Handbuch
der
gesammten Arzneimittellehre.

Handbuch
der
gesammten Arzneimittellehre.

Mit besonderer Rücksichtnahme auf die zweite Auflage

der Deutschen Pharmakopoe

für

Aerzte und Studirende

bearbeitet

von

Dr. med. Theodor Husemann,
Professor in Göttingen.

Zweite umgearbeitete Auflage.

In zwei Bänden.

Erster Band.

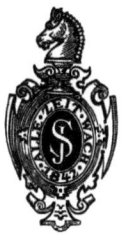

Springer-Verlag Berlin Heidelberg GmbH
1883

ISBN 978-3-642-50380-1   ISBN 978-3-642-50689-5 (eBook)
DOI 10.1007/978-3-642-50689-5
Softcover reprint of the hardcover 2nd edition 1883

Vorwort zur zweiten Auflage.

An dem von mir zum Vorworte der ersten Auflage entwickelten Grundgedanken, dass eine Trennung der verschiedenen Theile der Pharmakologie keineswegs dem Interesse des praktischen Arztes entspricht, und dass in Handbüchern der Pharmakologie deshalb einerseits die Lehre von den äusseren und chemischen Eigenschaften der Arzneimittel, andererseits die Receptirkunde in ausgedehnterer Weise zu berücksichtigen sei, als dies bei uns in der letzteren Zeit in dergleichen Werken üblich war, habe ich auch bei der Bearbeitung der neuen Auflage festgehalten. Ich habe in derselben alle mir bekannt gewordenen Errungenschaften der letzten Jahre auf dem Gebiete der Pharmakognosie, pharmaceutischen Chemie, Pharmakodynamik und Therapeutik, so weit solchen ein praktisches Interesse zukommt, zu verwerthen gesucht. Theoretische Excurse sind möglichst vermieden und wenn auch nicht versäumt wurde, da, wo es möglich war, einzelne Heilwirkungen mit den physiologischen Effecten zu begründen, habe ich bei den häufig schwankenden Anschauungen über die physiologische Wirkung gewisser Medicamente mich nicht berechtigt gehalten, anscheinend der Theorie widersprechende empirisch festgestellte Facta zu übergehen.

Die zweite Auflage schliesst sich genau in derselben Weise, wie sich die erste Auflage an die erste Pharmakopoe des Deutschen Reichs schloss, an die Editio altera der Pharmacopoea Germanica und bildet einen medicinischen Commentar zu letzterer. Wie früher habe ich mich in der Nomenclatur an die Pharmakopoe gehalten und die von ihr gewählten Benennungen (nicht nur die in der lateinischen Ausgabe allein befindlichen lateinischen Namen, sondern auch die von der Pharmakopoe-Commission festgestellten deutschen Benennungen) in fetter, die Benennungen der früheren Pharmakopoe und die von ihr aufgeführten Nebenbezeichnungen mit gesperrter Schrift wiedergegeben. Nur den von der neuen Pharmakopoe vorgeschriebenen Medicamenten wurden besondere durch Ueberschriften gekennzeichnete Artikel gewidmet, während die nicht officinellen Stoffe, welche trotzdem für den Arzt Interesse besitzen, in den Anhängen zu den Hauptartikeln Besprechung finden. Die in der Pharmakopoe recipirte und in ärztlichen Recepten jetzt fast allgemein übliche Bezeichnung der Gewichte durch commirte Zahlen statt der in der ersten Auflage benutzten Abkürzungen in Buchstaben ist im Texte dieses Handbuchs durchgeführt; ebenso sind die ärztlichen Verordnungen, wo es irgend thunlich war, dem Decimalsystem angepasst.

Durch concisere Fassung war es möglich, ungeachtet der vielen und umfangreichen Aufnahmen neuer Artikel, die nur theilweise in die neue Pharmakopoe recipirt wurden, die räumliche Ausdehnung der ersten Auflage nicht zu überschreiten.

Göttingen, den 31. October 1882.

Th. Husemann.

Inhalt.

Allgemeine Arzneimittellehre.

	Seite
1 Begriffsbestimmung	1
2. Allgemeine pharmakognostische und pharmaceutisch-chemische Vorbemerkungen	4
3. Allgemeine Pharmakodynamik	14
a. Wege zur Erkenntniss der Arzneiwirkung	14
b. Oertliche und entfernte Wirkung	25
c. Resorption und Elimination der Medicamente	27
d. Wirkung einzelner Gruppen von Arzneimitteln	37
e. Bedingungen der Arzneiwirkung	99
4. Allgemeine Arzneiverordnungslehre	123
I. Feste Formen	129
1. Species, Theegemische	129
2. Pulvis, Pulver	132
3. Cupediae, Naschwerkformen	136
a. Rotulae, Zuckerkügelchen	136
b. Morsuli, Morsellen	137
c. Confectiones s. Condita, Ueberzuckerungen	137
d. Drageen, Tragemata	137
e. Bacilli, Stäbchen	138
f. Tabernacula, Zeltchen	138
g. Trochisci, Pastilla, Pastillen, Schluckkügelchen, Lozenges	138
h. Pastae, Pasten, Teige	138
i. Saccharolatum, Saccharuré	138
4 Gelatinae siccae. Trockene Leimformen	138
5. Pilulae, Pillen; Granula, Körnchen, und Boli, Bissen	141
6 Emplastrum, Pflaster, u. a. zum Ankleben an die Haut bestimmte Formen	147
a. Ceratum	148
b. Steatine	148
c. Taffetas adhaesivus	149
d. Charta adhaesiva	149
7. Sapones medicinales, Medicinische Seifen	149
8. Suppositorium, Stuhlzapfchen	149
9. Pessaria medicata, Medicinische Pessarien	150
10. Cereoli medicati, Medicamentose Bougies od Kerzen	150
11 Paxilli ad inoculationem, Pflöcke zur Inoculation	150
12. Caustica in bacillis, Bacilli caustici, Aetzstifte	151
II. Halbflüssige Formen	151
1. Electuarium, Latwerge	151
2. Conservae, Conserven	152
3. Gelatina, Gallerte	152
4 Pinguedines solidificatae et Balsama solidificata	153

5. Cataplasma, Breiumschlag 153
6. Unguentum, Salbe . . 153
III. Flüssige Formen . . . 156
 1. Mixturae ordinariae, Gewöhnliche Mixturen (Mixturae fluidae, flüss. Mixturen, und Solutiones, Lösungen) . . 156
 2. Mixturae et solutiones ordinariae ad usum externum 159
  a. Collutorium, Mundwasser, und Gargarisma, Gurgelwasser 159
  b. Epithema, Umschlag 160
  c. Lotio, Lavacrum, Waschung . . . 160
  d. Collyrium, Augenwasser 160
  e. Injectio, Einspritzg. 161
 3. Guttae, Tropfen . . . 165
 4. Injectio subcutanea s. hypodermatica, Hypodermatische Injection . 167
 5. Linctus, Looch, Lecksaft 169
 6. Linimentum, flussige Salbe 169
 7. Tincturae gingivales, Zahntincturen . . . 170
 8. Saturatio, Sättigung . 170
 9. Mixtura media (M. agitanda), Schüttelmixtur 172
 10. Emulsio, Emulsion . . 173
 11. Succus herbarum recentium, Kräutersaft . . 175
 12. Flüssige Extractionsformen 176
  a. Macerat 177
  b. Digestionsaufguss . 178
  c. Heisser Aufguss . 179
  d. Abkochung . . . 180
  e. Ebullition 180
  f. Ptisanae, Tisanen . 180
  g. Macerationsinfus u. Macerationsdecoct. 181
  h. Digestionsdecoct . 181
  i. Infusodecoctum und Decoctoinfusum . . 181
 13. Mucilago, Schleim . 182
 14. Serum lactis, Molke . 182
 15. Balneum, Bad . . 184
 16. Liquores pulverisati, Pulverisirte Flüssigkeiten 185
IV. Elastisch-flüssige Arzneiformen 187

 a. Balneum vaporis, Dampfbad . . . 187
 b. Fumigationes, Räucherungen 188
 c. Gasbäder 189
 d. Inhalationes, Einathmungen . . . 189
5. Classification der Arzneimittel 192

Specielle Arzneimittellehre.

I. Abtheilg. Vorbeugungsmittel, Prophylactica . 196
 I. Classe. Antiparasitica, Schmarotzermittel 196
  Cortex Granati, Granatrinde 198
  Flores Koso s. Kusso, Koso 200
  Abyssinische Bandwurmmittel 202
  Kamala, Kamala . . . 202
  Rhizoma Filicis, Wurmfarnwurzel 203
  Panna u. a anthelmintische Farne . . . 206
  Santoninum, Santonin. Flores Cinae, Wurmsamen 206
  Herba et flores Tanaceti, Rainfarn 209
  Kalium picronitricum, Pikrinsaures Kalium u. ältere Wurmmittel . 210
  Cuprum oxydatum, Kupferoxyd 211
  Benzinum, Benzin . . 211
  Naphthalinum 213
  Benzinum Petrolei, Petroleumbenzin . . . 213
  Fructus Sabadillae, Sabadillsamen 216
  Semina Staphisagriae, Stephanskörner . . 217
  Flores Pyrethri Caucasici, Persisches Insectenpulver 217
  Balsamum Peruvianum, Perubalsam 218
  Styrax liquidus, Flüssiger Storax 220
  Sapo viridis, Grüne Seife 222
  Sulfur, Schwefel . . . 224
  Solutio Calcariae sulfuratae, Vlemingkxsche Solution 232
  Kalkschwefelleber . . 233

Inhalt.

Kalium chloricum, Kaliumchlorat 233
Natrium chloricum, Natriumchlorat . . 237

II. Classe. Antidota, Gegengifte 238

Antidotum Arsenici, Gegengift der arsenigen Säure 244
Ferrum sulfuratum hydratum, Hydratisches Schwefeleisen . . . 246
Ferrum sulfuratum hydratum cum Magnesia, Hydratisches Eisensulfuret mit Magnesiahydrat 246
Ferrum sulfuratum hydratum cum Magnesia et Natro . . . 247
Ferrum sulfuratum hydratum cum Natro . 247
Kalium ferrocyanatum, Ferrocyankalium . . 247
Magnesia hypochlorosa, Duflos Antidot gegen Phosphor 248
Cuprum carbonicum, Kupfercarbonat . . 248

III. Classe. Antiseptica, Desinfectionsmittel . 249

Oxygenium, Sauerstoff u. Ozonum, ozonisirter Sauerstoff . . . 252
Acidum sulfurosum, Schweflige Säure . . 255
Sulfite u. Hyposulfite . 256
Chlorum, Chlor. Aqua chlorata, Chlorwasser 259
Calcaria chlorata s. hypochlorosa, Chlorkalk . 263
Natriumhypochlorit; Manganum peroxydatum u. Cuprum perchloratum . . . 266
Bromum, Brom . . . 268
Acidum boricum, Borsäure 270
Aluminium sulfuricum, Aluminiumsulfat; Liquor Aluminii acetici, Aluminiumacetatlösung 271
Aluminium chloratum . 272
Ferrum sulfuricum crudum, Eisenvitriol . . 272

Kalium permanganicum, Kaliumpermanganat . 273
Kalium manganicum, Kaliummanganat . . . 276
Carbo pulveratus, Holzkohle 276
Fuligo, Russ 279
Acetum pyrolignosum crudum, Roher Holzessig 279
Oleum Lithanthracis, Steinkohlentheer . . 280
Süvernsches Desinfectionsmittel . . . 281
Acidum carbolicum, Carbolsäure 281
Natrium carbolicum, Carbolsaures Natrium . 298
Natrium sulfocarbolicum, Carbolschwefelsaures Natrium 299
Zincum sulfocarbolicum, Zinksulfophenolat . 300
Dihydroxylbenzole (Resorcin, Hydrochinon) 300
Kreosotum, Kreosot . 302
Thymolum, Thymol . . 305
Acidum salicylicum, Salicylsäure. Natrium salicylicum, Natriumsalicylat 307
Magnesium-, Calcium- u. Ammoniumsalicylat. Borylsalicylat . . . 315
Methylsalicylsäure (Wintergrünöl. (Cresotinsäure 316
Acidum benzoicum, Benzoësäure. Natrium benzoicum, Natriumbenzoat 316
Caryophylli, Gewürznelken, Oleum Caryophyllorum, Nelkenöl 319
Xylol, Tereben, Zimmtsäure 321

II. Abtheilung. Oertlich wirkende Mittel, Topica . 322

IV. Classe. Mechanisch wirkende Mittel, Mechanica 322

1. Ordnung. Scepastica (Protectiva et Contentiva), Deckende Mittel 322

a. Gummi- und schleimhaltige Mittel, Mucilaginosa 326

	Seite
Gummi Arabicum, Arabisches Gummi	326
Tragacantha, Traganth	329
Tuber Salep, Salep	330
Nourtouak	331
Radix Althaeae, Altheewurzel. Folia Althaeae, Altheeblätter	332
Flores Malvae, Malvenblüthen. Folia Malvae, Malvenblätter	333
Flores Malvae arboreae, Stockrosen	333
Schleimige Malvaceen	334
Flores Verbasci, Wollblumen	334
Semen Cydoniae, Semina Psyllii; Semina chia	334
Schleimige Wurzeln etc.	334
Herba Linariae	335
Carrageen, Irländisches Moos	335
Seealgen ähnlicher Wirkung	336

b. Leimhaltige Mittel, Glutinosa 336
Gelatina, Weisser Leim 336
Cornu cervi, Hirschhorn 337
Colla piscium, Hausenblase 338

c. Stärkemehl und verwandte Mittel, Amylacea 338
Amylum Tritici, Waizenstärke 338
Radix Helenii, Alantwurzel 341
Dextrinum, Dextrin . . 342

d. Süssstoffe, Saccharina 343
Saccharum, Rohrzucker 343
Saccharum lactis, Milchzucker 346
Mel, Honig 347
Radix Liquiritiae glabrae, Spanisches Süssholz. Rad. Liquir. mundata, Süsswurzel 349
Rhizoma Polypodii, Engelsüss 352
Rhiz. Graminis, Quekkenwurzel 352
Radix Dauci, Mohrrübe 352
Fructus Ceratoniae, Johannisbrod 353
Caricae, Feigen . . . 353
Jujubae, Brustbeeren . 353

	Seite
Datteln, Korinthen, Rosinen	353
Glycerinum, Glycerin	353

e. Fette, Pinguedines . 358
Oleum Amygdalarum, Mandelöl. Amygdalae dulces, Süsse Mandeln 358
Oleum Papaveris, Mohnöl. Semen Papaveris, Mohnsamen . . . 362
Fructus Cannabis, Hanfsamen 362
Oleum Olivarum, Olivenöl 363
Oelsäure, Acidum oleinicum 364
Semen Lini, Leinsamen. Oleum Lini, Leinöl. Placenta seminis Lini, Leinkuchen . . . 364
Pflanzenöle und ölreiche Samen etc. von untergeordneter Bedeutung 366
Oleum Rapae . . . 367
Adeps suillus, Schweineschmalz 367
Lardum, Speck . . . 367
Butyrum vaccinum; Medulla bovis 368
Oleum Cocois, Cocosöl 368
Oleum Lauri, Lorbeeröl 369
Oleum Myristicae, Muscatnussöl . . . 369
Sebum ovile, Hammeltalg 370
Stearin 370
Oleum Cacao, Cacaobutter 371

f. Wachs und wachsartige Substanzen, Cerina 371
Cera flava, Gelbes Wachs. Cera alba, Weisses Wachs 371
Wachsarten aus dem Pflanzenreiche . . . 372
Getah Lahae 373
Cetaceum, Walrath . . 373
Paraffinum, Paraffin. Paraffinum liquidum, Flüssiges Paraffin. Unguentum Paraffini 374

g. Scepastica pulverina, Staubförmige Schutzmittel . . . 375
Lycopodium, Bärlappsamen 375

Bismutum subnitricum,
  basisches Wismutni-
  trat 376
Bism. nitricum, B. carbo-
  nicum u. a. . . . 381
Zincum oxydatum venale,
  Käufliches Zinkoxyd . 381
Argilla, Bolus alba . . 382
Talcum, Talk 383
Speckstein, Meerschaum,
  Asbest 383

h. Scepastica conten-
   tiva, Verbandschutz-
   mittel 384
  Calcium sulfuricum
   ustum, Gebrannter
   Gyps . . . 384
  Liquor Natrii silicici,
   Natriumwasserglas . 385
  Percha lamellata, Gutta
   Perchapapier . . . 385
  Gummi elasticum, Kaut-
   schuk 387
  Balata 387
  Gossypium depuratum,
   gereinigte Baumwolle,
   Watte 388
  Collodium, Collodium . 389
  Lithargyrum, Bleiglätte 392
  Cerussa, Bleiweiss . . 393
  Minium, Mennige . . 394
  Resina Dammar, Dam-
   marharz 395
  Mastix, Mastix . . . 395
  Sandaraca, Sandarak . 396
  Aurum foliatum, Blatt-
   gold. Argentum folia-
   tum, Blattsilber . . 396
  Tunica bracteata, Gold-
   schlägerhäutchen . . 396

2. Ordnung. Cosmetica,
   Verschönerungsmit-
   tel 397
  Sapo medicatus, Medici-
   nische Seife . . . 397
  Conchae praeparatae;
   präparirte Auster-
   schalen 400
  Lapis Pumicis, Bimsstein 401
  Coccionella, Cochenille . 401
  Lacca, Lack . . 402
  Resina Draconis, Drachen-
   blut 402
  Lignum santalinum rub-
   rum, Rothes Sandel-
   holz 402
  Radix Alkannae, Al-
   kannawurzel . . . 403

Radix Rubiae tinctorum,
  Färberröthe 403
Crocus, Safran 403
Orlean, Saflor, Alloxan 405
Rhizoma Curcumae, Kur-
  kuma 405
Blaue Farbstoffe . . . 405
Benzoë, Benzoë . . . 406
Balsamum Tolutanum,
  Tolubalsam 408
Vanilla, Vanille . . . 408
Herba Meliloti, Steinklee 409
Rhizoma Iridis, Veilchen-
  wurzel 410
Oleum Rosae, Rosenöl . 411
Oleum Pelargonii, Gera-
  niumöl 412
Lignum Rhodii . . . 412
Flores Rosae, Rosen-
  blätter 412
Flores Aurantii, Pome-
  ranzenblüthen. Oleum
  Aurantii florum, Po-
  meranzenblüthenöl . 413
Oleum Aurantii corticis,
  Pomeranzenschalenöl 413
Oleum Bergamottae,
  Bergamottöl . . . 414
Cortex fructus Citri, Ci-
  tronenschale. Oleum
  Citri, Citronenöl . . 415
Folia Melissae, Melissen-
  blätter 416
Fructus Coriandri, Cori-
  ander 417
Herba Patchouli, Pat-
  chouli. Herba Aloy-
  siae, Punschkraut . 417
Oleum Unonae, Ilang
  Ilang 418
Sonstige vegetabilische
  Parfüms 418
Ambra grisea, Graue
  Ambra 418
Zibethum, Zibeth . . . 418

3. Ordnung. Rophetica,
   Einsaugende Mittel. 418
  Spongiae marinae, Bade-
   schwämme 419
  Laminaria 419
  Tupelostifte. Darmsaiten 420
  Fungus igniarius praepa-
   ratus, Feuerschwamm 420
  Paleae Cibotii und ver-
   wandte Stoffe . . . 420
  Charpie und Charpie-
   surrogate 421
  Hirudines, Blutegel . . 421

Inhalt.

V. Classe. Caustica, Aetzmittel 425
a. Aetzende Säuren, Acida caustica . . . 426
  Acidum sulfuricum, Schwefelsäure . . . 426
  Acidum nitricum, Salpetersäure 433
  Acidum chloro-nitrosum, Königswasser . . . 436
  Acidum chromicum, Chromsäure 437
  Kalium bichromicum, Kaliumbichromat . . . 439
  Kalium chromicum und Chromoxyd 440
  Acidum fluoricum, Flusssäure 440
  Acidum lacticum, Milchsäure 441
  Acidum aceticum, Essigsäure 442
  Acidum aceticum chloratum, Chloressigsäure 448
b. Basische Aetzmittel, Caustica alcalina . . 448
  Kali causticum fusum, Aetzkali. Liquor Kali caustici, Aetzkalilauge 448
  Kaliummetall, Kalium- und Natriumaethylat 453
  Liquor Natri caustici, Aetznatronlauge . . 453
  Calcaria usta, Gebrannter Kalk 453
c. Kaustische Metallsalze, Caustica salina 454
  Zincum chloratum, Chlorzink 455
  Bromum chloratum, Chlorbrom 459
  Aurum chloratum, Aetzgold 459
  Liquor Stibii chlorati, Spiessglanzbutter . . 460
  Argentum nitricum, Silbernitrat 460
  Argentum oxydatum u. diverse Silbersalze . 472
  Zincum sulfuricum, Zinksulfat 473
  Cadmium sulfuricum, Kadmiumsulfat . . 476

  Cuprum sulfuricum, Kupfersulfat . . . 476
  Cuprum nitricum, Kupfernitrat. Aerugo, Grünspan 482
  Zincum aceticum, Zinkacetat 484

VI. Classe. Styptica, Zusammenziehende Mittel 485
  Liquor Plumbi subacetici, Bleiessig 485
  Plumbum aceticum, Bleiacetat 487
  Sonstige Bleisalze . . 495
  Alumen, Kalialaun . . 495
  Alumen ustum, Gebrannter Alaun 495
  Alumina hydrata, Thonerdehydrat 498
  Ferr. sulfur. oxyd. ammoniatum, ammoniakalischer Eisenalaun . 499
  Acidum tannicum, Gerbsäure 499
  Acidum gallicum, Gallussäure 506
  Verbindungen der Gerbsäure mit Metallen . 506
  Unguentum Plumbi tannici, Bleitannatsalbe 506
  Gallae, Galläpfel . . . 507
  Cortex Quercus, Eichenrinde 508
  Gerberlohe 508
  Cortex Ulmi interior u. a. gerbsäurehaltige Pflanzentheile . . . 509
  Folia uvae ursi, Bärentraubenblätter . . . 509
  Rhizoma Tormentillae, Tormentillwurzel . . 510
  Adstringirende Rosaceen, Radix Geranii . . . 510
  Radix Ratanhiae, Ratanhawurzel 511
  Catechu, Catechu . . . 512
  Kino, Kino 514
  Monesia 514
  Cortex adstring. Brasil. . 515
  Lignum Campechianum, Blauholz 515
  Fructus Bael s. Belae . 515
  Fructus Myrtilli, Heidelbeeren 516
  Cotoïn und Paracotoïn . 516

Allgemeine Arzneimittellehre.

1. Begriffsbestimmung.

Die Hauptaufgabe des Arztes besteht in der Heilung von Krankheiten, d. h. in der Zurückführung abnormer Vorgänge oder Zustände im Organismus zur Norm oder, wo dies nicht zu erreichen ist, in der Beschwichtigung einzelner vorzugsweise lästiger und auf den allgemeinen Gesundheitszustand besonders unzuträglich wirkender Erscheinungen. Daneben ist es noch in vielen Fällen Sache des Heilkünstlers, Krankheitsursachen zu entfernen und dadurch der Gefahr einer Erkrankung oder, wo diese bereits ausgebildet vorhanden ist, ihrer Weiterentwickelung vorzubeugen. Um diesen Zwecken zu genügen, kann er in Beziehung zu dem kranken Organismus eine Menge von Agentien setzen, die man als Heilmittel (Remedia, Iamata) zusammenfasst. Die Behandlung derselben in ihrer Gesammtheit bildet den Gegenstand der Heilmittellehre (Iamatologia, Acologia).

Der Ausdruck Acologia (von $\dot{\alpha}\varkappa \acute{\varepsilon}\omega$, heilen) wird meist irrig als Lehre von den Instrumenten und Bandagen aufgefasst; der der Heilmittellehre als Ganzes hier und da beigelegte Name Iatreusologia wird mit dem Erfinder desselben, Curt Sprengel, am besten für die allgemeine Therapie benutzt.

Nach den Zielen, welche der Arzt bei Anwendung von Heilmitteln verfolgt, zerfallen dieselben in Heilmittel im engeren Sinne (Remedia proprie sic dicta), in Linderungsmittel (Remedia palliativa) und in Vorbeugungs- oder Vorbauungsmittel (Remedia prophylactica).

Für Heilmittel im engeren Sinne sind auch die Namen Remedia directa und specifica üblich. Beide Benennungen wurzeln in veralteten Anschauungen, die in der Krankheit nicht das Leben unter veränderten Bedingungen sehen, sondern, häufig unter Verwechslung der Krankheit mit der Krankheitsursache, ersterer ein dem Körper fremdes Wesen vindiciren. Der Therapeut hat bei Benutzung dieser Heilmittel keineswegs einen nur auf Kosten des Organismus möglichen Kampf mit einem Eindringlinge auszufechten, sondern eine Ausgleichung der im Körper bestehenden Störungen durch die letzterem eigenthüm-

Allgemeine Arzneimittellehre.

lichen regulatorischen Vorrichtungen, deren Thätigkeit der Arzt vermittelst gewisser ihm als in dieser Richtung wirksam bekannter Agentien zu wecken, zu erhöhen oder zu unterhalten im Stande ist, anzustreben Solche Heilmittel als **indirecte** in stricten Gegensatz zu den als durch Entfernung der nächsten Krankheitsursache wirkend definirten **Remedia directa** zu setzen, erscheint unthunlich, weil bei der letzteren Kategorie offenbar Grenzstreitigkeiten zwischen diesen und den eigentlichen **Remedia prophylactica** gar nicht zu vermeiden sind, und weil der Ausdruck indirecte Heilmittel besser auf diejenigen eingeschränkt wird, welche bei gewissen Methoden in Frage kommen, wo nicht das erkrankte Organ oder System, sondern ein anderes mit jenem in gewissen Beziehungen stehendes in seinen Functionen alterirt wird, z. B. bei der ableitenden Methode.

Der Ausdruck „**specifisch**" deutet jetzt, wenn er hier und da noch gebraucht wird, nur an, dass die Art der Wirkung eines oder mehrerer Heilmittel noch nicht genau gekannt und dass somit eine durch künftige Forschungen auszufüllende Lücke vorhanden sei.

Bei der grossen Verschiedenheit, welche sowohl die pathologischen Vorgänge und Zustände im Organismus als die sie ausgleichenden Vorrichtungen darbieten, liegt es auf der Hand, dass von einem Universalmittel oder einer **Panacee** (**Remedium universale** s. **Panacea**), wie solche in früherer Zeit mit und in dem **Stein der Weisen** gesucht wurde, überall nicht die Rede sein kann.

Alle Substanzen, welche als Heil-, Vorbeugungs- und Linderungsmittel dienen, heissen **Arzneimittel** (**Medicamenta, Pharmaca**). Die Behandlung derselben fällt der ihrem Umfange und ihrer Wichtigkeit nach bedeutendsten Abtheilung der Heilmittellehre, der **Arzneimittellehre** (**Pharmacologia, Materia medica**), zu.

In das Gebiet der Arzneimittellehre fallen nicht:
1) alle nicht **substantiellen Heilmittel**, wohin gehören:
a. **psychische oder geistige Heilmittel, Remedia psychica**, worunter nicht etwa die zur Beseitigung von psychischen oder Seelenstörungen dienenden Agentien, die zum Theile der Arzneimittellehre, theilweise auch der Maschinenlehre angehören, sondern Seelenthätigkeiten selbst verstanden werden, welche man zur Beseitigung körperlicher oder geistiger Störungen anwendet, z. B. Schreck bei gewissen nervösen Affectionen, Beruhigung der Patienten seitens des Arztes.

b. körperliche Leistungen entweder des kranken Organismus selbst, besonders des Muskelsystems, wie Spazierengehen, Reiten, Turnen, Heilgymnastik, oder von Gesunden an Kranken ausgeführt, z. B. Frictionen, Kneten oder Massiren. Diese **körperlichen Heilmittel, Remedia somatica**, fallen zum grössten Theile dem Gebiete der **Diätetik** zu, die für Kranke nicht ohne Bedeutung ist, wenn sie auch vorzugsweise die Erhaltung des normalen Verhaltens des Organismus erstrebt.

c. **physische Heilmittel, Remedia physica**, als welche die sog. **Dynamiden** (Licht, Wärme, Electricität, Galvanismus, Magnetismus, Schall), deren Bedeutung für die Heilmittellehre noch immer im Zunehmen begriffen ist, zusammenzufassen sind. Dieselben bilden den Inbegriff der **physikalischen Heilmittellehre**.

2) alle **Werkzeuge**, welche zu mechanischen Eingriffen Verwendung finden, sei es zur Entfernung von kranken Körperpartien, sei es zur Aneinanderhaltung getrennter Theile oder zu anderen, meist chirurgischen oder orthopädischen Zwecken. Diese auch als **Remedia mechanica** und nicht sehr zweckmässig als **Remedia chirurgica**, welcher Benennung eine Anzahl in der Chirurgie gebrauchter Medicamente eben so gut entsprechen würde, bezeichneten Mittel werden in der **Instrumenten- und Bandagenlehre** abgehandelt.

Die übrigen als Heilmittel dienenden Agentien fallen unter den Begriff des **Medicaments**. Die altehrwürdige Abtrennung der **diätetischen Heilmittel**,

Remedia diactetica, von den Arzneimitteln, ist, insoweit man darunter die den Umsatz und Ersatz der thierischen Materie vermittelnden Substanzen versteht, offenbar unzulässig; der Umstand der Aufbewahrung in anderen Localitäten wie in den Apotheken, wo sie sich meist ebenfalls finden, kann dazu nicht berechtigen. Allerdings haben sie für den gesunden Organismus behufs Erhaltung desselben in seiner Integrität höhere Bedeutung als für den kranken; aber die Nahrungs- und Genussmittel können in vielen Fällen auch wesentlich zur Beseitigung krankhafter Zustände beitragen und bilden, zumal da sie in bestimmte, von Gesunden wenig oder nicht benutzte Formen gebracht werden, einen integrirenden Bestandtheil der Pharmakologie. Ein principieller Unterschied findet ebensowenig zwischen Nahrungsmitteln und Arzneimitteln statt, wie zwischen beiden und den sog. Giften, Venena, worunter wir Substanzen begreifen, welche im Stande sind, vermöge ihrer chemischen Eigenschaften den Organismus krank zu machen und selbst das Leben zu zerstören. Kann doch ein und derselbe Stoff nicht allein unter bestimmten Verhältnissen Gift und Arzneimittel sein, wie ja die wichtigsten der in der Giftlehre oder Toxikologie abgehandelten Substanzen z. B. Opium, Morphin, Strychnin, Atropin und Quecksilberverbindungen, auch eine bedeutende Rolle in der Pharmakologie spielen, sondern selbst Gift, Arzneimittel und Nahrungsmittel zugleich. So ist einerseits das zur Ernährung unentbehrliche Kochsalz zugleich der wirksame Bestandtheil vieler heilkräftigen Mineralwässer, aber auch ein Mittel zum Selbstmord bei den Chinesen, andrerseits leistet die als Gift lange und allgemein bekannte arsenige Säure in der Hand des Arztes gegen Hautkrankheiten und andere Leiden Günstiges und ist in einzelnen Gegenden (Steiermark) ein ziemlich verbreitetes Genussmittel geworden, welchem das Auftreten blühender Gesichtsfarbe und grösserer Körperfülle, sowie selbst Steigerung der Arbeitsleistung des Körpers zugeschrieben wird. Es ist somit nicht mehr möglich, die Anschauung der Alten aufrecht zu erhalten, welche stark wirkende Substanzen, seien es Medicamente, seien es Gifte, unter dem Namen der $\varphi\acute{\alpha}\varrho\mu\alpha\varkappa\alpha$ den diätetischen Mitteln gegenüberstellten. Aus äusseren Zweckmässigkeitsgründen pflegt man die Lehre von den Heilquellen und Bädern, Pegologia oder gewöhnlicher Balneologia genannt, von der Pharmakologie abzutrennen. Logisch betrachtet stellen die Mineralwässer, mögen sie nun getrunken oder zu Bädern benutzt werden, nur eine Form dar, unter welcher bestimmte Arzneisubstanzen zur Einwirkung auf den Organismus gebracht werden. Es thut dabei nichts zur Sache, dass vorzugsweise bei der äusserlichen Benutzung als Bad die physikalischen Verhältnisse, namentlich die Temperatur, von besonderer Bedeutung sind, da dieselben auch bei Anwendung unbestreitbarer Arzneisubstanzen, z. B. vieler Diaphoretica, eine ebenso grosse Rolle spielen.

Die Arzneimittel werden in bestimmten, unter der Controle des Staates stehenden Anstalten, welche man als Apotheken bezeichnet und welche unter der Leitung von Personen stehen, die durch ein besonderes Studium der Pharmacie und durch Ablegung eines Examens ihre völlige Vertrautheit mit der Kenntniss der äusseren, naturhistorischen und chemischen Eigenschaften der Arzneisubstanzen dargethan haben, vorräthig gehalten und in der vom Arzte angegebenen Weise zur Anwendung seitens des Kranken vorbereitet. Ueber die in den Apotheken als officinell aufzubewahrenden Medicamente und deren Beschaffenheit erlässt der Staat von Zeit zu Zeit gesetzliche Bestimmungen in Form von Büchern, denen der Name Pharmakopoe beigelegt wird.

Apotheke bedeutet Aufbewahrungsort ($\grave{\alpha}\pi o\vartheta\acute{\eta}\varkappa\eta$). Obschon sich für solche Aufbewahrungsorte von Medicamenten schon frühzeitig, u. A. bei Moses Andeutungen finden, stammt die unseren Apotheken zu Grunde liegende Einrichtung doch im Wesentlichen von den Arabern, welchen auch die Einführung der Pharmakopoeen verdankt wird. Im christlichen Europa war es Unteritalien, das durch Roger und Kaiser Friedrich II. zuerst ein geordnetes Apothekenwesen bekam. Die Apotheken hiessen damals Stationes, die Apotheker Confectionarii. In Deutschland scheint Augsburg die erste Apotheke (im 13. Jahrhundert) besessen zu haben; frühzeitige Errichtung solcher fand statt in Nürnberg (1403), Leipzig (1409), Stuttgart (1437), Frankfurt a. M. (1472), Stendal (1486), Berlin (1488) und Halle (1493). Die die Medicamente in alphabetischer Ordnung aufführenden Pharmakopoeen, oder wie, man sie in früheren Zeiten zu nennen pflegte, Dispensatorien oder Antidotarien (auch Codex medicamentarius) hatten ursprünglich meist nur für ein Stadtgebiet Gültigkeit, wenn sie sich nicht, wie das Ricettario von Florenz (1498), das Dispensatorium von Valerius Cordus (Nürnberg 1536) und die Pharmacopoea Augustana (Augsburg 1573) in anderen Städten und Ländern Eingang verschafften. Ziemlich späten Datums ist das Dispensatorium Borusso-Brandenburgense (Berlin 1698). In neuerer Zeit ist es bei dem enorm gesteigerten und rascheren Verkehr ein Bedürfniss geworden, die vielen, oft sehr abweichenden Vorschriften innerhalb der Grenzen eines grösseren Staates zu beseitigen, da die Unzuträglichkeiten für Arzt und Publikum sich immer fühlbarer machten, und so hat sich z. B. Grossbritannien zu einer für das ganze Gebiet gültigen British Pharmacopoeia entschlossen. In Deutschland ist dem Einheitsdrange 1872 durch die jetzt in zweiter Auflage erschienene Pharmacopoea Germanica Genüge geschehen.

Man theilt die Arzneimittellehre in verschiedene Fächer, welche nicht alle gleiches Interesse für den Arzt darbieten. Das Studium der äusseren und naturhistorischen, sowie der chemischen Eigenschaften der Arzneimittel, deren Darstellung den als Arzneiwaarenkunde, Drogenkunde oder Pharmakognosie und pharmaceutische Chemie bezeichneten Disciplinen zufällt, kann von einem wissenschaftlich gebildeten Arzte allerdings nicht entbehrt werden, weil er ohne dasselbe bei der Verordnung der Medicamente nicht fertig und weil ihm die Wirkung der Arzneimittel nicht ohne Kenntniss der chemischen Eigenschaften klar werden kann; indessen muss eingehendes Studium der beiden genannten Disciplinen als Aufgabe eines besonderen Berufes betrachtet werden. Dem Arzte liegt es vorzugsweise ob, die Lehre von den Wirkungen der Medicamente im Organismus, die sog. Pharmakodynamik, und ihre Anwendung in Krankheiten, die Therapeutik, sich zu eigen zu machen. In den genannten vier Disciplinen sind die Hauptabtheilungen der Pharmakologie gegeben. Als fünfte Unterabtheilung der letzteren ist die Arzneiverordnungslehre (Receptirkunst, Ars formulandi, Formulare), welche die Formen, Verbindungen und Gaben, in welchen Medicamente verordnet werden, behandelt, anzusehen. Aus der Lehre von den Gaben eine besondere Disciplin unter dem Namen Dosologia oder Posologia zu machen, ist jedenfalls überflüssig.

2. Allgemeine pharmakognostische und pharmaceutisch-chemische Vorbemerkungen.

Die in den Apotheken aufbewahrten Medicamente sind theils Rohstoffe aus den verschiedenen drei Naturreichen, die den Namen Drogen führen, theils aus solchen oder aus anderem Material künstlich, meist in Laboratorien dargestellte Producte (Artefacte oder Präparate), theils Mischungen, Mixturae, welche als solche in allgemeinerem Gebrauch stehen und für welche deshalb die Pharmakopoeen bestimmte Vorschriften geben, die man als **Formulae officinales** den sog. **Magistralformeln, Formulae magistrales**, den vom Arzte in einem bestimmten Falle gegebenen Vorschriften zu den von Pharmaceuten zu bereitenden Mischungen, gegenübergestellt.

Aeltere Pharmakopoeen führten die Medicamente in zwei Gruppen, als Simplicia und Mixta et composita auf. Der Ausdruck Simplicia ist in diesem Falle keineswegs im Sinne der Chemie zu fassen, vielmehr sind die Mehrzahl der dahin zählenden Rohstoffe aus dem Pflanzen- und Thierreiche äusserst zusammengesetzte Körper, z. B. Opium, und selbst manche als reine Pflanzenstoffe vielfach angesehene Drogen, wie ätherische Oele und Harze, Gemenge verschiedener Bestandtheile. Der Ausdruck „drogues" ist wahrscheinlich aus dem Deutschen „trocken" corrumpirt.

Die unorganischen Rohstoffe und Artefacte sind theils Elemente, sowohl Nichtmetalle, wie Schwefel, Iod, als Metalle, wie Eisen und Quecksilber, theils Verbindungen der Elemente unter einander. Man trifft darunter Säuren, wie Schwefelsäure, Phosphorsäure, Chlorwasserstoffsäure, Basen und Oxyde, wie Kali, Magnesia, Bleioxyd, Sulfurete, wie Goldschwefel, Haloidsalze, wie Iodkalium, Quecksilberchlorür und Quecksilberchlorid, Sauerstoffsalze, wie Kupfervitriol, Silbernitrat, Calciumphosphat, Kaliumarseniat, Kaliumchlorat, Calciumhypochlorit, auch Doppelsalze, wie Kalialaun und Eisenweinstein.

Die organischen Rohstoffe aus dem Pflanzenreiche sind ausnahmsweise ganze Vegetabilien, wie Lärchenschwamm, Carrageen und manche unter der Bezeichnung Kraut, Herba, officinelle phanerogamische Gewächse, hauptsächlich aber Pflanzentheile der mannigfachsten Art, sowohl unterirdische, als vorzüglich oberirdische, von letzteren wiederum den verschiedensten Abschnitten und Perioden der Vegetation, der Inflorescenz und Fructification angehörige.

Von ganz und halb unterirdischen Axen haben wir die eigentliche Wurzel, Radix, von dem Wurzelstocke, Rhizoma, den Knollen, Tubera, und der Zwiebel, Bulbus, zu unterscheiden. Die Wurzel ist die nach unten auswachsende Hauptaxe. Der Wurzelstock ist ein nach dem Absterben der Hauptaxe aus Seitenknospen hervorgegangener unterirdischer, seitlich fortwachsender und wie die echte Wurzel Nebenwurzeln treibender Stengel, welcher stets eine Terminalknospe trägt und aus dieser, sowie aus Seitenknospen, der Mutterpflanze ähnliche Axen hervortreibt. Unter den Begriff des Rhizoms fallen viele, häufig fälschlich als Wurzel bezeichnete Drogen, besonders monokotyledonische, wie Calmus, Ingwer, Veilchenwurzel, Nieswurz, aber auch Gefässkryptogamen (Filix mas) und dikotyledonische. Auch die unterirdischen Sprossen eines Rhizoms, welche botanisch wohl den Namen Stolones oder Soboles führen, pflegt man dem Rhizom unterzuordnen. Knollen sind fleischig verdickte unterirdische Theile der Hauptaxe (z. B. Tuber Jalapae) oder Zweige derselben (Salep). Zwiebeln sind unterirdische monocotyledonische Stämme, aus einem fleischigen Körper (Discus), der nicht selbst zum Stengel auswächst, vielmehr nach oben eine oder mehrere Stengel treibende Knospen, nach unten Wurzelfasern entwickelt, und den diesen einschliessenden Schichten bestehend, welche nach innen zu mehr fleischig (Schuppen), nach aussen trocken und papierartig (Häute) erscheinen. Von oberirdischen Pflanzentheilen sind officinell theils Stengel, Stipites, wie Stipes Dulcamarae, theils Hölzer, Ligna, wie Lignum Guajaci, sehr viele

Rinden, Cortices, die nur selten von unterirdischen Axen genommen werden, ferner Zweige mit Blättern und Früchten, Frondes s. Summitates, Knospen, Gemmae und Sprossen, Turiones. Von Blüthen sind diese theils vollständig als Blüthen, Flores, gebräuchlich, bisweilen noch im Zustande der Knospe, wie die Gewürznelken, bisweilen mit Blüthenstielen und Deckblättern, wie die Lindenblüthen, theils nur die Blumenblätter, Petala, ohne Kelch und Fructificationsorgane, z. B. Rosenblätter, vereinzelt (Safran) die Narben, Stigmata. Auch die Früchte, Fructus, kommen entweder im Ganzen oder in einzelnen Theilen zur Anwendung, von letzteren besonders die Samen, Semina, aber auch hie und da die Fruchtschale, Cortex fructuum oder schlechtweg Cortex, auch Putamen, ganz vereinzelt der Samenmantel, Arillus, (die sogenannte Macis, Arillus Myristicae). Es ist zweckmässig, die Ausdrücke Fructus, die ganze Frucht bedeutend, und Semina, den die Keimpflanze umschliessenden Theil, nicht zu verwechseln, wie dies häufig, namentlich bezüglich der botanisch als Achaenium, Schliessfrucht, genauer zu bezeichnenden Früchte der Umbelliferen (Kümmel, Anis, Fenchel u. s. w.) geschieht. Die verschiedensten Fruchtformen sind bei den officinellen Pflanzenstoffen vertreten. Officinell sind auch einzelne Harzdrüsen (Lupulin, Kamala).

Ausser den besprochenen Pflanzentheilen kommen als vegetabilische Rohstoffe noch verschiedene Substanzen in Betracht, welche theilweise in der Natur sich fertig finden, theilweise erst durch gewisse Manipulationen, zum Theil complicirter Art, aus den Pflanzen gewonnen werden.

Zu ersteren gehören z. B. die durch den Stich von Insecten entstehenden Galläpfel und manche von selbst ausfliessende und theilweise an der Luft erhärtende Materien, z. B. Manna, Terpenthin, zu letzteren Milchsäfte, welche durch künstliches Ritzen oder Einschneiden produciren und weiter verarbeitet werden, z. B. Opium, verschiedene Balsame, sowie manche durch Auspressen, Destillation oder Auskochen erhaltene Drogen, wie fette Oele, ätherische Oele, Catechu, Aloë u. a. m.

Aus dem Thierreiche werden ebenfalls bald ganze Thiere, (Canthariden) benutzt, bald Theile solcher (Hausenblase), bald auch Secrete (Moschus); einzelne animalische Medicamente werden ebenfalls durch besondere Präparation gewonnen, z. B. Leberthran.

Die neben diesen Rohstoffen des Pflanzen- und Thierreiches officinellen, als organische Artefacte zu bezeichnenden Stoffe sind theils die in bestimmten Drogen enthaltenen wirksamen Bestandtheile, welche mit Hülfe chemischer Operationen aus denselben isolirt werden, theilweise aus anderem Material bereitete Chemicalien, zu deren Entstehung vornehmlich zwei Processe, die der Gährung und der trockenen Destillation organischer Materien, beitragen, deren directe Producte (Alkohol, Theer u. s. w.) theils an sich gebräuchlich sind, theils zur Darstellung diverser durch Einwirkung verschiedener Agentien auf dieselben resultirender Körper dienen. Namentlich im Laufe der letzten drei Decennien haben letztere erhöhete Bedeutung für die Materia medica erlangt, wie dies die aus dem Alkohol dargestellten Stoffe (Aether, Chloroform, Chloral u. s. w.), die Carbolsäure u. a. hinlänglich beweisen.

Die Drogen, aus welchen man ihre activen Principien isolirt hat, sind zum grössten Theile vegetabilischer Natur, während aus dem Thierreiche stammende Rohstoffe nur ausnahmsweise zur Darstellung chemisch reiner Stoffe dienen. Die aus dem Pflanzenreiche stammenden sogenannten reinen Pflanzenstoffe sind, wie sie officinell sind, nicht sämmtlich einfache Verbindungen, sondern theilweise Gemenge verschiedener einfacher Combinationen. Die officinellen einfachen Pflanzenstoffe sind entweder Pflanzenbasen oder Alkaloide, Alcaloidea, (Chinin, Veratrin u. s. w.) oder Säuren (Weinsäure, Citronensäure) oder neutrale Körper. Meist als einfache Pflanzenstoffe bezeichnet, in Wirklichkeit aber Gemenge verschiedener Substanzen darstellende Stoffe, welche übrigens theilweise auch als Naturproducte oder auf mechanischem Wege isolirt vorkommen, sind ätherische Oele, Olea aetherea s. volatilia, Harze, Resinae, und Pflanzenfette.

Die Pflanzenbasen oder Alkaloide, der Zahl und der Wirksamkeit nach die medicinisch bedeutsamsten der reinen Pflanzenstoffe, sind meist in Verbindung mit unorganischen und organischen Säuren als Salze officinell. Ebenso sind einzelne vegetabilische Säuren nicht nur als solche, sondern auch in Verbindung mit Metallen oder Alkaloiden gebräuchlich.

Bezüglich der Charakteristik der einzelnen Abtheilungen der Pflanzenstoffe hinsichtlich ihres Vorkommens, ihrer chemischen Verhältnisse u. s. w. müssen wir die folgenden Punkte hervorheben:

1) Die Alkaloide, deren Existenz man erst seit dem Anfange dieses Jahrhunderts kennt, wo Sertürner in Hameln (1805) das Morphin entdeckte und dessen basische Eigenschaften (1817) kennen lehrte, gleichen in ihrem chemischen Verhalten mehr oder weniger dem Ammoniak, indem sie sich mit Säuren ohne Elimination von Wasser vereinigen, und bestehen sämmtlich aus Kohlenstoff, Wasserstoff und Stickstoff, neben welchen Elementen die Mehrzahl auch noch Sauerstoff enthält. Sie finden sich keineswegs in den meisten Familien des Pflanzenreiches, sondern beschränken sich auf einzelne, die dann aber auch theilweise eine ausserordentlich grosse Anzahl produciren, so dass in jedem Gewächse dieser Familie ein besonderes Alkaloid oder in allen Genera dasselbe Alkaloid vorkommt Dahin gehören von dikotyledonischen Familien besonders die Solaneen, Rubiaceen, Loganiaceen und Papaveraceen, von monokotyledonischen die Colchicaceen und von akotyledonischen die Pilze. Häufig kommen mehrere Alkaloide in denselben Pflanzen vor, wie man in dem Mohnsafte bis jetzt mehr als ein Dutzend Alkaloide mit Sicherheit aufgefunden hat, meistens zwei oder drei neben einander. Nur in einzelnen Fällen findet sich das nämliche Alkaloid in verschiedenen Familien, (Coffeïn, Berberin, vielleicht auch Buxin). Alkaloide kommen in sämmtlichen Organen der Pflanze, am reichlichsten meist in Früchten und Samen, bei baumartigen Gewächsen in der Rinde, oft in besondern Secretionsbehältern oder in den Milchgefässen vor, meist in Verbindung mit Apfelsäure oder Gerbsäuren, hie und da auch mit besonderen, der betreffenden Pflanze allein angehörigen Säuren (z. B. Mekonsäure im Mohn). Mit Ausnahme von Nicotin, Coniin, Muscarin und wenigen anderen sind die Alkaloide fest und grösstentheils krystallinisch; die meisten sind nicht unzersetzt flüchtig und in Wasser nicht löslich. In Alkohol lösen sie sich sämmtlich, viele auch in Aether, Benzol, Amylalkohol, Chloroform und Glycerin, wobei die Solution mehr oder weniger intensiv alkalisch reagirt und einen bittern Geschmack zeigt. Dieser letztere ist auch den Lösungen der Salze eigenthümlich, welche insgesammt fest sind und sich meist in Alkohol besser als in Wasser lösen. Manche Alkaloide gehen mit gewissen Säuren zwei Verbindungen ein, wo dann die das Maximum der Säure enthaltende Verbindung sich meist im Wasser am leichtesten löst. Gerbsäure gibt mit den meisten Alkaloiden schwerlösliche Salze. Mit Chloriden, Jodiden und Cyaniden einiger Metalle bilden die Alkaloide-Doppelsalze.

2) Die Pflanzensäuren, von denen einzelne (Benzoësäure, Wein-

säure) schon im 17. und 18. Jahrhundert bekannt waren, bestehen fast durchgängig aus Kohlenstoff, Wasserstoff und Sauerstoff. Sie bilden mit Metallen Salze, theils mit, theils ohne Elimination von Wasser. Sie sind im gesammten Pflanzenreiche verbreitet und einzelne, wie Apfelsäure, Oxalsäure und mehrere fette Säuren, in mehreren hundert Pflanzenspecies vorhanden. Sie fehlen in keinem Pflanzenorgane und finden sich meist in Form von Kalium, Natrium-, Magnesium- und Calciumsalzen in denselben vor. Manche sind flüchtig, wie die Valeriansäure, andere nicht. Die Eigenschaften der einzelnen differiren sehr.

Eine besondere Gruppe derselben bilden die Gerbsäuren oder Gerbstoffe, so genannt, weil sie thierische Häute gerben, d. h. mit leimgebendem Gewebe sich zu einer festen, der Fäulniss widerstehenden Substanz (Leder) vereinigen. Sie finden sich häufiger in perennirenden Pflanzen als in ein- und zweijährigen, vorzugsweise in Rinden und den Schalen der Früchte und Samen, seltener in den grünen Theilen, nie im Innern der Samen, mitunter in krankhaften Auswüchsen (Gallen). Sie schmecken zusammenziehend und sind theils krystallisirbar, theils amorph. Leim- und Eiweisslösungen werden dadurch gefällt. Ihre Salze sind unkrystallisirbar und in Wasser mehr oder minder schwerlöslich. Je nachdem die Säuren mit Ferrisalzen grüne oder blaue Färbung geben, unterscheidet man sie in eisenbläuende und eisengrünende, welche Abtheilungen auch durch die von ihnen bei trockner Destillation oder Behandeln mit Kalihydrat gelieferten Producte sich unterscheiden.

3) Die indifferenten Pflanzenstoffe pflegt man in mehrere Unterabtheilungen zu zerlegen, die indess nur zum Theil abgeschlossene Gruppen sind, während sich bei anderen Uebergänge finden:

a. Eiweissstoffe, Proteïnstoffe, Albuminate. — Diese den Proteïnstoffen des Thierreiches entsprechenden Substanzen besitzen eine sehr complicirte Zusammensetzung und enthalten ausser Kohlenstoff, Wasserstoff, Sauerstoff und Stickstoff auch noch Schwefel; häufig sind ihnen Calciumphosphate innig beigemengt. Ihre Reindarstellung ist äusserst schwierig und ihre quantitative Zusammensetzung deshalb nicht genau bekannt. Die meisten (Pflanzenalbumine) finden sich im gesammten Pflanzenreiche, andere, wie Legumin in den Papilionaceen (Leguminosen) und Kleberstoffe in den Getreidearten, in einzelnen Familien; andere, wie das Emulsin in den Mandeln und das Myrosin im Senf, sind nur bestimmten Pflanzen eigenthümlich. In der Natur kommen dieselben theilweise gelöst, theilweise in fester Form (Krystalloide und Proteïnkörner in Samen) vor. Sie theilen im Allgemeinen die Eigenschaften der thierischen Eiweissstoffe und stellen eine lösliche und unlösliche Modification dar. In ersterer bilden sie gelbliche, gummiartige, geruch- und geschmackfreie, in Wasser lösliche, in Weingeist und Aether unlösliche Massen; Alkohol, Mineralsäuren, Gerbsäure erzeugen in den wässerigen Lösungen Niederschläge, ebenso die Salze der meisten schweren Metalle, wo dann die Präcipitate Verbindungen der betreffenden Metalloxyde mit Eiweiss sind. In der unlöslichen Modification bilden die Eiweissstoffe frisch weisse Flocken, getrocknet gelbliche, hornartige Massen, die, in Wasser, Aether, Weingeist und verdünnten Säuren unlöslich, sich in wässrigen ätzenden Alkalien, concentrirter Essigsäure, Phosphorsäure und erwärmter Chlorwassersäure lösen. Einzelne Eiweissstoffe wirken als Fermente (Diastase, Papaïn, Myrosin) auf verschiedene Verbindungen spaltend. Mit gewissen Fermenten und verdünnten Säuren geben die Proteïnstoffe in Wasser leicht lösliche und diffusionsfähige Verbindungen, sog. Peptone.

b. Kohlehydrate.¹ — Mit diesem Namen bezeichnet man eine Anzahl aus Kohlenstoff, Wasserstoff und Sauerstoff bestehender Stoffe, welche H und O in dem Verhältnisse enthalten, wie sie Wasser bilden. Ihre Zusammensetzung entspricht durchgängig den Formeln $C^6 H^{11} O^5$, (Cellulose oder Pflanzenfaser, Stärkemehl oder Amylum, Dextrin, Arabin u. a.), $C^{12} H^{22} O^{11}$ (Rohrzucker, Maltose, Milchzucker) und $C^6 H^{12} O^6$ (Glykose oder Traubenzucker, Laevulose oder Linksfruchtzucker, Inosit). Zu dieser Abtheilung gehören die für den pflanzlichen Organismus wichtigsten Stoffe, wie Cellulose und Stärkemehl, welche die Hauptmasse des Pflanzenkörpers bilden, ferner rechnet man dahin die verschiedenen Gummiarten (Arabin und Cerasin), den Pflanzenschleim, auch die ihrer chemischen Zusammensetzung nach den Gerbsäuren sich näher stellenden Pectinstoffe, welche sich als amorphe

Körper charakterisiren, die mit Wasser entweder eine schleimige Lösung geben oder doch darin gallertartig aufquellen, während sie in Alkohol unlöslich sind; endlich die Zuckerstoffe, die sich in Wasser und Alkohol leicht lösen und sich durch ihren süssen Geschmack charakterisiren. Neben den allgemein verbreiteten Kohlehydraten finden sich ebensolche auf bestimmte Gewächse oder einzelne Familien beschränkt; so ist z. B. das Stärkemehl in den zweijährigen Pflanzen der Familie der Synanthereen und vielleicht auch in Campanula Rapunculus durch das Inulin ersetzt, in verschiedenen Flechten und Algen durch das Lichenin (Flechtenstärke); im Mutterkorn findet sich eine dem Rohrzucker isomere Zuckerart, die Mykose, in den Vogelbeeren das zur Traubenzuckergruppe gehörige Sorbin u. s. w.

c. Süssstoffe, welche keine Kohlehydrate sind. — Hierher gehört hauptsächlich der Mannit oder Mannazucker, welcher ausser in den Familien der Oleineen und Umbelliferen noch in vielen andren vorkommt und welcher, wie andere Stoffe, deren Vorkommen sich auf einzelne Pflanzen beschränkt, z. B. Quercit in den Eicheln, Abietit in Abies pectinata, Glycyrrhizin im Süssholz, sämmtlich mehr Wasserstoff- als Sauerstoffäquivalente enthalten. Sie gleichen den Zuckerarten nicht nur durch ihren süssen Geschmack, sondern verschiedene auch dadurch, dass sie vermittelst Hefe in geistige Gährung versetzt werden können. Die nicht gährungsfähigen (Mannit, Sorbit, Dulcit) sind sechsatomige Alkohole, deren Aldehyde Angehörige der Traubenzuckergruppe bilden, die mit nascirendem Wasserstoff Mannit u. s. w. geben.

d. Glykoside oder Zuckerpaarlinge. — Man hat unter diesem Namen eine Reihe indifferenter Körper zusammengefasst, welche unter der Einwirkung von Säuren, wässrigen Alkalien oder gewissen Fermenten des Thier- und Pflanzenreiches, meistens unter Aufnahme von Wasser, sich in Trauben- oder Rohrzuckerarten und einen oder mehrere andre Körper (Paarlinge) spalten. Diese Gruppe erregt insofern einige Bedenken, als dieselbe Spaltung auch anderen nicht indifferenten, sondern theils sauren, theils alkaloidischen Körpern zukommt, von ersteren z. B. der Ruberythrinsäure im Krapp (Rubia tinctorum), welche durch Behandeln mit Säuren in Alizarin und Zucker zerfällt, von letzteren dem Solanin. Die Mehrzahl der indifferenten Glykoside besteht aus Kohlenstoff, Wasserstoff und Sauerstoff, wenige, wie Amygdalin, an welchem zuerst die vermittelst Emulsin zu bewerkstelligende Zersetzung in Zucker, Bittermandelöl und Blausäure durch Wöhler und Liebig (1838) dargethan wurde, sind stickstoffhaltig. Die Benennung Glykoside ist daher abgeleitet, dass der bei der Spaltung entstehende Zucker in der Regel Glykose ist. Die Glykoside sind nicht allgemein im Pflanzenreiche verbreitet, sondern auf einzelne Familien und selbst Species beschränkt; nur einzelne, wie das in verschiedenen Amygdaleen, Pomaceen und Spiraeaceen, vielleicht auch Euphorbiaceen und Papilionaceen vorkommende Amygdalin, machen eine Ausnahme.

e. Bitterstoffe. — Dieser Name kann, wenn man die Glykoside als besondere Abtheilung aufstellt, nur sehr wenigen indifferenten Körpern beigelegt werden, die sich durch besonders bitteren Geschmack auszeichnen, welcher übrigens ja auch den meisten Alkaloiden zukommt. Die betreffenden Körper, von denen wir Pikrotoxin, Quassiin, Aloïn und Absynthiin als Beispiele nennen, weichen in Eigenschaften und Zusammensetzung ausserordentlich von einander ab.

f. Extractivstoffe. — Man begreift hierunter aus Pflanzen dargestellte, in der Regel nicht vollkommen reine, indifferente Stoffe, über deren Natur man sich nicht klar ist und welche man unter den übrigen Kategorien nicht unterzubringen im Stande ist. Der Name gibt uns eine Lücke in unseren Kenntnissen, nicht aber einen Fingerzeig auf gewisse Eigenschaften oder Darstellungsweisen.

g. Farbstoffe und Chromogene. — Pflanzenstoffe von bestimmter Färbung nennt man Farbstoffe oder Pigmente, während solche, welche nur unter bestimmten Verhältnissen sich in gefärbte Stoffe verwandeln, selbst aber farblos sind, Chromogene heissen, aus welchen die Pigmente durch Oxydation entstehen. Diese Gruppe ist insofern schlecht begrenzt, als einige Pigmente auch Anspruch auf eine Stellung in anderen Classen erheben können; so sind einzelne Glykoside, andere Säuren. Die meisten bilden mit Metalloxyden, insbesondere mit Thonerde, Bleioxyd und Zinnoxyd, unlösliche gefärbte Verbindungen, die sogenannten Lacke oder Lackfarben. Mit Pflanzen- und Thierfasern verbinden sie sich entweder direct (substantive Farben) oder durch Vermittlung von Beizen (adjective Farben). Ozon, Chlor, schweflige Säure entfärben die Pigmente, noch energischer wirkt Salpetersäure darauf ein. Manche Farbstoffe und Chromogene enthalten Stickstoff (z. B. die Indigofarbstoffe), die meisten nur Kohlenstoff, Wasserstoff und Sauerstoff. Einzelne sind ausserordentlich verbreitet, wie Blattgrün oder Chlorophyll, Blumenfarbstoffe und Rindenpigmente (Phlobaphene), andere auf einzelne Pflanzen beschränkt.

4) Unter aetherischen Oelen, Olea volatilia s. aetherea, Aetherolea, versteht man starkriechende und brennend scharf schmeckende, flüchtige, bei gewöhnlicher oder doch nur wenig erhöheter Temperatur flüssige, wenig in Wasser, dagegen leicht in Weingeist und Aether lösliche, mit lebhafter, stark russender Flamme brennende Körper, welche stets Gemenge von mehreren einfachen chemischen Verbindungen bilden und deshalb einen constanten Siedepunkt nicht besitzen. Sie finden sich im ganzen Pflanzenreiche, jedoch besonders in gewissen, durch ihren aromatischen Geruch ausgezeichneten Pflanzenfamilien, insonderheit den Synanthereen, Labiaten, Cruciferen, Aurantiaceen, Laurineen, Cupressineen, Abietineen, Scitamineen und Zingiberaceen. Blüthen, Samen und Fruchtschalen sind am meisten der Sitz derselben, doch kommen sie auch in Blättern, Wurzeln, Rinden und im Holze vor. Sie sind Producte der rückgängigen Stoffveränderung in der Pflanze und finden sich in besonderen Zellen und Gefässen. Nicht selten kommt es vor, dass verschiedene Theile derselben Pflanze verschiedene ätherische Oele liefern, die nicht allein durch den Geruch, sondern auch in ihrer Zusammensetzung wesentlich differiren (so bei Citrus Aurantium, Cicuta u. a.). Dieselben werden meistens durch Destillation, nur einzelne durch blosses Auspressen gewonnen. Die bei gewöhnlicher Temperatur festen ätherischen Oele, wie sog. Campher, nennt man Stearoptene oder Camphoride im Gegensatze zu den flüssigen, die man als Elaeoptene bezeichnet. Aus den natürlichen Oelen scheidet sich oft bei niedrigerer Temperatur ein Stearopten ab. Von chemischem Gesichtspunkte aus zeigen die ätherischen Oele grosse Differenzen. Viele derselben bestehen nur aus Kohlenwasserstoffen, und zwar vorzugsweise solchen von der Formel $C^5 H^8$ und ihrer Multipla, namentlich $C^{10} H^{16}$, welche letzteren den Namen Camphene oder Terpene führen und vom Geruch abgesehen in ihren Eigenschaften sehr nahe stehen. Mit Wasser, sowie Chlor-, Jod- und Bromwasserstoff bilden sie Verbindungen, welche oft fest und krystallisirbar sind. Andere enthalten Kohlenwasserstoffe und sauerstoffhaltige Verbindungen (Aldehyde, Ketone, Aether, Alkohole und Phenole), noch andere blos sauerstoffhaltige, nur in wenigen findet sich Schwefel (ätherisches Senföl). Die ätherischen Oele absorbiren an der Luft Sauerstoff, verdicken sich dabei gewöhnlich, nehmen an Geruch ab und werden sauer. Es bilden sich dabei aus den Aldehyden aromatische Säuren, wie aus Zimmtöl Zimmtsäure, aus Bittermandelöl Benzoësäure; aus den Terpenen nichtflüchtige, harzartige Producte neben Kohlensäure, Ameisensäure, Essigsäure u. s. w. In gleicher Weise wirken auch kräftige Oxydationsmittel auf die Terpene.

5) Der Ausdruck Harze, Resinae, wird auf halbfeste oder feste, in letzterem Falle in der Wärme erweich- oder schmelzbare, gröstentheils amorphe, in Wasser unlösliche, dagegen in Alkohol, Benzol, Schwefelkohlenstoff und ätherischen Oelen ganz oder theilweise lösliche Substanzen vegetabilischen Ursprunges bezogen, welche entweder, durch Eintrocknen ausgeflossener Pflanzensäfte entstanden, natürlich vorkommen oder künstlich durch Weingeist aus Vegetabilien extrahirt werden. Wenige Harze, die man als fossile oder Erdharze zusammenfasst, kommen, wie der Bernstein, als Mineralien vor, stammen aber von untergegangenen Pflanzen her. In der Natur finden sie sich häufig mit anderen in Pflanzensäften vorkommenden Bestandtheilen gemengt, z. B. mit Gummi oder Schleim, wo sie dann den Namen Gummiharze oder Schleimharze, Gummiresinae, bekommen und wo dann ein Theil derselben sich in Wasser und nicht in Alkohol löst, bisweilen auch mit Gerbstoffen und Huminsubstanzen, Cellulose und Stärke, oder mit ätherischen Oelen, deren Beimengung ihnen eine weichere Consistenz bis zu vollkommener Dickflüssigkeit verleiht. Eine solche Lösung von einem oder mehreren Harzen in ätherischen Oelen nennt

man **Balsam, Balsamum** s. **Balsamus**. Die bei gewöhnlicher Temperatur harten und spröden, festen Harze nennt man **Hartharze**, die elastischen **Federharze**, die weichen und zwischen den Fingern knetbaren **Weichharze**. Im Pflanzenreiche finden sich Harze in fast sämmtlichen monokotyledonischen und dikotyledonischen Gewächsen, ausnahmsweise auch bei Akotyledonen (z. B. im Lärchenschwamm). Besonders reichlich produciren sie tropische Gewächse. Einzelne Familien, und zwar besonders diejenigen, welche ätherische Oele in grösserer Ausdehnung erzeugen, sind vorzugsweise harzreich, bei uns insonderheit die Coniferen, ferner die Umbelliferen und Euphorbiaceen, in tropischen Ländern neben diesen die Papilionaceen, Amyrideen, Garcinieen, Dipterocarpeen und Cupressinen. Harze finden sich, das Cambium ausgenommen, in allen Pflanzentheilen, am meisten in der Rinde, von wo sie nicht selten auf die Oberfläche treten. In harzreichen Gewächsen finden sich nicht selten ganz mit Harz gefüllte Hohlräume (sog. **Harzgänge**). Sie sind Producte der regressiven Stoffmetamorphose in den Pflanzen und scheinen zum Theil durch Zerfallen der Zellmembran direct oder durch intermediäre Bildung von Gerbsäuren, zum Theil aber auch aus ätherischen Oelen zu entstehen. Letztere sind dann besonders Oxydationsstufen der in den Pflanzentheilen enthaltenen Camphene, wofür auch die Elementarzusammensetzung der Harze im Terpenthin, Mastix, Elemi, ferner derjenigen im Olibanum, Euphorbium u. a. spricht. Die harzartigen Producte, welche die Behandlung von sauerstoffhaltigen Bestandtheilen der ätherischen Oele (Nelkenöl, Rautenöl, Bittermandelöl, Anisöl) gibt, machen es nicht unwahrscheinlich, dass nicht allein die Terpene bei der Harzbildung betheiligt sind, die offenbar selbst in der Rinde nicht selten unter Mitwirkung des atmosphärischen Sauerstoffs vor sich geht.

Die Harze sind meist gelb bis braun, manche durchsichtig, die meisten in dünnen Splittern durchscheinend, und werden insgesammt beim Reiben negativ elektrisch. Aus weingeistiger Lösung fällt Wasserzusatz dieselben in feinster Vertheilung, wodurch die Solution milchig getrübt wird. Durch Hitze werden sie zerstört. An der Luft verbrennen sie mit stark leuchtender und russender Flamme. Conc. Salpetersäure bildet mit Harzen gelbe Nitroverbindungen, später Pikrinsäure und Oxalsäure. Sieht man von den Beimengungen in Gummiharzen und Balsamen ab, so bestehen die natürlich vorkommenden und durch Alkohol extrahirten Harze aus mehreren **einfachen Harzen**, d. h. stickstofffreien, sehr kohlenstoffreichen und sauerstoffarmen Substanzen von der oben beschriebenen Beschaffenheit. Diese einfachen Harze, welche man nach dem Vorgange von **Unverdorben** und **Berzelius** durch vorgesetzte griechische Buchstaben (Alphaharz, Betaharz, Gammaharz) näher bezeichnet, sind von einander oft nur sehr wenig verschieden und äusserst schwer zu trennen. Viele sind völlig indifferent; andere, welche deshalb auch **Harzsäuren** heissen, zeigen in alkoholischer Lösung schwach saure Reaction und bilden mit Basen Salze, sog. **Resinate**, unter welchen man die durch Auflösen der Harze in ätzenden Alkalien oder Alkalicarbonaten mit Alkalien gebildeten **Harzseifen** nennt, weil sie wie Seifen mit Wasser schäumende Lösungen bilden. Neben indifferenten Harzen und Harzsäuren enthalten einzelne Harze auch wirkliche Säuren, z. B. Benzoëharz Benzoësäure, Storax und Perubalsam Zimmtsäure, Asa foetida Ferulasäure u. a. m.

6) Die in den Pflanzen sich findenden **Fette** entsprechen ihrem Verhalten nach ziemlich genau den thierischen Fetten; doch treten die bei gewöhnlicher Temperatur festen Fette, wie **Cocosöl, Lorbeeröl, Palmöl**, der Zahl nach im Pflanzenreiche mehr in den Hintergrund gegenüber den bei gewöhnlicher Temperatur flüssigen **fetten Oelen, Olea pinguia**, die in den verschiedensten Pflanzenfamilien sich finden. Wie die thierischen Fette sind auch die vegetabilischen Fette Gemenge von Glyceriden verschiedener Glieder der Fett- und Oelsäurereihe, insonderheit von **Palmitin** (Palmitinsäure-Glycerid), **Stearin** (Stearinsäure-Glycerid) und **Oleïn** (Oelsäure-Glycerid), von denen die beiden erstgenannten in den festen, das letztgenannte Glycerid in den flüssigen Fetten überwiegend vorkommen. In einzelnen Oelen sind diese Säuren durch andere (Laurinsäure, Arachinsäure, Leinölsäure, Ricinölsäure) ersetzt und bieten die Glyceride der beiden letztgenannten Säuren die Eigenthümlichkeit dar, dass sie, in dünnen Lagen der Luft ausgesetzt, zu einer festen harzartigen Masse austrocknen. Diese Oele werden **trocknende Oele** im Gegensatz zu den meisten

übrigen, die sich an der Luft nur in eine schmierige Masse verwandeln, genannt. Der Hauptsitz der Fette im Pflanzenreiche sind die Samen, und in diesen die Kotyledonen, nicht die Radicula und Placenta, selten das Fleisch der Früchte (Oliven) oder die Wurzel (Cyperus esculentus). Sie finden sich in kleinen Zellen eingeschlossen und können durch Auspressen, wenn nöthig unter Beihülfe von Wärme, oder durch Extraction mit Aether oder Schwefelkohlenstoff erhalten werden. Die vegetabilischen Fette nehmen wie die thierischen an der Luft durch Oxydation saure Beschaffenheit, gelbliche Färbung und üblen Geruch und Geschmack (Ranzigwerden) an. Sie machen Papier und Gewebe durchscheinend, schwimmen auf Wasser und lösen sich darin nicht, wohl aber in kochendem Weingeist und in Aether. Bei Erhitzen mit ätzenden Alkalien oder anderen stark basischen Metalloxyden zerlegen sich die Fette nach Art aller zusammengesetzten Aether in den dazu gehörenden Alkohol, das Glycerin oder Oelsüss, und die Fettsäuren, welche sich mit den Basen zu Salzen verbinden. Die bei Anwendung von Alkalien resultirenden Verbindungen der Fettsäuren mit Alkalien bilden die Seifen, Sapones, welche sich in wenig Wasser und in Alkohol klar lösen und damit schäumende Solutionen geben, durch viel Wasser aber in freies Alkali und sich abscheidende saure Salze zerfallen. Die unter Anwendung von Bleioxyd resultirenden Verbindungen werden als Bleipflaster bezeichnet. Bei trockener Destillation geben die Fette Acroleïn neben anderen Producten.

Von geringer Bedeutung ist das Pflanzenwachs, welches sich ebenfalls den thierischen Wachsarten nähert. Im Pflanzenreiche kommt es namentlich auf Stengeln, Früchten u. s. w. als Ueberzug vor. Auch Wachs ist unlöslich im Wasser, löslich in Weingeist und leicht löslich in Aether und ätherischen Oelen. Es wird von ätzenden Alkalien nicht angegriffen und giebt bei trockner Destillation kein Acroleïn. In den Wachsarten finden sich keine Glyceride, vielmehr sind darin andre zusammengesetzte Aether gemengt.

Neben den chemisch einfachen Stoffen und dem Rohmaterial, aus welchen man dieselben isolirt, sind noch verschiedene aus letzterem dargestellte Präparate officinell, welche das active Princip nicht rein, aber doch von den meisten unwesentlichen Beimengungen befreit enthalten, so dass sie einerseits geringeres Volumen einnehmen und zur Anwendung sich besser als die Rohstoffe eignen, andrerseits, weil sie leichter herzustellen sind und nicht kostspieliger minutiöser Reinigungen bedürfen, bei denen immer Material verloren geht, billiger als die reinen Stoffe sind. Es sind dies die sog. Auszugs- oder Extractionsformen, zu welchen namentlich vegetabilische Drogen benutzt werden und die nach der Art und Weise, wie solche Extractionen gemacht werden, nach dem zum Ausziehen benutzten Vehikel, das, je nach dem die wirksamen Bestandtheile in diversen Flüssigkeiten sich lösen, ausgewählt werden muss, endlich nach der Form des resultirenden Auszuges, verschiedene Benennungen erhalten.

So nennt man destillirte Wässer, Aquae destillatae s. aromaticae, durch Destillation aromatischer Pflanzenstoffe mit Wasser erhaltene flüssige Auszüge, welche aus jenen unbedeutende Mengen des ätherischen Oeles in sich aufgenommen haben, der ihnen den Geruch des Darstellungsmaterials verleiht, und Geist, Spiritus (Alcoholetum, Essentia), ein aus analogem Material mit Weingeist von verschiedener Stärke dargestelltes Destillat. Alle übrigen mit Weingeist gemachten flüssigen Auszugsformen pflegt man als Tinctur, Tinctura, zu bezeichnen, während gleich beschaffene Auszüge mit einer Mischung von Alkohol und Aether den Namen ätherische Tinctur, Tinctura aetherea, führen. Analoge flüssige Auszüge mit Wein, Essig oder Oel werden als medicinischer Wein, Vinum medicatum, medicinischer Essig, Acetum medicatum und medicinisches Oel, Oleum medicatum, bezeichnet.

Von den aromatischen Wässern abgesehen, werden mit Wasser bereitete sonstige flüssige Auszugsformen, wovon man namentlich die Abkochung, Decoctum, den Aufguss, Infusum, die Gallerte, Gelatina und der Schleim, Mucilago, unterscheidet, meist nur auf Verordnung des Arztes dargestellt und nur ausnahmsweise vorräthig gehalten, und finden deshalb später in der Arzneiverordnungslehre ihre ausführliche Besprechung. Der Name Spiritus wird auch hie und da für einfache spirituöse Lösungen (Spiritus saponatus, Spiritus camphoratus), der Name Tinctur seiner Grundbedeutung entsprechend ebenso für farbige weingeistige Solutionen unorganischer oder organischer Stoffe (z. B. Tinctura Iodi, Tinctura Cannabis Indicae) oder selbst für gefärbte wässrige flüssige Auszüge (Tinctura Rhei aquosa) benutzt. Man bereitet die Tincturen im Allgemeinen in der Weise, dass man das zerkleinerte Auszugsmaterial (Extrahendum) mit der zum Ausziehen dienenden Flüssigkeit an einem schattigen Orte bei ungefähr 15° unter öfterem Umschütteln eine Woche stehen lässt, dann die Flüssigkeit durch Seihen und erforderlichen Falls durch Abpressen von dem Rückstande trennt und nach dem Absetzen filtrirt. Derartig (durch Maceriren) bereitete Tincturen heissen Macerationstincturen und haben die bei 35—40° (durch Digestion) bereiteten Digestionstincturen fast ganz verdrängt. Die medicinischen Oele, welche meist unter Anwendung stärkerer Hitze gewonnen werden, heissen auch Olea infusa s. cocta. Auch einzelne Lösungen in Wein, Oel oder Essig werden zu den Vina, Aceta und Olea medicata gerechnet.

Eine Auszugsform, welche ein noch geringeres Volumen einnimmt und sich zu besonderen Verordnungsweisen (Pillen) vorzugsweise eignet, stellt das sog. Extract, Extractum, dar, welches im Wesentlichen als ein durch Abdampfen eingedickter flüssiger Auszug sich charakterisirt. Je nach dem benutzten Auszugsmittel werden die Extracte als wässrige, weingeistige oder spirituose und ätherische bezeichnet. Eine besondere Art stellen die Saftextracte dar, welche durch Eindicken ausgepresster Pflanzensäfte theils aus grünen Pflanzentheilen (Extractum Belladonnae, Digitalis und Hyoscyami), theils aus Früchten, wie Succus Juniperi inspissatus, welche letztere Form früher auch als Roob bezeichnet wurde, gewonnen werden. Nach der Consistenz unterscheidet man die Extracte in dünne, Extracta tenuia oder Mellagines, welche die Consistenz des frischen Honigs besitzen; dickere oder Extracte von gewöhnlicher oder Extract-Consistenz, so dass sie nach dem Erkalten nicht vom Spatel abfliessen, sondern Faden ziehen, und trockene Extracte, Extracta sicca, welche sich zerreiben lassen.

Die meisten Extracte besitzen den zweiten Consistenzgrad; officinelle trockene Extracte sind Extractum Aloës, Chinae spirituosum, Colocynthidis, Opii, Quassiae, Rhei, Rhei compositum und Strychni; officinelle dünne Extracte Extractum Cubebarum und Filicis. Die narkotischen Extracte dürfen auch behufs Darstellung von Pulvern in trocknem Zustande mit Süssholzpulver innig vermengt (halb so stark wie das betreffende Extractum spissius) und behufs rascher Anfertigung von flüssigen Mischungen in 6 Th. Wasser, 1 Th. Weingeist und 3 Th. Glycerin gelöst vorräthig gehalten werden. In anderen Ländern wird auch sog. Extracta fluida (Fluid Extracts) officinell, die man nach Eindicken mit dem Auszugsmittel so verdünnt, dass ein Theil des Fluid Extract auch einem Theile der extrahirten Substanz entspricht.

Neben diesen Auszugsformen hat die Pharmakopoe auch noch

manche Drogen in Zubereitungen officinell, deren Zweck raschere Dispensation oder eine den Sinnen, insbesondere dem Geschmacke mehr zusagende Form oder die Ermöglichung längerer Aufbewahrung in unversehrtem Zustande ist. Ersteres ist z. B. bei gewissen Lösungen, welche als Liquor (in anderen Pharmakopöen als Solutio) aufgeführt werden, ferner bei verschiedenen festen und flüssigen Gemischen der Fall, die unter bestimmten Namen von den Aerzten häufiger verordnet werden (z. B. Emplastrum, Pulvis, Species, Elixir, Electuarium, Unguentum, Mixtura u. a.). Die Verbesserung des Geschmackes erfüllen u. a. die Syrupe, worunter man Lösungen von Zucker in relativ geringen Mengen Flüssigkeit (ausgepresste Säfte, Aufgüsse, Abkochungen u. s. w.) versteht, denen sich analoge mit Honig angefertigte Formen (Mellite) anschliessen, und eine Reihe von festen Formen, die man, weil sie meist Zucker zur Basis haben, als Zuckerwerksformen, Cupediae, bezeichnet. Zur Conservirung dient z. B. der Zuckerzusatz zu Ferrum carbonicum oder zu zarten saftigen Pflanzentheilen, welche in Breiform gebracht werden, den (bei uns nicht officinellen) Conserven. Alle diese Formen finden später in der Arzneiverordnungslehre genaue Besprechung.

3. Allgemeine Pharmakodynamik.

a. Wege zur Erkenntniss der Arzneiwirkung.

Für die Erledigung der Frage, ob und inwieweit eine bestimmte Substanz als Medicament verwendet zu werden verdiene, ergeben sich verschiedene Wege, welche nicht sämmtlich von ein und demselben Werthe sind.

1) Am nächsten liegt es, aus dem Erfolge der betreffenden Substanzen in gewissen abnormen Zuständen des menschlichen Organismus den Schluss auf deren Heilwirkung zu machen, d. h. aus dem Experimente am Krankenbette und aus der sog. klinischen Beobachtung den Werth eines Heilmittels zu bestimmen. Dieser Weg ist offenbar der Hauptweg, auf welchem wir zur Erkenntniss gelangen, wenn wir uns dabei der richtigen Methode bedienen und nicht den so oft begangenen Fehlschluss „post hoc ergo propter hoc", welcher der Materia medica offenbar zu einer Reihe werthloser Medicamente verholfen hat, machen. Wir können bei dem gegenwärtigen Standpunkte der Pathologie und Therapie nur dann einen Heileffect eines Medicaments anerkennen, wenn dasselbe in einer grösseren Reihe von Fällen in gleicher Weise die Erscheinungen des Krankseins modificirt, so zwar dass dieselben mit den uns zu Gebote stehenden exacten Mitteln physikalischer und physiologischer Prüfung erkannt werden. Es muss somit zunächst der natürliche Verlauf des betreffenden Processes genau bekannt sein und es muss andererseits mit Sicherheit ausgeschlossen werden können, dass nicht spontane Naturheilung

(Genesung), sondern wirklich curative Einwirkung des betreffenden Stoffes vorliege.

Wie schwer selbst bei Anwendung der genauesten Methoden der Prüfung in unserer Zeit zu wirklicher Erkenntniss der heilsamen Einwirkung von Medicamenten in bestimmten Krankheiten zu gelangen ist, lehren die Abweichungen der exactesten Forscher in Bezug auf die Wirkung von Digitalis, Brechweinstein, Veratrin und anderen sog. Antipyretica bei febrilen Krankheiten. Die Prüfung bisher nicht untersuchter Substanzen zum Zwecke der Feststellung ihres therapeutischen Werthes geschieht selten zunächst in dieser Weise, sondern erst nachdem andere Prüfungsmethoden vorangegangen sind.

2) Da die Krankheit nichts anderes ist wie das Leben selbst unter veränderten Bedingungen und da die Heilung im Wesentlichen nur auf einer Anregung gewisser regulatorischer Vorrichtungen oder auf Alteration gewisser Functionen des Organismus beruht: so können wir Aufklärung über die wahrscheinliche Wirkung gewisser Substanzen bei Krankheiten auch dadurch erhalten, dass wir beim gesunden Menschen die durch einen bestimmten Stoff bedingten Veränderungen genau studiren. Diese Prüfung der Arzneimittel am Gesunden, bereits durch A. v. Haller befürwortet, setzt, wenn sie etwas nützen soll, die Anwendung der Hülfsmittel der exacten Forschung mit derselben Accuratesse voraus, wie die Prüfung am Krankenbette. Sie kann nur dann etwas nützen, wenn sie allein auf Erscheinungen Gewicht legt, welche im Zusammenhange mit dem betreffenden Mittel stehen können und constant dadurch hervortreten.

Im Allgemeinen haben Prüfungen von Arzneisubstanzen am gesunden Menschen für die Pharmakodynamik nur wenig Werth gehabt, einmal weil solche oft, wie die der Homoeopathen, von trügerischen Voraussetzungen ausgegangen sind, dann, weil wirklich exacte nur sehr wenige vorliegen, da, um physiologische Erscheinungen hervorzurufen, von den meisten derartigen Stoffen Dosen, welche nahezu Vergiftung bedingen, gegeben werden müssen, deren Effecte nicht Jedermann gerne an seinem Körper verwirklicht sieht. So ist die Zahl der Experimentatoren, unter denen sich in neuerer Zeit mehrere Schüler K. v. Schroff's in Wien durch Unerschrockenheit und Eifer auszeichneten, ziemlich beschränkt.

3) Da der Mensch in seiner Organisation mit verschiedenen Säugethieren nahe Verwandtschaft zeigt, liegt es nahe, diese statt des Menschen oder neben demselben als Versuchsobjecte zu benutzen, und es lässt sich nicht verkennen, dass man im Stande ist, durch eine derartige Arzneiprüfung am Thiere sehr werthvolle und sichere Resultate zu erhalten.

Dem gegen diese Methode erhobenen Einwande, dass die Organisation der gewöhnlichsten Versuchsthiere (Frosch, Kaninchen, Hund, Katze) von der des Menschen zu erheblich abweiche, als dass dieselbe in Parallele gestellt werden könnten, lässt sich einfach dadurch begegnen, dass man die Versuche über eine grössere Reihe von Thierspecies und Thierclassen ausdehnt, wo dann die Uebereinstimmung der erhaltenen Symptome bei allen oder bei der Mehrzahl die Wirkung des betreffenden Stoffes ausser Zweifel setzt. Allerdings würde es der grösste Fehler sein, wollte man bei derartigen Versuchen die Verschiedenheit der Organisation ausser Acht lassen. Da das Kaninchen z. B. nicht bricht, sind die Erscheinungen, welche Brechmittel bei diesen Thieren bedingen, selbstverständlich andre als z. B. beim Hunde. Man muss stets im Auge behalten, dass die einzelnen Thierspecies sich verschiedenen stark wirkenden Substanzen gegenüber sehr different verhalten, ja dass einzelne gegen gewisse, auf die übrigen Thierclassen stark giftig wirkende Stoffe ganz unempfänglich sind, während wiederum von anderen Stoffen eines oder das andere Thier den meisten anderen gegenüber in auffallender Weise afficirt wird.

Die Thierversuche gewähren den grossen Vortheil vor dem Versuche am gesunden Menschen, dass auf dem Wege des physiologischen Versuches das Organ oder derjenige Theil eines Organs, auf welchen eine Substanz einwirkt, sich genau bestimmen lässt.

In dieser Beziehung ist sogar die Differenz der Organisation und die Anwendung der von dem Menschen am meisten abweichenden Versuchsthiere oft von besonderem Nutzen. Ob ein Stoff primäre Wirkung auf das Herz besitzt, lässt sich bei Batrachiern viel leichter darthun als bei Säugethieren, weil bei ersteren die einzelnen Organe von einander viel unabhängiger sind. Bei dem Frosche kann man mit Digitalin und anderen Stoffen das Herz völlig stillstehen machen, ohne dass wenigstens sofort Störung des Allgemeinbefindens stattfindet, so dass die Thiere anfangs 10—40 Min. umherhüpfen, ehe andere Organe mitleiden; bei Säugethieren und Vögeln bedingen dieselben Substanzen ebenfalls Herzstillstand, aber dieser verbindet sich sofort mit Störungen der Respiration und mit solchen der Nervencentra, so dass es schwer halten kann, zu entscheiden, auf welches Organ die primäre Wirkung stattgefunden habe. Dies zu wissen ist aber von besonderm Interesse, weil wir ohne diese Kenntniss bei gleichartigen Symptomcomplexen, die aus verschiedenen Ursachen entstehen, die Auswahl des richtigen Medicaments nicht zu treffen im Stande wären. Ohne Vivisectionen können wir darüber eben keine Auskunft erhalten, während wir mit Hülfe dieser durch Ausschaltung des Einflusses einzelner Organe, Nerven, Gefässe u. s. w. im Stande sind, genau zu bestimmen, ob z. B. eine Lähmung durch eine paralysirende Substanz von den Centren oder den peripherischen Nerven und deren Endigungen oder von den Muskeln ausgeht, ob Verlangsamung des Herzschlages vom Vagus oder Sympathicus abhängt und vieles andere. Indem die physiologischen Experimente den Beweis liefern, dass gewisse Substanzen auf ganz bestimmte Nervenabschnitte lähmend wirken, ist man im Stande, diese selbst zur Ausschaltung dieser Partien zu benutzen und damit wiederum den Wirkungsbezirk andrer Medicamente zu ergründen oder sogar die Function gewisser Nervengebiete damit aufzuklären.

4) Man kann auch Versuche in der Weise anstellen, dass man bei Thieren gewisse krankhafte Störungen auf künstliche Weise producirt und den Einfluss bestimmter Stoffe auf dieselben erforscht. Dieser bis jetzt sehr wenig beschrittene Weg scheint nur mässige Ausdehnung gewinnen zu können und darf offenbar nur mit der grössten Vorsicht benutzt werden.

Allerdings kann man gewisse Läsionen des Zusammenhanges, z. B. Knochenbrüche, in derselben Weise herstellen, wie sie beim Menschen vorkommen, und dann den Einfluss von Stoffen auf die Herstellung der Continuität, auf die Callusbildung studiren. Ebenso lässt sich das Verhalten anderer auf künstlich gesetzte Entzündungen studiren. Die Möglichkeit aber, die hauptsächlichsten Allgemeinleiden in derselben Weise herzustellen wie beim Menschen, erscheint in hohem Grade zweifelhaft. Die frühern Versuche, durch Einspritzung putrider Stoffe in das Blut Fieber herzustellen, worauf man die Einwirkung einzelner Substanzen darauf prüfte, scheinen ohne Relevanz, da das dadurch herbeigeführte septicämische Fieber offenbar nicht in Parallele mit dem bei activen Entzündungen innerer Organe vorkommenden Fieber gestellt werden kann.

5) Neben diesen auf directem Versuche beruhenden Wegen können noch verschiedene auf Schlussfolgerungen aus den Eigenschaften der als Medicamente zu benutzenden Substanzen basirende Nebenwege eingeschlagen werden, welche aber sehr häufig zu Irr-

thümern Veranlassung geben. Dies ist namentlich der Fall, wenn man von den äusseren Eigenschaften auf die Action einen Schluss zu machen versucht, wie dies in früheren Jahrhunderten zur Zeit der Alchymie und Chymiatrie allgemeiner Brauch war.

Man nahm zu jener Zeit an, dass die Natur jeder Substanz gewissermassen einen Stempel aufgedrückt habe, um ihre Verwerthung in der Heilwissenschaft durch ihre Gestalt, Farbe u. s. w. kund zu geben. Diese Lehre, als Lehre von der Signatur bekannt, hat dem Arzneischatze eine Reihe zum Theil höchst abenteuerlicher und überflüssiger Medicamente zugeführt. Gemäss dieser Theorie mussten Stoffe von hervorragenden äusseren Eigenschaften, wie Form, Glanz, oder von auffallendem Vorkommen auch besondere heilkräftige Wirkungen besitzen. Daher rührte der Glaube, dass einerseits Diamanten und Perlen, andrerseits die in dem Magen verschiedener Thiere, wie der Gemse, der Antilopen, auch des Pavians vorkommenden Concremente, die sog. Bezoarsteine, ausserordentlich wirksame Mittel, letztere besonders in Bezug auf Verhütung von Krankheiten und Abhalten von Schädlichkeiten, namentlich Giften, seien, was der exacten Erfahrung vollständig widerspricht, welche in ihnen nichts mehr als eine Kalkverbindung hinsichtlich ihrer Wirkung sieht. Die weiter ausgebildete Lehre nahm dann an, dass Form und Farbe der Drogen zu bestimmten ähnlich geformten und gefärbten Organen bestimmte Beziehung hätten und bei Krankheiten derselben in Anwendung zu ziehen seien. Die rothe Farbe bezog sich auf das Blut, die gelbe auf die Galle und so mussten der sog. Lapis haematites, die Granatblüthen u. s. w. gegen Blutungen, Safran und das mit gelbem Milchsafte versehene Chelidonium gegen Gelbsucht dienen! Mohnköpfe sollten auf den Kopf, Lungenkraut auf die Lungen, Citronen auf das Herz, die Knollen der Orchideen auf die Testikel, ja selbst Polytrichum commune wegen seiner stark behaarten Kapsel auf den Haarwuchs günstig wirken. Wurzeln und Rhizome, welche schlangenartig gewunden waren, galten für heilsam wider den Biss giftiger Schlangen, die Knollen von Ficaria ranunculoides gegen Feigwarzen und Hämorrhoidalknoten u. dgl. m. Dass übrigens äussere Form und Farbe keinen besonderen Einfluss auf die Wirkung der Medicamente haben, geht aus dem Dimorphismus verschiedener als Arzneimittel benutzter Mineralstoffe, wie Arsenik, und aus dem Polychroismus verschiedener Gewächse hervor, der sie in ihrer Wirkung nicht modificirt.

Zu den äusseren Eigenschaften der Medicamente rechnet man häufig auch Geruch und Geschmack, obwohl dieselben ja selbst Wirkungen auf bestimmte Nerven des Körpers darstellen. Wenn man aus beiden Schlüsse auf weitere Wirkungen zieht, wird man offenbar ebenso oft zu falschen wie zu richtigen Resultaten gelangen. Die Zuckerarten des Pflanzenreiches und das Bleiacetat zeichnen sich, trotzdem erstere den ernährenden Mitteln zugehört, letzteres den Giften sich anreiht, durch süssen Geschmack aus. Den sog. Bitterstoffen scheint allerdings eine gewisse Beeinträchtigung von Gährungsprocessen und davon abhängig günstige Wirkung bei gewissen Digestionsstörungen als Action gemeinsam zu sein; doch ist der Grad der Bitterkeit für den Grad dieser Wirkung nicht bestimmend und in Bezug auf entfernte Wirkungen bestehen die grössten Verschiedenheiten. Starkriechende Stoffe betrachtet man als beruhigend auf das Nervensystem und wendet sie bei manchen Krampfkrankheiten mit Vorliebe an; doch ist deren Effect nicht unbezweifelt.

Von etwas mehr Werth erscheinen die naturhistorischen Eigenschaften, insofern gewisse in Form und Structur einander so nahestehende Gewächse, dass man sie zu einer und derselben Familie zu rechnen pflegt, häufig auch in ihrer Wirkung Aehnlichkeit zeigen. So giebt es einzelne Pflanzenfamilien, deren Angehörige fast durchgängig sehr heftige, in grösserer Menge toxische Wirkung auf den Organismus äussern, während Repräsentanten anderer vorwaltend zur Ernährung des Körpers geeignet sind. Aber abgesehen davon, dass die Begrenzung solcher natürlichen

Pflanzenfamilien etwas Künstliches und mitunter selbst Geschmackssache der einzelnen Botaniker ist, lassen sich auch in Familien, welche ziemlich allgemein in gleicher Weise umgrenzt werden, stets Pflanzen finden, welche abweichend von der Mehrzahl ihrer Verwandten wirken, und bei genauer Prüfung der einzelnen Pflanzen aus Familien, deren Gattungen und Arten der Mehrzahl nach energische Action besitzen, erkennt man letztere häufig als höchst verschiedenartige.

Viele Angaben über Pflanzenfamilien, deren Angehörige in bestimmter Richtung wirken sollen, sind ganz ungerechtfertigt. So rechnet man dahin die Umbelliferen, obschon die nährende Mohrrübe (Daucus Carota L.), der blähungstreibende Kümmel (Carum Carvi L.), der aromatische Anis (Pimpinella Anisum L.) und Fenchel (Foeniculum officinale Hoffm.), die harntreibende Petersilie (Petroselinum sativum L.) neben dem auf die peripheren Nervenendigungen lähmend wirkenden Fleckschierling (Conium maculatum L.) und dem Entzündung im Darm und Krämpfe hervorrufenden Wasserschierling (Cicuta virosa L.) dahin gehören, und doch ist gerade die Familie der Doldengewächse eine der natürlichsten und scharf begrenztesten. Sehen wir ab von einzelnen aus vorzugsweise aromatischen Kräutern oder Bäumen gebildeten Familien (Labiaten, Myrtaceen), so sind in Bezug auf Congruenz der Wirkung und natürlichen Verwandtschaft besonders die Gräser (Gramineae) und Solaneen bemerkenswerth. Es ist bekannt, dass erstere besonders als Futterkräuter dienen und die Samen einzelner, der sog. Cerealien, auch für den Menschen unentbehrliche Nahrungsmittel sind Nichtsdestoweniger aber finden sich auch einzelne giftige Gramineen, bei uns der Taumellolch, Lolium temulentum L., welcher einen narkotischen Zustand herbeiführen kann, in tropischen Gegenden Festuca quadridentata Humb. et Kunth, welche in Quito als sehr giftig und dem Viehe verderblich bezeichnet wird (Humboldt), Bromus purgans L. und Bromus catharticus Vahl, deren Wurzeln in Canada und Chili als Abführmittel benutzt werden, und Paspalum scrobiculatum L., welches in Ostindien die Milch der Kühe abführend und narkotisch machen soll. Betrachten wir die Wirkung der officinellen Solaneen, so zeigt sich bei den meisten (Tollkirsche, Stechapfel, Bilsenkraut, Tabak, Bittersüss) eine auf die Nervencentren gerichtete, insgemein als narkotisch bezeichnete Action; dagegen wirkt der Spanische Pfeffer örtlich reizend auf die Theile, mit denen er in Berührung kommt. Bei genauerer Untersuchung der Wirkung der erstgenannten finden sich aber sehr auffallende Verschiedenheiten oder sogar Gegensätze, wie z. B. die drei erstgenannten die Pupille erweitern und die peristaltische Bewegung verlangsamen, während der Tabak Pupillenverengung und Steigerung der Peristaltik bedingt. Dass wenigstens ungiftige Pflanzentheile auch in dieser Familie vorkommen, beweist die Kartoffel, Solanum tuberosum L., deren stärkemehlhaltige Knollen ja das allgemeinste Nahrungsmittel bilden, der Liebesapfel, Solanum Lycopersicum L., dessen Früchte, die sog. Tomatos, zu Saucen dienen u. a. m.

Andrerseits lässt es sich auch nicht verkennen, dass Pflanzen von derselben Art der Wirkung auch in den verschiedensten Pflanzenfamilien vorkommen.

So liefern der Kaffeebaum, Coffea arabica L. (Rubiaceen), der Theestrauch, Thea Bohea L. (Ternströmiaceen) und einige andere exotische Gewächse, wie Ilex Paraguayensis Lamb. (Iliceen) und Paullinia sorbilis Mart. (Sapindaceen), mit derselben Grundwirkung begabte Producte, die man nach Art des Kaffee als excitirende Genussmittel verwendet, obschon sie ganz verschiedenen Pflanzenfamilien angehören. Berberin findet sich in unserer einheimischen Berberitze, Berberis vulgaris L. und der Nordamerikanischen Oregontraube, Berberis aquifolium L., (Fam. Berberideae), in der tropischen Colombowurzel von Jateorrhiza Calumba und dem Ceylonischen Colomboholz von Coseinium fenestratum (Fam. Menispermeae), in der Jamaicanischen Wurmrinde von Geoffroya Jamaicensis (Fam. Caesalpineae), in Xanthoxylon clava Herculis (Fam. Xanthoxyleae), in der Westafrikanischen Abeocontarinde von Coelocline polycarpa K. (Fam. Annonaceae), in Leontia thalictroides und Jeffersonia diphylla (Fam. Papaveraceae), in Coptis Tecta, Coptis triphylla und Xanthorrhiza apiifolia (Fam. Ranunculaceae) und verschiedenen Südamerikanischen und Afrikanischen Drogen unbekannter Abstammung.

Endlich kann es sein, dass ein und dieselbe Pflanzenspecies Theile von ganz verschiedener Wirkungsweise liefert und dass selbst die nämlichen Pflanzentheile unter diversen äusseren Verhältnissen in ihrer Action sehr erheblich abweichen, wofür später Belege gegeben werden.

Die frühere Annahme, dass Stoffe aus dem Mineralreiche im Allgemeinen die intensivste, Pflanzenstoffe eine minder feindselige Wirkung auf den Organismus äusserten und die Thierstoffe demselben am meisten homogen seien, lässt sich nicht aufrecht erhalten, da einzelne Mineralien, z. B. Kalkverbindungen, geradezu Constituentien des Körpers sind, während Pflanzenstoffe, wie Nicotin und Strychnin, schon in sehr kleinen Mengen dem Leben ein Ende zu machen vermögen und auch aus dem Thierreiche einzelne deletere Stoffe, wie Cantharidin, stammen. Im Thier- und Mineralreiche lässt sich aber die Uebereinstimmung der Structur und der Wirkung noch viel weniger nachweisen als im Pflanzenreiche.

Viel mehr Werth als Abstammung und naturhistorische Eigenschaften für Schlüsse auf die Wirkung von Substanzen haben, besitzt die chemische Zusammensetzung derselben. Freilich sind gewisse physikalische Verhältnisse der einzelnen einer bestimmten Gruppe angehörigen Stoffe im Stande Abweichungen zu bedingen, namentlich der Aggregatzustand und die Leichtigkeit, aus dem festen in den flüssigen übergehen, die Löslichkeit, von welcher das Zustandekommen entfernter Wirkungen wesentlich abhängt. Trägt man indess diesen Momenten Rechnung, so wird man die Gleichförmigkeit gewisser chemischen Gruppen in ihrer Action nicht verkennen können. Es müssen in dieser Beziehung folgende Thatsachen hervorgehoben werden:

a. Sämmtliche Verbindungen eines und desselben Metalles haben eine bestimmte Hauptwirkung mit einander gemeinsam.

Um nur wenige Beispiele anzuführen, so wirken alle Verbindungen des Kaliums in geeigneter Dosis auf die Herzaction, während sämmtlichen Natriumverbindungen diese Action fehlt oder nur in sehr geringem Masse zukommt. Metallisches Eisen, dessen Oxyde und alle Ferri- und Ferrosalze, gleichviel ob mit unorganischen oder organischen Säuren, zeigen sämmtlich Einfluss auf die rothen Blutkörperchen und Heileffecte bei Bleichsucht. Alle Quecksilberverbindungen bedingen bei längerer Darreichung Speichelfluss u. s. w. Alle Arsenikalien sind giftig, mit Ausnahme des in den Säften des Körpers unlöslichen Auripigments und einzelner organischer Verbindungen (Kakodylsäure, Teträthylarsonium), aus welchen im Organismus die Arsenatome nicht frei gemacht werden können.

b. Dasselbe Verhalten zeigen die Salze der Pflanzenbasen und diejenigen künstlicher organischer Basen (Anilin u. s. w.).

Auch hier bleibt die Hauptwirkung der einzelnen Salze stets dieselbe. Ausnahmen finden nur bei den Verbindungen mit Cyan statt, insofern hier bei grossen Dosen von Salzen wenig stark wirkender Alkaloide, z. B. cyanwasserstoffsauren Chinins, die Action des Cyans präponderirt.

c. Verschiedene einander in ihrem chemischen Verhalten nahestehende unorganische, sowohl metallische als ametallische Elemente zeigen auch eine gewisse Gleichartigkeit ihrer Wirkung.

Am deutlichsten tritt dies bei Phosphor, Arsen und Antimon sowohl in Bezug auf toxische wie auf therapeutische Erfolge hervor. Auch Chlor, Brom und Jod zeigen mancherlei Analogien der Wirkung. Selbst bei der Substitution von Wasserstoff durch Chlor in organischen Verbindungen soll dies Element bestimmte ihm zukommende Wirkungen auf das Gehirn (Binz) oder auf das Herz (Reichert) auf diese übertragen. Eisen und Mangan scheinen bei Chlorose in gleicher Weise zu wirken; Zink und Kadimum zeigen ebenfalls Wirkungsanalogien.

d. Unter den organischen Artefacten finden sich gewisse homologe Reihen, in denen man deutlich nicht nur eine Gleichartigkeit der Wirkung der einzelnen Componenten, sondern auch ein mit ihrer Zusammensetzung scheinbar in Verbindung stehendes Verhältniss der Wirkungsgrösse erkennt.

Hierher gehört ganz besonders die Reihe der einsäurigen Alkohole, welche sämmtlich, insoweit sie nicht feste, in den Körpersäften unlösliche und daher unwirksame Verbindungen darstellen, auf die Centren des Nervensystems und insbesondere auf das Gehirn wirken und im Allgemeinen eine um so intensivere Einwirkung auf den Organismus besitzen, je grösserer Kohlenstoffgehalt denselben zukommt und je höher dementsprechend ihre Stellung in der fraglichen Reihe der Alkohole ist. Die flüssigen Glieder dieser Alkoholreihe, von denen jeder folgende Alkohol jedesmal CH^2 mehr enthält als der vorhergehende, sind:

Methylalkohol (Holzgeist)	$CH^4 O$	von 59^0 Siedepunkt	mit Wasser in jedem	
Aethylalkohol (Weingeist)	$C^2H^6 O$	„ 78^0	„	Verhältniss mischbar,
Propylalkohol	$C^3H^8 O$	„ 97^0	„	leicht löslich,
Butylalkohol	$C^4H^{10} O$	„ 116^0	„	in 10,5 Th. Wasser lösl.,
Amylalkohol (Fuselöl)	$C^5H^{12} O$	„ 135^0	„	wenig lösl. in Wasser,
Capronalkohol	$C^6H^{14} O$	„ 154^0	„	desgl.,
Oenanthylalkohol	$C^7H^{16} O$			desgl.
Caprylalkohol	$C^8H^{18} O$	„ 192^0	„	desgl.

Die höheren Glieder, wie Cetyl-, Ceryl-, Myricyl- und Melissylalkohol, sind fest, unlöslich und unwirksam. Nach den früheren Untersuchungen von Cros, Rabuteau und B. W. Richardson bedingen die niederen Glieder rauschähnlichen Zustand mit nachfolgender Schlafsucht, welche letztere bei gleichbleibenden Mengen der einzelnen Alkohole am leichtesten beim Methylalkohol sei und bei diesem auch am raschesten verschwinde, etwas tiefer und länger beim Aethylalkohol sich darstelle, noch intensiver beim Butylalkohol und am intensivsten beim Amylalkohol sei. Dujardin-Beaumetz und Audigé bestätigten diese Zunahme der Wirkungsgrösse auch weiter in Bezug auf Oenanthylalkohol und Caprylalkohol, fanden aber, dass der Methylalkohol intensivere Giftigkeit als Aethylalkohol besitzt. Es lässt sich daher die frühere nahe liegende Anschauung, dass die Leichtlöslichkeit der niederen Glieder der fetten Alkohole mit der geringeren Giftigkeit insofern in Verbindung stehe als dadurch die Elimination derselben beschleunigt und der Organismus rascher von den giftigen Stoffe befreit wird, nicht aufrecht halten. Dujardin-Beaumetz und Audigé haben als gemeinsame Wirkung der Alkohole eine herabsetzende Action auf die Temperatur gefunden, welche ebenfalls in stärkerem Grade durch die höheren Glieder der Reihe hervorgerufen werde. Die Ansicht, dass die von den Chemikern als Alkohole bezeichneten Verbindungen überhaupt etwas Gemeinsames in ihrer Wirkung besitzen (Dujardin-Beaumetz), ist bei der weiten Ausdehnung, welche man diesem Begriffe giebt, indem man dahin nicht nur den Campher und das Glycerin, sondern auch den Mannit und diesem verwandte Zuckerstoffe rechnet, kaum nachzuweisen.

Ein ähnliches Verhalten bieten nach Richardson die sog. Hydrüre, Hydride oder Methane, oder die Reihe der Kohlenwasserstoffe, von der Formel $C^n H^{2n+1}, H$, deren unterstes Glied das Sumpfgas oder der Methylwasserstoff ist:

Methylwasserstoff	CH^4 (CH^3, H)	gasförmig,
Aethylwasserstoff	C^2H^6 (C^2H^5, H)	

Propylwasserstoff $C^3 H^8$ ($C^3 H^7$, H) ⎫
Butylwasserstoff $C^4 H^{10}$ ($C^4 H^9$, H) ⎬ Flüssigkeiten.
Amylwasserstoff $C^5 H^{12}$ ($C^5 H^{11}$, H) ⎪
Caprylwasserstoff $C^6 H^{14}$ ($C^6 H^{13}$, H) ⎭

Alle diese Kohlenwasserstoffe sind (im Gegensatze zu den Terpenen u. a.) ohne Einwirkung auf die äussere Haut und rufen bei Inhalation Anästhesie und Schlaf, sowie bei grösseren Mengen Tod durch Ausschluss des Sauerstoffs hervor; der Schlaf verschwindet rasch. Die Gefahr der Asphyxie wächst mit der Zunahme des Kohlenstoffs, während die zur Hervorrufung der Anaesthesie nöthige Menge bei den höheren Gliedern der Reihe die geringste und die Dauer der Narkose bei diesen am längsten ist.

e. Die durch Einwirkung von Haloidaethern, insbesondere von den Jodüren und Bromüren der Alkoholradicale, auf verschiedene im Pflanzenreiche natürlich vorkommende Pflanzenbasen entstehenden Alkylbasen, in denen Wasserstoffatome durch Radicale des Haloidaethers (Alkyle) vertreten sind, wirken, gleichviel von welchem Alkaloide sie auch abstammen mögen und gleichviel, welche besondere Action das letztere darbietet, in einer und derselben Weise, indem sie Lähmung der peripherischen Nervenendigungen bedingen.

Die Kenntniss dieser höchst interessanten Gleichartigkeit, von welcher nur das Methylnicotin und die vom Nicotin abgeleiteten Alkylbasen eine Ausnahme machen, verdanken wir den Untersuchungen von Fraser und Cr. Brown, deren anfängliche Angabe, dass die betreffenden basischen Derivate schwächer als das Alkaloid, aus dem sie dargestellt wurden, wirkten, durch weitere eigene Versuche, sowie durch solche von Buchheim und Loos (1869) beseitigt ist. So wirkt Aethylchinidin offenbar deleterer als Chinidin selbst. Auch hängt der Grad der Wirksamkeit nicht von dem der Activität des ursprünglichen Alkaloids ab. Methylbrucin steht z. B. an Intensität der Wirkung dem Methylcinchonin und Methylchinin gleich. Von noch viel grösserem Interesse würde diese Entdeckung der beiden Edinburger Gelehrten sein, wenn nicht auch andre Stoffe von ganz anderen Eigenschaften dieselbe Wirkung hätten. So wurde diese zunächst von dem unter dem Namen Curare bekannten Pfeilgifte der Südamerikanischen Indianer festgestellt, wo sie einem keinesweges als Alkylbase nachgewiesenen Alkaloide ihre Entstehung dankt, sie ist dem Coniin ebenso gut eigen wie dem Methyl- und Aethylconiin, auch kommt sie einem Spaltungsproducte des Narkotins, dem Cotarnin, zu. Auch die Alkylbasen verschiedener künstlich dargestellten organischen Basen wirken auf die peripherischen Nervenendigungen lähmend (Jolyet und Cahours).

f. Eine Gleichartigkeit der Wirkung zeigen auch gewisse homologe Reihen künstlich dargestellter organischer Basen, insbesondere die Pyridinbasen.

Nach den neuesten Untersuchungen von M'Kendrick, Dewar und Ramsay (1878) sind die als Pyridinbasen bezeichneten dem Anilin, Toluidin u. s. w. isomeren Basen des Thieröls, Pyridin, Picolin, Collidin, Parvolin, Coridin, Rubidin und Viridin, in ihrer Wirkung qualitativ gleich, weichen aber quantitativ sehr von einander ab, so dass die höheren Glieder (Collidin, Parvolin) 6—8 mal stärker als Pyridin wirken. Die Action scheint Analogie mit der der fetten Alkohole darzubieten, insofern rauschähnlicher Zustand mit Athem- und Pulsbeschleunigung und darauf folgendem Sopor und starker Herabsetzung des Herzschlags und der Athmung die hauptsächlichsten Erscheinungen sind. Nach früheren Untersuchungen von A. Werber sollen Pyridin, Picolin und Lutidin Somnolenz und Paralyse, Collidin und Parvolin intensive Athemnoth und furchtbare Krämpfe erzeugen. Ein dem von Werber angegebenen entsprechendes Verhalten zeigen nach M'Kendrick die Glieder der Chinolinreihe, welche sich bei der trocknen Destillation des Cinchonins bilden und auch im Steinkohlentheeröle sich finden, indem Chinolin und Lepidin centrale Lähmung und Coma mit Abschwächung der Herz- und Athemthätigkeit hervorbringen, während Isolin und Validin nur leichten Stupor, dagegen intensive Krämpfe hervorrufen. Auch in der Chinolinreihe zeigen die höheren Glieder bedeutend stärkere Wirkung.

g. Unter den Pflanzenbasen giebt es mehrere Gruppen, welche bei gleichartiger Zusammensetzung auch eine Gleichartigkeit der Wirkung zeigen.

Wie bekannt, bilden die Alkaloide im Allgemeinen die wirksamste unter allen reinen Pflanzenstoffen. Da dieselben sich vorwaltend durch ihren Stickstoffgehalt von anderen Abtheilungen der Pflanzenstoffe unterscheiden, so hat man diesen in besondere Beziehung zu der Intensität ihrer Wirkung setzen wollen; aber abgesehen davon, dass auch stickstofffreie Glykoside, wie Digitalin und Pikrotoxin, eben so stark wie viele Alkaloide wirken, müssten, wenn der Stickstoffgehalt für den Grad der Activität entscheidend wäre, Chinin energischer als Morphin, Theobromin stärker als Strychnin wirken. Selbst isomere Alkaloide, wie Morphin und Piperin, wirken quantitativ und qualitativ vollkommen verschieden. Wenn qualitative Differenzen der Wirkung verschiedener Alkaloide in chemischen Verhältnissen ihre Erklärung finden sollen, so muss zunächst die Constitution dieser Verbindungen besser aufgeklärt werden, wie dies gegenwärtig der Fall ist. Vorläufig müssen wir uns mit den wenigen Gruppen gleichartig wirkender Alkaloide begnügen, welche auch gleiche Spaltungsproducte bei gewissen Zersetzungen liefern. Buchheim hat in dieser Beziehung zuerst auf die Gruppe des Piperins hingewiesen, welche aus Piperin, Chavicin und Pyrethrin besteht, welche bei Spaltung mit Kali ein und dieselbe Base, das nach Art der Ammoniaksalze wirkende Piperidin, liefern, neben welchem verschiedene unter Aufnahme von Wasser entstehende Säuren auftreten. Auffallend ist immerhin, dass die drei Basen nach Buchheim sich durch scharfe Wirkung auszeichnen, während dem Piperidin eine solche nicht zukommt. Die zweite derartige Gruppe bilden die längst als zusammengehörig erkannten mydriatisch wirkenden Alkaloide der Solaneen, welche nach den neuesten Untersuchungen von Ladenberg wesentlich dieselben Spaltungsproducte liefern.

Es darf übrigens nicht unerwähnt bleiben, dass eine Anzahl Pflanzenbasen von sehr ungleicher Wirksamkeit gleiche Zersetzungsproducte liefern, wie z. B. Chinin, Cinchonin und Strychnin, während andere in ihrer physiologischen Wirkung einander sehr nahestehende ganz verschiedene Spaltungsproducte geben.

h. Eine Anzahl Glykoside zeichnet sich durch eigenartige Wirkungen aus, welche nur ausnahmsweise durch Alkaloide oder durch Angehörige anderer Abtheilungen der Pflanzenstoffe hervorgerufen werden.

Es handelt sich hier vor Allem um die sog. Gruppe des Digitalins, deren Angehörige auf die Herzbewegung verlangsamend und in toxischen Dosen sistirend wirken, wobei dann bei Kaltblütern der Ventrikel in Systole stillsteht. In diese Kategorie fallen Convallamarin, Scillitoxin, Helleboreïn, Helleborin, Adonidin, Antiarin, Digitalin, Digitaleïn und Digitoxin, Thevetin, Tanghinin, Neriin und Neriodorin. Vollkommen beschränkt ist übrigens diese Herzwirkung auf die Glykoside nicht, da sie auch einem Alkaloide, dem Erythrophloein, zukommt. Im Uebrigen variiren die Glykoside in Bezug auf ihre Wirkung ausserordentlich, einzelne sind völlig oder fast ungiftig (Salicin), andere höchst deleter (Helleboreïn). Es lässt sich, soweit unsere gegenwärtigen Kenntnisse dies übersehen lassen, aus der Natur des bei der Spaltung entstehenden Zuckers oder dessen Substitute auf die Wirkung nichts schliessen. Die sog. Phloroglycide z. B., welche bei der Spaltung Phloroglycin, $C^6H^6O^3$, statt Glykose liefern (Luteolin, Catechin, Moringerbsäure), scheinen in ihrer Wirkung keineswegs übereinzustimmen.

i. Eine Anzahl scharfer Pflanzenstoffe, welche entweder auf die Haut oder den Darmcanal irritirende Wirkung äussern, zeigt die Natur der Anhydride, d. h. dieselben geben beim Behandeln mit Kali zur Bildung von Säuren Veranlassung.

Als Stoff dieser Art erscheint auch aus dem Thierreiche das Cantharidin, von Pflanzenstoffen das Anhydrid der Euphorbiumsäure, ferner verschiedene, gleichzeitig zu den Glykosiden gehörige Stoffe, wie Jalapin und Convolvulin.

Man wird aus den wenigen Punkten, welche in Bezug auf die

Congruenz der Wirkung und Zusammensetzung sicher gestellt sind, ersehen, dass wir noch weit entfernt davon sind, bestimmte Folgerungen aus der chemischen Constitution reiner Arzneikörper auf deren Wirkung stellen zu können und namentlich lassen sich allgemeine Gesetze weder für unorganische noch für organische Verbindungen bis jetzt aufstellen.

Alle Versuche dieser Art müssen wir als misslungen bezeichnen. Dahin gehört das von Rabuteau (1867) für die Metalle aufgestellte Gesetz, dass die Wirkungsmengen derselben in gleichem Verhältnisse zu ihrem Atomgewichte und im umgekehrten zu ihrer spec. Wärme stehen. Wäre dem wirklich so, so musste nicht allein das Kupfer eine ausserordentlich geringe Giftigkeit besitzen, sondern auch das Rubidium das ihm an Wirksamkeit gleiche Natrium bedeutend übertreffen. Das mit dem niedrigsten Atomgewicht ausgestattete Lithium übertrifft in seiner Giftigkeit sämmtliche ihm nahe verwandten Alkalimetalle mit höherem Atomgewichte.

Dass für die organischen Stoffe vor Allem die Constitution und nicht die äusseren Eigenschaften massgebend für die Qualität der Wirkung sind, ist wohl kaum in Abrede zu stellen, doch ist die Annahme, dass die Wirkung activer organischer Substanzen überhaupt auf den daraus durch chemische Processe dargestellten Spaltungsproducten, welche im Molecüle vorhanden gedacht werden, keineswegs erwiesen. Wir wissen vielmehr durch positive Versuche, dass verschiedene Glykoside, z. B. die des Fingerhuts und der Nieswurz, nicht durch den bei der Spaltung durch chemische Agentien entstandenen Körper bedingt werden können, da letzterer seinerseits ohne Wirkung auf den Organismus ist. Ueberhaupt kann von einer solchen Action durch die Spaltungsproducte, die in einzelnen Fällen allerdings statthat, aprioristisch nicht die Rede sein, weil die Veränderungen der Arzneikörper im Organismus keineswegs immer denjenigen entsprechen, welche man ausserhalb desselben beobachtet.

Wie wenig die Constitution organischer Körper in manchen Fällen für deren Wirkung bestimmend ist, lehren einzelne der Abtheilungen der Pflanzenstoffe. So ist die Gruppe der Gerbsäuren auch in pharmakodynamischer Beziehung eine natürliche, indem ihre Angehörigen sämmtlich adstringirend wirken und nichts destoweniger ist ihre Constitution eine sehr verschiedene, indem bei trockner Destillation oder beim Schmelzen mit Kalihydrat die eisenbläuenden Gerbsäuren Pyrogallol, die eisengrünenden dagegen Brenzcatechin und Protocatechusäure liefern. Noch eclatanter tritt dies an den Harzen hervor, von denen z. B. Asa foetida, Benzoë, Drachenblut, Myrrha, Guajak und Resina acaroides dasselbe Product (Protocatechusäure) geben, während ihre Wirkung in sehr erheblicher Weise zu differiren scheint. Dass von Spaltungsvorgängen im Organismus auch in Bezug auf viele organische Substanzen, welche den Organismus als solche durchlaufen oder einfach oxydirt werden, nicht die Rede sein kann, wird weiter unten gezeigt werden. Dass andererseits einzelne sehr auffällige Spaltungen und damit im Zusammenhang stehende Wirkungen vorkommen, wobei die Spaltungskörper den ausserhalb des Organismus zu erhaltenden gleich sind, dafür werden bei der Besprechung der Veränderung der Arzneimittel nach ihrer Resorption Beispiele angegeben werden. Solche nicht bloss hypothetische Spaltungen sind indessen bis jetzt nur interessante Ausnahmen von der Regel. Wie verschieden das Verhalten mancher Körper im Organismus und ausserhalb desselben ist, lehrt z. B. die Bernsteinsäure, welche im Thierkörper sehr leicht zersetzt wird, dagegen chemischen Agentien energisch widersteht, während andererseits das so ausserordentlich leicht zersetzliche Wasserstoffsuperoxyd nach A. Schmidt im Tractus theilweise unverändert bleibt.

Jedenfalls ist es, da bei der Wirkung eines Medicaments nicht dieses allein, sondern als zweiter Factor der Organismus selbst in Frage kommt, näher liegend, statt aus der Constitution einer Verbindung eher aus dem **chemischen Verhalten der Substanzen zu gewissen Bestandtheilen des Körpers** auf specielle Wirkungen der ersteren zu schliessen. Es liegt dies um so näher, als man die Action der Mehrzahl der Medicamente im Allgemeinen auf chemische Veränderung der Körperbestandtheile zurückzuführen berechtigt ist. Indessen ist für die meisten Arzneimittel eine solche direct nicht nachweisbar und mit Bestimmtheit lässt sich nur ein Satz formuliren, nämlich dass **alle Substanzen, welche Eiweiss und ähnliche Stoffe zu coaguliren im Stande sind, an dem Orte der Application Verätzung und Verschorfung zu bedingen** oder, wie man sich anders ausdrücken kann, als Aetzmittel, Caustica, zu wirken vermögen.

Ueber die Beziehungen von Medicamenten zu den Bestandtheilen des Blutes und des Nervensystems lässt sich a priori mit Bestimmtheit wenig sagen. Man muss stets im Auge behalten, dass Arzneisubstanzen, welche ausserhalb des Organismus mit einer bestimmten, demselben angehörigen chemischen Substanz Verbindungen geben, im Körper auf mehrere Bestandtheile treffen können, zu denen sie Affinität besitzen. Ein ins Blut gebrachter Stoff, welcher nach Analogie von Versuchen mit alkalischen Lösungen ausserhalb des Organismus dort in einer gewissen Weise durch das Blutalkali verändert werden müsste, kann im activen Sauerstoff ein anderes auf ihn einwirkendes Agens finden, so dass die betreffende Veränderung gar nicht eintritt, weil das Mittel früher durch den Sauerstoff verändert wird als das Alkali zur Wirkung gelangen kann.

Man hat auch gewisse Theile des Organismus in Contact mit Arzneisubstanzen gebracht, um aus der Veränderung derselben auf eine bestimmte Action zu schliessen. Diese Versuche, an sich recht interessant, haben für die Erkenntniss der Arzneiwirkung verhältnissmässig wenig Nutzen gehabt und können dies auch zum Theil gar nicht, weil die Function der wichtigsten Systeme des Organismus durch die verschiedenartigsten Agentien in derselben Weise beeinflusst wird. In erster Linie gilt dies vom Nervensystem, indem die Thätigkeit der Nerven bei directer Application mit Stoffen von der allerheterogensten Wirkung aufgehoben wird, wobei Wasser und Opium in nicht sehr differenter Weise wirken. Aber auch die Blutkörperchen werden in analoger Art von Säuren, Anaestheticis und gewissen Salzen verändert.

Die Versuche an ausgeschnittenen Körpertheilen, wie sie Ignaz Hoppe zuerst im grösseren Massstabe anstellte, leiden meist an dem Fehler, dass die zur Prüfung verwendete Substanz in weit grösseren Mengen zur Anwendung kommt, als sie bei etwaiger Benutzung als Medicament zu den fraglichen Organen gelangt. Als Theil physiologischer Prüfung von Medicamenten hat allerdings die Beobachtung excidirter Organe, z. B. des Froschherzens, bezüglich gewisser Herzgifte eine nicht wegzuleugnende Bedeutung.

Endlich hat man noch gewisse ausserhalb des Körpers vor sich gehende Processe, welche Aehnlichkeit mit Krankheitsprocessen darbieten, zum Angriffspunkte von Untersuchungen der Einwirkung gewisser Medicamente gemacht, besonders die Fäulniss und Gährung, deren Analogie mit zymotischen Krankheiten in Bezug auf Aetiologie und Verlauf hervorgehoben wird.

Es lässt sich nicht verkennen, dass wir durch derartige, schon im vorigen Jahrhundert von Pringle, Ebeling u. A. unternommene Versuche Bereicherungen des Arzneischatzes erhalten können, selbst wenn die betreffende Analogie eine irrige sein sollte, insofern es gelingt und gelungen ist, auf den Fäulnissprocess hemmend zu wirken und dadurch die Entstehung der für den Organismus schädlichen Fäulnissproducte zu verhüten. Näheres hierüber kann erst im speciellen Theile gegeben werden.

b. Oertliche und entfernte Arzneiwirkung.

Man unterscheidet bei den Medicamenten eine örtliche Wirkung, Actio localis s. topica, von einer entfernten Wirkung oder Resorptionswirkung, Actio remota, je nachdem der wirksame Stoff am Orte der Application seinen Einfluss auf die Gewebsbestandtheile geltend macht oder erst nach zuvoriger Aufnahme in die Circulation diese in entfernten Organen und Systemen, wohin er mit dem Blute gelangt, entfaltet. Die meisten Arzneimittel besitzen gleichzeitig locale und entfernte Wirkung, nur überwiegt constant oder unter bestimmten Umständen die eine über die andere.

Manche Stoffe, wie Coniin und Anilin, haben grosse Affinität zum Eiweiss und können deshalb örtlich ätzend wirken; dies tritt jedoch nicht zu Tage, weil die entfernte Wirkung so gewaltig ist und schon bei so geringen Mengen sich entfaltet, dass die örtlichen Verätzungen entweder gar nicht oder in sehr geringem Grade zu Stande kommen. Andererseits können gewisse Aetzmittel, deren Wirkungen sich meist auf die Applicationsstelle beschränken, z. B. Quecksilbersublimat, theilweise von der Umgebung der Aetzstelle resorbirt werden und so zu entfernter und selbst toxischer Wirkung gelangen.

Sowohl die Actio localis als die Actio remota sind directe Wirkungen und können als Actio directa der indirecten Wirkung, Actio indirecta s. sympathica, gegenüber gestellt werden. Unter letzterer versteht man alle Veränderungen, welche in entfernten Theilen oder im ganzen Organismus als Folge der Wirkung auf ein bestimmtes Organ, mag dies locale oder Resorptionswirkung sein, sich geltend machen.

So ist man z. B. im Stande, die Ernährung des Organismus im Allgemeinen zu fördern, wenn man krankhafte Veränderungen des Magens und die damit verbundenen Störungen der Verdauungsfunction beseitigt; so wirken bittere Mittel, Pepsin u. s. w. indirect plastisch im Gegensatze zu Stoffen, welche, in das Blut gelangend, die Bildung thierischer Eiweissstoffe fördern und so als directe Plastica erscheinen. Indem wir an bestimmten Körperstellen einen stärkeren Blutzufluss erzeugen, können wir die in anderen Organen vorhandene Blutquantität verringern, ohne dass wir diese Organe selbst direct angreifen, worauf die Anwendung gewisser Heilmittel, die auf der Haut Reizung und Entzündung bedingen, zur Ableitung von anderen Organen, wenigstens theilweise beruhet.

Die entfernte Wirkung der Medicamente ist in früheren Zeiten häufig nicht als Resorptionswirkung, als durch den Kreislauf vermittelt, angesehen worden, vielmehr hat man dieselbe, da sie sich in sehr vielen Fällen durch Erscheinungen seitens des Nervensystems zu erkennen giebt, auf Leitung innerhalb der Nervenbahnen bezogen. Diese Anschauung, welche besonders von englischen Schriftstellern lange aufrecht erhalten wurde, kann indessen als völlig widerlegt betrachtet werden, da sämmtliche dafür ins Treffen geführte Gründe sich als irrig erwiesen haben, andrerseits aber auch directe experimentelle Gegenbeweise vorliegen.

Die für das Zustandekommen entfernter Wirkungen durch Vermittelung des Nervensystems vorgebrachten Gründe beziehen sich sämmtlich auf starkwirkende und in grossen Gaben toxische Substanzen. Man legte namentlich besonderes Gewicht auf die Schnelligkeit des Zustandekommens der Wirkung gewisser Gifte, wie der Blausäure, des Nicotins und Coniins, deren Action man wenig exáct als eine blitzschnelle oder fulminante bezeichnete. Man betonte, dass die Zeit nicht ausreiche, um in dem Intervalle, welcher zwischen der Darreichung des Giftes und dem Eintreten der Vergiftungserscheinungen verfloss, das Gift durch die Circulation zu den Nervencentren gelangen zu lassen. Solche fulminante Actionen der genannten Gifte treten nun in der That rascher ein, als der Umlauf des Blutes nach den Untersuchungen der Physiologen beim Menschen (65 Secunden) oder selbst bei Hunden, Kaninchen und Vögeln (4—9 Secunden) sich vollende; aber es bedarf auch keines ganzen Blutumlaufes, um die Wirkung hervortreten zu lassen. Die genannten Stoffe sind sämmtlich bei verhältnissmässig niederen Temperaturen flüchtig und werden somit sehr rasch in das Blut gelangen; bei ihrer Action kommen aber nach den neueren Untersuchungen neben Gehirn und Rückenmark auch peripherische Theile des Nervensystems, insbesondere die peripherischen Endungen des Vagus in Lungen und Herz, in Betracht. Nun ist es klar, dass, wenn wir ein solches Gift in den Mund appliciren, ein Theil direct inhalirt wird und so seinen Angriffspunkten mit einer Raschheit zugeführt werden kann, die mit der Schnelligkeit des Blutumlaufes gar Nichts zu thun hat. Es kann übrigens der Fall sein, dass in einzelnen Fällen der Resorptionswirkung eines Giftes Reflexerscheinungen voraufgehen. So kann z. B. bei Einleitung von Chloroform und analogen Stoffen in die Respirationsorgane durch Reizung der sensiblen Nerven in der Nasenhöhle reflectorisch vorübergehender Stillstand des Herzens oder der Athmung herbeigeführt werden, die mit der späteren Narkose durch das resorbirte Chloroform nichts zu thun hat. Aehnlich kann die Ingestion irritirender Substanzen in den Magen reflectorische Erscheinungen bewirken, welche den eigentlichen Vergiftungssymptomen vorausgehen. Solche Phänomene beweisen natürlich nichts gegen das Vorhandensein einer Resorptionswirkung.

Man hat sich ferner auf die winzigen Mengen, welche von gewissen Giften zur Erzielung heftiger und selbst tödlicher Wirkung nöthig sind, berufen; ja man hat selbst behauptet, dass von manchem Gifte Nichts verschwinde, obschon danach der Tod eintrete. In Wirklichkeit ist letzteres unwahr; man findet bei tödlichen Vergiftungen im Magen niemals die Menge des Giftes wieder, die vorher ingerirt war, und wenn, wie behauptet wurde, von Gemengen giftiger und ungiftiger Substanzen, z. B Opium, dieselbe oder doch fast dieselbe Menge ausnahmsweise wieder aufgefunden werden kann, so ist das Gewicht in keiner Weise entscheidend, indem durch Imbibition die resorbirten giftigen Bestandtheile wieder dem Gewichte nach ersetzt werden konnten.

Der von Morgan und Addison behauptete Satz, dass die Schnelligkeit der Giftwirkung nicht verringert werde, wenn man die toxischen Substanzen auch noch so entfernt von den Centralorganen applicire, wodurch die Wirkung durch die Nerven bewiesen werden soll, ist irrig. An nicht zu rasch toxisch wirkenden Stoffen, wie Morphin, lässt sich das Gegentheil leicht experimentell demonstriren.

Die Aehnlichkeit gewisser Intoxicationen mit bestimmten Nervenkrankheiten, z. B. der Strychninvergiftung mit Wundstarrkrampf, beweist nur, was Niemand leugnet, dass gewisse Substanzen auf das Rückenmark einen ähnlichen Reiz ausüben wie Läsionen peripherischer Nerven, in keiner Weise aber eine Fortleitung des Giftes durch die Nerven.

Als experimenteller Beweis für die nervöse Theorie der Arzneiwirkung ist angeführt worden, dass die Durchschneidung der Nerven des Applicationsorganes die Action aufhebe oder doch eine Verspätung derselben bedinge. Hier sind nun entweder die Experimente problematisch oder die Schlüsse verkehrt. Wo man angab, dass nach Durchschneidung aller Weichtheile bis auf den Knochen und die Nerven an einer Extremität die Einbringung von Giften Intoxication hervorrufe, haben stets Nachprüfungen das Gegentheil ergeben, wie dies z. B. in neuester Zeit bezüglich der Carbolsäure durch meine eigenen Untersuchungen geschah. Dagegen kann man, wie dies Wedemeyer,

Johannes Müller u. A. schon früher demonstrirten, die Effecte stark wirkender Medicamente hervorrufen, wenn man alle Nerven einer Extremität sammt den übrigen Weichtheilen mit Ausnahme einer Vene abtrennt und in dem so mit den nervösen Centralorganen nur durch das Gefässsystem mit den Nervencentren in Verbindung stehenden abgetrennten Theil Lösung von Strychnin und ähnlichen Stoffen injicirt. Es kann dabei die Vene selbst ebenfalls durchschnitten und die Verbindung mit dem Rumpfe künstlich durch eine in die Vene eingelegte Federspule hergestellt sein, wodurch sich auch der Einwand, dass die Gefässnerven in Frage kämen, widerlegt.

Die positiven Beweise für die Auffassung der entfernten Wirkung der Medicamente als durch die Resorption vermittelt liegen, abgesehen von dem Experimente Wedemeyers und J. Müller's, welches wir eben citirten, besonders in dem Wiederauffinden der betreffenden Substanzen in dem Blute und in daraus abstammenden Flüssigkeiten, den Secreten, in dem Umstande, dass die Organe mit toxischen Dosen gewisser Medicamente betheiligter Thiere selbst die Eigenschaften und Wirkungen dieser Substanzen annehmen können, endlich in dem experimentellen Nachweise, dass eine auf eine gut isolirte, blossgelegte Wand einer Vene oder in geschlossene Körperhöhlen (Peritoneum, Pleura) oder in das Unterhautzellgewebe gebrachte Giftlösung sich vermindert und allmälig verschwindet, während sich die entfernten Wirkungen des Giftes zeigen. Bringt man nach Application eines heftig wirkenden Giftes auf eine Wunde sofort Schröpfköpfe auf derselben an, so kommt es nicht zum Auftreten entfernter Giftwirkungen, so lange jene durch ihre Saugkraft die Resorption verhindern, während, wenn man sie fortnimmt, die Intoxicationsphänomene nicht lange auf sich warten lassen. Hierauf beruht eine Art der Behandlung des Bisses giftiger Schlangen. Auch die Thatsache, dass alle Momente, welche die Resorption befördern, resp. hemmen, ihren Einfluss in derselben Richtung auf die Schnelligkeit der Wirkung der Medicamente ausüben, lässt einen sicheren Schluss darauf zu, dass diese vermöge der Resorption zu Stande kommt.

c. Resorption und Elimination der Medicamente.

Die Resorption der Medicamente geschieht vorzugsweise durch Venen und Capillargefässe, vereinzelt bei interner Application auch durch die Chylusgefässe. Letzteres gilt namentlich für Fette und in Fetten lösliche Substanzen.

Abgesehen von den Fetten hat man die Aufnahme von Medicamenten durch die Chylusgefässe bestritten, doch sind Ferrocyankalium und verschiedene Salze, Farbstoffe und selbst narkotische Stoffe im Chylus nachgewiesen worden.

Für die Resorption der Medicamente gelten im Allgemeinen die bekannten Gesetze der Endosmose. Um entfernte Wirkung zu ermöglichen, bedürfen daher manche Substanzen erst Veränderungen, durch welche sie diffusionsfähig werden, sei es Ueberführung in einen anderen Aggregatzustand, sei es chemischer Alteration an dem Orte, wo die Application stattfand. Es ist im Allgemeinen als feststehend anzusehen, dass nur der tropfbar flüssige und der gasförmige Aggregatzustand medicamentöse Substanzen zur Aufnahme in die Circulation befähigt.

Zwar lässt es sich nicht in Abrede stellen, dass fein gepulverte Substanzen, wie Kohlenpulver oder Berliner Blau, wenn sie in den Magen eingeführt wurden, von einer Reihe von Forschern im Chylus oder im Blute wiedergefunden sind. Aber es ist dies bei den verschiedenen negativen Erfolgen anderer Physiologen und Pharmakologen jedenfalls nur ausnahmsweise der Fall und immer werden nur äusserst geringe Mengen der betreffenden Stoffe in den Kreislauf gerathen, so dass es jedenfalls nicht Absicht des Arztes sein kann, auf diese Weise entfernte Wirkung herbeizuführen. Nur die entfernte Wirkung des mit Fett in die Haut eingeriebenen metallischen Quecksilbers hat man geglaubt auf Durchdringen der Epidermis in Substanz beziehen zu müssen, was jedoch streitig ist.

An den meisten Körperstellen, auf welche wir feste, in Wasser lösliche Medicamente appliciren, mit Ausnahme der Oberhaut, findet sich wässrige Flüssigkeit in solcher Menge vor, dass entweder die gesammte oder doch die zur Erzielung entfernter Action nothwendige Quantität des Arzneimittels in Lösung gebracht werden kann. Diese Lösung in wässrigen Flüssigkeiten ist die Hauptveränderung, welche mit der Mehrzahl der nicht schon an sich in wässriger Solution applicirten festen Substanzen vor sich geht, und bei den meisten bedarf es keiner weiteren. Bei manchen Stoffen aber und namentlich solchen, welche sehr schwer in Wasser sich lösen, sind complicirtere Veränderungen nöthig, welche nicht durch das allen Applicationsstellen gemeinsame Solvens, sondern durch die Einflüsse nur an bestimmten Localitäten vorhandener Bestandtheile des Organismus hervorgebracht werden können. Es erklärt sich hieraus, wie gewisse Substanzen nur, wenn sie an bestimmten Körperstellen applicirt sind, Wirkung entfalten, während andere von jeder feuchten Körperstelle aus zur Resorption und Action gelangen, welches erstere aber auch seinen Grund darin haben kann, dass eine active Substanz von einem bestimmten Körpersafte in eine unwirksame verwandelt wird.

Als Beispiel dürfte zunächst das Bariumcarbonat dienen, obschon es medicinische Verwendung kaum noch findet. Applicirt man diesen in Wasser unlöslichen Stoff auf eine entblösste Hautfläche oder auch nach meinen Versuchen in den Mastdarm, so übt er keine Wirkung aus; bringt man ihn dagegen in den Magen, so wird unter dem Einflusse der Chlorwasserstoffsäure Chlorbarium gebildet, welches löslich und resorptionsfähig ist und in grösseren Dosen sehr erhebliche Vergiftungserscheinungen producirt. So wirkt Bariumcarbonat nur im Magen, nicht aber an anderen Applicationsstellen giftig. Dasselbe gilt von den Carbonaten des Blei und Zink. Ein Beispiel für das Unwirksamwerden eines activen Stoffes kann die Carbolsäure abgeben. Diese Substanz coagulirt in unverdünntem Zustande Eiweiss und wirkt deshalb ätzend, während die betreffende Eiweissverbindung ohne entfernte Einwirkung ist; spritzt man sie unverdünnt unter die äussere Haut, so findet die Verbindung mit Eiweiss statt und es entbleibt jede entfernte Action, wie solche bei Einbringung in den Magen und bei Einspritzung in verdünnter Lösung, die Eiweiss nicht coagulirt, resultirt (Th. Husemann). Ein weiteres interessantes Beispiel bildet der Eiweissstoff der Mandeln, das Emulsin. Bringt man diesen ausserhalb des Körpers mit dem stickstoffhaltigen Glykoside der bitteren Mandeln, dem Amygdalin, zusammen, so findet eine Spaltung des letzteren statt, wobei sich die für den Organismus in kleinen Mengen sehr gefährliche Cyanwasserstoffsäure bildet. Bringt man nun Amygdalin und Emulsin kurz nach einander in den Darmcanal eines Thieres ein, so geht dieses bald in Folge der gebildeten Blausäure zu Grunde; dasselbe hat statt nach rasch auf einander folgender Einspritzung beider in das Blut oder nach Einführung von Amygdalin in den Darm und von Emulsin in das Blut. Applicirt man aber Emulsin innerlich und bringt Amygdalin in das Blut, so entsteht keine Blausäurevergiftung, und da das Emulsin mit den Faeces nicht wieder abgeht, kann eben nur auf eine Veränderung dieses Körpers im Magen oder Darmcanal geschlossen werden (Koelliker und H. Müller).

Unter den Bestandtheilen des Organismus, welche auf das Zustandekommen resorbirbarer Verbindungen aus nicht löslichen Medicamenten den meisten Einfluss besitzen, ist der Magensaft und die darin enthaltene Chlorwasserstoffsäure von der hervorragendsten

Bedeutung; doch sind auch die in anderen Partien des Tractus befindlichen Secrete des Darms oder benachbarter Drüsen nicht ohne Einfluss auf die Resorption und die entfernte (und locale) Action gewisser Arzneistoffe. Im Magen sind neben der Chlorwasserstoffsäure auch die freien Eiweissstoffe und verschiedene Salze von Belang, welche beide besonders auf die Resorption metallischer Medicamente auch an anderen Applicationsstellen ihren Einfluss documentiren.

Verfolgen wir im Einzelnen die im Verlauf des Darmrohrs möglichen Vorgänge in Hinsicht auf Veränderungen der Arzneimittel: so haben wir zunächst die Einwirkung der Mundflüssigkeit auf dieselben. Dieselbe, das Gemenge des Secretes der verschiedenen Speicheldrüsen und der spärlichen Absonderung der Schleimdrüsen der Mundhöhle, ist als alkalische Flüssigkeit geringe Mengen von Säuren zu neutralisiren und manche in reinem Wasser nicht lösliche Substanzen, wenigstens in geringer Menge, aufzulösen im Stande (z. B. manche Harze, Santonin), indessen ist ihre Einwirkung im Munde selbst wegen der kurzen Dauer des Aufenthaltes der Medicamente in demselben eine wenig bedeutende, und nur der im Magen vorhandene hinuntergeschluckte Speichel dürfte in Betracht kommen. Die hauptsächlichste, jedoch mehr für die Physiologie als für die Therapie wichtige Function des Speichels besteht bekanntlich darin, dass er vermöge des in ihm enthaltenen Ferments, des Ptyalins (Speichelstoff, Speicheldiastase), nicht durch Pilze, Stärkemehl in Dextrin und Zucker umwandelt, was, da auch schwach saurer Speichel diese Wirkung besitzt, ebenfalls vorzugsweise im Magen stattfindet. Dasselbe Ferment spaltet auch manche Glykoside, z. B. Salicin, jedoch ist, auch abgesehen von der Langsamkeit dieser Spaltung, dieser Einfluss von sehr untergeordneter Bedeutung für die Therapie. Von einer Action des im Speichel enthaltenen Rhodankaliums auf Arzneistoffe ist Nichts bekannt. Bei krankhafter Beschaffenheit des Mundsecrets, der Zähne oder des Zahnfleisches finden sich im Speichel abnorme Bestandtheile, welche unter Umständen nicht ohne Einfluss sind. So bildet sich manchmal Schwefelwasserstoff, welcher auf in den Mund gebrachte Metallsalze einzuwirken vermag, indem er daraus Schwefelmetall fällt, das sich an den Zähnen und namentlich an den Zahnrändern leicht festsetzt und in letzterem Falle zur Bildung eines dunklen Saumes Veranlassung giebt. Das Schwärzen der Zähne bei Eisencuren erklärt sich auf dieselbe Weise. Mit dem Speichel wird gleichzeitig viel Luft verschluckt, welche möglicher Weise oxydirend auf manche Stoffe wirkt. Man hat z. B. bei der Phosphorvergiftung angenommen, dass, wenn viel Speichel im Magen vorhanden, durch Bildung der ätzend wirkenden Oxydationsstufen des Phosphors (phosphorige Säure und Phosphorsäure) stärkere Entzündungserscheinungen im Magen aufträten als bei Abwesenheit von Speichel. Auch können Eisenoxydulsalze dadurch höher oxydirt werden.

Im Magensafte ist, wie bemerkt, die Chlorwasserstoffsäure dasjenige Agens, welche an den Medicamenten die meisten Veränderungen zu Wege bringt. Sie verbindet sich mit Alkalien, Metalloxyden, Alkaloiden zu Salzen und treibt aus Carbonaten die Kohlensäure aus, indem sie ebenfalls Haloïdsalze bildet. Das im Magensafte enthaltene Pepsin ist allerdings von erheblicher Bedeutung für die als Medicament verwendeten Eiweissstoffe, indem es dieselben in die löslichen und diffusionsfähigen Peptone umwandelt, wodurch erst die Resorption ermöglicht wird; jedoch ist dabei die Mitwirkung der Chlorwasserstoffsäure unerlässlich. In ähnliche Verbindungen wird auch das leimgebende Gewebe im Magen übergeführt, wobei vorzugsweise die Chlorwasserstoffsäure thätig ist. Letzterer ist auch die Oxydation gewisser Metalle zuzuschreiben, welche, wie das Eisen, das Wasser bei Anwesenheit einer Säure zersetzen und unter Entwicklung von Wasserstoffgas sich mit dem freiwerdenden Sauerstoff verbinden. Man muss indessen für gewisse Verbindungen auch die Einwirkung der im Magensafte vorhandenen Salze nicht unterschätzen, insbesondere die des Natrium- und Ammoniumchlorids, welche einerseits durch Wechselzersetzung Blei- und Silbersalze in unlösliches oder schwerlösliches Metallchlorid überführen, andererseits bei der entfernten Wirkung verschiedener Quecksilbersalze durch die Bildung löslicher Doppelsalze sich betheiligen. Bedeutender ist die Wirkung der im Magensaft enthaltenen **Eiweissstoffe**, indem sämmtliche Schwermetalle mit ihnen stabile, weder durch verdünnte Säuren oder Alkalien noch durch Salze veränderliche Verbindungen bilden, die, wie man seit Mialhe annimmt, diejenige Form darstellen, unter welchen die Metalle in den Blutkreislauf aufgenommen werden. So können auch zufällig im Magen vorhandene Eiweissstoffe zur Bildung derartiger Verbindungen mit Metalloxyden, welche, wenn die im Magensaft vorhandenen Eiweissstoffe nicht ausreichen, ihre Affinität zu den Proteïnstoffen der Magenwandungen selbst geltend machen, führen und dadurch einestheils der Resorption förderlich werden, andrerseits der Verätzung der Magenverätzung entgegen treten. Die bei der Verdauung aus den Ingesten entstehenden organischen Säuren (Milchsäure, Buttersäure, Essigsäure) können ebenfalls Verbindungen mit Alkalien, Metalloxyden u. s. w. eingehen, doch ist ihre Bedeutung offenbar wenig erheblich.

Im **Dünndarm** treffen die Stoffe mit dem **Bauchspeichel, der Galle** und dem **Darmsafte** zusammen. Im Pankreassafte sind zwei Fermente vorhanden, welche v. Wittich durch Ausziehen mit Glycerin darstellte, das **diastatische** und das **peptische (Trypsin)**. Dem ersteren verdankt der Bauchspeichel die Fähigkeit, Stärke in Zucker umzuwandeln, die er in höherem Grade als der Mundspeichel besitzt und wodurch er sich an der Umwandlung amylumhaltiger Medicamente betheiligt. Das peptische Ferment vollendet in alkalischer Flüssigkeit die Ueberführung derjenigen Beträge von Eiweissstoffen und Leim in Peptone, welche der Magenverdauung entgangen sind, und ist somit für die Resorption der Eiweissstoffe von Wichtigkeit. Nach Kühne und Senator zerlegt es die Peptone auch weiter in Leucin und Tyrosin und besondere Extractivstoffe. Die Bedeutung des Bauchspeichels für die Fettverdauung ist von Cl. Bernard in der Weise nachgewiesen, dass er theils, wie dies auch die Galle und der Darmsaft thun, dieselben emulgirt, theils die neutralen Fette unter Bildung von Fettsäuren zerlegt, wodurch Gelegenheit zur Verseifung derselben gegeben ist. Da der Bauchspeichel alkalisch reagirt, vermag er als Lösungsmittel für manche Substanzen zu dienen, welche in dem sauren Magensafte nicht zur Lösung gelangten, z. B. Santonsäure. Der Darmsaft, das Secret der Lieberkühnschen Drüsen, wirkt im Wesentlichen dem Bauchspeichel analog auf Albuminate und Stärke, verwandelt Rohrzucker in Traubenzucker und emulgirt die Fette. Wichtiger noch als der Succus pancreaticus und Darmsaft ist die Galle, deren physiologische Bedeutung für die Resorption der Fette und der Eiweissstoffe, die sie aus schwachsaurer Lösung niederschlägt und an den Darmwänden fixirt, bekannt ist. Wir haben in ihr ein Lösungsmittel für eine Reihe von Stoffen, deren Wirkung vollständig ausbleibt, wenn dieselben in Contact mit der Darmschleimhaut allein ohne Beihülfe von Galle gebracht werden. Wir wissen, dass Jalapin, Convolvulin, Gutti und eine Reihe stark abführend wirkender Stoffe dies nur unter der Beihülfe von Galle thun, durch welche sie chemische Alteration nicht erfahren. Die präcipitirende Wirkung der Galle auf Alkaloide und Alkaloidsalze, welche Malinin vom Chinin angab und wovon er eine vermeintliche Unwirksamkeit des Chinins in den unteren Partien des Darmes ableitete, zeigt sich nach Dragendorffs Untersuchungen nicht für alle Alkaloide in gleichem Masse, auch lösen sich die entstandenen Producte in alkalischen Flüssigkeiten wieder auf.

Im **Blinddarme** tritt an die Stelle der alkalischen Reaction des Darminhaltes meist eine saure, die freilich nicht dem Coecumsaft selbst angehört, sondern durch Gährungsprocesse, zumal vegetabilischer Nahrungsmittel, bedingt wird. Der Darmsaft hat auch hier peptonisirende und zuckerbildende Wirkung auf Eiweissstoffe und Amylum. Die in den unteren Darmpartien sich vorfindenden Säuren, wie Essigsäure und Buttersäure, können ebenfalls ihre Affinitäten geltend machen und zur Bildung von Salzen Veranlassung geben. Auch die Darmgase sind von Bedeutung. So verwandelt Kohlensäure Magnesiumhydroxyd in Magnesiumcarbonat, so dass wir ersteres bei übermässiger Gasansammlung als Bindungsmittel benutzen können, und Schwefelwasserstoff wirkt fällend auf verschiedene Metallsalze, die dann als unlösliche Metallsulfide mit den Fäces den Darm wieder verlassen.

Es geht aus dem Gesagten hervor, dass eine Substanz, welche per os eingeführt wird, im Verlaufe des Darmcanals an verschiedenen Stellen in verschiedener Weise, also mehrere Male chemisch verändert werden kann. So wird z. B. Schwefel unter dem Einflusse der Alkalien des Darmes in Schwefelalkali verwandelt, dieses aber unter dem der Kohlensäure und der Säuren im Dickdarme wieder theilweise zersetzt und Schwefelwasserstoff frei gemacht.

Was die übrigen Schleimhäute, Wundflächen u. s. w. anbelangt, durch welche man Arzneimittel einverleibt, so sind die Verhältnisse viel einfacher, indem hier neben dem Wasser nur Chlornatrium und einige Salze, daneben aber auch die Eiweisskörper chemische Veränderungen der Medicamente hervorbringen können.

Die Zeit, in welcher die Resorption der Medicamente erfolgt, ist verschieden nach der Art der Stoffe, deren Aggregatzustande, Concentration, Temperatur, nach der Applicationsstelle und deren jeweiligem Zustande, sowie nach verschiedenen anderen Momenten. In Bezug auf die Art der Stoffe lässt sich der Satz aufstellen, dass Substanzen, welche, ohne besondere chemische Affinität zu Eiweiss u. s. w. zu besitzen, rasch und leicht durch thierische Membranen durchdringen, im Allgemeinen auch eher und leichter resorbirt werden, als solche, deren Diffusionsvermögen ein geringes ist. So werden z. B. Natriumsulfat und Sulfate später resorbirt als Chlornatrium (Buchheim und Wagner).

Sind die Arzneimittel in das Blut gelangt, so können sie entweder bei ihrem Transporte durch den Organismus unverändert bleiben und in kürzerer Zeit direct vom Blute in secernirende Organe abgegeben und mit den Secreten aus dem Organismus fortgeschafft werden, oder es findet eine Abgabe in die Gewebe statt, sei es dauernd, wie bei den Proteïnverbindungen, oder in der Weise, dass die betreffenden Substanzen einige Zeit in chemischer Verbindung mit den Gewebsbestandtheilen abgelagert werden, um dann vermöge eines weiteren Processes wieder in das Blut aufgenommen zu werden und von diesem in die Secrete überzugehen, oder endlich werden die Arzneimittel im Blute oder auch während des Durchganges durch ein bestimmtes Organ chemisch verändert, so dass sie als solche nicht in den Secreten nachweisbar sind. Die Fortschaffung von Medicamenten durch die Secrete bezeichnet man als Elimination, die Ablagerung in einem Organe als Deposition oder Localisation; Mittel, welche direct ohne Veränderung in die Secrete gelangen, heissen Organodecursoren. Bei den im Blute stattfindenden Veränderungen von Medicamenten handelt es sich vorzugsweise um Einwirkung des Sauerstoffs, um Oxydationen, die bei organischen nicht stickstoffhaltigen Substanzen als Endproducte Kohlensäure und Wasser, bei stickstoffhaltigen besonders Harnstoff ergeben, wo dann von einer vollständigen Verbrennung oder Destruction im Organismus geredet wird, oder es handelt sich um complicirtere Veränderungen, so dass das im Körper gebildete Product, welches in einem Secrete ermittelt wird, eine ganz heterogene Natur wie der eingeführte Stoff besitzt, um eine Alteration. Beide Processe können sich mit einander combiniren; ebenso kann bei einer und derselben Substanz, wenn dieselbe in kleineren Mengen eingeführt wird, völlige Destruction erfolgen, während bei Einführung grösserer Mengen der Sauerstoff nicht zur totalen Verbrennung ausreicht und deshalb ein Theil unzersetzt und unverändert in die Secrete übergeht. Die Frage, ob ein Medicament destruirt oder eliminirt werde, beantwortet sich deshalb für verschiedene Mengen desselben verschieden und häufig ist bei Vergiftungen mit gewissen Substanzen der Uebergang in den Urin zu constatiren, während bei Darreichung kleiner Mengen als Arzneimittel der Nachweis misslingt.

Im Allgemeinen gehören zu den Organodecursoren alle in Wasser löslichen Stoffe, welche nicht als Nahrungsmittel dienen und keine Tendenz besitzen, sich zu oxydiren oder mit den organischen oder unorganischen Bestandtheilen des Organismus unlösliche Verbindungen einzugehen.

Es finden sich deshalb die meisten löslichen Salze der Alkali-, Erdkali- und Erdmetalle unverändert in den Secreten wieder, so namentlich Alkalicarbonate, trotz theilweiser Sättigung im Magensafte, Jodüre und Bromüre, Lithium, Barium und Magnesiumsalze, chlorsaure, überchlorsaure und borsaure Alkalien u. a. m. In gleicher Weise sind auch die meisten Pflanzenbasen in den Secreten wiederzufinden, Alkohol geht wenigstens zum Theil constant als solcher in den Harn über (Lieben). Auch verschiedene organische Säuren durchlaufen die Organe, wenn sie als solche in grösseren Dosen gereicht werden, ohne Veränderung, z. B. Oxalsäure, Aepfelsäure, Citronensäure, Weinsäure, Bernsteinsäure, Camphersäure, ebenso diverse Farb- und Riechstoffe (Wöhler).

Dauernde Deposition in die Gewebe, zum Theil in veränderter Form, charakterisirt die als Nahrungsmittel dienenden Proteïnverbindungen; zeitweise Localisation namentlich die meisten Salze der schweren Metalle, welche mit vielen thierischen Substanzen und insonderheit mit Proteïnsubstanzen Verbindungen eingehen und auch in den Secreten als metallorganische Verbindungen erscheinen, so dass sie nicht direct ausgefällt, sondern erst nach Veraschung oder Oxydation durch Reagentien oder electrolytisch nachweisbar sind.

Auf die Localisation solcher Verbindungen sind die sog. chronischen Metallvergiftungen, z. B. Bleivergiftung (Saturnismus chronicus), Quecksilbervergiftung (Mercurialismus chronicus), im Allgemeinen und namentlich auch manche acute intercurrente Leiden, welche bei denselben auftreten, zu beziehen. Es ist mit Wahrscheinlichkeit anzunehmen, dass z. B. Bleikolikanfälle mit der Wiederaufnahme grösserer Mengen der abgelagerten Bleiverbindung in die Circulation und in den Darm in Zusammenhang stehen können. Wir besitzen Mittel, welche im Stande sind, die im Körper vorhandenen unlöslichen Metallverbindungen in lösliche überzuführen und so den Körper von denselben zu befreien, indem sie die Wiederaufnahme in die Circulation und die Ausscheidung durch die secernirenden Organe ermöglichen. Es beruht darauf die Anwendung von Iod- und Bromkalium bei der Behandlung des chronischen Saturnismus und Mercurialismus. Die Dauer derartiger Ablagerungen kann eine sehr lange sein. Am längsten währt sie bei dem Silber, wo sie unter der Form der sog. Argyria (Schwarzfärbung der Haut) oft das ganze Leben hindurch anhält; sehr lange kann sie auch beim Quecksilber dauern, indem oft ein und selbst mehrere Jahre nach Quecksilbercuren Quecksilber im Organismus nachweisbar ist (Gorup-Besanez, Kletzinsky). — Das Factum der Ablagerung von Metallen im Körper hat besondere Bedeutung für die gerichtliche Chemie, indem dieselbe auch nach einmaliger Zuführung einer grossen Dosis eines giftigen Metallsalzes erfolgt, das deshalb unter Umständen auch noch mit Hülfe der Chemie gefunden werden kann, wenn auch der Tod des Vergifteten erst viel später erfolgte. Der Nachweis solcher Stoffe in den Secreten ist oft eine Zeit lang möglich und sind wir in zweifelhaften Fällen nicht selten im Stande, dadurch eine gewichtige Stütze der Diagnose zu erhalten.

Auf der Ablagerung und Ansammlung gewisser Stoffe im Körper beruht auch zum Theil wenigstens die cumulative Wirkung mancher Medicamente, von welchen weiter unten ausführlicher die Rede sein wird.

Die Oxydation gewisser Stoffe im Organismus kann eine vollständige oder unvollständige sein oder nach Bildung von verschiedenen Oxydationsstufen, analog jedoch keinesweges völlig übereinstimmend mit denen, welche ausserhalb des Körpers durch Einwirkung von Kaliumpermanganat oder Ozon sich bilden, eine vollständige werden.

Das erstere ist z. B. der Fall beim Schwefelnatrium, wenn dasselbe in nicht zu erheblichen Dosen ingerirt wird, wo es sich als Natriumsulfat in den Secreten wiederfindet. Schwefligsaure und unterschwefligsaure Alkalien verbrennen bei Einführung in kleinen Mengen zu schwefelsauren Salzen, während unterschwefelsaure Alkalien und Erdsalze zu den Organodecursoren gehören (Rabuteau). Salpetrigsaure Salze oxydiren sich zu salpetersauren Salzen (Rabuteau). Neutrale pflanzensaure Alkalisalze, z. B. die betreffenden Verbindungen der Weinsäure, Citronensäure, Essigsäure, Ameisensäure, Baldriansäure, ebenso milchsaure und organische Verbindungen werden zu Carbonaten verbrannt.

Neben den Oxydationsprocessen kommen im Organismus aber auch Reductionsprocesse vor, über deren Sitz und Zustandekommen wir noch nicht zur Genüge aufgeklärt sind. Mitunter scheint auch derselbe Körper anfangs oxydirt und die gebildete Verbindung wieder reducirt zu werden.

Reduction zeigt sich in erster Linie bei Verbindungen edler Metalle, deren Oxyde leicht reducirt werden, z. B. bei Silbersalzen, nach deren länger fortgesetzter Einführung metallisches Silber in den Organen sich findet. Rabuteau wies die Reduction des Gold- und Palladiumchlorids, sowie des Eisenperchlorids nach. Reduction und Oxydation findet nach Binz und Schulz beim Arsen statt, indem die arsenige Säure zu Arsensäure oxydirt und diese wieder zu arseniger Säure reducirt wird. Ein analoges Verhalten zeigen Ferrocyankalium und Ferricyankalium; ersteres verwandelt sich wenigstens z. T. in letzteres (Czarlinski, Mauthner), letzteres wieder in ersteres.

Noch eine Anzahl andrer Veränderungen im Organismus sind mit Sicherheit nachgewiesen, die zum Theil auf Wirkungen gewisser Fermente zurückzuführen sind, und welche auch nur partiell oder überhaupt nicht im Blute, sondern im Gewebe verschiedener Organe oder in den Ausscheidungsorganen stattfinden. Es handelt sich dabei einerseits um Spaltungen, andrerseits um Synthesen, in einzelnen Fällen auch um moleculäre Umlagerungen, mitunter auch unter Complication mit Oxydations- oder Reductionsprocessen.

Einfache Spaltungen kommen im Ganzen weniger vor als man erwarten sollte; namentlich kann man bezüglich der meisten Glykoside des Pflanzenreichs, bei denen man eine solche a priori erwarten sollte, mit Bestimmtheit behaupten, dass die durch Säuren oder Alkalien sich abspaltenden Körper nicht im Organismus entstehen. Allerdings kommt bei Einführung von Salicin Saligenin, wie solches durch verschiedene Fermente oder verdünnte Schwefelsäure aus Salicin resultirt, im Harne vor, ob aber in Folge von Spaltung resorbirten Salicins steht dahin, und stets neben andern Körpern (unzersetztem Salicin, Aetherschwefelsäuren u. s. w.). Die Umwandlung von Gerbsäure in Gallussäure hat man ebenfalls als eine solche Spaltung betrachtet, sie ist aber wahrscheinlich eine moleculäre Umsetzung, welche ihr Pendant im Chinin findet, das nach Kerner theilweise als amorphes Chinin wiedererscheint, woneben sich ein auch bei Einwirkung von übermangansaurem Kalium sich bildendes Oxydationsproduct (Dihydroxylchinin) bildet.

Nichts desto weniger giebt es eine Anzahl wohlconstituirter Spaltungen im Organismus. Iodkalium scheidet vielleicht unter dem Einfluss der Kohlensäure des Blutes, vielleicht unter dem des Ozons oder unter dem des Parenchyms der Organe Iod ab. Diazobenzol spaltet sich in Phenol und gasförmigem Stickstoff, der durch Embolie der Lungengefässe Erstickungstod herbeiführt (Jaffé). Trisulfocarbonsaures Kalium und Natrium werden, wie ausserhalb des Organismus durch Kohlensäure, so auch innerhalb der Gefässe in Alkalicarbonate, Schwefelkohlenstoff und freien Schwefelwasserstoff gespalten, welcher letzterer das Hämoglobin in Sulfhämoglobin verwandelt und den Tod durch Erstickung bedingt (L. Lewin). Xanthogensäure zerfällt nach Lewin im Blute in Alkohol und Schwefelkohlenstoff und ruft durch die Wirkung des letzteren exquisite Anaesthesie unter gleichzeitiger Veränderung des Hämoglobins hervor. Solanin scheint im Blute z. Th. in Solanidin überzugehen (Dragendorff).

Das einfachste Beispiel einer Verbindung eingeführter Stoffe mit Bestandtheilen des Organismus geben die Mineralsäuren (Schwefelsäure, Salpetersäure, Salzsäure, Phosphorsäure, Kieselsäure, Borsäure), welche sich mit den Alkalien des Blutes verbinden und als Alkalisalze in den Secreten erscheinen. In gleicher Weise verhalten sich manche organische Säuren, insbesondere Abietinsäure und andere Harzsäuren. Ganz abweichend hiervon sind complicirte Veränderungen einer Reihe aromatischer Verbindungen, von denen am längsten die der Benzoësäure bekannt ist, deren Umwandlung zu Hippursäure im Organismus zuerst von Wöhler entdeckt wurde. Diese eigenthümliche Veränderung, welche nach neueren Untersuchungen namentlich in den Nieren vor sich geht und auf der Einwirkung eines als Histozym bezeichneten Ferments beruht, welches gleichzeitig die Fähigkeit besitzt, die Hippursäure in Benzoësäure und Glykokoll zu zerlegen, (Schmiedeberg), beruht darauf, dass die Benzoësäure unter Abgabe von Wasser Glykokoll aufnimmt:

$$C^7H^6O^2 + C^2H^5NO^2 = C^9H^9NO^3 + H^2O$$
(Benzoësäure)   (Glykokoll)   (Hippursäure)

Eine der Hippursäure analoge gepaarte Säure erscheint auch nach dem Genusse von Toluylsäure, Salicylsäure und Anissäure, welche sich in Toluursäure, Salicylursäure und Anisursäure verwandeln. Eine andere Paarung, welche zuerst von Baumann und Herter entdeckt wurde, zeigen Phenol, Cresol, Thymol, Naphthol, Resorcin, Salicylamid, Methylsalicylsäure und ähnliche Körper, nämlich mit Schwefelsäure, wodurch sie als Aetherschwefelsäuren (Phenylschwefelsäure, Thymolschwefelsäure) im Harn auftreten. Manche Stoffe, wie Metoxybenzoësäure, erscheinen theils als Alkalisalz der entsprechenden Aetherschwefelsäure, theils in einer der Hippursäure analogen Verbindung. Beim Phenol kommt es nach den neuesten Untersuchungen theilweise zu einer dritten Paarung, nämlich mit Glykuronsäure, $C^6H^{10}O^7$, welche sich bei Einführung von Campher und Terpenthinöl mit diesen in verschiedener Weise paart.

Zu erwähnen ist noch, dass bei manchen aromatischen Verbindungen neben den erwähnten Paarungen noch andere Veränderungen stattfinden können. Beim Phenol haben wir neben Phenylschwefelsäure und Phenylglycuronsäure auch noch Hydrochinon (Paradihydroxylphenol) als Oxydationsproduct, welches seinerseits wieder theils mit Schwefelsäure sich paart, theils zu gefärbten Producten sich oxydirt, endlich auch Brenzcatechin als Oxydationsproduct. Verschiedene

Stoffe dieser Art sind, besonders wenn sie in grösseren Mengen eingeführt werden, aber auch in relativ kleinen, z. B. Salicylsäure, gleichzeitig Organodecursoren. Oxydationen und Synthesen kommen entweder aufeinander folgend oder gleichzeitig miteinander verlaufend im Organismus ziemlich häufig vor. So wird z. B. Benzol zu Phenol, Toluol zu Benzoësäure, Xylol zu Toluylsäure oxydirt, worauf dann das gebildete Phenol hauptsächlich als Phenylschwefelsäure und die beiden Säuren vorzugsweise als Glykokollpaarlinge im Harn erscheinen. Auch einige aromatische Säuren, wie Chinasäure und Zimmtsäure, müssen zuerst einer Oxydation zu Benzoësäure unterliegen, ehe sie zu Hippursäure verbrannt werden. Bei der Mandelsäure ist diese Oxydation nur partiell und entsteht neben gewöhnlicher Hippursäure noch ein der Mandelsäure entsprechender Glykokollpaarling (O. Schultzen und Graebe). Bei der Paarung mit Glykuronsäure scheint der zugehörige Paarling im Organismus in der Regel durch Oxydation der eingeführten Substanz zu entstehen. Dass aber auch Reduction und Paarung neben einander im Thierkörper vorkommen können, beweist das Verhalten des Chloralhydrats und Butylchloralhydrats, welche sich ebenfalls mit Glykuronsäure paaren, jedoch nach zuvoriger Reduction zu Trichloraethylalkohol und Trichlorbutylalkohol, und als Urochloralsäure resp. Urobutylchloralsäure im Harn erscheinen (v. Mering).

Auf die Veränderung der einzelnen Medicamente können besondere Verhältnisse einen Einfluss ausüben. In dem Stadium der Agonie kann die Oxydation im Blute so behindert sein, die Zufuhr von Sauerstoff zum Blute durch gestörte Athmung so gering sein, dass die in der Regel stattfindende Verbrennung gewisser Körper nicht zu Stande kommt.

Auch die Thierart wirkt in einzelnen Fällen modificirend, vermuthlich durch differenten Gehalt der Organe an Fermenten, was bezüglich des Histozyms von Schmiedeberg nachgewiesen wurde.

Die Elimination der meisten Medicamente findet durch die Nieren statt, doch nehmen auch andere secernirende Organe, z. B. die Speicheldrüsen und Thränendrüsen, unter Umständen auch die Brustdrüse, daran einen grösseren oder geringeren Antheil. Auch im Magen- und Darmcanale findet Elimination der in das Blut auf verschiedenen Wegen eingeführten Stoffe statt. Für diejenigen Substanzen, welche sich localisiren, also besonders für die meisten Metalle, ist die Galle dasjenige Secret, in dem sie vorzugsweise, und mehr als im Urin, auftreten. Es hängt dies ohne Zweifel mit dem Factum zusammen, dass die Leber das Organ darstellt, in welchem vorzugsweise eine Deposition stattfindet, weshalb ja auch gerade die Leber nach Einführung vieler giftiger Substanzen denjenigen Theil bildet, in welchem die Anwesenheit des Giftes am leichtesten constatirt wird. Für flüchtige Stoffe erfolgt die Elimination vorzugsweise durch Lungen und Haut.

Von einer specifischen Attractionskraft der einzelnen Secretionsorgane für bestimmte Stoffe kann unmöglich die Rede sein. Es ist kein Grund vorhanden, andere als die chemisch physikalischen Verhältnisse der betreffenden Organe als Ursache dafür anzusehen, dass die einzelnen vorzugsweise der Abscheidung gewisser Stoffe dienen. Diese Verhältnisse sind indessen im Detail äusserst wenig erforscht. Gegen eine Specifität spricht namentlich die Thatsache, dass ein secernirendes Organ, welches gerade in erhöhetem Massstabe fungirt, gewisse Stoffe zur Elimination bringt, welche unter normalen Verhältnissen von einem anderen Organe ausgeschieden werden. So tritt Chinin unter Umständen im Schweisse auf und bei bestehenden Durchfällen lassen sich einzelne Stoffe in diesen nachweisen, dagegen nicht im Urin.

Der Umstand, dass der Urin ein sehr leicht zu beschaffendes Untersuchungsmaterial darstellt, ist die Ursache davon, dass man in demselben mehr Stoffe nachgewiesen hat als im Blute selbst. Es würde überflüssig sein, eine genaue Aufzählung der bisher im Harn ermittelten Medicamente zu geben, da alle oben für die Elimination angeführten Beispiele sich auf den Urin beziehen. Im Speichel dürften sich bei häufigeren Versuchen eine grössere Zahl von Stoffen als bisher ermittelt wurde, wiederfinden; die Aufmerksamkeit hat sich meist auf Quecksilber, Iod, einzelne Sialagoga und Alkaloide gerichtet, von welchen letzteren Dragendorff z. B. Physostigmin im Speichel nachwies, während er es im Harne nicht auffand. Die Thränendrüsen spielen z. B. bei der Elimination von Iodkalium eine Rolle, ebenso die Membrana Schneideri. Eine verhältnissmässig grössere Menge von Stoffen eliminirt die Hautabsonderung; ausser diversen Riechstoffen, welche nach dem Genusse der sie enthaltenen Drogen (Zwiebeln, Teufelsdreck, Safran, Baldrian) der Perspiration ihren Geruch mittheilen, hat man auch Farbstoffe durch die dem Schweiss ertheilte Färbung (Gelb bei Rhabarber, Blau nach Indigo) darin constatirt. Schwefel, Quecksilber, Kupfer, Iod und Iodkalium, Arsenikalien, Chinin, organische Säuren wurden im Schweisse aufgefunden. Die durch die Hautausdünstung ausgeschiedenen flüchtigen Stoffe, wie Schwefelwasserstoff, Tellurwasserstoff, Rhodanallyl, gewisse ätherische Oele, Benzol, Aether finden noch mehr durch die Lungen ihren Weg aus dem Organismus. Von manchen Stoffen, welche eine vermehrte Absonderung von Bronchialsecret bedingen, dürfte die chemische Untersuchung auch den Nachweis der Abscheidung in den Bronchien liefern. In der Milch sind Iod, diverse Metalle (Zink, Blei, Eisen, Wismut), manche Riech- und Farbstoffe, ferner viele Bitterstoffe nachgewiesen. Auch hinsichtlich mancher purgirenden Stoffe hat man die Beobachtung gemacht, dass nach deren Gebrauch von Seiten stillender Frauen die Säuglinge Abführen bekommen, was vielleicht auf einen Uebergang in die Milch zu deuten ist. Ebenso soll die Milch nach reichlichem Genusse von Alkohol und anderen Narkotica Rausch und Betäubung produciren können.

Die Wiederabscheidung von Stoffen durch die Schleimhaut des Magens und des Darmcanals ist namentlich für gewisse metallische Medicamente unzweifelhaft. Man findet dieselben wieder, auch wenn durch Unterbindung des Gallenganges der Eintritt von Galle in den Darm verhindert wird. Auch Stoffe, welche durch die Lungen eingeathmet werden, gelangen im Darmcanal wieder zur Ausscheidung. Dagegen ist die Ansicht Headlands, dass die Abführmittel im Magen resorbirt und in dem Darme wieder abgeschieden würden, irrig.

Die Zeit, in welcher die Elimination der Medicamente sich vollendet, ist erst für wenige Arzneimittel genau festgestellt und lassen sich deshalb allgemeine Gesichtspunkte nicht wohl angeben. Manche Stoffe sind schon in wenigen Minuten im Harn zu constatiren, selbst ehe sie deutliche Wirkung ausgeübt haben, z. B. Salicylsäure und Strychnin im Harn, Iodkalium im Speichel. Es kommt sehr auf die Art der Einführung und besonders darauf an, wie grosse Mengen in das Blut gelangt sind. Es ist hier ebenfalls der Satz gültig, dass Stoffe von sonst gleichen Eigenschaften, welche grösseres Diffusionsvermögen besitzen, auch rascher eliminirt werden als solche mit niedrigerem Diffusionsvermögen. Bei den leicht löslichen und mit keinen oder sehr geringer Affinität zu den Körperbestandtheilen begabten Stoffen findet die hauptsächlichste Ausscheidung in den ersten Stunden statt. Bei den zur Deposition geeigneten Stoffen geschieht die Elimination langsamer und sehr häufig mit Intermissionen von kürzerer oder längerer Dauer, z. B. bei der arsenigen Säure.

d. Wirkung einzelner Gruppen von Arzneimitteln.

Verfolgen wir nun die Action der Medicamente im Einzelnen, so müssen wir, ehe wir in die nähere Besprechung der örtlich wirkenden und entfernt wirkenden Medicamente eingehen, hervorheben, dass einzelne Mittel nicht benutzt werden, um auf den Körper selbst zu wirken, sondern um gewisse Krankheitsursachen zu entfernen, welche sich entweder ausserhalb oder innerhalb des Organismus befinden. Man darf übrigens in diesem Falle nicht glauben, dass diese Stoffe nicht auch auf den Organismus selbst Einfluss üben können, vielmehr haben manche sehr energische locale und entfernte Action, die bei unvorsichtigem Gebrauche der Gesundheit selbst nachtheilig werden kann, z. B. Carbolsäure, Santonin. Wenn man die hieher gehörigen Substanzen unter dem Gesammtbegriffe der Vorbauungsmittel, Prophylactica, vereinigt, so heben sich davon in erster Linie die zur Vertilgung oder Entfernung von gewissen Schmarotzern des Menschen benutzten Medicamente, die Parasitenmittel, Antiparasitica, als eine natürliche Gruppe ab. Von diesen bilden die sog. Wurmmittel, Anthelminthica, nur einen, allerdings nicht ganz kleinen Theil, da auf und in dem menschlichen Körper nicht allein Würmer und überhaupt Thiere, sondern auch Pilze und Algen parasitiren, zu deren Beseitigung besondre Mittel nöthig sind, von denen gerade die Neuzeit viele zur Tödtung einer auf der Körperoberfläche schmarotzenden Milbe (Krätzmilbe) geeignete aufgefunden hat.

Die Antiparasitica sind nicht alle im Stande, den unmittelbaren Untergang der Gebilde, gegen welche sie in Anwendung gezogen werden, zu bedingen, sondern manche machen die betreffenden Parasiten nur krank oder sind ihnen so unangenehm, dass sie sich auf und davonmachen, daher die Bezeichnung Vermifuga. Bei der grossen Differenz der Organisation der Schmarotzer ist es aber selbstverständlich, dass nicht ein und dasselbe Mittel allen Parasiten feindlich ist, sondern dass nur bestimmte Gruppen von ähnlichen Eigenschaften durch ein und dasselbe Mittel beseitigt werden können.

Wenn die Schmarotzerthiere und Schmarotzerpflanzen belebte und organisirte Schädlichkeiten darstellen, deren Anwesenheit, besonders in gewissen Organen des Körpers, unangenehm und selbst gefährlich werden kann: so haben wir in den Giften, Venena, Stoffe, welche auf chemische Weise die Gesundheit und selbst das Leben zu zerstören geeignet sind. Wir sind im Stande, die Wirkung dieser Substanzen zu verhüten, wenn wir sie mit anderen Substanzen zusammenbringen, mit denen sie sich zu einer entweder unlöslichen und deshalb unwirksamen oder zu einer zwar löslichen, aber unschädlichen Verbindung vereinigen. Stoffe, welche Gifte in dieser Weise alteriren, werden Gegengifte, Antidota, auch wohl Antidota chemica genannt.

Die letztere Bezeichnung ist gebräuchlich im Gegensatze zu den dynamischen Gegengiften, Antidota dynamica, worunter man Medicamente versteht, welche die durch ein Gift gesetzten entfernten Erscheinungen zu beseitigen vermögen. Es sind dies meist gewisse auf das Nervensystem wirkende Substanzen, welche, wie man sich neuerdings auszudrücken pflegt, antagonistisch wirken. Diese Antidota dynamica sind nicht Prophylaktica, sondern

Mittel gegen die durch die Krankheitsursache, das Gift, gesetzten Veränderungen. Chemische Antidote können ihre Wirkung vorzugsweise nur an dem Orte der Application der Gifte, wobei es sich meist um den Magen und Darm handelt, geltend machen, doch ist auch die Einwirkung chemischer Agentien auf die resorbirten Gifte nicht völlig ausgeschlossen. So hat man, von der Voraussetzung ausgehend, dass die giftige Wirkung gewisser Verbindungen (Phenol u. s. w.) darauf beruhe, dass sie den Sulfaten im Blute und im Organismus Schwefelsäure entziehen, Sulfate als in den zweiten Wegen wirkendes Antidotum chemicum in Vorschlag gebracht. Besonders bei Giften, welche in schwerlöslicher Form in gewissen Organen zurückgehalten werden, ist es möglich, durch Substanzen, welche sich mit denselben chemisch verbinden, dieselben wieder in Lösung überzuführen und dadurch zur Wiederaufnahme in die Circulation und zur Elimination zu bringen. Solche chemische Lösungsmittel stehen den Antidoten ihrer Wirkungsweise nach näher als die Antidota dynamica, schliessen sich aber auch an die bei Behandlung der Vergiftung wichtigen Mittel zur mechanischen Entfernung der Gifte von der Applicationsstelle (Brechmittel u. s. w.).

Als dem Organismus fremde Stoffe, welche ebenfalls auf chemische Weise schädlich sind, können manche im Magen bei pathologischen Zuständen vorkommende, aus den eingeführten Nahrungsmitteln sich bildende fette Säuren, wie Essigsäure und Buttersäure, betrachtet werden. Dieselben, das Product einer abnormen Gährung, können fortgesetzt Reizungszustände der Schleimhaut sowohl im Magen als im Darme unterhalten und so zu Störungen der Verdauung und Darmentleerung (Durchfälle im kindlichen Lebensalter, wo besonders häufig Säureproduction vorkommt) führen. Wie wir bei der Einführung corrodirender Säuren als Gift antidotarisch Alkalien, alkalische Erden oder Erden verwenden, um durch Bildung von Salzen den toxischen Einfluss jener zu neutralisiren, so können wir auch bei diesen innerhalb des Organismus entstehenden Säuren von den nämlichen Mitteln Gebrauch machen, die wir deshalb als **Antacida, Absorbentia** oder **Neutralisantia, säuretilgende, absorbirende** oder **neutralisirende Mittel**, bezeichnen.

Man macht von denselben übrigens auch Gebrauch, um Säuren nach der Aufnahme in das Blut und selbst nach ihrer Elimination durch die Nieren die im Uebermass ausgeschiedene freie Säure des Urins zu neutralisiren und der Ablagerung der später zu erwähnenden harnsauren Concremente vorzubeugen oder die reizende Wirkung des sehr sauren Urins auf die Schleimhaut der Blase und Urethra zu verhindern.

Als fremde Substanzen kommen im Darme auch noch Gase vor, welche, unter normalen Verhältnissen bei der Verdauung im Dünndarme sich in mässigen Mengen entwickelnd, bei Störungen der Digestion in einer die Gesundheit beeinträchtigenden Menge entstehen können. Hauptsächlich handelt es sich um Kohlensäure, neben welcher jedoch in pathologischen Zuständen auch andere Gase, z. B. Schwefelwasserstoff, in selbst gefährlichen Mengen auftreten können. Diese Gase können der Angriffspunkt für Medicamente werden, indem man sie entweder mechanisch oder chemisch zu binden, zu **absorbiren**, z. B. durch Kohle, Magnesia, oder deren Entwicklung zu hemmen, z. B. durch Bitterstoffe, Benzin u. a. m. und die gebildeten durch Mittel, welche die Darmbewegung beschleunigen, auszutreiben versucht. In der letzteren Weise wirkende Medicamente hat man mit dem Namen Carminativa oder blähungstreibende Medicamente belegt.

Ferner gehören zu den Fremdkörpern gewisse Concremente, welche sich unter pathologischen Verhältnissen — im Darme z. B. durch häufiger eingeführte grössere Mengen von Magnesia — bilden. Für den Arzt sind hauptsächlich die in der Blase unter der Form von Gries oder Steinen vorkommenden von Bedeutung, welche eine verschiedene Zusammensetzung zeigen können. Am häufigsten bestehen sie aus Harnsäure, der sich harnsaure Salze mit feuerbeständiger Basis oder harnsaures Ammoniak zugesellt, andere bestehen aus Calciumoxalat, noch andere aus phosphorsauren Erden, während solche aus Xanthin und Cystin zu den Seltenheiten gehören. Obschon die Entfernung der Harnsteine meist auf operativem Wege geschieht, hat man doch auch versucht, dieselben durch Mittel, welche ein grosses Lösungsvermögen für die Constituentien derselben besitzen, zu beseitigen. So hat man bei Harnsäureconcrementen Lithiumcarbonat oder Borax entweder direct in die Blase gebracht oder innerlich nehmen lassen. Derartige Stoffe sind als Lithontriptica oder Litholytica, auch schlechtweg als Solventia, lösende Mittel, bezeichnet, zu welcher Kategorie man übrigens früher manche Dinge rechnete, bei denen dieses grosse Lösungsvermögen nicht existirt (Seife, Kalkwasser).

Gewissermassen die Mitte zwischen Anthelminthica und Antidota nimmt eine Abtheilung von Medicamenten ein, die besonders in der neueren Zeit in der Therapie eine grosse Rolle spielt, die Antiseptica oder Antiputrida, die fäulnisswidrigen Mittel, welche man wohl richtiger mehr allgemein Antizymotica (Antifermentativa der Italiener), gährungswidrige Mittel nennen sollte. Man wendet indessen diese Bezeichnungen auf Arzneikörper an, welche in ihrer Wirkung sich von einander nicht unwesentlich unterscheiden und deren Angriffspunkte namentlich stark differiren. Es giebt eine Anzahl krankhafter Zustände des Organismus, die auf der schädlichen Einwirkung putrider Materien beruhen, welche entweder ausserhalb oder innerhalb des Körpers sich gebildet haben. Das letztere ist z. B. der Fall bei der in Krankenhäusern früher nicht seltenen Septicämie (Pyämie), welche ihren Ausgangspunkt in einer anomalen Beschaffenheit des Wundsecrets nach Traumen verschiedener Art hat, das einen fauligen, jauchigen Charakter annimmt und auf die benachbarten Gewebe entzündungserregend (phlogogen) und nach seiner Aufnahme in das Blut fiebererzeugend (pyrogen) wirkt. Diese Veränderung scheint in gleicher Weise wie die Fäulniss organischer Substanzen ausserhalb des Organismus in gewissem Zusammenhange mit dem Auftreten niederster Organismen zu stehen, die man als Bacterien oder, ihrer botanischen Stellung nach, als Spaltpilze (Schizomyceten) zusammenfasst und welche als die Ursache der Affectionen, ähnlich wie der Hefepilz, Cryptococcus cerevisiae, die Zuckergährung (alkoholischen Gährung), die Zersetzung des Wundsecrets einleiten, namentlich wenn sie in jüngerem Entwicklungsstadium in dasselbe gerathen. Man nimmt an, dass die Keime dieser Gebilde in der Luft schweben und von aussen zu den Wundflächen gelangen, um hier an Stelle der normalen Eiterung die Verjauchung zu setzen, deren Producte, in das Blut aufgenommen, die mit dem Namen der putriden Erscheinungen belegten Symptome hervorrufen.

Wahrscheinlich existirt nicht blos eine einzige Form von Fäulnissbacterien und jedenfalls sind die producirten Gifte, deren Aufnahme in das Blut krankheitserregend wirkte, nicht in allen Fällen identisch mit dem in faulender Hefe und faulendem Blute nachgewiesenen Alkaloide Sepsin. Bei der Fäulniss organischer Substanzen mit oder ohne dem Einfluss des Sauerstoffs, die man der Zersetzung des Wundsecrets als Analogon an die Seite zu setzen pflegt, bilden sich eine Menge verschiedener, z. Th. basischer Stoffe, welche verschiedene Wirkung zeigen; auch kommen dabei toxische Stoffe vor, welche basische Natur nicht besitzen. Es kann nicht in Zweifel gezogen werden, dass analoge Stoffe auch bei der Zersetzung von Eiweissstoffen ohne Mitwirkung von Mikroorganismen gebildet werden können. Schon 1871 wies Hoppe-Seyler bei Versuchen über die Zersetzung leicht faulender Substanzen in zugeschmolzenen Röhren das Auftreten von Leucin, Tyrosin, Schwefelwasserstoff und Kohlensäure nach, obschon vorher die Mikroorganismen durch Carbolsäure getödtet waren.

Von manchen Seiten hat man bei der Septicämie weniger die Bildung giftiger Producte auf der Wundfläche als das directe Eindringen der Keime in das Blut auf irgend einem Wege und eine dem Fäulnissprocesse analoge Zersetzung des letzteren supponirt. In dieser Weise hat man sich auch das Zustandekommen gewisser Krankheiten zu denken, welche mit der Septicämie zum Theil durch die Erscheinungen Aehnlichkeit haben und welche man früher als miasmatische und contagiöse, jetzt meist als zymotische oder Infectionskrankheiten bezeichnet.

Nachdem bei verschiedenen Infectionskrankheiten, z. B. bei Milzbrand und neuerdings selbst bei Tuberculose, die Uebertragbarkeit durch Einimpfung mikroskopischer Organismen nachgewiesen und nachdem das Vorhandensein analoger Schizomyceten bei einer Reihe anderer zymotischer Affectionen festgestellt oder wahrscheinlich gemacht ist, ist es nicht mehr möglich, den Zusammenhang von Mikrozymen mit zymotischen Krankheiten in Abrede zu stellen, noch wird man, selbst wenn einzelne als specifisch angesehene Krankheitserreger, z. B. der sog. Cholerapilz, auch identisch mit den bei Fäulniss von Excrementen u. s. w. auftretenden Zersetzungszellen (Trautmann) sind, oder wenn andere mit gewissen Krankheiten in Zusammenhang gebrachte Bacillen auch wirklich mit denselben nichts zu thun haben, das Vorhandensein spec. Mikroorganismen als Ursache bestimmter Infectionskrankheiten überhaupt nicht in Abrede stellen können. Einzelne derselben scheinen im Organismus zu der Bildung analoger Zersetzungsproducte, wie sie bei der Fäulniss organischen Materials entstehen, Veranlassung geben zu können. So hat man beim Typhus ein in seiner Wirkung dem Atropin ähnliches Alkaloid, welches sich auch in anatomischen Macerationsflüssigkeit findet, nachgewiesen (Sonnenschein und Zülzer).

Nach dem angegebenen Verhalten der putriden Infection und der zymotischen Affectionen überhaupt können wir zur Bekämpfung oder Verhütung derselben entweder die Mikroorganismen oder die von denselben erzeugten toxischen Principien wählen. Eine Neutralisation der letzteren ist indessen, so weit es sich nicht um übelriechende Gase handelt, bisher nicht versucht und dürfte auch bei unserer gegenwärtigen geringen Kenntniss ihrer Natur vorläufig nicht zu erreichen sein. Die relativ untergeordnete Bedeutung, welche die bei Fäulnissprocessen sich bildenden gasförmigen Substanzen für die Fortpflanzung und Verbreitung ansteckender Krankheiten haben, macht die Anwendung von Substanzen zu deren Beseitigung zur Nebensache, während sie in älterer Zeit, wo man ausschliesslich durch Räucherungen mit Harzen und wohlriechenden Specereien pestartigen Krankheiten Widerstand zu leisten versuchte, Hauptsache war. Diejenigen Stoffe, welche nur die übelriechenden Gase maskiren, indem sie ihren eigenen Wohlgeruch zur Geltung bringen, oder welche eine mechanische Bindung derselben bedingen, können unter dem Namen Desodorisantia und Absorbentia als weniger wirksam von den übrigen abgezweigt werden. Sie stehen im Gegensatze zu den eigentlichen Desinficientia, durch welche man entweder Zerstörung und Ertödtung der Krankheitserreger oder Sistirung ihrer Entwicklung, theilweise durch chemische Veränderung des Materials, in welchem er wuchert, erzielen will. Manche Desinficientia sind gleichzeitig auch Desodorisantia, indem sie auf die hauptsächlichsten übelriechenden Producte (wie das Chlor auf Schwefelwasserstoff und das Ozon auf flüchtige Fettsäuren) chemisch ändernd wirken.

Die tödtende Wirkung der Desinficientien hängt theils von directer chemischer Alteration des Protoplasma der Mikrozymen her, wie solche bei dem Verhalten verschiedener als Desinficientien gebrauchter Halogene, Säuren und Metallsalze gegen Eiweiss klar hervorgeht; theils geschieht sie indirect, besonders da, wo Ansteckungserreger in der Luft zerstört werden sollen, indem einzelne Stoffe, sog. Ozonide, z. B. Terpenthinöl, die Eigenschaft besitzen, den gewöhnlichen Sauerstoff der Atmosphäre in erregten oder activen Sauerstoff (Ozon) überzuführen, der als kräftiges Oxydationsmittel wirkt, theils vermöge einer spec. alterirenden Wirkung auf Protoplasma, so dass wir derartige Stoffe geradezu als Protoplasmagifte bezeichnen können. Binz wies zuerst nach, dass Chinin in auffälliger Weise giftiger für Infusorien und Protozoën sei als Morphium, Veratrin und analoge Stoffe, welche schon in weit geringeren Mengen als die genannte Chininbase tödtlich auf Wirbelthiere wirken. Das Verhalten der bei bestimmten Affectionen vorkommenden Schizomyceten gegen derartige Gifte ist übrigens, so weit es bis jetzt experimentell festgestellt wurde, höchst different und einzelne scheinen von den gebräuchlichen Desinficientien in ihrer Lebensfähigkeit nicht afficirt zu werden. Die Sistirung oder Herabsetzung der Wirkungen der Mikrozymen beruht offenbar auf den gleichen Bedingungen, die jedoch in geringerem Grade sich geltend machen, wie deren Ertödtung. Der Umstand, dass ähnlich wie die Erreger gewisser Infectionskrankheiten auch gewisse organisirte Fermente sich gegen verschiedene Antiseptica different verhalten, wofür die Belege in der speciellen Arzneimittellehre gegeben werden, deutet auf die bereits früher hervorgehobene Analogie der Gährungs- und Infectionsprocesse. Da aber auch nicht organisirte Fermente durch einzelne Stoffe in ihrer Wirkung beeinträchtigt werden, so leuchtet ein, dass wir mit dem Protoplasmagifte allein zur Erklärung der antizymotischen Wirksamkeit nicht ausreichen.

Das fäulnissfähige oder inficirende Material kann zur Production der in Frage stehenden Noxen in verschiedener Weise unfähig gemacht werden. Da Decompositionsprocesse putrider Art im Allgemeinen bei alkalischer Reaction der betreffenden Massen mit grösserer Energie vor sich gehen als bei neutraler Beschaffenheit und bei saurer Reaction cessiren, ist die desinficirende Wirkung mancher Säuren und sauren Salze wenigstens theilweise auf Aufhebung der Alkalinität des Zersetzungsmaterials zu beziehen (Pettenkofer). Bei vielen anderen Stoffen findet chemische Alteration des Zersetzungsmaterials selbst statt. So beschränkt sich die wasserstoffentziehende Action des Chlors nicht allein auf die Fäulnissgase, und die oxydirende Wirkung der Salpetersäure und des Kaliumpermanganats kann, wenn grössere Mengen des Desinfectionsmittels zur Wirkung gelangen, auch das Zersetzungsmaterial betreffen. Ein grosser Theil der antiseptischen Stoffe geht wirkliche Verbindungen damit ein, welche z. T. feste Massen (Albuminate) darstellen und namentlich an der Oberfläche eintrocknen, wodurch der Zutritt von Sauerstoff einerseits und von Mikrozymen andererseits ausgeschlossen wird. Directe Entziehung von Sauerstoff findet auch durch einzelne reducirende Desinficientien statt, wie durch schweflige Säure, Sulfite und Hyposulfite.

Ausserhalb des Körpers sind namentlich die Luft, in welcher man die Keime der krankheitserregenden Schizomyceten vermuthet, und die Excremente, theils weil man von deren Zersetzung die Entstehung infectiöser Krankheiten ableitete, theils weil für einzelne, z. B. die Cholera, die Verbreitung der Krankheit durch die Dejectionen nachgewiesen wurde, die häufigsten Angriffspunkte für die Desinficientia. In Bezug auf erstere benutzt man vorwaltend gasförmige oder leicht in Gasform übergehende flüssige oder feste Stoffe. Durch die sehr gebräuchliche Darreichung antiseptischer Arzneimittel im Verlaufe der verschiedensten zymotischen Krankheiten wird deren Wirksamkeit freilich dadurch sehr verringert, dass dieselben ihre Affinitäten zu organischen Substanzen im Körper an dessen Bestandtheilen selbst geltend machen, abgesehen davon, dass dieselben in das Blut nur in solchen Mengen gelangen, dass eine deletere Einwirkung auf die in demselben befindlichen Mikroorganismen höchst zweifelhaft wird. Für die Verwendung derselben spricht indessen die Thatsache, dass eine grosse Anzahl desinficirender Mittel einen sehr entschiedenen herabsetzenden Einfluss auf die Fiebertemperatur haben, welche septische und Infectionsprocesse in der Regel mit sich führen.

Polli hat die Idee gehabt, den Organismus durch länger fortgesetzte Darreichung von Substanzen, welche den Gährungsprocess hemmen, vor der Entwicklung zymotischer Krankheiten (Septicämie, Typhus, Scharlach, Masern) zu behüten. Die von ihm angegebene antifermentative Methode, bei welcher die schwefligsauren Alkalien besonders in Anwendung gezogen werden, hat zwar in Italien, Frankreich und England Lobredner gefunden, ist aber vor der experimentellen Kritik deutscher Chirurgen und Aerzte nicht bestanden. Ein analoges Verfahren hat Herbst bei Hunden prophylaktisch mit Erfolg gegen den Ausbruch der Wuthkrankheit in Anwendung gebracht.

Viel mehr Werth hat offenbar die locale Anwendung der Antiseptica, sei es bei Wunden und Geschwüren, deren Beschaffenheit die Entwicklung putriden Secrets erwarten lässt, sei es bei zymotischen Affectionen der verschiedensten Art, z. B. Milzbrand, Hospitalbrand, Diphtherie. Manche der hier in Frage kommenden Medicamente (Chlor, Brom u. s. w.) wirken nicht bloss antiseptisch, sondern gleichzeitig destruirend auf die Gewebsbestandtheile ein, mit denen sie in Berührung kommen; manche wirken daneben reizend auf die Wundfläche und günstig auf die Production normalen Eiters. Die ausgedehnteste Anwendung finden die Antiseptica bei dem sog. Lister'schen oder antiseptischen Verbande, der die Abhaltung und Tödtung der in der Luft schwebenden Keime bezweckt und den wesentlichsten Fortschritt in der modernen Wundbehandlung darstellt, vermittelst dessen die Heilresultate bei schweren Verletzungen. z. B. complicirten Fracturen und nach grossen Operationen wesentlich günstigere geworden sind.

Da die Antiseptica nicht allein den Fäulnissprocess, sondern auch andere Gährungsprocesse zu hemmen vermögen, können dieselben auch mit Vortheil bei den erwähnten Processen im Tractus benutzt werden, deren Product abnorme Säure- oder Gasbildung ist.

Die örtliche Wirkung der Medicamente kann in sehr verschiedener Weise hervortreten. Im Allgemeinen lassen sich mechanische und chemische Wirkung einander gegenüberstellen.

Unter den mechanisch wirkenden Arzneimitteln wirkt eine grosse Anzahl einfach durch Imbibition, indem sie, wenn sie z. B. mit der Oberfläche des Körpers in Berührung kommen, in die Epidermis, hauptsächlich wohl in gasförmigem Zustande, eindringen und eine Volumsvermehrung und Lockerung dieser sowohl als der darunter liegenden Partien der Haut veranlassen. Diese Gewebslockerung kann nicht allein an der gesunden Haut stattfinden, welche namentlich bei Anwendung von etwas erhöhter Temperatur Wasser und in geringerem Masse Fette aufnimmt, sondern auch an allen direct zugängigen Körpertheilen, und es kann damit, wo excessive und schmerzhafte Spannung besteht, diese gemildert oder da wo partielle Verhärtung sich findet, die normale Consistenz wieder hergestellt werden. Man hat den Stoffen, welche diese Wirkung bedingen können, den Namen der erweichenden Mittel, Emollientia, gegeben, welche übrigens zum grössten Theile mit den als reizmildernde oder Schutzmittel, Demulcentia s. Protectiva, zusammengefassten Medicamenten zusammenfallen.

Viele der zu den erweichenden Mitteln gerechneten Substanzen wirken nur als Träger des Wassers und indem sie in erwärmtem Zustande in Anwendung kommen, auch der feuchten Wärme. Es ist dies namentlich bei verschiedenen mucilaginösen Stoffen der Fall, welche grosse Mengen Wasser zu binden vermögen. Indirect wirken auch verschiedene zur Erweichung angewendete Pflaster durch das Wasser, insofern sie die wässerigen Ausdünstungen und Secrete der Haut zurückhalten. Die durch ihren Gehalt an Wasser wirkenden Stoffe dieser Art von den ganz analog wirkenden Fetten abzutrennen und nur erstere als Emollientia zu bezeichnen (Jeannel), ist kein Grund vorhanden.

Die Wirkung der Demulcentien ist mehr eine passive als eine active, insofern sie die entzündlichen oder ulcerativen Processe, bei denen sie meist angewendet werden, nicht an sich heilen, aber theilweise eine Verschlimmerung derselben verhüten, indem sie bei ihrer Application eine Decke bilden, welche der Einwirkung äusserer Agentien (atmosphärischer Schädlichkeiten oder mechanischer Insulte) einen Widerstand entgegensetzt und es möglich macht, dass die Vertheilung der Entzündung oder die Vernarbung und Ueberhäutung der Ulceration in normaler Weise ohne Unterbrechung vor sich geht. Auch diese demulcirende Action kann sich sowohl auf der Körperoberfläche, als auf den verschiedensten Schleimhäuten geltend machen und wir besitzen trotz ihres geringen positiven Heilwerthes in den Angehörigen dieser Abtheilung doch sehr geschätzte und bewährte Mittel bei Dermatitis, Excoriationen, Katarrhen im Munde, im Pharynx, den oberen Partien des Larynx und des gesammten Tractus, bei Magen- oder Darmgeschwüren und analogen Affectionen mehr.

Eine anderweitige mechanische Wirkung kommt gewissen Stoffen wie Gyps

u. a. zu, die, insoweit wir durch dieselben das Fixiren von Körpertheilen, z. B. Bruchenden von Knochen in bestimmter Lage ermöglichen können, als Contentiva bezeichnet werden; doch stehen diese in keinem Gegensatze zu den Protectiva und Emollientia, insofern zahlreiche zu Contentivverbänden benutzte Stoffe (Collodium, Dextrin, Amylum) auch als einhüllende oder erweichende Mittel Benutzung finden. Eine gewisse Analogie mit den Wasser bindenden Mucilaginosa besitzen verschiedene unter der Bezeichnung der einsaugenden Mittel, Rophetica, zusammenzufassende Stoffe, insofern sie sich mit wässeriger Flüssigkeit imbibiren, wodurch sie sich selbstverständlich ausdehnen und bei Einführung in verengerte Canäle zur allmäligen Erweiterung derselben führen (Pressschwamm, Laminaria).

Gewisse Stoffe, welche den ganzen Körper oder einzelne Theile desselben, z. B. Zähne, Haare, sei es durch mechanische Beseitigung von Unreinlichkeiten, sei es durch Wiederauffrischung oder Hebung der natürlichen Farbe, oder durch die Verdeckung fötider Gerüche, in einen den Sinnen mehr wohlgefälligen Zustand zu versetzen geeignet sind, werden als Schönheitsmittel, Cosmetica, bezeichnet.

Manche Medicamente können auch auf mechanische Weise einen Reiz ausüben, der zu Hyperämie und Entzündung in geringerer oder grösserer Ausdehnung führt.

So bringt man pulverförmige Substanzen bei gewissen Augenentzündungen auf die Bindehaut, um dort als Irritament zu wirken. In manchen Gegenden Russlands benutzt man ein auf der Grenze zwischen Thier- und Pflanzenreich stehendes Gebilde, die Spongilla lacustris Link, zu Einreibungen (mit Oel oder Branntwein) in die Haut, um Hautentzündung herbeizuführen, welche nur dadurch bedingt wird, dass in dem Gewebe der Spongilla eine ausserordentlich grosse Anzahl von Kieselsäurenadeln (Spiculae) enthalten ist, welche sich in die Haut einbohren und Röthung hervorrufen. Auch bei der Action unserer Brennnesseln handelt es sich theilweise um einen mechanischen Insult, nach Schroff auch bei der hautröthenden Wirkung der Meerzwiebel. In ähnlicher Weise wirken die Borstenhaare der Fruchtschale einer früher als Wurmmittel benutzten Leguminose, Dolichos pruriens, Stizolobium s. Setae s. Lanugo siliquae hirsutae, bei Einreibung in die Haut irritirend, wobei sie heftiges Jucken erzeugen, was der Droge den Namen Juckbohne oder Kuhkrätze verschafft hat.

Diese Stoffe bilden den Uebergang von den mechanisch wirkenden zu einer Abtheilung der local wirkenden, welche man als Zugmittel, Epispastica, vereinigen kann, wenn man sie für gewöhnlich auch unrichtig in zwei Gruppen, die der hautröthenden Mittel, Rubefacientia, und die der blasenziehenden Mittel, Vesicantia oder Vesicatoria, scheidet. Alle diese Mittel bedingen an der Applicationsstelle diejenigen Veränderungen, welche wir als dem Processe der Entzündung zugehörig betrachten, und zwar theils nach der Natur der angewendeten Substanz, theils nach der Dauer der Einwirkung, in höherem oder geringerem Grade, theils auch nach der Beschaffenheit der Applicationsstelle, als welche in der Regel die Körperoberfläche dient. Hier kommt es bei sehr kurzer Einwirkung sämmtlicher hierher gehöriger Medicamente zu keiner nennenswerthen Veränderung der Farbe und Temperatur und nur zu vorübergehendem subjectiven Wärmegefühle oder Prickeln; bei mässig langer Einwirkung entsteht beträchtliche Ueberfüllung der oberflächlichen Capillargefässe mit Blut und dadurch bedingte Röthung der Applicationsstelle, verbunden mit

Brennen und Schmerz; bei protrahirter Application kommt es zu wirklicher Ausschwitzung klarer, gelblicher, spärliche Formelemente einschliessender, später durch Zunahme der weissen Blutkörperchen trübwerdender Flüssigkeit, die sich anfangs auf kleine Stellen beschränkt, allmälig aber so massenhaft wird, dass die Epidermis in Form einer grösseren Blase in die Höhe gehoben wird. Je dünner die Oberhaut ist und je nerven- und gefässreicher die darunter liegenden Partien sind, um so intensiver ist die Wirkung und um so rascher ist der Uebergang von der Hautröthung zur Blasenbildung. Die Flüssigkeit der Blase wird, wenn sie geringe Mengen beträgt, entweder resorbirt oder entleert sich, worauf die emporgehobene Oberhaut eintrocknet und sich abstösst. Wird die Einwirkung der scharfen Stoffe auf die von der Oberhaut entblösste Stelle fortgesetzt, so kommt es zur Eiterung. Stoffe, welche man zur Hervorrufung der letzteren besonders benutzt, nennt man **Suppurantia**.

Die alte Trennung der Rubefacientia und Vesicantia als besondere Abtheilungen ist nur dem Brauche zu Liebe geschehen, gewisse Stoffe, wie Senf, mehr als hautröthend, andere, wie Cantharidin, mehr als blasenziehend zu verwenden.

Auch auf Schleimhäuten kann es mitunter durch Einwirkung hiehergehöriger Stoffe zur Bildung von Blasen, deren Decke das Epithelium bildet, kommen, z. B. durch Cantharidin bei Vergiftung durch dieselben.

Manche den Epispastica nahe stehenden Stoffe (Crotonöl, Brechweinstein, Emetin) bringen kein Erythem oder Blasenbildung hervor, sondern eine Entzündung der Hautdrüsen und daraus resultirende Bildung von Bläschen, Pocken oder Pusteln. Es scheint im Zusammenhange mit dem sauren Secrete der Hautdrüsen, welches chemisch ändernd wirkt, zu stehen, wofür wir, soweit es sich um organische Stoffe handelt, allerdings den Beweis nicht liefern können. Man kann solche Stoffe auch **Pustulantia** nennen. Als **Pruriginantia** bezeichnet E. Richter Stoffe wie Veratrin und Delphinin, welche in spirituöser Lösung oder in Salben auf die Haut eingerieben, keine Entzündung, wohl aber ein lebhaftes Gefühl von Wärme, Prickeln und Brennen erzeugen. Bei wiederholter Application von Veratrin kommt übrigens mitunter Hautausschlag vor.

Uebrigens ist die Ursache des Zustandekommens der Vesication durch die Epispastica keinesweges aufgeklärt. Die rein chemischen Stoffe, welche die blasenziehende Wirkung verschiedener Drogen bedingen, sind zum Theil als Anhydride erkannt, welche sich nach Behandeln mit Kalihydrat in Säuren von meist nicht scharfen Eigenschaften verwandeln. Es läge nun nahe, an eine Wasserentziehung zu denken, die im Corium vor sich ginge, doch sind die Quantitäten Cantharidin, die zur Hervorrufung einer grossen Blase genügen, viel zu unbedeutend, um diese Ansicht zu rechtfertigen. Buchheim vermuthet, dass das Eiweiss sich nach Art des Wassers mit ihnen verbinde. Aber selbst die Frage, ob bei dem Vorgange die Nerven oder die Gefässwandungen besonders und zuerst betheiligt seien, ist nicht als entschieden zu betrachten. Mit Wahrscheinlichkeit dürften die Nerven als zuerst betroffen anzusehen sein, weil bei der gelindesten Einwirkung epispastischer Stoffe die Erscheinungen sich auf veränderte Gefühlsperception beschränken, der nach 24 Stunden und später manchmal circumscripte Abschuppung der Epidermis folgt. Die Analogie mit gewissen pathologischen Zuständen, wo auf Reizung peripherischer Nerven Bläschenausschlag folgt, spricht ebenfalls für diese Anschauung.

Die hautreizenden Stoffe finden verhältnissmässig wenig Anwendung als directe Heilmittel bei krankhaften Affectionen der Haut oder zugänglicher Organe. Hier kommen meist nur die milderen Epispastica in Gebrauch, die besonders bei chronischen Exanthemen Günstiges leisten, indem sie einen leichten Grad von Entzündung erregen, dem eine normale Beschaffenheit der Haut häufig nachfolgt. Man hat diese Art der Einwirkung als **substitutive** bezeichnet. Viel häufiger ist die gesunde Haut der Angriffspunkt und der Zweck der Application die Ableitung von einem entfernten krankhaften Theile, weshalb gerade die Epispastica einen der wesentlichsten Bestandtheile der **derivatorischen** oder **revulsiven Heilmethode** bilden, welche trotz wiederholter Angriffe auf ihren Nutzen, besonders im Verhältnisse zu den damit verbundenen Schmerzen und sonstigen Unbequemlichkeiten, doch bis auf den heutigen Tag vom Praktiker nicht entbehrt werden kann und deren Activität auch durch physiologische Versuche der neuesten Zeit gestützt ist. Es spielen somit die in Frage stehenden Medicamente eine Hauptrolle bei der Bekämpfung der verschiedensten Entzündungen und schmerzhaften Affectionen. Man applicirt die Epispastica auch auf Wundflächen, und zwar ebenfalls zu doppeltem Zwecke, indem man entweder, namentlich bei torpiden Zuständen von Wunden oder Geschwüren substituirend heilend wirken will oder gewisse künstliche Geschwürsstellen in permanenter Eiterung erhält, um bei chronischen Krankheiten derivatorisch Abhülfe zu schaffen.

Dass man in früherer Zeit die Derivation in übertriebenem Masse angewendet hat, lässt sich nicht in Abrede stellen. Man glaubte durch Etabliren von längere Zeit unterhaltenen eiternden Flächen (Fontanellen u. s. w.) krankhafte Säfte, sogenannte Schärfen, acrimoniae, aus dem Körper entfernen zu können, eine humoralpathologische Anschauung, welche als absurd längst erkannt ist. In neuerer Zeit hat man begonnen, die Art und Weise, wie ein Hautreiz wirkt, experimentell zu studiren, ohne dass es jedoch zu einer völligen Klärung gekommen ist und ohne dass es möglich gewesen wäre, mit den traditionellen Anschauungen völlig zu brechen, weil aus den experimentellen Resultaten über die physiologische Wirkung der Hautreize die therapeutischen Indicationen noch nicht ableitbar sind. Die wesentliche Wirkung der Epispastica ist nach Massgabe der physiologischen Versuche eine reflectorische, indem die Erregungen der peripherischen Nervenendigungen zu den centralen Ganglien fortgepflanzt und von diesen nach den Nerven der Circulationsorgane übergeleitet werden. Nachdem schon 1841 Dubois dargethan hatte, dass Hautreize aller Art sich auf die feinsten Gefässe reflectiren, zeigte O. Naumann (1865), dass bei schwachen Reizen Contraction der Gefässe (am Mesenterium und der Schwimmhaut des Frosches und an Fledermausflughäuten) Verstärkung der Energie und Frequenz der Herzcontractionen, Beschleunigung des Blutstromes und Erhöhung der Temperatur folgt, während bei starken Reizen das Umgekehrte stattfindet, und, nach einem kurzen Prodromalstadium der Gefässcontraction und Beschleunigung des Blutstromes, Erweiterung der Arterien, Verlangsamung des Blutstromes, Verminderung der Herzfrequenz und Abkühlung des Körpers folgt, welche Veränderungen des Pulses und der Temperatur zum Theil den Reiz überdauern. Auch beim Menschen constatirte Naumann sowohl im kranken als im gesunden Körper sphygmometrisch die Herabsetzung der Frequenz und Stärke des Pulses und thermometrisch die Abkühlung des Körpers, welcher fast stets eine grössere oder geringere Steigerung von verschieden langer Dauer vorangeht. Diese Phänomene erklären sich durch Reflex auf die Gefässnerven und, soweit die Pulsverlangsamung in Frage kommt, zum Theil auch wohl durch einen Reflex auf den Vagus. Naumann betrachtet die reflectorischen Veränderungen und nicht die an der Hautreizungsstelle hervorgebrachte Hyperämie als Ursache der therapeutischen Wirkung der Hautreize, die auch da hervortreten, wo, wie bei Anwendung des elektrischen Pinsels, eine Hyperämie nicht zu Stande kommt. Es lässt sich nun allerdings nicht leugnen, dass eine Veränderung in der Gefässwandspannung und in der Herzaction von wesentlichem Einflusse auf den Verlauf von Entzündungen ist und ebenso ist es offenbar von Bedeutung für die Wahl der Intensität des Hautreizes, auf die verschiedene Wirkung der schwachen und starken Reize Rücksicht zu nehmen. Diese Wirkungsdifferenz liefert auch eine Erklärung dafür, dass wir nicht allein innere Hyperämie, sondern auch Anämie innerer Organe durch Hautreize zu beseitigen im Stande sind, und es dürfte nicht fern liegen, die häufig günstige Wirkung bei acuten oder subacuten Zuständen von Depression der Hirnthätigkeit (Coma, Sopor) auf die Reflexwirkung zu beziehen, da dieselben meist mit Veränderung der Blutmenge, und zwar bald mit Hyperämie, bald mit Anämie in Causalnexus stehen. Spätere physiologische Versuche zeigten, dass durch starke Reize auch die Inspirationsbewegungen reflectorisch angeregt werden und dass auch in Folge davon vermehrter Sauerstoffverbrauch und verstärkte Abscheidung von Kohlensäure (Paalzow) einerseits und von Harnstoff (Beneke, Jung, Röhrig) andererseits stattfindet.

Dass speciell Hautreize einen Einfluss auf die Gefässe der Pia mater besitzen, hat Schüller an trepanirten Kaninchen dargethan; doch scheint es demnach fast, als ob die Wirkung der Hautreize verschiedener Intensität in differenten Gefässgebieten nicht immer die gleiche sei. Hiernach bleiben nämlich kleine Senfteige ohne Effect auf dieselben, während bei Bedeckung eines beträchtlicheren Theiles des Bauches oder des Rückens mit einem Sinapismus schon im Anfange der Einwirkung vermöge reflectorischer Lähmung vasomotorischer Nervenfasern eine Erweiterung der Arterien, an deren Stelle später nach mehr oder weniger rasch vorübergehendem Wechsel von Weite und Enge Constriction der Gefässe tritt, welche dauernd bleibt, wobei gleichzeitig das Gehirn in sich zusammensinkt und die Respiration abnimmt. Hiernach würde zur Verminderung des Blutgehalts im Gehirne bei Hyperämie in der Schädelhöhle der Gebrauch grosser Sinapismen indicirt sein. Günstige Wirkungen sehen wir auch bei Störungen in der Blutvertheilung der Lungen, wie sie bei asphyktischen Zuständen vorkommen, wobei ohne Zweifel auch neben den reflectorischen Veränderungen des Kreislaufes die reflectorisch verstärkte Inspiration günstig mitwirkt.

Man könnte leicht versucht sein, die günstigen Effecte der Vesicantien bei pleuritischen Exsudaten und anderen mit Fieber einhergehenden analogen Affectionen auf den Einfluss der Hautreize auf Temperatur und Stoffwechsel zu beziehen, doch sind die Effecte auf Herz, Lunge und Oxydation bei febrilen Zuständen oder bei Vorhandensein verstärkten Herzimpulses und Blutdrucksteigerung weit weniger ausgesprochen als bei normalem Verhalten der Temperatur und der Herzthatigkeit. Schwierig bleibt die Erklärung der Effecte der betreffenden Mittel gegen Schmerzen, die nicht auf Entzündung beruhen, besonders gegen neuralgische Schmerzen. Man recurrirt hier entweder auf das physiologische Gesetz, dass beim Hinzutreten eines zweiten Reizes im Gehirn der erste weniger zur Geltung kommen kann (Nothnagel) oder man nimmt mit Rainauld (1866) an, dass der von der Revulsion erregte Schmerz durch die Verbindung, welche zwischen den von der Revulsion und den von der primären Affection erregten Ganglienzellen besteht, in letzteren eine dynamische Umstimmung erzeugt, welche das Gleichgewicht wieder herstellt. Es dürfte gegen beide Theorien zu erinnern sein, dass der Reiz, welchen wir z. B. durch Veratrinsalbe erzeugen, so gering ist, dass wir ihn nicht als einen schmerzhaften anspiechen können, der die Pereception eines neuralgischen Schmerzes im Centrum übertäube. Man beobachtet übrigens auch beim normalen Verhalten des Körpers eine Abnahme der Sensibilität sowohl an der Stelle der Application von Hautreizen als auch in deren Umgebung und selbst an entfernten Stellen, doch ist diese Herabsetzung nicht erheblich genug, um dieselbe für das Aufhören von Neuralgien als ausreichende Erklärung zu benutzen.

Was den Einfluss länger dauernder Reize anlangt, so glaubte Naumann, dass dieselben eine tonisirende Wirkung auf die Gefässe ausüben und eine Veränderung der Ernährung hervorrufen können, durch welche krankhafte Affectionen beseitigt werden. Zülzer hat der alten Ansicht, dass auf diesem Wege namentlich relative Depletion innerer Organe entstehe, eine experimentelle Basis geschaffen. Wurde bei Kaninchen die Haut des Rückens an einer Stelle längere Zeit (14 Tage) mit Collodium cantharidatum bestrichen, so fanden sich die Blutgefässe an der unteren Fläche der verschorften Hautpartie stark gefüllt, ebenso in den oberflächlichen Muskeln, dagegen die tiefer liegenden Muskeln, die innere Fläche der Brustwand und die betreffende Lunge in einem Zustande bedeutender Anämie.

Werden die hautreizenden Mittel in zu grosser Intensität oder zu lange Zeit angewendet, so kann es zu einer partiellen oder totalen Mortification der Hauptpartien kommen, auf welche sie applicirt wurden. Insoweit und als wahrscheinlich auch bei der Action der Epispastica die Eiweissstoffe chemisch alterirt werden, bilden dieselben einen Uebergang zu den eigentlichen Caustica oder Aetzmitteln, welche, indem sie vermöge ihrer Affinität zu den Gewebsbestandtheilen sich mit diesen zu Verbindungen vereinigen, wie Quecksilberchlorid und Zinkchlorid, oder auf eine andere Weise, z. B. mittelst Oxydation (Chromsäure) einwirken, dieselben dergestalt verändern, dass sie nicht mehr lebensfähig bleiben. Ein solcher Uebergang, welcher früher selbst dazu verleitete, Caustica und Epispastica zu der gemeinsamen Classe der scharfen oder reizenden Stoffe, Acria oder Irritantia, zu vereinigen, wird ferner darin gegeben, dass bei stärkerer Verdünnung die Aetzmittel zum Theil auf die Haut ganz nach Art der Epispastica wirken, wobei man übrigens zu beachten hat, dass sie dann die Fähigkeit, Eiweiss zu coaguliren, eingebüsst haben. So können auch Aetzstoffe zur Gegenreizung (Ableitung) und zur Erzielung substitutiver Entzündung benutzt werden.

Die durch Aetzmittel ertödteten Partien bieten entweder einen mehr flüssigen (Erweichung, wie bei Kali causticum) oder einen mehr festen Zustand (Schorfbildung, wie bei Schwefelsäure) dar und differiren wesentlich in Bezug auf Färbung (braun bei Schwefelsäure, gelb bei Salpetersäure u. s. w.) und auf die betroffenen Gewebe. So giebt es manche, bei denen die Epidermis nicht mit afficirt wird, z. B. Zinkchlorid, während bei anderen, z. B. Salpetersäure, das Horngewebe ebenfalls transformirt wird. Aetzmittel, welche sehr dicke Schorfbildung veranlassen, pflegt man mit dem besonderen Namen Escharotica von den übrigen zu trennen.

Da in der Umgebung der verätzten Partie sich ein entzündlicher Zustand ausbildet und die Abstossung der todten Gewebe meist von einer profusen Eiterung begleitet wird, können sie namentlich auch zu lange dauernden Ableitungen (Fontanellen) u. s. w. dienen. Indessen ist es der Hauptzweck ihrer Anwendung, krankhafte Gewebspartien, insbesondere gefährliche Neubildungen zu zerstören oder bei Eindringen eines thierischen Giftes in das Gewebe mit diesem auch jenes zu destruiren.

Dass die Wirkung der Aetzmittel sich auch an anderen Körperstellen als auf der äusseren Haut geltend machen kann, überall, wo sie veränderungsfähige Proteïnstoffe treffen, liegt auf der Hand. In concentrirtem Zustande verschluckt, erzeugen sie im Magen nicht selten Zerstörung der Schleimhaut und der darunter liegenden Häute, welche bei Vergiftungen mit Alkalien und Mineralsäuren bis zur Perforation des Organes führen kann. Noch intensiver wird die

Darmschleimhaut betroffen, die bei Vergiftung mit weniger concentrirten ätzenden Flüssigkeiten oft corrodirt ist, wenn die Magenschleimhaut intact erscheint (Lesser, Litten).

Hinsichtlich der Wirkungsweise der Caustica und der Acria überhaupt hat Buchheim darauf hingewiesen, dass dabei das Diffusionsvermögen der einzelnen Stoffe von Bedeutung ist. Diese Ansicht gründet sich darauf, dass leicht diffundirende Salze, wie Chlornatrium, salpetersaures Kalium leichter Entzündung auf Schleimhäuten bewirken als die schwerdiffundirenden schwefelsauren Alkalisalze, und dass die leichter diffundirenden Chlor- und Salpetersäureverbindungen der schweren Metalle stärker corrodirend wirken, als die schwer diffundirenden Sulfate, wenn sie in gleicher Concentration in Gebrauch gezogen werden. Es wäre sonst nicht einzusehen, weshalb Quecksilberchlorid stärker ätzend wirkt als Kupfervitriol, obschon Kupfer bei Bildung des Albuminates mehr Eiweiss bindet als die gleiche Gewichtsmenge Quecksilber.

An die auf die äussere Haut reizend wirkenden Stoffe schliessen sich solche an, welche nicht sowohl auf die mit der Epidermis bekleidete Hautoberfläche, als bei Application auf gewisse Schleimhäute eine analoge Action äussern, die je nach der Menge und Dauer der Berührung sich in mehr oder minder intensiver Weise darstellen kann. Im Munde entsteht, wenn derartige Substanzen gekaut werden, zunächst Gefühl des Brennens, dann reflectorisch Vermehrung der Mundflüssigkeit und insbesondere der Speichelsecretion; wirken die Stoffe länger ein, so steigert sich das Brennen zum Schmerze und an die Stelle der vermehrten Speichelabsonderung tritt Hitze und Trockenheit. Diese Wirkung kommt den meisten als Epispastica bezeichneten Stoffen, aber auch manchen auf die äussere Haut minder stark reizend wirkenden aetherisch öligen Stoffen zu, die gerade beim Kauen besondere Schärfe entwickeln. Solche Substanzen hat man als Ptyalagoga oder Sialagoga bezeichnet, doch subsumirt man hierunter auch Stoffe, welche nach zuvoriger Resorption eine vermehrte Speichelsecretion bedingen, wie Quecksilberpräparate und Pilocarpin. Von diesen kann man die örtlich die Speichelsecretion vermehrenden Mittel als Kaumittel, Masticatoria, oder als Sialagoga directa absondern.

Inwieweit die Geschmacksempfindung, welche die betreffenden Stoffe hervorrufen, oder die Reizung der sensibeln Nerven die wesentlichste Bedingung der Speichelvermehrung ist, lässt sich nicht mit Sicherheit feststellen. Gewiss ist, dass manche Substanzen ohne eigentliche Schärfe ebenfalls sialagog wirken.

Therapeutisch werden die Masticatoria wenig verwerthet, am meisten noch bei Zahnschmerz, welcher von Caries dentium ausgeht, wo meist weniger die als derivatorisch bezeichnete Reizung der Mundschleimhaut als die directe Veränderung der Zahnnerven zu wirken scheint, auch bei abnormer Trockenheit im Munde, wie solche manche Verdauungsstörungen und die chronische Arsenvergiftung begleitet; endlich bei Zungenlähmung, hier jedoch offenbar aus nicht stichhaltigen Gründen und ohne erhebliches Resultat. Manche hiehergehörige Substanzen kommen auch bei krankhafter Beschaffenheit der Mund- und Zahnfleischschleimhaut, namentlich bei Geschwüren der letzteren, Scorbut u. s. w. als Reizmittel in Anwendung.

Einige Stoffe rufen analoge Phänomene auf der Nasenschleimhaut hervor, vermehren die Secretion der Schleimdrüsen und bedingen auf reflectorischem

Wege durch Reizung der in der Nasenschleimhaut verlaufenden Trigeminusfasern Niesen. Man nennt sie **Schnupf- oder Niesmittel, Errhina, Sternutatoria oder Ptarmica**. Sie dienen in der Medicin entweder zu örtlichen Zwecken, z. B. bei chronischen Katarrhen der Nasenschleimhaut und der Schleimhaut der angrenzenden Höhlen, um übelriechende und durch ihre Zersetzungsproducte reizende Secrete zu entfernen, oder um durch die vermöge des Niesens gesetzte Erschütterung auf die Nervencentren bei Darniederliegen ihrer Thätigkeit (bei Schlafsucht, Ohnmacht) belebend einzuwirken, oder um abzuleiten, z. B. bei Augenaffectionen.

Die Sternutatoria sind nicht mit den sogenannten **Riechmitteln, Olfactoria**, zu verwechseln, d. h. Substanzen, welche in Gasfo.m zu Geruchsempfindungen Veranlassung geben. Manche derselben verwerthet man ebenfalls als belebende Mittel bei Ohnmachten u. s. w., doch in der Regel mit Stoffen combinirt, welche auf die Ausbreitung des Trigeminus wirken, z. B. Acidum aceticum aromaticum.

Eine Einwirkung starker Gerüche auf das Nervensystem ist nicht zu bezweifeln, da gewisse Gerüche empfindliche Individuen plötzlich in eigenthümlicher Weise afficiren können. Dass die längere Einwirkung starkriechender Substanzen Kopfschmerz, Schwindel, Uebelkeit, Erbrechen, selbst Ohnmachten und überhaupt die Erscheinungen narkotischer Vergiftung produciren kann, ist aus vielfachen Vergiftungen durch stark riechende Blumen, welche in Schlafzimmern sich befinden, bekannt, doch fragt es sich, ob hier eine vom Olfactorius fortgeleitete cerebrale Reizung oder eine wirkliche Intoxication durch exhalirte Kohlenwasserstoffe vorliegt.

In ganz ähnlicher Weise wie die Masticatoria und Errhina auf die Mund- und Nasenschleimhaut wirken manche Stoffe auf die **Augenbindehaut**, indem sie Röthe und Schmerz, Anschwellung, vermehrte Schleimsecretion und reflectorisch Thränenfliessen und Pupillenverengung bedingen. Solche Stoffe, z. B. Emetin, sind nur in ganz vereinzelten Fällen bei gewissen Augenaffectionen (Pannus) in Anwendung gebracht, jedoch mit wenig Erfolg und meist nicht ohne Gefahr, durch übermässig starke Einwirkung zu schaden.

Ebenso tritt nach Einführung reizender Dämpfe in die **Luftwege** vermehrte Secretion der Schleimhaut und gleichzeitig Husten ein, durch welchen sowohl der neuproducirte Schleim als auch etwa in den Luftwegen vorher angesammelter Schleim oder andere Fremdkörper ausgeworfen werden können. Diese sogenannten **Bechica** im engeren Sinne, wohin z. B. Chlor, Iod, Benzoësäure (bei Inhalation) gehören, sind gleichfalls wenig im Gebrauche, weil ihre Wirkung sich nicht ad libitum beschränken lässt.

Im Magen können manche scharfe Stoffe in mässiger Gabe Vermehrung der Absonderung des Magensaftes bedingen und dadurch bei krankhaften Zuständen Verbesserung der Verdauung herbeiführen, während dieselben Stoffe in grossen Mengen gereicht Brennen und Gastralgie, Uebelkeit und Erbrechen, ja selbst heftige, auf den Darm sich fortpflanzende Entzündung und bei längerem Gebrauche in kleinen Mengen Verdauungsstörungen herbeiführen können. Es gilt dies namentlich von manchen unserer Gewürze (Pfeffer, Senf, Capsicum), auch vom Kochsalze, welche deshalb auch unter die Rubrik der sog. **Magen- oder Verdauungsmittel, Stomachica s. Digestiva**, gebracht werden.

Die **Digestiva oder Stomachica**, welche wir nicht als zwei verschiedene Abtheilungen der Medicamente zu trennen vermögen, obschon ja die Digestion nicht allein im Magen vor sich geht, bilden keineswegs eine scharf abgegrenzte Classe der Arzneimittel und sind in ihrer Wirkung nur äusserst wenig genau gekannt, ja die darüber angestellten Experimente haben Resultate gegeben, welche zum Theil für die angesehensten Stomachica den verdauungsbefördernden Werth sehr gering erscheinen lassen. In der Theorie der Wirkung liegt noch sehr Vieles im Argen. Es wird hieher besonders eine Reihe von Stoffen gezogen, welche man, weil sie den Geschmacksnerven in einer eigenthümlichen Weise afficiren, als bittere Mittel, Amara, zusammenzufassen pflegt. Man hat den betreffenden Stoffen zunächst eine Vermehrung des Appetits zugeschrieben. Es geschah dies offenbar zum Theil deshalb, weil sie ein neben leichter Hyperämie auftretendes geringes Schmerzgefühl hervorrufen, das einigermassen Aehnlichkeit mit den drückenden und nagenden Gefühlen hat, welche sich beim Hunger offenbaren. Ist es nun an sich unwahrscheinlich, dass diese beiden Gefühle identisch sind: so lässt sich auch ein Zusammenhang der leichten Hyperämie, welche einzelne derartige Stoffe hervorrufen, mit gesteigertem Appetit nicht wohl denken. Lassen wir es dahin gestellt sein, ob der Vagus die Hungerempfindung bedinge oder nicht, jedenfalls lässt sich nicht verkennen, dass die mangelnde Blutzufuhr zum leeren Magen die Ursache des Hungers ist. Jede stärkere Anfüllung der Gefässe der Magenwandung muss also das Hungergefühl unterdrücken, und wenn wir nach Arsen oder anderen Stoffen Hyperämie und Schmerz auftreten sehen, so wird eher Abnahme als Steigerung des Appetits die Folge sein müssen. Vielleicht wirkt dieser Hyperämie wegen (theilweise wenigstens) Alkohol hungerstillend, wenn auch der grössere Theil dieser Action, wie die anderer Narkotica, auf die Abstumpfung der Empfindung zu beziehen ist. — Eine Vermehrung der Magensaftsecretion ist für Pfeffer (Tiedemann und Gmelin), sowie für Kochsalz (Frerichs, Rabuteau) nachgewiesen worden. Ueberhaupt übt ja jeder Reiz, der die Magenschleimhaut trifft, eine Verstärkung der Abscheidung von Salzsäure aus. Andererseits existiren aber auch Versuche, welche beweisen, dass unter dem Einflusse von Gewürzen die Verdauung von Eiweiss verzögert wird (Buchheim und Schrenk) und zu demselben Resultate haben Experimente über die Action bitterer Stoffe geführt (Buchheim und Engel). So muss denn offenbar, zumal da es problematisch ist, ob wir die normale Verdauung überhaupt zu steigern im Stande sind, das abnorme Verhalten des Magens bei gewissen krankhaften Affectionen das eigentlich Massgebende für die Wirkungsweise der Digestiva sein. Hier sind wir zunächst auf die Thatsache angewiesen, dass bei Magenkatarrhen, wo gerade die Digestiva am meisten Anwendung finden, abnorme Gährungsprocesse im Magen vor sich gehen und dass Amara durchweg im Stande sind, derartige Fermentationen zu hemmen oder vollständig zu sistiren, ohne dass dieses Vermögen allerdings im gleichen Verhältnisse zum Grade der Bitterkeit steht (Buchheim und Engel). Manche zu den Digestiva zählenden Stoffe, wie die Alkalicarbonate, können auch in der Weise wirken, dass sie die bei den betreffenden Gährungen entstehenden Verbindungen aus der Reihe der fetten Säuren, wie Essigsäure, Buttersäure, durch welche Irritation der Magenschleimhaut unterhalten wird, neutralisiren. Diese Mittel bedingen, indem sie einen Theil der Chlorwasserstoffsäure des Magensaftes sättigen, zunächst eine Verminderung der Verdauungsthätigkeit, aber das dabei resultirende Chlornatrium oder Chlorkalium wirkt wiederum anregend auf die Abscheidung des Magensaftes, so dass der betreffende Ausfall alsbald wieder ausgeglichen wird. Eine ähnliche reflectorische Vermehrung des Darmsafts dürfen wir auch den vom Magen in den Darmcanal gelangenden Gewürzen zuschreiben; auch ist die durch dieselben bedingte Vermehrung des Speichels für die Digestion der Amylaceen von Bedeutung.

Zu den Digestiva gehören auch Salzsäure, Diastase und einzelne bei der normalen Verdauung betheiligte Stoffe, wie Pepsin, Pancreatin und Ochsengalle, welche aus die Verdauungsorganen von Thieren gewonnen werden, um beim Menschen in Fällen von Digestionsstörungen verwendet zu werden, die man aus mangelnder Absonderung der betreffenden Substanz herleitet. Auch Lösungsmittel für gewisse Nahrungsmittel, in specie Fette, z. B. Aether, schliessen sich an die Digestiva.

Eine Anzahl der auf den Darm reizend wirkenden Medicamente äussert ihre Action vorwaltend in Beschleunigung der peristaltischen Bewegung. Dadurch können, wie durch verschiedene sog. Carminativa, Gase oder auch die in den oberen Partien des Darmes befindlichen flüssigen Excremente rasch zum Abgange gebracht werden. Mittel, welche flüssige Defäcationen zu bedingen im Stande sind, bezeichnet man als Abführmittel, Cathartica, die man nach der Menge der Substanz, welche man zur Erzielung derselben nöthig hat, und nach den subjectiven Gefühlen, welche mit der Defäcation verbunden sind, in mehrere Gruppen bringen kann. So stehen die sog. **Eccoprotica** oder **Lenitiva** (Manna, Sulfur u. a.), welche nur in Mengen von mehreren Dekagrammen raschere und wenig verflüssigte Darmentleerungen bedingen, im Gegensatze zu den **Drastica**, welche zu einigen Decigrammen (Jalapa) oder selbst Centigrammen (Crotonöl) und Milligrammen (Elaterin) flüssige Stuhlgänge verursachen. Von den der Dosis nach mitten zwischen beiden stehenden hat man solche, welche, ohne Kolikschmerzen zu erregen, abführend wirken, als **Laxantia** den **Purgantia** als solchen, welche Koliken hervorzurufen pflegen, gegenüber gestellt; indessen findet hier ein principieller Unterschied nicht statt, und ein und derselbe Stoff kann, je nach der Menge, in welcher man ihn beibringt, bald nur wenig veränderte breiige Consistenz der Stühle, bald mit oder ohne Koliken flüssige Defäcation bedingen.

Die Wirkungsweise der einzelnen Cathartica ist offenbar verschieden. Die mildesten Eccoprotica (fette Oele z. B.) machen offenbar nur die in den unteren Partien des Tractus angehäuften Kothmassen schlüpfriger, wodurch ihr Abgang per anum erleichtert wird. Sie wirken deshalb auch bei Einbringung in den Darm im Klystier gleich oder selbst stärker als bei Einführung durch den Mund. Hinsichtlich der übrigen Cathartica stimmen alle Beobachtungen darin überein, dass eine verstärkte peristaltische Bewegung dadurch resultirt, während die Frage, ob gleichzeitig vermehrte Darmsecretion und Transsudation die Folge ihrer Einwirkung ist, von dem Einen positiv, von den Andern negativ beantwortet ist. Nachdem Thiry zuerst das Auftreten von Transsudation oder vermehrter Secretion der Darmschleimhaut durch Abführmittel nach directen, später von M. Schiff bestätigten Versuchen an nach seiner Methode angelegten Darmfisteln geleugnet und damit die bisher völlig als feststehend erachtete Anschauung, welche von C. Schmidt in Parallele mit der Choleradiarrhoe besonders scharf ausgesprochen war, angegriffen, wies 1870 Radziejewski nach, dass in der chemischen Beschaffenheit der Stühle durchaus kein Grund zu der Annahme vorliegt, dass ein Uebergang aus dem Blute stattfand, indem dieselben die grösste Analogie mit dem normal in das Colon ascendens fliessenden Darminhalt zeigen. Die Entleerungen in letzteres erfolgen nach Radziejewski in normaler Weise ebenso rasch wie die Stuhlentleerungen nach Abfuhrmitteln, so dass im Dickdarm eine bedeutende Verlangsamung der Peristaltik stattfinden muss. Wird nun die Dickdarmperistaltik künstlich angeregt, so ensteht Diarrhoe, welche übrigens auch durch Vermehrung der Dünndarmperistaltik und selbst durch einen Reiz vom Magen aus resultiren kann. Die vermehrte Peristaltik bedingt selbstverständlich eine Hemmung der Resorption der in den Darm ergossenen Verdauungssäfte, welche somit in den Faces sich wieder finden. Nach Radziejewski's Versuchen enthalten die Darmentleerungen nach Abführmitteln vorwaltend unverdaute Stoffe (Muskelbündel) und die eigenthümlichen Producte der Darmabschnitte, so Galle (selten), ein saccharificirendes Ferment, Peptone, Leucin und Tyrosin, während die charakteristischen Eiweisskörper des Blutes (Globulin und Serumalbumin) fehlen. Ein sehr hoher Wassergehalt der Fäces fordert keinesweges die Annahme einer Transsudation aus dem Blute und ebensowenig der von C. Schmidt hervorgehobene Natrongehalt gewisser Stühle (z. B. nach Senna), weil die Steigerung der Peristaltik verhindert, dass der im normalen Zustande sehr reichlich ergossene Pancreas- und Darmsaft, in welchem Natriumsalze überwiegen, resorbirt wird; auch genügt die in der Norm vorhandene Menge beider zur Aufklärung des Wasser- und Natrongehaltes der Fäces und bedarf es nicht der Annahme einer abnormen Vermehrung. Den Unterschied in der Stärke der Wirkung der einzelnen Cathartica glaubte Radziejewski so präcisiren zu können, dass bei milden Abführmitteln der Magen in normaler Thätigkeit sich befindet, der Dünndarm dagegen in abnorm starker Bewegung, die besonders in den oberen Partien sich geltend macht, nach unten schwächer wird, Colon und Rectum wiederum in normaler Peristaltik, während durch starke Abführmittel ein Sistiren der Bewegungen des Magens und eine Reizung der Peristaltik des übrigen Tractus stattfindet.

Eine besondere Art der Wirkungsweise hat zuerst Poisseuille, später (1839) Liebig und Matteucci und neuerdings Rabuteau einer Gruppe von Abführmitteln, welche Verbindungen anorganischer oder organischer Säuren mit Kalium, Natrium oder Magnesium darstellen, den sog. salinischen Abführmitteln oder Mittelsalzen, zugeschrieben. Indem Poisseuille fand, dass Blutserum durch eine thierische Membran an eine Lösung von Natriumsulfat von grösserer Dichtigkeit Flüssigkeit abgiebt, gelangte er zu der sog. endosmotischen Theorie der Purgirwirkung dieser Salze, welche letztere darauf beruhen sollte, dass, wenn eine die Dichtigkeit des Blutserums übertreffende Salzlösung in den Darm gelangt, diese aus dem Blute Flüssigkeit anziehen muss, die den Wassergehalt der Excremente natürlich vermehrt. Diese Theorie hält vor der experimentellen Prüfung jedoch nicht völlig Stich. Zunächst ergiebt sich, dass die purgirende Wirkung des Glaubersalzes, Bittersalzes u. s. w. nicht von der Concentration der Lösung abhängig ist, sondern dass auch Lösungen von einer geringeren Dichtigkeit als der des Blutserums abführend wirken (Headland, Aubert, Buchheim und H. Wagner.). Es ist gleichgültig, mit wie viel Wasser das betreffende Salz eingeführt wird, wenn nur Ingestion einer solchen Menge stattfindet, die purgirende Effecte hervorbringen kann. Bei sehr kleinen Mengen scheint totale Resorption oder doch eine solche stattzuhaben, dass der zur Erzeugung stark gesteigerter Peristaltik nothwendige Reiz nicht mehr existirt; es wird dann das Salz vollständig durch den Harn, dessen Menge vermehrt werden kann, eliminirt. Diese Aufnahme und Ausscheidung findet jedoch sowohl aus concentrirten als aus sehr diluirten Lösungen statt und eine gewisse Menge des Salzes findet sich stets im Urin wieder, jedoch nicht so viel, dass diese für die Hervorrufung des Durchfalles ins Gewicht fiele. Werden die betreffenden Salzlösungen in das Blut direct eingeführt, so müsste, wenn die Poisseuille'sche Theorie richtig wäre, dadurch eine vermehrte Aufnahme von Darm- und Verdauungssäften bedingt werden und in Folge davon Trockenheit der Darmschleimhaut und fester Stuhl resultiren. Dies Resultat scheint allerdings nach den Untersuchungen von Buchheim und Wagner (1856), Donders, Rabuteau und anderer Forscher das gewöhnlichste zu sein, aber nicht constant, da Aubert (1852) beim Hunde gerade das Gegentheil, nämlich Purgiren nach Einspritzung von Glaubersalz eintreten sah und Luton und Vulpian der Subcutaninjection von Natriumsulfat entschiedenen purgirenden Effect vindiciren. Sind die in dieser Richtung erhaltenen Versuchsresultate somit nicht entscheidend, so ist dies auch der bereits erwähnte, von Schiff und Radziejewski bestätigte Versuch von Thiry nicht, wonach in einer abgeschnürten Darmschlinge bei Einführung von Glaubersalz in den Magen oder in die isolirte Darmschlinge keine Ausscheidung von Flüssigkeit in letzterer erfolgen soll. Diese würde jedenfalls am directesten gegen die endosmotische Theorie sprechen und die Aubert'sche Ansicht, dass auch bei den Mittelsalzen die vermehrte Peristaltik die Hauptsache sei, welche auch der Umstand stützt, dass Stoffe, wie Morphin und Opium, die die peristaltische Bewegung des Darmes hemmen, die Wirkung der laxirenden Salze zu verzögern im Stande sind, als plausibel erscheinen lassen. Indessen hat neuerdings Moreau (1877) nach Einbringung von 25% Magnesiumsulfatlösung in isolirte Darmschlingen eine höchst bedeutende Ansammlung von Flüssigkeit, welche mit der Dauer des Experiments und mit der Menge der injicirten Mittelsalzlösung wächst, constant beobachtet und sich dahin ausgesprochen, dass die früheren Experimentatoren diese Flüssigkeiten durch Ausfliessen aus dem Darme verloren hätten. Zu demselben Resultate ist auch Brieger bei Versuchen mit Magnesiumsulfat gekommen. Ist es hiernach nicht möglich, die Theorie der Abführwirkung von Neutralsalzen als abgeschlossen zu betrachten, in allen Fällen lässt sich die Poisseuille'sche Theorie nicht auf andere Laxantien oder Drastica anwenden, bei denen die Darmschlingen entweder leer und zusammengezogen oder wie beim Crotonöl prall mit blutigem Inhalte gefüllt, in ersterem Falle bei völlig intacter, in letzterem bei entzündeter Schleimhaut erscheinen.

Nach Buchheim spielt bei den betreffenden Stoffen das geringe Diffusionsvermögen eine ebenso grosse Rolle wie die Affection des Darmcanals, welche Ansicht ihr Autor darauf begründet, dass das rasch und in grösster Menge in das Blut übergehende Chlornatrium viel weniger purgirend wirke als das nur langsam resorbirbare Glaubersalz und andere verwandte Substanzen (Natriumphosphat, Magnesiumsulfat). Aber auch das Kochsalz erzeugt in grösserer Menge in den Darmcanal gebracht Durchfall und dasselbe ist bei anderen Stoffen mit starkem Diffusionsvermögen der Fall. Es scheint das Diffusionsvermögen nur in zweiter Linie in Frage zu kommen, insofern durch die daraus resultirende langsamere Resorption des Salzes durch das im Darm zurückbleibende Quantum desselben ein grösserer Reiz auf die Peristaltik ausgeübt werden kann. Immerhin ist es möglich, dass die Salze eine gewisse Menge des Wassers der Darmsäfte im Darmcanal zurückhalten, aber an eine Wasserentziehung aus den Darmhäuten und dem Blute dürfte nicht zu denken sein.

Headland vindicirt den Abführmitteln — mit Ausnahme weniger direct mechanisch die Darmschleimhaut reizender Substanzen, z. B. Weizenkleie — nicht locale, sondern entfernte Action, indem im oberen Theile des Darmcanals (Magen und Duodenum) Aufsaugung stattfinde, wobei nur ein kleiner Theil durch die Nieren eliminirt werden könne, wenn grössere Quantitäten eines Purgans ingerirt wurden, weshalb der grössere Theil wieder in die unteren Theile des Darmes abgegeben werde, woraus natürlich wässerige Stuhlentleerung resultire. Headland führt dafür Versuche an, wonach bei Hunden, die Magnesiumsulfat erhielten und in verschiedenen Intervallen getödtet wurden, im Darme sich nach einigen Stunden mehr Magnesia fand als $\frac{1}{2}$ Stunde nach dem Eingeben. Die Angabe Carpenters, wonach bei Unterbindung des Pylorus und darauf folgender Ingestion von Natrium sulfuricum Durchfall eintrete, hat Recke bei Versuchen mit Magnesiumsulfat nicht bestätigt gefunden.

Moreau betrachtet die Purgirwirkung (durch Magnesiumsulfat) als von Paralyse der Darmnerven abhängig, indem er ein analoges Verhalten isolirter Darmtheile nach Durchschneidung der Darmnerven eintreten sah. Die verstärkte Darmbewegung, welche offenbar das Wesentliche der Purgirwirkung im Allgemeinen bildet, haben wir wohl als reflectorisch aus Reizung der sensiblen Nerven des Darmes hervorgerufen aufzufassen. Betheiligt sind vor Allem die Meissner-Auerbach'schen Ganglienplexus, die sich vom Magen bis in den Dickdarm erstrecken, da diese allein Contractionen des ganzen Darmes auslösen, während die sonst noch für die Darmbewegung wichtigen Nervengebiete (Rückenmark, Sympathicus, Vagus) nur auf einzelne Darmabschnitte wirken. Auf Reizung der sensiblen Nerven beruhen auch die Kolikschmerzen, die sich meist auf das ganze Abdomen verbreiten und jeder einzelnen Stuhlentleerung vorauszugehen pflegen, bis Entfernung des Purgans stattgefunden hat. Als Grund derselben betrachtet man theils anhaltende Contractionen des Darmrohres, wie sie bei Thieren nach Laxanzen eintreten (Brieger), oder locale Irritation durch drastische Stoffe. Von besonderen chemischen Affinitäten, durch welche sich die irritirende Wirkung auf die Darmnerven erklären liesse, ist nichts bekannt. Manche organische Drastica sind Anhydride wie Jalapin und erfordern zu ihrer Lösung im Darme den Zutritt von Galle; andere sind Glyceride, wie Ricinus und Crotonöl, welche durch den alkalischen Darmsaft Veränderungen erfahren.

Die Anwendung der Abführmittel zu therapeutischen Zwecken ist eine verschiedene. Man bezweckt entweder im Darmcanal zurückgehaltene Kothmassen oder andere dort vorhandene Schädlichkeiten, wie Eingeweidewürmer (sowohl vor als nach ihrer Tödtung), Gifte, schwer verdauliche Speisen u. s. w. aus dem Darme fortzuschaffen, oder man will bestehende Tendenz zu langsamer Peristaltik (habituelle Obstruction) durch Anregung derselben beseitigen. In letzterer Beziehung muss man sich indessen vor unvorsichtigem und zu lange fortgesetztem Gebrauche der Cathartica hüten, weil auf die Steigerung der Peristaltik nach allen hiehergehörigen Mitteln, jedoch nicht in demselben Grade, ein Zeitraum der Abnahme derselben folgt.

Nach Einwirkung eines kräftigen Purgans folgt in den nächsten 24 St. gewöhnlich kein erneueter Stuhl, wenn nicht Reste des benutzten Abführmittels im Darme geblieben sind.

Weiter gebraucht man die Cathartica theils in der Absicht, um bei Hyperämieen andrer Organe (Gehirn, Nieren) ableitend, theils um auf den Stoffwechsel überhaupt und denjenigen bestimmter Organe einzuwirken, wozu besonders salinische Mineralwässer in Betracht kommen.

Ein Einfluss des längeren Gebrauches der Abführmittel auf den Stoffwechsel ist nicht in Abrede zu stellen. In erster Linie zeigen sich durch den fortwährenden Verlust an Verdauungssäften Störungen der Digestion, und da der Körper in Folge davon nicht im Stande ist, das eingeführte Nahrungsmaterial in normaler Weise zu assimiliren, Verwendung des im Körper abgelagerten Fettes und daraus resultirende Abmagerung, welche noch dadurch gemehrt wird, dass der längere Aufenthalt der nicht gehörig verdauten Nahrungsmittel im Magen und im Darme zu Appetitlosigkeit führt. Dass durch den Verlust an Wasser die Aufsaugung von Ergüssen, z. B. bei exsudativer Pleuritis, gefördert werden kann, liegt auf der Hand.

Es schliessen sich in ihrer Wirkungsweise den Cathartica die Brechmittel, Emetica, an, welche zum Theil sogar auch den Stuhlgang befördern und eine starke Beschleunigung der Dickdarmperistaltik bedingen, wo sie dann den Namen der Brechdurchfall erregenden Mittel, Emetocathartica, erhalten.

Die Mitbetheiligung des Darms bei der Einwirkung von Brechmitteln hat nichts Auffälliges, da physiologisch feststeht, dass Reizung der Magennerven auch reflectorisch Beschleunigung der Darmperistaltik bedingt und umgekehrt vom Dickdarm aus die Bewegung des Magens angeregt werden kann. Auch bei manchen Abführmitteln (Jalape, Senna) kommt es häufig vor Eintritt der Purgirwirkung zu Nausea und Erbrechen.

Für die meisten Brechmittel lässt sich das dadurch hervorgebrachte Erbrechen als ein reflectorischer Act nach Art der durch Kitzeln des Zäpfchens und der Rachenhöhle oder durch Speisenanhäufung im Magen hervorgerufenen Emese betrachten.

Durch neuere Untersuchungen über die Wirkung des Apomorphins ist jedoch ermittelt, dass nicht alle brechenerregenden Mittel blos durch locale Reizung der an die Oberfläche der Magenwandung bis zwischen die Cylinderzellen der Epithelialschicht tretenden peripherischen Endigungen des Vagus und von hier aus reflectorisch auf die dem Brechact vorstehenden Centren wirken, dass vielmehr wenigstens für das Apomorphin, welches keinen örtlichen Reiz der Magenschleimhaut bedingt und welches seine Einwirkung auch bei Einspritzung unter die Haut und zwar intensiver als vom Magen aus geltend macht, der Vomitus als eine Resorptionswirkung anzusehen ist. Mit Sicherheit kann die Wirkung derjenigen Brechmittel, welche, wie Zink- und Kupfervitriol, ätzende Wirkung besitzen, als locale (reflectorische) betrachtet werden. Wir sehen bei allen Verätzungen des Magens als constantes Symptom Erbrechen auftreten, und bei den erwähnten Substanzen bleibt die emetische Wirkung aus, wenn sie direct in das Blut gebracht werden. Zweifelhafter ist die Wirkung anderer Stoffe, welche, wie der Brechweinstein und das Alkaloid der Brechwurzel, keine Affinität zum Eiweiss besitzen, sondern nach Art der Epispastica eine Reizung der Berührungsfläche hervorrufen, welche auf der äusseren Haut sich durch das Auftreten gewisser Exantheme zu erkennen giebt. Indessen drängt a priori die Erfahrung, dass auch sämmtliche eigentlichen Epispastica, in übermässigen

Dosen verabreicht, ebenfalls zu Erbrechen führen, wie sie theilweise auch (z. B. der Senf) beim Volke Anwendung als Brechmittel finden, zu der Annahme, dass auch diese Stoffe local reizend und reflectorisch brechenerregend wirken. Dazu kommt noch, dass dieselben zwar auch ihre brechenerregende Wirkung entfalten können, wenn man sie direct in den Kreislauf einführt, dass es aber dann weit grösserer Mengen bedarf, als wenn sie in den Magen eingeführt wurden. Es wäre selbst hier immerhin möglich, dass vermöge Elimination des Brechmittels durch die Magenschleimhaut Reizung der peripheren Vagusendungen herbeigeführt würde. Gerade in Bezug auf diese Stoffe stehen sich physiologische Versuche verschiedener Autoren diametral gegenüber.

Von Apomorphin ist es völlig entschieden, dass dasselbe jenes von Gianuzzi als Brechcentrum bezeichnete, von L. Hermann mit dem Athemcentrum identificirte Centrum in der Medulla oblongata erregt, von welcher die Coordination der Bewegungen des Zwerchfells und der Bauchmuskeln abhängt, welche, wie wir seit den Untersuchungen Magendies wissen, als Hauptursache des Erbrechens erscheinen, zu denen allerdings gemäss den Untersuchungen von Budge Contraction des Pylorustheiles des Magens als drittes Moment hinzutritt. Die Bahn der Erregung vom Centrum zu den am Brechacte betheiligten Organen verläuft durch das Rückenmark bis zum sechsten Brustwirbel (Greve).

Mit der emetischen Wirkung verbindet sich in geringerem oder höherem Grade das Gefühl des Ekels oder der Nausea, d. h. eines Widerwillens gegen Speisen, welcher in der Regel eine Zeit lang vor der Emese eintritt und nach dem Aufhören des Erbrechens noch eine Zeit lang anhält. Durch angemessene Dosirung gewisser Emetica ist man im Stande, dieses Ekelgefühl für längere Dauer hervorzurufen, ohne dass Erbrechen eintritt, weshalb man diese Stoffe anch als Nauseosa bezeichnet hat.

Man sucht die Ursache des Ekels auf Ueberreizung der Magennerven durch übermässige Blutzufuhr zurückzuführen, wofür der Umstand spricht, dass gerade die irritirend, d. h. hyperämisirend auf die Magenschleimhaut wirkenden Brechmittel besonders stark nauseos wirken. Es würden sonach das Gefühl der Sättigung und der Uebersättigung (Ekel) nur verschiedene Grade desselben Processes im Magen darstellen.

Neben den örtlichen Effecten der Brechmittel beobachtet man verschiedene Veränderungen im Verhalten der Herzaction und der Athmung, welche mit der Brechwirkung im innigsten Zusammenhange stehen. Vom Beginne des Ekelstadiums bis zur Höhe des Erbrechens zeigt sich eine bedeutende Steigerung der Pulsfrequenz (Ackermann), nach Harnack ohne gleichzeitiges Steigen des Blutdrucks und in Folge einer Reizung herzbeschleunigender Nerven. In gleicher Weise wie der Puls nimmt auch die Respiration an Frequenz zu. Harnack hat in neuester Zeit den Satz aufgestellt, dass alle Brechmittel eine lähmende Wirkung auf die quergestreiften Muskeln bewirken, die sich für die meisten Emetica jedoch nur an der Froschmusculatur, bei den emetischen Metallsalzen auch am Muskel des Warmblüters zu erkennen giebt. Nach neueren Untersuchungen scheint diese Wirkung sowohl für Emetin (Podwissotzky) und Antimonialien (Soloweitschyk) als für Kupfer und Zink (Luchsinger und Szpilman) problematisch. Wäre sie vorhanden, so würde dadurch eine therapeutische Erfahrung aufgeklärt, wonach Muskeln, besonders willkürliche, aber auch glatte, z. B. der Uterus, wenn dieselben in erhöhter Spannung sich befinden, durch Darreichung von Brechweinstein oder Ipecacuanha in Erschlaffung zu bringen, oder wie man sich ausdrückt, zu relaxiren sind, weshalb man Emetica bei Krampfwehen, bei Gallensteinen und Nierensteinen in Anwendung brachte, um deren Durchgang zu erleichtern. Eine solche Relaxation der gesammten Musculatur beabsichtigt man auch, wenn man die betreffenden Mittel bei Wahnsinnigen und Tobsüchtigen anwendet, um einen erwarteten Wuthparoxysmus zu coupiren oder einen vorhandenen zu beseitigen. Constant tritt beim Menschen mit dem Ekel und zwar schon sehr frühzeitig Schweiss auf, zu dessen Erregung die Nauseosa ebenfalls in Gebrauch gezogen werden können, weshalb sie in den

Affectionen, wo wir schweisstreibende Mittel überhaupt verwerthen, therapeutisch benutzbar sind.

Es liegt auf der Hand, dass, wenn wir Nauseosa wiederholt so einwirken lassen, dass sie nicht Brechen erregen, sondern ein längere Zeit hindurch bestehender Widerwille gegen die Einfuhr von Nahrung entsteht, dadurch ein bedeutender Einfluss auf den Stoffwechsel ausgeübt werden muss, welcher sich in Abmagerung als der nothwendigen Folge der gleichbleibenden oder vermehrten Ausscheidung bei aufgehobener Nahrungszufuhr documentirt. Man hat das absichtlich durch solche Ekelkuren zu erreichen gesucht, in der Absicht, um übermässiger Fettproduction entgegenzuwirken oder um zu bewirken, dass pathologische Producte zur Aufsaugung und zum Verschwinden gebracht werden, oder auch um zu verhindern, dass pathologische Ablagerungen stattfinden. Diese Anwendung kann im Ganzen als verlassen bezeichnet werden, da sie durch Nahrungsbeschränkung und andere Curen ersetzt werden kann, die den Kranken vor den Unannehmlichkeiten einer permanenten Nausea bewahren.

Die Anwendung der Brechmittel ist jetzt eine viel geringere als früher, wo man sie meistens in der Absicht reichte, um durch den energischen Eingriff eine sog. Umstimmung des gesammten Körpers herbeizuführen. Man sah in den Emetica Vorbeugungsmittel gegen die verschiedensten acuten Krankheitsprocesse und glaubte, Typhus, Erysipelas u. a. durch ein im Anfange gereichtes Brechmittel coupiren zu können. Es dienen die Emetica jetzt vorzugsweise zur Entleerung des Magens, bisweilen auch des Oesophagus, von Stoffen, welche dort schädlich wirken können, z. B. verschluckten Gegenständen, in zu grosser Menge genossenen Speisen, besonders Giften. Die Muskelanstrengungen, welche der Brechact mit sich führt, und die tiefe Exspiration, welche der Contraction des Zwerchfells und der Bauchmuskeln folgt, während beim Beginne des Erbrechens eine starke Inspiration mit Verschluss der Glottis eintritt, können auch aus den Luftwegen angehäuften Schleim, Croupmembranen u. s. w. herausfördern, daher ihre häufige Anwendung in Respirationskrankheiten.

Im Gegensatze zu den Emetica stehen gewisse Arzneimittel, welche bei internem Gebrauche die Empfindlichkeit des Magens herabsetzen und dadurch nicht nur bestehende Schmerzen, sondern auch aus krankhaften Magenaffectionen resultirende Neigung zum Erbrechen beschränken. Man hat sie Sedantia oder Antemetica genannt. Diese Mittel fallen zum Theil zusammen mit solchen, welche die Peristaltik des Darmes hemmen und so, die den Cathartica entgegengesetzte Wirkung äussernd, verstopfend wirken.

Diese Hemmung der Peristaltik kann ebenfalls durch Herabsetzung der Sensibilität des Darmes zu Stande kommen, welche theils durch directe Wirkung auf die Nerven zu erzielen ist, theils dadurch, dass auf der Schleimhautoberfläche eine schützende Decke gebildet wird, durch welche die Schleimhaut selbst vor dem Einflusse der auf die Peristaltik beschleunigend einwirkenden Massen des Darminhaltes behütet wird. So erklärt sich die günstige Wirkung schleimiger Stoffe, auch wohl die mancher pulverförmiger Stoffe, wie Bismutum subnitricum, gegen Diarrhöe. Eine solche schützende Decke kann auch gebildet werden durch eine Veränderung des auf der Schleimhaut befindlichen Secrets durch chemische Einwirkung von Substanzen, welche mit eiweissartigen Stoffen unlösliche Verbindungen einzugehen im Stande sind, und welche somit von chemischem Gesichtspunkte aus sich an die Caustica anschliessen, von denen einzelne in der That, wenn sie in kleinen Mengen und in diluirter Form gereicht werden, z B. Argentum nitricum, genau dieselbe Wirkung haben. Für einzelne Substanzen (Cotoïn, Paracotoïn) fehlt bis jetzt jede Erklärung ihrer stopfenden Wirkung.

Alle diarrhöevermindernde Medicamente kann man unter dem Namen der **stopfenden Mittel**, **Obstruentia** oder **Styptica**, zusammenfassen. Von diesen gehören die auf chemischem Wege wirkenden vorzugsweise einer Abtheilung von Medicamenten an, die man als **zusammenziehende Mittel** oder **Adstringentia** bezeichnet. Die Wirkung der Adstringentia beschränkt sich übrigens nicht auf die die Oberfläche der Schleimhaut bedeckenden Schichten, sondern dieselbe geht tiefer. Werden dieselben in grossen Mengen und in concentrirter Form angewendet, so sind sie im Stande, in die Gewebe selbst einzudringen und dort ihre Affinitäten geltend zu machen, indem sie nach Art der Caustica Verätzung hervorrufen. Bei etwas geringeren Mengen tritt keine derartige zu partiellem Absterben führende Veränderung ein, es geben sich indess an den Schleimhäuten functionelle Störungen kund, welche auf chemische Alterationen hinweisen. So entsteht im Munde herber Geschmack und eigenthümliche Empfindung von Zusammenziehung und Trockenheit, die wohl auf Wasserentziehung zu deuten ist; in Zunge und Rachen das Gefühl einer gewissen Steifigkeit, das auf stattfindende Schrumpfung der obersten Schichten oder auf Affection der Muskeln, in welche die adstringirende Substanz auf endosmotischem Wege gelangt ist, zu beziehen ist, welche letzteren bei dem Contact mit Gerbsäure z. B. sich nicht mehr zu der dem lebenden Muskel proportionirten Länge ausdehnen, aber sich stärker als dieser verkürzen (Lewin), und deren galvanische Reizbarkeit vermindert sein soll (Hennig). Man vindicirt den Adstringentien auch in medicinalen Dosen das Vermögen, auf die unterliegenden Partien contrahirend zu wirken, doch ist dies z. B. im Darme sehr unwahrscheinlich, da dessen Oberfläche hinlängliche Mengen Schleim darbietet, durch welche das angewendete Medicament schon vorher gebunden werden kann. Verminderung der Masse der Fäces findet nicht durch dieselben statt, dagegen sind dieselben trockener und härter als gewöhnlich.

Werden adstringirende Stoffe auf eine entzündete Schleimhaut oder eine Geschwürsfläche gebracht, welche starke Hyperämie darbietet, so stellt sich ein Blasserwerden der Fläche ein, während auf gesunden Stellen keine Veränderung der Färbung stattfindet. Auch eine Verengerung der Gefässe in der Froschschwimmhaut ist für die Mehrzahl der Adstringentien nicht erwiesen.

<small>Nach Rosenstirn (1876) wirken von den gebräuchlicheren Adstringentien nur Silbernitrat und Bleiacetat wirklich gefässverengend, ohne gleichzeitig zu coaguliren, Eisensesquichlorid nur in coagulirenden Mengen contrahirend, während Alaun keine nennenswerthe Veränderung des Gefässlumens bedingt und Gerbsäure geradezu erweiternd wirkt.</small>

Man benutzt die adstringirenden Mittel örtlich besonders bei Entzündung der zugängigen Schleimhäute mit stark vermehrter Absonderung, bei Ulcerationen, die denselben Charakter zeigen, immer um die Secretion zu beschränken oder, wie man auch sagen kann, um austrocknend zu wirken, weshalb man die fraglichen Substanzen auch als **Exsiccantia** bezeichnet. Diese Wirkung und auch die eigenthümliche Beeinflussung der Muskelelasticität (bei Gerbsäure nach Lewin) kann sich indessen auch äussern, nachdem die Adstringentien in das Blut aufgenommen sind, allerdings, da dadurch eine starke Verdünnung des Mittels eintritt, in weit geringerem Grade als bei localer Application. Immerhin aber sind einzelne Adstringentia sehr viel in Gebrauch, um die Secretionen entfernter Organe zu beschränken.

Die Affinität zum Eiweiss befähigt die Adstringentien, beim Contact mit blutenden Gefässen einen Verschluss der Oeffnung durch Bildung eines Propfes herbeizuführen, weshalb sie zum Stillen von Blutungen vortheilhaft zu benutzen sind. Sie stellen deshalb ein wichtiges Contingent zu den **blutstillenden Mitteln, Styptica** oder **Haemostatica**, zu denen übrigens noch andere, ausschliesslich entfernte Wirkungen besitzende Medicamente, welche entweder die Gerinnbarkeit des Blutes vermehren (Kreosot) oder eine Zusammenziehung der Gefässmusculatur durch Nerveneinfluss herbeiführen, zählen. Auch bei entfernten Blutungen braucht man die Adstringentien, doch ist bei der geringen Menge, welche den Ort der Blutung wirklich erreicht, die Heilwirkung minder ausgesprochen.

Als **entfernte Wirkung der Medicamente** tritt uns zunächst diejenige auf das Blut, mit welchen die resorbirten Substanzen im Organismus circuliren, entgegen. Wir müssen leider gestehen, dass das über diese Veränderungen Sichergestellte verhältnissmässig sehr dürftig ist, da die Methoden des experimentellen Nachweises derselben an vielen Fehlerquellen kranken. Sicher werden von den Blutbestandtheilen die **rothen Blutkörperchen** vorzugsweise afficirt. Dass an diesen eine Reihe chemischer Alterationen vor sich gehen können, ist besonders durch toxikologische Untersuchungen ausser Frage gestellt, wie auch schon früher Versuche über die Einwirkung verschiedener Substanzen auf Blutkörperchen ausserhalb des Organismus dies wahrscheinlich machten. Aber es muss bei der Erwägung dieser Versuche stets im Auge behalten werden, dass die Verhältnisse der Mengen bei toxikologischer und pharmakologischer Verwendung einer Substanz ganz verschiedene sind und so die bei toxikologischen Versuchen gefundenen Blutkörperchenveränderungen nicht auch bei therapeutischer Anwendung zu resultiren brauchen. Ja selbst bei Vergiftung mit gewissen Substanzen finden wir nicht die Blutkörperchenveränderungen, welche diese Stoffe bei dem Zusammenbringen ausserhalb des Organismus bedingen.

So bringt die Durchleitung von Schwefelwasserstoffgas durch defibrinirtes Blut andere spektroskopische Phaenomene hervor als sich im Blute eines mit dem genannten Gase vergifteten Thieres constatiren lassen. Viele ausserhalb des Organismus constatirte Form- und Farbenveränderungen der rothen Blutkörperchen durch Salze u. s. w. sind offenbar auf Veränderungen des Blutkörpercheninhaltes in Folge endosmotischer Vorgänge zu beziehen, welche sich im lebenden Organismus bei der enormen Elasticität der rothen Blutkörperchen leicht ausgleichen können und so, selbst wenn sie wirklich im Organismus aufgetreten waren, doch nur vorübergehende sind, bei Prüfung des Blutes nicht auffindbar sein können. Man weiss, dass Aether, Chloroform und andere Stoffe im Stande sind, wie Wasser bei directem Contact mit Blut das Stroma der Blutkörperchen aufzulösen und den Farbstoff in das Serum austreten zu lassen; aber selbst bei tödtlichen Vergiftungen mit den betreffenden Stoffen gelingt es nicht, die Zerstörung der Blutkörperchen darzuthun, noch weniger bei ihrer Anwendung als Anaesthetica. Würden diese Stoffe eine solche Auflösung sämmtlicher oder nur eines grossen Theiles der Blutkörperchen im Organismus zu Wege bringen, so wäre ihre Anwendung als Medicament damit selbstverständlich ausgeschlossen. Der eclatanteste Beweis für das Auftreten von Blutkörperchenauflösung im lebenden Organismus wird durch die Fälle von Hamoglobinurie geliefert, welche nach gewissen Vergiftungen, z. B. mit Arsenwasserstoffgas, oder selbst nach dem übertriebenen Gebrauche gewisser Medicamente, z. B. Kalium chloricum oder Pyrogallussäure, beobachtet werden. Sowohl der aufgelöste Blutfarbstoff als die Stromata der zerstörten Blutkörperchen gelangen in die Nieren und ersterer theils unverändert, theils nach zuvoriger Metamorphose in Methämoglobin und Hämatin, in den Harn, wo dessen spectroskopischer Nachweis gelingt, während Blutkörperchen mikroskopisch in dem rothbraunen oder braunschwarzen Urin nicht aufgefunden werden können. Die Blutkörperchenstromata können in solchen Fällen geradezu eine Verstopfung der Harncanälchen bedingen.

Dass aber auch bei medicamentösen Gaben Blutkörperchenveränderungen resultiren können, hat Manassein durch Untersuchungen über die Dimensionen der Blutkörperchen unter dem Einflusse verschiedener Arzneimittel nachgewiesen, wo Chinin, Alkohol und Blausäure vergrössernd, Morphin verkleinernd auf die rothen Blutkörperchen wirken.

Auch die weissen Blutkörperchen erleiden durch gewisse Stoffe Veränderungen. Durch Chinin, Bebeerin u. a. Substanzen kann bei verhältnissmässig geringem Zusatze zu Blut die amöboide Bewegung derselben gehemmt und aufgehoben werden. Nach grösseren zeigt auch der Protoplasmainhalt Alterationen. (Binz.)

Bis zu welchem Grade diese Veränderungen auch im Organismus durch medicinale Gaben zu erzielen sind, steht dahin; doch hat die Thatsache, dass bei Entzündung massenhafte Auswanderung von weissen Blutkörperchen in das Gewebe stattfinde, Veranlassung zu Versuchen von Binz u. A. gegeben, ob nicht Chinin zur Beseitigung von Entzündungen durch Tödtung der weissen Blutkörperchen zu verwenden sei, wie man auch schon früher bei inflammatorischen Processen und neuerdings bei Leukämie (Mosler) das Mittel verwerthet hat.

Offenbar nimmt auch das Blutplasma an den durch gewisse Medicamente bedingten Veränderungen Antheil. So sind z. B. Kreosot, Galle u. s. w. im Stande, die Gerinnungsfähigkeit des Blutes zu steigern, während Kohlensaure und (nach Versuchen ausserhalb des Körpers) andere schwache Säuren, Alkalien und alkalische Salze die Gerinnung verzögern. Ob dabei die fibrinogene oder die fibrinoplastische Substanz verändert wird, ist bisher nicht klargelegt. Eine Veränderung des Blutplasma bedingen auch die Säuren, indem sie demselben alkalische Basen entziehen, wobei sogar das im Organismus vorhandene Ammoniak gebunden wird (Hallervorden, Walter).

Die Bedeutung des normalen Verhaltens des Blutes für die Ernährung der einzelnen Organe ist so in die Augen fallend, dass es klar ist, wie erhebliche Veränderung desselben auch in mannigfachster Weise auf die einzelnen Theile des Organismus influiren kann. So kommt es, dass manche Erscheinungen auf Rechnung der veränderten Blutbeschaffenheit zu setzen sind, die man auf Ergriffensein eines bestimmten Systems zu deuten geneigt ist, und dass wir auch durch Mittel, welche auf das Blut wirken, im Stande sind, auf Nervenaffectionen günstig einzuwirken, wenn diese aus abnormer Blutbeschaffenheit resultiren.

So ist es, um ein Beispiel aus der Toxikologie anzuführen, wahrscheinlich, dass die nervösen Erscheinungen, der Sopor u. s. w., bei der Vergiftung mit Kohlenoxyd (Kohlendunst) Folge der veränderten Beschaffenheit der Blutkörperchen sind, indem das Kohlenoxyd den Sauerstoff austreibt und sich mit dem Hämoglobin verbindet, wodurch die rothen Blutkörperchen zeitweise ausser Stand gesetzt werden, ihre Functionen als Sauerstoffträger zu erfüllen. Man darf jedoch aus diesem einen Beispiele nicht schliessen, dass alle Substanzen, welche das Hämoglobin bei Zusammenbringen mit Blut verändern, was man bekanntlich durch spektroskopische Untersuchungen ermittelt, auf das Blut deleter wirkende Substanzen (Blutgifte) seien, nicht aber auf das Nervensystem als Nervengifte influiren, wie z. B. die tetanischen Krämpfe nach Nitroglycerin, das, ausserhalb des Organismus mit Blut in Contact gebracht, Hämoglobin verändert, deshalb nicht ohne Weiteres von Blutvergiftung abgeleitet werden dürfen. Als ein Beispiel für den günstigen Einfluss von Stoffen, welche auf das Blut wirken, bei Nervenleiden citiren wir nur die häufigen Heilungen von Neuralgien anämischer Personen durch bessere Ernährung, Eisen u. s. w.

Veränderungen des Blutes, seien es durch pathologische Zustände bedingte, seien es durch Arzneimittel hervorgerufene, müssen nothwendig auf den gesammten Ernährungszustand zurückwirken. So ist es denn leicht erklärlich, dass Mittel, denen eine Wirkung auf das Blut zukommt oder denen man eine solche zuschreibt, Mittel, welche wir im Allgemeinen als Haematica, Blutmittel, bezeichnen können, nicht allein bei wirklich constatirten Blutkrankheiten, sondern besonders bei solchen Allgemeinaffectionen in Anwendung gezogen werden, bei denen eine pathologische Blutveränderung als Ursache vermuthet wird, bei den sog. Dyskrasien und Diathesen. Bei den wirklich erwiesenen Bluterkrankungen kann es sich um eine Verminderung gewisser normaler Blutbestandtheile, z. B. des Eisens bei Chlorose, oder um eine Vermehrung derselben, z. B. der weissen Blutkörperchen bei Leukämie, handeln und es kann also entweder die Frage sein, einen normalen Blutbestandtheil in erhöhter Menge in das Blut einzuführen oder andererseits die im Uebermasse vorhandenen Blutbestandtheile fortzuschaffen. Der letzteren Indication glaubt man auch bei der Anwendung von Arzneimitteln gegen Dyskrasien und Diathesen genügen zu müssen, wobei man ihre Wirkung darin sucht, dass sie eine Materies peccans aus dem Blute entfernen, die man als Ursache der Allgemeinaffection ansieht und für deren Vorhandensein man beweisende Experimente nur bei einzelnen (wie bei der Syphilis durch die experimentell festgestellte Uebertragung durch Impfungen mit Blut) hat. Offenbar aber wirken die meisten der sog. Haematica nicht allein auf das Blut, sondern auch auf die Gewebe selbst ein und scheint es sogar nach neueren Untersuchungen, als ob die Wirkung auf das Blut die untergeordnetere sei.

Im Allgemeinen kann man, wenn man die Wirkung der sog. Haematica bei Gesunden und Kranken verfolgt, zwei Kategorien derselben statuiren. Die einen heben bei längerem Gebrauche die gesunkene Ernährung und beseitigen bestehende Schwächezustände, die anderen setzen dagegen bei fortgesetzter Anwendung die Ernährung und damit die Körperkraft herab. Erstere nennen wir deshalb zweckmässig Plastica oder Euplastica, letztere Antiplastica oder Dysplastica, und weil gerade letztere vorzugsweise bei den sog. Dyskrasien und Diathesen ihre Anwendung finden und als durch Zerstörung einer Materies peccans wirkend angesehen werden, auch Antidyscratica oder Catalytica. Weniger passend ist für erstere die Bezeichnung Tonica (Roborantia), am unpassendsten die für letztere die sehr allgemein gebräuchliche umstimmende Mittel, Alterantia (Metasyncritica), und auflösende Mittel, Resolventia.

Nach dieser Anschauung sollte man die Bezeichnung Plastica auf die als Medicamente gebrauchten Nahrungsmittel und die den Nahrungsmitteln analogen Substanzen, d. i. also auf die im Blute oder in den Geweben normal vorhandenen Substanzen, welche bei gewissen Affectionen vermindert sein können, beschränken. Es steht dann nichts im Wege, sie geradezu als Nahrungsmittel, Nutrientia, zu bezeichnen, mit denen sie im Wesentlichen zusammenfallen. Liebig hat diesen Begriff sogar noch mehr eingeengt, indem er den Ausdruck plastische Nahrungsmittel den von ihm als respiratorische Mittel bezeichneten Kohlehydraten und Fetten gegenüberstellte. Liebig nahm an, dass die Eiweissstoffe allein dazu bestimmt seien, die Verluste zu ersetzen, welche die Organe unter dem Einflusse ihrer Thätigkeit an stickstoffhaltigem Material erleiden, somit auch nur allein den Namen plastische Nahrungsmittel verdienten, während die Fette und Kohlehydrate sich nur an der Wärmeerzeugung betheiligten. Eine solche Scheidung ist insofern unrichtig als auch das dem Körper zugeführte Eiweiss an der Verbrennung participirt und als wir durch Vermehrung der Kohlehydrate und Fette in der Nahrung die Verbrennung der stickstoffhaltigen Substanzen verringern und so eine Ersparniss an dem eigentlichen plastischen Nahrungsmaterial herbeiführen können.

Bei allen hiehergehörigen Substanzen ist es, wenn sie auf die Vermehrung eines in zu geringer Menge vorhandenen Blutbestandtheils wirken sollen, nicht mit der einmaligen gesteigerten Zufuhr gethan. Es handelt sich um ihre Fixirung, die ihre Schwierigkeiten haben muss, da die hiehergehörigen unorganischen Substanzen zum Theil, wie das Kochsalz, Organodecursoren sind, welche rasch wieder ausgeschieden werden, ohne im Blute auf längere Zeit gebunden zu werden. Höchstens kann, wie Buchheim hervorhebt, eine durch vorübergehende Ursache entstandene unbedeutende Veränderung der Blutmischung, z. B. Wasserarmuth nach reichlichen Schweissen, durch einfaches Trinken von Wasser behoben werden. Es bedarf somit einer längern Zureichung und gleichzeitig auch der Unterstützung durch diätetische Massregeln.

Man kann die Plastica auch als Plastica directa den bereits besprochenen Digestiva und Stomachica, die dann als Plastica indirecta zu bezeichnen wären, entgegenstellen. Bekanntlich complicirt sich sehr häufig Sinken des Ernährungszustandes mit Organleiden oder geht aus letzterem hervor, und so können wir manchmal durch Haematica nichts ausrichten, während wir durch local auf gewisse Organe wirkende Mittel das Grundübel heilen können, worauf die fehlerhafte Blutmischung unter normaler Zufuhr von Nahrungsmitteln von selbst geheilt wird. Einen hervorragenden Rang nehmen hier selbstverständlich Krankheiten der Verdauungsorgane ein, und da die hier in Frage stehenden Leiden (Anämie, Hypinose) fast immer in Connex mit Verdauungsstörungen stehen, welche durch Stomachica und Digestiva beseitigt werden können, indem sie die Aufnahme der normalen oder vielleicht einer vermehrten Menge von wirklichen Nahrungsmitteln ermöglichen, so lag es nahe, die verdauungsbefördernden Mittel auch mit diesen zu vereinigen, was meistens mittelst der Bezeichnung Tonica geschah.

Diesen letzteren Ausdruck können wir, wenn man ihn auf die beiden Gruppen beschränkt, nicht für so verwerflich halten, wie Manche thun, indem bei gleichbleibenden Verhältnissen unter Einwirkung der Plastica directa und indirecta mit der Körperfülle und Gewichtszunahme auch eine grössere und erhöhete Leistungsfähigkeit der Musculatur herbeigeführt wird, so dass man also berechtigt ist, von einer dauernden Steigerung des Tonus zu reden. Der Fehler des Ausdrucks liegt darin, dass man ihn nicht auf die betreffenden Abtheilungen der Mittel beschränkte. In der Zeit, wo man den Ausdruck erfand und den Tonus als einen Ausfluss der Lebenskraft ansah, identificirte man die Tonica häufig mit den weiter unten zu berührenden Analeptica und Excitantia. Etymologisch würde nichts dawider zu erinnern sein, die direct oder durch Vermittlung des Nervensystems auf die Musculatur oder auf einen bestimmten Muskel, z. B. das Herz, contrahirend wirkenden Stoffe, wie Strychnin, Helleboreïn, Digitalin, als Tonica zu bezeichnen, wie man die durch giftige Dosen derselben hervorgebrachten Krämpfe tonische nennt. Da die betreffende Benennung somit je nach dem Ermessen des Einzelnen viele heterogene Substanzen umschliesst (wie z. B. neuestens Brunton alle auf die Function der Muskeln, Nerven, Circulation und Digestion kräftigend wirkenden Substanzen unter den Begriff der Tonica subsumirt), ist es jedenfalls besser, dieselbe zu meiden.

Als eine besondere Gruppe der Plastica kann man dann noch solche Substanzen ansehen, welche, ohne selbst Nahrungsmittel zu sein oder ohne die Aufnahme von Nahrungsmaterial durch die Beseitigung von Verdauungsstörungen zu ermöglichen, den Verbrauch von Nahrungsmaterial im Organismus beschränken. Man kann diese Stoffe, welche sich an die Respirationsmittel insofern schliessen, als durch diese eine Ersparung von eiweisshaltigem Nahrungsmaterial möglich ist, Sparmittel (Medicamens d'épargne oder Antidéperditeurs der Franzosen) nennen. Die Lehre von denselben liegt übrigens noch sehr im Argen und erst Untersuchungen von H. v. Boeck haben über diesen Punkt einiges Licht verbreitet. Es ergiebt sich daraus, dass in der That Stoffe existiren, welche die Eiweisszersetzung im Organismus beschränken, dass aber der Umfang dieser Eiweissersparniss ein sehr geringer ist. Nach Boeck ist die Wirkung dieser Stoffe nicht sowohl auf das Blut als auf das Organeiweiss gerichtet. Die betreffenden Versuche sind nach der Methode von Voit durch Bestimmung des Stickstoffgehaltes im Urin während des Hungers bei Stickstoffgleichgewicht angestellt, welches in der That z. B. durch Chinin wohl herabgemindert wurde. Diese Versuche gründen sich auf frühere Ermittelungen von Voit u. A., dass die sämmtlichen stickstoffhaltigen Endproducte der Eiweissverdauung ausschliesslich durch den Urin den Körper verlassen und dass die Eiweisszersetzung nicht quantitativ der Gesammteiweissmenge des Körpers, sondern nur der Menge des am meisten von der Nahrung abstammenden Eiweiss entspricht, welches Voit als circulirendes Eiweiss in Gegensatz zu dem Organeiweiss, das im Körper festere, weniger leicht zerstörbare Verbindungen eingegangen sei, stellt. Nach H. von Boecks Versuchen scheint es nun allerdings, als ob die Zersetzung des circulirenden Eiweisses überhaupt nur in sehr geringer Weise beeinflusst werde und Boeck selbst ist der Ansicht, dass die Wirkung dieser Art Tonica in anderer Weise erklärt werden müsse, da die Ersparniss nur einen solchen Verlust decke, wie er durch einfache Vermehrung der Nahrung leicht ausgeglichen werden könne. Immerhin aber dürfen wir derartige Stoffe, welche, wie das Chinin, neben ihrer Eigenschaft, abnorme Gährungsvorgänge im Magen zu hindern, und dadurch auch vermehrte Zufuhr von Peptonen zu ermöglichen, noch diejenige besitzen, eine wenn nur geringe Verminderung der Eiweisszersetzung zu bedingen, als Plastica zu bezeichnen berechtigt sein. Auch ist in Fällen, wo die Aufnahme von Nahrung wegen bestehender Digestionsstörung eine unter der Norm stehende ist, ein die Eiweisszersetzung, wenn auch nur in geringem Grade, beschränkendes Mittel immerhin nicht ohne Werth.

Es ist übrigens nicht unwahrscheinlich, dass manche der als Sparmittel bezeichneten Substanzen durch Regelung der Verdauungsthätigkeit plastisch wirken und dass sich dadurch der Umstand erklärt, dass manche sog. Antideperditoria auch im Stande sind, unter gewissen Umständen als Antiplastica zu wirken, so dass also selbst zwischen den anscheinend so total verschiedenen Classen der Plastica und Antiplastica Uebergänge stattfinden, wovon arsenige Säure und Jodkalium prägnante Beispiele abgeben. Selbst das mächtigste aller Antidyscratica, das Quecksilber, scheint unter gewissen Verhältnissen plastisch wirken und Vermehrung des Körpergewichts und Zunahme der Zahl der rothen Blutkörperchen bedingen zu können. In manchen Fällen, z. B. bei der Coca, hat man vorübergehende Abstumpfung des Hungergefühls auf nervösem Wege für eine Verringerung des Nahrungsbedürfnisses angesehen und sie so fälschlich für Sparmittel gehalten. Boeck lässt es dahin gestellt sein, ob nicht andere Theile des Stoffwechsels als der Eiweissumsatz durch derartige Medicamens d'épargne (wie andererseits auch durch Antiplastica) verändert würden, wofür indess bis jetzt nur die Angabe von Bretschneider und Stürzwage, dass Arsen die Ausscheidung von Kohlensäure vermindert, spricht.

Die Bezeichnung Alterantia ist eine sehr schlechte, denn in Wirklichkeit sind alle Medicamente Alterantia, weil sie insgesammt Veränderungen bedingen. Man hat darunter ebenfalls eine Masse ungleich wirkender Stoffe zusammengeworfen, die nur in ihrer Anwendung gegen bestimmte Krankheiten, die man in einer Veränderung des Blutes begründet ansieht, ein Bindemittel besassen. Man rechnete dahin zunächst solche Substanzen, welche auf die Ausscheidungsorgane in einer hervorragenden Weise wirkten, besonders eine Vermehrung des Schweisses oder des Urins bedingten. Man meinte, dass diese im Stande seien, die Materies peccans, wie man sich ausdrückte, zu eliminiren. Solche Stoffe gehören unzweifelhaft nicht zu den direct blutverändernden Stoffen, und die blutreinigende Wirkung dieser bei Syphilis und Hautkrankheiten viel gebrauchten Mittel, wie Sarsaparilla, Guajak u. a., auf die Fortschaffung der Materies peccans zurückzuführen, kann heutzutage Niemandem mehr in den Sinn kommen.

Die in den betreffenden ausschliesslich vegetabilischen Drogen enthaltenen Stoffe sind Organodecursoren oder werden rasch verändert, wirken aber nicht in entschiedener Weise auf die Blutkörperchen oder das Blutserum ein. Anders ist dies mit gewissen unorganischen, vorzüglich metallischen Stoffen, wie Quecksilber, die in Verbindung mit Eiweiss im Blute circuliren und denen ein veränderner Einfluss auf die Blutkörperchen nicht abzusprechen ist. Von diesen könnte man eher vermuthen, dass sie das Blut wesentlich verändern und in Folge davon die Ernährung und den Stoffwechsel im Ganzen und in einzelnen Organen herabsetzen. Man glaubte eine derartige Wirkung um so mehr in den betreffenden Medicamenten annehmen zu dürfen, als die Entziehung von Nahrungsmitteln (Hungercuren) zu demselben Endresultat führt und immer als Unterstützungsmittel alterirender Curen gebraucht wurde.

Für diese Action der in Frage stehenden Metallmittel spricht in ziemlich auffallender Weise das Verhalten gewisser toxischer Substanzen im Organismus. Man hat zuerst beim Phosphor, später bei einer grossen Anzahl anderer Stoffe gefunden, dass die Gewebsbestandtheile sich in eigenthümlicher Weise verändern, so zwar, dass an Stelle des ursprünglichen Zelleninhaltes mehr oder minder rasch Fett tritt, ein Verhalten, welches man als fettige Degeneration bezeichnet hat. Diese wurde zuerst an den Leberzellen, deren Verfettung durch den chronischen Genuss von Spirituosen längst bekannt war, später auch an den Nieren und der Musculatur nachgewiesen. Munk und Leyden haben zuerst darauf aufmerksam gemacht, dass alle Substanzen, welche eine Auflösung der rothen Blutkörperchen bei Zusammenbringen mit Blut zu bewirken im Stande sind, auch bei Vergiftung derartige fettige Degeneration zu veranlassen vermögen, und dieser Satz ist durch mannigfache Untersuchungen mit den verschiedensten Stoffen bestätigt.

Neuerdings hat nun Bauer bei der Phosphorvergiftung die Eiweisszersetzung in der oben erwähnten Voit'schen Weise geprüft und ist dabei zu dem Ergebnisse gelangt, dass dabei eine sehr erheblich vermehrte Stickstoffausscheidung im Urine stattfindet, welche im Maximum das Dreifache der früheren Ausscheidung betrug. Diese am hungernden Hunde angestellten Versuche, bei welchem sich die fettige Degeneration der Leber im hohen Grade vorfand, machen es wahrscheinlich, dass diese Fettablagerung in bestimmten Organen nicht auf einer Versetzung des Fettes vom Unterhautbindegewebe u s w. beruht, sondern das dasselbe direct aus dem Eiweiss abstammt.

Sind nun aber auch derartige Stoffwechselveränderungen bei toxischen Gaben diverser Substanzen in hohem Grade vorhanden, so hat doch andererseits von Boeck constatirt, dass bei medicinalen Dosen der empirisch als Antidyscratica ersten Ranges festgestellten Stoffe, namentlich des Quecksilbers, keine namhafte Vermehrung der Stickstoffausscheidung resultire. Ueberhaupt ist nach von Boeck die Veränderung des Stickstoffwechsels durch die bekannten Alterantien so unbedeutend, dass man die auf den Stoffwechsel gerichteten Effecte derselben durch Beschränkung der Nahrung allein erzielen kann. Durch die am intensivsten wirkende Cur (Wassertrinken) wird nach den Untersuchungen von

Genth höchstens eine Mehrausgabe von 15% zu Wege gebracht, welchen Effect man eben so leicht durch Veränderung der Quantität und Qualität der eingeführten Nahrung erreichen könnte. Wir sehen somit, dass diese Erklärungsweise der Wirkung eine sehr wenig Vertrauen erweckende ist.

Offenbar hat man unter der Bezeichnung der Alterantien eine grosse Zahl von Mitteln vereinigt, welche eine völlig verschiedene Action auf den Organismus ausüben. Es ist daher die Forderung, die alte Classe in mehrere neue zu sondern, vollkommen gerechtfertigt. Headland hat zuerst die Alterantia in verschiedene Abtheilungen, nach den Krankheitsprocessen, in welchen sie zur Anwendung gelangen, zerlegt. Er unterscheidet dabei Antisyphilitica, Antiscrophulosa, Antarthritica, Antiscorbutica, Anticonvulsiva und Antisquamosa. Aber selbst in diesen einzelnen Abtheilungen wirken die verschiedenen dazu gerechneten Mittel verschieden. Ein grosser Theil der Unklarheiten liegt offenbar darin, dass wir über das Wesen der Krankheiten, gegen welche die betreffenden Alterantien angewendet werden, noch keineswegs genügend unterrichtet sind. Möglicherweise handelt es sich um die Wirkung auf organisirte oder nicht organisirte Fermente, über welche sich das Nähere noch unserer Kenntniss entzieht.

Der Ausdruck Resolventia hat seinen Ursprung darin, dass unter dem Gebrauche einzelner hiehergehöriger Mittel pathologische Ablagerungen und Anschwellungen allmälig verschwinden. Wie dies geschieht, ist eine noch unbeantwortete Frage. Von einer directen besonderen Wirkung auf diese Ablagerungen kann, soweit es sich nicht um gewisse Salze bei Arthritis u. s. w. handelt, nicht die Rede sein. Im Allgemeinen nahm man bei den meisten Fällen an, dass die veränderten Verhältnisse des Stoffwechsels die Ursache der erhöheten Aufsaugung seien. Indessen muss nach den oben erwähnten Untersuchungen von H. v. Boeck diese Hypothese aufgegeben werden.

Zu den Alterantien stellt man gewöhnlich eine Abtheilung von Medicamenten, deren hauptsächliche Wirkung in Herabsetzung der abnorm gesteigerten Körperwärme in fieberhaften Zuständen besteht. Man fasst diese fieberwidrigen Substanzen, welche zumeist auch eine Herabsetzung der Frequenz des Pulses zu Wege bringen, unter dem Namen der Antipyretica zusammen. Wir besitzen in denselben sehr wirksame Hülfsmittel bei den verschiedensten mit Fieber einhergehenden pathologischen Affectionen, sowohl zymotischen Krankheiten (Typhus, Puerperalfieber, Variola, Scarlatina, Masern, Erysipelas, Rheumatismus acutus) als auch bei Entzündungen wichtiger Organe, z. B. Pneumonie, Pericarditis, Peritonitis u. a. m., wobei sie geradezu lebensrettend wirken können, insofern längere Zeit hindurch anhaltende hochgesteigerte Verbrennung Ursache des Todes an sich sein kann. Alle antipyretischen Mittel zeigen ihre Wirksamkeit in der Regel viel weniger bei normalem Verhalten der Temperatur oder geringeren Graden von Fieber als bei sehr hohen Temperaturen.

Während dieselben bei Nichtfiebernden höchstens eine Abnahme der Körperwärme um einige Zehntelgrade bewirken, findet oft bei Temperaturen von 39—40° ein Sinken um mehrere Grade statt. Offenbar ist die Wirkung einer nicht unbeträchtlichen Anzahl dieser Antipyretica darin zu suchen, dass dadurch eine directe Beeinträchtigung chemischer, Wärme frei machender Vorgänge in Säften und Geweben herbeigeführt wird. Dies scheint besonders für die betreffende Wirkung des Chinins, der Salicylsäure und des Alkohols nachgewiesen, von denen constatirt ist, dass sie einerseits auch die nach plötzlichem Tode auftretende Temperatursteigerung aufzuhalten im Stande sind, welche Wirkung von anderen vitalen Vorgängen abhängig nicht gedacht werden kann (Bouvier, Wood), andrerseits oxydirende Processe des Protoplasma hemmen (Binz). Offenbar können aber bei anderen Medicamenten — und theilweise selbst bei den genannten Antipyretica — andere Momente in Betracht kommen, auf denen die Wärmeveränderung beruht. Eine directe Abgabe von Wärme seitens der Körperoberfläche in der Weise, wie sie z. B. das Eintauchen des Körpers in Flüssigkeiten von einer Temperatur bedingt, welche die des Körpers um mehrere Grade untergeht, findet ein Analogon in solchen Mitteln, welche Erweiterung der peripherischen Gefässe neben Vermehrung der Schweisssecretion herbeiführen. In der That sehen wir bei längerem Gebrauche von Kalisalpeter, bei Veratrin und Brechweinstein eine derartige Gefässerweiterung an der Oberfläche in der Form der sogenannten Cyanose. Nach einzelnen Mitteln treten auch Schweisse auf, deren Hervorrufung in leichten febrilen Anfällen (Erkältungen) für sich zur Beseitigung genügen kann. Andere Antipyretica, z. B. Säuren, scheinen indess geradezu beschränkend auf die Schweissabsonderung zu wirken. Dagegen ist die Annahme eines besonderen Einflusses auf sog. thermische Nerven und moderirende Centra in keiner Weise erwiesen und chemische und katalytische Einwirkung auf pyretogene Agentien, welche bei der gährungs- und fäulnisshemmenden Action vieler hiehergehörigen Stoffe zu vermuthen nahe liegt, sind ebenfalls rein hypothetisch und geradezu unwahrscheinlich, da durch die sog. Antipyretica am wenigsten bei solchen Fiebern erreicht wird, wo die Temperaturerhöhung durch die Aufnahme septischer Stoffe, wie bei Puerperalfieber, Erysipelas, Pyämie bedingt ist. Offenbar aber kann eine erschlaffende Wirkung auf die Musculatur für einzelne, z. B. Veratrin nicht in Abrede gestellt werden, vielmehr drängt sich dieselbe als Hauptsymptom der Wirkung des genannten Stoffes so sehr in den Vordergrund, dass man auf den Umstand, dass gerade in den Muskeln der grösste Theil des Stoffumsatzes und der Oxydationsprocesse statthat, Gewicht legen muss. Dass die meisten Antipyretica auch auf das Herz wirken, wurde oben angedeutet und erhellt aus dem mit dem Temperaturabfalle meist sich verbindenden Herabgehen des Pulses. In wie weit jedoch das Verhalten der Herzthätigkeit und namentlich des Blutdruckes mit der Abnahme der Temperatur im Zusammenhange steht, darüber lässt sich um so weniger ein bestimmtes Urtheil abgeben, als die Physiologie bis jetzt eine feststehende Basis für diesen Zusammenhang nicht gefunden hat. Die Arbeiten von Heidenhain, wonach Verlangsamung des Blutstromes in Folge von vermindertem Wärmeverluste an der Oberfläche Steigen der Körpertemperatur bedingt, lässt sich kaum mit den Erfahrungen über Digitalis u. a. am Krankenbette vereinigen. Jedenfalls ist bei vielen Antipyretica die Wirkung auf das Herz später zu beobachten als diejenige auf die Temperatur. Dass der Blutdruck sich bei Anwendung verschiedener Dosen eines antipyretischen Mittels höchst different verhalten kann, während die Temperatur sinkt, ist z. B. beim Chinin erwiesen. Dass übrigens manche zu den Antipyretica zählende Stoffe in febrilen Affectionen einen günstigen Einfluss noch auf andere Weise wie durch Herabsetzung der Temperatur äussern, lehren die organischen Säuren, welche den im Fieber gesteigerten Durst zu löschen vermögen.

Einzelne Antipyretica wie das Chinin, aber auch manche Stoffe wie Piperin, bei denen ein Einfluss auf die Fiebertemperatur im Allgemeinen bisher nicht constatirt ist, besitzen in ausgeprägter Weise die Eigenschaft, Fieberanfälle zu beseitigen, welche in bestimmten, durch fieberfreie Zwischenräume getrennten Zeiten auftreten. Ihre Wirksamkeit giebt sich indess nicht allein bei derartigen, das Wechselfieber (Intermittens) charakterisirenden febrilen Paroxysmen zu erkennen, sondern bei vielen fieberlosen Affectionen, z. B. Neuralgien, welche bestimmten Typus darbieten. Man kann sie deshalb als **Antitypica (Antityposa)** oder **Antiperiodica** zusammenfassen. Ueber den Grund ihrer Wirkung befinden wir uns noch völlig im Unklaren.

Man führt die betreffenden Krankheiten allgemein auf Malaria zurück, wobei man entweder die Aufnahme eines hypothetischen, als Sumpfgift oder Malariagift bezeichneten chemischen Agens oder diejenige von organisirten Bildungen in den Organismus annahm. Da nun das hauptsächlichste Antitypicum, das Chinin, als energisches Gift auf mikroskopische, thierische Organismen wirkt und zum Theil wenigstens hierdurch das Auftreten von Fäulniss ausserhalb des Organismus hemmt, lag es nahe, in der Vernichtung jener neuerdings wiederholt angeblich unter dem Mikroskope gesehenen Gebilde den Grund der antitypischen Wirksamkeit im Allgemeinen zu vermuthen. Es ist jedoch eine analoge Action bei den übrigen Antitypica nicht vorhanden oder nicht nachgewiesen. Da bei der Mehrzahl der fraglichen Affectionen die Milz in Mitleidenschaft gezogen ist, wie sich ja beim Wechselfieber constant eine Vergrösserung derselben findet, und da manche hierher gehörenden Medicamente nachweisbar verkleinernd auf das Organ wirken, sind Einzelne geneigt gewesen, die antitypische Wirksamkeit von dem letzteren Umstande abhängig zu machen. Aber auch diese Ansicht hält nicht Stich, da einerseits nicht bei allen typischen Krankheiten Milzanschwellung existirt und andererseits manche nicht zu den Antitypica gehörige Medicamente eine Abschwellung der Milz bedingen können. Bernatzik glaubt den Einfluss, welchen das Chinin auf die Reflexthätigkeit besitzt, bei der coupirenden Wirkung desselben auf Fieberanfälle wesentlich betheiligt, da der Frostanfall des Fiebers als Reflex im Gebiete der Haut und Gefässmusculatur erschiene; damit ist die antitypische Action bei afebrilen Affectionen aber nicht erklärt.

Mit der Herabsetzung der Fiebertemperatur bei inflammatorischen Krankheiten macht sich keineswegs immer ein besonderer Einfluss auf den örtlichen Process geltend, wie man früher vielfach annahm. Der Begriff Antipyretica deckt somit nicht den der entzündungswidrigen Mittel, Antiphlogistica, unter welche man übrigens, wenn man alle zur Verhütung oder Beseitigung von Entzündung angewendeten Mittel als Antiphlogistica bezeichnen wollte, die sämmtlichen Antiseptica einreihen müsste. Aber selbst wenn man die directen entzündungswidrigen Mittel allein berücksichtigt, ergeben sich differente Auffassungen ihrer Wirksamkeit nach den jeweiligen theoretischen Anschauungen über Entzündung.

Zu der Zeit, wo man das letztere als den Ausdruck einer besonderen Blutbeschaffenheit betrachtete, die sich durch eine Vermehrung des Faserstoffs charakterisiren und durch die sog. Crusta phlogistica zu erkennen geben sollte, suchte man die durch Erfahrung am Krankenbette festgestellte günstige Wirkung z. B. der Mercurialien, der Antimonialien, des Kalisalpeters, auf eine Einwirkung auf den Blutfaserstoff zurückzuführen. Diese Anschauung fand in älteren Blutanalysen Stütze. Becquerel wollte bei Entzündungen den Fibringehalt des Blutes um das Doppelte verändert gefunden haben. Richardson, Thudichum und Barker wollten unter längerem Gebrauche von Antimonialien eine wässrige Blutbeschaffenheit und insbesondere eine bedeutende Abnahme des Faserstoffs gefunden haben. Wright gab an, dass unter dem Gebrauche von Quecksilbermitteln das Blut $1/3$ seines Faserstoffs, $1/7$ seines Eiweiss und $1/6$ und mehr seiner rothen Blutkörperchen einbüsse, woneben noch fötide Zersetzungsproducte auftreten sollten. Diese Analysen sind der Wiederholung sehr bedürftig, und wenn sie völlig exact wären, würde es sich doch fragen, ob eine directe Wirkung auf das Blut oder eine indirecte Veränderung desselben durch Störungen anderer Organe, namentlich der Digestionsorgane, vorliegt. Die früher so oft übertriebene Anwendung des Aderlasses als Antiphlogisticum hatte in derselben Grundanschauung von einer Verminderung der Plasticität des Blutes ihre Wurzel. In neuester Zeit, wo man nach Cohnheim's Entdeckung der Auswanderung weisser Blutkörperchen aus den Gefässen bei Entzündungsprocessen den Leukocyten einen wesentlichen Antheil an letzteren zugesteht, hat man die Aufmerksamkeit auf solche Mittel gelenkt, welche, wie das Chinin, die weissen Blutkörperchen zu tödten im Stande sind (Binz). Obschon die Frage einer vollkommenen Ertödtung der Leukocyten durch Chinin und analoge Mittel, wie sie von verschiedenen Seiten aufgeworfen wurde, natürlich negirt werden muss, da eine solche mit dem Bestehen des Lebens nicht in Einklang zu bringen sein würde, ist doch andererseits nicht zu bezweifeln, dass die weissen Blutkörperchen in ihrer Bewegung durch medicinale Dosen bestimmter Mittel wesentlich beeinträchtigt werden und dass dadurch eine Beschränkung der Zahl der Leukocyten in Entzündungsherden stattfinden kann. Die Möglichkeit, mit diesen Substanzen bei gewissen entzündlichen Affectionen Günstiges wirken zu können, scheint durch Erfahrungen englischer Aerzte über den Nutzen des Chinins bei Augenentzündungen sicher gestützt. Uebrigens muss man im Auge behalten, dass der Begriff der Entzündung ein keinesweges völlig abgegrenzter ist und dass zwischen der Abscessbildung einerseits und der Entwicklung der Lebercirrhose andererseits, welche sich in den Rahmen der „Ernährungsstörung" eingefügt zu werden gefallen lassen müssen, ausserordentlich grosse Differenzen sich darbieten.

Der gesammte antiphlogistische Heilapparat besteht übrigens keinesweges aus Anwendung innerer Mittel und allgemeiner Blutentziehung, vielmehr kommen, da, wo die Anwendung örtlicher Mittel möglich ist, diese vorwaltend in Betracht. Dieselben haben namentlich den Zweck, eine Beschränkung der Blutzufuhr zu den entzündeten Theilen zu veranlassen, was theils durch directe örtliche Entziehung von Blut durch Blutegel und Schröpfköpfe, theils durch Anwendung adstringirender Mittel und der wie diese wirkenden Kälte geschieht. Bei letzterer ist auch die topische Beschränkung der bei erhöheter Temperatur mit grösserer Energie vor sich gehenden Oxydationsvorgänge für die Erklärung der Wirkung zu verwerthen. Es ist in hohem Grade wahrscheinlich, dass auch die Action mancher entzündungswidriger innerer Mittel im Zusammenhange mit einer Einwirkung auf die Gefässe einerseits und auf die Blutbewegung andererseits steht.

Dass die Gefässe durch die in das Blut gelangten Medicamente sehr leicht Veränderungen erleiden können, lässt sich nicht verkennen, da ja die Berührung der betreffenden Substanzen mit den Gefässwandungen während der Circulation und während des Durchtrittes bei der Abgabe derselben an die verschiedenen Organe eine verhältnissmässig lange ist. In der That kommen ja auch besonders bei der toxischen Einwirkung gewisser Stoffe anatomisch nachweisbare Structurveränderungen der Gefässwandungen vor.

So bildet sich unter dem Einflusse des chronischen Genusses von Alkohol die unter dem Namen des atheromatösen Processes bekannte Degeneration, und es ist nicht unwahrscheinlich, dass die bei der acuten Phosphorvergiftung vorkommenden Blutaustretungen ihren Grund ebenso sehr in Veränderungen der Gefasswände, an denen man wiederholt die Anfänge einer fettigen Degeneration gefunden haben will, als in einer Alteration der Blutbeschaffenheit haben. Bei der Arsenikvergiftung haben Einzelne entzündliche Veränderungen der Aorta constatirt.

Bei Anwendung von Medicamenten bezweckt man nun freilich niemals derartige Structurveränderungen der Arterien und Venen. Dagegen sucht man häufig functionelle Veränderungen hervorzurufen. Schon bei der Besprechung der Adstringentien haben wir hervorgehoben, dass die Wirkung einzelner derselben wahrscheinlich zum Theil in Erhöhung des Tonus der Gefässmuskeln besteht, wodurch Zusammenziehung der Gefässwände und Verengerung ihres Lumens resultirt. In ähnlicher Weise scheinen manche Stoffe, welche nicht zu den eigentlichen Adstringentien gerechnet werden, z. B. Mutterkorn, zu wirken, welches bei längerer Zuführung in toxischen Dosen Erscheinungen hervorruft, die geradezu auf einen dauernden Verschluss grösserer Arterienstämme hinweisen.

Die Erscheinungen des durch den Genuss mutterkornhaltigen Brodes hervorgerufenen Ergotismus lassen sich kaum anders wie durch Beeinträchtigung des Kreislaufes in Folge von Gefässcontraction deuten. Die Veränderungen der Empfindung, die dabei namentlich in Handen und Füssen auftreten und welche der bei uns häufigeren Form der chronischen Mutterkornvergiftung den Namen Kriebelkrankheit zugezogen haben, stehen damit ohne Zweifel in Verbindung. Noch auffallender tritt eine solche Wirkung in denjenigen Fällen hervor, wo neben diesen Störungen der Innervation auch Ernährungsstörungen in Folge des gehemmten Blutzuflusses zur Erscheinung kommen. So sind auch bei unsern Ergotismusepidemien wiederholt Fälle beobachtet, wo an den vom Centrum entferntesten Körpertheilen Brandblasen auftreten. In Frankreich sind unter dem Einflusse des Mutterkorns Epidemien vorgekommen, wo es nicht allein zur Bildung einzelner Brandblasen, sondern zur brandigen Abstossung von Fingern, Zehen, ja selbst von Händen, Füssen, Unterschenkeln und Vorderarmen kam. Diese sog. Gangrène des Solognais bildet ein Seitenstück zu dem aus der Pathologie bekannten Altersbrande, welcher ja ebenfalls auf einer dem Blutzufluss hemmenden Affection der Arterien beruht.

Es lässt sich nicht verkennen, dass durch Anwendung solcher Contraction der zuführenden Gefässe bedingender Medicamente entfernte Blutungen gestillt werden können, indem die Pfropfbildung an den in ihrer Continuität gestörten Gefässen befördert wird. Es bilden somit die in dieser Weise wirkenden Substanzen, auch wenn sie nicht direct Coagulation des Blutes herbeiführen, wirksame Haemostatica, die man in der That bei Hämorrhagien entfernter Organe mit Nutzen verwendet. Man hat auch versucht, dieselben bei krankhaften Erweiterungen von Arterien und Venen (Aneurysmen und Varicen) zu benutzen.

Hier war man besonders bestrebt, eine directe locale Wirkung auf die erweiterten Stellen selbst, z. B. durch subcutane Injection von Ergotinlösung, zu bewirken. Die Möglichkeit, an den betreffenden Säcken durch Einwirkung auf die Gefässmuskeln active Contraction zu veranlassen, fehlt indessen häufig, da meistens an den erweiterten Stellen die Muscularis zum grössten Theile verschwunden ist. Es ist daher nicht unwahrscheinlich, dass, wo Schrumpfung von Aneurysmen nach Subcutaninjection von Ergotinlösung in die Nähe derselben erfolgt, diese ihren Grund in Einwirkung auf die übrigen Gefässhäute durch den localen Reiz der Injectionsflüssigkeit hat. Der Umstand, dass Alkohol, gewöhnlich das Vehikel der zu injicirenden activen Substanz, für sich ausreicht, um durch Bildung von Narbengewebe derartige Ektasien zu beseitigen (C. Schwalbe), giebt dieser Anschauung bedeutende Stütze, immerhin aber ist denkbar, dass entfernte Wirkung der eigentlichen activen Substanz auf die Gefässmusculatur im Allgemeinen bei den Heileffecten mit im Spiele ist.

Nicht unwahrscheinlich lässt sich die günstige Wirkung mancher Medicamente auf katarrhalische Entzündungen entfernter Schleimhäute, welche mit profuser Secretion von Schleim verbunden sind, aus analoger contrahirender Wirkung auf die Gefässe erklären. Man hat solche Mittel, insoweit sie nicht mit dem Secrete selbst chemische Verbindungen einzugehen im Stande sind und deshalb zu den eigentlichen Adstringentia nicht gerechnet werden können, mit dem Namen Balsamica belegt, der eine gewisse Berechtigung auch vom chemischen Standpunkte aus besitzt, insofern eine Anzahl der hieher gehörenden Medicamente wirkliche Balsame, d. h. Lösungen von Harzen in ätherischen Oelen, sind. Zweckmässiger erscheint die Benennung austrocknende Mittel, Exsiccantia.

Man war früher allgemein der Ansicht, dass die in Rede stehenden Substanzen eine sog. Eliminationswirkung zeigten, indem sie bei ihrer Ausscheidung durch gewisse Schleimhäute in einer bisher unerklärten Weise modificirend auf das Verhalten der Schleimhäute wirkten. Man glaubte, dass z. B. die Heilung von Blennorrhoe der Urethra nach dem Gebrauche von Copaivabalsam oder Cubeben durch die Imprägnation des Urins mit den durch die Nieren ausgeschiedenen wirksamen Bestandtheilen dieser Drogen zu Stande komme. Indessen haben Versuche Bernatziks die Irrigkeit dieser Anschauung dargethan, und da die fraglichen Stoffe einen contrahirenden Einfluss auf die Gefässmuskeln ausüben, liegt die Annahme nahe, dass durch die Beschränkung der Exsudation in Folge der Gefässzusammenziehung Verminderung der Secretion bedingt werde.

Man hat auch durch einen Einfluss auf die Gefässmusculatur die Heilung gewisser Nervenaffectionen erklären wollen, welche man in Abhängigkeit von bestehenden temporären Hyperämien beschränkter Partien der Nervencentra ableitete. Mit solchen ist namentlich die Epilepsie in Beziehung gesetzt, und vorzugsweise französische Autoren haben die empirisch festgestellten günstigen Effecte des Bromkaliums und der Belladonna auf Beseitigung eines abnormen Zustandes der Gefässwandungen des Gehirnes zurückgeführt. Uebrigens ist ja auch Anämie des Gehirns oder bestimmter Gehirnpartien im Stande, epileptiforme Krämpfe zu bewirken, und es kann also Fälle geben, wo die betreffenden Mittel eher contraindicirt als indicirt sind.

Gegenüber der durch Mutterkorn und andere Substanzen hervorgerufenen Gefässcontraction steht die durch andere Stoffe zu Stande kommende Erweiterung. Die Existenz wirklicher, durch Erschlaffung der Gefässwand bedingter Erweiterung ist durch toxikologische Erfahrung dargethan.

So ist eine eigenthümliche Verlängerung und ein geschlängelter Verlauf der Gefässe in der Schädelhöhle nach Kohlenoxydvergiftung nachgewiesen. Mit Gefässerweiterung stehen auch die eigenthümlichen, manchmal mit Scharlach verglichenen, Färbungen der Haut und auch der sichtbaren Schleimhäute, wie sie Belladonna, Stechapfel und Bilsenkraut selbst in medicamentösen Dosen bedingen, offenbar im Zusammenhange. Noch ausgesprochener zeigt sich die periphere Gefässerweiterung in Fällen, wo zugleich das Centralorgan des Gefässsystems in einem Schwächezustande sich befindet, so dass die Blutbewegung und namentlich der Blutdruck besonders beeinträchtigt erscheint. Indem in solchen Fällen das Blut nur mit Schwierigkeit aus den entfernten Theilen zum Herzen zurückkehrt, stagnirt dasselbe in ersterem und bildet bei gleichzeitiger Beschränkung der Oxydation des Blutes Farbenveränderungen der äusseren Haut, welche wir als Lividität oder in ausgesprochenen Fällen als Cyanose bezeichnen. Hier fragt es sich indessen, ob nicht die Gefässerweiterung eine rein passive ist und ob nicht das Herz als der ausschliesslich betroffene Theil zu betrachten ist.

Bei allen die Gefässe verengenden und erweiternden Substanzen ist übrigens keineswegs die Gefässmusculatur primär ergriffen, vielmehr die Action theils durch die peripheren Gefässnerven, theils durch das Gefässnervencentrum vermittelt.

Eine ausschliesslich auf die peripheren Gefässnerven gerichtete Action scheint verhältnissmässig selten vorzukommen. Rosenstirn vindicirt dem Tannin eine dilatirende Wirkung auf die Gefässmuskeln oder auf die peripherischen Gefässnerven, da die Wirkung auch nach Abtrennung der Nerven vom Centrum erfolge. Von Vielen wird nach Vorgang von Brunton die Wirkung des Amylnitrits, durch dessen Einathmung sofort intensive Röthung des Gesichts und der oberen Körperpartie resultirt, auf Paralyse der peripheren vasomotorischen Nerven bezogen, während Andere auch diesem Stoffe einen vorzugsweise centralen Wirkungskreis zuweisen. Einwirkung auf das vasomotorische Centrum ist bei einer Reihe von Medicamenten durch physiologische Versuche nachgewiesen worden. So wirken namentlich verschiedene aetherische Oele, Terpenthinöl, Rosmarinöl, zuerst erregend, später herabsetzend auf das vasomotorische Centrum (H. Köhler). Strychnin wirkt vorzugsweise erregend auf dasselbe (Brunton), Atropin nach Bezold und Bloebaum herabsetzend u. a. m. Bei vielen Stoffen fällt die Wirkung verschieden aus, je nachdem grössere oder geringere Mengen zur Anwendung kommen, so dass z. B. eine bei kleinen Dosen auftretende Erregung bei grösseren nicht wahrgenommen wird, z. B. bei einigen Bitterstoffen (Köhler).

Die Wirkung auf die Vasomotoren lässt sich therapeutisch in verschiedener Richtung nutzbar machen. Stoffe, welche Erweiterung der Gefässe und damit Abnahme des Blutdrucks bedingen, kommen insbesondere bei Krankheitszuständen, welche auf arteriellem Gefässkrampfe und davon abhängiger materieller Anämie des Gehirns und anderer Nervengebiete in Anwendung, z. B. Amylnitrit bei angiospastischer Migraine, Bleikolik und anderen angiospastischen Neurosen. Von besonderer therapeutischer Bedeutung ist die Steigerung des Blutdrucks durch verschiedene Medicamente, theils durch Beeinflussung gewisser Secretionen (Diurese, Magensaft), theils durch Verhinderung excessiver Ausschwitzung aus den Gefässen bei gleichzeitiger Steigerung der Absorption, wodurch derartig wirkende Stoffe geradezu als Plastica indirecta wirken können.

Köhler wollte die tonisirende Action der Bitterstoffe auf die nach kleinen Dosen derselben eintretende Blutdrucksteigerung beziehen, doch wirken verschiedene Amara, z. B. Salicin, nicht auf den Blutdruck.

Eine nicht unbedeutende Anzahl von Stoffen, welche auf das vasomotorische Centrum einen Einfluss ausüben, verändert auch die Thätigkeit eines Organs, dessen Verhalten gegen verschiedene Stoffe gerade in neuester Zeit vielfach studiert wurde, nämlich des Herzens.

Wenn wir uns auch keinesweges rühmen können, dass die fraglichen Verhältnisse für alle auf das Herz wirkenden Substanzen zur Genüge erforscht und mit Sicherheit festgestellt sind, so ist doch so viel mit Sicherheit erkannt, dass bei den meisten recht complicirte Wirkungen vorkommen. Es ist von vorn herein einleuchtend, dass der Einfluss derselben nicht allein direct auf den Herzmuskel gerichtet zu sein braucht, sondern dass die Veränderungen in der Function desselben aus primären Einflüssen auf dessen Innervation resultiren können. Diese Innervation ist nun eine so complicirte, wie wir sie kaum bei einem anderen Organe finden. Indem die Herzbewegung ausser von den im Organe selbst belegenen, die rhythmische Zusammenziehung bedingenden, ganliösen nervösen Bewegungscentren noch von dem einerseits vom Nervus vagus, andererseits aus Hals- und oberstem Brusttheile des Grenzstranges des Sympathicus stammenden Herznervengeflechte abhängt, indem die Herzcontraction das Facit zweier ganz entgegengesetzter nervöser Einflüsse ist, deren einer, vom Vagus ausgehend, verlangsamend und hemmend (Hemmungsnerven), deren anderer dagegen, zum Theil vom Sympathicus, beschleunigend wirkt, indem ferner jeder einzelne Theil dieser Herzinnervation in verschiedener Weise betroffen werden kann und indem eine einzelne Substanz im Stande ist, auf differente Nervenpartien in verschiedener Richtung einzuwirken und in verschiedenen Mengen zugeführt, verschiedene Zustände entweder des hemmenden oder des beschleunigenden Herznervensystems zu bedingen: sind Bedingungen gegeben, welche den Grund des Eintrittes gewisser Veränderungen in der Herzbewegung nur mit der grössten Schwierigkeit auffinden lassen. Es ist klar, dass z. B. Reizung des beschleunigenden Herznervensystems in der nämlichen Weise wirken wird wie Lähmung des Vagus, d. i. accelerirend, während andererseits Reizung des Vagus ebenso gut verlangsamend auf die Herzbewegung wirken wird wie Lähmung der beschleunigenden Nerven, und dass in solchem Falle der physiologische Versuch allein den Ausschlag zu geben im Stande ist. Die Verhältnisse werden dadurch noch verwickelter, dass der Vagus sowohl central als in seinen peripherischen Endigungen erregt oder herabgesetzt werden kann und zur Hervorrufung der Herzverlangsamung durch den Vagus nicht einmal eine directe Wirkung auf den Vagus nöthig ist, dass vielmehr, wie der Stillstand des Herzens durch mechanische Reizung der Baucheingeweide (Splanchnici) in dem bekannten Goltz'schen Kopfversuche, durch Reizung der verschiedensten sensiblen Nerven (Ludwig und Lovén), z. B. des Trigeminus bei Inhalation irritirender Dämpfe, und selbst durch Reizung des Halsstranges des Sympathicus (Bernstein) beweist, auch reflectorisch eine Erregung des Vaguscentrums herbeigeführt werden kann. So kann auch Steigerung des arteriellen und intracardialen Blutdruckes reflectorisch Verlangsamung der Herzcontraction bedingen und die Erscheinungen am Herzen somit Folge der Contraction von Arterien entfernter Körpertheile sein. Dazu kommt endlich noch als erschwerendes Moment, dass bei verschiedenen Thieren die Verhältnisse der Innervation des Herzens sich different verhalten. Diese verschiedenen Complicationen, zusammengenommen mit der Schwierigkeit der Untersuchung selbst, erklären die Thatsache, dass auf keinem Gebiete der experimentellen Pharmakologie so bedeutend divergirende Resultate erhalten sind als in Bezug auf die das Herz influirenden Mittel. Ein Glück ist es für den Therapeuten, dass die feineren Verhältnisse der Wirkung auf das Herz für ihn nur einen untergeordneten Werth besitzen, weil es ihm in der Regel bloss darauf ankommt, gewisse Effecte auf das Herz auszuüben, ohne sich darum zu kümmern, durch welchen Nerveneinfluss dieselbe vermittelt wird.

Von besonderem Interesse für den Arzt ist es, dass er im Stande ist, durch gewisse Mittel die Arbeitsleistung des Herzens zu vermehren. Dies kann entweder so geschehen, dass die Zahl der Herzschläge in einer gegebenen Zeiteinheit sich vermehrt, oder dass jede Leistung des einzelnen Herzschlages eine Steigerung erfährt. Das erstere (vielleicht auch gleichzeitig das letztere) ist für den Campher gültig (O. Heubner) und dürfte bei einer grossen Anzahl von Stoffen der Fall sein, welche man von Alters her unter dem Namen der erregenden Mittel, Excitantia, oder auch geradezu der herzstärkenden Mittel, Cardiaca, zusammengefasst hat, wie Moschus, Ammoniakalien, Wein, Kalisalze. Das zweite ist die Wirkung von Digitalin, Helleboreïn und Muscarin, bei welchen Volumszunahme der einzelnen Herzpulsationen neben Verlangsamung der Contractionen und Steigerung des mittleren Blutdrucks (Williams) als auffälligste Wirkung hervortritt. Alle diese Wirkungen sind aber keine bleibenden, sondern vorübergehend und an die Zuführung bestimmter Menge der in Rede stehenden Stoffe gebunden. Dauert die Steigerung der Arbeit, sei es durch Excitantien, sei es durch Digitalis, längere Zeit an, so kann eine Ermüdung und Erschöpfung erfolgen und an Stelle der erhöheten Arbeitsleistung tritt eine Verminderung derselben und schliesslich sogar ein vollständiges Cessiren derselben ein. Dasselbe kann der Fall sein, wenn zu grosse Mengen auf einmal in das Blut gelangen, wo dann der in kurzer Zeit vorübergehenden Erregung eine Depression folgt.

Im Gegensatze hierzu stehen gewisse Mittel, nach denen Depression der Herzthätigkeit entweder unmittelbar oder nach einer unbedeutenden und äusserst rasch vorübergehenden Steigerung eintritt. Derartige Stoffe können bei Zuführung in grösseren Mengen starke Schwächung der Herzaction und selbst Lähmung, namentlich wo bereits eine Verminderung der Energie des Herzschlages in Folge von krankhafter Beschaffenheit des Herzmuskels existirt, herbeiführen.

In dieser Weise erklären sich viele der plötzlichen Todesfälle, welche unter der Einwirkung des Chloroforms beim Anaesthesiren beobachtet werden und wobei die Lähmung offenbar den Herzmuskel selbst betrifft, der in Bezug auf seine Beeinflussung durch verschiedene Substanzen sich eng an die übrigen quergestreiften Muskeln anschliesst. Dieselben Stoffe, welche ermüdend auf die willkürlichen Muskeln wirken, haben auch auf den Herzmuskel eine analoge Action. Milchsäure und milchsaure Salze, Gallensäuren, Kalisalze, Kohlensäure u. s. w. wirken auf beide in gleicher Weise lähmend. Auch die weiter unten zu erwähnenden eigenthümlichen Veränderungen der Contraction, wie sie Veratrin und einige andere Substanzen hervorrufen, sind von Böhm am Herzmuskel nachgewiesen und finden dieselbe Erklärung.

Die eigenthümliche Starre, welche Chloroform, Chloralhydrat und andere Anaesthetica in willkürlichen Muskeln durch Coagulation des Myosins bedingen, tritt auch am Herzen hervor. Die nach Art des Digitalins gleichzeitig erregend auf den Vagus und verändernd auf den Herzmuskel wirkenden Stoffe, wie Helleboreïn, Antiarin, welchen man den Namen Herzgifte beigelegt hat, der natürlich auch den directen Deprimentia der Herzthätigkeit gegeben werden kann, verändern offenbar die Elasticität des Herzmuskels.

Die Excitantien kommen medicinisch besonders in Anwendung, wenn das Herz selbst eine plötzliche oder allmälige Schwächung seiner Arbeitsleistung erfährt. Ersteres ist der Fall bei Ohnmacht (Syncope), weshalb diesen Mitteln auch die Benennung der be- lebenden Mittel, Analeptica, zu Theil geworden ist. Letzteres ist der Fall in dem unter dem Namen des Collapsus bekannten Zustande, wie sich solcher in Folge von Verletzungen oder gewissen Vergiftungen oder im Verlaufe von acuten Krankheiten entwickelt und durch Kleinheit des Pulses, Lividität und Kälte der Haut zu erkennen giebt.

Stoffe, welche die Arbeitsleistung des Herzens erhöhen und zugleich die Frequenz des Herzschlages herabsetzen, können zunächst bei gewissen Leiden des Herzens selbst Verwendung finden, wo die Energie der gewöhnlichen Contraction nicht ausreicht, um gewisse der Blutcirculation gesetzte Hindernisse zu überwinden. Man ahmt in ihrer Anwendung in manchen Fällen frischer Herzaffectionen nur dem Bestreben nach, welches die Natur zur Ausgleichung derartiger Widerstände darbietet, indem sie compensatorische Herzhypertrophie zu Wege bringt. Man befördert dadurch geradezu das Zustandekommen der letzteren, indem die Ernährung des Herzmuskels, dessen Ernährungsmaterial durch die Arteriae coronariae cordis bei der Diastole zugeführt wird (Brücke), das in Folge der Verlangsamung der Herzcontraction reichlicher zuströmen kann, geradezu gefördert wird. Besonders günstig erweisen sich die fraglichen Mittel bei Compensationsstörungen Herzkranker, wo der arterielle Blutdruck gesunken ist. Denn es resultirt ja natürlicherweise aus der verstärkten Energie der Herzcontraction eine Erhöhung des arteriellen Blutdruckes, der ja ebenso sehr von der Arbeitsleistung des Herzens wie von dem Tonus der Arterienwand abhängt. Dieses Steigen des Blutdruckes durch Digitalis und analoge Mittel ist auch der Grund zur Contraindication in gewissen Fällen, wo die Arterienwandungen starke Brüchigkeit (atheromatöser Process) oder abnorme Spannung darbieten, indem dadurch zu Zerreissungen der Gefässe Veranlassung gegeben werden kann.

Auch der zweite Act der Effecte der auf das Herz wirkenden Mittel, die Depression der Herzthätigkeit, ist therapeutisch verwerthet worden. Es beruht darauf die Therapie der Rasorischen oder contrastimulistischen Schule in entzündlichen Affectionen. Man suchte durch grosse Dosen derartiger Medicamente (Salpeter, Brechweinstein, auch Digitalis) einen Zustand herbeizuführen, wie solcher den Collapsus charakterisirt, in welchem verminderte Energie der Blutströmung und Abnahme der Temperatur die ausgesprochensten Erscheinungen sind.

In einer Depression auf die Herzthätigkeit besteht z. Th. auch die Wirkung verschiedener organischer und unorganischer Säuren, die man mit einzelnen Salzen, welche zu den Antipyretica gehören, zu der Ordnung der kühlenden Mittel, Temperantia oder Refrigerantia verbunden hat. Bei der nachweisbaren Wirkung dieser Stoffe auf das Blut hat man kein Recht, dieselben von den Antipyretica abzutrennen. Dass die antipyretische Wirkung überhaupt nicht ausschliesslich auf Herabsetzung der Herzthätigkeit beruht, geht schon daraus hervor, dass der Einfluss auf den Puls sich viel später als derjenige auf die Temperatur geltend macht.

Eine ebenso hervorragende und sogar noch bedeutendere Stellung als das Herz nimmt unter den von der entfernten Wirkung betroffenen Partien des Organismus das Nervensystem ein, welches in der Regel nicht in seiner Gesammtheit, sondern vorwaltend in einzelnen Abtheilungen afficirt wird. Mittel, welche auf das Nervensystem wirken, hat man wohl mit dem Namen Narkotica belegt, welcher jedoch passender, dem Sinne des Wortes entsprechend, auf die die Function des Gehirnes herabsetzenden und Betäubung (Narkose) hervorrufenden Medicamente beschränkt wird, während man die ganze Reihe besser als Neurotica bezeichnet.

Die Art und Weise des Zustandekommens der Nervenwirkungen der Arzneimittel ist nichts weniger als genau bekannt, obschon gerade dieser Theil der Pharmakologie von jeher mit der grössten Vorliebe behandelt wurde. Es ist zunächst klar, dass wir von der eigentlichen Nervenwirkung diejenige secundäre Action abzutrennen haben, welche gewisse auf das Blut wirkende Stoffe, die ebenfalls Betäubung zu produciren im Stande sind, z. B. das Kohlenoxyd, bedingen. Hier kann von einer chemischen Action auf die Nervensubstanz nicht die Rede sein, da die betreffenden Stoffe ja bereits im Blute ihren Affinitäten genügt haben. Es ist dann ferner zu berücksichtigen, dass gewisse Substanzen auf die Blutgefässe einen Einfluss ausüben, Erweiterung oder Verengung derselben bedingen, und da, wie hinlänglich bekannt, vermehrte oder verminderte Blutzufuhr zum Gehirn veränderte Function des letzteren hervorrufen kann, können Wirkungen auf dieses Organ zu Stande kommen, ohne dass chemische Alteration in Frage ist. Zieht man auch diese Stoffe ab, so bleibt noch eine Anzahl echter Neurotica übrig, für welche man eine moleculäre Wirkung supponiren muss. Hier hat man nun verschiedene eigenthümliche Bestandtheile der Nervensubstanz als Angriffspunkte angesehen. Manche unter diesen, z. B. das Myelin, auf welches Gubler den Alkohol wirken lässt, haben sich nur einer sehr ephemeren Existenz erfreut, andere, wie das Lecithin, finden sich auch im Blute, so dass die chemische Alteration schon in diesem stattfinden müsste. Buchheim glaubte deshalb wohl mit Grund, dass von diesen Stoffen abzusehen sei, zumal weil sie dem mehr die Stelle einer Isolirschicht zugehörigen Nervenmark angehören, und meinte, dass es sich um die eiweissartigen Körper handle, welche den Hauptbestandtheil der Axencylinder und der Nervenzellen bilden. Hiefür spricht, dass alle Stoffe, welche auf die Muskeln influiren, wo doch nur von eiweissartigen Körpern die Rede sein kann, auch die Nerven afficiren. Eine weitere Stütze dieser Theorie scheint in der von Rossbach ermittelten Thatsache zu liegen, dass Hühnereiweiss, Blutserum und Muskelflüssigkeit nach Zusatz minimaler Mengen auf das Nervensystem stark wirkender Stoffe (Chinin, Veratrin, Strychnin, Atropin, Morphin) eine Erhöhung ihrer Gerinnbarkeit zeigen, wenn sich durch weitere Untersuchungen herausstellen sollte, dass diese Einwirkung anderen Alkaloiden, welche die Nerventhätigkeit nicht in demselben Masse afficiren, fehlt. Mit der Annahme, dass die mit der Affinität zu den Nervenmitteln begabten Eiweissstoffe in verschiedenen Theilen des Nervensystems in verschiedener Menge vorhanden seien, liesse es sich erklären, weshalb einzelne Medicamente vorzugsweise auf das Gehirn, andere auf das Rückenmark, andere auf die peripherischen Nerven wirken. Hiermit würde z. B. die Beobachtung von Binz (1877), dass frische Hirnrindensubstanz unter Einwirkung sehr verdünnter Morphinlösungen und anderer schlafmachender Mittel eine eigenthümliche Dunklung der Zwischensubstanz bedingen, welche von erregenden Alkaloiden, wie Atropin, Coffeïn und Campher, nicht hervorgebracht wird, im Einklange stehen; doch konnte sich Ranke gerade in Bezug auf das Morphin, dessen coagulirende Wirkung auf Gehirneiweiss er negirt, nicht von dieser Action auf die Hirnganglien überzeugen. Ranke betont dagegen als Grund der anaesthesirenden Wirkung von Chloroform, Aether, Amylen, Chloralhydrat, Bromoform und Bromalhydrat vorübergehende Fixirung der Eiweissmolecüle in den Ganglienzellen der Hirnrinde und der Nerven in Analogie mit der durch Injection anaesthesirender Stoffe in Arterien bedingten eigenthümlichen Muskelstarre, welche weder durch Metallsalze und Adstringentien noch durch Morphin hervorgebracht werde. Man sieht, wir befinden uns bei dem gegenwärtigen Standpunkte unserer Kenntnisse über die Chemie des Nervensystems bezüglich der Ursache der Nervenwirkung der Heilmittel ausschliesslich auf dem Boden der Hypothese.

Im Allgemeinen können wir eine doppelte Reihe der Wirkung auf die Nerven unterscheiden, wie wir diese schon bei der Einwirkung auf die Herznerven sahen, indem einerseits Steigerung ihrer Thätigkeit, anderseits Herabsetzung derselben durch Medicamente veranlasst werden kann. Diese doppelte Weise der Functionsveränderung kann durch einen und denselben Stoff hervorgebracht werden; je nachdem eine kleinere oder grössere Menge auf

den Organismus einwirkt oder je nachdem die Dauer der Einwirkung kürzer oder länger ist, resultirt bei den meisten entweder nur Erregung oder auch ein dem Stadium der Erregung nachfolgendes Stadium der Depression. Bei manchen Stoffen ist indess das Excitationsstadium äusserst kurz, so dass es oft übersehen wird, bei manchen scheint die Herabsetzung der Thätigkeit vorzugsweise vorzuwalten und selbst ohne vorherige Erhöhung der Thätigkeit vor sich zu gehen, wie das z. B. durch Bezold für gewisse Nervenactionen der Belladonna wahrscheinlich gemacht ist. Je nachdem die Functionssteigerung oder Herabsetzung in einzelnen Partien des Nervensystems gewissen Mitteln vorwaltend zukommt, hat man bestimmte Classen aufgestellt, welche indess die auffallendsten Uebergänge zeigen.

Dies zeigt sich besonders deutlich bei den auf das Gehirn wirkenden Mitteln, die wir als Cerebralia zusammenfassen. Stoffe, welche, wie dies namentlich der Alkohol thut, die psychischen Functionen lebhaft erregen, insonderheit die Phantasie und Willensthätigkeit steigern, dabei auch die motorische und sensitive Thätigkeit des Gehirns incitiren, zu lebhafterer Perception der Gefühlseindrücke führen und raschere und leichtere Bewegungen hervorbringen, pflegt man als berauschende Mittel, Inebriantia, den eine Herabsetzung der genannten Thätigkeiten bedingenden betäubenden Mitteln, Narkotica oder Sedativa, entgegenzustellen, deren Hauptrepräsentant das Opium mit verschiedenen seiner Basen bildet. Aber der Alkoholrausch endet mit einem Abfalle von der Höhe der Erregung, welcher in seinen äusseren Erscheinungen nicht wesentlich von der durch Opium producirten Narkose verschieden ist. Die wesentliche Differenz besteht nur in der verschiedenen Länge des Excitationsstadiums und in den Mengen, welche zur Herbeiführung des Depressionszustandes nöthig sind.

Es ist wohl keinem Zweifel unterworfen, dass bei der Wirkung der Inebriantia und wohl der Narkotica überhaupt neben dem chemischen Einflusse auf die Gehirnsubstanz noch ihr Einfluss auf Herz und Gefässe und die dadurch bedingte Veränderung der Blutfülle und des Druckes im Gehirn eine Bedeutung hat. Die Abtheilung der Inebriantia fällt im Wesentlichen mit der oben erwähnten der Excitantien zusammen, und es giebt kein Moment, welches sie davon unterscheidet. Pathologische Erscheinungen lehren uns, dass die Steigerung der Gehirnthätigkeit, wie sie sich durch grössere Lebendigkeit der Phantasie zu erkennen giebt, und auch deren Depression, mit Hyperämie innerhalb der Schädelhöhle im Zusammenhange stehen können und da bei Vergiftungen mit narkotischen Stoffen, namentlich aus der Kategorie derjenigen, welche zuerst starke Exaltation erregen, Hyperämie ein sehr häufiger Befund ist, kann es in der That zweifelhaft sein, ob die Hirnerscheinungen directe Resorptionswirkung oder indirecte Wirkung sind.

Je nach dem Zwecke, welchem sie in der Therapie dienen, erhalten die Cerebralia verschiedene Benennungen. Bei Zuständen von allgemeinem Gesunkensein der Kräfte und insbesondere der Functionen des Gehirns, wie solche z. B. bei narkotischen Vergiftungen vorliegen, macht man von den Inebriantia mit Erfolg Gebrauch, welcher bei soporösen Zuständen oft sehr rasch eintritt. Die belebende Wirkung derselben in kleinen Dosen, welche ihnen den Namen der **Analeptica** zugezogen, macht sich auch in Bezug auf die Gehirnfunction geltend. Eine Abtheilung derselben Stoffe, welche bei gleichzeitig eintretenden grösseren Mengen nach kurzer Excitation rasch die Functionen des Gehirns beeinträchtigen, wendet man vor Allem an, um die Perception äusserer Eindrücke völlig aufzuheben, wie dieses z. B. bei chirurgischen Operationen geschieht, deren Schmerzen dem Kranken erspart werden sollen. Diese Substanzen, zu denen besonders Aether und Chloroform gehören, nennt man **Anaesthetica** oder anaesthesirende Mittel, womit man nicht etwa den Begriff verbinden darf, dass dieselben in besonders ausgeprägter Weise die sensiblen Nerven herabsetzten; vielmehr ist ihre Hauptwirkung auf das Gehirn gerichtet, welches unfähig zur Wahrnehmung äusserer Eindrücke gemacht wird. Sie sind deshalb auch **schmerzstillende** Mittel, **Anodyna**, insofern sie auch zur Beschwichtigung bestehender schmerzhafter Affectionen in Anwendung gezogen werden. Narkotische Stoffe werden, insofern sie zur Hervorrufung von Schlaf in Fällen, wo dieser fehlt, benutzt werden, auch **schlafmachende Mittel**, **Hypnotica** oder **Soperifica**, genannt; insofern sie zur Beruhigung von psychischen Exaltationszuständen dienen, **beruhigende Mittel**, **Sedantia** oder **Paregorica**. Einzelne dahin gehörige Medicamente verwendet man auch bei Nervenstörungen, die sich unter der Form von Muskelcontractionen oder Krämpfen äussern, und bezeichnet sie als **krampfstillende Mittel**, **Antispasmodica** oder **Relaxantia**.

Diese erschlaffende Wirkung auf die Musculatur kann indessen nicht nur durch Substanzen bedingt werden, welche auf das Gehirn wirken, sondern auch durch solche, welche entweder (bei Reflexkrämpfen) die Reflexfunction des Rückenmarkes herabsetzen oder auf die Thätigkeit der motorischen Nerven herabsetzend wirken (z. B. Coniin, Curare) oder endlich die Muskelcontractilität selbst herabsetzen (z. B. Veratrin in grösseren Mengen, Kalisalze). Die letztgenannten Mittel, welche, wenn sie in giftigen Dosen gereicht werden, zu ausgesprochener Lähmung Veranlassung geben, kann man auch als **Paralysantia** oder, insoweit sie dem auf Steigerung der Reflexaction des Rückenmarkes beruhenden Starrkrampf (Tetanus) entgegen wirken, als **Antitetanica** bezeichnen. Dieselben bilden dann einen stricten Gegensatz zu den sog. **Spinantia** oder **Tetanica**, welche, wie das Strychnin, auf das Rückenmark in der Weise einwirken, dass die Reflexfunction gesteigert wird und durch äussere Reize statt einfacher Reflexbewegungen Reflexkrämpfe ausgelöst werden. Man benutzt die letzteren als **Antiparalytica** bei Lähmungen verschiedener Art.

Bei der Einwirkung von Substanzen auf die Gehirnfunctionen bemerken wir in vielen Fällen eine bestimmte Reihenfolge von Erscheinungen, aus welchen wir vermuthen können, dass die einzelnen Theile des Gehirns nicht zu gleicher Zeit betroffen werden. Es tritt dies namentlich bei Einwirkung grösserer Mengen von

Narkoticis hervor, sowohl der Inebriantia als der eigentlichen narkotischen Mittel. Hier sehen wir zuerst die Functionen des grossen Gehirns gesteigert, später herabgesetzt, hierauf die Coordination der Bewegungen gestört, dann die willkürliche Bewegung aufgehoben, und schliesslich resultirt bei einer stark vergiftenden Dose Störung der Respiration, welche mit dem Stillstande derselben endigen kann. Schon Flourens hat bei der Einwirkung des Alkohols die Vermuthung ausgesprochen, dass zunächst das Grosshirn, danach das Kleinhirn und schliesslich die Medulla oblongata afficirt werde. Diese Reihenfolge, welche man bei den eigentlichen Narkotica beobachtet, finden wir bei anderen Cerebralia nicht, welche vielmehr auf andere Hirnpartien früher oder selbst ausschliesslich wirken. Auch hier sind die stärkeren Wirkungen mancher als Arzneimittel benutzter Gifte besonders beweisend. So sehen wir durch manche Gifte, wie Codeïn, Pikrotoxin und Santonin, in einer höchst auffallenden Weise Zwangsbewegungen eintreten, welche auf eine Störung gewisser Coordinationscentra im Gehirn hindeuten. Am häufigsten sind Roll- und Schwimmbewegungen, daneben auch Vor- und Rückwärtsgehen, ja auch der aus der Pathologie bekannte Reitbahngang ist wiederholt beobachtet. Es sind hier offenbar locale Störungen, die das Kleinhirn, aber auch das Mittelhirn und die Medulla oblongata betreffen können, da sich ja in allen diesen Theilen Coordinationscentren für die geordneten Bewegungen des Körpers finden. Mitunter zeigt sich allerdings auch hier, dass die vorderen Partien des Hirns am frühesten afficirt werden und die Krämpfe an den Augenmuskeln beginnen, dann den Facialis und später andere cerebrale und spinale Nerven afficiren, doch ist das keineswegs so constant, wie Einzelne annehmen. Dass derartige Wirkungen uns bisher noch keine Indicationen für die Anwendung der fraglichen Stoffe gaben, braucht nicht erwähnt zu werden.

Ein weiterer Beweis von Betroffensein bestimmter Hirnpartien liegt in dem Umstande, dass nach dem Gebrauche von Chloral und verschiedenen Anaestheticis die Empfindung von Schmerz viel eher aufgehoben wird als das Allgemeingefühl und dass bisweilen sogar die Perception des Schmerzes früher als das Bewusstsein unter der Anwendung anaesthesirender Mittel aufhört, ein Verhalten, dessen künstliche Hervorrufung zu den Wünschen mancher Operateure gehört.

Endlich lässt es sich nicht verkennen, dass bestimmte Stoffe auf die Medulla oblongata wirken, ehe sie das Grosshirn afficiren und selbst ohne dass dasselbe besonders afficirt wird. Dass das Athmungscentrum entweder direct oder indirect vom Vagus aus sehr frühzeitig in Erregung versetzt wird, wie durch Atropin, Nicotin, Blausäure, ist ein durch das frühzeitige Auftreten von Respirationsstörungen bei Intoxicationen sehr in die Augen fallendes Verhalten, welches im Gegensatze zu der durch Morphin bedingten späten Herabsetzung der Thätigkeit der fraglichen Centren steht. Auf die Erregung anderer in der Medulla oblongata belegenen Centren,

z. B. des Schweisscentrum durch Pilocarpin, des Brechcentrum durch Apomorphin, ist an anderen Stellen hingewiesen.

Manche der auf die Nervencentren wirkenden Mittel haben noch eigenthümliche Nebenwirkungen, die sich in Functionsänderungen gewisser Nerven, zumal Hirnnerven, zu erkennen geben. So wird der Nervus olfactorius durch Strychnin (sowohl örtlich auf die Nasenschleimhaut angewendet als auch bei interner Darreichung) in seiner Empfindlichkeit gegen die ihn erregenden Riechstoffe auf längere Zeit gesteigert, womit sich auch gleichzeitig Steigerung der sensibeln Nerven der Nasenschleimhaut verbindet; Morphin stumpft bei innerlicher Darreichung, nicht bei örtlicher Application, die Geruchsempfindung ab, während Atropin, Daturin, Chloroform, Alkohol die Geruchsempfindung nicht verändern (Fröhlich). Santonin erweckt in höheren Dosen eigenthümliche subjective Geruchsempfindungen, z. B. Riechen fauliger Substanzen.

Der letztgenannte Stoff übt auch auf den Nervus opticus besondere Wirkungen aus, namentlich aber auf die Netzhaut, welche sich durch die Erscheinungen des Gelb- und Violettsehens manifestiren. Die Bewegungsnerven des Auges erfahren durch manche Stoffe, welche überhaupt Krämpfe erregen, Reizung, die sich in eigenthümlichen Stellungen des Augapfels kundgiebt. Gelsemin erzeugt Lähmungserscheinungen in demselben Gebiete, woraus Ptosis und Schielen resultirt. Am Auge zeigen sich auch die Wirkungen derjenigen Stoffe, welche als pupillenerweiternde und pupillenverengende, Mydriatica und Myotica, einander gegenüber gestellt werden. Die ersteren, zu denen Belladonna und verwandte Solaneen gehören, bewirken, sowohl bei directer Application auf das Auge als bei Einführung stärkerer Gaben in den Organismus, Erweiterung, die letzteren eine Verengung der Pupille in Folge von Einwirkung auf die Innervation der Iris und finden deshalb in gewissen Augenaffectionen ihre Anwendung.

Die Verhältnisse der Mydriasis und Myosis sind so überaus complicirt, dass die Lehre von dem Zustandekommen derselben durch einzelne Medicamente als keineswegs abgeschlossen betrachtet werden kann. Neben den Nerven, welche die Sphinkter iridis (Oculomotorius) und den Dilatator pupillae (Sympathicus) innerviren, kommt auch der glatte Muskel selbst in Betracht. Wir haben hier dasselbe Phänomen wie beim Herzen, dass ein und dieselbe Erscheinung in gleicher Weise durch die Reizung des einen Nerven und durch die Lähmung des Antagonisten entstehen kann. Im Auge behalten werden muss, dass Verengung der Pupille auch reflectorisch resultirt, z. B. durch Reizung des Trigeminus, weshalb irritirende Substanzen bei Application auf die Conjunctiva Myosis bedingen. Die nach schlafmachenden Mitteln (Morphin, Chloralhydrat, Chloroform) eintretende Myosis entspricht der Myose im natürlichen Schlafe und dem allgemeinen Gesetze, dass während des Schlafes sämmtliche Sphincteren sich im Zustande mässiger Contraction befinden.

Der Trigeminus wird in verschiedener Richtung von einzelnen Stoffen afficirt. Durch Aconitin werden schmerzhafte Empfindungen im Verlaufe dieses Nerven hervorgerufen (Schroff). Die Kaumuskeln, welche der Trigeminus innervirt, werden noch häufiger als die Augenmuskeln von krampferregenden Substanzen in Mitleidenschaft gezogen. Der tonische Kinnbackenkrampf, Trismus, ist bei Vergiftungen mit Strychnin fast constante Theilerscheinung des allgemeinen Starrkrampfes.

Auch die vom Facialis innervirten Gesichtsmuskeln participiren an Convulsionen, die durch krampferregende Substanzen hervorgerufen werden. Die Chorda tympani erfährt in ihrer Einwirkung auf die Unterkieferspeicheldrüse durch Atropin, Pilocarpin u. a. Stoffe höchst verschiedenartige Veränderungen, woraus Verminderung oder Vermehrung der Speichelabsonderung hervorgeht.

Der Acusticus, welcher von den meisten narkotischen und anaesthetischen Stoffen erst sehr spät ergriffen wird, so dass Gehörsperception noch stattfindet, wenn der Gesichtsnerv und die sensibeln Nerven nicht mehr fungiren, scheint von manchen anderen Stoffen vorwaltend getroffen zu werden, wie das eigenthümliche Ohrensausen und Ohrentönen, welches für den durch Chinin erzeugten narkotischen Zustand so charakteristisch ist, andeutet.

Der Glossopharyngeus erscheint bei der durch Bromkalium und Atropin bedingten Herabsetzung der Sensibilität des weichen Gaumen und des Pharynx und an den durch toxische Dosen Atropin verursachten Schlingbeschwerden betheiligt.

Der Vagus ist von allen Hirnnerven derjenige, dessen Beeinflussung durch neurotische Substanzen am genauesten physiologisch untersucht ist. Schon bei der Besprechung der Herzbewegung hoben wir hervor, dass eine Anzahl von Veränderungen der letzteren auf den Vagus bezogen worden sind. So wirkt Muscarin erregend auf die peripherischen Endungen des Herzvagus, Atropin herabsetzend und bei stärkeren Dosen lähmend auf dieselben. In analoger Weise können die peripherischen Vagusendigungen in den Lungen verschieden betroffen sein. Atropin bedingt neben Steigerung der Erregbarkeit des inspiratorischen Centrums vorübergehende Paralyse der Endigungen des Lungenvagus (Bezold und Bloebaum), Cyanwasserstoffsäure wirkt auf die letzteren reizend (Preyer). Aber auch die durch Atropin bedingte Herabsetzung der Sensibilität des Kehlkopfes und der Luftröhre mit Erschlaffung der Pharynxmuskeln und des weichen Gaumens steht mit Wahrscheinlichkeit im Zusammenhange mit dem Vagus, der diese Partien neben dem Glossopharyngeus innervirt. Die Aphonie bei Vergiftung mit mydriatischen Stoffen kann ebenfalls in Beeinträchtigung des Vagus ihren Grund haben.

Der Hypoglossus erweist sich durch die Störungen der Articulation, welche häufige Theilerscheinung der Vergiftungen mit mydriatischen Substanzen ist, ebenfalls als der Einwirkung gewisser Substanzen zugängig, und selbst die vom Accessorius innervirten Halsmuskeln können an den von gewissen Stoffen hervorgerufenen Spasmen Antheil nehmen.

Mit der Einwirkung der Cerebralia und Spinalia auf die Nervencentra können sich Actionen auf die peripherischen Nerven und auf den Sympathicus verbinden. Eine Herabsetzung und bei grösseren Dosen selbst lähmende Wirkung auf die peripherischen Enden der motorischen Nerven in den quergestreiften Muskelfasern stellt die Hauptwirkung des Amerikanischen Pfeilgiftes und der Alkylbasen (vgl. S. 21) dar. Im Guanidin haben wir einen Stoff, der die Nervenendigungen erregt. Wenn wir oben angaben, dass bei der Einwirkung der Anästhetica das Hauptgewicht auf die Herabsetzung der cerebralen Thätigkeit zu legen ist: so kann doch die Möglichkeit des gleichzeitigen Vorhandenseins einer Herabsetzung der peripherischen Enden der sensibeln Nerven in der Haut, wie solche unter anderen auch dem vielgenannten Atropin zukommen soll, nicht in Abrede gestellt werden. Die Theilnahme des Sympathicus an der Wirkung gewisser Cerebralia geht schon daraus hervor, dass die Classe der Excitantia ziemlich genau mit denjenigen Stoffen zusammenfällt, die wir als Inebriantia bezeichnen, wo die Veränderungen der Gefässthätigkeit und der Hirnfunction coincidiren. Auch vom Atropin wurde eine Action auf die vasomotorischen Nerven constatirt.

Endlich können auch — wie die im Herzen belegenen Ganglien — einzelne begrenzte Partien der Innervation der in der Bauchhöhle belegenen Organe durch einzelne Stoffe Veränderungen erleiden. So kann die peristaltische Bewegung in Folge entfernter Action Hemmung oder Steigerung erfahren. Hier kann die Wirkung wiederum eine complicirtere sein. So wirkt z. B. Atropin theilweise direct erregbarkeitsherabsetzend und selbst lähmend auf die Ganglienapparate des Darmcanals, des Uterus, der Blase und der Ureteren (Bezold und Bloebaum), paralysirt daneben aber auch den hemmenden Einfluss der Nervi splanchnici auf die Bewegungsfasern der Darmperistaltik. Der letztere wird auch durch Nicotin aufgehoben, das sogar eine Art tetanischer Contraction des Darmmuscularis hervorruft. Die hierauf basirende therapeutische Verwerthung der fraglichen Narkotica bedarf keiner besonderen Auseinandersetzung.

Wenig aufgeklärt sind die in dem Urogenitalapparate durch Medicamente hervorgerufenen Veränderungen, soweit sie als Nervenwirkung aufzufassen sind. Wir wissen, dass bei Lähmung des Sphinkter der Blase Mittel, wie Strychnin und Brucin, welche die Reflexfunction des Rückenmarkes steigern, ausgezeichnet günstige Wirkung haben, wie sie solche auch bei Lähmung des Sphinkter ani bedingen. Wir wissen auch, dass in den nämlichen Fällen Ergotin, welches vorzugsweise auf den Sympathicus erregend wirkt, von Nutzen ist und ebenso sehen wir bisweilen das Atropin, welches in hohen Dosen Paralyse des Sphinkter vesicae bedingt, von eclatanter Wirksamkeit.

Am Uterus machen sich besonders Contractionszustände als Wirkung von Medicamenten, z. B. von Mutterkorn, geltend, welche auf Nervenwirkung bezogen werden können. Bei der mannigfaltigen Verbreitung von Centren für die Uterusbewegung können diese ebensowohl wie die Nervi sacrales als afficirt erscheinen. Daneben ist eine directe Einwirkung auf die glatten Muskelfasern nicht undenkbar. Die Physiologie hat uns über diese Mittel bisher genügende Auskunft nicht gegeben. Man pflegt dieselben als wehentreibende Mittel, Parturefacientia oder Ecbolica (Amblotica), zu bezeichnen, weil sie bei Schwächerwerden der Wehenthätigkeit bei der Geburt und somit behufs rascherer Austreibung des Fötus oder der Nachgeburt in Anwendung gezogen werden. Hiermit ist indessen der Bezirk ihrer Benutzung keinesweges abgegrenzt, vielmehr können sie auch sehr zweckmässig zur Stillung von Uterinblutungen in der Nachgeburtsperiode und selbst ausserhalb der Schwangerschaft gebraucht werden, wo sie theils durch Herbeiführung starker Contraction der Muskelfasern der Gebärmutter, theils durch directe Verengerung des Lumens der blutenden Gefässe wirken. Näheres wird bei den sogenannten Emmenagoga mitgetheilt.

Endlich rechnet man zu den durch Arzneimittel bedingten Functionsveränderungen des Nervensystems noch die Steigerung und Verminderung des Geschlechtstriebes. Die Medicamente, denen eine Wirkung in dieser Richtung zugeschrieben wird, pflegt man als Aphrodisiaca einerseits und als Anaphrodisiaca andererseits zu bezeichnen, dieselben gehören aber ganz verschiedenen Kategorien der Medicamente an.

Was man insgemein zu den Aphrodisiaca rechnet, sind entweder leicht assimilirbare, stickstoffreiche Plastica (Austern, Eier, Trüffel, Caviar) oder die Verdauung derselben fördernde Gewürze (Pfeffer, Nelken, Muscatnüsse) oder allgemein tonisirende Mittel (Martialia), denen man auch den Phosphor anreiht, oder starke Excitantien, wie Weine, Vanille, Crocus, Castoreum, bei denen die Centren der Geschlechtstriebe als erregt vorauszusetzen sind. Ob jedoch der von Eckhard aufgefundene Nerv aus dem Sacralplexus, welcher bei Reizung starke Beschleunigung des Blutstromes im Penis erzeugt, von einzelnen Stoffen in besonderer Weise getroffen wird, so dass dadurch die verloren gegangene Erectionsfähigkeit wieder hergestellt werden kann, ist eine unbeantwortete Frage. Ebenso wenig wissen wir etwas von einer herabsetzenden Wirkung auf diesen Nerven oder von einer directen Reizung oder Lähmung des ihm antagonistischen Nervus pudendus communis. Endlich gehören zu den Aphrodisiaca Stoffe, welche, wie Cantharidin, nach ihrer Ausscheidung durch die Nieren irritirend auf die Schleimhaut der Blase und der Urethra wirken, und da es ein bekanntes Factum ist, dass durch entzündliche Reizung der Harnröhrenschleimhaut reflectorisch mit Leichtigkeit Erectionen entstehen, liegt die Annahme nahe, dass mit der durch gewisse scharfe Stoffe erregten Irritation der Harnwege auch deren keinesweges constante oder nur sicher verbürgte erregende Einwirkung auf die Geschlechtsfunction zusammenhängt. Die Mittel, welche man als Anaphrodisiaca bezeichnet hat, sind, soweit ihnen überhaupt eine Wirksamkeit zukommt, theils Sedativa, wie Säuren, Chloral, oder z. Th. auch dadurch wirksam, dass sie die Sensibilität der im Reizungszustande befindlichen Schleimhaut der Urethra durch Einwirkung auf das Gehirn oder Rückenmark oder auf die sensibeln Nerven herabsetzen (Bromkalium).

Dass eine Erregung der Phantasie durch gewisse Excitantia unter Umständen zu geschlechtlicher Aufregung führen kann, ist eine Thatsache und so mag der in früheren Jahrhunderten bestehende Glaube, dass der Stechapfel, dessen Wirkung auf das Gehirn sich oft durch Delirien und Exaltationen zu erkennen giebt, ein Aphrodisiacum sei, wohl manchmal sich bewähren. Bei anderen Stoffen, z. B. Camphor, hat man auch psychische Depression oder ein religiöses Fühlen constatirt, was vielleicht ihre Anwendung als Anaphrodisiaca rechtfertigen könnte. Wir sind aber ausser Stande, constant durch gewisse Medicamente Vorstellungen in bestimmter Richtung zu erregen, dieselben hängen offenbar innigst mit von der Individualität und besonderen unbekannten Verhältnissen ab. Im Allgemeinen werden wohl die auf das Nervensystem vorzugsweise excitirend wirkenden Mittel auch erregend auf die Geschlechtsfunctionen sein, und umgekehrt die deprimirend auf das Gehirn- und Nervensystem wirkenden als Anaphrodisiaca wirken. Jedenfalls ist die Heilung von Impotenz durch innere Mittel nicht erwiesen.

Alle Substanzen, welche in hervorragender Weise das Nervensystem afficiren, scheinen auch auf das Muskelsystem einzuwirken. Dass die Muskeln durch gewisse Stoffe stark influirt werden, zeigt sich besonders bei toxischer Einwirkung einzelner, wo nicht allein während des Lebens mannigfaltige Störungen der Muskelfunction (Zittern, Lähmung) sich ergeben, sondern auch Ernährungsstörungen zu Stande kommen, die man nach dem Tode unter der Form der verschiedenen Stadien der fettigen Degeneration antrifft. Man ist bei vielen functionellen Störungen, welche einzelne Gifte hervorrufen, schwer im Stande zu entscheiden, ob dabei der Muskel oder der Nerv zuerst afficirt wird. So hat man z. B. bei der durch chronische Bleivergiftung hervorgebrachten Lähmung lange Zeit den Muskel für den Sitz der Erkrankung angesehen, zumal weil in der Musculatur eine ansehnliche Menge von Blei nachgewiesen wurde, bis exactere Untersuchungen zeigten, dass mit viel grösserer Wahrscheinlichkeit die Nerven als primär betroffen zu betrachten sind. Indessen giebt es einzelne Gifte, von denen es unzweifelhaft feststeht, dass sie auf die Muskelerregbarkeit in eigenthümlicher Weise einwirken. Schon von Claude Bernard wurde ermittelt, dass Veratrin und Sulfocyankalium direct vernichtend auf die Muskelcontractilität wirken, weshalb man diese Substanzen als Muskelgifte bezeichnete. Später wurde ein analoges Verhalten sämmtlicher Kalisalze ermittelt. Harnack vindicirte allen Brechmitteln die Eigenschaft von Muskelgiften. Durch die Untersuchungen von Bezold stellte sich heraus, dass das Veratrin nicht sofort eine Lähmung der quergestreiften Muskeln bedingt, sondern dass der letzteren ein Stadium erhöhter Contraction vorausgeht, so dass der gereizte Muskel erst nach längerer Zeit wieder in den normalen Zustand der Spannung zurückkehrt. Diese Wirkung muss als vom Nervensystem unabhängig angesehen werden, da sie auch an abgetrennten Gliedmassen und bei Curarevergiftung sich manifestirt. Auch beim Coffeïn (Johannsen) und bei verschiedenen Anaesthetica (Ranke) finden eigenthümliche Muskelveränderungen statt.

Das Wesen der fraglichen Wirkungen ist bisher wenig studirt. Dass hier chemische Processe im Spiele sind, ist klar. Fick und Böhm haben gefunden, dass die Veratrinzusammenziehung auf einen einfachen Reiz mehr Wärme producirt als eine normale Contraction und schliessen daraus, dass die Nachwirkung der Veratrinzusammenziehung auf einer grösseren Intensität der chemischen Processe beruht. Der Zustand des Muskels bei Veratrin ist verschieden vom Tetanus, welcher einen oscillatorischen Zustand des Muskels darstellt, bei welchem der Erregungsprocess in periodisch wiederkehrenden Ausbrüchen mit so kurzen Pausen, dass die Rückkehr des Muskels zum normalen Verhalten nicht möglich ist, stattfindet.

Eine therapeutische Anwendung der direct auf den Muskel wirkenden Stoffe zur Erzielung gewisser Effecte am Muskel selbst findet nicht statt, vielmehr benutzen wir zur Erschlaffung von

Muskeln, wie solche bisweilen nothwendig wird, meistens Stoffe, welche das Nervensystem afficiren.

Auch ein directer Einfluss auf die **glatten Muskelfasern** ist nicht in Abrede zu stellen. Luchsinger wies neuerdings darauf hin, dass z. B. die Wirkung des Atropins auf die Iris bei Thieren (Vögeln, Reptilien) nicht zu Stande kommt, bei denen dieselbe quergestreifte Muskeln enthält. Von dem contrahirenden Einflusse gewisser Stoffe auf den Uterus war bereits oben die Rede. In einzelnen Fällen werden auch Medicamente benutzt, welche bei krampfhafter Contraction des Uterus dieselbe heben und dadurch ein Geburtshinderniss beseitigen. Manche Stoffe, welche die Musculatur und auch die Gefässmusculatur (Collapsus) erschlaffen, wie Brechweinstein, auch Narkotica, kommen hier in Frage.

Nächst dem Nervensysteme sind es vorzugsweise die **secernirenden Organe**, welche von der Wirkung von Medicamenten betroffen werden. Bei den meisten hiehergehörigen Stoffen äussert sich die Wirkung in einer Vermehrung der Secretion, bei einzelnen in einer Verminderung. Die Secretionsvermehrung äussert sich mitunter nach demselben Mittel (Pilocarpin) gleichzeitig an verschiedenen Drüsen, betrifft aber meist nur einzelne secernirende Organe. Wir wissen, dass wenn ein wasserreiches Secret in abnorm verminderter Weise abgesondert wird, ein anderes Secretionsorgan vermehrte wässrige Absonderung zeigt. Ist die Temperatur kühl und in Folge davon die Ausscheidung von Wasser durch die Haut, die Schweisssecretion, gehemmt, so findet vermehrte Ausscheidung durch die Nieren statt, und umgekehrt, wenn bei warmer Luft und starken Bewegungen die Transspiration in verstärktem Masse im Gange ist, kommt es zu Verringerung der Urinsecretion. So können wir auch durch Mittel, welche eine Secretion unterdrücken, unter Umständen die Vermehrung einer anderen herbeiführen.

Die secretionsbefördernden Mittel hat man unter dem Namen der **Evacuantia** zusammengefasst, worunter man in der Regel die Abführmittel und die auf die Menstruation treibend wirkenden Stoffe mitinbegreift, obschon es sich bei den ersteren um eine rein locale Action, die hauptsächlich auf die Peristaltik gerichtet ist, bei der Menstruation aber überhaupt um keine Secretion handelt. In der That sind die Verhältnisse der Secretionen so verschiedene, dass eine Zusammenfassung kaum möglich erscheint, und nothwendig muss ja der Einfluss, welcher die Vermehrung (oder auch Verringerung) eines mehr zur Ausfuhr verbrauchter, dem Organismus entbehrlicher oder geradezu schädlicher Auswurfsstoffe bestimmten Secretes, wie des Urins, auf das Allgemeinbefinden hat, ein wesentlich anderes sein, wie der eines Secretes, das zu bestimmten Zwecken, welche es im Organismus zu erfüllen hat, dient, wie die Galle. So fehlt denn vom therapeutischen Gesichtspunkte jeder Anhaltspunkt, die Evacuantia als eine zusammengehörige Gruppe von Mitteln vereint abzuhandeln.

Man hat früher oft die Ansicht gehegt, dass diejenigen Stoffe, welche durch ein bestimmtes Organ eliminirt werden, auch auf dieses vorwaltend ihren Einfluss geltend machten, d. h. die Secretion vermehrten. Dies erscheint schon a priori als unrichtig, weil ja die Nieren die meisten Stoffe als solche oder in verändertem Zustande zum grössten Theile ausscheiden, wonach also gerade die Diurese durch die meisten Stoffe behelligt werden müsste, was aber keineswegs der Fall ist. Die neuere Forschung hat gelehrt, dass die Secretionsänderungen durch Medicamente keineswegs immer

Eliminationswirkungen sind, sondern abhängig sind theilweise vom Verhalten der Circulation, theilweise von dem Verhalten gewisser Nerven oder Nervencentren.

Sehr häufig sieht man die **Speicheldrüsen** durch Medicamente in ihren Functionen beeinflusst. Von einer Anzahl von Arzneimitteln, den Mercurialien, ist es seit langer Zeit bekannt, dass sie bei längerer Darreichung sogar eine enorme Vermehrung der Speichelsecretion herbeiführen, welche wir als **Speichelfluss, Ptyalismus**, bezeichnen. Bei Vergiftungen mit verschiedenen Pflanzenstoffen (Nicotin, Digitalin, Delphinin) wird Speichelfluss häufig beobachtet. In der neueren Zeit hat man im Pilocarpin, dem sich Muscarin und einige andre anschliessen, Stoffe kennen gelernt, welche in medicinalen Gaben neben der Diaphorese auch die Speichelsecretion mächtig anregen. Stoffe, welche eine Vermehrung der Speichelsecretion bedingen, nennt man **Ptyalagoga** oder **Sialagoga**, ohne dass man in der Regel unterscheidet, ob die Wirkung eine örtliche oder entfernte ist.

Mittel, welche mittelst Fortleitung eines Reizes von der Mundhöhle die Absonderungsgrösse der Speicheldrüsen vermehren, haben wir schon oben als **Masticatoria** oder **indirecte Sialagoga** den eigentlichen Ptyalagoga gegenübergestellt. Man hat auch bei den Quecksilbermitteln wiederholt versucht, ihre Wirkung von einer örtlichen Reizung und Entzündung in der Mundhöhle abzuleiten, welche als Begleiterin des Speichelflusses nach Mercurbehandlung allerdings regelmässig vorkommt und oft genug in Geschwürsbildung übergeht. Es ist aber durchaus zulässig, auch die Stomatitis mit einer Abscheidung des intern genommenen Quecksilbers in der Mundhöhle und durch die Speicheldrüse in Verbindung zu setzen, da die Elimination von Quecksilber durch den Speichel auch vor Eintritt eines wirklichen Speichelflusses stattfindet, und man ist in keiner Weise berechtigt, auf zurückgebliebene Reste beim Verschlucken oder auf directe Irritation der Mundhöhle durch Quecksilberdämpfe die Affection der Mundhöhle zurückzuführen. Es findet somit ein bedeutender Unterschied zwischen der Action des Mercurs und der Kaumittel statt, selbst wenn auch hier die Speichelabsonderung auf dem Wege des Reflexes zu Stande käme. Von einer Reflexwirkung kann dagegen beim Pilocarpin nicht die Rede sein, vielmehr erregt dasselbe nach den physiologischen Versuchen von Langley, Nawrocky u. A. die peripherischen Endigungen der motorischen Nerven der Submaxillaris und Parotis, daneben auch die Centren der Speichelsecretion bei erhaltenem Sympathicus.

In früherer Zeit glaubte man bei gewissen Dyskrasien, wie Syphilis, welche man mit Mercurialien behandelt, den Speichelfluss geradezu hervorrufen zu müssen, weil man in ihm eine kritische Ausscheidung erblicken zu können glaubte. Diese Ansicht ist irrig und selbst die Anschauung, dass das Entstehen des Speichelflusses eine Sättigung des Körpers mit dem Medicamente andeute, ist nicht aufrecht zu erhalten. In Folge dieser Erkenntniss bestrebt man sich jetzt eher, die ptyalagoge Wirkung der Quecksilbermittel zu verhüten als sie herbeizuführen. Es geschieht dies zum Theil durch Reinigung des Mundes und Application adstringirender und reizmildernder Mittel, deren Action somit genau im Gegensatze zu den Sialagoga indirecta steht. Es giebt aber auch Medicamente, welche geradezu Verminderung der Speichelsecretion bedingen können.

Abgesehen von dem auch andere Drüsen in analoger Weise beeinflussenden Iodkalium kennen wir auf das Nervensystem wirkende Substanzen, welche offenbar durch dieses einen hemmenden Einfluss auf die Absonderung der Speicheldrüsen ausüben; so besonders das Atropin, unter dessen Wirkungen bei etwas erhöheter Dosis so häufig Trockenheit im Munde auftritt. Säuren und Alkalien scheinen wie das Iod einen vergiftenden Einfluss auf die Drüsenelemente zu besitzen (Gianuzzi), während das Atropin diese intact lässt und die peripheren Endigungen der secretorischen Nerven lähmt (Heidenhain). Die erregende Wirkung des Pilocarpins auf die peripheren Speichelnerven wird durch Atropin aufgehoben.

Dass auch mechanische Reizung durch heftige Bewegungen der Kiefer Speichelfluss zu Wege bringen können, lässt sich bei Vergiftungen mit Stoffen, welche Trismus oder klonischen Krampf der Masseteren bedingen, oft genug beobachten. Therapeutisches Interesse hat der so erzeugte Speichelfluss nicht.

Die Existenz von Lebermitteln, Hepatica, und deren hauptsächlichster Abtheilung, welche man mit dem Namen der Cholagoga belegt hat, ist nicht zu bezweifeln. Dass die Leber von Arzneimitteln afficirt zu werden vermag, ist leicht einzusehen. Wenn man bedenkt, dass ein grosser Theil der medicamentösen Substanzen, namentlich die meisten Metallsalze, längere Zeit in der Leber verweilen, so dass man, wenn sie in toxischen Dosen genommen sind, dieselben sogar nach dem Tode vorzugsweise in diesem Organe wieder auffindet, so lässt sich a priori vermuthen, dass sehr leicht Veränderungen der Function der Leber in Folge von Arzneiwirkung resultiren. Noch mehr deutet darauf hin, dass wir in derselben bei Vergiftungen mit gewissen Substanzen (Alkohol, Phosphor u. a. m.) auffallende pathologische Veränderungen des Parenchyms, die der sogenannten fettigen Degeneration der Leberzellen, constatiren und zwar in einem Grade, wie solche in keinem anderen Organe, selbst die Nieren nicht ausgenommen, vorkommen. Experimentell festgestellt ist, dass manche Substanzen, ebenfalls in toxischen Dosen verabreicht, die Zuckerbildung in der Leber aufheben, wie das z. B. für die Ipecacuanha durch Pecholier festgestellt ist. Das Vorhandensein wirklicher Cholagoga ist erst in der neuesten Zeit durch genaue physiologische Untersuchungen nachgewiesen worden. Nachdem eine Zeit lang die Ansicht von Bennett, dass überhaupt eine Wirkung von Medicamenten auf die Gallensecretion nicht existire, längere Zeit Geltung gehabt hat, zeigte Rutherford (1879), dass es Stoffe giebt, welche die Leberthätigkeit erregen, ohne auf die Darmthätigkeit einen erheblichen Einfluss zu äussern, so Ipecacuanha, Natriumbenzoat, Ammoniumbenzoat, Natriumsalicylat, Ammoniumphosphat und Acidum chloronitrosum, während eine andere Abtheilung von Medicamenten, namentlich Iridin, Evonymin, Podophyllin, Phytolaccin, Baptisin, Hydrastin, Juglandin, Leptandrin, Sanguinarin, Colchicum, Rheum, Aloë, Jalape, Coloquinthen, Natriumphosphat, Natriumsulfat, Kaliumsulfat, Tartarus natronatus und Sublimat, gleichzeitig erregend auf die Leber und die Darmdrüsen wirken. Nach den Untersuchungen von Rutherford existiren aber nicht allein Stoffe, welche die Gallensecretion befördern, sondern auch solche, welche dieselben beschränken. Hierher gehören namentlich gewisse Reizmittel für den Darmcanal, welche reichliche Secretion der Darmdrüsen bewirken, wie Magnesiumsulfat, Mangansulfat, Ricinusöl, Gutti und Calomel, aber auch Substanzen, welche eine Vermehrung der Darmsecretion nicht bewirken, wie Salmiak und Bleiacetat. In welcher Weise die Vermehrung oder Verminderung der Gallensecretion zu Stande kommt, ist noch nicht aufgeklärt. Die Versuche Rutherfords zeigen aber, dass ein gewisser Gegensatz in der Wirkung auf Darm- und Lebersecretion existirt, so dass Stoffe, wie Podophyllin, wenn sie in grösseren Mengen gereicht werden, nur anfangs starke Steigerung der Gallensecretion bedingen, welche aber sofort aufhört, sobald Purgiren eintritt, während bei kleinen Dosen die cholagoge Wirkung längere Zeit anhält.

Rutherford fasst die cholagoge Wirkung als directe Action auf die Leberzellen oder auf die Innervation der Leber auf und belegt die Cholagoga daher mit dem Namen „Hepatic stimulants". Dass es sich nicht um eine Reflexaction in Folge von Reizung der Intestinalschleimhaut handelt, lehrt das Fehlen der gallentreibenden Wirkung bei Gutti, Senna und Magnesiumsulfat. Auch kann man die Wirkung nicht von blosser Vermehrung des Blutstroms ableiten, weil bei einzelnen Stoffen, z. B. Ricinusöl, welche starke Erweiterung der Darmcapillaren bedingen und dadurch eine Verstärkung des Pfortaderkreislaufes bewirken, keine cholagoge Action eintritt.

Durch Rutherfords Untersuchungen erhält die früher nur auf therapeutische Erfahrungen basirte Abtheilung der Cholagoga ihre alte Stellung wieder, wenn auch einzelnen dahin gerechneten Stoffen der Platz unter den gallentreiben Mitteln streitig gemacht wird, wie z. B. dem Calomel und dem Löwenzahn. Man vindicirte einem Medicamente cholagoge Wirkung, wenn man nach dessen Gebrauche starke gallige Färbung der Fäces auftreten sah. Die erstere Wirkung, welche nach verschiedenen Mitteln dieser Art, namentlich beim Ikterus hervortritt, wo die lettigen Stühle normal gefärbten Platz machen, beweist nichts für eine wirkliche cholagoge Action.

Der gewöhnliche Ikterus ist eben nicht die Folge verminderter Secretion der Galle, sondern die eines fortgepflanzten Duodenalkatarrhs auf den Ductus choledochus, wodurch unvollständiger oder vollständiger Verschluss des letzteren und damit partielle oder totale Aufhebung des Gallenabflusses in den Zwölffingerdarm herbeigeführt wird. Da nun viele vermeintliche Cholagoga Vermehrung der peristaltischen Bewegung bewirken, so ist es leicht möglich, dass durch dieselben auf mechanische Weise ein an der Mündungsstelle des Gallenganges befindliches Hinderniss fortgeschafft wird, in Folge wovon die hinter demselben angestaute Galle sich wieder in den Darmcanal frei zu ergiessen vermag. Hierdurch ist gewiss manchem Purgans, das nicht an sich cholagog wirkt, die Eigenschaft eines auf die Secretion der Galle fördernden Mittels beigelegt, während es in Wirklichkeit nur den Gallenabfluss befördert. Damit ist natürlich aber nicht gesagt, dass wenn gerade die hier am meisten als nützlich erkannten Mittel (Calomel, Taraxacum) nicht direct auf die Leberfunction wirken, damit auch die Wirkung anderer Stoffe in gleicher Weise auf blosser Beseitigung aufgestauter Galle beruhe.

Abgesehen von Ikterus werden die Cholagoga insbesondere gegen sogenannte Biliosität und gegen Abdominalplethora gebraucht. Dass bei beiden Affectionen auch andere Momente als directe Wirkung auf die Leberfunction bessernd und heilend einwirken können und dass namentlich bei letzterer Purganzen oder

Combinationen von Bitterstoffen mit abführenden Salzen durch Beseitigung der meist bestehenden Duodenalkatarrhe günstig influiren können, ohne direct auf die Leber selbst zu wirken, steht fest.

In der allerneuesten Zeit (1881) hat Stadelmann in dem Toluylendiamin einen Stoff kennen gelernt, der constant bei Thieren Ikterus hervorruft, welcher als hepatogen angesehen werden zu müssen scheint, da der fragliche Stoff, nach dessen Einführung sowohl Gallenfarbstoff als Gallensäuren im Harne auftreten, keinen Katarrh der feinsten Gallengänge und keine Auflösung der rothen Blutkörperchen bedingt. Eine local irritirende Einwirkung auf das Leberparenchym kommt dem Toluylendiamin nicht zu.

Völlig im Dunkeln sind wir über Veränderungen der Pankreasabsonderung durch Medicamente.

Die Thränendrüsen können durch einzelne Substanzen zu erhöhter Secretion angeregt werden, ohne dass man jedoch therapeutisch davon irgend welchen Gebrauch machen kann. Offenbar sind hier nervöse Einflüsse im Spiele. Es ist ja bekannt, dass durch Reizung der Augenbindehaut, sei es durch fremde Körper, sei es durch flüchtige ätherische Oele, wie sie beim Annähern von Senf oder Zwiebeln an das Auge wirksam werden, reflectorisch Vermehrung der Thränensecretion erzeugt wird. Es ist nun denkbar, dass bei der Ausscheidung gewisser Stoffe, z. B. des Iodkaliums, mit den Thränen eine solche Reizung der Augenbindehaut zu Stande gebracht wird, welche dann auf die Absonderungsgrösse der Drüse einen Einfluss auszuüben vermag. Ein solcher Reiz kann auch durch Bewegungen krampfhafter Art, welche unter der Einwirkung gewisser Convulsionen erregender Stoffe die Augenmuskeln erfahren, hervorgerufen werden. Auch ist eine directe Reizung der Drüse selber oder der secretorischen Nerven denkbar. Vorläufig sind wir aus Mangel physiologischer Prüfungen ausser Stande, in jedem einzelnen Falle von Vermehrung der Thränensecretion den Grund dieser Erscheinung anzugeben. Pilocarpin erregt sowohl die peripheren Nerven der Thranendrüse als gewisse Centren bei erhaltenem Sympathicus (Marmé).

Dass die Augenbindehaut durch den Einfluss einer Reihe von Medicamenten, welche durch dieselbe oder durch die Thränendrüse theilweise ausgeschieden werden, Irritation erfährt, kann man aus dem Auftreten von Conjunctivitis nach längerem Gebrauche von Arsenikalien, Iod u. s. w. sehen, worin man sogar ein Zeichen für die Sättigung des Organismus mit den betreffenden Substanzen erblickt.

Dass die Nasenschleimhaut unter dem Einflusse directer Reizmittel, welche wir in die Nase selbst einbringen, in stärkerem Grade als normal Schleim producirt, wurde von uns bereits oben hervorgehoben. Dieselbe Erscheinung kann unter dem Einflusse des innerlichen Gebrauches einzelner Medicamente vorkommen, welche besonders bei längerer Anwendung das Auftreten von Katarrh in den verschiedensten Partien der Nasenhöhle veranlassen. Am häufigsten beobachtet man einen solchen medicamentösen Schnupfen bei Curen, welche mit Iodkalium oder der entsprechenden Bromverbindung ausgeführt werden. Ja, man hat sogar ähnlich wie beim Quecksilber den Speichelfluss, so beim Iodkalium den Iodschnupfen als ein Zeichen der Sättigung des Organismus mit dem Medicamente betrachtet. Es kann keinem Zweifel unterliegen, dass man es hier mit einer Wirkung zu thun hat, welche auf einer Elimination von Iod oder von einer Iodverbindung, welche auf die Membrana Schneideri irritirend wirkt, durch die letztgenannte Schleimhaut beruht. Diese Ausscheidung und damit auch die daraus resultirende Irritation kann sich unter Umständen auch auf die benachbarten Schleimhäute fortpflanzen, nicht nur nach oben auf den Ductus nasolacrymalis und die Augenbindehaut, sondern auch nach unten und hinten auf den Pharynx und selbst auf die tieferen Partien der Respirationsorgane. Pilocarpin wirkt ebenfalls erregend auf die Absonderung von Nasenschleim.

Grössere therapeutische Bedeutung als die Steigerung der Secretion der Thränendrüsen und der Membrana Schneideri besitzt die Beeinflussung der Secretion in Larynx, Trachea und Bronchien durch eine Reihe von Arzneimitteln, welche man unter dem Namen der **auswurfsbefördernden Mittel** oder **Hustenmittel, Expectorantia** oder **Bechica**, zusammengefasst hat, weil dieselben bei Erkrankungen der Respirationsschleimhaut auf die Beseitigung des Schleimes und gegen den Husten in Anwendung kommen, wobei man Stoffe, welche den Auswurf vermindern und solche, welche denselben steigern oder verflüssigen, nicht zu trennen gewohnt ist.

Die neuesten Experimente von Rossbach (1882) modificiren die früheren Anschauungen über die Beeinflussung des Bronchialsecrets durch Medicamente nicht unwesentlich. Eine Verflüssigung des Secrets, welche man z. B. den Alkalien und dem Salmiak zuschrieb, existirt nicht, vielmehr erscheint bei innerem Gebrauche dieser Mittel die Schleimabsonderung geradezu vermindert. Bei Localapplication sehr verdünnter Lösungen von Liquor Ammonii caustici resultirt allerdings eine derartige Verflüssigung, so dass dieses Präparat insbesondere beim sog. Catarrhus siccus gerechtfertigte Anwendung findet. Dieselbe Indication besitzen Pilocarpin, Apomorphin und Emetin, welche auf die Trachealschleimdrüsen oder deren Nerven stark erregend wirken und deshalb als eigentliche Expectorantia zu bezeichnen sind. Die schleimvermehrende Wirkung ist eine peripherische, mit der Circulation nicht im Zusammenhange stehende. Beschränkend auf die Schleimsecretion wirken Atropin und Morphin, von welchem das letztere ausserdem durch Herabsetzung der Sensibilität bestehenden Hustenreiz mindert. Eine besondere Stellung kommt den Balsamica (Terpenthinöl) zu, welche vermöge einer eigenthümlichen Reizwirkung die Blutgefässe zur Contraction bringen und gleichzeitig mit Blutleere der Schleimhaut Vermehrung der Schleimsecretion bedingen, woraus sich die altbekannten günstigen Effecte bei chronischen Katarrhen mit starker Schleimhautschwellung erklären.

Man hat übrigens auch Mittel, die auf die Respirationsschleimhaut nicht direct einwirken, zu den Expectorantien gestellt. So manche Medicamente, welche wir in schweren Krankheiten als Expectorantia wirksam finden, z. B. Campher, und welche dies offenbar durch den kräftigen belebenden Einfluss sind, den sie auf den gesammten Organismus durch Steigerung der Herzthätigkeit ausüben. Förderung der Expectoration erzielen wir übrigens auch auf mechanische Weise, z. B. durch Hervorrufung der Muskelbewegungen, die den Brechact charakterisiren, um angesammeltes Secret aus den Bronchien fortzuschaffen, was die Anwendung der Brechmittel bei Croup u. s. w. erklärt. Endlich wird auch reflectorisch durch Reizung bestimmter Stellen im Schlunde, z. B. durch einfaches Trinkenlassen von kaltem Wasser, Räuspern und Husten bewirkt, das zur Expectoration führt.

Manche Störungen der Respiration, namentlich krampfhafte Zufälle, z. B. Asthma, sind entweder vollständig oder theilweise von den Nervencentren abhängig und erfordern somit selbstverständlich Medicamente, welche auf diese Theile wirken. Hier kommen die Expectorantia nur insoweit in Betracht, als mit der krampfhaften Affection sehr häufig katarrhalische Affectionen verbunden sind.

Nicht selten sucht man eine Vermehrung der Ausscheidung durch die **Nieren** auf medicamentösem Wege zu erzielen. Stoffe, denen man eine Wirkung in dieser Richtung zutraut, nennt man **harntreibende Mittel, Diuretica.** Die Art und Weise, wie dieselben vermehrend auf die Harnmenge wirken, ist offenbar eine verschiedene und bedarf zum Theil noch näherer Aufklärung.

Während manche Substanzen bei ihrem Durchgange durch die Nieren ohne jeden nachweisbaren Einfluss auf dieses Organ bleiben können einzelne Medicamente, welche sich durch stärker reizende Einwirkung an der Applicationsstelle auszeichnen, auf das

Parenchym irritirende Action ausüben, welche sich unter Umständen bis zur Entzündung steigert. Hierbei treten Veränderungen der Beschaffenheit des Urins ein. Es zeigt sich in demselben Eiweiss, manchmal auch Blut, und bei ausgesprochenen Entzündungserscheinungen verringert sich die Harnmenge bedeutend bis zur vollständigen Anurie. Die mit dem Urine ausgeschiedenen irritirenden Substanzen können ihre reizende Wirkung auch auf die Harnwege fortsetzen und bei einzelnen derselben kann es selbst bis zu ausgesprochenster Entzündung der Blase und der Urethra kommen. Mit einer solchen entzündlichen Reizung dieser Theile verbindet sich sehr häufig fortwährender Drang zum Harnlassen, welchen der Kranke nur unter Schmerzen zu befriedigen vermag. Es ist nicht unmöglich, dass diese Micturition, welche man nach dem unvorsichtigen Gebrauche cantharidinhaltiger und ätherischöliger Substanzen beobachtet, zu der Annahme Veranlassung gegeben hat, dass diese Stoffe eine Vermehrung der Urinsecretion herbeiführen. In Wirklichkeit ist aber bei jener Reizung zum Uriniren die Harnmenge keineswegs vermehrt, vielmehr, wie bemerkt, häufig sogar verringert. Wenn es nun auch plausibel erscheint, dass bei den fraglichen Stoffen, welche man anderen harntreibenden Mitteln als Diuretica acria s. calida entgegengestellt hat, ihre Anwendung zur Erhöhung der Nierenabsonderung auf einer Verwechselung mit den erwähnten Erscheinungen des Harnzwanges beruht, so ist damit doch nicht gesagt, dass diese Stoffe überall nicht diuretisch wirken, da diese Action ja möglicherweise an bestimmte Mengenverhältnisse, oder an andere Wirkungsweisen, welche diese Stoffe neben ihrer irritirenden Action besitzen, geknüpft sein kann.

Hier wäre die Möglichkeit denkbar, dass die betreffenden Stoffe auf die Capillarwände der Glomeruli direct ändernd wirkten, so dass dieselben den Durchtritt der Blutflüssigkeit und in manchen Fällen selbst von Eiweissstoffen leichter geschehen liessen, doch liegt die Annahme näher, dass eine Steigerung des Blutdruckes im Spiele sein kann, zumal da viele hierbergehörigen Substanzen, z. B. die Aethereo-Oleosa, offenbar Contraction der Gefässmuskeln bedingen. Auch liesse sich annehmen, dass durch den von den betreffenden Substanzen bedingten Reiz verstärkter Zufluss von Blut gerade zu den Nieren sich geltend machte, welches bei mässiger Ausdehnung das Material zur Ausscheidung eines stark wässrigen Urins lieferte, bei Ueberhandnahme dagegen auch Eiweissstoffe in den Urin übertreten lässt. Möglich auch, dass nervöse Einflüsse dabei im Spiele sind und eine locale Reizung der Nierennerven, und in Folge davon anfangs Arteriencontraction, später Paralyse erfolgt.

Es lässt sich nach dem gegenwärtigen Standpunkte der Lehre von der Harnabsonderung nicht bestreiten, dass alle Stoffe, welche den Blutdruck erhöhen, diuretisch wirken können. Substanzen, welche die Arbeitsleistung des Herzens steigern (Digitalis, Scilla), wirken durch Steigerung des Blutdruckes vermehrend auf die Harnabscheidung.

Die anscheinend leichte Bestimmung der diuretischen Wirksamkeit eines Mittels bekommt ihre grossen Schwierigkeiten dadurch, dass die diuretischen Effecte sich zwar nicht ausschliesslich, aber doch vorzugsweise am Krankenbette documentiren. Es erscheinen dieselben namentlich bei hydropischen Ansammlungen, welche unter dem Gebrauche der betreffenden Mittel schwinden, wobei dann gleichzeitig die Harnmenge oft in ausserordentlich starker Menge vermehrt wird. Es beruht hierauf vorzugsweise die Anwendung der Diuretica als sog. Hydragoga, eine Bezeichnung, welche indess nicht ihnen allein zukommt, sondern auch den diaphoretischen und manchen drastischen, überhaupt allen denjenigen Stoffen, welche grössere Mengen wässriger Flüssigkeit auszuscheiden und in Folge davon die Wiederaufnahme von Wasser aus den Geweben in das Blut zu steigern im Stande sind.

Man wendet indessen die Diuretica bei Wassersuchten mit grösserer Vorliebe an, weil mit ihren Effecten eine Schwächung des Organismus nicht in so entschiedener Weise sich verbindet, wie es bei der Wirkung drastischer Purgirmittel und bei profusen Schweissen der Fall ist. Da solche Wassersuchten häufig mit pathologischen Veränderungen der Nieren im Zusammenhange stehen und mit verminderter Harnausscheidung verknüpft sind, liegt es auch besonders nahe, gerade auf die Nieren anregend zu wirken, und ebenso ist es plausibel, bei der Abhängigkeit hydropischer Ergüsse in Folge verringerter Arbeitsleistung des Herzens gerade solche Diuretica zu benutzen, welche die Herzthätigkeit zu steigern im Stande sind. Die Erhöhung der Diurese ist in dem letzten Falle selbstverständlich nur eine secundäre Wirkung. Eine lösende Einwirkung auf die bei gewissen Nierenaffectionen in den Harncanälchen befindlichen albuminösen Exsudate ist als Ursache der Diurese nicht mit Sicherheit nachgewiesen.

Die Frage, ob es Stoffe giebt, welche beim gesunden Menschen die Menge des abgeschiedenen Urins mehren, ohne dass eine grössere Quantität Wasser von aussen dem Blute zugeführt werde, ist verschiedentlich negativ beantwortet worden.

Dass wir durch das Trinken grösserer Quantitäten Flüssigkeit die Absonderungsgrösse der Nieren vermehren können, braucht nicht erörtert zu werden. Es liegt aber auf der Hand, dass wir in den Fällen, wo wir therapeutisch Vermehrung der Diurese zu bewirken bezwecken, mit einer solchen Vermehrung der Wasserzufuhr nichts bezwecken können, wenn es sich um die Fortschaffung des im Organismus angesammelten Wassers handelt. Doch würde man von der dadurch bewirkten Verdünnung des Urins Günstiges in Fällen erwarten können, wo stark saurer Urin irritirend auf die Schleimhaut der Blase und Urethra einwirkt, obschon auch hier es einfacher erscheint, durch locale Injection von lauwarmem Wasser die Dilution zu bewirken. Wirksam ist dagegen die vermehrte Einfuhr von Wasser auf den Stoffumsatz, die Lösung und Ausscheidung der Verbrennungsproducte im Körper. Mit der Vermehrung der Harnquantität steigt gleichzeitig die Quantität der festen Bestandtheile des Harns, namentlich des Harnstoffs und der Salze. Die hierauf beruhende Verwendung gegen gewisse Diathesen, welche sich häufig mit der Bildung von Concrementen (Gries und Stein) in der Blase zeigen, hat mit der eigentlichen Vermehrung der Diurese nur einen lockeren Zusammenhang. Den Absatz von Concrementen aus concentrirtem Urin wird man durch Trinkenlassen grosser Flüssigkeitsmengen schwerlich verhindern, da selbst die Verbindung der gesteigerten Wasserzufuhr mit Mitteln, welche auf solche Concremente in hohem Grade lösend wirken, sog. Litholytica, kaum jemals zum Ziele führt. Selbst die Einspritzung von Lösungen der letzteren in die Blase, um auf bereits bestehende Concremente auflösend zu wirken, kann der Anwendung operativer Eingriffe (Lithotomie, Lithotritie) wohl nur selten vorbeugen. Die Anwendung reichlichen Trinkens von Wasser zur Entfernung von Schädlichkeiten aus dem Blute, z. B. bei gewissen Vergiftungen oder Dyskrasien, durch Beförderung der Ausscheidung fasst ebensowohl die Steigerung der Schweisssecretion als die der Diurese ins Auge. Uebrigens darf man nicht vergessen, dass die reichliche Wasserzufuhr keinesweges allein dadurch diuretisch wirkt, dass sie den Nieren auszuscheidendes Wasser liefert, sondern auch dadurch, dass sie eine allgemeine Steigerung des Blutdruckes im Blutgefässsysteme bedingt. Sie ist somit ein durchaus nicht unwesentliches Unterstützungsmittel anderer Diuretica.

Es lässt sich nicht verkennen, dass die Erhöhung der täglichen Urinquantität durch Diuretica beim Gesunden viel weniger deutlich hervortritt, ja dass sie bei einzelnen Stoffen, welche von Alters her in dem Rufe kräftiger diuretischer Mittel standen, ausbleibt.

So hat Krahmer nach dem Gebrauche von Extractum Juniperi, Scilla, Digitalis, Terpenthin, Rheum, Guajakharz und Colchicum bei sich die tägliche Harnmenge nicht vermehrt gefunden und ebenso fielen Versuche von Buchheim an Thieren negativ aus. Auch Mégevand sah nach Digitalis keine erhebliche Vermehrung der Harnmenge. Es ist dies gar nicht zu verwundern, da die wässrige Flüssigkeit des Urins ja aus dem Blute stammt, dem nur in beschränktem Masse Wasser entzogen werden kann, selbst wenn die Steigerung des Blutdruckes sehr bedeutend sein würde, und es würde geradezu einer Verdünnung des Blutes bedürfen, theils um sonstige schädliche Effecte der Eindickung des Blutes zu beseitigen, theils um die Urinsecretion in normalem Zustande im Gange zu erhalten. An Thieren resultirt durch Erhöhung des hydrostatischen Druckes auf die Nierencapillaren Albuminurie, also genau dasselbe, was wir auch als Effect der als Diuretica acria bezeichneten harntreibenden Mittel in grösseren Mengen hervortreten sahen, vielleicht noch ein Grund mehr, auch bei diesen Mitteln Erhöhung des Blutdruckes in den Nierencapillaren als Erklärung ihrer diuretischen Wirkung in Anspruch zu nehmen.

Indessen haben einzelne neuere Untersuchungen gelehrt, dass es in der That Diuretica giebt, welche auch beim Gesunden sich wirksam erweisen. So hat Münch nachgewiesen, dass kohlensaures Natrium zwar zunächst eine Retention von Wasser im Organismus und Verminderung der täglichen Harnmenge zu Wege bringt, dass aber nach Aufhören der Zufuhr mehr Wasser durch die Nieren ausgeschieden wird, als ingerirt und selbst in den ersten Versuchstagen im Organismus zurückgehalten wurde. Falck bewies durch Thierversuche exact, dass Chlornatrium die Harnmenge bei Thieren vermehrt, dass somit dem Organismus Wasser auf diesem Wege entzogen wird, was ja schon a priori der Durst vermuthen lässt, welcher als Folge reichlicher Kochsalzzufuhr in der Norm resultirt.

Das Vorhandensein solcher beim Gesunden diuretisch wirkender Mittel macht es gewiss, dass nicht alle Diuretica durch Steigerung des Blutdruckes wirken. Bei den erwähnten Salzen ist daran nicht zu denken, da es viele Stoffe giebt, welche in viel ausgezeichneterer Weise die Herzaction und den Blutdruck beeinflussen, ohne dass beim Gesunden die Diurese vermehrt wird.

Die Ursache der diuretischen Effecte der hier in Frage stehenden Mittel, die sich als Diuretica salina von den übrigen abtrennen liessen, kann in verschiedener Weise erklärt werden. Gerade bei den salinischen Diuretica hat Binz die mechanische Wegräumung von Widerständen in den Nieren, gestützt auf das Auftreten weit grösserer Mengen von Faserstoffcylindern und Schleimkörpern im Harn nach deren Gebrauche bei Nierenkranken, als Ursache der Wiederherstellung normaler Diurese betrachtet. Beim Kochsalz und auch wohl bei den Alkalicarbonaten und denjenigen pflanzensauren Salzen, welche im Blute in solche übergehen, hat man die dadurch bedingte Steigerung des Stoffumsatzes der stickstoffhaltigen Körperbestandtheile als Ursache der vermehrten Ausscheidung des Wassers mit dem gebildeten Harnstoff u. s. w. betrachtet. Am meisten populär ist die Theorie von Weikart geworden, wonach die Filtrationsgeschwindigkeit der Alkalisalze das Moment sei, worauf ihre diuretische Wirkung beruhe. Diejenigen Salze, welche am leichtesten diffundiren, würden danach in der Reihe der Diuretica am höchsten stehen. Die in dieser Richtung von Weikart aufgestellte Reihe (Natriumcarbonat, Chlorkalium, Natriumsulfat, Kaliumnitrat, Chlornatrium und Natriumphosphat) entspricht aber keineswegs der Reihe der Dignität dieser Mittel als Diuretica. Bei den Kalisalzen, z. B.

beim Salpeter, ist vermuthlich die Wirkung auf Herz und Blutdruck als bedeutenderer Factor ihrer Wirksamkeit in Anschlag zu bringen. Dass das Nervensystem bei der Wirkung der letzteren betheiligt sei, ist kaum anzunehmen. Nach den Versuchen von Cl. Bernard vermehrt Reizung des Vagus die Blutzufuhr zu den Nieren, während Reizung des Splanchnicus die entgegengesetzte Wirkung hat. Bei den Diuretica salina zeigt sich aber auch der Effect nach zuvor durchschnittenen Nerven.

Veränderungen in der chemischen Beschaffenheit des Urins sind wir allerdings durch Ueberführung mancher Stoffe in demselben hervorzurufen im Stande, doch ist dabei die Nierenthätigkeit wenig betheiligt. Namentlich die Ausscheidung des Harnstoffes, welche, wie S. 64 bemerkt wurde, wesentliche Veränderungen in gewissen pathologischen Zuständen (Phosphorismus) zeigt, ist von den Verbrennungsprocessen im Blute und in den Geweben abhängig. Wir müssen über die Ausscheidung desselben und einzelner anderer Harnbestandtheile, z. B. bezüglich der Harnsäure (Colchicum), auf das bereits früher Gesagte oder auf den speciellen Theil verweisen.

Mittel, die auf die Secretion der äusseren Haut und insbesondere auf den Schweiss vermehrend wirken, nennt man Diaphoretica. Man hat diejenigen, welchen man vorzugsweise Wirkung auf die Schweissdrüsen beilegt, unter der Bezeichnung schweisstreibende Mittel, Sudorificia s. Hidrotica, in Gegensatz zu den auf die Perspiration vermehrend wirkenden, die man mit dem Namen Diapnoica belegte, gestellt. Diese beiden Abtheilungen lassen sich aber praktisch gar nicht trennen, weder in pharmakodynamischer noch in therapeutischer Hinsicht. Mit der Anwendung sämmtlicher Diaphoretica bezweckt man nämlich meist die in Folge sog. Erkältung entstandene Störung der perspiratorischen Function der Haut zu beseitigen.

Es ist bekannt, dass verschiedene Stoffe, namentlich gasförmige, durch die Haut eliminirt werden und es liegt die Annahme nahe, dass sie bei ihrer Elimination einen reizenden und erregenden Einfluss auf die secretorischen Drüsen der Haut ausüben, wobei hauptsächlich die Schweissdrüsen in Betracht kommen.

Diese Hypothese gewinnt an Wahrscheinlichkeit dadurch, dass für einzelne diaphoretisch wirkende Substanzen der Nachweis geliefert ist, dass sie auch bei örtlicher Application auf die Haut Schweiss hervorzurufen vermögen. Für die sehr häufig als Sudorifica angewendeten Ammoniakalien ist die örtliche schweisstreibende Action von verschiedenen Beobachtern hervorgehoben.

In der neuesten Zeit ist die Beziehung der Schweisssecretion zu einem in der Medulla oblongata belegenen sogenannten Schweisscentrum und zu bestimmten Nerven nachgewiesen (Luchsinger, Nawrocki). Nach den bisher vorliegenden Untersuchungen scheinen einzelne Stoffe, z. B. Campher, ausschliesslich erregend auf das fragliche Centrum zu wirken, während bei anderen, z. B. Pilocarpin, nicht nur eine centrale, sondern auch eine periphere Action, sei es auf die Endigungen der Schweissnerven, sei es auf die Drüsensubstanz, nachzuweisen ist.

In früherer Zeit leitete man die Veränderung der Diaphorese ausschliesslich von Veränderungen der Circulation ab. Dass ein solcher Zusammenhang auch seit der Darlegung der Abhängigkeit der Diaphorese vom Nervensystem wenigstens für einzelne sehr gebräuchliche Diaphoretica festgehalten werden kann, ist kaum in Abrede zu stellen. Viele der erprobtesten Schwitzmittel aus dem Pflanzenreiche sind Substanzen mit einem Gehalte an ätherischem Oel, welche sich in ihrer sonstigen Wirkung in Nichts von den übrigen Aethereo-Oleosa unterscheiden. Man pflegt dieselben mit grösseren Mengen warmen Wassers zu verabreichen. Es liegt nun nahe, anzunehmen, dass der durch die ätherischen Oele bedingte Zufluss des Blutes zu der äusseren Haut in Verbindung mit dem durch die Wasseraufnahme gesteigerten Blutdrucke die wichtigsten Momente sind, auf denen die Wirkung dieser Diaphoretica beruht. Es kommen somit hier die nämlichen Umstände in Betracht, welche zur Hervorrufung einer gesteigerten Diurese geeignet sind, und in der That figurirt in der Reihe der Diaphoretica eine Anzahl von Stoffen, welche auch auf die Nierensecretion einen befördernden Einfluss ausüben. Es ist hier offenbar von äusseren Einflüssen abhängig, welche der in Rede stehenden Secretionen durch die fraglichen Mittel vermehrt wird. Ist die umgebende Luft von niedrigem Wärmegrade, so wird die Niere dasjenige Organ sein, welches die Ausscheidung der zugeführten Wassermengen übernimmt, ist dagegen die Luft warm und in Folge davon das Capillargefässsystem der Haut und der Schweissdrüsen erweitert, so wird die Perspiration gefördert, und wenn das umgebende Medium stark mit Wasserdämpfen geschwängert ist, so werden auf der Haut Niederschläge in tropfbar flüssiger Form sich zu erkennen geben. Diese äusseren Bedingungen sind von solcher Wichtigkeit, dass sie auch für sich im Stande sind, Schweiss zu erregen, und dass in Fällen, wo sie nicht ausreichen, was auch in der That bisweilen der Fall ist, kaum die Zufuhr eines ätherisch-öligen Mittels zum Ziele führen wird. Auch die im Stadium der sogenannten Nausea bei Anwendung von Brechmitteln resultirende Vermehrung der Schweisssecretion lässt sich aus der Erweiterung der Hautcapillaren ableiten, die ja nicht selten bei diesen Mitteln durch eigenthümliche Färbung der Körperoberfläche sich ausspricht.

Dass wir dem Schweisse durch gewisse Stoffe ein verändertes Aussehen geben können, dass namentlich gewisse Farbstoffe, welche man dem Organismus zuführt, im Schweiss auftreten und ihm ihre Farbe mittheilen können, z. B. Indigo, Rhabarberfarbstoff, ist factisch, hat aber für die Therapie keine besondere Bedeutung. Dass bei reichlich vermehrter Absonderung von Schweiss auch die Qualität desselben verändert wird, ist durch Funke nachgewiesen. Die organischen Stoffe vermindern sich dabei im Schweisse, während die unorganischen zunehmen; die saure Reaction nimmt dabei ab, so dass der Schweiss allmälig neutral und selbst alkalisch wird. Auch diese Verhältnisse hatten bisher kein therapeutisches Interesse.

Im Gegensatze zu den Hidrotica besitzen wir eine Anzahl von Mitteln, welche in sehr erheblicher Weise die Schweisssecretion zu beschränken im Stande sind. Von diesen sog. Anthidrotica sind die am sichersten wirkenden, wie Atropin und Hyoscyamin, Stoffe, welche gleichzeitig die Function des Schweisscentrums und der Endigungen der Schweissnerven in den Drüsen oder der drüsigen Elemente selbst bedingen.

Bei den in dieser Weise wirkenden Anthidrotica ist der Effect von äusseren Umständen unabhängig, namentlich auch von der Temperatur und der Feuchtigkeit des umgebenden Mediums, während andere Mittel, z. B. Säuren, angemessene Abkühlung der äusseren Atmosphäre zur unerlässlichen Bedingung haben. Dass die Schweisssecretion nicht mit der Körperwärme gleichen Schritt hält, beweist das Auftreten von Schweiss im Collaps oder nach Herbeiführung einer abnormen niederen Temperatur durch Salicylsäure. Atropin scheint direct lähmend auf die Schweissnerven zu wirken. Ob die durch Erregung des Schweisscentrums und der Schweissnerven diaphoretisch wirkenden Stoffe in outrirten Dosen auch lähmend und damit anhidrotisch wirken, ist zweifelhaft. Sicherlich gehört das Schweisscentrum zu den resistentesten Partien des centralen Nervensystems, da es selbst nach Lähmung des Athemcentrums bei künstlicher Respiration zu functioniren fortfährt.

Man benutzt die Anthidrotica besonders bei colliquativen Schweissen, durch deren Beseitigung allgemeine tonisirende Action resultirt.

Da, wie bereits früher bemerkt, die Menge der Harnabsonderung in naher Beziehung zur Schweisssecretion steht, indem Diaphorese und Diurese, ähnlich wie die Abscheidung im Darme und die Gallenabsonderung, im umgekehrten Verhältnisse steigen und sinken, hat man die günstige Wirkung gewisser schweissbeschränkender Medicamente, insbesondere aus der Abtheilung der Adstringentien, bei Nierenaffectionen auf ihre anthidrotische Wirkung bezogen. Wahrscheinlich ist indess, dass die fraglichen Adstringentien auf die Gefässe in den Nieren oder auf das Nierenparenchym modificirend wirken und hierdurch den bei dem fraglichen Leiden constant vorhandenen Uebergang von Eiweiss in den Harn vermindern.

Die Beeinflussung der Haut durch Medicamente ist übrigens keineswegs auf die beschriebenen Verhältnisse der Perspiration und Schweisssecretion beschränkt. Man beobachtet nach dem längeren Gebrauche verschiedener Stoffe, z. B. nach Arsen, Iodkalium, ein Schwinden von chronischen Hautausschlägen und durch dieselben Medicamente will man eine Verbesserung des Aussehens der nicht abnorm veränderten Hautoberfläche und selbst der Haare beobachtet haben. Man hat dies als Folge veränderten allgemeinen Stoffwechsels aufgefasst, wofür jedoch die Beweise fehlen. Möglicherweise handelt es sich um Eliminationswirkungen, da arsenigsaure und arsensaure Alkalien durch die Schweissdrüsen ausgeschieden werden (Bergeron und Lemattre). Als solche Ausscheidungswirkungen sind zum Theil auch wohl die Exantheme aufzufassen, welche unter dem Einflusse gewisser Medicamente oder Gifte bei innerlicher Darreichung entstehen. Manche derselben, z. B. die scharlachähnlichen Ausschläge nach Belladonna. sind offenbar ausgedehnte und circumscripte Hyperämien, vielleicht von Nerveneinflüssen abhängig, und betreffen mehr die Gefässe als die eigentliche Haut; bei manchen anderen Ausschlagsformen, namentlich bei pustulösen Ausschlägen, wie bei der durch Iod- oder Brompräparate auftretenden Acne, participiren die drüsigen Organe der Haut.

Die Einwirkung von Medicamenten auf die Hoden sind wenig genau gekannt. Stoffe, welche reichlichere Blutzufuhr zu den Genitalien bedingen, scheinen die Samenbildung zu vermehren.

Wie eine solche Vermehrung bei sitzender Lebensweise und reichlicher Nahrung zu Stande kommt, scheinen auch einzelne Excitantia, aromatische Stoffe, wie Vanille, alkoholische Getränke, in dieser Richtung zu influiren. In sofern dadurch bei normaler Erectionsfähigkeit Steigerung der Geschlechtslust bedingt wird, kann man auch diese Stoffe zu den Aphrodisiaca zählen, und die Vanille verdankt ihren Ruf als Aphrodisiacum offenbar diesen Umständen. Durch knappe reizlose Kost findet im Gegensatze hierzu Verminderung der Samenproduction statt.

Von physiologischem Interesse ist die Einwirkung gewisser Stoffe auf die Bewegungsfähigkeit der Spermatozoiden. Schwach alkalische Lösungen conserviren die Bewegungsfähigkeit derselben länger, während Säuren und stark alkalische Lösungen, besonders Ammoniakalien, Aether, Alkohol, Chloroform und Kreosot sie rasch vernichten. In gleicher Weise wie diluirte Lösungen von Alkalien wirken auch solche von Chlornatrium, Chlorammonium, Natriumphosphat und anderen Natronsalzen. Auch gewisse Neurotica, z. B. Curare, wirken als Reiz. Therapeutisch scheinen diese Thatsachen ohne Bedeutung.

Stoffe, welche auf die weibliche Brustdrüse und deren Secretion wirken, nennen wir Lactica oder Galactica. Insoweit dabei eine Vermehrung der Milchsecretion resultirt, bezeichnet man sie als Lactagoga und Galactagoga. Ueber das Zustandekommen ihrer Wirkung sind wir bis auf den heutigen Tag im Unklaren.

Es ist zwar nachweislich, dass eine Menge Arzneistoffe in die Milch übergeht, doch üben die wenigsten dabei einen Einfluss auf die Function der Brustdrüse aus. Es ist sogar wiederholt in Zweifel gezogen worden, ob es überhaupt Medicamente gebe, welche direct Vermehrung der Milchsecretion hervorrufen, eine Eigenschaft, welche man der Galega, dem Fenchel und diesem ähnlichen ätherisch-öligen Mitteln von Alters her bis in die neueste Zeit beigelegt hat. Bontemps glaubt für den Fenchel die betreffende Wirkung wirklich nachgewiesen zu haben und bringt sie in Zusammenhang mit der zwischen den Nerven der Brustdrüse und dem Uterus bestehenden Consensualität. Aus seinen an Wöchnerinnen angestellten Versuchen scheint hervorzugehen, dass kleinere Gaben Fenchel die Secretion der Brustdrüse steigern, während grössere eine Verminderung der Milchsecretion, dagegen das Auftreten von Blutungen der Schleimhaut des Uterus (Menstruation) veranlassen. Offenbar sind wir durch diesen Erklärungsversuch in unserer Erkenntniss der Wirkungsweise der die Milchsecretion befördernden Mittel nur insoweit gefördert, als daraus die Möglichkeit erhellt, dass bei ihrer Einwirkung auch nervöse Einflüsse nicht ausgeschlossen sind. Da nach Rörigs Versuchen die Menge der Milchsecretion von der Höhe des Blutdrucks abhängig ist, dürfte allen Stoffen, welche den Blutdruck erhöhen, eine vorübergehende galactagoge Wirksamkeit beigelegt werden und möglicherweise ist der Effect mancher ätherisch-öliger Mittel auf die Gefässcontraction zu beziehen, welche dieselben in kleinen Dosen hervorrufen. Uebrigens wird in der Praxis stets die Anwendung der Galactagoga zur Erregung der Milchsecretion in Fällen, wo dieselbe stockt oder zu gering ausfällt, zurückstehen müssen gegen die Benutzung mechanischer Reizungsmittel (häufigeres Anlegen des Kindes) und diätetischer Massregeln.

Die Existenz von Stoffen, welche die Milchsecretion vermindern, ist nicht zweifelhaft, namentlich zeigt sich das Iodkalium als ein solches Antigalacticum, welches nicht weniger wirksam erscheint, als die Anlegung von Compressivverbänden, durch welche man insgemein die Milchsecretion beseitigt, wenn das Alter oder der Tod des Säuglings dies nothwendig macht.

Man ist geneigt, eine directe Wirkung des Iods auf die Brustdrüse anzunehmen, weil man unter dem längeren Gebrauche des Mittels starke Volumverringerung und selbst starke Atrophie der Brustdrüse eintreten gesehen haben will. Indessen liegt auch die Möglichkeit vor, dass es sich um complicirtere, auf das Verhalten des ganzen Organismus basirende Vorgänge handelt. Ebenso kann die Vermehrung einer anderen Secretion eine Abnahme der Milchsecretion zur Folge haben

An die Mittel, welche besonders auf secernirende Drüsen einwirken, schliessen sich am engsten die früher geradezu den Evacuantia zugerechneten Medicamente an, welche auf den Uterus in der Weise influiren, dass sie das Auftreten capillärer Blutungen der Gebärmutterschleimhaut veranlassen, welche eine Analogie mit der den Eilösungsprocess begleitenden Menstruation besitzen. Man nennt diese Arzneimittel, welche besonders in Fällen zur Anwendung kommen, wo man beabsichtigt, die ausgebliebene Menstruation wieder hervorzurufen, Emmenagoga. Solche menstruationsbefördernde Action schreibt man vorzugsweise ätherisch-öligen Stoffen, wie Sabina, Ruta, Galbanum, sowie einzelnen Drastica, wie Aloë, Radix Hellebori nigri, endlich einzelnen Substanzen zu, welche, wie Secale cornutum, Contractionen des Uterus bewirken können. Alle Emmenagoga vermögen aber, theils indem sie Blutungen auf der Innenfläche des Uterus bedingen, theils indem sie vorzeitige Uteruscontractionen hervorrufen, den Lauf der normalen Schwangerschaft zu unterbrechen und zum Eintreten von Frühgeburt oder Fehlgeburt zu führen, weshalb ihnen auch die Bezeichnung als Parturefacientia oder Abortiva gemeinsam zukommt.

Das Auftreten der Menstruation nach den ätherisch-öligen oder drastischen Emmenagoga pflegt man auf starke Hyperämie der Organe des kleinen Beckens zu beziehen und das Zustandekommen solcher durch den Leichenbefund nach Vergiftungen durch gewisse Emmenagoga, wie Sadebaum, welcher in der That eine Blutüberfüllung in den unteren Theilen des Darmcanals und in den Beckenorganen wiederholt dargeboten hat, zu beweisen. Auch führt man dafür die Thatsache an, dass unter der Anwendung von Aloë und ähnlichen Mitteln Blutungen aus den Venen des Mastdarms, besonders bei pathologischer Erweiterung einzelner Stellen derselben (Haemorrhoiden), zu Stande kommen. Zum Zustandekommen derartiger Blutungen kann indess auch die durch die betreffenden Mittel hervorgerufene, oft höchst bedeutende Peristaltik, welche sich auf Blase und Uterus fortsetzt, beitragen.

Von adstringirenden und anderen Stoffen, welche verengend auf die Gefässe oder coagulirend auf das Blut wirken, ist a priori zu vermuthen, dass sie die Beschränkung der Menstruation zur Folge haben, doch schlägt ihre Anwendung häufig fehl. Noch häufiger misslingt die wohl kaum je vom Arzte erstrebte Retardation durch Pfeffer und andere Volksmittel, deren Anwendung vielleicht damit im Zusammenhange steht, dass sie bei Krankheiten angewendet werden, welche, wie die Menstruation, einen gewissen Typus besitzen. Natürlich kann damit keine Erklärung für die an sich zweifelhafte Wirkung gegeben werden.

Die Zahl der Stoffe, denen man als Wirkung Verminderung oder Verzögerung der Menstruation zuschreibt, ist bei Weitem kleiner als die der Emmenagoga, ihre Wirkungsweise noch viel weniger festgestellt. Es liegt auf der Hand, dass, wie wir Blutungen des Uterus durch Hervorrufung von Contractionen desselben vermittelst der Parturefacientia zu stillen im Stande sind, wir auch profuse Menstruation in derselben Weise beschränken können, so dass also ein und dasselbe Medicament, wie das Mutterkorn, unter Umständen die Menstruation hervorzurufen, unter Umständen dieselbe zu vermindern vermag.

Uebrigens ist bei Anwendung der Emmenagoga gegen Menstruationsanomalien wohl zu beherzigen, dass die letzteren oft im Gefolge anderer krankhafter Störungen auftreten und mit deren Beseitigung verschwinden. So begleitet Amenorrhoe nicht selten bleichsüchtige Zustände, wo das Eisen sich weit wirksamer erweist als Mutterharz, Mutterkorn oder Mutterkümmel. Ebenso sind Uterinhämorrhagien nicht selten Folge von örtlichen Leiden des Uterus, deren Beseitigung durch mechanische Mittel oder örtlich anzuwendende Medicamente weit eher gelingt als durch innerliche Darreichung von Arzneimitteln, denen man eine specifische Action auf den Uterus vindicirt.

Minder wichtig für die Pharmakodynamik sind die nicht secernirenden Drüsen.

Man kennt gewisse Mittel, welche auf die krankhaft vergrösserte Thyreoidea (Kropf) verkleinernd wirken, ohne dass man jedoch im Stande ist, mit Sicherheit anzugeben, in wie weit es sich dabei um eine directe Wirkung auf dieses Organ oder um eine aus der Allgemeinwirkung der zu den Antidyskratica zählenden Substanzen (Jodpräparate) handelt. Dieselben Stoffe und einzelne andere vermögen auch eine Verkleinerung der Lymphdrüsen herbeizuführen, wenn diese im Zustande chronischer Anschwellung sich befinden. Auch hier werfen sich die nämlichen ungelösten Fragen auf.

Der verkleinernde Einfluss gewisser Stoffe, welche man geradezu Milzmittel, Splenica, genannt hat, namentlich des Chinins in grossen Dosen und mancher mit antitypischer Wirkung begabter Amara, auf die Milz ist experimentell nachgewiesen. Die Beziehungen zur therapeutischen Wirkung derselben bei Intermittens und Leukämie wurden bereits früher besprochen.

Von einem besonderen Einflusse auf die Tonsillen und Nebennieren ist Nichts bekannt. Dagegen scheint das Knochenmark, in welchem man mit Neumann und Bizzozero ein den Blutgefässdrüsen analoges Organ erblickt, der Angriffspunkt für verschiedene Substanzen zu sein und z. B. bei längerer Einfuhr von Quecksilber in einen Zustand von Hyperämie zu gerathen (Heilborn) und noch erheblichere Veränderungen nach Arsenik und Bleiacetat (Raimondi) zu zeigen. Auch dem Eisen wird eine Beeinflussung der Färbung des Knochenmarks durch Vermehrung der Zahl der rothen Blutkörperchen zugeschrieben.

Dass Alterationen des Knochenmarks durch Medicamente statthaben können, ist um so weniger zu bezweifeln, da solche an den Knochen selbst seit langer Zeit bekannt sind, obschon allerdings diese stabilsten Theile des Körpers weniger als die Weichtheile durch Medicamente beeinflusst werden. Dass solche in die Knochen dringen, beweist die Möglichkeit, durch Füttern mit Krapp das ganze Skelet roth zu färben, was sich dadurch erklärt, dass die Kalksalze den Krappfarbstoff präcipitiren. Die therapeutische Erfahrung bei der als Rachitis bekannten Kinderkrankheit lehrt, wie die Knochen durch reichlichere Zufuhr der ihre Grundlage ausmachenden Kalksalze in Erweichungszuständen zur Norm zurückgeführt werden. Veränderung in der Knochenbildung, so zwar, dass an Stelle spongiöser Substanz überall compacter Knochen auftritt, bewirkt Phosphor in kleinen Mengen zugeführt (Wegener).

Hervorhebung verdient schliesslich, dass gewisse Stoffe in eigenthümlicher Weise erregend auf die Bewegung der Cilien der Flimmerepithelien wirken. Die Beobachtung Virchows, dass, wie bei den Samenfäden, so auch bei den Fortsätzen der Flimmerepithelien die Beweglichkeit durch verdünnte Alkalien angeregt, ja selbst nach Aufhören wieder auf's Neue belebt wird, während Säuren dieselbe aufheben, könnte vielleicht eine Erklärung des günstigen Einflusses bieten, welchen Gebrauch von Alkalien auf die Schleimhaut der Respirationsorgane ausübt, da die Beschleunigung der Flimmerbewegung eine raschere Fortschaffung des Schleimes bedingen könnte. Auch andere Expectorantien, wie Salmiak und Salpeter, haben eine gleiche Action auf diese Bewegungen. Man hat hierauf sogar die Indication gewisser alkalischer Quellen zur Beseitigung der Sterilität gestützt, indem die Samenfäden durch die vermehrten Schwingungen der Wimpern auf der Schleimhaut rascher zum Ei gelangen sollten; doch geschieht die Flimmerbewegung der Tubarschleimhaut in entgegengesetzter Richtung.

Die Frage, weshalb ein bestimmter Stoff gerade auf gewisse Organe seinen Einfluss ausübe, während andere Organe und Systeme nicht davon betroffen werden, ist nur im Allgemeinen dahin zu beantworten, dass dabei bestimmte Affinitäten zu den Gewebsbestandtheilen der einzelnen Körperpartien massgebend sein müssen. Dass Veränderungen der Function beim Betroffensein des Nervensystems leichter hervortreten als an den Muskeln oder gar an den Knochen, bedarf keiner Erklärung. In der Thatsache, dass gerade in bestimmten Organen eine Anhäufung einzelner als Arzneimittel oder Gift eingeführter Substanzen stattfindet, könnte man die Erklärung für die Wirkung derselben auf gewisse Localitäten suchen. Wir haben indessen gesehen, dass ebensowenig wie die Nierenthätigkeit durch alle Stoffe verändert wird, welche durch dieses Organ aus dem Organismus ausgeschieden werden, auch die Function der Leber durch alle Stoffe Alterationen erfährt, die in der letzteren abgelagert werden. Offenbar steht die Deposition im Zusammenhange mit dem Blutreichthume der einzelnen Organe, welcher auf der mehr oder minder reichen Entwicklung der Gefässe in demselben beruht. Von Wichtigkeit dabei ist auch natürlich der Umstand, dass in den einzelnen Organen verschiedene Stoffe vorhanden sind, welche besondere Affinitäten zu den eingeführten Substanzen besitzen. Dass die Deposition nicht allein bestimmend für die local specifische Action der Medicamente ist, macht die Erwägung a priori wahrscheinlich, dass die abgelagerten Stoffe nur dann Wirkungen hervorbringen, wenn sie auf's Neue in den Kreislauf aufgenommen werden, während sonst mit der Ablagerung im Allgemeinen sich geradezu ein Unwirksamwerden der betreffenden Stoffe verbindet. Man hat in neuerer Zeit wiederholt Versuche darüber angestellt, wie sich bei Einführung eines gewissen Arzneimittels, z. B. des Iodkaliums, die Vertheilung desselben in den einzelnen Organen verhält. Auch hat man gleiche Gewichtsmengen verschiedener Organe mit Lösungen der betreffenden Stoffe in bestimmten Zeiträumen zusammengebracht, um zu sehen, welches Organ grössere oder geringere Mengen dieser Substanzen in sich aufnimmt. Diese Experimente sind indessen noch zu wenig zahlreich, um daraus allgemeine Schlüsse ziehen zu können, und da die erhaltenen Resultate nicht überall dieselben gewesen sind, muss ihre Darstellung dem speciellen Theile überlassen bleiben.

e. Bedingungen der Arzneiwirkung.

Es giebt eine Reihe von Verhältnissen, welche die Wirkung der Medicamente in höherem oder geringerem Grade modificiren, zum Theil verstärken, zum Theil vermindern, verändern oder geradezu aufheben. Diese Verhältnisse, welche wir als Bedingungen der Arzneiwirkung bezeichnen, gehören theils der Substanz, welche wir zur Erzielung von Heilwirkungen benutzen, theils dem Organismus an, in welchen dieselbe eingeführt wird, theils sind es äussere Umstände, welche dabei massgebend sind.

Unter den Verhältnissen des Arzneimittels selbst ist die Menge, in welcher dasselbe in Anwendung gebracht wird, das wichtigste. Man bezeichnet die Quantität, in welcher ein Medicament unter gewöhnlichen Verhältnissen beim Erwachsenen innerlich gereicht wird, um Heilwirkung zu entfalten, als medicinale Gabe, Dosis medicinalis, auch wohl als Mittelgabe, Dosis media. Grössere Gaben können den gesunden und kranken Organismus schädigen und giftig wirken, zu kleine bleiben ohne Einwirkung.

Als allgemeines Gesetz lässt sich aufstellen, dass selbst diejenigen Stoffe, welche in Mengen, die über die Medicinalgabe hinausgehen, einen schädlichen Einfluss ausüben, in sehr kleinen Mengen sowohl auf den gesunden wie auf den kranken Körper weder schädlich noch heilsam wirken. Die Angabe, dass solche in infinitum verkleinerte Mengen diejenigen Krankheitserscheinungen heilen, welche sie in sehr hohen Mengen hervorrufen, ist eine Fabel.

Für einzelne Rohstoffe und Präparate von sehr starker Wirsamkeit hat die Pharmakopoe in einer besonderen Tabelle Maximaldosen, d. h. die höchsten Gaben, festgestellt, welche der Apotheker auf ärztliche Verordnung ohne ausdrückliche Bewilligung des Arztes zu verabreichen befugt ist. Diese Gaben, welche der Arzt allerdings in gewissen Fällen überschreiten kann, streifen nahe an oder fallen unmittelbar zusammen mit den geringsten Quantitäten, welche auf den Organismus giftig wirken, der sog. Dosis toxica oder, wie einige Schriftsteller eine Gabe, welche deutlich wahrnehmbare Erscheinungen hervorruft, nennen, Dosis physiologica.

Die von der deutschen Pharmakopoe festgestellten Maximaldosen für starkwirkende Substanzen sind die folgenden:

	Einzelgabe	Tagesgabe		Einzelgabe	Tagesgabe
Acetum Digitalis	2,0	10,0	Hydrargyrum oxydatum		
Acidum arsenicosum	0,005	0,02	via humida paratum	0,03	0,1
Acidum carbolicum	0,1	0,5	Iodoformium	0,2	1,0
Apomorphinum hydrochloricum	0,01	0,05	Iodum	0,05	0,2
			Kreosotum	0,1	0,5
Aqua Amygdalarum amararum	2,0	8,0	Lactucarium	0,3	1,0
			Liquor Kalii arsenicosi	0,5	2,0
Argentum nitricum	0,03	0,2	Morphinum hydrochloricum	0,03	0,1
Atropinum sulfuricum	0,001	0,003	Morphinum sulfuricum	0,03	0,1
Auro-Natrium chloratum	0,05	0,2	Oleum Crotonis	0,05	0,1
Cantharides	0,05	0,15	Opium	0,15	0,5
Chloralum hydratum	3,0	6,0	Phosphorus	0,001	0,005
Codeïnum	0,05	0,2	Physostigminum salicylicum	0,001	0,003
Coffeïnum	0,2	0,6			
Cuprum sulfuricum als Brechmittel	1,0	—	Pilocarpinum hydrochloricum	0,03	0,06
Extractum Aconiti	0,02	0,1	Plumbum aceticum	0,1	0,5
Extractum Belladonnae	0,05	0,2	Santoninum	0,1	0,3
Extractum Cannabis Indicae	0,1	0,4	Secale cornutum	1,0	5,0
Extractum Colocynthidis	0,05	0,2	Semen Strychni	0,1	0,2
Extractum Digitalis	0,2	1,0	Strychninum nitricum	0,01	0,02
Extractum Hyoscyami	0,2	1,0	Summitates Sabinae	1,0	2,0
Extractum Opii	0,15	0,5	Tartarus stibiatus	0,2	0,5
Extractum Scillae	0,2	1,0	Tinctura Aconiti	0,5	2,0
Extractum Strychni	0,05	0,15	Tinctura Cantharidum	0,5	1,5
Folia Belladonnae	0,2	0,6	Tinctura Colchici	2,0	6,0
Folia Digitalis	0,2	1,0	Tinctura Colocynthidis	2,0	6,0
Folia Stramonii	0,2	1,0	Tinctura Digitalis	1,5	5,0
Fructus Colocynthidis	0,3	1,0	Tinctura Iodi	0,2	1,0
Gutti	0,3	1,0	Tinctura Lobeliae	1,0	5,0
Herba Conii	0,3	2,0	Tinctura Opii crocata	1,5	5,0
Herba Hyoscyami	0,3	1,5	Tinctura Opii simplex	1,5	5,0
			Tinctura Strychni	1,0	2,0
Hydrargyrum bichloratum	0,03	0,1	Tubera Aconiti	0,1	0,5
Hydrargyrum biiodatum	0,03	0,1	Veratrinum	0,005	0,02
Hydrargyrum cyanatum	0,03	0,1	Vinum Colchici	2,0	6,0
Hydrargyrum iodatum	0,05	0,2	Zincum sulfuricum als Brechmittel	1,0	—
Hydrargyrum oxydatum	0,03	0,1			

Die Dosis bewirkt nicht nur quantitative, sondern auch qualitative Veränderungen der Wirkung eines Medicamentes. Es kann dies zum Theil dadurch bedingt sein, dass in einem Medicamente verschiedene chemische Bestandtheile von differenter Wirksamkeit vorhanden sind, von denen der eine bei geringen Gaben sich nicht geltend machen kann, weil er in solchen nicht wirkt; es kann aber auch ein chemisch reiner Körper eine solche Wirkungsverschiedenheit in verschiedenen Mengen dargereicht darbieten.

Ersteres ist der Fall z. B. bei Rhabarber, welcher in grossen Dosen purgirt, in kleinen als indirectes Plasticum wirkt, weil in letzteren das purgirende Princip nicht wirkt, wohl aber die neben diesem im Rhabarber enthaltene Gerbsäure. Für letzteres bietet der Brechweinstein ein Beispiel, der auf die Magenschleimhaut in einer gewissen (vollen) Dosis gebracht zu Erbrechen Anlass giebt, während dies nicht bei einer geringeren Menge der Fall ist, die, in das Blut aufgenommen, ihre Action besonders auf die Circulation und die Schleimhaut der Respirationsorgane erstreckt. Schon bei den Inebriantien und Sedantien wurde die Thatsache ausdrücklich hervorgehoben, dass ihre Action in kleinen und grossen Dosen eine geradezu entgegengesetzte ist.

Es ist durchaus nicht gleichgültig, ob man ein Medicament in einer einzigen Gabe darreicht oder dieselbe Menge auf verschiedene kleinere Gaben vertheilt. Im Allgemeinen lässt sich der Satz aufstellen, dass, wenn man prompte Effecte beabsichtigt, dies besser durch eine einzige Dosis geschieht, welche auch häufig ebenso anhaltend wirkt, wie längere Zeit gereichte kleinere Mengen. Doch ist dies keinesweges bei allen Medicamenten gleich.

Die grössere Wirksamkeit einzelner grösserer Dosen ergiebt sich z. B. bei der Behandlung der Intermittens mit Chinin, des Delirium tremens mit Opium, bei Anwendung von Brech- und Abführmitteln bei Vergiftungen und in derivatorischer Absicht. Selbstverständlich darf man in solchen Fällen die Dosis nicht so weit erhöhen, dass dadurch der Gesundheit oder gar dem Leben eine Gefahr erwachsen könnte.

Ein zweites Haupterforderniss ist, dass das Medicament diejenige Beschaffenheit besitzt, von welcher seine Heilwirkungen abhängen, dass es also vor Allem die erforderlichen chemischen Eigenschaften hat. Vollständige chemische Reinheit ist selbst bei sehr vielen chemischen Präparaten nicht Bedürfniss des Arztes und des Kranken, vielmehr würde eine solche Anforderung die Arzneisubstanz, von welcher durch die verschiedenen Reinigungsprocesse immer ein Theil verloren geht, wesentlich vertheuern. Die Pharmakopoe fordert deshalb oft nur das Freisein von gewissen fremden Stoffen, welche in Folge der Bereitungsweise der wirksamen Substanz anhaften oder ihr selbst in betrügerischer Weise beigemengt werden, häufig sogar lässt sie das Vorhandensein solcher Verunreinigungen in gewissen Mengen zu. Mit besonderer Strenge ist jedoch auf verunreinigende Stoffe zu achten, welche die Wirkung eines Medicaments zu verändern im Stande sind oder welche selbst gefährlich auf den Organismus wirken können, z. B. des Arsens in Sulfur, Brechweinstein u. a. m.

Da ein grosser Theil der Medicamente Rohproducte darstellt, welche keinesweges die wirksamen chemischen Principien stets in gleichen Mengen enthalten, muss sich hier die Pharmakopoe begnügen, entweder die Anwesenheit einer bestimmten Menge der letzteren zu fordern, welche durch chemische Prüfung festgestellt werden kann (Opium, Chinarinden), oder Vorschriften über Abstammung, Herkunft, Gewinnung, Zeit der Einsammlung und gewisse äussere Merkmale, welche Echtheit und Güte verbürgen, zu geben. Besonders ist auch darauf zu achten, dass nicht gewisse Decompositionsprocesse, Fäulniss oder Zerstörung der betreffenden Materien durch Einfluss von Luft und Licht oder durch organisirte

Wesen (Schimmelpilze, Insecten, Milben) stattgefunden haben, durch welche die activen Principien theilweise oder ganz vernichtet wurden. Alle diese Verhältnisse sind von besonderem Einflusse auf die so zahlreichen Producte aus dem Pflanzenreiche.

Wie Abstammung, Herkunft, Klima, Zeit der Einsammlung u. s. w. auf die Wirksamkeit gewisser Pflanzen und Pflanzentheile influirt, mag hier mit wenigen Beispielen gezeigt werden. Die Mehrzahl der wirksamen Bestandtheile der Vegetabilien sind zur Existenz der letzteren nicht unumgänglich nothwendig, vielmehr können sie theilweise oder völlig fehlen, ohne dass die äusseren Vegetationsverhältnisse sich wesentlich ändern, d. h. ohne dass die Pflanze ein abnormes, krankhaftes Aeussere zeigt. Manche Pflanzen erscheinen sogar besser und luxuriöser vegetirend, wenn sie von ihren eigenthümlichen activen Principien weniger enthalten. Es ist bekannt, dass eine grosse Anzahl von Obstarten und von Gemüsepflanzen erst durch den Einfluss der Cultur dahin gebracht worden sind, die Zierden unserer Tafeln zu werden, indem sie an Stelle saurer und bitterer Principien reichlicher Zucker und stärkemehlhaltige Substanzen produciren. Bei vielen Arzneipflanzen, wo es sich nicht darum handelt, Kohlehydrate in grösserer Menge zur culinarischen Ausbildung zu erzielen, geht durch die Cultur ein grosser Theil der Wirksamkeit verloren, und sind daher im Allgemeinen die wild wachsenden Pflanzen, da wo sie mit Leichtigkeit beschafft werden können, den in Gartenerde gezogenen vorzuziehen, weil erstere offenbar mehr actives Princip enthalten. So verlieren Aconitum, Digitalis, Wermuth u. a. offenbar an Wirksamkeit (Bitterkeit), wenn man sie im Garten anbaut. Werden die Culturen freilich unter Berücksichtigung der Verhältnisse, unter denen eine Pflanze spontan vorkommt und unter Entwicklung ihrer activen Principien gedeiht, angestellt, so lässt sich gegen solche Culturen nichts einwenden, ja dieselben können unter Umständen viel bessere und kräftigere Arzneien liefern. So haben die Anpflanzungen der Chinabäume in Ostindien unter gewissen Verhältnissen (Bemoosung, Düngung mit Stallmist oder Guano) Chinarinden geliefert, welche die aus Südamerika stammenden Rinden in ihrem Gehalte an Alkaloiden beträchtlich übertreffen. Manche Arzneistoffe stammen nur von cultivirten Pflanzen, z. B. Opium, Pfefferminzöl; es ist aber durchaus nicht gleichgültig, wie die Cultur und wie die Bereitung des Arzneistoffes stattfand. Die Mohnpflanze, welche das Opium liefert, giebt sehr verschieden starke Präparate in Kleinasien, Persien und anderswo. Das Englische Pfefferminzöl von Mitcham ist weit angenehmer und besser als das in Amerika erhaltene, was zum grössten Theile freilich wohl aus der Sorglosigkeit, mit welcher man in letztem Lande bei der Destillation verfährt, die auch auf verschiedene Unkräuter ausgedehnt wird, resultirt. Aber auch in Mitcham wird keinesweges immer Oel von derselben Qualität erhalten, ja selbst zwei neben einander liegende Culturländereien geben fast nie ein gleiches Oel. Auch hier liefern die Pflanzen, welche am üppigsten gewachsen sind, die geringste Menge Oel, und das Pfefferminzöl von dem an Mitcham angrenzenden Kirchspiele von Carlshalton steht dem ersteren weit nach (Scoresby Jackson). Von Mitcham nach Ostindien verpflanzte Pfefferminzpflanzen haben ein viel weniger angenehmes Oel in geringer Menge geliefert. Es ist dies ein Beispiel für den Einfluss der Bodenbeschaffenheit und des Klimas. Diese Verhältnisse betreffen beide aber nicht blos die cultivirten, sondern auch die wild wachsenden Pflanzen. Die den Geruch der Wurzel von Valeriana officinalis bedingenden Principien entwickeln sich bei weitem reichlicher in Pflanzen, welche in Wäldern und Berggegenden gewachsen sind, als in sumpfigem Terrain der Ebene. Auch der Fingerhut ist am wirksamsten in Berggegenden. In sandigem Terrain verlieren fast alle wohlriechenden Pflanzen ihr Aroma. Während es möglich erscheint, das Opium in verschiedenen Ländern mit sehr divergentem Klima bei geeigneter Cultur und Bereitung von annähernd gleicher Stärke zu gewinnen, z. B. in Kleinasien, Nordamerika, Deutschland und Frankreich, ist bei anderen Pflanzen offenbar die Einwirkung der tropischen Sonne durchaus nothwendig, um denselben medicinische Eigenschaften zu verleihen. So ist die in Indien, Aegypten oder den südlichen Staaten der Amerikanischen Union gewachsene Hanfpflanze, Cannabis sativa, mit stark narkotischen Eigenschaften in der Weise begabt, dass die blühenden Zweigspitzen der weiblichen Pflanze das Material zu einem Berauschungsmittel, dem Haschisch, liefern, während diese Eigenschaft dem Hanf in unseren Klimaten fast ganz abgeht. Auch die Thatsache, dass der in Grossbritannien als Diureticum gebräuchliche Besenginster, Spartium scoparium L., wenn er an sonnigen Plätzen wächst, vier mal so viel Spartein, das in ihm vorhandene toxische Alkaloid, liefert (Stenhouse), giebt für den Einfluss der Wärme einen Beleg. Die Blätter von Bryophyllum calycinum Salisb., einer im südlichen Asien wachsenden Crassulacee, sind Morgens sauer, Mittags geschmacksfrei und Abends bitter.

Was die Perioden der Vegetation anlangt, so enthalten junge Pflanzen durchgängig mehr Wasser und darin aufgelöste Salze, Schleim u. s. w., während die Mehrzahl der activen Principien sich erst später entwickelt. So können junge Triebe von Giftpflanzen völlig ungiftig sein, wie z. B. Scoresby Jackson angiebt, dass Neger die Schossen einer Apocynumart geniessen, welche bei weiterer Entwicklung drastische und toxische Eigenschaften besitzt. Bekannt ist, dass in dem sogenannten Kopfsalat, Lactuca sativa L., das bittere und narkotische Princip, welches der Milchsaft der „durchgeschossenen" Pflanze bei Entwicklung des Stengels und der Blüthe enthält, fehlt. Durch zu hohes Alter von Pflanzentheilen, namentlich von Bäumen und baumartigen Gewächsen, tritt eine Veränderung der wirksamen Principien ein; so verliert Eichenrinden an Gerbstoff, während sie bitteren Geschmack bekommen. Wurzeln werden in höherem Alter holzig und verlieren an Activität. Aromatische Principien entwickeln sich manchmal nur zu ganz bestimmten Perioden, so verliert sich der Geruch der nicht aufgeblüheten Blume von Caryophyllus aromaticus nach Entfaltung der Blumenkrone mehr und mehr und der wanzenähnliche Gestank der unreifen Früchte des Corianders, Coriandrum sativum L., macht bei der Reife einem angenehmen Aroma Platz.

Eine dritte von dem Medicamente dependirende Bedingung seiner Wirkung beruht in seiner physikalischen Beschaffenheit. Mit dem Aggregatzustande wechselt die Action sowohl quantitativ als qualitativ. Die entfernte Wirkung kommt um so rascher und energischer zu Stande, je feiner vertheilt das Medicament ist, also im tropfbar oder elastisch flüssigen (gasförmigen) Aggregatzustande. Es folgt daraus, dass wir Substanzen, welche zur Resorption gelangen sollen, im Allgemeinen im flüssigen Zustande (in Solution) oder doch nur dann im festen appliciren, wenn wir sicher sind, dass in den am Orte der Application befindlichen Säften eine Auflösung derselben stattfindet.

Der Satz: Medicamenta non agunt nisi soluta hat keinen Bezug auf die örtliche Wirkung; denn eine solche kann bei mechanisch wirkenden Stoffen allerdings auch ohne zuvorige Lösung resultiren. Bei manchen chemisch wirkenden Caustica, deren Affinität zu den Körperbestandtheilen sich um so mehr zu äussern im Stande ist, wenn sie in fester Form applicirt werden, ist dies nur scheinbar der Fall, in Wirklichkeit machen dieselben während ihrer (concentrirten) Auflösung in der Flüssigkeit des Applicationsorganes ihre Affinitäten zu den vorhandenen Albuminaten geltend. Manche Stoffe wirken geradezu anders in Substanz wie in Lösung, Campher bringt in Substanz verschluckt leicht Reizung des Magens hervor, während dieselbe Menge in Oel gelöst keine örtliche Läsion bedingt, sondern auf das Nervensystem einwirkt. Schwefelmilch, durch Präcipation gewonnen, und deshalb viel feiner vertheilt, wirkt weit stärker purgirend als die gewöhnlichen Schwefelblumen. Chininlösungen bedingen viel leichter Erscheinungen von Seiten des Nervensystems (Ohrenbrausen) als in Pulverform dargereichtes Chinin. Die auffallendsten Thatsachen, welche für den Einfluss des Aggregatzustandes sprechen, liefert die Toxikologie. Man hat sich bei der Behandlung gewisser Vergiftungen vor manchen Stoffen geradezu zu hüten, welche die Lösung derselben leicht herbeiführen, weil dadurch die Resorption und das Zustandekommen entfernter Vergiftungserscheinungen bewerkstelligt wird. Man sieht bei Phosphorvergiftung häufig Verschlimmerung der Erscheinungen und selbst tödtlichen Ausgang in Folge der seitens des Arztes oder der Umgebung des Kranken geschehenen Darreichung von Oel oder ölhaltigen Mixturen (Emulsio oleosa) zur Beschwichtigung örtlicher Phänomene. Dasselbe wird bei Cantharidenvergiftung beobachtet.

Von Seiten des Organismus machen sich manche die Arzneiwirkung modificirende Verhältnisse geltend, welche in ihrem Grundwesen noch nicht erkannt worden sind. Wie wir kein Individuum kennen, welches in seinen körperlichen oder geistigen Eigenschaften einem andern genau gleicht, so giebt es auch kein solches, bei welchem das nämliche Medicament genau wie bei einem anderen wirkt. Wie man dies bei Arzneiprüfungen leicht erkennt, welche gleichzeitig von verschiedenen Personen vorgenommen werden, so sieht man es auch in der Praxis am Krankenbette auf das deutlichste. Unter gleichbleibenden äusseren Verhältnissen tritt bei Zufuhr der nämlichen Mengen desselben Quecksilberpräparates bei Individuen, welche keine Differenz der Ernährung und des Alters darbieten, bei dem einen rasch Speichelfluss ein, bei dem anderen erst viel später. Dieselbe Dosis Chloralhydrat bedingt bei einem Individuum Schlaf, bei dem anderen Aufregung und Delirium. Opium und Morphin erregen bei manchen Personen gastrische Störungen und hinterlassen Kopfschmerzen und Betäubung nach Gaben, welche andere ohne jede Inconvenienz ertragen. Auch gewisse äussere Mittel, z. B. Terpenthinpflaster, rufen bei Einzelnen viel stärkere Hautreizung hervor als es gewöhnlich der Fall ist. Man kann dies vom humoralpathologischen Standpunkte aus als Folge einer eigenthümlichen Mischung der Säfte ansehen, es als eine Idiosynkrasie bezeichnen, obschon manche derartige Wirkungsdifferenzen gerade in das Bereich der Nervenfunctionen fallen, hat damit aber nur einen Ausdruck, keine Erklärung gewonnen. Gewöhnlich redet man indessen von Idiosynkrasien nur da, wo ein Individuum in auffallender, von dem Gewöhnlichen abweichender Weise durch ein Medicament afficirt wird, so zwar, dass dasselbe, wenn mit stärkerer Activität begabt, entweder Störungen der Function eines besonderen Organes, welches sonst in keiner oder doch nur untergeordneter Beziehung zu demselben steht, hervorruft, oder dass es, von der Mehrzahl der Menschen ohne Schaden und selbst als Nutricus genommen, geradezu giftige Eigenschaften zeigt. Man hat für das Bestehen einer derartigen Idiosynkrasie keine Anhaltspunkte in dem Aussehen und sonstigen Verhalten von Kranken; erst die Erfahrung giebt sie zu erkennen und fordert den Arzt dazu auf, das betreffende Mittel bei diesem Patienten nicht mehr in Anwendung zu bringen.

Es würde zu weit führen, hier die unzähligen Beobachtungen über derartige Idiosynkrasien zu recapituliren, welche die Literatur aufführt. Jeder praktische Arzt hat Gelegenheit, solche zu beobachten, wo ihm jede Erklärung abgehen wird, obschon in manchen anderen eine genaue Analyse ihm Aufschluss verschaffen kann. So ist die noch von manchen englischen Schriftstellern angenommene Idiosynkrasie gegen Chloroform als Erklärungsgrund der Todesfälle, welche durch dasselbe in einzelnen Fällen bei vorsichtigstem Gebrauche hervorgerufen sind, nur selten anzunehmen statthaft, da organische Herzleiden, Anämie und andere Momente meist bessere Erklärung bieten.

Am häufigsten kommen hier Wirkungen auf die Haut in Frage, indem nach einem Genuss- oder Arzneimittel öfters unter Erscheinungen von Unwohlsein und selbst von Fieber sich Ausschläge bilden, welche am häufigsten in Form von Quaddeln, mit starkem Jucken begleitet — als Nesselfieber, Urticaria —, seltener als diffuse Röthung, Erythem, oder als Furunkeln sich manifestiren. Nicht selten kommen auch gemischte Exantheme vor (Behrend). Man hat gemeint, dass diese Exantheme stets mit gastrischen Störungen in Verbindung ständen, was aber keinesweges immer der Fall ist. Ebensowenig ist das Vorkommen an das Bestehen nervöser Reizbarkeit geknüpft, wie von Einzelnen angenommen wird; nicht nur hysterische Frauenzimmer, sondern auch robuste Männer von phlegmatischem Temperamente können dieselbe Idiosynkrasie zeigen. Dieselbe besteht bald nur einer bestimmten Substanz gegenüber, bald gegen mehrere. Besonders häufig geben von Nahrungsmitteln Krebse, Schellfische und Erdbeeren zu derartigen Exanthemen Veranlassung; von indifferenteren Substanzen sind Honig und Süssholz zu nennen, von stark wirkenden Belladonna, Morphin, Chinin, Calomel u. a. m. Die Neigung zu solchen Idiosynkrasien scheint nicht immer bei einer und derselben Person die gleiche zu sein, so sah ich ein solches Exanthem nach Morphin bei einer Person, die das Mittel sonst gut verträgt, während sie nach Krebsen Urticaria bekommt, einmal eintreten, später dagegen nicht wieder. Man darf diese Exantheme nicht mit denjenigen verwechseln, welche bei längerer Zufuhr gewisser Medicamente offenbar vermöge der Elimination durch die Haut auftreten, wohin namentlich manche durch Iodkalium und Bromkalium bedingte Ausschläge gehören. Auch gewisse Riechstoffe afficiren Einzelne mehr als Andere, so soll z. B bei den Römerinnen der Moschus das Auftreten von Syncope veranlassen. Putride Gerüche erregen bei Einzelnen sofort heftiges Erbrechen.

Gewissermassen im Gegensatze zu den Idiosynkrasien stehen die sog. **Immunitäten**, worunter man die Eigenschaft gewisser Individuen versteht, von einzelnen Stoffen viel geringer afficirt zu werden als andere. Solche Immunitäten können angeboren sein, sind aber in der Regel erworben, und zwar meist durch längeren Gebrauch der betreffenden Medicamente, wodurch dem Organismus allmälig die Fähigkeit entzogen wird, auf die Einwirkung gewisser Dosen zu reagiren, und eine Abstumpfung seiner Empfindlichkeit, eine **Toleranz** gegen das Mittel eintritt, dessen Gabe deshalb immer gesteigert werden muss, wenn die ursprüngliche Wirkung erzielt werden soll. Es kann auf diese Weise dahin kommen, dass ein Individuum schliesslich durch Dosen stark wirkender Substanzen nicht oder nur wenig afficirt wird, welche im Stande sind, mehrere an das Medicament nicht gewöhnte Personen tödtlich zu vergiften.

Dem Arzt kann diese Toleranz eine grosse Plage werden, wenn er längere Zeit hindurch wegen eines bestehenden körperlichen pathologischen Zustandes Medicamente, deren Wirkung sich abschwächt, zu reichen gezwungen ist. Man hilft sich hier am besten dadurch, dass man verschieden lange arzneifreie Zeiträume interponirt, oder, wenn die Patienten dies nicht ertragen, statt des anfänglichen Mittels ein diesem analog wirkendes, z. B. statt Opium Indischen Hanf oder Lactucarium, reicht; bisweilen kann es sogar genügen, verschiedene Präparate eines und desselben Arzneimittels, z. B. des Opiums, mit einander abwechseln zu lassen oder eine andere Applicationsweise zu wählen.

Nicht an alle Arzneimittel kann eine solche Gewöhnung stattfinden, vielmehr giebt es, wie wir schon früher gesehen, eine Anzahl von Medicamenten mit sog. **cumulativer Action**, wo sich nach dem längeren Fortgebrauche kleinerer

Gaben plötzlich ein stärkerer und selbst toxischer Effect zeigt, so dass sich gleichsam die Wirkung der einzelnen Dosen summirt (z. B. bei Digitalis). Medicamente, deren Wirkung sich abschwächt, gehören vorzugsweise zu den die Gehirnthätigkeit anfangs erregenden und später herabsetzenden (narkotischen) Substanzen. Von manchen narkotischen Genussmitteln, z. B. Alkohol, Tabak, lehrt die tägliche Erfahrung, dass eine Gewöhnung an ihren Gebrauch stattfindet. Am eclatantesten tritt dies beim Opium hervor, das bekanntlich im Orient vielfach als Genussmittel verzehrt beziehungsweise geraucht wird. Vom Opium, dessen letale Gabe für den Erwachsenen auf 1,25—2,0 sich stellt, verzehren chinesische Opiumraucher durchschnittlich 4,0—8,0 und bringen es sogar zu 15,0 pro die. Christison berichtet von einer alten Frau, welche 40 Jahre hindurch täglich 15,0 Opiumtinctur nahm, und der englische Dichter Coleridge, der Verfasser der Confessions of an opium eater, brachte es bis zu 8000 Tropfen Laudanum (ca. 50 Gm. Opium). In der Literatur giebt es eine grössere Anzahl höchst interessanter Fälle, wo Kranke sich an den Gebrauch der für den Erwachsenen letalen Dose des hauptsächlichsten Bestandtheils des Opiums, des Morphins (0,2—0,5), gewöhnten und dieselbe in einem Tage wiederholt nahmen und diesen Genuss mehrere Jahre hindurch fortsetzten, so dass sie im Ganzen mehrere Pfund Morphin consumirten (Samter, Beer, Eder). In der neuesten Zeit sind in Folge der Unsitte des fortgesetzten Einspritzens von Morphin unter die Haut wiederholt Kranke beobachtet, welche 1,0 Morphin und darüber in dieser Weise applicirten. Es sind aber nicht allein organische, sondern auch einzelne unorganische Substanzen, unter welchen der Arsenik die bekannteste ist, an welche der Organismus sich zu gewöhnen vermag. Auf die Sitte des Arsenikessens in Steiermark richtete zuerst Tschudi die Aufmerksamkeit und die von ihm angeführten Thatsachen, dass einzelne Individuen, indem sie mit Stücken arseniger Säure von der Grösse eines Hirsekorns beginnen und allmälig mehr nehmen, es auf 0,12, 0,18 und selbst 0.3—0,4 dieser so giftigen Substanz bringen, haben durch Vest, Schäfer u. A. ihre Bestätigung gefunden, Heisch giebt sogar an, dass sie bis 1,5 steigen können.

Die Toleranz gegen starkwirkende Stoffe durch Gewöhnung kommt in allen Lebensaltern vor, und betrifft z. B. bei Opium auch die Säuglinge (Grainger). Für den Arzt ist hinsichtlich derselben von grösstem Gewichte, dass sie keinesweges als irrelevant für die Gesundheit des Kranken, dem ein derartiges Medicament dargereicht wird, erscheint; denn es entwickelt sich nach den meisten der hierhergehörigen Substanzen nicht nur Abnahme der Körperkraft und ein chronischer Vergiftungszustand, sondern auch ein Hang nach dem Gifte, der namentlich beim Opium und Morphin in exquisitester Weise hervortritt. Die Kranken sind schliesslich nicht mehr im Stande, den Genuss des Opiums oder die subcutane Injection des Morphins zu unterlassen, ohne sehr bedenkliche Krankheitserscheinungen zu bekommen, die erst wieder dem Gebrauche des gewohnten Narkoticums weichen und in vereinzelten Fällen, wo erneuete Zufuhr nicht stattfindet, geradezu den Tod zur Folge haben können. Die ursprünglichen kleinen Dosen Morphin, welche vielleicht gegen irgend eine schmerzhafte Affection genommen wurden, reichen in der Regel nicht lange aus, um dem Kranken den erwünschten Grad des Wohlbefindens zu sichern und er steigt daher zu immer höheren Gaben, deren plötzliche Entziehung auch um so heftigere Reaction erzeugt. Der Zustand derartiger Kranken ist um so bedauerlicher, als in den meisten Fällen das mit dem Namen Morphiumsucht belegten krankhaften Hanges die Abgewöhnung der Leidenschaft nur vorübergehend zu Stande kommt und bei den Patienten, da es ihnen trotz aller Beschränkungen des Morphinverkaufs immer gelingt, in den Besitz des Narkoticums zu gelangen, in der Regel Rückfälle eintreten. Der Arzt hat geradezu die Aufgabe, das Eintreten solcher Leiden zu verhüten, was er am besten durch höchst vorsichtiges Steigern oder durch Abwechseln mit andern ähnlich wirkenden Mitteln erreicht. Uebrigens kann bisweilen nicht nur der habituelle Genuss desselben, sondern auch eines in der Wirkung verwandten stark wirkenden Stoffes eine Immunität gegen ein Medicament bedingen. So können an Spirituosen gewöhnte Personen in der Regel schlecht chloroformirt werden; auch ertragen dieselben stärkere Dosen Carbolsäure (Fuller) und Chloral. Wenn die von Pouqueville und Rigler behauptete Immunität der orientalischen Opiophagen gegen Quecksilbersublimat, das sie zu 2,0—4,0 consumiren sollen, auf Thatsache beruht, so kann auch der längere Consum eines starkwirkenden Stoffes eine Immunität gegen ungleichartige Stoffe schaffen; doch bedarf die Angabe der Bestätigung.

Die beim Menschen beobachteten Idiosynkrasien und Immunitäten finden ein Analogon in dem schon früher kurz erwähnten Verhalten gewisser Thierspecies gegenüber stark wirkenden Substanzen, welche ebenfalls keine genügende Erklärung gefunden haben. Durch exactere Untersuchungen sind zwar eine Reihe von Angaben, welche in der älteren Literatur in dieser Beziehung sich finden, als irrig erkannt, z. B. die Sage, dass der Igel jedem Gifte widerstände, aber andererseits eben so viel bisher unerklärliche Facta sicher gestellt. Es ist für eine grosse Menge Stoffe bewiesen, dass sie auf Pflanzenfresser bei Weitem weniger giftig wirken als auf Omnivoren und Fleischfresser, ohne dass man, wie Cl. Bernard will, in dem meist gefüllten Zustande des Magens eine Erklärung dafür finden kann, weil nach subcutaner Application dasselbe Phänomen resultirt. So ist dies namentlich erwiesen in Bezug auf das Alkaloid der Belladonna, von welchem Kaninchen, Meerschweinchen, Ratten und Tauben Dosen ohne Störung des Wohlbefindens ertragen, durch welche der Tod eines erwachsenen Menschen unzweifelhaft herbeigeführt werden würde. Kaninchen können mit Belladonnablättern als ausschliesslichem Futter ernährt werden (Heckel). Tauben sind gegen Morphin und in auffallender Weise gegen die meisten Opiumalkaloide resistent, obschon nicht völlig deren Wirkung entzogen (Mitchell, Wood); Hühner gegen Cantharidin und Strychnin, während Frösche auffallend empfindlich gegen das letztere Gift sind. Eine derartige eminente Empfindlichkeit haben auch z. B. Schweine für Pfeffer, Papageien und Mäuse für Petersilie, junge Hunde für Fliederbeeren, Fliegen für Quassia u. s. w.

Auch bei Thieren ist die Möglichkeit der Gewöhnung an gewisse Gifte constatirt, z. B. an Arsen bei Pferden, Hunden und Kaninchen.

Wie gewisse Stoffe schon bei sonst normalem Verhalten des Organismus Abschwächung oder Steigerung ihrer Activität zeigen, so ist dies noch weit mehr bei krankhaften Zuständen der Fall.

Es giebt gewisse pathologische Zustände der Haut, wo es nicht gelingt, durch kräftige Diaphoretica unter den günstigsten äusseren Bedingungen, z. B. im Dampfbade, Schweisssecretion zu bedingen. Es ist klar, dass gewisse Abführmittel, welche zur Hervorrufung ihrer Wirkung den Einfluss der Galle benöthigen, bei Retention der Galle diese nicht äussern können. Bei völligem Darniederliegen der Resorption, z. B. im Stadium asphycticum der Cholera, hat man die innerliche Application von Strychnin in grösseren Dosen ohne die gewöhnlichen Wirkungen verlaufen gesehen. In manchen nervösen Störungen, z. B. im Tetanus, in manchen Fällen von Delirium tremens, werden enorme Dosen von Opium und anderen narkotischen Substanzen ertragen, ohne Vergiftungserscheinungen zu bedingen. Nach einzelnen Autoren sollen Fieberkranke viel mehr Chinin toleriren als Gesunde. Diese Immunitäten in Folge der Anwesenheit krankhafter Processe haben übrigens ihre Grenze, über welche hinaus sich die Vergiftungserscheinungen toxischer Dosen wie im normalen Zustande manifestiren, wie schwere und selbst tödtliche Fälle von Intoxication mit Chinin beweisen. Bei den mit übermässigen Gaben Strychnin behandelten Cholerakranken hat man nach dem Schwinden der Asphyxie und Wiederherstellung der Resorption Strychninvergiftung nachträglich auftreten sehen. Andererseits zeigt sich die Wirkung mancher Medicamente ganz besonders auffallend bei gewissen krankhaften Zuständen. Die Einwirkung der Antipyretica auf die Eigenwärme ist z. B. um so ausgesprochener, je höher die Pulsfrequenz und die Temperatur ist. Diese Beispiele liessen sich erheblich vermehren.

Auch das psychische Verhalten ist nicht ohne Einfluss auf die Arzneiwirkung. Manche krankhaften Excitationszustände des Gehirns lassen Schlaf bei Anwendung der Hypnotica nur nach grösseren Dosen eintreten. Bei Hysterischen kommt es oft zu eigenthümlichen Arzneiwirkungen, z. B. zu rauschartigen Zufällen nach Chloraldosen, welche bei nicht hysterischen Kranken Schlaf hervorrufen. Das plötzliche Eintreten von Gemüthsbewegungen ist im Stande, den günstigen Einfluss mancher Curen zu sistiren. Auch der Einfluss, den das Vertrauen erregende Benehmen des Arztes auf die Heilung der demselben anvertrauten Clienten hat, ist nicht zu unterschätzen.

Unter den Verhältnissen des Organismus, welche auf die Arzneiwirkung modificirend wirken, legt man meist die grösste Bedeutung dem Lebensalter bei. Man kann im Allgemeinen sagen, dass davon jedoch mehr die Gabengrösse als die Qualität der Action betroffen wird und dass die hauptsächlichsten Modificationen davon herrühren, dass die Grösse des Körpergewichts und die Blutmenge in den einzelnen Altersperioden sehr verschiedene sind. Insoweit Kinder und jugendliche Individuen der Einwirkung des Medicaments einen geringeren Körperumfang und eine absolut und in einzelnen Lebensperioden auch relativ geringere Blutmenge darbieten als Erwachsene, ist es klar, dass die ersteren durchgängig weit geringerer Gaben bedürfen. Aber es kommen noch manche andere Umstände hinzu, welche für gewisse Substanzen eine dem Körpervolum proportionale Verminderung der Gaben nicht genügend erscheinen lassen. Die grosse Reizbarkeit des Gehirns und des Nervensystems bei Kindern, zumal bei Säuglingen, erlaubt die Darreichung mancher Mittel nur in sehr geringen Dosen, und es giebt Substanzen, welche bei Erwachsenen in ziemlich grossen Gaben nur als schwache Reize wirken, bei Kindern in sehr kleinen Mengen Hirnreizung und Convulsionen bedingen. Stärkere Abführmittel können bei Säuglingen leicht zu Collaps führen. Am schlechtesten werden von Kindern Opiumpräparate ertragen, welche man deshalb so viel wie möglich meidet und nur in höchst minimen Mengen verabreicht. Als Gegensatz zum Opium wird gewöhnlich das Quecksilberchlorür aufgeführt, das man (auch im Gegensatze zu andern auf Kinder stark influirenden Quecksilberpräparaten) im kindlichen Lebensalter viel seltener entfernte Wirkungen erzielen sieht, obschon nach längerer Darreichung auch in diesem Alter hochgradiger Speichelfluss und Ulceration der Mundschleimhaut entstehen kann. Der Grund liegt offenbar in der Kürze des kindlichen Darmrohres, welches das Quecksilberchlorür rascher passirt, weshalb eine Resorption in den unteren Partien nicht mehr stattfindet.

Wie das kindliche Lebensalter bedingt auch das Greisenalter Modificationen der Arzneiwirkung. Hier können ebenfalls schwächende Einflüsse viel gewaltigere Effecte hervorrufen, die besonders stark nach drastischen Stoffen und nach Stoffen, welche auf die Herzthätigkeit herabsetzend wirken, hervortreten. Andererseits sehen wir aber bei Greisen nicht selten einen gewissen Torpor, eine Unempfindlichkeit gegen die normalen Dosen mancher Medicamente, besonders Abführmittel, wodurch der Arzt bisweilen in einem übeln Dilemma sich befindet, indem er zwischen ungenügender und zu starker Action zu wählen hat. Möglicherweise stehen alle diese Verhältnisse mit chemischen Verschiedenheiten im Zusammenhange, welche die einzelnen Organe in den verschiedenen Lebensaltern darbieten.

Eine Scala der Gabengrösse nach den einzelnen Lebensjahren hat man zwar aufzustellen versucht, doch ist dieselbe praktisch von geringerem Werthe, weil sie nicht überall zutrifft, indem die Körpergrösse und der Ernährungszustand von Individuen desselben Alters höchst verschieden ist. Der Arzt wird diese Verhältnisse stets im concreten Falle zu würdigen haben. Die bekannteste Scala ist die von Gaubius, wonach man die Dosis für 20—60 Jahre als Normaldose gleich 1 setzt und Kindern

unter 1 Jahr	$1/15$—$1/12$	von 4— 7 Jahren	$1/3$
von 1—2 Jahren	$1/8$	„ 7—14 „	$1/2$
„ 2—3 „	$1/6$	„ 14—20 „	$2/3$
„ 3—4 „	$1/4$		

der normalen Dosis giebt, während man nach Ablauf des 60. Jahres wieder allmälig (von $3/4$ $2/3$ $1/2$) heruntergeht. Andere Scalen sind von Young und Hufeland aufgestellt. Für Kinder unter 12 Jahren berechnet Young die Dosis so, dass er zu dem Alter des Kindes 12 Jahre hinzurechnet und die Summe durch das Lebensalter dividirt.

$$\frac{\text{Alter des Kindes } 1}{1+12} = 1/13 \quad \frac{2}{2+12} = 1/7 \quad \frac{3}{3+12} = 1/5 \quad \frac{4}{4+12} = 1/4 \quad \frac{6}{6+12} = 1/3 \text{ u. s. w.}$$

Hufeland, der die Normaldose für den Erwachsenen auf 25—50 Jahre fixirt, hat die detaillirteste Scala. Er rechnet für

$1/2$— 1 Mon.	$1/2$— 2 Theile		3— 4 Jahre	16—18	Theile
1— 2 „	2— 4 „		4— 5 „	18—20	„
2— 3 „	4— 5 „		5—10 „	20—25	„
3— 4 „	5— 6 „		10—20 „	25—35	„
5— 7 „	6— 7 „		20—25 „	35—40	„
7— 9 „	7— 8 „		25—50 „	40	„
9—11 „	9—10 „		50—70 „	40—30	„
1— 2 Jahre	10—13 „		70—80 „	30—25	„
2— 3 „	13—16 „				

Eine wirklich rationelle Scale lässt sich nur unter Berücksichtigung des Körpergewichts und der Blutmenge in den einzelnen Perioden des kindlichen Lebensalters entwerfen. Man muss dabei im Auge behalten, dass das Gewicht des Neugeborenen im Durchschnitt etwa den 20sten Theil von dem des Erwachsenen beträgt und dass dann im Verlaufe des ersten Lebensjahres das Körpergewicht auf das Dreifache steigt; das dann erreichte Gewicht wird bis zum siebenten Lebensjahre verdoppelt und verdoppelt sich dann bis zum 13ten Lebensjahre noch einmal. Für das erste Lebensjahr muss dann noch im Auge behalten werden, dass die Blutmenge beim Neugeborenen nur $1/19$ des Gesammtgewichts beträgt, während sie beim Erwachsenen 1 : 13 ist und dass die Zunahme in den einzelnen Monaten des ersten Jahres keineswegs eine so gleichmässige ist, wie es die Hufeland'sche Scala voraussetzt, die übrigens jedenfalls für den Praktiker den Vortheil hat, dass sie ihm in den ersten Lebensmonaten Normaldosen an die Hand giebt, welche unter keinen Umständen schädlich werden.

Auch das Geschlecht modificirt die Arzneiwirkung in verschiedener Weise. Im Allgemeinen kann man die Dosis ebenfalls unter Berücksichtigung der Körpergrösse für jugendliche und erwachsene weibliche Individuen ceteris paribus auf $3/4$ der für männliche Personen gleichen Alters angemessenen Arzneigabe setzen.

Gewisse Zustände des weiblichen Geschlechtes erfordern besondere Berücksichtigung. In der Zeit der Katamenien setzt man gerne jede Medication aus, vermeidet aber namentlich solche Arzneien, welche den Menstrualfluss steigern (z. B. Drastica) oder schwächend wirken (Emetica); ist freilich periculum in mora, so kennt Noth kein Gebot. Während der Schwangerschaft hat man zu berücksichtigen, dass manche Arzneimittel das Leben des Fötus zu beeinträchtigen im Stande sind, und zwar nicht bloss solche, welche direct Hyperämie oder Contractionen des Uterus hervorrufen und so Expulsion des Fötus vor der Reife bedingen können (Sabina, Mutterkorn, Drastica u. s. w.), sondern auch Stoffe, welche die Ernährung des Fötus zu beeinträchtigen vermögen, so namentlich Iod, Quecksilber und andere Metallsalze, von denen die Erfahrung und das Experiment gelehrt hat, dass sie in den Fötus übergehen und direct giftig wirken, während sie ausserdem den Ernährungszustand der Mutter beeinträchtigen und indirect zum Absterben des Embryo führen können. Man hat auch zu sehr plastische Stoffe, z. B. Leberthran, während der Gravidität untersagt, weil man davon zu mächtige Entwicklung des Fötus befürchtete, in welcher man die Chancen eines Geburtshindernisses erblickte, doch ist die Grösse des Kindes an sich gewiss höchst selten Geburtshinderniss.

Für das Wochenbett gilt dasselbe wie von der Menstruation. In der Lactationsperiode muss man im Auge behalten, dass manche Stoffe in die Milch übergehen und derselben (wie viele Amara) unangenehmen Geschmack ertheilen, welcher den Säugling zur Nahrungsverweigerung zwingt, oder, wie Drastica, geradezu die Milch schädlich für denselben machen.

Dass innerhalb der verschiedenen Lebensalter und Geschlechter dann die Constitution und der Ernährungszustand als die Wirkung und namentlich die Gabengrösse modificirendes Moment eine Hauptrolle spielt, ist bereits hervorgehoben. Je kräftiger entwickelt und je schwerer ein Individuum ist, um so mehr wird dasselbe von einer bestimmten Substanz bedürfen, um ein bestimmtes Mass der Wirkung hervorzurufen. Man wird energisch wirkende Substanzen stets bei herabgekommenen, schlecht ernährten Menschen in geringerer Dosis zu reichen haben. Andererseits aber verursachen tonische Mittel allein bei starken, vollblütigen Personen Functionsstörungen, während bei anämischen Individuen dadurch nur der bestehende Schwächezustand beseitigt wird.

Bei den meisten giftigen Stoffen lässt sich der Einfluss des Ernährungszustandes leicht experimentell nachweisen, indem gleiche Gaben bei schlecht genährten hungernden Thieren viel früher das tödtliche Ende herbeiführen als bei wohl genährten. Die Menge des Blutes hat offenbar eine grosse Bedeutung dabei, insofern bei Anämischen manche Stoffe in grösserer Concentration mit den Wandungen der Gefässe und des Herzens in Berührung kommen. So erklärt sich z. B., weshalb Chloroform nicht selten zu Todesfällen bei Personen, welche vorher an starken Blutungen gelitten haben, führt. Die schweren Depressionserscheinungen, welche ein einziger Blutegel im zartesten Kindesalter hervorbringen kann, erklären sich aus der relativ und absolut geringen Blutmenge im Säuglingsalter. Andererseits können Substanzen, wie Alkoholica, Eisenpräparate, durch welche Hindrängen des Blutes nach gewissen Partien des Körpers oder Steigerung des Blutdruckes hervorgerufen wird, zu Gefässzerreissungen (z. B. Apoplexia cerebri) führen.

Von ganz besonderem Einflusse auf die Wirkung der Medicamente und namentlich auf die zur Erzielung derselben erforderliche Dosis ist die Stelle des Körpers, mit welcher die Medicamente in Contact gebracht werden, insofern die verschiedenen Körperpartien die Resorption in verschiedenen Zeiträumen zu Stande kommen lassen. Es lässt sich dabei im Allgemeinen der Satz feststellen, dass unter gleichen Verhältnissen die Grösse der Applicationsstelle auch der Grösse der Resorption entspricht, doch erleidet dieser Satz insofern manche Ausnahmen, als die Medicamente an verschiedenen Stellen des Körpers mit gewissen Stoffen in Berührung kommen, welche sie chemisch in eine löslichere und deshalb leichter resorptionsfähige Substanz umändern. Dass z. B. die Säure des Magensaftes gewisse basische Stoffe, z. B. Alkaloide, in ein lösliches Salz umwandelt, bedingt selbstverständlich auch schleunigere Resorption.

Bei sehr schwer löslichen Alkaloiden, z. B. Theobromin, kommt deshalb die toxische Wirkung von anderen Applicationsorganen, wo eine solche Säure sich nicht findet, nicht oder doch nur dann zu Stande, wenn eine grosse Menge des Lösungsmittels gleichzeitig mit dem Theobromin applicirt wird. Dass Bariumcarbonat von Wunden aus nicht giftig wirkt, wohl aber vom Magen aus, weil er hier in das lösliche Chlorbarium umgesetzt wird, wurde schon erwähnt. Eiweissstoffe werden nur durch Einwirkung des Pepsins und der Chlorwasserstoffsäure im Magen und durch den Pankreassaft in den unteren Partien des Tractus in lösliche Peptone übergeführt, und können deshalb auch nur von hier aus nutritive Action entfalten, nicht aber von anderen Schleimhäuten aus.

Bei Stoffen, welche in Wasser leicht löslich sind, findet dagegen häufig ein umgekehrtes Verhalten statt.

So wirkt Curare vom Magen aus in verhältnissmässig grossen Mengen nicht, von Wunden aus in kleinen Mengen rasch toxisch. Manche Stoffe erleiden auch im Magen Veränderungen, welche ihre Wirkung in gewisser Richtung beeinträchtigen.

In der überwiegenden Mehrzahl der Fälle dient der Magen zur Aufnahme der Medicamente. Die Darreichung per os, welche man, weil sie meistens in bestimmten Zeiträumen geschieht, auch als typische bezeichnet, pflegt man unter dem Namen der internen oder innerlichen Application in Gegensatz zu allen übrigen Applicationsweisen zu stellen, indem man die letzteren als äussere oder externe zusammenfasst, worunter also auch die Einbringung von Medicamenten in andere Körperhöhlen verstanden wird. Nur in Fällen, wo der Zugang zum Magen durch ein bestehendes Hinderniss, z. B. durch Verengerung der Speiseröhre, durch krampfhafte Verschliessung des Mundes in Folge von Kinnbackenkrampf, nicht möglich ist, oder wo der Geschmack des Medicamentes die typische Darreichung unthunlich erscheinen lässt, oder wo man raschere Wirkung auf eine andere Weise zu erzielen beabsichtigt, wählt man andere Applicationsstellen, die selbstverständlich auch da in Frage kommen, wo man örtliche Action auf diese auszuüben bezweckt.

Unter den sonstigen Applicationsstellen nimmt das Rectum der Häufigkeit seiner Benutzung nach den ersten Platz ein. Sehen wir von den Application örtlich wirkender Stoffe zur Entleerung von Fäcalmassen oder zur Hemmung verstärkter Peristaltik, zur Beschwichtigung von schmerzhaften Affectionen des Mastdarms oder benachbarter Organe ab, so beschränkt sich die Zahl der zur Erzielung entfernter Wirkung benutzten Medicamente auf verhältnissmässig wenige, insbesondere Narkotica, Excitantia und Tonica. Wenn man in früherer Zeit geglaubt hat, dass die Dosis dieser Arzneistoffe gegenüber der vom Magen aus anzuwendenden um das Doppelte höher zu greifen sei, so haben neuere Untersuchungen gelehrt, dass namentlich narkotische Stoffe mit grosser Intensität von der Mastdarmschleimhaut aufgesogen werden, was bei der grossen Ausdehnung derselben und ihrem Gefässreichthum von vornherein wahrscheinlich war, weshalb man auch bei Anwendung solcher Stoffe, die für die interne Darreichung nöthige Dosis nicht zu überschreiten braucht.

Andere Schleimhäute dienen selten zur Application von Medicamenten, um entfernte Wirkungen hervorzurufen. Manche, wie die **Augenbindehaut** und die **Schleimhaut des äusseren Gehörganges**, haben einen zu geringen Umfang, als dass sie, wenn es sich nicht um Stoffe handelt, die in äusserst geringer Dosis Vergiftungserscheinungen hervorrufen können, z. B. Atropin, Coniin, Blausäure, zur Hervorrufung entfernter Wirkungen sich eigneten, doch giebt es wohlconstatirte Fälle, wo z. B. von der Conjunctiva aus durch Kupfervitriol Intoxication herbeigeführt wurde (Blodig) und ist bei Application starkwirkender Substanzen auf das Auge die Dosis nicht höher zu greifen wie bei interner Anwendung, zumal wenn dieselben in flüssiger Form applicirt werden, wo leicht ein Theil der activen Flüssigkeit durch den Ductus nasolacrymalis in die Nasenhöhle und durch die Choanen in die Mundhöhle und den Magen gelangen kann. Dass auch von der **Nasenschleimhaut** Resorption wirksamer Substanzen erfolgt, obschon diese zum Theil durch reflectorisches Niesen wieder entfernt werden, ist nicht zu bezweifeln.

Die nicht seltenen Fälle von Bleivergiftung durch Schnupfen bleihaltigen Schnupftabaks lassen freilich die Erklärung ihres Zustandekommens durch Bleipartikelchen, welche durch die Choanen in die Digestionswege gelangen, zu. Immerhin ist die Membrana Schneideri ein ungeeigneter Ort zur Erzielung entfernter Wirkungen, einmal wegen der Unzuverlässigkeit, die das meist eintretende Niesen begründet, dann aber auch weil manche Stoffe, z. B. Chloralhydrat (Jastrowitz), dort intensivere Entzündung mit nachfolgender Eiterung als anderswo produciren.

Auch die **Schleimhaut der Mundhöhle**, früher zur Einreibung von Quecksilber- und Goldsalzen behufs Erzielung von Resorptionswirkungen benutzt, bietet als Applicationsorgan keinerlei Vortheil.

Die **Schleimhaut der Luftwege** und in specie die **Bronchopulmonarschleimhaut** würde zur Application von Arzneistoffen vortrefflich geeignet sein und in Bezug auf die Schnelligkeit der Resorption und natürlich auch der davon abhängigen entfernten Wirkung alle anderen Körperpartien übertreffen, wenn sie nicht eine überaus grosse Reizbarkeit besässe und das Einbringen von Arzneisubstanzen in Staub- oder Pulverform häufig mit heftigem Husten beantwortete, welcher auch bei Einführung irritirender Gase und dampfförmiger Stoffe eintritt. Man beschränkt, obwohl dieser Reiz bei länger fortgesetztem Einführen allmälig vermindert wird, doch sehr zweckmässig die Anwendung zur Erzielung entfernter Wirkungen auf milde Gase (Sauerstoff, Stickstoff) und Dämpfe von solchen Stoffen, welche, in das Blut übergeführt, zu Narkose und Anaesthesie Anlass geben, um letztere so rasch wie möglich herbeizuführen.

Für Anaesthetica ist die Bronchopulmonarschleimhaut das zu ihrer Auf-

Allgemeine Pharmakodynamik. 113

nahme geeignetste und gebräuchlichste Organ; im Uebrigen applicirt man auf die Luftwege nur solche Stoffe, mit welchen man örtliche Action zu veranlassen bezweckt, z. B. Demulcentia, Adstringentia, welche man theils in Substanz, theils in Lösung, und hier sehr häufig in Form des verstäubten Wasserstrahls, in Anwendung bringt.

Die Urogenitalschleimhaut bei Mann und Weib, welche meist nur zur Application ätzender, adstringirender oder örtlich anaesthesirender Mittel dient, ist keineswegs ausser Stande, auch Resorptionswirkung zu veranlassen, ein Umstand, welcher bei der Auswahl der ätzenden Stoffe wohl zu berücksichtigen ist.

Wenn man erwägt, dass viele Gifte durch die Nieren als solche ausgeschieden werden und in der Blase im Urin längere Zeit verweilen, liegt die Annahme nahe, dass der Blasenschleimhaut ein besonderes Vermögen, den Rückgang dieser Stoffe in die Circulation zu hemmen, zukomme. Man hat jedoch bei Einspritzung grösserer Mengen von Giftlösungen in die Blase Intoxicationserscheinungen gerade wie von anderen Schleimhäuten erfolgen sehen. So hat man beim Menschen Vergiftungen durch outrirte Strychninmengen beobachtet, die man behufs Einwirkung auf den Sphinkter in die Blase einspritzte. Nach Alling (1871) werden Strychnin, Atropin, Morphin, Iodkalium u. s. w. von der normalen Blasenschleimhaut nicht merklich resorbirt, wohl aber von der Urethralschleimhaut, und sehr gut bei bestehender Entzündung der Blase. Auch von der Vaginal- und Uterusschleimhaut aus können Vergiftungen erfolgen, wenn Quecksilbersalze, Carbolsäure und andere Stoffe in grösseren Mengen daselbst applicirt werden.

Nächst dem Rectum dienen die verschiedenen Abtheilungen der äusseren Haut am häufigsten zur Application medicamentöser Substanzen. Man unterscheidet als besondere Applicationsmethoden die epidermatische, endermatische und hypodermatische Methode, neben welchen die Inoculation als vierte eine untergeordnete Bedeutung hat.

Die Application auf die Oberhaut (Applicatio epidermatica) dient entweder localen oder entfernten Zwecken.

In ersterer Richtung handelt es sich bald um Zerstörung krankhafter Hautpartien durch Aetzmittel, bald um Hervorrufung von Hyperämie und Entzündung durch hautröthende und blasenziehende Substanzen, bald um reizmildernde Action demulcirender Mittel oder um Herabsetzung oder Beseitigung localer Schmerzen durch örtlich applicirte Narkotica. In vielen Fällen wird die locale Action weniger durch das Medicament als durch die Temperatur (heisse und kalte Bäder, kalte und warme Ueberschläge, Aetherverstäubung), welche demselben gegeben wird, bedingt.

Zur Hervorrufung von Resorptionswirkungen erscheint die epidermatische Methode, welche man auch als iatroleptische Methode (Anatripsologie) bezeichnet hat, wenig geeignet, da die Oberhaut der Aufnahme von Medicamenten in das Blut in vielen Fällen durch ihren Fettüberzug grosse Hindernisse entgegensetzt, so dass man sogar so weit gegangen ist, jede Resorption von der äusseren Haut zu negiren. Dies ist indess unrichtig und muss bezüglich der Art und Weise der epidermatischen Anwendung ein Unterschied gemacht werden. Am wenigsten geeignet zur Einführung in das Blut ist die Application pulverförmiger Substanzen, wenn solche nicht durch die Temperatur des Körpers in gasförmigen Zustand übergeführt werden. Bei Anwendung von Flüssigkeiten kommt es ebensowohl auf die Beschaffenheit der medicamentösen Substanz als auf den die Lösung derselben bedingenden Körper an. Die meisten Untersuchungen in dieser Beziehung sind über die wässerigen Solutionen von Arzneimitteln in Form von Bädern angestellt. Als Resultat derselben lässt sich, obschon die einzelnen in ihren Ergebnissen einander diametral gegenüberstehen, mit ziemlicher Sicherheit behaupten, dass sowohl bei allgemeinen als localen Bädern darin enthaltene nicht flüchtige Salze von der Haut entweder gar nicht oder in so beschränktem Masse resorbirt werden, dass die Möglichkeit der Aufnahme von excoriirten Stellen aus, wie sich solche ja stets auf der Haut befinden, oder von den gleichzeitig mitbespülten Schleimhautpartien (Anus u. s. w.) nicht abzuleugnen ist, dass aber andererseits Aufnahme gasförmiger oder in Gasform leicht übergehender Substanzen aus den Bädern erfolgt. Bei Anwendung fettiger Substanzen als Vehikel für Medicamente, mögen erstere schon an sich flüssig sein oder dies erst durch die Körpertemperatur werden, ist die Dauer der Einreibung und die Temperatur, bei welcher dieselbe ausgeführt wird, von einiger Bedeutung für die Resorption. Wichtiger ist noch die Beschaffenheit der Substanz, insoweit auch hier Stoffe, welche bei niedrigerer Temperatur in gasförmigen Zustand übergehen, mit grösserer Leichtigkeit die Haut durchdringen.

Die entfernten Wirkungen der Quecksilbersalbe, die toxische Action von Carbolsäurelinimenten u. a. m. lassen sich nicht allein durch Einathmung der bei dem Einreiben entstehenden Dämpfe erklären, welche bei ersterer allerdings mit im Spiele sein mag, und da für erstere das früher verschiedentlich angenommene Eintreten von Quecksilbermetall in den Organismus vermöge mechanischen Durchpressens durch die Epidermis und die Ausführungsgänge der Hautdrüsen nach neueren Untersuchungen höchst zweifelhaft geworden ist, können die Wirkungen nur durch das Eindringen der gasförmigen Producte durch die Haut erklärt werden.

Wählt man zu Einreibungen Lösungen in Vehikeln, welche selbst flüchtige Beschaffenheit haben, z. B. Chloroform, so können die Dämpfe der letzteren kleine Mengen der activen Substanz mit sich fortreissen, die dann mit jenen durch die Epidermis hindurchdringen (A. Waller) und wählt man endlich solche, welche den Fettüberzug der Haut auflösen, z. B. Linimentum ammoniatum, oder auch Aether oder Chloroform, so wird damit das Hinderniss der Resorption je nach der Intensität und Dauer der Einwirkung mehr oder minder beseitigt (Parisot).

Die relative Dicke der Epidermis ist ebenfalls nicht ohne Einfluss, weshalb bei der Absicht, entfernte Action zu erzielen, bei Anwendung der iatroleptischen Methode die zartesten Hautstellen ausgewählt werden sollten (Achselhöhle, Beugeflächen der Extremitäten, Inguinalgegend, Hals, Haut zwischen Fingern und Fusszehen). Hohlhandfläche und Fusssohle sind wegen der Dicke der Oberhaut viel weniger zweckmässig zur Aufnahme von Salben u. s. w.

Auch bei der Application von Pflastern, z. B. Emplastrum mercuriale, können flüchtige Substanzen ohne Zweifel resorbirt werden und entfernte Wirkung hervorrufen.

Im Allgemeinen ist es klar, dass zur Erzielung entfernter Wirkungen für epidermatische Application die Dosis des Arzneimittels erhöht werden muss und pflegt man die drei- bis sechsfache Menge der Dosis interna in Gebrauch zu ziehen.

Unter der endermatischen Methode versteht man die Application von Medicamenten auf die blossgelegte Cutis zur Erzielung örtlicher oder entfernter Wirkung.

In ersterer Richtung ist sie schon lange in Gebrauch zur Herstellung von derivirenden Eiterungen, in letzterer wurde sie 1821 von Lambert und Lesieur empfohlen und in Deutschland besonders durch C. W. Richter eingebürgert. Die Entblössung der Cutis geschieht durch die Bildung einer Blase vermittelst Emplastrum cantharidum ordinarium (emplastro-endermatische Methode) oder rascher vermittelst eines in heisses Wasser getauchten Hammers (des sog. Mayor'schen Hammers) und Wegschneiden der aufgehobenen Oberhaut mittelst einer Scheere. Will man mittelst dieser Methode derivativ wirken, so wird die entblösste Hautstelle mit einer reizenden Salbe (Unguentum Terebinthinae u. s. w.) verbunden oder eine reizende Substanz, z. B. Canthariden, aufgestreut oder ein fremder Körper, welcher auf mechanische Weise irritirt (Fontanelle), mittelst eines geeigneten Bandes darauf befestigt. Zur Erzielung entfernter Wirkungen können nur starkwirkende Stoffe, besonders Alkaloidsalze oder narkotische Extracte, in Anwendung gezogen werden, die man am zweckmässigsten in Pulverform, weniger gut als Salbe administrirt. Die Anwendung von Brechmitteln in dieser Weise führt selten oder doch nur sehr langsam zum Ziele; ebenso ist endermatische Application von Castoreum oder Moschus ungerechtfertigt. Substanzen, welche starke Entzündung der benachbarten Partien hervorrufen, dürfen endermatisch nicht angewendet werden. Die Vesicatore werden bei der endermatischen Methode am besten in der Magengegend oder am Oberarm applicirt; nur in Fällen, wo mit der allgemeinen Wirkung eine örtliche verbunden werden soll, legt man dieselben in der Nähe der kranken Theile an. Am besten beschränkt man die endermatische Anwendungsweise auf Morphin und Strychnin, oder ersetzt sie auch hier durch die Subcutaninjection.

Da die zur Application von Medicamenten entblössten Hautstellen ohne Belästigung des Patienten den Umfang eines Zehnpfennigstücks nicht überschreiten dürfen, kann die Resorption der activen Substanzen nur eine geringe sein. Dieselbe wird noch mehr beschränkt, wenn die Wundfläche mit Eiter bedeckt ist, dessen vorgängige Entfernung immer geboten erscheint. Man kann deshalb die doppelte Dosis, welche für die interne Verabreichung benutzt wird, und selbst noch mehr in Anwendung bringen.

Die Inoculation ist ein von Lafargue (1836) zuerst geübtes Verfahren, wodurch Medicamente (in Pulverform, mit etwas Wasser zu einer weichen Paste verarbeitet) mittelst einer Impflanzette je nach der Tiefe des Einstiches bald in oberflächliche, bald in tiefere Schichten der Cutis, bald in das Unterhautbindegewebe gebracht werden. Dieses, in Deutschland von M. Langenbeck befürwortete Verfahren und Lafargues spätere Modification desselben, die Inoculation hypodermique par enchevillement, wobei medicamentöse Cylinder von 50 mm Länge in mit kleinen Stahlnadeln gemachte Einstiche gebracht werden, haben trotz der Empfehlung von Martin Solon, Valleix u. A. sich allgemeine Anwendung nicht verschafft. Auch dieses Verfahren, welches besonders bei Neuralgien gerühmt wurde, lässt sich nur für Medicamente, welche in kleiner Dosis wirken (Morphin, Veratrin, Atropin), benutzen. Ein Pendant dazu bildet, von Vaccination und Syphilisation abgesehen, das Einziehen kleiner mit Morphinlösung getränkter Setons. Die Gabe ist wie die interne zu bemessen.

Dass die Resorption gelöster Substanzen vom Unterhautbindegewebe aus sehr leicht erfolgt, beweisen die vielfachen Erfahrungen, die man in der neueren Zeit in ausgedehntem Masse unter Anwendung der **hypodermatischen** oder **subcutanen Injection** erzielt hat, eines Verfahrens, welches sowohl die Inoculation als die endermatische Methode fast völlig verdrängt hat.

Dasselbe wurde zunächst bei Neuralgien in Anwendung gezogen, wo man mit der entfernten Wirkung eine locale schmerzstillende verbinden wollte, ist dann aber später sehr allgemein auch ausschliesslich zur Erzielung entfernter Wirkungen benutzt. Man unterscheidet von demselben die weit weniger gebräuchliche Einbringung ungelöster Stoffe in das Unterhautbindegewebe als **hypodermatische Implantation**.

Sowohl die Erfahrungen bei Kranken als directe physiologische Versuche am Thiere (A. Eulenburg) beweisen, dass die entfernte Wirkung in Lösung subcutan injicirter Substanzen viel rascher hervortritt als bei interner Darreichung.

Dies steht offenbar im Zusammenhange mit der rascheren Resorption und der daraus nothwendig hervorgehenden rascheren Accumulation im Blute, welche von A. Eulenburg durch Thierversuche festgestellt ist und die im Vergleiche mit der internen Darreichung beträchtliche Differenzen darbietet, so dass z. B. nach Einführung derselben Menge von Amygdalin in den Magen und in das Unterhautbindegewebe der Stoff im ersten Falle erst nach 14, im zweiten nach 3½ Minuten im Blute nachweisbar ist. Auch in den Secreten gelingt der Nachweis subcutan injicirter Substanzen (Iodkalium) rascher als bei innerlicher Anwendung. Nach Eulenburg sind nicht alle Körperregionen in Bezug auf die Resorptionsverhältnisse bei subcutaner Injection gleich. Bei Anwendung narkotischer Stoffe scheint von der Wangen- und Schläfengegend der rascheste Effect erzielt zu werden; darauf folgen die Regio epigastrica, die vordere Thoraxgegend und die Fossa supra- und infraclavicularis; hiernach die innere Seite des Oberarms und des Oberschenkels; der Nacken; äussere Seite des Oberschenkels; Vorderarm, Unterschenkel und Fuss, endlich der Rücken mit Sacral- und Lumbalgegend, von wo aus die Wirkung oft geradezu ausbleibt.

Nach den physiologischen Versuchen von Eulenburg werden subcutan injicirte Substanzen auch rascher wieder fortgeschafft, so zwar, dass bei Einführung von Kaliumeisencyanür per os die Zeit zwischen der Einführung und dem Verschwinden aus den Secreten 3—4 mal so lang ist wie bei subcutaner Injection. Es findet somit die raschere Accumulation im Blute ein Gegengewicht in der rascheren Elimination und die aus ersterer abzuleitende Verkleinerung der anzuwendenden Dosis braucht keine erhebliche zu sein.

Zuerst von Alexander Wood in Edinburgh (1853) in Gebrauch gezogen, hat sich das hypodermatische Verfahren seiner ausserordentlichen Vortheile wegen allgemeinen Eingang verschafft und ist in Deutschland besonders durch A. v. Graefe, A. Eulenburg, Erlenmeyer, Lorent u. A. eingebürgert. Die Einspritzung in das Unterhautbindegewebe geschieht mittelst einer in der Regel 1,0 fassenden Glasspritze, die mit einer in eine feine Troiquartspitze auslaufenden Ansatzröhre und einem graduirten Stempel versehen ist und bei deren Benutzung man durch Vorschieben des Stempels die gewünschte Flüssigkeitsmenge in die gemachte Einstichsöffnung gelangen lässt. Vor der endermatischen Methode hat dies Verfahren den Vorzug, dass es ohne erhebliche Belästigung des Patienten wiederholt ausgeführt werden kann, indem der Einstich nahezu schmerzlos ist und die verletzte Stelle, wenn nicht unpassende Mittel zur Injection gewählt werden, in kurzer Zeit zum normalen Verhalten zurückkehrt. Auch lässt sich die endermatische Methode an manchen Stellen nicht anwenden, z. B. im Gesicht, die Wirkung zeigt sich später und der Erfolg ist minder sicher. Vor der internen Application gewährt die hypodermatische Injection in einer grossen Anzahl von Fällen, wo sie zur Anwendung kommt, besonders bei Applicationen narkotischer Substanzen zur Beseitigung von Algien, den grossen

Vortheil, dass die schmerzlindernde Wirkung sich früher einstellt als bei interner Application. Ob ausserdem noch eine local schmerzlindernde Wirkung die entfernte unterstützt, ist streitig. Eulenburg schliesst auf erstere daraus, dass nach subcutaner Einwirkung verschiedener Narkotica (Morphin, Atropin, Coffeïn) die Tastempfindung an der Injectionsstelle zu einer Zeit bedeutend herabgesetzt ist, wo die entsprechende symmetrische Hautstelle der anderen Körperhälfte gar keine oder doch nur eine unbedeutende Verringerung ihres Tastsinnes erlitten hat. Nach Eulenburg wird, falls die Injection an einer Stelle, wo ein sensibler oder gemischter Nervenstamm oberflächlich unter der Haut verläuft, ausgeführt wird, die Tastempfindung am bedeutendsten an der Einstichstelle, aber in geringerem Grade auch im ganzen Hautbezirk des Nerven herabgesetzt. Ein weiterer Vorzug der subcutanen Injection vor der Darreichung per os besteht darin, dass letztere bei manchen Medicamenten locale Symptome veranlasst, welche bei ersterer nicht auftreten, wie z. B. innerlich angewandtes Morphin nicht selten die Verdauung stört und stets, namentlich bei längerer Anwendung, Obstipation bedingt, was bei hypodermatischer Injection weniger der Fall ist. Im Uebrigen liegt die Hauptindication der hypodermatischen Methode in der Absicht, eine rasche Wirkung zu ermöglichen. Ueber die bei der Subcutaninjection zu verwendenden Mittel, unter denen Salze in sehr geringen Dosen wirksamer Alkaloide (Morphin, Atropin, Strychnin) am häufigsten in Anwendung kommen, wird in dem Abschnitte über allgemeine Arzneiverordnungslehre ausführlicher die Rede sein.

Die in einzelnen Fällen beobachteten toxischen Wirkungen sehr kleiner Dosen wirksamer Stoffe bei hypodermatischer Anwendung kann man entweder in Verbindung mit Idiosynkrasien bringen oder sie erklären sich dadurch, dass durch Zufall bei dem Einstiche ein kleines Gefäss eröffnet und so eine directe Einführung in die Circulation geschehen ist. Eine solche findet ebenfalls, wenn auch selten, therapeutische Anwendung, und zwar am häufigsten in der Form der Transfusion, wo man das Blut eines gesunden Menschen in das Gefässsystem eines Kranken leitet, aber auch in Form der Infusion, wo man Lösungen medicamentöser Substanzen in das Gefässsystem einbringt.

Die Transfusion kann entweder einfach oder mit einem Aderlasse combinirt sein. Ersteres ist z. B. bei Anämie durch Haemorrhagien, wo man das verloren gegangene Blut durch frisches zu ersetzen beabsichtigt, der Fall, letzteres, was man auch als combinirte Transfusion oder Substitution bezeichnet, bei Blutvergiftungen, z. B. Kohlenoxydvergiftung, wo zuerst das krankhaft veränderte und functionsunfähige Blut entfernt und mit gesundem Blute vertauscht wird.

Die Infusion lässt die Wirkungen eingeführter Medicamente noch rascher und kräftiger zu Tage treten als die subcutane Injection, welche dieselbe übrigens in den meisten Fällen ersetzt, weil mit der Infusion sich mannigfache Gefahren verbinden, so dass man nur in ausserordentlichen Fällen von ihr Gebrauch macht. Selbstverständlich muss hier im Allgemeinen die Menge des Medicaments viel niedriger gegriffen werden, jedenfalls 3—4mal geringer als die Dosis interna.

Die Gefahren der Infusion liegen viel weniger in dem oft befürchteten Eintritte von Luft in die Venen, welcher bekanntlich plötzlichen Tod bedingen kann, als in dem Umstande, dass manche in das Blut direct eintretende Stoffe namentlich auf das Herz viel intensiver wirken als unter gewöhnlichen Verhältnissen. Bei Thieren werden Infusionen verhältnissmässig viel leichter ertragen als beim Menschen. Bei letzterem können selbst die indifferentesten Stoffe, z. B. laues Wasser, bei Einspritzung in das Gefässsystem heftige Aufregung, Schüttelfrost, Erbrechen und andere bedenkliche Zufälle hervorrufen. Wir kennen überhaupt keinen Zustand, wo die Infusion medicamentöser Substanzen eine absolute Nothwendigkeit wäre, da bei Scheintod und Asphyxie, wo sie von Einzelnen noch zugelassen wird, die Transfusion dieselbe ersetzt. In allen übrigen Fällen, wo man sie bisher als indicirt betrachtete, bei Tetanus, Hydrophobie, bei fremden Körpern, die im Pharynx oder Oesophagus stecken geblieben sind und durch Instrumente nicht beseitigt werden können, reicht die subcutane Injection und, wo diese nicht zulässig, die Application in clysmate aus. Die in den letzteren Fällen früher empfohlene Infusion von Brechweinsteinlösung, bei kleinen Dosen nutzlos, bei grossen durch Herzlähmung gefährlich, ist durch Subcutaninjection von Apomorphin völlig ersetzt. Infusion von Kochsalzlösung bei Cholera hat keine befriedigenden Resultate ergeben. Die Anwendung von Ricinusöl oder Crotonöl (Hale) ist geradezu frevelhaft, weil daraus Verstopfung von Gefässen mit ihren Folgen entstehen, die z. B. bei Embolie der Lungenarterien den Erstickungstod bedingen kann. Bei der Infusion muss die medicamentöse Substanz aus demselben Grunde vollkommen gelöst sein (nöthigenfalls sorgfältig filtrirt) und die Lösung ausserdem die Temperatur des Körpers besitzen, weil sonst sehr leicht Schüttelfrost eintritt. Auch darf nie mehr als 15,0—25,0 auf einmal injicirt werden.

Die sonst noch zur Application benutzten Körperstellen wählt man kaum jemals zur Erzielung entfernter Wirkung. So bringt man auf Wunden und geschwürige Flächen Medicamente, welche entweder die Heilung fördern oder hindern sollen, und spritzt reizende Substanzen in Fistelgänge oder in seröse Membranen und Säcke (Tunica vaginalis propria testiculi, Peritoneum, Ovariencysten, Ranula, Hygroma) bei hydropischen Zuständen derselben, um adhäsive Entzündung zu bewirken. Aetzmittel applicirt man auf Neubildungen, in welche man auch mittelst der zur subcutanen Injection geeigneten Spritzen ätzende oder reizende Lösungen injicirt. Es lässt sich übrigens nicht verkennen, dass bei allen diesen Applicationsweisen entfernte Erscheinungen zu Stande gebracht werden können, wie solches nicht allein aus wiederholt beobachteten Vergiftungen, wo toxische Stoffe applicirt waren, sondern auch aus directen Versuchen hervorgeht.

Dass gewisse Stoffe gerade von Wunden aus leicht resorbirt werden, beweist die uralte Anwendung der Pfeilgifte. Die schwärzliche Färbung des Urins nach Carbolsäureverbänden von Wunden und Geschwüren, sowie das Auftreten von Vergiftungen durch dies Verfahren, das Auftreten von Bleikolik nach Verbänden von Fussgeschwüren mit Bleizuckerlösung, die Vergiftungen durch Ausfüllen von Eiterhöhlen mit Iodoform u. a. m. beweisen das Nämliche. E. Rose wies nach, dass die beobachteten Todesfälle nach Einspritzung von Iodlösung in Ovariencysten die Folge von Resorption und Vergiftung durch die Injectionsflüssigkeit seien. Uebrigens werden manche Stoffe von solchen Cysten aus nur sehr langsam und in geringer Menge resorbirt, z. B. Chloralhydrat (Porta). Ausführlichere Versuche über die Resorption von den einzelnen Körpertheilen hat Demarquay (1867) mit Iodkalium angestellt, wonach dasselbe im Harn und Speichel bei interner Einverleibung in 9—15 Minuten, bei Einbringung in das Rectum schon nach 2—7 Minuten, bei Application auf die Blasenschleimhaut entweder gar nicht oder nach $1/2$—6 Stunden, von den Bronchien in 2—6 Minuten, von der Tunica vaginalis propria in 15—38 Minuten erscheint; Präputial- und Vaginalschleimhaut resorbiren ebenfalls, aber nur langsam und unvollkommen. Selbstverständlich sind die auf einen einzigen Stoff bezüglichen Untersuchungen nicht für alle zu verwerthen.

Ueber die Beeinflussung der Arzneiwirkung durch äussere Verhältnisse wissen wir im Ganzen wenig Genaues, so weit es sich dabei nicht um directe Veränderung des wirksamen Princips gewisser Medicamente handelt, wie solche in Folge des Klimas oder der Jahreszeit in gewissen Pflanzen stattfindet, und so weit solche nicht durch zugemengte andere Stoffe resultirt. Sonstige Angaben über Einfluss von Klima, Jahreszeit u. s. w. auf Arzneiwirkung sind zum grössten Theile recht problematisch.

Vielfach citirt wird die Behauptung Harrisons, dass Narkotica, selbst in geringeren Mengen gegeben, in Neapel stärker wirkten als in England. Dieselbe basirt auf wiederholte Beobachtung, wonach die Gabe von 3mal täglich 0.2 Extractum Hyoscyami in Neapel temporäre Amaurose bedingt habe, während diese Dosis in England keine derartigen Symptome zur Folge gehabt habe. Dabei ist aber die gleiche Qualität des Neapolitanischen und Englischen Extracts mit Unrecht vorausgesetzt. Die Angabe desselben Autors, wonach sich ihm Höllenstein in Italien als sehr wirksam gegen Epilepsie erwies, dagegen in England nicht, findet ebenso ihre Erklärung darin, dass zu dem genannten Symptomencomplexe die verschiedensten pathologischen Processe in gewissen Theilen des Gehirnes Anlass geben können. Nach Hamilton sollten auch Mercurialien in Neapel stärker wirken als in London, eine Angabe, welche im Gegensatze zu der häufigen Beobachtung von Aerzten in tropischen Klimaten steht, wonach hier Mercurialien zur Erzielung der gewünschten Wirkung und ohne schädliche Nebenwirkung zu bedingen in grösseren Dosen gegeben werden können als in gemässigten Klimaten. Gerade derselbe Gegensatz findet sich in den Ansichten englischer Autoren, ob bei feuchter Luft und geringem Luftdruck Quecksilber stärker (Lee) oder schwächer wirke (Hunt) als bei trockner Luft. Bei manchen Quecksilberpräparaten, welche äusserlich angewendet werden, ist allerdings nicht unmöglich, dass die Jahreszeit einen Einfluss darauf besitzt. So bei der grauen Quecksilbersalbe, wo durch Einfluss einer sehr warmen Atmosphäre die Ueberführung des Quecksilbers in Dampfform befördert wird, in welcher das Metall dann durch die Respirationsorgane in grösserer Menge aufgenommen wird. So treten in stark geheizten Zimmern die Erscheinungen des Mercurialismus, namentlich Salivation, früher auf und können selbst Gesunde betreffen, welche sich in der giftigen Atmosphäre aufhalten. Auch in Bezug auf den Luftdruck finden sich widersprechende Angaben, insofern z. B. nach James alkoholische Getränke in bedeutenden Höhen stärker, nach Poeppig viel schwächer als in der Ebene wirken sollen. In dieser Beziehung findet sich auch die Angabe, dass die Mönche auf dem St. Bernhard die 2—3 fache Menge von Brechweinstein und anderen Stoffen zur Erzielung von Emese bedurfen sollen als Thalbewohner. Solche Angaben können übrigens, wo sie vereinzelt gemacht werden, auch auf individuellen Besonderheiten beruhen. Hermann (1867) vermuthet, dass bei derartigen Einflüssen der umgebenden Atmosphäre die Verhältnisse der Elimination eine Rolle spielen. Experimentell constatirte er, dass Thiere durch Alkohol in der Kälte tiefen Sopor bekamen und starben, während andere von gleicher Beschaffenheit, welche dieselben Mengen erhalten hatten, in der Wärme sich nach einigen Stunden erholten. Die stärkere Einwirkung von Spirituosen auf Menschen im Winter, wo dieselben in grossen Dosen leicht zu apoplexieähnlichen Zufällen führen, ist wiederholt beobachtet. Da indess Alkohol nur zu einem geringen Theile als solcher ausgeschieden wird, muss wohl eine andere Erklärung gesucht werden. In neuester Zeit hat auch Richardson die Bedeutung von Temperatur und Feuchtigkeit der umgebenden Luft für die Chloroformnarkose hervorgehoben.

Wenn, wie schon oben erwähnt, man statt vegetabilischer Drogen mit Vorliebe die daraus isolirten reinen Pflanzenstoffe in Anwendung bringt, so hat dies nicht nur in Rücksichten auf die angenehmere Darreichungsweise, sondern auch in quantitativen Wirkungsdifferenzen seinen Grund. Es ist klar, dass harte Hölzer, Rinden u. dgl. bei ihrer Anwesenheit im Magen nur schwierig von dem sauren Secrete durchdrungen werden und die in ihnen enthaltenen activen Principien wahrscheinlich kaum jemals vollständig extrahirt werden. Es leuchtet auch ein, dass ein in Substanz oder in Lösung verabreichtes actives Princip einer vegetabilischen Droge zu ihrer Aufnahme in das Blut weniger Zeit erfordert und deshalb promptere entferntere Wirkungen liefert als die Mutterdroge, aus welcher die wirksamen Bestandtheile erst allmälig unter Einwirkung des Magensaftes freigemacht werden. Je rascher die letzteren zu den in den Magen gebrachten Medicamenten gelangen können und je inniger er sich mit denselben zu mischen vermag, um so schleuniger wird auch die Resorption des Arzneimittels und damit die entfernte Wirkung resultiren. Ist daher zu der Zeit, wo man ein Medicament in den Magen bringt, derselbe mit Nahrungsmitteln angefüllt, so kann es geschehen, dass, wenn die Resorption der fraglichen Substanz ausschliesslich oder hauptsächlich unter dem lösenden oder verändernden Einflusse der im Succus gastricus enthaltenen Chlorwasserstoffsäure zu erfolgen hat, es zu einer solchen gar nicht kommt, vielmehr das Arzneimittel unverändert den ganzen Darmcanal passirt.

Bei Thieren sieht man häufig Gifte unwirksam bleiben, wenn dieselben in einen von Futter strotzenden Magen gebracht werden und auch bei Menschen führen häufig grosse Dosen von Giften, selbst Alkaloidsalzen, erheblich geringere Erscheinungen als gewöhnlich herbei, wenn sie kurze Zeit nach eingenommener Mahlzeit verschluckt werden.

Der modificirende Einfluss der Füllung des Magens auf die Arzneiwirkung macht das Einnehmen der meisten Medicamente in angemessenen Entfernungen von der Mahlzeit nothwendig, wenn man Resorption der ganzen eingeführten Menge beabsichtigt.

Das Einnehmen von Arzneimitteln in nüchternem Zustande befördert selbstverständlich deren Aufnahme in das Blut erheblich. Dieselbe würde in den meisten Fällen zu empfehlen sein, wenn nicht die Magenschleimhaut im nüchternen Zustande gegen manche Medicamente erhöhte Empfindlichkeit zeigte, welche bisweilen zu schmerzhafter Empfindung, manchmal auch reflectorisch zu Erbrechen Veranlassung giebt. Hieraus leitet sich mit Nothwendigkeit der Gebrauch ab, ätzende und irritirende Stoffe bei ihrer internen Anwendung während oder kurz nach der Mahlzeit zu administriren. Das Nämliche gilt von Stoffen, von denen man Wirkung auf tiefere Partien des Darmes erwartet, und zwar sowohl von drastisch wirkenden, als von solchen, welche, wie Wismutnitrat und Kalkpräparate, zur Beseitigung von Darmentzündung oder zur Heilung von Darmgeschwüren in Gebrauch gezogen werden.

Die Wirkung des Mageninhaltes auf die eingeführten Medicamente kann übrigens auch die Qualität der Action beeinflussen, insoweit in demselben Substanzen vorhanden sein können, welche chemisch ändernd auf jene einwirken.

In den meisten Speisen befinden sich Spuren oder selbst grössere Mengen von Tannin, welches mit vielen Stoffen schwerlösliche Tannate bildet und dadurch die Wirkung verzögern oder geradezu aufheben kann. In grösserer Menge eingeführtes Kochsalz kann verändernd auf lösliche Silbersalze wirken, desgleichen Säuren auf Leicht- und Schwermetalle. Es ergiebt sich hieraus die Nothwendigkeit, bei gewissen Medicamenten den Genuss einzelner Speisen zu untersagen, weil dieselben den Intentionen des Arztes zuwider eine chemische Alteration des eingeführten Medicaments bedingen können. Es ist geradezu möglich, dass unter Umständen Vergiftung durch den Genuss gewisser Speisen nach dem Gebrauche von einzelnen Medicamenten vorkommt. So beobachtete Bonnewyn den Tod eines Patienten, welcher nach dem Gebrauche von Calomel Stachelbeercompot genossen hatte und unter den Erscheinungen einer Intoxication mit einem ätzenden Quecksilbersalze zu Grunde ging.

Was von dem Mageninhalte in Hinsicht der Modification der Arzneiwirkung gilt, hat auch für gewisse Substanzen Geltung, welche auf ärztliche Verordnung mit dem Medicamente, dessen Wirkung hervortreten soll, eingeführt werden können.

Auch hier kann Verzögerung der Resorption das Resultat von Beimengungen sein, welche erst gelöst werden müssen, ehe das Medicament vom Blute aufgenommen werden kann. Wenn wir Medicamente mit zähen Massen (Extracten, Gummi) zu Kugeln (Pillen oder Bissen) durch Zusammenkneten vereinigen oder Flüssigkeiten in einer Gallertkapsel eingeschlossen in den Magen bringen, muss die Wirkung in der Regel langsamer erfolgen als wenn die betreffenden Arzneimittel ohne solche Zusätze mit der Magenschleimhaut in Contact kommen. Andererseits kann dadurch die Wirkung auf tiefere Partien des Tractus gesichert werden. Wenn wir Substanzen in klebrigen, schleimigen Flüssigkeiten ingeriren, werden sich diese, den Wandungen des Magens anhaftend, ebenfalls der Resorption der Medicamente zeitweise entgegenstellen, dieselben werden aber auch, gerade wie reichlich vorhandene Ingesta, die Mucosa vor einer Beeinträchtigung durch kaustische oder irritirende Stoffe schützen. Andererseits kann aber auch durch die Beimengung klebender Stoffe zu Pulvern eine Fixirung derselben an der Applicationsstelle bedingt werden, woraus eine Sicherung der örtlichen Wirkung hervorgeht. Es erklärt sich hieraus z. B. die günstigere Wirkung von Zusätzen von Gummi u. s. w. zu styptischen Pulvern, weil dadurch die Fortspülung der wirksamen Agentien durch die Blutung gemindert wird, ferner die länger anhaltende Wirkung emetischer Medicamente (Brechweinstein), wenn sie mit Amylum gegeben werden. In dem letzten Falle kann eine doppelte Wirkung in Betracht kommen, einmal kann die Schleimhaut vor zu starker Irritation geschützt werden, dann aber wird verhindert, dass der eingeführte Gesammtbetrag des Brechmittels beim Brechact sofort wieder ausgeworfen wird.

Auch das Lösungsmittel modificirt in gewisser Weise die Raschheit der Wirkung, wofür Belege bei der Erörterung der Application auf die äussere Haut gegeben wurden.

Selbstverständlich kann die Wirkung verschiedener Medicamente durch gleichzeitige Einführung anderer sehr wesentlich beeinträchtigt werden, insofern sich eine chemische Wechselwirkung geltend macht.

Besondere Belege dafür brauchen nicht angegeben zu werden, da die bereits besprochene Anwendung der Antidota chemica auf der chemischen Veränderung der Gifte beruht, wobei unlösliche oder unschädliche Verbindungen resultiren. Es ist klar, dass es sich bei der Verabreichung von Arzneien nicht darum handeln kann, die Wirkung dieser dadurch abzuschwächen, dass man ihre Löslichkeit durch gleichzeitige Verordnung anderer beeinträchtigt. Dagegen kann es Absicht sein, dieselbe zu erhöhen, indem man ein minder lösliches Salz in ein löslicheres verwandelt, wie z. B. bei Zusatz von Säuren zu Lösungen von Chininsulfat, wodurch schleuniger zur Resorption gelangendes Chininbisulfat resultirt. Nur in wenigen Fällen, von der antidotarischen Behandlung abgesehen, kommt der Arzt in die Lage, im Organismus selbst eine Wechselzersetzung zweier medicamentösen Substanzen zur Erzielung einer dritten vorzunehmen, wie z. B. in der ursprünglichen Vorschrift der Potio Riverii (cf. Saturation).

Die gleichzeitige Darreichung mancher Medicamente kann durch Bildung giftiger Verbindungen auch Lebensgefahren bedingen. So hat die Anwendung von Calomel und Salmiak hintereinander mehrfach zu Gastroenteritis geführt, welche auf Sublimatbildung zu beziehen ist. Die Darreichung von Präparaten aus bitteren Mandeln nach dem Gebrauche von Calomel ist wegen des dabei entstehenden höchst giftigen Cyanquecksilbers in hohem Grade gefährlich.

Medicamente, welche auf einander chemisch einwirken, können

dies unter Umständen auch nach ihrer Resorption, wenn sie nicht an derselben Körperstelle applicirt sind.

Einen interessanten Beleg bietet die an Kindern mit scrophulösen Augenentzündungen wiederholt gemachte Erfahrung, dass bei gleichzeitigem innerem Gebrauche von Iodpräparaten und Einstreuen von Calomel auf die Conjunctiva sehr heftige Entzündung der Bindehaut auftritt, welche ihre Entstehung der Einwirkung des mit den Thränen ausgeschiedenen Iods auf das Calomel verdankt.

Endlich können Arzneimittel ihre Action unter einander noch dadurch modificiren, dass sie entweder eine gleiche Wirkung oder eine entgegengesetzte besitzen. Im ersteren Falle summirt sich der Effect beider, was man auch wohl so ausgedrückt hat, dass das am schwächsten wirkende ein Unterstützungsmittel (Adjuvans) des stärkeren sei; im letzteren Falle tritt eine Herabsetzung der Wirkung beider, unter Umständen sogar eine völlige Aufhebung der Action des einen ein. Man pflegt dieses für einzelne auf das Nervensystem wirkende Stoffe in neuerer Zeit genau studirte Verhalten, dem ein praktisches Interesse bezüglich der Behandlung von Vergiftungen nicht abgesprochen werden kann, als Antagonismus zu bezeichnen. In der Regel ist derselbe jedoch nicht so ausgesprochen, dass sich die Action beider Stoffe in Hinsicht auf alle Systeme entgegengesetzt verhält, vielmehr erfolgt er nur in bestimmt begrenzten Richtungen. Auf diese Weise kann dann ein Medicament gewisse Nebenwirkungen eines anderen aufheben und die Hauptwirkung in entschiedener Weise hervortreten lassen. Man nannte dies früher eine Correction der Wirkung und das Mittel, welches solche Nebenwirkungen eines anderen aufhob, ein Corrigens.

Im Wesentlichen ist eine solche Correction schon in dem oben gedachten Verhalten schleimiger Stoffe zu der Wirkung von Caustica und Irritantia gegeben, deren örtliche Action dadurch corrigirt wird. In den alten Angaben über Adjuvantia und Corrigentia finden sich mancherlei mehr auf Tradition und Glauben als auf exacter Beobachtung beruhende Dinge. Auf die noch keineswegs abgeschlossene neuere Lehre vom Antagonismus kommen wir im speciellen Theile zurück.

Eine Unterstützung der entfernten Wirkung mancher Medicamente kann besonders auch durch diätetische Massregeln erfolgen, welche in derselben Richtung wie das Medicament wirken, während ein in entgegengesetzter Richtung wirkendes Verhalten die Arzneiwirkung stört oder geradezu aufhebt.

Wir haben bereits oben gesehen, dass manche Classen von Stoffen ihre Action nur unter Zuhülfenahme solcher diätetischen Massregeln, welche selbst für sich ohne gleichzeitige Anwendung von Medicamenten ähnlich wirken, in vollem Masse zur Geltung bringen, z. B. viele Diaphoretica, welche die Zufuhr erwärmter Flüssigkeit, Steigerung des Blutdruckes durch diese und Liegen im Bette behufs Erzielung eines warmen, mit Wasserdampf geschwängerten Mediums erheischen. Eisenmittel und andere bei Anämie gebräuchliche Stoffe unterstützt man durch Zufuhr reichlicher stickstoffreicher Nahrung; die Wirkung der Quecksilbermittel und anderer Antiplastica durch Entziehung von Nahrung bis zu völliger Abstinenz, durch Schwitzenlassen u. s. w. Die Anwendung bittersalinischer Medicamente bei Hyperämien der Leber sucht man durch active Muskelbewegungen (Spazierengehen, Reiten), wodurch den Muskeln ein grösserer Betrag von Blut zuströmt, zu unterstützen. Im Gegensatze dazu kommt die Herabsetzung des Pulses durch Digitalis bei Gesunden und Kranken in ruhiger horizontaler Lage am besten zu Stande. Hypnotica, z. B. Chloralhydrat, erzielen ihre Effecte viel leichter Abends als am Tage und führen rascheren und ruhigeren Schlaf in ruhig gehaltenen Zimmern als in geräuschvollen Sälen herbei.

4. Allgemeine Arzneiverordnungslehre.

Die Verordnung der Medicamente kann in doppelter Weise geschehen, mündlich oder schriftlich. Im ersten Falle wird der Patient angewiesen, ein in seinem Besitze befindliches oder im Handverkauf in der Apotheke zu habendes Mittel in einer ihm näher beschriebenen Weise zu benutzen; im zweiten Falle wird der Apotheker beauftragt, nach einer ihm von dem Patienten vorgelegten Anweisung entweder ein vorräthig gehaltenes einfaches oder zusammengesetztes Arzneimittel an letzteren abzugeben, oder eines oder mehrere Medicamente in eine bestimmte Arzneiform zu bringen und diese mit einer vom Arzte gegebenen Gebrauchsanweisung, der sog. Signatur, versehen, in die Hände des Kranken gelangen zu lassen. Eine solche schriftliche Verordnung führt den Namen Recept und besteht aus der Ueberschrift, Inscriptio, der eigentlichen Verordnung, Praescriptio, und der Unterschrift, Subscriptio. Die Ueberschrift giebt Ort und Datum der Abfassung der Verordnung an, die Vorschrift verzeichnet in lateinischer Sprache die von dem Apotheker zu benutzenden Substanzen, deren Quantität und deren Behandlung, sowie ferner in deutscher Sprache die für die Signatur zu verwerthende Anwendungsweise und Namen und Wohnort des Kranken; die Unterschrift giebt den Namen des Arztes oder eine Abkürzung desselben.

Die für die einzelnen Medicamente vom Arzte vorgeschriebene Quantität wird sowohl für feste als für flüssige Substanzen nach dem Gewichte angegeben; Flüssigkeitsmasse und die früher gebräuchlichen ungenauen Quantitätsbestimmungen, wie eine Handvoll, manipulus, eine Prise oder drei Finger voll, pugillus, oder gar ein Bund, einen Arm voll, fasciculus, sind nicht mehr gebräuchlich. Nur in wenigen Fällen, wo zur Herstellung einer bestimmten Arzneiform (Pillen, Saturation) eine dem Arzte nicht genau bekannte Menge einer Substanz erforderlich ist, oder wo eine sehr geringe Quantität eines Lösungsmittels verordnet werden soll, ist es gestattet, für ersteres die Bezeichnung q. s. (abgekürzt für quantum satis, quantum sufficit, quantitas sufficiens), für letzteres den Ausdruck pauxillum oder ebenfalls q. s. zu gebrauchen. Bei Hinzufügung geringer Flüssigkeitsmengen zu Mischungen kann man auch dieselben nach der Zahl der Tropfen (guttae, abgekürzt gtt.) verordnen.

Das in der Medicin benutzte Gewicht ist bei uns das schon früher in Frankreich und Italien übliche Decimal- oder Grammgewicht, welches an Stelle des noch in wenigen Staaten benutzten Medicinal- oder Unzengewichts getreten ist. Das Pfund (libra, ℔) oder halbe Kilogramm besteht aus 500 Grammen. Das Gramm (gramma, g oder grm oder am zweckmässigsten gm) zerfällt in 10 **Decigramm**, das **Decigramm** (**decigramma, dgm**) in 10 **Centigramm**, das **Centigramm** (**centigramma, cgm**) in 10 **Milligramm** (**milligramma, mgm**).

Die zwischen dem Gramm und dem Kilogramm liegenden Gewichtsbestimmungen, das **Dekagramm** gleich 10 Gramm und das **Hectogramm** gleich 100 Gramm, werden in Recepten nicht gebraucht. Namentlich die erstere Bezeichnung könnte leicht zur Verwechslung mit dem Decigramme führen. — Das alte **Unzengewicht**, auch **Grangewicht** genannt, hat als höchste Gewichtseinheit ebenfalls das Pfund. Das **bürgerliche Pfund**, von dem das ursprüngliche **Medicinalpfund** nur $^3/_4$ ausmacht, zerfällt in 16 Unzen, die **Unze** (uncia, ℥) in 8 Drachmen, die **Drachme** (drachma, ʒ) in 3 Scrupel, das **Scrupel** (scrupulum, nicht scrupulus, ℈) in 20 **Gran** (granum, gr). Die Umrechnung beider Gewichte in einander ist nicht schwierig, wenn man auf absolute Genauigkeit keinen Anspruch macht, was namentlich bei den höheren Gewichtsmengen durchaus nicht nöthig erscheint. Eine Unze kann ohne Schaden 30 Grammen, eine Drachme 4 Grammen, ein Scrupel 1,25 Gm., ein Gran 0,06 Gm. gleichgesetzt werden. Andererseits entspricht 1 Gm. etwa 16 Gran, 1 Decigramm 1,6 Gran, 1 Centigramm $^1/_6$ und 1 Milligramm $^1/_{60}$ Gran. — Die in beiden Gewichtssystemen einander am nächsten stehenden Gewichtseinheiten Gramm und Scrupel sind der Wortbedeutung nach identisch. Gramm ist das griechische γράμμα (Buchstabe); scrupulum aus dem lateinischen scriptum, scriptlum, corrumpirt.

Die meisten europäischen Staaten haben jetzt das Grammgewicht in den Apotheken eingeführt. Nur Grossbritannien hält nicht allein an seinem Unzengewichte fest, sondern auch an dem Usus, Flüssigkeiten gemessen zu dispensiren. Die folgende Tabelle giebt einen Vergleich dieser Flüssigkeitsmasse mit dem Unzengewichte und zugleich die in England gebräuchlichen Abkürzungen:

```
1 Minim (min.)        =   0,91 Gran (gr.) Wasser.
1 Fluid-drachm (fl. drm.) =  54,68   „         „
1 Fluid ounce (fl. oz.)   = 437,5    „         „
1 Pint (O)            =   1,25 pounds (lb.)   „
1 Gallon (C)          =  10     „            „
```

Die Abkürzung C für Gallone entspricht der Lateinischen Benennung **congius**, die der Pinte derjenigen von **octarius** ($^1/_8$ Gallone). Eine Gallone entspricht etwa $4^1/_2$ **Liter**.

In dem Recepte wird die Praescriptio eingeleitet durch das Zeichen ℞, welches, hervorgegangen aus dem bekannten Zeichen des Jupiter, gewöhnlich als „recipe" gelesen und häufig auch Rec. geschrieben wird.

Ursprünglich gehört das ℞ zur Inscriptio oder bildet vielmehr dieselbe. In alter Zeit musste das Recept mit einer Anrufung der Götter oder bei christlichen Aerzten des einigen Gottes beginnen und die Inscriptio hiess deshalb auch **Invocatio**. Christliche Aerzte gebrauchten statt des Jupiterzeichens das Zeichen des Kreuzes † und die Buchstaben α und ω oder überschrieben das Recept mit J. D. (juvante Deo), N. D. (nomine Dei) oder J. J. (juvante Jesu).

In einiger Entfernung von dem ℞ folgen die einzeln unter einandergeschriebenen Bestandtheile der vom Apotheker zu bereitenden Mischung, wobei zuerst die Substanz im Genitiv nnd hinter derselben das Gewicht im Accusativ (abhängig von dem supponirten Imperativ recipe) angegeben wird.

Gewöhnlich werden die Bezeichnungen der verordneten Substanzen abgekürzt, wobei darauf zu achten ist, dass nicht durch die Abkürzung eine Undeutlichkeit entstehe oder gar Verwechselung mit einem anderen Medicamente ermöglicht werde. Zweckmässig ist, sich dabei der von der Pharmakopoe gegebenen Hauptbenennung des Arzneimittels zu bedienen und die oft für ein Medicament sehr zahlreichen obsoleten Synonyme möglichst zu meiden. Nur in Fällen, wo der Arzt eine starkwirkende Substanz verordnet, die ängstliche Patienten beim Lesen des Recepts mit Schrecken erfüllen kann, ist es manchmal räthlich, eine minder bekannte Bezeichnung, z. B. statt Opium Meconium oder Laudanum, statt Liquor Kali arsenicosi Solutio Fowleri, zu wählen.

Der Arzt verordnet entweder ein einzelnes Medicament oder eine auf der Apotheke vorräthige Mischung, in welchem Falle das Recept als Formula simplex bezeichnet wird, oder er verschreibt mehrere mit einander zu mengende oder sonst vom Apotheker in Wechselwirkung zu bringende Stoffe, wo dann die Verordnung den Namen Formula composita trägt.

Verordnet der Arzt mehrere Substanzen von derselben Art zusammen, z. B. verschiedene Wurzeln, Kräuter, Extracte, Tincturen, ist es gestattet, nur bei der ersten die gemeinsame Benennung Radix, Herba, Extractum, Tinctura zu setzen und bei den folgenden dieselbe einfach durch einen Strich anzudeuten, z. B.

℞
Tincturae Castorei grammata quinque (5,0)
— *Valerianae grammata decem* (10,0)
M. D. S. Dreimal täglich 15 Tropfen.

Eine Ausnahme, wo das Medicament nicht im Genitiv, sondern im Accusativ steht, bildet Vitellum und Albumen ovi unius, ovorum duorum u. s. w., doch kann auch hier ebenso gut die Gewichtsmenge Eiweiss oder Eidotter angegeben werden.

Bei der Angabe des Gewichtes ist es offenbar zur Vermeidung aller Irrthümer am zweckmässigsten, dasselbe mit Buchstaben geschrieben auszudrücken. In der Praxis geschieht dies jedoch nur selten und ist, wenn das Recept, wie es immer geschehen sollte, gut und deutlich geschrieben wird, auch nicht nothwendig. Man kann sich dann am besten der Abkürzungen gm. für Gramm, dgm. für Decigramm, cgm. für Centigramm, mgm. für Milligramm bedienen und hinter diesen die Zahl der zu verbrauchenden Gramme, Decigramme u. s. w. mit deutschen (arabischen) Ziffern angeben. Gebräuchlicher ist es jedoch, mit Umgehung der verschiedenen Gewichtsbenennungen das Gewicht nur durch commirte Zahlen auszudrücken, wobei das Gramm als Einheit mit 1,0 bezeichnet wird, wonach man also z. B. funfzig Gramm durch 50,0, fünf Decigramm durch 0,5, drei Centigramm durch 0,03, sechs Milligramm durch 0,006, fünf und siebenzig Milligramm durch 0,075, $^1/_2$ Mgm. durch 0,0005 ausdrückt. Dieses Verfahren ist das am raschesten ausführbare, giebt aber leicht zu Irrthümern Veranlassung, welche bei stark wirkenden Substanzen grosse Gefahren für den Kranken involviren, dessen Leben von einem falsch oder richtig gesetzten Komma abhängt. Bei heroischen Medicamenten ist es daher zweckmässig, wenn man sich der abgekürzten Schreibweise bedient, bei interner Verordnung das Gewicht in doppelter Art anzugeben, z. B.

℞
Morphii hydrochlorici 0,02 (cgm. 2)
Sacchari 0,5
M. f. pulv. D. S. Abends zu nehmen.

Die Bezeichnung β für halb (dimidius a, um, semis) ist beim Grammgewicht überflüssig.

Werden mehrere gleiche Gewichtsmengen in einem Recepte verordnet, so bedient man sich des Zeichens ⌢aa (ἀνά, utriusque, singulorum), z. B.

℞
Chinini sulfurici
Succolatae ⌢aa 0,6
M. f. pulv. D. S. 2 Stunden vor dem Fieberanfalle zu nehmen.

In den meisten Fällen folgen in der Praescriptio die einzelnen vom Apotheker zu bearbeitenden oder zu mischenden Substanzen unmittelbar auf einander; bei manchen Arzneiformen jedoch werden zwischen dieselben auf die specielle Bereitung bezügliche, meist imperativische und gewöhnlich abgekürzte Bemerkungen in der Regel in besonderen Zeilen eingeschoben. Das Nähere hierüber findet sich bei den einzelnen Formen.

Hinsichtlich der Reihenfolge der einzelnen Stoffe war es früher üblich und ist es zum Theil auch heute noch, mit dem Hauptmedicamente oder der Basis zu beginnen, dann das die Wirkung desselben unterstützende Mittel, das Adjuvans, oder wenn solcher mehrere sind, diese der Reihe nach folgen zu lassen, hierauf das oder die die Wirkung modificirenden oder, wie man sich ausdrückte, corrigirenden Stoffe, das Corrigens virium, zu setzen, hiernach in vierter Linie das gestaltgebende Mittel, das sog. Constituens, Excipiens, Menstruum s. Vehiculum, anzugeben und mit dem den Geschmack oder Geruch verbessernden Stoffe, dem Corrigens saporis vel odoris, zu schliessen.

In der gegenwärtigen Zeit, wo die Recepte aus viel weniger Substanzen als früher bestehen und wo die Einfachheit in der Arzneiverordnung höchstes Gesetz ist, kommt man selten in die Lage, für ein Adjuvans oder Corrigens virium die richtige Stelle suchen zu müssen; häufig fallen auch Constituens und Corrigens saporis zusammen, so dass die angegebene Regel in ihrer Totalität fast nur noch ausnahmsweise zur Geltung gelangt. Nicht selten setzt man auch gleichartige Medicamente, wie Wurzeln und Kräuter, ohne Rücksicht auf ihre Action, unter einander, ebenso öfters Substanzen, von welchen man gleiche Gewichtsmengen verschreibt. Von dem Corrigens und Constituens hat man überflüssiger Weise noch mehrere andere Receptbestandtheile abzweigen wollen, so von ersterem das Ornans, Ziermittel, von letzterem das Intermedium, Bindemittel, und das Occultans, Verdeckungsmittel, das den Uebergang zwischen Corrigens und Vehikel machte.

Der Schluss der lateinischen Praescription lautet, wenn nur ein einziges Medicament verordnet ist, D. S. und wenn mehrere gemischt werden sollen, M. D. S. abgekürzt für die Imperative misce, da, signa.

In manchen Fällen wird mit dem D. noch die Angabe verbunden, in welchem

Gefässe das fertige Arzneimittel verabreicht werden soll. So bei Pulvern, welche in grösseren Mengen in einer Schachtel abzugeben sind, durch D. in scatula, bei pulverförmigen Substanzen, welche starkriechende, flüchtige Bestandtheile enthalten oder hygroskopisch sind und deshalb nicht in gewöhnlichen Papierkapseln, sondern in solchen von Wachspapier oder Paraffinpapier dispensirt werden müssen, durch D. in charta cerata (paraffinata). Halb flüssige Mischungen, wie Latwergen und Salben, lässt man oft in Kruken, Porzellangefässen oder Salbenbüchsen verabreichen, was man durch D. in olla s. in pyxide grisea; D. in vaso porcellaneo s. in pyxide alba; D. in vaso terreo auf dem Recepte angeben kann. Flüssige Mischungen von grosser Flüchtigkeit erfordern die Verordnung in gut verschlossenen Gläsern, unter Umständen selbst und namentlich da, wo gewöhnliche Körke von der Medicin, z. B. Säuren, Kaliumpermanganatlösung u. a., zerfressen werden, in mit Glasstöpseln versehenen, was man mit D. in vitro bene clauso und durch D. in vitro epistomio vitreo clauso bezeichnet. Bisweilen wird die Farbe der Gläser angegeben, indem man bei Stoffen, welche durch das Licht verändert werden, schwarze oder auch mit schwarzem Papier überzogene Gläser vorschreibt: D. in vitro nigro oder in vitro charta nigra obducto, oder indem man für wohlhabende Patienten die theueren weissen Gläser auswählt: D. in vitro albo. Bei einzelnen Arzneiformen lautet der Schluss der Verordnung etwas abweichend, worüber das Genauere weiter unten folgt.

Der als Signatur bezeichnete deutsch geschriebene Theil der Verordnung soll die Bezeichnung der Art und Weise, wie der Patient die ihm behändigte Arznei anzuwenden hat, möglichst genau angeben. Die Ausdrücke: Nach Vorschrift, nach Verordnung zu nehmen, nach Bericht anzuwenden, sind thunlichst zu meiden und nur da zulässig, wo die Beschreibung der Anwendung zu umständlich und zu lang sein würde, um auf der Enveloppe bei festen Arzneiformen oder auf der Etikette bei flüssigen Platz zu finden. Jedenfalls darf der Arzt nicht versäumen, auf der Signatur verzeichnen zu lassen, ob eine Mischung zum innern oder zum äussern Gebrauche dienen soll, da sehr häufig durch Verwechslung von Einreibungen und Mixturen Unglücksfälle entstanden sind. Bei flüssigen Mischungen zum äusseren Gebrauch, die bei innerlicher Verabreichung schädlich werden können, sollte die Bezeichnung nie unterlassen werden. Ueberhaupt ist bei Verordnung starkwirkender Medicamente die genaueste Signatur erforderlich und da, wo der Arzt über die von der Pharmakopoe geforderte Dosis hinausgeht, ist selbstverständlich eine Verordnung „nach Bericht" ganz unzulässig.

Der Kranke hat die ihm verordneten Medicamente entweder in bereits vom Apotheker abgetheilten Einzelgaben zu verwenden oder muss dieselben selbst im Hause abtheilen oder abtheilen lassen. Letzteres geschieht bei grösseren Mengen nach gewissen im Haushalte vorräthigen Maassen (Gläser, Tassen, Esslöffel, Theelöffel, Messerspitzen), bei kleineren Flüssigkeitsmengen in der Regel nach Tropfen. Die erstgenannten Maasse sind nicht in allen Haushaltungen gleich und ist somit das Gewicht des Inhaltes der ersteren nicht präcise anzugeben. Annähernd gelten folgende Proportionen:

Von wässerigen Flüssigkeiten fasst ein Theelöffel 4,0, ein Kinder- oder Dessertlöffel 8,0—10,0, ein Esslöffel 15,0 (oft mehr), ein Weinglas und eine Theetasse 90,0—120,0, ein sog. Becher (für Mineralwässer) 180,0.

Für Flüssigkeiten von anderem specifischen Gewichte stellen sich die Verhältnisse natürlich anders. So fasst ein Theelöffel 6,0 Syrup, dagegen nur 3,0 ätherische Tincturen und 2,0 Aether und Aether aceticus.

Von trockenen Gegenständen fasst ein gestrichener voller Theelöffel Quantitäten, welche nach der Schwere derselben zwischen 0,3 und 9,0 wechseln. Man kann für die gebräuchlicheren Formen folgende Scala setzen:

Magnesia	0,3	Zucker	1,8
Blumen und Kräuter	1,0	Milchzucker	2,0
Samen	1,25	Alkalisalze	1,8—2,0
Rinden und Wurzeln	1,5	Metallpulver	5,0—9,0

Für einen gehäuften Theelöffel rechnet man das Doppelte, für einen Esslöffel das Vierfache, für den sehr vagen Begriff der Messerspitze voll ein Drittel bis zur Hälfte des Inhaltes eines gestrichenen Theelöffels.

Der Uebelstand, dass der Umfang der Esslöffel, Theelöffel, Tassen u. s. w. nicht in allen Haushaltungen derselbe ist und in Folge davon die Dosirung der Medicamente keineswegs eine absolut genaue sein kann, lässt die Bestrebungen jene ungenauen Maasse aus der Arzneiverordnung zu verdrängen, nicht unberechtigt erscheinen. Man schlug früher vor, kleine Trinkgläser, welche einen bestimmten Inhalt von 4,0, 8,0 und 15,0 wässriger Flüssigkeiten haben, statt Esslöffel und Theelöffel anzuwenden. Neuerdings empfiehlt Quincke Lösungen stärker wirkender Medicamente, z. B. Chloralhydrat, Salicylsäure, in cylindrischen Arzneiflaschchen, welche äusserlich mit einer Marke für 5—10—15—20 Ccm. versehen sind, oder in kleinen Maasscylindern abgemessen cubikcentimeterweise verabreichen zu lassen. So zweckmässig diese Darreichungsmethode auch erscheint, so stösst deren Einführung doch in der Privatpraxis, namentlich in ländlichen Bezirken, auf grosse Schwierigkeiten.

Die einzelnen Tropfen pflegt man im gemeinen Leben zu rechnen:

Für destillirtes Wasser, Chloroform und starke
  Säuren auf . . . . 0,06 (1 Gm. = 16 Tropfen)
für spirituöse Tincturen, ätherische und fette
  Oele auf 0,04   „   = 25   „
für ätherische Tincturen, Essigäther, Spiritus
  Aetheris nitrosi und chlorati, Spiritus
  aethereus auf 0,03   „   = 30   „
Aether auf 0,02   „   = 50   „

In einzelnen Fällen überlässt man aus ökonomischen Rücksichten dem Kranken oder dessen Angehörigen nicht allein die Abtheilung der Gaben, sondern auch gewisse leicht auszuführende Manipulationen, z. B. die Bereitung eines Theeaufgusses aus gewissen Kräutern. Dies darf indessen nur bei Stoffen und Formen geschehen, welche, wenn damit ein Versehen geschehen sollte, zu keinerlei Schädigung des Patienten Anlass geben können. Wo irgend eine besondere Kunstfertigkeit zur Bereitung der Arzneiform gehört, ist letztere stets vom Apotheker machen zu lassen.

Verordnet der Arzt mehrere verschiedene Mischungen für eine und dieselbe Person, so sind diese am zweckmässigsten durch einen Strich von einander zu trennen. Füllt die Verordnung beide Seiten des Receptblattes aus, so ist der Apotheker durch ein unten an das Ende der Seite zu setzendes **Verte** darauf aufmerksam zu machen, welches auf beide Seiten gesetzt werden muss, wenn jede Seite ein besonderes Recept enthält.

Am Schlusse des Receptes folgt der Name des Kranken, wo möglich mit Angabe des Wohnortes, und in einiger Entfernung davon Name oder Namenschiffre des verordnenden Arztes.

Der Name des Patienten ist im Interesse des Apothekers möglichst exact anzugeben. In Fällen, wo aus den verordneten Medicamenten von dem Pharmaceuten leicht erkannt werden kann, dass es sich um Affectionen, wie Lues, Gonorrhoe, Scabies, deren Geheimhaltung den Patienten erwünscht ist, handelt, darf der Arzt statt des wirklichen Namens einen fingirten wählen.

Dicht unter der Signatur links trägt man bisweilen noch einige Bestimmungen, z. B. wenn sehr rasche Anfertigung des Medicaments nöthig ist, weil periculum in mora, cito! oder citissime! oder wenn die Arznei auf Rechnung einer Casse oder Anstalt angefertigt ist, eine darauf bezügliche Bemerkung ein.

Die Erlaubniss zur Wiederanfertigung einer Verordnung geschieht durch den Vermerk „Reiteretur" mit Angabe des Datums und mit der ärztlichen Unterschrift. Dieselbe ist bei Verordnungen von sehr starkwirkenden und hochdosirten Medicamenten unerlässlich, da der Apotheker Recepte mit solchen Mitteln nicht wieder anfertigen darf.

Die von dem Apotheker nach der ärztlichen Verordnung ausgeführten Bereitungen belegt man, weil es sich vorzugsweise um Arzneigemische handelt, mit dem Namen **Mischungen, Mixturae**, welcher mit Unrecht von Einzelnen auf die flüssigen Gemische beschränkt wird. Die Formen, welche diese Mixturen durch die Manipulationen des Apothekers bekommen, die sog. **Arzneiformen** oder **Arzneiverordnungsformen**, zerfallen, wenn wir die nur selten in Anwendung kommende **Gasform** ausnehmen, in drei Abtheilungen: in **feste, halbflüssige** und **tropfbar flüssige**.

I. Feste Formen.

I. Species, Theegemische, Kräutergemische. — Man begreift hierunter gröblich zerkleinerte Substanzen, welche der Billigkeit halber dem Kranken verordnet werden, um daraus im Hause eine andere Arzneiform zum innern oder äussern Gebrauche selbst zu bereiten oder bereiten zu lassen. In dieser Form werden besonders trockene Pflanzentheile verordnet, deren Zerkleinerung durch **Zerschneiden (concidere)**, wie bei Hölzern, Rinden, Kräutern, Blättern und Blüthen, oder durch **Zerstampfen (contundere)**, wie bei Früchten und Samen, in einzelnen Fällen bei harten Hölzern auch durch **Raspeln (raspare)** geschieht.

Mineralische Substanzen, Salze u. s. w. sind nicht geradezu ausgeschlossen und werden bisweilen gröblich gepulvert den Pflanzentheilen beigemengt. So enthalten die officinellen Species laxantes Weinstein, und in einzelnen Pharmakopöen werden geradezu gröblich gepulverte mineralische Substanzen, welche im Hause in besonderer Weise behandelt werden sollen, als Species bezeichnet, z. B. ein Gemenge von Braunstein und Kochsalz zur Chlorentwickelung als Species pro fumigatione Chlori, obschon dieselben besser Pulvis oder Pulvis grossiusculus benannt würden. Die zerkleinerten Pflanzentheile werden, wenn sie zu Aufgüssen oder Abkochungen dienen, durch Siebe von 4—6 Mm., bei den Mischungen, welche zur Füllung von

Kräutersäckchen dienen, durch solche mit 2—3 Mm. Maschenweite gegeben. Kräutergemische zu Breiumschlägen, wie die officinellen Species emollientes, werden gröblich gepulvert.

Zur Anfertigung innerlich zu nehmender Arzneiformen werden Species besonders in der Absicht verordnet, um dieselben mit Wasser ausziehen zu lassen, namentlich um daraus entweder durch Uebergiessen mit heissem Wasser Aufgüsse oder Theeaufgüsse (Species ad infusum s. ad infusum theiforme) oder durch Kochen Abkochungen (Species ad decoctum) darzustellen.

Auch zum Ausziehen mit kaltem Wasser, Species ad macerationem, können solche Kräuter verordnet werden. Nur selten werden Species zur Bereitung eines spirituösen Auszuges verschrieben, z. B. Species amarae.

Zum Zwecke des äusseren Gebrauches werden Species ebenfalls nicht selten zur Anfertigung wässriger Aufgüsse und Abkochungen verordnet, welche zum Ausspülen des Mundes, zum Gurgeln oder zur Einspritzung benutzt werden, oder deren Dämpfe man inhaliren lässt. Sehr häufig dienen sie zu Ueberschlägen auf kranke Hautpartien entweder in trockener Form oder nach Mengung oder Abkochung mit flüssigen Substanzen. Im ersteren Falle bilden sie die trockenen Umschläge, Fomenta sicca, welche man meist in Säcken von dünner Leinwand als Kräutersäckchen oder Kräuterkissen, Cuculli, Pulvinaria medicata, Pulvilli s. Sacculi medicati, applicirt.

In dieser Weise werden besonders aromatische Kräuter, Blätter und Blüthen, wie Camillen, Pfefferminze, Herba Thymi und andere Labiaten, oder die officinellen Species aromaticae benutzt, durch welche ein gelinder Reiz auf die Haut ausgeübt werden kann, den man unter Umständen noch durch Zusatz schärferer Substanzen, z. B. Campher, Pfeffer, verstärkt. Die wesentliche Wirkung der Kräutersäckchen ist in der localen Erwärmung zu suchen, weshalb auch die Species im erwärmten Zustande in die Kräuterkissen gebracht werden, durch welches Verfahren übrigens auch die Verflüchtigung der ätherischen Oele aromatischer Species befördert wird. Es schliessen sich namentlich die aus indifferenten Substanzen, wie Kleie, gefertigten Sacculi medicati eng an die Einhüllungen kranker Körperstellen mit Stoffen, welche die Wärme schlecht leiten, z. B. mit Flanell, Werg, und wenn man solche mit reizenden Substanzen, wie Campher, bestreut oder mit empyreumatischen Producten imprägnirt, so bilden dieselben, ebenso wie die unter dem Namen Waldwolle bekannte durch einen Fäulnissprocess gewonnene Cellulose der Nadeln verschiedener Coniferen, ein Analogon zu den aus aromatischen Species angefertigten Kräuterkissen. — Seltener werden Species zu trockenen Bädern in der Weise benutzt, dass man einen kranken Theil in einen mit gleichfalls erwärmten aromatischen (z. B. Hopfen) oder indifferenten Stoffen (z. B. Kleie) gefüllten Sack oder Beutel steckt. Hierzu, wie auch zu den trockenen Umschlägen, lassen sich auch statt der Species gepulverte Substanzen, wie Mehl verschiedener Cerealien, verwenden.

Ein breiförmiges Gemenge von Species oder gröblichen Pulvern mit Flüssigkeiten, welches warm zur Erweichung von Verhärtungen, zur Zeitigung von Abscessen oder lauwarm zur Linderung von Schmerzen auf die äussere Haut applicirt wird, heisst Breiumschlag, Cataplasma. Die Application geschieht entweder direct oder zweckmässiger und reinlicher indirect, indem man den leidenden Theil zunächst mit einem feinmaschigen Gewebe von Mull, Gaze oder dergleichen bedeckt.

Zu dieser im Hause des Kranken zu fertigenden Arzneiform verordnet man häufig statt erweichender Kräuter und anderer aus der Apotheke zu holender Substanzen Stoffe, welche im Haushalt vorhanden sind, wie Semmelkrume, Hafergrütze u. s. w., die mit Milch zu einem Brei gemischt und erwärmt applicirt werden. Man kann solchen Kataplasmen auch reizende oder schmerzlindernde Substanzen zusetzen, sowohl in fester als in flüssiger Form; so ist es beim Volke gebräuchlich, geröstete Zwiebeln als Reizmittel beizufügen, und hie und da findet sich der Arzt bewogen Opiumtinctur, Campherspiritus etc. hinzuzusetzen. Ein zur Hervorrufung von Hautröthung aus Senfmehl und Wasser dargestelltes Kataplasma wird als Senfteig, Sinapismus, bezeichnet.

Ferner werden Species auch noch als Zusatz zu Bädern, sog. Kräuterbädern, von denen bei den flüssigen Arzneiverordnungsformen die Rede sein wird, verschrieben.

Endlich rechnet man hierher noch die den Uebergang zu den Pulvern bildenden Räucherspecies und Rauchspecies, Species ad suffiendum s. ad fumigationem s. pro fumo, gröblich zerkleinerte Gemenge von Pflanzentheilen (Harzen, aromatischen Rinden, Früchten u. s. w.) oder auch von unorganischen Stoffen, die — meist, indem man sie auf glühende Kohlen oder erwärmte Metallplatten bringt, — zur Entwicklung von wohlriechenden oder therapeutisch wirksamen Dämpfen dienen sollen.

Der Umstand, dass die Form der Species exacte Dosirung nicht zulässt und dass dieselbe den Händen von Personen anvertraut wird, welchen die Wirkung der verordneten Substanzen meist unbekannt ist, macht es nothwendig, starkwirkende Medicamente, wie Narkotica, Drastica, giftige Diuretica zum inneren Gebrauche niemals in Speciesform zu verordnen, welche besser auch für den äusseren Gebrauch vermieden werden.

Eine nicht unbeträchtliche Anzahl von Vergiftungen ist dadurch herbeigeführt, dass zum äusseren Gebrauch bestimmte Species narkoticae, insbesondere Folia Belladonnae, aus Versehen zu Theeaufgüssen gebraucht wurden.

Da die Form der Species vorzugsweise aus Sparsamkeitsrücksichten zur Verwendung kommt, so ist es nicht erlaubt, theure Zusätze zu verordnen, um ihnen schöneres Aussehen zu geben. So sind namentlich die ehedem gebräuchlichen ganz unwirksamen Zusätze von Blattgold oder Blattsilber nicht zu rechtfertigen, aber selbst die Hinzufügung farbiger Blüthentheile, welche zur Wirkung des Gemisches Nichts beitragen, z. B. Flores Rhoeados, Flores Verbasci, hat keinen Sinn. Dagegen ist ein Corrigens des Geschmackes in Formen von süssen oder aromatischen Pflanzentheilen, wozu man am besten von ersteren Süssholzwurzeln (besser als die früher üblichen Rosinen und Feigen), von letzteren Cortex fructuum Aurantii oder Herba Menthae piperitae (bei Species ad Decoctum zu vermeiden) wählt, zweckmässig.

Auf dem Recepte werden in der Praescriptio meistens die gleichartigen Theile (Wurzeln, Kräuter) unter einander gestellt, doch setzt man auch bisweilen die wirksamsten Stoffe voran und lässt Adjuvantien und Corrigentien darauf folgen. In der Signatur wird angegeben, welche Menge der Kranke in der ihm genau zu bezeichnenden Weise zu verwenden hat; die Einzelquantität wird dabei nach Bruchtheilen des Ganzen, wie die Hälfte, ein Drittel, bezeichnet, seltener nach Esslöffeln, Theelöffeln, halben Tassen bestimmt. Die Abtheilung derselben wird dem Kranken überlassen und nur in Ausnahmefällen verordnet man vom Apotheker abzutheilende Species (zum inneren Gebrauche).

Der Schluss der Praescriptio lautet bei Verordnung magistraler

Formeln C. C. M. D. S. abgekürzt für: Concisa contusa misce. da. signa. oder auch C. c. m. f. spec. für: fiant species.

Officinelle Speciesformen sind: **Species ad decoctum lignorum**, **Species laxantes** und **Species pectorales** für den innern, **Species aromaticae** und **Species emollientes** für den äusseren Gebrauch.

Verordnungen:

1) ℞
Radicis Valerianae
Foliorum Aurantii
Herbae Millefolii āā 15,0
C. m. f. spec. D. S. Den dritten Theil mit 1½ Tassen heissen Wassers abzubrühen. (Bei nervöser Reizbarkeit, Hysterie.)

2) ℞
Fructuum Iuniperi
— — Foeniculi
Radicis Ononidis
— — Liquiritiae mundatae
āā 15,0
C. c. m. f. spec. D. S. Einen Esslöffel voll mit 2 Tassen heissem Wasser aufzugiessen. (Diuretischer Thee.)

3) ℞
Radicis Valerianae
Herbae Melissae āā 25,0
C. c. m. f. spec. D. S. ½ Esslöffel voll mit 1 Tasse Wasser kalt zu übergiessen und 2 Stunden ziehen zu lassen.

4) ℞
Ligni Guajaci raspati
Radicis Bardanae concisae
— — Saponariae concisae
— — Liquiritiae mundatae concisae
Fructuum Foeniculi contusorum āā 20,0
M. D. S. 2 Esslöffel voll mit 1 Quart Wasser auf ¼ einzukochen und die Flüssigkeit tassenweise tagsüber zu verbrauchen. (Bei chronischen Hautausschlägen.)

5) ℞
Rad Gentianae
Rhizomatis Calami aromatici
Corticis fructus Aurantii āā 10,0
— — Cinnamomi 5,0.
C. m. f. spec. D. S. Mit 1 Flasche Rothwein 24 Stunden an einem warmen Orte stehen zu lassen. 2mal täglich ½ Glas voll zu nehmen. (Bei Appetitmangel und Schwächezuständen.)

6) ℞
Florum Chamomillae vulgaris
— — Lavandulae
Foliorum Menthae crispae
— — Rosmarini
Herbae Serpylli
Rhizomatis Calami āā 200,0.
C. c. m. f. spec. D. S. Zu 6 Bädern.

7) ℞
Olibani
Benzoës
Succini āā 10,0
Flor. Lavandulae 2,5
C. c. m. f. pulv. grossiusc. D. S. Räucherpulver. (Ist das gewöhnliche Räucherpulver, *Species ad suffiendum, s. Pulvis fumalis s. pro fumo.*)

Als **Species compressae, comprimirte Species**, wird eine in jüngster Zeit vorgeschlagene Form bezeichnet, wobei Kräuter oder Blumen dergestalt comprimirt werden, dass sie als Bissen verschluckt werden können. Diese von Rosenthal zunächst für Koso empfohlene Form ist auch auf pulverförmige Medicamente anzuwenden, besonders wenn man als Vehikel Amylum wählt. Die Schwere der Einzeldosis beträgt in der Regel 1,0, bei Koso 2,0.

2. Pulvis, Pulver. Man unterschied früher drei Grade der Pulver nach der Feinheit als gröbliches Pulver, Pulvis grossus s. grossiusculus, feines Pulver, Pulvis subtilis, und feinstes Pulver, Pulvis subtilissimus s. alcoholisatus, während jetzt die beiden letztgenannten Grade als zusammenfallend angesehen werden können.

Das Pulvern, pulverare', geschieht meistens durch Zerstossen im Mörser und Durchsieben, bei einigen schweren Metallpulvern und Kalkverbindungen durch Schlemmen unter Wasser (Elutriatio).

Die Pulver kommen theilweise innerlich, theilweise äusserlich, letzteres besonders als Streupulver, Empasmata s. Aspergines s. Pulveres adspersorii, als Augenstreupulver, Pulveres adspersorii ophthalmici, als Schnupf- oder Niesepulver, Pulveres errhini s. sternutatorii, Riechpulver, Odoramenta s. Pulveres odorati, Waschpulver, Pulveres collutorii, als Zahnpulver, Pulveres dentifricii s. Odontotrimmata, sowie als Pulver zum Einblasen in den Kehlkopf oder in die Ohren (Ohrenpulver) in Anwendung.

Ausser festen trockenen Substanzen können auch kleine Mengen halbflüssiger Extracte, Balsame und selbst flüssige Stoffe, fette Oele, ätherische Oele, erstere jedoch höchstens im Verhältnisse von 1 : 3—4, letztere in dem von 1 : 5 der als Excipiens dienenden Pulver, in diese Form gebracht werden. Manche Substanzen, welche der Form zu widerstreben scheinen, z. B. Campher, lassen sich durch Verreibung mit Spiritus, andre, wie Muscatnuss und Vanille, durch Verreiben mit Zucker, noch andre, wie Coloquinthen, nach zuvorigem Kneten mit Gummischleim in dieselbe bringen. Ausgeschlossen von der Pulverform sind stark hygroskopische und ekelhaft riechende Stoffe.

Für innerlich zu nehmende Pulver dienen als Constituens hauptsächlich Zucker, Süssholz und Gummi für sich oder combinirt (Pulvis gummosus), Milchzucker, Amylum.

Zucker wird meist zur Aufnahme trockener Pulver und ätherischer Oele, welche letzteren damit die sogenannten Oelzucker, Elaeosacchara, bilden, benutzt; Milchzucker als Excipiens für Tincturen, Gummi als solcher bei Harzen und weichen Seifen, Süssholzpulver zur Verreibung von Extracten. Als Verbesserungsmittel des Geschmacks dienen aromatische Pflanzenpulver oder Oelzucker. In einzelnen Fällen, wo widrig schmeckende und deshalb leicht wieder erbrochene Substanzen verordnet werden, gebraucht man als Grundlage das unter dem Namen Brausepulver, Pulvis aërophorus, officinelle Gemenge von Weinsäure, kohlensaurem Natrium und Zucker. Für manche bittere Stoffe, z. B. Chinin, bildet gepulverte Chocolade das beste Corrigens und Constituens.

Scharfe und corrosive Substanzen dürfen in Pulverform nicht ordinirt werden.

Man verordnet die Pulver entweder in einer Gesammtquantität und lässt die einzelne Dosis durch den Kranken selbst abtheilen oder man verschreibt sie in seitens des Apothekers abzutheilenden Einzeldosen.

Die erstere Art der verordneten Pulver bezeichnet man, weil sie meist in Schachteln abgegeben werden (nur bei hygroskopischen oder flüchtigen Stoffen verordnet man in gut verschlossenen Gläsern) als Schachtelpulver und wendet sie nur bei weniger energisch wirkenden Mitteln an. Man lässt diese Pulver theelöffel- oder messerspitzenweise nehmen und rechnet auf den gestrichenen Theelöffel 2,5 Pflanzenpulver, auf einen gehäuften Theelöffel 3,5.—4,0 und auf die etwas unbestimmte Dosis einer Messerspitze 1,25—1,5. Es gilt dies für die vorzugsweise aus Zucker bestehenden Pulver; mineralische Salze haben das doppelte Gewicht, Magnesia carbonica und usta verringern die Schwere der Pulver ungemein. Der Schluss der Praescription lautet bei den Schachtelpulvern: M. f. (iat). pulv. D. in scatula. S.

Getheilte Pulver können auf doppelte Art verschrieben werden. Nach der ersten, der Dividirmethode, wird die Gesammtquantität angegeben und der Apotheker angewiesen, dieselbe in die beabsichtigte Zahl einzelner Pulver abzutheilen. In diesem Falle lautet der Schluss der Praescription: M. f. pulv. Divide in partes aequales no... D. S. Nach der zweiten Verordnungsart, der Dispensirmethode, wird das Gewicht der einzelnen Dosis der in Pulverform zu verordnenden Substanzen bestimmt und dem Apotheker aufgegeben, eine beabsichtigte Zahl solcher Pulver abzuwägen, was in der Präscription durch M. f. pulv. Dispensa tales no... D. S. geschieht.

Da der Apotheker in allen Fällen bei Bereitung der Pulver nach der Dividirmethode verfährt, ist dieselbe auch bei der Verordnung vorzuziehen. Grosse Deutlichkeit bei der Verordnung ist aber um so nöthiger, als gerade der Umstand, dass der Apotheker durch undeutliche Verordnungsweise zu irriger Ansicht verführt wurde und nach der Dispensirmethode Pulver anfertigte, wo der Arzt die Division beabsichtigte, wiederholt zu Vergiftungen Veranlassung gegeben hat.

Die einzelnen Pulver müssen mindestens 0,3—0,4 und dürfen höchstens 1,2 schwer sein; das mittlere Gewicht beträgt 0,5.

Die Abgabe der Pulver geschieht in Papierkapseln; bei hygroskopischen und flüchtigen Substanzen werden solche aus Wachspapier, Charta cerata, oder Paraffinpapier, Charta paraffinata, verfertigt, was vom Arzte zweckmässig auf dem Recepte angegeben wird.

Das Einnehmen der Pulver geschieht am besten in einer Flüssigkeit, wozu meistens Wasser, bei schweren metallischen Pulvern Zuckerwasser oder Haferschleim benutzt wird; auch sonstige Getränke, wie Kaffee, Bouillon, Bier, Wein, lassen sich dazu verwenden, wenn die Wirkung der Pulver dadurch nicht beeinträchtigt wird, doch ist es nicht zweckmässig, dem Patienten dadurch sein Lieblingsgetränk zu verleiden. Schlecht schmeckende Substanzen werden in nassgemachter Oblate als Bissen verschluckt, seltener in Gallertkapseln verordnet.

Limousin empfiehlt abgetheilte Pulver statt in Papier in kreisrunden, flachen Oblatenkapseln (in capsulis amylaceis), die aus zwei am Rande fest aneinander geklebten Oblaten, welche einen Hohlraum zwischen sich lassen, bestehen, zu dispensiren, wodurch der Zusatz von Corrigentien überflüssig gemacht und eine Verringerung des Volums der Pulver ermöglicht wird.

Streupulver, welche sowohl auf die äussere Haut, besonders bei Intertrigo, auch gegen Ungeziefer und zu cosmetischen Zwecken (Poudre de riz), auf Wundflächen (zur Blutstillung) und auf kranke Schleimhäute applicirt werden, können entweder aus indifferenten Stoffen (Lycopodium, Zinkoxyd, Bismutum subnitricum, Magnesiumcarbonat, Bolus alba, Amylum, Bohnenmehl, Reismehl) oder ganz oder theilweise aus local wirkenden, z. B. blutstillenden (Pulveres styptici) oder ätzenden (Pulveres caustici) Stoffen bestehen. Dieselben müssen fein pulverisirt sein und geschieht ihre Verordnung meist in Totalquantität, indem man dem Patienten die anzuwendende Dosis angiebt, ausnahmsweise bei different wirkenden Stoffen auch in getheilten Pulvern. Streupulver für den endermatischen Gebrauch dürfen nur ein geringes Volumen besitzen und die Schwere von 0,3—0,4 nicht überschreiten. Als Vehikel benutzt man am zweckmässigsten Rohrzucker. Gummi, Pulvis Althaeae und ähnliche Substanzen hemmen die Resorption und sind zu vermeiden.

Augenstreupulver erfordern grosse Feinheit des Pulvers. Man benutzt dazu am häufigsten das Calomel (sog. Calomel à vapeur), ausserdem Quecksilberpräcipitat, Kupfervitriol und Alaun. Sie werden am besten mittelst eines in dieselben eingetauchten Pinsels eingestreut. Zusatz von Zucker ist überflüssig.

Schnupfpulver erhalten am besten den Feinheitsgrad des gewöhnlichen Schnupftabaks, welcher auch häufig bei nicht an denselben gewöhnten Personen als Vehikel für andere Substanzen, welche nicht auf die Nasenschleimhaut wirken sollen, benutzt wird. Statt desselben kann man aber auch aromatische Pflanzentheile in Pulverform anwenden, besonders Veilchenwurz, Herba Meliloti, Folia Origani, Tonkabohnen, Lavendel, Marum verum u. a., denen man die secretionsvermehrende und niesenerregende Substanz zusetzt, wie Zucker, medicinische Seife, Nieswurz, Herba Convallariae. Auch starkriechende Substanzen werden, jedoch seltener, beigefügt, wie Baldrian, Moschus, Ammonium carbonicum und Ammonium carbonicum pyro-oleosum, bisweilen auch bei Hypersecretion oder localen Krankheiten der Nase Calomel oder Adstringentien. Die zu verordnende Totalquantität beträgt 15,0—30,0.

Die **Riechpulver**, die man auch als Riechsalz, Sal odoratum, bezeichnen kann, sind pulverförmige Mischungen stark riechender Substanzen, meist Salze, welche mit Riechstoffen durchtränkt sind, z. B. Tartarus depuratus und Kaliumsulfat mit Acidum aceticum aromaticum oder Mixtura oleoso-balsamica. Man verordnet sie in Gläsern mit eingeschliffenem Stöpsel.

Zu **Waschpulvern**, welche zweckmässig durch Seifen ersetzt werden, dient Mandelkleie oder Reispulver als Vehikel, wozu man dann medicinische Seife oder Kalium carbonicum, Talk, Bimstein, Veilchenwurz, wohlriechende Tincturen und ätherische Oele setzt.

Zahnpulver, zum Reinigen der Zähne und unter Umständen auch zur Beseitigung von krankhaften Veränderungen des Zahnfleisches bestimmt, werden wie Schachtelpulver verordnet. Als Grundlage dienen grobkörnige, schwerlösliche Pulver, besonders Präparate des Calciumcarbonats, denen Pflanzenpulver mit aromatischen oder adstringirenden Eigenschaften, z. B. Veilchenwurz, Calmus, Chinarinde, zugesetzt werden.

Man unterscheidet weisse, schwarze und rothe Zahnpulver, von denen die schwarzen hauptsächlich aus vegetabilischer Kohle bestehen, während den rothen die erwähnten Kalkpräparate zur Grundlage und Sandelholz, Cochenille, Carmin, Stocklack, Drachenblut als färbende Substanz dienen. Als Corrigens des Geruches und Geschmackes fügt man den Zahnpulvern kleine Mengen ätherischer Oele (Nelkenöl, Pfefferminzöl) oder Vanilletinctur hinzu. Stoffe, welche auf mechanische Weise, wie Bimstein, oder chemisch die Zahnsubstanz beschädigen, wie Phosphorsäure, Tartarus depuratus, Alaun, dürfen nicht als Ingredientien von Zahnpulvern dienen.

In der Pharmakopoe finden sich als officinelle Pulver zum inneren Gebrauche: Pulvis aërophorus, P. aërophorus Anglicus, P. aërophorus laxans, P. gummosus, P. Ipecacuanhae opiatus, P. Liquiritiae compositus und P. Magnesiae cum Rheo; zum äusseren Gebrauche: P. salicylicus cum Talco.

Als Beispiele magistraler Verordnung dienen die folgenden:

1) ℞
Morphii hydrochlorati 0,05 (cgm. 5)
Sacchari albi 2,5
M. f. pulv. Divide in part. aequ. no. 5.
D. S. Abends vor dem Schlafengehen ein Pulver zu nehmen.

2) ℞
Chinini hydrochlorici 1,0
Pulv. Pastae Cacao 10,0
M. f. pulv. Divide in partes aequales no. 20. D. S. 3mal täglich ein Pulver.

3) ℞
   Tincturae Opii simplicis gtt. 3
   Sacchari lactis 1,5
M. f. pulv. Divide in partes aequales
no. 3. *D. S.* Dreistündlich 1 Pulver. (Als verstopfendes Mittel bei extremen Fällen von Kindercholera.)

4) ℞
   Tartari stibiati 0,05 (cgm. 5)
   Amyli
   Sacch. albi āā 0,5
M. f. pulv. Divide in part. aequal. no. 2.
D. S. Alle 10 Minuten 1 Pulver. (Brechpulver.)

5) ℞
   Camphorae tritae 1,0
   Pulveris gummosi 4,0
M. f. pulv. Divide in part. aequ. no. 10.
D. in charta cerata. S. 2 stündlich 1 Pulver.

6) ℞
   Magnesii carbonici 10,0
   Pulveris radicis Rhei 2,5
   Radicis Valerianae 1,0
   Elaeosacchari Foeniculi 5,0
M. f. pulv. D. in scatula. S. Dreimal täglich eine Messerspitze voll. (Eines der vielen bei Verdauungsbeschwerden gebräuchlichen Kinderpulver.)

7) ℞
   Pulveris radicis Ipecacuanhae 1,0
   Tartari stibiati 0,05 (cgm. 5)
M. f. pulv. D. in charta. S. Auf einmal zu nehmen. (Brechpulver.)

8) ℞
   Fuliginis splendentis depurati 8,0
   Calcii carbonici praecipitati
   Coffeae tostae āā 7,0
   Corticis Cinnamomi
   Rhizomatis Calami ā 4,0
M. f. pulv. D. in scatula stanniolo obducta.
S. Zahnpulver. (Schwarzes Zahnpulver zur Entfernung übeler Gerüche der Zähne.)

9) ℞
   Laccae rubrae in globulis
   Concharum praeparatarum āā 15,0
   Rhizomatis Iridis florentinae
   — — Calami aromatici āā 5,0
   Olei Cinnamomi
   — Caryophyllorum āā gtt. 5
M. pulv. D. in scatula. S. Zahnpulver. (Hochrothes Zahnpulver.)

10) ℞
    Concharum praeparatarum 24,0
    Fructuum Vanillae 1,0
M. exactissime f. pulv. D. in scatula. S.
Zahnpulver. (Weisses Zahnpulver.)

11) ℞
    Rad. Asari
    Herbae Majoranae
    Florum Convallariae āā 10,0
M. f. pulv. grossiusculus. D. S. Schnupfpulver.

12) ℞
    Ammoniaci hydrochlorici
    Kalii carbonici puri āā 5,0
    Cito mixtis adde
    Olei Lavandulae
    — Menthae piperitae aa gtt. 5
D. in vitro epistomate vitreo bene clauso.
S. Riechmittel. (Strumpf.)

3. Cupediae, Naschwerksformen, Zuckerwerksformen. Unter dieser Bezeichnung sind eine Reihe von Formen zusammenzufassen, welche sich durch besonderen Wohlgeschmack auszeichnen und deshalb bei Patienten mit verwöhntem Gaumen ihre vorzüglichste Indication finden. Bei den meisten derselben ist Zucker der hauptsächlichste Bestandtheil. Viele sind im Laufe der Zeit, seit die Pharmacie aus dem Stadium der Conditorei herausgetreten ist, obsolet geworden.

a. Rotulae, Zuckerkügelchen. Unter dem Namen Rotulae Sacchari versteht man 0,3 schwere Kugelsegmente oder niedrige Cylinder von weissem Zucker, welche zur Darreichung ätherischer Oele und Tincturen in kleinen Dosen verwendet werden.

Man bereitet dieselben dadurch, dass man Zucker, in etwas Wasser gelöst, auf gelindem Feuer bis zur Tafelconsistenz, consistentia tabulandi, d. h. so lange bis eine mittelst eines eisernen Spatels herausgehobene und durch die Luft geschwenkte Probe sich als leichtes krystallinisches Zuckergewebe losschlägt, erhitzt und dasselbe dann auf ein kaltes Blech tropft (Kugelsegmente) oder in Formen giesst, und tränkt sie mit den Arzneistoffen in der Weise, dass man die Zuckerkügelchen in einem Glase schüttelt, dessen innere Wände mit den betreffenden Flüssigkeiten befeuchtet sind. In dieser Weise werden die allein officinellen Rotulae Menthae piperitae, Pfefferminzkügelchen, bereitet. Rotulae anderer Art lassen sich durch Zusatz kleiner Mengen Medicamente, z. B. von Succus Citri, Himbeersaft, zum geschmolzenen Zucker darstellen, sind aber nicht gebräuchlich:

Verordnungen:

1) ℞
Rotulas Sacchari no. 20
Immitte in vitrum, antea agitatione intus obductum
Tincturae Castorei sibirici gtt. 5.
Vas bene conquassa ut rotulae perfecte humectentur. D. in vitro. S. Halbstündlich 1 Stück.

2) ℞
Olei Calami gtt. 1
Spiritus gtt. 2
Rotularum Sacchari 10,0
F. l. a. rotulae. D. in vitro. S. Dreimal täglich 5 Stück.

b. Morsuli, Morsellen. Diese durch die Trochisken für therapeutische Zwecke bei uns völlig verdrängte und nur noch als Leckerei gebräuchliche Zuckerwerksform stellt sich als längliche viereckige Täfelchen, von etwa 3 Cm. Länge, 1—1½ Cm. Breite und 3—4 Mm. Dicke dar, welche so bereitet werden, dass Zucker mit wenig Wasser zur Fadenconsistenz gekocht, diesem zerkleinert die medicamentösen Substanzen und Corrigentien unter Umrühren hinzugesetzt werden, das Ganze in angefeuchtete Holzformen (Morsellenform) gebracht und nach dem Erhärten noch warm in Stücken von der angegebenen Grösse zerschnitten wird. Morsellen sind eine für stark wirkende Medicamente ganz unerlaubte Form, da die Vertheilung derselben in der Morsellenmasse stets unregelmässig geschieht; auch verbietet der unnütze Vertheuerung bedingende Umstand, dass stets nur grössere Mengen, mindestens 200 Gm., bereitet werden können, die magistrale Verordnung. Die Pharmakopoe hat keine Morsuli officinell; doch sind in den Apotheken die sog. Magenmorsellen, Morsuli stomachales, vorräthig, zu deren Bereitung die aus fein geschnittenen geschälten süssen Mandeln und verschiedenen gepulverten Gewürzen (Zimmt, Ingwer, Galgant, Cardamom, Nelken) bestehenden Morsellenspecies (Species Imperatoris s. pro morsulis) dienen.

c. Confectiones s. Condita, Ueberzuckerungen. Das Ueberziehen vegetabilischer Substanzen mit Zucker, um ihren Geruch oder Geschmack zu decken (Flor. Cinae, Cubebae) oder um ihre ursprüngliche Form zu erhalten (Conditum corticum fructuum Citri und Aurantii, Confectio Zingiberis) geschieht nicht auf Verordnung des Arztes. Der Ausdruck Confectio wird in England für Latwerge gebraucht, die Bezeichnung Conditum mitunter auf Conserven bezogen.

d. Drageen, Dragées, Tragemata. Statt der Confectiones und Condita sind gegenwärtig, besonders in Frankreich, mit Zucker und Amylum bereitete Formen gebräuchlich, die man als Tragemata bezeichnet hat. Die Mehrzahl derselben enthält einen Kern und bildet der Form nach runde Kügelchen. Am bekanntesten sind die bei uns als Zuckererbsen bezeichneten Massen, deren Kern aus einer Corianderfrucht besteht, doch werden auch Fructus Anisi, Mandeln, Haselnüsse und Zuckerstücke als Grundlage gebraucht und mit der Dragirungsmasse, welcher bei therapeutischer Verwendung dieser Form die arzneiliche Substanz gleichmässig beigemengt wird, überzogen. Man benutzt diese Form in Frankreich für Calomel (Dragées vemifuges au calomel mit 0,1 in jedem

Stück) und Santonin (mit 0,01). In anderen Dragées wird als Kern eine medicamentöse Masse genommen und zwar entweder kleine Fragmente pflanzlicher Substanzen, z. B. Koso, oder Körner aus medicamentösen Pulvern, die man durch Kneten mit dicker Gummilösung und Treiben der Paste durch ein Sieb gewinnt und nach zuvorigem Trocknen dragirt. Harzige Substanzen werden, statt mit Gummi, mit Spiritus in Körnerform gebracht. Die letztere Form lässt sich auch für mineralische Substanzen verwerthen und stellt die Granuloides von Leperdriel dar. Zwischen einzelnen Dragées, z. B. den Dragées au fer reduit von Miquelard und Quevenne, welche 0,05 schwere Kügelchen aus einer Mischung von 5 Theilen reducirtem Eisen, 20 Theilen Zuckerpulver und der genügenden Menge weissem Syrup bestehen, und candirten Pillen (vgl. S. 142) besteht kein principieller Unterschied. Sowohl für diese Dragées als für Drageen mit flüssigem Kerne (Granules perlés von Guillermond), in welchen flüssige oder gelöste Arzneistoffe in kugeligen Zuckermassen eingeschlossen sind, kann man statt Saccharum album auch Gewürzchocolade verwenden. Von den Dragées mit Kern sind auch solche ohne Centralkern gebräuchlich, welche durch Erhitzen von Zucker und Amylum mit dicker Zuckerlösung in einer Pfanne, bis sie die Form des Streuzuckers oder der Streukügelchen angenommen haben, erhalten werden. Die Benutzung der Dragées für starkwirkende Stoffe ist aus dem bei den Trochisken angegebenen Grunde verwerflich.

e. Bacilli, Stäbchen, Stengelchen. Diese durch Mischen von vegetabilischen Pulvern und Zucker mit etwas Traganthschleim oder Gummischleim und Ausrollen der gebildeten Pillenmasse in cylindrische Stangen von der Dicke eines Strickstockes und dicker erhaltene Form findet zwar zum Kauen als Verdeckungsmittel bei üblem Geruche des Athems und bei Anginen (z. B. sog. Cachou) hin und wieder Anwendung, wird aber ebenfalls nicht magistral verordnet.

f. Tabernacula, Zeltchen. Dieselben charakterisiren sich durch ihre schneckenhausähnliche Form und werden in der Weise angefertigt, dass Zucker und zu Schaum geschlagenes Eiweiss zu einem steifen Brei gemischt, mit dem betreffenden Arzneimittel versetzt, durch Trichterformen aus Papier oder Blech gedrängt werden. Man hat diese Form in früherer Zeit für Santonin verwendet, jedoch keineswegs zweckmässig, weil weder die einzelnen Zeltchen in ihrem Gewichte gleichmässig ausfallen noch das Santonin sich gleichmässig mengt. Durch die officinellen Trochisci Santonini sind diese Tabernacula Santonini völlig ausser Curs gesetzt.

g. Trochisci, Pastilla, Pastillen, Schluckkügelchen, Lozenges. Diesen Namen tragen runde oder ovale Plätzchen von 1,0 Schwere, deren Grundlage Zucker oder Chocoladenmasse bildet.

Sie werden so bereitet, dass die ganze Menge des zu verwendenden Arzneistoffes dem mit Spiritus dilutus befeuchteten Zucker oder der auf dem Dampfbade geschmolzenen Chocoladenmasse (aus gleichen Theilen Cacaomasse und Zucker) zugesetzt und damit gehörig gemischt wird, dann die auf einer Marmoroder Holzplatte ausgerollte Masse in die der Arzneigabe der wirksamen Substanz entsprechenden Menge einzelner Pastillen abgetheilt wird.

Die Bezeichnungen Pastilli, Trochisci, Rotulae finden keineswegs überall dieselbe Anwendung. Als Trochisci oder Rotulae, Räderchen, würden richtig nur Formen zu bezeichnen sein, welche die richtige Form eines Rades besitzen, an welchem die Aehnlichkeit mit den Speichen durch das Eindrücken eines mehrmals kreuzweise gekerbten Stopfens hergestellt wird. Weder die Rotulae noch die Trochisci der Pharmakopoe entsprechen dieser Form, die wegen der sternförmigen Zeichnung auch „Sternkügelchen" heissen. Der Name Tabulae, Täfelchen, Tabletten, würde da, wo diese Zeichnung fehlt, am besten angewendet werden. Pastillen (Deminutiv von Pasta, Teig) kann man alle rundlichen oder plattgedrückten Massen dieser Art nennen. In Frankreich bezeichnet man unsere Trochisken als Tablettes und wendet den Namen Trochisk für extern zu verwendende Formen ohne Zucker an.

Für die Trochiskenform eignen sich besonders in den Mundsäften wenig oder gar nicht lösliche Medicamente, von löslichen, da die Pastillen im Munde zergehen sollen, nur solche, welche keinen schlechten Geschmack besitzen oder doch in so kleiner Dosis gegeben werden, dass der Geschmack durch das Vehikel verdeckt wird. Diese Arzneiform hat gewisse, nicht zu unterschätzende Vortheile, namentlich den, dass sie gern von den Patienten, und namentlich auch von solchen im kindlichen Lebensalter, welche Pillen nicht nehmen können, genommen wird. Indessen können wir doch einer allzu ausgedehnten Anwendung der Form, insbesondere bei stark wirkenden Medicamenten, nicht das Wort reden, weil dadurch Kinder leicht zum Naschen veranlasst werden, das ihnen unter Umständen den Tod bringen kann. Selbst die officinellen Trochisci Santonini haben wiederholt zu Vergiftungen in Folge derartiger Näschereien geführt.

Magistrale Verordnung aus dem Stegreif anzufertigender Pastillen findet kaum statt, da die Bereitung längere Zeit erfordert. Bei der Verordnung nicht officineller ist die Zahl der Pastillen und deren Gehalt an wirksamer Substanz anzugeben, z. B.

1) ℞
Trochiscos Ferri pulverati (0,1) no. 15.
D. S. 3mal täglich 1 Stück.

2) ℞
Trochiscos Lithii carbonici (e 0,05) no. 12.
D. S. 3mal täglich 1 Stück.

Pastillen aus reinem Zucker, **Trochisci Sacchari s. excipientes**, lassen sich wie Rotulae Sacchari zur Aufnahme kleiner Quantitäten medicinischer Flüssigkeiten benutzen.

h. Pastae, Pasten, Teige. Diesen Namen führen besonders aus Gummi Arabicum und Zucker bereitete Formen von lederartiger Consistenz, die in quadratischen Täfelchen aufbewahrt werden; doch wird er auch auf nicht zu den Cupediae gehörige Präparate ausgedehnt, z. B. auf Zahnseifen und zum Aetzen bestimmte, nicht ausgetrocknete Teige (Pasta depilatoria, P. Canquoini). Als Excipiens für stärker wirkende Medicamente sind die hierhergehörigen Naschwerksformen nicht gebräuchlich.

Zu den Teigen stellt man auch die schon bei den Pastillen erwähnte, durch Zerstossen von Cacaobohnen in erwärmtem Mörser erhaltene, nach Erkalten in Formen von Weissblech meist viereckige Tafeln darstellende **Chocolade**, welche als Excipiens für gewisse nährende Stoffe und zur Verdeckung des Geschmackes bitterer Substanzen dienen kann (vgl. den speciellen Theil).

i. Saccharolatum (Saccharure). Durch Eindampfen von stark versüssten Auszügen und Pulvern gewonnen, gehört diese Form, welche besonders mit schleimigen Mitteln (Isländisches Moos, Carrageen), auch mit Mandelemulsion bereitet wird, z. Th. den Auszugsformen an. Sie wird magistral nicht verordnet.

4. Gelatinae siccae, Trockene Leimformen. Hierher gehören die **Gallertkapseln, Capsulae gelatinosae** und die **Gelatinlamellen, Gelatinae medicatae in lamellis.**

Die Gallertkapseln stellen kleine, hohle Kugeln von Erbsen- bis Bohnengrösse dar, welche aus Gelatine und Zucker gefertigt und mit übelschmeckenden Substanzen gefüllt werden, um mit einem Schlucke Wasser hinuntergeschluckt zu werden. Sie finden sich entweder in der Apotheke bereits gefüllt vor, wie dies namentlich mit den überall gebrauchten Copaiva-Kapseln der Fall ist, oder sie werden beim jedesmaligen Gebrauche gefüllt, wozu die mit einem Deckel versehenen Kapseln, sog. Deckelkapseln, Capsulae operculatae, sich eignen. Die grösseren Kapseln werden auch als Perlen bezeichnet.

Ausser Balsamum Copaivae wird nur Terpenthin und Oleum Terebinthinae, ferner Oleum animale foetidum und Theer bei uns in dieser Form verwendet, welche man in Frankreich auch für den Aether (Aetherperlen) benutzt. Alle Stoffe, welche entweder eine grosse Dosis erfordern oder nach Auflösung der Gelatinemembran im Magen Entzündung zu bewirken im Stande sind, z. B. Chloralhydrat, passen nicht für die Darreichung in dieser Form, die selten auf ärztliche Verordnung aus dem Stegreife hergestellt wird.

In neuerer Zeit hat man auch taubeneigrosse Gallertkapseln mit Arzneistoffen gefüllt in die Vagina eingeführt, um dort sich aufzulösen und ihren Inhalt mit der Scheidenschleimhaut in Contact zu bringen. Dieselben sind als Vaginalkapseln, Capsulae vaginales, bezeichnet.

Die Gelatinae medicatae in lamellis stellen papierdünne, in einzelne Quadrate abgetheilte Blättchen dar, welche theils zum äusseren, theils zum inneren Gebrauche dienen und namentlich auf die Empfehlung Alméns in Scandinavien vielfach in Gebrauch gezogen werden.

Für die innerlich zu verwendenden Gelatinae medicatae in lamellis können nur solche Stoffe benutzt werden, welche in kleinen Dosen erhebliche Wirkung auf den Organismus äussern. Die Form hat, da ein solches Gelatinequadrat im Munde bald erweicht und sich dann leicht hinunterschlucken lässt, die Annehmlichkeiten der Trochisci und bietet ausserdem den Vortheil grösserer Billigkeit dar, welche sie vorzugsweise für die Hospitalpraxis empfiehlt. Auch giebt sie nicht wie die Zuckerwerksformen leicht zu Näschereien und daraus resultirenden Intoxicationen Veranlassung.

Es können in diese Form nicht allein lösliche Salze, sondern auch Infuse und Decocte von Pflanzentheilen, selbst unlösliche Pulver, wie Calomel, Campher, gebracht werden. Zu vermeiden sind nur solche Stoffe, welche mit der Grundlage, dem Leim, unlösliche Verbindungen eingehen, namentlich Gerbsäure und gerbsäurehaltige Substanzen. Auch flüchtige Körper passen nicht gut für dieselbe, da mit solchen bereitete Gelatinlamellen bei längerer Aufbewahrung weniger wirksam werden. Im Uebrigen ist die Form sehr haltbar, selbst bei leicht zersetzlichen Substanzen, und wird bei guter Bereitung nicht feucht.

Zur Darstellung der Gelatinen mit löslichen Substanzen, z. B. Opiumtincturen, wird eine concentrirte heisse Leimlösung mit etwas Glycerin und dem wirksamen Arzneimittel gemischt und auf eine mit Vertiefungen, die den später auf der Gelatine sich manifestirenden Quadraten entsprechen, versehene, von einem erhabenen Holzrande umgebene und mit einem Stearinüberzuge zuvor bekleidete Platte (Glasplatte oder Schiefertafel), die eine vollständig horizontale Stellung besitzen muss, geschüttet und gleichmässig vertheilt. Die betreffende Platte wird, vor Staub geschützt, an einem warmen Orte so lange hingestellt, bis die Gelatine zu einem papierähnlichen Blatte ausgetrocknet ist. Bei den Gelatinen aus Infusen und Decocten dienen letztere zur Auflösung des Leimes. Gelatinen mit trockenen Pulvern erfordern vor ihrer Beimengung zu der heissen Leimlösung zuvoriges Emulgiren mit Gummi Arabicum oder Traganth, wodurch gleichmässige Vertheilung allein möglich wird. Von Savory und Moore sind eine grössere Anzahl medicamentöser Leimlamellen in den Handel gebracht, von denen wir die hauptsächlichsten mit Angabe der Dosis der Einzelquadrate hier aufführen: Atropinsulfat 0,001, Morphinhydrochlorat 0,01, Chininsulfat 0,06, Podophyllin 0,01, Brechweinstein 0,01 und 0,06, Wismutnitrat 0,06, Kupfersulfat 0,06, Ferr. carb. sacch. 0,3, Ferr. lact. 0,06, rothes Quecksilberiodid 0,01, Calomel 0,06, Bleiacetat 0,06, Zinksulfat 0,05, Extr. Belladonnae 0,03, Extr. Cannab. Ind. 0,015, Extr. fabae Calabar 0,01, Extr. Digitalis 0,12, Extr. Opii 0,03 und 0,06, Pulvis Ipecacuanhae opiatus und Opii 0,03.

Magistrale Verordnung der Gelatinae medicatae in lamellis kann nicht wohl stattfinden, weil die Bereitung derselben geraume Zeit in Anspruch nimmt. Der Arzt muss sich vielmehr mit dem Apotheker über die vorräthig zu haltenden Gelatinen, von denen namentlich die Gelatina Morphii hydrochlorici besondere Beachtung verdient, verständigen, und nach Bedürfniss einzelne, leicht mit der Scheere abschneidbare Quadrate verordnen. Es ist dabei zweckmässig, die Menge der wirksamen Substanz, welche in der Einzeldosis enthalten ist, anzugeben.

1) ℞
Morphii hydrochlorici sub forma gelatinae 0,015 (mgm. 15)
D in sextuplo. S. Abends 1 Quadrat zu nehmen.

2) ℞
Gelatinae Morphii hydrochlorici 0,015 (mgm. 15)
D. tales doses no. 6. S. Abends ein Quadrat.

Die Form der Gelatinae siccae lässt sich auch für externe Application verwerthen. Kleine runde, sehr dünne Gelatinplättchen mit Calabarextract oder Atropinsulfat sind als Collyres secs gradués behufs Pupillenverengung oder Erweiterung auf die Conjunctiva applicirt; auch hat man grössere, bis zu 2 Mm. dicke Leimtabletten mit Bleiacetat, Kupfersulfat, Morphinhydrochlorat zur Behandlung geschwüriger Stellen empfohlen (Grosz), was bei dem leichten Faulen von Leim kaum zweckmässig ist. Samson empfiehlt, mit wirksamen Stoffen (Atropin, Strychnin, Morphin, Curarin) imprägnirte Gelatineschälchen (Gelatine discs) in geringen Mengen Wasser zu lösen und zur Subcutaninjection zu verwenden. Almén hat auch eine den Senfteig ersetzende Gelatina sinapisata zur externen Anwendung angegeben, die jedoch der im speciellen Theile zu besprechenden Charta sinapisata kaum ebenbürtig sein dürfte. Dagegen sind die Gelatintabletten für den ophthalmiatrischen Gebrauch entschieden dem Atropin und Calabarpapier, worunter man mit Lösung von Atropinsulfat oder Calabarextract imprägnirtes, in Quadrate eingetheiltes Papier versteht, von welchem jedes Quadrat eine bestimmte Menge des Medicaments repräsentiren soll, vorzuziehen, weil Papierstückchen die Conjunctiva stärker reizen als die sehr bald in der Augenflüssigkeit sich lösende Gelatine und die Vertheilung der wirksamen Substanz in den Chartae medicatae weit weniger genau als in den Gelatinen ist.

5. Pilulae, Pillen, Granula, Körnchen, und Boli, Bissen. — Unter Pillen versteht man Kügelchen von 0,05—0,15 Schwere, welche dazu bestimmt sind, unzerkaut verschluckt zu werden. Diese Arzneiform passt besonders für Substanzen, welche sehr widrigen oder bitteren Geschmack besitzen oder die Mundhöhle zu irritiren im Stande sind, ferner wenn es darauf ankommt, das wirksame Princip bis tief in die Intestina gelangen zu lassen, weil es erst dort seine Wirksamkeit entfalten kann, z. B. drastische Abführmittel. Pillen eignen sich, wenn sie in geeigneter Weise angefertigt sind, so dass sie bei längerer Aufbewahrung weder zu hart werden noch erweichen und zerfliessen, besonders gut in chronischen Krankheiten. Eine Contraindication stellt das kindliche Lebensalter dar, indem Kinder, wie übrigens auch einzelne Erwachsene, nicht dahin gebracht werden können, Pillen zu schlucken.

Eine sehr nahe verwandte und nur durch das Gewicht von den Pillen unterschiedene Form stellen die Bissen, Boli, dar. Es sind dies 0,4 bis höchstens 0,6 schwere, ebenfalls zum Hinunterschlucken bestimmte Massen, für welche man in der Regel etwas weichere Consistenz als für die Pillen wählt.

Die Bolusform ist in Deutschland nicht besonders beliebt, während man in England sehr häufig davon Gebrauch macht. Man macht den Boli den Vorwurf, dass das Hinunterschlucken derselben mehr Mühe verursache als das der Pillen. Dem Verschlucken einer einzigen Pille gegenüber ist das unstreitig der Fall, will man aber 4—5 Pillen auf einmal nehmen, wie dies häufig geschieht, so ist der Vorwurf unbegründet. Eine Darreichung in Bolusform geschieht übrigens auch, wenn man übelschmeckende Pulver in Oblate gehüllt verschlucken lässt.

Granula, Körnchen, wie wir die medicamentösen Granules der Franzosen am besten bezeichnen, sind Pillen von nicht mehr als 0,05 Schwere. In Frankreich ist diese Form zur Darreichung stark wirkender Medicamente (Digitalin, Atropin, Arsen, Antimon) gebräuchlich. Sie werden nach der Französischen Pharmakopoe in der Weise dargestellt, dass man 0,1 der wirksamen Substanz mit 4,0 Milchzucker in einem Porzellanmörser verreibt, dazu 0,9 Gummi Arabicum und eine genügende Menge Syrupus Mellis giebt, um eine gleichmässige Pillenmasse zu erhalten, woraus man 100 Granules bildet, die schliesslich versilbert werden. Diese Granules haben mit dem Streuzucker der Homoeopathen nichts zu thun. Für zweckmässig können wir sie nicht halten, da sie die Gefahren der Vergiftung in ähnlicher Weise wie die Trochisci einschliessen, zumal wenn man sie dragirt.

Um Pillen oder Boli herzustellen, bedarf es der Anfertigung einer Pillenmasse, Massa pilularum oder pilularis, welche sich in Stangen ausrollen und in kleine Kügelchen, die bei längerer Aufbewahrung ihre Form durch Zerfliessen nicht ändern, noch zu sehr durch Austrocknen erhärten, abtheilen lässt. Diese Masse kann entweder aus den wirksamen Stoffen selbst bestehen oder aus indifferenten Substanzen componirt werden, welche letzteren dann als Excipiens für die wirksamen Medicamente, die in Pillenform verabreicht werden sollen, dienen. Die activen Substanzen werden dann entweder in der Form von feinstem Pulver oder in sehr geringen Mengen Flüssigkeit gelöst mit der Pillenmasse vermengt. Die Herstellung der Pillenmasse kann in verschiedener Weise geschehen:

a. Es giebt gewisse Pflanzenpulver, welche, mit wenig Wasser vermischt, dergestalt aneinanderkleben, dass sie als Excipiens für die in Pillenform zu reichenden Substanzen dienen können.

Dahin gehört Eibischpulver, Pulvis radicis Althaeae, Bohnenmehl, Pulvis Fabarum, Süssholzpulver, Pulvis Liquiritiae, Brodkrume, Mica panis albi. Damit angefertigte Pillen erhärten indess sehr leicht und ist deshalb ein Zusatz einer hygroskopischen Substanz, z. B. von Rohrzucker, zweckmässig. Glycerin in kleinen Mengen beigemischt verhütet das Hartwerden der Pillen überhaupt am besten und lässt sich namentlich aus Traganth oder Gummi und Glycerin eine gute Pillenmasse als Excipiens für viele medicamentöse Substanzen herstellen.

In ähnlicher Weise wie die genannten Pflanzenpulver lässt sich auch die

Thonerde, Argilla, mit wenig Wasser zu einer brauchbaren Pillenmasse gestalten, die man besonders zweckmässig als Excipiens für solche Stoffe anwendet, welche, wie Silbernitrat und Sublimat, im Contact mit organischen Materien zersetzt werden.

b. Am häufigsten dienen zur Bereitung von Pillenmassen die officinellen Extracte und zwar die dünnen und dicken in Verbindung mit pulverförmigen Substanzen, die trockenen Extracte unter Zusatz von etwas Gummi- oder Traganthschleim. Die in den Extracten meist enthaltenen hygroskopischen Salze verhindern das Hartwerden der Pillen. Als häufigster Zusatz zu den Mellagines und gewöhnlichen Extracten dienen Pflanzenpulver, von welchen die doppelte Quantität erforderlich ist, um mit den erstgenannten eine gute Pillenmasse zu bilden, während die Extracte von gewöhnlicher Consistenz eine solche mit der gleichen Menge oder meist sogar mit zwei Dritteln ihres Gewichtes Pflanzenpulver, bei schleimigen Stoffen nur der Hälfte geben.

Ganz in gleichem Verhältnisse wie Pflanzenpulver lassen sich mit den dünnen und dicken Extracten trockene Harze, wie Jalapen- und Guajakharz, sowie verschiedene denselben in ihren Eigenschaften ähnliche Arzneimittel, wie Catechu, Kino und Opium, zu einer Pillenmasse verbinden. Kleine Mengen dieser Stoffe können ohne Weiteres jeder Pillenmasse beigefügt werden.

Mineralische Pulver, zumal hygroskopische Salze, eignen sich in grösseren Mengen nicht gut zur Verordnung in Pillenform, während ihrer Beifügung in kleineren Quantitäten Nichts im Wege steht. Im Allgemeinen verhalten sich dieselben zu den Pflanzenpulvern bei Verbindung mit Extracten wie 3:2; sehr schwere metallische Stoffe wie 2:1.

Wie die flüssigen Extracte verhalten sich auch Honig, Syrupe und Conserven (z. B. Conserva Rosarum), aus denen unter Zusatz von Pflanzenpulver sich Pillen herstellen lassen.

c. Gummiharze lassen sich durch leichtes Erwärmen oder Zusatz von etwas Gummischleim oder Spiritus in Pillenform bringen und geben passende Massen auch mit dünnen und dicken Extracten. Von ersteren ist dabei $1/8$, von letzteren $1/4$ des Gewichts erforderlich.

d. Balsame und Extracta aetherea können in eine gute Pillen- oder Bolusmasse nur gebracht werden, wenn man sie mit der Hälfte oder einem Drittel Cera alba oder Japonica mischt und hierauf die gleiche Menge oder $2/3$ Pflanzenpulver hinzufügt.

Eine ähnliche Verbindung mit weissem Wachs, jedoch zu gleichen Theilen, ist erforderlich, wenn man ätherische oder empyreumatische Oele in grösseren Mengen als Pillen verordnen will. Kleinere Quantitäten, wie 1—2 Tr. auf 2,0—3,0, lassen sich ohne Schwierigkeiten Pillenmassen einverleiben.

e. Seife giebt mit wenigen Tropfen Gummischleim oder Spiritus eine zur Aufnahme von Pflanzenpulvern und Harzen geeignete Masse und ist auch ein vortreffliches Excipiens für fette Oele (Oleum Crotonis).

Die auf eine der angegebenen Weisen componirte Pillenmasse, welche durch Zusammenreiben in einem eigens geformten Mörser (Pillenmörser) erhalten ist, wird in Stangenform ausgerollt und mit der Pillenmaschine in die auf dem Recepte angegebene Zahl annähernd kugelförmiger Segmente getheilt, welche durch das Rollbrett vollständig abgerundet werden. Da die so erhaltenen Pillen leicht an einander kleben würden, muss man sie entweder mit einem Pulver bestreuen (conspergiren) oder mit einem Ueberzuge versehen, wodurch man dann auch jede unangenehme Einwirkung auf den Geschmack beim Einnehmen vermeidet. Zum Conspergiren dient in der Regel Lycopodium, statt dessen übrigens auch auf besondere Verordnung aromatische Pflanzenpulver (Nelken, Zimmt, Veilchenwurzel), Süssholzpulver, Stärkemehl oder Magnesia in Anwendung gebracht werden können.

Uebelriechende oder schlechtschmeckende Pflanzenpulver sind selbstverständlich zu meiden.

Das Ueberziehen der Pillen kann auf verschiedene Weise geschehen, entweder mit Silber oder Gold (Obducation) oder mit Gelatine (Gelatiniren) oder mit Zucker (Dragiren oder Candiren).

Vergolden oder Versilbern giebt den Pillen ein sehr elegantes Aussehen. Dasselbe geschieht, indem man die noch klebenden Pillen (mitunter nach vorheriger schwacher Benetzung mit Gummischleim) in einer kleinen Gold- oder Silberblättchen enthaltenden Kapsel lebhaft schüttelt, bis sie sich mit einer glänzenden Metallschicht überzogen haben. Der Geruch übelriechender Pillenmassen wird dadurch zwar beschränkt, aber keineswegs aufgehoben. Dasselbe gilt von dem hier und da angewandten Ueberziehen mit Collodium. Das Gelatinisiren der Pillen geschieht in der Weise, dass man die gehörig ausgetrockneten Pillen an einer Nadel aufgespiesst einzeln in noch warme Leimlösung (1 : 3 Wasser) taucht; das Verfahren ist mühsam und zeitraubend und kann, da zum Trocknen mindestens 12 Stunden erforderlich sind, nicht bei rasch zu dispensirenden Pillen benutzt werden. Dasselbe gilt von dem sog. Toluisiren der Pillen, welches durch Schwenken der letzteren mit einer ätherischen Lösung von Tolubalsam (1 : 2—3), Rollen mit Mastixpulver und Trocknen an der Luft und im Trockenkasten bewirkt wird. Das Ueberzuckern der Pillen verdeckt jeden Geruch, verhindert jede Zersetzung der wirksamen Bestandtheile, sowie jedes Feuchtwerden und Verschimmeln und giebt den Pillen ein besseres Aussehen. Es wird indess meist nur bei vorräthig gehaltenen Pillen angewendet. Es können dazu dieselben Büchsen, wie sie zum Versilbern gebraucht werden, dienen, in welchen man die mit Gummischleim oder Eiweiss befeuchteten Pillen mit Zuckerpulver so lange rotirt, bis sie hinreichend dick überzogen sind, worauf man sie in einem Trockenkasten trocknet, durch längeres Rühren in einem anderen Kasten glättet und mitunter mit Carmin roth färbt. Statt Zucker benutzt man häufiger eine Mischung desselben mit Amylum, Gummi und einem aromatischen Corrigens (Oelzucker, Vanillezucker). Calloud empfiehlt als besonders zweckmässig eine Mischung von 15 Th. Traganthschleim (1:2 Wasser) mit 100 Th. Milchzucker getrocknet und pulverisirt.

Will man Pillen magistral verordnen, so giebt man die Gesammtquantität der einzelnen Bestandtheile, und zwar zunächst der wirksamen Substanzen, und hierauf der Excipientien an, und bestimmt am Schlusse der Praescription die Zahl der daraus zu fertigenden Pillen.

Die Schwere oder das Gewicht der Pillen anzugeben oder nach Art der bei den Pulvern angeführten Dispensirmethode in der Verordnung die Constituentien einer einzelnen Pille zu verschreiben, ist nicht mehr üblich, dagegen ist es Gebrauch, bei Verordnung von Pillen aus Extracten und Pflanzenpulver die Menge des letzteren nicht genau zu bestimmen, sondern durch ein hinzugefügtes q. s. dem Apotheker zu überlassen.

Der Schluss der Praescription in den gewöhnlichen Fällen lautet: ut f(iat) massa e qua form(entur) pil(ulae) no. . . Consp(erge) oder noch kürzer: F. pilul no... Consp. D. S. Häufig wird nach dem F. ein l. a. (lege artis) eingeschoben, wenn zur Bereitung der Pillenmasse eine nicht auf dem Recepte angeführte Substanz (Spiritus vini, Aqua, Cera) nothwendig ist. Soll nicht mit Lycopodium bestreut werden, so wird hinter dem Consp. das betreffende Pulver angegeben, z. B. Consp. Magnesia usta, pulvere Iridis Florentinae, pulv. Cinnamomi u. s. w. Versilbern oder Vergolden wird durch: Obduc(antur) foliis argenti (auri) oder: F. pilulae no... auro (argento) foliato obducendae ausgedrückt, das Gelatinisiren durch: Obd(ucantur) gelatina, das Dragiren durch: Obd(ucantur) Mucilagine Gummi Arabici et Amylo saccharato.

Verabreicht werden Pillen meist in Schachteln, in der Armenpraxis auch in thönernen Kruken; Pillen, welche hygroskopische oder flüchtige Bestandtheile enthalten, verordnet man in verschlossenen Gläsern mit Holzdeckeln oder Glasstöpseln.

Das Verschreiben der Boli geschieht mutatis mutandis in derselben Weise, wie das der Pillen. Von Granules verordnet man in Frankreich nur die officinellen, und zwar der Zahl nach.

Zum äusseren Gebrauche dienen Zahnwehpillen, Pilulae antodontalgicae, meist aus Opium, Wachs u. s. w. componirt, Ohrenpillen und Fontanellpillen. Erstere finden jetzt verhältnissmässig selten auf ärztliche Verordnung Anwendung und werden meist durch Flüssigkeiten, die man auf Watte einbringt, ersetzt.

Officinell sind in der Pharmakopoe: Pilulae aloëticae ferratae, Pilulae Ferri carbonici und Pilulae Jalapae.

Beispiele:

1) ℞
Extracti Filicis 2,0
Pulv. rhizomatis Filicis q. s.
M. f. *boli* no. 10. *Consp.* Morgens innerhalb einer Stunde zu nehmen. (Bei Taenia.)

2) ℞
Atropini sulfurici 0,05 (cgm. 5)
Sacchari albi 3,0
Pulveris radicis Althaeae q. s.
ut f. l. a. *pilulae* no. 100. *Consp. pulvere rhizomatis Iridis.* D. S. Mit 1 Pille zu beginnen und alle 5 Tage um 1 zu steigen, bis 4 Pillen im Tage verbraucht werden. (Jede Pille enthält $^1/_2$ Mgm. [0,0005] Atropinsulfat.) Bei Epilepsie.

3) ℞
Argenti nitrici 0,5 (dgm. 5)
Argillae purae 10,0
F. c. Aq. pauxillo pilul. 50. *Consp. Magnes. carbon.* D. S. Morgens und Abends 1 Pille, allmälig zu steigen. Bei Ataxie. (Jede Pille enthält 0,01 Argentum nitricum.)

4) ℞
Ferri phosphorici 2,5
Extracti Gentianae 5,0
Pulveris corticis Cinnamomi q. s.
ut f. *massa e qua formentur pilulae* no. 100. *Consp. pulvere Cinnamomi.* D. S. Dreimal täglich 4 Stück. (Jede Pille enthält 0,025 Ferrum phosphoricum.) Bei Anämie.

5) ℞
Extracti Aloës 5,0
F. *ope Mucilaginis Gummi Mimosae* q. s. *massa pilularis e qua form. pilul.* no. 50. *Consp.* D. S. Morgens und Abends 1—2 Pillen.

6) ℞
Catechu
Aluminis āā 3,0
Extracti Absinthii q. s.
ut f. *pilulae* no. 50. *Consp.* D. S. Täglich 6—8 Stück zu nehmen. (Gegen Fluor albus.)

7) ℞
Chinini hydrochlorici 10,0
Sacchari lactis
Mellis depurati ā ā q. s.
ut f. pil. no. 200. Obducantur Mucilagine Gummi Mimosae et Amylo saccharato. D. S. Dreimal täglich 1 Pille. (Jede Pille enthält 0,05 Chininum hydrochloricum.)

8) ℞
Morphii sulfurici 0,1 (dgm. 1)
Asae foetidae 1,0
F. c. Spiritus guttis nonnullis massa e qua formentur pilulae no. 20. Obducantur Collodio. D. in vitro operculo ligneo clauso. S. Abends 1—2 Stück. (Jede Pille enthält 0,01 Morphinsulfat.) Bei nervöser Insomnie.

9) ℞
Chinini sulfurici 1,0
Mellis depurati q. s.
ut f. pilulae no. 10. Obduc. foliis Argenti. D. S. Dreimal täglich 1 Stück. (Jede Pille enthält 0,1 Chinin.)

10) ℞
Chinini sulfurici 3,0
Pulv. Gummi Arabici 0,5
Glycerini 1,0
F. l. a. pilul. 60. Consp. pulvere Caryophyll. D. S. Dreimal täglich 4 Stück zu nehmen. (Bei Quartana zur Nachcur.)

11) ℞
Balsami Copaivae 10,0
Cerae albae rasae 5,0
Pulveris Cubebarum 15,0
F. boli 60. Consp. pulvere corticis Cinnamomi D. S. Viermal täglich 3 Stück.

12) ℞
Pulveris radicis Rhei 3,0
Saponis medicati 1,5
F. c. Spiritus rectificati pauxillo massa e qua formentur pilulae 30. Consp. Bolo alba. D. S. Morgens und Abends 2 Pillen.

6. Emplastrum, Pflaster, und andere zum Ankleben an die Haut bestimmte Formen. — Der Ausdruck Pflaster wird in der Medicin nicht in demselben Sinne aufgefasst, wie in der Chemie, wo er allein Verbindungen von Fettsäuren mit Blei bedeutet. Medicinisch belegt man damit, wenn man von den nur uneigentlich als Pflaster bezeichneten Klebtaffeten absieht, alle zum Ankleben auf die äussere Haut bestimmten, vorzugsweise in Stangenform vorräthig gehaltenen Mischungen von einer dem Wachs analogen Consistenz, welche sich mit den Fingern kneten lassen, bei erhöhter Temperatur erweichen und an der Haut haften bleiben.

Diese Form gehört weniger zu den magistral verordneten, da man sich im Allgemeinen der officinellen Pflastermassen bedient und dieselben höchstens mit einander mischen lässt oder als Excipiens für Arzneistoffe benutzt. Letzteres geschieht aber verhältnissmässig selten, da zur Erzielung entfernter Wirkungen die Application activer Medicamente in Pflasterform nicht sehr geeignet ist, und dienen die Emplastra besonders zur Vereinigung von Continuitätstrennungen der Haut, zu Verbänden, als deckende und schützende Mittel und zur Hervorrufung eines örtlichen Reizes, zu welchen Zwecken die obschon in der neueren Zeit sehr beschränkte Zahl der Officinalformeln genugsam ausreicht.

Der Masse nach, aus welcher die Pflaster zusammengesetzt sind, zerfallen dieselben in:

1. **Bleipflaster**, durch Kochen von Bleioxyd mit Oelen erhaltene Bleiseifen, daher auch gekochte Pflaster genannt. Wird das Erhitzen ohne Beihülfe von Wasser und bis zu einer den Siedepunkt der Flüssigkeit übersteigenden Temperatur fortgesetzt, so entstehen die angebrannten Pflaster, Emplastra adusta.

2. **Harzpflaster**, durch Zusammenschmelzen von Harz mit

Fett, Oel, Wachs oder Terpenthin erhalten, daher auch geschmolzene Pflaster genannt.

3. **Combinirte Harz- und Bleipflaster**, erhalten durch Verbindung der Bleiseifen mit Harzen und Gummiharzen.

4. **Medicamentöse Pflaster**, durch Einverleibung medicamentöser, nicht harziger Stoffe in Pflastermassen gewonnen.

Von den in der Pharmakopoe officinellen Pflastern sind Emplastrum Lithargyri und E. Cerussae einfache Bleipflaster, E. fuscum camphoratum ein angebranntes Pflaster mit Camphorzusatz, E. adhaesivum und E. Lithargyri compositum combinirte Harz- und Bleipflaster, E. Cantharidum ordinarium und perpetuum, E. Hydrargyri und E. saponatum medicamentöse Pflaster.

Will man medicamentöse Substanzen officinellen Pflastergrundlagen beimischen lassen, so kann man von vegetabilischen Pulvern, Extracten oder extractähnlichen Körpern 1 Th. auf 6 Th., von schweren mineralischen Pulvern 1 Th. auf 4 Th., von Balsamen und fetten Oelen 1 Th. auf 8 Th., von ätherischen Oelen 1 Th. auf 12 Th. hinzusetzen. Grössere Massen Pulver, welche gewöhnliche Pflaster krümlich und bröcklich machen würden, lassen sich nur unter Zusatz einer entsprechenden Menge von Terpenthin, Oel oder Campher beisetzen, während grössere Mengen von ätherischen Oelen und Campher, durch welche die Pflastermasse sehr verflüssigt wird, eine aequivalente Menge von Wachs oder Colophonium erfordern. Zur Mischung der betreffenden Stoffe mit den Pflastermassen werden die letzteren bei gelinder Wärme verflüssigt und mit den ersteren nach ihrer Natur entweder ohne Weiteres (leichte Pflanzenpulver, ätherische Oele) oder nach Verreibung mit etwas Wasser, Spiritus oder Oel durch **Kneten (malaxare)** innigst vereinigt.

Man verordnet die Pflaster entweder zur Abgabe an den Kranken in der Form, wie sie in den Apotheken vorräthig sind, und lässt sie im Hause des Patienten nach ertheilter Vorschrift auf eine angemessene Unterlage streichen, oder man lässt letzteres durch den Apotheker besorgen.

Zur Unterlage wählt man in der Regel Leinen, linteum, oder Leder, aluta s. corium, seltener Taffet, Wachsleinwand oder Papier, in Fällen, wo das Pflaster eine geringe Klebfähigkeit besitzt, auch gestrichenes Heftpflaster, Emplastrum adhaesivum extensum, von welchem man einen zum Ankleben an die Haut bestimmten Rand überstehen lässt (sog. Emplastrum marginatum). Das Aufstreichen geschieht in der Regel derart, dass die Masse papierdick die Unterlage bedeckt, kann aber auch dick (crasse), etwa der Dicke eines Messerrückens entsprechend, oder dünn (tenuiter) geschehen; ersteres besonders zweckmässig da, wo man stärkere Hautreizung beabsichtigt, letzteres, wo man solche vermeiden will.

Man giebt in der Verordnung auch die Form und die Grösse des zu streichenden Pflasters an. Erstere bestimmt man nicht selten mittelst eines dem Recepte beigegebenen Stückes Papier oder einer Zeichnung (secundum formam adjectam). Eine besondere Form ist die zur Application hinter ein Ohr bestimmte **forma auricularis**. Die Grösse kann man nach bestimmten Maassen, z. B. nach Quadratcentimetern, angeben, bezeichnet sie aber meist nach dem Umfange bekannter Gegenstände, namentlich Münzen, wie einer Mark (magnitudine partis thaleri tertiae), eines Thalers (magnitudine thaleri) und eines Doppelthalers (magnitudine thaleri duplicis), ferner einer Spielkarte (magnitudine chartae lusoriae) oder einer halben Spielkarte (magnitudine chartae dimidiae) oder der Handfläche (ohne die Finger) oder der ganzen Hand (magnitudine palmae s. volae manus; magn. manus), ferner eines Duodezblattes (magn. libri minoris) und eines Octavblattes (magn. libri majoris).

Als Mengenverhältnisse der Pflastermasse bei mittlerem Aufstreichen für die verschiedenen Grössenverhältnisse können die folgenden gelten:

Mark	1,0	Spielkarte	5,0—8,0
Thaler	1,75	Handfläche	8,0
Doppelthaler	2,0	Hand	15,0
halbe Spielkarte	2,5	Duodezblatt	12,0
		Octavblatt	20,0—24,0

Zum Bedecken des Hodensackes sind 10,0—18,0, zum Bedecken der Weiberbrust 15,0—30,0, des Schädels oder des Abdomens 30,0—60,0 erforderlich. Auf je 10 □ cm. Fläche rechnet man 2,0 Bleipflaster und 1,5 bleifreier Pflaster. Man kann indessen bei der Verordnung die Mengen durch q. s. dem Apotheker überlassen.

Verordnungen:

1) ℞
Emplastri Lithargyri compositi 15,0
leni catore liquefactis adde
Opii pulverisati cum Aquae pauxillo
  in pultem redacti
Camphorae tritae āā 3,0
M. f. empl. *Extende supra alutam magnitudine manus.* D. S. Aeusserlich. (Modificirte Vorschrift von Rust bei Frostbeulen.)

2) ℞
Emplastri Cantharidum ordinarii
  q. s.
Extende crasse supra corium magnitudine thaleri duplicis, margine Emplastri adhaesivi obducto. D S. In den Nacken zu legen.

3) ℞
Emplastri Cantharidum ordinarii
Cerati resinae Pini āā q. s.
Malaxando m. Extende supra corium formae auricularis. D. S. Für die 11-jährige Tochter des Herrn N. N.

In der Apotheke gestrichen vorräthig gehaltene Pflaster werden auch als **Sparadrap** bezeichnet.

An die eigentlichen Pflaster schliessen sich eng die folgenden Formen an:

a. Ceratum, Cerat, Wachspflaster. Man versteht darunter durch Zusammenschmelzen gewonnene und in Papierkapseln ausgegossene, daher tafelförmige, pflasterähnliche Mischungen mit einem grossen Gehalte von gelbem oder weissem Wachs oder Walrat, welche theilweise zum Ankleben an die Haut (Ceratum Resinae Pini), theilweise zum Bedecken wunder Stellen der Haut oder der sichtbaren Schleimhäute, Excoriationen (Lippenpomaden) dienen. Das Cerat hält gewissermassen die Mitte zwischen Salbe und Pflaster und häufig wird eines oder das andere Cerat geradezu als Pflaster oder Salbe bezeichnet.

b. Steatine. — Diese von Mielck empfohlene, den Ceraten in ihrer Consistenz analoge Arzneiform wird durch Zusammenschmelzen von Talg mit Wachs oder Bleioleat dargestellt, denen die medicamentösen Substanzen incorporirt werden. Pulverförmige Substanzen werden mit Oel oder Schmalz angerieben und dann in geschmolzenen Talg eingetragen, dem soviel Wachs zugesetzt war als nöthig ist, um der Mischung Talgconsistenz zu geben. Die Steatine werden wie Cerate in Tafeln ausgegossen und entweder auf Leinwandlappen oder auf Mull oder Gaze gestrichen, von welcher 10 Quadratcm. etwa 5,0 Steatin aufnehmen. Das gestrichene Steatin muss dicht auf die vorher mit etwas Oel befeuchtete Haut angelegt und von der Mitte ausgehend, allmälig bis zur Peripherie fortschreitend, mit dem in Strahlen oder Ringeln streichenden Finger angedrückt und der äussere Rand mit einem Spatel abgeflacht werden. Steatinmull sitzt am besten, wenn er als Binde applicirt wird, während bei

Auflegung als Blatt an beweglichen Stellen Befestigung mit Heftpflastern nothwendig ist.

Bei der Bereitung von Steatinen aus Extracten, z. B. Belladonnaextract, rechnet man 1 Th. Extract auf 5 Th. Hammeltalg, 2 Th. Schweineschmalz und 2 Th. durch vorsichtiges Erhitzen vollständig vom Wasser und möglichst vollständig vom Glycerin befreites Bleipflaster. Andere pulverförmige und flüssige Substanzen, für welche letztere Steatine mit Bleioleat sich besonders eignen, werden in angemessenen Mengen zugesetzt. Nur concentrirte Salzlösungen lassen sich in dieser Form nicht gut anwenden.

c. Taffetas adhaesivus, Klebtaffet. Hierunter versteht man eine ebenfalls zum Ankleben an die Haut bestimmte Arzneiform, welche Seidentaffet zur Grundlage hat, auf welchen Flüssigkeiten, die an der Luft trocknen und nach Befeuchtung oder von selbst der Haut anhaften, gebracht werden. Meist werden die Klebtaffete den Pflastern zugerechnet.

d. Chartae adhaesivae. Mit klebenden Stoffen (Gummilösung, Harzen) bestrichenes Papier, besonders bei rheumatischen Leiden (sog. Charta antirheumatica, Gichtpapier) für längere Zeit auf die Haut applicirt. Die officinelle Charta sinapisata dient nur zu kürzerer Application auf die Haut.

e. Collodia medicata. Durch Auflösung verschiedener Substanzen in Collodium, (wie Sublimat und Tannin im Collodium corrosivum und Collodium stypticum) oder durch Lösen von Schiessbaumwolle in ätherischen Tincturen, wie das officinelle Collodium cantharidatum, erhalten, bilden dieselben, auf die Haut in flüssigem Zustande aufgetragen, durch Verdunsten des Aethers rasch auf dieser einen häutigen Ueberzug, welcher die örtlich wirksame Substanz einschliesst.

7. Sapones medicinales, Medicinische Seifen. Die gewöhnlichen Natronseifen lassen sich zum Träger von Medicamenten machen, welche eine Einwirkung auf gewisse Hautaffectionen üben.

Im Handel kommen verschiedene derartige Seifen zum äusseren Gebrauche vor, z. B. Schwefelseife, Theerseife, Honigseife, doch lässt sich diese Form unzweifelhaft weiter ausdehnen, da mittelst Seifen selbst für entfernte Wirkung bestimmte Substanzen auf die Haut gewiss mit demselben Rechte applicirt werden können, wie z. B. mittelst Salben. Magistrale Verordnung findet nicht statt.

Zahnseife (Odontine, Pasta dentifricia) wird aus guter Natronseife bereitet, der pulverförmige anorganische oder vegetabilische Substanzen und ätherische Oele, wie solche für Zahnpulver zu benutzen sind, incorporirt werden. Pulver lassen sich in grossen Quantitäten zusetzen. Man verordnet Zahnseifen in flachen Porcellanschalen, doch werden sie meistens als Toiletteartikel nicht aus der Apotheke bezogen. Einen Vorzug vor den Zahnpulvern besitzen sie nicht.

8. Suppositorium, Stuhlzäpfchen. So heissen kleine, 3—5 cm. lange, fingerdicke, plastische Kegel, welche zur Einführung in den Mastdarm bestimmt sind, um dort entweder einen localen Reiz zu bewirken und reflectorisch Darmentleerung zu bedingen oder auf bestehende Affectionen des Mastdarms und nahe belegener Organe heilsamen Einfluss auszuüben. Purgirend wirkende Stuhlzäpfchen werden aus medicinischer Seife oder aus Sebum bereitet, die eigentlichen medicamentösen Suppositoria am besten aus Oleum Cacao, dem man die Arzneimittel bei mässiger Wärme incorporirt. Auch kann man Stuhlzäpfchen mit Salben oder Flüssigkeiten bestreichen, um diese auf den Mastdarm einwirken zu lassen. In Deutschland sind Suppositoria medicata wenig gebräuchlich. Man stellt dieselben durch Eingiessen in cylindrische Papierkapseln oder geeignete Formen her. Das Durchschnittsgewicht beträgt 5,0.

Verordnung:

1) ℞
Extracti Ratanhae 3,0
Olei Cacao 12,0
M. f. l. a. suppositoria no. 3. *D. in charta cerata. S.* Stuhlzäpfchen.

2) ℞
Aloës subtilissime pulveratae 1,0
Olei Cacao 9,0
M. f. l. a. suppositoria no. 2. *D. in charta cerata. S.* Stuhlzäpfchen.

9. Pessaria medicata, Medicinische Pessarien. — Ausser den Gelatinae vaginales (S. 140) werden **Suppositoria vaginalia, Mutterzäpfchen,** und **Globuli vaginales, Vaginalkugeln,** zur Application von narkotischen und adstringirenden, bisweilen auch von alterirenden Medicamenten auf die Schleimhaut des Uterus und der Scheide gebracht. Sie schliessen sich den Suppositoria insofern an, als sie ebenfalls aus einer festen knetbaren Masse bestehen. Die Vaginalkugeln sind Kugeln von Taubeneigrösse und 3,0—7,0 Schwere, als deren Basis Oleum Cacao (ohne Zusatz von Glycerin) oder, da Fette von der Vagina kaum resorbirt werden, besser Mischungen von 3 Theilen Sapo kalinus albus und 1 Theil Wachs oder Pulvis Althaeae benutzt werden.

Die Pessaria medicata von Sansom bilden hohle Kegel von Wachs, welche mit wirksamen Flüssigkeiten gefüllt werden und deren Spitze aus Cacaobutter gebildet wird, welche rasch wegschmilzt, so dass die Flüssigkeit bald mit der Scheidenschleimhaut in Berührung kommt. An die Suppositoria reihen sich die von Becquerel angegebenen Tanninstifte, welche mit Traganth und Althäapulver gemacht werden. Am häufigsten geschieht übrigens bei uns die Einführung von Medicamenten in das Orificium uteri mittelst eines Baumwollentampons. In England benutzt man dazu mit einer bestimmten Menge eines Medicaments imprägnirte Baumwolle, sog. Gossypium medicatum (Greenhalgh).

Ueber die zur mechanischen Erweiterung des Cervicalcanals dienenden Formen wird im speciellen Theile die Rede sein.

Verordnung:

1) ℞
Morphii hydrochlorici 0,02 (cgm. 2)
Saponis kalini albi 3,0
Cerae albae 1,0
M. l. a. f. globulus. D. tales doses no. 4.
S. Nach Verordnung. [Täglich eine Kugel in die Scheide einzubringen.]
(Meadows.)

2) ℞
Extracti Belladonnae 0,06
Saponis kalini albi 3,0
Pulveris radicis Althaeae 1,0
M. f. globulus. D. tales doses no. 4.
S. Nach Bericht.

10. Cereoli medicati, medicamentöse Bougies oder Kerzen. Während zur Erweiterung bestehender Verengerungen der Harnröhre oder zur Untersuchung des Lumens derselben cylindrische, der Urethra entsprechende, elastische Körper, die sog. Bougies, Cereoli dilatatorii s. exploratorii, meist aus Kautschuk gefertigt (bei sehr starker Verengerung Darmsaiten) sehr häufig benutzt werden, sind eigentlich medicinische Kerzen, aus bougieförmig zusammengerollten, mit Wachs und Oel und medicamentösen Substanzen getränkten Leinwandstücken bestehend, ganz ausser Gebrauch gekommen. Will man Medicamente in die Urethra einführen, ohne sich der Injection zu bedienen, so kann man sie in Salbenform auf elastische Bougies einreiben (Cereoli armati).

11. Paxilli ad inoculationem, Pflöcke zur Inoculation. — Die von Laffargue angegebenen Chevilles pour l'inoculation hypodermique bilden kleine Stücke von 50 Mm. Länge, welche in der Weise angefertigt werden, dass 1—2 Th. einer dicken Schleimlösung (Gummi Arabicum, Aq. āā) mit 5 Th. wirksamer Substanz und 4 Th. Zucker vermischt und zu einem schmalen, 12 Cm.

langen Cylinder ausgerollt, dann in Stücke von der angegebenen Länge getheilt und getrocknet werden.

12. Caustica in bacillis, Bacilli caustici, Aetzstifte. Zum Cauterisiren bedient man sich nicht selten der bei einfachen (Argentum nitricum, Kali hydricum fusum) und einzelnen officinellen zusammengesetzten Aetzmitteln (Argentum nitricum cum Kalio nitrico) üblichen Form der Stangen oder Stifte von der Dicke einer Federspule auch bei nicht in dieser Form officinellen Caustica. Man erhält sie bei Kupfervitriol und Zinkchlorid (Köbner) durch Zusammenschmelzen mit Kalium nitricum und Giessen in geeignete Formen oder beim Zinkchlorid auch durch Incorporation in geschmolzene Gutta Percha und Ausrollen (Robiquet und Mannoury).

II. Halbflüssige Formen.

I. Electuarium, Latwerge. Mit dem Namen Latwerge, welcher offenbar aus der in das Italienische übergegangenen lateinischen Bezeichnung dieser Form (Electuarium, Elettuario) corrumpirt ist, belegen wir Mischungen von pulverförmigen, namentlich vegetabilischen Substanzen mit dickflüssigen Vehikeln zu einer Masse, die aus einem schräg gehaltenen Gefässe nicht ausfliesst, aber mit dem Spatel sich abstechen lässt.

Man nannte diese früher weit beliebtere Form auch Opiat, weil namentlich Opium in älterer Zeit vielfach in Latwergenform verabreicht wurde. Auch unterschied man ehedem dünne und dicke Latwergen, Electuaria tenuia und spissa. Sehr süsse Latwergen (in England Latwergen überhaupt) sind auch als Confectio und bei etwas flüssigerer Consistenz als Looch bezeichnet.

Als Vehikel dienen vorzugsweise Mel depuratum, Conserven und Syrupe, ferner Fruchtmus (Pulpa prunorum, Pulpa Tamarindorum) oder flüssige Extracte, mitunter auch das officinelle Electuarium lenitivum, in seltenen Fällen auch Balsame und fette Oele. Pflanzenpulver geben mit 3—5 Th. Syrup, Honig oder Mellago, mit 4—6 Th. Pulpa und gleichen Theilen von Balsamen oder fetten Oelen Latwergenconsistenz, schwer lösliche Salze mit gleichen Theilen Syrup oder 2 Th. Pulpa.

In sehr geringer Dosis wirkende Substanzen, schwere metallische Pulver und leicht decomponirbare Stoffe sind aus unschwer begreiflichen Gründen von der Verordnung in Latwergenform ausgeschlossen. Flüssige Arzneistoffe können nur unter gleichzeitiger Beifügung angemessener Mengen Pflanzenzucker, ölige und harzige nach vorherigem Subigiren mit Gummischleim Latwergen einverleibt werden. Spirituöse Zusätze sind höchstens im Verhältniss von 1 : 10 gestattet.

Bei der Verordnung wird nicht selten die Menge des Constituens dem Apotheker überlassen, um eine gute Latwergenconsistenz herzustellen. Man verordnet nicht über 50,0 und lässt davon in der Regel theelöffelweise (6,0—12,0) nehmen. Als Corrigentien können aromatische Pulver und ätherische Oele zugesetzt werden. Die Verabreichung geschieht in irdenen oder porcellanenen Kruken und wird die Einzeldosis ohne Weiteres oder in feuchte Oblate eingehüllt verschluckt.

Die einzige noch officinelle Latwerge ist das Electuarium e Senna.

Zum äusseren Gebrauche dienen die als Zahnreinigungsmittel verwertheten **Zahnlatwergen, Electuaria dentifricia**, und die bei krankhaften Zuständen des Zahnfleisches in Anwendung gebrachten **Electuaria gingivalia, Zahnfleischlatwergen**. Erstere werden zweckmässig durch Zahnpulver, letztere durch Zahntincturen ersetzt. Für Zahnlatwergen werden die zu Zahnpulvern dienenden Substanzen mit Honig, Syrup oder Sauerhonig gemischt, zu Zahnfleischlatwergen verwendet man besonders Adstringentien.

Beispiele:

1) ℞
Sulfuris depurati
Tartari depurati āā 10,0
Fructuum Foeniculi 5,0
Mellis depurati 50,0
M. f. electuarium. D. S. Morgens und Abends 1 Theelöffel. (Leichtes Abführmittel bei Hämorrhoidariern.)

2) ℞
Pulveris Cubebarum
Bismuti nitrici
Balsami Copaivae āā 50,0
M. f. electuarium. D. S. Täglich den dritten Theil in Oblate zu nehmen.

3) ℞
Pulveris radicis Jalapae 5,0
Electuarii e Senna 45,0
M. D. in olla alba. S. Morgens und Abends 1 Theelöffel.

4) ℞
Corticis Chinae 10,0
Myrrhae pulveratae
Catechu pulverati āā 2,0
Olei Caryophyllorum gtt. 10
Mellis rosati q. s.
ut f. electuarium. D. in olla. S. Zahnlatwerge.

2. Conservae, Conserven. Diese bei uns wenig gebräuchliche Form, hauptsächlich durch Zerstampfen frischer Pflanzentheile (Conserva Nasturtii, Cochleariae, Rosarum) und Mischen mit Zuckerpulver oder durch Mischen von Pulpen (Conserva Tamarindorum) mit Zucker dargestellt, wurde bereits S. 14 erwähnt.

3. Gelatina, Gallerte. Man versteht unter Gelatina — im Gegensatze zu den trockenen Gelatinen — eine zähe, zitternd elastische, mehr oder weniger durchscheinende Masse, welche nicht beim Umkehren des Gefässes ausfliesst, mit den Fingern nicht formbar ist und in der Wärme flüssig wird, um bei Abkühlung wieder in die frühere Consistenz zurückzukehren. Solche Gallerten gewinnt man entweder aus thierischem Leim (Gelatina animalis) oder aus leimgebendem Gewebe (Kalbsfüsse, Hausenblase, Cornu cervi raspatum) oder aus Früchten, welche vermöge ihres Gehaltes an Pektinstoffen zur Darstellung von Gallerten (Fruchtgelées) sich qualificiren. Auch aus Amylum und solchen Substanzen, welche an Stärkemehl oder einer dem Stärkemehl ähnlichen Substanz reich sind, wie Lichen Islandicus, Carrageen, Traganth, Salep, lassen sich ähnliche steife Formen darstellen, welche man zu den Gallerten rechnet oder auch als falsche Gallerten, Pseudogelatinae, ihnen gegenüber stellt. In den meisten Fällen werden die Gallerten durch Kochen mit Wasser und Abkochen nach vorgängigem Coliren bereitet; zur Bereitung der Pseudogallerten aus Traganth dient einfaches Lösen in kaltem Wasser, zu solchen aus Amylum, Amylum Marantae und Salep Anrühren mit kaltem Wasser und darauf folgendes Uebergiessen mit heissem Wasser.

Bei einem Pfunde Wasser gebraucht man zur Gallerte **mindestens** 15,0 Hausenblase, Gelatine oder Carrageen, von Hirschhorn, Isländischem Moos, Stärkemehl und Arrow Root 50,0—60,0 und von Salep und Traganth etwa 8,0. Grössere Mengen machen die Gallerten steifer und sind bei hoher Lufttemperatur geradezu erforderlich, um eine nicht zerfliessende Gelatine zu erhalten. Fruchtsäfte (Himbeersaft, Johannistrauben) werden mit gleichen Gewichtsmengen Zucker oder weniger ($2/3$—$1/2$) zur Gallerte eingekocht. Die durch Kochen erhaltenen Gelatinae nehmen ihre charakteristische Form erst durch Hinstellen an einem kühlen Orte an.

Die Gallerten erhalten theils Zusätze zur Verbesserung des Geschmacks, wie Zucker, Oelzucker, Syrupe, ätherische Oele, Gewürze, Tincturen, theils solche, welche eine arzneiliche Wirkung besitzen, z. B. Wein. Die Hinzufügung geschieht unmittelbar vor dem Erkalten.

Sollen Flüssigkeiten zugesetzt werden, so muss die Quantität derselben in der Colaturmenge mit in Anschlag gebracht werden. Tincturen dürfen höchstens im Verhältnisse von 1:15—20, ätherische Oele nur zu wenigen Tropfen, Wein und Syrupe zu $1/6$ und selbst mehr hinzugefügt werden.

Nicht in Wasser lösliche Pulver sind als Zusatz zu meiden, weil sie der Gallerte ein unangenehmes Aussehen geben; selbstverständlich dürfen bei Gallerten aus Leim oder leimgebender Substanz keine gerbstoffhaltigen Substanzen verordnet werden. Säuren, besonders mineralische, stören in etwas grösserer Menge das Gelatinisiren; stark wirkende Stoffe sind wegen Ungenauigkeit der Dosirung unzulässig.

Officinelle Gelatinen sind Gelatina Carrageen und Lichenis Islandici.

Da Gelatinen sich nicht gut halten, ist höchstens auf 2—3 Tage, im heissen Sommer nur auf 1 Tag zu verordnen. Man lässt sie meist theelöffelweise (etwa 8,0) nehmen. Die Verabreichung geschieht in Kruken oder weithalsigen Gläsern.

℞
Collae piscium 5,0
Coque cum
Aq. fontanae q. s.
  ad colaturam 125,0
    cui adhuc calidae adde
Vini Rhenani 25,0
Olei Citri gtt. 1
  Syrupi corticis Aurantii 15,0
D. *in olla. Sepone in loco frigido ut in gelatinam abeat.* S. Stündlich 1 Kinderlöffel. (In der Reconvalescenz.)

4. Pinguedines solidificatae et Balsama solidificata, Oelgallerten, solidificirte Fette und Balsame. Durch Zusammenschmelzen von fetten Oelen (Oleum jecoris aselli, Oleum Ricini) oder Balsamen (Balsamum Copaivae) mit $1/6$—$1/4$ Cetaceum lassen sich geleeartige Massen herstellen, die man theelöffelweise oder messerspitzenweise in Oblate nehmen kann.

5. Cataplasma, Breiumschlag. Diese Arzneiform hat bereits bei den Species ihre Erledigung gefunden.

6. Unguentum, Salbe. Hierunter versteht man eine zum äusseren Gebrauche und besonders zum Einreiben, bisweilen auch Bedecken kranker Haut- und Schleimhautpartien bestimmte festweiche Arzneiform, welche die Consistenz des Schweineschmalzes besitzt und mit Leichtigkeit und ohne Anwendung erhöheter Temperatur auf der Haut eingerieben werden kann. Als Grundlage dieser Form dienen meistens Fette und zwar hauptsächlich solche, welche diesem an Consistenz nahe stehen, wie Schweineschmalz und Ochsenmark, Butter, Cocos- und Muscatbutter oder die Kaliseife. Statt dieser natürlichen Salbengrundlagen können auch solche durch Zusammenschmelzen fester Fette (Sebum, Butyrum Cacao) oder den festen Fetten nahestehender Substanzen (Cera, Cetaceum) oder von Stearin mit Fetten von weicher Consistenz oder flüssigen Fetten erhalten werden. Es sind dabei von Schweineschmalz und analogen Fetten 2 Th., von fetten Oelen 1 Th. oder mindestens ½ Th. erforderlich. Auch durch Zusatz von ⅛ ätherischem Oele lässt sich aus den genannten festen Fetten und verwandten Stoffen eine Salbengrundlage herstellen. Da die Fette dem Ranzigwerden ausgesetzt sind, bedient man sich besonders bei Application auf empfindlichere Partien zweckmässig nicht ranzig werdender officineller Gemische von Salbenconsistenz, nämlich des unter dem Namen Unguentum Glycerini officinellen Gemenges von Glycerin und Amylum oder des neuerdings viel gebrauchten Gemenges fossiler Kohlenwasserstoffe, welches in der Pharmakopoe als Unguentum Paraffini, im Handel meist als Vaselin bezeichnet wird.

Um das Ranzigwerden des Schweineschmalzes zu verhüten, kann man dasselbe noch mit Benzoë, als sog. Adeps benzoatus, benutzen. Im Sommer setzt man dem Schweineschmalz, da seine Consistenz durch die Wärme leidet, $1/6-1/4$ gelbes Wachs hinzu. Nicht selten wendet man auch als Salbenconstituentien officinelle Salben, besonders Unguentum cereum, das wegen seiner Haltbarkeit empfehlenswerth ist, an. Weniger oft bedient man sich der Balsame als Salbengrundlage, wie im Unguentum Terebinthinae der Pharmakopoe, oder lässt eine Bleiseife mit Leinöl in eine zum Aufstreichen geeignete Consistenz bringen, wie im Unguentum diachylon. Glycerinsalbe ist contraindicirt, wenn Stoffe, welche sich mit dem Amylum desselben verbinden, in Salbenform gebracht werden sollen; bei Salben, deren Rancidität in der Absicht des Arztes liegt, wie beim Unguentum mercuriale, sind weder diese noch die Paraffinsalbe angezeigt.

Zur Application auf das Auge oder das Augenlid bestimmte Salben nennt man Unguenta ophthalmica, Augensalben, welche Bezeichnung auch hin und wieder auf die in Stirn und Schläfen zu applicirenden Salben, welche auf das Auge wirken sollen, übertragen wird. Sie werden am zweckmässigsten mit Paraffinsalbe bereitet. Die Pomade ist eine hauptsächlich zum Einfetten der Haare bestimmte, durch Zusatz ätherischer Oele oder analoger Substanzen wohlriechend gemachte Salbe, meistens mit Medulla ossium bovis als Grundlage und häufig mit Zusatz von Extracten, Tincturen und anderen Stoffen, denen man einen Einfluss auf den Haarwuchs zutraut.

Zu den Salben gehören auch der Consistenz nach die früher bei Furunkeln und anderen Hautleiden angewendeten Honigsalben, Unguenta mellita, die sich auch an die Latwergen anreihen, und die den Uebergang machen zu den Pasten bildenden Gemengen von pulverförmigen Substanzen, wie Opium und Calomel, mit Speichel zur Einreibung in Stirn und Schläfen, die ebenfalls antiquirt sind.

Das Verhältniss der in die Salbengrundlage aufzunehmenden flüssigen Stoffe stellt sich für Tincturen und Chloroform auf 1 zu 6, für ätherische Oele auf 1:12, für mineralische Säuren auf 1:8, für Kali, Natron und Ammoniak auf 1:2, für Glycerin, Balsame und flüssige Extracte 1:4. Von festen Substanzen beträgt dasselbe für Campher 1:12, für Harze, Seifen, trockene Extracte und denselben analoge Substanzen, sowie für vegetabilische Pulver 1:3, für Extracte des zweiten Consistenz-Grades und lösliche Salze 1:4, mineralische Pulver 1:2. Eine Ueberschreitung dieser Verhältnisse beeinträchtigt die Salbenconsistenz. Balsame lassen sich unter Zusatz von etwas Borax auch noch in grösserer Menge unterbringen. Die Mischung der genannten Substanzen geschieht nach den Regeln, welche die Natur derselben vorschreibt, entweder durch inniges Verreiben oder durch Zusammenschmelzen. Flüchtige Stoffe sind, wenn dieselben einer durch gelindes Erwärmen zusammengeschmolzenen Salbengrundlage beigefügt werden sollen, erst nach dem Erkalten zuzusetzen. Feste Stoffe fügt man nach zuvoriger Verreibung mit einigen Tropfen Oel, Wasser oder Spiritus, je nach ihrer Natur, oder bei Unguentum Glycerini von Glycerin bei.

Eine Correction des Geruches und der Farbe ist in der Regel überflüssig.

Die erstere kann am besten durch ätherische Oele (1 Tropfen auf 2—3 Gramm) bewerkstelligt werden, auch lassen sich Balsamum Peruvianum und wohlriechende Tincturen dazu verwerthen. Zusatz wohlriechender Wässer, die selbstverständlich in grösserer Menge hinzugefügt werden müssten, gefährdet die Haltbarkeit. Zum Färben lässt sich Alcanna, Karmin und Curcuma verwerthen.

Man pflegt Fettsalben höchstens auf 2—3 Tage zu verordnen. Die Abtheilung der einzelnen Dosen geschieht in der Regel im Hause des Kranken, nur selten, z. B. bei Schmierkuren, zweckmässiger durch den Apotheker. Die zur einmaligen Einreibung bestimmten Mengen werden auf der Signatur in der Regel nach dem Umfange bekannter Gegenstände angegeben. So lässt man stecknadelkopfgross (etwa 0,06), linsengross (etwa 0,12), erbsengross (0,25), bohnengross (0,8—1,0), haselnussgross (1,5—2,0) einreiben und berechnet aus der Zahl der Einreibungen die zu verordnende Totalquantität. Bei Verordnung von Fettsalben zum Verbande sind niemals solche Mengen zu verordnen, welche vor vollständigem Verbrauche ranzig werden.

Die Augensalben, welche man entweder mit einem Pinsel auf das untere Augenlid bringt oder mit dem Finger auf die Augenlidränder aufträgt, erfordern höchst genaue Vertheilung der wirksamen Substanz, welche in der Regel zu der Classe der Caustica, Adstringentia, Mydriatica und Myotica gehört, und eine der Zersetzung nicht leicht unterworfene Salbengrundlage, zu welcher sich am besten das Unguentum Paraffini eignet. Da die Menge der einzureibenden Salbe eine geringe ist, meistens von der Grösse eines Stecknadelkopfes, darf die verordnete Gesammtmenge nicht über 0,5—1,5 betragen.

Ohrensalben, worunter man nicht nur die in den äusseren Gehörgang einzubringenden, sondern auch die in der Nähe des Ohres am Processus mastoideus einzureibenden versteht, sind nur in kleinen Mengen zu verordnen. Die für den äusseren Gehörgang bestimmten müssen eine sehr weiche Consistenz haben und erhalten zweckmässig Schweineschmalz als Grundlage. Man reibt dieselben mittelst des kleinen Fingers ein.

Der Schluss der Praescription lautet in der Regel: M. f. ungt. D. S. oder auch wohl: M. exactissime f. ungt. D. S. Ueber die Verabreichungsform können, wenn man nicht wie gewöhnlich in Steinkruken, welche mit einem hölzernen Pfropfen oder Wachspapier geschlossen werden, die Salbe verordnen will, Bemerkungen hinzugefügt werden.

Die von Simon befürwortete Verabreichung in Porcellangefässen, welche mit einem versilberten Blechdeckel verschlossen werden, scheint besonders da zweckmässig, wo in diesem Gefässe eine Fettsalbe längere Zeit aufbewahrt oder wiederholt abgegeben werden soll, weil die Rancidität durch die in die Wandungen der Steinkruke und in das gewöhnliche Verschlussmaterial imbibirten Fette offenbar befördert wird.

Von den 40 in der ersten Auflage der Deutschen Pharmakopoe officinellen Salben ist mehr als die Hälfte fortgeblieben. Von den jetzt officinellen 20 sondern sich Unguentum Glycerini und U. Paraffini, sowie U. cereum als Salbenconstituentien, U. diachylon als Lösung von Bleipflaster in Olivenöl und U. Terebinthinae als Salbe mit Terpenthin als Grundlage ab. Paraffinsalbe ist die Grundlage von U. Cerussae, Cerussae camphoratum,

Hydrargyri album, Hydrargyri rubrum, Kalii jodati und U. Tartari stibiati, Schmalz das Constituens für U. Plumbi, U. Plumbi tannici und U. Zinci, Wachssalbe die Grundlage für U. Sabinae. Durch Zusammenschmelzen von festen und flüssigen Fetten wird das U. leniens erhalten. Mischungen von Schmalz mit Talg oder Wachs liegen U. basilicum, U. Cantharidum, U. Hydrargyri cinereum und U. Rosmarini compositum zu Grunde.

Beispiele zur Verordnungsweise:

1) ℞
Hydrargyri praecipitati albi 0,5 (dgm. 5)
Extracti Belladonnae 1,0 (gm. 1)
Unguenti rosati 10,0
Cerae flavae 1,2
M. f. ungt. D. S. 2 mal täglich eine kleine Bohne gross in die Stirn einzureiben. (A. v. Graefe's vielbenutzte Stirnsalbe bei Iritis, Photophobie u. s. w.)

2) ℞
Argenti nitrici fusi subtilissime pulverati 0,5
Balsami Peruviani 1,0
Axungiae porci 15,0
M. f. ungt. D. S. Zum Verbande. (Sog. Unguentum nigrum zum Verbande von Geschwüren.)

3) ℞
Zinci oxydati 1,0
Opii puri 0,1
Unguenti Paraffini 10,0
M. f. ungt. D. S. 3—4mal täglich eine Erbse gross in das Augenlid einzureiben. (Bei Ophthalmia scrophulosa.)

4) ℞
Opii puri 0,5
Extracti Hyoscyami 1,0
Redige c. Aq. pauxillo
in pultem et admisce
Unguenti Hydrargyri rubri 10,0
D. S. Augensalbe.

5) ℞
Acidi tannici 0,5
Ungt. Glycerini 25,0
M. f. ungt. D. S. Zur Einreibung. (Bei Frostbeulen.)

6) ℞
Styracis
Unguenti Terebinthinae āā 25,0
M. f. ungt. D. S. Zum Verbande. (Bei schlaffen Geschwüren. Sogenanntes Digestif animé oder Unguentum digestivum fortius.)

III. Flüssige Formen.

Die flüssigen Arzneiformen werden durch einfaches Mischen verschiedener Flüssigkeiten, durch Suspension von Pulvern oder nicht mischbaren Flüssigkeiten in einem Liquidum, durch Auflösen fester Stoffe in Flüssigkeiten, durch Ausziehen wirksamer Drogen mit einer zur Lösung der activen Principien geeigneten Flüssigkeit oder endlich durch Combination der Auszugsformen mit in denselben löslichen festen Substanzen oder mischbaren Flüssigkeiten dargestellt. Ein wesentliches Erforderniss, das zwar für die Arzneiverordnung im Allgemeinen gilt, aber bei diesen Formen ganz besonders hervortritt, ist das Vermeiden von Vermischung solcher Stoffe, welche sich chemisch zersetzen, doch wird davon in einzelnen Formen, z. B. der Saturation, abgewichen.

I. Mixturae ordinariae, Gewöhnliche Mixturen. (Mixturae fluidae, Flüssige Mixturen, und **Solutiones, Lösungen.)** Mischungen von Flüssigkeiten mit einander sind ihrem Wesen nach von den Lösungen nicht verschieden, da es sich bei beiden um innige gegenseitige Durchdringung handelt. Sie werden auch im gewöhnlichen Leben von einander so wenig differenzirt, dass man alle zum inneren Gebrauche dienenden Flüssigkeiten, welche in der Menge von 60,0—250,0 in Gläsern verordnet werden, schlechthin als **Mixturen** bezeichnet.

Zur Herstellung von Lösungen benutzt man insgemein destillirtes Wasser, welches bei der Schwierigkeit, vollkommen von organischen Stoffen und Zersetzungsmaterien freies Brunnenwasser zu erhalten, selbst in Fällen, wo an sich Zersetzung der zu lösenden Substanz durch die Salze des letzteren nicht zu befürchten ist, an Stelle der früher häufig am unrechten Orte benutzten Aqua communis zu verordnen ist, auch aromatische Wässer, seltener Wein, verdünnten Weingeist, Essig, Bier, flüssige Fette u. a. Flüssigkeiten. Auch in den weiter unten genauer zu schildernden flüssigen Auszugsformen (Infusen, Decocten) kann die Lösung fester Stoffe bewerkstelligt werden. Für scharfe Stoffe, die in dieser Form verordnet werden, ist die Wahl eines schleimigen Vehikels angezeigt, um die irritirende Wirkung ersterer auf Mund-, Magen- und Darmschleimhaut zu mildern. Die aufzulösenden Substanzen sind vorzugsweise Salze und Extracte, welche letztere, in grösseren Mengen beigefügt, eine trübe und dickliche Beschaffenheit der Arzneiflüssigkeit bedingen. Man nennt eine solche Mixtur wohl Elixir s. Elixirium, und stellt im Gegensatz dazu den Julep, Julapium, worunter man eine dem Auge und den Geschmacksnerven sehr zusagende Mixtura fluida oder Solution versteht.

Nicht nur bei dem Julep, sondern überhaupt bei den Mixturae ordinariae ist der Correction des Geschmackes eine besondere Bedeutung beizulegen. Man kann eine solche durch die Wahl des Menstruums (statt destillirten Wassers Aqua Foeniculi, Aqua Menthae piperitae und crispae, Aqua florum Aurantii u. a. m.) oder durch Zusätze bewirken, von denen die Syrupe die gebräuchlichsten sind, ausser welchen noch ätherische Flüssigkeiten oder aromatische Tincturen in Betracht kommen. Die Auswahl der Syrupe richtet sich theils nach dem Geschmacke des Patienten, theils nach der als Medicament verordneten Substanz, indem man gern einen solchen Syrup benutzt, der auch in seiner Wirkung derselben entspricht, theils auch nach der Färbung, welche man der Mixtur zu geben beabsichtigt. Statt der Syrupe bedient man sich aus Regeln der Oekonomie auch des Honigs oder Sauerhonigs als Zusatz, in einzelnen Fällen auch des Glycerins. Für manche Stoffe sind besondere Corrigentia erforderlich, z. B. für Ammonium chloratum der Succus Liquiritiae depuratus.

<small>Rothe Färbung der Mixturen erreicht man durch Syrupus Rubi Idaei und Cerasorum, (auch durch die nicht officinellen Syr. Ribium, Mororum und Rhoeados), milchweisse durch Syr. Amygdalarum und bläuliche bei neutralen Mixturen durch Syr. Violae, gelbe durch Syr. Croci. Von den rothfärbenden Syrupen wird nur Syr. Rhoeados nicht durch Säuren und Alkalien verändert; der Veilchensyrup wird durch Säuren roth, durch Alkalien grün, durch Tartarus stibiatus violett. Der Wirkung nach kommen von den officinellen Syrupen in Anwendung: bei einhüllenden Mixturen Syrupus Althaeae,</small>

Amygdalarum, Liquiritiae, simplex; — bei bitteren und erregenden Mixturen Syr. Aurantii corticis, Aurantii florum, Cinnamomi und Menthae; — bei kühlenden Mixturen Syr. Cerasorum und Rubi Idaei; — bei expectorirenden Mixturen Syr. Althaeae, Ipecacuanhae, Liquiritiae, Senegae; — bei beruhigenden Mixturen Syr. Papaveris; — bei emetischen Mixturen Syr. Ipecacuanhae, Oxymel Scillae; — bei purgirenden Mixturen Syr. Mannae, Rhamni catharticae, Rhei und Sennae.

Für viele Fälle genügt der weisse oder einfache Zuckersyrup, Syrupus simplex, statt dessen auch eine aequivalente Menge Saccharum album in der Mixtur aufgelöst werden kann. Die Hinzufügung von Oelzuckern zu Mixturen ist unzweckmässig, weil sich dabei das ätherische Oel auf der Oberfläche ausscheidet und das Aroma oft mit dem ersten Löffel der Medicin verschwindet.

Alle Mixturen werden in Gläsern verabreicht, über deren Farbe und sonstige Beschaffenheit in einzelnen Fällen bereits früher die Rede war. Die Verordnung geschieht meist auf 1—2 Tage, bei gährungsfähigen Mixturen — welche kühl gehalten werden müssen, am besten durch Einstellen in häufig zu erneuerndes kaltes Wasser — namentlich im heissen Sommer höchstens auf 24 Stunden.

Die Mixturen werden löffelweise oder gläser- oder tassenweise genommen. Saure Mixturen sind aus einem Porcellanlöffel zu nehmen. In England geschieht die Abtheilung der Dosen bisweilen durch den Apotheker in besonderen Gläsern, deren Inhalt auf einmal verschluckt wird. Man hat eine solche von Patienten nicht selbst abzutheilende Mixtur wohl als **Schluckmixtur, Haustus**, von der gewöhnlichen Mixtur unterschieden. Auch gebraucht man dafür den Namen **Potio, Tränkchen**, welcher indess von Anderen mit der Mixtura ordinaria identificirt wird.

Lösungen kräftiger wirkender Stoffe, z. B. Chloralhydrat und Salicylsäure, kann man nach dem Vorgange von Quincke auch volumetrisch bereiten lassen, so dass die Solution eine bestimmte Gewichtseinheit in je 5 oder 10 Ccm. enthält, und in geeigneten Gläsern verordnen, aus denen eine bestimmte Anzahl Ccm. als Einzeldose genommen werden kann.

In der Pharmakopoe wird der Name Mixtur nur auf Mixtura sulfurica acida und M. oleosa balsamica erstreckt; die letztgenannte dient zu äusserlichen Zwecken. Es gehören indessen zur der fraglichen Kategorie noch manche Formen, wie die Elixire (Elixir amarum. E. Aurantii compositum, E. e succo Liquiritiae), ferner das vielgebrauchte Infusum Sennae compositum, strenggenommen auch Oxymel Scillae und alle Syrupe u. a. m.

Beispiele:

[Mischung im strengen Sinne.]

1) ℞
Liquoris Kalii acetici 75,0
Aquae Menthae pip. 125,0
Oxymellis Scillae 25,0
M. D. S. Alle 2 Stunden 1 Esslöffel voll. (Bei Hydrops).

2) ℞
Aquae Chlori 25,0
Aquae destillatae 175,0

M. D. in vitro nigro. S. 2 stündlich 1 Esslöffel voll. (Bei Typhus und anderen zymotischen Krankheiten.)

[Solution.]

3) ℞
Argenti nitrici 0.1 (dgm. 1)
[Solve in]
Aquae destillatae 50,0
Glycerini 10,0

M. D. in vitro nigro. S. Stündlich einen Kinderlöffel voll. (Bei Diarrhoe kleiner Kinder.)

[Combination von Lösung und Extractionsform.]
4) ℞
   Kalii nitrici 5,0
   [solve in]
   Infusi foliorum Digitalis
    (e 1,0) 175,0
   Syrupi Rubi Idaei 25,0
M. D. S. Zweistündlich 1 Esslöffel voll. (Bei febrilen Affectionen.)

[Trübe Lösung.]
5) ℞
   Ammonii chlorati 5,0
   Extracti Hyoscyami 0,2 (dgm. 2)
   Macerationis radicis Althaeae 175,0
   Succi Liquiritiae depurati 10,0
M. D. S. Zweistündlich 1 Esslöffel voll. (Bei Husten gebräuchlich.)

[Julep.]
6) ℞
   Acidi citrici 5,0
   Aquae destillatae 125,0
   Syrupi Rubi Idaei 25,0
M. D. in vitro albo S. Stündlich einen Esslöffel voll.

[Haustus.]
7) ℞
   Infusi Sennae compositi 75,0
D. S. Auf einmal zu nehmen.

[Volumetrische Verordnung.]
8) ℞
   Chlorali hydrati 10,0
   solve in
   Aq. dest. q. s. ut. f. 100 cent. cub.
D. S. 10 Cubikcentimeter zu nehmen.

2. Mixturae et Solutiones ordinariae ad usum externum. Es giebt eine nicht unbeträchtliche Anzahl von flüssigen Mischungen und Lösungen zum äusseren Gebrauche, welche in ihrem Grundwesen und in dem zu verabreichenden Volumen von der inneren Mixtur nicht verschieden sind und sowohl von dieser als auch unter einander nur insoweit differiren, als die Verschiedenheit derjenigen Stellen, wo sie applicirt werden, gewisse Veränderungen in der Verordnungsweise erheischt. Bei den meisten fallen die Corrigentien hinweg.

a. Collutorium, Mundwasser, und Gargarisma, Gurgelwasser. Am nächsten verwandt den inneren Mixturen sind diese beiden Formen, von denen die erstgenannte zur Erzielung örtlicher Wirkung in den vorderen Partien des Mundes, zum Ausspülen desselben dient. Es kommen in dieser Form adstringirende, erweichende und antiseptische Stoffe zur Anwendung. Wenn man im Allgemeinen die Dosis der verwendeten Medicamente doppelt so hoch nimmt wie bei interner Application, so findet dies seine Rechtfertigung darin, dass der grösste Theil aus dem Munde wieder entfernt wird, ehe er zur Resorption gelangen kann; indessen ist bei Anwendung toxischer Substanzen der Patient wohl zu instruiren, dass er Nichts von der betreffenden Mixtur verschlucke. Bei Kindern abstrahirt man besser von der Anwendung derartiger Arzneimittel in Form von Collutorien überhaupt, da dieselben kleine Mengen trotz der genauesten Instruction constant hinunterschlucken. Ein Corrigens für Mundwässer ist zweckmässig und am besten durch Anwendung eines aromatischen Wassers oder einer aromatischen Tinctur oder des Rosenhonigs zu bewerkstelligen. Häufig werden Auszugsformen zu Collutorien verwendet, namentlich Aufgüsse und Abkochungen aromatischer, erweichender und adstringirender Pflanzentheile.

Die zu verordnende Gesammtmenge beträgt 120,0—180,0, die Einzeldosis 15,0—25,0.

Das von den Collutorien Gesagte gilt auch von dem zum Ausspülen der hinteren Mundpartien besonders bei Anginen dienenden Gurgelwasser, Gargarisma.

b. Epithema, Umschlag. Diese nicht selten der Bereitung im Hause des Kranken überlassene Form bezweckt die Application von Flüssigkeiten auf grössere oder kleinere Hautpartien für längere oder kürzere Zeit, in der Weise, dass damit getränkte und wieder ausgedrückte leinene oder wollene Tücher oder ähnliche Gewebe, welche Flüssigkeiten zurückhalten, wie Badeschwamm, Feuerschwamm und Spongiopiline, aufgelegt werden, bis ihre Feuchtigkeit verdunstet ist. Vorzugsweise für warm in dieser Weise angewendete Flüssigkeiten benutzt man die Bezeichnung Bähung, Fomentum, Fotus, doch wenden Einige dieselbe auch für die kalt aufgelegten kalten Umschläge, Epithemata frigida (Fomentationes frigidae), an.

Die zu Bähungen dienenden Flüssigkeiten können ausschliesslich einfache Liquida sein, z. B. Wasser, Essig, Wein oder Branntwein, stellen aber meist Lösungen oder Mischungen oder auch wässerige Auszüge von aromatischen, adstringirenden oder selbst narkotischen Pflanzentheilen dar.

Bei warmen Umschlägen muss zur längeren Erhaltung ihrer Wärme eine Bedeckung mit einem der Verdunstung hemmenden Stoffe stattfinden (trockne Tücher, Wachsleinwand, Gutta Percha).

Kalte Umschläge werden am einfachsten mit Brunnenwasser gemacht; soll niedrigere Temperatur erzielt werden, so lässt man darin Eis schmelzen oder bringt die befeuchtete Compresse längere Zeit mit Eis in Berührung oder applicirt das Eis zerkleinert in Schweinsblasen. In Ermangelung von Eis kann man auch Salze (Natrium sulfuricum, Ammonium nitricum, Kochsalz, Salpeter) in Wasser schmelzen lassen.

Zur Verordnung kommen meist nicht die Fomentationen selbst, sondern die zu ihrer Bereitung dienenden Materialien.

c. Lotio, Lavacrum, Waschung. — Lösungen und Mischungen, welche zu momentaner Berührung mit der Haut mittelst eines Schwammes dienen und darauf durch Abwischen mit einem weichen Leinentuch entfernt werden, heissen Waschungen oder Waschwasser. Meist dienen dieselben kosmetischen Zwecken, wo man bei Lösungen wohlriechende Wässer als Vehikel benutzt, wo es jedoch stets angemessener erscheint, die betreffende Flüssigkeit etwas länger auf der Haut verweilen und sogar eintrocknen zu lassen.

Bisweilen kommen Waschungen zur Herabsetzung der Temperatur des Körpers in Anwendung, wo ihnen indessen Bäder und Fomente vorzuziehen sind.

d. Collyrium, Augenwasser. — Lösungen und Mixturen, welche zur Application auf das Auge dienen, heissen **Augenwässer, Collyria**. Dieselben dienen theilweise zur Waschung, theilweise zu feuchten Ueberschlägen, indem man damit befeuchtete Compressen über das Auge applicirt. In vielen Fällen werden dieselben warm in Anwendung gezogen und entsprechen dann den Fomentationen. Meist handelt es sich bei dieser Arzneiform um Lösung von kaustischen oder adstringirenden Substanzen, wie Silbernitrat, Zinksulfat, Tannin u. a. m., in manchen Fällen auch um Auszugsformen, z. B. Kamillenaufguss, Belladonnaabkochung.

Falls Substanzen von intensiverer Wirkung, z. B. Atropin, administrirt werden sollen, benutzt man zweckmässiger die Form der Augentropfen oder Augensalben.

Die Verordnung der Collyrien hat keine Eigenthümlichkeiten aufzuweisen; selten verordnet man mehr als 100,0—125,0. Der früher übliche Zusatz schleimiger Substanzen, z. B. Mucilago Cydoniae, zu Collyrien erscheint völlig überflüssig und ist Dünnflüssigkeit geradezu ein Vorzug bei dieser Arzneiform.

e. Injectio, Einspritzung. Alle mittelst einer Spritze in natürliche oder künstliche Höhlen zu Heilzwecken eingebrachte Flüssigkeiten nennt man Einspritzung oder Injection. Von diesen nehmen nur die hypodermatische und parenchymatöse Injection eine Sonderstellung ein, indem sie sich mehr der Tropfenmixtur anschliessen, während die übrigen im Volumen sich den Mixturae ordinariae anreihen.

Von der Injection hat man die **Infusion** als eine Applicationsmethode unterschieden, bei welcher Flüssigkeiten unter keinem höheren Drucke als ihrem eigenen Gewichte in Cavitäten eingetrieben werden. Die Eintreibung geschieht vermittelst des sog. Hegar'schen Trichterapparats oder anderer analoger Apparate, z. B. des für die Einführung in das Unterhautbindegewebe dienenden Infusors von Hueter. Die für diese Methode bestimmten Flüssigkeiten verhalten sich im Wesentlichen wie die Injectionsflüssigkeiten, doch ist bei medicamentösen Liquida, wenn dieselben nur wie gewöhnlich zur Ausspülung von Höhlen dienen sollen, die Concentration minder stark zu nehmen.

Die Menge und Beschaffenheit der zu verordnenden Flüssigkeit variirt nach den einzelnen Applicationsstellen etwas. Bei den am häufigsten in Anwendung kommenden Injectionen in den Mastdarm, welche man von den übrigen Einspritzungen als **Klystier, Clysma, Clyster, Enema** abgetrennt hat, sind beide nach dem Heilzwecke völlig verschieden. Soll das Klystier einen Reiz auf den Mastdarm ausüben, so dass dadurch eine Anregung der Peristaltik und Eintritt von Stuhlentleerung resultirt, so muss man bei Erwachsenen 200,0—300,0 Flüssigkeit verwenden; für grössere Kinder 100,0—150,0, für kleinere noch weniger. Klystiere dieser Art nennt man **ausleerende Klystiere, Clysmata evacuantia s. eccoprotica**. Will man dagegen Flüssigkeiten in den Mastdarm einführen, um eine durch ihre Resorption bedingte örtliche oder entfernte Wirkung zu erzielen, so muss die Menge der zu injicirenden Flüssigkeit, um im Darme verweilen zu können und um nicht sofort wieder ausgetrieben zu werden, erheblich verringert werden. Man wendet zweckmässig nur die Hälfte (daher der Name Halbklystier) der entleerenden Klystiere oder noch weniger (60,0—90,0) an. Die Klystiere dieser zweiten Art nennt man Clysmata medicata oder Arzneiklystiere. Um letztere längere Zeit im Darme zu halten, setzt man den Klystieren schleimige Stoffe hinzu, besonders Amylum, zu dünnem Kleister gekocht, dem man bisweilen Abkochung von Hafergrütze, Reisschleim, Gummischleim oder andere ähnliche Flüssigkeiten substituirt. Zweckmässiger erscheint es noch, bei den Clysmata medicata die wirksame Substanz in die später zu beschreibende Form der Emulsion zu bringen.

Bei medicinischen Klystieren ist die Menge etwa anzuwendender Narkotica mit der bei innerer Darreichung üblichen gleich. Auch für purgirende Salze ist Steigerung der Gabe nicht nothwendig.

Von Einzelheiten über besondere Arten Klystiere mag hier Folgendes bemerkt werden:

Für ausleerende Klystiere kann gewöhnliches Wasser, und zwar recht zweckmässig durch die sog. Clysopompes, während sonst die Klystierspritzen zu benutzen sind, in Anwendung gebracht werden. Es kommt bei deren Gebrauche wesentlich auf die Temperatur an, da, je niedriger dieselbe ist, um so grösser der Reiz ausfällt. Klystiere von + 15° bedingen meist keine unmittelbaren Entleerungen, welche solche von 8—10° C. recht bald zur Folge haben. Aber auch sehr heisse Klystiere führen rasch Entleerung herbei. Gewöhnlich bedient man sich, um einmalige Defaecation hervorzurufen, eines aromatischen Aufgusses (Infusum Chamomillae oder Infusum Valerianae) mit Zusatz von Oel (Leinöl, Mohnöl, Rüböl, Baumöl), um die Passage der Fäces schlüpfriger und leichter zu machen, und von Kochsalz, wenn nicht etwa Empfindlichkeit der Mastdarmschleimhaut in Folge vorhandener Erosionen oder entzündeter Haemorrhoidalknoten dies verbieten. Von Oel und Kochsalz setzt man 1 Esslöffel zu; Gleichmässigkeit der Mischung ist dabei nicht erforderlich. Man sucht die Wirkung der Clysmata eccoprotica dadurch zu verstärken, dass man statt der genannten Oele das an sich purgirende Ricinusöl zu 1—2 Esslöffel zusetzt; auch Zusatz von Honig in gleichen Mengen, von Sennesblätterthee oder in Wasser aufgelöster Seife (zu 15,0—50,0) benutzt man in gleicher Richtung. Beliebt sind Essigklystiere (2—4 Esslöffel Acetum auf 180,0 Wasser oder Kamillenthee), besonders wenn man ableitende Wirkung auf die Centraltheile des Nervensystems zu erzielen beabsichtigt. — An die kothentleerenden Klystiere schliessen sich an die medicinischen zunächst die anthelminthischen an, die man entweder durch Zusatz anthelminthischer Stoffe zu gewöhnlichen Klystieren oder direct aus ersteren bereitet. So ist z. B. eine Abkochung von Knoblauch in Milch gegen Madenwürmer Volksmittel. Man hat unter den Clysmata medicata die ernährenden Klystiere, Clysmata nutrientia, als besondere Abtheilung hingestellt. Zu dieser Art von Klystieren, welche man bei Unmöglichkeit einer Ernährung durch den Magen anwendet, wenn die Zubringung der Speisen durch mechanische Hindernisse, z. B. durch Verengungen der Speiseröhre, Trismus, oder durch hartnäckige Weigerung (Sitophobie Gemüthskranker) Schwierigkeiten bereitet, nimmt man gewöhnlich 1—1½ Tassen Bouillon aus ¼—½ Pfund Rind- oder Kalbfleisch mit Eigelb und Pankreas. Gerade hier ist der Zusatz von 1 Theelöffel voll Amylum oder Salep zur Zurückhaltung des Klystiers sehr gebräuchlich. Nothwendig muss der Anwendung Entleerung des Mastdarms durch ein entleerendes Klystier aus reinem lauwarmem Wasser vorangehen, was übrigens auch bei anderen medicamentösen Injectionen in den Mastdarm räthlich ist. Belebende Klystiere, Clysmata analeptica, lassen sich aus französischem Rothwein, rein oder mit gleicher Menge Wasser verdünnt, herstellen. Stopfende Klystiere, Clysmata styptica, erhalten zur Grundlage stets eine schleimige Abkochung; am besten werden sie aus Stärkemehl bereitet, von dem man 1 Esslöffel mit kaltem Wasser anrührt und dann mit 50,0—75,0 kochendem Wasser vermischt.

Medicamentöse Klystiere werden immer lauwarm verabreicht. Um sie nicht zu warm einzubringen, ist die Spitze der Spritze vor der Application an eine empfindliche Hautstelle, wie die Wange zu halten, deren Gefühl ziemlich sicheren Massstab abgiebt.

Vor häufiger Anwendung der Klystiere, wie sie namentlich im vorigen Jahrhunderte durch die Visceralklystiere von Kaempf missbräuchlich wurde, ist wegen der zu befürchtenden Erschlaffung des Sphincter ani zu warnen.

Die Verordnung der Klystiere geschieht manchmal mündlich und aus ökonomischen Rücksichten selbst bei medicamentösen Klystieren oft in der Weise, dass man das Vehikel im Hause des Patienten anfertigen lässt und nur die beizufügende wirkame Substanz von der Apotheke verschreibt. Bei wohlhabenden Patienten lässt man die Mischung zweckmässiger, in der Apotheke anfertigen.

Nächst dem Mastdarm werden am meisten die Harnwege, insbesondere die **Harnröhre** zu Injectionen (bei Tripper) benutzt. Man gebraucht hier vorzüglich wässerige Lösungen kaustischer oder adstringirender Substanzen (Metallsalze, Tannin, denen man hie und da narkotische Zusätze in Form von Flüssigkeiten (Opiumtinctur, Aqua Amygdalarum amararum) macht. Auch Rothwein dient für sich als Injection oder bildet deren Vehikel. Auszugsformen (schleimige Decocte) sind nicht gebräuchlich; dagegen werden einige Harze und Balsame wohl in der Form der Emulsion injicirt. Man rechnet auf jede Injection 5,0—15,0 und verordnet in der Regel 150,0—200,0 als Totalquantität.

Injectionen in die **Blase**, welche, wenn sie längere Zeit mit der Schleimhaut in Berührung bleiben sollen, mit dem einfachen Katheter, dagegen, wenn nur eine momentane Einwirkung stattfinden soll, mit der Sonde à double courant eingeführt werden, werden weit seltener ausgeführt. Sie dienen als Vorbereitungsmittel für chirurgische Operationen oder zu besonderen localen Heilzwecken. Die Menge jeder Injection beträgt 60,0—120,0.

Zur Reinigung der Blase benutzt man lauwarmes Wasser. Von Medicamenten kommen Mucilaginosa, Antiseptica (Salicylsäure, Phenol), Narkotica (Abkochungen von Hyoscyamus, Belladonna, Opiumpräparate), Adstringentia und Caustica (Plumbum aceticum, Argentum nitricum, Tannin), neutralisirende (Kalium carbonicum) und lösende Mittel (Borax, Lithium carbonicum), die ersten drei Abtheilungen namentlich bei Blasenkatarrhen und Blasenvereiterung, die letzteren bei vorhandenen Concrementen, in Gebrauch. Auch Strychnin hat man bei Paralyse des Schliessmuskels in die Blase injicirt.

Für Einspritzungen in die **Vagina**, welche mittelst der sog. Mutterspritze geschehen, werden im Wesentlichen (mit Ausnahme der Solventia) dieselben Stoffe benutzt, welche man in die Harnwege einführt. Man muss die Flüssigkeiten zu dieser Injection in grösseren Mengen (2—4 Pfd.) verordnen, weil jede Einspritzung 60,0—90,0 Flüssigkeit kostet.

Injectionen in den **äusseren Gehörgang**, welche mit der Ohrenspritze in denselben eingeführt werden und entweder zur Reinigung oder Erweichung (lauwarmes Wasser, Milch, schleimige Decocte) oder in anderer Weise zur Bekämpfung localer Affectionen

(Lösungen adstringirender Stoffe u. s. w.) dienen, verordnet man in der Gesammtquantität von 100,0—150,0 und in Einzeldosen von 10,0—15,0.

Beispiele:

1) [Collutorium.]
℞
Kalii chlorici 5,0
Infusi foliorum Salviae 175,0
Mellis rosati 20,0
M. D. S. Stündlich 1 Esslöffel voll zum Mundausspülen zu benutzen.

2) [Gargarisma.]
℞
Foliorum Salviae 50,0
Affunde Aquae fervidae q. s. ad
colaturam 250,0
in qua solve
Aluminis 5,0
Mellis rosati 50,0
D. S. Esslöffelweise alle 2 Stunden zum Gurgeln zu benutzen.

3) [Fomentatio.]
℞
Aceti aromatici 75,0
D. S. Mit der vierfachen Menge Wasser zu verdünnen und nach Verordnung (zu Umschlägen) zu gebrauchen.

4) ℞
Natrii sulfurici crystallisati 500,0
Natrii chlorati 250,0
Contusa m. D. S. Einen Esslöffel voll in einer Obertasse Wasser aufzulösen und die Compressen damit zu befeuchten.

5) ℞
Infusi florum Chamomillae 250,0
Liquoris Plumbi subacetici 15,0
Tincturae Opii 5,0
M. D. S. Gelinde erwärmt zu Ueberschlägen zu benutzen.

6) [Lotio.]
℞
Boracis 4,0
Aquae Rosarum 6,0
Tincturae Benzoës gm. 15
M. D. S. Abends 1 Esslöffel voll dem Waschwasser zuzusetzen und die Waschung auf dem Gesicht trocknen zu lassen. (Bei Chloasma, Acne.)

7) ℞
Natrii carbonici 50,0
Aquae destillatae 1000,0
M. D. S. Zur Waschung.

8) [Collyrium.]
℞
Zinci sulfurici 0,05
Aquae Rosarum 75,0
M. D. S. Dreimal täglich eine befeuchtete Compresse aufzulegen. (Bei leichtem Bindehautkatarrh.)

9) [Injectio.]
℞
Tincturae Opii 2,0
Decocti Amyli (e 5,0) 180,0
M. D. S. Zu drei Klystieren.

10) ℞
Infusi florum Chamomillae 175,0
Natrii chlorati 15,0
Olei Lini 30,0
M. D. S. Zum Klystier.

11) ℞
Asae foetidae 10,0
Vitellum ovi unius
Tere cum
Aquae Menthae 120,0
M. D. S Zum Klystier.

12) ℞
Zinci sulfurici
Plumbi acetici 1,0
Aquae Rosarum 175,0
M. D. S. Dreimal täglich zum Einspritzen. (**Ricord**'s Formel bei Nachtripper.)

13) ℞
Argenti nitrici 0,3
Glycerini 15,0
Aquae destillatae 180,0
M. D. in vitro charta nigra obducto. S. Dreimal täglich einzuspritzen. (Bei Gomorrhoe.)

14) ℞
Plumbi acetici 3,0
Aquae destillati 180,0
M. D. S. 3—4mal täglich eine Einspritzung in die Blase zu machen. (Bei Blasenvereiterung, nach **Traube**.)

15) ℞
   Decocti foliorum Malvae 200,0
   Aquae Amygdalarum 6,0
M. D. S. Zu 4 Einspritzungen in die Blase.

16) ℞
   Iodi
   Kalii iodati āā 5,0
   Spiritus 50,0
   Aquae destillatae 100,0
M. D. S. Zur Injection. (**Lugol**'sche Solution zur Injection bei Hydrocele.)

3. Guttae, Tropfen. Mit dieser Bezeichnung umfassen wir alle in geringen Mengen zu verordnende und in Form von Tropfen, höchstens theelöffelweise, innerlich oder äusserlich zu benutzenden Mischungen und Lösungen. Diese Arzneiform führt auch den Namen Mixtura concentrata oder Mixtura contracta.

Zum innerlichen Gebrauche werden in Tropfenform besonders Substanzen gebraucht, welche schon in kleinen Mengen auf den Organismus einen Einfluss ausüben können. Dahin gehören namentlich officinelle Tincturen, in denen ja das wirksame Princip der auszuziehenden Substanz bereits sich concentrirt findet, manche destillirte Wasser und Extracte, ferner reine Pflanzenstoffe (Alkaloide und Alkaloidsalze), ätherische Oele und einzelne fette Oele, endlich starkwirkende, in Lösung zu bringende unorganische Stoffe (Metallsalze, Acidum arsenicosum, Mineralsäuren, Iod u. s. w.).

Als Vehikel für Lösungsmixturen in Tropfenform sind natürlich diejenigen zu wählen, welche dem einzelnen Stoffe entsprechen. Wasser und destillirte Wasser kommen auch hier vorzugsweise in Betracht, daneben aber viel häufiger als bei den gewöhnlichen Mixturen spirituöse Vehikel, auch Spiritus aethereus, Aether, Glycerin, selten ätherische Oele (Terpenthinöl als Lösungsmittel für Campher und Phosphor).

Geschmackscorrection ist in den meisten Fällen nicht nöthig, kann aber durch ätherische Stoffe, aromatische Tincturen oder Syrupe bewirkt werden.

Da die Tropfenform gerade für starkwirkende Medicamente gebraucht wird, ist es durchaus nöthig, eine solche Menge eines passenden Vehikels zu wählen, welche zur völligen Lösung des Medicaments ausreicht. Geschieht dies nicht, so resultirt ein Bodensatz, welcher unter Umständen, wenn der Kranke die letzte Portion der Tropfen mit demselben nimmt, lebensgefährlich werden kann. Es sind mehrere Fälle von tödtlicher Vergiftung durch Strychnin und Morphin in Folge von fehlerhafter Verordnung, wo ein Bodensatz sich nothwendig bilden musste, vorgekommen. Es ist deshalb angemessen, dem eigentlichen Solvens noch ein Adjuvans zu geben, durch welches die Löslichkeit verstärkt ist. So ist es zweckmässig, bei Verordnung neutraler oder basischer Alkaloidsalze dieselben durch Zusatz von Säuren in die weit leichter löslichen neutralen oder sauren Salze überzuführen. Das Entstehen solcher Bodensätze ist um so leichter bei Wahl eines flüchtigen Vehikels, besonders wenn die Mixtur längere Zeit im Krankenzimmer in erhöhter Temperatur gestanden hat, indem die Flüssigkeit durch Verdunsten in ihrem Gehalte immer concentrirter wird und endlich das wirksame Princip theilweise ausscheidet. Es ist dies nur dadurch zu vermeiden, dass der Arzt solche Mixturen nur auf kurze Zeit verordnet, nicht aber durch Verordnung in vitro epistomate vitreo clauso, da bei Glasstöpseln, wenn dieselben nicht jedes Mal äusserst vorsichtig eingesetzt werden, die Gefahr der Verdunstung noch viel grösser ist. Verordnete Tropfen sollten immer klar sein, welcher Anforderung namentlich die Auflösungen von Extracten fast nie entsprechen, bei denen die Homogeneität der Mischung oft erst durch Schütteln hergestellt werden muss. Wir können daher die Administration derselben in Tropfenform nicht empfehlen, wenn dieselben meist auch nicht solche Gefahren bedingen, wie reine Alkaloidsalze. Der Arzt hüte sich vor Mischungen von Stoffen, welche sich zersetzen, weil dabei wiederum Bodensätze entstehen können, welche, als letzte Gabe genommen, Vergiftung bedingen müssen. So ist der Tod von Patienten durch Verordnung von Strychninum nitricum mit Syrupus Ferri iodati herbeigeführt, indem sich dabei iodwasserstoffsaures Strychnin ausschied und als Bodensatz verschluckt wurde.

Fragen wir, ob überhaupt die Tropfenform für die Anwendung heroischer Mittel eine angemessene sei, so fällt die Antwort offenbar unentschieden aus. Von den flüssigen Formen ist sie offenbar die beste, und nicht nur, wenn längere Darreichung stattfinden muss, bedeutend angenehmer als die gewöhnliche Mixtur, sondern auch im Allgemeinen in Bezug auf exactere Dosirung geeigneter. Indessen ist die Genauigkeit der Dosirung doch nur begrenzt. Die Grösse des Tropfens hängt von mancherlei äusseren Umständen, z. B. von der Grösse und Dicke des Randes des Gefässes, aus welchem getröpfelt wird, ab und variirt ausserordentlich, selbst im Verhältnisse von 1:2. Die früher angegebenen Zahlen haben deshalb immer nur approximativen Werth, um so mehr als es vollkommen irrig ist, dass die Schwere des Tropfens sich nach dem specifischen Gewichte der Flüssigkeit richte. Immerhin ist exacte Dosirung stark wirkender Substanzen durch die Pulver- und Pillenform vollkommener zu erreichen.

Die Tropfen werden in der verordneten Zahl entweder auf Zucker geträufelt oder mit einer verdünnenden Flüssigkeit (Wasser, Zuckerwasser, Thee, Kaffee, Haferschleim) eingenommen. Ueber die Anwendung von Leimkapseln für widrige und übelriechende Flüssigkeiten war bereits die Rede.

Von den äusserlich zu verwendenden Tropfen kommen die folgenden in Betracht, welche besondere Benennungen erhalten haben:

Zahntropfen oder **Zahnwehtropfen, Guttae antodontalgicae**, werden zur Beschwichtigung cariösen Zahnschmerzes mittelst eines Wattepfropfens in hohle Zähne gebracht, seltener mit einem Pinsel in die hohlen Zähne oder an das Zahnfleisch gestrichen. Dieselbe Procedur findet auch zur Beseitigung der Caries dentium vor dem Plombiren statt. Man benutzt vorzugsweise ätherische Oele, Chloroform, Aether anaestheticus, Kreosot und Carbolsäure, seltener Coniin und Morphinlösung. Selbstverständlich werden Zahnwehtropfen nur zu wenigen Gramm verordnet.

Augentropfen, Guttae ophthalmicae, dienen zur Application kaustischer, zusammenziehender, mydriatischer und myotischer Mittel, besonders da, wo genaue Dosirung des Medicaments, wie z. B. beim Atropin, nothwendig ist. Sie werden mittelst eines Pinsels auf die innere Fläche des abgezogenen unteren Augenlides applicirt oder auch aus einer Federspule u. s. w. eingeträufelt. Nach der Application wird das Auge geschlossen. Man verordnet davon 4,0 bis 15,0.

Ohrentropfen werden aus einer Federspule oder von einem Glasstabe in den äusseren Gehörgang gebracht, der nach der Application mit einem Tampon von Charpie oder Baumwolle zu verstopfen ist. Sie dienen zur Erweichung (Baumöl, Glycerin), oder zur Beseitigung von Localaffectionen (Spiritus, Sublimat, Adstringentien u. s. w.). Ihre Verordnung ist die der Augentropfen.

Man kann sie auch mittelst eines Wattepfropfes in den Gehörgang appliciren, was besonders bei einzelnen Substanzen, z. B. ätherischen Oelen (auch Campher wird in dieser Weise nicht selten applicirt), der Fall ist. Einstreichen von Tropfen mittelst eines Pinsels geschieht besonders dann zweckmässig, wenn eine bestimmte Stelle getroffen werden soll.

Beispiele:

1) ℞
Vini Colchici 12,0 (gm. 12)
Tincturae Opii crocatae 3,0 (gm. 3)
M. D. S. 3stündlich 10 Tropfen. (Bei Rheumatismus.)

2) ℞
Tincturae Lobeliae
— Stramonii āā 5,0 (gm. 5)
M. D. S. Dreimal täglich 10 Tropfen. (Bei Emphysem.)

3) ℞
Olei Terebinthinae
Aetheris āā 5,0
M. D. S. Dreimal täglich 20 Tropfen. (**Durande**'s Mittel gegen Gallensteine.)

4) ℞
Morphii hydrochlorici 0,1 (dgm 1)
Acidi hydrochlorici gtt. 1
Aquae Amygdalarum amararum 5,0
M. D. S. Abends vor dem Schlafengehen 10 Tropfen. (Als Hypnoticum).

5) ℞
Mixturae sulfuricae acidae 5,0
Syrupi Cinnamomi 15,0
M. D. S. Dreimal täglich ½ Theelöffel in Zuckerwasser zu nehmen.

6) ℞
Coniini gtt. 1
Olei Caryophyllorum gtt. 2
Spiritus 2,0
M. D. S. Einen Tropfen in den hohlen Zahn einzupinseln.

7) ℞
Atropini sulfurici plane neutralis 0,05 (cgm. 5)
Aquae destillatae 5,0
M. D. S. Dreimal täglich 1 Tropfen auf das Auge zu bringen.

8) ℞
Glycerini 10,0
D. S. Täglich 1 Tropfen in das Ohr zu bringen. (Bei Mangel des Ohrenschmalzes.)

4. Injectio subcutanea s. hypodermatica, Subcutane Injection. — Die zur Einspritzung in das Unterhautbindegewebe bestimmten Flüssigkeiten schliessen sich der Tropfenmischung insofern eng an, als sie als Basis sehr wirksame Medicamente enthalten, unterscheiden sich aber wesentlich dadurch, dass sie für den ausschliesslichen Gebrauch des Arztes bestimmt sind und nicht vom Kranken selbst in Anwendung gezogen werden dürfen.

Die Nichtberücksichtigung des Umstandes, dass die Subcutaninjection ausschliesslich vom Arzte ausgeführt werde, ist der hauptsächlichste Grund für die Möglichkeit des Aufkommens der sog. Morphiumsucht (vgl. S. 106) gewesen.

Als für die Subcutaninjection passend können alle Substanzen bezeichnet werden, welche in sehr kleiner Dosis erhebliche Wirkungen herbeiführen und mit Leichtigkeit in Lösung zu bringen sind, vorausgesetzt, dass sie nicht eine erhebliche Entzündung der Einstichstelle bedingen. Corrodirende und reizende Substanzen sind zu vermeiden, weil dieselben bei hypodermatischer Anwendung nicht allein zu intensivem Schmerze bei der Einspritzung und später zur Bildung entzündlicher Knoten an der Einstichstelle, sondern sogar bisweilen zur Eiterbildung oder selbst zu Gangrän Veranlassung geben.

Man hat aus diesem Grunde manche anfangs in der in Frage stehenden Weise benutzte Substanzen, wie namentlich das Chloralhydrat und die ohnehin ihrer hohen Dosis wegen sich nicht besonders gut eignenden Chinaalkaloide, zu verwenden aufgegeben. Besonders qualificirt zur hypodermatischen Injection sind die durch ihre energische Wirkung ausgezeichneten Alkaloide und ihre Salze, von denen man am zweckmässigsten die löslichsten auswählt, wie Morphinum hydrochloricum, Strychninum nitricum, Atropinum sulfuricum, Pilocarpinum hydrochloricum, doch hat man auch Campher, Benzoësäure, Phenol, Ergotin, Quecksilbersublimat und andere Quecksilbersalze auf diese Weise administrirt.

Am zweckmässigsten verwendet man wässerige Lösungen, zu denen man bei Alkaloidsalzen, um die Solubilität zu erhöhen, einen geringen Säurezusatz machen kann, ohne zur Irritation der Einstichstelle Anlass zu geben. In einzelnen Fällen ist auch Glycerin, Weingeist, Aether als Lösungsmittel gebraucht; überall aber ist es zweckmässig, um Hautreizung zu vermeiden, filtrirte klare Solutionen anzuwenden. Hat sich beim Stehenlassen der Lösung eine Ausscheidung von auskrystallisirtem Salz bemerklich gemacht, so ist die Flüssigkeit vor dem Gebrauche etwas zu erwärmen. Findet sich eine Trübung oder ein Satz von Pilzen oder Algen herrührend, so ist die Injection als unbrauchbar zu cassiren und nur in Nothfällen nach zuvorigem Kochen zu verwenden.

Zusatz von Glycerin zu den wässerigen Injectionsflüssigkeiten ist üblich, nicht allein weil Glycerin die Löslichkeit verschiedener Alkaloidsalze vermehrt, sondern auch weil es auf die Lösungen selbst conservirend wirkt. Völlig verhindert wird das Auftreten von Fadenpilzen aber weder durch dieses noch durch Zusatz von Kirschlorbeerwasser (Dumas) oder Phenol, wenn das die Lösung enthaltende Gefäss häufiger geöffnet wird. Der Arzt bestimmt die zu verwendende Menge nach den Theilstrichen, die auf dem Stempel seiner Injectionsspritze, welche in der Regel 1,0 Wasser bei mittlerer Temperatur fasst, sich finden. Die Lösungen sind, wo es angeht, so zu verschreiben, dass die wirksame Substanz einen bestimmten Procentsatz derselben ausmacht, wodurch die Berechnung der zu injicirenden Theilstriche erleichtert wird.

Die Signatur lautet am besten: M. D. S. Zur subcutanen Einspritzung. **Vorsichtig!** Der Zusatz des letztgenannten Wortes scheint nothwendig, weil Vergiftungen durch Verwechslung von Lösungen zu hypodermatischer Injection mit innerlich zu nehmenden Mixturen vorgekommen sind, deren Gefährlichkeit a priori einleuchtet, da es sich um meistens gesättigte Lösungen von starken Giften handelt. Am zweckmässigsten wird der Arzt die hypodermatischen Injectionsflüssigkeiten für sich (ad usum proprium) verschreiben und nicht in die Hände des Kranken oder seiner Angehörigen gelangen lassen.

Beispiele:

1) ℞
Morphini hydrochlorici 0,3
(dgm. 3)
Acidi hydrochlorici gtt. 1
Aquae destillatae 6,0

M. D. S. Morphinlösung zur Subcutaninjection. Ad usum proprium. (1,0 Lösung enthält 0,05 chlorwasserstoffsaures Morphin.)

2) ℞
   Morphii hydrochlorici 0,5 (dgm. 5)
   Calefiat cum
   Glycerini 5,0
   Solutioni perfectae adde
   Aquae destillatae 5,0
   M. D. S. Morphinlösung 5 pct. Ad usum proprium. (Eulenburg.)

3) ℞
   Atropini sulfurici 0,02 (cgm. 2)
   Aquae destillatae 10,0
   M. D. S. Atropinlösung zur Subcutaninjection. Vorsichtig! (1,0 = 0,002 Atropinsulfat.)

4) ℞
   Strychnini nitrici 0,1 (dgm. 1)
   Aquae destillatae 10,0
   M. D. S. Strychninlösung zur Subcutaninjection. Ad usum proprium. (1,0 enthält 0,01 Strychninnitrat.)

5. Linctus, Looch, Eclegma, Lecksaft. Dies ist eine dickflüssige Mixtur, deren Vehikel (und oft auch deren Grundlage) Syrup oder eine syrupähnliche süsse Substanz (Mel depuratum, Mel rosatum) bildet und welche wegen ihrer Süssigkeit bei Kindern vorzugsweise Anwendung findet. Es lassen sich sowohl tropfbar flüssige als pulverförmige Substanzen in der Form des Linctus verabreichen, welcher übrigens leicht in Gährung übergeht und deshalb nur in kleinen Mengen verordnet werden darf. Man giebt die Lecksäfte bei innerlicher Anwendung theelöffelweise (5,0—6,0).

Aeusserlich kommt diese Form unter dem Namen des **Pinselsaftes, Litus oris**, zur Application von ätzenden oder adstringirenden Stoffen auf circumscripte Stellen der Mundhöhle mittelst eines Pinsels oder Schwammes in Anwendung, wobei man als Vehikel zumeist Mel rosatum oder einen säuerlichen Syrup, auch wohl Glycerin auswählt.

Beispiele:

1) ℞
   Syrupi Ipecacuanhae
   — *Liquiritiae* āā 25,0
   M. D. S. Zweistündlich 1 Theelöffel voll. (Expectorans bei kleinen Kindern.)

2) ℞
   Morphii hydrochlorici 0,06 (cgm. 6)
   Syrupi Amygdalarum 30,0
   M. D. S. Abends vor dem Schlafengehen einen Theelöffel voll.

3) ℞
   Boracis 5,0
   Aquae Rosarum
   Mellis rosati āā 25,0
   M. D. S. Pinselsaft.

4) ℞
   Argenti nitrici 0,05 (cgm. 5)
   Glycerini 20,0
   M. D. in vitro nigro S. Pinselsaft.

6. Linimentum, Flüssige Salbe. — Mit diesem Namen (von lino, schmiere) werden verschiedene zum Einreiben oder zur Befeuchtung von Compressen, die auf eine Hautstelle applicirt werden sollen, dienende dickflüssige Mischungen benannt. Man belegt damit zunächst Mischungen, deren Grundlage Fette oder officinelle Salben bilden, die durch Zusatz einer Flüssigkeit oder eines ätherischen Oeles zu der angegebenen Consistenz gebracht werden; dann Verseifungen von Fetten mit Ammoniak, wie das officinelle Linimentum ammoniatum (auch mit Kalk, Linimentum Calcis); endlich Lösungen von Seifen in wässrigen oder schwach weingeistigen Flüssigkeiten, wie Linimentum saponato-camphoratum liquidum, denen ebenfalls noch verschiedene Stoffe hinzugemengt werden können.

Auch durch Emulsion von Harzen und Gummiharzen, ätherischen Oelen mit Eigelb u. s. w. lassen sich zu Einreibungen bestimmte Mischungen von der fraglichen Consistenz herstellen. Mitunter werden auch Lösungen in flüssigen Fetten, die zur Einreibung in die Haut dienen, als Einreibungen bezeichnet.

Sie dienen meist örtlichen Zwecken, zumal zur Hervorrufung eines Hautreizes oder zur Linderung örtlicher Schmerzen. Zur Anfertigung von Linimenten aus Salben oder aus Fetten von Salbenconsistenz können gleiche Mengen der betreffenden Flüssigkeit benutzt werden; feste Fette erfordern 1—3 Theile Flüssigkeit. Zur Einreibung kommen meist 1—2 Theelöffel eines Liniments.

Officinelle Linimente sind: Linimentum ammoniatum, Lin. ammoniato-camphoratum, L. saponato-ammoniatum (von Salbenconsistenz), L. saponato-camphoratum liquidum und L. terebinthinatum.

Beispiele:

1) ℞
Axungiae porci 20,0
Chloroformii 10,0
M. f. *linimentum.* D. *in vitro.* S. Aeusserlich. Dreimal täglich 1 Theelöffel voll einzureiben.

2) ℞
Olei Lini
Aquae Calcariae ää 100,0
M. f. *linimentum.* D. S. Auf die verbrannten Stellen mit Compressen zu appliciren.

7. Tincturae gingivales, Zahntincturen. Diese schliessen sich dem Litus oris insofern an, als sie (bei Krankheiten des Zahnfleisches) mittelst eines Pinsels aufgetragen werden und meist nicht Wasser als Vehikel haben. Man verordnet in dieser Form besonders Aromatica und Adstringentia in Gestalt spirituöser Tincturen oder Extractlösungen.

8. Saturatio, Sättigung. Die Saturation ist eine eigenthümliche Form der Solution, nämlich die Auflösung eines kohlensauren Salzes in einer Flüssigkeit, welche eine Säure enthält, wodurch Kohlensäure ausgetrieben wird und eine Verbindung der angewendeten Basis und Säure zu Stande kommt. Es handelt sich bei der Darstellung dieser Form nicht bloss um die Bildung dieses Salzes, vielmehr vorzüglich darum, dass die freiwerdende Kohlensäure nicht entweicht, sondern in der Flüssigkeit zurückgehalten wird.

Bei dem Gebrauche der Saturation ist nämlich eine therapeutische Einwirkung der Kohlensäure auf die Magenschleimhaut bei Katarrhen derselben, Gastralgie, gestörter Verdauung und in der Reconvalescenz von fieberhaften Affectionen Absicht des Arztes. Das Festhalten der Kohlensäure in dem Menstruum ist übrigens nur auf einige Zeit möglich, da beim Oeffnen des Arzneiglases seitens des Patienten regelmässig Kohlensäure entweicht und ist man deshalb vielfach dahin gekommen, diese Arzneiform durch Selterswasser oder Brausepulver zu ersetzen.

Die Saturation führt auch wohl den Namen Potio Riverii, für welche die Pharmakopoe eine Vorschrift giebt. Ursprünglich besteht der Rivière'sche Trank darin, dass man zuerst eine stark alkalische Lösung und hierauf Citronensaft verschlucken liess, eine Procedur, welche zwar die sämmtliche Kohlensäure im Magen frei werden lässt, aber auch zu unangenehmem Aufstossen führt.

Als zu sättigende Carbonate benutzt man Kalium oder

Natrium carbonicum, Natrium bicarbonicum und Ammonium carbonicum; als Säuren organische, nämlich Acidum tartaricum und Acidum citricum, oder saure Flüssigkeiten, besonders Succus Citri und Acetum; als Vehikel gewöhnlich aromatische Wässer und vorzüglich die Aqua Menthae piperitae, welche am meisten Kohlensäure aufnimmt, und als Corrigens Syrupe, von denen man die gefärbten vermeidet, weil die gewöhnliche Saturation dadurch eine unangenehme schmutzig blaugraue Farbe erhält. Zusätze von Arzneisubstanzen, welche besondere Wirksamkeit besitzen, sind, mit Ausnahme von Opiumtinctur, ungebräuchlich. Pulverförmige Stoffe sind ganz zu vermeiden, weil sie Kohlensäure austreiben, weshalb auch Zucker stets gelöst beizufügen ist. Statt Kalium carbonicum kann auch der Liquor Kalii carbonici, von dem 3 Theile 1 Theil Kaliumcarbonat enthalten, benutzt werden.

Kalium bicarbonicum ist zu Saturationen unzweckmässig, weil es seine Kohlensäure so rasch entweichen lässt, dass sie nicht im Vehikel der Mixtur bleibt. Natrium bicarbonicum wird gern verordnet, weil es in der geringsten Gewichtsmenge die meiste Kohlensäure und ausserdem die wohlschmeckendsten Salze giebt. Magnesium carbonicum hat einen sehr geringen Kohlensäuregehalt und giebt eine opalisirende Saturation, weshalb es nicht wohl verwerthet werden kann. Mit Weinsäure und Magnesiumcarbonat lässt sich eine Saturation nicht herstellen, weil Magnesiumtartrat in Wasser nicht löslich ist.

Die Anwendung gewisser Aceta medicinalia, wie Acetum Digitalis, Acetum Colchici, zu Saturationen, welche besondere Arzneiwirkung entfalten sollen, ist kaum noch gebräuchlich.

Bei Anfertigung der Saturation ist Alles, was die Kohlensäure auszutreiben vermag, Schütteln, Filtriren, Rühren, zu vermeiden. Man bringt zunächst das Alkalisalz in klarer Lösung in ein starkes Glas, sog. Doppelglas, womit man sodann den Syrup oder sonstige Zusätze mengt, kühlt das Glas verstopft in frischem Wasser ab und giesst die Säurelösung langsam an dem Glase herunter, so dass sie sich möglichst wenig mit der alkalischen Lösung mischt, verkorkt wieder und befestigt den Kork mit einem Champagnerknoten. Lässt man nun ruhig stehen und bewegt dann nach einiger Zeit das Glas im Kreise drehend, so lässt sich Kohlensäure in grosser Menge im Wasser zurückhalten.

Bei der Saturation kommt es keineswegs auf genaue Sättigung (Neutralisation) an, vielmehr ist es zweckmässig, das Alkali etwas im Ueberschusse zu geben, wodurch bei den Affectionen, wo man Saturationen giebt, meist noch ein positiver Nutzen geschafft wird (vermöge der digestiven Eigenschaften der Alkalien). Dass der Arzt Veranlassung haben könnte, eine Saturatio plane perfecta oder acida zu verordnen, vermögen wir nicht einzusehen. Zur Bereitung einer guten Saturation sind nach Mohr erforderlich für 100 Theile:

	Weinsäure	Citronensäure	Essig	Citronensaft
Kalium carbonicum	66	70	1350	1000
Natrium carbonicum	36,6	38,3	700	550
Natrium bicarbonicum	68,3	71,4	1350	1000
Ammonium carbonicum	100	105	2000	1500

Die officinelle Potio Riverii, welche in allen Fällen dispensirt wird, wenn der Arzt eine Saturation ohne nähere Angabe verordnet, hat 9 Theile Natrium carbonicum auf 4 Theile Acidum citricum.

Der Arzt hat bei Verordnung der Saturation nur die Menge des zu benutzenden Alkali anzugeben, während er die der Säure, welche sich übrigens aus den angeführten Zahlen leicht berechnen lässt, meist dem Apotheker überlässt.

Man hüte sich vor Verordnung zu grosser Mengen Alkalicarbonate; für eine Mixtur von 200,0 sind 4,0 Kalium carbonicum oder 12,0 Liquor Kalii carbonici und 2,5 Ammonium carbonicum erforderlich. Mehr als 200 Gm., wovon stündlich oder 2stündlich ein Esslöffel voll genommen wird, dürfen niemals verordnet werden, da auf die Dauer Kohlensäureverlust eintritt. Dem Kranken ist das Kühlhalten der Mixtur und das Vermeiden von Schütteln durch mündliche oder schriftliche Verordnung einzuschärfen, wenn die Abgabe in gewöhnlichen Gläsern geschieht. Zweckmässig sind übrigens zur Abgabe der Saturationen die zur Verabreichung moussirender Mineralwässer allgemein benutzten Gläser, wo das Gas durch seinen eigenen Druck die Flüssigkeit aus dem Gefässe entleert, die sog. Siphons, zu verwenden.

Will der Arzt Aceta medicinalia zu medicinischen Saturationen verordnen, so muss die Menge des betreffenden Essigs genau bestimmt werden, da dieser die Basis des Receptes bildet, welcher die Menge des Carbonats entsprechen muss.

Verordnungen:

1)   ℞
Potionis Riverii 150,0
D. S. Stündlich 1 Esslöffel voll.

2)   ℞
Tincturae Opii crocatae gtt. 10
Syrupi simplicis 15,0
Liquoris Kalii carbonici 12,0
Aquae Menthae piperitae 90,0
In vitro mixtis adde
Aceti 10,0.
Vitrum extemplo obturatum sensim agitetur. M. D. S. Stündlich 1 Esslöffel.
(Kühl zu bewahren und nicht zu schütteln!)

3)   ℞
Syrupi simplicis
Liquoris Ammonii carbonici āā 15,0
Aquae Melissae 100,0
Aceti 30,0
M. f. l. a. saturatio. D. S. Zweistündlich 1 Esslöffel.

4)   ℞
Natrii bicarbonici 4,0
Syrupi corticis Aurantii 20,0
Aquae Menthae piperitae 150,0
F. l. a. saturatio cum
Acidi tartarici q. s.
D. S. Stündlich 1 Esslöffel.

[Alte Formel für Potio Riverii.]

5)   ℞
Natrii bicarbonici 2,0
Aq. communis 50,0
Syrupi simplicis 15,0
M. D. S. No. 1.

℞
Acidi citrici 2,0
Aq. communis 50,0
Syrupi corticis Aurantii 15,0
M. D. S. No. 2. Von beiden Mixturen, und zwar zuerst von No. 1, nach einander 1 Esslöffel voll.

9. Mixtura media (Mixtura agitanda), Schüttelmixtur. — Diese jetzt weit seltener als früher benutzte und im Ganzen nicht zweckmässige Mixtur wird durch Mischen eines nicht löslichen Pulvers von geringer specifischer Schwere mit einer solchen Quantität Flüssigkeit gewonnen, dass die Mixtur ausgegossen werden kann. Man darf dabei 10,0—15,0 mineralische Pulver auf 200,0 Flüssigkeit benutzen, von vegetabilischem Pulver etwas weniger (8,0—10,0), weil diese im Wasser aufquellen. Zusatz von Syrup oder auch von Gummischleim kann das Zubodensinken nach dem bei dem Gebrauche niemals zu vergessenden und deshalb vom Arzte auch in der Unterschrift des Receptes noch besonders einzuschärfenden Umschütteln der Mixtur etwas verzögern.

Das Unzweckmässige dieser Form besteht darin, dass manche Pulver in einer wässerigen Flüssigkeit sich als feste, an einander haftende Masse zu Boden setzen, die nicht wieder durch Umschütteln genau vertheilt werden kann, und dass überhaupt die Dosirung bei der Schüttelmixtur eine sehr ungenaue ist. Aus diesem Grunde müssen alle einigermassen kräftig auf den Organismus wirkenden Mittel von der Verabreichung in Schüttelmixturen ausgeschlossen werden und erscheint es überhaupt zweckmässig, diese Form, welche bei den einzelnen Stoffen durch Pillen, Pulver, Bissen u. s. w. ersetzt werden kann, aufzugeben. Dass schwere metallische Pulver, weil sie unmittelbar zu Boden sinken, sich für diese Form nicht eignen, ist selbstverständlich; von mineralischen Stoffen ist sie höchstens für Magnesia usta, Magnesium carbonicum und Sulfur depuratum zulässig. Am häufigsten wird noch Pulvis Ipecacuanhae in dieser Weise verordnet.

Beispiele:

1) ℞
Magnesiae ustae 5,0
Aquae Menthae piperitae 120,0
Syrupi corticis Aurantii 30,0
M. D. S. Wohl umgeschüttelt stündlich einen Esslöffel.

2) ℞
Stibio-Kali tartarici 0,1 (dgm. 1)
Pulveris radicis Ipecacuanhae 1,5
Aquae destillatae 50,0
Oxymellis Squillae 25,0
M. D. S. Wohl umgeschüttelt alle 10 Minuten einen Esslöffel voll, bis Erbrechen erfolgt.

10. Emulsio, Emulsion. — Verschiedene in Wasser unlösliche Substanzen lassen sich durch Vermittelung einer sog. Bindesubstanz (Intermedium oder Emulgens) in feinster Vertheilung in einer wässerigen Flüssigkeit suspendiren. Eine solche milchähnliche Arzneiform heisst Emulsion und der in Wasser zu suspendirende Körper wird als Emulgendum bezeichnet. Befinden sich Emulgendum und Emulgens in demselben Arzneistoffe vereinigt, wie dies in den Samen verschiedener Gewächse oder in den Gummiharzen der Fall ist, so heisst die daraus direct dargestellte Emulsion eine wahre Emulsion (Emulsio vera), Samenemulsion, Samenmilch, oder wahre Harzemulsion im Gegensatze zu der falschen oder Pseudoemulsion (Emulsio spuria), wo Emulgens und Emulgendum mit einander erst bei Anfertigung der Emulsion gemengt werden. Zur Bereitung der Samenemulsion dienen meist Mandeln, selten Mohn- und Hanfsamen, welche zerstossen und mit Wasser zu einer homogenen milchartigen Flüssigkeit angerührt werden, die durch Coliren von den nicht löslichen und suspendirbaren Samentheilen getrennt wird. Bei der Samenemulsion handelt es sich um die Suspension des in den Samen enthaltenen fetten Oeles, wobei Gummi und Eiweissstoffe, bei den Mandeln besonders das Emulsin, als Emulgens dienen, und schliesst sich daher diese Form zunächst an die am häufigsten vorkommenden Pseudoemulsionen an, in welchen ein fettes Oel mittelst Gummi (oder was seltener geschieht, weil dadurch die Mixtur kein so schönes Aussehen bekommt, Traganth) emulgirt wird. Man kann die letzteren als Oelemulsionen in Gegensatz zu den übrigen, in welchen entweder den fetten Oelen naheverwandte Stoffe, wie Wachs, Oleum, Cacao und Walrat, oder Harze, ätherische Oele, Balsame, Campher, Moschus das Emulgendum bilden. Zur Emulsionirung von Wachs und Walrat wird ebenfalls Gummi benutzt, während für Harze vorzugsweise Eidotter dient. Ein Eidotter kommt in seiner Wirkung als Emulgens 8,0 Gummi Arabicum oder 0,6 Tragacanth gleich. Von arabischem Gummi kann man bei Oelemulsionen, wenn dadurch nicht eine etwa beabsichtigte purgirende Wirkung, wie bei Emulsio Olei Ricini, geschmälert wird, einer Emulsion die Hälfte der Gewichtsmenge der zu emulgirenden Substanz hinzusetzen. Man fertigt sämmtliche Pseudoemulsionen in der Weise an, dass man Emulgendum und Emulgens im flachen Mörser mengt und vorsichtig unter stetem Umrühren das Menstruum hinzufügt. Die Quantität des letzteren kann das Sechs- bis Zwölffache des Emulgendum betragen.

Man kann übrigens auch die wahre und falsche Emulsion combiniren, einerseits indem man, wie meist geschieht, den zu emulgirenden Gummiharzen noch Gummi zusetzt, oder indem man Harze, ätherische Oele etc. direct mit ölhaltigen Samen zerstösst und mit dem Brei in der angegebenen Weise verfährt. Auch Samenemulsionen setzt man häufig, besonders wo sie als stopfendes Mittel dienen sollen, Gummi (2,0 auf 100,0 Colatur) zu. Emulsionen von Wachs, Cacaobutter und Walrat müssen im erwärmten Mörser und mit warmem Wasser angefertigt werden. Zur Emulsionirung von Harzen, Balsamen und ätherischen Oelen lassen sich auch alkalische Flüssigkeiten und besonders gut Seife (1 Th. auf 50 Th. Terpenthinöl) verwenden, zum äusseren Gebrauche auch saponinhaltige Drogen.

Bei Verordnung von Emulsionen ist es geboten, nur mässige Mengen, höchstens 200,0 zu verschreiben, da dieselben in Folge der Zersetzlichkeit ihrer Bestandtheile leicht verderben, wobei sich durch Einwirkung der Säure das Emulgendum abscheidet. Letzteres geschieht auch sehr rasch bei directem Zusatze von Säuren und Salzen, die im Allgemeinen zu meiden sind, obschon neutrale Salze in geringen Quantitäten tolerirt werden, ebenso bei grösseren Mengen Weingeist. Kleine Mengen von Tincturen schaden nicht, grössere Mengen wirken nach Art der Säuren. Als Corrigens kann man (als Menstruum) ein aromatisches Wasser verwerthen, auch Oelzucker oder einige Tropfen ätherisches Oel, ferner Syrupe, von denen jedoch die sauren als zersetzend, die gefärbten als die milchähnliche Beschaffenheit beeinträchtigend zu meiden sind.

Verschrieben werden Emulsionen nach Anleitung der folgenden Beispiele, von denen die ersten der in der Pharmakopoe gegebenen Anleitung entsprechen.

In abgekürzter Form würde für gewöhnliche Samen- und Oelemulsionen auch wie Recept 5 und 6 verordnet werden können, was besonders oft der Raumersparniss halber geschieht, wo die Emulsion als Vehikel für andere Medicamente benutzt wird.

1) ℞
Amygdalarum dulcium excorticatorum 20,0
F. c.
Aquae q. s.
Emulsio 200,0
Colaturae adde
Syrupi Sacchari 25,0
D. S. Stündlich einen Esslöffel voll.

2) ℞
Olei Amygdalarum 20,0
Gummi Arabici 10,0
F. c.
Aq. communis 170,0
Emulsio in qua solve
Sacchari albi 10,0
D. S. Stündlich einen Esslöffel voll.

Oder kürzer:

3) ℞
Olei Amygdalarum 20,0
Gummi Arabici 10,0
Aquae communis 170,0
Sacchari 10,0
M. f. l. a. emulsio. D. S. Stündlich einen Esslöffel voll.

4) ℞
Camphorae tritae 0,5
Gummi Tragacanthae 0,3
F. emulsio c.
Aquae destillatae 120,0
Aquae florum Aurantii 20,0
D. S. Zweistündlich einen Esslöffel voll.

5) ℞
   Emulsionis Amygdalarum dulcium
   (e 10,0) 350,0
D. S. Zum Getränk.

6) ℞
   Tincturae Opii simplicis gtt. 10
   Emulsionis olei Olivarum 150,0
M. D. S. Dreistündlich 1 Esslöffel.

7) ℞
   Emulsionis seminum Cannabis
   175,0
   Kalii nitrici 4,0
   Extracti Hyoscyami 0,2
   Sacchari 10,0
M. D. S. Stündlich 1 Esslöffel voll.
(Bei Gonorrhoe und entzündlichen Affectionen der Harnwege.)

8) ℞
   Olei Terebinthinae 15,0
   Vitelli ovi unius
   Aquae Menthae piperitae 150,0
M. f. l. a. emulsio. D. S. Zum Einreiben. (Sogenanntes **Linimentum diureticum**, bei Wassersuchten in Gebrauch.)

9) ℞
   Gummi Ammoniaci 15,0
   Vitellum ovi unius
   Aquae Menthae piperitae 125,0
   Syrupi Cinnamomi 25,0
M. f. l. a. emulsio. D. S. Zweistündlich 1 Esslöffel. (Bei Bronchorrhoe.)

10) ℞
    Moschi triti 0,5
    Sacchari albi
    Gummi Arabici āā 1,5
    Aquae Rosarum 75,0
M. f. l. a. emulsio. D. S. Halbstündlich 2 Theelöffel voll.

11) ℞
    Cerae flavae 5,0
    In mortario satis calefacto liquata contere cum
    Sacchari albi 10,0
    Gummi Arabici 15,0
    F. cum
    Aquae destillatae 160,0
Emulsio. D. S. Zweistündlich 1 Esslöffel voll. (Früher bei Dysenterie vielgebrauchte **Emulsio Cerae**.)

II. Succus herbarum recentium, Kräutersaft. Diese auch als **Succus recens** oder **Succus recens expressus** bezeichnete Arzneiform wird aus frischen Kräutern durch Zerstampfen, Auspressen und Absetzenlassen gewonnen und dient, insbesondere bei Unterleibsleidenden, Hämorrhoidarien u. s. w., zum kurmässigen Gebrauche in derjenigen Jahreszeit, wo die in Anwendung gezogenen Pflanzentheile den grössten Saftreichthum zeigen (Frühlingskuren).

Besonders kommen bitter aromatische oder bitter salinische Vegetabilien (Taraxacum, Millefolium, Fumaria, Cichorium, Trifolium fibrinum, Centaurium, Absinthium, Marrubium), denen man unter Umständen auch scharfstoffige Diuretica (Nasturtium, Petroselinum, Bryonia) oder Stoffe, denen eine besondere Wirkung auf die Leber zugeschrieben wird (Chelidonium) zusetzt, stark wirkende Säfte jedoch nur in kleinen Mengen (1 : 10—20), in Betracht.

Man lässt von dieser Arzneiform entweder früh Morgens oder des Tages über 25,0—100,0 meist tassenweise, bisweilen in Verbindung mit Molken, Mineralwässern oder Bouillon oder mit Zusatz eines purgirenden Salzes, gebrauchen und verordnet wegen der leichten Zersetzbarkeit der Pflanzensäfte, welcher durch Zusatz gleicher Mengen Zucker und Klären durch Abkochen (Succus herbarum saccharatus) in gewissem Grade abgeholfen wird, nur die an einem Tage zu verbrauchende Menge. Wegen möglicher Verwechslung mit giftigen Kräutern beim Einsammeln ist die Bereitung in der Apotheke vorzuziehen.

Beispiele:

1) ℞
   Succi Taraxaci
   — *Fumariae*
   — *Millefolii* āā 50,0
   — *Chelidonnii* 10,0
   M. D. S. Morgens ½ stündlich 2 Esslöffel mit ½ Tasse Kalbfleischbouillon zu nehmen.

2) ℞
   Succi Millefolii recenter expressi 100,0
   D. in vitro. S. Die Hälfte am Morgen, den Rest Abends zu trinken.

3) ℞
   Succi herbae Nasturtii aquatici
   — *Taraxaci* āā 50,0
   Seri lactis 250
   M. D. S. Morgens nüchtern ½ stündlich einen Becher voll.

12. Flüssige Extractionsformen. Man fasst hierunter alle jene magistral verordneten Auszüge von Pflanzentheilen zusammen, die man durch Zusammenbringen derselben mit einer Flüssigkeit (Menstruum) auf längere oder kürzere Zeit und bei mehr oder weniger hoher Temperatur erhält. Je nachdem die Temperatur der Flüssigkeit eine verschiedene ist, erhalten dieselben verschiedene Bezeichnungen. Ein durch Extraction mit Flüssigkeit von gewöhnlicher Temperatur erhaltener Auszug heisst **Macerat** oder **Macerationsaufguss, kalter Aufguss, Maceratum, Infusum macerationis, Infusum frigide paratum**; ein unter gelinder Erhöhung der Temperatur (40—60°) erhaltener **Digestionsaufguss, Digestum, Infusum digestionis s. digestione paratum**. Erhitzt man die Extractionsflüssigkeit bis zur Siedehitze, so erhält man, je nachdem man sie kürzere oder längere Zeit auf das Extrahendum einwirken lässt, im ersten Falle den **Aufguss** im engeren Sinne, **Infusum s. Infusum fervide paratum**, im zweiten Falle die **Abkochung, Absud, Decoctum**. Zwischen die beiden letzten Formen hat man noch als Zwischenglied die **Aufkochung, Ebullitio**, gestellt. Diese verschiedenen Auszugsweisen lassen jedoch auch mehrfache Combinationen zu, woraus das **Macerationsdecoct** und **Macerationsinfus**, das **Digestionsinfus**, das **Decocto-Infusum** und das **Infuso-Decoctum** resultirt.

Bei allen diesen Extractionsformen werden die Extrahenda vorher zerkleinert und meist als Species, harzige Substanzen als Pulvis grossiusculus benutzt. Ist die Extraction nach Vorschrift vollendet, so trennt man die Flüssigkeit von dem festen Rückstande entweder durch **vorsichtiges Abgiessen (Decanthiren)** oder durch **Durchseihen (Coliren)** oder endlich durch **Filtriren**.

Das Decanthiren ist offenbar am wenigsten im Stande, die Flüssigkeit vollständig von den festen Substanzen zu befreien, und lässt ausserdem in dem festen Rückstande noch grosse Mengen der Auszugsflüssigkeit zurück. Das Coliren wird in der Weise bewerkstelligt, dass Flüssigkeit und Extrahendum auf ein Seihetuch, Colatorium, das meist aus Leinen besteht, gegossen und der Rückstand mit der Hand oder bei grösseren Mengen mit einer Presse ausgepresst wird. Die erhaltene Flüssigkeit, die sog. **Colatur, Colatura**, ist, da die Maschen des Seihetuches immer kleine Partikel fester Substanz durchlassen, nie ganz klar, was nur durch Filtriren zu erreichen ist. Letzteres erfordert aber bedeutenden Zeitaufwand und darf deshalb bei rasch anzufertigenden Arzneien niemals vom Arzte verordnet werden.

Die fertigen Auszüge dienen oft als Vehikel für Mixturae ordinariae und externae. Meist werden in diesem Falle die flüssigen oder festen Substanzen nach dem Coliren oder Filtriren zugesetzt und nur, wo Stoffe zur Beförderung der Extraction dienen sollen, z. B. Säuren zum Ausziehen alkaloidischer Stoffe, welche dadurch in leichter lösliche Salze übergeführt werden, dieselben früher zugefügt.

Das Verordnen der Extractionsformen kann bei den meisten in zwiefacher Weise geschehen. Entweder setzt man zunächst das Extrahendum oder wo es mehrere sind, die Extrahenda mit der Bezeichnung des Gewichtes und giebt hierauf im Imperativ die damit vorzunehmende Manipulation und das Quantum des Menstruum an, wie folgende Beispiele lehren:

1) ℞
Radicis Ipecacuanhae 0,5 (dgm. 5)
Infunde
Aquae fervidae q. s.
ad colaturam 150,0
cui adde
Syrupi gummosi 25,0
M. D. S. Stündlich 1 Esslöffel voll.

2) ℞
Radicis Colombo 15,0
Coque cum
Aquae fontanae q. s.
ad colaturam 175,0
cui adde
Acidi sulfurici diluti 2,0
Syrupi simplicis 20,0

Oder man giebt kürzer sofort mit einander die zu machende Bereitung, deren Menge und das Extrahendum an und fügt das Gewicht des letzteren in Parenthese bei, wo dann die beiden vorhergehenden Verordnungen folgendermassen lauten würden:

1) ℞
Infusi radicis Ipecacuanhae 150,0
(e 0,5)
Syrupi gummosi 25,0
u. s. w.

2) ℞
Decocti radicis Colombo 175,0
(e 15,0)
Acidi sulfurici diluti 2,0
u. s. w.

Oder auch:

1) ℞
Infusi rad. Ipecacuanhae (e 0,5)
150,0
u. s. w.

2) ℞
Decocti rad. Colombo (e 15,0)
175,0
u. s. w.

Die Gewichtsbestimmung für das Extrahendum kann bei indifferenten, nicht schleimigen Substanzen wegbleiben, da die Pharmakopoe für solche ein constantes Verhältniss bei Decocten und Infusen angiebt. In der längeren Verordnungsform kommen namentlich hinsichtlich der Imperative Varianten vor, welche aus den weiter unten mitzutheilenden Beispielen für die einzelnen Formen ersehen werden können.

a. **Macerat.** Zu dieser Form sind bittere und aromatische

Stoffe am gebräuchlichsten, doch sollte man sie auch für manche schleimige Substanzen, z. B. für Radix Althaeae, benutzen, zumal da sie hier viel kürzere Zeit in Anspruch nimmt.

Während bei aromatischen Stoffen 2—3 Stunden, bei bittern selbst 12 bis 14 Stunden nöthig sind, um eine einigermassen erschöpfende Extraction zu bewerkstelligen, ist bei Radix Althaeae höchstens eine 1—1½ stündige Behandlung erforderlich. Mehrtägige Maceration war früher üblich, ist aber völlig überflüssig, da dieselbe nicht mehr wirksame Stoffe extrahirt als eine 24stündige.

Als Menstruum wird Wasser, jedoch auch Wein und verdünnter Spiritus benutzt. Corrigentien setzt man theils den auszuziehenden Species (Süssholz, aromatische Kräuter), theils der Colatur (Syrupe, Tincturen, Aethereo-oleosa, Aetherea) zu.

Man verordnet wässerige Macerate höchstens auf 3 bis 4 Tage, weinige oft auf längere Zeit, und, wenn das Macerat gläserweise oder tassenweise genommen werden soll, manchmal selbst in Quantitäten von 1—2 Pfund. Häufig verordnet man die zu extrahirenden Species zur häuslichen Bereitung des kalten Aufgusses, zumal wenn die Maceration längere Zeit erfordert.

Die Verordnungsweise des kalten Aufgusses ist folgende:

1) ℞
Radicis Althaeae 10,0
Macera per horam
cum Aquae destillatae q. s.
  ad colaturam 180,0
  cui adde
Syrupi Liquiritiae 15,0
M. D. S. Zweistündlich einen Esslöffel voll.

2) ℞
Radicis Gentianae concisae 25,0
Corticis Cinnamomi concisae 10,0
Caryophyllorum contusorum 1,0
Seminum Myristicae grosse pulveratorum 0,5
Macera per horas 24 c.
Vini Rhenani albi 1000,0
Cola et filtra.
D. S. 2mal täglich 1 Weinglas voll.

b. Digestionsaufguss. Auch diese Form dient vorzugsweise für aromatische, bittere und resinöse Stoffe. Die Digestion findet dabei in einem wohlverschlossenen (meist mit einer Blase verbundenen) Gefässe statt und wird durch häufiges Umschütteln intimerer Contact des Menstruum mit den zu extrahirenden Species zu erreichen gesucht. Für Darstellung und Verordnung gelten die bei dem kalten Aufgusse gegebenen Vorschriften.

Beispiele:

1) ℞
Corticis Chinae contusi 10,0
  — *fructuum Aurantii contusorum* 5,0
  — *Cinnamomi* 1,0
Infunde
Vini generosi albi 1000,0.
Stent in loco tepido in vaso lege artis clauso per horas 12 *saepius agitando.*
Cola et filtra.
D. S. 2mal täglich ein kleines Glas voll.

2) ℞
Corticis Cascarillae contusae 15,0
  — *Aurantii fructuum concisi* 5,0
Digere per 24 *horas c.*
Vini Gallici rubri 250,0.
Colaturae adde
Syrupi Zingiberis 25,0
D. S. Morgens und Abends ½ Weinglas voll.

c. Heisser Aufguss. Diese ausschliesslich mit Wasser bereitete Form wird weit häufiger als die beiden vorigen benutzt, weil sie sich in viel kürzerer Zeit herstellen lässt und die wirksamen Substanzen daneben auch besser extrahirt. Besonders zweckmässig ist sie für Substanzen, welche ätherische Oele oder überhaupt flüchtige Bestandtheile enthalten, dann für Pflanzentheile, welche leicht vom Wasser durchdrungen werden, wie Blumen, Blätter und Kräuter, während für härtere Pflanzentheile, wie Rinden, Hölzer und Wurzeln, sich die Abkochung als zweckmässiger bezeichnen lässt, weil dadurch von den activen Principien, soweit solche in Wasser löslich sind, um die Hälfte mehr, ja selbst das Doppelte ausgezogen wird.

Man bereitet den Aufguss nach Vorschrift der Pharmakopoe so, dass die auszuziehenden Species in einem geeigneten Gefässe mit kochendem Wasser übergossen und 5 Minuten lang in ein Wasserbad gestellt werden.

Die Infusion geschieht in kleineren Apotheken mittelst des Handdecoctoriums, einem Blechgefässe, an dessen Oeffnung ein Messingring zur Aufnahme der sog. Infundir- oder Decoctbüchse, d. h. der zur Bereitung des flüssigen Auszuges dienenden Zinn- oder Porzellanbüchse angebracht ist, worauf dann die Heizung mittelst einer Weingeistlampe oder in einem Petroleumkochapparate geschieht. In grösseren Officinen wird der sog. Dampfapparat dazu benutzt, in dessen kleinere Oeffnungen die Infundirbüchsen eingestellt werden.

Nach der Menge der zu benutzenden Species unterscheidet man gewöhnliche Aufgüsse von concentrirten, Infusa concentrata, und sehr concentrirten Aufgüssen, Infusa concentratissima. Im Allgemeinen rechnet man bei Infusen 1 Theil Species auf 10 Theile Colatur, bei concentrirten Infusen 1½, bei Infusa concentrassima 2:10. Wenn der Arzt ohne Angabe des Gewichtes ein Infusum verordnet, hat der Apotheker 1 Theil Species auf 10 Th. Colatur zu nehmen. Die Nichtangabe des Gewichtes darf übrigens nur geschehen, wenn wenig energisch wirkende Pflanzentheile ausgezogen werden sollen; bei differenter wirkenden Stoffen, wie Digitalis, Belladonna und anderen, welche in der Pharmakopoe eine Maximaldose haben, ist stets genau das Gewicht anzugeben. Ebenso darf diese Angabe nicht fehlen, wenn der Arzt zwei verschiedene Stoffe zur Infusion verordnet.

Beispiele:

1) ℞
Infusi florum Tiliae 150,0
Liquoris Ammonii acetici 15,0
Syrupi Menthae 25,0
M. D. S. 2stündl. 1 Esslöffel. (Schweisstreibende Mixtur.)

2) ℞
Foliorum Sennae concisorum 15,0
Affunde Aquae fervidae q. s. ad
  colaturam 120,0
in qua solve
Natrii sulfurici 15,0
Succi Liquiritiae depurati 10,0

M. D. S. Halbstündlich 1 Esslöffel voll.

3) ℞
Foliorum Digitalis 1,0 (gm. 1)
Radicis Senegae 10,0
Infunde Aquae fervidae q. s. ad
  colaturam 180,0
in qua solve
Kalii nitrici 5,0
Tartari stibiati 0,03 (cgm. 3)
Syrupi Althaeae 15,0
M. D. S. 2stündlich 1 Esslöffel.

4)
℞
Radicis Rhei concisae 10,0
Kalii carbonici puri 5,0
Infunde cum Aquae q. s. ad colaturam 120,0
Elixirii amari 5,0
Syrupi Aurantii corticis 15,0
M. D. S. Zweistündlich 1 Esslöffel.

5)
℞
Foliorum Nicotianae 1,0 (gm. 1)
Infunde Aquae fervidae q. s. ad colaturam 125,0
Olei Chamomillae infusi 30,0
M. D. S. Zum Klystier. (Bei Hernia incarcerata.)

d. Abkochung. Zur Bereitung von Abkochungen, welche von allen Auszugsformen (nebst den heissen Aufgüssen) am meisten Anwendung finden und sich zur raschen und vollständigeren Extraction harter Pflanzentheile besonders eignen, dagegen bei Vorhandensein von flüchtigen Stoffen contraindicirt sind, werden die abzukochenden Pflanzentheile in der Infundirbüchse mit kaltem Wasser übergossen, dann das Gefäss ½ Stunde lang bei mehrmaligem Umrühren im Wasserbade gelassen und die Flüssigkeit noch warm unter Auspressen colirt. Als Menstruum dient bei Decocten vorzugsweise Wasser, in seltenen Fällen Wein, Bier, Milch oder analoge Flüssigkeiten. Man unterscheidet auch hier nach der Menge der zur Verwendung kommenden Species das gewöhnliche Decoct von der **concentrirten und sehr concentrirten Abkochung, Decoctum concentratum und concentratissimum.** Für ein gewöhnliches Decoct wird, wo im Recept nichts Besonderes vermerkt ist, das Verhältniss von 1 : 10 Colatur genommen, bei stark schleimigen Stoffen weniger (q. s.). Für Stoffe, denen die Pharmakopoe eine Maximaldose giebt, muss der Arzt die Menge des Extrahendum in der Verordnung angeben. Die Verordnung ist derjenigen der heissen Aufgüsse analog.

Beispiele:

1)
℞
Decocti corticis Frangulae (e 25,0) 175,0
Natrii sulfurici 15,0
Succi Liquiritiae depurati 10,0
M. D. S. Morgens 1 Weinglas voll.

Coque c. Aquae fontanae q. s. ad colaturam 150,0
Syrupi Cinnamomi
— Aurantii corticis āā 15,0
M. D S. Zweistündlich 1 Esslöffel voll.

2)
℞
Corticis Chinae 15,0
Acidi hydrochlorici 0,5

3)
℞
Decocti rad. Rhei (e 10,0) 150,0
Syrupi Spinae cervinae 30,0
M. D. S. Stündlich 1 Esslöffel.

e. Ebullition. Diese Form, wobei nur ein kurzes Aufsieden bezweckt wird, kann für manche Drogen, welche bei längerem Kochen unangenehm kratzend schmeckende Stoffe an das Decoct abgeben, z. B. Eibischwurzel, Süssholz, zweckmässig benutzt werden. Die Formel der Verordnung würde lauten: Infunde Aquae calidae q. s. Ebulliant paullisper. Cola.

f. Ptisanae, Ptisanen, Tisanen. Aufgüsse oder Abkochungen, welche mit grossen Mengen Wasser bereitet sind, daher nur geringe Quantitäten des wirksamen Stoffes der extrahirten Materien enthalten und so besonders zweckmässig zum Getränke dienen, belegt man mit dem Namen Tisanen, Ptisanae (nach der schon von Hippokrates benutzten Gerstenabkochung, πτισάνη). Stark wirkende Medicamente sind von dieser Form ausgeschlossen. Von dazu benutzten Pflanzentheilen rechnet man 10—20—30 Theile auf 1000 Theile Colatur. Als Corrigens dient entweder Radix Glycyrrhizae als Zusatz zu den auszuziehenden Stoffen oder Honig, Zucker oder irgend ein Syrup, die man dem flüssigen Auszuge hinzufügt.

℞
Seminum Oryzae 20,0
coque c. Aq. font. q. s. ad colaturam 1000,0

D. S. Tagsüber als Getränk nach Belieben zu verbrauchen.

g. Macerationsinfus und Macerationsdecoct. Zum Zwecke vollständigerer Extraction werden die gröblich zerkleinerten Pflanzentheile mit dem Menstruum eine bestimmte Zeit hindurch macerirt und hierauf infundirt resp. abgekocht. Als Beispiel diene das als Bandwurmmittel sehr gebräuchliche Macerationsdecoct der Granatwurzelrinde:

℞
Corticis radicis Granati recentis 60,0
Leviter contusa macera per nychthemeron c.
Aquae 500,0

dein coque leni calore per horas 12 ad remanentia 200,0.
Colaturae refrigeratae admisce Syrupi Zingiberis 25,0
M. D. S. Morgens nüchtern auf 3—4 mal innerhalb 1 Stunde zu nehmen.

h. Digestionsdecoct. Man lässt mehrere Stunden digeriren und dann noch ½ Stunde kochen.

i. Infuso-Decoctum und Decocto-Infusum. — Diese Formen können zur Anwendung kommen, wenn zwei Substanzen mit warmem Wasser ausgezogen werden sollen, von denen die eine ein schwerlösliches und deshalb längeres Kochen behufs der Extraction erforderndes Princip, die andere ein flüchtiges und deshalb das Kochen nicht vertragendes, nur das Infundiren gestattendes enthält. Solche Principien kommen übrigens auch in einer und derselben Droge neben einander vor, z. B. in sämmtlichen aromatisch bitteren Pflanzentheilen, für welche deshalb ebenfalls die erstgenannte dieser Formen, das Infuso-Decoctum, benutzt werden kann.

Das allein noch einigermassen gebräuchliche Decocto-Infusum, welches übrigens richtiger als Decocto-Ebullitio zu bezeichnen wäre, wird in der Weise bereitet, dass man zuerst die zur Decoction geeigneten Species abkochen lässt und gegen Ende des Kochens die der Infusion auszusetzenden Species zumengt. Das Infuso-Decoctum, welches jetzt kaum noch benutzt wird, kann in der Weise hergestellt werden, dass man die Species zuerst mit der Hälfte der Flüssigkeit infundirt, colirt, sodann den ausgepressten Rückstand mit der anderen Hälfte der Flüssigkeit noch einmal kocht, abermals colirt und die beiden Colaturen vereinigt. Für letztere Form wäre es offenbar zweckmässiger, einerseits aus den flüchtige Bestandtheile enthaltenden Pflanzentheilen ein Infus und andererseits aus den schwer extrahirbaren Species ein Decoct mit jedesmal der Hälfte des Menstruums darzustellen und beide Auszüge mit einander zu mischen. Das Decocto-Infus kann auch, jedoch minder zweckmässig, so gemacht werden, dass man die noch siedende Decoctcolatur zur Infusion der aromatischen Pflanzentheile benutzt.

Ein officinelles Decocto-Infusum bildet das Decoctum Sarsaparillae compositum.

Beispiele:

1) ℞
Specierum lignorum 25,0
Coque c. Aquae fontanae q. s. ad colaturam 250,0.
Sub finem coctionis adde
Foliorum Sennae 2,0
Fructuum Anisi 1,0.
Colaturae refrigeratae adde
Syrupi spinae cervinae 15,0
M D. S. Dreimal täglich ½ Tasse voll.

2) ℞
Corticis Cascarillae 20,0
Infunde cum
Aquae fervidae q. s. ad colaturam 100,0.
Cola. Residuum expressum coque cum
Aquae fontanae q. s. ad colaturam 100,0.
Cola. Colaturis junctis adde
Syrupi Aurantii corticis 25,0
M. D. S. 2 stündlich 1 Esslöffel.

3) ℞
Corticis Quercus concisi 25,0
Coque cum Aquae q. s.
Sub finem coctionis adde
Florum Chamomillae 50,0.
Colaturae refrigeratae 200,0 adde
Tincturae Myrrhae 10,0
D. S Zum Verbande.

Die nämliche Vorschrift würde auch folgendermassen verordnet werden können:

4) ℞
Decocti corticis Quercus
Infusi florum Chamomillae concentrati āā 100,0
Tincturae Myrrhae 10,0
M. D. S. Zum Verbande.

Oder auch so:

5) ℞
Corticis Quercus concisi 25,0
coque cum Aquae q. s. ad colaturam 200,0
quam adhuc calidam infunde super
Florum Chamomillae 50,0.
Post refrigerationem denuo cola et adde
Tincturae Myrrhae 10,0
D. S. Zum Verbande.

6) ℞
Infusodecocti rhizomatis Catami 175,0
Syrupi simplicis 25,0
M. D. S. Zweistündlich 1 Esslöffel.

13. Mucilago, Schleim. — Ebenfalls zum Theil zu den Extractionsformen gehörig ist der Schleim, insofern man die als solche bezeichnete klebrige Flüssigkeit meist unter Anwendung von Maceration oder Ebullition aus Pflanzenschleim enthaltenden vegetabilischen Drogen gewinnt, z. B. aus Salepknollen, Eibischwurzel. Derartige Formen werden dann geradezu als Decocte oder Macerate bezeichnet. Manche Mucilagines lassen sich auch durch Lösungen von Gummiarten in Wasser herstellen und sind somit Solutionen.

Die Pharmakopoe hat officinell: Mucilago Gummi Arabici und M. Salep.

14. Serum lactis, Molke. Unter Molken versteht man eine aus Milch bereitete, theils für sich als Medicament, theils als Vehikel für andere Arzneimittel benutzte Arzneiform. Sie stellt die nach Abscheidung des Fettes (Rahm) und des Käsestoffes zurückbleibende grünlichweisse Flüssigkeit dar, im Wesentlichen eine diluirte Lösung von Milchzucker und Alkalisalzen, der noch geringe Mengen von Fetten und Caseïn beigemengt sind.

Während man in der Schweiz und an anderen Orten, wo die Molken kurmässig Verwendung finden, dieselben durch Zusatz von saurer Milch, sog. Sur- oder Molken-Essenz, zu süsser Milch gewinnt, wird zur pharmaceutischen Bereitung des Serum lactis s. Serum lactis dulce ein weiniger Auszug von Kälberlabmagen, der sog. Liquor scriparus, benutzt, welchen man im Verhältniss von 1:300 zusetzt, worauf nach Erwärmen auf 37 Grad durch Coliren die Molke erhalten wird.

Offenbar ist diese Bereitungsweise der oben angeführten ursprünglichen, wobei die in der sauren Milch gebildete Milchsäure zur Coagulation des Caseïns in der süssen dient, vorzuziehen, weil sich bei jenem Verfahren die erforderliche Quantität saurer Milch sehr schlecht bestimmen lässt. Ebenso hat die Anwendung des Liquor scriparus den Vorzug vor dem sonst üblichen Gebrauche getrockneter Stücke Kälberlabmagen, mittelst deren sich nur eine sehr übel schmeckende und faulig riechende Molke erzielen lässt. Die Gerinnung der Milch wird hier durch das Ferment des Labmagens zu Stande gebracht.

Die Molke lässt sich zum Träger von Arzneistoffen auf doppelte Weise machen, einmal dadurch, dass man medicamentöse Substanzen in derselben auflöst, z. B. verschiedene Salze, wie Tartarus natronatus, Tartarus ferratus, Milchzucker, den man oft zur Erhöhung der purgirenden Wirkung der Molken zusetzt, oder solche mit ihr mischt, dann aber auch, indem man bei der Bereitung der Molken gewisse wirksame Stoffe benutzt, welche gleichzeitig die Coagulation des Caseïns bedingen. Solche medicamentöse Molken sind die früher officinellen Serum lactis acidum, Serum lactis aluminatum und Serum lactis tamarindinatum.

Die sauren Molken werden durch Zusatz von Tartarus depuratus (1:100) erhalten, und können wieder zur Darstellung der versüssten Molken, Serum lactis dulcificatum, dienen, indem man die überschüssige Säure mit Austerschalen oder kohlensauren Alkalien neutralisirt; es wird dadurch natürlich die Molke eine Lösung von weinsauren Salzen, welche sich jedoch einfacher durch Auflösen der letzteren in gewöhnlicher Molke herstellen lässt. Bei der Bereitung der Alaunmolken wird Alumen (1:100), bei derjenigen des Serum lactis tamarindinatum Tamarindenmus (1:400) benutzt.

Neben diesen Molkenarten kommen auch hier und da die Senfmolken, Serum lactis sinapisatum, bei denen das Myrosin der Senfsamen als Ferment wirkt, als diuretisches Getränk in Anwendung; auch kann man statt Weinsäure Weisswein zur Gewinnung von Molke benutzen, was indess, da die Säuremenge sich schlecht bestimmen lässt, wohl selten geschieht. Auch Essigmolken, Citronenmolken, mit Essig oder Citronensaft bereitet, kommen sehr selten zur Anwendung, noch weniger die mit Schwefelsäure bereiteten Vitriolmolken, Serum lactis vitriolatum. Stahlmolken, Serum lactis martiatum, die man früher durch Eintauchen eines glühenden Eisens in Molken bereitete, ersetzt man zweckmässig durch Lösen von Eisensalzen in bestimmter Quantität zu gewöhnlicher Molke.

Bei der Verordnung der Molken ist nur die für einen Tag bestimmte Quantität zu verschreiben. Man beginnt meist mit 150,0 und steigt allmälig.

Aus ökonomischen Rücksichten lässt man die Molkenbereitung gern im Hause des Kranken geschehen. Dies kann um so leichter statthaben, als in den meisten Apotheken sogenannte Molkenpastillen vorräthig gehalten werden, von denen jede einzelne einer bestimmten Quantität Milch entspricht.

Solche Pastillen sind nicht nur für gewöhnliche saure Molke, sog Trochisci seripari simplices, sondern auch für Tamarinden-, Alaun- und Stahlmolken, Trochisci seripari tamarindinati, aluminati, ferruginosi, im Handel.

Im Allgemeinen lässt sich annehmen, dass 1 Theil Milch $^2/_3$ seines Gewichtes reine Molke liefert.

Beispiele:

1) ℞
Seri lactis 200,0
Natrii phosphorici 15,0
M. D. S. Morgens 2 mal zu nehmen.

2) ℞
Seri lactis aluminati 100,0
D. S. Dreistündlich $^1/_2$ Tasse voll.

15. Balneum, Bad. Mit dieser Bezeichnung belegen wir eine zur Umspülung des ganzen Körpers oder einzelner Körpertheile bestimmte und daher sehr grosse Menge Flüssigkeit erfordernde Arzneiform, welche entweder durch ihre Temperatur oder durch darin aufgelöste active Substanzen auf den Organismus zu wirken bestimmt ist. Man unterscheidet nach den damit in Contact zu bringenden Körperpartien Vollbäder, Balnea totalia s. universalia; Halbbäder, Semicapia; Sitzbäder, Bidets, Insessus s. Encathismata; Fussbäder, Pediluvia; Handbäder, Maniluvia; Armbäder, Brachiluvia, welche letzteren insgesammt man auch als Partialbäder, Balnea partialia s. topica, den Vollbädern gegenüberstellt.

Als besondere Art der Bäder unterscheidet man die Begiessungen, Superfusiones, wobei die betreffende Flüssigkeit von einer bestimmten Höhe über den Kranken geschüttet wird, häufig während derselbe sich in einem Vollbade befindet; ferner Regenbäder, Impluvia, Douchen- oder Spritzbäder, welche als selbstverständlich keiner Erklärung bedürfen.

Man nennt ein Bad kalt, wenn es eine Temperatur von unter $+ 15^0$ R. besitzt, kühl von $15^0 - 22^0$ R., lau von $23^0 - 27^0$ R., warm von $27^0 - 32^0$ R., heiss von $32^0 - 35^0$ R.

Die Dauer der Bäder beträgt 5 Minuten (bei kalten und kühlen Bädern) bis eine halbe Stunde (bei lauen und warmen Bädern); in seltenen Fällen mehr (protrahirte Bäder). Locale Bäder können unter Umständen viel länger angewandt werden, wie dies namentlich früher für die Behandlung complicirter Fracturen, Amputationswunden u. s. w. in der Form der sog. permanenten Wasserbäder geschah. In der Regel ist Wasser die benutzte Badeflüssigkeit, Bäder von Milch, Molken, Bouillon, Rothwein sind unnütz und entbehrlich. Von medicamentösen Bädern heben wir zunächst die Kräuterbäder hervor, welche gewöhnlich durch Zusatz von Aufgüssen oder Abkochungen, die aus verordneten Species im Hause des Patienten bereitet sind, hergestellt werden.

Allgemeine Arzneiverordnungslehre. 185

Ausserdem kommen Salze, insbesondere Kochsalz, Schwefelkalium, Iodkalium, die Mutterlaugen aus verschiedenen Salinen, Seifen, seltener Mineralsäuren, Extracte oder ätherische Oele (Fichtennadelbäder) in Gebrauch.

Moor- und Schlammbäder, wie sie in verschiedenen Kurorten zur Anwendung kommen, sind nicht eigentliche Balnea, sondern mehr Cataplasmen aus dem genannten Material, und wirken theils durch feuchte Wärme, theils durch darin enthaltene Stoffe.

Die für ein Vollbad bei einem Erwachsenen nothwendige Flüssigkeitsmenge beträgt 250—300 Liter und richtet sich bei Kindern nach Grösse und Umfang. Badewannen für Kinder im frühesten Lebensalter erfordern 25—40 Liter, Wannen mittlerer Grösse 75—150 Liter. Für das Halbbad ist $^2/_3 — ^1/_2$ der angegebenen Mengen zu nehmen, für Sitzbäder, die man in eigenen Wannen nehmen lässt, 25—40 Liter, für Fussbäder, je nachdem sie bis zu den Malleoli, bis zur Mitte der Tibia oder bis zum Knie hinaufreichen, 6—18 Liter, für Armbäder 5-8 Liter, für Handbäder 1—2 Liter.

Aus der Apotheke werden natürlich nur die Zusätze zu den Bädern verordnet, deren Mengenverhältnisse im speciellen Theile ihre Erörterung finden. Für Kinderwannenbäder wird natürlich weniger als für Erwachsene verordnet, von $^1/_8—^1/_2$ der activen Substanz, für Sitzbäder etwa $^1/_5$, für Fussbäder $^1/_{10}$, für Handbäder $^1/_{25}—^1/_{20}$ der für das Vollbad nöthigen Substanz.

16. Liquores pulverisati, Pulverisirte Flüssigkeiten, verstäubte Flüssigkeiten. Schon früher wurde der Verstäubungsmethode als einer neuerdings vielfach zur Einführung medicamentöser Substanzen in die Luftwege gebräuchlichen Application behufs localer Behandlung von Krankheiten der Luftwege gedacht. Ihre Anwendung beschränkt sich jedoch nicht auf die Athemorgane, sondern erstreckt sich auch auf die äussere Haut, wo man zur Hervorrufung starker Kälte durch beschleunigte rasche Verdunstung von Stoffen mit sehr niedrigem Siedepunkte und zur Erzeugung daraus hervorgehender localer Anästhesie dasselbe Verfahren benutzt hat (Verstäubung von Aether u. s. w. nach B. W. Richardson), ferner auch auf Wunden und Geschwüre zur Stillung von Blutungen (Verstäubung von Collodium stypticum, Carbolsäurelösung etc.). Endlich ist auch zur rascheren Verdunstung desinficirender Lösungen in geschlossenen Räumen die Verstäubung (Spray) in Gebrauch gezogen.

Bei der in Frage stehenden Methode handelt es sich um die Ueberführung einer Flüssigkeit in einen feinen Nebel, welche durch besondere Apparate bewerkstelligt wird, die man als Pulverisatoren (Pulvérisateurs des liquides) bezeichnet.

Die Verstäubung von Flüssigkeiten zu inhalatorischen Zwecken wurde zuerst von Sales-Girons eingeführt, der dieselbe zur Einathmung von Mineralwässern verwerthete. Der ursprüngliche Apparat desselben bildet ein Metallgefäss, aus dem eine Compressionpumpe mit 3—4 Atmosphären Kraft einen fadenförmigen Strahl gegen eine Metallplatte treibt, von welcher er staubförmig abprallt. An die Stelle dieses und anderer auf demselben Princip der Zerstäubung durch Anprallen beruhender Apparate treten später solche, bei denen die Zerstäubung durch Mischung der Flüssigkeit mit ausströmender comprimirter Luft, sei es unter Anwendung von Luftcompressionspumpen (Mathieu-Tirman), sei es mittelst eines Blasebalgs (Hydroconion von Bergson) bewirkt wurde. Auch diese sind durch das Dampf-Hydroconion von Siegle, bei welchem unter Druck ausströmender Dampf die Zerstäubung bedingt und bei dessen Gebrauche die zerstäubte Flüssigkeit mit Wasserdampf gemischt zur Wirkung kommt, und insbesondere die Modification desselben durch Burow verdrängt worden.

Die Inhalation geschieht bei den letztgenannten sehr empfehlenswerthen Apparaten in der Weise, dass der Patient in geringer Entfernung vor dem Apparate sitzt, dessen Strahl in gleichem Niveau mit der Mundöffnung sich befindet, und mit tiefen, ruhigen, aber nicht gewaltsamen Inspirationen den Staub während der Dauer von 5 bis höchstens 10 Minuten einathmet. Da ein grosser Theil des Staubes nicht in den Mund geräth, sondern das Gesicht trifft, ist es zweckmässig, dieses zu bedecken, namentlich wenn es sich um Einathmung des häufig gebrauchten Argentum nitricum handelt, welches die Haut schwarz zu färben vermag. Die Modificationen dieser Apparate, bei denen die Verstäubung erst dicht über dem Kehlkopfe geschieht, sind als Verbesserungen nicht zu betrachten.

Es gehört bei manchen Erwachsenen und fast immer bei Kindern eine längere Uebung dazu, um wirklich die fraglichen Nebel in die Respirationsorgane gelangen zu lassen, weshalb auch höchstens chronische Leiden im kindlichen Lebensalter die Anwendung dieser Methode erlauben, nicht aber Croup oder analoge Affectionen, bei denen ausserdem die Respiration in wenig genügender Weise vor sich geht, um das Eindringen der verstäubten Partikelchen zu gestatten. Bei Erwachsenen sind dagegen acute Affectionen natürlich nicht ausgeschlossen und acuter Tracheal- und Bronchialkatarrh geben hier sogar ganz besonders günstige Resultate. Uebrigens ist das Eindringen in die tieferen Partien der Respirationsorgane, welches von verschiedener Seite bestritten wurde, im Allgemeinen durch die Versuche an Kaninchen festgestellt, bei denen verstäubte Kaliumeisencyanürlösung sich in den feinsten Bronchien nachweisen lässt. In der That sind es die unterhalb der Glottis belegenen Affectionen, z. B. acuter und chronischer Katarrh der Luftröhre und der Bronchien oder Lungenblutung, bei denen das Verfahren besonders indicirt ist, während bei Leiden im Pharynx und Larynx die Application von Lösungen mittelst Schwammes oder Pinsels mindestens eben so günstige Resultate liefert. Das Eindringen in die tieferen Partien der Respirationsorgane wird übrigens keineswegs durch die von Waldenburg als Insufflationsapparate bezeichneten Verstäuber mittelst comprimirter Luft gefördert, da der gewaltsame Anprall der comprimirten Luft einen mechanischen Reiz auf die Glottis und die Larynx ausübt (Waldenburg); vielmehr dringt der durch das Dampf-Hydroconion erzeugte Nebeldampf am tiefsten. Nur da, wo man gleichzeitig eine Abkühlung der Schleimhautflächen beabsichtigt, scheinen die Apparate von Mathieu und Bergson vorzuziehen, insofern die Temperatur des dadurch erzeugten Nebels stets um 1—3° kühler ist als die der umgebenden Luft, selbst wenn die verstäubte Flüssigkeit sehr heiss oder bedeutend abgekühlt ist. Der Siegle'sche Apparat liefert dagegen Nebeldampf, der stets ziemlich erheblich die Aussentemperatur an Wärme übersteigt.

Zur Inhalation in Form verstäubter Flüssigkeit eignen sich nur einfache wässerige Solutionen, höchstens auch Infuse und Decocte oder Lösungen in sehr verdünntem Weingeist. Alle klebrigen Substanzen sind schon deshalb ausgeschlossen, weil sie die Röhre verstopfen. Besonders gebräuchlich sind in dieser Form adstringirende Substanzen (Tannin, Alaun, Argentum nitricum, Ferrum sesquichloratum, Kalkwasser, Kreosot und andere) und Expectorantien (namentlich Salmiak), doch sind auch Demulcentia (Glycerin), Antispasmodica (Asa foetida, Castoreum), Narkotica, deren topische Effecte übrigens bezweifelt werden, und von französischen Aerzten, welche die Bronchopulmonarschleimhaut als geeignetes Applicationsorgan für Medicamente von entfernter Wirkung ansehen, selbst Chinin, Digitalis, Bromkalium, arsenigsaures Kalium u. a. m. in Anwendung gezogen. Es braucht nicht hervorgehoben zu werden, dass, da die Resorption von Stoffen, welche in flüssiger Form in die Bronchien gebracht werden, eine sehr rasche und vollständige ist (Oré, Demarquay), Vorsicht in der Dosirung bei Benutzung activer Medicamente in dieser Form Noth thut. Da die Curen meist längere Zeit dauern, kann eine grössere Menge (400,0—500,0) wenigstens für solche Stoffe verschrieben werden, die sich in Lösung nicht zersetzen.

Beispiele:

1) ℞
Acidi tannici 1,0—8,0
solve in
Aquae destillatae 500,0
D. S. Zur Inhalation.

2) ℞
Argenti nitrici
0,05—0,4 (cgm. 5—dgm. 4)

solve in
Aquae destillatae 500,0
D. in vitro charta nigra obducto. S. Zur Inhalation.

3) ℞
Ammoniaci hydrochlorici 5,0—10,0
Aquae destillatae 500,0
M. D. S. Zur Einathmung.

IV. Elastisch-flüssige Arzneiformen.

Die elastisch-flüssigen Arzneiformen kommen im Allgemeinen viel weniger in Anwendung als die festen und tropfbar flüssigen, als welche sie überdies in vielen Fällen aus der Apotheke verordnet werden, um erst im Hause des Patienten in den gasförmigen Aggregatzustand übergeführt zu werden. Sie finden ihre hauptsächlichste Verwendung als externe Mittel, indem sie vorzugsweise in Berührung mit der äusseren Haut — entweder im Ganzen oder mit einzelnen Theilen derselben — oder mit der Bronchopulmonarschleimhaut, selten mit anderen Schleimhäuten gebracht werden.

Die für die äussere Haut bestimmten elastisch-flüssigen Formen sind die Dampf- und Gasbäder, zwischen denen die Räucherungen, Fumigationes, in der Mitte stehen. Die für die Respirationsorgane bestimmten fassen wir als Einathmung, Inhalatio, zusammen.

a. Balneum vaporis, Dampfbad. Die Dampfbäder unterscheiden sich von den bereits besprochenen Bädern nur durch ihren Aggregatzustand und können wie diese in totale und partielle, in gewöhnliche, nur aus Wasserdämpfen bestehende, und in medicamentöse eingetheilt werden. Allgemeine Dampfbäder werden in besonderen Anstalten genommen, wo die Dämpfe aus Dampfentwicklern in die Baderäume geleitet werden, und können im Hause nur mit grosser Unbequemlichkeit trotz verschiedener dazu erfundener portativer Apparate ausnahmsweise zur Verwerthung kommen, setzen daher im Allgemeinen die Transportfähigkeit des Kranken voraus.

Der Aufenthalt in den mit den heissen Dämpfen imprägnirten Räumen, welche eine Temperatur von $+ 35-40°$, ja selbst bis $50°$ C. haben, dauert 20—25 Minuten. Die Kranken liegen dabei auf Feldbetten; die sitzende Position ist zu vermeiden, weil die oberen Luftschichten heisser sind. Auf die Dampfbäder folgt zweckmässig eine Abkühlung durch kalte Begiessungen. Mit letzteren combinirt stellen sie die sog. Russischen Bäder dar. Im Hause kann man den Wasserdampf entweder durch eine Röhre unter die Bettdecke in grosse, mit Leintüchern oder Wachstuch umgebene Weidenkörbe, in denen der Kranke sitzt, leiten oder man lagert den Kranken auf eine Gurtbettstelle und umhängt ihn rings mit wollenen Decken, unter Freilassung des Kopfes, und stellt unter das Bett eine Wanne mit heissem Wasser, in welche man von Zeit zu Zeit glühende Ziegelsteine oder Bolzen bringt (Budd). Die tragbaren Apparate, zumal auch die atmopathic baths von Ross, können leicht zu Verbrennungen Anlass geben und sind deshalb zweckmässiger zu meiden.

Die Russischen Bäder sind von den schon im Alterthum als Balneum laconicum s. clibanum bekannten Schwitzbädern zu unterscheiden, die unter dem Namen der „Türkischen Bäder" neuerdings viel in Aufnahme gekommen sind. Letztere, bei denen die Erwärmung der Badezimmer auf 50—60° ohne Bildung von Wasserdampf geschieht, und wo nach dem Aufenthalte in diesen neben kühlen Begiessungen auch Frottiren und Massiren in Anwendung gezogen werden, gehören eher zu den Gasbädern.

Oertliche Dampfbäder sind dadurch herzustellen, dass der betreffende Körpertheil mit Decken umhangen wird und dass man unter diese die Dämpfe aus einem Kochapparate mit röhrenförmigem Halse leitet. Hier benutzt man häufiger die Dämpfe von medicamentösen Flüssigkeiten, die man entweder durch Zusatz von flüchtigen Stoffen, wie ätherischen Oelen und Extracten, zu dem als Vehikel dienenden Wasser gewinnt oder dadurch erhält, dass man vegetabilische Drogen mit einem Gehalte von ätherischen Oelen mit der Flüssigkeit kocht. Man verschreibt natürlich nur die Zusätze nach den früher angegebenen Regeln.

Zu erwähnen sind auch die Spiritusdampfbäder, welche früher oft in sehr unzweckmässiger Weise so hergestellt wurden, dass man unter dem Sitze des mit Decken behängten Kranken ein flaches, mit Spiritus gefülltes Gefäss erhitzte, wo dann leicht Entzündung erfolgte und wiederholt Läsionen des Kranken, selbst mit tödtlichem Ausgange resultirten. Will man das nicht besonders qualificirte Verfahren nicht ganz aufgeben, so wird man, um Unglück zu verhüten, den Spiritus mehrere Fuss von den Patienten entfernt in einer Blechflasche erhitzen und die Dämpfe durch ein Kautschukrohr unter den Sitz des Kranken leiten.

Locale Dampfbäder sind übrigens auch hie und da für Schleimhäute in Anwendung gekommen, so z. B. zur Einleitung in den Gehörgang, selbst in die Trommelhöhle, ferner in Rectum und Vagina u. s. w. Zur Einleitung in den äusseren Gehörgang kann ein Topf mit darauf gestelltem Trichter in einfachster Weise dienen.

b. Fumigationes, Räucherungen. Diese Arzneiform wird entweder zur Zerstörung übelriechender oder schädlicher Stoffe in der Luft der Krankenzimmer u. s. w. (desinficirende Räucherungen) oder zur Application auf Theile der Körperoberfläche benutzt, in welchem letzteren Falle dieselben entweder zur Erzielung örtlicher oder seltener zur Hervorrufung entfernter Wirkungen in Anwendung kommen. Es kann sich dabei sowohl um die Neubildung von gasförmigen Verbrennungsproducten als um die Ueberführung fester Substanzen in gasförmigen Zustand (Sublimation) handeln. Ersteres ist der Fall bei den früher sehr beliebten und namentlich gegen rheumatische Affectionen gebrauchten Fumigationen mit vorzugsweise aus Harzen componirten Räucherspecies, wenn man dieselben auf glühende Kohlen streut und verbrennt. Letzteres ist wenigstens zum grössten Theil der Fall bei dem Räuchern mit Schwefel und Zinnober von einer erhitzten Platte aus. Die letztgenannten Stoffe wurden früher mit Benutzung besonderer, eine

Badewanne mit festschliessendem Holzdeckel und einem Ausschnitte für den Hals darstellenden sog. Gales'schen Räucherungskasten, bei welchem die Athmungsorgane vor dem Einathmen des Gases geschützt werden sollen, vielfach verwendet. Heutzutage ist jedoch das ganze Räucherungsverfahren sehr in Abnahme gekommen und hat man wegen der bei Harzräucherungen unvermeidlichen Verschlechterung der Zimmerluft mehrfach mit den empyreumatischen Producten ausserhalb des Krankenzimmers imprägnirte wollene Stoffe (Flanell) in Gebrauch gezogen. Die von Einzelnen supponirte Möglichkeit einer Vergiftung durch Kohlenoxyd in Folge der Verbrennung von Harzen auf glühende Platten ist freilich wohl nicht zu befürchten.

Auch Räucherungen können auf gewisse Schleimhäute geleitet werden, z. B. ganz nach Art von warmen Wasserdämpfen in den äusseren Gehörgang. Eine besondere Form sind die Tabaksrauchklystiere, welche man früher bei Erstickten, auch bei Hernia incarcerata anwandte und am besten in der Weise applicirt, dass man einen Pfeifenkopf, in welchem sich brennender Tabak befindet, mit einem in das Rectum eingeführten Gummischlauch in Verbindung setzt.

In der Anwendung der Bezeichnung Räucherung ist man übrigens nicht streng logisch zu Werke gegangen, da man darunter keinesweges nur die gasförmigen Producte unvollkommener Verbrennung begreift. Man sollte z. B. richtiger die Schwefelräucherungen, mögen dieselben durch blosse Sublimation oder (unter Bildung von schwefliger Säure) durch Verbrennung von Schwefel ausgeführt werden, als „Gasbäder" bezeichnen. Die beim Terpenthin zu erwähnenden Terpenthinbäder bilden einen Uebergang zu den Dampfbädern.

c. **Gasbäder.** Auch bei diesen Bädern kann es sich um allgemeine oder locale Bäder, im letzteren Falle auch um Application auf gewisse Schleimhäute, z. B. auf die Portio vaginalis uteri, handeln. Wenn schon die hier in Frage kommenden Gase, Kohlensäure und Schwefelwasserstoff, sich leicht herstellen lassen und auch die Einrichtung eines Gasbades nicht eben schwierig ist, so findet die Verwerthung doch meist an Kurorten statt, deren Quellen die Gase reichlich enthalten. Zur Anwendung der Gasdouche (Kohlensäuredouche) des Uterus hat man entweder einen beweglichen Schlauch aus einem Gasometer in die Vagina geführt oder Kautschukballons mit Kohlensäure gefüllt und letztere in die Scheide einströmen lassen.

Von den hierher gehörenden Türkischen Bädern ist oben bereits die Rede gewesen.

d. **Inhalationes, Einathmungen.** Dieselben zerfallen wie die für die Haut bestimmten elastisch flüssigen Formen in dampfförmige, gasförmige und rauchförmige.

Die Inhalation von Dämpfen kann zu örtlichen Zwecken sowohl als zur Hervorrufung entfernter Wirkungen dienen, wie letzteres die Anwendung der meisten Anaesthetica (Aether, Chloroform, Aethylidenchlorid u. a. m.) in dieser Form erweist. Man lässt Dämpfe entweder direct oder in Gemenge mit atmosphärischer Luft einathmen, indem man dieselben, z. B. Salmiakdämpfe, Dämpfe von Oleum Terebinthinae, in einem geschlossenen Raume entwickelt, in welchem sich der Patient aufhält. Die Inhalationsdämpfe können aus festen und flüssigen Substanzen producirt werden und entstehen je nach der Flüchtigkeit der betreffenden Stoffe entweder bei gewöhnlicher Temperatur oder unter Anwendung von stärkerer Hitze.

So verflüchtigen sich von festen Stoffen Iod und Campher bei gewöhnlicher Temperatur, während das zu topischen Inhalationen benutzte Chlorammonium in einem Hessischen Tiegel oder einem anderen passenden Gefässe über einer Flamme erhitzt werden muss. Die zur allgemeinen Anästhesie gebrauchten Flüssigkeiten haben sämmtlich einen verhältnissmässig niedrigen Siedepunkt und verflüchtigen sich bei niedriger Temperatur. Man applicirt dieselben, wenn sie minder flüchtig sind und eine nicht zu geringe Dampfdichte besitzen, z. B. Chloroform, von einem zusammengefalteten und in passender Entfernung von Mund und Nase des Kranken gehaltenen Taschentuche; haben sie einen geringen Siedepunkt und Dampfdichte, z. B. Aether, Methylidenbichlorid, so sind besondere Apparate zur Application nothwendig. Flüssigkeiten von ähnlicher Beschaffenheit, welche nicht anästhesirend wirken, z. B. ätherische Oele, Essigäther, kann man inhaliren lassen, indem man einige Tropfen in ein zum dritten Theile mit Wasser gefülltes Weinglas bringt, mit dem Wasser schüttelt und die entweichenden Dämpfe inhalirt. Stärker wirkende Stoffe, z. B. Amylnitrit, inhalirt man von Löschpapier, das man mit wenigen Tropfen befeuchtet hat.

Zum Träger für Inhalationen zu topischen Zwecken benutzt man gewöhnlich die Wasserdämpfe, welche auch für sich als demulcirendes Inhalationsmittel bei Katarrhen, Croup u. s. w. in Anwendung gezogen werden. Zur Einathmung mit Wasserdämpfen qualificiren sich natürlich nur solche Substanzen, welche wirklich flüchtig sind, so dass also im Allgemeinen verdampfte Salzlösungen (Solutio Argenti nitrici, u. s. w.) keine andere Wirkung haben können als blosse Wasserdämpfe, weil höchstens Spuren des Salzes mit den letzteren fortgerissen werden, weshalb für diese die Form der Verstäubung als einzig richtige erscheint.

Die Inhalation von Wasserdämpfen oder von den mit wirksamen Substanzen geschwängerten Wasserdämpfen kann so geschehen, dass man die dem Kranken umgebende Atmosphäre damit schwängert, indem man Kessel mit kochendem Wasser in die Nähe des Patienten bringt, wobei man, zumal wenn es sich um Kinder handelt, aus Filzstücken ein Zelt herstellen kann, in welchem der Kranke liegt und die Dampfentwickelung stattfindet (sogenannter Dampfschrank). In Frankreich hat man sogar sogenannte Vaporarien, d. h. mit Wasserdampf erfüllte und auf 22—23° erhaltene Zimmer, zum Aufenthalte von Brustkranken eingerichtet, welche übrigens auch schon früher in manchen deutschen Curörtern in ähnlicher Weise benutzt wurden, um die Mineralwässer zu inhaliren. Häufiger, namentlich bei medicamentösen Inhalationen, wird direct inhalirt, was am einfachsten so geschieht, wie bei der localen Dampfapplication auf andere Schleimhäute, d. h. aus einem Topfe, auf welchem man einen umgekehrten Trichter stellt, dessen Röhre mit einem Kautschukschlauche in Verbindung gesetzt wird, durch welche die Dämpfe dem Respirirenden zugeleitet werden. Die Anwendung besonderer Apparate, wie solche von Gairdner, Buttler, Pomeroy u. A. angegeben sind, hat keine Vorzüge und ist namentlich Brustkranken mitunter lästig.

Die Dauer der Inhalation von Dämpfen richtet sich theilweise nach der Natur der zu inhalirenden Substanz, theils nach der Individualität und lässt die Angabe allgemeiner Regeln nicht zu. Man kann höchstens vor allzulange fortgesetzter Inhalation, auch der mildesten Dämpfe, warnen, weil, namentlich bei Anwendung von Apparaten, leicht Congestionen zum Kopfe oder zur Brust sich einstellen, deren Eintreten natürlich sofort das Aussetzen der Inhalation nöthig macht.

Die Inhalation von Gasen kann wie die der Dämpfe ebenfalls zur Hervorrufung örtlicher oder entfernter Wirkungen dienen und geschieht meistens im Gemenge mit atmosphärischer Luft, ausnahmsweise unter Ausschluss der letzteren. Letzteres ist z. B. der Fall bei Anwendung des in neuerer Zeit vielfach als Anästheticum benutzten Stickoxyduls, wo die Wirkung eine ganz andere (berauschende) ist, wenn das Gas mit atmosphärischer Luft gemengt wird. Man athmet die Gase entweder aus Wasser, aus welchem dieselben entweichen, wie dies besonders in Badeörtern und bei dem neuerdings in die Praxis eingeführten Ozon der Fall ist, oder aus Ballons oder Gasometern, in welchen die künstlich bereiteten Gase, z. B. Sauerstoff, aufbewahrt werden.

Wir erwähnen hier beiläufig der Curen, welche man mit atmosphärischer Luft selbst in verschiedenen Zuständen der Dichtigkeit, Temperatur und Feuchtigkeit unternimmt. Die dünne und trockene Luft auf hochgelegenen Orten in den hohen Alpenthälern einerseits, die mit Dämpfen geschwängerte Luft an der Meeresküste andererseits, die warme Luft südlicher Klimate finden in verschiedenen Krankheiten der Respirationsorgane ausgedehnte und nützliche Verwendung. Ferner reihen sich hier die Einathmungen comprimirter Luft an, für welche in verschiedenen Orten Anstalten (sog. pneumatische Cabinete) errichtet sind, deren wesentliche Einrichtung darin besteht, dass in einem der Taucherglocke ähnlichen Apparate durch Dampfkraft Compression der Luft herbeigeführt und erhalten wird, in der die Kranken dann längere oder kürzere Zeit verweilen. Zum Ersatze derselben sind auch verschiedene transportable Apparate von Waldenburg, Schnitzler, Biedert u. A. angegeben. Der Einfluss erhitzter Luft wird in den Türkischen Bädern, deren wir schon erwähnten, therapeutisch verwerthet.

Die Form des Rauches zur Inhalation, wodurch einerseits neben den Gasen auch Kohlenstoffpartikelchen inspirirt werden und möglicher Weise in die tieferen Abtheilungen der Respirationsorgane gelangen, andererseits in vielen Fällen wohl nur der Schlund eine therapeutische Einwirkung erfährt, während die Respirationsorgane nicht berührt werden und entfernte Wirkung nicht resultirt, ist eine weniger benutzte. Am gebräuchlichsten ist die Inhalation von Dämpfen verbrennender Charta nitrosa bei Asthma, während das Rauchen medicamentöser Cigarren mit Recht als eine Spielerei, die noch dazu theilweise nicht ungefährlich ist, proscribirt wird.

Medicamentöse Cigarren werden hauptsächlich in doppelter Weise angefertigt, nämlich entweder nach Art der gewöhnlichen, aus Tabaksblättern gemachten Cigarren oder Cigarretten aus anderen narkotischen Blättern (z. B. Stechapfel, Belladonna, Lobelia, Fucus) oder durch Imprägnation von Filtrirpapier mit einer Lösung, z. B. von arseniger Säure, Opiumextract, mit oder ohne Zusatz von Salpeter. Auch hat man in gewöhnliche Cigarren Arzneistoffe gebracht, z. B. Zinnober. Uneigentlich nennt man medicamentöse Cigarren auch gewissermassen zum „Kaltrauchen" bestimmte Formen, wie die Campher- und Aethercigarren, welche in der Weise hergestellt werden, dass man die betreffenden flüchtigen Substanzen in eine oben mit einem Wattepfropf verschlossene Federspule oder einen Glascylinder bringt und daraus die sich bei gewöhnlicher Temperatur entwickelnden Dämpfe inspirirt. Dieselben gehören also zur Inhalation in Dampfform.

5. Classification der Arzneimittel.

Dass eine wissenschaftliche Anordnung der Medicamente das Studium der speciellen Arzneimittellehre sehr erleichtern kann, ist keine Frage. Sehen wir von der alphabetischen Anordnung ab, welche Verwandtes und Verschiedenes aneinanderreiht, und deren einziger Vortheil, das leichte Auffinden der einzelnen Stoffe, durch ein gutes Register bei Anwendung einer anderen Eintheilungsweise fast völlig erreicht wird, so bieten sich uns im Ganzen vier Eintheilungsprincipien dar, welche in Berücksichtigung gezogen werden können und von denen ein jedes in bedeutenden Pharmakologen Anhänger gefunden hat. Von den darauf gegründeten Classificationen gründen sich zwei, die naturhistorische und die chemische, auf das allgemeine Verhalten der Arzneikörper ohne Rücksicht auf deren besondere Beziehungen zum Organismus, während die Wechselwirkungen des Medicaments und des Körpers bei den beiden übrigen Eintheilungen, der physiologischen und der therapeutischen, den Ausgangspunkt bilden. Bei Entscheidung der Frage, welches dieser Eintheilungsprincipien am besten zu wählen sei, scheint uns das Bedürfniss des praktischen Arztes vor Allem ins Gewicht zu fallen und dasjenige System den höchsten Werth zu besitzen, welches diejenigen Stoffe, welche der Arzt in gleicher Richtung benutzt, so zusammenstellt, wie sie gleichzeitig auch ihrem inneren Wesen nach zusammengehören. Es kann keinem Zweifel unterliegen, dass die beiden erstgenannten Classificationen den Vorzug besitzen, dass sie das Medicament an einer bestimmten, ihnen durch das befolgte System vorgeschriebenen Stelle abhandeln, während bei der physiologischen und therapeutischen Eintheilung, da ein und dasselbe Arzneimittel die verschiedensten Systeme beeinflusst und deshalb in sehr differenten Krankheiten angewendet werden kann, die Stellung einzelner Medicamente eine zweifelhafte sein kann und jedenfalls an bestimmten Stellen eine Verweisung auf andere Capitel nöthig ist. Es lässt sich auch nicht verkennen, dass namentlich die chemische Eintheilung manche Stoffe in ganz ähnlicher Weise anordnet, wie die physiologische und therapeutische Eintheilung dies thun, weil eben die chemischen Eigenschaften in sehr inniger Beziehung zu den Wirkungen der meisten Medicamente stehen. Aber es ist auch eben so richtig, dass eine chemische Eintheilung selbst bei Annahme der besten naturhistorischen oder chemischen Systematik sehr viele in physiologischer und therapeutischer Hinsicht gleich wirkende Stoffe trennt und heterogen wirkende vereinigt.

Belege für diese Unzweckmässigkeit der naturhistorischen und chemischen Classification lassen sich leicht in den S. 18 und 19 gegebenen allgemeinpharmakodynamischen Facten finden. Eine naturhistorische Eintheilung hat ihre Berechtigung in den für Pharmaceuten bestimmten Handbüchern der Pharmakognosie, nicht aber in den für den praktischen Arzt berechneten der Materia medica. Von bedeutenderen Schriftstellern hat u. A. Pereira das naturhistorische Eintheilungsprincip benutzt. Schuchardt und Scoresby Jackson gebrauchen eine Combination des chemischen und naturhistorischen Principes, wobei, wenn die reinen organischen Stoffe unter Kohlenstoff vorgeführt und die sie enthaltenden Drogen besonders abgehandelt werden, natürlich Trennung gleichartig wirkender Stoffe in höherem Masse geschieht. Treffend weist Buchheim in Bezug auf chemische Systeme auf Aether, Chloroform, Schwefelkohlenstoff u. a. Stoffe hin, welche die Pharmakologie stets vereinigt, die Chemie stets getrennt abhandeln müsse.

Es würde deshalb nur die Wahl zwischen einer physiologischen und therapeutischen Eintheilung zu treffen sein. Der oben hervorgehobenen Inconvenienz einer Wirkung oder Anwendung desselben Stoffes in verschiedenen Richtungen begegnet man am besten dadurch, dass man den einzelnen Stoff an diejenige Stelle placirt, wohin ihn seine vorzugsweise Wirkung oder Anwendung weist, während bei den minder wichtigen Wirkungs- und Gebrauchsweisen auf die Hauptwirkung verwiesen wird. Selbstverständlich können in solchen Fällen, wo Beziehungen der chemischen oder naturhistorischen Eigenschaften zur Wirkung sich geltend machen, diese in der Stellung der Arzneimittel in den einzelnen Classen oder Unterclassen leicht zur Anschauung gebracht werden

Wie wir früher andeuteten, ist ein absoluter Gegensatz zwischen physiologischer und therapeutischer Action in keiner Weise gegeben, vielmehr ist es möglich, bei den meisten Wirkungsweisen der Medicamente die Wirkung am Gesunden und am Kranken mit einander in Einklang zu setzen, und nur bei wenigen, aber allerdings sehr bedeutenden Abtheilungen, z. B. den Alterantia, stehen wir in Bezug auf ihre physiologische Begründung noch in den Anfängen. Eine ausschliesslich auf physiologische Versuche gegründete Eintheilung würde daher dem Arzte nicht völlig genügen können, abgesehen davon, dass eben manche Medicamente bisher erst am Krankenbette, und nicht am Gesunden oder am Thiere, studirt worden sind. Dazu kommt, dass der Arzt eine Anzahl Stoffe nicht in der Richtung verwendet, welche das Resultat der damit angestellten Versuche anzeigt, wie z. B. die oben erwähnte eigenthümliche Wirkung des Santonins auf die Sinnesnerven gar nicht dessen therapeutischen Gebrauch bestimmt, sondern dessen tödtliche Wirkung auf gewisse Schmarotzerthiere im menschlichen Darmcanal. Alle diese Gründe führen dahin, eine Classification für die zweckmässigste zu erklären, welche die physiologische Wirkung und die therapeutische Anwendung combinirt als Eintheilungsprincip verwerthet, und eine solche Anordnung, welche im Einzelnen auch die chemischen Eigenschaften, Abstammung u. s. w. berücksichtigt, scheint uns als **pharmakologische** bezeichnet werden zu dürfen.

Nach den in der allgemeinen Pharmakodynamik niedergelegten Grundzügen glauben wir vier Hauptabtheilungen unterscheiden zu müssen, nämlich:

I. **Vorbeugende Arzneimittel, Medicamenta prophylactica**, worunter die zur Entfernung von Krankheitsursachen dienenden Stoffe zusammengefasst werden.

II. **Oertlich wirkende Arzneimittel, Medicamenta topica**, d. h. Stoffe, welchen vorzugsweise örtliche Wirkung zukommt.

III. **Allgemeine Arzneimittel, Medicamenta panso-**

matica, auf das Blut und die Gewebe vorzugsweise wirkende Stoffe.

IV. **Auf entfernte Organe wirkende Arzneimittel, Medicamenta teledynamica**, d. h. auf einzelne entfernte Organe besonders influirende Substanzen.

Von diesen vier Abtheilungen zerfällt die erste, je nachdem die Krankheitsursache lebende Wesen (Parasiten) oder chemische Agentien (Gifte) oder wahrscheinlich beides zugleich (Fäulnissstoffe, Infectionserreger) sind, in 3 Classen, nämlich:

1. Schmarotzermittel, Antiparasitica,
2. Gegengifte, Antidota,
3. Desinfectionsmittel, Antiseptica.

Von der Abtheilung der Medicamenta topica heben sich zunächst diejenigen ab, deren Wirkungsweise eine rein mechanische ist, dann solche, bei welchen die chemische Action in einer auffallenden Weise durch Destruction der Theile sich zu erkennen giebt, während diese Wirkungsart bei der dritten und vierten Abtheilung nicht so ausgesprochen ist, wo die Wirkung sich einerseits in einer Beschränkung des Blutzuflusses bei bestehenden Hyperämien, andererseits in einer Steigerung desselben zu erkennen giebt. Hieraus resultiren vier Classen, nämlich:

4. Mechanisch wirkende Arzneimittel, Mechanica,
5. Aetzmittel, Caustica,
6. Zusammenziehende Arzneimittel, Styptica (Adstringentia),
7. Reizende Arzneimittel, Erethistica (Irritantia).

Aus der dritten Abtheilung heben sich zunächst diejenigen Stoffe ab, welche, dem normalen Organismus zugeführt, Hebung der Ernährung desselben bedingen, während die beiden übrigen Classen dieser Abtheilung gewisse krankhafte Zustände beseitigen, in denen ein Allgemeinleiden des Organismus sich manifestirt. Die betreffenden Classen sind:

8. Plastische Mittel, Plastica,
9. Antidyskratische Arzneimittel, Antidyscratica,
10. Fiebermittel, Antipyretica.

Die Medicamente, denen eine Wirkung auf entfernte Organe vorzugsweise zukommt, richten dieselbe entweder auf das Nervensystem, die Respirationsorgane, die Haut, die Nieren oder die Geschlechtswerkzeuge. Hiernach zerfallen dieselben in:

11. Nervenmittel, Neurotica,
12. Respirationsmittel, Pneumatica,
13. Hautmittel, Dermatica,
14. Nierenmittel, Nephrica,
15. Sexualmittel, Genica.

Eine Vergleichung des aufgestellten Systems der Arzneimittel mit denen früherer Autoren liegt ausser dem Bereiche der Absicht dieses Buches. Viele dieser Systeme sind der crasse Ausfluss und Ausdruck von Schulmeinungen, wie derjenigen vom Contrastimulus u. a. In den meisten sind übrigens bereits therapeutische und physiologische Gesichtspunkte combinirt, in vielen auch chemische hineingemischt. Eine von den übrigen Autoren abweichende Anordnung hat Buchheim, der es noch nicht an der Zeit findet, ein wirkliches System der Arzneimittel aufzustellen und deshalb durch Vergleichung von Arzneimitteln, welche in chemischer Hinsicht Aehnlichkeit haben, in Bezug auf die Veränderungen, die sie im Körper hervorrufen einerseits, sowie von solchen, welche in therapeutischer Beziehung in gleicher Richtung angewendet werden, in Hinsicht auf ihre chemischen Eigenschaften andrerseits, Gruppen pharmakologisch ähnlicher Stoffe zu gewinnen sucht. Derartige Gruppen lassen sich auch bei Anwendung eines physiologisch-therapeutischen Systemes innerhalb der einzelnen Classen schaffen, wodurch dann mindestens der Studirende oder Arzt den Vortheil gewinnt, sich nicht 60—70 oder noch mehr Abtheilungen von Medicamenten einprägen zu müssen. Auch die Gruppirung bleibt immer, wie das System, ein Kind ihrer Zeit.

Specielle Arzneimittellehre.

Erste Abtheilung. Vorbeugungsmittel, Prophylactica.

I. Classe. Antiparasitica, Schmarotzermittel.

Diese Classe umfasst sämmtliche Mittel, welche vorzugsweise zur Beseitigung der im Innern und auf der Körperoberfläche des Menschen vorkommenden Schmarotzer dienen.

Eine Hauptgruppe derselben bilden die gegen Eingeweidewürmer in Anwendung gezogenen Stoffe, die meist als **Anthelminthica** (**Vermifuga**) oder **Wurmmittel** zusammengefasst werden. Diese drei Bezeichnungen decken indessen nicht den Begriff des Schmarotzermittels, da eine Menge von Parasiten des Menschen nicht zur Classe der Würmer gehören, also keine Helminthen sind. So ist ja bekanntlich die äussere Oberfläche der Sitz verschiedener Insecten und Milben, unter welchen letzteren die Krätzmilbe, Sarcoptes hominis Latr., als alleinige Ursache der unter dem Namen der Krätze (Scabies) bekannten Hautaffection fast ebenso sehr den Arzneischatz in Anspruch nimmt wie die Eingeweidewürmer. Ebendaselbst kommen ja auch die meisten der in unserer Zeit als Krankheitsursache nachgewiesenen parasitischen Pflanzen vor (wie der Grind- oder Favuspilz, Achorion Schoenleinii, der Pilz von Pityriasis versicolor, Microsporon furfur Rob. u. a. m.), welche wenige Repräsentanten allerdings auch im Innern des Organismus haben, z. B. den im Munde vorzugsweise vorkommenden Soorpilz, Oïdium albicans, die im Magen schmarotzende Alge Sarcina ventriculi Goodsir u. a. Es erscheint deshalb fehlerhaft, den Namen Anthelminthica als Classenbezeichnung zu gebrauchen. Zulässig erscheint derselbe für eine bestimmte Ordnung von antiparasitischen Medicamenten, aber auch hier dürfte er zu einem Irrthum Veranlassung geben können. Man darf nämlich nicht glauben, dass alle sog. Anthelminthica auch im Stande seien, jeden Eingeweidewurm zu tödten. Das ist keineswegs der Fall, vielmehr ist es als auffällige Thatsache hervorzuheben, dass die einzelnen Wurmarten, welche im menschlichen Organismus vorkommen, den Wurmmitteln gegenüber sich äusserst different verhalten. Ein Mittel, welches Nematoden (Rundwürmer), wie den Spulwurm, Ascaris lumbricoides L., sicher tödtet oder vertreibt, kann sich einer Cestoden- (Plattwürmer-) Art, z. B. dem Bandwurm, gegenüber völlig wirkungslos zeigen und umgekehrt, ja noch mehr, selbst diverse näher verwandte Wurmgattungen haben eine verschiedene Resistenz einem und demselben Mittel gegenüber, so Ascaris lumbricoides und Oxyuris vermicularis, der Madenwurm, beides Nematoden, gegenüber dem Santonin. Der Bandwurm der Polen, der Schweizer und der Bewohner der Ostseeprovinzen, der Bothriocephalus latus oder Grubenkopf, ist viel leichter abzutreiben als die bei uns einheimischen Bandwürmer, die aus der Schweinsfinne (Cysticercus cellulosae porci L.) sich entwickelnde Taenia Solium L. und die noch schwieriger zu beseitigende, aus der Finne des Rindes hervorgehende Taenia mediocanellata Küchenmeister. Hier mag der Grund für diese Differenz in Verhältnissen der Formation liegen; die Tänien haben am Kopfe einen stark entwickelten Hakenkranz, der das Anhaften an der Mucosa des Darmes offenbar sichert, während ein solcher dem Bothriocephalus fehlt, und die Taenia mediocanellata zeichnet sich durch ihre bedeutenderen Dimensionen vor der Taenia Solium aus. Aber weshalb die winzige Oxyuris vermicularis dem Santonin grösseren Widerstand entgegensetzt als der Spulwurm, bleibt ein Räthsel. Uebrigens giebt es auch Mittel, welche zugleich Nematoden und Cestoden afficiren und deshalb gegen Spulwürmer und Bandwürmer in Anwendung kommen, wie auch Antiparasitica existiren, welche nicht nur auf Helminthen, sondern auch auf gewisse Epizoën deleter wirken.

Man darf sich übrigens nicht vorstellen, dass die Wirkung der Antiparasitica ausschliesslich auf die Parasiten gerichtet sei und den Organismus selbst völlig unberührt lasse. Wir stellen die Mittel nur deshalb hier zu dieser bestimmten Classe, weil sie vorzugsweise als parasitentödtend oder vertreibend in Gebrauch gezogen werden. Viele Mittel dieser Art finden auch noch anderweitige Anwendung; ja einige sind, wenn sie in grösseren Dosen angewendet werden, von erheblicher Einwirkung auf den Organismus und können geradezu giftig wirken und selbst das Leben gefährden (z. B. Santonin, Kalium picronitricum, Spigelia, Fructus Sabadillae). Man darf deshalb nicht, wenn es sich hier im Allgemeinen auch um nicht sehr erhebliche Krankheitszustände handelt, bei denen die betreffenden Medicamente gegeben werden, mit übertriebener Dreistigkeit bei Anwendung der Antiparasitica zu Werke gehen.

Unter die Gebrauchsweise der Schmarotzermittel sind allgemeine Regeln nicht wohl zu geben. Es muss nur vorweg bemerkt werden, dass man die Anthelminthica gewissermassen curmässig benutzt. Namentlich bei den Bandwürmern scheint es zweckmässig, eine sog. Vorbereitungscur durchmachen zu lassen, ehe man das eigentliche wurmwidrige Mittel giebt.

Diese Vorbereitungscuren haben im Wesentlichen die Absicht, dem Bandwurm seinen Aufenthalt zu verleiden, indem man ihn theils aushungert, wobei man den Patienten 24 Stunden nur dünne Suppen geniessen lässt, oder den Wurm mit Stoffen in Berührung setzt, die ihm erfahrungsgemäss unangenehm sind, z. B mit mechanisch reizenden Stoffen, wie den Samen der Erdbeeren, mit stark gezwiebelten und gesalzenen Speisen, Salzfleisch, Sauerkraut, Salaten, marinirtem Hering u. s. w. Möglich, dass letztere auch den Wurm in einen krankhaften Zustand versetzen, der das eigentliche Wurmmittel um so kräftiger einwirken lässt. Der Umstand, dass unter pathologischen Zuständen der Würmer die Anthelminthica besser wirken, ist auch die Ursache, dass die Bandwurmcuren, welche übrigens nur zu unternehmen sind, wenn Proglottiden abgehen, im Frühjahre, wo die Tänien ihre Hakenkränze verlieren, leichter gelingen als in anderen Jahreszeiten. Dagegen ist der supponirte Einfluss des Mondes auf die Wirkung der Mittel gegen den Spulwurm eine Fabel.

Zu dem Gelingen der Bandwurmcuren ist es durchaus nothwendig, dass der ganze Wurm abgeht und nicht der Kopf zurückbleibt, weil von diesem aus sich neue Glieder entwickeln, und weil es so zu einem Recidiv kommt.

Mit der Tödtung der Parasiten ist keineswegs in allen Fällen die Cur beendet. Bei Helminthen ist das tödtende Medicament häufig nicht im Stande, dieselben gleichzeitig aus dem Darmcanale zu entfernen. Man giebt dann entweder ein Abführmittel nachträglich oder verbindet auch, wie dies namentlich bei gewissen alten Bandwurmcuren der Fall war, das Anthelminthicum sofort mit einem solchen (z. B. Gutti). Bei Scabies schwindet mit Beseitigung der Krätzmilbe das durch dieselbe bedingte Exanthem erst nach einigen Tagen, manchmal ruft auch das gebrauchte Mittel selbst Reizung der Haut (Acnepusteln und Furunkeln) hervor, welche die Kranken oft zu der irrigen Ansicht verleitet, dass sie nicht geheilt seien. Bei der Krätze kommt es übrigens darauf an, nicht allein die Milben, sondern auch deren Eier zu vernichten, weil sonst nach einiger Zeit ein Recidiv eintritt, das durch die Wahl eines passenden Mittels verhütet werden kann.

Selbstverständlich muss das Antiparasiticum in directen Contact mit dem Schmarotzer treten. Wo solche auf Schleimhäuten oder auf der Oberfläche des Körpers leben, ist dies leicht, dagegen bei den in den Muskeln befindlichen Trichinen nur auf dem Wege der Resorption stets unvollkommen zu erreichen. Die Vernichtung von Helminthen im Darmcanal durch Einreibungen in die Haut des Abdomen und die Behandlung der Krätze mit internen Mitteln bilden einen überwundenen Standpunkt.

Die Classe der Antiparasitica ist nicht so gross, dass sie besondere Unterabtheilungen bedürfte. Wir gruppiren die einzelnen Mittel in der Weise, dass wir zunächst die vorzugsweise gegen Cestoden angewendeten Medicamente, die sog. Bandwurmmittel, abhandeln und daran die Spulwurmmittel schliessen. Durch das gegen die ebenfalls zu den Nematoden gehörige Trichine, Trichina spiralis Owen, neuerlich benutzte Benzol, das auch als Medicament gegen Krätzmilben angewendet wird, ist der Uebergang zu den Krätzmitteln, Antiscabiosa, und damit überhaupt zu den gegen Epizoën ins Feld geführten Medicamenten gegeben. Wir schliessen die Antiparasitica mit dem gegen den Soorpilz specifisch wirkenden Kalium chloricum.

Cortex Granati; Granatrinde.

Die Droge stammt von dem Granatapfelbaume, Punica Granatum L. (Fam. Myrtaceae), einem ursprünglich in Vorderasien einheimischen, jetzt im grössten Theile des wärmeren Asiens, Südeuropa, Nordafrika, auch in Nordamerika und Westindien cultivirten und verwilderten kleinen Baume oder Strauche, welcher durch seine schönen rothen Blüthen und seine mit harter und zäher röthlich brauner Schale versehenen, innen eine geniessbare säuerliche und saftige Pulpa mit vielen Kernen führenden Früchte bekannt ist. Sie bildet eines der sichersten Austreibungsmittel des Bandwurmes, welches, schon Plinius und Dioscorides bekannt, später in Europa in Vergessenheit gerieth, bis dessen Kenntniss von Buchanan (1805) und anderen ostindischen Aerzten in England, von Gomez (1822) in Portugal und Frankreich, wohin Mérat die Abhandlung von Gomez verpflanzte, von Schmidtmüller in Deutschland wieder aufgefrischt wurde. Am geschätztesten ist die ehemals allein officinelle **Wurzelrinde, Cortex radicis Granati**, welche nach Schmidtmüller in ihrer Wirksamkeit zur Stammrinde im Verhältniss von 4 : 3 steht, während die Rinde der Aeste unwirksam sein soll.

Die Stammrinde bildet röhrige oder rinnenförmige, oft verbogene, meist weniger als 10 Ccm. lange und 1—3 Mm. dicke Stücke von mattgrauer Oberfläche, die von hellen Korkleistchen der Länge nach durchzogen und gewöhnlich mit schwarzen Flechten besetzt erscheinen, welche unter der Loupe deutlich sichtbar sind; das innere Rindengewebe ist gelblich, die Innenfläche mehr bräunlich. Flechten und regelmässige Längsleistchen fehlen der übrigens sehr ähnlichen Wurzelrinde, die mit reichlichem, bräunlichem Kork bedeckt ist, der an den stärksten Stücken muldenförmige Abschuppungen zeigt.

Die bandwurmwidrige Wirkung der Granatrinde wird durch zwei flüssige flüchtige Alkaloide bedingt, welche von ihrem Entdecker Tanret als Pelletierin und Isopelletierin bezeichnet sind.

Von vier Alkaloiden der Granatrinde sind zwei (**Methylpelletierin, Pseudopelletierin**) unwirksam; das Isopelletierin steht dem **Pelletierin** an Activität nach (Bérenger-Féraud). Die Stammrinde, welche bis 0,4 % Sulfat dieser Alkaloide giebt, enthält ausserdem viel Gerbstoff und Mannit. Aus dem Gerbstoffgehalte erklärt sich vermuthlich auch die blutstillende Action, welche man den früher als Flores Balaustiorum officinellen gefüllten Blüthen zuschrieb. Die bandwurmwidrigen Principien, die auch in der Fruchtschale (früher als **Cortex pomorum Granati** oder **Malicorium** gegen Bandwürmer benutzt) vorhanden sind, finden sich vorwaltend in der Wurzelrinde wildwachsender oder verwilderter Bäume von mittlerem Alter im Frühjahr vor der Blüthe. Die Rinde exotischer Bäume gilt als stärker; in Frankreich wird auch die portugiesische der einheimischen vorgezogen. Beim Aufbewahren der Rinde geht ein Theil der Basen verloren oder zersetzt sich. Frischer Rinde ist daher vor der getrockneten stets der Vorzug zu geben und selbst von Exemplaren aus Gewächshäusern wirkt die frische Rinde sicherer als getrocknete Waare des Handels.

Tänien sterben in einem Decoct nach etwa 3 Stunden (Küchenmeister). Die Würmer gehen danach meist todt, seltener scheintodt ab.

Grössere Mengen, wie solche zur Cur nothwendig sind, z. B. Abkochungen von 60,0 nach Selbstversuchen von Mérat, bedingen meistens Aufstossen, Magenschmerzen, Nausea und etwas Schwindel, noch grössere Nebelsehen, ohnmachtartige Zufälle, Taubsein und Kriebeln der Extremitäten, Wadenkrämpfe und selbst Convulsionen. Mehrere reichliche Stühle von hellgelber Farbe treten schon nach einem Decoct von 60,0 frischer Rinde auf, fehlen bei Anwendung getrockneter und sind nicht vom Pelletierin abzuleiten, das im Uebrigen zu 0,4 bis 0,6 ganz analoge Erscheinungen macht (Bérenger-Féraud).

Die Granatwurzelrinde lässt sich gegen Bothriocephalus latus und Taenia Solium mit grösster Sicherheit verwenden, treibt aber auch in der Regel die Taenia mediocanellata ab.

Die beste Anwendungsform ist das Macerat (Niemeyer) oder Macerationsdecoct (vgl. S. 181), welches man kochend filtriren und Morgens auf 3—4 mal innerhalb einer Stunde nehmen lässt. Die zur Bereitung nöthige Menge Granatrinde sind 60,0—90,0.

Maceration und Abkochung in Zinngefässen ist überflüssig und verstärkt die Wirkung nicht. Zusatz von Ingwersyrup verhütet Erbrechen am besten. Bei Anwendung alter trockener Rinde ist Zusatz eines Purgans zweckmässig.

Sehr gerühmt wird das im Handel vorkommende, in Italien aus der frischen Rinde bereitete **Extractum corticis radicis Granati**, welches man in wässeriger Lösung zu 30,0 — 60,0 giebt. Küchenmeister empfiehlt das aus getrockneter Rinde dargestellte wässerige Extract in Verbindung mit ätherischem Farnkrautextract und Gummigutt als das sicherste, namentlich auch für Taenia mediocanellata anzuwendende Präparat.

℞
Extracti cort. rad. Granati
quantum adeptus es e radicis 120,0
Aquae destillatae fervid. 180,0
Extr. Filicis aetherei 15,0
Gutti 2,0

M. D. S. Umgeschüttelt Morgens nüchtern 2 Obertassen voll in ³/₄ Stunden zu nehmen.

Geht der Wurm 1¹/₂ Stunden nach der 2. Dosis nicht ab, so wird noch der Rest genommen. Erfolgt Erbrechen, so wird nur alle 10 Minuten ein Esslöffel gegeben. Den Brechreiz verhütet man durch Gurgeln mit süsser Milch oder durch Einnehmen von mehrmals 1 Messerspitze voll Elaeosaccharum Citri. Als Vorcur verordnet Küchenmeister zur Zeit der frischen Erd- und Weinbeeren 6—8 Tage ¹/₂ Seidel frische Beeren Morgens nüchtern, Abends vor der Abtreibung einen stark gezwiebelten Häringssalat (bei sehr hartleibigen Personen 30,0 Ricinusöl).

In Frankreich ist auch das **Pelleticrin**, theils als Sulfat, das indessen in Folge rascher Resorption den Bandwurm sitzen lässt und dem Patienten Beschwerden macht, theils als sog. **Pelletierintannat**, d. h. als Mischung einer Lösung von 0,4—0,5 in 30,0 Wasser mit 0,3—0.4 Gerbsäure, zur Abtreibung von Bandwürmern mit Erfolg benutzt. Die Dosis ist der Nebenerscheinungen wegen namentlich bei Frauen und Kindern nicht über 0,4 zu erhöhen. Die Cur scheint weniger Inconvenienzen als die mit Granatwurzelabkochungen zu haben.

Flores Koso s. Kosso s. Kusso, Flores Brayerae anthelminthicae, Flores Hageniae; **Kosoblüthen**, Kosso, Kusso.

Mit dem Namen Koso oder Kusso wird in Abyssinien der dort ungemein stark verbreitete Bandwurm und zugleich das hauptsächlichste dort einheimische Mittel zur Abtreibung desselben belegt. Das letztere sind die Blüthen eines Kussala genannten Baumes aus der Familie der Spiraeaceen, Hagenia Abyssinica Willd. s. Banksia Abyssinica Bruce (bekannter unter dem zu Ehren des französischen Arztes Brayer zu Constantinopel, welcher 1822 die Aufmerksamkeit auf das Mittel lenkte, von Kunth gegebenen Namen Brayera anthelminthica), welcher dort in Berggegenden 3000—4000 Fuss über dem Meere wächst. Die Droge stellt die im December und Januar vor der Fruchtreife gesammelten einfach getrockneten oder in Rollen zusammengedrehten dichten weiblichen Blüthenrispen dar, welche als rothes Kusso den lockerer stehenden männlichen Blüthen als weit wirksamer vorgezogen werden. Sie hat einen anfangs faden, mucilaginösen, dann etwas bitteren und scharfen Geschmack und einen an die Blüthen von Sambucus nigra erinnernden Geruch.

Die röthliche Färbung der weiblichen Blüthen rührt von dem grün-röthlich gefärbten Kelche her, dessen 4—5-aderige, am Grunde borstige äussere Blätter nach der Blüthezeit auswachsen, die Blüthe um das Dreifache überragen und dunkle Purpurfarbe annehmen, die allerdings bei dem Koso des Handels oft sehr abgeblasst ist. Die männlichen Blüthenrispen sollen leichter brechenerregend wirken (?). Die zottig behaarte Spindel der Blüthenrispe und dickere Verästelungen scheinen unwirksam zu sein und müssen deshalb beim Gebrauche entfernt werden.

Als anthelminthischer Bestandtheil der Kosoblüthen ist das zuerst von Wittstein bemerkte und von Bedall genauer untersuchte Kussin oder Kosin zu betrachten, ein weisses, fein krystallinisches, geruchloses, kratzend bitter schmeckendes Harz, das in kochendem Alkohol und Aether und in wässerigen Alkalien sich sehr leicht löst.

Eine von Viale und Laurini aufgefundene eigenthümliche Säure, Hageniasäure, scheint zur wurmabtreibenden Wirkung in keiner Beziehung zu stehen. Neben dieser findet sich noch eine geringe Menge sauren ätherischen Oeles, das die Augen stark irritiren soll (Willing), und verhältnissmässig viel Gerbstoff. Das von Martius zuerst als das wirksame Princip hingestellte Weichharz ist nur ein Gemenge von Kosin mit anderen Bestandtheilen.

Koso treibt Bothriocephalus latus, Taenia Solium und selbst Taenia mediocanellata mit grosser Sicherheit ab; doch wird von einzelnen Autoren (Küchenmeister) hervorgehoben, dass die Würmer, und namentlich deren obere Glieder, häufig so macerirt abgehen, dass es schwierig ist, sich von dem Vorhandensein des Kopfes zu überzeugen.

Tänien sterben in einem Milchabsud in $1/_2$ Stunde, in einem Decocte mit Eiweiss in 2—3 Stunden (Küchenmeister). Auch Spulwürmer werden durch Koso getödtet; ebenso Taenia cucumerina und serrata bei Hunden, Taenia crassicollis der Katzen und Taenia ovina.

Ueber die physiologischen Wirkungen der Kosoblüthen bei Gesunden liegt nur eine einzige Beobachtung von Jack vor, der nach 15,0 Gefühl von Leere im Magen, etwas Nausea, Mattigkeit und Unlust zu Arbeiten, später Kollern im Leibe und Borborygmi und in $1^1/_3$ Stunden mehrere copiöse Stühle von theils fester, theils flüssiger Beschaffenheit bekam, dagegen weder Kopfweh noch Erbrechen und starke Leibschmerzen, noch Beschwerden beim Harnlassen, wie solche bei damit behandelten Kranken (nach 24,0) wiederholt beobachtet sind (Hasse, Petit). Offenbar übertrieben sind die Befürchtungen mancher Aerzte über schädliche Folgen des Mittels. So soll nach Kirts auf wiederholten Gebrauch Prolapsus ani, Erschöpfung und Tod, nach d'Abbadia hartnäckige Dysenterie mit tödtlichem Ausgange folgen können. Bei den meisten Patienten hat die Kosocur ausser etwas Uebelkeit, wie solche so oft auftritt, wenn grosse Mengen Pulver verschluckt werden, keine Nebenwirkungen, und von diesem Gesichtspunkte ist die Anwendung des Mittels nicht zu widerrathen. Ebensowenig ist aber der macerirte Zustand, in welchem der Wurm abgeht, ein Grund gegen dessen Anwendung. Koso tödtet eben die Bandwürmer, was viele andere Bandwurmmittel nicht thun, und so sieht man auch selten die Würmer in lebendem Zustande abgehen. Dass der Wurm nicht abgeht, ist oft Schuld eines schlechten, alten Präparates oder des Umstandes, dass auch die Blüthenstiele mit in Anwendung kommen. Bei den Misserfolgen war auch ohne Zweifel eine zu geringe Dosis, wie solche einzelne Arzneimittellehren angeben, oder eine unzweckmässige Form nicht selten Schuld. — Die Anwendung gegen Spulwürmer ist ohne Bedeutung, da Koso vor dem Santonin keine Vorzüge hat.

Alle Autoren, welche Koso in verschiedenen Formen als Bandwurmmittel in Gebrauch gezogen haben, stimmen darin überein, dass die Anwendung der Blüthen in Substanz am sichersten zum Ziele führt. Am einfachsten ist die Anwendung in Form der Species compressae, die sich besser nehmen lassen als die sonst sehr wirksame Schüttelmixtur, wobei man die gepulverten Blüthen mit Wasser anrühren oder darin eine Zeit lang maceriren und das Ganze verschlucken lässt. Die mittlere Dosis beträgt 15,0—20,0 beim Erwachsenen.

Um Brechen zu verhüten, kann man mit dem Pulver etwas Citronensäure verbinden oder einfacher als Vehikel Limonade wählen oder, wenn man die Gabe auf 2 Dosen in 1stündigem Intervalle vertheilt, in der Zwischenzeit Elaeosaccharum Citri, Citronensaft oder Rum geniessen lassen. Eine diätetische Vorcur ist zweckmässig.

Mit Wasser bereitete Auszugsformen (Infuse, Decocte) sind, wie die Löslichkeitsverhältnisse des Kosins a priori wahrscheinlich machen, unwirksam. Nicht unwirksam ist dagegen die Latwergenform, welche manchen Kranken zusagt. Vielleicht lässt sich zweckmässig das Kosinum der abyssinischen Droge substituiren. Nach den Erfahrungen verschiedener Münchener, Dresdener und Wiener Aerzte wirkt das nicht völlig reine, amorphe Kosin von Bedall zu 1,5 bis 2,0 sicher bandwurmabtreibend. Es lässt sich in Pulverform in Oblate ohne Mühe nehmen; da aber durch diese Menge bisweilen Erbrechen und Durchfall hervorgerufen wird, räth Bedall sie in 3—4 kleinere zu vertheilen, als Vehikel Elaeosaccharum Menthae piperitae zu geben und nach der letzten Portion Oleum Ricini oder Natriumsulfat nehmen zu lassen. Vorbereitende Cur ist selten nöthig. Das früher auch benutzte Weichharz von Martius soll nach Küchenmeister eben so sicher, aber milder als die Kosoblüthen wirken. Inwieweit einzelne Angaben, dass das reine krystallinische Kosin weniger gut wirke, begründet sind, bedarf noch weiterer Untersuchung. Aetherische und wässerige Extracte der Kosoblüthen sind unwirksam (Alpherts).

Anhang. Abyssinische Bandwurmmittel. Ausser Koso benutzen die Abyssinier noch gegen ihre Landesplage eine grössere Zahl anderer Mittel, von denen keines aber den Flores Koso vorgezogen zu werden verdient. Am bekanntesten sind davon die Musennarinde, Cortex Musenna s. Busenna, die Saoria und die Tatze oder Zatze geworden, doch findet keine dieser Drogen allgemeinere Verwendung. Die Musennarinde, anfangs für die Rinde des Kosobaumes gehalten, aber wohl von Rottlera Schimperi (Euphorbiaceae) oder Besenna anthelminthica Rich. (Leguminosae) abstammend, empfahl D'Abbadia zu 60,0—70,0 in Latwergenform als sicher, aber milder auf den Tractus wirkendes Cestodenmittel. Saoria und Tatze sind Früchte von abyssinischen Myrsineen, erstere von Maesa picta, letztere von Myrsine Africana L. Saoria ist von Strohl und verschiedenen Strassburger Aerzten in der Dosis zu 30,0 als Pulver mit Zuckerwasser angerührt sehr wirksam befunden; es erregt Purgiren, Tatze ist in seiner Wirkung weniger mild, aber eben so sicher, und wird zu 15,0 in derselben Weise benutzt (Trousseau und Pidoux). Martius hat noch über 13 andere abyssinische Anthelminthica Mittheilungen gemacht.

Kamāla, Glandulae Rottlerae; **Kamāla.**

Zu den besseren Bandwurmmitteln gehört die als leichtes, lockeres, ziegelrothes, hauptsächlich aus durchsichtigen, scharlachrothen Körnchen, gelblich grauen Haaren und kleinen Pflanzenfragmenten gebildetes Pulver im Handel vorkommende Kamala. Man bezeichnet mit diesem wahrscheinlich aus kapila, lohfarben, corrumpirten Namen u. a., z. B. kapilapodi, lohfarbener Blüthenstaub, die die Früchte einer baumartigen, in Vorderindien, auf den Philippinen, in China, Australien, Südarabien und Abyssinien wachsenden Euphorbiacee, Mallotus Philippinensis Müll. s. Rottlera tinctoria Roxb., bedeckenden Harzdrüschen, welche man in Indien zur Zeit der Fruchtreife durch Abbürsten erhält und seit langer Zeit im Orient zum Seidenfärben benutzt.

Die Droge ist fast geschmack- und geruchlos, wird von siedendem Wasser nicht angegriffen, giebt dagegen an Alkohol, Chloroform, Benzol und alkalische Solutionen mit rother Farbe lösliche Materien ab, über deren Natur die Angaben divergiren. Nach Anderson existirt darin ein besonderer Farbstoff, Rottlerin, der mit dem Purpurin des Krapps und der Chrysophansäure eine homologe Reihe zu bilden scheint, und gelbe, in Alkalien mit prächtig rother Farbe sich lösende Krystalle bildet, neben einem ebenfalls in alkalischer Lösung färbenden Rottleraharz (Rottleraroth), das nach Flückiger in der Zusammensetzung mit dem Kosin viel Aehnlichkeit hat.

Zunächst von Ostindischen Aerzten (Mackinnon, Anderson) mit Erfolg versucht, ist die Kamala in Europa besonders durch die pharmakognostische Beschreibung Hanburys (1853) bekannt geworden und bei uns durch Hagen und Drasche (1866) warm empfohlen. Nach medicinalen Gaben erfolgt manchmal etwas Uebelkeit und Kolik, meist auch mehrere Stuhlgänge. Ob Kamala gegen Taenia mediocanellata ausreicht, ist noch nicht festgestellt, der Taenia Solium gegenüber genügt sie vollkommen und ist wegen Fehlens unangenehmer Nebenerscheinungen und wegen der Möglichkeit, das Mittel in angenehm zu nehmender Form darzureichen, sehr zu empfehlen. Der Bandwurm geht todt ab. Wir halten es für das bei Kindern und schwächlichen Individuen zu wählende Bandwurmmittel; auch qualificirt es sich besonders da, wo eine Bandwurmcur mit einem anderen Mittel verunglückt ist, bei rascher Wiederholung derselben. Nach Hagen ist das Mittel auch bei Spul- und Madenwürmern von Erfolg.

Bei Erwachsenen giebt man 4,0—12,0 in Pulverform, bei Kindern bis zu 5 Jahren 1,5, bei älteren Kindern 2,0. Hagen empfahl die Latwergenform.

Offenbar am angenehmsten ist eine schon von Anderson empfohlene, nicht officinelle Tinctura Kamala, durch 2 tägige Maceration von 180 Th. Kamala in 380 Th. Spiritus Vini rectif. bereitet, welche man zu 4,0—16,0 in einem aromatischen Wasser oder mit Liqueur nehmen lässt. Die Vorbereitungscur ist wie bei Koso; es wird selten nöthig, Oleum Ricini zur Austreibung des Wurms zu geben.

1) ℞
Kamala pulv. 12,0
Divide in partes aequales no. 3. *S.* Morgens viertelstündlich 1 Pulver in Zuckerwasser.

2) ℞
Kamala
Spir. Vini rectificatissimi āā 12,0
Syr. capillor. Veneris 30,0
M. f. electuar. D. S. Auf dreimal Morgens zu verbrauchen.
(Hagen.)

Rhizoma Filicis, Radix Filicis s. Filicis maris; **Farnwurzel,** Wurmfarnwurzel, Johanniswurzel.

Als Medicament dient der im Herbst gesammelte und nicht länger als ein Jahr aufbewahrte, von allen abgestorbenen Theilen, Spreuschuppen, Wurzeln und Rinde befreite Wurzelstock, mit den daran sitzenden fleischigen Resten der Blattstiele (Wedelbasen) von Aspidium Filix mas Sw. (Polystichum Filix mas Roth, Polypodium Filix mas L. Nephrodium F. m. Michaux), eines durch fast ganz Europa, Nordasien und Nordamerika verbreiteten, in schattigen Wäldern und Gebüschen recht gemeinen Farnkrauts

Das Rhizoma Filicis ist von verschiedener Länge, bis $2^{1}/_{3}$ Cm. dick, frisch fleischig, getrocknet schwammig, leicht, innen von grüner Farbe, welche jedoch allmälig auch bei der vorsichtigsten Aufbewahrung in Zimmtbraun übergeht. Die krummen, kantigen, einige Cm. langen und ungefähr 1 Cm. dicken Wedelbasen, welche das Rhizom an der ganzen Oberfläche dicht einhüllen, sind aussen dunkelbraun, innen grün. Der Querbruch zeigt 8 umschriebene Gefässbündel, während der Stamm selbst einige mehr darbietet. Wedelbasen und Stamm haben süsslich bitteren Geschmack, bedingen später Kratzen im Halse; der Geruch ist eigenthümlich unangenehm. Man schreibt den Wedelbasen stärkere Wirkung als dem Rhizome zu und sammelt überall nur die von den letzten 2 Jahren abstammenden, an der vorderen Hälfte sitzenden Wedelbasen (20—24).

Für die Güte des Präparates ist die Aufbewahrung sehr wesentlich; Aufbewahrung in gepulvertem Zustande fördert die Zersetzung am raschesten. Je brauner das Präparat ist, um so schwächer ist die Wirkung, je schöner grün, desto besser. Auch scheint das Rhizom von Filix mas nicht in allen Gegenden dieselbe Wirksamkeit zu besitzen. So wird in den Russischen Ostseeprovinzen die in der Umgegend von Wolmar an den sandigen Ufern der Aa wachsende Pflanze als die wirksamste betrachtet, welche auch mehr ätherisches Extract, und zwar von grösserem Filixsäure-Gehalte (siehe unten), liefert, wie Rhizome aus anderen Livländischen Districten. Wenn von Manchen die jedesmal frische Einsammlung der Farnwurzel bei Einleitung einer Bandwurmcur empfohlen wird, so ist dies offenbar das sicherste Mittel, um wirksame Rhizome zu erhalten.

An der Wirkung der Farnwurzel ist offenbar wesentlich die von Luck entdeckte farblose krystallinische Säure, die Filixsäure, betheiligt.

Ueber die Action der übrigen dem Rhizoma Filicis eigenthümlichen Stoffe, des fetten Oeles (Filixolin), des ätherischen Oeles, Harzes und Gerbstoffes (Pteritannsäure, Tanaspidsäure) ist nichts bekannt. Die Angabe von Liebig in Dorpat (1857), dass die Filixsäure Bothriocephalus latus abzutreiben vermöge, wurde von Carlblom (1866) und Rulle (1867) bestätigt, doch fand letzterer, dass die Säure nicht die ganze anthelminthische Wirkung des Farnkrauts repräsentirt, da unreine Filixsäure, d. h. der durch Salzsäure in dem mit Ammoniak behandelten verdünnten ätherischen Extracte erhaltenen Niederschlag stärker auf Bandwürmer wirkt als reine. Die Wirkung der Filixsäure ist vielleicht auf Zersetzungsproducte zu beziehen, da ein mit Kali causticum erhaltenes Product der Filixsäure ebenfalls anthelminthisch wirkt. Auf den jugendlichen Zustand der Bandwürmer, die Finnen oder Cysticerken, ist sie ohne Einfluss (A. v. Graefe).

Das Farnrhizom treibt sowohl den Bothriocephalus latus als die Tänien, auch Taenia mediocanellata, ab, letztere jedoch, wie schon Bremser hervorhob, keinesweges mit gleicher Sicherheit wie Granatwurzelrinde

In einer Mischung von Extractum Filicis aethereum mit Eiweiss oder von Filixsäure mit Eiweiss sterben Tänien in 3—4 Stunden; in letzterer werden sie dabei ödematös (Küchenmeister).

Bei Menschen ruft es nur in sehr grossen Gaben etwas Nausea hervor, bedingt aber von allen Bandwurmmitteln am wenigsten leicht Nebenerscheinungen, weshalb es sich auch bei nicht zu kleinen Kindern in Gebrauch ziehen lässt.

Die bandwurmtreibende Kraft der Farnwurzel war zwar schon den Alten bekannt, doch wurde erst in der Mitte des vorigen Jahrhunderts die Aufmerksamkeit darauf durch verschiedene Geheimmittel wieder gelenkt, welche von

Regierungen acquirirt wurden. So ist die Droge Hauptbestandtheil des von Friedrich dem Grossen angekauften Mittels von Matthieu und des von Louis XVI. erworbenen Geheimmittels der Chirurgenwittwe Nuffler zu Murten, und der in Württemberg angekauften Methode des Apothekers Lechler und des Wundarztes Rapp, ferner den Methoden von Wawruch, Herrenschwand, Renzel, Bourdier u. A. m. liegt Filix mas als Hauptmittel zu Grunde. Auffallend ist es, wie das Mittel gerade in Ländern, wo der Bothriocephalus vorkommt, sich zuerst Ruf erworben hat, und es lässt sich nicht bezweifeln, dass es die Bothriocephalen sicher abtreibt. Dagegen haben wir wiederholt Misserfolge, sowohl von der Wurzel als von dem daraus bereiteten ätherischen Extracte, bei Taenia Solium gesehen, wo später Koso oder Granatwurzelrinde half. Möglich, dass die Qualität der Droge dabei im Spiele war. Wesentlich indicirt ist das Mittel offenbar in allen Fällen, wo der Bandwurmkranke an allgemeiner Körperschwäche oder an Irritabilität des Magens leidet.

Am häufigsten und zweckmässigsten wird das Rhizoma Filixis maris in Substanz gegeben, nicht in Decocten, wie es früher wohl üblich war (Alibert, Lechler). Man verordnet in Pulverform zu 8,0 — 12,0 — 24,0 — 30,0, welche man Morgens stündlich theelöffelweise administrirt, zweckmässig in einem aromatischen Vehikel oder süssem Weine.

Gerade bei den Curen mit Filixpulver sind Vorbereitungscuren durchaus nothwendig; auch ist es unter allen Umständen gerathen, 3—4 Stunden nach der Anwendung ein Purgans (Jalape, Bittersalz, Ricinusöl) zu geben. Eine Verbindung von Purgantien mit dem Mittel ist unzweckmässig, da es ohnehin nicht intensiv auf die Würmer einwirkt und die Dauer dieser Einwirkung selbstverständlich durch das Purgans verkürzt wird.

Auch verbindet man dasselbe zu Pillen mit dem officinellen
Präparate:
Extractum Filicis, Extractum Filicis aethereum s. resinosum, Oleum s. Balsamum Filicis, **Farnextract,** das durch mehrtägige Maceration von frischem Filixpulver mit 3 und 2 Th. Aether erhalten wird und ein dünnes, grünliches, in Wasser nicht lösliches Extract darstellt. Dieses von Peschier in Genf zuerst angegebene Extract besitzt einen scharf bitteren Geschmack und enthält das Meiste der Filixsäure, welche sich aus altem ätherischem Extract spontan abscheidet, neben ätherischem Oele. In Wasser löst es sich nicht. Man giebt es zu 2,0 —3,0—6,0 entweder in der schon von Peschier empfohlenen Pillenform, mit Farnkrautwurzelpulver, welche man gewöhnlich ½ Stunde vor dem Schlafengehen oder auch Morgens nüchtern nehmen lässt, oder mit Syrup oder Honig in Latwergenform. Vorzuziehen ist die Darreichung in Gallertkapseln, mit welcher man häufig sofort die Darreichung von Ricinusöl verbindet. Nicht selten wird es auch als Adjuvans anderen Bandwurmmitteln, z. B. der Granatwurzelrinde, zugesetzt. Aelteres Filixextract, aus dem sich die Filixsäure mehr oder minder ausgeschieden hat und welches eine mehr braune Farbe annimmt, ist wirkungslos; ebenso ist die Darstellung aus frischem Rhizome durchaus nöthig, um Wirkung zu bekommen.

Die Filixsäure ist zu 4 Dosen von 0,12—0,3 2—3stündlich gegen Bothriocephalus mit Erfolg, bei gleichzeitiger Anwendung von Ricinusöl, zu geben.

Von den vielen Formeln sind nur die einfachsten hier verzeichnet:

1) ℞
Pulv. rhizomatis Filicis 30,0
Divide in partes aequales no. 8. D. S.
Morgens stündlich 1 Pulver in Wein zu nehmen. (Im Fall der Wurm nicht abgeht, 1 Esslöffel Oleum Ricini oder 100,0 Infusum Sennae compositum.)

2) ℞
Extracti Filicis 6,0
Pulv. rhizom. Filicis q. s.
ut f. pilul. no. 30. In 2 Portionen ½ Stunde vor dem Schlafengehen. Modificirte Pillen von Peschier, dessen ursprüngliche Gabe (1,2—2,0) nicht für Taenia Solium ausreicht.

Anhang: Auch den Rhizomen anderer Farnkräuter scheint in höherem oder geringerem Grade bandwurmwidrige Wirkung eigen zu sein. Von Bedeutung ist nur das unter dem Namen **Panna** oder **Uncomocomo** aus Afrika von Port Natal in den Handel gekommene Rhizom von **Aspidium athamanticum Kunze**, das keinesweges, wie **Posner** meinte, mit dem Wurzelstock von Polystichum Filix mas übereinstimmt. Dasselbe wirkt zu 8,0 Morgens nüchtern genommen (nach vorausgegangener Hungercur) sicher abtreibend auf Taenia Solium und meist auch auf Taenia mediocanellata, jedoch nach **Küchenmeister** nicht sicherer als Granatwurzelrinden-Extract.

Den Rhizomen der deutschen, dem Polystichum Filix mas nahestehenden Farne, wie **Pteris aquilina** L., **Asplenium Filix femina Bernh.** und **Aspidium Oreopteris** Sw. wird gleichfalls bandwurmwidrige Wirkung, jedoch geringere als dem Wurmfarn, zugeschrieben. In Nordamerika hat man das Rhizom von **Aspidium marginale** benutzt.

Santoninum, Acidum santonicum; **Santonin. Flores Cinae,** Semen vel Anthodia Cinae, Semen Cinae Halepense vel Levanticum, Semen Santonicae, Semen Zedoariae; **Wurmsamen,** Zittwersamen, Zittwerblüthen.

Das Santonin oder die Santonsäure ist ein 1830 gleichzeitig von Kahler und Alms aufgefundener Pflanzenstoff, welcher das wurmwidrig wirkende Princip der verschiedenen im Handel unter dem unrichtigen Namen Wurmsamen vorkommenden und von Alters her als Mittel gegen den Spulwurm geschätzten unaufgeschlossenen Blüthenköpfe verschiedener Species der Gattung Artemisia (Fam. Synanthereae) darstellt und die letzteren als Medicament fast vollständig verdrängt hat.

Es bildet farblose, perlglänzende, bei 170° schmelzende Tafeln von neutraler Reaction, hat keinen Geruch, ist in Substanz genommen fast geschmacklos, bedingt aber in alkoholischer Lösung einen stark bitteren Geschmack, löst sich kaum in kaltem und nur in 250 Theilen heissem Wasser, leicht in siedendem Alkohol, in Chloroform (in 4,35 Theilen), in Essigsäure und ätherischen Oelen. Es verbindet sich mit Basen ohne Elimination von Wasser und bildet mit Alkalien und alkalischen Erden in Wasser lösliche Salze. Im zerstreuten Lichte färbt es sich langsam, im directen Sonnenlichte rasch citronengelb, wobei seine Krystalle in kleine Stücken zerspringen und nach Sestini neben Ameisensäure u. a. ein als Photosantonin bezeichneter Körper entsteht. Bei längerem Kochen mit verdünnter Schwefelsäure oder Salzsäure entsteht eine harzartige Masse, die aus Weingeist wieder mit den Eigenschaften des Santonins krystallisirt, das Santoniretin; Glykose tritt dabei nicht auf. Mit Kali causticum in spirituöser Lösung giebt Santonin eine scharlachrothe Flüssigkeit, die sich allmälig entfärbt. Man rechnet das Santonin zu den Phenolen.

Von den Wurmsamen, welche ausser den angegebenen Synonymen noch manche andere, zum Theil durch Corruption und Abbreviaturen auf Recepten entstandene (so Semina sancta aus Sem. Santonici, Semina contra abgekürzt für Semina contra vermes) haben, sind nur die sog. levantischen officinell, die von einer im nördlichen Theile von Turkestan wachsenden, von Willkomm (1872) beschriebenen Artemisia-Species aus der Section Seriphidium abstammen, welcher schon früher Berg den von Willkomm adoptirten Namen Artemisia Cina gegeben hat, die aber nach Flückiger und Hanbury nur eine Varietät der weitverbreiteten und u. a. an der Nord- und Ostseeküste, auch in Thüringen wachsenden, noch jetzt in Dänemark als Wurmmittel gebräuchlichen Artemisia maritima ist.

Der Ursprung dieser Waare (die aralocaspischen Länder, Centralhochasien), die früher über Kleinasien, jetzt nur über Nischnei Nowgorod nach dem westlichen Europa kommt, ist erst 1870 durch die Reise von Petzhold in Turkestan ermittelt. Die frühere Ableitung von der persischen Artemisia Vahliana (mit eiförmigen kürzeren Köpfchen) ist völlig irrig. Die Bezeichnung Semen Cinae wird von semenzina (kleiner Samen) abgeleitet, welcher Name für die Droge insofern passt, als erst 90 der vermeintlichen Samen 0,08 wiegen. Die Droge stellt 2—5blüthige, oblonge, prismatische, glatte, grünlich gelbe, mit der Zeit ins Bräunliche übergehende, 3 Millimeter lange isolirte Blüthenköpfchen dar, die aus ziegeldachartig geordneten, gekielten, häufig geränderten Blättchen bestehen, welche auf der Rückenfläche mit kleinen gelben Oeldrüsen besetzt sind.

Die Wurmsamen schmecken bitter und haben einen eigenthümlichen widrigen Geruch, welchen sie einem ätherischen Oele, dem Wurmsamenöle, verdanken, das für die wurmwidrige Wirkung ohne Bedeutung ist, die Droge selbst aber zu einer schwierig einzunehmenden und deshalb bei Kindern sehr unbeliebten macht, weshalb sie besser durch Santonin ersetzt wird.

Das Wurmsamenöl, ein Gemenge eines sauerstoffhaltigen ätherischen Oeles und eines Kohlenwasserstoffes, Cinen oder Cinaeben, tödtet zu 2 Gm. Kaninchen. Es bedingt Unruhe, Mattigkeit, Zittern, tonische und klonische Krämpfe, Anästhesie, Sinken der Temperatur, vermehrte Diurese, Albuminurie und Darmkatarrh; der Athem riecht nach dem Oel, während der Urin einen aromatischen Geruch danach annimmt (E. Rose).

Das Santonin tödtet in öliger Lösung Spulwürmer ausserhalb des Organismus schon vor Ablauf einer Stunde, früher als ein anderes Wurmmittel (Küchenmeister). Es soll auch Tänien tödten (Spencer Wells), afficirt dagegen Oxyuris vermicularis und Trichocephalus dispar nicht (Rose). In grösseren Mengen wirkt es auf höhere Thiere nach Art der Hirnkrampfgifte toxisch und bedingt bei Hunden zu 0,4 Zittern der Extremitäten, zu 0,6 ausserdem Trägheit der Bewegungen, Steifigkeit im Nacken und in den Beinen, Speichelfluss, dann Convulsionen, abwechselnd am Kopfe, Rumpfe und an den Gliedern, Kinnbackenkrampf, ferner Mydriasis; mit den Krämpfen wechselt häufig Bewusstlosigkeit und nach dem Erwachen laufen die Thiere umher und stossen oft mit der Schnauze an Gegenstände.

Nach etwas grösseren Dosen (0,2 und darüber), mitunter auch schon nach geringeren (0,125), resultirt beim Menschen als eigenthümliches Phänomen Farbensehen, das nicht nach localer Application vorkommt (Falck) und meist als Gelbsehen, in höherem Grade auch als Violettsehen sich zeigt. Der Urin nimmt citronengelbe Farbe an, welche bei Alkalescenz desselben oder durch Zusatz von Alkalien in Purpurroth übergeht.

Das Gelbsehen ist nicht Folge von Gelbfärbung der Augenmedien durch Gallenfarbstoff oder ein aus Santonin hervorgehendes Pigment, sondern steht im Zusammenhange mit Einwirkung auf die Retina, aus der Farbenblindheit resultirt; das betreffende Individuum sieht meist Violett, selten Roth nicht mehr und bei allen violette oder rothe oder gelbe Farbentöne enthaltenden Mischfarben wird das Gelb prävalent. Das Violettsehen ist nach Rose vom Sehnerven abhängig; dabei findet Verwechslung zweier complementären Farben von ungleicher Stärke statt oder zwei ungleiche Stärken eines Farbentones werden für entgegengesetzte Farben gehalten.

Bei höheren Dosen des Santonins (0,5—1,75 in vertheilten Mengen bei Selbstversuchen von Rose, Jablonowsky u. A.) treten beim Menschen zu der Chromatopsie noch wirkliche, bei geschlossenen Augen wahrnehmbare Gesichtshallucinationen, Flimmern vor den Augen, auch Hallucinationen des Geruches und des Geschmackes; die Pupille wird meist erweitert, manchmal auch verengt, duselige Empfindungen und Abgeschlagenheit, Müdigkeit, Gähnen, Kopfschmerz, Uebelkeit und Erbrechen sind dann nicht selten. Die Pulsfrequenz wird dabei vermindert (Rose). Sowohl bei Kindern als in einzelnen Fällen auch bei Erwachsenen kann es zu wirklicher, selbst tödtlicher Vergiftung durch Santonin kommen, wobei ausser Brechreiz und Leibschmerzen Angst und Unruhe, später Convulsionen, die sich in manchen Fällen auf die Augen- und Gesichtsmuskeln beschränken, aber auch die Kiefermuskeln und die Extremitäten betreffen können, und meistens klonische, seltener wirklich ausgeprägte tonische Krämpfe sind, dann Stupor und Bewusstlosigkeit auftreten; in einem Falle wurde in auffälliger Weise Rückwärtsgehen beobachtet. Die Pupille ist hier meist erweitert und die Symptome halten mit Ausnahme der Gelbfärbung des Urins in der Regel nur 12—24 Stunden an.

Das Santonin wird sowohl vom Magen als vom Mastdarm als bei Anwendung in passender Lösung (z. B. in Chloroform) vom Unterhautbindegewebe aus resorbirt. Wird es innerlich krystallinisch genommen, so passirt ein Theil den Tractus, ein andrer verbindet sich wohl mit Alkali im Darm und geht als Santoninnatrium ins Blut über. Speichel und Galle lösen nur wenig (Schaur). Die Natur der in den Harn übergehenden gelben Substanz, von Falck Xanthopsin genannt, ist noch nicht genau bekannt. Sie scheint nicht mit dem Photosantonin identisch und ist nach Kletzinsky sogenanntes Santoniin, welches Santonin $+ 3 \text{O}$ darstellt. Nach Jablonowski geht das Santonin theils als solches, theils oxydirt in den Urin über.

Als Medicament ist Santonin unübertroffen als Mittel gegen Spulwürmer, die danach meist todt abgehen. Anderweitige Anwendung fanden Santonin und Flores Cinae nur vereinzelt bei Intermittens, Keuchhusten und Nierensteinkolik; auch die auf seine physiologischen Wirkungen begründete Empfehlung als harntreibendes Mittel (M'Daniell) hat keinen Anklang gefunden. Die Verwerthung gegen Amblyopie und subcutane Iritis und Chorioiditis, obschon sie sich darauf stützt, dass das Mittel das Sehorgan afficirt, ist nicht rationell, weil es die Sehkraft vorübergehend herabsetzt und namentlich Retinalhyperämie steigern kann.

Bei der Darreichung als Anthelminthicum genügt es, bei Kindern eine Dosis von 0,05 mehrere Abende hinter einander zu geben. Die Darreichung am Abend lässt die unangenehme Xanthopsie, welche vom einfallenden Lichte abhängig ist, nicht auftreten; auch wird dadurch der Schlaf eher gefördert als gestört. Höhere Dosen sind unnöthig und wegen ihrer toxischen Wirkung zu vermeiden.

Namentlich bei anämischen Kindern im ersten Lebensjahre scheint mitunter schon durch 0,05 sehr schwere Vergiftung eintreten zu können (Binz) und ist daher Vorsicht geboten! Eine Gabe Calomel mit Jalape oder ein Esslöffel Ricinusöl am 2. oder 3. Tage bringt die getödteten Helminthen rascher zu Tage und ist deshalb zweckmässig.

Man giebt Santonin zweckmässig in Pulverform mit Zucker, Milchzucker oder Elaeosaccharum Tanaceti. Da es keinen Geschmack besitzt, kann man es auch auf Butterschnitten streuen (Küchenmeister). Darreichung in Ricinusöl halten wir für unzweckmässig, weil das Mittel dadurch weniger lange in Contact mit den Eingeweidewürmern kommt. Am zweckmässigsten giebt man die officinellen:

Trochisci Santonini, Santoninpastillen, Wurmzeltchen. Diese sehr beliebten Zeltchen sind von 0,025 Santoningehalt und bei Erwachsenen und älteren Kindern zu 2—4 Stück, bei Kindern unter 5 Jahren zu 1—2 Stück Abends zu verordnen.

Statt des Santonins ist das **Santoninnatrium** oder **santonsaure Natrium, Natrium santonicum,** von verschiedenen Aerzten warm befürwortet. In neuerer Zeit hat man dieses Präparat wiederholt dem Santonin vorgezogen, weil es weniger leicht Gelbsehen bewirke. Es schmeckt indess salzig bitter und wird bei seiner grossen Löslichkeit in Wasser (1 : 2) so rasch resorbirt, dass es in sehr grossen Dosen stärker toxisch wirkt als Santonin und sich dadurch der Einwirkung auf die Helminthen mehr oder weniger entzieht. Zum Theil wird übrigens durch die Salzsäure des Magensaftes Santonin daraus niedergeschlagen. Eine ex tempore durch Kochen von Santonin und Natriumcarbonat dargestellte Solution, in welcher 0,4 Santonin in 30,0 enthalten sind, hat Harley bei der auf Distomen beruhenden Hämaturie als Injection in die Blase versucht (15,0—30,0 in 120,0 warmen Wassers), welche auch in geringeren Mengen (4,0—5,0) als Clysma bei Oxyuris vermicularis, wo Kaltwasserklystiere nicht helfen, versucht werden könnte.

Die Flores Cinae, früher meist zu 2,0—8,0, gewöhnlich mit Syrupus communis als Latwerge, auch in verschiedenen Zuckerwerksformen oder mit Pfeffer- und Honigkuchen gegeben, sind völlig entbehrlich; die Latwerge ist in der Regel eine Qual für die Kinder, welche dagegen Santoninzeltchen mit Behagen verzehren, was schon daraus hervorgeht, dass viele der beim Menschen vorgekommenen Fälle von Vergiftung durch Santonin in Folge von Naschen entstanden sind. Das früher officinelle ätherische Extract, **Extractum Cinae,** innerlich als Wurmmittel zu 0,5—1,0 bei Erwachsenen, in Pillen oder Bissen oder in Gallertkapseln verordnet, ist völlig entbehrlich.

Anhang: Die als Mittel gegen Spul- und Madenwürmer nur noch beim Volke gebräuchlichen, früher als Emmenagogum und Antihystericum benutzten Blüthen des Rainfarn, Tanacetum vulgare L., wie auch das Kraut dieser in Deutschland an Wegen überall häufigen Synantheree, **Flores et Herba Tanaceti,** enthalten als anthelminthischen Bestandtheil ein ätherisches Oel, das **Rainfarnöl,** Oleum Tanaceti aethereum, welches den Geruch des Krautes hat und einen bittern, brennenden Geschmack besitzt. Das Oel enthält einen dem Campher isomeren und wie dieser nach Art der Hirnkrampfgifte wirkenden, aber aldehydischen Bestandtheil, das Tanacetylhydrür (Putzeys). In grossen Dosen ist es stark giftig und hat in Nordamerika, wo es vielfach als Abortivmittel benutzt zu werden scheint, mehrmals Vergiftungen hervorgerufen, bei denen eine entzündliche Affection des Magens, Röthung des Gesichtes, heftige tonische und klonische Krämpfe, Bewusstlosigkeit, Mydriasis, Pulsbeschleunigung und stertoröse Respiration die Haupterscheinungen waren; in einzelnen Fällen trat der Tod (nach 6,0—30,0 schon in 2—3 Stunden) ein. Auch Abkochungen des Krauts können tödtlich wirken. Gegen Spulwürmer sind Flores und Herba Tanaceti zu 1,0—4,0 empfohlen, das Oel zu 1—4 Tropfen mit Zucker. Gegen

Oxyuris wird eine Infusion mit Milch als Klystier gerühmt; auch gegen Taenia scheint Tanacetum wirken zu können. Die emmenagoge Wirkung ist nicht sichergestellt; in den americanischen Vergiftungsfällen kam es nie zum Abortus.

Von neueren Nematoden- und Cestodenmitteln ist das **pikrinsaure Kalium, Kalium picronitricum s. picricum**, hervorzuheben. Durch Behandeln von Carbolsäure (Phenylalkohol) mit heisser Salpetersäure bildet sich die **Pikrinsäure (Trinitrophenylalkohol), Acidum picricum s. picronitricum s. carbazoticum**, welche auch durch Einwirkung der Salpetersäure auf Indigo, Seide, Salicin, viele Harze, z. B. die aus Australien stammende **Resina lutea Novi Belgii** s. **Resina acaroides** oder **Botany Bay Gummi** von **Xanthorrhoea hastilis (Liliaceae)**, u. a. Stoffe erhalten wird. Sowohl die Säure als ihr Kaliumsalz, **Kalium picronitricum s. picricum**, sind durch grosse Bitterkeit, intensiv gelbe Farbe (Anwendung zum Färben) und die Eigenschaft, beim raschen Erhitzen zu verpuffen (Gebrauch zu Schiesspulver), ausgezeichnet. Beide sind medicinisch verwerthet und zwar zuerst die Pikrinsäure als Antiperiodicum, wo sie jedoch ohne Erfolg blieb. Es stellte sich bei den Versuchen indess heraus, dass die Säure sowohl als das Salz, welches man als weniger beschwerlich für den Magen bald an deren Stelle setzte, eigenthümliche ikterische Färbung der Conjunctiva und der ganzen Körperoberfläche hervorbringt, welche mehrere Tage anhält. Diese Färbung, welche auch auf die Schleimhäute und inneren Organe sich erstreckt zusammengenommen mit dem Umstande, dass die Pikrinsäure für kleine Organismen starke Giftigkeit zeigt, bewogen Friedreich, das Mittel bei Trichinenerkrankung anzuwenden, wo es indess sich nicht bewährte. Obschon nun sowohl Spulwürmer als Tänien durch das Mittel getödtet werden, verdient es auch hier keine Anwendung, weil es seines bitteren Geschmackes wegen sich nur in Pillenform nehmen lässt, also bei Kindern, wo Helminthen am meisten vorhanden sind, nicht anwendbar scheint, andrerseits aber weil es offenbar eine giftige Substanz ist. Längerer Gebrauch bedingt bei Kaninchen Abmagerung, Durchfall, Ekchymosen im Darm und eine eigenthümliche Veränderung der Blutkörperchen, welche Körnchen enthalten, die lebhafte Molecularbewegung zeigen, wahrscheinlich auch Auflösung der rothen Corpuscula sanguinis (W. Erb). Beim Menschen können grössere Dosen Pikrinsäure (5,0) Vergiftung, durch rasch eintretendes gelbes Erbrechen und rubinrothe Diarrhoe, starke Magenschmerzen, gelbe bis bräunliche Färbung der Conjunctiva, krampfhafte Streckung der Finger, Steigerung der Temperatur und Pulsfrequenz und Abscheidung rubinrothen Harns, in dem noch am 6. Tage Pikrinsäure nachweisbar ist, charakterisirt, hervorrufen (Adler). Durch Pulverisiren von Pikrinsäure und Einathmen des Staubes können ebenfalls ausser Niesen und Coryza gastrische Erscheinungen, gelbe Hautfärbung, Nierenschmerzen, Delirien und Prostration hervorgerufen werden (Chéron). Bei steigenden Gaben von 0,01—0,45 resultiren regelmässig Anurie, Nierenschmerzen, Erythem, Brennen im Magen, Steigen der Temperatur und des Pulses. — In neuester Zeit hat man auch wiederholt die antiseptische Wirkung der Pikrinsäure betont und dieselbe zu desinficirenden Verbänden benutzt (Curie), die sich jedoch nicht bewährten (Adler). Nach Chéron desodorisirt Pikrinsäure in eminenter Weise Faeces und in voller Zersetzung begriffene Eiweissstoffe und tödtet gleichzeitig die Fäulnissorganismen, hindert die Entwicklung der Bierhefe, die Wirkung des Myrosins und der Diastase und hemmt die Zuckerbildung in der Leber und die Keimung von Samen. Besonderen Werth soll die Säure nach Chéron als Hemmungsmittel der Harngährung haben, welcher auch bei interner Darreichung und bei Injection in die Blase an putrider Cystitis leidender Personen sich zeigt. Jedenfalls wird nach dem über die Giftigkeit der Pikrinsäure Gesagten die Anwendung nur mit grosser Vorsicht zu geschehen haben.

In früherer Zeit galt namentlich das von Paracelsus empfohlene Zinn als ein Hauptmittel gegen Würmer jeder Art und Zinnfeile, **Stannum limatum s. Limatura Stanni**, wurde den meisten, damals sehr üblichen Wurmlatwergen beigesetzt. Ihre Wirkung ist offenbar eine mechanische, was noch mehr bei den nur gegen Nematoden benutzten Haaren der Früchte von **Mucuna pruriens DC. (Dolichos pruriens L.)**, einer Westindischen Leguminose gilt. Diese Früchte hiessen **Juckbohne, Cowhage, Siliqua** hirsuta; der Gebrauch der Haare als Wurmmittel scheint zu Enteritis führen zu können. Fast vergessen ist die Anwendung eines Gemenges verschiedener Algen aus dem Mittelländischen Meere, welches unter dem Namen des **Corsicanischen Wurmmooses, Helminthochortos** s. **Muscus Corsicanus**, in den Handel kam, und von welchem der eigentliche Wurmtang, **Alsidium Helminthochortos Kütz**, nur einen sehr kleinen Theil ausmacht. Manche Anthelminthica, wie die in Amerika gebräuchlichen Spigelien, **Spigelia Marylandica L.** und **Spigelia anthelmia L.** (Jamaica), die Wurzelrinde von **Melia Azedarach L.** (Ostindien), die Surinamische und Jamaicanische Wurmrinde, **Cort. Geoffroyae**, verdienen wegen ihrer Giftigkeit keine Anwendung als Nematodenmittel. Dagegen können gegen Bandwurm nicht unzweckmässig die in America sehr beliebten Samen unseres **Kürbis**, **Sem. Cucurbitae**, von **Cucurbita Pepo L.** (Cucurbitaceae), von der eine Varietät die als **Giraumont-Samen** besonders in dieser Beziehung geschätzten Samen liefert, vielleicht auch die des **Flaschenkürbis**, **Lagenaria vulgaris Ser.**, gebraucht werden. Man nimmt 30,0—60,0 möglichst frische Semina Cucurbitae, die man von ihrer äusseren Hülle befreit, und schlägt sie mit fein gepulvertem Zucker zu einer Paste, die man beim Einnehmen mit Wasser oder Milch verdünnt; vorher lässt man 24 Stunden fasten und 3—4 Stunden nach dem Genusse des Medicaments reicht man 1 Esslöffel Ricinusöl.

Cuprum oxydatum, Cuprum oxydatum nigrum; **Kupferoxyd,** schwarzes Kupferoxyd.

Als Hauptwurm- und Bandwurmmittel dient bei den Anhängern Rademachers das Kupferoxyd, doch ist dasselbe von keiner besonderen Wirksamkeit (Riedel, Clarus). In einem Gemenge von Kupferoxyd und Eiweisslösung leben Tänien und Spulwürmer über 24 Stunden (Küchenmeister).

Das durch Erhitzen frisch gefällten Kupfercarbonats erhaltene Präparat bildet ein schwarzes, in Wasser völlig unlösliches, geruch- und geschmackfreies Pulver, das in der Glühhitze schmilzt und erkaltet zu einer krystallinischen Masse erstarrt. Technisch wird es zum Färben von Glasflüssen und in der Chemie bei der Analyse organischer Körper benutzt. — In den Verdauungsflüssigkeiten scheint es sich in der Regel nur wenig zu lösen, da es in relativ grossen Dosen tolerirt und nach Rademacher weniger leicht Ursache zu Uebelkeit wird wie Cuprum carbonicum. Doch kann es zu Intoxication führen, wenn saure Flüssigkeiten, z. B. Zwetschenbrühe, kurz nach dem Einnehmen nachgetrunken werden.

Aeusserlich findet Kupferoxyd in Salbenform als zertheilendes Mittel Anwendung.

I. Hoppe empfahl Kupfersalbe zuerst 1853 besonders gegen Drüsen- und Gelenkentzündungen, ferner bei Verhärtungen und Anschwellungen der Speicheldrüsen, Schild- und Brustdrüse, Schwellungen des äusseren Gehörganges, der Leber, der Portio vaginalis und der Testikel, auch bei Hygromen, Zellgewebs- und Muskelentzündungen, endlich in die Umgebung des Auges eingerieben bei Conjunctivitis und anderen Ophthalmien und in das Auge gestrichen bei Hornhautflecken. Eichmann sah Erfolge von der Salbe bei diphtheritischen Processen, Löffler bei Bubonen, J. Clarus bei Zellgewebsentzündung und Induration in der Umgebung varicöser Fussgeschwüre.

Man verordnet Cuprum oxydatum innerlich in Pulverform mit Zimmt, zu 0.01—0,06, äusserlich in Salbenform (1,0—1,5 auf 30,0 Schweineschmalz).

Benzinum, Benzolum, Benzol. — Das 1825 von Faraday entdeckte Benzol, das häufig mit dem aus Petroleum dargestellten Petroleumbenzol verwechselt wird, ist ein Kohlenwasserstoff, welcher mit Toluol, Xylol, Cumol und Cymol eine homologe Reihe bildet und die Zusammensetzung C^6H^6 besitzt. Es stellt eine farblose, nicht schillernde, bei 80—85° siedende und ohne Rückstand verdampfende, mit leuchtender Flamme brennbare Flüssigkeit von 0,85—0,88 spec. Gew. und einem eigenthümlichen, an ein Gemisch von Chloroform und Bittermandelöl erinnernden Geruche dar, in welcher sich Asphalt zu einem theerartigen Liquidum auflöst. Mit rauchender Salpetersäure behandelt giebt es eine gelbliche nach Bittermandelöl riechende Flüssigkeit, das Nitrobenzin, welche als Ersatzmittel des Oleum Amygdalarum aethereum zum Parfümiren (Mirbanessenz) dient, aber stark giftige Eigenschaften besitzt; reducirende Substanzen verwandeln Nitrobenzin in Anilin. Benzol löst sich nicht in Wasser, leicht in Alkohol und Aether, und ist durch sein Lösungsvermögen für Fette und ätherische Oele, Kautschuk, Wachs, Gutta Percha, Harze und andere Substanzen bekannt. Vermöge seines Lösungsvermögens für Fette ist Benzin ein geeignetes Mittel zur Entfernung von Fetten; auch kann es zur Erweichung von Paraffinverbänden und zur schmerzlosen Entfernung von Salben und Pflasterresten auf der Haut (Startin) mit Nutzen verwendet werden. Die Dämpfe des Benzins wirken auf kleine Articulaten (Milben, Käfer) sehr giftig. Auch beim Menschen können Dämpfe und grössere Mengen verschluckt Rausch, Narkose und Anästhesie bedingen.

Bei der Destillation von Benzin aus Kohlentheer kommen nicht selten Intoxicationen der Arbeiter vor, die in der leichtesten Form durch Schwindel, Trunkenheit, Bewusstlosigkeit von einigen Stunden Dauer und Kriebelgefühl in den Extremitäten sich charakterisiren, während die schwerste Form mit Hallucinationen, Delirien, Convulsionen und 30—40stündigem Coma einhergeht (Guiot). Schweine toleriren 15,0 ohne auffällige Erscheinungen. Trichinenkranke Menschen können selbst 50 Tropfen pro dosi und ca. 24,0 in wenigen Tagen ohne nachtheilige Folgen ertragen, namentlich auch ohne Steigerung des Fiebers; längerem Gebrauche scheint Eingenommenheit des Sensoriums zu folgen. Benzoldosen von 2,5 pro die erzeugen Gefühl an Völle im Magen, nach Steinkohlentheer riechende Ructus und gelinden Kopfschmerz (Munk). Im Organismus wird Benzol zum grössten Theile als Phenol oxydirt und erscheint als Phenolschwefelsäure im Urin (J. Munk); ein Theil scheint durch die Lungen ausgeschieden zu werden; ein Theil entweicht gasförmig vom Magen aus. In Traubenzuckerlösungen verhindert Zusatz weniger Tropfen Benzin die Wirkung der Hefepilze, welche dabei zusammenschrumpfen und in eine körnige Masse zerfallen (Naunyn).

Seine Hauptanwendung hat Benzin als Antiparasiticum gefunden und zwar vorzugsweise zur Tödtung der Darm- und Muskeltrichinen (Trichina spiralis), wogegen es Mosler sowohl innerlich als im Klystier empfahl, minder häufig gegen Epizoën, insbesondere Krätzmilben (Lambert, Barth). Als Antiscabiosum bewährt es sich nicht, da es wohl die Milben, aber nicht die Brut tödtet und deshalb Recidiven nicht vorbeugt. Ob die Empfehlung bei Trichinose wirklich begründet ist, steht dahin; in der Epidemie von Hedersleben hatten selbst sehr grosse Dosen keinen tödtlichen Effect auf die Mehrzahl der Darmtrichinen; doch fragt es sich, ob hier Theerbenzol oder Petroleumbenzin in Anwendung kam. Mosler empfahl es auch gegen Oxyuris. Frerichs und Naunyn rühmen es gegen Digestionsstörungen, welche mit der Bildung von Hefepilzen in Folge längeren Verweilens der Speisen im Magen verbunden sind, als gährungswidriges Mittel, das selbst bei Fehlschlagen von Kreosot Hülfe leisten kann. Mehrfach empfohlen ist Benzol zur Inhalation gegen Keuchhusten, wobei möglicherweise die Wirkung auf einen Pilz in Frage ist. Der Heileffect der Inhalationen in Gasanstalten wird auf Benzolwirkung bezogen. Als Anaestheticum ist das Mittel nicht zu empfehlen, da es Zittern, Muskelzucken und Rauschen im Kopfe bedingt (Snow, Simpson).

Was die Dosis und Gebrauchsanweisung des Benzins betrifft, so giebt man es innerlich gegen Trichinen in schleimiger und aromatischer Mixtur zu 10 Tropfen pro dosi 3—4mal täglich, als Antifermentativum bei Magenleiden zu 20 Tropfen 2mal täglich, hier am besten wohl in Gallertkapseln. Zu Klystieren dienen 2,0—4,0 auf 1 Pfund Wasser. Bei Krätze gebrauchte man Mischungen von 3 Th. Benzin und 4 Th. Fett.

Naphthalin; Naphthalinum. — Als ein nach Art des Benzols auf kleine Insecten (Wanzen, Motten) und Milben, insbesondere auch Sarcoptes scabiei, deleter wirkendes Mittel ist der unter dem Namen Naphthalin bekannte, bei trockner Destillation organischer Substanzen sich bildende, 1820 von Garden im Steinkohlentheer aufgefundene Kohlenwasserstoff $C^{10}H^8$, neuerdings gegen Epizoën und besonders gegen Scabies empfohlen. Das Naphthalin bildet weisse, perlmutterglänzende, tafel- oder säulenförmige Krystalle, welche bei 79° schmelzen und bei 218° sieden, einen eigenthümlichen, brenzlicharomatischen Geruch und scharfen Geschmack besitzen, sich in kaltem Wasser nicht, in heissem Wasser kaum, in kaltem Weingeist nicht sehr leicht, in kochendem weit mehr und in Aether, Chloroform, Schwefelkohlenstoff, fetten und ätherischen Oelen mit Leichtigkeit lösen. Es geht unverändert in den Harn über. Man gebrauchte das Naphthalin früher intern zu 0,03—0,2 pro dosi 2—4 mal täglich in Pulvern, Pillen oder Pastillen innerlich wie Benzoësäure als Excitans und Expectorans bei Bronchialkatarrh der Greise, auch zur Inhalation, ferner nach Art des Camphers äusserlich in alkoholischer Lösung oder in Salbenform (1 : 15) bei Quetschungen und Verstauchungen. Fürbringer (1881) empfiehlt gegen Scabies 3—4 Einreibungen eines Liniments aus Naphthalin und Leinöl (1 : 10) in 24 bis 36 Stunden.

Benzinum Petrolei; Petroleumbenzin.

Unter Steinöl (Erdöl, Petroleum, Peteröl, Bergnaphtha) versteht man verschiedene, meist zur Beleuchtung dienende, gelbe oder braune, halbdurchsichtige bis durchscheinende, irisirende, fettig anzufühlende Flüssigkeiten von eigenthümlichem bituminösem Geruche, welche mit Wasser oder ohne dasselbe aus der Erde hervorquellen und Gemenge verschiedener fossiler Kohlenwasserstoffe mit anderen brenzlichen Producten darstellen.

Steinöl findet sich am häufigsten in der Nähe von Kohlenlagern und bituminösen Mergeln, wo es dann aus Gesteinspalten ausfliesst, oder es durchdringt die Erdschichten dergestalt, dass es in eigens dazu gegrabenen Cisternen sich ansammelt. In Deutschland findet es sich z. B. bei Tegernsee (Bayern), wo es den Namen Quirinusöl trägt, am Kaiserstuhl im Breisgau, im Elsass, auch bei Oelheim, Sehnde und an anderen Orten im Hannöverschen, in der alten Welt in grösster Menge am Kaspischen Meere, besonders bei Baku, ferner in Persien, Ostindien, China, Japan, in Galizien, in Frankreich bei Gabian in Languedoc (Oleum Gabianum) u. s. w. In Italien ist es besonders bei Amiano (Parma) und bei Girgenti auf Sicilien vorhanden. In der neuesten Zeit wird der europäische Petroleumbedarf vorzugsweise aus Nordamerika gedeckt, wo es in Pennsylvanien in enormen Quantitäten gewonnen wird, übrigens auch bei New York (sog. Senekaöl) sich findet. Auch in Westindien (Trinidad, Barbadoes) wird Erdöl gefunden. Man unterschied früher im Handel die Bergnaphtha, Naphtha montana, welche von Persien in den Handel kam und sich durch Dünnflüssigkeit und Klarheit auszeichnete, von dem eigentlichen Petroleum, worunter die mehr gefärbten Erdölarten verstanden wurden, die man nach der Farbe wiederum als weisses, rothes und schwarzes Petroleum unterschied. Das sog. weisse Petroleum entspricht dem früher officinellen Italienischen Steinöl, Oleum Petrae Italicum, von 0,75—0,85 spec. Gew.; die dunkleren Sorten sind alle von höherem specifischem Gewichte (0,9 und darüber) und enthalten zum Theil Paraffin und empyreumatische Stoffe, die ihnen einen unangenehmen Geruch und manchmal das Ansehen von Theer Bergtheer, Maltha, z. B. Barbadoes Tar) geben, in Lösung. Einzelne enthalten auch Schwefel. Was wir übrigens als Brennmaterial aus Amerika beziehen, ist keinesweges das ursprüngliche Erdöl, wie es in Pennsylvanien aus der Erde quillt, sondern das gereinigte und durch Destillation von den Kohlenwasserstoffen mit niederem Siedepunkte befreite und dadurch minder feuergefährlich gemachte Product. Die Kohlenwasserstoffe, aus denen das Petroleum hauptsächlich besteht, sind übrigens in den verschiedenen Arten keineswegs die nämlichen. Am genauesten sind die des amerikanischen Petroleums untersucht, welche zu der Reihe der Hydrüre gehören. Nach Blas enthält dasselbe:

Butylwasserstoff	C^4H^{10}	von	$+$ 10° Siedep. u.	0,6	spec. Gew. bei		0°
Amylwasserstoff	C^5H^{12}	„	$+$ 17°	0,628	„		$+17°$
Capronylwasserstoff	C^6H^{14}	„	$+$ 68°	0,669	„	}	$+16°$
Oenanthylwasserstoff	C^7H^{16}	„	$+$ 93°	0,699	„		
Capranylwasserstoff	C^8H^{18}	„	$+117°$	0,726	„	}	$+15°$
Pelargonylwasserstoff	C^9H^{20}	„	$+137°$	0,741	„		
Caprinylwasserstoff	$C^{10}H^{22}$	„	$+160°$	0,757	„		
Enodylwasserstoff	$C^{11}H^{24}$	„	$+182°$	0,766	„		$+16°$
Laurinylwasserstoff	$C^{12}H^{26}$	„	$+198°$	0,778	„		$+20°$
Cocinylwasserstoff	$C^{13}H^{28}$	„	$+217°$	0,796	„	}	$+20°$
Myristylwasserstoff	$C^{14}H^{30}$	„	$+238°$	0,809	„		
Benylwasserstoff	$C^{15}H^{32}$	„	$+258°$	0,825	„		$+19°$
Aethalylwasserstoff	$C^{16}H^{34}$	„	$+290°$	—	„		—

Dagegen scheinen die Steinöle der alten Welt vorwaltend aus Kohlenwasserstoffen von der Reihe der sog. Alkoholradicale zu bestehen. So enthält das Steinöl von Sehnde in dem Antheile, welcher zwischen 70 und 135° siedet, Kohlenwasserstoffe, welche der Formel C^6H^{14} (Propyl), C^8H^{18} (Butyl) und $C^{10}H^{22}$ (Amyl) entsprechen (Bussenius und Eisenstuck).

Wird rohes Petroleum der fractionirten Destillation unterworfen, so erhält man bei einem Siedepunkte von 21—30° das hauptsächlich aus Butyl- und Amylwasserstoff bestehende Rhigolen, welches man als kälteerzeugend zur künstlichen Eisfabrication und zur Hervorrufung localer Anästhesie benutzt. Ein in gleicher Weise gewonnenes Product ist der Petroleumäther, ein dünnes, flüchtiges, ölartiges Liquidum, dessen Siedepunkt zwischen 50 und 60° liegt, vorzugsweise aus Oenanthyl- und Caprinylwasserstoff bestehend und als Solvens für Fette, Harze, Schwefel, Phosphor und andere Medicamente, auch nach reinigender Behandlung mit Schwefelsäure als Inhalationsmittel und anderweitig medicinisch verwerthet. Aehnliche Gemenge der niedriger siedenden Kohlenwasserstoffe führen die Namen Kerosolen und Gasolen. Einen erheblich höheren Siedepunkt, zwischen 60 und 80°, hatte das früher officinelle Petroleumbenzin, Benzinum Petrolei, welches als vorzügliches Lösungsmittel für fette und ätherische Oele, Kautschuk, Wachs, Gutta Percha und andere Substanzen sich dem Benzol aus Steinkohlentheer anschliesst, jedoch nicht wie dieses Asphalt und Pech löst. Dasselbe wird allgemein als Reinigungsmittel für Fettflecke benutzt (Brönners Fleckwasser). An Stelle desselben ist jetzt unter gleichem Namen ein etwas flüchtigeres und deshalb leichter entzündliche Destillationsproduct aus amerikanischem Petroleum officinell, welchem ein spec. Gew. von 0,640—0,670 (beim früher officinellen Petroleumbenzin 0,685—0,710) und ein starker, nicht unangenehmer Geruch zukommt. Dasselbe geht zwischen 55° und 75° vollkommen über. Zwischen 120 und 150° resultirt bei Destillation rohen Petroleums eine dem Terpenthinöl analoge Flüssigkeit von 0,74—0,75 spec. Gew., die als künstliches Terpenthinöl und Putzöl bezeichnet wird. Das als Leuchtöl (Mineralöl, Petrosolaröl, Kerosen) benutzte und bezeichnete Petroleum des Handels ist der bei 150—250° gesammelte Antheil, welcher etwa 55% des amerikanischen Rohpetroleums beträgt. Die höher siedenden Antheile, welche zwischen 250—350° überdestilliren und sich ohne besondere Vorrichtung nicht zum Brennen in Lampen eignen, werden Möhrings Oel, Vulcanöl und Paraffinöl genannt, von denen das letztere zur Darstellung der sog. Vaseline und verschiedener Schmieröle für Maschinen dient.

Das Steinöl, welches technisch auch zur Aufbewahrung von Leichtmetallen (Kalium, Natrium) dient und in älterer Zeit auch zum Einbalsamiren von Leichnamen benutzt wurde, ist als Medicament neuerdings wieder gegen Epizoën, besonders gegen Krätzmilben, aber auch gegen Kopf- und Filzläuse und gegen Epiphyten, z. B. Herpes tonsurans, Pityriasis versicolor (Hebra), selbst gegen Favus empfohlen worden, während die früher sehr gebräuchlichen Verwendungen in den verschiedensten Krankheiten, wie es u. a. auch gegen Tänien Volksmittel in Persien ist, jetzt kaum noch eine Bedeutung besitzen. Gegen Scabies ist Petroleum von Decaisne (1865) in der Weise angewendet, dass eine dünne Lage auf die Haut aufgetragen wird, ohne eingerieben zu werden. Von Bouchut, Al. Martin, Asché, Schenk, welcher (amerikanisches) Petroleum des Handels anwandte, u. A. wird es als sicher wirkend hingestellt, während Burchard und Derblich das Mittel verwerfen, ersterer, weil nach seinen Versuchen an Krätzmilben das Petroleum die Lebensdauer des Sarcoptes scabiei ausserhalb der menschlichen Haut nicht verkürzt, letzterer in Uebereinstimmung mit verschiedenen französischen Aerzten, weil er wohl Ekzeme, aber keine Heilung der Krätze danach erfolgen sah. Die letzteren und Hautausschläge überhaupt entstehen nach Petroleum wohl selten bei blossem Aufstreichen nach Decaisnes Methode, immer aber bei Einreiben. Offenbar würde die Cur, wenn sie Recidive verhütete, was sie aber selbst nach Schencks Erfahrungen nicht thut, wegen ihrer grossen Billigkeit sich empfehlen, da selbst bei Consum von 120,0 Petroleum das Medicament auf höchstens 10 Pfennig zu stehen kommt. Eine Inconvenienz bleibt immer der Geruch, wodurch es, wie in Bezug auf Sicherheit, dem Perubalsam weit nachsteht. Nach Lassar sollen derartige Einreibungen auch Albuminurie und Nephritis hervorrufen können.

Auf den Organismus ist Petroleum keineswegs ohne Einfluss. In grösseren Dosen innerlich genommen kann es Vergiftungserscheinungen hervorrufen, die meist den Charakter des Collapsus neben örtlicher Reizung des Magens und Darmes bei nicht wesentlich beeinträchtigtem Sensorium tragen, bisweilen mit Pupillenverengung, Herzklopfen und Pulsverlangsamung einhergehen und bei denen der Urin 24 Stunden lang einen Geruch nach Veilchen oder Petroleum zeigt (M. Mayer, Th. Clemens). Der letztere Geruch tritt auch bei Thieren hervor, in deren Harn Lassar nach Petroleumeinreibung einen harzähnlichen Körper fand. In leichteren Fällen von Vergiftung kommt es nur zu Magendrücken, Petroleumgeruch in der Ausdünstung der Haut und Katarrh der Nierenkelche und der Blase (Steinberger). Auf den Stuhlgang scheint es dabei meistens anregend zu wirken und in einzelnen Fällen finden sich nur Koliken und Brechneigung als Wirkungserscheinungen. Vereinzelt sind auch Krämpfe beobachtet. Das Einathmen grosser Mengen von Petroleumdampf, z. B. in Petroleumlagern, kann Asphyxie und als Nachkrankheit Pneumonie hervorrufen (Weinberger). Die flüchtigsten Kohlenwasserstoffe desselben scheinen nur als sog. negative Gase durch Sauerstoffverdrängung anästhesirend und betäubend zu wirken (Richardson). Petroleumbenzin ist bei weitem nicht so giftig wie Kohlentheerbenzin; Amylwasserstoff erregt selbst zu 60,0 verdunstet nur vorübergehende Betäubung bei Thieren (Richardson, Félix) und erzeugt bei Menschen in grössern Mengen eingeathmet Hustenreiz, Schwindel, Kopfschmerz und Schlaflosigkeit. Caprylwasserstoff wirkt in den Dosen des Chloroforms anaesthesirend; lange Dauer des Excitationsstadiums und häufig vorkommendes Erbrechen machen ihn unbequem, dagegen erfolgt die Erholung rascher als beim Chloroform. Die Temperatur wird mehr als durch Amylwasserstoff afficirt; der Tod bei fortgesetztem Zuleiten erfolgt durch Stillstand der Respiration (Richardson). Da eine exacte physiologische Prüfung des Petroleums und seiner einzelnen Bestandtheile fehlt, lässt sich auch bezüglich der internen therapeutischen Verwerthung kaum etwas Sicheres angeben. Wahrscheinlich wirkt dasselbe in ähnlicher Weise wie gewisse Coniferen-Kohlenwasserstoffe, z. B. Terpenthinöl, denen es vielleicht in Bezug auf seine Natur — als Oel vorweltlicher Pinien — nahesteht. Die Steigerung der peristaltischen Bewegung durch grössere Mengen kann möglicher Weise den Abgang von Gallensteinen veranlassen (Clemens) oder Würmer abtreiben. Eine besondere Beziehung zu Gicht- und Blasenlähmung, wogegen man es früher verwandte, scheint nicht zu existiren, eher passt es vielleicht als balsamische Substanz gegen chronische Lungenkatarrhe, wogegen neuerdings Oleum Gabianum besonders empfohlen wurde (Hardy). Einathmung von Petroleumdämpfen (2—3mal täglich) ist gegen hartnäckigen Schnupfen und Keuchhusten (Hildebrand, Galassi) versucht. Nach White sollen Arbeiter an Petroleumquellen in Malariagegenden von Intermittens verschont bleiben.

Auf die äussere Haut eingerieben wirkt Petroleum irritirend, selbst die Dämpfe scheinen bei längerer Einwirkung, z. B. in russischen Petroleumraffinerien und bei dem Verarbeiten des Seneka-Oeles, zu Hautausschlägen Veranlassung zu geben, die sich als juckende, haselnussgrosse, durchsichtige Beulen (Dankworth) zu erkennen geben. Als Ableitungsmittel liesse sich Petroleum deshalb wohl verwerthen, wenn es nicht so schlecht röche, und der Gebrauch, den das Volk davon bei Frostbeulen und den man im Kaukasus von der mit

Petroleum durchdrungenen Erde gegen Rheuma macht, hat nichts Irrationelles. Die früher übliche Einreibung bei Psoriasis, chronischem Ekzem und anderen Hautaffectionen hat wegen zu befürchtender Nephritis Bedenken. Man gebrauchte es auch zu Verbänden bei hartnäckigen Geschwüren (hier besonders auch zur Tödtung von Maden), Lepra, Lupus und Krebs. Fayrer empfahl dunkle Sorten Petroleum als antiseptisches Verbandmittel, was ebenfalls nicht ohne Berechtigung ist, da dasselbe gährungs- und fäulnisswidrig wirkt, wie man dasselbe ja auch in manchen Gegenden bei Anstrichen zum Schutze von Holz verwendet.

Aeusserlich wurde Steinöl für sich oder mit Fett in Salbenform angewendet. Zum innerlichen Gebrauche diente meist nicht das rohe Oleum petrae, sondern das durch Destillation mit Wasser gewonnene Petroleum rectificatum, zu 3—15 Tropfen auf Zucker, in Gallertkapseln oder in aromatischen Wässern. Pharmaceutisch ist Petroleum als Lösungsmittel für Iod (sog. Iodpetroleum) behufs Anwendung desselben zur Zertheilung von Geschwülsten benutzt. Den sog. Aether petrolei hat man intern und als Inhalationsmittel bei Brustleiden und verstäubt als local anästhesirendes Mittel (Simpson), auch zu Einreibungen gegen Algien (Fronmüller, Wunderlich), hier meist als Iodpetroleum, angewendet.

Von dem dem Aether Petrolei fast völlig entsprechenden Amylwasserstoff geben 4 Theile mit 1 Theil Aether gemischt nach Richardson das beste locale Anaestheticum, das in 10—20 Sec. bei Verstäubung vollkommene Empfindungslosigkeit bedingt, dabei weniger Schmerzen als Aether macht und sich namentlich zu Operationen am Munde eignet. Diese Mischung ist Richardsons Compound anaesthetic fluid for local anaesthesia. Richardson empfahl ausserdem ein Gemenge von 8 Theilen Amylwasserstoff und 1 Theil Methylenbichlorid als Hydramyl-Chlor für sich oder im Gemenge mit āā Aether zur Benutzung als Anaestheticum bei kleinen Operationen und als locales Anaestheticum. Richardson hat auch auf das Lösungsvermögen des Amylwasserstoffs für Iod (zur externen Application auf Geschwüre, zur Inhalation, zur Desinfection mittelst Verstäubungsapparates), für flüssige und feste Fette, z. B. Wachs oder Walrat, um eine gleichmässige Lage Fett nach Art des Collodiums behufs Luftabschlusses herzustellen, für Campher (zur Cosnervirung von Präparaten) und andere Stoffe aufmerksam gemacht.

Fructus Sabadillae, Semen Sabadillae; Sabadillsamen, Läusesamen. — Zugleich gegen Eingeweidewürmer, obschon seltener und minder zweckmässig, als auch gegen Epizoën, und zwar besonders gegen Pediculus capitis und vestimenti, werden die Früchte einer in Mexico und Venezuela einheimischen und cultivirten Melanthacee, Sabadilla officinarum Brandt (Veratrum officinale Schlechtd., Schoenocaulon officinale Asa Gray, Asagraya officinalis Lindl.), benutzt. Die Droge bildet in der Regel ein Gemenge der gelbbraunen, trockenhäutigen Fruchtgehäuse und der aus diesen herausgefallenen braunschwarzen Samen. Das wirksame Princip derselben ist das sowohl in den Samen als in den Kapseln zu $0,3$—$0,4\%$ enthaltene, 1818 von Meissner entdeckte Veratrin, zu dessen fabrikmässiger Darstellung die Droge dient und von welchem ihr anhaltend scharfer Geschmack und das Niesen abzuleiten ist, welches der Staub der Sabadillsamen zu verursachen vermag. Neben diesem Alkaloide, welches in zwei Modificationen — krystallinisch und amorph — sich darin findet, enthalten die Fructus Sabadillae noch mehrere Alkaloide, Sabadillin und Sabatrin (Dragendorff und Weigelin), Cevadin, Cevadillin (Wright und Luff), welche an der Wirkung in geringem Masse participiren. In den Sabadillsamen enthaltene eigenthümliche Säuren, Sabadillsäure und Veratrumsäure, sind an der Wirkung unbetheiligt.

Der Umstand, dass das Veratrin zu den gefährlichsten Giften gehört, macht sowohl die innere als die externe Anwendung der Sabadillsamen wenig gerechtfertigt, zumal da minder getährliche Mittel gegen Bandwürmer und Läuse vorhanden sind. Ich habe selbst einen Fall beobachtet, wo das Eingeben eines Läusepulvers aus Sabadillsamen statt eines verordneten Calomelpulvers sehr heftige Vergiftungserscheinungen, die in Erbrechen, Durchfall und Convulsionen bestanden, bei einem Kinde verursachte. Brechdurchfälle können schon nach

0,5 entstehen. Aber auch Aufstreuen von Sabadillsamen auf den Kopf scheint (nach v. Hasselt bei ausschliesslicher Benutzung der Samen) zu ernsthafter und selbst tödtlicher Vergiftung führen zu können, die mit Delirien, Convulsionen und Lähmung einhergeht. Man meide sie daher, um so mehr, als auch lästige örtliche Erscheinungen, insbesondere Papeln, nach längerem Gebrauche entstehen können. Der therapeutische Effect kann allerdings nicht in Abrede gestellt werden, denn Sabadillsamen tödtet nicht allein Tänien und Läuse, sondern auch Oxyuris, Ascariden und Wanzen. Die von Einzelnen befürworteten Sabadillsamensalben als Ableitungsmittel bei Neuralgien, Rheumatismus und Gicht sind durch Veratrinsalbe zu ersetzen. Man benutzte Sabadillsamen in früherer Zeit innerlich in Substanz zu 0,05—0,2 pro dosi 3—4mal täglich oder in Maceraten mit Essig oder spirituösen Flüssigkeiten (Branntwein, Wein), äusserlich als Streupulver oder in Form von Salben (1:4 Fett), gegen Oxyuris auch in Form von Klystieren. Die Fructus Sabadillae waren der hauptsächlichste Bestandtheil aller ehedem officinellen Läusesalben, Unguenta ad phthiriasin s. contra pediculos, und der entsprechenden Läusepulver.

Anhang: Ganz in derselben Richtung verwerthbar, aber auch aus denselben Gründen verwerflich, sind die Semina Staphisagriae s. Staphidis agriae s. Pedicularis, Stephanskörner, Läusekörner, die erbsengrossen, 3- oder 4eckigen, flachen, auf der einen Seite gewölbten, aussen netzartig grubige Vertiefungen zeigenden, dunkelgraubraunen, scharf und bitter schmeckenden Samen einer südeuropäischen Ranunculacee, Delphinium officinale Wenderoth. Ihr wirksames Princip ist ein Alkaloid, das Delphinin, neben dem nach Marquis und Dragendorff noch andere Alkaloide, Delphinoidin, Delphisin und Staphisagrin sich finden, welche an der Wirkung participiren, da sie dem Delphinin in ihrer Wirkung quantitativ und qualitativ ziemlich gleichkommen. Auf der menschlichen Haut erzeugt Delphinin analog dem Veratrin ein Gefühl von Hitze und Prickeln, jedoch mehr mit dem Charakter des Brennens und anhaltender und kräftiger; in die Nase gebracht erregt es Niesen, auf der Zunge Kriebeln, Brennen und Röthung, auf der Conjunctiva Entzündung. Es setzt bei Warm- und Kaltblütern Respiration und Circulation (Herz, Gefässcentrum), daneben auch die Reflexthätigkeit herab, beeinträchtigt in geringem Grade die Erregbarkeit der peripherischen Nerven und tödtet durch Asphyxie. Frösche werden schon durch 0,0001 in $^1/_2$ Stunde völlig gelähmt, Hunde und Katzen durch 0,01—0,03 in 2—24 Stunden getödtet (Böhm und Serck). In therapeutischer Hinsicht stellten Turnbull und Soubeiran Delphinin bei Neuralgien dem Veratrin gleich und gebrauchten es gegen Gesichtsschmerz, Zahnschmerz, Otalgie in alkoholischer Lösung oder in Salbenform (1:60—15—8 Fett oder Alkohol). Bei nervösem Zahnschmerz applicirte sie alkoholische Lösung auch in den hohlen Zahn selbst. Soubeiran gebrauchte es ausserdem äusserlich gegen Hydrops, Turnbull äusserlich und innerlich gegen Rheumatismus. v. Praag befürwortete Delphinin als fieberherabsetzendes Mittel. In einem Versuche von Albers, der das Mittel bei gesteigerter Reizbarkeit des Rückenmarkes und gestörter Diurese empfiehlt, bewirkten 0,015 4mal täglich gegeben nach einigen Tagen Speichelfluss, intensives Brennen, Röthung und Entzündung im Rachen, Ekel, Erbrechen, verminderte Esslust, Drang zum Stuhle ohne Entleerung, Jucken und Stechen der ganzen Haut und kleinen Puls. — Die Wirkung des Delphinins auf Epizoën scheint minder bedeutend als die des Veratrins und die Wirkung der Stephanskörner und ihrer Auszüge z. B. bei Krätze unzuverlässig (Küchenmeister). Die Stephanskörner bildeten früher ein Ingrediens verschiedener Läusepulver, z. B. des sog. Kapuzinerpulvers (mit Sabadillsamen).

Flores Pyrethri Caucasici, Pulvis contra cimices, Persisches oder Kaukasisches Insectenpulver, Guirile. — Dieses Präparat, welches sehr zweckmässig Sabadillsamen und Stephanskörner als Vertilgungsmittel von Epizoën ersetzt, weil es keinen stark giftigen Bestandtheil enthält, stellt die zerkleinerten Blüthenköpfchen verschiedener im Kaukasus und in Persien einheimischer Synanthereen, Pyrethrum carneum M. B., P. roseum M. B. und P. Caucasicum Willd. dar, welche man in ihrem Vaterlande in die Stuben streut, um Wanzen, Fliegen, Motten, Läuse, Taranteln, Scorpionen u. s. w.

zu vertilgen. Die betäubende und selbst tödtende Wirkung auf Arthropoden scheint dem ätherischen Oele anzugehören, das dem Pulver seinen eigenthümlichen Geruch giebt, mit dessen Verschwinden beim Aelterwerden der Droge auch die Wirkung sich stark verringert. Das Mittel ist bei **Pediculus capitis** auf die Kopfhaut gestreut vortrefflich, indem es schon in wenig Stunden die Thiere tödtet und damit das Jucken beseitigt, ebenso bei **Phthirius inguinalis**, **Pulex irritans** und anderen Schmarotzern. Eine Tinctur, mit dem Waschwasser auf die Körperoberfläche eingerieben, verscheucht die **Moskitos** (Fedor Jagor) und kann auch gegen das Entstehen von **Fliegenlarven** in Wunden benutzt werden. Bei Krätze, wo man Flores Pyrethri entweder aufstreut und dann mit feuchten Compressen bedeckt oder als Infus (1:10) zu Umschlägen oder Waschungen oder endlich in Salben (1:10) applicirt, dürfte Perubalsam und Storax mehr leisten. Klystiere aus einem Infuse (4,0 auf 180,0) sind auch gegen **Oxyuris** empfohlen.

Ein ähnliches, noch wirksameres Präparat, die Blüthenköpfchen von **Pyrethrum cinerariaefolium Trev.**, ist das **Dalmatinische Insectenpulver**.

Balsamum Peruvianum, Balsamum Peruvianum nigrum, Balsamum Indicum nigrum; Perubalsam.

Dieser äusserst wohlriechende Balsam wird auf eigenthümliche Art aus einem zu den Papilionaceen gehörigen Baume, **Toluifera Pereirae Mill.** s. **Myroxylon Sonsonatense Klotsch** s. **Myrospermum Pereirae Royle**, welcher auf der zum Centralamerikanischen Staate San Salvador gehörigen sog. Balsamküste wächst, gewonnen.

Aus den theils wild vorkommenden, theils angepflanzten Bäumen wird der Balsam von den Indianern nach den Sommerregen so gewonnen, dass nach Weichklopfen eines Theils der Stammrinde mit Axt- oder Hammerschlägen diese Stellen nach 5—6 Tagen durch Fackeln angebrannt und nach weiteren 14 Tagen von der Rinde entblösst werden, worauf ein hellgelblicher Balsam ausfliesst, den man in Zeuglappen auffängt; diese werden mit Wasser in einem irdenen Topfe erwärmt, an dessen Boden sich der dabei dunkler gewordene Balsam beim Erkalten absetzt, worauf er in flaschenförmigen Fruchtschalen oder Thonkrügen versendet wird, zur Zeit der Spanischen Herrschaft ausschliesslich nach Peru, von wo aus er in Europa importirt wurde (daher der Name Perubalsam). Der Perubalsam hat die Consistenz des gewöhnlichen Syrups, ist dunkelbraunroth und in dünneren Schichten tief honiggelb und vollkommen durchsichtig, riecht angenehm vanilleartig und schmeckt bitterlich scharf, sein kratzender Geschmack haftet im Munde ziemlich lange. Er reagirt sauer, hat ein specifisches Gewicht von 1,137—1,145, klebt nicht und trocknet an der Luft nicht ein. In Alkohol, Amylalkohol, Aceton und Chloroform löst er sich gut und vollständig; in verdünntem Weingeist und Aether nur theilweise. Mit Wasser destillirt giebt er kein ätherisches Oel; wohl aber lässt sich durch Digestion mit Aetzlauge und Aether eine über die Hälfte des Balsams ausmachende Oelschicht, das sogenannte **Perubalsamöl**, abscheiden, das der Hauptsache aus **Cinnameïn** oder **Zimmtsäure-Benzyläther**, einer farblosen, stark lichtbrechenden, ¡erst bei 340—350° siedenden, angenehm, aber schwach riechenden, gewürzhaft schmeckenden, neutralen Flüssigkeit, besteht, neben welchem darin noch kleine Mengen von **Styracin** oder **Zimmtsäure-Zimmtäther**, das farb-, geruch- und geschmacklose, wachsharte Krystalle bildet, vielleicht auch Benzylalkohol (sog. **Peruvin**) und **Benzoësäure-Benzyläther**, sich finden. In der unteren Schicht bei Behandlung mit Aetzlauge findet sich **Zimmtsäure** (vgl. Storax) in geringen Mengen, die auch beim Stehen aus dem Balsam herauskrystallisirt, **Benzoësäure** (?) und ein Gemenge von **Perubalsamharzen**, die Frémy als Hydrate des Cinnameïns betrachtet und welche bei trockner Destillation Benzoësäure und Styrol (vgl. Storax) liefern.

Eine genaue physiologische Prüfung des Perubalsams und seiner Bestandtheile liegt nicht vor. Weder die appetitanregende noch die secretionsbeschränkende Wirkung, welche kleinen Dosen beigelegt werden, sind wissenschaftlich constatirt. Grössere Mengen Perubalsam machen Hitze, Oppression des Magens, Nausea, Erbrechen, Kolik und selbst Diarrhoe; länger fortgesetzter Gebrauch medicinischer Gaben soll allgemeine Erregung und Hitze bedingen, den Puls frequenter machen und die Haut- und Nierensecretion vermehren (Mitscherlich). Auf der Conjunction erregt er Schmerz und Hyperämie, wovon ich mich selbst zu überzeugen Gelegenheit hatte.

Gegenwärtig besteht die hauptsächlichste Anwendung des Perubalsams in seiner äusserlichen Application bei Krätze, gegen welche er offenbar das am angenehmsten riechende und sich dadurch besonders vortheilhaft vor den früher üblichen Schwefelsalben auszeichnende Mittel bildet, das sich ausserdem durch seine Zuverlässigkeit und, da es auch die Brut der Milben tödtet, den Schutz vor Recidiven empfiehlt. Auch ist es, da nur wenig von dem Mittel verbraucht wird, nicht allzu kostspielig, wie dies manche ätherische Oele sind, und erregt auch verhältnissmässig wenig Jucken und Hautreizung.

Das Mittel ist seit der ersten Anwendung durch Bosch und Gieffers und seit den Empfehlungen durch Burchardt und Meyerstein nach Versuchen in der Berliner Charité und im Göttinger E. A. Hospitale ein in Deutschland allgemein in Gebrauch gekommenes, mit welchem höchstens der Storax zu rivalisiren vermag. Für Krätzmilben ist der Perubalsam bei directer Berührung (nicht vermöge seiner Dünste) stark giftig; dieselben sterben dadurch in 20—30, höchstens 40 Minuten. Auch Räudemilben von Thieren, selbst die Sarcoptesarten des Löwen (Johne), sterben durch Perubalsam (Burchardt). Das von Burchardt in der Charité angewendete Verfahren besteht im Wesentlichen darin, dass der Patient zunächst ein warmes Bad erhält, und dann Morgens, Mittags und Abends, im Ganzen 4—6mal, den ganzen Körper mit Perubalsam einreibt, wozu er jedesmal 36 Tropfen erhält. Die Einreibung braucht nicht bei erhöhter Zimmertemperatur stattzufinden und ist die Cur in 2 Tagen vollendet. Zweckmässig ist nach 8 Tagen nochmalige Einreibung machen zu lassen. Im Göttinger E. A. Hospitale wurden unter Hasse die Krätzekranken bei ihrem Eintritte zunächst am ganzen Körper mit grüner Seife eingerieben und $1/2$—1 Stunde später in ein warmes Bad von $1/2$ Std. Dauer gebracht, $1/2$ Stunde nach dem Bade mit 40 Tropfen Perubalsam und im Laufe der folgenden 2 Stunden noch 4—5mal eingerieben, worauf sie ihre durch Hitze desinficirten Kleider zurückerhielten und entlassen wurden, manchmal noch nach einem weiteren Bade. Diese Krätzcur, bei der die Milben sich in den Gängen allemal todt finden, dauert nur 1 Tag. Der Balsam muss bei der Einreibung fest an der Epidermiss haften und müssen die Orte, wo die Milben vorwaltend ihren Sitz haben, namentlich Hände, Füsse, Beugeseiten der Gelenke, Penis, Scrotum, Mammae, besonders gut bedacht werden.

In zweiter Linie kommt Perubalsam besonders äusserlich zur Förderung der Heilung von Wunden und Geschwüren, wenn dieselben einen torpiden Zustand darbieten, in Anwendung.

Dass er in der That eine gelinde, die Heilung fördernde Reizung torpider Wundflächen bedingt, lässt sich nicht leugnen ist neuerdings von Wiss (1878), der ihn der Beachtung der Chirurgen als Antisepticum empfahl, besonders betont. Ob er das Fortschreiten von Gangrän oder Sphacelus (Decubitus) verhindern kann, wenn man in den Balsam getauchte Leinwand Nachts über auflegt (Ainslie), steht dahin. Besonderen Ruf geniesst er gegen wunde Brustwarzen, namentlich in der durch ein Glycerinat wohl zu ersetzenden Emulsio papillaris (Perubalsam 2,5—5,0, Mandelöl 10,0, Gummi Arab. 5,0, Rosenwasser 50,0). In der Form der Einreibung, z. B. einer Lösung in 6 Thln.

Alkohol (**Tinctura Balsami Peruviani**) oder von Pflastern kam er gegen **Frostbeulen**, mit Adstringentien verbunden, auch als vorzügliches **Desodorisans** bei fötiden Ausflüssen aus Nase und Ohren, mit fetten Oelen bei chronischen Ekzemen zur Anwendung. Caspari (1878) empfahl ihn bei Erosionen des Muttermundes.

Als billiger Zusatz zu Haarpomaden findet er ferner Benutzung; man darf dabei, wenn der Geruch einigermassen angenehm sein soll, nicht zu viel Perubalsam zusetzen, etwa 2,0 auf 25,0—30,0 Fett.

Die interne Anwendung des Balsamum Peruvianum ist fast ganz obsolet. Früher kam er besonders bei katarrhalischen Affectionen mit profuser Secretion ähnlich wie Tolu- und Copaivabalsam in Anwendung, jedoch weniger bei Gonorrhoe und Leukorrhoe als bei chronischer Bronchitis und Laryngitis (bei letzterer auch die Dämpfe des auf Kohlen gegossenen Balsams). Dass er die Lungenphthisis nicht curirt, wie man früher glaubte, selbst nicht in Verbindung mit Myrrha und Opium, ist längst erwiesen; andererseits liegen für die Erzielung günstiger Wirkungen bei profusem Bronchialkatarrh manche Zeugnisse vor, z. B. von Wiss, sowie von Trousseau und Pidoux, die das Mittel auch bei Diarrhöen und Tenesmus, welche nach Typhus oder Dysenterie zurückbleiben, empfehlen. Dass die dem Balsam zugeschriebenen Heilungen von „Convulsionen nach unterdrückter Perspiration" (Kirkland) und von Tetanus rheumaticus (Kollock), wo er selbst bis 8,0 pro die gegeben wurde, oder selbst von Diabetes (van Nes) nicht auf seine Rechnung kommen, darf wohl dreist angenommen werden.

Man giebt den Perubalsam innerlich in Pillen oder Bissen, auch in Emulsion, und zwar in Gaben von 0,03—1,0. Auch lässt sich die erwähnte spirituöse Lösung zu 18—40 Tropfen geben.

Gebräuchlicher war früher der nicht mehr officinelle **Perubalsamsyrup**, Syrupus Balsami Peruviani, Syrupus balsamicus, eine Lösung von 18 Th. Zucker in 10 Th. eines Aufgusses von 1 Th. Balsam mit 12 Th. kochendem Wasser, die man theelöffelweise gab. Dieser Syrup ist schwach gelblich, angenehm riechend, jedoch von kratzendem Geschmacke und deshalb als Corrigens von Mixturen nicht sehr angenehm.

Präparat:

Mixtura oleoso-balsamica, Hoffmann'scher Lebensbalsam. Diese zum Ersatze des früher zu Einreibungen bei schmerzhaften Affectionen des Unterleibs und der Gliedmassen (Contusionen, Ueberanstrengungen) vielfach benutzten, salbenförmigen Balsamum vitae Hoffmanni bestimmte klare, bräunlichgelbe Flüssigkeit ist Auflösung von 3 Theilen Perubalsam und ää 1 Theil Oleum Lavandulae, Oleum Caryophyllorum, Oleum Cinnamomi, Oleum Citri, Oleum Thymi, Oleum Macidis und Oleum florum Aurantii in 240 Theilen Spiritus.

Styrax s. Storax **liquidus**, Balsamum Storacis; **Storax**, flüssiger Storax.

Der Baum, welcher diesen durch Ausschmelzen mit Hülfe warmen Wassers gewonnenen Balsam liefert, ist Liquidambar orientalis Miller (Fam. Balsamifluae), der vorzugsweise im südlichen Kleinasien und Nordsyrien vorkommt.

Der Storax findet sich nicht oder nur vereinzelt in jüngeren Stämmen, während er in dem absterbenden Gewebe der Rinde älterer Bäume durch rückschreitende Metamorphose der Baströhren sowohl als des Parenchyms der Innenrinde massenhaft auftritt (Unger). Die getrocknete Rinde, welche mit der Borke in der griechischen Kirche neben Weihrauch zum Räuchern benutzt wird und den Namen Christholz führt, riecht angenehm, namentlich beim Erwärmen, und war früher unter der Bezeichnung Cortex Thymiamatis im Handel.

Storax stellt eine grünlichbraungraue, undurchsichtige, klebrige, dickflüssige, in Wasser untersinkende, selbst in dünnen Schichten kaum eintrocknende Masse von eigenthümlichem, an Vanille und Benzoë gleichzeitig erinnernden Geruch und aromatischem, etwas scharfem Geschmacke dar, welche in gleichen Theilen Weingeist bis auf beigemengte Verunreinigungen fast vollständig mit dunkelbrauner Farbe sich löst. Der braune halbflüssige Rückstand, in welchem sich erst nach längerer Zeit Krystalle ausscheiden, löst sich bis auf einige Flocken in Aether und Schwefelkohlenstoff, aber nicht in Petroleumbenzol auf. Zum Gebrauche muss der Storax durch Auflösen in der Hälfte seines Gewichts Benzol, Filtration und Wiedereindampfen der erkalteten Lösung gereinigt werden (sog. **Styrax depuratus**).

Der sog. feste Storax oder **Styrax calamitus** des Handels stellt ein Gemenge von flüssigem Storax mit zerkleinertem Cortex Thymiamatis oder mit Sägespähnen dar, welches den Wohlgeruch des Styrax liquidus in geringerem Grade zeigt. Früher kam unter diesem Namen (auch **Storax calamita** oder calamites) ein weit angenehmer riechender, in Röhren aus Schilf- oder Palmblättern verpackter Balsam in Körnern vor, der von dem in verschiedenen südeuropäischen Ländern vorkommenden Strauche oder Baume Styrax officinalis L. (Fam. Styraceae) abstammt und mit dem Storax der Alten identisch ist.

Der Hauptmasse nach scheint der Storax aus dem von W. v. Miller 1877 entdeckten amorphen, bei 168° schmelzenden, in Petroleumäther leicht löslichen **Storesin** und verschiedenen Zimmtsäureäthern dieses Stoffes oder einer isomeren Substanz zu bestehen. Ausserdem finden sich diverse zusammengesetzte Aether darin, namentlich **Zimmtsäure-Zimmtäther** (Styracin), endlich freie **Zimmtsäure**. Ein als **Styrol** bezeichneter Kohlenwasserstoff von der Formel C^8H^8 scheint nicht in jedem Storax vorzukommen.

Storax hat bei Krätze dieselbe Sicherheit der Wirkung wie Perubalsam, riecht zwar nicht ganz so gut, ist aber billiger und beschmutzt die Wäsche weniger. Vorzüglich geeignet ist er zur Tödtung der Morpionen, zu deren Behandlung er sich vor den früher gebräuchlichen Quecksilbersalben dadurch auszeichnet, dass er weder Ekzem noch dem Mercurialismus analoge Erscheinungen bedingt.

Der Storax wirkt auf Krätzmilben etwa in gleicher Weise wie Perubalsam, sodass in einer Mischung von 1 Theil mit 2 Theilen Olivenöl dieselben in 20 bis 40 Minuten zu Grunde gehen (v. Pastau). Morpionen werden sicher dadurch getödtet (Lehmann).

Nach v. Pastau u. A. genügt meist einmalige, immer eine zweimalige Einreibung von 15,0 Storax liquidus und 4,0 Oleum Olivarum binnen 12 Stunden nach voraufgegangenem Bade zur Beseitigung der Krätze. Ein geringer Zusatz von Alkohol erleichtert die Lösung im fetten Oele (Schultze). Auspitz empfiehlt Seife aus āā 2 Theilen Seife und Storax depuratus und ¼ Theil Perubalsam (zur Erhöhung des Wohlgeruches) als sicheres und angenehmes Krätzmittel.

Vollkommen frei von Nebenwirkung ist Storax auch nicht, da er bei starkem Krätzekzem und unter besonders begünstigenden Umständen Albuminurie bedingen kann, die aber rasch verschwindet (Unna). Als wohlriechende Verbandsalbe bei schlaffen Geschwüren wurde früher ein **Unguentum Styracis s. de Styrace** (aus Oel, Elemi, Colophonium, Wachs und Storax meistens bereitet) gebraucht.

Verordnung:

℞
Storacis liquidi 30,0
Spiritus Vini rectificatissimi 10,0
Olei Olivarum 5,0
M. f. linim. D. S. Zu zweimaliger Einreibung. (W. Schultze.)

Sapo kalinus; Kaliseife. Sapo kalinus venalis, Sapo viridis, Sapo niger, Sapo mollis ordinarius; **Schmierseife**, grüne Seife, schwarze Seife.

An Stelle der früher viel benutzten Schmierseife des Handels ist die durch besseren Geruch ausgezeichnete Kaliseife getreten, welche durch Verseifen von Leinöl mit Kalilauge und Einengen gewonnen wird. Sie ist eine Verbindung verschiedener Fettsäuren mit Kalium und enthält ausserdem Glycerin und überschüssiges Kali als Carbonat.

Sie stellt eine schlüpfrige, durchsichtige, weiche, bräunlichgelbe, schwach riechende und beissend alkalisch schmeckende Masse von etwas dickerer Consistenz als der des Syrups dar. Die Schmierseife wird bei uns aus Rinds- oder Hammeltalg, auch aus Rüb-, Hanf- und schlechtem Mohnöl, in nördlichen Gegenden viel aus Seehundsthran und Wallfischthran gewonnen und variirt, je nachdem in dem Darstellungsmaterial Elaïn oder Stearin vorwaltet, in ihrer Consistenz. Beide Seifen lösen sich in Wasser und Weingeist. Gute Schmierseife darf nach Hebra nicht sulzartig, sondern muss gleichmässig breiig und ohne ranzigen Geruch und mechanische Beimengungen (Kohle, Asche) sein.

Kaliseife ersetzt auch die als Sapo kalinus albus, Sapo mollis, weisse Kaliseife, Kali-Crême bezeichnete, aus Olivenöl mit reiner Kalilauge gewonnene, weissgelb aussehende und geruchlose, weiche Seife, die in England als Constituens für Pillen und Pessarien und in Deutschland zu Krätzcuren bei wohlhabenderen Patienten, auch mit Bittermandelöl parfümirt (als sog. Crême d'amandes amères) benutzt wird (Handschuch). Bei Psoriasis u. a. Hautaffectionen zieht Hebra die gewöhnliche Schmierseife vor.

Auf die äussere Haut eingerieben bedingt Kaliseife Lösung der Epidermis und in concentrirter Form, wohl vorwaltend durch das in ihr enthaltene freie Kaliumcarbonat, und bei nicht völlig unverletzter Haut, Reizung der darunter liegenden Partien, welche je nach der Dauer der Einwirkung verschiedene Grade der Intensität zeigt. Bei nicht zu langer Einwirkung bleibt es bei Hautröthung und Anschwellung, welcher Losstossung der Epidermis folgt; stärkere Einwirkung kann zu Hautentzündung mit nachfolgenden Excoriationen und Geschwürsbildung, oft von heftigen Schmerzen und selbst febrilen Symptomen begleitet, führen. Besonders leicht geschieht dies bei dünner Epidermis (zarter Haut) bei Frauen und Kindern.

In grösseren Mengen in den Magen gebracht kann sie heftige Gastroenteritis, Brechdurchfall und selbst den Tod herbeiführen. Schmierseife wird in manchen Gegenden als Abortivmittel gemissbraucht.

Kaliseife kommt nur äusserlich in Anwendung, und zwar besonders gegen Scabies, wo sie zu sog. Schnellcuren früher vielfach benutzt wurde, jetzt jedoch durch Perubalsam und Storax völlig ersetzt ist, welche die vielen, der Kaliseifenbehandlung anhaftenden Inconvenienzen nicht besitzen und in ihrer Wirkung sicherer sind.

Die sog. Schnellcuren mit Kaliseife verwenden diese entweder allein oder abwechselnd mit anderen Krätzsalben, namentlich mit verschiedenen Schwefelsalben, welche gleichzeitig Sapo viridis enthalten, vorzüglich der englischen oder Wilkinson'schen Salbe und deren Modificationen, die auch für sich allein in Anwendung kommen. Ausschliesslich kam die grüne Seife in Gebrauch bei der Methode von Pfeufer, deren Anwendung 8 Tage erfordert. Der Kranke wird dabei zuerst am ganzen Körper, Kopf, Gesicht und Geschlechtstheile ausgenommen, mit Sapo viridis bestrichen, und diese Procedur an den 6 folgenden Tagen Morgens und Abends wiederholt, schliesslich jedoch nur an den Stellen, wo Jucken und Ausschlag wahrnehmbar ist; es folgt dann am 8. Tage ein laues Seifenbad und Wechseln der Wäsche. Sowohl bei dieser Cur als bei den Methoden von Hardy, Hebra, Vezin u. A. m. handelt es sich nicht um specifische Einwirkung auf den Sarcoptes scabiei, sondern um mechanische Entfernung der Milben, und zwar in der Weise, dass die Milbengänge mit ihrem ganzen Inhalte (reife Milben, Brut, Eier) in Folge der durch die Seife entstehenden Hautentzündung abgestossen werden (Küchenmeister). Sie führt häufig zu Recidiven, weil der nicht mit eingeriebene Penis fast immer Krätzmilbengänge aufweist, und verursacht fast immer ein lästiges Ekzem. Man beschränkte ihre Anwendung stets auf Spitäler, da die Cur vermöge der Schwitzvorrichtungen in der Privatpraxis nicht durchführbar ist, aber ganz von den Beschwerden, die sie dem Patienten verursacht, unter denen der Schmierseifengeruch noch eine der unbedeutendsten, die entzündliche Anschwellung der Haut an den Gelenken, welche auch nach vollendeter Cur Bewegungen unmöglich macht, die bedeutendste ist, abgesehen, sind diese Schnellcuren kostspieliger, weil sie Bäder, Decken, Heizen u. s. w. erfordern, und somit möglichst bald in den Hospitälern abzuschaffen.

Auch bei manchen phytoparasitären Hautaffectionen (Pityriasis versicolor, Herpes tonsurans) ist Entfernung der Parasiten mit der erkrankten Hautpartie durch Kaliseife möglich.

Bei chronischen Hautkrankheiten, deren Heilung durch Erweichung der Epidermismassen und Reizung des Papillarkörpers zu rascher Epidermisproduction oder durch Erzeugung mässiger Hautentzündung herbeizuführen ist, wie namentlich bei Psoriasis, ist Kaliseife vermöge ihrer physiologischen Wirkung auch bei richtiger Anwendung von unbestreitbarem Nutzen.

Dass die Kaliseife bei diesen Hautaffectionen eine viel eminentere Wirksamkeit zeigt als die später zu erwähnenden Natronseifen, ist klar. Der Erfolg bei Psoriasis ist nur sicher, wenn die Seife längere Zeit in Contact mit der kranken Haut bleibt. Hebra lässt bei Psoriasis universa nach zuvoriger Abreibung jedes einzelnen Psoriasisplaque mit einem wollenen Lappen oder Bürste 60,0—120,0 einreiben und nach mehrtägigem Verweilen im Bette, sobald ausgiebige Desquamation eintritt, baden; bei circumscripter Psoriasis Schmierseife auf Wolllappen messerrückendick bis zur Erweichung der Epidermis appliciren.

Ueberhaupt ist Kaliseife Hauptmittel bei den verschiedensten Hautkrankheiten, wo es sich um Entfernung hyperplastischer Epidermis handelt, und selbst bei Hypertrophie und Neubildung von Bindegewebe im Stande, die Krankheitsproducte zu zerstören. Es empfiehlt sich dieselbe daher (auf Flanell gestrichen) bei Ichthyosis, schwieligen Verdickungen der Epidermis, selbst bei Lupus. Auch bei Ekzem leistet sie, mit einem Wolllappen 2mal täglich, so lange noch excoriirte Pünktchen nach der Einreibung auftreten, eingerieben, sehr gute Dienste (Hebra).

Als ableitendes Mittel empfahl Itard gegen Otalgie grüne Seife auf Leder gestrichen auf die Schläfen zu appliciren. In Griechenland benutzt man die angeblich aus Kameelfett dargestellte scharfe kalische Arabische Seife (Arabo sapono) bei Kindern als Vesicans (Landerer).

Zu einer Krätzcur gebrauchte man 1—2 Pfund grüne Seife,

zur jedesmaligen Einreibung 60,0—100,0, in den letzten Tagen der Cur 30,0—60,0.

Um die Wirkung zu verstärken, d. h. um den Reiz auf die Haut noch zu vermehren, hat man Kochsalz, Salpeter, Pulv. rad. Veratri, Theer, selbst Chlorkalk (Költsch) und Kalilauge hinzugesetzt, um ihn zu vermindern, Axungia porci (bei Kindern) oder Kreide (Hecker).

Präparat:

Spiritus saponatus; Seifenspiritus. Dargestellt durch Sieden von 60 Theilen Olivenöl, 70 Theilen Kalilauge und 75 Theilen Weingeist auf dem Wasserbade bis zur Verseifung und Mischen der Flüssigkeit nach Ersatz des verloren gegangenen Weingeists mit 225 Theilen Weingeist und 170 Theilen Wasser. Diese klare, gelbe, alkalisch reagirende, beim Schütteln mit Wasser stark schäumende Flüssigkeit von 0,925—0,935 spec. Gew. ersetzt sowohl die früher unter gleichem Namen officinelle filtrirte Lösung von 1 Theil geschabter Natronseife in 3 Thln. Spiritus und 2 Theilen Rosenwasser, als auch den Spiritus saponatus kalinus von Hebra, der durch Lösen von 2 Theilen käuflicher Schmierseife in 1 Theil Weingeist und Parfümiren des Filtrats oder Decanthats mit Lavendelspiritus oder einem anderen aromatischen Spiritus bereitet wird. Er dient als gelindes Reizmittel zu Waschungen bei Contusionen, Distorsionen und rheumatischen Affectionen und lässt sich Nachts auf Wolllappen aufgelegt statt der Kaliseife bei Ausschlägen (Chloasma, Psoriasis, Ekzem) im Gesichte und am behaarten Kopfe mit Vortheil verwenden.

Sulfur, Schwefel.

Das unter dem Namen Schwefel bekannte Element ist unter drei Formen officinell, nämlich 1) als **sublimirter Schwefel** oder Schwefelblumen, **Sulfur sublimatum** s. Flores sulfuris, 2) als **gereinigter Schwefel** oder gereinigte Schwefelblumen, **Sulfur depuratum** s. Flores Sulfuris loti und 3) als **Schwefelmilch, Sulfur präcipitatum** s. Lac Sulfuris s. Magisterium Sulfuris.

Der Schwefel ist ein starrer, gelber, spröder Körper ohne Geruch und Geschmack, welcher die Electricität nicht leitet und im krystallinischen Zustande ein spec. Gew. von 2,05 besitzt. Bei 111° schmilzt er zu einer dünnen klaren, bernsteingelben Flüssigkeit, die bei 160° dicker und braunroth und bei 200° steif und zähe wird. In diesem Zustande in kaltes Wasser gebracht verwandelt er sich in eine durchscheinend röthlich gelbe, elastische, plastische Masse, die ein niedrigeres spec. Gew. hat und sich in einigen Stunden in gewöhnlichen Schwefel wieder zurückverwandelt. Diese Modification wird als amorpher oder plastischer Schwefel bezeichnet. Bei hoher Temperatur tritt wieder grössere Dünnflüssigkeit ein und bei 440° verwandelt sich der Schwefel in einen orangerothen Dampf. — In Wasser löst sich Schwefel nicht, wenig in Alkohol und Aether, besser in alkalischen Laugen, ätherischen und fetten Oelen, in Chloroform, Chlorschwefel und am besten in Schwefelkohlenstoff. Durch rasches Abkühlen nach starkem Erhitzen (z. B. theilweise bei Darstellung der Schwefelblumen) büsst der Schwefel seine Löslichkeit in Schwefelkohlenstoff ein. An der Luft erhitzt verbrennt der Schwefel noch unterhalb seines Siedepunktes mit blassblauer Flamme zu schwefliger Säure (Schwefligsäureanhydrid), welche die Ursache des bei Schwefelverbrennung sich entwickelnden erstickenden, zu Thränen und Husten reizenden Geruches darstellt.

Der Schwefel kommt bekanntlich ziemlich häufig frei in der Natur vor, und zwar theils in schönen gelben Krystallen, wie bei Reggio, Urbino (Italien) und Girgenti (Sicilien), theils mit erdigen Stoffen gemengt. Vorzugsweise findet er sich im Flötzgebirge; in grosser Menge auch als secundäres Product der vulcanischen Thätigkeit an den Kratern erloschener Vulcane, besonders in den Solfataren auf Sicilien, welches uns den meisten des im Handel vorkommenden

Schwefels liefert. Der letztere wird — abgesehen von dem durch Erhitzen der als Schwefelkies bezeichneten natürlich vorkommenden Verbindung des Eisens mit Schwefel erhaltenen — durch Destillation des natürlichen Schwefels, wodurch dieser von den erdigen Beimengungen geschieden wird, gewonnen und kommt in zwei Formen vor, deren eine die Schwefelblumen darstellt, während die andere den Stangenschwefel, Sulfur citrinum s. Sulfur in baculis, bildet. Beide Producte werden unter Anwendung nochmaliger Destillation gewonnen, die Schwefelblumen, indem man den Dampf in kühl gehaltene Verdichtungsräume (Kammern) überführt, der Stangenschwefel dadurch, dass man die Destillation so lange fortsetzt, bis der Schwefel schmilzt, worauf man ihn in schwach befeuchtete hölzerne Formen ablaufen lässt. Er bildet 25—40 Cm. lange, cylindrische Stangen von der Dicke eines Gewehrlaufes, welche in der warmen Hand knistern und zuweilen in Stücke zerspringen. Die Schwefelblumen bilden ein feines, schöngelbes Pulver, das beim Reiben in eigenthümlicher Weise knirscht, und enthalten, wie der Stangenschwefel, verschiedene Beimengungen fremder Substanzen. Namentlich sind die durch Rösten von Schwefelkies erhaltenen nicht selten mit Arsen und Selen verunreinigt, während in dem aus natürlichem Schwefel dargestellten Flores Sulfuris schweflige Säure und selbst Schwefelsäure in kleinen Mengen enthalten sind. Man erhält aus demselben den gereinigten Schwefel, indem man 100 Th. Schwefelblumen durch ein Sieb giebt und mit 70 Th. Wasser und 10 Th. Ammoniak anrührt, die Masse unter öfterem Durchmischen einen Tag stehen lässt, dann vollständig auswäscht, trocknet und durchsiebt. Das so erhaltene Pulver ist meist etwas heller gelb als die rohen Schwefelblumen und muss frei von Säuren und Arsen sein.

Die sog. Schwefelmilch, welche durch Fällen von Schwefelcalciumlösung mit Säuren (Salzsäure) gewonnen wird, bildet ein sehr feines, gelblichweisses, amorphes Pulver, das zwischen den Fingern nicht knirscht und enthält vermöge ihrer Darstellungsweise meist Spuren von Schwefelwasserstoff, die ihr einen eigenthümlichen Geruch und Geschmack ertheilen.

Von den officinellen Schwefelpräparaten kann Sulfur sublimatum als unreines Präparat nur extern zur Verwendung kommen, während man für die interne Anwendung nur den gereinigten Schwefel oder Schwefelmilch benutzen darf. Die beiden letzten Präparate, welche natürlich auch äusserlich verordnet werden können, weichen in ihrer Wirkung nur insoweit ab, als die Schwefelmilch viel feinere Vertheilung zeigt und somit die Veränderungen, welche der Schwefel im Organismus erleidet, um wirken zu können, leichter untergeht, folglich auch die davon abhängigen Actionen in etwas geringerer Dosis zu Stande bringt.

Auf die äussere Haut übt Schwefel in Substanz keine erkennbare Action aus. Eine Veränderung desselben bei Application in Salbenform lässt sich nicht in Abrede stellen, da selbst bei Einreibung mit einfacher Schwefelsalbe nach einiger Zeit Schwefelwasserstoffgeruch eintritt. Auch auf den meisten Schleimhäuten ist reiner Schwefel höchstens im Stande, auf mechanische Weise zu wirken. Nur im Darmcanal verändert sich ein Theil des eingeführten Schwefels und ruft in Folge dieser Veränderungen auch physiologische Effecte hervor. In allen Fällen passirt bei Einführung bedeutenderer Mengen ein nicht unbeträchtlicher Theil den Darmcanal unverändert und geht mit den Faeces wieder ab. Der Rest, im Magen chemisch nicht verändert, wird durch die Alkalien des Darmsaftes in Schwefelalkali übergeführt, äussert nach Art desselben seine Action auf den Darm selbst und gelangt als solches in das Blut. Als Folge dieser Umwandlung sind wohl die leichten Kolikschmerzen und die verminderte Consistenz der Ausleerungen zu betrachten, welche nach dem Schwefel in grösseren Dosen gerade so wie nach kleinen Gaben von Schwefelnatrium auftreten. Aus einer weiteren Veränderung des Schwefelalkalis im Darmcanal resultirt immer die Bildung nicht unbeträchtlicher Mengen von Schwefelwasserstoffgas, welches den Defäcationen seinen unangenehmen Geruch leiht und dessen Entstehung sich leicht aus der Einwirkung der im Darmcanal vorhandenen Kohlensäure erklären lässt. Möglich ist, dass ein Theil dieses Schwefelwasserstoffs resorbirt wird.

Ob der Schwefel auch noch als solcher in das Blut übergeht, ist nicht mit Sicherheit festgestellt. Wenn auch heutzutage Niemand mehr annehmen wird, dass die Partikelchen der feinvertheilten Schwefelmilch in die Lymphgefässe dringen (Eberhard) und so in das Blut übergehen, so wäre doch immerhin möglich, dass die Galle, der Pankreassaft und die im Darme befindlichen Fette als Lösungsmittel wirken könnten. Bezüglich der erstgenannten Secrete liegen keine Versuche vor, während hinsichtlich der Fette Untersuchungen von Andr. Krause (1853) constatirten, dass die nach dem Schwefelgenusse aus dem Schwefel resultirenden Verbrennungsproducte im Urin sich nicht reichlicher finden, wenn gleichzeitig grössere Mengen von Fetten eingeführt werden. Dass der im Darmcanal unverändert gebliebene Theil des Schwefels auch als mechanischer Reiz im Tractus wirkt und so den rascheren Abgang der Defäcation bewirkt, glauben wir nicht annehmen zu dürfen, vielmehr ist gerade das Gegentheil zu vermuthen, weil analoge pulverförmige Substanzen, z. B. Wismutnitrat, bei Application in grösseren Mengen einhüllend und stopfend wirken. Es ist nicht unwahrscheinlich, dass gerade der Schutz, welchen das nicht veränderte Schwefelpulver der Darmmucosa verleiht, die sehr milde Abführwirkung, wobei es regelmässig nur zur Bildung breiiger Stühle kommt, mitbedingt. Ein Beweis für die Umwandlung des Schwefels in Schwefelalkali im Darmcanal ist wohl daraus zu entnehmen, dass das Fleisch von Schafen, welche längere Zeit Schwefel im Futter erhalten, nach Schwefelwasserstoff riecht und schmeckt, nach Regensburger (1876) vermöge Einwirkung der bei der Todtenstarre entstandenen Säure auf das Schwefelalkali. Ferner spricht dafür die stärkere Wirkung der Schwefelmilch auf den Darm, indem gerade bei Einführung dieses feiner vertheilten Präparates die Fäces am wenigsten Schwefel enthalten, dagegen der Urin den grössten Gehalt an Schwefelverbindungen zeigt. Griffith will Schwefel im Urin wiedergefunden haben, was natürlich Resorption als solcher voraussetzen würde. Nach Regensburger resultiren bei Digestion von Schwefel mit Blutserum, Eiweiss und Milch nachweisbare Mengen von Schwefelalkali und Schwefelwasserstoffgeruch.

Die Veränderungen des Schwefels nach seiner Resorption fallen natürlich mit denen der Schwefelalkalien wesentlich zusammen. Erwiesen ist vor Allem experimentell eine theilweise Oxydation und das Erscheinen von Oxydationsproducten im Urin, indem die Sulfate sowohl bei Menschen als bei Thieren eine Vermehrung erfahren (Griffith, Andr. Krause, Regensburger). Neben den Nieren scheinen noch Haut und Lungen als directe Eliminationsorgane des Schwefelalkali zu fungiren, wo dann die daselbst vorhandenen Säuren Spaltung in Alkali und Schwefelwasserstoffgas veranlassen, welches letztere in dem Geruche der Perspiration und Exspiration sich bemerklich macht.

Bei anhaltendem Schwefelgebrauche ist der Schwefelwasserstoffgeruch der Hautausdünstung eine allerdings nur zu sehr deutliche Thatsache, welche auch nach ältern Beobachtern dadurch verbürgt wird, dass silberne Ringe u. s. w. bei Personen, welche Schwefel curmässig gebrauchten, sich schwarz färbten.

Aber es fragt sich, ob nicht bei einmaliger Darreichung medicinaler Gaben eine vollständige Verbrennung des in geringen Mengen gebildeten Schwefelalkalis statthat. Die Menge des durch den Urin ausgeführten Schwefels ist am grössten bei Gebrauch von Schwefelmilch, wo sie — natürlich nach Abzug des normal als Sulfat ausgeschiedenen Schwefels — die Hälfte des in den Magen eingeführten Schwefels betragen kann, während sie bei Schwefelblumen $^1/_5$ und bei grösseren Dosen $^1/_{10}$ und noch viel weniger beträgt (Andr. Krause, Regensburger). Es ist dies offenbar die Folge der feineren Vertheilung. Leicht erklärlich ist es auch, weshalb eine Steigerung der Dosis der Schwefelblumen weder die Wirkung auf den Darm noch die Ausscheidung der Alkalisulfate proportional steigen lässt. Bei sehr grossen Mengen von Schwefel findet ohne Zweifel ein mechanischer Schutz der Darmschleimhaut vor der reizenden Wirkung der gebildeten Schwefelalkalien statt, daher wirken mittlere Dosen ebenso stark abführend wie sehr starke; andererseits wird aber stets nur ein kleiner Theil des ingerirten Schwefels der chemischen Einwirkung der Darmalkalien unterliegen und zur Bildung von Alkalisulfaten führen können. Man erhält so durch eine sehr grosse Dosis vielleicht nur einen breiigen Stuhlgang ohne Kolik, dagegen bei Vertheilung derselben Quantität in mehrere, in bestimmten Intervallen zu nehmende Einzelgaben stärkere Kolikschmerzen und mehrere Stühle, bei noch kleineren Gaben wiederum keinen Stuhlgang, sondern nur Kolikschmerzen. Frühzeitiges Auftreten von Durchfall muss selbstverständlich auf die Resorption der Schwefelalkalien störend einwirken und die Menge der im Urin erscheinenden Sulfate vermindern, wie dies auch die Selbstversuche von Andr. Krause auf das Deutlichste darthun und wie es die Praxis bestätigt. — Die Elimination von Schwefelwasserstoff durch die Haut, wie auch durch die Lungen, bei längerem Schwefelgebrauche lässt sich auch bei Pferden und Hunden constatiren (Hertwig).

Sehr untersuchungsbedürftig sind die Einwirkungen, welche der Schwefel nach seiner Resorption auf den Gesammtkörper und auf einzelne Organe äussert. Nach Boecker sollen Harnstoff- und Harnsäureausscheidung durch Schwefel vermehrt werden, was aber noch weiterer Bestätigung bedarf. Die dem Schwefel zugeschriebene Pulsbeschleunigung und Vermehrung der Körperwärme (Benk) ist ebenso wenig mit Sicherheit festgestellt wie die von Praktikern nach Erfahrungen am Krankenbette behauptete vermehrende Wirkung auf die Secretion der Schweissdrüsen und der Respirationsschleimhaut, welche, wenn sie auch bei physiologischen Versuchen nachweisbar wäre, auf Eliminationswirkung zurückgeführt werden müsste.

Nach Hannon (1851) sollen entfernte Wirkungen besonders stark durch den plastischen Schwefel hervortreten, welcher die Wirkung der Schwefelalkalien mehr als der gewöhnliche Schwefel repräsentiren soll, ohne die kaustischen Eigenschaften, den üblen Geruch und die leichte Zersetzbarkeit der ersteren zu besitzen. Angeblich ist derselbe 3—5 mal stärker als der gelbe Schwefel. Die Empfehlung desselben gegen verschiedene Krankheiten, wo Schwefel als Expectorans, Diaphoreticum oder Alterans Anwendung gefunden, hat jedoch nicht vermocht, den plastischen Schwefel zu allgemeinem Gebrauche zu verhelfen, ebensowenig das Verfahren von Henriot, Zähne damit zu plombiren.

Toxische Effecte, seien es Läsionen im Darme oder functionelle Störungen vermöge Resorptionswirkung, bringt der Schwefel beim Menschen nicht zu Wege.

Zwei in der Literatur vorhandene Fälle von Vergiftung, wobei das eine Mal 8,0, 4—5 mal täglich genommen, das andre Mal sogar 6 Pfund in Dosen von 15,0 3mal täglich (Olmstead) consumirt wurden, reden nur von örtlicher Irritation und davon abhängigen Erscheinungen. Andr. Wagner consumirte im Verlaufe von 6 Wochen etwa 70,0 Sulfur sublimatum und 5,0 Lac Sulfuris ohne Beschwerden. Es ist nicht unmöglich, dass unter besonderen Umständen das im Darme gebildete Schwefelalkali rascher zerlegt wird und grössere Mengen von Schwefelwasserstoff gebildet werden, von denen ein Theil in das Blut gelangt, ein anderer Darmauftreibung bedingt. Hieraus erklärt sich, dass einzelne Kranke, jedoch keinesweges immer, nach Schwefel ein Gefühl von Präcordialangst bekommen, welches nach freiem Abgange fötider Gase sich verliert. Das Auftreten eigenthümlicher Hautfärbung (Vogt) oder brauner Flecken und Hauteruptionen (Hahnemann) nach längerem internem Schwefelgebrauche hat wohl in besonderen Verhältnissen seinen Grund. — Ueber das Verhalten von Thieren gegen Schwefel liegen ältere Versuche vor, welche der Nachprüfung bedürfen. Danach scheinen nicht allein Pflanzenfresser, wie Pferde, bei denen die Alkalinität des Darmsaftes eine ausgesprochenere und somit die Umwandlung reichlicherer Mengen Schwefel in Schwefelalkali zu präsumiren ist (Schuchardt), sondern auch Fleischfresser, wie Hunde und Katzen, viel erheblicher als der Mensch afficirt zu werden. Auch hier sind örtliche Erscheinungen (Diarrhoe) vorwaltend.

Auf niedere Thiere scheint Schwefel keinen besonderen Einfluss zu besitzen. Das Abgehen lebender Spulwürmer nach innerer Anwendung ist Folge der gesteigerten Peristaltik. Krätzmilben leben in einfacher Schwefelsalbe mehrere Tage ohne Schaden. Dagegen ist es nicht unwahrscheinlich, dass der Schwefel in besonderer Weise die Entwicklung von Pilzen hemmt. Es ist bekannt, dass der Schwefel das einzige verlässliche Mittel bei der Traubenkrankheit ist, welche durch einen als Oidium Tuckeri bezeichneten Pilz verursacht wird. Eine blosse mechanische Wirkung des Aufstreuens von Schwefelblumen auf die kranken Reben ist nicht anzunehmen, da andere staubförmige Substanzen dieselben nicht produciren. Auch bei der Pilzkrankheit der Rosen ist das Aufstreuen von Schwefel nicht ohne Nutzen.

Die physiologischen Versuche ergeben für den Schwefel nur eine bestimmte, ihm speciell zukommende Indication, die Zweckmässigkeit seiner inneren Anwendung als mildes abführendes Mittel in Fällen, wo man Reizung des Darmcanals vermeiden will und wo es darauf ankommt, die Digestion in keiner Weise zu stören. Der Umstand, dass der Schwefel im Magen sich völlig indifferent verhält, weil er sich im Magensafte nicht löst, und dass seine Wirkung erst im Dünndarm beginnt, weil hier erst der wirksame Körper, das Schwefelalkali, entsteht, dass die Action des letzteren nicht tief greifen kann, weil der schützende Ueberzug, den die im Darm unveränderte Partie des Schwefels selbst bildet, jede Exsudation verhütet, dass somit nicht flüssige, sondern breiige Stühle resultiren, endlich das Factum, dass er längere Zeit genommen werden kann, ohne schädlich zu wirken, machen den Schwefel zu einem bei habitueller Verstopfung, bei Bestehen von Hämorrhoiden und anderen Mastdarmleiden (Strictura, Prolapsus) wohl geeigneten Lenitivum, welches auch ohne die von Alters her üblichen Verbindungen mit Weinstein, Magnesia und anderen Purganzen (z. B. mit Senna im officinellen Liquiritiae compositus) seine Schuldigkeit thut.

Wie alle milden Abführmittel kann der Schwefel in Verbindung mit körperlicher Bewegung und angemessener knapper Diät bei Individuen mit sog. Abdominalplethora Günstiges wirken und zur Beseitigung von Hyperämie der Baucheingeweide, in specie der Leber beitragen; aber ihm deshalb eine besondere Wirkung auf die Leber oder auf die Pfortader oder das Venensystem beizulegen, dazu berechtigt uns Nichts. Dass er die „güldene Ader öffnet", wie man ihm früher nachrühmte, ist allerdings wohl nicht thatsächlich, noch auch bis jetzt physiologisch begründet. Wir glauben kaum, dass die durch den Schwefel gesetzte Anregung der Peristaltik so gross ist, um zum Bersten grösserer Gefässe Veranlassung zu geben, wie wir auch darin keine physiologische Begründung für die behauptete, aber unerwiesene emmenagoge Wirkung des Schwefels sehen können.

Einzelne andere Heileffecte, welche man dem inneren Schwefelgebrauche zugeschrieben hat, können nicht als völlig unbegründet angesehen werden, doch theilt sie der Schwefel mit dem Schwefelkalium und dem Schwefelwasserstoff, in Form derer er ja in das Blut gelangt. Dahin gehört die mehrfach befürwortete Anwendung bei **Metallkachexien**, insbesondere bei **Bleikolik**, ferner diejenige bei **Rheumatismus** und als Expectorans bei **chronischen Katarrhen der Luftwege**, bei welchen der Schwefel früher wie bei verwandten Affectionen (Gicht einerseits, Croup, Asthma, Keuchhusten, chronische Pneumonie andererseits) in ausgedehnter Weise gebraucht wurde.

Bei allen übrigen Affectionen, wo Schwefel innerlich in Anwendung gezogen wurde, von Syphilis bis zum Diabetes und von der Scrophulose bis zur Cholera, ist der Gebrauch ein irrationeller, rein auf Empirie gestützter, welche übrigens den Nutzen keinesweges erwiesen hat.

Bei **Mercurialien** ist es ohne Zweifel rationeller, statt Schwefel ein Schwefelalkali zu geben, um mehr Schwefelalkali in das Blut auf einmal einzuführen und dessen chemische Einwirkung auf die Quecksilberalbuminate im Körper (cf. Schwefelnatrium) sicher zu erhalten, da die geringeren Mengen, die bei Einführung von Schwefel in das Blut gelangen, leichter oxydirt werden. Anders bei **Bleikolik**, wo der in den Darm eingeführte Schwefel auch zur leichteren Fortschaffung des auf der Darmschleimhaut ausgeschiedenen Bleies dient und ein sehr lästiges Symptom, die Obstipation, beseitigt. Die günstigen Erfolge, welche schon Navier im vorigen Jahrhundert davon sah, sind neuerdings von Hillairet (1866) und Margueritte (1867) bestätigt. Der bei Thieren beobachtete Geruch des Fleisches mit Schwefel gefütterter Thiere bei längerem Schwefelgebrauch spricht wesentlich für die Möglichkeit einer günstigen Wirkung.

Bei **Rheumatismus** scheinen besonders die Formen des afebrilen Muskelrheumatismus manchmal durch Schwefel günstig beeinflusst zu werden. Man hat hier häufig auch die äussere Anwendung mit der inneren combinirt und den Schwefel entweder in Pulver trocken aufgerieben (O'Connor) oder als Schwefelsalbe (Gieseler) möglichst energisch eingerieben und dann die leidenden Theile mit Flanell umwickelt. Da die Einhüllung mit Flanell oder Watte für sich häufig genügt, um Rheuma zu beseitigen, und die entstehende Hauthyperämie die Folge des „möglichst energischen" Reibens ist, ist der Nutzen, den der an sich nicht hautreizende Schwefel dabei hat, nicht recht ersichtlich, wenn man nicht etwa die Hypothese, dass bei Rheumatismus positive Electricität aufgehoben werde, für baare Münze nimmt.

Wiederholt ist Schwefel als Pulver eingeblasen und innerlich gegen **Diphtheritis** versucht, seitdem Lagautherie (1866) die Schwefelblumen für ein Specificum gegen Croup und Diphtheritis erklärte.

Nach Heyn soll Rachendiphtheritis dadurch in 8 Tagen beseitigt werden und ist die Mortalität bei Schwefelbehandlung eine sehr geringe. Auch Abelin (1869) und Stuart (1879) nehmen nach therapeutischen Versuchen an, dass der Schwefel eine Auflösung oder Zerstörung diphtheritischer Exsudate bedinge und zwar um so sicherer, je reiner die Diphtheritis ist und je frühzeitiger die Application geschieht. Inwieweit die Wirkung auf Ertödtung von Bacterien (analog der Wirkung bei der Traubenkrankheit) beruht, bleibt zu untersuchen.

Aeusserlich findet der Schwefel seine vorzüglichste Anwendung bei der **Krätze**, wo er früher geradezu für ein nicht zu ersetzendes Specificum galt, das man innerlich und äusserlich mit Meisterschaft zu handhaben verstehen müsse. Jetzt weiss man, dass die

Krätze ein rein locales Leiden bildet, dessen einzige Ursache in der Krätzmilbe zu suchen ist, dass die sog. Krätzmetastasen nach raschem Vertreiben der Krätze durch Anwendung localer Behandlungsweisen Hirngespinnste sind, dass die innere Anwendung des Schwefels bei Krätze weder curativen noch prophylaktischen Effect hat und dass bei der äusseren Krätzcur mittelst Schwefel dieser an sich die Krätzmilbe nicht tödtet, sondern hauptsächlich auf mechanische Weise zur Entfernung der Milbe beiträgt, wenn er nicht gleichzeitig mit Stoffen, welche die Bildung von Schwefelalkalien, die so deleter auf Krätzmilben wirken, dass letztere in Lösungen schon in ¼ Stunde durchsichtig werden und sterben (Küchenmeister), bedingen, z. B. mit Kaliumcarbonat, mit Schmierseife in Anwendung gebracht wird. Es ist hinlänglich erwiesen, dass durch die Behandlung mit Schwefelsalben die Heilung der Krätze zu bewerkstelligen ist; aber bei Anwendung der einfachen Schwefelsalbe handelt es sich um mechanische Entfernung des Sarcoptes scabiei und bei der der complicirten weniger um Tödtung der Milben als um Zerstörung der Milbengänge durch die entstehende Hautentzündung.

Die meisten der hierhergehörenden Methoden bedingen starke arteficielle Ekzeme, und da die Kranken dabei sich längere Zeit zwischen wollenen Decken im Bette aufhalten müssen, der Geruch der Schwefelsalben ein äusserst unangenehmer ist, die Cur Bäder und längeres Verweilen im Krankenhause erfordert, dürfte über kurz oder lang das Stündlein für diese Krätzcuren geschlagen haben.

Zu den complicirten Schwefelsalben, welche in dieser Weise in Gebrauch gezogen werden, gehören die Salbe von Helmerich (Sulfur depuratum 2, Kalium carbonicum 1, Axungia 8), diejenige von Alibert (Sulfur depuratum 4, Ammonium hydrochloricum 1, Axungia 8), von Jasser (Sulfur depuratum, Bacc. Lauri, Zinc. sulfur. āā 1, Oleum Lini 4), welche durch den Zinkvitriol intensiv reizend wirkt, die Salbe von Vezin (Sulf., Sapo albus, Axung. āā 360, Pulv. Veratri albi 16, Nitrum 1), diejenige von Mayssl (Sulfur venale 14, Sapo domest. 16, Axungia 64) und die Englische (Wilkinsonsche) Krätzsalbe, von Hebra modificirt (Sulf. dep., Oleum fagi (oder cadinum) āā 2, Sapo viridis, Axungia āā 5, Creta 1½), ferner die den Schwefel mit parasiticiden ätherischen Oelen oder den solche enthaltenden Pflanzentheilen verbindenden Salben von Bourguignon (siehe Recepte), welche auch als aristokratische Krätzsalbe benannt zu werden pflegt, und von Adolf, sowie mehrere unwichtigere mit anderen Zusätzen, z. B. von Emery (mit Chlorkalk).

Ausser der Krätze giebt es noch verschiedene andere Hautaffectionen, bei denen man Schwefel äusserlich mit Erfolg in Anwendung bringen kann, während der früher übliche interne Gebrauch in keiner Weise Nutzen stiftet. Besonders günstige Wirkung von der externen Application sieht man bei Acne disseminata und im ersten Stadium der Acne rosacea (Hebra), sowie manchmal bei Sycosis. Die Formen, welche man hier anwendet, sind indessen meist solche, dass die Wirkung nicht dem Schwefel als solchen, sondern dem gebildeten Schwefelalkali zukommt.

Bei dem von Wilson angegebenen Verfahren, wobei das Gesicht Morgens und Abends mit einer Paste von Schwefelmilch und Wasser bestrichen wurde, ist dies allerdings nicht der Fall, wohl aber bei dem Kummerfeldschen Waschwasser, welches neben Schwefelmilch Kalkwasser enthält, und bei der Paste von Hebra (vgl. Recepte). Die letztgenannte Paste wird bei Acne mittels eines Pinsels aufgetragen und des Nachts über auf der Haut belassen, Morgens mit lauwarmer schleimiger Flüssigkeit weggewaschen; das Mittel wird fortgelassen, sobald sich Reaction in Gestalt schwacher Pityriasis rubra zeigt.

Die Anwendung gegen granulöse Augenentzündung (in Salbenform) hat keine Bedeutung.

Bei der innerlichen Anwendung als Laxans ist Schwefel in höheren Dosen zu geben als gewöhnlich geschieht. Selbst von dem am kräftigsten wirkenden Lac sulfuris sind beim Gesunden 1,5—2,0 in getheilten Dosen nöthig, um zwei breiige Stuhlgänge zu bedingen, während von den Schwefelblumen 8,0—10,0 häufig keine Entleerungen erregen. Man wählt also am besten als Laxans die Schwefelmilch, von der man niemals unter 1,0 geben sollte. Bei hartnäckiger Obstipation, z. B. bei Bleikolik, nützen nur sehr grosse Dosen, welche Hillairet auf 8,0 Flores Sulfuris (in 2 Dosen), Margueritte sogar auf 50,0—60,0, Lutz auf 120,0 pro die stellt. Um antirheumatische und antikatarrhalische Wirkungen zu erhalten, scheinen kleinere Gaben (0,3—0,8) zweckmässiger. Am besten giebt man Schwefel in Pulver (als Laxans häufig, aber unnöthig, mit anderen mild oder kräftiger wirkenden Laxantien).

Anwendung in Pillenform ist der hohen Dosis wegen unzweckmässig, ebenso in Schüttelmixtur wegen leichten Zusammenballens und dadurch bedingter ungleichmässiger Vertheilung des freilich ja auch in grösseren Dosen unschädlichen Mittels. Die in Frankreich officinelle Schwefellatwerge (āā Sulfur und Mel) wird von den Patienten sehr ungern genommen.

Die äussere Anwendung des Schwefels geschieht meist in Salbenform. Auch bedient man sich der Pastenform (mit Weingeist und Glycerin) und der Schwefelseifen, welche man aus āā Sulfur depuratum und Sapo albus mit Wasser q. s. ad pastae consistentium einfach bereiten lassen kann; doch sind auch sowohl einfache Schwefelseife wie sog. Schwefelsandseife (mit Schwefel und Bimssteinpulver) im Handel. Bei beiden wendet man am besten Sulfur sublimatum an; dagegen bedient man sich zu Pasten und Lotionen meist des Sulfur praecipitatum.

Den Schwefeldampf als Räucherung bei Krätze und anderen Hautkrankheiten, bei gichtischen und rheumatischen Affectionen, zu benutzen, wie dies früher in den Galesschen Räucherkästen geschah, hat man völlig aufgegeben, weil das Verfahren, zu welchem Stangenschwefel in Anwendung kam, zu lange währt und für den Patienten zu viel Inconvenienzen hat. Das dabei entstehende Schwefligsäureanhydrid wirkt auf die Haut intensiv reizend ein. Zur Bildung desselben ist der Schwefel behufs Desinfection in Form von Räucherpastillen in der englischen Rinderpestepidemie augewendet, doch eignet sich dieses Räucherungsverfahren kaum für menschliche Wohnungen, mehr für Viehställe.

Bei Diphtheritis sind die nicht ausgewaschenen Schwefelblumen als Streupulver angewendet.

Präparate des Schwefels hat die Pharmakopoe ausser dem später unter Senna zu erwähnenden Pulvis Liquiritiae compositus nicht mehr. Früher waren zwei Salben officinell, nämlich das Unguentum sulfuratum simplex, Schwefelsalbe, einfache Schwefelsalbe, aus Sulfur dep. 1 Th., Adeps. suill. 2 Th. bestehend, und das Unguentum Sulfuris compositum, zusammengesetzte Schwefelsalbe, aus Sulfur depur., Zincum sulfuricum āā 1 Th., Adeps suill. 8 Th., eine Modification der oben erwähnten Jasserschen Krätzsalbe.

Das früher ebenfalls officinelle Oleum Lini sulfuratum, Balsamum

Sulfuris, Corpus pro balsamo sulfuris, geschwefeltes Leinöl (Sulfur sublimatum 1 Th. mit Oleum Lini 6 Th. in einem eisernen Gefässe zu einer homogenen rothbraunen Masse von der Consistenz des Terpenthins gekocht) ist ein sehr übel riechendes und schmeckendes Gemisch, das als Volksmittel gegen chronischen Rheumatismus und Katarrhe (zu 5—20 Tropfen), äusserlich auch gegen Krätze, als Verbandmittel für Geschwüre und zur Zertheilung dient. Durch Auflösen in Terpenthinöl wurde das in gleicher Weise und gegen Steinbeschwerden benutzte **Balsamum Sulfuris compositum s. terebinthinatum s. Balsamum vitae Rulandi** s. Oleum Terebinthinae sulfuratum hergestellt, welches im Wesentlichen dem unter dem Namen des **Holländischen** oder **Harlemer Oels, Tilly-Oel** u. s. w. beim Volke gegen alle möglichen Krankheiten in Gunst stehenden Gemisch entspricht.

Verordnungen:

1)
 ℞
 Sulfuris praecipitati 1,0
 Tartari depurati 15,0
 Magnesii carbonici 5,0
 Sacchari 10,0
 Olei Foeniculi gtt. 5
 M. f. pulv. D. in scatula. S. 2—3mal täglich einen Theelöffel voll. (Als **Pulvis Sulfuris compositus** bezeichnete Laxirmischung.)

2)
 ℞
 Sulfuris sublimati
 Saponis nigri āā 30,0
 Pulv. Veratri albi 10,0
 Kali nitrici 1,0
 Axungiae porci 180,0
 Olei Bergamottae gtt. 10
 M. f. ungt. D. S. Zum Einreiben. (Ursprüngliche Formel der **Wilkinson**schen Krätzsalbe, deren Modification durch **Hebra** oben angegeben wurde.)

3)
 ℞
 Olei Lavandulae
 — *Caryophyllorum*
 — *Citri*
 Olei Menthae pip.
 — *Cinnamomi* āā 0,5
 Gummi Tragacanthae 1,5
 Vitellum ovi unius
 Kalii carbonici 20,0
 Sulfur. depur. 50,0
 Glycerini 100,0
 M. f. l. a. linimentum. D. S. Zur Einreibung. (Aristokratische Krätzsalbe von **Bourguignon**.)

4)
 ℞
 Sulfuris praecipitati
 Spiritus
 Glycerini āā 15,0
 M. f. pasta. D. S. Abends auf Lappen gestrichen aufzulegen. (Von **Zeissl** gegen Sycosis u. s. w. empfohlen.)

5)
 ℞
 Sulfuris praecipitati
 Kalii carbonici
 Glycerini
 Aquae Laurocerasi
 Spiritus Vini Gallici āā 10,0
 M. f. pasta. D. S. Aeusserlich. (**Hebra**'s Schwefelpasta bei Acne.)

Anhang: Solutio Calcariae sulfuratae, Kalkschwefelleberlösung, Vlemingkxsche Solution. Mit diesem Namen wird eine von dem belgischen Generalstabsarzte Vlemingkx als Krätzmittel eingeführte, durch Kochen von kaustischem Kalk mit Schwefel und Wasser nach Filtriren erhaltene Lösung von höheren Schwefelungsstufen des Calciums, welche nach der Darstellung variiren können, Calciumdisulfuret, CaS^2, bis Calciumpentasulfuret, CaS^5, und Oxydationsproducten, wie Calciumthiosulfat, belegt. Bei Krätzkranken wird nach $^1/_2$ stündiger intensiver Abreibung im Bade mit Schmierseife und fernerem $^1/_2$ stündigem Aufenthalte im Bade eine weitere intensive Abreibung mit wollnen Lappen, welche in die Lösung getaucht sind, vorgenommen; nach fernerem $^1/_2$ stündigen Baden und Abspülen des Schwefels mittels Douchen ist die Cur vollendet, durch welche freilich Milben und Brut zerstört werden, aber selbstverständlich nicht sofort der Ausschlag schwindet (Hebra). Die Schnelligkeit und Billigkeit der Behandlungsweise lässt den übeln Geruch, welchen die Zersetzung der Kalkschwefelleber unter Abscheidung von Schwefel und Schwefelwasserstoffentwicklung bedingt, übersehen. Zur Darstellung der Lösung empfiehlt sich die Modification der Vlemingkxschen Formel durch Schneider in Wien, wonach 1 Th. frischgelöschter Kalk mit $2^{1}/_{2}$ Th. Schwefel und 20 Th. Wasser auf 12 Th. abgekocht und filtrirt wird.

Der Name **Kalkschwefelleber**, **Hepar Sulfuris calcareum**, wird gewöhnlich dem grauweissen, in Wasser wenig löslichen Gemenge von Calciummonosulfuret, **Einfach-Schwefelcalcium**, CaS, und Calciumsulfat, welches durch Glühen gleicher Theile gelöschten Kalks und Schwefel entsteht, beigelegt, welches man nach Art der Kalischwefelleber (vgl. dieselbe) zu künstlichen Bädern benutzt hat, wozu es seine Schwerlöslichkeit minder indicirt macht. Mit gelöschtem Kalk benutzte **Malago** dasselbe als Enthaarungsmittel bei Favus. Auf dieses Präparat bezieht sich vermuthlich auch die Empfehlung **Sydney Ringers** gegen Acne indurata und (intern zu 0,006 1—2 stündlich) gegen Abscesse, Furunkel und Carbunkel. Als zweckmässigeres Depilatorium dürfte das **Calciumhydrosulfid** (**Schwefelwasserstoff-Schwefelcalcium**), welches durch längeres Kochen von Einfach-Schwefelcalcium mit Wasser oder Einleiten von Schwefelwasserstoff in Kalkmilch entsteht, anzusehen sein, da es alle Hornstoffe (Nägel, Haare, Fischbein, Federn) rasch zu lösen vermag. Bei Trichiasis lässt sich dasselbe auf den Augenlidrand dünn gestrichen und nach dem Eintrocknen sofort abgewaschen verwenden, ebenso als Cosmeticum bei schnurrbärtigen Damen, deren Olfactorius jedoch zu schützen ist. Die Haare erweichen dabei zu einer gallertigen, leicht abstreifbaren Masse.

Kalium chloricum, Kali chloricum, Kali muriaticum oxygenatum, Kali oxymuriaticum; **Kaliumchlorat,** chlorsaures Kali.

Das mit diesen Benennungen belegte Salz findet hier wegen seiner vorzüglichen Wirkung gegen den Soorpilz seine Stellung unter den Antiparasitica, obschon es gegen eine Menge andere Krankheiten, ja fast gradezu als Panacee, in Gebrauch gezogen ist.

Kaliumchlorat bildet farblose, perlglänzende, luftbeständige, rhombische Tafeln oder Blättchen von kühlendem, salpeterähnlichem Geschmacke, welche sich in 16—17 Theilen kaltem und 3 Theilen kochendem Wasser, sowie in 130 Th. Weingeist lösen. Die wässrige Lösung ist neutral und färbt sich beim Erwärmen mit Salzsäure grüngelb und entwickelt reichlich Chlor. Die betreffende Verbindung, $KClO^3$, wird durch Einleiten von Chlorgas in eine concentrirte heisse Mischung von Kalihydrat oder Kaliumcarbonat mit Kalkhydrat erhalten und ist selbstverständlich mit dem **Chlorkalium, Kalium chloratum,** KCl, nicht zu verwechseln, das dem Kochsalz in Zusammensetzung und Eigenschaften nahe steht. Kaliumchlorat schmilzt bei 400° und zersetzt sich bei höherer Temperatur in Sauerstoff und Chlorkalium. Ausgezeichnet ist das Salz durch die Eigenschaft, sehr leicht Sauerstoff abzugeben und mit den meisten oxydirbaren Stoffen explosive Gemenge zu bilden, welche durch Stoss oder Schlag mit grosser Heftigkeit detoniren. Es diente deshalb früher (mit Zucker) vor Einführung der Phosphorzündhölzchen zur Darstellung chemischer Zündhölzchen und findet als Füllung von Zündhütchen in Percussionsgewehren (mit Schwefel), zur Darstellung sog. weissen Schiesspulvers und zur Erzeugung gefärbter Flammen in der Feuerwerkerei Anwendung.

Das chlorsaure Kalium nimmt unter den Kaliumverbindungen insofern eine Sonderstellung ein, als es in eigenthümlicher Weise auf die rothen Blutkörperchen und das Hämoglobin wirkt. Diese Action kann sich auch im Organismus nach wiederholter Einführung grosser Dosen manifestiren und zu Vergiftungserscheinungen führen, welche den Symptomencomplex der Hämoglobinurie zeigen.

Die Giftigkeit des Kalium chloricum wies zuerst **Podcopaew** (1862) nach, dessen Versuche die Letalität von 8,0—12,0 subcutan für Säugethiere constatirten, wobei er anfängliche Beschleunigung der Pulsfrequenz, dann Sinken der Zahl und Energie der Herzschläge und schliesslich diastolischen Herzstillstand wahrnahm. **Isambert** (1875) beobachtete zuerst, dass Kaliumchlorat nicht nur die hellrothe Färbung von Blut im Contact mit demselben bedingt, welche auch Natriumsulfat und Chlornatrium in noch stärkerem Masse erzeugen, sondern dass das mit chlorsaurem Kalium versetzte Blut, ohne in seiner Coagulationsfähigkeit gestört zu werden, in eine dunkelbraune Masse übergeht, in der die Blutkörperchen zuerst zerreissen, dann sich auflösen E. **Marchand** (1879) zeigte, dass in derartigem Blute das Spectrum des Methämoglobins hervortritt und dass, wenn man Thieren grosse Dosen eines nicht durch rasche Herzlähmung tödtenden Chlorats (Natrium chloricum) giebt, nicht nur die nämliche Blutfärbung resultirt, sondern auch der Methämoglobinstreifen im Blute auftritt und die Blutkörperchen ihren Farbstoff theilweise an das Plasma abgeben und selbst zu einer Art Gallerte sich metamorphosiren, in der ihre Stromata noch nachweisbar sind, welche zu einer eigenthümlichen Pfropfbildung in den Harncanälchen führen. Dass das Kalium chloricum auch beim Menschen in der von **Marchand** zuerst genauer studirten Weise Vergiftungen mit tödtlichem Ausgange bedingen kann, ist in den letzten Jahren durch wiederholte Beobachtungen constatirt worden. Obschon unter der fraglichen Casuistik, welche gegenwärtig gegen 40 Fälle umfasst, einzelne streitige Beobachtungen existiren, welche Einzelne auf pathologische Processe, namentlich Diphtheritis, beziehen, gegen welche das Mittel angewandt wurde, ist die Thatsache der Gefährlichkeit grosser Dosen Kaliumchlorat, besonders wenn dasselbe in Substanz oder in concentrirter Solution gegeben wurde, vollkommen sicher gestellt und wird auch nicht dadurch dubiös gemacht, dass mitunter von Menschen verhältnissmässig grosse Gaben innerlich ohne Schaden genommen wurden, z. B. 30,0 in Lösung (**Soquet, Hapkin**), oder dass fast concentrirte (5 %) Solutionen, esslöffelweise 2—4 stündlich verabreicht selbst einen ganzen Monat hindurch gegeben, nicht toxisch wirkten (**Mracek, Hapkin**) oder dass bei mehrtägiger Darreichung von täglich 6,0–8,0 das Blut keine Farbenveränderungen annimmt (**Isambert**), oder endlich, dass hohe Dosen in einzelnen Fällen nur heftiges Erbrechen und Magenschmerzen, aber keine Hämoglobinurie erzeugte (**Küster**). Die bisherigen Beobachtungen solcher Intoxicationen scheinen die Annahme einer dreifachen Form der Intoxication statthaft zu machen, indem das Chlorat entweder den Tod unter Cyanose, profusem Stuhlgange und Collaps in 1—2 Std. dadurch herbeiführt, dass es die rothen Blutkörperchen respirationsunfähig macht, ohne eine Infarcirung der Harncanälchen mit Hämoglobin zu veranlassen, oder indem es durch Anfüllung aller Harncanälchen zu Anurie führt, die entweder raschen Tod im Gefolge hat oder secundär parenchymatöse Nephritis und Tod infolge dieser veranlasst (**Hofmeier**). In den fraglichen Fällen war in der Regel 25,0—30,0 Kalium chloricum auf einmal oder binnen wenigen Stunden genommen; bei Kindern in den ersten Lebensjahren scheint weit weniger, selbst 4,0 (**Hall**) letal wirken zu können.

Ob in den durch grosse Dosen Kaliumchlorat bedingten Blutveränderungen, die ausserhalb des Organismus für dasselbe so charakteristische Eigenschaft, Sauerstoff abzugeben, in Frage kommt, lässt sich mit Sicherheit nicht entscheiden; denn wenn auch die von **Marchand** betonte analoge Einwirkung von Kaliumpermanganat dafür sprechen mag, so wird jene Braunfärbung doch auch durch Alkalicarbonate bedingt, welche direct keinen Sauerstoff abzugeben haben. Für sehr kleine Dosen mag eine derartige Veränderung im Organismus bestehen, da nach solchen im Harn mitunter Chlorsäure nicht nachzuweisen ist (**Rabuteau**). Dagegen ist bei Anwendung in medicinalen Dosen eine solche Veränderung im Blute nicht wahrscheinlich, da ein sehr beträchtlicher Theil in den Secreten wieder erscheint (**Wöhler, Isambert**).

Im Magen könnte es durch den Einfluss der Salzsäure theilweise unter Entwicklung von Chlor zersetzt werden, doch passirt das Salz den Magen in der Regel zu rasch, als dass diese Reaction stattfände. Die Resorption ist eine ziemlich vollständige, da es in den Faeces nicht aufgefunden wird; dagegen erscheinen 95—99 % in den Secreten wieder (Isambert und Hirne). Nach den sehr genauen Untersuchungen Isamberts über Wirkung und Abscheidung des Kaliumchlorats tritt nach Einnehmen des Mittels dasselbe im Speichel spurweise schon in 5 Minuten, im Harn nach 10 Minuten auf und dauert die Elimination durch Nieren und Speicheldrüsen 15—36 Stunden, manchmal auch 48 Stunden. Auch in Thränen, Milch, Nasenschleim, Bronchialschleim (Laborde), Schweiss, ausnahmsweise auch in der Galle wurde das chlorsaure Kalium wiedergefunden. Rabuteau (1868) fand auch nach Einführung mehrerer anderer chlorsaurer Alkali- und Metallverbindungen die Chlorsäure im Urin wieder, während die in den Magen in kleinen Mengen eingeführte Chlorsäure nicht als solche im Urin erschien. Die von Gubler und Derlon behauptete Vermehrung der Chloride im Harne unter dem Gebrauche von Kaliumchlorat ist nach Isambert nicht vorhanden.

Stevens machte auf die höhere Röthung des Zahnfleisches unter dem inneren Gebrauche des chlorsauren Kaliums aufmerksam. Bei mehrtägigem Gebrauche steigender und später wieder fallender Dosen von 8,0—20,0 beobachtete Isambert an sich selbst Salivation, die als Reflexerscheinung mit dem Salzgeschmacke des Medicaments wahrscheinlich im Zusammenhange steht, ferner Hungergefühl, bis zu wahrem Heisshunger sich steigernd, starke Grünfärbung der Stühle und besonders nach grösseren Dosen Vermehrung der Diurese, welche bei 20 Gm. sich mit Schwere und Schmerz in der Nierengegend verband und wobei der Urin von stark saurer Reaction war und mehr Harnsäure und harnsaure Salze als in der Norm absetzte. Abführende Wirkung beobachtete Isambert auch bei den grössten Gaben nicht, welche, von geringer Vermehrung des Nasenschleimes abgesehen, keines der übrigen Systeme oder Organe afficirten.

Die hauptsächlichste therapeutische Anwendung, welche man vom chlorsauren Kalium macht, ist gegen die oben bereits erwähnte phytoparasitäre Mundaffection der Schwämmchen (Soor), bei welcher es in der That ganz Vorzügliches leistet, selbst in Fällen, wo sorgsames Reinigen der Mundhöhle oder Borax Nichts gefruchtet hat und wo sich mit dem Leiden bereits erhebliche Störungen der Nutrition verbunden haben. Ob es sich indessen bei dieser Heilwirkung des Mittels um eine directe Vernichtung des Soorpilzes handelt, ist nicht mit Sicherheit festgestellt, ja es scheint sogar wahrscheinlicher zu sein, dass das Mittel auf die von dem Oïdium bedeckten geschwürigen Partien besonders einwirkt. Dies ist deshalb plausibel, weil auch bei anderen Mundaffectionen, wo Geschwürbildung sich findet, das chlorsaure Kalium mit grossem Nutzen zu verwenden ist, z. B. bei scorbutischen Geschwüren des Zahnfleisches, bei den nicht mit Soorpilz complicirten aphthösen Geschwüren und bei mercurieller Stomatitis. Bei letzterer ist es das zuverlässigste aller Mittel, welches auch prophylaktisch während der gegen Syphilis angewendeten Quecksilbercuren sich bewährt und selbst 2 Monate langen Fortgebrauch von Mercurialien gestattet, ohne dass die durchaus unnöthigen und für den Patienten höchst unangenehmen Mundaffectionen auftreten (Ricord).

Man hat den Effect in allen diesen Leiden aus einer specifischen Wirkung des chlorsauren Kaliums durch Abgabe von Sauerstoff erklären wollen und bei der reducirenden Wirkung, welche Eiter, Fibria und Hefe auf Kaliumchlorat ausüben (Binz), ist die Möglichkeit nicht ausgeschlossen. Indessen liesse sich auch annehmen, dass es sich um eine dem Mittel zukommende contrahirende Wirkung auf die Gefässmusculatur handelt. Dafür spricht auch, dass nicht bloss Ulcerationen, sondern auch namentlich Entzündungen durch örtliche Application von chlorsaurem Kalium, so z. B. katarrhalische Anginen mit Kratzen im Halse und häufigem Husten, in sehr vortheilhafter Weise von dem Mittel beeinflusst werden. Möglich ist, wie Sasse meint, dass auch hier eine den Kaliumsalzen gemeinsame, aber nicht den Natriumsalzen zukommende Action sich kundgiebt, da bei Stomatitis aphthosa auch andere Kalisalze, z. B. Chlorkalium, günstig wirken.

Wie bei Ulcerationen im Munde sieht man auch bei Geschwüren an anderen Stellen, z. B. Fussgeschwüren mit schlaffem Grunde, bei Verbrennungen 2. u. 3. Grades, bei Geschwüren am Muttermunde und damit zusammenhängender Leukorrhoe, durch örtliche Application des Mittels Besserung und Heilung eintreten, und auch bei frischen Fällen von Magenkatarrh kann man es mit gutem Erfolge anwenden.

Weniger ausgesprochen sind die dem Mittel zugeschriebenen Heileffecte bei Noma, bei Furunkeln und Carbunkeln. Bei übelriechendem Athem nützt es nur, wenn dieser Folge von Ulcerationen ist, die durch das Mittel beseitigt werden. Bei Cancroiden soll es in einigen Fällen curativ gewirkt haben (Millon, Bergeron, Leblanc). Auch gegen Zahnschmerz ist Kalium chloricum angewendet (E. Neumann), wo es nicht bei Periostitis, wohl aber bei Entzündung der durch den cariösen Process ganz blossgelegten Pulpa nützen soll, eine Indication, welche darauf hinweist, dass auch hier die contrahirende Wirkung auf die Gefässe im Spiele sein kann, während eine herabsetzende Wirkung auf den Nerven (Podcopaew) offenbar nicht existirt.

Von den auf entfernte Wirkung des Mittels zu beziehenden therapeutischen Effecten des Kalium chloricum sind die gegen Diphtheritis und gegen Blasenkatarrh (Edlefsen) die bedeutendsten. Bei Diphtheritis ist, obschon das Mittel nach Seeligmüllers Empfehlung eine Zeit lang Modemittel war, die örtliche Anwendung als Gargarisma wichtiger als die interne. Bei Blasenkatarrhen sind die Erfolge in nicht zu alten Fällen nicht zu bestreiten und offenbar mit der Elimination im Zusammenhange.

Eine ganz eigenthümliche Anwendung haben nach Empfehlung von Grimsdale (1857) englische Aerzte bei Frauen gemacht, welche zu gewissen Zeiten der Schwangerschaft zu abortiren pflegen. Nach Guthbert übt es hier guten Effect aus, wenn der Abortus von der Erkrankung der Placenta ausgeht und wäre es nicht unmöglich, dass der contrahirende Einfluss der Kalisalze auf die Gefässmusculatur auch bei dieser Wirkung eine Rolle spielte, zumal da früher das Chlorkalium in gleicher Richtung gebraucht wurde. Denselben dürfen wir wohl als Ursache der Heileffecte ansehen, welche manche Forscher bei wirklichem Scorbut von chlorsaurem Kalium gesehen haben. Hapkin empfahl das Mittel innerlich als regulirendes Mittel bei Secretionsstörungen der Speichel- und Brustdrüse, gegen Hautaffectionen auf dyscratischer Basis und gegen Ruhr, wogegen es auch Loebl und Defize rühmten. Dass dasselbe aber bei Syphilis, Hepatitis, Ikterus, Variola, Diabetes, Scarlatina, Croup, acutem Gelenkrheumatismus, Typhus, Tetanus, Chorea, Neuralgien und anderen Nervenleiden, wogegen es von einzelnen Aerzten empfohlen, entweder völlig nutzlos oder doch viel weniger als andere Mittel indicirt ist, bedarf keines weitläufigen Nachweises.

Bei der innerlichen Darreichung des Kaliumchlorats thut man wohl, die in der neueren Zeit Mode gewordenen hohen Gaben zu vermeiden und sich an die ursprüngliche Dosirung von 0,5—2,0 zu halten. Man verordnet das Salz ausschliesslich in wässriger Lösung. Als Corrigens dient Zucker, Syrup oder Bittermandelwasser (Edlefsen).

Besonders vorsichtig muss man bei der Behandlung diphtheritiskranker Kinder sein. Jacobi räth, bei Diphtheritis die Tagesgabe beim Erwachsenen auf 6,0—8,0, bei 2—3jährigen Kindern auf 2,0 und bei Säuglingen auf 1,25 zu beschränken. Auch bei Harnblasenkatarrh, gegen welchen Edlefsen ursprünglich 2—3 stündlich einen Esslöffel voll einer 5 % Lösung empfahl, kommt man mit Tagesgaben von 5,0 aus, die sich 14 Tage hindurch ohne jeden Schaden nehmen lassen.

Zu meiden ist Verordnung in Substanz als Pulver, weil das Salz mit organischen Substanzen gerieben leicht explodirt, wodurch schon wiederholt (z. B. bei Verordnung von Natriumhypophosphit) Verletzungen in Apotheken herbeigeführt sind. Stärkere Säuren und saure schwefelsaure Salze, Iodüre und Bromüre sind zu meiden, weil sie Zersetzung unter Chlorentwickelung bedingen.

Auch zur externen Anwendung empfiehlt sich die Anwendung wässriger Solution, deren Concentration (2—5 : 100) sich nach der Affection richtet.

Will man Streupulver verordnen, wie solche wiederholt auf Geschwüre applicirt sind, so lasse man solche ohne jeden Zusatz anfertigen. Bei Affectionen der Mundhöhle und des Schlundes benutzt man auch Pastillen, die man im Munde langsam zergehen lässt, um die kranken Partien mit dem Kaliumchlorat möglichst lange in Contact zu lassen.

Zur Bereitung von Moxen kann man Charpiebäuschchen mit concentrirter Lösung von Kaliumchlorat tränken. Ebenso ist es zur Chlorentwicklung behufs Desinfection mit Salzsäure zu benutzen, welche in der Kälte nur langsam darauf einwirkt.

Verordnungen:

1) ℞
Kalii chlorici 2,0
Solve in
Aquae destillatae 75,0
Syrupi simplicis 25,0
M. D. S. 1—2 stündlich 1 Kinderlöffel.
(Gegen Soor, nach Hunt.)

2) ℞
Kalii chlorici 10,0
Aquae destillatae 250,0
Syrupi Rubi Idaei 50,0
M. D. S. Esslöffelweise zum Gurgeln zu benutzen.

Anhang: Natrium chloricum, Natriumchlorat, chlorsaures Natrium. — Die dem Kaliumchlorat entsprechende Natriumverbindung besitzt vor dem Kalium chloricum nur den Vorzug der Leichtlöslichkeit im Wasser, da sie sich bei gewöhnlicher Temperatur schon in 3 Th. Wasser löst. Obschon das Natriumchlorat nach Versuchen von Laborde weniger toxisch als Kaliumchlorat wirkt, besitzt es doch dessen auflösende Wirkung auf rothe Blutkörperchen und ruft in grossen Dosen bei Hunden Hämoglobinurie hervor (Marchand). Auch unter den Chloratvergiftungen befindet sich ein Fall, in welchem tödtliche Hämoglobinurie und Nephritis nach 40,0 Natriumchlorat, in 6 Stunden genommen, eintrat. Die von Barthez behauptete stärker lösende Wirkung auf Croupmembranen, wegen deren er bei Tracheotomie im Croup eine wässrige Lösung (1 : 8) tropfenweise in die Luftröhre einflösste, besitzt das Mittel nach Laborde nicht und ist die etwaige Wirkung vermuthlich mehr auf die Irritation und den reflectorischen Husten als auf die Lösung der Membranen zu beziehen. Man kann Natriumchlorat wie Kaliumchlorat anwenden. In diluirten Lösungen (0,8—1,2 : 100) soll es bei Entzündung der sichtbaren Schleimhäute und Dermatitis, z. B. in Folge der Berührung von Rhus Toxicodendron, Günstiges leisten.

II. Classe. Antidota, Gegengifte.

Wir haben die Gegengifte oder Antidota als solche Stoffe definirt, welche beim Contact mit giftigen Substanzen diese in Verbindungen überführen, welche im Körper keine schädliche Wirkung auszuüben vermögen. Die betreffende Classe der Medicamente umfasst also diejenigen Gegengifte, welche man sonst auch als Antidota chemica bezeichnet hat. Die aus ihrer Einwirkung auf Gifte resultirenden Verbindungen sind in vielen Fällen in Wasser und in den Säften, welche sich im Tractus finden, unlöslich oder doch äusserst schwerlöslich und aus diesem Grunde der Resorptionsfähigkeit und damit jeder schädlichen Wirkung beraubt. So bildet sich z. B., wenn wir Oxalsäure mit kohlensaurem Calcium oder einem anderen löslichen Kalksalze zusammenbringen, Calciumoxalat, welches in Wasser völlig unlöslich ist. Beim Zusammenbringen von Schwefelsäure mit löslichen Kalksalzen resultirt Calciumsulfat, welches zwar nicht vollständig in Wasser unlöslich, aber doch äusserst schwerlöslich und von keinem schädlichen Einflusse auf den Organismus ist. In manchen Fällen ist die entstehende Verbindung aber auch leicht löslich, übt jedoch auf den Organismus keine toxische Wirkung aus. Bringen wir Schwefelsäure mit Magnesia oder Magnesiumcarbonat oder mit Natriumcarbonat zusammen, so entsteht Magnesium- oder Natriumsulfat, welche beide recht gut in Wasser sich lösen und auch nicht ganz ohne Action auf den Thierkörper sind; aber die letztere ist keine erhebliche, indem diese als Bittersalz und Glaubersalz bekannten Salze flüssige Stühle hervorrufen. Antidote, welche in der zuletzt angegebenen Weise wirken, sind offenbar ebenso brauchbar wie solche, welche unlösliche oder schwerlösliche und gleichzeitig unschädliche Verbindungen mit Giften produciren. Weniger brauchbar, aber trotzdem in einzelnen Fällen nicht zu umgehen, sind solche chemische Gegengifte, welche eine schwer lösliche und dadurch weniger active, immerhin aber giftige, weil bei längerem Verweilen im Darmcanale resorbirbare, Verbindung bilden. Magnesia ist bei Oxalsäurevergiftung, wenn sie nicht in sehr grossen Dosen gereicht wird, als Antidot unzuverlässig, weil das gebildete Salz in das Blut aufgenommen wird und entfernte Vergiftungserscheinungen bedingen kann. Eiweiss bildet mit Quecksilberchlorid zwar eine Verbindung, welche die intensive corrodirende Wirkung auf das Gewebe des Magens nicht hat, aber das Quecksilberalbuminat löst sich leicht in mineralischen und organischen Säuren, selbst in Milchsäure, noch leichter in Chlorüren der Alkalimetalle (Kochsalz) und geht deshalb in das Blut über, um als entfernte Wirkung die Erscheinungen des Mercurialismus zu produciren.

Selbstverständlich sind solche Stoffe als Antidote unzulässig, welche, wenn sie auch mit einem Gifte unlösliche Verbindungen produciren, ihrerseits selbst giftig sind, vorausgesetzt, dass die schädliche Einwirkung nicht durch zweckmässige Darreichungsart sich ausgleichen lässt. Concentrirte Aetzkalilösung im Magen mit einer concentrirten Mineralsäure neutralisiren, wäre schwere Thorheit, während die letztere in Verdünnung applicirt als Antidot zulässig ist. Silbernitrat ist offenbar kein Gegengift gegen Blausäure, wenn es im Contact mit letzterer auch schwerlösliches Cyansilber producirt, und Platinchlorid ebenso wenig ein solches gegen Kaliumverbindungen, obschon es dieselben fällt.

In dem Falle, dass ein Antidot nicht eine unschädliche, sondern nur eine minder giftige Verbindung mit dem Gifte producirt, ist es selbstverständlich, dass wir das Product der Einwirkung nicht im Tractus belassen dürfen, weil wir sonst riskiren, dass der antidotarisch behandelte Kranke trotz des Antidotes zu Grunde geht. Dann ist es absolut geboten, mit der antidotarischen Behandlungsweise die mechanische Entfernung zu combiniren, welche ohnehin bei der Behandlung der Vergiftungen in der Regel der Anwendung der Antidote vorauszuschicken ist und nur in denjenigen Vergiftungen nicht in Gebrauch gezogen werden darf, wo das innerlich genommene Gift intensiv ätzend wirkt und durch mechanische Entfernung bezweckende Eingriffe Zerreissung der Magenhäute oder doch vermehrte Läsion derselben zu befürchten ist. Daher ist bei Intoxication mit concentrirten Mineralsäuren oder ätzenden Alkalien mechanische Behandlungsweise der Vergiftung völlig unzulässig und die Darreichung der Antidote allein angezeigt. Bei Vergiftungen mit Stoffen, welche keine Verätzung, wohl aber heftige Entzündung im Magen bewirken, wird man dagegen in den meisten Fällen vor und mit der Darreichung der Gegengifte die Entfernung der Gifte auf mechanische Weise zu bewerkstelligen suchen müssen. Nachträgliche mechanische Entfernung ist auch in solchen Fällen indicirt, wo das durch das Antidot gebildete Product eine schwere, unlösliche, an den Magenwandungen fest anhaftende Masse darstellt, z. B. nach Anwendung von Natriumsulfat als Antidot bei Vergiftungen mit Blei- oder Barytsalzen die resultirenden Sulfate dieser Metalle.

Die mechanische Entfernung der Gifte aus dem Magen, um welches Organ es sich ja bei Intoxicationen besonders handelt, kann auf doppelte Weise geschehen, entweder durch die Magensonde oder die complicirtere Magenpumpe, oder durch die Anwendung von Brechmitteln. Die Magenpumpe passt besonders bei flüssigen und leicht auflöslichen Giften, doch können auch Pulver und gepulverte Pflanzentheile durch dieselbe ausgepumpt werden, während voluminöse Gifte (Pilze, Wurzeln, Beeren) dadurch meist nicht völlig entfernt werden. Letztere indiciren daher den Gebrauch der Brechmittel, welche auch bei entzündlichen, durch Gifte hervorgerufenen Affectionen der Magenschleimhaut vielleicht besser passen als die Magenpumpe, wenigstens wenn man sich nicht der irritirenden Emetica, sondern des Apomorphins bedient. Bei Trismus und erhöheter Reflexerregbarkeit (Strychninvergiftung) gelingt die Einführung der Schlundsonde sehr schwierig und scheint die subcutane Anwendung des Apomorphins besser begründet. Das letztere Verfahren passt auch sehr gut für Fälle von aufgehobenem Schlingvermögen, so dass in diesem Zustande eine Specialindication für die Magenpumpe nicht mehr gefunden werden kann.

Ueber die Wahl des im speciellen Falle anzuwendenden Brechmittels wird das Nähere in dem die Emetica betreffenden Abschnitte gesagt werden. In den meisten Fällen ist das Apomorphin allen übrigen emetisch wirkenden Medicamenten vorzuziehen, wo man es rasch zur Hand haben kann. Nur specielle Fälle, z. B. wo das Brechmittel gleichzeitig als Antidot nützlich sein kann, wie Cuprum sulfuricum bei Phosphorvergiftung, geben Indication für andere Brechmittel. Ist Apomorphin nicht vorhanden, so wird man — von speciellen Indicationen abgesehen — den am raschesten wirkenden (Zink- und Kupfervitriol) vor den langsamer wirkenden (Brechweinstein, Ipecacuanha) den Vorzug geben. Im Falle kein Emeticum im Besitze des Arztes ist oder rasch aus der Apotheke beschafft werden kann, muss derselbe natürlich zu anderen Mitteln recurriren, um Emese hervorzurufen. Kitzeln des Schlundes und des weichen Gaumens mit dem Finger oder mit einer in Oel getauchten Feder, sanftes Reiben der Magengegend und bei Erfolglosigkeit dieser Procedur stärkerer Druck, führen oft zum Ziele, wie auch Schütteln des Kranken, besonders in der Narkose, oft Emese zur Folge hat; ebenso die Ausdehnung des Magens durch Trinkenlassen grösserer Mengen von Flüssigkeit lauwarmem Wasser, mit Wasser verdünntem Eiweiss, Camillenthee. Gewisse Hausmittel leisten noch mehr, so namentlich der in England sehr gebräuchliche Senf (Semen Sinapis), ferner Schnupftabak (zu 0,1—0,2 in Rothwein), Baumöl, Rüböl oder in warmem Wasser geschmolzene Butter (die letzteren, wie Oleosa überhaupt, contraindicirt, wo sie die Löslichkeit von Giften, z. B. von Phosphor oder Cantharidin und damit deren giftige Wirkung steigern), endlich das neuerdings wieder von Mohr als allgemeines Antidot empfohlene Kochsalz (bei Sublimat und Brechweinstein contraindicirt).

Der günstige Erfolg der chemischen Antidote beruht natürlich darauf, dass dieselben mit dem Gift in unmittelbaren Contact gelangen. Dies kann selbstverständlich am besten am Applicationsorte geschehen und die Zeit ihrer Anwendung erstreckt sich deshalb vor Allem auf diejenige Periode, wo die Gifte, wie man sich ausdrückt, in den ersten Wegen verweilen. Wie lange dieser Termin währt, ist nicht mit Sicherheit zu bestimmen; aber Thatsache ist es, dass derselbe nicht zu früh als beendigt angesehen werden darf und dass — wie die Brechmittel — so auch die chemischen Gegengifte noch mehrere Stunden nach Einführung des Giftes indicirt sind. Namentlich in den unteren Partien des Tractus können sich Giftpartikelchen sehr lange halten, wie man z. B. Phosphor noch unverändert im Dickdarm einer 9 Tage nach der Vergiftung Gestorbenen gefunden hat. Es spricht dies nicht allein für die Nothwendigkeit, den Zeitpunkt, wo Antidota nicht mehr fruchten können, nicht zu früh zu fixiren, sondern auch für die Anwendung von Abführmitteln nach Gebrauch der Antidote, theils um diese rascher in den Darm zu befördern, theils um die Gifte auch aus den Eingeweiden fortzuschaffen. Jedenfalls ist eine zu lange fortgesetzte Anwendung der Antidote zwecklos. Man giebt sie zweckmässig in grossen Mengen, weil es sehr häufig vorkommt, dass durch spontan entstehendes Erbrechen ein Theil derselben wieder aus dem Magen entfernt und so wirkungslos wird. Nur in einigen Fällen ist ein solcher Ueberschuss des Gegengiftes zu meiden, weil die gebildete Verbindung sich im Ueberschusse des Lösungsmittels wieder auflöst.

Letzteres gilt z. B. vom Tannin als Gegengift der Alkaloide, dessen allzu reichlichen Gebrauch übrigens auch die Rücksicht auf die Eingeweide des Patienten verbietet, welcher bei grossen Gaben nicht allein intensive Obstipation, sondern selbst Enteritis bedingen kann. Die Verbindungen von Eiweiss mit Kupfersalzen lösen sich ebenfalls im Ueberschusse von Eiweiss.

Schon früher wurde hervorgehoben, dass auch die in das Blut aufgenommenen und selbst die in die einzelnen Organe abgelagerten Gifte der Einwirkung chemischer Agentien, welche von aussen in den Körper eingeführt werden, unterliegen können. Hierbei handelt es sich jedoch nicht um Bildung unlöslicher oder schwerlöslicher, sondern im Gegentheil um diejenige leicht löslicher und deshalb wieder resorbirbarer Verbindungen, deren Elimination mit den Körpersecreten die Absicht ist. Diese Substanzen, wie Iodkalium, Bromkalium und andere Medicamente, welche man bei chronischen Vergiftungen in Gebrauch zieht, rechnet man gewöhnlich nicht den Antidoten zu, sondern bezeichnet sie als chemische Lösungsmittel. Noch enger als dieselben schliesst sich den Antidoten der Sauerstoff an, den man bei Vergiftung mit gewissen Gasen zur Destruction der Verbindungen, welche dieselben mit dem Hämoglobin eingehen, inhaliren lässt, ferner die zur Verhinderung der Alkalientziehung im Blute bei Säurevergiftung empfohlenen Alkalien und die bei Carbolismus zur Beschränkung der Schwefelsäureentziehung benutzten Alkalisulfate.

Dass mit der Anwendung der chemischen Antidote nicht die Thätigkeit des Arztes erschöpft ist, braucht nicht hervorgehoben zu werden. Nach Beseitigung des Giftes aus den ersten Wegen bleiben ihm noch die durch dasselbe bereits gesetzten Störungen zu bekämpfen, welche wegen ihrer sehr verschiedenartigen Natur auch die differentesten Medicamente erfordern können. Dass man einzelne derselben, namentlich solche, welche auf das Nervensystem wirken und nervöse Erscheinungen beseitigen, als dynamische Gegengifte den Antidota chemica gegenübergestellt hat, ist ebenfalls schon betont. Selbstverständlich können diese Stoffe, die auch die Bezeichnung empirische Antidote erhalten haben, nicht an dieser Stelle ihre Erledigung finden, da sie ja nicht auf die Krankheitsursache, das Gift, sondern auf den krankhaften Vorgang und Zustand, die Intoxication, wirken. Ebenso wenig kann hier weitläufiger auf das bei manchen Intoxicationen mit grossem Nutzen angewandte Verfahren der combinirten Transfusion und der künstlichen Respiration eingegangen werden.

Man hat in früherer Zeit vielfach nach einem universellen Gegengifte, Alexipharmacon s. Antidotum universale, gesucht, was aber natürlich bei der weit auseinandergehenden Natur der einzelnen Gifte ohne Erfolg bleiben musste.

Nachdem die alten Hirngespinnste, dass Bezoarsteine, Rhinoceroshorn, Herba Scordii, gewisse Edelsteine u. s. w. allgemeine giftwidrige Mittel darstellten, als solche erkannt wurden, sind als chemische Universalantidote verschiedene Substanzen vorgeschlagen, deren Heterogeneität schon anzeigt, wieviel davon zu halten ist. So proponirte Unzer Essigsäure, welche offenbar bei Vergiftungen mit mineralischen Säuren Nichts nützen kann und bei Vergiftungen mit Alkaloiden geradezu schadet, da sie die Löslichkeit derselben fördert; Wolfart Seife, die ebenfalls nur ein beschränktes Feld ihrer Wirksamkeit besitzt; dasselbe gilt von Pektinsäure (Braconnot), Magnesia (Bussy), Gerbsäure (Chansarel) und was sonst noch als universelles chemisches Antidot vorgeschlagen wurde. Beim Volke gilt Milch als allgemeines Antidot, die, obschon sie in der That für eine Reihe Gifte nach Art des Eiweiss anwendbar ist, doch bei starkem Fettgehalt die Lösung mancher Gifte, z. B. Phosphor, fördert und hier eher schädlich als nützlich ist.

Dagegen lässt sich nicht in Abrede stellen, dass einzelne Substanzen mit einer grösseren Anzahl von Giften unschädliche oder doch minder schädliche Verbindungen eingehen und somit ausgedehntere antidotarische Brauchbarkeit besitzen. Dahin gehört vor Allem das bei der Mehrzahl der unorganischen Gifte als Antidot anwendbare Eiweiss, daneben die Gerbsäure, welche mit den meisten Alkaloiden und verschiedenen anderen toxischen Pflanzenstoffen mehr oder weniger unlösliche Verbindungen bildet. Dieser Umstand gewährt dem Arzte den Vortheil, dass er bei Vergiftungen, wo ihm das Gift nicht genau bekannt ist und nur so viel feststeht, dass es aus dem Mineralreiche oder aus dem Pflanzenreiche stammt, entweder das eine oder das andere dieser beiden Antidote verwenden kann, um so mehr als sie bei vielen Giften geradezu die besten chemischen Antidote sind.

Das Nähere über diese beiden hauptsächlichsten Gegengifte muss indessen späteren Abschnitten überlassen werden, da beide weit häufiger in anderen Richtungen, Eiweiss als Plasticum und Gerbsäure als Adstringens, dem Arzte als Heilmittel dienen. In Fällen, wo ein bestimmtes Gift als Erkrankungsursache bekannt ist, wird der Arzt sehr häufig bessere Antidote als Eiweiss und Gerbsäure anzuwenden genöthigt sein. Denn es lässt sich nicht verkennen, dass die beiden allgemeineren Gegengifte bei einer Anzahl verhältnissmässig häufiger Intoxicationen ohne Nutzen gegeben werden. Eiweiss ist z. B. gegen Phosphor und arsenige Säure, welche ja den Hauptbetrag der Vergiftungen auf dem europäischen Contingent liefern, ausserdem gegen Arsensäure, Brechweinstein, Salze und Sulfurete der Alkalimetalle, Alaun, Zinnchlorür nicht anzuwenden, weil es damit keine Verbindungen eingeht; Tannin ist kein Antidot gegen Pikrotoxin, gegen eine Menge giftiger Pflanzen mit scharfen Eigenschaften u. a. m.

Auch die neben Eiweiss und Tannin in Anwendung als Gegengifte kommenden Medicamente sind zum Theil Antidote für mehrere giftige Substanzen. So sind verdünnte organische Säuren (Essig, Citronensaft) gegen sämmtliche kaustische und kohlensaure Alkalien in Anwendung zu ziehen; Carbonate und Bicarbonate der Alkalimetalle gegen Mineralsäuren und die meisten organischen Säuren (mit Ausnahme der Oxalsäure), dann auch gegen die meisten Metallsalze, wo sie zum Theil wie bei löslichen Zinksalzen sogar vor dem Eiweiss Vorzüge haben. Andere Antidote beziehen sich dagegen nur auf wenige Gifte oder selbst nur auf eine einzige toxische Substanz; so Kochsalz auf lösliche Silbersalze, Zuckerkalk auf Oxalsäure und Carbolsäure, Natrium- und Magnesiumsulfat auf Blei und Barytverbindungen, Terpenthinöl auf Phosphor, Amylum auf Iod u. s. w.

Da die Mehrzahl der in Rede stehenden Stoffe für den Arzt als Heilmittel in anderen Krankheiten viel mehr in Betracht kommt, denn als Antidot bei den ohnehin ja verhältnissmässig seltenen Intoxicationen, so bleibt uns hier nur ein officinelles Präparat zu betrachten übrig, dem sich einzelne in die Pharmakopoea Germaniae nicht aufgenommene, übrigens ziemlich überflüssige und durch andere ersetzbare Gegengifte anreihen. Die nachstehende Tabelle, in welcher wir die hauptsächlichsten Gifte mit ihren Gegengiften so zusammengestellt haben, dass da, wo mehrere Substanzen als Antidote sich qualificiren, die Reihenfolge den Werth bestimmt, mag als Richtschnur für den Arzt dienen:

Schwefelwasserstoff: Chlor (vorsichtig inhalirt).
Schwefelsäure: Magnesia usta; — Natriumcarbonat, Calciumcarbonat, Kreide, Eierschalen; — Eiweiss; — Milch; — Seifenwasser.
Chlor: Ammoniak (?), Schwefelwasserstoff (?), Anilinlösung (?). Besser durch Wasserdämpfe zu ersetzen.
Chlorwasserstoffsäure: wie bei Schwefelsäure.
Iod: Stärke, Weizenmehl, Eiweiss; — Magnesia zur Bindung etwa gebildeter Iodwasserstoffsäure (?).
Brom: wie bei Iod; bei Vergiftung durch Bromdämpfe wie bei Chlor.
Salpetersäure: wie bei Schwefelsäure.

Ammoniak: Essig, Citronensaft; — verdünnte Schwefelsäure; Fette und fette Oele; — Oelsäure (?); — bei Vergiftung durch Inhalation: Einathmung von Wasserdämpfen.
Phosphor: nicht rectificirtes Terpenthinöl; — Cuprum sulfuricum, Cuprum carbonicum; — unterchlorigsaure Magnesia mit freier Magnesia (?). (Magnesia und Fette sind zu meiden).
Phosphorsäure: wie Schwefelsäure.
Arsenige Säure: Antidotum Arsenici; — Magnesia rec. calcinata, Eisenoxydsaccharat; — Ferrum sulfuratum hydratum; — Thierkohle; — Seife (?), Schwefelwasserstoffwasser (?), Kalkwasser (?).
Arsensäure: Antidotum Arsenici.
Arsenigsaure und arsensaure Salze: Antidotum Arsenici; — Ferrum hydrico-aceticum in aqua.
Brechweinstein: Gerbsäure; — Abkochung von Eichen- oder Chinarinde; — Magnesia (?), Alkalien (?), Schwefelverbindungen (?).
Antimonchlorid: Eiweiss, Magnesia, Alkalicarbonate.
Goldchlorid: Eiweiss mit Magnesia; — Ferrum sulfuricum (?).
Argentum nitricum: Chlornatrium; — Eiweiss, Milch; — Ferrum sulfuratum hydratum.
Quecksilberchlorid: Eiweiss, Milch, Kleber; — Ferrum sulfuratum hydratum; — Kohle; — Eisenfeile; — Limatura Ferri et Auri; — Limatura Ferri et Argenti; — Magnesia (?); — metallisches Quecksilber (?), Mekonsäure (?).
Quecksilberoxyd: Eiweiss, Milch; — Ferrum sulfuratum hydratum.
Kupfersalze: Magnesia usta, Eiweiss; — Ferrocyankalium; — Ferrum sulfuratum hydratum: — Milchzucker, Traubenzucker, Honig; — Rohrzucker, Limatura Ferri, Argenti, Zinci (?), Kohle, Natriumbicarbonat, pektinsaure Alkalien (?).
Bleizucker, Bleiessig: Natriumsulfat, Magnesiumsulfat; — Natriumphosphat; — verdünnte Schwefelsäure, Eiweiss; — Milch; — Thierkohle, Gerbsäure, hydratisches Schwefeleisen.
Plumbum carbonicum: Mischung von Essig und Natriumsulfat.
Zinksalze: Gerbsäure und gerbsäurehaltige Decocte; — Alkalicarbonate und Bicarbonate; — Eiweiss.
Eisenvitriol, Eisenchlorid: Natriumcarbonat, — Magnesia; Eiweiss; — Zuckerkalk.
Chromsäure: Eiweiss; — Magnesia (?).
Doppelchromsaures Kali: Magnesia, Natriumcarbonat; — Eisenoxydhydrat; — Acetas Ferri.
Alaun: Magnesia usta mit Milch; — schwache Lösung von kohlensaurem Ammoniak.
Chlorbarium: Natriumsulfat, Magnesiumsulfat.
Kaustische Alkalien: wie bei Ammoniak.
Schwefelkalium und Schwefelnatrium: Zinksulfat (als Brechmittel und Antidot), daneben Chlorwasser.
Unterchlorigsaure Alkalisalze: Natriumhyposulfat, unterschwefligsaure Salze, Eiweiss, Magnesia.
Cyanwasserstoffsäure, Cyanquecksilber und andere Cyanverbindungen: Oxysulfuretum Ferri cum Natro, Oxysulfuretum Ferri cum Magnesia; — Chlor (?), Ammoniak (?). (Künstliche Respiration nützt mehr als die Antidote).
Carbolsäure: Zuckerkalk: — Calcaria carbonica praecipitata; — Natriumsulfat, Magnesiumsulfat; — Eiweiss.
Oxalsäure: Zuckerkalk, kohlensaurer Kalk, Kreide u. s. w.; — Magnesia in grossem Ueberschusse; — Kalkwasser.
Essigsäure, Weinsäure, Citronensäure: Wie bei Schwefelsäure.
Amanita bulbosa: Iodiodkalium, Tannin. (Beim Fliegenpilz sind beide Antidote vielleicht unbrauchbar, da Muscarin dadurch nicht gefällt wird.)
Veratrinhaltige Pflanzentheile: Iodiodkalium.
Colchicin (Herbstzeitlose): Gerbsäure.

Digitalin (Fingerhut): Gerbsäure.
Hyoscyamin (Bilsenkraut): desgl.
Nicotin (Tabak): Iodiodkalium, Tannin (beide selten mit Erfolg zu benutzen).
Atropin (Belladonna, Stechapfel): Tannin; — Iodiodkalium.
Strychnin (Brechnuss): Tannin, Galläpfel; — Brom-Bromkalium; — Iodiodkalium, Iodtinctur.
Coffeïn: Iodiodkalium.
Coniin (Schierling): Gerbsäure.
Aconitin (Sturmhut): Thierkohle; — Gerbsäure (?).
Morphin (Opium): Tannin, gerbstoffhaltige Abkochungen.
Cytisin (Goldregen): Iodiodkalium (?).

Antidotum Arsenici, Gegengift der arsenigen Säure.

Das **Antidotum Arsenici** der Pharmakopoea Germaniae besteht aus einer nur auf ärztliche Verordnung gemachten Mischung von 100 Theilen mit 250 Theilen Wasser verdünntem Liquor Ferri sulfurici mit 15 Th. vorher mit 250 Th. Wasser verriebener Magnesia usta, welche unter möglichster Vermeidung der Erwärmung durch Umschütteln geschieht. Es resultirt bei dieser Mischung ein nach Bittersalz schmeckendes, rothbraun aussehendes Gemenge von Eisenhydroxyd, gebrannter Magnesia und Magnesiumsulfat, von denen die beiden erstgenannten Substanzen die auf die arsenige Säure chemisch ändernd wirkenden Substanzen sind.

Der nur zur Bereitung dieses Präparats dienende **Liquor Ferri sulfurici oxydati, Ferrisulfatlösung,** von welchem in den Apotheken stets 500 Gm. vorräthig gehalten werden müssen, wird erhalten, indem man 80 Th. Ferrosulfat, 40 Th. Wasser, 15 Th. Schwefelsäure und 18 Th. Salpetersäure in einem Glaskolben oder einer Flasche im Wasserbade erhitzt, bis die Flüssigkeit braun und klar geworden ist und kein Ferrosulfat mehr enthält, die Lösung durch Abdampfen von der überschüssigen Salpetersäure befreit und schliesslich die Flüssigkeit auf das Gewicht von 160 Th. bringt. Der so resultirende klare, etwas dickliche, bräunlichgelbe Liquor hat ein spec. Gew. von 1,428—1,430 und enthält in 100 Theilen 10 Theile Eisen.

Das gegenwärtig officinelle Gegengift der arsenigen Säure ist hervorgegangen aus dem 1834 von Bunsen und Berthold in Göttingen zuerst als Gegenmittel gegen Vergiftung mit arseniger Säure vorgeschlagenen und benutzten Eisenoxydhydrat (Eisenhydroxyd), Ferrum hydricum s. Ferrum oxydatum hydraticum, welches lange Zeit officinell war und in der That frisch bereitet und in frischem Zustande und rechtzeitig angewendet auch das Vertrauen der Aerzte verdient. Beim Schütteln mit frisch gefälltem Eisenhydroxyd bildet die arsenige Säure amorphes, basisch arsenigsaures Eisenoxyd und wird die arsenige Säure dabei so vollständig gebunden, dass, wenn die auf 1 Theil desselben angewendete Menge 10—12 Theile trockenes Eisenoxyd enthält, im Filtrat arsenige Säure nicht mehr nachweisbar ist. Eine völlige Unlöslichkeit dieser gebildeten Verbindung im Magen- und Darmsafte besteht übrigens nicht, vielmehr wirkt das Salz, sowohl künstlich dargestelltes, als natürlich vorkommendes, sog. Kuttenberger Erde, selbst giftig, jedoch, vermöge der aus der Schwerlöslichkeit resultirenden sehr langsamen Resorption, so bedeutend weniger wie die arsenige Säure, dass es kaum in Betracht kommt und zumal, wenn man einige Zeit nach Anwendung des Antidots ein Brechmittel darreicht, ganz irrelevant ist. Diese nachträgliche Anwendung eines Emeticums oder die Entfernung der gebildeten Verbindung auf andere Weise aus dem Magen ist unter allen Umständen geboten. Bunsen und Berthold stellten das Eisenhydroxyd durch Ausfällen von Ferrisulfatlösung mit Ammoniak dar. Es wurde das Präcipitat mit einer grösseren Menge Wasser verdünnt und in diesem suspendirt aufbewahrt, weshalb es den Namen Ferrum hydricum in aqua erhielt. Das so bereitete, im frischen Zustande einen reinen, braunen, gallertartigen Brei darstellende Präcipitat erweist sich jedoch dadurch unzweckmässig, dass es bei längerem Aufbewahren allmälig Veränderungen erfährt, welche seine Brauchbarkeit wesentlich beeinträchtigen. Das Hydrat von grösserem Wassergehalte (Eisenhydroxyd), aus dem das frische Präcipitat besteht, geht in solches von geringerem Wassergehalt (Eisenanhydroxyd) über, wobei die gallertige Beschaffenheit verloren geht und der Niederschlag dichter, körniger und in Essigsäure weniger löslich wird. Einen besonderen Einfluss auf diesen Uebergang scheint Erhöhung der Temperatur zu besitzen, welche deshalb verhütet werden muss. Hat sich solches Eisenoxydhydrat mit geringerem Hydratgehalt gebildet, so vermag das Präparat viel weniger arsenige Säure zu binden, weshalb frisch gefälltes oder doch in schwachen Pflanzensäuren leicht lösliches Ferrum hydricum allein Anwendung verdient. Es schlugen deshalb zunächst Duvernoy und Majer wegen der Nachtheile, welche aus den Veränderungen hervorgehen, denen auch bei sorgfältigster Bereitung das Ferrum hydricum in aqua unterliegt, vor, statt des fertigen Eisenoxydhydrats in den Apotheken nur die zu seiner Anfertigung dienenden Materialien vorräthig halten zu lassen, als welche Fuchs in Wien bald darauf die in dem jetzt officinellen Antidotum Arsenici vorhandenen empfahl.

Ist das von der Pharmakopoe vorgeschriebene Präparat in richtiger Weise angefertigt, so ist das darin enthaltene Eisenoxydhydrat das am meisten mit Säuren verbindbare Hydrat. Wird eine Lösung von arseniger Säure mit einem grösseren Ueberschusse des Antidots versetzt und nach Umschütteln in etwa 5 Minuten filtrirt, so lässt sich im Filtrat keine Spur von Arsen mehr entdecken. Diese Wirkung ist rascher und vollständiger als bei Magnesiahydrat (Björkman). Die arsenige Säure verbindet sich dabei nicht nur mit dem Eisen, sondern auch mit Magnesia. Das in dem Präparate ausserdem vorhandene Magnesiumsulfat dient dazu, die gebildeten Arseniate sobald als möglich durch flüssige Entleerungen nach unten aus dem Körper fortzuschaffen. Dieser letztere Umstand erhöht den Werth des Antidots wesentlich, weil weder arsenigsaures Eisensalz noch arsenigsaures Magnesium völlig unlöslich in den Darmsäften sind und die für Brechmittel unzugänglichen, in den Dünndarm gelangten Partien dadurch unschädlich gemacht werden. Es fällt damit der oft hervorgehobene Hauptvorzug der Magnesia fort, so dass wir, da die Erfahrungen an Menschen und Thieren die Vortrefflichkeit des Antidots ausser Zweifel setzen, dasselbe als in allen Fällen von Vergiftung mit arseniger Säure indicirt erachten müssen. Auch Arsensäure wird von dem Antidotum Arsenici ausgefällt, jedoch bedarf es dazu eines grösseren Ueberschusses.

Vor dem ursprünglichen Eisenoxydhydrat hat das Antidotum Arsenici noch den Vorzug, dass es auch bei Vergiftungen mit arsenigsauren und arsensauren Salzen, so mit Solutio Fowleri und den verschiedenen Surrogaten derselben (Biettsche, Donovansche Lösung) und mit den als Farbe benutzten Kupferverbindungen der arsenigen Säure brauchbar ist, wo das Eisenhydroxyd für sich Nichts nützt. Die an eine schwache Base (Magnesia) gebundene Schwefelsäure treibt die Säuren des Arsens aus den betreffenden Verbindungen aus, so dass sie der Einwirkung des Antidots unterliegen können. Hier ist jedoch das Mittel ebenfalls in sehr grossem Ueberschusse anzuwenden, da z. B. 150,0 des Antidots bei mehrstündigem Stehen nicht völlig alles Arsen in 0,3 arsenigsauren Kalium binden (Björkman) und dieselbe Menge Antidot aus 0,3 Schweinfurter Grün zwar alles Kupfer, aber nicht vollständig das Arsen ausfällt, welches jedoch bei abermaliger Anwendung derselben Menge völlig gebunden wird (Medin).

Durch das Mittel ist somit die von Duflos herrührende und früher in Preussen gegen die Verbindungen der arsenigen und Arsensäure als Ferrum hydrico-aceticum in aqua officinelle Mischung von wässrigem Eisenoxydhydrat und Ferriacetatlösung völlig überflüssig geworden.

Th. und H. Smith haben Eisenhydroxyd einerseits bei Blausäure- und Cyankaliumvergiftung, andererseits bei Antimon- und Brechweinvergiftung empfohlen, in beiden Fällen jedoch in einer etwas abweichenden Weise dargestellt. Das gegen Blausäurevergiftung bestimmte lassen sie durch Mischen von 4,0—8,0 in Wasser angerührter Magnesia mit einer Lösung von 1,0 Eisenchlorid und 0,8 grünem Vitriol bereiten; der grosse Ueberschuss von Magnesia soll die Einwirkung der Säure des Magens auf die gebildete unlösliche Cyanverbindung hindern. Durch die angegebene Menge sollen 100 Tropfen officinelle Blausäure gebunden werden. Beim Brechweinstein wirkt Gerbsäure rascher und zuverlässiger.

Eine dem Antidotum Arsenici sich anreihende Mischung ist Jeannels Antidote multiple à l'hydrate ferrique, durch welche auch gleichzeitige mechanische Bindung der arsenigen Säure durch Thierkohle bezweckt wird. Man hält in einer gut schliessenden Flasche ein Gemenge von 80 Th. Magnesia, 40 Th. gereinigter Thierkohle und 800 Th. Wasser, sowie in einer anderen 100 Th. Ferrisulfatlösung vorräthig und mischt beide im Falle des Bedarfs unter gutem Umschütteln. Die Mischung enthält in 100,0 2,77 Eisenhydroxyd, 6,45 Magnesiumhydroxyd, 4,57 Magnesiumsulfat und wird bei Arsenikvergiftung zu 50,0—100,0 pro dosi gegeben.

Das Antidotum Arsenici ist wohl umgeschüttelt zu 1—2 Esslöffel zu geben, und zwar anfangs alle 10 Minuten, später halbstündlich und schliesslich in 1—2 stündigen Intervallen. Vor Darreichung dasselbe zu erwärmen, ist fehlerhaft, weil dabei das Eisenhydroxyd in Eisenanhydroxyd übergeht, wodurch seine Fähigkeit, arsenige Säure zu binden, verringert wird. Bei Vergiftung mit Arsensäure und arsenigsauren und arsensauren Alkalien und Metallen wird man bis zu 4—6 Esslöffel pro dosi ohne Schaden geben können.

Anhang: Ferrum sulfuratum hydratum, Hydratisches Schwefeleisen. Das frisch bereitete, durch Fällung von Ferrosalzen mit Natriumhydrat erhaltene hydratische Schwefeleisen (Persulfure de fer hydrate) wird von Bouchardat und Sandras bei Vergiftung mit arseniger Säure, Sublimat, rothem Präcipitat, Kupfer-, Blei- und anderen Metallsalzen empfohlen. Als Gegengift der arsenigen Säure hat es keinen Vorzug vor dem Präparate der Pharmakopoe und als Antidot der übrigen Gifte wird es durch das Eiweiss u. a. überflüssig gemacht, giebt ausserdem bei Thierversuchen schlechtere Resultate. Als Mittel gegen chlorotische und scrophulöse Hautausschläge hat es in Form von Syrup oder Pillen zu 0,2—0,3 pro die in Frankreich (Biett, Cazenave) Empfehler gefunden, ist aber wohl ohne besonderen Nutzen.

Ferrum sulfuratum hydratum cum Magnesia, Hydratisches Eisensulfuret mit Magnesiahydrat. Dieses von Duflos gegen Vergiftung mit Metallsalzen, Cyanverbindungen und den meisten nicht flüchtigen Alkaloiden empfohlene Antidot hat in seiner Darstellungsweise mit dem Antidotum Arsenici Aehnlichkeit. Es wird erhalten, indem man ein Gemisch von 4 Th. Aetzammoniakflüssigkeit von 0,97 spec. Gew. und 6 Th. Ammoniumhydrosulfid mit einer Lösung von 6 Th. krystallisirtem Ferrosulfat versetzt und den unter Luftabschluss ausgesüssten Niederschlag, der in luftdichtschliessenden Flaschen aufbewahrt wird, vor der Dispensation mit 2 Theilen Magnesia usta mischt. Friedrich fand das Präparat gegen Vergiftungen mit Cyanquecksilber, mit welchem es sich in Schwefelquecksilber und Magnesiumeisencyanür zerlegt, sehr wirksam.

Ferrum sulfuratum hydratum cum Magnesia et Natro, Antidote multiple au sulfure de fer. Diese von Jeannel angegebene Mischung ist gewissermassen eine Combination der beiden letztgenannten Antidote, indem es Schwefeleisenhydrat, Magnesiumhydroxyd, Natriumsulfat und etwas Magnesiumsulfat enthält. Die Vorschrift lautet: Natrii hydrosulfurati 110,0, Magn. ust. 29,0, Aq. dest. 600,0. Mixt. adde solut. e Ferri sulfur. oxydul. 139,0 in Aq. tepid. 700,0; serva in vitro bene clauso.

Ferrum sulfuratum hydratum cum Natro, Antidotum Acidi hydrocyanici, Antidot der Blausäure. Dies ist eine ähnliche Mischung mit Natron, welche von Smith gegen Blausäure empfohlen, jedoch neuerdings durch Eisenhydroxyd (siehe oben) ersetzt wurde.

Kaliumferrocyanatum, Ferro-Kalium cyanatum, Kali borussicum, Kali zooticum; Ferrocyankalium, Blutlaugensalz, Kaliumeisencyanür. — Zu den Antidoten (nicht zu den Eisensalzen) gehört auch das Ferrocyankalium, welches man gewöhnlich als gelbes Blutlaugensalz dem rothen Blutlaugensalz oder Ferricyankalium gegenüber zu stellen pflegt.

Das gelbe Blutlaugensalz, welches man in früherer Zeit als Doppelsalz von (bisher nicht darstellbarem) Eisencyanür und Kalium betrachtete, jetzt aber als Verbindung eines eigenthümlichen Salzbilders, des Ferrocyans, ansieht, bildet grosse, gelbe, wachsglänzende, luftbeständige Säulen oder quadratische Tafeln, die sich in 4 Th. kaltem und 2 Th. kochendem Wasser, aber nicht in Weingeist lösen. Es besitzt einen bitterlich-süssen Geschmack. Das rothe Blutlaugensalz, Ferricyankalium, Kaliumeisencyanid, bildet grosse, rothe, wasserfreie, rhombische Säulen und wird im Organismus zu Ferrocyankalium reducirt, als welches es im Urin erscheint. Das Ferrocyankalium hat auch in grösseren Dosen keine giftige Wirkung auf den Organismus, da daraus im Magen durch die Chlorwasserstoffsäure keine Blausäureentwicklung stattfindet. In grösseren Mengen ruft es etwas Abführen hervor. Es geht rasch in den Urin über (bei Kaninchen nach subcutaner Injection schon in 6—9 Minuten) und wird in $3^3/_4$ Stunden (Stehberger) bis 48 Stunden eliminirt. Theilweise scheint es sich dabei in Ferricyankalium umzuwandeln (Czarlinsky, Mauthner). Die Eigenschaft, dass das Ferrocyankalium mit den Salzen der schweren Metalle sofort Niederschläge von Eisendoppelcyanüren (Ferrocyanmetallen), welche in Wasser und verdünnten Säuren unlöslich sind, erzeugt, und dass es in sehr grossen Dosen gegeben werden kann, macht es zu einem brauchbaren Gegengifte verschiedener toxischer Metallsalze. Bei vielen durch das Eiweiss ersetzbar, eignet es sich besonders bei Kupfervergiftungen besser als dieses, weil Kupferalbuminat in Milchsäure, verdünnter Salzsäure und freiem Alkali sich löst, und bewährt sich hier auch vorzüglich bei Versuchen (Orfila). Auch bei Vergiftungen mit Eisenchlorid oder anderen corrodirenden Eisenoxydsalzen ist es mit Vortheil zu verwenden, indem sich dabei in Magen- und Darmsäften unlösliches Berlinerblau bildet.

Das Ferrocyankalium kann nicht als Eisensalz hinsichtlich seiner Wirkung auf den Organismus angesehen werden, da in ihm das Eisen nicht mit den gewöhnlichen Reagentien (Schwefelammonium) nachweisbar ist und es auch als Ferrocyanverbindung (oder Ferridcyanverbindung) den Körper verlässt. Die Zahl der rothen Blutkörperchen vermehrt es zwar bei längerem Gebrauche von 2,0 bis 3,0 pro die, doch bleiben die neugebildeten Zellen klein; Diurese und Stickstoffausscheidung werden nicht dadurch verändert (Hayem und Regnauld). Nach Barleigh Smart (1835) soll es die Pulsfrequenz und abnormes Hitzegefühl herabsetzen, bei Katarrhen die Schleimsecretion mindern und schweisstreibend wirken (?). Man hat es bei Fieber, Intermittens, Neuralgien, Kopfschmerz, Keuchhusten, Bronchoblennorrhoe, colliquativen Schweissen zu 0,5—1,0 angewendet.

Magnesium hypochlorosum cum Magnesia, Magnesiumhypochlorit mit freier Magnesia, Duflos' Antidot gegen Phosphor. Das Präparat ist ein Gemenge von 1 Th. Magnesia usta, 8 Th. Chlorwasser und 8 Th. Wasser, welches unmittelbar vor der Anwendung angefertigt wird. Seine Anwendung gegen Phosphorvergiftung basirt auf der Theorie, dass der Phosphor durch den aus ihm im Magen entstehenden Phosphorwasserstoff toxisch wirke, mit welchem das Magnesiumhypochlorit sich in Chlormagnesium, Wasser und Phosphorsäure umsetzen sollte, während der Magnesia die Rolle zugedacht war, die Säuren des Phosphors zu neutralisiren. Da aber ein grosser Theil der giftigen Wirkung des Phosphors auf den als solcher in das Blut übergehenden Phosphor selbst zu beziehen ist, dem Phosphorwasserstoff, der sich im Magen aus dem Hydrate der phosphorigen Säure bildet, aber nur ein sehr geringer Antheil zukommt, ist das Antidot, wie Thierversuche von Schuchardt u. A. dargethan haben, nicht ausreichend.

Cuprum carbonicum, Cuprum hydrico-carbonicum, Cuprum subcarbonicum; Kupfercarbonat, kohlensaures Kupferoxyd, Kupfergrün. Dieses in Wasser, Alkohol und Aether unlösliche Präparat von grüner Farbe, welches früher in England nach Art anderer Kupfersalze gegen Neuralgien innerlich (zu 0,3—0,6 4—6mal täglich) und äusserlich in Anwendung kam, ist von Bamberger an Stelle des Kupfervitriols als Antidot des Phosphors in Fällen, wo fortgesetzte Darreichung von Kupfervitriol zu intensive Wirkung auf die Magenschleimhaut ausübt, empfohlen, um durch Bildung eines Ueberzuges von Kupfermetall die Verdampfung des Phosphors zu hindern.

III. Classe. Antiseptica, Desinfectionsmittel.

Als Antiseptica bezeichnen wir alle Stoffe, welche zur Zerstörung oder Verhinderung der Bildung von Erregern oder Producten putrider Decomposition oder der Fäulniss analog zu erachtender Krankheitsprocesse (Infectionskrankheiten) benutzt werden. Nach dem in der allgemeinen Pharmakodynamik über diese Mittel Gesagten lassen sich die Antiseptica in Desodorisantien und Desinficientien, erstere in mechanisch und chemisch wirkende und letztere in Stoffe, welche das Zersetzungsmaterial alteriren, und solche, welche die Mikrozymen zerstören, scheiden. Die Aufstellung der Unterclassen nach diesem Eintheilungsprincip ist jedoch nicht durchführbar, weil manche Stoffe gleichzeitig desodorisiren und desinficiren und weil manche Desinficientien gleichzeitig auf das Zersetzungsmaterial und die Mikrozymen einzuwirken vermögen.

Die Frage, welche der vier Gruppen vor Allem Anwendung verdient, ist im Princip schwer zu entscheiden. Man wird die reinen Desodorisantien, und unter diesen die mechanisch bindenden, am niedrigsten als Prophylaktica stellen müssen, weil die Fäulnissgase am wenigsten Schaden thun und die Infection auf Bildung besonderer gasförmiger Verbindungen nicht zurückgeführt werden kann. In neuester Zeit hat man mit Recht in der Ertödtung der niedrigen Organismen den Schwerpunkt der Desinfection gelegt, und namentlich ist bei solchen Stoffen, welche ausserhalb des Organismus als Desinfectionsmittel zu verwenden sind, wie Koch (1881) in der neuesten Zeit darlegte, zu fordern, dass dieselben nicht bloss Pilze und Bacterien, sondern auch die Dauersporen der Bacterien ihrer Lebensfähigkeit berauben. Geht man von den Kochschen Principien aus, so wird man allerdings zu den Desinfectionsmitteln im engsten Sinne nur Chlor, Brom und das an einem anderen Orte abzuhandelnde Quecksilbersublimat zu nehmen haben, doch ist nicht zu bezweifeln, dass für die Praxis auch eine Reihe von Mitteln in Betracht kommen, welche, obschon den Dauersporen gegenüber machtlos, doch die Entwicklung von Bacillen zu verhüten vermögen. Zu diesen von Koch als eigentliche Antiseptica bezeichneten Stoffen gehört namentlich die Carbolsäure, ausserdem Allylalkohol, Senföl, Thymol, Pfefferminzöl, Chromsäure, Pikrinsäure, Salicylsäure, Benzoësäure und Eucalyptol.

Es kann keinem Zweifel unterliegen, dass in Fällen, wo Antiseptica in den Organismus selbst eingeführt werden müssen, bei der Auswahl derselben die Raschheit und Intensität ihrer Action nicht in allen Fällen massgebend ist. Durchgängig sind wir geradezu ausser Stande, die wirksamsten Stoffe dieser Art in solcher Concentration oder solchen Dosen einzuführen, von denen wir Tödtung der Mikroorganismen erwarten können, und sehr häufig müssen wir Gaben benutzen, welche die Entwicklung der Mikrozymen nur verzögern und die Beseitigung derselben auf mechanische Weise vornehmen, wie dies z. B. bei der Anwendung der verschiedensten Antiseptica in Gurgelwassern bei Diphtheritis fauceum der Fall ist. Bei der antiseptischen Behandlung von Wunden ist bei der Auswahl des Antisepticums zu erwägen, ob nicht etwa die Gefahr der Resorption derselben oder ein schädlicher Einfluss auf den Heilungsprocess ein sonst wirksames Medicament ausschliessen. Auch bei Anwendung der Desinficientia ausserhalb des Organismus sprechen verschiedene andere Momente mit, so z. B. bei Desinfection der Atmosphäre, wo natürlich leicht in Gasform übergehende Stoffe gewählt werden müssen, die Rücksicht auf die Respirationsorgane, falls es sich um Desinfection bewohnter Räume handelt, bei Desinfection von Wäsche die geringere oder grössere Beeinträchtigung der Gewebe, endlich bei Desinfection der Fäcalmassen die Rücksicht auf den Preis des Medicaments.

Die bisherigen experimentellen Untersuchungen über die Einwirkung der Antiseptica auf Fäulnissprocesse u. s. w. sind keineswegs insgesammt nach demselben Principe ausgeführt und daher unter einander nicht gut vergleichbar.. Auch die auf das Verhalten gegen Bacterien bezüglichen haben keineswegs alle gleichen Werth, da die Resistenz der verschiedenen Bacterien sich sehr different verhält. Erst wenn sämmtliche Antiseptica nach den von Koch aufgestellten Principien untersucht sein werden, wird sich eine Reihenfolge der in Frage stehenden Stoffe nach ihrer Dignität aufstellen lassen. Von einigem Werthe ist bisher besonders die von Leopold Bucholtz gegebene Zusammenstellung der Antiseptica nach den kleinsten Mengen, welche in Nährflüssigkeit die Entwicklung von Bacterien verhindern, und nach der Dosis, welche die Fortpflanzungsfähigkeit in üppigster Proliferation begriffener Bacterien vernichtet. Hiernach tritt Verhinderung der Bacterienentwicklung nach Sublimat in einer Verdünnung von 1 : 20000 ein, nach Thymol und Natriumbenzoat bei 1 : 2000, bei Kreosot, Thymianöl, Carvol, Benzoësäure und Methylsalicylsäure bei 1 : 1000, nach Salicylsäure und Eucalyptol bei 1 : 666, nach Kümmelöl bei 1 : 500, nach Natriumsalicylat bei 1 : 250, nach Carbolsäure und Chinin bei 1 : 200, nach Schwefelsäure bei 1 : 150, nach Borsäure und Kupfervitriol bei 1 : 133, nach Salzsäure bei 1 : 75, nach Zinkvitriol und Alkohol bei 1 : 50. Das Fortpflanzungsvermögen hindert nach Bucholtz Chlor in Verdünnung von 1 : 20 000, Iod bei 1 : 5000, Brom bei 1 : 3333, schweflige Säure bei 1 : 666, Salicylsäure bei 1 : 312, Benzoësäure bei 1 : 250, Methylsalicylsäure, Thymol und Carvol bei 1 : 200, Schwefelsäure bei 1 : 160, Kreosot bei 1 : 100, Carbolsäure bei 1 : 25 und Weingeist bei 1 : 4,5.

Bei Gelegenheit des Krieges von 1870 hat die Deutsche chemische Gesellschaft eine auf die Desinfection verschiedener Gegenstände sich beziehende Zusammenstellung gegeben, welche als in den meisten Fällen zweckentsprechend hier Platz finden mag:

Stechbecken und Eiterbecken: Lösung von übermangansaurem Kali oder Carbolsäurewasser, von denen eine Quantität nach dem Ausspülen darin zu belassen ist. — Spucknäpfe: Carbolsäurepulver. — Nachttöpfe und Wasserclosetts, Röhrenleitungen an Abtritten: Carbolsäurewasser. — Nachtstühle: beim Stehen Carbolsäurelösung, bei sofortiger Entleerung Lösung von übermangansaurem Kali. — Closetts mit getrennten Auswurfsstoffen: für die festen Carbolsäurepulver, für die flüssigen Carbolsäurewasser. — Abtritte mit Senkgruben, ohne Stallmist oder mit Tonnen: Carbolsäurepulver, Chlormanganlauge, Eisenvitriol oder andere Metallsalze. — Abtritte mit Stallmist: Carbolsäurepulver, Besprengen mit Carbolsäurewasser. — Latrinengruben an Etappenstrassen und Bivouaks: Kalk, Gyps, Erde. — Pissoirs mit Tonnen und deren Abflüsse: Carbolsäurewasser, Chlorkalklösung.

Lagerstroh, Heu, von Verwundeten-Transporten durchfeuchtete Matratzen: Chlorkalk (möglichst bald zu verbrennen). — Gebrauchte Charpie, Bandagen, Eiterlappen: Zum Vergraben oder Verbrennen in Blechgefässen zu sammeln, die übermangansaures Kali oder Carbolsäure enthalten; bei Vorhandensein in Senkgruben Chlorkalk.

Thierische Abfälle von Schlachtereien u. s. w.: Tief zu vergraben, mit Aetzkalk oder Chlorkalk zu verschütten.

Geschlossene Räume (Krankenräume, Eisenbahnwaggons und sonstige Transportmittel, Viehställe und Krippen, Arbeitssäle in Fabriken, Schulen, Gefängnissräume, Wachtlocale, Monturkammern, Waschräume, Kasernen, Appartements, Pissoirs, Operationszimmer, Leichenkammern, Speicher mit thierischen Vorräthen, Schlachthäuser, Schiffszwischendeck): die Fussböden mit Chlorkalklösung oder Carbolsäurewasser zu scheuern; die Wände mit Carbolsäure und Kalk zu tünchen, die Luft oft zu erneuern und durch Verdampfen von Holzessig oder Carbolsäure (aus Pulver) zu verbessern. Bei unbenutzten Räumen Scheuern der Fussböden mit Chlorkalklösung oder Bleichflüssigkeit oder Chlormanganlauge; Hinstellen von Chlorkalk mit Salzsäure oder mit Essigsäure oder von concentrirter Salpetersäure oder von Salpetersäure mit Stanniol; Verbrennen von Schwefel (Schwefelfäden) auf Thongefässen; hierauf Lüftung und Besprengung mit Carbolsäurewasser.

Offene Räume (Hofräume, Marktplätze, Feldschlächtereien, Begräbnissplätze, Schlachtfelder, verlassene Verbandplätze): Nach Entfernung, Vergrabung oder Verschüttung (mit Kalk oder Chlorkalk) der faulenden Reste; Befahren mit Sprengwagen, die Chlormanganlauge enthalten; Säen schnellwachsender Pflanzen.

Trinkwasser: Abkochen und, wo dies nicht möglich, geringer Zusatz von übermangansaurem Kali, so dass das Wasser kaum gefärbt ist, — trübes oder beim Stehen sich trübendes Wasser: Klären mit Alaun oder etwas reiner Soda; Kohlenfilter (bei Luftabschluss auszuglühen).

Fliessende oder stehende Wasser (Rinnsteine, Strassencanäle, Abflüsse aller Art, Tümpel): Mit möglichst viel Wasser in Fluss zu erhalten oder zu bringen; Versetzen mit Lösung von Carbolsäure oder Thonerdesalzen oder Chlormanganlauge oder anderen Metallsalzen oder mit Süvernscher Desinfectionsmasse.

Wäsche: Nach dem Gebrauche sofort mit Carbolsäurewasser zu besprengen, dann in kochendes Wasser zu bringen und einige Zeit darin zu belassen. (Matratzen, Uniformen und Kleidungsstücke werden, wenn es nicht möglich ist, sie auf 100—120° zu erhitzen, mit Carbolsäurewasser getränkt und nachher in warmen Räumen getrocknet; die am schlimmsten inficirten verbrannt.)

Vieh: Besprengen mit Carbolsäure.
Hände: Lösung von Kaliumpermanganat.
Zu transportirende Leichen: Besprengung mit Carbolsäurewasser, Einwicklung in Tücher, die mit 5% Chlorkalklösung getränkt sind; Einbringung von festem Chlorkalk in die (wenig geöffnete) Bauchhöhle.

Von den Antiseptica muss eine Anzahl, z. B. Iod, Chlorzink, Zinkvitriol, Salpetersäure, Chromsäure, Essigsäure, arsenige Säure, in anderen Classen abgehandelt werden, da sie in anderen Richtungen häufiger Verwendung finden. Die ausschliesslich oder vorzugsweise als Desinficientien in Betracht kommenden Stoffe handeln wir in der Reihenfolge ab, dass wir zunächst die unorganischen, möglichst nach Gleichartigkeit der Wirkung gruppirt, und hierauf die organischen betrachten.

Oxygenium, Sauerstoff und Ozonum, Ozon, ozonisirter Sauerstoff. — Sowohl das gewöhnliche Sauerstoffgas als die von Schönbein entdeckte und als Ozon bezeichnete Modification desselben, in welcher statt der 2 Atome des gewöhnlichen Sauerstoffs 3 Atome zu einem Molecül vereinigt sind, haben in neuerer Zeit als Desinficientien Benutzung gefunden. In Wasser ist Ozon viel weniger löslich als gewöhnlicher Sauerstoff, von dem 1 Vol. Wasser bei 0° 0,041 Vol. absorbirt, jedoch nicht völlig unlöslich in demselben.

Das Sauerstoffgas wird von Broughton als ein in grösseren Mengen auf Thiere giftig wirkendes Gas bezeichnet, das bei Kaninchen, Meerschweinchen und Sperlingen beschleunigte Respiration und Circulation, Schwäche und Tod herbeiführe, worauf bei der Section scharlachrothes, flüssiges, aber gerinnungsfähiges Blut sich finde. Diese Angaben sind als nicht völlig zuverlässig betrachtet, weil Regnault und Reiset durch analoge Versuche zu dem Resultate kamen, dass Thiere unter Glasglocken mit atmosphärischer Luft eher sterben als unter den mit Sauerstoff gefüllten und der Tod stets Folge von Sauerstoffmangel ist. Nach Demarquay erscheinen nach Sauerstoffinhalationen die Capillaren der verschiedenen Organe mehr als gewöhnlich injicirt, ohne dass das venöse Blut dadurch heller geworden ist; schliesslich steigert sich die Congestion zu Ekchymosirung; die Temperatur wird dabei nicht erhöht.

Die Behauptung von Regnault und Reiset, dass überhaupt beim Athmen in einer sauerstoffreichen Atmosphäre und selbst in reinem Sauerstoff nicht mehr Oxygen als in der gewöhnlichen Atmosphäre in das Blut gelange und nicht mehr Kohlensäure als in der Norm exhalirt werde, hat mehrfach Widerspruch gefunden. Wie früher Allen und Pepys, so fand neuerdings Limousin, dass bei Inhalation gleicher Mengen atmosphärischer Luft einerseits und Sauerstoff andererseits nach letzterem die doppelte Menge Kohlensäure ausgeathmet wird und die Kohlensäurevermehrung noch 15 Minuten nach Beendigung der Einathmungen anhält. Auch die Harnsäureausscheidung soll unter Sauerstoffinhalation vermindert werden (Kollmann und Eckardt). Ferner thun die Untersuchungen von Preyer dar, dass das arterielle Blut in der That nicht völlig mit Sauerstoff gesättigt ist, vielmehr beim Schütteln mit Sauerstoff noch solchen absorbirt, so dass also bei Sauerstoffinhalationen eine grössere Sättigung des Blutes mit dem Gase denkbar ist. Wird das Blut bei Thieren mit Sauerstoff fortwährend gesättigt erhalten, so cessiren bei Euphorie und normaler Körpertemperatur die Athembewegungen und es tritt der als Apnoe bezeichnete Zustand ein, in welchem starke Herabsetzung der Reflexerregbarkeit stattfindet (I. Rosenthal).

Sauerstoff von Gesunden rein oder mit etwas atmosphärischer Luft geathmet ist in mässigen Gaben (15—30 Lit.) völlig unschädlich und ruft meist keine Erscheinungen hervor; nur ein Gefühl von Wärme im Munde, das sich über Brust, Hals und Hypogastrium ausbreitet, kommt häufiger vor. Nach Aune (1880) ist der Haupteffect Steigerung des Appetits und der Assimilation mit Tendenz zur Zunahme des Körpergewichts, daneben constant Vermehrung der rothen Blutkörperchen und Steigen des Hämoglobingehalts derselben. Bei manchen Personen bedingen Sauerstoffinhalationen nervöse Erscheinungen, selbst rauschähnliche Heiterkeit, Gefühl vermehrter Kraft, Hitzegefühl in der Haut, Prickeln in den Fingern und selbst Schmerzen im Verlaufe des Trigeminus. Bei Kranken tritt Steigerung des Appetits und nach längerem Gebrauche Zunahme der motorischen Kraft, oft auch besserer Schlaf ein (Demarquay, Waldmann). Der Puls erfährt in den meisten Fällen Verlangsamung und Volumzunahme (Demarquay, Andrew Smith), in anderen Beschleunigung (Aune). Auf Wunden und Geschwüre übt Sauerstoff einen wenn auch nicht sehr lebhaften Reiz aus, der sich bis zur Entzündung steigern kann. Wird mit Sauerstoff gesättigtes Wasser in den Magen eingeführt, so scheint das Gas rasch absorbirt zu werden; selten resultiren Ructus oder Flatus, bei Einzelnen Hitzegefühl im Kopfe; bei warmem Wetter wirkt das Sauerstoffwasser durstlöschend, kühlend und erfrischend (Birch).

Das gewöhnliche Sauerstoffgas erscheint nach dem oben Gesagten als ein

Tonicum, das vor Allem indicirt zu sein scheint bei Zuständen von Schwäche und Erschöpfung, welche mit Dyspepsie einhergehen, die mit chronischen Erkrankungen anderer Organe in Zusammenhang steht. Eine directe Wirkung auf den Krankheitsprocess ist dabei nicht zu erwarten. Die Anwendung gegen Dyskrasien und Dyspnoe erfordern noch weitere Forschung, um feste Indicationen zu begründen. Als sicher lässt sich nach den bisherigen Beobachtungen hinstellen, dass die früher gehegten Befürchtungen, dass Sauerstoffinhalationen zu Lungenentzündung Anlass geben, übertrieben sind und selbst entzündliche Affectionen der Respirationsorgane den Gebrauch nicht völlig contraindiciren.

Die schon von Priestley angeregte Verwerthung des als dephlogistisirte Luft oder Lebensluft bezeichneten Sauerstoffs zur Einathmung bei krankhaften Zuständen fand gegen Ende des vorigen Jahrhunderts ausgedehnte Verbreitung, und zwar zunächst gegen Lungentuberculose (Fourcroy, Chaptal, Fothergill u. A.), dann aber, als man hier von dem Mittel absah, weil es zwar anfangs Erleichterung herbeiführe, aber einen rapideren Verlauf des Leidens bedinge, gegen dyspnoëtische Zufälle (Asthma) einerseits und gegen pathologische Zustände des Blutes und deren Folgezustände, Chlorose, Rachitis, Scrophulosis, Scorbut, allgemeine Schwäche u. s. w. andererseits. Die grossen Erwartungen, welche man hegte — Beddoës, der hauptsächlichste Oxygentherapeut, empfiehlt die Inhalationen sogar bei herannahendem Alter und zur Verlängerung des Lebens — wurden so getäuscht, dass das Mittel fast 50 Jahre in Vergessenheit gerieth, bis Birch (1857) die Sauerstoffinhalationen aufs Neue gegen Neuralgien, Asthma, Emphysem und Dyspnoe bei Herzkranken, Lungengangrän, sowie gegen dyskratische Zustände (selbst gegen Syphilis und Furunculose) in Anwendung brachte und darin bald wieder Nachfolger fand, unter denen Mackey und Demarquay vorzugsweise zu nennen sind. Die Behandlungsweise wird empfohlen bei Gicht (Eckardt und Kollmann), Harngries, Diabetes (neben alkalischen Wässern nach Demarquay), Albuminurie, Chlorose (Hayem) Cystitis putrida, Decubitus und protrahirte Defervescenz im Abdominaltyphus (Doreau), besonders auch als Antiemeticum bei Uraemie, Vomitus gravidarum, idiopathischem Erbrechen und Magendilatation (Hayem) und erscheint manchmal äusserst hülfreich bei Dyspepsie, Schwäche und Erschöpfung in Folge chronischer constitutioneller Krankheiten. Bei Asthma sind Oxygeninhalationen oft von überraschendem Erfolge, manchmal wirkt Beimischung von Wasserstoff oder Kohlensäure zur Athemluft günstiger (Demarquay). Ausserdem kam das Sauerstoffgas wiederholt mit günstigem Erfolge bei asphyktischen Zuständen in Folge von Vergiftung (Opium, Kohlendunst, Leuchtgas) in Gebrauch (C. Paul, Linas, Sieveking), und nach Thierversuchen von Preyer kann es auch bei Vergiftung mit Blausäure, falls das Herz noch schlägt, benutzt werden.

Doreau rühmt Sauerstoffathmung bei septischen Zuständen (Cystitis putrida, Decubitus) und bei langsamer Defervescenz im Abdominaltyphus, Hayem bei Erbrechen im Gefolge schmerzhafter Dyspepsie ohne anatomische Läsionen oder bei Magenerweiterung, bei Vomitus gravidarum und Emese bei Urämie.

Der Sauerstoff wird vorzugsweise zu Inhalationen benutzt, wozu frisch — am besten aus Chlorkalk und Kobalthyperoxydhydrat (Fleitmann) — bereiteter Sauerstoff anzuwenden ist. Erwärmung des Gases ist nicht förderlich für die Wirkung. Man inhalirt am besten mit atmosphärischer Luft verdünnten Sauerstoff und lässt $1/2$—3 Stunden lang mit Pausen von 1 Minute nach jeder Inhalation athmen. Ausserdem wird ein gesättigtes Sauerstoffwasser, Aqua oxygenata saturata, innerlich gebraucht, das man bei dyspeptischen Zuständen während der Mahlzeit zu 1—2 Gläsern voll (Limousin) oder ad libitum (Lender) geniessen lässt. Selbst Brod hat man mit Sauerstoff imprägnirt verspeisen lassen.

Als locales Mittel ist Sauerstoff bei atonischen Geschwüren und Gangraena senilis (Laugier) mit Erfolg benutzt. Ueber Sauerstoffentwicklung zu Desinfectionszwecken wird beim Chlorkalk die Rede sein. Die Thatsache, dass der nascirende Sauerstoff kräftiger oxydirend wirkt als der atmosphärische, begründet die antiseptische Wirkung eines unserer gebräuchlichsten Desinficientia, des Kaliumpermanganats, und einiger anderer.

Das Ozon ist nach Schoenbein und Schwarzenbach für Thiere sehr giftig und tödtet in sehr geringen Mengen Mäuse, Kaninchen und Tauben in 2—12—48 Stunden, wonach die Section Lungenödem oder Emphysem ergiebt. Kleine Thiere sterben schon nach sehr kurzer Inhalation von Sauerstoff, dem $1/_{240}$ Ozon beigemengt ist (Dewar, M'Kendrick und Redfern). Die vergifteten Thiere zeigen beschleunigte Respiration und starke Excitation, später Erschöpfung, bisweilen Convulsionen. Weder in dem Blute, das seine Gerinnungsfähigkeit behält, noch in anderen Körpertheilen lässt sich das Ozon nachweisen (Ireland). Nach C. Lender können kleine Mengen Ozonsauerstoff in gehöriger Verdünnung ohne Unbequemlichkeit geathmet werden. Wird zu viel inhalirt, so kommt es zu Erbrechen, Rausch, Aufregung, Wallungen, Schmerzen in erregbaren Theilen, namentlich zu Schmerzen in den Muskeln der vorderen Brustwand, Schläfrigkeit, Schwindel, Kopfschmerz und zu profusen Schweissen. Bei einzelnen Personen scheint es auch bei mässiger Inhalation zu brennenden Schmerzen in der Brust kommen zu können, welche mit örtlicher Entzündung in Connex stehen (Waldmann). Binz (1882) vindicirt dem Ozon schlafmachende Wirkung.

Dass dem Ozon desinficirende Wirkungen zukommen, ist nicht zweifelhaft, wenn sich auch nicht die auf dasselbe als das „grosse Desinfectionsmittel" der Natur gesetzten therapeutischen Hoffnungen vollständig erfüllt haben. Engler vindicirte demselben eine kräftigere desinficirende Action als dem Chlor und Boillot eine stark hemmende Wirkung auf die Fäulniss des Fleisches. Die Zerstörung von Infusorien und Bacterien unter Bildung salpetrigsaurer und salpetersaurer Verbindungen wurde von verschiedener Seite nachgewiesen (Fox, Chappuis, Geiseler und Stein). Lender, dem das Verdienst zukommt, das Ozon therapeutisch zuerst verwendet zu haben, betrachtete den mit Ozonsauerstoff gemengten Sauerstoff, da der gewöhnliche Sauerstoff durch die als Ozonträger wirkenden Blutkörperchen im Blute in solchen verwandelt wird, als ein besseres Tonicum und namentlich als das vorzüglichste Antisepticum bei einer grossen Anzahl Krankheiten, die er insgesammt auf Aufnahme von septischen Stoffen, theils Pilzen, theils chemischen Auswurfsstoffen, in das Blut bedingt sieht, und auch bei fieberhaften Zuständen nicht contraindicirt, da derselbe das septische Gift zu verbrennen vermöge, ohne die Verbrennungsprocesse im ruhenden Körper zu steigern. Nach seinen Mittheilungen sollte länger fortgesetzte Inhalation eine Umänderung des ganzen, auch des venösen Blutes zu Gunsten des Sauerstoffs, oft mehrere Wochen über die Cur hinaus (hellrothe Farbe des Blutes, blühende Gesichtsfarbe) bedingen. Obschon es keinesweges erwiesen ist, dass die von Lender auf Blutvergiftung bezogenen Krankheiten, wohin er ausser den bekannten Infectionskrankheiten auch die verschiedenartigsten entzündlichen und fieberhaften Affectionen, Gangrän, Glaucom, Neuralgien, Krämpfe, Diabetes u. a. m. rechnet, wirklich septicämische sind, und obschon bis jetzt der Nachweis fehlt, ob bei der von Lender geübten internen Anwendungsweise das Ozon als solches resorbirt und nicht schon im Magen zerstört wird: scheinen doch Beobachtungen von Hüller und Berend einer Anwendung bei manchen Infectionskrankheiten das Wort zu reden, zumal wo es sich, wie bei Diphtheritis, gleichzeitig um örtliche Wirkung handelt. Doch stehen auch den Angaben Jochheims über bedeutende Heilwirkung bei der letztgenannten Affection negative Erfahrungen (Gnändiger) gegenüber. Nach Lender kommt die Kohlensäure austreibende Wirkung des Sauerstoffs dem Ozonsauerstoff in gleichem Masse zu, weshalb derselbe auch bei Asphyxien jeder Art angewendet werden kann, doch ist bei Reizung der Bronchien der gewöhnliche Sauerstoff vorzuziehen. Hüller constatirte auch bei Chlorosis günstige Effecte.

Zur Verwendung kam besonders das von Krebs, Kroll & Co. in Berlin fabrikmässig dargestellte Ozonwasser, dessen Ozongehalt von Carius, Preyer und Ludwig bestätigt wurde. Man unterschied davon ein schwächeres und ein stärkeres, Aqua ozonisata simplex und Aqua ozonisata duplex. Ersteres empfahl Lender als Getränk in beliebiger Quantität statt kohlensauer Wasser, letzteres innerlich weinglasweise 3 mal täglich in chronischen und $1/_2$ bis 2 stündlich in acuten Fällen. Es diente auch zum Gurgelwasser (bei Diphtherie) und zur Inhalation. Jochheim entwickelte Ozon aus Kaliumpermanganat und

Schwefelsäure in einer dreihalsigen Flasche und leitete mittelst eines Richardsonschen Gebläses 1—2 stündlich 5 Minuten lang einen continuirlichen Strom auf die erkrankten Partien.

Zur Entwicklung von Ozon in Krankenzimmern empfiehlt Lender ein in der genannten Fabrik hergestelltes Pulver, welches aus Mangansuperoxyd, übermangansaurem Kali und Oxalsäure dargestellt wird. 2 gehäufte Esslöffel mit $1^1/_2$ Esslöffel Wasser begossen genügen für 2 Stunden zur Desinfection. Metalle sind aus dem Zimmer zu entfernen.

Auf der Wirkung des Ozons beruht die desinficirende Action mancher Stoffe, welche bei Contact mit Luft und namentlich unter dem Einflusse des Lichts sich mit Sauerstoff beladen und ohne sich mit ihm chemisch zu verbinden, ihn ozonisiren und an andere oxydable Körper wieder abgeben. Solche Substanzen, welche man Ozonträger nennt, sind Terpenthinöl und andere ätherische Oele, vielleicht auch die Theerarten. Auch durch Wasserverdunstung und Zerstäubung wird Ozon gebildet.

Hydrogenium peroxydatum, Wasserstoffsuperoxyd, Wasserstoffhyperoxyd. — Diese eigenthümliche Verbindung, welche schon bei gewöhnlicher Temperatur in Wasser und Sauerstoff zerfällt und auch im Organismus Sauerstoffblasen rasch entweichen lässt, welche Asphyxie durch Lungenembolie bewirken können, während nur geringe Mengen der Zersetzung entgehen und im Harne erscheinen (Guttmann, Schwerin), ist von Richardson zunächst gegen Diabetes, wo sie sich nicht bewährte, dann gegen Herzklappenfehler mit Lungencongestion, gegen Struma und Rheumatismus innerlich empfohlen. Die von ihm benutzte ätherische Lösung hat den unpassenden Namen Ozonic Ether erhalten. Nach einer sehr genauen Studie von Stöhr (1867) bewirkt Wasserstoffsuperoxyd weissliche Färbung der Epidermis, bei längerem Contacte in concentrirten Lösungen auf Zunge oder Handrücken Prickeln, am Auge Injection der Bindehautgefässe und Cornealtrübung. Muskeln-, Nerven- und Bindegewebe werden von Wasserstoffsuperoxyd nicht verändert, wohl aber Blutkörperchen, die danach Schrumpfung und selbst Zerstörung erfahren; ebenso Eiterkörperchen. Auf excoriirten Stellen bedingen schwächere Lösungen Jucken, stärkere vorübergehenden heftigen Schmerz und bedecken sich in 1 Stunde mit einer dünnen weissen Schicht. Bei längerem Contact mit ziemlich grossen Quantitäten stärkerer Wasserstoffsuperoxydlösungen verliert Schankereiter seine Impfbarkeit; Schanker und eiternde Bubonen heilen bei localer Behandlung damit äusserst rasch. Diphtheritische Membranen werden davon in ihrer Structur und Zusammensetzung verändert und diphtheritische Geschwüre heilen rasch danach (Stöhr).

Auf Hefegährung und Fäulniss von Harn und Fleischwasser wirkt Wasserstoffsuperoxyd stark retardirend (Guttmann). Im Handel kommt eine als Bleichflüssigkeit benutzte Wasserstoffsuperoxydlösung (1 : 10) unter dem Namen Peroxide of hydrogen vor, die zur medicinischen Verwendung stark zu verdünnen ist.

Acidum sulfurosum, Schweflige Säure. — Sowohl die gasförmige schweflige Säure (Schwefligsäureanhydrid), SO^2, als dessen in England als Acidum sulfurosum officinelle wässrige Lösung haben in der Medicin als Desinficientien neuerdings wiederholt Anwendung gefunden. Die Säure besitzt ebenfalls wie das Chlor bleichende Eigenschaften; die Wirkung auf Pflanzenfarben beruht nicht auf Wasserstoffentziehung oder auf Oxydation, wie beim Chlor, sondern entweder darauf, dass sie ihnen Sauerstoff entzieht oder dass sie sich direct zu einer farblosen schwefligsauren Verbindung vereinigt. Sie ist technisch seit langer Zeit als Verhinderungsmittel von Gährungs- und Fäulnissprocessen benutzt, worauf das Schwefeln des Hopfens, des Weines u. a. der Gährung oder Zersetzung fähigen Materials beruht. Nach Baierlacher (1876) ist die schweflige Säure das beste Hefegift, das schon zu $^1/_3$ % den Hefepilz unfähig macht, Gährung zu erregen und steht in dieser Beziehung wie in Hinsicht auf die Verhütung von Schimmelbildung und Ertödtung von Schimmelpilzen über der Salicylsäure und Carbolsäure; auch die Fermentwirkung des Emulsins wird dadurch unter bestimmten Verhältnissen aufgehoben und stark riechende faule Fische werden durch die Säure rasch desodorisirt. Der Eintritt von Fäulniss wird durch schweflige Säure weit länger hinausgeschoben als durch Carbolsäure (Fergus). Auf Milzbrandsporen wirkt schweflige Säure nicht vernichtend (Wolffhügel). Die Baierlacherschen Versuche erklären die ausserordentlich günstige Wirkung des Acidum sulfurosum bei Pyrosis und ähnlichen dyspeptischen Affectionen des Magens, wo abnorme Gährungsvorgänge durch Pilze (Sarcina, Cryptococcus cerevisiae, Leptothrix u. s. w.) bedingt werden, wo kein Mittel so rasch Hülfe schafft wie die schweflige Säure (Lawson). Auch gegen Heufieber (innerlich und in Gasform) fand es erfolgreiche Anwendung (Fergus). Als wahrhaft antidotarisch wird auch der innerliche Gebrauch bei Typhus gerühmt, wo namentlich auch die dadurch bedingte Herabsetzung der Fiebertemperatur betont wird (Wilks, Hamilton, R. Bird, Botkin). Ein besonderer Lobredner der Säure ist Dewar, der sie bei verschiedenen Krankheiten des Mundes, Schlundes (Diphtheritis, Angina) und der Luftwege, selbst bei Tuberculose, als Topicum (verstäubt) empfiehlt. Waterman rühmt sie bei Scharlach. Aeusserlich empfahl sie Balfour zu Umschlägen bei gequetschten Wunden, anfangs kalt, später lau, wo der Schmerz rasch gestillt und die Eiterung wesentlich beschränkt werden soll, Vincent zur Ausspülung von Senkungsabscessen, Baierlacher bei syphilitischen Geschwüren und zur Desinfection der Hände nach Obductionen. Man giebt die wässrige Säure bei Pyrosis in starker Verdünnung mit Wasser oder bittern Infusen zu 2,0—4,0 3—4mal täglich, bei Typhus zu 4,0 bis selbst zu 12,0 (Hamilton). Dewar benutzt zur Bepinselung und Verstäubung eine mit 3 Th. Aq. dest. verdünnte Lösung, wovon er jedesmal 40—60 Tropfen (bei Diphtherie alle 15 Minuten wiederholt) anwendet. Zu Umschlägen wird die Säure mit 12 Theilen Wasser verdünnt. Zu desinficirenden Räucherungen, wogegen die schweflige Säure neuerdings vielfach beim Auftreten von epidemischen Krankheiten (Cholera, Pocken, Scharlach) in Anstalten und Casernen gebraucht wird, verbrennt man Schwefel in geeigneter Weise, z. B. Schwefelblumen auf Kohlen gestreut. Auf 1 Cubikmeter Luftraum nehmen 9,0—10,0 Schwefel (Schönleutner), in Frankreich selbst 35,0. Auf Menschen scheint die verdünnte Säure wenig intensiv zu wirken, während die Dämpfe des verbrennenden Schwefels nicht nur starke Irritation der Luftwege und Asphyxie (Chevallier), sondern auch, vielleicht in Folge des Arsengehalts des verbrannten Schwefels, gastrische Erscheinungen bedingen (Schönleutner). Am besten mischt man dem Schwefel $1/40$ fein pulverisirte Kohle bei, welche das Zerfliessen beim Verbrennen verhindert und verbrennt auf einer eisernen Platte (Fergus).

Sulfite und Hyposulfite. — Der Umstand, dass die Verbindungen der schwefligen Säure in analoger Weise wie diese die Gährung zu sistiren vermögen, so dass z. B. die Gährung von 700 Liter Most durch 4 Pfund Calciumsulfit aufgehoben wird, hat den italienischen Professor Polli auf die Idee gebracht, diese Verbindungen in der Weise prophylaktisch gegen zymotische Krankheiten zu verwenden, dass er sie längere Zeit in grösseren Gaben verabreichte, gewissermassen um den Organismus damit zu imprägniren und dadurch den Boden für die Aufnahme der Keime der Infectionskrankheiten untauglich zu machen. Diese Empfehlung, welche Polli durch Thierversuche stützte, wodurch der Nachweis geliefert zu werden schien, dass man durch die methodische Anwendung eines Sulfits im Stande sei, dem Entstehen von putrider Infection vorzubeugen, hat zur Aufstellung einer besonderen prophylaktischen Methode gegen miasmatische und contagiöse Krankheiten geführt, welche den Namen Methodus antifermentativa oder Methodas antizymotica erhalten hat, geführt, die sich namentlich in Italien, Frankreich und Spanien anfangs grosses Ansehen verschaffte, in Deutschland jedoch niemals recht Eingang finden konnte und im Laufe der Zeit auch in dem Lande ihrer Geburt wesentlich an Terrain verloren hat. Die betreffenden Stoffe wurden jedoch nicht nur prophylaktisch, sondern auch, wie übrigens z. Th. schon lange Zeit vorher, z. B. 1832 bei Cholera von Kurz und Manuel, später als Verbandmittel von Burggraeve, als Heilungsmittel nach Ausbruch der betreffenden Krankheiten versucht. Als Medicamente wurden dabei Anfangs die schwefligsauren Salze des Kaliums, Natriums, Ammoniums, Calciums und Magnesiums, die sog. Sulfite, in Anwendung gezogen, neben welchen jedoch auch die entsprechenden unterschwefligsauren

Salze in Gebrauch kamen, von denen **Natrium subsulfurosum** s. **hyposulfurosum** s. **thiosulfuricum, Natriumhyposulfit, Natriumthiosulfat, unterschwefligsaures Natron** in die erste Auflage der Pharmacopoea Germanica Aufnahme fand. Dieses Salz bildet farblose und geruchlose, luftbeständige, durchsichtige Säulen von salzigem, später etwas bitterlichem Geschmacke, welche sich leicht in kaltem Wasser lösen. Die Lösung reagirt schwach alkalisch und trübt sich schwach durch Abscheidung von Schwefel bei Zusatz von Salzsäure nach einiger Zeit, wobei ein Geruch nach schwefliger Säure auftritt. 1 Theil Natrium subsulfurosum in 2 Theilen Wasser gelöst, löst wenigstens 1 Theil Iod zu einer farblosen, Lakmuspapier nicht verändernden Flüssigkeit auf. Das Salz besitzt wie andere Hyposulfite ein grosses Lösungsvermögen für Chlor-, Iod-, Brom- und Cyansilber, worauf seine Anwendung in der Photographie beruht. Von den Sulfiten bildet das **Natriumsulfit** schöne, schiefe Prismen, die sich mit Leichtigkeit und schwach alkalischer Reaction in Wasser lösen, und das **Magnesiumsulfit** ein weisses krystallinisches Pulver, das sich in 20 Theilen Wasser löst. Calciumsulfit ist unlöslich. Alle schwefligsauren Salze entwickeln beim Behandeln ihrer Lösungen mit Salzsäure oder einer anderen stärkeren Säure schweflige Säure.

Die Sulfite und Hyposulfite können bei interner Einverleibung durch die Säure des Magensaftes unter Freiwerden von schwefliger Säure zersetzt werden; doch trifft dies bei dem kurzen Aufenthalte im Magen offenbar nur einen Theil, während bei grösseren Mengen wenigstens der bedeutendste Theil in den Darm gelangt. Hier scheinen sie in grösseren Mengen verstärkte peristaltische Bewegung hervorzurufen und abführend, jedoch lange nicht so stark wie Alkalisulfate zu wirken. Rabuteau leugnet die purgirende Wirkung ganz und stellt die Sulfite und Hyposulfite in dieser Beziehung in Gegensatz zu den entsprechenden Verbindungen der **Unterschwefelsaure** oder **Dithionsäure**, welche als solche den Organismus verlassen und wie Sulfate dem Darm gegenüber sich verhalten, so dass Natrium hyposulfuricum schon zu 5—10 Gm. ohne unangenehme Nebenwirkung purgirt. De Ricci fand die Hyposulfite purgirend, die Sulfite nicht; offenbar kommt es dabei auf die Dosis. Ein Theil der in den Darm gelangten Sulfite und Hyposulfite wird in das Blut aufgenommen und dort zu schwefelsauren Salzen verbrannt (Kletzinsky); nur bei Einführung sehr grosser Quantitäten finden sich Sulfite und Hyposulfite im Urin (Rabuteau). Nach Application auf Wunden soll schweflige Säure im Urin auftreten (de Ricci).

Die Fäulniss von Blut, Muskeln und Secreten wird durch Sulfite verzögert (Polli).

Das Freiwerden von schwefliger Säure im Magen nach Einführung der Hyposulfite und Sulfite lässt vermuthen, dass dieselben bei Anwesenheit von Gährungspilzen im Magen und darauf beruhenden dyspeptischen und katarrhalischen Zuständen von Nutzen sein können. Dass Lawson sie bei Pyrosis weit minder wirksam als die schweflige Säure selbst fand, liegt zum Theil freilich an der geringen Dosis (0,5—2,0 Natrium sulfurosum, woraus sich höchstens 0,2—0,6 schweflige Säure bilden könnte), welche er verabreichte; doch wird auch bei grösseren Dosen eine erhebliche Menge unzersetzt bleiben. Für eine solche Wirkung spricht dagegen die von mehreren italienischen Aerzten gemachte Beobachtung, dass die Sulfite bei zymotischen Krankheiten, insbesondere bei Malariakrankheiten, sich heilsam erweisen, wo abnorme Gährungsprocesse im Darm und darauf beruhende Kakochylie dieselben complicirt (Giovanni). Man hat indessen den Hauptwerth der fraglichen Medicamente nicht in die Sistirung von Gährungsvorgängen im Magen, sondern in die der vermeintlich im Blute vor sich gehenden gelegt, wie solche bei Pyämie und Septicämie, bei Febris puerperalis, Rotz, Milzbrand, Typhus, Malariainfection, Erysipelas, acuten Exanthemen, acutem Rheumatismus u. s. w. angenommen werden. Es lässt sich nicht verkennen, dass diese Theorie grosse Lücken besitzt. Jedenfalls bleibt fraglich, ob im Blute wirklich eine destruirende Wirkung, sei es nun der im Magen gebildeten und dann resorbirten kleinen Mengen von schwefliger Säure oder der als solche resorbirten Verbindungen, gedacht werden kann, weil zur Hemmung von Gährung offenbar gewisse Mengen gehören. Allerdings lassen sich die Mittel in grossen Dosen ohne Schaden verabreichen. Es ist in allen Fällen sehr schwer zu entscheiden, ob Jemand, der während einer Epidemie

Sulfite prophylaktisch genommen hat, deshalb nicht erkrankt, da ja auch viele Andere, welche sich des Mittels nicht bedienten, verschont bleiben. Den Parallelversuchen, welche Polli an sulfitisirten und nicht sulfitisirten Hunden anstellte, dass er ihnen Rotzgift oder Eiter in die Gefässe einbrachte, worauf letztere an pyämischen Erscheinungen zu Grunde gingen, erstere nicht oder nur in geringem Masse erkrankten, stehen Experimente mit negativem Resultate bezüglich des Nutzens der Sulfite entgegen (O. Weber). Den am Krankenbette damit erzielten Resultaten, welche für den positiven Nutzen zu sprechen scheinen, stehen ebenfalls andere entgegen, wo offenbar kein Nutzen davon erhalten wurde. Auffallende Veränderungen im Verlaufe acuter Infectionskrankheiten durch den Gebrauch von Sulfiten und Hyposulfiten, welche für eine besondere Art der Einwirkung sprächen, sind nicht constatirt und so lässt die unter der Anwendung der Mittel wiederholt beobachtete Genesung sich in keiner Weise als ausschliessliche Folge der Sulfittherapie betrachten. Ob die negativen Resultate auf Anwendung schlechter, mit schwefelsauren Salzen verunreinigter Präparate, wie Polli und Angelo Poma meinen, beruhen, steht dahin und der Grund der fehlgeschlagenen Therapie, dass die Medicamente zu spät bei schon zu weit fortgeschrittener Blutvergiftung gegeben seien (de Ricci), ist noch jedesmal von Verehrern gewisser Heilmethoden, wenn dieselben sich nicht bewährten, vorgebracht.

In Italien ist besonders Semmola als Gegner der Methode aufgetreten, welcher nur bei örtlichen putriden Affectionen von localer Behandlung mit Sulfiten Nutzen erwartet und bei Kakochylie, sowie bei purulenten Blasenkatarrhen und in gewissen Stadien des Uteruskrebs als Desinficiens dieselben sich bewähren sah. Damit stimmen auch diverse andere Autoren, welche wie Semmola die eigentlichen Infectionskrankheiten dadurch nicht verändert, wohl aber bei Verband von contundirten Wunden, Schusswunden (Burggraeve, C. Paul, Ferrini, Nachtigal), bei Abscessen, gangränösen Geschwüren, entzündeten und eiternden Frostbeulen, Paronychie die Heilung beschleunigt und ohne allgemeine Störung auftreten sahen. Aeusserlich haben die Mittel auch gegen Sycosis (de Ricci), Favus und chronische Geschwüre (Crowther), sowie gegen Pruritus pudendi (Fizell) Lobredner gefunden. Aus den Mittheilungen italienischer und amerikanischer Aerzte über die innerliche Anwendung ist ersichtlich, dass die Sulfite in der That gegen Malariafieber von Wirksamkeit sind und selbst einzelne Fieberfälle zu heilen vermögen, welche dem Chinin Widerstand leisten; aber die Wirkung ist eine viel langsamere und dabei doch verhältnissmässig unsicherere als die des Chinins. Nur hierüber liegt eine ausreichende Statistik vor; bei allen übrigen Infectionskrankheiten, wo die Sulfite innerlich benutzt worden sind, können die Zahlen nicht als hinreichend ausgedehnt angesehen werden. Besonderen Effect rühmt Cervello bei Erysipelas neonatorum. Bei Syphilis sind Sulfite ohne jede Wirkung (Semmola). Inwieweit die Nachtschweisse der Phthisiker dadurch günstig influirt werden (de Ricci), müssen weitere Erfahrungen lehren.

Sulfite und Hyposulfite lassen sich auch antidotarisch bei Vergiftung mit Chlorkalk, Javellescher Lauge und Chlorwasser verwenden. In Berührung mit unterchlorigsauren Alkalien oxydiren sie sich zu Sulfaten und reduciren letztere zu Chlorür. Man giebt sie in lauwarmer Lösung (4—5 : 100) zu 1,0 pro dosi (Carles).

Die Frage, ob eines oder das andere Sulfit oder Hyposulfit Vorzüge hinsichtlich der antiseptischen Wirksamheit oder der Verabreichungsweise besitze, scheint in Bezug auf den ersten Punkt verneint werden zu müssen. De Ricci verwirft die Hyposulfite gänzlich und zieht zum inneren Gebrauche die Magnesia sulfurosa dem Natrium sulfurosum vor, weil gleiche Gewichtsmengen ersterer mehr schweflige Säuren produciren und weil sie besser schmeckt als alle übrigen Sulfite. Zur äusserlichen Behandlung sind die leichter löslichen Natronsalze vorzuziehen. Man giebt die betreffenden Verbindungen innerlich zu 8,0—20,0 pro die, in Wasser oder aromatischen Wässern aufgelöst, mit Zusatz wohlschmeckender Syrupe.

Zum äusserlichen Gebrauche dient Natrium sulfurosum oder subsulfurosum in Solution. Zu antiseptischen Verbänden empfahl Minich 10% wässrige Lösung mit Zusatz von 5% Glycerin. Zur antiseptischen Irrigation eignen sich

5—6% Solutionen. Bei Diphtheritis lässt es sich auch in Pulverform aufstreuen, wozu sich jedoch die minder löslichen Magnesia- und Kalksalze besser eignen dürften.

Unterschwefligsaures Natrium dient auch zum Einbalsamiren von Cadavern (Sucquet) und als Zusatz von Iodkaliumsalben, um desoxydirend zu wirken.

Chlorum; Chlor. Aqua chlorata, Aqua s. Liquor Chlori, Aqua oxymuriatica, Chlorum solutum; **Chlorwasser.**

Weitaus am häufigsten kommt als Desinficiens und Antisepticum das Chlor in Anwendung, welches als freies Gas selbstverständlich in den Apotheken nicht vorräthig gehalten werden kann, sondern, wenn es in Gebrauch gezogen werden soll, gewöhnlich an der Stelle, wo man es zu benutzen beabsichtigt, aus verschiedenen officinellen Materialien entwickelt werden muss. Ausser dem zur Chlorbereitung dienenden Chlorkalk ist aber auch eine Lösung des Gases in Wasser als Aqua Chlori, Chlorwasser, officinell.

Das vermöge seiner grossen Verwandtschaft zu den übrigen Elementen in der Natur im freien Zustande nicht vorkommende, 1774 von Scheele entdeckte Chlor, welches seinen Namen von seiner gelblich grünen Farbe erhalten hat, ist ein bei einem Druck von 4 Atmosphären zu einem dunkelgelben Liquidum verdichtbares Gas von 2,45 spec. Gew., von eigenthümlichem, höchst unangenehmem Geruche und von zusammenziehendem Geschmacke. 1 Vol. Wasser löst bei 12° 2$^1/_2$ Vol. des Gases auf.

Zur Darstellung des Chlorgases durch Oxydation des Wasserstoffs in der Chlorwasserstoffsäure können Salzsäure und Braunstein (siehe weiter unten) oder eine Mischung von Kochsalz, Chlornatrium, Braunstein, Schwefelsäure und Wasser angewendet werden, auch Kaliumbichromat, Chlorwasserstoffsäure und chlorsaures Kalium. Ebenso entwickeln Chlorkalk und Liquor Natri chlorati unter dem Einflusse von Säuren, selbst der Kohlensäure der Luft, leicht Chlorgas.

Die Aqua chlorata bildet eine klare gelblich grüne Flüssigkeit von schwach styptischem, etwas scharfem Geschmacke und erstickendem Geruche, welche blaues Reagenspapier sofort bleicht, ohne dasselbe, wenn nicht durch Zersetzung sich Chlorwasserstoffsäure im Chlorwasser findet, vorher zu röthen. Als zulässig ist nur solches Chlorwasser zu betrachten, welches mindestens 0,4 % Chlor enthält. An der Luft giebt es Chlorgas ab und unter dem Einflusse des Tageslichtes zersetzt es sich unter Bildung von Chlorwasserstoffsäure und Freiwerden von Sauerstoff.

Die Wirkungen, welche das Chlorgas als Desinfectionsmittel und überhaupt auf den Organismus äussert, beruhen gleichzeitig auf seiner energischen, sogar die des Sauerstoffs übertreffenden Affinität zum Wasserstoff und, wenn es den Wasserstoff nicht den Geweben direct, sondern dem darin enthaltenen Wasser entzieht, auf dem Freiwerden von Sauerstoff, der in statu nascendi intensive oxydirende Eigenschaften besitzt. In organischen Verbindungen substituirt das Chlor häufig ein oder mehrere Molecüle Wasserstoff.

Die nämlichen Umstände liegen auch der zerstörenden Wirkung des Chlors auf Pflanzenfarben und der technischen Anwendung zum Bleichen von Leinwand, Kattun, Lumpen zu Grunde.

Wird ein Gemenge von Chlor mit atmosphärischer Luft in die Luftwege eingeführt, so kann, wenn das erstgenannte Gas auch nur 1% betrug (Eulenberg), der Tod von Thieren und Menschen dadurch herbeigeführt werden. Dabei kommt es wohl nie, wie man früher annahm, zu einer krampfhaften Verschliessung der Stimmritze und plötzlichem Tod, sondern zu intensiver Reizung der Respirationsorgane, die sich bei Lebzeiten durch Niesen, Kratzen im Schlunde, Husten, Stechen in der Brust, Schleimrasseln, blutig gefärbte Sputa und Dyspnoe, nach dem Tode durch ausgedehnte Veränderungen (feinblasiger Schaum, von den feinsten Bronchien bis in den Larynx sich erstreckend, Hepatisation der Lungen, selten Trachealcroup) zu erkennen giebt. Sehr geringe Mengen Chlor können mit atmosphärischer Luft inhalirt werden, ohne die Schleimhäute der Respirationsorgane zu afficiren und ohne andere wesentliche Störungen der Gesundheit herbeizuführen.

Abstumpfung der Empfindlichkeit der Respirationsorgane gegen Chlordämpfe kommt bei manchen Individuen vor, während bei anderen geradezu die Irritabilität grösser wird. In Bleichereien können Arbeiter in der mit Chlordampf geschwängerten Atmosphäre es stundenlang aushalten, während Fremde beim Betreten der Locale sofort sich räuspern und husten müssen. Man hat angenommen, dass bei Arbeitern in solchen Fabriken Bluterkrankung zu Stande kommen könne, doch ist dies sehr problematisch; wohl aber leiden die Arbeiter an Magenschmerzen und Pyrosis in Folge der mit dem Speichel verschluckten Salzsäure, die sie durch Kreideessen zu neutralisiren suchen, und magern ab, ohne jedoch an Körperkraft zu verlieren. Bei Fröschen erzeugt Aufenthalt in Chloratmosphäre neben Athemstillstand das Bild der Hirnlähmung bei Fortdauer der Herzbewegung, Integrität der rothen Blutkörperchen und der Muskel- und Nervenirritabilität (Binz).

Bei Vergiftung mit Chlorgas sind die chemischen Antidote (Schwefelwasserstoffgas, welches zur Bildung von Salzsäure führt, deren corrosive Wirkung auf die Bronchien zu fürchten ist, Ammoniak, durch welches allerdings unschädliches Chlorammonium gebildet wird, das aber vor Bildung dieser Verbindung selbst irritirend wirkt, Lösungen von Anilin, die auch Eiweiss coagulirt und deshalb ätzt) wohl durch Einathmen lauwarmer Wasserdämpfe oder zerstäubten Wassers zu ersetzen, welche die Reizung vermindern. Von Kastner wurde Alkohol auf Zucker als hülfreich empfohlen.

Wirkt concentrirtes Chlorgas auf eine Hautstelle ein, so wird letztere unter Gefühl von Wärme und Stechen trocken, gelb, runzlig, röthet sich nach einiger Zeit und desquamirt; längere Einwirkung ($\frac{1}{2}$ Stunde und darüber) bedingt erysipelatöse Entzündung mit nachfolgender Eiterung. Lässt man Chlor mit Luft oder Wasserdämpfen stark verdünnt auf die Körperoberfläche einwirken, so kommt es zu allgemein verbreitetem Prickeln, Stechen und Jucken, erhöheter Empfindlichkeit und Blutfülle der Haut und zu Vermehrung der Ausdünstung; bisweilen entwickelt sich auch ein vesiculöser oder papulöser Ausschlag, der mit Abschilferung endigt (Wallace). Wird Chlorwasser längere Zeit auf die äussere Haut applicirt, so entsteht ein feiner, 0,6—0,8 Mm. dicker, weicher, zerfliessender Schorf mit fettiger Degeneration der berührten Gewebe (Epithelien und Bindegewebe), wobei das Chlor sich nicht allein mit den Proteïnsubstanzen, sondern auch mit dem aus Zersetzung der Proteïnate resultirenden Ammoniak verbindet (Bryk). Tiefes Eindringen des Chlors findet nicht statt, da Pigmentmäler und die durch zu langen Gebrauch von Silber entstehende Schwarzfärbung durch Chlor nicht alterirt wird; dagegen zerstört anhaltende Chloreinwirkung das Pigment der Haare (Krahmer).

Chlorwasser, in grösserer Menge und unverdünnt in den Magen gebracht, bewirkt Anätzung oder Entzündung von Zunge, Lippen, Schlund, Kehldeckel, Speiseröhren- und Magenschleimhaut (Orfila). In sehr verdünnter Lösung und in geringerer Menge gereicht kann es appetiterregend und verdauungsbefördernd (durch Vermehrung des Salzsäuregehaltes im Magen), daneben etwas obstruirend (ebenfalls durch die Salzsäure) wirken. Die Faeces erscheinen dabei manchmal entfärbt.

Antidote bei Vergiftung durch verschlucktes Chlorwasser sind Eiweiss oder Milch in Verbindung mit Magnesia (behufs Neutralisation der Salzsäure) oder auch schweflig- und unterschwefligsaure Salze (Carles).

Aufnahme von Chlorgas in das Blut kann zwar bei Vergiftungen durch Inhalation nicht in Abrede gestellt werden, da man bei Secretionen in dieser Weise tödtlich vergifteter Menschen (Cameron) und Thiere (Binz) Geruch nach Chlor oder unterchloriger Säure auf das deutlichste in der Schädelhöhle constatirt hat. Indessen ist es fraglich, ob bei den kleinen Mengen Chlor, welche man bei innerlicher Darreichung von Chlorwasser in Anwendung bringt, nicht schon im Magen sämmtliches Chlor seiner Affinität zum Wasserstoff genügt und zu Salzsäure wird. Der Wirkung der Chlorwasserstoffsäure entsprechen die herabsetzenden Effecte auf Puls- und Respirationsfrequenz, sowie auch auf die Temperatur, welche man in Typhus nach Anwendung von Aqua chlorata bisweilen zu beobachten Gelegenheit hat. Die dem Chlor zugeschriebene Anregung der secretorischen Thätigkeit der Leber und Nieren bedarf noch der Bestätigung.

Chlorgas in die Drosselader injicirt tödtet Thiere sofort unter Erstickungserscheinungen; das Blut ist dabei flüssig und schwärzlich roth (Nysten). Chlor mit Blutserum in Contact coagulirt das Eiweiss sofort, wobei der Chlorgeruch verschwindet; nach einiger Zeit ist in dem Gemenge Chlorwasserstoffsäure nachweisbar. Pferde erholen sich auf 60,0 Chlorwasser intravenös nach vorgängigem Zittern und Mattsein in 2 Std. und toleriren 1 Kgm. Chlorwasser intern (Hertwig). — Nach dem Gebrauche von Chlorbädern soll der Urin Lakmuspapier nicht röthen, wohl aber Pflanzenfarben mehr oder minder zerstören, was auf Elimination von freiem Chlor oder unterchlorigsauren Verbindungen im Urin deutete (Wallace).

Unter den Anwendungen des Chlors als Medicament steht die als Desinfectionsmittel oben an, als welches es hauptsächlich ausserhalb des Organismus in Gebrauch gezogen wird.

Theoretisch betrachtet giebt es keinen Stoff, der sich zur Desinfection überhaupt in unbewohnten Räumen, welche mit übelen Gerüchen imprägnirt sind, und vorzugsweise da, wo gährende Fäcalmassen sich finden, besser qualificirte als das Chlor in Gasform. Es zerstört sehr rasch die übelriechenden Gase, namentlich Schwefelwasserstoff, mit dessen Wasserstoff es sich verbindet, und die dadurch gebildete Salzsäure vermag ihrerseits wieder vorhandenes Ammoniak zu binden. Insoweit sie nicht an dieses gebunden wird, wirkt sie auch nach Art aller freien Säuren auf die Zersetzung hemmend ein. Koch und Bucholtz stimmen in Bezug auf die hohe Stellung, die dem Chlor unter den die Schistomyceten vernichtenden und deren Fortpflanzung beschränkenden Stoffen zukommt, überein. Wenn es auch eins der stärksten Gifte für Infusorien ist, die es noch in Verdünnung von 1:25000 tödtet; so afficirt es doch nach Thomé die Cholerapilze nicht und vernichtet nach Sansom Penicilliumfäden nur bei Anwendung ausserordentlich grosser Mengen. Nach Baierlacher beeinträchtigt Chlor die Hefegährung sehr wenig.

Minder gut eignet sich Chlor zur Zerstörung von Geruchstoffen oder Ansteckungsstoffen in bewohnten Räumen oder gar in Krankenzimmern, wo die Desinfection bei schwacher Chlorentwicklung fruchtlos bleibt oder bei starker Entwickelung die Respirationsorgane der Insassen in intensiver Weise reizt, dass man besser thut, sie zu vermeiden. Die frühere Praxis in Quarantäneanstalten, aus pest- oder cholerakranken Gegenden kommende Reisende direct mit Chlor zu durchräuchern, ist jedenfalls unzweckmässig.

Zur Desinfection von Kleidungsstücken und Wäsche an zymotischen Krankheiten Verstorbener, Utensilien, Verbandstücken lässt sich Chlor in Substanz und in Lösung sehr gut unter Ausschluss der Beeinträchtigung der Athemwerkzeuge benutzen; doch kommen hier häufiger Chlorkalklösungen in Anwendung.

Auch am Organismus selbst hat man Ansteckungsstoffe mit Chlor unwirksam zu machen gesucht. Man glaubte durch Waschen der Glans penis, deren Epithel durch Chlorwasser leicht zerstört wird, mit verdünnter Aqua Chlori nach verdächtigem Coitus gegen syphilitische Ansteckung und durch Waschungen der Hände in Secirsälen Beschäftigter gegen die Weiterverbreitung putrider Stoffe beim Touchiren Schwangerer (Theorie der Puerperalfieberverbreitung von Semmelweiss) schützen zu können. Vaccinelymphe, Trippereiter, Rotzgift (Gerlach, Peuch) und Milzbrandgift scheinen allerdings durch Chlorwasser ihre Inoculationsfähigkeit zu verlieren (Wünsch, Wilke u. a.) und namentlich scheint auch bei örtlicher Behandlung der Pustula maligna mit Chlor günstige Veränderung zu erfolgen, wie überhaupt die Application auf faulige, brandige Geschwüre nicht ohne Nutzen ist, nicht bloss weil Chlor den fötiden Geruch mindert, sondern auch indem es eine zu guter Eiterung und Granulationsbildung inclinirende Geschwürsfläche schafft. Gute Dienste leistet Chlorwasser bei diphtheritischen Entzündungen der Bindehaut (A. v. Graefe) und auch bei anderen contagiösen Affectionen der Conjunctiva, wenn anders nicht ein bestehender zu heftiger Reizzustand die Anwendung desselben contraindicirt. Bei Angina diphtheritica ist es verschiedentlich, z. B. (1870) von Dyes, warm empfohlen.

An die prophylaktischen Waschungen von Verletzungen bei Sectionen (Leichengift) mit Chlorwasser, dessen wenig in die Tiefe dringende Aetzwirkung keine günstige Kritik des Verfahrens zulässt, schliesst sich die Behandlung anderer vergifteter Wunden, z. B. der Bisswunden giftiger Schlangen, der Stiche von Scorpionen und anderen Gliederthieren, mit demselben an, der wir ebenfalls das Wort zu reden nicht vermögen, zumal, weil das Antidot mit dem meist gleich in das Blut gelangten Gifte selten in Contact kommen wird. Die Anwendung als Gegengift des Schwefelwasserstoffs und der Schwefelwasserstoff enthaltenden giftigen Gasgemenge (Cloakengas, Senkgrubengas) ist unseres Erachtens eine vergebliche, da in den Lungen der Vergifteten sich schwerlich noch Gas finden wird, welches die Zersetzung bedarf, und da es sehr zweifelhaft ist, ob das Chlor im Blute die dort gebildeten Verbindungen des Schwefelwasserstoffs zersetzt. Noch geringeren Werth hat die Empfehlung gegen Phosphorwasserstoff und Blausäure.

Als desodorirendes Mittel bei fötiden und putriden Geschwüren steht das Chlorwasser dem Chlorkalk nach.

Die Zeiten, wo man in der internen Anwendung des Chlorwassers ein directes Heilmittel gegen zymotische Krankheitsprocesse (acute Exantheme, besonders deren hämorrhagische Formen, Puerperalfieber, Gelbfieber) und besonders gegen den Typhusprocess sah, sind vorüber. Allerdings lässt sich nicht leugnen, dass es gegen gewisse Symptome beim Ileotyphus, namentlich gegen das Fieber und profuse Durchfälle, vermöge der aus ihm entstehenden Chlorwasserstoffsäure, von Nutzen sein kann, doch kann es hier sehr wohl durch andere Stoffe ersetzt werden. Dasselbe gilt vom Gebrauche bei putriden Diarrhöen und insbesondere bei Dysenterie.

Die Einathmung von Chlordämpfen gegen chronische Katarrhe der Athmungswerkzeuge (selbst bei Lungentuberculose, Gangraena pulmonum, Croup!), sowie als Gasbad bei chronischen Affectionen der Leber, Lymphdrüsen und Haut und gegen chronische Geschwüre (Wallace), die Anwendung des Chlorwassers bei Diabetes, um den Traubenzucker zu oxydiren (Bouchardat), sind obsolet.

Das Chlorwasser wird innerlich zu 2,0—10,0 pro dosi und zu 15,0—30,0 pro die in Verdünnung mit 5—10 Theilen dest. Wasser und $1/2$—1 Th. weissen Syrup dargereicht.

Da Chlor organische Stoffe äusserst leicht zerstört, sind solche, namentlich auch gefärbte Syrupe zu meiden. Dasselbe gilt vom Ammoniak und von Metallsalzen, welche dadurch höher oxydirt werden können. Verordnung auf längere Zeit verbietet die Zersetzbarkeit des Chlorwassers.

Als Collyrium wird es unverdünnt 1 bis höchstens 2mal täglich eingeträufelt. Zu Mund- und Gurgelwässern bei putriden Affectionen im Munde und Schlunde verdünnt man es mit 1 bis 2 Theilen dest. Wasser, ebenso zu Lotionen; zu Pinselsäften mit āā Syrupus simplex.

Salben und Linimente sind wegen der grossen Zersetzlichkeit unzweckmässig.

Man verordnet das Chlorwasser, um seine Zersetzung zu hindern, in schwarzen Gläsern. Gelbe und braungelbe Gläser leisten dasselbe. Luftzutritt und Wärme sind bei der Aufbewahrung stets zu meiden.

Ueber die Chlorräucherungen wird Näheres beim Chlorkalk und Braunstein mitgetheilt werden. Dass sie nicht überall in der gleichen Stärke vorzunehmen sind, sondern letztere sich sehr wesentlich nach den Localitäten richtet, wurde bereits oben angedeutet. Wittke hat die folgenden zweckmässigen Modificationen angegeben: 1) Zur Räucherung in Krankenstuben, ohne die Respiration zu belästigen: 60,0 Chlorkalk mit $3 1/2$ Liter Wasser gemischt und öfter umgerührt. 2) Stärkere Chlorentwicklung auf den Gängen und den Vorzimmern zur Krankenstube: Chlorkalk und Alaun āā mit Wasser in flacher Schale angefeuchtet und umgerührt. 3) Starke Chlorentwicklung zu zeitweiser kräftigerer Desinfection der Vorplätze: Chlorkalk 15,0 mit āā verdünnter Schwefelsäure auf flacher Schale übergossen. 4) Stärkste Chlorentwicklung zur Desinfection der Wohnungen und Utensilien: 2 Theile Braunstein und 3 Theile Kochsalz mit verdünnter Schwefelsäure übergossen.

Calcaria chlorata, Calcaria hypochlorosa, Calx chlorata, Calcaria oxymuriatica; **Chlorkalk,** Bleichkalk.

Als hauptsächlichstes Mittel zur Chlorentwicklung dient das unter dem Namen Chlorkalk officinelle Präparat, welches fabrikmässig durch Leiten von Chlorgas durch Calciumhydroxyd erhalten wird und ein nach unterchloriger Säure riechendes, schwach chlorartig und zugleich salzig laugenhaft schmeckendes, an der Luft feucht werdendes, weisses Pulver bildet, das ein Gemenge von unterchlorigsaurem Calcium, Chlorcalcium und Kalkhydrat neben mehr oder weniger freiem Wasser darstellt. Dasselbe ist als brauchbar nur dann anzusehen, wenn es in 100 Theilen mindestens 20 Theile wirksames Chlor enthält, welches beim Uebergiessen mit Säuren sich rasch in reichlicher Menge entwickelt und schon beim Stehen an der Luft durch den Einfluss der Kohlensäure allmälig frei wird. Da der Chlorkalk wechselnde Mengen von im Wasser unlöslichem Kalkhydrat enthält, ist er in diesem Vehikel nur theilweise löslich, die Lösung reagirt alkalisch.

Der als Bleichmittel für leinene und baumwollene Stoffe (Tennants Bleichpulver) seit langer Zeit gebräuchliche Chlorkalk enthält nach modernen Ansichten nicht Chlorcalcium und unterchlorigsaures Calcium gemengt, sondern eine Verbindung $Ca \begin{Bmatrix} Cl \\ OCl \end{Bmatrix} + OH^2$, die ihrer Zusammensetzung nach zwischen beiden steht. Ist diese Theorie richtig, so erklärt sich die Chlorbildung unter Einwirkung einer Säure so, dass das gesammte Chlor, welches zur Umwandlung des Kalkhydrats in die betreffende Verbindung benutzt wurde, wieder frei wird, z. B. bei Einwirkung von Schwefelsäure:

Chlorkalk   Schwefelsäure   Schwefelsaures Calcium   Wasser   Chlor
$CaCl^2O$ + H^2SO^4 = $CaSO^4$ + H^2O + $2Cl$

Nach der alten Anschauung geschieht das Freiwerden von Chlor so, dass die Schwefelsäure aus dem unterchlorigsauren Kalk unterchlorige Säure, aus dem Chlorcalcium Chlorwasserstoffsäure entwickelt, beide Producte aber sich in Chlor und Wasser zerlegen. Der Name Calcaria hypochlorosa ist für das ohnehin ja ein Gemenge bildende Präparat nach beiden chemischen Anschauungen unpassend.

Der Gehalt des im Handel vorkommenden Bleichkalks an wirksamem, d. h. durch Säuren freizumachendem Chlor schwankt zwischen 10 und 33%. Stärkerer Chlorgehalt als 25—33% giebt leicht zu Explosion der Aufbewahrungsgefässe Veranlassung und ist daher vorschriftswidrig.

Der Chlorkalk verbindet die Wirkungen des Chlorwassers und Calciumhydroxyds mit einander und entfaltet vermöge des letzteren neben seiner auf Chlorentwicklung beruhenden desodorisirenden und desinficirenden Action in grossen Dosen auch noch eine zusammenziehende caustische und austrocknende Wirkung auf Schleimhäute und Geschwürsflächen.

Wird er in verdünnter Lösung zu 0,25—0,30 in den Magen gebracht, so ist ausser bitter zusammenziehendem Geschmacke keine besondere Erscheinung zu beobachten, aber schon nach 0,5 - 1,0 in Lösung können Erbrechen, Brennen im Magen und Durchfall als Symptome von Magendarmentzündung sich geltend machen (Cima). Im Magen findet natürlich sofort ein Freiwerden von Chlor statt. Im Urin findet sich unterchlorigsaures Calcium nicht wieder, dagegen erscheinen die Chloride vermehrt, auch der Harnstoff (Kletzinsky).

Innerlich kommt Chlorkalk selten in Anwendung, obschon er bei putriden Durchfällen und Ileotyphus mit profuser Diarrhoe vielleicht wegen seines Kalkgehaltes mehr leistet als das Chlorwasser.

Im Typhus hat ihn besonders Reid gerühmt. Ob nicht bei Lungenaffectionen, wo der Athem und die expectorirten Massen sehr fötide sind, die Vortheile der durch den Gebrauch von Chlorkalk erstrebten Desodorisation derselben durch den Reiz, welchen das entwickelte Chlor auf die Respirationsschleimhaut setzt, aufgewogen werden, ist zu erwägen, zumal da ungefährlichere Verdeckungsmittel übelriechenden Athems existiren.

Weit wichtiger ist seine äusserliche Verwendung, wo er namentlich zur Desodorisation von Geschwüren mit übelriechendem Secrete, besonders bei chronischen varicösen Geschwüren des Unterschenkels, bei syphilitischen Ulcerationen, brandigen Geschwüren (Decubitus, Hospitalbrand) Vorzügliches leistet und auch häufig die Absonderung beschränkt und offenbar günstig auf den Heilungsprocess einwirkt.

Der Chlorkalk ist dem Chlorwasser hier offenbar vorzuziehen, weil das Chlor aus letzterem viel rascher nach aussen entweicht. Auch bei Diphtheritis, Noma, scorbutischer Stomatitis, aphthösen Geschwüren im Munde, Ozäna lässt sich Chlorkalk ebenso gut wie manche analoge neuere Medicamente benutzen, und selbst bei carcinomatösen Geschwüren hebt Chlorkalk den manchmal entsetzlichen Geruch auf oder mindert ihn erheblich.

Als Desinfectionsmittel zur Zerstörung von Ansteckungsstoffen ist er ausserhalb und innerhalb des Körpers nach Art des Chlors benutzt. Zur Chlorentwicklung behufs Desinfection passt er nur, wo nicht grosse Mengen Chlor auf einmal zur Wirkung kommen sollen. Ueber seine Wirksamkeit als Antisepticum und als Zerstörungsmittel thierischer Gifte (Leichengift, Schlangengift) gilt das vom Chlor Gesagte.

Vaccinelymphe soll nicht durch Chlorkalk ihre Wirksamkeit verlieren, ebenso Penicilliumfäden und Cholerapilze dadurch nicht alterirt werden (Thomé). Nach Coster soll Chlorkalklösung Geifer wuthkranker Thiere und Schankereiter ihrer Inoculabilität berauben.

Chlorkalk ist das chemische Antidot bei Vergiftung mit Schwefelalkalien, insofern es den aus diesen freiwerdenden Schwefelwasserstoff, soweit er sich noch im Magen befindet, zersetzt. Auch kann ein mit Chlorkalklösung getränkter Schwamm, vor Mund und Nase gebunden, für Reiniger von Senkgruben und Cloaken als Schutzmittel dienen.

Seine secretionsbeschränkende Wirkung macht den Chlorkalk auch zu einem geeigneten Mittel gegen Blennorrhöen, und gegen solche Ausflüsse aus den Genitalien (Fluor albus, Gonorrhoe), wo die Absonderung sehr fötide ist, mag er vor anderen Injectionsmitteln einen Vorzug besitzen. Nothnagel empfiehlt ihn auch bei alten Nachtrippern, wenn alle entzündlichen Erscheinungen, namentlich Schmerz, geschwunden sind. Auch bei Augenblennorrhöen, sowie bei Verbrennungen und stark eiternden Fussgeschwüren kann er durch Beschränkung der Secretion nützlich werden.

In der Therapie der Hautkrankheiten (Psoriasis, Lichen, Impetigo) und namentlich in der Beseitigung von Epizoën (Sarcoptes, Pediculi) ist er durch andere Mittel ersetzt.

Zur innerlichen Darreichung, wo man die Dosis auf 0,05—0,4 setzen kann, empfehlen sich Pastillen (von Chocolade, jede 0,05 enthaltend) in Fällen, wo es sich darum handelt, fötide Gerüche im Munde oder Foetor des Athems zu zerstören. Meist reicht man

Lösungen, welche filtrirt werden müssen und wie Chlorwasser ausser Zuckersyrup keinen Zusatz erhalten dürfen.

Behufs Entwicklung desinficirender Chlordämpfe wird Chlorkalk in der oben angegebenen Weise verwerthet. Sonst kommt er äusserlich nur in — zweckmässig ebenfalls filtrirter — Lösung in Anwendung.

Der Gebrauch in Salbenform bei Scabies und Drüsengeschwülsten ist obsolet. Manche empfehlen Chlorkalk als Zusatz zu Zahnpulvern, doch geht bald alles Chlor verloren. Zu Collutorien und Gargarismen rechnet man 10,0—30,0 auf 250,0 Aq., zu Pinselsäften 0,5—1,0 auf 30,0 Syrupus simplex, zu Injectionen 0,3—0,6 auf 30,0 Wasser, zu Waschungen 15,0—30,0 und zu Umschlägen und Verbandwässern 8,0—15,0 auf 1 Pfd., zu Bädern 5,0 auf jedes Kgm. Wasser. — Zur Desodorisation von Krebsgeschwüren kann Chlorkalk in 1% Lösung verwendet oder in Substanz aufgestreut werden.

Zur Desinfection von Räumen empfiehlt Simon statt des üblichen Hinstellens flacher Schalen mit Chlorkalk den Chlorkalk mit Wasser anzurühren, darin leinene Lappen zu tauchen und auf Bindfaden aufzuhängen. Zur Desinfection von Krankeneffecten sind diese mit conc. Lösung zu bestreichen oder darin aufzuweichen. In neuerer Zeit ist auch das Verhalten des Chlorkalks zu Metallhyperoxyden und Metalloxyden, mit welchen er (mit ersteren schon bei 0°, mit letzteren in etwas höherer Temperatur) Sauerstoff entwickelt, zum Zwecke der Desinfection mittelst des nascirenden Sauerstoffs hingewiesen. Am billigsten würde sich eine continuirliche Sauerstoffentwicklung durch Zumengung von etwas Eisenoxyd (Hardy), noch zweckmässiger Mangansuperoxyd (Rabet) verwerthen lassen.

Verordnungen:

1) ℞
Calcariae chloratae 7,5
Solve in
Aquae destillatae 150,0
Filtra et adde
Syrupi simplicis 25,0
D. in vitro nigro bene clauso. S. Zweistündlich 1 Esslöffel. (Bei Dysenterie, Typhus.)

2) ℞
Natrii chlorati 30,0
Calcariae chloratae 12,0
F. pulv. D. in vitro. S. Aeusserlich. Den achten Theil in einem Glase Wasser aufzulösen. (Waschmittel vor und nach dem Coitus, als Schutzmittel gegen Ansteckung. Knox.)

3) ℞
Calcariae chloratae 1,0
Aquae destillatae 150,0
M. filtra. D. in vitro nigro. S. Augenwasser.

4) ℞
Calcariae chloratae 1,0
Tinct. Opii crocat. 2,0
Aquae destillatae 200,0
M. filtra. D. S. (Zur Injection bei Tripper. Rousse.)

5) ℞
Calcariae chloratae 20,0—50,0
Aquae destillatae 400,0
M. filtra. D. S. Zur Injection (in schlecht eiternde Fistelcanäle, Payer.)

Anhang. — Weniger im Gebrauche als Chlorkalk ist das in gleicher Weise wirkende Natriumhypochlorit (Chlornatron, unterchlorigsaures Natrium, Natrium hypochlorosum), dessen Lösung den hauptsächlichsten Bestandtheil der früher officinellen, unter dem Namen Eau de Labarracque oder Eau de Javelle à base de soude, in England als Finhams Chloride of sode oder bleeching liquid bekannten Bleichflüssigkeit, Liquor Natri chlorati s. Natrii hypochlorosi bildet, die — neben der als Eau de Javelle bezeichneten Lösung von unterchlorigsaurem Kalium — in Frankreich als Desinfectionsflüssigkeit und selbst innerlich wie Chlorwasser bei Intermittens (Lalasque) und anderen zymotischen Krankheiten (Chomel), selbst bei Syphilis benutzt wurde. Die vorwaltend technisch zum Bleichen benutzte Labarracquesche Flüssigkeit, ursprünglich durch Einleiten von Chlorgas in eine Lösung von Natriumcarbonat, später meist durch Zersetzen von Chlorkalklösung und unreiner Natriumcarbonatlösung erhalten, ist analog dem Chlorkalk ein Gemisch von Natriumhypochlorit und Natriumcarbonat. Sie schmeckt schrumpfend, riecht etwas nach Chlor, wirkt örtlich reizend und ist in grosser Dose giftig, indem sie bei Thieren Entzündung im Tractus, Herzklopfen, Dyspnoe, schliesslich Tetanus und Tod herbeiführt (Orfila). Bei Menschen bilden Ptyalismus, Convulsionen und Gastroenteritis das Bild der Vergiftung; der Athem soll bei solcher Chlorgeruch zeigen. — Innerlich kann das früher officinelle Präparat, welches mindestens 5% actives Chlor enthalten sollte, zur Beschränkung von Gährungsprocessen im Magen (bei chronischen Magen- und Darmkatarrhen und bei Erbrechen in Folge von Sarcina) von Nutzen sein; auch rühmt man ihm Wirkungen bei Drüsenanschwellungen und diuretische Effecte nach (Gubler). Der Nutzen bei zymotischen Affectionen ist mehr scheinbar als reell (Gubler). Man gab den Labarracqueschen Liquor zu 10—20 Tropfen pro dosi, 2,0—4,0 pro die, mit Wasser, nicht mit schleimigen Getränken, verdünnt.

Die äusserliche Anwendung ist im Wesentlichen die des Chlorwassers oder des gelösten Chlorkalks. Der Liquor kann zur Desinfection von Zimmern, von Kleidungsstücken, Wäsche, von Excrementen, zur Beseitigung des Geruches fötider Secretionen (Speichelfluss, Ozäna, Uteruskrebs, Tripper, Geschwüre) dienen. Gegen phytoparasitäre Hautaffectionen hat er besondere Lobredner gefunden, ebenso bei Affectionen der Mund- und Schlundhöhle (Aphthen, Diphtheritis). Tavignot wandte ihn bei Hornhautgeschwüren an (in Verdünnung mit 3—10 Th. Wasser eingeträufelt), auch kann er bei diphtheritischer Affection der Augenbindehaut wie Chlorwasser verwendet werden. Praag empfahl ihn zu Localbädern bei Panaritien. Die Verdünnung mit Wasser für den äusseren Gebrauch sind bei Mund- und Gurgelwässern 1 : 10—15, bei Injectionen 1 : 20—30. Klystieren setzte man (bei Typhus) 30—40 Tropfen zu. Die Zahnärzte benutzen Eau de Labarracque zum Reinigen der Zähne, die danach blendend weiss werden.

Nicht als selbstständiges Medicament, sondern nur als Mittel zur Darstellung von Chlor wichtig, reihen sich den unterchlorigsauren Verbindungen zunächst der Braunstein, Manganum peroxydatum s. hyperoxydatum nativum, Manganum oxydatum nativum, und das Kupferchlorid, Cuprum perchloratum, an.

Der schon lange bei der Glasbereitung (Sapo vitri, Magnesia vitrariorum) technisch verwerthete Braunstein oder Pyrolusit (Graumanganerz) ist das am häufigsten vorkommende Manganerz, welches im Wesentlichen aus Mangansuperoxyd besteht, wovon medicinisch brauchbare Waare mindestens 60% enthalten muss. Er kommt theils krystallisirt in geraden rhombischen Säulen, theils strahlig krystallinisch, theils compact vor, ist von dunkler stahlgrauer Farbe und schwachem Metallglanz, brüchig, stark abfärbend, gepulvert grau, von 4,7—5,0 spec. Gew.

Wird Manganhyperoxyd mit Salzsäure zusammengebracht, so entsteht Manganchlorür, Wasser und freies Chlor nach der Formel: $MnO^2 + 4HCl = 2OH^2 + MnCl + 2Cl$. In gleicher Weise tritt freies Chlor auf, wenn man ein Gemenge von Kochsalz und Englischer, mit ihrem halben Gewichte Wasser verdünnter Schwefelsäure, die Materialien zur Bereitung der Chlorwasserstoffsäure, mit Braunstein erwärmt. Beide Proceduren können zu Desinfectionszwecken in Anwendung gebracht werden, wo es sich um die Desinfection geschlossener unbewohnter Räume handelt. So schreibt z. B. die schwedische Pharmakopoe 1 Theil Braunstein und 4 Theile Salzsäure als Species pro fumigatione vor. Gebräuchlicher sind die auf die zweite Art zu bewerkstelligenden Räucherungen, welche man als Guyton Morveausche Räucherungen zu bezeichnen pflegt. Mischt man 7,5 Gm. Braunstein und 10 Gm. Kochsalz und bringt 20 Gm. der angegebenen Mischung aus gleichen Theilen Englischer Schwefelsäure und Wasser hinzu, so erhält man eine Chlormenge, welche einen geschlossenen Raum von etwa 30 Cubikmetern zu desinficiren ausreicht. Die früher bei uns officinelle Fumigatio Chlori fortior, Chlorräucherung, bestand aus ää 1 Theil Kochsalz und Braunstein und 2 Theilen roher Schwefelsäure (mit 1 Theil Wasser verdünnt). Die flüssigen Rückstände bei der Chlorbereitung, welche eine concentrirte **Manganchlorürlauge** mit einigen Procenten Manganchlorid und freier Salzsäure darstellen, lassen sich zur Desinfection von Latrinen u. s. w. benutzen.

Als selbstständiges Medicament wurde Braunstein in Salbenform gegen Flechten (Grille und Marillot) und gegen Scabies (Blasius), wo er nur durch mechanische Entfernung der Milben wirken kann, benutzt. Kopp u. A. betrachteten ihn als Antisyphiliticum, Ure und Goolden als Lebermittel, weil er gelbe Färbung der Stühle bedingt. Seit Hannons angeblicher Entdeckung der sog. Manganchlorose hat man Braunstein neben anderen Manganpräparaten bei Bleichsüchtigen zu 0,2—1,0 in Gebrauch gezogen.

Das **Cuprum perchloratum**, **Kupferchlorid**, welches in der Glühhitze in Kupferchlorür und Chlor zerfällt, ist von Th. Clemens als Desinfectionsmittel für Krankenzimmer in der Weise empfohlen, dass man auf einer Spirituslampe eine spirituöse Lösung (Liquor Cupri perchlorati conc. 8,0, Chloroform 4,0, Spiritus vini 180,0) verbrennt. Ausserdem benutzt Clemens die Lösung bei Cholera (innerlich tropfenweise und zu Waschungen des Unterleibs) und zum Verbande schlecht eiternder Geschwüre (1 : 150).

Bromum; Brom.

Am nächsten dem Chlor in seinen chemischen Eigenschaften und in Folge davon auch in seiner Wirkung steht das in neuerer Zeit als Antisepticum vielbenutzte Brom, dessen hoher Rang als das Leben und die Fortpflanzungsfähigkeit von Schistomyceten beeinträchtigendes Mittel von Koch und Bucholtz übereinstimmend anerkannt wird.

Dieses neben dem Quecksilber einzige flüssige Element von dunkelrothbrauner, in dünnen Lagen rubinrother Farbe, 2,9—3,0 spec. Gew., sehr unangenehmem Geruche und scharfem, schrumpfendem Geschmacke, welches schon bei gewöhnlicher Temperatur sehr lebhaft verdampft, sich in 40 Th. Wasser, reichlicher in Aether, Schwefelkohlenstoff, Chloroform und Weingeist mit tief rothgelber Farbe löst und Stärkekleister intensiv orangegelb färbt, wirkt auf organische Körper vermöge seiner Affinität zum Wasserstoff, mit dem es eine der Chlorwasserstoffsäure sehr ähnliche Säure bildet, ähnlich wie die übrigen Salzbildner.

Es färbt die Haut gelb, coagulirt Eiweiss, verwandelt in wässriger Solution Fibrin in eine bläuliche gelatinöse Masse, zerstört die rothen Blutkörperchen und macht das Blut olivengrün, später grau. Das Brom wirkt kaustisch und irritirend; die Dämpfe bewirken Thränen, vermehrte Absonderung der Nasen- und Rachenschleimhaut, Husten, Raucedo und Dyspnoe. In grösseren Mengen verschluckt bedingt es Corrosion und Entzündung der Magenschleimhaut und kann Collaps und Tod herbeiführen (Snell). Nach Versuchen von Höring bedingt Brom zu $1/7$ Tropfen in 15,0 Wasser Kratzen im Halse und Kolikschmerzen; bei Steigerung der Dosis bis zu 1 Tropfen auch Salivation, flüssige Stühle, Kopfweh und Schwäche. Nach Fournet erregen medicinale Dosen Druck im Magen, Aufstossen, Nausea und stehende und reissende, jedoch nur kurzdauernde, Schmerzen in den Armen, etwas grössere Gaben äusserst heftiges Brennen in den Eingeweiden, Nausea und Brechbewegungen.

Als Medicament fand Brom von Amerika aus (1864) als Antisepticum bei Hospitalgangrän, Diphtheritis von Wunden und Erysipelas traumaticum (Brinton, Herr), aber auch in Deutschland (Fuckel) mehrfach Empfehlung. Schon früher (1861) gebrauchten Routh, Rodgers, Wynn und Williams Brom gegen Epithelialkrebs des Gebärmutterhalses, wo es rasch die jauchigen Absonderungen beseitigte und auch den Allgemeinzustand besserte. Ozanam gab es innerlich gegen Diphtherie, gegen welche es eine Zeit lang auch in Deutschland (Schütz, Gottwald u. A.) als ein Mittel gepriesen wurde, das höchst bedeutende Abnahme der Mortalität verspreche. Dass übrigens auch unter dieser Behandlungsweise selbst bei der präcisesten Ausführung Todesfälle vorkommen können, lehren mehrere Fälle in der Göttinger Epidemie von 1872/1873. Gottwald hat auch bei Puerperalprocessen von der äusseren Application des Broms günstigen Einfluss auf den localen Process gesehen, ohne dass es ihm jedoch gelang, das Eintreten septicämischer Erscheinungen zu verhüten, und emfiehlt dieselbe zum Schutzverbande bei Wunden und Geschwüren, in Sälen, wo Hospitalbrand u. s. w. herrscht, zumal da die rasche Verheilung dadurch erheblich gefördert werde.

Brom ist auch ein Bestandtheil des, wie es scheint, von Prinz Paul von Württemberg erfundenen, übrigens keinesweges untrüglichen sog. Bibron-schen Antidotes gegen den Biss der Klapperschlangen.

Es lässt sich nicht verkennen, dass das Brom als Desinficiens und Antisepticum dem Chlor in jeder Beziehung gleich kommt und bei noch intensiverer Affinität zum Wasserstoff selbst mehr leisten kann, doch ist der höchst unangenehme Geruch ein Hinderniss seiner Anwendung.

Bei Gangrän wird dasselbe direct auf die Wunde oder bei tiefen Höhlen, wo es schwierig und unvollständig anzubringen ist, durch hypodermatische Injection an der Peripherie der Ulceration, auf $1^{1}/_{2}$ Cm. 1 Tropfen Brom, applicirt. Bei Erysipelas wird der kranke Theil entweder dem Bromdampf ausgesetzt, indem man ihn in trockene Leinwand hüllt, darüber mit Brom saturirte Leinwand und schliesslich Wachstaffet legt, oder das gelöste Brom direct applicirt.

Zum inneren Gebrauch ist Brom stark verdünnt zu geben, am besten einfach in wässriger Lösung, unter Vermeidung jedes organischen Zusatzes, da dadurch Zersetzung des Broms herbeigeführt wird.

Licht befördert die Zersetzung des Broms in wässriger Lösung; Darreichung aus silbernen Löffeln ist zu meiden, weil Brom Silber angreift.

Zum Aetzen tränkt man Charpie mit einer weingeistigen Lösung des Broms (1 : 10). Bei Erysipelas empfahlen Brinton und Fuckel Lösungen von Brom (15—40 Tropfen) in Wasser (30,0) unter Zusatz von Bromkalium (1,0—2,0), wodurch die Löslichkeit des Broms befördert und die caustische Action desselben gemildert wird. Alle solche Lösungen müssen im Dunkeln aufbewahrt werden. Auch bei Diphtherie machten Schütz und Gottwald ebenfalls von Brom-Bromkaliumlösungen Gebrauch, theils bei directer Bepinselung der Membranen, theils bei hinabsteigender Diphtheritis zur Inhalation, indem ein in die Solution getauchter Schwamm in eine Cartonpapierdüte gefasst vor den Mund gehalten wird, woran die Patienten sich leicht gewöhnen.

Verordnungen:

1) ℞
Bromi puri 0,05 (cgm. 5)
Aquae destillatae 25,0
M. D. *in vitro charta nigra obducto et epistomate vitreo clauso.* S. Stündlich 1 Tropfen mit einem Theelöffel voll Wasser verdünnt aus einem Weinglase zu nehmen. (Ozanam)
Gegen Diphtheritis.

2) ℞
    Bromi
    Kalii bromati āā 0,4 (dgm. 4)
    Aquae destillatae 120,0

    M. D. in vitro nigro. S. Zum Bepinseln
    und Einathmen. (Schütz.)
    Bei Diphtherie.

Acidum boricum, Acidum boracicum, Sal sedativum Hombergii; Borsäure.

Die Borsäure gehört zu den geschätztesten Desinficienten, welche von vielen Chirurgen der Carbolsäure zu antiseptischen Verbänden vorgezogen wird und namentlich wegen ihrer relativen Unschädlichkeit die Beachtung der Aerzte verdient.

Die Säure, welche sich als freie Säure in den Dampfausströmungen der Toscanischen Maremmen (Fumarolen) findet, bildet farblose, schwach perlglänzende, fettig anzufühlende Krystallschuppen von schwach bitterlichem Geschmacke, welche beim Erhitzen schmelzen und sich unter starkem Aufblähen und Wasserabgabe in festes Borsäureanhydrid verwandeln, das bei Rothglühhitze zu einem amorphen klaren Glase schmilzt. Sie löst sich in 2 Th. kaltem, in 3 Th. heissem Wasser und in 6 Th. Weingeist, auch ist sie in Glycerin löslich. Die von Homberg (1702) entdeckte und ursprünglich als Sedativum und Antispasmodicum empfohlene Borsäure hat im Laufe der Zeit ihren Credit als ein in dieser Richtung wirkendes Medicament völlig eingebüsst, und auch die späteren Untersuchungen von Binswanger (1847), wonach sie zu 2,0—8,0 vermehrte Diurese mit starkem Harndrange bewirkt, haben ihr niemals allgemeine Anwendung als Antihydropicum verschaffen können.

Als Antisepticum fand das Mittel zunächst in Schweden Anwendung, indem zuerst Gahn in Upsala auf dessen Eigenschaft, Fleisch zu conserviren, hinwies und eine wässrige Lösung der Säure unter dem Namen Aseptin in den Handel brachte, die er, als sie sich zwar wohl gegen Fäulniss, aber nicht gegen Schimmelbildung bewährte, mit einer als Amykosaseptin bezeichneten Solution in einem Aufgusse von Gewürznelken vertauschte. C. Nyström zeigte die antiseptische, die Einwanderung von Vibrionen und Bacterien in fäulnissfähiges Material verhindernde Wirkung der Borsäure und ihre deletere Wirkung auf verschiedene Infusorien und Insectenlarven. Sundewall erhielt günstige Resultate in Bezug auf Conservirung von Leichentheilen, wozu ein Zusatz von Alaun zum Aseptin (sog. doppeltes Aseptin von Gahn) zweckmässiger als Borsäurelösung für sich zu sein scheint und nicht geringe Mengen erforderlich sind (zur Einspritzung in Leichen, welche einen längeren Transport erfordern, 3000,0—5000,0 Aseptin).

Die erste therapeutische Anwendung machte Nordenström von Borsäurelösung zu antiseptischen und reinigenden Einspritzungen bei Empyemen. Später haben Lister (1875), Credó (1877) und Greene (1880) die Vorzüge der Borsäure vor der Carbolsäure zum antiseptischen Verbande und Bezold (1879) die Brauchbarkeit bei Affectionen des äusseren und mittleren Ohrs klargestellt. Wertheimber (1877) befürwortete den Gebrauch bei Diphtheritis, Greene die interne Verwendung bei Dyspepsie mit Bildung fauliger Gase und bei Cystitis. Atkinson (1880) bei eruptivem Fieber und Puerperalfieber.

Als antiseptisches Verbandmittel kann man die Borsäure in Form von Borsäurelint, Borsäurewatte und Borsäurejute in Anwendung bringen, die durch Tränken der genannten Stoffe mit heissgesättigter wässriger Borsäurelösung bereitet werden. Vor Carbolsäurewatte u. s. w. haben sie den Vorzug, dass Borsäure nicht irritirt, dagegen lässt die Gleichmässigkeit der Vertheilung der Borsäure in den Geweben viel zu wünschen übrig (Münnich). Gebräuchlicher ist die von Lister angegebene Borsäuresalbe, die durch Zusammenschmelzen von āā 1 Th. Borsäure und Cera alba und āā 2 Th. Paraffin und Mandelöl erhalten wird. Einen beschleunigenden Einfluss auf die Narbenbildung hat der Borsäureverband nicht (Lister), dagegen macht er bei indolenten Geschwüren die Granulationen sehr zur Hautüberpflanzung geeignet (Greene).

Bezold bläst nach kleinen operativen Eingriffen im äusseren Gehörgang Borsäure in feinem Pulver ein und applicirt dies auch bei Mittelohreiterungen nach zuvoriger Injection von wässrigen Borsäuresolutionen (1:25). Zu Gargarismen benutzt Wertheimber ebenfalls 4% Lösungen, die auch bei Anwendung auf andere Schleimhäute benutzt werden können.

Zum internen Gebrauche hat die Borsäure wegen der Höhe der Dose, in der sie ohne Schaden gegeben werden kann, entschiedene Berechtigung. Völlig ungiftig ist sie allerdings nicht. Grössere Gaben Borsäure (2,0—4,0) sind bei höheren Thieren toxisch und tödten Kaninchen nach mehreren Stunden durch Gastroenteritis (Mitscherlich). Kleine Dosen sind indifferent; bedeutendere Mengen, z. B. 12,0, innerhalb 10 Stunden in 3 Gaben genommen, bewirken auch beim Menschen Nausea und Erbrechen (Binswanger, Wertheimber). Sicher hat man bei den von Atkinson angegebenen Gaben von 0,3—1,0 mehrmals täglich nichts zu riskiren. Greene will sogar pro die 10,0—12,0 als Mittelgabe rechnen und ist in einzelnen Fällen bei Cystitis putrida sogar auf 80,0 im Tage gegangen, was bedenklicher erscheint. Dass ein Nutzen bei der letztgenannten Affection zu erwarten ist, lässt sich nicht leugnen, da die Borsäure als ebenfalls antiseptisch wirkendes Natriumsalz im Urin erscheint (Binswanger).

Aluminium sulfuricum; Aluminiumsulfat, schwefelsaure Thonerde.
Liquor Aluminii acetici; Aluminiumacetatlösung, essigsaure Thonerdelösung.

Verschiedene Thonerdesalze, namentlich das Sulfat und Acetat, besitzen in hohem Grade die Eigenschaft, Geruchsstoffe zu binden, auf thierische Häute conservirend zu wirken und dieselben vor Fäulniss zu bewahren.

Das Aluminiumsulfat bildet weisse krystallinische Stücke, welche sich in 1,2 Theilen kaltem und noch leichter in heissem Wasser lösen, dagegen in Weingeist unlöslich sind. Die wässrige Lösung schmeckt sauer und zusammenziehend. Aus Aluminiumsulfat wird der Liquor Aluminii acetici bereitet, indem 300 Th. desselben in 800 Th. Wasser gelöst werden, wozu man 260 Th. verdünnte Essigsäure und dann allmälig unter beständigem Umrühren 130 Th. mit 200 Th. Wasser angeriebenes Calciumcarbonat einträgt. Nach 24 stündigem Stehen und Coliren resultirt eine klare farblose Flüssigkeit von 1,044—1,046 spec. Gew., die schwach nach Essigsäure riecht, sauer reagirt, süsslich zusammenziehend schmeckt und beim Erhitzen im Wasserbade nach Zusatz von $^1/_{50}$ Kaliumsulfat coagulirt und nach dem Erkalten in kurzer Zeit wieder flüssig und klar wird. Das Präparat enthält 7,5—8 Th. basisches Aluminiumsulfat und ersetzt eine Anzahl früher zu Desinfectionszwecken verwendeter stärkerer oder schwächerer Lösungen, die den Namen Liquor Aluminae acetica führten und welche, da sie in Folge ihrer Darstellung durch Wechselzersetzung von Bleiacetat und Aluminiumsulfat häufig bleihaltig waren, sich nicht zu interner Anwendung oder längerer Behandlung von Wunden und Geschwüren eigneten.

Das Aluminiumsulfat und Aluminiumacetat besitzen neben ihrer antiseptischen Wirkung noch eine adstringirende, welche sie besonders zur Beschränkung oder Beseitigung fötider Secretionen geeignet macht.

Das Aluminiumsulfat erzeugt in Eiweiss starken weissen Niederschlag, der 4,3% neutrales Aluminiumsulfat enthält und in einer grossen Menge Eiweiss, sowie mit Leichtigkeit in Essigsäure und Salzsäure sich löst (Mitscherlich). Aehnlich verhält es sich gegen Caseïn, doch ist der Niederschlag in den genannten Säuren nicht völlig löslich. Schon in 4% Lösung soll es alle niederen Organismen vernichten (Heydenreich und Beilstein).

Das Aluminiumsulfat ist von Blockley und Packington bei Geschwüren als Antisepticum und Adstringens in wässriger Lösung (1:20—25), von Johnston und Smith (1871) bei fötiden Ausflüssen aus der Vagina benutzt. Barthès gab es gegen Durchfälle zu 0,1—0,25 pro die in schleimigem Vehikel bei Typhus und Diarrhoe. In Einzelgaben von 1,0—1,2 bedingt das Präparat Erbrechen. Die mit Benzoë gesättigte Lösung des frisch gefällten Salzes bildet die als Haemostaticum und zu Injectionen in die Scheide bei Fluor albus und Geschwüren des Collum uteri empfohlene Solutio Aluminae benzoica. Milder wirkend sind Mischungen von Aluminiumsulfat mit Aluminiumhydroxyd (Thonerdehydrat) oder Zinkoxyd, die man als Liquor Aluminae sulfuricae bibasicae und Liquor Zinci et Aluminii sulfurici bezeichnete und als desinficirende Styptica verwendete.

Ueber das Aluminiumacetat, dessen fäulnisswidrige Eigenschaften schon Gannal 1827 kennen lehrte, liegen Versuche von Burow (1857) vor, wonach 12,5 % Lösung zu 3 Th. frischem Blute zugesetzt, dasselbe in 24—48 Stunden in eine dunkelbraune syrupöse Masse verwandelt, welche Monate lang nicht fault; die Blutkörperchen verschwinden darin. Eiter mit derselben Menge Aluminiumacetatflüssigkeit behandelt, scheidet sich in Eiterserum und Eiterkörperchen, die sich auf $1/5$—$1/6$ des früheren Volumens contrahiren. Eiweiss wird dadurch flüssig und wasserklar und gerinnt weniger leicht beim Kochen. Bei Einverleibung per os tritt nach 30—60 Tropfen der Burowschen Lösung Gefühl von Wärme und Vollsein in der Magengegend ein, wozu sich nach letzterer Gabe mehrstündiger Schwindel und Eingenommenheit des Kopfes gesellen. Burow empfahl das Mittel besonders zum Einbalsamiren von Leichen, welche weit versendet werden (Einbalsamirungsverfahren von Gannal), als Desodorisans bei Verschwärungen, Verjauchungen und ausgedehnten Eiterungsprocessen, bei herpetischen Fussgeschwüren, stinkenden Ohrenflüssen, Vaginal- und Uterinblennorrhöen, stark absondernden Ekzemen, syphilitischen Geschwüren und stinkenden Localschweissen in Form täglicher Waschungen; J. Clarus erprobte ihre Wirkung bei Ozäna scrophulosa. Auch bei Alopecie, Tinea, Herpes präputialis, Intertrigo will Burow Erfolge davon gesehen haben. Die Möglichkeit, durch innerliche Anwendung der Aluminiumacetatlösung Günstiges bei Durchfällen und Blutungen zu leisten, ist nicht abzustreiten.

Man wendet den Liquor stets verdünnt an. Auch zu desinficirenden Wundverbänden ist eine Verdünnung mit 8—15 Th. Wasser ausreichend. Innerlich giebt man die Lösung im schleimigen Vehikel zu 0,2—0,5 pro dosi, selbst zu 4,0 im Tage (mit Syrupus cort. Aurantii oder Cinnamomi als Corrigens).

Anhang. Aehnliche Wirkung besitzt auch das in England viel gepriesene **Aluminium chloratum**, meist als Chloralum (Chloralaun) bezeichnet. Nach Gamgee soll es Auftreten von Fäulniss verhindern, schon eingetretene beseitigen, Fäulnissgase absorbiren, Parasiten tödten, das Wasser in Rinncanälen vortrefflich desinficiren und zur Desinfection von Dünger sich besser als Vitriol eignen, da es den Werth desselben nicht verringert. Nahrungsmittel lassen sich in schwacher Lösung des Salzes lange Zeit unverändert halten. Nach Erfahrungen in Petersburger Hospitälern soll Chloraluminium bei fötiden, diphtheritischen und gangränösen Wunden zwar desinficirend und ätzend, jedoch auf die Dauer nicht günstig wirken (Thorey). Uebrigens scheint das englische Chloralum nicht Aluminiumchlorid, sondern ein Doppelsalz oder eine Mischung von Aluminiumsulfat mit Chloraluminium zu sein, auf dessen antiseptische Wirkung schon 1827 von Gannal hingewiesen wurde. Blanes Empfehlung desselben gegen Cholera (1873) beruht auf Illusion. Auch ein Liquor Aluminii hypochlorosi, durch Zersetzen von Alaun mit Chlorkalklösung dargestellt, war in England in Gebrauch.

Ferrum sulfuricum crudum, Ferrum sulfuricum venale, Vitriolum Martis; **Eisenvitriol,** grüner Vitriol.

Zu den namentlich zur Desinfection von Abtritten und Mistgruben am häufigsten benutzten Stoffen gehört der Eisenvitriol des

Handels, welcher Ferrosulfat mit Kupfer- und Zinksulfat verunreinigt darstellt und dieser Verunreinigungen wegen natürlich nicht als internes Eisenpräparat dienen kann.

Derselbe bildet grüne, durchsichtige, meist etwas feuchte, rhombische Säulen oder Krystallkrusten von stark styptischem Geschmack. Er wird im Grossen durch Rösten des als Schwefelkies natürlich vorkommenden Zweifach-Schwefeleisen an der Luft erhalten, wobei ein Theil des Schwefels als Schwefligsäureanhydrid entweicht, während ein anderer Theil der entstehenden Schwefelsäure sich mit dem Eisen und den dasselbe begleitenden Metallen (Kupfer, Zink) zu Ferrosulfat verbindet. Auch durch Verwitterung des sog. Strahlenkieses (Speerkies, Wasserkies), einer Modification des Schwefelkieses, wird Eisenvitriol producirt.

Die desinficirende Wirksamkeit des Eisenvitriols beruht zum Theil auf seinem Desodorisationsvermögen, indem er beim Zusammentreffen mit dem in gährenden Fäcalstoffen sich bildenden Schwefelwasserstoff Schwefeleisen bildet. Ausserdem neutralisirt er die Alkalescenz der sich zersetzenden Massen und hemmt so das Fortschreiten der Fäulniss (Pettenkofer). Bei überschüssigen Mengen kann er auch mit dem gährenden Material Verbindungen eingehen. Auch besitzt er deletere Action auf infusorielle Gebilde, die er durch Wasserentziehung tödtet, freilich viel langsamer als andere Metallsalze, z. B. Quecksilberchlorid.

20 % Ferrosulfatlösung tödtet Paramecium Colpoda in 2, 10 % in 6 Minuten; $^1/_{10}$ % Solution wirkt in mehreren Tagen nicht deleter; Vibrionen und Monaden werden viel weniger afficirt (Binz). Nach Ilisch verzögert Eisenvitriol zwar die Alkalinität von Urin und Faeces, hemmt aber die Entwicklung von Pilzen nicht. Nach Sasse soll selbst eine starke Eisenvitriollösung die ammoniakalische Gährung des Harns nicht verhindern, niedere Organismen nicht tödten und die Traubenzuckergährung nicht hemmen. Die Fäulniss eiweisshaltiger Stoffe wird durch Eisenvitriol (1 : 75) nicht aufgehoben.

Einen grossen Vorzug vor anderen Metallsalzen als Desinficiens hat der Eisenvitriol durch seinen geringen Preis, während er andererseits dadurch, dass er den Dünger zu ökonomischen Zwecken untauglich macht, den Alaunverbindungen nachsteht. Sehr zweifelhaft ist es übrigens, ob durch Desinfection mit Eisenvitriol eine Zerstörung der Krankheitserreger zu bewerkstelligen ist. Für Cholera scheint man dies geradezu negiren zu müssen, da wiederholt von Düngergruben und Cloaken aus, welche intensiv mit Eisenvitriol desinficirt waren, sich Cholera weiterverbreitete. Viele Autoren stellen deshalb den ihm zugeschriebenen hohen Werth in Abrede (Ilisch, Plugge) und steht er in der That der Salpetersäure, Carbolsäure und wohl auch dem übermangansauren Kalium nach.

Zur Desinfection von Latrinen benutzt man concentrirte Lösungen, die man durch Ansetzen von Wasser mit einem Ueberschusse des Salzes und häufiges Umrühren gewinnt. Die Lösung wird mehrere Stunden vor Entleerung der Latrine in solcher Menge in dieselbe geschüttet, dass der Unrath mit derselben bedeckt ist. Eine Abtrittsgrube von 200 Cubikfuss erfordert etwa 10 kg Eisenvitriol. Letzterer ist Hauptbestandtheil des Desinfectionsmittels von Siret; derselbe benutzt auf 500 Cubm. Excremente 30 kg Eisenvitriol, 3,75 Zinc. sulf., 1,5 Holzkohle und 39,75 Gyps (Eulenberg).

Kalium permanganicum, Kali hypermanganicum (crystallisatum), Kali oxymanganicum, Permanganas Potassae;
Kaliumpermanganat, übermangansaures Kali.

Das seit 1857 medicinisch verwendete Kaliumpermanganat verdankt seine antiseptische Wirkung der Eigenschaft, Sauerstoff mit grosser Leichtigkeit an oxydirbare Körper abzugeben. Es wirkt somit nicht durch das darin enthaltene Mangan, sondern durch den nascirenden Sauerstoff (vielleicht Ozon), welcher oxydirend und zerstörend auf Riechstoffe und Fäulnissorganismen wirkt. Es stellt sich dadurch am nächsten den Haloiden, namentlich dem Chlor, vor dem es sich durch seine Geruchlosigkeit auszeichnet.

Das Kaliumpermanganat bildet dunkelviolette, fast schwarze Prismen von stahlblauem Glanze, die mit 20,5 Th. Wasser eine blaurothe, neutrale Lösung geben, die bei Verdünnung mehr und mehr rein roth wird. Das Salz schmeckt süss, später unangenehm und anhaltend herbe. Das Mittel fand zuerst durch **Weeden**, **Cooke** und **Girwood** als Causticum Anwendung (1857); als Desinficiens empfahl es 1859 A. W. **Hoffmann**, später (1863) trugen **Castex** und **Reveil** besonders zur Einführung in die medicinische Praxis bei. Es bindet mit Leichtigkeit widrige Gerüche putrider Secrete auf Wunden und Geschwüren und scheint auch für die niedersten Organismen, welche als Fäulnisserreger angesehen werden, sich als heftiges Gift zu verhalten, indem nach **Binz** schon eine Lösung von 1:5000 Infusorien in 1 Minute tödtet. Auf Monaden wirkt es nicht destruirend (**Plugge**). Völlige Hemmung der alkoholischen Gährung kann durch Kaliumpermanganat nicht erzielt werden; die Hefepilze werden nicht zerstört, aber gelb gefärbt (E. **Martius**).

Wunden und Geschwüren mit schlechter Secretion giebt es in nicht zu concentrirter Solution ein besseres Aussehen und steigert den Heiltrieb (**Weeden**, **Cooke** und **Girwood**), was **Madame** dem Einflusse des freiwerdenden Sauerstoffs zuschreibt. Eine von **Plugge** und **Blache** behauptete schädliche Wirkung des alkalischen Products der Einwirkung des Mittels auf die Wunden dürfte nur concentrirten Lösungen zukommen. In solchen oder in Substanz applicirt, macht Kaliumpermanganat einen Schorf und kann auch Blutungen hervorrufen (**Castex**); der durch die ätzende Wirkung bedingte Schmerz ist nicht sehr erheblich (**Weeden**, **Cooke** und **Girwood**). In gesättigter Solution auf impetiginöse Hautstellen gepinselt erzeugt es brennendes und klopfendes Gefühl mit Röthung und eine schwarze, glatte, festanliegende Decke, nach deren Ablösung sich gesunde Granulationen zeigen (H. **Schultz**). Innerlich bedingt es zu 0,6 in diluirter Lösung keine unangenehmen Erscheinungen (**Basham**).

Therapeutisch dient Kaliumpermanganat am häufigsten zur Beseitigung des fötiden Geruches auf oberflächlich gelegenen Wunden und Geschwüren oder in Körperhöhlen (Mund, Nasenhöhle, Uterus), wo das Mittel zu den besten gehört, welche wir besitzen, das selbst den Gestank krebsiger Geschwüre des Uterus und der schlimmsten Ozäna beseitigen kann. Sehr günstig wirkt es bei Verbrennungen, bei Gangrän, z. B. Gangraena scroti (**Roger**), bei übelriechenden Lochien, bei Fötor oris in Folge cariöser Zähne, bei fötiden Sputis, Ozäna und Otorrhoe (**Reveil**, **Demarquay**). Es schliesst sich daran die Anwendung als Waschmittel zur Verhütung der Uebertragung von ansteckenden Krankheiten durch die Hände, wie solche ja seitens der Aerzte nach der Untersuchung von Kranken, welche an den betreffenden Affectionen (Diphtheritis, Puerperalfieber, Syphilis, Blennorrhoe, contagiösen Augenleiden etc.) leiden, möglich ist. Hierher gehört auch die Benutzung als Waschmittel nach Sectionen, wo es den den Händen anhaftenden Geruch schnell und gründlich beseitigt.

Ob es jedoch die an den Händen haftenden Krankheitskeime bei dieser Anwendungsweise zerstört, ist fraglich und gewiss hat die Empfehlung zur Zerstörung thierischer Gifte, z. B. von Schlangengift (**Lacerda**), wenn es dasselbe auch wie andere organische Stoffe ausserhalb des Körpers destruirt, ihr Bedenkliches. Von der Verwendung zur Desinfection von Excrementen bei Typhus- und Cholerakranken, die es rasch deodorisirt, wobei es aber zweifelhaft bleibt, ob es die Ansteckungsstoffe zerstört, während feste Fäcalmassen dadurch nur an der Oberfläche desinficirt werden, eignet sich Kaliumpermanganat wegen seines hohen Preises weder im Grossen noch im Kleinen.

Die innere Anwendung als Tonicum und Reconstituens bei Diabetes, wo es sowohl nach Art des Eisens wirken als den Zucker im Blute verbrennen sollte (Sampson), hat sich nicht bewährt und ist ohne Bedeutung, da das Mittel im Magen so viel überschüssige organische Materien findet, dass es vollständig dort zersetzt wird. Es ist deshalb, von der desodorisirenden Action abgesehen, auch kein besonderer Nutzen von der innerlichen Anwendung gegen Lungengangrän oder Diphtheritis (Reveil, Otto), gegen welche letztere Affection das Mittel auch örtlich gebraucht wurde, abzusehen. Bei Tripper ist es ohne Vorzug vor Zinksulfat und ähnlichen Mitteln und verdirbt überdies die Wäsche. Schliep empfahl Lösungen zum Ausspülen des Magens bei Magenerweiterung; Schultz bepinselte Impetigo mit conc. Solution.

Man giebt das Kaliumpermanganat innerlich nur in Lösung (zu 0,1—0,3), äusserlich fast ausschliesslich in dieser Form, höchst selten (bei Krebsgeschwüren) in Substanz aufgestreut. In solchen Solutionen ist das Medicament nur in destillirtem Wasser zu verabreichen, jeder organische Zusatz würde die Action beeinträchtigen und zersetzend wirken.

In England sind solche Lösungen unter dem Namen Condys Fluid oder Aqua ozonisata Anglica (1:500) Handelsartikel, jedoch sehr unzuverlässig und kostspielig, da zur Desinfection der Stühle eines Typhuskranken wöchentlich 7 Pfund erforderlich sind.

Bei Verwendung als Verbandmittel von Wunden und Geschwüren rechnet man 2,0—5,0 auf 1000,0 dest. Wasser, bei Uterinkrebs 5,0—15,0. Die Application geschieht am besten mit dem Asbestpinsel oder auf Asbest-Charpie, im Nothfalle auch auf gewöhnlicher Charpie, obschon dadurch die Wirkung geschwächt wird, da der nascirende Sauerstoff auf die Cellulose einwirkt. Ganz vortrefflich lässt sich dagegen nitrirte Cellulose (Schiessbaumwolle oder Collodiumwolle) mit Lösung von Kaliumpermanganat tränken (Böttger). Als Waschmittel gebraucht man 10,0 — 15,0 — 50,0 auf 500,0 Wasser. Die von Pincus empfohlene Seife aus Kalium permanganicum enthält kein unzersetztes Permanganat. Zu Injectionen und Mundwässern qualificiren sich Lösungen von 1:100—200. Zu Desodorisirung einer Stuhlentleerung, wo übrigens stets unreines Permanganat zu verwenden ist, welches man auch mit Eisenvitriol verbunden hat, sind 0,25—0,35 erforderlich; man benutzt dabei 1 %/₀ Lösung.

In Bezug auf die Verordnung ist dringend vor der Vermischung mit organischen Stoffen zu warnen. Beim Verreiben oder Mischen mit solchen kommt es zu Erhitzung und Entzündung, unter Umständen auch zur Explosion. Zusammenmischen mit Glycerin ist besonders zu widerrathen, ebenso mit concentrirter Schwefelsäure.

Die nach Waschungen auf der Haut zurückbleibenden braunen Flecke lassen sich leicht durch Weinsäure, Citronensäure, Oxalsäure oder Natriumhyposulfit beseitigen.

1) ℞

Kalii permanganici 0,6 (dgm. 6)
Aquae destillatae 100,0

M. D. in vitro epistomate vitr. claus. S. 2—3 stündlich 1 Theelöffel in ½ Tasse Wasser. Bei Diphtheritis. (Reveil.)

2) ℞

Kalii permanganici 0,5 (dgm. 5)
Aquae destillatae 50,0

M. D. in vitro epist. vitr. clauso. S. No. 1.

18*

℞
Aquae Menthae piperit. 250,0
D. S. No. 2. Einen Theelöffel voll von No. 1 mit einer Tasse voll von No. 2 zu mischen und zum Mundausspülen zu benutzen. (Bei cariösen Zähnen.)

Anhang: Kalium manganicum, Kaliummanganat, mangansaures Kalium. — Als billigeres Surrogat des Permanganats empfiehlt sich zur Desinfection von Stühlen, sowie zu Waschungen das Kaliummanganat, aus dessen Lösung (sog. mineralisches Chamaeleon) nach Oxydation an der Luft das Kalium permanganicum durch Eindampfen und Krystallisiren nach Abscheidung des dabei resultirenden Manganhyperoxydhydrats dargestellt wird. Die einfache an der Luft oxydirte und decanthirte Lösung von mangansaurem Kalium muss zur Desinfection von Stühlen nothwendig dasselbe leisten wie gelöstes Kaliumpermanganat; doch muss, da käufliches mangansaures Kalium stets stark mit niederen Oxydationsstufen des Mangans verunreinigt ist, die vierfache Menge mangansaures Kalium gebraucht werden (Lex). Rohes mangansaures Natrium stellt sich noch billiger und leistet dasselbe.

Carbo ligni pulveratus, Carbo pulveratus s. praeparatus, Carbo purus s. vegetabilis; **Gepulverte Holzkohle**, Kohlenpulver.

Die Holzkohle, neben welcher früher auch noch die Thierkohle oder Fleischkohle, Carbo animalis s. carnis, officinell war, bildet gewissermassen den Uebergang von den Desinficientien zu den mechanisch wirkenden Mitteln, insofern ihr Vermögen, Gase zu binden, nicht allein zur Anwendung als Absorptionsmittel für Fäulnissgase ausserhalb des Körpers und auf Wundflächen, sondern auch für die in allzugrosser Menge producirten Darmgase führte. Als Bestandtheil von Zahnpulvern bildet sie auch einen Uebergang von den Desinficientien zu den Cosmetica.

Die officinelle Holzkohle wird aus der käuflichen Meilerkohle so bereitet, dass man diese in genügend verschlossenen Gefässen so lange erhitzt, bis sie keine Dämpfe mehr giebt, und nach dem Erkalten sogleich pulvert.

Durch nochmalige Durchglühung werden aus der käuflichen Holzkohle die in derselben stets befindliche Feuchtigkeit, Ammoniak und Kohlensäure entfernt, wodurch die absorbirende Kraft erheblich erhöht wird. Die gewöhnliche Kohle stammt von Buchen oder Pinusarten ab. Als leichte Kohle benutzte man früher die Lindenholzkohle, Carbo Tiliae, und die Pappelkohle, Carbo Populi, welche auch nach ihrem vorzüglichsten Empfehler, Belloc, den Namen Bellocsche Kohle erhalten hat. Eine aus vegetabilischem Material dargestellte Kohle ist auch die Brodkohle, Carbo panis, welche Einige zu Zahnpulvern bevorzugen. Die Holzkohle ist keineswegs reiner Kohlenstoff, sondern enthält auch die Aschenbestandtheile des Holzes (Kalkerde, Kali, Phosphate, Kieselsäure, Kohlenoxyd) und eine Spur von Stickstoff.

Die Thierkohle, ein braunschwarzes, wenig glänzendes, nicht eben brenzlich riechendes Pulver, wird durch Rösten von fettfreiem Kalbfleisch mit ungefähr $1/8$ Knochen, bis es keine brennbaren Dämpfe mehr entwickelt, und Pulverisiren des erkalteten Rückstandes erhalten. Sie ist nicht zu verwechseln mit der in der Technik als Thierkohle bezeichneten Knochenkohle, Carbo ossium, welche auch den Namen gebranntes Elfenbein, Ebur ustum nigrum, Ossa usta nigra, Spodium, führt und wegen des zu ihrer Darstellung benutzten Materials 5mal mehr phosphorsauren und kohlensauren Kalk enthält als die officinelle Thierkohle. Von Holzkohle unterscheidet sich Fleischkohle besonders durch reicheren Stickstoffgehalt. Zur Fleischkohle gehören die in einer traurigen Periode der Therapeutik als Arzneimittel eingeführten und leider bis in die neuere Zeit hinein als Volksmittel, namentlich bei Epilepsie und anderen Nervenkrankheiten, Gicht, Scropheln, Krebs u. a. m. benutzten verkohlten Thiere (Maulwürfe, Igel. Schwalben, Kuckucke, Zaunkönige, Elstern), Theile von Thieren (Hasenleber, Elsternaugen), Seide, Schafhirn und Schuhsohlen (Soleae ustae). Selbst Menschenkohle ist gegen Rachitis benutzt. Die durch sehr bedeutende Absorptionsfähigkeit ausgezeichnete Blutlaugenkohle findet medicinische Verwendung nicht; die darin enthaltenen Cyanverbindungen machen sie wenigstens zum internen Gebrauche gefährlich.

In älterer Zeit war auch mineralische Kohle, Carbo mineralis, gebräuchlich. Die reinste Mineralkohle ist, vom Diamant abgesehen, der Graphit oder das Reissblei, Graphites s. Plumbago, welcher früher als Graphites depuratus s. elutriatus innerlich (zu 1,0—4,0) und äusserlich (in Salbenform, 1—3:10) gegen Flechten und Scrophulose (Weinhold, Bernstein) wenig motivirte Anpreisung fand. Minder rein ist die Steinkohle, Lithanthrax, Carbo fossilis, und der Anthracit, Anthracites. In einzelnen Gegenden (Danzig) ist Steinkohle in Branntwein Volksmittel gegen Dysenterie und Cholera. Feingepulverte Steinkohle mit kaustischem Kali bildet das von Polya gegen Flechten innerlich zu 0,15 empfohlene, nach Hebra ganz nutzlose Anthracokali, welches mit Schwefel versetzt das nicht wirksamere Anthracokali sulfuratum darstellt. — Der Rückstand der sog. Boghead-Kohle (eines bituminösen Schiefers Schottlands) nach Abdestillation des darin enthaltenen Paraffinöls ist als kräftiges Desinfectionsmittel empfohlen (Moride).

Der Werth der Kohle als Desinfectionsmittel ist in neuerer Zeit vielfach unterschätzt worden. Wenn die Wirkung auch zum grössten Theile auf mechanischer Bindung von Fäulnissgasen beruht, so lässt sich doch nicht verkennen, dass auch wenigstens theilweise eine chemische Veränderung der absorbirten Gase stattfindet, wie z. B. Schwefelwasserstoff zu schwefliger Säure und diese wiederum zu Schwefelsäure verbrannt wird. Sie entzieht die Riechstoffe sowohl der atmosphärischen Luft als dem Dünger, mit welchem sie gemischt wird, und hat in Bezug auf letzteren vor dem Eisenvitriol den Vorzug, dass sie die Düngstoffe nicht zu ökonomischer Verwendung untauglich macht. Die bindende Kraft der Kohle bezieht sich sowohl auf Schwefelwasserstoffgas als auf Kohlensäure, Kohlenwasserstoffe, Ammoniak, Schwefelammonium und andere flüchtige Riechstoffe. 1 Vol. frisch ausgeglühte Buchsbaumkohle vermag 90 Vol. Ammoniakgas, 55 Vol. Schwefelwasserstoffgas, 35 Vol. Kohlensäure und 10 Vol. Sauerstoff aufzunehmen. Ist sie mit einem dieser Gase gesättigt, so nimmt sie nur wenig von den übrigen auf, weshalb zur Desinfection die durch Glühen von der atmosphärischen Luft befreite Kohle zu verwenden ist. Auf flachen Schalen in Sectionssälen, auf Abtritten u. s. w. hingestellt, desodorisirt sie in sehr kurzer Zeit (10 Minuten). Im Allgemeinen giebt man den porösen Kohlen den Vorzug, doch soll nach Leared die Wirkung von Holzkohle aus dichterem Holze auf Gase die gleiche, wenn nicht noch bedeutender sein. — In wieweit auch organisirte Bildungen von der Kohle zurückgehalten werden, wie man bei der Anwendung der Kohlenfilter zum Filtriren untauglichen Trinkwassers annimmt, steht dahin. Nach Chevallier soll die mit dem desinficirten Dünger auf das Land geschaffte Kohle Schimmelbildung verhüten. Den Zersetzungsprocess sistirt Kohle nicht, scheint vielmehr den Verfall faulender Substanzen geradezu befördern, während sie den Geruch aufhebt (Stenhouse).

Die Absorption fötider Exhalationen von jauchigen Wunden und Geschwüren, Decubitus, nässenden Hautausschlägen lässt sich ebenfalls durch Kohlenpulver erreichen, wenn dasselbe in angemessener Weise applicirt wird, d. h. wenn man dafür sorgt, dass nicht wässerige Flüssigkeit von demselben absorbirt wird, wo dann eine Aufnahme von Gasen nicht mehr stattfindet. Auch die mechanische Irritation, welche die directe Application grösserer Mengen Kohlenpulver auf Wundflächen mit sich bringt, lässt sich wohl verhüten. Weniger gut gelingt die Tilgung übler Gerüche des Athems und in der Mundhöhle, da hier eine Durchfeuchtung der Kohle unvermeidlich ist. Ob Kohle die Caries dentium verzögert (Brachet), steht dahin.

Der Werth der Kohle als Verbandmittel ist so weit überschätzt, dass sie Neumann (1849) sogar als Ersatzmittel der Charpie in Kriegen empfahl. Sehr zweifelhaft bleibt immerhin, ob Kohlenverband Septicämie verhüten kann.

Die Kohle verdankt ihre innerliche Anwendung hauptsächlich ihrem Absorptionsvermögen für Gase, Riechstoffe und andere Stoffe. In den Magen und Darm gebracht kann sie nur auf solche Substanzen wirken und, da ihrer Unlöslichkeit wegen Resorption nicht stattfindet, eine entfernte Action nur insoweit ausüben, wie durch erstere schädliche Action auf den Allgemeinzustand ausgeübt wird, die nach ihrer Entfernung schwindet. Selbstverständlich sind die Empfehlungen des inneren Gebrauches der Kohle zur Lösung bösartiger Drüsenentzündungen, Skirrhen, Polypen u. s. w. (Fr. A. J. Weise), bei Intermittens (Serres), Hemicranie (Hannon) und zur Beseitigung putrider Affectionen nur das Product eines robusten Glaubens, aber selbst da, wo man einen grösseren Nutzen erwarten könnte, z. B. bei Meteorismus, bei Gasbildung im Magen im Gefolge von Magen- und Darmkatarrhen, wo Belloc u. A sie en gros verwerthet haben, ist die Bindung von Gasen wegen der unausbleiblichen Durchfeuchtung der Kohle, in welcher Weise man sie auch applicirt, stets mangelhaft und man kommt mit Magnesia häufig weiter als mit Kohle. Bei Ruhr und putriden Durchfällen (Lowitz) leistet sie weniger als salpetersaures Wismut und scheint sogar auf Darmgeschwüre überhaupt geradezu schädlich wirken zu können (Rémy). Von Vergiftungen wüssten wir keine zu nennen, wo nicht andere Antidote wegen rascher Action vorzuziehen sein würden. Die Absorptionsfähigkeit der Kohle für giftige Substanzen erstreckt sich übrigens nach Warrington und Chevallier nicht bloss auf verschiedene Metallsalze, z. B. Kupfersalze (man will beobachtet haben, dass mit dem Schmelzen von Kupfer beschäftigte Arbeiter, welche einer grossen Menge von Kohlenstaub ausgesetzt sind, keine Metallkolik bekommen), Zink- und Eisenvitriol, Quecksilberchlorür und Chlorid, essigsaures Eisenoxyd, Bleizucker, Kobalt-, Nickel- und Wismutsalze, sondern auch auf arsenige Säure und verschiedene Alkaloide (Strychnin, Morphin, Aconitin). Garrod und Howard Rand (1849) haben deshalb Kohle, und in specie die weit stärker absorbirende Thierkohle, als allgemeines Antidot empfohlen, und Versuche von Bertrand mit Sublimat und arseniger Säure, sowie von Chevallier mit Grünspan sprechen für die Wirksamkeit in einzelnen Fällen. Jeannel verband sie in seinem Antidote multiple mit andern Gegengiften der arsenigen Säure. Dass sie bei Arsenvergiftungen nicht mehr als Eisenoxydhydrat leistet, hat schon Howard Rand zugegeben und Orfila macht darauf aufmerksam, dass bei längerem Verweilen im Darme spätere Wiederabgabe bloss mechanisch gebundener Gifte nicht zu den Unmöglichkeiten gehöre. Eulenberg und Vohl constatirten neuerdings die absorbirende Wirkung auch beim Phosphor und empfehlen nach Darreichung eines Brechmittels aus Kupfervitriol Kohle. Das Ebur ustum hat die bindende Wirkung der gereinigten Knochenkohle nicht (Warrington).

Innerlich hat man die Thierkohle zu 0,5—2,0, die Holzkohle zu 1,0—4,0 mehrmals täglich gegeben, meist in Pulver, das man in Gläsern (D. in vitro) vor Luft geschützt verordnet und in Oblate verschlucken lässt, auch in Latwerge oder Gallertkapseln, um die Kohle trocken in den Magen und Darm zu bringen. Gubler empfiehlt, granulirte Kohle anzuwenden, welche zwar minder stark feucht wird, aber auch ein weit geringeres Absorptionsvermögen besitzt.

Gegen Fötidität des Athems liess man mit Holzkohle gefüllte Respiratoren tragen oder verordnete Kohlenpastillen (1 Th. Holzkohle mit 3 Th. Zucker und Gi. Tragacanth. q. s. oder mit 1 Th. Zucker und 3 Th. Chocolade).

Zu Zahnpulver verbindet man Kohle mit leichten mineralischen Pulvern und Pflanzenpulvern; der Zusatz ätherischer Oele ist unnütz, da die Kohle deren Geruch, wenn sie nicht in grossen Mengen zugefügt werden, vernichtet. Carbo panis wird hier von Manchen bevorzugt.

Zur Desinfection von Wunden ist die indirecte Application der directen, zu welcher letzteren in Grossbritannien ein Cataplasma carbonis (Charcoal poultice), aus 1 Th. Kohle, 6 Th. Mica panis, 4½ Th. Leinsamenmehl mit 30 Th. Aq. fervida bereitet und an der Oberfläche mit 1 Th. Kohle bestreut, officinell ist, vorzuziehen. Man kann sie zwischen Seidenpapierblättern oder zwischen Watte appliciren oder auch über putriden Geschwüren in Drahtnetzen unter der Bettdecke aufhängen. In Frankreich bedient man sich der Compresses au charbon und des Papier carbonifére (durch Eintauchen in eine mit Thierkohle versetzte Gummilösung und Trocknen gewonnen) als Verbandmittel. In Salbe (2 : 5 Fett) bildet Kohle das nur palliative Mittel Aliberts gegen Grind.

Zur Desodorisation von Fäcalmassen eignet sich Torfkohle vorzüglich; eine Mischung von Kalk und Magnesia (gebrannter Dolomit) und 10—15% Holz- oder Torfkohle desodorisirt nicht nur ausgezeichnet, sondern erhöht durch Bindung der Phosphorsäure und des Ammoniaks (Bildung von phosphorsaurer Ammoniak-Magnesia) den Werth des Düngers zu ökonomischen Zwecken (Eulenberg und Vohl).

Russ, Fuligo. — An die Kohle schliesst sich der den Kaminen entnommene Glanzruss, Fuligo splendens s. depurata, welcher neben Kohle Producte der unvollkommenen Verbrennung enthält, welche nach dem Verbrennungsmateriale variiren. In wie weit die darin angeblich nachgewiesenen empyreumatischen Stoffe, Pyretin und Asbolin von Braconnot, einfache Körper oder Complexe verschiedener Verbindungen darstellen, bleibt zu eruiren. Diese, sowie Essigsäure, Kreosot u. a. bedingen den unangenehmen Geruch und den bitteren Geschmack des Russes, der mehr ein Volksmittel als ein ärztlich verordnetes Medicament darstellt. Benutzung fand er vorzugsweise bei Helminthen, aber auch bei Asthma, Bronchitis, Amenorrhoe und selbst gegen Cholera, Lungenschwindsucht, Hundswuth (!), ist aber überall, obschon die empyreumatischen Bestandtheile stärkere Action auf den Organismus wahrscheinlich machen, ganz entbehrlich. Die bei Helminthen gebräuchliche Darreichungsform (in Abkochungen, z. B. 50,0—60,0 mit oder ohne dieselbe Menge Coffea tosta und 1 Kilogr. Wasser) ist überaus widrig. Die bei Arthritis und Menstruationsbeschwerden (zu 30—40 Tr. mehrmals täglich) früher benutzte Tinctura Fuliginis Clauderi (wässeriges Digest von Glanzruss, Salmiak und kohlensaurem Kalium) ist ebenfalls obsolet. Nach Art von Anthracokali und Anthracokali sulfuratum dargestelltes Fuligokali und Fuligokali sulfuratum sind bei Hautkrankheiten innerlich und äusserlich benutzt worden und bei den günstigen Effecten, welche gewisse empyreumatische Producte (Theer, Carbolsäure) haben, lässt sich eine Wirkung des Glanzrusses und des Fuligokali bei Krätze, Prurigo, Impetigo und Tinea, gegen welche letztere Affection er besonders in Frankreich (Blaud) gebräuchlich ist, nicht a priori verneinen. Auch machen diese empyreumatischen Producte den Glanzruss zu einem passenden Vehikel für Zahnpulver bei Fötor oris (statt Holzkohle). Bei Hautkrankheiten verordnete man Glanzrusssalben (mit āā Schmalz) oder Seifen, auch wässrige Decocte von 1 : 100—150 zu Lotionen; Abkochungen auch zu Injectionen (bei Leukorrhoe, Tripper, Blasenkatarrh, Carcinoma uteri) und zu Gargarismen.

Der aus Abfällen bei der Theer- und Pechbereitung gewonnene Kienruss, Fuligo Tedae s. Pini, lieferte früher mit 6—8 Th. Fichtenharz zusammengeschmolzen das bei chronischer Gelenkentzündung als Deckpflaster benutzte Emplastrum Fuliginis.

Acetum pyrolignosum crudum, Acidum pyrolignosum s. pyroxylicum, Acetum ligni; **Roher Holzessig**, Holzessigsäure, Holzsäure. **Acetum pyrolignosum rectificatum; Gereinigter oder rectificirter Holzessig.**

Durch trockne Destillation von Holz entstehen eine Reihe Producte von vorzüglicher antiseptischer Wirksamkeit, unter denen die in der Ueberschrift genannten beiden Arten des Holzessigs jedoch dem Theer und verschiedenen aus demselben dargestellten Körpern nicht unbedeutend nachstehen, weshalb sie jetzt nur ausnahmsweise Anwendung finden.

Der rohe Holzessig wird bei der trockenen Destillation verschiedener Laubholzarten, besonders Buchenholz, als Nebenproduct des bei weiterem Destilliren sich bildenden Theeres gewonnen und bildet eine dunkelbraune, gleichzeitig nach

Essigsäure und Theer riechende, sauer und zugleich brenzlich riechende Flüssigkeit, aus welcher bei Aufbewahren theerartige Substanzen sich abscheiden. Er ist eine wässerige Lösung von Essigsäure (6—8%), Methylalkohol (1%), Brenzkatechin (2%), Ameisensäure, Kresol, Phenol, Kreosot und anderen bei der trockenen Destillation resultirenden Producten. Aus demselben wird durch wiederholte Destillation als farblose oder schwach gelbliche, jedoch beim Aufbewahren an nicht dunklen Orten dunkler werdende und sich trübende Flüssigkeit das ebenfalls, jedoch weniger stark empyreumatisch riechende und sauer reagirende Acetum pyrolignosum rectificatum gewonnen, welches ausschliesslich zum inneren Gebrauche und zur Application auf Schleimhäute bestimmt ist, während der rohe Holzessig äusserlich zur Verwendung kommt. Im Ganzen steht der medicinischen Verwerthung beider Arten des Holzessigs, die durch die Empfehlung von Berres in Lemberg (1821) stark in Aufnahme kamen, der Umstand entgegen, dass die in ihm enthaltenen antiseptischen empyreumatischen Producte in ihrer Menge sehr variiren.

Der rohe Holzessig wirkt concentrirt auf thierische Gewebe schrumpfend, in Verdünnung auf schlecht eiternde, leicht blutende, gangränescirende Geschwüre applicirt, theils durch die in ihm enthaltene Essigsäure zusammenziehend, theils durch den Kreosotgehalt die Fäulniss aufhaltend; doch dürften die damit erhaltenen günstigen Resultate auch einer Mischung von Essig und Carbolsäure im bestimmten Verhältnisse zukommen. Auch als blutstillendes Mittel, als Mittel bei Tripper und Otorrhoe, gegen Kopfgrind, Frostbeulen, Intertrigo, gegen Caries der Zähne ist das Acetum pyrolignosum obsolet und durch constantere Präparate aus der Praxis ziemlich vollständig verdrängt, immer aber wegen seiner Billigkeit für die Armenpraxis im Auge zu behalten. Am meisten wird er noch bei Ausflüssen der weiblichen Genitalien zur Irrigation benutzt. In allen Fällen ist das Präparat verdünnt (mit 2—20 Th. Wasser) zu appliciren.

Der rectificirte Holzessig, ebenfalls ein Präparat von inconstanter Zusammensetzung, enthält im Allgemeinen weniger empyreumatische Stoffe und Essigsäure, dagegen mehr Methylalkohol und ist somit zu äusserer Application als antiseptisches Mittel viel weniger geeignet als der rohe Holzessig. In grossen Dosen ist er wie letzterer giftig und ruft Erbrechen, Schwindel, Zittern, Convulsionen, Herzklopfen und Betäubung hervor; doch ist die letale Dose bei Thieren sehr hoch, so dass Hunde 0,4—12,0, Kühe und Pferde bis 360,0 überstehen und letztere von 100,0—130,0 gar nicht afficirt werden (Hertwig). Die Empfehlungen gegen Magenerweichung, Hydrops und Lungentuberculose beruhen offenbar auf unzuverlässigen Beobachtungen. Man giebt innerlich 10—20 Tropfen mehrmals täglich, am besten in Aqua Menthae piperitae oder einem anderen aromatischen Wasser. Bei Brand der Wange (Noma) und Affectionen des Halses bevorzugt man des besseren Geruches wegen den gereinigten Holzessig, den man mit 5—10 Th. Mel rosatum als Litus oris und mit 10—15 Th. Wasser als Gargarisma verordnet. Wegen der am Lichte eintretenden Zersetzung sind schwarze Gläser zu verschreiben.

Oleum Lithanthracis, Steinkohlentheer, Coaltar. — Der Steinkohlentheer ist ein bei der Leuchtgasbereitung aus Steinkohlen entstehendes Nebenproduct, welches ein Gemenge von Substanzen der verschiedensten Art darstellt und sich von den durch trockene Destillation verschiedener Hölzer erhaltenen Theerarten durch die Abwesenheit des Paraffins charakterisirt. Durch fractionirte Destillation lässt er sich in eine Reihe von Bestandtheilen zerlegen, von denen die mit dem niedersten Siedepunkte Kohlenwasserstoffe darstellen, und zwar die Homologen des Benzols (Toluol, Xylol, Cumol, Cymol). Dieselben sind der Hauptbestandtheil des als leichtes Steinkohltheeröl bezeichneten, bei etwa 170° gesammelten Destillates. Das bei hoher Temperatur folgende Destillat wird als schweres Steinkohlenöl bezeichnet und enthält ebenfalls Kohlenwasserstoffe, wie Naphtalin, vor allem aber sogenannte Phenole, insbesondere Carbolsäure. Letztere finden sich namentlich in dem zwischen 180 und 210° gesammelten Antheile, dem Mittelöl oder Kreosotöl, das gewöhnlich 30—40% Phenole enthält und nach abermaliger fractionirter Destillation die rohe Carbolsäure darstellt. In diesen verschiedenen Destillaten finden sich auch basische Stoffe, von denen das Anilin der bekannteste ist, neben welchem auch Pyrrol und verschiedene der sog. Pyridinbasen (vgl. bei Oleum animale foetidum) vorkommen. Der bei der Destillation bleibende Rückstand bildet das Steinkohlenpech.

Der Steinkohlentheer, dessen desinficirende Wirksamkeit vorzugsweise auf die darin enthaltene Carbolsäure, aber auch darauf zurückzuführen ist, dass die Dämpfe sich aus der atmosphärischen Luft mit Ozon beladen (Sales Girons), fand vor der Einführung der ersteren in den Arzneischatz besonders in Frankreich als antiseptisches Verbandmittel Verwendung. Eine Mischung von 1—3 Th. Kohlentheer (oder Holztheer) nach Régnault) mit 100 Th. Gyps stellt das Desinfectionspulver von Corne und Demaux dar, welches im Französisch-Italienischen Kriege (1859) viel gebraucht wurde, indessen der Unreinlichkeit und des üblen Geruches wegen aufgegeben wurde. Auch die flüssigen Formen, z. B. das Coaltar saponifié (Kohlentheer, Seife und Alkohol ää im Wasserbade verflüssigt) und Coaltar saponiné von Leboeuf (Kohlentheer 5 Th., Tinctura Quillajae 12 Th. mit 50 Th. Wasser emulgirt), welche besser zu manipuliren und besonders zur Imprägnirung von Charpie und Compressen zu verwenden waren, sind vergessen. Dagegen ist Kohlentheer in neuerer Zeit vielfach zur Desinfection von Abtritten, Röhren u. s. w. benutzt in Form der

Süvernschen Desinfectionsmasse. Dieselbe besteht aus 100 Th. gelöschtem Kalk und ää 15 Th. Kohlentheer und Chlormagnesium mit Wasser. Diese Masse gehört zu den besten Desinfectionsmitteln, indem sie der Entstehung der bei Zersetzung von Excrementen auftretenden Zellen und Gase entgegenwirkt und indem sie vermöge der Bildung von Chlorcalcium, welches aus Wechselzersetzung des Kalks und des Chlormagnesiums hervorgeht, und vermöge dessen Hygroskopicität stets locker und feucht erhalten wird (Trautmann). Erfahrungen von Delbrück in der Halleschen Gefangenanstalt u. a. m. plaidiren sehr für das Mittel, das namentlich bei frühzeitigem Zusatze zu den Auswurfsstoffen nur geringe Mengen erfordert und billig zu stehen kommt.

Acidum carbolicum, Acidum phenicum s. phenylicum, Phenolum; **Carbolsäure,** Phenylsäure, Phenol, Phenylalkohol, Carbol.

Die Deutsche Pharmakopoe schreibt zwei Sorten Carbolsäure vor, die **Carbolsäure** oder krystallirte Carbolsäure, **Acidum carbolicum** s. Acidum carbolicum crystallisatum, und die rohe **Carbolsäure, Acidum carbolicum crudum.**

Die letzte charakterisirt sich als gelbliches bis gelbbraunes, klares, neutrales Liquidum von unangenehm brenzlichem Geruche, das sich nur wenig in Wasser, leicht in Spiritus oder Aether und zum grössten Theile in verdünnter Natronlauge auflöst. Die krystallinische Carbolsäure bildet eine neutrale farblose oder kaum röthliche, aus langen spiessigen Krystallen bestehende Masse von eigenthümlichem, nicht unangenehmem Geruche und sehr beissendem Geschmacke, welche mit leuchtender Flamme verbrennt, bei 35—40° (rein und wasserfrei bei 44°) in ein klares, stark lichtbrechendes ölartiges Liquidum von 1,060 spec. Gew. sich verflüssigt und bei etwa 180°—184° siedet. Sie löst sich in 20 Th. Wasser, ist aber in jedem Verhältnisse mit Weingeist, Aether, Chloroform, Schwefelkohlenstoff, Glycerin und Natronlauge mischbar. 20 Th. Carbolsäure in 10 Th. Weingeist gelöst geben mit 1 Th. Eisenchloridlösung eine schmutziggrüne Flüssigkeit, die beim Verdünnen mit Wasser, selbst zu 1000, noch schön violette, ziemlich beständige Färbung zeigt. Brom giebt noch in einer wässrigen Lösung von 1 : 50000 weissen, flockigen Niederschlag von Tribromphenol. Wird Carbolsäure mit 7% und mehr Wasser versetzt, so büsst sie dadurch ihr Vermögen, in den krystallinischen Zustand überzugehen, ein. Eine solche Mischung zur bequemeren Dispensation von Carbolsäurelösungen bildet das officinelle **Acidum carbolicum liquefactum, verflüssigte Carbolsäure,** welche 10 Th. Wasser auf 100 Th. Carbolsäure enthält und eine klare, farblose, in 18 Th. Wasser klar lösliche, ölige Flüssigkeit von dem Geruche der Carbolsäure darstellt.

Die officinelle Carbolsäure entspricht bis auf einen geringen Wassergehalt der chemisch reinen Carbolsäure C^6H^6O, (C^6H^5, OH). Sie ist der Typus einer homologen Reihe, welcher Berthelot den Namen der Phenole gegeben hat und wozu Cressol, Phlorol und Thymol gehören, die zu gewissen Kohlenwasserstoffen in dem Verhältnisse stehen, dass ein Atom H durch OH vertreten ist. Carbolsäure ist das Phenol des Benzols C^6H^6. Sie bildet mit Alkalien oder Metalloxyden ziemlich unbeständige Verbindungen, sog. Carbolate, Phenate oder Phenylate, die schon durch Kohlensäure zersetzt werden. Salpetersäure erzeugt mit Carbolsäure verschiedene Nitroverbindungen, unter denen das Trinitrophenol (Pikrinsäure) medicinische Anwendung gefunden hat. Mit Schwefelsäure verbindet es sich zu sehr beständigen Phenolsulfosäuren.

Die Carbolsäure ist nach ihren chemischen Eigenschaften keine Säure, wie sie auch nicht Lakmuspapier röthet, auch kein Alkohol, da sie sich nur schwierig oxydirt, die Oxydation ohne Verlust von H vor sich geht und das Oxydationsproduct dem Phenol sich analog verhält, also weder ein Aldehyd noch eine Säure giebt. Die Benennung Carbolsäure, welche Runge (1834) dem von ihm entdeckten Körper gab, ist daher ebenso wenig passend wie die von Laurent, der ihn rein darstellte, eingeführte Benennung Phenylalkohol (Phenyloxydhydrat). Da Phenol, wie ihn Gerhardt nannte, den Namen einer homologen Reihe bildet, ist die von Bill vorgeschlagene kurze Bezeichnung Carbol zu empfehlen.

Die Carbolsäure des Handels wird aus dem Steinkohlentheer gewonnen. Rein lässt sie sich durch Destillation von Salicylsäure mit Baryt oder Kalk und auf verschiedene andere Weise künstlich erhalten. Zur Gewinnung von Carbolsäure aus Theer wird dieser der fractionirten Destillation unterworfen und das sog. Kreosotöl zunächst noch einmal in besonderen Apparaten rectificirt, wo dann das entstehende Product von 50—60% Carbolsäuregehalt dem Acidum carbolicum crudum entspricht, das weit unangnehmer als reine Carbolsäure riecht und zur Gewinnung der letzteren sehr umständlich gereinigt werden muss.

In der medicinischen Praxis ist die Carbolsäure lange Zeit mit Kreosot verwechselt, als welches die letztere in flüssigem Zustande sich lange Jahre in den Apotheken fand. Die Bedeutung des Arzneikörpers wurde zuerst durch Lemaire in einer ausführlichen Monographie dargelegt; später hat durch verbesserte Darstellungsweise der englische Fabrikant Calvert derselben allgemeineren Eingang verschafft und der Glasgower Chirurg Lister sein berühmtes antiseptisches Behandlungsverfahren complicirter Wunden darauf begründet.

Was das Verhalten der Carbolsäure gegen die chemischen Bestandtheile des Organismus betrifft, so coagulirt dieselbe Eiweiss, jedoch ohne damit in der Kälte eine Verbindung einzugehen, ausschliesslich durch Entziehung von Wasser.

1—3% Lösungen haben kein coagulirendes Vermögen auf Hühnereiweiss, das erst durch 5% Lösung gerinnt. Aus dem Coagulum lässt sich die Carbolsäure wieder auswaschen, worauf dasselbe in gewöhnlicher Weise fault. Durch Anwendung grösserer Hitze lässt sich eine Verbindung von Carbolsäure mit Eiweiss erzeugen, aus der die erstere sich nicht mechanisch entfernen lässt. Globulin verhält sich wie Eiweiss. Concentrirte Leimlösungen werden durch Carbolsäure präcipitirt, jedoch bildet sich auch hier keine chemische Verbindung, welche auch nicht bei Anwendung von Wärme resultirt. Milch wird durch 1% Lösung nicht afficirt, durch 5% coagulirt (Bill).

Aus der chemischen Wirkung der Carbolsäure auf Constituentien des Organismus gehen mannigfache Veränderungen hervor, welche einzelne Zellen und Gewebe bei directem Contact mit Carbolsäure erleiden. Diese stellen sich verschieden nach der Concentration der Carbolsäurelösungen, vielleicht auch nach dem Lösungsmittel.

Untersuchungen in dieser Richtung liegen von Isidor Neumann (1867) mit alkoholischen (1:3—8), von Huels (1872), Bill (1872) und Prudden (1880) mit wässrigen Lösungen vor. Neumann fand, dass Blutkörperchen danach confluiren und pellucide Blasen bilden, andere nur ihren Farbstoff verlieren, und dass das Blut bei längerer Einwirkung milchig getrübt wird; bei den Muskeln war die Querstreifung anfangs deutlicher, später minder deutlich, später wurden die Muskelbündel schon für das blosse Auge durchsichtig und in 24 Stunden bei Integrität der Textur der Primitivbündel rigider; an den Nerven fand Schwinden des Marks und Auflösung der Fettkörnchen statt. Hüls bezeichnete die Einwirkung concentrirter Carbolsäurelösungen auf rothe Blutkörperchen als sowohl auf den Farbstoff als auch auf das Stroma und den Kern gerichtet; während die Zellen stark zusammenschrumpfen, trennt sich der Farbstoff vom Stroma und sammelt sich an einzelnen Stellen (Kern, Peripherie) an, später bei beginnender Aufquellung tritt er aus den Blutkörperchen als Kugel heraus, um erst nach längerer Zeit sich völlig vom Stroma zu trennen. Blutkörperchen werden bei allmäligem Zuflusse von $1\%-3\%$ Carbolsäurelösung kleiner, runder, dunkler und schliesslich polygonal, schrumpfen stark zusammen, und bei Vogelblutkörperchen, wo die Veränderungen überhaupt deutlicher als beim Menschenblute sind, theilt sich der Kern und in der Mitte entsteht eine Einschnürung der Zelle. Auf Samenfäden und Samenzellen wirkt Carbolsäure erst in 5% Solution beim Hahn bewegungsvernichtend, beim Kater schon in $1/2\%$ Lösungen; 4% Lösungen bedingen Vergrösserung und schärfere Contourirung. Bindegewebe und elastische Fasern werden wenig afficirt, in stärkeren Solutionen körnig und rissig; selbst in gesättigten Lösungen tritt bei wochenlangem Stehen und Temperatur von 40^0 keine Auflösung ein. Bei Muskelfasern wird durch 1% Lösung die Farbe tiefer und die Streifung deutlicher, durch 4% werden die Bündel dunkler, zerspleissen und lösen sich an den Enden auf. Nervenzellen und Nervenfasern werden durch 1% Lösungen deutlicher, durch stärkere Lösungen zu Oeltröpfchen und Detritus aufgelöst. Wässrige Lösung wirkt auf die Milchkügelchen nicht, flüssige Carbolsäure vergrössert dieselben, aber zerstört sie nicht (Bill). Nach Prudden hemmen schwächere Carbolsolutionen (1:800 bis 1:1300) die Bewegung der Flimmerepithelien und weissen Blutkörperchen, bei nur geringer oder ohne jede Veränderung des Protoplasma, und stellen sich die Functionen nach Auswaschen wieder her; concentrirtere Solutionen sistiren die Bewegungen unmittelbar und tödten die Zellen unter rascher Veränderung des Protoplasma.

In Bezug auf Erreger von Infectionskrankheiten und deren Verhalten gegenüber der Carbolsäure liegen besonders Versuche über die Beeinflussung des Eiters vor.

Rosenbach fand 1872, dass frisch abgesonderter Eiter, sowohl in Zersetzung begriffener, als pus bonum et laudabile durch Zusatz von 5% Carbolsäure und mehr septisch unwirksam gemacht wird, so dass subcutane Injection dieser Mischung weder erhebliches Fieber noch örtliche Infection hervorruft. Zusatz von 1% Carbolsäure wirkt in dieser Richtung nicht sicher; $1/4\%$ Phenol hat gar keine derartige Wirkung. Bei gefaultem Eiter genügt auch ein Zusatz von 5% nicht. Wird frischer septisch unwirksamer Eiter mit etwa $1/2\%$ Carbolsäure versetzt, so wird dadurch die putride Zersetzung verhütet. Die Art und Weise dieser Action ist bisher nicht klar und gilt davon dasselbe, was wir bezüglich der Fäulniss hervorhoben werden. Eiter wird rasch selbst durch $1/2\%$ Lösung Carbolsäure präcipitirt. 1% Lösung zerstört alle Eiterzellen und verwandelt sie in Körnchenhaufen, die in einer gelatinösen Flüssigkeit schwimmen und sich durch überschüssige Carbolsäure völlig auflösen; in ersterem Falle ist Carbolsäure nicht mehr chemisch nachweisbar, also wohl chemisch gebunden (Bill.)

Sehr ausgesprochene Action kommt der Carbolsäure zu in Bezug auf das Sistiren verschiedener Fermentwirkungen, und zwar nicht bloss solcher, welche durch organisirte Bildungen hervorgerufen werden, sondern auch den eigentlich chemischen Fermenten angehöriger.

Die von Lemaire aufgestellte Behauptung, dass Carbolsäure nur die erstgenannten, nicht die chemischen Fermente beeinflusse, ist durch Bucholtz (1866), Plugge (1872), van Geuns u. A. widerlegt und selbst die im Körper vorkommenden analogen Processe (Wirkung von Pepsin, Ptyalin u. s. w.) sind dem hemmenden Einflusse der Carbolsäure unterthan. Indessen erfordern die chemischen Fermente zu ihrer Sistirung bedeutend grössere Mengen oder die Anwendung unverdünnter Carbolsäure. Die Einwirkung von Hefezellen auf Traubenzucker wird sowohl, wenn man Hefezellen zuerst einige Zeit mit der Hefe in Contact lässt und dann zu Traubenzuckerlösungen bringt, als wenn man Carbolsäurelösung bei beginnender oder schon fortgeschrittener Gährung in Traubenzuckerlösung bringt, gehemmt, am meisten in ersterem Falle und niemals momentan; Carbolsäure wirkt stärker hemmend als Alumiumacetat, Manganchlorür, arsenige Säure und Eisenvitriol, ebensogut wie Chromsäure, Kupfervitriol und Chlorkalk, jedoch schwächer als Sublimat. Die Gährungshemmung tritt noch ein, wenn nur 0,26% Carbolsäure in dem Gemenge sich befinden. Die Hefepilze werden durch Contact mit Phenylsäure ähnlich wie durch verdünnte Säuren kleiner, oft doppelt contourirt, ihr Kern deutlicher; sie versetzen Zuckerlösungen nur langsam in Gährung, wobei neben den Hefezellenreihen oblonge stäbchenförmige Gebilde entstehen (Bucholtz). Milchgährung wird durch Phenylsäurezusatz gehemmt (1 : 300—375) oder ganz aufgehoben (1 : 265); in letzterem Falle tritt auch der Milchsäurepilz nicht auf (Bucholtz). Die Wirkung des Speichelferments wird nur aufgehoben, wenn die Carbolsäure längere Zeit auf den Speichel einwirkt, die Peptonbildung wird kaum völlig (Plugge) oder nur durch stärkere (2,5 %) Lösungen (van Geuns) durch Carbolsäure aufgehoben. Die Wirkung von Myrosin auf Sinigrin wird nur durch Carbolsäure in Substanz aufgehoben (Bill).

In ähnlicher Weise retardirend wirkt Carbolsäure auch auf den Fäulnissprocess, und zwar nicht ausschliesslich dadurch, dass es das Leben niederer Organismen vernichtet, indem der Fäulnissprocess auch nach deren Tödtung fortgeht.

Nach Hoppe-Seyler ist die Zerstörung der Organismen bereits durch 0,5 % Carbolsäure möglich, während die Zersetzung der Eiweissstoffe noch bei 1 % Phenol erfolgt, wenn auch langsam, und erst bei 2 % sistirt. Offenbar ist bei der antiputriden Wirkung die Coagulation des Eiweiss mit im Spiele, insofern dadurch Carbolsäure retinirt wird, welche sich bei nicht feuchter Witterung Monate lang hält und deleter auf einwandernde Fäulnisserreger wirken kann. Sowohl Eiweiss als Harnstoff, Leim und andere Körper retiniren Carbolsäure sehr hartnäckig (Bill). Hoppe-Seyler hat auch darauf aufmerksam gemacht, dass durch Niederschläge in gährenden Flüssigkeiten die Fermente ganz oder theilweise mit niedergerissen würden. Von Interesse ist eine Beobachtung von Bill, wonach sich Carbolsäure zu faulendem Eiweiss anders wie zu gewöhnlichem verhält. Während in letzterem Carbolsäure noch Wochen lang chemisch nachweisbar bleibt, verschwindet die Reaction im faulenden Eiweiss, wenn nicht äusserst grosse Mengen zugesetzt werden, sofort. Bill supponirt deshalb eine chemische Verbindung mit einem Fäulnissproducte und erklärt sich daraus auch das Factum, dass bei Zusatz sehr geringer Mengen Carbolsäure zu frischem Eiweiss dennoch Fäulniss nach einiger Zeit auftrete, indem der durch die Carbolsäure nicht geschützte Theil Eiweiss in Fäulniss gerathe und das Fäulnissproduct Carbolsäure binde, wodurch wiederum eine Partie frischen Eiweisses dem Schutze entzogen werde. Hierbei sind übrigens noch andere Momente in Frage, zunächst das Verdunsten der Carbolsäure, besonders bei feuchter Luft, dann das Vorhandensein von Fett, welches nach Lemaire und Sansom die antiputriden Wirkungen sehr wesentlich beeinträchtigt. Auch auf Fäulniss von Blut und Harn wirkt Carbolsäure in gleicher Weise retardirend wie auf Fleisch und Eiweiss; 1—1$\frac{1}{2}$% verhindern die Fäulniss von Urin völlig (Plugge).

Desodorisirende Wirkung besitzt Carbolsäure nicht. Auch ist sie kein Ozonid und besitzt nicht die geringste Fähigkeit,

Luft zu ozonisiren, bindet vielmehr sehr energisch den Ozonsauerstoff unter Dunkelwerden (Werner Schmid).

Die verschiedensten Riechstoffe (Butter-, Baldrian-, Essig- und Ameisensäure), Essigsäure- und Baldriansäure-Amylester, Baldriansäure-Aethylester, Schwefelwasserstoff- und Phosphorwasserstoffwasser mit oder ohne Ammoniak, Propylamin, Benzoë, Akroleïn, Asafötida, Zwiebelsaft, Thymian-, Pfefferminz-, Bergamott- und Terpenthinöl, endlich die durch Einwirkung von Kali auf Eiweiss entstehenden Riechstoffe werden in keiner Weise dadurch modificirt (Bill).

Sie ist von sehr hervorragender deleterer Wirksamkeit auf das Leben niedrigerer Organismen und tödtet namentlich auch Infusorien, jedoch leichter solche von grösseren Formen (Vorticellen u. s. w.) als Vibrionen, zu deren Tödtung mindestens 1 % Carbolsäure gehört (Crookes, Plugge).

Die Keimungsfähigkeit von Pilzsporen wird durch $^1/_{16}$ % Carbolsäure aufgehoben (Manasseïn) und das Schimmeln von Kleister durch 1 % Lösungen verhindert (Plugge). Concentrirtere Lösungen zerstören auch Pilzmycelien und Gonidien (l. Neumann).

Schwieriger als Infusorien und Hefezellen werden Bacterien durch Carbolsäure getödtet. Bucholtz concedirt dem Phenol verhindernde Wirkung auf deren Fortpflanzungsvermögen erst bei 1 : 25, während eine Carbollösung von 1 : 200 die Bacterienentwicklung verhindere. Koch bezeichnet die Carbolsäure als den Dauersporen gegenüber vollkommen machtlos und nur die noch nicht in Dauerform übergegangenen Mikroorganismen in $^1/_2$—2 % Lösung vernichtend, während 1,0 reine Carbolsäure in 850 Ccm. Nährlösung im Stande sei, die Entwicklung von Milzbrandbacillen völlig zu verhüten. Dass in antiseptisch mit Carbolsäure behandelten Wunden Bacterien auftreten können, ist von den verschiedensten Chirurgen constatirt und ebenso können in wiederholt der Luft ausgesetzten Carbolsäurelösungen Pilzbildungen auftreten. Nägeli hat somit Recht, von Vegetationsformen zu reden, für welche Carbolsäurelösung Nährflüssigkeit ist.

Auf den thierischen Organismus übt die Carbolsäure örtliche und entfernte Wirkung aus. Auf die äussere Haut in concentrirter Form oder in stärkeren Lösungen (5 %) applicirt bedingt die Carbolsäure bald eine weisse mit Erhöhung (Exsudat) verbundene Verfärbung, welche jedoch schon nach einigen Minuten abnimmt und einer Röthung Platz macht, zunächst in der Nachbargegend, die selten länger als eine Stunde persistirt. Brennen ist bei dieser Einwirkung nur im Anfange vorhanden, später stellt sich Anästhesie der weissgefärbten Partie (bei Hyperästhesie der gerötheten Umgebung), welche bis zum Unterhautzellgewebe geht und in 15—20 Minuten am intensivsten ist, ein. Der weisse Fleck nimmt nach einiger Zeit unter Verschwinden des Serums braunrothe Farbe an, später wird er wieder weisslich und umgiebt sich mit einem rothen Halo, der im Verlaufe von einigen Tagen vergeht, während die afficirte Hautstelle mumificirt und sich abstösst. Die Haarfollikel werden nicht afficirt; in einzelnen Fällen bleibt geringfügige gelbe Verfärbung zurück.

Hält die Application längere Zeit an, so kann die Mumification tiefer gehen. Es ist in einzelnen Fällen vorgekommen, dass ganze Fingerglieder nach unvorsichtiger Anwendung von Carbolsäure abgestossen sind, ohne dass dabei erhebliche Schmerzen vorkamen (Tillaux, Ponset, Brochin).

Auch bei Application auf die Schleimhäute erfolgt nach

Anwendung von Carbolsäure oder concentrirter Lösung oberflächliche Anätzung in Form trockner weisser Flecke mit entzündlicher Reizung der Umgegend, wie dies sowohl durch Sectionen nach Carbolsäurevergiftung als durch Erfahrungen bei Injection in die Harnröhre wiederholt constatirt ist.

Verschieden von der örtlichen Einwirkung concentrirter Lösungen ist die verdünnter Solutionen, nach welchen geradezu entzündungsbeschränkende Wirkungen erzielt werden (Hueter).

Während stärkere Lösungen bei Subcutaninjection am Kaninchenohr sofort eine dunkelrothe Quaddel mit ödematösem Walle erzeugen, welche sich vergrössert und nach Bildung eines Entzündungshofes sich mumificirt und abstösst, wobei der Schorf auffallende Durchsichtigkeit des ganzen Gewebes ohne Quellung und zahlreiche Kernwucherungen im Corium zeigt (J. Neumann), bringt Application 1—3 % Lösung in das Unterhautbindegewebe ausser leichtem Brennen und nachfolgender Verminderung des Gefühls und der Schmerzempfindung keine Erscheinungen hervor und bei entzündeten Partien tritt Blässe und Abnahme der Schwellung ein. An gefässreichen Membranen, z. B. an der Fledermausflughaut (Bill) oder auf Zunge, Blase und Mesenterium des Frosches (Prudden), bewirkt 5% Lösung unmittelbare Stase und Thrombose, theilweise in Folge von Protoplasmaveränderungen der Erythro- und Leukocyten; schwächere Lösung (1 : 800—3200) verhindern bei gleicher Application entzündliche Veränderungen, insoweit als ein beträchtlicher Grad von Emigration der Leukocyten nicht stattfindet (Prudden).

Wie für die Infusorien ist die Carbolsäure auch für Würmer und Articulaten (Heimchen, Schaben, Blattläuse, Epizoën) in sehr kleinen Mengen ein Gift und entfaltet in entsprechenden Gaben auch bei Kaltblütern (Fröschen, Reptilien), Vögeln und Säugethieren toxische und selbst letale Wirkung. Abgesehen von den Erscheinungen der örtlichen Wirkung bestehen die Symptome des Carbolismus in allgemeiner Parese und Paralyse, in Verminderung der Sensibilität und Sinken der Respiration und der Herzthätigkeit. Den Lähmungserscheinungen gehen bei Kaltblütern als Vorboten Unruhe und manchmal Hyperästhesie, dagegen nur ausnahmsweise tonische und klonische Krämpfe voraus. Bei Vögeln und Säugethieren sind dagegen klonische Krämpfe das Hauptsymptom, dem bei tödtlichem Ausgang paralytischer Zustand und Collapsus folgt, woneben sich constant Sinken der Temperatur und Herabsetzung der Sensibilität, starke Vermehrung der Speichel- und Thränensecretion, so wie meist frühzeitig Athemnoth findet (Th. Husemann und Ummethun). Nach dem Tode erscheint das Blut stets dunkel und seine Coagulabilität auffallend verringert, die Vertheilung ist ungleichmässig, wodurch besonders Hyperämien in der Schädelhöhle und in Leber und Milz vorkommen. Weder bei acutem noch bei protrahirtem Carbolismus ist fettige Degeneration der Leber und anderer Organe ein charakteristisches Phänomen.

Bei Menschen bringen Gaben von 0,1—0,5 in der Regel in Verdünnung keine irgendwie nennenswerthen Erscheinungen hervor und durch längere Zeit fortgesetzte Darreichung von Carbolsäure können erwachsene männliche Individuen sogar dahin gelangen, dass sie 15 Tropfen (flüssiger Säure) 3—4 mal täglich mehrere Tage ohne Beschwerde nehmen, während Frauen es meist nur auf 6 bis 7 Tropfen bringen. Hierbei ist bemerkenswerth, dass bei habituellen Trinkern die Gewöhnung rascher stattfindet (Fuller). Kinder sind sehr empfindlich gegen Carbolsäure (I. Neumann, Tardieu). Von grosser Bedeutung ist übrigens die Füllung des Magens, so dass nach der Mahlzeit höhere Gaben ertragen werden (I. Neumann).

Nebenerscheinungen kommen nach solchen kleinen Dosen bei längerer

Darreichung an einzelnen Personen zur Beobachtung, so bei einigen Hustenreiz, bei nderen Appetitmangel, Magenschmerzen und Magenkatarrh, selbst Durchfall. Gastrische Störungen sah Salkowski bei Gebrauch einer anscheinend sehr reinen englischen Carbolsäure, welche jedoch in Lösung nach wenigen Tagen eigenthümlichen Geruch nach Phenylmercaptan zeigte, wonach diese Nebenerscheinungen theilweise vielleicht auf Verunreinigungen zu beziehen sind. Albuminurie kommt ausnahmsweise und nur vorübergehend vor und ist es höchst unwahrscheinlich, dass, wie Edwards behauptet, durch länger dauernde örtliche Behandlung von Uterinleiden mit Carbolsaure eine durch letztere herbeigeführte Urämie sich entwickeln kann. Bei sehr langem Gebrauche scheint bisweilen ein Schwächezustand sich auszubilden, doch nahm z. B. ein 20jähriger Patient Kaposis in 55 Tagen 78,0 Carbolsäure (in Pillenform) ohne Schaden.

Von einem Typhuskranken wurden bei Behandlung mit Carbolsäureklystieren 113,0 (davon in 5 Tagen 91,0) ohne andere Nebenerscheinungen genommen, wie reichlichen Schweiss, etwas Trunkenheit und tiefen Schlaf; bei einem anderen wurde die Tagesgabe sogar auf 19,0 ohne Schaden gesteigert (Desplats). Andererseits sind Fälle constatirt, wo Ohnmachten und Collaps schon nach 0,5 Carbolsäure im Klystier sich einstellten (Roques).

Werden die Gaben, welche keine Symptome produciren, nur wenig überschritten, so zeigen sich als Phänomene entfernter Wirkung Schwindel, Schwere und Eingenommenheit des Kopfes, Schwäche in den Beinen und starke Schweisssecretion bei Schwäche des Pulses (Fuller, Neumann). Gleichzeitig resultirt Sinken der Temperatur, das beim Gesunden meist nur einige Decigrade beträgt, dagegen bei Fieberkranken mehrere Grade betragen kann.

Manche andere Erscheinungen sind von der Form abhängig, in welcher die Carbolsäure verabreicht wurde. Wird sie in Lösung gegeben, so resultirt nach Dosen von 6,0—8,0 Verlust der Sensibilität im Munde und Schlunde, Gefühl von Taubsein wie bei Application von Aconit, später von Kühlung, wie bei Pfefferminze; ferner leichte Nausea, besonders bei leerem Magen und unbehagliche Empfindung im Abdomen. Bill fand bei seinen Versuchen ausserdem Abnahme des Herzschlages an Zahl und Stärke, Sausen in den Ohren und verminderte Perception des Schalles und nach längerem Gebrauche Muskelschwäche und Abnahme des Körpergewichtes. Nach Fuller sollen kleine und mittlere Dosen die Harnsäuremenge vermindern. In Selbstversuchen von Danion (1870), bedingte 1,0 etwas Aufstossen, schwaches Wärmegefühl im Epigastrium und etwas Betäubung, 2,0 halbstündige Betäubung mit Ohrensausen und unbedeutendem Ameisenkriechen. 4,0 (in 3 Abtheilungen genommen) auch noch leichte Erschütterungen in den Wadenmuskeln.

Es ist eigenthümlich, dass sowohl nach diesen kleineren toxischen Gaben als nach Einverleibung viel bedeutenderer Mengen Carbolsäure beim Menschen nur ausnahmsweise jene klonischen Krämpfe auftreten, welche das Vergiftungsbild beim Thiere zu einem so ausgeprägten und charakteristischen machen. Nach sehr grossen Mengen (30,0 und darüber intern) kommt es vielmehr sofort zum Verlust des Bewusstseins, der Sensibilität und der Locomotion, schwerem Collaps mit Blässe des Gesichts, stertoröser Respiration, kalten Schweissen, häufig auch Pupillenverengung und frequentem schwachem Pulse (selten Trismus) und zum Tode in kurzer Zeit (15 Min. bis 50 Stunden).

Die auffallende Differenz der Vergiftungserscheinungen bei Menschen und Säugethieren lassen sich nicht etwa daraus erklären, dass bei den Beobachtungen beim Menschen, wie dies allerdings häufig der Fall gewesen ist, überall unreine Carbolsäure, wie solche zu Desinfectionszwecken im Gebrauche ist, das Intoxicationsmaterial darstellte. Auch da, wo wirklich reine Carbolsäure beim Menschen zu Vergiftungen Anlass gab, sind klonische Krämpfe fast niemals beobachtet worden. Die unreine Carbolsäure des Handels ist ein in seiner Zusammensetzung sehr wechselndes Product, welches bald die reine Carbolsäure an Giftigkeit übertreffen, bald weniger giftig sein kann und auch in den Symptomen bei Thieren nicht immer übereinstimmt, insofern einzelne Sorten auch heftige tetanische Krämpfe erzeugen können (Th. Husemann). Es liegt dies offenbar darin, dass nach der Art der Reinigung sehr verschiedene flüchtige Basen, wie sie im Steinkohlentheere vorkommen, der rohen Carbolsäure beigemengt sein können, die theils eine geringere (Pyrrol), theils eine stärkere Giftigkeit (Anilin, Pyridinbasen) als das Phenol besitzen, theils in gleicher Richtung wie Carbolsäure wirken, theils in abweichender Art.

Die besten Erfolge bei Carbolismus acutus hat die schleunige Entleerung des Giftes mit der Magenpumpe. Als chemisches Hauptantidot der Carbolsäure ist Zuckerkalk (Th. Husemann und Ummethun) zu verwenden, durch welchen Thiere, welche die vierfache letale Gabe bekommen haben, gerettet werden können; zur Einhüllung kann Eiweiss oder Milch dargereicht werden. Das von Calvert vorgeschlagene Antidot Baumöl mit Ricinusöl ist ohne Werth. Für die Anwendung von Natriumsulfat scheinen einzelne Thierversuche zu sprechen, obschon die Vergiftungserscheinungen dadurch nicht wesentlich modificirt werden (Cerna, Cavafy).

Die an Thieren ausgeführten physiologischen Versuche in Zusammenhang mit den Beobachtungen am Menschen lassen keinen Zweifel darüber, dass die entfernte Action der Carbolsäure besonders auf die Nervencentren gerichtet und in Hinsicht auf die Lähmung der centralen Thätigkeiten, der Vernichtung des Bewusstseins und der willkürlichen Bewegung dem Alkohol analog ist. Daneben wirkt sie reizend und schliesslich lähmend auf das respiratorische Centrum, worin sie ebenfalls dem Alkohol gleich ist, und bei Säugethieren und Vögeln reizend und später lähmend auf die motorischen Centra. Der arterielle Blutdruck und die Temperatur werden durch Carbolsäure herabgesetzt.

Die bei Thieren hervortretenden Krämpfe scheinen spinalen Ursprungs zu sein; das sehr erhebliche Sinken des Blutdrucks beruht auf Lähmung des vasomotorischen Centrums und ist vom Vagus unabhängig (Giess). Das Sinken der Temperatur ist nicht von der nach Giess durch Erregung der Schweisscentren resultirenden Schweissvermehrung ableitbar und steht vielleicht im Zusammenhange mit der bedeutenden Herabsetzung der Arbeitsleistung und Erregbarkeit der quergestreiften Muskeln (Giess); nach dem Tode steigt die Temperatur wieder (Menville). Der Herzschlag erlischt später als die Athmung und bei nicht zu grossen Dosen erfolgt der Tod stets durch Athemlähmung; bei grossen Dosen ist auch das Herz afficirt, da künstliche Respiration nicht lebensrettend wirkt (Giess). Die Beeinträchtigung der Hirnthätigkeit auf eine Veränderung der Blutkörperchen (Rydygier) zu beziehen, ist nicht thunlich, da Auflösung von Blutkörperchen selbst bei schweren Vergiftungen nur höchst ausnahmsweise beobachtet sind. Die reiche Casuistik der Carbolsäurevergiftung enthält nur zwei Fälle von Hämoglobinurie, beide nach Vergiftung mit spirituöser Carbollösung. Dass die Centraltheile des Nervensystems mit dem Phenol in directen Contact kommen, beweisen die Versuchsresultate von Giess, wonach das Gehirn von allen Organen die meiste Carbolsäure aufnimmt und zwar doppelt so viel wie Nieren und Blut, dreimal so viel wie die Leber und mehr als 20 mal so viel wie die Lungen.

Die Carbolsäure scheint von allen Applicationsstellen aus resorbirt zu werden. Am raschesten und intensivsten geschieht dies (bei Application in Lösung) vom Unterhautbindegewebe aus, danach vom Mastdarm und von der Magenschleimhaut aus; auch bei Application auf die äussere Haut können grosse Mengen Carbolsäure bei Menschen und Thieren resorbirt werden, so dass sogar tödtliche Vergiftung dadurch erfolgen kann (Husemann). Weniger bedeutend ist die Resorption von eiternden Wunden, wo die durch die Carbolsäure bedingte Beschaffenheit der Wundfläche wahrscheinlich resorptionsverhindernd wirkt, und bei Inhalation von Carbolsäuredämpfen von der Respirationsschleimhaut; doch liegen zahlreiche Beobachtungen vor, dass auch von Wunden aus so viel Carbolsäure aufgenommen werden kann, um letale Vergiftung zu bedingen.

Wird die Säure concentrirt in das Unterhautbindegewebe gebracht, so erfolgt Eiweisscoagulation und kann in Folge von Retention der Carbolsäure die toxische Wirkung ausbleiben. Die Wirkung von der äusseren Haut aus habe ich bei Thieren zuerst experimentell erwiesen. Sie hat wiederholt zu Vergiftungen bei Menschen geführt, welche wegen Hautleiden Carbolsäurelösungen eingerieben erhielten. So starben 1868 im Aston Union Workhouse zu Erdington zwei gegen Scabies mit einem Carbolsäureliniment (180,0) eingeriebene Weiber (Machin), 1871 ein württembergischer Tischler nach Einreibung von 15,0—30,0 Carbolsäure in alkoholisch-wässeriger Lösung, 1869 in Göttingen ein Erwachsener nach Bestreichen des Kopfes (bei Favus) mit Carbolsäure u. a. m. unter denselben Erscheinungen, wie sie Carbolsäure innerlich genommen hervorbringt. Eine Einwirkung der Carbolsäure auf die Respirationsorgane ist dabei nicht anzunehmen, obschon die Resorption von der Lungenschleimhaut nicht völlig in Abrede gestellt werden kann, zumal wenn Carbolsäurelösung (5—10 Tropfen auf die Unze Wasser) verstäubt inhalirt wird, wobei Schwindel und Ohnmachtsanwandlungen nicht selten sind (Marcet, Fuller). Namentlich seit der Einführung der feuchten Carboljuteverbände mit 5 % Carbollösung und des Ausspülens grösserer Wundflächen mit 5 % Carbolwasser sind in der Praxis der verschiedensten Chirurgen (Langenbuch, Billroth) Fälle von Carbolsäurevergiftung vorgekommen, bei denen die Erscheinungen des Collaps oder in anderen Fällen neben intensiv dunklem Harn schwarze Stühle, Erbrechen schwarzer Flüssigkeiten, Unruhe und später Somnolenz, vereinzelt auch Muskelzuckungen beobachtet wurden. Eine Abtrennung dieser Vergiftungen, bei denen allerdings das wiederholte Erbrechen als dem gewöhnlichen Carbolismus acutus fremdes Symptom erscheint, von den durch Verschlucken oder Einreibung in die Haut entstehenden, welche Wolff neuerdings als eine Reflexsyncope auffasst, halten wir nicht für gerechtfertigt. Ganz analoge Vergiftungen hat man auch nach Irrigation der Gebärmutter bei Entbundenen auftreten sehen, doch beschränken sich in der Regel die Symptome auf Schwindel, Dunkelheit vor den Augen und Vernehmen eines rauschenden Regenfalls, selten tritt intensiverer Collaps ein.

Eine sehr interessante Erscheinung, welche man fast regelmässig nach der Application von Carbolsäure auf Wunden und mitunter auch nach interner Einführung, besonders bei Vergiftungen auftreten sieht, ist die grünlichbraune oder braune Farbe des Harns, welche nach längerem Stehen in Schwarzbraun übergeht. Dieselbe beruht nach Baumann und Preusse auf der Bildung von Hydrochinon (Paradihydroxylphenol), welches durch Oxydation aus Phenol entsteht, das im Uebrigen noch mannigfachen Veränderungen im Organismus unterliegt, unter denen die Paarung mit Schwefelsäure zu Phenolschwefelsäure die interessanteste ist.

Dass die Carbolsäure im Organismus völlig destruirt (oxydirt) werde, wie W. Hoffmann behauptete, trifft weder für toxische noch für medicinale Dosen völlig zu. Bei Vergiftungen an Thieren ist Carbolsäure im Blute und verschiedenen Organen (Gehirn, Leber, Nieren) nachweisbar (Hoppe-Seyler). Lemaire will Carbolsäure im Athem vorzugsweise wieder aufgefunden haben, dagegen gelang Bill der Nachweis weder im Athem noch im Schweisse, noch in den Fäces. Baumann zeigte zuerst, dass durch die Einführung von Phenol in den Thierkörper die Menge der phenylschwefelsauren Salze im Urin so weit gesteigert werden kann, dass sämmtliche zur Ausscheidung gelangende Schwefelsäure in dieser Form erscheinen kann. Bei Carbolvergiftung verschwindet die als Alkalisulfat im Urin normal vorkommende Schwefelsäure zum grössten Theile oder selbst vollständig. Ein Theil des Phenols erscheint übrigens als Glykuronsäureverbindung im Harn (Schmiedeberg). Ausser Phenolschwefelsäure enthält der sog. Carbolharn aber auch noch andere aromatische Schwefelsäuren, welche aus dem durch Oxydation im Organismus gebildeten Hydrochinon und dem in geringerer Menge resultirenden Brenzcatechin entstehen. Das Hydrochinon erscheint im Harn zum grösseren Theil als ungefärbte Aetherschwefelsäure, während ein kleinerer Theil weiter zu gefärbten Producten oxydirt wird, die als solche in den Harn übergehen. Dass der entleerte ungefärbte Carbolharn beim Stehen an der Luft dunklere, mitunter rauchgraue und selbst schwarze Farbe annimmt, erklärt sich daraus, dass die Hydrochinonschwefelsäure sehr leicht sich in ihre Componenten zerlegt und dass frei gewordenes Hydrochinon besonders bei Alkalescenz des Harns rasch zu gefärbten Producten oxydirt wird. In Folge dieser Zersetzung kann auch unter Umständen freies Hydrochinon im Carbolharn vorhanden sein.

Was die Anwendung der Carbolsäure in der Medicin betrifft, so ist sie das in der neuesten Zeit vielleicht am meisten gebrauchte Desinficiens und Antisepticum, für dessen allgemeine Verbreitung zwar die „Mode" offenbar das ihrige gethan hat, welche aber zweifelsohne auch in dem Verhalten des in Rede stehenden Stoffes gegen Fäulniss und Fäulnissorganismen in chemischer und physiologischer Beziehung Erklärung findet.

Allgemein wird die Carbolsäure als eine vorzüglich zur Erhaltung von Leichen geeignete Substanz anerkannt. Indem sie weitere Zersetzung derselben hemmt, wirkt sie auch zur Beseitigung des Leichengeruches mit, den sie (namentlich in unreinen Sorten), wenn er nicht stark entwickelt ist, zu verdecken vermag.

In der Pariser Morgue, wo durch kostspielige künstliche Ventilation der Gestank nicht beseitigt werden konnte, half die fortwährende Bespülung mit sehr diluirter Carbolsäurelösung (1:4000) demselben ab (Devergie). Mit Carbolsäure besprengte Sägespähne und Holzkohle (in die Särge geschüttet) conserviren menschliche Leichen Monate lang (Waflard). Carbolsäureinjection in die Adern wird zum Conserviren von Leichnamen auf Anatomien (Wurtz) benutzt, in welchem Verfahren Bottini sogar ein Schutzmittel gegen Fäulnisseffluvien und putride Wunden sieht. Uebrigens halten sich anatomische und zootomische Präparate in verdünnter Carbolsäure nicht so gut wie in Spiritus, zumal fettreiche.

Zur Desinfection von Räumen, in welchen mit ansteckenden Krankheiten behaftete Personen sich befinden oder befunden haben, oder von solchen, in welchen putride Emanationen sich entwickeln, ebenso zur Desinfection von fäulnissfähigem Material (Latrineninhalt u. s. w.) ist Carbolsäure in sehr ausgedehnter Weise in Anwendung gezogen worden. Ist das bisher vorliegende Material auch noch nicht ausreichend, um mit effectiver Sicherheit sagen zu können, ob und unter welchen Umständen die Desinfection mit Carbolsäure Schutz gewährt, so liegen doch manche Thatsachen vor, welche derselben das Wort reden. Dass aber z. B. in Hospitälern durch Desinfection der Krankensäle das Auftreten von Pyämie, Erysipelas, Puerperalfieber verhütet werden kann oder dass Kranke, welche neben Patienten liegen, die an ansteckenden

Krankheiten leiden, durch Carbolsäuredämpfe geschützt werden können, bedarf noch exacterer Beweise.

Die Vernichtung von Pilzen und Infusorien scheint erst durch solche Mengen Carbolsäure in der Atmosphäre zu Stande zu kommen, welche ohne Beschwerde nicht respirirt werden können, weshalb sich das Verfahren mehr für unbewohnte Räume eignet (van Ankum). Directe Versuche bei der grossen Rinderpestepidemie in England, wo nach dem Verfahren von Crookes schweflige Säure neben der Carbolsäure vorzugsweise angewandt wurde, sind wegen des gleichzeitigen Gebrauches beider Desinficientien nicht concludent; doch lässt sich nicht leugnen, dass diese Desinfectionsmethode auf manchen Farmen prophylaktisch wirkte. Waflard will 1865 bei der Choleraepidemie durch Carbolsäure die Pariser Leichenträger vor Ansteckung geschützt haben, so dass von 911 nur 2 starben. Parkes gibt an, dass, während er durch die Ausdünstungen der Düngstoffe führenden Cloaken unter Kopfweh und Fieber erkrankte, diese ihm keinen Schaden thaten, sobald die Materien mit Carbolsäure desinficirt waren.

Die ausgedehnteste Verwendung findet die Carbolsäure als Verbandmittel für Wunden aller Art, besonders aber für Operationswunden und schwere Verletzungen, um das Auftreten von Verjauchung und Gangrän und der daraus resultirenden septischen und pyämischen Infection zu verhüten. Die auf der antiseptischen Wirkung der Carbolsäure beruhende Occlusivverbandmethode, welche 1867 von Lister angegeben und mit dem Namen antiseptic treatment belegt wurde, ist jetzt in der ganzen civilisirten Welt die allgemein verbreitete und nach den Erfahrungen ausgezeichneter Chirurgen (Syme, Bardeleben, Nussbaum, Dittel, Volkmann, Bill u. A.) ein wahrer Segen für die Wundarzneikunde geworden. Namentlich steht fest, dass durch luftabschliessende Carbolsäureverbände in vielen Fällen von complicirten Fracturen die sonst nothwendige Amputation verhütet wird, dass Verletzungen der Gelenke unter dieser Behandlung eine bessere Prognose darbieten, dass manche Operationen mittelst dieser Methode ausgeführt werden können, welche ohne dieselbe unfehlbar den Tod des Operirten zur Folge gehabt haben würden, endlich, dass in einzelnen Krankenhäusern durch Einführung des Listerschen Verfahrens die chirurgischen Infectionskrankheiten in auffallender Weise abgenommen haben.

Bei der Anwendung des Listerschen Verbandes ist die Carbolsäure nur ein Theil der Hülfsmittel, durch welche die Abhaltung der in der Luft schwebenden Krankheitskeime (germs) bezweckt wird. Obschon von verschiedenen Seiten die Carbolsäure selbst als an den Erfolgen, die nur dem Abschlusse der Luft zuzuschreiben seien, unbetheiligt bezeichnet ist und obschon namentlich die älteren Verfahrungsweisen Listers und Anderer, wobei Carbolsäurelösungen direct längere Zeit mit Wundflächen in Berührung gebracht wurden, manche Inconvenienzen zeigen und selbst nicht ohne Gefahren sind, obschon man endlich vielfach versucht hat, die Carbolsäure durch ähnlich wirkende, minder gefährliche Mittel zu ersetzen, ist der Gebrauch der Carbolsäure in der Chirurgie bis auf den heutigen Tag ein höchst ausgedehnter geblieben.

Bottoni in Novara (1866) hat den Einfluss der Carbolsäure auf Gangrän und Eiterung in 600 Krankheitsfällen studirt und dabei gefunden, dass durch 5% Lösung auch die grössten Jaucheherde völlig desinficirt werden und dass durch 2% Lösung bedeutende Beschränkung der Eiterung stattfindet, wobei die im Eiter vorkommenden Vibrionen und Bakterien getödtet werden.

Die ursprüngliche Verbandmethode von Lister, nach deren Einführung im Glasgower Krankenhause Pyämie, Hospitalbrand und Erysipelas aufhörten und die Mortalität der complicirten Fracturen von 1 : 2 bis 1 : 6 fiel, bestand darin, dass die Wunde zunächst genau mit Carbolsäurelösung ausgespült und dann mit einer in Carbolsäure getauchten Lintcompresse, welche durch eine aufgelegte Stannioldecke feucht erhalten und täglich von Neuem mit Carbolsäure durchtränkt wurde, bedeckt, oder — bei stark secernirenden Wunden — eine täglich zu wechselnde Paste aus Acid. carbol. 1, Ol. Lini 4 und Creta elutriata q. s. zwischen feinem Calico aufgelegt und die Umgebung andauernd mit einem in ölige Carbolsäurelösung (1 : 4) getauchten Läppchen bedeckt wurde.

An die Stelle dieses primitiven Lister schen Verbandes ist später, nachdem Bleipflaster mit Carbolsäure und Wachs auf Calico gestrichen und Pflaster aus Schellack und Carbolsäure sich als nicht zweckmässig erwiesen, der jetzt bei weitem am häufigsten gebrauchte Verband mit carbolisirter Gaze getreten. Lister selbst hat neuerdings für die directe Application auf Wunden der Carbolsäure die Borsäure substituirt.

Bei der Lister schen Behandlung kommen übrigens, insoweit es sich um Operationswunden handelt, ausser der Carbolgaze oder der für dieselbe von einzelnen Chirurgen benutzten Carboljute, noch mannigfache andere Materialien in Betracht, zu deren Darstellung die Carbolsäure dient, namentlich antiseptische Seide und Catgut. Bei dem strengen antiseptischen Verfahren wird jede Operation unter einem Nebel pulverisirter Carbolsäurelösung (Spray) vollzogen, der zu operirende Theil vorher gewaschen, jedes Messer in Carbolsäureöl getaucht und beim Wechseln des Verbandes wiederum durch den Pulverisator Carbolsäurelösung auf die Wunde gebracht, um alle Keime, welche schädlich einwirken können, zu vernichten.

Ein grosser Vorzug, welchen die Carbolsäure für antiseptische Zwecke vor anderen Mitteln besitzt, besteht in ihrer Flüchtigkeit, wodurch es möglich ist, die Umgebung des Kranken besser als durch andere Stoffe zu desinficiren, andererseits ist dieses Verhalten auch nachtheilig, indem carbolhaltige Verbandmaterialien, z. B. Carbolgaze, ihre Wirksamkeit durch Verdunsten des Antisepticums einbüssen. Ein weiterer Nachtheil der Carbolsäure ist, dass sie eine irritirende Wirkung auf die Wunden ausübt, welche die Heilung verzögert. Um dies zu verhüten, liess Lister auf die Wunde selbst sog. Schutztaffet (protective), grünen Wachstaffet, welcher auf beiden Seiten mit feinstem Copallak überzogen und mit einer Mischung von Dextrin- und Gummilösung mit etwas Carbolsäureöl bestrichen wird, legen. Bei anderen Personen ruft der Carbolsäureverband ekzematische Hautulcerationen hervor, ohne die Wunde selbst zu reizen, was nicht nur bei dem alten Carbolsäureverbande (Bill), sondern auch beim feuchten Carboljuteverbande (Langenbuch) der Fall ist. Bei weitem der gewichtigste Vorwurf gegen die Carbolsäure ist übrigens die leichte Resorptionsfähigkeit der Carbolsäure von Wunden aus und die Gefährdung des Lebens durch Aufsaugung grösserer Mengen. Der Umstand, dass gerade die Ausspülung der Wunden mit concentrirter (5%) Lösung oder deren Irrigation derartige Vergiftung erzeugen, macht es gerechtfertigt, hier nur diluirte Solutionen oder andere minder giftige Antiseptica anzuwenden. Billroth hebt hervor, dass auch aus blossen Carbolgazeverbänden so viel Carbolsäure resorbirt werde, um schwarzgrüne Färbung des Harns zu veranlassen, welche regelmässig dem Auftreten von Vergiftungserscheinungen vorausgeht. Die günstige Wirkung der Carbolsäureverbände ist übrigens gewiss nur zum Theil der directen Zerstörung von Bacterien und Mikrokokken zuzuschreiben. Wie schon Lemaire und Bottoni betonten, wird durch Carbolsäure die Bildung von Eiter in allen Fällen vermindert und somit das Material verringert, dessen Zersetzung das Auftreten der Septicämie bedingt. Nach Bill verhindert die Carbolsäure das Auftreten von Entzündung und trägt ausserdem durch örtlich anästhesirende Action wesentlich zum Comfort der Kranken bei.

In ähnlicher Weise wie in der Chirurgie als Prophylacticum gegen putride Infection ist die Carbolsäure auch als Präservativ gegen Diphteritisansteckungen in Familien und Instituten, wo Angehörige ergriffen sind, zum Gurgeln seitens der Nichterkrankten empfohlen worden (Rothe), doch ist wegen der Giftigkeit der Carbolsäure dies Verfahren gewiss nur mit grösster Vorsicht anzuwenden. Ebenso sind die intrauterinen Ausspülungen nach normalen Geburten zur Verhütung puerperaler Erkrankung (Thiede) zu gefährlich, um Empfehlung zu verdienen, und höchstens da, wo septische Endometritis und putride Lochien existiren, mit grösster Vorsicht zu gestatten (Weber).

Seine deletere Action auf Milben, Würmer und selbst Pilze legt die Anwendung des Mittels gegen parasitäre Affectionen und in specie parasitäre Hautaffectionen nahe. In der That ist es gegen Oxyuris, Taenia (in Pillen), gegen Krätze, Soor, Pityriasis versicolor, gegen Favus seit Lemaires Beispiele von verschiedenen Seiten empfohlen worden. Wir können dem Gebrauche das Wort indessen nicht reden, weil sowohl bei Anwendung von Carbolsäureklystieren als von Einreibungen auf grössere und selbst auf beschränktere Hautpartien durch Resorption der Carbolsäure Vergiftungen mit tödlichem Ausgange wiederholt vorgekommen sind und da uns minder gefährliche Mittel von gleicher Wirksamkeit zu Gebote stehen. Nur da, wo die Affection eine circumscripte und die Lösung eine sehr concentrirte, kaustische ist, z. B. bei Sycosis, welche Leube durch dreimal tägliche Bepinselungen mit einer Mischung von 2 Th. Carbolsäure und je 1 Th. Weingeist und Glycerin heilte, ist selbstverständlich gegen die Anwendung des Mittels nichts zu erinnern.

Zur localen Destruction von Krankheitserregern will man Carbolsäure vielfach mit Erfolg in Gebrauch gezogen haben, z. B. bei primären syphilitischen Geschwüren (Coote), bei Pockenpusteln, wo durch Carbolsalben oder Carbolsäure die Narbenbildung verhütet werden soll (Schwimmer), sowie bei Milzbrandcarbunkeln (Lemaire, Rogers), wo man dieselbe jedoch meist mit Jod oder anderen Mitteln verband. Eade rühmt das Mittel nicht nur bei Anthrax, sondern überhaupt bei pustulösen und geschwürigen Hautaffectionen. Hieran reiht sich auch die Behandlung von Wunden durch Biss oder Stich giftiger Thiere, wo das Mittel jedoch — sowohl bei Schlangenbiss, gegen den es von Halford mit Emphase angepriesen wurde, als bei Wespen- und Bienenstichen, wo es den Schmerz vermehrt und jedenfalls minder gut als Natriumcarbolat wirkt — den Erwartungen nicht entsprochen hat. M'Coy empfahl Waschungen als Prophylacticum gegen Mosquitos.

Die Beschränkung der Eiterung von Wunden durch Carbolsäure führte auch zur Anwendung bei Entzündung verschiedener Schleimhäute, namentlich mit eitrigen und putriden Secreten.

Dahin gehört die Anwendung bei Cystitis (Déclat, Bottoni u. A.), besonders bei putridem Urin, ferner bei Gonorrhoe und Leukorrhoe (Fiorani), bei fötiden Ausflüssen aus Uterus und Vagina, bei Geschwüren des Os und Cervix uteri, selbst bei Carcinoma uteri, bei Conjunctivitis catarrhalis und blennorrhoica und bei Bronchoblennorrhoe und Bronchitis putrida. Die Anwendung bei letzterer führte leicht zur Behandlung von Croup, Diphtheritis faucium, Keuchhusten, worüber vielfache günstige Erfahrungen vorliegen, und schliesslich auch von Lungenbrand (Leyden), gegen welche letztere Affection die combinirte locale (in verstäubter Lösung) und interne Anwendung nicht ohne Nutzen zu sein scheint.

Die Empfehlung von Marcet im ersten Stadium der Tuberculose scheint bedenklich, und besonders in Fällen, wo Tendenz zu Blutungen besteht, Carbolsäure nicht ohne Gefahr. Bei Injectionen in die Harnröhre hüte man sich wohl vor zu concentrirten Lösungen, die selbst zu Corrosion und Adhärenz der Glans Veranlassung gegeben haben. Auch als Riechmittel bei Schnupfen, chronischem Katarrh und katarrhalischer Heiserkeit ist Carbolsäure empfohlen (Hager).

Als Causticum ist die Carbolsäure nur von untergeordneter Bedeutung und höchstens zur Zerstörung unbedeutender Neubildungen und bei gewissen Hautaffectionen geeignet, wo oberflächliche Mumificirung und gleichzeitige Irritation indicirt ist.

Die physiologischen Versuche lassen die Carbolsäure als ein Causticum, welches die Gewebe durchsichtig macht, ohne sie aufzuquellen, und mehr mumificirt als desorganisirt (Neumann), betrachten, dem eine stark in die Tiefe dringende Wirkung nicht zukommt. Zum Ersatzmittel des Messers in Fällen, wo die Entfernung einer Phalanx nöthig ist, eignet es sich nach den Versuchen von Ollier nicht, da sich die Wirkung in die Tiefe nicht im Voraus berechnen lässt und die Möglichkeit einer Intoxication vorliegt. Als brauchbar ist es besonders zur Beseitigung von syphilitischen Excrescenzen, namentlich breiten Condylomen und blumenkohlartigen venerischen Vegetationen (Boise), ferner gegen Naevus, Gefässgeschwülste an der Mündung der weiblichen Urethra (Edis) zu bezeichnen, auch bei leichten Formen von Lupus maculosus, tuberculosus und erythematodes, wo es bei Anwendung concentrirter Lösungen (nicht sehr rasch) die Heilung herbeiführt (Lemaire, Neumann). Diluirtere Lösungen haben auch bei Ekzema günstige Wirkung (Tyrrel, Déclat, J. Neumann); doch ist bei der Gefährlichkeit der Application grösserer Mengen von Carbolsäure auf die äussere Haut vermöge Resorption derselben mit grösster Vorsicht zu verfahren und bei ausgedehnter Verbreitung des Ekzems das Verfahren zu meiden.

Als Antisepticum und Causticum dient die Carbolsäure bei der von Hausmann empfohlenen, sehr wirksamen Behandlung wunder Brustwarzen mit Umschlägen lau temperirter wässriger Carbollösung.

Wie Hausmann angiebt, erfolgt die Heilung bei Erneuerung der Umschläge in Intervallen von 2—3 Std. innerhalb weniger Tage, indem das Mittel alle durch die wunde Stelle frei gelegten Mündungen der feinsten Lymphgefässe cauterisirt und dadurch protectiv gegen Uebertragung parasitärer Keime und prophylaktisch gegen das Auftreten von Mastitis wirkt.

Theilweise zur Beschränkung der Secretion, theilweise als Antisepticum, theilweise aber auch wegen ihrer anästhesirenden Eigenschaften, hat man Carbolsäure vielfach bei Verbrennungen (Rothe, Dittel) in Anwendung gezogen. Auch bei Erfrierungen und Frostbeulen sah man günstige Wirkungen davon (Rothe, Bulkley).

Das auf das anästhetische Verhalten der durch Carbolsäure weissgeätzten Hautpartien von Bill (1870) gegründete Verfahren der örtlichen Anästhesie bei Operationen, welche bloss Incision der Haut erfordern, soll nach Erfahrungen amerikanischer Marineärzte auch zur raschen Verheilung der Schnittwunden führen.

Die anästhetische Wirkung der Carbolsäure tritt übrigens nur bei Aufpinselung flüssiger oder sehr concentrirter wässriger oder ätherischer Lösung, am ausgesprochensten bei vorheriger Benetzung der Theile mit verdünnter Essigsäure hervor. Solution in Oel wirkt weit minder, Glycerinlösung, welche Franks nach Anwendung von Aetzpasten zu appliciren empfiehlt, fast gar nicht anästhetisch.

Hieran reiht sich einerseits die Verwendung der Carbolsäure als schmerzstillendes Verbandmittel bei ulcerirenden Krebsen (Barclay) und die zuerst von Kunze empfohlene subcutane Anwendung bei acutem Gelenkrheumatismus, die in der That palliative Hülfe leistet und selbst in einzelnen Fällen, wo Salicylsäurebehandlung unwirksam bleibt, die Gelenkschmerzen beseitigt.

Nach den Versuchen von Senator zeigt sich der günstige Erfolg meist innerhalb der ersten Stunde nach der Injection und zwar um so sicherer, je acuter der Gelenkrheumatismus ist. Man beschränkt die Einspritzung auf die am meisten schmerzhaften Gelenke und behandelt nach Senator niemals mehr als drei Gelenke auf einmal. Am günstigsten scheinen Schulter- und Fussgelenk, dann Knie-, Ellbogen-, Hand- und Hüftgelenk beeinflusst. Schmerzhafte Entzündungen oder Allgemeinerscheinungen resultiren bei dieser Behandlungsweise nicht.

Subcutane Anwendung hat man von Carbolsäure auch bei Erysipelas (Aufrecht, Hueter, Hirschberg) gemacht, wo Abnahme der Röthe und Schwellung wie bei Gelenkrheumatismus eintreten soll. Es reihen sich daran die Subcutaninjectionen zu antiphlogistischen Zwecken, z. B. bei Pneumonie (Kunze), Croup, phlegmonösen Entzündungen (Hagen) und die parenchymatösen Carbolinjectionen, welche Hueter als antiphlogistisch bei Tumor albus des Kniegelenks, bei subacuten Drüsenanschwellungen und Bubonen und selbst bei Osteomyelitis hyperplastica empfahl.

Hueter injicirte auch mit Erfolg 7,0 einer 2 % Carbollösung bei Hydrocele in die Tunica vaginalis.

Sehr häufig findet das Mittel in der Zahnheilkunde Anwendung, indem es vermittelst eines in concentrirte Carbolsäurelösung getauchten Wattepfropfens oft gelingt, cariösen Zahnschmerz auf längere Zeit zu beseitigen und auch der Process der Zahncaries durch wiederholte Application sistirt werden soll (daher der Gebrauch vor dem Plombiren von Zähnen).

Die physiologischen Versuche, denen zufolge die Carbolsäure als ein Neuroticum, das im Wesentlichen nach Art des Aethylalkohols wirkt, erscheinen lassen, haben auf die innere Anwendung bisher keinen besonderen Einfluss ausgeübt. Jedenfalls im Zusammenhange mit dieser Wirkung steht der günstige Frfolg, den die interne oder subcutane Anwendung zur Beschwichtigung eines besonders bei Hautaffectionen lästigen Symptoms, des Hautjuckens, hat.

Die Anwendung bei juckenden Hautausschlägen ist um so mehr indicirt, als wenigstens bei einzelnen, z. B. bei Psoriasis, auch das Hautleiden selbst mitunter durch das Mittel günstig beeinflusst wird, wenn es sich auch nicht leugnen lässt, dass hier durch externen Gebrauch des Mittels oder anderer ähnlich wirkender Stoffe constanter günstiger Erfolg erzielt wird. Nach Kaposi und Hertel (1870) modificirt es neben dem Jucken besonders die Hauthyperämie. Das Medicament ist besonders bei Prurigo und Pruritus cutaneus universalis in Anwendung zu ziehen, wo es in wenigen Tagen das Jucken mindert und in verhältnissmässig kurzer Zeit curativ wirkt (Kaposi, Hertel). Auch bei Pruritus pudendi ist es von Nutzen (R. Bergh). Bei Psoriasis blasst oft die helle Röthe am Grunde der Plaques ab, die Schuppen treten weniger reichlich auf, stossen sich in der 3.—7. Woche vollständig ab und hinterlassen glatte braune Flecken; doch widerstehen manche Fälle der Carbolsäurebehandlung. Frische Fälle mit mässiger Infiltration sind am geeignetsten; ältere Fälle erfordern ausserdem noch locale Behandlung (J. Neumann). Bei Ekzem und Lichen acutus scheint Carbolsäure nur durch Beseitigung des Juckens zu nützen (Hertel). Bei Maculae syphiliticae und anderen Syphiliden, bei Urticaria, Acne vulgaris und Pemphigus wurde es ohne Erfolg versucht.

Inwieweit interne Anwendung von Carbolsäure einen Einfluss auf zymotische Affectionen äussern kann, müssen weitere Versuche lehren. Man hat es bisher gegen Intermittens (nicht ohne Erfolg), Cholera, Morbilli, Variolae, Scarlatina, Typhus, Syphilis und Krebs angewendet. Bei Magenkatarrhen, welche mit abnormen Gährungsprocessen einhergehen, lässt sich Carbolsäure mit Nutzen verwenden (Jones). Thoresen will Ulcus ventriculi dadurch geheilt haben, Fuller gab es, weil es die Harnsäure verminderte, auch gegen Gicht, jedoch ohne Erfolg.

In der neuesten Zeit hat Desplats den Versuch gemacht, die Carbolsäure als Antipyreticum im Typhus, bei Phthisikern, bei Variola und Metroperitonitis einzuführen, doch ist dies Verfahren, obschon Temperaturabfall regelmässig einzutreten scheint, nicht empfehlenswerth, weil die Defervescenz meist nur wenige Stunden anhält und unmittelbar darauf starkes Steigen der Temperatur, oft mit Frostschauern verbunden, folgt und häufig über die ursprüngliche Norm hinausgeht, dann aber auch, weil die zur Herbeiführung dieser Effecte nothwendigen Dosen (nach Desplats bei Kindern 0,15—0,3, bei Erwachsenen 1,5—2,0) nicht selten bei einzelnen Kranken schwere Erscheinungen von Collaps bedingen.

Die Anwendung der Carbolsäure zur Desinfection unbewohnter Räume geschieht am besten gleichzeitig auf verschiedene Weise: durch Besprengen mit wässriger Lösung (Carbolsäurewasser), durch Aufstreuen von Pulvern, welche mit Carbolsäure imprägnirt sind (Carbolsäurepulver), auf den Fussboden und durch Tünchen der Wände mit Carbolsäure.

Als Carbolsäurewasser ist 1 % Lösung reiner Carbolsäure oder mindestens 2 % von Acidum carbolicum crudum mit 100 Th. Wasser zu benutzen. Zu Carbolsäurepulver lässt sich Torf, Gyps, Sand, Erde, Sägemehl, auch Kohlenpulver benutzen, wovon man 100 Th. mit 2 Th. vorher mit Wasser verrührter roher Carbolsäure (besser als mit 1 Th. krystallisirter) mengt. Zum Tünchen dient 1 Th. Carbolsäure mit 100 Th. Kalkmilch. Die zu desinficirenden Räume sind mindestens 36 Stunden zu schliessen und dann gehörig zu lüften.

Zur Desinfection von Abtrittsgruben u. s. w. empfehlen sich Mischungen mit Pulvern, welche die übelriechenden Gase absorbiren.

So namentlich Pulver aus 70 Th. Gyps, 20 Th. Eisenvitriol und 10 Th. roher Carbolsäure oder aus 50 Th. Kalkhydrat, 200 Th. Gyps, 100 Th. Steinkohlenpulver und 20 Th. roher Carbolsäure. Die Anwendung reiner Carbolsäure zu diesem Zwecke ist viel zu theuer, da zur Desinfection der 24stündigen Fäces eines Individuums 4 Gm. gehören (Parkes). Lemaire will einen Abtritt von 16,000 Liter Inhalt mit 200,0 desinficirt haben (?).

Für den antiseptischen Verband kommen besonders Carbolgaze und Carboljute in Betracht.

Die erstere wird aus käuflicher Baumwollengaze, meistens aus ungebleichter hergestellt. Die zu der Bereitung derselben von Lister angegebene Mischung von 5 Th. Fichtenharz, 7 Th. Paraffin und 1 Th. Carbolsäure (wobei das Harz die Verdunstung der Carbolsäure hindert, während das Paraffin der Mischung die Klebrigkeit nimmt) liefert ein Präparat, welches nicht selten Hautausschläge hervorbringt. Die im Handel vorkommende, fabrikmässig dargestellte Listersche Gaze verliert in einigen Monaten einen grossen Theil ihres Carbolsäuregehalts, der nach Listers Vorschrift 5—8% des Gewichts betragen soll. Wünschenswerth ist daher frisch bereitete Carbolgaze zu benutzen. Sehr rasch lässt sich solche dadurch darstellen, dass man Gaze mit der $2^{1}/_{2}$ fachen Gewichtsmenge einer mit etwa 4% Ricinusöl versetzten weingeistigen Lösung von 1 Th. Carbolsäure und 5 Th. Resina Pini in flachen Schüsseln durchknetet und hierauf horizontal zum Trocknen ausspannt, wobei die Gaze bereits in $1/_{2}$ Std. zum Gebrauche fertig ist. Andere benutzen eine Mischung von je 100 Th. Carbolsäure, Colophonium und Glycerin mit 1000 Th. Alkohol zur Durchtränkung der Gaze.

Von Carboljute unterscheidet man nasse und trockne. Die nasse Carboljute wird so bereitet, dass man aus Jute hergestellte rundliche Scheiben von etwa 15 Cm. Durchmesser, sog. Jutekuchen, jede durch ein Stück Pergamentpapier getrennt, säulenförmig in einem hohen Glase aufschichtet und mit 5% Carbolsäurelösung übergiesst, letztere nach einer Std. entfernt und die Kuchen bis zu ihrer Anwendung in 2% Carbollösung aufbewahrt. Die auf die Wunden applicirten

Jutekuchen sind wegen rascher Verdunstung der Carbolsäure täglich zweimal mit Carbolsäurelösung zu benutzen.

Zur Herstellung trockner Carboljute, welche besonders für Kriegszwecke wegen Billigkeit und leichter Bereitung von Bedeutung erscheint, wird 1 Pfund Jute mit einer Lösung von 50,0 Carbolsäure und 200,0 Colophonium in 550,0 Spiritus und 250,0 Glycerin durchgearbeitet und sobald die Fasern durch Verdunstung des Weingeists aneinander zu kleben beginnen, ausgezupft und zum Trocknen ausgebreitet, dann in Pergamentpapier gewickelt und an einem kühlen Orte aufbewahrt (Münnich). Durch Zusatz von 40—50,0 Stearin zu der Masse lässt sich das Zupfen erleichtern.

Von anderm antiseptischem Verbandmaterial erwähnen wir noch das **antiseptische Catgut**, welches nach **Lister**s Angabe durch 2—3monatelanges Legen von Darmsaiten in eine Emulsion aus 5 Th. eines fetten Oeles und 1 Th. Acidum carbolicum liquefactum bereitet und in Carbolöl aufbewahrt wird, und **antiseptische Seide**, welche gewöhnliche Nähseide darstellt, die entweder durch ½—1stündiges Liegen in einer heissen Mischung von 1 Th. Carbolsäure oder durch einstündiges Kochen in 5% wässriger Carbolsäure bereitet wird.

Bruns empfiehlt zur Bestreuung von Wunden und Geschwüren ein Carbolstreupulver aus 25 Th. Carbolsäure, 60 Th. Colophonium und 15 Th. Stearin mit der 7—8fachen Menge Calcium carbonicum.

Statt des strengen **Listersche**n Verbandverfahrens kann man sich in einzelnen Fällen bei Behandlung von Wunden und Geschwüren auch der einfachen Bedeckung mit Carbollösungen oder Carbolsalben bedienen. Obschon zur Vernichtung von Mikrokokken concentrirte wässrige Solution (5%) offenbar am geeignetsten ist, sind doch 2—3% Lösungen zweckmässiger, weil jene stärkeren Solutionen leichter zur Resorption toxischer Carbolsäuremengen führen und insbesondere ist bei Kindern vor der Anwendung concentrirter Carbolsäuresolutionen zu warnen, da wiederholt auch bei Bedeckung sehr wenig ausgedehnter Wundflächen schwere Intoxication eingetreten ist. Statt Wasser kann man auch Oel oder Glycerin als Lösungsmittel verwenden, wodurch sich concentrirtere Lösungen herstellen lassen. Das ursprünglich von **Lister** gebrauchte Carbolöl enthielt 1 Th. auf 10 Th. Oleum olivarum. Obgleich auch beim Verbande mit Carbolöl so viel Phenol von Wunden resorbirt wird, um Schwarzfärbung des Harns zu bewirken, ist doch das Desinficirungsvermögen der öligen Carbolsäurelösung nach **Koch** ein sehr geringes, weshalb man in der Chirurgie mehr und mehr davon zurückkommt. Insbesondere ist die Anwendung zur Desinfection trockner Gegenstände (Instrumente, Seide, Catgut) völlig nutzlos. Ebenso geringen desinficirenden Werth besitzt nach **Koch** die spirituöse Lösung.

An Stelle des Carbolöls ist auch **Sebum ovillum carbolisatum** (Hammeltalg, der etwa 4% Carbolsäure enthält) von **Mielck** empfohlen. Man kann aus demselben durch Eintauchen von Gaze in den geschmolzenen Carboltalg gegen Intertrigo und ähnliche Affectionen brauchbare **Carboltalglappen** darstellen. Durch Zusammenschmelzen von Hammeltalg mit Wachs oder Bleipflaster lassen sich auch mehr als 4% Carbolsäure incorporiren. Zum Bedecken von Pockenpusteln empfiehlt **Schwimmer** eine Salbe aus 4,0—10,0 Carbolsäure, 40,0 Olivenöl und 60,0 Schlemmkreide.

Zum sonstigen Gebrauche dienen übrigens fast ausschliesslich wässrige Lösungen, welche in ihrer Stärke zwischen 0,5—5:100 wechseln, je nachdem man damit gelind irritirend oder kaustisch wirken will. Eine 3% Lösung bildet die **Aqua carbolisata** oder das **Carbolwasser** der Pharmakopoe.

Bei Irrigationen ist es wegen der Gefahr der Resorption grösserer Mengen auf alle Fälle zweckmässig, sich in der Regel der 1% Lösung zu bedienen. Zur Subcutaninjection sind 2—3% Lösungen (Senator, Hueter) unbedenklich, vorausgesetzt, dass nicht über 0,15 auf einmal injicirt wird. In Venedig injicirte man tropfenweise ½—1% wässrige Solutionen bei Cholera in die Venen (Déclat). Zu Inhalationen dienen bei Lungengangrän 1—2%, bei Keuchhusten ½—1%, bei Phthisis ⅕—¼% Lösungen. **Marmon** liess bei Pertussis einen Theelöffel voll dreimal täglich verstäubt inhaliren: meist genügt es die Kinder sich in einer gut ventilirten Stube aufhalten zu lassen, in welcher vorher Carbolsäure verstäubt war. Zur Cauterisation lässt sich am besten die mit geringen Mengen Wasser oder Glycerin verflüssigte Carbolsäure verwenden. Zur Einspritzung in Varicen dient Aqua carbolisata oder 5 % Lösung.

Zum inneren Gebrauche empfiehlt sich besonders die Pillenform. Als maximale Einzelgabe bezeichnet die Pharmacopoe 0,1, als maximale Tagesgabe 0,5.

Zum längeren internen Gebrauche sind Lösungen nicht empfehlenswerth, weil sie trotz Zusatz von Syrup den Kranken unangenehm werden. Das Mittel wird am besten in kleinen Dosen verabreicht, und zwar zu 0,3—0,5 pro die, da, wenn es auch in Pillen bis zu 4,0 pro die ohne Gefahr gegeben werden kann, doch mit der Steigerung der Dosis bei Hautkrankheiten der Effect nicht in gleichem Masse wächst (Kaposi). Bei Kindern kann man das Mittel in Emulsion verordnen.

Verordnungen:

1) ℞
Acidi carbolici 0,5
Infusi radicis Gentianae 150,0
(e 5,0)
Syrupi Sacchari 30,0
M. D. S. Dreistündl. 1 Esslöffel voll. (Bei inveterirter Intermittens; Treulich.)

2) ℞
Acidi carbolici 5,0
Ungt. Glycerini
Pulv. radicis Althaeae ää q. s.
ut f. pilul. no. 100. Consp. D. S. Dreimal täglich 3 Pillen. Bei Pruritus. (Hertel.)

3) ℞
Acidi carbolici 0,2
Mucilaginis Gi. Arabici
Syrupi simpl. ää 50,0
Vitellum ovi unius
F. l. a. emulsio. D. S. 3 mal täglich 1 Theelöffel. Bei Pruritus im kindlichen Lebensalter. (Hertel.)

4) ℞
Acidi carbolici
— *acetici* ää 4,0
Tinct. Opii
Aetheris chlorati ää 2,0
Aq. destill. 250,0
M. D. S. Alle 4 Stunden 1 Esslöffel voll. Bei acuten Exanthemen. (Keith.)

5) ℞
Acidi carbolici 4,0
Cetacei 50,0
Liquefacta m. f. unguent. D. S. Aeusserlich. Bei Lupus. (Whitehead.)

6) ℞
Acidi carbolici 1,0
Glycerini
Aquae destillatae ää 0,15
M. D. S. Zum Bepinseln. Bei Pityriasis versicolor. (Jones.)

7) ℞
Acidi carbolici 2,5
Liquoris Ammonii caustici 3,0
Aq. destill. 5,0
Spiritus 8,0
M. D. S. Zum Riechen. (Ist in einem Gefässe mit weiter Oeffnung, dessen Boden mit Baumwolle bedeckte ist, zu verabreichen, woran Patient mehrmals täglich kräftig riecht. — Hagers Olfactorium anticatarrhale.)

Natrium carbolicum; carbolsaures Natrium, Phénol sodique. — Diese wenig constante Verbindung ist von Boboeuf wegen ihrer leichten Zersetzbarkeit durch Säuren, selbst durch die Kohlensäure der Luft, als ein in langsamer Weise Carbolsäure in Gasform lieferndes und deshalb zur Desinfection von Wunden, Erhaltung von Leichen u. s. w. besser sich qualificirendes Präparat empfohlen. Man hat es in der Pariser Morgue mit Erfolg zur Conservirung benutzt. Ausserdem soll es besonders günstig bei Brandwunden wirken (sofort den Schmerz beseitigen, die Blasenbildung verhüten und die Eiterung beschränken) und auch bei inveterirtem Katarrhe von gutem Einflusse sein. Bei Stichen von Insecten (Wespen u. s. w.) deren Gift eine Säure ist, wirkt es vermöge seiner Alkalinität viel besser als Carbolsäure und scheint als Antidot gegen Thiergifte in Frankreich allgemein in Gebrauch zu sein. Von Rothmund u. A. ist es in wässriger Lösung (15,0 : 180,0) gegen Scabies empfohlen, wo es offenbar minder gefährlich als die Carbolsäure selbst ist. Pernot rühmte es als Specificum gegen Keuchhusten. Es besitzt nicht die corrosiven Eigenschaften der Carbolsäure, wird aber auch vom Unterhautzellgewebe und vom Mastdarm aus resorbirt und wirkt bei Warmblütern Krämpfe erregend, ähnlich die Carbolsäure, jedoch schwächer (Th. Husemann). Letzterer Umstand contraindicirt den Gebrauch in Klystierform. Parisel hat die innerliche Verwerthung der carbolsauren Alkalien, weil sie sich besser nehmen lassen als Carbolsäurelösung, empfohlen.

Der früher officinelle Liquor Natrii carbolici, eine Mischung von 5 Th. Carbolsäure, 1 Th. Liquor Natri caustici und 4 Th. Wasser, welcher vorzugsweise zu Zwecken der antiseptischen Wundbehandlung diente, enthält eine bedeutende Menge nicht mit Natrium verbundener Carbolsäure und entspricht somit keineswegs dem Präparate von Boboeuf.

Der Carbolsäure schliessen sich noch eine Anzahl zur Desinfection verwertheter Mittel, in welchem dieselbe mit anderen wirksamen Stoffen combinirt ist, an. So das Douglassche Desinfectionspulver, welches carbolsaures Calcium mit Kalkhydrat und Magnesia (aus Dolomit gewonnen) darstellt; ferner der gegen Biss und Stich giftiger Thiere, und Verletzungen bei Obduction, auch innerlich gegen Cholera empfohlene Liqueur de Pennès, welcher ein Gemenge von Carbolsäure mit Bromwasserstoffsäure bildet, u. v. a.

Natrium sulfocarbolicum s. sulfophenylicum, Carbolschwefelsaures oder phenylschwefelsaures Natrium. — Wird carbolsaures Natrium in concentrirter Schwefelsäure gelöst, so entsteht eine als Carbolschwefelsäure, Sulfocarbolsäure oder Phenylschwefelsäure bezeichnete Verbindung, $C^6H^6SO^4$, welche mit Metallen Salze bildet, die sich dadurch charakterisiren, dass sie durch Eisenchloridlösung roth werden. Von diesen Verbindungen fand Sansom (1869), dass sie — jedoch in viel geringerem Grade als die Carbolsäure — das Vermögen besitzen, Hefegährung zu verhindern, und zwar am meisten das sulfocarbolsaure Natrium, danach sulfocarbolsaures Magnesium, in dritter Linie sulfocarbolsaures Ammonium und Kalium, während sie intern genommen in verhältnissmässig grossen Dosen unschädlich sind und selbst mehrere Gaben von 4,0 nur etwas Schwindel verursachen. Nach den Untersuchungen von Child findet im Organismus Spaltung in Phenylsäure und Schwefelsäure statt, welche letztere als Natriumsulfat im Harne sich findet, der gleichzeitig eine grosse Resistenz gegen Fäulniss zeigt; doch wird diese Spaltung von Rabuteau in Abrede gestellt, der beim Menschen nach 2,5 Natriumcarbolat fast die ganze Menge Phenylschwefelsäure wiederfand. Bei Hunden wirken 10,0 nur abführend, nicht toxisch (Rabuteau). Thiere, welche längere Zeit Sulfocarbolate erhalten und dann getödtet werden, trocknen ein, ohne zu faulen. Sansom will mit Natriumsulfocarbolat zu 1,0—2,0 mehrmals täglich nicht nur bei Phthisikern in allen Stadien der Krankheit hochgradige Besserung erzielt, sondern auch bei Geschwürsbildung an den Tonsillen, bei Soor, Stomatitis aphthosa, Diphtheritis, Scharlach und Typhus Erfolge gesehen haben. Auch Calciumsulfocarbolat, Calcium sulfocarbolicum, rühmt Sansom bei Rachitis und Diarrhoea infantilis (zu 0,3 bei 1—2jährigen Kindern), während er mit Eisensulfocarbolat bei Anämie keine besseren Erfolge als von anderen Eisensalzen, bei Phthisis aber viel geringere als vom Natrium sulfocarbolicum erzielt hat.

Zincum sulfocarbolicum, Zincum sulfophenylicum; **Zinksulfophenolat,** **Zinksulfocarbolat**, phenylschwefelsaures Zink, carbolschwefelsaures Zink.

Das carbolschwefelsaure Zink bildet farblose, durchsichtige, säulenförmige, rhombische Krystalle, welche keinen oder einen ganz schwachen Geruch nach Carbolsäure haben und sich in der doppelten Menge Wasser und Spiritus leicht und vollkommen lösen. Die schwach saure wässrige Lösung wird durch Eisenchlorid violett gefärbt und giebt mit Schwefelammonium einen in starker Hitze flüchtigen Niederschlag.

Das Zinksulfocarbolat ist von J. Wood und Bardeleben als Surrogat der Carbolsäure bei Behandlung von Wunden und Abscessen zur Verhütung von Septicämie, von ersterem auch zum Verbande syphilitischer Geschwüre, weil es sich nicht wie die Carbolsäure verflüchtigt und auf die Umgebung keinen irritirenden Einfluss ausübt, endlich auch zu Einspritzungen bei Gonorrhoe, wo es nach Art des Zinkvitriols und desodorisirend wirkt, empfohlen. Man wendet es in wässriger Lösung (1:100, zur Injection mit etwas Opiumtinctur) an.

Dihydroxylbenzole (Resorcin, Hydrochinon). — An Stelle der Carbolsäure haben verschiedene ihren chemischen Verhältnissen nach dem Phenol nahestehende Stoffe Anwendung gefunden. Besonders wichtig erscheinen die zu dem Phenol wie Aethylglykol zu Aethylalkohol sich verhaltenden Dihydroxylbenzole, das Brenzcatechin, Hydrochinon und Resorcin, welche alle drei unter einander isomer sind und alle durch Substitution eines Wasserstoffatoms durch einen Wasserrest in Phenol aus letzterem erzeugt werden können. Von diesen Verbindungen von der Formel $C^6H^6O^2$ oder $C^6H^4(OH)^2$ ist das ursprünglich durch Zusammenschmelzen von Kali mit einigen Umbelliferenharzen gewonnene Resorcin oder Metadihydroxylbenzol, welches in Wasser, Weingeist und Aether leicht lösliche, bei 99° schmelzende, bei 100° sublimirende, bei 271° siedende, farblose Tafeln oder Prismen bildet, in weiten Kreisen benutzt. In Substanz wirkt dasselbe ätzend und kann als Substitut des Höllensteins bei katarrhalischen, tuberculösen und syphilitischen Geschwüren als schmerzloses und ohne Narbenbildung heilendes Causticum benutzt werden, das in 3—4 Tagen den Schleimhäuten ihr natürliches Ansehen wiedergiebt (Andeer). Resorcin sistirt schon zu 1% die alkoholische, zu 2% die Milchsäuregährung vollkommen und verzögert schon zu 0,5% die Fäulniss von Milz, Pankreas und Hirnstücken sehr erheblich (Dujardin-Beaumetz und Callias). Bei künstlich hervorgerufenen septischen Processen wirkt Resorcin in 1% Lösung ohne örtliche und allgemeine Reaction der Thiere so gut antiseptisch wie Carbolsäure, so dass dasselbe, zumal im Hinblick auf seine ätzende Wirkung, bei mykotischen Schleimhautaffectionen, insbesondere Diphtheritis, anwendbar erscheint. Das Verhalten der Schleimhäute gegen das Mittel ist indess keineswegs gleich. Besonders tolerant erscheint die Blasenschleimhaut, so dass selbst 5,0 in wässeriger Lösung bei Gesunden ohne reactive Erscheinungen injicirt werden können, ein Umstand, der dasselbe zur Behandlung von Blasenkrankheiten besonders geeignet macht. Aehnliche Toleranz zeigen die Schleimhaut des Antrum Highmori, der Sinus frontales des Oesophagus und der Vagina, während die Uterinschleimhaut und die Schleimhaut des gesammten Darms sehr empfindlich gegen Resorcin sind, so dass schon 2% Injectionen in die Gebärmutter zuweilen starke Reflexe hervorrufen, doch soll das Vorhandensein putrider Materien sowohl im Darm als im Uterus die Toleranz erhöhen (Andeer). Bei Thieren wirkt Resorcin schon in kleinen Dosen (0,03 bei Kaninchen) giftig, indem es wie Phenol allgemeines Zittern, fibrilläre Muskelzuckungen und klonische Convulsionen hervorruft. Bei letalen Dosen (0,9 per Kilo) erfolgt der Tod nach voraufgehender starker Beschleunigung und Irregularität der Athembewegung und Herabsetzung der Sensibilität durch Lähmung des Athemcentrums. Subcutaninjection von Natriumsulfat hat auf den Verlauf der Vergiftung keinen nennenswerthen Einfluss (Dujardin-Beaumetz und Callias). Auch beim Menschen können grössere Mengen lebensgefährlich wirken; in einem Falle von Murrell rief eine Dosis von 8,0 die Symptome des acuten Carbolismus (Bewusstlosigkeit, Aufhebung der Sensibilität) hervor. Die Resorption des Resorcins erfolgt von allen Schleimhäuten aus, dagegen nicht von der äusseren Haut (Andeer). Die Elimination durch den Harn, der eine olivengrüne bis dunkelbraunschwarze Farbe annimmt, beginnt bereits nach 1—2 Stunden. Der Harn enthält einen braunen, harzigen Körper, vermuthlich durch Oxydation gebildet, und eine Aetherschwefelsäure des Resorcins. Violettfärbung desselben mit Eisenchlorid kann man nach medicinalen Dosen erhalten (Jaenicke). In medicinalen Dosen verlangsamt Resorcin beim gesunden Menschen den Puls um einige Schläge, bedingt mässiges Ohrensausen und etwas Schwindel, hat aber keinen Einfluss auf die Temperatur. Bei hochfiebernden Kranken bedingt dagegen 2,0—3,0 schon in 10—15 Minuten Entfieberung, nach vorausgehendem Schwindel, Ohrensausen, Röthung des Gesichts, Athem- und Pulsbeschleunigung und starkem Schweisse, doch dauert dieselbe nur wenige, mitunter nur 2 Stunden, und ist das Mittel theils wegen dieser kurzen Dauer der Defervescenz, theils wegen der gewaltigen Nebenerscheinungen, theils wegen der nach der Entfieberung mitunter auftretenden Hyperpyrexie als Antipyreticum nach kurzer Prüfung bei Typhus, Rheumatismus acutus, Erysipelas, Pneumonie wieder aufgegeben worden. Länger dürfte es sich als externes Mittel, theils als Aetzkrystall oder in Salbenform bei hartem und weichem Schanker und bei phagedänischen Geschwüren des Genitalapparats, wo es Andeer weit wirksamer als Iodoform fand, theils in Lösung bei varicösen und scrophulösen Geschwüren (Périer), bei Schleimhautgeschwüren, Geschwüren der Mandeln und Angina diphteritica, Furunkeln, Carbunkeln und Rhagaden, bei Verbrennungen verschiedenen Grades und Verletzungen mit Hautdefect halten, da es rasch und ohne Bildung von Narbengewebe zur Heilung führt. Besonderen Werth legt Andeer dem Resorcin bei Blasenkatarrhen bei; acuter Blasenkatarrh soll in der Regel durch eine einzige Injection 3% Resorcinlösung geheilt werden, während bei chronischen mehrmalige Injection 5—10% Lösungen erforderlich ist. Selbst bei krebsiger Entartung der Blase soll durch concentrirte Lösungen (1:2) vorübergehende Euphorie entstehen (Andeer). Dujardin-Beaumetz erhielt gute Erfolge bei Dyspepsia putrida, während bei chronischem Magenkatarrh schon 1—2% Lösungen irritirend wirkten. Andeer benutzte bei chronischem Magenkatarrh Ausspülung des Magens mit ½/°/₀, bei stärkerer Gährung mit 1—2% Lösung. Sehr günstige Erfolge sah Totenhöfer bei Cholera infantum vom Resorcin in Dosen von 0,1—0,3 auf 60,0 Infusum Chamomillae.

Zum internen Gebrauch darf nur vollständig reines Resorcin gegeben werden, das man am zweckmässigsten in flüssiger Form verwendet. Als Geschmackscorrigens ist Syrupus Aurantii zu verordnen. Die interne Darreichung in Pulverform ist bei der leichten Irritation, welche das Mittel bedingt, nicht zu empfehlen. Cattani gab es bei Wechselfieber zu 2,0—3,0 pro dosi und 8,0—9,0 pro die in Infusum Calami. Aeusserlich wird es theils in Krystallen zum Aetzen, theils in Salbenform (1:10 Fett oder Paraffinsalbe), theils in wässrigen Lösungen von verschiedener Stärke, je nach dem Zwecke der Anwendung verordnet. Sehr schwache Lösungen (1:100) wandte Périer bei atonischen Geschwüren an. Die Procentverhältnisse der zur Einspritzung in die Blase und in den Magen benutzten Resorcinlösungen wurden bereits angegeben. Zur Verstäubung bei Diphtheritis gebrauchte Perier Solution von 1:200. Auf der Haut entstehende Flecke beseitigt man durch Citronensäure (Callias). Man hat auch zum antiseptischen Verbande Resorcingaze (1½ %) und Resorcinwatte (3 %), beide durch Tränken mit einer Lösung in Weingeist und Glycerin erhalten, und Resorcincatgut dargestellt (Kremer, Andeer).

Ganz analoge Wirkung wie das Resorcin besitzt auch das Hydrochinon oder Metadihydroxylbenzol und das Brenzcatechin oder Orthodihydroxylbenzol, insofern sie Antiseptica und Antipyretica darstellen. In antipyretischer Beziehung sind beide dem Resorcin überlegen, so dass 0,8 Hydrochinon und 1,0 Brenzcatechin wie 3,0 Resorcin wirken, ohne gleich intensive

Nebenerscheinungen zu bedingen, die erst nach 0,8—1,0 Hydrochinon eintreten. Die kurze Dauer der Defervescenz und die secundäre Hyperpyrexie machen auch Hydrochinon als antifebriles Mittel ungeeignet (Brieger, Lichtheim). Brieger heilte Gonorrhoe durch 2—5malige Injection von 1—2 % Lösung, doch bietet diese Methode nur dann Vortheil, wenn ganz frische Lösungen gebraucht werden, da dieselben bei Bräunung kaustische Eigenschaften annehmen. Brenzcatechin ist giftiger als Hydrochinon, dieses toxischer als Resorcin; beide erzeugen die Erscheinungen des Phenols und werden als Aetherschwefelsäure wieder ausgeschieden (Brieger).

Kreosotum; Kreosot, Buchenholztheerkreosot.

An die Carbolsäure schliesst sich eine aus Buchenholztheer dargestellte antiseptische Flüssigkeit an, welche früher als reiner Stoff angesehen und von seinem Entdecker Reichenbach mit dem Namen Kreosot belegt, später indess als Gemenge verschiedener phenolartiger Stoffe erkannt wurde, welche isolirt in Hinsicht auf antiseptische und physiologische Eigenschaften noch nicht genügend geprüft sind.

Das Buchenholztheerkreosot stellt eine neutrale, klare, mit der Zeit gelbwerdende, selbst im Sonnenlicht sich kaum bräunende, stark lichtbrechende, ölige Flüssigkeit von penetrantem Geruche und brennendem Geschmacke dar, welche bei 205—220° siedet, bei —20° nicht krystallinisch erstarrt und in 120 Theilen heissem Wasser, in jeder beliebigen Menge Spiritus, Aether und ätherischer Oele und vollständig in Aetzkalilauge sich löst. Es entspricht dies dem ursprünglichen, mit wässriger Eisenchloridlösung sich grünbraun, nicht violett färbenden Präparate von Reichenbach, statt dessen lange Zeit im Handel nur unreine Carbolsäure (aus Steinkohlentheer dargestellt) sich fand, woher der in die Handbücher übergegangene Irrthum, Carbolsäure und Kreosot seien identisch, stammt. Nach den Untersuchungen von Gorup-Besanez ist das (Mainzer) Buchenholztheerkreosot ein wechselndes Gemenge von Guajacol, $C^7H^8O^2$, und Kreosol, $C^8H^{10}O^2$. Neben dem Buchenholztheerkreosot kommt in England auch Fichtenholztheerkreosot vor, welches ebenfalls Guajacol und Kreosol, ausserdem aber Carbolsäure, Kressylalkohol (Kresol, Hydroxyltoluol), C^7H^8O, vermuthlich Parakresol, Metakresol und Orthokresol, das der Carbolsäure am nächsten stehende Glied der Phenolreihe, und Veratrol enthält. Auch Phlorol (Dimethylphenol) wird als Bestandtheil des Kreosots angegeben. Von den reinen Stoffen wirkt Kreosol ganz ähnlich desinficirend wie Carbolsäure, jedoch etwas geringer (Angus Smith). Fast reines Kresol ist unter dem Namen Kresyline und anderen Benennungen als Desinficiens in England im Handel gewesen. Parakresol, Metakresol und Orthokresol werden im Organismus zum grössten Theile in gepaarte Schwefelsäure verwandelt, ersteres theilweise zu Paraoxybenzoësäure oxydirt (Preusse).

Buchenholztheerkreosot wirkt coagulirend auf Schleim, Eiweiss und andere Proteïnverbindungen. Bei grösserer Verdünnung geschieht die Coagulation des Eiweiss nur allmählig.

Das als Kreosot bezeichnete Gemenge steht in seiner conservirenden Wirkung auf Fleisch (daher der Name Kreosot, von κρέας und σώζω) der Carbolsäure in keiner Weise nach, scheint dasselbe sogar in Hinsicht auf die Aufbewahrung sehr fettreicher Partien in eclatanter Weise zu übertreffen.

Frisches Fleisch, $^1/_2$—1 Stunde in eine Mischung von $1^1/_2$ Th. Kreosot mit 100 Th. Wasser gelegt, fault an der Luft nicht und trocknet in 8 Tagen völlig zu einer harten, brüchigen, rothbraunen und durchscheinenden Masse aus. Fleisch, welches bereits grüne Fäulnissstellen bekommen hat, hört, in ähnlicher Weise behandelt, auf, zu faulen (Reichenbach). Gehirn und andere fettreiche Substanzen halten sich in wässriger Kreosotlösung, sobald dieselbe im Stande ist, die ganze Masse zu durchdringen, gut, und schrumpfen nicht so sehr zusammen wie in Spiritus (Joh. Müller). Spinnen und andere Thiere lassen sich in Kreosotwasser gut conserviren, verderben dagegen in concentrirter Carbolsäurelösung (Morson). Die Wirkung beruht theilweise, wie schon Reichenbach annahm, auf Coagulation des Eiweisses und Blutfaserstoffs.

Das Kreosot besitzt wie Carbolsäure örtliche und entfernte Wirkung; beide sind jedoch minder energisch. Auf die äussere Haut beim Menschen in concentrirter wässriger Lösung applicirt wirkt es mehr hautröthend als ätzend; die weisse Verfärbung der Haut und Desquamation verhalten sich wie bei Carbolsäure. Auf denudirten Hautpartien und der Conjunctiva bedingt Kreosot lebhaft brennenden Schmerz, auf erstern Bildung eines weissen Schorfes. Grosse interne Dosen können Entzündung und heftigen Durchfall produciren (Cormack, Riecke).

Auf thierische Organismen wirkt Kreosot giftig, jedoch in minder bedeutendem Grade und in anderer Weise wie die Carbolsäure. Bei Säugethieren und Vögeln erzeugt es nicht die heftigen Krämpfe, welche die Carbolsäure hervorbringt, sondern frühzeitige und hochgradige Athemnoth, Herabsetzung der Herzthätigkeit und Lähmungserscheinungen, oft plötzlichen Tod. Die Coagulabilität des Blutes wird nicht wie bei der Carbolsäure herabgesetzt, sondern erhöht, womit die bei der Section constant gefundenen circumscripten pneumonischen Herde und Embolien im Zusammenhange zu stehen scheinen (J. Ummethun).

Kaninchen und Katzen sterben erst nach interner Darreichung von 2,5 resp. 60 Tropfen rheinischem Buchenholztheerkreosot (J. Ummethun). Injectionen in die Venen tödten rasch durch Embolie der Lungengefässe. Die Art und Weise, wie Kreosot die Gerinnungsfähigkeit des Blutes erhöht, ist bisher nicht festgestellt.

Auch auf Menschen wirkt Kreosot minder giftig als Carbolsäure.

Die Receptivität scheint hier eine sehr verschiedene; doch lässt sich nicht verkennen, dass die relativ grössere Menge des einen oder anderen Bestandtheiles des Gemenges auf die Giftigkeit von Einfluss sein kann. Cormack erwähnt einen Patienten, dem 90 Tropfen Kreosot, in $1/_2$ Tage genommen, keine Beschwerden verursachten, während andere schon nach $1/_2$ Tropfen Missbehagen, Insensibilität und Erbrechen bekamen; Elliotson eine Dame, welche bis zu 40 Tropfen ohne nachtheilige Wirkung nahm, aber, wenn ein Tropfen mehr ingerirt wurde, Schwindel, Bewusstlosigkeit, Erbrechen und mehrere Tage lang anhaltenden Kopfschmerz bekam. Nach Reichenbach ist Kreosot manchmal mit einem Stoffe verunreinigt, welcher in wahrhaft fürchterlicher Weise Erbrechen hervorrufen soll.

Die schwarze Färbung des Urins, welche wir bei der Carbolsäure erwähnten, ist auch schon früher nach (carbolsäurehaltigem?) Kreosot beobachtet.

Der Urin soll bisweilen nach dem Gebrauche vermehrt, bald vermindert sein und manchmal Kreosotgeruch zeigen. In einzelnen Fällen hat man Harndrang und Strangurie als Folge internen Gebrauches von Kreosot beobachtet.

Das Kreosot hat fast in allen Krankheitsfällen Anwendung gefunden, wo man jetzt Carbolsäure benutzt. Vielleicht ist die geringere Giftigkeit des Kreosots ein Moment, welches Wiedereinführung in manchen Fällen, wo es jetzt ganz durch Phenol verdrängt ist, z. B. bezüglich äusserlicher Anwendung gegen Hautkrankheiten, zweckmässig erscheinen lässt. Eine besondere Indication, welche Kreosot nicht mit der Carbolsäure theilt, giebt die bei Vergiftungsversuchen eclatant hervortretende Erhöhung der Coagulabilität des Blutes, welche in dem Mittel ein Stypticum, das sowohl innerlich als äusserlich verwerthet werden kann, erkennen lässt, als welches es sich auch in manchen Fällen von Blutungen bewährt, welche unter dem Einflusse anderer Haemostatica nicht stehen wollen, wenn es auch andererseits wiederum selbst in manchen Fällen im Stiche lässt. Desgleichen leistet es zur Beschränkung von Diarrhöen und Ruhren mehr als Carbolsäure, obschon auch hier die hohen Lobpreisungen des Mittels, das selbst Cholera asiatica und die als Krankheitsspecies sehr verdächtige Gastromalacie beseitigen sollte, auf Voreingenommenheit beruhen. Englische Aerzte haben in dem Kreosot noch ein Specificum gegen Erbrechen gesehen, doch ist hier offenbar die Ursache des Erbrechens für die Indication massgebend. In Frankreich hat man es neuerdings bei Phthisikern mit Erfolg benutzt (Bouchard und Gimbert, Hugues, Reuss).

Auf die Anwendung des Kreosots gegen Blutungen leitete zunächst das kreosothaltige blutstillende Geheimmittel, welches den Namen Aqua Binelli führt. Es liegen aus den ersten Jahren nach der Entdeckung des Kreosots eine Reihe von Thierversuchen, Selbstversuchen und Beobachtungen am Krankenbette vor, welche die hämostatische Wirkung des echten Kreosots — sowohl äusserlich als innerlich — ausser Zweifel stellen. Bei Behandlung von Verletzungen tritt Reizung der Wunden durch das Mittel hervor. Zur Benutzung gegen Erbrechen führte ein Versuch Elliotsons bei Cholera, die dadurch zwar nicht beseitigt wurde, wo aber das Erbrechen sofort stand; es ist indess wohl nur bei Erbrechen, das mit Fermentationen in Zusammenhang steht, nach englischen Angaben auch bei hysterischen Erbrechen und chronischem Erbrechen bei Morbus Brighti (?) von Nutzen. Die Empfehlungen gegen Diabetes, Gicht, Nervenkrankheiten (Neuralgien, Hysterie) haben keinen rationellen Grund. Uebersieht man die Reihe der krankhaften Zustände und Vorgänge, gegen welche man Kreosot in dem Decennium nach seiner Entdeckung, wo es in der Therapie eine sehr bedeutende Rolle spielte, gebrauchte: so findet man, dass fast alle Affectionen, die man neuerdings mit Carbolsäure behandelt, früher dem Kreosot anheimfielen. So hat man es zum Ausbrennen hohler Zähne gebraucht, bei Tinea, Ekzem, Impetigo, chronischen Ophthalmien angewandt, bei Verbrennungen im Stadium der Eiterung zur Beschränkung derselben und der Luxuriation empfohlen u. s. w. Selbst bei complicirten Fracturen hat Reichenbach das Kreosot bereits zu Verbänden mit Glück versucht. Der Umstand, dass die grossen Erwartungen, die man vom Kreosot, das z. B. selbst Prolapsus vaginae beseitigen, Krebsgeschwüre und Knochencaries, Rothlauf und Taubheit heilen und andere Wunderdinge leisten sollte, nicht in Erfüllung gingen, hat wohl dazu beigetragen, das Mittel im Allgemeinen zu discreditiren.

Man giebt Kreosot innerlich zu $1/2$—2—4 Tropfen, 2 bis 3mal täglich, am zweckmässigsten wegen der irritirenden Wirkung auf Magen und Darm in Pillen oder Dragées (Reuss) oder in schleimigen Vehikeln oder in Leberthran (12,5 : 1000 nach Bouchard und Gimbert). Aeusserlich kommt es in Substanz oder spirituöser Lösung (bei cariösem Zahnschmerz, mit Watte in die Höhle eingebracht), in Wasser gelöst oder emulgirt, in öliger Lösung und in Salbenform (mit Adeps) zur Anwendung.

Die früher officinelle trübe Lösung in Wasser (1:100), sog. Aqua Kreosoti, Kreosotum solutum, Kreosotwasser, besonders äusserlich als blutstillend benutzt, ebenso die früher als Spiritus Kreosoti bezeichnete Lösung in absolutem Alkohol (1:3) und das Unguentum Kreosoti (2:15 Adeps) sind leicht magistral zu verordnen. Der in Frankreich als Antiphthisicum vielgebrauchte, jedoch mitunter Dyspepsie und Diarrhoe erzeugende Kreosotwein, Vinum Kreosoti, ist eine Lösung von 12,5 Th. in 1000 Spiritus und Malagawein.

Verordnungen:

1) ℞
Kreosoti 4,0
Cerae albae rasae
Pulveris radicis Althaeae ää 2,0
Mucilaginis Gummi Arabici q. s.
ut f. pilul. 100. Obducantur gelatina. D. S. Dreimal täglich 2 Stück, allmälig steigend. (Bei Phthisis, Lungenblutungen u. s. w.)

2) ℞
Kreosoti
Succi Liquiritiae ää 4,0
Pulv. rad. Alth. 8,0
M. f. pilul. 100. D. S. Morgens und Abends 4 Stück. (Bei Dyspepsia sarcinosa; Budd.)

3) ℞
Kreosoti gtt. 2—4
Mucilaginis Gummi Arabici 25,0
Mucilaginis Salep 150,0
Sacchari albi 5,0
M. D. S. 2 stündlich 1 Esslöffel. (Bei Haemorrhagia pulmonum, Diarrhoe u. s. w.

4) ℞
Kreosoti 1,0—2,0
Aceti aromatici 250,0
M. D. S. Verbandwasser. (Zum Verbande brandiger übelriechender Geschwüre; Lebert.)

5) ℞
Kreosoti gtt. 5
Morphini acetici 0,1 (dgm. 1)
Tincturae Opii simplicis 5,0
M. D. S. Einen Tropfen auf Watte in den hohlen Zahn zu bringen. (Gegen cariösen Zahnschmerz; Verbandmittel vor Einlegen der Plombe; v. Welz.)

Thymolum, Acidum thymicum; **Thymol**, Thymiansäure, Thymiancampher.

Sehr erhebliche antiseptische Wirkungen besitzt das zu den Phenolen gehörige Thymol, das daher zumal unter Berücksichtigung seines angenehmeren Geruches ein vorzügliches Surrogat des Phenols darstellt.

Es bildet ansehnliche, farblose, durchsichtige, klinorhombische Tafeln, welche einen an Thymian erinnernden Geruch und aromatischen Geschmack besitzen, bei 50—52° schmelzen, bei 228—230° sieden, in Wasser untersinken und nach dem Schmelzen auf Wasser schwimmen. Dieselben lösen sich in weniger als dem gleichen Gewichte Weingeist, Aether und Chloroform, in 2 Theilen Natronlauge und in 1100 Theilen Wasser. Mit Wasserdämpfen ist Thymol leicht flüchtig. Es findet sich als natürlicher Bestandtheil der ätherischen Oele von Thymus vulgaris L., Monarda punctata L. und Ptychotis Ajowan DC. (Ammi Copticum L., Carum Ajowan Benth. und Hooker), von denen das Thymianöl noch besondere Besprechung findet. Das Oel der zweitgenannten nordamerikanischen Labiate dient in Amerika theils als hautröthendes Mittel, theils innerlich als Stimulans, während die Früchte von Pt. Ajowan, einer ostindischen Umbellifere, in ihrem Vaterlande gegen Koliken benutzt werden. In diesen Oelen bildet es sich durch Oxydation der Kohlenwasserstoffe Thymen und Cymol. Zum Cymen (Methylpropylbenzol), $C^{10}H^{14}$, steht das Thymol, $C^{10}H^{14}O$, in derselben Beziehung wie das Phenol zum Benzol. Gerade diese chemische Verwandtschaft hat zuerst auf die Anwendung von Thymol als Antisepticum geführt.

Die Wirkung des Thymols auf Gährungsvorgänge ist der des Phenols ziemlich gleich und in manchen Beziehungen überlegen; dagegen wirkt es vermöge seiner geringeren Löslichkeit in Wasser minder giftig auf Wirbelthiere. Im Organismus verhält es sich dem Phenol analog und erscheint nach medicinalen Gaben als Phenolschwefelsäure im Harn (Baumann und Herter, Vogelius), während bei Vergiftungen von Thieren ein grösserer Theil im Blute und den Geweben nachweisbar bleibt (Husemann und Valverde).

Auf die alkoholische Gährung wirkt Thymol doppelt so energisch wie Phenol oder Salicylsäure (Lewin), desgleichen auf die Buttergährung (Sulima-Samuillo); auch retardirt es die Milchsäuregährung und Emulsinwirkung, dagegen nicht Diastase- und Pepsinwirkung (Lewin). Vaccinelymphe wird durch Zusatz wässriger Thymollösung nicht unwirksam. Auf die faulige Zersetzung von Harn, Fleisch und Eiweiss wirkt Thymol stärker hemmend ein als Phenol. In Bezug auf die Verhinderung von Bacterienentwicklung übertrifft es alle Antiseptica mit Ausnahme des Sublimats, in Bezug auf die Behinderung des Fortpflanzungsvermögens steht es der Methylsalicylsäure gleich, aber der Salicylsäure und Benzoësäure nach (Bucholtz).

In Substanz oder in übersättigter Lösung wirkt es auf Säugethiere 8 bis 10 mal weniger giftig als Phenol (Husemann und Valverde). Die entfernte Wirkung nähert sich mehr derjenigen der ätherischen Oele als der des Phenols; namentlich fehlen die eigenthümlichen Muskelkrämpfe. Auch die örtliche Action ist weit schwächer als die der Carbolsäure; ein eigentliches Causticum ist Thymol nicht, dagegen bedingt es auf Schleimhäuten Entzündung und namentlich in toxischen Dosen starke Gastroenteritis. Subcutaninjection in Oel gelösten Thymols ist äusserst schmerzhaft. Beim Menschen können schon 1,5 pro die in Pillen heftige Magenschmerzen und 14 Tage lang anhaltende Druckempfindlichkeit hervorbringen (Küssner); schon geringe Mengen können Diarrhoe, Ohrensausen, Kopfschmerz, heftige Delirien, ja selbst Collaps mit Lähmungserscheinungen und Somnolenz erzeugen (Bälz). Bei Thieren wird durch toxische Dosen die Temperatur stark herabgesetzt und ein Zustand von Adynamie erzeugt, daneben Albuminurie und Hämaturie, mitunter Bronchitis und Pneumonie und ausgeprägte fettige Degeneration der Leber und Muskeln. Bei directem Contact concentrirter Thymollösungen mit Blut werden die rothen Blutkörperchen aufgelöst (Küssner). Kleinere Mengen in Oel gelöstes Thymol können bei Thieren wochenlang ohne Störung eingeführt werden, grössere bedingen hochgradige Abmagerung und Anämie.

Der Gebrauch des Thymols in der Heilkunde beschränkt sich fast ausschliesslich auf die chirurgische Antiseptik.

Das Thymol wurde zuerst von Paquet als Aetzmittel für unbedeutende Excrescenzen und zur Zerstörung blossliegender Zahnnerven empfohlen, wo jedoch Carbolsäure sich besser eignet. Fruchtbringender war Paquets Empfehlung als Ersatz des Phenols zur Prophylaxe der Wundsepsis, indem später Ranke, Lewin, De Visscher und Fuller den Gebrauch des Thymols als antiseptisches Verbandmittel verallgemeinerten. Als Vorzug vor dem Phenol sind insbesondere die Möglichkeit, den Verband länger liegen zu lassen, und die Abkürzung der Verheilungsprocesses hervorzuheben. Der Geruch ist zwar im Allgemeinen angenehmer, für Manche jedoch höchst lästig und Kopfweh erregend. Ausserdem wird Thymol äusserlich zum Verbande weicher Schankergeschwüre (Lewin), bei Verbrennungen (Fuller), bei Psoriasis (Crooker) und bei Anginen und Stomatitis (Küssner) empfohlen. Paquet fand Thymoldämpfe bei Gangraena pulmonum günstig, während Coghen bei Bronchialkatarrhen und Phthisis nur Vermehrung des Hustenreizes sah.

Die interne Anwendung von Thymol ist fast ganz wieder aufgegeben. Die antipyretischen Effecte, welche dasselbe zu 2,0—4,0 entfaltet, sind weit unsicherer und mit mehr Nebenerscheinungen verbunden als die von Salicylsäure; bei acutem Gelenkrheumatismus setzt es zwar die Schmerzen herab, wirkt aber wenig auf die Fiebertemperatur (Bälz). Bei Diabetes ist es von inconstanter, bei Intermittens und Milztumoren, sowie bei Cystitis chronica ohne Wirkung (Küssner, Coghen). Am meisten Erfolg scheint es bei chronischem Magenkatarrh mit abnormen Gährungsvorgängen (Lewin, Coghen), mitunter auch bei Diarrhoe (Küssner) zu haben.

Besondere Anwendung findet Thymol noch zur Aufbewahrung von Vaccine (Thymollymphe von Köhler) und zur Einbalsamirung und Conservirung anatomischer Präparate in der von Wywodzew empfohlenen Lösung von 5,0 Thymol in 45,0 Weingeist, 2160,0 Glycerin und 1080,0 Aqua destillata.

Zum antiseptischen Verbande ist reine wässerige Lösung wegen Ausscheidung von Thymolkrystallen nicht empfehlenswerth. Die von Ranke benutzte Thymollösung, Solutio Thymoli (Thymol 1,0, Weingeist 10,0, Glycerin 20,0), besitzt diese Inconvenienz nicht und eignet sich namentlich wegen der weniger intensiven Wirkung auf die Hände des Chirurgen besonders zur Zerstäubung oder zur Irrigation. Einer allgemeineren Anwendung steht indess der theuere Preis des Thymols gegenüber. Ranke empfahl zum antiseptischen Verbande auch Thymolgaze und Thymolwatte. Erstere enthält auf 1000 Th. gebleichter Gaze 500 Th. Walrat, 50 Harz und 16 Thymol. Der der Carbolgaze und Carbolwatte zugeschriebene Vortheil der weniger schnellen Verflüchtigung des Thymols existirt in Wirklichkeit nicht. Pöhl empfahl ätherisch-spirituöse Lösung zur Herstellung von Thymolgaze. Auch der nasse antiseptische Compressivverband mit Gazecompressen, welche 6—8 Stunden in $^1/_{10}$ % Thymollösung gelegen hat, ist mit Erfolg angewendet worden (Bardeleben). Zum Verbande von Geschwüren und Verbrennungen eignen sich Lösungen von 0,1 % in Wasser, wozu nur ein geringer Weingeistzusatz nöthig ist, oder von 1 % in Leinöl (Fuller) oder Salben (1:100 Ungt. Paraffini). Crocker gebrauchte bei Psoriasis Fettsalben 1,5—5:100. Zu Gargarismen empfahl Küssner wässerige Solutionen von 0,5—1:1000, Alvin Lösungen in Glycerin (1:50).

Zum inneren Gebrauche scheint die Pillenform am empfehlenswerthesten, da dieselbe im Allgemeinen weniger Brennen im Magen oder Oesophagus erregt als die von Lewin esslöffelweise empfohlene wässerige Lösung von 1:2000 bis 1000; bei letzterer ist Aqua florum naphae als Corrigens zweckmässig. In Pillenform kann man als Antisepticum 0,5—1,0 nehmen lassen (Bälz). Zweckmässiger dürfte hier das Natriumthymolat, Natrium thymolicum, sein, welches Alvin in Pastillen von 0,001 bei Stomatitis und Pharyngitis und in Lösung von 0,01—0,04 in 100,0 Wasser und 60,0 Syrup pro die bei Bronchitis und Keuchhusten empfahl. Subcutan ist Thymol wegen der dadurch bedingten heftigen Schmerzen und Anschwellungen contraindicirt.

Acidum salicylicum; Salicylsäure. Natrium salicylicum; Natriumsalicylat, salicylsaures Natrium.

Durch die Untersuchungen von Kolbe ist der Arzneischatz in der Salicylsäure um ein vorzügliches antiseptisches Mittel bereichert worden, in welchem später auch ein werthvolles Antipyreticum erkannt wurde, das besonders beim acuten Gelenkrheumatismus sich in ausgezeichneter Weise bewährt. Das Natriumsalicylat besitzt ebenfalls antiseptische Eigenschaften, jedoch in etwas geringerem Masse als die Salicylsäure, und theilt vollständig deren therapeutische Effecte in fieberhaften Affectionen und namentlich beim Rheumatismus acutus, bei welchem Leiden es sogar häufiger als die Säure in Anwendung gezogen wird, da die irritirenden Wirkungen, welche die Säure auf die Magenschleimhaut äussert, dem Salze nicht zukommen.

Die Salicylsäure, $C^7H^6O^3$ oder $C^6H^4\begin{Bmatrix}COOH\\OH\end{Bmatrix}$, bildet leichte, weisse, nadelförmige Krystalle oder ein lockeres, weisses, krystallinisches Pulver von süsslichsaurem, kratzendem Geschmacke. Sie löst sich in 538 Th. kalten Wassers, leicht in heissem Wasser und heissem Chloroform, sehr leicht in Weingeist und Aether, schmilzt bei etwa 160°, sublimirt, ohne zu sieden, bei etwa 200° in stark glänzenden feinen Nadeln und verflüchtigt sich bei schnellem Erhitzen unter Entwickelung von Carbolsäuregeruch. Beim Erhitzen mit Glaspulver oder Aetzkalk zerfällt die Salicylsäure in Phenol und Kohlensäure; auch liefern die meisten salicylsauren Salze bei trockner Destillation dieselben Producte. Bei Einwirkung der Dämpfe von wasserfreier Schwefelsäure auf trockne Salicylsäure entsteht Sulfosalicylsäure (Salicylschwefelsäure). Concentrirte Salpetersäure verwandelt die Salicylsäure schon in der Kälte in Nitrosalicylsäure. Die wässrige Lösung wird durch Eisenchlorid dauernd blauviolett, in starker Verdünnung violett roth gefärbt. Die Salicylsäure lässt sich auf sehr verschiedene Weise künstlich darstellen, namentlich durch Oxydation der salicyligen Säure und des Salicins, durch Schmelzen von Cumarinsäure und Melilotsäure mit Kalihydrat, sowie durch gleichzeitige Einwirkung von Kohlensäure und Natrium auf Phenol (Kolbe und Lautemann). Sie findet sich auch im Pflanzenreiche, theils in den Blüthen von Spiraea ulmaria (Loewig und Weidmann), theils in Viola tricolor und einigen verwandten Veilchenarten (Mandelin).

Das Natriumsalicylat bildet weisse, wasserfreie, krystallinische Schüppchen von süsssalzigem Geschmacke, welche sich in 0,9 Th. Wasser und in 6 Th. Weingeist lösen. Die concentrirte wässrige Lösung reagirt schwach sauer und nimmt nach einigem Stehen schwachröthliche Färbung an.

In concentrirter Lösung wirkt Salicylsäure auf Eiweiss coagulirend. Natriumsalicylat besitzt diese Wirkung nicht.

Nach den Untersuchungen von Kolbe u. A. hat die Salicylsäure die Eigenschaft, eine Reihe von Gährungsprocessen zu hemmen und zu sistiren, vor Allem die Hefegährung und die Fäulniss, und wird in dieser Beziehung von wenigen anderen Antiseptica übertroffen. Das Natriumsalicylat hat eine weit geringere antiseptische Wirkung und übt dieselbe vorwaltend nur da aus, wo unter bestimmten Bedingungen die Salicylsäure in Freiheit gesetzt wird.

Nur in verhältnissmässig grossen Quantitäten kann Salicylsäure die Wirkung ungeformter Fermente, wie des Emulsins und Myrosins, durch Coagulation derselben (Schaer, Baierlacher) aufheben. Auf Ptyalin und Diastase wirkt es nur in unbedeutender Weise ein (Schaer). Nach J. Mueller beeinflusst Salicylsäure die Wirkung des Ptyalins, Pepsins und Glycogens mit 10—20 mal grösserer Energie als Phenol, woran vermuthlich die Acidität der ersteren Schuld ist. Sie hebt die Hefegährung im Verhältniss von 0,1 : 100 (Kolbe, Neubauer, Indakowski) auf. Kolbe wies ausserdem einen retardirenden Einfluss der Säure auf die Schimmelbildung im Biere, auf die Gerinnung der Milch und die Zersetzung des Harns nach, welche letztere namentlich von Fürbringer bestätigt wurde. Auch die Fäulniss des Fleisches und der Leber wird durch Salicylsäure verzögert, doch steht die Wirkung dem des Phenols und der Benzoësäure nach (J. Müller, Salkowski).

Auf Mikrokokken, Bacterien und Infusorien übt Salicylsäure und nach Dragendorff und Bucholtz auch Natriumsalicylat, jedoch im geringeren Grade, deletere Wirkung aus. Nach Bucholtz hindern selbst geringere Mengen Natriumsalicylat (1 : 250) die Bacterienentwicklung als solche von Carbolsäure (1 : 200) und in Bezug auf das Fortpflanzungsvermögen der Bacterien ist Salicylsäure in Verdünnung von 1 : 112 ebenso wirksam wie Carbolsäure in Verdünnung von 1 : 25. Nach Zürn soll dagegen Carbolsäure Infusorien in Lösungen von $1/10$ bis $1/20$ %, rasch tödten, während dieselben in gleichstarken Salicylsäurelösungen noch Stunden hindurch leben.

In Substanz auf Schleimhäute applicirt wirkt Salicylsäure irritirend und fast corrodirend.

Im Munde bedingt sie Weissfärbung der berührten Stelle (Kolbe). Wolffberg und Ziemssen beobachteten nach dem Verschlucken von 2,5 in Pulverform mit Brennen im Halse und Schlingbeschwerden verbundene hämorrhagische Pharyngitis; ausserdem fand Wolffberg bei mehreren Kranken Erosionen und Ulcerationen im Magen nach längerem Salicylsäuregebrauche. Die letztere Wirkung ist jedoch keineswegs constant (Buss, Riegel, Riess) und wird von Einzelnen auf Verunreinigung der Säure mit Phenol bezogen. In die Nase gebracht erregt Salicylsäure Niesen.

Im Gegensatze hierzu übt Natriumsalicylat weder in Substanz noch in Lösung auf Schleimhäute irritirende Contactwirkung.

Sowohl die Salicylsäure als das Natriumsalicylat werden von allen Schleimhäuten, auch vom Unterhautzellgewebe aus (Kolbe), Salicylsäure nach Drasche bei Einreibung in weingeistiger Lösung selbst von der Epidermis aus resorbirt.

Bei directer Einwirkung von Salicylsäure auf Blut entsteht auf Zusatz von 5% ein erdfarbenes, in einigen Stunden erhärtendes Coagulum; nach Zusatz von weniger als 5% erscheinen die rothen Blutkörperchen rund, die weissen doppelt contourirt und das Hämoglobin in Hämatin verwandelt (Cotton). Ob, wie Chirone will, auch bei der Wirkung der Salicylsäure die Veränderung des Hämoglobins betheiligt ist, steht dahin.

Im Blute verwandelt sich die Salicylsäure in Alkalisalicylat, ohne sich mit Eiweiss zu verbinden, wie Feser und Friedberger vermutheten. Die Annahme, dass im Blute durch Einwirkung der Kohlensäure wieder Salicylsäure frei werde (Binz), trifft für den gesunden Organismus nicht zu (Köhler, Fleischer).

Binz hält dieselbe für Fiebernde aufrecht, weil Natriumsalicylat in alkalischer Bacteriennährflüssigkeit mit so viel Kohlensäure imprägnirt wie den entzündeten Geweben beim Menschen entspricht, Monate hindurch bei Sonnen- und Zimmerwärme zersetzungswidrig wirkt, während dieselbe Menge für sich das Auftreten der Zersetzung nach wenigen Tagen zu Stande kommen lässt. Im Magen wird übrigens Natriumsalicylat theilweise durch die Salzsäure zersetzt und Salicylsäure frei (Ciotto und Lussana).

Sowohl bei Einführung reiner Salicylsäure in den Organismus als bei Einführung von Alkalisalicylat verbindet sich dieselbe mit Glykokoll nach Art der Benzoësäure und erscheint im Harn wenigstens theilweise als Salicylursäure (Bertagnini). Ein anderer Theil verbindet sich mit Schwefelsäure und erscheint als entsprechende Aetherschwefelsäure im Urin, während der grösste Theil unverändert als solche durch die Nieren eliminirt wird.

Vermuthlich findet auch eine theilweise Paarung mit Glykuronsäure statt, da eine reducirende und linksdrehende Substanz im Harn auftritt (Fleischer, Pye Smith). Der Uebergang von Salicylsäure in den Harn und ebenso des salicylsauren Natriums, nach dessen Einführung die Salicylsäure theils frei, theils gebunden sich findet (Sée), lässt sich bei Menschen schon in $1/_2$—1 Std. (Fürbringer), mitunter nach 20 Min. (Bochefontaine und Blanchier) und selbst früher mittelst der Eisenchloridreaction nachweisen; die Elimination ist in der Regel in 24—48 Std. vollendet (Sée, Fleischer), kann aber auch mitunter 5—14 Tage anhalten, (Drasche, Gubler). Bei Anwendung grosser Dosen geht, wie bereits Buss nachwies, Salicylsäure auch in den Speichel und Schweiss über, in denen es nach kleinen Dosen beim Menschen nicht mit der Eisenchloridreaction nachweisbar ist. Bei Hunden wiesen Livons und Bernard den Uebergang in Pankreassaft und Galle, so wie in die Cerebrospinalflüssigkeit nach. Oulmont beobachtete den Uebergang in das Serum einer Vesicatorblase und in die Sputa. Den Uebergang kleiner Mengen in die Milch und von da in den Harn des Säuglings constatirte Pauli, den in den Fötus Porak und Benicke.

Eine sehr werthvolle Eigenthümlichkeit der Salicylsäure und des Natriumsalicylats bildet ihre grosse Unschädlichkeit beim Menschen, selbst bei Anwendung in relativ grossen Dosen und bei längerem Gebrauche derselben, wie dies zuerst Kolbe an sich selbst und später viele Forscher am Krankenbett nachwiesen, ein Umstand, der den Vorzug der Salicylsäure vor der Carbolsäure besonders bei internem Gebrauche begründet. In sehr grossen Dosen wirken Salicylsäure und Natriumsalicylat toxisch. Unter den Erscheinungen, welche nach zu hohen medicinalen Gaben beider Substanzen sich häufiger einstellen, sind Ohrensausen und Taubheit in ähnlicher Weise, wie sie sich nach der Einführung von Chinin einstellen, die bemerkenswerthesten.

Kolbe zeigte zuerst durch Selbstversuche, dass Dosen von 1,0—1,5 Salicylsäure in wässriger oder alkoholischer Lösung bei Menschen keine Erscheinungen hervorrufen und die Verdauung nicht stören. Buss, dem wir die Einführung der Salicylsäure in die Fiebertherapie verdanken, gab 4,0 und mehr ohne andere Nebenerscheinungen als Ohrensausen, das in einzelnen Fällen mehrere Stunden dauerte. Indessen lässt sich nicht leugnen, dass die Salicylsäure in grossen Dosen vermöge der bereits oben erwähnten irritirenden Action auf Magen und Darm mitunter heftige Koliken und Diarrhoeen mit nachfolgender Prostration (Lépine) oder heftiges Erbrechen und Somnolenz (Desnos) hervorrufen und dass Kopfweh, Schwindel, Nausea und Erbrechen, sowie Brennen im Magen und in der Speiseröhre bei Einzelnen auch auf 2,0—4,0 Natriumsalicylat vorkommen (Benoit). Nach grösseren Dosen Natriumsalicylat (15,0—16,0) sind auch schwerere cerebrale Erscheinungen, Bewusstlosigkeit, Delirien, Pupillenerweiterung, Schielen, Steigerung der Athemfrequenz oder Verlangsamung derselben, Irregularität des Pulses und Aphasie (Petersen, Weckerling) beobachtet. Verschiedene, namentlich französische Autoren, wollen selbst tödtliche Effecte der internen Anwendung von Salicylpräparaten beobachtet haben, doch ist es schwierig zu entscheiden, ob die fraglichen, meist an Kranken mit Gelenkrheumatismus gemachten Beobachtungen sich auf wirklichen Salicylismus oder auf Complicationen des acuten Rheumatismus mit Embolie, Albuminurie und Meningitis beziehen. Dass grössere Thiere durch relativ grosse Mengen Salicylsäure getödtet werden können, zeigten bereits Feser und Friedberger. Frösche sterben nach 0,05—0,06, Meerschweinchen nach 4,0—5,0 Natriumsalicylat bei subcutaner Application, wobei zuerst Herabsetzung der spontanen Bewegung und der Sensibilität in Folge einer Einwirkung auf das Gehirn, später Verschwinden der Reflexe durch Einwirkung auf das Rückenmark bei erhaltener Reizbarkeit der Muskeln und peripherischen Nerven, bei Warmblütern Athemverlangsamung und Krämpfe unmittelbar vor dem Tode auftreten (Bochefontaine und Chabert). Physiologische Versuche von H. Köhler zeigen, dass sowohl Salicylsäure wie Natriumsalicylat die Athmung verlangsamen, anscheinend durch Herabsetzung der Excitabilität der sensiblen Lungennerven, und gleichzeitig (bei mittleren Verdünnungen) Absinken des Blutdrucks durch directe Wirkung auf den Herzmuskel bedingen.

Die wichtigste Erscheinung der entfernten Wirkung der Salicylsäure und des Natriumsalicylats ist das Sinken der Temperatur, welches sich in weit stärkerem Masse als bei normal temperirten Menschen zu erkennen giebt und welches auch bei Thierversuchen hervortritt, wo kurz nach der Anwendung etwas erheblicherer

Dosen ein Herabgehen auf 2—3° resultirt. Dasselbe kann nicht als Folge der profusen Schweisse angesehen werden, welche damit beim Menschen, jedoch nicht constant, einhergehen.

Man betrachtet diese Wirkung allgemein als der des Chinins analog. Binz wies nach, dass Salicylsäure in gleicher Weise wie Chinin die Oxydationsvorgänge im vegetabilischen Protoplasma hemmt wie Chinin; ebenso wirkt dieselbe, obschon etwas schwächer, auf die amöboiden Bewegungen der weissen Blutkörperchen. Immerhin bleibt es auffällig, dass bei längerer Einführung nichttoxischer Dosen sowohl durch Salicylsäure als durch Natriumsalicylat bedeutende Steigerung der Stickstoffausscheidung eintritt, welche noch mehrere Tage nach Darreichung des Mittels anhält (Jaffé und Wolfsohn, C. Virchow); dieselbe ist nicht aus vermehrter Diurese zu erklären. Auch bei Kranken fand Robin bei Anwendung von 5,0 bis 8,0 pro die Abnahme der Harnsecretion bei Steigen der festen Harnbestandtheile. Nach Gedl ist der Einfluss der Salicylsäure und des Natriumsalicylats auf die normale Temperatur ein ziemlich unbedeutender (auch bei 5,0 nur ausnahmsweise Sinken um 0,8°), obschon in der Regel ein Absinken oder doch eine Verminderung der Tagesschwankungen nachweisbar ist.

Thiersch war der Erste, welcher die antizymotische Wirksamkeit der Salicylsäure therapeutisch beim antiseptischen Wundverbande verwerthete und die Salicylsäure an Stelle der Carbolsäure zu setzen versuchte.

Der grösste Vorzug der Salicylsäure gegenüber dem Phenol besteht in ihrer relativen Ungiftigkeit, zumal bei Application auf Wunden, so dass sie bei eingreifenden und langdauernden Operationen an Kindern zur Ausspülung grösserer Höhlenwunden und zur antiseptischen Irrigation sich besser als Acidum carbolicum qualificirt. Der Verallgemeinerung des Gebrauches steht der immer noch ansehnliche Preis der Salicylsäure entgegen. Unangenehm ist die durch Salicylverbände bedingte Reizung der Respirationswege, indem die verstäubende Säure fortdauernd Niesen und Husten erregt. Bei längerer Einwirkung auf Wunden bedeckt sich die Oberfläche derselben mit einer weisslichen Gerinnungsschicht. Die antiseptische Wirksamkeit steht bei Wunden derjenigen stärkerer Carbolsäurelösungen entschieden nach; auch fehlt der Einwirkung auf die umgebende Luft, da Salicylsäure nicht flüchtig ist. Horner empfahl sie besonders zur Antisepsis in der Augenheilkunde, wo sie allerdings vor Phenol, aber weniger vor der Borsäure Vorzüge hat.

Analogen Zwecken dient die Salicylsäure bei Anwendung gegen gewisse Erkrankungen der Haut und der Schleimhäute, die als zymotische betrachtet werden können. Unter diesen müssen wir wegen der von verschiedenen Seiten gerühmten günstigen Resultate vor Allem Diphtheritis faucium (Wagner, Letzerich, Fontheim, Edwards, Schwarz), Magendilatation und Gährungsprocesse im Magen, sowie Magenkatarrhe überhaupt (Wagner, Justi), chronische Intestinalkatarrhe mit putrider Zersetzung des Darminhalts und schliesslich Affectionen der Harnwege, welche von ammoniakalischer Harngährung begleitet sind (Fürbringer), hervorheben.

In allen diesen Affectionen ist das Natriumsalicylat entweder ohne Wirkung oder doch von weit geringerer Activität als die Salicylsäure. Bei Zersetzungsprocessen in den unteren Partien des Tracts ist das Mittel im Klystier anzuwenden, da bei interner Einführung die Sicherheit einer Contactwirkung nicht eintritt. Die locale Behandlung der Diphtheritis faucium mit Salicylsäure in Substanz oder Lösung soll nach Fontheim zu einer wesentlichen Verringerung der Mortalität führen; die gleichzeitige innerliche Anwendung, welche Fontheim vorschlug, erscheint überflüssig, insoweit nicht antipyretische Effecte benöthigt sind. Von den mannigfaltigen sonstigen Verwendungen der Salicylsäure heben wir die von Credé befürwortete Desinfection der Hände bei Vaginaluntersuchungen und die Application bei fötiden Katarrhen der Vagina und des Uterus, sowie bei putriden Lochien und puerperalen Geschwüren hervor. Obschon die desodorisirende Wirkung der Salicylsäure keineswegs eine grosse ist, hat sie doch nach der Empfehlung von Kolbe und Küster gegen fötide Fussschweisse verbreitete Benutzung gefunden. Weitere Empfehlungen betreffen frische Brandwunden, atonische Fussgeschwüre, Ekzem der behaarten Kopfhaut und des Gesichts, Intertrigo und Dermatitis exfoliativa (Fleischmann), Herpes tonsurans und circinnatus (Cottle), Erysipelas, Geschwüre des Zahnfleisches und Stomatitis aphthosa (Wagner), Trachom (Fontheim), Glossitis gangraenosa. Decubitusgeschwüre und Bronchiektasien (Fürbringer), Angina tonsillaris, Keuchhusten (Otto, Lasinski) und Variola (Schwarz), Schanker (Klink) und Tripper (Boyland), Dysenterie (Berthold), sowie eine Menge analoger Affectionen, bei denen die desinficirende Action der Salicylsäure mehr oder weniger rationelle Indication zur Anwendung des Mittels bietet. Die grossen Hoffnungen, welche man auf Salicylsäure in den ersten Jahren nach der Entdeckung ihrer antiseptischen Eigenschaften setzte, haben sich freilich nicht erfüllt, immer bleibt es aber ein durch seine relative Unschädlichkeit bei etwaiger Aufsaugung beachtenswerthes Desinficiens. Auf frische Wunden und Schleimhautkatarrhe übt es freilich keine günstige Wirkung aus. Nach den Angaben polnischer Aerzte soll Salicylsäure auch Bandwürmer abtreiben.

Die Versuche, die Wirkung von Fermenten auf das Blut und die Gewebe mittelst Salicylsäure zu verhindern, haben praktisch keine besondere Bedeutung gewonnen. Abgesehen vom Gelenkrheumatismus besteht die günstige Wirkung der Salicylsäure nur in der Herabsetzung der Temperatur.

Bei Septicämie und Pyämie sind die Resultate der internen Darreichung rein negativ (Fürbringer), auch bei putrider Infection von Versuchsthieren (Zimmerberg). Nach Letzerich soll freilich bei den mit Salicylsäure behandelten Typhuskranken die Blutmischung viel weniger zur Weiterentwicklung von Kokken geeignet sein, dagegen lehrt die klinische Erfahrung, dass mit Salicylsäure so zu sagen imprägnirte Personen sowohl an Erysipelas als an Typhus (Bartels) erkranken können. Bei Intermittenten sind Salicylsäure und Natriumsalicylat dem Chinin bei Erwachsenen in keiner Weise gleichwerthig und selbst bei milden Tertianen unzureichend (Senator, Riess, Ewald, Riegel); Zielewicz rühmt Salicylsäure bei Intermittens der Kinder.

Wie Buss zuerst für die Salicylsäure und Moeli für das Natriumsalicylat nachwies, vermögen diese bei febrilen Affectionen, von welcher Natur dieselben sind, eine beträchtliche Herabsetzung der Temperatur zu bedingen und so die Gefahren zu verhüten, welche übermässig hohe Fiebertemperaturen für das Leben herbeiführen können.

Die negativen Resultate einzelner Autoren erklären sich z. Th. aus unzureichenden Dosen, z. Th. aus der Intensität der Fälle, welche auch anderen Antipyretica Trotz boten, z. Th. in unpassender Anwendungsweise. Da in der Regel die Wirkung des Antipyreticums am bedeutendsten ist, wenn dieselbe mit einer spontanen Temperaturabnahme zusammenfällt, giebt man die Salicylsäure am besten so, dass deren Wirkung auf die Nachtstunden fällt und wenn die erste Gabe keine genügende Wirkung hat, nach einigen Std. eine zweite gleiche administrirt. Die Wirkung dauert meist zwölf Std. und selbst mehr, ist jedoch bei Erysipelas, Pyämie oder Pneumonie nicht so gross wie bei Typhus. Ein günstiger Einfluss der Salicylbehandlung auf die Mortalität des Typhus ist nicht ersichtlich; nach Einigen scheinen die Diarrhoeen nach Natriumsalicylat gebessert zu werden. Andre, z. B. Stricker, behaupten gradezu Verschlimmerung der Mortalität. Der Temperaturabfall beträgt nach angemessenen Dosen (6,0 bis 8,0 Natriumsalicylat in kleinen Quantitäten und allmälig in Intervallen von 20—30 Min. binnen 1—2 Std. verbraucht) durchschnittlich 2⁰. Bei **hektischem Fieber** wirkt Natriumsalicylat mitunter ausserordentlich vortheilhaft durch Beseitigung der Abendexacerbation tonisirend; in manchen Fällen wird das Präparat vom Magen nicht tolerirt.

Von der grössten Bedeutung ist die Verwendung der Salicylsäure bei acutem Gelenkrheumatismus, Polyarthritis rheumatica, bei welchem durch das Mittel, wie gleichzeitig Stricker und Buss constatirten und wie die allgemeine Erfahrung bestätigte, nicht allein die Temperatur im Laufe von 24—48 Std. zur Norm zurückkehrt, sondern auch die Schmerzhaftigkeit der Gelenke, sowie Anschwellung und Röthung abnimmt.

Die besten Erfolge sind in frischen Fällen von Gelenkrheumatismus zu beobachten. Nur bei wenigen Individuen bleibt Salicylsaure auch bei längerer Verabreichung, und selbst in sehr grossen, nach und nach einverleibten Quantitäten (bis 70,0) erfolglos. Complication mit Herzklappenfehler stört die Salicylsäurewirkung nicht, dagegen verhütet Salicylsäure weder das Auftreten von Endocarditis noch dasjenige von Gehirnrheumatismus. Vor Recidiven schützt die Salicylbehandlung, welche übrigens, wie dies zuerst Senator constatirte, gerade so gut mit Natriumsalicylat wie mit der Säure selbst durchzuführen ist, die in Bezug auf ihre innere Anwendung von ersterer fast überall bei Seite geschoben wurde, nur bei längerem Fortgebrauche des Mittels nach Beseitigung der acuten Symptome. Dass Salicylsäure bei Rheumatismus acutus rascher hilft als jede andere Methode, selbst bei recidiven und verschleppten Fällen, ist ein nicht zu beseitigendes Factum. Dass die Wirkung nicht einfach mit dem antipyretischen Effecte zusammenfällt, geht daraus hervor, dass häufig die Schmerzen vor dem Fieber aufhören. Sée, welcher die rheumatischen Affectionen als Domäne der Salicylate bezeichnet, rühmt deren Gebrauch auch bei **acutem Muskelrheumatismus** und **Lumbago**, die danach schon in 2—3 Tagen schwinden, während Tripperrheumatismus nicht davon afficirt wird, ferner bei **chronischem Rheumatismus**, wo nicht nur die intercurrenten Schmerzen rasch schwinden, sondern auch Schwellung und Steifigkeit nachlassen, auch bei **Arthritis deformans**, wo jedoch längere Zeit hohe Dosen gegeben werden müssen, und bei gewöhnlicher **Gicht**, wo Salicylate gleichzeitig schmerzlindernd und durch Beeinflussung des Stoffwechsels wirken, indem danach einerseits die Harnsäureausscheidung gesteigert und anderseits die Harnsäurebildung aus Glykokoll verhindert werde. Obschon auch anderweitige Bestätigungen dieser Effecte bei diversen rheumatischen und gichtischen Affectionen (Schuster, Hoffmann), auch bei Iridochorioiditis rheumatica (Brun) und Coxitis vorliegen, lässt sich doch nicht bestreiten, dass die promptere und zuverlässigere Wirkung beim acuten Gelenkrheumatismus sich bei Gicht und bei chronischrheumatischen Affectionen nicht geltend machen. Schmerzlindernde Effecte treten übrigens auch nach Salicylsäure und Natriumsalicylat, jedoch keineswegs constant bei neuralgischen Beschwerden ein, z. B. bei Ischias und Prosopalgie (Sée), Intercostalneuralgie (Hoffmann), bei Schmerzen in Folge von Myelitis und anderen Rückenmarksleiden (Bouchard, Schuster). Wunderlich heilte einen Fall von Tetanus rheumaticus unter Anwendung von 53,5 Salicylsäure.

Als besondere Indicationen für den internen Salicylsäuregebrauch hat man noch den **Diabetes mellitus** (Ebstein, Bartels) und **Cystitis putrida** (Fürbringer) angeführt. Dauernde Herabsetzung der Zuckerausscheidung beim Diabetes oder Heilung von Blasenkatarrh durch inneren Gebrauch ist nicht erwiesen.

Für die innere Anwendung der Salicylsäure und des salicylsauren Natriums ist die Solution der Pulverform vorzuziehen.

Für die Salicylsäure ist eine wässrige Lösung nicht tauglich. Man erhält eine gute Lösung, indem man gleichzeitig Wasser, Glycerin und Weingeist benutzt, welchen letzteren man zur Verbesserung des Geschmackes durch Rum oder Cognac ersetzen kann. Man darf nicht auf längere Zeit verschreiben, da sich in 24—36 Std. die Salicylsäure in grossen Krystallen ausscheidet, die sich durch Eintauchen in warmes Wasser leicht wieder auflösen lassen. Einfache wässrige Salicylsäurelösungen sind nur da, wo die Einzelgabe 0,05—0,1 beträgt, anzuwenden und müssen mit Succus Liquiritiae als Corrigens saporis versetzt werden. Einen angenehmen Geschmack besitzt die Lösung von Salicylsäure in Xeres (1 : 20—25). Wunderlich empfahl eine Emulsion, die kaum noch gebraucht wird. Die vorgeschlagenen Lösungen unter Zusatz von Natriumcarbonat, Natriumacetat, Natriumphosphat oder Borax haben keinen Vorzug vor wässriger Lösung des Natriumsalicylats, der man durch Zusatz von Syrupus corticis Aurantii Wohlgeschmack verleihen kann. Uebrigens lässt sich das Natriumsalicylat billiger als Pulver verwenden, da unangenehme Reizungen der Schleimhäute von demselben nicht zu befürchten sind. Soll Salicylsäure längere Zeit innerlich gebraucht werden, so ist es zweckmässig, mit den Formen zu wechseln, da die Kranken deren leicht überdrüssig werden.

Als Dosis ist zur Erzielung antipyretischer Effecte die Menge von 3,0—4,0 Salicylsäure und 5,0—6,0 Natriumsalicylat, welche man erforderlichenfalls in einigen Std. wiederholt, zu bezeichnen, während man bei Magenkatarrhen und bei Cystitis Einzelgaben von 0,05—1,0 verabreicht.

Kinder ertragen Natriumsalicylat bei Rheumatismus acutus oder im Fieber überhaupt in relativ grossen Dosen gut; nach Hagenbach beträgt die Tagesgabe bei Kindern unter 1 Jahr 1,0—1,5, von 1—2 Jahren 1,5—2,5, von 3—5 Jahren 2,0—4,0 und von 6—10 Jahren 3,0—5,0.

Bei der antiseptischen Behandlung bedient man sich concentrirter wässriger Lösung, sog. Salicylwasser, Aqua salicylata, sowohl zum Zerstäuben als zum Abwaschen und Ausspülen der Wunden oder zur antiseptischen Irrigation, sowie der Salicyljute und Salicylwatte.

Salicyljute wird nach Thiersch durch Tränken von 2500,0 Jute mit einer auf 70—80° erhitzten Lösung von 75,0 Salicylsäure in 500,0 Glycerin und 4500,0 Wasser und Trocknen dargestellt. Salicylwatte ist theils 3 %, theils 10 % und wird durch Tränken entfetteter Baumwolle mit weingeistiger Salicylsäurelösung in geeigneten Verhältnissen und Trocknen bereitet. Sowohl Salicylsäurejute als Salicylsäurewatte haben die Unannehmlichkeit, dass die herauskrystallisirende Salicylsäure beim Manipuliren leicht verstäubt und zum Husten reizt.

Vom Wundverbande abgesehen kommt Salicylsäure als Streupulver (vgl. Präparate), Schlund- und Kehlkopfspulver, als Salbe und Augensalbe (in Spiritus q. s. gelöst und mit 10 Th. Schmalz oder Paraffinsalbe gemischt) und in verschiedenen Solutionsformen vor, bei denen man zweckmässig die auch zum inneren Gebrauche übliche Mischung von Wasser, Weingeist und Glycerin benutzt.

Die Anwendung in Zahnpulver ist sehr unzweckmässig, da Salicylsäure namentlich in wässriger Solution die Zahnsubstanz auflöst. Dasselbe gilt für die Anwendung von Mundwässern. Streupulver hat man besonders bei fötiden Fussschweissen, aber auch zum Bepudern des Scheideausgangs nach der Entbindung (Credé) verwendet; auch als Ohrenpulver (mit 2 Th. Magn. carb.) bei Otorrhoe und Schimmelbildung im Ohre (Chisholm). Zum Klystiere bei Dysenterie empfahl Berthold Solutionen von 2 Th. Salicylsäure in 300 Th. Wasser mit Zusatz von etwas Alkohol. Zweckmässiger giebt man Lösungen in Wasser und Glycerin, jedoch nicht stärker als im Verhältniss von 1 : 200—500 Vehikel, weil bei stärkerer Concentration heftiges Brennen eintritt. Bei Fieberkranken, welche Salicylsäure immer erbrechen, applicirt man 5,0—10,0 Natriumsalicylat in 200,0—300,0 Wasser mittelst Irrigator in das Rectum. Zu Irrigationen auf sensible Schleimhäute sind reine wässrige Salicylsäurelösungen im Verhältniss von 1 : 500—1000 zu benutzen, die auch zur Verstäubung bei putriden Affectionen der Bronchien ausreichen dürften. Zur Subcutanapplication (z. B. bei Coxitis, Erysipelas) hat man 0,5—1,0 in conc. Solution verwendet.

Zu pharmaceutischen Zwecken ist ein Zusatz von Salicylsäure in geringen Mengen zu Emulsionen angezeigt (Schwarz).

Präparat:

Pulvis salicylicus cum Talco, Pulvis contra sudores pedum; **Salicylstreupulver.** Salicylsäure 3 Th., Weizenstärke 10 Th., Talk 87 Th. zu feinem Pulver gemischt. Früher schon in der preussischen Militärpharmakopoe officinelles, gleichzeitig desodorisirendes und protectives Streupulver, das man Morgens zwischen und unter die Zehen, sowie in die Strumpfspitzen einstreut. Eine von Küster empfohlene, sehr wirksame Vorschrift zu gleichem Zwecke besteht aus 8,0 Salicylsäure, 15,0 Talk, 10,0 Stärke und 5,0 medicinischer Seife. Kersch empfahl als Amylum salicylicum mit weingeistiger Salicylsäurelösung imprägnirtes und wieder getrocknetes Stärkemehl.

Verordnungen:

1) ℞
Acidi salicylici 2,0
Spiritus Vini Gallici q. s.
Glycerini 30,0
Aquae destillatae 170,0
M. D. S. Stündlich einen Esslöffel voll zum Gurgeln zu verwenden.

2) ℞
Natrii salicylici 8,0—10,0
Aquae destillatae 180,0
Succi Liquiritia depurati 10,0
M. D. S. Zwei Esslöffel voll Morgens und zwei Abends zu nehmen. (Als Antipyreticum.)

3) ℞
Natrii salicylici 3,0—5,0
F. pulv. Disp. tales doses no. 6. S. ein Pulver in $1/_2$ Glase Zuckerwasser stündlich zu nehmen. (Bei Fieber.)

4) ℞
Acidi salicylici 2,5—5,0
Tinctura Benzoës 1,5—2,5
Glycerini
Spiritus Vini rectificati āā q. s. ad solut.
Unguenti emollientis 35,0
M. f. unguent. D. S. Täglich zweimal aufzulegen. (Bei Ekzem, Herpes tonsurans und circinnatus. Fleischmann.)

5) ℞
Chinini hydrochlorici 1,0
Acidi salicylici 2,0
Sacchari albi
Natrii bicarbonici āā 0,5
M. f. pulv. subtilissimus. Divide in partes equales no. 20. D. S. Zweimal täglich ein Pulver in den Kehlkopf einzublasen. (Bei Keuchhusten. Lasinski.)

Anhang: An Stelle des Natriumsalicylats sind verschiedene andere Salicylate als Antifebrilia in Vorschlag gebracht, so Magnesiumsalicylat, Magnesium salicylicum, Calciumsalicylat, Calcium salicylicum, u. Ammoniumsalicylat, Ammonium salicylicum (Martenson, Martineau). Dieselben bieten jedoch in Bezug auf Wirkung und auf Geschmack keinerlei Vorzüge vor dem gebräuchlichen Natriumsalze. Alle diese Präparate lassen sich übrigens durch Auflösen von Salicylsäure in Lösungen von Carbonaten und Acetaten der drei genannten Metalle erhalten. Will man grössere Mengen von Salicylsäure in das Blut einführen, so würde offenbar das mit dem niedrigsten Atomgewicht begabte Lithiumsalicylat das zweckmässigste Präparat sein.

Eigenthümliche Verbindungen bildet die Salicylsäure mit Borsäure bei Vermischen der Säure mit Borax in Lösung, wobei dieselbe sich das Natrium und die Hälfte des Bors aneignet, welches letztere als Boryl an Stelle von Wasserstoff tritt. Dieses krystallinische Borylsalicylat, welches sich in wenig Wasser zu einer sehr bitteren Flüssigkeit löst, bildet die Grundlage der von Bose zum antiseptischen Wundverbande empfohlenen Lösung von $2^1/_2$—5 Th. Acidum salicylicum und 2—4 Th. Borax in 100 Th. Wasser. Analoge Solutionen sind auch zu Inhalationen bei Tuberculose empfohlen.

Zu den Verbindungen der Salicylsäure gehört auch die **Methylsalicylsäure**, $C^7H^5(CH^3)O^3$, der Hauptbestandtheil des unter dem Namen **Wintergrünöl, Oleum Gaultheriae**, bekannten, höchst angenehm riechenden und süsslich gewürzhaft schmeckenden ätherischen Oeles der nordamerikanischen Ericee Gaultheria procumbens. Das Wintergrünöl, welches in den Vereinigten Staaten seit langer Zeit als Carminativum und als Geschmackcorrigens schlecht schmeckender Mixturen dient und dort beim Volke als eine wahre Panacee im Rufe steht, ist in allerneuester Zeit als antiseptisches Verbandmittel von Gosselin und Bergeron empfohlen, weil es neben der Contact- auch Distanzwirkung hat und in dieser Beziehung dem Phenol näher steht als die Salicylsäure. Man benutzt 2,5 % alkoholische Lösungen. Nach Bucholtz ist Methylsalicylsäure in Bezug auf die Hinderung der Bacterienentwicklung der Salicylsäure überlegen, in Bezug auf die Hemmung das Fortpflanzungsvermögen derselben nahezu gleichwerthig. Auf der äusseren Haut bedingt Wintergrünöl keine Entzündung, dagegen sind grosse Dosen (20,0—30,0) giftig (Stillé, Gallagher).

Bei der Darstellung von Salicylsäure aus Phenol entstehen wechselnde Mengen von **Kresotinsäure**, $C^6H^8O^3$, welche nach Kolbe auf Fäulniss in gleicher Weise wie Salicylsäure wirkt. Das kresotinsaure Natrium, Natrium cresotinicum, ist wie das Natriumsalicylat ein entschiedenes Antipyreticum, welches zu 6,0—8,0 ausser Ohrensausen von geringer Intensität keine Nebenerscheinungen bedingt (Buss, Gatti). Im Harn lässt es sich noch nach 36 Std. nachweisen (Buss). Im Typhus scheint es den soporösen Zustand zu steigern (Gatti).

Acidum benzoicum, Acidum benzoicum sublimatum, Flores Benzoës; **Benzoësäure**. **Natrium benzoicum**; Natriumbenzoat, benzoësaures Natrium.

Zu den antiseptischen Stoffen gehören auch die Benzoësäure und das Natriumbenzoat, von denen namentlich das letztere in der allerneuesten Zeit Hoffnungen auf eine höchst erfolgreiche antiseptische Therapie innerer Krankheiten erregt hat, welche sich leider nicht im vollen Masse realisirt haben. Die als Antisepticum weniger gebräuchliche Benzoësäure, welche zu medicinischen Zwecken ausschliesslich durch Sublimation aus dem Benzoëharze gewonnen wird, gilt für ein treffliches Excitans und Expectorans und findet nicht selten bei entzündlichen Affectionen der Respirationsorgane und bei Collaps im Verlaufe derartiger Leiden Anwendung.

Die Benzoësäure, $C^7H^6O^2$ oder $C^6H^5.COOH$, welche sich im Pflanzenreiche, vielfach von Zimmtsäure begleitet, ziemlich verbreitet findet, und abgesehen von der Benzoë in verschiedenen Harzen, Balsamen (Storax, Tolu und Perubalsam), ätherischen Oelen und aromatischen Pflanzentheilen vorkommt, wird auch im thierischen Organismus erzeugt (Bestandtheil des Castoreums) und kann auf die verschiedenste Weise künstlich dargestellt werden, so z. B. durch Oxydation des Bittermandelöls (des Aldehyds der Benzoësäure), des Benzylalkohols, des Zimmtöls, sowie durch Einwirken von heisser Kalilösung oder wässrigen Säuren oder Fermenten auf Hippursäure. Sie bildet weisse, schliesslich gelb werdende, undurchsichtige, seideglänzende Nadeln und Blättchen von schwachem, aber anhaltendem, säuerlich stechenden Geschmacke, die sich in 272 Th. kaltem, leichter (in etwa 25 Th.) in kochendem Wasser, noch leichter in Alkohol, in fetten und flüchtigen Oelen und concentrirter Schwefelsäure lösen und mit Wasserdämpfen verflüchtigen. Sie ist eine schwache Säure, deren Salze meist in Wasser löslich sind. Beim Kochen mit verdünnter Schwefelsäure und Bleihyperoxyd wird sie zu Bernsteinsäure oxydirt, durch Behandlung von Natriumamalgam zu Benzaldehyd reducirt. Die reine Benzoësäure besitzt keinen Geruch, wohl aber ist ein solcher der aus der Benzoë dargestellten officinellen schwach gelblichen Benzoësäure eigenthümlich, indem bei der Sublimation Spuren eines flüchtigen, stark vanilleartig ätherisch riechenden Oels der Säure anhaften, welches vielleicht für die erregende Wirkung, sicher aber für den Wohlgeruch von Bedeutung ist. Die aus faulem Pferde- oder Kuhharn durch Kochen mit Kalk und Zersetzen mit Salzsäure erhaltene künstliche Benzoësäure besitzt stets einen unangenehmen Geruch nach dem Darstellungsmaterial. Die officinelle Säure muss in kochendem Wasser gelöst und nach dem Erkalten mit Kaliumpermanganatlösung versetzt, nach Verlauf von 8 Stunden farblos erscheinen.

Das Natriumbenzoat bildet ein weisses, wasserfreies, amorphes Pulver, welches sich in 1,5 Th. Wasser, weniger in Weingeist löst, beim Erhitzen schmilzt und einen mit Säuren aufbrausenden kohligen Rückstand hinterlässt, welcher die Flamme gelb färbt. Die wässrige, schwach sauer reagirende Lösung giebt auf Zusatz von Salzsäure einen Brei von weissen, in Aether löslichen, Benzoësäurekrystallen.

Die Benzoësäure besitzt eine nicht sehr starke, local erethistische Wirkung, welche besonders bei dem Contacte der Dämpfe, die schon bei weit niedrigerer Temperatur als dem Siedepunkte der Säure entstehen, hervortritt, indem durch dieselben Hustenreiz und Katarrh der Athmungswerkzeuge sich einstellt. Innerlich eingeführt wirkt sie in grossen Dosen auf Thiere toxisch und erzeugt bei länger fortgesetzter Einführung (bis zu 20,0 und mehr) bei Hunden epileptiforme Anfälle; kleinere Gaben (1,0 und mehr bei Subcutaninjection, 0,5 bei Injection in die Vene) rufen keine Vergiftungserscheinungen hervor. Menschen toleriren verhältnissmässig hohe Gaben, z. B. 15,0 Flores Benzoës in 2 Tagen (Schreiber) oder 30,0 in Pillenform (Piotrowsky) ohne besondere Beschwerden, während 6,0—8,0, an Natrium gebunden, bei Einzelnen Nausea und Erbrechen hervorrufen können (Meissner). Natriumbenzoat bewirkt bei Fröschen Zuckungen und selbst Tetanus, später Cessiren der Reflexerregbarkeit bei Warmblütern, Lähmung der psychischen und spinalen Functionen, enorme Herabsetzung der Temperatur und Tod durch Lähmung der Respiration (Schulte). Die Herzthätigkeit wird durch Natriumbenzoat (nach zuvoriger Reizung des Vagus) oder Magnesiumbenzoat gesteigert (Klebs). Beim Menschen können grosse Gaben 10% Lösung Ekchymosen der Magenschleimhaut hervorrufen, die sich nach toxischen Dosen auch bei Thieren (selbst bei Subcutaninjection) finden (Schulte). Schreiber beobachtete bei sich nach Einnehmen von 15,0 Flores Benzoës Kratzen im Halse, Wärmegefühl im ganzen Körper, Zunahme der Pulsfrequenz um 20 Schläge, später vermehrten Schweiss und vermehrten Schleimauswurf, Eingenommensein des Kopfes und leichte Digestionsstörungen.

Die fäulnisswidrige Wirkung der Benzoësäure zeigte zuerst Salkowski (1876) durch Versuche mit faulendem Fleisch, auf das dieselbe stärker als Salicylsäure wirkte. Auch die ertödtende Wirkung der Benzoësäure auf Bacterien wurde von Salkowski zuerst hervorgehoben. Bucholtz fand, dass Natriumbenzoat auf die Bacterienentwicklung in gleicher Weise wie Thymol und selbst doppelt so stark wie Carbolsäure und dreimal so stark wie Salicylsäure wirkte. Klebs und Graham Brown fanden, dass Natriumbenzoat gegenüber dem Diphtheritispilze kräftiger wirkt als Chininhydrochlorat und Natriumsalicylat und dass 5% Natriumbenzoatlösung diesen Pilz schon in einer Stunde sterilisirt. Graham Brown fand ausserdem, dass bei Kaninchen nach Verabreichung von nur 1,0 per Kilo Körpergewicht Diphtheritispilze nicht erfolgreich inoculirt werden können. Auf Grundlage dieser Versuchsresultate wurde sowohl die Benzoësäure als das Natriumbenzoat als äusseres und internes Antisepticum vielfach angewendet, die erstere namentlich zu antiseptischen Verbänden unter der Form von Benzoësäurewatte, die jedoch wegen der irritirenden Wirkung der verstäubenden Säure auf die Respirationsorgane bald wieder aufgegeben wurde. Auf die Empfehlung des Natriumbenzoats gegen Diphtheritis (Klebs) folgte die von Rokitansky und Krozak bei Lungenphthise, von Senator bei Polyarthritis rheumatica, von Schüller bei phlegmonösen Abscessen, Erysipelas und analogen zymotischen Affectionen, endlich von Kapuscinsky und Zielewicz gegen Brechdurchfall kleiner Kinder. Obschon das Natriumbenzoat in verhältnissmässig hohen Dosen gegeben werden kann und z. Th. auch in solchen gereicht worden ist, sind die Resultate doch bisher vorwaltend ungenügende gewesen und namentlich hat es bei Diphtheritis und Tuberculose entschieden Fiasco gemacht. Bei acutem Gelenkrheumatismus ist es weit weniger zuverlässig als Natriumsalicylat. Gegen die Anwendung bei Febris hectica (Lépine) dürfte die durch Thierversuche (Salkowski, C. Virchow) nachgewiesene bedeutende Steigerung des Zerfalls von Körpereiweiss nicht ohne Bedenken sein; als Antipyreticum in zymotischen Krankheiten ist es höchst unzuverlässig. Nach Schulte erklären sich die günstigen Effecte bei Gelenkrheuma vorwaltend durch die beruhigende Wirkung grösserer Dosen auf das Sensorium, ebenso diejenigen bei Phthisis incipiens durch die Herabsetzung der Empfindlichkeit der Lungenschleimhaut bei Inhalation. Schulte hatte günstigen Effect bei Gaumentuberculose und bei verschiedenen Neuralgien. Dor rühmt Collyrien aus starken Natriumbenzoatlösungen bei Ophthalmia neonatorum.

Die frühere therapeutische Benutzung der Benzoësäure beschränkt sich vorzugsweise auf Combinationen von Schwächezuständen mit acuten oder subacuten Affectionen der Respirationsorgane bei fehlendem oder unerheblichem febrilem Allgemeinzustande. Besonders häufig wird Acidum benzoicum bei Pneumonie und Bronchitis in höherem Lebensalter und bei Pneumonien, welche sich im Verlaufe von Typhus entwickeln, angewendet. Auch in späteren Stadien der Pneumonie überhaupt, bei Croup und ähnlichen Affectionen wurde das Mittel gerühmt (Jaksch, Aberle u. A.).

Die zuerst von Wöhler constatirte Umwandlung von Benzoësäure zu Hippursäure im menschlichen Organismus ist der Grund zu verschiedenen therapeutischen Verwendungen derselben geworden, unter denen die gegen Urämie nicht ohne Bedeutung ist.

Die Synthese der Hippursäure aus Benzoësäure und Glykokoll scheint durch das Histozym vermittelt zu werden (Schmiedeberg); der Vorgang findet namentlich in der Niere statt. Bei Vögeln bildet sich eine andere stickstoffhaltige Substanz, die Ornithursäure von Jaffé, vermuthlich eine Glykuronverbindung, die auch nach grossen Dosen Natriumbenzoat im menschlichen Harn auftritt (Schulte). Beim Menschen erscheint im Harn auch Bernsteinsäure als Oxydationsproduct und ein kleiner Theil der Benzoësäure wird durch Schweiss und Speichel als benzoësaures oder bernsteinsaures Salz fortgeschafft (Meissner und Shepard). Schulte konnte bei Kranken, welche stündlich einen Esslöffel voll 5 % Natriumbenzoatlösung 8 Tage lang erhielten, nur sehr winzige Mengen Benzoat im Speichel nachweisen.

Benzoësäure wurde zunächst von Frerichs bei Urämie empfohlen, um das im Blute sich bildende kohlensaure Ammoniak zu binden; mag diese Theorie richtig sein oder nicht, so liegen in der That nicht wenige Beobachtungen vor, welche günstige Erfolge von ihrer Anwendung bei Morbus Brighti aufweisen.

Von der gleichen Voraussetzung aus empfehlen Robin und Gosselin Benzoësäure bei Cystitis mit ammoniakalischer Harngährung. In gleicher Weise hat man die Benzoësäure als Mittel bei harnsaurer Diathese gerühmt, aber wenn es auch nicht unmöglich ist, dass die als Glykokollverbindung erkannte Harnsäure das Material für die vorwaltend in den Nieren aus der Benzoësäure sich bildende Hippursäure liefert, so ist doch die von Ure behauptete Verminderung der Harnsäure nach Benzoësäuregenuss von andern Forschern nicht constatirt (Keller, Pereira). Ueberhaupt ist die Einwirkung des Mittels auf die Acidität des Harns bis jetzt nicht völlig sichergestellt. Wood und Ure empfahlen Benzoësäure auch zur Lösung von Phosphaten, Falck nnd Justi auf Grund der zweifelhaften Kühne'schen Theorie, dass die Benzoësäure in der Leber sich mit Glykokoll verbinde, bei Ikterus. Weder hierfür noch für die Anwendung bei Incontinentia urinae bei Kindern nnd Erwachsenen, bei Irritabilität der Blase oder gar bei Intermittens, liegen genügende Beweise der Wirksamkeit vor.

Man giebt die Flores Benzoës als Expectorans ausschliesslich innerlich zu 0,1—0,5, bei Kindern zu 0,03—0,06, in Pulver- oder Pillenform. Robin und Gosselin gaben bei Cystitis 1,0—6,0 pro die in Gummischleim. Für wässrige

Lösungen ist Zusatz von Borax oder Natriumphosphat zweckmässig. Vix empfiehlt die Dämpfe heissgesättigter (1—5 %) wässriger Solutionen zu Inhalationen.

Vom Natriumbenzoat macht man als Antipyreticum meist innerlich in 5% Lösungen Gebrauch, wobei man 10,0—20,0 als Tagesgabe rechnet. Klebs empfahl bei Diphtheritis das Natriumbenzoat als Rachen- oder Kehlkopfspulver anzuwenden oder concentrirte Lösungen (10 %) zu verstäuben und gleichzeitig innerlich halbstündlich 2,5 in etwas Wasser zu geben, bis die Tagesdosis von 0,5 per Kilo Körpergewicht erreicht ist. Senator gab bei Gelenkrheumatismus Natrium benzoicum zu 12,0—15,0 pro die in 10—15 % Lösung oder Benzoësäure zu 0,5—1,0 1—3 stündlich. Bei Cholera infantum liessen Kapuscinsky und Zielewicz zweistündlich 1—2 Theelöffel voll 5 % Lösung nehmen. Rokitansky benutzte zur Inhalation ebenfalls 5 % Lösung, wobei er die Maximalgabe auf $^1/_{10}$% des Körpergewichts festsetzte. Auch subcutan lässt sich Natriumbenzoat in wässriger Lösung (1 : 2—3) verwenden.

Statt Natriumbenzoat hat Klebs auch Magnesiumbenzoat, Magnesium benzoicum, in gleicher Weise in Anwendung gebracht. Auch Ammonium benzoicum und Calcium benzoicum lassen sich therapeutisch verwerthen. Für intern zu nehmende Lösungen ist Pfefferminzwasser als Vehikel und ein aromatischer oder aromatisch bitterer Syrup als Corrigens zweckmässig.

Caryophylli, Caryophylli aromatici; **Gewürznelken,** Nelken, Gewürznägelein. Nägelchen. **Oleum caryophyllorum; Nelkenöl.**

Die Gewürznelken sind die dunkelbraunen, nagelförmigen, nach oben in 4 vierdreieckige Zipfel, in deren Mitte knopfförmig die noch unaufgeschlossenen helleren Blumenblätter sitzen, ausgehenden, 10—15 Mm. langen und bis 4 Mm. dicken Kelchröhren von Eugenia caryophyllata Thunb., Caryophyllus aromaticus L., einem auf den Molukken einheimischen und in verschiedenen tropischen Ländern cultivirten Baume aus der Familie der Myrtaceae. Sie sind auswendig wie bestäubt, beim Bruche fettglänzend, riechen stark und angenehm und schmecken brennend gewürzhaft. Die Einwirkung auf Geruch und Geschmack rührt von dem ätherischen Oele her, von dem die Nelken eine sehr grosse Menge, durchschnittlich 16—18, aber selbst bis 28 % enthalten und das sich aus den grossen Oelzellen, welche man auf dem Querbruche deutlich am Rande erkennt, in Tropfen ergiesst, wenn man Längsschnitte der Gewürznelken auf Löschpapier drückt. Dieses, das Nelkenöl, Oleum caryophyllorum, ist farblos oder gelblich, etwas dickflüssig, neutral, von 0,930 spec. Gew., und besteht aus dem phenolartigen Eugenol, Nelkensäure, Eugensäure, $C^{10}H^{12}O^2$, einem farblosen, klaren, beim Aufbewahren braun werdenden, bei 242° siedenden, wenig in Wasser, besser in Alkohol, Aether und conc. Essigsäure löslichen Oel, das Geruch und Geschmack der Nelken hat und mit Alkalien beständige Salze bildet, und einem mit Terpentinöl isomeren, aber nicht identischen Kohlenwasserstoffe. Aus dem über Nelken destillirten Wasser scheidet sich das Eugenin, welches mit der Nelkensäure isomer ist, in zarten weissen Blättchen ohne Geschmack und von schwachem Nelkengeruch, aus dem weingeistigen Auszuge ein anderer indifferenter Körper ohne Geruch und Geschmack, das dem Campher isomere Caryophyllin, ab. Auch enthalten die Nelken Gummi und Gerbstoff.

Das Nelkenöl findet sich auch in den früher officinellen unreifen Beeren des Nelkenbaumes, den sog. Mutternelken, Anthophylli, ebenso in den nicht officinellen Blüthenstielen, dem Nelkenholz, Fusti, Festucae s. Stipites caryophyllorum, jedoch weniger reichlich, in letzteren nur zu 4—5 %. Die Molukkischen oder Amboinanelken scheinen die gewürzreichsten zu sein. Das Eugenol findet sich auch in den ätherischen Oelen verschiedener anderer Eugeniaarten, u. a. des Piments, ferner der Blätter des Ceylonzimmts, der Cortex Canellae und der Lorbeeren.

Die Nelken standen in der älteren Heilkunde als Antibezoardicum besonders hoch im Ansehen. Die alten Aerzte glaubten bei dem Kauen und Tragen derselben im Munde die Wohnungen von Kranken, welche ansteckende Krankheiten hatten, ohne Scheu betreten zu dürfen. Nelken dienten zum Einbalsamiren der Leichen (mit anderen Aromatica) und als Bestandtheil von Räucherungs- und Waschungsmitteln gegen Ansteckung, z. B. des Acetum bezoardicum s. quatuor latronum. Wenn sich eine solche anticontagiöse Wirkung im Allgemeinen auch als Aberglaube herausgestellt hat, so lässt sich doch eine beschränkte Action in dieser Richtung nicht verkennen, indem sie die Bildung von Schimmel verhüten, weshalb das Mittel z. B. zu Dinte und Latwergen gesetzt wird und neuerdings auch von Gahn zu seinem Amykosaseptin (vgl. S. 270) benutzt ist. Jetzt dienen die Nelken in der Heilkunde hauptsächlich nur als Bestandtheil und aromatischer Zusatz officineller nnd magistraler Mischungen zu innerem und äusserlichem Gebrauche, als Kaumittel um den Athem wohlriechend zu machen, und bei Zahnschmerzen, wo namentlich auch das Nelkenöl Anwendung findet.

Das Nelkenöl wirkt reizend auf die Haut. Es macht Muskelsubstanz mürbe und hemmt die Flimmerbewegung (Hoppe). Auf die Mundschleimhaut gebracht ruft es vermehrte Speichel- und Mundschleimabsonderung hervor. Mücken und Fliegen werden durch die Dämpfe getödtet. In alkoholischer Lösung rieb man Nelkenöl früher bei Glossoplegie und Amblyopie ein.

Präparat:

Acetum aromaticum, Aromatischer Essig, Gewürzessig, Räucheressig. Zur Darstellung dieses Präparats werden je 2 Th. Nelkenöl und Citronenöl und je 1 Th. Lavendelöl, Pfefferminzöl, Rosmarinöl und Wachholderbeeröl in 300 Theilen Weingeist gelöst, die Lösung mit 450 Th. Acidum aceticum dilutum einige Tage unter bisweiligem Umschütteln hingestellt und die trübe Mischung alsdann filtrirt. Es ist eine klare, farblose, aromatisch und sauer riechende Flüssigkeit von 0,987—0,991 spec. Gew., welche sich ohne Trübung mit Wasser in allen Verhältnissen vermischen lässt. Sie trübt sich nicht spontan wie der früher officinelle mit aromatischen Tincturen und grösseren Mengen ätherischer Oele, darunter auch Oleum Thymi, bereitete aromatische Essig und ersetzt ältere, durch Maceration von Nelken und verschiedenen Kräutern, besonders Labiaten, auch Knoblauch und Campher, mit Essig erhaltene Auszüge, die den obengenannten Pestessig oder Kräuteressig, Acetum bezoardicum s. antisepticum s. Berolinense (auch Vierräuberessig, Acetum quatuor latronum, nach einer Sage, welche vier Räuber bei einer Pest in Marseille unter dem Gebrauche dieses Essigs die Kranken ohne Gefährdung berauben liess, genannt) bildeten Man benutzt sie theilweise zu desinficirenden Räucherungen, wo man mit der Wirkung der Essigdämpfe das Ozonisationsvermögen der ätherischen Oele verbinden und gleichzeitig den Riechnerven angenehm afficiren will, theilweise zu Waschungen (als Toilette-Artikel) und als Riechmittel (zu sog. Riechsalz, kleine Stücken von Kalium sulfuricum mit Räuchereressig imprägnirt). Als Riechmittel dient besonders auch die früher officinelle gewürzhafte Essigsäure, Acidum aceticum aromaticum, eine gelblichbraune Lösung von Ol. Caryophyllorum 9 Th., Ol. Lavandulae, Ol. Citri ää 6 Th., Ol. Bergamottae, Ol. Thymi ää 3 Th., Ol. Cinnamomi 1 Th. in 25 Th. Acidum aceticum, das auch als ableitende Einreibung bei Zahnschmerz benutzt werden kann.

Als Antiseptica sind in unserer Bacterien bekämpfenden Zeit noch eine Reihe von verschiedenen Substanzen zu antiseptischen Zwecken empfohlen, ohne sich jedoch mehr als vorübergehenden Ruf erwerben zu können. Dahin gehört z. B. das von Zuelzer zu 15—20 Tropfen 1—3 stündlich in Kapseln, Wein oder Emulsion bei Pocken als das Fieber abkürzend, die Schlingbeschwerden vermindernd, die üble Ausdünstung beschränkend, die Abtrocknung beschleunigend empfohlene Xylol. Dieser aus Kohlentheer erhaltene, farblose, benzolähnlich riechende Kohlenwasserstoff, seiner Zusammensetzung nach Dimethylbenzol, coagulirt Eiweiss und wird im Organismus zu Toluylsäure oxydirt, welche als Tolursäure in den Harn übergeht.

Zum antiseptischen Wundverbande wurde von Bond und Waddy das bei Destillation des Terpenthinöls mit Schwefelsäure entstehende isomere Tereben, welches wegen seines angenehmen Geruches und wegen nicht irritirender Wirkung auf Wunden vielleicht mehr Beachtung verdient als es bisher gefunden hat. Ueber die antiseptische Verwendung des Terpenthinöls und anderer ätherischer Oele wird in späteren Abschnitten die Rede sein.

In der neuesten Zeit ist auch die Zimmtsäure, Acidum cinnamomicum, zu antiseptischen Zwecken (Schwartz, Barnes) viel empfohlen, deren hemmende Wirkung auf Gährungs- und Fäulnissprocesse bereits Fleck zeigte. In ihrer Activität scheint sie sich sehr der Salicylsäure und Benzoësäure zu nähern und vermuthlich ist sie an der fäulnisswidrigen Wirkung des Perubalsams nicht unbetheiligt. Obschon die Säure gegenwärtig als Nebenproduct bei der Bereitung von Bittermandelöl gewonnen wird, ist ihr Preis doch noch nicht so niedrig, um mit der Salicylsäure rivalisiren zu können. Sie löst sich in 1000 Th. Wasser, 400 Th. Glycerin, 66 Th. Oel, 5 Th. Aether und 12,5 Th. Chloroform; Zusatz von Borax (2%) erhöht die Löslichkeit in Wasser, so dass sich 4% Lösungen herstellen lassen. Die Säure bildet farblose säulenförmige Krystalle von angenehmem aromatischem Geruche und ohne Geschmack und kann zu 5,0—6,0 genommen werden, ohne andere Störungen wie Kratzen im Halse zu bedingen. Im Harn erscheint sie nach grösseren Dosen theils unverändert, theilweise als Hippursäure (Erdmann und Marchand). Auf die Wirkung des Pepsins wirkt sie auch in grösseren Mengen nicht störend (Barnes).

Zweite Abtheilung. Oertlich wirkende Mittel, Topica.

IV. Classe. Mechanica, Mechanisch wirkende Mittel.

Der Begriff der mechanisch wirkenden Medicamente wurde bereits S. 43 festgestellt und auch der Versuche, grössere Unterclassen der Mechanica zu bilden, gedacht. Uebersieht man indess die Wirkung der hierher zu rechnenden Stoffe, so wird man leicht gewahr, dass scharfe Sonderung nicht möglich ist und namentlich die Abtheilungen der Protectiva und Emollientia die mannigfachsten Uebergänge zeigen. Wir fassen sie deshalb auch unter der bereits von griechischen Aerzten gebrauchten Bezeichnung Scepastica, deckende Mittel, zusammen. Auch die zum Fixiren von Knochenbrüchen u. s. w. benutzten Materialien, die man als Contentiva von den Protectiva trennt, müssen mit den letzteren vereinigt werden, weil eine grosse Zahl der fraglichen Substanzen in beiden Richtungen in Anwendung gezogen wird.

Dagegen stellen sich als ziemlich abgeschlossene, nur durch die Seife und die zum Plombiren der Zähne benutzten Substanzen mit den Protectiva zusammenhängende Abtheilung die zur Verschönerung des Körpers dienenden Cosmetica dar.

Zum Schlusse haben wir einige durch Einsaugung von Flüssigkeiten wirkende Stoffe zur Ordnung der einsaugenden Medicamente, Rophetica (nach einem bei Galen vorkommenden Verbum), vereinigt.

1. Ordnung. Scepastica (Protectiva et Contentiva), Deckende Mittel.

Die deckende und schützende Wirkung der in Rede stehenden Medicamente bei entzündlichen und ulcerativen Processen an der äusseren Haut und Schleimhäuten, von denen sie den Einfluss äusserer Schädlichkeit abhalten, kommt bei den einzelnen in etwas verschiedener Weise zu Stande.

Bei einer grossen Anzahl derselben handelt es sich um Bildung einer flüssigen, klebrigen, schützenden Decke, die bei den meisten durch Lösung oder Quellung in Wasser hergestellt wird. Diese

Decke bleibt auf der äusseren Haut, soweit nicht Eintrocknung durch Wasserverdunstung stattfindet, permanent, bis sie sich durch Bewegungen lockert und abgestossen wird. Um auf den Schleimhäuten und excoriirten Stellen sich intact zu erhalten, ist es durchaus nöthig, dass die benutzten Medicamente kein oder doch nur ein sehr geringes Diffusionsvermögen besitzen, weil im entgegengesetzten Falle durch die Resorption Entfernung bald stattfinden würde. Es handelt sich somit vorzugsweise um colloide Substanzen, deren Werth als Protectivum sich nicht nach ihrer chemischen Zusammensetzung, sondern wesentlich nach dem Grade ihrer Resorptionsfähigkeit richten würde. Hierher gehören vorzugsweise Kohlehydrate, doch zeigt das zu den Albuminoiden zählende Glutin, dass auch stickstoffhaltige Stoffe wegen gleicher physikalischer Eigenschaften dieselbe Action zeigen. Hinsichtlich der Resorptionsfähigkeit stehen die meisten Mucilaginosa oder schleimigen Mittel, namentlich Arabin und Bassorin, und Glutinosa, leimhaltigen Mittel, ebenso das Amylum über dem Dextrin und den Süssstoffen oder zuckerartigen Mitteln, Saccharina, weil die letzteren der directen Resorption weit zugängiger sind.

Theils die directe Resorption, theils die Umwandlung in resorbirbare und im Organismus verwerthbare Producte setzen viele der fraglichen Mechanica in Beziehung zur Ernährung, so dass derselbe Stoff in verschiedenen Formen bald als Protectivum, bald als Nutriens verabreicht wird. Eine Stellung unter den Plastica können sie wegen ihrer vorwaltenden Benutzung zu mechanischen Zwecken nicht beanspruchen, wenn sich auch nicht leugnen lässt, dass durch dieselben Eiweiss im Organismus erspart werden kann.

Die gummiartigen Körper können auch bei Application in Substanz auf blutende Stellen dem Blute Serum entziehen und durch Beförderung der Coagulation, vielleicht auch durch directe Verklebung der Oeffnungen, blutstillend wirken.

Manche schleimige Mittel bilden das hauptsächlichste Material zu feucht warmen Umschlägen, indem sie die mit ihnen gemengte Flüssigkeit (Wasser, Milch) lange zurückhalten, auch, weil ausgiebige Verdunstung nicht erfolgt, die Applicationsstelle, welche sie gleichzeitig etwas schlüpfrig machen, nicht allein dem Einflusse der Feuchtigkeit, sondern längere Zeit dem einer die Temperatur des umgebenden Mediums übersteigenden Wärme aussetzen.

Hieran schliesst sich das Glycerin, welches durch seine grosse Hygroscopicität unter den deckenden Mitteln eine Sonderstellung einnimmt, wodurch es zur Feuchterhaltung leicht trocken werdender Oberflächen sich vorzugsweise eignet, und welches andererseits den natürlichen Uebergang von den Zuckerstoffen zu den als Fette, Pinguedines bezeichneten Gemengen von Glyceriden verschiedener Fettsäuren bildet. Auch die Fette haben die nämlichen Beziehungen zu der Classe der Plastica wie Leim und Kohlehydrate.

Der Ueberzug, den die Fette in flüssigem Zustande bilden,

zeichnet sich vor dem durch Mucilaginosa erzeugten durch eine weit grössere Schlüpfrigkeit aus, ein Umstand, welcher z. B. da, wo Verschlimmerung bestehender Entzündungen, wie bei Intertrigo, durch Reibung zu befürchten ist, die Anwendung der Oleosa besonders indicirt und dem in der Chirurgie und Geburtshülfe gebräuchlichen Beölen der Hände und Instrumente (Katheter, Geburtszange) zu Grunde liegt. Auf der Haut applicirte flüssige Fette dringen theilweise in die Schichten der Epidermis ein. Auf diese Weise wird dadurch bestehende spröde und rauhe Beschaffenheit der Oberhaut beseitigt und dieser, sowie den Haaren ein besonderer Glanz verliehen, wodurch die Fette, indem sie Grundlage zu Ceraten, Pomaden und Haarölen werden, in die Ordnung der Cosmetica übergreifen. Andererseits kann auf diese Weise auch bei Dermatitis bestehende Spannung und selbst Schmerzhaftigkeit gemindert oder aufgehoben werden.

Wird die ganze äussere Oberfläche des Körpers mit Fett andauernd überstrichen, so tritt, wie bei Ueberfirnissung, starkes Sinken der Temperatur, Verminderung der Harnmenge, Albuminurie, Sinken der anfangs erhöheten Athem- und Pulsfrequenz und schliesslich der Tod ein. Die alte Erklärungsweise dieses Phänomens, Unterdrückung der Perspiration und Anhäufung eines schädlichen Auswurfsstoffes im Blute, welcher Asphyxie bedinge, ist neuerdings von Laschkewitsch bestritten, welcher die Ursache in der aus Erweiterung der Hautgefässe resultirenden enormen Abkühlung erblickt.

Auf Schleimhäuten, welche mit grösseren Mengen wässriger Flüssigkeit durchtränkt sind, vermögen Fette in Substanz applicirt nicht einen derart haftenden schützenden Ueberzug zu bilden wie Mucilaginosa, wohl aber in feinster Vertheilung (als Emulsion). Die dadurch bedingte minder günstige Stellung als internes Scepasticum wird noch dadurch herabgesetzt, dass die Fette durch den Einfluss der Feuchtigkeit oder des Sauerstoffes der Luft Zersetzungen erleiden, wobei Fettsäuren auftreten, welche ihrerseits reizend auf die kranke Schleimhaut wirken, wie man dies namentlich bei Application von Fettsalben auf die Augenbindehaut beobachtet.

In den Magen eingeführt, unterliegen die Fette in diesem keiner Veränderung. Obschon auch hier eine geringe Menge Fett in die Epithelzellen einzudringen scheint, beginnt die eigentliche Verdauung der Fette im Duodenum, wo Pankreassaft und Galle auf die Resorption fördernd wirken, ersterer durch Verseifen und Emulgiren, letztere besonders vermöge ihres Vermögens, sich sowohl mit Fett als mit Wasser zu mischen und dadurch den Weg für den Eintritt der Fette in die feinen capillären Oeffnungen der Darmzellen zu ermöglichen. Werden grössere Fettmengen ingerirt, so geht ein Theil stets unverdaut wieder ab, bei längerem Gebrauche oft in Form halbweicher Kugeln, die man mit Gallensteinen u. s. w. verwechselt hat. Solche grosse Fettmengen wirken übrigens störend auf die Digestion und erregen Uebelkeit, Erbrechen und Sodbrennen.

Bei längerer Fettzufuhr scheint schliesslich die ganze Menge mit den Faeces wieder abzugehen, nach 30,0—60,0 Oliven- und Mandelöl schon nach 12 Tagen, nach Butter und Leberthran erst später.

Die Wirkung der nicht resorbirten Fettpartien im Darmcanale ist von der der übrigen Scepastica insofern abweichend, als die Schlüpfrigkeit und Weichheit, welche ihre Beimischung zu den dort vorhandenen Fäcalmassen diesen zu verleihen vermag, raschere Weiterbeförderung der letzteren zu Wege bringt. Werden grössere Mengen flüssiger Fette als solche innerlich gegeben, so bewirken sie Abgang weicher, breiiger oder verflüssigter Stühle, meist, jedoch nicht immer, ohne Kolikschmerzen, wodurch dann die fetten Oele sich an die mildesten Abführmittel, die Lenitiva, anschliessen. Diese purgirende Action, welche auch bei Application in Klystieren sich manifestirt, äussern die Fette nicht, wenn sie intern in fein vertheilter Form, z. B. in Emulsionen, auf die Darmschleimhaut gelangen, wo sie, soweit sie nicht resorbirt werden, vielmehr ganz nach Art des Gummi und des Schleimes — stopfend — wirken, zumal wenn dieselben nicht leicht von den Alkalien des Darmsaftes verseift werden. Ob Bildung von Fettsäuren bei der abführenden Wirkung der Fette mit im Spiele ist, lässt sich mit Sicherheit nicht sagen.

Die den Fetten sowohl als auch den zuckerhaltigen und mucilaginösen Stoffen zugeschriebene reizlindernde Wirkung auf entfernte Schleimhäute lässt sich nicht aus Elimination derselben in unveränderter Form erklären; obschon bei längerer Einfuhr von Fett dasselbe allerdings ausnahmsweise im Urin aufzutreten scheint (Mettenheimer), findet doch in der Regel vollständige Verbrennung statt.

Eine den Fetten speciell zukommende Verwendung finden sie als Gegengifte gewisser toxischer Substanzen, wo sie einmal durch directe chemische Zersetzung, dann dadurch, dass sie die Resorption verzögern, wirksam sein können. Das erstere ist der Fall gegenüber den kaustischen Alkalien, mit denen sich Fette bei erhöheter Temperatur in Seifen und Glycerin umsetzen; doch ist der Verseifungsprocess bei der Körpertemperatur offenbar nur beschränkt und stehen die fetten Oele sicherlich in ihrem Werthe als Antidot der Alkalien den verdünnten organischen Säuren nach. Die Resorption verzögern die Fette keinesweges bei allen Giften, vielmehr befördern sie die Lösung einzelner in hohem Grade und kann vor ihrer Anwendung bei Phosphor und Cantharidenvergiftung nicht genug gewarnt werden, und selbst bei denjenigen Giften, wo eine Verminderung der Löslichkeit constatirt ist, z. B. arseniger Säure (Blondlot), Strychnin (Pindall), dürften chemische Gegengifte mehr leisten. Bei Folgezuständen der Einführung vieler scharfer Gifte können Fette allerdings von Nutzen sein, dann aber natürlich nur als Demulcentia.

Dass die Resorption gewisser Stoffe durch Fette verzögert wird, wissen die Bauern in verschiedenen Ländern Oesterreichs sehr gut und nutzen es praktisch aus, wenn sie bei Trinkgelagen Mandelöl oder Baumöl zu sich nehmen, um dem

Genusse von Spirituosen, ohne berauscht zu werden, fröhnen zu können. Oesterlen erwähnt einen italienischen Bacchus, welcher es durch zuvoriges Trinken von vielem Oel dahin gebracht hatte, in 5 Stunden ein Fass mit Wein und Wasser zu consumiren, ohne berauscht zu werden und ohne zu schwellen. Uebrigens sind antidotarische Wirkungen auch dem Rohrzucker (vgl. daselbst) zugeschrieben.

Die Wirkung der Oele auf Epizoën, z. B. Pediculi, deren Tracheen dadurch verstopft werden sollen, ist ohne besondere Bedeutung.

In ähnlicher Weise protectiv wie die Fette wirken ferner die ihnen in chemischer Beziehung nahe stehenden Wachsarten, welche in fein vertheiltem Zustande ihrer schwierigen Verseifbarkeit wegen auch im Darmcanale anwendbar erscheinen.

Das sehr fettreiche Lycopodium macht den Uebergang zu denjenigen Stoffen, welche in pulverförmigem Zustande eine schützende Decke zu bilden vermögen, und zwar ebenfalls nicht nur auf der äusseren Haut, sondern zum Theil wenigstens auch auf der Darmschleimhaut, insofern die Darmsäfte sie nicht in lösliche, resorbirbare Substanzen verwandeln.

Auf der äusseren Haut können solche schützende Decken ferner noch durch die Verbindungen von Fettsäuren mit Blei, die **einfachen Pflaster**, durch Einhüllen und Bedecken mit festen Materialien, welche die Wärme schlecht leiten (Baumwolle, Gutta percha, Kautschuk), endlich durch Lösungen gewisser Stoffe (Schiessbaumwolle, Harze) in Flüssigkeiten, welche, wie Aether, Schwefelkohlenstoff, Chloroform, sich leicht verflüchtigen und dann einen festen Ueberzug hinterlassen, gebildet werden.

Die zur directen Einhüllung benutzten Substanzen sind, wie einzelne andere (Amylum, Dextrin, Paraffin), das Material zu festen Verbänden, um bei Continuitätstrennungen der Weichtheile sowohl als der Knochen und Gelenke ein permanentes festes Aneinanderschliessen zu bewerkstelligen, weshalb wir sie als Scepastica contentiva zusammenfassen. Da sie für wässrige Flüssigkeiten nicht durchgängig sind, lassen sie sich ferner zur Verhinderung der Verdunstung von Flüssigkeiten, welche auf die äussere Haut applicirt werden, z. B. hydropathischen Einwicklungen verwenden, und wenn sie direct auf die Haut applicirt und längere Zeit auf derselben belassen werden, hemmen sie auch hier die Verdunstung des sonst durch die Perspiration in Gasform eliminirten Wassers und bedingen einen Niederschlag desselben in tropfbarflüssiger Form, ein Effect, der zur Anwendung einzelner bei Rheumatismus und einer Anzahl Hautaffectionen gegeben hat.

a. Gummi- und schleimhaltige Mittel, Mucilaginosa.

Gummi Arabicum, Gummi Mimosae, Gummi Acaciae; **Arabisches Gummi.**

Das Arabische Gummi ist der erhärtete, in der Regel spontan ausgeflossene Saft verschiedener durch doppeltgefiederte Blätter und Dornen ausgezeichneter Bäume aus der Familie der Mimoseen, welche über Nordafrika vom Senegal durch Sudan bis Aegypten und über das Gebiet des rothen Meeres verbreitet sind. Die grössten Mengen des besten Gummi liefert nach Schweinfurth Acacia Senegal Willd. (Acacia Verek Guill. et Perrotet).

Die schon den alten Aegyptern bekannte und als Kami (Griechisch κόμμι) bezeichnete Droge verdient heute den Namen Arabisches Gummi nicht mehr, da Arabien keine namhafte Menge desselben hervorbringt und die für den ärztlichen Gebrauch allein zu wählende, kaum gefärbte Sorte, das Gummi officinale album von Wiggers, aus den Grenzdistricten des oberen Nils und besonders aus Kordofan stammt und über Alexandrien zu uns gelangt. Diese bildet unregelmässige, rundliche oder mehr kantige Stücke von verschiedener Grösse, welche durchscheinend und von zahlreichen kleinen Rissen durchsetzt sind, leicht und vollkommen glasartig brechen und häufig irisiren; die schönsten Stücke (Gummi Arabicum electum) sind vollkommen farblos, geringere Sorten haben gelbliche Färbung. Neben diesem Gummi des nordöstlichen Afrikas giebt es auch schlechtere Sorten, welche von Acacia stenocarpa Hochst., A. nilotica Desfont. (A. Arabica Willd.) und A. fistula Schweinf. (A. Seyal Del. var. fistula) vorzugsweise abstammen (Schweinfurth). Ausserdem wird aus Westafrika das sog. Senegal-Gummi, Gummi Senegalense oder Gummi officinale flavum von Wiggers, eingeführt, das ebenfalls von Acacia Senegal stammt. Es ist blassgelblich oder fast weiss, innen meist hohl, aussen rauh und wenig glänzend, wenig rissig und deshalb nicht irisirend, schwieriger zu pulvern, häufig mit anderen Gummiarten, z. B. Bdellium, verunreinigt. Wigand hat nachgewiesen, dass das Senegalgummi nicht ein Ausschwitzungsproduct, sondern durch Verflüssigung der peripherischen Schichten des Hornbastprosenchyms entstanden ist. Andre dem Gummi zu technischen Zwecken substituirte Ausschwitzungen, wie das in Amerika viel zur Bereitung von Zuckerwerk benutzte Chicle oder Mezquite Gummi (von Prosopis glandulosa Torrey), das Bassora-Gummi, Kutira-Gummi u. a., welche sich theilweise übrigens mehr dem Traganth als dem Arabischen Gummi nähern, haben medicinisch keine Bedeutung.

Das Gummi löst sich im gleichen Gewichte Wasser bei gewöhnlicher Temperatur zu einer dicken, klebrigen, opalisirenden Flüssigkeit von saurer Reaction. Warmes Wasser hat kein erheblich grösseres oder rascheres Lösungsvermögen. Die Lösung mischt sich mit Bleiacetat oder Glycerin, wird aber durch Spiritus und Bleiessig gefällt.

Reines Gummi Arabicum erscheint im Wesentlichen als saures Kalksalz des als Arabin, Acacin oder Arabinsäure bezeichneten Kohlehydrats, neben welchem sich noch arabinsaure Verbindungen von Magnesium und Kalium finden.

Das Arabin ist getrocknet glasartig, durchsichtig, feucht milchweiss; die wässrige Lösung wird durch Alkohol nicht gefällt. Es findet sich angeblich auch im Maikäfer, Flusskrebs und in der Seidenraupe und kann durch Kochen mit Kali und Kalk aus dem in dem Gummi unserer Kirschbäume und anderer Obstbäume enthaltenen Cerasin (Metagummisäure, Cerasinsäure) künstlich dargestellt werden. Beim Stehen an der Luft oder bei Einwirkung verdünnter Schwefelsäure in der Kälte verwandelt sich Arabinlösung in einen gährungsfähigen Zucker.

Die Wirkung des Gummi Arabicum ist vorwaltend local, indem bei dem unbedeutenden Diffusionsvermögen und der Resistenz des Arabins gegen Verdauungsfermente keine namhafte Resorption stattfinden kann.

Die Resultate der Versuche Lehmanns und Boussingaults, wodurch Arabin bei Einführung in den Darm fast vollständig mit den Excrementen wieder abgeht, sind allerdings durch neuere Experimente Voits in Frage gestellt, die beim Hunde eine Verdauung von ca. 46 % statuiren. Speichel wirkt auf Gummi bei Körperwärme nicht ein, wohl aber bildet sich beim Contacte mit Pepsin und Salzsäure oder mit Pankreasglycerin Zucker. Diese partielle Umwandlung findet auch im menschlichen Magen (nach einer Beobachtung von Uffelmann an einem gastrotomirten Kinde) statt. Ein gewisser Nährwerth ist daher dem Gummi nicht abzustreiten, wie dies auch die Benutzung des Gummi Arabicum als Speise seitens der afrikanischen Völkerschaften beweist. Ausschliesslich mit Gummi gefütterte Thiere magern rasch ab und gehen in 3—4 Wochen zu Grunde (Magendie). Erhebliche Störungen finden auch bei Einführung grösserer Mengen von Gummi in den Magen nicht statt, der Appetit wird verringert und der Stuhlgang auch bei Gesunden retardirt. Bei Thieren bedingt directe Einführung grösserer Mengen von Gummilösung in den Kreislauf Störungen der Lungencirculation. Weder im Blute noch im Harne konnte bis jetzt Gummi selbst nach Einführung grösserer Mengen nachgewiesen werden.

Gummi Arabicum ist das am häufigsten in der Medicin gebrauchte Mucilaginosum, weil es den wohlschmeckendsten und dünnsten Schleim liefert. Hauptverwendung findet es bei **Pharynxkatarrhen** und damit zusammenhängenden katarrhalischen Affectionen des Kehlkopfes und der Bronchien, welche nur, insoweit der ursprüngliche Pharynxkatarrh und der von diesem abhängige Hustenreiz dadurch gemildert werden kann, von Gummi Beeinflussung erfahren. Sehr zweckmässig ist die Darreichung bei Katarrhen und Entzündungen des Tractus (Gastritis, Enteritis), und bei diarrhoischen Affectionen sollte man lieber zuerst zur Potio gummosa als, wie so häufig, zur Opiumtinctur greifen. Bei Enteritis toxica leistet Gummi ebenso viel wie fette Oele, die noch dazu bei manchen Intoxicationen (Canthariden, Phosphor) contraindicirt sind.

Nothnagel findet mit Traube das Gummi, wie andere Mucilaginosa, besonders bei Appetitlosigkeit oder Verminderung des Appetits, verbunden mit unangenehmen Empfindungen in der Magengegend, die während der Verdauungszeit und im Verlaufe anderer Krankheiten, namentlich Phthisis, auftreten, wo die Dyspepsie sich nicht mit Zungenbeleg complicirt, sondern die Zunge glatt, glänzend, roth aussieht, indicirt, wenn gleichzeitig Diarrhoe besteht, bei deren Abwesenheit sich Oleosa besser qualificiren sollen.

Die stopfende Wirkung des Gummi Arabicum ist offenbar hauptsächlich dadurch zu erklären, dass sich auf der Darmschleimhautoberfläche ein schützender klebriger Ueberzug bildet, welcher dem reizenden Einflusse des Darminhaltes, dessen directer Contact mit der Mucosa reflectorisch Darmbewegungen auslöst, abhält. Ob das Gummi daneben auch als Kalkverbindung wirkt, steht dahin; die Menge der Asche (2,7—4%), welche die Droge liefert, dürfte nicht zu klein sein, um diese Annahme zu stützen, doch wirken auch andere nicht kalkhaltige Mucilaginosa in gleicher Weise. Als stopfendes Klystier wird es selten benutzt und meist durch das billigere Stärkemehl, Salep u. s. w. ersetzt.

Als nährendes Mittel bei Diabetes und als Demulcens bei entzündlichen Affectionen der Urogenitalorgane ist Gummi bei der geringen Resorption des Arabins und dessen vollkommener Verbrennung zu Kohlensäure und Wasser im Thierkörper nicht empfehlenswerth.

Aeusserlich wird Gummi in dicker rasch trocknender Lösung bei Verbrennungen, Frostbeulen, Excoriationen von Brustwarzen zur Bildung einer schützenden Decke benutzt, ferner als klebendes Vehikel von Streupulvern oder Schnupfpulvern zur Stillung von Flächenblutungen, Blutegelwunden, blutendem Zahnfleisch, Epistaxis u. s. w. Zum Ersatze des Englischen Heftpflasters wurde unter dem Namen Ostindisches Pflanzenpapier, Charta adhaesiva, mit

Gummilösung bestrichenes Seidenpapier vorgeschlagen, das aber wegen seiner geringen Haltbarkeit keine Empfehlung verdient.

Die hauptsächlichste Benutzung findet Gummi als pharmaceutisches Mittel, namentlich zur Bereitung von Emulsionen, Pasten, Pastillen, gewissen Pillen, als Mittel zur Erleichterung des Pulverisirens zäher Pflanzentheile (z. B. Coloquinthen) oder Harze oder zur Verhütung der reizenden Einwirkung scharfer oder kaustischer Substanzen auf die Schleimhäute des Tractus.

Bei Verordnung des Gummi in Lösung sind, wenn man klare und flüssige Solutionen zu haben beabsichtigt, starke Säuren, basische Salzverbindungen, wie Bleiessig, oxalsaure Salze, Silicate, Brom- und Ferrisalze, sowie Tincturen von starkem Alkoholgehalte und Aether zu meiden.

Präparate:

1. **Pulvis gummosus, Zusammengesetztes Gummipulver.** Arabisches Gummi 3 Th., Süssholz 2 Th., Zucker 1 Th. Es ersetzt die alten Species diatragacantha und kann als reizmilderndes Mittel mit Wasser innerlich theelöffelweise verabreicht werden. Setzt man zuviel Wasser auf einmal hinzu, so ballt es leicht zusammen und giebt dann bei empfindlichen Personen und Kindern zu Widerwillen gegen das Präparat und selbst zum Wiederausbrechen Anlass. Zur Vertheilung schwerer (metallischer) Pulver in Wasser eignet sich Pulvis gummosus sehr und ist bei Verordnung derselben statt Saccharum anzuwenden.

2. **Mucilago Gummi Arabici, Gummischleim.** Gummi Arabicum 1 Th., mit Wasser abgewaschen und in 2 Th. Wasser gelöst. Als Zusatz zu Mixturen, zur Anfertigung von Pillen, weniger gut zu Emulsionen zu benutzen. Es wurde früher zur Bereitung des nicht mehr officinellen Gummisyrup, Syrupus gummosus (Mischung von 1 Th. Gummischleim und 3 Th. weissem Syrup), benutzt, den man als schleimigen Zusatz zu Mixturen oder theelöffelweise für sich bei Pharynx- und Darmkatarrh giebt.

Die nämliche Anwendung findet die ebenfalls nicht mehr officinelle Gummimixtur, Mixtura gummosa, eine esslöffelweise oder tassenweise verordnete Lösung von ää 15 Th. Gummi und Zucker in 170 Th. Wasser. Bei Pharynxkatarrhen ad libitum gekaut, fand früher auch die als Leckerei bei Kindern beliebte Gummipaste, Pasta gummosa s. Pasta gummosa albuminata, meist als Pasta Althaeae, Eibischpaste, weil sie früher mit einem Eibischdecocte bereitet wurde, ferner als Lederzucker, Jungternleder, weisse Reglisse bezeichnet, Anwendung. Zur Darstellung derselben werden Gummi Arabicum und Saccharum ää 200 Th. in Wasser 600 Th. gelöst, colirt, dann im kupfernen Kessel im Wasserbade unter Umrühren zur Honigconsistenz abgedampft, hierauf Eiweiss 150 Th. zu Schaum geschlagen, unter Umrühren hinzugefügt und bis zur Pastenconsistenz abgedampft, dazu Elaeosaccharum florum Aurantii 1 Th. Die Masse wird in Papiercapseln gegossen und an einem warmen Orte getrocknet, dann in kleine Würfel geschnitten aufbewahrt. In ähnlicher Weise ist Gummi Arabicum Hauptbestandtheil diverser anderer im Handel vorkommender Pasten und Pastillen gegen Husten und chronische Katarrhe.

Tragacantha, Gummi Tragacantha; **Traganth**, Traganthgummi.

Die Droge ist ein von verschiedenen in Kleinasien und Griechenland wachsenden strauchartigen Species der Leguminosen-Gattung Astragalus abstammendes, spontan oder aus Einschnitten ausfliessendes, gummiartiges Product.

Als Traganth liefernde Species werden aufgeführt Astragalus adscendens Boiss., A. leioclados Boiss., A. brachycalyx Fischer, A. gummifer Labill., A. microcephalus Willd., A. pycnoclados Boiss., A. verus Oliv.,

A. Parnassi var. Cyllenea Boiss. u. a. m. Der Traganth ist von Kützing, Mohl und Wigand nicht als auf die Oberfläche ergossenes und erhärtetes Secret, sondern als Umbildung der Zellmembranen anzusehen. Von den verschiedenen Sorten Traganth ist der aus dem Innern Kleinasiens stammende Smyrnaische oder Blättertraganth, Tragacantha in foliis, die geschätzteste.

Derselbe bildet flache, halbmondförmige, rundliche, sichelförmig gekrümmte, auf beiden Seiten mit bogenförmigen Erhabenheiten versehene, sehr dichte, hornartige, etwas durchscheinende, weisse oder gelblichweisse, geruchfreie Massen von 1 Mm. Dicke und mindestens 0,5 Cm. Breite. Ziemlich gleichwerthig als Medicament sind die dünnen, fadenförmigen, mehr oder minder ausgehöhlten, ebenfalls mit kleinen verdickten concentrischen Streifen versehenen Stücke, welche die auserlesene Waare des Faden- oder Wurmtraganths, Tragacantha vermicularis (Vermicelli), bilden, soweit sie dem Smyrnatraganth in ihrer Färbung gleichkommen. Der Fadentraganth (Moreatraganth) stammt aus Griechenland. Alle dunkelfarbigen, bräunlichen Traganthsorten, meist etwas bitter schmeckend, sind zu medicinischer Anwendung ungeeignet.

Der Traganth ist zähe, schneidbar, auch getrocknet schwer zu pulvern, quillt in kaltem Wasser stark auf und giebt mit 50 Th. Wasser einen dicken, trüben, schlüpfrigen, faden Schleim, der durch Natronlauge gelb gefärbt wird. Verdünnt und filtrirt färbt sich der Filterrückstand (nicht das Filtrat) wegen Gehaltes an Amylum durch Iodtinctur blau. Ihrer chemischen Zusammensetzung nach bildet die Droge ein wechselndes Gemenge von Gummi, das sich vom Arabin durch Fällbarkeit mittelst Bleizucker unterscheidet, und Bassorin, das in kaltem Wasser sich weit schwieriger als Gummi löst. Das Bassorin, so genannt, weil es sich im Bassora-Gummi, wie in anderen dem Gummi Arabicum substituirten Gummisorten findet, auch als Traganthin bezeichnet, verwandelt sich mit wässrigen Alkalien nicht in Arabin, sondern in das im Traganth enthaltene Gummi und giebt bei Behandlung mit Schwefelsäure nicht gährungsfähigen Zucker.

Ueber die Wirksamkeit und Anwendung des Traganth gilt im Wesentlichen das beim Arabischen Gummi Gesagte. Man benutzte ihn früher in Substanz oder in Lösung bei Anginen und Diarrhöen. Bei letzteren gab man ihn auch im Klystier, doch ist ein solches Clysma theuer, weil die Anfertigung nicht wohl im Hause des Patienten geschehen kann. Rademacher empfahl Traganth als billiges geschmacksverbesserndes Mittel statt der Syrupe. Am meisten Anwendung findet er zur Anfertigung von Pasten, wo er das Gummi Arabicum, wenn es sich nicht um die Darstellung einer vollkommen weissen Masse, wie bei Pasta gummosa, handelt, in der That recht gut ersetzt und dabei bedeutend billiger kommt, indem 1 Theil Traganth etwa 12 Theilen Gummi Arabicum entspricht.

In der Armenpraxis kann man auch recht gut die Mixtura gummosa durch eine entsprechende Traganthmixtur ersetzen, indem man 1 Theil Traganth in 150–200 Theilen Wasser auflöst; dass diese Lösung trube und krümlig aussieht, beeinträchtigt ihre Wirkung nicht. Emulsionen mit Traganth erfordern auf 15,0 Oel nur 0,35 Traganth, besitzen aber nicht das schöne Aussehen der mit Gummi bereiteten. Zum Schleime von der Consistenz des Stärkekleisters rechnet man 1 Th. Traganth auf 50 Th. Wasser. Zuckerzusatz erleichtert die Lösung. Als Klebemittel und Stypticum eignet sich Traganth besser als Gummi Arabicum.

Tuber Salep, Rad. Salep s. Saleb, Tuberidium Orchidis; **Salep,** Salepknollen, Salepwurzel.

Die nach dem Verblühen (Juli und August) gesammelten und getrockneten vollsaftigen kugligen oder eiförmigen Knollen verschiedener Orchideen, besonders aus der Gattung Orchis, bilden den sog. Salep.

Die betreffenden Pflanzen besitzen zur Zeit der Blüthe und auch noch nach derselben zwei Knollen, einen derben und vollsaftigen, welcher an seiner Spitze die Knospe trägt, aus welcher der nächstjährige neue Stengel sich entwickelt, und einen verwelkten, durch die Entwicklung des blühenden Stengels aufgezehrten. Der verwelkte Knollen wird entfernt. Die vollsaftigen Tubera werden abgewaschen, durch Abreiben mit Tüchern von der braunen Aussenrinde befreit, in kochendes Wasser einige Minuten eingetaucht und auf Fäden gereiht rasch getrocknet, wodurch die vorher weissen und saftigen, bitterlich schmeckenden und eigenthümlich unangenehm riechenden Knollen in ihren äusseren Eigenschaften sehr verändert werden.

Die Salepknollen sind 0,5—2 Cm. dick, bis höchstens 4 Cm. lang und 0,5 bis höchstens 2,5 schwer. Sie haben eine graugelbe oder schmutziggelbe Farbe, sind hornartig, spröde, schwer zu pulvern, schmecken schleimig und riechen sehr unbedeutend. Die meisten Salepknollen werden in Mitteldeutschland und Frankreich gesammelt. Als Mutterpflanzen sind Orchis Morio L., Orchis mascula L., Orchis militaris L., Orchis ustulata L., Platanthera bifolia Willd., Platanthera chlorantha L. und Anacamptis pyramidalis Rich. zu nennen. Die Orchideen, welche den früher viel benutzten Persischen Salep liefern, sind nicht genauer bekannt; Orchis mascula und militaris kommen auch in Asien vor. In Griechenland werden auch die Knollen von Orchis papilionacea L. gesammelt. Cultivirte Orchideen liefern grössere Knollen. Im Handel findet sich auch weit unansehnlicherer Salep von Orchideen mit handförmigen Knollen, wie Orchis maculata, O. latifolia und Gymnadenia conopsea.

Salep enthält neben viel Stärkemehl (27%), das in den trockenen Knollen mehr oder weniger in Kleister verwandelt ist, hauptsächlich Pflanzenschleim, dessen Lösung mit Alkohol und Bleiessig gefällt, aber nicht durch Alkalien verändert wird, auch Eiweiss (5%), Zucker (1%); von unorganischen Bestandtheilen vorzugsweise Phosphate und Chlorüre von Kalium und Calcium (Dragendorff).

Die Salepknollen, welche gemäss der Lehre von der Signatur ihrer Gestalt wegen früher als Aphrodisiacum mit Unrecht im Ansehen standen, sind eines unserer häufigst benutzten Mucilaginosa, das namentlich bei Darmkatarrhen im kindlichen Lebensalter (innerlich und im Klystier) oft äusserst günstig wirkt, besonders als Vehikel für Säuren und scharfe Substanzen dient und auch als Nährmittel in Anwendung kommt, als letzteres freilich selten für sich, sondern meist in Verbindung mit Wein, Milch, Bouillon oder Chocolade.

Nach Versuchen von Hauber und Voit findet sich bei Hunden, welche mit Saleppulver gefüttert werden, im Stuhl kein Schleim mehr.

Präparat:

Mucilago Salep, Decoctum Salep, **Salepschleim**. Tubera Salep pulv. 1 Th. mit Aq. frigida 10 Th. in einer Flasche geschüttelt und nachher mit 90 Th. Aq. ferv. gemischt. Esslöffelweise für sich oder mit Milch, Fleischbrühe, Wein verrieben. Der Arzt verordne diesen Mucilago lieber als ein Decoct von Saleppulver (1 : 100) oder als Gallerte (1 : 50), welche theurer zu stehen kommen.

Anhang: Statt des Salep sind auch schleimige Zwiebeln monokotyledonischer Gewächse, z. B. der Radja- oder Königssalep aus Bombay, sowie der sog.

Nourtouak, Radix s. Bulbus Corniolae, in den Handel gebracht, ohne jedoch verbreitete Anwendung zu finden.

Radix Althaeae; Eibischwurzel, Altheewurzel. Folia Althaeae, Herba Althaeae; Eibischblätter, Altheeblätter.

Die Familie der Malvaceen liefert eine Menge von Medicamenten mit grossem Schleimgehalte, unter denen die Blätter und Wurzel der in Süd- und Mitteleuropa und im Orient vorzugsweise verbreiteten Althaea officinalis L. am häufigsten benutzt werden.

Die Eibischwurzel, welche von cultivirten oder wilden Pflanzen im Frühjahre oder Herbst gesammelt und nach Beseitigung des Wurzelstockes, der holzigen und schlechten Theile und des gelblich braunen Korkes rasch getrocknet wird, stellt bis über 20 Cm. lange und bis 1,5 Cm. dicke, leicht zerbrechliche Stücke von weisser Farbe und süsslichem, sehr schleimigem Geschmacke, mit dünnem, feinstrahligem Baste und schwammigem, stärkemehlreichem Kerne dar. Die gestielten, rundlich elliptischen, 3—5 lappigen Blätter mit gerade abgeschnittenem, herzförmigem oder keilförmigem Grunde und gekerbtem oder gesägtem Rande erreichen eine Grösse von 3 Cm. Durchmesser, zeichnen sich durch graufilzigen, weichen Ueberzug von Sternhaaren auf beiden Seiten und leichte Zerbrechlichkeit aus und sind ebenfalls schleimig.

Die Eibischwurzel enthält vorzugsweise Pflanzenschleim und Amylum, von jedem etwa 35%, daneben Calciumphosphat, Kaliumsulfat und Chlorkalium, Pektinstoffe, Rohrzucker, unkrystallisirbaren Zucker, fettes Oel und 2% Asparagin, welches letztere indessen für ihre Wirkung indifferent ist. Die Blätter sind an schleimigen Bestandtheilen ärmer als die Eibischwurzeln.

Aus der Eibischwurzel lässt sich mit kaltem Wasser ein klarer Schleim von eigenthümlichem fadem Geruche und Geschmacke herstellen, der allmälig dunkel weingelbe Färbung annimmt und bei längerem Stehen übelschmeckend und flockig wird. Kochen trübt denselben mehr als den aus den Blättern durch Maceration erhaltenen, milder schmeckenden Schleim. Iod bläut denselben nicht, Ammoniak färbt ihn schön gelb. Starke Mineralsäuren zerstören die schleimige Beschaffenheit des Auszuges; ja selbst Salze, wie Borax, Ammonium aceticum und selbst Kalium nitricum, verdicken den Altheeschleim zu cohärenter Gallerte. Durch Abkochung gewonnener Schleim schmeckt unangenehm kratzend und wird durch Iod gebläut.

Die dem Asparagin zugeschriebene verlangsamende Wirkung auf Puls und Herzschlag nach Art des Fingerhuts (Dendrick) ist selbst bei Dosen von 0,5 —1,0 nicht deutlich (Falck und Jacobi) und die Anwendung bei Hydrops und Herzkrankheiten (zu 0,3—0,6 in Pillen oder Syrup) wenig rationell.

Die Eibischwurzel und Eibischblätter dienen nicht selten in der Form von wässrigen Auszügen als demulcirende Mittel bei Katarrhen der Respirationsschleimhaut und als Vehikel für scharfe Arzneistoffe. Zum inneren Gebrauche wird die Wurzel bevorzugt, welche auch in Pulverform, wo sie sich mit kaltem Wasser zu einem knetbaren Teige anrühren lässt, zur Darstellung einer Pillenmasse, zumal behufs Incorporation von Flüssigkeiten (verdünnten Säuren), verwendet wird. Die Blätter kommen meist nur äusserlich in Form von wässrigen Auszügen zu Gargarismen und Collutorien, Klystieren oder — meist mit anderen erweichenden Kräutern — zu Kataplasmen in Anwendung.

Zum wässrigen Auszuge rechnet man 1 Th. Radix Althaeae (pro die 4,0—8,0) auf 25—30 Th. Wasser. Man verordnet am besten das Macerat, nicht, wie gewöhnlich unzweckmässig geschieht, ein Decoct. Verordnung auf längere Zeit ist zu vermeiden.

Präparate:

1. **Syrupus Althaeae; Eibischsyrup**, Eibischsaft, Altheesaft. Rad. Althaeae 10 Th. mit 5 Th. Weingeist und 250 Th. Wasser 3 Std. macerirt, und in 200 Th. der ohne Pressen erhaltenen Colatur 300 Th. Zucker gelöst. Klarer, etwas gelblicher, dicklicher Syrup, theelöffelweise für sich bei Husten und Katarrhen im kindlichen Lebensalter benutzt oder in angemessener Menge expectorirenden Mixturen zugesetzt. Der Syrup ist haltbarer als der früher officinelle, nur mit Wasser bereitete.

2. **Species pectorales**, Species ad Infusum pectorale; **Brustthee.** Rad. Althaeae 8 Th., Rad. Liquiritiae mundata 3 Th., Rhizoma Iridis 1 Th., Fol. Farfarae 4 Th., Flor. Verbasci, Fructus Anisi āā 2 Th. Sehr beliebte Theeform bei Hustenreiz, in deren Composition früher noch Klatschrosenblüthen, Herba Hederae terrestris, Fol. Hepaticae u. a. m. eingingen. Man rechnet 1 Esslöffel voll auf 3 Tassen Thee. Früher war auch unter dem Namen Species pectorales cum fructibus, Brustthee mit Früchten, eine Mischung von Species pectorales 16 Th., Fruct. Ceratoniae 6 Th., Sem. Hordei excorticat. 4 Th. und Caricae 4 Th. officinell, die wie gewöhnlicher Brustthee Verwendung fand

3. **Species emollientes, Erweichende Kräuter.** Fol. Althaeae, Fol. Malvae, Herb. Meliloti, Flor. Chamomillae, Sem. Lini āā. Dieselben bilden ein gröbliches Pulver und geben, mit heisser Milch, oder mit Wasser zum Brei angerührt, einen gleichmässigen, weichen Umschlag. Wässrige Abkochung (1 : 10) dient auch zu erweichenden Injectionen in den Mastdarm.

Folia Malvae, Herba Malvae; **Malvenblätter. Flores Malvae; Malvenblüthen.**

Zu den schleimigen Mitteln gehören auch die Malvenblätter von Malva sylvestris L. und der kleineren Malva vulgaris Fries (Malva rotundifolia Bauhin), zwei unter dem Namen Käsepappeln bei uns allgemein bekannten und sehr verbreiteten Malvaceen.

Von Malva sylvestris sind auch die beim Trocknen blau werdenden blassrothen, mit purpurnen Adern versehenen, 5blättrigen, etwa 2 Cm. langen, monadelphischen Blumenkronen früher unter dem Namen Flores Malvae vulgaris s. majoris s. sylvestris officinell, gebräuchlich. Die Folia Malvae sind langgestielt, fast nierenförmig oder herzförmig rund, behaart, 5- oder 7lappig.

Die Malvenblätter können wie Eibischblätter benutzt werden, mit denen die Folia Malvae in den Species emollientes combinirt sind. Zum schleimigen Decocte rechnet man 1 Th. auf 5—10 Th. Colatur.

Die Flores Malvae sind ein Bestandtheil der früher officinellen **Species ad gargarisma**, die aus gleichen Theilen Eibischblättern, Malvenblumen und Hollunderblüthen bestehen und zu 15,0—25,0 auf 200,0 Colatur verordnet werden.

Anhang: Flores Malvae arboreae s. hortensis vel Alceae; Stockrosen u. a. schleimige Malvaceen. — Wie die Flores Malvae wurden früher die Blumen der im Orient einheimischen, bei uns als Zierpflanze vielfach cultivirten Stockrose, Althaea rosea Cavanilles, zu Species ad gargarisma verwendet. Sie eignen sich dazu um so mehr, als sie neben Schleim auch einen zusammenziehenden Stoff zu enthalten scheinen und so bei Anginen auf doppelte

Weise, als Protectivum und als Adstringens, wirken können. Man rechnet zum schleimigen Decocte 15,0—25,0 auf 200,0 Colatur. Man benutzt die einfachen oder gefüllten Blüthen mit dunkelbrauner Blumenkrone.

Aus der Familie der Malvaceen stammen noch die Samen des im tropischen Amerika einheimischen Hibiscus esculentus Guill. et Per. (sog. Gombokaffee), aus welchem man in Frankreich eine Paste und einen Syrup (Sirop de Nafé) herstellte, die wie Eibischpaste und Eibischsyrup benutzt wurden. Die Blätter und Blüthen von Malope malacoides L., Lavatera Thuringiaca und trimestris, Althaea ficifolia u. a. m. dienen in verschiedenen europäischen Ländern wie Folia und Flores Malvae.

Flores Verbasci; Wollblumen, Königskerzenblumen.

Als Wollblumen werden die schöngoldgelben radförmigen Blumenkronen von Verbascum thapsiforme L. und ähnlichen, dichte gelbe Behaarung der drei kürzeren Staubgefässe zeigenden einheimischen Species von Verbascum bezeichnet, welche bei uns fast ausschliesslich als färbender und zugleich wegen ihres Schleimgehaltes an der Wirkung sich betheiligender Zusatz zum Brustthee gebraucht werden.

Im getrockneten Zustande riechen die Wollblumen angenehm honigartig und schmecken schleimig süss. Nach Rebling enthalten sie 11 % Zucker, nach Morin Gummi, Fett, Salze und etwas ätherisches Oel. Frisch riechen sie widrig und fast narkotisch, was, mit dem Umstande zusammengehalten, dass man verschiedene Verbascumarten (z. B. die fruchttragenden Stengel von Verbascum sinuatum in Griechenland) zum Betäuben der Fische benutzt, die Existenz eines kräftiger wirkenden Stoffes vermuthen lässt. Früher benutzte man auch die Blätter zu Kataplasmen. In Amerika lässt man Blüthen und Blätter bei asthmatischen Beschwerden rauchen.

Semen Cydoniae, Semen Cydoniorum; Quittenkerne, Quittensamen, Quitttenkörner. — Die Samen von Cydonia vulgaris Pers., des unserem Apfelbaume nahe verwandten Quittenbaumes, aus der Familie der Pomaceen, welcher, ursprünglich in Asien einheimisch, jetzt im südlichen und mittleren Europa allgemein cultivirt wird, und dessen Früchte die bekannten, namentlich eingemacht, im Haushalt verwendeten Quitten darstellen, zeichnen sich durch die dünne, weissliche, im Wasser aufquellende, stark schleimhaltige Oberhaut vor den in der Form ähnlichen Samen der Aepfel und Birnen aus. Der gegen 20 % des Samens betragende Gehalt an Schleim, der nach Hauber und Voit fast vollständig im Darm resorbirt wird und chemisch eine durch Säuren spaltbare Verbindung von Cellulose und Gummi darstellt (Kirchner und Tollens), bietet den Grund zur arzneilichen Verwerthung der Droge in Gestalt des früher officinellen Quittenschleimes, Mucilago Cydoniae, welcher aus 1 Th. Quittensamen und 50 Th. Rosenwasser, $^1/_2$ Stunde unter öfterem Umschütteln mit einander stehen gelassen, dann colirt, bereitet und äusserlich (früher besonders als Zusatz zu Collyrien) als demulcirendes und cosmetisches (zum Befestigen der Haare dienendes) Mittel angewendet wird.

Schleimliefernde Samen von gleichen Eigenschaften, jetzt ausser Gebrauch, sind die Semina Psyllii, Flohsamen, von Plantago Psyllium L. und Plantago arenaria Waldst., und die Semina chia, von verschiedenen Salviaarten Mexikos und Neumexikos, z. B. Salvia columbariae Asa Gray.

Schleimige Wurzeln und andere Pflanzentheile aus verschiedenen Familien sind in früherer Zeit noch in grosser Menge gebräuchlich gewesen und jedes Land hat sozusagen als berechtigte Eigenthümlichkeit ein oder mehrere einheimische Mucilaginosa. Stärke, Bassorin und Asparagin enthält die sich dadurch eng an Althaea anschliessende, daneben aber auch ziemlich reichlich Gerbsäure darbietende Wurzel von Symphytum officinale L. (Fam. Boragineae), die als Radix Consolidae majoris, Beinwell, Schwärzwurzel, früher wie Eibischwurzel benutzt wurde. Sie ist jetzt, wie die ebenfalls Schwarzwurzel genannte Wurzel von Tragopogon pratensis L. (Fam. Compositae) ausser Curs. In den Vereinigten Staaten benutzt man vielfach die Medulla Sassafras, das Mark des Stammes des später zu besprechenden Sassafras officinale, zur Darstellung von Mucilago zum inneren und äusseren Gebrauche, ferner die Blätter der in S. Carolina und Pennsylvanien cultivirten Benne, Sesamum Indicum L. und Sesamum orientale L., sowie die innere Rinde von Ulmus fulva, Cortex Ulmi interior. Die letztere scheint neben reichem Schleimgehalte noch ein anderes wirksames Princip zu enthalten, da sie Butter vor dem Ranzigwerden schützt. Sie ist nicht bitter und adstringirend wie die Innenrinde der europäischen Ulme und wird im Aufgusse gegen alle acuten Affectionen der Respirations-, Digestions- und Harnwerkzeuge, auch (als Tisane) gegen chronische Hautausschläge benutzt; auch dient sie nach Art des Pressschwammes und der Laminaria zur Darstellung von Mutterzäpfchen zur Erweiterung des Collum uteri, wo kein übler Geruch wie bei Spongia auftreten soll (Storer).

Den schleimigen Mitteln reihen wir auch das früher als Herba Linariae, Leinkraut, officinelle blühende Kraut von Linaria vulgaris Miller s. Antirrhinum Linaria L. (Fam. Antirrhineae) an, welches sich durch die in dichten Endtrauben stehenden, maskirten und gespornten, gelben Blumen und zahlreiche, zerstreut sitzende, ungestielte, lineare, zugespitzte, glatte, ganzrandige Blätter charakterisirt. Das in chemischer Hinsicht ununtersuchte, salzig und bitter schmeckende Kraut galt in früherer Zeit als purgirend und diuretisch, fand jedoch hauptsächlich seines Schleimgehalts wegen zur Darstellung einer Salbe, der Leinkrautsalbe, Unguentum Linariae, Anwendung, die als reizmildernde Verbandsalbe bei entzündeten Hämorrhoidalknoten, Hautaffectionen u. a. m. diente.

Carrageen, Caragaheen, Fucus s. Lichen s. Muscus Caragaheen, Fucus crispus; **Irländisches Moos,** Perlmoos, Knorpeltang.

Unter diesen Bezeichnungen ist ein an der West- und Nordostküste Irlands, in Schottland und in Massachusetts gesammeltes Gemenge von Meeralgen (Florideen) officinell, von dem Sphaerococcus crispus Agardh (Chondrus crispus Lyngbye, Fucus crispus L.) die Hauptmasse bildet, neben welchem constant auch Mastocarpus mamillosus Kütz. (Sphaerococcus mamillosus Agardh, Gigartina m. Good. and Woodw.) darin vorkommt.

Sphaerococcus crispus hat einen höchstens handgrossen, flachen, in lineare oder keilförmige Abschnitte getheilten, gabelförmigen, äusserst polymorphen Thallus, mit nur wenig hervorragenden, halbkugeligen, warzenförmigen Früchten, in denen zahlreiche kleine, in Tochterzellen grösserer Zellen eingeschlossene Sporen sich befinden; der Thallus von Sphaerococcus mamillaris ist schmäler, die Segmente lineär, unterwärts mehr rinnenförmig, die Früchtchen oft gestielt. Andere Algen sind nur in geringer Menge beigemischt. Im frischen Zustande ist das Carrageen gallertartig, schön gelblich, violettroth oder grünlich, getrocknet knorpelartig, hornartig durchscheinend, gelblich. In kaltem Wasser quillt es auf und zeigt den Geruch der Seeproducte; mit 30 Th. Wasser gekocht löst es sich zu einem fade schmeckenden, durch Iod nicht blaugefärbten Schleime, der beim Erkalten zu einer zitternden Gallerte gesteht.

Die chemischen Bestandtheile sind die gewöhnlichen der Meeresalgen, besonders eigenthümlicher Schleim (über 70%), welcher nach Blondeau 2%, Stickstoff enthalten soll, und als Gelin, Carraghenin oder Caragin bezeichnet wurde.

Die Asche enthält wie die aller Seegewächse geringe, für die Wirkung irrelevante Mengen Iod und Brom.

Das Carrageen ist in seiner Heimath vielfach als Nahrung für Hausthiere, hie und da auch von den armen Küstenbewohnern für sich selbst verwerthet und von Todhunter in Dublin (1831), später von Graefe (1833) als nährendes und zugleich reizlinderndes Medicament empfohlen worden. Seine Hauptverwendnng findet es bei chronischen Katarrhen der Respirations-, Digestions- und Harnorgane, sowie bei Atrophie im kindlichen Lebensalter. Im Ganzen dürfen ihm bei dem zweifelhaften Stickstoffgehalte wohl kaum bessere Wirkungen zugeschrieben werden als dem Amylum und kann es mit Vortheil wohl nur da gebraucht werden, wo Störungen der Darmfunction, namentlich Diarrhöe, im kindlichen Lebensalter zu Anämie und Atrophie führt, deren Ursachen es beseitigen kann.

Man verwendet Carrageen in Abkochung von 2,0—4,0 auf 200,0—400,0 Colatur, meist jedoch in Form der officinellen Gallerte. Einem cosmetischen Zwecke dient es zum Fixiren der Haare als sog. Bandoline der Friseure.

Präparat:

Gelatina Carrageen, Irländische Moosgallerte, 1 Th. mit 40 Th. Wasser und 2 Th. Zucker zu 10 Th. Colatur, der man durch Zusatz von Fruchtsyrupen oder einem aromatischen Wasser vor dem Erkalten einen angenehmeren Geschmack geben kann. theelöffelweise.

Gepresste Wattestücke von Kartenblattdicke, welche mit getrocknetem Carrageenschleim imprägnirt sind, bilden das sog. Cataplasma instantaneum, Kataplasma von Lelièvre, Cataplasme instantané. Man lässt ein Stück von ausreichender Grösse 10—15 Min. in heissem Wasser quellen, applicirt es wie ein gewöhnliches Kataplasma und bedeckt es mit Guttaperchapapier.

Anhang: Von Ostindien aus sind mehrere ähnlich wirkende Meeresalgen in den Handel gebracht. So das an den Küsten von Java und Ceylon vielfach vorkommende Ceylon-Moos, Sphaerococcus lichenoides Agardh (Fucus edulis Gm.), nach Mulder das Hauptmaterial der als Leckerbissen geschätzten Nester der Salangane (ostindische Vogelnester), eine weisse, fadenförmige und faserige Masse, welche auch als Fucus amylaceus s. Lichen amylaceus bezeichnet wird. Ebendahin gehört der sog. Agar-Agar von Macassar, die im Indischen Ocean gesammelte Floridee Eucheuma spinosum Kütz. Aus verschiedenen anderen Florideen wird in Japan und Cochinchina eine leimartige Masse gewonnen, welche als Japanische oder Chinesische Hausenblase (Tjientjang) in den Handel gelangt ist.

b. Leimhaltige Mittel, Glutinosa.

Gelatina, Leim. — Unter thierischem Leim oder Thierleim, Gelatina animalis sicca, versteht man die hauptsächlich aus Glutin bestehenden, durch längere Einwirkung von kochendem Wasser auf bindegewebige Substanzen, sog. leimgebendes Gewebe oder Collagen, vor Allem auf Knochen, ossificirende Knorpel, Sehnen und Ligamente erhaltenen und getrocknet dünne hornartige Tafeln, die gewöhnlich noch Eindrücke des Netzwerkes zeigen, auf dem das Trocknen bewerkstelligt wurde, darstellenden Massen, welche sich dadurch auszeichnen, dass sie sich in kochendem Wasser schleimig lösen und beim Erkalten zu einer Gallerte gestehen. Von den durch verschiedene Reinheit sich unterscheidenden Handelssorten wird die reinste, welche fast farblos und geruchfrei ist, als **weisser Leim** oder **weisse Gelatine**, **Gelatina alba**, bezeichnet und entspricht der aus Kalbsfüssen und den Häuten junger Thiere bereiteten **Grénétine** oder **Gélatine pure**. Die schlechteste Sorte, aus Abfällen in Gerbereien, Knochen u. s. w. bereitet, ist der braungelb gefärbte **Tischlerleim, Gluten animale vulgare, Colla animalis**, welcher vielfache technische Verwendung findet und zum äusseren Gebrauche recht gut die theurere Gelatine ersetzen kann. Besondere Arten des Leims stellen ausserdem der **Hockiack, Hippocolla**, ein aus den Sehnen des wilden Esels (Equus Onager Pallas) und des Dschiggetai (E. hemionus Pall.) angeblich bereiteter, aus Mittelasien stammender Leim, der der Grénétine sehr nahe steht, und die sog. **Bouillontafeln, Fleischgallerte, Gelatina tabulata s. bubula**, welche, aus Kalbsfüssen unter Zusatz von etwas Fleischbrühe dargestellt, neben Glutin auch noch etwas Kreatin, Kreatinin u. s. w. enthalten und früher zu wenig nahrhaften sog. **Kraftbrühen** statt Bouillon vielfach verwendet wurden.

Das Glutin ist ein Albuminoid, welches in 100 Th. 50,76 C, 7,15 H, 18,32 N, 23,21 O und 0,56 S enthält. Von Schwefelsäure und kaustischen Alkalien wird dasselbe unter Bildung von Leucin, Glykokoll und Ammoniak zersetzt. Alkohol, Quecksilberchlorid und Gerbsäure fällen wässrige Leimlösung. Wässrige Leimlösungen haben nicht die Fähigkeit zu diffundiren, doch wird der Leim durch die Magen- und Darmverdauung in eine diffundirbare und dadurch resorptionsfähige, nicht gelatinisirende und der Fäulniss besser als Leimlösung widerstehende Substanz, die man als **Leimpepton** bezeichnet, umgewandelt. In den Kreislauf aufgenommen verhält sich Leim den Fetten und Kohlehydraten analog, insofern er vermöge seiner Oxydation (zu Harnstoff) andere oxydable Stoffe (Eiweiss, Fette) ersparen kann. Für sich allein vermag er das Leben nicht zu erhalten (Magendie, Tiedemann und Gmelin, Voit, Orum). Der Stickstoff des Leimes erscheint bei Leimfütterung rasch im Harn als Harnstoff wieder (Voit); bei ausschliesslicher Leimnahrung steigt die Harnstoffausscheidung in stärkerer Weise als dem angeführten Leime entspricht, ferner erfolgt unter steter Gewichtsabnahme Polyurie, Haematurie und Erbrechen (Orum).

Die hauptsächlichste Anwendung des Leims besteht in der bereits früher erörterten Anfertigung der trockenen Leimformen, Capsulae gelatinosae und operculatae und Gelatinae medicatae in lamellis, sowie der sog. Gallerten oder Gelatinen, Gelatinae, ferner zum Ueberziehen von Pillen. Als eigentliches Arzneimittel lässt sich der Leim innerlich in wässriger Lösung oder als Gallerte als stopfendes Mittel bei Darmkatarrhen, besonders chronischer Art, benutzen. Das Verhalten von Leimlösung zu Sublimat, Alkohol und Tannin berechtigt zur Anwendung derselben als Antidot bei Vergiftung mit diesen Substanzen. Was er bei Wechselfieber nützen soll, ist nicht einzusehen; dagegen ist Leim in Form von **Gallertsuppen** in der Diät fieberkranker Personen, auch bei Consumptionszuständen Phthisischer mit lentescirendem Fieber, wohl der Beachtung werth, zumal da solche gut ertragen werden.

Aeusserlich ist Leim ziemlich entbehrlich, die früher übliche Benutzung zu nährenden Bädern bei Scrophulösen und Phthisikern ganz irrationell und höchstens einiger Nutzen von seiner demulcirenden Wirkung bei Hautausschlägen (Ekzem, Impetigo) zu erwarten. Als billiges Surrogat von Collodium empfiehlt sich durch Erwärmen mit Wasser verflüssigter Leim in dicker Schicht aufgetragen bei juckenden und ulcerirenden Frostbeulen (Volksmittel). Zur Herstellung einer Gallerte ist 1 Theil Gelatina auf 100 Theile genügend. Auf das Bad rechnet man 1—2 Pfund Tischlerleim.

Statt des Leims lässt sich zur Darstellung von Gallerten und schleimigen Getränken auch das zur Gewinnung desselben dienende leimgebende Gewebe benutzen. So z. B. **Kalbsfüsse** und besonders die bei Verarbeitung der Geweihe des **Edelhirsches, Cervus Elaphus L.**, u. a. in Drechslerwerkstätten abfallenden Drehspäne, welche als **Hirschhorn** oder **geraspeltes Hirschhorn, Cornu cervi s. Cornu cervi raspatum**, bezeichnet werden. Die Geweihe der Hirsche, Rehe u. s. w. bestehen nicht aus Hornsubstanz, wie diejenigen der Ruminantia, sondern aus ossificirendem Bindegewebe, das sich beim Kochen in

Glutin verwandelt. Sie enthalten davon $1/4$ ihres Gewichtes, daneben viel (50 bis 60%) Calciumphosphat. Das Hirschhorn dient noch jetzt zu schleimigen, bei Diarrhoe zu benutzenden Decocten, seltener zur Bereitung von Gallerten, wo es durch Gelatina alba oder durch Ichthyocolla ersetzt wird. Sehr beliebt war früher bei Reconvalescenten aus fieberhaften Affectionen das Decoctum album Sydenhami, aus āā 15,0 Hirschhorn und weisser Brodkrume, mit 3 Pfd. Wasser zu 2 Pfd. Colatur eingekocht, 10,0 arabischem Gummi und 15,0 Zucker bereitet und tassenweise genommen. Eine Gelatina cornu cervi acidula wurde durch Einkochen von 50,0 Hirschhorn mit Wasser zu 100,0 Colatur unter Zusatz von āā 5,0 Rheinwein und Citronensaft und 15,0 Zucker dargestellt.

Mit Salzsäure behandelte und entkalkte Knochen sind unter dem Namen Osseline als stickstoffhaltiges, leicht verdauliches Nahrungsmittel empfohlen und geben mit Wasser gekocht und mit Fleischextract und Gemüse ein wohlschmeckendes Gericht, das jedoch bei Sommerhitze leicht verdirbt (Guerard).

Zu dem leimgebenden Gewebe gehört auch die aus der Schwimmblase verschiedener Knorpelfische aus der Gattung Acipenser, welche im Schwarzen und Caspischen Meere, in der Ostsee und in verschiedenen Flüssen, zumal in der Wolga, verbreitet sind, bereitete Hausenblase, Colla piscium s. Ichthyocolla, welche im Handel unter verschiedenen Formen vorkommt, von denen die sog. Ringel- oder Klammerhausenblase (Ichthyocolla in lyris s. gyris s. annulis) und Blätterhausenblase (I. in foliis) für den medicinischen Gebrauch zulässig sind.

Den Namen Hausenblase hat das Präparat von dem Hausen, Acipenser Huso L., neben welchem aber auch noch der Sewrjuga, A. stellatus Pallas, der Osseter, A. Güldenstädtii Br. und Ratzeb., der Sterlet, A. Ruthenus L., der Stör, A. Sturio L., u. a. m. dasselbe liefern. Es sind dieselben Fische, deren Eier unter dem Namen Caviar ein bekanntes Genussmittel bilden. Die officinelle Hausenblase stammt sämmtlich aus Russland; man bereitet übrigens auch in Brasilien und Ostindien aus den Schwimmblasen anderer Fische im Handel vorkommende Sorten von Fischleim Selbst in Russland wird die weit minder gut lösliche Samovy-Hausenblase aus der Schwimmblase des Wels, Silurus Glanis L., gewonnen. In Hamburg hat man aus der Schwimmblase des Störs ebenfalls Hausenblase (Deutsche Hausenblase) gemacht, mit der nicht die in Deutschland aus Schafdärmen gewonnene verfälschte Hausenblase zu verwechseln ist. Die feinste und weisseste Hausenblase scheint vom Osseter zu stammen und ist als Astrachanische (patriarchische) Klammern (Ringeln) und Blätter im Handel; Acipenser stellatus und Huso scheinen nur Blätterhausenblase zu liefern. Die Bereitung geschieht in der Weise, dass die Schwimmhäute aufgeschnitten, rein gewaschen und auf Brettern ausgespannt an der Sonne getrocknet werden, bis sich die glänzende Epithelialschicht und Schleimhaut entfernen lässt, worauf man die aus Bindegewebe bestehende innere Haut befeuchtet und in die verschiedenen Formen bringt. Neben der hufeisen- oder leierförmig zusammengerollten Ringelhausenblase und der Hausenblase in dünnen, mehr oder weniger gerollten Lamellen kommt aus Russland auch noch solche in platten, viereckigen, aus zusammengefalteten Membranen bestehenden Stücken, sog. Bücherhausenblase (vom Osseter und Sterlet) vor, ferner Faden-, Band- und Zungenhausenblase. Gute Hausenblase bildet sehr dünne, weisse oder blassgelblich durchscheinende, gegen das Licht gehalten irisirende, hornartig zähe, geruch- und geschmackfreie Membranen, welche in kaltem Wasser wenig und langsam quellen und gallertig werden und mit kochendem Wasser sich in Leim verwandeln und eine Lösung geben, die beim Erkalten zu klarer, fast farbloser Gallerte erstarrt. Die Lösung in demselben wird um so vollkommener sein, je weniger von der Schleimhaut bei der Bereitung der Hausenblase haften geblieben ist, da die Mucosa keinen Leim liefern kann (Berlin). Gute giebt höchstens 1%, schlechte bis 20% häutige Gerinnsel als Rückstand. Durch schweflige Säure gebleichte dunkle Hausenblase soll am Geruche erkennbar sein; mit Leimblättchen verfälschte giebt bei Incineration 2—4%, echte Hausenblase nur $1/2$% Asche (Redwood).

Zur Darstellung von Gelatina Ichthyocollae, die unter allen aus glutinhaltigem Material dargestellten Gallerten die wohlschmeckendste ist, rechnet man meist 1 Th. Hausenblase auf 8—10 Th. Flüssigkeit, der man Zucker und

Aromata nach Belieben zusetzt. Krahmer empfiehlt als zweckmässig, da dabei der Nährwerth des Leimes ausser Betracht ist, nur die unerlässliche Menge Ichthyocolla zu benutzen, und 750 Gm. mit Citronenschale abgeriebenen Zucker in Wasser gelöst, mit 1 Flasche Rheinwein, dem colirten Safte von 4 Citronen und einer colirten Lösung von 56 Gm. Hausenblase in der hinreichenden Menge lauen Wassers zu mischen, um eine zu 1—2 Obertassen zu nehmende Gallerte zu erhalten. Zu äusserlicher Verwendung (zu Klystieren, Bädern) ist Colla piscium durch den wohlfeileren Leim zu ersetzen.

Mit Hausenblase wird auch das sog. Englische Pflaster, Emplastrum adhaesivum Anglicum, Taffetas adhaesivus, Emplastrum adhaesivum Woodstockii s. anglicanum s. glutinosum, Sericum Anglicum, bereitet. Es ist dies Seidentaffet, auf der einen Seite mittelst eines Pinsels mit Lösung von Colla piscium und zwar zunächst mit einer wässrigen, dann mit einer mit Weingeist und Glycerin versetzten, auf der anderen Seite mit Tinctura Benzoës bestrichen. Das Englische Pflaster wird als nicht reizend zur Bedeckung und Aneinanderhaltung von Wunden an Theilen, wo Narbenbildung verhütet werden soll, z. B. im Gesichte angewendet, ist aber durch Collodium mehr oder weniger verdrängt. Der Seidentaffet wird entweder rosa oder schwarz genommen, doch sieht, wie Krahmer richtig bemerkt, weisser Seidentaffet auf unbedeckt getragenen Stellen viel natürlicher aus. Noch angemessener ist in ähnlicher Weise präparirtes Goldschlägerhäutchen. Durch den Zusatz von Glycerin wird der Klebtaffet geschmeidiger.

c. Stärkemehl und verwandte Mittel, Amylacea.

Amylum Tritici; Weizenstärke.

Stärkemehl, Stärke, Amylin, Amylum oder Amidon nennen wir das in fast allen Pflanzen vorzugsweise in den Parenchymzellen, aber auch in den Markstrahlen, im Holzparenchym und bisweilen in den Bastzellen, dagegen nicht im jüngsten Zellgewebe, in den Gefässen und in den Intercellularräumen vorkommende, meist in mikroskopisch kleinen, einfachen oder zu Gruppen vereinigten, gewöhnlich aus über einander gelegten Schichten bestehenden Körnern sich darstellende Kohlehydrat, welches, in kaltem Wasser unlöslich, beim Erwärmen mit Wasser auf 75^0 und darüber eine dicke, schleimige Masse, den sogenannten Kleister, bildet und bei weiterem Erhitzen zuerst in lösliche Stärke (Amidulin), dann in Dextrin und Traubenzucker verwandelt wird, welche letzteren Producte noch leichter durch Kochen mit verdünnten Säuren oder unter der Einwirkung sog. diastatischer Fermente entstehen. Charakteristisch für Stärkemehl ist die von Iod beim Contacte mit demselben oder mit Kleister erzeugte intensiv blaue Färbung.

Das Amylum findet sich am reichlichsten in Samen, Knollen, Rhizomen und Wurzeln, im Mark und in der Rinde und wird zu medicinischem Zwecke insbesondere aus dem Samen unserer Getreidearten, namentlich des Weizens, Triticum vulgare Vill. (Gramineae-Hordeaceae) als sogenannte Weizenstärke gewonnen, während im Haushalt die aus den Knollen von Solanum tuberosum L. dargestellte Kartoffelstärke in gleicher und fast noch grösserer Häufigkeit benutzt wird.

Zu medicinischer Verwendung kommt ausser dem Amylum Tritici die Marantastärke, welche jedoch ausschliesslich zum Zwecke besserer Ernährung dient und deshalb unter den Plastika einen besonderen Abschnitt erhalten wird, dem wir dort die übrigen als Nahrungsmittel benutzten Amylumarten und verschiedene stärkemehlreiche Cerealien anreihen.

Die käufliche Weizenstärke bildet unregelmässige, eckige Stücken, welche gerieben ein höchst feines, bläulich weisses, mattes, geruch- und geschmackfreies, in kaltem Wasser und Weingeist unlösliches Pulver geben. Bei starker Vergrösserung ergiebt sie sich als linsen- oder fast nierenförmige, in der Grösse variable, durchschnittlich 0,050 Mm. im Durchmesser habende, aus einem centralen Punkte und undeutlich concentrischen Schichten bestehende Körnchen darstellend. Sie giebt mit 100 Th. Wasser einen weisslichen, wenig durchscheinenden, bläulich schillernden Kleister. — Kartoffelstärke bildet pulvrige, krümlige, zwischen den Fingern leicht zerdrückbare Stücke, welche ein feinkörniges, im Sonnenlichte seidenglänzendes Pulver, welches nicht so weiss wie Weizenstärkemehl ist, geben, liefert auch einen minder weissen Kleister und erscheint mikroskopisch aus grösseren (Durchmesser durchschnittlich 0,24 —0,185 Mm. und mehr) platt elliptischen oder muschelförmigen Körnern bestehend, welche deutliche Schichtung um einen am schmäleren Theile liegenden Mittelpunkt zeigen. — Die Weizenkörner enthalten nach Krocker bei 100° getrocknet 53—57 %, Amylum, Kartoffeln lufttrocken, wo sie noch etwa 70 % Wasser einschliessen, 14—15 %.

Das Amylum wird als solches vom Organismus nicht resorbirt, sondern verwandelt sich in den Tractus eingeführt in Dextrin und Glykose, bei welcher Metamorphose Speichel und Bauchspeichel, nach Schiff auch der Darmsaft und nach Funke das Secret des Processus vermiformis betheiligt sind. Es ist zwar kein plastisches Nahrungsmittel, kann aber als Sparmittel wie andere Kohlehydrate dienen.

Ueber die Anwendung des Amylums als Nährmittel wird das Nähere beim Amylum Marantae mitgetheilt. Das Amylum Tritici wird nicht als angebliches Plasticum, sondern, abgesehen von seiner ziemlich selten in praxi vorkommenden antidotarischen Verwendung gegen acute Iod- und Bromvergiftung, nur als Protectivum — sowohl in Substanz als Streupulver bei Intertrigo, Ekzem und anderen Hautaffectionen, als auch besonders in Abkochungen zu Klystieren, bei entzündlichen und acuten katarrhalischen Affectionen des Mastdarms und des Dickdarms, selbst bei Geschwürsbildung (Dysenterie) —, als Contentivum (zu Kleisterverbänden) und als Grundlage für gewisse Arzneiformen (Pulver, Trochisken, Mucilagines, Pseudogallerten) benutzt.

Bei Iodvergiftung wird es zweckmässig im Decoct mit Wasser verabreicht. Die Anwendung als Streupulver ist unzweckmässig, weil sich Kleister bildet, der an der Luft unter Bildung von Milchsäure sauer wird. Zum Klystier rührt man 1—2 Theelöffel mit etwas kaltem Wasser an und lässt mit $^1/_2$—1 Tasse kochendem Wasser aufquellen. Zu Kleisterverbänden, welche sowohl als Contentivverbände bei Fracturen u. s. w., als auch bei Entzündungen drüsiger Organe (Orchitis, Mastitis) und varicöser Venen zu sog. Compressivverbänden dienen, wird der Kleister (durch Anrühren mit 15—20 Th. kaltem Wasser und langsames Erwärmen erhalten) auf Pappschienen (Papp-Kleisterverband), Papier oder Binden gestrichen; das Trocknen dauert sehr lange, was bezüglich der Application unangenehm ist. Aufstreichen und Trocknenlassen von Kleister auf Brandverletzungen ist ein manchmal sehr rasch schmerzlinderndes Volksmittel. Als Vehikel für Pulver ist Amylum besonders für Brechweinstein gebräuchlich, um denselben besser an die Magenschleimhaut zu fixiren, ausserdem ist Amylum häufig Zusatz von Waschpulvern, wo jedoch das feine Weizenmehl angenehmer st. Man kann Amylum auch zum Bestreuen der Pillen verwenden. Sowohl

Mucilago Amyli (1 : 150 heissem Wasser) als Gelatina Amyli (1 : 100) sind nicht zweckmässig, weil sie den Patienten leicht widerlich werden.

Radix Helenii, Radix Enulae s. Inulae; Alantwurzel.

In den unterirdischen Theilen der mehrjährigen Compositen wird das Stärkemehl durch einen ihm verwandten Stoff, das Inulin, vertreten, welches seinen Namen von der in der Ueberschrift genannten Droge, der Wurzel der in Deutschland und anderen europäischen Ländern wild oder verwildert vorkommenden, hie und da auch cultivirten Inula Helenium L., in welcher es zuerst 1804 von V. Rose aufgefunden wurde, erhalten hat. Diesem Stoffe und dem neben ihm in geringen Mengen (0,25—0,4 %) vorkommenden Synanthereenschleime verdankt die Alantwurzel wohl eher ihre Wirksamkeit als dem in ihr vorkommenden Stearopten Helenin oder einem nicht näher gekannten bitteren Extractivstoffe.

Die Alantwurzel der Officinen bilden das in Längstheile geschnittene, nicht geschälte Rhizom und die Wurzeläste von 2—3jährigen Pflanzen, welche im Frühjahr oder Herbst gesammelt werden und getrocknet wenig runzlig, schmutzig gelb oder grau, von sprödem, hornartigem Bruche, eigenthümlichem aromatischem Geruche und bitter aromatischem Geschmacke erscheinen. Der Querschnitt der Hauptwurzel ist gelbweiss, ein dunkler Combiumring bezeichnet die Grenze zwischen der relativ dicken Rinde und dem Holzkern, welcher vom Mark nicht deutlich getrennt ist. Der Bruch ist glatt, nicht holzig; im Rindengewebe lassen sich mit blossen Augen glänzende, gelbe Stellen erkennen, welche Oelbehältern entsprechen, die einen braungelben Balsam und oft Heleninkrystalle enthalten, und einen charakteristischen Unterschied von ähnlichen Wurzeln, z. B. Rad. Belladonnae, bilden.

Das Inulin, auch Alantin, Helenin, Dahlin (wegen seines Vorkommens in den Georginenknollen) genannt, findet sich in jüngeren Inulawurzeln bis zu 44 % (Dragendorff). Es ist isomer mit dem Stärkmehl, wird aber in den Pflanzen niemals wie dieses in Körnern abgeschieden, sondern findet sich dort stets gelöst. Es ist ein geruch- und geschmackfreies, sehr hygroskopisches, weisses, dem Stärkemehl ähnliches, aus mikroskopischen Körnchen von krystallinischer Structur bestehendes Pulver, das bei 105° zu einer gummiartigen Masse schmilzt, in kaltem Wasser wenig, dagegen in Wasser über 50—55° sehr leicht, in Weingeist, Aether und Glycerin nicht löslich ist. Iod ist ohne Farbenreaction darauf. Durch Erhitzen der wässrigen Lösung im zugeschmolzenen Rohre auf 100°, sowie durch Kochen mit verdünnten Mineralsäuren und stärkeren organischen Säuren, nicht aber durch Fermente, wie Diastase, Hefe, Emulsin, wird Inulin in Laevulose (Linksfruchtzucker) verwandelt, wobei sich als Zwischenglieder andere Kohlenhydrate, Metinulin und Laevulin — analog den bei Umwandlung von Amylum in Traubenzucker entstehenden Amidulin und Dextrin — bilden (Dragendorff). Das Helenin oder der Alantcampher, welches aus der Wurzel von trockenen Orten oft spontan auskrystallisirt, bildet weisse, vierseitige, zerreibliche Säulen oder Nadeln von schwachem Geruche und Geschmacke, die bei 72° schmelzen, bei 275—280° sieden, sich in Wasser nicht, schwierig in kaltem Weingeist, leicht in heissem Weingeist, Aether, flüchtigen und fetten Oelen lösen.

Das Inulin verhält sich im Thierkörper analog dem Amylum und scheint nach Lehmann sogar schneller als dieses resorbirt zu werden. Bouchardat konnte es weder im Urin noch in den Excrementen wieder finden. Die daraus zu schliessende Umwandlung in Linksfruchtzucker im Tractus wird wohl am meisten durch die Säuren des Magensaftes bedingt, da Speichel bei der Körpertemperatur nur eine geringe Einwirkung auf das Inulin besitzt und letztere der Galle und dem Pankreassafte fehlt (Dragendorff). Nach de Korab (1882) soll der Inulacampher die Entwicklung der Bacillen der Tuberculose hemmen (?)

Die Radix Helenii ist jetzt wenig gebräuchlich. Früher fand sie als Demulcens innerlich namentlich gegen Hustenreiz und äusserlich gegen Hautjucken Anwendung. Kobert empfahl neuerdings wegen der Unschädlichkeit des Linksfruchtzuckers das Inulin zur Darstellung von Kleberbrod ohne Amylum für Diabetiker.

Man verordnet die Alantwurzel im Aufgusse oder Decocte, in welchem Alantcampher kaum in Spuren existiren kann, zu 15,0 auf 150,0—200,0 Colatur, esslöffelweise 2stündlich, auch in Pulverform als Constituens für Hustenpillen. Aeusserlich dienten Abkochungen zu Waschungen oder als Zusatz zu Salben, z. B. bei Scabies kleiner Kinder, wo Inula ganz entbehrlich ist.

Präparat:

Extractum Helenii; Alantwurzelextract. Wässrig spirituöses Macerationsextract, von Extractconsistenz, braun, in Wasser trübe löslich. Enthält auch den Alantcampher, der sich spontan daraus abscheiden kann. Als Hustenmittel mehrmals täglich zu 0,5—2,0 in Pillen oder flüssigen Mixturen.

Dextrinum; Dextrin, Stärkegummi. — Dieses 1832 von Biot und Persoz entdeckte Verwandlungsproduct der Stärke bei Einwirkung heissen Wassers, verdünnter Säuren, saurer Salze und gewisser Fermente bildet in reinem Zustande eine trockene, fast farblose, geruchfreie, schwach fade schmeckende, leicht zerreibliche, dem Gummi Arabicum ähnliche Masse, die mit dem gleichen Gewichte Wasser zu einem dicklichen Schleim sich löst. Das Dextrin ist wie Cellulose, Stärkemehl und Inulin u. a. ein Kohlehydrat von der Formel $C^6H^{10}O^5$ oder $C^{12}H^{20}O^{10}$, welches sich nach Mulder u. A. vielleicht in den meisten Pflanzensäften findet und häufig die bei Analysen constatirte gummiartige Substanz auszumachen scheint, auch im Fleische, Blut, Lunge, Leber von Pferden bei Haferfütterung constatirt ist (Limpricht, Scherer). Es hat seinen Namen davon, dass es die Ebene des polarisirten Lichtes nach rechts dreht. Sein spec. Gew. ist 1,52. In starkem Weingeist ist Dextrin unlöslich, in verdünntem Weingeist mehr oder minder löslich. Dextrinlösung wird von Iod nicht blau oder violett gefärbt und bei Zusatz der doppelten Menge Spiritus gefällt. Mit verdünnter Schwefelsäure oder verdünnter Salzsäure gekocht verwandelt sich Dextrin in Glykose. Das Dextrin des Handels ist niemals völlig rein. Von den Dextrinsorten des Handels, welche übrigens mit verschiedenen Namen belegt werden, ist die beste unter den aus Kartoffelstärke bereiteten das sog. Gommeline, dem sich das Dampfdextrin zunächst anschliesst; während das sog. Leiocome oder Leiogomme weit unreiner ist. Sowohl diese als das aus Weizenstärke bereitete, als Gummisurrogat bezeichnete Dextrin sind Gemenge von Amylum, Dextrin und Glykose und daher für den medicinischen Gebrauch durch ein Präparat zu ersetzen, das nicht mehr als 1—2 % Traubenzucker enthält.

Das Dextrin verhält sich im Organismus im Ganzen wie Amylum. Im Tractus wird es durch Ptyalin und Pankreassaft theilweise in Glykose übergeführt, geht aber zum Theil auch als solches in das Blut über. Nach Schlossberger lässt es sich im Dickdarme und in den Venen des Darmes und Körpers bis in die Lungen hinein verfolgen. Nach M. Schiff ist das Dextrin für die Geschwindigkeit der Magenverdauung von besonderer Bedeutung, indem unter dem Einflusse desselben die Magenschleimhaut sich mit Pepsin lade. Nach Ranke ist die Beschleunigung der Magenverdauung durch Dextrin unzweifelhaft, jedoch weniger in Folge von Pepsinbildung, als von Säurebildung, indem vielleicht aus dem Dextrin Milchsäure entstehe.

Auf diese Angaben hin verwendet man neuerdings das Dextrin als Digestivum besonders bei Verdauungsschwäche von Kindern zu 1—2—3 Gm. in Zuckerwasser (mit etwas Natrium bicarbouicum oder Kochsalz) innerlich (Becker). Ausserdem ist es statt Arabischen Gummis zu einhüllenden Getränken benutzt. Seine Hauptanwendung findet es jedoch äusserlich zu festen Verbänden, sowohl bei Knochenbrüchen (Velpeau) als bei varicösen Geschwüren und Ekzemen am Unterschenkel (Devergie).

Zur Herstellung der Dextrinverbände vertheilt man das Dextrin in gewöhnlichem Branntwein, so dass eine klebende Masse von dünner Honigconsistenz resultirt, oder löst 100 Th. Dextrin in 50 Th. Branntwein und 40 Th. Wasser und tränkt damit die zu benutzenden Rollbinden. Nach Anlegung des Verbandes, wobei Renversés zu vermeiden sind, wird derselbe mit der Dextrinlösung bestrichen. Der Verband trocknet etwas rascher als der Kleisterverband. Später lässt sich der Verband mit warmem Wasser aufweichen. Zum Vorderarmbruch sind 150 Gm., zum Unterschenkelbruch 200 Gm. und zum Schenkelbruche 300 Gm. erforderlich. Pharmaceutisch diente Dextrin früher zur Bereitung der trockenen narkotischen Extracte.

d. Süssstoffe, Saccharina.

Saccharum; Zucker, Rohrzucker.

Aus dem ausgepressten Safte des Zuckerrohrs, Saccharum officinarum L. (Fam. Gramineae), und der Zuckerrübe, einer Varietät der Runkelrübe, Beta vulgaris L. (Fam. Chenopodeae), wird durch Eindampfen zur Krystallisation nach vorangegangener Klärung durch Kalk der Rohrzucker in gefärbtem Zustande als sog. Rohzucker oder Moscovade (Cassonade) erhalten, welchen man einem weiteren Reinigungsprocesse unter Anwendung von Knochenkohle (Ráffiniren) unterwirft. Zu medicinischem Gebrauche schreibt die Pharmacopoe weisse, krystallinische Stücke oder weisses, krystallinisches Pulver vor, wonach sowohl weisser Kandiszucker als der sog. Krystallzucker zulässig ist, welche Handelssorten in Bezug auf ihre Reinheit den früher zu medicinischen Zwecken allein benutzten Hutzucker weit übertreffen.

Der Rohrzucker, welcher im ganzen Pflanzenreiche verbreitet ist und noch in einzelnen anderen Gewächsen, z. B. im Zuckerahorn, Acer saccharinum, in der Zuckerhirse, Sorghum saccharatum Pers., im Mais, Zea Mais, in der Palmenart Saguerus Rumphii in grösseren Mengen vorkommt, krystallisirt in Säulen des klinorhombischen Systems, löst sich bei Mittelwärme in $1/3$ seines Gewichtes Wasser, in kochendem Wasser nach allen Verhältnissen, schwierig in absolutem Alkohol, nicht in Aether und lenkt den polarisirten Lichtstrahl nach links ab. Er bildet Verbindungen (Saccharate) mit Basen (Kalk), von denen die mit Schwermetallen in Wasser unlöslich sind, aber mit Alkalien lösliche Doppelverbindungen eingehen. Bei vorsichtigem Erhitzen auf 160° schmilzt er und erstarrt beim Erkalten zu einer amorphen Masse, dem sog. Gerstenzucker, Saccharum hordeatum, der beim Liegen wieder in den krystallinischen Zustand zurückkehrt. Bei 190—220° erfolgt Bräunung und unter Abgabe von Wasser Bildung von schwarzem, porösem, in Wasser und verdünntem Weingeist (als die zum Färbemittel von Liqueuren, Suppen dienende Zuckertinctur, Liquor Sacchari tosti) löslichem Caramel. Kochen von Rohrzuckerlösung mit verdünnten Mineralsäuren verwandelt Rohrzucker in linksdrehenden Invertzucker (Gemenge von Traubenzucker und Lävulose). Unter Einwirkung von Hefe scheint sich Rohrzucker zuerst in Invertzucker zu verwandeln und zerfällt dann der Hauptsache nach in Weingeist und Kohlensäure, neben welchen auch Glycerin und Bernsteinsäure auftreten. Mit Käse, Lab u. s. w. versetzte Zuckerlösung unterliegt wie Traubenzucker der Milchsäuregährung und unter Umständen der schleimigen Gährung.

Die Namen der im Handel vorkommenden Sorten des Rohrzuckers weisen zum Theil darauf hin, dass die Culturstätten des Zuckerrohrs in früherer Zeit ganz andere wie heute waren. So deutet die Bezeichnung Kandis, Zuckerkant, Saccharum candum, welche man für grosskrystalligen, mehr oder minder gefärbten Zucker benutzt, wahrscheinlich auf Kandia, (Andere leiten sie von κάνϑος, Kuchen ab, noch Andere erklären sie für eine altindische Bezeichnung für Zucker), der für eine weisse Sorte Hutzucker gebräuchliche Name Melis, Saccharum Melitense, auf Malta hin, über welche Inseln der Zucker, welcher zuerst in China und Ostindien, wo das Zuckerrohr frühzeitig cultivirt wurde, das später in Arabien und Aegypten gebaut wurde, nach Europa gelangte. Zur Zeit des Eroberungszuges Alexanders d. G. den Griechen bereits bekannt geworden, blieb er nichtsdestoweniger eine seltene, fast ausschliesslich als Heilmittel benutzte Substanz, bis er im Mittelalter durch Verpflanzen des Zuckerrohrs in südeuropäische Länder (Sicilien, Portugal) und benachbarte Inseln (Madeira, canarische Inseln, daher die für die beste und weisseste Zuckersorte früher gebräuchliche Bezeichnung Kanarienzucker, Saccharum Canariense) allgemeiner bekannt wurde. Erst um 1500 fand die Verpflanzung des Zuckerrohrs nach Westindien statt. In der Runkelrübe entdeckte Marggraf 1747 den Rohrzucker, dessen en gros Darstellung aus derselben 1796 Achard in Schlesien zuerst versuchte. Der sog. Hutzucker wird durch Eingiessen der Mutterlauge in Zuckerhutformen und schnelles Erkaltenlassen unter Umrühren gewonnen. Die beste Sorte Hutzucker wird mit dem Namen Raffinade, Saccharum albissimum, belegt. Zur Verdeckung eines etwaigen gelblichen Schimmers erhält Hutzucker häufig in neuerer Zeit einen geringen Zusatz von Ultramarin. Ausser Raffinade, Melis, der wiederum in mehrere Sorten zerfällt, Candis und dem feinkrystallinischen Krystallzucker kommt im Handel noch der Rohzucker unter dem Namen Farinzucker oder spanischer Sand, Saccharum fuscum s. farinaceum, vor.

Die nicht mehr krystallisationsfähige, Invertzucker und Rohrzucker einschliessende Mutterlauge des aus Zuckerrohr bereiteten Zuckers bildet die als gemeiner Syrup oder Melasse, Syrupus communis s. Hollandicus, (treacle der Engländer), bekannte dunkelbraune, süsse und eigenthümlich riechende, zum medicinischen Gebrauche ungeeignete Flüssigkeit, durch deren Gährung der Rum erhalten wird. Runkelrübenmelasse schmeckt unangenehm salzig.

Der Gerstenzucker, früher durch Lösen von Zucker mit Gerstenabsud dargestellt, jetzt durch vorsichtiges Erhitzen von Rohrzucker und Erkaltenlassen erhalten und in Stöcken ausgerollt, ist namentlich als antikatarrhalisches Mittel beim Volke in Gebrauch. Mit Cochenille gefärbt und mit Rosenwasser aromatisirt bildet er den Rosenzucker. Dieser amorphe Zucker ist das Constituens der Bonbons, Boules de gomme und anderer Zuckerwaaren.

Im Tractus verwandelt sich der Rohrzucker unter dem Einfluss von Magensaft und Schleim, sowie von Darmsaft in Dextrose und unterliegt nach der Resorption als solche (ein Theil scheint als Rohrzucker resorbirt zu werden) den diesem Körper zukommenden Veränderungen im Organismus (vgl. S. 348). Im Blute hält er sich länger und in grösserer Menge unverändert als Trauben- und Milchzucker.

Im Munde erregt er süssen Geschmack und namentlich in trockener Form Vermehrung der Secretion. Letztere findet auch wahrscheinlich im Darme und auf der Respirationsschleimhaut statt; doch sind nur grössere Mengen und auch diese nicht constant (Böcker) im Stande, die Darmentleerung zu steigern. Ausschliessliche Zuckernahrung führt bei Thieren zu Hornhautgeschwüren und Tod durch Inanition in 2—4 Wochen (Magendie, Tiedemann und Gmelin); die Harnstoff- und Harnsäureausscheidung nimmt ab, der Urin wird alkalisch (Cl. Bernard); die Kohlensäureausscheidung ist geringer bei hungernden Thieren als bei solchen, welche ausschliesslich mit Zucker gefüttert werden (Böcker). Bei Menschen kommt es bei übermässigem Zuckergenuss ebenfalls zu Abmagerung, sowie wahrscheinlich in Folge der Spaltungsproducte in Magen und Darm zu Verdauungsstörungen, excessiver Säurebildung, oft zu Geschwüren im Munde und Auflockerung des Zahnfleisches (Angelus Sala, Stark u. A.). Mit stickstoffhaltigen Nahrungsmitteln eingeführt verhindert Zucker die Verbrennung dieser im Blute und giebt so zur Fettbildung Anlass.

Das für die nutritiven Eigenschaften des Zuckers angeführte Factum des Fettwerdens der Neger auf Zuckerplantagen, die während der Erntezeit nur Zuckerrohrsaft verzehren, beweist Nichts, da der Zuckerrohrsaft eine Menge stickstoffhaltiger Materien und Salze enthält. Dass das Zuckeressen Caries der Zähne hervorbringt, wurde schon von dem Zuckerfeinde Angelus Sala (1637) behauptet und scheint das Verhalten der Zähne bei Conditoren und in Conditoreien beschäftigter Personen dafür zu sprechen. Hierbei ist wohl nicht allein die aus dem im Munde zurückbleibenden Zucker durch Gährung resultirende Säure, sondern auch der Zucker selbst Schuld. Die Angabe von Larrey, dass Zähne in concentrirter Zuckerlösung brüchig werden, bestätigt sich freilich nicht, wenn das Schmelzoberhäutchen intact ist, wohl aber constant, wenn dasselbe mehr oder weniger zerstört ist, wo der Zucker sich chemisch mit dem Kalke verbindet.

Auf die Conjunctiva oder auf exulcerirte und excoriirte Stellen wirkt Zuckerpulver schwach reizend. — Frische Pflanzentheile lassen sich in concentrirten Zuckerlösungen länger aufbewahren als in wässrigen Flüssigkeiten.

Auf Frösche wirkt Zucker giftig in Folge von Wasserentziehung; subcutane Injection bedingt bei denselben Feuchtwerden der Haut, Ansammlung von Flüssigkeit unter derselben, Vorwölben der Hornhaut, Kataract, Trägheit, Herabsetzung der Empfindung, fibrilläre Muskelzuckungen und Verlangsamung des Herzschlages.

Die ausgedehnte Anwendung des Zuckers in der Heilkunde ist durch seinen ausserordentlich süssen Geschmack bedingt, der ihn als Grundlage der verschiedenen Zuckerwerksformen am zweckmässigsten erscheinen lässt. Als Constituens und Corrigens von Pulvern dient er am häufigsten selbst oder in Form der gebräuchlichsten Oelzucker. Als Versüssungsmittel für Mixturen setzt man denselben entweder Rohrzucker ad libitum (1 : 10 Th. Flüssigkeit) zu oder man benutzt die durch Auflösen von Zucker in wässrigen Pflanzenauszügen erhaltenen Syrupe.

Die conservirende Wirkung des Zuckers spielt bei Herstellung der Conserven und Fructus conditi eine Rolle; ebenso dient Zucker zur Verhinderung der Oxydation leicht oxydirbarer mineralischer Substanzen, z. B. von Iodeisen.

Nach der physiologischen Wirkung ist die Anwendung als äusseres Reizmittel bei Hornhautflecken (in Pulverform eingeblasen) und aphthösen Geschwüren im Munde nicht unangemessen; die Wirkung mancher Syrupe, z. B. des Syrupus Violarum, bei letzteren beruht wahrscheinlich auf dem Zuckergehalt. Auch gegen Caro luxurians und gegen Stockschnupfen wird Zuckerpulver verwendet, desgleichen bei chronischer Laryngitis und Kehlkopfgeschwüren (rasch aspirirt), sowie bei Pannus der Augenbindehaut. Innerlich kommt er am meisten als Expectorans zur Linderung von Hustenreiz und Lockerung des Auswurfes in Frage, und es lässt sich nicht leugnen, dass Zucker bei Anginen und Pharynxkatarrhen, selbst bei Laryngitis durch directen Contact günstigen Einfluss haben kann, sei es als Protectivum, sei es durch einen irritativen Einfluss, durch welchen die Secretion vermehrt wird. Gerade in Fällen, wo die Secretion gering ist und in Folge davon Kitzelgefühl im Halse und fortwährender Hustenreiz besteht, leisten stark zuckerhaltige Getränke (sog. Säftchen) Günstiges. Von Bedeutung ist auch die Verwendung als durstlöschendes Mittel in diluirter wässriger Lösung, als sog. Zuckerwasser, das zwar nicht besser als reines Wasser im Fieber den Durst löscht, wie man meist annimmt, aber des angenehmeren Geschmackes wegen von Vielen vorgezogen wird.

Die sonstigen Anwendungen des Rohrzuckers als directes Heilmittel sind wenig gerechtfertigt. Die grossen Erfolge, welche man sich im Mittelalter von dem Zucker bei **Phthisis** versprach (Avicenna), haben sich ebensowenig bestätigt, wie die von **Budd, Corfe, Piorry** u. A. in neuerer Zeit geträumten Heileffecte der Einführung grösserer Zuckermengen (Kandis) bei **Diabetes mellitus** (zum Ersatze des verloren gegangenen Zuckers!), statt deren in der Regel rasch Abmagerung der Kranken eintritt. Die Empfehlung von Zucker als Antidot von Kupfer-, Quecksilber-, Gold-, Silber- und Bleisalzen (**Vogel** und **Buchner**), wo die gebildeten Verbindungen zwar im Magen, aber nicht im Darmsafte unlöslich sind, sowie gegen Arsenik (**Duval**) haben keine praktische Bedeutung. Etwas mehr Werth hat die antidotarische Verwendung concentrirter Zuckerlösungen beim Eindringen von Aetzkalk in das Auge, wo man auch die daraus resultirenden Hornhautverdunkelungen damit zu heilen suchte. Die Anwendung gegen **Gastralgie** und **Indigestion** (Plouviez), **Darmkatarrh**, **Cholera asiatica**, **Addisonsche Krankheit** lässt sich nicht physiologisch rechtfertigen. Selbst narkotische Wirkungen hat man dem Zucker zugeschrieben, und wie weise Wartefrauen in dem Zuckerwasser ein Mittel gegen **Singultus** im Säuglingsalter erkennen, sah Provençal im Zucker ein Beruhigungsmittel bei Aufregung in der Geschlechtssphäre (zu 1 Pfd. täglich!) und **Chatelin** in dem beim Schlafengehen reichlich zu zermalmenden Kandis ein wahres Hypnoticum.

Auf Kohlen gestreut benutzt man Zucker zu Räucherungen in Krankenzimmern. Mit dem Rauche imprägnirten Werg oder Watte benutzte man bei Rheuma und legte sie beim Entwöhnen auf die Brust.

Die Dosirung des Zuckers ist eine willkürliche. Als Corrigens setzt man zu Mixturen 10—20 Gm.

Präparate:

1. **Syrupus simplex**, Syrupus Sacchari, Syrupus albus; **Weisser Syrup**, Einfacher Syrup, Zuckersyrup. Saccharum 60 Th. in 40 Th. Wasser gelöst. Constituens für Linctus und Litus oris, auch für Pillen, Zusatz zu internen flüssigen Mixturen.

2. **Elaeosaccharum**, Oelzucker. Zuckerpulver 2,0 mit 1 Tropfen irgend eines ätherischen Oeles ex tempore verrieben.

Saccharum lactis; Milchzucker.

Statt Rohrzucker als Vehikel für hygroskopische Substanzen oder kleine Flüssigkeitsmengen in Pulvern dient der in der Milch verschiedener Säuger enthaltene und aus den Molken durch Eindampfen und Umkrystallisiren gewonnene Milchzucker.

Derselbe bildet weisse, harte Krystallmassen oder Krusten, die sich bei 15⁰ in 7 Th. Wasser und bei 100⁰ in gleichen Th. Wasser zu einer nicht syrupösen Flüssigkeit lösen. Er schmeckt nur schwach süss, ist rechtsdrehend, reducirt kalische Kupferlösung, kann aber nicht direct in geistige, wohl aber in Milch- und Buttersäuregährung übergeführt werden. In grösserer Menge in den Tractus eingeführt wirkt Milchzucker purgirend, nach M. Traube nicht durch Bildung von Milchsäure, doch findet sich auch kein Milchzucker in dem Sedes.

Als Ersatz für Molken (1 Theelöffel voll auf 1 Tasse Wasser unter Zusatz von Rohrzucker und etwas Kochsalz) fand Milchzucker früher Empfehlung. M. Traube rühmt bei habitueller Obstipation eine Lösung von 9,0—15,0 in einem Wasserglase abgerahmter, zuvor gekochter warmer Milch oder in āā 125,0 Milch und Wasser Morgens nüchtern. Bei Neugeborenen benutzt man ihn zu 1,5—2,5 in wässriger Lösung zur Entfernung des Meconiums. Bei Kindern, welche mit Kuhmilch aufgefüttert werden, hebt ein geringer Zusatz von Milchzucker zur Nahrung nicht selten die grünen Defäcationen auf. Die Anwendung als Expectorans bei Lungenphthise (zu 5,0—15,0) und der Gebrauch gegen Cuprismus sind ohne Bedeutung.

Mel, Honig.

Der Honig ist das bekannte Product unserer **Honigbiene, Apis mellifica** L. (Fam. Hymenoptera, Cl. Insecta), welches von dieser aus den Honigdrüsen verschiedener Blumen gesammelt und in den aus Wachs gebildeten Zellen (Waben) niedergelegt wird.

Man gewinnt ihn daraus entweder durch spontanes Ausfliessenlassen (**Jungfernhonig, Mel virgineum** s. **album**) oder durch Auspressen oder besser mittelst der durch Centrifugalkraft wirkenden Schleudermaschine (**gewöhnlicher oder roher Honig, Mel commune** s. **crudum**).

Honig bildet im frischen Zustande eine klare, durchscheinende Masse von der Consistenz eines dicken Syrups, verwandelt sich aber allmählig in eine undurchsichtige, körnige Masse von weissgelber, gelber oder bräunlich gelber Farbe. Er hat einen süssen Geschmack, dem nach den Pflanzen, woraus der Honig gesammelt wurde, ein eigenthümliches Aroma beigemengt ist. Man trennt danach **Lindenhonig, Heidehonig, Buchweizenhonig, Krauthonig** (von Wiesen- und Gartenblumen gesammelt); doch sind bei uns diese auch in der Farbe differirenden Sorten im Handel meist gemischt. Man unterscheidet hier sog. **Landhonig** und **Indischen Honig** (**Westindischen** oder **Cuba-Honig**), welcher letztere meist heller von Farbe, aber schwächer an Aroma als der einheimische ist. Nur der ausgeflossene oder durch die Centrifuge gewonnene Honig ist rein; der durch Pressen gewonnene enthält häufig mitgepresste Bienenbrut und verdirbt leicht. Durch mikroskopische Untersuchung des Honigs lassen sich durch die darin befindlichen **Pollenzellen**, welche das sog. **Bienenbrod** oder **Ambrosia** darstellen, Anhaltspunkte über die Pflanzen gewinnen, aus denen die Bienen den Honig sammelten (Schroff). Ein besonderes Aroma wird dem Rosenhonig von der Insel Euboea zugeschrieben; sehr rein und süss scheint auch der Französische oder Narbonner Honig zu sein.

Der Honig ist, abgesehen von dem beigemengten Wachs und Blüthenpollen, Riech- und Farbstoffen als eine concentrirte Lösung mehrerer Zuckerarten anzusehen, welche in einzelnen Sorten und in verschiedenen Zeiten der Aufbewahrung nicht immer dieselben sind. Im frischen Honig findet sich Rohrzucker, der aber bei längerer Aufbewahrung in **Invertzucker**, nach **Dubrunfaut** ein Gemenge gleicher Aequivalente **Dextrose** oder **Glykose** und **Linksfruchtzucker** oder **Laevulose**, sich verwandelt; neben dem Invertzucker ist aber im Honig stets ein Ueberschuss von

Dextrose vorhanden. Auch Mannit ist im Honig ermittelt (Guibourt). Das Körnigwerden des Honigs steht offenbar im Zusammenhange mit dem Invertiren des Rohrzuckers.

Invertzucker (modificirter Rohrzucker, Sucre interverti) entsteht im Honig unter Einfluss eines Fermentes, wie in anderen Rohrzuckerlösungen, beim Stehen an der Luft, kann auch durch Behandlung von Rohrzucker mit verdünnten Säuren erhalten werden. Derselbe lenkt die polarisirte Ebene nach links; beim Eindunsten scheidet sich der krystallisirte Traubenzucker von dem syrupförmigen Linksfruchtzucker ab.

Die Dextrose (Traubenzucker, Krümelzucker, Stärkezucker), die im Pflanzenreiche verbreitetste, meist jedoch mit Lävulose zusammen vorkommende Zuckerart, welche auch im Thierkörper normal und in grosser Quantität unter pathologischen Verhältnissen im Urin (bei Diabetes mellitus) sich findet, krystallisirt aus Wasser in weissen, undurchsichtigen, halbkugeligen Körnern oder blumenkohlartigen Massen, die bei 60° erweichen und bei 90 bis 100° syrupartig zerfliessen und alles Krystallwasser verlieren. In Wasser löst sich Dextrose leicht, schwer in gewässertem Weingeist, nicht in Aether. Sie hat einen viel weniger süssen Geschmack als Rohrzucker und dreht die Ebene des polarisirten Lichtes nach rechts, am stärksten in frischer Lösung. Bei Erhitzen auf 210—220° entstehen Producte (Caramel), welche denen des Rohrzuckers bei gleicher Behandlung ähnlich sind. Glykose reducirt Kupferoxydsalze zu Kupferoxydul und zerfällt unter dem Einflusse der Bier- oder Weinhefe, von einigen anderen Stoffen abgesehen, in Weingeist und Kohlensäure (weinige Gährung), beim Stehen an der Luft in alkalischer Lösung in Kohlensäure, Wasserstoff, Milchsäure, Essigsäure, und (bei Gegenwart von Eiweissstoffen) auch in Buttersäure, Mannit und andere Stoffe. Buttersäure und Milchsäure entstehen aus Traubenzucker auch im Magen und den unteren Partien des Darmes, besonders im wurmförmigen Fortsatze, daneben scheinen auch andere Säuren vorzukommen. Bei Glykosefütterung tritt ein Theil in das Blut, wo eine allmählige Verbrennung zu Kohlensäure und Wasser erfolgt. Bei Einführung sehr grosser Mengen erscheint ein Theil der Glykose im Urin wieder.

Der Linksfruchtzucker oder die Lävulose, eine im Pflanzenreiche meist neben Glykose und selten in grösseren Mengen als diese vorkommende Zuckerart, ist ein farbloser unkrystallisirbarer Syrup, der an Rohrzucker an Süssigkeit gleichkommt, sich in Wasser in jedem Verhältnisse und in Spiritus leichter als Glykose löst, direct gährungsfähig ist und die Ebene des polarisirten Lichtes nach links ablenkt.

Verfälschung des Honigs kommt besonders mit Mehl, Stärkemehl und Stärkesyrup vor.

Der Honig, welcher in manchen Ländern (Schweiz) allgemein als diätetisches Mittel in Anwendung kommt, wirkt im Wesentlichen wie Zucker. Grössere Mengen (30,0—60,0) bedingen leichtes Purgiren und können bei besonders disponirten Personen selbst choleriforme Erkrankungen veranlassen.

Es giebt Personen, welche eine sog. Idiosynkrasie gegen Honig besitzen und nach dem Genusse desselben regelmässig Erythem und Nesselfieber bekommen. Diese Erscheinungen sind wohl zu unterscheiden von den durch wirklich giftigen Honig veranlassten, wie solcher nach dem Einsammeln von gewissen Pflanzen (Aconitum, Nerium Oleander, Rhododendron ferrugineum und flavum, Azalea pontica) vorkommt und in alter und neuerer Zeit Intoxicationen mit narkotischem Gepräge veranlasst hat.

Man hielt den Honig früher für ein Heilmittel bei Blasen- und Nierenleiden, Harnsteinen, ferner bei Asthma und chronischen Katarrhen und gab ihn täglich zu einigen Unzen, bei letztgenannten Affectionen auch in Form von Geheimmitteln, z. B. als Schlesischen Fenchelhonigextract, der nichts als Honig mit Fenchelöl

(1 Tropfen auf 60 Gm.) darstellt. Eine Lösung von Honig in Wasser, Honigwasser, Hydromel, kann das Zuckerwasser als Getränk ersetzen. Aeusserlich ist Honig mit Roggenmehl Volksmittel als Kataplasma oder Emplastrum mellis bei Furunkeln und Drüsengeschwülsten. Von ärztlicher Seite bedient man sich des Honigs hauptsächlich als Corrigens und Constituens, so namentlich als Grundlage für Latwergen oder (seltener) für Pillen, früher auch Salben, Unguenta mellita, als Versüssungsmittel besonders bei Mund- und Gurgelwassern, Pinselsäften u. s. w. Hier macht man jedoch weniger von dem käuflichen Honig als von den Präparaten desselben Gebrauch.

Präparate:

1. **Mel depuratum s. despumatum, gereinigter Honig.** Von Wachs und mechanischen Beimengungen befreiten Honig, was früher nach der Vorschrift der Pharmakopoe durch Erwärmen von 1 Th. käuflichen Honig mit 2 Th. Wasser bis auf fast 100° und Filtriren bei 40—50° geschah, worauf man im Wasserbade zur Syrupsconsistenz eindampft und colirt. Bei dieser Bereitungsweise geht ein grosser Theil des Aromas verloren, weshalb immer Centrifugalhonig in der Regel besser als Mel depuratum schmeckt, welches letztere in allen Fällen, wo der Arzt Honig verordnet, dispensirt wird.

2. **Mel rosatum, Rosenhonig.** Mel depuratum 10 Th. mit einem filtrirten und mit Spiritus versetzten Macerate von Flor. Rosae (1:6) im Wasserbade zur Syrupconsistenz eingedickt. Braun, klar. Besonders zu Pinselsäften, Collutorien, Gurgelwassern bei Mundaffectionen und Anginen benutzt und vielleicht seines geringen Tanningehaltes wegen auch an sich bei diesen Leiden wirksam.

Radix Liquiritiae, Radix Liquiritiae glabrae, Radix Glycyrrhizae Hispanica; **Spanisches Süssholz.** **Radix Liquiritiae mundata,** Radix Glycyrrhizae echinatae, Radix Liquiritiae Russica; **Russisches Süssholz.**

Von den beiden als Süssholz bezeichneten Wurzeln stammt das Spanische Süssholz von Glycyrrhiza glabra L., einer zu den Leguminosen gehörigen, vorzüglich in Südeuropa einheimischen mannshohen Staude, welche in Italien, Spanien und Frankreich, auch in einzelnen Gegenden Deutschlands, z. B. bei Bamberg, im Grossen angebaut wird. Das Russische Süssholz, früher irrig von Glycyrrhiza echinata abgeleitet, scheint von einer besonderen Form derselben Art, die auch als Glycyrrhiza glandulifera W. K. bezeichnet, in Russland einheimisch und von Ungarn bis Afghanistan verbreitet ist, abzustammen.

Die Radix Liquiritiae glabrae kommt (als das am meisten geschätzte Süssholz von Tortosa in Catalonien) in mehrere Fuss langen Bündeln, welche vorzugsweise aus den 5—20 Mm. dicken Nebenwurzeln bestehen, in den Handel. Aussen erscheinen dieselben graubräunlich, innen saturirt gelb; der Querschnitt zeigt eine bis 3 Mm. dicke Rinde von bräunlicher oder blassgelblicher Farbe, die durch eine dunkler gefärbte schmale Zone von dem mehr oder minder rein gelb gefärbten dichten Holze, das von vielen linearen Markstrahlen durchsetzt wird, getrennt ist. Die frische Wurzel hat einen geringen unangenehmen Geruch und leicht kratzenden Beigeschmack, während sie nach dem Trocknen fast gar nicht riecht und rein süss schmeckt. Sie kommt stets ungeschält in den Handel. Die Radix Liquiritiae Russica, welche hauptsächlich von den Inseln des Wolgadeltas stammt, ist stets geschält und bildet hellgelbe, kaum mehr als 3 Dm. lange, bis 4 Cm. dicke, wenig gebogene, spindelförmige Stücke von gelber Farbe, welche weit leichter und lockerer als das Spanische Süssholz sind und sich leichter in Pulverform bringen lassen.

Die wesentlichsten Bestandtheile des Süssholzes sind Zucker (Traubenzucker) und ein eigenthümlicher Süssstoff, das **Glycyrrhizin**; ausserdem enthält es Stärkemehl, Harze (vielleicht aus dem Glycyrrhizin abstammend), Asparagin und Apfelsäure.

Das Glycyrrhizin, nach Sestini zu 3% in der Süssholzwurzel und an Kalk und Magnesia, nach Roussin an Ammoniak gebunden, amorph, gelbweiss, schmeckt stark bittersüss, riecht schwach und reagirt sauer. Von heissem Wasser, Weingeist, Aether, wässrigen Alkalien wird es leicht gelöst. Bei Kochen in verdünnten Säuren zerfällt es in Glykose und einen stark bittern braunen Körper, das Glycirretin. Zu 15,0—30,0 wirkt Glycyrrhizin milde purgirend; ein Theil findet sich in den Fäces wieder, im Urin dagegen nichts (Witte).

Aus der Süssholzwurzel wird im südlichen Europa und in Russland bei Astrachan und Kasan durch Auskochen mit Wasser, Auspressen und Eindampfen des Saftes ein wässriges Extract gewonnen, welches in Stangen von mehreren Cm. Länge und 2 Cm. Dicke geformt und meist mit einer Marke des Fabrikanten versehen in den Handel gebracht wird. Dieses ist der unter dem Namen **Lakriz** (corrumpirt aus Liquiritia) oder Lakrizensaft (Bärendreck) bekannte **Succus Liquiritiae crudus** s. Extractum Glycyrrhizae crudum.

Derselbe stellt eine schwarze oder schwarzbraune, in der Kälte spröde und scharfkantig glänzend brechende, in der Wärme zähe und biegsame Masse von geringem brenzlichem Geruche und süssem, dabei aber auch anhaltend kratzendem Geschmacke dar. Die aus Calabrien stammende Handelswaare verdient den Vorzug. Succus Liquiritiae löst sich nur unvollständig (zu ³/₄ und mehr) in Wasser: je weniger Rückstand er giebt, um so besser ist die Sorte. Stärkemehlkörnchen deuten auf Verfälschung mit Mehl. In Folge der Bereitung in kupfernen Kesseln enthält es nicht selten Kupferpartikelchen mechanisch beigemengt. Es ist das Präparat deshalb zur medicinischen Anwendung zuerst zu reinigen, was dadurch bewirkt wird, dass man grob zerschnittenen Lakriz in einem Fasse mit reinem Stroh geschichtet und mit kaltem Wasser 24 Stunden an einem kühlen Orte macerirt, den Auszug durch einen Hahn ablässt, die Maceration mit neuem Wasser mehrmals wiederholt, und aus den klaren Auszügen ein dickliches Extract von brauner Farbe darstellt, welches den Namen **Succus Liquiritiae depuratus** s. Extractum Glycyrrhizae depuratum, **gereinigter Lakriz**, führt.

Süssholz und Lakriz werden vom Volke als demulcirende und expectorirende Mittel bei Hustenreiz, Heiserkeit und Bronchialkatarrh vielfach benutzt und auch ärztlich, meist jedoch nur als Adjuvans anderer Mittel, verordnet. Seltener werden sie bei acuten febrilen Katarrhen, meist nach vorübergegangenem acutem Stadium bei zäher Beschaffenheit des Secretes benutzt. Ihren Hauptwerth haben beide jedoch wegen ihres lange anhaltenden süssen Geschmackes als Corrigentien und als Grundlage für gewisse Arzneiformen, so die Radix Glycyrrhizae als geschmackverbesserndes Mittel bei Species (1:2—10), als Zusatz zu Extracten behufs Darstellung von Pillenmassen und als Vehikel für hygroskopische Pulver, wo stets Russisches Süssholz Anwendung findet, das Extractum Glycyrrhizae depuratum, welches man in der Medicin stets statt des rohen Extractes anwenden sollte, als bestes Corrigens für salinische Mixturen (Salmiak, Magnesium sulfuricum) und als Pillen- und Bolusconstituens für nicht sehr hygroskopische Substanzen.

Die Dosis beider Präparate ist ziemlich unbeschränkt; doch können grosse Dosen unreinen Lakrizensaftes Verdauungsstörungen bedingen. Einzelne Personen ertragen auch die Süssholzwurzel nicht gut und bekommen darnach Urticaria. Zum Decoct oder besser zur Ebullition, da Decocte unangenehm kratzend schmecken, nimmt man 1 Th. Süssholz auf 5—10 Th. Colatur. Vom Extractum Glycyrrhizae werden Mixturen von 200,0 4,0—8,0 hinzugesetzt.

Präparate:

Syrupus Liquiritiae s. Glycyrrhizae, Macerat von 10 Th. Russischem Süssholz mit 10 Th. Ammoniak und 100 Th. Wasser, im Wasserbade auf 10 Th. abgedampft und durch Zusatz von weissem Syrup auf 100 Th. gebracht. Gelblich; zu expectorirenden Mixturen.

Nicht mehr officinell ist das sog. Süssholzextract, Extractum Liquiritiae radicis s. Extractum Glycyrrhizae, ein wie Succus Liquiritiae depuratus verwendetes, aber theureres Macerationsextract von gelbbrauner Farbe, in Wasser klar löslich und von sehr süssem Geschmacke; ebenso die wie Eibischpaste gegen Husten gebrauchte Süssholzpaste, Pasta Liquiritiae s. Glycyrrhizae, mit Arabischem Gummi und Zucker bereitet, und die durch Orangenblüthwasser aromatisirte Pasta Glycyrrhizae pellucidae.

Der Succus Liquiritiae depuratus ist der Hauptbestandtheil einer grossen Masse von Mitteln gegen Heiserkeit und Husten in flüssiger oder fester Form, welche beim Volke in Ansehen stehen. Sehr verbreitet ist der Gebrauch des statt des aus 15 Ingredienzen bestehenden alten Dänischen Brustelixirs, Elixir pectorale regis Daniae, bei uns verabreichten **Brustelixirs, Elixir e Succo Liquiritiae** s. Elixir e Succo Glycyrrhizae s. Elixir Ringelmanni s. Elixir pectorale, eine dunkelbraun aussehende Mischung von āā 1 Th. Succus Liquiritiae depuratus und Liquor Ammonii anisatus und 3 Th. Aqua Foeniculi, das zu 20—30 Tropfen zu nehmen ist. Besonders zahlreich ist die Zahl der Zuckerwerksformen, welche, wenn sie nur aromatische Zusätze enthalten (und nicht etwa, wie einige englische und nordische Formen, Opium) nicht als unzweckmässig bezeichnet und in beliebiger Menge verbraucht werden können. Hierher gehören z. B. der aus 8 Th. Succus Liquiritiae und āā 1 Th. Zucker und Gummi bereitete Succus Liquiritiae tabulatus, der auch als Pasta Liquiritiae bezeichnet wird, die Trochisci bechici nigri, Brustzeltchen, Hustenkügelchen (aus Veilchenwurzel, Süssholz, Anis, Fenchel āā 1 Th., Succus Liquiritiae 4 Th., Zucker 16 Th. mit Traganth, hie und da auch mit Rosenwasser bereitet) u. a. m. Besondere Erwähnung verdient das stricknadeldicke Bacilli bildende sog. Cachou, das aus gereinigtem Lakriz mit Gummischleim unter Zusatz von Anisöl angefertigt wird, und das Cachou de Bologne, die zur Verdeckung eines schlechten Geruches des Athems, besonders von Rauchern, in Italien und Frankreich viel gekauten Pastilles pour les fumeurs, am einfachsten aus Lakriz und Nelkenpulver gebildet. Die beiden letztgenannten Präparate enthalten in anderen Formeln wirklich Catechu (cachou), wovon sie ihren Namen haben, dagegen kein Extractum Liquiritiae, werden auch oft anders, z. B. das Cachou de Bologne mit Pfefferminzöl, Ambra- und Moschustinctur parfümirt.

Verordnungen:

1) ℞
*Pulveris rad. Liquiritiae
   mundatae*
— *rad. Althaeae* āā 2,0
— *rhizomatis Iridis* 1,0
— *Gummi Arabici* 3,0
Syrupi Amygdalarum 100,0
M. f. linctus. D. S. Theelöffelweise zu verbrauchen. (Sog. Linctus leniens, bei Hustenreiz.)

2) ℞
*Succi Liquiritiae depurati pulv.
Fructus Anisi pulv.*
— *Foeniculi* āā 5,0
Syrupi Althaeae 60,0
M. D. S. Theelöffelweise. (Sog. Looch pulmonale, bei Hustenreiz.)

Anhang: Rhizoma s. Radix Polypodii, Radix Filiculae dulcis, Engelsüss, Korallenwurz, Kropfwurz, der anfangs süss, später bitterlich kratzend schmeckende Wurzelstock von Polypodium vulgare L., dem bei uns und fast über die ganze Welt verbreiteten Tüpfelfarn, früher wie Süssholz benutzt, jetzt obsolet. Die Droge enthält Mannit, Rohrzucker und unkrystallisirbaren Zucker.

Rhizoma Graminis, Radix Graminis, Stolones Graminis; **Queckenwurzel, Graswurzel.**

Durch grossen Gehalt (bis 22%) an Zucker, welcher Glykose (Stenhouse) und Mannit zu sein scheint, zeichnet sich auch der kriechende Wurzelstock der als Unkraut in der alten und neuen Welt verbreiteten Quecke, Agropyrum repens Palisot s. Triticum repens L. (Fam. Gramineae), aus.

Der ausserordentlich lange und weithin verzweigte Wurzelstock unserer Quecke ist bis 3 Mm. dick, rund, gegliedert, hohl und kommt im Handel meist zerschnitten vor. Getrocknet ist er von strohgelber Farbe und von mehr oder minder süssem Geschmacke. Die Stücke zeigen einen schmalen, hohlen Gefässbündelkreis innerhalb des stärkefreien Rindengewebes. Sandboden liefert die süsseste Queckenwurzel. Die Italienische Graswurzel, Rhizoma Graminis Italici, stammt von Cynodon Dactylon Rich. (Digitaria stolonifera Schrader), einer in Deutschland seltenen Graminee, und enthält viel weniger Zucker, dagegen reichlich Stärkemehl.

Die Anwendung der Queckenwurzel in der Medicin — sie galt früher als „lösendes" Mittel bei Unterleibsaffectionen und wurde innerlich (in Abkochung zu 10,0—15,0 auf 1 Pfd. Wasser pro die, oder als ausgepresster Saft) und in Klystierform applicirt — ist fast vergessen.

Präparat:

Extractum Graminis; Queckenextract. Rhizoma Graminis 2 Th. mit 10 Th. kochendem Wasser 6 Stunden digerirt, die Colatur auf 3 Th. eingekocht, filtrirt und zur Extractconsistenz gebracht. Braun, in Wasser klar löslich. Zu 1,0 bis 8,0 in aromatischem Wasser gelöst, meist mit laxirenden Alkalisalzen hie und da in Gebrauch; als Pillenconstituens brauchbar. Das Extractum Graminis liquidum s. Mellago Graminis, worunter man entweder den eingedickten frischen Presssaft der Queckenwurzel oder den zur Syrupconsistenz gebrachten Absud verstand, ist nicht mehr gebräuchlich.

Radix Dauci; Mohrrübe, Karotte, Möhre, Wurzel. Die fleischige, gelbe oder gelbrothe Wurzel der cultivirten Mohrrübe, Daucus Carota L., einer bei uns einheimischen Umbellifere, deren spontan wachsende Stammpflanze eine holzige, fast weisse, scharf bittere und aromatische Wurzel besitzt, enthält von allen cultivirten Gewächsen (mit Ausnahme der Zuckerrübe) die grösste Menge von Zucker, theilweise Rohrzucker und Mannit (A. Husemann), daneben Pectinstoffe, Eiweiss, Cholesterin, Hydrocarotin und einen eigenthümlichen dunkelrothen Farbstoff, das Carotin. Abgesehen von ihrer Verwendung als leichtverdauliches Gemüse, reicht man die Mohrrübe Kindern roh und gekocht als wurmtreibend und wendet auch den ausgepressten rohen Saft, Succus Dauci crudus, und ebenso den vom Eiweiss befreiten Saft, Succus Dauci inspissatus s. Roob Dauci, als Anthelminticum an. Beide dienen auch bei Katarrhen als Volksmittel, ebenso eine Abkochung der (gelben!) Wurzel gegen Gelbsucht. Aeusserlich benutzt man geschabte Mohrrüben zu kühlenden Umschlägen bei Verbrennungen und wollte damit früher sogar Elephantiasis und Krebsgeschwüre zur Heilung bringen.

Fructus Ceratoniae, Siliqua dulcis, Ceratia, Caroba; Johannisbrod, Caroben. — Die als Leckerbissen von Kindern geschätzte Frucht des in Aegypten, Syrien und Südeuropa einheimischen Johannisbrodbaumes, Ceratonia Siliqua L. (Fam. Leguminosae, Abth. Caesalpinieae), kommt medicinisch nur als Bestandtheil der Species pectorales cum fructibus in Betracht. Die Frucht ist eine querfächrige, auch bei der Reife geschlossene, bis 2 Dm. lange, platte Hülse mit glänzend kaffeebrauner, lederartiger Fruchthaut und frisch musartig fleischigem, trocken zähem, bräunlichem, süssem Mesocarpium, in welchem die platten, eiförmigen, kastanienbraunen, glänzenden Samen einzeln in flachen, mit einer gelblichen, dünnen Haut ausgekleideten Fächern liegen. Sie enthält 30% Zucker (nach Berthelot Rohrzucker), daneben Schleim und etwas Buttersäure (0,6% nach Redtenbacher), vielleicht aus dem Zucker durch Fermentwirkung gebildet. In ihrer Heimath gilt die fragliche Frucht als Mittel gegen chronische Brustaffectionen.

Caricae; Feigen. — Die Feigen sind die fleischigen und einer birnförmigen Frucht ähnlich gewordenen Blüthenböden (Hypanthodia) von Ficus Carica L., dem ursprünglich im vorderen und mittleren Asien wilden, jetzt dort und in Südeuropa und anderen Ländern mit gemässigtem Klima cultivirten Feigenbaume (Fam. Moreae), in deren gelblichem, schleimig süssem Fleische die eigentlichen Früchte, kleine, rundliche Achenien, eingebettet sind. Die Droge verdankt ihre Süssigkeit einem hohen Gehalte von Traubenzucker, der etwa 60—70% der trockenen Waare bildet, neben welchem sie Schleim und Fett enthält. Die besten Feigen sind die kleinasiatischen oder Smyrnaer; die aus Griechenland stammenden, plattgedrückt auf Bastband gereihten Kranzfeigen werden als sehr haltbar bezeichnet, bedecken sich jedoch auch nach Jahren mit auswitterndem Traubenzucker, werden unschmackhafter und der Sitz zahlloser Milben. Italienische Feigen sind kleiner und weicher; noch kleiner die spanischen (Malaga-Feigen). Der Genuss von Feigen in grösserer Menge fördert den Stuhlgang. Man gab dieselben in Abkochung als demulcirendes Mittel (30,0—60,0 auf 500,0 tassenweise) bei Angina, Laryngeal- und Bronchialkatarrh, meist mit anderen analog wirkenden Substanzen, z. B. in den Species pectorales cum fructibus. Mit Milch aufgeweicht sind Feigen Volksmittel bei Abscessen des Zahnfleisches.

Anhang: In ähnlicher Weise wie Feigen dienten früher manche andere durch Gehalt von Traubenzucker ausgezeichnete Früchte. So die als Jujubae oder Brustbeeren bezeichneten braunrothen Früchte von Zizyphus vulgaris L. (italienische und spanische Jujuben) und Zizyphus Lotus L. (französische Jujuben) aus der Familie der Rhamneae, aus denen man in Frankreich noch jetzt eine wie Pasta Althaeae benutzte Pasta Jujubarum bereitet. Zu letzterer und früher in Deutschland zu den Species pectorales cum fructibus kamen auch die Datteln, Dactyli, die Früchte der in Asien und Nordafrika einheimischen und dort sowie in Spanien viel cultivirten Dattelpalme, Phoenix dactylifera L., deren Kerne man jetzt geröstet als Kaffeesurrogat verwendet. Ferner dienten in analoger Weise die getrockneten zuckerreichen Beeren verschiedener in südeuropäischen Ländern cultivirter Varietäten des Weinstocks, Vitis vinifera L, welche in grosse oder Rosinen, Passulae majores. Uvae passae, und kleine oder Korinthen, Passulae minores, Uvae graeculae s. Corinthicae, unterschieden werden und zu Abkochungen bei Anginen und Katarrhen, auch zu Lippenpomaden und (die Rosinen) als Emolliens bei Zahnfleischabscessen benutzt wurden. Feigen, Datteln, Jujuben und Korinthen āā bilden die in Frankreich zu Decocten (1:20) gebräuchlichen Fruits béchiques s. pectoraux.

Glycerinum; Glycerin, Oelsüss.

Eine nicht unbedeutende Rolle in der Medicin spielt in der neueren Zeit das sich durch seinen süssen Geschmack an die

Zuckerarten, durch seine Abstammung an die fetten Substanzen anreihende Glycerin, was theilweise in der Hygroskopicität des betreffenden Körpers, theilweise in dem bedeutenden Lösungsvermögen desselben für eine Anzahl in Wasser schwer löslicher Stoffe seinen Grund hat.

Das von der Pharmakopoe vorgeschriebene Glycerin bildet eine klare, farb- und geruchlose, neutrale, syrupsdicke, süssschmeckende Flüssigkeit von 1,225 bis 1,235 spec. Gew., welches in jeder beliebigen Menge Wasser, Weingeist und Aetherweingeist löslich ist, dagegen sich nicht in Aether, Chloroform und fetten Oelen löst. Es bildet sich bekanntlich bei der Zersetzung der Fette, welche zusammengesetzte Aether des Glycerins, sog. Glyceride, sind, und entsteht so als Nebenproduct bei der Bereitung der Pflaster und Seifen. In sehr reinem Zustande wird es in grossem Maassstabe durch Zerlegung der Fette mittelst überhitzten Wasserdampfes, wobei das Wasser als Base wirkt und das Glycerin als Destillationsproduct auftritt, dargestellt. Es hat die Zusammensetzung $C^3H^8O^3$ und ist ein dreisäuriger Alkohol. Künstlich darstellbar ist dasselbe aus Iodallyl, indem man dieses durch Behandlung mit Brom in Glycerylbromür verwandelt, letzteres durch Wechselzersetzung mit essigsaurem Silberoxyd in neutrales Essigsäureglycerid (Triacetin) überführt und dieses mit kaustischem Baryt zersetzt. Es krystallisirt unter gewissen Verhältnissen schon bei $+6^0$, lässt sich im luftleeren Raume bei etwa 200^0 überdestilliren, zerfällt aber unter gewöhnlichem Drucke in Kohlensäure, Acroleïn und brenzliche Producte. Durch Behandlung mit verdünnter Salpetersäure bildet es Glycerinsäure, $C^3H^6O^4$, durch Erhitzen mit Salzsäure eine Reihe ölförmiger Oxychlorüre, von denen das Chlorhydrin, $C^3H^7ClO^4$, anaesthetische und toxische Eigenschaften (Romensky) besitzt. Durch Einwirkung von concentrirter Salpetersäure und Schwefelsäure bildet sich das durch seine explosiven Eigenschaften wohlbekannte Nitroglycerin (Sprengöl), welches auf den Thierkörper intensiv giftig wirkt, bei Fröschen Krämpfe und Steigerung der Reflexerregbarkeit bedingt, bei Säugethieren Sopor erzeugt und bei Menschen schon in minimalen Dosen, z. B. beim blossen Lecken eines damit befeuchteten Fingers, stundenlangen Kopfschmerz hervorruft, in grösseren Mengen selbst intensive Narkose und Tod bedingt. Dasselbe wurde früher unter dem Namen Glonoïn von Homoeopathen u. A. als Sedativum bei Algien, Hysterie und Schlagfluss und in neuester Zeit von Murrell u. A. in ähnlicher Weise wie Amylnitrit gegen Angina pectoris und Hemicranie empfohlen, wo es zu 2—3 Tropfen einer Lösung in 100 Th. Weingeist 3—4 stündlich oder in Mandelöl gelöst, wo es beim Schlage nicht detonirt, oder in Pillen oder Trochisken (zu deren Bereitung das Nitroglycerin in schmelzender Cacaobutter gelöst wird) von $1/2$ Mgm. Nitroglyceringehalte gebraucht wird.

Bei Menschen ruft Glycerin auf der äusseren Haut keine Irritation hervor, ebenso bei Application auf Wundflächen, während sehr concentrirtes Glycerin auf derselben Brennen und Prickeln, wahrscheinlich in· Folge von Wasserentziehung, bedingen kann. Es imbibirt sich leicht in die Haut, macht dieselbe schlüpfrig und erhält sie feucht. Auf Schleimhäuten bedingt sehr concentrirtes Glycerin Entzündung derselben (Crevaux). In grösserer Verdünnung können dagegen intern ziemlich grosse Mengen (10,0—15,0) ohne Erscheinungen seitens des Tractus und ohne entfernte Erscheinungen eingeführt werden; grössere Mengen wirken purgirend.

Das Glycerin wirkt auf Frösche (Th. Husemann und Ummethun) und in grösseren Dosen auch bei Hunden und Kaninchen toxisch. Bei Fröschen wechseln krampfhafte Erscheinungen mit paralytischen ab. Bei Hunden und Kaninchen wirkt Glycerin subcutan in Dosen injicirt, welche 8,0 per Kilo übersteigen, in einigen Stunden tödtlich; colossale Dosen erzeugen Tetanus mit Steigen der Temperatur, geringere Mengen Lähmung und Sinken der Eigenwärme, mitunter auch Hämaturie; bei der Section finden sich Hyperämie und Erweichung der Leber, dunkles und flüssiges Blut, Hämorrhagien im ganzen Verlauf des Tractus, besonders im Anfange des Dünndarms und im Rectum, Hyperämie der Nieren und blutiger Harn, manchmal auch ausgesprochene Meningitis (Dujardin-Beaumetz und Audigé). Diese Vergiftungserscheinungen kommen auch nach vollkommen reinem Glycerin vor und sind keineswegs auf Verunreinigung mit dem bei trockner Destillation von Glycerin und Glyceriden leicht entstehenden brennend scharfen, zu Thränen reizenden und bei Thieren narkotisch wirkenden Acroleïn zurückzuführen. Luchsinger sah nach intravenöser Einführung von Glycerin Hämoglobinurie eintreten.

Das Glycerin scheint von allen Schleimhäuten und auch von der äusseren Haut aus resorbirt zu werden. Kleinere Mengen werden im Organismus verbrannt, während bei grösseren Glycerin in den Harn übergeht.

Da das Glycerin mit grosser Leichtigkeit thierische Gewebe durchdringt, ist dessen Resorption von der äusseren Haut wahrscheinlich, zumal da bei Anwendung iodkaliumhaltiger Glycerinsalbe im Harn Iod erscheint (Demarquay). Der Uebergang von Glycerin in den Harn nach interner Einführung grosser Mengen ist von Lewin und Tschirwinski mit Sicherheit nachgewiesen. Nach Ustimowitsch tritt ausserdem ein Kupferoxyd reducirender, nicht gährungsfähiger Stoff im Urin auf, den jedoch Lewin und Tschirwinski nicht finden konnten.

Die zuerst von Lauder Lindsay ausgesprochene Anschauung, dass das Glycerin ein Nahrungsmittel sei und in ähnlicher Weise wie Leberthran und andere Fette den Stoffansatz fördere, muss nach den neuesten physiologischen Versuchen von Munk und Lewin als irrig betrachtet werden.

Nachdem Lindsay an sich selbst durch den 4wöchentlichen Genuss von täglich 2 Theelöffel voll Glycerin eine Körpergewichtszunahme von 1000,0 und gleiches Resultat bei anämischen und kachektischen Kranken erzielt haben wollte, was von Davasse u. A. bestätigt wurde, versuchte Catillon (1877) durch Experimente an Meerschweinchen den Nachweis zu liefern, dass dasselbe in Folge geringerer Verbrennung der Fette und stickstoffhaltiger Substanzen im Organismus zu einer Vermehrung des Körpergewichts führe, ohne den Verbrennungsprocess selbst zu beschränken, da die Verminderung der Harnstoffausscheidung mit gleichzeitiger Temperatursteigerung einhergehe. Die Kohlensäureausscheidung soll nach Catillon in Folge der Verbrennung des Glycerins zu Kohlensäure und Wasser constant vermehrt sein. Zu ganz entgegengesetzten Resultaten gelangten Munk und Lewin in gesonderten Versuchsreihen. Ersterer bezieht die Verminderung der Stickstoffausscheidung im Harn auf die verringerte Resorption von Albuminaten im Darm, da bei Dosen, welche nicht purgirend wirken, die Excremente Vermehrung des Stickstoffs und der festen Bestandtheile zeigen. Lewin constatirte sogar nach grossen Dosen Glycerin Vermehrung der Harnstoffausscheidung und stärkeren Eiweisszerfall, vermuthlich im Zusammenhange mit der wasseranziehenden Wirkung des Glycerins, aus welcher vermehrte Harnausfuhr resultirt. Steigerung der Diurese erfolgt nach Munk nur nach concentrirtem Glycerin, nicht nach Einführung von Verdünnungen mit Wasser (1 : 7—10).

Das Glycerin übt einen hemmenden Einfluss auf verschiedene Gährungsvorgänge und den Fäulnissprocess aus.

So entzieht Glycerin der Bierhefe das die Alkoholgährung bedingende Ferment (Gunning) und verzögert zu 2—4% das Sauerwerden der Milch mehrere Tage (Munk). Lösungen von Eiweiss und Blut mit Glycerin halten sich lange Zeit unverändert, auch bleibt mit Glycerin versetzter Harn sauer. Munk constatirte eine bedeutende Verlangsamung der Einwirkung von Emulsin auf Amygdalin bei Zusatz grösserer Mengen von Glycerin. Bei directem Zusatze grosser Mengen zu Blut verhindert Glycerin die Fibrinbildung, die erst bei starker Verdünnung mit Wasser eintritt (Grünhagen). Die Ursache der antizymotischen Wirkung steht aller Wahrscheinlichkeit nach mit der wasserentziehenden Action des Glycerins im Zusammenhange. Man kann sich bei mikroskopischen Organismen von dem Einflusse des Mittels leicht überzeugen. So sieht man Blutkörperchen durch Glycerin anfangs kleiner werden, dann abblassen und endlich ganz verschwinden, ebenso Eiterkörperchen (Robin). Wie sehr Glycerin vermöge seines grossen Diffusionsvermögens organische Gewebe durchdringt, beweist die grosse Transparenz derartiger Präparate.

Die therapeutische Anwendung des Glycerins ist jetzt fast vorwaltend eine äusserliche, während vor einigen Decennien seine vermeintlich erhebliche nutritive und seine unzweifelhaft feststehende demulcirende Action es zu einem vielgebrauchten inneren Mittel machten.

Man rühmte es bei Tuberculose und Scrophulose als Ersatzmittel des Leberthrans (Lindsay), als diarrhöenbeschränkendes und auf die Geschwürsflächen günstig influirendes Protectivum beim Typhus (Alexandroff), innerlich und im Klystier gegen Ruhr (Daude) und als Ersatzmittel des Zuckers bei geschwächter Verdauung (Startin). Besonders günstige Wirkungen scheint das Glycerin zu 2 Theelöffel voll Morgens und Abends oder als Limonade genommen bei Hämorrhoidalbeschwerden zu haben (Young, Powell). Weniger günstig lautet das allgemeine Urtheil über die Verwendung beim Diabetes, welche Schultzen auf Grund einer keineswegs erwiesenen Theorie dieser Krankheit empfahl, indem sowohl bei Darreichung von 15,0 pro die (Kussmaul) als von 100,0—200,0 (Külz) bei kohlehydratfreier Diät keinerlei Besserung beobachtet wurde, während allerdings andere Aerzte Zunahme des Gewichts constatirten. Pavy sah unter Glyceringebrauch nicht nur die Harnmenge steigen, sondern auch den Durst in erheblichem Maasse zunehmen.

Aeusserlich scheint das Glycerin wegen seiner Hygroskopicität besonders da indicirt, wo es darauf ankommt, einen feucht bleibenden schützenden Ueberzug zu bilden, weshalb es bei Xerophthalmie (Taylor) und besonders von Ohrenärzten bei Trockenheit des äusseren Gehörganges nach chronischen Entzündungen, bei starker Rigidität des perforirten Trommelfells, bei mangelndem Ohrenschmalze und zur Aufweichung von verhärtetem Ohrenschmalze, sowie von verschiedenen Seiten gegen alle möglichen Hautkrankheiten empfohlen wurde. Desgleichen ist es als Demulcens bei entzündlichen Affectionen zugängiger Schleimhäute, z. B. bei Stomatitis, Entzündung der Nasenhöhle, Anginen, Croup, Vaginitis, Dysenterie, ferner als Deckmittel bei Hautentzündungen (Erysipelas, Verbrennungen und Excoriationen) und als Verbandmittel von Wunden und Geschwüren verschiedener Art (Demarquay), wo es gleichzeitig den Zweck hat, das Ankleben der Verbandstücke an dem Wundsecrete zu verhüten und antiseptisch zu wirken, in Anwendung gezogen.

Was die Anwendung gegen Hautleiden anlangt, so sind es nur trockene Exantheme, und in erster Linie Lichen und Pityriasis (Lallier), bei welchen Heilung durch Glycerin constatirt ist, während bei Psoriasis höchstens in sehr frischen Fällen Besserung bedingt wird. Von nässenden Hautausschlägen wird Ekzem dadurch in der Regel Anfangs verschlimmert, später nicht mehr dadurch afficirt, Acne manchmal geheilt, nachdem zuerst Verschlimmerung eintritt. Posner applicirte es zur Vermeidung entstellender Narben auf Variolapusteln.

Hier wie bei der Heilung alter Geschwüre kommt ausser der protectiven Wirkung auch der Reiz in Frage, welcher namentlich durch gewisse Sorten Glycerin ausgeübt wird. Dieser Reiz, welcher bei Verband von Wunden und Geschwüren mit Glycerin die Patienten oft sehr belästigt, scheint auf die Heilung der letzteren manchmal beschleunigend zu wirken (Follin und Richer). Will man denselben vermeiden, so muss das Glycerin verdünnt oder mit anderen Demulcentien gemischt werden. Die Ansicht, dass hier Ameisensäure oder Acroleïn im Spiele sind, ist irrig, da gerade das reinste Glycerin besonders leicht Prickeln bedingt (Surun), oft so stark, dass der Verband entfernt werden muss. Nach Demarquay vermindert der Glycerinverband die Eiterabsonderung, verhütet das Wuchern der Granulationen und befördert namentlich bei Verbrennungen sehr rasch die Vernarbung. Die leichte Entfernung der mit Glycerin getränkten Charpie von den Wunden dürfte indessen der Hauptvorzug des Mittels vor Ceraten sein. Auch zur Einspritzung in Fistelgänge ist Glycerin benutzt (Demarquay).

Als Antisepticum empfahl van Vetter Glycerin zur Conservirung anatomischer Präparate zu benutzen, doch wird dies wegen der Erweichung, welche die Imbibition des Glycerins bedingt, als unpraktisch bezeichnet. Auch die Benutzung bei Hospitalbrand, Diphtheritis von Wunden u. s. w., wo Demarquay das Mittel empfahl, ist im Allgemeinen nicht befriedigend. Dagegen ist in neuerer Zeit die Aufbewahrung von Vaccinelymphe nach Verdünnung mit 5 Th. Glycerin (Glycerinlymphe) empfohlen, welche in ihrer Wirksamkeit der gewöhnlichen Lymphe vollkommen gleich sein soll (Andrews, Reveil, E. Müller).

Der hauptsächlichste Werth des Glycerin besteht in seinem Lösungsvermögen für verschiedene Medicamente, die dadurch in concentrirterer Solution auf die Haut applicirt werden können.

Man bringt namentlich in Frankreich, wo zuerst Cap und Garrod (1856) auf die fragliche Eigenschaft des Glycerins hinwiesen, eine grosse Menge Substanzen in Glycerin gelöst in Anwendung und hat dieser Gebrauchsform sogar besondere Namen gegeben, indem man flüssige Präparate als Glycérolés, consistentere dagegen als Glycérats oder Glycérés bezeichnet. Dieselben sollen auch den Vorzug besitzen, dass sie die activen Substanzen rascher zur Resorption gelangen lassen als Lösungen in Fetten oder Wasser. Glycerin löst in jedem Verhältnisse Brom, Eiseniodür, Schwefelnatrium, Antimonchlorid, Eisenchlorid, Kalium- und Natriumhypochlorit, die officinellen Mineralsäuren und organischen Säuren, Ammoniak, Kalium und Natrium causticum, Silbersalpeter und salpetersaures Quecksilberoxyd (Surun). 100 Theile Glycerin lösen nach Cap und Garot 98 Th. Natriumcarbonat, 90 Th. Borax, 50 Th. Tannin, Chlorzink, arsenigsaures Kalium und Natrium, 40 Th. Iodkalium, Iodzink und Alaun, 35 Th. Zinkvitriol, 33 Th. Atropinsulfat, 32 Th. Cyankalium, 30 Th. Kupfervitriol, 25 Th. Eisenvitriol, Kalischwefelleber und Bromkalium, 22,5 Th. Strychninsulfat, 20 Th. Salmiak, Chlornatrium, arsenige und Arsensäure, Ammoniumcarbonat, Bleizucker und Morphiumhydrochlorat, 16 Th. Ferrum lacticum, 15 Th. Oxalsäure, 10 Th Chlorbarium, Borsäure, Benzoësäure, Kupferacetat und Schwefelcalcium, 8 Th. Natriumbicarbonat und Eisenweinstein, 7,5 Th. Sublimat, 6,7 Th. Cinchoninsulfat, 5,5 Th. Brechweinstein, 3,85 Strychninnitrat, 3,5 Th. chlorsaures Kalium, 3 Th. Atropin, 2,75 Th. Chininsulfat, 2,75 Th. Brucin, 2,0 Th. Iod, 1,67 Th. Schwefel, 1 Th. Veratrin, 0,77 Th. Chininum tannicum, 0,5 Th. Chinin und Cinchonin, 0,45 Th. Morphin, 0,2—0,3 Th. Quecksilberiodid, Strychnin und Phosphor, 0,1 Th. Schwefel. Ausserdem löst Glycerin Zucker, Gummi, Pflanzensäfte, Farbstoffe, Alkohol, Tincturen, Extracte, Seifen, Hühnereiweiss, Carbolsäure, Ferrum citricum ammoniatum, Chinineisencitrat und viele andere Stoffe. Dagegen sind darin unlöslich Iodblei, Quecksilberiodür, Calomel, Harnsäure, Schwefelkohlenstoff, Chloroform, Aether, fette und ätherische Oele, Campher, Benzol, Fettsäuren und Harze. Von den Lösungen in Glycerin sind bei uns besonders die von Iod, Iodeisen (besonders wegen Haltbarkeit des Präparates) und von Tannin in Anwendung gebracht. Ausserdem sind namentlich Alkaloidlösungen sowohl epidermatisch als subcutan und innerlich in Gebrauch, in Frankreich auch Lösungen von narkotischen Extracten, Schwefel und Theer zu Einreibungen.

Auch für Arzneiformen, welche nicht auf die Haut verwendet werden, ist Glycerin als Vehikel benutzt, so für Collyrien aus Borax (5—10 : 100), Zinksulfat und Kupfersulfat (3—10 : 100), ferner für die Application von Tannin auf die mit einer Lösung befeuchteten Tampons bei acuter oder chronischer Vaginitis.

Pharmaceutisch dient Glycerin als Versüssungsmittel statt Syrupus simplex, als Zusatz zu Collodium elasticum und Emplastrum adhaesivum Anglicum, ferner zu Pillenmassen, um dieselben nicht zu sehr austrocknen zu lassen. Man benutzt es auch zur Extraction und Conservation digestiver Fermente, so insbesondere des Pepsins, z. B. in dem Pepsinwein von Liebreich, und des diastatischen Pankreasferments.

Präparat:

Unguentum Glycerini, Glycerinsalbe. 1 Th. Traganthpulver mit 5 Th. Weingeist angerieben und mit 50 Th. Glycerin vermischt, im Dampfbade erwärmt. Weisse, durchscheinende, gleichmässige Salbe. Diese Salbe, jedoch aus Weizenstärke 3 Th. mit Glycerin 10 Th. bereitet, wurde zuerst von Simon zum Ersatze von Adeps suillus als Salbenconstituens empfohlen und eignet sich zu diesem Zwecke wegen ihrer grossen Haltbarkeit, Indifferenz gegen die Applicationsorgane, Nichtzerfliesslichkeit bei höherer Temperatur und wegen der Leichtigkeit, mit der sie sich entfernen lässt, in vielen Fällen. Für die Aufnahme von löslichen Salzen und Extracten ist das Unguentum Glycerini um so mehr geeignet, als dieselben sich darin lösen und nicht bloss mechanisch beigemengt sind, weshalb die Dosis der zu incorporirenden Substanzen auch um die Hälfte niedriger als bei Fettsalben zu nehmen ist. Besonders eignet es sich zur Herstellung von Augensalben, weniger jedoch für die bei Blepharadenitis und Seborrhoea palpebrarum gebräuchlichen Bleiessig- und Höllensteinsalben, wo Fettsalben durch Lösung des am Lidrande haftenden Schmeers günstiger wirken, als für rothe Präcipitatsalbe, ferner für alle Salben in Fällen, wo Neigung zur Anschwellung der Conjunctiva und zu Granulationen vorhanden ist, weil hier Glycerinsalbe besser als Fett tolerirt wird, endlich für Atropinsalbe (A. v. Graefe), doch ist es hier neuestens durch Paraffinsalbe ersetzt. Auch für sich lässt sich die Glycerinsalbe als reizmilderndes Verbandmittel bei Dermatitis und verschiedenen Hautaffectionen benutzen. In letzterer Richtung sind auch verschiedene andere mit besonderem Namen belegte Mischungen, zumeist mit fettigen Substanzen, empfohlen. So das Glycelaeum von Groves (½ Th. Mandelmehl, 1 Th. Glycerin, 3 Th. Oel), eine mit Wasser sich emulgirende weiche, halb gelatinöse Paste, die als Excipiens für Leberthran, Copaivabalsam und Ricinusöl, sowie als Vehikel für Salben dient. Sehr zweckmässig ist als Protectivum bei Verbrennungen u. s. w. das sehr haltbare Glyconin von Edm. Sichel (Glycerinum 5 Th., Eidotter 4 Th.).

Verordnung:

℞
Glycerini 50,0
Aquae Aurantii florum
— *destillatae* āā 100,0

M. D. S. Stündlich 2 Esslöffel voll.
Gegen Ruhr.
(Daude.)

e. Fette, Pinguedines.

Oleum Amygdalarum; Mandelöl. Amygdalae dulces, Semen Amygdali dulce; Süsse Mandeln.

Das für den Geschmack angenehmste und lieblichste aller vegetabilischen Oele stellt das aus den Samen des Mandelbaumes,

Prunus Amygdalus Baill. s. Amygdalus communis L. (Fam. **Amygdaleae**), durch kaltes Auspressen und Filtriren gewonnene Mandelöl dar, welches fast ausschliesslich aus Oleïn, dem Glycerid der Oelsäure, besteht. Dasselbe wird sowohl aus den süssen als aus den bitteren Mandeln gewonnen, von denen wir jedoch nur die ersteren, welche neben den in ihnen enthaltenen 50% Mandelöl noch vorzugsweise ein eigenthümliches Ferment, das **Emulsin** oder die **Synaptase** (zu 14%), ausserdem Pflanzencaseïn, Zucker und Gummi einschliessen, gleichzeitig hier abhandeln, während die bitteren Mandeln wegen ihres Gehaltes an Amygdalin und wegen der daraus unter Einwirkung des Emulsins entstehenden Blausäure bei den auf das Nervensystem wirkenden Stoffen ihre Besprechung finden.

Der süsssamige und bittersamige Mandelbaum sind von verschiedenen Botanikern als zwei verschiedene Varietäten oder selbst Species bezeichnet, welche sich ausser durch die verschiedene Beschaffenheit der Kerne auch durch die Farbe der Blüthen (lebhafter roth bei der Bittermandel), das Verhalten der Blattstiele (drüsenlos bei der Bittermandel, 1 oder mehrere Drüsen tragend bei der Süssmandel) und die Länge des Griffels (länger als die Staubfäden bei der Süssmandel, gleich lang bei der Bittermandel) unterscheiden sollen. De Candolle bestreitet die allgemeine Annahme, dass der Süssmandelbaum unter ungünstigen äusseren Verhältnissen bittere Früchte trage. Wahrscheinlich ist indess der Bittermandelbaum — und zwar die hartschalige Varietät desselben — der eigentliche Typus der Art, die im wilden Zustande auch Stacheln trägt. Sie findet sich noch jetzt in den südkaukasischen Ländern, im südöstlichen Arabien und Algier wild, während sie in sehr verschiedenen Spielarten, besonders in den Europäischen Mittelmeerländern, aber auch noch in Süddeutschland und selbst bei uns cultivirt wird. Die Frucht ist eine Steinfrucht von Wallnussgrösse, mit graugrünlich filzigem, bitter schmeckendem, bei der Reife zu einer lederartigen Haut vertrocknendem Pericarp und einer mit grubigen Vertiefungen gezeichneten Steinschale, deren Härte nach den einzelnen Spielarten differirt und z. B. bei den sog. **Krachmandeln** oder **Knackmandeln, Amandes princesses**, sehr weich ist. Sowohl die süssen als die bitteren Mandeln sind unsymmetrisch eiförmig, etwas zusammengedrückt, spitz genabelt, am entgegengesetzten Ende stumpf abgerundet und haben eine häutige, braungelbliche, pulvrig bestaubte, von wenig verzweigten Gefässbündeln |durchzogene, durch Einweichen in warmem Wasser leicht ablösbare Samenschale und einen weissen, ölig fleischigen, in 2 Samenlappen sich theilenden Embryo (kein Albumen). Die süssen Mandeln sind gewöhnlich etwas grösser und flacher als die bitteren, doch kommt dabei viel auf die Spielart an. Der Hauptunterschied liegt in dem Gehalte der Bittermandeln an Amygdalin, welches spurweise auch in den süssen Mandeln vorkommt (Henschen). Im Handel sind die Spanischen, namentlich die langen Mandeln von Malaga, geschätzter als die Italienischen und die (kleinen) Nordafrikanischen (Berberischen).

Das Mandelöl ist hellgelb, dünner als Olivenöl, von 0,915—0,92 spec. Gew.; es wird erst bei — 10° dicklich und bei — 21° butterartig. In 25 Th. kaltem und 6 Th. heissem Weingeist ist es löslich, mit Aether ist es in jedem Verhältniss mischbar. Es wird an der Luft ranzig und trocknet nicht ein. Im Handel kommt es oft mit Aprikosen- und Pfirsichöl verfälscht vor.

Der nach Auspressen des Oeles bleibende Rückstand bildet die **Mandelkleie, Furfur s. Farina Amygdalarum**, welche als Verfeinerungsmittel der Haut zu Waschungen (für sich oder mit 1/6 Seife und etwas ätherischen Oelen) dient. Zu solchen Waschungen darf **nicht** die aus bitteren Mandeln bereitete Kleie benutzt werden, da das Amygdalin derselben beim Waschen unter dem Einflusse des Wassers durch das Emulsin zersetzt und die entstehende Blausäure auch von der äusseren Haut aus toxisch werden kann.

In seiner physiologischen Wirkung unterscheidet sich das Mandelöl von den übrigen fetten Oelen nicht. In grösseren Dosen stört es die Verdauung. Der grosse Gehalt der süssen Mandeln an fettem Oel lässt auch dieselben als vorzugsweise durch das Oel wirkend erscheinen, und in der That sind diesem auch wohl die durch übermässigen Genuss von Mandeln — wie von Nüssen und ähnlichen fettreichen Samen — bedingten Indigestionen, die man gewöhnlich von den Samenschalen ableitet, zuzuschreiben. Neben dem Oel dürfen übrigens die proteïnhaltigen Stoffe nicht ausser Acht gelassen werden, durch welche die Mandeln eine Stellung unter den Nutrientia zu beanspruchen berechtigt sind. Ihre eigenartige Zusammensetzung, indem sie kein Amylum enthalten, macht sie zu einem nicht zu unterschätzenden Bestandtheile des Regimes bei Diabetikern, für welche Pavy ein aus entsüssten Mandeln bereitetes Mandelbrod als Ersatzmittel des gewöhnlichen Brodes empfahl.

Das Mandelöl findet als Protectivum zum internen Gebrauche unter allen fetten Oelen wegen seines milden, angenehmen Geschmackes die häufigste Anwendung, z. B. bei Anginen, Heiserkeit, Laryngitis, bei Vergiftungen mit scharfen Stoffen, wo nicht, wie bei Phosphor und Canthariden, überhaupt Oleosa contraindicirt sind, bei Enteritis, auch — minder gut — bei Reizungszuständen entfernter Organe, z. B. bei Cystitis, Urethritis und Bronchitis. Ebenso dürfte, wenn ein Pflanzenöl als restaurirendes Mittel den Leberthran ersetzen sollte, das Mandelöl zuerst in Frage kommen, wie es denn auch von Nunn, Thomson u. A. bei Scrophulose, Tuberculose und chronischem Bronchialkatarrh dargereicht wurde; indessen stört es die Verdauung viel rascher als Oleum jecoris aselli. Als mildes Laxans kann es im kindlichen Lebensalter benutzt werden.

Auch äusserlich wird es als reizmilderndes Mittel für sich gern benutzt, z. B. zur Zertheilung von Drüsenanschwellungen (in specie der Mamma), ferner zur Erweichung verhärteter Secrete im äusseren Gehörgange, in der Nase und an den Lidrändern; selbst zur Einspritzung bei Gonorrhoe (mit Bleiessig).

Die hauptsächlichste Anwendung des Mandelöls geschieht indess zu pharmaceutischen Zwecken, indem es theilweise als Lösungsmittel für diverse Medicamente, z. B. Iod, Phosphor, Cantharidin, theilweise zum Emulgiren von Harzen, besonders aber, mit Wachs, Walrat, Oleum Cacao zusammengeschmolzen, zur Darstellung eleganter Cerate, welche zum Bedecken von Excoriationen der Körperoberfläche und der Lippen dienen, benutzt wird. Ferner dient es zur Darstellung von Oelemulsionen.

Auch die Süssmandeln haben ihre Hauptbedeutung in der Receptur als Material zur Bereitung der Mandelemulsion, welche sowohl für sich als reizlindernde Mixtur wie als Vehikel für andere Stoffe benutzt werden kann.

In Waschpulvern, wozu man die zerstossenen Mandeln früher benutzte, werden sie zweckmässiger durch die Mandelkleie ersetzt.

Innerlich wird Mandelöl theelöffelweise bis esslöffelweise mehrmals täglich, bei Kindern als Laxans zu 5,0—15,0, häufig in Verbindung mit Veilchensyrup oder anderen Syrupen, gegeben.

Statt des sehr harten und geschmacklosen englischen Mandelbrods empfahl H. Cohn ein angenehmeres Gebäck, indem er zu dem durch Weinsäure entsüssten Teig der geschälten Mandeln etwas Soda (zum besseren Aufgehen desselben) und etwas Gewürz setzt. Auf 1 Pfd. Mandeln kommen dabei 1 Theelöffel voll Weinsäure, 4 Eier, 12 Eidotter, 2 Messerspitzen Soda und 8,0 Cardamomen.

Präparate:

1. **Emulsio oleosa, Oelemulsion.** Oleum Amygdalarum 2 Th., Gummi Arabicum 1 Th., Aqua dest. 17 Th. Die Pharmakopoe giebt diese Verhältnisse für die Emulsionen fetter Oele im Allgemeinen, schreibt aber vor, dass, wenn kein Oel auf dem Recept besonders bezeichnet werde, Mandelöl zu nehmen sei. Diese Oelemulsion ersetzt die früher unter verschiedenen Benennungen, z. B. Emulsio gummosa s. Arabica s. Amygdalarum, Emulsio s. Mixtura olei Amygdalarum, gebräuchlichen, mit wechselnden Verhältnissen von Mandelöl und Gummi bereiteten Mischungen, sowie die als Looch album Parisiense bezeichnete Emulsion mit Traganth.

2. **Emulsio Amygdalarum,** Emulsio Amygdalarum dulcium, Emulsio amygdalina, Emulsio communis, **Mandelemulsion,** Mandelmilch. 1 Th. süsse Mandeln zu 10 Th. Colatur. Die von der Pharmakopoe gemachte Vorschrift ersetzt die verschiedenen anderweitig üblichen, doch ist ein Zusatz von bitteren Mandeln (etwa $1/8$ des Gewichtes der süssen Mandeln) oder etwas Aqua Amygdalarum amararum ($1/50$—$1/60$ der Gesammtmenge der Mixtur) des Wohlgeschmackes wegen vorzuziehen. Die früher gebräuchliche Emulsio Arabica s. Mixtura Amygdalarum lässt sich aus der officinellen Vorschrift durch Zusatz von $1/8$ Th. Gummi Arabicum herstellen. Bei der Verordnung sind Saccharum, Syrupus simplex oder Syrupus Amygdalarum als versüssende Zusätze zu gebrauchen; dagegen Fruchtsyrupe zu vermeiden. — Zur Bereitung von Mandelmilch im Hause dient die sogenannte Mandelpaste, Confectio s. Conserva Amygdalae, ein Gemenge von 8 Th. Amygdalae excorticatae, 1 Th. Gummi Arabicum und 4 Th. Zucker, oder auch zweckmässig die mit Zucker und Orangeblüthenwasser zerstossenen geschälten Mandeln (sog. Mandelorgeade).

3. **Syrupus Amygdalarum,** Syrupus emulsivus, **Mandelsyrup,** Orgeadenextract. Amygdalae dulces excorticatae 50 Th., Amygdalae amarae exc. 10 Th., mit 120 Th. Wasser zur Emulsion angestossen, mit 130 Th. Zucker 200 Th. einmal aufgekocht und 10 Th. Orangenblüthenwasser zugesetzt. Weisser, sehr wohlschmeckender, vielfach als Constituens für Säftchen bei katarrhalischen Affectionen im kindlichen Alter und als Corrigens salziger Mixturen benutzter Syrup. Mit Wasser verdünnt zur Darstellung von Mandelmilch.

Verordnungen:

1) ℞

Emulsionis Amygdalarum 250,0
Aquae Amygdalarum amar. 5,0
Syrupi simplicis 25,0

M. D. S. Stündl. 2 Esslöffel. (Wohlschmeckende Mandelemulsion.)

2) ℞

Emulsionis olei Amygdalarum 200,0
Aquae florum Aurantii 20,0
Syrupi gummosi 60,0

M. D. S. Stündlich einen Esslöffel voll. (Looch oleosum des Code Français)

3) ℞

Furfuris Amygdalarum 60,0
Rhizomatis Iridis
Argillae āā 20,0
Cetacei 5.0
Kalii carbonici depurati
Benzoës āā 0,5

Olei Lavandulae
— *Bergamottae* āā gtt. 5
M. f. pulv. collutorius. (Früher als Pulvis cosmeticus gebräuchliches Waschpulver.)

4) ℞
Syrupi emulsivi
— *Althaeae*
— *Ipecacuanhae* āā 25,0
M. D. S. Stündlich 1 Theelöffel. (Statt des Linctus leniens bei Hustenreiz kleiner Kinder.)

Oleum Papaveris; Mohnöl. Semen Papaveris; Mohnsamen.

Dem Mandelöl und den Süssmandeln schliessen sich in ihrer Wirkung und Anwendungsweise Mohnöl und Mohnsamen enge an. Am meisten gebraucht wird die aus den Mohnsamen dargestellte, der Mandelemulsion an Schmackhaftigkeit nachstehende Emulsion (1:10 Col.), der man schmerzlindernde und beruhigende Wirkungen bei Katarrhen der Respirations- und Urogenitalschleimhaut zuschreibt.

Die kleinen, 1 Mm. langen, nierenförmigen, zierlich netzförmig gerippten Samen der weisssamigen Spielart des Gartenmohns, Papaver somniferum L. (Fam. Papaveraceae), welche auch als weisse Mohnsamen, Semina Papaveris alba, den nicht officinellen blauen oder schwarzen Mohnsamen, Semina Papaveris fusca, gegenüber gestellt werden, sind von mildöligem Geschmacke und enthalten gegen 50%, Mohnöl, 23% Pectinstoffe und 12% Eiweiss. Ein Morphingehalt der Mohnsamen, durch welchen man die von Einzelnen beobachteten narkotischen Phaenomene bei Kindern nach dem Consum grösserer Mengen Mohnsamen (Lechler) oder Mohnkuchen erklären wollte, wird von Sace u. A. bestritten. Die früher gebräuchliche Bereitung beruhigender Mohnsamenemulsionen mit einem Decocte von Mohnköpfen wird besser durch die gewöhnliche Emulsio papaverina mit Zusatz von Opiumtinctur oder Opiumextract ersetzt. — Das Mohnöl ist gelblich, fast ohne Geruch und von mildem Geschmacke, leicht verseifbar, bleibt bei 0° klar und besteht zum grössten Theile aus dem Glyceride der Leinölsäure. An der Luft trocknet es noch rascher als Leinöl.

Fructus Cannabis, Semen Cannabis; Hanfsamen, Hanfkörner. — Neben Mohnsamen und Mandeln waren früher noch die ebenfalls ölhaltigen Früchte des bei uns vielfach seines Bastes wegen gebauten, in tropischen Ländern Asiens und Afrikas wegen des aus den blühenden Zweigspitzen dargestellten narkotischen Genussmittels Haschisch geschätzten Hanfes, Cannabis sativa L. (Fam. Urticeae), officinell. Dieselben dienen jetzt seltener als sonst zur Bereitung einer nicht sehr angenehm schmeckenden Emulsion (1:10 Colatur), der man ehedem besondere beruhigende Wirkung und Heilkraft bei Hustenreiz, Katarrhen der Harnwege und Gelbsucht zuschrieb. Die Hanfsamen sind kleine, etwa 5 Mm. lange, eiförmige, seitlich etwas zusammengedrückte Nüsschen mit zerbrechlicher, aussen grauer, etwas ins Grünliche spielender, innen dunkelolivengrüner, fein geaderter Fruchtschale und einem einzigen an Oel und Proteïnstoffen reichen Samen. Das fette Oel, Oleum Cannabis, ist frisch grünlichgelb, später gelb, von mildem Geschmacke und eigenthümlichem Hanfgeruche, gehört zu den trocknenden Oelen und wird nur schwierig verseift. Die milchvermindernde Wirkung localer Einreibungen von Hanföl oder der Application damit getränkter Watte auf die Mammae stillender Frauenzimmer (Contenot) ist zweifelhaft. Zerstossene Hanfsamen sind wie Semina Lini mit Milch oder Wasser gekocht zu erweichenden Kataplasmen brauchbar.

Verordnung:

℞
Emulsionis fructuum Cannabis
175,0
Kalii nitrici 5,0

Aquae Amygdalarum amararum 2,5
Syrupi simplicis 20,0
M. D. S. 2 stündlich ½ Tasse. (Früher im entzündlichen Stadium des Trippers sehr beliebt.)

Oleum Olivarum, Oleum Olivarum optimum s. Provinciale; Olivenöl, Provenceröl. **Oleum Olivarum commune,** Oleum Olivarum viride; gemeines Olivenöl, Baumöl.

Diese beiden Drogen werden aus den Oliven, den Früchten des ursprünglich in Asien einheimischen, in den Ländern am Mittelmeere und neuerdings auch in Mexico, Californien, Chile und Peru in vielen Spielarten cultivirten Oelbaums, Olea Europaea L., durch Auspressen erhalten und unterscheiden sich nur durch ihre verschiedene Feinheit.

Das fette Oel der Oliven hat seinen Sitz vor Allem im Fruchtfleische. Das beste wird aus frischen Früchten ohne Anwendung von Wärme gepresst, ohne dass die steinharte Samenschale zerbrochen wird, und ist fast weiss (Jungfernöl, Oleum virgineum). Durch stärkeres Pressen, aber ohne Anwendung von Wärme, wird die fast ebenso gute Sorte, das blassgelbe und angenehm schmeckende Provenceröl, unter Anwendung von Gährung und durch Auskochen des Pressrückstandes das grünliche, ziemlich unangenehm schmeckende, vorzugsweise in der Veterinärpraxis benutzte Baumöl erhalten. — Das Olivenöl hat das spec. Gew. von 0,915—0,918, setzt schon bei $+10^0$ körnige Ausscheidungen ab und erstarrt vollständig bei 0^0. Es löst sich in $1^1/_2$—2 Th. Aether und in 5 Th. Essigäther, wenig in Alkohol. Es besteht zu $^2/_3$ aus Olein, ausserdem enthält es Palmitin, etwas Butin und Stearin, auch etwas Cholesterin.

Wenn auch im Geschmacke nicht völlig so fein wie das Mandelöl, so kann das Provenceröl auch recht gut zum internen Gebrauche dienen, während es schon seines Preises wegen für äusserliche Anwendung dem Oleum Amygdalarum vorzuziehen ist.

Innerlich ist es mehr Volksmittel als von Aerzten gebraucht, obschon es einen hohen Gönner in Hufeland fand, der es gegen heftige Reizungen des Darmcanals, bei Gallensteinen, Nierenreizung, Brustkrampf und anderen Krankheiten mehr empfahl. Es ist dasjenige Oel, welches meist gegen Vergiftungen in Anwendung gebracht wurde. Auch statt Leberthran (mit Iod) ist es bei Scrophulose und Tuberculose empfohlen (Personne). Früher verordnete man es in grösseren Dosen als Laxans in Fällen, wo man Reizung der Eingeweide zu verhüten beabsichtigte, z. B. im Puerperium, bei bestehender Peritonitis. Selbst bei Darminvagination will man durch Trinkenlassen mehrerer Pfunde Baumöl Stuhlgang herbeigeführt haben (Delots), während nach Anderen bei Asiatischer Cholera Durchfälle und Krämpfe dadurch gestillt werden sollen.

Aeusserlich ist das Oel für sich und in Verbindung mit Gummi und anderen protectiv wirkenden Mitteln in der mannigfachsten Weise verwerthet. Warmes Olivenöl dient bei Verbrennungen ersten Grades (häufig mit Eiweiss geschlagen und auf Leinwand gestrichen), bei Verletzungen durch den Stachel giftiger Articulaten (Bienen, Hummeln, Hornissen, Scorpionen), sowie selbst bei Vipernbissen, ferner bei Schwellung der Haut und des Unterhautbindegewebes in Folge von Entzündung oder Ausschwitzung, bei Schwellung von Drüsen, besonders der Brustdrüsen (mit nachfolgender Einhüllung in Watte), sowie bei Entzündung des äusseren Gehörganges als Volksmittel, welches die Spannung lindert und häufig den Schmerz herabsetzt. Mit Eigelb und Zucker ist es Volksmittel bei Heiserkeit und Anginen, wo übrigens englische Aerzte das Oel selbst direct mit einem Schwämmchen appliciren. Bei Kindern reibt das Volk Baumöl in den Unterleib ein und applicirt darauf Watte um das Abdomen.

Von Aerzten ist Baumöl äusserlich zu Injectionen in das Rectum (bei Ruhr, Proctitis, Cystitis, auch zur Tödtung von Oxyuris vermicularis), in Vagina, Harnblase, Urethra (bei Leukorrhoe, Tripper), bei Affectionen der Haut und behaarten Kopfhaut (Tinea favosa, wo es nur zur Erweichung der Krusten dienen kann, und Scabies, wo es höchtens das Jucken mindert), endlich in der vergeblichen Hoffnung, von der Haut Oel resorbirt zu erhalten, als allgemeine Einreibung bei Tuberculose und Scrophulose (Baur) benutzt.

Eine besondere Anwendung, wozu die angebliche Immunität von Oelträgern und Oelhändlern gegen die Pest Veranlassung gegeben haben soll, wurde im Orient gegen Ende des vorigen Jahrhunderts vom Olivenöl gemacht, indem man täglich mehrmals 120,0—250,0 einreiben liess, um sich gegen die Pest zu schützen (Baldwin), ein Verfahren, das sich selbstverständlich nicht bewährte. Auch bei acuten Exanthemen ist es wie neuerdings Speck eingerieben.

Das Olivenöl ist das zum Beölen von Instrumenten u. s. w. vorzugsweise benutzte Oel und dient pharmaceutisch als Excipiens für andere Stoffe zur Bereitung von Linimenten, Salben, Haarölen, sowie zur Darstellung von Bleipflastern und Seifen.

Innerlich giebt man es esslöffelweise für sich oder emulgirt oder im Linctus (bei Heiserkeit). Die aus dem Oel dargestellte Emulsion kann in der Praxis bei weniger begüterten Personen sehr wohl die Emulsio Olei Amygdalarum ersetzen. Aeusserlich kann man es, um den Geruch angenehmer zu machen, mit etwas Bergamottöl versetzen.

Verordnungen:

1) ℞
Olei Olivarum
Syrupi emulsivi ā̄ā 75,0

M. D. S. 2 stündlich 1 Esslöffel. (Bei Hustenreiz, Angina.)

2) ℞
Olei Olivarum 50,0
Radicis Alkanna 4,0
Digere, donec colorem saturate rubrum induerint, cola et adde
Olei Bergamottae 8,0

M. D. S. Haaröl. (Willersches Schweizer- oder Kräuteröl, als haarwuchsbefördernd gepriesen.)

Anhang: Acidum oleicum s. oleïnicum, Oelsäure. Die im Olivenöle und in den flüssigen Oelen als Glycerid (Trioleïn) vorhandene Oelsäure, $C^{19}H^{34}O^2$, bildet in der Kälte eine weisse, krystallinische, harte Masse, welche schon bei $+14°$ zu einer wasserhellen, geruch- und geschmackfreien Flüssigkeit schmilzt, die sich an der Luft rasch oxydirt. Sie löst sich in Weingeist und Aether in allen Verhältnissen, dagegen nicht in Wasser. Bei der trocknen Destillation zerfällt sie in Kohlensäure, Kohlenwasserstoffe, mehrere Säuren der Formylreihe und in Sebacylsäure. Schmelzendes Kalihydrat zerlegt sie in Palmitinsäure und Essigsäure. Salpetrige Säure wandelt sie in eine isomere, feste, erst bei $45°$ schmelzende Säure, die Elaidinsäure, um. Mit Acrylsäure, Angelicasäure, Hypogäasäure, Erucasäure bildet sie die homologe Reihe der nach der Formel
$$C^n H^{n-2} O^4 = \left. \begin{matrix} C^n H^{n-3} O^2 \\ H \end{matrix} \right\} O^2$$
zusammengesetzten Säuren der Acrylreihe. Medicinisch hat man sie benutzt, um Verbindungen mit Basen, namentlich Alkaloiden und Quecksilberoxyd, sogenannte Oleate, zu bilden, von denen Tripier behauptete, dass diese allein mit Fetten gemischt von der äusseren Haut resorbirt würden. Man benutzte früher die unreine Oelsäure des Handels, welche auch als Oleïn oder Lardoil bezeichnet wird und stets Stearinsäure und Palmitinsäure enthält, zur Bereitung des Emplastrum adhaesivum, wozu reine Oelsäure nicht brauchbar ist.

Semen Lini; Leinsamen. Oleum Lini; Leinöl. Placenta seminis Lini; Leinkuchen.

Der bei uns seiner spinnbaren Bastfasern wegen allgemein cultivirte und schon von den Pfahlbauern gekannte Lein oder Flachs, Linum usitatissimum L., liefert in seinem Samen und dem durch Pressen aus diesem erhaltenen Leinkuchen und Leinöl drei vom Arzte häufig, besonders äusserlich benutzte Medicamente, welche wir hier zusammenfassen, obschon Leinsamen und Leinkuchen den Mucilaginosa zugerechnet werden können.

Die Semina Lini sind eiförmig, etwas gewölbt, 4—6 Mm. lang, stumpf, genabelt, braun oder gelblich glänzend, bilden in Wasser aufgeweicht eine schlüpfrige, froschlaichähnliche Masse und haben einen schleimigöligen Geschmack. Sie enthalten in der bräunlichen Samenschale vorzugsweise Pflanzenschleim, dessen Sitz ausschliesslich in der dünnen Oberhaut ist, während das weisse oder etwas grünliche Gewebe des Eiweisskörpers und Embryos grosse Mengen von Oel einschliessen, das $1/4$—$1/3$ des ganzen Gewichtes der Samen ausmacht. Oleum Lini ist ein klares, im frischen Zustande gelbliches, austrocknendes Oel, welches bei —$20°$ noch flüssig ist, ein spec. Gew. von 0,936 bis 0,940 hat und in $1 1/2$ Th. Aether und 5 Th. absolutem Alkohol sich löst. Im Handel kommt es meist als ein dunkelgelbes Oel von penetrant scharfem Geruche und Geschmacke vor. Es besteht neben wenig Stearin und Palmitin vorwaltend aus dem Glyceride der von der gewöhnlichen Oelsäure verschiedenen Leinölsäure, welche eine hellgelbe, dünne, ölige Flüssigkeit darstellt, die an der Luft Sauerstoff absorbirt und allmälig dickflüssig und zähe wird und bei trockener Destillation, sowie bei Behandlung mit salpetriger und Salpetersäure andere Producte wie die Oelsäure liefert. Der nach Auspressen des Leinöls aus den Leinsamen bleibende Rückstand, welcher übrigens immer noch eine Quantität Oel enthält, bildet die Placenta seminis Lini, die zerstossen oder gemahlen ein grauweissliches, mit den bräunlichen Fragmenten der Samenschale gemischtes, mit Wasser aufquellendes Pulver giebt. Sie enthält ausser dem Schleim Proteïnverbindungen, Kali- und Kalkphosphat, dagegen weder Amylum noch Zucker.

Durch ihren Gehalt an Schleim und fettem Oel sind die zerstossenen Leinsamen und die Placenta seminis Lini, welche letztere wegen ihres geringen Oelgehaltes weniger die Wäsche verunreinigt, vortrefflich geeignet zu Kataplasmen, wozu sie theils für sich, theils mit schleimigen und aromatischen Kräutern (Eibisch - und Malvenblättern, Kamillen in den Species emollientes) Verwendung finden. Auch benutzt man sie zu trockenen Kräuterkissen. Durch Maceration der unzerkleinerten Samen mit Wasser lässt sich eine klare, farblose, schleimige Flüssigkeit gewinnen, welche fade schmeckt, keinen Geruch besitzt, aber beim Stehen sich trübt. Mit siedendem Wasser bereitet nimmt der Auszug den Geruch des Leinöls in einigem Grade an, der noch mehr bei Bereitung des Aufgusses aus Placenta seminis Lini sich geltend macht. Man wendet daher nur das Macerat oder das Infus der unzerkleinerten Samen an, dessen man sich zu erweichenden Klystieren und als Getränk bei Katarrhen der Respirations- und Harnwege bedient. Das Oleum Lini kann nur frisch innerlich angewendet werden, wie es van Ryn Morgens und Abends zu 60,0 bei Haemorrhoidariern gab. Meist gebraucht man es äusserlich zu entleerenden Klystieren und als Verbandmittel bei Verbrennungen und Impetigo.

Zur Herstellung eines schleimigen Aufgusses, dem Bleiessig und Alkoholica, weil sie den Schleim präcipitiren, nicht zugesetzt werden dürfen, rechnet man 1 Th Leinsamen auf 10—20 Th. Colatur. Zu Umschlägen rührt man 1 Th. Placenta Lini mit 2 Th. heissem Wasser an. Zu Klystieren nimmt man 2 bis 4 Esslöffel Leinöl; zum Verbande bei Verbrennungen meist eine Mischung mit āā Kalkwasser (sog. Linimentum calcareum).

Verordnungen:

1) ℞
Seminis Lini 25,0
Rad. Liquiritiae 10,0
Macera in calore per horas quatuor c.
Aq. dest. fervid. 500,0
Dein cola. D. S. Tassenweise. (Infusum Lini compositum der Englischen Pharmakopoe.)

2) ℞
Infusi flovum Chamomillae 125,0
Olei Lini 75,0
Magnesii sulfurici 25,0
M. D. S. Zum Klystier.
(Bei Obstipation.)

Anhang: In ähnlicher Weise wie Mandeln, Mohn- und Hanfsamen lassen sich verschiedene andere ölreiche Samen zu Emulsionen und die daraus gepressten Oele nach Art des Mandelöls oder Olivenöls verwenden. So z. B. die Nuces Juglandis, Walnüsse, und Oleum nucum Juglandis, vom Walnussbaum, Juglans regia L. (Fam. Juglandeae). Das Oel gehört zu den austrocknenden, diente sonst als Laxans und Wurmmittel, sowie (mit Zinkoxyd) gegen Hautleiden, auch mit Ochsengalle eingeträufelt bei Trübungen der Hornhaut. Aehnlich, jedoch nicht trocknend, ist das aus den Samen von Corylus Avellana L. (Amentaceae), den Haselnüssen, gepresste Nussöl, Oleum Avellanae. Dem Mohnöl im Geschmacke ähnlich, aber nicht austrocknend, ist das Buchöl, Oleum nucum Fagi (nicht zu verwechseln mit dem als Oleum Fagi bezeichneten Buchenholztheer), welches aus den Bucheckern, den Samen von Fagus sylvatica L. (Amentaceae), gepresst wird, deren Pressrückstand, der sog. Buchenölschlagkuchen, giftige Eigenschaften besitzt und wiederholt den Tod von Pferden, welche damit gefüttert wurden, bedingte.

Reich an Oel und den Mandeln ähnlich sind die Samen verschiedener Coniferen; so die Pineolen, Nuclei Pineae, Pineoli, die Samen der in Südeuropa einheimischen Pinie, Pinus Pinea L., sowie die Zirbelnüsse, Arvennüsse, Nuclei Cembrae, die Samen der Zirbelkiefer, Pinus Cembra L., deren Oel früher im Engadin wie Leberthran benutzt wurde. Es reihen sich daran die Pistacien, Nuclei Pistaciae s. Amygdalae virides, die Samen von Pistacia vera L., einer Südeuropäischen Terebinthacee, welche ihrer grünen Farbe wegen zu Magenmorsellen und grünen Emulsionen (Looch vert) dienten.

Auch die Samen verschiedener Cucurbitaceen, z. B. der Melone (von Cucumis Melo L), welche mit den bereits erwähnten Kürbissamen, den Samen der Gurke, Cucumis sativus, und der Wassermelone die in alten Zeiten vielbenutzten Semina quatuor frigida bildeten, eignen sich zu Emulsionen.

Ferner gehören hierher die als Canariensamen bezeichneten Samen von Phalaris Canariensis L. (Gramineae), die Samen der Sonnenblume, Helianthus annuus L. (Synanthereae), deren Oel, Oleum Helianthi, in England statt Leberthran benutzt wurde, die sog. Brasilianischen Nüsse oder Kastanien, Castannas de Marannon, die von einer Myrthacee, Bertholletia excelsa H. et B., abgeleitet werden und äusserst wohlschmeckende Cakes geben u. a. m.

Eigenthümliche Fettsäuren, die — auch in der Butter vorkommende — Arachinsäure und Hypogäsäure, enthält das fette Oel der Erdeicheln, Erdpistacien oder Erdmandeln, der Samen von Arachis hypogaea L., welche im Orient als Speise benutzt werden und als Aphrodisiacum gelten. Das Oel ist dem Olivenöl ähnlich. Die Samen sind nicht zu verwechseln mit der auch als Erdmandel bezeichneten, im Geschmack den Haselnüssen ähnlichen, ebenfalls im Orient und in Südeuropa einheimischen Radix Cyperi esculenti, welche bei Durchfall, Heiserkeit, zu Orgeade wie süsse Mandeln dient.

Dem Olivenöl noch näher kommend ist das Sesamöl, Oleum Sesami, von Sesamum orientale L. und Sesamum Indicum L. (Sesameae), welche im Orient zur Oelgewinnung viel cultivirt werden und deren Oel von einzelnen Pharmakopoeen, z. B. der Helvetica, zur Bereitung von Bleipflastern benutzt wird.

Die fetten Oele der bei uns cultivirten Cruciferen, namentlich die aus den Samen verschiedener Brassica-Arten, des Raps, Brassica Napus L., der Rübe, Brassica Rapa L., sowie des Rettigs, Raphanus sativus L., welche die Glyceride der Erucasäure, der Stearinsäure und einer eigenthümlichen Oelsäure enthalten, nehmen beim Aufbewahren bald widrigen Geschmack und Geruch an und sind deshalb innerlich kaum medicinisch anwendbar, lassen sich aber äusserlich als wohlfeile Oele zu Klystieren und Einreibungen wohl verwerthen. Die Pharmakopoe hat für Veterinärzwecke das Rüböl, **Oleum Rapae**, aufgenommen.

Viele andere Oele, z. B. das Behenöl (von Moringa diptera, Leguminosae), das Madiaöl (von Madia sativa, Synanthereae), das Theeöl (von einer Cochinchinesischen Camelliacee) u. a. m. sind obsolet oder nur von localer Bedeutung.

Adeps suillus, Axungia porci s. porcina; **Schweineschmalz.**

Am meisten von allen Fetten dient zu medicinischen Zwecken das Schweineschmalz oder Schweinefett, das durch Ausschmelzen gewonnene und durch Coliren gereinigte Netz- und Nierenfett des Schweines, Sus scrofa L. (Mammalia, Pachydermata), des bekannten fettreichen Thieres, dessen Genuss den Juden und Muhamedanern untersagt ist.

Reines, frisches Schmalz hat rein weisse Farbe, körniges Aussehen, schwachen, nicht ranzigen Geruch und milden Geschmack und schmilzt bei 38 bis 42°. Das aus Amerika, wo besonders Cincinnati eine enorme Menge Schmalz producirt, und aus Ungarn zu uns kommende Fett ist meist mehr oder weniger rancide und enthält oft Wasser, nicht selten auch Mehl. Gyps und andere Beimengungen, ist daher für therapeutische Anwendung unbrauchbar. Ranziges Schmalz ist zu meiden.

Schmalz ist ein Gemenge der Glyceride der Stearinsäure, Palmitinsäure und Oelsäure, von denen das letztere (Oleïn), in rohem Zustande das als Schmieröl verwendete Lard oil darstellend, nach Braconnot 62 % ausmacht. In ranzigem Schmalze finden sich Capronsäure u. a. flüchtige Säuren.

Bekannt ist die allgemeine diätetische Benutzung des Schweinefettes, das in grösseren Mengen, wenn nicht gleichzeitig reichlich Amylaceen genommen werden, leicht die Verdauung stört. Ob Schweinefett und Schweinefleisch wirklich, wie man zu Moses Zeit glaubte, zu Aussatz und Hautkrankheiten praedisponiren, ist nicht sicher festgestellt. Im Alterthume wurde es gegen Phthisis innerlich gegeben, wogegen auch heute noch in einigen Gegenden das in der Consistenz ähnliche Hundefett dient. Hie und da ist Schweineschmalz auch Volksmittel gegen Verstopfung kleiner Kinder. Aeusserlich reibt man es bei Hautentzündung, Pruritus u. s. w. ein. Seine Hauptbedeutung besitzt Schweineschmalz jedoch als billigstes Constituens für Salben, als welches man dasselbe im heissen Sommer mit $1/6$ bis $1/4$ gelbem Wachs oder Paraffin versetzen muss, um die Verflüssigung zu vermeiden.

Auf die Inconvenienz des Ranzigwerdens der Schweineschmalzsalben wurde schon hingewiesen. Besser hält sich der sog. **Adeps benzoatus**, welcher durch Kochen mit Benzoëharz und Coliren bereitet wird.

Anhang: Lardum, Speck. Das unter diesem Namen bekannte mit Fett angefüllte subcutane Bindegewebe oder das nicht ausgeschmolzene Bauchfett (Flaumenfett) des Schweines hat zu äusserlichen methodischen Inunctionen, besonders bei Scharlach und Masern, namentlich in Deutschland durch die Empfehlungen von Schneemann in Hannover (1848), dessen Erfahrungen über die günstige Einwirkung derselben auf den Verlauf und den Ausgang dieser Affectionen durch Mauthner, Ebert, Walz, Hohl u. A. bestätigt wurden, eine Zeit lang weitverbreitete Benutzung gefunden. Als Vorzüge der Methode werden die Umstände hervorgehoben, dass das fieberhafte Stadium der acuten Exantheme gemildert werde, indem Temperatur und Pulsfrequenz abnehmen, dass Nachkrankheiten im Stadium der Desquamation, besonders Nephritis und Hydrops, bei dieser Behandlung nicht vorkämen, und dass die Verminderung der Verbreitung abgestossener Hautpartikelchen als der Träger der Ansteckung in der Luft in Folge des Verfahrens die Ansteckungsfähigkeit verringere. Mag die Abnahme des Fiebers auch nicht thermometrisch festgestellt sein, so lässt sich doch nicht leugnen, dass die Kranken nach den ersten Einreibungen sich bedeutend wohler fühlen und namentlich unangenehme Spannung und Trockne der Haut dadurch verschwindet, ja dass weitere Eruptionen dadurch verhindert werden. Die günstigen Erfolge lassen sich keinesweges darauf zurückführen, dass die Freunde des Verfahrens nur in gutartigen Scharlachepidemien, wo Complicationen nur selten vorkamen, ihre Beobachtungen anstellten, da von Manchen gerade das Gegentheil behauptet ist. Andererseits ist die Behandlungsmethode auch keine Panacee bei Scarlatina und sind das von Schneemann gleichzeitig in Anwendung gezogene kühle Verhalten und die Ventilation nicht unwesentliche Unterstützungsmittel der Cur. Schneemann liess in der ersten Woche der Krankheit 4mal täglich, später weniger häufig einreiben; Walz liess die Inunction bei starker Fieberhitze sogar 2stündlich machen. Meigs will die Vortheile der Speckeinreibungen durch eine angenehmer zu manipulirende Mischung von Glycerin und Coldcream in gleichem Maasse erreicht haben. — In derselben Weise hat man Einreibungen mit Speck und Schmalz oder mit einer Mischung aus Schmalz und Talg bei Typhus, Tuberculose (Speckeinreibungen auf Brust und Nacken), Hydrops, Manie und Säuferwahnsinn vorgenommen, wo kaum ein dafür sprechendes Moment angegeben werden kann.

Butyrum vaccinum; Butter. Das gelbliche, salbenartige, neutrale, eigenthümlich riechende, süsslich und sehr milde schmeckende Fett der Kuhmilch enthält hauptsächlich die Glyceride der Stearinsäure und Elainsäure in verschiedenen Verhältnissen, daneben Glyceride der Myristinsäure, flüchtiger Fettsäuren, der Capronsäure (Capron), Caprylsäure (Caprylin), Caprinsäure (Caprin) und Buttersäure (Butyrin), vielleicht auch der Arachinsäure, ferner mechanisch beigemengtes Casein. Das leichte Ranzigwerden der Butter beruht auf dem Freiwerden der genannten flüchtigen Fettsäuren. Man benutzte früher die frische ungesalzene Butter, Butyrum recens insulsum, zu Augenbalsamen, wozu sie sich ihrer leichten Zersetzlichkeit wegen aber nicht eignet. In Wasser geschmolzen kann sie als Brechmittel bei Vergiftungen dienen; auch benutzt sie das Volk in grösseren Dosen zum Purgiren.

Medulla bovis s. bovina, Medulla ossium praeparata, Axungia medullae bovis; Ochsenmark. — Das gereinigte, aus den grösseren Röhrenknochen des Rindes, Bos Taurus L., durch Ausschmelzen erhaltene Mark ist eine ihrer Consistenz nach zwischen Schweineschmalz und Hammeltalg stehende blassgelbliche, eigenthümlich riechende und mild schmeckende, bei $+45^{\circ}$ schmelzende Masse, welche nach Braconnot aus etwa $^3/_4$ starrem und $^1/_4$ flüssigem Fett besteht und nur als Grundlage von Pomaden benutzt wird, wozu sie sich aber auch vortrefflich eignet.

Oleum Cocos, Oleum Cocois; Cocosöl.

Das Cocosöl oder die Cocosbutter, aus den Kernen der Cocospalme, Cocos nucifera L., ist das wichtigste der durch einen grösseren Gehalt von Palmitinsäure-Glycerid (Tripalmitin) ausgezeichneten butterartigen Pflanzenstoffe.

Die Cocospalme ist der nützlichste aller Bäume in den Tropenländern. Sein Stamm enthält im Innern ein essbares, zuckerhaltiges Mark, aus welchem Zucker (Jaggery) und Palmwein (Toddy) gewonnen wird. Die Blüthenkolben sind ein treffliches Gemüse. Seine Frucht ist die bekannte Cocosnuss, deren rauhe Hülle Bast (Roya oder Coir) zur Fabrikation von Stricken, Matten u. s. w. liefert und deren reife Schalen zu Gefässen verarbeitet werden. Die unreife Frucht enthält den als Cocosmilch bezeichneten Milchsaft, der beim Reifen an Consistenz gewinnt und sich endlich in einen soliden mandelartigen Kern verwandelt, aus welchem das Oel als weisses, bei niederer Temperatur festes, krystallinisch körniges, bei 15° weiches und bei 23° flüssiges Fett durch Auspressen gewonnen wird.

Dasselbe ist von englischen Aerzten wie Oleum jecoris aselli benutzt und von Pettenkofer als Grundlage von Salben und Augensalben statt der leichter ranzig werdenden thierischen Fette empfohlen, wie es auch die ursprüngliche Basis des Coldcream war.

Anhang: Palmöl, Oleum palmae. Dieses aus den Fruchtschalen der afrikanischen Oelpalme, Elaeis Guineensis Jacq., gewonnene butterartige, zu $2/3$ aus Palmitin bestehende Fett, welches in frischem Zustande röthlich gelbe Farbe und veilchenartigen Geruch besitzt, in altem weiss ist und oft grosse Mengen von freier Palmitinsäure und freiem Glycerin enthält, wird vielfach von den Negern zum Einreiben ihres Körpers benutzt, dient meist zu Wagenschmiere, kann aber auch zu Salben und Ceraten benutzt werden.

Oleum Lauri, Oleum laurinum, Oleum Lauri unguinosum s. expressum; **Lorbeeröl.**

Das Lorbeeröl, auch Lorbeerfett oder Looröl genannt, ist das aus den Früchten von Laurus nobilis, den später zu erörternden Lorbeeren, ausgepresste grünliche oder grünlichgelbe, butterartige, körnige Fett, welches durch einen Gehalt an ätherischem Oel den Geruch der Lorbeeren zeigt. Es löst sich vollständig in $1/2$ Th. Aether, theilweise auch in Alkohol und enthält neben flüssigem Fette Laurostearin, das Glycerid einer von Görgey auch im Cocosnussöl constatirten, ausserdem im Crotonöl (Schlippe), in verschiedenen tropischen Pflanzenfetten, endlich auch im Walrath vorkommenden fetten Säure, der Laurinsäure. Das Lorbeeröl war früher ein Bestandtheil des officinellen Unguentum Rosmarini compositum, wo es jetzt durch Oleum Myristicae ersetzt wird, bildete mit Hammeltalg, Campher und Oleum Juniperi die Lorbeersalbe, Unguentum laurinum s. nervinum, die man als derivirende und nervenstärkende Salbe bei Katarrhen, chronischem Rheumatismus, Gicht, Alopecie und Lähmungen einrieb. Gegenwärtig ist Oleum Lauri als Constituens für Salben, Cerate (mit $1/3 - 1/2$ Th. Wachs), Pflaster (mit $1 - 1 1/2$ Th. Cera flava oder Harz) oder Linimente wohl völlig ausser Gebrauch·

Oleum Nucistae, Oleum Nucistae expressum, Butyrum Nucistae, Oleum Myristicae; **Muscatbutter,** Muscatnussöl.

Dieses gelblich weisse oder röthlich gelbe Fett wird in Indien aus den später abzuhandelnden Samen von Myristica fragrans Houtt. durch Auspressen gewonnen und hat eine festere, dem Talg sich nähernde Consistenz als das Lorbeeröl, dem es sich dadurch anschliesst, dass es, wie dieses, durch Beimengung von ätherischem Oele einen eigenthümlichen, übrigens angenehmeren Geruch besitzt, und neben flüssigen Glyceriden (Oleïn, Butyrin) das Glycerid einer eigenthümlichen Fettsäure, der Myristinsäure, enthält.

Die Muscatbutter, welche ausser den genannten Namen noch verschiedene andere, z. B. Muscatbalsam, Balsamum Nucistae (wie übrigens auch ein

Präparat der Muscatbutter heisst), **Balsamum moschatum, Oleum Macidis expressum** führt, wird natürlich aus den beschädigten Muscatnüssen bereitet und kommt im Handel in würfelförmigen oder oblongen Stücken unter der Bezeichnung **Banda-Seife** vor. Man unterscheidet eine Englische, orangegelbe, weiss und rothgelb marmorirte, feinkörnige, stark bitterlich nach Muscatnuss schmeckende, und eine Holländische festere, grobkörnige, minder gewürzhaft riechende und schmeckende Sorte. Sie schmilzt bei ca. 45° zu einer braunrothen Flüssigkeit und löst sich in 4 Th. kochendem, schwierig in kaltem Weingeist, leichter, aber auch nicht vollständig, in Chloroform und Benzin. Nach Koller enthält sie 20% Oleïn, 3% Butyrin, 6% ätherisches Oel, 3% saures Harz und 70% Myristin, das in reinem Zustande eine bei 31° schmelzende, in warmem Aether leicht lösliche, weisse Krystallmasse bildet und welche auch im Crotonöl (Schlippe), im Cocosöl (Görgey), in verschiedenen anderen tropischen Fetten und auch in der Butter vorkommt.

Für sich wurde Muscatbutter früher bei gastrischen Katarrhen, Colik, Flatulenz u. s. w. viel in den Unterleib eingerieben, wobei weniger die gelind hautreizende Wirkung des ätherischen Oeles als die Manipulation des Reibens hülfreich ist. Ausserdem dient sie als Grundlage für Salben, Cerate und Pflaster.

Sie ist ein Bestandtheil des officinellen **Unguentum Rosmarini compositum** und dient zur Darstellung des früher als **Ceratum Myristicae** bezeichneten officinellen **Balsamum Nucistae**, Muscatbalsam, das durch Zusammenschmelzen von 6 Th. Muscatbutter, 1 Th. gelbem Wachs und 2 Th. Provenceröl gewonnen, sich als Salbenconstituens besser als die reine Muscatbutter eignet.

Mit Terpenthin, Olibanum, Benzoë, Pfefferminz- und Nelkenöl bildete sie früher eine als **Emplastrum aromaticum s. stomachicum s. stomacale** officinelle Pflastermasse, welche das weit complicirtere, als Volksmittel beliebte, bei Verdauungsbeschwerden und Magenkrampf auf das Epigastrium applicirte **Klepperbeinsche Magenpflaster** ersetzte.

Sebum ovile, Sebum ovillum s. vervecinum; Hammeltalg.

Das aus den Fettzellen der Nieren und des Netzes des gemeinen Hausschafes, Ovis Aries L., ausgeschmolzene Fett, das ungefähr dem früher als Protectivum bei Excoriationen, Decubitus, Intertrigo oft vor anderen Talgarten bevorzugten Hirschtalg, Sebum cervinum, an Consistenz gleichkommt und etwas weicher als Rindertalg, Sebum bovinum, ist, besteht hauptsächlich aus Stearin und sehr wenig Palmitin und Oleïn und schmilzt bei etwa der Temperatur des menschlichen Körpers. Mit der Zeit wird Talg gelblich, ranzig und widrig riechend.

In der Medicin dient Talg bei Intertrigo, Wundwerden der Füsse, Excoriationen, auf Leinwand gestrichen (Talglappen, Talgpflaster), pharmaceutisch zur Bereitung verschiedener Pflaster und Salben, sowie der Steatine von Mielck (S. 148).

Anhang: Stearin, das aus den Talgarten gewonnene Material zur Kerzenfabrication, ist ebenfalls zu Ceraten und Salben benutzt, die sich durch Zusammenschmelzen mit 3 Th. fettem Oele und 2 Th. Wasser erhalten lassen, aber keine Vorzüge haben. Auch die käufliche Stearinsäure, ein Gemisch von Stearin- und Palmitinsäure, ist zu Verbindungen mit Alkaloiden, sog. Stearaten, nach Art der Oelsäure (L'Hermite) vorgeschlagen und dient oft, jedoch nicht zweckmässig, weil die Säure auf manche Medicamente zersetzend wirkt, zum Tränken von Papier an Stelle der Charta cerata.

Oleum Cacao, Butyrum Cacao; Cacaobutter.

Dieses aus den von der Schale befreiten Cacaobohnen, den Samen mehrerer tropischen Theobroma-Arten, erhaltene, dem Talg in seiner Consistenz sich nähernde Fett ist wegen seiner geringen Neigung zum Ranzigwerden als Constituens für Cerate, Lippenpomaden, Augensalben sehr geeignet und dient besonders zur Bereitung von Suppositorien und Vaginalkugeln, auch statt Talg bei Intertrigo.

Die Cacaobutter, welche über die Hälfte der gesammten Masse der ganzen Cacaosamen ausmacht, ist frisch gelblich weiss, nimmt später weisse Farbe an, riecht und schmeckt milde und unangenehm, schmilzt bei 30—35° und erstarrt wieder bei 25°; in Aether ist sie klar löslich. Die Hauptmasse bildet Stearin, neben welchem vielleicht ein Glycerid einer eigenthümlichen Fettsäure vorhanden ist. Man gewinnt sie durch Auspressen oder Kochen. Die innerliche Anwendung als Demulcens bei Katarrhen (emulgirt) ist wenig gebräuchlich.

f. Wachs und wachsartige Substanzen, Cerina.

Cera flava, Cera citrina; **Gelbes Wachs**, rohes Wachs. **Cerä alba; Weisses Wachs.**

Beide Producte werden aus den Waben der bereits beim Honig erwähnten Biene, Apis mellifica L., gewonnen und zwar das gelbe durch Schmelzen und Aufgiessen auf Wasser und das weisse durch Bleichen des gelben.

Die Honigbienen sammeln das Wachs nicht von Pflanzen, sondern produciren dasselbe auch bei blosser Fütterung mit Honig und Zucker. Das gelbe Wachs kommt im Handel in scheibenförmigen Kuchen (Wachsböden) von verschiedener Dicke vor, welche in Hinsicht ihrer Farbe mannigfache Nüancirungen zeigen. Das Wachs aus jungen Bienenstöcken hat gelblich weisse Farbe und wird wohl als Jungfernwachs, Cera virginea, bezeichnet. Gelbes Wachs ist auf dem Bruche körnig, hat einen lieblichen, honigartigen Geruch, einen schwachen balsamischen Geschmack und in der Regel ein spec. Gew. von 0,94—0,97, hängt sich beim Kauen den Zähnen an, erweicht bei der Wärme der Hand und schmilzt bei 60—63° zu einer klaren gelbrothen Flüssigkeit. Es löst sich in 10 bis 11 Th. Chloroform, leicht auch in Schwefelkohlenstoff, ätherischen und fetten Oelen, nur zur Hälfte in Aether und zu geringen Theilen in Benzin. Das weisse Wachs bildet weisse, zerbrechliche, in ziemlich dünnen Schichten durchscheinende Stücke, welche bei 64° zu farbloser Flüssigkeit schmelzen. Auch exotische Wachsarten kommen im Handel vor, welche von anderen Apisarten stammen, so aus Aegypten (von Apis fasciata), Westindien u. s. w. Das Wachs des Handels, namentlich aber das weisse, ist sehr häufig mit Paraffin, Talg, Japanischem Wachs, Stearinsäure und unorganischen Substanzen verfälscht.

Propolis, Vorwachs, heisst das zur Verstopfung der Ritzen und Fugen der Bienenbehälter benutzte Wachs, welches Harze zu enthalten scheint. Es dient in einzelnen Gegenden als Volksmittel zu Räucherungen bei Rheuma.

Das Wachs ist eine in seinen Eigenschaften den Fetten nahestehende Substanz, welche jedoch kein Glycerin enthält. Es ist ein Gemenge von in Alkohol leicht löslichem Cerin oder Cerotinsäure-Cetyläther und von in Alkohol schwer löslichem Myricin oder Palmitinsäure-Myricyläther.

Bei trockner Destillation wird ein eigenthümliches empyreumatisches Product, das **Wachsöl, Oleum cerae**, welches früher zu reizenden Einreibungen benutzt wurde, erhalten. Wachs liefert bei trockner Destillation kein Acrolein.

Das Wachs passirt den Darmcanal anscheinend ohne jede Veränderung. Es ist deshalb die früher sehr häufige Anwendung in fein vertheiltem Zustande als **Wachsemulsion** oder in Form von mit Wachs getränkten Bratäpfeln als einhüllendes Mittel bei Diarrhoe und Dysenterie an sich nicht irrationell; doch ist das Verfahren jetzt bei uns — ebenso die Inhalation der Dämpfe gegen Bronchialkatarrhe — obsolet. Vorwaltend benutzt man die Eigenschaft des Wachses, sich mit flüssigen und festen Fetten des Thier- und Pflanzenreiches zusammenschmelzen und mischen zu lassen, bei Bereitung von Pflastern, Ceraten und Salben, sowie das Verhalten gegen Balsame, mit denen es, zu $1/3 — 1/2$ hinzugesetzt, eine homogene Masse von klebriger Beschaffenheit bildet, die sich mit Pflanzenpulver zur Pillenmasse verarbeiten lässt, bei Anfertigung von Pillen aus Copaivabalsam und analogen Stoffen. Hie und da kommt es zum Ausfüllen hohler Zähne in Verbindung mit Mastix und narkotischen Stoffen in Anwendung, auch als blutstillendes Mittel bei Blutegelwunden.

Zur Salbenbereitung sollte man sich nur des gelben Wachses bedienen, da das weisse Wachs vermöge seiner Darstellung Oxydationsproducte enthält und bei Mischung mit anderen Stoffen das Ranzigwerden der Salben geradezu fördert (Hager). Auch zu Wachsemulsionen kann gelbes Wachs benutzt werden; die zu verwendende Flüssigkeit darf nicht zu gross sein, weil sonst Abscheidung eintritt. Zu Pillen mit Balsamen, Kreosot, ätherischen Oelen ist das Wachs als **geschabtes Wachs, Cera rasa**, zu verwenden.

Das **Wachspapier, Charta cerata**, mit Wachs getränktes mehr oder weniger feines Papier, dient besonders als Enveloppe stark riechender oder leicht feucht werdender Pulver, sowie von Pflastern und zur Tectur von Salben. In praxi ist dasselbe jetzt meist durch Paraffinpapier ersetzt. Dasselbe ist auch, ebenso wie mit Wachs getränkter **Wachstaffet, Taffetas ceratus**, durch Tränken von Taffet mit gelbem Wachs und Oel gewonnen, als imperspirable Decke bei Rheumatismus, Drüsenentzündungen und ähnlichen Affectionen benutzt. Letzterer dient besonders zur Verhinderung der Verdunstung von Flüssigkeiten, mit denen Compressen befeuchtet sind. — Die durch Tränken zusammengerollter Leinwandstücke mit Wachs resp. Wachs und Bleiessig erhaltenen **Cereoli simplices** und **Plumbi, Wachs- und Bleibougies**, sind jetzt durch die weit zweckmässigeren elastischen Bougies ersetzt. Ueber **Spongia cerata** vgl. bei Spongia.

Präparat:

Unguentum cereum, Wachssalbe. Olivenöl 7 Th., gelbes Wachs 3 Th. im Wasserbade zusammengeschmolzen. Verbandsalbe und Grundlage anderer Salbengemische. Die früher officinelle **Rosensalbe, Unguentum rosatum**, aus 10 Th. Schweineschmalz, 2 Th. weissem Wachs und 1 Th. Rosenwasser, eine rein weisse Salbe, dient zu gleichen Zwecken.

Anhang: Auch aus dem Pflanzenreiche sind einige dem Bienenwachs ähnliche Substanzen medicinisch benutzt. Am meisten im Handel kommt das von **Rhus succedaneum** L. und **Rhus Chinense** abgeleitete, äusserlich dem weissen Wachse sehr ähnliche **Japanische Wachs, Cera Japonica**, vor, mit welchem auch das weisse Wachs verfälscht wird und das zu Pillen aus Balsamen in gleicher Weise wie Bienenwachs gebraucht werden kann, während damit gefertigte Fettgemische leicht ranzig werden. Dasselbe enthält Glycerin und besteht zumeist aus Palmitin. Sonstige exotische, besonders aus Brasilien stammende Wachssorten, z. B. das **Carnaübawachs**, von der brasilianischen

Palme **Copernicia cerifera Mart.**, das **Palmwachs** von **Ceroxylon andicola**, das **Ocuba-** und **Bicuïbawachs**, welche beide von Myristica-Species stammen, die Wachsarten von **Myrica cerifera** (Virginien) und **Myrica cordifolia** (Myrthenwachs vom Cap) haben für Europa keine Bedeutung. Thierischen Ursprungs scheint das **Chinesische Wachs** oder **Pé-La** zu sein, das für das Product einer auf **Fraxinus Chinensis** lebenden Schildlaus, **Coccus Pela Westw.**, gilt. Zu den Wachsarten scheint auch das **Getah Lahae** zu gehören, nach **Bluhme** der eingedickte Milchsaft von **Ficus ceriflua**. Dasselbe ist leicht pulverisirbar, löst sich in kochendem Wasser zu einer klebrigen Masse und kann auf Leinwand gestrichen zu Heftpflaster benutzt, auch als wohlfeileres Surrogat des gelben Wachses zu Ceraten (mit 2 Th. Oleum Olivarum), Wachstaffet gebraucht werden. Innerlich soll es zu 1,0 stuhlverstopfend wirken (**Vanheugel**).

Cetaceum, Sperma ceti; **Walrat**, Wallrath.

Der Walrat ist ein festes Fett, welches sich, in einem fetten Oele (Walratöl) gelöst, in besonderen unter der Kopfhaut oberhalb der Hirnschale belegenen und zerstreut in Fleisch und Speck vorkommenden Höhlen bei einem im Atlantischen und Stillen Ocean vorzüglich vorkommenden, durch seine kolossalen Dimensionen ausgezeichneten Walfische, dem **Pottwal, Cachelot** oder **Pottfisch, Physeter macrocephalus L.** s. **Catodon macrocephalus Lacép.**, findet und nach dem Erkalten des Thieres krystallinisch abscheidet.

Es bildet unregelmässige, sehr weisse, perlmutterglänzende, beim Anfühlen fast fettige, schlüpfrige, etwas durchscheinende Massen von schwachem, süsslichem Geruche und mildem Geschmacke, welche ein spec. Gew. von 0,943 haben, bei 50—54° zu einer klaren farblosen Flüssigkeit schmelzen und in 10 Th. heissem Weingeist, sowie leicht in Aether sich lösen. In längerem Contacte mit der Luft wird er gelblich und ranzig. Er brennt mit hellleuchtender Flamme und giebt auf Papier keinen Fettfleck. Ein einziger Pottfisch soll 2500 Kgm. Walrat liefern können. Man hielt den Walrat in früherer Zeit für den Samen des Walfisches und nannte ihn daher Sperma ceti; andere alte Bezeichnungen sind **Album ceti, Succinum marinum** und **Ambra alba**. Der letztere Name stellt ihn in Gegensatz zu der ebenfalls vom Pottfisch stammenden, wahrscheinlich ein pathologisches Product in den Eingeweiden desselben darstellenden, durch ihren Wohlgeruch ausgezeichneten **Ambra grisea**.

Der Walrat gehört zu den Fetten, welche bei Verseifung kein Glycerin liefern. Dasselbe wird durch einen als **Aethal** bezeichneten Körper, welcher mit Stearinsäure, Palmitinsäure, Myristinsäure und Laurostearinsäure verbunden ist, ersetzt. Vorwaltend besteht Walrat aus Palmitinsäure-Cetyläther.

Das Aethal ist nach **Heinz** kein selbstständiger Körper, sondern ein Gemenge von 4 verschiedenen Alkoholen, die er als **Stethal, Cetylalkohol, Methal** und **Lethal** bezeichnete. Der Cetylalkohol verwandelt sich beim Erhitzen mit Natronkalk in Palmitinsäure (**Stas**).

Als Demulcens wurde Walrat früher besonders bei Heiserkeit, Anginen und Durchfällen verwendet, wo man ihn gepulvert (mit Hülfe von etwas starkem Weingeist) oder in Emulsion (nach Art der Wachsemulsion bereitet) gab. Vorzugsweise dient er jedoch als Bestandtheil von Ceraten, die bei Excoriationen Verwendung finden, sowie von Salben und Pomaden.

Präparat:

Unguentum leniens, Coldcream. Weisses Wachs 4 Th., Walrat 5 Th. mit 32 Th. Mandelöl im Wasserbade verflüssigt, erkaltet mit 16 Th. Wasser gemischt und auf 50 Gm. Salbe 1 Tr. Rosenöl zugemengt. Ohne Zusatz von Rosenöl wird die Salbe als Unguentum emolliens oder Crême céleste bezeichnet. Coldcream wird als demulcirendes Mittel bei gereizten und abscedirenden Hautstellen, häufig gegen Sonnenbrand und zum Schutze des Teints von Damen benutzt. Das ursprüngliche Coldcream wurde aus Oleum Cocos und Oleum Rosae bereitet.

Früher waren verschiedene Cerate officinell. Von diesen war das Walratcerat, Ceratum Cetacei, Emplastrum spermatis ceti, Ceratum labiale album, Milchverzehrungspflaster, aus Cera alba, Cetaceum āā 2 Th., Oleum Amygdalarum 3 Th. bereitet, als Volksmittel zur Vertreibung der Milch beim Entwöhnen der Säuglinge, sowie zum Bestreichen wunder Lippen benutzt. Zu letzterem Zwecke diente besonders die rothe Lippenpomade, Ceratum Cetacei rubrum, Ceratum labiale rubrum, aus Oleum Amygdalarum 90 Th. (mit 4 Th. Rad. Alkannae gefärbt), Cera alba 60 Th., Cetaceum 10 Th., Oleum Bergamottae, Oleum Citri āā 1 Th. bereitet, und in Papierkapseln ausgegossen. Ein ähnliches Präparat, jedoch ohne Walrat, bildete auch das Ceratum labiale flavum s. Unguentum de uvis, Traubencerat, bei dessen Bereitung ursprünglich Korinthen benutzt wurden.

Zum inneren Gebrauche, als Volksmittel gegen Heiserkeit und Husten, diente der früher officinelle Walratzucker oder präparirte Walrat, Cetaceum saccharatum, Cetaceum cum Saccharo, Cetaceum praeparatum, eine feine Verreibung von 1 Th. Walrat mit 3 Th. Zucker.

Paraffinum; Paraffin. Paraffinum liquidum; flüssiges Paraffin. Unguentum Paraffini, Paraffinsalbe.

Theils zur Tränkung von Flanellbinden zu festen Verbänden, welche leichter als Gypsverbände sind, theils zur Imprägnation von Papier zur Darstellung des Paraffinpapieres, Charta paraffinata, welche jetzt fast überall das Wachspapier ersetzt, theils als Constituens von Salben, hat das Paraffin in der neuesten Zeit grosse medicinische Bedeutung gewonnen.

Man bezeichnet als Paraffin ein nach Herkunft und Darstellungsweise wechselndes Gemenge von Kohlenwasserstoffen der sog. Ethanreihe $C^n H^{2n+2}$, deren Schmelzpunkt höher als 40—45° liegt (meist zwischen 50 und 60°) und welche sich bei etwa 300° destilliren lassen. Das reine Paraffin bildet eine durchscheinende, bläulichweisse, geruch- und geschmackfreie Masse von nahezu der Consistenz des weissen Wachses. Der Name Paraffin wurde 1830 durch Reichenbach einem Producte der trocknen Destillation des Buchenholztheers wegen seiner geringen Affinität (parum affine) beigelegt. Gegenwärtig wird es vorzugsweise aus fossilen Kohlenwasserstoffen, die in vielen Gegenden theils in fester, theils in flüssiger Form sich finden, bereitet. So gewinnt man es, jedoch in verhältnissmässig geringen Mengen, bei der Destillation des Amerikanischen Petroleums, in Schottland aus den bituminösen Schiefern von Addiewell, ferner in Oesterreich aus dem Erdwachs oder Ozokerit, einer dunkelbraunen oder grünlich gefärbten, stark bituminös riechenden Masse, welche in grosser Menge in Galizien vorkommt. Das aus letzterem dargestellte Paraffin, Ceresin genannt, hat mit Cera alba im Aussehen die grösste Aehnlichkeit. Paraffin ist in Wasser unlöslich, in Weingeist wenig, in Aether, Chloroform, Schwefelkohlenstoff, Eisessig und Petroleum leicht löslich. Es lässt sich mit Wachs, Walrat, Fetten und Harzen in beliebigen Verhältnissen mischen und ist, da es weit weniger als Wachs von der äusseren Luft angegriffen wird, als Constituens für Salben und Cerate sehr brauchbar. Die Paraffinverbände haben zwar den Vorzug grösserer Leichtigkeit vor Gypsverbänden, halten auch jede Feuchtigkeit ab, sind aber weniger dauerhaft; auch wirft man ihnen vor, dass sie häufig Excoriationen bedingen, was sich vielleicht durch Anwendung nicht völlig reinen, noch mit etwas Erdöl durchtränkten fossilen Paraffins erklärt. Dass die flüchtigeren Kohlenwasserstoffe des Erdwachses die Haut irritiren, beweist die Verwendung des Ozokerits bei Psoriasis als Ersatzmittel des Theers. Durch Zusammenschmelzen von 1 Th. festem Paraffin und 4 Th. des unter dem Namen Paraffinöl oder Vaselinöl im Handel vorhandenen Liquidums von 0,840—0,845 spec. Gew. resultirt das Unguentum Paraffini als weisse, durchscheinende Masse von Salbenconsistenz, die sich zwischen 35 und 45° verflüssigt und unter dem Mikroskope von Krystallen durchsetzt erscheint. Dieses Präparat entspricht im Wesentlichen dem zuerst von Amerika aus, später auch aus österreichischen und deutschen Fabriken in den Handel gebrachten Vaselin (Vaselinum, Vaselina, Saxolin, Saxoleum inspissatum) und dient als Ersatzmittel des Schweineschmalzes und analoger Fette als Constituens für Salben und namentlich für solche, welche nicht ranzig werden dürfen, insbesondere Augensalben.

Die im Handel als Vaselin vorräthigen Gemenge fossiler Kohlenwasserstoffe variiren sehr in Bezug auf Farbe, spec. Gew. und Schmelzpunkt, erstere ist bald orangegelb, bald hellgelb, bald weiss. Das schönste Aussehen zeigt das als Virginia Vaseline alba bezeichnete Fabrikat von C. Hellfrisch in Offenbach a./M., doch liegt dessen Schmelzpunkt (41—42°) etwas höher als der des amerikanischen Vaselins (33—35°).

g. Scepastica pulverina, Staubförmige Schutzmittel.

Lycopodium, Semen Lycopodii, Sporae Lycopodii, Sulfur vegetabile; **Bärlappsamen,** Streupulver, Hexenmehl, Blitzpulver, Schlangenpulver.

Lycopodium ist der staubförmige Inhalt der zweiklappigen, nierenförmigen Sporangien von Lycopodium clavatum L., einer auf Haiden und Gebirgen des nördlichen und mittleren Europas, Nordamerikas und Asiens häufigen Lycopodiacee, von welcher die Droge hauptsächlich in Russland, Deutschland und der Schweiz im August und September gesammelt wird.

Dasselbe erscheint unter dem Mikroskop aus gleich grossen Körnern bestehend, die von 3 ziemlich flachen u. einer stark gewölbten Fläche begrenzt werden, die durch Verdickung der äusseren Membran ein Netzwerk linienförmiger Erhabenheiten zeigen. Mikroskopisch stellt es ein blassgelbes, feines, äusserst bewegliches, geruch- u. geschmackfreies Pulver dar, welches, durch die Flamme geblasen, blitzähnlich ohne Rauch mit leichtem, durch Sprengen der Hülle erzeugten Geräusche abbrennt, auf Chloroform und Wasser schwimmt (nach dem Kochen sinkt es unter) und mit letzterem nur durch anhaltendes Reiben, wobei es eine grauliche Farbe annimmt, sich zu einer Art Emulsion mischen lässt, während es mit Alkohol leicht mischbar ist. — Die mikroskopische Prüfung ist das einzig sichere Kriterium, um die Sporen von dem früher häufig beigemengten Samenstaub von Fichten, Haselnuss, Typha zu unterscheiden. Die Namen Blitzpulver und Sulfur vegetabile erklären sich leicht aus den angegebenen Eigenschaften; Schlangenpulver heisst es wohl wegen des eigenthümlichen Gefühles beim Zerreiben mit den Fingern, wodurch die Membran zerreisst und der fettige Inhalt austritt; doch wird auch das Kraut als Schlangenmoos bezeichnet. Die Benennung Hexenmehl (Drudenmehl, Alpmehl) steht vielleicht mit der Anwendung gegen Incubus u. a. Behexung zugeschriebenen Leiden in Zusammenhang; doch führt das Kraut, welches als Herba Lycopodii s Muscus clavatus s. Plicaria früher namentlich gegen Weichselzopf in Ansehen stand, auch analoge mystische Namen z. B. Teufelsklauen, Drudenfuss, Zigeunerkraut, die dasselbe in Beziehung zu gefürchteten überirdischen und irdischen Wesen setzten.

Das Lycopodium enthält fettes Oel, Zucker, aber kein Stärkemehl. Ein als Pollenin benannter und als Hauptbestandtheil des Lycopodiums bezeichneter Körper ist nicht hinlänglich von Cellulose abgegrenzt (Flückiger). In dem Kraute findet sich vielleicht das von Boedecker in Lycopodium complanatum L. aufgefundene Alkaloid Lycopodin.

Das Lycopodium dient in allen Fällen, wo nicht ausdrücklich eine andere pulverförmige Substanz verordnet wird, zum Conspergiren der Pillen und ausserdem vorzugsweise (entweder für sich oder in Verbindung mit Zinkoxyd oder Magnesia) als Streupulver (unzweckmässig in Salbenform) bei Intertrigo kleiner Kinder und bei nässenden Ekzemen. Bei der erstgenannten Affection kann es wegen seiner Eigenschaft, von Wasser nicht leicht befeuchtet zu werden, kaum durch eine andere Substanz ersetzt werden.

In früherer Zeit schrieb man grösseren Mengen des Bärlapps bei internem Gebrauche narkotische Wirkungen, medicinalen Gaben beruhigende und antispasmodische Wirkung zu. Man benutzt das Medicament, besonders auf Rademacher's Empfehlung, gegen Dysurie und Ischurie, nicht nur bei kleinen Kindern, sondern auch bei Erwachsenen, sowie gegen Entzündung und Irritabilität der Harnwerkzeuge, mit Wasser und Syrup zu einer Art Emulsion (richtiger Schüttelmixtur) verrieben, zu 1,0—4,0.

Verordnungen:

1) ℞
Lycopodii 10,0
terendo sensim misce c.
Syrupi Althaeae 50,0
Aquae Foeniculi 75,0
M. D. S. Umgeschüttelt theelöffelweise zu nehmen.

2) ℞
Lycopodii 25,0
Zinci oxydati venalis 1,0
M. f. pulv. D. S. Streupulver.

Bismutum (Bismuthum) subnitricum, Bismutum hydriconitricum, Magisterium Bismuti, Bismutum nitricum praecipitatum, Bismutum album praecipitatum, Marcasita alba, Subnitras bismuticus; **basisches Wismutnitrat,** basisch salpetersaures Wismutoxyd, Wismutweiss.

Das basische Wismutnitrat, welches unter dem Namen Magisterium Bismuthi gegen Ende des 17. Jahrhunderts als Geheimmittel von dem als Chemiker nicht unrühmlich bekannten Nicolas Lemery verkauft wurde und seit der Empfehlung desselben durch Odier gegen Gastralgie bis in die neueste Zeit hinein als Nervinum angesehen ist, muss nach den neueren Erfahrungen von Monneret und anderen französischen Aerzten als zu den Scepastica gehörig betrachtet werden, zu welchen es umsomehr zu stellen ist, als es jetzt weitaus mehr als gegen Neuropathien seine Verwendung als Schutzmittel bei katarrhalischen und ulcerativen Processen der Darmschleimhaut findet.

Das officinelle basische Wismutnitrat ist ein schneeweisses, geruch- und geschmackfreies, mikrokrystallinisches, sauer reagirendes Pulver, welches im Sonnenlichte nicht verändert wird, beim Erhitzen auf 100° seinen Wassergehalt, bei weiterem Erhitzen auch seine Säure verliert und unter Entwicklung gelblicher Dämpfe in Wismutoxyd übergeht. Es ist in Wasser unlöslich und löst sich vollständig ohne Aufbrausen in Salzsäure u. Salpetersäure. Erhalten wird dasselbe durch Zersetzung des neutralen Wismutnitrats, welches grosse, wasserhelle, farblose Krystalle bildet und beim Zusammentreffen mit Wasser unter Freiwerden von Salpetersäure in basisch salpetersaures Salz übergeht, welches um so weniger Säure enthält, je grösser die Menge des zur Zersetzung benutzten Wassers ist. Das Präparat wird aus dem im Handel vorkommenden Wismut bereitet, welches vorzugsweise aus dem Erzgebirge stammt, wo das weisse, einen Stich ins Röthliche darbietende, bei 268° schmelzende Metall (gediegen oder in Verbindung mit Sauerstoff oder Schwefel oder anderen Metallen) am häufigsten vorkommt. Das Wismut des Handels enthält stets fremde Metalle, selbst bis zu 15% beigemengt und ist namentlich niemals frei von Arsen, von welchem es auch nicht durch besondere vorbereitende Operationen befreit werden kann, welches aber bei richtiger Bereitung des Bismutum subnitricum entfernt wird. Nach der Vorschrift der Pharmakopoe werden 2 Th. Wismut und 1 Th. Natriumnitrat in einer eisernen Schale bis zum Rothglühen erhitzt und sobald die Masse zu schwellen beginnt, umgerührt, bis das Metall feinvertheilt kaum noch sichtbar ist. Nach Zusatz von 5 Th. Wasser und 3 Th. Natronlauge zu der halberkalteten Masse kocht man einige Minuten, sammelt das Wismut nebst Oxyd auf einem Filter, wäscht mit Wasser bis zur völligen Entfernung das Alkali aus und trocknet den Rückstand. Dieser wird nun allmälig in 8 Th. heisser Salpetersäure eingetragen, das Ganze einige Minuten bis auf 80—90° erwärmt, dann durch Asbest filtrirt und bis auf 6 Th. verdunstet. Die nach dem Erkalten resultirenden Krystalle werden mit wenig salpetersäurehaltigem Wasser abgespült und hierauf 1 Th. derselben mit 4 Th. Wasser gleichmässig verrieben und unter Umrühren in 21 Th. siedendes Wasser eingetragen. Der sich abscheidende, mit kaltem Wasser nachgewaschene und bei 30° getrocknete Niederschlag bildet das officinelle Präparat.

Im Handel kommt nicht selten arsen-, auch silberhaltiges Wismutsubnitrat vor. In Frankreich soll auf vielen Pharmacien das Präparat arsenhaltig sein und einen Ueberschuss von Wismutoxyd enthalten (Léon Bricka). Die als Perlweiss, Spanisches Weiss, Blanc de Perles, bezeichneten, viel zum Schminken benutzten Wismutpräparate sind meist in ihrer Zusammensetzung variable basische Wismutnitrate, bisweilen aber auch Chlorwismut oder Wismutacetat.

Ueber die physiologische Wirkung des Wismutnitrats und der Wismutsalze überhaupt sind wir noch nicht durch experimentelle Versuche so aufgeklärt, wie es wünschenswerth wäre. Die von verschiedenen Autoren aufgestellte Theorie, dass der Wismut zu den für den Organismus unschädlichen Stoffen gehöre, kann nicht als richtig angesehen werden. Lösliche Verbindungen, z. B. Wismutacetat (Léon Bricka), Wismutbrechweinstein (Rabuteau), Ammoniumwismutcitrat (Stefanowitsch und Dubinski), wirken in grösseren Dosen giftig nach Art der dem Wismut nahestehenden edeln Metalle (Gold, Quecksilber).

Ammoniumwismutcitrat tödtet bei subcutaner Application von 1,0 Thiere von 1000,0 Körpergewicht, bedingt Steatose der Leber, Nieren und des Herzens und ruft in der Mundhöhle Geschwürsbildung und Ptyalismus hervor (Stefanowitsch). Bei längerem Gebrauche verschwindet das Glykogen in der Leber (Lebedeff). Kaliumwismuttartrat ist zu wenigen Gm. innerlich bei Kaninchen tödtlich (Rabuteau).

Diese Intoxicationen deuten auf eine Resorption des Wismuts bei Application löslicher Wismutsalze, welche auch durch directe Untersuchung des Urins nach Einführung von Wismutacetat (Bricka), sowie des Speichels und der Epithelzellen des Mundes bei Thieren, welche mit Ammoniumwismutcitrat vergiftet wurden, constatirt ist (Dubinski). Ein Theil des Wismuts localisirt sich in der Leber und ist noch mehrere Monate nach der Suspension der Wismutzufuhr daselbst nachweisbar (Bricka).

Anders verhält es sich mit dem in Rede stehenden officinellen basischen Wismutnitrat, insofern auch bei Einführung sehr grosser Mengen in den Magen nur eine geringe Menge zur Resorption gelangt, während die grösste Quantität den Darm entweder unverändert passirt oder theilweise durch den in den Eingeweiden befindlichen Schwefelwasserstoff in schwarzes unlösliches Schwefelwismut umgewandelt wird.

Dass eine geringe Menge Wismut auch nach Einführung des Subnitrats in das Blut eintritt, vielleicht in Folge der Einwirkung der Salzsäure des Magensaftes, beweisen Versuche von Orfila und Lewald, welche Wismut in der Leber, in der Milch und im Harn constatirten. In letzterem tritt es aber später auf als andere Metallsalze. Im Darm findet keine Aufnahme statt, denn hier wird selbst das etwa im Magen gebildete neutrale Salz wieder in basisches verwandelt, das in überschüssigen Alkalien sich nur schwierig löst. Die Bildung von Schwefelwismut in den Eingeweiden beweisen die Schwarzfärbung der Stühle nach Wismutgebrauch und die wiederholt in Leichen constatirten oberflächlichen braunschwarzen Flecken an verschiedenen Stellen des Darmes und gleichgefärbte Ueberzüge auf Geschwüren im Darme (Monneret).

Es ist somit in hohem Grade zweifelhaft, ob überhaupt eine entfernte Action diesem Präparate zuzuschreiben ist, um so mehr als man selbst nach Ingestion enormer Dosen — 30,0—60,0 pro die bei Erwachsenen nach Monneret, 6,0 bei Kindern nach Desayvie — keine entfernten Erscheinungen beobachtet, wie auch ausser der Schwarzfärbung der Stühle, deren Geruch etwas verringert erscheint, und ausser etwas verzögerter Defäcation keine localen Phänomene, namentlich weder auf Entzündung deutende Schmerzen noch Verringerung des Appetits, danach auftreten.

In der Literatur existiren allerdings aus älterer Zeit Beobachtungen von Vergiftung durch medicinischen Gebrauch von Magisterium Bismuti in Dosen von 2,0—8,0 pro die (Guersant, Werneke u. A. m.), aber wenn auch die Symptome (Nausea, Kolik, Diarrhoe, Stechen in der Brust, Kopfschmerz, Schwindel, Betäubung) an sich nichts Auffallendes haben, können sie doch nicht als beweisend angesehen werden. Denn die früher in den Apotheken vorhandenen Präparate entsprechen nicht dem jetzt officinellen Bismutum subnitricum, sondern waren wahrscheinlich durchgängig blei- und arsenhaltig. Auf Arsen beziehen Lassaigne und Trousseau die beobachteten heftigen Symptome, doch kann dies nur angenommen werden, wenn wir einen sehr grossen Arsengehalt voraussetzen, da Präparate mit 0,129 % Arsengehalt selbst in Dosen von 15,0—30,0 auf Hunde nicht toxisch wirken (Parral und Garnier). Monneret glaubt, dass es sich dabei um Exacerbationen der bestehenden Krankheiten gehandelt habe; auch liesse sich an einen Ueberschuss von Salpetersäure oder an die Beimengung des neutralen Wismutnitrats denken, das leicht Salpetersäure abgiebt und nach Thierversuchen von Orfila intensiver örtlich irritirend wirkt. Letzteres kann auch entstehen, wenn saure Flüssigkeit mit dem Subnitrat gleichzeitig ingerirt wird und es ist unmöglich, dass in einzelnen Fällen der gleichzeitige Genuss von Tartarus depuratus die Entstehung von Nitrat bedingt hat. Dass übrigens Dosen von 4,0—8,0 des officinellen Präparats den Organismus des Erwachsenen nicht afficiren, davon haben wir uns wiederholt überzeugt. Dass chronische Vergiftung durch Wismutsubnitrat beim Menschen existirt, ist kaum abzuweisen, da die von Lussana wahrgenommenen Symptome (Anämie, Ulce-

ration des Zahnfleisches, Blutung aus demselben) den von Stefanowitsch nach fortgesetzter Zufuhr bei Thieren beobachteten Erscheinungen entsprechen.
Von der Haut findet Resorption nicht statt. Die angeblichen Beobachtungen über Vergiftung durch Gebrauch von Wismutschminken sind in keiner Weise verbürgt.

Nach den bisher physiologisch festgestellten Thatsachen kann man eine Wirkung des Magisterium Bismuti auf Krankheiten entfernter Organe nur erwarten, wenn dieselben mit einem Leiden des Magens und Darmcanals in Connex stehen und es darf daher nicht Wunder nehmen, dass die gepriesenen Effecte gegen Migräne, Cephalalgie, Epilepsie, Keuchhusten, Asthma und andere Nervenleiden, sowie gegen Intermittens nach dem Gebrauche des Wismutsubnitrats nicht mehr beobachtet werden.

Auch diese Heilwirkungen sind von Einzelnen auf die arsenige Säure bezogen worden, die in älterer Zeit in dem Präparate niemals vermisst wurde.

Dagegen steht fest, dass das Mittel bei Neurosen des Magens und fast bei allen Formen von Cardialgie zu den zuverlässigsten gehört, welche der Arzneischatz bietet, und dass es bei Durchfällen und Brechdurchfällen im kindlichen Lebensalter ein wirksames und leicht beizubringendes Mittel darstellt.

In welcher Weise Bismutum subnitricum die Beschwichtigung von Magenschmerzen herbeiführt, ist noch nicht vollständig aufgeklärt. Da wo die Cardialgie mit Erosionen oder Geschwüren der Magenschleimhaut im Zusammenhange steht, ist es kaum zweifelhaft, dass es auf der Oberfläche derselben eine schützende Decke bildet, durch welche die Einwirkung des Mageninhaltes auf die blossliegenden Nerven, auf deren Reizung die schmerzhaften Paroxysmen beruhen, aufgehoben wird. Indessen sind es nicht bloss Cardialgien in Folge ulcerativer Processe, bei denen das Mittel hilft, sondern auch rein nervöse Gastralgien, und von verschiedenen Aerzten werden gerade die hysterischen Cardialgien als besonders günstig durch das Mittel beeinflusst bezeichnet. In solchen Fällen wirkt das Wismutsubnitrat auch gegen das Erbrechen. Es ist ohne Zweifel nicht ein Arsengehalt, der, wie manche meinten, auf den Magen influirt, da auch das gutbereitete Präparat Magenschmerzen und Emese stillt. Der Umstand, dass gerade solche Cardialgien dadurch gehoben werden, welche nach Ingestion von Speisen auftreten, mag es sich um schlecht genährte, heruntergekommene, überarbeitete Individuen mit Irritabilität des Magens handeln, bei denen Nothnagel das Mittel für besonders indicirt ansieht, Stillé es am wenigsten wirksam betrachtet, oder mögen die Allgemeinverhältnisse günstigere sein, macht es uns wahrscheinlich, dass auch hier die protective Action des Mittels im Spiele ist. Bei consensuellem Erbrechen, zumal beim Vomitus gravidarum, lässt Wismutsubnitrat meist im Stich. Dass nicht die Bildung von Wismutnitrat in Folge von Einwirkung des Magensaftes die günstige Wirkung bedingt, geht daraus hervor, dass in Fällen, wo die Gastralgie mit excessiver Säurebildung einhergeht, eine Verbindung mit Magnesia oder Calcaria carbonica besser als das Wismut allein wirkt. Leider wissen wir bei solchen Combinationen, wie namentlich bei der in der Praxis üblichen mit narkotischen Substanzen (Opium, Belladonna, blausäurehaltigen Präparaten) nie mehr, welches Medicament den heilsamen Einfluss hat. Aber dass Bismutum subnitricum bei manchen Cardialgien auch ohne narkotische Zusätze hilft, ist gewiss — Was die Anwendung gegen Durchfälle anlangt, so ist es selbst bei Cholera asiatica in Anwendung gebracht, wogegen es 1831 von Leo in Warschau empfohlen und 1849 und 1854 in Paris allgemein gebrauchtes Volksmittel wurde, womit man insbesondere Choleradiarrhöen zu beseitigen suchte. Wenn es auch vorzugsweise bei Kindern in den ersten Lebensjahren Anwendung findet, wo es namentlich das viel zu viel gebrauchte Argentum nitricum ersetzen sollte, so kann es doch mit Nutzen auch bei Diarrhöen Erwachsener gebraucht werden, und zwar nicht bloss bei typhösen Diarrhöen (Trousseau) und Dysenterie (innerlich und im Klystier nach Lasègue), wo es auch der Resorption putrider Stoffe vorbeugen soll, sondern selbst bei Diarrhoe der Phthisiker (Monneret).

Als Protectivum hat das Wismutsubnitrat auch äusserlich, besonders in Frankreich, Anwendung gefunden, ohne dass sich dabei jedoch besondere Vorzüge vor anderen ähnlichen billigeren Substanzen (Zinkoxyd, Lycopodium) ergeben.

So applicirte man dasselbe als Streupulver oder in Form einer dünnen Paste mit Glycerin oder als Salbe bei Hautaffectionen, wie Ekzema, Impetigo, Intertrigo, Erysipelas, desgleichen bei Verbrennung und schlecht heilenden Geschwüren, bei Decubitus, Leukorrhoe, als Schnupfpulver bei Ozäna (Monneret, Soubrier), auf Charpie bei Leukorrhoe, selbst als Injection (in 7 Th. Wasser suspendirt) bei Tripper, wo sehr hartnäckige Formen von Nachtripper dadurch heilbar sein sollen (Caby).

Die Dosis des Wismutsubnitrats, das innerlich am zweckmässigsten in Pulverform gegeben wird, ist unter den Aerzten streitig. Dass sie eine verhältnissmässig hohe sein muss, um der Bildung einer schützenden Decke auf der Schleimhaut einer grösseren Partie des Darmes gerecht zu werden, ist unseres Erachtens einleuchtend. Man sollte deshalb bei Erwachsenen nie weniger als 0,5—1,5 3—4mal täglich verordnen, den Kindern im 1. und 2. Lebensjahre nie weniger als 0,2—0,3 geben.

Die grossen Gaben von Monneret (8,0—25,0 pro die) dürften nur in Ausnahmefällen nöthig werden. Man giebt das Mittel am besten unmittelbar vor dem Essen oder kann es auch flüssigen Speisen (Milch, Bouillon) beimengen. Corrigentien sind unnöthig, da das Präparat gar keinen Geschmack hat. Man vermeide während der Cur Säuren, welche die Bildung neutralen Nitrats bewirken können und gebe deshalb solche oder saure Salze nicht gleichzeitig mit dem Bismutum subnitricum. Zur Erleichterung des Verschluckens grosser Quantitäten giebt man in Frankreich häufig dasselbe in Granules mit Zucker und dispensirt in einer Schachtel, welche genau 2,0 Granules = 1,0 Wismutnitrat enthält. Für Kinder wählt man auch die Form der Tabletten (1:9 Zucker mit Traganthgummi q. s.). Die Trochisci Bismuti hydrico-nitrici von Simon (aus Chocolademasse) enthalten 0,06 Bismutum subnitricum.

Verordnungen:

1) ℞
Bismuti subnitrici
Sacchari albi ää 2,0
M. f. pulv. Div. in partes aequales no. 10. D. S. Viermal täglich 1 Pulver. (Bei Diarrhoe im kindlichen Lebensalter.)

2) ℞
Bismuti subnitrici 2,0
Morphii hydrochlorici 0,03
(cgm. 3)
Sacchari albi 3,0
M. f. pulv. Divide in partes aequales no. 6. D. S. 3mal täglich 1 Pulver. (Bei Cardialgie. Modificirte Formel nach Oppolzer.)

3) ℞
Bismuti subnitrici 2,0—5,0
Magnesiae ustae
Sacchari albi ää 50,0
M. f. pulv. Divide in partes aequales no. 100. D. S. 3mal täglich 1 Pulver. (Bei Gastralgie nach Odier.)

4) ℞
Bismuti subnitrici 15,0
Aquae Rosae 200,0
M. D. S. Dreimal täglich eine Einspritzung. Umzuschütteln. (Bei Nachtripper, Caby.)

Anhang: An Stelle von Bismutum subnitricum sind verschiedene andere Wismutverbindungen in derselben Richtung gebraucht worden. Am nächsten steht demselben der Crême de bismuth von Quesneville, das frisch aus kalter Lösung gefällte und nicht ausgewaschene, noch feuchte Wismutsubnitrat, das zu 4,0—6,0 in Gummisyrup gegen Diarrhoe besonders empfohlen wird. Von Odier und ältern Aerzten wurde das Wismutnitrat, Bismutum nitricum s. trisnitricum, das neuerdings (1849) von Thompson gegen Diarrhoe der Phthisiker zu 0,3 pro dosi (mit 0,2 Magnesia und 0,1 Gummi) gerühmt ist, benutzt. Ein von vielen Seiten empfohlenes Wismutpräparat ist das von Hannon (1856) zuerst zur Anwendung gebrachte basische Wismutcarbonat, Bismutum subcarbonicum. Insofern dieses Salz nicht die durch das Freiwerden von Salpetersäure in Folge der Einwirkung des Magensaftes auf die salpetersauren Verbindungen möglichen Nachtheile involvirt, mag es von Aerzten mit ruhigerem Blute verordnet werden, aber es fehlt ihm die verstopfende Wirkung, weil es sich im Magensafte in grösseren Mengen löst und nicht in den Darm in so grosser Menge gelangt wie Bismutum subnitricum, es absorbirt keine Gase, producirt vielmehr neue (durch Austreibung der Kohlensäure), und da die löslichen Wismutsalze nicht ungiftig sind, wenn sie resorbirt werden, ist es immerhin nur in kleinen Dosen und nicht auf die Dauer zulässig. Nach Hannon entsteht bei Gesunden nach 0,5—0,7 in 5—6 Stunden Schwäche und unbedeutende Verlangsamung des Pulses, vermehrte Harnausscheidung und etwas verminderter Appetit, was 1—2 Tage anhält; später soll sich durch fortgesetzten Gebrauch vermehrte Muskelkraft wie nach Martialien entwickeln. Trousseau empfiehlt es bei Gastralgie mit vermehrter Magensäure, wo es die Säure neutralisire, was das Subnitrat nicht thue, zu 1,0—3,0. Von der Ansicht ausgehend, dass die Effecte des Wismutsubnitrats bei Gastralgie als entfernte Action aufzufassen sind, benutzte man auch verschiedene lösliche Salze, z. B. das milchsaure Wismutoxyd, Bismutum lacticum, und den in England sehr beliebten Liquor Citratis bismutico-ammonici. Natürlich sind solche in kleineren Dosen als das Subnitrat zu geben. Besondere Verbindungen, in denen man die Wirkung des Metalls durch die Säure zu heben beabsichtigte, sind das als Adstringens verwandte Bismutum tannicum (cf. Gerbsäure) und das früher officinelle Bismutum valerianicum (cf. Acidum valerianicum), welchem besondere Nervenwirkungen zugeschrieben werden.

Zincum oxydatum crudum, Z. o. venale; Flores Zinci; **Rohes Zinkoxyd,** käufliches Zinkoxyd, Zinkweiss.

Dieses Präparat dient ausschliesslich zu äusserem Gebrauche, als Streupulver bei Intertrigo, nässenden Hautausschlägen und Balanoposthitis, als Augenpulver, selten in Wasser oder schleimigen Flüssigkeiten suspendirt zu Collyrien und Injectionen, zur Darstellung der Zinksalbe und ähnlicher Präparate, welche als Deckmittel applicirt werden.

Das fabrikmässig durch directe Verbrennung von Zink bereitete, mit Spuren von Zinkmetall verunreinigte, vielfach zu weissen Oelfarbenanstrichen verwendete Zinkoxyd des Handels stellt ein weisses, lockeres, amorphes, unschmelzbares Pulver dar, welches beim Erhitzen gelb wird und sich nicht in Wasser, wohl aber in Säuren löst. Eine chemische Alteration bei Application auf wunde Flächen kann bei der grossen Indifferenz des auf trockenem Wege erhaltenen Zinkoxyds kaum angenommen werden, höchstens könnte es den Geweben eine geringe Menge Wasser entziehen und ist daher die ausserdem nicht sehr bedeutende austrocknende und eiterungsbeschränkende Action der Zinksalben auf rein mechanische Wirkung zu beziehen. Von dem reinen Zinkoxyd wird das käufliche Zinkoxyd auch durch die Benennung Zincum oxydatum sicco modo paratum unterschieden; auch führt es die Namen Lana philosophica, Calx Zinci, Zinkkalk. Ein ausser mit Zinkmetall, auch mit Kieselsäure verunreinigtes Zinkoxyd war früher als Nihilum album s. Pompholyx gebräuchlich. Ebenso gehört hierher die **Tutia grisea** s. **Cadmia fornacum** s. factitia, die in den Essen von Oefen, wo Zinkerze oder zinkhaltige Bleierze geschmolzen werden, vorfindliche graue Masse, die in ihrer Zusammensetzung sehr variirt und gereinigt und gewaschen als **Tutia praeparata** bezeichnet wird. Beide wurden früher zur Salbendarstellung verwerthet.

Präparat:

Unguentum Zinci, Unguentum de Nihilo albo, **Zinksalbe.** Zincum oxydatum venale 1 Th., Schweineschmalz 9 Th. Wohl die am häufigsten benutzte Verbandsalbe bei Geschwüren, Excoriationen u. s. w.

Verordnungen:

1) ℞
Zinci oxydati crudi 2,0
Amyli Tritici 30,0
M. f. pulv. D. S. Streupulver. (Bei Intertrigo, nässenden Exanthemen u. s. w. Cazenave.)

2) ℞
Zinci oxydati crudi
Lycopodii āā 1,0
Unguenti rosati 15,0

M. f. ungt. D. S. Zur Einreibung (Hufelandsche Formel bei wunden Brustwarzen, Excoriationen, nässenden Hautausschlägen.)

3) ℞
Zinci oxydati crudi
Sacchari albi
Kalii nitrici āā 5,0
M. f. pulv. subtilissimus. D. S. Augenstreupulver. (Bei Hornhautflecken; Cullerier.)

Anhang: In ähnlicher Weise wie das käufliche Zinkoxyd fand früher auch der **Galmeistein, Lapis calaminaris** s. **Calamina praeparata**, worunter gewöhnlich das natürlich vorkommende **Zinkcarbonat**, der **Zinkspath**, verstanden wird, während man den Namen auch auf Zinksilicat (Kieselgalmei, Zinkglas) bezieht, zur Darstellung deckender Salben und Cerate (1:10 Schmalz) Benutzung. Eine solche ist das sogenannte **Unguentum e lapide calaminari** s. **exsiccans** s. **epuloticum** s. **Turneri.** Zu deckenden Verbänden bei Geschwüren gebrauchte man früher auch Harz- oder Wachspflaster mit Galmeizusatz, welche als **Emplastrum consolidans** s. **griseum** bezeichnet wurden. Als Streupulver gebrauchte George Galmeistein bei Variola confluens.

Bolus alba, Argilla; **Weisser Thon,** weisser Bolus.

Von einer sehr hohen Stellung im Arzneischatze, indem man ihm im Alterthum pestwidrige Wirkung vindicirte, wie er z. B. in der Atheniensischen Pest als Hauptmittel in Anwendung kam, ist Bolus zu einem selten innerlich und äusserlich benutzten Deckmittel, das besonders pharmaceutisch wegen seiner Eigenschaft, sich mit Wasser zu einer plastischen Masse zu verbinden, als Pillenconstituens, zumal für Metallsalze, welche durch Pflanzenextracte zersetzt werden, dient, herabgesunken.

Der weisse Bolus bildet eine weissliche, zerreibliche, fettig anzufühlende und abschmutzende, durchfeuchtet etwas zähe, im Wasser zerfallende, aber nicht lösliche, an den Lippen haftende, erdige Masse. Es ist eine Erde, welche durch Verwitterung von Feldspath entsteht und neben Aluminiumsilicat noch etwas Eisensilicat enthält. Gehalt an Calciumcarbonat ist verwerflich, weil bei Benutzung als Pillenconstituens für Metallsalze Zersetzung derselben eintreten könnte. Durch grösseren Gehalt an Eisensilicat sind die gelbroth bis roth gefärbten Bolusarten, der **Armenische** und **rothe Bolus, Bolus Armena** und **rubra,** unterschieden; ersterer kommt jetzt aus Frankreich, Ungarn und Böhmen in den Handel. In alten Zeiten schätzte man den Bolus von der Insel Lemnos besonders, den man daher auch, um ihn vor auswärtiger Concurrenz zu sichern, in scheibenförmigen Stücken, die auf der einen Seite mit einem Siegel versehen wurden (Siegelerde, Terra sigillata) verkaufte. Von ähnlicher Zusammensetzung wie der rothe Bolus ist die Bevergernsche Erde (von der Stadt Bevergern im Westfälischen Kreise Tecklenburg), welche auch Eisenchlorür und Chlornatrium enthält und als blutstillendes Mittel (aufgestreut oder auf Charpie applicirt) dient. Der Name Argilla wird neben dem Bolus noch verschiedenen erdigen Substanzen beigelegt, z. B. dem Porcellanthon, dem Töpferthon, die zu Kataplasmen bei Dermatitis, Oedem, Panaritien (Detz) medicinisch versucht sind.

Sämmtliche Bolusarten sind in Wasser, Säuren und Alkalien unlöslich und passiren deshalb den Tractus unverändert. Der Nutzen, den man davon bei chronischen Magen- und Darmkatarrhen, bei Diarrhöen und Aphten gesehen haben will, ist offenbar in einer der des Wismutnitrats analogen mechanischen Wirkung begründet. — Aeusserlich dient Bolus als Streupulver bei Intertrigo, als Wasch- und Zahnpulver, zu Bädern (zu $1/4$—$1/2$ Pfd. auf ein Bad, wie es Romberg gegen Hyperästhesie empfahl), ferner zu Salben bei Dermatitis und Decubitus, endlich zu Augensalben. Pharmaceutisch hat man eine Mischung von Glycerin mit Bolus als Salbenconstituens empfohlen. Der letztere bildet einen Bestandtheil des aus diversen Harzen angefertigten obsoleten Bruchpflasters, Emplastrum ad rupturas s. ad hernias, dem man das Vermögen, Bruchpforten zum Verschlusse bringen zu können, vindicirte. Auch zum Conspergiren von Pillen lässt sich weisser Bolus benutzen.

Verordnung:

℞
Boli rubrae pulv.
Lithargyri āā 2,0
Camphorae 0,3

Cerae flavae 12,0
Adipis suillis 24,0
M. f. l. a. ungt. D. S. Auf Barchent zu streichen. (Bei Decubitus. Brandes.)

Talcum; Talk.

Der Talk ist ein Mineral, welches vorzugsweise aus Magnesiumsilicat besteht und gepulvert als Adspergo bei Intertrigo und analogen Affectionen in Anwendung gebracht werden kann. Der natürlich vorkommende Talk zeichnet sich durch grosse Weichheit und stark glänzendes Aussehen aus, ist sehr fettig anzufühlen und wird durch Reiben negativ elektrisch, hat ein specifisches Gewicht von 2,7 und verändert sich beim Glühen im Glasrohre nicht. Man benutzt den durch weisse oder grünlichweisse Farbe ausgezeichneten Talk (Talcum Venetum). In die Pharmakopoe ist derselbe als Constituens des Salicylstreupulvers aufgenommen. Er dient auch zu Schminken und zum Bestreuen der Pillen. Der Talk bildet ein Hauptmaterial für weisse Schminken. Mit verdünnter Essigsäure macerirt, gut durchgewaschen und trocken mit $1/10$ höchst fein gepulvertem Cetaceum gemischt und mit einem wohlriechenden Wasser in Pastenform gebracht, giebt er das Blanc de fard des Handels, bei der Hälfte Wismutcarbonat und mit $1^{1}/_{2}$ fachen Menge Bariumsulfat das Blanc de Perles. Auch in Schminkwässern und Fettschminken findet sich Talk in Verbindung mit Wismut häufig. Auch zu rothen Schminken dient Talk als Constituens im sog. Purpurissimum (aus 20 Th. Talcum, 4 Th. Magnesium carbonicum und 1 Th. Carmin).

Auch zum Pudern der Haare wird Talk (mit 2 Th. höchst fein gepulverter, blendend weisser Reisstärke und mit Rosenöl oder Oleum Neroli parfümirt) in Anwendung gezogen.

Anhang: In der Natur kommen noch verschiedene Magnesiumsilicate vor, die man vereinzelt zu medicinischen Zwecken benutzte. Am nächsten steht dem Talk der sog. Speckstein, der ganz in gleicher Weise verwendet wurde, ferner der Meerschaum, Lithomarga, den man auch innerlich bei Durchfällen ebenso wie das künstlich dargestellte Magnesiumsilicat, Magnesium silicicum, als leichtes, in Wasser kaum lösliches Pulver zu 1,0—2,0 benutzt hat.

Der Asbest, auch Amiant, Bergflachs, Federalaun, Alumen plumosum, genannt, ein Calcium-Magnesiumsilicat, in welchem ein Theil des Magnesiums durch aequivalente Mengen Calcium ersetzt ist, kann in ähnlicher Weise bei Hautkrankheiten, Geschwüren u. s. w. (Kletzinsky), auch nach Art von Charpie zur Aufsaugung von Flüssigkeiten (Dumont), zumal solcher, welche organische Stoffe zerstören, z. B. Kaliumpermanganat, dienen.

h. Scepastica contentiva, Verband-Schutzmittel.

Calcium sulfuricum ustum, Calcaria sulfurica usta, Gypsum ustum; Gebrannter Gyps.

Das Calciumsulfat kommt in der Natur theils wasserfrei (Anhydrit), theils und häufiger mit 2 Aeq. Wasser vor, in letzterer Verbindung krystallisirt als Gypsspath oder Marienglas (Frauenglas, Fraueneis, Glacies Mariae, Lapis specularis), körnig krystallinisch als Alabaster, und in dichtem Zustande als Gypsstein. Wird der letztere auf 100—180° erhitzt, wobei er sein Krystallwasser nach und nach verliert, so entsteht $CaSO^4$, das in der Ueberschrift genannte Präparat, welches im Handel gemahlen als weisses oder meist grauweisses amorphes Pulver sich findet.

Der gebrannte Gyps verdankt seine medicinische Verwendung dem Umstande, dass er beim Anmengen mit Wasser das beim Glühen verlorene Wasser unter Temperaturerhöhung wieder chemisch bindet und mit der Hälfte seines Gewichtes Wasser zu einem Brei angerührt nach 15 Minuten zur festen Masse erstarrt. Diese Eigenschaft des Gypses, welches ihn in der bildenden Kunst so überaus werthvoll macht, hat auch zur Anwendung in der Chirurgie geführt, indem er zuerst zu sog. Gypsgüssen, später zu den von Matthysen (1852) angegebenen Gypsverbänden in Gebrauch gezogen wurde, welche letztere wohl unter allen Klebeverbänden bei Knochenbrüchen und Luxationen, sowie orthopädisch bei Pes varus und valgus u. s. w., am ausgedehntesten benutzt werden.

Bei dem Gypsguss, welcher schon von den Arabern herrührt, werden die fracturirten Glieder bis auf eine oben freibleibende Stelle mit Gyps eingegossen. Zum Gypsverbande dienen gegypste, d. h. mit Gypspulver auf beiden Seiten eingeriebene Binden aus grossmaschigem Zeug, besonders Flanellbinden, die man während des Anlegens mit Wasser befeuchtet. Das rasche Trocknen ist ein Hauptvorzug, die Schwierigkeit der Abnahme, welche durch Erweichen in Wasser gemindert wird, wohl die einzige Inconvenienz; die ihm vorgeworfene Schwere wird von den Kranken nicht bemerkt. Der zu benutzende Gyps darf nicht über 200° erhitzt werden, weil er sonst kein Wasser bindet (todtgebrannter Gyps). Sehr dickes Anlegen ist zu vermeiden, weil die Erhärtung zunächst an der Oberfläche erfolgt und dadurch Wasser im Innern retinirt wird, wodurch der Verband sich erweitert und locker wird. Mischungen von Gyps mit Dextrin (Pelikan), mit Eiweiss (Pirogoff), mit gleichen Theilen Leimlösung (1 Th. Leim in 1000 Th. Wasser gelöst (Stuckverband von Richet), scheinen keine erhebliche Verbesserung zu sein. Glycerin verzögert die Erhärtung. Gefensterte Gypsverbände lassen sich auch mit antiseptischem Verbande combiniren (Bardeleben).

Die übrigen Anwendungen, z. B. als Desodorisans in Mistgruben oder selbst auf Wunden (Pulver von Corne und Demeau) oder als Hämostaticum bei Blutungen aus Blutegelwunden (für sich oder mit Alaun), sind ohne Bedeutung. Das Marienglas ist noch heute Volksmittel bei Erysipelas als Streupulver oder zu sympathetischen Curen).

Liquor Natrii silicici; Natriumwasserglas.

Sowohl zur Herstellung fester Verbände als zu impermeablen Ueberzügen dient das Natronwasserglas, welches übrigens auch als Antisepticum und Litholyticum Anwendung gefunden hat.

Der officinelle Liquor Natrii silicici bildet eine klare, farblose oder schwachgelblich gefärbte, alkalisch reagirende Flüssigkeit von 1,30—1,40 spec. Gew. Dieselbe ersetzt das früher mehr gebräuchliche Kaliumwasserglas, Liquor Kalii silicici, und wird in analoger Weise wie dieses durch Zusammenschmelzen von Natriumcarbonat mit fein pulverisirtem Quarz und anhaltendes Kochen der resultirenden farblosen Masse mit Wasser dargestellt. Man benutzt die Wasserglaslösung technisch zum Ueberziehen von Gegenständen mit einem glasigen, firnissartigen Ueberzuge, sei es um dieselben weniger leicht feuerfangend (Kleiderstoffe) oder minder verwitterbar zu machen. In der Chirurgie hat man diese Lösung zum Befeuchten von Binden benutzt, um feste Verbände bei Knochenbrüchen, Klumpfuss u. s. w. herzustellen (Schrauth, Schuh, Michel, Hofmokl), welche ziemlich leicht trocknen und in Fällen, wo z. B. im ersten Lebensjahre Durchfeuchtung des Verbandes nicht zu vermeiden ist, vor Gyps, Dextrin u. s. w. Vorzüge haben. Zum Occlusionsverband nach Operationen empfahl Ollier Wasserglas nach zuvoriger Application von Watteschichten. Küchenmeister und neuerdings Piazza empfehlen die Lösung zu einem impermeablen Ueberzuge bei Bienenstich, Verbrennung ersten Grades, Zoster und Erysipelas, während Espagne die directe Application in feuchtem Zustande als irritirend widerräth. Clostermeyer empfahl es bei Zahnschmerz in die Zahnhöhle einzupinseln. Ure machte auf die lösende Einwirkung des Salzes auf harnsaures Natrium aufmerksam und will bei Gicht Ablagerungen an Gelenken schwinden gesehen haben, nachdem das Salz zu 2mal täglich 0,5—1,0 in wässriger Lösung (1 : 20—25) eine Zeit lang gegeben war.

Rabuteau u. Papillon zeigten die vorzüglichen antiseptischen Wirkungen des Natronwasserglases, das in concentrirter Solution Blut- und Eiterkörperchen, Vibrionen und Bacterien auflöst, in 1—3 % Lösung den Eintritt alkoholischer Gährung verzögert und die Fäulniss von Blut, Eiter, Galle und Hühnereiweiss sistirt. Das Mittel wurde in $1/2$ % Lösung mit grossem Erfolge bei chronischer Cystitis (Champouillon, Dubreuil), Urethritis und Balanitis (Sée, Picot), so wie bei Ozaena (Champouillon) örtlich angewendet. Bei Septicämie ist es ohne Nutzen (Picot); auch hat die interne Application insofern Bedenken, als bereits 1,0 intern Kaninchen tödtet, bei denen Leberverfettung (Rabuteau) und Formveränderung der rothen Blutkörperchen (Picot) constant sind.

Percha lamellata, Guttaperchapapier.

Von einem auf Borneo, Sumatra und Malacca in der Umgegend von Singapore vorkommenden Baume aus der Familie der Sapoteen, Dichopsis s. Isonandra Gutta Wight, und andern Arten der Gattungen Dichopsis, Ceratophorus und Payena stammt die den eingetrockneten und an der Luft erhärteten Milchsaft derselben darstellende Gutta Percha (Gutta Tuban), welche seit ihrer Einführung in Europa durch William Montgomery (1842), der sie zuerst zur Anfertigung von chirurgischen Instrumenten benutzte, in der mannigfachsten Weise, besonders technisch, in der Medicin sehr häufig in der Form des officinellen Guttaperchapapiers, Gebrauch findet.

Die Gutta Percha kommt entweder in Spänen oder in 20—40 Pfd. schweren, durch Rindenstücke, Holz, Erde sehr verunreinigten Blöcken in den Handel, welche grauweisslich oder röthlich von Farbe und von blättrigem Gefüge sind.

Sie wurde auch **Gumma gutta, Perchias guttas, Gumma gettania** oder **Gomme de Sumatra** genannt. Die früher officinelle **gereinigte Guttapercha, Gutta Percha depurata**, bildet 4—5 Mm dicke, weisse oder gelbweisse, bisweilen roth gefärbte Stäbchen. Das rothbraune, durchscheinende, sehr elastische Guttaperchapapier bildet sehr dünn ausgewalzte gereinigte Guttapercha.

Gutta Percha ist ein schlechter Leiter für Wärme und Elektricität und wird beim Reiben negativ elektrisch. Sie löst sich nicht in Wasser, wenig in absolutem Weingeist und Aether, leicht und vollständig in Chloroform, Schwefelkohlenstoff, ätherischen Oelen und Benzol. Sie wird bei längerer Einwirkung vom Sauerstoff der Luft besonders am Lichte in eine harzartige, brüchige, in Weingeist und wässrigen Alkalien lösliche, oft stechend nach Ameisensäure riechende Substanz verwandelt, weshalb die Gutta Percha **unter Wasser** aufbewahrt werden muss.

Die chemische Zusammensetzung der Gutta Percha ist noch nicht völlig aufgeklärt. Nach **Payen** besteht sie aus 75—82 % des Kohlenwasserstoffs **Gutta**, 14—16 % (in kochendem Weingeist leicht löslichem und auskrystallisirendem) **Alban**, 4—6 % (ebenfalls in Alkohol löslichem, aber nicht auskrystallisirendem) **Fluavil**, ferner etwas Salzen, flüchtigem Oel, Fett und Farbstoff.

Die Anwendung der Gutta Percha beruht vorzugsweise auf deren äusseren Eigenschaften, welche sie dem Kautschuk sehr nahe stellen. Namentlich ist die Härte des Präparates, welche der eines sehr derben Leders gleichkommt, ihre Eigenschaft, nicht vom Wasser durchdrungen zu werden, ihre Biegsamkeit bei 0°—25° in nicht zu dicken Schichten, ihre Elasticität, welche jedoch geringer als die des Kautschuks ist, ihr Erweichen und Plastischwerden bei höherer Temperatur, welches erst bei 35—60° stattfindet, dagegen bei 100° so bedeutend ist, dass sie leicht in Formen gepresst werden kann, und ihre Indifferenz gegen eine grosse Zahl chemischer Agentien dabei von Bedeutung. Die hauptsächlichste Anwendung besteht darin, dass sie als Material zur Herstellung einer Anzahl chirurgischer und gynäkologischer Instrumente, welche man auch aus Kautschuk oder vulcanisirtem Kautschuk anfertigt, dient. Eine Inconvenienz dieser Instrumente besteht in der Brüchigkeit, welche der längere Einfluss der Luft hervorbringt. Es ist dies besonders bei Kathetern und Bougies (welche übrigens auch zu steif sind) hervorgetreten, von denen sich beim Einführen in die Harnblase Stückchen ablösen können, welche als Centren für Incrustationen (Harnsteine) dienen. Die Gutta Percha wird auch vulcanisirt oder mit Kautschuk gemengt zu Instrumenten verwendet.

Ferner dient sie als Contentivum, indem man sie bei Knochenbrüchen in warmem Wasser erweicht und derselben eine dem gebrochenen Gliede entsprechende Form giebt, die man durch Anwendung von kaltem Wasser rasch zum Erstarren bringt. Eine Mischung von 5 Th. Gutta Percha, 2 Th. Schweineschmalz und 1½ Th. weissem Fichtenharz (**Dürr**) oder mit 1²/₃ rothem Eisenoxyd (**Paquet**) soll schneller erweichen und erstarren. Die Plasticität der Gutta Percha lässt auch die Verwendung zu (freilich nicht sehr dauerhafter) Ausfüllung cariöser Zahnhöhlen zu, wozu namentlich auch eine sehr reine, fast nur aus dem oben erwähnten Kohlenwasserstoffe Gutta bestehende Gutta Percha depurata neuerdings in Anwendung gebracht wird.

Das in Frankreich als Tissu electro-magnétique bezeichnete **Guttaperchapapier** wird entweder nach Art der Charta antirheumatica bei Rheumatismus, sowie gegen Frostbeulen angewendet, oder häufiger bei Verbänden zur Abhaltung von Nässe, zur Verhinderung der Verdunstung aus feuchten Compressen, auch zum Ersatze des sog. Protective beim Listerschen Verbande benutzt.

Eine Lösung von 1 Th. Guttapercha in 10—15 Th. Chloroform bildet das sog. **Traumaticin, Traumaticinum**, welches, auf Hautpartien aufgestrichen, nach Verdunstung des Chloroforms eine dünne Membran hinterlässt, welche haltbarer als die Collodiumhaut ist und sich nicht wie diese zusammenzieht. Traumaticin kann wie Collodium bei Schnittwunden, Verbrennungen und Erfrierungen, sowie gegen die verschiedensten Hautaffectionen (Ekzem, Impetigo, Variola, selbst bei Psoriasis), endlich auch bei Geschwüren in Gebrauch gezogen werden. Ein Zusatz von Kautschuk zu Traumaticin erhöht dessen Klebkraft. In ähnlicher Weise sind Lösungen in Schwefelkohlenstoff und Benzin, welche rascher verdunsten als Chloroform, anzuwenden. Die ersteren benutzte Uyterhoven zum Verschluss penetrirender Brust- oder offener Gelenkwunden, sowie selbst zum Verbande von Fracturen, Heller zur Conservirung von Leichen und anatomischen Präparaten; eine Benzinlösung von Gutta percha Akton zum Schutzmittel der Hände gegen Infection durch Leichengift, der Wangen bei Augenblenorrhoe und der Nachbartheile von Geschwüren bei Wasserverbänden.

Mannoury und Robiquet benutzten Guttapercha mit Zinkchlorid als kaustische Stifte, Platten und Kugeln.

Gummi elasticum, Resina elastica, Caoutchouk, Kautschuk, Federharz. — Diese seit 50 Jahren in Europa bekannte harzähnliche, hauptsächlich ein Gemenge von Kohlenwasserstoffen bildende Substanz ist der eingedickte Milchsaft verschiedener tropischer Gewächse, besonders aus der Familie der Euphorbiaceen, z. B. Siphonia elastica in Süd-Amerika, Artocarpeen, z. B. Castilloa elastica in Mexico, verschiedenen Ficusarten in Ostindien und Apocyneen, z. B. Urceola elastica, auf den Sundainseln. Das Kautschuk findet wegen seiner Elasticität, besonders nach Imprägnation mit Schwefel, wodurch die bei niederen Temperaturen sehr abnehmende Elasticität des gewöhnlichen Kautschuks auch in der Kälte erhalten bleibt und das Erweichen desselben in der Wärme verhütet wird, als sog. vulcanisirtes Kautschuk, sehr ausgedehnte Verwendung als Darstellungsmaterial für verschiedene chirurgische und gynäkologische Apparate und Instrumente, z. B. elastische Katheter und Bougies, Drainage-Röhrchen, Schlundsonden, Pessarien, Luftkissen, Harnrecipienten, Hydrophore, selbst künstliche Nasen und Waden u. a. m. Auch macht man daraus elastische Binden, welche zum Anlegen fester Contentiv- und Compressivbände benutzt werden, u. a. Gewebe, z. B. die bei varicösen Venen am Unterschenkel sehr nützlichen Gummistrümpfe. Von sehr grossem Vortheile ist die zuerst von Colson eingeführte, später von Hardy und Hebra (1868) erprobte Behandlung verschiedener Hautkrankheiten mit vulcanisirter Kautschukleinwand (Toile caoutchouqué). Vermöge der Impermeabilität des Kautschuks, das in Gestalt von Binden oder auch in besonderen Formen, welche der Localität entsprechen, applicirt wird, schlägt sich das Hautsecret tropfbar flüssig nieder und bildet so ein continuirliches, die Epidermis macerirendes Bad, wonach der Verband nicht blos bei Ekzem (Hardy), sondern auch bei schwieligen Verdickungen, Verbrennungen zweiten Grades, Pruritus cutaneus, Pityriasis, Psoriasis palmaris, Variola in der Handfläche indicirt ist. Colson empfiehlt auch Mützen von Kautschukleinwand bei rheumatischen Kopfschmerzen. Das durch anhaltendes Erhitzen von Kautschuk mit überschüssigem Schwefel erhaltene hornartige und politurfahige gehärtete Kautschuk dient zur Anfertigung künstlicher Gebisse u. s. w. Die durch Einwirkung von Chlorgas auf Lösungen von Kautschuk in Benzol oder Chloroform und Präcipitation mit Alkohol gewonnene weisse Substanz wird als Surrogat des Elfenbeins oder Horns, z. B. zu Saughütchen, Brustwarzendeckeln verwendet. Ausserdem lässt sich eine Lösung von Kautschuk in Chloroform in ähnlicher Weise wie Traumaticin zu Herstellung einer impermeablen Decke bei Dermatitis verwenden, ebenso der durch Zusatz von Ammoniak flüssig erhaltene Saft der Kautschukpflanzen (flüssiger Kautschuk). Rigollot benutzte eine solche Kautschuklösung zum Fixiren von Senfmehl auf Papier. Mit Resina Pini lässt sich Kautschuk zu einer Pflastermasse zusammenschmelzen. Angebranntes Kautschuk empfahl Rolffs gegen cariöses Zahnweh. In England trug man ausgehöhlte Gummistücke über Hühneraugen (Patent corns exstirpators). Der interne Gebrauch des früher mit Unrecht als giftig betrachteten Kautschuks bei Phthisis und profusem Bronchialkatarrh zu 0,1—0,2 mehrmals täglich (M. Haller) ist bald aufgegeben, weil man sich überzeugte, dass die gereichten Pillen und Kautschukblättchen unverändert mit dem Stuhlgange wieder abgingen. In dem von Hannon substituirten Caoutchouc térebenthiné (Lösung in 2 Th. Oleum Terebinthinae, zu 1,0—6,0 in 30,0 Roob Sambuci pro die) ist wohl nur das Terpenthinöl wirksam.

Zwischen Gutta Percha und Kautschuk steht die im reinen Zustande in etwa 3—5 Mm. dicken Platten ausgewalzt vorkommende Balata, der coagulirte Milchsaft von Mimusops Balata Gärtner, einer in Venezuela und Guyana häufigen Sapotee. Das seit etwa 20 Jahren in Europa bekannte Product, welches die Gutta Percha an Elasticität übertrifft, lässt sich wesentlich wie diese benutzen. Balata löst sich vollständig in Benzol, Chloroform, Schwefelkohlenstoff und heissem Terpenthinöl, theilweise in Aether und Alkohol.

Gossypium depuratum; gereinigte Baumwolle.

Die jetzt als Verbandmittel unentbehrliche **Baumwolle** oder **Watte, Bombyx** s. **Lana Gossypii,** Lanugo Gossypii, stellt die präparirten Samenhaare von verschiedenen Arten der Malvaceengattung **Gossypium,** die in tropischen Ländern der neuen und alten Welt cultivirt werden, dar.

Unter diesen liefert **Gossypium Barbadense,** die in den nordamerikanischen Südstaaten, Westindien, Westafrika, Aegypten und Ostindien cultivirte Art, viele und sehr gute, durch Weisse, Glanz und Elasticität ausgezeichnete Baumwolle; ausserdem finden G. **herbaceum** (Orient, Ost- und Westindien), G. **arboreum,** G. **religiosum,** G. **Peruvianum** s. **acuminatum,** G. **hirsutum** verbreiteten Anbau. Officinell ist nur die entfettete und gereinigte Baumwolle, fast ganz aus reiner Cellulose, $C^6H^{10}O^5$, die sich in Kupferoxyd löst, und nur zu sehr geringer Zeit aus der als Cutin oder Suberin bezeichneten, in dem genannten Reagens unlöslichen Modification der Cellulose besteht, während die rohe Baumwolle auch Pektinstoffe, Farbstoffe, Proteïnverbindungen, Wachs u. s. w. enthält (Schunck). Unter dem Mikroskope zeigen sich die Baumwollenhaare trotz ihrer Länge von 2—$3^{1}/_{2}$ Cm. aus einer einzigen, deutlich plattgedrückten Zelle bestehend, welche von einer farblosen, dünnen Cuticula eingeschlossen wird und ausser Luft keinen Inhalt führt.

Die Bedeutung der Baumwolle als Verbandmittel ist erst in der neuesten Zeit hinreichend gewürdigt, seitdem man erkannt hat, dass dieselbe als Luftfilter wirkt und die in der Luft schwebenden Kokken in ihren obersten Schichten auffängt, somit auf mechanische Weise antiseptisch wirkt (Revillout). In Folge davon ist der bereits früher von Burggraeve als antiphlogistisch zum Ersatz der früher üblichen Kaltwasser- oder Eisumschläge nach Verletzungen (Quetschungen, Zerreissungen, Distorsionen, Luxationen) empfohlene Watteverband bei Operationswunden besonders in Aufnahme gekommen.

In älterer Zeit bestand ein sehr grosses Vorurtheil gegen die Verwerthung der Baumwolle als chirurgisches Verbandmittel, welchem zuerst Larrey nach seinen Erfahrungen in den Napoleonischen Kriegen und Bierkowski nach Beobachtungen in der polnischen Revolution, später Mayor, Seutin u. A. entgegentraten. Wenn die alte Ansicht, dass Baumwolle eine irritirende Wirkung auf die Wundflächen ausübe, mit denen sie in Berührung gebracht wird, vielleicht für die rohe und nicht entfettete Baumwolle nicht ganz als Vorurtheil bezeichnet werden kann, so hat doch die durch Kochen mit Sodalösung entfettete Baumwolle keinerlei irritirenden Eigenschaften. Ganz besonders empfiehlt sich als Ersatz für Charpie die sog. hygroskopische Watte, welche man durch 48ständiges Kochen von gewöhnlicher Watte in einer Lösung von Natriumhypochlorit, Aussüssen und Trocknen bei mässiger Temperatur erhält und die sich durch Capillarität, Weichheit und Reinheit als gutes Verbandmittel empfiehlt (Grimm).

Als schlechter Wärmeleiter leistet Watte bei schmerzhaften gichtischen und rheumatischen Affectionen Günstiges, als Protectivum bei Hautentzündungen, Verbrennungen, Vesicatoren, Erysipelas, Ekzemen und Pernionen. Ferner dient dieselbe nach Art verschiedener Rophetica mit Vortheil zur Stillung von Blutungen, nicht allein bei Blutegelstichen und Epistaxis, sondern auch selbst bei

Metrorrhagien (Bennett, Konitz). Yearsley empfahl bei Taubheit bei Verlust des Trommelfells ein mit Wasser benetztes Baumwollkügelchen (Coton hydraté) in den äusseren Gehörgang zu bringen, wodurch das Gehör wesentlich an Schärfe gewinne.

Häufig dient Baumwolle als Träger anderer Medicamente, insbesondere antiseptischer Stoffe (Salicylwatte, Carbolwatte), um die antiseptische Wirkung der gewöhnlichen Watte beim Wundverbande zu erhöhen, oder von Adstringentien (Tannin, Eisenchlorid). Als Gossypium haemostaticum bezeichnet Ehrle entfettete, mit verdünnter Eisenchloridlösung getränkte, ausgepresste, getrocknete und fein zerzupfte Baumwolle, die zur Stillung parenchymatöser Blutungen und namentlich zur Tamponade der Scheide bei Metrorrhagie benutzt wird. Auch das mit Iod getränkte Gossypium iodatum von Greenhalgh dient namentlich bei Vaginal- und Uterinaffectionen zu Tampons. Zur Herstellung von Moxen wird Baumwolle mit Salpeter oder Kaliumchlorat imprägnirt.

Collodium; Collodium, Kollodium.

Diese durch Auflösen von Collodiumwolle in weingeisthaltigem Aether dargestellte Flüssigkeit, welche 1847 von Maynard in Boston entdeckt und medicinisch verwendet wurde, verdankt ihre Anwendbarkeit dem Umstande, dass bei Application derselben auf die äussere Haut das durch niedrigen Siedepunkt ausgezeichnete Lösungsmittel rasch verdunstet und die Collodiumwolle als dünne transparente Membran an der Applicationsstelle zurücklässt.

Die Collodiumwolle oder das Colloxylin ist ein durch Einwirkung von Salpetersäure und Schwefelsäure auf Cellulose in der Kälte erhaltenes explosives Nitrosubstitutionsproduct (Trinitrocellulose), welches sich von der durch längere Einwirkung der genannten Agentien gebildeten Pentanitrocellulose, Schiessbaumwolle oder Pyroxylin (früher auch wohl Xyloidin genannt, worunter man jetzt das Nitrosubstitutionsproduct des Stärkemehls versteht), durch ihre Löslichkeit in weingeisthaltigem Aether und die Eigenschaft, erst in höherer Temperatur (Collodiumwolle bei 160—170°, Pyroxylin bei 110—120°) zu verpuffen, unterscheidet. Die Cellulose wird bei der Einwirkung der Säuren in ihrer Form nicht verändert. Zur Bereitung der Collodiumwolle werden 55 Th. gereinigter Baumwolle in eine auf 20° abgekühlte Mischung von 400 Th. roher Salpetersäure von 1,380 spec. Gew. und 1000 Th. roher Schwefelsäure eingedrückt und 24 Stunden bei 15—20° hingestellt, dann die nach 24stündigem Abtropfen zurückbleibende Collodiumwolle mit Wasser so lange ausgewaschen, bis die Säure vollständig entfernt ist, hierauf ausgedrückt und bei 25° getrocknet. Von dieser Collodiumwolle geben 2 Th., mit 42 Th. Aether und 6 Th. Weingeist gut geschüttelt und einige Wochen der Ruhe überlassen, das Collodium als ein neutrales, syrupdickes, fast klares oder schwach opalisirendes, nach Aether riechendes und leicht entzündliches Liquidum. Der beim Verdunsten an der Luft hinterbleibende weisse, glänzende, durchscheinende Rückstand explodirt durch Schlagen und Reiben nicht (Buchner), ist unlöslich in Wasser und Alkohol, löst sich auch in Aether nicht gut. — Ein dem Collodium ähnliches, aber ätherfreies Präparat, das weniger rasch verdunstet und bei der Application weniger schmerzt, aber auch schlechter haftet, ist das Alcolen von Luton, eine weingeistige Lösung von Mono- oder Dinitrocellulose.

Die Pharmakopoe unterscheidet das gewöhnliche Collodium von dem **elastischen Collodium, Collodium elasticum** s. Collodium flexile, einer Mischung von 49 Th. gewöhnlichem Collodium und 1 Th. Ricinusöl, welche auch in Bezug auf ihre Wirkung differiren. Die beim Eintrocknen des gewöhnlichen Collodiums sich bildende Membran besitzt die Eigenthümlichkeit, sich nicht unerheblich zu contrahiren, wodurch natürlich auch die damit bedeckte Hautfläche eine Zusammenziehung erfährt, während das elastische Collodium eine sich nicht contrahirende Membran bildet, welche ausserdem den Vorzug hat, dass sie längere Zeit, ohne zu brechen oder aus einander zu reissen, an der Haut haftet. Es ergiebt sich aus diesem verschiedenen Verhalten der Membranen, dass in denjenigen Fällen, wo der Arzt nur einen schützenden Ueberzug zu bilden beabsichtigt, Collodium elasticum, dagegen da, wo die Applicationsstelle zugleich eine Zusammenziehung erfahren soll, gewöhnliches Collodium Anwendung verdient.

Eine dem elastischen Collodium gleich wirkende Mischung kann auch durch Zusatz von 1—2% Glycerin (Cap und Garot), Harzcerat (Lauras), Olivenöl, Curcasöl, Paraffin (1%) u. s. w. zu Collodium erhalten werden.

Unstreitig hat das gewöhnliche Collodium seine Berechtigung zu dem Zwecke, wozu es zuerst Maynard in Gebrauch zog, nämlich bei Schnittwunden, um Annäherung und dauernden Contact der Wundränder und Vereinigung durch prima intentio zu erzielen; indessen sind die Erwartungen, in allen Fällen von Schnittwunden die Suturen durch Collodium ersetzen zu können, keineswegs erfüllt und reicht es nur bei kleinen Schnittwunden aus. Ebenso ist dasselbe zur Stillung von Blutungen aus Blutegelstichen und in fast allen Fällen indicirt, wo Collodium zu Compressivverbänden, welche besonders zur Beseitigung von Entzündung einzelner Organe angewendet werden, dienen soll.

Zur Vereinigung von Wunden wendet man das Collodium zweckmässig nicht direct an, sondern auf einer Zwischenlage von Baumwolle oder Seidenzeug. Um einen fleischfarbigen Ueberzug zu bekommen (Collodion rosé), färbt man dasselbe mit etwas Carmintinctur oder Alkanna. Bei grösseren Wunden fixirt man oft die Heftpflasterstreifen mit Collodium. — Die Anwendung des Collodiums zu Contentivverbänden (Malgaigne u. A.) ist ganz wieder aufgegeben. Dagegen hat es zu Compressivverbänden seine vollkommene Berechtigung und namentlich bei Anschwellungen der Mamma während des Stillens ist das Bestreichen der Brust mit Ausschluss der Warze ein höchst erfolgreiches Verfahren, unter welchem sehr oft in wenigen Tagen eine Zertheilung sehr hochgradiger Anschwellungen erfolgt und welches auch, wenn Eiterung eintritt, durch Compression der Höhle auf dieselbe beschränkend einwirkt. Ebenso ist Collodiumbepinselung des Scrotum bei Orchitis und Epididymitis von günstigem Erfolge; doch scheint hier das Collodium elasticum passender und für den Patienten angenehmer, der es sicherlich meist dem Frickeschen Heftpflasterverbande vorziehen wird. Dass Collodium rascher als dieser zur Heilung führt, ist nicht wahrscheinlich. In einzelnen Fällen ist der Schmerz auch bei elastischem Collodium unerträglich und die Application unmöglich. Aehnliche Compressivverbände mit Collodium lassen sich auch bei entzündeten Lymphdrüsen, Bubonen, und mit grossem Erfolge bei entstehenden Furunkeln und Variolapusteln anwenden. Selbst bei bereits fluctuirenden Bubonen soll dadurch Heilung bedingt werden können, welche wohl nicht, wie de Latour meinte, in der temperaturherabsetzenden Wirkung der impermeablen Decke in den unterliegenden Organen, sondern in der Einwirkung des gleichmässigen Druckes zu suchen ist. Da, wo dieser Druck nicht so energisch stattfinden kann, wie z. B. bei Peritonitis, mangelt der Erfolg. Der Vorschlag, bei Cholera den Bauch mit Collodium einzupinseln (Coze), erinnert an die Versuche, bei Diarrhöen die Mastdarmöffnung mit einem Korke zu verschliessen. Um comprimirend und durch den Druck verkleinernd zu wirken, wandten Durand, Alier u. A. Collodium auch bei Varicen an und glaubten dieselben durch anhaltenden Gebrauch nicht allein verkleinern, sondern geradezu beseitigen zu können; gleichzeitig vorhandene varicöse Geschwüre sollen während der Behandlung der Varicen mit Collodium zum Schwinden gebracht werden. Grassier sah gleiche Erfolge bei Hämorrhoidalknoten. Auch gegen **Hernia umbilicalis** ist Collodium wiederholt mit Erfolg versucht. Behrend will sogar Spina bifida durch Collodium geheilt haben, Rodolfi Speichelfistel, Döringer **Chorda venerea**. — In der Augenheilkunde hat man Collodium äusserst häufig benutzt, so zur Bildung von künstlichem Ektropium nach der Operation des Symblepharon (Cunier), bei chronischem Entropium längs der ganzen Länge des Augenlids parallel dem Ciliarrande aufgetragen, bei Distichiasis, endlich zur Occlusion der Augenlidspalte bei verschiedenen Augenkrankheiten (Hairion). Besondere Anwendung wird von Collodium bei mangelhafter Entwicklung der Brustwarzen gemacht, indem man rings um dieselben Collodium aufträgt, durch dessen Contraction die Warze vorgedrängt wird (Voltolini). Meynier empfahl es zwischen die Fleischtheile und den Nagelrand applicirt bei eingewachsenem Nagel.

Als blosses Deck- und Schutzmittel dient Collodium — zweckmässig Collodium elasticum — zur Ueberhäutung von Geschwüren und Excoriationen, bei Schrunden der Brustwarze, ferner bei Verbrennungen, Erfrierungen, Erysipelas und anderen Hautaffectionen, sowie zum Schutze der Haut vor der Einwirkung des Contactes reizender Flüssigkeiten (Urin, Excremente).

Bei Verbrennungen und Erysipelas ist auch das gewöhnliche Collodium viel benutzt und scheint durch dessen comprimirende Wirkung auf die Hautgefässe vielleicht der günstige Einfluss verstärkt zu werden. Zum Schutze gegen Decubitus im Typhus hat man es auf die Kreuzbein- und Trochanterengegend entweder für sich oder mit Bleipräparaten aufgetragen. Bei wunden Brustwarzen nützt es nur, wenn die Risse sich an der unteren, nicht mit dem Munde des Kindes in Berührung kommenden Partie befinden, während bei Wundsein der Spitze oder der ganzen Warze die überdies nicht schmerzlose Application erfolglos bleibt.

Die Entfernung des Collodiumüberzuges von der Haut ist durch Wasser nicht zu bewerkstelligen, gelingt auch durch Aether nicht, wohl aber durch Ameisen- oder Essigäther, sowie durch eine Mischung von 6 Th. Aether und 1 Th. Alkohol, die auch zur Verflüssigung dick gewordenen Collodiums dienen kann.

Als pharmaceutisches Mittel dient Collodium zum Ueberziehen von Pillen und zur Lösung verschiedener Medicamente, welche in innigen Contact mit Haut oder Wundflächen gebracht werden sollen, z. B. Quecksilbersublimat (sog. **Collodium causticum s. corrosivum**), Iod, Eisenchlorid, Carbolsäure, Tannin, Crotonöl, Morphin. Diese Lösungen in Collodium stellen mit den Solutionen von Collodiumwolle in ätherischen Auszügen (Collodium cantharidale) die sog. **Collodia medicata** dar.

Verordnungen:

1) ℞
Hydrargyri bichlorati corrosivi
1,0 (gm. 1)
Collodii 10,0
N. D. S. Sublimatcollodium zum Aetzen von Teleangiectasien und Maculae syphiliticae (Macke; Leclerc.)

2) ℞
Hydrargyri bichlorati corrosivi
0,15 (cgm. 15)
Collodii 10,0
M. D. S. Zum Bepinseln. (Bei Pocken, um die Eiterung zu verhüten, dünn aufgestrichen. Aran.)

3) ℞
    Iodi 0,5—1,0
    Collodii 25,0
    M. D. S. Zum Bepinseln. Bei Drüsengeschwülsten und chronischen Exanthemen. (Flemming, Aran.)

4) ℞
    Morphini hydrochlorici 1,0 (gm. 1)
    Collodii elastici 25,0
    M. D. S. Zum Bepinseln. (Bei Neuralgien; Cominati.)

5) ℞
    Liquoris Plumbi subacetici 1,0
    Collodii 25,0
    M. D. S. Umgeschüttelt zum Ueberstreichen des Kreuzes und der Trochanteren gegen Decubitus. Statt des Collodium saturninum von Ficinus.)

6) ℞
    Ferri sesquichlorati 3,0
    Collodii 10,0
    M. D. S. Zum Aufpinseln. (Bei Flächenblutungen.)

Lithargyrum, Plumbum oxydatum, Plumbum oxydatum fusum; **Bleiglätte.**

Das bei der Gewinnung des Silbers aus silberhaltigem Blei als Nebenproduct im halbgeschmolzenen Zustande gewonnene unreine Bleioxyd stellt ein aus glänzenden Schuppen bestehendes schweres Pulver dar, welches im Handel, je nachdem es röthlich oder mehr weisslich aussieht, die Namen Goldglätte oder Silberglätte führt. Das reine Bleioxyd, ein gelbliches Pulver, welches als Massicot, Cerussa citrina, bezeichnet wird, ist nicht officinell. Das Bleioxyd zieht aus der Luft Kohlensäure an und zerfällt zu einem weissen Pulver; der Glühverlust darf höchstens 2 % betragen, 10 % Bleisubcarbonat entsprechend. Es löst sich in Salpetersäure, Essigsäure und ätzenden Alkalien.

Medicinisch dient Bleiglätte nur zur Darstellung des Bleiessigs, sowie verschiedener Pflaster, welche theils Gemenge von Bleioleat und Bleistearat (Bleiseifen), theils solche mit Harz darstellen.

Präparate:

1. **Emplastrum Lithargyri,** Empl. Lithargyri s. Plumbi simplex, Empl. diachylon simplex, **Bleipflaster.** Durch Zusammenschmelzen gleicher Theile Bleiglätte, Schweineschmalz und Baumöl unter Erneuerung des verdunstenden Wassers bereitet. Weisslich, zähe, nicht fettig anzufühlen. Von nicht besonderer Klebkraft, jedoch als Grundlage verschiedener anderer Pflaster wichtig. 3 Th. dieses Pflasters mit Adeps suillus 2 Th., Sebum und Cera flava āā 1 Th. geschmolzen und in Tafeln gegossen, giebt das gelblich aussehende sog. weisse Mutterpflaster, Emplastrum Lithargyri molle, das man zum Bedecken von Geschwüren, wo Reizung derselben vermieden werden soll, benutzen kann.

2. **Unguentum diachylon,** Unguentum diachylon Hebrae, Diachylonsalbe, Hebras Bleisalbe. Bleipflaster, durch Auswaschen von Glycerin und durch Stehen im Wasserbade vom Wasser befreit, u. Olivenöl āā im Wasserbade bei gelinder Wärme zusammengeschmolzen, bis zum völligen Erkalten und nach letzterem nochmals gerührt. Aeltere Formen wurden nicht mit Leinöl bereitet. Von Hebra ursprünglich bei Hand-, Fuss- und Achselschweissen auf Leder gestrichen angewendet (so lange es haftet, liegen gelassen und etwa alle 3 Tage erneuert), später von ihm u. A. bei Ekzem (mittelst des Fingers oder eines Charpieballens eingerieben, 1—2—3mal täglich, oder besser auf Leinwand oder Wolllappen) darauf liegen gelassen. Hebra lässt für sein Unguentum diachylon nach Steinhäuser Oleum Olivarum opt. 120 Th. mit Lithargyrum 30 Th. kochen und Oleum Lavandulae 2 Th. hinzusetzen.

3. **Emplastrum Lithargyri compositum,** Empl. Plumbi compositum, Empl. diachylon compositum, **Gummipflaster** (so genannt wegen Zusatz

der Gummiharze), **Zugpflaster. Empl. Lithargyri simplex** 24 Th., Cera flava 3 Th., Ammoniacum, Galbanum, Terebinthina āā 2 Th. Gelblich, mit der Zeit nachdunkelnd, zäh. Deckpflaster und erweichendes Pflaster (bei Furunkeln, Abscessen).

Das nicht mehr officinelle **Fontanellpflaster, Emplastrum ad fonticulos**, aus Empl. Litharg. simpl. 36 Th., Resina Pina 3 Th. und Sebum 1 Th. bereitet, in flüssigem Zustande gleichmässig auf zarte Leinwand gestrichen, ist durch gute Klebfähigkeit ausgezeichnet. Zum Verbande bei Fontanellen dient es in der Weise, dass gleich grosse Stücke des gestrichenen Pflasters mit den klebenden Flächen gegen einander gekehrt, dazwischen Wachspapier gelegt und daraus mit einem Locheisen von 3 Cm. Breite sog. Pflasterpaare ausgestossen werden.

4. **Emplastrum adhaesivum; Heftpflaster.** An die Stelle des nach der Vorschrift von Mohr und Jungclaussen aus roher Oelsäure und Bleiglätte, Colophonium und Talg bereiteten früheren Heftpflasters ist eine Mischung von 500 Th. geschmolzenem und bis zur Verdampfung des Wassers gekochtem Bleipflaster bei 60—70° mit 50 Th. gelbem Wachs und einer Schmelze von āā 50 Th. Dammarharz und Colophonium und 5 Th. Terpenthinöl getreten, welche vorzügliche Klebkraft besitzt. Das gelblich gefärbte Heftpflaster bildet auf Leinwand gestrichen ein bei den Chirurgen sehr beliebtes Verbandmittel zur Vereinigung von Wunden, als Deckpflaster bei Geschwüren (bei Fussgeschwüren in Form der sog. Bayntonschen Einwicklung) und Hautaffectionen, zu Druckverbänden bei Entzündung von Hoden und Nebenhoden (Fricke), Bubonen, Hydrarthros u. s. w. Einen Nachtheil des Pflasters bei frischen Wunden bildet der Umstand, dass es auch in seiner neuen Form nicht völlig indifferent gegen die Haut sich verhält, sondern die Umgebung der Wunden reizt, weshalb es z. B. bei Wunden im Gesicht und am Kopfe nicht zweckmässig erscheint. Manche Individuen sind äusserst empfindlich dagegen.

Als **Edinburger Heftpflaster, Emplastrum adhaesivum Edinburgense**, war früher ein bräunliches Pflaster officinell, welches statt Colophonium und Talg Pix nigra enthielt.

Wir erwähnen hier noch das **Oelpapier, Charta oleosa**, welches Seidenpapier bildet, das in eine durch Kochen von 2 Th. Lithargyrum und je 1 Th. gelbem Wachs mit 20 Th. Leinöl erhaltenen Masse getaucht ist und nach Art von Wachstaffet und Guttapercha Verwendung findet.

Cerussa, Plumbum carbonicum s. hydrico-carbonicum; **Bleiweiss.**

Das Bleiweiss ist die bekannte fabrikmässig dargestellte weisse Malerfarbe, welche ein Gemenge verschiedener basischer Bleicarbonate darstellt. Es bildet ein weisses, schweres, stark abfärbendes Pulver oder leicht zerreibliche, in Wasser unlösliche, in Salpetersäure und verdünnter Essigsäure unter Aufbrausen sich völlig auflösende Stücke, welche man früher in der Form von Streupulvern und Pasten (mit Wasser oder Leinöl verrieben) als Deckmittel bei Intertrigo, Decubitus, Erysipelas, Combustio, Excoriationen und ähnlichen Affectionen verwendete, jetzt indess nur unter der Gestalt seiner Präparate benutzt. Der Grund zu dem Verlassen dieser Anwendung beruht darin, dass dieselbe zu chronischer Bleivergiftung Veranlassung geben kann, welche bei den Arbeitern in Bleiweissfabriken und bei den Bleiweiss täglich benutzenden Anstreichern in grösster Häufigkeit vorkommt.

Präparate:

1. **Unguentum Cerussae**, Ungt. Plumbi subcarbonici, Ungt. Plumbi hydrico-carbonici, Ungt. album simplex, Onguent blanc de Rhazes, **Bleiweisssalbe.** Cerussa 3 Th., Paraffinsalbe 7 Th. Die durch sehr weisse Farbe

ausgezeichnete Salbe dient als austrocknende Verbandsalbe bei Verbrennungen, Geschwüren u. s w. Längere Anwendung scheint Bleikolik hervorrufen zu können. Bei Geschwüren der Cornea ist sie zu vermeiden, weil sie leicht undurchsichtige Narben hinterlässt.

2. Unguentum Cerussae camphoratum; Campherhaltige Bleiweisssalbe, Bleiweisssalbe mit Campher. Camphora 5 Th., Ungt. Cerussae 95 Th. Sehr weiss, nach Campher riechend. Bei Frostbeulen in Gebrauch.

3. Emplastrum Cerussae, Empl. album coctum, **Bleiweisspflaster, Froschlaichpflaster.** 60 Th. Bleipflaster mit 10 Th. Baumöl geschmolzen, Cerussa 35 Th. unter Wasserzusatz gekocht. Weisses, schweres, hartes, bei mässiger Wärme zähes Pflaster, das wie Emplastrum Lithargyri benutzt wird, sehr geringe Klebkraft besitzt und namentlich nach längerem Liegen sehr hart und spröde wird.

Minium, Plumbum hyperoxydatum rubrum; **Mennige.**

Durch anhaltendes Glühen von Bleioxyd (Massicot) an der Luft entsteht die in der Handelswaare nicht immer ganz der Formel Pb^3O^4 entsprechende Mennige, welche ein scharlachrothes, krystallinisch körniges Pulver von 9,0 spec. Gew. bildet. Sie löst sich in Wasser nicht und wird von Salpetersäure unter Hinterlassung eines braunen Rückstandes von Bleihyperoxyd nur theilweise aufgelöst, während sie sich in concentrirter Essigsäure vollständig löst. Technisch dient Mennige als Farbe, zur Fabrication der Bleiglasur, der Fayenceglasur, zu Kitten u. s. w., und wird dadurch nicht selten Ursache chronischer Bleiintoxication.

Medicinisch wird Mennige nur zur Darstellung von Pflastermassen verwendet, die von Aerzten selten benutzt werden.

Präparat:

Emplastrum fuscum camphoratum, Empl. nigrum s. universale s. Noricum, Empl. Minii adustum, Empl. fuscum Ph. Bor., **Universalpflaster,** Schwarzes Mutterpflaster, Nürnberger Pflaster. Mennige 30 Th. mit Baumöl 50 Th. gekocht, bis die Masse eine schwarzbraune Farbe angenommen hat, gelbes Wachs 15 Th. und 1 Th. in wenig Olivenöl gelöster Campher. Schwarzbraun, zähe, nach Campher riechend. Ohne Campher bildet die Pflastermasse das früher officinelle **schwarze Mutterpflaster,** Emplastrum fuscum, Emplastrum matris Theclae, Empl. matris fuscum s. adustum, Empl. Noricum, Empl. nigrum. Beide Pflaster stellen beim Volke sehr beliebte Pflastermassen dar, die vorzugsweise zur Application auf entzündete Stellen (Drüsenentzündung, Panaritien) dienen und denen besonders günstige maturirende Wirkungen beigelegt werden. Sie vertreten im Handverkaufe verschiedene ähnlich gefärbte und meist schwarzes Pech enthaltende, dadurch reizend auf die Haut wirkende, locale Pflastermischungen (Hamburger Pflaster, Züllichauer Pflaster, Hallesches Waisenhauspflaster). Indessen wirkt nur das Empl. fuscum camphoratum wegen seines Camphergehaltes reizend, während das Empl. Minii fuscum ein reines Schutzpflaster ist, das man bei Geschwüren und Decubitus benutzen kann. In ähnlicher Weise wie letztere wird auch das Unguentum matris, Onguent de la mère Thècle, gebraucht, das man durch Schmelzen von 8 Th. Empl. fuscum mit 5 Th. Baumöl erhält. Ein gut klebendes Pflaster bildet das früher officinelle **rothe Mennigepflaster,** Emplastrum s. Ceratum de Minio rubrum, ebenfalls mit Campherzusatz. Aehnlich ist das mit Bleiweiss und Mennige bereitete **Empl. Cerussae rubrum s. defensivum rubrum.**

Resina Dammar, Resina Dammara; Dammarharz.

Das Harz von Dammara alba Rumph (Agathis alba), Dammara orientalis Endl., Hopea micrantha, Hopea splendida und vermuthlich noch anderer südindischer Coniferen, welches unter dem Namen Dammarharz im Handel vorkommt, dient ausschliesslich zur Bereitung des Heftpflasters.

Das Harz bildet gelblichweisse, durchsichtige, stalaktitische Tropfen oder mehrere Centimeter grosse, theils birnförmige, theils kolbenförmige Stücke, theils unförmige Klumpen, welche beim Zerreiben ein weisses, geruchloses Pulver liefern, das bei $100°$ nicht erweicht. Es löst sich reichlich in Aether, Chloroform, Kohlenstoff, weniger in Weingeist und Petroleumbenzin. Fette und ätherische Oele lösen es vollständig. Es besteht aus einer Harzsäure (Dammarylsäure) und deren Anhydrid (Dammarylsäureanhydrid), einem festen, glänzenden Kohlenwasserstoff (Dammaryl) und einem spröden, glänzenden Harze, welches als Dammarylhalbhydrat bezeichnet wird. Die das Dammarharz liefernden Bäume wachsen auf Bergen im ostindischen Archipel und auf den Philippinen, häufig auf Amboina. Man unterscheidet das Dammarharz als ostindisches von dem unserem Bernstein ähnlichen australischen Dammarharz oder dem Kauricopal, welches von der neuseeländischen Dammara australis abstammt. Aehnlich ist auch das ostindische Saulharz von der Dipterocarpee Shorea robusta.

Das Dammarharz ist der Hauptbestandtheil einer als Emplastrum adhaesivum fluidum von Enz bezeichneten, durch vorzügliche Klebkraft sich auszeichnenden Masse, die entweder direct auf Wunden aufgestrichen oder auf Seidentaffet, Leinwand applicirt das englische Pflaster ersetzt. Dieselbe besteht aus Dammara 560 Th., Süssmandelöl 142 Th., Ricinusöl 70 Th., Glycerin 30 Th. und Spiritus aethereus 225—240 Th., und kann auch zur Incorporation wirksamer Substanzen (Canthariden, Sublimat, Morphin etc.) dienen.

Mastix, Mastiche, Resina Mastiche; Mastix. — Dieses Harz stammt von der Mastixpistacie, Pistacia Lentiscus L. (Fam. Terebinthaceae), einem an den Küsten des Mittelmeeres verbreiteten Strauche oder kleinem Baume, welcher in seiner baumartigen Varietät schon seit alter Zeit in den sog. Mastixdörfern (Mastichochora) des nördlichen Theiles der von den Türken als Sakkis-Ada oder Mastixinsel bezeichneten Insel Chios zur Gewinnung des Mastix gebraucht wird, von welchem jährlich über 250000 kg geerntet werden. Der aus Einschnitten ausfliessende klare, aromatische Harzsaft, welcher in erhärtetem Zustande den Mastix bildet, hat seinen Sitz in besonderen, der Innenrinde angehörigen Gängen, welche auch in der strauchartigen Varietät sich finden, obschon letztere keinen Mastix liefert. Die schönste Sorte Mastix (Serailmastix) soll von selbst ausschwitzen. Die Handelswaare bildet rundliche, meist erbsengrosse, farblose oder weissgelbliche, aussen bestäubte, auf dem Bruche glasartig glänzende, durchscheinende, harte und spröde Körner von schwach balsamischem Geruche und einem an Mohrrüben erinnernden Geschmacke, welche leicht zu zerreiben sind und beim Kauen im Munde erweichen, so dass sie sich in Faden ziehen lassen. Beim Erhitzen entwickeln sie einen angenehmen, balsamischen Geruch, schmelzen dann, entzünden sich und verbrennen wie Harz. In kaltem und kochendem Spiritus ist Mastix theilweise, in Aether, Benzol und Terpenthinöl vollkommen, in Wasser, Essigsäure und Natronlauge nicht löslich. Er besteht zum grössten Theile (80—90 %) aus einer in Alkohol löslichen Harzsäure (Mastixsäure), zum geringeren aus einem in Alkohol unlöslichen, sauerstoffärmeren indifferenten Harze (Masticin) und Spuren von ätherischem Oele.

Die schon im Alterthum übliche Benutzung als Kaumittel, um dem Athem einen angenehmeren Geruch zu ertheilen und tonisirend auf das Zahnfleisch zu wirken, ist im Oriente noch jetzt gebräuchlich; doch dienen dort auch die Harze anderer Pistaciaarten, z. B. von Pistacia mutica, unter dem Namen Sakkis zum

Kauen. In Griechenland dient der Mastix theils als Zusatz zu einem beliebten Branntwein, Raki oder Mastichi, theils gegen Diarrhöen kleiner Kinder in der Dentitionsperiode. Bei uns war er früher Bestandtheil officineller Pflaster, dient aber vorzugsweise als Zahnkitt zu provisorischer Ausfüllung hohler Zähne, wozu man eine concentrirte Auflösung in Aether (Odontoide von Billard) oder Collodium (1:2) in die Zahnhöhle bringt, in welcher nach dem Verdunsten des Aethers eine solide Masse zurückbleibt. Zu Zahnkitten lässt er sich auch mit Sandarak (āā in 3 Th. Alkohol gelöst und auf 2 Th. eingedampft), Guttapercha, Wachs, Tolubalsam und anderen Substanzen benutzen. Derartige Lösungen kann man auch nach Art des Collodiums mit oder ohne Charpie auf Blutegelstiche u. s. w. zur Stillung der Blutung mit Vortheil appliciren (Fraenkel). Weiter dient Mastix als Zusatz zu Räucherungen, wozu im Orient auch das Mastixholz, Lignum lentiscinum, gebraucht wird. Pharmaceutisch fand Mastix auch zu Pillenmassen, z. B. den als Dinner pills bezeichneten Aloëpillen der Engländer, Verwendung. Die innerliche Anwendung gegen Urinincontinenz (Debout), Leukorrhoe, sowie die externe bei Algien (in spirituöser Lösung) oder auch als weingeistiges Macerat von Mastix, Myrrhe und Olibanum, Spiritus Mastiches compositus s. matricalis, den man bei starker und schmerzhafter Ausdehnung des Unterleibes in der Schwangerschaft einrieb, entbehren der physiologischen Begründung.

Sandaraca, Resina Sandaraca; Sandarak. — Dieses dem Mastix ähnliche und wie dieses angewendete Harz, das besonders zu Räucherungen und zur Bereitung von Firnissen dient, wird von einem in der Berberei einheimischen Bäumchen aus der Familie der Coniferen, Callitris quadrivalvis Vent. s. Thuja articulata Desf., abgeleitet. Es bildet längliche, blassgelbe, im Munde nicht erweichende Körner von etwas bitterem Geschmacke, welche beim Verbrennen einen angenehmen Geruch geben, und ist durch diese Eigenschaften, sowie durch vollständige Löslichkeit in kochendem Alkohol vom Mastix unterschieden. Nach Unverdorben enthält es eine Harzsäure und zwei indifferente Harze, sowie wenig ätherisches Oel. Gepulvert dient es zur Entfernung von Dintenflecken von Papier (Dorvault). Es ist die $\varkappa έδρια$ der Alten. — Das als Sandaraca Germanica bezeichnete spontan ausfliessende Harz von Juniperus communis L. dient nur zu Räucherungen. Zur Firnissbereitung und zu Zahnkitten dient der medicinisch kaum verwandte Copal, der von verschiedenen Cäsalpinieen, Cassuvieen und anderen Bäumen Afrikas und Ostindiens stammt.

Argentum foliatum; Blattsilber.

Das durch Schlagen zu äusserst dünnen Blättchen ausgedehnte Silber und ebenso das in gleicher Weise behandelte Gold, das sog. Blattgold, Aurum foliatum, dienen fast ausschliesslich zum Ueberziehen von Pillen, welche sie indess sehr vertheuern. Blattgold ist bei solchen Pillen zu nehmen, welche Schwefelwasserstoffgas entwickeln, das den Silberüberzug schwärzen würde. Metallisches Gold findet auch zum Plombiren von Zähnen Anwendung, wo es indess, wenigstens bei grösseren Höhlen der hinteren Zähne, durch das billigere Stanniol, Stannum foliatum, ersetzt wird.

Tunica bracteata, Goldschlägerhäutchen, Die beim Ausschlagen des Goldes zu Blättchen gebrauchte, dünne, durchsichtige und feste seröse Haut des Grimmdarmes von Rindvieh wird als Protectivum bei Erosionen und mit Hausenblase bestrichen statt Emplastrum Anglicum angewendet, vor dem sie den Vorzug besitzt, das Verhalten der damit bedeckten Läsion ohne Entfernung des Verbandes stets beobachten zu können.

2. Ordnung. Cosmetica, Verschönerungsmittel.

Die als Cosmetica zusammenzufassenden Stoffe zeigen mannigfache Beziehungen zu den abgehandelten Scepastica, insofern manche Mischungen letzterer (Cerate, Lippenpomaden, Coldcream) geradezu ihre Hauptanwendung als Verschönerungsmittel finden. Die zu erzielende Verschönerung betrifft meist die äussere Haut, sowie Haare und Zähne, ausnahmsweise andere Organe, z. B. die Cornea (Tätowirung mit Tusche bei Leukomen).

Eine grosse Anzahl Cosmetica wirkt durch Entfernung von Unreinigkeiten, welche sich an gewissen Körperpartien angesammelt haben, und stellt das natürliche Aussehen wieder her, so z. B. Seifen, Zahnpulver. Eine kleinere Anzahl gehört zu der Abtheilung der Pigmente und sucht durch Färbung das Aussehen zu heben (Schminken, Haarfärbemittel). Andere Cosmetica sind wohlriechende Stoffe und werden benutzt, um den eigenen oder fremden Olfactorius in günstige Stimmung zu versetzen, z. B. Haaröle, wohlriechende Waschungen. Endlich lassen sich noch einige zum Ausfüllen der Höhlungen cariöser Zähne benutzte Substanzen hierher rechnen. Manche Stoffe finden auch in verschiedener Richtung Anwendung; so werden verschiedene rothe Farben (Carmin, Coccionella) nicht bloss auf die Wangen bleicher Frauen und Jungfrauen aufgetragen, sondern dienen auch als Zusatz oder Constituens für Zahnreinigungspulver, andere zum Färben von Haarölen u. s. w.

Der Arzt hat Unrecht, diese Mittel seiner Beachtung unwürdig zu halten. Es ist notorisch, dass die Pflege der Zähne, wodurch dieselben allein zur Erfüllung ihrer Function, der Zerkleinerung des Nahrungsmaterials, geeignet erhalten werden, für die normale Verdauung von grösster Wichtigkeit ist. Verordnet der Arzt deshalb Zahnpulver, welche, wie dies alaun- und weinsäurehaltige Pulver thuen, auf chemische Weise, oder, wie Bimsstein und andere stark kieselerdige Mineralien, auf mechanische Weise das Schmelzoberhäutchen zerstören, wonach der Einfluss der Mundflüssigkeit die Zahnsubstanz selbst angreift, so schädigt er die Gesundheit seiner Clienten. Wenn man es des Arztes unwürdig erachten muss, Schminken und Haarfärbemittel zu componiren, so ist es seiner nicht unwürdig, die ihm zum Schutze Anbefohlenen vor Erkrankung zu schützen, welche als chronische Vergiftung nach dem Gebrauche bleihaltiger Cosmetica dieser Art, wie sie im Handel häufig vorkommen, sich einstellt.

Sapo medicatus; Medicinische Seife.

Das unter den verschiedensten Formen im Handel vorkommende Reinigungsmittel der Haut, nach dessen Verbrauche Liebig den Culturstand der Völker bemass, wird durch eine in besonderer Weise dargestellte, zum inneren und äusseren Gebrauch dienende Natronseife repräsentirt.

Die medicinische Seife ist eine Natronseife, zu deren Bereitung man zu 120 Th. im Dampfbade erhitzter Natronlauge nach und nach ein geschmolzenes Gemenge von 50 Th. Schweineschmalz und 50 Th. Olivenöl zusetzt, die Mischung $1/2$ Std. erhitzt, dann 12 Th. Weingeist und, sobald die Masse gleichmässig geworden, 200 Th. Wasser zufügt, worauf man, nöthigenfalls unter Zusatz kleiner Mengen Natronlauge, weiter erhitzt, bis sich ein durchsichtiger, in heissem

Wasser ohne Abscheidung von Fett löslicher Seifenleim gebildet hat, und schliesslich eine filtrirte Lösung von 25 Th. Kochsalz und 3 Th. Natriumcarbonat in 80 Th. Wasser zusetzt und unter Umrühren weiter erhitzt, bis sich die Seife vollständig abgeschieden hat. Die von der Mutterlauge getrennte Seife wird mehrmals mit geringen Mengen Wasser abgewaschen, dann vorsichtig, aber stark ausgepresst, in Stücke zerschnitten und an einem warmen Orte getrocknet. Sie ist von weisser Farbe, ohne ranzigen Geruch und in Wasser oder Weingeist vollständig löslich. Neben der medicinischen Seife waren früher noch die **Hausseife, Sapo domesticus s. sebacinus**, u. die **Oelseife, Sapo oleaceus**, officinell. Die Hausseife, welche in den Seifensiedereien durch Kochen von Kalilauge mit Talg und nachheriges Vermischen des dadurch entstehenden Seifenleims mit Kochsalz, wodurch Umwandlung in Natronseife resultirt, dargestellt wird, muss zu medicinischem Gebrauche möglichst weiss und hart sein und mit 8 Th. heissem Spiritus eine Lösung geben, die nach dem Erkalten eine halbdurchsichtige Gallertmasse bildet. Die Oelseife, auch **spanische** oder **venetianische Seife, Sapo Hispanicus s. Alicantinus s. Venetus** genannt, weil man sie in Spanien und Venedig aus Olivenöl mit Natronlauge darstellt, enthält oleïnsaures Natrium, welches sich in kaltem Weingeist vollständig auflöst, während die Hausseife vorzugsweise aus Natriumstearat besteht, das in kaltem Alkohol gelatinisirt. Die medicinische Seife enthält vorzugsweise Natriumoleat. Venetianische Seife kommt oft als marmorirte Seife mit grauen, an der Luft roth werdenden Streifen vor, deren Färbung auf Eisenoxydul beruht, das an der Luft zu Eisenoxyd wird.

Im Handel giebt es noch eine Menge anderer Seifen, welche äusserlich medicinisch benutzt werden können. Meist dient ein anderes Fett zu ihrer Darstellung, wovon sie dann auch benannt werden, so z. B. **Cocosseife, Sapo Cocois**, aus Cocosnussöl bereitet und wegen ihres starken Schäumens gern zu Bädern verwendet, **Palmölseife, Erdnussölseife, Talgseife (Windsorseife), Butterseife** (meist nicht aus Butter bereitet). Eine Seife von besonderem Ansehen ist die **Transparentseife, Sapo pellucidus**, welche aus Talgseife durch Auflösen in der geringsten Menge Weingeists und Pressen in Formen bereitet wird. Eine Seife von ähnlichem Aussehen bildet die durch Erhitzen von fester Seife und Glycerin erhaltene **Glycerinseife, Sapo Glycerini**, welche bei schuppigen Hautausschlägen benutzt wird und so den Uebergang zu den Heilseifen, **Sapones medicinales** bildet, die bei den einzelnen wirksamen medicamentösen Bestandtheilen derselben zu besprechen sind.

Durch Zusatz von viel Wasser werden die Seifen in unlösliche saure und lösliche basische Salze zersetzt, welche letztere vorzugsweise die Wirkung der Seife als Hautreinigungsmittel bedingen, indem ihr überschüssiges Alkali das von der Haut abgeschiedene Fett verseift, worauf dann die gebildeten Verbindungen durch Wasser entfernbar sind. Natronseife irritirt viel weniger die Haut als Kaliseife (Sapo viridis). Innerlich wirkt Seife im Wesentlichen wie Alkalicarbonat, doch anscheinend stärker auf den Stuhlgang.

Ausser widriger Geschmacksempfindung erzeugt Seife in Dosen von 0,1—0,4 keine besonderen Symptome; 0,4—0,6 bewirken breiige Stuhlentleerung. Dosen von 0,6—1,2 machen Uebelkeit, rufen Erbrechen und wiederholte Defäcation hervor. Kleine Gaben sollen bei längerer Darreichung den Appetit vermehren, mittlere Störungen des Appetits und der Verdauung und damit im Zusammenhang Abnahme des Körpergewichtes bewirken. Bei einer solchen Einwirkung soll der Säuregrad des Urins erheblich gemindert werden und sogar alkalische Reaction des Harns eintreten. Man bringt diese Erscheinung damit in Zusammenhang, dass im Magen eine theilweise Zersetzung der Seife durch die Säure des Magensaftes, wobei die Fettsäuren frei werden, stattfindet, und in der That dürften die Digestionsstörungen auf dem Reize, den solche Fettsäuren auszuüben im Stande sind, zum grössten Theile beruhen. Wahrscheinlich wird aber auch ein Theil unzersetzt im Darm resorbirt und werden die fettsauren Alkalien nach

Art der Verbindungen anderer fetter Säuren (Essigsäure, Baldriansäure) zu kohlensauren Alkalien verbrannt.

Die Seife wurde in der Form des Seifenwassers, namentlich von Wolfart als allgemeines Gegengift gegen die meisten Metallsalze und Säuren empfohlen.

Bei Vergiftungen mit Salzen der schweren Metalle hat Seife keine Vorzüge vor dem Eiweiss. Als Antidot bei Arsenvergiftung war sie auf Empfehlung von Hahnemann in Gebrauch, bis sie durch Eisenoxydhydrat verdrängt wurde. Am zweckmässigsten ist sie bei Vergiftungen mit Mineralsäuren zu benutzen, weil sie als Gegengift überall zu haben ist. Es werden dabei die Seifen vollständig, unter Bildung von Alkalisalzen der zur Vergiftung gebrauchten Säuren und Abscheidung der Fettsäuren, zersetzt.

Früher wurde Seife fast überall gegeben, wo man Alkalien verordnete, jetzt selten als eigentliches Heilmittel, meist nur als passendes Pillenconstituens für verschiedene Medicamente. Manchen Individualitäten sagt sie als gelind eröffnendes Mittel sehr zu und offenbar hat sie bei Hämorrhoidariern mit habitueller Stuhlverstopfung Vorzüge vor Aloë Drastica.

In früherer Zeit galt Seife als werthvolles Resolvens bei Fettbildung, sog. Plethora abdominalis, chronischen Leberaffectionen, Cholelithiasis, ferner als diuretisch und steinlösend. Sie bildete mit gebrannten Eierschalen das 1739 vom Englischen Parlamente angekaufte Geheimmittel der Frau Johanna Stevens gegen Stein. Auch bei Scrophulose und Tuberculose war sie im Gebrauch.

Neuerdings hat Senator den Gebrauch der Seife bei Diabetes mellitus, um gleichzeitig durch die Alkalien gegen den Krankheitsprocess und durch die Fettsäuren auf die Ernährung günstig zu wirken, nicht ohne Grund empfohlen.

Aeusserlich benutzt man Seife als Hautreinigungsmittel und bei leichten Hautaffectionen.

Wenn auch Einzelne Krätze langsam, aber sicher damit geheilt haben wollen, so führt ihre alleinige Anwendung doch selbst bei leichteren Hautleiden, z. B. Ephelides, Chloasma, Pityriasis, selten zum Ziele. Zweckmässig dient sie als Umschlag, zur Erweichung von Verhärtungen (Hühneraugen und sonstigen Callositäten), sowie zur Bedeckung von Erfrierungen und Verbrennungen.

Nicht selten, besonders im kindlichen Lebensalter, kommt sie in Form von Klystieren oder von Stuhlzäpfchen zur Anwendung, um bei stockender Defäcation die Peristaltik anzuregen.

Die Dosis zum inneren Gebrauche des Sapo medicatus beträgt 0,3—0,8. Man giebt sie ausschliesslich in Pillen, zu deren Herstellung geringe Mengen Spiritus oder Gummischleim oder Syrup genügen. Bei Vergiftungen mit Mineralsäuren giebt man Seifenwasser glasweise erwärmt zu trinken.

Auf die Haut bringt man Seife, besonders Hausseife, in Form von Waschungen und Bädern (100,0 bis 250,0 und mehr auf das Bad); ferner geschabt und mit Wasser zu einer dicken Paste angerührt (Seifenbrei), wo sie erweichend oder einhüllend wirkt. Zu Bädern nimmt man oft aromatische Zusätze, wie Pulv. rhizom. Iridis, Oleum Bergamottae, Ol. Lavandulae, Ol. Citri, Balsamum Peruvianum im früher gebräuchlichen Sapo aromaticus pro balneo. Auf ein Klystier rechnet man 5,0—15,0.

Zur Hautkosmetik dienen besonders Toiletteseifen, Sapones cosmetici, welche aus Nierentalg vom Rinde, Schweinefett, bestem Olivenöl,

Cocos- oder Palmöl mit reiner Lauge verseift, dem breiigen Seifenleim Farbstoffe und wohlriechende Essenzen zusetzt. Dieselben lassen sich, jedoch weniger schön, durch Zusammenkneten medicinischer Seife oder anderer Seifenarten, welche kein freies Alkali enthalten, darstellen. Häufig werden die Toilettenseifen in Kugelform gebracht (Seifenkugeln, Schönheitskugeln). Zu ihnen lässt sich auch die Honigseife, Sapo mellis, in welche etwa 5% Honig incorporirt ist und die man zu Waschungen bei rissiger Oberhaut und squamösen Hautausschlägen benutzt, rechnen, ebenso gehören dahin auch Borchardts Kräuterseife und verschiedene marktschreierisch gepriesene Seifen zur Heilung von Hautaffectionen, mit hochklingenden Namen, z. B. Venuspasta, Pasta di Roma, Savon de laitue. Zur Verstärkung der mechanischen Wirkung auf die Haut dient Zusatz von feingesiebtem Sand oder Bimssteinpulver (Sandseife, Bimsteinseife).

Natronseifen sind als Excipientien für andere bei Hautkrankheiten wirksame Stoffe (Theer, Perubalsam, Iod, Schwefel) sehr geschätzt und man hat in Frankreich sogar verschiedene Bezeichnungen für bestimmte, aus Seife gefertigte Arzneiformen. Seife mit medicamentösen Zusätzen, die das chemische Verhalten der Seife nicht ändern, werden Saponés, solche mit Zusätzen von Harzen und Extracten Saponures, spirituöse Lösungen, welche gelatinisiren, Saponurés genannt (Beral), doch bezieht man den Ausdruck Saponés auch auf Präparate, die aus Seifenspiritus und Tincturen bereitet werden (Deschamps). Die Saponurés entsprechen den Seifenessenzen, die man durch Lösen von 1 Th. Seife in 4 Th. Weingeist unter Zusatz von Rosen- und Orangenblüthenwasser bereitet. Auch in den meisten Waschpulvern ist Seifenpulver, wenn auch nicht der Menge nach, so doch der Wirksamkeit nach die Hauptsache.

Abgesehen von ihrer Verwendung als Pillenmasse und Grundlage medicinischer Seifen und Linimente ist die Seife auch als Basis zu Zahnreinigungsmitteln, als Zahnpaste, Pasta dentifricia, und als Zahnseife, Sapo dentifricius, sehr gebräuchlich. Die Zahnpasten sind meist roth gefärbte und aromatisirte Mischungen von Seife mit Calciumcarbonatpräparaten, Glycerin oder Zuckersyrup und bald von weicher Consistenz, bald härter, was durch Zusatz von Weingeist und Austrocknen erreicht wird. Solche Formen sind wiederholt unter dem Namen Odontine oder Odontinepaste als Geheimmittel vertrieben. Nimmt man den Seifenzusatz stärker, so resultiren Zahnseifen, die übrigens auch häufig nichts andres wie mit Pfefferminzöl aromatisirte Glycerinseife (Bergmanus Zahnseife) sind. Man kann eine Zahnpaste aus Magnesiumcarbonat, Veilchenwurzel, Talk und medicinischer Seife mit Syr. simpl. q. s. für die gewünschte Consistenz bereiten lassen.

Präparat:

Emplastrum saponatum s. camphoratum s. miraculosum, **Seifenpflaster.** Emplastrum Lithargyri simplex 70 Th., Cera flava 10 Th., bei gelindem Feuer geschmolzen und halberkaltet mit gepulvertem Sapo medicatus 5 Th. und in wenig Oleum Olivarum gelöstem Campher 1 Th. gemischt. Weisses, weiches, nach Campher riechendes Pflaster. Ganz nach Art des Emplastrum Lithargyri simplex, besonders als Deckpflaster bei Geschwüren und entzündeten Hautstellen, auch bei Decubitus, sowie zu Compressionsverbänden bei Mastitis, Hydrarthros, Hydrocephalus chronicus benutzt, durch Anfrischen mit heissem Wasser besser ausstreichbar und klebend.

Conchae praeparatae, Testae praeparatae; präparirte Austerschalen — Als hauptsächlichster Bestandtheil der zur Reinigung der Zähne bestimmten Pulver empfiehlt sich der kohlensaure Kalk, welcher in einzelnen Formen fast ausschliesslich zu cosmetischen Zwecken dient. Es sind dies die aus dem Thierreiche stammenden Präparate, von welchen die gepulverten Schalen der essbaren Auster, Ostrea edulis L., das wichtigste sind. Früher wurden sie als säuretilgendes Mittel auch viel innerlich gegeben, doch sind sie, wie Schlossberger zuerst hervorhob, durch den reinen kohlensauren Kalk als internes Mittel zu ersetzen, weil die präparirten Austerschalen durch die darin enthaltenen feinen und spitzigen Muschelreste mechanische Irritation des

Magens bedingen können und unverdaut wieder abgehen. Dieselben enthalten neben kohlensaurem Calcium auch phosphorsaures Calcium und Kieselerde. In gleicher Weise bilden andere nicht officinelle animalische Kalkarten Gemenge von Calciumcarbonat mit anderen Magnesium- und Calciumsalzen. Dahin gehören die der Farbe wegen rothen Zahnpulvern oft zugesetzten rothen Korallen, Corallia rubra, Theile des Kalkskelets der im Mittelmeer vorkommenden Blut- oder Edelkoralle, Corallium nobile s. Isis nobilis L., und die minder gebräuchlichen weissen Korallen, Corallia alba, von den im Mittelmeere und im Indischen Ocean heimischen Augenkorallen, Oculina virginea, O. prolifera, O. ramea und hirtella. Ziemlich theuer sind die Krebssteine oder Krebsaugen, Lapides s. Oculi cancrorum, knopfförmige, convex-concave Concremente, welche im Frühjahre während der Häutung bei unserem Flusskrebse, Astacus fluviatilis, neben dem Magen desselben sich finden und besonders in der Moldau gesammelt werden. Man benutzte dieselben früher zur mechanischen Entfernung fremder Körper von der Conjunctiva, wobei letztere freilich häufig sehr irritirt wird. Nicht selten dienen auch zu Zahnpulvern die sog. Ossa Sepiae, Sepiaknochen, weisses Fischbein, eine am Rücken unter der Haut des Tintenfisches, Sepia officinalis L., einer in den europäischen Meeren heimischen Cephalopode, befindliche biconvexe Kalkplatte (Schulpe), welche aus einem weicheren, lockeren Mark, Medulla ossis Sepiae, und einer härteren Schale besteht, von welcher die erstere ganz vorzüglich zu Zahnpulvern sich eignet. Die weissgebrannten Knochen oder das weissgebrannte Hirschhorn, Ossa usta s. Cornu cervi ustum, zeichnen sich durch einen grossen Gehalt an Calciumphosphat aus und bilden ein Präparat des letzteren. Alle diese Präparate können wie die Conchae praeparatae auch als Streupulver äusserlich benutzt werden.

Lapis Pumicis, Pumex, Silex contritus, Bimsstein. Dieses blasige, poröse Product vulcanischer Thätigkeit besteht aus ca. 75% Kieselsäure neben Thonerde, Eisenoxyd, Mangan und Alkalien und giebt ein feines, weisses Pulver, welches zur Reinigung der Zähne und der Haut (Zahnpulver, Bimssteinseife) benutzt wird. Als Zahnpulver ist Bimsstein zu hart und schleifend und wirkt auf die Dauer durch Entfernung des Schmelzoberhäutchens schädlich. Die Anwendung bei Krätze zur Entfernung der Milben ist mehr Spielerei.

Coccionella, Cochenille. — Die Weibchen einer in Mexico ursprünglich einheimischen Hemiptere, Coccus Cacti L., Cactusschildlaus oder Cochenillenschildlaus, enthalten einen schön rothen Farbstoff, Carmin oder Carminsäure, welcher sie als Färbemittel für Zahnpulver und Zahntincturen sehr geeignet macht. Die aus dem getrockneten Insect bestehende Droge bildet eiförmige, unterhalb flache oder concave, oberhalb convexe, querrunzelige, 3—5 Mm. lange und 2—4 Mm. breite Körnchen, welche geruchlos sind, bitter schmecken und, in ihrer Färbung variirend, entweder dunkelpurpurroth (Saccadilla) oder silbergrau, weissbestäubt (Grana fina mestica) aussehen. Beim Eintauchen in heisses Wasser erkennt man an der Unterfläche die Füsse des Insects oder deren Ueberreste. Das Thier, welches auf verschiedenen Cactusarten lebt, ist von Mexico, wo man die Cactus zu dem Zwecke der Cochenillenzucht besonders cultivirt (sog. Nopaleria), nach den Canarischen Inseln, Algier und anderen Theilen der alten Welt verpflanzt. Man rechnet 70,000 Thiere auf 1 Pfd. Die Carminsäure, nach Schützenberger ein Gemenge mehrerer Säuren, nach Hlasiwetz ein Glycosid, ist eine purpurbraune amorphe Masse, welche sich leicht in Wasser, Weingeist und Spiritus aethereus, in Salzsäure und Schwefelsäure unverändert löst. Alkalien färben wässrige und weingeistige Lösung purpurn; Chlor, Brom und Iod wirken entfärbend. Durch Erden- und Metallsalze entstehen in der wässrigen Lösung purpurfarbene Niederschläge, welche als Farbstoff dienen. Der als Schminke häufig benutzte und als solcher jedenfalls dem Zinnober und der Mennige vorzuziehende Carmin ist ein solches Präcipitat mit Alaun. Eine ammoniakalische Lösung der Carminsäure ist als vorzügliche rothe Dinte in Gebrauch. Der Farbstoff ist auch in der auf Quercus coccifera im Orient vorkommenden Coccus ilicis L., der Kermesschildlaus, vorhanden, welche früher als Kermesbeeren, Scharlachbeeren, animalischer Kermes, Grana Kermes s. Chermes, medicinisch gebraucht wurde. Die im Orient gebräuchlichen Schminkläppchen, Bezetta rubra, sind mit Carminsäure gefärbt. Letztere scheint nicht unverändert in den Urin überzugehen (Kletzinsky). Die verschiedenen Verwendungen, welche die Cochenille innerlich gefunden hat, namentlich als Nierenmittel (Rademacher) oder Diureticum (in Folge von Verwechslung mit Coccinella septempunctata) und als Expectorans und Specificum gegen den Keuchhusten (Wachtl), in welchen Ruf sie nach Krahmer deshalb kam, weil sie von englischen Aerzten gern zum Färben von Keuchhustenmixturen, namentlich der dort sehr gebräuchlichen Lösung von Kalium carbonicum, benutzt wird, finden keine rationelle Begründung in dem chemischen Verhalten des Insects. Man gab sie bei Tussis convulsiva zu 0,05—0,1 in Pulverform mit $^1/_2$ oder āā Kalium oder Natrium carbonicum oder im Linctus oder im Aufguss (1:250), dem man zur Erhöhung der Farbe etwas Säure zusetzen kann. Früher war auch eine Tinctur (1:10 Spiritus) als Tinctura Coccionellae (zum Färben von Mixturen) und ein mit Zimmt-, Melissen- und Rosenwasser bereiteter Syrup, Syrupus Kermesianus s. Confectio Alkermes, Scharlachsyrup, dem nervenstärkende und krampfstillende Wirkungen zugeschrieben wurden, gebräuchlich.

Lacca, Lack. — Ein durch Anstechen der Rinde verschiedener Bäume Ostindiens von Seiten einer rothen Schildlaus, Coccus lacca Ker., entstehende resinöse Ausschwitzung ist der sog. Stocklack, Lacca in baculis, welcher wegen des darin enthaltenen rothen Farbstoffes, des sog. Lackdye, als Zusatz zu rothen Zahnpulvern benutzt wird. Von dem Farbstoffe befreit ist der Körner- oder Traubenlack, Lacca in racemis s. in granis, welcher jedoch durch Ausziehen mit Wasser noch eine amaranthfarbene oder blassblutrothe Flüssigkeit, die sog. Lacktinctur, Tinctura Laccae, giebt, welche früher als adstringirendes Mundwasser bei scorbutischem Zahnfleisch gebräuchlich war. Aus dem Körnerlack wird durch Schmelzen in Wasser und Durchseihen der Schellack gewonnen, dessen verschiedene Sorten als Lacca in tabulis, L. in massis und L. in filis, auch wohl nach der Farbe unterschieden werden. Weisser Schellack wird durch Chlor gebleicht. Derselbe enthält vorzugsweise Harze, nach John auch eine wachsartige Substanz und Pflanzenleim. Er schmilzt in der Hitze und klebt erwärmten Gegenständen ausserordentlich fest an, weshalb man ihn zu Siegellack und Firniss und medicinisch hie und da als Grundlage von Pflastermassen (z. B. Carbolsäurepflaster von Lister) verwendet. Auf die Haut wirkt er nicht reizend. Völlig verschieden davon ist der Florentiner Lack, Lacca florentina, eine aus Thon und einem künstlich bereiteten rothen Farbstoff bestehende Masse, die ebenfalls als färbender Zusatz zu Zahnpulvern und anderen Cosmeticis dient.

Resina Draconis, Sanguis Draconis; Drachenblut. — Mit diesem Namen werden verschiedene dunkelrothe, brüchige, geruch- und geschmackfreie Harze, welche ein lebhaft zinnoberrothes Pulver geben, belegt. Von diesen sind das Canarische Drachenblut (von dem eigentlichen Drachenblutbaume, Dracaena Draco) und das Westindische (von Pterocarpus Draco L.) im Handel jetzt durch das Ostindische Drachenblut, welches aus den Fruchthüllen einer Palme auf Sumatra, Calamus Draco L. s. Daemonorops Draco Mart., ausschwitzt, völlig verdrängt. Es kommt meist in Stangenform vor, löst sich vollständig in Alkohol und mehr oder minder auch in Aether, ätherischen und fetten Oelen und dient, nachdem es seinen Credit als blutstillendes Mittel verloren, nur als färbender Zusatz zu Zahnpulvern.

Lignum santalinum s. sandalinum rubrum, Rothes Santelholz, Sandelholz. Das Holz eines in Ostindien und Ceylon wachsenden Baumes, Pterocarpus santalinus, welches ein hochrothes Pulver giebt und als Farbstoff eine in Wasser unlösliche, in Weingeist mit blutrother Farbe lösliche Säure, Santalsäure oder Santalin, neben einigen anderen eigenthümlichen Stoffen enthält, dient zur Herstellung rother Zahnpulver und Zahntincturen.

Radix Alkannae; Alkannawurzel. — Die Wurzel von Alkanna tinctoria Tausch (Anchusa tinctoria L.), einer im Orient einheimischen Borraginee, enthält in ihrer weichen, blättrig zerfaserten, dunkelviolettrothen Rinde einen in Wasser unlöslichen, in Weingeist, Schwefelkohlenstoff, Aether, ätherischen und fetten Oelen löslichen, harzartigen, neutralen, schön rothen Farbstoff, der als Anchusin (Alkannaroth, Pseudalkannin) bezeichnet wird und welchen Alkalien und Ammoniak blau färben. In weingeistiger Lösung wird derselbe durch Ammoniak oder durch ein in der Wurzel enthaltenes stickstoffhaltiges Ferment in Alkannagrün verwandelt. Die Wurzel dient besonders zum Rothfärben von Haarölen, Pomaden und Ceraten. Mit Alkanna macerirtes und dadurch roth gefärbtes Fett ist Volksmittel bei Keuchhusten.

Die Wurzel wird auch als Radix Alkannae spuriae in Gegensatz zu der als Radix Alkannae verae bezeichneten Wurzel des in Ostindien und Persien einheimischen Hennestrauches, Lawsonia inermis Lam., gestellt, dessen Blätter den Orientalinnen zum Rothfärben der Nägel, Haare u. s. w. dienen, während die Alhenna genannte Wurzel zum Gelbfärben dient.

Radix Rubiae tinctorum, Färberröthe, Krappwurzel. — Die Wurzel der im Orient und in Südeuropa einheimischen Färberröthe, Rubia tinctorum L. (Fam. Rubiaceae), welche in Frankreich viel cultivirt wird, enthält im frischen Zustande ein saures glykosidisches Chromogen, die Ruberythrinsäure von Rochleder (Rubian von Schunck), welches beim Trocknen unter dem Einflusse eines in der Krappwurzel enthaltenen stickstoffhaltigen Ferments (Erythrozym) sich in Zucker und Alizarin spaltet. Neben letzterem, welcher auch künstlich durch Oxydation des im Theer enthaltenen Kohlenwasserstoffs Anthracen erhalten ist (Graebe und Liebermann), ist in der trockenen Krappwurzel noch ein zweiter Farbstoff, Purpurin oder Krapppurpur, welches sich aus Alizarin oder aus einem besonderen Chromogene bildet, vorhanden. Auf das Purpurin, welches auch ziemlich rasch in den Harn übergeht (Stehberger) und der Milch eine rothe Färbung giebt, ist die Rothfärbung der Knochen zu beziehen, welche bei Fütterung mit Färberröthe bei Thieren eintritt und auf einer Fällung durch die im Knochen vorhandenen Kalksalze beruht, welche Lösungen von Alizarin blau, Lösungen von Purpurin dagegen purpurroth niederschlagen. Die auf das Phänomen der Rothfärbung der Knochen basirte Anwendung der Krappwurzel bei Rachitis hat sich als Illusion erwiesen, ebenso der frühere Glaube, dass die Droge wegen der rothen Farbe ihrer besonders das leichter lösliche Purpurin enthaltenden Abkochung emmenagog wirke. Rademacher zählt sie zu den Milzmitteln. Zur Färbung von Haarölen und anderen kosmetischen Mitteln eignet sich Rad. Rubiae minder gut als Alkanna. Innerlich gab man sie zu 1,0—2,0 in Pulver oder Decoct (1:10—15 Colatur).

Crocus, Stigmata Croci; **Safran**, Saffran,

Das schon den Alten bekannte Gewürz, die getrockneten Narben der in Vorderasien und Griechenland einheimischen Iridee Crocus sativus L. (C. officinalis Pers.), war früher als Excitans und Emmenagogum geschätzt, wird indess, wenn auch sein reicher Gehalt an stark riechendem ätherischem Oele solche Wirkungen plausibel macht, gegenwärtig vorzugsweise wegen seines gelben Farbstoffes, welchen man als Polychroit oder Crocin bezeichnet, benutzt.

Die Benennung Safran (vom arabischen assfar, gelb) deutet ebenso wie die griechische auf die gelbe Farbe hin. Der käufliche Safran bildet ein loses Haufwerk der einzelnen oder noch zu drei durch ein Stückchen des gelben Griffels vereinigten, gesättigt braunrothen (vor dem Trocknen dunkel pomeranzengelben) Narben, welche sich fettig anfühlen, zähe und biegsam sind und in

Wasser erweicht am obern Rande erweiterte, gezähnte und auf einer Seite aufgeschlitzte, 3 Cm. lange Röhren bilden. Die Droge hat einen fast betäubenden, starken Geruch und bitterlich aromatischen Geschmack und färbt Wasser, Alkohol und Oele schön gelb Die Safranpflanze wird in mehreren südeuropäischen Ländern, auch in einzelnen Districten von Oesterreich und Bayern, cultivirt. Die beste Handelssorte ist der französische Safran, meist aus der Landschaft Gatinais bei Orleans stammend. Da die Safranpflanze nur 1—2 Blüthen treibt, welche jede nur einen in 3 Narben sich theilenden Griffel hat, und da nach Marquard zu 1 Kgm. frischer Waare mindestens 2000, zu ebenso viel lufttrockner Waare 12,000 (nach Dorvault sogar 153,650) Blüthen erforderlich sind, so ist der theure Preis der Droge begreiflich, welcher seinerseits wiederum die mannigfachen Verfälschungen, denen der Safran unterliegt, erklärt. Am häufigsten sind die Blüthen von Carthamus tinctorius, Scolymus Hispanicus und Punica Granatum beigemengt, auch die Zungenblüthen von Calendula officinalis L., welche letzteren, mit Santelholz rothgefärbt, auch als Flores Foeminellae (worunter aber auch die Griffel von Crocus sativus verstanden werden), im Handel sind. Den sog. Afrikanischen oder Capsafran, im europäischen Handel selten, bilden die Blüthen von Lyperia crocea (Familie Scrophularineae). — Das ätherische Oel des Safrans soll nach Bouillon Lagrange 7—9 % des Safrans ausmachen. Das Crocin ist ein morgenrothes oder rubinrothes Pulver, das sich im Lichte erst nach sehr langer Zeit verändert und mit rothgelber Farbe von Wasser und wässrigem Weingeist, leichter und mit gelber Farbe von wässrigen Alkalien, schwer von absolutem Alkohol und Aether gelöst wird. Durch Kochen mit verdünnten Mineralsäuren spaltet es sich in Zucker und Crocetin, das mit concentrirter Schwefelsäure tiefblaue, allmälig in Violett und Braun übergehende Färbung erzeugt, neben welchem noch ein flüchtiges, nach Safran riechendes Oel auftritt (Weiss). Nach Rochleder und Mayer enthalten auch die Chinesischen Gelbschoten, die Früchte von Gardenia florida L. und G. grandiflora Lonreiro (Fam. Rubiaceae), Crocin.

Genauere Untersuchungen über die physiologische Action des Crocus und seiner Bestandtheile fehlen. Crocin soll nicht in den Urin übergehen. Ein concentrirter Aufguss von 8,0 Crocus bedingt bei Katzen und Hunden intern und subcutan Temperatursteigerung, Pulsschwankungen und etwas Betäubung (Binz). Die älteren Angaben, dass Safran in grossen Dosen (15,0—25,0) Hirncongestion und berauschende resp. narkotische Wirkung bedingen könne, werden auch durch neuere Beobachtungen (Krahmer, Siegmund) gestützt und haben nichts Auffallendes, da Stoffe mit starkem Gehalte an ätherischem Oele (z. B. Muscatnüsse) ganz analog wirken. Die Einathmung der flüchtigen Bestandtheile des Safrans, selbst bei Application auf die Stirn (Martin Lanzer), soll ebenfalls Schwindel und Betäubung bedingen. Dass grosse Dosen congestive Zustände des Uterus und Blutungen aus demselben, selbst Abortus herbeiführen können, ist ebenfalls in Rücksicht auf den grossen Gehalt an ätherischem Oele nicht wohl zu bezweifeln, doch ist dieser Effect nicht constant, selbst wenn der Safran, wie dies in einzelnen Gegenden geschieht, zu 12,0—25,0 als Abortivum und Pellens ohne ärztliche Verordnung benutzt wird.

Interne therapeutische Anwendung findet Safran heutzutage wenig. Bei Nervenleiden (Hysterie, Epilepsie, Kolik, Keuchhusten u. s. w.) leisten Narcotica offenbar mehr, und wenn schon grosse Dosen als Pellens fruchtlos bleiben, so wird der Arzt durch medicinale Gaben niemals die Beseitigung von Amenorrhoe sicher erreichen. Die Behauptung Geoffroys, dass Crocus auf specifische Weise in schweren Geburten helfe, ist ebensowenig verbürgt, wie die von ihm angeführten Historien, dass neugeborene Kinder von Müttern, welche Crocus gebraucht hatten, gelb gefärbt geboren wurden. Ebenso sind die expectorirenden Wirkungen in keiner Weise sichergestellt. Kleinere Dosen scheinen appetitreizend wie andere Gewürze zu wirken. Man gab den Crocos zu 0,5—1,0 in Pulver, Pillen und Latwerge, auch im Aufguss (10,0:200,0), ausserdem in den unten genannten Präparaten.

Als Cosmeticum ist Safran seines theuren Preises wegen wenig in Gebrauch, meist dient er als Färbungsmittel von Officinalformeln, z. B. Tinctura Opii crocata.

Präparat:

Tinctura Croci, Safrantinctur. Macerationstinctur (1 : 10 Spirit. dilutus) von dunkelpomeranzengelber Farbe. Zu 15—60 Tropfen als Pellens: färbender Zusatz zu Mixturen und Salben. Als gelbfärbender Zusatz zu Mixturen, besonders expectorirenden und emmenagogen, wurde früher ein mit Weisswein bereiteter Syrup, der Safransyrup, Syrupus Croci, viel benutzt, den man auch bei Keuchhusten, Eklampsie u. a. Leiden im Kindesalter theelöffelweise verordnete. Dem Crocus verdankt auch ein rothbraunes, beim Volke als Mittel zur Zeitigung von Abscessen oder Zertheilung von Anschwellungen sehr in Ansehen stehendes, gut klebendes Pflaster, durch Zusammenschmelzen verschiedener Harze mit mit Safran gefärbt, das Safranpflaster, Emplastrum oxycroceum s. Galbani rubrum, auch Oxyceceum und corrumpirt Ochsenkreuzpflaster genannt, seinen Namen.
Anhang: Als färbender Ersatz für Crocus ist der Orlean, Orellana s. Arnotta s. Aruku s. Roku, das gelbrothe klebende Fruchtmark eines südamerikanischen Strauches, Bixa Orellana L., in welchem gelber (Orellin) und rother harziger Farbstoff (Bixin) sich finden, vorgeschlagen, da die Farbstoffe sich in Fetten lösen (weshalb man Orlean zum Färben von Butter gebrauchte); doch ist die Droge ein sehr unappetitliches Cosmeticum, da sie sehr häufig durch Benetzen mit Harn feucht erhalten wird! — Wie der Orlean enthalten auch die bisweilen als Schminke, z. B. im Rouge végétal (mit Saflor gefärbtem Blanc de fard), verwertheten Blüthen der orientalischen Synantheree Carthamus tinctorius L., welche den sog. Saflor bilden, rothen Farbstoff (Carthamin), neben gelbem (Saflorgelb).

In neuester Zeit ist zum Schminken vielfach das an sich farblose, aber unter dem Einflusse des Sauerstoffs der Luft sich in Murexid verwandelnde Alloxan, ein Derivat der Harnsäure, benutzt. Bei Einreibung einer kleinen Menge mit Coldcream kommt allmälig eine rothe Farbe zum Vorschein, welche dem natürlichen Roth der Wangen und Lippen mehr als irgend eine andere Farbe entspricht, doch erfordert der Gebrauch Vorsicht, da die Färbung mitunter dunkelcarmoisinroth wird (Bernatzik).

Rhizoma Curcumae, Radix Curcumae; Kurkuma, Kurkumawurzel, Gilbwurzel. — Als gelbfärbende Substanz für kosmetische und andere pharmaceutische Präparate dient vorzugsweise das unter dem Namen Kurkuma bekannte Rhizom der in Südasien einheimischen und cultivirten Scitaminee Curcuma longa L. und anderer Species dieser Gattung, z. B. Curcuma viridiflora Roxb. (auf Sumatra und Ambon), deren Centralknollen die Curcuma rotunda (vom Centralknollen gebildete, walnussgrosse, ovale Stücke) und deren Lateralknollen die Curcuma longa (aus den Lateralknollen gebildete cylindrische, bis 14 Mm. dicke Stücke) bilden. Beide sind aussen bräunlich gelb und von safranfarbenem, wachsglänzendem Bruche, besitzen schwachen Ingwergeruch, erzeugen beim Kauen brennende Empfindung und bitterlichen Geschmack und färben den Speichel gelb. Der in ihnen enthaltene gelbe Farbstoff, Curcumin oder Curcumagelb, ist am reichlichsten in der aus China stammenden Gilbwurzel, krystallisirt in bei durchfallendem Lichte tief wein- bis bernsteingelben, bei auffallendem orangegelben, diamantglänzenden Prismen und löst sich gut in Weingeist und Aether, weniger gut in Benzol. Mit demselben getränktes Papier (Curcumapapier) färbt sich durch Alkalien braunroth, welche Färbung beim Trocknen in Violett übergeht und durch Säuren in Gelb zurückgeführt wird. Die daran durch Borsäure hervorgebrachte, erst beim Trocknen hervortretende orangerothe Färbung wird von Säuren nicht, von verdünnten Alkalien in Blau verändert. Neben dem Farbstoff enthält die Kurkuma ein ätherisches Oel mit einem dem Carvol und Thymol isomeren Phenol, Harz und Stärkemehl. Der Gehalt an ätherischem Oele bedingt die im Vaterlande der Droge und in England (Curry powder) übliche Verwendung als Gewürz. Die Kurkumastärke, welche das ostindische Arrowroot bildet, stammt von anderen Curcumaarten.

Blaue u. a. Farbstoffe. Viel weniger als rothe und gelbe Farbstoffe finden in der pharmaceutischen Kosmetik andere Farbstoffe Benutzung. Einige

Bedeutung haben noch die blauen, unter denen der Aerzten und Apothekern am meisten bekannte **Lackmus, Lacca musica**, ein in Holland aus verschiedenen Flechten, besonders **Lecanora tartarea Ach.** und **Roccella tinctoria Ach.**, dargestelltes Kunstproduct, nur als Reagens auf Säuren (**Lackmuspapier**) und Alkalien (geröthetes Lackmuspapier), nicht aber zum Färben von Arzneigemischen dient. Zu letzterem Zwecke eignet sich von Pflanzenfarbstoffen besonders der unter dem Namen **Indigo, Indicum, Pigmentum Indicum**, in der Färberei viel benutzte und schon im Alterthume bekannte, vorzüglich in Ost- und Westindien aus den tropischen Papilionaceen **Indigofera tinctoria L.** und **Indigofera Anil A.** dargestellte Farbstoff, welcher aus dem **Waid, Isatis tinctoria L.** und verschiedenen anderen Gewächsen gewonnen werden kann und unter pathologischen Verhältnissen auch im Harn und Schweiss wiederholt gefunden ist. Der Indigo des Handels enthält neben geringen Mengen gelben und braunen Farbstoffes vorzugsweise (in guten Sorten 70—90%) **Indigoblau** oder **Indigotin**, welches in den Pflanzen nicht präformirt existirt, sondern aus einem Chromogene unter Einfluss der Luft sich bildet. Dieses Chromogen ist nach den Untersuchungen von Schunck ein stickstoffhaltiges Glykosid, das **Indican**, welches bei Berührung mit verdünnten Säuren in Indigblau und Indigzucker (Indiglycin) zerfällt. Der Indigo hat in älterer Zeit medicinisch Anwendung gegen Gelbsucht gefunden und in diesem Jahrhundert eine Zeit lang eine Rolle in der Behandlung der Epilepsie gespielt, wo man ihn zu 0,5—8,0 pro dosi gab. Weitaus die grösste Menge dieser Dosen geht aber mit den Faeces unverändert wieder ab und nur ausnahmsweise hat man nach Einnehmen von Indigo das Auftreten eines blauen Farbstoffes im Urin und Schweiss beobachtet, welcher erst nach dem Stehen an der Luft sich bildete. In diesen Fällen scheint das Indigblau in den unteren Partien des Darmcanals zu Indigweiss reducirt, als solches aufgesogen und durch die Nieren eliminirt zu werden (Ranke). Nach Hubert-Rodriguez soll nicht das Indigblau bei der Epilepsie das Wirksame im Indigo sein, sondern eine den Indigo begleitende eiweissartige, dem Leucin ähnliche Substanz, welche zur Bildung von Valeriansäure Veranlassung geben soll (?). Kletzinsky hat statt des Indigo **Indigblauschwefelsäure-Verbindungen**, wie solche durch Neutralisation der blauen Lösung von Indigo in Schwefelsäure mit Alkalien resultiren, zu geben vorgeschlagen.

Zu externen Zwecken könnte auch das jetzt so billig künstlich dargestellte **Ultramarin, Ultramarinum**, angewendet werden, welches eine Verbindung von Aluminium-Natriumsilicat und Natriumpentasulfuret darstellt und in der Technik das früher viel benutzte, **Smalte, Smaltum**, genannte Kobaltsilicat verdrängt hat. Mit Säuren entwickelt künstliches Ultramarin (und daher auch mit Ultramarin gefärbter Zucker beim Lösen in Wein) Schwefelwasserstoff.

Benzoë, Resina Benzoë s. Benzoës, Benzoinum, Asa dulcis; **Benzoë.**

Aus der auf Java und Sumatra einheimischen **Styrax Benzoïn Dryander (Benzoïn officinale Hayne)** und einem nahe verwandten Baume aus der Familie der Styraceen auf der Hinterindischen Halbinsel (Siam, Conchinchina) wird durch Einschnitte das durch den beim Erwärmen hervortretenden eigenthümlichen vanilleähnlichen Geruch ausgezeichnete Benzoëharz gewonnen, von welchem mehrere Sorten im Handel sind.

Die Benzoë kommt entweder in kleinen rundlichen, aussen röthlichgelben, innen milchweissen, auf dem Bruche harzig glänzenden Stücken (Benzoë in lacrymis) oder als grössere, bräunlich rothbraune, auf dem Bruche wenig glänzende Massen (Benzoë in massis) oder als ein Conglomerat beider Sorten (**Mandelbenzoë, Benzoë amygdaloides**) im Handel vor. Die beste ist die sog. **Siam-Benzoë.** Verschieden im Geruche, an Storax erinnernd, ist die sog. **Penang Benzoë.**

Die Benzoë besteht ihrer Hauptmasse nach aus Harzen, die sich in Kali und Weingeist völlig lösen und welche man nach ihrem differenten Verhalten zu Lösungsmitteln als Alphaharz, Betaharz u. s. w. unterschieden hat. Neben denselben findet sich Benzoësäure zu 14—18 % und darüber, neben dieser in einzelnen Stücken auch Zimmtsäure, die in der Penang-Benzoë die Benzoësäure vollständig ersetzt. Ueber die einzelnen Harze, welche mit Kalihydrat die gleichen Producte (Benzoësäure, Paraoxybenzoësäure, Protocatechusäure, Brenzcatechin und flüchtige Fettsäuren) liefern, liegen physiologische Untersuchungen nicht vor.

Die innerliche Anwendung der Benzoë als Balsamicum bei chronischen Respirationskatarrhen und gegen Incontinentia urinae (zu 0,5—1,0 pro dosi in Pillen, Pulvern oder Emulsion) kann als aufgegeben betrachtet werden. Dagegen dient sie als Cosmeticum bei unbedeutenden Hautleiden (Sommersprossen, Finnen, Leberflecken), und theilweise des Wohlgeruches wegen, theilweise auch behufs Erzielung gelinder Reizung auf die Respirationsorgane (bei Heiserkeit, Aphonie und anderen Respirationsleiden) oder auf die Haut (bei Gicht und Rheuma, Anasarka) zu Räucherungen. Pharmaceutisch dient Benzoë als Zusatz zu Salben, um deren Ranzigwerden zu verhüten.

Als Cosmeticum benutzt man das Harz in Emulsion (mit Mandeln und Rosenwasser); früher auch in Mischung der alkoholischen Lösung mit Wasser oder Rosenwasser, wodurch das Harz ausgeschieden wird, als sog. Jungfernmilch, Lac virginis, mit Cerussa als Prinzessinnenwasser. Zu Räucherungen, wobei Benzoësäure verflüchtigt wird und als Producte der trocknen Destillation ebenfalls Benzoësäure, daneben auch Carbolsäure und andere Stoffe entstehen, streut man es entweder auf Kohlen oder auf heisses Blech (für sich oder mit anderen Stoffen gemengt als Räucherspecies, Species ad suffiendum) und fängt die Dämpfe mit Flanell auf oder lässt es auch in Cigarren rauchen. Benzoë bildet einen Hauptbestandtheil der gebräuchlichen Räucherkerzen, Candelae s. Pastilli fumales, zu denen ausserdem Mastix, Tolubalsam, Olibanum, Sandelholz (rothes), Kohle, Salpeter und Traganthschleim kommen und der sog. Pastilles de Serail (mit Kohle und Salpeter), die man auch zu Trägern wirksamer Arzneistoffe gemacht hat.

Präparat:

Tinctura Benzoës, Benzoëtinctur. Mit 5 Th. Weingeist bereitet, hellgelb, von angenehmem Geruche und scharf kratzendem Geschmacke. Besonders äusserlich bei Verbrennungen und wunden Brustwarzen angewandt, wo sie durch Verdunstung des Alkohol kühlend wirkt und nachher einen schützenden Harzüberzug hinterlässt. Dient auch zum Bestreichen der Kehrseite des Englischen Pflasters. Hebra empfiehlt eine Mischung von 2,5—5,0 Benzoëtinctur mit 30,0 Spiritus aethereus als Spiritus aethereus benzoatus bei Seborrhoe. — Zur Application auf Geschwüre und Brandverletzungen war früher auch die zusammengesetzte Benzoëtinctur (Commandeurbalsam, Friars Balsam, Wundbalsam, Jerusalemer Balsam, Tinctura Benzoës composita s. balsamica, Balsamum Commendatoris s. Balsamum traumaticum s. Balsamum Persicum), eine Tinctur aus Benzoë, Aloë und Perubalsam oder auch aus Benzoë, Tolubalsam und Storax, hochgeschätzt. Neuerdings ist dieselbe zum antiseptischen Wundverbande empfohlen (Hamilton).

Verordnungen:

1) ℞
Benzoës 5,0
Amygdalarum dulcium 10,0
F. l. a. Emulsio c.
Aquae Rosae 150,0
M. D. S. Aeusserlich. (Als Cosmeticum.)

2) ℞
Benzoës
Storacis
Ammoniaci āā 15,0
M. f. pulv. grossiusculus. D. S. Zum Räuchern. (Bei Oedemen u. s. w.)

3) ℞
    Benzoës 10,0
    Succini 5,0
    Olibani 25,0
M. D. S. Räucherpulver.

4) ℞
    Tincturae Benzoës 10,0
    Glycerini 40,0
M. D. S. Zum Bestreichen (wunder Stellen).

5) ℞
    Tincturae Benzoës 5,0
    Aquae Rosae 200,0
M. D. S. Aeusserlich. (Lac virginis.)

Balsamum Tolutanum; Tolubalsam. — Der aus Bohrlöchern ausfliessende Balsam, welcher grosse Tendenz, in harten krystallinischen Zustand überzugehen, zeigt, stammt von Myroxylon toluiferum s. Toluifera Balsamum Mill. s. Myrospermum toluiferum Rich. u. a. an der Nordküste Südamerikas, besonders in der Gegend des Magdalenenflusses vorkommenden, dem genannten Papilionaceen-Genus angehörigen Bäumen. Frisch ist er von der Consistenz des Terpenthins, braungelb und in dünnen Schichten vollkommen durchsichtig, kommt aber meist als bei 30° erweichende Masse von krystallinischer Structur im Handel vor. Der Geruch ist feiner als der des Perubalsams, der Geschmack weniger kratzend. In gewöhnlichem Weingeist löst es sich leicht, ebenso in Chloroform. Er enthält Tolen, ein stechend scharf pfefferartig schmeckendes, nach Elemiharz riechendes, farbloses, dünnes Oel, das bei 160° siedet, verschiedene Harze, Zimmtsäure und Benzoësäure. Heutzutage dient Tolubalsam vorzugsweise zu Parfüms, zu Räucherlack u. s. w., während er früher als vorzügliches Mittel bei chronischem Bronchialkatarrh galt, wo man entweder die Dämpfe einer spirituösen Lösung (1 : 30) inhaliren liess oder den Balsam zu 0,5—2 in Pillen, Pastillen, Linctus oder Emulsion gab. Als Corrigens für Mixturen wird er ausser Deutschland im Syrupus Balsami Tolutani nicht selten benutzt, z. B. bei Chloralhydratlösungen; der Geschmack desselben ist angenehmer als der des Syrupus Balsami Peruviani.

Fructus Vanillae, Vanilla, Siliquae Vanillae, Vaniglia; **Vanille.**

Die als ausserordentlich gewürzhaft bekannte Droge bildet die nicht völlig reifen, in eigenthümlicher Weise getrockneten Fruchtkapseln einer in Ostmexico einheimischen und dort (besonders in den Küstengegenden des Staates Veracruz) wie in anderen tropischen Ländern, z. B. Réunion, cultivirten, an Bäumen schmarotzenden Orchidee, Vanilla planifolia Andr.

Sie stellt bis 3 Dm. lange, 1 Cm. breite, etwas gebogene und durch das Verpacken mehr oder minder plattgedrückte, tieflängsfurchige, biegsame, schwarzbraune, schotenartige Kapseln dar, welche auf der Oberfläche von zahllosen weissen, seideglänzenden Krystallen bedeckt u. bei den besten Sorten wie bereift erscheinen, im Innern mit einem dunkelbraunen Marke gefüllt sind, in dem sich zahlreiche schwarze, fast kugelrunde, beim Kauen zwischen den Zähnen knirschende Samen befinden. — Der Name Vaniglia (Vanille) bedeutet Schötchen (Deminutiv des spanischen Bayna, Schote). Die reife, klebrig milchende, fleischige Kapselfrucht ist nicht aromatisch; das Aroma und ebenso die Farbe entsteht erst bei dem Trocknen, wobei die eben beim Uebergange von Grün in Braun gesammelten Früchte abwechselnd offen der Sonne ausgesetzt und in wollene Tücher eingeschlagen in Kisten gelegt werden. Durch die Cultur der Pflanze wird das Aroma verfeinert; die wilde Vanille, Vanilla cimarrona, soll wenig geschätzt sein. Zur Erzielung der Vanille ist künstliche Uebertragung der Pollenmasse auf die Narbe, was in Mexico meist durch Insecten geschieht, nöthig. Selbst in europäischen Gewächshäusern kann man ausgezeichnet aromatische Vanille ziehen (Berg). Im Handel kommen Sorten von verschiedener Güte vor, die man nach dem Reichthum des Krystallüberzuges zu taxiren pflegt; die beste kommt über Veracruz zu uns und wird wohl als Mansa oder grandefina bezeichnet. Als schlecht erscheint die sog. Pomponavanille (Vanillons), welche vielleicht von einer besonderen Species Vanilla stammt.

Die Vanille verdankt ihren lieblichen, dem Perubalsam ähnlichen Geruch dem hellgelben balsamischen Mus, von welchem die Samen umgeben sind, und dem im Innern der Frucht und auf deren Oberfläche auskrystallisirten Vanillin.

Das Vanillin, auch Vanillecampher genannt, wurde früher für Benzoësäure, Zimmtsäure oder Cumarin gehalten. Es bildet farblose, durchsichtige Prismen, welche brennend schmecken und besonders in der Wärme Vanillegeruch zeigen, und löst sich in Alkohol und Aether, Schwefelkohlenstoff, fetten und ätherischen Oelen sehr leicht, dagegen schwierig in Wasser. Seiner chemischen Constitution nach ist es das Aldehyd der Methylprotocatechusäure. Das Vanillin ist von Thiemann und Haarmann aus dem in verschiedenen Pinusarten enthaltenen Glykoside Coniferin künstlich dargestellt. Dasselbe giebt unter Einwirkung von Emulsin einen Spaltungskörper, der bei Behandlung mit Oxydantien Vanillin liefert, vermuthlich nach zuvoriger Bildung eines weiteren Glykosids der Zuckervanillinsäure, welche sich in Vanillin und Zucker spaltet. Das Vanillin wurde später auch aus anderem Material, z. B. aus dem im Nelkenöl enthaltenen Eugenol und aus der in Asa fötida vorhandenen Ferulasäure künstlich gewonnen, doch ist das als Ersatz der Vanille in den Handel gebrachte Vanillin bis jetzt zu theuer, um der Verwendung der Siliquae Vanillae Abbruch zu thun. Mexicanische Vanille enthält nach Tiemann und Haarmann 1,69, Bourbonvauille 1,9—2,48 und Javavanille 2,75% Vanillin, während in der Pomponavanille nur 0,4—0,7% enthalten sind. Neben dem Vanillin findet sich in der Vanille noch Vanillinsäure, welche keinen Geruch besitzt, und ein Harz, dessen Geruch einigermassen an Bibergeil erinnert.

Die zu den feinsten, aber auch zu den theuersten Gewürzen gehörige Vanille gilt beim Volke und bei manchen Aerzten als eine in grossen Mengen auf die Sexualorgane wirkende und den Geschlechtstrieb steigernde und die Menstruation befördernde Substanz. Die meiste Anwendung findet sie in der Receptur.

Klein zerschnitten, 1 Th. mit 9 Th. Zucker innigst zu einem grauweissen Pulver verrieben, bildet die Vanille den nach Art der Oelzucker als Constituens oder Corrigens von Pulvern und zum Conspergiren von Pillen benutzten, auch innerlich zu 2,0—8,0 pro dosi bei Impotenz und Chlorose gebrauchten Vanillenzucker, Vanilla saccharata s. Elaeosaccharum Vanillae.

Präparat:

Tinctura Vanillae, Vanillentinctur. Macerationstinctur, mit 5 Th. Spiritus dilutus bereitet. Wohlriechender Zusatz zu Zahntincturen, Mundwassern, Zahnpulvern u. s. w.; innerlich zu 30—60 Tropfen mehrmals täglich als vermeintliches Aphrodisiacum oder bei Chlorose mit Dysmenorrhoe (hier meist in Verbindung mit Tinctura Ferri acetici verordnet).

Herba Meliloti, Summitates Meliloti, Herba Meliloti citrini s. Trifolii odorati: **Steinklee,** Melilotenklee.

Zu den nur ihres Geruches wegen benutzten Drogen gehört auch der gelbblühende Steinklee, Melilotus officinalis Pers., von welchem die Botaniker mehrere Varietäten als Arten, z. B. Melilotus altissimus, unterscheiden und dessen blühende Spitzen die in der Ueberschrift genannte Droge bilden. Die Pflanze ist eine bei uns an Wegen überall vorkommende Papilionacee, mit dreizählig zusammengesetzten Blättern und pfriemförmigen Nebenblättern, und besitzt frisch einen süss gewürzhaften, honigartigen, getrocknet einen den Tonkabohnen ähnlichen Geruch. Der letztere wird theilweise durch einen, früher oft für Benzoësäure gehaltenen und zuerst von Guibourt als eigenartig erkannten indifferenten flüchtigen Stoff, das Cumarin, theilweise durch eine Säure, die Melilotsäure, bedingt, mit welcher das Cumarin in Verbindung sich befindet (Zwenger und Bodenbender). Das Cumarin (Tonkabohnencampher) findet sich in einer Anzahl einheimischer und exotischer wohlriechender Pflanzen, z. B. in dem den Geruch des Heues vermittelnden Ruchgras, Anthoxanthum odoratum L. (Fam. Gramineae), im Waldmeister, Asperula odorata L. (Fam. Rubiaceae), früher officinell als Herba Matrisylvae, jetzt vorzugsweise frisch zu Bowlen, in den Tonkabohnen, den reifen Samen der in den Wäldern Guineas vorkommenden Cäsalpinee Dipterix odorata Willd. (Coumarouna odorata Aubl.), zum Parfümiren von Schnupftabak benutzt, in den sog. Fahamblättern (Bourbonthee), den als Thee gegen Schwindsucht benutzten Blättern einer auf den Mascarenen wachsenden Orchidee, Angraecum fragrans Thouars, und nach Kletzinsky in den Datteln. Es bildet farblose, vierseitige Säulen oder seideglänzende rectanguläre Blättchen, die angenehm gewürzhaft, beim Reiben zwischen den Fingern bittermandelartig riechen und bitter schmecken und ist das Anhydrid einer beim Kochen der wässrigen Cumarinlösung entstehenden Säure, der Cumarsäure. Natriumamalgam verwandelt das Cumarin zuerst in Cumarsäure, dann in farblose, grosse, adstringirend sauer schmeckende, honigartig riechende, in Wasser leicht lösliche Krystalle von Melilotsäure (Hydrocumarsäure). Cumarin ist in grossen Gaben toxisch, theils local irritirend, theils narkotisch; 4,0 können Nausea, Schwindel, Erbrechen, Schlafsucht und mehrstündiges Unwohlsein (Buchheim und Malewski), 2,5 heftige Kopfschmerzen und Ructus (Berg) herbeiführen. Bei Hunden bewirken 0,6 Zittern, mehrtägige Abgeschlagenheit und starken Durst (Hallwachs); 0,7 sind für mittelgrosse Hunde tödtlich (Weismann). Nach H. Köhler (1875) setzt Cumarin bei Kalt- und Warmblütern nicht allein die Grosshirnfunction und Reflexerregbarkeit in hohem Grade herab, sondern auch die Hemmungsmechanismen im Herzen, den Herzmuskel und das vasomotorische Centrum, die Temperatur und die Peristaltik, afficirt dagegen die peripherischen Nerven und die quergestreiften Muskeln nicht und wirkt nicht constant auf die Pupille. Im Urin erscheint Cumarin als solches, nicht als Hippursäure (Hallwachs). Cumarsäure, zu 1,0 ohne Wirkung, geht wahrscheinlich als solche in den Harn über (Berg).

Der Steinklee wird als wohlriechender Zusatz zu Species für Kräuterkissen und Kataplasmen benutzt und ist ein Bestandtheil der Species emollientes und des früher officinellen Emplastrum Meliloti, welches aus Herba Meliloti 2 Th. und einer aus Cera flava 4 Th., Terebinthina 1 Th. und Oleum Olivarum 2 Th. componirten Pflastergrundlage besteht und zur Zertheilung von Drüsengeschwülsten dient. Es ist ein etwas bröckliges Pflaster, das nicht selten die Haut gelb färbt.

Rhizoma Iridis, Radix Iridis s. Ireos Florentinae; **Veilchenwurzel.**

Die Veilchenwurzel stammt hauptsächlich von Iris Germanica L. und Iris pallida L., zum geringeren Theile von Iris Florentina L., drei einander nahestehenden Pflanzen aus der Familie Irideae, welche in Italien, Dalmatien, Tirol einheimisch sind und namentlich in der Gegend von Florenz, neuerdings auch in Südfrankreich cultivirt werden. Das frische Rhizom riecht widrig und schmeckt bitter und scharf. Die officinellen getrockneten, von der Oberhaut und den Wurzelfasern befreiten, plattrunden, etwas konischen, soliden Stücke haben angenehm veilchenartigen Geruch und schmecken mehlig süss, später bitterlich. Sie sind bis 15 Cm. lang, bis 4 Cm. breit, fast weiss, grob geringelt; an der Unterseite finden sich kreisrunde, schwärzliche Stellen, welche den weggeschnittenen Wurzelfasern entsprechen. Die auf dem Querschnitte 2 Mm. breite Rinde ist durch eine feine Endodermis von dem blassgelblichen Gefässbündelcylinder getrennt. — Die grössere Sorte des Handels, als Livornesische bezeichnet und von Berg ausschliesslich von Iris pallida hergeleitet, hat einen feineren Geruch als die sog. Veronesische.

Der Geruch rührt von einem noch der genaueren Untersuchung bedürftigen ätherischen Oele her; ausserdem enthält die Wurzel Amylum und Gerbsäure.

Auf dem destillirten Wasser scheidet sich ein Campher, Iriscampher, ab (Dumas). Flückiger constatirte im Irisöle Myristinsäure.

Obschon man der (frischen) Iriswurzel antitypische und expectorirende Wirksamkeit vindicirt hat, hat dieselbe doch jetzt kaum eine andere Bedeutung als eine pharmaceutische, indem man sie ihres höchst lieblichen Geruches wegen als Streupulver für Pillen und als Corrigens odoris für Pulver, insbesondere Waschpulver, Streupulver, Niespulver und Zahnpulver, verwendet.

Die alte Unsitte, zahnenden Kindern lange, platte, mit Kreide oder Stärke geriebene Stücke Veilchenwurzel in den Mund zu geben, um angeblich das Zahnen zu erleichtern, kommt immer mehr ab. Ebenso sind die aus der Droge gedrehten, runden Kügelchen, die in Pontasieve bei Florenz fabrikmässig dargestellten Iriserbsen, Pisa Iridis, welche man in Fontanellen legt, bei uns nicht gebräuchlich.

Oleum Rosae, Oleum rosarum; Rosenöl.

Wohl das feinste und am meisten geschätzte aller Parfüms bildet das Rosenöl, welches, soweit es im europäischen Handel vorkommt, durch Destillation der frischen Blumenblätter von Rosa Damascena Mill. am südlichen Abhange des Balkans in der Gegend von Philippopel, namentlich bei der Stadt Kezanlyk, gewonnen wird.

Von Rosa moschata Mill., welche nach neueren Untersuchungen ebenso wenig wie Rosa sempervirens und Rosa centifolia L. am Balkan cultivirt wird (Baur), werden in Ostindien die Blätter zur Darstellung von Rosenöl benutzt, das jedoch nicht zu uns kommt. Im Orient führt dasselbe den Namen Atar (Wohlgeruch). Rosa Damascena ist naheverwandt mit Rosa centifolia und Gallica, aus deren Blumenblättern man in Südfrankreich Rosenöl gewinnt; von letzterer ist sie durch mehr längliche Blüthenknospen und durch kräftigeren Geruch unterschieden. Im Handel kommt fast kein unverfälschtes Rosenöl vor. Als Hauptverfälschungsmittel dient ein in der Türkei als Idris Yaggi oder Enterschah, in Indien als Roschi oder Rosia, in England als Ingweröl, Geraniumöl oder Grasöl, auch wohl als Oleum Schoenanthi bezeichnetes, aus Ostindien stammendes, rosenartig riechendes, ätherisches Oel, welches von verschiedenen Indischen Gramineen aus der Gattung Andropogon gewonnen wird. Das echte Geraniumöl (von Geranium- und Pelargonium-Arten), ebenfalls als Parfüm benutzt, ist von Grasöl verschieden. — Das Rosenöl ist eine blassgelbliche Flüssigkeit, in welcher sich in der Kälte Krystalle abscheiden, die bei 12—15° verschwinden, und löst sich bei 17° in 90 Th. Spiritus. Es besteht aus einem sauerstoffhaltigen Eläopten, dem es seinen Geruch verdankt, und einem nicht riechenden festen Kohlenwasserstoffe (Rosencampher), welcher letztere im türkischen Rosenöl nur zu wenigen (6—7) Procenten, dagegen im französischen, englischen und deutschen in 10 fach grösserer Menge vorkommt. Die Rosenblätter liefern in der Türkei nur $1/30$—$1/100$ % Rosenöl.

Es dient nur als Zusatz zu Haarölen, wohlriechenden Salben, z. B. **Unguentum leniens,** und wohlriechenden Essenzen, wobei man 1—2 Tropfen auf 25,0 Fett oder Spiritus rechnet.

Präparat:

Aqua Rosae; Rosenwasser. Früher durch Destillation von frischen oder gesalzenen Rosenblättern gewonnen, wird das Rosenwasser jetzt durch Schütteln von 4 Tropfen Rosenöl mit 3000,0 lauwarmen Wassers und Filtriren bereitet. Constituens für Augenwasser und kosmetische Lotionen, auch Zusatz zu feinen Salben.

1)   ℞
   Olei Cocos 15,0
   — *Rosae* gtt. 5
M. D. S. Cold cream. (Die ursprüngliche Formel des Cold cream.)

2)   ℞
   Olei Cacao 10,0
   Adipis suilli 30,0
   Olei Rosae gtt. 2
   Carmini 0,1
M. f. ungt. pomadinum. D. S. Rosenpomade.

Anhang: Oleum Pelargonii s. Geranii, Geraniumöl, Huile volatile de Géranium ou de Palmarosa. Ein dem Rosenöl analoges und statt desselben viel verwandtes Oel, das bei 222° siedet, scheint Geranium (Pelargonium) odoratissimum L. und Geranium roseum Willd., welche letztere in der Nähe von Versailles im Grossen cultivirt wird, zu liefern. Als Zusatz zu Pomaden, Haarölen u. s. w. dient es namentlich in Form der später zu erwähnenden Mixtura odorifera. — Der rosenähnliche Geruch kommt auch verschiedenen als Rosenholz, Lignum Rhodii, bezeichneten Drogen, und dem daraus destillirten, als Oleum Rhodii bezeichneten, ätherischen Oele zu. Das echte Rosenholz, welches seinen angenehmen Geruch besonders beim Reiben entwickelt, stammt von Windenarten auf den Canarischen Inseln, Convolvulus Canariensis L., Rhodeorrhiza florida Webb. und Rhodeorrhiza scoparia Webb., und wird als Bois de Rhodes des parfumeurs in Gegensatz zu dem zu Kunsttischlerarbeiten benutzten Bois de Rhodes des ébénistes, dem Holze von Cordia Myxa L., gesetzt. Auch das Holz der jamaicanischen Amyris balsamifera ist als Rose wood im Handel. Einen ebenfalls an Rosen erinnernden, jedoch differenten Geruch besitzt das Oleum Santali, das ätherische Oel des als weisses und gelbes Santelholz bezeichneten Holzes verschiedener in Ostindien und auf den Sandwichinseln wachsender Bäume aus der Gattung Santalum, Santalum album L. und S. Freycinetianum Gaud., von welchem das Holz der letzteren Species zur Verfertigung der Chinesischen Räucherkerzen dient.

Flores Rosae, Flores rosarum incarnatarum, Petala Rosae: **Rosenblätter,** Centifolienrosenblätter.

Nur zur Darstellung des Rosenhonigs (S. 349) dienen bei uns die Blumenblätter der in deutschen Gärten in vielfachen Varietäten cultivirten, ursprünglich im Kaukasus einheimischen gefüllten Centifolienrose, Rosa centifolia (Fam. Rosaceae), welche sich durch blassrothe Farbe von den dunkelrothen Blüthen der Knopfrose oder Essigrose, Rosa Gallica L., den Flores s. Petala rosarum rubrarum, die trotz ihres schwächeren Geruches in anderen Ländern wie die Centifolienblätter benutzt werden, unterscheiden.

Die Rosenblätter werden von den eben aufgebrochenen Blüthen gewonnen. Sie sind mehr concav und breiter als diejenigen von Rosa Gallica, welche minder stark riechen. Man trocknet sie entweder oder bewahrt sie in Salz auf. Beim Trocknen verlieren die Centifolienblätter mehr an Geruch als die Essigrosenblätter. Beide wirken etwas zusammenziehend. Die Rosenblätter enthalten ausser dem ätherischen Oele, das nur in äusserst geringen Mengen vorhanden ist, festes Fett, Quercitrin, Gallussäure, Gummi, Proteïnstoffe und Phosphate (Filhol). Aelteren Angaben zufolge sollen die Rosenblätter den Stuhlgang befördern. Die getrockneten Blätter dienen als Zusatz zu Räucherpulver.

Die bei uns nicht officinelle Conserva rosarum, aus frischen Rosenblättern und Zuckerpulver gemacht, ist eine krümliche Masse, die als Constituens für Pillen und Latwergen brauchbar ist. Obsolet ist auch ein als Syrupus Rosae bezeichneter Rosenauszug, der für abführend galt; desgleichen der aus Rosa Gallica bereitete Rosenessig, Acetum Rosae.

Oleum Aurantii florum, Oleum florum Naphae, Oleum Neroli;
Pomeranzenblüthenöl. Aqua florum Aurantii, Aqua florum Naphae;
Orangenblüthenwasser.

Das zu den angenehmsten Parfüms und geruchsverbessernden Mitteln gehörende Oel wird durch Destillation aus den frischen Blüthen des zur Familie der Aurantiaceen gehörigen, ursprünglich in Südasien einheimischen und seit dem Mittelalter im Gebiete des Mittelmeeres cultivirten Pomeranzenbaumes, und zwar sowohl der Varietät mit süssen Früchten (Apfelsinen), Citrus Aurantium Sinense Risso s. Citrus dulcis Hayne, als der bitterfrüchtigen Varietät, Citrus vulgaris Risso s. Citrus Aurantium L. s. Citrus Bigaradia Duhamel, welche sich vor den Blüthen anderer Citrusarten durch ausgezeichneten, besonders bei den Blüthen von Citrus vulgaris Risso entwickelten Wohlgeruch auszeichnen. Aus demselben Materiale wird auch ein wohlriechendes Wasser, die Aqua florum Aurantii, destillirt.

Die früher auch in getrocknetem Zustande officinellen Orangenblüthen, Flores Aurantii s. Flores Naphae, haben einen kurzen, gezähnten Kelch und fleischige, oblonge Blumenblätter, welche rein weiss und nicht, wie die nicht wohlriechenden von Citrus Limonum Risso, aussen rosenroth sind, sowie in mehrere Bündel verwachsene Staubfäden. Ob die Apfelsine, wie Linné glaubte, nur Varietät oder besondere Species ist, steht dahin; sicher pflanzen sich die bittere und süsse Orange durch Samen fort. Die bittere Orange wurde durch die Araber, die Apfelsine erst durch die Portugiesen nach Umschiffung des Caps (1498) nach Europa gebracht. Die Bezeichnung Orange (Aurantium, $\nu\varepsilon\varrho\acute{\alpha}\nu\varepsilon\zeta\iota o\nu$) stammt von dem Sanskritworte Nagarunga oder Naringi. — Das Oleum Neroli ist frisch wasserhell, später gelb- bis bräunlichroth, rechtsdrehend, neutral, in Weingeist gelöst von bitterlichem Geschmacke, giebt mit Weingeist überschichtet schön violette Fluorescenz und besteht aus einem Camphen und einem sauerstoffhaltigen Oele von höherem Siedepunkte. Beim Aufbewahren scheidet sich Nerolicampher aus. Eine genaue physiologische Prüfung fehlt, doch scheint es dem Oel der Früchte analog zu wirken. Maret empfahl es zu 6—10 Tropfen in schleimigem Vehikel bei chronischen Durchfällen. Das Orangenblüthenwasser, welches eine klare oder schwach opalisirende, farblose Flüssigkeit von angenehmem Geruche nach Orangenblüthen darstellt, dient, meist mit gleichen Theilen Wasser verdünnt, als wohlriechendes Vehikel flüssiger Mixturen und Solutionen zum inneren Gebrauche, sowie zur Bereitung des **Syrupus Aurantii florum, Pomeranzenblüthensyrup**, den man durch Aufkochen von 20 Th. Zucker mit 40 Th. Wasser und Zusatz von 20 Th. Orangenblüthenwasser erhält. Er ist ein sehr angenehmes und gebräuchliches Corrigens von Solutionen und flüssigen Mixturen und ersetzt bei uns den weniger schmackhaften Syrupus capillorum Veneris, Frauenhaarsyrup, welcher ursprünglich aus einem südeuropäischen Farne, Adiantum capillus Veneris L., Capillaire de Montpellier, jetzt meist aus der durch ein stärkeres Aroma ausgezeichneten naheverwandten canadischen Species Adiantum pedatum L. dargestellt wird.

Oleum Aurantii corticis; Pomeranzenschalenöl. — Ebenfalls durch Wohlgeruch ausgezeichnet ist das früher officinelle, aus den frischen Schalen der reifen Früchte von Citrus vulgaris Risso dargestellte, dem Terpenthinöl isomere Pomeranzenschalenöl. Dasselbe findet sich in den frischen Schalen zu etwa $2^{1}/_{2}\%$, in den getrockneten zu 1%, ist frisch farblos und dünnflüssig, später gelb und etwas dicklich, löst sich in Spiritus und Aether, hat ein spec. Gew. von 0,85—0,86 (niedriger als Terpenthinöl) und einen Siedepunkt von 180^{0} (höher als Terpenthinöl). Das aus den reifen Fruchtschalen, welche später bei den bitter-aromatischen Mitteln ihre Besprechung finden, gewonnene Oel, **Essence**

de bigarades ou d'oranges, Essence de Portugal, weicht im Geruche von dem in der chemischen Zusammensetzung gleichen ätherischen Oele der unreifen Pomeranzen, Essence de petits grains ou d'orangettes, ab. Ziemlich ähnliche Oele sind auch die ätherischen Oele aus den Apfelsinenschalen (von Citrus Aurantium Sinensis Risso), das Mandarinöl aus den Fruchtschalen von Citrus myrthifolia, ferner das früher officinelle Bergamottöl.

Das Oleum Aurantii corticis zeichnet sich durch eine sehr intensiv reizende Wirkung auf die äussere Haut aus und ist in grösseren Dosen für Thiere ein unter Erscheinungen, welche ein Ergriffensein der Nervencentra und des Herzens andeuten, tödtliches Gift. Bei den im südlichen Frankreich mit dem Schälen der Pomeranzen behufs Gewinnung des Oeles beschäftigten Arbeiterinnen entwickelt sich häufig allgemeines oder auf die Oberextremität beschränktes, nicht selten mit Schwellung verbundenes Jucken und bilden sich besonders an den Händen und zwischen den Fingern rothe Flecken und Bläschen, im Gesichte nicht selten erysipelatöse Schwellung, dazu gesellen sich noch oft nervöse Symptome, besonders Cephalalgie, allgemein oder partiell (Hemicranie, Frontalkopfschmerz), Neuralgien einzelner Aeste des Trigeminus, Ohrensausen, Aufstossen oder Erbrechen, Sodbrennen, Gähnen, schmerzhafte Brustbeklemmung, Durst, unruhiger von Träumen unterbrochener Schlaf, in einzelnen Fällen selbst Tremor des ganzen Körpers, epileptiforme oder tetanische Krämpfe (Imbert-Gourbeyre). Das Oel tödtet zu 15,0—30,0 Kaninchen in 9½—55 Stunden unter den Erscheinungen der Terpenthinölvergiftung (Nieberding).

Hannon hat das Oleum Aurantii corticis zu 2—5 Tropfen bei idiopathischer Cardialgie, Flatulenz und Pyrosis, auch bei reizbarer nervöser Stimmung empfohlen; doch findet es fast ausschliesslich als Geruchscorrigens Anwendung.

Oleum Bergamottae s. Bergamiae; Bergamottöl. — Ausserordentlich häufig dient seines billigen Preises wegen das aus den Schalen der Frucht von Citrus Bergamia Risso gewonnene Bergamottöl als Zusatz von Haarölen, Zahnpulvern und anderen kosmetischen Formen. Citrus Bergamia Risso ist ein mit Citrus vulgaris Risso nahe verwandter Baum, welcher sich fast nur durch die schmaler geflügelten Blattstiele und die comprimirten runden oder birnförmigen Früchte mit goldgelber dünner Schale und säuerlich bitterem Safte von den Orangenbaume unterscheidet. Frisch mit Wasser destillirt ist das Oel wasserhell, sonst gelblich oder blassgrün, von angenehmem, zwischen Citronen- und Orangenöl die Mitte haltendem Geruche und bitterem Geschmacke, gewöhnlich von saurer Reaction. Es siedet bei 183—195° und löst sich in absolutem Weingeist in allen Verhältnissen, und in ½ Theil Weingeist von 0,85 spec. Gew., leicht in Aether und fetten Oelen. Es ist ein Gemenge von 1 oder 2 Camphenen mit einem Camphenhydrat und einem Oxydationsproduct (Soubeiran und Capitaine). Beim Aufbewahren scheidet sich Bergamottcampher oder Bergapten, $C^9H^6O^3$, in geruch- und geschmackfreien, seideglänzenden Nadeln ab. Die Wirkung dürfte von der anderer Aurantiaceenöle nicht differiren. Man hat es auch gegen Epizoën (Sarcoptes, Pediculus) erfolgreich verwendet.

Wir erwähnen hier die als Mixtura odorifera und als Mixtura odorifera moschata bezeichneten, vielfach als Parfüms benutzten Mischungen, von denen die erste aus 20 Th. Oleum Bergamottae, 10 Th. Oleum corticis Citri und 1 Th. Oleum Geranii besteht, während der letzteren noch ¹/₁₀ Th. Tinctura Moschi zugesetzt ist.

Verordnungen:

1) ℞
Adipis suilli 20,0
Cerae flavae
Olei Cacao āā 5,0
Leni catore liquatis adde
Olei Bergamottae 4,0
Tincturae Ambrae gtt. 2
— Moschi gtt. 1

M. f. ungt. pomat. D. S. Aeusserlich. (Sog. Pomade à la Bergamotte fine oder Pomata Bergamottae Hager.)

2) ℞
Saponis medicati 50,0
Amyli pulv. 25,0
Mixturae odoriferae 2,0
M. D. S. Waschpulver. (Pulvis saponatus cosmeticus Hager; Poudre de Savon.)

3) ℞
Olei Olivarum 50,0
Mixturae odoriferae 2,0
M. D. S. Haaröl. (Oleum crinale nach Hager.)

4) ℞
Adipis suilli 40,0
Cerae flavae
Olei Cacao āā 5,0
Leni calore liquatis adde
Olei Bergamottae 2,0
Tinct. Moschi gtt. 1
Bismuti subnitrici 10,0
Talci Veneti 5,0
M. D. S. Weisse Schminke. (Pomata cosmetica nach Hager.)

Cortex fructus Citri, Pericarpium Citri; **Citronenschale. Oleum Citri**, Oleum de Cedro; **Citronenöl.**

Diese beiden Präparate stammen von zwei ursprünglich im nördlichen Ostindien einheimischen, jetzt in den Ländern des Mittelmeeres vielfach cultivirten Bäumen aus der Familie der Aurantiaceen, Citrus Limonum Risso (C. medica var. Limonum L.) und Citrus medica Risso, von denen die erstere die unter dem Namen Limonen oder Citronen bekannten, bei der Citronensäure zu erwähnenden sauren Früchte liefert, während von der letzteren die überzuckerten Citronenschalen oder das Citronat (Succade) des Handels stammt.

Von dem Pomeranzenbaume unterscheiden sich die beiden Citrusarten durch nicht oder nur ganz schmal geflügelte Blattstiele, aussen blassrothe Blumenblätter, zahlreichere Staubfäden und länglich eirunde, am oberen oder an beiden Enden mit einem zitzenförmigen Fortsatze verlängerte Beerenfrüchte mit saurem Fruchtfleische. Citrus medica Risso, der cédratier der Franzosen, liefert weit dickschaligere und minder saure Früchte (echte Citronen) als der Limonenbaum. Von äusserst süssem Geschmacke ist die zu Citrus medica L. gehörige Limette, Citrus Limetta Risso.

Als Cortex fructus Citri bezeichnet man das getrocknete Pericarpium der reifen Frucht, welches aus verschiedenen Ländern am Mittelmeere zu uns kommt und Spiralbänder bildet, deren äussere gelbe Schale (Flavedo corticis Citri) gelb oder gelbroth und durch zahlreiche Oelbehälter runzlig ist und eigenthümlich angenehm gewürzhaft riecht und schmeckt, während die wenig mächtige untere, weisse, spongiöse Schicht keinen Geschmack besitzt. Der Geruch, welcher bei der frischen Droge viel intensiver ist, rührt von dem ätherischen Oele her, das man nach der Abstammung als Oleum Citri (von Citrus medica Risso) und Oleum de Cedro (von Citrus Limonum Risso) unterschieden hat, während die Pharmakopoe das letztere als Oleum Citri bezeichnet. Das vorzugsweise zu Messina und Reggio durch Auspressen der frischen Fruchtschalen gewonnene Oel ist dünnflüssig, blassgelblich, neutral, in Aether, ätherischen und fetten Oelen löslich, dagegen nicht mit Weingeist in jedem Verhältnisse sehr klar mischbar. Nach Blanchet und Sell besteht es aus zwei Camphenen, dem Citren oder Citronyl und dem Citrilen oder Citryl, neben welchen das käufliche Oel noch unter dem Einfluss des Sauerstoffs der Luft gebildeten, in farblosen, glänzenden Säulen krystallisirenden Citronencampher enthält. Sowohl im chemischen Verhalten als in seiner Wirkung auf den Organismus ist das Citronenöl dem Terpenthinöl ähnlich. Auf der äusseren Haut ruft es starkes Erythem mit Brennen und schmerzhaftem Gefühle hervor. Bei Kaninchen bedingt es zu 30,0 Tod in 50 Stunden und ruft zu 8,0 die Vergiftungserscheinungen hervor, welche Oleum Terebinthinae bedingt. Im Urin und der Bauchhöhle lässt sich Citronenöl durch den Geruch bei vergifteten Thieren constatiren.

Die Citronenschalen bilden einen Bestandtheil der zur Darstellung des Spiritus Melissae compositus gebrauchten Aromata und werden selten als aromatischer Zusatz zu Pulvern benutzt. Frische Citronenschalen auf Zucker abgerieben geben einen Oelzucker, welcher sich durch angenehmeres Aroma vor dem aus Citronenöl hergestellten auszeichnet.

Das Citronenöl ist ein sehr beliebtes Parfüm für Haaröle und Pomaden, bildet einen Bestandtheil officineller aromatischer Präparate (Acetum aromaticum, Mixtura oleoso-balsamica) und dient innerlich mit Zucker verrieben als wohlschmeckender Zusatz zu pulverförmigen Mischungen und Limonaden. Werlitz empfahl es als Irritans gegen chronische Augenentzündung, Pannus, Pterygium und Maculae corneae.

Ein nicht officinelles Präparat des Citronenöls oder der Citronenschalen ist auch das als Parfüm so ungemein geschätzte **Kölnische Wasser**, **Eau de Cologne**, **Aqua s. Spiritus Coloniensis**, welches entweder von verschiedenen aromatischen Pflanzentheilen, unter denen Citronen- und Orangeschalen der Menge nach prävaliren, abdestillirt wird, wie angeblich das echte Kölnische Wasser von J. M. Farina, oder durch Maceration verschiedener ätherischer Oele, hauptsächlich Citronen- und Bergamottöl, mit Alkohol und Abdestilliren, wie die meisten künstlichen Präparate, erhalten wird. Das Kölnische Wasser dient meist als Riechmittel, ausserdem zu reizenden Einreibungen bei Frostbeulen, und innerlich als Analepticum. Aehnliche Mischungen bilden das **Eau sans pareil**, **Eau de bouquet** und andere Riechmittel.

Folia Melissae, Herba Melissae; Melissenblätter.

Dem Citronenöl im Geruche sehr nahestehend ist die zu der vorzugsweise durch Gehalt an wohlriechenden ätherischen Oelen sich auszeichnenden Familie der Lippenblüthler oder Labiaten gehörige, in unseren Gärten vielfach cultivirte Citronenmelisse, Melissa officinalis L. α. citrata Bisch, welche im frischen Zustande getrocknet einen äusserst lieblichen Geruch entfaltet. Derselbe rührt von einem ätherischen Oele her, von welchem die trocknen frischen Blätter nur geringe Mengen ($1/10 - 1/4\%$) liefern.

Die Pflanze ist eine durch Cultur entstandene, jetzt in Südeuropa besonders wachsende Varietät, deren wilde Form ursprünglich aus Südasien zu stammen scheint und vielleicht mit der in Griechenland häufigen, in Italien benutzten, zottig behaarten, und unangenehm, im Alter wanzenartig riechenden Melissa officinalis β. villosa zusammenfällt. Die Blätter der Gartenmelisse sind breit eiförmig oder zu unterst fast herzförmig, gestielt, am Rande beiderseits mit 5—10 rundlichen Kerbzähnen versehen, grün, unten blasser und mit kleinen Oeldrüschen nicht sehr zahlreich versehen, nur an den Blattnerven behaart. Der Geschmack derselben ist etwas bitterlich. Einen ähnlichen Geruch besitzt Nepeta Cataria L. var. citriodora mit herzförmigen, weissfilzigen Blättern. — Das Melissenöl ist farblos oder blassgelb, von schwach saurer Reaction und 0,85—0,92 spec. Gew., in 5—6 Th. Weingeist von 0,85 spec. Gew. löslich und besteht aus einem Elaeopten und Stearoptene (Bizio).

Obschon der Melisse im Alterthume und Mittelalter ganz besondere Heilkräfte zugeschrieben wurden, wie sie z. B. von Avicenna als Gemüth und Herz kräftigend bezeichnet wird, während andere ihr emmenagoge Wirkungen beilegen, und obschon auch heutzutage dieselbe in der Form des Aufgusses nach Art der später zu erwähnenden Mentha-Arten, besonders als schweisstreibendes Mittel, in Anwendung gezogen wird, gehört sie doch als Bestandtheil der meisten Parfüms und als Hauptbestandtheil des Carmelitergeistes zu den vorzugsweise als Cosmetica benutzten Mitteln.

Präparat:

Spiritus Melissae compositus, Aqua Melissae spirituosa, Spiritus aromaticus, Aqua Carmelitorum; **Carmelitergeist,** Eau des Carmes. Folia Melissae 14 Th., Cortex fructus Citri 12 Th., Semina Myristicae 6 Th., Cortex Cinnamomi, Caryophylli āā 3 Th., mit 150 Th. Spiritus und 250 Th. Aqua communis der Destillation unterworfen und 200 Th. abdestillirt. Klare, farblose Flüssigkeit von 0,90 bis 0,91 spec. Gew., die eine Vereinfachung des im Anfange des 17. Jahrhunderts aufgekommenen und als Nervinum und Stimulans, ja als Universalmittel gepriesenen Eau de melisse des Carmes déchaussés bildet. Das Präparat kann als Excitans innerlich zu 10—30 Tropfen gegeben werden, dient jedoch meist als Riechmittel oder als wohlriechender Zusatz zu spirituösen Einreibungen. Es ersetzt die als Spiritus aromaticus bezeichneten analogen aromatischen Destillate älterer Pharmakopöen.

Die früher officinellen aromatischen Melissenwässer, Aqua Melissae concentrata und Aqua Melissae (simplex), als aromatische Vehikel für Mixturen benutzt, sind durch Pfefferminzwasser zu ersetzen.

Anhang: Einen Bestandtheil der Species zum Carmelitergeist bildete früher der Coriander, Fructus Coriandri, fälschlich Semina Coriandri genannt, die reifen, bräunlichgelben, fast kugelrunden, kaum pfefferkerngrossen, mit dem Griffel gekrönten Doppelachänien von Coriandrum sativum L., einer einjährigen, in allen ihren grünen Theilen (auch in den unreifen Früchten) einen wanzenartigen Geruch darbietenden und im Alterthume für sehr giftig und betäubend geltenden Pflanze aus der Familie der Umbelliferen, welche im ganzen gemässigten Asien, in Südeuropa und Nordafrika vorkommt und in Deutschland, England und anderen Ländern cultivirt wird. Er enthält viel fettes Oel und etwa $1/2 \%$ ätherisches Oel, das einen angenehmen, gewürzhaften, aber nicht brennenden Geschmack hat und aus einem Gemenge zweier Oele, von denen das eine dem Cajeputenhydrat isomer ist und welche beide beim Destilliren mit Phosphorsäure ein widerlich riechendes Camphen liefern (Kawalier), zusammengesetzt ist. Der Coriander dient medicinisch ausserdem als gewürziger und die Peristaltik anregender Zusatz zu Laxirmitteln, z. B. früher im Electuarium e Senna, und als Kern von Dragées.

Ausser den abgehandelten wohlriechenden Drogen sind noch eine Reihe anderer aromatischer Pflanzentheile officinell, welche zum Parfümiren kosmetischer Mischungen gebraucht werden. Es gehören dahin namentlich diverse exotische Gewürze, wie Zimmt und Zimmtcassie, Muscatnuss und Macis, und die daraus destillirten ätherischen Oele, Wasser und Geister, ganz besonders aber eine Anzahl von Angehörigen der Familie der Labiaten, welche sich durch Wohlgeruch auszeichnen, den sie einem Gehalte — zum Theil gleichfalls officineller — Aetherolea verdanken. Auch aus dem Thierreiche gehört der Moschus hierher, der jedoch, wie die betreffenden vegetabilischen Stoffe, erst später erörtert werden wird, weil alle diese Medicamente in anderer Richtung mehr Gebrauch finden als zu kosmetischen Zwecken.

Von ausschliesslich zu Parfüms benutzten nicht officinellen Stoffen nennen wir in erster Linie die Herba Patchouli, Patchoulikraut, u. Oleum Patchouli, Patchouliöl. Das in Ostindien, Ceylon und Java einheimische Puchapat oder Pachapal, Pogostemon Patchouly Pelletier (Fam. Labiatae), verdankt seinen eigenthümlichen, intensiven, lange haftenden Geruch, der vielleicht der kräftigste von allen vegetabilischen Parfüms ist, einem ätherischen Oele, das aus einem Camphene und einem bei 54—55° schmelzenden, mit dem Borneocampher homologen Stearopten (Patchoulicampher) besteht. Das Kraut dient in seiner Heimath zum Ausstopfen von Kissen und Matratzen und kann zum Schutze von Kleidungsstücken gegen Motten benutzt werden. Der übermässige Gebrauch des als Patchouli bezeichneten ätherischen Oeles als Parfüm scheint zu Gehirnerscheinungen führen zu können. Nach Wallich stammt das Patchouli von verschiedenen ostindischen Labiaten aus der Gattung Coleus, Marrubium und Pogostemon.

Die Herba Aloysiae, Punschkraut, Citronenkraut, von der südamerikanischen Verbenacee Lippia citriodora Kth. (Aloysia citriodora Orteg.,

Verbena triphylla L.), enthält ein dem Citronenöl ähnliches Oel, das als feines Parfüm geschätzt ist.

Das Oleum Unonae, Ilang-Ilang, ein narcissenähnlich riechendes Oel von Unona odorata L. (Ostasiatische Inseln), welches Benzoësäure-Aether zu enthalten scheint, ist neuerdings sehr als Parfüm geschätzt.

Von einer grösseren Anzahl wohlriechender Blüthen ist man nicht im Stande, den Riechstoff durch Destillation zu isoliren und als ätherisches Oel oder in aromatischen Wässern oder Geistern zu erhalten. Hierher gehören z. B. Jasmin (Jasminum odoratissimum L. und Jasminum Sambac Vahl.), Heliotrop (Heliotropium Peruvianum L.), Reseda (Reseda odorata L.), Nelken oder Gartennelken (Dianthus caryophyllatus L.), Syringe oder Spanischer Flieder (Syringa vulgaris L.), Pfeifenstrauch (Philadelphus coronarius L.), Goldlack (Cheiranthus cheiri L.), ferner die levantische Cassie (Acacia Farnesiana Willd.), die Tuberose (Polyanthes tuberosa), Veilchen (Viola odorata L.), Narcissen oder Jonquillen (Narcissus poëticus L.), Hyacinthen (Hyacinthus orientalis L.), weisse Lilien (Lilium candidum L.) u. a. m. Man bedient sich entweder der fetten Oele oder flüssig erhaltener animalischer Fette, um die Riechstoffe durch Maceration aus den frischen Blüthen zu extrahiren und das gewonnene Präparat zur Bereitung von Haarölen oder Pomaden zu benutzen, oder man extrahirt dieselben mit Schwefelkohlenstoff, Aether oder Glycerin. Diese wohlriechenden Auszüge, welche die Riechstoffe an Alkohol in der Regel leicht abgeben, dienen vor Allem zur Darstellung diverser Parfümflüssigkeiten, welche nach Art der Eau de Cologne Benutzung finden. Die im Handel als Eau d'héliotrope, Essence de jonquille, Extrait d'oeillet (Nelkenextract), Extrait arteficiel de violettes bezeichneten Producte sind übrigens keine einfachen Riechstoffe aus den genannnten Pflanzen, sondern Gemenge verschiedener. Weder diese, noch die mit anderen Namen belegten wohlriechenden Mischungen der verschiedensten Blumenriechstoffe, unter denen das sog. Essbouquet (Essence of Bouquet) das bekannteste ist, haben keine besondere medicinische Bedeutung.

Als aus dem Thierreiche stammend heben wir die Ambra, Ambra grisea, Ambra, graue Ambra, hervor. Diese schon beim Cetaceum erwähnte weissgraue, harzig fettige Masse, welche Concremente in den Gedärmen oder in drüsigen Organen des Pottfisches darstellt und häufig auf dem Meere in Klumpen von 50,0 bis zu 10 kg Schwere schwimmend angetroffen wird, zeichnet sich durch einen nicht eben erheblichen moschusähnlichen Geruch aus, welcher von Einzelnen auf darin bisweilen vorhandene Theile von Cephalopoden (Sepia moschata) bezogen wird. Die Ambra besteht zum grössten Theile aus Fett, das sich aus Kalilauge nicht löst (Ambraïn) und scheint Benzoësäure zu enthalten. Früher wurde sie als sehr theures Antihystericum, meist in Form der mit 25—50 Th. Spiritus bereiteten Ambraessenz, Tinctura Ambrae, zu 20—30 Tropfen innerlich gebraucht; jetzt dient sie nur als Parfüm.

Ein stärker riechendes thierisches, als Parfüm und früher auch innerlich bei Impotenz benutztes Product ist der Zibeth, Zibethum oder Zibethium, welcher eine weisse, mit der Zeit gelblich bis bräunlich werdende, salbenartige Masse darstellt, die von der asiatischen und afrikanischen Zibethkatze, Viverra Cibetha Schreb. und Viverra Civetta Schreb., stammt und in besonderen, zwischen Anus und Geschlechtstheilen belegenen Drüsen secernirt wird. Analogen Ursprung besitzt der sog. amerikanische Moschus von der Zibeth- oder Moschusratte, Fiber zibethicus.

---

3. Ordnung. Rophetica, Einsaugende Mittel.

Die kleine Zahl der durch Einsaugung von Flüssigkeiten wirkenden Medicamente wirkt entweder in der Weise, dass sie durch die imbibirte Flüssigkeit ihr Volumen vermehren, anschwellen und dadurch auf Canäle, in welche sie eingeführt sind, erweiternd wirken (Rophetica dilatantia) oder so, dass sie auf blutende Gefässe einen Druck ausüben, der die Blutung stehen macht (Rophetica styptica). Die letzteren wirken auch dadurch, dass sie dem Blute direct Wasser entziehen und dadurch die Coagulabilität desselben vermehren. In ganz besonderer Weise wirkt der Blutegel, den wir als Anhang zu den Rophetica stellen. Durch den Schwamm machen die Rophetica den Uebergang zu den Cosmetica, durch den Werg zu den Scepastica contentiva.

Spongiae marinae; Badeschwämme, Seeschwämme. — Die vermöge ihrer porösen Beschaffenheit, durch welche sie Wasser in Menge aufsaugen, zu Zwecken der Reinigung im Haushalt zweckmässigen und geradezu unentbehrlichen Badeschwämme stellen Gebilde dar, deren Stellung zum Thier- oder Pflanzenreiche lange streitig war. Untersuchungen von Bowerbank, Kölliker und O. Schmidt lassen indessen keinen Zweifel darüber bestehen, dass die Schwämme thierische Organismen sind. Der allein gebräuchliche Badeschwamm aus dem Mittelmeere, welcher gewöhnlich als Achilleum lacinulatum Schweigger oder Spongia officinalis L. bezeichnet wird, gehört nach Schmidt mehreren Species an, von denen Spongia mollissima und Spongia gimocca aus dem griechischen Archipel den feinsten Schwamm, Sp. equina von den nordafrikanischen Küsten den gröberen Pferdeschwamm, Sp. Adriatica u. a. den dalmatiner Schwamm liefern. Ausserdem giebt es im Handel westindische Spongien, die sog. Bahamaschwämme.

Die Schwämme dienen in der Medicin vielfach als Reinigungsmittel, als welches sie übrigens namentlich in chirurgischen Anstalten bei Wunden nicht angewendet werden sollten, weil die Entfernung der von ihnen aufgesogenen Wundsecrete aus denselben kaum jemals vollständig gelingt und durch die sich bildenden Zersetzungsproducte leicht eine putride Beschaffenheit der Wunden, auf welche sie später applicirt werden, resultirt. Die Badeschwämme enthalten, wie die meisten Seethiere, eine nicht unbeträchtliche Menge von Iod. Dadurch erklärt sich ihre frühere erfolgreiche Anwendung in geröstetem Zustande als Spongiae tostae oder Carbo Spongiae gegen Kropf (Bestandtheil des alten Pulvis strumalis).

Von grösserem medicinischen Interesse sind die aus den Schwämmen bereiteten, als Dilatationsmittel für chirurgische und gynäkologische Zwecke als sog. Quellmeisel vermöge ihrer Imbibitions- und Aufquellungsfähigkeit geeigneten Spongiae ceratae, Wachsschwämme, erhalten durch Tränkung feinlöcheriger, gereinigter und getrocknet in Stücke zerschnittener Seeschwämme mit gelbem Wachs, und die Spongiae compressae, Pressschwämme, erhalten durch feste Umschnürung von fein porösen, in längliche Stücke geschnittenen und mit heissem Wasser befeuchteten Badeschwämmen und in Form etwa fingerlanger Cylinder getrocknet und umschnürt aufbewahrt. Beide können zur Erweiterung von Fisteln und verengten Canälen dienen; der Pressschwamm dehnt sich viel gleichmässiger als der Wachsschwamm aus. Bekannt ist die Benutzung zur Einleitung der künstlichen Frühgeburt.

Spongiopiline heisst ein in Frankreich und England gebrauchtes filziges, dickes Wollengewebe, in welches kleine Schwammstücke eingewebt sind und dessen eine Oberfläche mit einer Cautschuklage überzogen ist. Dasselbe dient zu Fomenten, indem man das Gewebe mit heisser Flüssigkeit tränkt auf die Haut legt und alle 6—8 Stunden wechselt.

Laminaria; Laminariastiele.

Wegen ihres Vermögens, sich mit Flüssigkeiten zu imbibiren und dadurch äusserst erhebliche Vermehrung ihres Volumens zu erfahren, finden die Stiele des blattartigen Thallus eines an den Küsten von Grossbritannien und Scandinavien vorkommenden Seetangs, welcher meist als Laminaria digitata L., richtiger als Laminaria Cloustoni Edmonson bezeichnet wird, als Erweiterungsmittel in Form von daraus gedrechselten Sonden und Bougies zu chirurgischen und gynäkologischen Zwecken Anwendung, namentlich auch zur Erweiterung des Muttermundes.

Die Stipites Laminariae stellen mehrere Decimeter lange, $1/_2$—1 Cm. dicke, runde oder etwas zusammengedrückte, grobgefurchte, runzelige und in den tieferen Runzeln oft mit Kochsalz inkrustirte, hornartige, wenig elastische Stücke von brauner Farbe dar; in Wasser aufgequollen werden sie lauchgrün und knorpelartig und zeigen innerhalb der Rinde eine von ansehnlichen Schleimhöhlen durchzogene Mittelschicht. Ihr Umfang kann dabei um das 3—4fache vermehrt werden, so dass z. B. ein Cylinder von 55 Mm. Länge und 20 Mm. Umfang eine Länge von 61 Mm. und einen Umfang von 27 Mm. bekommt. Vor dem Pressschwamme scheinen sie den Vorzug einer gleichmässigeren Anschwellung darzubieten; vor anderen Dilatatorien, z. B. Rad. Gentianae, den eines weit bedeutenderen Quellungsvermögens; dagegen stehen sie letzteren dadurch nach, dass sie leicht fauliger Stoffe imbibiren und darnach einen Geruch annehmen.

Anhang: Als Ersatzmittel der Laminaria sind in neuester Zeit unter dem Namen Tupelostifte aus der schwammigen Wurzel von Nyssa aquatica, dem Wassertupelobaume von Carolina, geschnittene Stifte, welche sich ebenfalls durch grosse Quellbarkeit auszeichnen, in Anwendung gebracht.

Als Dilatatorien bei Stricturen dienen auch die Darmsaiten, welche neuerdings in besonderer Weise präparirt unter dem Namen Catgut (vgl. S. 297) als Nähmaterial bei der antiseptischen Wundbehandlung vielfach benutzt werden.

Fungus chirurgorum, Fungus igniarius praeparatus, Boletus igniarius vel chirurgorum, Agaricus chirurgorum, Agaricus quercinus praeparatus;
Wundschwamm.

Die Droge stellt die weichste, lockerste Gewebsschicht dar, welche sich als zusammenhängender brauner Lappen aus dem Hute eines an alten Eichen und Buchen, besonders häufig in Böhmen und Ungarn vorkommenden, schmutzig ockergelben Pilzes, Polyporus fomentarius Fr. (Boletus fomentarius L.), herausschneiden lässt. Der Wundschwamm zeigt sich mikroskopisch aus lauter Fadenzellen gebildet und besteht vorwaltend aus Cellulose (Fungin) und etwas Apfelsäure (Boletsäure von Braconnot). Mit Salpeter imprägnirt bildet er den gewöhnlichen Zunder, der übrigens auch von Polyporus igniarius Fr. theilweise abstammt. Wundschwamm imbibirt sich sehr leicht und rasch mit dem doppelten Gewichte Wasser und entzieht solches, auf blutende Stellen applicirt, dem Blute, bis dieses coagulirt und die blutenden Mündungen der Gefässe verstopft werden. Er klebt dem gebildeten Coagulum an und übt einen gleichmässigen Druck aus, weshalb er bei Blutegelstichen und minder erheblichen Blutungen als Haemostaticum beim Volke und bei Aerzten Anwendung findet.

Paleae Cibotii s. stypticae; Penghawar s. Penawar Djambi, Paku Kidang. Die an dem unteren Theile des Stengels verschiedener baumartiger Farne des Niederländischen Ostindiens vorkommenden, 3—6 Cm. langen, haarförmigen, sammtartig weichen Spreuschuppen (Paleae) sind unter verschiedenen Namen als blutstillende Mittel im Handel. Die goldgelben, glänzenden Haare des sog. Penghawar (Heilmittel) Djambi (aus Djambi in Sumatra) scheinen von der nur auf Sumatra wachsenden Cibotium Baromez, deren behaarte Wurzelstöcke im Mittelalter als Frutex tartareus in den Handel kamen und die Fabel vom Scythischen Lamm erzeugten, die dunkleren Haare des Paku Kidang von verschiedenen javanischen Farnen, z B. **Alsophila lurida**, abzustammen. Von Cibotium-Arten kommen auch die unter dem Namen **Pulu** bekannten, zum Stopfen von Matratzen dienenden Farnspreuhaare von den Sandwich-Inseln. Alle diese Stoffe wirken in analoger Weise wie Fungus igniarius blutstillend, indem sie sich mit Blutserum imbibiren, nach Vincke in Folge ihrer Capillarität, nach Vogl vermöge chemischer Anziehung, indem der vertrocknete Zelleninhalt zu seiner Lösung dem Blute Alkali und die Zellenwand zur Quellung demselben Wasser entzieht.

In ähnlicher Weise wie Feuerschwamm und Paleae Cibotii wirken auch der unter dem Namen **Bovist, Lycoperdon Bovista L.**, bekannte Pilz, die Spreuschuppen von **Polypodium aureum** (Seubert), und das vom Volke sehr häufig als ultimum refugium bei Blutungen betrachtete **Spinngewebe, Tela aranearum**.

Charpie und Charpiesurrogate. — Die von den Chirurgen als Aufsaugungsmittel für Secrete von Wunden und Geschwüren, zu Tampons, Wieken u. s. w. früher vielgebrauchte **Deutsche Charpie, Filamenta lintei trita** s. **Linteum carptum Germanicum**, welche als Verbandmittel neuerdings fast ganz verlassen wurde, weil sie sich mit Mikrozymen, Ansteckungsstoffen und putriden Materien imbibirt (Nussbaum), stellt zerzupfte alte Leinwand dar. Von der Deutschen Charpie verschieden ist das **Linteum carptum Anglicum, English Lint**, ein aus ziemlich dünnen Fäden zusammengewebtes, weisses und meist auf der einen Seite wolliges weisses Zeug, welches sich mit Leichtigkeit abnehmen und verschieben lässt. Bei dieser ist der Einschlag gewöhnlich Baumwolle. Als Ersatz für Charpie zum Verbande von Wunden und Geschwüren werden ausser Baumwolle (vgl. S. 388) vielfach in England und Nordamerika der **Werg, Stuppa, Oakum**, die durch Zerzupfen von Schiffstauen erhaltenen Filamente, welche durch Imprägnation mit Theer antiputride Wirkung entfalten sollen, in Anwendung gezogen. Man imprägnirt denselben auch mit Colophonium und stellt durch Betropfen mit Spiritus einen festen und schützenden Verband dar, der besonders zur Fixirung von Gelenken bei Rheumatismus articulorum acutus geschätzt wird. Auch **Löschpapier, Charta bibula**, ist als Ersatzmittel der Charpie zur Aufsaugung von Wundsecret vorgeschlagen und kann auch in Wasser getaucht und aufgelegt durch Verhinderung der Reibung gute Dienste bei Intertrigo der Kinder leisten. Ebenso hat als Surrogat der Charpie durch **Cabasse** das früher bei Brustleiden gebräuchliche **Quellenmoos, Fontinalis antipyretica L. s. Pilotrichum antipyreticum C. Müll.**, durch **Chevreuse** das zum Ausstopfen der Matratzen dienende **Seegras, Zostera marina L.**, Empfehlung gefunden.

Eine gegenwärtig sehr viel in Anwendung kommende, hierher gehörige Substanz bildet die **Jute**, die Bastfaser verschiedener Arten der zu den Tiliaceen gehörigen Gattung Corchorus, namentlich C. capsularis L. und C. olitorius L., welche in Bengalen cultivirt werden und die neuerdings in der textilen Industrie bedeutende Verwendung findet. Die Jutefaser ist flachsähnlich, innen hohl und zur Aufsaugung von Flüssigkeiten sehr geeignet. Ueber die daraus dargestellten desinficirenden Verbandmittel (Salicyljute, Carboljute) ist bereits oben die Rede gewesen.

Hirudines; Blutegel.

Wir schliessen an die Abtheilung der mechanisch durch Saugen wirkenden Arzneimittel ein als Blutentziehungsmittel häufig medicinisch benutztes Thier, den **Blutegel, Hirudo s. Bdella s. Sanguisuga**, dessen Vermögen, die Haut mittelst seiner scharfgezähnten Kiefer bis in das Corium und selbst in das Unterhautzellgewebe hinein zu durchbohren und vermittelst eines Saugapparates dem Körper Blut zu entziehen, bereits im Alterthum bekannt war. Therapeutische Verwendung fand der Blutegel allgemeiner erst seit dem 17. Jahrhundert, wo Nigrisoli (1665) ein grösseres Werk über den Gebrauch desselben verfasste. Man versteht unter Blutegel zwei Arten der zur Classe der Ringelwürmer oder Annulaten gehörigen Gattung Sanguisuga (Hirudo), den Deutschen Blutegel, Sanguisuga medicinalis Savigny s. Hirudo medicinalis L., und den noch besser als ersterer wirkenden Ungarischen Blutegel, Sanguisuga officinalis Savigny s. Hirudo officinalis L.

Die Abtheilung der Hirudinea s. Discophora, Egel, Schlauchwürmer oder Saugwürmer, zu welcher die Blutegel gehören, umfasst eine grössere Anzahl im Wasser und besonders in Sümpfen lebender hermaphroditischer Würmer mit weichem, vielringlichem, walzigem oder plattgedrücktem Körper, an dessen beiden Enden sich eine Sauggrube (Saugnapf) befindet, deren vordere in der Mitte den Mund des Thieres hat. Die Gattung Sanguisuga charakterisirt sich durch die 10 schwärzlichen Augenpunkte am Kopfe und die drei im Munde befindlichen harten, halbrunden, zusammengedrückten Kiefer, welche mit 2 Reihen von 60 kammig eingeschnittenen Zähnchen, die in einem spitzen Winkel zu einander stehen, besetzt sind. Die bei uns gebräuchlichen Blutegel haben einen fast cylindrischen, nach beiden Seiten und besonders nach vorn sich verschmälernden, aus 90—100 Ringen bestehenden Körper, welcher sich sehr ausdehnen und zusammenziehen kann. Der aus 9—10 Ringen bestehende Kopftheil ist von dem Körper durch keine Einschnürung deutlich geschieden; der vorderste Ring ist fast halbmondförmig und kann sich durch besondere Muskeln zu einer Art Fuss umbilden; der Saugnapf mit dem Munde liegt an der unteren Seite desselben. — Der Deutsche Blutegel ist olivengrün, körnig rauh, mit 6 rostrothen, schwarzgefleckten Längsbinden auf dem Rücken, mit schwarzgeflecktem Bauche und meist gelbem Körperrande. Er findet sich in ganz Europa, besonders im nördlichen Theile, ist jedoch in vielen Gegenden bereits ganz ausgerottet. Der Ungarische Blutegel ist im Allgemeinen etwas grösser als der Deutsche, schwärzlich grün, glatt, mit 6 Längsbinden auf dem Rücken und mit gelblichem ungeflecktem Bauche. Er kommt hauptsächlich in Südeuropa vor und wurde früher besonders aus Ungarn, wo er vorzüglich im Neusiedler See findet, zu uns gebracht, jetzt namentlich aus dem südöstlichen Russland, wo er in den vielen und grossen Seen am Don und an der Wolga häufig ist. Der Ungarische Egel scheint nur als Varietät des Deutschen zu betrachten zu sein. Bei dem enormen Consum an Blutegeln — nach Dorvault soll Frankreich eine Million einheimischer und 12 Millionen fremder, nach Schroff sogar 34 Millionen Blutegel, London nach Schroff 7 Millionen, Paris nach Leunis 5—6 Millionen im Jahre gebrauchen — sind indess die genannten Länder nicht mehr im Stande, ausreichend mit Blutegeln zu versorgen. So hat man denn in der neueren Zeit auch Blutegel aus Afrika bezogen, welche sich durch 6 gelbe parallele Rückenstreifen, deren zwei mittlere rein gelb aussehen, während die übrigen durch schwarze Punkte unterbrochen sind, Hirudo interrupta Moq. Tandon, und eine dunklere als Hirudo obscura bezeichnete Varietät. H. interrupta soll sehr gut saugen (Quatrefages), während bei H. obscura das Gegentheil der Fall sein soll (Buchner). Im Allgemeinen saugt der Ungarische Blutegel besser, bleibt länger sitzen und entleert mehr Blut als der Deutsche.

Durch die künstliche Blutegelzucht in besonderen Teichen scheint dem Aussterben des für die Medicin unentbehrlichen Thieres vorgebeugt zu werden. Die trächtigen Blutegel verlassen, wenn sie Eier legen wollen, das Wasser, kriechen mehrere Meter weit und entleeren aus der Mundöffnung eine schleimige, cohärente, grünliche Flüssigkeit, die später zu einer festen schleimigen Masse erhärtet und ein 1 Cm. langes, dem Cocon der Seidenraupe in Gestalt und dem Badeschwamme in Gewebe ähnliches Gehäuse für die Eier bildet, aus dem nach 3—4 Monaten 16—20 Junge hervorkriechen. Selbstverständlich wird durch solche Cultur auch der Verfälschung vorgebeugt, die nicht unbedeutend ist. In früheren Zeiten wurde dem officinellen Blutegel häufig der in unseren Teichen vorkommende **Pferdeegel, Haemopis sanguisorba Sas**, substituirt, welcher olivengrün, mit 6 Reihen kleiner schwarzer Flecken und mit gelben oder rostbraunen Seitenbinden versehen ist. Die Gattung Haemopis hat zwar ebenfalls mit Zähnen versehene Kiefer, aber die Zähnchen sind der Zahl nach gering, stumpf und höckerartig, und ist es nicht zu verwundern, wenn die durch dieselben hervorgebrachten Verletzungen in Eiterung übergehen.

Die Hauptverfälschung betrifft indess die im Handel unterschiedenen Grössen der Blutegel. Man unterscheidet nach dem Gewichte $1/2$—1 Gm. schwere als **kleinere, Hirudines minores**, 1—2 Gm. schwere als **mittlere, Hirudines mediae**, welche am meisten in Anwendung gebracht werden, und 2—3 Gm. schwere als **grosse, Hirudines majores**. Diese Unterscheidung ist auch medicinisch nicht ohne Bedeutung, da die Menge des Blutes, welche ein Blutegel zu saugen vermag, sich nach der Grösse des Thieres richtet. Nur mittlere und grosse sind officinell. Grosse Blutegel können das 5-, mittlere selbst das 6fache ihres Gewichtes an Blut einsaugen. Vor dem 3. oder 4. Lebensjahre sind die Egel zur medicinischen Anwendung nicht zu gebrauchen. In Frankreich weiss man durch Füttern mit Ochsenblut oder dem Blute anderer Thiere die leichteren Sorten in schwerere umzuwandeln und setzt solche arteficielle Grössen unter die stärkere und selbstverständlich besser bezahlte Sorte. Die Güte der Blutegel ist, abgesehen von den erwähnten zoologischen Merkmalen, vor Allem an ihrem lebendigen Colorit, ihrer Munterkeit und ihrer Elasticität zu erkennen. Gute Blutegel lassen sich durch mässiges Ziehen um das Dreifache ihrer Länge ausdehnen. Je mehr sie sich bei leichtem Drucke mit dem Finger in eine pralle Eiform zurückziehen, je lebendiger sie umherschwimmen, um so besser sind die Blutegel. Die Munterkeit ist auch ein Zeichen, dass die Blutegel nicht krank sind. Letzteres ist nicht selten der Fall und sind die Thiere sogar mehreren Krankheiten unterworfen, unter denen die sog. Knotenkrankheit die am meisten vorkommende zu sein scheint.

Ueber die physiologische Wirkung der durch die Blutegel bedingten localen Blutentziehung, durch welche dieselben zu einem wesentlichen Bestandtheile des antiphlogistischen Heilapparates werden, glauben wir, da die Besprechung derselben mehr der allgemeinen Therapie als der Arzneimittellehre angehört, hinweggehen zu können. Wir glauben nur hervorheben zu müssen, dass in der Umgebung der Stelle, wo das Saugen stattgefunden hat, stets eine geringe Infiltration des Gewebes, zumal wo dasselbe sehr locker ist, auf mechanische Weise zu Stande kommt, ein Umstand, welcher bei manchen Affectionen, z. B. bei Augenentzündungen, die Application der Blutegel in unmittelbarer Nähe des Augenlides verbietet. Vor den als **künstliche Blutegel** bezeichneten, zum billigen Ersatze der theuern natürlichen Blutegel erfundenen Instrumenten haben sie den Vorzug, dass sie überall zu appliciren sind, während diese nur an Körperstellen mit fester Unterlage mit Erfolg anzuwenden sind.

Um den mit Anwendung der Blutegel verbundenen Kostenaufwand zu mindern, hat man vorgeschlagen, während des Saugens das hintere Ende des Blutegels abzuschneiden, worauf derselbe zu saugen fortfährt und die aufgesogene Blutmenge unten wieder abträufelt. Durch eine Incision in den Hinterleib mittelst eines Aderlassschneppers soll man dasselbe erreichen, ohne selbst das Leben des Thieres zu gefährden (J. Beer). Bisweilen gelingt es, einen abgefallenen Blutegel nach sofortigem Ausdrücken des Blutes wieder zum Saugen an derselben Stelle, wo er gesessen, zu veranlassen.

Was die Application der Blutegel anlangt, so hat man im Allgemeinen den grösseren den Vorzug zu geben, denn wenn auch die mittleren Blutegel verhältnissmässig mehr Blut einsaugen können als grosse, so sind im Allgemeinen letztere doch kräftiger.

Kleine (die sog. **Filets** der Franzosen) wendet man im Gesicht an, weil sie keine sichtbare Narbe hinterlassen, die bei grösseren sehr manifest zurückbleiben kann. Die Zahl der anzuwendenden Blutegel richtet sich natürlich nach der Natur des entzündlichen Leidens, nach der Constitution, dem Alter und anderen Umständen. Es braucht wohl kaum betont zu werden, dass es nicht die durch die Blutegel entleerte Blutmenge allein ist, sondern auch namentlich noch die durch das Nachblutenlassen entfernte, welche ebenso bedeutend wie das direct ausgesogene Quantum sein kann, in Betracht kommt.

Der Umstand, dass Blutegel bei der Application nicht gut saugen wollen, hängt nicht selten von einer unangemessenen Behandlung ab. Wir haben wiederholt beobachtet, dass Barbiere Blutegel mit den Fingern ansetzten, mit welchen sie kurz vorher die gekaute Cigarre gehalten, und dass diese Blutegel in der Hand des Applicirenden an Nicotinvergiftung zu Grunde gingen. Die grösste Sauberkeit ist in jeder Beziehung zu beobachten. Zweckmässig ist es, die Stelle der Application wohl zu waschen und abzutrocknen und wenn dieselbe eine sehr dicke und harte Oberhaut darbietet, mittelst eines lauen Bades oder eines Cataplasma emolliens letztere zu erweichen. Vieles Manipuliren mit den Blutegeln ist unzweckmässig und am besten ist es, wenn es angeht, sie aus einem kleinen Topfe oder Gläschen oder aus Reagensgläschen mit weiter unterer und etwas verschmälerter oberer Oeffnung zu appliciren, welche letztere Applicationsweise in allen Fällen gilt, wo man die Blutegel im Munde oder am Collum uteri und ähnlichen Stellen setzen will. Das beim Volke gebräuchliche Anlockungsmittel, Bestreichen der Applicationsstelle mit Zucker oder Milch, ist ohne Werth. Häufig hilft, wenn die Egel nicht saugen wollen, gelindes Ritzen der betreffenden Partie, hier und da auch Reiben mit Schweineschmalz oder mit frischem saftigem Fleische.

Das Abreissen saugender Blutegel ist zu vermeiden, weil es zu Entzündung der Bissstelle führt. Man kann das Abfallen durch Bestreichen mit Salzwasser, Essig oder Tabakssaft beschleunigen. Das Nachbluten befördert man am besten durch häufiges Abwischen des Blutes mit einem in lauwarmes Wasser getauchten Schwamme.

Die Verdauungszeit des genossenen Blutes dauert in der Regel 5—9, bisweilen 12—18 Monate. Nach 2—4 Monaten sind sie wieder im Stande zu saugen. Die Entleerung des Blutes nach dem Saugen lässt sich durch mechanisches Ausstreifen oder durch Bestreuen mit Salz und anderen Substanzen erzielen, wodurch, wenn die Blutegel gut ausgewaschen und in frisches Wasser gebracht werden, die Fähigkeit zum Saugen sich rasch wieder herstellt. Im Allgemeinen sind aber Blutegel, welche bereits gesogen haben, unzulässig, obschon die supponirte Verbreitung von Krankheiten durch dieselben wenigstens bisher nicht erwiesen ist.

V. Classe. Caustica, Aetzmittel.

Die durch die Aetzmittel gesetzte Destruction lebender Gewebe ist bei den meisten durch coagulirende Wirkung auf die Eiweissstoffe bedingt, nur bei wenigen findet keine Coagulation, aber doch Veränderung des Eiweiss statt. Je nach der Dicke des dabei resultirenden Schorfes, wonach die Aetzmittel zur Zerstörung von Neubildungen grösseren oder nur geringeren Umfanges zu dienen vermögen, hat man sie in tief ätzende Mittel, Escharotica und oberflächliche Aetzmittel, Cathaeretica, unterschieden; doch lässt sich gegen eine solche Eintheilung der Umstand geltend machen, dass durch die Form und Applicationsweise bei vielen Stoffen die Ausdehnung der Wirkung modificirt werden kann.

Ein Uebergang der Caustica zu den Adstringentia ist darin begründet, dass bei stärkerer Verdünnung der ätzenden Substanzen statt kaustischer Action eine Verdichtung des Gewebes erfolgt, auf welches sie applicirt werden. Bei flüchtigen Stoffen dieser Classe, welche die Epidermis in Gasform zu durchdringen vermögen, können auch entzündliche Erscheinungen sich geltend machen, wodurch ein Uebergang zu den Erethistica gegeben ist.

Bei Auswahl der Aetzmittel sind bei Cauterisation grösserer Partien alle diejenigen zu vermeiden, welche durch Resorption von der Applicationsstelle oder gebildeten Wundfläche aus entfernte Vergiftungserscheinungen hervorrufen können.

Es ist dies namentlich bei der arsenigen Säure und bei den ätzenden Quecksilberverbindungen der Fall, deren Gebrauch in grossen Mengen zur Cauterisation sehr oft schwere Intoxication und selbst Tod herbeigeführt hat. Zur Beseitigung grösserer Neoplasmen sind dieselben daher nicht zu verwenden und ihre Anwendung ist höchstens in kleinen Mengen gestattet.

Im Allgemeinen verdienen diejenigen ätzenden Substanzen den Vorzug, welche auf die Umgebung der Applicationsstelle nicht verändernd einwirken. Aus diesem Grunde sind flüssige und zerfliessliche Caustica den festen nachzustellen; doch kann man eine Anzahl der ersteren durch Zusätze in eine feste Masse verwandeln (solidificiren), und da die flüssigen und deliquescirenden Caustica gerade am meisten in die Tiefe wirken, haben wir auch in den solidificirten Aetzmitteln ganz vorzügliche und empfehlenswerthe Mittel.

In Hinsicht ihres chemischen Verhaltens zerfallen die Caustica, wenn wir von den früher abgehandelten Elementen Chlor und Brom absehen, in drei Gruppen, nämlich in: **Säuren, basische Aetzmittel und Metallsalze.**

a. Aetzende Säuren, Acida caustica.

Die hier zur Besprechung kommenden Säuren sind theilweise unorganische oder sog. Mineralsäuren, theilweise organische. Die Mehrzahl der Mineralsäuren kommt vorzugsweise dadurch zu Stande, dass sie mit Eiweiss Niederschläge geben, welche die Bestandtheile des Albumins und der angewandten Säure enthalten, welche letztere jedoch durch Waschen mit Wasser vollständig entzogen werden kann. Einzelne dieser Präcipitate lösen sich im Ueberschusse des Fällungsmittels oder in Wasser auf. Bei Anwendung im Ueberschusse, in Concentration und bei erhöheter Temperatur, welche z. B. bei der Schwefelsäure an der Applicationsstelle in Folge von Wasseranziehung eintritt, bedingen die Mineralsäuren auch andere Zersetzungsproducte, welche nicht bei allen Säuren dieselben sind. Einzelne Mineralsäuren und verschiedene organische Säuren, z. B. Essigsäure, bilden zwar auch Albuminate, doch coaguliren dieselben das Eiweiss nicht, welches aber nach Neutralisation der Mischung gefällt wird. Auf die Epidermis wirken die einzelnen Säuren in verschiedener Weise ein, so dass sie dieselbe bald destruiren und chemisch alteriren, bald unversehrt lassen.

Fast alle Säuren finden auch Anwendung zur Erzielung entfernter Wirkungen. Sie schliessen sich zumeist eng in der Action an die später zu betrachtenden antipyretischen Säuren (Phosphorsäure, Weinsäure, Citronensäure) an, indem sie, wie diese, durstlöschend und herabsetzend auf Circulation und Temperatur wirken. Auch theilen sie mit der zum Aetzen nicht benutzten Salzsäure die Wirkung, in Verbindung mit Pepsin die geronnenen Eiweissstoffe in lösliche Modificationen (Peptone) überzuführen. Einzelnen Säuren sind auch noch besondere Wirkungen auf den Organismus zugeschrieben.

Acidum sulfuricum, Acidum sulfuricum rectificatum, **Schwefelsäure. Acidum sulfuricum crudum**, Acidum sulfuricum Anglicum; **Rohe Schwefelsäure**, Englische Schwefelsäure.

Beide officinellen Schwefelsäuren entsprechen dem Schwefelsäurehydrat (Dihydrosulfat, Monothionsäure).

Das Schwefelsäurehydrat ist eine farblose, ölartige, geruchlose, noch bei starker Verdünnung sehr sauer schmeckende Flüssigkeit von 1,848 spec. Gew., welche bei -34^0 erstarrt und bei 317^0 siedet, wobei sie farblose, an der Luft einen weissen Nebel gebende Dämpfe bildet. Sie zieht an feuchter Luft begierig Wasser bis zum 15 fachen ihres Gewichtes an und erhitzt sich beim Vermischen mit Wasser bis zum Aufkochen und Umherspritzen. Die officinelle **reine Schwefelsäure** hat ein spec. Gew. von 1,836—1,840 und enthält + 94—97% Schwefelsäurehydrat. Sie wird aus Englischer Schwefelsäure durch Destillation aus Glas- oder Platinretorten in chemischen Fabriken dargestellt und entspricht in ihren Eigenschaften völlig dem Schwefelsäurehydrate. Die **Englische Schwefelsäure**, welche durch Oxydation von schwefliger Säure, die durch Verbrennen von Schwefel oder Schwefelkies erzeugt wird, unter gleichzeitiger Einwirkung von Salpetersäuredämpfen, Wasserdampf und atmosphärischer Luft fabrikmässig en gros dargestellt wird, ist meist ebenfalls farblos, bisweilen gelblich und hat ein spec. Gew. von 1,830 bis 1,833 und einen Gehalt von 91—93% Schwefelsäurehydrat. Medicinisch zu verwendende Englische Schwefelsäure muss arsenfrei sein.

Die reine und Englische Schwefelsäure sind von der früher officinellen **rauchenden oder Nordhäuser Schwefelsäure, Acidum sulfuricum fumans** s. **Nordhusianum**, wegen ihrer Darstellung durch trockne Destillation von calcinirtem Eisenvitriol auch **Vitriolöl, Oleum Vitrioli,** genannt, zu unterscheiden, welche ein Gemenge von Schwefelsäurehydrat, Schwefelsäurehalbhydrat (Dischwefelsäure) und Schwefelsäureanhydrid (Schwefeltrioxyd) darstellt. Diese bildet ein gelbliches oder braunes, ölartiges, unter 0° erstarrendes Liquidum von 1,860—1,890 spec. Gew., aus welchem sich das darin zu 12—16% enthaltene **Schwefelsäureanhydrid**, welches beim Verdampfen theils mit der Feuchtigkeit, theils mit dem Ammoniak der Atmosphäre Nebel bildet, an der Luft in Form weisser Dämpfe entweicht.

Die Schwefelsäure ist bekanntlich eine der kräftigsten Säuren, welche die meisten anderen Säuren aus ihren Verbindungen austreibt. Sie zieht Wasser mit grosser Begierde an sich und wirkt auf die meisten organischen Substanzen gradezu verkohlend, indem sie ihnen Wasserstoff und Sauerstoff in dem Verhältnisse entzieht, in welchem sie Wasser bildet, und den Kohlenstoff blosslegt, während in anderen Fällen aus den in Contact mit der Säure gebrachten organischen Substanzen auch neue Producte entstehen. Letzteres ist auch bei Einwirkung concentrirter Schwefelsäure auf Eiweiss und eiweissartige Körper der Fall, mit welchen mässig verdünnte Lösungen die Bildung von Albuminaten herbeiführen, während namentlich kochende Lösungen die Bildung von Leucin bewirken.

In ihrem Verhalten zu Wasser und organischen Substanzen sind Schwefelsäurehydrat und Schwefelsäureanhydrid qualitativ gleich; quantitativ ist die Wirkung des Schwefelsäureanhydrids bedeutender, weshalb auch die rauchende Schwefelsäure bei Contact mit Körperbestandtheilen stärker destruirend wirkt.

Nach Berzelius erzeugt mässig verdünnte Schwefelsäure mit **Eieralbumin** ein lösliches und ein unlösliches Albuminat, ersteres bei Anwendung kleiner Mengen Schwefelsäure. Das unlösliche Albuminat bildet weisse Flocken, welche beim Trocknen hart und gelblich werden, sich beim Auswaschen nicht in Wasser lösen, aber an dasselbe fast alle Schwefelsäure abgeben. Trocknes Albumin giebt beim Uebergiessen mit Vitriolöl eine Gallerte, welche in Wasser einschrumpft und Proteinschwefelsäure zurücklässt; kochende verdünnte Schwefelsäure verwandelt Albumin in eine purpurfarbene Masse (Mulder); bei anhaltendem Kochen entstehen Leucin, Tyrosin, Leucinimid (Bopp), Asparaginsäure (Kreussler), Ammoniak, unter Umständen auch Allylverbindungen und tyrosinschwefelsaure Salze (Knop). In ähnlicher Weise wird **Fibrin** und **Hornsubstanz** durch Kochen mit Schwefelsäure verwandelt; ebenso **Leim** unter Bildung von Glykokoll, Leucin und Ammoniaksalzen (Braconnot). **Serumalbumin** giebt mit Schwefelsäure ein beim Auswaschen aufquellendes und sich lösendes Albuminat (Berzelius). **Oxyhämoglobin** wird in Hämatin und Albuminkörper gespalten; Hämatin giebt bei anhaltendem Kochen mit verdünnter Schwefelsäure Leucin und Tyrosin; in der Kälte bildet sich nach längerer Zeit eisenfreies Hämatin.

Auch auf die Fette des Thierkörpers wirkt Schwefelsäure unter Bildung von Glycerinschwefelsäure und anderen Producten zersetzend ein.

Auf alle diese Veränderungen muss die Destruction der Körperbestandtheile bezogen werden, welche die unverdünnten Schwefelsäurearten bei Berührung mit Körperpartien hervorrufen. Die Gewebsbestandtheile erleiden dabei mannigfache Formveränderungen je nach dem Grade der Einwirkung. Charakteristisch ist die braune Färbung, welche namentlich auf der Körperoberfläche durch die Säure hervorgebracht wird und welche deren Einwirkung von denen anderer Säuren leicht unterscheiden lässt.

Die Epidermiszellen werden grösser und rundlich; die Bindegewebsfasern anfangs granulirt, dann quellen sie auf, um später sulzig zu werden und schliesslich total zu erweichen; die Capillaren verändern sich ähnlich, aber langsamer, ebenso die Nerven. Die Einwirkung auf die Haut ist von mehr oder minder intensiven Schmerzen begleitet, später kommt es zu reactiver Entzündung der angrenzenden Partien. Verschluckt ruft die concentrirte Schwefelsäure die durch ihr so häufiges Vorkommen in grossen Städten des Continents, besonders Berlin, bekannten Erscheinungen des Sulfoxysmus acutus hervor, welche nach der vorzugsweise betroffenen Localität, nach der Tiefe der Corrosion, die sogar bis zur Perforation des Magens führen kann, und nach ihrem Uebergreifen auf die Respirationsorgane ein verschiedenartiges Gepräge tragen, im Allgemeinen aber durch das durch Mund, Schlund und Speiseröhre bis zum Epigastrium sich erstreckende schmerzhafte Brennen, Constrictionsgefühl im Halse und wiederholtes, unter schmerzhaftem Schluchzen und Würgen erfolgendes Erbrechen saurer Massen, in denen sich oft Fetzen der zerstörten Schleimhäute befinden, bei starkem Collapsus charakterisirt. Schon 4,0 (beim Kinde 2,0) conc. Säure können den Tod herbeiführen.

Bei der örtlichen Einwirkung ist der Concentrationsgrad der Säure von wesentlicher Bedeutung. Der auf der Haut durch conc. Säure gebildete Brandschorf, welcher sich von selbst erst nach Wochen abstösst und eine glatte oder wulstige Narbe hinterlässt, tritt bei Anwendung von Verdünnungen mit 3—15 Theilen Wasser nicht ein, vielmehr kommt es durch solche bei längerer Einwirkung zu Entzündung der Haut, welche später ein pergamentartiges Aussehen mit gelblicher Farbe annimmt.

Nach den Untersuchungen von Falck und Vietor (1864) über die Einwirkung verschiedener Verdünnungsstufen der Schwefelsäure auf den Thierkörper und seine Gewebe treten die Differenzen der Wirkung der einzelnen Verdünnungen am auffallendsten am Muskelfleisch hervor, welches von conc. Säure und rascher noch von Dilutionen derselben mit 30—40 Th. Wasser nach zuvorigem geleeartigem Aufquellen zu einer trüben, rothbraunen Flüssigkeit gelöst wird, während bei stärkeren Verdünnungen das Fleisch durch Eiweissgerinnung erst weiss gefärbt, dann in 24 Stunden durch Auflösung des Bindegewebes in einen Haufen fleischfarbener Trümmer verwandelt wird. Die von Falck und Vietor ausgeführten Thierversuche ergaben bei Kaninchen auch im Magen, selbst nach Anwendung der schwächsten Verdünnungen, kleine Blutaustritte unter die Schleimhaut, welche unter dem Einflusse der Schwefelsäure schwarz gefärbt waren, wonach die dunkelbraune Färbung der durch Schwefelsäure gesetzten Schorfe z. T. auf Veränderung des Blutfarbstoffs beruht. Subcutaninjection verdünnter Schwefelsäure oder anderer Mineralsäuren und stärkerer organischer Säuren führt gleich zu brandigem Absterben der Einstichsstelle; bei Schwefelsäure tritt dies schon bei Lösungen, welche mehr als $1/5\%$ Säure enthalten, ein (Dumoulin).

Sehr ausgesprochen ist die fäulnisswidrige Wirkung der Schwefelsäure.

Nach Plugge hemmt dieselbe schon zu 1 % die Fäulniss organischer Materien und verhindert das Auftreten von Vibrionen und Bacterien, jedoch nicht von Monaden und Pilzsporen. Schon ein Procentgehalt von 0,66 ist nach Bucholtz geeignet, die Entwicklung und das Fortpflanzungsvermögen der Bacterien zu hemmen. Nach Schottin sistirt Schwefelsäure Milch- und Buttersäuregährung, die erst nach Neutralisation der Säure wieder aufs Neue beginnt.

Vom Magen aus scheint bei Einführung grösserer Mengen von Schwefelsäure dieselbe in Form eines Schwefelsäurealbuminats (Orfila) oder als saures Kalisalz (Miquel) zur Resorption zu gelangen. Bei Einführung kleinerer Mengen diluirter Schwefelsäure erfolgt die Aufnahme in das Blut nur in letzterer Form. Die Elimination geschieht hauptsächlich durch die Nieren, wie die Vermehrung der Sulfate im Urin erweist.

Bei Vergifteten hat man das Blut mitunter sauer reagirend gefunden, ebenso die Pericardial- und Amniosflüssigkeit (Casper u. A.); die saure Reaction des Blutes rührt nach Walker von Schwefelsäure, dagegen nach Geoghegan von Phosphorsäure, die durch die Schwefelsäure aus den Phosphaten frei wurde, her. Selbst in Pleuren, Peritoneum, Herz und Blase eines Fötus, dessen Trägerin sich vergiftet hatte, constatirte Carus Schwefelsäure. Das Vorkommen von Thrombosen in grossen Arterien bei Sulfoxysmus, wie solche bei Thieren nach Einführung von (ätzenden) Säureverdünnungen in die Venen vorkommen (Orfila, Falck), spricht für die Aufnahme der Schwefelsäure in das Blut, wenn schon Taylor keine Schwefelsäure in ihm fand. Uebrigens geht die Bildung von Kalium- oder Natriumsulfat schon im Magen vor sich, wovon vielleicht die purgirende Wirkung grösserer Mengen von Schwefelsäure abhängt. Auf alle Fälle ist saure Reaction des Blutes und Embolie bei acuter Schwefelsäurevergiftung Ausnahme, dagegen lässt sich nach Massgabe von Thierversuchen eine verminderte Alkalescenz des Blutes wohl kaum jemals vermissen. Bei vorsichtiger Injection verdünnter Säuren in die Venen tritt Coagulation des Blutes und Embolie nicht ein. — Nach Lebküchner soll auch bei Application diluirter Schwefelsäure (1:7) auf den Bauch eines Kaninchens saure Reaction des Harns und der Excremente eintreten, so dass auch die Resorption von der Haut möglich ist.

Ueber die Einwirkung kleiner Dosen verdünnter, nicht ätzender Schwefelsäure auf den Organismus wissen wir wenig Zuverlässiges.

Bei Fröschen schlägt sowohl bei Application auf die Haut als bei Einführung in den Magen das Herz langsamer und bleibt schliesslich diastolisch stehen (Bobrick). Bei Säugethieren wird die Pulsfrequenz etwas verringert und soll bei einiger Abnahme der Höhe der Pulswelle die Spannung der Arterie zunehmen, die Temperatur selbst um mehrere Grade sinken und die Schleimhaut des Mundes und der Nase eine blassere Färbung zeigen, wenn man mässige Gaben per os oder in die Venen einführt (Hertwig).

Beim Menschen erregt eine einmalige kleine Dosis saure Geschmacksempfindung und wirkt durstlöschend, ohne andere Symptome zu bedingen. Bei wiederholter Darreichung scheint der Appetit anfangs vermehrt und die Pulsfrequenz anfangs vermindert zu werden; genauere Versuche über das Verhalten der Temperatur liegen nicht vor. Längere Darreichung vermindert den Appetit und stört die Verdauung, es kommt zu saurem Aufstossen, nicht selten zu Diarrhöen und Koliken, wobei das Körpergewicht abnimmt.

Zweifelsohne sind diese Ernährungsstörungen theilweise Folge einer Veränderung des Blutes. Dafür spricht zunächst die bei acuter Vergiftung bei Menschen und Thieren beobachtete **fettige Degeneration der Leber**, der Nieren (womit Albuminurie und Auftreten von Fetttröpfchen und hyalinen fettigen Epithelialcylindern in Verbindung steht) und des Herzmuskels (Munk und Leyden). Wenn man diese Veränderungen auf eine Einwirkung der Säure auf die rothen Blutkörperchen und das Hämoglobin beziehen will, so ist doch andererseits bei der entfernten Säurewirkung die Alkalientziehung nicht ohne Bedeutung. Nicht nur Kali und Natron, sondern auch im Körper gebildetes Ammoniak wird nach Hallervorden und Walter zur Sättigung der in grösseren Dosen eingeführten Säure verwendet, was durch die Zunahme von Ammoniaksalzen im Harne ihren Ausdruck findet. Walter glaubt sogar, dass bei länger fortgesetzter Säurezufuhr der Tod durch Alkalientziehung erfolge, weil bei Injectionen von Natriumcarbonat auch nach dem Eintritte schwerer chronischer Vergiftungserscheinungen Herstellung erfolgen kann. Neben Abnahme der Alkalescenz erscheint auch die Kohlensäure im Blute vermindert (Walter), während Sauerstoff- und Stickstoffgehalt normal sind.

Als Aetzmittel lässt sich die Schwefelsäure in geeigneter Form selbst bei Krebsen und krebsigen Geschwülsten benutzen; doch wird sie meist nur auf kleinere Neoplasmata (Warzen, Condylome, Papillome, Telangiektasien) applicirt. Auch bei Hospitalbrand und vergifteten Wunden wurde sie in Gebrauch gezogen.

Eine besondere Anwendung hat man in der Augenheilkunde bei der Cur des Ectropium und in der Gynäkologie bei Prolapsus uteri behufs Verengerung der Scheide (Siegmund u. A.) gemacht; doch ist man davon zu Gunsten der Episio- und Elytrorrhaphie fast ganz zurückgekommen.

In verdünnter Form als Reizmittel und Adstringens hat sie theils äusserlich, theils innerlich zur Erzielung localer Wirkung Anwendung gefunden. In ersterer Beziehung hat sie sich einen Ruf bei der Behandlung nicht ulcerirender Frostbeulen (Gibert), wo ihr freilich jetzt wohl die Gerbsäure den Rang abgelaufen hat, und neuerdings bei der Cur von Nekrose (Pollock) erworben. In letzterer Richtung steht sie besonders in England sowohl zur Behandlung von Diarrhoe, Cholerine und Cholera asiatica (Buxton, Goupil u. A.) wie als Präservativ der letzteren in Ansehen.

Der Gebrauch der Schwefelsäure in Form von Waschungen oder Salben bei Scabies, Ekzem u. s. w., natürlich ein Ruin für Bett und Leibwäsche, ist völlig aufgegeben. Bei Scorbut und Aphthen, ebenso bei Salivation und Anginen ist sie durch Kaliumchlorat u. a. Mittel ersetzt; schon die Rücksicht auf die Zähne sollte die Anwendungsweise verbieten, da Nachspülen mit alkalischen Flüssigkeiten die Wirkung nie ganz aufhebt. Die Anwendung bei Geschwüren mit lockerem, leicht blutendem Grunde an anderen Körperstellen hat wenigstens dies nicht gegen sich. Bei Gelenkwassersucht, Hygromen, rheumatischen und gichtischen Leiden, Drüsengeschwülsten rieb Brach verdünnte Schwefelsäure als ableitendes und irritirendes Mittel ein, wie man auch früher ein Gemenge von Olivenöl und Schwefelsäure bei Lähmungen als sog. Unguentum paralyticum anwendete. — Inwieweit sie anderen Säuren gegenüber Vorzüge bei interner Anwendung gegen Diarrhoe besitzt, ist nicht festgestellt; von verschiedenen Seiten ist ihr Nutzen geradezu bestritten, zumal da sie Kolik bedinge (Johnson). Auf örtliche Wirkung würde auch die von Gendrin befürwortete Anwendung von Schwefelsäurelimonade zur Prophylaxe chronischer Bleiintoxication bei Arbeitern in Bleiweissfabriken zu beziehen sein, indem dadurch im Darm unlösliches schwefelsaures Blei gebildet werden soll. Die Anwendung bei Bleikolik ist irrationell und nach Tanquerel des Planches ohne Nutzen. Bei acuten Blei- und Barytvergiftungen sind schwefelsaure Alkalisalze vorzuziehen. Senftleben empfahl sie bei Carbolismus acutus.

Um entfernte therapeutische Wirkungen zu erzielen, ist die Schwefelsäure insbesondere als Stypticum bei Blutungen, zumal Metrorrhagien (auch Magenblutungen), und zur Beschränkung krankhafter Secretionen, so besonders bei Pollutionen, Leukorrhoe und profusen Nachtschweissen gegeben, weniger gegen fieberhafte Zustände, wo man sie früher in sog. putriden, mit Dissolution des Blutes und Haemorrhagieen verbundenen, eruptiven Fiebern gebrauchte, während man neuerdings gerade bei subacuten entzündlichen Zuständen mit mässigem oder geringem Fieber, besonders bei manchen Formen von käsiger Pneumonie, die Schwefelsäure rühmt, die durch bestehenden Husten nicht contraindicirt wird. Manchmal nützt das Mittel neben angemessenem diätetischem Verhalten bei Palpitationen plethorischer oder an Herzklappenfehler leidender Personen.

Dass Schwefelsäure bei Fiebern vor anderen Säuren besondere Vorzüge besitzt, ist nicht abzusehen; dagegen hat sie den offenbaren Nachtheil der Salzsäure, Phosphorsäure und den organischen Säuren gegenüber, dass sie bei wiederholter Darreichung viel leichter die Digestion stört. Der Gebrauch bei chronischen Affectionen mit Tendenz zu Blutungen, wie beim Morbus maculosus Werlhofii und Scorbut, hat einen Vorzug der Säure nicht ergeben. Andere Anwendungen, z. B. bei Diabetes, Hydrops und diversen Nervenkrankheiten (Hysterie, Epilepsie, Chorea, Tremor, Singultus), entbehren der rationellen Begründung. Die Benutzung bei Branntweinsäufern, um denselben ihre Leidenschaft zu benehmen, ergiebt nicht reelle Resultate.

Contraindicirt ist Schwefelsäure in den meisten Fällen bei bestehender Tendenz zu Magenkatarrh, obschon sich nicht leugnen lässt, dass sie in einzelnen Fällen, wie Salzsäure, Digestionsstörungen, zumal bei Anwesenheit von Gährungspilzen oder Sarcina, beseitigt. Anämie und Chlorose contraindiciren mindestens den längeren Gebrauch wegen Beeinträchtigung der Digestion und ungünstiger Einwirkung auf die Blutbildung. Das kindliche Lebensalter contraindicirt die Schwefelsäure nicht.

Als Aetzmittel dient Schwefelsäure pur oder besser, um das Umherfliessen der Säure an der Applicationsstelle zu hindern, in Pastenform als Acidum sulfuricum solidificatum.

Solidificirte Schwefelsäure erhält man mit Kohlenpulver (Ricords scherzhaft als Pâte d'amandes douces bezeichnete Mischung) oder mit Pflanzenpulver, welches dabei grösstentheils verkohlt, wie z. B. mit Safranpulver. 1 Th. des letzteren ist das früher von Rust vielbenutzte Caustique sulfo-safrané (Pomade mélanique s. Caustique éthiopique) der Franzosen, das zur Destruction von Krebs 2—4 Mm. dick aufgetragen wird (Velpeau).

Rohe Schwefelsäure setzt man auch Bädern mit Schwefelalkalien zur prompteren Entwickelung des Schwefelwasserstoffs zu $^1/_2$—$^3/_4$ des Sulfürs zu.

Zur inneren Anwendung dienen nur die Präparate der reinen Schwefelsäure.

Präparate:

1. **Acidum sulfuricum dilutum,** Spiritus Vitrioli; **Verdünnte Schwefelsäure,** Vitriolspiritus. Gemenge von 1 Th. reiner Schwefelsäure und 5 Th. dest. Wasser; von 1,110—1,114 sp. Gew. Aeusserlich wird dieselbe bei Frostbeulen

mit 25 Th. Wasser verdünnt, sowie bei Caries mittelst eines Glasstabes täglich einmal aufgetragen oder in tiefer gelegene Höhlen auf Charpie (Lint) applicirt. Zu Salben und Pinselsäften wählt man das Verhältniss von 1:10—25 Vehikel. Innerlich giebt man sie zu 5—30 Tropfen mehrmals täglich, stets mit der Vorsicht, dass dieselbe die Digestionsorgane nicht beeinträchtige, also in starker Verdünnung (1:50—100 in Mixturen, 1:150—300 im Getränk) und möglichst in schleimigem Vehikel. Bei Anwendung der Tropfenform sind die Tropfen in Zuckerwasser oder Haferschleim zu geben.

2. **Mixtura sulfurica acida**, Liquor acidus Halleri, **Hallersches Sauer.** Durch Einträufeln von 1 Th. Acidum sulfuricum in 3 Theile Spiritus erhalten; klar, farblos, von 0,993—0,997 sp. Gew. Die Mischung ersetzt das von dem berühmten Anatomen und Dichter Albrecht von Haller angegebene Elixir acidum Halleri, das aus gleichen Theilen Alkohol und Schwefelsäure gemacht wurde, neben welchem früher noch ein Elixir acidum Dippelii (1:5 Spiritus) und eine Aqua Rabelii (1:3 durch Destillation bereitet) im Gebrauch waren. Sie ist das gebräuchlichste Schwefelsäurepräparat zu interner Anwendung, welches noch etwas stärker ist als das Acidum sulfuricum dilutum, bezüglich dessen Verordnung aber das Nämliche gilt. Man hält das Ppt. für verdaulicher als die mit Wasser diluirte Säure. Dasselbe enthält neben dem Darstellungsmaterial auch Producte der Einwirkung der Schwefelsäure auf Alkohol, wie Aetherschwefelsäure und Aether, deren Menge nach der schnelleren oder langsameren Mischung variirt Ob diese Producte bei der (so häufigen) Anwendung bei Uterinblutungen in partu oder post partum als Analeptica an der Wirkung participiren, steht dahin. Aeusserlich ist das Ppt. zu ableitenden Einreibungen und zu Waschungen (1:100—200) gegen Hautjucken bei Urticaria benutzt.

Nicht mehr officinell ist eine durch Digestion von āā 1 Th. Zimmtkassie, Cardamomen, Nelken, Galgant und Ingwer mit 50 Th. Spiritus dilutus und 2 Th. Acidum sulfuricum bereitete Tinctur, als **Tinctura aromatica acida**, saure aromatische Tinctur, bezeichnet, welche das alte, complicirtere Elixir vitrioli Mynsichti (nach Adrian von Mynsicht, dem Entdecker des Brechweinsteins, benannt), ersetzt und innerlich zu 10—30 Tropfen mehrmals täglich verdünnt, am besten in schleimigem Vehikel gegeben wird. Der Zusatz der aromatischen Stoffe bezweckt Vermeidung von Digestionsstörungen.

Zu den obsoleten Schwefelsäurepräparaten gehört eine ehedem zu kühlenden, antiseptisch wirkenden Umschlägen bei Schusswunden und anderen Verletzungen vielfach gebrauchte Mischung aus verdünnter Schwefelsäure, verdünntem Weingeist, Essig und Honig, das **Thedensche Wundwasser**, **Aqua vulneraria acida**, welche auch den Namen **Aqua vulneraria s. sclopetaria s. arquebusade** führt und das Andenken des preussischen Chirurgen Joh. Chr. Ant. Theden (1714—1797) ehrt, die aber wegen ausserordentlich schädigenden Einflusses auf Wäsche und Verbandstücke wohl füglich aus der Praxis verbannt werden sollte. Nagel hat sie bei Hospitalbrand versucht.

Verordnungen:

1) ℞
Acidi sulfurici diluti 4,0
Aquae 160,0
Syrupi Rubi Idaei 36,0

M. D. S. Zweistündlich 1 Esslöffel.
(**Mixtura acida** Ph. Norv.)

2) ℞
Acidi sulfurici diluti 25,0
Olei Terebinthinae
Spiritus āā 10,0

M. D. S. Stündlich 40 Tropfen in Zuckerwasser.
(Blutstillender Balsam von Warren.)

3) ℞
Mixturae sulfuricae acidae 3,0
Tincturae Cinnamomi 6,0
Tincturae Opii crocatae 1,0

M. D. S. Stündlich 20 Tropfen in Haferschleim zu nehmen. (Bei Metrorrhagie. G. A. Richter.)

4) ℞
Acidi sulfurici diluti 2,0
Aquae 900,0
Syrupi Sacchari 100,0

M. D. S. Zum Getränk. (Limonade sulfurique.)

Acidum nitricum; Salpetersäure.

Unter dem Namen Salpetersäure fassen wir zwei officinelle Präparate zusammen, nämlich das **Acidum nitricum**, die **Salpetersäure**, und das **Acidum nitricum fumans**, Acidum nitroso-nitricum, Spiritus Nitri fumans, die **rauchende Salpetersäure**. Beide wirken durch ihren Gehalt an Salpetersäurehydrat (Salpetersäure oder Hydronitrat), zu welcher in der rauchenden Salpetersäure noch flüchtige niedrige Oxydationsstufen des Stickstoffs, insbesondere die leicht zersetzliche Untersalpetersäure (Stickstofftetroxyd), hinzutreten und die Wirkung unterstützen.

Das Salpetersäurehydrat, durch Destillation von Kalium- oder Natriumnitrat mit Schwefelsäurehydrat erhalten, ist eine farblose, stechend riechende, rauchende Flüssigkeit von 1,521 sp. Gew., die bei 86° siedet und bei —50° fest wird. Sie zieht begierig Wasser aus der Luft an und mischt sich mit demselben in allen Verhältnissen. Die officinelle Salpetersäure hat ein spec. Gew. von 1,185 und enthält 30 % Salpetersäurehydrat. Sie wird am besten durch fractionirte Destillation der rohen Salpetersäure, Acidum nitricum crudum, gewonnen, die fabrikmässig durch Destillation von Chilisalpeter mit roher Schwefelsäure dargestellt wird und im Handel unter dem Namen Scheidewasser, Aqua fortis, Spiritus Nitri acidus, (einfaches und doppeltes) mit verschiedenem Gehalt von Salpetersäurehydrat vorkommt. Das früher officinelle Scheidewasser enthielt 51—52 % Salpetersäurehydrat, war somit stärker als die officinelle Salpetersäure. Noch stärker ist das Acidum nitricum fumans, eine braunrothe oder orangegelbe, klare Flüssigkeit von 1,45—1,50 spec. Gew., welche an der Luft gelbe, erstickende Dämpfe ausstösst. Sie ist Salpetersäurehydrat (mit mehr als 6 % freiem Wasser) und Untersalpetersäure, welche von der Bereitungsweise abstammt. Wird bei der Destillation von Salpeter und conc. Schwefelsäure die Temperatur über 200° gesteigert, so wird das Salpetersäurehydrat in rothen Dampf von Untersalpetersäure und Salpetrigsäureanhydrid verwandelt, welches bei fortgesetzter Destillation in Stickoxyd und Sauerstoff zerfällt. Die Untersalpetersäure bildet bei —9° farblose Krystalle, die zu einer farblosen Flüssigkeit schmelzen, welche aber schon bei 0° gelb wird und gelbrothe, mit zunehmender Temperatur immer dunklere Dämpfe entwickelt. Die rauchende Salpetersäure verliert bei Erwärmen ihren Gehalt an Untersalpetersäure fast ganz und verwandelt sich dadurch in eine farblose Flüssigkeit; beim Verdünnen mit Wasser geht sie unter Entwickelung von Stickstoffoxyd unter grünlicher, später bläulicher Färbung schliesslich in eine farblose Flüssigkeit über. Die Untersalpetersäure ist eine gelbe bis gelbrothe Flüssigkeit, die bei —20° in farblosen Säulen krystallisirt und bei 28° einen braunrothen Dampf liefert. Sie zerfällt mit Wasser oder wässrigen Alkalien in Salpetersäure, salpetrige Säure und Stickoxyd, weshalb sie weder ein Hydrat noch Salze bildet.

Die Salpetersäure fällt Hühnereiweiss besser als Schwefelsäure; der entstehende Niederschlag löst sich beim Waschen und auch in Essigsäure löslich; Erwärmen befördert die Präcipitation. Ueberschüssige Salpetersäure löst coagulirtes Eiweiss in der Wärme unter Entwickelung von Kohlensäure, Stickstoff, Untersalpetersäuredämpfen und Cyanwasserstoffsäure zu einer dunkelgelben Flüssigkeit, welche beim Verdampfen ein gelbes, nicht krystallinisches Pulver, Xanthoproteïnsäure, zurücklässt. Auch Serumalbumin wird durch Salpetersäure, obschon nicht vollständig, gefällt und in Xanthoproteïnsäure verwandelt. Mit Fibrin erzeugt Salpetersäure ausser Xanthoproteïnsäure ähnliche Producte wie Schwefelsäure, mit Hornsubstanz ebenfalls Xanthoproteïnsäure. Mucin wird von conc. Salpetersäure beim Kochen mit strohgelber Farbe gelöst, wobei Acidalbumin und Traubenzucker entstehen (Eichwald). Auf Fette ist die Reaction der conc. Salpetersäure so stark, dass Entzündung eintreten kann, verdünntere Salpetersäure verwandelt sie in die zur Fettsäurereihe gehörigen flüchtigen Säuren (Buttersäure u. s. w), ferner in zweibasische Säuren (Oxalsäure, Bernsteinsäure u. s. w.)

Der Haut und den Schleimhäuten gegenüber verhält sich die Salpetersäure im Wesentlichen der Schwefelsäure gleich, nur erhält die Stelle der Haut, welche mit der Säure in Berührung kommt, statt der braunen eine gelbe Färbung, welche von der gebildeten Xanthoproteïnsäure herrührt. Der Schorf ist ausserdem tiefer und die Reaction in der Umgebung intensiver; die nächstgelegene Partie schwillt wallförmig an und in einiger Entfernung folgt Röthung und Ekchymosirung; auf den anfangs hervortretenden heftigen Schmerz folgt Hitzegefühl und Empfindlichkeit. Die Abschwellung erfolgt in einigen Stunden; der Brandschorf stösst sich spontan in einigen Wochen ab und hinterlässt eine braunroth gefärbte, allmälig verblassende Narbe. Bei der Anwendung als Causticum wird indess spontane Abstossung der Eschara nicht abgewartet, sondern diese durch Application neuer Säure oder durch Maceration mit Wasser gelöst. Beim Verschlucken erzeugt Salpetersäure mindestens ebenso intensive Läsionen wie Schwefelsäure.

Die Erscheinungen nach dem Verschlucken von Salpetersäure stimmen genau mit den bei der Schwefelsäure beschriebenen überein, nur hat das Erbrochene meist gelbliche Farbe und finden sich statt dunkelbrauner Schorfe in der Nähe der Lippen gelbe, durch Ammoniak nicht zu entfärbende Hautstellen. Die Untersalpetersäure, welche ebenfalls Horngewebe und Proteïnsubstanzen gelb färbt, hat wiederholt rasch tödtliche Vergiftung durch Einathmen ihrer Dämpfe bedingt, besonders nach Zerspringen von Flaschen, welche rauchende Salpetersäure enthielten. Die Erscheinungen beruhen vorzugsweise auf Entzündung der Respirationsorgane (Hustenparoxysmen, Dyspnoe, Pneumonie, Oedem der Lungen). Auch hier wird citronengelbe Färbung der Sputa und der Darmdejectionen beobachtet. Thiere werden durch untersalpetersaure Dämpfe in viel kürzerer Zeit getödtet als Menschen, Vögel schon in wenigen Minuten, Hunde in einigen Stunden.

In sehr starker Verdünnung verliert die Salpetersäure analog der Schwefelsäure ihre kaustische Wirkung und wirkt auf Wunden und Schleimhäuten zusammenziehend. Im Magen wird sie resorbirt und erscheint als Alkalinitrat in den Secreten.

Ob die Salpetersäure auch von der unverletzten Haut aus, z. B. bei Anwendung in Fussbädern, resorbirt werden kann, ist bis jetzt zwar nicht experimentell erwiesen, aber bei der Flüchtigkeit der Säure nicht unwahrscheinlich, obschon nach Duriau Veränderung des Urins nach Salpetersäurebädern nicht stattfindet. Jedenfalls steht der Aufnahme der Säure von Wunden in das Blut nichts im Wege. Der Uebergang von Salpetersäure als Alkalisalz in den Urin bei Salpetersäurevergiftungen steht fest.

Die physiologische Wirkung und therapeutische Anwendung der Salpetersäure entspricht im Wesentlichen der Schwefelsäure. Man hat aus der Leichtigkeit, mit der Salpetersäure einen Theil ihres Sauerstoffs abgiebt, Oxydationswirkung auf die Körpergewebe geschlossen und daraus und aus der Wirkung der Salpetersäure auf Zersetzung fäulnissfähigen Materials, wegen deren sie Ilisch für das vorzüglichste Antisepticum erklärte, therapeutische Action in einer Reihe von Krankheiten gefolgert, die theilweise noch heute vorzugsweise mit Salpetersäure behandelt werden. Es gehören dahin besonders **Leberaffectionen**, gegen welche, wie gegen das häufigste Symptom derselben, den **Ikterus**, Salpetersäure in den verschiedensten Formen Anwendung findet, und **Brightsche Nierendegeneration** und deren Symptom, die **Albuminurie**.

Da die durstlöschende Wirkung der Salpetersäure eine geringere als die anderer Säuren ist und da sie bei längerem Gebrauche die Verdauung selbst noch stärker beeinträchtigt als die Schwefelsäure, ist ihre Anwendung als Mittel in fieberhaften Zuständen, als welches sie früher bei Typhus (F. Hoffmann) in Ansehen stand, weniger beliebt als diejenige anderer Sauren. Auf das Herz wirkt sie bei Fröschen nach Bobrick wie Salzsäure, indem sie anfangs Steigerung der Pulsfrequenz, jedoch kürzer andauernd als bei Salzsäure, dann Verlangsamung, angeblich ohne Schwächung der Herzaction bewirkt. Kürzere Zeit angewendet ist sie oft bei Magenkatarrh und Pyrosis hülfreich. Die unrichtige Theorie der Oxydation im Blute und in den Geweben ist besonders in Bezug auf Anwendung als Ersatzmittel der Mercurialien in der Cur der Syphilis und der verschiedensten Dyskrasien (chronische Hautkrankheiten, Lepra, Elephantiasis) ausgesprochen. Als Antisyphiliticum wandte sie zuerst Scott in Bombay (1793) an, dem wir auch die Empfehlung gegen chronische Hepatitis verdanken. Als Grund für die Anwendung gegen erstere findet sich auch das Vorkommen von Speichelfluss bei dem Gebrauch derselben angegeben. Jedenfalls ist eine Erklärung für die Wirksamkeit nicht zu geben. Das Blut soll bei dem Gebrauche heller roth und dünnflüssiger werden. Bei chronischen Leberkrankheiten wurde sie schon von Scott selbst durch Königswasser (siehe daselbst) ersetzt. Gegen Albuminurie (Hansen) hilft Salpetersäure häufig; auch hier lässt die Theorie der Wirkungsweise im Stiche. Eine Vermehrung des Harns könnte sich durch Bildung von Alkalinitrat im Blute erklären, eine Verhütung urämischer Anfälle durch die Einwirkung auf das im Blute vorhandene Ammoniak, aber weshalb die Ausscheidung von Eiweiss dadurch verringert werden sollte, ist nicht wohl abzusehen. Von untergeordneter Bedeutung ist die Empfehlung gegen Cholera, Keuchhusten und Argyrie (Ure).

Zum Aetzen, wozu Salpetersäure bei Teleangiektasien, Warzen, Condylomen und Papillomen, giftigen Bisswunden, phagedänischen Geschwüren, sowie bei Erosionen und Wucherungen am Muttermunde in Anwendung kommt, trägt man dieselbe — und zwar am besten Acidum nitricum fumans — mit Holz- oder Glasstäbchen auf oder benutzt, wo es sich um Destruction zugängiger Geschwülste handelt, nach dem Vorgange von Rivallié die durch Einwirken von Salpetersäure von 1,36 sp. Gew. auf Charpie bei mässiger Wärme in Form einer gallertigen Masse erhaltene **solidificirte Salpetersäure, Acidum nitricum solidefactum.**

Man lässt dieses Aetzmittel 15 Min liegen, verbindet dann mit conc. Alaunlösung und später mit Bleiwasser 24 Std., trägt den Schorf mit der Scheere halb ab nnd wiederholt das Aetzverfahren etwa 8 Mal, bis man den ganzen Schorf abträgt. Die Umgebung muss in allen Fällen geschützt werden; der Schmerz ist mitunter sehr heftig. Völlig ausser Curs ist das bei Krebs als Aetzmittel benutzte Acidum compositum Reitzii (Salpetersäure mit $1/16$ Salzsäure und Aether und $1/18$ Borax). Neuerdings hat Mackintosh die Salpetersäure auf hypertrophische Tonsillen aufgetragen und dann alkalische

Lösungen zum Nachspülen benutzen lassen. — Als ableitendes Mittel, wo die Salpetersäure gegen Epididymitis und Varicocele (Chassaignac), auch gegen Mastitis (Blaschko) empfohlen ist, kann sie in Verdünnung mit 5—10 Thl. Wasser benutzt werden. Verdünnt kommt sie auch in Form von Injectionen (1 : 300—600 bei Nachtripper), Verbandwässern (z. B. bei Hospitalbrand, 1 : 30—60), Einreibungen, z. B. bei Frostbeulen nach Rust mit āā Aq. Cinnamomi simplex oder mit 8—10 Th. Mohnöl als sog. Oleum oxygenatum oder auch in Form des durch Erhitzen von 3 Th. Salpetersäure mit 50 Th. Adeps suillus bereiteten, früher officinellen, durch Bildung von Elaïdin ceratähnlichen Unguentum oxygenatum (Axungia oxygenata), oxygenirte Salbe, die man auch zum Verbande von Schankern benutzte, endlich zu Bädern, die natürlich in hölzernen Wannen zu geben sind (50,0—100,0 auf ein Vollbad, wo sie jedoch meist durch Königswasser ersetzt wird, bei Ikterus und Leberleiden) in Anwendung.

In Dampfform ist Salpetersäure und Untersalpetersäure von Carmichael Smyth als Desinficiens vorgeschlagen; die nach ihm benannten Fumigationes Smythianae s. nitricae werden durch Mischen gleicher Theile von Kalisalpeter und Schwefelsäure erhalten. Dass die dabei entstehenden Dämpfe weniger reizend auf die Athemwerkzeuge wirken sollen als Chlordämpfe, ist nicht richtig, die Anwendung bei Asthma und Bronchitis jedenfalls unzulässig.

Innerlich wird die Salpetersäure sehr verdünnt (1 : 100—200) zu 0,1 — 0,5 gegeben. In Pillen mit Pulv. Alth. oder anderen Pflanzenpulvern wird ein grosser Theil zersetzt.

Die früher officinelle verdünnte Salpetersäure, Acidum nitricum dilutum (mit āā Wasser), nur zum innern Gebrauche, erfordert die doppelte Gabe.

Bei Verordnungen sind wegen zu befürchtender Explosion Glycerin, Spiritus, ätherische Oele und alle leicht oxydirenden Stoffe zu meiden.

Verordnungen:

1) ℞
Acidi nitrici 15,0
Aq. destill. 100,0
S. Zu Umschlägen auf Frostbeulen (Hebra).

2) ℞
Acidi nitrici 10,0
Aetheris nitrici 2,5
M. D. S. Zum Bepinseln (Aetzmittel bei breiten Condylomen nach Siegmund).

Anhang. Das durch Mischen von 3 Th. Salzsäure und 1 Th. Salpetersäure dargestellte Königswasser, Acidum chloro-nitrosum, Aqua regia s. regis, Acidum nitrico-hydrochloratum, Acidum nitrico-muriaticum, welches seinen deutschen Namen wegen seines Lösungsvermögens für Gold, den König der Metalle, führt, enthält wahrscheinlich eine eigenthümliche, als Chloruntersalpetersäure bezeichnete Verbindung und stimmt in seiner therapeutischen Verwendung, vorzugsweise bei Leberaffectionen, mit der Salpetersäure ziemlich überein, während es mit Eiweisskörpern allerdings andere Producte liefert. Beim Erwärmen von flüssigem Hühnereiweiss oder Muskelfleisch mit einem Gemische von Salpetersäure und Salzsäure (2:1) entstehen unter Entweichen von Untersalpetersäuredämpfen ein mit letzteren übergehendes gelbes, dünnes, starkriechendes, explodirendes und giftiges Oel (Chlorazol), welches mit Chlorpikrin homolog ist, ein wasserheller, saurer, an der Luft sich röthender, nach Bittermandelöl riechender und bitter schmeckender Syrup und ein braunrothes, angenehm gewürzartig riechendes, saures Oel. Ueberschüssige Salpetersäure zerstört diese Körper, an deren Stelle reichlich Oxalsäure neben geringer Menge flüchtiger Krystalle tritt (Mühlhäuser). Nach Rutherford wirkt die Aqua regia cholagog.

Das Königswasser wurde schon von Scott bei Ikterus und chronischen Entzündungen der Leber der Salpetersäure substituirt und von Lendrick gegen Ruhr und Syphilis und von Köchlin gegen Scorbut empfohlen. Man giebt es in Ganzbädern oder noch häufiger und jetzt fast ausschliesslich in

Fussbädern von 30—32⁰, wozu man 25,0—50,0 rechnet, häufig indessen auch Salpetersäure und Salzsäure in anderen Verhältnissen (z. B. 3 Th. Salpetersäure auf 1 Th. Salzsäure nach Guthrie) nimmt. Derartige Fussbäder, die $^1/_2$—1 Std. genommen werden und deren man 15—40 giebt, wirken stark reizend auf die Haut und bedingen Röthung mit nachfolgender Abschuppung; bei längerem Gebrauche sollen auch Speichelfluss und Kolikschmerzen danach auftreten. Scott applicirte auch mit Verdünnungen der Aqua regia getränkte Compressen auf die Lebergegend. Für die Anwendung bei Leberleiden sprechen auch deutsche Kliniker (Romberg, Frerichs). Auch bei Vergrösserung der Milz und Gekrösdrüsen, sowie bei Amenorrhoe will man Nutzen davon gesehen haben. Ob diese Fussbäder anders wie sonstige reizende Pediluvien wirken, steht dahin.

Acidum chromicum; Chromsäure.

Die Chromsäure oder das Chromsäureanhydrid bildet scharlachrothe, säulen- oder nadelförmige, oft zugespitzte Krystalle oder eine heller roth gefärbte wollige Masse von saurem metallischem Geschmacke und ohne Geruch. Sie zerfliesst an der Luft zu einer dunkelbraunen Flüssigkeit und löst sich in Wasser und Weingeist mit orangerother Farbe. Beim Erhitzen wird sie zuerst schwarz, schmilzt dann und zerfällt bei 300⁰ in Chromoxyd und Sauerstoff.

Die Wirkung der Chromsäure beruht hauptsächlich auf ihrer Eigenschaft, an oxydirbare Körper und besonders an organische Substanzen Sauerstoff mit grosser Leichtigkeit abzugeben und somit als kräftiges Oxydationsmittel auf die berührten Gewebe einzuwirken. Daneben kommen auch die Eigenschaften, aus den Geweben Wasser anzuziehen und auf Eiweiss coagulirend zu wirken, in zweiter Linie in Betracht.

Es ist bekannt, dass bei Zusammenbringen leicht oxydirbarer Substanzen mit Chromsäure Oxydation unter Flammenentwicklung stattfindet. Giebt man wenige Tropfen Weingeist oder Aether auf zerriebene Chromsäure, so entzünden sich dieselben sofort. Wird Chromsäure mit Charpie zusammengebracht, so bilden sich unter Entwickelung hoher Temperatur (108—132⁰) Propionsäure, Buttersäure, Essigsäure und Aldehyde, daneben dextrinähnliche und später torfähnliche Substanzen; bei überschüssiger Chromsäure kommt es zu völliger Lösung. Die Chromsäure wird zu Chromoxyd reducirt, wenn überschüssige organische Masse vorhanden ist; ist nur wenige organische Substanz vorhanden, so wird nur ein Theil der Säure reducirt und bilden sich Chromoxyd-Chromate (Heller). Die Oxydation organischer Gebilde, welche durch höhere Temperatur beschleunigt wird, ist so gross, dass z. B kleinere Thiere (Mäuse, Vögel u. s. w.) binnen 15—20 Minuten von Chromsäure so vollkommen aufgelöst werden, dass von Knochen und Haaren keine Spur mehr nachweisbar ist (Heller).

Das sehr bedeutende eiweisscoagulirende Vermögen der Chromsäure ist von den meisten Autoren übersehen. Nach John Dougall ist dasselbe 10mal so gross wie bei Carbolsäure, 15mal so gross wie bei Salpetersäure und Kaliumbichromat, 20mal so gross wie bei Sublimat und 150mal so gross wie bei Chloraluminium. Auch Schleim, Speichel, Chondrin und Gelatine werden durch Chromsäurelösung präcipitirt.

Die destruirende Wirkung auf organische Gewebe findet nur bei Anwendung der Chromsäure in Substanz oder concentrirten Lösungen statt, während verdünnte Solutionen (1 : 16 — 20 Wasser) die Gewebe härten und conserviren (Benutzung der Säure zu mikroskopischen Präparaten nach Hannover).

Die zerstörende Action der Chromsäure erstreckt sich auch auf die Oberhaut, welche sie gelb und später hellbraun bis dunkelbraun färbt, und greift bei Application auf dieselbe bald auf die tieferen Schichten der Haut über. Rascher wirkt sie auf der entblössten Haut und auf Schleimhäuten. Der gebildete Aetzschorf geht von Gelb in Braun und schliesslich selbst in Schwarz über, ist trocken, nimmt allmälig an Dicke zu und fällt je nach seiner Ausdehnung und Dicke in 24—48 Stunden oder in 5—6 Tagen (bei Anwendung in Substanz) ab und hinterlässt dann eine mit graulichweissem, festhaftendem Belage bedeckte Ulceration, die in 24—36 Stunden gut granulirt und rasch vernarbt. Die Schorfbildung erstreckt sich nur auf die Applicationsstelle und ist mit äusserst geringer Reaction der umgebenden Partien, die nur in sehr kleinem Umfange geröthet und nicht geschwollen erscheinen, verbunden. Die Aetzung ist von verhältnissmässig geringem, bei Application auf nicht mit Epidermis bedeckte Stellen von fast gar keinem Schmerze (nur von etwas Brennen) begleitet; überall ist der Schmerz geringer als bei Höllenstein, Salpetersäure, arseniger Säure oder gar bei Chlorzink.

Verschluckt wirkt die Chromsäure ebenfalls stark ätzend und bedingt sehr heftige Gastroenteritis. Als Gegengift kann Kalksaccharat benutzt werden, auch Milch und Eiweiss. Alkalien sind nicht zweckmässig, da die Alkalichromate selbst giftig wirken. Frederking empfahl neuerdings Weinsäure, welche sehr rasch reducirend wirkt; in derselben Richtung wirkt metallisches Eisen.

Die Chromsäure ist zunächst als Escharoticum gegen Condylome und andere Excrescenzen an den Geschlechtstheilen mit Erfolg benutzt worden und hat sich später besonderen Ruf gegen Periostitis alveolaris und Gingivitis mit ihren Folgezuständen erworben (Magitot, Rousseau).

Sigmunds günstige Erfolge bei Excrescenzen und Condylomen sind durch Marshall, Lange und verschiedene Andere bestätigt; bei kleineren Auswüchsen ist die Cur in der Regel in 4—8 Tagen vollendet; bei grösseren können einzelne sehr hartnäckig widerstehen, doch ist das Mittel auch hier empfehlenswerth, weil nach jeder Application die Entzündung der geätzten Stelle geringer ist. Die Cur der Gingivitis nach Magitot, wo die Application alle 2 Tage stattfindet, dauert selbst in schweren Fällen nicht über 8 Tage. Nach Magitot beseitigt Chromsäure Epulis mit viel grösserer Sicherheit als Excision. Ein sehr grosser Lobredner des Aetzmittels ist E. Busch (1863), der die Chromsäure als Causticum bei Teleangiektasien, wo einmalige Application genügt, bei hartnäckigen Indurationen des Uterus, Cancroiden und Carcinomen dieses Organs, bei Lupus, Noma und Carcinomen aller Art erprobte. Nach Busch hat Chromsäure in nicht zu diluirter Lösung (bei Flächenblutungen) und bei schlecht aussehenden jauchigen Geschwüren mit unterminirten Rändern günstige Action und selbst die contrahirende nnd verhärtende Wirkung verdünuter Lösungen lässt sich mit Vortheil bei Erschlaffungszuständen verschiedener Körpertheile (atonischen Fussgeschwüren, Schwellung der Vaginalportion, partiellen Oedemen) therapeutisch verwerthen. Hairion empfahl die Anwendung bei Granulationen der Conjunctiva, Ure bei exulcerirenden Hämorrhoidalknoten, Purdon bei Dermatomykosen und chronischem Ekzem bei starker Infiltration, Lewin bei der Aetzung polypöser Excrescenzen auf der Laryngealschleimhaut. Albini benutzte Chromsäurelösung sogar zur Zerstörung eines Glioms der Retina.

Vor einer allzuausgedehnten Anwendung der Chromsäure ist zu warnen, weil dieselbe keineswegs immer vollständig zu ungiftigem Chromoxyd reducirt wird, sondern sich theilweise mit Alkali zu höchst giftiger Verbindung vereinigt. E. Gergens zeigte, dass bei parenchymatöser Injection von Chromsäure die bei interner oder subcutaner Anwendung von Kaliumbichromat und Kaliumchromat hervortretenden Erscheinungen und Läsionen (Erbrechen, starker Durchfall, Entzündung der Darmmucosa, besonders im Dickdarme, parenchymatöse Nephritis mit Hyperämie und Ekchymosirung der Blasenschleimhaut) sich einstellen. Auch beim Menschen wurden wiederholt nach Aetzen mit Chromsäure choleriforme Erscheinungen und Collaps beobachtet (A.Mayer, Bruck, Mosetig).

In neuerer Zeit hat sich namentlich in England die Aufmerksamkeit auf die antiseptische Wirksamkeit der Chromsäure gerichtet, welche sich nicht nur auf die Fähigkeit, leicht Sauerstoff abzugeben und dadurch oxydirend zu wirken, sondern auch auf die eiweisscoagulirende Wirkung und auf eine Action anf die Fäulnisserreger zu stützen scheint. Auch die Wirkung auf die Fäulnissgase ist nicht ausgeschlossen, da sowohl Ammoniak als Schwefelwasserstoff durch Chromsäure decomponirt werden.

Fleisch, welches 24 Stunden in diluirter Lösung von Chromsäure gelegen hat, wird dunkelfarben, holzartig hart und fault weder noch schimmelt es in 3 Monaten ; mit Carbolsäurelösung (1 : 100) behandeltes Fleisch erscheint in 6 Tagen hart, braun, schimmelt jedoch und zersetzt sich. Zu faulendem Blute, Eiter, Urin, Fäcalmassen gesetzt, zerstört Chromsäure sofort den üblen Geruch. In Hinsicht der Tödtung niederer Organismen übertrifft Chromsäure die Carbolsäure bedeutend, indem schon Lösungen von 1 : 3300 Infusorien vernichten.

Diese Wirkung führte zur Anwendung bei vergifteten Wunden, Schankergeschwüren (Robin), Hospitalbrand, Ozaena, Uterinkatarrhen, Gonorrhoe und Diphtheritis (Lewin, Dougall).

Als Aetzmittel wird Chromsäure entweder in Substanz, mit etwas Wasser gemengt in Form einer Paste, oder in sehr concentrirter Lösung angewendet.

Schuh mischte die Säure mit gleichen Theilen, Busch einen Theelöffel voll mit 6 Tr. Wasser. Man trägt den Säurebrei mittelst eines Glasspatels, die concentrirte Lösung mit einem Asbestpinsel oder Glasstabe oder mit einer fein ausgezogenen Glasröhre tropfenweise auf. Zu hämostatischen Zwecken benutzte Busch 1 Th. Säure auf 2 Th. Wasser. Schwächer sind die von Lewin bei Diphtheritis benutzten Lösungen zum Bepinseln diphtheritischer Membranen (2—25 : 100). Die parenchymatöse Injection in krebsige Gebilde, wobei man bis zu 60 Tr. 20% Lösung injicirte, ist wegen der Gefahr der Resorption besser zu meiden.

Bei der Verordnung sind leicht oxydable organische Substanzen, zumal Alkohol und Glycerin, wegen Explosionsgefahr zu meiden!

Kalium bichromicum, Kalium chromicum rubrum s. acidum;
Kaliumbichromat, doppelt chromsaures Kali.

Das technisch zur Darstellung von Farben vielfach benutzte Kaliumbichromat, welches grosse, schön dunkelgelbrothe, vierseitige Säulen und Tafeln von kühlend bitterem Geschmack bildet, die sich in 10 Th. kaltem Wasser lösen und bei Erhitzen zu einer braunrothen Flüssigkeit schmelzen, hat in der Heilkunde viel weniger ausgedehnte Verwendung gefunden. Es coagulirt Eiweiss und ist deshalb von kaustischer Wirkung, welche sich in sehr intensiver Weise bei den Arbeitern in Kaliumbichromatfabriken, mitunter auch bei

Stubenmalern äussert, an deren Händen sich Geschwüre ausbilden, die, in der Regel von Excoriationen ausgehend, mit Schmerz und Röthung, welcher eigenthümliches furunculöses Aussehen der Theile folgt, beginnen und sich durch ihre Tiefe, da sie oft durch die ganze Haut bis in die Muskeln dringen, auszeichnen. In Folge verstäubenden Kaliumbichromats kommen derartige Geschwüre auch an der Glans penis, im Rachen und an der Nase vor, wo nicht selten Flügel und Septum destruirt werden. Diese kaustische Wirkung des Präparates hat auch zuerst zu dessen medicinischer Anwendung geführt, indem es 1827 Cumin in Pulverform oder in concentrirter wässriger Lösung (1:12) zur Zerstörung von Warzen und syphilitischen Excrescenzen applicirte, welches Verfahren nur geringe Schmerzhaftigkeit von kurzer Dauer involvirt. Sehr gute Erfolge will Frédériq bei Schleimhautpolypen der Nase gesehen haben, die oft nach einer einzigen Bepinselung mit concentrirter Solution in 5—6 Tagen beseitigt wurden. Später ist Kaliumbichromat nach Vorgang von Robin (1850) und Vincente in kleinen Dosen von 0,005—0,015 innerlich gegen secundäre Syphilis, Psoriasis und ähnliche Affectionen benutzt, doch sind die damit erzielten Erfolge nach dem Urtheile zuverlässiger Gewährsmänner (Pirogoff und Zablotzki, Heyfelder, Gamberini, Boeck) nicht zufriedenstellend. Dazu kommt, dass das Medicament ein starkes Gift ist, welches Pelikan zwischen Arsenik und Sublimat stellt und das von Patienten höchstens in der Gabe von 0,01—0,015 längere Zeit ertragen wird. 0,03 bedingen bei vielen Leuten sofort Beängstigung und Schmerz in der Herzgrube, Trockenheit im Munde und Erbrechen (Zablotzki). Schon wenige Decigramme können gefährliche Vergiftung bei Menschen bedingen, die sich bei Lebzeiten unter dem Bilde der Gastroenteritis toxica oder der Cholera (mit stark gelber Färbung des Erbrochenen), bisweilen mit Nephritis verbunden, darstellt und post mortem meist das Vorhandensein partieller Ablösung und Zerstörung der Intestinalschleimhaut nachweisen lässt. Bei Hunden und Kaninchen wirken 0,1—0,3 unter den nämlichen Erscheinungen, auch bei subcutaner Application tödtlich, wobei sich eigenthümliche Coagulationsnecrose der Epithelien der gewundenen Harncanälchen und Verfettung derselben findet. Der Uebergang des Chroms in Leber und Urin ist durch Thierversuche von Jaillard festgestellt.

Ungleich schwächer giftig ist das Kaliumchromat oder chromsaure Kali, Kalium chromicum s. Kali chromicum neutrale s. flavum, das hellgelbe rhombische Krystalle bildet und in 2 Th. Wasser löslich ist, indem es zu 0,5—0,8 bei Hunden nur Erbrechen erregt. Es ist deshalb auch von Jacobson als Brechmittel zu 0,1—0,3 (bei Kindern zu 0,03—0,05) empfohlen und soll seine emetische Wirkung rasch und ohne Beeinträchtigung des Darmcanals hevorrufen. Zu 0,015—0,025 wirkt es nauseos, doch tritt bald Toleranz für das Mittel ein, so dass es sich zu interner Darreichung viel besser als das Kaliumbichromat eignet. Immerhin aber ist auch dieses Salz giftig, wie der Tod des Prof. Parochow in Charkow durch einen Esslöffel desselben beweist. Auch Kaliumchromat wirkt in Substanz ätzend und kann bei Warzen, Condylomen u. s. w. benutzt werden; auch hat es in concentrirter Solution bei Hautausschlägen, callösen Geschwüren, verdünnt auch bei scrophulöser Conjunctivitis Verwendung gefunden. Die antiseptische und schimmelwidrige Wirkung der Chromsäure theilt das Salz, weshalb es Jacobson zum Conserviren von Präparaten in sehr verdünnter Solution (1:250) empfahl. Einen besonderen Gebrauch macht man vom Kaliumchromat zum Anfertigen von Moxen durch Tränken von Fliesspapier mit einer Lösung und Trocknenlassen (sog. Josephpapier), indem derartig imprägnirte Cellulose beim Entzünden leicht und gleichmässig unter Erzeugung bedeutender Hitze verbrennt.

Das grüne Chromoxydhydrat, Chromum oxydatum hydratum viride, ist von Hannon zu 0,5—2,0 als geschmackfreies, ungiftiges, in Säuren lösliches Präparat gegen Neurosen des Magens, Dyspepsie und Diarrhoe empfohlen.

Acidum fluoricum s. hydrofluoricum, Flusssäure, Fluorwasserstoffsäure. Die intensiv ätzende, technisch zum Beizen von Glas benutzte wässrige Lösung von Fluorwasserstoff ist als Causticum von Simpson und intern von Hastings gegen Lungenphthise (zu 0,001—0,0025 in Syrupus Papaveris) versucht.

Acidum lacticum; Milchsäure.

Den ätzenden Säuren schliesst sich die wegen ihrer auflösenden Wirkung auf Pseudomembranen besonders bei Diphtheritis benutzte Milchsäure an, welche früher bekanntlich als die die Verdauung der Nahrungsmittel im Magen zu Wege bringende Säure angesehen und deshalb auf Empfehlung Magendies bei Schwäche der Verdauung als Digestivum angewendet wurde. Als schlafmachendes Mittel hat sie neuerdings vorübergehende Bedeutung gewonnen.

Die Milchsäure, Lactylsäure oder Milchzuckersäure, Acidum lacticum s. lactis, bildet sich bei der Milchsäuregährung des Milch- und Traubenzuckers und ist in Folge davon in allen Flüssigkeiten und Substanzen, welche bei Gehalt an Zucker- und Proteïnstoffen sauer geworden sind, z. B. im Sauerkraut, in sauern Gurken, im Spülicht, in der Lohbrühe, vorhanden. Die officinelle Milchsäure bildet eine klare, farb- und geruchlose, syrupdicke, stark saure Flüssigkeit von 1,21—1,22 spec. Gew., welche sich in jedem Verhältniss mit Wasser und Weingeist mischen lässt, dagegen wenig in Aether löslich ist. Bei 130° verliert die Milchsäure Wasser und geht in Milchsäureanhydrid (Lactid), eine gelbliche, amorphe, äusserst bittere, in Wasser unlösliche Masse über, die bei Berührung mit Wasser, namentlich bei höherer Temperatur wieder Milchsäure bildet. Bei starker Hitze verkohlt sie und verbrennt mit leuchtender Flamme. Die durch Gährung von Zuckerlösung, etwas Milch, faulem Käse und geschlemmter Kreide dargestellte Milchsäure, welche dem officinellen Präparate entspricht, wird als gewöhnliche oder Gährungsmilchsäure von der auch Liebig in der Fleischflüssigkeit aufgefundenen isomeren Fleischmilchsäure oder Paramilchsäure unterschieden, welche bei Behandeln mit Kaliumbichromat und Schwefelsäure nicht, wie Gährungsmilchsäure, Ameisensäure und Essigsäure, sondern Malonsäure liefert. Gährungsmilchsäure ist auf verschiedene Weise künstlich darstellbar, besonders durch Einwirkung von salpetriger Säure auf Alanin (Strecker). Die Milchsäure gehört zu der Gruppe der Glykolsäuren, welche durch Oxydation der ihnen entsprechenden zweiatomigen Alkohole (Glykolalkohol), die Milchsäure aus Propylglykol, erhalten und durch Reduction in die entsprechenden Fettsäuren mit gleichem Kohlenstoffatomgehalt, die Milchsäure in Propionsäure übergeführt werden können.

Wie schon Gay Lussac fand, ist sehr wenig Milchsäure im Stande, Hühnereiweiss zu coaguliren. Bekannt ist das analoge Verhalten des Caseïns, dessen Ausscheidung in sauer gewordener Milch ja durch die Bildung der Säure resultirt. Die Fleischmilchsäure, welche die Protoplasmabewegung, die Bewegungsfähigkeit des Muskels und den Muskelstrom schwächt (Ranke), ist durch Fällung des Myosins Ursache der Todtenstarre. Nach Bricheteau und Adrian besitzt die Gährungsmilchsäure ein vorzügliches Lösungsvermögen für Croupmembranen und ist aus diesem Grunde als Aetzmittel und zu Inhalationen empfohlen worden (Weber); doch ist der Werth nicht unbestritten.

In concentrirter Form wirkt Milchsäure kaustisch. Selbst in sehr verdünnter Lösung erregt sie bei subcutaner Injection Beulen und Entzündung (Mendel). Verdünnt und in in nicht rasch tödtlichen toxischen Dosen eingeführt, geht sie bei Thieren in Blut und Harn als solche, theils als Fleischmilchsäure über; gleichzeitig tritt Zucker im Harn auf (G. Goltz). Bei kleinen Dosen scheint Milchsäure wie ihre Salze im Blute zu Carbonat zu verbrennen, welches den Urin alkalisch macht (Lehmann). In das Blut eingespritzt erzeugt sie Herzstillstand (Ranke) wie andere organische Säuren. Grössere Dosen Milchsäure oder Natriumlactat bewirken nicht selten Purgiren und rheumatoide Muskelschmerzen (Külz, Senator).

Die Beziehungen der Milchsäure zu verschiedenen normalen und pathologischen Zuständen sind zwar noch nicht völlig aufgeklärt; doch lässt sich nicht verkennen, dass ihr häufig eine zu grosse Bedeutung beigemessen ist. Es gilt dies einerseits von den Verhältnissen der Verdauung, die man früher als unter dem Einflusse der geringen, im Magen befindlichen Menge Milchsäure stehend betrachtete, aus welcher jetzt veralteten Anschauung ihre Anwendung als Digestivum hervorging, in Hinsicht derer sie jetzt durch die Salzsäure so gut wie verdrängt ist. Andererseits hat man das Wesen der Rachitis und Osteomalacie, sowie dasjenige des Rheumatismus acutus (Richardson, Fuller), in einer übermässigen Production von Milchsäure gesucht. Es lässt sich nun zwar nicht leugnen, dass bei der Entstehung grösserer Mengen Milchsäure aus der zugeführten Nahrung im kindlichen Lebensalter leicht Dyspepsie eintritt, welche sich mit Schmerzen im Magen, Erbrechen saurer Massen und unter Umständen mit Meteorismus und Durchfall verbindet und dass bei Kindern der ersten Lebensperiode, welche diese Erscheinungen zeigen, häufig die als Rachitis bekannte Knochenaffection sich entwickelt, welche bei etwas älteren Kindern leicht durch zu lange Zufuhr von Milch bedingt wird. Es lag daher nahe, zur Erklärung der Entstehung dieser Affection das grosse Lösungsvermögen der Milchsäure für Erdphosphate mit in Betracht zu ziehen. Jedenfalls sind aber zur Erzielung einer Lösung der Kalksalze der Knochen sehr erhebliche, nicht zu Carbonat verbrennende Mengen Milchsäure nöthig, wie solche wohl kaum bei kleinen Kindern zur Resorption gelangen. Wenn auch bei Einspritzung in die Markhöhle deutliches Dickerwerden des Knochens durch Gewebshyperplasie zu Stande kommt, so haben doch die neuesten Fütterungsversuche mit Milchsäure bei jungen Thieren niemals zu ausgeprägter Rachitis oder Osteomalacie geführt und trotz der Einführung grosser Mengen den Uebergang der Milchsäure in den Harn nicht zu Wege gebracht (Heiss). Gegenüber der Ansicht, dass der acute Rheumatismus von übermässiger Milchsäureproduction abhänge, ist die Thatsache zu constatiren, dass das Blut derartiger Kranken keine Milchsäure enthält. Foster benutzte sogar Acidum lacticum gegen Rheumatismus. Gegen Diabetes wurde Milchsäure zuerst von Cantani in der Voraussetzung empfohlen, dass dieselbe ein trotz des veränderten Chemismus bei Zuckerharnruhr angreifbares Umsetzungsproduct des Zuckers darstelle. Pawlinoff schrieb ihr hier eine die Eiweissstoffe schützende Wirkung zu. Obschon verschiedene günstige Beobachtungen vorliegen (Förster, Balfour), fehlt es auch nicht an Misserfolgen (Kratschmer, Ogle). Als schlafmachendes Mittel hat Preyer (1876), von der Thatsache ausgehend, dass die Milchsäureproduction mit der Ermüdung und diese mit dem Schlafe in enger Beziehung stehe, das Mittel zuerst empfohlen. Zahlreiche Versuche bei Tobsucht und verschiedenen Krampfformen (Mendel, Erler, Waszak) zeigen die Unzuverlässigkeit des Mittels.

Das Lösungsvermögen für Kalk hat auch zur therapeutischen Verwendung bei Lithiasis mit Tendenz zur Ablagerung von Phosphaten (sog. phosphorsaurer Diathese) und zur zahnärztlichen Anwendung derselben behufs Entfernung des sog. Weinsteins geführt. Man benutzte dieselbe auch pharmaceutisch zur Herstellung eines löslichen Präparats des Calciumphosphats (Lactophosphate de chaux). Wichtiger ist die Anwendung zur Darstellung von Metallsalzen, welche leicht vom Magen tolerirt (Ferrum lacticum, Zincum lacticum) und deshalb werthvolle Bestandtheile des Arzneischatzes bleiben werden, obschon die Theorie, die zu ihrer Benutzung führte, dass die Oxyde der betreffenden Metalle im Magen sich in Lactat verwandeln, eine irrige ist.

Als Digestivum hat man die Milchsäure zu 0,5—1,0 pro dosi entweder in Pastillenform oder in Lösung, in bitteren Mixturen oder am häufigsten in Limonade (1:125 Th. Wasser mit 25 Th. Syrup), die man während oder kurz nach der Mahlzeit geniessen lässt, verwendet. Als Schlafmittel hat man meist Natriumlactat, Natrium lacticum, zu 10,0—15,0 Abends oder 30,0 bis 60,0 in vertheilten Dosen intern gegeben, welches jedoch durch neutralisirte Solutionen von 10,0—12,0 Milchsäure zweckmässig ersetzt werden kann. Auch Klystiere neutralisirter Solutionen sind anwendbar, während Halbklystiere aus Milchsäure bei blosser Verdünnung nicht gehalten werden. Cantani empfahl bei Diabetes eine Brausemischung von 5,0—10,0 Milchsäure und 5,0 Natriumbicarbonat auf 250,0—300,0 Wasser pro die. Bei Croup und Diphtheritis ist die Inhalation pulverisirter Lösungen (15—20 Tropfen auf 15,0 Wasser, anfangs ½stdl., später 1—2stdl.) gebräuchlich.

Acidum aceticum, Acidum aceticum concentratum s. crystallisabile; **Essigsäure.**

Die officinelle Essigsäure entspricht im Allgemeinen der als Essigsäure oder Acetylsäure (Essigsäuremonohydrat) bezeichneten chemischen Verbindung, enthält indess 4% freies Wasser und zeigt deshalb in Bezug auf physiologische und chemische Eigenschaften Abweichungen, welche indess für Wirkung und therapeutische Anwendung keine Bedeutung haben.

Die reine Essigsäure, welche man durch Destillation trockener essigsaurer Salze mit Schwefelsäurehydrat erhält und meist in dieser Weise aus Natriumacetat darstellt, ist, wie die officinelle Säure, eine klare, farblose, brennend sauer schmeckende und riechende, bei 117,3° siedende Flüssigkeit, welche bei niederer Temperatur zu einer eisartigen, langfaserigen Krystallmasse erstarrt (daher der Name Eisessig, Acetum glaciale), an der Luft Feuchtigkeit anzieht und verdunstet, in ammoniakalischer Luft Nebel bildet und beim Erwärmen einen entzündlichen, mit blauer Flamme brennenden Dampf liefert. Sie mischt sich mit Wasser, Weingeist, Aether, Chloroform und Glycerin, sowie mit Citronenöl u. a. ätherischen Oelen und löst Campher, Harze und fette Oele. Das Acidum aceticum der Phkp. erstarrt erst unter 5° zu der erwähnten Krystallmasse. Das spec. Gew. der officinellen Säure ist 1,064.

Die Essigsäure gehört zur Reihe der sog. fetten Säuren. Sie steht zum Aethylalkohol in demselben Verhältnisse wie die Ameisensäure zum Methylalkohol und die Valeriansäure zum Amylalkohol und kann, wie jene aus den entsprechenden Alkoholen, aus dem Aethylalkohol durch Oxydation dargestellt werden, wobei zuerst Aldehyd (Acetaldehyd), später Essigsäure entsteht. Sie findet sich (theils als Kalium- und Calciumverbindung) im Safte zahlreicher Pflanzen, besonders baumartiger Gewächse, auch im Schweisse. Sie entsteht bei der trockenen Destillation oder beim Schmelzen mit Kalihydrat aus vielen organischen Stoffen, z. B. Holz (vgl. Holzessig), Zucker, Proteïnverbindungen, Weinsäure, Citronensäure u. s. w.

Ausser der Essigsäure sind noch zwei Verdünnungen mit Wasser officinell, nämlich die **verdünnte Essigsäure, Acidum aceticum dilutum,** Acetum concentratum, deren Gehalt an Essigsäure 30% beträgt, und der **Essig, Acetum** s. Acetum crudum, welcher 6% Essigsäure enthält.

Die verdünnte Essigsäure, welche dem Vinaigre radical der Franzosen oder der Acetic acid der Engländer etwa gleichkommt und ein spec. Gew. von 1,041 hat, wurde früher durch Destillation von krystallwasserhaltigem Natriumacetat mit mässig verdünnter Schwefelsäure bereitet. Jetzt geschieht dies meist durch Verdünnung des im Handel vorkommenden, aus Holzessig bereiteten sog. Acidum aceticum purissimum sine empyreumate (auch wohl als Radicalessig, Acetum radicale bezeichnet) von 56—58% Essigsäuregehalt auf 30%. 1000 Th. sättigen 265 Th. wasserfreies Natriumcarbonat. Die Hauptanwendung dieser Essigsäure ist zur Bereitung pharmaceutischer Präparate (Liquor Kalii acetici u. s. w.). Eine Mischung mit 4 Th. dest. Wasser war früher als Acetum purum s. destillatum officinell.

Der Essig des Handels wird gegenwärtig fast durchgängig nach dem Verfahren der Schnellessigfabrication aus verdünntem Branntwein dargestellt, den man tropfenweise durch mit Hobelspähnen gefüllte Fässer sickern lässt, an deren Seiten sich zahlreiche Löcher befinden, durch welche atmosphärische Luft in raschem Wechsel in Folge der mit der Oxydation des Alkohols verbundenen Temperaturerhöhung strömt. Früher gewann man den Essig durch Hinstellen stark verdünnter weingeisthaltiger Flüssigkeiten in offenen Kufen und geheizten Räumen, wobei der sog. Essigpilz oder Essigkahm, Mycoderma aceti, dessen Keime aus der Luft in die Flüssigkeit gerathen, die Oxydation des Alkohols veranlasst, indem er Sauerstoff aus der Luft aufnimmt und wieder abgiebt. Die letzteren Arten des Essigs werden nach der Sorte des gegohrenen Getränkes, das zu ihrer Bereitung diente, als Weinessig, Bieressig, Malzessig, Obstessig, Rübenessig unterschieden. Viele der letzteren sind mit Zuckertinctur braun gefärbt und dadurch pharmaceutisch (z. B. bei Darstellung von Saturationen) unbrauchbar. Am besten benutzt man — abgesehen von dem (gelblichen oder röthlichen) wirklichen Weinessig, der einen ausserordentlich guten Geschmack besitzt, aber bei uns selten ist, — Schnellessig, von welchem es eine schwächere (mit 5% Essigsäure) und eine stärkere, meist 7—9% haltende Sorte, den sog. Essigsprit, giebt, der durch Verdünnung in gewöhnlichen Essig verwandelt wird. Der Essig hat ein eigenthümliches Aroma, welches er beigemengten kleinen Mengen von Aldehyd oder Essigsäure-Aether verdanken soll. In den aus Wein, Bier u. s. w. bereiteten Essigsorten finden sich selbstverständlich Stoffe, welche den Mutterflüssigkeiten beigemengt sind, z. B. Zucker, Gummi, Weinsäure, Citronensäure, Aepfelsäure, Milchsäure, Salze, bisweilen Weingeist, Aldehyd, Essigsäure-Amyläther u. s. w., ebenso die Salze des zur Versetzung des Essigs dienenden Brunnenwassers.

Die Essigsäure unterscheidet sich in ihrer Einwirkung auf Eieralbumin von Schwefelsäure und Salpetersäure dadurch, dass sie auch im Ueberschusse wässrige Lösung weder in der Kälte noch beim Kochen fällt; nichtsdestoweniger bildet sich auch hier ein Albuminat und die saure Lösung wird durch Neutralisiren mit kohlensauren Alkalien fällbar. Wird Albumin mit concentrirter Essigsäure übergossen, so quillt es gallertig auf; die gebildete Gallerte löst sich beim Verdünnen mit Wasser und beim Erwärmen. Die Bildung von Essigsäurealbuminat erfolgt noch in sehr verdünnten Lösungen; namentlich beim Stehenlassen und beim Erwärmen zu 40°. Nach Lieberkühn bildet sich aus bei 40° stark eingeengter Eiweisslösung keine Gallerte, sondern ein in Wasser unlösliches Gerinnsel und ist die aus coagulirtem Eiweiss bei anhaltendem Kochen mit concentrirter Essigsäure entstehende Gallerte nicht völlig in kochendem Wasser löslich, schmilzt auch nicht beim Erhitzen. Etwas anders wie Eieralbumin verhält sich Serumalbumin gegen Essigsäure, indem es in wässriger Lösung durch kleine Mengen bei gewöhnlicher Temperatur nicht gefällt und durch grössere Mengen und bei erhöheter Temperatur in andere Albuminstoffe (Syntonin?) verwandelt wird; in geronnenem Zustande wird es durch Essigsäure weich und durchsichtig und bildet beim Erwärmen eine Gallerte. Caseïn wird durch verdünnte Essigsäure gelöst. Die Gerinnung von Fibrin wird durch Essigsäure verhindert und geronnenes Fibrin durch concentrirte Essigsäure in eine in warmem Wasser leicht lösliche farblose Gallerte verwandelt; desgleichen Syntonin, doch löst sich die Gallerte nicht klar. Mucin wird durch Essigsäure gefällt und beim Kochen mit mässig concentrirter Essigsäure in Traubenzucker und Acidalbumin verwandelt, Oxyhämoglobin in Hämatin und einen Eiweissstoff gespalten. In Wasser erweichter Leim wird durch concentrirte Essigsäure gelöst und verliert dadurch sein Vermögen zur Gallerte zu gestehen. In Chondrinlösungen giebt Essigsäure Niederschlag, der sich im Ueberschusse nicht löst.

Hornstoff quillt in Essigsäure stärker auf als in Wasser und löst sich beim Kochen mit conc. Essigsäure fast völlig auf.

Auf die äussere Haut applicirt erweicht Essigsäure die Horngewebe, durchdringt die Epidermis rasch und wirkt, ohne die Structur der Gewebe zu verändern und ohne einen eigentlichen Aetzschorf zu bilden, entzündungserregend auf die Lederhaut. Nach etwa 15 Minuten erscheint die betreffende Stelle geröthet und schmerzhaft; später wird sie in der Mitte weiss, über die Umgebung prominirend, bleibt in der Regel einige Zeit im Uebrigen roth und gegen Druck empfindlich, bis nach 10—14 Tagen Desquamation erfolgt. In verdünntem Zustande auf die äussere Haut, in gesundem Zustande derselben applicirt, bewirkt Essigsäure ausser dem durch die Verdunstung erzeugten Kältegefühl keine Veränderung; bei Röthung und Entzündung der Haut tritt dadurch Blasserwerden ein.

Auch auf Schleimhäute wirkt sie in ähnlicher Weise, jedoch noch intensiver und tiefer, so dass bei Vergiftungen der Befund im Magen wesentlich dem der Vergiftung mit Mineralsäuren entspricht,

Intoxicationen durch conc. Essigsäure, im Ganzen sehr selten, zeigen neben den Erscheinungen der Gastritis toxica meist auch solche von Affection des Larynx und der Respirationsorgane und können durch Suffocation rasch tödtlich enden. Die dabei in der Umgebung des Mundes anzutreffenden, durch Eintrocknen von Exsudaten entstandenen Krusten sind grauweiss oder braun.

Sowohl von der äusseren Haut als von den Schleimhäuten aus findet Aufnahme der Essigsäure in das Blut statt, in welchem dieselbe sich mit den Alkalien verbindet und wenigstens zum grössten Theile in kohlensaure Alkalien sich umwandelt, als welche sie im Urin und im Schweiss eliminirt wird.

Die Aufnahme der Essigsäure von der Haut aus geht namentlich hervor aus Versuchen von Bobrick (1864), bei welchem ein Fussbad, dem 3 grosse Flaschen Essig zugesetzt waren, nach 15—20 Min. langem Eintauchen der Füsse das Eintreten der durch interne Application von Essig auftretenden Veränderungen der Circulation und der Temperatur bedingte. — Ob bei Vergiftungen mit Essigsäure im Blute sämmtliche Essigsäure zu Kohlensäure verbrannt wird, wie es bei Einführung kleiner Mengen von Essig ohne Zweifel der Fall ist, ist fraglich. Bei Thieren, welche durch innerliche Einverleibung von Essigsäure getödtet wurden, findet sich häufig starke Coagulation und dunklere Färbung des Blutes, welche auf Einwirkung freier Essigsäure auf das Hämoglobin hindeutet. Mitscherlich fand bei Kaninchen, dass der insgemein alkalische Urin derselben nach Essigsäurevergiftung saure Beschaffenheit annimmt, hat jedoch die Art der Säure nicht bestimmt.

Innerlich in Verdünnung genommen bedingt die Essigsäure in kleinen Mengen nichts als die Empfindung rein sauren Geschmackes und das eigenthümliche Gefühl des Stumpfseins der Zähne und stillt den vorhandenen Durst. Indem die Essigsäure das Vermögen besitzt, mit Pepsin eine Verdauungsflüssigkeit von allerdings nicht sehr bedeutender Activität zu bilden, und indem sie als Reiz auf die Magenschleimhaut wirkt und so vielleicht Vermehrung des Magensaftes hervorruft, vielleicht auch indem sie selbst lösend oder lockernd auf manche Bestandtheile der Nahrung wirkt, können geringe Mengen von Essig die Digestion fördern. Bei einzelnen Individuen soll die Schweisssecretion durch Essig gesteigert werden; in der Regel ist jedoch bei kleinen und selbst grossen Dosen Veränderung der Diurese und Diaphorese nicht ersichtlich. In grösseren Mengen in Verdünnung eingeführt, wirkt Essig auf Herz und Temperatur in der Weise, dass die Pulsfrequenz um 6—8 Schläge im Verlaufe von $^3/_4$—1 Std. und die Temperatur um mehrere Decigrade sinkt, während gleichzeitig die Spannung der Radialarterie und die Höhe der Pulscurve abnimmt. Toxische Dosen bedingen bei Thieren selbst Temperaturabfall von 3,5° (Bobrick).

Gelangen grössere Mengen von Essigsäure direct in das Blut, so wird dasselbe lackfarben, indem der Sauerstoff der Blutkörperchen ausgetrieben, das Hämoglobin zersetzt wird und das dabei resultirende Hämatin im Blutserum sich auflöst; durch Gerinnung des neben dem Hämatin im Hämoglobin vorhandenen Eiweisskörpers entsteht feinkörnige Trübung der rothen Blutkörperchen im Centrum oder über ihre ganze Oberfläche; dieselben zeigen einfache oder doppelte Krümmungen und quellen später im Plasma zu kugeligen Bläschen auf. Bei sehr grossen Dosen erfolgt Coagulation des Blutes, bei kleineren bleibt dasselbe flüssig (Heine).

Bei Injection von Essigsäure in das Blut von Thieren ist das constanteste Phänomen Sinken der Temperatur, bei grösseren Dosen tetanischer Krampf; Muskelzittern und allgemeine Schwäche begleiten dieselben. Bei Menschen hat Einspritzung essigsäurehaltiger sog. Villatescher Lösung in Fistelgänge mehrmals den Tod herbeigeführt; als Symptome wurde nach wenigen Minuten Blässe des Gesichts, Frost, Sinken der Temperatur bis 34°, kleiner und sehr beschleunigter Puls, später Somnolenz und Diarrhöe beobachtet (Herrgott, Heine). Auch bei parenchymatöser Injection von Essigsäure in Geschwülste sind schwere Zufälle (heftige Schmerzen, Cyanose, Bewusstlosigkeit) beobachtet (Nussbaum).

Werden Essigsäureverdünnungen längere Zeit in den Magen gebracht, so kann es zu Appetitlosigkeit, Schmerzen, Magenkatarrh, Durchfall und in Folge davon zu Abmagerung und Anämie kommen, welche vielleicht von der durch die resorbirte Essigsäure bedingten Einwirkung auf die Blutkörperchen noch gesteigert wird.

Die unter den genannten Erscheinungen auftretende chronische Essigsäurevergiftung kommt nicht selten bei Frauenzimmern vor, welche durch habituellen Genuss von Essig interessante Blässe ihrer Wangen oder Verminderung ihres Embonpoint herbeizuführen beabsichtigen. Auch das fortgesetzte Einathmen von Essigsäuredämpfen soll zu Blutarmuth und Abmagerung, ausserdem zu Katarrh der Luftwege führen.

Als Aetzmittel dient Essigsäure verhältnissmässig selten, am zweckmässigsten, um Horngewebe zu destruiren, bei Callositäten und Hühneraugen, minder gut zur Cauterisation von Krebs- oder Lymphdrüsentumoren.

Die grosse Schmerzhaftigkeit der Application von Essigsäure auf Geschwürflächen macht Anwendung bei Schanker (Collmann) und Ekzemen unzweckmässig. Broadbent wollte durch Injection in Krebse Auflösung der Krebszellen und Modification der Kerne herbeiführen, doch wird dies Ziel nicht erreicht (Bruce), auch tritt meist bei dem Verfahren Brand und Entzündung ein. Die Gefahren etwaiger Aufnahme von Essigsäure in das Blut bei dieser Anwendungsweise sind oben betont. Hallier empfahl Essigsäure zur Lösung von Diphteritismembranen.

Als Antiparasiticum ist mässig diluirte Essigsäure gegen Scabies benutzt; doch ist man, wenn auch Krätzmilben von Essigsäure in 15 bis 20 Min. getödtet und in Folge der ätzenden Wirkung auch Milbengänge und Krätzbläschen zerstört werden, davon ganz zurückgekommen. Die lösende Wirkung auf Horngebilde hat zur Benutzung bei Favus und Pityriasis geführt.

Grössere Bedeutung hat die Anwendung als Reizmittel, in welcher Richtung namentlich ihre Dämpfe vermöge ihrer Einwirkung auf die sensiblen Nerven der Schleimhaut der Nase in Ohnmachtsanfällen, Scheintod, Krämpfen, und der rohe Essig in Klystierform bei Verstopfung einerseits und bei Bewusstlosigkeit andererseits in Gebrauch stehen. Hierher gehört auch die Anwendung der Essigsäure als Olfactorium bei Schnupfen (St. Martin), das Reiben von Cholerakranken mit warmem Essig und der Zusatz von Essig zu warmen Cataplasmen.

Sehr häufig dient Essig als zusammenziehendes und styptisches Mittel, so bei Nasenbluten, wo Schnupfen von Essig oft vorzügliche Wirkung hat, bei parenchymatösen Blutungen, bei Metrorrhagie (als Injection), bei Pernionen (englisches Volksmittel), bei Fussschweissen u. s. w., sowie als Antisepticum zu Räucherungen in Krankenzimmern.

Dass Waschungen Scharlachkranker mit Essig die Ansteckung Anderer verhüten (Webster), ist mehr Glauben als Thatsache. Ebenso schützt Waschen des Penis nach verdächtigem Coitus vor Ansteckung nicht. Tucker empfahl Essig als Prophylakticum gegen Ruhr und Cholera.

Als Antidot bei Vergiftungen mit kaustischen Alkalien und Kalk ist Essig um so mehr zu empfehlen, als die gebildeten Verbindungen keine schädliche Wirkung haben und Essig überall zu prompter Anwendung im Haushalte sich bereit findet.

Bei Anwendung gegen Insectenstich nützt nur die durch die Temperatur der Essigumschläge und die Verdunstung bedingte Abkühlung.

Seine Hauptindication findet Essig aber als kühlendes Mittel, und zwar sowohl äusserlich zu Waschungen als innerlich.

Bei fieberhaften Zuständen ist der Essig offenbar mehr Volksmittel und diätetisches Hausmittel als ein von Aerzten verordnetes Medicament; doch sind Waschungen bei Typhus (Dromme), Scarlatina (Webster) dringend empfohlen worden. Häufiger hat man ihn wie andere organische Säuren bei congestiven Zuständen des Gehirns, z. B. Manie, Sonnenstich, und früher besonders bei narkotischen Vergiftungen benutzt, wo er aber, indem er die Lösung von Alkaloiden befördern kann, in der ersten Periode der Vergiftung, wo das Gift noch im Magen ist, eher schadet als nützt. Bei juckenden Hautausschlägen hat man Essig innerlich und äusserlich verwendet.

Als Contraindication längeren Gebrauchs ist Anämie oder Chlorose zu betrachten.

Als Causticum dient bei Hühneraugen und Callositäten entweder Fomentiren mit Acidum aceticum dilutum, das mit Anilinroth gefärbt die als Geheimmittel angepriesene Acetine bildet, oder meist wiederholtes Betupfen mit concentrirter Essigsäure nach vorgängigem Erweichen durch Fussbäder. Zur Injection in Geschwülste verdünnt man letztere mit 2—4 Th. Wasser.

Auch zu ableitenden Einreibungen können beide Arten der Essigsäure angewendet werden, doch benutzt man gewöhnlich Mischungen mit Terpenthinöl oder anderen ätherischen Oelen. Duvoisier empfahl geradezu mit Essigsäure getränktes Fliesspapier als Vesicans. Pasten von Essigsäure mit Lycopodium oder Tannin (Pasta aceto-tannica), von Guéniot zur Beseitigung von Tumoren vorgeschlagen, stehen andren Aetzpastas entschieden nach.

Zum Räuchern wird Essig oder Räucheressig benutzt, indem man dieselben entweder in Tassen oder Schalen auf dem Ofen verdampft oder Fussböden, Oefen, heissgemachte Steine damit besprengt. Zusatz von Essigäther macht den Geruch angenehmer.

Auch zu sonstigen äusserlichen Applicationen als Adstringens oder Reizmittel ist Essig anzuwenden. Zu Mund- und Gurgelwässern rechnet man 1 Theil auf 3—12 Th. Wasser oder Salbeithee, zu Klystieren kann man den Essig unverdünnt anwenden, doch giebt man ihn meist zu 30—60 Gm. mit Camillenthee, Oel und anderen Substanzen. Zu kühlenden Umschlägen verdünnt man ihn mit gleichen Theilen Wasser oder setzt die Hälfte Weingeist (sog. Liquor discutiens) hinzu. Zu Bädern rechnet man 2—3 Pfd. auf das Bad. Nur zu Inhalationen wird sowohl Essigsäure als Essig benutzt; erstere jedoch vorzugsweise als Olfactorium, letzterer meist in Verdünnung mit kochendem Wasser oder Fliederthee.

Zum inneren Gebrauche ist nur der Essig in Anwendung zu ziehen. Man giebt denselben am häufigsten als Getränk (sog. Oxycrat), das man am besten mit 50—100 Th. Wasser oder Haferschleim unter Zusatz von Zucker, Honig oder Syrupen bereitet. Officinell war früher unter dem Namen Oxymel oder Sauerhonig eine Mischung von 1 Th. Acidum aceticum dilutum und 40 Th. Mel. depuratum, den man zur Bereitung von Oxykrat (mit 10—20 Th. Wasser oder Haferschleim) oder als süssäuerlichen billigen Zusatz zu Mixturen (15,0—30,0 auf 200,0 Flüssigkeit) und Mund- und Gurgelwässer verwendete.

Alle Essigsäurepräparate können zur Darstellung verschiedener Arzneiformen benutzt werden; so concentrirte und verdünnte Essigsäure zur Bereitung von Riechsalz, Acetum zu derjenigen der Aceta medicinalia (vgl. S. 13), der Saturationen (S. 170), und der Essigmolken (S. 183).

Anhang: Acidum chloroaceticum, Chloressigsäure, Dichloressigsäure. Durch Substitution von Wasserstoffatomen durch Chlor entstehen aus Essigsäure verschiedene Producte, die als Monochloressigsäure, Dichloressigsäure und Trichloressigsäure bezeichnet werden. Alle diese Verbindungen wirken kaustisch. Die Chloressigsäure des Handels bildet ein Gemenge von Mono- und Dichloressigsäure, von welchen erstere am schwächsten, jedoch noch immer bedeutend stärker als Eisessig ätzt. Dichloressigsäure durchdringt schon nach $1\frac{1}{2}$—3 Min. die Oberhaut, färbt dieselbe weissgrau und macht sie abfallen; bei intacter Epidermis ist die Application schmerzlos, auf epidermisfreien Stellen ziemlich schmerzhaft. Das Präparat dient zum Cauterisiren von Warzen, Muttermälern, Hühneraugen, Lupus, spitzen und breiten Condylomen und ist durch gleichmässiges Aetzen in die Tiefe und Hinterlassen von glatten Narben nicht ohne Vorzüge vor Salpetersäure (Urner).

b. Basische Aetzmittel, Caustica alcalina.

Die basischen Aetzmittel, zu denen ausser den hier erörterten noch Quecksilberoxyd und einige andere Metalloxyde zu rechnen sind, geben Verbindungen mit Eiweisskörpern, in denen letztere die Rolle einer Säure spielen. Bei höherer Temperatur und im Ueberschuss bedingen die Säuren, auch noch mannigfache andere Veränderungen der Proteïnverbindungen.

Kali causticum fusum, Kali hydricum fusum, Kalium hydro-oxydatum, Lapis causticus chirurgorum, Potassa caustica, Cauterium potentiale; **Kaliumhydroxyd,** Aetzkali, Aetzstein, Kalihydrat, kaustisches Kali; **Liquor Kali caustici,** Kali hydricum solutum, Lixivium causticum, Lixivium causticum vegetabile; **Kalilauge,** Aetzkalilauge.

Eines der intensivsten Aetzmittel, welches der Arzneischatz

aufzuweisen hat, bildet das zu kaustischen Zwecken in Stangenform gebrachte Kaliumhydroxyd, zu dessen Darstellung die Kalilauge, welche 15% Kaliumhydroxyd enthält, benutzt wird.

Erhitzt man verdünnte wässrige Lösung von Kaliumcarbonat (1:10) zum Sieden und trägt in kleinen Portionen gelöschten Kalk ein, so findet Wechselzersetzung statt, wobei sich Calciumcarbonat als Niederschlag abscheidet, während Kaliumhydroxyd in Lösung bleibt; kocht man dann noch völliger Zersetzung des Kaliumcarbonats noch einige Zeit unter Verhütung des Luftzutritts und hebt nach einigen Stunden die klare Lösung von dem Niederschlage ab: so erhält man die **Kalilauge**, welche, je nachdem das angewandte Kaliumcarbonat reiner oder unreiner war, auch ihrerseits verschiedene Grade der Reinheit darbietet. Der officinelle Liquor Kali caustici ist eine klare, farblose oder nur wenig gelbliche Flüssigkeit von 1,142—1,146 spec. Gew. und ist nur halb so stark wie die früher officinelle Kalilauge. Dampft man die Kalilauge rasch unter Abschluss von Wasserdampf und Kohlensäure der Luft ein, so erhält man das Kaliumhydroxyd als trockne, grobkörnige Salzmasse, welche ehedem in Pulverform unter dem Namen Kali causticum s. hydricum siccum officinell war, welchen Namen es wenig verdient, da es aus der Luft sehr leicht Wasser und Kohlensäure anzieht und dabei zerfliesst. Wird das Erhitzen fortgesetzt, bis der Inhalt des Gefässes ölartig fliesst und weisse Nebel entweichen, und giesst man dann die Masse in geeigneten Röhren zu Stangen aus, so erhält man das Kali causticum fusum, welches weisse, trockene, zerbrechliche, auf dem Bruche krystallinische, an der Luft zerfliessende Stangen darstellt. Wegen der Eigenschaft, Wasser und Kohlensäure aus der Luft anzuziehen, ist die Aufbewahrung desselben in wohlverschlossenen Gefässen geboten, da durch Einwirkung der betreffenden Agentien die Action des Mittels verringert wird.

Bei der Aetzwirkung des Kaliumhydroxyds sind besonders die Affinität zum Wasser, das es rasch aus den berührten Körperstellen an sich zieht, zu den Fetten, welche es verseift, und zu den Proteïnstoffen, welche es in eigenthümlicher Weise verändert, betheiligt.

Geronnenes Eiweiss wird durch Kalilauge aufgelöst. Bei Vermischen von löslichem Eiweiss mit wässrigem Kalihydrat oder bei Auflösen von geronnenem entstehen zunächst Verbindungen, in denen das Albumin die Rolle der Säure spielt, bei längerer Digestion oder beim Kochen mit überschüssigem Alkali bildet sich Schwefelkalium nebst weiteren Zersetzungsproducten, schliesslich kohlensaures Ammoniak, Leucin u. a. Producte. Schmelzendes Kalihydrat giebt nach Bopp mit Hühnereiweiss neben Ammoniak, Wasserstoff, flüchtigen Fettsäuren und sehr übelriechenden Gasen Leucin und Tyrosin. (Nach Mulder entsteht bei Digestion einer Lösung von Eiweiss in Kalilauge sein phosphor- und schwefelfreies Proteïn.) Mit Kali versetztes Hühnereiweiss wird durch viel Kochsalz gefällt. Geronnenes Serumalbumin quillt in Kalilauge zur durchsichtigen Gallerte auf und giebt dann grüngelbe Lösung, welche Säuren unter Entwickelung von Schwefelwasserstoff fällen. Wässriges Serumalbumin giebt ebenfalls mit Kalilauge ein Kalialbuminat und verhält sich sonst dem Mittel gegenüber wie Eieralbumin. Fibrin und Caseïn verhalten sich analog. Mucin giebt auch mit stark verdünntem Kalihydrat eine neutrale, klare, filtrirbare Lösung, welche nicht durch Kohlensäure, aber durch verdünnte Mineralsäuren, Essigsäure und Alkohol gefällt wird (Eichwald). Leim giebt beim Kochen mit Kalilauge viel Glykokoll und wenig Leucin (Mulder), Oxyhämoglobin Hämatin, Eiweissstoffe, Spuren von Ameisensäure, Buttersäure und amorphen stickstoffhaltigen Substanzen (Hoppe-Seyler). Heisses wässriges Kalihydrat löst Keratin unter Entwicklung von Ammoniak; die Lösung giebt mit Säuren einen im Säureüberschuss löslichen Niederschlag (Proteïn und Bioxyproteïn?); beim Schmelzen von Horn mit Kalihydrat entstehen Ammoniak, Wasserstoff, Leucin, Tyrosin und flüchtige Fettsäuren.

Das Kaliumhydroxyd bedingt bei Contact mit der äusseren Haut zuerst ein eigenthümliches Gefühl (z. B. beim Halten zwischen den Fingern, als ob die letzteren fettig seien), bei längerer Application Erweichung der Epidermis, nach 5 Minuten Schmerz und Brennen, welches 4—5 Stunden anhalten kann. Er erzeugt einen weichen Schorf, in welchem die ursprüngliche Structur der Gewebe nicht mehr erhalten ist und welcher wegen der Zerfliesslichkeit des Mittels über die Stelle der Application sich hinauserstreckt, wenn diese Umgebung nicht besonders geschützt wurde, später an der Luft härter wird und zu einer festen Kruste vertrocknet, die allmälig sich ohne besonders stark hervortretende Reactionserscheinungen löst. Die gebildete Narbe hat nichts dem Kalihydrat Eigenthümliches; dass die Aetzstelle eine grössere Tendenz zu jauchiger Eiterung zeigen solle als die durch andere Caustica hervorgebrachte, ist eine alte unbewiesene Angabe.

Die Epidermis wird durch Kali causticum zwar rasch erweicht, aber erst langsam zerstört; wird dieselbe vorher entfernt, so ist die Cauterisation in 20 Minuten beendet, während sonst 5—6 Stunden vergehen, ehe die ganze Wirkung erschöpft ist. Die Flächenausdehnung des Schorfes beträgt etwa das Dreifache der Applicationstelle, die Dicke desselben etwa $1/2$ seiner Ausdehnung. Bei grösseren Mengen kann die Aetzwirkung sich sogar bis auf die Knochen erstrecken. Blutung tritt sehr selten ein und unter gewöhnlichen Verhältnissen ist auch die Narbe meist unbedeutend. Durch Solidification mit Kalk wird die Aetzwirkung beschleunigt.

In Substanz oder concentrirter Lösung, z. B. als Aetzkalilauge verschluckt, bringt das Kalihydrat ähnliche Veränderungen wie concentrirte Mineralsäuren hervor. Die Erscheinungen bei Lebzeiten sind im Wesentlichen die nämlichen wie beim Sulfoxysmus; nur ist das Erbrechen von salzigem und laugenhaftem Geschmack und von stark alkalischer Reaction und Diarrhoe fast in allen Fällen zu beobachten. Bei der Section findet sich die Schleimhaut der Speiseröhre und des Magens **breiartig erweicht**, während die tieferen Schichten mit Ekchymosen durchsetzt sind; die Erweichung findet sich auch im Mund und Rachen, wo sich nie eine braune oder gelbe Farbe, wie bei der Vergiftung mit Schwefelsäure oder Salpetersäure, findet. Die gebildeten Schorfe behalten hier in Folge der fortwährenden Bespülung mit Flüssigkeiten ihre ursprüngliche weiche Beschaffenheit. Entfernte Wirkungserscheinungen, wie sie die Wirkung sämmtlicher Kaliverbindungen auf das Herz erwarten lässt, sind selbst in solchen Fällen, wo eine 30.0 Kalihydrat entsprechende Menge Lauge verschluckt war, nicht mit Evidenz hervorgetreten; doch ist wenigstens in einzelnen Fällen der Tod sehr früh (in 3 Stunden) erfolgt. Bei Thieren lassen sich allerdings entfernte Wirkungen nicht verkennen. Einspritzung von 0,25 Aetzkali in die Venen bedingt bei Hunden schwaches Zittern der Rumpfmuskeln und Tod in 2 Minuten ohne Vorausgehen von Convulsionen (Orfila). Bei älteren Versuchen von Hertwig zeigte sich bei Hunden und Pferden mühsames Athmen, später Adynamie und complete Paralysis, sowie Aufhören des Pulses; Tod erfolgte bei Hunden in $3/4$ Stunden. — Die Behandlung derartiger Aetzkalivergiftungen besteht am besten in der Darreichung verdünnter Säuren (Essig, Citronensaft); auch können Fette und fette Oele benutzt werden, welche jedoch langsamer wirken. Duflos hat die Oelsäure als Antidot empfohlen, welche vor Essig und Citronensäure keine Vorzüge hat.

Das Kaliumhydroxyd kommt als Causticum vor Allem da in Anwendung, wo es sich um eine ausgiebige Zerstörung und Wirkung des Aetzmittels in die Tiefe handelt. Nur wenige Stoffe, wie die

Chromsäure, können, was die totale Vernichtung der Structur der mit ihnen in Contact gesetzten Gewebe anlangt, mit Kali causticum rivalisiren, welches daher insbesondere bei vergifteten Wunden, z. B. den durch Bisse toller Hunde bedingten Verletzungen und bei Geschwüren, wie Carbunkel und Pustula maligna, das passendste Aetzmittel darstellt. Ebenso eignet es sich vorzüglich zur Anlegung von Fontanellen und zur Eröffnung von Abscessen und Bubonen bei messerscheuen Patienten oder an gefährlichen Stellen, ferner zur Destruction grösserer pathologischer Gewebspartien, welche völlig zerstört werden sollen, und wobei es nicht darauf ankommt, einen Theil gesunden Gewebes zu beseitigen, z. B. bei callösen Rändern von Geschwüren, bei verschiedenen Neubildungen, bei Lupus am Rumpfe und den Extremitäten, endlich bei hartnäckigem Ekzem (Hebra).

Bei Teleangiektasien, Muttermälern, Warzen kommt man mit minder intensiven Aetzmitteln aus; bei Lupus im Gesichte ist Kali causticum als Aetzmittel nur mit grösster Vorsicht zu gebrauchen, kann dagegen in Verdünnung mit 2 Th. dest. Wasser durch rasche Zerstörung der Epidermisdecken vorbereitend für die Anwendung von Höllensteinlösung dienen und in Form der Wiener Aetzpaste bei confluirenden Randefflorescenzen des Lupus serpiginosus mit Vortheil benutzt werden (Kaposi). Bei Ekzem, wo Kali causticum das ultimum refugium ist, wird es in Lösung (1 : 2 Wasser) gleichmässig über die ganze erkrankte Stelle mit grösster Gleichförmigkeit gestrichen, worauf man die letztere mit stets feuchtzuhaltenden Compressen bedeckt; die Procedur muss alle 8 Tage wiederholt werden, bis das Leiden völlig beseitigt ist. Minder gebräuchlich ist das Mittel zur Obliteration varicöser Venen (Skey), zum Aetzen des Caput gallinaginis bei Spermatorrhoe, bei Stricturen, wo es eine weichere Narbe machen soll als Höllenstein, bei Trichiasis, Thränenfisteln u. s. w.

Auch die Kalilauge ist eine ätzende Flüssigkeit, welche jedoch vorzugsweise verdünnt oder theilweise mit Fetten verseift als Reizmittel zu Waschungen und Bädern bei diversen Hautaffectionen, insonderheit Prurigo und Scabies, in Anwendung kommt.

Hierher gehören die alten schmerzhaften und angreifenden Methoden der Krätzbehandlung von Helmentag (mit Lösung von 1 Th. Aetzkali in 12 Th. Wasser, wobei die Scabies in 3 Stunden curirt wird), von Wilhelm und von Handschuh (mit seinem aus 1 Th. Kalilauge und 2 Th. Schmalz bereiteten Sapo unguinosus), welche durch Perubalsam und Storax verdrängt sind. Auch bei Wunden durch Bisse toller Hunde ist Kalilauge unverdünnt benutzt; doch braucht man besser den Aetzstift. Miltons Empfehlung zu Waschungen des Penis nach verdächtigem Coitus und zu Injectionen als Abortivmittel des Trippers ist mit Recht vergessen.

In verdünnter Lösung mit Kalkwasser kann man sie bei Diphtheritis und Croup zum Touchiren der Membranen und zu Inhalationen verwenden.

Ueber die entfernte Wirkung des Kaliumhydroxyds, welche dasselbe mit den übrigen Kaliumverbindungen theilt, können wir hier hinweggehen, da eine solche bei Benutzung als Aetzmittel nicht hervortritt und da man des Kali causticum jetzt kaum noch innerlich gebraucht, weil es die Verdauung mehr als Kalisalze beeinträchtigt. Man gab früher das Kali causticum siccum namentlich bei rheumatischen und gichtischen Leiden (Parkes) zu 0,03—0,15 2—3mal täglich in Lösung in aromatischen Wässern oder schleimigen Decocten; häufiger den gleichfalls stark diluirten Liquor Kali caustici in entsprechend höherer Gabe. Früher war zum internen Gebrauche die Kalitinctur, Tinctura kalina s. Tr. Antimonii acris s. Tr. salis Tartari officinell, ein sehr leicht zersetzliches, anfangs farbloses, später dunkles und ameisensaures Kalium enthaltendes Präparat, das man zu 5—10—15 Tropfen in sehr starker Verdünnung und schleimigem Vehikel reichte.

Das Kaliumhydroxyd kommt entweder als Aetzstift oder als solidificirtes Kali causticum in Anwendung. Zur Solidification dient namentlich der gebrannte Kalk, von dessen verschiedenen Mischungen mit Kali causticum die sog. Wiener Aetzpaste die gebräuchlichste ist. In flüssiger Form (mit 2 Th. Wasser) wird Kaliumhydroxyd nur bei Hautaffectionen angewendet.

Der Aetzstift für sich passt theils für oberflächliche Aetzungen, theils für solche, wo gleichzeitig Wirkung in die Tiefe und umfangreiche Oberflächenwirkung bezweckt wird, während das solidificirte Präparat da, wo die Ausdehnung der Aetzung über die Applicationsstelle hinaus vermieden werden soll, indicirt ist. Der Aetzstift kann entweder einfach mit Fliesspapier bis zur Spitze umwickelt oder in ähnlicher Weise mit Wachs oder Siegellack umschlossen applicirt werden; auch wendet man zum Schutze der Umgebung ein gefenstertes Heftpflasterstück an.

Die Wiener Aetzpaste, Pasta caustica s. escharotica Viennensis s. Pulvis causticus Viennensis, auch als Cauterium potentiale mitius bezeichnet, wird durch Mischen von 4 Th. Aetzkalk mit 5 Th. Kali causticum siccum oder gleicher Theile beider erhalten und bildet ein Pulver, welches bei Application auf die Haut Wasser aus den Geweben und aus der Luft anzieht und sich in einen Teig verwandelt. Man kann sie auch durch Zusatz von etwas Weingeist oder Eau-de-Cologne vor der Application in Pastenform bringen und mit einem Spatel aufstreichen. In allen Fällen bleibt es zweckmässig, mittelst gefensterter Heftpflaster oder mittelst Heftpflasterstreifen oder Charpie die Umgebung zu schützen. Die Paste bleibt nach Maassgabe der Umstände 10—30 Min. liegen. Bei Naevus oder Pigmentmälern genügen 5 Min. zur Bildung eines dünnen Schorfes. Zusatz von Opium oder Morphin und Chloroform, der behufs Erzielung schmerzloser Aetzung angerathen wird, erfüllt diesen Zweck nicht. Anwendung der Wiener Aetzpaste bei Geschwüren oder Wulstung des Mutterhalses (mittelst eines Stäbchens bei Schützen der Scheide durch Baumwolle oder Charpietampons) ist nicht ohne Gefahr, sondern kann tiefere Läsionen der Scheide und sogar Verschliessung des Cervicalcanals zur Folge haben. Nicht unzweckmässig ist die von Papillaud empfohlene Entfernung fremder Körper aus der Fusssohle bei ängstlichen Individuen mittelst der Aetzpaste.

Etwas verschieden von der Wiener Aetzpaste ist das Cauterium potentiale mitius älterer Pharmakopöen, indem es wirkliche Teigform besitzt und 3 Th. Kali causticum auf etwa $2\frac{1}{2}$ Th. Aetzkalk enthält. Obschon diese Pasten bei Aufbewahrung an Wirksamkeit verlieren, indem sie Wasser und Kohlensäure anziehen, hat sich der Vorschlag Dujardins, zur Solidificirung des Kalihydrats statt des Kalks geglühte Thonerde oder Magnesia oder Sand oder Bimsstein zu benutzen, doch in praxi nicht einbürgern können. Die Wiener Aetzpaste ist äusserst schwer schmelzbar und lässt sich deshalb schlecht in cylindrische Formen bringen. Dies ist jedoch zu erreichen, wenn man 2 Th. Kali auf 1 Th. Kalk anwendet. Eine solche in Stangenform ausgegossene Mischung, welche sich natürlicherweise auch durch Pulvern und Benetzen mit Spiritus in eine Paste verwandeln lässt, bildet das Filhossche Causticum, welches Amussat und Jobert de Lamballe besonders zur Aetzung innerer Hämorrhoidalknoten benutzten. Auch dieses Mittel, das man zur besseren Handhabung mit Stanniol, Gummi oder Siegellack überzieht, verliert an der Luft einen Theil seiner Wirksamkeit. Mit Wachs überzogen lassen sich die Stangen in Glasröhren gut aufbewahren.

Der Liquor Kali caustici kann zu Waschungen im Verhältnisse von 50,0—100,0 auf das Pfund Wasser, zu Bädern im Verhältniss von 200,0—500,0 auf das Bad benutzt werden. Zu Injectionen nimmt man 1 Th. auf 40—50 Th. Wasser. In allen diesen Fällen ist er billiger durch Kalihydrat, welches natürlich nur $^1/_6$ der Dosis erfordert, zu ersetzen. In England macht man aus Liquor Kali caustici und gleichen Theilen Aetzkalk eine **Pasta escharotica**, welche viel geringere Wirksamkeit als die Wiener Paste hat.

Anhang: Das **Kaliummetall** ist wegen seiner Eigenschaft, bei Zusammentreffen mit Wasser augenblicklich mit Flamme zu verbrennen, zu Moxen empfohlen, was offenbar nur kostspielige Spielerei ist. Theoretisch interessant sind die von B. W. Richardson zum Kauterisiren von Teleangiektasien u. s. w. empfohlenen Verbindungen von Kalium und Natrium mit Aethyl, das **Aethylnatrium** und **Aethylkalium**, welche im Contact mit dem Körpergewebe Natrium- resp. Kaliumhydroxyd und Aethylalkohol entstehen lassen, doch zeigen sie besondere Vorzüge vor andern Caustica nicht.

Liquor Natri caustici s. hydrici, Natron hydricum solutum, Lixivium causticum minerale; **Natronlauge**, Aetznatronlauge.

In ähnlicher Weise wie die Kalilauge wird auch die Natronlauge gewonnen, welche eine klare, farblose oder nur wenig gelbliche Flüssigkeit von 1,159—1,163 spec. Gew. darstellt, die in 100 Th. fast 15 Th. Natriumhydroxyd (Natronhydrat), eine dem Kali causticum in seinen Eigenschaften ähnliche, jedoch an der Luft vermöge des durch den Einfluss der Kohlensäure gebildeten Natriumcarbonats nach dem durch Aufnahme von Wasser bedingten Zerfliessen wieder festwerdende Verbindung enthält. Die Aetznatronlauge ist in ihren Beziehungen zu den Bestandtheilen des Körpers der Kalilauge im Wesentlichen gleich und daher wie diese kaustisch, findet aber vorzugsweise Anwendung als Darstellungsmaterial anderer officineller Präparate (Sapo medicatus). Küchenmeister hat dieselbe mit Kalkwasser zum Bepinseln des Pharynx (1 Th. Natronlauge auf 100—200 Th. Kalkwasser) und zu Inhalationen in verstäubter Form (1 Th. Natronlauge, 12 Th. Kalkwasser und 100 Th. Aqu. dest.) bei Diphtheritis empfohlen. Die früher officinelle Natronlauge hatte doppelte Stärke (30 %).

Calcaria usta, Calcaria s. Calx viva, Calcium oxydatum; **Gebrannter Kalk**, Aetzkalk, ungelöschter Kalk.

Von geringerer Bedeutung als die besprochenen ätzenden Alkalien ist der Aetzkalk, dessen hauptsächlichster Werth — von der Verwendung zur Darstellung der später zu betrachtenden Aqua Calcariae abgesehen — in seiner Benutzung zur Solidificirung des Kali causticum und als Adjuvans und Constituens für Depilatoria besteht.

Der Aetzkalk wird durch Brennen von kohlensaurem Kalk, wie derselbe in der Natur vorkommt, besonders als Kalkstein, in manchen Gegenden am Meere auch aus Muschelschalen, erhalten, wobei die Kohlensäure entweicht und Calciumoxyd mit den im Darstellungsmateriale enthaltenen Verunreinigungen (Kali, Natron, Bittererde, Thonerde, Eisenoxyd, Manganoxyd, Kieselsäure) zurückbleibt. Er bildet mehr oder minder dichte, weissliche oder weisslich aschgraue Stücke von kaustischem Geschmack, welche an der Luft Wasser und Kohlensäure anziehen und mit $^1/_2$ Vol. Wasser besprengt unter starkem Erhitzen und Ausstossen von Wasserdämpfen in ein weisses Pulver von Kalkhydrat (Calciumhydroxyd, gelöschter Kalk) zerfallen und mit 3—4 Th. Wasser einen dicken, weissen Brei, die sog. Kalkmilch, geben.

Die ätzende Wirkung des gebrannten Kalks ist der des Kaliumhydroxyds zwar ähnlich, jedoch nicht so tief dringend, weil Calciumoxyd durch Anziehung von Wasser nicht wie letzteres zerfliesst, sondern in ein hartes Pulver übergeht und auch Eiweiss mit Kalk sich erhärtet. Bei Einwirkung auf die berührten Körpertheile ist auch die Erhitzung des Kalks durch Wasserattraction in Betracht zu ziehen.

Das Verhalten des Aetzkalks gegen die Constituentien des Organismus ist bisher nicht genau erforscht. Bei den nicht selten vorkommenden äusseren Verletzungen (Verbrennungen) durch Kalk ist nicht der Aetzkalk, sondern der in seiner Wirkung viel mildere gelöschte Kalk die Ursache; ebenso bei den wenigen Fällen von Gastritis toxica durch verschluckten Kalk. Bei äusseren Verätzungen ist zur Entfernung des Kalkes nicht Wasser (wegen der dadurch bewirkten Erhitzung), sondern am zweckmässigsten Oel anzuwenden. Innerlich sind bei Kalkvergiftungen verdünnte Säuren (Essig, Citronensaft, Weinsäure) oder Zuckersyrup (zur Bildung von Kalksaccharat) zu benutzen.

Die Anwendung des Aetzkalks für sich lässt sich zur Destruction von Teleangiektasien und oberflächlich gelegenen Neoplasmen wegen Beschränkung der Aetzwirkung nach der Tiefe und nach den Seiten zu wohl rechtfertigen; doch ist es, wie bereits erwähnt, gebräuchlicher, seine Action durch Mischen mit Kalihydrat zu verstärken und ihn als Wiener Aetzpaste zu benutzen. Zum Aetzen von Teleangiektasien applicirte man Aetzkalk mit gleichen Theilen Sapo viridis mittelst eines gefensterten Pflasters. Etwas stärker ist das Klugesche Aetzmittel (Calcaria usta 8 Th., Kali caust. sicc., Sapo med. āā 1 Th.). Besondere Anwendung hat M. Langenbeck vom Aetzkalk gemacht, indem er ihn als Reizmittel bei plastischen Operationen, Wunden, beim Spalten von Fisteln und Abscessen zur Beförderung der Exsudation und der Schliessung der Wunde in Gebrauch zog; doch hat das Verfahren sich keineswegs überall Anerkennung verschafft. Osborne empfahl frisch gebrannten Kalk als Moxa (lime moxa), Hassall Anwendung desselben in Flanellstücken im Stadium algidum der Cholera zur Erwärmung der Kranken.

Bei Verwendung des Aetzkalks als Depilatorium, wovon man therapeutisch namentlich bei Tinea favosa Gebrauch gemacht hat, ist derselbe im Wesentlichen nur als Vehikel anzusehen, welches gleichzeitig eine reizende Wirkung auf die Haut ausübt. Im Orient ist Kalk namentlich in Verbindung mit Schwefelarsen (8:1) als sog. Rhusma gebräuchlich. Auch die Depilatorien von Plenck, Colley und Delcroix enthalten Arsensulfür, jedoch in geringerer Menge. In anderen Enthaarungspulvern ist gebrannter Kali mit Schwefelnatrium, Schwefelwasserstoff-Schwefelcalcium oder Kaliumcarbonat (Cazenave) gemengt. Hierher gehört auch das in Frankreich gegen Favus viel benutzte Poudre des frères Mahon, welches nach Figuier aus Pflanzenasche bereitet werden soll, nach Anderen gelöschten Kalk enthält. Die gegen dasselbe Leiden vorgeschlagenen Mischungen des Aetzkalk mit Fetten (1:25—30) geben natürlich zur Bildung einer Kalkseife Veranlassung, welcher kaustische Wirkung fast abgeht. Man hat solche auch gegen Psoriasis (Bazin) und zum Verbande von Geschwüren (Spenders Salbe, durch Zusatz von Kalkhydrat zu einem heissen Gemisch von Schweineschmalz und Baumöl erhalten) in Anwendung gezogen.

Die von Ostermeier zum Plombiren hohler Vorderzähne empfohlene Mischung von 52 Th. Kalk mit 48 Th. Phosphorsäureanhydrid, so wie das zu gleichem Zwecke von Desirabode empfohlene Kalk- und Alaunsilicat sind durch die rasch erhärtende Chlorzinkplombe aus der Praxis fast vollständig verdrängt.

Schliesslich erwähnen wir noch die Benutzung des in offenen Schalen hinzustellenden Aetzkalks zum Austrocknen feuchter Räume und derjenigen des Kalkhydrats zum Anstreichen von Zimmern, in welchen Patienten mit contagiösen Krankheiten sich befunden haben.

c. Kaustische Metallsalze, Caustica salina.

Die Eiweissstoffe geben mit den Salzen der meisten Schwermetalle mit stärkeren Mineralsäuren und Essigsäure, soweit dieselben in Wasser löslich sind, Präcipitate von Metallalbuminaten. Bei der Einwirkung auf die Körperstelle, mit der die Salze in

Contact treten, scheint auch die frei werdende Säure zum Theil mit dem Eiweiss sich zu verbinden, so weit sie nicht durch basische Stoffe in Beschlag genommen wird. Ob übrigens immer der ganze Betrag der Säure, der in den fraglichen Metallsalzen sich findet, abgegeben wird, lässt sich nicht bestimmt behaupten und kommt es dabei gewiss auf die Menge des angewandten Causticums an. Am stärksten kaustisch wirken die Chloride, theils durch das freiwerdende Chlor, welches rasch zur Oxydation der Gewebe führt, theils durch Bildung von Chlorwasserstoffsäure, die ihrerseits coagulirend und zersetzend wirkt. Hierauf folgen die Nitrate, dann Sulfate und Acetate. Metallsalze mit anderen Säuren sind nicht gebräuchlich.

Die in Frage stehenden Metallsalze haben sämmtlich auch entfernte Wirkung auf das Blut und das Nervensystem und erscheint ihre Verwendung bei Dyskrasien einerseits und bei Nervenaffectionen, namentlich centralen Störungen, gerechtfertigt.

Diese Action hat bei der ausgesprochenen Wirkung derselben auf Eiweissstoffe nichts Auffallendes; ja es wäre im Gegentheil auffallend, wenn die an Albuminaten so reiche Substanz der Nervencentra nicht durch dieselbe afficirt würde. Das Experiment hat von den meisten hierhergehörigen Stoffen erwiesen, dass sie bei subcutaner Application grösserer Mengen in Lösung Störung der Nervenfunctionen bedingen, was bei ihrer Application als Aetzmittel durch die Coagulation des Eiweiss verhindert wird. Ebenso sind Veränderungen der Blutkörperchen durch dieselben, theils bei Contact ausserhalb des Körpers, theils im Thierkörper selbst, bei einzelnen erwiesen. Die medicinische Anwendung beruht daher keineswegs auf blosser Empirie.

Zincum chloratum, Zincum muriaticum; **Chlorzink,** Zinkchlorid, Zinkbutter.

Von den metallischen Aetzmitteln ist das Zinkchlorid besonders geschätzt, weil es wegen der Wirkung in die Tiefe sich vorzüglich und besser als irgend ein anderes kaustisches Metallsalz zur Destruction grösserer Neubildungen eignet, ohne durch Resorption toxische Erscheinungen zu veranlassen, und ausserdem auch in passende Formen zu oberflächlicher Cauterisation gebracht werden kann. Die höchst ausgeprägten antiseptischen Wirkungen des Chlorzinks machen dasselbe besonders werthvoll zur Cauterisation und zum Verbande von septischen Geschwüren (Hospitalbrand, diphtheritischen Geschwüren u. s. w.).

Das Chlorzink, durch Lösen von Zink, Zinkoxyd oder Zinkcarbonat in reiner Salzsäure dargestellt, bildet ein weisses Pulver oder weisse Stängelchen von sehr herbem, ätzendem Geschmacke, welche an der Luft leicht zu einer ölartigen Masse zerfliessen. Ueber 100° schmilzt es und in starker Glühhitze verflüchtigt es sich in Form weisser Dämpfe. Es löst sich leicht in Wasser, Weingeist und Aether. Das Präparat des Handels enthält Hydratwasser in nicht immer constantem Verhältnisse.

Hühnereiweiss wird durch Zinkchlorid, auch in verdünnter Solution, weiss gefällt. Auf Horngebilde wirkt es nicht verändernd, weshalb auch seine Aetzwirkung bei Application auf die mit unverletzter Epidermis versehene Haut viel langsamer als bei entblösster ist.

Ueber Einwirkung des Zinkchlorids auf normale Körpergewebe hat Girouard (1854) sorgfältige Studien angestellt. Nach demselben veranlasst es auf zarter, wohlgereinigter Haut nach 5—6 St. Auftreten runder weissgrauer Punkte, welche ihren Sitz in den Follicularöffnungen zu haben scheinen und nach Verlauf von 24 St. zu einem Schorfe von der Dicke der Haut zusammengeflossen sind. Auf die blossgelegte Cutis applicirt bildet es in 12 St. eine Eschara von 7—8 und in 24 St. von 12—14 Mm. Dicke im Centrum, während dieselbe in der Peripherie halb so dick ist. Bei steter Zuführung neuen Zinkchlorids hört die Aetzwirkung in etwa 72 St. auf, wo der Schorf eine Dicke von 4 Cm. besitzt. Muskelgewebe wird durch Chlorzink rasch durchdrungen und in eine weissgrauliche Masse verwandelt. Das Blut in den Gefässen coagulirt, wird in eine schwarze, compacte, wachsähnliche Masse umgewandelt, nach längerer Zeit wird das Gerinnsel roth und hart. Nervenfasern werden rasch von Chlorzink durchdrungen und leistungsunfähig. Wenig rasch greift dasselbe fibröses Gewebe, elastische Fasern und Knorpelgewebe an, wo es höchstens 6 Mm. dicke Schorfe erzeugt; ebenso wirkt es auf die spongiöse Substanz der Knochen, während bei compacter Knochensubstanz der gebildete Schorf nur 3 Mm. beträgt. Nach Bryk sind bei gesunder Haut 4,0 bei fortdauernder Einwirkung im Verlaufe von 24—48 St. nöthig, um eine Eschara von 2—3 Cm. zu bedingen. Nach Köbner bewirkt Chlorzink augenblicklich ziegelrothe Färbung und kleinschollige, krümlige und schmierige Coagulation des Blutes, mit beträchtlicher Schrumpfung und haufenweisem Aneinanderrücken der Blutkörperchen, feinkörnigen Niederschlägen in ihrem Protoplasma und Diffusion des Blutroths.

In grösseren Mengen und starker Concentration verschluckt, kann Chlorzink zu ausgedehnter Zerstörung, welche auch in die unteren Partien des Darmes sich erstrecken kann, mit den Symptomen der Gastroenteritis führen und raschen Tod durch Collaps oder längeres Leiden im Gefolge haben.

Als Antidot sind Eiweiss und kohlensaure Alkalien, auch Seifenwasser zu benutzen. Bisweilen kommen bei der Vergiftung auch Erscheinungen, die auf eine entfernte Wirkung hindeuten, vor, z. B. Albuminurie (Honsell). Nach Lisfranc soll auch durch externe Application von Zinkchlorid Vergiftung, selbst mit tödtlichem Ausgange, herbeigeführt werden können, die sich durch Kopfschmerz, Durst, Kolik, Diarrhoe characterisire. Schon 0,5 in Substanz kann intern zu intensiven Symptomen Anlass werden.

Zinkchlorid ist das gegenwärtig zur Entfernung von Geschwülsten, welche die Anwendung des Messers ihres Sitzes oder der Messerscheu des Patienten wegen nicht zulassen oder welche nach Entfernung mit dem Messer recidivirten, bei den Chirurgen beliebteste Aetzmittel. Zu seiner Verbreitung trägt besonders die bequeme Anwendungsweise und der Umstand, dass die Wirkung eine beschränkte, sich nicht nach allen Richtungen ausdehnende ist, bei; doch hat das Mittel auch Inconvenienzen, unter denen der äusserst heftige Schmerz, den die Application hervorruft und dessen Intensität kaum von dem durch irgend ein anderes Aetzmittel hervorgebrachten erreicht wird, zu betonen ist.

Der von Zinkchlorid producirte Schorf ist in seinen unteren Partien spongiös, oben trocken. Die Verschorfung erfolgt um so rascher, je weicher und poröser die betreffende Neubildung ist, während bei skirrhösen Verhärtungen, bei Enchondromen u. s. w. eine lange Zeit zur völligen Destruction gehört, indem das Chlorzink erst allmälig die Masse durchdringt. Eine vorherige Entfernung der Epidermis beschleunigt selbstverständlich die Wirkung; im entgegengesetzten Falle trägt der Schorf die unverletzte Oberhaut an seiner Oberfläche. Blutungen werden bei dieser Behandlung nicht immer vermieden. Der Schorf stösst sich spontan in 8—12 Tagen in genau markirten Grenzen ab und die Vernarbung erfolgt in der Regel rasch.

An diese Anwendung bei Neoplasmen schliesst sich der Gebrauch des Mittels zur Obliteration des Thränencanals (Jüngken,

Desmarres), sowie von Fistelgängen und erweiterten Gefässen (bei Varicocele und selbst bei Aneurysmen von Bonnet und Gensoul benutzt), zum Eröffnen von Cysten und Abscessen, wo indessen andere Aetzmittel, z. B. Wiener Aetzpaste, wegen rascherer Wirkung beliebter sind, zur Modification oberflächlicher Caries, z. B. am Calcaneus (Rodet), und zur Behandlung des Lupus (Veiel, Cazenave, J. Heiberg, Köbner) und ähnlicher Hautaffectionen an. Von grosser Bedeutung ist es nach Heiberg bei Hospitalbrand, Soor, Geschwüren und Fissuren im Munde. Auch zur Cauterisation weicher Schanker und zweifelhafter Geschwüre der Genitalien (Köbner, Heiberg), bei atonischen Geschwüren, cariösem Zahnschmerz und Blutungen hat Chlorzink Lobredner gefunden.

Bei Hospitalbrand ist die Combination der ausgezeichneten antiseptischen und kaustischen Action von wesentlichem Werthe, bei Schleimhautgeschwüren der Umstand, dass bei Anwendung von 5% Lösungen nur die Geschwürsfläche, nicht aber das gesunde Epithel der Umgebung geätzt wird (Heiberg). — Köbner empfiehlt Chlorzink (als Stift) vorzugsweise bei tieferen Substanzverlusten, schlecht eiternden Wunden, Geschwüren und Fistelgängen der Haut und des Unterhautbindegewebes, sowie bei tiefen Schleimhautgeschwüren, bei allen Formen syphilitischer Geschwüre, von denen weiche Schanker in 1 bis 1½ Wochen, elevirte in 2½—3 Wochen unter einfachem Wasserverbande heilen, ferner bei Lupus, syphilitischen Haut- und Zellgewebsknoten auf Stirn und Nase, spitzen Condylomen und Warzen. — Gegen Blutungen ist Zinkchlorid nicht sehr zu empfehlen, da es selbst oft zu Blutungen Veranlassung giebt, was sich nach der von Köbner beschriebenen Beschaffenheit des durch Chlorzink bedingten Thrombus leicht erklärt.

Ferner ist Zinkchlorid in diluirter Lösung bei Blennorrhoe der Conjunctiva (Crichett) und bei Tripper und Fluor albus, zumal stark fötidem Ausfluss und Nachtripper (Lloyd, Batchelder), gebraucht, wird aber in der Regel nicht gut ertragen. Zu desinficirenden Zwecken bei Operationswunden nach Krebs und bei Schusswunden (De Morgan) verdient es gewiss ebensoviel Vertrauen wie Carbolsäure. Dass stärkere Lösungen die Fäulniss stark beschränken, lehren besonders die oft genug bewährte Conservation von Leichen durch Einspritzung von Chlorzinklösungen in die Adern, und deren in England allgemein gebräuchliche Benutzung zur Desinfection und Desodorisation.

De Morgan will durch den Verband nach Krebsen nicht allein desinficirend wirken, sondern auch die im gesunden Gewebe vorhandenen Krebszellen tödten. Von den in England zur Desinfection benutzten Zinkchloridlösungen ist die bekannteste Sir William Burnetts desinfecting fluid (Zinkchlorid in 1—2 Th. Wasser), neben welcher noch verschiedene andere von Crew, Goodby u. s. w. Zinkchlorid enthalten. Man besprengt damit Zimmer, Wäsche und selbst Personen und giesst sie in Aborte und Latrinen, um die in Zersetzung begriffenen Stoffe zu coaguliren. Uebelriechende Wunden werden dadurch rasch desodorisirt. Stratton (1880) will namentlich bei Typhus- und Ruhrepidemien entschiedenen Erfolg davon gesehen haben. Bekannt ist die Anwendung zur Conservirung von Nutzholz. Zum Desinficiren der Luft steht Chlorzink freilich dem Chlor nach. Auch gegen den putriden Geruch bei scorbutischem Zahnfleisch und Speichelfluss ist Chlorzinklösung von entschiedenem Nutzen (Druitt, Nunn). Bardeleben benutzt Chlorzinkwatte und Chlorzinkjute zu antiseptischen Occlusionsverbänden.

Die Anwendung des Zinkchlorids zur Erzielung entfernter Wirkungen ist vollständig obsolet. Der ihm von Hancke, Wendt u. A. beigelegte Werth bei Syphilis, sowohl primärer als secundärer, hat sich als Illusion erwiesen. Ebensowenig leistet es innerlich etwas gegen Elephantiasis, Lepra, Lupus u. a. Hautaffectionen. Die Anwendung bei chronischen Nervenaffectionen (Epilepsie, Chorea, Neuralgien) nach Analogie anderer Zinkpräparate hat das Bedenkliche, dass Zinkchlorid als das mit der grössten Affinität zum Eiweiss begabte Zinksalz am leichtesten die Verdauung stört. Auch will man chronische Vergiftungen danach beobachtet haben, welche wohl ganz auf locale Einwirkung zurückzuführen sind, indem als Symptome Appetitlosigkeit, Anschwellen der Tonsillen und Submaxillardrüsen, Kopfschmerz, Durst, Kolikschmerzen und Diarrhoe hervortraten.

Besondere Anwendung findet Zinkchlorid in der Dentistik zur Herstellung einer weissen Plombe zum Ausfüllen von Vorderzähnen, indem es mit Zinkoxyd einen rasch hart werdenden Kitt bildet, der sich bequem in Zahnhöhlen einbringen lässt.

Zum Aetzen von Krebsgeschwülsten und ausgedehnteren Neoplasmen ist die Anwendung des Chlorzinks in Form von Pasten die gebräuchlichste.

Man verwendet zur Herstellung derselben gewöhnlich nach Vorgang von Canquoin Roggenmehl (nach Menière mit Glycerin), dem man aber auch Amylum, Eibischpulver, Gummi Arabicum (Bodet) oder wasserfreien schwefelsauren Kalk (Ure) substituiren, oder die man, um eine härtere und nicht zerfliessende Paste zu erhalten, mit Zinkoxyd versetzen kann. Die Paste wird entweder messerrückendick aufgetragen, am besten nach Entfernung der Epidermis mittelst Salpetersäure oder Ammoniak, oder auf Baumwollenstreifen nach zuvor gemachten Einschnitten aufgelegt (Fell) oder nach Vorgang von Maisonneuve in Form spitzer Kegelchen in die Geschwulst eingeführt (Cautérisation en flèche). Zur Beförderung der Wirkung kann man auch den Schorf incidiren und das Aetzmittel aufs Neue appliciren. Man macht die Zinkchloridpaste gewöhnlich aus gleichen Theilen Zinkchlorid und Roggenmehl; Canquoin wandte noch 2 schwächere (1 : 2 und 1 : 3 Mehl) an. Mayet nimmt 8 Th. Chlorzink, 6 oder 7 Th. Mehl und 1 oder 2 Th. Zinkoxyd. Bisweilen werden auch andere Aetzmittel dabei mit dem Zinkchlorid verbunden, so z. B. Antimonchlorid (zu $1/_2$ Th.) in der Pasta Chloreti zincici et Chloreti stibici. Complicirter ist die vor einigen Decennien als bestes Entfernungsmittel für Krebse gepriesene, aber keinesweges vor Recidiven schützende Paste des Neapolitaner Arztes Landolfi, welche Chlorzink, Chlorantimon, Chlorgold und Chlorbrom āā mit Pulvis Ipecacuanhae (oder Süssholzpulver, oder Mehl) enthält und auf exulcerirte Krebse liniendick aufgetragen wurde, während gleichzeitig eine interne Cur mit Brom und Conium bei ausgesprochener Carcinose stattfand. Das Aetzmittel wirkt schneller und tiefer als Chlorzink und verschorft auch zähe Bedeckungen und derbe Neugebilde (Ulrich). Der Schmerz ist wie bei Chlorzink heftig und hält oft 8—10 Stunden an; der Schorf fällt in der Regel in 8—12 Tagen schmerzlos und ohne Blutung ab.

Sehr zweckmässig zur Cauterisation, wo es sich nicht um sehr tiefes Eindringen handelt, sind die von Köbner angegebenen Chlorzinkstifte, Bacilli c. Zinco chlorato, welche durch Zusammenschmelzen von Zinkchlorid und Kalisalpeter in verschiedenen Verhältnissen erhalten werden (selbst in der Proportion von 5 : 1 halten sie sich) und welche man zur besseren Handhabung mit Stanniol umgiebt. In ihrer Wirkung halten sie die Mitte zwischen Kali causticum und Argentum nitricum, indem sie nicht so extensiv wie ersteres und tiefer als letzteres ätzen; die dadurch bedingten Narben sind glatt und schön. Stäbchen von reinem Zinkchlorid mit Stanniolumhüllung zerfliessen zu rasch, um Anwendung zu verdienen. Zusatz von $1/_{10}$ Morphium hydrochloricum soll mitunter die heftigen Schmerzen vermindern. Die durch Zusammenschmelzen von Zinkchlorid und Chlorkalium (Bruns) oder Guttapercha (Mannoury) erhaltenen Aetzstifte sind durch die Köbner'schen wohl zu ersetzen.

In Substanz (als zerflossene Masse mit einem Pinsel eingetragen) ist Zinkchlorid zur Zerstörung von Zahnnerven (Stanelli) und (auf Charpie) bei hartnäckiger Blutung aus Zahnlücken (Hale) gebraucht. Simpson, Richet, Revillout, Cras u. A. haben zerflossenes oder gelöstes Zinkchlorid auch bei Krebs in die Geschwulst injicirt, wo in der Regel Verschrumpfung ohne Eiterung eintreten soll. Das Verfahren passt besonders für zerklüftete, nicht völlig wegzuschneidende Tumoren. Cras benutzt zerflossenes Zinkchlorid oder concentrirte Lösung in Glycerin zu intradermatischer Einspritzung (5—6 Mm. tief in schräger Richtung) zur Eröffnung von Abscessen oder Cysten. In concentrirter wässriger Lösung (1 : 2) benutzt Heiberg das Zinkchlorid bei Soor, Hospitalbrand und Lupus, bei letzterem in der Weise, dass nach sorgfältigem Auskratzen der Knötchen mit einem Spatel auf die blutende Fläche Wattetampons, die mit einer Lösung von 1 Th. Chlorzink in 2 Th. dest. Wasser getränkt sind, 10—15 Minuten lang gelegt werden.

Diluirtere wässrige Lösungen dienen zu Lotionen (1 : 10 nach Operation von Krebsen), zu Verbandwässern (1 : 100—150 nach De Morgan; bei syphilitischen Geschwüren 1 : 250 mit Zusatz einiger Tropfen Salzsäure), zu Injectionen (1 : 50—100), zu Augentropfwässern (1 : 250). Salbenform (mit 8—10 Th. Fett oder Paraffinsalbe), meist mit Zusatz von $^1/_3$ Th. Salzsäure, früher bei Bubo syphiliticus bis zu erzielter Hautröthung und bei Exanthemen versucht, ist ausser Curs.

Chlorzinkjute wird durch Imprägnation einer gleichen Gewichtsmenge Jute mit Chlorzinklösung (1 : 10 Wasser oder Wasser, Weingeist und Glycerin) und Trocknen bereitet. Bardeleben legt dieselbe aber nicht unmittelbar auf die Wunden, sondern bedeckt diese erst mit Protectiv und Carbolcompresse.

Innerlich kann Zinkchlorid zu 0,03—0,15 pro dosi und 0,1—0,3 pro die, natürlich in starker Dilution, gegeben werden, besser in Mixtur (nach Hancke 0,2 in 120,0 Aq. dest. mit oder ohne Zusatz von 0,1 Acidum hydrochl.) als in Tropfenform (nach Hufeland 0,05 in 8,0 Aether, mehrmals täglich 4—6 Tropfen).

Verordnungen:

1) ℞
Zinci chlorati
Farinae Secalis āā 10,0
M. f. c. Aq. dest. q. s. pasta.
D. S. Messerrückendick aufzustreichen.
(Pâte de Canquoin No. 1.)

2) ℞
Zinci chlorati 5,0
Farinae Secalis 10,0
Glycerini 2,0
M. f. pasta. D. S. Aeusserlich (Pâte de Canquoin No. 2. modificirt von Menière.)

Anhang: Chloretum Bromii, Bromum chloratum, Chlorbrom. Diese durch Einleiten von Chlorgas in Brom erhaltene, höchst flüchtige, rothbraune Flüssigkeit, ist, obschon allein zur Destruction grosser Tumoren ungeeignet (Ulrich), als Bestandtheil der Landolfischen Aetzpaste, durch zerstörende Einwirkung auf die Epidermis und daraus resultirende Beschleunigung der Action des Chlorzinks und Chlorantimons nicht ohne Bedeutung. Landolfi gebrauchte es auch zu Umschlägen bei Krebsgeschwüren (10—20 Tr. auf 1 Pfd. Wasser) und innerlich (in Pillenform zu 0,005 1 mal täglich) bei Krebskachexie, wo es bei vorurtheilsfreier Prüfung ganz unwirksam gefunden wurde (Ulrich). Lösung in Acidum nitricum (1 : 120) empfahl Valentini als Aetzmittel bei Fistelgängen, Rachengeschwüren, Hauttuberkeln; auch sind die Dämpfe, welche die Luftwege ausserordentlich stark irritiren, bei Drüsenanschwellungen und schlecht eiternden Geschwüren angewendet. Brenning erklärte Chlorbrom für umstimmend und diuretisch und empfahl es bei Magenverhärtung, Uterusleiden und Hydrops.

Aurum chloratum s. perchloratum s. terchloratum, Chlorgold, Goldchlorid, Aetzgold, Caustique doré. — Sowohl die durch Lösen von Gold in Königswasser und vollständiges Eindampfen im Wasserbade resultirende rubinrothe Krystallmasse von wasserfreiem Goldchlorid als die bei weniger vollständigem Eindampfen entstehenden gelben vierseitigen Säulen einer Verbindung von Goldchlorid mit Salzsäure erzeugen sehr trockne und spröde, anfangs hochgelbe, violette, schliesslich schwarze Schorfe mit unbedeutender Reizung der nächsten Umgebung. Das Goldchlorid steht somit in seiner Wirkung dem Höllenstein am nächsten und ist in der Landolfischen Paste offenbar der schwächste Bestandtheil. Haare werden durch Chlorgold purpurroth gefärbt. Legrand und Récamier benutzten Chlorgold als Aetzmittel bei Geschwüren, Lupus und Krebs, namentlich Carcinoma uteri, meist mit anderen Aetzmitteln vereinigt, z. B. mit 100 Th. Acidum chloronitrosum (Caustique de Récamier). Chrestien gab Goldchlorid innerlich gegen Syphilis, wo es wegen seiner kaustischen Wirkung nur in sehr kleinen Dosen (0,001—0,01 3 mal täglich) gereicht werden darf.

Liquor Stibii chlorati, Butyrum Antimonii s. Stibii, Spiessglanzbutter, Antimonbutter. — Dieses früher officinelle Präparat ist eine Lösung von Antimonchlorid (Dreifach Chlorantimon) in Salzsäure und bildet ein klares, gelbliches, ölartiges Liquidum von 1,24—1,26 sp. Gew., das sich bei mässiger Hitze ganz verflüchtigt und beim Vermischen mit 4—5 Th. Wasser reichlichen weissen Niederschlag giebt, indem es sich zum grossen Theile in Antimonoxychlorür oder Algarothpulver und Salzsäure zerlegt. Der Name Spiessglanzbutter passt wenig auf das ölartige Präparat und kommt richtiger dem Antimonchlorür zu, das eine butterartige, krystallinische, weisse Masse bildet, die bei 100° zu einem ölartigen Liquidum schmilzt und auch an der Luft unter Ausstossung weisser Dämpfe durch Anziehen von Feuchtigkeit flüssig wird. Die ätzende Wirkung des Liquor ist zum grossen Theile auf die Salzsäure zu beziehen, welche theils als Solvens des Antimonchlorürs sich frei findet, theils beim Zusammentreffen mit dem Wasser der Gewebe entsteht. Dieses ist namentlich auch der Fall bei Einführung in den Magen, indem die Vergiftungen mit Antimonbutter durchaus dem Bilde der Intoxication mit Mineralsäuren entsprechen. Das vermöge seines leichten Ueberganges in Antimonoxyd emetisch wirkende Algarothpulver ist dabei indifferent. Man hat bei derartigen Intoxicationen dessen Ausscheidung durch Darreichung vieler Flüssigkeit zu befördern und die Salzsäure mit Magnesia zu neutralisiren. Das wasserfreie Antimonchlorür ätzt tiefer als Liquor Stibii chlorati. Als Causticum ist Antimonchlorür ziemlich obsolet und wird höchstens noch bei vergifteten Bisswunden und Pustula maligna gebraucht, wo man tiefe und nach allen Seiten sich verbreitende Aetzwirkung wünscht. Es hinterlässt nicht selten schlecht heilende Geschwüre. Kali causticum und Zinkchlorid können es auch hier ersetzen. Man trägt den Liquor am besten unverdünnt mit einem Pinsel auf oder verwendet ihn als Paste (vgl. Chlorzink). Auch hat man ihn als Salbe zu 4—20 Tropfen auf 5,0 Fett in Anwendung gezogen.

Argentum nitricum, Argentum nitricum fusum, Lapis infernalis, Causticum lunare; **Silbernitrat**, Silbersalpeter, salpetersaures Silberoxyd, Höllenstein.

Das Präparat stellt das bei den Chirurgen beliebteste und am häufigsten verwendete Aetzmittel dar, das aber auch als internes Medicament nicht geringe Bedeutung besitzt.

Neben dem jetzt allein officinellen Silbersalpeter, welcher weisse, glänzende oder grauweisse Stäbchen mit krystallinisch stachligem Bruche bildet, die in 0,6 Th. Wasser, in 10 Th. Weingeist und in Ammoniak klar und farblos löslich sind, war früher auch noch Argentum nitricum crystallisatum, krystallisirtes Silbernitrat, officinell. Man glaubte dasselbe früher für die innerliche Anwendung vor dem Lap's infernalis bevorzugen zu müssen, indessen ist in chemischer Beziehung durchaus kein Unterschied zwischen beiden vorhanden und ist die Reinheit beider Präparate durchaus die nämliche, da auch der Höllenstein völlig frei von anderen Metallen (Blei, Zink, Kupfer, Wismuth, Kalium) und von Chlorsilber sein muss. Das krystallisirte Silbernitrat bildet farblose, vier- oder sechsseitige rhombische Tafeln, welche kein chemisch gebundenes Wasser enthalten. Es ist luftbeständig, besitzt einen scharf metallischen Geschmack und schmilzt bei Rothglühhitze zu einer hellgrünen Flüssigkeit, die beim Erkalten krystallinisch wieder erstarrt, während es bei stärkerem Erhitzen Sauerstoff und schliesslich auch Stickstoff abgiebt. Das unzersetzt geschmolzene und in federkieldicke runde Cylinder gebrachte Silbernitrat bildet das officinelle Argentum nitricum. Sowohl dieses als das krystallisirte Silbernitrat halten sich am Lichte unverändert, wenn sie nicht mit organischen Substanzen in Berührung kommen, schwärzen sich aber bei Contact mit organischen Substanzen durch Reduction, besonders rasch durch gleichzeitige Einwirkung von Licht, weshalb beide in verschlossenen geschwärzten Gläsern aufbewahrt werden müssen. Von manchen Aerzten wird der graue Höllenstein dem weissen als härter und besser zum Aetzen in Substanz geeignet vorgezogen. Silbernitrat findet in der Chemie (als Reagens auf Salzsäure und Chlormetalle) und in der Technik ausgedehnte Anwendung, besonders massenhaft in der Photographie und zur Bereitung unauslöschlicher Zeichentinte für Wäsche.

Der Silbersalpeter besitzt verhältnissmässig starke Affinität zum Eiweiss und zu Stoffen, welche demselben verwandt sind, z. B. Schleim, Leim, Caseïn, Pepsin, Hornsubstanz.

Mit Eiweiss giebt Silbersalpeter in nicht zu verdünnter Lösung einen weissen Niederschlag, der sich in Ammoniak löst und sich in feuchtem Zustande an der Luft, auch im Dunkeln, schwärzt. Auch der mit Caseïn durch Silbernitrat bewirkte Niederschlag schwärzt sich. Der Silbergehalt der entstehenden Silberalbuminate kann ein sehr verschiedener sein; so fand Mulder in einem solchen Niederschlage 16, in einem anderen nur 8,9% Silberoxyd, Krahmer, dem wir eine vorzügliche Monographie über das Silber als Arzneimittel (1845) verdanken, 8,22% und in einem anderen Versuche 11,11%. Die Affinität zum Eiweiss ist grösser als zum Chlor, indem bei Contact mit Albuminaten Chlorsilber nur dann entsteht, wenn erstere in einer zur Bindung des Silbers nicht genügenden Quantität vorhanden sind (Delioux).

Aus der Affinität des Silbersalpeters zu Eiweissstoffen erklärt sich der grösste Theil der Contactwirkungen derselben. Die dem Silbersalpeter und wahrscheinlich auch anderen Silbersalzen zukommende antiputride Wirkung darf allerdings nur theilweise darauf bezogen werden, da fäulnissfähiges Material auch durch Zusatz von Höllenstein in Verdünnungen, welche keine Coagulation von Eiweiss bedingen, vor Fäulniss geschützt wird. Dagegen ist die kaustische örtliche Wirkung, welche nur dem Silbernitrat, nicht aber den übrigen in der Medicin gebrauchten Silbersalzen zukommt, das Resultat der genannten Affinität. Diese ätzende Wirkung tritt nur ein, wenn er in concentrirter Solution einwirkt, während bei verdünnten Lösungen analoge adstringirende Wirkung resultirt wie beim Tannin und verwandten Substanzen. Die kaustische Wirkung zeichnet sich besonders durch ihre geringe Tiefe und die Farbenveränderung des Aetzschorfes, der allmälig schwarz wird, aus.

Wird ein mit Wasser befeuchteter Höllensteinstift oder eine wässrige Silbersalpeterlösung auf die äussere Haut gebracht, so schwärzt sich die Stelle in Folge von Reduction des Salzes zu fein vertheiltem Silbermetall nach einiger Zeit und die mortificirte Epidermis stösst sich nach einigen Tagen ohne Schmerzempfindung ab. Befindet sich die Applicationsstelle in entzündetem Zustande, so tritt neben Schwarzfärbung der Oberfläche auch deutliche Abnahme der Schwellung und Empfindlichkeit in loco hervor. Andauernde stärkere Einwirkung afficirt auch die tieferen Partien der Haut und führt unter dem Gefühle von Brennen, das allmälig in lebhaften Schmerz übergeht, zur Bildung eines Schorfes oder unter Umständen einer Blase. Das dabei gebildete Silberalbuminat wird sehr rasch fest und dunkler. Der Schorf contrahirt sich schon während seiner Bildung und stösst sich nach einiger Zeit ab, um eine meist glatte und ebene Narbe zu hinterlassen, die sich ohne starke Eiterung oder Ausschwitzung bildet. Die durch Höllenstein bei nicht ganz so intensiver Einwirkung zu Stande kommende Blasenbildung unterscheidet sich nicht wesentlich von der Vesication durch Epispastica, doch ist die emporgehobene Oberhaut brüchig und leicht zerreisslich, weshalb sie unter der Einwirkung des darunter befindlichen Serum sich äusserst leicht abstösst und zu schmerzhafter Blosslegung des Corium führt.

Bei Application von Silbersalpeter auf eine trockne Schleimhaut treten dieselben Veränderungen wie an der Epidermis hervor; auf feuchter Schleimhaut wird die Berührungsstelle weiss und später dunkelviolett, vielleicht in Folge der Bildung von Chlorsilber, dessen weisse Farbe in Violett übergeht und das durch Einwirkung der auf allen Schleimhäuten vorhandenen Chloride auf Silbernitrat leicht entstehen kann. Sowohl auf Schleimhäuten als auf Geschwürsflächen und excoriirten Hautstellen verbindet sich der Silbersalpeter zunächst mit dem Secrete und dessen Proteïnstoffen und nur bei Anwendung im Ueberschuss wird auch das Gewebe selbst afficirt, wobei ein weisser Aetzschorf resultirt, welcher der Hauptsache nach aus Silberalbuminat, zum Theil auch aus Chlorsilber besteht und der nach der angewendeten Quantität des Causticums von verschiedener Dicke ist. Der Aetzschorf, dessen Bildung hier unter Brennen und lebhaftem Schmerzgefühl erfolgt, contrahirt sich wie der beim Aetzen der Epidermis gebildete und stösst sich nach einiger Zeit spontan ab, wo dann in der Regel ein reiner, rother und zur Vernarbung geneigter Geschwürsgrund zurückbleibt.

Bringt man verdünnte Höllensteinlösung auf eine stark vascularisirte (entzündete) Schleimhaut, so nehmen Röthung und Schwellung in kurzer Zeit ab, indem gleichzeitig auch die subjectiven Erscheinungen sich mindern. Bei längerer Application solcher diluirter Lösungen kann schiefergraue Verfärbung der Schleimhaut durch Infiltration und Reduction erfolgen, wie diese namentlich nach Benutzung von Höllensteincollyrien an der Conjunctiva beobachtet ist.

Interne Einführung von Silbernitrat bedingt vorzugsweise locale kaustische oder adstringirende Effecte und deren Symptome. Entfernte Wirkungen auf Blut und Nervensystem lassen sich aus Versuchen von Thieren und aus gewissen therapeutischen Erfolgen mit Sicherheit folgern.

Nach Einbringung kleiner Mengen Silbersalpeter (0,01—0,02) in die Mundhöhle resultirt sofort sehr bitterer, metallischer und unangenehmer Geschmack, Gefühl von Wärme auf der Zunge, das sich bis in den Pharynx fortsetzt, Kratzen im Halse, Neigung zu Räuspern und Husten, manchmal auch kurz andauernde Uebelkeit und Aufstossen. Wird das Präparat in starker Verdünnung gegeben, so sind die Erscheinungen viel geringer oder können selbst vollständig fehlen. In etwas grösseren Dosen (0,03—0,2) bewirkt der Höllenstein — nicht allein, wie früher angenommen wurde, der mit Kupfer verunreinigte — bei Application in diluirter Lösung leicht Uebelkeit und Erbrechen, bei Application in Pillenform Druck im Magen ohne weitere schädliche Folgen. In sehr grossen Mengen erzeugt Silbernitrat Entzündung und Verätzung des Magens, als deren Symptome Brechdurchfall und starker Unterleibsschmerz auftreten und welche von der durch andere Gifte bedingten Gastritis toxica sich durch die anfangs weisse und allmälig schwarz werdende Färbung des Erbrochenen unterscheidet. Häufig hat man Höllensteinvergiftung in Folge Verschluckens von abgebrochenen oder aus dem Aetzmittelträger sich lösenden Höllensteinstiften beim Touchiren mit Lapis im Munde oder Rachen beobachtet. Bei der leichten Coagulation der durch Höllenstein resultirenden Eiweissverbindung findet sich selten Perforation des Magens, meist nur oberflächlich corrodirte Stellen von weisser Farbe. Die zur Herbeiführung des Todes erforderliche Menge ist nicht genau festgestellt, muss aber ziemlich hoch sein, da 0,8—1,0 im Tage (Cloquet, Powell), ja selbst 1.0 auf einmal (Trousseau) ohne Schaden genommen werden können. Thiere ertragen sehr grosse Gaben ohne schädliche

Wirkung; Kaninchen sterben erst an 4,0 auf einmal gereicht an Gastritis (Krahmer).

Entfernte Erscheinungen als Folge der Resorption des Argentum nitricum oder einer daraus im Magen entstehenden anderen Silberverbindung kommen bei kleineren, mittleren und grossen medicinalen Dosen des Silbersalpeters beim Menschen selten zur Beobachtung und beschränken sich dann auf Kopfschmerzen und Schlaflosigkeit (Krahmer). Die bei Höllensteinvergiftung manchmal schon frühzeitig, besonders bei Kindern auftretenden Convulsionen sind nicht mit völliger Sicherheit auf eine directe Nervenwirkung zu beziehen, sondern lassen sich theilweise wenigstens als sympathische, mit der Schmerzhaftigkeit in Connex stehende betrachten. Nichtsdestoweniger kann der Einfluss löslicher Silberverbindungen auf Blut und auf Nervensystem nicht bezweifelt werden. Nach Bogoslowsky (1869) wirken derartige Silbersalze (Natriumsilberhyposulfit, Silberpeptonat, Silberalbuminat) besonders auf die rothen Blutkörperchen. Wird 0,1 Silberpeptonat, welches bei directer Zumischung zu arteriellem Blute die Gerinnungsfähigkeit des letzteren aufhebt, direct in die Venen gebracht, so erscheinen die rothen Blutkörperchen blasser und zarter contourirt und nach einiger Zeit wird das anfangs durchsichtige Plasma durch feinkörnige Massen geronnenen Fibrins getrübt, auch tritt im Spectrum nach einigen Stunden der Streifen des Hämatins auf. Dieselben Veränderungen bedingt Natriumsilberhyposulfit noch viel rascher und charakteristischer. Bei directer Zumischung von Silbersalzlösung zu Blut ändern sich Form und Inhalt der rothen Blutkörperchen. Nach mehrwöchentlicher Verfütterung von Silberpeptonat und Silberdoppelsalz findet sich erhebliche Abnahme des Hämoglobingehalts im Blute von Kaninchen und Hunden; Silber ist in den Blutkörperchen nicht nachweisbar. In den Leichen der durch Einverleibung kleiner Silberdosen zu Grunde gegangenen Thiere findet sich ausser flüssigem dunklen Blute fettige Degeneration in Leber und Nieren, körnige Entartung des Herzens und anderer Muskeln, Katarrh der Luftröhre und des Darmcanals (auch bei subcutaner Einführung), Atrophie des Fettgewebes und allgemeine venöse Stauung mit ihren Folgen (Transsudate in Pleuren und Herzbeutel); die Erkrankung des Herzens und der Respirationsorgane giebt sich auch bei Lebzeiten durch Unregelmässigkeit der Herzaction und der Athmung kund (Bogoslowsky, Roszahegzi). Diese Versuche beweisen eine Alteration des Stoffwechsels bei langsamer Silberzufuhr, lassen aber die ältere Anschauung von Krahmer, dass die Anwesenheit des Silbers im Blute die Sauerstoffaufnahme im Blute vermindere, als zweifelhaft erscheinen, dagegen bestätigen sie die von Krahmer an sich selbst beobachtete Verminderung des Urins, in welchem neben dem Wassergehalt auch Harnstoff und Harnsäure vermindert waren, während die nichtstickstoffhaltigen Harnbestandtheile und namentlich die feuerbeständigen Salze unverändert oder gar vermehrt waren. Inwieweit die Stoffwechselveränderungen aus der Einwirkung des Silbers auf das Blut oder aus der Erkrankung des Magens und Darmes hervorgehen, lässt sich natürlich mit Bestimmtheit nicht auseinander halten. Dass aber in der That dem Silbersalpeter und anderen Silbersalzen Wirkung auf das Nervensystem zukommt, davon liefern von Rouget (1873) und Curci (1875) angestellte Versuche an Thieren der verschiedensten Classen mit subcutan applicirten Silbersalzlösungen den entschiedensten Beweis. Ausser Erbrechen und flüssiger Defäcation kommt es bei allen Versuchsthieren zu Störungen der Motilität und Respiration, von denen erstere theils in Rigidität der Muskeln, theils in Paralyse, theils in klonischen und tonischen Krämpfen bestehen; die Reizbarkeit der peripherischen Nerven bleibt erhalten; Sensibilität und Reflexaction überdauern fast überall die Respiration.

Bei Behandlung der acuten Höllensteinvergiftung kommen als chemische Gegengifte Eiweiss, Milch oder andere eiweisshaltige Flüssigkeiten besonders in Betracht, welche den früher gebräuchlichen Kochsalzlösungen und dem von Mialhe und Delioux empfohlenem hydratischen Schwefeleisen wegen ihrer stärkeren Affinität vorzuziehen sind.

Längere Zeit fortgesetzte Darreichung medicinaler Gaben von Höllenstein und anderen Silbersalzen kann eine eigenthümliche, mit dem Namen **Argyria** oder **Argyrismus chronicus** bezeichnete Affection bedingen, welche mit der Reduction der nur langsam eliminirten Silbersalze im Körper in engem Zusammenhange steht. Das besonders bei Epileptischen nach monatelanger Höllensteinbehandlung beobachtete Leiden charakterisirt sich als schiefergraue oder dunkelblaue, seltener grünlichbraune oder olivenfarbene Verfärbung der Haut, welche ihren Sitz in der Cutis hat und nach Entfernung der Oberhaut durch Vesicatore nicht verschwindet. Diese Decoloration, welche an der Haut durch Confluiren einzelner Flecken entstehen soll, betrifft in den meisten Fällen nicht allein die Haut, sondern auch Panniculus adiposus, Mesenterialdrüsen, die Aorta (Riemer), Horn- und Bindehaut, Lippen, Zahnfleisch, Gaumen, Darm, Leber, Milz und Nieren, nie die epithelialen Gebilde und entwickelt sich in der Regel ohne andere Störungen, zuweilen nach vorausgehenden Reizungszuständen des Magens und Darmcanals, und scheint weder durch äussere noch durch innere Medicamente beeinflusst zu werden. Sie ist unstreitig bedingt durch die Ablagerung von Silbermetall.

Die Silbermengen, welche solche Verfärbung bedingen, brauchen nur äusserst geringe zu sein; Versmann fand bei ausgesprochener Argyrie in der Leber nur 0,047 und in den Nieren 0,061 metallisches Silber. Uebrigens scheint auch partielle Argyrie innerer Organe in Folge anhaltenden Silbergebrauches vorzukommen. So ist von Liouville in Nieren und Nebennieren, sowie in den Plexus choroidei schwarzblaue Verfärbung in Gestalt isolirter Punkte beobachtet, welche auf Ablagerung von Silbermetall beruhte; die betreffende Patientin hatte fünf Jahre vor ihrem Tode 7,0 Silbersalpeter innerhalb 270 Tagen consumirt. Liouville und Ollivier nehmen auch Albuminurie als Folge der Einwirkung längeren Silbergebrauches an. Bei der Hoffnungslosigkeit der Behandlung der Argyrie, gegen welche man Vesicatore, Waschungen mit verdünnter Salpetersäure, Iodkalium oder unterschwefelsaures Natrium innerlich empfohlen hat, ist es offenbar Pflicht des Arztes, die Ursache der Erkrankung, d. h. monatelange Darreichung des Höllensteins als Antiepilepticum zu meiden. Eine Uebersicht der bisherigen Beobachtungen über Argyrie ergibt, dass bei erwachsenen Menschen die Residuen von mindestens 30,0 Höllenstein erforderlich sind, um allgemeine Verfärbung zu bedingen (Krahmer). Unterbrechungen in der Darreichung hindern den Eintritt der Argyrie nicht. Bei dem Fortgebrauch der gewöhnlichen medicinalen Dosen sollte nicht über drei oder höchstens sechs Monate hinaus das Mittel verabreicht werden, so dass die Totalquantität höchstens 15,0—20,0 beträgt. Bei Thieren ist Argyrie nicht experimentell zu erzeugen (Charcot, Neumann, Roszahegzi). Beim Menschen ist dieselbe vereinzelt auch nach häufig wiederholtem Touchiren im Halse beobachtet (Duguet, Krishaber, Brunetti), vermutlich in Folge von Verschlucken beim Aetzen gebildeten Silberalbuminats.

Die Resorption des Silbersalpeters im Magen geschieht vorzugsweise in der Form des Silberalbuminats, welches sich nicht allein in Chloralkalien, sondern auch in verdünnter Salz- und Milchsäure löst, doch ist eine theilweise Umwandlung in Chlorsilber unter dem Einflusse der Salzsäure des Magensaftes, namentlich bei grösseren Mengen des Salzes, nicht ausgeschlossen.

Vom Unterhautzellgewebe aus findet Resorption nur bei Anwendung in Lösung statt, während grosse Stücken, indem sie durch die gesetzte feste Albuminatverbindung eingekapselt werden, unter der Haut ohne Schaden verweilen. Die neuerdings behauptete Resorption von der unverletzten Haut aus (Bresgen) ist für den Menschen problematisch, für Frösche u. s. w. ausser Zweifel.

Für die Resorption des Silbersalpeters als Albuminat spricht die grössere Affinität zum Eiweiss, welche Delioux constatirte. Nach D. löst sich der von Silbersalpeterlösung in Eiweiss erzeugte Niederschlag durch Zusatz einiger Tropfen Kochsalzlösung wieder auf, ebenso in eiweissfreiem Blutserum; die durch Höllensteinlösung im Blutserum erzeugte leichte Trübung verschwindet beim Umschütteln sofort und vollständig. Chlorsilber ist dagegen in Flüssigkeiten, welche Eiweiss und Chloralkalien enthalten, nicht löslich. Die Möglichkeit der Bildung von Chlorsilberchlornatrium bei Einführung von Chlorsilber in den Magen und der Resorption des bezeichneten, in Wasser löslichen Doppelsalzes ist allerdings nicht zu leugnen, und ebenso wenig kann bestritten werden, dass andere Silberpräparate, welche nicht die energische Affinität des Silbernitrats zum Eiweiss besitzen, im Magen in Silberchlorid übergeführt werden, so namentlich Silberoxyd, Silbercarbonat u. s. w. Was sich bei Einführung dieser Salze im Magen an Chlorsilber bildet, geht zum grössten Theil als solches mit den Excrementen wieder ab; theilweise wird dasselbe im Darmcanal durch Schwefelwasserstoff in Schwefelsilber übergeführt (Rabuteau und Mourier).

Auf alle Fälle spricht der Umstand, dass selbst durch sehr grosse interne Gaben entfernte Erscheinungen meist nicht resultiren, für langsame Resorption des Silbernitrats. Auch die Elimination der resorbirten Silberverbindung geht nur langsam vor sich und bei längere Zeit wiederholter Darreichung kleiner Dosen wird ein grosser Theil in den Geweben des Körpers zurückgehalten, die durch Reduction zu Silbermetall eine graue bis schwärzliche Verfärbung erleiden (s. o). Das Silber kann im Urin (Orfila jun., Panizza), im Magen (Roszahegzi), in der Galle und im Darmsecret erscheinen, immer jedoch nur in sehr kleinen Mengen.

Der Höllenstein ist von allen Caustica das am häufigsten in Anwendung gezogene Mittel, welches bei den verschiedensten Affectionen die günstigsten Wirkungen zu leisten vermag. Zunächst kommt es als Aetzmittel in Betracht, wo sein Gebrauch indess in Folge der Eigenthümlichkeiten des vom Silbersalpeter erzeugten Aetzschorfes eine nicht unbedeutende Einschränkung erfährt. Indem die mit den Gewebsbestandtheilen gebildete Verbindung sehr rasch coagulirt und fest wird, beschränkt sich die durch den Höllenstein bedingte Aetzung sowohl nach der Tiefe als nach den Seiten hin, und ausgiebige und tiefe Destruction von Geweben ist nur auszuführen, wenn die durch das Mittel bedingten Schorfe entfernt und neue Aetzungen vorgenommen werden. Deshalb eignet sich Silbersalpeter im Allgemeinen nur zur Zerstörung kleiner und unbedeutender Neubildungen, nicht aber zu der von ausgedehnten Geschwülsten.

Die Anwendung als Aetzmittel bei Neubildungen beschränkt sich in der Regel auf Warzen, Condylome, kleine Fleischpolypen, Teleangiektasien und Callositäten, wie Hühneraugen, Verdickungen des Trommelfells, Staphylome u. s. w.; ferner gehört dahin die am häufigsten gebräuchliche Anwendung des Höllensteins bei luxuriirenden Granulationen und bei Granulationen der Augenbindehaut. Besonders erwähnenswerth ist der Gebrauch bei Lupus, wo der Höllenstein als Aetzmittel vorzüglich passt, wenn Diffusion des Causticums in die benachbarten Theile zu fürchten ist, so im Gesichte und an den Augenwinkeln, in Mund-, Nasen- und Rachenhöhle, auf der Conjunctiva und Cornea, ferner zur Destruction junger Lupusknötchen und Fortschaffung wuchernder Granulationen behufs Herstellung einer flachen Narbe, auch zum Schutze der letzteren vor Entzündung und Gefässerweiterung (Hebra, Kaposi). Sehr gebräuchlich ist ferner das Cauterisiren mit Höllenstein bei vergifteten Wunden, z. B. Sectionswunden, Bisswunden giftiger Thiere, doch ist hier ein energischeres und mehr in die Tiefe dringendes Causticum, z. B. Chlorzink, mit grösserer Sicherheit zu gebrauchen. Letztere Anschauung hat sich in der neueren Zeit auch bei der Behandlung des Schankergeschwürs Bahn gebrochen, bei welchem der Höllensteinstift nach Ricords Vorgange das Palladium der Aerzte war; auch hier zerstören Zinkchlorid und ähnliche Substanzen offenbar das Contagium mit grösserer Sicherheit, während allerdings bei der Lapis durch die aus seiner Anwendung resultirende Tendenz der zurückbleibenden Geschwürsfläche zur Verheilung gerade bei dem weichen primären syphilitischen Geschwüre indicirt erscheint. Wie das syphilitische Contagium suchte man auch andere Ansteckungsstoffe mittelst Höllensteins zu zerstören, indem man die afficirten Körperstellen cauterisirte; dahin gehört z. B. die Abortivbehandlung der Gonorrhoe, die Behandlung von Augenblennorrhoeen, diphtheritischen Entzündungen im Halse u. a. m. Bei der letztgenannten Affection kann in der That der Höllenstein auch in schweren Fällen völlige Heilung herbeiführen, indem nach der Zerstörung der Membranen neue nicht gebildet werden; ob man aber den Höllenstein als Specificum der Diphtherie zu betrachten berechtigt ist, wie dies französische Aerzte und neuerdings Bonsdorff thun, bleibt fraglich.

Thiersch benutzte Argentum nitricum auch zur Zerstörung von grösseren Geschwülsten, insbesondere Carcinomen, indem er wiederholt verdünnte Lösungen (1:2000—3000) und nachher Kochsalzlösungen (1:1000—1500) in die Geschwülste injicirte, wonach er schnellen Schwund der kranken Gewebe eintreten sah. Diese Methode hat in der That manchmal günstigen Erfolg, der jedoch häufiger die Folge von Abscessbildung und Gangrän als von directer Veränderung der Neubildung durch den Silbersalpeter ist.

Fast eben so häufig wie als Causticum wird Höllenstein als **Antiphlogisticum** benutzt, als welches er nicht allein bei verschiedenen Hautaffectionen, sondern vorzüglich bei Entzündungen sämmtlicher Schleimhäute, soweit dieselben direct mit ihm in Berührung gebracht werden können, sich bewährt.

Die antiphlogistische Wirkung des Höllensteins beruht offenbar zum grössten Theile in der durch verdünnte Lösungen desselben bedingten Verengerung der Gefässe, die auch an normalen Gefässen hervortritt (Rosenstirn), weshalb zur Erzielung von localer Antiphlogose im Allgemeinen diluirte Lösungen den Vorzug verdienen, obschon auch bei Anwendung in Substanz oder in concentrirterer Lösung in der nächsten Umgebung der geätzten Partien Gefässverengerung durch Blässe des Gewebes sich zu erkennen giebt.

Von den Affectionen, welche hier in Betracht kommen, sind zunächst die einfachen Entzündungen der Schleimhäute hervorzuheben, unter welchen besonders die Conjunctivitis catarrhalis in Deutschland namentlich seit den Empfehlungen Graefes der Gegenstand localer Behandlung mit Silbersalpeter wird, welchem Andere den Zinkvitriol vorziehen, der allerdings bei chronischen Entzündungen manche Inconvenienzen des Höllensteins nicht besitzt. Uebrigens ist keine Entzündung irgend einer zugängigen Schleimhaut von der Behandlung mit Argentum nitricum ausgeschlossen und es passt dieselbe sowohl bei Stomatitis und Pharyngitis als bei Laryngitis und Bronchitis, nicht minder bei Entzündung der unteren Partien der Darmschleimhaut als bei Balanoposthitis, Urethritis, Vaginitis und Endometritis; ja selbst bei einfachem Schnupfen lässt sich im Anfange durch Schnupfenlassen verdünnter Solutionen der normale Zustand der Membrana Schneideri wieder herstellen. — Der Nutzen des Höllensteins bei purulenten und virulenten Schleimhautentzündungen, wo man sich meist concentrirterer Lösungen und selbst des Höllensteins in Substanz in der Absicht bedient, um gleichzeitig das vorhandene Virus zu zerstören, beruht zum grössten Theile auf seiner adstringirenden Wirkung. Hierher gehören vor Allem Augenblennorrhoeen mit oder ohne specifischen Charakter, ferner Gonorrhoe, bei welcher Ricord für die Behandlung mit Injectionen von Silbersalpeterlösung die Bahn gebrochen hat. Die von Einzelnen gehegte

Furcht, dass Höllensteineinspritzungen leicht Stricturen der Harnröhre nach sich zögen, ist unbegründet, wenn man sich mittlerer Verdünnungen bedient, ja es ist statistisch erwiesen, dass die interne Behandlung der Gonorrhoe mit Cubeben und Copaivabalsam viel häufiger Verengerungen im Gefolge hat als die Behandlung mit Injectionen. Ein Uebelstand des Höllensteins gegenüber andern Injectionsmitteln ist allerdings, dass vermöge Reduction zu Silber schwarze Flecken in der Wäsche entstehen, welche nur auf chemischem Wege entfernt werden können.

Von Hautentzündungen ist namentlich Erysipelas, vorzüglich in England, Gegenstand der Silbersalpeterbehandlung geworden. Obschon von Hebra u. A. das Mittel bei dieser Affection für mindestens nutzlos erklärt wird und obschon die ältere Methode, wo man durch Umziehen der Grenzen des Rothlaufs mit einem Höllensteinstifte die Ausbreitung der Affection zu verhüten suchte (Fenger, Wutzer), nur selten zum Ziele führt, so ist doch die Bepinselung der erkrankten Partie und deren Umgebung (nach zuvorigem Abwaschen mit Natron- oder Kalilösung und Abreiben mit feiner Leinwand) mit Lapislösung (1:10) manchmal von entschieden günstigem Einflusse auf die Affection, selbst in Bezug auf den Allgemeinzustand (Higginbottom, Wernher, Volkmann).

Auch bei Geschwüren der verschiedensten Arten ist der Höllenstein eines der vorzüglichsten Heilmittel.

Da das Argentum nitricum sowohl bei atonischen, nur wenig Eiter secernirenden, als bei entzündlichen und zur Bildung üppiger Granulationen geneigten Geschwüren Günstiges leistet, hat man die Heileffecte desselben hier auf sog. substitutive Wirkung bezogen und angenommen, dass der durch den Höllenstein bewirkte Reiz modificirenden Einfluss auf das kranke Gewebe ausübe (Luton, Trousseau u. A.). Offenbar verhalten sich aber die einzelnen Geschwüre sehr verschieden und während in einem Falle die günstige Wirkung auf der Bildung des Aetzschorfes und dem dadurch bedingten Luftabschlusse beruht, kommt in einem andern mehr die adstringirende, in einem dritten vielleicht mehr die antiseptische Wirkung des Silbersalzes in Betracht. Wie der Charakter des Geschwürs, so ist auch sein Sitz für erfolgreiche Anwendung ohne Bedeutung, und nicht nur Geschwüre der Haut, sondern auch solche der verschiedensten Schleimhäute, z. B. des Mundes, des Kehlkopfes, des Orificium uteri, werden in günstiger Weise durch Höllenstein beeinflusst. Wir erwähnen noch die Aetzung der Stricturen mit Lapis, deren günstige Wirkung zum grössten Theil auf der Heilung der mit der Verengerung in Verbindung stehenden ulcerativen Processe und Verhütung tiefergehender Narbenbildung beruht. Auch muss hier des Aetzens der Pockenpusteln, um Narbenbildung zu verhindern oder zu beschränken, gedacht werden, obschon sich dasselbe, selbst wenn sehr frühzeitig cauterisirt wird, als unzulänglich erwiesen hat. Als Protectivum wirkt Höllenstein besonders günstig bei Excoriationen der Brustwarze.

Complicirter ist die Wirkungsweise des Mittels bei Verbrennungen, wo es namentlich bei Verbrennungen zweiten Grades und Neigung der neugebildeten Narbe zu Excoriationen und Ulcerationen Treffliches leistet.

Das ältere Verfahren von Fricke, bei Verbrennungen zweiten Grades die von der Oberhaut entblösste Stelle mit Lapis zu ätzen, führt verhältnissmässig rasch zur Verheilung und hindert die Bildung erhabener Narben in den meisten Fällen. Hebra empfiehlt Lapis besonders bei Verbrennungen an Stellen, wo Verwachsung zu befürchten ist; er touchirt hier täglich 1—2mal mit dem Höllensteinstift oder applicirt in concentrirte wässerige Silbersalpeterlösungen getauchtes Plumasseaux, beides so lange, bis der durch die Cauterisation gebildete Schorf der Unterfläche fest adhärirt. Hebras Verfahren ist zwar etwas umständlich und kostspielig, führt aber mit grosser Sicherheit zum Ziele. Auch Mischungen von Höllenstein mit Leinöl (Wernher) sind empfohlen und bei der oben angegebenen Tendenz der durch Wasser- und Zellenreichthum ausgezeichneten jungen Brandnarben haben wir von dem Unguentum nigrum ganz vorzügliche Wirkung gesehen. Offenbar ist ein Hauptgrund der günstigen Wirkung bei Verbrennungen zweiten Grades der durch den Höllensteinschorf bedingte Abschluss der Luft, durch welchen vielleicht die Regeneration der Epidermis begünstigt, ganz sicher aber der Schmerz gelindert wird; ferner kommt die Adstriction in der Nähe des Schorfes und später die Beschränkung der bei Brandwunden so leicht üppigen Wucherung der Granulationen hinzu.

Als blasenziehendes Mittel ist Höllenstein zum Zwecke der Contrairritation bei verschiedenen Leiden benutzt.

So bei Neuralgie (Higginbottom), Lymphangioitis und Lymphadenitis, Iritis (Mac Clellan), rheumatischen Brustschmerzen (Delvaux), Gelenkleiden (Bonnet u. A.), endlich bei phlegmonösen Entzündungen, namentlich bei Paronychie und Panaritium. Higginbottom wollte den Höllenstein als Vesicans geradezu an Stelle der Canthariden gesetzt wissen, weil dadurch die Wirkung der letzteren auf die Nieren vermieden und raschere Blasenbildung mit copiöser Absonderung ohne Hitze oder Schmerz bewirkt werde, welche nach etwa fünf Tagen ohne Hinterlassung von Geschwüren oder Schorfen heile. Der Gebrauch gegen Panaritien (Behrens) ist im Anfange der Affection nicht ohne Erfolg und offenbar in allen Fällen ohne Schaden, da er nothwendig werdende operative Eingriffe in keiner Weise stört.

Wegen seiner Eigenschaft, mit Eiweiss ein rasch coagulirendes Silberalbuminat zu bilden, dient Höllenstein auch als blutstillendes Mittel, jedoch meist nur bei geringeren Blutungen, namentlich aus Blutegelstichen und fungösen Excrescenzen.

Schliesslich erwähnen wir noch die Anwendung von Höllensteinklystieren (0,5 auf 100,0 Wasser) zur Tödtung von Madenwürmern im Mastdarm (Schultze-Bipontinus) und den Gebrauch von Silbersalpeterlösungen zur Schwarzfärbung der Haare, welche jedoch durch Pyrogallussäure und andere Mittel zweckmässiger erzielt wird. Bei den zum Schwärzen der Haare mittelst Höllenstein angegebenen Methoden wird gewöhnlich die Bildung von Schwefelsilber beabsichtigt, welche man durch späteres Einwirkenlassen einer Lösung von Einfach-Schwefelkalium (Wimmer) oder von Kalium carbonicum und Ammonium hydrosulfuratum (Cazenave) erzielt. Von den neueren Geheimmitteln zum Haarfärben enthalten nur wenige Silber, wie früher Faivres Liqueur transmutative. Immerhin ist der Höllenstein den Bleiverbindungen als Haarfärbemittel vorzuziehen, insbesondere mit Berücksichtigung der Gefahr chronischer Vergiftung, welche zwar nach neueren Angaben von Bresgen (1872) unter der Form von Niedergeschlagenheit, Gedächtniss-, Gesichts-, und Gehörschwäche, Kopfschmerz und chronischem Magenkatarrh auch nach längerem Gebrauch des Silbersalpeters als Bartfärbemittel auftreten soll. Statt des Argentum nitricum ist auch salpetersaures Silberoxydammoniak als Cosmeticum verwerthet. Der Vorschlag Startins, bei Alopecie die kahlen Stellen durch Einwirkung von Höllensteinlösung und nachträglich Schwefelkaliumsolution schwarz zu färben, hat nicht viel Nachahmer gefunden.

Die bisher vorliegenden Untersuchungen über die physiologische Wirkung des Silbersalpeters und anderer Silbersalze, wonach dieselben besonders die Nervencentra, und in ausgeprägter Weise die motorischen und respiratorischen Centra, beeinflussen, gestatten uns gegenwärtig wenigstens einigermassen eine Erklärung der unbestreitbaren Heileffecte des Gebrauches des Mittels bei verschiedenen Nervenaffectionen, z. B. bei Epilepsie und Asthma. Weniger leicht erklärlich ist die günstige Wirkung bei Ataxie.

Die Anwendung der Silbersalze gegen Leiden der Nervencentra hat ihren ursprünglichen Grund in den mystischen Beziehungen, welche man im Mittelalter einerseits den Metallen und andererseits den Körpertheilen gegenüber den Himmelskörpern vindicirte. Das als Luna bezeichnete Silbermetall musste auch gegen die vom Monde abgeleiteten Hirnaffectionen Günstiges wirken. Später in Vergessenheit gerathen, so dass z. B. Linné dem Silber nur vis politica und usus oeconomicus vindicirt, wurde es gegen Ende des vorigen Jahrhunderts beliebtes Mittel und Geheimmittel gegen Epilepsie und fand in der neuesten Zeit durch Wunderlich, Charcot und Vulpian bei Ataxie erfolgreiche Anwendung. Was die Verwendung gegen Epilepsie anlangt, so lässt es sich nicht verkennen, dass durch Höllenstein in der That wiederholt Epileptische vollständig von ihrem Leiden befreit sind, während Andere trotz Anwendung sehr grosser Dosen (z. B. 0,2 - 0,4 3mal täglich nach Vorschrift von Wilson und Harrison) und trotz so lange fortgesetzten Gebrauches, dass Argyrie die Folge davon war, nicht geheilt wurden. Besondere Indicationen für die Anwendung gerade dieses Heilmittels lassen sich nicht geben; Krahmer hat als Indication Epilepsie bei robusten Individuen mit Congestionen nach dem Kopfe hingestellt, ist indessen später völlig vom Gebrauche dieses Lieblingsmittels des alten Heim zurückgekommen, das bei uns neuerdings fast ganz dem Bromkalium und dem Atropin hat weichen müssen. Völlig unwirksam ist Silbersalpeter bei epileptiformen Krämpfen, welche von organischen Hirnleiden (Blutungen, Erweichung) abhängen. — Bei progressiver Ataxie empfahl Wunderlich zuerst die Behandlung mit Silbersalpeter, von welchem er 0,012 2mal und später 3mal täglich reichte. Auch andere Beobachter (Charcot und Vulpian, Friedreich, Moreau, Kahler) haben günstige Wirkung, wenn auch keine vollständige Heilung, durch das Medicament erzielt, welches nach Einzelnen namentlich bei rheumatischer Basis des Leidens nützen soll, übrigens in allen Fällen von Ataxie bei Mangel eines sichereren Mittels zu versuchen ist. Nach Charcot contraindicirt Rigidität der unteren Extremität mit Atrophie der Muskeln derselben als Symptom mehr oder minder verbreiteter Sclerose der Seitenstränge den Gebrauch.

Auch zahlreiche andere Nervenaffectionen sind Gegenstand der Höllensteintherapie gewesen; so Paralyse der unteren Extremitäten, wo das Medicament nach Charcot nur bei gleichzeitiger Muskelerschlaffung indicirt ist, allgemeine progressive Paralyse, wo Bouchut vorübergehenden Erfolg sah, Chorea, Angina pectoris, Paralysis agitans u. s. w. Bei allen diesen Leiden ist der Nutzen problematisch.

In zweiter Linie kommt der Höllenstein innerlich angewendet besonders als Mittel bei Krankheiten des Magens und Darmcanals in Betracht und zwar theils bei katarrhalischen Affectionen, namentlich bei Durchfällen, theils bei ulcerirenden, wie beim Magengeschwüre und bei Dysenterie.

Es lässt sich nicht verkennen, dass man im Allgemeinen viel zu viel Vertrauen auf die innerliche Darreichung des Höllensteins bei Darmleiden setzt und dass die vielgepriesenen Heileffecte des Mittels namentlich bei Durchfällen in kindlichem Lebensalter (Hirsch und Mauthner) in sehr vielen Fällen ausbleiben, wo andere Mittel, z. B. Bismutum nitricum, von günstigem Erfolge begleitet sind. Wie überhaupt durch die kleinen Mengen von Höllenstein, welche man noch dazu in einer zur Resorption am meisten geeigneten Form, der Lösung, zu verabreichen pflegt, ein adstringirender Effect in den unteren Darmpartien erzielt werden kann, ist schwer einzusehen. Wenn die Anwendung des Silbersalpeters in Klystierform bei dysenterischen und ulcerativen Processen im Dickdarm häufig ausserordentlich Günstiges leistet, so lässt sich leicht durch die coagulirende Wirkung auf die direct getroffene Geschwürsfläche, über welcher eine schützende Decke gebildet wird, und durch die fäulnissbeschränkende Wirkung des Höllensteins erklären lässt: so ist eine Activität interner kleiner Dosen, von denen nur ein minimaler Theil, und noch dazu in starker Verdünnung, zu den Ulcerationen gelangen kann, auf dysenterische oder tuberculöse Geschwüre (Graves) oder selbst auf typhöse Verschwärung der Peyerschen Plaques kaum zu begreifen. Dass bei acuter Diarrhoe Silbersalpeter wenig hilft, und dass die von Barth u. A. gerühmten Erfolge bei Cholera auf Täuschung beruhen, wird allgemein zugegeben; aber auch bei chronischen Durchfällen steht das Mittel dem Wismut und Bleizucker entschieden nach. Anders wie bei Darmleiden verhält es sich bei Leiden des Magens, wo directer Contact des per os eingeführten Medicaments in seiner Totalität mit der kranken Schleimhaut möglich ist. Der Silbersalpeter gilt nicht mit Unrecht als eines der besten Mittel gegen Cardialgie und leistet besonders Günstiges in den Fällen, wo das fragliche Leiden mit einem runden Magengeschwüre im Zusammenhange steht, während andere Magenschmerzen, z. B. in der Gravidität, bei Hysterischen manchmal nicht durch das Mittel beeinflusst werden. Im Anfalle selbst ist die Anwendung unzweckmässig und führt leicht zur Steigerung der Schmerzen. Auch bei eigentlicher Dyspepsie mit Erbrechen und Magenschmerzen wirkt Silbersalpeter nicht selten günstig.

Alle sonstigen therapeutischen Anwendungen des Höllensteins und anderer Silbersalze bei interner Verabreichung müssen als nutzlos oder jeder rationellen Begründung ermangelnd bezeichnet werden. So namentlich die von Ricord als unwirksam befundene Behandlung der Syphilis (Serres und Sicard) mit Silbersalpeter und Silbersalzen, die von Gelbsucht (Peebles), Herzkrankheiten (Kopp), Hydrops (Dreyer), Diabetes, Menstruationsanomalien, besonders Amenorrhoe (Retzius), Intermittens (Sokolow), Lungentuberculose (Brady, Moore) u. a. m.

Man wendet das Silbernitrat entweder für sich oder in Gemenge mit anderen Stoffen unter den verschiedensten Formen an. In letzterem Falle ist stets geboten, sich möglichst des Zusatzes von organischen Substanzen zu enthalten, da dieselben auf Silbersalpeter sowohl in fester Form als in Lösung reducirend wirken.

Viele in früherer Zeit mit Vorliebe angewandte Formeln enthalten in Folge Nichtberücksichtigung dieser Regel fast gar kein Silbernitrat, was allerdings in Fällen, wo locale Wirkung des Höllensteins nicht beabsichtigt wird, von keinem erheblichen Nachtheile begleitet sein kann. Auch viele mineralische Stoffe wirken verändernd auf Silbersalpeter ein und überhaupt ist bei dessen Dispensation die grösste Einfachheit wünschenswerth, so dass bei Application in Lösung am besten Wasser ohne jeden weiteren Zusatz, vielleicht bei innerer Anwendung mit Ausnahme von Glycerin, welches in völlig reinem Zustande keine Zersetzung des Silbersalpeters bedingt, empfehlenswerth ist und bei der nicht seltenen Darreichung in Pillenform als bestes Constituens der Pillenmasse Argilla erscheint. Alle Mischungen, welche Silbersalpeter enthalten, sind vor Zutritt von Staub und Licht zu schützen, weshalb für flüssige Mischungen Verordnung in schwarzen Gläsern passend ist, die übrigens auch bei verschiedenen festen Formen, welche Argentum nitricum enthalten, nicht unzweckmässig erscheint.

Die Dosis des Silbersalpeters für den inneren Gebrauch beträgt 0,01—0,03; als Tagesgabe in maximo 0,2. Die gebräuchlichsten Formen sind Lösungen, welche jedoch leicht Lippen und Zähne schwärzen, und Pillen, neben welchen auch Pastillen mit Chocoladenmasse Empfehlung gefunden haben.

Bei interner Darreichung vergesse der Arzt nicht, an die Möglichkeit des Zustandekommens der sog. Argyrie durch längeren Gebrauch zu denken. Man verordne deshalb niemals länger als 6 bis 8 Wochen hinter einander und lasse dann längere Pause eintreten. Man verbiete kurz vor und nach dem Einnehmen den Genuss stark gesalzener Speisen, welcher jedenfalls die Aufnahme in das Blut verringert. Bei der Verordnung sind namentlich Haloidsalze und Sulfüre, Seifen, Alkalien, Gerbstoff und gerbstoffhaltige Extracte zu vermeiden. Um die Reduction in Lösungen zu hindern, ist Zusatz von Salpetersäure vorgeschlagen; Delioux empfahl Silbernitrat mit gleichen Theilen Kochsalz in verdünnter und versüsster Eiweisslösung zur Verhütung von Zersetzung.

Aeusserlich dient Höllenstein in fester Form als Aetzmittel theilweise als solcher, theilweise in Form des weiter unten zu erwähnenden Präparats als sog. Lapis mitigatus.

Um den Höllenstein als Aetzstift zu verwenden, steckt man ihn entweder in eine Federspule oder benutzt die als Porte-caustique oder Porte-pierre bezeichneten Instrumente. Um das bei Aetzung in Höhlen oftmals vorkommende unangenehme Abbrechen zu vermeiden, kann man sich der in hölzerne Röhren nach Art von Bleistiften eingelegten Aetzstifte bedienen, welche als Crayons au nitrate d'argent bezeichnet werden. Auch hat man den Höllenstein mit geschmolzenem Siegellack umgeben, wodurch natürlich zugleich der Befleckung der Hände vorgebeugt wird. Letztere wird auch dadurch verhindert, dass man die Aetzstifte mit Collodium oder einer mit Collodium überzogenen Seidengaze umhüllt. Zur Verhütung des Abbrechens ist auch vorgeschlagen, den Höllenstein auf Fasern von Asbest oder um eine Spirale von Platin auszurollen. Zur Herstellung sehr spitzer Höllensteinstifte bedient man sich am besten der Feile.

Selten kommt der Höllenstein in Pulverform (zur Aetzung im Schlunde und Kehlkopfe) zur Anwendung. Zu Schlundpulvern, die man mittelst eines Pinsels, der vorher mit destillirtem Wasser angefeuchtet wurde, applicirt, rechnet man 0,3—0,5, zu Kehlkopfpulvern 0,06—0,18 und mehr auf 4,0 Zucker. Hierher gehört auch die durch Tränken von Charpie mit conc. Höllensteinsolution und Trocknen gewonnene und als Verbandmittel bei atonischen und leicht blutenden Geschwüren empfohlene kaustische oder schwarze Charpie von Riboli.

Weit häufiger kommt die flüssige Form in Gebrauch, wobei die anzuwendende Menge des Silbersalpeters nach dem Zwecke, welchen man erreichen will, je nachdem man kaustisch oder adstringirend wirken will, und nach der Beschaffenheit des Organes sich richtet. Will man ätzend wirken, so rechnet man bei Lupus, Erysipelas u. a. Hautaffectionen 1 Th. Höllenstein auf 2—10 Th. destillirtes Wasser, zu Pinselsäften und Injectionen in die Urethra oder Vagina, in Fistelgänge u. s. w. 1 Th. auf 25—50 Th., zu Collyrien 1 : 75—200. Beabsichtigt man dagegen irritirend oder adstringirend zu wirken, so stellt sich das Verhältniss für Injectionen wie 0,2 - 2 : 100, bei Klystieren wie 0,4—2 : 100, bei Collyrien wie 0,1 bis 0,5 : 100. Bei Verbandwässern benutzt man Lösungen von 1—2 : 100.

Statt destillirten Wassers lässt sich für concentrirtere Solutionen auch zweckmässig Glycerin verwenden. Ward empfahl Spiritus Aetheris nitrosi zur Lösung, weil diese in Folge rascherer Verdunstung bald trockne und ausserdem angenehme Kühle erzeuge. Zur Minderung des Schmerzes ist Zusatz von Opiumtinctur zu Injectionen, Collyrien üblich. Um allzutiefe Aetzung bei Anwendung von Lösungen, aber auch nach der Cauterisation mit Kochsalzlösung oder einer verdünnten Lösung von Salzsäure, wodurch das noch nicht verbrauchte Silbernitrat in schwer lösliches Silberchlorid verwandelt wird. Dasselbe Verfahren eignet sich auch bei Einspritzung von Silbernitrat in Tumoren. Zu den ätzenden Lösungen bei Dermatitis ist Zusatz von Salpetersäure nicht ungebräuchlich. Die Injectionen bei Tripper haben den jeder Höllensteinlösung zukommenden Nachtheil, dass sie die Wäsche in hohem Grade durch Reduction schwärzen, weshalb man auch viel häufiger Zinksulfat verwendet.

Zur Entfernung von Höllensteinflecken aus Wäsche dient Lösung von Cyankalium, welche auch, wenn man dieselbe vorsichtig gebraucht, bei frischen Flecken an den Händen benutzt werden kann, auf welche man einige Tropfen der Cyankaliumlösung mit einem Glasstabe bringt und nach gehöriger Einwirkung abwäscht. Bei der grossen Giftigkeit des Cyankaliums ist das Vorhandensein von Excoriationen stets eine Contraindication für deren Anwendung. Minder gefährlich ist, was namentlich bei alten Silberflecken stets zu thun ist, diese mit verdünnter Iodtinctur zu reiben und die entstehenden Iodflecken mit concentrirter Lösung von Natriumhyposulfit und schliesslich mit Salmiakgeist abzuwaschen. Auch lassen sich alte Silberflecke durch Abwaschen mit Liquor Natri chlorati oder mit einer Lösung von Kaliumpermanganat und eine Stunde später mit conc. Salzsäure und schliesslich mit Salmiakgeist entfernen.

Endlich kommt Höllenstein auch noch in Salbenform (bei Vaginitis, Fissura ani und bei Verbrennungen) und in Form des Liniments (bei Erysipelas,

Verbrennungen) in Anwendung. Man rechnet im Allgemeinen 1 Th. Höllenstein auf 15—30 Th. Vehikel, doch sind bei Erysipelas selbst Mischungen von 1 Th. Silbersalpeter auf 3 Th. Fett benutzt.

Präparat:

Argentum nitricum cum Kalio nitrico, Argentum nitricum fusum mitigatum, Lapis infernalis nitratus, Lapis mitigatus; **Salpeterhaltiges Silbernitrat.** Durch Zusammenschmelzen von 1 Th. Silbernitrat und 2 Th. Kaliumnitrat und Ausgiessen in Stangenform gewonnen, bildet das Ppt. harte, wenig zerbrechliche, glatte, auf dem Bruche porcellanartige, kaum krystallinische Stäbchen von 3—4 Mm. Dicke, welche mit der Zeit, besonders bei Zutritt von Licht, ihre ursprünglich weisse Farbe in eine etwas graue verändern. Dieses in seiner kaustischen Wirkung wesentlich milder als der Höllenstein sich verhaltende Präparat, in Frankreich häufig als Crayons de Barral oder Crayons de Desmarres bezeichnet, wird ausschliesslich in Substanz zum Touchiren der Augenbindehaut benutzt, wenn man vom Höllenstein selbst zu tiefe Einwirkung fürchtet. Der von Guyot vorgeschlagene Lapis mitigatus aus Silbernitrat 2 Th., Kaliumnitrat und Kaliumsulfat āā 1 Th. hat keine Vorzüge.

Verordnungen:

1) ℞
Argenti nitrici 1,0 (gramma unum)
Argillae 10,0
F. c. Aq. dest. q. s. pilulae No. 100.
Consp. Bolo alba. D. S. Dreimal täglich 1—3 Stück zu nehmen.
(Bei Ataxie, Epilepsie u. a. Nervenleiden.)

2) ℞
Argenti nitrici 0,05
Aq. dest. 150,0
Glycerini 25,0
M. D. in vitro charta nigra obducto. S. Dreimal täglich 1 Esslöffel voll.
(Bei Gastralgie mit Verdacht auf Ulcus chronicum ventriculi).

3) ℞
Argenti nitrici 0,5
Glycerini 25,0
M. D. in vitro nigro. S. Aeusserlich.
(Zu Pinselsäften, Augenwässern u. s. w.)

4) ℞
Argenti nitrici 0,5—1,0
Olei Lini 50,0
M. D. S. Aeusserlich. (Bei Verbrennungen, Erysipelas. Keith.)

5) ℞
Unguenti Zinci 15,0
Balsami Peruviani 4,0
Argenti nitrici 1,0
M. f. ungt. D. S. Aeusserlich. (Sog. Unguentum nigrum Ph. Hamb. Vorzügliches Verbandmittel bei schlecht heilenden Geschwüren und Brandwunden.)

6) ℞
Argenti nitrici 0,2
Adipis suilli 5,0
Liquoris Plumbi acetici 0,25
M. D. S. Höllensteinsalbe. (Sog. Unguentum Argenti nitrici Clinici s. Guthrianum, in welchem ein Theil des Höllensteins decomponirt ist.)

7) ℞
Argenti nitrici 0,1—0,5
Aluminis usti 5,0
M. f. pulv. D. S. Aeusserlich. (Schlund- oder Kehlkopfpulver bei Geschwüren. Haltbarer als Pulver mit Zucker. Waldenburg)

Anhang: An Stelle des Silbersalpeters sind verschiedene andere Silbersalze von einzelnen Aerzten in Gebrauch gezogen. Die meisten Empfehler fand das Silberoxyd, Argentum oxydatum, welches nach Delioux theilweise im Magen sich löst, zum grössten Theile jedoch mit den Kothentleerungen, die es schwarz färbt, wieder abgeht, dagegen kaustische Eigenschaften entbehrt. Zuerst gegen Fluor albus (van Mons) und Syphilis (Serres) empfohlen, wurde es nach der Anpreisung von Butler Lane (1840) und James Eyre (1854) ein sehr beliebtes Mittel englischer und amerikanischer Aerzte bei Irritation des

Magens und Cardialgie, Diarrhoe und Dysenterie, bei Leukorrhoe, profuser Menstruation und selbst bei Hämorrhagien des Uterus und andern Blutungen entfernter Organe, das man zu 0,03—0,06 2—4 mal täglich in Pillen- oder Pulverform und äusserlich als Salbe (1 : 5—10 Fett) verordnete. Die Ansicht, dass das schwer resorbirbare Silberoxyd keine anomale Färbung der Haut bedinge, widerlegt ein Fall von Lane, in welchem Argyrie entstand, nachdem das Präparat zu 0,06 täglich dreimal über ein Jahr hindurch fortgereicht war, während bei 2—4 monatlichem Gebrauch keine derartigen Erscheinungen auftraten. Von der Theorie, dass Silbernitrat sich im Magen in Chlorsilber umwandle, ausgehend, ist das Silberchlorid oder Chlorsilber, Argentum chloratum s. muriaticum, welchem ebenfalls die ätzende Wirkung des Höllensteins abgeht, als Ersatzmittel des letzteren in Fällen, wo entfernte Silberwirkung erzielt werden soll, empfohlen. Serres gab es zuerst gegen Syphilis, wogegen es jedoch nach der Verurtheilung des Mittels durch Ricord kaum noch Anwendung findet; meist wurde es gegen Neurosen gebraucht, z. B. bei Gehirnerscheinungen im Typhus und bei Convulsionen im kindlichen Lebensalter (Brenner), im ersten Stadium des Keuchhustens (Berger), bei nervösem Schwindel (Rademacher, Dommes) und Epilepsie (Kopp, Perry u. A.). Perry empfahl es auch gegen chronische Dysenterie und Menstruationsstörungen. Das Chlorsilber, welches nach Trousseau selbst in der Gabe von 2,0 keine Magenentzündung bedingt, wird zu 0,02—0,06 2—4 mal täglich verordnet, am zweckmässigsten in Pillen, minder gut in Pulver, deren weisse Farbe rasch in Violett und Schwarz übergeht. Minder häufig als Chlorsilber ist dessen Ammoniakdoppelsalz, der Silbersalmiak, Argentum chloratum ammoniatum, ein wenig haltbares, schon durch Wasser theilweise zersetzliches Silberpräparat, das man früher als Hydragogum, Wurmmittel und bei Melancholie versuchte, später gegen Syphilis (Serres) und Epilepsie (Niemann) zu 0,005—0,01 pro dosi verordnete, therapeutisch benutzt. Vielleicht hat das Silberjodid, Argentum iodatum, besonders von Patterson bei Neuralgien und Keuchhusten, weniger bei Epilepsie gerühmt und noch mehr das von Delioux (1850) empfohlene, als Ioduretum Argenti et Potassae bezeichnete lösliche Doppelsalz vor den übrigen Silberpräparaten den Vorzug rascher Elimination. Letzteres hat Claude in Nancy bei Lupus und anderen Hautaffectionen empfohlen. Das Silbersulfat, Argentum sulfuricum, bildete das Geheimmittel des Protomedicus Weigel in Stralsund gegen Epilepsie, welches gegen Ende des vorigen Jahrhunderts die ersten Fälle von Schwarzfärbung hervorrief, und ist jetzt ganz ohne Bedeutung. Das in Wasser leicht lösliche Doppelsalz, welches durch Auflösen von frisch gefälltem Silberoxyd in einer Solution von unterschwefelsaurem Natrium und Abdampfen entsteht und als Natriumsilberhyposulfit oder unterschwefelsaures Silberoxydnatron, Argentum natrico-hyposulfurosum, Hyposulfite de Soude et d'Argent, bezeichnet wird, ist von Delioux als Adstringens statt des Höllensteins vorgeschlagen, dessen kaustische Eigenschaften ihm fehlen sollen, und mit Erfolg zu Verbandwässern, Injectionen und Klystieren in $1/_2$ % Lösungen benutzt. Innerlich soll die Dosis dieses Salzes bis auf 0,75 pro die erhöht werden können. Ganz überflüssig ist das Cyansilber, Argentum cyanatum, welches unter der Bezeichnung Oxydum Argenti cyanatum früher zu 0,06—0,12 4 mal täglich in Pulver oder Pillen bei Magenkrebs, Darmgeschwüren, Epilepsie, Gebärmutterblutungen und Bronchorrhoe empfohlen wurde.

Zincum sulfuricum, Vitriolum album purum; **Zinksulfat,** schwefelsaures Zinkoxyd, reiner weisser Vitriol, weisser Galitzenstein, weisser Augenstein, Zinkvitriol.

Der reine Zinkvitriol bildet grosse farb- und geruchlose, herbe und widerlich metallisch schmeckende, rhombische Prismen, welche in trockner Luft langsam verwittern und sich in 0,6 Th. Wasser zu einer sauer reagirenden Flüssigkeit von scharfem Geschmacke lösen, dagegen in Weingeist kaum löslich sind. Er wird durch Auflösen von reinem Zink in verdünnter Schwefelsäure und Krystallisirenlassen dargestellt und enthält gewöhnlich 7 Aeq. Wasser, von welchem er bei 100° 6 und oberhalb 200° auch das 7. verliert. Der weisse Vitriol des Handels wird durch Rösten von Zinkblende erhalten, in seinem Krystallwasser geschmolzen und in Formen gegossen; er enthält auch Eisen-, Kupfer-, Blei- und Cadmiumsulfat. Als billigeres Präparat könnte derselbe bei äusserlicher Verordnung dem reinen Zinkvitriol substituirt werden.

Das Zinksulfat coagulirt Eiweiss, doch löst sich der Niederschlag, welcher nach E. Rose 2,72 % Zinkoxyd, aber keine Schwefelsäure enthält, äusserst leicht im Ueberschusse des Fällungsmittels auf (Mialhe). In Folge dieser Eigenschaft ist es als eigentliches Aetzmittel kaum zu verwerthen, da es keinen festen Aetzschorf erzeugt, und kommt deshalb vorzugsweise wegen der bei Anwendung diluirter Lösungen hervortretenden adstringirenden Wirkung und wegen der bei Einbringung entsprechender Mengen in den Magen resultirenden Emese in Gebrauch. Die adstringirende Action des Mittels wird besonders zur Beschränkung von Secretionen oder Hyperämien von Schleimhäuten benutzt, und in der That ist Zinksulfat als Mittel bei Conjunctivitis und bei Blennorrhoe der Urogenitalschleimhaut in jeder Beziehung dem Silbernitrat gleichwerthig. Als Emeticum zeichnet es sich durch prompte Action und Mangel der Nausea aus und rivalisirt in dieser Beziehung mit dem Kupfersulfat, dessen Indicationen es im Wesentlichen theilt.

Als Causticum benutzte man den Zinkvitriol früher zur Entfernung von Schleimhautpolypen, auch bei Noma und Aphthen. Nasenpolypen suchte man erst mit Zinkvitriolpulver zu verkleinern und zog sie dann aus. Auch zu Krätzsalben und zu Waschungen bei chronischem Ekzem hat man ihn benutzt. Viel stärker kaustisch wirkt das durch Glühen erhaltene anhydrische Zinksulfat, welches Simpson in einer mit $1/8$ Glycerin bereiteten Paste bei indurirten Geschwüren des Cervix uteri, Lupus u. a. Hautkrankheiten, bei Condylomen u. s. w., Smith sogar bei Krebs empfahl. Die ätzende Wirkung des letzteren tritt nur bei entblösster Cutis oder Schleimhaut auf; die circumscripte Eschara stösst sich am 5. oder 6. Tage los. Als Abortivmittel empfahl Pretty wässrige Lösung von Zinkvitriol (1:150). Auch gegen Hämorrhagien (Epistaxis, Metrorrhagie) ist Zinkvitriol benutzt; ebenso (mit Alaun) zu Waschungen gegen Pruritus ani oder vaginae. Die Anwendung bei Speichelfluss, scorbutischem Zahnfleisch, Anginen als zusammenziehendes Mittel (Druitt) ist nicht irrationell.

Mit der adstringirenden Wirkung im Zusammenhange steht die Anwendung, welche Einzelne bei Diarrhoe und Dysenterie (Moseley) und Typhus (Baumgärtner) davon machten. Von Moseley und Strong wurde es gegen Dyspepsie mit Meteorismus und Obstipation empfohlen.

Die emetische Wirkung des Zinksulfats complicirt sich in manchen Fällen mit flüssigen Stühlen, deren Abgang meist mit Kolikschmerzen verbunden ist. Nach Toulmouche tritt Erbrechen selten nach 0,12, inconstant nach 0,24, constant nach 0,4—0,8 ein, während es nach Dosen von 1,0 und darüber gänzlich ausbleibt; in letzterem Falle soll dagegen Purgiren eintreten, das sonst nur bei der Hälfte der Individuen vorkam, die das Medicament erhielten. Sehr grosse Dosen wirken in der Regel nicht emetisch, sondern kaustisch und rufen Gastroenteritis und choleriforme Erscheinungen hervor, die selbst Collaps bedingen und tödtlichen Ausgang haben können. Tritt danach Erbrechen ein, so wird selbstverständlich dadurch die grösste Menge des eingeführten Giftes wieder entfernt, weshalb die Möglichkeit der Genesung selbst nach 80,0—100,0 Zinkvitriol gegeben ist. Als Brechmittel ist Zinkvitriol besonders bei Vergiftungen, Croup und Diphtheritis angewendet. Man sollte bei seiner Anwendung nicht vergessen, dass es verkehrt ist, die Wirkung durch Vergrösserung der Dosen steigern zu wollen.

Neben seiner kaustischen Wirkung und z. Th. wohl damit aus einer Quelle sich ableitend, besitzt Zinkvitriol auch bedeutendes

Desinfectionsvermögen und kann zur Desinfection von Wäsche bei ansteckenden Krankheiten mit Nutzen dienen. Seine adstringirenden und fäulnisswidrigen Eigenschaften machen ihn zu einem vortrefflichen Mittel bei Fussschweissen (Winkler).

Im Magen tritt das Zinksulfat z. Th. als Albuminat (Mialhe) in das Blut über und ist dann im Stande, in entfernten Organen diejenigen functionellen Veränderungen zu erzeugen, welche den übrigen Zinkpräparaten zukommen. Wie diese ist es auch als Sedativum bei Nervenleiden, insbesondere bei Palpitationen des Herzens, Epilepsie, Cholera, Keuchhusten, Asthma u. s. w. in Anwendung gezogen, ohne dass jedoch seine Wirksamkeit eine unbestrittene wäre.

Dass dem Zinkvitriol entfernte Wirkungen zukommen, beweisen namentlich subcutane Injectionen desselben bei Thieren, wo Betäubung, Athemnoth und Paralyse resultiren. Die dabei beobachtete Entzündung des Magens, selbst mit Geschwürsbildung, deutet auf eine Elimination durch die Magenschleimhaut hin. Weniger beweiskräftig sind Versuche, bei denen Zinkvitriollösung direct in das Gefässsystem gebracht wird, und der plötzliche Tod, den 2,0—3,5 Zinkvitriol bei Hunden bedingt, kann ebensowohl von Pfropfbildungen als von directer Wirkung auf die Nervencentren herrühren. Testa (1881) leitet die Wirkungen auf das Nervensystem von einer schwächenden Action auf das Herz, welche durch gleichzeitige Contraction der Gefässe einigermassen gemildert werde, ab. Am bestrittensten ist der Nutzen gegen Chorea, bei welcher Affection Romberg, Stone u. A. keinen Effect sahen. Jedenfalls hat Zinksulfat in allen Nervenleiden keinen Vorzug vor anderen Zinkverbindungen, welche minder kaustisch wirken. Indessen lässt sich auch beim Zinkvitriol nicht in Abrede stellen, dass selbst relativ grosse Dosen selten Störung des Appetits und der Verdauung bewirken. Der Heileffect bei Epilepsie und Chorea scheint aber gerade auf der Anwendung grösserer Dosen (1,2—2,0 und selbst 4,0 pro die) zu beruhen (Babington, Krahmer). Bei Darreichung in Pillenform werden auch solche enorme Gaben allmälig tolerirt.

Zur Beschränkung der Secretionen entfernter Organe, z. B. bei Nachtripper (Hacker), wird Zinkvitriol innerlich jetzt kaum noch in Gebrauch gezogen.

Aeusserlich kommt Zinkvitriol in Pulverform (besonders als Schnupfpulver) und in wässrigen Lösungen zur Anwendung.

In Pulverform wird er meist mit 5—25 Th. Zucker verordnet, in Lösung am concentrirtesten bei Pinselsäften (10—20 : 100) und Waschungen (2—3 : 100), minder concentrirt bei Injectionen in die Urethra (0,5—3 : 100), ähnlich in die Scheide (1—2 : 100), sowie bei Gargarismen und Mundwässern (1—4 : 100), am diluirtesten bei Collyrien (0,25—1 : 100), wo das Mittel von manchen Aerzten bei Bindehautkatarrh viel zu concentrirt angewendet wird. Seltener werden Salben (1 : 10—20 Fett) oder Augensalben (1 : 10—100) aus Zinkvitriol benutzt.

Innerlich wird Zincum sulfuricum als Brechmittel am zweckmässigsten in Pulverform, und zwar zu 0,3—1,0 gegeben. Die Phkp. hat die letztere Gabe als Maximalgabe.

Dass man durch Steigerung der Einzelgabe auf 1,5—2,5, wie solche in England öfters zur Anwendung kommen, die Brechwirkung nicht steigert, wurde oben erwähnt. Als örtlich styptisches Mittel wird Zinkvitriol innerlich in Lösung zu 0,01—0,05 pro dosi in schleimigem Vehikel gegeben; bei der Darreichung als Sedativum benutzt man die nämlichen Dosen, jedoch steigend (nach Babington selbst bis 1,2 pro dosi) und zweckmässiger in Pillenform.

Bei der Verordnung des Zinkvitriols sind besonders Alkalien und Alkalisalze, Blei- und Erdsalze mit schwachen Säuren (Phosphorsäure, Kohlensäure, Fettsäuren u. s. w.), ferner Gerbsäure zu vermeiden, da dadurch Zersetzung entsteht.

Verordnungen:

1) ℞
   Zinci sulfurici
   Amyli Tritici āā 2,0
   M. f. pulv. Divide in partes aequales
   No. 5. D. S. Alle 5 Minuten ein Pulver. (Brechmittel bei narkotischer Vergiftung.)

2) ℞
   Zinci sulfurici 2,5
   Tincturae Opii simplicis 1,0
   Aquae destillatae 200,0
   M D. S. Zur Einspritzung. (Bei Tripper.)

3) ℞
   Zinci sulfurici
   Plumbi acetici āā 1,0
   Aquae destillatae 200,0
   M. D. S. Umgeschüttelt dreimal täglich einzuspritzen. (Vidals und Ricords sehr wirksame Verordnung gegen Nachtripper, welche in Folge der Wechselzersetzung des Bleiacetats und Zinksulfats hauptsächlich Zincum aceticum in Lösung und Plumbum sulfuricum als Niederschlag enthält.

4) ℞
   Zinci sulfurici 0,05
   Aquae Rosae 50,0
   M. D. S. Dreimal täglich mehrere Tropfen einzuträufeln. (Bei leichter Conjunctivitis catarrhalis vorzüglich.)

5) ℞
   Zinci sulfurici 0,2
   Aquae Rosae 10,0
   Mucilaginis Gummi Arabici 5,0
   Tinct. Opii crocatae 2,0
   M. D. S. 1—2 mal täglich mehrere Tropfen einzuträufeln. (Bei Ophthalmoblennorrhoe; A. v. Graefe.)

6) ℞
   Zinci sulfurici
   Aluminis crudi āā 1,5
   Aquae destillatae 100,0
   M. D. S. Zum Einspritzen. (Bei Gebärmutterblutungen. Sog. Aqua Batanea.)

Cadmium sulfuricum; Cadmiumsulfat. — Dem Zinkvitriol in Eigenschaften, Wirkung und Anwendung analog verhält sich das Sulfat des dem Zink nahe verwandten selteneren Metalls Cadmium. Es coagulirt Eiweiss und bedingt bei Thieren nach kleineren Gaben Erbrechen, in toxischen Emetokatharsis und Gastroenteritis (auch bei subcutaner Einführung des Giftes), Schwindel, Verlangsamung der Circulation und Athmung, Bewusstlosigkeit, bisweilen Krämpfe und Stillstand des Herzens vor Erlöschen der Respiration und Peristaltik. Fortgesetzte Einwirkung kleiner Dosen führt bei Thieren zu Digestionsstörungen, Abmagerung und Tod, wobei manchmal subpleurale Haemorrhagien oder Verfettung der Leber und Herzmusculatur nebst diffuser Nierenentzündung sich vorfinden. Bei Menschen bewirken schon 0,06 in 1 Std. Speichelfluss, Leibschneiden, Katharsis, heftiges Erbrechen mit intensiver Gastralgie und Tenesmus (Burdach). — Das Cadmiumsulfat hat fast ausschliesslich in der Augenheilkunde Anwendung gefunden, wo es besonders bei Augenentzündungen dyskrasischer Natur oder bei Hornhauttrübungen und Leukomen (Graefe sen., Himly u. A.) benutzt wurde. Lincke spritzte es auch bei Otorrhoe ein. Die von Grimaud empfohlene interne Anwendung gegen Syphilis, Rheumatismus und Gicht (zu 0,005—0,05 pro dosi) hat sich nicht bewährt und in Collyrien und Augensalben ist es durch den billigeren Zinkvitriol recht wohl zu ersetzen, dessen Dosis und Gebrauchsweise mit denen des Cadmiumsalzes übereinstimmen.

Cuprum sulfuricum crudum, Vitriolum Cupri, Vitriolum coeruleum; **Rohes Kupfersulfat**, roher Kupfervitriol, blauer Vitriol, Cyprischer Vitriol, blauer Galitzenstein. **Cuprum sulfuricum**, Cuprum sulfuricum purum; **Kupfersulfat**, reines schwefelsaures Kupferoxyd.

Von den beiden Präparaten ist fast ausschliesslich das letztere in der medicinischen Praxis gebräuchlich, während die Anwendung des unreinen Kupfervitriols, gegen welche bei externer Application kaum etwas zu erinnern ist, sich auf Desinfection und Veterinärpraxis beschränkt.

Der unreine Kupfervitriol, welcher blaue rhomboidisch prismatische Krystalle oder krystallinische durchscheinende Stücke bildet, enthält bald mehr, bald weniger isomorphe Sulfate anderer Metalle (Eisen, Nickel, Zink, Magnesium), die selbst $^1/_3$ des ganzen Gewichts ausmachen können. Er wird selten aus den Grubenwässern schwefelkupferhaltiger Erzgruben (sog. Cementwässern) gewonnen (sog. Adlervitriol), meist durch Röstung von Kupferkiesen und Auslaugen mit schwefelsäurehaltigem Wasser, und findet zur Darstellung von Farbwaaren, in der Färberei und sonst technisch ausgedehnte Anwendung. Das reine Kupfersulfat wird durch Auflösen reinen Kupfers in heisser Schwefelsäure gewonnen und bildet grosse kornblumenblaue, glänzende, triklinische Säulen, welche beim Erhitzen auf 200° ihr Krystallwasser verlieren und sich an der Luft in ein weisses Pulver verwandeln, das durch Wasseranziehung aus der Atmosphäre allmählig wieder blau wird. Auch an der Luft wird Kupfervitriol durch Verwitterung oberflächlich weiss. Der reine Kupfervitriol löst sich in $3^1/_2$ Th. kaltem und 1 Th. kochendem Wasser, nicht in Alkohol.

Kupfersulfat giebt mit wässrigem Eiweiss einen grünlichen Niederschlag, welcher sich in überschüssigem Eiweiss, nicht aber im überschüssigen Fällungsmittel löst und nach Mulder ein Gemenge von Albumin-Kupferoxyd und schwefelsaurem Albumin enthält, welchem letzteres durch Wasser nebst einem Theil des ersteren entzogen werden kann. Nach C. G. Mitscherlich entstehen, je nachdem Eiweiss- oder Kupfervitriol vorwalten, Niederschläge von verschiedener Zusammensetzung. Der durch Kupfervitriol erzeugte Niederschlag löst sich in Natriumcarbonatlösung und leicht in Essigsäure, in Ammoniak (mit dunkelblauer Farbe) und in Kalilauge (violett). — Serumalbumin verhält sich ähnlich wie Hühnereiweiss gegen Kupfervitriol. In Milch giebt Kupfervitriollösung hellblaugrünen, bei überschüssiger Milch einen hellgrünen Niederschlag, welcher getrocknet $3^5/_8 \%$ Kupferoxyd als schwefelsaures Salz enthält. Mucin wird nicht dadurch gefällt.

Auf die unverletzte Epidermis applicirt ist Kupfersulfat ohne Wirkung. Auf Wunden oder Schleimhäuten erzeugt es in concentrirter Form angewendet einen sehr dünnen Aetzschorf; gleichzeitig erfolgt, wie auch bei diluirterer Lösung, Verdichtung und Contraction des Gewebes in der Umgebung der Applicationsstelle.

Das Kupfersulfat besitzt ausser seiner kaustischen auch noch eine desinficirende Action, indem es einerseits Schwefelwasserstoff zersetzt und andererseits die Entstehung animalischer und thierischer Organismen in organischen Flüssigkeiten stärker als viele andere Metallsalze (Dougall) hindert.

Durch den Mund eingeführt, bedingen Gaben bis 0,2, selbst bei wiederholter Darreichung, ausser herber, zusammenziehender Empfindung im Munde keine Erscheinungen, und Dosen von 0,2 bis 0,3 etwas Constriction im Halse und in wenigen Minuten Erbrechen ohne besondere Nausea, welchem nicht selten Diarrhoe folgt. Grosse Mengen in Substanz oder concentrirter Lösung können Gastroenteritis und selbst den Tod zur Folge haben.

Dass Kupfervitriol in grossen Dosen intensive, selbst hämorrhagische Gastroenteritis hervorzurufen im Stande ist, kann nicht bezweifelt werden, da eine Anzahl wohlconstatirter, selbst letaler Intoxicationen bei Menschen durch diese Substanz vorliegen. Andererseits lässt es sich aber auch nicht in Abrede stellen, dass die Gefahren des Kupfervitriols und der Kupfersalze überhaupt in früherer Zeit stark übertrieben wurden. In vielen Fällen wird die emetische Wirkung des Cuprum sulfuricum den grössten Theil des Salzes wieder aus dem Magen herausbefördern und somit unschädlich machen. Für den Erwachsenen scheint die letale Dosis auf 25,0—30,0 gesetzt werden zu müssen. Von anderen Seiten werden geradezu kleine Dosen des Kupfervitriols als gefährlicher betrachtet, weil diese beim Ausbleiben des Erbrechens zur Resorption gelangen und entfernte Vergiftungserscheinungen hervorrufen könnten. Nach den Beobachtungen Anderer sind diese Befürchtungen kaum gerechtfertigt, mag man dabei das Auftreten acuter oder chronischer Intoxication im Auge haben. Es kann sich in Bezug auf solche Intoxicationen das Kupfersulfat natürlich nicht anders verhalten wie die übrigen Kupfersalze, von denen es sich allerdings in Bezug auf seine Localaction unterscheiden kann, die dem Kupferacetat gegenüber vielleicht als eine intensivere anzusehen ist. Sollte in Bezug auf die Resorptionswirkung ein Unterschied existiren, so könnte dieser nur darin bestehen, dass wegen der geringeren Löslichkeit des durch Kupfervitriol gebildeten Kupferalbuminats auch eine geringere Menge in das Blut gelangte und somit das Zustandekommen der Vergiftung unwahrscheinlicher würde. Wenigstens zeigen Versuche von Feltz und Ritter (1877), dass lösliches Kupferalbuminat bei Thieren weit giftiger als unlösliches wirkt, das kaum je mehr als Emese producirt. Bezüglich des Cuprum sulphuricum erwähnen wir noch, dass in einem von Toussaint mitgetheiltem Falle selbst 150,0 Kupfervitriol den Tod eines Erwachsenen nicht herbeizuführen vermochten. Hönerkopf verabreichte in 72 Fällen 5,0, in 18 Fällen über 2,5 Kupfersulfat innerhalb weniger Tage, Stubenrauch bei einem 4½ Jahr alten Mädchen nahezu 17,0 in 6 Tagen ohne nachtheilige Folgen.

Die brechenerregende Wirkung scheint sämmtlichen Kupfersalzen, soweit solche Affinität zu Eiweiss besitzen, eigen zu sein, jedoch hinsichtlich der Dosis bei den einzelnen eine Differenz zu existiren. Nach Toussaint wirkt Kupfersalmiak und Iodkupfer zu 0,4—0,5, phosphorsaures und kohlensaures Kupfer zu 0,6—0,7, salpetersaures und essigsaures Kupfer zu 0,9—1,0 emetisch. Dass die emetische Action ihren Grund in der localen Reizung nicht ausschliesslich habe, wird durch das Eintreten von Emese nach Application auf Wunden (Orfila) oder Einspritzung in die Venen keinesweges widerlegt, da es sich hier um Eliminationswirkung handelt.

Die Frage, ob der Kupfervitriol bei Application auf Wunden resorbirt werden und entfernte Wirkungen hervorrufen kann, ist übrigens von verschiedenen Seiten in entgegengesetzter Weise beantwortet. Während W. Langenbeck und Städeler das Auftreten von Vergiftungserscheinungen ausschliesslich den Verbindungen des Kupfers mit fetten Säuren zuschreiben, will Blodig schon nach einmaligem Aetzen der Conjunctiva mit einem Kupfervitriolstifte Erbrechen beobachtet haben. Jedenfalls ist einerseits das Auftreten von Vergiftungserscheinungen nach der äusseren Application von Kupfervitriol auf wunde Hautstellen bei Menschen und Thieren nicht constant (Campbell und Smith), anderntheils bei der Leichtlöslichkeit des Kupferalbuminats die Absorption desselben unbedingt möglich und durch Versuche von Orfila erwiesen.

Was Resorption und Elimination des Kupfersulfats anlangt, so wird von dem in den Magen eingeführten und nicht wieder durch Erbrechen entfernten Salze nur ein geringer Theil in das Blut aufgenommen, während die grössere Menge desselben durch den Darm abgeht und als Schwefelkupfer in den dunkelbraun gefärbten Excrementen erscheint. Das resorbirte Kupfer häuft sich besonders in der Leber an und wird vorzugsweise durch die Galle eliminirt, doch ist auch die Ausscheidung durch die Nieren nicht unerheblich (Feltz und Ritter).

Nach Flandin und Danger erfolgt die Elimination auch mit dem Speichel und den Sputa. Dieselben stellen die Elimination durch die Nieren in Abrede, doch ist dieselbe Thatsache, wenn auch in manchen Fällen erst spät der Nachweis gelingt. Der Uebergang in die Galle ist von Heller und Gorup-Besanez geliefert und kann das Metall sogar in den Gallensteinen vorkommen. Prichard fand auch Kupfer im Schweisse. Die Ablagerung des Kupfers im Organismus scheint beträchtlich lange Zeit zu dauern, da Orfila jun. nach längerer Verabreichung von Kupfervitriol noch 60 bis 70 Tage nach dem Aufhören Kupfer in Magen, Leber und Lunge nachwies. Auch Rabuteau constatirte in der Leber einer Frau, welche drei Monate nach der Beendigung einer Kupfersalmiakcur gestorben war, 0,23—0,24 Kupfer. Diese anhaltende Deposition des Kupfers macht die Annahme einer chronischen Kupfervergiftung a priori nicht unwahrscheinlich; doch ist keine Affection so bestritten wie der sog. Cuprismus chronicus oder Aeruginismus. Jedenfalls hat man durch Anwendung kleinerer Dosen von Kupfervitriol während eines längeren Zeitraumes weder Kupferkolik noch Kupferlähmung beobachtet.

Als Aetzmittel passt Kupfersulfat nur zur Destruction unbedeutender Neubildungen. Man benutzt es hauptsächlich bei Trachom und Granulationen der Augenbindehaut, wozu das Salz sich in Substanz sehr eignet, da es sich leicht in eine zur Application passende Form bringen lässt. Seltener verwendet man dasselbe zur Zerstörung von Condylomen und Caro luxurians, wo Höllenstein von den meisten Chirurgen bevorzugt wird. Mehr findet es Anwendung zum Aetzen von Geschwüren mit schlechtem Grunde, z. B. aphthösen Geschwüren im Munde, Muttermundgeschwüren, und eines besonderen Rufes hat er sich in concentrirter Solution, besonders in der Form des officinellen Liquor corrosivus, zur Cur von Fistelgängen, namentlich auch bei Caries, bis in die neueste Zeit hinein zu erfreuen gehabt.

Die adstringirende Wirkung des Kupfersulfats in minder starken Lösungen ist bei Katarrh der Bindehaut, bei Gonorrhoe, Leukorrhoe und ähnlichen Affectionen mannigfach benutzt, doch hat das Medicament hier durchaus keine Vorzüge vor dem Zinksulfat, welcher bei der Anwendung gegen die letztgenannten Affectionen den Vorzug besitzt, dass er weniger ungünstig auf die Wäsche einwirkt.

Minder gebräuchlich ist Kupfervitriol zur Beseitigung von Leukomen, oder als örtliches Aetzmittel im Kehlkopf bei Croup (in Form von Augen- oder Kehlkopfpulvern), sowie bei Blutungen, wo man ihn früher mit Alaun oder Eisenvitriol zu verbinden pflegte und in Pulver oder Lösung, z. B. zu Injectionen in den Uterus bei Metrorrhagie, gab.

Die antizymotische Wirkung des Kupfervitriols ist bei Scheidenkatarrhen, welche mit Pilzbildung in Beziehung stehen, verwerthet (Hausmann).

Bei Gonorrhoe ist die Verhütung der Zersetzung des Secrets bei Anwendung des Kupfervitriols mit in Anschlag zu bringen. Schon Ambroise Paré gebrauchte ihn (mit Grünspan) erfolgreich gegen Hospitalbrand (Kissel). Zur Desinfection von Latrinen ist Eisenvitriol wegen seines Preises vorzuziehen.

Die hauptsächlichste innere Anwendung des Kupfervitriols gründet sich auf seine emetische Wirkung, welche in der Regel weit rascher und mit grösserer Energie sich entfaltet als beim Brechweinstein und der Ipecacuanha, vor welchen das Kupfersulfat den weiteren Vorzug besitzt, dass es fast gar keine Nausea bedingt. Die Wirkung des Brechweinsteins auf das Herz und die daraus resultirende Neigung zu Collaps kommt dem Kupfervitriol ebenfalls nicht zu, während Durchfälle wie durch Tartarus stibiatus auch durch ihn hervorgerufen werden, ein Umstand, der bei Anwendung im kindlichen Lebensalter, wo starke Diarrhoe für sich zu Collaps führen kann, wohl zu berücksichtigen ist. Er ist mit Recht das gebräuchlichste Brechmittel bei Croup und Diphtheritis, auch bei Catarrhus suffocativus, ebenso in den meisten Fällen von Vergiftung, besonders aber bei Phosphorvergiftung, wo ihn Bamberger wegen seiner Eigenschaft, durch Phosphor reducirt zu werden, wobei sich der Phosphor mit einer Schicht metallischen Kupfers überzieht, mit Recht empfohlen hat.

Beim Croup ist dem Kupfervitriol auch in nicht brechenerregenden Gaben eine besondere Wirkung als Hauptmittel gegen Hyperämie, Stasen und Exsudation (Kissel) beigelegt, welche indess sicheren Beweises entbehrt. Dass in Fällen von Vergiftung Kupfervitriol bisweilen noch Erbrechen erregt, wenn Brechweinstein und Ipecacuanha fehlgeschlagen sind, ist Thatsache, aber es kommt auch das Umgekehrte vor. Contraindicirt ist Kupfervitriol bei Vergiftungen mit Schwefelalkalien, weil der aus denselben freiwerdende Schwefelwasserstoff unlösliches Schwefelkupfer fällt und dadurch das Erbrechen verhindert. Die Empfehlung bei Phosphorvergiftung beruht auf der experimentell festgestellten Thatsache, dass der Phosphor in Dampfform in das Blut übergeht. Gelingt die Verkupferung durch das somit als Antidot wirkende Emeticum, so würde nicht allein der Gefahr durch die Resorption des Phosphors in Dampfform, sondern auch der schädlichen Wirkung aus der Bildung anderer schädlichen Verbindungen, des Phosphorwasserstoffs, der phosphorigen Säure und der Phosphorsäure, vorgebeugt werden. Verschiedene Beobachtungen sprechen für die günstige Wirkung des Kupfervitriols bei Phosphorismus acutus.

Die übrigen Anwendungen des Kupfervitriols als internes Mittel haben keine besondere Bedeutung. In neuerer Zeit hat man, gestützt auf Beobachtungen, welche den Kupferarbeitern Immunität gegen Cholera zuschreiben, den Kupfervitriol als Mittel gegen diese Krankheit in Anwendung gezogen, doch sprechen Versuche von Guttmann u. A. gegen jede specifische Action des Medicaments bei Cholera. Die Annahme, dass Kupfervitriol bei Diabetes von Nutzen sein könne, hat ebenfalls keine praktische Bestätigung gefunden. Gegen Intermittens, namentlich hartnäckige Quartana, wurde Kupfervitriol von Hoffmann, Monro u. A. dringend empfohlen. Das Volk gebraucht hier den Kupfervitriol mit Pfeffer oder Zink- und Eisenvitriol in einem Säckchen auf der Magengrube oder in der Achselhöhle getragen. Sehr wenig rationell ist das an sich leicht zu Durchfall führende Mittel bei Diarrhoeen im kindlichen Lebensalter (Elliotson). Die früher gebräuchliche Anwendung bei Epilepsie, Veitstanz und ähnlichen Affectionen ist zwar an sich nicht irrationell, jedoch völlig aufgegeben. Lewi und Banduzzi (1877) empfehlen dasselbe zu 0,03—0,07 bei verschiedenen Dermatosen, Martin und Oberlin (1880) zu 0,005—0,012 pro die als Antisyphiliticum. Herbst injicirte Kupfersulfatlösung bei Hunden, welche von wuthkranken Thieren gebissen waren, als Prophylacticum der Lyssa.

Aeusserlich dient Kupfervitriol in Substanz als Aetzstift, wobei man geeignete Krystalle mit breiter Fläche oder, wenn der Zweck dies erfordert, zugespitzt, nimmt.

Die mit Gutta percha gemachten Crayons au sulfate de cuivre von Bouilhon sind überflüssig. In Frankreich macht man auch chemische Feilen (Limes chimiques oder sulfuriques) gegen Hühneraugen daraus. Man entfernt die etwaigen Rauhigkeiten und verwitterten Partien durch Eintauchen in Wasser.

Zu kaustischen Injectionen (bei Fisteln) dienen wässrige Solutionen von 4—10 : 100; zu Kehlkopfpulvern Mischungen mit 20—30 Th. Zucker. Zu Salben rechnet man 4 : 100 Th. Fett. Adstringirende Injectionen, Collyrien u. s. w. bereitet man mit 100—200 Th. Wasser mit oder ohne Zusatz von Opiumtinctur.

Zur Hervorrufung von Erbrechen wählt man gewöhnlich die Pulverform (mit āā Zucker und Amylum oder mit Pulvis gummosus). Zweckmässig ist auch die Form der Gelatina in lamellis. Die Dosis beträgt 0,2—0,5—1,0, welche man in getheilten Dosen alle 10 Min. bis zum Eintritt der Wirkung reicht. Bei Kindern giebt man 0,03—0,2 mehrmals wiederholt. Als Nervinum u. s. w. kann man 0,01—0,1 reichen. Die maximale Einzelgabe beträgt 1,0.

Sulfüre, Bleisalze und gerbstoffhaltige Substanzen sind bei der Verordnung des Kupfervitriols zu meiden.

Präparat:

Liquor corrosivus; Aetzflüssigkeit. Zinksulfat und Kupfersulfat āā 6 Th., in 70 Th. Essig gelöst und 12 Th. Bleiessig hinzugemischt. Nur zur Dispensation zu bereiten. Dieses Präparat ist etwas concentrirter als die ursprüngliche Villatesche Lösung, welche zuerst in der Thierheilkunde, dann von Notta, Nélaton u. A. zur Injection in cariöse Fistelgänge mit trefflichem Erfolge benutzt wurde. Die Einspritzung erfordert indess Vorsicht, da bei Eindringen in Venen der Tod unter Collapserscheinungen und Somnolenz herbeigeführt werden kann (Herrgott, Heine). Die Ursache solcher Calamitäten scheint der Essiggehalt der Lösung, weshalb Heine Anwendung wässriger Lösung der beiden Sulfate befürwortete.

Nicht mehr officinell sind die früher unter dem Namen Kupfersalmiak und Kupferalaun vielgebrauchten Präparate des Kupfersulfats. Das durch Auflösen von 1 Th. Kupfersulfat in 3 Th. Salmiakgeist und Fällen mit Weingeist bereitete Cuprum sulfuricum ammoniatum s. Ammoniacum cupricum sulfuricum s. Cuprum ammoniacale, ein dunkelblaues, krystallinisches Pulver, führt den deutschen Namen Kupfersalmiak mit Unrecht, der von Rechtswegen den mit Cuprum chloratum bereiteten Ammoniakverbindungen zukommt, welche vor mehreren Decennien in hellgrüner, herb schmeckender Lösung als Liquor Cupri ammoniato-chlorati officinell waren, der mit 80 Th. Aqua destillata verdünnt den gegen Scrophulose, Caries, Syphilis und andere chronische Krankheiten, aber auch gegen Cholera und acute Leiden vielgepriesenen, aber jetzt glücklich der Vergessenheit anheimgefallenen Liquor antimiasmaticus Koechlini s. Beisseri bildet. Das durch sein Lösungsvermögen für Cellulose, Kohlehydrate und verschiedene Hornstoffe chemisch charakterisirte Cuprum sulfuricum ammoniatum war in wässriger Lösung (sog. Aqua coelestis s. saphirina, Eau céleste s. azurée s. ophthalmique) früher bei chronischer Ophthalmie gebräuchlich, ist jedoch viel mehr als Specificum gegen verschiedene Nervenleiden (Cullen, Duncan), besonders Epilepsie, Chorea, Hysterie und Asthma, vereinzelt auch gegen Syphilis, Diabetes und Wassersucht in Anwendung gebracht. Bei der leichten Zersetzlichkeit des Mittels, bei welcher Ammoniak frei wird, kann es nicht wohl anders wie Kupfervitriol selbst wirken. Nach Feltz und Ritter wirkt es auf Thiere weit giftiger als Kupfersulfat. Man gab es innerlich in Lösung (nur mit Wasser und einfachem Syrup) oder in Pillen (am besten mit Bolus) zu 0,01—0,1 und darüber, wie z. B. Herpin im Laufe von 14 Monaten einen Epileptiker 200,0 des Mittels nehmen liess.

Der durch Zusammenschmelzen von Kupfersulfat, Salpeter, Alaun, und $1/50$ Campher erhaltene Kupferalaun (Heiligenstein, Götterstein, Augenstein), Cuprum aluminatum, Lapis divinus s. ophthalmicus, ist ein bei entzündlichen Affectionen des Auges, Hornhautflecken, Hornhautgeschwüren früher ausserordentlich geschätztes Mittel, welches gewöhnlich nach seinem Urheber, einem berühmten französischen Augenarzte St. Yves (1667—1731), als Pierre divine de St. Yves, Lapis divinus St. Yves, bezeichnet wird und in fester (in Aetzstiften oder als Augenpulver) oder flüssiger Form (Augentropfen) benutzt werden kann. Zu Augentropfen benutzt man filtrirte wässrige Lösungen von 1:100—500 Auch zu Injectionen, z. B. in die Vagina (bei Mykose nach Hausmann), lässt sich das Mittel in wässriger Lösung (1:100) in Anwendung ziehen.

Eine complicirtere Schmelze von Kupfervitriol, Alaun, Eisenvitriol, Salmiak und Grünspan bildete den als Blutstillungsmittel verwendeten **Lapis miraculosus** (Pierre de Hesselbach, Wundstein).

Verordnungen:

1) ℞
Cupri sulfurici
Zinci sulfurici āā 10,0
Aq. destillatae 120,0
M. D. S. Zu Einspritzungen (Heines Modification der Villateschen Lösung.)

2) ℞
Cupri sulfurici 2,0
Pulveris gummosi 5,0
M. f. pulv. Divide in partes aequales No. 10. *D. S.* Brechpulver. Alle 10 Minuten ein Pulver, bis Erbrechen erfolgt.

3) ℞
Cupri sulfurici
Aluminis āā 5,0
Acidi sulfurici 20,0
Aq. destillatae 150,0
M. D. S. Aeusserlich. (Zum Benetzen von Charpie und Compressen, als blutstillendes Mittel. Sog. **Liquor stypticus** Ph. Hamb.)

Anhang: Aehnlich wie Kupfervitriol wirkt auch das **Kupfernitrat, Cuprum nitricum**, ein in Wasser und Weingeist lösliches Salz von blauer Farbe, welches Moore zur Aetzung von Geschwüren im Rachen und auf der Zunge und Graves zu Injectionen (1 : 250—500) bei Tripper empfahl. Chevallier benutzte conc. Solution zum Aetzen fungöser syphilitischer Geschwüre und gab auch innerlich 0,05—0,08 mehrmals täglich in Pillen bei Syphilis.

Auch die beiden mit dem Namen **Grünspan** belegten Verbindungen des Kupfers mit Essigsäure wurden früher als Aetzmittel benutzt. Der **gewöhnliche Grünspan, Aerugo, Viride aeris, Cuprum subaceticum, Subacetas Cupri**, auch **Spangrün**, basischer Grünspan, Vert-de-Gris, fällt jetzt ganz der Veterinärmedicin, die ihn bei Caro luxurians und Klauenseuche benutzt, anheim. Der sog. krystallisirte Grünspan oder das **neutrale Kupferacetat, Cuprum aceticum, Aerugo crystallisata, Flores viridis aeris**, auch **destillirter Grünspan** genannt, welcher dunkelgrüne, glänzende, klinorhombische Säulen bildet, die an der Luft oberflächlich verwittern und sich in 5 Th. kochendem und 14 Th. kaltem Wasser, sowie in 15—16 Th. Weingeist lösen, ist ebenfalls gegenwärtig medicinisch nur wenig im Gebrauche. Die ätzende Wirkung desselben beruht auf der Affinität zu Eiweissstoffen. Kupferacetatlösung verwandelt Hühnereiweiss und Milch in eine dicke grüne oder weissgrüne Masse; das Albuminat löst sich im Ueberschusse des Kupfersalzes auf, das Caseat nicht. Muskelsubstanz wird durch 24stündige Einwirkung von Kupferacetatlösung hellgrün gefärbt, stark zerklüftet und in harte Schollen oder Fasern aufgelöst (Falck und Neebe). Neben dieser örtlichen Wirkung besitzt das Kupferacetat aber auch eine entfernte, welche sich auf Nervensystem, Herz und Respiration erstreckt, und kann deshalb in grösseren Dosen giftige Wirkungen und selbst den Tod bedingen. Zu den constanten Wirkungen grösserer Mengen bei interner Application gehören Erbrechen und Diarrhoe. Zwar ist die giftige Wirkung des Grünspans und überhaupt der Kupferverbindungen von verschiedenen Seiten geleugnet worden, zumal in Verbindung mit der Beobachtung, dass grosse Mengen Kupfer ohne Schaden genommen worden sind (so z. B. von Toussaint 15,0 Kupferfeile unter Nachnahme von organisch sauren Flüssigkeiten), und dass man in den Organen gesunder Thiere und Menschen wiederholt Kupfer aufgefunden hat, weshalb man das Kupfer für einen normalen Bestandtheil des Organismus anzusehen sich berechtigt hielt. In Bezug auf letzteres ist an der schon früher von uns ausgesprochenen Ansicht festzuhalten, dass es sich um Kupfer handelt, welches mit den Speisen (aus den Gefässen herstammend) in den Körper gelangt und dort deponirt ist. Andrerseits sind so viele Massenvergiftungen durch fette und saure Speisen, welche in kupfernen Gefässen bereitet waren, in der Literatur vorhanden, z. B. von 31 Personen in Mengershausen bei Göttingen (W. Langenbeck), von 130 Personen im Wiener allg. Krankenhause (Pleischl), von welchen 9 der Vergiftung erlagen, dass die deletere Wirkung der Kupfersalze ausser jedem Zweifel ist. Bei diesen Vergiftungen ist eine Reihe örtlicher Symptome von einer solchen entfernter Erscheinungen leicht zu differenziren, obschon beide meist gemengt vorkommen. Was die durch Grünspan bedingte Gastroenteritis anlangt, für welche das Erbrechen grüner Massen und heftige Kolikschmerzen und Tenesmus als charakteristisch anzusehen sind, so ist deren Abhängigkeit von dem Einfluss des Kupferacetats auf Eiweissverbindungen leicht ersichtlich. Was die entfernten Erscheinungen anlangt, so haben schon 1856 W. Langenbeck und Staedeler von den Verbindungen des Kupfers mit fetten Säuren, besonders mit Essigsäure und Buttersäure, durch Thierversuche nachgewiesen, dass dieselben neben Erbrechen und Durchfällen, und unabhängig von denselben, Delirien, Lähmung und Störungen der Herzaction bedingen. Falck und Neebe stellten etwa in derselben Zeit die Giftigkeit und Vergiftungserscheinungen nach neutralem Acetat, Lactat, Butyrat und Malat fest und fand bei Tauben und Kaninchen, welche durch 0,5 resp. 2,0 der Salze zu Grunde gehen, Störung der Respiration, adynamisches Zusammenknicken des locomotiven Apparats mit Zittern und einzelnen Zuckungen der Muskeln, Temperaturerniedrigung und Tod durch Herzlähmung. Auch bei Fröschen ist bei subcutaner Application bedeutende Herabsetzung der Herzaction und baldiger Herzstillstand zu constatiren. Wohl theils als Folge örtlicher Entzündung im Dünndarm muss der Ikterus betrachtet werden, welcher bei Vergifteten nicht selten nach Beseitigung der ersten Symptome eintritt; doch soll auch Lebercirrhose bei Thieren nach Kupferacetat vorkommen (Koeck). Die Darmerscheinungen aus einer besonderen Wirkung auf die abdominellen Ganglien des Sympathicus abzuleiten, ist kein Grund vorhanden; ebenso müssen die Angaben von Koeck (1873), dass Kupferacetat den linken Herzmuskel hypertrophire und dadurch Albuminurie bedinge, in Zweifel gezogen werden.

Dass die chronische Kupfervergiftung sehr zweifelhaft sei, wurde schon beim Kupfervitriol erwähnt. Wir erwähnen hier das Factum, dass Rademacher 8 Monate hindurch täglich 0,25 nahm und danach nur leichte, schmerzlose Diarrhoe und Gefühl von Heisshunger bekam, und dass Toussaint von dem 14 tägigen Einnehmen von 0,2 bis 0,5 Morgens und Abends ausser Metallgeschmack gar keine Symptome verspürte und bei dem 6 Monate lang fortgesetzten Gebrauche der verschiedensten Kupferpräparate ganz wohl blieb.

Aeusserlich dient Kupferacetat fast ausschliesslich zur Beseitigung von Callositäten (Hühneraugen) und zum Verbande resp. zum Aetzen von Geschwüren und Excrescenzen, oft in Verbindung mit anderen Aetzmitteln, z. B. Sublimat, theils als Streupulver, theils als Salbe (1 : 10), ausserdem bei Angina und Blepharitis als Adstringens in Gargarismen (1 : 1000), von denen nichts zu verschlucken ist, und Augenwassern (1 : 200—500).

Aus dem basischen Kupferacetat wurde früher mit gelbem Wachs, Fichtenharz und Terpentin das sog. Grünspancerat oder grüne Wachs, Ceratum Aeruginis, Ceratum viride, Emplastrum viride bereitet, das vorzugsweise als Hühneraugenpflaster und zum Tränken von Papier zum Offenhalten von Fontanellen (sog. Fontanellpapier oder Sparadrap) diente. Eine ähnliche Mischung mit Galbanum, Schiffspech, Salmiak und Bleipflaster bildete das ältere Emplastrum ad clavos pedum, Leichdornpflaster. In alter Zeit sehr gebräuchlich zum Bepinseln von Geschwüren im Munde und Rachen war das sog. Oxymel Aeruginis s. Linimentum Aeruginis s. Unguentum Aegyptiacum (vom Volke in Gibs Jacob corrumpirt), aus 1 Th. Grünspan und āā 8 Th. Essig und Honig (zur Hälfte eingekocht) bereitet, jetzt durch Borax und Rosenhonig zweckmässig ersetzt. Nicht übergehen können wir die Rademacher sche Kupfertinctur, Tinctura Cupri acetici, eine durch Verreiben von 24 Th. Cuprum sulfuricum und 30 Th. Plumbum aceticum mit 136 Th. Wasser, Erhitzen in kupfernem Gefässe bis eben zum Kochen, Zusatz von 104 Th. Spiritus und 4 wöchentliche Maceration in verschlossenem Glase und Filtriren dargestellte klare, grüne Flüssigkeit von metallischem Geschmacke, das Hauptmittel der Rademacherianer gegen alle „Kupferaffectionen", die nach Kissel seine Heilwirkungen besonders in Hyperämien, Stasen und Exsudationen entfaltet. Die Verehrer der Tinctur dosiren sie zu 5—15 Tropfen und mehr dreimal täglich.

Zincum aceticum; Zinkacetat, essigsaures Zinkoxyd.

Das Zinkacetat, welches durch Auflösen von Zinkoxyd oder Zinkcarbonat in Essigsäure oder durch Zersetzung von Zinkvitriol mit Bleizucker dargestellt wird, bildet als Salz mit 3 Atomen Krystallwasser farblose tafelförmige oder blättrige Krystalle, die mit 2,7 Th. kaltem oder 2 Th. heissem Wasser, auch mit 35,6 Th. Alkohol eine schwach saure Lösung geben. Das Zinkacetat wirkt dem Zinksulfat im Wesentlichen analog, jedoch minder stark kaustisch und erregt intern genommen in denselben Gaben Erbrechen. Im Ganzen hat es auch die nämliche Anwendung wie letzteres gefunden, doch dient es mehr zur Erzielung entfernter Wirkungen und hat in dieser Beziehung bei den verschiedensten Neurosen sich die besondere Gunst der Rademacherianer erworben. Aeusserlich wird es am häufigsten zu adstringirenden Injectionen bei Tripper und Nachtripper, meist jedoch nicht rein, sondern durch Wechselzersetzung, z. B. von Zinkvitriol mit Bleizucker (Vidal) oder Grünspan (Astley Cooper) dargestellt, auch zu adstringirenden Collyrien bei Augenentzündungen (Klusemann, Ware, Stille) verwendet. Rademacher benutzte es bei einfachen Hautentzündungen, Flechten und Schanker, Lincke gegen Otorrhoe. Die Empfehlung Planges bei Anginen können wir aus eigener Erfahrung bestätigen. In England benutzt man es auch als Brechmittel. Von Rademacher ist Zinkacetat besonders bei Kopfrose mit Delirium, dann gegen Gehirnleiden überhaupt empfohlen, wo es auch den consensuellen Durchfall beseitigen soll. Man hat es ferner gegen Delirien anderer Art, z. B. bei senilen Delirien (Durand Fardel) und besonders bei Delirium tremens, benutzt (Wolff, Fritsch) und Erfolge gerühmt. Brosius wandte Zinkacetat bei Schwindel, Zahn- und Kopfweh, selbst bei Epilepsie, Rieder bei choleriformen Durchfällen und Cholera asiatica an.

Die Verordnung zu äusserlichen Zwecken weicht von der des Zinksulfats nicht ab. Innerlich kann es als Emeticum zu 0,5—1,0, als Nervinum zu 0,1—0,4 gegeben werden. Die Rademacherianer geben es meist in Solution mit Zusatz schleimiger Substanzen (4,0—8,0, mit Aqua 180,0, Tragacantha 1,0) stündlich oder zweistündlich 1 Esslöffel.

VI. Clase. Styptica (Adstringentia), Zusammenziehende Mittel.

Wir stellen zu dieser Classe zunächst die in ihrer Grundwirkung von den Caustica salina nicht verschiedenen Blei- und Thonerdeverbindungen, weil dieselben als Aetzmittel fast gar nicht, dagegen ausserordentlich häufig als Adstringentien gebraucht werden. Hieran reihen wir die Gerbsäure und deren Verbindungen, dann die durch Gehalt an Galläpfelgerbsäure oder anderen Gerbsäuren charakterisirten Pflanzentheile.

Liquor Plumbi subacetici, Acetum plumbicum s. saturninum s. Plumbi s. Lithargyri, Plumbum hydrico-aceticum solutum, Extractum Saturni;
Bleiessig.

Das Präparat wird dargestellt, indem 3 Th. Bleiacetat und 1 Th. höchst fein gepulverte und von Kohlensäure befreite Bleiglätte zusammen verrieben und im Dampfbade unter Zusatz von $1/_2$ Th. Wasser zu einer röthlich weissen oder weissen Masse geschmolzen werden, worauf man $9^1/_2$ Th. dest. Wasser hinzumischt und nach Stehenlassen die erkaltete Flüssigkeit filtrirt, welche klar, farblos, schwach alkalisch und von 1,235—1,240 spec. Gew. ist. Dieselbe muss in dicht verschlossenen, ganz gefüllten Flaschen aufbewahrt werden, weil die Kohlensäure der Atmosphäre zersetzend wirkt und zur Bildung eines Niederschlags von basischem Bleicarbonat führt.

Der Bleiessig ist ein Gemenge von verschiedenen basischen Bleiacetaten und wirkt auf Proteïnverbindungen intensiver als neutrales Bleiacetat ein.

In Hühnereiweiss erfolgt auch bei grosser Verdünnung ein Niederschlag von Blealbuminat, der sich in überschüssigem Bleiessig und in Kaliumacetat und Kaliumnitrat löst (Lassaigne). Aus (mit Essigsäure neutralisirter alkalischer) Fibrinlösung fällt Bleiessig weisse Flocken von 12—30 % Bleioxydgehalt. Mucinlösungen werden durch Bleiessig in Flocken völlig gefällt (Bleizucker macht Mucinlösungen opalisirend). Wässriges Glutin wird durch Bleiessig getrübt und gesteht damit in einigen Stunden zu einer weissen festen Masse.

Indem der Bleiessig in concentrirter Form durch seine Affinität zu Proteïnstoffen kaustische Wirkung besitzt und als Aetzmittel bei Condylomen, kleinen Epitheliomen und in leichten Fällen von Lupus gebraucht wird, bildet er den passendsten Uebergang zu den adstringirenden Stoffen, zu denen ihn nicht allein seine Verwandtschaft zum Bleizucker, sondern vor Allem seine Hauptverwendung in Verdünnung mit Wasser oder in Einhüllung mit Fetten, um äusserlich als zusammenziehendes und kühlendes Medicament zu wirken, stellt.

So lassen sich statt Kataplasmen mehrfach zusammengelegte Compressen benutzen, die man in verdünnten Bleiessig (1 : 5 Wasser) taucht, dessen Verdunstung durch Umwickeln mit Wachstafft verhindert wird (Lippert). Mit Bleiessig getränkte Charpie hat man auf Panaritien (Riecke), Dilutionen mit Spiritus camphoratus und Weingeist bei Hypertrophie der Mamma (Brodie) benutzt. Sewruck empfahl Klystiere von Bleiessig (8,0 auf 300,0 Wasser) bei Ileus und Hernia incarcerata; Barthez gegen Ruhr, wo er sogar 30,0—100,0 im Klystier gab, ohne Intoxication wahrzunehmen; Perrin Mischungen mit adstringirenden Salben und Belladonna bei Fissura ani. In Mayerhofers Umschlägen bei Karbunkel (60,0 Bleiessig, 1,2 Schwefelsäure, 700,0 Brunnenwasser) ist ein grosser Theil des Bleis in unlösliches Sulfat übergeführt. Sehr wenig wird Bleiessig heutzutage bei Hautkrankheiten, z. B. Acne oder als Injectionsmittel bei Gonorrhoe (1 : 15—60 Aqua) oder zu Mund- und Gurgelwässern (1 : 100—250 Wasser) gebraucht. In Form eines Liniments kann er bei Verbrennung günstige Dienste leisten. Ebenso lässt sich Bleiessig bei Bindehautentzündung in Form von Augentropfwasser, Augenwasser und Augensalbe verwerthen, doch müssen diese Formen bei Geschwüren der Hornhaut vermieden werden, weil danach sehr leicht undurchsichtige Narben entstehen. Marmorat empfahl Papiermoxen aus ungeleimtem Druckpapier, welches in Lösung von Bleiessig getaucht und getrocknet wird.

Innerlich wird Bleiessig nicht gebraucht. Feverman will Hydrophobie damit geheilt haben, Baudin Cholera. Grössere Mengen wirken verschluckt kaustisch und erregen heftige, selbst tödtliche Gastroenteritis. Es ist deshalb bei der äusserlichen Verordnung stets auf genaue Signatur Rücksicht zu nehmen. Als Antidote empfehlen sich Magnesium oder Natrium carbonicum oder sulfuricum.

Bei Verordnung des Bleiessigs wird die Regel, keine sich gegenseitig zersetzenden Präparate zu verordnen, oft ausser Augen gesetzt. Bei der leichten Zersetzlichkeit desselben, die schon unter Einfluss der Kohlensäure erfolgt, giebt selbst destillirtes Wasser selten klare Lösung; stärker zersetzend wirken die Kalksalze des Brunnenwassers, welche Präcipitation von basisch kohlensaurem und schwefelsaurem Blei bewirken. Sulfate, Phosphate, Tartrate und Carbonate der Alkali-, Erd- und sonstiger Metalle, Schwefelalkalien und Haloidsalze, Gerbsäuren wirken zersetzend, aber auch viele indifferente organische Körper, namentlich auch Arabin und Pflanzenschleim, die dadurch in sehr verdünnten Lösungen pracipitirt werden. Nichtsdestoweniger sind die Praktiker gewohnt, Bleiessig mit Säuren, selbst Schwefelsäure, mit Zinksulfat (bei Tripper), mit Opium und Quittenschleim (bei Augenwässern) zu verordnen.

Präparate:

1) **Aqua Plumbi,** Aqua plumbica s. saturnina. Plumbum aceticum basicum solutum dilutum; **Bleiwasser, Kühlwasser.** 1 Th. Liquor Plumbi acetici mit 49 Th. Aqua destillata gemischt. Anfangs klare, später selbst bei Aufbewahrung in verkorkten Flaschen sich durch Einwirkung von Kohlensäure und Bildung von basisch kohlensaurem Blei trübende, vor der Dispensation umzuschüttelnde Lösung. Dient besonders zu kühlenden Umschlägen, meist in Verdünnung mit Wasser, als örtliches Antiphlogisticum. Das Bleiwasser ersetzt das früher officinelle Goulardsche Bleiwasser, Aqua Plumbi Goulardi, Aqua vegeto-mineralis Goulardi, Aqua Goulardi, Aqua Plumbi spirituosa, eine trübe Mischung von 1 Th. Liquor Plumbi subacetici, 4 Th. Spir. dilutus und 45 Th. Aqua communis, wobei die Carbonate und Sulfate der Alkali- und Erdmetalle des Brunnenwassers eine theilweise Decomposition des Bleisubacetats veranlassen. Bei der zu billigerem Ersatze desselben sehr gebräuchlichen Verordnung von Liquor Plumbi acetici zum Verdünnen im Hause mit Spiritus und Brunnenwasser ist genaue Verordnung nöthig, nicht allein um Vergiftungen durch Verschlucken vorzubeugen, sondern auch um Ver-

ätzungen zu verhüten, wie z. B. an der Conjunctiva durch Application unverdünnten Bleiessigs entstehen können, wovon ich selbst ein Beispiel gesehen habe. Bei Ulceration der Cornea ist Bleiwasser wegen zu befürchtender Incrustation und Trübung wie Bleizuckerlösungen zu meiden. Gefährlich ist auch die Application auf wunde Brustwarzen stillender Frauen, da in Folge von Eintrocknen der Lösung die Kinder beim Saugen sich Blei incorporiren und dadurch erkranken können.

3) **Unguentum Plumbi**, Ceratum Plumbi s. Saturni s. Goulardi, Unguentum Acetatis plumbici; **Bleisalbe, Bleicerat**. Weissliche Salbe aus 8 Th. Bleiessig und 92 Th. Schweineschmalz bereitet. Als kühlende Verbandsalbe häufig in Anwendung gezogen, bei Decubitus, Excoriationen, ulcerirenden Frostbeulen oft von vorzüglicher Wirksamkeit. Eine ähnliche Salbe (mit Rüböl) ist das Ungt. universale Ph. Dan. Mit Campher, Crocus und Bilsenöl combinirt, bildet das Ungt. Plumbi die sog. Hämorrhoidalsalbe, Ung. Plumbi compositum s. haemorrhoidale. Längere Application dieser Salben kann, wie die der Bleiweisssalben, zu Intoxication führen.

Verordnungen:

1) ℞
Liquoris Plumbi subacetici 15,0
Vitelli ovorum 2
Olei Lini 120,0
M. f. linim. D. S. Auf Leinwand gestrichen aufzulegen. (Bei Verbrennungen.)

2) ℞
Liq. Plumbi subacetici
Tinct. Opii simplicis āā 0,5
Aqu. destill. 100,0

M. D. S. Umgeschüttelt zum Bähen der Augen.

3) ℞
Liquoris Plumbi acetici 0,3
Extracti Opii 0,1
Cerati Cetacei 6,0
M. f. ungt. D. S. Dreimal täglich eine Erbse gross in die Augenlider einzureiben. (Bei chronischer Blepharitis und Conjunctivitis. Nach Jüngken.)

Plumbum aceticum, Saccharum Saturni depuratum; **Bleiacetat, essigsaures Bleioxyd**, neutrales essigsaures Bleioxyd, Bleizucker.

Das neutrale Bleiacetat, welches durch Umkrystallisiren des käuflichen, durch Auflösen von Bleiglätte in Essigsäure fabrikmässig gewonnenen, zu Veterinärzwecken officinellen rohen Bleiacetats, Plumbum aceticum crudum (Bleizucker), erhalten wird, bildet grosse, wasserhelle, vierseitige Prismen oder weisse krystallinische Massen von süssem und später metallischem Geschmacke (daher der Name Saccharum Saturni), welche nach Essigsäure riechen, an der Luft zu einem weissen Pulver zerfallen und in $1/_2$ Th. kochendem und 2,3 Th. kaltem Wasser, sowie in 28,6 Th. Weingeist lösen.

Mit wässrigem Hühnereiweiss giebt Bleizucker in reichlichem Ueberschuss des Bleizuckers, in alkalischen und schwachsauren Flüssigkeiten löslichen Niederschlag. Mucin fällt es nicht, ebenso wenig Glutin, wohl aber Chondrin.

Das Bleiacetat ist das am meisten benutzte und besonders zum inneren Gebrauche verwandte Bleipräparat, dessen Wirkung auf entfernte Organe im Wesentlichen mit derjenigen sämmtlicher löslicher Bleiverbindungen übereinstimmt, während es örtlich minder intensiv als Bleiessig wirkt. Die örtliche adstringirende Wirkung beruht z. Th. auf Gefässverengung, die wie beim Höllenstein auch an normalen Gefässen hervortritt (Rosenstirn). Die Resorption erfolgt von allen Schleimhäuten, auch der Respirationsschleimhaut (Lepidi-Chioti), vom Unterhautbindegewebe und von der Cutis aus.

Im Magen findet Veränderung des Bleiacetats in doppelter Weise statt. Unter Einwirkung der Chlorwasserstoffsäure des Magensaftes entsteht Chlorblei, welches sich in 133 Theilen Wasser löst, daher als solches zur Resorption gelangen kann, übrigens sich möglicherweise mit dem Chlornatrium des Magensaftes zu einem weit löslicheren Doppelsalze vereinigt (Mialhe). Daneben und vielleicht selbst prävalent findet Bildung von Bleialbuminat statt, das ebenfalls in alkalischen und sauren Flüssigkeiten sich löst. Insofern Bleialbuminat sich bildet, kann daher auch Aufsaugung im Darme stattfinden, während auf das etwa unzersetzte Bleiacetat die Kohlensäure und auf die Bleiverbindungen überhaupt der Schwefelwasserstoff der Darmgase fällend einwirkt. Im Blute und in den Organen scheint das in den Körper eingeführte Bleiacetat wie andere Bleisalze vorzugsweise als Bleialbuminat zu existiren.

Dass auch bei Application auf die Epidermis Aufsaugung stattfindet, wie bei anderen zum Schminken oder Haarfärben benutzten Bleipräparaten wiederholt constatirt ist, behauptet u. A. Lebküchner, der nach Einreibung sehr concentrirter Bleizuckerlösung Vergiftung gesehen haben will. Vom Unterhautbindegewebe, von Wunden und Geschwüren, sowie von Schleimhäuten aus, ist die Aufnahme von Bleiacetat und anderen Bleiverbindungen unbezweifelt. Vielleicht findet auch hier Einwirkung der Chloride und beschränkte Bildung von Natriumbleichlorid statt.

Die Bleiverbindungen besitzen die Eigenthümlichkeit, dass sie nach ihrer Resorption und Abgabe an die Gewebe zum grossen Theile längere Zeit in letzteren verharren und erst allmälig wieder eliminirt werden. Als die Organe, in denen die Deposition des Bleis vorzugsweise stattfindet, glaubte man früher nach Gusserow die Muskeln ansehen zu müssen, indessen ist durch sehr genaue Versuche von Heubel an Hunden der Nachweis geliefert, dass bei länger fortgesetzter Zufuhr von Bleiacetat der grösste Bleigehalt in den Knochen, dann in Leber und Nieren sich findet, danach in den Nervencentren, welche stets viel mehr Blei als die Muskeln und der Darm einschliessen, während das Blut am wenigsten, und zwar weniger als Milz, Pankreas und Speicheldrüsen, enthält. Die Ausscheidung des Bleis erfolgt durch Galle, Urin, Speichel (Malherbe, Pouchet). Im Urin erscheint Blei meist ziemlich spät, am 4. Tage nach der Darreichung (Barruel); auch ist die Ausscheidung intermittirend.

Mayençon und Bergeret constatirten auf elektrolytischem Wege Blei im Urin bei Menschen erst nach Einführung von 3,2 Bleiacetat. Irrig ist, dass die Ausscheidung im Urin nur erfolgt, wenn gleichzeitig Albuminurie vorhanden ist. Im Schweisse konnte Pouchet bei Bleikranken kein Blei constatiren. Bei Einspritzung grösserer Mengen Bleiacetat in das Blut enthalten die blutreichsten Organe (Leber und Milz) am meisten Blei (Heubel).

Die Deposition des Bleis in den Organen kann Monate lang dauern und ist die Ursache der sog. cumulativen Action und der durch Bleisalze bedingten chronischen Intoxication.

Dies beweist die wiederholte Beobachtung von Bleikolik, welche Wochen oder Monate lang nach Beendigung einer Cur mit Bleipräparaten oder nach dem Verlassen einer Bleiweissfabrik auftrat. Lepidi-Chioti fand Blei bei Bleikranken, welche 5 Monate lang mit Blei nicht in Contact gekommen waren, im Harne. Auch nach überstandener acuter Magendarmaffection durch Verschlucken von Bleiessig oder Bleizucker können sich einige Zeit später chronische Vergiftungserscheinungen einstellen. Im E.-A. Hospitale zu Göttingen fand man bei einem Arbeiter in einer Bleiweissfabrik, welcher seit 10 Monaten mit Blei nicht mehr in Berührung gekommen war, 0,32 Blei in der Leber. Die Wiederaufnahme des deponirten Bleis kann durch Lösungsmittel für Bleiverbindungen, z. B. durch Iodkalium, befördert werden, die man deshalb auch bei Saturnismus chronicus zur Entbleiung des Organismus verwendet; die Ausscheidung im Harn wird dadurch sehr erheblich (um das 4—6fache) gesteigert (Annuschat, Pouchet).

Die Abgabe an die Gewebe scheint sehr rasch stattzufinden, da nach Versuchen von Heubel das Blut bei Thieren, welche längere Zeit Bleiacetat erhielten, stets viel weniger Blei enthält als die Organe.

Bleizucker, in Substanz oder in Lösung auf die Oberhaut applicirt, bewirkt keine sichtbare Veränderung der Applicationsstelle. Auf die Schleimhäute in kleinen Mengen applicirt, verbindet es sich mit den auf denselben befindlichen Albuminaten, welche dadurch theilweise coagulirt werden. Im Ueberschusse macht sich die Wirkung auch an den Eiweissstoffen der Gewebe der Schleimhäute selbst geltend, woraus kaustische Action entsteht.

In grossen Dosen verschluckt, kann Bleiacetat Gastritis und Enteritis toxica bedingen. Die Vergiftung ist von der durch andere kaustische Metallsalze bewirkten nicht sehr verschieden; die Ansicht, dass dieselbe mit Obstipation verlaufe, ist irrig, vielmehr kommt es häufiger zu Durchfällen und selbst zu Brechdurchfall. Meist findet sich heftige Kolik und Schwarzfärbung der Stühle durch Schwefelblei. Der auffallendste Unterschied dieser Intoxication von Vergiftung durch andere Metallsalze ist darin begründet, dass oft mehrere Wochen nach dem Ueberstehen der acuten Vergiftung die Erscheinungen chronischer Intoxication sich einstellen. Nervenerscheinungen, z. B. Schmerzen in den Beinen, Schwindel, Stupor, finden sich in einzelnen Vergiftungsfällen. Mitscherlich constatirte bei Kaninchen, welche er mit Bleiacetat vergiftet hatte, dass die Schleimhaut des Magens und Darmes mit einer weissen oder weissgelblichen Lage von Schleim überzogen war, unter welcher die Mucosa entweder blass oder im Zustande der Entzündung verschiedenen Grades sich befand. Als Antidote sind die Sulfate des Natriums und Magnesiums umsomehr zu empfehlen, als sie vermöge ihrer purgirenden Action das Rückbleiben von Bleiverbindungen im Darme, deren Resorption chronische Intoxication bedingen kann, verhindern können.

Unmittelbar bei Thieren in die Drosselader injicirt, bewirkt Bleiacetat in grossen Dosen (0,8) fast unmittelbar Tod ohne Convulsionen (Orfila), in kleinen Mengen (0,12) Fieber, Abmagerung, blutige Stühle, Hämaturie und Tod nach mehreren Tagen (Gaspard, Mitscherlich). Nierenerkrankung scheint danach nicht vorzukommen (Mitscherlich).

In einer einzigen oder wenige Male wiederholten medicinischen Gabe erregt der Bleizucker ausser der Empfindung eines süssen Geschmackes kaum hervorragende Erscheinungen. Bisweilen kommt danach etwas Obstipation vor; bisweilen beobachtet man auch schon nach geringen Mengen vermehrte Spannung der Arterien und (bei Fieberkranken) Verminderung der Zahl der Pulsschläge, sowie Absinken der Temperatur (Strohl). Genaue Untersuchungen über die Einwirkung auf die Ausscheidungen bei Gesunden liegen nicht vor; bei Kranken wird Verminderung mancher Secretionen danach nicht selten wahrgenommen.

Nach Potain und Malassez passirt Blutserum, welches 0,1 % Bleiacetat enthält, durch Haarröhrchen viel langsamer als normales Serum. In wieweit dieser Umstand und von Malassez constatirte Volumszunahme der rothen Blutkörperchen die retardirende Einwirkung des Bleies auf die Circulation ausreichend erklärt, steht dahin. In auffallender Weise findet sich bei der durch heftige Abdominalschmerzen ausgezeichneten Bleikolik Verlangsamung des Pulses bei stark gespanntem Arterienrohr, hier vielleicht als Folge reflectorischer Erregung des Vagus durch Reizung des Splanchnicus (Heubel); aber auch ohne das Vorhandensein von Kolikanfällen zeigt sich bei Individuen, deren Organismus mit Blei imprägnirt ist, meist ein sehr langsamer und harter Puls. Nach Frank (1875) deutet die eigenthümliche Pulscurve der Bleikranken, welche bei ganz differentem Verhalten der Herzaction sich gleich bleibt, auf gesteigerten Gefässtonus hin, der sowohl der Expansion als der Contraction der Arterie Widerstand entgegensetzt, welcher während der Diastole durch die Herzaction überwunden wird, dagegen bei der Systole in deutlicher Weise hervortritt. Amylnitrit verwandelt diesen auch bei längerer Darreichung vom Bleiacetat hervortretenden Puls in einen Pulsus celer. Bei fortgeschrittener Bleiintoxication kommt jedoch an Stelle gespannter Arterien und hoher Pulswellen auch das Gegentheil vor (Hitzig). Ein ebenfalls zweifaches Verhalten zeigen nach Hitzig bei Bleikranken die Venen, welche bisweilen sehr eng, bisweilen ausserordentlich erweitert und varicös entartet sind. Eine dem Blei zukommende specifische Action auf die glatten Muskelfasern der Gefässe wird daraus zwar oft gefolgert; doch ist der Einfluss des Nervensystems nicht ausgeschlossen und kann die varicöse Entartung auch mit der allgemeinen Störung der Ernährung zusammenhängen, die an den Gefässwandungen, durch welche die Bleiverbindungen wiederholt hindurchtreten, um so intensiver hervortreten muss.

Die temperaturherabsetzende Wirkung mittlerer medicinaler Dosen von Bleizucker wird von Traube u. A. ganz geleugnet. — Die beschränkende Wirkung auf die Secretionen ist nicht in Abrede zu stellen; jedoch ist offenbar die Beschränkung im Darm am ausgesprochensten. Letztere von einer protectiven Decke von Bleialbuminat oder Bleichlorür im Darme ableiten zu wollen, verbietet die Kleinheit der Dosis. Es handelt sich vorzugsweise um Hemmung der Peristaltik, und nicht unwahrscheinlich um directe Wirkung auf den N. splanchnicus. Bei chronischer Bleivergiftung ist Obstipation ein fast constantes Phänomen, nicht aber Hemmung der übrigen Secretionen. Nach Heubel sind Speichel- und Gallensecretion bei Thieren, welche kleine Mengen Bleiacetat längere Zeit erhielten, geradezu vermehrt, während Rutherford dem Bleiacetat vermindernde Wirkung auf die Gallensecretion vindicirt. Die Urinsecretion ist bei Bleikolikanfällen oft vermindert. In früherer Zeit vindicirte man dem Bleiacetat und den Bleipräparaten überhaupt eine austrocknende Wirkung auf die Gewebe. Die Bleiverbindungen bildeten den Hauptbestandtheil der Gruppe der austrocknenden Gifte, Venena exsiccantia. Die Abmagerung im Laufe der Bleikachexie scheint besonders diese Anschauung zu Tage gefördert zu haben. Wörtlich richtig ist sie nicht, denn die Organe mit Bleiacetat chronisch vergifteter Thiere enthalten mehr Wasser als die gleichen Organe normaler Thiere (Heubel).

Bei längerer Einführung von Bleizucker als Medicament kann es zu Erscheinungen der sog. chronischen Bleivergiftung, Saturnismus chronicus, kommen; doch sind danach bisher nur leichtere Formen der Intoxication beobachtet, welche vorzugsweise in Störungen der Digestion und in Verstopfung, bisweilen verbunden mit Kolik leichteren Grades, bestehen.

Das Vorkommen von Intoxication durch medicinale Gaben Bleiacetat ist mit Unrecht bezweifelt. Wir haben selbst ziemlich heftige Kolik nach 20tägigem Gebrauche von 3 mal täglich 0,05 gesehen, wie solche früher Fouquier, Billing, Reynolds und Harley (Letzterer nach 8,0 in 27 Tagen) beobachteten. Wenn Christison u. A. bei Haemoptoikern viel grössere Gaben mehrere Tage (z B. Christison 8 Tage lang 1,0) ohne Schaden gegeben haben, so erklärt sich dies dadurch, dass bei solchen Dosen nur eine kleine Quantität zur Resorption gelangt und das Meiste mit den Faeces abgeht. Dass längere Zufuhr solcher Mengen intensivere nervöse Störungen und selbst Tod herbeiführen können, lehren verschiedene Giftmorde mit Bleizucker, der zur Zeit Ludwigs XIV. den Hauptbestandtheil des Poudre de succession bildete.

Eine detaillirte Besprechung des Saturnismus chronicus, welcher bekanntlich am häufigsten bei Arbeitern in Bleiweissfabriken, Mennigefabriken und Bleihütten, bei Anstreichern, Töpfern, Schriftsetzern und anderen mit Blei oder Bleiverbindungen manipulirenden Handwerkern, aber auch nach dem Genusse von Flüssigkeiten, besonders sauren, die in Folge von Verweilen in bleihaltigen Gefässen Blei in Lösung enthalten, wodurch selbst ganze Gemeinden erkranken können (Colique de Poitou, de Madrid), ja selbst nach dem Schnupfen von in bleihaltigem Stanniol verpacktem Schnupftabak vorkommen, gehört natürlich in das Gebiet der Arzneimittellehre nicht. Als hauptsächlichste Formen unterscheidet man die **Bleikolik, Bleiarthralgie, Bleilähmung** und **Bleiencephalopathie**, von welchen nur die erste, und meist auch in gelinder Weise, nach längerer Einführung medicinaler Dosen Bleizucker vorkommt. Gewöhnlich geht auch hier, wie bei Bleiarbeitern, unangenehmer Metallgeschmack, Retardation des Stuhles und Appetitverlust voraus, dagegen findet sich der für Saturnismus chronicus charakteristisch gehaltene blaugraue Saum des Zahnfleisches um die Schneidezähne herum hier nicht oder nur ausnahmsweise. Die Pulsfrequenz ist meist vermindert, die Arterie gespannt, das Aussehen kachektisch. Erbrechen ist häufig vorhanden. Die **Bleikolik** in ihrer ausgesprochenen Form, welche meist als die erste Localaffection des Saturnismus chronicus auftritt und selten auf vorausgehende Arthralgie folgt, charakterisirt sich durch die paroxystisch auftretenden Leibschmerzen, deren Sitz oft mehrere Regionen des Abdomens, meist aber die Nabelgegend einnimmt und welche häufig durch zweckmässigen Druck gelindert werden, bei Contraction der Bauchwandungen und hartnäckiger Obstipation mit Stercoralansammlung, die in seltenen Fällen fehlen. Die **Arthralgia saturnina** giebt sich durch ebenfalls paroxystische Schmerzen in der Musculatur und den übrigen Theilen der Extremitäten zu erkennen, welche dem Verlauf der Nerven nicht genau entsprechen. Hier sind besonders die unteren Extremitäten afficirt, während bei der **Paralysis saturnina** die oberen unverhältnissmässig häufiger als die unteren oder der Rumpf ergriffen werden. Die Bleilähmung afficirt besonders die Extensoren am Vorderarme, wodurch eine secundäre Contractur der Flexoren und dadurch die so charakteristische Stellung der Hand resultirt. Oft geht der Lähmung Zittern (sog. **Tremor saturninus**) voraus, welches sich entweder auf die später der Lähmung unterliegenden Muskeln beschränkt oder die sämmtliche Musculatur betrifft. Häufig ist auch die Sensibilität herabgesetzt oder circumscripte complete Anästhesie vorhanden, die nur ausnahmsweise ohne andere Bleivergiftungssymptome als eigene Form, **Anaesthesia saturnina**, vorkommt. Unter der Bezeichnung der **Encephalopathia saturnina** versteht man die schweren Störungen der Functionen des Gehirnes, welche durch Blei hervorgerufen werden. Es sind entweder acute Delirien, nicht selten mit Aufregung verbunden, oder chronische Geistesstörungen von verschiedenem Charakter, oder häufiger Krämpfe, die sich in seltenern Fällen auf einzelne Muskelgruppen beschränken, meist aber allgemein sind und, indem sie sich mit Bewusstlosigkeit verbinden, den Charakter der epileptischen Krämpfe (**Epilepsia saturnina**) tragen, oder auch comatöse Anfälle, oder endlich eine Combination der genannten Symptome. Mit den gedachten Localleiden verbindet sich mehr oder minder ausgesprochene Störung der Ernährung, Schwinden des Fetts, Abmagerung, schmutzig gelbe Färbung der Haut, Verfall der Kräfte, schliesslich Hydrops, wenn nicht der Tod durch eine intercurrente Affection erfolgt. Man pflegt diese Symptome als **Cachexia** oder **Tabes saturnina** zusammenzufassen. Bisweilen besteht Albuminurie und Nierenerkrankung.

Das Auftreten des chronischen Saturnismus steht offenbar im Zusammenhange mit der Deposition des allmälig in den Organismus gelangten Bleis und mit der zeitweisen Wiederaufnahme desselben in die Circulation und Abscheidung. Eine Störung der Bleiausscheidung durch die Nieren als Ursache der paroxystisch auftretenden Bleiaffectionen zu betrachten, wie L. Hermann will, können wir nicht für richtig halten, da die Elimination des Bleis ohnehin eine intermittirende ist, und gerade im Gegensatze dazu dünkt uns die Wiederaufnahme des deponirten Bleis und dessen Transport zu gewissen Nervenpartien viel geeigneter, diese Paroxysmen zu erklären. Jedenfalls erscheint an dem Zustandekommen vorzugsweise das Nervensystem betheiligt, wie ich dies 1862 betont habe und wie dies neuerdings Heubel (1871) ausführlich dargelegt hat, nicht aber, wie besonders von Henle und Hitzig behauptet worden ist, primär die quergestreiften und glatten Muskelfasern, obschon die Betheiligung dieser Gewebe wegen der auch in ihnen stattfindenden Bleiablagerung nicht völlig in Abrede zu stellen ist. Die Bleiarthralgie von Muskelkrämpfen abhängig zu machen, wie Hitzig thut, geht nicht wohl an, da sie in den meisten Fällen ganz ohne Muskelkrämpfe vorkommt. Für das Zustandekommen der Kolik scheint directer Reiz der durch die Darmschleimhaut abgeschiedenen Bleiverbindung auf sensible Nerven weit plausibler als die Traube sche Hypothese, dass die Schmerzen Folge der durch directen Reiz bedingten Darmcontractionen seien. Einerseits ist diese Darmmuskelcontraction nicht constant, andererseits lässt sie sich ebensowohl als reflectorische Erscheinung deuten. Selbst manche Theilerscheinungen der Kolik sind vielleicht vom Nervensysteme abhängig, z. B. die Obstruction, die Pulsverlangsamung und die Anurie im Kolikanfalle, welche sämmtlich von abnormer Erregung des Splanchnicus abgeleitet werden können (Heubel). Riegel und Bardenhewer betonen den Parallelismus, welcher im Bleikolikanfalle zwischen dem Grade der Gefässspannung und der Intensität des Schmerzes herrscht, und leiten, da beide durch gefässerweiternde Mittel gleichzeitig vermindert werden, auch die Bleikolik von abnormer Erregung vasomotorischer Nerven ab. Nach Versuchen, welche Harnack mit Bleitriaethyl anstellte, welches nach vorausgehender Narkose und respiratorischen und psychischen Störungen an chronische Bleivergiftungen prägnant erinnernde Erscheinungen erzeugt, ist die allgemeine Contraction des Darms, durch welche der Peritonealüberzug in Mitleidenschaft versetzt wird, das primäre, die vermehrte Füllung und Spannung der Arterien das secundäre Moment, indem erhebliche Blutmengen aus dem Darme anderen Theilen des Gefässsystems zugeführt werden.

Die Bleiparalyse ist offenbar peripherischen Ursprunges, nicht von den Nervencentren, die dabei stets gesund erscheinen, abhängig. Die Deutung als myopathische Parese (Hitzig) hat an Wahrscheinlichkeit viel verloren, seit Heubel die stärkere Affinität des Bleis zum Nervengewebe zeigte; der Verlust der galvanischen Contractilität erklärt sich ebenso leicht aus dem raschen Schwunde des Muskels unter dem doppelten Einflusse der ungünstigen Ernährungsverhältnisse bei chronischer Metallvergiftung und der Paralyse des dazu gehörigen Nerven als aus einer specifischen Muskelparalyse. Die Lähmung der Nerven von den intramusculären Endigungen aus erklärt auch die Möglichkeit der Erkrankung einzelner Muskelbündel. Hitzig hat den Grund für die auffallende Beschränkung der Bleiparalyse auf die Extensoren des Vorderarmes auf eigenthümliche Anordnung und Beschaffenheit der Venen am Vorderarme zurückzuführen gesucht. Nach Harnacks Versuchen mit Bleitriaethyl kommt übrigens dem Blei eine lähmende Wirkung auf die quergestreiften Muskeln in dem Sinne zu, dass es zwar zunächst nicht jede Contraction unmöglich macht, aber eine rasche Erschöpfung des thätigen Muskels bedingt, während schliesslich auch der Muskel an Erregbarkeit verliert und abstirbt.

Dass die Encephalopathia saturnina als Folge von Ablagerung von Blei im Gehirn angesehen werden kann, unterliegt keinem Zweifel, da in der That der Nachweis des Metalls im Gehirn an solchen Störungen leidender Kranken geführt ist, und zwar wiederholt selbst in Mengen, welche die in der Leber deponirte Bleiquantität übertreffen. Bleitriaethyl erregt nach Harnack besonders bei Hunden central belegene motorische Apparate im Mittel- oder Kleinhirn, in Folge wovon eigenthümliche ataktische Bewegungen, sowie unausgesetztes Zittern und Zucken, das sich bis zu Convulsionen steigern kann, resultiren. Nichtsdestoweniger hat man gerade die Krämpfe bei der Bleiepilepsie als von dem Blei nur secundär abhängig betrachtet und die Convulsionen als uramische bezeichnet, hervorgehend aus einer am Ende der Bleikachexie sich ausbildenden Granularentartung der Nieren; die Wahrheit ist aber, dass solche Krämpfe auch bei bleikranken Individuen vorkommen, welche post mortem keine Nierenentartung zeigen und niemals an Albuminurie gelitten haben (Tanquerel des Planches, Leidesdorf u. A.), obschon allerdings Nierendegeneration nicht selten gegen das Ende des Lebens vorkommt, auch Albuminurie, selbst in Kolikanfällen, sich findet. Bei Thierversuchen kommen diese Convulsionen gleichfalls ohne Nierenerkrankung (Mitscherlich, Rosenstein, Heubel) vor. Anämie und Hirnödem scheinen häufig die nächste Ursache der Krämpfe und des Coma saturninum zu sein. Die Bleikachexie ist sicher theilweise die Folge von Veränderung der Blutmasse. Heubel wies bei Hunden Verminderung der festen Blutbestandtheile und insbesondere der rothen Blutkörperchen und entsprechende Vermehrung des Wassers nach. Die Verminderung der rothen Blutkörperchen im

Saturnismus chronicus kann nach Malassez $^1/_6$—$^1/_4$ der normalen Gesammtzahl betragen und kann diese Verminderung nicht durch die Volumszunahme der Erythrocyten stattfinden; die letzteren verändern sich weniger leicht bei Mischung mit künstlichem Serum als normale Blutkörperchen. Anämische Gefässgeräusche sind bei Bleikranken nicht selten.

Das Bleiacetat findet viel häufiger innerlich als äusserlich Anwendung und ist als internes Stypticum bei uns vielleicht das beliebteste. Seine hauptsächlichste Benutzung ist bei Haemoptysis, wo es durch langjährige Erfahrung als bewährt betrachtet werden muss, obschon es in nicht wenigen Fällen keinen eclatanten Nutzen gewährt, wo die Blutungen rasch nach anderen Medicamenten (Mutterkorn, Kreosot) stehen.

Aeusserlich fand es bei Conjunctivitis, Trachom, Anginen (als Abortivmittel), Ruhr, Diarrhoe, auch bei Scheiden- und Uterinkatarrhen (Simpson) und stark secernirenden Geschwüren Anwendung, wird jedoch jetzt höchst selten in dieser Richtung angewendet. Bei Augenleiden ist es deshalb unzweckmässig, weil es bei Vorhandensein von Geschwüren zu Trübungen der Cornea führen kann, was wahrscheinlich auf der Präcipitation von Bleisalzen durch Chondrin beruht. Traube hat Injectionen von Bleiacetat in schweren Fällen putrider Blasenvereiterung dringend befürwortet.

Die Wirksamkeit des Bleiacetats bei Lungenblutungen ist, trotzdem dass man theoretisch eine Einwirkung des im Blute circulirenden Bleialbuminats auf die Gefässwandungen in Abrede stellt, durch die mannigfachsten Beobachtungen erwiesen und das Medicament namentlich ein Lieblingsmittel Traubes und seiner Schüler. Natürlich wird man bei Blutungen aus corrodirten Arterienstämmen in Cavernen eine Einwirkung ebenso wenig wie von anderen Styptica erwarten dürfen, dagegen wirkt es bei eigentlicher Haemoptysis, wenn solche längere Zeit anhält, häufig gut, und ebenso bei heftigeren venösen Blutungen, selbst wenn dieselben mit Fieber verbunden sind, wo die gleichzeitige Darreichung von Digitalis üblich ist, während bei beträchtlichem Hustenreiz Verbindung mit Opium sich empfiehlt, die überhaupt nicht unzweckmässig ist, da sie die Resorption grösserer Quantitäten des Medicaments fördert und vielleicht auch die Entstehung von kolikartigen Schmerzen bei längerem Gebrauche verhütet. Vorhandene Störungen der Digestion können Bleizucker contraindiciren, was auch wohl der Grund ist, weshalb man bei Magen- und Darmblutungen so wenig Gebrauch vom Bleizucker macht, obschon hier der locale Contact mit der blutenden Stelle günstige Wirkung wahrscheinlicher macht.

Die häufige Anwendung von Bleizucker bei Lungenblutungen hat auch zu allgemeiner Ausdehnung des Gebrauches bei Phthisis überhaupt geführt, bei welcher das Mittel in der That einzelne Symptome, namentlich Hypersecrétion der Bronchien, Diarrhöen und profuse Schweisssecretion, zu lindern vermag, ohne sonst den Verlauf der Krankheit zu beeinflussen.

Die von Beau gemachte Erfahrung, dass Bleikranke nur selten tuberculös seien, führte ihn zur Anwendung von Bleipräparaten (Carbonat, Acetat) bei Phthisikern, doch ist keiner der von ihm mitgetheilten Fälle ein Beweis wirklicher Heilung und die Besserung vielleicht nur Folge von roborirender Diät. Die nothwendig längere Zeit in Anspruch nehmende Beseitigung chronischer Bronchialkatarrhe durch Bleizucker hat ihre Gefahren und ist durch die Inhalationstherapie fast ganz verdrängt. Bei Nachtschweissen der Phthisiker, bei denen besonders Fouquier und Laënnec dem Bleiacetat übertriebenen Ruhm zollten, ist Atropin mindestens ebenso zuverlässig. Die Digestionsstörungen nach längerem Bleizuckergebrauche wiegen manche Vortheile auf, die sein Gebrauch in der Tuberculose sonst haben würde. Bei Diabetes ist Bleiacetat ohne Bedeutung.

Die Anwendung des Bleizuckers zur Beseitigung von **Diarrhoe** und **Cholera** ist, obschon nicht irrational, bei uns minder gebräuchlich; ebenso die Behandlung von **Aneurysmen** grosser Gefässe, besonders der Aorta (**Legroux, Dusol, Hoegh**), **frischer Hypertrophie des Herzens** (**Brachet**), **Rheumatismus acutus** (**Munk**) und **Pneumonie** (**Strohl, Leudet, Jacobs**). Gebräuchlicher ist es bei **Lungenbrand** und **Lungenödem** (**Traube**) und **acuter hämorrhagischer Nephritis** (**Traube**).

Günstige Wirkungen bei Lungenödem fand Traube besonders bei Oedema pulmonum im Verlaufe chronischer Nephritis mit allgemeinem Hydrops oder im Verlauf von Pneumonia potatorum; zugleich kamen grosse Vesicatore in Anwendung. Bei Pneumonie hält er dagegen den Gebrauch nur bei Complication mit Haemorrhagie oder Oedem indicirt, während er jede antifebrile Wirkung des Medicaments leugnet und das Mittel deshalb hier stets mit Digitalis verbindet. Vor dem sonst gegen Lungenbrand gebräuchlichen Terpenthin hat Plumbum aceticum den Vorzug, dass es die Umgebung des Brandherdes nicht so reizt.

Im Allgemeinen contraindiciren bestehende Digestionsstörungen die Anwendung des Bleiacetats. Natürlich ist dasselbe sofort auszusetzen, sobald sich Vorboten der Colica saturnina einstellen.

Aeusserlich kann Plumbum aceticum in Form von Pulvern, Suppositorien, Pessarien, Lösungen und Salben in Anwendung kommen. In Pulverform kam es früher ohne Zusatz bei Conjunctivitis blennorrhoica in Gebrauch, auch mit 7—10 Th. Zucker als Kehlkopfspulver (bei tuberculöser Laryngitis). Suppositorien (bei Ruhr) sind wenig gebräuchlich; die 1,0 schwere **Suppositoria Plumbi composita** Ph. Br. enthalten 3 Thl. Bleizucker und 1 Th. Opium auf 11 Th. Vehikel. Zu medicamentösen Pessarien nimmt man 1 Th. auf 10—12 Th. Oleum Cacao; zu Salben 1 Th. auf 5—10 Th. Fett. Zu Lösungen nimmt man bei Klystieren 0,05—0,4 auf ein Klystier, bei Injectionen in die Harnröhre 0,2—0,6, in die Blase 0,3—1,0, zu Collutorien und Gargarismen 0,1—0,6, zu Umschlägen und Waschungen 0,5—1,0, zu Augentropfwässern 0,02—0,1 auf 100,0 Flüssigkeit.

Innerlich giebt man Bleizucker in Pulvern, Pillen oder Solution. Die Dosis wird am zweckmässigsten auf 0,03—0,06 normirt und in den meisten Fällen, besonders bei Haemoptysis, ist es gerathen, von vorn herein 0,06 anzuwenden, da kleinere Dosen nicht helfen und dem Auftreten von Vergiftung nicht vorbeugen. Man giebt das Mittel bei Lungenblutungen in der Regel 2 stündlich, manchmal auch 1 stündlich, in Fällen von Lungenödem sogar $\frac{1}{2}$ stdl. Die Maximalgabe der Phkp. beträgt pro dosi 0,1, pro die 0,5, welche beide übrigens namentlich von englischen Aerzten sehr häufig überschritten werden. Um das Auftreten von Koliken zu verhindern, ist Sorge für regelmässigen Stuhlgang durch Glaubersalz und Bittersalz (Bitterwässer) unumgänglich nöthig.

Von anderen Mitteln, welche man häufig mit Bleizucker verbindet, sind **Opium** und **Digitalis** die gebräuchlichsten. Der Bleizucker gehört zu den ausserordentlich leicht zersetzbaren Stoffen und verträgt deshalb nur wenige Zusätze gut, doch ist Gummilösung, nicht aber andere schleimige Vehikel zulässig. Gerbstoffhaltige Substanzen, Farbstoffe, Eiweissstoffe, Alkalien, Erden, Säuren und fast alle Salze, mit Ausnahme der Acetate, wirken zersetzend. Selbst die obengenannten Narcotica führen zur theilweisen Zersetzung, weshalb man bei Solutionen, um eine klare Lösung zu erhalten, zweckmässig statt Opium Morphium aceticum giebt. Um den Einfluss der Luftkohlensäure zu hindern, setzt man auch solchen Lösungen noch etwas Acidum aceticum hinzu.

Verordnungen:

1) ℞
Plumbi acetici 0,2 (dgm. 2)
Aq. dest. 200,0

M. D. S. Zur Injection. (Bei Cystitis, 3—4mal tgl. Traube.)

2) ℞
Plumbi acetici 0,5 (dgm. 5)
Opii 0,2 (dgm. 2)
Sacchari albi 5,0
M. f. pulv. Divide in partes aequales
No. 10. D. S. 2 stdl. 1 Pulver. (Bei Haemoptysis.)

3) ℞
Plumbi acetici 0,3 (dgm. 3)
Aq. dest. 150,0
Sacchari 25,0
M. D. S. Stündlich 1 Esslöffel voll.
(Bei Haemoptysis u. s. w.)

4) ℞
Plumbi acetici
Extracti Digitalis āā 1,5 (dgm. 15)
Opii 0,3 (dgm. 3)
M. f. l. a. pilul. No. 30. Consp. D. S.
Zweistündlich 2 Pillen zu nehmen.
(Bei Haemoptysis, Pneumonie mit Blutungen.)

Anhang: Ausser dem Bleiacetat sind noch einige andere Bleiverbindungen nach Art desselben theils äusserlich, theils innerlich in Anwendung gezogen. So das von Tuson bei Krebs, Neuralgien und Entzündung in Salbenform benutzte Chlorblei, Plumbum chloratum s. muriaticum, das Bleisulfat, Plumbum sulfuricum und das Bleiphosphat, Pl. phosphoricum, sämmtlich durch Schwerlöslichkeit ausgezeichnet. Leichter löslich in Wasser ist das Bleinitrat oder salpetersaure Blei, Plumbum nitricum, das in Pulverform aufgestreut oder in Stäbchenform bei Epitheliom (Coletti), bei Paronychia maligna und in Substanz oder conc. Solution (Liebertsches Geheimmittel) bei Schrunden der Hände oder Brustwarze erfolgreich benutzt wird. Eine conc. Lösung des Salzes (1:8) bildet das Eau inodore désinfectant de Ledoyen oder de Raphanel, welches zur Desinfection dient und nicht allein durch Zersetzung von Schwefelwasserstoff desodorisirend, sondern auch durch Veränderung der fäulnissfähigen Albuminate antiseptisch wirkt und durchaus nicht die Bemängelungen verschiedener Autoren verdient. Goolden rühmt in gleicher Weise Lösung von Bleichlorid bei übelriechenden Wunden und gegen Cloakengase, welche man extempore durch Auflösen von 2,0 Bleinitrat in 500,0 kochendem Wasser und Zusatz von Kochsalzsolution zu 10,0 per Eimer gewinnt.

Alumen, Alumen depuratum, Sulphas Aluminae et Potassae cum Aqua; **Kalialaun, Alaun**, schwefelsaure Kali-Thonerde. **Alumen ustum; gebrannter Alaun.**

Der zu technischen Zwecken, insbesondere in der Färberei und Gerberei, häufig benutzte Alaun bildet eines der gebräuchlichsten und billigsten adstringirenden Mittel, das namentlich zum äusseren Gebrauche Anwendung verdient, aber auch intern zur Erzielung localer und entfernter Wirkungen benutzt werden kann.

Man versteht in der Chemie unter Alaunen Doppelsalze, welche schwefelsaure Thonerde oder schwefelsaure Salze der dem Aluminium isomorphen Metalle (Eisen, Mangan, Chrom) mit schwefelsauren Alkalien zu bilden vermögen. In der Regel bezeichnet man jedoch mit dem Namen Alaun das in der Ueberschrift genannte Doppelsalz. Der Kalialaun bildet mehr oder weniger durchsichtige, farblose, glasglänzende, harte reguläre Octaëder, deren Ecken gewöhnlich abgestumpft erscheinen; er schmeckt süsslich adstringirend, röthet Lackmuspapier und giebt mit 10,5 Theilen kaltem Wasser und 0,75 Th. kochendem Wasser eine sauer reagirende Lösung, in Alkohol ist er unlöslich. Bei 100° schmilzt er in seinem Krystallwasser und verwandelt sich bei stärkerem Erhitzen unter Verlust des Wassers in eine weisse spongiöse, in Wasser langsam wieder lösliche, leichte Masse, welche sich ohne Schwierigkeit zerreiben lässt (sog. gebrannten Alaun). Der Kalialaun wird entweder durch Rösten des namentlich im Kirchenstaate und in Ungarn vorkommenden Alaunsteins oder Alunit (römischer Alaun), oder aus dem Alaunschiefer, oder endlich durch Brennen von Thon, Behandlung mit conc. Schwefelsäure, Auslaugen und Versetzen mit Kaliumsulfat dargestellt. Der Kalialaun des Handels enthielt früher stets Spuren Ammoniak, Natron und Eisen, doch ist jetzt der stark ammoniakhaltige französische Alaun in Folge der starken Kaliproduction zu Stassfurt durch reinere Sorten ersetzt.

Der officinelle gebrannte Alaun wird durch Trocknen von 100 Th. Kalialaun in dünner Schicht bei 50° bis zu 30 Th. Gewichtsverlust und darauf folgendem Erhitzen im Sandbade bei einer 160° nicht überschreitenden Temperatur, bis der Rückstand nur 55 Th. beträgt, gewonnen. Er bildet ein weisses Pulver, das sich in 25 Th. Wasser langsam, aber klar löst und bei gelindem Glühen nicht mehr als 10% an Gewicht verlieren darf.

Der Alaun verhält sich zu den Eiweissstoffen des Körpers in ähnlicher Weise wie Aluminiumsulfat (vgl. S. 271).

Leimlösung wird durch Alaun bei Gegenwart von Alkali coagulirt, nicht aber durch freien Alaun und durch ein Gemisch von Alaun und Kochsalz. Bei der in der Weissgerberei stattfindenden Benutzung des Alauns scheint es sich nicht um chemische Bindung, sondern um Niederschlagen auf der Faser zu handeln (Wiedemann).

Die den Thonerdepräparaten zukommende antiseptische Wirkung besitzt auch der Alaun in ausgeprägtem Masse.

0,2—0,5 Kalialaun machen 1 Lit. schlechtes Wasser in 8—20 Min. klar und trinkbar (Jennet).

Bei Application von Alaunlösungen auf wunde Hautstellen oder Schleimhäute erfolgt, wie beim Höllenstein, zunächst Coagulation des oberflächlichen eiweissstoffigen Ueberzuges; sind die Lösungen concentrirter, so greifen die Wirkungen auch auf die Gewebsbestandtheile über. Aehnlich verhält es sich bei Einführung von Alaun in den Magen und Darm, indem er in kleinen Dosen beschränkend auf die Secretionen, in grossen entzündungserregend wirkt.

Hieraus erklärt sich die giftige Wirkung sehr grosser Dosen (30,0—60,0), welche bei Menschen schmerzhaftes Brennen im Munde, Schlunde und Magen, Durst, Uebelkeit, Erbrechen, selbst Durchfälle, überhaupt Erscheinungen der Magendarmentzündung herbeiführen. Kaninchen sterben schon nach 7,5; bei Hunden können 25,0—60,0 Tod in 5—8 St. bedingen, wobei sich im Magen und Darmcanal bald ausgeprägte Entzündung, bald eigenthümliche Weissfärbung und Runzelung, eine Art von gegerbtem Zustande, findet (Orfila, Devergie); Structurveränderungen sind dabei nicht vorhanden (Mitscherlich). Jedenfalls ist die Erklärung für die Differenz kleiner und grosser Dosen hierdurch besser gegeben als durch die Bildung eines basischen Thonerdesalzes bei Anwendung kleiner Dosen, durch dessen gelatinöse Beschaffenheit gleichsam chemisch mechanisch verschliessend auf die Poren der secernirenden Flächen eingewirkt werde, während diese Salze bei grösseren Mengen sich nicht bilden sollen (Mialhe).

Gebrannter Alaun scheint noch etwas stärker ätzend zu wirken, indem er ausser der Eiweisscoagulation auch Wasserentziehung aus den Geweben bedingt. Eiweiss, Milch, Leimlösungen in grosser Menge gegeben sind bei Vergiftungen am besten antidotarisch zu benutzen: auch Magnesia usta mit Milch (van Hasselt) oder schwache Solution von Ammoniumcarbonat (Taylor) sind zulässig.

In kleinen Mengen innerlich gegeben bewirkt Alaun Gefühl von Trockenheit im Munde; bei mehrfacher Wiederholung der Dosis Verringerung des Appetits, Störung der Verdauung und regelmässig Obstipation. Hyperämische und stark secernirende Schleimhautpartien werden durch Application nicht zu schwacher Alaunlösungen blass und trocken. Bei grösseren Dosen (1,0—2,0) tritt Erbrechen ein.

Vom Magen aus findet Resorption statt, da sich Thonerde in Leber, Milz und im Urin wiederfindet (Orfila). Die Aufnahme in das Blut geschieht wahrscheinlich in Form von Alaunalbuminat, welches in Salzsäure löslich ist.

Die therapeutische Anwendung des Alauns stimmt im Wesentlichen mit der des Bleizuckers und der Gerbsäure überein, denen er in Hinsicht auf örtliche Action, z. B. zur Stillung von Blutungen zugängiger Theile, zur Beschränkung von Entzündungen der zugängigen Schleimhäute (bei Anginen) und übermässiger Secretionen (Diarrhoeen, Ruhr, Tripper, Fluor albus, Fussschweisse) und zur Beseitigung von Relaxationszuständen von Schleimhäuten und Geschwürsflächen, gleichkommt, während er denselben in Erzielung entfernter styptischer Wirkung nachsteht. Längerer interner Gebrauch scheint wegen leicht eintretender Verdauungsstörungen unzweckmässig.

Dass Alaun manchmal stillend auf Blutungen entfernter Organe einwirkt, lässt sich nicht leugnen; so, kann man profuse Menstruation oft durch Alaunmolken in ausgezeichneter Weise beschränken. Wenn man aber Tripper, Bronchorrhoe und analoge Affectionen durch innerliche Darreichung von Alaun heilen will, so ist das ein wenig anderen Erfolg als Digestionsstörung versprechendes Unternehmen, und örtliche Behandlung wäre gewiss besser am Platze. Auch wird stets nur eine geringe Menge resorbirt; der grösste Theil verbindet sich im Darme mit den Secreten oder den Geweben selbst. Die besonderen Anwendungen, welche man von Alaun gemacht hat, z. B. zur Beseitigung von Herzhypertrophie und Aneurysmen (Kreyssig), von Keuchhusten (Golding Bird), von Wechselfieber (Cullen, Boerhave) und von Bleikolik (Kapeler u. A.) sind obsolet. Bei Bleikolik ist er manchmal geradezu schädlich, steigert Obstipation und Schmerz (Brown) oder wirkt gar nicht (Tanquerel). Als Brechmittel benutzte man grössere Dosen bei Croup und Diphtheritis.

Als örtliches Mittel ist Alumen nicht zu verachten. Besonders häufig dient es zur Stillung nicht zu profuser Blutungen (Epistaxis, Hämorrhoidalblutung), bei Anginen, und zwar namentlich zum Coupiren von Angina tonsillaris, was in der That dadurch gelingt, bei Kehlkopfaffectionen, bei Speichelfluss, aber auch bei Tripper, Fluor albus, bei Ozaena und chronischem Nasenkatarrh, bei Hornhautflecken, zur Abhärtung der Haut bei Neigung zu Wundwerden der Füsse oder bei zu befürchtetem Decubitus, bei welchen Affectionen Alaun vor anderen adstringirenden Mitteln den Vorzug der Billigkeit besitzt. Dasselbe gilt z. B. von der Anwendung bei Prolapsus ani et vaginae (Gautier), bei varicösen Venen oder zum Baden des Penis bei Schanker (Hanselmann).

Aeusserlich gebraucht man Alumen oft in Form von Pulvern, die man entweder aufstreut oder einbläst (bei Aphonie und Kehlkopfleiden) oder schnupfen lässt (bei Epistaxis, Schleimpolypen) oder auf Tampons applicirt (bei Vaginitis) oder mit dem Finger einreibt (bei Speichelfluss oder Angina tonsillaris). Man setzt demselben āā Zucker (sog. Saccharum aluminatum) oder andere styptische Mittel, wie Gummi, Colophonium, Kino, auch Zinkvitriol, Bleizucker (schlecht) hinzu. Ebenso kommen Solutionen in Anwendung. Man rechnet zu Gurgelwässern, Localbädern, Injectionen und Klystieren 1,0—4,0 auf 100,0 Aq. und zu Pinselsäften (bei Aphthen, Stomacace) 1,0 auf 25,0 Syrup oder giebt ihn in noch concentrirterer Lösung in aromatischen Wässern und Glycerin, das die Löslichkeit in Wasser sehr fördert. Seltener kommt Alaun in Salben (1: 12 bis 25 Th. Ungt. cereum) oder in Liniment (z. B. mit Campherspiritus, Eiweiss) bei Decubitus in Benutzung.

Die Dosis des Alauns bei innerlichem Gebrauche ist 0,1—0,5; bei Bleikolik hat man 1,0 und darüber gegeben. Man reicht ihn in Pulvern (mit Zucker oder besser Pulvis gummosus oder Amylum), Pillen (mit Extracten) oder Lösung, meist in schleimigem Vehikel oder in Form der durch Mischen von 100 Th. zum

Aufsieden erhitzter Milch mit 1 Th. Alaun, Coliren und Filtriren bereiteten Alaunmolke, Serum lactis aluminatum, die man zu 1—2—3 Bechern täglich bei Diarrhoe oder Hämorrhagien giebt und selten zu adstringirenden Injectionen äusserlich verwendet. Verbindung mit Opium (bei Haemoptoë, Diarrhoe) ist gebräuchlich.

Die Anwendung im Munde erfordert Vorsicht, da Alumen als saures Salz schädlich auf die Zähne wirkt, weshalb es zu Zahnpulvern nicht zu benutzen ist. Gerbstoff, Alkalien und Erden, sowie deren Carbonate, Salze mit schwachen Säuren, Leimlösung und Eiweissstoffe wirken zersetzend und sind möglichst zu meiden.

Der gebrannte Alaun wird nicht selten in styptischen Pulvern und Streupulvern wie Kalialaun benutzt. Meist dient derselbe als Aetzmittel bei üppigen Wundgranulationen, Condylomen, schwammigen Auswüchsen der Thränenkarunkel oder zur Zerstörung von blossliegenden Zahnnerven.

Als blutstillendes Mittel sind Alumen und Alumen ustum Hauptbestandtheil mehrerer in verschiedenen Ländern früher gebräuchlicher styptischer Pulver und Lösungen. So des Pulvis stypticus (mit Gummi Arab. und Colophonium āā), des Alumen kinosatum und draconisatum (mit $^1/_2$ Kino resp. Drachenblut), des Liquor haemostaticus Pagliari (mit Benzoë und Wasser gekocht), der in Frankreich auch innerlich bei Blutbrechen und Bluthusten Anwendung fand.

Man kann auch durch Zusammenschmelzen von Kalialaun oder Alumen ustum mit Zinkvitriol kaustische Stangen darstellen, welche sich namentlich vorzüglich zum Aetzen des Cervicalcanals eignen (Sköldberg). Complicirter ist das sog. Knaupsche Adstringens (mit Zinkvitriol, Eisenvitriol, Kupferoxyd, Salmiak), das auch zu adstringirenden Umschlägen benutzt wird. Eine Verbindung von Alaun mit Eisenvitriol empfahl Murray äusserlich und innerlich (zu 0,2—0,6) als Stypticum statt des Alauns. Ueber den Kupferalaun vgl. S. 481.

Verordnungen:

1) ℞
Aluminis usti 25,0
Croci 0,5
Sacchari 5,0

M. f. pulv. D. S. Zum Einblasen mittelst einer Federspule. (Das von Moleschott bekannt gemachte Westcappelsche Bauernmittel zum Coupiren von Angina tonsillaris).

2) ℞
Aluminis
Amyli āā 1,0
Sacchari albi 5,0

M. f. pulv. Divide in part. aeq. No. 6. D. S. 2 stdl. 1 Pulv. (Bei Haemoptysis. Oppolzer.)

3) ℞
Aluminis
Gallarum āā 25,0
Gummi Arabici 10,0

M. f. pulv. D. S. Streupulver. (Styptisches Streupulver von Closs, bei Metrorrhagie u. s. w. angewendet.)

4) ℞
Aluminis pulv. 2,0
Albuminis ovorum 2
Spiritus camphorati 2,0

M. f. linim. (Präservativ gegen Decubitus. Cataplasma Aluminis.)

5) ℞
Aluminis 4,0
Vitelli ovi cocti unius
Glycerini 2,0

M. f. ungt. D. S. Aeusserlich. (Bei Verbrennungen, Erfrierungen, Hornhautflecken u. s. w.)

Anhang. — An den Alaun schliesst sich ausser den unter den Antiseptica abgehandelten, sämmtlich adstringirend wirkenden Thonerdepräparaten noch das vorzugsweise bei Diarrhoeen gebrauchte Thonerdehydrat, Alumina hydrata, auch als reine Thonerde, Argilla pura s. hydrica bezeichnet, an. Das durch Fällen einer Alaunlösung mit Natriumcarbonat entstehende Aluminiumhydroxyd bildet eine durchsichtige gummiartige Masse und zerrieben, wie es in den

Apotheken sich findet, ein weisses, geschmack- und geruchfreies, in Säuren und Alkalien lösliches Pulver. Dasselbe verbindet sich mit den im Magen vorhandenen Säuren und vermag dieselben, wenn es im Ueberschusse vorhanden ist, zu neutralisiren. Es ist somit ein Antacidum, welches bei excessiver Säurebildung im Magen ähnlich wie Calciumcarbonat und Magnesia wirkt und deshalb bei Verdauungsstörungen im kindlichen Lebensalter günstig wirken und dabei namentlich die durch die übermässige Säureproduction resultirenden Diarrhoeen stopfen kann, indem es einerseits deren Ursache hebt, anderseits aber durch den Uebergang der aus ihm gebildeten stark adstringirenden Thonerdesalze auch geradezu verstopfend wirkt. Das Thonerdehydrat kommt namentlich bei Kindercholera (Percival, Ficinus) in Anwendung und ist in Amerika auch bei epidemischer Cholera gepriesen. Man giebt es zu 0,2—1,5 in Pulver oder Schüttelmixtur. Aeusserlich lässt es sich als Streupulver wie Zinkoxyd verwenden.

Unter dem Namen Iron-alum, Eisenalaun, waren früher namentlich in England Doppelsalze von Eisensulfat und Ammoniumsulfat oder Kaliumsulfat, bei uns der ammoniakalische Eisenalaun, Ferrum sulfuricum oxydatum ammoniatum s. Ferrum ammoniato-sulfuricum, der amethystblaue, in 4 Th. Wasser lösliche Octaëder bildet, gebräuchlich, die als Stypticum den Alaun wesentlich übertreffen sollen.

Acidum tannicum, Tanninum, Acidum gallotannicum, Acidum scytodepsicum; Gerbsäure, Tannin, Gerbstoff, Eichengerbsäure, Galläpfelgerbsäure.

Unter allen vegetabilischen Adstringentien nimmt bezüglich der Häufigkeit der Anwendung im Allgemeinen und ihrer Wichtigkeit als Medicament insbesondere die aus den Galläpfeln dargestellte Gerbsäure weitaus den ersten Rang ein, wie schon daraus erhellt, dass man trotz des Vorhandenseins einer Menge verschiedener Gerbsäuren doch der Galläpfelgerbsäure den Namen Gerbstoff oder Gerbsäure $\varkappa\alpha\tau'$ $\dot{\epsilon}\xi o\chi\grave{\eta}\nu$ belassen hat.

Die officinelle Gerbsäure bildet ein geruchfreies, weisses oder blassgelbliches Pulver oder eine glänzende, kaum gefärbte lockere Masse, welche im Munde stark zusammenziehendes Gefühl, aber keinen bitteren Geschmack hervorruft. Die Gerbsäure giebt mit gleichviel Wasser und 2 Th. Weingeist eine sauer reagirende, ziemlich klare, schäumende Lösung, löst sich in 8 Th. Glycerin, dagegen äusserst wenig in wasserfreiem Aether u. a. Lösungsmitteln. Sie giebt mit Eisenoxydsalzen eine bläulich schwarze Verbindung und ist der Hauptrepräsentant der eisenbläuenden Gerbsäuren. Sie fällt die meisten Alkaloide und Metalle, indem sie damit meist schwerlösliche Salze (Tannate) bildet. Beim Erhitzen färbt sich Gerbsäure bei 150 - 160° dunkler und zerfällt bei 180—215° in Wasser, Kohlensäure und Pyrogallussäure, welche sich verflüchtigen, und in zurückbleibende Meta- oder Melangallussäure (Gallhuminsäure); bei raschem Erhitzen auf 250° entsteht nur die kohlenähnliche, amorphe Melangallussäure. Beim Stehen an der Luft und im Lichte färbt sich Gerbsäurelösung unter Absorption von Sauerstoff, entwickelt Kohlensäure und trübt sich durch Ausscheidung von Gallussäure. Die letztere Säure entsteht auch beim Kochen von Gerbsäure mit verdünnter Schwefelsäure oder Salzsäure, auch bildet sich dieselbe unter dem Einflusse des in den Galläpfeln vorhandenen stickstoffhaltigen Ferments, durch Hefe und Schimmelpilze in Lösung von wässriger Gerbsäure oder gerbsauren Salzen. Die vielfach ausgesprochene Ansicht, dass die Gerbsäure ein Glykosid sei, welches sich beim Kochen mit verdünnter Schwefelsäure in Gallussäure und Glykose spalte, ist eine irrthümliche; vielmehr handelt es sich bei der Bildung der Gallussäure nur um eine unter Aufnahme von Wasser erfolgende Spaltung des Moleküls der als Digallussäureanhydrid aufzufassenden Verbindung (H. Schiff) in zwei gleichartige Hälften. Die Gallussäure zerfällt bei vorsichtigem Erhitzen in Kohlensäure und Pyrogallussäure, bei raschem

Erhitzen in Wasser und Metagallussäure. Zur Darstellung der Gerbsäure dienen die weiter unten zu besprechenden Galläpfel oder Gallen.

Man hat in der neueren Zeit wiederholt geleugnet, dass bei Einwirkung von Gerbsäure auf thierische Häute (leimgebende Substanz) es sich um die Bildung einer chemischen Verbindung handle, und die Ansicht ausgesprochen, dass Gerbsäure und ebenso Alaun, in ähnlicher Weisse wie Farbstoffe beim Färben, auf der Gewebsfaser fixirt werden. Welche Theorie auch richtig sein mag, immerhin ist eine Verdichtung des Gewebes das Resultat der Einwirkung, wodurch sich die durch das Mittel im Körper gesetzte Adstriction am besten erklärt. Da auch beim Contact mit Blut ein festes Coagulum resultirt, ist die hämostatische Wirkung des Tannins nicht auffallend. Antiseptische Wirksamkeit erhellt aus der grossen Widerstandsfähigkeit der mit Eiweiss gebildeten Coagula und Membranen gegen Fäulniss.

Tannin giebt mit wässrigem Eiweiss gelben, pechartigen Niederschlag von wechselnder Zusammensetzung (Mulder); bei Anwendung von wenig Gerbsäure und viel Eiweiss entsteht eine klare Flüssigkeit, die sich mit Eisenoxydsalzen bläut. Mit Leim giebt Tannin weissen, undurchsichtigen Niederschlag, der im Ueberschusse von Leim sich wieder löst, bei Vorwalten von Gerbsäure aber sich zu einer grauen, biegsamen Haut vereinigt. Letztere widersteht der Fäulniss, löst sich in verdünnter Milchsäure und in Alkalien und wird durch Bleioxyd und Magnesia zersetzt, welche sich mit Gerbsäure verbinden, worauf der Leim wieder in Wasser löslich ist (Pelouze, Davy). Die von Gallusgerbsäure erzeugten Präcipitate sind je nach Verwendung eines Ueberschusses des einen oder andern in ihrer Zusammensetzung verschieden. Auf der Bildung dieser Verbindungen beruht bekanntlich die Darstellung des Leders oder der Gerbprocess. Auch Pepsin und Peptone werden durch Tannin gefällt, doch nicht in Gegenwart freier Salzsäure, die auch das entstandene Präcipitat leicht löst. Tannin zeigt bei Zusatz zu faulendem Eiweiss starke desodorisirende Wirkung, die Mischung widersteht der Fäulniss wochenlang; Bacterien und Hefepilze werden in Folge von Wasserattraction durch Tannin getödtet (L. Lewin).

Wie bei Bleizucker u. a. mineralischen Adstringentien ist auch bei der Gerbsäure die Affinität zum Eiweiss die Ursache, dass grössere Mengen Tannin bei Application auf Schleimhäuten destruirend wirken können. Sie ist daher bei Einführung in den Magen im Stande, in grossen Dosen toxische Action auszuüben. Kaninchen gehen nach sehr grossen Dosen (über 3,0—4,0) zu Grunde und zeigen im Magen innige Vereinigung der Schleimschicht mit der obersten Schicht der Mucosa und gegerbtes, rissiges, graugelbes Aussehen derselben bei Integrität der Muscularis neben Contraction der Gedärme (Schroff). Beim Menschen beschränken sich die Intoxicationsphänomene auf Schmerzen im Magen und Unterleib, sowie hartnäckige Verstopfung. Die letztere beruht nicht auf einer Hemmung der Peristaltik, die auch bei vergifteten Thieren nicht beeinträchtigt wird. Uebrigens können wiederholte Gaben von 0,6 oder Dosen von einem gehäuften Theelöffel voll von einzelnen Personen ertragen werden, ohne sonderliche Störungen zu bedingen (Tully) und selbst 4,0—8,0 (Bayes, Burn) bedingen mitunter ausser Obstipation keine Befindensänderung. Andererseits kennen wir selbst Personen, die schon nach einer Gabe von 0,2 Druck und Schmerzen im Magen, belegte Zunge und insbesondere Aufstossen und Durst bekommen. In der Regel treten solche Erscheinungen auf, wenn die Säure als Pulver in nüchternem Zustande genommen wird. Im Gegensatze hierzu giebt Hennig an, dass er selbst 0,06 nüchtern ohne Störung der Digestion nahm, wonach sich nur eine Steigerung der habituellen Haemorrhoidalcongestion geltend machte, während er nach 0,25, welche er nach der Mahlzeit einnahm, Schneiden in den dünnen Gedärmen und Stuhldrang ohne Befriedigung bekam.

Die örtliche Wirkung des Tannins äussert sich in folgender Weise: Auf

Schleimhäuten und Wundflächen vergrössern Tanninlösungen deren absolute Festigkeit (Crawford); das darunter liegende Bindegewebe schrumpft zusammen und zwar in um so grösserer Tiefe, je weniger concentrirt die Lösung ist. Muskeln nehmen in conc. Tanninlösungen an Länge und Dicke ab; künstliche Dehnung ist weniger ergiebig als beim normalen Muskel, während nach Aufhebung der Dehnung der Muskel seiner normalen Länge näher als ein normaler Muskel kommt (Hennig). Auf Gefässe wirkt diluirte Lösung gar nicht (Weber) oder als einfacher Reiz contrahirend (Daniels), concentrirte dilatirend (Rosenstirn, Fikentscher) oder zuerst verengend, dann erweiternd (Lewin), wobei die Dilatation nicht Folge von Gefässnervenlähmung, sondern von der Stase abhängig erscheint (Lewin). Im Munde macht sich herber, bitterlichsüsser Geschmack und zusammenziehende Empfindung geltend; letztere, welche auf Wasserentziehung beruht, um so später, aber auch um so stärker, je concentrirter die Lösung ist, am intensivsten nach Tanninpulver. Zugleich erscheint in Zunge und Rachen das Gefühl einer gewissen Steifigkeit, die bei Tanninpulver oder concentrirten Lösungen auf einer Art Gerbung der äussersten Schichten zu beruhen scheint, während bei verdünnteren Lösungen Eindringen bis zur Muskelsubstanz selbst angenommen werden darf. Oberflächliche Gerbung tritt bei Berührung der Schleimhäute mit Tannin um so rascher ein, je blutreicher dieselben sind. Gerbsäure in Substanz bewirkt Hervorschiessen des Speichels, besonders des Parotidenspeichels, Tanninlösung Vermehrung des Mundschleims bei Verminderung der Speichelabsonderung (Hennig).

Die Gerbsäure wird im Magen theils als Albuminat, in überschüssigem Eiweiss gelöst, theils als Peptonat und im Darme als Alkalitannat theilweise resorbirt (Mialhe, Lewin). Auch von Wunden und Schleimhäuten, bei wiederholter Application sogar von der Oberhaut erfolgt Resorption. Im Harn erscheint Tannin nur in sehr geringen Mengen; der grösste Theil scheint sich in Gallussäure umzuwandeln, neben der auch Pyrogallussäure und Melangallussäure auftreten.

Dass die Umwandlung in Gallussäure theilweise im Darme erfolgt, beweist das Vorhandensein von Gallussäure neben Tanninalbuminaten in den Faeces nach Einführung von Tannin (Clarus). Spuren von Tannin kommen auch im Blute vor (Hennig). In Lebersecret, Pankreassaft, Speichel und Schweiss geht weder Tannin noch Gallussäure über (Hennig); wohl aber scheint Ausscheidung durch die Bronchialschleimhaut stattzufinden, da die Sputa bisweilen nach Anwendung von Gerbsäure schwarz gefärbt werden (Garnier, Cantani). Die Verwandlungsproducte erscheinen im Urin (und auch in den Sputis) in 1—2 Stunden und lassen sich 6—15 Stunden nachweisen (Cavarro, Hennig).

Von entfernten Wirkungen physiologischer Dosen ist Contraction der Milz, welche jedoch nicht so bedeutend wie nach Chinin ist, festgestellt (Küchenmeister, Hennig). Beim Gesunden scheint Verminderung der Harnmenge (Mitscherlich) und Vermehrung der Harnsäure und Phosphate Folge der Tanninzufuhr (Hennig) zu sein. Nach Hertwig sollen die Arterien eine grössere Resistenz darbieten. Die Veränderungen der Muskelelasticität treten nach Tannin und Tanninalbuminat auch an entfernten Muskeln hervor (Lewin).

Frisch gelassenes Blut gerinnt durch Gerbsäure unter Annahme purpurrother Färbung sofort. Erstickung und Convulsionen sind deshalb die Folge unmittelbarer Injection von Tannin in das Blut. Nach Bayes widersteht Blut von Thieren, welche lange Zeit Gerbsäure innerlich erhalten haben, der Fäulniss mehrere Monate. Hennig giebt an, dass das Blut durch grössere Mengen Gerbsäure seine Gerinnungsfähigkeit verliere und minder leicht Sauerstoff aufnehme, während bei längerer Darreichung kleiner Gaben Beschleunigung und

Consolidation der Cruorbildung erfolge. Bei längerem Contact wird das Blut unter Hämatinbildung braun.

Die locale Wirkung der Gerbsäure macht dieselbe zu einem vortrefflichen Hämostaticum, das selbst in sehr schweren Fällen Hülfe leistet, zu einem übermässige Secretionen in hohem Grade vermindernden Medicamente, das bei chronischen Katarrhen der verschiedensten Schleimhäute, insbesondere des Darmes, vorzügliche Dienste leistet und endlich zu einem Mittel, welches chronische Hyperämien mit gleichzeitiger Erschlaffung des Gewebes der Haut oder der Schleimhäute zu beseitigen vermag. In letzterer Beziehung hat sie sich namentlich als souveränes Mittel bei Frostbeulen bewährt.

Bei Blutungen äusserer Organe hat besonders Bühring (1854) das Tannin in Substanz nach Thierversuchen und Beobachtungen am Krankenbette als das vorzüglichste styptische Mittel bezeichnet, welches in Fällen, wo Unterbindung von Gefässen nicht thunlich, zum Verschlusse derselben führen könne. In der That steht Tannin als Hämostaticum dem Liquor Ferri sesquichlorati nicht nach, während es die intensive kaustische Action dieses Mittels nicht besitzt. Nach Bühring bedingt es auch nach massenhafter Application auf Wundflächen weder Schmerz noch entzündliche Reizung und befördert sogar den Heilungsprocess. Bei parenchymatösen Blutungen und Blutungen aus Höhlen (Rachen, Nase, Vagina, Rectum) übertrifft es nach Bühring an Sicherheit der Wirkung selbst das Glüheisen. Die styptische Action des Tannins soll nach Bühring nicht bloss in rascher Pfropfbildung und Erregung von Gefässcontraction, sondern auch darin bestehen, dass Tannin bei seiner Auflösung eine stark klebende, den Wundflächen fest adhärente, am besten einer alkoholischen Auflösung von Colophonium vergleichbare Masse bildet. Bei Blutegelstichen, bei geborstenen Varicen, auch bei kleinen arteriellen Blutungen ist Tannin besonders zu empfehlen.

Die Beschränkung von Hypersecretion zugänglicher Körpertheile durch Tannin führt zur Anwendung desselben in den verschiedensten Krankheiten, insbesondere bei Fluor albus und Gonorrhoe, wo es nach Beseitigung der entzündlichen Erscheinungen ebensoviel wie die gebräuchlichsten metallischen Injectionsmittel leistet, bei chronischen Augenentzündungen und Blenorrhöen (Hueter, Desmarres), bei chronischen Lungen- und Luftröhrenkatarrhen, wo die Gerbsäure, in verstäubter Lösung inhalirt, oft Vorzügliches leistet, bei Otorrhoe u. s. w. Hierher gehört auch die innerliche Anwendung bei Diarrhöen und insbesondere bei Cholera. Das Mittel passt vorzüglich für chronische Diarrhöen und zwar sowohl für einfache chronische Durchfälle bei Erwachsenen oder Kindern als für solche, welchen ulcerative Processe zu Grunde liegen (Follicularverschwärungen, chronische Ruhr), wo Tannin bei ungestörter Magendigestion und gutem Appetit oft treffliche Dienste thut. Alison Scott und Clarus empfehlen Tannin auch bei abnormer Säurebildung in den ersten Wegen und Flatulenz kleiner Kinder. Bei Durchfällen im Verlaufe der Phthise ist Gerbsäure, so lange die Magenverdauung kräftig ist, von entschiedener Wirksamkeit und wie bei Diarrhöen anderer Art, contraindicirt das Bestehen von Fieber den Gebrauch nicht. Unter die Rubrik der Secretionsbeschränkung fällt auch die Anwendung bei stark eiternden Geschwüren, gegen specifische Geschwüre, Condylome (Friedrich), gegen Brand, Carcinom (Michaelson), wobei man der Gerbsäure theils vernichtende Wirkung auf Contagien, theils prophylaktische Action gegen weiteren Verfall zuschreibt. Von geringerer Bedeutung ist die von Loiseau angepriesene Anwendung gegen Angina membranacea.

In die Kategorie der chronischen Hyperämie mit gleichzeitiger Gewebserschlaffung gehören ausser den Pernionen, gegen welche 1854 Berthold die Gerbsäure in Aufnahme brachte, verschiedene chronische Entzündungszustände von Schleimhäuten, z. B. der Bindehaut, der Pharyngeal- und Trachealschleimhaut, sowie manche Hautaffectionen, z. B. Acne sebacea, chronisches Ekzem und Alopecie. Auch zur Beseitigung von Teleangiektasien und Varicen hat man Tannin in derselben Richtung empfohlen; ebenso applicirt man dasselbe auf Geschwüre, welche Neigung zu Blutungen darbieten. Bei der Anwendung, welche man von dem Mittel bei Mastdarmfissuren, Excoriationen, Intertrigo und wunden Brustwarzen gemacht hat, beruht die Hauptwirkung auf der an der Oberfläche gebildeten schützenden Decke. Homolle empfahl Tannin zur Verhütung der Narbenbildung bei Variola, Alison Scott, Blasius und Druitt rühmten es bei cariösem Zahnschmerz und Caries der Zähne überhaupt.

Eine besondere Bedeutung kommt der Gerbsäure als Antidot bei Vergiftungen mit Alkaloiden und alkaloidhaltigen Substanzen, wie Opium, Schierling, Brechnuss, Tabak, Pilzen, Belladonna, Stechapfel, Bilsenkraut, Herbstzeitlose und Aconitum, ferner bei Intoxication mit Digitalin und Digitalis, sowie mit Brechweinstein, zu.

Die Gerbsäure ist das zuverlässigste Antidot bei den genannten Vergiftungen, welches den früher mehr gebräuchlichen Abkochungen gerbstoffhaltiger Rinden entschieden vorzuziehen ist, da nur conc. Gerbsäurelösungen vollständige Fällung der Gifte bedingen. Die durch Tannin gebildeten Tannate sind allerdings nicht vollständig unlöslich und gehen in die noch weit löslicheren Gallussalze über; es ist daher die gleichzeitige Darreichung eines Brechmittels in allen Fällen geboten, wobei man sich jedoch hüten muss, die Ipecacuanha als Emeticum zu benutzen, da Emetin ein unlösliches Präcipitat mit Gerbsäure giebt und somit letztere die Wirkung des Brechmittels aufhebt oder doch in hohem Grade schwächt. Erfahrungen über die günstige Wirkung des Tannins liegen für die verschiedensten Gifte, z. B. für Atropin (Morel), vor. Auch lehren Studien an Thieren, wie sie z. B. beim Strychnin Kurzak anstellte, die Möglichkeit günstiger Wirkung. Bei Pilzvergiftung scheint sich nicht überall Tannin als Antidot zu qualificiren, da das im Fliegenpilz gefundene Muscarin durch Tannin nicht gefällt wird. Uebrigens hüte man sich vor allzugrossen Dosen, da manche Tannate im Ueberschusse des Fällungsmittels löslich und folglich resorptionsfähig sind und da ausserdem hartnäckige Obstipation unausbleibliche Folge colossaler Dosen ist. Die Beschränkung von übermässigem Erbrechen, welches durch Ipecacuanha oder Brechweinstein hervorgerufen wurde, durch Tannin reiht sich ebenfalls der antidotarischen Verwendung des Mittels an. Bei Vergiftung mit Metallsalzen ist Gerbsäure auch vermöge Bildung schwer löslicher Tannate brauchbar, hat aber doch dem Eiweiss gegenüber nur untergeordneten Werth.

Eine entfernte Wirkung kann der Gerbsäure nicht abgesprochen werden. Nach den zahlreichen ärztlichen Erfahrungen kann dieselbe sowohl gegen Blutungen entfernter Organe als bei Hypersecretion der verschiedensten Schleimhäute und der Schweissdrüsen mit Nutzen innerlich gegeben werden; auch bei Albuminurie und Hydrops leistet sie in vielen Fällen Vorzügliches.

Es lässt sich nicht leugnen, dass die hämostatische Wirkung immer eine grössere ist, wenn die blutenden Partien der directen Application der Gerbsäure zugängig sind; aber für die Stillung entfernter Blutungen durch inneren Gebrauch liegen zahlreiche Erfahrungen vor, z. B. bei Metrorrhagie u. Hämoptysis seitens italienischer Aerzte (Cavarra, Ricci, Porta), bei Menstruatio nimia (Stevenson, Alison Scott, Kipp) und selbst bei Hämophilie (Alison Scott). In Bezug auf Hypersecretionen liegen namentlich Beweise für günstige Wirkung bei chronischen Lungen- und Luftröhrenkatarrhen vor, wo übrigens Inhalationen verstäubter Lösungen jedenfalls sicherer wirken, und in der Beseitigung solcher, sowie der bestehenden Diarrhöen und mitunter der profusen Nachtschweisse bei Phthisikern beruhen offenbar die günstigen Wirkungen, welche man dem Mittel bei Phthisis wiederholt nachgerühmt hat. In unreiner Form empfahl es schon 1807 Pezzoni, dem Cavarra u. A. beipflichteten, von denen einzelne, wie Woillez, sogar Cavernen damit zur Vernarbung gebracht haben wollen. Dass Tannin ebensowenig ein Specificum gegen Phthisis wie gegen Marasmus, Chlorose und Scrophulose ist, brauchen wir nicht zu betonen. Dass das Tannin bei besonderen Formen der Lungenblutung, z. B. in mehr protrahirten Fällen specielle Indicationen finde (Nothnagel), vermögen wir nicht einzusehen; auch lässt es sich schwer sagen, ob Tannin oder Bleiacetat den Vorzug verdiene. — Bei Albuminurie ist in manchen Fällen die grosse Abnahme des Eiweissgehaltes nach wenigen Dosen höchst auffallend. Eine diuretische Wirkung des Medicaments, welche Duboué auch bei pleuritischem Exsudate constatirt haben will, erklärt d'Ormay aus der vicariirenden Secretion der Nieren nach Unterdrückung anderer Absonderungen, z. B. der Schweisssecretion. Die Empfehlungen des Mittels bei Albuminurie sollen sich nach Nothnagel auf Fälle von hämorrhagischer Nephritis beziehen, wo Traube Tannin und Bleizucker promiscue gebrauchte und dem ersteren den Vorzug dann ertheilte, wenn Plumbum aceticum Digestionsstörungen erzeugt. Tannin ist hier übrigens erst nach dem Verschwinden der heftigen Entzündungserscheinungen und des Fiebers indicirt. Da die Abscheidung des Tannins und seiner Umwandlungsproducte vorzugsweise durch die Nieren geschieht, ist günstige Wirkung des Tannins bei Krankheiten dieser Organe in keiner Weise auffallend, und ebenso leicht erklärt es sich, weshalb analoge Affectionen der Ureteren und Blase oft in auffallend günstiger Weise durch inneren Gebrauch von Tannin beeinflusst werden. — Die Anwendung zur Beschränkung von Secretionen hat auch wohl zum Gebrauche gegen Keuchhusten geführt, wo aber gewiss auch die örtliche Application dem internen Gebrauche vorzuziehen ist. In einzelnen Epidemien waren die Erfolge günstig (Geigel, Schlesier, Fuchs u. A.), doch ist in den meisten Fällen, wo Tannin angewendet wurde, von einer Reinheit der Beobachtungen nicht die Rede, da gleichzeitig andere Mittel (Benzoësäure, Moschus) in Gebrauch gezogen wurden. Auch bei Diabetes (Giadorow) ist Tannin gebraucht. Obschon Tannin die Milz verkleinert, ist die von Chansarel und Leriche befürwortete Benutzung gegen Intermittens doch bei der weit bedeutenderen Wirksamkeit des Chinins vergessen. Noch weniger hilft es bei Pyämie, wo es Woillez empfahl.

Was die Anwendung des Tannins anlangt, so dient es äusserlich entweder in Substanz oder in Lösungen, wobei gewöhnlich Wasser oder Glycerin (Bayes) als Lösungsmittel benutzt wird, ferner in Salbenform oder in weniger gebräuchlichen Formen, wie Tanninstiften, Tanninseifen und Collodium stypticum.

In Substanz applicirt man Tannin als Hämostaticum am zweckmässigsten auf weichen Schwämmen, die man mit Gerbsäure dick bestreut und als nächstes Verbandstück an der blutenden Stelle liegen lässt. Als Schnupfpulver benutzt man es bei Epistaxis oder hartnäckiger Coryza. Lösungen wendet man entweder concentrirter (1:3—8—10) zu Fomentationen bei Krebs und anderen Geschwüren, zu Collyrien bei blennorrhoischer Augenentzündung, beim Bepinseln von Frostbeulen u. s. w. oder schwächer (1:20—100) zu Collyrien bei Katarrhen, zu Klystieren und zu Injectionen an. Bei chronischer Gonorrhoe benutzt Ricord Lösung in Rothwein (1:200). Tanninsalben, die bei äusseren Hautleiden, Augenentzündungen und chronischer Vaginitis benutzt werden, sind mit 5—10 Th. Fett oder Unguentum Glycerini zu bereiten. Die Tanninstifte von Becquerel bestehen aus 4 Th. Tannin, 1 Th. Traganth und Mica panis q. s. und dienen bei Metrorrhagien in Folge von Schleimhautwucherungen im Collum uteri als stypisches Mittel, indem man sie 3—4 Tage lang durch einen mit conc. Tanninlösung getränkten Charpie-Tampon zurückhält. Aehnliche Stifte aus Glycerin und Tannin können auch in die Urethra bei Gonorrhoe eingeführt werden (Schuster). Tanninseife, Sapo Tannini, aus 1 Th. Tannin und 9 Th. Seife am zweckmässigsten bereitet, ist bei Intertrigo, schweissiger Haut und Prurigo pudendorum anwendbar. Das Collodium stypticum, wie es von B. W. Richardson angegeben wurde, stellt eine vollkommen gesättigte Lösung von Tannin in Aether mit Zusatz von Schiessbaumwolle dar, welche durch Maceration von Tannin in absolutem Alkohol, Zusatz von Aether bis zur völligen Verflüssigung, Hinzufügen von Schiessbaumwolle und Parfümiren mit etwas Benzoëtinctur erhalten wird. Mit Blut, Serum und Eiter bildet dies Collodium stypticum eine feste Masse, welche schwer fault. Richardson empfiehlt das Mittel verstäubt gegen Blutungen, aufgepinselt bei Geschwüren mit starker und putrider Secretion.

Innerlich giebt man Tannin je nach der Dringlichkeit des Falles zu 0,03—0,4 mehrmals täglich, am zweckmässigsten in Pulver- oder Pillenform.

Für Pulver ist Pulvis aromaticus ein angenehmes Vehikel. Wässrige Lösungen sind unzweckmässig, weil sie leicht in der Wärme schimmeln; haltbarer sind Lösungen in aromatischen Wässern oder Wein. Bei der Verordnung sind Leim, Metallsalze und Alkaloide zu meiden. Um die Nebenwirkungen auf den Magen zu verhüten, empfiehlt Lewin Tanninalbuminat in überschüssigem Eiweiss oder in Natriumcarbonat oder Lösung von Tannin in alkalischen Solutionen, welche verkorkt zu halten und nach 1—2 Tagen neu zu verordnen sind.

Sowohl zum inneren als zum äusseren Gebrauch verbindet man Tannin nicht selten mit gleichwirkenden Stoffen, z. B. Opium, Alaun.

Verordnungen:

1) ℞
Acidi tannici
Pulv. rad. Rhei āā 3,0
Sacchari albi 6,0
M. f. pulv. Divide in part. aeq. No. 10.
D. S. Dreimal täglich ein Pulver. (Bei Nephritis chron. und Pyelitis. Rosenstein.)

2) ℞
Acidi tannici
Pulv. aromatici āā 2,0—3,0
M. f. pulv. Div. in part. aeq. No. 10.
D. S. 3—4mal tägl. ein Pulver. (Bei Diarrhoe, Metrorrhagie u. s. w.)

3) ℞
Acidi tannici
Salis marini āā 10,0
Conservae rosarum q. s.
ut f. pilul. No. 100. Consp. Stündlich 1 Pille. (Schwindsuchtspillen von Latour.)

4) ℞
Acidi tannici 2,5
Aq. Cinnamomi spir.
Mucilag. Gummi Arab. āā 100,0

M. D. S. $^{1}/_{2}$stdl. 1 Essl. (Graefes Choleramixtur.)

5) ℞
Acidi tannici 0,2
Aq. Foeniculi 50,0
M. D. S. Augenwasser. (Bei Conjunctivitis.)

6) ℞
Acidi tannici 1,0
Vini rubri 180,0
M. D. S. Zur Einspritzung. (Bei Tripper. Ricord.)

7) ℞
Acidi tannici 5,0
Glycerini 50,0
M. D. S. Zum Bepinseln. (Bei Pernionen.)

8) ℞
Acidi tannici 1,0
Mastiches 0,25
Aetheris 6,0
M. D. S. Auf Baumwolle in den hohlen Zahn zu bringen. (Druitts Zahnwehmittel.)

Anhang: Acidum gallicum, Gallussäure. Diese Säure bildet weisse, seideglänzende oder gelbliche Nadeln und Prismen, welche keinen Geruch, aber einen adstringirenden, sauren Geschmack besitzen, sauer reagiren und sich leicht in kochendem Wasser und in Weingeist lösen. Leim- und Pflanzenbasen fällt Gallussäure nicht, Eisenoxyd schwarzblau, wie die Gerbsäure, doch löst sich der Niederschlag leicht in Essigsäure und in kaustischen und kohlensauren Alkalien. Die Gallussäure scheint therapeutisch namentlich da, wo man entfernte Wirkungen zu erzielen beabsichtigt, die Gerbsäure völlig ersetzen zu können, ja selbst den Vorzug zu verdienen, weil sie in bei weitem grösseren Mengen als Tannin gegeben werden kann, welches sich ja ohnehin im Organismus in dieselbe verwandelt. Ihre örtliche Wirkung ist unendlich geringer, weil die Affinität zum Eiweiss und zum leimgebenden Gewebe fehlt, und bei Kaninchen können 5,0 gegeben werden, ohne das Thier wesentlich zu afficiren (Schroff, Jüdell). Auch Menschen können 4,0 und mehr ohne Störung nehmen. Wir sind somit offenbar im Stande, bei Blutungen entfernter Organe mehr Gallussäure an den Ort der Läsion zu bringen, wenn wir dieselbe direct geben, als wenn wir Tannin anwenden. Bei Hämoptoë hat sie vielfach Empfehlung gefunden (Hamburger, Bayes, Hart u. A.), und dass sie wirklich zu den Respirationsorganen gelangt, beweist der Umstand, dass die Sputa durch entstehende Oxydationsproducte bisweilen vollständig tintenschwarze Färbung annehmen (Cantani). Aehnliche Färbung bedingt sie bisweilen auch im Harn, in welchem sie übrigens bei grossen Dosen auch als solche erscheint (Wöhler, Schroff, Jüdell). Auch bei Uterinblutungen und Haematurie wirkt sie günstig (Simpson u. A.), wie man sie auch als locales Haemostaticum bei Metrorrhagie und Hämorrhoidalblutungen benutzen kann. Weitere Empfehlung hat innere Darreichung gegen Albuminurie (Neale, Gubler), bei Rachitis und Atrophie im Kindesalter (Bayes), bei Nachtschweissen und Tripper gefunden. Als Antidot gegen Vergiftung mit Alkaloiden lässt sich die Gallussäure dagegen nicht benutzen, weil die gallussauren Alkaloidsalze leichter löslich sind wie die gerbsauren.

Man giebt die Gallussäure innerlich zu 0,5—1,5 3mal täglich, je nach der Schwere des Falles, in Pillen oder Pulverform. Bayes verordnet bei Blutungen: *Acidi gallici* 4,0, *Spir. vini rectificatiss.* 8,0, *Aq. destill.* 180,0, *M. D. S.* Alle 10 Minuten 1—2 Esslöffel voll. Aeusserlich hat man sie in Solution, bei aphthösen Geschwüren in Mundwässern (1:25—50), bei Augenaffectionen in Collyrien oder Salben (1:250—500) und bei Tripper mit Erfolg benutzt; im Allgemeinen aber dürfte man hier von Tannin stärkere Effecte erwarten.

Verbindungen der Gerbsäure mit Metallen. — Um die adstringirende Wirkung der Gerbsäure und der Metalloxyde zu vereinigen, hat man verschiedene Metalltannate in Gebrauch gezogen, welche jedoch grösstentheils nur vorübergehende Bedeutung erlangt haben. Hierher gehört das Bismutum tannicum, welches Bouchut, Aran und Demarquay bei Durchfällen mit Nutzen verwendeten und das von Bonnewyn bei Augenkatarrhen mit purulenter Secretion gerühmte und von Th. Piderit zu Injectionen bei Gonorrhoe angewendete, durch relative Leichtlöslichkeit ausgezeichnete Zincum tannicum, welches in der That in beiden Fällen günstige Dienste leistet. Rogers Harrison hat auch ein Thonerdetannat als Adstringens zu Einspritzungen empfohlen, doch ist es zweifelhaft, was er benutzte, da das Thonerdetannat sehr schwer in Wasser löslich ist. Letzteres gilt auch vom Bleitannat, welches als Plumbum tannicum oder Plumbum tannicum siccum bezeichnet wird und ein grünlich gelbes Salz bildet, welches Yott bei Geschwüren und Fantanetti bei Tumor albus in Salbenform verwendet haben. Dieses Tannat ist das Wirksame in dem officinellen

Unguentum Plumbi tannici; Bleitannatsalbe, gerbsaure Bleisalbe.

Dieselbe ersetzt die beiden früher unter dem Namen Plumbum tannicum pultiforme s. Cataplasma ad decubitum und als Unguentum Autenriethii contra decubitum gebräuchlichen Präparate, von denen das erste ein in einem concentrirten Eichenrindendecoct mit Bleiessig erzeugtes Präcipitat und das zweite ein Gemisch des durch Pressen des von Wasser befreiten Niederschlages (8 Th.) mit Glycerinsalbe (5 Th.) darstellt. Beide fanden ihre Anwendung fast ausschliesslich bei Decubitus, wo die Salbe noch besser wie das leicht hartwerdende Plumbum tannicum pultiforme wirkt. Die in gleicher Richtung benutzte Bleitannatsalbe wird durch extemporanes Mischen eines durch Verreiben von 1 Th. Gerbsäure mit 2 Th. Bleiessig hergestellten Breies mit 17 Th. Schweineschmalz dargestellt und bildet eine etwas gelbliche Salbe.

Dem Plumbum tannicum pultiforme ähnliche Präcipitate stellte man früher auch durch Mischen von Bleiessig mit Auszügen adstringirender Pflanzenstoffe dar, welche andere Gerbsäuren wie die Galläpfelsäure enthalten, z. B. aus Ratanha oder Kino, und benutzte dieselben bei brandigen Geschwüren, Fluor albus und (im Clysma) bei Ruhr.

Gallae, Gallae Halepenses s. Levanticae s. Turcicae; **Galläpfel.**

Weniger in der Medicin als in der Technik, und namentlich zur Bereitung der schwarzen Tinte, finden die unter dem Namen der Galläpfel oder Gallen bekannten gerbstoffreichen Auswüchse, welche durch den Stich von Insecten an verschiedenen Bäumen erzeugt werden, Anwendung. Die officinellen Galläpfel sind die durch den Stich der Weibchen einer Gallwespe, Cynips Gallae tinctoriae Oliv., in die Blattknospen einer strauchartigen, immergrünen kleinasiatischen Eichenart, Quercus infectoria L. (Fam. Cupuliferae), welche man als orientalische Form von Quercus Lusitanica ansieht, und wahrscheinlich auch einiger verwandten Eichenarten producirten Auswüchse, die sich vor den analogen Gebilden europaischer Eichen durch sehr hohen Tanningehalt, der in den besten Sorten 60—70 %, in europäischer Waare dagegen nur 20—30 % beträgt, auszeichnen.

Die türkischen Galläpfel sind etwa kirschengrosse (höchstens 25 Mm. im Durchmesser), kuglige oder birnförmige, am oberen Theile warzig stachlige, dunkel- oder blassgrünlich graue, aus einem lockeren, mehr oder minder ausgehöhlten centralen Theile, welcher der Larve der genannten Gallwespe, die ihre Eier in die Weichtheile der gedachten Eiche legt, zur Entwicklungsstätte dient, und einer gleichmässig derben, festen, peripherischen Schicht, die, je nachdem die Gallen nach oder vor dem Ausschlüpfen des aus der Larve hervorgegangenen jungen Insects eingesammelt wurden, mit einem meist in der Mitte oder am unteren Ende belegenen Loche versehen oder nicht versehen sind, bestehende Gebilde. Durch ihre relativ grosse Schwere, Härte und Spröde, sowie durch ihre Grösse unterscheiden sie sich von schlechteren Sorten, durch letztere namentlich von der kleinsten aleppischen Handelswaare, den Sorian-Galläpfeln, durch erstere von den glatten europäischen Gallen, welche auf Quercus Cerris u. a. Eichen durch andere Species von Cynips erzeugt werden. Zu den Gallen gehören auch die höchst unregelmässig gestalteten Auswüchse der Fruchtbecher von Quercus pedunculata und sessiliflora (ungarische Knoppern), nicht aber eigentlich die orientalischen Knoppern oder Valonen, die nicht durch den Stich einer Gallwespe denaturirten Fruchtbecher kleinasiatischer Eichen, insbesondere Quercus Vallonea Kotschy, welche etwa 30% einer vielleicht nicht mit der Gallusgerbsäure identischen Gerbsaure enthalten. Der Form und dem Ursprunge nach von den Eichengalläpfeln sehr verschieden sind die Chinesischen oder Japanischen Galläpfel, deren Gerbsäuregehalt dem der besten aleppischen mindestens gleichkommt und ihn selbst noch übertrifft (bis 77 %). Sie sind das Product von Blattläusen, Aphis Chinensis, welche an den Blattstielen von Rhus semialata Murr. und deren Varietät β Osbeckii, sowie Rhus Japonica Sieb. blasige Auftreibungen bedingen, und stellen hohle Blasen von höchst unregelmässiger Form dar. — In den aleppischen Galläpfeln kommt neben Gerbsäure auch noch Gallussäure vor, daneben ein in den chinesischen Gallen fehlender Proteinstoff, der das Vermögen besitzt, die Gerbsäure in Gallussäure umzuwandeln. — Eine andere Aphis-Art, Aphis Pistaciae, erzeugt an Pistacia Terebinthus Gallen, welche in ihrer Form dem Johannisbrode gleichen und unter dem Namen Caroba di Giudea (Pseudocaruben) als Adstringens benutzt wurden, und zwar theilweise als Tinctur bei Zahnschmerzen, wunden Brustwarzen, theilweise zu Inhalationen bei chronischen

Lungenblennorrhoeen, (Wertheim, Hofmann v. Hofmannsthal). Zu den Gallen lassen sich auch die durch Cynips s. Rhodites Rosae an Rosenstöcken erzeugten borstigen Rosenschwämme, Fungus Cynosbati s. Bedeguar, rechnen, welche noch jetzt von Anhängern Rademachers als Mittel bei Nierenleiden und Strangurie benutzt werden, übrigens nach Clemens ihre Wirksamkeit den darin enthaltenen scharfstoffigen Larven von Rhodites rosae verdanken.

Die Galläpfel haben seit der Einführung des Tannins in den Arzneischatz, dem sie ihre gesammte Wirkung verdanken, ihre medicinisch praktische Bedeutung verloren. Sie können in Pulverform und in Abkochungen (1:5—10 Colatur) äusserlich und innerlich in allen Fällen, wo Tannin indicirt ist, auch bei Intoxicationen mit Brechweinstein und Alkaloiden gebraucht werden.

Präparat:

Tinctura Gallarum; Galläpfeltinctur. Aus 1 Th. Galläpfeln mit 5 Th. Spiritus dilutus bereitet, gelbbraun, von saurer Reaction und stark adstringirendem Geschmacke, mit Wasser in allen Verhältnissen ohne Trübung mischbar. Innerlich zu 15—40 Tropfen bei Diarrhoeen und selbst bei Vergiftungen, wo Tannin indicirt ist, äusserlich zu Einreibungen bei Pernionen, auch zu Injection bei Blennorrhoeen.

Cortex Quercus; Eichenrinde.

Die von jungen Aesten und Stämmen der beiden die europäischen Eichenwaldungen bildenden Eichbäume, Quercus pedunculata Ehrh. und Quercus sessiliflora Sm. (Qu. Robur L.), im Frühling gesammelte Rinde, welche aussen mit grauglänzender Epidermis bedeckte (sog. Spiegelrinde) und innen aus braunem, grobfaserigem Baste bestehende Röhren von 1—3 Cm. Durchm. und 1—3 Mm. Dicke bildet, hat im trockenen Zustande einen sehr unbedeutenden Geruch, während sie befeuchtet den bekannten Lohegeruch entwickelt, und schmeckt sehr adstringirend. Sie enthält eine besondere Gerbsäure, die Eichengerbsäure, welche Leim- und Brechweinsteinlösung fällt, sich mit Eisenchlorid schwarz färbt und bei längerem Kochen mit verdünnter Schwefelsäure in Zucker und Eichenroth zerlegt wird. Der Gehalt an Gerbstoff, der seinen Sitz hauptsächlich im Bast zu haben scheint, wechselt von 4—20%; Frühlingsrinde von 18—30jährigen Bäumen scheint am reichlichsten davon zu enthalten. Neben diesem Stoffe kommen Fett, Pektin, Gummi, von anorganischen Bestandtheilen besonders Kalksalze vor. In ältern Rinden soll ein besonderer Bitterstoff, Quercin, existiren, doch ist derselbe problematisch.

Man benutzt die Eichenrinde, weil sie den Magen sehr belästigen soll, innerlich nur bei Vergiftungen mit Antimonialien und Alkaloiden, äusserlich in adstringirenden Abkochungen (1:5—6 Colatur) gegen Fussschweisse, Pernionen und Blennorrhöen (Nachtripper, Fluor albus, Angina). In allen Fällen kann die Eichenrinde nur als billiges Surrogat des Tannins gelten. Selbst conc. Eichenrindendecocte fällen Brechweinsteinlösungen nicht, sondern bedingen nur Trübung, so dass der Werth als Antidot ziemlich dubiös ist. In einzelnen Gegenden ist Eichenrinde Volksmittel gegen Brüche, besonders Nabelbrüche der Kinder, indem man ein kleines Kissen mit Eichenrindenpulver füllt, dies in Rothwein taucht und auf der Haut mittelst Heftpflaster befestigt. Einathmung von Eichenrindeabkochungen gegen Phthisis ist ohne besonderen Vortheil. In Pulverform applicirte man Eichenrinde früher auch bei Pustula maligna und Erysipelas. Eichenrindeabkochung dient auch zur Darstellung des officinellen Unguentum Plumbi tannici.

Anhang. In ähnlicher Weise wie die Eichenrinde lässt sich auch die Gerberlohe benutzen, die neuerdings wieder quacksalberisch zu Bädern als Schwindsuchts- und Universalmittel angepriesen wird. Die Dämpfe ihres Absuds betrachtet man als ein besonderes Tonicum für die Bronchialschleimhaut und selbst innerlich hat man die Lohbrühe aus Gerbereien bei Durchfällen, Schwindsucht u. s. w. versucht. Auch giebt es neben der Eichenrinde viele andere Rinden einheimischer Bäume, die ihres Gerbstoffgehaltes wegen analoge Verwendung finden. So die Innenrinde (Bast) der Ulme, Cortex Ulmi interior (von Ulmus campestris L. und Ulmus effusa W.), die Rinde der Rosskastanie, Cortex Hippocastani, (von Aesculus Hippocastanum L.) u. a. m. Auch verschiedene Rinden südeuropäischer und aussereuropäischer Bäume, z. B. von Pinus maritima, Platanus orientalis, Celtis australis (auch Prophylakticum gegen Wasserscheu), Olea Europaea (auch gegen Intermittens benutzt) sind adstringirend, haben jedoch nur locale Bedeutung. Sehr bedeutend ist der Gerbsäuregehalt in den Blättern und Zweigen des Gerbersumachs, Rhus coriaria, in den sog. Dividivi-Schoten, den Früchten von Caesalpinia coriaria, und in den als Myrobalanen bezeichneten Früchten verschiedener orientalischer Terminalia-Arten. Diese besitzen jedoch kein medicinisches Interesse mehr und enthalten vielleicht nicht die gewöhnliche Eichengerbsäure.

Folia Uvae ursi, Folia Arctostaphyli, Herba Uvae ursi; **Bärentraubenblätter.**

Zu den durch Gehalt an adstringirenden Principien wirksamen Pflanzentheilen gehören auch die besonders bei katarrhalischen Affectionen der Harnblase und der Harnwege überhaupt nicht selten mit Erfolg gebrauchten Blätter der auf den nordeuropäischen Haiden sehr verbreiteten Vacciniee Arctostaphylos uva ursi Spreng. (Arbutus uva ursi L., Arctostaphylos officinalis Wimmer), der sog. Bärentraube, welche neben etwas eisengrünendem Gerbstoffe namentlich Gallussäure enthalten.

Die 2 Cm. langen und in der Mitte bis 8 Mm. breiten Bärentraubenblätter sind lederartig, umgekehrt eirund, ganzrandig, glatt, auf der oberen Seite dunkelgrün, auf der unteren heller, auf beiden glänzend und netzförmig aderig. Sie haben einen zusammenziehenden, etwas bitterlich-süssen Geschmack. Sie werden oft mit den unterseits opaken und drüsig punktirten Blättern der Preisselbeere, Vaccinium vitis Idaea L., verwechselt. Nach Kawalier enthalten die Foliae uvae ursi neben Gerb- und Gallussäure noch das krystallinische Glykosid Arbutin, welches in Berührung mit Emulsin oder beim Kochen mit verdünnten Säuren in Zucker, Hydrochinon und Methylhydrochinon zerfällt (Hlasiwetz und Habermann) und beim Erhitzen mit Manganhyperoxyd und Schwefelsäure zu Chinon und Ameisensäure oxydirt wird. Dieser Stoff übt selbst zu 20,0 in 48 St. genommen keinen toxischen Einfluss auf den Menschen (Jablonowski), steht aber vermuthlich mit der dunkelbraunen oder olivengrünen und beim längeren Stehen in Schwarz übergehenden Färbung, welche der Harn nach dem Gebrauche von Abkochungen der Bärentraubenblätter annimmt, im Zusammenhange, da Jablonowski neben Arbutin eine in Alkohol unlösliche humusähnliche Substanz im Urin constatirte. Zum Theil scheint es sich in Hydrochinon und Methylhydrochinon zu spalten, deren gepaarte Schwefelsäure im Harn erscheint (v. Mering). Ueber die Wirkung eines zweiten Glykosids, des Ericolins, welches sich übrigens in reichlicherer Menge in anderen Ericaceen findet und das sich beim Kochen mit verdünnter Schwefelsäure in Zucker und einen farblosen, ölartigen Körper, Ericinol zerlegt, fehlen uns bis jetzt Untersuchungen. Eine in den Bärentraubenblättern von Trommsdorff aufgefundenen, in Wasser unlöslichen, indifferenten, mit dem Ericinol isomeren oder polymeren Körper, das Urson, bezeichnet Hughes als zu 0,05 diuretisch wirkend.

Die Bärentraube ist namentlich von de Haen als steinlösendes Mittel empfohlen und bewährt sich als Schleimbildung und Eiterung beschränkendes Mittel bei pathologischen Zuständen der Harnorgane vorzüglich. Die diuretische Wirkung ist nicht sicher constatirt. Grosse Gaben machen leicht Nausea und Erbrechen. Man verordnet die Folia uvae ursi selten in Pulverform, meist in Abkochung (1:5—10), welche man innerlich und äusserlich (in Injectionen) applicirt.

Rhizoma Tormentillae, Radix Tormentillae; **Tormentillwurzel,** Ruhrwurzel, Blutwurzel.

Der Wurzelstock der an grasigen Waldstellen in ganz Europa und im nördlichen Asien verbreiteten krautartigen Rosacee (Dryadee) Potentilla Tormentilla Scop. (Tormentilla erecta L.) zeichnet sich durch intensiv adstringirende Wirkung aus, die er einer eigenthümlichen Gerbsäure, der Tormentillgerbsäure, welche Leimlösung fällt und mit Eisenchlorid blaugrüne, auf Zusatz von Natron dunkelviolettroth werdende Färbung giebt, verdankt. Die Tormentillwurzel hat in der Ruhr und in ruhrartigen Durchfällen beim Volke Ruf und ist auch ärztlicherseits als Deutsche Ratanha bezeichnet, um ihr Wirkungsgebiet näher zu begrenzen; auch fand sie äusserlich bei Panaritien (Morin) Empfehlung. Die Droge ist der im Frühjahr von jährigen Pflanzen gesammelte, von den Wurzelfasern befreite, knollige, cylindrische oder spindelförmige, vielköpfige, gerade oder gekrümmte, bis $2^{1}/_{2}$ Cm. dicke und 8 Cm. lange, solide, harte Wurzelstock, welcher aussen rothbraun, höckrig und mit kleinen helleren Narben (von den abgeschnittenen Wurzelfasern herrührend) besetzt, inwendig röthlich und bräunlich erscheint und gekaut stark adstringirende Empfindung hervorruft. Frisch riecht die Tormentillwurzel rosenartig, getrocknet ist sie geruchlos. Sie hat eine dünne Rinde und zeigt auf dem braunrothen Querschnitte mehrere Kreise weisser Holzbündel. Die von Rembold untersuchte Tormentillgerbsäure, wovon die Droge nach älteren Untersuchungen 17% enthalten soll, ist gelbröthlich, amorph und geht beim Kochen mit verdünnter Schwefelsäure in Tormentillroth, ein rothbraunes, amorphes, in Wasser unlösliches Pulver über, das mit dem Ratanharoth identisch zu sein scheint. Neben dieser Gerbsäure enthält die Tormentillwurzel noch viel Chinovasäure und etwas Essigsäure, rothen, in Weingeist löslichen Farbstoff, Amylum und Dextrin. Man verordnet das Rhizoma Tormentillae in Abkochung (5,0—20,0 auf 100,0 Colatur).

Anhang: Auch andere Pflanzen derselben Familie sind gerbstoffhaltig und lieferten früher in ähnlicher Weise benutzte Pflanzentheile. So von Angehörigen der Gattung Potentilla P. anserina die Rad. Anserinae, P. reptans die Rad. Pentaphylli und das nahe verwandte Geum urbanum L. die wegen ihres nelkenartigen Geruches als Nelkenwurz, Rad. Caryophyllatae, bezeichnete Wurzel, welche in Pulverform (zu 0,5—0,25) oder im Aufgusse (10,0—25,0 auf 200,0 Colatur, mit Wein bereitet) gegen Intermittens (Baldinger u. A.) als Chinasurrogat empfohlen ist. Die Wurzeln von Geum Virginianum und rivale sind in Nordamerika Volksmittel gegen Diarrhöen; dort stehen auch die Wurzeln einiger dort einheimischen Brombeersträucher, Rubus villosus und R. trivialis, in Abkochung bei Darmprofluvien in Ansehen, während bei demselben Leiden, aber auch zur Erzielung entfernter Wirkung, die Wurzel von Geranium maculatum (Fam. Geraniaceae) als vorzüglich gilt. Die Zahl obsoleter deutscher adstringirender Wurzeln, von denen wir noch die sog. Rad. Bistortae s. colubrina, Natterwurz, von Polygonum Bistorta, erwähnen, ist ausserordentlich gross.

Radix Ratanhiae s. Ratanha, Radix Krameriae; **Ratanhawurzel.**

Unter dem Namen Ratanhawurzel sind mehrere aus dem tropischen Amerika stammende Wurzeln im Handel, von welchen jedoch nur die ursprünglich in Europa eingeführte Wurzel von Krameria triandra Ruiz et Pavon, einem ausschliesslich in Peru wachsenden Strauche aus der Familie der Polygaleen oder Krameriaceen, medicinische Verwendung verdient. Sie zeichnet sich vor allen anderen Ratanharten durch Reichthum an adstringirendem Princip aus, welches seinen Sitz ausschliesslich in der Wurzelrinde, nicht im Holze hat.

Die officinelle Ratanha, Peruanische oder, weil sie meist über Payta ausgeführt wird, auch **Payta Ratanha** genannt, wurde 1779 von Ruiz in Peru entdeckt, der 1796 ihre adstringirenden Eigenschaften beschrieb, welche den die Wurzel als Zahnpulver bei Scorbut gegen des Zahnfleisches benutzenden Peruanerinnen schon früher bekannt war. Bekannter wurde das Mittel erst 1816 durch Hurtado. Die Ratanhawurzel besteht aus einem 6—20 Cm. langen, knorrig unebenen Wurzelstocke, von welchem nach allen Seiten zahlreiche Wurzeläste ausgehen, welche strohhalm- bis fingerdick sind und 0,3—0,6 Meter lang, meist einfach, wellenförmig gebogen, nach oben rauh, sonst ziemlich eben erscheinen. Sie sind weder längs- noch querrissig und mit braunrother Epidermis bekleidet, unter welcher die violett schimmernde, auf dem Querschnitt zimmtbraune, kurzfaserige Rinde liegt, welche sechsmal so dünn wie der hellzimmtfarbige, fein gestrahlte und poröse Holzkern erscheint, von dem sie sich leicht ablöst. Die Wurzeläste sind von stärkerer adstringirender Wirkung wie die Wurzelstöcke und bilden die hauptsächliche Handelswaare. Die Rinde schmeckt etwas bitterlich und stark adstringirend, während das Holz beim Kauen gar keinen Geschmack hat. Abgeschälte Stücke sind deshalb selbstverständlich zu verwerfen. Schlechtere Sorten sind die von Krameria Ixina Granatensis abgeleitete **Savanilla** oder **Granada Ratanha**, die von K. secundiflora DC. stammende Texas Ratanha und die Brasilianische Ratanha, deren Ursprung unbekannt ist. Alle diese Wurzeln haben eine viel dickere und weniger stark zusammenziehende Rinde, die sich vom Holzkern nicht so leicht entfernen lässt, sind auf der Oberfläche längsfurchig und oft tief querrissig; die Rinde der Savanilla Ratanha ist violettröthlich bis granatroth, die der beiden übrigen schwarzbraun.

Der hauptsächlichste chemische Bestandtheil ist die in der Rinde zu 20—45 % vorhandene **Ratanhagerbsäure**.

Diese Gerbsäure, neben der sich in der Savanilla Ratanha noch eine zweite, eisenbläuende Gerbsäure findet, bildet eine glänzende, tiefrothe, amorphe Masse, die sich auch in kochendem Wasser nur unvollständig löst. Die wässrige Lösung wird durch Eisenchlorid dunkelgrün gefärbt und später gefällt, **Leimlösung fleischfarben**, durch Brechweinstein nicht gefällt. Mit verdünnter Schwefelsäure erwärmt giebt sie rothbraunes Ratanharoth und Zucker.

Die Ratanhawurzel passt in allen Fällen, wo Tannin innerlich oder äusserlich indicirt ist, nur nicht bei Brechweinsteinvergiftung, da sie in wässriger Abkochung Brechweinstein nicht fällt.

Die erste erfolgreiche Anwendung geschah vorzüglich bei **passiven Haemorrhagien** (Metrorrhagie post partum, Menorrhagie, Haemoptysis, Haematemesis, Darm- und Nierenblutungen); Tournel empfahl Ratanha zur Verhütung von habituellem Abortus, bei atonischer Dyspepsie und als Tonicum überhaupt. Beliebt ist Ratanha vorzugsweise als Topicum bei **Fissura ani** (Bretonneau) und bei wunden Brustwarzen (Marchal, Blache); auch ist sie bei Ozaena (Detmold), Furunkeln (Bretonneau) und allen möglichen Katarrhen und Blennorrhöen der verschiedensten Schleimhäute empfohlen

Innerlich verordnet man sie zu 0,5—1,5 in Pulver oder Latwerge, häufiger im Decoct (1:10—20 Col.). Aeusserlich kommen ebenfalls Pulver und Decocte (letztere zu Gargarismen und Klystieren) in Anwendung.

Präparat:

Tinctura Ratanhiae; Ratanhatinctur. Dunkelweinrothe, verdünnt himbeerrothe, stark zusammenziehende und herbe schmeckende Tinctur, mit 5 Th. Spiritus bereitet. Innerlich zu 20—30 Tropfen mehrmals täglich; äusserlich unverdünnt zur Bepinselung des Zahnfleisches bei Scorbut, oder als Zusatz (1:25—50) bei Mund- und Gurgelwässern.

Früher war auch als **Extractum Ratanhiae** ein kalt bereitetes wässriges, trocknes Extract, welches mit Wasser eine ziemlich trübe Lösung giebt, officinell, das man zu 0,3—1,0 in Pillen, Bissen oder Mixturen, äusserlich in

Lösung zu Klystieren (5,0—10,0 auf das Klystier), zu Injectionen, Pinselsäften, Gurgelwässern (1:10—25), auch zu Zahnlatwergen und Zahnpillen, benutzte. Fournalès empfahl eine Salbe aus 4,0 Ratanhaextract, 2,0 Extr. Belladonnae und 50,0 Wachssalbe auf Schwämme gestrichen bei Fistula ani mehrere Monate einzulegen. Eine Mischung von 0,2 Extr. Ratanhiae, 0,5 Plumbum aceticum, 4,0 Gummischleim und 30,0 Wasser bildet den zum Bestreichen wunder Brustwarzen bestimmten Liquor papillaris Ph. Hann. Dem gewöhnlichen Ratanhaextract darf das im Handel vorkommende, angeblich aus frischen Ratanhawurzeln dargestellte amerikanische Ratanhaextract, in welchem sich keine Ratanhagerbsäure, wohl aber ein eigenthümlicher, dem Tyrosin homologer Körper, das Ratanhin, und vielleicht auch Tyrosin selbst findet, nicht substituirt werden.

Verordnungen:

1) ℞
Decocti rad. Ratanhiae (e 20,0) 175,0
Tinct. Opii crocatae 1,0
Syrupi Ipecacuanhae 20,0
M. D. S. 2 stdl. 1 Esslöffel. (Bei Ruhr und Diarrhoe.)

2) ℞
Infusi foliorum Salviae 200,0
Tinct. Ratanhiae 5,0
— *Myrrhae* 5,0
Mellis depur. 50,0
M. D. S. Zum Gurgeln.

Catechu, Terra Japonica, Catechu pallidum; Catechu, Gambier, Gambier Catechu, Gutta Gambier.

Von den unter dem Namen Kate-chu (Baumsaft) seit dem 17. Jahrhundert in Europa eingeführten, durch braune Farbe und adstringirende Wirkung ausgezeichneten eingetrockneten Abkochungen verschiedener ostasiatischer Bäume oder Sträucher ist Gambir-Katechu, welches aus den Blättern und jungen Trieben eines im Gebiete der Strasse von Malacca, auch auf Ceylon wildwachsenden und cultivirten Schlingstrauches aus der Familie der Rubiaceen, Uncaria Gambir Roxb. s. Nauclea Gambir Hunter, gewonnen wird, officinell.

Als Stammpflanze wird auch die zu den Palmen gehörige Areca Catechu aufgeführt, aus deren Nüssen, den sog. Betelnüssen, welche mit den Blättern von Chavica Betle Miq. und etwas Kalk auf den Inseln des ostindischen Archipels von Männern und Frauen (wie bei uns Tabak) gekaut und als Mittel bei Bandwürmern der Hunde empfohlen werden, das sog. Palmencatechu (Colombocatechu, Cassu) gewonnen werden soll. Das Gambir stellt kubische Stücke, die aussen dunkelbraun, auf dem Bruche gelb und matt sind, oder Massen dar, die zum Theil leberbraun oder schwarzbraun und auf dem Bruche schwarz und erdig erscheinen. Bei mikroskopischer Untersuchung erweist sich das Gambir als aus kurzen, in polarisirtem Lichte lebhaft glänzenden Krystallnädelchen bestehend. Es schmeckt zusammenziehend bitterlich und giebt mit 10 Th. Weingeist gekocht eine dunkelbraune Lösung. Das Palmencatechu wird als plattrunde, an den Rändern abgerundete Kuchen, welche innen gleichförmig dunkelbraun und aussen mit Reispulver bestreut sind, beschrieben. Verschieden vom Gambir ist das früher officinelle schwarze oder Pegucatechu (Mimosencatechu), Catechu nigrum, im Handel gewöhnlich Kutsch genannt, ein Extract aus dem braunen Kernholze von Acacia Catechu Willd., einer Mimosee Ostindiens, der ostasiatischen Inseln und Ostafrikas, das in centnerschweren, leberbraunen bis schwarzbraunen Blöcken in den Handel kommt und sich durch die wachsartige, grossmuschelige Bruchfläche und die Abwesenheit von Krystallen bei mikroskopischer Untersuchung von der officinellen Droge leicht unterscheiden lässt.

Im Catechu findet sich eine eigenthümliche Gerbsäure, die Catechugerbsäure, und neben dieser ein als Catechusäure bezeichneter Stoff, welcher sich zur Catechugerbsäure ähnlich wie Gallussäure zur Galläpfelgerbsäure verhält.

Die Catechusäure, auch Catechin und Tanningensäure genannt, bildet feine Nadeln oder seideglänzende Blätter, welche sich unbedeutend in kaltem, leichter in kochendem Wasser, gut in Weingeist und kochendem Aether lösen. Die wässrige Lösung röthet Lackmuspapier; sie fällt Eisenvitriollösungen schön grün, bei Gegenwart von Alkali violettschwarz; an der Luft färbt sie sich nach einigen Stunden citronengelb, beim Kochen dunkelroth und besitzt dann das Vermögen, Leimlösung zu fällen, nach Neubauer vielleicht in Folge der Bildung von Catechugerbsäure, welche sich viel reichlicher in kaltem Wasser, dagegen nur wenig in wasserfreiem Aether löst und deren wässrige Solution mit Brechweinstein, Eisenchlorid (grün) u. a. Metallsalzen Niederschläge giebt. Nach Rochleder ist die Catechugerbsäure isomer oder polymer mit der Catechusäure. Bei trockener Destillation von beiden Stoffen tritt Brenzcatechin auf (Zwenger). Durch Schmelzen von Catechusäure mit Kalihydrat zerfällt dieselbe nach Hlasiwetz und Malin in Protocatechusäure und Phloroglucin. Der gelbe Farbstoff im Gambier ist Quercetin (Hlasiwetz). Pegu Catechu soll zur Hälfte aus Catechugerbsäure bestehen (Davy).

Catechusäure erzeugt im Munde bitteren Geschmack und bald hernach zusammenziehendes Gefühl. Wie sich die Körpersäfte (Speichel etc.) zur Ueberführung der Catechusäure in die Catechugerbsäure verhalten, ist ununtersucht. Catechugerbsäure geht als solche in den Urin über (Mitscherlich).

Therapeutisch ist das zuerst von den ostindischen Eingeborenen benutzte Catechu für sich oder häufiger als Adjuvans anderer Adstringentia gebraucht, ohne dass man besondere Indicationen dafür aufzustellen vermöchte. Von Aerzten trotz seiner Billigkeit wenig, hauptsächlich bei Geschwüren des Zahnfleisches benutzt, steht es beim Volke in einzelnen Gegenden noch in Ansehen bei chronischen Pharynxkatarrhen und Heiserkeit und bei Anginen überhaupt, weshalb auch manche andere braun aussehende Hustenmittel die Bezeichnung Cachou (Catechu) erhalten haben.

Innerlich kann man Catechu zu 0,05 bis 1,0 und mehr in Pulver, Pillen (mit gleichen Theilen Extract) oder Trochisken geben. Lösungen in Wasser (1:20—30) oder Wein (1:20) sind weniger gebräuchlich.

Aeusserlich kommt Catechu hauptsächlich als Streupulver (mit Alaun, Kino) oder als Paste, sowie in den verschiedenen für Zähne und Zahnfleisch bestimmten Formen in Betracht; auch steckt man es bei Zahnschmerz direct in den hohlen Zahn. Lösungen zu Injectionen und Klystieren (1:10 Wasser) kommen selten in Gebrauch. Selbstverständlich sind Brechweinstein, Eisen- und andere Metallsalze, Leim und Eiweissstoffe (nicht in Emulsion!) zu meiden, weil sie die Catechusäure oder Catechugerbsäure zersetzen.

Präparat:

Tinctura Catechu; Catechutinctur. Mit 5 Th. Spiritus dilutus bereitet; dunkelrothbraun, nur in dünner Schicht durchsichtig, von saurer Reaction und stark styptischem Geschmacke. Meist nur örtlich, rein zur Bepinselung scorbutischen Zahnfleisches oder wunder Brustwarzen (Farr), auch als Zusatz zu Mund- und Gurgelwassern, Verbandwassern und Injectionen. Innerlich zu 0,1—0,3 bei Diarrhoe, Darmblutung, Nachtschweissen, Blennorrhoeen, meist mit anderen Mitteln.

Verordnungen:

1) ℞
Aluminis
Catechu āā 4,0
Extr. Gentianae q. s.

ut f. pilul. No. 60. Consp. D. S. Abends 5—10 Pillen. (Bei Hypersecretionen. Hufeland.)

2)
℞
Tinct. Catechu
— Myrrhae ää 5,0
Olei Menth. pip. gtt. 2

Spiritus Cochleariae 25,0
M. D. S. Aeusserlich. (Zum Einreiben bei scorbutischem Zahnfleisch.)

Kino, Gummi s. resina Kino; Kino, Ostindisches Kino, Malabar Kino, Amboina Kino. — Diese bei uns wenig gebräuchliche, in England als mild wirkendes Adstringens gegen Durchfälle und als blutstillendes Mittel geschätzte Droge ist der aus Einschnitten in der Rinde eines auf den ostindischen Gebirgen, vorzugsweise in den Wäldern der Malabarküste, wachsenden Baumes aus der Familie der Leguminosen), Pterocarpus Marsupium Roxb., ausfliessende erhärtete Saft. Das Kino bildet kleine, dunkelschwarzrothe, an den röthlichen Rändern durchscheinende, unregelmässige, eckige Stücken, welche leicht in rothbraune, vollkommen durchsichtige, amorphe Splitter zerspringen; dieselben haben keinen Geruch und rufen gekaut stark adstringirende Empfindung hervor. In kaltem Wasser quellen sie auf und lösen sich zum geringeren Theile zu einer röthlichen Flüssigkeit; in kochendem Wasser lösen sie sich fast vollständig und geben mit Weingeist gesättigt rubinrothe, sauer reagirende Solution. Die Lösung in heissem Wasser trübt sich beim Erkalten. Andere Kinoarten, z. B Afrikanisches (von Drepanocarpus Senegalensis), Jamaica Kino (unbekannten Ursprungs), Senegal Kino (von Butea frondosa) und Australisches Kino (von Eucalyptus resinifera Sm.) sind ungebräuchlich und besitzen z. Th. überhaupt keine adstringirende Wirkung, die man im Ostindischen Kino auf eine eigenthümliche Gerbsäure (Kinogerbsäure) zurückführt, während man die der Droge beigelegte milde Wirkung auf den Magen und Darmcanal auf die in denselben enthaltenen Pektinstoffe bezieht. Die sog. Kinogerbsäure giebt mit Eisenchlorid schmutziggrünen Niederschlag und liefert bei trockner Destillation Brenzcatechin, welches auch in der käuflichen Waare vorhanden ist. Bei wochenlangem Stehen wässriger Lösungen soll die Kinogerbsäure unter Sauerstoffaufnahme sich in Kinoroth umwandeln. Ostindisches Kino soll nach Vauquelin 75% Gerbsäure und 24% rothes Gummi enthalten. Das Mittel wurde zuerst von Fothergill (1757) benutzt, der, wie spätere englische Schriftsteller, es besonders bei entzündlichen Affectionen des Darmcanals mit Diarrhoe für indicirt betrachtete, da es niemals die Entzündung steigere und keine nachträgliche längere Verstopfung bedinge. Auch bei Pyrosis (Pemberton), bei Darmblutungen, Menorrhagie, colliquativen Schweissen der Phthisiker, selbst gegen Diabetes insipidus und mellitus fand das Mittel Anwendung und Empfehlung. Aeusserlich ist es als Stypticum jedenfalls von geringerem Werthe als Tannin. Dosis und Gebrauchsweise entsprechen der des Catechu. Eine früher officinelle dunkelrothbraune, bei längerem Stehen häufig gelatinisirende Tinctur, Tinctura Kino, diente besonders zu Zahntincturen und sonst wie Tinct. Ratanhiae.

Monesia. Den äussern Eigenschaften nach dem Catechu und Kino nahestehend ist das als Monesia oder Extractum Monesiae in Gestalt fester, zerreiblicher, dunkelbrauner, etwa 500,0 schwerer Kuchen aus Brasilien importirte Extract der als Cortex Monesiae s. Buranhem s. Guaranhem bezeichneten dunkelrothbraunen Rinde von Chrysophyllum glycyphlaeum Casaretti (Fam. Sapoteae). Dasselbe enthält eisenbläuenden Gerbstoff (52%), daneben auch Saponin, Zucker, Gummi (10%) und einen rothen Farbstoff. In seiner Wirkung steht Monesiaextract dem Kino am nächsten; es macht im Munde nur geringe schrumpfende Empfindung, irritirt den Magen auch bei längerem Gebrauche wenig und eignet sich deshalb sehr zu interner Anwendung, zumal da bei Gesunden nach dem mehrtägigen Gebrauche von 0,4—0,5 Appetitsteigerung neben geringer Hartleibigkeit eintritt. Seit der Einführung durch Derosne und der ersten therapeutischen Benutzung durch Forget ist das Mittel innerlich bei Diarrhöen jeder Art, Angina, Blutflüssen und Blutspeien, Bronchorrhöen, ferner als Stomachicum bei Indigestion und als Tonicum bei Chlorose und Scrophulose, äusserlich bei Geschwüren, Leukorrhoe, Gonorrhoe, Blennorrhoe, Otorrhoe, Hämorrhoiden, Fissuren des Afters und der Brustwarzen gerühmt worden. Man giebt Monesia innerlich zu 0,5—3,0 pro die, am besten in Syrup (1 Th. auf 100 Syrupus simplex) oder in Pillen, äusserlich in wässriger Lösung (1:25—10 Wasser zu Injectionen) und in Salbenform (1:7,5—10,0 Salbengrundlage).

Der Abstammung nach reiht sich dem Pegu Catechu die als Arzneimittel jetzt fast vergessene Brasilianische adstringirende Rinde, Cortex adstringens Brasiliensis, an, unter welchem Namen wahrscheinlich verschiedene, z. Th. auch als Rinde von Barbatimao oder Cortex Ingae bezeichnete Rinden im Handel sind, die jedoch alle von Mimoseen (Mimosa cochliocarpa s. Pithecolobium Avaremotemo Endl., Acacia virginalis Pohl u. a.) sich ableiten. Sie enthält neben 28 % Gerbsäure, deren Lösung durch Eisenchlorid schwarzgrün gefärbt wird und Leimlösung fällt, noch einen eisengrünenden, den Leim nicht fällenden Extractivstoff (Catechusäure?) und Gummi. Die Rinde wurde von Merrem (1828) bei Blennorrhöen, Blutflüssen, Chlorose und Menorrhagie empfohlen, von Anderen sogar gegen Impotenz, und ist in ihrem Vaterlande bei Geschwüren und Krebs, auch gegen Intermittens im Gebrauch. Man gab sie im Decoct (15,0—25,0 auf 200,0 Colatur), auch als Pulver (zu 0,5—1,0).

Lignum Campechianum, Haematoxylon; Blauholz, Campecheholz. — Von untergeordneter medicinischer Bedeutung ist das ursprünglich gegen Nieren- und Blasenleiden gebrauchte Blauholz, welches von einem an der Campechebay in Mexico wachsenden, auf den Antillen cultivirten hohen Baume aus der Familie der Caesalpinieen, Haematoxylon Campechianum L., stammt und in grossen, von Rinde und Splint befreiten, aussen blauschwarzen, inwendig dunkel braunrothen Blöcken zu uns gelangt. In den Officinen findet man es gedrechselt, geraspelt oder gehobelt in Form von Spänen oder Spänchen, welche oft goldgrünen Schimmer darbieten. Das Holz ist sehr schwer, grobfaserig, hat einen schwachen, eigenthümlichen Geruch, färbt beim Kauen den Speichel violett und bedingt die Empfindung von süssem Geschmack und Zusammengezogensein im Munde, jedoch nicht in hohem Grade. Ein ähnliches Holz ist das als Farbmaterial technisch benutzte, inwendig gelbrothe Brasilien- oder Fernambukholz, von Caesalpinia echinata Lam. u. a. im Innern Brasiliens vorkommenden Caesalpinieen. — Die Hauptbestandtheile des Campecheholzes sind Gerbsäure und ein eigenthümliches Chromogen, das Haematoxylin, welches im Fernambukholz durch ein anderes, das Brasilin, ersetzt wird. Das Haematoxylin bildet farblose, am Lichte sich röthende Säulen oder Krystallkrusten von starkem Süssholzgeschmack, die sich langsam in kaltem, leicht in kochendem Wasser und Weingeist, schwierig in Aether lösen. Das Haematoxylin coagulirt Leim. Mit Wasser giebt Campecheholz ein blutrothes Decoct, welches von Eisenchlorid violettblau, von Kalkwasser, Bleiacetat u. a. Metallsalzen schön blau gefällt wird. Nach dem Einnehmen von Campecheholz nimmt auch der Urin diese Farbe an, welche bei längerem Gebrauche selbst an den Knochen wahrnehmbar wird. Vermöge seines Gerbsäuregehaltes ist das Campecheholz bei chronischen Diarrhöen angewendet, wo es sich dadurch auszeichnen soll, dass es selbst bei längerem Gebrauche den Magen wenig belästigt, weshalb es sich auch für die Kinderpraxis eignet. Die von Pereira nach Gebrauch des Mittels zweimal beobachtete Phlebitis der unteren Extremitäten ist wohl kaum als Folge des Medicamentes aufzufassen. Man verordnet es in Abkochung (1:10—20 Colatur) oder in Form eines trocknen, wässrigen Extracts, Extractum Ligni Campechiani, Campecheholzextract, welches ein rothbraunes, in Wasser trübe lösliches Pulver bildet. Man giebt es zu 0,5—1,5 mehrmals täglich in Pulver, Pillen oder Lösung (mit Rothwein) oder benutzt es äusserlich zu Zahnlatwergen. Desmartis empfahl es als antiputrides Mittel.

Fructus Bael s. Belae. Neuerdings ist in England und Schweden vielfach bei Ruhren und Diarrhöen die in Ostindien längst als Volksmittel bei Dysenterie in Ansehen stehende halbreife, getrocknete Frucht eines an der Küste Malabar und Coromandel einheimischen Baumes aus der Familie der Aurantiaceen, Aegle Marmelos DC., in Form eines daraus bereiteten Extracts, Extractum Belae liquidum, in Gebrauch gezogen. Die harte, holzige, kirschrothe oder braunorangefarbene Rinde der rundlichen, orangeähnlichen Frucht enthält Gerbsäure, während die Pulpa eine Menge Schleim einschliesst. Die reife Frucht soll gelind eröffnend wirken. Man giebt das Extr. Belae liquidum zu 4,0—10,0 pro die entweder für sich oder in Lösung, oft mit anderen Adstringentien combinirt. Scoresby Jackson bezeichnet es als besonders bei schwächlichen Personen indicirt, Kjellberg Christison und Fayrer als von vortrefflicher Wirkung bei chronischen Durchfällen.

Fructus Myrtilli, Baccae Myrtilli s. Myrtillorum; Heidelbeeren. — Aehnliche Verwendung finden die als Genussmittel wohlbekannten Heidelbeeren oder Bickbeeren, die erbsengrossen, kugligen, schwarzblaubereiften, mit rothblauem Safte angefüllten, vielsamigen Beeren von Vaccinium Myrtillus L., einem in fast allen europäischen Wäldern vorkommenden kleinen Strauche (Fam. Vaccinieae). Getrocknet schrumpfen sie runzlig zusammen und schmecken dann in Folge ihres Gerbsäuregehaltes etwas herbe, während in frischem Zustande süss-säuerlicher, durch den Gehalt an Zucker und Säuren (Apfelsäure, Citronensäure) bedingter Geschmack vorwaltet. Daneben enthalten die Heidelbeeren auch Chinasäure, Pektin, Gummi und Farbstoff. Sie sind ein bewährtes Volksmittel gegen Diarrhoe und Ruhr. Noch mehr Gerbsäure enthalten die scharlachrothen Früchte von Vaccinium vitis Idaea L., die sog. Preisselbeeren oder Kronsbeeren, welche nur diätetische Verwendung finden.

Cotoïn und Paracotoïn. — Wir schliessen an die Adstringentien die Betrachtung zweier Stoffe, welche in den letzten Jahren als Antidiarrhoicum zu besonderem Rufe gelangt sind, ohne dass jedoch das Wesen ihrer Wirkung mit dem der Gerbsäure übereinstimmt. Beide Stoffe stammen aus bolivianischen Rinden (Cotorinde, Paracotorinde), deren botanische Abstammung noch nicht genau ermittelt ist, die aber ohne Zweifel Bäumen aus der Familie der Laurineen angehören und einen eigenthümlichen aromatischen Geruch und brennend aromatischen, schwach bitteren Geschmack besitzen. Es sind indifferente, blassgelbe, krystallinische Körper, welche sich leicht in Alkohol, Aether und Chloroform lösen und selbst in Dosen von 1,0 auf Kaninchen nicht toxisch wirken. Das Cotoïn, von welchem sich übrigens das Paracotoïn nur durch eine quantitativ schwächere physiologische und therapeutische Wirkung unterscheidet, verzögert in sehr kleinen Mengen Pankreasfäulniss und Milchsäuregährung, ohne die peptische und diastatische Verdauung zu stören (Pribram). Cotoïn und Paracotoïn gehen in den Harn über (Burkart). Die zahlreichen Beobachtungen verschiedener Aerzte (Burkart, Pribram, Fronmüller, Görtz) stellen die ausgezeichnete antidiarrhoische Wirksamkeit beider Mittel, die sowohl beim Erwachsenen (bei subacutem Darmkatarrh und phthisischen Durchfällen) als namentlich bei Säuglingen nach sehr kleinen Gaben und ohne irgend welche Nebenerscheinungen resultirt, ausser Zweifel. Burkart gab Cotoïn bei Darmkatarrh Erwachsenen zu 0,5—0,8 pro die in Mixtur (120,0 Aq.], 30,0 Syr., 10 Tr. Spir. rect., stündlich einen Esslöffel voll), dagegen Paracotoïn zu 0,1 mehrmals täglich. Pribram benutzt bei Säuglingen Cotoïn in Pulverform zu 0,2 pro dosi in den ersten Lebenswochen, bei älteren Kindern mit der Dosis nach und nach steigend, bei Cholera infantum. Das von Gietl empfohlene Cotorindenpulver (zu 0,5 4mal täglich) wird weniger gut ertragen als Cotoïn; dasselbe gilt von einer daraus bereiteten Tinctur, Tinctura Coto, die zu 10 Tr. zweistündlich gegeben werden kann; vielleicht wirkt das in Cortex Coto neben dem Cotoïn enthaltene ätherische Oel auf den Magen irritirend.

Berichtigung.

S. 13 ist den dünnen Extracten Extractum Chinae aquosum hinzuzufügen.

MIX
Papier aus verantwortungsvollen Quellen
Paper from responsible sources
FSC® C105338

If you have any concerns about our products,
you can contact us on
ProductSafety@springernature.com

In case Publisher is established outside the EU,
the EU authorized representative is:
**Springer Nature Customer Service Center GmbH
Europaplatz 3, 69115 Heidelberg, Germany**

Printed by Libri Plureos GmbH
in Hamburg, Germany

Handbuch
der
gesammten Arzneimittellehre.

Mit besonderer Rücksichtnahme auf die zweite Auflage

der Deutschen Pharmakopoe

für

Aerzte und Studirende

bearbeitet

von

Dr. med. Theodor Husemann,
Professor in Göttingen.

Zweite umgearbeitete Auflage.

In zwei Bänden.

Zweiter Band.

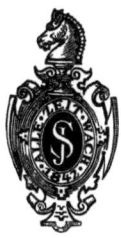

Springer-Verlag Berlin Heidelberg GmbH
1883

ISBN 978-3-642-50380-1 ISBN 978-3-642-50689-5 (eBook)
DOI 10.1007/978-3-642-50689-5
Softcover reprint of the hardcover 2nd edition 1883

Inhalt des zweiten Bandes.

VII. Classe. Erethistica, Reizende Arzneimittel . . 516

1. Ordnung. Dermerethistica, Hautreizende Mittel 517

    Cantharides, Spanische Fliegen 517
    Acidum formicicum, Ameisensäure . . . 527
    Brennnesseln, Quallen u. Medusen 528
    Euphorbium 528
    Assacu u. a. 529
    Cortex Mezerei, Seidelbastrinde 529
    Resina Thapsiae . . . 530
    Cardoleum, Cardol . . 530
    Fructus Capsici, Spanischer Pfeffer . . . 531
    Piper Cayennense, P. nigrum u. s. w. . . . 533
    Semen Sinapis, Senf. Oleum Sinapis, Senföl 534
    Semen Sinapis albae . 537
    Meerrettig, Knoblauch u. verwandte Drogen . 538
    Frondes Thujae, Lebensbaum 538
    Oleum Rosmarini, Rosmarinöl 538
    Flores und Oleum Lavandulae, Lavendel . . 540
    Herba Thymi und Herba Serpylli, Gartenthymian und Quendel . 541
    Erethistische Labiaten 542
    Terebinthina, Terpenthin. Colophonium, Geigenharz 542
    Elemi 547
    Galbanum, Mutterharz 547
    Ammoniacum, Ammoniakgummi 548
    Sonstige reizende Harze 549
    Olibanum, Weihrauch . 549
    Succinum, Bernstein . 550
    Pix liquida, Theer. . . 550
    Oleum Juniperi empyreumaticum, Kadeöl . . 554
    Resineon. Nicht officinelle Theerarten . . 555
    Naphthol 555
    Chrysarobinum, Chrysarobin 555
    Acidum pyrogallicum, Pyrogallussäure . . 556

2. Ordnung. Stomerethistica, Mundreizende Mittel 558

    Herba Cochleariae, Löffelkraut 558
    Verwandte Cruciferen . 559
    Folia Salviae, Salbeiblätter 559
    Myrrha, Myrrhe . . . 561
    Oleum Cajeputi, Cajeputöl 563
    Radix Pyrethri, Bertramswurzel . . . 563
    Herba Spilanthis, Parakresse 564

3. Ordnung. Stomacherethistica, Magenreizende Mittel 564

    a. Stomachica, Verdauungsbefördernde Magenreizmittel 565

	Seite
Fructus Cardamomi, Kardamomen	565
Rhizoma Galangae, Galgant	565
Rhizoma Zedoariae, Zittwer	566
Rhizoma Zingiberis, Ingwer	566
Semina Myristicae, Muscatnuss. Oleum Macidis, Macisöl	567
Fructus Lauri, Lorbeeren	568
Cortex Cinnamomi, Chinesisch. Zimmt. Oleum Cinnamomi, Zimmtöl.	569
Cortex Canellae, Malambo etc.	571

b. Emetica, Brechmittel 572

Tartarus stibiatus, Brechweinstein	572
Radix Ipecacuanhae, Brechwurzel	582
Flores Violarum; Radix Asari; Radix Vincetoxici	589
Apomorphinum hydrochlorium, salzsaures Apomorphin	589

4. Ordnung. Entererethistica, Darmreizende Mittel 593

Manna	593
Mannaarten; Cassia fistula	595
Oleum Ricini, Ricinusöl	595
Magnesium carbonicum, weisse Magnesia. Magnesia usta, gebrannte Magnesia	599
Magnes. citricum effervescens, Brausemagnesia	603
Magnesium aceticum, lacticum u. tartaricum	604
Tartarus depuratus, Weinstein	604
Traubencuren	605
Kalium tartaricum, Kaliumtartrat	606
Tartarus natronatus, Kaliumnatriumtartrat	607
Tart. boraxatus, Boraxweinstein	607
Natrium phosphoricum, Natriumphosphat	608
Natrium sulfovinicum u. sulfomethylicum	608

	Seite
Natrium sulfuricum, Natriumsulfat	609
Alkalisch-salinische Quellen	610
Sal Carolinum factitium, Karlsbader Salz	611
Magnesium sulfuricum, Magnesiumsulfat	611
Bitterwässer	612
Kalium sulfuricum, Kaliumsulfat	612
Radix Rhei, Rhabarberwurzel	613
Folia Sennae, Sennesblätter	618
Cortex Frangulae, Faulbaumrinde	622
Fructus Rhamni catharticae, Kreuzdornbeeren	623
Aloë	624
Herba Gratiolae, Linum catharticum	628
Tubera Jalapae, Jalapenknollen	628
Radix Scammoniae, Scammoniawurzel	631
Stipites Jalapae; Mechoacanha; Radix Turpethi	631
Podophyllinum, Podophyllin	632
Cholagoga der Eklektiker	633
Fructus Colocynthidis, Koloquinten	634
Radix Bryoniae, Elaterium	636
Gutti, Gummigutt	636
Oleum Crotonis, Crotonöl	639

III. Abtheilung. Allgemeine Arzneimittel, Pansomatica 643

VIII. Classe. Plastica, Plastische Mittel 643

1. Ordnung. Plastica amara, bittere Medicamente 645

Radix Gentianae, Enzianwurzel	645
Folia Trifolii fibrini, Fieberkleeblätter	647
Herba Centaurii, Tausendgüldenkraut	647
Bittere Gentianeen	647
Herba Cardui benedicti, Cardobenedictenkraut	647

Inhalt. V

	Seite
Calcitrapa, Krebsdistel, Mariendistel	648
Lignum Quassiae, Quassia	648
Simaruba, Bittera, Cedronsamen und Valdivianüsse	650
Radix Colombo, Colombowurzel	650
Berberinhaltige Drogen	652
Lichen Islandicus, Isländisch Moos	652
Bittere Flechten	654
Folia Farfarae, Huflattigblätter	654
Pulmonaria; Hedera terrestris; Marrubium; Herba Galeopsidis	654
Lignum Anacahuite; Herba Polygalae	655
Fructus Aurantii immaturi, Pomeranzen. Cort. fructus Aurantii, Pomeranzenschale	655
Rhizoma Calami, Calmuswurzel	657
Cortex Cascarillae, Caskarillrinde	658
Cortex Angusturae	659
Herba Absinthii, Wermuth	659
Iva und Genippkräuter	661
Herba Millefolii	661
Radix Taraxaci cum herba, Löwenzahn	662
Fumaria, Cichorium	663
Glandulae Lupuli, Hopfenmehl	664

2. Ordnung. Plastica peptica, Verdauende plastische Mittel 665
 Pepsinum, Pepsin . . 665
 Ingluvin; Papaïn; Pancreatin 666
 Acidum hydrochloricum, Reine Salzsäure . . 667
 Fel Tauri, Ochsengalle 671

3. Ordnung. Plastica directa, Direct plastisch wirkende Mittel . . . 672
 Natrium chloratum, Natriumchlorid . . . 673
 Natürlich vorkommende Kochsalzwässer . 677
 Natrium carbonicum und bicarbonicum, Natriumcarbonat und Natriumbicarbonat . . 681

	Seite
Alkalische Quellen	689
Kalium carbonicum und bicarbonicum, Kaliumcarbonat und Kaliumbicarbonat	690
Calcium phosphoricum, Calciumphosphat	692
Calcium carbonicum praecipitatum, Calciumcarbonat	695
Erdige Mineralquellen	696
Aqua Calcariae, Kalkwasser	696
Zuckerkalk, Chlorcalcium, Calcium hypophosphorosum	698
Martialia, Eisenpräparate	699
Ferrum pulveratum, Ferrum reductum, Eisenpulver	705
Ferrum oxydulatum, Eisenoxydul	706
Ferr. oxydatum fuscum, Eisenhydroxyd	706
F. o. saccharatum solubile, Eisenzucker	707
F. carbonicum saccharatum, zuckerhaltiges Ferrocarbonat. Pilulae Ferri carbonici, Eisenpillen	708
Eisenhaltige Mineralwässer	709
Ferrum lacticum, Ferrolactat	710
Extractum Ferri pomatum	710
Citrate, Tartrate und Phosphate des Eisens	710
Eisenalbuminat, Ferrum albuminatum	713
F. chloratum, Eisenchlorür	713
Liquor Ferri acetici, Ferriacetatlösung	714
Ferr. sulfuricum, Ferrosulfat	715
F. sesquichloratum, Eisenchlorid	716
F. iodatum, Eiseniodür	720
F. iodicum, bromatum etc.	722
Manganum sulfuricum, Mangansulfat	724
Extractum carnis, Fleischextract	724
Fleisch, Caro	725
Peptone	727

Inhalt.

	Seite
Solutio carnis, Fleischsolution	729
Blut, Sanguis	729
Hühnereier, Ova gallinacea	729
Serum lactis, Molken	730
Milch, Lac	732
Kumiss, Kumys	734
Oleum jecoris aselli, Leberthran	736
Oleum pedum tauri u. s. w.	740
Malzextract u. a. Präparate der Gerste	740
Cerealien	743
Leguminosen	744
Semen Cacao, Cacaobohnen	745
Amylum Marantae, Marantastärke	746
Sago	747
Racahout; Eichelkaffee	747

IX. Classe. Antidyscratica, Antidyskratische Arzneimittel 748

1. Ordnung. Antidyscratica anorganica, Anorganische antidyskratische Arzneimittel . . 748

Stibium sulfuratum nigrum, Spiessglanz	749
Mercurialia, Quecksilberpräparate	749
Hydrargyrum, Quecksilber	759
Hydr. oxydatum, Rother Präcipitat	764
Hydr. chloratum, Quecksilberchlorür	765
H. bichloratum, Quecksilbersublimat	769
Hydr. praecipitatum album, Weisser Quecksilberpräcipitat	773
Hydr. iodatum, Quecksilberiodür	774
Hydr. biiodatum, Quecksilberiodid	775
Hydr. cyanatum, Cyanquecksilber	776
Nichtofficinelle Mercurialien	777
Auro-Natrium chloratum, Chlorgoldnatrium	780
Platinsalze	782
Iodum, Iod. Kalium iodatum, Iodkalium	782
Iodoformium, Iodoform	798
Sonstige Iodverbindungn	802

	Seite
Barium chloratum	805
Acidum arsenicosum, Arsenige Säure. Liquor Kalii arsenicosi, Fowlersche Lösung	805
Sonstige Arsenikalien	818
Phosphorus, Phosphor	818
Kalium sulfuratum, Kalischwefelleber	821
Schwefellebern u. Schwefelwässer	825
Aqua, Wasser	827

2. Ordnung. Antidyscratica organica, Organische antidyskratische Mittel 829

Rad. Sarsaparillae, Sassaparille	829
Rhizoma Chinae, Chinawurzel	831
Lignum Sassafras, Sassafras	832
Lignum Guajaci, Guajakholz	833
Tayuya	834
Rhizoma Caricis	835
Folia Juglandis, Walnussblätter	835
Radix Bardanae; Radix Carlinae	835
Rad. Saponariae, Seifenwurzel	836
Stipites Dulcamarae	837
Herba Violae tricoloris, Freisamkraut	837
Folia Toxicodendri, Giftsumach	838
Herbae Pulsatillae, Küchenschelle	838
Herbae Chelidonii, Schöllkraut	839
Rad. Sanguinariae, Blutwurzel	839
Cortex Condurango, Condurangorinde	841
Vegetabil. Krebsmittel und Antileprosa	841
Semen Colchici, Zeitlosensamen	842
Vegetabilische Antirheumatica	845

X. Classe. Antipyretica, Fiebermittel 846

1. Ordnung. Antipyretica antitypica, Antitypische Fiebermittel . . 846

Cortex Chinae, China-

rinde. Alcaloidea corticum Chinae, Chinaalkaloide 846
Bebeerin, Eucalyptus, Salicin, Chinolin u. a. Surrogate der Chinaalkaloide. 868

2. Ordnung. Antipyretica pura, Reine Fiebermittel 871

Acidum tartaricum, Weinsäure 872
Acidum citricum, Citronensäure 873
Fructus Citri, Citronen 874
Syrupus Cerasi, Kirschensyrup 875
Syrupus Rubi Idaei, Himbeersyrup 876
Succus Sambuci inspissatus u. saure Früchte 876
Pulpa Tamarindorum, Tamarindenmus . 877
Acidum phosphoricum, Phosphorsäure . . . 878
Kalium nitricum, Salpeter 880
Natrium nitricum, Gereinigter Chilisalpeter . 885
Ammonium nitricum u. Sulfocyankalium . . 886
Veratrinum. Rhizoma Veratri, Weisse Nieswurzel 886
Veratrum Lobelianum, V. viride etc. . . . 891
Folia Digitalis. Fingerhutkraut 892

IV. Abtheilung. Entfernt wirkende Arzneimittel, Medicamenta teledynamica . . 903

XI. Classe. Neurotica, Nervenmittel 903

1. Ordnung. Neurotica peripherica, Vorzugsweise auf das peripherische Nervensystem wirkende Nervenmittel 903

Herba Conii, Schierlingskraut 904
Curare 910

2. Ordnung. Neurotica spinalia, besonders auf das Rückenmark wirkende Mittel 913

Semen Strychni, Krähenaugen. Strychn. nitricum, Strychninnitrat 913
Physostigminum salicylieum, Physostigminsalicylat 924
Ditaïn 929

3. Ordnung. Neurotica encephalica. Vorzugsweise auf das Gehirn wirkende Nervenmittel 929

a. Encephalica analeptica, belebende Hirnmittel 930

Moschus, Moschus . . 930
Castoreum, Bibergeil . 933
Hyraceum 934
Oleum Terebinthinae, Terpenthinöl . . . 935
Camphora, Campher . . 941
Radix Serpentariae . . 949
Radix Valerianae, Baldrianwurzel 949
Herba Chenopodii ambrosioidis 953
Sadix Artemisiae, Beifusswurzel 953
Rad. u. Flores Arnicae, Wohlverleih 953
Flores Chamomillae vulgaris, Kamille . . . 955
Folia Menthae piperitae, Pfefferminz 957
Folia Menthae crispae, Krauseminz 959
Fructus Carvi, Kümmel 960
Fructus Cumini . . 960
Radix Angelicae, Engelwurz 961
Rhizoma Imperatoriae, Meisterwurz 962
Asa foetida, Stinkasant 962
Sagapenum, Radix Sumbul u. s. w. . . . 964
Coffeïnum, Kaffeïn . . 965
Pasta Guarana . . . 968
Kaffee und Thee . . . 968
Folia Cocae 970
Acidum succinicum und Oleum Succini . . . 972
Spiritus, Weingeist. Spiritus dilutus, verdünnter Weingeist. Vinum, Wein. Spiritus Vini Cognac, Cognac . . 973
Amylalkohol; Methylalkohol; Allylalkohol . 987
Ammoniakpräparate, Ammoniacalia . . . 987

	Seite
Liquor Ammonii caustici, Ammoniak	988
Ammonium carbonicum, Ammoniumcarbonat	994
Ammonium valerianicum	997
Semen Cocculi, Kokkelskörner	998

b. Encephalica anaesthetica, Anästhesirende Hirnmittel 999

Kohlensäure, Acidum carbonicum	1001
Nitrogenium oxydulatum, Stickstoffoxydul	1005
Carboneum sulfuratum, Schwefelkohlenstoff	1008
Aether, Aethyläther	1009
Aether aceticus, Essigäther	1016
Verschiedene Ester	1016
Chloroformium, Chloroform	1017
Methylchlorür; Methylenbichlorid	1029
Zweifach Chlorkohlenstoff; Bromoform	1030
Spiritus Aetheris chlorati; Aethylbromid, Aethyliodid	1030
Aethylidenchlorid; Elaylchlorür	1031
Aether anaestheticus; Monoäthylidenchlorid; Amylen	1032

c. Encephalica hypnotica, Schlafmachende Hirnmittel 1032

Opium et Alcaloidea Opii, Opium und Opiumalkaloide	1033
Fructus Papaveris immaturi, Unreife Mohnköpfe	1060
Flores Rhoeados	1060
Lactucarium, Giftlattichsaft	1061
Herba Cannabis Indicae, Indisch. Hanf	1062
Wrightia antidysenterica; Piscidia erythrina	1066
Chloralum hydratum, Chloralhydrat	1066
Butylchloral; Acetal; Paraldehyd	1078

	Seite
d. Encephalica mydriatica, Pupillenerweiternde Hirnmittel	1078
Atropinum sulfuricum, Atropinsulfat. Folia Belladonnae, Tollkirschenblätter	1078
Folia Stramonii, Stechapfelblätter	1094
Folia Hyoscyami, Bilsenkraut	1096
Duboisin; Homatropin	1100

4. Ordnung. Neurotica cerebrospinalia, Auf Gehirn u. Rückenmark gleichzeitig wirkende Mittel 1101

Kalium bromatum, Kaliumbromid	1101
Ammonium bromatum, Bromammonium	1110
Surrogate des Bromkaliums	1110
Zincum oxydatum, Zinkoxyd	1112
Wismutvalerianat; Zinnpräparate; Ceriumverbindungen	1114
Oleum animale aethereum, Aetherisches Thieröl	1115
Amygdalae amarae, Bittere Mandeln	1116
Folia Nicotianae, Tabaksblätter	1125
Herba Lobeliae, Lobelienkraut	1132
Cortex Quebracho; Radix Gelsemii	1134
Flores Narcissi	1135
Tubera Aconiti, Eisenhutknollen	1135

5. Ordnung. Neurotica vasomotoria, Vorzugsweise auf die Vasomotoren wirkende Stoffe 1142

Amylium nitrosum, Amylnitrit	1142
Spiritus Aetheris nitrosi, versüsster Salpetergeist	1144

XII. Classe. Pneumatica, Respirationsmittel ..1146

Radix Senegae, Senegawurzel	1146
Radix Pimpinellae, Bibernellwurzel	1148

Fructus Anisi vulgaris,
Anis. Oleum Anisi,
Anisöl 1148
Sternanis 1149
Lippia; Chekan; Folia
Myrthi 1150
Turiones Pini; Gemmae
Populi 1150
Fructus Phellandrii,
Wasserfenchel . . 1151
Scabiosa; Drosera . . 1151
Stibium sulfuratum
aurantiacum, Gold-
schwefel . . . 1151
Ammonium chloratum,
Ammoniumchlorid . 1153

XIII. Classe. Dermatica,
Hautmittel 1157

1. Ordnung. Hidrotica,
Schweisstreibende
Mittel 1157

Flores Sambuci, Ho-
lunderblüthen . . . 1157
Flores Tiliae, Linden-
blüthen 1158
Flores Primulae . . 1159
Folia Jaborandi, Jabo-
randiblätter. Pilo-
carpinum nitricum,
Pilocarpinnitrat . . 1159
Liquor Ammonii acetici,
Ammoniumacetatlö-
sung 1164

2. Ordnung. Schweiss-
vermindernde Haut-
mittel 1165
Boletus laricis, Lärchen-
schwamm . . . 1166

XIV. Classe. Nephrica, Nierenmittel 1167

1. Ordnung. Nephrica hy-
dragoga, Harntreiben-
de Nierenmittel . . 1167

Bulbus Scillae, Meer-
zwiebel 1167
Radix Hellebori viridis
und nigri 1171
Adonis vernalis; Sassy-
rinde; Convallaria . 1172
Radix Ononidis, Hau-
hechel 1172
Flores Stoechados; Ca-
cumina Scoparii 1173

Cainca; Blatta . . . 1174
Fructus Juniperi, Wa-
cholderbeeren. Oleum
Juniperi, Wachol-
deröl 1174
Radix Levistici, Lieb-
stöckelwurzel . . . 1176
Fructus Petroselini . 1176
Apium; Ammi; Pyrola;
Bucco 1177
Erigeron; Ballota; Se-
dum 1178
Kalium aceticum, Ka-
liumacetat 1178
Kalium citricum . . . 1178
Natrium aceticum, Na-
triumacetat . . . 1179
Urea nitrica 1180

2. Ordnung. Nephrica li-
tholytica, Steinlösende
Nierenmittel . . . 1180

Lithium carbonicum,
Lithiumcarbonat . 1180
Borax, Natriumborat . 1181
Magnesium boro-citri-
cum; Ammonium-
phosphat 1182
Vegetabilische steinlö-
sende Mittel . . . 1183

XV. Classe. Genica, Sexu-
almittel 1184

1. Ordnung. Antiblennor-
rhagica, Trippermittel 1184
Cubebae, Cubeben . . 1184
Matico 1187
Balsamum Copaivae . 1188
Gurjunbalsam, Woodoil 1192

2. Ordnung. Uterina, Ge-
bärmuttermittel . . . 1192
Summitates Sabinae,
Sadebaumspitzen . 1192
Oleum Cedriae; Radix
Gossypii; Taxus;
Paeonia; Folia Rutae 1194
Secale cornutum, Mut-
terkorn 1195

3. Ordnung. Galactago-
ga, Milchvermehrende
Mittel 1205
Fructus Foeniculi, Fen-
chel. Oleum Foeni-
culi, Fenchelöl . 1205
Anethum; Cerefolium;
Galega 1207

VII. Classe. Erethistica (Irritantia), Reizende Arzneimittel.

Wir handeln in dieser Classe alle Stoffe ab, welche man zur Hervorrufung eines Reizes an der Applicationsstelle zu benutzen pflegt, um dadurch entweder auf gewisse locale Krankheiten verändernd zu wirken oder um reflectorisch Veränderungen der Circulation und Blutvertheilung oder Bewegungen gewisser Art oder Steigerung gewisser Secretionen zu veranlassen.

Die Mehrzahl der hier zu topischen Zwecken benutzten scharfen Stoffe sind organischer Natur und dem Pflanzenreiche angehörend. Buchheim unterscheidet Gruppen organischer Stoffe, welchen eine eigenthümliche Schärfe zukomme. Als besondere hat er aufgestellt: 1) **Anhydride gewisser Säuren**, welche entweder selbst scharf sind oder keine Schärfe besitzen (Cantharidin, der wirksame Stoff von Euphorbium, Daphne, Podophyllin, Elaterin, Convolvulin, Jalapin, Turpethin, Tampicin, Anemonin, nach Buchheim wahrscheinlich auch ein Stoff in Thapsia Silphium, in Boletus laricis, im Colophonium und im Copaivabalsam). 2) **Glykoside**, theils saurer Natur, theils neutral (Colocynthin, Aloïn, Cathartinsäure, Frangulasäure und das purgirende Princip des Rhabarbers, wohin übrigens auch die gleichzeitig glykosidischen und anhydridischen Stoffe der purgirenden Convolvulaceen gestellt werden könnten). 3) **Glieder einer eigenthümlichen Reihe von Fettsäuren**, welche bei trockener Destillation Oenanthol und beim Kochen mit Salpetersäure Oenanthylsäure liefern (Ricinusölsäure, Crotonölsäure, Curcasölsäure und verschiedene Säuren aus Oelen von Euphorbiaceen). 4) **Cardol** und demselben sich chemisch analog verhaltende Körper, welche bei trockener Destillation ebenfalls neben anderen Producten Oenanthol liefern (Capsicol, Paradisol, vielleicht auch das scharfe Princip des Ingwers). 5) Indifferente Körper von ähnlichen Eigenschaften wie das in Pimpinella aufgefundene **Pimpinellin**. 6) **Alkaloide**, welche bei Behandlung mit alkoholischer Kalilösung Piperidin und einen Säurerest geben: (Piperidin, Chavicin, Pyrethrin, scharfes Princip von Spilanthes). Zu diesen Gruppen kommen dann noch diverse **ätherische Oele** und eine **Menge Harze**, von welchen letzteren vielleicht manche Anhydride enthalten. Bei der grossen Menge von Stoffen, die sich der Gruppirung bisher noch wegen mangelhafter Untersuchung entziehen, und bei der Differenz der chemischen Resultate bei diversen Erethistica ist indess jede Gruppirung nach chemischen Gesichtspunkten gegenwärtig höchst provisorisch.

Das Zustandekommen der örtlichen Reizungserscheinungen ist offenbar als die Folge chemischer Einwirkung auf die Albuminate des Körpers zu beziehen, indessen sind bis jetzt wenig entscheidende Thatsachen für das Bestehen von chemischen Veränderungen der Eiweisskörper durch scharfe Stoffe bekannt. Man weiss, dass durch Terpenthinöl u. a. ätherische Oele und selbst durch die nur geringe Mengen ätherischer Oele enthaltenden destillirten Wässer Eieralbumin coagulirt wird (Chevreul, Lienau). Senföl, Cardol und einige andere Stoffe heben die Gerinnbarkeit des Eiweisses beim Kochen und die Coagulabilität der Milch auf (Buchheim und Eberbach).

Nach den Applicationsstellen, auf die man die Erethistica bringt, zerfallen dieselben in mehrere Ordnungen vom therapeutischen Gesichtspunkte aus, an dem wir festhalten, obschon physiologisch nicht einmal die auf die äussere Haut irritirend wirkenden Substanzen von den auf den Schleimhäuten Hyperämie producirenden, geschweige denn die die verschiedenen Schleimhäute afficirenden Stoffe differiren. Als einziger Unterschied lässt sich vielleicht der hinstellen, dass, um eine Hautreizung bei Application auf die Epidermis hervorzubringen, der betreffenden Substanz eine gewisse Flüchtigkeit zukommen muss, vermöge deren sie die Epidermis zu durchdringen vermag, während für das Zustandekommen der Wirkung bei Application auf Schleimhäuten die Löslichkeit in Wasser oder in den Säften, mit denen sie in Contact tritt, nöthig ist. Da beide Verhältnisse verschiedenen Stoffen vereint zukommen, muss es auch Stoffe geben, welche auf Schleimhäute und Haut zugleich irritirend wirken.

1. Ordnung. Dermerethistica, Hautreizende Mittel.

Hinsichtlich der allgemeinen Verhältnisse dieser Mittel, von denen wir zunächst die vorzugsweise zur Derivation dienenden sog. Epispastica und dann die bei Localerkrankungen der Haut benutzten abhandeln, verweisen wir auf S. 44, wo auch unser gegenwärtiges Wissen über die Ableitung durch Hautreize ausführlich dargestellt wurde.

Cantharides, Muscae Hispanicae; **Spanische Fliegen**, Cantharíden.

Sowohl die deutsche als die lateinische Bezeichnung der genannten Droge aus dem Thierreiche schliesst Unrichtigkeiten ein. Die Spanischen Fliegen sind keine Dipteren, zu denen die Fliegen gehören, sondern Koleopteren (Käfer); auch beschränkt sich ihr Vorkommen keineswegs auf Spanien, vielmehr findet sich das Insect in ganz Südeuropa und kommt in heissen Sommern auch bei uns und selbst noch nördlicher auf Eschen, Syringen und Ligustern vor. Der Name Cantharides ist weder historisch noch zoologisch zu rechtfertigen; denn was man im Alterthume als Cantharis bezeichnete, ist nicht unsere Cantharide, sondern eine analog wirkende Mylabris (vielleicht M. Fuesselini), und die Käfergattung Cantharis schliesst die Spanische Fliege nicht ein, welche jetzt allgemein als Lytta vesicatoria Fabr., Pflasterkäfer, bezeichnet wird.

Die Pflasterkäfer werden in den Ländern, wo sie in grösseren Mengen vorkommen, in der Weise gesammelt, dass man sie von den ihnen zum Aufenthalt dienenden Bäumen vor Sonnenaufgang im erstarrten Zustande abschüttelt und auf untergelegten Tüchern auffängt. Man tödtet sie dann durch starke Hitze, heisses Wasser, auch wohl durch Terpenthinöl oder Ammoniakflüssigkeit, und trocknet sie bei gelinder Wärme. Es sind 1½—3 Cm. lange und 6 Mm. breite Käfer mit goldgrünen, glänzenden Flügeldecken, Kopf- und Brustschild und fadenförmigen schwarzen Antennen und von ganz eigenthümlichem unangenehmem Geruche, der, bei trocknen Thieren minder stark, jedoch deutlich wahrnehmbar, bei lebenden so intensiv ist, dass man die Nähe von Cantharidenschwärmen daran im Freien erkennen kann. Sie kommen vorzugsweise aus Russland, Ungarn und Sicilien in den Handel. Die russischen Cantharíden sind grösser als die aus Sicilien stammenden. Sehr sorgfältig ist bei der Aufbewahrung zu verfahren; die Thiere werden äusserst leicht durch Milben zerstört, wobei ihre Wirksamkeit verloren geht. Junge Individuen wirken minder kräftig als ausgewachsene; ganz junge entbehren vollständig der blasenziehenden Wirkung (Nentwich). Im Handel sind ausser der Lytta vesicatoria noch die Chinesischen Cantharíden, mit schwarzem Kopf, Brust und Hinterleib und Flügeldecken von derselben Farbe, mit drei breiten, gelbbraunen Querstreifen, welche zum grössten Theile aus Mylabris Cichorii Fabr., neben welcher auch Mylabris Sidae Fabr. vorkommt, bestehen. Dieselben wirken schwächer blasenziehend als Lytta vesicatoria (Schroff). Mylabris Graeca und variegata werden noch heute in Griechenland viel statt dieser angewendet, z. B. bei Hundswuth (Roeser); ebenso im Gouvernement Saratow Mylabris quatuordecimpunctata und M. melanura. Persische Cantharíden (Mylabris colligata Redtenb. und M. maculata Oliv.) sind kräftiger als unsere Cantharíden (Schroff). Die Gattung Lytta hat in wärmeren Ländern eine sehr grosse Anzahl von Species, welche als Vesicantia angewendet werden; so die (violette) ostindische Lytta Gigas (sog. Cantharides coeruleae) und die Nordamerikanische Lytta vittata Fabr, sog. Potato-fly.

Die scharfen Eigenschaften der Cantharíden werden durch einen von Robiquet entdeckten, gewöhnlich als Cantharidin, auch wohl als Vesicatorin oder Cantharidencampher bezeichneten, nicht stickstoffhaltigen Körper bedingt.

Derselbe krystallisirt in farblosen, glänzenden Prismen, löst sich leicht in Chloroform, Benzin, Aether, fetten und ätherischen Oelen, schwierig in Spiritus und Wasser, selbst beim Erhitzen, und verflüchtigt sich nicht nur mit Wasser-, sondern auch schon mit Chloroformdämpfen (62º). Er ist nach den hauptsächlich über den Stoff Licht verbreitenden Untersuchungen von Dragendorff das Anhydrid einer Säure, der Cantharidinsäure, welche sich mit verschiedenen Metallen zu löslichen Salzen verbindet, die ebenfalls blasenziehende Eigenschaften besitzen. Stärkere Säuren scheiden aus diesen nicht Cantharidinsäure, sondern Cantharidin wieder ab. Das Cantharidin findet sich nach Dragendorff und Bluhm in den Cantharíden nur theilweise frei, theilweise als cantharidinsaures Magnesium. Ob gewisse den Cantharíden zugeschriebene Wirkungen, insbesondere die stimulirenden Eigenschaften, auf darin enthaltenem ätherischem Oele (Schroff) beruhen, das besonders in frischen Cantharíden reichlich vorhanden ist, bedarf noch genauerer Untersuchung. Die übrigen Bestandtheile der Spanischen Fliegen (grünes Weichharz, gelbes Fett, Essigsäure, phosphorsaures Calcium, Harnsäure, Chitin) stehen zu der Wirkung in keiner Beziehung.

Der Gehalt der Cantharíden an Cantharidin variirt zwischen 0,18—0,57 % (Bluhm, Rennard). Die Frage, in welchen Theilen des Insects das Cantharidin seinen Sitz habe, ist verschieden beantwortet. Ich kann nach meinen Versuchen die Angaben von Ferrer, Krahmer u. A. nur bestätigen, dass nicht allein das Abdomen, sondern alle Theile der Cantharíden, auch Beine und Flügeldecken, letztere besonders, wenn sie mit ihrer Innenfläche auf der Haut, am zweckmässigsten nach zuvoriger Befeuchtung mit Oel, befestigt werden, Entzündung an der Applicationsstelle bewirken. Von Abwesenheit des Cantharidius in diesen Theilen kann somit keine Rede sein, zumal da Dragendorff in Füssen, Köpfen und Fühlern einer nahe verwandten Species, Mylabris quatuordecimpunctata, direct Cantharidin nachwies. Allerdings ist im Abdomen das meiste vorhanden, nach Ferrer 4 mal mehr als in den harten Theilen. Nach

Einigen sind es besonders die Ovarien der weiblichen Canthariden, in deren Nähe Cantharidin und das riechende Princip, dessen Beziehungen zum Cantharidin noch nicht erkannt wurden, producirt wird.

Die eigenthümlichen fettartigen Körper, welche sich in den Canthariden finden, haben für die Wirkung insofern Bedeutung, als sie die Löslichkeit des Cantharidins befördern. Dass neben dem Cantharidin noch ein zweiter narkotisch wirkender Stoff vorhanden sei, hat man aus der giftigen Wirkung des Destillats geschlossen, doch ist das Cantharidin in gewissem Masse flüchtig.

Das Cantharidin kommt, abgesehen von den verschiedenen obengenannten Mylabrisspecies, auch noch in diversen Arten der Gattung Meloë L. vor, in deren gelbem Safte Lavini, Sobrero und Fumouze es auffanden. Zahlreiche nordamerikanische Käfer wirken blasenziehend. Ob auch die Sonnenkäfer (Sonnenkälbchen) oder Marienkäfer, Coccinella septempunctata L., deren gelber Saft seit der Empfehlung von Hirsch als Zahnwehmittel (auf das Zahnfleisch applicirt) verschiedentlich versucht wurde und aus denen man auch eine Tinctura Coccinellae als Zahnwehtinctur bereitete, Cantharidin enthalten, ist nicht festgestellt. Wahrscheinlicher ist dies von der in China neben Mylabris Cichorii als Vesicans benutzten Cicadenart Huechys sanguinolenta, Chu-ki oder Ailanthusvogel. Die diuretische Wirkung der sog. Millepedes, Kellerasseln, Kelleresel, meist ein Gemenge verschiedener Isopoden, hauptsächlich Armadillo officinarum Brdt. und Oniscus Asellus L. darstellend, scheint nicht von Cantharidin, sondern vielleicht von Ameisensäure abzuhängen. In Mylabris quatuordecimpunctata fand Dragendorff 0,49% Cantharidin, also mehr als in manchen Sorten von Lytta vesicatoria. Noch mehr (0,8% neben 0,5% Ammoniumcantharidat) will Wolff (1875) in der Cantharide von Uruguay, Lytta adspersa, gefunden haben.

Auf die äussere Haut applicirt rufen Cantharidin und die Alkalisalze der Cantharidinsäure (Gubler) Entzündung hervor, welche sich anfangs durch Röthung, später durch Bildung einer aus kleinen Bläschen confluirenden Blase documentirt. Da diese Wirkung relativ langsam eintritt und mit wenig Schmerzen verbunden ist, sind cantharidinhaltige Präparate zur künstlichen Erzeugung von Blasen besonders geeignet.

Bei dem gewöhnlichsten Cantharidenpräparate, dem Emplastrum Cantharidum ordinarium, welches die Käfer selbst fein pulverisirt enthält, vergehen in der Regel 7—10 Stunden, ehe eine dem Umfange des Blasenpflasters entsprechende grosse Blase gebildet ist; deutliche Hautröthung wird nach $1^1/_2$—2 Stunden beobachtet. Individualität und relative Dicke der Haut an der Applicationsstelle sind nicht ohne Einfluss auf die Zeit der Blasenbildung. Reines Cantharidin wirkt viel früher, bei Application auf zarte Hautstellen, z. B. an den Lippenrändern, in $1/_4$ Stunde, selbst wenn nur $1/_2$ Mgm. angewendet wird. Selbst $1/_7$—$1/_8$ Mgm. Cantharidin wirkt noch blasenziehend (Bluhm). Alkoholische und ätherische Lösungen wirken ebenfalls rasch, und unter Beihülfe von Lösungsmitteln für das Cantharidin wirkt auch das genannte Pflaster weit rascher blasenziehend. Dies ist namentlich der Fall, wenn man ein solches Pflaster mit Oel bestreicht. Bisweilen erfolgt noch Blasenbildung, wenn das Pflaster frühzeitig, noch ehe Vesikeln gebildet sind, abgenommen wird. Das in der Blase enthaltene Serum ist gelblich, von alkalischer Reaction und eiweisshaltig; in der Regel finden sich weisse Blutkörperchen in demselben. Bringt man das Serum auf eine andere Körperstelle, so entsteht mitunter in Folge des Cantharidingehaltes desselben neue Vesication. Nach dem Platzen der Blase trocknet das Secret ein und darunter bildet sich neue Epidermis. Wird das Blasenpflaster noch nach Beendigung der Blasenbildung liegen gelassen, so greift die Entzündung auch auf das Corium über und es kommt zur Eiterung.

Die entzündungserregende Wirkung des Cantharidins macht sich auch auf den Schleimhäuten geltend. Schon das Kauen unbedeutender Quantitäten Spanischer Fliegen verursacht Brennen im

Munde, Schlunde und selbst im Magen, bisweilen auch Uebelkeit. Bei toxischen Dosen stellt sich, abgesehen von entfernten Erscheinungen, oft das ausgeprägte Bild einer Entzündung des Tractus im ganzen Verlaufe vom Munde bis zum Mastdarme, mitunter mit blasenförmiger Erhebung des Epithels im Munde, auf der Zunge und im Pharynx ein.

Auch an anderen Körpertheilen (Muskeln, Leber), soweit solche Blutgefässe besitzen, bringt Cantharidin bei directer Application Entzündung zuwege, nicht aber an Sehnen und blutgefässlosen Geweben (Carl Wernher).

Das Cantharidin kann sowohl bei Application auf die äussere Haut als von Wund- und Geschwürsflächen, als besonders von der Schleimhaut des Tractus aus resorbirt werden und dann auch zu Veränderung der Function, vielleicht sogar der Structur entfernter Organe führen. Die dadurch bedingten Erscheinungen betreffen theils das Nervensystem, was sich namentlich bei Vergiftungen mit Spanischen Fliegen durch Respirationsstörungen und Convulsionen zu erkennen giebt, theils und vorzugsweise die Nieren und Harnwege, welche dadurch in intensiven Reizungs- und Entzündungszustand versetzt werden können. Folge der Respirationsstörungen ist mangelhafte Oxydation und daraus resultirendes Sinken der Temperatur, Folge der entzündlichen Reizung der Harnwege Auftreten von Eiweiss, Fibrincylindern und Blut im Urin, von Katarrh und selbst croupösen Ablagerungen auf der Blasenschleimhaut, wodurch Abgang von klumpigen fibrinösen Coagula und Pseudomembranen durch die Harnröhre resultirt, ferner von Strangurie und Dysurie, in seltenen Fällen auch von schmerzhaften Erectionen und Priapismus, welche als Reflexerscheinungen aufzufassen sind. Reizung der Nieren und Harnwege kommt nicht nur nach Verschlucken von Spanischen Fliegen und ihren Präparaten in toxischen Mengen, sondern auch nach Application sehr grosser Vesicatore vor, besonders wenn dieselbe bei Kindern oder in der Nähe der Lumbargegend stattfindet, weshalb von Seiten der Aerzte auch mit der äusseren Anwendung der Cantharidin vorsichtig zu verfahren ist. Am häufigsten entstehen sie beim Verbande von Fontanellen mit Cantharidensalbe. Gleichzeitiger Gebrauch von Substanzen, welche ein besonderes Lösungsvermögen für Cantharidin besitzen, muss natürlich zu Vermehrung der Aufsaugung und Steigerung der entfernten Wirkung führen, weshalb z. B. bei Vergiftungen mit Cantharidin Darreichung von Oleosa und Emulsionen zur Linderung der örtlichen Phänomene durchaus verboten ist. Die Wirkung auf die Nieren scheint Eliminationswirkung zu sein.

Das Bild der acuten Cantharidenvergiftung setzt sich aus den Erscheinungen örtlicher Läsion und Symptomen entfernter Action zusammen, von denen die auf das Urogenitalsystem bezüglichen nicht selten in den Vordergrund treten. Wird Cantharidin in Lösung, z. B. in Form eines flüssigen Cantharidenauszuges, eingeführt, so können geradezu die örtlichen Erscheinungen auf ein geringes Mass zurückgedrängt werden und sich erst später geltend machen, so dass die Strangurie das Hauptsymptom bildet oder in einzelnen Ausnahmefällen sogar rein nervöse Phänomene, wie Suffocation und Tetanus, ausschliesslich sich geltend machen (Pietro Labus). Cornil (1880) fand bei acuter Cantharidinvergiftung bei Thieren fast unmittelbar Austritt von weissen und rothen Blutkörperchen aus den Glomerulusschlingen der Nieren, Schwellung der Kapselzellen und Epithelien der gewundenen Harncanälchen, später Wucherung und Gestaltveränderung der Cylinderzellen in den geraden und ausführenden Harncanälchen, ferner zellige Infiltration des Bindegewebes und Vergrösserung der Epithelien mit Kernwucherung in der Blasenschleimhaut. Aehnliche Erscheinungen finden sich auch im Darm (nach Subcutanapplication) und selbst in der Leber (Cornil). Das Cantharidin muss als ein auf die respiratorischen Centren wirkendes Gift angesehen werden, da der Herzschlag bei tödtlicher Cantharidinvergiftung auch nach Sistiren der Respiration fortdauert (Dragendorff und Radecki). Das Vorkommen febriler Zustände bei Vergiftungen mit Canthariden trotz der Verringerung der Oxydation in Folge der Respirationsstörung erklärt sich leicht aus den entzündlichen Erscheinungen im Magen, Darmcanal oder entfernten Theilen. Ausser den Harnwerkzeugen können auch die Muskeln (z. B. bei Hühnern der Herzmuskel nach Radecki) der Sitz von Entzündung werden. Vielleicht hängt mit diesen entzündlichen Reizungen auch das Auftreten von Speichelfluss nach intravenöser Einspritzung von Cantharidin (C. Wernher) zusammen.

Reizungserscheinungen der Urogenitalorgane sind nicht selten das Hauptsymptom bei Cantharidismus acutus durch interne Einführung des Giftes und stets beim sog. Cantharidismus externus, doch sind die alten Mythen längst widerlegt, wonach der Geschlechtstrieb dabei in excessivem Masse gesteigert werde. Die neueren Beobachter von Vergiftungen durch Cantharidien reden zwar von Schmerzen und Anschwellung der Genitalien (Pallé), auch wohl von Drang zum Harnlassen, aber nicht von Drang zum Coitus; dagegen hat Galippe (1875) nach medicinalen Dosen von Cantharidenpräparaten einige Male sexuelle Aufregung gesehen.

Das Auftreten von Reizung der Harnwege nach Blasenpflastern ist keinesweges selten, obschon so häufig, wie es von Vernois u. A. angenommen wird, die es in $1/4$—$1/5$ sämmtlicher Fälle von externer Application vorkommend bezeichnen. Nach statistischen Erhebungen von Gubler und Ribes kommt sog. Cantharidismus externus etwa in 9—10 % vor, und zwar in fast der Hälfte nur aus Dysurie bestehend, in den übrigen aus Albuminurie. Sehr selten ist Abgang von fibrinösen Flocken oder Blut. Gublers Statistik scheint zu beweisen, dass Frauen viel leichter als Männer afficirt werden (1 unter 3 Frauen). In den meisten Fällen verschwindet die Albuminurie in 12—36 Stunden, doch kann sie auch 3—4 Tage anhalten. In schweren Fällen kann ausser Blasentenesmus auch Tenesmus alvi vorkommen, ja der Tod durch parenchymatöse Nephritis (Nicolas) erfolgen. Das zur Verhütung dieser Symptome angegebene Bestreuen des Vesicators mit Campher nützt ebenso wenig wie gleichzeitige Campherklystiere von irgend welchem Nutzen (Ribes).

Die Behandlung des Cantharidismus ist rein symptomatisch. Mucilaginosa erfüllen gleichzeitig die Indication, die Darmentzündung zu mässigen und die Resorption zu verzögern. Bei starker Nephritis und Urethritis ist Antiphlogose (kalte Umschläge, Schröpfköpfe in der Nierengegend) am Platze. Beim Cantharidismus externus ist selbstverständlich die Ursache des Leidens auf das Schleunigste zu entfernen. Bei interner Vergiftung leistet Opium bessere Dienste als der als Antidot von Alters her gepriesene Campher.

Die Ausscheidung des Cantharidins geschieht vorzugsweise durch die Nieren, aber auch durch Leber und Darm, der auch nach subcutaner Einführung entzündet wird. Im Speichel fand Radecki kein Cantharidin. Beim Kaninchen beginnt die Ausscheidung durch den Harn schon in 1—$1\frac{1}{2}$ Stunden; beim Menschen scheint die gesammte Cantharidinmenge in 18 Std. eliminirt zu sein (Radecki).

Für das Cantharidin sind verschiedene Immunitäten bestimmter Thierspecies (Igel, Huhn, Frosch) nachgewiesen. Muskeln von Hühnern, welche Cantharidin längere Zeit gefressen hatten, wirken giftig. Hunde zeigen bei Cantharidinvergiftung selten ausgesprochene Cystitis (Orfila, Poumet). Die bei Menschen beobachteten Verschiedenheiten hinsichtlich der Empfänglichkeit für Cantharidin sind theilweise wohl auf Differenzen des benutzten Präparates zu beziehen. Reines Cantharidin kann schon zu 0,01 intensive Entzündung des gesammten Tractus und der Harnwerkzeuge bedingen (Schroff und Heinrich). Bei der nicht unbedeutenden Verschiedenheit des Cantharidingehaltes der Spanischen Fliegen nach Grösse, Alter und Körpertheilen lässt sich die angebliche Differenz der Empfindlichkeit einzelner Personen gegen interne und externe Application von Präparaten der Spanischen Fliegen nicht bestimmt auf sog. Idiosynkrasien beziehen; doch ist es ja bekannt, wie intensiv bei manchen Personen überhaupt Hautreize zu wirken im Stande sind. Tödtliche Vergiftung durch gepulverte Canthariden ist schon nach zwei Gaben von 0,75 (Orfila), wiederholt nach 2,0—8,0 vorgekommen.

Innerlich werden die Cantharides nur äusserst selten benutzt. Früher als Aphrodisiacum berühmt, hat das Mittel seinen Ruf als solches im Laufe der Zeit verloren und nur noch einzelne Lobredner als Diureticum in neuerer Zeit gefunden. Die Anwendung gegen Wasserscheu und gegen Hautkrankheiten der schlimmsten Art (Lepra, Elephantiasis) sind Ueberbleibsel aus der Zeit des Glaubens an Specifica.

Dass Cantharides zwar Reizung und Entzündung der Urogenitalschleimhaut, aber doch nur occasionell Erectionen hervorrufen, wurde bereits oben erwähnt. Die Cantharides bildeten und bilden in Italien und in orientalischen Ländern z. Th. noch jetzt den Hauptbestandtheil der sog. Liebestränke und Lustpulver, deren Gebrauch oft genug zum Tode führte. Ausser Nephritis und Cystitis scheint dadurch bei Frauen auch Abortus herbeigeführt werden zu können. Die Hervorrufung unterdrückter Tripper durch interne Anwendung von Cantharides ist geradezu Thorheit. Die so leicht auftretende Nierenreizung macht den Gebrauch der Cantharides als Diureticum, welchen Faivre (1865) besonders bei pleuritischen Exsudaten empfahl, wenig zweckmässig und in allen Fällen, wo Irritation der Nieren schon besteht, geradezu contraindicirt. Bei Lähmung der Harnblase und Cystitis chronica können Cantharides nur schaden. Die Rasorische Schule benutzt Cantharidin als contrastimulirendes Medicament bei Entzündungen innerer Organe, was die physiologischen Versuche nicht als irrationell bezeichnen lassen; doch giebt es gewiss minder gefährliche Mittel. Früher sah man in den Cantharides ein Reizmittel und wandte dieselben aus diesem Grunde bei bösartigen Fiebern an. Der Gebrauch war übrigens ehedem so gefürchtet, dass das Londoner College of physicians 1698 den holländischen Arzt Groenvelt wegen innerlichen Gebrauches der Cantharides einsperren liess.

Wir haben schon oben angeführt, dass man in Griechenland Mylabris-Arten gegen Hundswuth prophylaktisch anwendet. Nach Röser hat ein Kloster auf Salamis ein seit Alters her berühmtes Verfahren, das sich auf deren Anwendung gründet, neben welchem aber auch noch eine Tisane von Cynanchum erectum gebraucht wird. Röser cauterisirt die Bisswunde, legt Charpie mit einer Salbe aus Ungt. Hydrargyri 8 Th., Mylabrid. pulv. 1 Th. auf und reicht innerlich mehrmals täglich ein Pulver von 0,0025—0,005 des Insects. Es ist auffallend, dass auch ein anderer cantharidinhaltiger Käfer, der Maiwurm, Meloë Proscarabaeus und Meloë majalis, gerade bei Lyssa seine Verwerthung gefunden hat. Maiwürmer wurden zu 24 Stück in der Form einer Latwerge (ohne Kopf in Honig, mit Theriak u. a. Dingen), welche das Geheimmittel der Familien von Stangen auf Wägnitz und von Domnig auf Elgut bildete und von Friedrich dem Grossen angekauft wurde, daher dieser sog. Haustus antilyssus auch den Namen der preussischen Latwerge erhalten hat, gegeben.

Aeusserlich kommen Cantharides selten zur Beseitigung localer Affectionen der Haut oder bei torpiden Geschwüren behufs Erregung substitutiver Entzündung zur Anwendung.

Die Benutzung von Blasenpflastern bei circumscripter, aber sehr hartnäckiger Psoriasis, Lepra und Lupus (Rayer) oder bei Erysipelas kann als völlig aufgegeben betrachtet werden, ebenso die Application in der Umgebung brandiger Partien der Haut. Bei Alopecie ist der Nutzen höchst problematisch.

Ihre Hauptbedeutung besitzen die Canthariden als das zur Production von Blasen am häufigsten benutzte Material, wobei dasselbe entweder zur Blosslegung der Cutis behufs Application von Morphin oder anderen Medicamenten (endermatische Methode) oder, was häufiger der Fall ist, zur Beseitigung von Affectionen tiefer liegender Körpertheile durch Derivation dient. In letzterer Hinsicht kommen die Canthariden theils bei entzündlichen Affectionen, theils bei Schmerzen der verschiedensten Art, insbesondere auch Neuralgien, oft mit dem grössten Nutzen in Anwendung. Als Belebungsmittel bei Scheintod und Collapsus eignen sie sich wegen zu langsamer Wirkung nicht. Um länger dauernde Eiterung entweder ebenfalls in derivatorischer Absicht oder zu anderen Zwecken zu unterhalten, sind Canthariden ebenfalls nicht zu empfehlen, da Aufsaugung des Cantharidins leicht zu unangenehmer Reizung der Nieren und Harnwege führt.

Die Leiden, bei denen Canthariden als Derivantien benutzt werden, sind sehr zahlreich. Von entzündlichen Affectionen sind es vorzugsweise acute und chronische Inflammationen seröser Häute (Pleuritis, Pericarditis, Meningitis, Peritonitis) und unter diesen die der Pleuren, wo sie am meisten in Betracht kommen. Man rühmt ihnen im acuten Stadium dieser Krankheiten nach, dass sie die Schmerzen lindern, das Fieber herabsetzen und selbst die Exsudation beschränken, im chronischen Stadium, dass sie neben Beseitigung der Schmerzen auch die Aufsaugung des Exsudats befördern. Andere wollen z. B. bei Pleuritis Steigerung des Fiebers beobachtet haben; jedenfalls sind Vesicatore bei acuter Entzündung wohl nicht ganz gleichwerthig den örtlichen Blutentziehungen. Daneben sind es besonders rheumatische Affectionen acuter und chronischer Art, wo Blasenpflaster Günstiges leisten. Beim acuten Gelenkrheumatismus waren vor Einführung der Salicylsäuretherapie sog. fliegende Vesicantien sehr gebräuchlich und manchmal von auffallend günstiger Wirkung (Davies). Weitere analoge Anwendungen sind bei Pneumonie, zumal im kindlichen Lebensalter, wo man Blutentziehungen möglichst meidet, Spondylitis, Phlegmone, Phlebitis in Folge von Aderlass oder Typhus (Nonat) u. s. w., Phlegmasia alba dolens, Augenentzündungen, wo man Blasenpflaster hinter die Ohren applicirt, und chronischen Entzündungen der verschiedensten Schleimhäute, namentlich der Respirationsorgane, wo subacute Katarrhe am besten dadurch influirt werden, aber auch selbst bei chronischem Tripper und Spermatorrhoe (hier an der Wurzel des Penis oder auf das Perineum applicirt), Lymphadenitis und Bubonen (Vidal de Cassis), endlich selbst bei Phthisis. Bei letzterer ist die wiederholte Application entschieden eine zu vermeidende Quälerei und besonders ist es zu widerrathen, grössere eiternde Flächen durch Spanische Fliegen zu erzeugen, während allerdings kleine fliegende Vesicatorien, wie sie neuerdings Revilloud wieder angerathen, anscheinend nicht ohne Nutzen sind und namentlich intercurrente pleuritische Schmerzen beseitigen können. Vermeidung eiternder Vesicatore gilt auch dringend für die Behandlung der Neuralgien, gegen welche Blasenpflaster vorzügliche Dienste zu leisten im Stande sind, wie dies besonders Valleix betonte und wie es die tägliche Erfahrung in frischen Fällen von Ischias, Trigeminusneuralgie u. s. w., welche ihre Entstehung einer Erkältung verdanken, beweist. Neuerdings ist das Verfahren allerdings durch die Subcutaninjection narkotischer Mittel ein wenig verdrängt. Hierher gehört auch die im Ganzen wenig geübte Behandlung der Cardialgie u. a Neurosen des Magens (hartnäckiges Erbrechen) durch Application eines Vesicators in der Regio epigastrica. Im Ganzen ist damit das Gebiet der Nervenkrankheiten erschöpft, wo die Blasenpflaster indicirt sind, obschon sie auch anderswo vielfach Benutzung und Lob gefunden haben; früher z. B. bei Lähmungen motorischer und sensibler Nerven, wo man mit Recht jetzt der Elektricität den Vorrang lässt, bei Chorea (Grosse), Keuchhusten (Holl), ja selbst bei Hypochondrie, Melancholie u. a. Formen psychischer

Erkrankung, endlich bei Gehirnsymptomen im Verlaufe zymotischer Krankheiten (Typhus, acute Exantheme). Selbst Dyskrasien wollte man durch Vesicantien heilen, z. B. Intermittens, Syphilis u. a. m. Bei Asthma scheint der Senfteig im Allgemeinen Vorzug zu verdienen. Grosse Vesicatore empfahl Traube neben Bleizucker bei dem im Verlauf von Pneumonia potatorum und nephritischem Hydrops auftretenden Lungenödem.

Contraindicirt sind die Blasenpflaster bei kachektischen Personen, wo die Wundflächen leicht schlechte Beschaffenheit annehmen und in langwierige Geschwüre übergehen. Selbst brandiges Absterben der Wundfläche kann vorkommen. In Räumen überfüllter Hospitäler, wo Diphtheritis, Hospitalbrand, epidemische Rose herrschen, ist Application von Blasenpflastern selbstredend nicht gestattet. Grosse Vesicatore, z. B. über die ganze Brustfläche, sind im Allgemeinen und namentlich bei Kindern zu meiden.

Die Cantharidenkommen fast ausschliesslich in Form der officinellen Präparate in Anwendung.

Für interne Anwendung ist die maximale Einzelgabe auf 0,05, die maximale Tagesgabe auf 0,15 festgesetzt, welche Dosen früher bei der prophylaktischen Cur der Lyssa jedoch oft überstiegen wurden. Die Darreichung in Pulverform ist unzweckmässig, selbst wenn man Pulvis gummosus als Vehikel anwendet, weil leicht Partikelchen in Falten der Schleimhaut eingebettet liegen bleiben und Entzündung bedingen. Selbst der Anwendung in Pillenform ist die Benutzung der Tinctur vorzuziehen. Aeusserlich hat man fein gepulverte Canthariden zu Streupulvern auf torpide Geschwüre benutzt, auch daraus mit Iriswurzel Fontanellkugeln oder magistral Salben, Pasten u. s. w. dargestellt, die jedoch sämmtlich zweckmässiger durch die officinellen Ppt. zu ersetzen sind.

Präparate:

1) Tinctura Cantharidum; Spanischfliegentinctur. Mit 10 Th. Spiritus bereitet; grünlich gelb, von brennendem Geschmacke. Das allein innerlich in Anwendung kommende Präparat der Cantharidien, welches zu 2—10 Tropfen (bis 0,5 pro dosi! bis 1,5 pro die!) in schleimigen Vehikeln (Mucilago Salep, Mixtura gummosa, Haferschleim) verabreicht wird. Aeusserlich benutzt man sie zu reizenden Injectionen in Fistelgänge (mit 10—30 Th. Flüssigkeit verdünnt), und besonders zu reizenden Einreibungen und Salben, letzteres z. B. bei Pernionen, häufig als Mittel gegen Alopecie, in Gemeinschaft mit anderen, angeblich haarwuchsbefördernden Mitteln, wie Extractum Chinae, Decoctum Bardanae u. s. w.

Andere flüssige Auszüge sind nicht officinell. Die Tinctur ist stark genug, um die äusserliche Anwendung erfolgreich zu machen, und bedarf es daher nicht der früher in einzelnen Theilen Deutschlands gebräuchlichen Tinctura Cantharidum concentrata (1:6). Ebenso sind Auszüge mit Essigsäure, wie sie in England (als Acetum cantharidale) und anderswo gebräuchlich sind, oder solche mit Oel (Oleum Cantharidum) überflüssig. Ein ätherischer Auszug, als Aether cantharidale oder Oleum Cantharidum viride oder Cantharidinum oleosum bezeichnet, hat zur Darstellung von blasenziehenden Klebtaffeten (Oettinger) Anwendung gefunden.

2) Unguentum Cantharidum, Unguentum irritans, Ung. epispasticum; **Spanischfliegensalbe**, Reizsalbe, Zugsalbe, Käfersalbe. Cantharidien 1 Th. mit Oleum Olivarum 4 Th. im Wasserbade 12 St. digerirt, nach dem Erkalten filtrirt, und 7 Th. des Filtrats mit Cera flava 3 Th. bei gelinder Wärme gemischt. Die gelbe Salbe wird selten zur Einreibung in die unverletzte Haut gebraucht, häufiger zum Offenhalten von Wunden und Geschwüren, wo sie, weil leicht zu Albuminurie führend, zweckmässiger mit Ung. Mezerei vertauscht wird, und wohl höchstens bei Bisswunden toller Thiere indicirt ist. Statt der officinellen Salbe lässt sich billiger eine Cantharidiensalbe aus 1 Th. Cantharides pulveratae und 8 Th. Adeps (**Unguentum epispasticum Hufelandi**) oder 7 Th. Unguentum basilicum (**Unguentum Cantharidum nigrum.** Cod. Hamb.) darstellen. Die alte Fontanellsalbe, **Unguentum ad fonticulos**, eine früher unter dem Namen **Unguentum acre** officinelle, nur veterinärärztlich benutzte Salbe, enthielt ausser Cantharideu noch Euphorbium, andre zur Hervorrufung künstlicher Geschwüre benutzte Salben, wie **Autenrieths scharfe Salbe**, noch Sublimat oder Brechweinstein und Sublimat.

3) **Collodium cantharidatum**, Collodium cantharidale s. vesicans; **Cantharidencollodium**, blasenziehendes Collodium. Auflösung von 2 Th. Schiessbaumwolle in 42 Th. Aether cantharidatus (Macerat von grobgepulverten Canthariden 50 Th. in Aether 80 Th.) und Spiritus 6 Th ; olivengrün, syrupdick, klar und neutral. Wegen Leichtigkeit der Application und Sicherheit der Wirkung, zumal an Stellen, wo Pflaster leicht abfallen, und bei unruhigen Personen sehr empfehlenswerthe Form, die auch den anderen Collodiumarten zukommenden Uebelstand, nur mit Schwierigkeit sich entfernen zu lassen, nicht hat, da es mit der sich abstossenden Epidermisdecke der Blasen entfernt wird. Durch genaue Signatur ist vor Verwechslung mit innerlich zu nehmenden Tropfenmixturen, wozu der ätherische Geruch leicht Anlass geben kann, zu schützen!

4) **Emplastrum Cantharidum ordinarium**, Emplastrum vesicatorium ordinarium; **Spanischfliegenpflaster**, Blasenpflaster. Grobgepulverte Cantharideu 50 Th. mit Oleum Olivarum 25 Th. einige Stunden im Wasserbade digerirt, damit Cera flava 100 Th., Terebinthina 25 Th. gemischt. Dieses Pflaster von weicher Consistenz, fettig anzufühlen, schwarz mit glänzenden grünen Punkten, enthält $^1/_4$ Canthariden. Es ist das zur Ableitung am häufigsten benutzte Pflaster, hat aber den Nachtheil, dass es schlecht klebt und der Haut nicht fest anhaftet. Es ist deshalb zweckmässig, es mit einem Rande von Heftpflaster zu versehen oder doch mit Streifen von Emplastrum adhaesivum zu befestigen. Wie oben bemerkt, bedingt das Pflaster in 7—12 Std. die Bildung einer Blase, während sich Röthung der Applicationsstelle schon in $1^1/_2$—2 Std. entwickelt. Zur Beschleunigung der Wirkung dient Bestreichen mit einem Tropfen Oel; zur Abschwächung derselben kann ein Stück Seidenflor zwischen Haut und Pflaster gelegt werden oder man verbindet letzteres mit einem anderen gut klebenden, aber schwächer reizenden Pflaster. Handelt es sich um rasche Erzielung einer Blase, so kann man vor Anwendung des Pflasters zunächst einen Senfteig oder Senfspiritus appliciren. Ist die Blase gebildet, so kann man sie entweder direct heilen lassen oder die Wundfläche zur Suppuration bringen. Ist ersteres die Absicht, so entleert man zunächst das Serum und verbindet dann mit Watte, wobei sehr rasch Heilung erfolgt. Die früher üblichen Verbände mit Läppchen, welche mit Talg, Wachssalbe, Bleisalbe, Cacaobutter bestrichen sind, sind weniger zweckmässig. Soll die Stelle eitern, so schneidet man die emporgehobene Epidermis weg und verbindet dann mit einer reizenden Salbe (Digestivsalbe, Ungt. Mezerei). Erytheme in der Umgebung des Vesicators, welche nicht selten entstehen, scheinen unter Anwendung von Bleiwasser am besten zu verschwinden.

Die Application geschieht in der Regel in der Nähe des leidenden Theiles. Dies ist besonders auch der Fall bei Anlegung der sog. **fliegenden Vesicantien**. Hierunter versteht man wiederholte Application von Blasenpflastern mit Wechsel der Stelle, die man meist nicht bis zur perfecten Ausbildung einer Blase liegen lässt. So wendet man dieselben z. B. bei Ischias in Form schmaler Streifen an, mit denen man dem Verlaufe des Nervus ischiadicus folgt.

Zusatz von Campher oder Opium zum Pflaster, um Strangurie zu verhindern, erfüllt diesen Zweck nicht.

5) **Emplastrum Cantharidum perpetuum**, Empl. vesicatorium perpetuum, Empl. Janini, Empl. epispasticum, Empl. Euphorbii; **Zugpflaster**, Immerwährendes Spanischfliegenpflaster. Canthárides 20 Th., Euphorbium 5 Th., mit Colophonium 70 Th., Cera flava 50 Th., Terebinthina 35 Th., Sebum 20 Th. Grünlich schwarzes Pflaster, das $^1/_{10}$ Canthariden enthält. Das officinelle Pflaster hatte

ursprünglich den Zweck, nur äusserst langsam Blasen zu ziehen, weshalb es eine sehr starre Consistenz besass; das jetzige Pflaster klebt besser, wirkt aber auch rascher epispastisch. Zu fliegenden Vesicatorien eignet es sich gut, auch vorzugsweise hinter die Ohren bei rheumatischem Zahnschmerz, Augenentzündungen, wobei es der französische Augenarzt Janin im vorigen Jahrhundert empfahl. Es ersetzt verschiedene ähnlich componirte Pflaster, wie das Emplastrum Cantharidum Lübeckii, Empl. Canth. Parisiense u. a. m.

Neben dem Collodium cantharidale und den Spanischfliegenpflastern sind noch, namentlich beim Volke, Formen officinell, die wir als Zugtaffete unterscheiden können. Ein Taffet dieser Art war früher als Emplastrum Mezerei cantharidatum oder Pannus vesicatorius officinell und stellte einen mittelst Hausenblasenlösung auf Baumwollenzeug fixirten Auszug von Canthariden und Cortex Mezerei mit Essigsäure unter Zusatz von Harzen dar. Derselbe entspricht im Wesentlichen dem sog. Drouottschen Pflaster, den Blistering tissues von Brown u. a. Aehnlich sind auch manche Sorten von Gichtpapier, Charta vesicatorias. antirheumatica, welche als Grundlage Papier enthalten, das meist zuvor mit Colophonium und Pech überstrichen ist; der Cantharidingehalt ist jedoch kleiner und geht durch längeres Aufbewahren oft ganz verloren.

Das Cantharidin, Cantharidinum, ist wegen seines hohen Preises und seiner starken Wirkung medicinisch wenig benutzt. In Italien gab man es als contrastimulirendes Medicament bei Entzündung innerer Organe zu 0,002 bis 0,006. Coutisson und Laboulbène (1878) benutzten mit einer Chloroformlösung von Cantharidin (1 : 100) bestrichenen Taffet an Stelle der fliegenden Vesicatore und injicirten diese Solution auch in Muttermäler. Delpech und Guichard empfahlen cantharidinsaures Kalium zur Herstellung eines blasenziehenden Klebtaffet, um ein Präparat von bestimmter Stärke (0,01 im Quadratdecimeter) darzustellen. Die Erwartung, dass diese keine Nierenentzündung bedingen sollten, hat sich nicht erfüllt.

Verordnungen:

1) ℞
Tincturae Cantharidum 10,0
Spiritus Sinapis 5,0
Spiritus 50,0
Olei Lavandulae
— Amygdalarum amar. aetherei
— Rosae
— Aurantii florum āā 0,25
M. D. S. Einen Tag um den anderen einen Theelöffel voll in die Kopfhaut einzureiben. (Gegen Ausfallen der Haare. Epenstein.)

2) ℞
Tincturae Cantharidum
Mixturae odoriferae moschatae
āā 0,5
Olei Ricini 50,0
M. D. S. Haaröl. (Gegen Ausfallen der Haare.)

3) ℞
Cantharidum
Farinae Secalis āā 15,0
Aceti Vini q. s.
ut f. pasta mollis. (Sog. Vésicatoire magistrale.)

4) ℞
Elemi
Storacis
Cerae albae āā part. 125
Leni calore liquefactis admisce
Cantharidum pulveratarum ptt. 200
Massae refrigeratae adde
Camphorae ptt. 30
M. (Formel für die in Italien und Südfrankreich sehr gebräuchlichen Mouches de Milan s. Mosche di Milano.)

Acidum formicicum; Ameisensäure.

Diese Säure dient zur Darstellung des fast nur in der Volksmedicin benutzten **Spiritus Formicarum, Ameisenspiritus**, welcher eine Mischung aus 70 Th. Weingeist, 26 Th. Wasser und 4 Th. Ameisensäure bildet und eine farblose Flüssigkeit von saurer Reaction und 0,894—0,898 spec. Gew. darstellt. Er ersetzt analoge Präparate aus den früher officinellen **Waldameisen, Formicae s. Formicae rufae**, die ihre Wirksamkeit der Ameisensäure verdanken, welche diese Hymenopteren in einem Bläschen am Hinterleibe enthalten.

Die **Ameisensäure** ist eine wasserhelle, stechend sauer riechende und rein sauer schmeckende, flüchtige Flüssigkeit von 1,060—1,063 sp. Gew., welche das unterste Glied der Reihe der fetten Säuren bildet, und findet sich nicht allein im Thierreiche, wo sie wahrscheinlich im Gifte diverser Insecten (Wespen, Bienen) und in den Haaren der Processionsraupe vorhanden ist, sondern auch im Pflanzenreiche, z. B. in den Kiefernadeln, in den Brennnesseln; auch kann sie auf verschiedene Weise, z. B. durch Oxydation von Proteïnstoffen, Kohlehydraten, künstlich dargestellt werden. Sie ist mit Wasser und Spiritus in allen Verhältnissen mischbar. Verdünnte Ameisensäure (7%) bedingt auf der Haut in $1/_2$ St. leichtes Brennen, concentrirtere in $1/_2$—2 Min. heftigen brennenden Schmerz, in 5 Min. Exsudation und Schwellung nebst intensiver Röthung in der Umgebung der afficirten Partie. Von 7% Ameisensäurelösung sind 15,0 im Stande, Kaninchen zu tödten, wobei heftige Entzündung des Magens und Dünndarms, Nierenhyperämie, Ausscheidung von Faserstoffcylindern und Blut im Urin auftritt (Mitscherlich). Im Organismus wird sie zu Kohlensäure verbrannt; nach Genuss kleiner Mengen von Ameisensäure oder ameisensauren Salzen finden sich dieselben im Urin als Carbonate wieder (Rabuteau).

Die Ameisen selbst gehören nur der Volksmedicin an, die sie als Diureticum (mit Schnaps macerirt) und als Rubefaciens und hautreizendes Mittel (direct applicirt oder im Aufguss zu Localbädern oder Dampfbädern) verwendet. Die volksthümliche Rheumatismuscur, mit Ameisen gefüllte Säckchen aufzulegen oder die kranken Gliedmassen in einen mit Ameisen gefüllten Topf zu stecken, hat oft zu intensiven Verbrennungen geführt. Ameisenspiritus, den man in den gleichen Richtungen benutzte — als Diureticum 1—2 Theelöffel mit Wasser vermischt, als Rubefaciens bei Algien, Rheumatismus, Lähmungen unverdünnt eingerieben — hat ebenfalls für den Arzt keine sonderliche Bedeutung.

Anhang: Auch unsere gewöhnlichen **Brennnesseln, Urtica urens** L. und **Urtica dioica** L., werden vom Volke als Diureticum benutzt und fanden früher als Hautreiz zur sog. **Flagellation** (Peitschen mit einem Bündel Nesseln) bei rheumatischen Affectionen, Sopor, Collapsus und Lähmungen Anwendung. Die nesselnde Wirkung kommt theilweise auf Rechnung der Ameisensäure, theilweise auf die der aus Kieselsäure bestehenden, steckenbleibenden Haare. Die Nesseln enthalten auch Gerbsäure in grösserer Menge, worin die manchmal günstige Wirkung von Abkochungen, die man bei Durchfall, Blutungen, Metrorrhagie und colliquativen Schweissen gesehen haben will, ihre Erklärung findet. Die Anwendung von **nesselnden Quallen und Medusen** als Hautreiz bei Rheumatismus, Lähmungen u. s. w. ist an manchen Seeküsten gebräuchlich.

Euphorbium, Gummi s. Resina Euphorbii; **Euphorbium,** Euphorbiumharz.

Dieses nur als Bestandtheil des Emplastrum Cantharidum perpetuum für den Arzt wichtige Gummiharz bildet den erhärteten Saft einer maroccanischen Euphorbia mit gestielten Blüthen, **Euphorbia resinifera** Berg, welche sich von unseren einheimischen Wolfsmilcharten durch ihre kantigen, fleischigen, am Grunde verholzenden, nicht beblätterten, dagegen an den Kanten zahlreiche Polster mit einem kurzen divergenten Stachelpaar tragenden Stengel, die den Pflanzen eher den Habitus eines Cactus geben, unterscheidet. Das Euphorbium des Handels ist oft im hohen Grade unrein, mit Stengelresten, Früchten und Erde untermengt, welche selbst das eigentliche Euphorbium, das unregelmässige, kuglig-dreieckige, erbsen- bis nussgrosse, schmutzig-gelbliche, mit 1—3 Löchern versehene Stücken bildet, an Masse übertreffen können. Das Euphorbium hat keinen Geruch, verbrennt mit aromatischem Geruche, löst sich in Wasser, Spiritus und Aether zum Theile auf und erregt, in gepulvertem Zustande mit der Nasenschleimhaut in Contact gebracht, äusserst heftiges Niesen. Es enthält wenig Gummi, 40—60%

eines spröden, gelbbraunen Harzes, 13—19% eines wachsartigen Stoffes und ebensoviel apfelsaure Salze. Das Harz ist ein Gemenge von sog. **Euphorbon** (Gammaharz von Rose), einem indifferenten, in siedendem Alkohol, aber nicht in Alkalien löslichen Harze, und einer in Aether und Weingeist leicht, in Petroleumäther und fetten Oelen wenig löslichen colophoniumähnlichen Harzmasse, welche nach Buchheim als das Anhydrid einer dunkelbraunen, in Aether wenig löslichen, bitteren, aber nicht scharfen, in der Droge nicht präformirten Harzsäure, der **Euphorbinsäure**, anzusehen ist.

Die scharfen Eigenschaften des bereits im Alterthume bekannten Medicamentes sind vielfach übertrieben. Auf der Haut verhält es sich nach meinen Versuchen mit auserlesener Waare in Pulverform völlig indifferent, erregt jedoch in kleinen Mengen Niesen (angeblich selbst heftiges Nasenbluten, nach Einigen auch beim Pulverisiren Thränen der Augen und Gesichtsgeschwulst); es erregt nach Buchheim in alkoholischer Lösung an zarteren Hautstellen Dermatitis, im Munde und Rachen Stunden lang anhaltendes Brennen, im Magen und Darm Erbrechen und Abführen, in Wunden und Geschwüren heftige Entzündung bis zu brandiger Zerstörung. In Pulverform gegeben purgirt es zu 0,2—0,5 nicht. Das früher als Bestandtheil verschiedener reizender Pflaster oder Verbandsalben (1:25 Fett) benutzte Gummiharz dient jetzt vorzugsweise zum Ueberziehen der Schiffsböden.

Eine früher daraus bereitete rothgelbe, bei längerer Aufbewahrung Krystalle von Euphorbon absetzende Tinctur, **Tinctura Euphorbii**, wurde sonst als Zusatz zu reizenden Verbandsalben oder zum Betupfen torpider Geschwüre oder cariöser Knochen. auch gegen Warzen benutzt. Als **Emplastrum Picis irritans** wurde ein gelbes Pflaster aus 3 Th. Euphorbium mit 56 Th. einer Schmelze von Fichtenharz, gelbem Wachs und Terpenthin bereitet, bezeichnet, welches nach Art des Emplastrum Cantharidum perpetuum, aber noch langsamer, hautreizend wirkt.

Anhang. Die Familie der Euphorbiaceen liefert noch eine Reihe scharfer Arzneimittel. Am heftigsten scheint die Schärfe bei dem tropischen **Mancinellbaum**, Hippomane Mancinella L., dessen Ausdünstungen, wie Karsten neuerdings bestätigt, besonders auch bei Verbrennen des Holzes, Augenentzündung und heftige Dermatitis erregen können. Hierher gehört auch der gegen Schlangenbiss und Hautkrankheiten benutzte Saft von Hura crepitans L., das sog. Assacu. Auch einheimische Euphorbiaceen, z. B. **Euphorbia helioscopia L., E. Cyparissias L.**, führen scharfen Milchsaft, der von Kindern häufig zum Wegbeizen von Warzen benutzt wird.

Cortex Mezerei; Seidelbastrinde, Kellerhalsrinde. — Die Familie der Thymeläen liefert eine Anzahl scharfstoffiger Drogen, von denen die Rinde von Passerina Tartonraira, Cortex Tartonraira, die stärkste sein soll. Bei uns war früher die im Frühling gesammelte, brennend scharf schmeckende Rinde des Stammes und der kräftigeren Aeste, auch wohl der Wurzel des in fast ganz Europa und Nordasien einheimischen Seidelbasts, **Daphne Mezereum L.**, officinell, im Handel in aufgerollten, mit dem Bast nach aussen gekehrten, langen Bändern von kaum 1 Mm. Dicke vorkommend. Die Rinde von Daphne Laureola (mit grünem Baste) ist weit minder scharf (Flückiger). Die Schärfe kommt auch anderen Theilen des Kellerhalses, namentlich den Früchten, welche schon zu 1—3 Stück beim Erwachsenen heftige Gastroenteritis bedingen können und öfters bei Kindern zu Vergiftung Anlass geben, auch den Blüthen (Enz), sowie Rinden und Früchten anderer Thymelaen zu, z. B. den **Baccae Coccognidii s. Semina Gnidii**, den schon vor Hippokrates als drastisches Purgirmittel benutzten Früchten von Daphne Gnidium L. Der scharfe Bestandtheil der Seidelbastrinde, der in der Mittelrinde vorzugsweise seinen Sitz hat, ist weder das mässig bittere, hinterher herbe schmeckende Glykosid Daphnin, noch das besonders in den Früchten vorhandene, nur durch Beimengung des scharfen Stoffes auf der Haut Entzündung und Ausschlag verursachende fette Oel, sondern in dem Harzgemenge vorhanden, welches neben einem unwirksamen, dem Euphorbon ähnlichen, indifferenten Harze aus einer gelbbraunen, glänzenden, nicht krystallinischen, in

Aether und Weingeist leicht, in Petroleumäther fast gar nicht löslichen **Masse** besteht, die in Pulverform heftiges Niesen verursacht, in spirituöser Lösung Brennen und stundenlanges Kratzen auf der Mundschleimhaut und bei grösseren Mengen Blasenbildung bedingt und als Anhydrid einer bitteren, nicht scharfen Harzsäure, der Mezereïnsäure, die sich sehr leicht unter Einwirkung von Kali daraus bildet, anzusehen ist (Buchheim). — Auf die äussere Haut gelegt bedingt der Bast der Seidelbastrinde nur sehr langsam Hautröthung und Blasenbildung, was bei Anfeuchten mit Wasser oder Essig etwas rascher vor sich geht. Auf Wunden und Geschwüren wirken sowohl der Bast als daraus hergestellte Auszüge ebenfalls reizend.

Die früher übliche, jetzt vergessene interne Anwendung gegen chronische Hautkrankheiten, z. B. Psoriasis (Cazenave), und syphilitische Knochenauftreibungen ist eine rein empirische. Man gab ihn hier in Tisanenform (1 : 100 Colatur) mit oder ohne andere Kräuter von vermeintlich gleicher Wirkung, z. B. mit Sarsaparilla, Sassafras, Lignum Guajaci und Süssholz, im sog. Lisboa diet drink (Decoctum Sarzae compositum Ph. Brit.).

Auch die äusserliche Anwendung ist eine beschränkte, nur hier und da beim Volke noch beliebt, das ein passendes Stück der frischen und von dem Periderma entblössten Rinde in Wasser oder Essig aufweicht und zum Zwecke der Ableitung bei Entzündungen in der Nähe der kranken Stelle applicirt und zuerst 2 mal täglich, dann, sobald sich die Oberhaut abgelöst hat, 1 mal und später alle 2 Tage mit einem gleichen Stücke vertauscht. Die Schmerzen sind dabei nicht erheblich, dagegen ist die Befestigung lästig und die Wirkung unsicher, immerhin sicherer, als die des gleichfalls beim Volke gebräuchlichen Kauenlassens eines Stückes Seidelbast bei Zungenlähmung.

Nicht ganz unzweckmässig ist eine früher officinelle, aus 1 Theil eines dünnen spirituösen Extracts (Extractum Mezerei) und 9 Th. Wachssalbe bereitete Salbe, Unguentum Mezerei s. epispasticum s. rubefaciens, zum Verbande wundgemachter Hautstellen, wo man eine längere Ableitung nöthig hält, in der Absicht, die durch analoge Salben, z. B. Cantharidensalbe, häufiger hervortretende Nierenreizung zu verhüten. In der That ist Nierenreizung nach dieser Art der Anwendung der Seidelbastsalbe noch nicht beobachtet. Man hat auch künstliche Fontanellerbsen aus Mezereum, Althaea und Kautschuk bereitet (sog. Pois élastiques).

Resina Thapsiae Garganicae. — In Frankreich benutzt man nicht selten den als Resina Thapsiae bezeichneten alkoholischen Auszug der Wurzelrinde einer in Südeuropa und Nordafrika einheimischen Umbellifere, Thapsia Garganica L., zur Darstellung von Pflastern und Klebtaffeten, welche Hautröthung und bei längerem Liegen Blasenbildung hervorbringen (Reboulleau, Leperdriel). Die Wirkung wird der des Crotonöls verglichen, indem spirituöse Lösung des Harzes auf die Haut eingerieben Bläschenausschlag producirt und das Harz intern zu 0,01—0,04 Purgiren bedingt. Bedeutend wirksamer ist die Wurzelrinde der nahe verwandten Thapsia Silphium L., welche die Thapsia der Alten, nicht aber das als Genussmittel, Gemüse und Arzneimittel bei den alten Griechen und Römern in hohem Rufe stehende Silphium ist. Dieselbe bewirkt gekaut mehrtägiges Brennen im Munde mit Verminderung der Geschmacksempfindung und Vermehrung der Absonderung und giebt eine weit stärker hautreizend wirkende alkoholische Tinctur als Radix Thapsiae Garganicae (Schroff). Die letztere kam früher auch unter dem Namen Rad. Turpethi (Hispanici s. spurii) in den Handel. Buchheim vermuthet, dass das Harz ein Anhydrid enthalte.

Cardolcum, Cardol. Als Ersatzmittel der Cantharidenpräparate, hauptsächlich um die bei äusserer Application oft entstehende Nierenreizung zu verhüten und um einen Hautreiz an gewissen Körperstellen etabliren zu können, wo sich Pflaster schlecht appliciren lassen, ist das aus den sog. Elephantenläusen, Anacardia, Acajounüssen, Mahagoninüssen bereitete Cardol empfohlen. Von letzteren unterscheidet man zwei Sorten im Handel, die westindischen und ostindischen Elephantenläuse, Anacardia occidentalia, die Früchte von Cassuvium pomiferum Lam. (Anacardium occidentale L.), und Anacardia oridentalia, die Früchte von Semecarpus Anacardium L. Dieselben enthalten in Lücken des Pericarps einen syrupdicken, scharlachrothen, ätzend scharfen Saft, aus welchem Staedeler das wirksame Princip in Form eines indifferenten, hellgelblichen, ölartigen oder balsamartigen Körpers, den er Cardol nannte, isolirte. Dieselbe besitzt keinen erheblich scharfen Geschmack, entwickelt beim Erwärmen schwachen angenehmen Geruch und löst sich leicht in Weingeist und Aether, nicht in Wasser. Das Cardol des Handels ist jedoch nicht der reine Körper, sondern ein mehr unreines, meist dunkles ätherisches Extract der Elephantenlause. Man unterscheidet Cardol vesicans und pruriens, letzteres angeblich aus der ostindischen Droge dargestellt und von tiefschwarzer Farbe, die wohl durch differenten Gehalt an reinem Cardol verschieden sind und daher quantitativ differente Wirkung entfalten. Cardol vesicans macht schon in wenigen Minuten Gefühl von Brennen und in 2 bis 12 Stunden und später, je nach Individualität und Applicationsstelle, Quaddeln und daraus hervorgehende Blasen. Nach Cardol pruriens tritt minder stark ausgesprochene Exsudation auf, nicht selten erysipelatöse Röthung, bisweilen übrigens auch Blasenbildung. Bei nicht sorgfältiger Reinigung der Haut nach Application von Cardol können Spuren desselben in Folge des Kratzens auch auf andere Körperstellen übertragen werden und dort ekzematösen Ausschlag produciren, der sich auf andere Stellen verbreiten kann (Buchheim). Die Schärfe des Cardols ist so bedeutend, dass die Bereitung desselben zum Auftreten von Ekzem im Gesichte und an anderen Körperstellen führen kann (Krahmer). Für die Anwendung des Mittels sprachen Frerichs und Bartels sich deshalb aus, weil die Blasenbildung ohne Schmerzen geschieht und nach Oeffnung der Blase reichliche Eiterung eintritt, ohne dass reizende Verbandsalbe nöthig wird. Die von Bartels gerühmte Beschränkung der Wirkung des Mittels ist illusorisch, da sich gar nicht selten entzündliches Oedem in der Umgebung der Applicationsstelle entwickelt. In einzelnen Fällen ist die Reizung so heftig, dass sich sanguinolentes Serum ergiesst und die gebildeten Blasen mit Blut gefüllt erscheinen; die Wundfläche ist manchmal durch Extravasate in das Corium dunkelroth und die Eiterung schlecht. Die Vorzüge vor Cantharidenpräparaten sind deshalb nur sehr gering, zumal wenn die in meinen eigenen Versuchen allerdings nie hervorgetretene Reizung der Nieren, wie Bertram behauptet, keinesweges immer fehlt. Frerichs wandte das Mittel besonders bei Laryngitis Phthisischer an. Es wird mit einem Pinsel aufgestrichen. Die Dosis ist sehr gering; Bartels reichte bei 100 Personen mit 8,0 zur Hervorrufung ausgedehnter Eiterungsstellen aus. Die Acajounüsse werden in ihrer Heimath als Drasticum benutzt. Nach Buchheim ist Cardol zu 3—4 Tropfen innerlich wegen Unlöslichkeit in Wasser auf den Tractus ohne Einwirkung. Inwieweit dieser scheinbare Widerspruch vielleicht durch das Vorhandensein eines anderen drastischen Stoffes in den Acajounüssen zu erklären ist, in denen nach Städeler sich eine eigenthümliche Säure, die Anacardsäure, findet, bedarf weiterer Untersuchungen. Buchheim hält das Cardol für das toxische Princip des Giftsumachs.

Fructus Capsici, Piper Hispanicum, Piper Indicum; **Spanischer Pfeffer, Paprika.**

Der Spanische Pfeffer ist die durch grosse Schärfe ausgezeichnete reife Frucht von Capsicum longum und annuum Fingerhut, zwei Solaneen, welche, ursprünglich in Westindien und Südamerika einheimisch, in wärmeren Ländern äusserst häufig cultivirt werden und eine Menge Varietäten bilden.

Die Frucht ist eine saftlose, 5—10 Cm. lange, am Grunde 4 Cm. dicke, konische, meist rothe, gelbrothe oder braunrothe, glänzende Beere, mit ziemlich flachem, grünlich braunem Kelche, innen hohl, mit dünnem Pericarp und flachen, unregelmässig rundlichen, gelblichen Samen von ungefähr 5 Mm. Durchmesser.

Das scharfe Princip des Spanischen Pfeffers, welches sich beim Kauen desselben rasch in sehr empfindlich brennender Weise fühlbar macht, ist noch nicht rein dargestellt.

Buchheim und Eberbach halten einen rothbraunen, dicklich öligen, Pflanzenfarben nicht verändernden, in Weingeist, Aether, Petroleumäther, Benzol, Kali und Ammoniak leicht, in Wasser wenig löslichen Stoff von scharfem Geschmacke, das Capsicol, für das active Princip. Derselbe soll wie Cardol und Crotonölsäure die Gerinnung des Eiweiss beim Kochen verhindern, die Coagulation der Milch und die alkoholische Gährung verzögern und bei trockener Destillation ein Aldehyd und beim Behandeln mit Salpetersäure Oenanthylsäure und Korksäure liefern. Fleischer und Högyes (1878) gewannen aus Capsicum einen ähnlichen Stoff, der nur örtlich irritirend wirkte. Parrish und Taylor vindiciren die Schärfe einem krystallisirten, farblosen Stoffe, den sie einem Stearopten vergleichen.

Capsicum erregt, befeuchtet auf die Haut gelegt, in wenigen Minuten brennende Empfindung und Röthung, bei längerem Liegenlassen auch Blasenbildung. Der Staub reizt die Augen und andere Schleimhäute; auch beim Erhitzen der Fruchtschalen kommt es leicht zu Räuspern und Husten.

Kleine Mengen verschluckt erzeugen Wärmegefühl im Magen und sollen die Verdauung befördern und Flatulenz verhüten. Einfluss auf den Puls scheint nicht stattzufinden. Habitueller Genuss soll zu Schwäche der Verdauung und Störung der Darmfunction führen können; doch wird in tropischen Gegenden Capsicum in solchem Uebermasse genossen, z. B. auf Butterbrod in grossen Stücken, dass man sich wundern muss, nicht mehr von dadurch bedingtem Unheil zu hören. Grosse Dosen sollen nach Vogt heftige Kolik, Purgiren und Magenentzündung bedingen. Auch gilt Capsicum als Diureticum und Anaphrodisiacum, wofür indess authentische Belege nicht existiren.

Im Ganzen findet Capsicum bei uns innerlich und äusserlich sehr wenig Anwendung. In den Tropen benutzt man dasselbe bei Verdauungsschwäche und glaubt dadurch die Digestion vegetabilischer Nahrungsmittel zu befördern. Ist die Verdauungsstörung Folge einer entzündlichen Affection, so ist das Mittel zu meiden.

Englische und ostindische Aerzte rühmen es als Stimulans bei Typhus, wo es indess nur bei bestehendem Meteorismus Günstiges leistet (Chapman). Auch bei Delirium tremens ist es neuerdings empfohlen. Gegen Intermittens wird es in den Tropen seltener für sich als in Verbindung mit Chinin angewendet, dessen Wirkung es bei bestehendem Magenkatarrh fördern soll. Rein empirisch ist der Gebrauch gegen Hämorrhoiden (innerlich zu 0,5—3,0 nach Allégre), wo auch die eingemachte unreife Frucht gute Dienste leisten soll. Auch bei Rheumatismus und Gicht ist es innerlich gegeben (Hereford). Westindische Aerzte rühmen ausserordentlich die Anwendung eines starken Gurgelwassers aus Capsicum bei Angina maligna, Tonsillitis und Angina scarlatinosa. Es liegt jedoch auf der Hand, dass man gerade hier äusserst vorsichtig sein muss, weil es sehr wohl möglich erscheint, dass durch den intensiven Reiz die Entzündung auf den Kehlkopf sich fortpflanzt. Es soll übrigens nur im Beginne der Affection nützen. Bei Kindern wird ein solcher Aufguss oder Capsicumtinctur mittelst eines Schwämmchens applicirt.

Innerlich wird Capsicum zu 0,3—0,6 meist in Pillen verordnet. Im Aufguss giebt man 2,0—4,0 auf 200,0 Colatur; in Westindien als Gurgelwasser 8,0—15,0 auf 200,0 Colatur, wozu 90,0 Acetum und 8,0 Natrium chloratum gesetzt werden.

Präparat:

Tinctura Capsici, Spanischpfeffertinctur, Capsicumtinctur. Mit 10 Th. Spiritus bereitet, von scharfem Geschmack. Innerlich zu 10—20 Tropfen, in Verdünnung äusserlich zu ableitenden und belebenden Einreibungen wie Senfspiritus, als Zahnwehmittel u. s. w. benutzt.

Anhang: Dem Spanischen Pfeffer botanisch nahe verwandt ist der Cayenne-Pfeffer, Piper Cayennense, die viel kleineren Früchte von Capsicum Brasilianum Clusius (Capsicum crassum Willd.) und von Varietäten dieser oder in Form und Grösse ähnlicher Capsicumspecies. Dieselben übertreffen zum Theil die Fructus Capsici an Schärfe. Im Handel kommen sie meist fein gepulvert vor. In England officinell, werden sie wie Capsicum angewendet, sind auch gegen Seekrankheit empfohlen, jedoch wenig zuverlässig. Ein mit einem Extracte bestrichenes Papier zum Hautröthen ist als Mustard paper in den Handel gelangt.

Die wahren Pfefferarten stammen nicht von Solaneen ab, sondern von Gewächsen aus der Familie der Piperaceae. Der als Gewürz hinlänglich bekannte schwarze Pfeffer, Piper nigrum, ist die unreife Beere, der weisse Pfeffer der viel weniger scharfe Same der reifen Frucht von Piper nigrum L., einem in Hinterindien und auf dem indischen Archipel vielfach cultivirten Schlingstrauche. Der weniger benutzte lange Pfeffer, Piper longum, ist der ganze Fruchtstand (Spindel mit den festverwachsenen Früchtchen) der auf den Philippinen und Sundainseln wildwachsenden Piperacee Chavica officinarum Miq. und der verwandten bengalischen Chavica Roxburghii Miq. Medicinische Bedeutung hat nur der schwarze Pfeffer, der noch jetzt in einzelnen Gegenden als Heilmittel gegen Intermittens gebraucht wird und in der That Fieberanfälle zu coupiren vermag. Er verdankt diese Eigenschaft einem darin enthaltenen Alkaloide, dem Piperin, welches in glasglänzenden Prismen krystallisirt und in reinem Zustande fast ohne Geschmack ist. Bei längerem Erhitzen mit weingeistigem Kali zerfällt es in Piperidin, eine nach Pfeffer und Ammoniak riechende, ätzend schmeckende, stark alkalische Flüssigkeit, und piperinsaures Kalium. Neben Piperin findet sich im schwarzen Pfeffer noch ein Terpen, das mehr den Geruch als den Geschmack des Pfeffers besitzt, und ein Harzgemenge. Letzterem wird insgemein die Schärfe des Pfeffers zugeschrieben, doch sind nach Buchheim und Neumann sowohl der saure als der indifferente Bestandtheil desselben auf Haut und Tractus (zu 8,0) unwirksam. Buchheim und Neumann vindiciren die Schärfe dem Piperin, das bei Selbstversuchen zu 2,5 intern Brennen und prickelndes Gefühl an Händen und Füssen hervorrief, Erscheinungen, welche weder Piperidin noch Piperinsäure bedingen. Neben dem Piperin soll noch eine zweite Base, welche sich leichter in Aether löst und wenig Neigung zu krystallisiren besitzt, das Chavicin, im schwarzen Pfeffer vorhanden sein, die mit Kalihydrat in Piperidin und eine von der Piperinsäure verschiedene Säure zerfällt. Das Piperin wurde zuerst 1823 von Meli gegen Intermittens versucht und erwarb sich innerhalb und ausserhalb Italiens manche Freunde, welche es sogar dem Chininsulfat vorzogen, aber auch entschiedene Gegner, die es unwirksam fanden (Chiappa, Werneck und Radius). Manche wollten die Heileffecte aus Verunreinigung des Piperins mit ätherischem Oele oder Harz erklären; doch hat sich das von Charpentier warm empfohlene Oleum Piperis aethereum gegen Intermittens in keiner Weise bewährt. Man gab Piperin zu 0,5 2mal in der Apyrexie (Gordini), bisweilen selbst in vertheilten Dosen bis 4,0 pro die. Die Anwendung des ätherischen Oeles bei Glossoplegie ist verlassen. An die antitypische Verwendung des Piperins und des schwarzen Pfeffers schliesst sich der in manchen Gegenden populäre Gebrauch des schwarzen und auch des weissen Pfeffers zum Hinausschieben der Menstruation von Seiten mancher Damen an, wenn denselben durch die Katamenien die Aussicht auf Tanzvergnügen gestört ist. Stahl u. A. rühmten den weissen Pfeffer, zu 6—12 ganzen Körnern genommen, gegen Hämorrhoidalbeschwerden. Als reizendes Mittel benutzte man den (viel schärferen) schwarzen Pfeffer zu trocknen Fomenten der Fusssohlen bei Sopor, zu Salben (1:10 Fett) bei chronischen Hautausschlägen, ferner als Kaumittel bei Anginen und Zungenlähmung. Man darf nicht vergessen, dass grössere Mengen Pfeffer intern genommen heftige Vergiftungserscheinungen hervorbringen können, namentlich hat die Behandlung des Intermittens mit Pfeffer in Branntwein zu Gastritis geführt. In einzelnen Fällen kam es zu Ohnmachten und Convulsionen. Chiappa will auch bei Behandlung von Fiebern mit Piperin brennenden Schmerz im Magen, Hitze im Rectum und im ganzen Abdomen, Injection der Augen und Anschwellung der Augenlider und Nase beobachtet haben.

Zu den Pfefferarten zählt man meist noch den **Nelkenpfeffer** oder **Wunderpfeffer**, auch **Piment** oder **Jamaica-Pfeffer** genannt, Fructus Amomi s. Pimentae, die Früchte der in Westindien und Mexico einheimischen, in tropischen Ländern vielfach cultivirten Myrthacee **Pimenta officinalis Berg s. Eugenia Pimenta DC.** Derselbe besitzt eine viel geringere Schärfe, die er einem in der Zusammensetzung mit dem Nelkenöle identischen Oele verdankt und dient bei uns ausschliesslich als Gewürz. — An den Pfeffer schliesst sich auch die Wurzel des **Betelpfeffers, Macropiper methysticum,** welche auf den Südseeinseln als Kaumittel und zur Darstellung eines berauschenden Getränkes, des sog. **Awa** oder **Kawa,** dient und die man zur Darstellung einer bei Podagra, Indigestion und Blennorrhöen benutzten Tinctur verwendete.

Semen Sinapis, Semen Sinapeos, Semen Sinapis nigrae s. viridis; **Senfsamen, schwarzer Senf. Oleum Sinapis,** Oleum Sinapis aethereum; **Senföl, ätherisches Senföl.**

Als Senf bezeichnet man die Samen von **Brassica nigra Koch s. Sinapis nigra L.,** einer Crucifere, welche in fast ganz Europa wächst und in vielen Gegenden Europas (auch in Californien) zur Gewinnung ihrer Samen cultivirt wird.

In Sarepta und dem südöstlichen Russland wird statt Brassica nigra eine andere Crucifere, Sinapis juncea Mayer, gebaut, deren Samen, von der Samenschale und dem in Russland als Speiseöl geschätzten fetten Oele befreit, gepulvert als **Sarepta-Senfmehl** im Handel vorkommt.

Der Senf bildet fast kuglige, 1 Mm. dicke, fein netzig grubige, aussen mehr oder minder dunkel rothbraune, innen gelbe Samen, die beim Kauen anfangs milde ölig, bald aber brennend scharf schmecken und ein gelblich grünes Pulver geben, welches bei Befeuchtung mit Wasser einen äusserst intensiv reizenden Geruch entwickelt. Die dünne Samenschale lässt das in die Rinne der zusammengefalteten Keimblätter heraufgebogene Würzelchen erkennen. Der Senfsamen wird bisweilen mit anderen Cruciferensamen verfälscht. So mit den Samen der als Oelgewächse gezogenen Brassica Napus L. und Brassica Rapa var. oleifera (Raps, Rübsamen), welche aber nur sehr feingrubig punktirt, gegen 2 Mm. gross, von dunklerer Farbe und fast ohne Schärfe sind. Die Samen des Ackersenfes, Sinapis arvensis L., und der schwarzsamigen Varietät von Sinapis alba L. sind ebenfalls grösser und fast glatt.

Der Senf enthält bis 32% eines milde schmeckenden, fast geruchlosen Oeles, das die Glyceride der Stearinsäure, der Erucasäure und einer vielleicht eigenthümlichen Oelsäure enthält. Derjenige Stoff, auf welchem die scharfen Eigenschaften des Senfes beruhen, das durch Destillation der in kaltem Wasser eingeweichten Senfsamen dargestellte **Senföl, Oleum Sinapis,** ist in den Senfsamen nicht präformirt enthalten.

Es bildet ein farbloses oder gelbliches, dünnes Fluidum von 1,016 bis 1,022 spec. Gew., von durchdringend scharfem Geruche und Geschmacke, neutraler Reaction, in 50 Th. Wasser und in jedem Verhältnisse in Spiritus löslich. Es besteht in der Hauptsache aus **Schwefelcyanallyl** (Sulfocyansäure-Allyläther), welches künstlich durch Destillation von Iodpropylen mit Sulfocyankalium dargestellt werden kann, und neben dem mehr oder minder grosse Mengen von **Cyanallyl,** aus Sulfocyanallyl unter Abscheidung von Schwefel entstehend, auftreten.

Die Entstehung des Senföls findet nur statt, wenn Wasser mit Senfsamen in Berührung kommt, und zwar, wie Will und Körner

1863 nachwiesen, unter Einwirkung eines als Ferment wirkenden, dem Senfsamen eigenthümlichen Eiweisskörpers, des Myrosin, auf eine zunächst als myronsaures Kali, später als Sinigrin bezeichnete krystallisirbare Verbindung.

Das Sinigrin hat die Formel $C^{10}H^{18}KNS^2O^{10}$, welche die Elemente von

$$\begin{array}{lll} \text{Senföl} & C^4\ H^5 & NS \\ \text{Rechtstraubenzucker} & C^6\ H^{12} & O^6 \\ \text{und Kaliumsulfat} & K\ \ \ H & SO^4 \\ \hline & KC^{10}H^{18}NS^2O^{10} & \end{array}$$

enthält und in diese drei Körper zerfällt. Die Spaltung des Sinigrins erfolgt nicht durch Emulsin oder ähnliche Fermente, wohl aber mittelst Baryt und Silbernitrat (Ludwig und Lange). Schwefelcyanallyl bildet mit Ammoniak behandelt eine krystallinische Verbindung, das Thiosinnamin, welches von Wolff gegen Intermittens versucht wurde, jedoch wegen Erregung von Kopfschmerzen und wegen nicht sicherer Wirkung keine Anwendung verdient. Künstliches Senföl wirkt physiologisch genau wie aus Senfsamen dargestelltes (Köhler und Henze).

Senföl hebt die Gerinnbarkeit des Eiweisses beim Kochen und die Coagulabilität der Milch auf (Buchheim und Eberbach) und retardirt die alkoholische, faulige, ammoniakalische Harn- und Milchgährung (Köhler und Henze).

Es ist das giftigste aller sog. ätherischen Oele und tödtet schon zu 1,0 Kaninchen in 2 Stunden, wobei es hämorrhagische Gastroenteritis bewirkt. Beschleunigung der Herzaction, erschwerte Respiration, Muscularschwäche, schliesslich Anästhesie und Convulsionen bilden das Intoxicationsbild; die Reizbarkeit des Herzens und der Muskeln persistirt lange Zeit nach dem Tode; der Geruch des Oeles zeigt sich dabei in Blut und Athem, mitunter auch im Urin (Mitscherlich). In Emulsion intravenös eingeführt bedingt es je nach der Dosis Steigen resp. Sinken des Blutdrucks durch Reizung bezw. Herabsetzung des vasomotorischen Centrums und Beschleunigung ev. Verlangsamung der Athmung durch Erregung resp. Lähmung des Athemcentrums; kleine Mengen steigern die Reflexerregbarkeit anfangs und heben dieselbe später ganz auf (Köhler und Henze).

Auf der menschlichen Haut erregt es selbst in starker Verdünnung sofort heftiges Brennen, Röthung und später Blasenbildung.

Riecht man an einer Senföl enthaltenden Flasche, so erfolgt sofort Stechen in der Nase und Thränen. Unzerkleinerte Senfkörner machen beim Verschlucken keine nennenswerthen Erscheinungen. Senfpulver erregt wie gekaute Senfkörner Gefühl von Brennen auf der Zunge, auch im Schlunde, und nach dem Verschlucken Wärmegefühl im Magen. Appetit und Digestion werden durch reflectorische Vermehrung des Magensaftes etwas gefördert, bei längerem Gebrauche jedoch vermindert; auch will man danach mechanische Verstopfung des Dickdarms beobachtet haben. Grosse Dosen wirken emetisch, können auch Gastroenteritis und Diarrhoe erzeugen. Man schreibt dem Senf diuretische Effecte zu, wofür physiologische Beweise nicht vorliegen. Das Volk vindicirt ihm günstigen Einfluss auf das Gedächtniss!

Die Effecte befeuchteten Senfmehls auf die menschliche Haut sind die nämlichen wie die des Oleum Sinapis. Die Röthung erfolgt meist in 7—10 Minuten, selten erst in $1/4$ Stunde; der brennende Schmerz ist dabei ziemlich heftig, die Haut an der Applicationsstelle heiss und empfindlich. Später erfolgt Bildung von Bläschen und selbst von grossen Blasen, welche Geschwüre hinterlassen, die sehr wenig Neigung zur Verheilung zeigen.

2*

Die Wirkung allgemeiner Senfbäder äussert sich ähnlich wie bei Bädern, denen viel ätherische Oele beigemengt sind. In einem Bade von der Temperatur des Körpers tritt allgemeiner Frost, Zähneklappern, leichtes Zucken der Lippen und Gliedmassen, Verfall des Gesichtes, bei beschleunigtem Pulse und ohne dass Abnahme der Körperwärme stattfindet, ein; die Haut wird dabei an einzelnen Stellen geröthet, ohne dass sich Schmerz zeigt, ehe die Kranken das Bad verlassen haben. Später folgt allgemeines Hitzegefühl, Stechen und Brennen der Haut (Trousseau und Bonfils).

Sowohl der Senf als das Senföl finden ihre Hauptanwendung äusserlich als Hautreiz.

Innerlich wird ersterer oft als Diäteticum, besonders als Zusatz von gekochtem und gebratenem Fleisch, meist gleichzeitig und mehr noch in der Absicht, dasselbe pikanter zu machen, gebraucht. Dass vor übermässiger Benutzung und vor der Anwendung bei bestehenden Reizungszuständen des Magens zu warnen ist, liegt auf der Hand. In England benutzt man grössere Mengen Senf innerlich als Brechmittel, besonders bei Vergiftungen, wenn Magenpumpe oder Brechmittel aus Zink- oder Kupfervitriol nicht gleich zur Hand sind. Man meide ihn übrigens bei Giften, welche an sich Entzündung des Magens erregen, und beschränke seine Benutzung auf narkotische Intoxicationen, wenn die betreffenden Gifte (Morphin, Atropin) bedeutende Herabsetzung der Erregbarkeit der Magennerven bedingen, aus der die Unwirksamkeit schwächerer Emetica resultirt. Die Empfehlung des längeren Gebrauches von Senfsamen gegen Rheumatismus und chronische Hautkrankheiten hat keine rationale Begründung. Wolff hat Senföl bei chronischem Magenkatarrh und Anorexie gerühmt; Kuhk empfahl es gegen Hydrops, wo man früher die sog. Senfmolken, Serum lactis sinapisatum, zu verordnen pflegte.

Als hautreizendes Mittel findet Senf seine Indication in allen Fällen, wo rasche Irritation und Röthung der Haut geboten ist, während da, wo die Wirkung eine nicht so schleunige zu sein braucht, die Cantharidenpräparate den Vorzug haben.

Vor allem ist Senf angezeigt, wo man durch Reizung peripherischer Nerven Erregung der gesunkenen Thätigkeit der Nervencentra herbeizuführen beabsichtigt, so bei Asphyxien, Ohnmachten, comatösen Zuständen, bei Respirationsstörungen, um reflectorisch die Inspirationsmuskeln anzuregen. Der Senf eignet sich ferner da, wo man das hautröthende Mittel auf eine grössere Fläche des Körpers zu appliciren beabsichtigt, um eine grössere Menge von Blut auf einmal nach der Peripherie des Körpers zu leiten, worauf der Gebrauch der Senfbäder (bei Cholera angewendet) und Senffussbäder beruht. Auch bei schmerzhaften Affectionen, z. B. Odontalgie, Rheumatismus, Neuralgien, ist der Senf als Gegenreiz zu verwenden und leistet in frischen Fällen gar nicht selten die günstigsten Dienste. Zu längerem Gebrauche eignet sich dagegen Senf nicht; doch will Herpin durch fortgesetzte Anwendung von Senfbädern Intermittens geheilt haben.

Senföl kann ganz wie Senfsamen gebraucht werden, doch beschränkt man dessen Anwendung meist auf solche Partien, an welchen sich der Senf selbst nicht gut anbringen lässt, z. B. im Gesicht, hinter den Ohren.

Innerlich wird der Senf als kräftiges Emeticum zu 8,0—15,0 verabreicht. Senföl ist nur mit grösster Vorsicht innerlich zu gebrauchen; man gab es bis zu $^1/_4$ Tropfen in wässriger Lösung.

Aeusserlich wird der Senfsamen vorzugsweise in der Form des Senfteiges, Sinapismus, Cataplasma Sinapis, Pasta epispastica, Cataplasma epispasticum, benutzt. Man versteht darunter ein

Kataplasma, das durch Mischen von gleichen Theilen gepulverten Senfsamens und Brunnenwasser bereitet wird.

Es ist zweckmässig, bei domestiker Anfertigung lauwarmes Wasser zu benutzen, weil dieses rascher die Zersetzung des Sinigrins, welche immer einige Zeit erfordert, bewirkt. Kochendes Wasser hemmt die Spaltung durch Einwirkung auf das Myrosin. Ebenso schwächt Zusatz von Essig, Weingeist, Ammoniak, Phenol oder Salicylsäure die Wirkung. Altes Senfmehl verliert die Fähigkeit, bei Befeuchten mit Wasser Senföl zu produciren, weshalb frisch gepulverter Senfsamen am meisten zu empfehlen ist. Man streicht den Teig gewöhnlich auf Leinwand und applicirt ihn nach Bedürfniss. Nach 10—15 Minuten ist er zu entfernen und die Stelle sorgfältig abzuwaschen, um nicht durch liegenbleibende Reste Ulcerationen zu veranlassen. Wo man den Senfteig bei Gelähmten oder Empfindungslosen applicirt, ist dies besonders zu beachten, weil solche Patienten die Wirkung anfangs nicht verspüren oder nicht anzugeben vermögen. Im Falle sehr heftiger Schmerzen wirken kalte Ueberschläge, auch Linimentum Calcis günstig.

Zu Fussbädern nimmt man 50,0—100,0 gröblich zerstossenen Senf, zu Bädern 100,0—200,0. Wenn man Fussbäder, wie es manche Aerzte thun, bei Ophthalmien benutzt, muss man den Patienten vor den daraus aufsteigenden reizenden Dämpfen ausdrücklich warnen. Von Senfaufgüssen wird jetzt so leicht Niemand als Zusatz von Bädern und Fussbädern oder als Mittel zur Heilung von Scabies Gebrauch machen.

Senföl wird meist in spirituöser Lösung, seltener in Oel (5 Tr. in 4,0 Mandelöl) gelöst, benutzt. Man kann diese einreiben oder damit getränktes Fliesspapier auflegen. Nach Russheim schüttelt man zweckmässig 1 Tr. mit 4,0 Wasser, bei Kindern und Individuen von zarter Haut mit 6,0, tränkt damit ein Stück Löschpapier und applicirt dies unter einem Stück Wachsleinwand, das man mit Heftpflaster befestigt.

Präparate:

1) **Charta sinapisata; Senfpapier.** Diese zuerst von Rigollot als Ersatz des Sinapismus angegebene Form stellt Papier dar, welches mit entöltem Senfmehl beklebt ist, wobei als Klebemittel in Ammoniak gelöstes Kautschuk dient (da Gummilösung oder ein spirituöses Klebemittel offenbar vorzeitige Spaltung des Sinigrin bedingen würde). Man schneidet ein Stück von beliebiger Grösse davon ab, taucht es in lauwarmes Wasser und applicirt dasselbe an der gewählten Stelle. Es ist zu fürchten, dass bei längerer Aufbewahrung trotz der Entölung das Mittel in dieser Form doch an Activität verlieren wird.

2) **Spiritus Sinapis, Senfspiritus.** Senföl 1 Th. in Weingeist 49 Th. gelöst. Der Umstand, dass er schneller und kräftiger als der Senfteig wirkt und überall applicirt werden kann, bedingt die Vorzüge des Senfspiritus.

Senfmolken, Serum lactis sinapisatum, siedende Milch durch Senfpulver (Myrosin) zum Gerinnen gebracht, etwa 30,0 Sinapis auf 500,0 Milch, dienten, tassenweise getrunken, früher gegen Hydrops.

Anhang: Neben dem schwarzen Senf waren früher noch gebräuchlich die weissen Senfsamen, Semen Sinapis albae s. Semen Erucae, von der bei uns einheimischen verwandten Crucifere Sinapis alba L. Dieselben sind grösser, aber in ihrer Wirkung schwächer. Wie der schwarze Senf enthalten sie Myrosin, dagegen statt des myronsauren Kalium eine analoge eigenthümliche Verbindung, das Sinalbin, $C^{30}H^{44}N^2S^2O^{16}$, welches die Elemente von

Schwefelcyanakrinyl . . . . . . $C^8 H^7 NSO$
Traubenzucker . . . . . . $C^6 H^{12} O^6$
und zweifach schwefelsaurem Sinapin . $C^{16}H^{23}N O^5, SH^2O^4$

enthält und durch den Einfluss des genannten Fermentkörpers unter Contact mit Wasser in diese zerlegt wird (Will). Das im weissen Senfe früher als präformirt angenommene Alkaloid Sinapin oder Sulfosinapin erscheint hiernach als Spaltungsproduct des Sinalbin. Das Schwefelcyanakrinyl, ein scharf und brennend schmeckendes, auf der Haut blasenziehendes, gelbes Liquidum, entspricht dem ätherischen Senföl. In dem ätherischen Oele des weissen Senfes findet sich neben dem Sulfocyanakrinyl auch Cyanakrinyl in wechselnden Mengen. Die weissen Senfsamen sind Hausmittel gegen Magenkatarrh.

Dem ätherischen Senföle sehr nahestehende scharfe schwefelhaltige Oele finden sich auch in einer Anzahl anderer Cruciferen. So in der vorzugsweise diätetisch benutzten, besonders im Herbst durch grosse Schärfe ausgezeichneten Radix Armoraciae, Meerrettig, von Armoracia rusticana Gärtner (Cochlearia Armoracia L.). Im frischen Zustande zerquetscht kann die Wurzel als energischer Hautreiz dienen. Früher benutzte man sie in Aufgüssen mit Wein oder Bier als Diureticum; auch bei Indigestion, Amenorrhoe, Intermittens, endlich als Kaumittel gegen Zungenlähmung und Zahnschmerz.

Aus anderen Cruciferen entwickeln sich dagegen bei der Destillation ätherische Oele, welche dem in den Zwiebeln verschiedener Angehöriger der Gattung Allium (Fam. Asphodeleae), so namentlich im Knoblauch, Bulbus Allii sativi, und in den Zipollen oder Zwiebeln, Bulbus Cepae, enthaltenen Oele, dem Knoblauchöle, entsprechen oder ein Gemenge von Senföl und Knoblauchöl bilden. Das durch seinen intensiven Geruch ausgezeichnete Knoblauchöl, welches mit dem künstlich durch Einwirkung von Iodallyl oder Sulfocyanallyl (Senföl) auf Schwefelkalium dargestellten Schwefelallyl identisch ist, wirkt scharf reizend auf Haut und Schleimhäute, wie das dadurch so leicht reflectorisch bedingte Thränen der Augen genugsam beweist. Im Orient dient Knoblauch roh oder in Wasserdämpfen gekocht als Derivativum bei Rheumatismus; bei uns giebt man ihn bisweilen in Abkochung mit Milch oder Wasser im Klystier gegen Oxyuris vermicularis. Auch die Zwiebel kann man als Hautreiz verwenden; sie ist Volksmittel gegen Keuchhusten (mit Schweineschmalz eingerieben) und Ohrenschmerz, auch benutzt man sie gebraten als Zusatz zu reizenden Kataplasmen bei Drüsengeschwülsten und Panaritien. Man legt den Zwiebelarten eine besonders günstige Wirkung bei Bronchialkatarrhen und bei Hydrops bei, wo man den ausgepressten Saft mit Zucker (als sog. Syrupus Allii) oder auch Abkochungen früher medicinisch benutzte. Der Knoblauch gilt auch als ein „pestwidriges" Mittel und hat deshalb früher zur Darstellung des Räuberessigs (nicht eben zur Verfeinerung!) und selbst innerlich bei Cholera Anwendung gefunden. Vielleicht ist dieser Ruf nur eine Verwechslung mit der als Lachenknoblauch bezeichneten Labiate Teucrium Scordium L., die ähnlich riecht und in alten Zeiten als Bezoardicum in Ansehen stand. In Südfrankreich ist Knoblauch Volksmittel zur Verhütung des Rausches.

Herba s. Frondes Thujae. — Die nordamerikanische Conifere (Cupressine) Thuja occidentalis L., der bei uns viel cultivirte Lebensbaum, enthält in ihren grünen Theilen ätherisches Oel, ein Glykosid, Thujin, nebst dessen Zuckerpaarling Thujigenin und zwei Harzen (Kawalier). Eine aus den Frondes Thujae bereitete Tinctura Thujae ist ausserordentlich scharf und kann örtlich applicirt Condylome, Papillome und Warzen beseitigen. Sie gilt innerlich gebraucht homöopathischen Aerzten als Heilmittel wider den Krebs. Grosse Mengen wässrigen Aufgusses der Herba Thujae gelten als abortiv und können ähnlich wie Sadebaumaufgüsse Gastroenteritis und Tod herbeiführen.

Oleum Rosmarini, Oleum Anthos; **Rosmarinöl.**

Dieses ätherische Oel wird aus dem blühenden Kraute von Rosmarinus officinalis, einer im Mittelmeergebiete einheimischen strauchartigen Labiate, auf der dalmatischen Insel Lessina gewonnen.

Das Oel ist farblos oder gelblich, dünnflüssig, verharzt aber leicht an der Luft, und wird dickflüssig, hat ein spec. Gew. von 0,88—0,91, riecht campherartig und besitzt einen kühlenden Geschmack. In Alkohol löst es sich in jedem Verhältnisse und schwärzt sich mit Salzsäuregas, ohne eine feste Verbindung zu erzeugen. Es ist ein Gemenge eines bei 115° siedenden Camphens und eines sauerstoffhaltigen Oeles.

Früher waren auch die im getrockneten Zustande fast nadelförmig zusammengetrockneten, steif lederartigen, an den Rändern zurückgerollten, ganzrandigen, oben glänzend graugrünen, unten weisslichen Blätter von stark campherartigem und aromatisch bitterem und wenig adstringirendem Geschmacke unter dem Namen Folia Rosmarini s. Roris marini s. Folia Anthos officinell. Sie werden viel mit den linienförmigen, am Rande mit kleinen, zahlreichen Höckern besetzten Blättern von Santolina rosmarinifolia L. verfälscht. Man vindicirte denselben eine Beziehung zu den weiblichen Sexualorganen und gebrauchte sie deshalb bei Menstruationsanomalien und weissem Fluss. Stärkere Aufgüsse sollen wiederholt getrunken als Abortivmittel gemissbraucht werden (Thierfelder). Im Allgemeinen benutzt man die Droge medicinisch fast nur äusserlich zu Kräuterkissen und Fomenten, meist in Verbindung mit anderen Labiaten, z. B. in älteren Vorschriften der Species aromaticae. Man bereitet daraus auch einen Spiritus, den Rosmarinspiritus, Spiritus Rosmarini, den man zu reizenden Waschungen und Einreibungen, auch als Badespiritus, benutzt und der früher auch mit Lavendelspiritus als Grundlage des Spiritus coeruleus, einer Lösung von Salmiakgeist und Grünspan in den genannten beiden Spiritusarten, diente. Aus einem Gemenge von Rosmarinblättern mit Salbei, Lavendel, Pfeffermünz, Rautenblättern und Wermut erhielt man durch Destillation die sog. weisse Arquebusade, Aqua vulneraria vinosa s. spirituosa s. sclopetaria, Spiritus vulnerarius, früher viel zu Umschlägen auf Schusswunden und unreine Geschwüre, bei Quetschungen und Verstauchungen benutzt, jetzt wie andere ehedem gebräuchliche Auszüge aus Rosmarin und ähnlichen Kräutern, z. B. der Spiritus Anhaltinus s. Aqua Anhaltina, in praxi meist durch Antiseptica ersetzt. Der bald mit Wasser, bald mit Spiritus durch Destillation von Rosmarin, Lavendel u. s. w. erhaltene Spiritus Rosmarini compositus s. Aqua Reginae Hungariae war früher zu kosmetischen Zwecken und reizenden Waschungen sehr beliebt.

Das Rosmarinöl, welches von Jähne gegen Krätze empfohlen wurde und in der That für Krätzmilben wie für andere kleine Gliederthiere toxisch ist, gilt beim Volke als Mittel bei Augenschwäche und Alopecie und wird in Frankreich nicht selten zu erregenden und belebenden Bädern in Verbindung mit anderen Labiatenölen benutzt.

Auch für grössere Thiere ist Rosmarinöl toxisch; schon 1,2 tödtet Kaninchen unter Convulsionen in kurzer Zeit (Strumpff). Bei Säugethieren bewirkt es Steigerung und später Herabsetzung des Blutdrucks durch Erregung resp. Lähmung des vasomotorischen Centrums und tödtet durch Lähmung des Athemcentrums; es steigert in kleinen Dosen und setzt in grossen die Reflexerregbarkeit herab, bewirkt starkes Sinken der Eigenwärme, erregt die Peristaltik und bedingt vermehrte Absonderung nach Veilchen riechenden Harns, bei längerer Darreichung auch Nephritis (H. Köhler und Schreiber). Auf die Haut wirkt es reizend; im Bade ruft es zu 2,0 anfangs Wärmegefühl, später Stechen und in $1/4$ Stunde Röthung hervor (Topinard).

Besonders geschätzt sind in Frankreich die sog. Bains de Pennès, welche man nach Topinard einfacher aus 300,0 Natrium carbonicum und 2,0 Ol. Rosmarini, Ol. Thymi und Ol. Lavandulae bereiten lässt. Eine Mischung von 15 Th. Rosmarinöl, āā 2 Th. Lavendelöl und Ol. Thymi und 1 Th. Salpetersäure liess Rimmel aus einem kupfernen Gefässe über der Spiritusflamme zur Desinfection verdampfen.

Präparat:

Unguentum Rosmarini compositum, Ungt. nervinum, Ungt. aromaticum; **Rosmarinsalbe,** Nervensalbe Adeps suillus 16 Th., Sebum 8 Th., Cera flava, Ol. Nucistae āā 2 Th., Oleum Rosmarini, Ol. Juniperi āā 1 Th. Gelbliche, aromatisch riechende Salbe. bei Kolik, Lähmungen u. s. w. benutzt. Dieselbe Benennung wird auch billigeren Salbengemischen gegeben, welche kein Oleum

Myristicae und Ol. Juniperi, dagegen aber Ammoniak enthalten, wodurch die reizende Wirkung natürlich erheblich erhöht wird. Aeltere Formeln enthielten statt Ol. Myristicae meist Ol. Lauri, wodurch die Salbe grünlich wird.

Verordnung:

℞
Sebi ovilli
Adipis suilli āā 25,0
Liquefactis et semirefrigeratis admisce

Olei Rosmarini
Liquoris Ammonii caustici āā 5,0
M. f. ungt. (*Unguentum nervinum in usum pauperum*).

Flores Lavandulae; Lavendelblumen.   Oleum Lavandulae; Lavendelöl.

Lavandula officinalis Chaix (Lavandula angustifolia Ehrh. s. L. Spica L.), ein im Mittelmeergebiete einheimischer, bei uns angebauter und in England (Mitcham) im Grossen cultivirter Halbstrauch, liefert die aus dem mit zierlichen Sternhaaren flockig bestreuten, mehr oder weniger stahlblauen Kelche und der azurblauen Blumenkrone bestehenden Lavendelblumen, welche sich durch lieblichen Geruch auszeichnen, der von dem hauptsächlich in den Drüsen des Kelches enthaltenen ätherischen Oele herrührt. Das Lavendelöl des Handels wird meist nicht aus den Blumen allein, sondern auch aus den übrigen Theilen von Lavandula officinalis gewonnen; nur das feinste Oel stammt von den Blüthen, die bei uns frisch 1,3, in Südfrankreich getrocknet gegen 3 % liefern. Das Lavendelöl ist blassgelb, sehr dünnflüssig, von 0,885—0,95 spec. Gew., neutral und in Weingeist oder 90 % Essigsäure in allen Verhältnissen löslich, siedet bei 186—188° und scheidet in der Kälte bisweilen Campher ab. Es enthält in wechselnden Mengen ein bei 200—210° siedendes Camphen und ein Stearopten.

Neben dem Lavendelöl ist noch ein weniger angenehm riechendes, ähnliches Oel, das Spiköl, im Handel, welches gewöhnlich von Lavandula Spica Chaix L. (L. latifolia Ehrh.), deren Blüthen (mit nicht filzigem Kelche und kleineren Blumen) minder angenehm riechen, abgeleitet wird; doch scheint unter diesem Namen auch das aus den Stengeln von Lavandula officinalis gewonnene Oel zu cursiren.

Das Lavendelöl gehört zu den stark toxischen Aetherolea und kann bei Kaninchen schon zu 4,0 Convulsionen und Tod bedingen. Auf die Haut wirkt es verhältnissmässig schwach, indem 2,0 im Bade nur allgemeine Wärme und erst in 1 Stunde Erythem bedingen (Topinard). Epizoën werden dadurch rasch getödtet. Innerlich ist es bei Migräne und nervöser Aufregung zu 1—3 Tropfen benutzt, meist dient es jedoch nur zur Darstellung von Parfümerien. Die Lavendelblumen kommen fast nie für sich in Anwendung, sondern meist im Gemenge mit ähnlich wirkenden Pflanzentheilen.

Präparate:

1) **Species aromaticae; Gewürzhafte Kräuter.** Lavendel, Thymian, Quendel, Pfefferminz āā 2 Th., Gewürznelken, Cubeben āā 1 Th. Zu trocknen Umschlägen und Kräuterkissen, die man wohl mit Eau de Cologne oder Lavendelspiritus befeuchtet (bei Zahnweh, rheumatischen Schmerzen), zu Bädern (½ bis 1 Pfd. pro balneo), auch im Aufgusse (1 : 10—20) zu Bähungen und Umschlägen. Die Species aromaticae ersetzen verschiedene ältere Kräutergemische, wie die Species pro cucuphis, die bei Hirnerschütterung und Kopfverletzungen gebrauchten Species cephalicae s. pro epithemate, die Species ad fomentum (mit viel Hopfen), die Species resolventes u. a. m. Ein filtrirtes Macerat von 2 Th. Species aromaticae mit 5 Th Aqua vulneraria spirituosa und 16 Th. Rothwein bildet den früher officinellen aromatischen Wein (Kräuterwein, Gewürzwein, Sturmfederwein), Vinum aromaticum, welcher äusserlich zur Fomentation putrider Geschwüre diente. Auch ein Macerat mit Essig war früher als Fomentatio aromatica acida zu gleichem Zwecke in Gebrauch.

2) **Spiritus Lavandulae; Lavendelspiritus.** Flor. Lavandulae 5 Th., mit āā 15 Th. Spiritus und Aq. comm. 24 Stdn. macerirt, dann 20 Th. abdestillirt. Klar, farblos. Zu reizenden Waschungen und Einreibungen.

Wegen ihres Wohlgeruches werden die Lavendelblumen auch zu Parfüms vielfach benutzt. Ein Digestionsauszug von Zimmtkassie, Muscatnuss und rothem Sandelholz mit gleichen Theilen Spir. Lavandulae und Spir. Rosmarini bildete den früher zu Einreibungen und Waschungen, sowie als Riechmittel vielbenutzten Spiritus Lavandulae compositus. In England ist derselbe unter dem Namen Lavender drops bei Koliken zu 20—60 Tropfen gebräuchlich. Das als Eau de Lavande bezeichnete Parfüm des Handels ist in der Regel eine spirituöse Lösung des Lavendelöls mit Tinctura Ambrae u. a. wohlriechenden Tincturen.

Mit Benzoë und anderen Harzen dienen die Lavendelblüthen zur Darstellung diverser Räucherpulver sowohl zur Parfümirung der Luft (Pulvis fumalis nobilis u. a.) als zu gelinder Reizung rheumatisch afficirter, gelähmter oder odematöser Glieder.

Herba Thymi; Gartenthymian, Römischer Quendel. **Oleum Thymi; Thymianöl.**
Herba Serpylli; Quendel, Wilder Thymian, Feldkümmelkraut.

Die als Herba Thymi und Herba Serpylli bezeichneten Drogen stellen das blühende Kraut zweier Angehöriger des Labiatengenus Thymus dar, die erstgenannte der südeuropäischen und bei uns in Gärten cultivirten Species Thymus vulgaris L., die letztgenannte des bei uns an sonnigen Grasplätzen überaus häufigen Quendel, Thymus Serpyllum L. Beide sind durch einen (bei Thymus Serpyllum besonders feinen) Wohlgeruch ausgezeichnet, welchen sie ätherischen Oelen verdanken, von denen das aus Thymus vulgaris destillirte Thymianöl in die Pharmakopoe Aufnahme gefunden hat.

Thymus Serpyllum hat einen liegenden, mit feinen Härchen besetzten, Thymus vulgaris einen aufstrebenden, von kleinen Härchen wie weiss bestäubt aussehenden Stengel; die Blätter sind bei beiden klein und gegenständig, bei Th. Serpyllum lanzettlich bis eiförmig, stumpf, auf beiden Seiten drüsig punktirt, am Rande gewimpert, bei Th. vulgaris linienförmig, steif, ganzrandig, am Rande umgerollt, oben grün, grubig, unten grauweiss, dicht und zart behaart; die Blüthen sind weiss oder violett und stehen in Scheinquirlen, welche bei Thymus Serpyllum gegen die Spitze der Zweige hin zusammengedrängt sind und in Köpfchenform übergehen. Aus Thymus Serpyllum haben die Botaniker eine Menge Arten gemacht, da die Pflanze nach dem Standorte ungemein variirt. Die Oele der beiden Thymusarten sind verschieden. Das Thymianöl, von dem der Römische Quendel etwa $2^{1}/_{2}$ % liefert, ist gelblich oder bräunlich, dünnflüssig, von starkem Thymiangeruche und campherartigem Geschmacke, und besteht aus einem farblosen Camphen, dem bei 160—165° siedenden Thymen, dem Kohlenwasserstoffe Cymen, $C^{10}H^{14}$, und dem zu der Reihe der Phenole gehörenden Thymol, dessen Verhältnisse bereits unter den Antiseptica ausführlich erörtert worden sind. Das goldgelbe bis braunrothe Quendelöl, von welchem das Kraut nur geringe Mengen ($^{1}/_{10}$ %) zu liefern scheint, besteht fast ganz aus einem Camphen.

Besondere physiologische Untersuchungen über die beiden Thymusarten und ihre ätherischen Oele liegen nicht vor.

Hauptsächlich dienen Thymian und Quendel äusserlich in Verbindung mit anderen Kräutern zu aromatischen Kräuterkissen, welche neben gelind irritirend auf die Haut und ausserdem noch als Schutzmittel dienen. So sind die Herba Serpylli Bestandtheil der Species aromaticae. Auch Thymianöl wirkt als Hautreiz in der Mixtura oleoso-balsamica und im Opodeldok mit und war früher als Desinficiens wegen seines Gehaltes an Thymol auch Bestandtheil des Acetum aromaticum.

Präparat der Herba Serpylli:

Spiritus Serpylli, Quendelspiritus. Herba Serpylli 5 Th. mit āā 15 Th. Spiritus und Aqua comm. 24 Stunden macerirt, dann 20 Th. abdestillirt. Klare, farblose Flüssigkeit, die bei Verstauchungen u. s. w. als äusserer Hautreiz benutzt wird, auch als Zusatz zu Mund- und Gurgelwässern und als Badespiritus dient

Anhang. Den officinellen Thymusarten nahe verwandt sind die früher der Gattung Thymus zugerechneten Calaminthen, von denen die Bergmelisse, Calamintha montana Lam. s. officinalis Moench, die Cretische Bergminze, Calamintha incana, und die grossblumige Bergminze, Calamintha grandiflora Moench, sich durch vorzüglichen Wohlgeruch auszeichnen.

In gleicher Weise können auch noch verschiedene andere Labiaten benutzt werden, die z. Th. wie die Herba et summitates Origani, von unserm einheimischen Dosten oder wilden Majoran, Origanum vulgare L., in anderen Ländern Bestandtheile der Species aromaticae sind. Die genannte Pflanze dient beim Volke sehr häufig mit anderen wilden Labiaten (Quendel u. s. w.) zu Kräuterbädern gegen Scrophulose und Atrophie der Kinder. Auch rieb man das Oleum Origani aethereum bei Kolik und Alopecie ein. Aehnlich ist das sog. Spanische Hopfenöl, das Oel von Origanum Creticum L., welches in Italien als Zahnwehmittel und zu Einreibungen bei Lähmung Benutzung gefunden zu haben scheint. Das Oel enthält wie das des als Gewürz verwendeten Bohnenkrauts, Satureja hortensis L., ein mit Thymol isomeres Phenol, das Carvacrol (Jahns). Hieran reihen sich mehrere südeuropäische Labiaten, z. B. Dracocephalum Moldavicum, die Mutterpflanze der Herba Melissae Turcicae, Micromeria filiformis Bentham, deren Kraut als Herba Cunilae thymoidis in Spanien bezeichnet wird, und viele andere, die wir hier übergehen müssen.

Unter dem Namen Herba Majoranae, Mairan, Majoran, waren früher die ovalen oder länglichen, stumpfen, ganzrandigen, getrocknet schmutzig graugrünen, campherartig riechenden Blätter und blühenden Köpfchen von Origanum Majorana L., einer bei uns in Gärten cultivirten, aus Nordafrika stammenden, krautigen Labiate, officinell. Das darin enthaltene gelbgrüne bis braungrüne, in Weingeist in jedem Verhältnisse lösliche Oel, Oleum Majoranae, welches brennend schmeckt, sauer reagirt und beim Aufbewahren Majorancampher absetzt, wurde zu Einreibungen bei Schnupfen, auch innerlich zu 1—3 Tropfen gegen Hysterie benutzt. Mit Spiritus aufgeweichtes Majorankraut mit Fett im Wasserbade digerirt, liefert die grüne Mairansalbe, Unguentum Majoranae, ein Volksmittel gegen Stockschnupfen der Kinder, in Stirn und Nasenwurzel eingerieben.

In gleicher Weise kam früher auch die Herba Mari veri, die Blätter des ebenfalls zu den Labiaten gehörenden Amber- oder Katzenkrauts, Teucrium Marum L. (in Südeuropa einheimisch), in Gebrauch. Sie bilden einen Bestandtheil des alten Pulvis sternutatorius viridis (Majorana 3 Th., Marum verum, Convallaria, Iris florentina āā 1 Th.)

Terebinthina, Terebinthina communis; **Gemeiner Terpenthin. Colophonium.** Resina Colophonium; **Geigenharz,** Kolophonium.

Mit dem Namen Terpenthin belegt man die dickflüssigen Lösungen von Harzen in Camphenen, welche beim Anbohren oder Anschneiden der Stämme verschiedener Coniferen von der Abtheilung der Abietineen aus der Rinde und dem Holze ausfliessen. Man unterscheidet als gewöhnlichen oder gemeinen Terpenthin diejenigen Sorten, welche selbst bei längerem Stehen trübe bleiben und zum Theil sogar krümlig und krystallinisch erstarren.

Ursprünglich wurde der Name Terpenthin einem ähnlichen Balsam aus Pistacia Terebinthus beigelegt, welcher als Chiotischer oder Cyprischer Terpenthin früher im Handel war und in neuester Zeit durch die Empfehlung von Clay (1880) einen vorübergehenden Ruf als Krebsmittel (besonders bei Uteruscarcinomen) gefunden hat, wobei man ihm innerlich in Pillen oder Emulsion längere Zeit darreichte. Die Bestandtheile des Chios-Terpenthins weichen von dem des Coniferen-Terpenthins wesentlich ab; ersterer enthält ein eigenthümliches ätherisches Oel (9,2%), das Alpharharz des Mastix (80%), das Gammaharz der Benzoë (4—6%) und Spuren von Benzoësäure. Der gemeine Terpenthin, den man seiner Abstammung nach in verschiedene Sorten unterscheidet, stammt vorzugsweise von Pinus Pinaster Ayton (Pinus maritima Lam.) und wird besonders im Departement des Landes zwischen Bordeaux und Bayonne gewonnen. Ausserdem liefert besonders Virginien Terpenthin, wo Pinus australis Michaux (P. palustris Miller), Pinus Taeda L. und Pinus Strobus L. (Weymouthkiefer) die Mutterpflanzen sind. Auch in Oesterreich, wo die sehr harzreiche Schwarzkiefer, Pinus Laricio Poiret (P. nigricans Link), hauptsächlich Terpenthin liefert, und in verschiedenen Gebirgsgegenden Deutschlands wird Terpenthin gewonnen, hier besonders aus der Föhre (Kiefer), Pinus sylvestris L, der Rothtanne, Abies excelsa DC., und der Weisstanne, Abies pectinata DC. Von letzterer stammt der Strassburger Terpenthin, Terebinthina Argentoratensis, welcher wegen seiner Klarheit und seines Wohlgeruches geschätzt ist.

Alle Sorten des gemeinen Terpenthins bilden mehr oder minder dickflüssige, gelblich weisse oder bräunliche, trübe, körnige Massen von starkem, widrigem Geruche und von reizendem, mehr oder weniger bitterem Geschmacke. Sie klären sich beim Erwärmen und sind in Wasser unlöslich, in Alkohol und Aether leicht löslich. Mit Terpenthin geschütteltes Wasser nimmt saure Reaction an, welche von Ameisensäure und Bernsteinsäure herrührt. Das Verhältniss der Mengen des Camphens (15—30%) und der Harze (70—85%) ist in den einzelnen Terpenthinsorten sehr verschieden. Die Camphene, welche man gewöhnlich unter dem Namen Terpenthinöl zusammenfasst, sind zwar sämmtlich Kohlenwasserstoffe von der Formel $C^{10}H^{16}$, weichen aber namentlich in Bezug auf Geruch und Polarisationsverhalten von einander ab. Mikroskopisch besteht der Terpenthin zum grössten Theil aus kleinen, zum Theil krummen, wetzsteinartigen Abietinsäurekrystallen.

Zu den Harzsäften von Coniferen gehört auch der nicht mehr officinelle Venetianische oder Lärchenterpenthin, Terebinthina Veneta s. laricina s. laricis, in Südtirol Lorget, in der Schweiz Lörtsch genannt, der in den südlichen Alpen hauptsächlich in Südtirol, auch in Piemont und in der Dauphiné aus dem Kernholze der Lärchtanne, Pinus Larix (Larix Europaea DC.), gewonnen wird. Er ist bei gewöhnlicher Temperatur ein ziemlich klarer oder mässig trüber oder grünlich schillernder, schwerflüssiger Balsam von schwach bräunlich-gelblicher Farbe, eigenthümlichem, an Muscatnuss erinnerndem Geruche und bitter aromatischem Geschmacke. Vom gewöhnlichen Terpenthin weicht er dadurch ab, dass er nicht durch Auskrystallisiren der Harzsäure körnig wird. An der Luft verdickt er sich langsam.

Hierher gehört auch der Canadabalsam, Balsamum Canadense, der Terpenthin der Nordamerikanischen Balsamtanne, Abies balsamea DC. s. Pinus balsamea L., welcher eine farblose oder gelbliche, aromatisch riechende, ziemlich flüssige Masse darstellt, die etwa 17% ätherisches Oel enthält. Seine Anwendung zum Verkitten optischer Gläser ist bekannt. Wie der Canadabalsam sind auch der Karpathische und Ungarische Terpenthin, Balsamum Carpathicum (von Pinus Cembra) und Hungaricum (von Pinus Pumilio), durchsichtig, klar und von angenehmem Geruche.

Entweder durch Abdestillation des Terpenthinöls oder durch spontanes Erhärten des ausgeflossenen Balsams entstehen die verschiedenen sog. Fichtenharze, von denen das Geigenharz oder Colophonium officinell ist.

Das durch destillirendes Kochen der deutschen Terpenthinarten mit Wasser als anfangs weicher, später harter und spröder Rückstand erhaltene Harzgemenge bildet den sog. **gekochten Terpenthin, Terebinthina cocta**, in welchem noch kleine Mengen von ätherischem Oele vorhanden sind, dessen allmäliges Verharzen dem gekochten Terpenthin die Eigenschaft, beim ruhigen Stehen gleichsam fliessend zusammenzusinken, verleiht. Die Terebinthina cocta ist von schmutzig gelber Farbe und kommt im Handel auch in cylindrischen und gedrehten Rollen vor. Die durch Ausfliessen aus den verwundeten Rinden resultirenden Harzmassen werden als **gemeines Harz, Resina communis s. Pini.** bezeichnet, wobei man wohl das aus der Lärchtanne exsudirte Harz als **Lärchenharz, Resina laricis**, unterscheidet. Unter diese Kategorie fallen der **Galipot** und das **Burgundische Harz, Resina Burgundica** (nach Dorvault von Abies excelsa stammend, nach Anderen geschmolzenen und colirten Galipot darstellend). Auch gehört hierher der sog. **Waldweihrauch, Olibanum sylvaticum s. Thus vulgare**, das von Ameisen in ihre Haufen getragene Harz von Pinus sylvestris. Erhitzt man das gemeine Harz mit Wasser, bis das ätherische Oel verflüchtigt ist, und colirt dann, so erhält man in Gestalt weisser, allmälig gelb werdender, harter, spröder Stücke das **weisse Harz, Resina alba**, während durch Schmelzen des gemeinen Harzes mit wenig oder ohne Wasser und nachheriges Coliren das **gelbe Harz, Resina flava s. citrina**, erhalten wird. Wird das letztere oder auch der gekochte Terpenthin längere Zeit ohne Wasser geschmolzen, so dass alles gebundene Wasser fortgeht und das Product klar und ganz durchsichtig wird, so entsteht das **Colophonium**. Dasselbe bildet weisslich-gelbe oder gelbbraune, durchsichtige, brüchige und leicht zerreibliche Stücke von grossmuscheligem Bruch, welche bei 80° erweichen, bei 135° schmelzen und bei weiterem Erhitzen sich bräunen. Das Colophonium ist in Wasser unlöslich, in Weingeist, Aether, fetten und ätherischen Oelen leicht löslich. Im Handel unterscheidet man nach der Farbe ein weisses (französisches, amerikanisches) und ein braunes oder schwarzes (deutsches) Colophonium, von denen ersteres in der pharmaceutischen Praxis bevorzugt wird. Es ist ausgezeichnet durch die Adhäsion in pulverförmigem Zustande an glatten Flächen, woher seine Benutzung zum Bestreichen der Violinbogen und glatter Maschinentheile stammt.

Wie der Terpenthin sind auch die Fichtenharze bis auf das Colophonium sämmtlich Gemenge von kleinen Quantitäten Terpenthinöl mit verschiedenen Harzsäuren und geringen Mengen indifferenter Harze.

Die bisherigen Angaben über die Harzsäuren des Terpenthins weichen unter einander nicht unbeträchtlich ab, doch ist nach den Untersuchungen von Maly das Vorhandensein von drei Pinusharzsäuren, die als **Abietinsäure, Sylvinsäure** und **Pimarsäure** bezeichnet werden, unzweifelhaft, während die früher aus dem Colophonium von Unverdorben angeblich erhaltene Pininsäure als das Anhydrid der Abietinsäure anzusehen ist. Letztere stellt eine leichte, lockere, aus weissen Krystallblättchen zusammengesetzte Masse dar, welche bei 118—122° schmilzt und auch in trockenem Zustande aus der Luft Sauerstoff aufnimmt. Im Colophonium existirt diese Säure als Anhydrid, welches beim Lösen in verdünntem Weingeist in krystallisirte Abietinsäure übergeht. Auch in der lebenden Pflanze existirt nur das Anhydrid; der frische, klare und amorphe Harzsaft erstarrt indess an der Luft zu Krystallen von Abietinsäure. Beim Kochen von Colophonium mit alkalischen Lösungen entstehen schmierige abietinsaure Salze (Harzseifen). Die Sylvinsäure findet sich im amerikanischen Colophonium neben Abietinsäure, die Pimarsäure im französischen Galipot (Laurent). Im Terpenthin findet sich wahrscheinlich auch das als **Pinipikrin** bezeichnete, 1853 von Kawalier in Nadeln, Rinden und Borken von Pinus sylvestris L. aufgefundene Glykosid, dem vielleicht der bittere Geschmack des Terpenthins zuzuschreiben ist.

Oertlich wirken die in Rede stehenden Präparate um so stärker irritirend, je mehr Terpenthinöl dieselben enthalten, während die Harzsäuren nur geringe locale Action besitzen, mögen sie auf die äussere Haut oder innerlich applicirt sein. Ein theilweiser Uebergang der Harzsäuren in das Blut und in den Urin ist nach den Versuchen von Maly nicht in Abrede zu stellen.

Nach Schauer (1867) erscheint Abietinsäure bei Hunden erst nach Dosen von 4,0 im Harn, und zwar zuerst nach 8 Std. und höchstens auf die Dauer von 24 Std.; der grösste Theil (etwa $^3/_4$) geht mit den Faeces ab. Die Galle kann dabei nicht allein als Lösungsmittel betrachtet werden, da auch bei Hunden mit Gallenfisteln der Uebergang in den Harn stattfindet. Auch in Emulsion wirkt Abietinsäure nicht irritirend auf das Rectum; wird dagegen eine Lösung der Säure (1,2) in Galle im Klystier applicirt, so entsteht heftiges Brennen, Tenesmus und wiederholte Defacation. Bei Fröschen bedingt abietinsaures Natrium, in die Lymphsäcke des Rückens gespritzt, exsudative Entzündung und Tod. Auch das Anhydrid der Abietinsäure ist wegen seiner Unlöslichkeit in Wasser ohne reizende Wirkung; wenigstens passirt Colophonium den Darm, ohne Purgiren oder entfernte Erscheinungen zu veranlassen. und findet sich in den Faeces wieder. Nach Schauer ist Abietinsäure nach Passiren des Darmcanals in ihren Eigenschaften etwas verändert.

Die Anwendung des Terpenthins und der Fichtenharze geschieht jetzt ausschliesslich zu äusseren Zwecken, theils zur Darstellung von Pflastern, wozu die Klebfähigkeit der betreffenden Substanzen mehr als ihre irritativen Eigenschaften den Anlass giebt, theils zur Anfertigung von Salben zum Offenhalten von Geschwüren oder zur Reizung torpider Ulcerationen.

In früherer Zeit fanden selbst die Fichtenharze innerlich Anwendung bei chronischen Hautkrankheiten oder als Balsamica bei Bronchial- und Urethralkatarrhen. Man gab sie in Pillen mit Gummischleim, Amylum oder Theer (Pilulae Picis Danicae) zu 1,0—2,0 mehrmals täglich. Will man die entfernten Wirkungen des Terpenthinöls erhalten, so ist es natürlich zweckmässiger, dieses anzuwenden, da der Gehalt an demselben in Terebinthina sehr variirt. Wollte man einen Grund für die interne Anwendung des Terpenthins anführen, so könnte derselbe höchstens darin gefunden werden, dass Terpenthin in geringerem Grade irritirend auf Magen und Darmcanal wirkt als Terpenthinöl in Substanz. Jedenfalls ist intern Venetianischer Terpenthin vorzuziehen. Man kann denselben zu 0,3—1,0 mehrmals täglich in Pillen, Bissen, Latwerge oder Emulsion geben. Pillen lässt man am besten mit Wachs, Emulsionen mit Eigelb machen.

Für die äussere Anwendung genügen die officinellen Präparate vollständig, obschon es neben denselben noch eine Menge alter Vorschriften giebt, deren sich einzelne Praktiker bedienen. Es verdient Erwähnung, dass einzelne Personen Terpenthinpflaster gar nicht ertragen, sondern selbst nach klebenden Pflastern mit sehr geringem Terpenthingehalte ekzematöse oder impetiginöse Ausschläge in der Umgebung der Applicationsstelle bekommen. Zu den älteren Formeln gehört der Genofevabalsam, Balsamum Locatelli s. Italicum s. Genofevae, ein rothgefärbtes und mit Perubalsam versetztes Cerat aus Lärchenterpenthin, das früher als Wundsalbe in grossem Ansehen stand; ferner eine als Wundbalsam, Balsamum vulnerarium, bezeichnete spirituöse Terpenthinlösung (1 : 12 Spiritus), die man auf atonische Geschwüre brachte; das aus āā 1 Th. Lärchenterpenthin und Lorbeeröl, 2 Th. Elemi und 8 Th. Pix alba bereitete Emplastrum agglutinativum oder Empl. d'André Delacroix und diverse als Gichtpapier, Charta antirheumatica, bezeichnete, als Hautreiz benutzte, aus Harz und Terpenthin, mit oder ohne Zusatz von Schusterpech gefertigte, auf Papier gestrichene Klebemassen. Hier mögen auch die sog. Pechkappen (Calottes) Erwähnung finden, welche man früher bei Favus in der Weise benutzte, dass man entweder sog.

Schusterpech oder ein durch Zusammenschmelzen erhaltenes Gemenge von Resina Pini mit $^1/_6$ Th. Terpenthin auf fingerbreiten Leinwandstreifen erwärmt auf den geschorenen Kopf applicirte und die Streifen später einzeln abriss, welches Verfahren ausser seiner Schmerzhaftigkeit auch noch die Inconstanz der Wirkung, selbst bei nochmaliger Wiederholung, gegen sich hat. Aehnliche Pflaster versuchte man auch bei Psoriasis (Skoda) und Leichdornen (Wetzler).

Als eine mechanische Wirkung muss die blutstillende Action des Colophoniums bezeichnet werden, welche sich nicht selten bei Blutegelstichen, aber auch bei Blutungen aus Mundhöhle, Scheide, Mastdarm bewährt. Ebenso wird Colophonium als Protectivum mit Weingeist benetzt zweckmässig bei Gelenkleiden und anderen Affectionen zu sog. Wergverbänden benutzt.

Um Colophonium als blutstillendes Mittel anzuwenden, streut man es entweder für sich oder mit gleichen Theilen Gummi Arabicum oder Alaun auf und befeuchtet es dann mit Weingeist. Die sog. Wergverbände erhält man durch Bestreuen von Werg mit Colophonium und Begiessen mit Weingeist; statt Werg lassen sich auch Watte oder Flanell benutzen. Man gebraucht derartige Verbände besonders bei geschwollenen Gelenken, bei Rheumatismus acutus, auch bei Pes varus und valgus (Hoppe).

Eine irritative Wirkung beabsichtigt man dagegen, wenn man die Fichtenharze zu Räucherungen, sei es behufs Inhalation (bei chronischer Bronchitis) oder behufs Zuleitung zu schmerzhaften Theilen (bei Rheumatismus), benutzt.

Hier streut man dieselben meist mit Bernstein, Myrrha u. s. w. auf heisses Blech oder Kohlen. Im Departement de Drôme sind Terpenthindampfbäder bei rheumatischen Affectionen, Algien, aber auch bei anderen Affectionen z. B. chronischem Bronchialkatarrh, Hydrops, in Gebrauch, wobei man die Kranken und die Patienten in den heissen Destillations-Räumen sich aufhalten lässt (Chevandier, Ireland). In ähnlicher Weise d. h. durch die Wärme und durch die Irritation der Haut wirken auch die in neuerer Zeit so häufig benutzten Fichtennadelbäder, zu deren Darstellung die Nadeln unserer einheimischen Pinusarten (Pinus sylvestris, Abies excelsa) angewendet werden können, zu deren Bereitung aber gewöhnlich das käufliche Fichtennadelextract, Extractum Abietis s. Abietinis s. Pini, dient. Dieses Extract wird als Nebenproduct bei der Herstellung der in Schlesien, Thüringen u. s. w. dargestellten Waldwolle, Lana Pini sylvestris, die in ähnlicher Weise wie Watte zur Umhüllung rheumatisch afficirter Gliedmassen benutzt wird, gewonnen, und dient zu 15,0—30,0 als Zusatz zu den genannten Bädern, welche Jucken und Brennen auf der Haut erregen und medicinische Anwendung bei Rheumatismus, Gicht, Lähmungen, Scrophulose, Hautleiden u. s. w. gefunden haben. Man hat es auch innerlich bei chronischen Bronchialkatarrhen mit Wasser oder Mineralwässern gereicht. Durch Kiefernadeln gestrichene Wasserdämpfe dienen an verschiedenen Badeorten Schlesiens, Thüringens, Badens u. s. w. zu Kiefernadeldampfbädern, welche in derselben Weise wie die aus dem Extract bereiteten Bäder Gebrauch finden. In allen Fällen ist vorzugsweise das Oel, welches auch als Oleum Pini sylvestris, Waldwollöl oder Kiefernadelöl, im Handel vorkommt und dem Terpenthinöl isomer ist, das wirksame Agens.

Endlich ist noch die Anwendung der Terebinthina laricina zu reizenden Klystieren (5,0—8,0 in Emulsion von 150,0 Kamillenthee) zu erwähnen, die man bei narkotischen Vergiftungen, zur Erregung der Wehenthätigkeit, auch bei Oxyuris in Anwendung brachte.

Präparate:

1) **Unguentum basilicum; Königssalbe.** Baumöl 45 Th., gelbes Wachs, Sebum, Colophonium āā 15 Th., Terebinthina 10 Th., bei mässiger Hitze zusammenge-

schmolzen. Gelbbraune Salbe, von geringem Terpenthingeruch, vielfach als einfache Verbandsalbe verwendet, wo sie indessen mehr schadet als nützt, da sie den Heilungsprocess verzögert, daher nur als reizende Salbe zu verwenden. Mit Schiffspech bildet sie das Unguentum basilicum nigrum, mit rothem Quecksilberoxyd das Ungt. basilicum fuscum Ph. Gall.

2) **Unguentum Terebinthinae; Terpenthinsalbe.** Terebinthina, Cera flava, Oleum Terebinthinae āā 1 Th. Weiche, gelbliche Salbe, welche früher auch als Digestivsalbe oder als Balsamum terebinthinatum Frahmii bezeichnet wurde und durch ihren Terpenthinölgehalt noch reizender als die vorige wirkt. Sie ist hauptsächlich bei Frostschäden als irritirendes Verbandmittel gebräuchlich.

Aehnliche jetzt nicht mehr officinelle reizende Verbandsalben sind das fälschlich als Altheesalbe bezeichnete Unguentum flavum s. citrinum s. resinae Pini, ein mit Curcuma gefärbtes Gemisch von Fichtenharz, gelbem Wachs und Schmalz, und die zusammengesetzte Terpenthinsalbe, Unguentum Terebinthinae compositum, Unguentum digestivum, eine weiche, dünne Salbe aus emulgirtem Lärchenterpenthin mit Myrrha und Aloë, die man in Frankreich auch mit Storax (sog. Digestif animé) oder grauer Quecksilbersalbe (Digestif mercuriel) verband.

Ebenfalls nicht mehr officinell ist das durch Zusammenschmelzen von Terpenthin, Fichtenharz, gelbem Wachs und Talg dargestellte gelbe Cerat (gelbes Pflaster, weisses Pechpflaster, Harzcerat), Ceratum resinae Pini s. resinae Burgundicae s. Picis, Ceratum s. Emplastrum citrinum, welches als Zugpflaster und als Excipiens für different wirkende Metall- und Alkaloidsalze, die man auf die Haut appliciren will, dient. Mit Curcuma gefärbt und in Stangen gerollt, bildet es das Baumwachs der Gärtner, Cera arborea, welches wohl zum Schutze kranker Nägel gebraucht wird.

Elemi, Gummi s. Resina Elemi; Elemi. — Zu den irritirenden Weichharzen gehört auch das früher officinelle Westindische oder Yucatan Elemi, welches unregelmässige, weiche oder feste, halbdurchscheinende grünlich-gelbe oder orangegelbe in kochendem Spiritus lösliche Massen bildet. Die Stammpflanze desselben ist unbekannt. Der von den Alten für ein aus Aethiopien stammendes Harz benutzte Name wurde zunächst auf ein Brasilianisches weiches Harz übertragen, dessen Abstammung von einem Baume aus der Familie der Burseraceen, Icica Icicariba DC., schon im 16. Jahrh. ermittelt wurde. Im Handel kommt jetzt neben Yucatan Elemi besonders das nach Flückiger wahrscheinlich mit dem sog. Arbrol-a-Brea-Harze identische Manila-Elemi, ein gelblich-weisser, zäher, mit Pflanzenresten stark untermischter Balsam, nach Flückiger vermuthlich von einem Canarium stammend, daneben auch ein festes Harz aus Mexico, vor. Yucatan Elemi ist ein Gemenge von einem Camphen, einem sauren, in kaltem Weingeist leicht löslichen Weichharz und einem krystallinischen Anhydride, das vielleicht aus zwei Harzen (Amyrin und Elemin) besteht. Pharmakodynamisch untersucht ist nur das ätherische Oel, welches nach Mannkopf die Wirkung des Oleum Terebinthinae hat, aber erst zu 15,0—20,0 Kaninchen unter den Erscheinungen, welche bei Vergiftung mit ätherischen Oelen vorkommen, tödtet. Man gebrauchte Elemi zur Herstellung einer von Arcaeus (1574) zur Behandlung von Geschwüren empfohlenen Salbe, des auch als Balsamum Arcaei bezeichneten und früher nicht selten wie Terpenthinsalben zum Verbande schlecht eiternder Geschwüre oder von Vesicatorflächen benutzten, grünlich-grauen oder gelblichen Unguentum Elemi, Elemisalbe, das durch Zusammenschmelzen gleicher Theile Elemi, Terebinthina laricina, Sebum und Axungia bereitet wurde.

Galbanum, Gummi-resina Galbanum; **Galbanum,** Mutterharz.

Dieses Gummiharz stammt von nordpersischen Umbelliferen, vermuthlich von Ferula galbaniflua Boiss. und F. rubricaulis Boiss. (F. erubescens), an denen es am unteren Theile des Stengels und an den Blattscheiden ausschwitzt. Es bildet entweder lose oder zusammenklebende Körner von bräunlicher oder gelblicher, etwas grüner Farbe, und von gelbem, wachsähnlich glänzendem Bruche (sog. Galbanum in granis s. in lacrymis), oder mehr oder weniger weiche, braune Massen von verschiedenartigem Aussehen und Bruche (Galbanum in massis). Es besitzt einen eigenthümlichen penetranten Geruch und einen an Terpenthin erinnernden bitteren Geschmack; die weiche Sorte riecht am stärksten.

Das zum pharmaceutischen Gebrauche durch Pulvern bei Frostwetter und Absieben von den Verunreinigungen befreite Präparat wurde früher als **Galbanum depuratum, gereinigtes Galbanum,** bezeichnet.

Das Galbanum besteht aus 7 % ätherischem Oel (vorwaltend Terpenen), 60 % Harz und soviel Gummi, dass es mit Wasser eine gelbliche Emulsion giebt. Das Harz giebt beim Erhitzen mit Salzsäure Umbelliferon in farblosen Nadeln, welches in alkalischer Lösung prachtvoll blau florescirt. Mit Kali geschmolzen liefert Galbanumharz Resorcin. Nach Semmers Untersuchungen hat das Galbanumharz Schwefelgehalt und besteht aus einem sauren und einem indifferenten Antheil, wovon nur der letztere zu 15,0 Purgiren bedingt, beide mit den Faeces zum grössten Theile wieder abgehen, dagegen nur spurenweise im Urin erscheinen. Das ätherische Oel ist zu 60 Tropfen ohne Wirkung auf den Organismus (Semmer).

Galbanum wird innerlich selten gebraucht. Man hat es als Antispasmodicum nach Art der Asa foetida benutzt und ihm specifische Wirkung auf den Uterus (daher die Bezeichnung Mutterharz) zugeschrieben, wonach es bei Amenorrhoe in Anwendung kam. Auch gegen chronische Katarrhe und Rheumatismus wurde es gebraucht. Man gab es zu 0,3—1,0 pro dosi in Pillenform, seltener in Emulsion.

Bei den alten Juden diente das Galbanum zum Räuchern in den Tempeln. Aeusserlich wurde früher eine aus Galbanum bereitete Tinctur, **Tinctura Galbani,** zu Fomenten bei Oedem der Augenlider u. a. Augenaffectionen viel benutzt. Sehr populär waren auch zwei besonders zur Zertheilung chronischer Entzündungen, namentlich von Lymphdrüsen, und als Derivans bei Brustaffectionen benutzte, mit Crocus gefärbte Pflaster, das **einfache Mutterharzpflaster, Emplastrum Galbani crocatum s. de Galbano crocatum,** und das complicirtere **Safran- oder Oxycroceumpflaster** (corrumpirt Ochsenkreuzpflaster), **Emplastrum oxycroceum s. Galbani rubrum** (mit Ammoniacum, Mastix, Myrrha und Olibanum).

Ammoniacum, Gummi resina Ammoniacum; Ammoniakgummi.

Dieses Gummiharz exsudirt von dem Stengel einer in den Steppen von Iran und Turan wachsenden hohen Umbellifere, **Dorema Ammoniacum Don.**

Es bildet zusammengeflossene Massen (Ammoniacum in placentis s. massis) oder rundliche erbsen- bis wallnussgrosse Körner (Ammoniacum in granis s. lacrymis), die aussen gelb oder gelblichbräunlich, innen weiss und auf den leicht muschligen Bruche milchweiss, fettglänzend erscheinen. In der Kälte ist es spröde, lässt sich aber schon zwischen den Fingern erweichen. Es besitzt einen eigenthümlichen Geruch und erzeugt gekaut eine etwas bittere und unangenehm scharf aromatische Geschmacksempfindung mit zurückbleibendem Kratzen im Halse. Mit Wasser lässt es sich leicht emulgiren. — Das von der Oase des Jupiter Ammon stammende Ammoniacum des Dioskorides ist offenbar mit dem Gummiharze nicht identisch, wahrscheinlich aber mit dem Maroccanischen, von Ferula tingitana Herm. abgeleiteten Ammoniacum, welches in Nordafrika zum Räuchern dient und im Geruch vom Persischen abweicht. Der Name ist nicht, wie Delioux de Savignac will, aus **Gummi Armeniacum** corrumpirt. Dorema Ammoniacum wächst in Armenien nicht.

Das Ammoniacum ist ein Gemenge von etwa 70 % Harz, 23 % Gummi und Bassorin, 6 Th. Wasser und geringen Mengen von ätherischem Oele. Das Harz liefert beim Behandeln mit Kalihydrat kein Umbelliferon, sondern Protocatechusäure und etwas Resorcin. Das ätherische Oel ist nicht schwefelhaltig.

Nach Przeciszewski lässt sich das Harz in ein saures hellbraunes und ein indifferentes schwefelhaltiges Harz zerlegen, welche beide selbst zu 15,0 den Organismus nicht afficiren, den Darm mit den Faeces zum grössten Theile verlassen und nur spurweise in den Urin übertreten. Auch Trousseau fand 8,0 auf den gesunden Körper ohne jede Wirkung, womit sich die älteren Angaben, dass grössere Dosen die Verdauung stören, abführend wirken, Congestionen zum Kopf verursachen und das Sehen verdunkeln, sowie das Gefässsystem aufregen, berichtigen.

Therapeutisch ist Ammoniakgummi innerlich bei chronischen Katarrhen und Blennorrhöen der Bronchien als ein Mittel empfohlen worden, welches die Expectoration rasch fördere, das Athmen freier mache und bestehenden Hustenreiz vermindere. In der That sind hier manchmal Erfolge damit erzielt. Delioux de Savignac rühmt es auch bei ähnlichen Affectionen der Harnröhre und glaubt, dass die Wirkung des Mittels bei respiratorischen Leiden auf Beschleunigung der Flimmerbewegung beruhe, während Briquet annimmt, dass die anhaltende Schärfe, welche es im Schlunde bedingt, sich auf die Bronchien fortsetze. In älterer Zeit wurde es auch bei chronischem Rheumatismus, Menstrualstörungen, Hydrops, Unterleibsstockungen u. s. w. gegeben, ohne dass sich dafür eine aus der physiologischen Wirkung rationelle Indication fände. Vorhandene Digestionsstörungen, Neigung zu Hämoptoë und febriler Zustand sollen das Mittel bei Bronchialaffectionen contraindiciren.

Häufiger findet es Anwendung als Bestandtheil von gelinde reizenden Pflastern, die man gegen chronische Entzündungen, Drüsenanschwellungen, rheumatische Affectionen, Hühneraugen u. s. w. applicirt.

Zum internen Gebrauche dient das bei kaltem Wetter gepulverte und durch Sieben von den beigemengten Verunreinigungen, Pflanzenresten u. s. w. befreite Gummiharz, welches auch wohl als Ammoniacum depuratum bezeichnet wird. Man kann es zu 0,5—4,0 verwenden und benutzt meist die Form der Pillen oder die Emulsion.

Pillen componirt man am besten mit Seife und Pflanzenpulver; die Emulsion lässt sich mit Wasser ohne Zusatz eines Emulgens machen (die Mixtura oder Lac Ammoniaci anderer Phkpp.), doch ist die Anwendung von Eidotter vorzuziehen, weil dadurch eine haltbarere Emulsion hergestellt wird.

Pflastermassen liess man früher besonders durch Kochen von 2 Th. Ammoniakgummi mit 1 Th. Essig oder Meerzwiebelessig herstellen, doch genügen die früher officinellen Pflaster, deren Hauptgrundlage Ammoniakgummi bildete, das Ammoniakpflaster, Emplastrum Ammoniaci (mit Galbanum), und das Stinkasantpflaster, Emplastrum foetidum s. Asae foetidae s. resolvens Schmuckeri s. antihystericum, welche vorzugsweise bei Drüsengeschwülsten benutzt wurden.

Sonstige reizende Harze. — Ein aus unserem Epheu, Hedera Helix L., erhaltenes Harz, Gummi s. Resina Hederae, galt früher für emmenagog und blutreinigend (bei Hautkrankheiten). Fontanellkugeln aus Epheuholz wirken stärker reizend als andere Holzkugeln und frische Epheublätter unterhalten die Eiterung von Geschwüren besonders gut.

Nur zu Räucherungen dienen das Ladanum s. Labdanum (von Cistus Creticus L.), welches mit Weihrauch und Sand in spiralförmig aufgewundenen Stangen als Räucherungsmittel (L. in tortis) in den Handel kommt, und mehrere Sorten von Anime und Tacamahaca, welche aus verschiedenen tropischen Gegenden zu uns gelangen, ohne dass ihre Abstammung überall sichergestellt ist.

Olibanum, Gummi resina Olibanum, Thus; Weihrauch. — Dieses im hohen Alterthume bereits zu Räucherungen benutzte Gummiharz ist nach den Untersuchungen von Birdwood der freiwillig oder aus Einschnitten hervorfliessende erhärtete Saft von Boswellia Carterii u. B. Bau-Dhajiana, zwei Bäumen aus der Familie der Burseraceen, welche sich im nordöstlichen Afrika auf den Gebirgen längs der Somaliküste und in einem beschränkten Gebiete der mittleren Südwestküste Arabiens in grossen Mengen finden. Es bildet erbsen- bis wallnussgrosse, tropfenähnliche, oft stalaktitenartige, blassgelbe oder röthliche, etwas durchscheinende, aussen bestäubte Stücke von spröder Beschaffenheit und unebenem, wachsglänzendem Bruche, welche beim Erhitzen unter Entwickelung eines starken aromatischen Geruches vollkommen schmelzen und mit russender Flamme verbrennen, und besteht aus etwa 4 % eines wasserhellen, bei 162° siedenden ätherischen Oeles, 56 % sauren Harzes, 30—36 % Gummi und 6 % Bassorin. Als innerliches Arzneimittel bei Blennorrhagien längst verlassen, dient es nur zum Räuchern von Zimmern oder Körpertheilen oder als Zusatz von Pflastern.

Succinum, Electrum. Ambra flava; Bernstein, Achtstein. — Zu Räucherungen dient auch der besonders an der preussischen Ostseeküste gewonnene, aber durch ganz Nordeuropa, Sibirien und Nordamerika vorkommende Bernstein, das Harz einer vorweltlichen Conifere, Pinites succinifera Goeppert, welches entweder in Tropfen aus der Rinde ausschwitzte oder in grösseren Stücken innerhalb des Stammes und an der Wurzel sich ausschied. Man verwendet dazu die sog. Rasura Succini, Bernsteingrus, den bei der Verarbeitung des Bernsteins zu Schmucksachen resultirenden grobpulverigen Abfall.

Ausser den genannten Harzen und den S. 395 und 396 erörterten (Mastix, Sandarak, Dammarharz) giebt es noch eine Reihe anderer, welche in früherer Zeit theils als Bestandtheil reizender Pflaster, theils zu Räucherungen benutzt sind. Aus der Familie der Umbelliferen stammt das dem Galbanum nahe verwandte Opopanax und das dem Ammoniacum sich nähernde Sagapenum, ersteres aus Verletzungen am Wurzelkopfe am Opopanax Chironium Koch, einer kleinasiatischen und südeuropäischen Pflanze gewonnen, letzteres aus Persien zusammen mit Galbanum ausgeführt, von einer unbekannten Stammpflanze (Ferula Scovitsiana?). Sagapenum soll der später zu erwähnenden Asa foetida in seiner Wirkung gleichen, Opopanax enthält nach Przeciszewski kein schwefelhaltiges ätherisches Oel, aber zwei schwefelhaltige Harze, die in ihrem Verhalten im Organismus dem Ammoniacum gleichen.

Pix liquida, Resina empyreumatica liquida, Oleum empyreumaticum coniferarum; **Theer,** Nadelholztheer.

Unter der Bezeichnung Theer versteht man das bei der trocknen Destillation verschiedener Holzarten neben flüssigen (Holzessig) und gasförmigen Zersetzungsproducten entstehende dickflüssige Gemenge diverser organischer Substanzen.

In der Regel beschränkt man den Namen Pix liquida auf das aus dem Holze von Abietineen, unter denen besonders die Kiefer, Pinus sylvestris und die Sibirische Lärche, Larix Sibirica Ledeb. u. Pinus Ledebourii, welche die arktischen Nadelholzwälder bilden, in Betracht kommen, durch den Process unvollkommener Verbrennung (Schwelung) gewonnene Product.

Die Gewinnung des Theers geschieht meist in communicirenden Erdhöhlen, von denen die eine, zur Verbrennung des zur Theerfabrikation benutzten Materials dienende, mit einer Erdschicht so geschlossen wird, dass die Verbrennung ohne Flamme erfolgt, während in der zweiten die brenzlichen Producte sich condensiren. Der Theer bildet eine dickflüssige, braunschwarze, meist durch mikroskopische Kryställchen von Pyrocatechin etwas krümlige Masse, welche schwerer als Wasser ist und einen unangenehmen brenzlichen Geruch und einen bitteren, scharfen Geschmack besitzt. Theer löst sich mehr oder minder in Alkohol, Aether und Oelen und ertheilt Wasser, welches damit geschüttelt wird, gelbe Farbe und saure Reaction. Neben dem Fichten- oder Kienholztheer, Stockholmer Theer, Archangeler Theer, Goudron de Norvège, war früher als Pix liquida auch noch der aus dem Holze der Buche, Fagus sylvatica L., gewonnene Theer (Buchenholztheer, Oleum Fagi empyreumaticum s. Pyroleum fagi), der sich durch fast schwarze Farbe und geringere Löslichkeit in fetten Oelen unterscheidet, officinell. Beim Abdampfen des Theers hinterbleibt das sog. Schiffspech, Pix navalis, als schwarze, undurchsichtige, glänzende, in der Kälte spröde, in der Wärme knetbare Masse, die theerartig schmeckt und riecht. Da dasselbe bei längerer Application reizend auf die Haut wirkt, dient es, namentlich in der Volksmedicin, zur Ableitung, besonders bei Rheumatismus und Gicht, entweder für sich auf Leder oder Papier (Charta resinosa) gestrichen oder mit Harzen zusammen geschmolzen in verschiedenen Pflastergemengen, z. B. Emplastrum basilicum, Königspflaster, Emplastrum antarthriticum Helgolandi (mit Theer) und in der früher officinellen Charta resinosa s. antirheumatica s. antarthritica, Gichtpapier (Terpenthin, Colophonium und gelbes Wachs zusammengeschmolzen). Durch Destillation des Theers wird eine Flüssigkeit erhalten, welche leichter als Wasser ist, das sog. Oleum Cedriae s. Picis, Oleum Pini rubrum, Theeröl, Kienöl, Tar oil, welches bei Favus, Psoriasis und als Desinfectionsmittel (Wilson) Anwendung gefunden hat. In England sind dadurch wiederholt Vergiftungen (Christison, Slight) vorgekommen, deren Erscheinungen an Carbolismus erinnern; doch ist bei der wechselnden Zusammensetzung des Theers die Giftigkeit dieses Präparats sehr verschieden, so dass selbst 120,0 in einzelnen Fällen nicht letal wirkten.

Von dem schwarzen Theer und dem Schiffspech sind der weisse Theer, Pix liquida alba, und das weisse Pech, Pix alba, zu unterscheiden, welches letztere die Bezeichnung weiss sehr wenig verdient, da es bräunlichgelbe Farbe besitzt. Der weisse Theer ist der im Beginne des Schwelungsprocesses ausschmelzende gelbe Balsam, der hauptsächlich aus Terpenthin besteht, das weisse Pech die bei Destillation des weissen Theers mit Wasser zurückbleibende Masse, welche somit der Terebinthina cocta (vgl. S. 544) im Wesentlichen entspricht.

Der Theer ist ein Gemenge höchst verschiedener flüchtiger und nichtflüchtiger empyreumatischer Producte, welche theils aus Cellulose und Zucker, theils aus den Harzen durch trockne Destillation gebildet werden. Die wesentlichsten sind verschiedene Kohlenwasserstoffe der Benzolreihe, insbesondere Toluol und Xylol, daneben die unter der Bezeichnung Paraffin zusammengefassten Hydrocarbüre, ferner Essigsäure in geringen Mengen, welche die saure Reaction des Theers bedingt, endlich Pyrocatechin (Brenzcatechin). In Buchenholztheer findet sich auch Kreosot. Phenol und flüchtige Basen, welche in dem durch Destillation von Steinkohlen erhaltenen Kohlentheer vorhanden sind, finden sich in Holztheer nicht.

Verschiedene von Reichenbach mit wohlklingenden Namen (Pittakall, Kapnomor, Eupion) belegte Theerstoffe sind zweifelsohne Gemenge.

Auf der äusseren Haut erregt Theer Röthung und Entzündung und steigert daselbst bereits bestehende Entzündungen. Krätzmilben werden in 5 Minuten durch Theer getödtet. Inhalation von Theerdämpfen bedingt Reizung der Luftwege und Vermehrung der Secretion derselben.

Die Empfänglichkeit der einzelnen Individuen gegen Theer differirt sehr; bei einigen Personen tritt schon nach einmaligem Bestreichen Schwellung und Röthung, vermehrte Wärme und Spannung, selbst Bildung von Bläschen und Blasen, ja sogar Erysipelas vesiculosum (Hebra) ein. In anderen Fällen werden Theereinreibungen lange Zeit gut ertragen, ehe Dermatitis Entfernung des Mittels erheischt. In den meisten Fällen wird durch Theer bestehendes Hautjucken vermindert, während bei Einzelnen excessiver Pruritus eintritt.

Verschluckt kann Theer in Dosen von 8,0—10,0 Erscheinungen von Gastroenteritis erzeugen. Sowohl durch den Theer selbst als durch dessen weiter unten zu besprechendes Präparat, das Theerwasser, können Uebelkeit, Erbrechen, Leibschmerzen, Durchfälle bedingt werden, womit sich febrile Symptome verbinden; bei sehr grossen Dosen treten Kopfschmerz, Apathie und Schwindel hinzu. Unter den durch grössere Gaben von Theer verursachten Erscheinungen wird Nierenreizung noch besonders hervorgehoben. Auch bei Einreibung einer sehr grossen Hautfläche treten mitunter Resorptionswirkungen ein, die sich bald in Fieberschauern, bald in Ekel, Erbrechen und Eingenommensein des Kopfes, bald in flüssigen Stühlen manifestiren, sich aber bald verlieren, sobald reichliche Diurese erscheint. Diese Wirkungen sind nicht Folge der Einverleibung von Theer in Dampfform, da die Bettnachbarn und Wärter mit Theer eingeriebener Patienten trotz constanter Einathmung derselben Atmosphäre nicht in gleicher Weise afficirt werden. Dass der Theer auch bei Application auf die äussere Haut resorbirt wird, beweisen vor Allem Phänomene, welche gleichzeitig die Elimination des Theers durch die Darmschleimhaut und die Nieren darthuen. Nach allgemeinen Theereinreibungen erfolgt bei einzelnen Personen schon in $1/_2$ Std., bei anderen nach etwa 3—6 Std. bald Erbrechen schwarzgefärbter Flüssigkeit, bald Abgang schwarzer Stuhlgänge, bald Ausscheidung olivengrünen bis dintenschwarzen Urins mit deutlichem Theergeruche, der besonders nach Zusatz einiger Tropfen Schwefelsäure hervortritt. Petters wollte in solchem Harn Carbolsäure und Eupion nachgewiesen haben; Schmiedeberg fand keine Carbolsäure, sondern eine Masse von der Beschaffenheit des Theers selbst. Der während internen Theergebrauches entleerte Harn widersteht der Fäulniss lange (Reclam).

Die hauptsächlichste medicinische Anwendung, welche der Theer findet, ist die externe bei chronischen Hautaffectionen, insbesondere bei Psoriasis und Ekzem, wo die Heileffecte des Mittels von einer sog. substitutiven Entzündung abgeleitet werden. Der Theer ist das Hauptmittel bei Behandlung squamöser Hautleiden (Pityriasis, Psoriasis u. s. w.), ist aber auch bei einer grossen Menge von Dermopathien, namentlich bei gewissen Formen des Ekzems und Lichen exsudativus ruber (Hebra), wirksam.

Die schon lange von Thierärzten gegen Hautkrankheiten benutzten Theersalben scheinen 1831 beim Menschen zuerst von Giron gegen Prurigo gebraucht zu sein, dessen günstige Erfolge von Cazenave bestätigt wurden; dann von Gauthier gegen Lichen und Psoriasis, von Bateman gegen Impetigo und Ichthyosis, von Duchesne, Fricke u. A. gegen Scabies u. s. w. In Deutschland haben Krieg, Cless, Otto, Veiel und Hebra besonders zur Verallgemeinerung des Theergebrauches beigetragen. In Hinsicht des Ekzems ist hervorzuheben, dass besonders Ekzeme mit mässiger Infiltration und keiner oder geringer Secretion (Eczema squamosum, rubrum und papulosum) vorzüglich gut durch Theermittel beeinflusst werden, Ekzeme mit starker Schwellung und das sog. Eczema impetiginosum den Theer contraindiciren.

Sigmund bestrich bei Schmiercur das Zahnfleisch mit Theer, um das Entstehen von Speichelfluss und Stomatitis zu verhüten. Sarasin (1874) empfahl Theer zum Verbande frischer und granulirender Wunden (mit Watteverband).

Minder häufig werden jetzt die Theerdämpfe zur Inhalation bei chronischen Bronchialkatarrhen und Lungenphthise, welche von Crichton, Hufeland und Neumann warm befürwortet wurde, benutzt. Obschon sich nicht in Abrede stellen lässt, dass namentlich langwierige Katarrhe mit sehr reichlichem Secret dadurch auf die Dauer sehr gebessert werden, ist eine Einwirkung auf den tuberculösen Process doch selbstverständlich nicht zu erwarten, und bei einer etwas erhöhten Reizbarkeit des Respirationstractus findet sogar Verschlimmerung statt.

Theerräucherungen sind auch von Wansbrough, Robertson und Thomson bei Keuchhusten empfohlen. Mehr als hier ist Entwickelung von Theerdämpfen in neuerer Zeit als Desinficiens der Luft bei Cholera- u. a. Epidemien benutzt, wo indess meist der billigere Steinkohlentheer in Anwendung kommt und wobei Theer als Ozonträger wirkt. In Frankreich hat man neuerdings einen Apparat zur Theerverdunstung in Privatzimmern als sog. Gondronnière oder Emanateur hygiénique in Gebrauch.

Die innere Anwendung des Theers, sowohl gegen Hautkrankheiten, wo Bateman und M'Call Anderson ihn bei Ichthyosis, Porrigo und Psoriasis wirksam gefunden haben wollen, als gegen Phthisis und chronische Katarrhe der Respirationsorgane (Berkeley, Guibert, Durand-Fardel, Reclam) u. a. Leiden, z. B. Hämorrhoidalbeschwerden (Wardleworth), ist bei uns durch andere Medicationen fast vollständig verdrängt. Die Urtheile älterer Autoren über den Werth des Mittels bei Phthisis sind sehr getheilt. Nach Canstatt bringt es auch in mässigen Dosen bei alten Leuten Indigestion hervor, während es nach Durand-Fardel und Guibert auf die Digestion fördernd wirkt und bestehende Anorexie beseitigt. Guibert weist auf die rosige Farbe und das frische Aussehen tuberculöser Patienten hin, welche schon kurze Zeit nach dem Theergebrauche eintritt. Die günstige Wirkung bei chronischem Bronchialkatarrh und Emphysem ist nicht zu verkennen (Reclam).

Aeusserlich wird der Theer bei Psoriasis am besten unvermischt eingerieben, bei Ekzem messerrückendick aufgetragen, nachdem Schuppen, Borken u. s. w. vorher entfernt sind.

Hier sowohl wie bei verschiedenen anderen Hautaffectionen hat man vielfach Mischungen mit 5—6 Th. Fett oder Oel oder Glycerin angewendet, wodurch sich die Wirksamkeit verringert, wenn auch die Einreibung erleichtert wird. Dass bei Theereinreibungen die Wäsche stark verdirbt, ist eine Thatsache. Verschiedene Krätzsalben, z. B. die Wilkinsonsche, enthalten Pix liquida.

Zu Inhalationen verdampft man den Theer über einer Spiritusflamme langsam von einer flachen Schale. Der schon von Crichton empfohlene Zusatz von etwas Natronlauge soll die im Theer enthaltene Essigsäure binden und das Auftreten stärkerer Reizung verhindern.

Innerlich hat man den Theer zu 0,03—0,15 mehrmals täglich in Form von Pillen (mit Wachs und Pflanzenpulver oder Magnesia) oder in Gallertkapseln (als Dr. Berkeleys antiherpetic capsules oder Guyots Theerkapseln im Handel) benutzt.

Präparat:

Aqua Picis s. picea; **Theerwasser.** An Stelle des früheren, durch Aufgiessen und zweitägiges Maceriren mit 10 Th. Wasser erhaltenen Theerwassers wird dasselbe jetzt extempore durch 5 Minuten langes Schütteln einer Mischung von 1 Th. Theer und 3 Th. gepulvertem Bimstein mit 10 Th. Wasser und Filtriren erhalten und bei jedesmaligem Bedarf frisch bereitet. Die klare, gelbliche Flüssigkeit von dem Geruche und Geschmacke des Theers enthält ausser Brenzcatechin u. a. empyreumatischen Stoffen auch etwas Essigsäure und Methylalkohol. Das 1744 von Berkeley, Bischof von Cloyne, in einer besonderen Schrift als Mittel gegen Phthisis empfohlene Theerwasser, welches später auch gegen Scorbut, Asthma, Cholera und Geschwüre innerlich, gegen Tripper und syphilitische Geschwüre, sowie zur Verhütung wunder Brustwarzen, ja selbst zur Erregung künstlicher Frühgeburt äusserlich in Gebrauch gezogen wurde, findet jetzt verhältnissmässig selten bei chronischem Bronchialkatarrh mit fötidem Secret oder bei chronischen Hautkrankheiten Anwendung, wo man es tassen- oder becherweise geniesst. Mit 12 Th. Aqua picis gekochter Schwefel bildet die zu 10—20 Tropfen verabreichten lithontriptischen Tropfen von Palmieri, welche in Italien bei Nierensteinkolik sehr beliebt sind. Gegen chronische Bronchialkatarrhe ist Theerwasser auch in Verstäubung versucht. Auf alle Fälle bleibt das Präparat ein seinem Gehalte nach sehr variables und unsicheres. Verschiedene Formeln zur Herstellung eines flüssigen Theerpräparates von constanterem Gehalte und besserem Geschmacke, meist unter Beihülfe von Natronlauge bereitet, z. B. Guyots Liqueur de goudron concentré et titré (zu 1 Theelöffel voll in einem Glase Wasser innerlich, mit 4 Th. Wasser äusserlich), Jeannels Emulsion de goudron u. a. m. haben bei uns bisher keine Anwendung gefunden.

Ausser diesen flüssigen Formen hat Magnes-Lahans auch ein festes Theerpräparat aus 1 Th. Pix liquida und 2 Th. Holzkohle dargestellt, das bei Gebrauch zu Räucherungen nicht zerfliesst und welches man zu Inhalationen aus Cigarrenspitzen rauchen kann. Dasselbe ist zu antiseptischen Verbänden und auch zum inneren Gebrauche empfohlen.

Vielfach benutzt bei Hautleiden wird auch die Theerseife des Handels, zu deren Bereitung gewöhnlich der weiter unten zu erwähnende Birkenholztheer benutzt wird.

Verordnungen:

1) ℞
Picis liquidae
Vitelli ovorum āā 25,0
Glycerini 50,0
M. D. S. Aeusserlich. (*Goudron glycériné* von Adrian, besonders zum äusseren Gebrauche.)

2) ℞
Picis liquidae
Fruct. Anisi pulverati āā 10,0
Magnesiae q. s.
ut f. pilul. No. 100. Consp. D. S. 1 bis 10 Pillen täglich. (Bei Haut- und Lungenaffectionen. Miguet.)

Anhang: Neben dem Abietineentheer sind mehrere ähnliche Producte aus dem Holze anderer Bäume in gleicher Weise gebracht. Von diesen hat das im südlichen Frankreich durch Schwelen des Stammes von Juniperus Oxycedrus L. (Französisch cade) und wahrscheinlich auch anderer Wachholderarten, z. B. Juniperus phoenicea, dargestellte Oleum cadinum s. Oleum Juniperi empyreumaticum, Kadeöl, als externes Mittel bei Psoriasis u. a. Hautkrankheiten selbst den Fichtenholztheer fast vollständig verdrängt. Echtes Oleum cadinum ist frisch braungelb, spater dunkelbraun und dickflüssig, etwa von der Consistenz des Perubalsams, und hat einen eigenthümlichen, minder unangenehmen Theergeruch als Kienholztheer. Zuerst in der Veterinärpraxis gegen Räude, dann als Antiscrophulosum benutzt, hat das Mittel namentlich durch Serres, Devergie, Gibert, Bazin und Hebra allgemeine Anwendung bei Hautaffectionen chronischer Art gefunden. Vor dem Fichtenholztheer hat es jedenfalls den Vorzug besseren Geruches, während es in der Wirkung mindestens gleichsteht. Der heilsame Effect beschränkt sich nicht auf Psoriasis, auch Ekzeme, lichenartige und papulöse Exantheme können durch Einreibungen mit Kadeöl geheilt werden, auch Scabies lässt sich durch einige Einreibungen beseitigen. Bei Favus scheint es ohne günstige Wirkung, ebenso wird Lupus dadurch nicht geheilt, oft sogar verschlimmert. Die Empfehlung van Holsbecks gegen wunde Brustwarzen (mit Glycerin und Mandelöl) ist ohne Vortheile. Serres und Sully wandten es äusserlich bei scrophulöser Ophthalmoblennorrhoe an. Seit Devergies Versuche zeigten, dass die innerliche Verabreichung des Kadeöls bei den obenerwähnten Hautaffectionen für sich die Heilung nicht herbeiführen kann, wendet man Oleum cadinum nur äusserlich an, und zwar da, wo nicht zu starke Reizung zu befürchten ist, am besten unverdünnt, in anderen Fällen in Salbenform (1:3—5 Th. Fett) oder als Liniment (mit Glycerin oder Mandelöl oder alkalischen Seifen). Eine Mischung gleicher Theile Sapo viridis und Oleum cadinum mit 2 Th. Spiritus bildet Hebras flüssige Theerseife. Einzelne empfehlen Oleum cadinum auch als Zahnwehmittel.

Mit dem Oleum Juniperi empyreumaticum ist nicht ein ebenfalls als Huile de cade bezeichnetes flüssiges Nebenproduct bei der Kienholztheergewinnung zu verwechseln. Aus diesem hat Péraire durch fractionirte Destillation drei Producte von verschiedenem Siedepunkte erhalten, Resinon, Resineon und Resineïn, von denen das zweite, welches bei 148° übergeht, ein dünnflüssiges, farbloses, spater gelblich werdendes, fettig anzufühlendes und penetrant riechendes Liquidum, nach Péraire die medicinischen Eigenschaften des Theers bedingen soll. Es hat sich auch bei äusserer Anwendung gegen Hautkrankheiten bewährt, wo es den Vortheil minder intensiven Geruches und geringerer Beschmutzung der Wäsche darbietet, jedoch stärker reizend wirkt (Hebra). Auch innerlich ist Resineon als Balsamicum bei chronischen Katarrhen und äusserlich als ableitendes Mittel bei Brustschmerzen, Gastralgie, Kolik empfohlen. Man applicirt es bei chronischen Exanthemen in Substanz (Kleinhans) oder mit 3 Th. Unguentum simplex.

Weitere nicht officinelle Theerarten sind das aus Birken bereitete Oleum betulinum s. Rusci s. Balsamum Lithavicum, welches wie Oleum Juniperi empyreumaticum benutzt wird, und das gegen Krämpfe, Gicht, Schwindsucht und alles Mögliche gepriesene, aus Braunkohlen bereitete Oleum ligni fossilis empyreumaticum. Wie das oben erwähnte Oleum Fagi empyreumaticum, Buchenholztheer, haben alle diese Theerarten bei Hautaffectionen und namentlich bei Psoriasis Anwendung gefunden. Nach Veiel soll Nadelholztheer minder reizend als Laubholztheer wirken, während Hebra alle als ziemlich gleichwirkend bezeichnet und das Oleum Rusci vor den übrigen nur bevorzugt, weil es den mindest unangenehmen Geruch besitzt, da es wie Juchten riecht.

Zu den empyreumatischen Stoffen gehört auch das als Pyrothonide bezeichnete, durch Verbrennen von Papier dargestellte Oleum chartae, Papieröl, welches hauptsächlich gegen Augen- und Ohrenleiden und bei cariösem Zahnschmerz, ferner bei Frostbeulen und syphilitischen Geschwüren, aber auch bei Angina membranacea (in Gurgelwasser) und Bronchialkatarrhen (inhalirt) in Frankreich Anwendung gefunden hat (Ranque, Broussais u. A.).

Naphthol. — Als ein den Theer bei Behandlung von Hautkrankheiten ersetzendes Mittel empfiehlt Kaposi (1881) das Naphthol (Isonaphthol, β-Naphthol), ein Hydroxylderivat des im Steinkohlentheer vorkommenden Kohlenwasserstoffs Naphthalin. Das Isonaphthol bildet eine dunkelviolettbraune, krystallinische, leicht zerreibliche Masse von schwachem, an Carbolsäure erinnerndem Geruche und wird in verdünnter alkoholischer Lösung (0,25—10 : 100) und in Salbenform (1—15 : 100) bei Scabies, Psoriasis, Ekzem, Seborrhoe u. s. w. verwendet. Kaposi combinirt es bei Scabies mit Kaliseife und Kreide (Naphthol 15 Th., Kaliseife 50 Th., Kreide 10 Th., Schweineschmalz 100 Th.). Im Munde erregt Naphthol starkes Brennen, beim Riechen intensives Niesen. Es scheint auch von der Haut aus zur Resorption zu gelangen und kann möglicherweise bei Einreibung grösserer Partien der Körperoberfläche zu Hämoglobinurie Veranlassung geben (Neisser). Im Harn erscheint es als Naphtholschwefelsäure (Mauthner); in manchen Fällen zeigt derselbe olivengrüne Farbe. Das oben beschriebene Naphthol des Handels ist keineswegs rein; reines Isonaphthol bildet leichte, weisse, perlmutterglänzende, fast geruchlose Blättchen, die sich wenig in Wasser, leicht in Alkohol, Chloroform, Aether, Terpentinthinöl und fetten Oelen lösen. Bei Psoriasis kommt man mit Salben von 1—2 Naphthol auf 100 Th. Schmalz oder Paraffinsalbe aus. Vor dem Chrysarobin hat es den Vorzug, dass es weder Haut noch Haare färbt und in der Umgebung des Applicationsortes keine Entzündung bewirkt, weshalb es sich besonders für die Anwendung im Gesichte eignet.

Chrysarobinum; Chrysarobin.

Als sehr wirksames Mittel gegen verschiedene Hautkrankheiten, insbesondere Psoriasis, hat sich das gewöhnlich mit dem unrichtigen Namen Chrysophansäure bezeichnete Chrysarobin bewährt, welches die Hauptmasse eines seit vielen Jahren in den Tropenländern unter verschiedenen Namen als Mittel gegen Dermatosen benutzten gelben Pulvers bildet, welches in Spalten und anderen Hohlräumen des Holzes eines in der brasilianischen Provinz Bahia sehr häufig vorkommenden Baumes aus der Familie der Leguminosen, Andira Araroba, sich findet.

Das in den Tropenländern benutzte Pulver kam 1875 unter dem Namen

Poudre de Goa von Ostindien nach Europa. Da Silva Lima zeigte 1876 die Identität desselben mit dem in Brasilien bei Dermatosen hochgeschätzten Pó de Bahia oder Araroba, welches früher von Brasilien aus nach Portugal in grossen Massen verschickt und von dort nach den asiatischen Colonien (Goa) exportirt zu sein scheint, wo es seinem alten Rufe Ehre machte und von wo das Mittel sich als Goapulver Eingang in die englischen Colonien verschaffte. In Singapore blieb indessen der Name Pó Baia gebräuchlich, der auf die Abstammung aus Brasilien hindeutet. Im Jahre 1877 zeigte Monteiro, dass die Araroba von einem von den Eingeborenen Angelim amargoso genannten brasilianischen Baume, in welchem dasselbe seine Entstehung einer Desorganisation des Holzes zu verdanken scheint (Vogl), abstammt. Sie stellt ein dunkelgelbbraunes, erdiges, sehr leichtes, an Papier stark haftendes, mit wallnussgrossen, dunkelgelbbraunen oder ochergelben, im Innern röthlichbraunen erdigen Stücken, Holzsplittern und Rindenfragmenten gemischtes Pulver dar, das zum grossen Theile aus mikroskopischen Krystallen gebildet wird. Die daraus mit Benzol extrahirte Masse stellt das officinelle Präparat dar, welches im Wesentlichen aus dem von Liebermann und Seidler 1878 entdeckten Chrysarobin besteht, das kleine gelbe, in Wasser unlösliche, in concentrirter Schwefelsäure mit gelber Farbe sich auflösende, von verdünnter Kalilauge nicht, von stärkerer mit gelber Farbe gelöste Krystallblättchen bildet. Daneben finden sich noch farblose Krystalle und ein amorphes Harz (Vogl). Attfield hielt das Chrysarobin für Chrysophansäure. Auf dieser Anschauung beruht die früher übliche Bezeichnung Acidum chrysophanicum oder Acidum chrysophanicum impurum für das Präparat. Das Chrysarobin steht übrigens zur Chrysophansäure in sehr naher Beziehung, indem beide Derivate des Methylanthracens sind und beim Schütteln der alkalischen Chrysarobinlösung mit Luft Chrysophansäure entsteht. Das Chrysarobin geht sowohl bei interner Application als beim Einreiben von Chrysarobinsalbe auf rasirte ausgiebige Flächen der Bauchseite bei Kaninchen in das Blut über und wandelt sich im Organismus theilweise in Chrysophansäure um (Lewin und O. Rosenthal).

Die irritirende Wirkung des Chrysarobins zeigt sich bei therapeutischer Verwendung stärkerer Salben durch erythematöse Entzündung der Haut, welche auch über die Applicationsstelle hinaus sich erstreckt.

Auch bei den mit Einsammlung der Araroba beschäftigten Arbeitern soll Conjunctivitis, Schwellung der Haut und Erythem des Gesichts als Folge des Staubes vorkommen. Die erythemathöse Hautentzündung nach Chrysarobinsalben verbindet sich mit starkem Brennen und Jucken, Schlaflosigkeit und Frösteln. Oberhaut, Nägel und Haare werden purpurbräunlich, fast kupferroth gefärbt; die Färbung verschwindet in 8—10 Tagen und lässt sich von der Haut durch Waschen mit Benzin beseitigen (Neumann). Nach Heilung hautkranker Stellen durch Bestreichen mit Chrysarobinsalbe bleibt gewöhnlich an den entsprechenden Stellen ein weisser Fleck zurück (Anders).

Die reizende Wirkung des Chrysarobins tritt auch bei interner Einverleibung durch Emetokatharsis zu Tage (Thompson) und zeigt sich auch bei dem resorbirten Chrysarobin durch das Eintreten von Albuminurie und Nierenentzündung (Lewin und Rosenthal). Nach Ashburton Thompson enthält das Goapulver noch ein Harz, welches auf den Tractus 4—5mal stärker als Chrysarobin wirkt; kleine Dosen des letzteren wirken nicht kathartisch, sondern nur emetisch. Lewin und Rosenthal sahen nach interner Verabreichung bei Kaninchen Hämaturie, nach Inunction Albuminurie und leichte parenchymatöse Nephritis. Glaister beobachtete bei einer Frau nach 0,2 heftige Irritation des Tracts (Magenschmerzen, Erbrechen, Purgiren während der ganzen Nacht) und der Blase (anfangs heftige Schmerzen, dann Urinverhaltung, später Hämaturie).

Als die vorzüglichsten Hautaffectionen, welche neben Psoriasis der Chrysarobinbehandlung unterliegen, sind Pityriasis versicolor und Herpes tonsurans oder Eczema marginatum (Thin) zu nennen. Zur Beseitigung derselben scheint die Anwendung concentrirter Salben aus 1 Th. Chrysarobin auf 4—5 Th. Unguentum cereum oder Paraffini erforderlich zu sein.

Das Ararobapulver wird nach Da Silva Lima in Brasilien meist in Verbindung mit Essigsäure benutzt. Derselbe empfahl eine Salbe aus 2—4 Th. Araroba, 1—2 Th. Acidum aceticum und 30 Th. Adeps benzoatus mit einem feinen Pinsel aufzustreichen oder ein durch achttägige Digestion mit verdünnter Essigsäure (1 : 4) erhaltenes Acetum rein oder mit Glycerin gemischt zu appliciren. Von den durch englische Dermatologen, z. B. Ogilvie Will, empfohlenen 3—4 % Salben, welche zwar keine Irritationserscheinungen hervorrufen, haben deutsche Kliniker keinen Erfolg gesehen. Vor Recidiven schützen auch stärkere Salben nicht, weshalb von manchen Aerzten eine Combination mit interner Arsenikcur befürwortet wird. Bei den genannten parasitären Hautleiden sind meist 2—3 Bepinselungen mit 25 % Salbe ausreichend, bei Psoriasis 10—12, in leichten Fällen auch weniger (Neumann).

Interne Anwendung von Chrysarobin als Emetocatharticum (Thompson) ist als zu gefährlich zu vermeiden.

Acidum pyrogallicum; Pyrogallussäure, Pyrogallol.

Als äusseres Mittel bei verschiedenen Hautkrankheiten hat sich die durch Erhitzen von Gallussäure auf 215—220° entstehende Pyrogallussäure einen besonderen Ruf erworben, doch hat man sich vor der Anwendung auf zu ausgedehnte Körperstellen zu hüten, da durch solche vermöge Resorption und Einwirkung der resorbirten Substanz auf die rothen Blutkörperchen sehr schwere Störungen hervorgerufen werden können, welche unter dem Bilde der Hämoglobinurie auftreten und mitunter zum Tode führen.

Die Pyrogallussäure bildet sehr leichte, weisse, glänzende Blättchen oder Nadeln von bitterem Geschmacke, die sich in drei Theilen Wasser zu einer klaren, farblosen, neutralen Flüssigkeit, schwerer in Alkohol und Aether lösen, bei 130—131° schmelzen und bei vorsichtigem Erhitzen bei 210° unzersetzt sublimiren. Es ist keine Säure, sondern ein Trihydroxybenzol, isomer mit Phloroglucin und deshalb zweckmässiger als Pyrogallol zu bezeichnen. Wässrige Lösungen färben sich schwarz und zersetzen sich rasch beim Kochen, weshalb die Pyrogallussäure zum Schwarzfärben der Haare empfohlen wurde (Wimmer). In seinen Wirkungen nähert sich das Pyrogallol in mancher Beziehung dem Phenol, namentlich wirkt es stark antiseptisch, so dass es in 1 % Lösung Fäulniss und Bacillenbildung im Pankreas mehrere Wochen lang verhindert, in $2^{1}/_{2}$ % Lösung faulendes Pankreas und Fleisch sofort geruchlos macht und von Mikroorganismen befreit, endlich in 2 % Solution Hefegährung sistirt und ammoniakalische Harngährung aufhebt (Bovet). Bacillen werden in 3 % Lösung sofort bewegungslos. Die intensive toxische Wirkung auf höher organisirte Thiere, welche schon Jüdell und Personne (1871) zeigten, ist neuerdings von Neisser (1879) genau studirt, nach dessen Versuchen der Tod bei massigen Gaben unter continuirlichem Zittern, convulsivischem Zucken und Sinken der Temperatur und des Pulses wahrscheinlich durch directe Beeinflussung der Nervencentren erfolgt, während bei mittleren letalen Mengen (0,2 per Kilo beim Kaninchen, 1,0—1,5 beim Hunde) die Auflösung der rothen Blutkörperchen offenbar Ursache des Todes ist, dem heftiger Schüttelfrost mit grosser Athembeschleunigung und starker Herabsetzung der Reflexerregbarkeit vorausgehen. In den Nieren finden sich Haemoglobincylinder, im Harn Haemoglobin mit Methämoglobin und Haematin. In Breslau starb ein an Psoriasis universalis leidender Mann, dem nach einem warmen Seifenbade Brust und linke Seite mit Pyrogallussäuresalbe eingerieben wurde, nachdem zuerst Diarrhöe, dann wiederholter Schüttelfrost, Collaps, Tremor, Anurie und Coma eingetreten war; in der Leiche fand sich exquisite Nephritis haemoglobinurica (Neisser). Die Resorption von

Pyrogallol von krankhaften Hautpartieen aus beweist auch der braun und selbst schwarz gefärbte Harn bei manchen mit Pyrogallolsalbe behandelten Psoriasiskranken (Kaposi). Neben diesen Oxydationsproducten erscheint die Pyrogallussäure nach Jüdell auch als solche im Urin, verschwindet aber ziemlich rasch, beim Menschen nach 0,5 in 12 Std., bei vergifteten Thieren auch bei noch lange fortdauernder Intoxication, und ist ausserdem in Blut und Galle nachweisbar. Als einzig rationelles Mittel bei Pyrogallolvergiftung erscheint die von Neisser vorgeschlagene Transfusion.

Gegen Psoriasis ist die Pyrogallussäure zuerst von Hebra und Jarisch (1879) als rasch heilendes Medicament erkannt, das auch in Fällen, wo Chrysarobin sich unwirksam gezeigt hatte, sich erfolgreich bewies, ohne in gleich intensiver Weise irritirend zu wirken. Besonders günstige Effecte wurden ausserdem bei Eczema marginatum und Lupus erhalten; bei letzteren werden constant nach dreitägiger Application die Zelleninfiltrate zerstört, während die gesunde Haut kaum beeinträchtigt wird. Auch gegen hypertrophische Narben bei cauterisirtem Lupus (Jarisch) und bei Folliculärentartung der Vaginalportion (Rosa Engert) ist das Mittel gerühmt. Als Antisepticum benutzte Bovet das Pyrogallol bei Ozaena und übelriechenden Krebsgeschwüren, Kocher beim Lister'schen Verbande zum Ersatz des Phenols. Vesey will Pyrogallussäure zu 0,05 mehrmals täglich mit ausgezeichnetem Erfolge bei Lungen- und Magenblutungen gegeben haben.

Als Applicationsform ist vorzugsweise Salbe gebräuchlich Wässrige Lösungen scheinen auf der Haut stärker reizend zu wirken als Mischungen mit Fetten.

Bovet gebrauchte 2% Lösung bei Ozaena unter Anwendung der Nasendouche. Pyrogallolsalbe wird entweder mit Unguentum simplex oder mit Unguentum Paraffini bereitet, bei Psoriasis und Lupus im Verhältniss von 1:10, bei Folliculärentartung der Vaginalportion von 1:20. Letztere Proportion ist auch bei Hautleiden von Personen mit zarter Haut anzuwenden, bei denen stärkere Salben tiefere Excoriationen an den Psoriasisplaques und Blasen in deren Umgebung hervorruft. Die Salbe wird zweimal täglich mittelst Borstenpinsels aufgetragen und die eingeriebene Stelle mit Watte geschützt.

---

2. Ordnung. Stomerethistica, Mundreizende Mittel.

Die hier zu betrachtenden Mittel kommen vorzugsweise bei Mundaffectionen in Anwendung, theils bei Geschwürsbildungen, namentlich scorbutischem Zahnfleische, wo sie die Erschlaffung und Lockerung beseitigen, theils als Kaumittel, um vermittelst des durch sie gesetzten Reizes reflectorisch vermehrte Speichelsecretion hervorzurufen, theils zur Beseitigung von Zahnschmerzen, wo sie entweder direct ertödtend auf den blossliegenden Zahnnerven oder ableitend wirken.

Herba Cochleariae; Löffelkraut.

Das frische Kraut von Cochlearia officinalis L., einer an den Seeküsten der kalten Zone und auf Salzboden wachsenden Crucifere, gilt seit Jahrhunderten nach der Empfehlung von Wier (1557) für ein Antiscorbuticum ersten Ranges und hat deshalb geradezu den Namen Scorbutkraut erhalten.

Es ist eine zweijährige Pflanze, welche im ersten Jahre nur ein Büschel langgestielter und fast herzförmig runder (löffelartiger), am Rande ausgeschweifter, schön grüner Blätter treibt und erst im zweiten Jahre, wo die Wurzelblätter meist verschwinden, etwa fusshohe, dünne, kantige Stengel mit eiförmigen, buchtig gezähnten, fast stengelumfassenden Blättern, in endständigen Trauben stehenden weissen Blüthen und 0,5 Cm. langen, an doppelt bis einfach so langen Stielen sitzenden Schötchen, die in jedem der beiden Fächer 4 rothbraune Samen enthalten, entwickelt. Das Löffelkraut riecht beim Zerquetschen schwach senfartig und schmeckt beim Zerkauen gleichzeitig scharf und salzig bitter.

Der scharfe Geschmack rührt von einem sehr flüchtigen, schwefelhaltigen ätherischen Oele her, welches nach Hofmann (1874) Schwefelcyanbutyl ist und wie das verwandte Senföl wahrscheinlich durch Fermentwirkung entsteht.

Aus getrocknetem Kraute entwickelt sich kein Oel bei der Destillation, wohl aber bei Zusatz von Myrosin, so dass der fermentartige Eiweissstoff durch Trocknen zerstört wird und es unerlässlich ist, die Löffelkrautpräparate aus frischem Kraute zu bereiten. Der salzige Geschmack rührt von den unorganischen Bestandtheilen her; das Löffelkraut giebt 20% Asche, in welcher je nach dem Standorte bald Kali- und bald Natronsalze präval iren.

Gegen Seescorbut bediente man sich des Löffelkrautes in der Form von Gemüse und Salat, wobei auch verwandte Pflanzen, wie Cochlearia Anglica und Danica, in Gebrauch kamen. Auch der ausgepresste Saft des frischen und zur Zeit der Blüthe (April, Mai) gesammelten Krautes wurde gegen die erwähnte Affection benutzt, deren Schwinden unter Anwendung des Löffelkrautes wohl zum grossen Theile aus der damit verbundenen Beseitigung der gesalzenen Kost bei Seefahrern sich besser erklärt als aus einer specifischen Wirkung. Denselben Presssaft empfahl man zu Frühlingscuren gegen Hydrops, Rheumatismus und Gicht.

Präparat:

Spiritus Cochleariae, Löffelkrautspiritus. Dieses jetzt fast ausschliesslich in Anwendung gezogene Präparat des Löffelkrauts, welches man durch Destillation von 8 Th. frischem Kraut mit āā 3 Th. Spiritus und Wasser (zu 4 Th. Destillat) als klare, farblose, eigenthümlich riechende, brennend scharf schmeckende Flüssigkeit von 0,908—0,918 spec. Gewicht gewinnt, dient bei Geschwüren des Zahnfleisches, sowie im Munde und Schlunde überhaupt, mit Wasser, Salbeiaufguss und ähnlich wirkenden Flüssigkeiten verdünnt, zu Collutorien und Gargarismen (1 Esslöffel auf 1 Glas Wasser) oder für sich zur Bepinselung des Zahnfleisches.

Anhang. Aehnliche, aber anscheinend minder scharfe, ätherische Oele sind in mehreren anderen Cruciferen enthalten, welche deshalb auch analoge Verwendung wie das Löffelkraut finden. Dahin gehört die Kresse, Lepidium sativum L., die Brunnenkresse, Nasturtium officinale R. Br., die Schaumkresse, Cardamine pratensis L., und Cardamine amara L. u. a. m., die namentlich zu Frühlingscuren benutzt werden. Das ebenso gebrauchte Kraut von Veronica Beccabunga L., Bachbunge (Fam. Scrophularineae), ist viel weniger scharf. Wir erwähnen aus der Familie der Cruciferen noch die Herba Bursae pastoris von Capsella bursa pastoris Moench (Thlaspi bursa pastoris L.), in Russland als Specificum gegen Intermittens und von der Rademacherschen Schule (in Form einer Tinctur zu 15—30 Tropfen 4—6 mal täglich) gegen Blutungen und Harnbeschwerden benutzt.

Folia Salviae, Herba Salviae; **Salbeiblätter,** Salbei.

Die Blätter von Salvia officinalis L., einem der nördlichen Mittelmeerflora angehörigen, bei uns in Gärten cultivirten Halbstrauche aus der Familie der Labiaten, sind durch aromatischen Geruch und gewürzhaft adstringirend bitteren Geschmack ausgezeichnet.

Sie sind meist eiförmig, bisweilen am Grunde geöhrt, dunkelgrün, und auf dem sehr verzweigten, runzligen, engmaschigen Adernetze mit weissem Filze überzogen, besonders stark auf den jüngeren Blättern und denen der kleinblättrigen Varietät, welche zahlreichere Oeldrüschen zeigen und daher stärkeres Aroma besitzen und für den medicinischen Gebrauch bevorzugt werden. Man sammelt die Blätter vor der Blüthezeit. Die durch Cultur auf fettem Boden erzielte Varietät mit fast 1 Dm. langen, breiten Blättern, welche 4 mal länger als der Blattstiel sind, hat viel weniger Aroma.

Die Wirksamkeit des Salbei ist offenbar auf das gleichzeitige Vorhandensein eines adstringirenden und eines gelind reizenden Princips (ätherisches Salbeiöl) zu beziehen.

Ueber ersteres liegen keine Angaben vor. Das Salbeiöl, wovon aus den frischen Blättern nur $1/4$ % gewonnen wird, ist grünlich bis bräunlich gelb, dünnflüssig und nach Rochleder ein Gemenge mehrerer sauerstoffhaltiger Oele (Oxydationsstufen von $C^{12}H^{20}$). Bei längerer Aufbewahrung unter Luftzutritt scheidet es Salbeicampher ab, welcher kühlenden, scharfen Geschmack besitzt. Medicinisch wurde Salbeiöl zu 1—10 Tropfen bei chronischen Katarrhen der Athmungswerkzeuge, Asthma und Tuberculose von Schneider empfohlen.

Weder die Droge noch deren Bestandtheile haben ausreichende physiologische Prüfung gefunden.

In einem Selbstversuche von Pidoux trat auf Genuss eines Aufgusses von 15,0 Folia Salviae mehrstündiger copiöser Schweiss, fliegende Hitze, etwas beschleunigter und voller Puls, Unruhe, Unfähigkeit zu geistiger angestrengter Arbeit, Trockne des Mundes, ungewöhnliche Verstopfung, Vermehrung des Appetits und Schlaflosigkeit ein. Es sind diese Erscheinungen bis auf die Obstipation ziemlich ähnlich den durch grosse Dosen von Kaffee oder Thee hervorgerufenen, als deren Surrogat Hunault und Stenzel gegen Ende des 17. Jahrhunderts den Salbei empfahlen.

Die Salbeiblätter haben in älterer Zeit für eines der wirksamsten Medicamente bei einer grossen Anzahl der schwersten Krankheiten gegolten (Salvia Salvatrix Naturae Conservatrix), so dass die Salernitaner Schule fragte: Cur moritur homo, cui crescit Salvia in hortis? Jetzt dienen sie innerlich nur bei Nachtschweissen, wogegen sie van Swieten im weinigen Aufgusse empfahl. Van Swieten fand sie besonders bei Schweissen im Reconvalescenzstadium acuter Krankheiten indicirt, und betrachtete sie da, wo sie jetzt meistens angewendet werden, nämlich bei Phthisikern, als contraindicirt, weil sie die Hitze der Haut nicht herabsetzen. Auch als die Milchsecretion beschränkendes Mittel ist Salbei gerühmt (van Swieten, Gardner).

Hauptsächlich dienen Salbeiblätter äusserlich bei Affectionen des Mundes und Schlundes, wo es sich darum handelt, gleichzeitig zusammenziehend und gelind reizend zu wirken.

Sie passen deshalb besonders bei schlaffem, zu Blutungen und Exulcerationen geneigtem, sog. scorbutischem Zahnfleisch, bei Speichelfluss oder bei Quecksilbercuren, um das Eintreten von Ptyalismus zu verhüten, ferner bei Angina catarrhalis, wenn das entzündliche Stadium überwunden ist, in Form von Mund- und Gurgelwässern. Man verbindet das Mittel hier theils mit Honig, um minder reizend zu wirken, theils mit Rothwein, um die zusammenziehende Action zu verstärken. Auch bei schlecht heilenden Fussgeschwüren werden Aufgüsse von Salbei gerühmt (Pidoux). Als Zusatz zu Zahnpulvern und Latwergen ist Salbei beliebt.

Zum Aufgusse für äusseren und inneren Gebrauch rechnet man 1 Theil Salbeiblätter auf 5—10 Th. Colatur.

Ein aus Salbei bereitetes destillirtes Wasser, Aqua Salviae, diente früher als Vehikel für Stoffe, welche locale Wirkung auf Mund- oder Pharyngealschleimhaut ausüben sollen. Salbei war auch das Hauptingrediens einer durch Destillation verschiedener aromatischer Pflanzen (Rosmarin, Pfefferminz, Lavendel, Fenchel, Zimmtcassia) dargestellten Flüssigkeit, die mit den sonderbaren Namen Aqua cephalica, Aqua s. Balsamum Embryonum, Aqua apoplectica, Schlagwasser, belegt wurde, die später der Bezeichnung Aqua aromatica weichen mussten. Die Bezeichnung Aqua Embryonum oder Kinderbalsam soll daher rühren, dass man das Präparat als Einreibung in die Bauchhaut bei Schwangeren benutzte, welche Tendenz zu Fehlgeburten hatten. Es diente vorzugsweise äusserlich zu reizenden Einreibungen bei Contusionen, Lähmungen, Kopfschmerz, innerlich bei Blähungen und Dyspepsie. Die Aqua aromatica ist der Rest der alten Aqua cephalica Caroli V. imperatoris, die, dem Geschmacke des 16. Jahrhunderts entsprechend, aus 25—30 Pflanzenspecies destillirt wurde.

Myrrha, Gummi resina Myrrha; Myrrhe.

Die Myrrhe des europäischen Handels ist der freiwillig ausgeflossene, erhärtete, anfangs blassgelbe, beim Trocknen röthlich oder braun werdende Saft von Balsamodendron (Balsamea) Myrrha Nees, einem im westlichen Südarabien und an der gegenüberliegenden afrikanischen Küste wachsenden Bäumchen aus der Familie der Burseraceen. Sie besteht aus Gummi (40—60 %), einem Gemenge von Harzen, die sich in Alkohol und Chloroform vollständig lösen, und $3^3/_4$—4 % eines an der Luft dunkler und dicker werdenden, sauerstoffhaltigen ätherischen Oels und enthält einen noch nicht genau untersuchten Bitterstoff.

Der Afrikareisende Hildebrandt hat neuerdings die Stammpflanze der Myrrha an Ort und Stelle verificirt, die früher von Berg als eine von Balsamodendron Myrrha verschiedene Species, Balsamodendron Ehrenbergianum, nach einem von Ehrenberg 1825 gesammelten Exemplare beschrieben wurde. Die Myrrhe bildet gelbliche, röthliche oder braune, bestäubte, spröde Körner oder Stücke von verschiedener Grösse, mit rauher, unebener, löcheriger Oberfläche und von gelbem, wachsglänzendem, oft stellenweise weisslichem, unebenem Bruche. Sie riecht angenehm balsamisch, schmeckt bitter gewürzhaft und kratzend, giebt ein gelbes Pulver, mit Wasser zerrieben eine Emulsion, löst sich nicht vollständig in Alkohol mit gelber Farbe, bläht sich beim Erhitzen auf, ohne zu schmelzen, und verbrennt mit rauchender Flamme. Nach Wigand beruht die Bildung der Myrrha auf Umbildung und Verflüssigung der Zellwand und finden sich darin stets Stückchen Borke, welche unverkennbare Metamorphose darbieten. — Das Myrrhenöl (Myrrhol) wird wie die Myrrhe selbst durch Salpetersäure oder Salzsäure trüb violett gefärbt, wodurch letztere von dem Bdellium, das dunklere Farbe, stärker bitteren Geschmack und geringeren Gummigehalt besitzt und wahrscheinlich von Balsamodendron Africanum Arnott stammt, unterschieden werden kann. Beim Schmelzen mit Kalihydrat liefert Myrrha Protokatechusäure und Brenzkatechin.

Die medicinische Bedeutung der bekanntlich schon im Alterthume als Räucherungssubstanz geschätzten Myrrha hat in der neueren Zeit sehr abgenommen. Eine genaue physiologische Prüfung fehlt; kleinere Dosen erregen leicht Ructus, grössere (2,0—4,0) sollen Magenentzündung und Fiebererscheinungen bedingen können (Pereira). Nach Hirt findet Vermehrung der farblosen Blutkörperchen unter Gebrauch von Myrrha statt. Therapeutisch hat die Myrrha als tonisch-balsamisches Mittel bei übermässiger Secretion der Respirations- und Urogenitalorgane, ferner als Stomachicum bei Indigestion und Magenkatarrh (Savignac), endlich gegen Amenorrhoe bis in die neueste Zeit Anwendung gefunden. Die günstigen Effecte gegen Phthisis, welche man namentlich in vorigem Jahrhundert der Myrrha nachrühmte, wo Friedr. Hoffmanns Myrrhenzucker allgemeine Benutzung fand, und welche auch noch heute manche Aerzte veranlassen, das Mittel in Verbindung mit plastischen Stoffen, namentlich mit Eisen, z. B. in der Griffithschen Mixtur, zu verwenden, finden ihre Erklärung theils in der Herabsetzung der Absonderung bei Hypersecretion der Bronchialschleimhaut, theils und vorzugsweise in der örtlichen Einwirkung auf die Pharyngealschleimhaut, wo Myrrha vermöge ihres Gummigehaltes bei acuten Reizungszuständen demulcirend wirkt und vermöge ihres Gehaltes an Harz und ätherischem Oel bei chronischen Entzündungszuständen von günstigem Einflusse sein kann, theils endlich in der durch das Medicament hervorgebrachten Steigerung des Appetits. Directe specifische Wirkung der Myrrha auf Phthisis und den tuberculösen Process existirt selbstverständlich nicht.

Die vorzüglichste und berechtigtste Anwendung findet Myrrha bei Anginen und bei scorbutischem Zahnfleische, sowie zum Verbande schlaffer und jauchiger Geschwüre überhaupt. Die ihr zugeschriebene günstige Wirkung auf Caries dentium ist problematisch, ihre Anwendung zu Räucherungen bei Rheumatismus und zu Inhalationen bei chronischem Bronchialkatarrh wenigstens nicht irrationell.

Man giebt die Myrrha innerlich zu 0,03—0,15 in Pulvern, Pillen, Electuarien und Schüttelmixturen. Die Form der Electuarien ist unzweckmässig, weil auch bei sorgfältigster Bereitung die Myrrha sich wieder absetzt. Pulver können einfach mit Zucker bereitet werden; eine Mischung mit 5 Th. Saccharum galt unter der Bezeichnung Myrrhenzucker im vorigen Jahrhundert als Mittel gegen Phthisis pituitosa. Aeusserlich wird Myrrha zu Räucherungen und Inhalationen, in Streupulvern, Salben und Pflastern, sowie besonders in Mund- und Gurgelwässern angewendet, doch mehr als Tinctur (vgl. unten). Bei Verabreichung der Myrrha sind Chlor, Iod und Brom, concentrirte Mineralsäuren und Metallsalze möglichst zu meiden, weil sie auf das in der Myrrha enthaltene Gummi fällend wirken. Zu Räucherungen streut man Myrrha auf Kohlen, was auch zum Zwecke der Inhalation geschehen kann, wo man früher die Myrrha auch mit Essig oder Campher kochte.

Präparat:

Tinctura Myrrhae; Myrrhentinctur. Mit 5 Th. Weingeist bereitet, röthlich gelb, nach Myrrha riechend, von bitterem, brennend gewürzhaftem Geschmacke, durch Wasserzusatz milchig getrübt. Die Myrrhentinctur, innerlich selten zu 10—20 Tropfen gegeben, dient vorzugsweise äusserlich in allen zur Application auf Mund- und Pharynxschleimhaut üblichen Formen, sowie zu Verbandwässern und Verbandsalben bei scorbutischen und cariösen Geschwüren, seltener zu Injectionen bei chronischen Schleimhautblennorrhöen. Zu Collutorien und Gargarismen, wo man das Mittel gewöhnlich mit ähnlich wirkenden verbindet, namentlich häufig mit Salbei und Löffelkrautpräparaten, rechnet man 1 Th. Myrrha auf 10—50 Th. Vehikel, wozu man zweckmässig, um das Myrrhenharz in Lösung zu erhalten, schwach spirituöse Mischungen wählt. Zu Pinselsäften rechnet man 1 Th. Myrrhentinctur auf 3—10 Th. Rosenhonig, zu Injectionen und Verbandwässern 1 Th. auf 10—100 Th. Flüssigkeit, zu Salben 1 Th. auf 3—10 Th. Fett. Bei scorbutischen Geschwüren des Zahnfleisches und anderen schlaffen oder jauchigen Geschwüren trägt man Tinctura Myrrhae am besten unverdünnt auf.

Nicht mehr officinell ist das durch zweitägige Maceration von 1 Th. Myrrha mit 5 Th. Aq. dest. und Filtriren dargestellte **Myrrhenextract, Extractum Myrrhae**, ein rothgelbes Pulver, welches im Wesentlichen aus dem in der Myrrha enthaltenen Gummi und wenig ätherischem Oele und Harz besteht, bitter balsamisch schmeckt und sich in wenig Wasser klar auflöst. In 5 Th. Wasser gelöst bildet es das in älterer Zeit gebräuchliche **Liquamen s. Liquor Myrrhae**, auch **Oleum Myrrhae per deliquium** genannt. Innerlich gab man Extractum Myrrhae zu 0,3—1,0 in Pillen, Pulvern oder Mixturen, äusserlich in den zur Application auf Mundschleimhaut und Zahnfleisch bestimmten Formen. Ein früher bei scorbutischem Zahnfleische viel gebrauchtes Myrrhenpräparat bildete die durch Digestion von Myrrha und Catechu mit Löffelkrautspiritus dargestellte und mit Perubalsam parfümirte Tinctura Myrrhae composita s. gingivalis.

Oleum Cajeputi, Oleum Cajeput; Cajeputöl.

Das Cajeputöl ist ein auf der Insel Buru in der Residentie Amboina aus den Zweigen von Melaleuca minor Sm. und Melaleuca Leucadendron L., zwei, vielleicht nicht besondere Arten darstellenden, den Molukken angehörigen Bäumen aus der Familie der Myrthaceen, welche sich durch die oben am Stamme weisse (cajuput malaiisch weisses Holz), unten schwarze Borke auszeichnen, durch Destillation gewonnenes ätherisches Oel von grüner oder grüngelblicher Farbe, eigenthümlichem, an Campher, Rosmarin und Minze erinnerndem, doch keineswegs angenehmem Geruche und aromatischem, kühlendem Geschmacke, das mit Alkohol ohne Trübung in jedem Verhältnisse mischbar ist. Die durch Salzsäure verschwindende grüne Farbe scheint dem Gehalte von Kupfer in Folge von Anwendung kupferner Blasen bei der Destillation oder vom Transport in kupfernen Flaschen zu entstammen, theilweise durch ein grün gefärbtes Harz bedingt zu werden (Blanchet und Sell). Bei Rectification des Oels geht zuerst farbloses Oel (das Oleum Cajeputi rectificatum einzelner Pharmakopöen), später grünlich gefärbtes über.

Das Cajeputöl besteht zu $^2/_3$ aus bei 175—178° siedendem Cajeputenhydrat (Cajuputol), zu $^1/_3$ aus Camphenen von der Zusammensetzung des Borneols.

Die Dämpfe bewirken starke Reizung der Augenbindehaut, öftere Bepinselung führt zur Bildung einer kleinen, weissen Narbe (Prosper Delvaux). Auf Milben und Insecten wirkt das Oel deleter, desgleichen auf Helminthen (Rudolphi). — In kleineren Dosen gegeben, wird es bei Säugethieren vom Magen aus völlig resorbirt, in grösseren Mengen verwandelt es sich in eine halbflüssige, gelbe, klebrige Masse und erzeugt Gastroenteritis (Prosper Delvaux). Die hautröthende Wirkung steht der des Terpenthinöls nach.

In therapeutischer Beziehung hat sich das Cajeputöl ziemlich überlebt, und seine Hauptanwendung besteht jetzt wohl nur in der Application in cariöse Zähne nach Art des Nelkenöls. Die Medicin des 18. Jahrhunderts machte aus dem nach einem Wolfenbütteler Theologen oft als Oleum Wittnebianum bezeichneten Oele eine Panacee gegen Nervenaffectionen und Sinnesleiden aller Art. In diesem Jahrhunderte war es gegen Aphonie, Tetanus traumaticus, Wasserkolk während der Gravidität, bei Cardialgien und Koliken, welche mit Tympanites im Gefolge von abnormen Gährungsprocessen im Digestionstractus verbunden sind, und besonders im Stadium algidum der Cholera Anwendung gefunden. Prosper Delvaux (1861) rühmt es gegen Ascaris lumbricoides und Oxyuris, bei Dyspepsie mit Flatulenz, bei Meteorismus im Verlaufe schwerer Erkrankungen, bei Cholerine (nicht bei Cholera epidemica), bei asthenischen Affectionen der Respirationsorgane, endlich äusserlich bei Rheumatismus chronicus und diversen Hautaffectionen (Acne rosacea, Pityriasis, Psoriasis), bei Distorsionen und Luxationen. Im Allgemeinen steht es dem Terpenthinöl in seiner Wirkung nach, ohne nachweisbare Vorzüge vor demselben zu besitzen.

Die Dosis des Oeles beträgt 1—10 Tropfen, bei Cholera und Tetanus selbst bis 60 Tropfen. Man giebt es als Oelzucker, auch in Emulsion oder Latwerge.

Aeusserlich wird es für sich oder mit Oleum Olivarum (1:3) oder Spiritus (1:9) aufgepinselt oder für sich oder im Gemenge mit Anaestheticis (Chloroform, Chloralhydrat) auf Watte in hohle Zähne applicirt.

Radix Pyrethri; Bertramwurzel. — Als Sialagogum gilt die als Deutsche Bertramwurzel, Radix Pyrethri Germanici, bezeichnete Wurzel von Anacyclus officinarum Hayne, einer vermuthlich aus Südeuropa stammenden, bei Merseburg cultivirten einjährigen Composite, welche früher als einjährige Spielart von Anacyclus Pyrethrum angesehen wurde, von der die meist aus Nordafrika kommende, nicht ganz so scharfe **Römische Bertramwurzel, Radix Pyrethri Romani**, stammt. Sie ist geruchlos, entwickelt aber beim Kauen einen sehr anhaltenden und brennenden, ein Gefühl von Abstumpfung hinterlassenden Geschmack, den sie einem Harze zu verdanken scheint, das neben einer Spur von ätherischem Oele und einer grossen Menge von Inulin sich findet. Auf die Nasenschleimhaut und die äussere Haut wirkt die Wurzel scharf reizend. Nach Buchheim wird ihre Schärfe durch ein dem Piperin ähnliches Alkaloid bedingt. Die Bertramwurzel dient als Sialagogum besonders bei cariösem Zahnschmerz (namentlich als Bestandtheil von Zahnwehmitteln), auch bei Trockensein im Munde und bei Zungenlähmung, ferner als Zusatz von Gargarismen bei Relaxation der Uvula u. s. w. Als Niespulver und äusserer Hautreiz findet sie jetzt kaum noch Anwendung, wie man auch von dem internen Gebrauche gegen Typhus, Paralysen und Rheumatismus längst zurückgekommen ist. Grosse Dosen des Pulvers (1,0—2,0) können Gastritis erzeugen und ist die Gabe auf 0,2—03 zu normiren.

Herba Spilanthis; Parakresse. — Aehnliche Verwendung wie die Bertramwurzel findet das blühende Kraut von **Spilanthes oleracea Jacq.**, einer in Südamerika einheimischen krautigen Composite mit langgestielten, herzförmigen, beim Trocknen schmutzigrothen Blättern und vor dem Aufblühen braunen, später gelben, kugligen Blüthenköpfchen, welches wahrscheinlich vermöge des darin nach Lassaigne enthaltenen ätherischen Oeles beim Kauen beissend scharfen Geschmack erregt und Zusammenlaufen des Speichels im Munde veranlasst und das in seinem Vaterlande gegen Rheumatismen, Steinbeschwerden und Scorbut angewendet wird. In Europa dient es besonders zur Darstellung der **Tinctura Spilanthis composita, Paratinctur, Paraguay-Roux**, einer braungrünen, aus Herba Spilanthis und Rad. Pyrethri bereiteten Tinctur, welche als vorzügliches Mittel gegen Zahnschmerz gilt, wenn man einen damit befeuchteten Baumwollpfropf in den hohlen Zahn bringt oder das Mittel in das Zahnfleisch einreibt oder auch in Form von Mundwasser applicirt.

Auch das Kraut von **Spilanthes Acmella** (Brasilien) besitzt ähnliche Eigenschaften. Nach Buchheim ist das wirksame Princip der Parakresse ein dem Piperin und Chavicin verwandtes Alkaloid, welches sich in Piperidin und eine eigenthümliche Säure spaltet.

---

3. Ordnung. Stomacherethistica, Magenreizende Mittel.

Wir betrachten hier solche Stoffe, welche vorzugsweise zur Anwendung kommen, um einen Reiz auf die Magenschleimhaut auszuüben. Die Absicht bei ihrer Anwendung ist eine doppelte, nämlich entweder reflectorisch vermehrte Absonderung von Magensaft hervorzurufen und dadurch Verbesserung der Digestion herbeizuführen, oder um ebenfalls reflectorisch Erbrechen zu bedingen und dadurch Entleerung des Mageninhaltes etc. zu veranlassen. Es ergeben sich danach zwei Unterordnungen, die der Stomachica (Digestiva) und die der Emetica oder Brechmittel. Die Wirkung der Stomachica ist besonders hervortretend bei chronischen katarrhalischen Leiden des Magens, wo ihnen ausser der angegebenen Action auf die Secretion vielleicht auch ein direct günstiger sog. substitutiver Einfluss zukommt. Ein Theil derselben wird in analoger Richtung auch bei Mundaffectionen benutzt. Die wirksamen

Principien sind hier durchgängig ätherische Oele. Die als Brechmittel benutzten Stoffe wirken entschieden stärker reizend und sind im Stande, eine irritirende Wirkung auch auf die Haut und andere Schleimhäute auszuüben. Das Allgemeine über beide Abtheilungen ist bereits S. 50—57 angegeben.

a. Verdauungsbefördernde Magenreizmittel, Stomachica.

Fructus Cardamomi, Cardamomum minus; **Malabarische Cardamomen.**

Mehrere Pflanzen aus der Gattung Elettaria (Fam. Zingiberaceae), welche in verschiedenen Theilen von Holländisch- und Britisch-Ostindien vorkommen, liefern aromatische, bald mehr kugelige, bald mehr länglich runde Kapselfrüchte, die unter dem Namen Cardamomen bekannt und als Gewürz geschätzt sind. Die feinsten und medicinisch allein verwendeten kleinen oder Malabarcardamomen, Cardamomum minus s. Malabaricum, von 1—2 Cm. Länge und etwa 1 Cm. Dicke, stammen von Elettaria Cardamomum, welche Pflanze besonders auf der Westküste von Vorderindien wild und cultivirt vorkommt.

Neben denselben finden sich im Handel bei uns noch die langen oder Ceyloncardamomen, von Elettaria major. Als Cardamomum maximum sind die Früchte verschiedener, besonders afrikanischer Species der Scitamineen-Gattung Amomum bezeichnet, zu welcher auch Amomum granum paradisi Afz., die Mutterpflanze der gewürzhaft und pfefferartig schmeckenden Paradiskörner, Grana Paradisi, gehört, aus denen Buchheim eine dem Cardol nahe verwandte Substanz isolirte.

Das Aroma der Cardamomen ist von einem ätherischen Oele abhängig, das seinen Sitz nicht in der longitudinal gestreiften, grauweissen, lederartigen Haut des dreifächrigen Fruchtgehäuses, sondern in den darin enthaltenen braunen, runzeligen, innen weissen Samen hat. Das in den Malabarcardamomen zu 5 % enthaltene Oel scheidet Campher ab.

Die Cardamomen dienen fast ausschliesslich als aromatischer Zusatz zu zusammengesetzten Tincturen, z. B. Tinctura aromatica.

Rhizoma Galangae, Radix Galangae; **Galgantwurzel,** Galgant.

Dieses auch als kleiner Galgant, Radix Galangae minoris, bezeichnete Rhizom stammt nach Hance (1871) von der bis dahin unbekannten chinesischen Scitaminee Alpinia officinarum Fletcher, nicht aber von Alpinia Chinensis Rosc., noch von der in Indien cultivirten Stammpflanze des im europäischen Handel nicht mehr vorkommenden grossen Galgants, Alpinia Galanga Sw. Es bildet 7—8 Cm. lange, fingerdicke, cylindrische, kniefömig gebogene, längsstreifige, aussen braunrothe und innen zimmetfarbige Stücke von zäher Consistenz mit dicker Rinde, holzig faserigem Bruche, aromatischem Geruche und brennend gewürzhaftem Geschmacke. Neben Stärke und Harz findet sich darin besonders ätherisches Oel, das ähnlich wie Cajeputöl riecht. Das von Brandes aus Galgant dargestellte krystallinische, neutrale, geruch- und geschmackfreie Kaempferid, welches Jahns (1881) in drei verschiedene Körper (Galangin, Alpinin und Kaempferid) zerlegte, ist an der Wirkung vermuthlich unbetheiligt.

Galgant ist als Kaumittel bei Zungenlähmung verwerthet, und eine durch Digestion mit Rum erhaltene Tinctur wird in Russland gegen cariösen Zahnschmerz benutzt. In seiner Heimath ist er als Gewürz für Fische und Krabben beliebt. Ueberhaupt gilt er wie viele scharfe Stoffe (Ingwer, Senf) als appetitreizendes Mittel und dient deshalb bei schwacher Digestion als Zusatz zu bitteren Stoffen. Er ist ein Bestandtheil der Tinctura aromatica.

Rhizoma Zedoariae, Radix Zedoariae; Zitwerwurzel.

Dem Galgant nahe verwandt ist die Zitwerwurzel, der Hauptwurzelstock einer in Bengalen und Madagascar einheimischen Scitaminee, Curcuma Zedoaria Roscoe (Curcuma Zerumbet Roxb.). Derselbe ist eiförmig, geringelt, und kommt, der Quere oder Länge nach zerschnitten, in compacten, zähen, aussen hellgrauen Stücken im Handel vor. Gekaut erzeugt die Zitwerwurzel Brennen im Munde und eine etwas bitterliche Geschmacksempfindung; der Geruch ist eigenthümlich campherartig. Harz und ätherisches Oel sind ohne Zweifel die Hauptbestandtheile (eine genauere Untersuchung fehlt), daneben ist die Droge reich an Amylum. Sie kommt meist in Verbindung mit den beiden vorigen als Stomachicum in Anwendung und ist Bestandtheil der Tinctura amara.

Rhizoma Zingiberis, Radix Zingiberis; Ingwer, Ingber.

Häufige Verwendung als Stomachicum und Digestivum findet der Ingwer, welcher die Nebenwurzelstöcke einer ursprünglich in Südasien und China einheimischen, jetzt in verschiedenen tropischen Ländern cultivirten Zingiberacee, Zingiber officinale Rosc. (Amomum Zingiber L.), darstellt.

Dieselben bilden compacte, schwere, zweizeilig und kurz verästelte, abgeplattete, bis 2 Cm. breite Stücke von angenehm aromatischem Geruche und feurig gewürzhaftem Geschmacke. Sie kommen entweder nur theilweise, nicht am Rande, wo sich dann die schmutzig gelbgraue Rinde bemerklich macht, (Bengalischer Ingwer), oder vollständig geschält, wo sie eine blassgelbliche oder weissliche Farbe besitzen (Cochinchina-Ingwer), im Handel vor. Der körnige Querbruch zeigt zahlreiche braune Oelbehälter gleichmässig in das graue Gewebe der nur 1 Mm. breiten Rinde und des auf dem Querschnitte elliptischen, bis etwa 2,5 Cm. breiten Gefässbündelcylinders eingestreut.

Ausser den bezeichneten Sorten giebt es noch eine gar nicht geschälte Sorte, den schwarzen Ingwer oder Barbadoes-Ingwer, ferner eine ausserordentlich schön weisse Sorte, sog. weisser oder Jamaica-Ingwer. Bei letzterer ist die Farbe offenbar künstlich durch Bleichen mit Chlor oder schwefliger Säure oder durch Einlegen in Kalkwasser erzielt und ist dieselbe deshalb verwerflich.

Der Ingwer kommt auch in Zucker eingekocht aus China und (der beste) aus Westindien als eingemachter Ingwer, Conditum Zingiberis, den man als Hausmittel gegen Magenkatarrh, Katzenjammer verwendet, im Handel vor. Im Ingwer findet sich ein gelbliches, sehr dünnflüssiges, ätherisches Oel von dem Geruche und Geschmacke der Droge, das zum grössten Theile aus einem dem Cubebenöle isomeren Kohlenwasserstoffe besteht. Wie schon Buchheim eine dem Cardol ähnliche Substanz als actives Princip bezeichnete, hat auch Thresh (1851) dasselbe als einen zähen, strohgelben Syrup beschrieben und als Gingerol bezeichnet.

Die scharfe Wirkung des Ingwers äussert sich nicht allein beim Kauen, sondern auch bei Application befeuchteter Stücke auf die äussere Haut, wodurch nach einiger Zeit Röthung, Hitze und Stechen resultirt. Das Pulver erregt auch starkes Niesen. Wie andere ätherische ölige Mittel besitzt er auch carminative Wirkungen d. h. er regt die peristaltische Bewegung an. Beschleunigung der Circulation, allgemeines Wärmegefühl, Erregung der geistigen Thätigkeiten durch Ingwer dürfte nur bei grösseren Gaben vorkommen.

Für sich dient Ingwer nur als Kaumittel bei Glossoplegie, Zahnweh, und in Form eines Aufgusses als Gurgelwasser gegen Erschlaffung der Uvula, chronische Angina und Aphonie. Seine Hauptverwendung findet er als Gewürz und in manchen zusammengesetzten als magenstärkend und verdauungsbefördernd benutzten Präparaten.

Namentlich in England benutzt man Ingwer sehr häufig als aromatischen Zusatz zu Stoffen, welche den Magen belästigen, z. B. Eisen und Eisensalzen, auch zu abführenden Mixturen, in der Absicht, um dem Entstehen von Kolikschmerzen vorzubeugen. Ingweraufguss leistet bei Colica flatulenta, Ingwertinctur angeblich bei Sommerdiarrhoe Vorzügliches. Dass übrigens habitueller Gebrauch von candirtem Ingwer, Magenmorsellen oder Ingwerliqueur auch zu Digestionsstörungen, belegter Zunge, Appetitlosigkeit führen kann, weiss Mancher aus eigener Erfahrung.

Zum internen Gebrauche dient das Pulver zu 0,3—0,6; zum Aufguss für internen Gebrauch rechnet man 1 Th. auf 10 Th. Colatur, für Gargarismen 1:5.

Präparat:

Tinctura Zingiberis, Ingwertinctur. Mit 5 Th. Spiritus bereitet, braungelb, vom Geruche und Geschmacke des Ingwers. Zu 15—30 Tropfen als Stomachicum.

Der nicht officinelle Syrupus Zingiberis, Ingwersyrup, ist als gewürzhaftes Corrigens für eine Reihe unangenehm schmeckender Substanzen ausserordentlich geeignet.

Semen Myristicae, Nux moschata; **Muskatnuss. Oleum Macidis; Macisöl.**

Die Muskatnüsse sind die Samen des auf den östlichen Inseln des indischen Archipels einheimischen Muskatnussbaumes, Myristica fragrans Houttouyn (M. moschata Thunb., M. aromatica Lam., M. officinalis L. fil.), welcher besonders auf den Bandainseln (daher die französische Bezeichnung noix de Banda) und auf Amboina zur Gewinnung der als Gewürz geschätzten, vielleicht schon den Römern, sicher den Arabern bekannten Fruchttheile (Samen und Samenmantel) cultivirt wird.

Der zur Familie der Myristiceen gehörige diöcische Baum, welcher in beschränkter Weise auch auf Java, Sumatra, Madagascar, Bengalen u. s. w. cultivirt wird, liefert vom 8. Jahre an reife Früchte, deren Zahl in der besten Lebensperiode (vom 25. Lebensjahre an) über 2000 betragen kann. Die Frucht ist eine einsamige, kugelig-eiförmige, ochergelbe Beere von ca. 5 Cm. Länge. Der in dem trocken fleischigen, zuletzt lederartigen Fruchtgehäuse enthaltene nussartige Samen ist von einem zerschlitzten, fleischigen, karminrothen Mantel (arillus) umgeben, der am Grunde mit der Samenschale und dem Nabelstreifen verwachsen ist. An der Sonne getrocknet, bildet dieser Samenmantel die als Macis (Muskatblüthen, Muskatblumen), Arillus Myristicae bezeichnete, früher officinelle Droge, welche hornartige, etwas biegsame, aber leicht zerbrechliche, matt fettglänzende, gelbrothe, zerschlitzte Stücke darstellt. Der Samen besteht aus einer glänzend dunkelbraunen, verknöcherten Samenhaut von 1 Mm. Dicke und dem von der inneren Samenhaut bedeckten Kerne, welcher letztere getrocknet und nach längerem Einlegen in Kalkmilch (zur absoluten Zerstörung der Keimfähigkeit, die übrigens schon bei 8tägigem Trocknen an der Sonne verloren geht, und zur Verhinderung der Verpflanzung von den Holländern geübtes Verfahren) die Muskatnuss des Handels darstellt. Die Muskatnüsse sind fast kugelig oder elliptisch, $1^1/_2$—2 Cm. lang, unregelmässig gefurcht, netzförmig geadert, zimmetfarbig oder bräunlich, mit einem weissen Pulver von Calciumcarbonat (in Folge des oben angegebenen Verfahrens) bestäubt; im Innern sind sie — in Folge des Eindringens der inneren Samenhaut in langen und schmalen braunen Streifen bis in das Centrum des grauweissen Eiweisses — eigenthümlich marmorirt. Sie lassen sich leicht schneiden und zu einem fettigen, braunen Pulver von aromatischem Geruche und Geschmacke zerreiben. Länglichere Samen von viel weniger starkem Aroma, die von Myristica fatua Houtt. abgeleitet werden, kommen als Nuces moschatae masculae im Handel vor und sind ebenso wie von Insecten angefressene Muskatnüsse medicinisch nicht verwendbar.

Als wirksamer Bestandtheil der Muskatnüsse ist das in ihnen zu mehr als 6% vorkommende ätherische Oel, welches dem aus der Macis erhaltenen officinellen Oleum Macidis sehr nahe steht, zu betrachten.

In den Muskatnüssen ist ausserdem das bereits S. 369 abgehandelte feste Fett enthalten, das fast die Hälfte des Gewichtes ausmacht. Das farblose oder blassgelbliche Macisöl besteht vorzugsweise aus einem Camphen, Macen, das bei 150° siedet, mit Salzsäure Krystalle giebt und mit Salpetersäure und Weingeist kein krystallinisches Hydrat erzeugt, und zum geringeren Theil aus einem bei 221° siedenden sauerstoffhaltigen Oele. Das Muskatnussöl enthält ein ähnliches Terpen (Myristicen), das bei 165° siedet und mit Salzsäure keine krystallinische Verbindung liefert, nach Wright ausserdem Thymol und einem dem Carvol isomeren sauerstoffhaltigen Körper (Myristicol).

Nach Versuchen von Mitscherlich erzeugt Muskatnussöl auf der Haut Brennen und in $1/2$ Std. Röthung wie Terpenthinöl. Grosse Kaninchen sterben nach 8,0 in einigen Tagen, nach 24,0 schon in 12—24 St. ohne vorgängige Convulsionen. Der Urin nimmt dabei eigenthümlichen, nicht dem des Oeles entsprechenden Geruch an. Bei Menschen können grössere Dosen Muskatnüsse narkotische Phänomene hervorbringen. Schon bei 2 Stück tritt Summen im Kopfe (Fronmüller) ein, und nach 7 Nüssen sind Uebelkeit, Magenschmerz, Cephalalgie, Pupillenerweiterung, unsichere Sprache, Sinken der Temperatur und der Pulsfrequenz, keuchender Athem und 4 Tage anhaltende Schlafsucht beobachtet (van Bosch). Letzteres Phänomen ist auch von älteren Schriftstellern (Bontius, Cullen, Ainslie, Pereira) bestätigt und Purkyne verfiel bei Selbstversuchen nach 3 Nüssen sofort in einen traumreichen Schlaf, dem noch eine Zeit lang ein Zustand halber Bewusstlosigkeit folgte. Bei Thieren soll nicht letale Intoxication hartnäckige Obstipation hinterlassen (Mitscherlich).

Therapeutisch finden Muskatnüsse bei Magen- und Darmkatarrhen, Dyspepsie u. s. w., meist nicht für sich, sondern als Adjuvantien und Corrigentien, Anwendung.

Man kann Muskatnuss zu 0,5—1,5 in Pulver oder Pillen geben. Aeusserliche Anwendung verbietet der theure Preis der Mittel. Macis gab man zu 0,3—3 pro dosi. Das Oleum Macidis wird mit Zucker verrieben bei Flatulenz, Hyperemese u. s. w. zu 1—3 Tropfen, ausserdem auch, wie Nelken- und Cajeput-Oel, als Zahnwehmittel benutzt. Zur Darstellung eines Oelzuckers ist die Verwendung des Oeles weniger gebräuchlich als Verreibung der Macis selbst.

Früher war bei Atrophie im kindlichen Lebensalter und Rachitis das Gölissche Kinderpulver, Pulvis Nucis moschatae compositus s. antiscrophulosus Goelisii, sehr beliebt, welches aus Sem. Myristicae, Cornu Cervi ustum, Fructus Lauri āā 1 Th. und Rad. Liquiritiae 6 Th. bestand und theelöffelweise gegeben wurde.

Fructus Lauri, Baccae Lauri; Lorbeeren.

Zu den Stomachica gehören auch die Lorbeeren, die Früchte des in Vorderasien einheimischen und schon seit dem Alterthume in den Ländern des Mittelmeeres cultivirten Lorbeerbaumes, Laurus nobilis L. (Fam. Laurineae), welche jedoch, wie die lederartigen, gelbgrünen Lorbeerblätter, Folia Lauri, mehr in der Küche als in der Medicin benutzt werden. Die Lorbeeren enthalten ausser Lorbeerfett (S. 369) ein stark aromatisch und bitter schmeckendes ätherisches Oel (zu 0,2—0,8%), das ein Gemenge von einem Camphene, einem dem Cubebenöle isomeren Kohlenwasserstoffe und Laurinsäure (Blas) oder Nelkensäure (Gladstone) bildet. Das Lorbeeröl ist nicht mit dem aus Guyana stammenden Oleum Lauri aethereum nativum, dessen Ursprung von einer Laurinee (Nectandra cymbarum Mart.) zweifelhaft ist und welches die Indianer am Orinoco gegen Rheumatismus zu 10—20 Tr. verwenden, zu verwechseln. Man gab Lorbeeren früher in Brodteig gebacken oder im Gölisschen Pulver bei Indigestion und bei Atrophie der Kinder. Auch wurde eine Maceration von Lorbeeren und verschiedenen Labiaten als Oleum Lauri compositum bei Rheumatismus und Gicht äusserlich angewendet.

Cortex Cinnamomi, Cortex Cinnamomi Cassiae, Cortex Cinnamomi Chinensis, Cinnamomum Anglicum s. Sinense, Cassia cinnamomea; **Chinesischer Zimmt**, Zimmtcassie. **Oleum Cinnamomi**, Oleum Cinnamomi Cassiae, Oleum Cassiae; **Zimmtöl**, Zimmtkassienöl.

Mit dem Namen Zimmt oder Kaneel pflegt man verschiedene ostasiatische, als Gewürz schon in den ältesten Zeiten benutzte aromatische Rinden zu belegen, welche von verschiedenen, der Laurineengattung Cinnamomum angehörigen Bäumen stammen. Der officinelle Chinesische Zimmt stammt von Cinnamomum Cassia Blume s. Cinnamomum aromaticum Nees und verdankt Geruch und Wirkung dem in der Ueberschrift genannten ätherischen Oele, welches in der Heimat der Zimmtbäume dargestellt wird, neben welchem Zucker (sog. Cinnamomin von St. Martin), Gummi, Stärkemehl und Gerbsäure in der Droge enthalten sind.

Neben dem Chinesischen Zimmt war früher noch der Ceylonzimmt, Cortex Cinnamomi Zeylonici s. Cortex Cinnamomi acuti s. Cinnamomum acutum officinell, welcher von feinerem Aroma, aber viel theurer als die officinelle Rinde ist und ebenfalls ein ätherisches Oel, das im Wesentlichen dem Zimmtkassienöle gleicht, aber einen noch angenehmeren Geruch besitzt. Derselbe stammt von einer andern Species Cinnamomum. C. Zeylonicum var. communis Nees (Laurus Cinnamomum L. s. Persea Cinnamomum L.). Dieselbe unterscheidet sich von dem in Annam und der südlichsten Chinesischen Provinz Kuangsi einheimischen, auf den Sunda-Inseln und in Vorderindien cultivirten, durch höheren Wuchs ausgezeichneten Cinnamomum aromaticum leicht durch dunkelgrüne, ovale, 3—5nervige Blätter, während letzterer hellgrüne, lanzettliche, 3nervige Blätter hat. Von Cinnamomum Zeylonicum var. subcordata, mit an der Basis herzförmigen Blättern, stammt Javazimmt, welcher dem Ceylonzimmt am nächsten steht, aber etwas dicker und von schwächerem Geruche und Geschmacke ist.

Neben den genannten Zimmtarten finden sich im Handel noch verschiedene Rinden von geringerem Werthe, welche häufig zur Verfälschung des im Handel vielfach debitirten gepulverten Zimmts dienen. Unter diesen ist die Holzcassie, Malabarzimmt, Cassia lignea. Xylocassia s Cinnamomum occidentale, die nicht eben angenehm riechende Rinde einer auf dem indischen Festlande wachsenden baumartigen Varietät von Cinnamomum Zeylonicum, Cinn. Zeylon. var. Cassia Nees (Laurus Cassia L.), während als Cassia vera aus China stammende Rinden von Cinnamomum-Arten (vielleicht die Stamm- und Astrinden von Cinnamomum aromaticum) häufig bezeichnet werden. Diese Rinden schmecken mehr schleimig und herbe als scharf und gewürzhaft. Dass auch andere Species von Cinnamomum dem Zimmt ähnliche Producte liefern können, beweisen die unter dem Namen Flores Cassiae s. Canelli cinnamomi früher gebräuchlichen, nicht völlig ausgewachsenen, keulenförmigen Fruchtkelche der in Cochinchina und Japan wachsenden Species Cinnamomum Loureirii Nees (Laurus Cinnamomum Loureiro), da dieselben nicht nur wie Zimmt schmecken, sondern sogar zur Darstellung des Oleum Cassiae mitbenutzt werden. von dem sie sogar mehr (1½%) als die Zimmtcassienrinde liefern. Dagegen produciren andere Cinnamomum-Arten Oele von ganz differenter Beschaffenheit. So liefern Cinnamomum Culilawan Nees, C. rubrum Bl. u. a. m. (Molukken) die Culilawanrinde, Cort Culilawan s. caryophillicoides, deren Oel an Nelken- und Cajeputöl erinnert und welche in ihrer Heimath als treffliches Adstringens gilt (selbst bei Cholera), Cinnamomum Javanicum Bl. die ähnliche Sintokrinde, C. Kiamis Nees (C. Burmanni Blume) die Massoyrinde, deren Oel eigenthümlich, etwas wanzenartig riecht u. s. w. Das Oel der Blätter von Cinnamomum Zeylonicum ist dem Nelkenöle nahe verwandt.

Der Ausdruck Kaneel (canella, Röhre) ist offenbar nur eine allgemeine Bezeichnung der seefahrenden romanischen Nationen, welche im Mittelalter den Gewürzhandel in Händen hatten, für gewürzhafte, in röhrenförmigen Stücken verschickte Rinden und wird auch andern Rinden, z. B. Canella alba s. dulcis, s. Cort. Winteranus spurius s. Costus dulcis, dem früher wie Zimmt gebrauchten Bast der Aeste von Canella alba Murray (Antillen), Canella caryophyllata, Nelkenzimmt, Nelkenrinde, von Amomis acris Bg. (Antillen) beigelegt. Zimmt entspricht dem schon von den Phöniciern und Hebräern gebrauchten Kinnamom und scheint aus dem Singalesischen kacyn (Holz) und nama (süss) herzustammen. (Flückiger).

Der Zimmtcassie, die Rinde der Zweige oder jüngerer Stämme von Cinnamomum aromaticum, bildet fingerdicke, fusslange Röhren, welche bedeutend fester und stärker (1—2 Mm. dick) als die des Ceylonzimmts und nicht wie letzterer in Lagen über einander gerollt sind. Sie ist innen braun, von bräunlich grauen, wenig rissigem Korke bedeckt oder von letzterem beinahe ganz befreit, von hellbrauner, längsadriger Oberfläche und schmeckt aromatisch ohne schleimigen Beigeschmack.

Das Zimmtöl ist frisch hellgelb, dünnflüssig, dunkelt aber und verdickt sich mit der Zeit, wobei es Krystalle von Zimmtsäure absetzt. Es besitzt einen höchst angenehmen Geruch, schmeckt zuerst süsslich, später gewürzhaft feurig, hat ein spec. Gew. von 1,055—1,065 und löst sich in Weingeist in jedem Verhältnisse. Der Hauptbestandtheil des Oeles ist der Zimmtaldehyd oder Cinnamylwasserstoff, welcher nach Mulder jedoch erst bei der Aufbewahrung sich bildet; derselbe ist ein angenehm riechendes und brennend schmeckendes, farbloses, in Wasser nur wenig, in Weingeist und wässrigem Alkohol leicht lösliches Oel, das sich an der Luft durch Sauerstoffaufnahme rasch in Zimmtsäure verwandelt. In dem braungewordenen Oele findet sich neben dem Zimmtaldehyd und der Zimmtsäure auch ein Gemenge zweier Harze. Bei längerem Stehen der Oele ohne Luftzutritt scheidet sich ein geruchloses Stearopten ab.

Das Cassiaöl hat keine starke Action auf die gesunde Oberhaut, indem es nur schwaches Prickeln und Röthe erzeugt, und wirkt in grösseren Dosen toxisch, indem es zu 24,0 Kaninchen in 5 Stunden tödtet, zu 4,0 mehrtägiges Kranksein und Verstopfung bei denselben bedingt, während welcher Zeit nur wenig Urin entleert wird, der nach dem Oele riecht (Mitscherlich). Es wirkt auch als Ozonträger.

Wir können den Zimmtrinden und dem Zimmtöle keine andere Stellung zugestehen, wie unter den magenstärkenden reizenden Medicamenten. Allerdings schreibt man dem Cortex Cinnamomi und den daraus dargestellten Präparaten eine besondere Heilkraft bei Blutungen zu, welche man besonders bei Uterinblutungen constatirt haben will.

Man könnte hier an die Wirkung der Gerbsäure denken, indessen ist der Gerbsäuregehalt nicht bedeutend genug, um nicht dem ätherischen Oele allein die therapeutischen Effecte der Rinde zuzuschreiben. Ob Stillung von Metrorrhagien durch Zimmtpräparate wirklich zu Stande gebracht wird, ist übrigens um so weniger erwiesen, als bei den desfallsigen Beobachtungen gewöhnlich neben dem Zimmt noch andere Präparate, welche auf den Uterus wirken, verabreicht sind und die Sistirung der Blutung nach dem Gebrauch des Mittels ja an sich noch keineswegs beweist, dass sie die Folge der Einwirkung des Mittels ist. Man bringt dieselbe übrigens meist in Zusammenhang mit Gebärmuttercontractionen, welche der Zimmt hervorrufen soll, bei denen dann natürlich die Gerbsäure als bei der Wirkung unbetheiligt erscheint. Uebrigens darf man nicht vergessen, dass die Einführung des Zimmts in die geburtshülfliche Praxis durch Plenk nicht den Zweck hatte, Blutungen zu unterdrücken, sondern die aus Metrorrhagien hervorgehende Erschöpfung zu beseitigen und dass man daneben der Blutung selbst durch Alaun, Eisenchlorid und analoge Mittel Herr zu werden versuchte.

Seine hauptsächlichste Verwendung findet Zimmt als Geschmackscorrigens für Species und Pulver (hier besonders auch als Vehikel für Eisenpräparate), ferner zum Bestreuen von Pillen. Zimmt dient hauptsächlich zur Darstellung angenehm schmeckender Oelzucker und zum Parfümiren von Zahnpulvern. Zu 5—10 Tropfen $1/_4$ stdtl. ist es von Schneider als Mittel gegen Cholera angeblich mit Erfolg benutzt.

Präparate:

1) **Aqua Cinnamomi**, Aqua Cinnamomi spirituosa s. vinosa; **Zimmtwasser**, weingeistiges Zimmtwasser. Cort. Cinnamomi 1 Th., Spiritus 1 Th., Aq. q. s. zu 10 Th. Destillat. Anfangs milchig trübes, mit der Zeit aber ziemlich klar werdendes, süsslich angenehm, hintennach brennend gewürzhaft schmeckendes und nach Zimmt riechendes Liquidum, das als Constituens bitterer und aromatischer oder eisenhaltiger Mixturen zum inneren Gebrauche und zu 1 bis mehreren Theelöffeln bei Kolik, Magenkrampf und Darmkatarrhen in Anwendung gezogen wird. Es enthält das flüchtige Oel des Zimmts, welches beim längeren Stehen an der Luft zu Zimmtsäure und Harz oxydirt wird. Früher war auch eine mit Wasser bereitete, zu gleichen Zwecken dienende Aqua Cinnamomi s. Aqua Cinnamomi simplex officinell.

2) **Syrupus Cinnamomi; Zimmtsyrup.** Cortex Cinnam. 10 Th. mit Aq. Cinnamomi 50 Th. 2 Tage digerirt und filtrirt, in 40 Th. Filtrat 60 Th. Zucker gelöst. Röthlich brauner Syrup, der vorzüglich als Corrigens aromatischer und bitterer flüssiger Mischungen dient.

3) **Tinctura Cinnamomi; Zimmttinctur.** Aus 1 Th. Cort. Cinnam. mit 5 Th. Spiritus dilutus bereitet. Die rothbraune, süsslich gewürzhaft und etwas herbe schmeckende Tinctur ist das am häufigsten benutzte Zimmtpräparat, das man als blutstillendes Mittel bei Metrorrhagie zu 20—60 Tropfen $1/_4$—$1/_2$ stdl. anwendet.

Als Pulvis aromaticus, aromatisches Pulver, war früher eine Mischung von Zimmt 5 Th., Cardamomen 3 Th. und Ingwer 2 Th. officinell, die vorzugsweise als Constituens für Pulver oder als Conspergirpulver für Pillen diente und auch als Stomachicum zu 0,3—1,0 gegeben wurde. Eine rothbraune Tinctur aus Cortex Cinnamomi 4 Th., Fruct. Cardamomi, Caryophylli, Rhiz. Galangae und Zingiberis āā 1 Th. mit 50 Th. Spiritus dilutus bildet die früher ebenfalls officinelle, als Stomachicum zu 20—60 Tropfen mehrmals täglich gebrauchte Tinctura aromatica.

Anhang: Ausser den oben erwähnten Theilen verschiedener Cinnamomum-Arten sind noch aromatische Rinden verschiedener anderer exotischer Bäume früher nach Art des Zimmts benutzt. Zu erwähnen ist vor Allem die von Canella alba Murray stammende und aus Westindien bei uns eingeführte Rinde, welche als Cortex Canellae albae oder weisser Zimmt bezeichnet wurde, jedoch einen viel minder angenehmen Geschmack als Zimmt besitzt. Sie heisst auch falsche Winters Rinde, Cortex Winteranus spurius, im Gegensatze zu der von Capitän Wm. Winter 1578 von der Magelhansstrasse nach England gebrachten nelkenähnlich riechenden Rinde des zu den Magnoliaceen gehörenden Baumes Drimys Winteri DC., die gegen Scorbut und Atonie der Verdauungsorgane nach Intermittens in Pulver oder im Infusodecoct angewandt wurde. Eine andere Drimys-Art aus dem nördlichen Südamerika, Drimys Granatensis, soll die ebenfalls bei Intermittenten (Bacchetti) benutzte Malambo-Rinde liefern, welche neben ätherischem Oele noch Bitterstoff zu enthalten scheint.

b. Emetica, Brechmittel.

Tartarus stibiatus, Tartarus emeticus, Stibio-Kali tartaricum; **Brechweinstein**, Antimonylkaliumtartrat.

Unter den emetisch wirkenden Substanzen nimmt der 1631 von Adrian von Mynsicht entdeckte Brechweinstein die erste Stelle ein. Seine Wichtigkeit als Medicament wird noch dadurch erhöht, dass er vermöge seines Antimongehaltes auch eine Reihe anderer Wirkungen ausübt, durch welche er namentlich als antifebriles und expectorirendes Medicament sich bewährt.

Der Brechweinstein ist nebst einigen Schwefelverbindungen des Antimons der Rest einer im 17. und 18. Jahrhundert ausserordentlich häufig gebrauchten, zahlreichen Suite von Präparaten des von Basilius Valentinus gegen Ende des 15. Jahrhunderts entdeckten Spiessglanzmetalls oder Antimons. Von Paracelsus dringend empfohlen, wurden die als Medicamenta spagirica oder chymica bezeichneten Antimonialien von dessen Schülern so viel gebraucht, theilweise auch gemissbraucht, dass die Pariser Facultät auf Betreiben von Riolan 1566 ein Verbot der Spiessglanzmittel durch das Parlament erwirkte. Noch 1603 untersagte die Pariser Facultät dem späteren Leibarzte Jacobs I. und Carls II., Th. Mayerne, die Praxis wegen einer Schrift für die spagirischen Mittel, und selbst bis 1609 kamen Ausstossungen aus der Facultät wegen deren Darreichung vor. Im Jahre 1666 wurde das Verbot des Antimons von der Pariser Facultät zurückgenommen, nachdem schon 1638 das Vinum stibiatum in der Pariser Pharmakopoe aufgenommen war. Auch in Heidelberg musste lange Zeit beim Promoviren der Nichtgebrauch der Antimonialien eidlich gelobt werden. Früher gebräuchliche Antimonialien waren vor Allem das Antimonmetall, Stibium metallicum s. Regulus Antimonii, und das Antimonoxyd, Stibium oxydatum. Das erstere wurde zur Darstellung von Bechern (sog. Pocula emetica) benutzt, in denen man Wein über Nacht stehen liess, um demselben emetische Eigenschaften zu verschaffen, oder man machte Kügelchen (Pilulae aeternae) daraus, die zum Purgiren benutzt und nach stattgehabter Wirkung aus den Stuhlgängen zu weiterem Gebrauche ausgelesen wurden. Das Antimonoxyd bildete in nicht völlig reinem Zustande verschiedene bei den Paracelsisten in Ansehen stehende, jetzt obsolete Formen, wie Calx Stibii grisea, Cinis Antimonii, Vitrum Antimonii, Crocus metallorum, Antimonium diaphoreticum u. a. m.

Der Brechweinstein, durch Kochen von Kaliumtartrat mit Wasser und Antimonoxyd bereitet, bildet wasserhelle rhombische Octaëder, die an trockner Luft verwittern und undurchsichtig werden, indem sie ihr Krystallwasser verlieren. Sie lösen sich in 17 Th. kaltem und 3 Th. kochendem Wasser zu einer schwach sauer reagirenden und metallisch schmeckenden Flüssigkeit, in welcher Ammoniak und Kali Niederschläge von Antimonoxyd erzeugen. In Weingeist ist Brechweinstein nicht löslich. Wässrige Brechweinsteinlösung wird durch Salzsäure gefällt, doch löst sich der Niederschlag im Ueberschusse der Säure und in einem grossen Ueberschusse mit Salzsäure angesäuertem Wassers wieder auf. In Brechweinsteinlösungen giebt Tannin einen fast unlöslichen Niederschlag von Antimontannat. Eiweiss fällt Brechweinstein nur bei Anwesenheit freier Säure.

Der Brechweinstein besitzt örtlich reizende und eine besonders auf Herz und Nervencentren, aber auch auf die Respirationsorgane und bei längerer Zufuhr auf die gesammte Ernährung gerichtete entfernte Wirkung.

Die Resorption des Brechweinsteins kann von allen Schleimhäuten und selbst von der äusseren Haut, wenn letztere durch Brechweinstein in entzündeten Zustand versetzt ist, stattfinden. Die Elimination erfolgt durch Nieren, Leber und Milchdrüsen (Lewald), bei subcutaner Application auch durch die Magenschleimhaut. Ueber die Dauer der Ausscheidung bestehen Differenzen zwischen den einzelnen Beobachtern.

Nach Taylor verschwindet Brechweinstein bei innerer Darreichung in grossen oder wiederholten kleinen Gaben in kurzer Zeit vollständig aus dem Magen und findet sich nur in Leber, Nieren und Milz in grösserer, sowie im Blute in geringerer Menge; nach einigen Wochen ist er auch aus dem Blute völlig und aus den genannten Drüsen bis auf Spuren verschwunden, während sich im Fettgewebe und in den Knochen in dieser Zeit Antimon nachweisen lässt, und ist die völlige Elimination in 20—25 Tagen vollendet. Nach Millon und Laveran findet sich dagegen Antimon noch 4 Monate nach dem Aufhören der Zufuhr in Leber und Eingeweiden.

Im Magen scheint Bildung von Chlorantimon aus Brechweinstein, wie Mialhe annahm, unter dem Einflusse der Chlorüre des Magensaftes nicht stattzufinden; im künstlichen Magensafte wird derselbe bei Körpertemperatur nicht zersetzt (Bellini). Im Darme wirken die dort vorhandenen Alkalicarbonate und Bicarbonate, sowie auch das Schwefelwasserstoffgas zum Theil zersetzend, erstere indess ziemlich langsam, da ausserhalb des Körpers Brechweinstein im Contact mit denselben bei Körperwärme erst in einer Stunde vollständig zersetzt wird. Es scheint somit der Brechweinstein als solcher in das Blut zu gelangen und seine entfernte Wirkung auszuüben. Ob das etwa im Darmcanal gebildete, im Ueberschusse von Alkalicarbonaten lösliche Antimoncarbonat auch theilweise ins Blut übergeht, bleibt unbestimmt.

Auf die unversehrte Oberhaut applicirt, ruft Brechweinstein in concentrirter Lösung, mit grösserer Sicherheit in Salben- oder Pflasterform, nach 24—48 Std. unter wenig intensiven stechenden Schmerzen einen Hautausschlag hervor, welcher gewöhnlich, und nicht mit Unrecht, mit Pockenpusteln verglichen wird.

Es bilden sich anfangs kleine circumscripte Blasen mit eitrigem oder blutigem Inhalte, welche linsen- oder bohnengross werden und, indem ihre Zahl sich mehrt, confluiren. Sie trocknen entweder in braunen Krusten ab, oder platzen und geben zur Entstehung von schmerzhaften bis tief in das Corium eindringenden Geschwüren Veranlassung. Die zwischen den Pusteln belegenen Hautpartien erscheinen heiss und geröthet und sterben bei längerer Einwirkung ab. Die Vernarbung erfolgt langsam; in der Regel hinterbleiben deutlich sichtbare Narben auch nach ziemlich kurzdauernder Brechweinsteineinwirkung.

Bisweilen bleiben bei Unthätigkeit der Hautnerven Brechweinsteineinreibungen ohne sichtbare Folgen, und nach Wiederherstellung der Nerventhätigkeit entstehen mitunter längere Zeit nach geschehener Einreibung Pusteln. Exsudation und Brand (Fälck). Bei äusserlicher Anwendung von Brechweinsteinpräparaten kommt es bisweilen zum Auftreten von Pusteln an solchen Körpertheilen, zu denen ursprünglich die Brechweinsteinpräparate nicht gebracht wurden, namentlich an Genitalien, Armen, Schenkeln und Rücken. Das Auftreten dieses Exanthems ist zwar in vielen Fällen Folge von directer Uebertragung mittelst der Finger der Patienten, doch kommt dasselbe nach vollständig verbürgten Beobachtungen (Boeckh, Crichton u. A.) auch nach innerlicher Application grosser Brechweinsteindosen vor, und da wir wissen, dass von der Haut aus, zumal nach entstandener Dermatitis pustulosa, Resorption erfolgen kann, indem sich Erbrechen und Uebelsein nach Einreibung von Brechweinsteinsalbe mitunter einstellen, liegt die Möglichkeit nicht fern, dass das secundäre Exanthem wenigstens mitunter als Eliminationswirkung anzusehen ist.

Wird Brechweinstein (zu 0,2—0,3) in blutende Einschnitte eingerieben, welche mittelst einer Lancette in die Haut gemacht wurden, so resultirt keine Pustelbildung, wenn der Rest des Brechweinsteins in 10 Min. durch Abwaschen entfernt wird. Das Exanthem geht von den Hautfollikeln und Schweissdrüsen aus und scheint mit der sauren Beschaffenheit des Secretes der letzteren im engen Zusammenhange zu stehen. Wird Brechweinsteinsalbe mit Zusatz von Alkalicarbonat eingerieben, so resultirt keine Pustelbildung, während Zusatz von Essig das Auftreten der Hautirritation befördert (Coze). Wird Brechweinsteinsalbe oder conc. Lösung auf Hautstellen applicirt, welche von der Epidermis entblösst sind, so kann es zu noch intensiverer Entzündung als bei Application auf die unverletzte Haut kommen. Aber auch bei öfters wiederholter Anwendung hat man sehr schwere Zerstörungen gesehen, wie z. B Jacobi (1854) nach Einreibung von Brechweinsteinsalbe auf den Kopf bei Geisteskranken in mehreren Fällen Nekrose und Perforation beider Lamellen der Scheitelknochen eintreten sah.

In ähnlicher Weise entzündungserregend wirkt Brechweinstein auch auf die Schleimhäute. In sehr grossen Dosen vermag derselbe nicht allein im Magen und Darmcanal hochgradige Entzündung, sondern auch im Munde und Schlunde der Hautaffection analoge Pustelbildung zu erzeugen.

Solche sog. Aphthae antimoniales, selbst bis in die Bronchien und in den Magen hinein, sind bisweilen auch nach medicinalen Dosen von Brechweinstein beobachtet (Troschel, Ogier Ward).

Man muss jedoch nicht glauben, dass emetische Dosen Brechweinstein starke Entzündung der Magenschleimhaut bewirken. Nach Handfield Jones tritt bei Katzen und Hunden nach brechenerregenden Gaben weder Gefässinjection noch Röthung an der Mucosa ventriculi hervor, dagegen in geringem Grade nach wiederholten Dosen, wo dann auch schleimige und wässrige Exsudation im Magen und Dünndarm, die zur Abstossung der sonst unversehrten Epithelien führt, erfolgt. Engel sah bei Menschen nach Missbrauch von Brechweinstein circumscripte erweichte Stellen im Magen, Schwellung der Follikel mit Geschwürsbildung in Magen, Dünndarm und Dickdarm, besonders im Ileum bei vollkommener Anämie der übrigen Schleimhaut. Die Angabe Bellinis, dass grosse Dosen keine entzündliche Wirkung im Magen und Darm bedingen, bezieht sich wohl nur auf Fälle, wo vermöge rascher Resorption grösserer Mengen starker Collapsus und baldiger Tod erfolgte.

Die Erscheinungen nach innerer Einführung von Brechweinstein gestalten sich nach der Grösse der Gabe verschieden. Sehr kleine Dosen (0,002—0,005) bedingen nur etwas Druck in der Magengegend und bei wiederholter Anwendung Vermehrung der Secretion des Speichels und Magensaftes. In kleinen Gaben (0,005—0,01) eingeführt, erregt Brechweinstein Druck und Schmerzen in der Magen- und Lebergegend, Uebelkeit, Neigung zum Gähnen, Aufstossen, Brechneigung und häufig wirkliches Erbrechen; daneben zeigt sich Brennen im Halse und Dysphagie, dann folgt Frösteln, später Schweiss und fast immer reichliche wässrige Durchfälle; Mattigkeit und Kopfschmerz, Vermehrung der Pulsfrequenz und Beschleunigung der Respiration sind constant. Werden solche Dosen 3- bis 4stündlich längere Zeit fortgegeben, so legt sich allmälig Uebelkeit und Erbrechen und stellt sich Verlangsamung des Herzschlages mit Verringerung der Intensität des Spitzenstosses und Verminderung des Seitendruckes in den Gefässen, Herabsetzung der

Temperatur, Verlangsamung der Athmung und grosse Schwäche der Musculatur ein. Bei Darreichung dieser Mengen in längeren Intervallen kommt es zu Appetitlosigkeit, Zungenbelag, Empfindlichkeit des Abdomen, breiigen oder dünnen Stuhlentleerungen, Muskelschwäche und Abmagerung (Mayerhofer, Nobiling). Das Bronchialsecret nimmt während dieser Zeit zu (Mayerhofer); die Diurese wird am häufigsten vermindert (Ackermann, Nobiling), seltener vermehrt; auch kann Eiweiss im Urin auftreten (Mayerhofer). Zu 0,03—0,06 erregt Brechweinstein bald Nausea mit nachfolgendem Erbrechen, welchem in den meisten Fällen flüssige Dejectionen folgen.

Bei solchen brechenerregenden Dosen schwankt der Puls zuerst in kleinen Grenzen bis zum Eintritte der Nausea, steigt dann schnell um ein Bedeutendes und erhält sich unter geringen Steigerungen auf dem Niveau bis zum Eintritte des Erbrechens, erhebt sich mit Auftreten des letzteren sehr bedeutend und noch stärker bei Wiederholung des Erbrechens, fällt dann einige Minuten später schnell, dann wieder, so lange Ekel besteht, langsamer und nach Beendigung der Nausea schneller bis zur ursprünglichen Höhe. Mit der steigenden Frequenz des Pulses nimmt auch seine Kleinheit zu und umgekehrt. Die Athemfrequenz fällt und steigt gleichzeitig mit der Pulsfrequenz (Ackermann).

Bei Wiederholung emetischer Gaben cessirt das Erbrechen meist schon nach der zweiten Dosis und tritt ziemlich rasch der oben beschriebene Zustand der Musculatur, der Gefässe und der Respiration ein; nur in einzelnen Fällen erfolgt keine Toleranz, vielmehr entwickelt sich ausserordentlich heftiges und anhaltendes Erbrechen mit Hyperkatharsis, die zu gefährlichem Collaps führen können. Bei sehr grossen Dosen kommt es zu wirklicher Vergiftung, wobei die localen Reizungserscheinungen des Tractus entweder in grosser Intensität sich geltend machen und hochgradige Prostration zur Folge haben, oder in einzelnen Fällen vollständig fehlen, indem durch rasche Resorption grösserer Mengen von Brechweinstein schleunige Lähmung des Herzens und der Respiration erfolgt. In beiden Formen der Vergiftung ist die Temperatur herabgesetzt, die Haut kalt, feucht und cyanotisch, die Respiration mühsam, keuchend, anfangs beschleunigt, später auf 10 bis 15, ja selbst auf 6 Athemzüge sinkend, der Puls klein, anfangs beschleunigt, später verlangsamt und unregelmässig, daneben bestehen Kopfschmerz, Schwindel, Delirien, Zittern, Verlust des Bewusstseins und bisweilen klonische und tonische Krämpfe.

Zur Behandlung der Brechweinsteinvergiftung bedarf es bei vorwaltendem Ergriffensein der Nervencentren der Entleerung des Magens, am zweckmässigsten durch die Magenpumpe, und ausser symptomatischer analeptischer Behandlung auch eines Antidotes, als welches die Gerbsäure bereits bezeichnet wurde. Abkochungen gerbstoffhaltiger Drogen stehen in ihrer Wirksamkeit der Gerbsäure nach, indem sie Brechweinsteinlösungen nur unvollständig fällen, doch sind Decocte von Galläpfeln, Eichenrinde oder Chinarinde nöthigenfalls zu benutzen (Bellini). Brauchbar sind auch Ferrum sulphuratum hydratum (Bellini) und Magnesia usta. Bei Hyperemese sind Eispillen und Narcotica indicirt.

Versuche an Thieren geben im Wesentlichen dieselben Erscheinungen wie beim Menschen.

Nach Untersuchungen von Ackermann, Lenz, Pécholier u. A. stellt sich zunächst vermehrte Frequenz des Herzschlages ein, die constant von **Verminderung des Blutdruckes** begleitet ist, wobei die Höhe der einzelnen Pulswellen steigt und die Diastole sich verlängert; die Abnahme des Seitendrucks dauert auch fort, wenn die Pulsfrequenz nach kurzer Zeit zu sinken beginnt oder der Puls irregulär wird, auch wenn derselbe kurz vor dem Tode wieder frequent wird. Die Athemfrequenz macht dieselben Phasen durch wie die Pulsfrequenz. Sinken der Temperatur (oft selbst um 6°) begleitet die ganze Dauer der Brechweinsteinwirkung bei Thieren. Mit der Einwirkung auf die Respirationsorgane und das Herz verbindet sich bei Thieren auch eine allgemeine Schwäche der Musculatur, Apathie und selbst Tremor. Bei Fröschen, welche ziemlich unempfindlich gegen das Gift sind, das bei ihnen erst zu 0,2—0,3 tödtlich wirkt, findet sich stets nach sehr grossen Dosen Lähmung der cerebrospinalen Centren und vollständige Reactionslosigkeit gegen äussere Reize (Radziejewski). — Werden kleinere Dosen von Brechweinstein bei Thieren längere Zeit eingeführt, so bildet sich, wie auch nach anderen Antimonverbindungen, fettige Degeneration der Leber (Saikowski).

In Bezug auf die Theorie der Brechweinsteinwirkung halten wir es für zweifellos, dass die durch den Brechweinstein bedingte Emese als Reflexerscheinung, hervorgehend aus des Reizung der Magennerven, in specie der Verzweigungen der Vagus, aufzufassen ist und dass die Wirkung überhaupt auf seinem Gehalte an Antimon, dessen entfernte Wirkung in Folge der Leichtlöslichkeit des Brechweinsteins entschieden stärker als bei minder löslichen Antimonialien hervortritt, nicht aber auf dem Kaligehalte beruht.

Hinsichtlich der örtlich reizenden Wirkung auf die Haut kann die eigenthümliche Form der dadurch bedingten Dermatitis, von dem primären Betroffensein der Drüsen abhängig, mit der sauren Beschaffenheit des Secrets dieser Drüsen und dem Umstande, dass unter Anwesenheit einer Säure Brechweinstein Eiweiss coagulirt, zusammengehalten, nicht befremden. Dieses Moment ist auch eine Erklärung dafür zu bieten im Stande, weshalb der Brechweinstein gerade im Magen stärker wirken muss, als an anderen Körperstellen. Eine directe entzündungserregende Wirkung, durch Reizung von Nerven oder Gefässen erklärt (L. Hermann), lässt dies Factum völlig unbeachtet.

Dass bei **interner** Verabreichung des Mittels bei der **brechenerregenden** Action die örtlich reizende Wirkung auf die peripherischen Endigungen des Vagus oder der Darmnerven ausschliesslich im Spiele ist, beweist besonders der Umstand, dass im Erbrochenen so viel Antimon sich wieder findet, dass der Brechweinstein, welcher danach im Magen zurückblieb oder zur Resorption gelangte, nicht genügen würde, um **subcutan** applicirt. brechenerregend zu wirken. Radziejewski constatirte nach innerlichem Gebrauche von 0,06 und 0,12 im Erbrochenen eine 0,04 und 0,11 des Salzes entsprechende Menge Antimon. Es spricht für die locale Action des Medicaments auch ferner, dass man selbst bei directer Einspritzung von Brechweinsteinlösung in die Venen drei- bis fünfmal mehr Tartarus stibiatus nöthig hat, um Brechen zu erzielen, als bei Einführung per os, bei Hunden z. B. 0,5 oder doch 0,35 in ersterem Falle (Gianuzzi; Grimm) gegen 0,1 in letzterem. Es kann deshalb auch hier recht gut Ausscheidung eines Theiles des circulirenden Mittels durch die Magenschleimhaut Ursache des Brechens sein. Dass eine solche Elimination auch bei subcutaner Application oder bei Einspritzung in die Venen stattfindet, ist von Brinton, Taylor, Bellini, Kleimann und Simonowitsch erwiesen. Das Experiment Magendies, dass Brechweinstein auch, wenn der Magen exstirpirt wird, Brechbewegungen bedingt, beweist nicht etwa eine centrale Action, sondern nur, dass auch durch Reizung des Darmes oder Pharynx Brechbewegungen ausgelöst werden können.

Dass nach Wiederholung brechenerregender Gaben eine **Toleranz** gegen das Mittel sich einstellt, lässt sich dadurch erklären, dass die ursprüngliche Reizung der Nervenendigungen bei grösseren Gaben sich in das Gegentheil, Lähmung, umwandelt und dass die Reflexaction durch Antimonialien herabgesetzt wird (Radziejewski). Rabuteau glaubt, dass in Folge der an sich gesunkenen Reflexaction bei Pneumonie hier die Toleranz leichter und selbst für grössere Dosen sich einstelle. Die reflexhemmende Wirkung grösserer Dosen ist Folge von Lähmung der Leitung im Rückenmark, nicht von Reizung reflexhemmender Centren des Gehirns (Radziejewski). Die Wirkung auf das Herz tritt auch hervor, wenn Gehirn und Rückenmark abgetrennt werden; der diastolische Herzstillstand wird durch Helleboreïn in systolischen verwandelt (Soloweitschik). Die von Buchheim und Eisenmenger behauptete direct lähmende Wirkung auf quergestreifte Muskeln ist problematisch. Die Irritation der Magenschleimhaut kann zum Zustandekommen der Herzverlangsamung reflectorisch beitragen, doch ist sie jedenfalls von nebensächlicher Bedeutung, da die Herzwirkung auch ohne Magenirritation (z. B. bei subcutaner Application) stattfindet.

Eine besondere Wirkung auf die Respirationsschleimhaut wird von Radziejewski ziemlich positiv in Abrede gestellt und die weiter unten zu erwähnende therapeutische Thatsache, dass Antimonialien bei Bronchialkatarrhen vorzügliche Wirkung haben, auf die Herabsetzung der Reflexleitung zurückgeführt. Indessen findet sich bei Thieren eine wirkliche Vermehrung der Epithelien auf der Oberfläche der feineren Luftwege.

Die Wirkung auf die Temperatur, welche übrigens keinesweges immer bei Thierversuchen sinkt, obschon das Sinken Regel ist, ist auf die Herabsetzung der Respirations- und Pulsfrequenz bei Abnahme des Blutdruckes zu beziehen. Die Abnahme des Körpergewichts bei längerer Zufuhr von Brechweinstein in den weiter unten zu erwähnenden Ekelcuren erklärt sich aus der geringen Aufnahme von Speisen. Nach Boecker wird die Menge der festen Harnbestandtheile mit Ausnahme der Harnsäure unter längerer Zufuhr von medicinalen Gaben Brechweinstein vermindert. Nach Gähtgens steigern Antimonialien beim hungernden Hunde die Harnstoffausscheidung.

Dass die entfernten Wirkungen des Brechweinsteins nicht auf Rechnung des darin enthaltenen Kaliums kommen, wie dies Nobiling (1668) behauptete, geht daraus hervor, dass die Menge Kalium, welche eine brechenerregende Dosis Tartarus stibiatus enthält, so unerheblich ist, dass sie das Befinden des Organismus in keiner Weise alterirt. Natriumbrechweinstein wirkt auf Rückenmark und Circulation genau wie Kaliumbrechweinstein (Soloweitschyk) und auf den Tractus kaum schwächer ein; ebenso Antimontartrat, obschon es kein Kalium enthält (Buchheim und Eisenmenger). Auch Radziejewski (1871) zeigte die Gleichheit der entfernten Wirkungen des Antimonchlorürs und anderer Antimonialien mit derjenigen des Tartarus stibiatus.

Hinsichtlich der inneren Anwendung des Brechweinsteins haben wir zunächst der Benutzung als Brechmittel zu gedenken, welche in Fällen, wo die Entleerung des Magens nothwendig ist, berechtigt erscheint.

Die Indicationen des Brechweinsteins sind im Allgemeinen die der Emetica überhaupt. Im Ganzen ist die Wirkung eine ziemlich sichere. Unangenehm erscheint die oft sehr intensive kathartische Wirkung und die Action auf das Herz. Auch erzeugt längere Darreichung leicht Hyperemesis. Der zu befürchtende Collaps mit grösseren Dosen contraindicirt das Mittel namentlich bei schwächlichen Individuen, Kindern und Greisen. Bei Croup ist Brechweinstein deshalb auch meist durch Kupfer- oder Zinkvitriol ersetzt, während er früher oft anfangs als Brechmittel und später in kleineren Dosen in Gebrauch gezogen wurde, welches Verfahren jedoch nicht ohne Gefahr für das Leben der kleinen Patienten war.

In früherer Zeit waren Brechmittel aus Brechweinstein sehr gebräuchlich bei chronischem Magenkatarrh, wo sie in der That manchmal sehr günstig influiren. Hier kann indess der Brechweinstein auch in sehr kleinen Dosen (nach Art der Stomachica wirkend) von demselben Nutzen sein.

Tritt nach Brechweinstein Hyperemese ein, so ist Darreichung von Eispillen allen übrigen Mitteln vorzuziehen, obschon in leichteren Fällen Selterswasser oder Limonade, ja selbst eine Tasse schwarzen Kaffees manchmal das

Brechen stillt. Ausser dem Eis ist Opiumtinctur oder Morphinlösung, in manchen Fällen auch Tannin, bisweilen Aether oder Tinctura Castorei hülfreich.

Abgesehen von seiner Anwendung als Brechmittel ist der Brechweinstein in kleineren Dosen, oder wie man sich auszudrücken pflegt, refracta dosi, bei den verschiedensten Affectionen in Gebrauch gezogen worden, vor Allem bei entzündlichen Erkrankungen der Brustorgane (Pneumonie, Pleuritis, Pericarditis) und ähnlichen acuten fieberhaften Krankheiten.

Es lässt sich nicht verkennen, dass der Tartarus stibiatus als antipyretisches Mittel seine Glanzperiode, die in das erste Drittel unseres Jahrhunderts fällt, bereits hinter sich liegen hat und dass die ihm in jener Zeit nachgerühmten Erfolge durch andere Eingriffe und Medicamente sich zweckmässiger erzielen lassen. Nothnagel beschränkt sogar den Gebrauch des Mittels auf Bronchitis acuta, wo der Brechweinstein als indicirt erscheint, wenn entweder bei ganz frischer Bronchitis oder bei Exacerbation eines vorhandenen Bronchialkatarrhs die physikalische Untersuchung nur Schnurren und Pfeifen und fast gar keine feuchten Rasselgeräusche erkennen lässt. Man giebt in solchen Fällen den Brechweinstein zuerst in brechenerregender Dosis und lässt dann kleinere Gaben folgen. In der Pneumonie ist Brechweinstein besonders durch Rasori, später durch Peschier, Laennec, Trousseau und Louis zu Ehren gebracht, bald als Hauptmittel, bald als Unterstützungsmittel des Aderlasses, welchen ja die neuere Medicin bei der Behandlung dieser Krankheit mehr und mehr verbannt hat. Sowohl die physiologischen Wirkungen des Brechweinsteins als die überaus ausgedehnten Erfahrungen am Krankenbette weisen zur Evidenz die herabsetzende Wirkung des Mittels auf Puls und Temperatur nach. Auch lässt sich nicht bestreiten, dass von Pneumonikern manchmal selbst colossale Dosen ertragen werden, ohne auf Magen und Darmcanal schädlich zu wirken. Besonders italienische Aerzte haben den Nachweis geliefert, dass von den in Rede stehenden Kranken selbst Mengen von 1,0—2,5 in 24—48 Std. genommen werden können, ohne dass Erbrechen oder Durchfall oder sonst eine ungünstige Nebenwirkung sich manifestirt. Andererseits ist aber auch nicht zu leugnen, dass durch derartige Dosen in verschiedenen Fällen hochgradiger Collaps mit nachgefolgtem Tode entstanden ist und dass der Nachlass des Fiebers auch durch kleinere Dosen erzielt werden kann. Dass durch Brechweinstein ebensowohl wie durch andere Antipyretica häufig das subjective Befinden des Kranken mit der Verminderung der Fiebersymptome sich wesentlich günstiger gestaltet, ist eine nicht zu leugnende Thatsache. Ob der Brechweinstein vermöge seiner expectorirenden Wirkung vor Veratrin und Digitalis gerade bei Pneumonie einen Vorzug besitzt, muss als eine offene Frage betrachtet werden; sicher ist jedenfalls, dass die Wirkung auf den Organismus eine eingreifendere ist, dass die Nebenerscheinungen beim Tartarus stibiatus gerade bei vorsichtiger Anwendung desselben in kleineren Gaben sich geltend machen und das Mittel trotz angemessener Darreichung in schleimigem Vehikel und unter Zusatz von Opiumtinctur nach einiger Zeit, wie man sich ausdrückt, durchschlägt und wegen eintretender profuser Diarrhoe nicht weiter gegeben werden darf. Auf alle Fälle ist der Brechweinstein auf solche Formen der Pneumonie zu beschränken, welche den acut inflammatorischen Charakter tragen, wo das erkrankte Individuum von kräftiger Constitution ist und anderweitige Complicationen, namentlich Digestionsstörungen, nicht vorhanden sind. Man hat daher diese Art der Behandlung bei Pneumonie älterer Leute und im kindlichen Lebensalter einerseits und bei biliöser Pneumonie andererseits möglichst zu meiden. Es liegen in der Literatur Fälle vor, wo bei Pneumonie der Kinder oder bei der Behandlung von Croup mit verhältnissmässig geringen Dosen von Brechweinstein, welche mehrere Tage hintereinander gereicht wurden, plötzlich Tod durch Herzlähmung eingetreten ist, welche nur durch das gereichte Medicament bedingt sein konnte. Um diesen Unglücksfällen zu entgehen, ist die Wahl eines anderen Antipyreticums für Kinder, wozu sich nach neueren Erfahrungen namentlich die Alcoholica eignen, besonders geboten.

Wenn gegen die Anwendung des Brechweinsteins in der Pneumonie nur die oft aufgestellte und richtige Behauptung angeführt worden ist, welche überhaupt gegen die antipyretische Methode sich richtet, dass nämlich auch unter expectativer Behandlung genug Pneumonien geheilt werden: so sind gegen die jetzt durch den Gebrauch der Salicylsäure ganz verdrängte Brechweinsteintherapie des Rheumatismus acutus, so wie der Entzündungen seröser Häute, entschiedene Misserfolge seitens verschiedener Aerzte ins Feld geführt. Einzelne Autoren wollen beim Gelenkrheumatismus vom Tartarus stibiatus nur dann Erfolg gesehen haben, wenn derselbe Durchfälle bedingt, während bei Eintritt von Toleranz gegen das Mittel keine erhebliche Besserung erfolgt.

Was für die Pneumonie gilt, findet auch auf sonstige entzündliche Affectionen Anwendung, wo in der Regel örtliche Antiphlogose völlig ausreicht und Allgemeinbehandlung nur bei sehr heftigem Fieber geboten erscheint. Wir nennen aus der Zahl solcher Affectionen, gegen welche man Brechweinstein benutzte, Orchitis, Epididymitis, Bubonen, Metritis, Mastitis, Encephalitis, Anginen und Panaritien. Ob die von Trousseau, Recamier u. A. gerühmten Erfolge gegen Phlebitis und Febris puerperalis wirklich dem Brechweinstein zuzuschreiben sind, muss dahingestellt bleiben. Wir erwähnen hier auch die Anwenduug bei Lungenblutungen, wo Trousseau den Brechweinstein empfahl, während er bei Bronchialblutungen keinen Erfolg davon wahrnahm; aber auch bei Pneumorrhagien vermisst man häufig den Erfolg, welchen man besser mit der Herabsetzung des Blutdrucks als mit der Anämie der Lungen in Zusammenhang bringt, die man bei mit Brechweinstein vergifteten Thieren in der Regel beobachtet.

Ferner ist der Brechweinstein in Gebrauch wegen seiner Wirkung auf die Absonderung von Schleimhäuten, insbesondere bei Katarrhen der Respirationsorgane und des Intestinaltractus.

Neben der Verwendung bei Bronchitis acuta und Pneumonie hat der Brechweinstein wie andere Antimonialien auch bei Bronchialkatarrhen mit oder ohne gleichzeitige Veränderung der Lungen (Emphysem, Oedem, Bronchiektasie, Tuberculose), sowie bei Keuchhusten Benutzung gefunden, namentlich in der Form des unten zu erwähnenden Brechweins. In der Regel zieht man hier jedoch nicht so leicht emetisch wirkende Antimonpräparate, namentlich den Goldschwefel, vor. Günstig wirkt Brechweinstein allerdings bei sog. Status pituitosus und biliosus des Darmcanals, jedoch nicht mehr als Calomel oder Rhabarber. Wir gedenken hier der jetzt obsoleten, auf die dem Brechweinstein beigelegte diaphoretische und diuretische Wirkung gestützten Anwendung gegen Albuminurie, Hydrops und Hydrothorax.

Vielfach kam Brechweinstein früher (bald in kleineren, bald in emetischen Dosen) als Sedativum bei Aufregungszuständen, vorzüglich bei Manie, Dementia paralytica, Puerperalmanie, Delirium tremens und im Typhus (Graves), so wie bei krampfhaften Leiden der verschiedensten Art in Anwendung.

Der durch Brechweinstein bedingte Erschlaffungszustand ist allerdings geeignet, in den meisten dieser Zustände den Kranken und dem Arzte Ruhe zu verschaffen, doch muss man gerade hier sich vor outrirter Anwendung hüten, um nicht zu starken Collaps zu bedingen, und z. B. beim Delirium tremens gilt das für die antipyretische Anwendung des Mittels Bemerkte, dass nur robuste Individuen und sog. synochale Formen des Säuferwahnsinns den Gebrauch indiciren. Wenn Laennec u. A. wiederholte Brechmittel bei Chorea darreichten, so ist. dies offenbar eine Verirrung. Die Anwendung des Brechweinsteins bei Epilepsie (Acherley) ist völlig aufgegeben und ebenso hat das Mittel zur Erzielung acuter Muskelerschlaffung bei Luxationen und Contracturen dem Chloroform weichen müssen. Als Antipasmodicum haben namentlich die Geburtshelfer bei Krampfwehen und Tetanus uteri Gebrauch von Brechweinstein gemacht.

Endlich ist noch der Verwendung des Brechweinsteins als alterirendes Mittel zu gedenken, indem man durch längere Darreichung sehr kleiner Dosen die Beseitigung von Hypertrophien und Neubildungen, von Exsudaten u. s. w. in den verschiedensten Organen zu bewirken strebte. Der Tartarus stibiatus diente in früherer Zeit zu den sog. Ekelcuren, wobei täglich 0,03—0,12 in starker Verdünnung und in getheilten Gaben genommen wurden und die Patienten monatelang sich fortwährend im Zustande der Nausea befanden. Man kann durch diese barbarische Cur indess weder Geisteskrankheiten, noch Lebercirrhose, noch Tuberculose, noch primäre und secundäre Syphilis heilen. Günstig soll eine analoge Cur besonders bei Psoriasis (Danielssen und Boeck) wirken, wobei vielleicht Ausscheidung durch die Haut im Spiele ist. Hieran reiht sich auch der Gebrauch des Brechweinsteins bei Wechselfieber (Moore, Legrand u. A.); man giebt dabei das Mittel entweder als Emeticum, besonders bei bestehendem Magenkatarrh, wodurch nach Pietra-Santa die dauernde Wirkung des später zu reichenden Chinins sicher gestellt wird, oder verordnet es zusammen mit Chinin, oder giebt es für sich, wie namentlich in dem sog. Peysonschen Tranke (mit Lindenblüthenwasser und Opiumsyrup).

Aeusserlich wird Brechweinstein meist in derivirender Absicht in Anwendung gezogen, heute jedoch viel weniger als früher, wo man ihn, z. B. bei Keuchhusten (Autenrieth) und bei Geisteskrankheiten (Keil und Langermann), in übertriebener Weise benutzte. Zur Erzielung topischer Effecte ist er auf der äusseren Haut als destruirendes Medicament (bei Naevus) oder behufs Erregung substitutiver Entzündung (bei Psoriasis, Alopecie), auf Schleimhäuten zur Hervorrufung von Entzündung (z. B. bei unterdrücktem Tripper, bei Maculae corneae) gebraucht. Zu gleichem Zwecke hat man ihn in Fistelgänge, Abscesse, neuerdings auch subcutan in kleine Tumoren gespritzt.

Die externe Application zur Erzielung entfernter Wirkungen, z. B. in Klystier bei Pneumonie (Boling) oder bei Rigidität des Uterus mit Wehenmangel (Young), ist ganz ohne Bedeutung.

Bei der Anwendung des Brechweinsteins als internes Medicament ist die Dosis je nach dem Zwecke, welchen man mit dem Mittel erreichen will, verschieden. Will man entfernte Wirkungen erzielen, so reicht man es in der Regel in kleinen Dosen von 0,005—0,02 mehrere Male täglich, wodurch die Expectoration und die Diaphorese am besten gefördert wird. Will man Nausea ohne Erbrechen erzeugen, so giebt man das Mittel zu 0,01—0,03 stündlich oder 2stündlich. Um Brechen zu erregen, verordnet man 0,02—0,03 alle 10—15 Minuten bis zum Eintritte der Wirkung. Die Pharmakopoe gestattet als höchste Einzeldosis 0,2, als höchste Tagesgabe 0,5.

Starke brechenerregende Dosen (0,1—0,2) hat man bei Vergiftungen mit narkotischen Substanzen in Anwendung gezogen; in der Regel genügen auch hier 0,05—0,15 zur Hervorrufung der Wirkung. Die Anhänger der Rasorischen Schule benutzen ebenfalls zur Hervorrufung contrastimulistischer Wirkung bei Pneumonie, Rheumatismus grössere Gaben, welche jedoch als gefährlich und häufig durch Collapsus tödtend zu meiden sind. Die von Rasori selbst bei Pneumonie benutzten Einzelgaben von 0,5—1,2 in Gerstenabkochung, zweimal und öfters täglich, sind offenbar unzulässig.

Als Brechmittel giebt man Brechweinstein in Pulvern, Pastillen, Solutionen und Schüttelmixturen, meist nicht allein für sich, sondern in Verbindung mit Ipecacuanha.

Soll das Brechmittel gleichzeitig purgirend wirken, so hat die alleinige Verabreichung von Brechweinstein den Vorzug. Als Vehikel für Pulver lässt sich Pulvis Ipecacuanhae oder Amylum verwerthen. Zu Solutionen löst man

0,02 bis 0,2 in 100,0 Wasser auf. Eine Lösung von 1 Th. Brechweinstein in 120 Th. Wasser wurde früher als Aqua stibiata, eine etwa halb so schwache in England als Liquor Antimonii tartarisati gebraucht. Statt Wasser lässt sich auch Wein als Vehikel verwenden (vgl. Präparate).

Für den Brechweinstein als antifebriles und expectorirendes Mittel sind dieselben Arzneiformen gebräuchlich; hier setzt man jedoch gern schleimige Mittel oder geringe Mengen eines Opiumpräparates hinzu, um die kathartische Wirkung zu vermeiden und die Resorption des Tartarus stibiatus möglichst zu befördern. Bei Ekelcuren hat man die Pillenform benutzt.

Zur Application auf die Haut dient besonders die officinelle Brechweinsteinsalbe, früher auch Brechweinsteinpflaster.

Letzteres lässt sich durch Aufstreuen von pulverförmigem Tartarus stibiatus auf fertig gestrichenes Pflaster ersetzen. Auch concentrirte Lösungen in Wasser (1:25) lassen sich zu ableitenden Einreibungen benutzen und in die Haut einimpfen, um Pusteln zu erzeugen oder Muttermäler durch substitutive Entzündung zu beseitigen. Zusatz von Brechweinstein zu Charta antirheumatica (Steege) ist völlig überflüssig. Sonstige externe Formen werden sehr wenig benutzt. Dahin gehören Streupulver (bei fungösen Geschwüren), Aetzpasten (mit Wasser angerührt, ebenfalls bei Ulcerationen mit harten Rändern), Suppositorien (0,1 bis 0,3 auf 5,0—10,0 Cacaobutter), Verbandwässer und Umschläge (1 : 100—1000 Wasser) und die verschiedensten Injectionen. Zur Injection in die Urethra zur Hervorrufung unterdrückter Gonorrhoe, ebenso zu emetischen Klystieren rechnet man 0,1—0,3 auf 100,0 Flüssigkeit, zur Infusion in die Venen 0,05 bis höchstens 0,2 auf 50,0—100,0 lauwarmes Wasser. Zur Injection in Balggeschwülste verwendet Krafft-Ebing einige Tropfen einer Lösung von 0,4 Brechweinstein in 10,0 Wasser.

Der Brechweinstein gehört zu den leicht zersetzlichen Präparaten und darf deshalb mit einer grossen Menge von Substanzen nicht zusammen verordnet werden. Besonders zu vermeiden sind Säuren, Gerbsäure, Haloide, kaustische und kohlensaure Alkalien und alkalische Erden, Schwefelmetalle, saure Salze und Alkaloide. Manche Farbstoffe werden durch Brechweinstein verändert, was bei Verordnung mit gefarbten Syrupen in Mixturen zu berücksichtigen ist, indem z. B. Himbeersyrup violett, Veilchensyrup grün wird, ohne dass dabei wesentliche Aenderung der Wirkung erfolgt.

Präparate:

1) **Unguentum Tartari stibiati**, Unguentum stibiatum, Unguentum Stibio-Kali tartarici, Unguentum Autenriethii; **Pockensalbe**, Pustelsalbe, Brechweinsteinsalbe. Diese Salbe, welche den Namen Autenriethsche Reizsalbe unzweckmässig führt, da dieselbe leicht Verwechslung mit dem ähnlich benannten Unguentum Plumbi tannici bedingen kann, wird aus 1 Th. höchst fein gepulvertem Brechweinstein und 4 Th. Unguentum Paraffini bereitet. Sie dient als Hautreiz, indem man eine Erbse bis eine Bohne gross 2 Mal täglich bis zum Erscheinen des Exanthems einreibt, nach Art der Vesicatore, theils als ableitendes Mittel, theils zur Erzeugung substitutiver Entzündung bei Hautkrankheiten und Muttermälern. Die Anwendung, mit welcher früher namentlich bei Geisteskranken grosser Missbrauch getrieben wurde, indem durch wiederholte Einreibung in den rasirten Scheitel brandiges Absterben der Galea aponeurotica und selbst Nekrose der Schädelknochen resultirte, ist an Stellen zu vermeiden, welche unbedeckt getragen werden, da einzelne sichtbare Narben stets zurückbleiben. Schwächere Salben, wie das Unguentum stibiatum Ph. pauperum, sind unzweckmässig, da die Erzeugung der Pusteln danach weit langsamer eintritt.

Früher war auch Emplastrum Tartari stibiati, Brechweinsteinpflaster, mit Emplastrum Lithargyri compositum oder Ceratum Resinae Pini bereitet, viel gebraucht. Je nach der Menge der Pflastermasse, die bald das Dreifache, bald das Siebenfache des Brechweinsteins betrug, und nach der Klebfähigkeit ist die Wirkung mehr oder minder intensiv, aber immer rascher und energischer als die der Brechweinsteinsalbe und nach 6—8 tägiger Anwendung von solcher Intensität, dass nach Krahmer der Anblick der Haut bei sensibeln Personen nervenerschütternd wirkt. Jedenfalls sind die allgemeinen Contraindicationen der Exutorien beim Brechweinstein ganz besonders zu beachten und der Gebrauch des Unguentum oder Emplastrum Tartari stibiati bei kachektischen Personen unter allen Umständen zu meiden.

2) **Vinum stibiatum**, Vinum emeticum, Vinum Stibio-Kali tartarici; **Brechwein**, Spiessglanzwein. Das Präparat bildet eine filtrirte Auflösung von 1 Th. Brechweinstein in 250 Th. Xeres, ist klar und von braungelber Farbe. Der von Huxham (gest. 1768) eingeführte und. auch noch jetzt als Vinum Antimonii Huxhami bezeichnete Brechwein, welcher die alte Aqua benedicta Rulandi ersetzte, lässt sich zu 10—15 Tropfen mehrmals täglich als Diaphoreticum und Expectorans bei Erkältungskrankheiten oder esslöffelweise, bei Kindern theelöffelweise alle 5—10 Min. bis zum erfolgten Erbrechen als Emeticum geben. Man reicht ihn meist in Verbindung mit Expectorantien oder brechenerregenden Mitteln, namentlich mit Syrupus Ipecacuanhae.

Verordnungen:

1) ℞
Tartari stibiati 0,01
Amyli 0,5
M. D. S. Brechpulver für ein Kind.

2) ℞
Tartari stibiati 0,15
Tartari depurati 2,0
M. f. pulv. D. S. Auf 2—3 Mal zu geben, bis Erbrechen erfolgt (Pulvis e Tartaro stibiato s. emeticus Ph. mil.)

3) ℞
Tartari stibiati 0,1
Natrii nitrici 4,0
Macerati rad. Althaeae 175,0
Syrupi Liquiritiae 20,0
M. D. S. Zweistündlich einen Esslöffel voll. (Bei Bronchitis acuta, Pneumonie).

4) ℞
Tartari stibiati 0,25
Extracti Opii 0,1
Aq. destillatae 175,0
Syrupi simplicis 25,0

M. D. S. Stündlich einen Esslöffel voll. (Bei Delirium tremens).

5) ℞
Tartari stibiati
Extracti Opii āā 0,05
Tragacanthae 1,0
Aq. florum Aurantii 10,0
Aquae destillatae 200,0
M. D. S. 1—2 stdl. 1 Esslöffel voll. (Bei Bronchitis, Intermittens u. s. w.)

6) ℞
Tartari stibiati 0,25
Pulveris radicis Rhei
Saponis medicati
Galbani dep.
Sagapeni dep. āā 0,12
Succi Liquirit. dep. 5,0
F. c. Aq. dest. q. s. pilul. No. 90. Consp. pulv. sem. Myristicae. D. S. 2—3 Mal täglich 12—15 Pillen, bis Uebelkeit eintritt. (Zu Ekelcuren früher beliebt. Pilulae resolventes Schmuckeri.)

Radix Ipecacuanhae; Brechwurzel, Brechwurz

Die Einführung der Wurzel der in Brasilien, Peru und Neu-Granada einheimischen Cephaëlis Ipecacuanha Willd. s. Cephaëlis emetica Persoon, eines Halbstrauches aus der Familie der Rubiaceen, in die Praxis europäischer Aerzte durch Helvetius (um 1680) ist zu den Epoche machenden Daten in der Geschichte der Materia medica zu zählen, da man dadurch nicht bloss, wie man anfangs meinte, ein vortreffliches Mittel bei Ruhren und Durchfällen, sondern auch ein Brechmittel erhielt, das in Hinsicht seiner geringen Beeinflussung des Gesammtorganismus alle bis dahin bekannten Emetica übertraf.

Schon 1648 von Wilhelm Piso beschrieben und als Mittel gegen die Ruhr gerühmt, gelangte die Ruhr- oder Brechwurzel 1672 durch Le Gras zuerst nach Frankreich, wurde aber erst allgemein durch Helvetius Lobpreisungen und den Ankauf des Ruhrmittels durch Ludwig XIV. bekannt. Zur Verbreitung desselben trugen namentlich H. Sloane und der berühmte Philosoph Leibnitz bei. Die Wichtigkeit des Medicaments erhellt daraus, dass man neuerdings Acclimationsversuche in Ostindien gemacht hat. Die Droge, welche meist aus der brasilianischen Provinz Matteo Grosso zu uns kommt, besteht aus den verdickten Mitteltheilen der Wurzelfasern und bildet mehrere Zoll lange, 3—5 Mm. dicke, nach oben und unten verschmälerte, wurmförmig gekrümmte Stücke von dunkel- oder hellgrauer oder brauner Farbe, ausgezeichnet durch ringförmige oder halbkreisförmige, ungleiche, in kurzen Abständen von etwa 1 Mm. auf einander folgende Wülste, sowie durch feine Längsstreifen. Sie bricht kurz und körnig, nicht fasrig. Die allein medicinisch wirksame Rinde ist weissgrau, hornartig, von dem dünnen, hellgelblichen Holzcylinder leicht trennbar und besteht aus dünnwandigen, reich mit Stärkmehl gefüllten Zellen; sie macht etwa 75 % des Ganzen aus. Die Brechwurzel hat einen eigenthümlich widrigen, dumpfen Geruch und schmeckt ekelhaft bitter. Verschiedene nach der Farbe der Oberhaut unterschiedene Handelssorten (braune, röthlich-graue und weisslich-graue Brechwurz) scheinen in ihrer Wirkung nicht besonders zu differiren. Dagegen fanden sich früher in der Ipecacuanha bisweilen Beimengungen anderer Wurzeln, welche in Hinsicht ihrer emetischen Wirksamkeit der echten Brechwurz nachstehen. So von sog. Ipecacuanha nigra s. striata (Wurzel von Psychotria s. Ronabea emetica, mit schwärzlich-brauner Oberfläche ohne ringförmige Erhabenheiten, aber mit Längsrunzeln und Querspalten), ferner von der al. I. farinosa s. alba s. amylacea bezeichneten Wurzel von Richardsonia scabra (mit aussen graubrauner, längsrunzeliger, innen weisser, mehliger Rinde) und von der Ipecacuanha alba lignosa von Ionidium Ipecacuanha (mit vorwaltendem Holzkern). Alle diese falschen Ipecacuanha-Arten sollen dasselbe active Princip wie die echte enthalten, jedoch in 3—4fach geringerer Menge. Wirkungsgrad und Abstammung der von Vogl (1867) beschriebenen Verwechslungen I. rhodophloea, glycyphloea und cyanophloea sind unbekannt. Die Bezeichnung Ipecacuanha soll in der Tupi-Sprache brechenerregendes Unkraut bedeuten (Martius).

Der die Brechwirkung bedingende Bestandtheil der Brechwurzel ist das 1821 von Pelletier und Magendie rein dargestellte, in der Rinde vorzugsweise enthaltene Alkaloid Emetin. Ausserdem enthält die Brechwurzel eine von Pelletier irrthümlich als Gallussäure betrachtete, der Kaffeegerbsäure und Chinasäure nahestehende, glykosidische Gerbsäure, die Ipecacuanhasäure, welche neben dem Stärkmehl für die Bedeutung der Droge als Ruhrmittel und für den Umstand, dass die Brechwurzel kein Purgiren bedingt, sondern ein reines Emeticum ist, während das Emetin auch Durchfälle erzeugt, gewiss als wichtig anzusehen ist.

Das Emetin, welches nach Pelletier in der echten Brechwurzel zu 0,68 bis 0,78 %, nach Zenoffskys verbesserter Methode zu mehr als 3 % vorkommt, ist ein weisses, unkrystallinisches, geruchloses Pulver von bitterem Geschmacke, welches sich leichter in Weingeist als in Wasser, kaum in Aether löst und mit Säuren neutrale, unkrystallisirbare, meist leicht in Wasser lösliche, scharf und bitter schmeckende Salze bildet. Die Ipecacuanhasäure ist eine amorphe, röthlich-braune, hygroskopische und stark bitter schmeckende Masse, welche sich leicht in Wasser löst, mit Eisenoxydsalzen grün und an der Luft in alkalischer Lösung dunkelschwarzbraun färbt (Willigk).

Die Ipecacuanha und das Emetin stimmen in ihren Beziehungen zum Organismus ziemlich genau mit dem Brechweinstein überein, indem sie bei Application auf die äussere Haut ebenfalls einen Hautausschlag bedingen und bei innerlicher Einführung in nicht zu kleinen Dosen Brechen erregen, welches auch nach subcutaner Application oder nach Infusion in die Venen, jedoch erst nach grösseren Dosen, hervortritt, weshalb auch von der Ipecacuanha anzunehmen ist, dass das durch dieselbe bedingte Erbrechen reflectorisch zu Stande kommt. Letzteres ist um so wahrscheinlicher, als neuere Versuche die Abscheidung von Emetin durch die Magenschleimhaut nach subcutaner Einführung constatirt haben (D'Ornellas). Von der Brechweinsteinwirkung unterscheidet sich die Action der Ipecacuanha durch ihre geringere Intensität, welche sich sowohl bezüglich der Einwirkung auf die Haut als hinsichtlich der Wirkung auf den Tractus documentirt, indem nicht allein die Magenschleimhaut weniger behelligt wird, sondern auch die nach Brechweinstein regelmässig eintretende Katharsis in den meisten Fällen ausbleibt. In gleicher Weise verhalten sich auch die entfernten Erscheinungen, insofern die Circulation und die Herzthätigkeit durch die Brechwurzel weniger beeinflusst werden und selbst nach relativ grossen Dosen kein solcher Collapsus wie nach toxischen Gaben von Tartarus stibiatus eintritt.

Einreibung von Brechwurzpulver mit Fett bedingt auf der Haut Auftreten kleiner, in Gruppen gestellter, stark brennender und juckender Pusteln, die in der Regel mit einem grossen Hofe umgeben sind und ohne Narbenbildung heilen; bei fortgesetztem Einreiben kann es zu schmerzhaften Ulcerationen mit dauerhafter Narbenbildung kommen. Die Wirkung tritt nicht hervor auf Hautstellen, wo kurz vorher Vesicatore gelegen haben, auch nicht nach Lösungen von Emetin in Essigsäure (Duckworth). Werden Pulvis Ipecacuanhae oder Emetin auf die Conjunctiva gebracht, so resultirt heftige Entzündung der Bindehaut und Hornhaut, erstere mit Oedem verbunden. Auch auf Wundflächen und der Präputialschleimhaut erzeugt Emetin starke Irritation. Erbrechen tritt bei dieser Applicationsweise nicht auf (Turnbull, Duckworth). Alkoholische Emetinlösung bewirkt heftig brennende Empfindung im Munde und an der Zungenspitze, welche erst nach einigen Stunden sich verliert. Auf der irritirenden Einwirkung des Emetins beruhen auch die häufig auf Apotheken beobachteten Erscheinungen von Schleimhautentzündung nach dem Pulvern von Ipecacuanha, welche in seltenen Fällen die Conjunctiva (Thamhayn), meist die Respirationsschleimhaut betreffen und sich in letzterem Falle in Folge von Anschwellung derselben in Form intensiver Erstickungsanfälle mit grosser Angst und Lividität des Gesichtes darstellen.

Kleine Dosen von 0,01—0,05 Pulv. Ipecacuanhae haben beim Menschen nach Einführung in den Magen in der Regel keine wahrnehmbare Veränderung des Befindens zur Folge und bedingen nur bei einzelnen Individuen Gefühl von Druck im Magen und etwas Uebelkeit; auch soll danach bisweilen Gähnen, Speichelfluss und selbst Vermehrung der Schweisssecretion sich einstellen. Meist steigert sich nach solchen Gaben der Appetit, und erst nach öfterer Wiederholung derselben kommt es zur Abnahme der Esslust. Sehr reizbare Personen erbrechen schon bei 0,05 Ipecacuanha, während bei der Mehrzahl mindestens 0,3, bei vielen Personen sogar 1,0—1,5 Brechwurzpulver zur Hervorrufung von Emese nothwendig sind. Reines Emetin wirkt schon zu 0,004—0,01 emetisch. Das durch Ipecacuanha hervorgerufene Erbrechen folgt in der Regel auf ein Stadium starker Nausea. Die dabei hervortretenden Veränderungen der Circulation und Respiration sind nach Versuchen von Ackermann von der Art, dass zunächst Schwanken der Pulsfrequenz mit vorwaltender Tendenz zum

Sinken, dann mit dem Eintritte des Ekels Steigen derselben bis zu einer beträchtlichen Höhe und weiteres Steigen nach dem Eintritte des Erbrechens, hierauf schnelles Sinken nach vollendetem Erbrechen, dann wieder allmäliges Sinken bis zum Ende des secundären Ekels und schliesslich continuirliches Sinken bis ein wenig unter die vor dem Versuche beobachtete Normalzahl stattfindet. Das Steigen der Pulsfrequenz mit dem Eintritt des Ekels ist bedeutender, das mit dem Eintritt des Erbrechens verbundene Steigen weniger bedeutend als beim Brechweinstein. Die Grösse des Pulses steht zu der Frequenz desselben in umgekehrtem Verhältnisse; die Athemzahl ist proportional zur Pulsfrequenz, wird aber relativ nie so gesteigert wie der Puls und bleibt wie letzterer in der absoluten Höhe hinter der durch Brechweinstein bedingten Steigerung erheblich zurück (Ackermann). Die relativ mildere Wirkung der Wurzel auf den Tractus ergiebt sich auch daraus, dass in der Regel nach emetischen Dosen das Erbrechen nur ein-, höchstens zweimal sich wiederholt.

Versuche an Thieren lehren, dass bei Hunden und Katzen schon durch sehr kleine Mengen von reinem Emetin (0,002—0,005) Erbrechen hervorgerufen wird und dass bei interner Anwendung von 0,025 Kaninchen und Katzen, letztere trotz Entfernung einer grossen Menge des eingeführten Giftes durch das stattgehabte Erbrechen, getödtet werden. Der Tod erfolgt unter den Erscheinungen von grosser Muskelschwäche und Collapsus, nach Sinken der Temperatur; post mortem findet sich in der Regel heftige Gastroenteritis, welche auch bei subcutaner Einführung von Emetin in ausgeprägter Weise sich zeigt; in einzelnen Fällen protrahirter Vergiftung kommt Lungenentzündung vor. Diese Erscheinungen resultiren sowohl nach innerlicher und subcutaner Einführung als nach Einspritzung in die Venen, in die Pleurahöhle und den Mastdarm. Das Verhalten von Puls, Respiration und Temperatur ist bei diesen Vergiftungsversuchen an Thieren verschieden, indem bisweilen constantes Sinken des Herzschlages und der Athemzüge, in anderen Fällen Steigen der Respiration erfolgt; manchmal kann auch die Temperatur im Rectum steigen, während die äussere Temperatur stark gesunken ist. Grosse Dosen bewirken steilen Abfall des Blutdrucks ohne Betheiligung des Vagus (Podwyssotzki). Bei Fröschen bedingt Emetin zuerst Hirnlähmung, dann Lähmung der Reflexaction; die Muskelirritabilität und die elektrische Reizbarkeit der Nerven werden nicht durch Emetin vernichtet (Podwyssotzki). Directe Application von Emetinlösung auf das blossgelegte Froschherz retardirt und sistirt die Herzaction rasch. In der Leber fehlt die Glykose (Pécholier). Nach Rutherford (1879) bedingt Ipecacuanha zu 2,0—4,0 beim Hunde starke und längere Zeit anhaltende Vermehrung der Gallensecretion bei gleichzeitiger Zunahme des Darmschleims.

Dass das durch Emetin bedingte Erbrechen auf Reizung der Vagusendigungen beruht, beweist auch der Umstand, dass das Eintreten derselben durch Vagusdurchschneidung in der Regel verhindert wird (Pécholier, D'Ornellas). Nach Dragendorff und Pander findet Elimination des Emetins ausser durch die Magenschleimhaut auch durch die Nieren statt; dagegen konnte Podwyssotzki das Alkaloid in keinem Secrete constatiren.

Auch die therapeutische Anwendung der Ipecacuanha schliesst sich eng an die des Brechweinsteins an. Bis in die neueste Zeit war die Brechwurzel das beliebteste aller Emetica, welches auch besonders bei Kindern, Frauen, Greisen und schwächlichen Personen vor dem Brechweinstein entschiedene Vorzüge besitzt, während es bei kräftigen Individuen meist mit Tartarus stibiatus zusammen in Anwendung gebracht wird. Das Ausbleiben von Collapsus und Hyperkatharsis nach gewöhnlichen Dosen Ipecacuanha sichert dem Mittel seine Vorzüge vor dem Brechweinstein.

Das Fehlen von Durchfällen nach dem Gebrauche von Ipecacuanha ist nach meinen Erfahrungen nicht auch in gleicher Weise dem Emetin eigen. Die Ipecacuanha ist das Brechmittel, welches ganz besonders zum Coupiren acuter Krankheiten von älteren Aerzten gebraucht wurde. Wie ausgedehnt seine Benutzung in dieser Richtung ist, lehrt die Empfehlung des Mittels durch Higginbottom (1869), wonach dasselbe sich bei Cholera nostras, im Beginne des Typhus und Erysipelas (mit Höllenstein), bei Bronchitis (nicht nur im Anfange, sondern auch bei plötzlich auftretender Oppression der Brust und Erstickungsanfällen), bei Tic douloureux (zur Vorbereitung der Wirkung von Chinin und Eisen), bei periodischer Trunksucht und Delirium tremens, bei hartnäckiger Indigestion und Intestinalreizung, bei Erschöpfung im Wochenbett (!), bei Marasmus senilis und Syncope senilis in Folge gastrischer Reizung, bei Metrorrhagie, endlich selbst in hartnäckigen Fällen von scrophulöser Augenentzündung bewährt. Diese Liste schliesst übrigens eine Anzahl von Krankheiten ein, gegen welche die Ipecacuanha auch in kleineren Dosen Anwendung gefunden hat, liesse sich jedoch noch um eine grosse Anzahl von Krankheitsnamen bereichern, da fast sämmtliche entzündliche und fieberhafte Krankheiten, von Wechselfieber und Anginen an bis zu den Bubonen, in früherer Zeit durch Brechmittel coupirt oder doch zu coupiren versucht wurden. Was die Anwendung der Brechwurzel bei Vergiftungen, wo sie jetzt durch Apomorphin in den meisten Fällen ersetzt wird, anlangt, so passt dieselbe und noch besser das Emetin besonders da, wo Zinkvitriol und Kupfervitriol eine Zersetzung durch das Gift erleiden, während im Allgemeinen Ipecacuanha, weil sie langsamer wirkt, den kaustisch wirkenden Emetica nachsteht. Dass das Coupiren von Typhus, das von Aerzten früher vielfach behauptet wurde, meist auf ungenügender Diagnose beruhte, wobei acuter Magenkatarrh mit Typhus verwechselt wurde, darf als ausgemacht gelten. Dass Haemorrhagien unter dem Gebrauche eines Emeticums oft stehen, ist ein Factum, ob das Verfahren aber wirklich stets ohne Gefahr ist, steht dahin. Sehr gut bewährt sich oft ein Brechmittel aus Ipecacuanha bei acuten dyspnoischen Anfällen.

Als Antipyreticum kann Brechwurz nach Anleitung der physiologischen Versuche nicht von Bedeutung sein, dagegen schliesst es sich dem Tartarus stibiatus als Expectorans nahe an und lässt sich namentlich bei Bronchitis acuta im kindlichen Lebensalter und bei schwächlichen Personen, sowie bei verschiedenen anderen Lungenaffectionen an Stelle desselben verwerthen.

Exacerbationen chronischer Bronchialkatarrhe mit Schwellung der Schleimhaut, Dyspnoe, Cyanose und Fieber (sog. Catarrhus suffocativus) weichen unter dem Gebrauche häufiger kleiner Gaben oder nach einer einzigen grösseren. Selbst bei subacutem und chronischem Katarrh der Luftwege mit zähem Secret kann sie mit Vortheil gegeben werden. Bestehende Tuberculose contraindicirt den Gebrauch keinesweges. Bei eigentlich spasmodischem Asthma nützt ein Brechmittel aus Ipecacuanha selten, noch weniger kleine Dosen.

Ihren alten Ruf als Ruhrwurzel, wie sie geradezu genannt wurde, hat dieselbe noch keinesweges völlig eingebüsst und noch neuerdings sind aus den Tropengegenden wiederholte Empfehlungen des Medicaments laut geworden. Man giebt sie dort meist in grossen, brechenerregenden Dosen (1,2 zweimal täglich), wobei man durch Zusatz von Opium das Brechen selbst verhütet, während sich bei uns die kleinen Gaben mehr bewährt und eingebürgert haben. Sie ist hier nicht allein in späteren Stadien anwendbar, wie von Einzelnen behauptet wird, sondern auch im Anfange der Krankheit, und dasselbe gilt auch bezüglich der Anwendung gegen Darmkatarrh überhaupt, wo sie am meisten bei der auf Erkältung beruhenden acuten Diarrhoe in Ansehen steht.

Die in der ärztlichen Praxis übliche Verbindung mit Opium (z. B. im Pulvis Ipecacuanhae opiatus) hat manche Pharmakologen an der Wirkung der Brechwurzel als durchfallbeschränkendes Mittel zweifeln lassen, jedoch mit Unrecht. Der Grund für die stopfende Wirkung der Ipecacuanha liegt in ihrem

Gehalt an Stärkmehl und Gerbsäure, deren Leichtlöslichkeit in Wasser den Grund dafür abgiebt, dass Aufgüsse viel besser als Pulver wirken. Für die Ansicht Rabuteaus, dass Emetin im Darm purgirend, vom Blute aus verstopfend wirke, spricht nicht die Spur einer Thatsache. Minder gebräuchlich ist die Anwendung gegen chronischen Magenkatarrh und Dyspepsie, doch sind auch hier kleine Dosen oft von eclatantem Nutzen, und gar nicht selten beseitigen dieselben auch Folgeerscheinungen häufiger wiederholter gastrischer Störungen (Kopfschmerz, Hemicranie) gründlich. Bezüglich der Dyspepsie räth Budd sie besonders bei Personen von sitzender Lebensweise, wo nach dem Essen unbehagliches Gefühl und Völle im Magen sich einstellt, an. Bei asiatischer Cholera hat Ipecacuanha sehr variable Resultate ergeben.

Alle übrigen Anwendungen der Ipecacuanha sind von geringerer Bedeutung. Bei der herabsetzenden Wirkung der Ipecacuanha auf die Reflexerregbarkeit ist es nicht irrationell, dieselbe gegen krampfhafte Zustände zu benutzen; doch ist sie vorwaltend nur bei Krampfwehen, sehr selten bei Epilepsie u. a. Leiden benutzt. Ueberhaupt hat Ipecacuanha den Geburtshelfern hier und da sehr imponirt und Trousseau giebt sogar an, bei allen Affectionen Neuentbundener im Hôtel Dieu nach Vorgang von Récamier Ipecacuanha (in emetischer Dosis) mit grossem Erfolge benutzt zu haben.

Als äusserliches Reizmittel wird Ipecacuanha fast gar nicht verwendet.

Die Dosis der Ipecacuanha richtet sich nach dem Zwecke, welchen man zu erreichen beabsichtigt. Will man Brechen erregen, so giebt man 0,5—1,0—2,0 alle 10—15 Minuten; will man nur Nausea bedingen, so genügt die Darreichung von 0,06—0,3 in mehrstündlichen Intervallen; zur Erzielung von Diaphorese, Stypsis u. s. w. genügen 0,01—0,06 pro dosi.

Als Brechmittel giebt man Radix Ipecacuanhae am häufigsten in Pulverform oder in Schüttelmixtur, seltener im Aufguss (1,0—5,0 auf 150,0 Colatur), in allen diesen Formen meist in Verbindung mit Brechweinstein. Zu Brechpulvern nimmt man zweckmässig gleiche Mengen Amylum

Als Expectorans oder als Mittel gegen Diarrhöen kann man die Brechwurzel in Pulverform oder zweckmässiger im Aufguss (0,5—1,0 auf 150,0—200,0 Colatur, esslöffelweise in mehrstündigen Intervallen) verwenden; auch hier combinirt man sie gern mit ähnlich wirkenden Mitteln.

Bei Diarrhöen ist auch der Aufguss (0,5—1,0 auf 100,0 Colatur) im Klystier angewendet. Die Benutzung zu reizenden Streupulvern oder zu irritirenden Salben (1:5 Schmalz und 1 Baumöl) hat keine besondere Bedeutung.

Das Emetin ist nicht officinell. Man kann es als Brechmittel zu 0,004 bis 0,008 in Pulverform oder Lösung geben, als Expectorans und Antipyreticum bei Lungenentzündung, zu 0,001—0,002. Die subcutane Application behufs Erzielung von Emese ist zweckmässig, weil sie grössere Dosen erfordert und leicht örtliche Abscedirung veranlasst. Immer ist das reine Emetin zu benutzen, und nicht das früher oft als Emetinum impurum oder coloratum bezeichnete gereinigte alkoholische Brechwurzelextract, Extractum Ipecacuanhae, welches von Magendie, Klinsmann u. A. zu 0,01—0,03 als Emeticum empfohlen wurde, übrigens in seiner Wirkung sehr inconstant ist und selbst in erheblich grösserer Dose manchmal ohne Wirkung bleibt.

Präparate:

1) **Tinctura Ipecacuanhae; Brechwurzeltinctur.** Macerationstinctur, mit 10 Th. Spiritus dilutus bereitet, röthlich-braun und bitterlich. Dient ausschliesslich als Zusatz zu stopfenden, expectorirenden und krampfstillenden Mixturen; als Brechen erregende Dosis müssten mehrere Gramm gegeben werden.

2) **Vinum Ipecacuanhae**, Tinctura Ipecacuanhae vinosa; **Brechwurzelwein.** Durch 8 tägige Maceration mit 10 Th. Vinum Xerense, Auspressen und Filtriren

bereitet; klar, gelbbräunlich. Theelöffelweise bei Kindern als Brechmittel; zu 10—30 Tropfen als Expectorans oder bei Durchfällen. Mit ätherischer Baldriantinctur, Tr. Opii crocata und Pfefferminzöl bildet das Präparat die **Lorenz**schen **Choleratropfen**.

3) **Syrupus Ipecacuanhae; Ipecacuanhasyrup.** Bereitet durch 2tägige Maceration von 1 Th. Brechwurzel mit 5 Th. Spiritus dilut. und 40 Th. Aq. destill. und Lösen von 60 Th. Zucker in 40 Th. Colatur, so dass 100 Th. etwa 1 Th. Ipecacuanha entsprechen; von gelblicher Farbe. Esslöffelweise als Emeticum, meist als Zusatz zu emetischen, expectorirenden und stopfenden Mixturen.

Die früher officinellen **Trochisci Ipecacuanhae**, Brechwurzzeltchen, Ipekaplätzchen, aus Brechwurzelaufguss (1:5) mit Zucker bereitet, so dass jedes Stück das Lösliche von 0,005 Rad. Ipecacuanhae enthält, dienen als Expectorans zu 1—3 Stück mehrmals täglich.

4) **Pulvis Ipecacuanhae compositus** vgl. bei Opium.

Verordnungen:

1) ℞
Tartari stibiati 0,06 (cgm. 6)
Pulv. rad. Ipecacuanhae
Amyli Tritici ää 1,0
M. D. S. Auf einmal zu nehmen.

2) ℞
Tartari stibiati 0,04 (cgm. 4)
Pulv. rad. Ipecac. 1,2
Sacchari gm. 2
M. f. pulv. Divide in partes aequales No. 4. *S.* Viertelstündlich 1 Pulver. (Brechmittel für Kinder von 5—10 Jahren.)

3) ℞
Tartari stibiati 0,1 (dgm. 1)
Pulv. rad. Ipecac. 2,0
M. f. pulv. D. S. Alle 10—15 Min. den vierten Theil zu nehmen. (Billigste Form.)

4) ℞
Tartari stibiati 0,06 (cgm. 6)
Pulv. rad. Ipecacuanhae 1,0
Aq. dest. 75,0
Oxymellis Scillae 15,0
Sacchari albi 10,0
M. D. S. Wohlumgeschüttelt alle 10 Minuten einen Esslöffel, bis Erbrechen erfolgt. (Sog. **Linctus emeticus Hufelandi**, für Kinder empfehlenswerth.)

5) ℞
Tartari stibiati 0,06
Infusi radicis Ipecacuanhae (e 1,0) 75,0
Mellis depurati 25,0
M. D. S. Alle 10 Minuten einen Theelöffel voll bis zu reichlicher Wirkung.

6) ℞
Rad. Ipecacuanhae grossiuscule pulveratae 5,0
Cort. Aurantii pulv. 7,5
Tartari depurati 3,5
Infunde c. Aq. dest. bullientis q. s. ad. colat. 125,0
Oxymellis scillitici 10,0
M. D. S. Alle 10 Minuten einen Esslöffel bis zu reichlicher Wirkung. (**Infusum Ipecacuanhae compositum** Ph. Hann.)

7) ℞
Rad. Ipecac. grosse pulv. 0,5—1,0
Affunde
Aq. ferv. q. s. ad colat. 150,0
Cui adde
Tinct. Opii simpl. 1,0
Syrupi gummosi 25,0
M. D. S. Zweistündlich 1 Esslöffel. (Bei Ruhr und ruhrartigen Durchfällen.)

8) ℞
Infusi rad. Ipecacuanhae (e 0,2) 75,0
Natrii bicarbonici 2,0
Syrupi Althaeae 25,0
M. D. S. Zweistündlich 1 Esslöffel voll. (Bei Bronchitis acuta im kindlichen Lebensalter.)

Anhang. Ein dem Emetin ähnliches Alkaloid, das Violin, findet sich in verschiedenen Theilen unseres wohlriechenden Veilchen, Viola odorata L., besonders in der Wurzel, die schon zu 2,0—4,0 emetokathartisch wirkt und in grösseren Gaben Gastritis und Tod bedingen kann. Auch die als Flores violarum s. Violae odoratae früher officinellen Veilchenblumen enthalten ausser ätherischem Oel und blauem Farbstoff Violin (Boullay). Man benutzte dieselben besonders zur Darstellung des durch schön blaue Farbe ausgezeichneten Veilchensyrups, Syrupus Violarum, welcher hie und da Volksmittel bei Aphthen ist, meist aber zur Färbung von Mixturen dient. Grössere Mengen Alkalien färben ihn grün, Säuren roth. Das Violin kann zu 0,2 Erbrechen und Durchfall bedingen, doch ist die Wirkung inconstant (Chomel).

Radix Asari, Rhizoma Asari; Haselwurzel. Das rundlich viereckige, bis 2 Mm. dicke, entfernt gegliederte, graubräunliche Rhizom der bei uns einheimischen Asarinee Asarum Europaeum L., das namentlich frisch pfefferartig brennend schmeckt und campherartig riecht, kommt kaum noch als Emeticum bei uns in Anwendung, obschon die mit Katharsis verbundene Wirkung bei Anwendung von 1,0—2,0 sicher ist. Die Wurzel enthält ein gelbes, dickflüssiges, ätherisches Oel von baldrianähnlichem Geruche und scharfem Geschmacke, sowie eine campherähnliche Substanz, den Haselwurzcampher (Asarin, Asaron), welcher letztere als emetisches Princip zu betrachten ist (Feneulle und Lassaigne), dem bei Fröschen auch eine lähmende Wirkung auf die quergestreiften Muskeln zukommt (Harnack).

Die frische Haselwurzel erregt leicht Niesen; bringt man von dem Pulver der Droge 0,1—0,2 auf die Nasenschleimhaut, so bildet sich nach einiger Zeit ein starker Ausfluss von Schleim und selbst von Blut. Man hat sie daher zu 0,1—0,2 (für sich oder mit Schnupftabak) als Errhinum bei chronischem Kopfweh, insonderheit in Folge von Entzündung der Sinus frontales benutzt, ferner bei Ozaena und Polypenresten in der Nase, bei Taubheit, welche man von Verstopfung der Eustachischen Trompete herleitete, bei Augenaffectionen und bei Hirnleiden. Es ist einleuchtend, dass nur eine locale irritirende Action unter Umständen bei chronischem Katarrhe Günstiges leisten kann, während namentlich bei Neigung zu Apoplexie u. dgl. durch die mit dem Niesen, welches das Mittel erregt, verbundene heftige Erschütterung bedenkliche Zufälle hervorgerufen werden können. Man schrieb dem Mittel früher auch abortive Wirkung zu und in Russland soll Asarum gebraucht werden, um Trinkern die Lust am Schnaps zu verleiden.

Ganz obsolet ist die früher als Radix Vincetoxici, Schwalbenwurzel, officinelle Wurzel der bei uns einheimischen Asclepiadee Cynanchum Vincetoxicum Moench, welche als Brechmittel und Diureticum (Schlesier) Benutzung fand und deren wirksames Princip, das Asclepiadin, ein die quergestreiften Muskeln lähmendes Gift ist (Harnack).

Apomorphinum hydrochloricum; Apomorphinhydrochlorat,
salzsaures Apomorphin.

Wir reihen den erethistischen Emetica einen erst in der neuesten Zeit durch die Untersuchungen von Matthiessen und Wright (1869) bekannt gewordenen Stoff, das Apomorphinhydrochlorat, an, welches genau in denselben Richtungen wie Brechweinstein und Ipecacuanha verwendet wird, sich aber von denselben wesentlich dadurch unterscheidet, dass seine brechenerregende Wirkung nicht eine reflectorische, durch Reizung der Magennerven bedingte ist, sondern durch eine directe Erregung gewisser centraler Nervengebiete zu Stande kommt. Das Apomorphinhydrochlorat wirkt bei subcutaner und intravenöser Application in weit kleineren Mengen rascher und sicherer emetisch als bei interner Einführung und bedingt weder bei Einführung in den Magen noch bei einer anderen Applicationsweise locale entzündliche Reizung.

Das Apomorphinhydrochlorat wird durch 2—3stündiges Erhitzen der bekannten Opiumbase Morphin im zugeschmolzenen Rohre mit einem grossen Ueberschusse von wässeriger Salzsäure erhalten. Die daraus durch Natriumbicarbonat abgeschiedene Base, das Apomorphin, bildet eine krystallinische Masse, die in Substanz oder wässeriger Lösung rasch grün wird. Ihrer chemischen Zusammensetzung nach $C^{17}H^{17}NO^2$ ist dieselbe (Morphin) $C^{17}H^{19}NO^3$ weniger (Wasser) OH^2. Das Apomorphinhydrochlorat ist ein weisses oder grauweisses, trocknes, neutrales, in Wasser lösliches, in Aether oder Chloroform unlösliches Pulver, welches an feuchter Luft bei Einwirkung von Licht bald grün wird, sich mit Salpetersäure blutroth färbt und mit überschüssiger Natronlauge eine Lösung giebt, die an der Luft rasch purpurroth und später schwarz wird. Das Apomorphin ist identisch mit dem schon 1843 von Arppe durch Behandeln von Morphin mit Schwefelsäure erhaltenen Sulfomorphid.

Die brechenerregende Wirkung wurde schon von den Entdeckern bei ihren Arbeiten wiederholt wahrgenommen und therapeutisch zuerst von Gee (1869) in Anwendung gezogen, später wurde die Wirkung von Siebert (1870), Riegel und Böhm (1871), H. Köhler und Quehl (1871), Bourgeois, Harnack (1874), Tassinari, Ronty (1875) und Reichert (1880) sehr genau studirt. Die emetische Action tritt ausser beim Menschen auch bei Hunden und Katzen, bei Hunden subcutan applicirt schon nach 1—2 Mgm. ein, während vom Magen aus 20, ja selbst 30—40 (Siebert, Quehl) Mgm. erforderlich sind; noch mehr ist bei Application in den Mastdarm nothwendig (Quehl). Eine ganz ähnliche Differenz zeigt sich beim Menschen, bei welchem 6—7 Mgm. bei Subcutanapplication in der Regel zur Hervorrufung von prompter Emesa genügen, während interne 0,06—0,12 in der Regel nur Nausea erregen. Das bei Hunden und Menschen mit Apomorphin erzielte Erbrechen ist im Wesentlichen dem durch Brechweinstein und Ipecacuanha bedingten gleich und namentlich mit starker Steigerung der Pulsfrequenz verbunden. Es tritt nach Dosen von 0,006—0,012 subcutan zwischen 3 und 15 Min. ein, leichtes Hitzegefühl, Schwindel, etwas apathische Stimmung und vermehrte Speichelsecretion gehen demselben in der Regel voraus, während häufig leichter Schlaf nachfolgt. Das Erbrechen kommt bei Hunden nicht zu Stande, wenn dieselben in der Chloroformnarkose sich befinden, nach einzelnen Autoren auch wenn sie forcirter künstlicher Athmung unterworfen werden; Chloralhydrat und Morphin suspendiren das Erbrechen vollständig, während Vagusdurchschneidung ohne Einfluss zu sein scheint. Bei nicht emetischen Dosen scheinen Nausea, Gesichtsblässe, Unruhe und Hinfälligkeit bedeutender als bei emetischen (Moers und Loeb).

Sehr grosse Dosen scheinen, soweit dies aus Thierversuchen geschlossen werden kann, nicht brechenerregend zu wirken. Bei Hunden tritt dadurch ein geringer Grad von Betäubung, Pupillenerweiterung und Injection der Bindehaut auf.

In Bezug auf die sonstige Wirkung des Apomorphins ist besonders zu betonen, dass dasselbe keine Entzündung an der Applicationsstelle erregt und namentlich auch bei subcutaner Injection 5—10% Lösung keinerlei Irritation erzeugt noch inflammatorisch wirkt. Instillation von Apomorphinlösung auf die Bindehaut bewirkt weder Röthung derselben noch Pupillenveränderung. Directe Application auf Hirn, Nerven und Muskeln bei Fröschen hebt deren Function auf, ohne materielle Veränderungen hervorzurufen (Reichert). Ein directer Einfluss des resorbirten Apomorphins auf die Hirnfunction lässt sich nach den vorliegenden Beobachtungen über die Wirkung bei Thieren und Menschen nicht in Abrede stellen und scheint je nach der Dosis in Excitation oder Depression der cerebralen Functionen zu bestehen. Bei Thieren ist Unruhe mit wilden Bewegungen nichts Seltenes. Beim Menschen kommt auch nach reinen Präparaten mitunter Schwindel, Neigung zum Gähnen und zum Schlafe vor.

Bei Thieren, welche nicht brechen können, resultiren nach grossen Dosen heftige convulsivische Bewegungen, theils cerebralen, theils spinalen Ursprungs. Derartige Convulsionen sind auch als Nebenerscheinungen des Apomorphingebrauches bei Kindern beobachtet, insbesondere auffallende Vor- und Rückwärtsbewegung des Kopfes, Pronation und Supination der Arme, Zucken und krampfhafte Bewegung der Beine, Kaubewegungen und Singultus. Wenn schon hierdurch sich ein Effect auf das Rückenmark andeutet, so wird ein solcher durch die bei Kindern wiederholt beobachtete Steigerung der Reflexaction (Jurasz) sicher gestellt. Eine besondere, vom Erbrechen unabhängige Wirkung auf den Herzschlag und den Puls ist ebenfalls nicht zu leugnen. Atropin hebt die durch Apomorphin bewirkte Beschleunigung der Herzschlagzahl nicht auf (Harnack). Unabhängig vom Brechen einerseits und vom Vagus andererseits ist primäre Erhöhung und secundäre Herabsetzung der Athemzahl (Harnack), welche Erscheinungen auf directe Beeinflussung des Athemcentrums zu beziehen sind. Die Erregung des Respirationscentrums resultirt auch in absoluter Chloroform-, Chloral- oder Morphinnarkose, während Erbrechen in diesem Stadium nicht eintritt (Harnack). Die Reflexübertragung von sensiblen Nerven auf das vasomotorische Centrum wird durch Apomorphin nicht gelähmt (Quehl). Die Reizbarkeit der willkürlichen Muskeln wird bei Vergiftung von Fröschen durch Apomorphin constant herabgesetzt (Harnack) und eine gleiche Wirkung ergiebt sich auch auf die glatten Muskeln des Darms (Reichert). Inconstant ist der Einfluss auf die Temperatur, die in der Regel anfangs gesteigert, später erniedrigt wird. Bei directer Einführung von Apomorphin in die Venen resultirt anfängliches Steigen des Blutdrucks durch Erregung des vasomotorischen Centrums, später Herabsetzung durch Schwächung des Herzens (Reichert). Während Reichert nach Apomorphin starke Vermehrung der Speichel- und Magensaftsecretion, dagegen nicht eine solche bei anderen Abscheidungen beobachtete, constatirte Rossbach (1882) in der Trachea massenhafte Production höchst dünnflüssigen, wasserklaren Schleims bei knötchenartiger Auftreibung der Drüsen, ohne Veränderung der Gefässfüllung und überhaupt unabhängig von der Blutzufuhr und den Nerven.

Das Apomorphinhydrochlorat hat sich als das einzige Emeticum, welches subcutan angewendet werden kann und bei dieser Applicationsweise örtliche Entzündungserscheinungen nicht bedingt, die Gunst des ärztlichen Publikums erworben und in allen Fällen Verwendung gefunden, in denen man überhaupt Brechmittel zu appliciren pflegt. Es ist dies nicht zu verwundern, da bei richtiger Anwendung der Dosen in der Regel Nebenerscheinungen von Bedeutung nicht resultiren.

Nimmt man zu geringe Dosen, so dass entweder das Erbrechen ganz ausbleibt oder erst spät sich einstellt, so kann es zu Agitation, kleinem Pulse, Trübung des Sehens, Gähnen, Salivation, Somnolenz und Schwäche kommen (Moeller). Intensiven Collaps, der nur in sehr wenigen Fällen, z. B. nach 0,01 (Dujardin-Beaumetz), beobachtet ist, hat vielleicht seinen Grund in zufälliger directer Einspritzung in eine Vene. In analoger Weise dürfte auch die von Prevost nach 3—4 Mgm. bei einer Frau beobachtete Syncope mit wechselnder Mydriasis und Myosis und Zucken des Mundwinkel zu erklären sein. Bei Kindern kommen übrigens starke Apathie und leichter Collaps nicht selten vor, sind jedoch ganz unbedenklich, da sie äusserst rasch vorübergehen und mit dem Eintritte des Erbrechens, das durchschnittlich schon in $1/2$—3 Minuten erfolgt, aufhören.

Mit Rücksicht auf die physiologische Wirkung des Apomorphinhydrochlorats könnte man eine Contraindication seines Gebrauches als Brechmittel bei narkotischen Vergiftungen annehmen, doch bleibt das Erbrechen nach Apomorphin nur bei wirklichem schwerem Sopor aus, wo auch die Emetica erethistica häufig im

Stiche lassen. Besonders indicirt ist das Mittel in Fällen, wo die Unmöglichkeit, ein Emeticum intern zu appliciren, z. B. bei bestehendem Trismus, vorliegt oder die innerliche Application grossen Schwierigkeiten unterliegt, wie bei Geisteskranken, ferner da, wo ein bestehender Irritationszustand der ersten Wege die Anwendung von Brechweinstein, Kupfersulfat u. s. w. geradezu verbietet, endlich bei croupösen Entzündungen der Luftwege, wo ausser der emetischen Action noch die ausgezeichnete expectorirende Wirkung des Mittels in Frage kommt, das in den letzten Jahren als internes Medicament einen hervorragenden Ruf als Expectorans gewonnen hat.

Bei dem nur höchst ausnahmsweise auftretenden Collaps nach emetischen Dosen von Apomorphin ist letzteres bei alten und schwachen Personen gewiss gerade so gut indicirt wie Ipecacuanha. Auch der längere Gebrauch ist ohne jede nachtheilige Folge (v. Gellhorn) und namentlich kehrt nach dem Gebrauche Appetit und Digestion sofort wieder zur Norm zurück (Fronmüller). Dass mitunter nicht emetische Gaben cumulativ, d. h. brechenerregend wirken, ist nicht zu bestreiten, dagegen ist eine cumulative Action auf andere Gebiete als das Brechcentrum nicht sichergestellt. Gerade durch das Hervortreten von Erbrechen werden aber die bei Thieren, welche nicht brechen können, z. B. Kaninchen, in grösster Intensität, beim Menschen nur ausnahmsweise hervortretenden Erscheinungen der Erregung anderer spinaler und centraler Centren aufgehoben, vielleicht im Zusammenhange mit der Ausscheidung des Apomorphins durch die Magendarmschleimhaut, welche neben Elimination durch die Nieren neuerdings Reichert nachgewiesen zu haben glaubt.

Abgesehen von der Entleerung croupöser und diphtheritischer Membranen oder starker Schleimmassen bei Bronchialkatarrhen, Asthma u. s. w. ist das Apomorphin als Brechmittel zur Entfernung von Fremdkörpern aus dem Halse (Verger), bei Vergiftung mit irritirenden Substanzen (Duncan) und Bittermandelöl (Loeb), bei hochgradiger, mit Magenüberfüllung complicirter Berauschung und bei galligen Zuständen nach Morphingebrauch (Fronmüller) benutzt. Bei Geisteskranken, für welche Apomorphin wegen der Möglichkeit, die Wirkung durch Subcutanapplication zu erhalten, das beste Brechmittel ist, empfahl es v. Gellhorn als schlafmachendes und beruhigendes Mittel, besonders bei Maniakalischen. Münnich gab es bei Spasmus glottidis, Vallender zum Coupiren von epileptischen Anfällen. Als Expectorans bewährt es sich vorzugsweise bei Bronchitis catarrhalis, Bronchiolitis, katarrhalischer Pneumonie, Pseudocroup, aber auch bei Rachen- und Kehlkopfdiphtheritis und bei stockendem Auswurfe der Pneumoniker; bei Laryngitis acuta und Katarrhen der Phthisiker scheint es ohne Nutzen (Fraenzel, Beck).

Als Emeticum wird Apomorphinhydrochlorat nur subcutan benutzt, da die Wirkung der internen Application zu inconstant ist. Die Dosis emetica für den Erwachsenen schwankt, je nach den individuellen Verhältnissen, zwischen 6 und 10 Mgm., bei Frauen zwischen 5 und 8 Mgm., bei Kindern zwischen 0,5 und 4 Mgm. Es ist zweckmässig, die Dosen nicht zu klein zu bemessen, da man sonst unangenehme Nausea als Zugabe erhält. Man verwendet zur Subcutaninjection in der Regel wässerige Lösungen von 1—2 : 200. Zusatz von Zuckersyrup verhindert die Grünfärbung solcher Lösungen (Blaser).

Die innerlich als Expectorans zu benutzenden Dosen sind weit höher und betragen für den Erwachsenen 0,01—0,02 (!). Für die Bemessung der Dosis bei Kindern sind die Maximen von Kormann empfehlenswerth, wonach man unter einem Jahr 1 Mgm. pro Dose reicht und dann mit jedem Jahre bis zum 11. um $^1/_2$ Mgm. und vom 11. Jahre an bis zum 15. um 1 Mgm. steigt. Jurasz giebt in den ersten 3 Lebensmonaten nur 0,5—0,8 Mgm., Kormann verordnet pro die 10 Dosen, womit dann beim Erwachsenen bei Anwendung der Einzelgabe von 0,01 die Maximalgabe der deutschen Pharmakopoe um das Doppelte überschritten ist. Die Anwendung von Apomorphin in Pulver- oder Pillenform, wogegen an sich nichts zu erinnern sein würde, ist verhältnissmässig ungebräuchlich.

Wie bereits bemerkt färben sich Apomorphinlösungen nach kurzer Zeit grün; die Wirkung wird dadurch aber entweder gar nicht oder in nicht erheblichem Masse beeinträchtigt. Harnack hat ein Jahr alte, dunkelgrüne, Jurasz 19 Monate alte, fast schwarze Apomorphinlösung mit Erfolg als Emeticum benutzt. Auch stärkere Irritation in loco scheint solchen grüngefärbten Solutionen nicht zuzukommen.

---

4. Ordnung. Entererethistica, Darmreizende Mittel.

Die unter dieser Ordnung zu besprechenden **Abführmittel, Purgantia s. Cathartica**, deren allgemeine pharmacodynamische und therapeutische Verhältnisse schon S. 51 ausführliche Darstellung fanden, handeln wir in der Weise ab, dass wir, mit den mildesten, den sog. Lenitiva, beginnend und zu den stärker abführenden fortschreitend, sie nach der Intensität ihrer Wirkung gruppiren.

Manna; Manna.

Die Droge ist ein jetzt ausschliesslich aus Sicilien, früher auch aus Calabrien in den Handel gebrachtes süsses Ausschwitzungsproduct aus künstlich in die Rinde der zum Zwecke der Mannagewinnung cultivirten Mannaesche, **Fraxinus Ornus L. s. Ornus Europaea Pers.**, gemachten Einschnitten.

Die Mannaesche ist ein im nördlichen und östlichen Gebiete des Mittelmeers einheimisches Bäumchen. Zur Mannagewinnung wird eine cultivirte Varietät, als Fraxinus rotundifolia bezeichnet, benutzt. Die Cultur der Mannaesche in Sicilien, über welche 1872 Langenbach genaue Mittheilungen gemacht hat, ist in Abnahme begriffen; in Calabrien hat sie völlig aufgehört. Man leitete früher die Manna von dem Stiche der Cicade, Cicada Orni L., ab, doch hat, wenn sich auch nicht leugnen lässt, dass aus den Blättern des Baumes spontan oder in Folge des Stiches des genannten Insects Manna ausfliesst, derartige sog. Manna in lacrymis für den Handel gar keine Bedeutung. Die Manna des Handels ergiesst sich aus künstlichen Einschnitten, welche in den Monaten Juli bis September an Bäumen im Alter von 18—20 Jahren täglich gemacht werden, als braune Flüssigkeit, die in wenigen Stunden fest und weiss wird. Sie erhärtet in Form von Stangen oder Zapfen, welche entweder senkrecht herabhängen oder an der Rinde festkleben. Die frei herabhängenden Zapfen stellen die sog. Manna cannulata (cannellata) (die beste Sorte), die an der Rinde herabgeflossene die schlechtere Manna communis s. in sortis dar. Erstere bildet 7—20 Cm. lange und 2—4 Cm. breite, undeutlich dreikantige oder bisweilen rinnenförmige, weisse oder weissgelbliche Stücke, welche sehr locker, trocken und brüchig, nur sehr wenig klebrig und von rein süssem Geschmacke sind; sie zeigt auf dem Querbruche eine concentrische Schichtung und in ihren zahlreichen Höhlungen grosse Mengen von Krystallsäulchen und löst sich in etwa 6 Th. kaltem Wasser völlig zu klarer neutraler Flüssigkeit, ebenso mit Leichtigkeit in Alkohol zu einer beim Erkalten krystallinisch erstarrenden Solution. Kleinere Stücke dieser Sorte heissen im Handel wohl Manna cannulata in fragmentis. Die Manna communis, welche auch Manna Geracina genannt wird, kommt in zusammengeklebten Klumpen oder Körnern von weisslicher oder bräunlicher Farbe vor, welche etwas klebrig und von süssem, aber gleichzeitig ein wenig kratzendem Geschmacke sind. Zu verwerfen ist fette Manna, Manna pinguis s. crassa s. de Puglia, welche weiche, schmierige und missfarbige Massen von schleimig kratzendem Beigeschmack darstellt, die mannigfaltige Verunreinigungen enthält. Die von Ortschaften hergenommenen Bezeichnungen der einzelnen Mannasorten haben keinen wissenschaftlichen Werth; die Qualität der Waare, für welche der Grad der Trockenheit (gute Waare darf im Wasserbade nicht über 10% verlieren) und Reinheit und der rein süsse Geschmack entscheidend sind, wird durch die Witterungsverhältnisse bei der Einsammlung ausserordentlich beeinflusst.

Als chemischer Hauptbestandtheil und als actives Princip der Manna erscheint der Mannazucker oder Mannit, neben welchem in guter Waare sich geringe Mengen von Gummi und Traubenzucker finden.

Der Mannit oder Mannazucker, $C^6H^{14}O^6$, ein im Pflanzenreiche ausserordentlich verbreiteter Süssstoff, welcher künstlich durch schleimige Gährung aus Zucker erzeugt werden kann, auch in geringer Menge beim Kochen von Stärkemehl mit verdünnten Säuren entsteht und durch Behandeln von Invertzucker, Glykose und Laevulose mit Natriumamalgam entsteht', krystallisirt in langen, glänzenden Säulen oder Nadeln von schwachem, angenehm süssem Geschmacke, löst sich in 6,4 Th. Wasser, wenig in kaltem Weingeist, nicht in Aether und wird durch Kochen mit verdünnten Säuren oder Alkalien oder mit alkalischem Kupfertartrat nicht verändert. Mannit ist gährungsfähig, jedoch viel weniger leicht als andere Zuckerarten. Mischung von Salpeter- und Schwefelsäure verwandelt ihn in Nitromannit, welcher durch Schlag explodirt und sich toxisch dem Nitroglycerin anreiht (Werber). Im Tractus scheint sich der Mannit z. Th. in Milchsäure umzuwandeln, in die er auch bei Behandlung mit Milchsäureferment z. Th. zerfällt; ein Theil geht in den Urin über, ein noch geringerer Theil findet sich in den Faeces wieder (Witte). Direct in das Blut eingeführt, scheint er theilweise zu verbrennen, da nur $1/3$ der eingeführten Menge im Urin erscheint.

Der Mannit ist als das einzige purgirende Princip der Manna anzusehen, deren Gehalt an diesem Körper zwischen 60 und 80% schwankt und deren purgirende Wirkung um so mehr hervortritt, je reicher an Mannit und je freier von sog. kratzendem Extractivstoff die Mannasorte ist. Schlechte Manna enthält viel schleimige Materie, vielleicht auch Dextrin (Buignet), welche die Purgirwirkung geradezu beschränken.

Bei Menschen bewirken 30,0—45,0 Mannit meist in 4—5 Std., bisweilen schon in $1^{1}/_{2}$ Std. Abführen unter Borborygmen und Tenesmus (Gerlach). Bei Thieren bedingt Injection von Mannitlösung in die Venen kein Purgiren. Witte und Buchheim schliessen hieraus und aus der nicht purgirenden Action der im Tractus aus Mannit entstehenden Alkalilactate, dass die purgirende Wirkung desselben in der nämlichen Weise zu erklären sei wie die des Glaubersalzes, und dass das geringe Diffusionsvermögen des Mannits die hervorragende Stelle desselben als Purgans unter den übrigen Zuckerarten erkläre. Uebrigens ist Mannit von verschiedenen Aerzten als Abführmittel praktisch verwerthet und von Martin Solon zu 30,0—60,0 als Laxans für Kinder und Erwachsene in allen Fällen empfohlen, wo man Purgiren ohne Reizung des Darmcanals herbeiführen will, so bei Bauchfellentzündung. Man verordnet ihn in warmer wässriger Lösung (1:4), oder in Form der noch angenehmer schmeckenden Mannitlimonade von Calvetti (Mannit 30,0 und Succus Citri 25,0 auf 275,0 Wasser). Gubler empfahl Mannit statt Zucker bei Verätzung der Augen mit Kalk.

Man verordnet die Manna wegen ihres süssen Geschmackes und ihrer wenig intensiven Einwirkung auf den Organismus besonders bei Kindern oder bei empfindlichen und schwachen Individuen. Häufig dient sie als versüssender Zusatz anderer purgirender Mixturen, z. B. von Sennesblätteraufgüssen.

Als Laxans genügen 50,0—100,0. Man kann die Manna in Substanz (als sog. Manna tabulata, die durch Abdampfen einer mit Zucker versetzten Mannalösung erhalten wird), verordnen, giebt sie aber meist in Wasser oder aromatischen Wässern gelöst.

Präparat:

Syrupus Mannae; Mannasyrup. Filtrirte Auflösung von 10 Th. Manna und 50 Th. Zucker in 40 Th. Wasser Gelblicher Syrup, der für sich (oder bei Neugeborenen mit der doppelten Menge Aqua Foeniculi) $1/4$—$1/2$ stündlich theelöffelweise in der Kinderpraxis als Abführmittel verordnet werden kann, meist aber als versüssender Zusatz purgirender Mixturen dient. Mit gleichen Theilen Syrupus Sennae wird er als Syrupus Sennae cum Manna (auch als Syrupus mannatus bezeichnet) dispensirt.

Anhang: Der Name Manna, welcher bekanntlich zunächst in der Bibel für ein wohlschmeckendes, als Speise benutztes Product angewendet wird, ist für sehr verschiedene Ausschwitzungen gebräuchlich. Das Manna der Bibel ist ein durch Stiche einer Schildlaus bedingtes Ausschwitzungsproduct an einer eigenthümlichen Varietät des Tarfastrauches, Tamarix Gallica mannifera, welche noch jetzt am Sinai ein wohlschmeckendes Nahrungsmittel liefert, das nach Berthelot aus Rohrzucker, Invertzucker und Dextrin besteht. Weder diese Sinaimanna noch die sog. Lerpmanna aus Australien, welche von verschiedenen Eucalyptusarten stammt und statt Mannit besondere Zuckerarten (Melitose, Eucalyn) enthält, noch auch die sehr seltene Manna von Briançon; welche von Larix decidua stammt und ebenfalls eine eigenthümliche Zuckerart, die Melecitose, einschliesst (Berthelot), haben für die Arzneikunde Bedeutung. Der Name Manna wird ausserdem auch auf andere Gebilde bezogen, z. B. auf die Galläpfeln nicht unähnlichen, durch den Stich von Rüsselkäfern erzeugte Auftreibung an einem Echinops in der syrisch-mesopotamischen Wüste, welche unter der Bezeichnung Trehala oder Tricala nach Europa gelangte und ebenfalls eine besondere Zuckerart, die Trehalose, enthält, vorzugsweise aber aus Stärkmehl besteht. Den Knollen von Cyperus esculentus wird im Neugriechischen der Name Manna beigelegt, ebenso gewissen, in den nordafrikanischen Wüsten häufigen und durch Winde weithin verbreiteten, kleinen Flechten, Lecanora esculenta und L. affinis Ev., welche man mit Unrecht für das Manna der Bibel gehalten hat.

Durch Gehalt an Süssstoff purgirend wirkt auch das in der Röhrencassie, den Hülsen einer in Afrika und Ostindien einheimischen Caesalpiniee, Cassia s. Bactyrolobium fistula, enthaltene Fruchtmark, Pulpa Cassiae, welches früher mit Manna oder Tamarindenmus esslöffelweise als Lenitivum gegeben wurde.

Oleum Ricini, Oleum Palmae Christi; **Ricinusöl,** Castoröl.

Bekanntlich sind die fetten Oele sämmtlich in grösseren Dosen (30,0—60,0) milde Abführmittel, indem sie durch Ueberziehen der Fäces mit einer schlüpfrigen Fettschicht den Transport derselben im Darme erleichtern. Besondere Wirkung kommt indessen dem Ricinusöle zu, welches aus den Samen des gemeinen Wunderbaumes, Ricinus communis L., einer in tropischen Ländern baumartigen, bei uns krautigen Euphorbiacee, durch Auspressen erhalten wird.

Dasselbe ist ein blassgelbliches, fadenziehendes, durchsichtiges, bei 0° durch Abscheidung krystallinischer Flocken trübes, bei niederer Temperatur butterartiges, mit Spiritus und Aether in allen Verhältnissen mischbares, fettes Oel von 0,96 spec. Gew. und mildem, hinterdrein etwas kratzendem Geschmacke. Der Name Castoröl, Castoroil, von Einzelnen als Biberöl verdeutscht, ist wahrscheinlich aus Castus (Agnus castus) Oil, wie man dasselbe wegen angeblicher keuschheitsschirmender Wirkung nannte, corrumpirt. — In tropischen Ländern gelten die Blätter des Ricinusbaumes als Emmenagogum, auch dienen sie dort zur Application auf die Brüste als Lactagogum.

Ueber das wirksame Princip des Ricinusöls, das eines unserer beliebtesten und geschätztesten milden Abführmittel bildet, befinden wir uns noch im Unklaren. Wir wissen mit Sicherheit nur, dass das Oel in seiner Wirksamkeit ausserordentlich den unreifen und reifen Samen nachsteht, aus denen es gewonnen wird und welche in sehr geringen Mengen heftig drastisch purgiren, und dass eine aus dem Oele isolirte eigenthümliche Säure, die Ricinölsäure, deren Glycerid den Hauptbestandtheil des Oleum Ricini ausmacht, neben welchem sich noch Spuren von Stearin, Palmitin und Cholesterin finden, nicht ohne Schärfe ist. Die früher ziemlich allgemein angenommene Theorie Buchheims, dass bei Einverleibung des Oeles wie auch bei Verseifung desselben Zersetzungsproducte auftreten, denen der grösste Antheil an der Wirkung zugeschrieben sei, ist von Buchheim selbst zurückgenommen.

Der wohl ursprünglich in Indien und Nordafrika einheimische Wunderbaum wird behufs der Oelgewinnung in den verschiedensten Ländern, in Europa besonders in Italien und Frankreich, cultivirt. Das Oel wird meist durch Auspressen der geschälten Samen erhalten, welche durch ihre mit bräunlichen Bändern und Punkten schön bemalte, glänzende, graue Oberfläche und durch ihre Gestalt an Zecken (Ricinus) erinnern. Italienische Samen sind bis 15 Mm. lang und höchstens 10 Mm. breit, Indische etwas grösser. Sie geben $^1/_3$ (und weniger) ihres Gewichtes an Oel. Nach Flückiger wird durch kaltes Auspressen ein fast geschmackloses, dagegen durch warmes Auspressen ein Oel von scharfem Geschmacke erhalten. Als feststehend gilt es, dass durch Extraction mit verdünntem Alkohol erhaltenes Ricinusöl schon in der Hälfte der Dosis Purgiren bewirkt, wie das gewöhnliche Präparat. Schon Dioskorides wusste, dass bei unvorsichtigen Gaben der Ricinussamen heftige Vergiftungserscheinungen, die den Charakter der Cholera tragen, entstehen, während das Ricinusöl bei den Alten und bei den Arabern nicht als Purgans, sondern ausschliesslich als Speiseöl oder zu Einreibungen benutzt wurde. Die Kenntniss der purgirenden Wirkung des Oels scheinen englische Aerzte in Ostindien oder Westindien zuerst erworben zu haben; Fraser in Antigua (1769) führte es in die Praxis ein. Die Samen sind noch heutzutage in Italien, Südfrankreich u. s. w. Volksmittel, um Abführen zu bewirken, und hat dieser Gebrauch wiederholt zu heftigen Intoxicationen, ja selbst zum Tode geführt. Schon 3—4 Samen im reifen Zustande können mehrtägige gefährliche Erkrankung bei Erwachsenen (Pécholier), 5,0—6,0 den Tod durch heftige Entzündung des Darmes nach intensivem Erbrechen und mehrere Tage anhaltenden blutigen Diarrhöen bewirken. Der nach Auspressen des Ricinusöls restirende Presskuchen hat wiederholt den Tod von Kühen in Frankreich bedingt. Auch die unreifen Ricinussamen wirken in derselben Richtung (Popp). — Soubeiran hat, weil das durch Alkohol extrahirte Oel stärker wirkt als das ausgepresste, als den wirksamen Stoff ein Harz bezeichnet, doch wird dies von Emil Werner (1870) zurückgewiesen, weil weder mit Alkohol noch mit Benzin und Aether das wirksame Princip ausgezogen werden kann. Mit den genannten Lösungsmitteln behandelte Samen büssen an Wirksamkeit nicht ein, wohl aber verlieren mit Alkohol ausgezogene Samen ihre Activität, wenn sie mit destillirtem Wasser im Dampfbade ausgezogen werden. Es stimmt dies freilich nicht ganz zu der durch Parola geschehenen Empfehlung eines ätherischen Extractes der Semina Ricini, das zu 8,0 soviel wirken sollte wie 30,0 Oleum Ricini. Werner betrachtet das nach seinen Versuchen wirksame Princip als in Wasser löslich, doch gelang es ihm nicht, ein wirksames wässriges Extract darzustellen, weil das active Princip bei höherer Temperatur zerstört wird. Dasselbe ist nicht flüchtig, weil das wässrige Destillat der Samen unwirksam ist. Für die Annahme von Pécholier, dass das wirksame Princip sich ähnlich bilde wie das ätherische Senföl, d. h. durch Contact eines spaltbaren Körpers mit einem Fermente, und somit in den Ricinussamen nicht präformirt sei, liegen zwingende Gründe durchaus nicht vor. Das active Princip ist übrigens keinesweges an einen bestimmten Theil (Embryo, Perispermium) der Samen gebunden. Das von Tuson im Ricinussamen gefundene Alkaloid Ricinin, welches zu 0,12 nicht purgirend wirkte, hält Werner für das Magnesiumsalz einer Säure, welche Wiggers Niricinsäure nennt. Das Ricinusöl enthält keine freie Ricinölsäure, wonach somit die Wirkung nur durch die Verseifung im Darme ermöglicht werden kann. Bei der Verseifung tritt allerdings als Umwandlungsproduct der Ricinusäure eine zweite Säure auf, doch ist dieselbe nicht scharf und purgirend (Buchheim). Die von Saalmüller entdeckte Ricinölsäure ist ein hellweingelbes, in dünnen Schichten farbloses, syrupdickes Oel von 0,94 spec. Gew. und scharfem, kratzendem Geschmacke, das sich nicht in Wasser, wohl aber in Spiritus und Aether löst. Bei trockner Destillation ihres Natronsalzes entsteht Oenanthol, bei Destillation mit Natronhydrat Oenanthylalkohol und Sebacylsäure (Städeler). Mit ihren Salzen haben Buchheim und Krich (1857) Selbstversuche angestellt, wonach ricinölsaures Magnesium zu 15,0 nicht purgirend wirkt, während ricinölsaures Natrium in derselben Dosis Ructus und geringe Uebelkeit, Kollern im Leibe und flüssigen Stuhl bedingt. Die durch Einwirkung von salpetriger Säure auf Ricinölsäure entstehende isomere Ricinelaidinsäure ist selbst zu 48,0 ohne Einfluss auf den Stuhl. In den Faeces konnten Buchheim und Krich ricinölsaures Natrium und Ricinelaidinsäure nicht wieder auffinden. Dass Ricinusöl nicht blos als fettes Oel wirkt, lehren die Dosenverhältnisse; fast scheint es vielmehr, als ob das Fett die Wirkung des drastischen Princips mildere und so eben die eigenthümliche Stellung des Ricinusöls unter den Abführmitteln bedinge.

Die abführende Wirkung des Ricinusöls zeigt sich bei verschiedenen Personen nach sehr differenten Gaben; bei einzelnen genügen 5,0—10,0, während bei den meisten die Dosis von 15,0 nicht abführt, wenn sie nicht durch eine nachfolgende gleiche Menge unterstützt wird. Auch nach diesen kleinen Gaben zeigt sich Nausea, meist in geringem Grade, nach 30,0 nicht selten auch Erbrechen. Der Stuhlgang erfolgt fast immer ohne Kolikschmerzen; bei vollem Darme haben die abgehenden Faeces oft ihre gewöhnliche Form beibehalten; bei verhältnissmässig leerem Darme und grösseren Dosen geht das Oel als solches mit Schleim gemengt, auch in Form käseartiger Flocken oder seifenartigen Schaumes (Golding Bird) wieder ab, während man es bei kleineren Dosen nicht wieder antrifft. Buchheim und Krich konnten selbst nach 30,0 keine Verseifungsproducte in den Faeces finden.

Nebenerscheinungen, wie Schwäche, Pulsverlangsamung, Neigung zum Schlafe sind selten und wohl nur indirect Folge des Oels, direct Folge des durch dasselbe bedingten Purgirens. Die älteren Angaben, dass Gaben von 1—2 Esslöffel Ricinusöl choleraähnliche Symptome und selbst den Tod bedingt haben, sind offenbar in Folge von Verwechslung oder Verfälschung mit anderen Oelen von stärkerer Wirksamkeit entstanden. In ersterer Beziehung kommt Crotonöl besonders in Betracht, in letzterer das Oleum Jatrophae Curcadis s. infernale, Höllenöl, das aus den Samen einer in tropischen Gegenden (Südamerika, Westindien, Afrika) einheimischen Euphorbiacee gewonnen wird und zwar nicht die ihm in älterer Zeit zugeschriebene intensive Wirkung, die der Name ausdrückt, besitzt, jedoch schon in Dosen von 15 Tropfen soviel wie ein Esslöffel Ricinusöl leistet und in grösseren Mengen offenbar zu Erbrechen und übermässigem Purgiren führen kann (Th. Husemann). Ueberhaupt liefert die Familie der Euphorbiaceen eine Menge fetter purgirender Oele, welche aber sämmtlich weit stärker als das Ricinusöl wirken und vielleicht, wie Buchheim vermuthet, Oelsäuren enthalten, welche eine homologe Reihe mit der Ricinölsäure bilden und bei trockner Destillation analoge Producte liefern. Dahin gehören z. B. das **Anda-Oel, Oleum-Andae**, aus den Samen der brasilianischen **Anda Gomesii**, das zu 15—20 Tropfen leicht purgirend wirkt (Norris), das Oel der Moluccanischen **Aleurites triloba** und das etwa gleich starke Oel aus den früher unter der Benennung **Semina Cataputiae minoris** officinellen Samenkörnern der bei uns einheimischen **Euphorbia Lathyris L.**, das **Lathyris-Oel, Oleum Lathyridis**, welches ebenfalls eine purgirende Oelsäure und einen in Alkohol löslichen beigemengten drastischen Körper zu enthalten scheint (Buchheim und Krich).

Die Wirkung des Ricinusöls erfolgt auch bei Application in den Mastdarm; Ricinusölklystiere wirken stärker als solche aus Leinöl. In das Blut gespritzt riefen 15,0 beim Menschen Aufstossen, Nausea, Geschmack nach dem Oele (in 25 Min. auftretend), Ohnmachten und Depression, in 3 Std. vergeblichen Stuhldrang, später Fieber und mehrwöchentliches Unwohlsein hervor (bei Hale). Aeltere Autoren geben an, dass auch Einreibungen auf die Haut des Unterleibes purgirend wirken; bei Wiederholung solcher Frictionen tritt Hautröthung und Ekzem ein.

Vermehrender Einfluss auf die Gallensecretion kommt dem Ricinusöle nicht zu (Rutherford).

Die Indicationen des Ricinusöls ergeben sich leicht aus den Wirkungen desselben. Da es keine Darmreizung bedingt, gebe man es in allen Fällen, wo man überhaupt nur Entleerung stagnirender Darmmassen beabsichtigt oder wo Obstipation im Verlaufe von entzündlichen Affectionen des Tractus oder anderer Unterleibsorgane (Blase, Prostata, Uterus) zu beseitigen ist.

So z. B. auch bei Dysenterie, wo manchmal angehäufte feste Kothmassen die Entleerung erfordern. Bei Darmreizung durch unverdaute Nahrungsmittel ist selbst bei bestehender Diarrhoe das Mittel von entschiedenem Nutzen.

In zweiter Linie indicirt der Umstand, dass Ricinusöl ausserordentlich geringe Nebenerscheinungen bedingt und wenig schwächt, dasselbe als gelegentliches Abführmittel bei schwachen und empfindlichen Personen.

Dies ist besonders der Fall bei Schwangeren und Wöchnerinnen, bei Verwundeten oder Operirten, im Verlaufe von Leiden, die in Folge der durch sie erforderten längeren Rückenlage Tendenz zur Obstipation erzeugen. Ein brauchbares Abführmittel für Kinder ist Ricinusöl nicht, da es ihnen schlecht beizubringen ist. Eine Contraindication giebt der Widerwille einzelner Personen, welche absolut ausser Stande sind, dasselbe hinunterzuschlucken, vielmehr es regelmässig erbrechen. Ein solcher bildet sich namentlich nach öfter Wiederholung einer purgirenden Dosis Ricinusöl aus und ist in der That bei unzweckmässiger Anwendung, wie sie gewöhnlich stattfindet, indem man das Oel esslöffelweise ohne Zusatz nehmen lässt, unüberwindlich. Ueberhaupt aber ist vor wiederholtem Gebrauche des Ricinusöls bei Hartleibigkeit zu warnen, weil sich leicht Appetitlosigkeit, Verdauungsschwäche, Zungenbeleg, manchmal sogar etwas Fieber, einstellt. Gerade in solchem Zustande, der leichter bei Anwendung ranzig gewordenen Oeles auftreten soll, wird das Mittel in den kleinsten Mengen erbrochen. Dasselbe gilt von Magenkatarrhen aus anderen Ursachen, bei denen man es deshalb am besten meidet.

Die Hartnäckigkeit der Obstruction darf nicht abschrecken, dieses gelinde Purgans zu versuchen, mit welchem man selbst bei Bleikolik oft Entleerung von Scybala und Beschwichtigung der Schmerzen erreicht. Dagegen ist es ungerechtfertigt, von dem Mittel bei eingeklemmten Brüchen und Volvulus, wo es mehr schaden als nützen kann, Erfolge zu erwarten. Absurd ist die Anwendung in halbstündigen Dosen von 1 Esslöffel bei asiatischer Cholera.

Die Dosis des Ricinusöls beträgt 15,0—60,0. Da grössere

Dosen oft Erbrechen erregen, führen sie verhältnissmässig weniger gut zum Ziele als kleinere. Englische Aerzte geben an, dass allmälig zur Herbeiführung desselben Effects geringere Mengen nöthig seien. Von allen Darreichungsweisen ist nach meiner Erfahrung diejenige in heisser Bouillon die allerbeste. Zusatz von Corrigentien und Nachspülenlassen des Mundes stehen derselben nach.

Krahmer empfiehlt, Ricinusöl auf eine halbe Tasse Pfefferminzthee zu giessen und mit weiter Mundöffnung in einem Zuge auszutrinken, dann Zähne und Lippen mit einem Tuche zu reinigen, bei sehr grossen Dosen das Mittel pure nehmen und mit Citronensaft benetzten Streuzucker nachnehmen zu lassen oder den Mund mit ätherhaltigem Wasser auszuspülen. Die empfohlene Mischung von Ricinusöl und Syrupus Succi Citri ist auch nicht wohlschmeckend; besser maskirt Zusatz von Aq. Amygdalarum amararum den Geschmack. Gubler empfiehlt es in Caffee, Bouillon oder mit einem Liqueur zu nehmen; Stillé, es mit dem Schaum von Porter und Ale hinunterzuschlucken. In Frankreich hat man besonders construirte Löffel für Ricinusöl (und Leberthran), welche ein directes Einschütten in den Pharynx ermöglichen. Vielfach in Gebrauch ist die Emulsion (mit $^1/_4$ Gummi Arabicum, da mehr als $^1/_4$ die Purgirwirkung beeinträchtigt), die jedoch auch nicht zu den angenehmsten Mixturen gehört. Angenehmer, aber weniger verwerthet wird die Ricinusölgallerte (8 Th. Oel mit 1 Th. Cetaceum zusammengeschmolzen), die in Oblate genommen wird. — Die Wirkung des Ricinusöls soll durch Oleum Terebinthinae (zu $^1/_3$ zugesetzt) erhöht werden, doch schmeckt eine solche Mischung noch schlechter. — Das als Abführmittel versuchte ricinölsaure Magnesium, Magnesium ricinolicum, welche indessen nur in grossen Dosen purgirt und kaum anders wie Seife wirkt, kommt im Handel unter der Form dünner, schneeweisser und mattglänzender Blätter vor. Früher wurde auch ricinölsaures Natrium in gleicher Weise gerühmt.

Zum Klystier rechnet man 30,0–60,0 Ricinusöl. — Pharmaceutisch findet dasselbe zur Darstellung von Collodium elasticum und als Vehikel ätherischer Oele in Form von Haarölen und Pomaden, denen man günstigen Einfluss auf den Haarwuchs zuschreibt, Anwendung.

Magnesium carbonicum, Magnesia carbonica, Magnesia hydrico-carbonica, Magnesia alba, Magnesia carbonica hydrata s. subcarbonica; **Magnesiumcarbonat**, weisse Magnesia, basischkohlensaure Magnesia. **Magnesia usta**, Magnesium oxydatum, Magnesia pura s. calcinata; **gebrannte Magnesia**, Magnesia.

Die beiden in der Ueberschrift genannten Verbindungen der Bittererde, mit welchen sich die Reihe der unorganischen Purgirmittel eröffnet, das Magnesiumcarbonat und die aus dieser dargestellte Magnesia, stimmen im Allgemeinen in ihrer Wirkung und Anwendung so mit einander überein, dass es geboten erscheint, beide mit einander gemeinsam abzuhandeln. Das Magnesiumcarbonat wird fabrikmässig durch heisse Fällung von Magnesiumsulfat oder Chlormagnesium mit Kalium- oder Natriumcarbonat gewonnen und bildet weisse, leichte, lose zusammenhängende, leicht zerreibliche Massen oder ein lockres, weisses Pulver. Nach der bei der Fällung angewendeten Temperatur stellt dieses ein Präparat von sehr verschiedener Zusammensetzung dar. Es löst sich in 2500 Th. kaltem und 9000 Th. kochendem Wasser, leichter in kohlensäurehaltigem Wasser und verwandelt sich beim Glühen unter Abgabe von Wasser und Kohlensäure in Magnesiumoxyd oder Magnesia, die ebenfalls ein lockeres und sehr weisses Pulver darstellt, das spec. Gew. von 3,64 hat und zu seiner Lösung 55000 Th. kalten Wassers bedarf. Es ist nur im Knallgasgebläse schmelzbar; an der Luft zieht es allmälig Kohlensäure an und mit Wasser verbindet es sich langsam und ohne Temperaturerhöhung zu Magnesiumhydroxyd, welches schon beim gelinden Erhitzen sein Hydratwasser wieder verliert.

Sowohl die Magnesia als das Magnesiumcarbonat werden im

Contact mit der Säure des Magensaftes in lösliches Chlormagnesium umgewandelt, wobei aus dem Magnesiumcarbonat Kohlensäure frei wird. Diese Metamorphose ist jedoch nur in kleinen Dosen eine vollständige, während bei grösseren Mengen beider Verbindungen der beträchtlichste Theil in den Darmcanal als solcher übergeht und sich dort in **Magnesiumbicarbonat** verwandelt, welches in den Faeces sich wiederfindet und, da es auch nach dem Einnehmen von Chlormagnesium und organisch sauren Magnesiumsalzen (Lactat, Tartrat, Citrat, Oxalat) in den Excrementen auftritt, als die Ursache der purgirenden Action der meisten Magnesiumsalze zu betrachten ist (Buchheim und Magawly).

Die Theorie der Abführwirkung der Magnesia wird von verschiedenen Pharmakologen different aufgefasst. Die u. A. noch von Nothnagel ausgesprochene Ansicht, dass die im Magen gebildeten Salze (Lactat, Chlormagnesium), wenn sie im Ueberschuss vorhanden seien, der Grund der Katharsis seien, kann durch die Untersuchungen, welche Buchheim mit Guleke, Kerkovius und Magawly anstellte, als beseitigt betrachtet werden. Wenn dadurch auch das Factum, dass kleine Dosen Magnesia und Magnesiumcarbonat nicht purgirend wirken, wohl erklärt wird, indem die genannten Magnesiumsalze erst in höheren Gaben Abführen erregen, als solche bei Anwendung kleiner Mengen der fraglichen Medicamente im Magen mit den dort vorhandenen Säuren gebildet werden können, so lässt die Theorie doch das Eigenthümliche der Magnesiawirkung, nämlich das späte Eintreten derselben, welches oft 8—10 Std. auf sich warten lässt, völlig unerklärt. Letzteres deutet schon a priori darauf hin, dass eine Umwandlung in den unteren Partien des Darmcanals stattfinden muss. Das Magnesiumbicarbonat ist bei Weitem leichter löslich in Wasser als Magnesia und wirkt eben so rasch purgirend wie Magnesium- und Natriumsulfat. Man wandte dieselbe früher unter der Form des durch Lösen von Magnesiumcarbonat in stark kohlensäurehaltigem Wasser erhaltenen **doppeltkohlensauren Magnesiawassers, Aqua Magnesiae bicarbonicae s. carbonicae s. magnesiata**, an, welches jetzt meist durch Mineralwasser ersetzt wird.

Ein Theil der im Tractus aus der Magnesia und dem Magnesiumcarbonat gebildeten löslichen Verbindungen wird resorbirt und erscheint im Harn als Ammoniummagnesiumphosphat. Die Ausscheidung durch den Urin ist beträchtlicher, wenn kleinere Dosen, welche nicht purgirend wirken, gegeben werden (Guleke); der Urin nimmt dabei oft alkalische Reaction an. Ob Magnesia wie Alkalien die Bildung von Harnsäure und harnsauren Salzen vermindern oder auf die Abscheidung von Phosphaten fördernd wirken kann (Brande, Jones), ist fraglich. Bei längerer Darreichung von Magnesia usta können im Dickdarme Concremente entstehen, welche selbst durch die Bauchdecken hindurch gefühlt werden und hartnäckige Verstopfung, Perityphlitis und Durchbohrung des Darmes zur Folge haben können (Brande), aber auf reichlichen Genuss von Essig rasch schwinden (Krahmer). Starker Gehalt von Magnesia in Trinkwassern wird von Einzelnen als Ursache des Kropfes bezeichnet, während nach Peez, Lambert u. A. auf die Darreichung von Magnesiumcarbonat häufig Warzen verschwinden sollen, was übrigens wohl rein zufällig ist. Wilson meint das Schwinden der Warzen nach dem Magnesiagebrauch aus einer Atrophirung in Folge von Phosphorentziehung durch die Magnesia erklären zu können, indem die Magnesia eine besondere Affinität zur Phosphorsäure habe, die sie selbst den organischen Blutbestandtheilen entziehe, um als Tripelphosphat in den Urin überzugehen.

Therapeutisch werden Magnesia und Magnesiumcarbonat fast ausschliesslich innerlich gebraucht; äusserlich sind beide als Basis für Zahnpulver und wegen ihrer Leichtigkeit auch als Streupulver bei Intertrigo, Ekzem u. s. w. tauglich. Innerlich werden beide Präparate ausserordentlich häufig als säuretilgende Mittel bei

Affectionen des Magens und Darmcanals benutzt, welche durch excessive Säurebildung in Folge abnormer Gährungsprocesse charakterisirt sind (Pyrosis, Durchfälle kleiner Kinder). Sie haben anderen Antacida gegenüber besonders ihre Indication, wenn gleichzeitig bestehende Verstopfung gehoben werden soll, doch ist, namentlich bei Diarrhoea infantum, die Magnesia usta, in nicht zu grossen Dosen gegeben, geradezu von stopfender Wirkung. Der Vorzug, den Einzelne dem Magnesiumcarbonat bei diesen Affectionen geben, weil gleichzeitig die freiwerdende Kohlensäure von günstigem Einflusse sei, scheint nicht begründet. Als neutralisirendes Mittel findet Magnesia usta ferner ausgedehnte Anwendung bei allen Vergiftungen mit Säuren (Schwefelsäure, Salpetersäure, Salzsäure, Phosphorsäure, Oxalsäure), mit welchen sie theils unlösliche, theils lösliche, aber unschädliche, höchstens etwas purgirende Salze bildet.

Auch bei Oxalsäurevergiftung ist die Magnesia als Antidot verwendbar, jedoch nur bei Anwendung im grossen Ueberschuss, weil neutrales oxalsaures Magnesium löslich und resorptionsfähig ist, während die basischen Salze durch grosse Schwerlöslichkeit ausgezeichnet sind. Ueberhaupt ist bei Vergiftungen mit Säuren die Magnesia stets in grossen Mengen zu geben und wenn, wie dies stets geschehen sollte, dieselbe gleichzeitig in einer grossen Menge Wasser suspendirt dargereicht wird, so steht sie den Alkalien und Alkalicarbonaten in keiner Weise nach. Wegen der durch Auftreibung des Magens möglicherweise resultirenden schädlichen Wirkung bei Anwendung des Magnesium carbonicum wird letzteres als Antidot bei Säurevergiftungen widerrathen.

Auch bei Vergiftung mit arseniger Säure, Sublimat, Quecksilberoxyd und Kupfersalzen ist die Magnesia als Gegengift empfohlen und namentlich beim Arsenicismus acutus haben sich bewährte Forscher dafür ausgesprochen, dass die Magnesia vor dem Eisenoxydhydrat entschiedene Vorzüge besitze, welche jedoch dem jetzt officinellen Antidotum Arsenici gegenüber nicht hervortreten.

Die Magnesia wurde gegen Arsenicismus schon 1808 von Mandel und 1814 von Graf, später auch von Berzelius bei dieser Intoxication empfohlen. Schuchardt (1851) constatirte durch Versuche die Wirksamkeit des Antidots, das eben so rasch wie Eisenhydroxyd eine unlösliche Verbindung mit der arsenigen Säure eingehe, und betonte als Vorzüge der Magnesia vor letzterem die Möglichkeit, dieselbe in sehr grossen Dosen und sogar bei bestehender Gastritis ohne Schaden darzureichen, so wie die Vermehrung der Stuhlentleerung durch das Mittel und die aus der geringeren spec. Schwere und der leichteren Vertheilbarkeit der Magnesia resultirende raschere Vereinigung mit der arsenigen Säure. Uebrigens ist das bei der Arsenvergiftung in Vorschlag gebrachte Antidot nicht unser officinelles Präparat, sondern das Magnesiumhydroxyd, welches als Magnesia usta in aqua oder als Magnesium hydro-oxydatum, auch als Antidotum Arsenici albi in einzelne Pharmakopöen (z. B. in Oesterreich) übergegangen ist. Dieses Hydrat, welches eine gallertartige Masse darstellt, bildet sich nur aus Magnesia, welche bei möglichst niedriger Temperatur calcinirt wurde. Das Präparat der österreichischen Pharmakopoe wird aus 50 Th. frisch geglühter Magnesia und aus 500 Th. destillirtem Wasser bereitet und bleibt nach Schroffs Versuchen in hermetisch verschlossenen Gefässen lange Zeit unverändert. Man giebt davon bei Intoxication mit arseniger Säure anfangs $^1/_4$ std., dann in grösseren Zwischenräumen 40,0—60,0, bis die Vergiftungserscheinungen nachlassen und die Magnesia reichlich mit den Faeces zum Vorschein kommt. Das gebildete Magnesiumarseniat ist nicht völlig unlöslich (Schroff), sondern geht ins Blut und von da in den Urin über, ein Umstand, der bei der langsam purgirenden Wirkung der Magnesia wohl in Betracht kommt und der Anwendung des eigentlichen Antidotum Arsenici das Wort redet.

Was die Anwendung der Magnesia gegen die übrigen Gifte anlangt, so ist bei Metallsalzen die Fällbarkeit derselben in Form von unlöslichen Metallhydroxyden nicht abzuleugnen, doch bleiben die Niederschläge offenbar nur so lange ungelöst, als im Magen die Säure des Magensaftes nicht auf sie einwirken kann, weshalb die Magnesia hier im grossen Ueberschusse verabreicht werden muss. Bei Sublimat hat Schrader in antidotarischen Thierversuchen keine befriedigenden Resultate erhalten. Schuchardt hebt die Möglichkeit, Magnesia bei Alkaloidvergiftungen als Gegengift zu verwenden, hervor, doch fehlen bestätigende Versuche. Der Gebrauch der Magnesia als Antidot bei Phosphorvergiftungen ist zu widerrathen; dieselbe kann zwar Neutralisation der gebildeten Oxydationsstufen des Phosphors bewirken, doch bedingen letztere die relativ geringste Gefahr beim Phosphorismus, und andererseits kann die Anwesenheit der Magnesia die Bildung des viel gefährlicheren Phosphorwasserstoffs begünstigen.

Der Gebrauch der Magnesia und des Magnesiumcarbonats als Purgans ist besonders in Fällen angezeigt, wo stärkere Reizung des Darmcanals vermieden werden soll, so wie bei Personen, deren Kräftezustand die Anwendung eingreifender Laxantien contraindicirt, weshalb sie auch in der Kinderpraxis, zumal in Form der sog. Kinderpulver, ausserordentlich beliebt ist.

Andere früher gebräuchliche Anwendungen der Magnesia, z. B. bei Lithiasis mit übermässiger Bildung von Harnsäure oder harnsauren Salzen, bei Eklampsie, Kolik, Kopfschmerzen, Magenschmerzen u. s. w., sind fast ganz ausser Cours. Seydliz empfahl die Magnesia im Klystier gegen Tenesmus bei Dysenterie; Wilson innerlich als beruhigendes Mittel bei Exaltationszuständen, Säuferwahnsinn u. s. w., weil Magnesia der Nervensubstanz Phosphor entziehe.

Pharmaceutisch dient Magnesiumcarbonat zur Darstellung der officinellen Brausemagnesia. Zu Brausepulvern und Saturationen eignet sich Magnesiumcarbonat nicht so gut wie Natrium carbonicum und bicarbonicum. Mit medicinischer Seife und etwas Pfefferminzöl giebt Magnesia usta die zur Zahnreinigung dienende sog. Odontine. Die Anwendung zu Pillen wird beim Copaivabalsam ausführlicher besprochen.

Man giebt die beiden in Rede stehenden Magnesiumpräparate als Absorbentien zu 0,1—0,5, als Abführmittel zu 1,0—3,0 mehrmals täglich, am häufigsten in Pulverform, Schüttelmixtur oder Pastillen.

Zu vermeiden sind bei der Darreichung ausser Säuren und Metallsalzen auch Alkaloid- und Ammoniaksalze, z. B. Chlorammonium, indem sich beim Verordnen des letzteren mit Magnesiumcarbonat Chlormagnesium und Ammoniumcarbonat bildet, welches letztere der Mixtur nicht allein einen unangenehmen Geschmack und Geruch, sondern geradezu kaustische Eigenschaften verleiht.

Bei der grossen Leichtigkeit der Magnesia und Magnesia carbonica hat man sich vor der Verordnung zu grosser Mengen zu hüten. Magnesium carbonicum nimmt ungefähr das achtfache Volumen wie die gleiche Gewichtsmenge Zucker ein. Aus diesem Grunde ist auch das Einnehmen einer purgirenden Einzeldosis in Pulverform sehr beschwerlich, weshalb man sich in England und Frankreich oft eines comprimirten Präparates, welches als schwere Magnesia, Magnesia ponderosa oder Henrysche Magnesia, bezeichnet wird und eine asbestartig glänzende, blendend weisse, leicht zerreibliche Masse darstellt, welche viel schwieriger von Säuren angegriffen wird, mit Wasser kein Hydrat bildet und Copaivabalsam nicht solidificirt, bedient. Man kann schwere Magnesia durch Anrühren von Magnesiumcarbonat mit Wasser, Pressen, Trocknen und Calciniren erhalten. Die Darreichung in Schüttelmixtur sichert gegen die von Einzelnen hervorgehobenen, übrigens sehr geringen kaustischen Wirkungen der officinellen Magnesia auf die Magenschleimhaut; sie hat das Unangenehme, dass bei Anwendung zu grosser Mengen von Magnesia usta, namentlich bei warmem Wetter,

Gelatinisiren der Mixtur erfolgt, das vorzugsweise auf Hydratbildung, vielleicht auch auf Bildung einer Verbindung der Magnesia mit dem Zucker des verordneten Syrups, beruht. Man vermeidet das Gelatinisiren durch Anwendung reichlicher Mengen Wasser (10—12 Th.) und Syrup (4 Th. auf 1 Th. Magnesia nach Gobley). Diese Verbindung der Magnesia mit Zucker ist neben Magnesiumhydroxyd auch in der als Abführmittel, besonders im kindlichen Lebensalter, empfehlenswerthen Magnesiamilch, Lac Magnesiae von Mialhe, vorhanden.

Früher officinell waren aus Chocolademasse gefertigte Magnesiapastillen, Trochisci Magnesiae ustae, jede 0,1 Magnesia enthaltend und als Absorbens nach dem Essen benutzt. Aehnliche Pastillen, jedoch 1,0 Magnesia enthaltend, bilden die sog. Pastilles purgatives à la Magnésie calcinée.

Verordnungen:

1) ℞
Magnesiae ustae 10,0
Ebulliant cum
Aquae destillatae 50,0
Adde
Sacchari
Aquae florum Aurantii āā 25,0
M. D. S. Esslöffelweise zu nehmen.
(Magnesiamilch von Mialhe.)

2) ℞
Magnesiae ustae 25,0
Aquae destillatae 175,0
M. D. S. Esslöffelweise rasch hintereinander zu verbrauchen. (Bei Vergiftung mit Mineralsäuren).

3) ℞
Magnesii carbonici 4,0
Aquae florum Aurantii 150,0
Syrupi simplicis 10,0
M. D. S. Wohlumgeschüttelt stündlich ein Esslöffel. (Bei Pyrosis.)

4) ℞
Magnesii carbonici 2,0
Tartari depurati 1,0
Sacchari albi 3,0
M. f. pulv. D. S. Theelöffelweise.
(Pulvis aërophorus, cum Magnesia. Billig, aber wenig brausend).

Magnesium citricum effervescens, Magnesia citrica effervescens; **Brausemagnesia**, trockene citronensaure Magnesia-Limonade, Citrate de magnésie granulaire, Limonade sèche au citrate de magnésie.

Ein sehr wohlschmeckendes, indessen auch theures, erst bei einer Dosis von 25,0—60,0 in 5—6 Stunden einige, nicht sehr rasch aufeinanderfolgende Stühle hervorrufendes Präparat ist Magnesium citricum effervescens, welches das seit 1847 von Rogé de la Barre in Frankreich in den Arzneischatz eingeführte Magnesiumcitrat, Citrate de magnésie, sowie die ebenfalls in Frankreich besonders üblichen, meist Specialitäten verschiedener Apotheker darstellenden, flüssigen Limonaden und Brauselimonaden aus citronensaurem Magnesium ersetzt.

Das Präparat wird durch Vermischen von 25 Th. Magnesiumcarbonat, 75 Th. Citronensäure und 10 Th. Wasser, Trocknen und Pulverisiren, Zusatz von 85 Th. Natriumbicarbonat, 6 Th. Citronensäure und 20 Th. Zucker und Verwandeln des Gemenges unter tropfenweisem Zusatze von Weingeist durch sanftes Reiben mit einem Pistill in eine grobkörnig krümlige Masse, Trocknen bei gelinder Wärme und Absieben dargestellt, wodurch ein sehr weisses, grobkörniges Pulver entsteht. Das Ppt. enthält, wie das Magnesiumcitrat von Rogé de la Barre, amorphes Magnesiumcitrat mit 4—6 Aeq. Wasser, welches sich schon in 2 Th. Wasser löst, während andere Modificationen des Magnesiumcitrats mit mehr Krystallwasser, in welche das amorphe Citrat sehr leicht übergeht, viel geringere Löslichkeit besitzen. In England soll unter der Bezeichnung Granular citrate of magnesia häufig ein Gemisch von Magnesiumsulfat,

Weinsäure und Natriumbicarbonat verkauft werden. Billig lässt sich dasselbe durch Zumischen von 1 Esslöffel Citronensaft zu einem Glase voll Aqua Magnesiae carbonicae ersetzen (Clarus). Bei der milden Wirkung aller dieser Präparate und ihres Wohlgeschmackes wegen eignen sie sich sämmtlich besonders für empfindliche Personen, z. B. für Wöchnerinnen. Das Magnesium citricum effervescens kann man thee- bis esslöffelweise geben.

Statt Magnesiumcitrat sind auch Magnesiumtartrat, Magnesium tartaricum (Chevallier), Magnesiumacetat, Magnesium aceticum (Renault), und Magnesiumlactat, Magnesium lacticum, zu 15,0—30,0 als angenehmere und billigere Purganzen empfohlen, das milchsaure Salz vorzugsweise der Theorie zu Liebe, dass die Magnesia im Tractus sich in Lactat umwandle, zu dessen Bildung in grösserer Menge früher Gumprecht die letztere mit gleichen Theilen Milchzucker theelöffelweise nehmen liess. Die genannten Salze lösen sich übrigens schwieriger und verdecken den bitteren Geschmack der Magnesia weniger gut als die Brausemagnesia.

Tartarus depuratus, Kalium bitartaricum purum, Cremor tartari, Crystalli tartari; **Weinstein,** Kaliumbitartrat, Monokaliumtartrat, saures weinsaures Kali.

Das Kaliumbitartrat findet sich im Safte vieler säuerlichen Früchte, besonders in demjenigen der Weintrauben. Aus letzterem geht es bei der Gährung in den Wein über und scheidet sich bei Zunahme des Alkoholgehaltes, da es in spirituösen Flüssigkeiten weniger als in Wasser löslich ist, in Gemenge mit Calciumtartrat, Farbstoffen und Hefe als sog. roher Weinstein in harten, cohärenten Krystallkrusten aus. Aus diesem wird durch Auflösen in kochendem Wasser und Entfärben mit Kohle der Tartarus depuratus gewonnen, welcher bei langsamer Krystallisation weisse, halbdurchsichtige, klinorhombische Krystalle (Crystalli tartari) oder bei gestörter Krystallisation ein weisses krystallinisches Pulver (Cremor tartari, Weinsteinrahm, früher auch als Tartarus depuratus pulveratus bezeichnet) bildet. Der gereinigte Weinstein schmeckt säuerlich und löst sich nicht in Alkohol und schwierig in Wasser; von letzterem sind in der Kälte 192, in der Siedhitze 20 Th. zur Lösung erforderlich. Beim Erhitzen in verschlossenen Gefässen schmilzt der Weinstein unter Verbreitung eines eigenthümlichen Geruches nach Brenzweinsäure.

Das Kaliumbitartrat wird wegen seines geringen Diffusionsvermögens nur langsam resorbirt und hernach im Blute zu Carbonat verbrannt, als welches es sich im Urin, welcher dadurch alkalisch wird, findet (Wöhler); bei Einführung grösserer Mengen geht auch Weinsäure in den Harn über (Buchheim und Piotrowsky).

Im Munde bedingt Weinstein säuerlichen Geschmack und wirkt durstlöschend. Kleinere Mengen haben keine besondere Wirkung auf den Organismus; dass danach die Menge des Urins gemehrt wird, ist trotz der allgemeinen Annahme durch physiologische Versuche nicht festgestellt. Bei längerer Zufuhr kleiner Dosen stellt sich manchmal Appetitlosigkeit und Digestionsstörung, selbst mit nachfolgender Abnahme des Körpergewichts, ein. Grössere Dosen (15,0 und darüber) bedingen wässrige Stuhlentleerungen, meist mit Kolikschmerzen.

Uebergrosse Dosen können sogar Gastroenteritis erzeugen, deren Folge selbst Tod (in einem Falle von Tyson nach 4–5 Esslöffeln) sein kann.

Therapeutisch findet Tartarus depuratus als Purgans vielfach Anwendung, wo es sich darum handelt, bei fieberhaften Zuständen, zu denen Obstipation hinzutritt, zugleich bethätigend auf den Stuhlgang und kühlend zu wirken, da man seit jeher den Weinstein zu den sog. Refrigerantien rechnete.

Dass der Weinstein nicht blos durstlöschend, sondern auch nach Art anderer Kaliverbindungen auf Herzaction und Temperatur herabsetzend wirkt, ist keinem Zweifel unterworfen, vorausgesetzt, dass man purgirende Dosen anwendet, während nach kleinen Dosen (0,5—1,0) höchstens durstlöschende Action eintritt. Man rechnet in praxi den Weinstein zu den milderen Abführmitteln und braucht ihn häufig zur Verstärkung der Action des Schwefels bei Hämorrhoidariern etc. Letzteren und überhaupt Unterleibsleidenden wurde er früher auch vielfach als Resolvens in kleineren Dosen gegeben.

Vielfache Benutzung hat Weinstein auch als kühlendes Mittel bei starken Erhitzungen, Congestionen und besonders Aufregungen gefunden, wo der Hauptwerth der früher vielgebrauchten niederschlagenden Pulver vielleicht in Ablenkung des Geistes von dem erregenden Momente besteht.

Als Diureticum bei Hydrops zieht man dem von Bright sehr gerühmten Weinstein essigsaures und salpetersaures Kalium vor. Die Anwendung gegen Scorbut (Garrod) scheint ohne Nutzen. Eine besondere äusserliche Anwendung hat man vom Weinstein bei Angina gemacht, indem man in frischen Fällen die Mandeln mit einer kalten Lösung von etwa 4,0 10—20mal in Contact brachte. Die früher übliche Anwendung des Weinsteins zum Reinigen der Zähne ist sehr zu widerrathen, weil die Zähne durch die Säure entschieden leiden.

Als Abführmittel giebt man Weinstein zu 4,0—8,0 mehrmals wiederholt, als Diureticum und durstlöschendes Mittel zu 1,0—2,0, am besten in Pulver oder Latwerge, auch in Solution, die bei der Schwerlöslichkeit in kaltem Wasser sich bei grösseren Mengen schlecht bewerkstelligen lässt.

Bei der Verordnung sind stärkere Säuren, alkalische Salze und Metallsalze zu meiden. Benutzung des Weinsteins zu Brausepulvern gewährt keinen Vortheil. Der Umstand, dass in heissem Wasser Weinstein sich leicht löst, bewirkt, dass beim Abkühlen das Salz krystallinisch sich an den Wänden sich ausscheidet. Dies ist der Grund zu der Benennung Aqua crystallina für eine von Hufeland zum Ersatz purgirender Mineralwässer vorgeschlagene Solutio Tartari depurati s. Decoctum crystallorum Tartari (Tart. dep. 1 Th., Sacch. 4 Th., Aq. fervid. 60 Th.), welche auch als diuretisches Getränk diente. Borax erhöht die Löslichkeit sehr durch Bildung eines Doppelsalzes.

Der Weinstein dient auch zur Bereitung der sauren Molken, Serum lactis acidum s. Serum lactis tartarisatum, wobei man 1 Th. Weinstein auf 100 Th. Milch rechnet. Officinell war früher unter dem Namen niederschlagendes Pulver, Pulvis temporans s. refrigerans, eine besonders bei Congestionen und Aufregungszuständen theelöffelweise in Wasser genommene Mischung von 3 Th. Weinstein, 1 Th. Salpeter und 6 Th. Zucker.

Verordnung:

℞
Tartari depurati 5,0
Aq. destill. 450,0
Syr. Rubi Idaei 50,0

M. D. S. Gläserweise. (Decoctum crystallorum s. Solutio Tartari depurati. Ph. Hann.)

Anhang. Weinstein und Traubenzucker bilden die wesentlichsten wirksamen Bestandtheile der Weintrauben oder Trauben, der Beeren von Vitis vinifera L., welche getrocknet die Corinthen und Rosinen (S. 353) bilden und im frischen Zustande zu sog. Traubencuren Anwendung finden, die vorzugsweise bei plethorischen, an Unterleibsstockungen, Hypochondrie, Gicht leidenden Personen, aber auch bei nervösen, zu Congestionen, Schlaflosigkeit, Neuralgien geneigten Individuen, ja selbst bei Tuberculösen Empfehlung gefunden haben. Die besten Erfolge erreicht man damit bei chronischen Magen- und Darmleiden mit oder ohne Obstipation. Bei dieser Cur werden 3 bis 6 Wochen hindurch täglich entweder Morgens vor dem Frühstück auf einmal oder auf mehrere Portionen von $1/_2$—1 Pfd. vertheilt 5—6 Pfd. Trauben genossen, wobei die Diät den Verhältnissen des Kranken entsprechend regulirt wird. Die Cur wird bei Personen mit schwacher Verdauung und allgemeiner Anämie anfangs schlecht ertragen, auch kommt es bei Brustkranken zu Palpitationen und im Anfange zu einer Verstärkung des Hustenreizes. Uebrigens betrachtet man dieselbe mit grossem Unrecht als eine stärkende Cur, vielmehr nimmt das Körpergewicht, zumal bei der meist mit der Cur verbundenen knappen Diät und starken Bewegung im Freien, ab und ist dieselbe vorwaltend kräftigen, zu Fettleibigkeit disponirenden, nicht aber schwach genährten und anämischen Personen anzurathen. Zu Traubencuren eignen sich dünnschalige Beeren mit weichem, wenige Kerne enthaltendem Mark; vielsamige, wie die Ahrtrauben, sind in grösseren Mengen nur schwierig zu consumiren (Krahmer), hartschalige, fleischige Beeren können schmerzhafte Excoriationen am Gaumen hervorbringen. Meist benutzt man grüne Sylvaner oder Muscateller Trauben, auch Gutedel, Burgunder Trauben, Traminer abwechselnd. Traubencuren lassen sich an allen Orten veranstalten, wo die gehörige Menge guter, reifer Trauben anzuschaffen ist; doch giebt es eine Menge besonderer Curorte, die sich vorzugsweise am Rhein und am Genfer See finden, z. B. Bingen, Rüdesheim, St. Goar am Rhein, Kreuznach an der Nahe, Dürkheim, Neustadt, Gleisweiler in der Pfalz, Weinheim an der Bergstrasse, Cannstatt am Neckar, Montreux am Genfer See. Auch in Meran und Gries bei Bozen, in Tyrol, sowie in Pressburg in Ungarn werden Traubencuren durchgemacht. Nördlicher gelegen sind Grünberg (Schlesien), Almrich im Naumburgischen u. a. m. Durch die Versendung guter Trauben lässt sich die Traubencur auch in der Heimath zweckmässig abmachen. Statt der Trauben hat man auch den Saft derselben, den süssen Traubenmost, methodisch trinken lassen, den man durch Aufkochen in nicht ganz gefüllten und verkorkten Flaschen vor Gährung schützen und sogar zur Versendung und Aufbewahrung bis zum Frühjahr geeignet machen kann. Der Rückstand nach Auspressen des Traubensaftes, die Trebern oder Trestern, wird, mit Wasser gekocht, zu Bädern verwerthet, denen man demulcirende, ja selbst nährende Wirkung zuschrieb. Der Saft unreifer Trauben, welcher vorzugsweise apfelsaure Salze und Gerbsäure enthält, war früher, ebenso wie ein wässeriges Extract der jungen Ranken der Weintrauben, Extractum pampinorum vitis, bei Epilepsie, Rachitis und Blutungen in Gebrauch.

Kalium tartaricum, Tartarus tartarisatus; **Kaliumtartrat,** neutrales weinsaures Kali, Dikaliumtartrat.

Weit löslicher als Weinstein ist das Kaliumtartrat, welches durch Sättigung von Weinstein mit Kaliumcarbonat erhalten wird. Es bildet wasserhelle klinorhombische Säulen oder ein weisses Pulver von salzigbitterlichem Geschmacke, das an der Luft feucht wird, in Alkohol wenig löslich ist, dagegen in 1,4 Th. heissem Wasser sich löst. Es wirkt wie der Weinstein in kleinen Gaben diuretisch, in grösseren mild purgirend, und scheint den Magen nicht so leicht zu irritiren, weshalb es selbst als Digestivum Anwendung fand. Da es weit unangenehmer schmeckt und sich, besonders bei Zusatz von Säuren, sehr leicht zersetzt, kommt es verhältnissmässig selten in Gebrauch. Mit Rhabarber, Magnesia und Schwefel bildet es das alte Solamen hypochondriacorum Kleinii. Die laxirende Dosis ist 3,0—15,0; als Diureticum giebt man 1,0—2,0.

Zweckmässiger ist das officinelle Natriumtartrat. Natrium tartaricum, welches fast gar keinen Geschmack besitzt, sich leicht in Wasser löst, übrigens auch ex tempore durch Zersetzung von Natriumcarbonat mit Weinsäure (Limonade von Desvignes) erhalten werden kann. Die purgirende Dosis beträgt 15,0—30,0.

Tartarus natronatus, Natro-Kali tartaricum, Kali natronato-tartaricum, Kali tartaricum natronatum, Tartras kalico-natricus cum aqua, Sal polychrestum Seignetti, Sal Rochellense; **Kaliumnatriumtartrat**, Seignettesalz, Rochelle Salz, Natron-Weinstein.

Das Seignettesalz, welches seinen Namen dem Apotheker Seignette in Rochelle verdankt, wird durch Neutralisation des Weinsteins mit Natriumcarbonat erhalten und bildet grosse, durchsichtige, rhombische Säulen von bitterlich salzigem Geschmacke, welche sich in 1,4 Th. heissem Wasser zu einer neutr. Flüssigkeit lösen, dagegen in Alkohol unlöslich sind.

Das Kaliumnatriumtartrat ist eines der am häufigsten benutzten Abführmittel, welches besonders bei schwächlichen Personen, bei Frauen und Kindern, dann bei entzündlichen und congestiven Zuständen, z. B. bei Zahnschmerz (Krahmer), als ableitendes Purgans befürwortet wird.

In kleinen Dosen kann es auch als Diureticum gebraucht werden, da es in solchen, wie Versuche von Millon und Laveran lehren, in grösseren Mengen resorbirt wird. Als Abführmittel reicht man 15,0—30,0 in mehreren Portionen. Das Salz ist sehr leicht zersetzlich und muss deshalb sogar der Zusatz von Fruchtsyrupen bei Darreichung in Lösung vermieden werden. Bei Anwendung grösserer Dosen ist Fleischbrühe als Vehikel zu empfehlen.

Aehnliche Doppelsalze sind Kaliummagnesiumtartrat, Kalio-Magnesium tartaricum, welches Maillier statt des Magnesiumtartrats empfahl, und der ganz obsolete Ammoniakweinstein, Tartarus ammoniatus, und Garots borweinsaure Kali-Magnesia, Kalio-Magnesium borotartaricum, sämmtlich zu 15,0—50,0 purgirend, aber ohne Vorzüge.

Präparat:

Pulvis aërophorus laxans, Pulvis aërophorus Seidlitzensis, P. effervescens laxans, **Abführendes Brausepulver**, Seidlitzpulver. Tartarus natronatus 7,5, Natriumbicarbonat 2,5 in einer blauen, Weinsäure 2,0 in einer weissen Papierkapsel dispensirt. Nach Lösung der Salze in einem Glase Wasser setzt man die Säure zu und trinkt während des Aufbrausens. Etwas mehr Weinsäure verbessert den Geschmack, doch scheidet sich dadurch Kaliumbitartrat aus.

Tartarus boraxatus, Kali tartaricum boraxatum, Cremor tartari solubilis s. boraxatus, Borax tartarisata, Kali bitartaricum cum Natro biboracico; **Borax-Weinstein.**

Zur Bereitung dieses Präparates schreibt die Pharmakopoe vor, 2 Th. Borax in 20 Th. Aq. dest. gelöst und 5 Th. Tartarus depuratus pulv. in einem Porzellangefässe im Wasserbade bis zur Auflösung des Weinsteins stehen zu lassen und die filtrirte Flüssigkeit zu einer zähen Masse einzudampfen, letztere in dünne Bänder auszuziehen, in mässiger Wärme völlig auszutrocknen, rasch zu pulvern und das Pulver in ein gut schliessendes erwärmtes Glasgefäss zu bringen. Der so bereitete Borax-Weinstein bildet ein weisses, sauer schmeckendes und reagirendes Pulver, welches an der Luft sehr leicht feucht wird und in gleichen Th. Wasser sich löst. Die wässrige Lösung schimmelt leicht.

Das Präparat hat vor dem Tartarus natronatus den Vorzug geringerer Zersetzlichkeit, da es von organischen Säuren, mit Ausnahme der Weinsäure, nicht zersetzt wird. Ob es stärker diuretisch wirkt, ist fraglich. Ure empfahl es zur Auflösung harnsaurer Concremente. Als Abführmittel giebt man 25,0—60,0, doch ist das Präparat theuer und lässt sich bequem und billiger durch eine Mischung von Weinstein 2 Th. und Borax 1 Th. ersetzen.

Natrium phosphoricum, Sal mirabile perlatum, Soda phosphorata; **Natriumphosphat**, phosphorsaures Natron, Perlsalz.

Diese Verbindung des Natriums mit gewöhnlicher Orthophosphorsäure wird durch Sättigung der gewöhnlichen Phosphorsäure mit Natriumcarbonat bis zu schwachalkalischer Reaction erhalten und bildet grosse, durchsichtige, schief rhombische Säulen von kühlend salzigem Geschmacke und alkalischer Reaction. Das Salz verwittert an trockner Luft schnell, ohne zu zerfallen, schmilzt bei 40° zu vollkommen klarer Flüssigkeit, verliert aber beim Erwärmen auf 100° sein Krystallwasser und verwandelt sich in der Glühhitze in wasserfreies Natriumpyrophosphat. Es löst sich in 6 Th. kaltem und 2 Th. warmem Wasser. Die wässrige Lösung absorbirt viel Kohlensäure.

Das Natriumphosphat wird seines Wohlgeschmackes wegen als mildes Laxans, namentlich bei wohlhabenderen und empfindlicheren Patienten, nicht selten benutzt. Früher spielte es bei einer Reihe von Erschöpfungskrankheiten eine wichtige Rolle als Medicament, ohne dass sich für seine Wirksamkeit hinreichende Gründe ergeben. Auch ist es bei harnsaurer Diathese und neuerdings gegen Durchfälle der Kinder (Stevenson) empfohlen. Die laxirende Dosis beträgt beim Erwachsenen 15,0—30,0.

Das Natriumphosphat ist bei subcutaner und intravenöser Einführung bei Thieren in Mengen, welche 0,5—1,0 Orthophosphorsäure entsprechen, ohne schädliche Wirkung und wird in 4—7 Stunden durch die Nieren eliminirt; 9,0 bis 10,0 bedingen Erbrechen und Entleerung schmierigen Kothes; grössere Mengen bei Infusion (0,3 per Kilo) Tetanus und Adynamie (C. Ph. Falck; Gamgee, Larmuth und Priestley). Auf die Anwendung des Natriumphosphats bei Osteomalacie, Rachitis, Scrophulose, Diabetes u. s. w. hat offenbar der Umstand, dass phosphorsaure Alkalien in allen Flüssigkeiten und Geweben des Organismus sich finden, bestimmend eingewirkt. Es fehlt indessen vollständig an Beweisen für die reconstituirende Wirkung des Salzes, welches bei den angeführten Affectionen natürlich nicht in purgirenden Gaben gereicht werden darf. Die Angabe Böckers, dass Natriumphosphat in grossen Mengen die Ausscheidung von Chlornatrium vermindere und überhaupt alle Körperverluste geringer mache, bedarf sehr der Nachprüfung. — Stevenson empfiehlt das Salz namentlich bei künstlich aufgefütterten Kindern und bei Durchfall nach dem Entwöhnen, weniger bei einfacher Diarrhoe, ausserdem bei Dyspepsie Erwachsener, und sucht den Hauptgrund seiner Wirksamkeit in der Beförderung der Assimilation der Fette. Bei Kindern giebt er 0,2—0,6 mit der Nahrung, bei Erwachsenen 1,0—2,0 in wässriger Lösung nach der Mahlzeit.

Als Laxans wird Natriumphosphat in Lösung (Wasser mit Syrupzusatz, ungesalzener Fleischbrühe) gegeben.

Natrium sulfovinicum s. aethylosulfuricum, Schwefelweinsaures Natrium, Aethylschwefelsaures Natrium. Das Salz, welches kleine durchsichtige und glänzende Blätter oder sechsseitige Tafeln von süsslich salzigem Geschmacke, die in feuchter Luft zerfliessen und sich ausserordentlich leicht in Wasser und Alkohol lösen, bildet, ist 1870 von Rabuteau als mildes und sicheres salinisches Purgans empfohlen, welches von Kindern und empfindlichen Personen seines nicht unangenehmen Geschmackes wegen gut genommen wird, ohne Schmerz purgirt und selbst während der Menses genommen werden kann, auch keine consecutive Obstipation bedingt. Es wird zum Theil als schwefelsaures, zum Theil als äthylschwefelsaures Salz im Urin ausgeschieden. Bei Kindern sind 10,0, bei Erwachsenen 25,0 anzuwenden. Man reicht das Salz in wässriger Lösung mit Zusatz von Himbeer- oder Kirschsyrup. Ganz analog wirkt nach Rabuteau auch das methylschwefelsaure Natrium, Natrium sulfomethylicum, welches selbst zu 10,0 in die Venen von Hunden injicirt keine Befindensstörung verursacht.

Natrium sulfuricum, Natrum sulfuricum depuratum, Sal mirabile s. catharticum s. polychrestum Glauberi, Soda vitriolata; **Natriumsulfat, Glaubersalz**, schwefelsaures Natron.

Das Natriumsulfat, welches sich in vielen Mineralwässern und Salzsoolen findet und bei verschiedenen chemischen Processen (Darstellung rauchender Salpetersäure aus Chilisalpeter, Darstellung der Salzsäure aus Kochsalz und Schwefelsäure) als Nebenproduct resultirt, wird gegenwärtig in grössten Mengen in Stassfurt dargestellt. Es bildet farblose, leicht schmelzende, lange, schiefrhombische Säulen, welche an der Luft unter Verlust des Krystallwassers zu einem weissen Pulver zerfallen und in 3 Th. kaltem Wasser, in 0,3 Th. Wasser von 33° und 0,4 Th. von 100°, dagegen nicht in Alkohol löslich sind. Bei der Auflösung des Glaubersalzes in Wasser wird viel Wärme gebunden. Der Geschmack des Salzes ist unangenehm bitter, etwas kühlend; in Lösungen schmeckt es nur bitter und etwas salzig.

Das Glaubersalz ist das wichtigste aller salinischen Abführmittel und gewissermassen der Repräsentant derjenigen Cathartica, für welche man früher die S. 53 besprochene endosmotische Theorie der Abführwirkung als gültig betrachtete. Die purgirende Wirkung des Natriumsulfats erfolgt beim erwachsenen Menschen nach 10,0— 15,0—30,0.

1,0—5,0 Glaubersalz erregt keine Aenderung des Befindens; selbst mehrere Gaben von 5,0, in Zwischenräumen von 5 Std. verabreicht, so dass eine Aufnahme ins Blut stattfinden kann, wirken nicht purgirend, wohl aber, wenn sie in kürzeren Intervallen, bis zu 3 Std., wo noch nicht alles Salz in die Circulation übergegangen ist, wiederholt verabreicht werden (Laveran u. Millon, Buchheim, A. Wagner). Bei Dosen von 10,0 entsteht Kollern im Leibe und Stuhldrang, welcher mit einiger Anstrengung unterdrückt werden kann, worauf am folgenden Tage die Stühle weichere Beschaffenheit zeigen. 15,0—30,0 erzeugen die erstgenannten Phänomene in kurzer Zeit und in 2—3 Std. eine sehr flüssige Ausleerung, der im Verlaufe von einigen Stunden gewöhnlich noch einige andere folgen; auch bleiben die Faeces am folgenden Tage breiig. Die Concentration der Lösung ist ohne Einfluss auf die purgirende Wirkung des Glaubersalzes (Buchheim, Headland). Nebenerscheinungen kommen beim Natriumsulfat nur selten vor, doch bekommen einzelne Personen danach Ekel und Brechneigung, vielleicht nur in Folge des Geschmackes. Störende Wirkung auf die Verdauung erfolgt bei einmaliger Darreichung purgirender Gaben nicht, wohl aber bei längerer Verabreichung mässiger laxirender Dosen.

Dieselben Effecte wie beim Menschen lassen sich auch beim Thiere erzielen, wenn grössere Mengen Glaubersalz in den Magen eingeführt werden. Die zahlreichen, besonders zur Ergründung der Theorie der Abführwirkung der Mittelsalze angestellten Versuche, wo bei Thieren Natriumsulfatlösung direct ins Blut gebracht wurde, haben bezüglich der Wirkung auf den Darm schwankende Resultate ergeben, beweisen aber, dass das Glaubersalz wie andere Natronsalze die Herzthätigkeit nicht alterirt, sondern den Blutdruck steigert (Jolyet). Schottins Angabe, dass dadurch urämische Erscheinungen bedingt würden, hat sich nicht bestätigt.

Sowohl nach kleineren als nach grösseren Glaubersalzgaben findet Vermehrung der Sulfate im Urin statt; dieselbe ist am erheblichsten bei kleinen Dosen, am geringsten bei sehr grossen, wo in Folge der vermehrten Peristaltik nicht selten fast die ganze

Menge des Mittels mit den Stühlen wieder abgeht (Millon und Laveran, Buchheim).

Das Auftreten reichlicher Mengen Schwefelwasserstoff im Darm nach laxirenden Dosen Glaubersalz scheint durch Reduction vermöge Einwirkung organischer Stoffe bedingt zu werden. Die Harnmenge variirt nach kleinen oder wenig purgirenden Gaben bei Menschen sehr; bei Hunden fand Voit dieselbe etwas vermehrt, Seegen nicht verändert. Die Angabe Seegens, dass bei längerer Darreichung die Ausscheidung von Harnstoff Zunahme erfahre, ist von Voit widerlegt.

Als Purgans benutzt man Glaubersalz sowohl zu einmaliger Entleerung angehäufter Faecalmassen als bei chronischer Obstipation, wo das Mittel besonders gut bei wohlgenährten, kräftigen Personen, die bei sitzender Lebensweise den Freuden einer guten Tafel ergeben sind, passt. Auch chronische Darmkatarrhe sind dadurch zu beseitigen und neuerdings hat Ziemssen die günstigen Wirkungen einer methodischen Glaubersalzcur bei chronischem Magengeschwür nachgewiesen.

Das Glaubersalz kommt auch vielfach als sog. Ableitung auf den Darm bei entzündlichen Affectionen innerer Organe, zumal seröser Häute, bei Meningitis u. s. w. in Anwendung, ohne dass es hier besondere Vorzüge vor drastischen vegetabilischen Mitteln besässe, und kann wegen der dadurch hervorgerufenen wässerigen Entleerungen auch bei Hydrops in Fällen benutzt werden, wo diuretische Mittel ihren Dienst versagen. Amelung rühmt Glaubersalz gegen Milztumoren und andere Folgezustände von Malariaerkrankungen.

Man giebt Glaubersalz als Purgans zu 15,0—50,0, als Digestivum zu 1,0—5,0—10,0.

In der Regel verordnet man es in Substanz, die man im Hause des Kranken lösen lässt, seltener in Solution. Als Geschmackscorrigens dienen Säuren, z. B. Acidum sulfuricum dilutum (1:15—20 des Salzes), Weinsäure, Citronensaft oder kohlensäurehaltige Getränke, doch thut man besser, wenn man ein wohlschmeckendes Purgans reichen will, die Magnesia citrica effervescens zu benutzen. Succus Liquiritiae verdeckt den Geschmack ziemlich gut. — Nicht selten wird Glaubersalz in Verbindung mit anderen salinischen oder vegetabilischen Abführmitteln gereicht. Glaubersalz und Kochsalz āā 4 Th., Bittersalz 3 Th. bilden das sog. Pulvis salinus compositus; Glaubersalz 8 Th. und Fol. Sennae 1 Th. die Species purgantes Ph. paup., zu 30,0 mit 3 Tassen Wasser infundirt, wovon man stündlich 1/2 Tasse trinkt. Noch complicirter ist das als Purgans bei der Cur von chronischen Hautaffectionen und Syphilis benutzte Guindrésche Salz (mit Salpeter und Brechweinstein).

Präparat:

Natrium sulfuricum siccum, N. sulf. dilapsum; **Entwässertes Natriumsulfat,** Man erhält dies Präparat als weisses, feines, lockeres Pulver, wenn man gröblich zerriebenes Natriumsulfat bis zur vollständigen Verwitterung einer 25° nicht übersteigenden Wärme aussetzt und dann bei 40—50° so lange trocknet, bis es die Hälfte seines Gewichtes verloren hat. In seiner Wirkungsweise verhält es sich dem Glaubersalze gleich, purgirt jedoch in doppelt so kleiner Dosis und wird deshalb als Abführmittel zu 5,0—20,0 verordnet. Es ist jedesmal zu dispensiren, wenn der Arzt Natrium sulfuricum in Pulverform verschreibt. Auch zu Suppositorien ist es statt des letzteren zu gebrauchen.

Anhang. Das Glaubersalz ist der Hauptbestandtheil einer grossen Anzahl Mineralquellen, welche zum curmässigen Gebrauche des Mittels beliebter als einfache Glaubersalzlösungen sind, besonders da verschiedene vermöge Gehalts von Natriumcarbonat und Kohlensäure angenehmer zu nehmen sind. Es sind dies die sog. alkalisch-salinischen Quellen, namentlich die verschiedenen

Quellen von Karlsbad, der einzigen Therme dieser Art, welche 12 verschiedene Quellen (Sprudel, Mühlbrunnen, Schlossbrunnen u. s. w.) hat, Marienbad (besonders Kreuz- und Ferdinandsbrunnen) und die Salzquelle in Franzensbad (sämmtlich im böhmischen Kreise Eger), die Salzquelle in Elster (im sächsischen Voigtlande) und die Lucius- und Emeritaquelle von Tarasp im Unter-Engadin, die vermöge ihres Gehaltes an Kochsalz sich zwischen die salinisch-alkalischen und die muriatisch-alkalischen Quellen, zwischen Karlsbad und Kissingen, stellen. Die betreffenden Quellen enthalten in 1000,0 Flüssigkeit 2,15—6,36 Natriumsulfat.

Als künstliches Karlsbader Salz, Sal Carolinum factitium s. Sal thermarum Carolinarum factitium, ist eine Mischung von 44 Th. Natrium sulfuricum siccum, 2 Th. Kaliumsulfat, 18 Th. Natriumchlorid und 36 Th. Natriumbicarbonat officinell. Von diesem Pulver geben 6,0 in 1000,0 Wasser gelöst ein dem Karlsbader ähnliches Wasser. Man giebt es auch als Abführmittel zu 8,0—15,0, in geringeren Dosen bei rheumatischen Magenkatarrhen. Ziemssen empfahl dasselbe zur Cur bei Ulcus ventriculi zu 8,0—15,0 in 500,0 Wasser Morgens nüchtern alle 10 Minuten zu $^1/_4$ genommen, bei ausbleibender Purgirwirkung in concentrirteren Lösungen.

Magnesium sulfuricum, Sal amarum, Sal Anglicum: **Magnesiumsulfat, Bittersalz**, Englisches Salz.

Das Magnesiumsulfat wurde früher entweder durch Verdampfung bittersalzhaltiger Mineralquellen oder durch Zersetzung des natürlich vorkommenden Magnesiumcarbonats (Magnesit, Dolomit) mit Schwefelsäure oder aus der Mutterlauge des Meerwassers und der Salzsoolen gewonnen. Jetzt wird dasselbe vorzugsweise in Stassfurt aus dem vorwaltend aus Magnesiumsulfat bestehenden Kieserit und Reichardtit durch Auslaugen, Glühen, Auslösen und Wiederauskrystallisiren dargestellt. In Folge rascher Krystallisation bildet das im Handel vorkommende Bittersalz kleine, farblose, prismatische Krystalle, während bei langsamer Krystallisation das Magnesiumsulfat in grossen, vierseitigen, rhombischen Säulen erhalten werden kann. Es hat einen salzig-bittern, kühlenden Geschmack, löst sich in 8,0 Th. kaltem und 0,15 heissem Wasser, dagegen nicht in Alkohol. Die wässrige Lösung ist neutral.

Das Bittersalz gleicht in seiner Wirkung nahezu vollkommen dem Glaubersalz und wird wie dieses, und noch häufiger als dasselbe, zu 15,0—50,0 als Purgirmittel verwendet. Vom Natriumsulfat unterscheidet es sich vielleicht durch eine geringere cholagoge Wirkung.

Die Angabe Radziejewskis, dass die durch Magnesiumsulfat bewirkten Stühle keine Galle enthalten, ist durch Rutherford (1879) bestätigt. Nach Laffargue soll Magnesiumsulfat wegen deprimirender Wirkung auf das Herz bei Patienten mit Herzklappenfehlern, insbesondere Mitralisinsufficienz contraindicirt sein, während es günstigen Einfluss auf Palpitationen besitzen könnte. Diese Ansicht, welche auf den Ergebnissen von Versuchen von Jolyet und Laffont beruht, wonach lösliche Magnesiumsalze (Sulfat, Acetat, Chlorür), im Verhältnisse von 1:4000 des Körpergewichts in die Venen eingeführt, vorübergehendes erhebliches Sinken des Blutdrucks und Stillstand des Herzens durch Einwirkung auf die in der Medulla und im Herzen belegenen nervösen Centra bedingen, scheint nicht gerechtfertigt, da bei Einführung purgirender Dosen in den Darm so geringe Mengen von Magnesiumsulfat zur Resorption gelangen, dass dadurch eine Wirkung auf das Herz in keiner Weise resultiren kann, dagegen würde eine solche allerdings zu befürchten sein, wenn man grössere Mengen Magnesiumsulfat unter die Haut einspritzte, da Magnesiumsalze in der That nicht ohne Giftigkeit sind und schon 0,5 bei Hunden und 0,3—0,5 bei Kaninchen den Tod herbeiführen können, wenn sie direct in das Blut eingeführt werden. Die Subcutaninjection von Magnesiumsulfat zu purgirenden Zwecken, wozu schon

0,1 nach Luton ausreichen soll, ist übrigens nach neueren Untersuchungen an Thieren unzulässig (Recke).

Am zweckmässigsten giebt man Magnesiumsulfat in Lösung, wobei man als Geschmackscorrigens entweder aromatische Wässer, z. B. Zimmtwasser, oder bitter-aromatische Syrupe, wie Syrupus Aurantii corticis, oder Succus Liquiritiae, oder einen Zusatz von Weinsäure oder Citronensäure benutzt. Auch lässt es sich in kohlensäurehaltigen Wässern angenehmer nehmen. Mit Sennesblätteraufguss und verschiedenen Corrigentien bildet es den in England als Purgans sehr gebräuchlichen schwarzen Trank, Black draught, Potio nigra s. Mixtura Sennae compositae.

Präparat:

Magnesium sulfuricum siccum; entwässertes Magnesiumsulfat. Das Bittersalz verwittert an der Luft oberflächlich und verliert bei 150° 6 Aeq. und bei 210° auch das 7. Aeq. Krystallwasser. Im Wasserbade bis zu 35—37 % Gewichtsverlust verwitterte Magnesia bildet nach Durchsieben ein feines, weisses Pulver, welches unter dem vorgenannten Namen officinell ist und in allen Fällen verabreicht wird, wo Bittersalz in Pulverform verordnet werden soll. Auch zu Pillen und Latwergen eignet sich das Präparat besser als gewöhnliches Sulfat. Die Dosis beträgt $^2/_3$ der für letzteres gebräuchlichen Gabe.

Das Bittersalz ist der Hauptbestandtheil der meisten natürlichen Bitterwässer, welche meist auch Natriumsulfat, in einzelnen Quellen (Püllna, Ivanda) überwiegend, und Kochsalz enthalten. Der Procentgehalt des Bittersalzes schwankt in den Bitterwässern zwischen 0,3 und 1,6 %, der des Glaubersalzes in ähnlichen Grenzen. Am meisten bei uns benutzt wird das Friedrichshaller Bitterwasser, ein Gemenge von zwei Quellen bei Friedrichshall in Sachsen-Meiningen, welches 0,55 % Magnesium- und 0,6 % Natriumsulfat enthält. Fast genau dieselbe Zusammensetzung besitzt das Kissinger Bitterwasser und das concentrirte Bitterwasser von Mergentheim, während der Bitterbrunnen von Rehme etwas weniger (0,4 %) Glaubersalz enthält. Früher war besonders das Püllnaer Bitterwasser (mit 1,2 % Magnesium- und 1,6 % Natriumsulfat) gebräuchlich, über welchem in Böhmen auch noch Saidschütz und Seidlitz Bitterwässer liefern, welche in ihrer Wirkung entschieden schwächer sind. Das stärkste aller Bitterwässer ist die Hunyady János Bittersalzquelle bei Ofen (mit 1,0 % Bittersalz und 1,59 % Glaubersalz), neben welchem Ungarn noch eine grössere Anzahl anderer kräftiger Bitterbrunnen besitzt. England hat Scarborough und Epsom, welches letztere dem Bittersalz den Namen Epsom Salt, Sal Epsomense, verschaffte. Alle diese Wässer lassen sich wie salinische Abführmittel benutzen.

Aehnlich wie Magnesiumsulfat wirkt auch Magnesium chloratum, Magnesiumchlorid, purgirend (Rabuteau), nach Laborde unter auffälliger Vermehrung der Gallensecretion.

Kalium sulfuricum, Tartarus vitriolatus depuratus, Arcanum duplicatum depuratum, Sal de duobus; **Kaliumsulfat,** schwefelsaures Kali, einfach schwefelsaures Kali.

Von den als Abführmittel benutzten Sulfaten ist das Kaliumsulfat das am wenigsten gebräuchliche, da seine purgirende Wirkung bei Anwendung grösserer Mengen mit gefährlichen Nebenerscheinungen verbunden sein kann. Es bildet farblose, durchsichtige, harte, sechsseitige Säulen oder Pyramiden oder krystallinische Krusten, ist an der Luft auch bei erhöhter Temperatur beständig und löst sich in 10 Th. kaltem und 4 Th. warmem Wasser. Es besitzt einen salzigbitteren Geschmack. Das Kalium sulfuricum des Handels ist meist ein durch Umkrystallisiren gereinigtes Salz, welches bei diversen chemischen Processen als Nebenproduct gewonnen wird. Zur Zeit der Alchymisten spielte es eine grosse Rolle und hat aus dieser Zeit verschiedene Benennungen, z. B. Sal polychrestum Glaseri, Specificum purgans Paracelsi u. a. m. Es ist zu unterscheiden von dem Kaliumbisulfat, Kalium bisulfuricum s. Kali sulfuricum acidum s. Tartarus vitriolatus acidus, welches sich leichter in Wasser löst und früher ebenfalls als Purgans und mit Kalium aceticum zur Herstellung von Riechsalz diente.

Radix Rhei, Radix Rhabarbari; Rhabarberwurzel, Rhabarber.

Unter Rhabarber versteht man die Rhizome einer oder mehrerer auf den Hochebenen von Centralchina einheimischer Species der Gattung Rheum (Fam. Polygoneae), vorzugsweise wohl von Rheum officinale Baillon.

Von den Rheumarten, welche nacheinander als Mutterpflanzen des asiatischen Rhabarbers angesehen wurden, insbesondere Rheum palmatum L., Rh. undulatum L., Rh. compactum L. und Rh. australe (Rheum Emodi Wall.), liefert keine die wirkliche Rhabarberwurzel. Die im Jahre 1867 von dem französischen Consul Dabry nach Europa gebrachte Rhabarberart, welche von Baillon mit dem Namen Rheum officinale belegt wurde und im südöstlichen Tibet zur Gewinnung der Rhabarberwurzel cultivirt werden soll, liefert allein ein Rhizom, welches in seiner Structur dem asiatischen Rhabarber des Handels entspricht. Neuerdings hat Przewalski wiederum eine besondere Varietät von Rheum palmatum, Rh. p. var. Tangutianum, als Mutterpflanze des Rhabarbers in der chinesischen Provinz Kansu bezeichnet, doch hat Dragendorff diese Wurzel als dem echten Rhabarber nicht entsprechend erklärt. Rheum officinale wird jetzt in grösserem Maassstabe von Usher bei Bodicott in England cultivirt.

Die Rhabarberwurzel kommt fast ganz geschält in Stücken von sehr verschiedener Gestalt und Grösse (vom Umfange einer Wallnuss bis zu dem einer Faust), welche häufig mit einem Bohrloche versehen sind, im Handel vor. Das sehr dichte Gewebe erweist sich auf der frischen Bruchfläche zerschlagener Stücke als Gemisch aus einer körnigen, nicht faserigen, glänzend weissen, aus Amylum und Kalkoxalat enthaltenden Zellen gebildeten Grundmasse und braunrothen Markstrahlen, welche in den inneren Theilen regellos verlaufen, in der Nähe der Oberfläche Strahlenkreise von höchstens 1 Cm. Durchmesser bilden und nur in der sehr schmalen äussersten Schicht regelmässige radiale Anordnung zeigen. Auf der Oberfläche ist der Rhabarber fast gleichmässig gelb, glanzlos und mehr oder weniger mit einem gelben Pulver bestreut, nur vereinzelt kleinere oder grössere Residuen der Rinde tragend. Das Pulver der Rhabarberwurzel ist hochgelb, der Geruch eigenthümlich, der Geschmack widrig bitter adstringirend; gekaut knirscht Rhabarber zwischen den Zähnen und theilt dem Speichel eine intensiv gelbe Färbung mit.

Man unterschied in früherer Zeit den auf dem Landwege über Sibirien und Russland zu uns gelangenden Rhabarber als sog. Sibirischen, Russischen oder Moskovitischen Rhabarber, Radix Rhei Sibirici s. Rossici s. Moscovitici, von dem über Canton auf dem Seewege importirten Chinesischen oder Indischen Rhabarber, Radix Rhei Chinensis s. Indici, auch Canton-Rhabarber, Englischer oder Holländischer Rhabarber genannt.

In früherer Zeit hatte die russische Regierung an der chinesischen Grenze eine besondere Station zur Prüfung des eingeführten Rhabarbers, dessen Weiterverbreitung sie zeitweise vollständig monopolisirte, wo ein von der Regierung ernannter Apotheker alle unansehnlichen, verdorbenen und fremdartigen Stücke beseitigen und die ausgesuchten völlig zu schälen, zu säubern, anzubohren oder entzwei zu brechen hatte. Davon hat der sog. Kronrhabarber, die früher von der russischen Regierung meist an die Kronapotheken abgegebene Waare, seinen Namen. Seit 1863 hat indess diese Einrichtung vollständig aufgehört und existirt jetzt gar kein Kronrhabarber mehr, wie überhaupt schon seit 1852 nur wenig Rhabarber über Russland zu uns gelangt. Gegenwärtig bezieht sogar Russland seinen Rhabarber über England, wohin er vorzugsweise von Hankow über Shangai gelangt. Es sind namentlich die Provinzen Shensi,

Kansu und Szechuen, welche Rhabarber liefern; nach F. von Richthofen stammt die beste Sorte von den Hochalpen des westlichen Szechuen, während die in den Ebenen der Provinz cultivirte Pflanze schlechtere Sorten liefern soll.

Bei dem theueren Preise der asiatischen Waare hat man wiederholt in europäischen Ländern den Anbau von Rheumarten versucht, ohne dass jedoch, vielleicht weil nicht die richtige Rheumspecies angebaut wurde, bisher eine Rhabarberwurzel erzielt wurde, die in ihren äusseren Eigenschaften und in ihrem arzneilichen Werthe dem Chinesischen Rhabarber gliche. Im Handel ist englischer, französischer und österreichischer Culturrhabarber vorgekommen, theils mit grossem Geschick dem Chinesischen Rhabarber in Bezug auf die Form nachgekünstelt. Der Anbau in England (bei Banbury in Oxfordshire) betraf **Rheum Rhaponticum L.**, welche man auch in Frankreich und in Ungarn cultivirt; während man in Mähren **Rheum compactum L.** (Austerlitz- und Auspitz-Rhabarber) baut. Rheum Rhaponticum soll in Ungarn eine weit dunklere, mehr rothe, rhabarberähnliche Wurzel liefern als in England. Die Cultur von **Rheum australe L.** durch Johanny in Bielitz (Schlesien) lieferte nur poröse, sehr lockere Wurzeln von schwachem Rhabarbergeruche, aber mehr rhabarberähnlichem Geschmacke. Allen diesen Sorten fehlt ein ausgebildeter Markstrahlenring; dickere Stücke sind ausserdem meist im Centrum missfarbig und in Zersetzung übergegangen. Sie knirschen nicht unter den Zähnen wie echter Rhabarber (Fehlen von Oxalaten) und geben einen viel weniger dunkelgelben Auszug mit Wasser.

Ob der Rhabarber bereits im Alterthum bekannt gewesen, ist zweifelhaft, indem das Rha barbaron des Dioskorides wie das Rha ponticum der Alten auf die Radix Rhapontici von Einzelnen bezogen wird. Sicher ist, dass bereits im 16. Jahrhundert die echte Rhabarberwurzel von der Rhapontikwurzel wohl unterschieden wurde. Diese letztere stammt von **Rheum Rhaponticum L**, einer in verschiedenen Theilen Sibiriens und am Schwarzen Meer wachsenden und cultivirten Rheum-Art und kommt geschält in cylindrischen Stücken von rhabarberähnlichem, jedoch matterem Aussehen, von mehr schwammigem Gewebe und mit nicht unregelmässig verlaufenden Markstrahlen, vor. Dieselbe wurde sonst als Surrogat des Rhabarbers benutzt, dessen Geruch und Geschmack sie theilt. In ähnlicher Weise diente im Mittelalter der sog. **Mönchsrhabarber, Rad. Rhei Monachorum,** der Wurzelstock von **Rumex alpinus L.** und auch wohl von **Rumex Patientia L.**, zwei europäischen Angehörigen des der Gattung Rheum am nächsten stehenden Genus, welche in Klostergärten cultivirt wurden. In dieser Rumexwurzel findet sich, ebenso wie in der als **Grindwurzel, Mangelwurzel, Radix Lapathi s. Oxylapathi,** bezeichneten Wurzel von **Rumex obtusifolius L.,** einer bei uns sehr gemeinen Ampferart, die innerlich und äusserlich seit alten Zeiten (Hippokrates) bei Hautkrankheiten Anwendung fand, einer der als Bestandtheil des Rhabarbers mit Sicherheit nachgewiesenen färbenden Stoffe, die **Chrysophansäure.**

Ueber das oder die activen Principien des Rhabarbers bestehen bis auf den heutigen Tag divergirende Anschauungen. Man hat längere Zeit die nur in geringen Mengen darin vorhandene **Chrysophansäure** dafür angesehen, neben welcher sich nach Kubly noch **Chrysophan** und ein bis jetzt nicht benannter krystallisirter Körper findet, von denen das erstere vielleicht im Tractus — wie beim Kochen mit verdünnter Salzsäure — in Chrysophansäure und Zucker sich spaltet. Von den sonst im Rhabarber vorgefundenen harzartigen, als **Emodin, Phäoretin, Aporetin** und **Erythroretin** bezeichneten Stoffen wirkt nach Kubly Phäoretin in grossen Mengen purgirend, während Aporetin den Tractus nicht afficirt. In einem gewissen Gegensatze zu den genannten Stoffen steht die **Rheumgerbsäure**, welche vielleicht zu den dem Rhabarber beigelegten tonischen Wirkungen Beziehung hat. Sicher ist das active Princip vorzugsweise in Wasser löslich, doch auch in Alkohol, und dürfte deshalb zwar Analogie mit dem später zu erwähnenden activen Princip der Sennesblätter besitzen, jedoch nicht damit völlig identisch sein.

Die Chrysophansäure, auch Parietinsäure (wegen ihres Vorkommens in der Wandflechte, Parmelia parietina L.) oder Rheïnsäure genannt, in unreinem Zustande als Rhabarberbitter, Rheumnin, Rhabarbarin, Rhabarbergelb u. s. w. beschrieben, kommt im Rhabarber nur in geringer Menge fertig gebildet vor. Sie krystallisirt in orangegelben, goldglänzenden Nadeln oder Tafeln, ist geruch- und geschmacklos, schmilzt bei 162°, löst sich kaum in kaltem, etwas mehr in kochendem Wasser, besser in siedendem Weingeist, Aether und Amylalkohol, am besten in Benzol. Wässrige Alkalien und Ammoniak lösen sie leicht mit schön rother Farbe. Nach den Versuchen von Schlossberger und verschiedenen Schülern Buchheims (Sawicky, Meykow, Auer) ist die aus Rheum dargestellte Chrysophansäure zu 0,5 ohne Einwirkung auf den Tractus. Schroff sah dagegen in einem Versuche mit derselben Menge Chrysophansäure aus Parmelia parietina Ructus und wiederholte breiige Stühle erfolgen, welche letztere nach 24 St. auftraten und bis zum fünften Tage sich hinzogen, daneben auch Schwindel, Mattigkeit, Eingenommensein des Kopfes und Appetitlosigkeit. Diese Erscheinungen sind mit der Wirkung des Rhabarber nicht wohl in Einklang zu bringen. Das Chrysophan bildet ein dem Goldschwefel ähnliches, orangefarbiges, krystallinisches Pulver von rein bitterem Geschmack, das sich beim Uebergiessen mit kaltem Wasser braun färbt und allmälig mit gelber Farbe löst. In warmem oder heissem Wasser löst es sich sehr leicht, ebenso in wässrigen Alkalien, nicht in Aether. Beim Kochen mit verdünnter Schwefelsäure oder Salzsäure wird es in Zucker und Chrysophansäure gespalten. Die Rheumgerbsäure ist ein gelblich braunes, hygroskopisches Pulver von herbem Geschmack, leicht in Wasser und Weingeist, nicht in Aether löslich. Die braune wässrige Lösung reagirt sauer, fällt Leim und Eiweiss, dagegen nicht Brechweinsteinlösung; Eisenchlorid wird dadurch schwarzgrün gefärbt. Durch Kochen mit verdünnten Mineralsäuren wird sie in Zucker und eine in kaltem Wasser kaum lösliche Säure, Rheumsäure, gespalten (Kubly).

In kleinen Dosen (0,05—0,25) ist der Rhabarber bei gesunden Individuen ohne besondere Action. Steigerung des Appetits und Förderung der Digestion tritt weniger bei Gesunden als bei Kranken, welche an Magenkatarrhen leiden, hervor. Mehrmals wiederholte kleine Dosen wirken retardirend auf den Stuhlgang, was auch bei regelmässigem Stuhl, auffallender bei Vorhandensein von Diarrhoe, sich zeigt.

Die Wirkung kleiner Dosen ist theils als Folge der Bitterstoffe, theils als solche der Gerbsäure zu betrachten, die, sobald bei Anwendung grösserer Gaben eine hinreichende Menge des purgirenden Princips zur Anwendung kommt, nicht mehr zur Wirkung gelangt. Bei den kleinen Dosen gehen Rhabarberfarbstoffe in das Blut und von da in die Secrete über, der Harn färbt sich braungelb (bei alkalischer Beschaffenheit oft braunroth), Schweiss und Milch gelb. Bei längerer Darreichung soll es zur Bildung von Oxalsäuregries im Urin kommen können (Bidenkap).

Gaben von 2,0—4,0 oder wiederholte Gaben von 0,5—1,5 bedingen Vermehrung der Darmentleerungen; die nach 6—8 Stunden auftretenden Stühle sind breiig, selten flüssig, gelb oder (bei Alkalescenz) dunkelbraun, was vielleicht zuerst Anlass dazu gegeben hat, dem Rhabarber besondere cholagoge Wirkungen beizulegen, obschon das Colorit der Stühle zum grössten Theile auf Rechnung des Rhabarberfarbstoffes kommt. Gleichzeitig und in den Zwischenpausen gehen übelriechende Darmgase ab.

7*

Cholagoge Wirkung kommt dem Rhabarber nach Versuchen von Rutherford allerdings zu. Als charakteristische Erscheinung der Rhabarberwirkung beim Menschen bezeichnet man das nachträgliche Eintreten von Obstipation nach dem Gebrauche als Purgans; durch zweckmässige Auswahl der Speisen und planmässige Anstrengung der Bauchmuskeln ist man indessen, wie Krahmer richtig bemerkt, wohl im Stande, auch nach vorausgehendem Gebrauche starker Rhabarberdosen rechtzeitig Defäcation zu erzielen. Indessen lässt sich nicht verkennen, dass Rhabarber mehr Tendenz zur Obstipation hinterlässt als z. B. Aloë.

Man giebt Rhabarber als Purgans am zweckmässigsten zu einmaliger Entleerung angehäufter Stercoralmassen, weniger gut bei hartnäckiger Obstipation als dauernd anzuwendendes Abführmittel. Die ausserordentliche Milde seiner Wirkung macht ihn besonders geeignet bei Kindern und schwächlichen Individuen (bei bestehender Anämie oder in der Reconvalescenz von acuten Krankheiten). Nicht unrationell ist auch nach Rutherfords Versuchen die beliebte Verwendung beim Ikterus.

Die Empfänglichkeit gegen Rhabarber ist bei den einzelnen Individualitäten sehr verschieden, so dass manche Personen sogar stärker danach abführen als nach Senna. Die Anwendung gegen Ikterus datirt aus älterer Zeit, wo man den Rhabarber als anima hepatis bezeichnete. Er purgirt bei Ikterischen oft, wo Aloë und Drastica fehlschlagen, weil letztere zu ihrer Wirkung das Vorhandensein von Galle bedürfen.

Noch häufiger findet Rhabarber in kleinen Dosen Benutzung bei Dyspepsie und chronischen Darmkatarrhen, namentlich im kindlichen Lebensalter.

Besonders gut wirkt er bei Dyspepsie und Durchfall rachitischer und scrophulöser Kinder. Bei acutem Darmkatarrh ist er ganz unzuverlässig und auch bei hartnäckigen chronischen Durchfällen verfehlt er oft seine Wirkung.

Die purgirende Dosis des Rhabarbers ist, wenn man nicht energisch abführen will, auf 1,0—2,0 zu setzen. Will man wiederholte reichliche Stuhlentleerungen erzielen, so muss man 2,5—4,0 darreichen. Als die Verdauung anregendes Mittel kommt der Rhabarber zu 0,1—0,5 in Anwendung. Man giebt Rhabarber in Substanz, in Pulver, Pillen und im Aufguss.

Sowohl Pulver als Aufgüsse haben ihre Schattenseiten, erstere, weil sie sehr schlecht schmecken — die Verdeckung des Geschmackes bei kleinen Dosen wird am besten durch Ingwer, Cardamom, Zimmt bewerkstelligt —, letztere bei beabsichtigter purgirender Wirkung, weil dieselbe danach oft ausbleibt. Auch Pillen werden zweckmässig gelatinisirt Zu vermeiden sind Metallsalze und Alaun. Zusatz von Mineralsäuren erhöht oft die purgirende Action (vielleicht durch Abscheidung der Chrysophansäure?); Alkalien scheinen sie zu mindern (Krahmer).

Das Kauen von gebranntem Rhabarber (braun oder schwarz gebrannt), Radix Rhei tosta, u. a. gegen Durchfälle von Phthisikern empfohlen, ist ganz obsolet; ebenso die Anwendung aus Rhabarberwurzel gedrechselter Pillen.

Aeusserlich als Streupulver bei atonischen Geschwüren ist der Rhabarber obsolet und kann durch billigere tanninhaltige Drogen leicht ersetzt werden.

Präparate:

1) **Extractum Rhei** s. Rheorum; **Rhabarberextract.** Wässrig spirituöses, trockenes Macerationsextract von gelbbrauner Farbe, in Wasser trübe löslich. Ungefähr von gleicher Wirksamkeit wie die Wurzel, daher als Tonicum zu 0,1—0,5. als Purgans zu 0,5—1,0 in Pillen oder in Lösung.

2) **Extractum Rhei compositum**, Extr. catholicum s. panchymagogum; **Zusammengesetztes Rhabarberextract.** Extractum Rhei 30 Th., Extr. Aloës 10 Th., Resina Jalapae 5 Th., Sapo medicatus 20 Th., mit Hülfe von Wasser und Spiritus dilutus zu einem trocknen Extracte vereinigt. Schwarzbraunes, in Wasser mit gelbbrauner Farbe trübe lösliches Pulver. Durch die Beimischung von Aloë und Jalape in seiner Purgirwirkung etwas verstärktes Rhabarberextract, das man als Abführmittel zu 0,2—1,0 in Pillen verwendet.

3) **Tinctura Rhei aquosa; Wässrige Rhabarbertinctur.** Rad. Rhei conc. 100 Th., Kalium carbonicum, Borax āā 10 Th. mit kochendem Wasser 900 Th. übergossen und $^1/_4$ St. in verschlossenem Gefässe ausgezogen, dann mit 90 Th. verdünntem Weingeist versetzt und $^3/_4$ St. extrahirt, hierauf zu 850 Th. Colatur 150 Th. Aqua Cinnamomi zugesetzt. Klare, rothbraune, nach Rhabarber riechende Flüssigkeit. Dieser früher als Anima Rhei, besser als Infusum Rhei kalinum bezeichnete flüssige Auszug dient zweckmässig zu 10—15 Tropfen bei Kindern und theelöffelweise bei Erwachsenen als Stomachicum, wird auch esslöffelweise als Abführmittel verwendet, ist aber unsicher in seiner Wirkung und verhältnissmässig theuer. Eisensalze, Ammoniakpräparate und Säuren sind zu meiden; erstere, weil die Gerbsäure mit dem Eisen sich verbindet, wodurch die Mixtur ein tintenartiges Aussehen bekommt.

4) **Tinctura Rhei vinosa; Weinige Rhabartertinctur.** Rad. Rhei, fein zerschnitten, 8 Th., Cortex fruct. Aurantii 2 Th., Fructus Cardamomi 1 Th., mit Vinum Xerense 100 Th. digerirt, im Filtrate der siebente Theil Zucker gelöst. Diese auch als Tinctura Rhei dulcis und zweckmässig als Vinum Rhei bezeichnete Tinctur dient niemals als Abführmittel, sondern stets als Stomachicum und Digestivum, und zwar zu $^1/_2$—1 Theelöffel, oft in Verbindung mit bitter-aromatischen Stoffen, nicht selten auch mit Eisentincturen, obschon die Rücksicht auf das Aussehen der Mixtur dies verbietet. Das Präparat ersetzt die Tinctura Rhei Darelii (Elixir Rhei Darelii, Vinum Rhei), welche früher sehr beliebt war und besonders von Hufeland gerühmt wurde, ein mit Malaga gemachter Auszug aus Rhabarber (1:12), Rosinen, Citronenschalen, Süssholz und Cardamomen, worin ausser Zucker noch Extractum Helenii aufgelöst wurde. Neben dieser süssen Rhabarbertinctur war früher auch noch eine Tinctura Rhei amara (mit Gentiana und Serpentaria) als Stomachicum gebräuchlich.

5) **Syrupus Rhei; Rhabarbersaft,** Rhabarbersyrup. Rad. Rhei 10 Th., Cort. Cinnamomi 2 Th., Kal. carbon. 1 Th. mit 100 Th. Wasser eine Nacht macerirt, in dem Filtrat (80) Saccharum 120 Th. gelöst. Schön rothbrauner Syrup, der stark nach Rhabarber schmeckt. Man giebt ihn theelöffelweise als Abführmittel bei Kindern oder setzt ihn purgirenden Mixturen zu. Säuren sind zu vermeiden, weil der Syrup in Folge des darin enthaltenen kohlensauren Kalium damit aufbraust. Der obsolete Syrupus Cichorii cum Rheo, ein versüsster Auszug aus Cichorienwurzeln und Rhabarber, galt früher für ein nothwendiges Desiderat zur Beseitigung des Meconium bei Neugeborenen!

6) **Pulvis Magnesiae cum Rheo,** Pulvis infantum, Pulvis antacidus; **Kinderpulver.** Magnes. carbon. 60 Th., Rad. Rhei 25 Th., Elaeosaccharum Foeniculi 40 Th. Dieses ist das sog. Ribkesche oder Hufelandsche Kinderpulver, welches man bei Verdauungsstörungen, Magensäure, Durchfällen und Verstopfung in dem ersten Lebensjahre messerspitzenweise, oft sehr überflüssig, reicht. In älteren Vorschriften enthielt das Ppt. auch Veilchenwurz, selbst Seife (Henslersches Kinderpulver). Es entspricht ziemlich dem Pulvis Rhei compositus (Magnes. carb. 16 Th., Rheum 6 Th., Zingiber 1 Th.), das unter dem Namen Gregory powder bekannt ist.

Mischungen von Rhabarber mit purgirenden Salzen (Kaliumtartrat, Kaliumsulfat) waren früher unter verschiedenen Benennungen, wie Pulvis digestivus, Pulvis Rhei tartarisatus s. digestivus Kleinii, gebräuchlich.

Verordnungen:

1) ℞
Pulv. Rad. Rhei 10,0
F. c. Mucilag. Gi Arab. q. s. pilul.
No. 100. Obd. gelatina. D. S. Abends
2—5 Stück. (Sog. **Rhabarberpillen.**)

2) ℞
Rhad. Rhei pulv. 3,0
Aloës 2,0
Saponis med.
Myrrhae pulv. āā 1,5
Olei Menth. pip. gtt. 1
Syrupi commun. 4,0
F. pilul. No. 120. Comp. D. S. Abends
3—5 Stück. (**Compound rhubarb pills s. Pilulae Rhei compositae** Ph. Br.)

3) ℞
Rad. Rhei
Corticis Aurantii
Kalii tartarici āā 10,0
M. f. pulv. D. S. Mehrmals täglich
2 Theelöffel voll. (Sog. **Pulvis Rhei tartarisatus s. Pulvis lenitivus tartarisatus.**)

4) ℞
Rad. Rhei 6,0
Magnesii carbonici 12,0
Rhizomat. Zingiberis 3,0
M. f. pulv. D. in scatula. S. Mehrmals
täglich ½—1 Theelöffel. (**Compound powder of rhubarb s. Pulvis Rhei compositus.**)

5) ℞
Tinct. Rhei vinosae
Elixir. Aurantii comp. āā 15,0
M. D. S. Dreimal täglich ½ Theelöffel. (Digestivum.)

Folia Sennae; Sennesblätter.

Unter dem Namen Sennesblätter sind die Fiederblättchen von Cassia acutifolia Delil. (Cassia lenitiva Bisch., Senna acutifolia Batka) und Cassia angustifolia Vahl. (C. elongata Lemaire) officinell.

Die Blättchen der ersten Sorte bilden die **Alexandrinische Senna**, auch als **Tribut- oder Palt-Senna**, Séné de la Palte, bezeichnet, welche aus Oberegypten und Nubien stammt und über Alexandria nach Europa gelangt. Die Alexandrinischen Sennesblätter sind lederartig, spitz, eiförmig, oben grün, unterseits bläulichgrün, am Grunde ungleich geadert, am Rande gewimpert, an den Blattnerven mehr oder weniger behaart, 1—2, am höchstens 3 Cm. lang und 4—9 bis höchstens 13 Mm. breit. Sie werden von wildwachsenden Exemplaren der genannten, fast strauchigen Leguminose gesammelt. Zwischen den Alexandrinischen Sennesblättern finden sich gewöhnlich Blattstiele und Blüthentheile der Pflanze, sowie grössere oder geringere Mengen der Blätter und Blüthenköpfchen von Solenostemma **Arghel Hayne**, welche, in Gestalt und Grösse den Sennesblättern ähnlich, jedoch dicker, graulich grün, an der Basis gleich, an der Oberfläche sehr runzlig, einnervig und beiderseits mit kurzen starren Härchen besetzt sind. Sie sind stark gerbstoffhaltig, bitter, nach Versuchen von **Schroff**, der Aufgüsse von 8,0—12,0 nehmen liess, nicht purgirend. Von cultivirten Exemplaren von Cassia angustifolia stammen die früher nicht in die Apotheken zugelassenen Indischen Sennesblätter oder **Tinnivelly-Sennesblätter**, die unbeschädigten, lanzettlichen, bis 6 Cm. langen und bis gegen 2 Cm. breiten, flachen Fiederblättchen, welche in ihrer Wirksamkeit der Alexandrinischen Senna nicht nachstehen, dagegen einen angenehmeren Geschmack und Geruch besitzen. Die Aufgüsse enthalten mehr Schleim als die der Senna Alexandrina. Von Cassia angustifolia stammt auch die Arabische oder **Mecca-Senna**, die auch über Bombay als Indische Senna nach Europa gelangt, meist aber ebenfalls andere Pflanzentheile beigemengt enthält und weit weniger gut getrocknet ist. Alte Senna von bräunlicher oder gelblicher Farbe ist nicht zu verwenden. Verwerflich ist auch die aus Fragmenten von Sennesblättern, Blattstielen und allerlei Unreinigkeiten bestehende sog. **Senna parva**, obschon die ältere Ansicht, dass die Blattstiele mehr Kolikschmerzen erregen, eine irrige ist. Die Sennesfrüchte, sog. Folliculi Sennae, von den Arabern als stärker purgirend bezeichnet, kommen im Handel nur noch ausnahmsweise vor. — In Amerika werden die Blätter von Cassia Marylandica theilweise statt unserer Sennesblätter gebraucht.

In Frankreich sind früher wiederholt tödtliche Vergiftungen durch Substitution der Blätter von Coriaria myrtifolia für Sennesblätter vorgekommen; die Blätter sind ebenfalls lederartig, aber dreinervig und an der Basis symmetrisch.

Als purgirendes Princip der Sennesblätter ist nach Untersuchungen von Kubly eine glykosidische Säure, die Cathartinsäure, anzusehen, welche einen geringen Schwefel- und Stickstoffgehalt besitzt und schon zu 0,1 (besonders in Alkali gelöst) flüssige Darmentleerungen bewirkt. Die daraus durch Behandeln mit Salzsäure resultirende Cathartogeninsäure wirkt ebenfalls, aber schwächer purgirend.

Durch Kublys Untersuchungen sind die älteren Angaben, dass das active Princip der Senna Cathartin (Lassaigne und Feneulle) oder ein gelber Farbstoff, der von Martius für Chrysophansäure gehalten wurde, sei, als abgethan zu betrachten. Das Cathartin ist ein völlig unreiner Körper, nur ein Extract, das schon deshalb nicht das active Princip sein kann, weil es mit Alkohol, worin sich der wirksame Bestandtheil fast gar nicht löst, gemacht wurde. Die Chrysophansäure oder ein Sennafarbstoff kann nicht der wirksame Bestandtheil sein, weil auch nach völligem Ausziehen mit Alkohol der Rückstand der Sennesblätter stark purgirend wirkt. Nach Bourgoin und Bouchut (1870) sind an der Wirkung der Senna die Cathartinsäure, welche jedoch bei Kindern erst zu 3,0 wirken soll, und das Cathartin, welches noch schwächer wirkte, betheiligt, dagegen nicht der Sennesblätterschleim und eine als Cathartomannit bezeichnete, bereits von Kubly aufgefundene Substanz, welche offenbar eben so wenig wie die übrigen Stoffe der französischen Autoren rein war, und ist das Cathartin aus Chrysophansäure, die bei Kindern zu 1,0 purgirt, und einem zu 2,0 abführenden, in Aether unlöslichen Theile zusammengesetzt. Bley und Diesel (1849) wollen in der Senna ein wirkungsloses gelbes (Chrysoretin) und ein brechenerregendes braunes Harz gefunden haben. Im weingeistigen Auszuge fanden Ludwig und Stütz (1864) zwei glykosidische Bitterstoffe, Sennakrol und Sennapikrin. Das angeblich zu 0,3—0,4 purgirende Sennin von Rau (1866) ist offenbar ein Kunstproduct. Sennesblätter liefern 8—9—12% Asche, die zu ³/₄ aus Kalk, Magnesia und Kaliumcarbonat besteht.

Das wirksame Princip der Sennesblätter ist ausserordentlich leicht zersetzlich. Bei längerer Aufbewahrung verlieren dieselben sehr an Wirksamkeit. Dampft man wässrige Aufgüsse an der Luft zur Trockne ab, so findet Abschwächung, bei Wiederholung fast totale Zerstörung der Abführwirkung statt. Kochen mit Alkalien und Säuren wirkt ebenso (Buchheim). In Alkohol ist das wirksame Princip nicht löslich, weshalb alkoholische Auszüge schlechte Präparate sind.

Senna wirkt nach den Berichten von Reisenden in Nubien nicht purgirend auf Kameele, welche die grünen Blätter begierig verzehren, scheint aber sonst Säugethiere (Schweine, Hunde, Katzen, Pferde) in gleicher Weise wie Menschen zu afficiren.

Beim Menschen treten nach Dosen unter 0,5 gar keine Wirkungen ein. Nach 1,0—2,0 erfolgt Abgang von Blähungen und in 5—7 Stunden weicher Stuhl, meist ohne Kolikschmerzen, welche letzteren sich nach 2,0—4,0 fast regelmässig einfinden.

Bei Dosen von 8,0—12,0 tritt weicher oder flüssiger Stuhl schon früher ein (in 3—4 St.), meist in den nächsten Stunden von weiteren diarrhoischen

Entleerungen gefolgt; hier kommt es auch zu Aufstossen, Uebelkeit und bisweilen zu Erbrechen; Kolikschmerzen sind manchmal sehr heftig; Kollern im Leibe und dünnflüssige Beschaffenheit der Dejectionen hält auch noch wohl bis zum nächsten Tage an, wo sich nicht selten geringe Störung des Appetits und Zungenbelag findet. Längere Obstipation folgt, wie schon Schwilgué angiebt, auch auf grössere Dosen Senna nicht. Stark purgirende Dosen sollen ihren Einfluss auch auf den Uterus ausdehnen und bei bestehender Gravidität zu partieller Lösung der Placenta, Blutungen und Abortus Veranlassung geben können. Bestehende Uterin- und Hämorrhoidalblutungen scheinen dadurch gesteigert zu werden (Gubler).

Eigentliche physiologische Versuche, soweit solche sich nicht auf die Ermittelung des wirksamen Stoffes beziehen, liegen in Bezug auf Senna nur wenige vor. Der Farbstoff der Senna geht schon in 15 Min. in den Urin über (Martius); die Schicksale des eigentlichen Principium activum im Organismus sind nicht bekannt. Die Beobachtung, dass Säuglinge Durchfälle bekommen, wenn die Mutter oder Amme Senna-Aufguss genommen, beweisen nicht mit Sicherheit den Uebergang der Cathartinsäure in die Milch, die auch, da das Mittel jedenfalls im kranken Zustande einverleibt wurde, in anderer Weise alterirt sein könnte. Regnaudet sah bei einem Manne nach Einspritzung von 15,0—30,0 Senna-Aufguss in die Vene nach der kleineren Gabe nur etwas vorübergehenden Kopfschmerz, nach der zweiten Erbrechen und Durchfall eintreten. Auch beim Hunde bedingt Infusion grosser Mengen von Senna-Aufguss starke Steigerung der Peristaltik und Erbrechen (Courten). Die Gallenabsonderung vermehrt Senna nicht (Radziejewski, Rutherford). Bestimmte Wirkung auf Puls und Körperwärme hat Senna nicht; meist findet zur Zeit der Stühle Herabsetzung, später Erhöhung statt. Martius fand schon vor dem Eintritte der Entleerung Pulsverlangsamung, welche sich später ausglich. Offenbar kommen hierbei Dosirung und Individualität besonders in Betracht.

Die Stühle enthalten viel Natron (C. Schmidt), jedoch nicht so viel, dass dasselbe nicht aus dem Pankreassaft herstammen könnte (Radziejewski).

Die zuerst von arabischen Aerzten erprobten Sennesblätter sind das beliebteste Abführmittel, zu welchem das Volk fast in allen Fällen greift, wo ein Laxans gebräuchlich ist. Auch dem Arzte, der das alte: Qui bene purgat, bene curat zum Wahlspruche nimmt, sind sie unentbehrlich.

Besondere therapeutische Indicationen und Contraindicationen für die Sennesblätter zu geben, ist schwierig. Bei Hartleibigkeit sind sie dem Rhabarber vielleicht vorzuziehen, weil sie weniger Neigung zu Verstopfung hinterlassen; doch macht dieser letztere sicherer breiige, die Senna leichter flüssige Stühle. Das Pulvis Liquiritiae compositus (vgl. die Präparate) ersetzt abführende Rhabarber- und Aloëpillen recht gut. Mit Ausnahme von starker Darmentzündung, welche durch Sennesblätter, wie durch Drastica überhaupt, gesteigert werden könnte, und starkem Widerwillen gegen den Geruch und Geschmack der Senna ist eine Contraindication nicht gegeben.

Die Dosis der Folia Sennae ist, wenn man gelind eröffnend wirken will, 1,0—2,0, zu stärker purgirender Wirkung 2,0—5,0.

Die Sennesblätter werden, von den officinellen Präparaten abgesehen, fast ausschliesslich im Aufguss gegeben. Man lässt einen solchen häufig im Hause bereiten oder verordnet 7,5—15,0 auf 150,0 Colatur, wovon man zweistündlich 2 Esslöffel giebt. Nicht selten löst man darin abführende Salze auf.

Der Sennesblätteraufguss schmeckt am besten, wenn er kalt bereitet wird, während eine Abkochung wegen ihres abscheulichen Geschmackes ungern genommen werden dürfte. Letztere wirkt eher schwächer als stärker als Maceration oder Infus, erregt übrigens keinesweges, wie man behauptet hat, heftigere Kolikschmerzen, die man bei einem Mittel, das auf die Peristaltik des Dickdarms so erregend wirkt ,wie die Senna, wohl unter keinen Umständen vermeiden kann.

Zur Correction des widrigen Geschmackes und auch des Geruches, der Manchen höchst lästig afficirt, sind besonders Kaffee, ferner der Zusatz organischer Säuren, z. B. Acidum tartaricum, von der eine Zersetzung des wirksamen Princips nicht zu erwarten ist, oder aromatische Substanzen (Zucker mit etwas Bittermandelöl, Elaeosaccharum Citri) empfehlenswerth. Letzteren rühmt man mit wenig Recht nach, dass sie Kolikschmerzen vorbeugen, während man andererseits in bitteren Stoffen ein Verstärkungsmittel der Purgirwirkung der Senna sieht. Bisweilen giebt man auch Senna-Aufguss im Klystier.

Die bei dem Gebrauche von Sennesblättern sich geltend machenden Kolikschmerzen sollen nach der Ansicht verschiedener Autoren auf beigemengten Harzen beruhen und sich nicht bei den früher officinellen **Folia Sennae spiritu extracta** s. Folia Sennae sine resina finden, die man dadurch erhält, dass man Sennesblätter in 4 Th. Spiritus 2 Tage lang macerirt, dann auspresst und trocknet. Indessen ist dieser Glaube irrig, dagegen entzieht die Maceration mit Spiritus den Blättern einen grossen Theil des den für manche Personen ausserordentlich unangenehmen, den Geruch und Geschmack bedingenden Stoffes, so dass die mit Spiritus ausgezogenen Sennesblätter in der That, weil sie nur rein schleimig schmecken, zu bevorzugen sind. Sie sind in derselben Dosis und Form wie die Folia Sennae zu geben und bildeten früher einen Bestandtheil der noch jetzt officinellen Species laxantes.

Präparate:

1) **Species laxantes, abführender Thee.** 16 Th. Sennesblätter, 10 Th. Hollunderblüthen, je 5 Th. Fenchel und Anis, 4 Th. Weinstein. Die zerschnittenen Sennesblätter werden zunächst angefeuchtet und mit dem Weinstein möglichst gleichmässig bestreut und gemischt, dann getrocknet und den übrigen Substanzen beigemengt. Zum Aufgusse ein Theelöffel auf eine Tasse Wasser. Ersetzt den im vorigen Jahrhundert als Verjüngungsmittel gepriesenen St. Germain-Thee, Species laxantes St. Germain.

2) **Pulvis Liquiritiae compositus**, Pulvis Glycyrrhizae compositus, Pulvis pectoralis Kurellae; **Brustpulver.** Fol. Sennae, Rad. Liquiritiae āā 2 Th., Fructus Foeniculi, Sulfur depuratum āā 1 Th., Saccharum opt. 6 Th. Bei Erwachsenen theelöffelweise, bei Kindern messerspitzenweise, 1—3 mal täglich. Nimmt sich besser in der von Kurella angegebenen Form mit ¹/₅ Th. Wasser.

3) **Electuarium e Senna**, Electuarium lenitivum; **Senneslatwerge.** Fol. Sennae pulv. 10 Th., Syrupus simplex 40 Th., Pulpa Tamarindorum 50 Th., im Wasserbade erwärmt. Dicke, grünbraune Latwerge, die, für sich theelöffelweise mehrmals täglich genommen, ein beliebtes Abführmittel darstellt.

4) **Infusum Sennae compositum; Wiener Trank.** Fol. Sennae, zerschnitten, 5 Th., mit kochendem Wasser 30 Th. übergossen und 5 Min. im Wasserbade unter häufigem Umrühren stehen gelassen, ausgedrückt, in der Colatur Tartarus natronatus 5 Th., Manna communis 10 Th. gelöst, so dass die Colatur 40 Th. ausmacht. Klare, braune Flüssigkeit, die man als gelinde eröffnendes Mittel esslöffelweise, als Laxans zu 60,0—100,0 benutzt. Die ursprüngliche Aqua laxativa Viennensis, welche durch die Vorschrift der Pharmakopoe genügenden Ersatz findet, war ein complicirter Aufguss von Sennesblättern, Korinthen und Coriander, mit Zusatz von Manna und Tartarus depuratus. Infusum Sennae compositum verdirbt leicht und darf nicht auf längere Zeit verordnet werden.

An Stelle des Infusum Sennae compositum oder neben demselben haben ausländische Pharmakopöen verschiedene Lösungen von Magnesium sulfuricum oder Natrium sulfuricum in Sennesblätteraufguss mit Manna oder Succus Liquiritiae, z. B. die Potio nigra Anglorum (Black draught), das Apozema purgans, die Mixtura Sennae composita u. a. m.

5) Syrupus Sennae; Sennasyrup. Derselbe wird bereitet, indem man Fol. Sennae 10 Th. und Fructus Foeniculi 1 Th. nach Durchfeuchtung mit 5 Th. Weingeist mit kochendem Wasser 45 Th. 20 Min. in geschlossenem Gefässe digerirt und in 95 Th. der ohne Pressen erhaltenen Colatur 65 Th. Zucker auflöst. Eine Mischung des braunen Syrups mit āā Syrupi Mannae giebt den in der Kinderpraxis theelöffelweise für sich oder als purgirenden Zusatz zu Mixturen häufig verwendeten **Syrupus Sennae cum Manna.**

Die Cathartinsäure ist von Hiller in alkalischer Lösung subcutan zu 0,2—0,3 gut purgirend gefunden, doch ist dieselbe bei habitueller Verstopfung wegen zu grosser Dosen kaum brauchbar.

Verordnungen:

1) ℞
Infusi foliorum Sennae Spiritu extractorum (e 8,0) 150,0
Acidi tartarici 2,0
Syrupi Cerasorum 30,0
M. D. S. Stündlich 1 Esslöffel. (Krahmer.)

2) ℞
Infusi fol. Sennae Spiritu Vini extract. (e 2,0) 75,0
Syrupi mannati 25,0
M. D. S. Stündlich 1 Theelöffel. (Abführmittel für kleine Kinder.)

3) ℞
Infusi Sennae compositi 30,0
Syrupi mannati 10,0
M. D. S. Stündlich 1 Theelöffel. (Hydromel infantum Ph. Austr.)

4) ℞
Foliorum Sennae 15,0
Affunde
Aq. fervidae q. s. ad colaturam 150,0
Natrii sulfurici
Mellis depurati āā 15,0
M. D. S. Alle 2 Std. 2 Esslöffel. (Infusum Sennae salinum Ph. Russ.) Billig.

5) ℞
Infusi foliorum Sennae (e 15,0) 500,0
Natrii sulfurici 15,0
M. D. S. Zu 2 Klystieren. (Lavement purgatif Ph. Gall.)

6) ℞
Fol. Sennae 10,0
Rad. Rhei 15,0
Affunde
Aq. fervidae q. s. ad colaturam 100,0
Natrii sulfurici 15,0
Mannae 60,0
Cola. M. D. S. Morgens auf 2 Mal zu nehmen. (Apozema purgans s. Médecine noire Ph. Gall.)

Cortex Frangulae, Cortex Rhamni Frangulae; **Faulbaumrinde.**

Den Sennesblättern in der Wirkung am nächsten steht die von dem Stamme und dickeren Zweigen des bei uns einheimischen Faulbaumes, Rhamnus Frangula L., eines Strauches aus der Familie der Rhamneen, gesammelte Rinde.

Sie bildet fusslange, gerollte, 1,5 dicke Stücke, ist aussen grau oder mattbräunlich, mit zahlreichen, oft Querbänder bildenden Wärzchen versehen, bei älteren Exemplaren rissig, innen dunkelbraun, von gelbem, fasrigem Längsbruche. Frisch riecht sie widerlich und schmeckt etwas süsslich und bitter. Das wirksame Princip der Faulbaumrinde scheint in einer der Cathartinsäure sehr ähnlichen oder mit ihr identischen glykosidischen Säure (Frangulasäure nach Wiggers), welche darin reichlicher als in den Sennesblättern vorkommt, zu bestehen (Kubly), während der gelbe, schön krystallisirende Farbstoff, das Frangulin oder Rhamnoxanthin (Avornin von Kubly?), welcher ebenfalls glykosidischer Natur ist, ohne Wirkung auf den Darm ist. Frische Rinde wirkt emetisch und stärker irritirend auf den Darm, weshalb nur mindestens 1 Jahr in den Apotheken aufbewahrte in Anwendung kommen sollte. Auch die

Frangulasäure, die zu 0,5 beim Erwachsenen purgirend wirkt (Björnström), soll aus frischer Rinde dargestellt weit irritirender sein als aus alter. Die aus derselben beim Kochen mit Salzsäure resultirende Frangulinsäure ist ebenfalls purgirend. Die Wirkung resultirt sowohl bei Einführung in den Darm als bei Einspritzung in die Venen (Bäumker).

Die in früheren Jahrhunderten (z. B. von Dodonaeus in der 2. Hälfte des 16. Jahr.) bereits gebrauchte Faulbaumrinde ist durch Schinz (1838) und Gumprecht (1843) wieder in Anwendung gezogen und kommt jetzt als Purgans (ähnlich wie Senna) nicht selten in Gebrauch. Sie färbt den Speichel gelb, bewirkt im Wesentlichen von Seiten des Tractus dieselben Erscheinungen wie Senna; die Stühle erfolgen bei mässigen Gaben ohne Kolikschmerzen, welche nach grösseren Dosen nicht minder heftig wie bei Senna auftreten. Der Farbstoff geht in den Harn über, der durch Alkalien gelb gefärbt wird. Die von Gumprecht behauptete diuretische Wirkung der Faulbaumrinde ist problematisch. Das purgirende Princip scheint in den Beeren von Rhamnus Frangula nur in geringer Menge oder gar nicht vorhanden zu sein, findet sich dagegen in den Samen (Binswanger). Die Rinde von jüngeren Zweigen ist minder wirksam.

Besondere Vorzüge besitzt das Mittel vor der Senna nicht, wenn man von der Billigkeit absieht. An Sicherheit der Wirkung steht es der Senna keinesweges nach. Gumprecht rühmte es besonders bei habitueller Obstipation und Hämorrhoidalleiden und gab es im Decocto-Infusum (mit Herba Millefolii, Cort. fruct. Aurantii oder Fructus Carvi) tassenweise.

Meist giebt man eine Abkochung von 8,0—15,0—30,0 auf 150,0—180,0, zweckmässig mit Syrupus corticis Aurantii als Corrigens, nöthigenfalls mit Zusatz von Natriumsulfat, wenn stärkere Wirkung erwartet wird (Kersten). Aufguss ist wenig wirksam.

Ogilvie empfiehlt ein Fluid-Extract zu 10,0—12,0, bei Kindern zu 5,0, Reich eine Tinctur zu 1—2—4 Theelöffel für sich oder in kohlensäurehaltigem Wasser.

Fructus Rhamni catharticae, Baccae Spinae cervinae, Baccae Rhamni catharticae; **Kreuzdornbeeren.**

Die im September gesammelten reifen Beeren des Kreuzdorns, Rhamnus cathartica L., eines in ganz Europa einheimischen Strauches aus der Familie der Rhamneen, dienen im frischen Zustande zur Darstellung des durch Auflösen von 65 Th. Zucker in 35 Th. Saft gewonnenen, violettrothen **Kreuzdornbeerensyrups, Syrupus Rhamni catharticae** s. Syrupus Spinae cervinae s. Syrupus domesticus, der namentlich als Volksmittel bei Erwachsenen esslöffel-, bei Kindern theelöffelweise als Abführmittel gegeben wird, übrigens als Kindermittel zwar besser als Syrupus Rhei, aber schlechter als Syrupus Mannae schmeckt.

Die reifen Kreuzdornbeeren sind kugelrund, erbsengross, am Grunde von einer kleinen achtstrahligen Scheibe gestützt, fast schwarz, glatt; sie enthalten grünlich violetten, sauer reagirenden Saft und in 4 Fächern je einen knorpligen, dreieckigen Samen. Sie sind ohne Geruch, aber von widrigem, süsslich bitterem Geschmacke. Die damit verwechselten Früchte von Rhamnus Frangula enthalten nur 2—3 zusammengedrückte, hellbraune Samen. 20—25 Kreuzdornbeeren purgiren ziemlich heftig und 30,0 Saft haben starke drastische Wirkung (Binswanger). Ueber das wirksame Princip sind wir ziemlich im Unklaren, da der als Rhamnocathartin von Hubert, Winckler und Binswanger beschriebene unkrystallisirbare Bitterstoff, welcher nach Strohl und Wieger zu 0,5 flüssige Stühle bedingt, die spät eintreten, aber lange anhalten, offenbar nicht rein war. Nicht mit der Purgirwirkung in Zusammenhang stehen die Farbstoffe, von denen in den reifen Beeren besonders das Rhamnin von Stein (Xanthorhamnin von Jellatly, Rhamnegin von Lefort), in den unreifen dessen bei Behandlung mit Säuren neben einem eigenthümlichen Zucker auftretendes, vielleicht mit Quercetin identisches Spaltungsproduct, das Rhamnetin von Stein (Rhamnin von Fleury, Chrysorhamnin von Kane), vorhanden sind. Ein aus den (ausserdem auch in den Früchten anderer Rhamnusarten, z. B. den Avignonkörnern und Persischen Gelbbeeren, sich findenden) Farbstoffen dargestellter Farblack ist das sog. Saftgrün.

Aloë, Aloë Capensis s. lucida; Aloë.

Unter der Bezeichnung Aloë versteht man den zur festen Consistenz eingekochten Saft der Blätter verschiedener in tropischen und subtropischen Ländern, besonders Afrikas, wild wachsender und auf einzelnen Westindischen Inseln cultivirter, lilienartiger, strauchiger oder krautiger Gewächse aus der Gattung Aloë L. und den davon durch neuere Botaniker abgetrennten Gattungen Pachydendron und Gasteria. Die bei uns ausschliesslich benutzte Sorte, welche von ihrer Herkunft als Capaloë bezeichnet wird, stammt von Aloë spicata L. fil., Pachydendron Africanum Haw., P. ferox Haw., Gasteria Lingua Duv. und vielleicht noch von einigen anderen Species.

Die mehr als fusslangen Blätter der die Aloë liefernden Liliaceen bestehen aus einer etwa 1 Mm. dicken, festen, von Chlorophyll grünen Aussenschicht (Rinde), einem voluminösen, farblosen, saftreichen Mark und den zwischen beiden belegenen Gefässbündeln, welche letzteren nach aussen von einem einfachen oder vielfachen Kreise ziemlich grosser Parenchymzellen (Bastlager) umgeben sind. Die letzteren führen den gelben, safranähnlich riechenden Saft, welcher eingetrocknet die Aloë bildet, während das Mark Schleim enthält. Durch verschiedenartige Behandlungsweise des Saftes in den einzelnen Gegenden entstehen verschiedene, in ihrem Aussehen differirende und auch in ihrer Wirkung ungleiche Sorten. Die officinelle Capaloë wird in der Capcolonie, besonders in der Herrenhuter Colonie Betheldorp an der Algoabay, durch Auspressen der vom Mark befreiten Rinde und Gefässschicht und Eindicken des Saftes erhalten. Die Capaloë bildet den Hauptrepräsentanten der als Aloë lucida bezeichneten Handelssorten der Aloë, welche sich durch ihre röthlich gelbe Farbe und ihre an dünneren Schichten hervortretende Durchsichtigkeit charakterisiren und im Gegensatze zu den dunkleren, undurchsichtigen, bräunlichen und leberähnlichen oder schwärzlichen Sorten, die man als Leberaloë, Aloë hepatica, zusammenfasst, unterscheiden. Die Capaloë bildet kantige, glänzende, in dünnen Splittern braungrün durchscheinende, grünlich dunkelbraune, oft von grünem und gelblichem Staube bedeckte und häufig vermöge ihrer Hygroskopicität zusammengeflossene Stücke von grossmuschligem, glasglänzendem Bruche, eigenthümlichem und äusserst bitterem Geschmacke, welche sich in kaltem Wasser theilweise, unter Hinterlassung eines weichen Harzes, lösen, mit heissem Wasser eine trübe und mit Spiritus eine fast klare Lösung geben. Das grüngelbe Pulver backt bei 100° nicht zusammen und verändert seine Farbe nicht. Mikroskopisch bildet dieselbe eine homogene, amorphe Masse. Zur Aloë lucida gehört die der Capaloë sehr nahestehende Aloë Socotorina (von Aloë Perryi), deren Pulver braungelb und die in dünnen Splittern braun oder granatroth durchscheinend ist; doch scheint auch Leberaloë aus Socotora zu kommen (Flückiger). Alle übrigen Aloëarten gehören der Leberaloë an, geben ein braungelbes Pulver, zeigen opake (Arabische oder Bombayaloë) oder wachsglänzende (westindische Aloë, Barbados Aloë) Bruchflächen und unter dem Mikroskope ausserordentlich zahlreiche Krystalle. Diese Sorten kommen theilweise in England in Gebrauch, sind aber in ihrer Wirkung schwächer als Aloë lucida. Die nicht ständig im

Handel vorkommende Aloë von Curaçao bildet den Uebergang zwischen Aloë lucida und Aloë hepatica. Eine als Rossaloë, Aloë caballina, bezeichnete Sorte (von matt schwarzbrauner Farbe und erdartigem Bruche) ist wegen der darin enthaltenen Verunreinigungen (Sand u. s. w.) völlig ausser medicinischem Gebrauche.

In den verschiedenen Aloësorten kommen eigenthümliche Bitterstoffe vor, welche nach der Aloësorte, aus der sie dargestellt werden, verschiedene Namen erhalten haben, ausserdem eine in kaltem Wasser unlösliche Harzmasse und Spuren eines ätherischen Oels.

T. und H. Smith isolirten 1850 aus Barbadosaloë eine als Aloïn oder Barbaloïn bezeichnete, in kleinen, hellgelben Prismen oder rhombischen Blättchen krystallisirende Substanz von äusserst bitterem Geschmacke, welche sich schwer in kaltem, leicht in heissem Wasser oder in Alkohol löst. Aehnliche krystallinische, aber vom Barbaloïn verschiedene Stoffe, das Socaloïn und Nataloïn, wurden von Flückiger in der Aloë von Socotora und Natal nachgewiesen. Diese Stoffe finden sich in den undurchsichtigen Aloësorten, sowie in dem flüssigen Safte verschiedener Aloëarten, in krystallisirtem Zustande, worauf z. Th. die Undurchsichtigkeit der Leberaloë beruht. Die Eigenthümlichkeit, dass die Aloë lucida keine Aloïnkrystalle enthält, steht wahrscheinlich mit der Bereitungsweise im Zusammenhange, wobei Aloïn in eine amorphe Modification, sog. Aloëtin von Robiquet, übergeht. Das Barbaloïn ist kein Glykosid und liefert beim Behandeln mit Salpetersäure Chrysamminsäure oder Tetranitrodioxyanthrachinon und bei Destillation mit Zinkstaub Anthracen und Methylanthracen. Neben Barbaloïn enthält die Barbadosaloë nach Tilden noch amorphes Anhydrid des Barbaloïns. Nach Kosmann ist in Aloë Capensis kein Aloïn vorhanden, sondern eine gelbe, amorphe Masse, die durch Kochen mit verdünnter Schwefelsäure in zwei Säuren, Aloëresinsäure und Aloëretinsäure, und in Aloëretin gespalten wird. Eine ganz ähnliche Zusammensetzung besitzt nach Kosmann auch das Aloëharz, wie man den in Wasser unlöslichen Theil der Aloë (20—40 % der Droge) im Gegensatze zu dem als Aloëextract bezeichneten, in Wasser löslichen Theil nannte. Das Aloëharz hat die Eigenthümlichkeit, in einer concentrirten wässrigen Lösung des Aloëextracts sich ziemlich leicht zu lösen, aber bei Zusatz von mehr Wasser sich auszuscheiden.

Dass das Barbaloïn als das active Princip der Barbadosaloë anzusehen ist, lässt sich nicht bezweifeln. Schon T. und H. Smith beobachteten nach 0,03 zweimal in 12—24 Std. Stuhlgang, nach 0,12 Abführen und nach 0,24 drastische Action in einem Falle, wo Elaterin zu 0,015 ohne Wirkung blieb. Das Barbaloïn wird in England als Mittel bei habitueller Stuhlverstopfung zu 0,1—0,15 nicht selten in Anwendung gebracht (Craig, Dobson, Harley). Die Angabe Robiquets, dass krystallisirtes Aloïn nicht purgire, wohl aber die durch Kochen der Lösung resultirende Modification, ist schwer erklärlich, da nach den Versuchen von Craig die bei monatelangem Stehen von Barbaloïnlösung resultirende amorphe harzige Substanz nicht stärker und nicht schwächer als schön krystallisirendes Aloïn wirkt. Da Aloïn nicht erheblich stärker als Barbadosaloë und kaum stärker als Aloë lucida wirkt, ist Kondrackis Vermuthung (1874), dass neben den Aloïnen noch ein in Wasser löslicher, nicht krystallinischer Bestandtheil an der Wirkung der Aloësorten betheiligt sei, nicht von der Hand zu weisen, zumal wenn man bedenkt, dass Socaloïn und Nataloïn ebenfalls purgiren. Auch der in Wasser unlösliche Theil der Aloë ist keineswegs völlig ohne purgirende Wirkung, aber entschieden schwächer als Aloë selbst; nach von Cube entsprechen 2,85 etwa 0,3—0,4 Aloëextract. Socaloïn und Nataloïn stehen in ihrer Activität dem Barbaloïn nach; nach Dobson und Tilden wirken sie erst zu 0,25—0,3, nach Kondracki selbst nicht zu 0,5—1,0.

In kleinen Dosen (0,05—0,1) wirkt Aloë nach Art der Bitterstoffe; in Gaben von 0,2—0,5 purgirend. Bei längerem Gebrauche kleiner Gaben tritt mitunter flüssige Defäcation ein.

Die abführende Wirkung der Aloë, welche sich nach Rutherfords Versuchen mit einer cholagogen verbindet, hat die Eigenthümlichkeit, dass sie sehr spät erfolgt, meist in 10—12, bisweilen erst nach 16—24 Std., was z. Th. mit der Individualität, z. Th. mit dem Vorhandensein grösserer oder geringerer Mengen von Galle zusammenhängt. Schon Wedekind (1827) zeigte die Erfolglosigkeit der Aloë bei Ikterischen, so lange grauweisse Stühle existiren, und gab an, dass Klystiere mit 7,5—15,0 Extractum Aloës nicht anders wie lauwarme Klystiere wirken. Sokolowsky und v. Cube bestätigten letzteres und fanden weiter, dass Zusatz von Ochsengalle zu einem solchen Aloëklystier die Purgirwirkung nach Art interner Dosen von Aloë hervorruft (nicht aber Zusatz von Speichel und pankreatischem Safte, auch nicht von taurochol- und glykocholsaurem Natrium). v. Cube wies dasselbe Verhalten bei Thieren experimentell nach. Die Aloëstühle sind selten wässrig, meist dünnflüssig oder breiig, in der Regel von dunkler Farbe; Koliksschmerzen gehen nur in leichter Weise voraus, dagegen besteht gewöhnlich mässiger Tenesmus.

Als eigenthümliche Nachwirkung der Aloë bei wiederholter Darreichung wird kürzer oder länger dauernde Blutüberfüllung der Mastdarmgefässe bezeichnet, als Folge deren sich bei Vorhandensein von Ektasien der Haemorrhoidalvenen Haemorrhoidalblutungen einstellen können. Mit Hyperämie im Rectum kann auch gleiche Hyperämie in den benachbarten Sexualorganen sich verbinden, wodurch die emmenagoge und abortive Wirkung grösserer Aloëdosen sich erklärt, welche in einigen Ländern zu ausgedehnter gewissenloser Anwendung des Mittels zur Verhinderung des Familienzuwachses geführt hat.

Vielleicht erklärt sich auch die jedenfalls inconstante Wirkung als Aphrodisiacum, welche der Aloë in früherer Zeit vindicirt wurde, aus der Hyperämie der im kleinen Becken belegenen Organe. Die Anschwellung der Haemorrhoidalvenen in Folge von Aloë beweist, mit der späten Wirkung zusammengenommen, dass die Aloë besonders die unteren Partien des Darmcanals afficirt.

Aloë wird gewöhnlich als Purgans bei habitueller Obstipation für Personen im vorgerückten Lebensalter empfohlen, wo sie übrigens meist mit anderen Stoffen (Rheum, Jalape) gegeben wird. Längerer Gebrauch ist insofern unbedenklich, als Aloë keine Tendenz zu Obstipation erzeugt und die Verdauung nicht beeinträchtigt.

Ob auch relativ kleine Dosen Haemorrhoidalblutungen erregen können oder bei sonst gesunden Individuen Haemorrhoiden erzeugen, wie dies Fallopia bei 90 % der Aloëconsumenten gesehen haben will, steht dahin. Jedenfalls ist ihre Wirkung auf den Uterus nicht zu leugnen, obschon dieselbe auch anderen Laxanzen, selbst der Senna, zukommt. Man vermeidet sie deshalb zweckmässig während der Gravidität und ebenso bei männlichen Individuen, welche an Haemorrhoidalknoten leiden. In früherer Zeit glaubte man sie besonders indicirt bei Obstipation im Gefolge von Ikterus; doch fehlt bei mangelnder Galle im Darm ihre Wirkung, die jedoch durch Combination mit Fel Tauri (Kirchner) erzielt werden kann.

Besonderen Ruf geniesst Aloë seit langer Zeit bei Suppressio mensium und stockenden Haemorrhoidalblutungen, auf welche die frühere Medicin allerlei psychische Verstimmungen mit Kopfschmerzen, Druck im Epigastrium u. s. w. bezog, welche der Aloë weichen sollten. Jedenfalls ist gerade hier ein enormer Missbrauch damit getrieben.

Alle übrigen Verwendungen der Aloë sind ohne besondere Bedeutung. Ein Anthelminticum von Bedeutung ist sie nicht (Küchenmeister) und ihre Anwendung in Klystierform (gegen Oxyuris) oder gar in Einreibung in die Bauchhaut (gegen Spulwürmer) ist aufgegeben. Als Amarum und Tonicum in kleinen Dosen wird sie wenig benutzt, am häufigsten vielleicht noch in Verbindung mit Eisenpräparaten, wo man die Absicht hat, die durch stärkere Eisensalze manchmal resultirende Digestionsstörung und Obstipation zu verhüten. Früher benutzte man Aloëpulver und spirituöse Lösungen zum Verbande schlecht aussehender Geschwüre.

Man giebt die Aloë als Amarum zu 0,02—0,05, als Purgans zu 0,2—1,0 stets in Pillenform (mit etwas Mucilago Gummi Arab. oder mit Extracten oder Sapo).

Die Anwendung im Klystier ist aus physiologischen Gründen verwerflich. Die Pillen werden bei Obstruction am besten Abends genommen, weil zu dieser Zeit die Gallensecretion am reichlichsten functionirt.

Das Aloïn von T. und H. Smith wird in England bei habitueller Stuhlverstopfung meist in Pillenform gegeben. Craig reicht es in Verbindung mit Ferrum sulfuricum siccum, selbst bei Gravidae und Haemorrhoidariern; Dobson zieht Seife als Pillenconstituens wegen grösserer Sicherheit der Wirkung vor. Fronmüller empfahl das Aloïn subcutan zu injiciren (zu 0,1—0,8), wobei Entzündung der Injectionsstelle nicht eintrete. Hiller sah nach 1 Ccm. warm bereiteter Glycerinlösung (1:8) in 4—6 Std. reichliche breiige Stuhlentleerung mit mässigem Leibweh. R. Kohn hat Aloïn vergeblich subcutan angewandt.

Präparate:

1) **Extractum Aloës; Aloëextract.** Durch Lösen in 5 Th. siedendem Wasser und Eindampfen dargestelltes trocknes Extract, welches ein gelbbraunes Pulver bildet und in Wasser sich trübe löst. Es enthält neben dem Aloïn auch eine Quantität Harz. Dosis und Gebrauchsweise sind wie bei Aloë. Früher war auch ein braunschwarzes, in Wasser ebenfalls trübe lösliches, trocknes Extract, durch Lösen von 8 Th. Aloë in 32 Th. Wasser, Zusatz von 1 Th. Acidum sulfuricum und Abdampfen in einem Porzellangefässe erhalten, als Extractum Aloës acido sulfurico correctum officinell. Dasselbe war ein Lieblingsmittel Heims u. a. Aerzte, die es in höheren Dosen als das Extr. Aloës verordneten. Die Wirkung der Aloë ist nicht corrigirt, sondern z. Th. durch Zersetzung des grössten Theiles des Aloïns zerstört.

2) **Tinctura Aloës; Aloëtinctur.** Mit 5 Th. Spiritus bereitet; dunkelgrünlichbraun. Sie enthält das sämmtliche Aloëharz und einen Theil des Aloïns; ihre Purgirwirkung ist deshalb schwach. Man giebt sie als Stomachicum und Emmenagogum zu 5—30 Tropfen mehrmals täglich. Gamberini verwendete sie zur Einspritzung bei hartnäckigem Tripper.

3) **Tinctura Aloë composita; Zusammengesetzte Aloëtinctur.** Aus Aloë 6 Th., Rad. Gentianae, Rad. Rhei, Rhizoma Zedoariae, Crocus, āā 1 Th. mit 200 Th. Spiritus dilutus bereitet, von gelbrothbrauner Farbe, safranartigem Geruche, stark bitter, mit Wasser ohne Trübung mischbar. Ersetzt das alte Lebenselixir, Elixirium ad longam vitam, das besonders im höheren Alter zur Kräftigung der Digestion und Erhaltung regelmässiger Leibesöffnung und der Gesundheit überhaupt in früherer Zeit in Ansehen stand. Man gab es zu $^1/_2$—1 Theelöffel.

Unter dem Namen Elixir proprietatis Paracelsi oder saures Aloëelixir war früher ein Macerat von Aloë, Myrrha āā 2 Th., Crocus 1 Th., mit 24 Th. Spiritus und 2 Th. Acidum sulfuricum dilutum officinell. Dieses Elixir ist (wie die Tinctura Aloës composita) ein Rest alten und thörichten medicinischen Humbugs, der noch jetzt von Seiten einzelner Koryphäen der Medicin als Purgans und Pellens theelöffelweise Anwendung findet. In Frankreich wird es durch das complicirtere Elixir de Garus s. Elixir cordiale ersetzt; bei uns manchmal noch durch ein pulverförmiges Gemisch ähnlicher Substanzen, das als Species hierae picrae bezeichnet und mit Spiritus Juniperi digerirt wird, oder durch ähnlich componirte Pillen (sog. **Pilulae aloëticae** s. **Rufii**, **Pilulae benedictae** u. a.). Den genannten Tincturen analog wirken auch der vielfach verrufene **Daubitzsche Kräuterliqueur** und zahllose andere Präparate. Allen diesen Composita wünscht die rationelle Pharmakodynamik selbstverständlich baldige glückliche Reise!

Verordnungen:

1) ℞
Extracti Aloës
Fell. tauri inspiss. āā 3,0
M. f. pilul. No. 50. *Consp. cort. Cinn.*
D. S. Dreimal täglich 3 Stück. (Abführmittel bei Ikterus u. s. w.)

2) ℞
Aloës 1,2
Rad. Rhei pulv.
Sapon. med. āā 2,0
Extracti Taraxaci q. s.
ut f. pilul. No. 60. *Consp. pulv. rhizom. Irid. D. S.* Morgens und Abends 6—8 Stück. (Phoebus.)

3) ℞
Extracti Aloës 6,0
— *Rhei comp.* 3,0
— *Colocynthid. comp.*
Ferri pulver. āā 1,5
M. f. pilul. No. 100. *Consp. D. S.* Abends 1—2—3 Stück.
(Pilulae aperitivae Stahlii.)

Herba Gratiolae; Gottesgnadenkraut. — Das im Juni und Juli gesammelte blühende Kraut der auf dem ganzen europäischen Festlande und in Nord-Amerika vorkommenden Scrophularinee **Gratiola officinalis** L. hat bis 50 Cm. hohe, oben vierkantige, hin und wieder verästelte Stengel, gegenständige, sitzende, lanzettliche, gesägte, 2 Cm. lange, 3—5 nervige Blätter und einzelne, achselständige, weisse, am Grunde mit gelblichen Papillen versehene Blüthen. Es ist ohne Geruch, schmeckt widrig bitter und brennend scharf. Die Wurzel treibt lange, blassbräunliche Ausläufer, die wirksamer als das Kraut sein sollen und auch Volksmittel bei Amenorrhoe sind. Als wirksames Princip muss nach den Untersuchungen von Walz das amorphe, zu gelbem Pulver zerreibliche, in Wasser und noch besser in Spiritus lösliche **Gratiosolin**, welches durch Behandeln mit wässrigen Sauren oder Alkalien in Zucker und einen bitteren Stoff, das **Gratiosoletin**, zerfällt, angesehen werden, indem Gratiosolin zu 0,3 bei Kaninchen heftigen Durchfall und hochgradige Entzündung der Gastrointestinalschleimhaut hervorruft, während die übrigen von Walz aufgefundenen reinen Stoffe, das ebenfalls glykosidische Gratiolin und die Gratioloinsäure (Gratiolacrin), nicht auf den Organismus von Einfluss sind.

Ursprünglich gegen Flechtenausschläge mit Erfolg von hohen Herrschaften angewendet (daher nach Krahmer der Name Gottesgnadenkraut) und vor 70 bis 80 Jahren bei Geisteskranken u. s. w. als Drasticum viel benutzt, ist das Mittel ganz obsolet und überflüssig. In seiner Wirkung reiht es sich der Jalape an. Bei seiner Anwendung ist grosse Vorsicht nöthig, da das Gottesgnadenkraut nicht allein entzündungserregend auf den Tractus wirkt, sondern auch in einzelnen Fällen auffallende Erscheinungen bedingen kann. So sah Bouvièr bei Application im Klystier bei hysterischen Personen ausgeprägte Nymphomanie auftreten. Man gab das Kraut in Pulverform zu 0,3—1,0, für sich oder in Verbindung mit Calomel, auch in Abkochung (4,0—10,0 auf 200,0 Colatur). Auch ein aus frischem Kraute bereitetes spirituöses Extract, **Extractum Gratiolae**, wurde früher zu 0,05—0,4 als Purgans benutzt.

Ebenfalls völlig obsolet ist die **Herba Lini cathartici**, das Kraut des bei uns einheimischen **Purgirflachs, Linum catharticum** L., dessen purgirende Wirkung, bei etwa 4,0 hervortretend, durch einen indifferenten, bittern Stoff, **Linin**, bedingt wird (Pagenstecher).

Tubera Jalapae, Radix Jalapae; Jalapenknollen, Jalapenwurzeln.

Die Droge bildet die über Feuer getrockneten, milchsafthaltigen, knollig verdickten Wurzeln von **Ipomoea Purga Hayne**

Convolvulus Purga Wenderoth s. Ipomsea Schiedeana Zucc), einer am östlichen Abhange der Mexicanischen Anden wildwachsenden und cultivirten Convolvulacee, und ist von der mexikanischen Stadt Xalapa als Jalapenwurzel bezeichnet.

Die Tubera Jalapae sind kuglige, birnförmige oder längliche, compacte, schwere Stücke von weniger als 1 Cm. Durchmesser bis über Faustgrösse, äusserlich grobrunzelig, höckerig und schmutzig graubraun gefärbt, ohne Blattnarben oder Nebenwurzeln, auf dem Querschnitte schmutzig hellgrau und von zahlreichen concentrischen Zonen von dunklerer Farbe, welche aus glänzenden Harzzellen bestehen, durchzogen. Das sehr dichte Gewebe bricht glatt, mehlig oder hornartig. Die Tubera Jalapae haben einen an Rauch erinnernden Geruch und einen faden, später kratzenden Geschmack.

Der wirksame Bestandtheil ist das Harz, von dem gute Jalape mindestens 10% enthalten muss und neben welchem viel Stärkemehl (bis 18%, in sehr grossen Körnchen) und unkrystallisirbarer Zucker (bis 19%) vorkommen.

Das officinelle **Jalapenharz, Resina Jalapae**, Extractum Jalapae, welches durch Ausziehen mit 6 Th. Alkohol, Auswaschen mit Wasser und Erwärmen im Wasserbade erhalten wird, bildet auf dem Bruche glänzende, braune, leicht zerreibliche Massen. Es charakterisirt sich dadurch, dass es sich nicht in Schwefelkohlenstoff und — mit Ausnahme eines geringen Theiles — auch nicht in Aether löst. Der in Aether lösliche Theil ist das Gammaharz von Sandrock, der unlösliche das Convolvulin von Mayer (Rhodeoretin, Jalapin von Buchner), welches der hauptsächlichste purgirende Bestandtheil der Jalapenknollen ist. Die Unlöslichkeit in Aether kommt auch dem Tampicin zu, einem dem Convolvulin sich sehr ähnlich verhaltenden, angeblich etwas schwächer purgirenden Stoffe, welchen Spirgatis aus der von Ipomoea simulans Hanb. abgeleiteten Tampico Jalape, die lange, leichte, holzige, stark zusammengefallene Stücke bildet und sehr harzarm ist, isolirte. Dem Gammaharz von Sandrock kommt purgirende Wirkung erst zu 0,5, welche jedoch viel später eintritt als nach der 4fach geringeren Dosis Convolvulin (Buchheim und Hagentorn), zu. Letzteres wirkt nach verschiedenen Beobachtern (Wibmer, Mayer, Bernatzik) in Dosen von 0,18—0,25 abführend, wobei die grösseren Gaben auch heftiges Leibschneiden bedingen Bei Thieren können starke Mengen Tod und Gastroenteritis hervorrufen (Köhler und Zwicke). Andre Effecte wie Purgiren hat Convolvulin nicht; es wirkt weder diuretisch (Bernatzik) noch neurotisch (Zwicke), noch auch bei localer Application auf Haut, Membrana Schneideri und Conjunctiva erheblich reizend (Buchheim und Hagentorn). Das Convolvulin ist das Anhydrid einer Säure, welche daraus durch Behandeln mit Alkalien entsteht, der Convolvulinsäure, die, wie das Convolvulin selbst, beim Kochen mit verdünnten Säuren in Zucker und Convolvulinol zerfällt, welches letztere wiederum durch Alkalien in eine Säure, die Convolvulinolsäure, sich verwandelt. Alle diese Stoffe wirken schwächer (z. B. Convolvulinsäure nach Buchheim und Hagentorn zu 0,4, nach Bernatzik zu 0,6) oder gar nicht (Convolvulinolsäure nach Bernatzik) purgirend, so dass die drastische Wirkung der Jalape auf das Convolvulin als solches, nicht aber auf dessen Zersetzungsproducte, zurückzuführen ist.

Die purgirende Wirkung der Jalape (und des Convolvulins) ist als örtliche anzusehen, da sie sich nicht bei subcutaner Application von 0,5 Convolvulin oder bei Einspritzung von 0,1 in die Venen einstellt. Dieselbe kommt nur zu Stande, wenn Convolvulin im Darme mit Galle in Berührung kommt, wobei letztere nur lösend, nicht aber verändernd auf das Harz wirkt (Buchheim und Hagentorn, Köhler und Zwicke).

Convolvulin erscheint nicht als solches im Harn, ebensowenig eines seiner Verwandlungsproducte; mit den Faeces werden nur geringe Mengen Convolvulin fortgeschafft. Convolvulinsäure ist in den Stühlen nach Einverleibung von 10,0 nur qualitativ nachweisbar. Die Wirkungen der Jalape sollen bei Herbivoren schwächer als bei Carnivoren sein (Gilbert, Donné).

Beim erwachsenen Menschen zeigt sich die purgirende Wirkung der Jalape mit Sicherheit nach 1,0—2,0 der Wurzel und nach der Hälfte des officinellen Harzes.

Kleinere Gaben (0,2—0,4 Jalapenpulver) machen nur breiige Stühle, nach grösseren sind dieselben flüssig und erfolgen unter Kolikschmerzen und Tenesmus. Erbrechen gelbgefärbter Massen ist dabei keine Seltenheit. Besondere Neigung zur Obstipation bleibt nicht zurück. Der Stuhl erfolgt meist in 2 bis 3 Std., nachdem schon $1/4$—$3/4$ Std. nach dem Einnehmen sich deutliche Steigerung der peristaltischen Bewegung zu erkennen giebt. Die Angabe Willemins, dass die Zahl der Stuhlgänge nicht mit der Dosis in gleichem Maasse wachse, so dass 0,5 drei, 1,0 dagegen nur vier Defäcationen bedinge, deutet nichts für die Jalape Charakteristisches an, da andere Drastica sich in gleicher Weise verhalten. Nach Rutherford wirkt Jalape auch cholagog.

Jalape ist in der Kinderpraxis als Drasticum beliebt und wird nicht selten auch bei hartnäckiger Hartleibigkeit Erwachsener gebraucht, weil sie keine Tendenz zu Verstopfung macht. Bei Kindern giebt man das Mittel oft zur Entfernung von Helminthen nach zuvoriger Anwendung von Santonin; directe anthelmintische Wirkung scheint es nicht zu besitzen. Als Cholagogum oder Antihydropicum leistet es nicht mehr als andere Drastica. Zu sog. Derivation auf den Darmcanal (bei Hirnerscheinungen, Entzündungen u. s. w.) dient es in der Praxis häufig.

Eine Contraindication der Anwendung bilden entzündliche Zustände des Darmrohrs, da grössere Dosen Jalape Gastroenteritis bedingen können.

Die purgirende Dosis der Tubera Jalapae beträgt für den Erwachsenen 1,0—2,0. Man giebt sie auf einmal oder in getheilten Dosen, in kurzen Intervallen, in Pulverform, welche auch bei Kindern, denen 0,5—1,0 zu reichen ist, wegen des geringen Geschmackes der Droge wohl angewendet werden kann.

Das Mittel wird, wie das ja bei den meisten Purganzen geschieht, oft mit anderen gleichwirkenden Stoffen combinirt, am häufigsten mit Calomel oder mit Tartarus depuratus. Als Corrigentien, deren es kaum bedarf, dienen Gewürze und Zucker oder Oelzucker, auch Brausepulver.

Die Resina Jalapae wird als Drasticum zu 0,3—0,5 gegeben. Zu gelinder Reizung des Darmcanals gebraucht man nur $1/3$ der angegebenen Dosis. Ipecacuanha und Rhabarber sollen die Wirkung erheblich steigern (?).

Das Harz lässt sich ebenfalls in Pulverform administriren, wenn man es mit Gummi Arabicum oder süssen Mandeln (sog. Resina Jalapae praeparata) verreibt, wird aber meist in Pillen gegeben, zu deren Darstellung entweder das Harz selbst oder die daraus bereitete:

Jalapenharzseife, Sapo jalapinus, dient. Letztere stellt eine graubraune Masse dar, welche durch Auflösen von Resina Jalapae und Sapo medicatus āā 4 Th. in Spiritus dilutus 8 Th. und Abdampfen im Wasserbade auf 9 Th. erhalten wird. Sie wird häufig — wie im officinellen Extractum Rhei compositum — mit anderen drastischen Extracten verbunden und kann für sich zu 0,5—1,5 als Purgans genommen werden. Sie dient als Grundlage der früher officinellen **Jalapenpillen**, Pilulae Jalapae, welche aus 3 Th. Sapo jalapinus und 1 Th. Jalapenpulver bestehen und gegen habituelle Obstipation allabendlich zu 4—5 Stück in Anwendung kommen. Aus dem Harze wurde früher auch die **Jalapenharztinctur, Tinctura resinae Jalapae**, durch Maceration mit 10 Th. Spiritus dargestellt. Sie diente unter dem Namen **Blutreinigungstropfen**, wie die **Tinctura Jalapae composita** s. **Eau-de-vie allemande** (!), früher in einzelnen Gegenden als Emmenagogum und selbst als Abortivum. Zum Abführen giebt man 10—30 Tropfen mehrmals täglich. Bei Kindern wendet man sie auch wohl in Form der **Abführmaccaronen** an, welche durch Befeuchten der Unterfläche auf Oblate gebackener Maccaronen mit einigen Tropfen Jalapentinctur dargestellt werden und ein sehr appetitliches Purgans bilden.

Verordnungen:

1) ℞
Tub. Jalap. 2,0
Kalii sulfurici 1,0
M. f. pulv. D. S. In Oblate auf einmal zu nehmen. (**Pulvis Jalapae compositus Ph. Dan.**)

2) ℞
Tuberum Jalapae 1,0
Tartari depurati
Rhiz. Zingiberis āā 2,0
M. f. pulv. D. S. Auf einmal zu nehmen. (**Pulvis Jalapae compositus Ph. Brit.**)

Resina Scammoniae; Scammoniumharz. — Ganz analog dem Jalapenharze war früher ein aus der Wurzel von **Convolvulus Scammonia** L., einer in Vorderasien und auf den griechischen Inseln verbreiteten Windenart, dargestelltes Harz, daneben auch der im Handel fast immer in verfälschtem Zustande vorkommende und deshalb als Medicament verwerfliche getrocknete Milchsaft der Pflanze, das sog. **Scammonium** (Gummi resina Scammonii), im Gebrauche. Der wirksame Bestandtheil dieser Droge ist das noch in manchen anderen Windenarten vorkommende Glykosid **Jalapin** (**Pararhodeoretin** oder **Scammonin**), welches sich vom Convolvulin, dem es in seinem chemischen Verhalten und seiner Wirkung auf den Organismus sehr nahe steht, durch seine Löslichkeit in Aether unterscheidet. Bei Behandlung mit Alkalien verwandelt es sich unter Aufnahme von 3 Aeq. Wasser in **Jalapinsäure**, und durch Einwirkung von verdünnten Mineralsäuren spaltet es sich in Zucker und **Jalapinol** (oder Jalapinolsäure). Jalapin wirkt zu 0,12—0,25 in 3—4 Std. stark purgirend, während Jalapinsäure erst zu 0,6, Jalapinolsäure gar nicht purgirend ist. Letztere ruft bei Thieren, in die Venen als Natriumsalz injicirt, Convulsionen hervor. Jalapin wirkt nicht entzündungserregend auf den Darm und entfaltet seine abführende Action nur, wenn es im Darme in Contact mit Galle, welche dasselbe in gleichem Maasse wie Convolvulin löst, kommt. Im Urin sind weder Jalapin noch Jalapinsäure nachzuweisen, in den Faeces, auch nach Anwendung grösserer Dosen, nur geringe Mengen (Buchheim und Hagentorn, Bernatzik).

Die Effecte der Resina Scammoniae gleichen denen der Resina Jalapae vollständig, auch sind Anwendung und Dosis dieselben. Nur der Geschmack des Scammoniumharzes ist etwas besser. In England und Frankreich bedient man sich gern einer **Emulsio resinae Scammoniae** (**Lac Scammoniae**), durch Verreiben von 0,5 Resina Scammoniae mit 15,0 Zucker, 120,0 Kuhmilch und 5,0 Bittermandelwasser bereitet, wovon man stündlich 1—2 Esslöffel giebt.

Sonstige purgirende Convolvulaceen. — Das Jalapin ist auch das wirksame Princip der sog. **Stipites Jalapae** s. **Radix Jalapae levis** s. **Radix Orizabensis**, der nicht knolligen und mehr fasrigen Wurzel einer im Bezirk der Jalapenpflanze wachsenden und dort als **Purga macho** unterschiedenen Convolvulacee, die als **Convolvulus Orizabensis** Pell. bezeichnet wird. Da das Pulver besser als das der echten Jalape schmeckt und die Droge 12% Harz liefert (Flückiger), kann sie statt der echten Jalape angewendet werden (Bernatzik). Die **weisse Jalape, Rad. Jalapae albae** s. **Mechoacanhae albae**, von Convolvulus Mechoacanha (Mexico), ist minder kräftig; eine daraus erhaltene Harzsäure führt selbst zu 1,5 nicht ab (Buchheim). — Aus der Familie der Convolvulaceen stammt auch die durch die Jalape völlig verdrängte Turpithwurzel, Radix Turpethi — von Ipomoea Turpethum R. Br. (Ostindien, Australien) —, welche 4% eines Harzes enthält, dessen in Aether nicht löslicher Antheil, ein dem Convolvulin verwandtes Glykosid, wie dieses zu 0,25 sicher purgirend wirkt, während der in Aether lösliche Theil zu 1,20 nicht abführt (Vogl). Die der Turpithwurzel zugeschriebenen stark irritirenden Wirkungen auf Haut und Schleimhäute gehören nur der Radix Turpethi spurii oder Radix Thapsiae an.

Podophyllinum; Podophyllin.

Das in Amerika als drastisches Abführmittel viel gebrauchte Podophyllin, ein aus dem Wurzelstocke von Podophyllum peltatum L., einer in den Vereinigten Staaten einheimischen und als Mayapple bezeichneten Berberidee, hat auch neuerdings bei uns, besonders als Cholagogum, Eingang gefunden.

Das aus dem weingeistigen Extracte des Rhizoms mit Wasser abgeschiedene Podophyllin ist ein gelbes Pulver oder eine lockere, gelbliche oder bräunlichgraue, amorphe Masse. Buchheim hielt das Podophyllin für das Anhydrid einer unwirksamen Säure, der Podophyllinsäure, welche bei Einwirkung von Kali auf Podophyllin entstehe, indessen ist das käufliche Podophyllin ein variables Gemenge verschiedener Harze und daher in seinem Verhalten gegen Lösungsmittel sehr verschieden. Nach Podwyssotzki besteht es aus einer krystallinischen Fettsäure, einer in gelben Nadeln krystallisirenden Substanz mit den Eigenschaften des Quercetin, einer unwirksamen Harzsäure (Podophyllinsäure) und zwei stark wirkenden Körpern, Podophyllotoxin und Pikropodophyllin, welche beide in Aether, Chloroform und Alkohol leicht löslich, in Wasser fast unlöslich sind und krystallisirt erhalten werden können.

Das Podophyllin steht in seiner Wirkung dem Convolvolin nahe, unterscheidet sich jedoch dadurch, dass es auch bei subcutaner Application Reizung des Darmcanals verursacht.

Das Auftreten von Kolik, Tenesmus und Vomiturition mit nachfolgendem Tode wurde zuerst von Percy und Anstie bei Subcutanapplication alkalischer oder spirituöser Podophyllinlösung dargethan. Nach Podwyssotzki wirkt Pikropodophyllin auf Katzen und Hunde nur bei interner Anwendung in Oellösung emetokathartisch, dagegen Podophyllotoxin auch bei Subcutanapplication toxisch, wobei nach dem Tode fleckige Röthung, Succulenz und mässige Schwellung der Magenschleimhaut und starke Durchfeuchtung der mit Schleim und abgestossenem Epithel bedeckten Darmschleimhaut in ihrer ganzen Ausdehnung, bei Hunden auch Substanzverlust im Ileum constatirt werden. Podophyllotoxin kann schon zu 0,001—0,005 Katzen tödten, während vom Pikropodophyllin 0,3 erforderlich sind. Pikropodophyllin wird auch im Darme nur zum kleinen Theile resorbirt.

Die Hauptvorzüge, welche man dem Podophyllin andern Abführmitteln gegenüber beilegt, sind die gallige Beschaffenheit der Stühle und der Umstand, dass die Wirkung, welche nach medicinalen Dosen meist nach 10—12 Std., oft noch später erfolgt, sich nicht leicht abstumpft, so dass Podophyllin auch bei habitueller Verstopfung brauchbar ist.

Während Bennett (1869) dem Podophyllin cholagoge Wirkung auf Grund physiologischer Versuche absprach, zeigte Rutherford (1879) die stark erregende Wirkung des Mittels auf die Lebersecretion, die jedoch bei purgirenden Dosen weniger als bei kleinen hervortritt. Auffallende Kleinheit der Leber bei sehr dunkler Färbung und Blutreichthum derselben, so wie pralle Füllung der Gallenblase findet sich auch bei den mit Podophyllotoxin vergifteten Thieren

(Podwyssotzki). Gerade die auffallend gallige Beschaffenheit der Stuhlgänge und bei grösseren Dosen auch des Erbrochenen bei medicinischem Gebrauche gab Ernst Schmidt (1866) Veranlassung das Mittel in Deutschland einzuführen. Als Nebenerscheinungen treten bei grösseren Dosen (0,25—0,4), bei einzelnen Personen auch nach kleineren Gaben, Leibschneiden, Uebelkeit, Schwindel, profuse Schweisse und anhaltende wässrige Stühle hervor (E. Schmidt); Schmerzen und Koliken können selbst 1—2 Tage anhalten (Phillips). Das Podophyllin irritirt beim Verstäuben auch die Augenbindehaut und bewirkt Chemose und Myose (Webster).

Man giebt Podophyllin entweder als einmaliges drastisches Purgans oder wiederholt bei habitueller Obstipation, namentlich bei Störungen der Leberfunction, chronischem Erbrechen nach der Mahlzeit und Hypochondrie mit Schlaflosigkeit. Wegen der durch Podophyllin leicht hervorgerufenen Koliken ist eine Verbindung mit Extractum Hyoscyami oder Extractum Belladonnae zweckmässig.

Das von Dyes bei Rheumatismus acutus gegebene Präparat ist nach Phillips nicht antipyretisch, aber im Typhus, wenn ein mildes Laxans indicirt ist, in mässigen Dosen von Nutzen und ausserdem besonders geeignet, um bei Säuglingen lettige Stühle oder Mastdarmvorfall zu beseitigen.

Als einmaliges drastisches Purgans giebt man 0,06—0,12, bei habitueller Obstipation 0,005—0,08, je nach Bedürfniss alle 12—24 Std. In letzterem Falle ist die Darreichung in Pillenform angezeigt, wodurch auch die beim Einnehmen in Podophyllinpulvern häufig vorkommende Salivation verhindert wird. Bei Neugeborenen gab Phillips 0,002—0,003.

Verordnung:

℞
Podophyllini 0,45
Extracti Hyoscyami 0,3
Saponis medicati q. s.

ut. f. pil. No. 20. Consp. D. S. Abends 1 Stück (Marchant).

Anhang: An das zuerst von der eklektischen Schule als gallentreibendes Mittel in Aufnahme gebrachte Podophyllin reihen sich verschiedene sog. Resinoide aus nordamerikanischen Pflanzen an, welche gleichzeitig cholagog und purgirend wirken, jedoch hinsichtlich der letzteren Action dem Podophyllin nachstehen und ihre Einwirkung auf die Lebersecretion im entschiedenen Maasse hervortreten lassen. Hierher gehören in erster Linie die Resinoide aus dem Rhizome von Iris versicolor (Fam. Irideae) und aus der Wurzel von Evonymus atropurpureus, welche als Iridin und Evonymin bezeichnet werden. Beide sind nach Rutherford kräftige Cholagoga, die besonders bei biliösen Zuständen sich eignen und zu 0,1—0,25 intern für sich oder in Verbindung mit Extractum Hyoscyami (zum Verhüten von Leibschmerzen) oder auch abwechselnd mit salinischen Purganzen, wo die purgirende Wirkung nicht eintritt, gegeben werden. Das Evonymin ist nach den neuesten Untersuchungen von Hans Meyer ein glykosidisches Herzgift. In analoger Weise wirken auch das Juglandin, ein Resinoid aus der Wurzel der Butternuss, Juglans cinerea, in Amerika zu 0,1—0,3 bei Verstopfung und Dysenterie gebräuchlich, das Hydrastin aus der Wurzel von Hydrastis Canadensis, dem die eklektischen Aerzte auch tonisirende Wirkung zuschreiben, das Baptisin aus der Wurzel von Baptisia tinctoria, das Menispermin aus der Wurzel von Menispermum Canadense, das Phytolaccin aus der Wurzel von Phytolacca decandra und das Leptandrin von Leptandra Virginica. Das Phytolaccin ruft zu 0,1 bei habitueller Obstipation stets reichlichen Stuhlgang hervor. Das Leptandrin wirkt ausserordentlich milde auf den Darm und wird in Amerika als Ersatzmittel des Rhabarbers in der Kinderpraxis häufig benutzt.

Fructus Colocynthidis, Colocynthis, Poma Colocynthidis; **Coloquinthen,** Coloquinten.

Die Droge stellt die getrockneten und geschälten Beerenfrüchte von Citrullus Colocynthis Arnott (Cucumis Colocynthis L.), der in einem grossen Theile von Vorderasien und Nordafrika wildwachsenden, in Spanien und auf Cypern cultivirten Coloquintengurke, dar.

Dieselben sind kuglig, von der Grösse eines Apfels, und besitzen ein weisses, schwammiges, äusserst bitteres Mark, das sich leicht in drei Verticaltheile zerbrechen lässt, in welchen zahlreiche braune oder weisse Samen an wandständigen Placenten sich befinden. Je reichlicher das Mark entwickelt und je weniger zahlreich die Samen sind, um so besser sind die Coloquinten. Eingeschrumpfte harte, bräunliche Früchte sind verwerflich.

Man benutzt nur das von den Samen befreite Mark, welches, behufs Anwendung in Pulverform mit $\frac{1}{5}$ Gummi Arabicum zu einer Paste verarbeitet, den Namen Fructus Colocynthidis praeparati oder Trochisci Alhandal führt. Das drastische Princip bildet das Colocynthin von Herberger und Walz.

Dasselbe ist ein krystallisirendes, weissgelbes, in Wasser und noch leichter in Alkohol lösliches, in Aether unlösliches Glykosid, welches stark bitter schmeckt und durch verdünnte Mineralsäuren in Colocyntheïn und Traubenzucker zerfällt. Das geschmackfreie, in Aether und kochendem Alkohol, aber nicht in Wasser lösliche Colocynthicin von Walz scheint auf die Wirkung der Coloquinten ohne Einfluss zu sein. Colocynthin und Colocyntheïn wirken beide drastisch und bedingen zu 0,03 beim Menschen in 8 Stunden Kolik und Diarrhoe (Sokolowski). Colocynthin wirkt zu 0,06 bei Hunden purgirend; 0,3—0,5 verursachen bei Kaninchen Gastroenteritis und Tod.

Kleine Dosen Coloquinten (0,06—0,2) machen wässrige und schleimige Stühle ohne Beschwerden, während nach grösseren Dosen nicht selten erhebliche Kolikschmerzen vorkommen.

Bei einzelnen Personen scheinen schon auffallend kleine Gaben wirksam zu sein. So soll die Dosis von 2 Tropfen Coloquintentinctur bei mehrmaliger Wiederholung Leibschmerzen und Diarrhoe bedingt haben. Linnés Ausspruch: „Colocynthis teterrime olens solo odore purgans et vomitoria est" ist offenbar übertrieben.

In sehr grossen Dosen können die Coloquinten durch erschöpfende Durchfälle oder heftige Reizung und Entzündung des Darmes den Tod herbeiführen; die Stühle werden dann manchmal blutig gefärbt, nicht selten treten Wadenkrämpfe ein und das tödtliche Ende erfolgt binnen 24 Stunden, oder es tritt nach heftiger drastischer Action fieberhafter Zustand mit enormer Schmerzhaftigkeit des Unterleibes auf. Todesfälle nach 1½ Theelöffel Coloquintentinctur (Christison), selbst nach 3,0 — 4,0 (Roques) sind verbürgt. Coloquinten wirken auf Schweine, Pferde und Schafe wenig toxisch. Die Angabe, dass dieselben am Cap eingemacht gegessen würden, ohne Schaden zu thun, ist vielleicht Verwechslung mit einer ähnlichen Cucurbitacee; dagegen dienen die Samen in Nordafrika allerdings als Nahrungsmittel. Bei Hunden beträgt die geringste letale Gabe 13,0—14,0 Coloquinten in Substanz.

Auf die Gallensecretion wirken Coloquinten in stärkerem Maasse vermehrend als Jalape und Crotonöl (Rutherford).

Tidy fand bei Hunden, welche er mit Coloquinten vergiftete, neben Entzündung des Rectums auch bisweilen solche der Nieren und Blase, was für directe Wirkung auf die uropoëtischen Organe zu sprechen scheint.

Die Coloquinten sind ein geschätztes Abführmittel, welches manchmal noch Leibesöffnung schafft, wo z. B. bei Geisteskranken oder bei habitueller Obstipation Rhabarber, Aloë oder Jalape unwirksam sind. Doch ist gerade bei letzterer Affection Vorsicht zu empfehlen, da es nicht an Fällen fehlt, wo längerer Gebrauch coloquintenhaltiger Abführmittel, z. B. der Morisonschen Pillen, die ausserdem noch Gutti enthalten, zu Ulcerationen im Darme führte. Am günstigsten wirken Coloquinten entschieden bei Wassersucht mit oder ohne chronische Nierenaffectionen, wo sie nicht allein reichliche flüssige Stühle bedingen, sondern auch manchmal entschieden zur Vermehrung der Harnmenge führen.

Man darf sich indessen hier nicht zu allzugrossen Dosen versteigen, weil solche namentlich bei an sich geschwächten Individuen zu Collapsus Veranlassung geben können. Die von Christison empfohlene Einreibung der Tinctur in die Schenkel dürfte wohl kaum zum Ziele führen. — Auch in Fällen wo man ableitend auf den Darmcanal wirken will, z. B. bei Hirnaffectionen, sind die Fructus Colocynthidis empfehlenswerth. Auch stehen sie als Emmenagogum in Ruf — schon Hippokrates wandte mit Coloquintenabkochung getränkte Pessarien an — und haben, als solches in England als Volksmittel angewendet, schon mehrfach Vergiftungen bedingt. Der Gebrauch der Tinctur gegen Nachtripper hat wohl keine specielle Indication. Ebenso sind die Coloquinten kein eigentliches Bandwurmmittel, sondern nur zur Entleerung der getödteten Tänien brauchbar, wofür jedoch mildere Abführmittel ausreichen.

Contraindicationen der Coloquinten bilden entzündlichen Zustand des Darmrohres und bestehende Gravidität, auch bedeutenden Schwächezustand bei Hydropischen.

Man verordnet die Fructus Colocynthidis zu 0,03—0,3 (ad 0,3 pro dosi, ad 1,0 pro die!) als Drasticum.

Am gebräuchlichsten ist die Pulverform, doch ziehen Manche (besonders bei Hydropischen) Abkochungen mit Wasser oder Bier (Hufeland) vor, wobei man 1,0—4,0 des von den Samen befreiten Markes auf 200,0 Colatur rechnet, wovon man dreimal täglich 1 Esslöffel nehmen lässt. Solche Coloquintenabkochungen werden auch als Klystier benutzt.

Präparate:

1) **Extractum Colocynthidis; Coloquintenextract.** Durch 6tägige Maceration von 2 Th. Coloquinten mit 15 Th. verdünntem Weingeist und 3tägige Maceration des Rückstandes mit 5 Th. Weingeist und 5 Th. Wasser dargestelltes trockenes Extract, gelbbraun, in Wasser trübe löslich. Dosis 0,005—0,05 (ad 0,05 pro dosi, ad 0,2 pro die!). Als Purgans meist in Verbindung mit anderen purgirenden Extracten. Eine solche Verbindung von Coloquintenextract 3 Th., Aloë 10 Th., Resina Scammoniae 8 Th., Extractum Rhei 5 Th. bildet das zu 0,015—0,1 in Pillenform benutzte, früher officinelle Extractum Colocynthidis compositum. Zur Minderung der Kolikschmerzen verbindet man das einfache und zusammengesetzte Coloquintenextract mit Extractum Belladonnae oder Extractum Hyoscyami (letzteres z. B. in den Pilulae Colocynthidis et Hyoscyami Ph. Br.).

2) **Tinctura Colocynthidis; Coloquintentinctur.** Macerationstinctur der Coloquinten mit den Samen, mit 10 Th. Spiritus bereitet, gelb, sehr bitter. Zu 0,5—2,0 (ad 2,0 pro dosi! ad 6,0 pro die!) Wurde früher auch zu Einreibungen (z. B. nach Heim mit 3 Th. Oleum Ricini) theils zur Zertheilung von Geschwülsten, theils wegen vermeintlicher diuretischer Effecte benutzt.

Reines Colocynthin (von Merck) empfiehlt Hiller in Weingeist, Glycerin und Wasser im Verhältniss von 1:300 gelöst, zu 0,01 subcutan Morgens und

Abends bei habitueller Stuhlverstopfung, doch ruft die Injection heftigen localen Schmerz hervor, weshalb sich die völlig schmerzlose Application derselben Menge in 5,0—10,0 der genannten Lösung empfiehlt, welche in $^1/_2$—1 Std. reichliche breiige Stuhlentleerung mit mässigen Kolikschmerzen bedingt.

Verordnungen:

1) ℞
   Fructuum Colocynthidis a semin. liberatorum 4,0 (gm. 4) coque c. Aq. font. q. s. ad colaturam 200,0
   Sub finem coctionis adde
   Fructuum Anisi 4,0
   Colaturae refrigeratae adde
   Syrupi Sacchari 25,0

   M. D. S. Dreimal täglich 1 Esslöffel.

2) ℞
   Extracti Colocynthidis 1,0 (gm. 1)
   Extracti Aloës 2,0,
   Extracti Hyoscyami 0,5

   M. f. pilul. No. 30. Consp. D. S. Abends 1 Pille. (Bei habitueller Obstipation. Soll eine Steigerung der Dosis nie bedürfen (?). Epenstein.)

Sonstige purgirende Cucurbitaceen. — Aus der Familie der Cucurbitaceae stammen noch zwei früher viel gebrauchte Drastica, die Radix Bryoniae, von Bryonia alba L., der bei uns in Hecken wachsenden Zaunrübe, und das Elaterium, der aus dem Saft der Frucht von Ecbalium officinale Nees (Momordica Elaterium L.), der in Griechenland und Südeuropa wilden Springgurke oder Eselsgurke, gewonnene Bodensatz.

Die Radix Bryoniae, deren wirksamen Bestandtheil, das Glykosid Bryonin, Walz isolirte, ist in ihrer Wirkung, vielleicht nach der Jahreszeit der Einsammlung, sehr ungleich. Früher galt sie besonders als Drasticum hydragogum und kam namentlich bei Geisteskrankheiten, Epilepsie und ähnlichen Leiden in Anwendung. Der frisch ausgepresste Saft (zu 5,0—15,0) wurde zu Frühlingscuren benutzt; die trockne Wurzel gab man zu 0,3—0,5 in Pulverform, oder im Aufguss (4,0—15,0 auf 120,0—180,0 Colatur). Aeusserlich wirkt sie etwas hautröthend und wurde früher bei Rheumatismus und Gicht, in Scheiben geschnitten aufgelegt, benutzt, weshalb sie auch Gichtrübe heisst.

Von Elaterium kommen im Handel zwei Sorten vor, welche der Farbe nach als Elaterium album und nigrum unterschieden werden. Das erstere, auch als Elaterium Anglicum bezeichnet, ist bei Weitem kräftiger als das Malteser oder schwarze. Elaterium album ist offenbar der stärkste aller drastischen Stoffe, welcher nur von dem darin neben verschiedenen anderen Bitterstoffen (Prophetin, Elaterinsäure, Hydroelaterin, Elaterid) enthaltenen und ebenfalls in Anwendung gezogenen krystallinischen, in Wasser unlöslichen, in Aether leicht löslichen Elaterin an Activität übertroffen wird. Es ist aber auch das reinere Elaterium in seiner Zusammensetzung sehr schwankend, indem es bald 15—26 (Morries), bald 40 (Hennel), bald 50 % Elaterin enthält. Es hängt dies offenbar nicht mit Differenzen der Bereitungsweise, sondern mit dem differenten Gehalte des Fruchtsaftes an Elaterin in verschiedenen Jahreszeiten zusammen, der im Juli 4—5 %, im August nur 0,69 % und im September gar kein Elaterin (dagegen viel anderen Bitterstoff) enthält (Köhler). Das Elaterin kommt im Handel in so verschiedener Reinheit vor, dass man die purgirende Dosis mit Sicherheit nicht feststellen kann. Es giebt Sorten, welche schon zu 0,003 Erbrechen und Purgiren herbeiführen (Christison, Duncan, Buchheim und Wolodzko), während andere Sorten selbst nicht zu 0,015 drastisch wirken (Nickels, Hasse). Abgesehen von dieser Unsicherheit der Wirkung ist der Gebrauch des Elaterins auch seiner Gefährlichkeit halber zu widerrathen, insbesondere bei alten Leuten, die schon nach sehr geringen Mengen Hyperkatharsis bekommen, collabiren und zu Grunde gehen können, wie in einem Falle von Craig (1862) eine 70jährige Dame an 0,001 Elaterin. Von physiologischem Gesichtspunkte aus ist zu erwähnen, dass die Wirkungen des Elaterins auf den Darm sich nur entfalten, wenn es intern applicirt wird, und zwar auch dann nur, wenn es dabei mit Galle in Berührung kommt (Buchheim und Wolodzko, Köhler). Grössere Dosen bewirken bei Thieren entschiedene Entzündung im Magen und Darm. Beim Menschen ist das Purgiren stets mit starken Kolikschmerzen verbunden. Bei zwei Schülern Schroffs, welche 0,05 Elaterin versuchsweise nahmen, waren wiederholtes Erbrechen und Diarrhoe die Hauptsymptome, denen sich bei dem Einen noch Kopfweh und Eingenommenheit des Kopfes, bei dem Anderen Niesen und Epistaxis anschlossen. 0.15 Elaterium können den Tod eines Erwachsenen herbeiführen (Beck). Bei anderer Application entbleibt entweder jede Wirkung (so bei Einreibung, endermatischer Anwendung, Inoculation) oder es treten (bei Subcutanapplication oder Injection in die Venen) nervöse Erscheinungen, wie Verlust des Bewusstseins und der Sensibilität, auch Tetanus und Dyspnoe, daneben Speichelfluss auf (Köhler). Buchheim stellt das Elaterin zu den Anhydriden, indem es, mit Kalihydrat behandelt, in einen gelblich-weissen Körper von sauren Eigenschaften, Buchheims Elaterinsäure, die zu 1,0 nicht purgirend wirkt, übergeht. — Die Indicationen für Elaterium sind im Allgemeinen dieselben wie die der Coloquinten. Besonderen Ruf geniesst es als Antihydropicum. Für Elaterium album giebt die British Pharmacopoeia 0,004—0,03 als Dosis an; nach Scoresby Jackson sind als gewöhnliche Dosis 0,008—0,015 erforderlich. Zur Verordnung dürfte sich nur die Pillenform eignen (mit Extractum Gentianae). Will man das Mittel versuchen, so muss man stets mit der kleinsten Gabe beginnen, um mögliche Intoxication zu vermeiden. Die betreffenden Dosen sind nicht in zu nahen Zwischenräumen zu geben. Sollte das Mittel heftige Entzündung und Hyperkatharsis bedingen, so sind Opium, demulcirende Getränke und Klystiere, Kataplasmen auf das Abdomen indicirt.

Gutti, Gummi Guttae, Cambogia; Gummigutt.

Die officinelle Sorte des als Malerfarbe vorzugsweise verwendeten Gutti oder Gummigutti, das sog. Siam-Gutti oder Röhrengutti, wird von einem in Siam und Ceylon wachsenden Baume aus der Familie der Clusiaceae, Garcinia Morella Desrousseaux (Garcinia Gutta Wight, Garcinia elliptica Wall., Hebradendron cambogioides Graham), von welchen eine Varietät mit gestielten männlichen Blüthen (β pedicellata) auf Singapore cultivirt wird, abgeleitet.

Es stellt bis gegen 7 Cm. dicke, meist walzenförmige, auf der Oberfläche bestäubte, manchmal streifige, solide, selten hohle Stücke von schön rothgelber Farbe dar, welche sehr leicht in flachmuschelige, glänzende Splitter brechen; es ist vollkommen dicht, selbst in kleinen Stücken kaum durchscheinend, zerrieben von citronengelber Farbe, ohne Geruch und von anfangs kaum bemerkbarem, dann fast süssem, endlich kratzendem Geschmacke. Gutti ist ein Gummiharz, das sich deshalb in Alkohol und Aether nicht vollständig mit schön rubinrother Farbe löst und mit Wasser eine hellgelbe Emulsion bildet. Kaustische oder kohlensaure Alkalien geben dunklere, klare Lösungen, aus denen Säuren den Farbstoff präcipitiren. Ob andere Sorten, z. B. Ceylon-Gutti, eine andere Abstammung besitzen, ist zweifelhaft, aber irrelevant, weil kein anderes Gutti in unseren Handel gelangt. Mit Stärke verfälschtes Gummigutt ist an der durch Iod erzeugten grünen Färbung leicht zu erkennen.

Das Röhrengutti besteht nach Christison aus 73 % des als Harzsäure zu betrachtenden Farbstoffes, der Gambogiasäure oder des Gummiguttgelb, welche nicht so drastisch wie das Gutti selbst wirkt, aus 25 % Gummi und 5 % Wasser.

Die nicht in Wasser, aber in Aether oder Alkohol lösliche Gambogiasäure verbindet sich mit Basen zu gelbgefärbten amorphen Verbindungen, von denen die der Alkalien in Wasser löslich sind. Schon Christison fand, dass dieselbe nicht gleichwerthig als Drasticum mit der Gutti selbst, aus der sie dargestellt wurde, sei, und spätere Untersuchungen von Buchheim und verschiedenen seiner Schüler (Pabo, Daraszkiewicz, Untiedt und Schaur) bestätigten das Factum. Ausleerungen erfolgen nach Gambogiasäure bei Einzelnen auf 0,3—0,4 in wenigen Stunden, Anderen machen 0,6—0,8 nur Gefühl von Schwere im Abdomen, und selbst nach 1,0—2,0 erfolgen bei verschiedenen Personen von etwas Nausea und Mattigkeit begleitete diarrhoische Stühle erst nach 10—12 Stunden. Bei Hunden wirkt Gambogiasäure meist brechenerregend, aber selbst zu 1,2 nicht constant drastisch. Der Contact mit Galle ist zum Zustandekommen der purgirenden Wirkung der Gambogiasäure unerlässlich. Subcutane Application bedingt bei Hunden locale Abscesse. Ebenso variabel wie die Gambogiasäure selbst wirken die gambogiasauren Salze; das Kaliumsalz wirkt gar nicht, das Magnesiumsalz zu 0,4—0.5 und das Natriumsalz in höherer Gabe (bisweilen selbst nicht zu 1,2) abführend. Im Harn und unter normalen Verhältnissen der Gallenabsonderung auch in den Faeces findet sich Gambogiasäure nicht wieder; bei Einspritzung von gambogiasaurem Natrium in das Blut tritt ein harzartiger, von der Gambogiasäure verschiedener Körper im Urin neben kohlensauren Alkalien auf (Schaur). Tiedemann und Gmelin wollen Gambogiasäure nach Guttigenuss im Urin wiedergefunden haben.

Gutti bedingt zu 0,1—0,3 mässige, nicht beschwerliche Leibesöffnung; höhere Dosen bewirken Erbrechen.

Der längere Gebrauch soll nach Pereira Darmentzündung mit Ulceration und selbst den Tod veranlassen können; dagegen giebt Rayer an, dass täglich 2,5 sechs Wochen lang ohne Nachtheil genommen seien. Cholagog wirkt Gutti nicht (Rutherford).

Das Gummigutt wirkt im Wesentlichen den Coloquinten gleich und wird wie diese besonders wegen der flüssigen Stühle, die es bedingt, als Antihydropicum benutzt; doch ist der Wassergehalt der Stühle nach Gutti nicht grösser als nach anderen Drastica. Galle fehlt darin (Radziejewski).

Bei älteren Aerzten fand Gutti ausserdem bei chronischen Hautaffectionen, Gemüthsverstimmungen und besonders oft zur Entfernung von Bandwürmern Anwendung. In Italien und Frankreich (Malgaigne) hat man es auch bei Ruhr u. a. entzündlichen Affectionen des Tractus, jedoch in sehr kleinen Dosen, benutzt. Bei Hydropischen tritt oft auch nach grossen Dosen (0,8—1,2) kein Purgiren ein, dagegen vermehrte Diurese (Abeille).

Als Drasticum reicht man Gutti zu 0,1—0,3 pro dosi mehrmals täglich, am besten in Pillen, auch in Pulvern und Emulsion. Bei Ruhr giebt man 0,1—0,2.

Als maximale Einzelgabe ist 0,3, als Tagesgabe 1,0 zulässig. Das Gutti bildete in früherer Zeit den Hauptbestandtheil vieler marktschreierisch angepriesener drastischer Pillen, z. B. der Morisonschen und Moerikeschen Pillen, ebenso diverser älterer Bandwurmmittel, wo man Gutti mit anderen Drastica oder mit Rhizoma Filicis combinirte. In England und Frankreich sind noch jetzt abführende Pillengemenge aus Gutti, Aloë u. s. w. unter verschiedenen Namen (Pilulae Bontii, Pilulae Cambogiae compositae) gebräuchlich. Als Diureticum wird Gutti entweder mit Scilla, wie in den Heimschen Pillen, oder auch mit Alkalien gegeben; man muss hier mit kleineren Tagesgaben beginnen und allmälig steigen. Früher waren auch Lösungen in Alkohol mit Zusatz von Alkali (Tinctura Gutti kalina) gebräuchlich.

Verordnung:

1) ℞

Gutti
Bulbi Scillae
Stibii sulfurati aurantiaci
Pulv. fol. Digitalis
Extr. Pimpinellae āā 1,5 (dgm. 15)
F. pilul. No. 60. Consp. D. S. 3mal täglich 2—3 Stück. (Heims Pilulae hydragogae.)

Oleum Crotonis; Crotonöl.

Als das stärkste der officinellen Drastica, welches vor den übrigen sich auch durch stark hautreizende Wirkung auszeichnet, schliesst das Crotonöl die Reihe der darmreizenden Stoffe ab. Dasselbe ist ein fettes Oel, welches aus den Samen einer auf der Malabarküste und verschiedenen ostasiatischen Inseln wachsenden, in Ostindien, Cochinchina und China cultivirten baumartigen Euphorbiacee, Tiglium officinale Klotsch (Croton Tiglium L.), durch Auspressen gewonnen wird.

Die Crotonsamen, auch als Purgirkörner oder Granatill, Grana Tiglii s. Grana Moluccana, bezeichnet, sind den Ricinussamen ähnliche, stumpfeiförmige, der Länge nach durch einen etwas zugeschärften Rand in zwei ungleiche Hälften getheilte Nüsschen mit dunkel graubrauner oder gelblicher, wenig und kleingefleckter, zerbrechlicher Schale und weisslichem, derbem, anfangs ölig, später scharf schmeckendem Kerne. In gleicher Weise verhält sich dem Geschmacke nach das gelbbraune oder dunkelbraune, sauer reagirende Crotonöl, das sich in 36 Th. Spiritus und leicht in Aether löst. Der Oelgehalt der Samen schwankt zwischen 30 und 60 %. Auch das Holz, früher als Lignum Pavanae oder Lignum Moluccanum bezeichnet, besitzt scharfe Eigenschaften, wahrscheinlich auch die Blätter und grünen Theile der Pflanze. Die Samen sind mindestens ebenso scharf und giftig wie das Oel, so dass schon ein einziger frischer Samen bedenkliche Gastroenteritis mit choleriformen Erscheinungen veranlassen kann (Wallich). Vier Samen sollen den Tod eines Menschen, zwanzig den eines Pferdes bewirken. Schon das Auspacken der Samen kann bei den damit beschäftigten Arbeitern Entzündung der Augen und Irritation der Schling- und Athemwerkzeuge bedingen.

Als der wirksame Bestandtheil des Crotonöls ist nach den neuesten Untersuchungen von Buchheim eine eigenthümliche scharfe Säure, die Crotonolsäure, anzusehen, welche in dem Crotonöl des Handels theils frei, theils als Glycerid, aus welcher Verbindung sie durch die Alkalien der Darmsäfte frei gemacht wird, sich findet. Diese Säure wirkt sowohl auf die äussere Haut als auf den Darmtractus in hohem Grade reizend und ist mit dem Crotonol von Schlippe identisch, in welchem man früher das hautreizende Princip des Crotonöls sah, während man zufolge ungenügender Versuche Schlippes an Thieren demselben die drastische Wirkung absprach und letztere in Zersetzungsproducten der Crotonölsäure suchte, welche beim Verseifen des Oels im Darme entstehen.

Das Crotonöl ist ein Gemenge von Glyceriden verschiedener Säuren aus der Reihe der fetten Säuren (Stearin-, Palmitin-, Myristin- und Laurinsäure), verschiedener flüchtiger Fettsäuren (Essig-, Butter-, Baldriansäure und einer eigenthümlichen, von Geuther als Tiglinsäure bezeichneten), die durch Einwirkung des atmosphärischen Sauerstoffs auf die festen Fettsäuren sich bilden, der Oleïnsäure, der Crotonolsäure und von etwas Cholesterin. Die Crotonolsäure giebt wie die Ricinolsäure bei trockner Destillation des neutralen Natriumsalzes Oenanthol und beim Kochen mit Salpetersäure Oenanthylsäure, dagegen beim Kochen mit Kalihydrat (statt Sebacylsäure) eine der Korksäure nahestehende Säure, welche Buchheim Crotonylsäure nennt. Die Crotonolsäure wird äusserst leicht durch überschüssiges Kalihydrat zersetzt und färbt sich dabei dunkel; das dabei gebildete Zersetzungsproduct ist von bitterem Geschmacke und ohne purgirende Wirkung. Die entgegengesetzte, früher von Buchheim und Krich und neuerdings von Radziejewski vertretene Ansicht, dass das Crotonöl diesem Zersetzungsproducte seine drastische Wirkung verdankt, erklärt sich daraus, dass das bei den Versuchen gebrauchte Product noch unzersetzte Crotonolsäure enthielt. Letztere bildet eine farblose oder schwach weingelbe, terpenthinähnliche Masse von eigenthümlichem Geruche, welche etwa zu 4% frei im Crotonöl vorkommt. Durch Schütteln mit Weingeist lässt sich die freie Crotonolsäure dem käuflichen Oele entziehen, das zurückbleibende, hellere und dem Ricinusöl ähnliche Oel ist zu 1 Tropfen drastisch, — weil durch das Alkali des Darmsaftes wieder Crotonolsäure frei wird —, entbehrt dagegen der irritirenden Wirkung auf die Haut, weil diese nur der freien Crotonolsäure zukommt. Die aus dem mit Alkohol geschüttelten Oele dargestellte Crotonolsäure bewirkte in Versuchen von Buchheim und Krich (1857) bei Ersterem zu 0,046 mit Sapo med. in Pillen) Kratzen im Halse, Nausea, Borborygmen und in 2 Stdn. eine halbflüssige Stuhlentleerung, bei Krich Aufstossen und zu 0,092 auch Stuhlentleerung. Auch die crotonolsauren Verbindungen mit Natrium und Magnesium wirken zu 0,04—0,06 purgirend oder emetokathartisch, nicht aber Crotonolamid und Crotonolsäure-Aethyläther (selbst nicht zu 0,35). Die nach Buchheims neueren Versuchen sich ergebende Anschauung, dass die Crotonolsäure das drastische und dermerethistische Princip des Crotonöls sei, macht allen bisherigen Schwierigkeiten in der Theorie der Wirkung des Crotonöls ein Ende. Natürlich fallen damit Dominés Crotonsäure (angeblich flüchtig) und das krystallinische Crotonin von Brandes, welches schon Weppen als crotonolsaures Magnesium erkannte.

Das Crotonöl äussert irritirende Einwirkung auf die Haut und auf verschiedene Schleimhäute. Auf der Haut erzeugt es einen ekzematösen Ausschlag, welcher mit dem durch Emetin und Brechweinstein hervorgerufenen die meiste Analogie zeigt.

1—2 Tropfen Crotonöl erzeugen, pure auf die äussere Haut eingerieben, schon nach 5—10 Min. Brennen, Prickeln und Jucken, das stundenlang anhalten kann; die Stelle röthet sich, erscheint angeschwollen, und auf derselben entstehen kleine Vesikeln, die anfangs mit Serum, später mit Eiter sich füllen und in 3—5 Tagen zu oberflächlichen Schorfen eintrocknen. Wiederholte Application auf dieselbe Stelle steigert den Effect nicht; tiefer gehende Ulcerationen, wie Brechweinstein, bringt Oleum Crotonis nicht hervor; ebensowenig hinterbleibt nach der Application eine Narbe. Nach Inoculation von Crotonöl entsteht eine enorme Papel, welche in eine grosse Pustel übergeht. Mit einem Tropfen Oel lassen sich mehr als 50 Pusteln hervorbringen. Bisweilen erfolgt nach Einreibung von Crotonöl auch Bildung von Ekzembläschen an entfernten Körperstellen.

Ob bei externer Application Resorption des activen Bestandtheiles des Oeles eintritt, ist fraglich. Die älteren Angaben, dass nach Einreibung von Crotonöl auf die Bauchhaut Purgiren eintrete, sind durch neuere Versuche nicht bestätigt. Krich rieb sich 3 Tropfen, 9 Stunden später 6 Tropfen und am anderen Morgen 12 Tropfen in die Haut des Abdomens ein, ohne dadurch purgirende Wirkung zu erzielen. Nach M. Langenbeck erzeugen 1,2, binnen 14 Tagen am Abdomen inoculirt, keine Durchfalle, doch scheint der Stuhlgang bei habitueller Obstipation zur Norm zurückzukehren. Nach Anglada u. A. soll auch Einreibung von Crotonöl auf die Zunge Purgiren bedingen können.

In kleinen Mengen in den Mund gebracht, erregt Crotonöl brennende Empfindung und anhaltendes Kratzen im Halse, welches stundenlang anhält und durch tiefe Inspirationen gesteigert wird (Schroff). In den Magen und Darmcanal gelangt, bedingt es nach Maassgabe der angewandten Menge Reizungserscheinungen von der verschiedensten Intensität. Bei medicinalen Dosen von 0,03—0,1 beschränken sich die Wirkungen, von Brennen im Magen, Kollern im Leibe und Kolikschmerzen abgesehen, auf 5—10 flüssige Darmentleerungen, welche in vielen Fällen schon $1/2$ Stunde und noch früher nach dem Einnehmen, fast immer aber vor Ablauf von 2 Stunden auftreten.

Die Crotonstühle enthalten ebensoviel Wasser wie die Entleerungen nach Gutti; ausserdem Peptone, Galle, das saccharificirende Ferment des Darmsaftes, Leucin und Tyrosin, endlich unveränderte Muskelbündel (Radziejewski). Tenesmus und Brennen im Rectum sind bei der Defäcation nicht bedeutend. In vielen Fällen erregt schon 1 Tropfen Ekel und Erbrechen, welche bei grösseren Gaben niemals fehlen. Dem ersten Stuhlgange, der in der Regel fester als die spätere ist, geht bisweilen Unruhe, Beschleunigung des Athems und gesteigerte Pulsfrequenz voraus. Am zweiten Tage besteht meist nur noch etwas Appetitlosigkeit. In einzelnen Fällen, wo das Crotonöl in der angegebenen Dosis kein Purgiren verursacht, kommt es zu nervösen Erscheinungen, welche sich durch heftige Präcordialangst, allgemeine Unruhe, Herzklopfen, Kopfschmerz, Schwindel, leichte Ideenverwirrung, Mattigkeit, Schmerzen in den Gliedern und fliegende Hitze zu erkennen geben. Dieselben Erscheinungen treten auch bei grossen vergiftenden Dosen ein, wobei sich gleichzeitig Brechdurchfälle und hochgradiger Collapsus (mit Cyanose, kalten Schweissen, Anaesthesie) einstellen, die den Tod herbeiführen können. Schon durch 20 Tropfen innerlich kann der Tod eines Erwachsenen bedingt werden. Die Erscheinungen bei Thieren sind im Wesentlichen dieselben. Duméril, Demarquay und Lecointe fanden bei Hunden nach 2—6 Tropfen Crotonöl in Emulsion zuerst geringe Verminderung der Temperatur, dann Zunahme von $1,3—1,4°$; nach 12 Tropfen Sinken um $1—5,3°$.

Auch selbst gegen Crotonöl bestehen sehr verschiedene Grade der Empfänglichkeit und bei wiederholter Darreichung kann sich sogar eine gewisse Toleranz ausbilden (Taylor). Andererseits kann auf $1/2$ Tropfen Crotonöl bei Erwachsenen sehr heftiger Brechdurchfall mit starkem Collapsus folgen (Cowan). Diese Differenzen kommen auch bei Thieren vor, so dass 20—30 Tropfen auf Pferde nicht toxisch influiren (Wibmer), während bei anderen 15 Tropfen den Tod bedingen (Taylor); einzelne Kaninchen ertragen 7 Tropfen, andere sterben nach 2 Tropfen.

Bei der Section intern mit Crotonöl Vergifteter findet sich in der Regel lebhafte Entzündung im Magen und Darm, besonders im Dünndarm. Entzündliche Erscheinungen im Tractus, sowie Erbrechen und Durchfälle bei Lebzeiten beobachteten Conwell, Hertwig und Kramer auch bei Thieren nach Einspritzung von Crotonöl in die Venen; Buchheim sah dagegen in seinen Versuchen nur Erscheinungen, die auf Fettembolie in Lungen und Hirn hindeuten.

Die cholagoge Action des Crotonöls ist geringer als die der Coloquinten (Rutherford).

Die purgirende Wirkung des Crotonöls tritt auch bei Einführung in das Rectum ein, doch ist dazu eine grössere Menge (3—5 Tropfen) erforderlich.

Das Crotonöl wird wegen seiner intensiven irritirenden Wirkung niemals als längere Zeit zu nehmendes Drasticum, sondern nur zur Erzielung einmaliger Leibesöffnung bei hartnäckiger Obstipation, wenn andere Purgantien nicht zur Beseitigung angehäufter Kothmassen genügen, gegeben.

Es qualificirt sich das Mittel deshalb besonders zum Versuche bei mechanischer Darmverengerung (Ileus), bei hartnäckiger Verstopfung im Gefolge von Hirn- und Rückenmarkskrankheiten und bei Colica saturnina, bei welcher sich schon durch eine einzige Dosis, fast immer aber nach der zweiten, Stuhlgang und Besserung der Schmerzen einstellt (Tanquerel des Planches). Vielfach im Gebrauch ist Crotonöl bei Obstipation von Geisteskranken, wo die zuverlässige Wirkung sehr winziger Mengen und die Möglichkeit, solche mit den gewöhnlichen Speisen beizubringen, das Medicament anzeigt.

Aeusserlich kann es zur Hervorrufung von Hautentzündung in allen Fällen dienen, wo man Brechweinstein anwendet, vor dem es den Vorzug, tiefgehende Ulcerationen nicht zu erzeugen, besitzt; besonders häufig wird es zur Einreibung in den Hals (bei chronischer Laryngitis) und hinter die Ohren (bei Ophthalmie und Zahnschmerzen) gebraucht.

Die purgirende Dosis des Crotonöls ist $1/6$—1 Tropfen. Als höchste Einzelgabe ist 0,05, als höchste Tagesgabe 0,1 zulässig. Am zweckmässigsten giebt man dasselbe mit Zucker verrieben in Pulverform oder in fetten Oelen gelöst.

Eine Lösung von 1 Tropfen in 30,0 Mohnöl bildet das sog. **Oleum Ricini arteficiale** Ph. paup., welches nicht einmal den Vorzug der Billigkeit vor gewöhnlichem Ricinusöl hat. Ausser den angegebenen Formen ist Crotonöl auch in Gallertkapseln (mit Ricinusöl), in Syrupen, wo wegen Ausscheidung des Oels an der Oberfläche genaue Dosirung unmöglich ist, sowie in Emulsion gegeben. Nicht unzweckmässig ist die Pillenform (mit Sapo medicatus oder abführenden Extracten mit Pulv. Althaeae). Auch eine **Crotonseife, Sapo Crotonis**, ist zu 0,1—0,2 als Purgans vorgeschlagen, jedoch sehr unzuverlässig.

Aeusserlich gebraucht man Oleum Crotonis zu Klystieren (zu 1—2 Tropfen in Emulsion) oder zu hautreizenden Einreibungen (entweder für sich oder verdünnt mit fetten oder ätherischen Oelen, Spiritus oder Glycerin).

Verordnungen:

1) ℞
Olei Crotonis gtt. 1
Sacchari lactis 3,0
M. f. pulv. Div. in part. aeq. No. 3.
D. S. 2 stdl. 1 Pulver.

2) ℞
Olei Crotonis gtt. 2
— *Ricini* 60,0
M. D. S. Zweistündlich 1 Esslöffel voll. (Bei Bleikolik. **Tanquerel des Planches**.)

3) ℞
Olei Crotonis 1,0
— *Cajeputi*
Spiritus diluti āā 0,35
M. D. S. Zur Einreibung. (**Linimentum Crotonis Ph. Br.**)

Dritte Abtheilung. Allgemeine Arzneimittel, Pansomatica.

VIII. Classe. Plastica, Plastische Mittel.

Diese Classe umfasst die bei Schwächezuständen benutzten Medicamente, welche früher insgemein unter der Bezeichnung Tonica oder Roborantia zusammengefasst wurden. Es gehören dahin theils directe Ersatzmittel organischer oder unorganischer Bestandtheile des Körpers, die bei gewissen Krankheitszuständen in ihrer Menge vermindert sind, wie z. B. Eisen im Blute bei Chlorose, theils Stoffe, welche Zunahme der Körperkraft durch Hebung der Digestion bedingen. Diese letzteren von den directen Plastica als besondere Classe abzutrennen, halten wir für um so weniger erlaubt, als z. B. im Kochsalz eine Substanz existirt, welche sowohl durch Besserung der Digestion als auch als integrirender Bestandtheil des Organismus eingeführt werden kann.

Wir handeln die zu dieser Classe gehörigen Stoffe in der Reihenfolge ab, dass wir zuerst die sog. bitteren Medicamente besprechen, denen wir dann gewisse peptische Secrete anschliessen, welche zur Hebung der Verdauung da, wo sie in krankhaften Zuständen fehlen, von aussen eingeführt werden müssen. Von diesen bildet die Ochsengalle ein directes Bindeglied zwischen den Plastica amara und Plastica peptica und die Chlorwasserstoffsäure den Uebergang zu den unorganischen Bestandtheilen des Organismus, welche in gewissen Krankheiten des Körpers fehlen. Das Extractum carnis führt von diesen zu den eigentlichen Nahrungsmitteln über, denen wir dann einige Genussmittel, Kohlehydrate und Fette anschliessen.

1. Ordnung. Plastica amara, bittere plastische Mittel.

Ueber die Wirkung der bitteren Mittel wissen wir bis jetzt mit Bestimmtheit nur, dass sie bei Einführung per os zunächst vermehrte Absonderung von Speichel bedingen, wodurch möglicher Weise die Digestion der Amylaceen gefördert werden kann, dass aber die vielfach vermuthete reflectorische Vermehrung der Absonderung von Magensaft höchst unwahrscheinlich ist, indem unter dem Einflusse von Bitterstoffen die Verdauung von Eiweissstoffen geradezu verzögert wird (Buchheim und Engel). Schnellere Verdauung von Proteïnsubstanzen oder Amylum in Verdauungsflüssigkeiten ausserhalb des Körpers bedingen die Amara ebenfalls nicht (Buchheim und Engel). Ferner steht fest, dass die Amara Gährungsprocesse zu beschränken im Stande sind, und zwar sämmtlich in höherem oder geringerem Grade, ein Umstand, der für die Anwendung derselben bei Verdauungsstörungen spricht, welche von abnormen Gährungsvorgängen im Magen abhängen oder von solchen begleitet sind.

Der therapeutische Werth der Amara beschränkt sich aber keineswegs auf derartige chronische Magenkatarrhe mit Fermentation, sondern es können dieselben, wie die tägliche praktische Erfahrung lehrt, bei Dyspepsien verwendet werden, welche, ohne an Gährungserreger gebunden zu sein, mit allgemeinem Schwächezustande und vorzüglich mit Anämie verbunden sind. Es gehört dahin besonders die Dyspepsie Chlorotischer, ferner die Verdauungsschwäche, welche in der Reconvalescenz von schweren acuten Krankheiten (Typhus, Pleuritis u. s. w.) oder nach schweren Verletzungen etc. sich findet, endlich die Dyspepsia potatorum. Dass bei dieser Wirkung die zuerst von Traube vermuthete, dann für zwei Bitterstoffe (Columbin und Cetrarin) von H. Köhler nachgewiesene Blutdrucksteigerung im Spiele ist, welche auch eine Erklärung dafür bieten kann, dass plethorische Individuen in der Regel Bitterstoffe nicht gut toleriren, gilt wenigstens nicht für alle Bitterstoffe. Eine Contraindication bilden entzündliche und ulcerative Processe im Magen, so dass die Anwendung beim acuten Magenkatarrh zu vermeiden ist. Vor allzu grossen Dosen der Amara hat man sich überhaupt zu hüten, da dadurch oft geradezu Störungen der Digestion resultiren.

Die der Ordnung der Amara angehörigen Drogen, denen sich übrigens, ausser den schon betrachteten Aloë und Rheum, noch einige andere später zu erörternde wichtige Medicamente (Chinarinden, Brechnuss) anreihen, gehören sämmtlich dem Pflanzenreiche an und verdanken ihre Wirksamkeit zum grössten Theile indifferenten Stoffen, zum kleineren Alkaloïden (Berberin) oder Säuren (Cetrarin). Eine Differenz der Wirkungsweise nach der chemischen Verschiedenheit der wirksamen Stoffe ist bis jetzt nicht nachgewiesen. Man ist gewohnt, nicht die Art des Bitterstoffes, sondern die in den Drogen neben dem bitteren Princip enthaltenen Stoffe, welche die Wirkung modificiren oder ihrerseits eine besondere Action auszuüben im Stande sind, zum Eintheilungsprincip zu machen. Man unterscheidet danach:

1) **Amara mera s. pura, rein bittere Mittel**, in welchen neben dem Bitterstoffe keine bemerkenswerthe Menge einer anderen wirksamen Substanz, insbesondere weder Tannin noch Stärkemehl noch ätherisches Oel noch anorganische Salze, in erheblicher Quantität, sich findet: Quassia, Gentiana, Centaurium minus, Trifolium fibrinum u. a.

2) **Amara mucilaginosa, schleimig bittere Mittel**, welche neben Bitterstoff noch Amylum in grösserer Menge enthalten und deshalb bei vorhandenen Darmkatarrhen stopfend und gleichzeitig auch in gewisser Weise nutritiv wirken, weshalb man dieselben einerseits bei Ruhren, anderseits bei Phthisis verwendet. Hierher gehören besonders Colombo und Lichen Islandicus.

3) **Amara aromatica s. excitantia, aromatisch-bittere Mittel**, welche neben Bitterstoff noch grössere Mengen von ätherischem Oele enthalten und in Folge davon in grösseren Dosen erregend auf die Gefässthätigkeit, daneben aber durch reflectorische Vermehrung des Magensaftes in ausgezeichneter Weise digestiv wirken; z. B. Cort. Aurantii, Lupulus, Absinthium, Calamus, Millefolium, Cascarilla u. s. w.

4) **Amara salina s. resolventia, lösende bittere Stoffe**, welche eine grössere Menge von Salzen einschliessen und in Folge davon die Leibesöffnung zu fördern im Stande sind, weshalb man sie als Digestiva bei Neigung zu Obstipation und träger Defäcation benutzt. Es gehören hierher Löwenzahn u. a. zu den sog. Frühlingscuren in Anwendung gezogene bittere Kräuter, welchen man in alter Zeit besondere Wirkung auf die Leberfunction zuschrieb.

Endlich hat man noch die durch Gerbsäuregehalt ausgezeichneten **Amara adstringentia s. tannica, adstringirend-bittere Mittel**, unterschieden, wozu hauptsächlich antitypisch wirkende Drogen gehören.

Bei Anwendung der bitteren Mittel combinirt man dieselben häufig mit einander oder mit anderen Tonica, besonders Eisen. Die reinen Amara giebt man gern mit aromatischen Stoffen, theils zur Erhöhung ihrer digestiven Wirksamkeit, theils zur Verbesserung des Geschmackes.

Radix Gentianae, Radix Gentianae rubrae; Enzianwurzel.

Die Droge stellt die im Herbste und Frühjahr gesammelten, meist der Länge nach gespaltenen Wurzeläste und Wurzelstücke von Gentiana lutea L., G. Pannonica Scop., G. punctata L. und G. purpurea L., auf den Gebirgen Mittel- und Südeuropas, besonders den Alpen und Voralpen, wachsender Gentianen, dar.

Die Wurzel von Gentiana purpurea ist über 6 Dm. lang und oben gegen 4 Cm. dick, mehrköpfig, wenig verzweigt, von glattem, nicht holzigem, aber faserigem Bruche und zeigt getrocknet eine schmutzig gelbbraune, oben mehr oder weniger quer geringelte, sehr stark längsrunzlige Rinde, die auf dem gelbbraunen Querschnitte durch einen dunkeln Cambiumring von dem Kerne geschieden ist. Sie riecht eigenthümlich unangenehm, schmeckt anfangs süsslich, dann sehr bitter, ist zähe und biegsam und zieht begierig Feuchtigkeit an. Neben der in Folge ihrer Verwendung zur Darstellung eines durch Fermentation gewonnenen Branntweins (Enziangeist) in einzelnen Gebirgsgegenden fast ausgerotteten Wurzel von Gentiana lutea werden auch die kleineren, im Bau gleichen, zum Theil selbst stärker bitteren Wurzeln der drei genannten anderen Species von Gentiana gesammelt. Der wenig bezeichnende Name Radix Gentianae rubrae statuirt einen Gegensatz zu zwei nicht mehr officinellen, von Umbelliferen stammenden Wurzeln, Radix Gentianae albae (von Laserpitium latifolium L.) und nigrae (von Peucedanum Cervaria L.).

Die Bitterkeit der Enzianwurzel wird durch das in der frischen Wurzel zu 0,1 % vorkommende und nur aus dieser krystallinisch zu erhaltende Gentiopikrin bedingt.

Dieser von Kromayer 1862 entdeckte Bitterstoff löst sich leicht in Wasser und verdünntem Weingeist, in absolutem Alkohol erst beim Erhitzen, nicht in Aether, dagegen mit gelber Farbe in kaustischen Alkalien, und zerfällt beim Kochen mit verdünnter Schwefelsäure, Salzsäure und Oxalsäure in Glykose und gelbbraunes Gentiogenin. Er ist völlig verschieden von der nicht bitteren und auf den Organismus in keiner Weise einwirkenden Gentiansäure, welche, mit Gentiopikrin gemengt, die als Gentianin und Gentisin beschriebenen Körper darstellt. Zucker und Pektin finden sich reichlich, ätherisches Oel in sehr geringer Menge; Amylum fehlt.

Eine stark beschränkende Wirkung der Enzianwurzel auf die Fäulniss thierischer Stoffe erweisen ältere Versuche von Ebeling (1772), der dieselbe derjenigen der Chinarinde nahestehend und die von Quassia, Colombo und Salix übertreffend fand. Besonders erhebliche Wirkung auf den Thierkörper kommt dem Enzian und dem Gentiopikrin nicht zu. Ein Gemenge von Gentiansäure und Gentiopikrin (Gentianin) bewirkt nach Magendie zu 0,12 (in Alkohol gelöst) leichtes Wärmegefühl im Magen und, zu mehreren Dgm. in die Venen von Hunden gespritzt, keine Symptome. Auf die Darmausscheidungen ist Gentianin ohne Wirkung, ebenso wird die Milz dadurch nicht verkleinert. Grosse Mengen sollen die Verdauung stören und bei sensiblen Personen Kopfweh und Congestion hervorbringen können.

Vom therapeutischen Gesichtspunkte ist Enzian das vorzüglichste Amarum, das sich als Stomachicum bei atonischer Dyspepsie und chronischen Digestionsstörungen und ihren Folgezuständen bewährt und fast alle übrigen bitteren Mittel, selbst diejenigen, welche, wie Lignum Quassiae, grössere Intensität der Bitterkeit zeigen, ersetzen kann. Er fehlt kaum in einem der zusammengesetzten bitteren Präparate und ist ein Bestandtheil des früher als Specificum gegen Gicht empfohlenen Portlands antarthritic powder, wie Enzian selbst auch von Alters her bei gichtischen Affectionen in Ansehen stand.

Seine antiperiodische Wirkung ist wie die des als Medicament ganz entbehrlichen Bitterstoffs (Pool, Lange) höchst unbedeutend. Wegen ihres Vermögens, Flüssigkeiten zu imbibiren und dadurch aufzuquellen, hat Winkel Enzianwurzel nach Art der Laminaria als Erweiterungsmittel des Muttermundes empfohlen, zumal da sie vermöge ihres Bitterstoffes gleichzeitig antiseptisch wirke; doch ist ihr Quellungsvermögen viel geringer als das von Laminaria.

Die Radix Gentianae wird selten als solche in Pulverform (zu 0,25—1,0) oder im Decoct oder Infus (1 : 10—15) esslöffelweise mehrmals täglich gegeben.

Präparate:

1) **Extractum Gentianae; Enzianextract.** Wässriges, dickes Extract, braun; klar löslich. Innerlich zu 0,5—2,0 mehrmals täglich, in Pillen oder Lösung.

2) **Tinctura Gentianae; Enziantinctur.** Macerationstinctur, mit 5 Th. Spir. dil. bereitet, gelblich braunroth, stark bitter. Innerlich zu 20—50 Tropfen mehrmals täglich für sich oder mit anderen bitteren Tincturen.

3) **Tinctura amara**, Tinctura stomachica; bittere Tinctur, Magentropfen. Macerationstinctur aus Enzian, Tausendgüldenkraut āā 3 Th., Pomeranzenschalen 2 Th., Pomeranzen und Zittwerwurzel āā 1 Th. mit 50 Th. Spir. dil. bereitet, grünlichbraun, bitter aromatisch. Zu 20—50 Tropfen innerlich mehrmals täglich.

Ein spirituöser Auszug der Enzianwurzel mit Natriumcarbonat oder Ammoniak ist in Frankreich als Elixir antiscrophuleux im Gebrauch.

Folia Trifolii fibrini, Herba Trifolii fibrini, Herba Trifolii, Herba Menyanthis; **Fieberkleeblätter,** Bitterklee, Biberklee, Fieberklee, Dreiblatt.

Der Fieberklee stellt das dreitheilige Blatt einer im nördlichen Europa auf Sumpfwiesen wachsenden Gentianee, Menyanthes trifoliata L., mit dem bis 1 Dm. langen und 5 Mm. dicken Stiele dar. Die Blättchen sind fast sitzend, rundlich eiförmig, bis 8 Cm. lang und halb so breit, ganzrandig oder grob gekerbt, mit breiter Spitze endigend, glatt, schmecken bitter und besitzen keinen erheblichen Geruch. Der Bitterstoff ist das 1860 von Kromayer entdeckte Menyanthin, eine amorphe, gelbliche, terpenthinartige Masse, die sich schwer in kaltem, leicht in kochendem Wasser und Weingeist, nicht in Aether löst und beim Erhitzen mit verdünnter Schwefelsäure sich in Zucker und ein flüchtiges, bittermandelölähnlich riechendes Oel, Menyanthol, verwandelt. Neben Menyanthin findet sich noch ein in Aether löslicher, kratzender Stoff.

Es ist ein billiges Amarum, dem man bei Wechselfieber nicht allzu viel Wirkung zutrauen darf, obschon es in einzelnen Gegenden Volksmittel ist. Als Zusatz zu bitteren Species ist es am gebräuchlichsten; auch kann der Saft der frischen Pflanze bei Frühlingscuren mit verwendet werden.

Präparat:

Extractum Trifolii fibrini; Fieberkleeextract. Mit siedendem Wasser bereitetes dickes Extract, schwarzbraun, trübe löslich. Wie Extractum Gentianae benutzt.

Herba Centaurii, Herba Centaurii minoris; **Tausendgüldenkraut.**

Das bei uns allgemein und fast in ganz Europa verbreitete, mit den rosenrothen Blüthen gesammelte Kraut von Erythraea Centaurium Pers. (Gentiana Centaurium L.), aus der Familie der Gentianeen, besitzt wenig Geruch und einen stark bitteren Geschmack, welcher nicht von dem von Méhu daraus dargestellten Erythrocentaurin, das sich durch die Eigenschaft, im Sonnenlichte roth gefärbt zu werden, auszeichnet, sondern von einem der Untersuchung noch bedürftigen Bitterstoffe herrührt. Es dient besonders als Zusatz zu bitteren Theespecies und Tincturen. Ein daraus bereitetes, rothbraunes, in Wasser klar lösliches, wässriges Digestionsextract, Extractum Centaurii, das man zu 0,5—2,0 in Pillen oder Lösung gab, ist nicht mehr officinell.

Anhang: Die Familie der Gentianeen liefert ausser Enzian, Fieberklee und Tausendgüldenkraut noch diverse zu dem Amara pura gehörende Drogen. Statt Centaurium hat die britische Pharmakopoe die von den Vorbergen des Himalaya stammenden Stipites Chiratae (Chirayta oder Chiretta), von Ophelia Chirata Griseb., welche nach Flückiger und Höhn analog dem rothen Enzian eine eigenthümliche Säure, die Opheliasäure, und einen glykosidischen Bitterstoff, Chiratin, enthält. In Nordamerika vertreten die Herba Chironiae angularis, von Sabattia angularis Pursh., in Chile das als Cachen-Laguen bezeichnete Kraut von Chironia s. Erythraea Chilensis die Stelle des Tausendgüldenkrautes im Arzneischatze. Allen diesen Gentianeen werden tonische und febrifuge Wirkungen nachgerühmt. Die orangegelbe Wurzel von Frasera Carolinensis Walter (F. Walteri Michaux) wird als amerikanische Colombo (vgl. S. 650) bezeichnet, unterscheidet sich aber von der echten Colombo durch den mangelnden Stärkmehlgehalt. — Die Wurzel und das Kraut von Gentiana cruciata L. (in Deutschland einheimisch) ist von Ungarn aus als Prophylacticum der Hundswuth empfohlen, ohne natürlich mehr als andre mit Unrecht gepriesene Antilyssa zu leisten.

Herba Cardui benedicti, Folia Cardui benedicti; **Cardobenedictenkraut.**

Als Cardobenedictenkraut sind die Blätter und blühenden Zweige der Spinnendistel, Cnicus benedictus Gaertner (Centaurea benedicta L.), officinell, welche ihre Wirksamkeit dem von Nativelle entdeckten, nach Scribe auch in anderen Centaurea-Arten enthaltenen Cnicin verdanken.

Die ursprünglich in Persien, Vorderasien und Griechenland einheimische, in Südeuropa verwilderte, bei uns in Gärten cultivirte Composite hat beinah fusslange, buchtig fiedertheilige, bodenständige Blätter, mit rundlichen, stachlichen Sägezähnen und geflügeltem Stiele; die grossen einzelnen Blüthenköpfchen, welche gelbe, röhrenförmige Zwitterblüthen einschliessen, sind von breiten, eiförmigen, scharf zugespitzten, spinnwebig behaarten Deckblättern umhüllt und in den derbstachligen Hüllkelch eingeschlossen. Neben dem in kaltem Wasser wenig, in kochendem besser, in Weingeist sehr gut löslichen Cnicin finden sich im Cardobenedictenkraut reichliche Kalium-, Magnesium- und Calciumsalze, so dass die Droge zu den Amara salina gehört. Das Cnicin soll zu 0,36 innerlich brennende Hitze im Pharynx und Oesophagus, mit Constrictionsgefühl verbunden, Wärmegefühl im Epigastrium, Erbrechen, Kolik, Durchfall und manchmal einen 2—3 Stunden dauernden febrilen Zustand hervorbringen (Scribe) und zu 0,3—0,5 in wässriger Lösung (1 : 100) gegeben Wechselfieber sicherer als Salicin heilen (Bouchardat). Diuretische Effecte, welche den Cardobenedicten zugeschrieben werden, scheint Cnicin nicht zu haben, und würden, wenn sie existiren, den Salzen zuzuschreiben sein.

Während die Cardobenedicten im Mittelalter als ganz besonders heilkräftig galten und z. B. von Matthiolus bei Pest, ansteckenden Fiebern und Krebs empfohlen werden, gebraucht man sie jetzt nur als Amarum bei Verdauungsschwäche, z. B. bei Dyspepsia potatorum.

Die Benutzung bei chronischem Bronchialkatarrh, Phthisis, Hydrops, oder selbst bei Convulsionen dürfte kaum Berechtigung haben.

Das Kraut kann im Infus und Decoct, zu 10,0—15,0 pro die, gegeben werden, doch sollen grosse Mengen dieser Auszüge leicht Erbrechen machen.

Präparat:

Extractum Cardui benedicti; Cardobenedictenextract. Dickes Heisswasserextract, mit grünlich brauner Farbe trübe löslich. Zu 0,5—1,0 in Pillen oder in aromatischen Wässern (Aqua Menth. pip., Aq. Amygd. am.) gelöst.

Anhang: Mehrere verwandte Syngenesisten scheinen ähnlich zu wirken, sind aber ausser Gebrauch, z. B. die früher gegen Wechselfieber empfohlene Centaurea Calcitrapa L., welche nach Scribe Cnicin enthält. Die den Cardobenedicten zugeschriebene Wirkung gegen den Krebs wird von Andren der Krebsdistel, Onopordon Acanthium L., beigelegt. Die Samen der Frauen- oder Mariendistel, Silybum Marianum Gaertn., welche den Rademacherianern als Mittel bei Uterin- und Lungenblutungen (als in eigenthümlicher Weise dargestellte Tinctur zu 15—30 Tr. 3—4 Mal täglich) gilt, enthalten ausser einem bitteren noch einen kratzenden Stoff und lassen sich bei Bronchialkatarrh mit Nutzen geben.

Lignum Quassiae; Quassiaholz, Fliegenholz, Bitterholz.

Im Handel finden sich zwei Arten Bitterholz, von denen das eine, früher allein officinelle Lignum Quassiae Surinamense s. Lignum Quassiae verum von einem in Surinam und auf den Antillen einheimischen, in Nordbrasilien und Cayenne gezogenen, kleinen, 3 Meter hohen Baume aus der Familie der Simarubeen, Quassia amara L. (mit prächtig rothen, grossen Blüthen), stammt, während die zweite Sorte, das Lignum Quassiae

Jamaicense s. Lign. Quassiae novae s. Lignum Picraenae, von einem 4—8 mal so hohen Baume Jamaicas, Picraena excelsa Planch. s. Quassia excelsa Sw. (mit unansehnlichen Blüthen), kommt.

Das Holz beider Bäume ist weisslich, gut spaltbar und lässt auf dem Querschnitt unter der Loupe Jahresringe (bei Lignum Quassiae verae regelmässiger und kleiner und mehr kreisrund, beim Lignum Picraenae mehr wellenförmig) und Markstrahlen erkennen. Das Holz der Quassia amara ist dicht, die höchstens 2 Mm. dicke, spröde Rinde, welche das Holz an Bitterkeit übertrifft, graugelblich; auf dem Querschnitte sind oft von einem Pilzmycelium herrührende, blauschwarze Zickzacklinien oder Flecken vorhanden. Letztere fehlen auch im Jamaicabitterholz nicht, das schwachgelbliche Farbe zeigt, während die bis 1 Cm. dicke Rinde bräunlich bis braunschwarz ist.

Das wirksame Princip der Quassia ist ein als Quassiin bezeichneter indifferenter, aus alkoholischer Lösung krystallisirender Bitterstoff.

Eine genaue physiologische Prüfung des Quassiins und der Quassia fehlt. Bekannt ist, dass eine Abkochung des Holzes, welches daher den Namen Fliegenholz erhalten hat, Fliegen zu tödten (nicht allein zu betäuben) im Stande ist und als ein für Menschen nicht gefährliches Fliegengift Anwendung verdient. Die toxische Wirkung bei höheren Thieren ist eine relativ schwache. Die Angabe von Härtl (1826), wonach 0,06—0,12 alkoholisches Extract von Wunden aus bei Kaninchen Schwäche, Appetitmangel und Tod in 36 Stunden bedingt, steht im Widerspruche mit neueren Versuchen, wonach 0,4 Quassin beim Kaninchen innerlich nur 5stündiges Unwohlsein, so zwar, dass das Stehen auf den Hinterbeinen nicht möglich war und die Bauchlage eingenommen wurde, bedingt (Schroff) und 2,0—3,0 Merckschcs Quassiin intern applicirt auf Hunde nicht toxisch wirken (Th. Husemann). Auf den Stuhlgang ist es ohne Einfluss. Von Menschen werden auch starke Gaben in der Regel gut ertragen und selbst die intensive Bitterkeit ruft meist wenig Belästigung hervor. Schwindel, Gesichtstrübung, Schwäche des Pulses und allgemeine Mattigkeit, welche Giacomini bei Versuchen mit Quassia-Aufguss an sich selbst beobachtet haben will, sind von keinem späteren Autor verbürgt; ebenso wenig die nach Barbier bei reizbaren Frauen danach auftretenden unwillkürlichen Muskelbewegungen.

Ueber die Wirkung auf die Fäulniss animalischer Stoffe liegen ältere Versuche von Ebeling (1772) vor, welche darthun, dass Quassia trotz ihrer Bitterkeit, hinsichtlich derer sie sich zunächst den Coloquinthen stellt und die meisten anderen Amara (Colombo, Salix, China, Gentiana) übertrifft, viel geringere antiseptische Wirkung als dies und die Chinarinde besitzt.

Die Quassia theilt die Indicationen der bitteren Mittel im Allgemeinen, und besitzt trotz ihrer intensiveren Bitterkeit keine Vorzüge vor einheimischen Amara pura. Bei atonischen Zuständen der Verdauungswege wird sie am häufigsten verwendet.

Ursprünglich war sie in Surinam Volksmittel gegen Intermittens, und einem Neger Quassi, der damit Wechselfieber curirte und von welchem Rolander einen blühenden Zweig des Baumes erhielt, zu Ehren, gab Linné, der die Anwendung des übrigens schon früher in Europa bekannten Mittels sehr befürwortete, dem Baume den Namen Quassia. Die antitypische Wirksamkeit ist nicht grösser als die von Gentiana. Der wässrige Aufguss ist zum Klystier gegen Oxyuris und zur Befeuchtung von Verbandstücken im heissen Sommer, um das Auftreten von Fliegenmaden zu verhüten, gebraucht. Kraus empfahl sie aus homöopathischen Ideen (indem der lange fortgesetzte Gebrauch Amblyopie veranlassen soll) gegen Photophobie, wo sie wohl eben so wenig hilft wie die Impfung von Quassiaextract als Prophylacticum der Cholera (Honigberger).

Das Lignum Quassiae wird meist in Form flüssiger wässriger Auszüge gegeben. Die Maceration (2,5—5,0 auf 150,0—200,0) extrahirt zwar weniger

Quassin als die Abkochung, wird aber als besser zu vertragen von verschiedenen Seiten empfohlen, und kann als Vehikel für andere in gleicher Richtung wirkende Substanzen, z. B. Alkalicarbonate, dienen. Eine weinige Maceration passt in manchen Fällen von Atonie des Magens noch besser.

Die sog. Quassiabecher, aus Quassiaholz gedrechselte Becher, in welchen man Wasser oder Wein lässt, um den Bitterstoff zu extrahiren, von dem schon in kurzer Zeit merkliche Mengen in die Flüssigkeit übergehen, haben kaum medicinische Bedeutung.

Präparat:

Extractum Quassiae, Extr. ligni Quassiae; **Quassiaextract.** Dickes Heisswasserextract, braun, in Wasser mit brauner Farbe trübe löslich. Zu 0,2 bis 0,5 in Pillen mehrmals täglich.

Anhang: Der Quassia botanisch und pharmakodynamisch nahestehend sind verschiedene aus dem tropischen Amerika stammende Drogen. So Cortex Simarubae, die Wurzelrinde von Simaruba medicinalis und officinalis DC., in Jamaica und Guyana einheimisch, zuerst als Ruhrwurzel von A. von Jussieu (1718) empfohlen, jetzt als bitteres Mittel wenig benutzt; daraus dargestelltes alkoholisches Extract tödtet subcutan Tauben nach vorhergehendem heftigem Erbrechen und flüssigen Dejectionen (Th. Husemann); grössere Gaben des Decoctes rufen auch bei Menschen Erbrechen hervor. Ferner die Quassiin enthaltende Rinde von Bittera febrifuga Bel., von Delioux als Mittel gegen Wechselfieber benutzt, und die Cedronnüsse oder Cedronsamen, von Simaba Cedron Planch., so wie die derselben nahestehenden Valdivianüsse, welche im tropischen Amerika als Antiperiodicum und Mittel gegen den Biss giftiger Thiere im Ansehen stehen. Den aus demselben isolirten auf Warmblüter schon zu wenigen Mgm. höchst giftig wirkenden Bitterstoffen Valdivin und Cedrin fehlt die letztere Wirkung ganz, während nur dem Cedrin antitypische Action zukommt (Dujardin-Beaumetz und Restrepo).

Radix Colombo, Radix Columbo s. Calumbo; **Colombowurzel.**

Diese Droge, welche ihren Namen von der auf Ceylon belegenen Stadt Calumbo führt, wird von einem an der Ostküste von Afrika (Mozambique) und auf Madagaskar einheimischen und auf den Inseln des ostindischen Archipels und auf der Malabarküste cultivirten Klimmstrauch aus der Familie der Menispermeen, Iateorrhiza Calumbo Miers, abgeleitet.

Als Stammpflanzen der Colombo werden auch Iateorrhiza Miersii Ol. und I. palmata Miers (Menispermum palmatum Roxb. s. Cocculus palmatus Wall.) angegeben. Im Handel kommt die Colombowurzel meist der Quere, selten der Länge nach zerschnitten vor und besteht zumeist aus rundlichen oder elliptischen Scheiben von $1/4$–3 Cm. Dicke und 3–6 Cm. Durchmesser. Die Schnittfläche ist nicht eben, sondern hat in der Mitte eine Vertiefung. Die Droge zeigt nach aussen eine runzlige Schicht gelblich braunen Korkes, welche die etwa 5 Mm. breite, schön gelbe, nach innen immer heller werdende Rinde bedeckt, die durch eine sehr feine, aber scharf ausgeprägte, dunkelbraune Linie von dem tiefgelben, dicken, lockeren Holzkerne getrennt wird. Die Colombo ist mehlig und leicht zu gelbgrauem Pulver zu zerstossen, welches einen schleimigen und stark bitteren Geschmack besitzt. Mit Iodlösung färbt sich Colombo ihres starken Amylumgehaltes wegen intensiv blau. Die dunkelbraune feinstrahlige Cambiumzone lässt die Colombo leicht von den vielfachen Verwechslungen unterscheiden, welche im Handel vorkommen und unter denen die mit gelbgefärbten Stücken von der stark drastisch wirkenden Wurzel von Bryonia alba L. und B. dioica L. die gefährlichste ist.

Die Wirksamkeit der Colombo ist theilweise bedingt durch

das reichlich in ihr enthaltene Stärkemehl, theils durch drei verschiedene Bitterstoffe, das basische Berberin, das indifferente Columbin und die Colombosäure.

Das Stärkemehl der Colombo, welches nach Planche 33% der Droge ausmacht, bildet deutlich geschichtete, vorwiegend kuglige Körnchen, welche nächst denen des Kartoffelstärkemehls zu den grössten Formen der Stärke gehören. Das in der Colombo von Boedeker zuerst nachgewiesene Berberin, über dessen grosse Verbreitung in den verschiedensten Pflanzenfamilien bereits S. 20 die Rede war, ist ein Alkaloid, das in gelben, bitterschmeckenden Nadeln krystallisirt, die sich in kaltem Wasser schwierig, in warmem Wasser ziemlich und in Alkohol leicht, in Aether gar nicht lösen. Das Berberin wirkt auf Thiere toxisch und bei subcutaner Application als Sulfat zu 0,1 unter Erscheinungen von Prostration und Sinken der Temperatur bei Kaninchen tödtlich, während intern grosse Dosen (0,8) keine erheblichen Störungen bedingen (Curci). Nach Falck und Guenste bedingt es bei Thieren Contraction der Milz, nach Curci solche der Gedärme in eigenthümlicher Weise und wirkt ausserdem auf rothe Blutkörperchen in der Weise ein, dass das Hämoglobin den Sauerstoff fester bindet und das Oxydationsvermögen des Bluts verringert wird. Bei Menschen bewirkt das Alkaloid selbst zu 0,5—1,0 in einigen Stunden breiige Stühle ohne Leibschmerzen. Chlorwasserstoffsaures Berberin und Berberinsulfat können zu 4,0 (Berg) und bei längerem Gebrauche selbst bis zu einer Gesammtmenge von 50,0 (Macchiavelli) ohne Störungen genommen werden. Im Urin konnte Berg es nicht wiederfinden. Kurz nach seiner Entdeckung in der Berberitzenwurzel durch Buchner ist das Berberin als vorzügliches Stomachicum und Cholagogum (als Ersatzmittel des Rhabarbers) gerühmt; W. Reil empfahl es gegen Diarrhoe der Phthisiker und Diarrhoea infantum und nach meinen eigenen Erfahrungen ist das Mittel bei atonischen Dyspepsien in der Dosis von 0,05—0,2 von ausgezeichnetem Effect, während die stopfende Wirkung bei Diarrhöen (Curci) nicht selten ausbleibt. Curci glaubt Berberin besonders bei chronischer Dysenterie indicirt, um auf die bestehenden Geschwüre einen vernarbenden Einfluss auszuüben. Von anderen italienischen Aerzten (Maggiorani, Macchiavelli) ist Berberinum hydrochloricum mit grossem Erfolg gegen Malaria-Milzgeschwülste angewendet. — Das von Wittstock 1830 entdeckte Columbin krystallisirt in weissen Säulen oder Nadeln, schmeckt intensiv bitter, löst sich fast gar nicht in kaltem Wasser und sehr wenig in Alkohol und heissem Wasser, wohl aber in Aether. Zu 0,1--0,2 ist es bei Menschen und Thieren ohne toxische Wirkung (Schroff, Falck). Bei Thieren wirken kleine Mengen erhöhend, grosse herabsetzend auf den Blutdruck (H. Köhler). — Die von Boedeker entdeckte Colombosäure ist ein amorphes, bitteres Pulver, das sich in Wasser ebenfalls nur schwierig, besser in Weingeist löst und welches vielleicht in der Colombo mit Berberin verbunden ist.

Die Colombowurzel findet ihre besondere Indication bei Complication von Verdauungsstörungen mit Diarrhöen und kann auch bei chronischen Durchfällen jeder Art, insbesondere bei solchen nach dem Ablaufe dysenterischer Processe, und selbst bei Durchfällen der Phthisiker nicht ohne Erfolg gegeben werden.

Die Colombo wurde zuerst von Redi (1675) als Antibezoardicum empfohlen; später setzte man in Folge einer Verwechslung die durch strohgelbes Holz ausgezeichnete Radix Lopez (angeblich von Toddalea aculeata) an deren Stelle. Von vielen Seiten wird der Colombo besondere Wirksamkeit gegen Erbrechen zugeschrieben; Pereira empfahl sie in Verbindung mit Brausepulver bei Vomitus während der Gravidität und Dentitionsperiode und selbst bei Erbrechen in Folge von Nierenaffectionen. Als Stomachicum ist Colombo besonders zu empfehlen, weil der Magen selbst grössere Dosen erträgt. Die günstigen Effecte bei Ruhr haben ihr den Namen Ruhrwurzel eingetragen., den sie übrigens mit verschiedenen anderen Wurzeln, z. B. Ipecacuanha, theilt.

Man giebt die Colombo zu 0,3—2,0 in Pulver, häufiger im Aufguss (der besonders Berberin enthält) oder in Abkochung (die Berberin und Stärke enthält), wobei 1 Th. auf 10—20 Th. Colatur kommt.

Das früher officinelle **Extractum Colombo**, ein trocknes wässrig spirituöses Extract, gab man zu 0,5—1,0 in Pulver, Pillen oder Mixturen (mit Aqua Cinnamomi oder anderen aromatischen Wässern.)

Anhang: An die Colombo schliessen sich verschiedene berberinhaltige Drogen an, welche auch als Amara dienen, jedoch wegen fehlender Stärke nicht so günstige Effecte auf den Darm besitzen. Dahin gehört die in Amerika als tonisirendes Mittel und in Abkochung auch gegen aphthöse Geschwüre benutzte Wurzel des sog. Goldzwirn, Coptis trifolia, die ebendaselbst wie Columbo gebrauchte sog. Gelbwurzel, die Wurzel von Xanthorrhiza apiifolia (Ranunculaceae) und das in Ceylon angewendete sog. ceylonische Columboholz von Coscinium s. Menispermum fenestratum. Hierher gehört auch die in einzelnen Staaten der nordamerikanischen Union bei Malariafiebern und Typhen gebrauchte Oregontraube, Berberis s. Mahonia aquifolium.

Lichen Islandicus; Isländisches Moos, Isländische Flechte.

Ebenfalls durch gleichzeitigen Gehalt von Bitterstoff und Stärkemehl ausgezeichnet ist die im hohen Norden in der Ebene ausserordentlich häufige, im mittleren und südlichen Europa auf Gebirgen (Alpen, Harz u. s. w.), auch in Virginien und an der Südspitze von Südamerika vorkommende Flechtenart Cetraria Islandica Ach. (Lichen Islandicus L., Physcia Islandica DC.); doch unterscheidet sie sich von Colombo dadurch, dass der Bitterstoff, das Cetrarin (Cetrarsäure), die Eigenschaften einer Säure besitzt, während das Stärkemehl nur theilweise dem gewöhnlichen Amylum angehört, theilweise dagegen dem Inulin analog sich verhält.

Die bitter-schleimige Droge besteht aus dem ganzen, mit oder meistens ohne Früchte (Sporangien) gesammelten Thallus, der in der käuflichen Waare meist mit denen anderer Flechten, besonders Cladonien, Moosen und Fichtennadeln verunreinigt ist, die natürlich vor der medicinischen Benutzung zu entfernen sind. Cetraria Islandica ist eine mehrere Zoll hohe Parmeliacee mit buschartig aufrechtem, blattartigem Stamme, der unten schmäler, zusammengerollt oder rinnenförmig, weisslich und theilweise blutroth erscheint, oben breiter, unregelmässig, fast dichotomisch gelappt, glänzend braungrün oder kastanienbraun, auf der Rückseite blasser und gewöhnlich mit weissen, eingesenkten Punkten gezeichnet ist. Die Lappen sind am Rande mit braunen, steifen Wimpern besetzt, die oft in sackartige Höhlungen (Spermogonien) enden, in denen kleine stabförmige Zellen (Spermatien) sich befinden. Die braunen Früchte (Apothecien) bilden sich vorn an den Enden der Lappen. Die trockne Flechte weicht von der frischen nur durch grössere Steifigkeit und Brüchigkeit ab. Mit Wasser befeuchtet wird Isländisches Moos weich und lederartig; die wässrige Abkochung gelatinisirt beim Erkalten.

Die Cetrarsäure krystallisirt in Nadeln, ist in kaltem Wasser fast unlöslich, in kaltem Alkohol wenig löslich, bildet aber mit Alkalien in Wasser leicht lösliche, gelbe, sehr bitterschmeckende Salze. Die Lösungen derselben bräunen sich, wobei der Geschmack verschwindet.

Man nahm in dem Isländischen Moos früher nur eine besondere Stärkemehlart, Lichenin oder Flechtenstärke, an. Nach Th. Berg (1873) ist das Lichenin indess ein Gemenge von einem in kaltem Wasser aufquellenden, nicht darin löslichen und durch Iod nicht blau werdenden Körper, dem eigentlichen Lichenin, und einer in kaltem Wasser löslichen, mit Iod sich bläuenden Stärke, von denen letztere zu 10—12 %, ersteres zu 20 % (jedoch in einer unlöslichen Modification) in der Droge existirt. Das Lichenin ist die Ursache des Gelatinisirens der Abkochungen des Isländischen Mooses. Es geht bei Behandlung mit verdünnter Schwefelsäure in Zucker über, der iodblauende Stoff schon bei längerem Kochen mit Wasser.

Das Isländische Moos kann je nach der Form, in der es dargereicht wird, als reines Amarum (bei Anwendung eines Macerats) oder als Mucilaginosum (in künstlich des Bitterstoffs beraubten Präparaten) oder als beides zugleich (in den aus dem Moose direct dargestellten Abkochungen und Gallerten) benutzt werden. Seine Hauptverwendung findet es bei Phthisis oder mit Abmagerung verbundener Bronchoblenorrhoe, wo es besonders indicirt erscheint, wenn gleichzeitig atonische Verdauungsschwäche ein Amarum und vorhandene Diarrhoe ein demulcirendes Mittel indicirt. Auch bei chronischem Durchfall mit Digestionsstörungen ist es verwendbar.

Das in Island und anderen nordischen Ländern häufig als Nahrungsmittel seit alter Zeit benutzte Isländische Moos wurde zuerst 1673 von Olaus Borrichius und 1683 von Hjärne als Medicament empfohlen und gelangte später durch Linnés Bemühungen (1737) zu grossem Ansehen, in welchem es auch heute noch beim Volke steht, das in ihm ein Specificum gegen Schwindsucht erblickt. Ein solches ist es natürlich nicht; wohl aber ein zur Bekämpfung der obengenannten Symptome geeignetes Mittel. Der Nährwerth des Flechtenstärkmehls ist kein grösserer als der der Amylaceen überhaupt und gewiss ein geringerer als derjenige unserer Cerealien, welche es in Zeiten der Noth im Norden ersetzen muss. Dagegen lässt sich, da der grösste Theil des Flechtenstärkmehls aus dem nur schwierig in Zucker sich umwandelnden Lichenin besteht, gegen die Verwendung des nach vorheriger Auslaugung des Bitterstoffs mit Pottasche aus Lichen Islandicus dargestellte Brod als diätetisches Mittel bei Diabetikern (Bugge) nichts einwenden. — Die Anwendung des Isländischen Moos bei Keuchhusten und Wechselfieber hat keine Bedeutung. Gegen letztere Affection ist auch unreine Cetrarsäure (Rigatellis Lichenina amarissima oder Sale amarissimo antifebrile und Herbergers Cetrarin) angeblich mit Erfolg, selbst bei Quartana, zu 0,12 zweistündlich versucht.

Man verordnet das Isländische Moos zu 15,0—30,0 pro die in Form von Species, Decoct oder Gallerte.

Zum Decoct rechnet man 1 Th. auf 10—15 Th. Col., zur Gallerte 1:3—6. Decocte mit 8 Th. Wasser werden beim Erkalten unangenehm dicklich. Im Decoct findet sich sowohl die Cetrarsäure als die Flechtenstärke; will man nur die erstere ausziehen, so ist ein Infus zu verordnen; soll dagegen nur das Stärkemehl wirken, so lässt man die verordneten Species im Hause des Kranken zuerst infundiren und nach Abgiessen der Flüssigkeit abkochen, oder verordnet entbittertes Isländisches Moos (s. u.).

Präparat:

Gelatina Lichenis Islandici; Isländische Moosgallerte. Lich. Island. 3 Th. mit Aq. comm. 100 Th. ½ Std. im Dampfbade stehen gelassen, colirt, die Colatur mit 3 Th. Zucker versetzt und unter fortwährendem Umrühren auf 10 Th. abgedampft. Thee- bis esslöffelweise innerlich.

Man combinirt das Isländische Moos und sein Präparat oft mit anderen Nutrientien, z. B. Abkochungen mit Milch oder Molken, die Gelatine mit Leberthran (Alquié) oder mit Gummi Arab. und Zucker (sog. Pasta Lichenis Islandici), beide auch mit Chocolade (Pasta Cacao cum Lichene Islandico oder P. C. c. Gelatina Lichenis Islandici.)

Früher war auch das entbitterte Isländische Moos, Lichen Islandicus ab amaritie liberatus, Lichen ablutus s. edulcoratus s. praeparatus, officinell, welches man durch Maceration von 5 Th. Lich. Isl. mit 30 Th. lauwarmem Wasser und 1 Th. Liquor Kalii carbonici, Beseitigung der den Bitterstoff als cetrarsaures Kalium enthaltenden Flüssigkeit und Trocknen des Rückstandes erhielt. Das Präparat schmeckt freilich angenehmer als gewöhnliches Isländisches Moos, enthält aber nur die amylumartigen Stoffe desselben und kann nur durch diese, nicht aber zugleich als Amarum stomachicum wirken. Dasselbe gilt von der früher ebenfalls officinellen trocknen gezuckerten Isländischen Moos-Gallerte, Gelatina Lichenis Islandici saccharata sicca s. Gelatina Lichenis Islandici pulverata s. Saccharuretum s. Saccharolatum Lichenis Islandici s. Pulvis pectoralis Trosii, einer aus entbittertem Isländischem Moos dargestellten und mit Zucker zur Trockne verdampften Gelatine. Diese eigenthümliche Arzneiform bildet ein graubraunes, süss und schleimig schmeckendes Pulver, welches man thee- und esslöffelweise zur Darstellung von Decocten (mit 10—30 Th. Wasser) oder Gallerten mit 5—8 Th. Wasser verwenden kann. In heissem Wasser gelöst und mit 4 Th. Syrupus simplex versetzt, giebt es den sog. Syrupus Lichenis Islandici.

Verordnung:

℞

Lichenis Islandici
Herbae Polygalae amarae āā 50,0
Rad. Liquiritiae 25,0

C. c. m. f. spec. D. S. Den vierten Theil ¹/₂ Std. mit 1 Schoppen Wasser zu kochen und mit der Hälfte Milch tagsüber zu verabreichen.

Anhang: Wie Isländisches Moos sind auch verschiedene andere Flechten, welche Bitterstoffe enthalten, benutzt. So galt z. B. Sticta pulmonacea Ach., welche eine der Cetrarsäure ähnliche, als Stictinsäure bezeichnete Säure enthält, als Specificum gegen Lungenschwindsucht. Die bei uns ausserordentlich verbreitete Wandflechte, Parmelia parietina L., welche Chrysophansäure enthält, ist als Ersatzmittel des Chinins bei Intermittens gerühmt, wogegen man auch einen als Pikrolichenin bezeichneten Bitterstoff aus Variolaria amara Ach. empfohlen hat (Alms).

Folia Farfarae, Herba Farfarae vel Tussilaginis; **Huflattigblätter**, Huflattig, Rosshuf.

Die langgestielten, rundlich herzförmigen, ausgeschweift eckigen, gezähnten, unten von langen, dünnen, nicht verzweigten Haaren weissfilzigen, oben hellgrünen, handgrossen Blätter der bei uns allgemein an Ackerrändern wachsenden Composite Tussilago Farfara L. standen — wie die in älterer Zeit officinellen, im ersten Frühling vor den Blättern erscheinenden gelben Blüthen, Flores Farfarae — früher in Ansehen als Mittel bei chronischen Bronchialkatarrhen und Schwindsucht. Die im Mai gesammelten Blätter, welche bisweilen mit den jüngeren (nierenförmig-herzförmigen, unten grauwolligen) Blättern von Petasites officinalis Moench und den (nierenförmigen) Blättern von Petasites tomentosus DC. verwechselt werden, besitzen geringe Bitterkeit und enthalten ausserdem Pflanzenschleim. Sie sind ein Bestandtheil des officinellen Brustthees (S. 633) und dienen als Hausmittel bei Hustenreiz und Verschleimung. Bodard und Deschamps empfahlen sie als Specificum gegen Scrophulose.

Anhang: In ähnlicher Weise verhalten sich die bitter-schleimig schmeckenden Blätter von Pulmonaria officinalis (Fam. Boragineae), welche als Herba Pulmonariae oder Folia Pulmonariae maculatae bezeichnet wurden, die neuerdings von I. Hoppe wieder empfohlenen Folia Scabiosae, die Blätter von Knautia arvensis Coul. (Fam. Dipsaceae), die Herba Pulmonariae Gallicae s. Auriculae muris majoris von Hieracium murorum L. (Fam. Compositae) u. a. einheimische Kräuter, welche früher bei chronischen Bronchialkatarrhen Benutzung fanden. Ein Bestandtheil des S. 633 besprochenen Brustthees war in früherer Zeit auch die **Herba Hederae terrestris**, das blühende Kraut einer bei uns sehr gewöhnlichen, im Frühjahr blühenden Labiate, der **Gundelrebe**, **Glechoma hederaceum** L., welches neben wenig Bitterstoff und ätherischem Oele verhaltnissmässig viel Salze, namentlich Kaliumnitrat, enthält. Die Familie der Labiaten lieferte ausserdem noch eine Anzahl von Husten- und Schwindsuchtsmitteln, von denen indess nur die **Herba Marrubii albi**, **weisser Andorn**, von **Marrubium vulgare** L., worin ein krystallinischer Bitterstoff, **Marrubiin**, existirt, noch hie und da Gebrauch findet. Zu den Labiaten gehört auch das als **Herba Galeopsidis** früher officinelle, durch Schwindel und Betrug in die Heilkunde importirte Kraut **Galeopsis ochroleuca** Lam. s. **grandiflora** Roth, welches sehr wenig ätherisches Oel, das beim Trocknen ganz verschwindet, Spuren von Bitterstoff neben etwas Salzen enthält. Es ist in einzelnen Gegenden am Rhein Volksmittel gegen Phthisis und wurde im Anfange dieses Jahrhunderts als **Liebersche Auszehrungskräuter** oder **Blankenheimer Thee** (weil auf der Eifel bei Blankenheim gesammelt) zu theuerem Preise durch einen Regierungsrath Lieber in Camberg en gros vertrieben, bis die preussische Regierung dem Schwindel durch eine Bekanntmachung ein Ende machte. Im Aufguss oder Decoct (zu 25,0—50,0 auf 200,0) mit oder ohne Zusatz von Süssholz, Eibisch verwerthet, thut es weder Schaden noch Nutzen.

Ebenfalls den Bitterstoffen sich anreihend ist das seit 1858 aus dem tropischen Amerika in Europa eingeführte, aber bald vergessene Schwindsuchtsmittel **Lignum Anacahuite**, welches neben Bitterstoff und etwas Gerbsäure grössere Mengen Calciumoxalat enthält (Buchner) und von der ostmexicanischen **Cordia Boisseri** A. DC. stammt.

Hierher gehört auch die **Herba Polygalae**, **Polygalae amarae**, **Kreuzblumenkraut**, das Kraut der bei uns einheimischen Polygalee **Polygala amara**, welches sich durch intensive Bitterkeit vor anderen naheverwandten Species (P. vulgaris L., P. major L.) auszeichnet. Der Bitterstoff, welcher in der Pflanze, wenn dieselbe an sumpfigen Orten wächst, oftmals zu fehlen scheint, ist als **Polygamarin** bezeichnet und soll ein grünliches, krystallinisches Pulver darstellen (Reinsch). Das Mittel wurde zuerst von Collin gegen Schleimschwindsuchten empfohlen, wogegen man es im Decoct (15,0—30,0 auf 200,0 Col. pro die) verabreichte. Möglicherweise enthält es, wie die verwandte Senega, etwas Saponin. Statt der eigentlichen Polygala amara wurde auch die Wurzel von Polygala vulgaris, welche mehr schleimig als bitter schmeckt, als **Radix Polygalae Hungaricae** in Anwendung gebracht (van Swieten). Das früher officinelle Extractum Polygalae amarae, welches zu 0,3—0,6 in Pillenform oder Lösungen zur Anwendung kam, ist ganz absolet.

Fructus Aurantii immaturi, Aurantia immatura, Poma Aurantii; **Unreife Pomeranzen. Cortex fructus Aurantii**, Cortex pomorum Aurantii; **Pomeranzenschale.**

Diese Drogen sind Theile des Orangenbaumes, **Citrus vulgaris** Risso s. **C. Bigaradia** Duhamel, und gehören zu den am häufigsten in Anwendung gebrachten Amara aromatica, indem sie die Basis für viele zusammengesetzte aromatisch bittere Tincturen bilden. Das ätherische Oel, dem sie ihr Aroma verdanken, ist das S. 413 schon abgehandelte Oleum corticis Aurantii; der Bitterstoff scheint das von Lebreton entdeckte **Hesperidin** oder **Aurantiin** zu sein, welches zwar an sich ohne Geschmack ist oder gar süsslich schmeckt, aber beim Kochen mit Essigsäure bitteren Geschmack annimmt.

Die **unreifen Pomeranzen** sind die besonders in Südfrankreich gesammelten, von selbst abgefallenen, unreifen, etwa kirschengrossen Früchtchen, welche kuglige oder etwas längliche Form besitzen, auf der graugrünlichen oder fast bräunlichen Oberfläche durch zahlreiche vertiefte Punkte (Oeldrüschen) uneben erscheinen und aus 8 oder 10, selten 12 in der Mittelsäule zusammentreffenden Fächern bestehen, welche nicht von den zahlreichen, wenig entwickelten Eichen ausgefüllt werden. Sie sind von aromatischem Geruche und aromatischbitterem Geschmacke, welcher seinen Sitz vorzugsweise in den äusseren Schichten hat, die das ätherische Oel als rothbrauner Balsam durchtränkt. — Die **Pomeranzenschalen**, die Fruchtschalen der reifen Orangen, kommen im Handel in elliptischen, etwas convex-concaven, bis 5 Mm. dicken, zähen Scheiben vor, welche den vierten Theil des Perikarpiums darstellen und aussen gelbbraun und höckrig, innen weiss und schwammig sind. Zum medicinischen Gebrauche dient ausschliesslich die äussere gelbe, als **Flavedo corticis Aurantii** s. **Cortex Aurantii expulpatus** s. **mundatus** bezeichnete Partie, in nur in dieser die zahlreichen Oelräume finden und die Bitterkeit derselben grösser als die des weissen Parenchyms (**Albedo**) ist. Die den Orangenschalen nahe stehenden höchst aromatischen **Curaçaoschalen**, **Cortex Aurantii Curassaviensis**, unterscheiden sich durch geringere Dicke, grössere Härte und schmutziggrüne Färbung der Oberfläche. Man gebrauchte die letztere Bezeichnung zuerst für die Schalen einer auf den Westindischen Inseln und besonders auf Curaçao cultivirten grünfrüchtigen Varietät von Citrus vulgaris, statt deren jetzt übrigens häufig die Schalen unreifer südfranzösischer Orangen oder auch einer in Südfrankreich cultivirten Orangenspielart vorkommen. Minder aromatisch und bitter sind die nur 1 Mm. dicken und lebhafter gelbrothen **Apfelsinenschalen**.

Das **Hesperidin**, welches sich nicht in den Staubfäden und Blumenblättern, wohl aber im Fruchtknoten der Orangen, besonders aber in unreifen Pomeranzen findet, bildet zarte, seideglänzende, zu warzenförmigen Büscheln vereinigte Nadeln, löst sich in 60 Th. kochendem Wasser, wenig in kaltem, leicht in heissem Alkohol, gut in Essigsäure und wässrigen Alkalien, gar nicht in Aether und ätherischen Oelen. Es spaltet sich vermittelst Schwefelsäure in einen dem Mannit isomeren Zucker und Hesperetin (Hoffmann). Nach anderen Angaben soll ein besonderer, als **Aurantiin** bezeichneter Bitterstoff in den Fructus Aurantii existiren. Auch in den Kernen der Apfelsinen und Citronen findet sich ein besonderer mikrokrystallinischer Bitterstoff, das **Limonin** (Bernays, K. Schmidt). Die äussere Fruchthaut enthält auch etwas Gerbsäure.

Nicht mehr officinell sind die **Folia Aurantii**, Pomeranzenblätter (mit blattartig geflügeltem Blattstiele), welche man früher, wie übrigens auch die Orangenschale (Hufeland), nicht selten im Thee (2,0—4,0 auf die Tasse) als Nervinum bei hysterischen Krämpfen und Epilepsie meist in Verbindung mit Baldrian gab. Sie enthalten nach Raybaud $1/8\%$ ätherisches Oel.

Eigentliche physiologische Prüfung der Orangenpräparate liegt nicht vor. Krahmer giebt an, dass grössere Mengen merklich erhitzend wirken und Gefässaufregung und Kopfschmerzen verursachen und dass heissbereitete Infuse der getrockneten Schalen, Macerationsauszüge frischer Früchte und die officinellen Tincturen bei reizbaren Individuen höchst unbequeme Erscheinungen von Erhitzung und Beunruhigung hervorrufen und dass dieselben selbst an Alkoholgenuss gewöhnten Personen oft recht schlecht bekommen. Für die sehr beliebten weinigen Auszüge der Pomeranzen (Bischof u. a. Getränke), welche auch bei atonischer Dyspepsie medicinisch verwendbar sind, soll man deshalb nur die wenig erhitzenden **Macerate** der Fruchttheile benutzen, die man dem Weine nach Wohlgeschmack zusetzt.

Die in Rede stehenden Drogen kommen fast ausschliesslich in Form ihrer Präparate in Anwendung. Gegen Epilepsie gab man Orangeschalen in Pulver oder im Aufguss. Die unreifen Pomeranzen dienten früher als Fontanellkugeln.

Präparate:

1) **Tinctura Aurantii**, Tinctura corticis Aurantii; **Pomeranzentinctur**, Pome-

ranzenschalentinctur. Mit 5 Th. Spiritus dilutus bereitet, bräunlich. Für sich zu 20—60 Tropfen, meist als Zusatz zu magenstärkenden Mixturen.

2) **Syrupus Aurantii corticis**, Syrupus corticis Aurantii; **Pomeranzenschalensyrup.** Filtrirte Lösung von 60 Th. Zucker in 40 Th. eines Macerats von 5 Th. Cort. Aurantii mit 45 Th. Weisswein; gelbbrauner, sehr angenehm schmeckender, als Zusatz zu Mixturen besonders beliebter Syrup.

3) **Elixir Aurantiorum compositum**, Elixir Aurantii compositum, Elixir viscerale Hoffmanni, Elixir stomachicum, E. balsamicum; **Pomeranzenelixir,** Hoffmannsches Magenelixir. Cort. fruct. Aur. 50 Th., Cort. Cinnam. 10 Th., Kalium carbonicum 2,5 Th. mit 250 Th. Vinum Xerense 8 Tage macerirt und in der auf 230 Th. gebrachten Colatur ää 5 Th. Extractum Gentianae, Extr. Absinthii, Extr. Trifolii und Extr. Cascarillae gelöst, dann filtrirt. Klar, von brauner Farbe, eigenthümlichem, aromatischem Geruche und bitterem Geschmacke. Zu 1—2 Theelöffel 2—3 mal täglich, bei Dyspepsie sehr beliebt, oft in Verbindung mit Tinctura Rhei vinosa. Das Ppt. ersetzt eine Reihe älterer Vorschriften zu magenstärkenden Elixiren, unter denen das sog. Elixir viscerale Kleinii statt Kaliumcarbonat Kaliumacetat enthielt, die Tinctura stomachica aromatica und ähnliche Vorschriften.

Auf die aus den Orangenschalen dargestellten Zuckerwerksformen (Confectio s. Conditum Aurantii, überzuckerte Orangenschalen, Magenmorsellen u. s. w.), ist ein besonderer medicinischer Werth nicht zu legen. Ein früher officinelles Extractum Aurantii, ein wässrig spirituöses, dickes, rothbraunes Digestionsextract, fand als Stomachicum zu 0,5—2,0 mehrmals täglich meist in wässriger Solution, sowie als Constituens für Pillen Anwendung.

Rhizoma Calami, Radix Calami; Kalmuswurzel, Kalmus.

Die Droge ist das ungeschälte Rhizom einer ursprünglich in Mittelasien und Indien einheimischen, seit Ende des 16. Jahrhunderts in Europa eingeführten, jetzt überall in Teichen vorkommenden Aroidee, Acorus Calamus L.

Das im Herbste von den bei uns einheimischen Pflanzen gesammelte, von Wurzeln, Blattscheiden und Stengeln befreite, kräftig aromatisch riechende und zugleich scharf und bitter schmeckende Kalmusrhizom bildet bis 2 Dm. lange, fast cylindrische, durchschnittlich 1,5 Cm. dicke, häufig der Länge nach durchschnittene Stöcke. Oberseits wird es durch Blattnarben in dreieckige graue Felder getheilt, die mit den braunen Stammstücken abwechseln; unterseits erheben sich die in Zickzacklinien geordneten, dunkelbraunen, scharfrandigen Wurzelnarben nur wenig aus der braunen längsrunzligen Rinde, welche auf dem Querschnitt dunkler als der ungefähr dreimal breitere Gefässbündelcylinder erscheint. Geschälte Stücke sind röthlichweiss und stehen im Geruch und Geschmack dem ungeschälten Kalmus nach.

Die wirksamen Bestandtheile der Kalmuswurzel sind ein als Acorin bezeichneter Bitterstoff und das als Kalmusöl, Oleum Calami, officinelle ätherische Oel.

Das Acorin ist nach Faust ein stickstoffhaltiges Glykosid, welches eine honiggelbe, weiche, harzartige Masse von bitter aromatischem Geschmacke bildet, sich leicht in Weingeist und Aether, nicht in Wasser löst und beim Kochen mit verdünnter Schwefelsäure in Zucker und einen harzartigen Körper zerfällt. Das Kalmusöl, welches in der Kalmuswurzel zu etwa 1% sich findet, ist gelb oder bräunlichgelb, etwas dicklich und zeigt den angenehmen Geruch der Droge mit bitterem Beigeschmacke; die chemische Zusammensetzung scheint zu variiren und das Oel bald aus einem Kohlenwasserstoff (Gladstone), bald aus sauerstoffhaltigen Oelen (Schnedermann) zu bestehen. Neben Acorin und Kalmusöl findet sich auch Benzoësäure und Stärkemehl in der Kalmuswurzel.

Die Kalmuswurzel ist eines der bei atonischer Dyspepsie und Magenkatarrhen empfehlenswerthesten Amara, das vorzüglich gut (auch im kindlichen Lebensalter) ertragen wird. Auch wird Kalmus äusserlich zu aromatischen Bädern bei scrophulösen und rachitischen Kindern, Lahmungen u. s. w., als Zusatz zu Zahnpulvern und als Kaumittel bei Zahnschmerz und Fötor oris gegeben. Das Acorin scheint auch antitypisch zu wirken; bei Tataren und Kosacken dient gerösteter und gemahlener Kalmus in Branntwein als Volksmittel gegen Intermittens. Auch bei Gicht mit Oedem wurde die Droge benutzt. Neuerdings hat man sogar einen aus Kalmus hergestellten Liqueur, den Kalmüser, als Mittel gegen Vergiftung mit Pulvergasen, der sog. Minenkrankheit, empfohlen (Josephson).

Man giebt die Kalmuswurzel innerlich zu 0,5—2,0 mehrmals täglich, am zweckmässigsten in Pulver oder im Aufguss (1:10), auch in spirituösem oder weinigem Macerat. Auch verzuckerter Kalmus, sog. Confectio Calami, ist als Digestivum gebräuchlich. Zu Bädern setzt man wässrigen Aufguss von $\frac{1}{2}$ bis 2 Pfund auf 2 Liter Wasser zu. Das Oleum Calami ist zur Darstellung von Rotulae Calami, welche angenehmer als Pfefferminzkügelchen schmecken, sowie innerlich zu 2—10 Tropfen in Oelzucker, äusserlich in spirituöser Lösung (1:200) gegen Gicht empfohlen (Schneider).

Präparate:

1) **Extractum Calami; Kalmusextract.** Wässrigspirituöses Extract von gewöhnlicher Consistenz, rothbraun, in Wasser trübe löslich. Innerlich bei Dyspepsie zu 0,5—1,0 mehrmals täglich in Pillenform, auch als Constituens für Eisenpillen sehr gebräuchlich.

2) **Tinctura Calami; Kalmustinctur.** Bräunlichgelbe Tinctur, mit 5 Th. Spir. dil. bereitet. Innerlich zu $\frac{1}{2}$—1 Theelöffel voll für sich oder als Zusatz zu Mixturen; äusserlich als Zusatz zu Zahntincturen und Collutorien. Ein ähnlicher Auszug von Kalmus, Zittwer und unreifen Orangen bildete die wie Kalmustinctur benutzte, nicht officinelle Tinctura Calami composita.

Cortex Cascarillae, Cortex Elutheriae s. Eleutheriae; **Cascarillrinde.**

Verschiedene strauchartige Euphorbiaceen Westindiens, besonders der Bahama-Inseln, welche der Gattung Croton oder Clutia zugerechnet werden, jetzt vorzugsweise Croton Elutheria Bennett (Benennung von der Insel Elutheria stammend, daher mit th zu schreiben), aber auch Croton Cascarilla Don., Croton Sloanei Benn., vielleicht auch Croton lineare Jacq., liefern eine ursprünglich von den Spaniern zum Parfümiren des Rauchtabaks verwendete und als feine Rinde (cascarilla, wie sie auch die Chinarinde nannten) bezeichnete, aus aussen von hellgrauem Korke bedeckten, an den entblössten graugelblichen oder braunen Stellen längsstreifigen und querrissigen, auf der Innenfläche bräunlichen und gleichmässig feinkörnigen, 1—3 Mm. dicken und nicht über 10 Dm. langen, geraden oder gebogenen Röhren bestehende Droge von widrig bitterem, scharf gewürzhaftem Geschmacke und beim Zerreiben und Erwärmen angenehm aromatischem Geruche. Der kurze, unebene, ölglänzende Bruch ist in der inneren Hälfte sehr feinstrahlig. Sie unterscheidet sich nicht schwer von der Copalchi- oder Mexikanischen Bitter- oder Fieberrinde (Quina blanca der Mexikaner), von Croton Pseudochina Schlecht (C. niveus Jacq.), welche viel stärkere, bis fusslange, und oft über 4 Mm. dicke, geschlossene oder gerollte, auf der Oberfläche mit ziemlich tiefen, unregelmässigen Längsfurchen versehene, auf dem Bruche grobstrahlige Röhren darstellt und weniger bitter und gewürzhaft, aber schärfer schmeckt.

Die wirksamen Principien sind das Cascarillin, ein indifferenter, krystallinischer, in Wasser kaum, dagegen in Alkohol und Aether löslicher Bitterstoff, und das zu ca. 1 % in der Rinde sich findende Cascarillöl, wahrscheinlich ein Gemenge von einem bei 173° siedenden Camphen, einem oder mehreren höher siedenden Kohlenwasserstoffen und einem schwer flüchtigen, dickflüssigen, sauerstoffhaltigen Bestandtheile (Völckel), und mehrere Harze. Genauere physiologische Prüfung fehlt, was umsomehr zu beklagen ist, als nicht nur der Rauch, sondern auch der innerliche Gebrauch von Cascarillpulver Störungen im Organismus hervorrufen kann. Erbrechen und Uebelkeit sind bei manchen Personen, wie ich selbst beobachtete, constant Folge selbst sehr kleiner Dosen des Pulvers (0,5); bei anderen tritt höchst lästige Beunruhigung, zeitweise Schlaflosigkeit oder doch durch schreckhafte Träume gestörter Schlaf, Muskelzittern und Zucken, insbesondere nach dem Rauchen, auf (Krahmer). Es dürfte daher, da die Rinde weder als Stomachicum, noch als Febrifugum oder Antasthmaticum mehr als andere Mittel leistet, die ohnehin jetzt nur noch schwache Benutzung mit Fug und Recht aufgegeben werden können. Bei chronischen Durchfällen steht sie der Colombo bei Weitem nach. Man beschränkt sich daher am besten auf die Verordnung als Zusatz zu Schnupfpulvern oder Räucherspecies.

Dosis des Pulvers 0,5—1,0. Die zweckmässigste Form zur innerlichen Anwendung ist ein Infusodecoct (1:10), doch ist auch weinige Digestion und Latwergenform empfohlen.

Präparat:

Extractum Cascarillae; Cascarillextract. Tiefbraunes, dickes Heisswasserextract, in Wasser trübe löslich. Bestandtheil des Elixir Aurantii compositum; diente früher auch als Pillenconstituens für tonisirende Mittel, und äusserlich zu Zahnfleischlatwergen.

Die früher officinelle Cascarilltinctur, Tinctura Cascarillae, diente zu 30 bis 60 Tropfen als Zusatz magenstärkender Mixturen.

Anhang. Als exotisches aromatisch-bitteres Mittel erwähnen wir hier noch die Angusturarinde, Cortex Angusturae, von Galipea officinalis Hancock, einem zur Familie der Diosmeae gehörigen, an den Ufern des Carony (Nebenfluss des Orinoco) wachsenden, kleinen Baumes. Dieselbe hatte bis zum Anfange dieses Jahrhunderts sehr grosse Bedeutung als Arzneimittel in remittirenden und intermittirenden Fiebern (sog. Quina del Carony oder Cascarilla del Angostura), bei Typhus und Ruhren, gerieth aber in Folge der absichtlichen Beimengung einer ähnlich aussehenden ostindischen, durch darin enthaltenes Brucin intensiv bitteren und giftigen Rinde, der Rinde von Strychnos nux vomica, die seitdem als falsche Angusturarinde, Cortex Angusturae spurius, bezeichnet ist, durch welche in den verschiedenen Ländern (Ungarn, Schweiz, Hamburg, Russland) Vergiftungen, zum Theil mit tödtlichem Ausgange, herbeigeführt wurden, in Misscredit. Die echte Angusturarinde enthält einen durch Gerbsäure fällbaren, indifferenten, krystallinischen, in Wasser schwer, in Alkohol und Aether leicht löslichen Bitterstoff, das Angusturin oder Cusparin von Saladin, das auch in grossen Mengen nicht erheblich auf den Organismus einwirkt und neben welchem vielleicht noch ein zweiter Bitterstoff sich findet, sowie ein nach Liebstöckel riechendes ätherisches Oel. Gerbsäure scheint in der Rinde zu fehlen. Man gab sie meist in Abkochung.

Herba Absinthii, Summitates Absinthii; **Wermut,** Wermuth, Wermuthkraut.

Die Droge ist das blühende Kraut des Wermuts, Absinthium vulgare Lam. s. Artemisia Absinthium L., das einen indifferenten Bitterstoff, Absinthiin, und ein ätherisches Oel, Wermutöl oder Absinthöl, enthält.

Die in fast ganz Europa und im nördlichen Asien verbreitete Composite, deren mit silbergrauem, seidenhaarigem Filz überzogene, fiederspaltige Blätter im Spätsommer zur Zeit der Blüthe gesammelt werden, ist in allen ihren Theilen äusserst bitter und scharf aromatisch. Die wilde Pflanze zeichnet sich vor der cultivirten durch Bitterkeit aus. Der von Mein entdeckte, nicht glykosidische Bitterstoff, das Absinthiin, scheidet sich aus weingeistiger Lösung in blassgelben Tropfen aus, die allmälig undeutlich krystallinisch erstarren, schmeckt intensiv bitter, riecht gewürzhaft, und löst sich kaum in kaltem, wenig in heissem Wasser, leicht in Weingeist und Aether; beim Kochen mit verdünnten Mineralsäuren entstehen braune, harzartige Producte, aber kein Zucker (Kromayer). Ausserdem enthält das Wermutkraut, und zwar vorzugsweise die Blätter, ein ätherisches Oel, das Wermutöl, mit brennendem Geschmacke und dunkelgrüner Farbe, die an der Luft noch dunkler wird, in verschiedenen Mengen (0,5—2 %), die nach Standort und Klima (in nördlichem Klima mehr) differiren. Nach Gladstone besteht es aus einem Kohlenwasserstoffe, einem sauerstoffhaltigen Oele von der Zusammensetzung des Camphers und dem auch im Kamillenöl sich findenden, mit einem höheren Siedepunkt begabten Coeruleïn oder Azulen. Von sonstigen Bestandtheilen, wie Harze, Gerbstoff, Säuren, ist das Vorhandensein von Bernsteinsäure interessant, jedoch für die Wirkung indifferent; Salze, insbesondere Salpeter, sind reichlich vorhanden.

Ueber die physiologische Wirkung des von Leonardi als treffliches Fiebermittel bezeichneten Absinthiins fehlen exacte Untersuchungen. Dass dasselbe in grossen Gaben Schwindel und Betaubung errege (Leonardi), leugnet Righini. Der Bitterstoff geht in Milch und Fleisch von Kühen über, welche Wermut gefressen haben. Ueber die Wirkung des Absinthöls haben die verschiedenen Untersuchungen nicht zu gleichen Resultaten geführt. Nach Magnan bewirken 3,0—4,0 bei Hunden und anderen Säugethieren Tremor und elektrische Stösse in Hals- und Vorderbeinmuskeln, noch grössere Gaben Trismus und Tetanus, abwechselnd mit anfallsweise auftretenden klonischen Convulsionen, Schäumen des Mundes, stertoröses Athmen, unwillkürlichen Abgang der Faeces und der Samenflüssigkeit; in den längeren oder kürzeren Pausen der Intoxication kommen eigenthümliche Hallucinationen vor; die Section der vergifteten Thiere ergiebt Hyperämie der Hirn- und Rückenmarkshäute, namentlich in der Gegend der Medulla oblongata, Lungencongestion und Ekchymosen der Pleura und des Pericardiums, ausnahmsweise auch hämorrhagische Entzündung der Magenwandungen. Hiermit stimmen auch die bei Menschen nach grossen Dosen (15,0) beobachteten Erscheinungen von Trismus, klonischen Krämpfen, Schäumen des Mundes, Anaesthesie und Bewusstlosigkeit (W. Smith). Nach Kobert und Böhm kommt es bei Vergiftung von Warmblütern mit Absinthöl zunächst zu Depression und Reflexverminderung und erst ganz zuletzt bei colossalen Dosen zu anfallsweise auftretenden heftigen Krämpfen epileptoider Art und deutlicher Erhöhung der Reflexaction; auch ist Hyperämie der Hirnhäute nicht zu constatiren. Kleine Dosen steigern den Blutdruck, grosse setzen ihn beträchtlich herab durch Einwirkung auf das vasomotorische Centrum; der Puls wird anfangs beschleunigt, die Respiration gesteigert und bei Infusion rasch dyspnoisch und aussetzend. Die Körpertemperatur sinkt, am stärksten bei Inhalation von Absinthöl. Das Oel ruft selbst zu 10,0 intern keine Durchfälle hervor, vermehrt vorübergehend die Zahl der im Blute kreisenden Leucocyten beträchtlich und wird unverändert durch die Lungen und im verharzten Zustande durch die Nieren ausgeschieden, welche davon wenig afficirt werden (Kobert und Böhm).

Magnan schreibt das Auftreten epileptiformer Krämpfe durch den zu reichlichen Genuss spirituöser Getränke, welche Wermutöl enthalten, namentlich des in Frankreich so sehr beliebten Absinths, dem Oele zu. Das letztere Getränk soll auch bei habituellem Gebrauche eher zu chronischer Vergiftung als andere Spirituosa führen (Decaisne) und besondere Formen des Alkoholismus, z. B. Hyperaesthesie und Hyperalgie an den Unterextremitäten und am unteren Theile des Abdomen (Lancereaux) und Hallucinationen, die sich durch das Sehen von Flammen und scharfen Waffen an Stelle von Mäusen und anderen kleinen Thieren charakterisiren (Motet), bedingen.

Die nach Wermutpräparaten beobachteten Nebenerscheinungen, wie Gefässaufregung, Ideenverwirrung, Schwindel, Kopfschmerz (Kraus), scheinen auf das ätherische Oel bezogen werden zu müssen, wenn sie nicht etwa Folge der Darreichung in spirituösem Vehikel oder bestimmter Idiosynkrasien (einzelne Personen erbrechen stets nach Wermut) sind. Welchem Bestandtheile die übrigens keineswegs sehr erheblichen anthelmintischen Wirkungen des Absinths, da lebende Spulwürmer 48 Stunden in Wermutaufguss leben (Küchenmeister), beizulegen sind, ist nicht festgestellt.

Therapeutisch kommt Wermut jetzt nur bei dyspeptischen Zuständen, Pyrosis und Gastralgie in Anwendung.

Der Gebrauch gegen Intermittens, Gelbsucht und Epilepsie ist obsolet. Bei Chlorose, Anämie und Scrophulose wird er als digestionsbeförderndes Mittel manchmal neben Eisenpräparaten benutzt. Aeusserlich benutzt man die Herba Absinthii zu aromatischen trocknen und feuchten Umschlägen bei Sugillationen, Exsudaten und Paralysen; im Klystier gegen Oxyuris.

Man giebt das Kraut nur selten in Pulverform (zu 1,0--2,0) oder im Aufguss (7,5--15,0 auf 200,0 Colatur). Den frisch ausgepressten Saft nimmt man hie und da zu Frühlingscuren (zu 30,0--60,0).

Präparate:

1) **Extractum Absinthii; Wermutextract.** Wässrigspirituöses Extract von gewöhnlicher Consistenz und grünbrauner Farbe, in Wasser trübe löslich. Innerlich in Pillen oder Mixturen zu 0,5--2,0 mehrmals täglich; häufig als Excipiens für Eisenpillen benutzt.

2) **Tinctura Absinthii; Wermuttinctur.** Braungrüne, stark bittere Tinctur, mit 5 Th. Spiritus dilutus bereitet. Innerlich mehrmals täglich zu 20--60 Tropfen.

Früher waren auch zusammengesetzte Tincturen in Gebrauch, so die Tinctura Absinthii composita (Wermut mit Pomeranzenschale, Kalmus, Enzian und Zimmtkassie) und die Tinctura Absinthii alcalina s. Tinctura amara Biesteri (mit Kaliumcarbonat bereitet), welche in gleicher Dosis wie die einfache Wermuttinctur bei atonischer Dyspepsie in Anwendung gebracht wurden.

3) **Elixir amarum; bitteres Elixir.** 10 Th. Wermutextract und 5 Th. Pfefferminzölzucker, mit 25 Th. Wasser verrieben, Tinctura aromatica, Tinctura amara ää 5 Th., innerlich theelöffelweise 3--4mal täglich. Ersetzt das früher officinelle, kein Wermutextract enthaltende gleichnamige Präparat, das eine Lösung von gleichen Theilen Fieberklee- und Pomeranzenextract in ää 8 Th. Pfefferminzwasser und verdünntem Weingeist unter Zusatz von $^1/_2$ Th. Spiritus aethereus darstellte.

Dem Wermut nahestehend sind verschiedene alpine Species der Gattung Artemisia, z. B. A. mutellina, A. spicata, A. Vallesiaca und A. rupestris, bekannt unter dem Namen Gonippkräuter, Herba Genippi, welche wegen ihres unseren Wermut an Feinheit übertreffenden Aroma zur Bereitung des sog. Extrait d'Absinthe benutzt werden. Schroff empfiehlt Artemisia mutellina bei grosser Empfindlichkeit des Magens und Darmcanals hysterischer Frauen mit Tendenz zu Diarrhoe. In ähnlicher Weise kann auch die ebenfalls in den hohen Alpen wachsende Synantheree Achillea moschata L., die Ivapflanze, welche in Graubünden zur Darstellung verschiedener geistiger Getränke dient, in denen theils die Bitterstoffe Ivaïn und Moschatin, theils das penetrant riechende und pfefferminzartig schmeckende Ivaöl, das hauptsächlich aus einem sauerstoffhaltigen Oele besteht, prävaliren. Auch ein weiniger Auszug ist als Stomachicum gebräuchlich.

Auch in der bei uns sehr verbreiteten Schafgarbe, Achillea Millefolium L., sind ähnliche Bestandtheile, nämlich ein eigenthümlicher, als Achilleïn bezeichneter Bitterstoff, der sich leicht in Wasser, schwierig in Alkohol löst und durch längeres Kochen mit verdünnter Schwefelsäure in Zucker und Achilletin spaltet, und ein blaues ätherisches Oel vorhanden. Das Achilleïn soll zu 0,5 Kältegefühl und Schwere im Epigastrium, zu 1,25--5,0 in getheilten Dosen Appetitvermehrung und bei der Diastole etwas Unregelmässigkeit des Pulses hervorbringen und zu 2,0--4,0 bei Intermittens und chronischen Leber- und Milztumoren und als Stomachicum Günstiges leisten (Puppi). Sowohl der Bitterstoff als das ätherische Oel finden sich weit reichlicher in den früher officinellen

Schafgarbenblüthen, Flores Millefolii, Summitates Millefolii, als in dem ebenfalls officinellen Schafgarbenkraut, Herba Millefolii, welches deshalb auch minder stark riecht, dagegen einen grossen Reichthum von Chlorüren, Phosphaten und Nitraten, namentlich Kalisalzen darbietet und daher auch zu Frühlingscuren sich vorzüglich eignet. Im Alterthum benutzte man die Blätter als Wundmittel, daher die Bezeichnung Achillea. Jetzt benutzt man den sog. Schafrippenthee zu 15,0—30,0 pro die im Aufguss bei Hämorrhoiden und Amenorrhoe. Ein früher officinelles wässriges Extractum Millefolii, aus Flores und Folia bereitet, kann bei dyspeptischen Zuständen zu 0,05—0,2 pro dosi mehrmals täglich in Pillen oder Mixturen gegeben werden.

Radix Taraxaci cum herba, Herba Taraxaci; **Löwenzahn.**

Von der allgemein bekannten und verbreiteten Synantheree Taraxacum officinale Weber (Leontodon Taraxacum L.), welche in der nördlichen Hemisphäre in verschiedenen Varietäten vom Meere bis in die höchsten alpinen Gegenden vorkommt, ist die frische mit dem daran sitzenden Erdstamm und den Wurzelblättern im Frühling eingesammelte Wurzel officinell.

Die frische Löwenzahnwurzel ist fleischig, aussen gelbbraun und im Frühjahr stark milchsafthaltig, von süsslich-bitterem Geschmack; die Wurzelblätter sind rosettenförmig gestellt, schwertsägeförmig, buchtig gezähnt, in den Blattstielen verschmälert, glatt und im frischen Zustande glänzend grün. Früher war auch die im Herbst gesammelte und getrocknete, weit bittere Wurzel als Radix Taraxaci, Löwenzahnwurzel, officinell, welche man innerlich in Abkochung (1:6—10) oder im Klystier verordnete. Sie war der Hauptbestandtheil der im vorigen Jahrhundert viel gebrauchten Visceralklystiere, mit denen man vermeintliche Darminfarcte beseitigen wollte und die man selbst zu Hunderten im Verlaufe chronischer Unterleibskrankheiten gab. Zu diesen nach ihrem im Anfange des 18. Jahrhunderts in Hessen-Homburg als Leibarzt thätigen Erfinder Joh. Kämpf auch als Kämpfsche Klystiere bezeichneten Injectionen benutzte man meist eine Abkochung des sog. Species ad Clysma viscerale Kämpfii (Species viscerales s. pro clysteribus), ein Gemenge bitterer, aromatischer und schleimiger Kräuter und Wurzeln, unter denen ausser Taraxacum besonders Marrubium, Rhizoma Graminis, Radix Saponariae und Baldrianwurzel zu nennen sind.

Die wirksamen Principien der Löwenzahnwurzel sind ein indifferenter Bitterstoff, Taraxacin, und die in grosser Menge darin enthaltenen Kali- und Kalksalze, neben welchen sich Zucker und Inulin findet.

Das Taraxacin bildet, aus frischem Milchsafte dargestellt, weisse, in kochendem Wasser und Aether leicht lösliche, warzenförmige Massen von bitterem Geschmacke; aus getrocknetem Milchsafte, dem sog. Leontodonium von Kromayer, wird es amorph erhalten. Der Milchsaft ist hauptsächlich eine Emulsion von Harz und einem als Taraxacerin bezeichneten wachsartigen Körper. Die Blätter enthalten Inosit und einen reducirenden Zucker. Die chemischen Bestandtheile des Löwenzahns variiren in den verschiedenen Jahreszeiten sehr, ebenso nach dem Standorte. Auf fettem Boden ist die Pflanze am zuckerreichsten, im Frühjahr am salzreichsten, im Herbst am bittersten. Nach Frickhinger giebt die Wurzel im Frühjahr 7,8%, im Herbst 5,5% Asche.

Die Löwenzahnwurzel bildet im frischen Zustande den Hauptrepräsentanten der Amara resolventia, deren Wirkung als Combination des tonisirenden Einflusses des Taraxacins und der abführenden Action der Salze zu betrachten und deren Anwendung bei sog. Plethora abdominalis bei gleichzeitiger Dyspepsie vorwaltend gebräuchlich ist.

Die frische Löwenzahnwurzel kommt vorzugsweise in Betracht bei den sog. Frühlingscuren oder Curen mit Kräutersäften (vgl. S. 175), welche bei Hämorrhoidariern und Hypochondern manchmal von eclatantem Nutzen sind, wenn dieselben hinlänglich lange gebraucht und mit einer regelmässigen Diät und angemessener Bewegung im Freien verbunden werden.

Man glaubte dabei in früherer Zeit dem Löwenzahn eine die Gallensecretion vermehrende Wirkung beilegen zu müssen, welche jedoch experimentell an Thieren nicht auffällig hervortritt (Rutherford). Als indicirt können die Kräutercuren bei habitueller Obstipation betrachtet werden, wenn die letztere mit atonischer Verdauungsschwäche sich verbindet, oder schwächliche Constitution der Patienten eingreifendere Mineralwassercuren nicht thunlich erscheinen lässt. Sie sind auch gegen manche andere Affectionen, z. B. bei Gallensteinen, Acne, selbst bei Melancholie in Anwendung gezogen und gelten überhaupt als blutreinigend.

Die Radix Taraxaci cum herba dient nur zur Darstellung des Presssaftes, statt dessen man auch nach Menke die Leontodon-Blüthenstiele von Hämorrhoidariern aussaugen lassen kann.

Präparat:

Extractum Taraxaci, Löwenzahnextract. Dickes, wässriges Macerationsextract, aus der im Frühjahr gesammelten und getrockneten Pflanze, braun, in Wasser klar löslich. Innerlich bei Plethora zu 0,3—1,0 in Lösung oder Pillen, häufiger als Pillenconstituens für trockne Medicamente. Mit $1/3 - 1/2$ Wasser bildet dasselbe das zu 12,0—50,0 pro die innerlich gegebene Extractum Taraxaci liquidum s. Mellago Taraxaci, worunter man früher auch den Presssaft der jungen Pflänzchen verstand. Aehnlich ist die quacksalberisch vertriebene Solution of Leontodon Taraxacum (Dandelion) von Evans.

Anhang. Von nicht officinellen salinisch-bitteren Stoffen, von denen insbesondere der frische Saft zu Frühlingscuren in Anwendung gezogen wird, sind noch zu erwähnen die Herba Fumariae, Erdrauch, das Kraut von Fumaria officinalis L., einer im grössten Theile der nördlichen Hemisphäre verbreiteten, als Unkraut auf Feldern gemeinen Fumariacee, welches salzig-bitteren Geschmack und frisch widrigen, narkotischen Geruch besitzt und ein nicht in Wasser, dagegen in Alkohol und Aether lösliches Alkaloid, das Fumarin, neben der (auch im Isländischen Moos und diversen Pilzen vorkommenden, künstlich durch Destillation aus Apfelsäure zu erhaltenden) Fumarsäure und verschiedenen Salzen (Chlorkalium, Kaliumsulfat u. s. w.) enthält. Der Erdrauch ist neuerdings durch Hannon wieder gegen Plethora abdominalis und chronische Hautaffectionen gerühmt.

In gleicher Weise dient Radix Cichorii, Wegwartwurzel, die sehr bittere Wurzel der in Europa und Asien einheimischen, blaublühenden Composite Cichorium Intybus L., deren Bitterstoff noch nicht untersucht ist, früher in Form von Extracten oder Syrup gegen Darmkatarrhe und Atrophie benutzt. Die cultivirte Wurzel, welche sehr fleischig wird und dabei eine grössere Quantität Inulin producirt, dient zur Verfertigung des Deutschen oder Cichorienkaffee, dessen längerer Gebrauch von Einzelnen als Hämorrhoidalcongestion erregend bezeichnet wird. Auch das frische Kraut Herba Cichorii findet zu Frühlingscuren Anwendung.

Glandulae Lupuli, Lupulinum; **Hopfenmehl**, Lupulin, Hopfendrüsen.

An die bitter-aromatischen Mittel schliesst sich das meist in anderer Richtung, zur Beschwichtigung sexueller Aufregung und Bekämpfung schmerzhafter Erectionen im Verlaufe von Gonorrhoe, gebrauchte Hopfenmehl, die Harzdrüsen aus dem als Hopfen, Strobili s. Coni s. Amenta Lupuli, bezeichneten Fruchtstande von Humulus Lupulus L. (Fam. Cannabineae).

Der früher officinelle, in getrocknetem Zustande frisch grünlich-gelbe, zapfenförmige, lockere Fruchtstand (die weiblichen Blüthen) cultivirter Pflanzen des in ganz Europa verbreiteten und in den meisten Ländern im Grossen gebauten Hopfens ist das bekannte Material zum Würzen des Bieres, welches in der Medicin jetzt viel weniger Verwendung findet als die durch Absieben gewonnenen, besonders an den Früchtchen und der Spindel des Fruchtstandes, weniger an der Basis der blattartigen Organe befindlichen Balsam- oder Harzdrüsen, welche das Lupulin bilden. Letzteres stellt ein braungelbes, von Wasser erst allmälig benetztes, von Aether und Weingeist rasch durchdrungenes Pulver dar, welches mikroskopisch sich aus isolirten, eiförmigen, eine trübe, dunkelbraune oder rothgelbe, dicke Flüssigkeit einschliessendes Säckchen gebildet erweist, deren Oberhaut quer in zwei Halbkugeln getheilt erscheint. Sowohl die Strobili als die Glandulae Lupuli riechen aromatisch und schmecken gewürzhaft bitter. Beiden gemeinsam sind ein Bitterstoff, das in den Zapfen zu 0,04 %, in den Drüsen zu 0,11 % enthaltene Hopfenbitter oder Lupulit, eine in Wasser fast gar nicht lösliche, sauer reagirende krystallinische Substanz, die sich mit verdünnter Schwefelsäure in ein aromatisch riechendes Harz (Lupuliretin) und in eine Säure (Lupulinsäure) spaltet (Issleib), und ein ätherisches Oel, das scharf und brennend schmeckende Hopfenöl, ein Gemenge mehrerer Kohlenwasserstoffe und sauerstoffhaltiger Körper, aus welchem bei Oxydation Baldriansäure und ein gelbes Harz resultirt, welche Producte in geringer Menge auch in den Harzdrüsen existiren (Personne). Im Lupulin findet sich Wachs, in den Hopfenzapfen Gerbsäure, beide für die Wirkung indifferent. Wilder Hopfen liefert kein Lupulin.

Vom Hopfenöl wirken 20 Tropfen nicht giftig auf Kaninchen (Wagner), während das Oel bei Menschen heftiges Kopfweh und Ohnmachtsgefühl bedingt (Jaunecy). Man schreibt dem Hopfen narkotische Wirkungen zu, hauptsächlich gestützt auf Beobachtungen, wonach Arbeiter in Hopfenmagazinen in Betäubung und Coma verfallen seien, was natürlich dem Hopfenöle zur Last fällt, das bei Inhalation wie andere ätherische Oele asphyxirend wirken kann. Hiervon hat man auch therapeutisch Nutzen gezogen, indem man früher Personen, welche an Schlaflosigkeit litten, auf mit Hopfen ausgestopften Kopfkissen (Pulvinaria Lupuli) schlafen liess. Vom Hopfenmehl ertragen Kranke mitunter 10,0—12,0 pro die, ohne darnach irgend welche narkotische Symptome zu zeigen, während schon nach 1,0—2,0 Schwere des Kopfes und der Glieder, Müdigkeit, Appetitmangel und Sinken der Pulsfrequenz bekommen (Barbier). Nach Fronmüller bringen selbst 15,0 Lupulin keinen Schlaf zuwege.

Man giebt Lupulin bei schmerzhaften Urethral- und Blasenleiden zu 0,5—1,0 Abends vor dem Schlafengehen.

Kleinere Dosen haben in der Regel keinen Effect, der auch bei grösseren nicht constant ist. Die Beobachtungen verschiedener Syphilidologen sind selten rein, da sie das Mittel mit Campher und Opium in Pillenform geben. Die Darreichung in Pulverform lässt sich recht gut bewerkstelligen. Die äusserliche Anwendung des Lupulins bei unreinen Geschwüren (Hammick, Freake) kann in Form von Streupulver oder Salbe (1:2—5 Th Fett) geschehen.

Der Hopfen fand früher innerlich im Aufguss (zu 8,0—15,0 pro die) bei Indigestion, Dyspepsie, Scrophulose, Rheumatismus u. a. Leiden mannigfache Anwendung, dient aber jetzt höchstens noch als Bestandtheil von Kräuterfomenten bei Quetschungen, zu Kataplasmen oder zu Bädern nach Art des Kalmus (1—2 Pfd. auf ein Bad). Die Anwendung der Dämpfe von Hopfenaufgüssen bei Phthisis ist ganz obsolet.

---

2. Ordnung. Plastica peptica, verdauende plastische Mittel.

Diese kleine Ordnung schliesst besonders einige dem Thierreiche entnommene und in geeigneter Weise präparirte Verdauungssäfte ein, welche vorwaltend als Ersatzmittel der entsprechenden Verdauungssäfte im menschlichen Körper in Krankheiten dienen, wo diese in ungenügender Weise secernirt werden, übrigens überhaupt bei atonischen Dyspepsien in Anwendung gezogen sind.

Pepsinum; Pepsin.

Eine nicht unbedeutende Rolle in der Behandlung von Dyspepsien spielen die die Umwandlung der Eiweissstoffe in lösliche Peptone bedingenden Fermente, unter denen das aus dem Magen von Säugethieren isolirte Pepsin die hauptsächlichste Rolle spielt.

Das Pepsin ist ein feines, fast weisses, nicht hygroskopisches, fast geruch- und geschmackfreies, in Wasser nicht klarlösliches Pulver. Von gutem Pepsin muss 0,1 in 150,0 Wasser und 2,5 Salzsäure gelöst, 10,0 gekochtes und in linsengrosse Stücke geschnittenes Eiweiss bei oft wiederholtem kräftigem Schütteln innerhalb 4—6 Std. bei 40° zu einer schwach opalisirenden Flüssigkeit auflösen. Diesen Anforderungen entsprechen die meisten der in Deutschland verbreiteten guten Pepsinsorten, z. B. das Pepsin von Witte in Rostock, das Andernacher Pepsin, das Pepsinum pulveratum von Simon, das Pepsinum optimum von Wittich und Benkendorff. Die französischen Pepsine, z. B. das Poudre nutrimentive de Corvisart, sind mit Amylum zur besseren Conservirung versetzt und daher von geringerer Wirksamkeit. Viele deutsche Präparate enthalten übrigens Beimengungen von Milchzucker, da man im Stande ist, Präparate darzustellen, welche weit mehr als ein den Anforderungen der Pharmakopoe entsprechendes leisten und die doppelte, ja selbst die $2^1/_2$fache Menge geronnenes Hühnereiweiss unter gleichen Bedingungen lösen, wie letzteres schon 1866 von einem aus Edam in den Handel gebrachten Präparate durch Hollmann constatirt wurde und wie dies auch z. B. bei dem Andernacher Pepsinum purissimum von Finzelberg der Fall ist. Von englischen Pepsinen scheint die Pepsina porci von Bullock das kräftigste zu sein (Dowdeswell). Das Verdienst der Einführung des Pepsins in die medicinische Praxis gebührt Corvisart (1854), dessen günstige Resultate bei Verdauungsstörungen Tosi und Strambio, Ross, Nelson u. A. bestätigten. Barthez und Rilliet fanden es auch bei Diarrhöen im kindlichen Lebensalter (in Folge von Dyspepsie) wirksam, Gross bei Vomitus gravidarum. Basslinger und Eder empfahlen, Pepsin gleichzeitig mit solchen Medicamenten zu geben, welche bei längerem Gebrauche die Digestion stören, z. B. Copaivabalsam, Sublimat und Cubeben.

Die Formen der Dyspepsie, welche das Pepsin am besten zu bekämpfen im Stande ist, lassen sich zwar wohl theoretisch durch Mangel an Pepsin oder Unthätigkeit des im festen Zustande in den Pepsindrüsen enthaltenen Ferments oder endlich durch Verdauungsschwäche, so dass die Digestion bei der Bildung von Parapepton oder Syntonin stehen bleibt (Sée), aber sehr schlecht praktisch abgrenzen. Am meisten Erfolg haben wir selbst bei Verdauungsbeschwerden chlorotischer und tuberculöser Personen, bei Kindern und im höheren Lebensalter, ferner bei chronischem Magenkatarrh von Potatoren gesehen. Nach Sée bewährt es sich weniger bei echter einfacher Dyspepsie als bei Atonie des Magens und des Darmes, wo in der Regel Erfolg nicht ausbleibt. Basslinger und Eder empfehlen Pepsin auch bei Krebs und Magengeschwüren sowie bei Diabetes. Leven und Sémerie wollen die therapeutischen Wirkungen des Pepsins, ebenso des analog wirkenden Papaïns und Pankreatins, von denen weiter unten die Rede sein wird, nicht auf die Peptonisation der eingeführten Albuminate, sondern auf die durch die Fermente bewirkte Irritation der Magenschleimhaut mit gleichzeitiger Secretionsvermehrung, welche beim Pepsin sich mit Hyperämie der Leber und der Nieren und mit verstärkter Gallen- und Harnabsonderung compliciren, beziehen.

Man reicht das Pepsin als Digestivum zu 0,3—0,6 kurz vor oder nach der Mahlzeit. Man verordnet in Pulver (mit Milchzucker) oder in Gelatinekapseln. Zusatz von Säuren (Citronensäure, Weinsäure bei Anwendung in Pulverform) oder gleichzeitige Application von Salzsäurelösung ist wohl in allen Fällen empfehlenswerth. Inwiefern der Zusatz von Amara, Strychnin, Atropin (bei Cardialgie) und ähnlichen Stoffen, welche Corvisart, Caspari u. A. befürworten, die Wirkung fördert, steht dahin.

Eine besondere Anwendung von Pepsin hat man zur Zerstörung von Krebsgeschwülsten gemacht, indem man mit Säuren versetzte Pepsinlösungen subcutan injicirte, um durch die verdauende Kraft dieses künstlichen Magensaftes dieselben zu zerstören (Thiersch, Nussbaum, Lussana); doch scheint die Wirkung eine verhältnissmässig langsame. Besondere Empfehlung hat auch die Behandlung von ulcerirten Krebsen mit künstlichem oder natürlichem Magensaft (vom Hunde), die schon früher Physick versuchte, von Seiten italienischer Aerzte gefunden, und neuerdings empfiehlt Stöhr künstliche Verdauungsflüssigkeit (1,0 Pepsin, 5—10 gtt. Salzsäure, 150,0 Aq.) zur Aetzung von Schankergeschwüren, deren Eiter dadurch sehr rasch der Inoculabilität beraubt wird, bei phagedänischem Schanker und Lupus, unter Hinweis auf die Schmerzlosigkeit der Application. Bei diphtheritischen Membranen ist Pepsin nutzlos.

Präparat:

Vinum Pepsini, Vinum pepticum, Essentia Pepsini; **Pepsinwein.** 50 Th. Pepsin, mit 50 Th. Glycerin und 50 Th. Wasser zu dünnem Brei verrieben, dazu 1845 Th. Weisswein und 5 Th. Salzsäure; die Mischung unter öfterem Umrühren 6 Tage bei Seite gestellt und filtrirt Dieses Präparat enthält auch den zweiten Factor der Magenverdauung, wodurch es sich vor dem Pepsinpulver auszeichnet, neben welchem noch stets Salzsäure verordnet werden muss, um peptonisirend zu wirken. Das früher officinelle Vinum Pepsini wurde nach einer von Liebreich angegebenen Formel durch Abschaben der mit kaltem Wasser abgespülten Innenfläche eines Schweinemagens oder Rinderlabmagens, Mischen von 100 Th. des so erhaltenen Schleimes mit āā 50 Th. Glycerin und Aq. dest., dreitägiges Maceriren der Mischung mit 1000 Th. Weisswein und 5 Th. Salzsäure bei nicht über 20° und Filtriren dargestellt und entsprach im Wesentlichen der 1870 von Schering in den Handel gebrachten Pepsinessenz, deren ausserordentlich starke digestive Wirkung gegenüber den mit Gewürzen und grossen Spiritusmengen versetzten Pepsinelixiren schon früher Hager zeigte. Man giebt das Vinum Pepsini thee- bis esslöffelweise nach der Mahlzeit. Viele Pepsinweine des deutschen Handels sind übrigens vollkommen wirkungslos, ebenso diverse Pepsinpastillen. Der in England unter dem Namen Rennet wine vielbenutzte weinige Aufguss getrockneter Säugethiermagen steht dem Vinum Pepsini in seiner digestiven Wirksamkeit bedeutend nach.

Anhang. Statt des Pepsins aus Säugethiermagen hat man solches auch aus dem Magen von Vögeln als stärker digestiv wirkend dargestellt und unter dem Namen Ingluvin in den Handel gebracht. Mehr Verwendung fand in den letzten Jahren das vegetabilische Pepsin oder Papaïn, Papaïnum, welches aus dem Safte der grünen Früchte von Carica Papaya durch Zusatz von Alkohol direct abgeschieden werden kann und welches nach Brunton in seiner peptonisirenden Wirkung auf Fleisch und hartgekochtes Eiweiss die besten Pepsinpräpate übertrifft und sich vor Pepsin und Pankreatin dadurch auszeichnet, dass es nicht bloss in saurem oder alkalischem Medium peptonisirend wirkt. Albrecht benutzte dasselbe mit gutem Erfolge bei einfachen dyspeptischen oder katarrhalischen Magendarmleiden künstlich ernährter kleiner Kinder, auch bei Erwachsenen und bei Kindercholera. Rossbach empfahl dasselbe zur Beseitigung diphtheritischer Exsudate auf den Mandeln, da es in 5% Solution Diphtheritismembranen weit rascher als Kalkwasser auflöste. In Frankreich benutzt man entweder ein mit leicht angesäuertem Stärkmehl (1:10) versetztes Papaïn oder verschiedene wahrscheinlich direct aus dem Safte bereitete pharmaceutische Präparate von Trouette, wie Papaïnoblaten, Cachets de Papaïne, die zu 2 Stück pro dosi gegeben werden, Papaïntrochisken, Dragées de Papaïne, zu 1—5 Stück verwendet, einen mit Himbeersyrup und Zuckerwasser bereiteten Papaïnsyrup, Sirop de Papaïne, der zu einem Thee- bis einen Esslöffel voll genommen wird, Papaïnwein (mit Malaga) und Papaïnelixir (mit Anisette), von denen die Cachets und die alkoholischen Präparate am wirksamsten zu sein scheinen. Das vegetabilische Pepsin wirkt auch auf Helminthen lösend, gegen welche der Saft von Carica Papaya in Brasilien Volksmittel ist (Moncorvo).

Pankreatin, Pancreatinum. — Unter diesem Namen sind verschiedene, theils trockene, theils flüssige Präparate im Handel, von denen die ersten eingedickte und getrocknete wässrige Auszüge der Bauchspeicheldrüse von Säugethieren (Schaf, Kalb, Rind oder Schwein), die letzteren mit Aether oder Glycerin gemachte Auszüge desselben Organs darstellen. Dieselben sollen z. Th. nicht nur das peptonisirende Ferment des Pankreas (Trypsin), sondern auch dessen saccharificirendes Ferment einschliessen und ausserdem das Vermögen des Pankreassaftes, Fette zu emulgiren und resorptionsfähig zu machen, bewahrt haben. So soll das Pankreatin von Th. Dufresne die 9fache Menge Amylum, das 30fache vom Eiweiss und das 40fache Fett verdauen und auch dem Trommsdorff'schen Pankreatin wird die Fähigkeit vindicirt, bei Blutwärme 30—35 Th. coagulirtes Eiweiss in Pepton und 6—8 Th. Amylum in Zucker zu verwandeln, sowie 10 Th. Schweinefett zu emulgiren. Die durch Extrahiren fein zerhackter Bauchspeicheldrüsen mit 250 Th. Glycerin erhaltenen Auszüge (Pancreatinum liquidum von Wittich) enthalten das diastatische und peptonisirende Ferment. Wie Pepsin hat Pankreatin für sich oder in Verbindung mit ersterem, z. B. in den Pepsin-Pankreatin-Pastillen, welche 0,025 Pepsin und 0,035 Pankreatin enthalten, Benutzung bei Dyspepsien jeder Art gefunden und obschon gegen dessen Anwendung der Umstand geltend gemacht ist, dass das Trypsin im Magen unter dem Einflusse der Pepsinverdauung zerstört werde, liegt eine Reihe günstiger Beobachtungen bei Schwächezuständen der Verdauung in der Reconvalescenz von febrilen und entzündlichen Krankheiten, bei Abdominalphthise und Erbrechen in Folge von Irritabilität des Magens, sowie endlich bei Vomitus und Atrophie im Säuglingsalter (Lees) vor.

Acidum hydrochloricum, Acidum hydrochloratum, Acidum muriaticum;
Reine Salzsäure, wässrige Chlorwasserstoffsäure.

Wir reihen an das Pepsin den zweiten Factor der Eiweissverdauung, die in ihren Eigenschaften und sonstigen Wirkungen der Schwefelsäure und den übrigen ätzenden Säuren (vgl. S. 426) naheverwandte Salzsäure, welche in der Form, wie sie officinell ist, jedoch kaum als Causticum anwendbar erscheint und ihre hauptsächlichste Anwendung als Plasticum pepticum findet. Die von ihrer Darstellung aus Kochsalz sog. Salzsäure, eine wässrige Lösung des als Chlorwasserstoff oder Chlorwasserstoffsäure benannten Gases, ist unter zwei Formen officinell, nämlich als die in der Ueberschrift aufgeführte **reine Salzsäure** und als **unreine Salzsäure, Acidum hydrochloricum crudum** s. hydrochloratum crudum s. muriaticum crudum, welcher letzteren auch die älteren Bezeichnungen Spiritus salis s. Spir. salis acidus s. fumans Glauberi, Acidum salis culinaris s. communis s. marini, angehören. Im Allgemeinen findet die reine Salzsäure sowohl äusserlich als innerlich vorzugsweise Verwendung; doch kann man, wenn man die Salzsäure extern verwerthet, auch die etwas stärkere und billigere rohe Säure benutzen, namentlich da, wo intensivere oder extensivere Wirkung erreicht werden soll.

Chlorwasserstoffsäure bildet sich entweder durch directe Vereinigung von Chlor und Wasserstoff oder bei Einwirkung von Chlor auf organische oder unorganische Wasserstoffverbindungen oder beim Zusammentreffen beider Elemente im status nascendi, wie dies namentlich bei der Zersetzung von Chlormetallen mittelst Schwefelsäurehydrat der Fall ist. Sie ist ein farbloses, an der Luft stark rauchendes, auf die Athemwerkzeuge höchst lästig wirkendes und stechend riechendes, nicht brennbares Gas von 1,247 spec. Gew., welches sich zu einer farblosen Flüssigkeit durch einen Druck von 40 Atmosphären bei 10° verdichten lässt. Es ist in Wasser leicht löslich, welches bei 0° unter Wärmeentwicklung 480 Volumina absorbirt. Das mit Chlorwasserstoffgas bei 0° gesättigte Wasser besitzt das spec. Gew. von 1,21 und enthält 42% Chlorwasserstoff. Diese wässrige Salzsäure dunstet allmälig Chlorwasserstoff ab und verliert beim Erwärmen so lange Gas, bis ihr spec. Gew. auf 1,1 und ihr Procentgehalt an Säure auf 20% gesunken ist und bei 110° die ganze Flüssigkeit mit gleichbleibender Concentration destillirt.

Die rohe Salzsäure des Handels, welche in grossen Mengen als Nebenproduct in Sodafabriken bei Zersetzung von Kochsalz mit Schwefelsäure gewonnen wird, besitzt das spec. Gew. von 1,168—1,170, was einem Gehalte von 29 bis 33% Chlorwasserstoff entspricht. Sie ist oft eisenhaltig und dadurch gelblich, an der Luft rauchend und von eigenthümlich safranartigem Geruche. Arsenikhaltige Säure ist zu verwerfen. Die reine Salzsäure, welche durch Destillation der rohen gewonnen wird, hat das spec. Gew. von 1,124 und einen Gehalt von 25% Chlorwasserstoff, ist klar und farblos, raucht an der Luft nicht und verflüchtigt sich beim Erhitzen vollständig.

In Eieralbumin erzeugt Salzsäure, jedoch erst bei ziemlich reichlichem Zusatze, weissliche, in Wasser und verdünnter Salzsäure schwer lösliche Flocken (Hoppe-Seyler); grosse Mengen kalter Salzsäure von 0,1% Chlorwasserstoffgehalt wandeln Eiereiweiss in Syntonin oder einen syntoninähnlichen Stoff um (Kühne). Bei längerem Contact mit Salzsäure wird Eiweiss roth oder blau gefärbt und in eine blaue Lösung verwandelt; kochende Salzsäure löst geronnenes Eiweiss bei Luftzutritt mit schwarzbrauner, ohne Luftzutritt mit strohgelber, aber später in Blau und schliesslich in Schwarz übergehender Farbe; in der schwarzen Masse sind Ammoniak und Huminsäure (Mulder), Leucin, Tyrosin und Leucinimid (Bopp) vorhanden. Auch in Serumalbuminlösung giebt überschüssige conc. Salzsäure Flocken, die sich wieder lösen; aus der Lösung fällt Wasser salzsaures Syntonin (Hoppe-Seyler). Fibrin quillt in rauchender Salzsäure zur Gallerte auf, die sich allmälig zu schön dunkelblauer Flüssigkeit löst, und giebt beim Kochen mit derselben Leucin und Tyrosin (Bopp). Verdünnte Salzsäure wandelt Fibrin in der Kälte nach tagelangem Stehen, bei 60° ziemlich rasch zum grössten Theil in Syntonin um (Kühne).

Die Wirkungsweise der Salzsäure auf die Gewebe des Körpers ist im Wesentlichen der der Schwefelsäure gleich, jedoch bedeutend geringer, so dass sie in kleinen Dosen die Verdauung nicht beeinträchtigt und unter pathologischen Verhältnissen sogar geradezu fördert.

Ein intensives Causticum ist die officinelle Salzsäure nicht. Auf die unverletzte Haut gebracht, ruft dieselbe mehr Reizungserscheinungen als eigentliche Corrosion hervor. Einmalige Application erzeugt höchstens Prickeln und Wärme, wiederholte unter nicht sehr lebhaftem Brennen weisse Knötchen, mit

Anschwellung und Röthung der Umgebung, worauf in 1—2 Tagen Induration und bräunliche Verfärbung folgt, die in einigen Wochen schwindet. Auf frischen Wunden bedingt ein Tropfen officineller Salzsäure lebhaftes Brennen und einen weissen, härtlichen, von einem schmalen, entzündlichen Saume begrenzten Fleck, der etwa die vierfache Grösse des Tropfens besitzt und sich später als trockner Schorf loslöst (Krahmer). Aehnlich ist die Einwirkung auf Geschwüre; auch auf der Zunge entsteht ein weisser, empfindlicher Fleck.

Die Ingestion grösserer Mengen in den Magen kann wie die von Schwefelsäure zu Corrosion der mit der Säure in Contact gekommenen Partien und selbst zum Tode führen, doch ist letzteres selten der Fall und selbst Mengen von 45,0—60,0 der officinellen Säure können überstanden werden. Die Erscheinungen sind dieselben wie beim Sulfoxysmus; die Schorfe in der Nähe der Lippen, ebenso im Munde und Schlunde, sind grau oder grauweiss und bieten Aehnlichkeit mit diphtheritischen Membranen; die Magencontenta sind meist gelblich oder gelblichgrün. Chlorwasserstoffdämpfe wirken bei Einathmung intensiv reizend auf die Luftwege, selbst noch bei Verdünnung mit dem 1500fachen Volumen atmosphärischer Luft. Sowohl bei Einathmung als bei Einführung grösserer Mengen in den Magen scheint Aufnahme der Säure als solche in das Blut stattzufinden, dem einerseits danach eigenthümliche narkotische Symptome, Neigung zu Sopor, selbst Convulsionen vorkommen, welche vielleicht auf Alteration der rothen Blutkörperchen durch die Säure beruhen, anderseits bei interner Vergiftung Elimination durch die Lungen stattfindet. Aeltere Autoren (Boerhave, van Swieten) legten der Salzsäure stimulirende Action bei, so dass sie bereits in kleinen Gaben den Puls beschleunige und Röthung des Gesichts bedinge, in etwas grösseren sogar rauschähnliche Zufälle herbeiführe. Bobrick nahm bei sich nach 1,2 Salzsäure (mit 150,0 Flüssigkeit verdünnt) anfangs Steigen der Pulszahl um 6 Schläge wahr, welche $^3/_4$ Stunden anhielt und mit erheblicher Zunahme der Spannung der Arterie und Abnahme der Höhe der Pulswelle verbunden war und später (nach 1 Stunde) einer geringen Abnahme der Pulszahl (um 4 Schläge) Platz machte. Auch bei Fröschen sah Bobrick nach Salzsäure anfangs Zunahme der Frequenz und Energie des Herzschlages, erst später Sinken desselben. Diese Phänomene hängen von den Nervencentren, nach deren Abtrennung sie ausbleiben (Bobrick), ab.

Die vorzüglichste Differenz, welche die Salzsäure anderen Mineralsäuren gegenüber zeigt, sind ihre Beziehungen zur Digestion, welche ihr eine Stellung unter den Plastica peptica geben und sie für sich oder in Verbindung mit Pepsin zu einem trefflichen Medicamente bei Dyspepsien machen, zumal bei solchen, welche mit Affectionen der Brust- oder Abdominalorgane sich verbinden (Prout, Budd, Caron, Trousseau).

Dass der Magensaft freie Salzsäure enthält, kann nach C. Schmidts Untersuchungen nicht mehr bezweifelt werden, und ebenso steht es fest, dass die Digestion der Eiweisskörper durch Neutralisation der Salzsäure gestört und aufgehoben wird, dass dagegen durch Verstärkung der Säuremenge, jedoch nicht über eine bestimmte Grenze hinaus, die Ueberführung der Eiweisskörper in lösliche Modificationen mit grosser Energie vor sich geht. Auf diese Weise finden die Effecte bei Dyspepsie in Folge verminderter Abscheidung von Magensaft ihre Erklärung, zumal da Salzsäure bereits für sich Albuminate zu lösen vermag. Bei derartiger Dyspepsie, wie sie bei sonst kräftigen Individuen in Folge sitzender Lebensweise vorkommt, ist Chlorwasserstoffsäure ganz besonders empfehlenswerth. Hierauf beschränkt sich ihre Wirksamkeit indessen nicht; besonders indicirt ist sie ausserdem noch bei Pyrosis und Dyspepsien, welche auf abnormen Gährungsprocessen im Magen beruhen, weil sie, wie alle übrigen Säuren, das Vermögen besitzt, Gährungsprocesse zu sistiren, und weil sie dabei gleichzeitig in normaler Weise verdauend auf das gährungsfähige Material wirkt. In solchen Fällen beseitigt sie dann auch natürlicherweise die Neigung zur Gasbildung und Diarrhoe, welche derartige Dyspepsie begleitet. Prout und Begbie rühmen die Salzsäure auch bei den die oxalsaure Diathese begleitenden Verdauungsstörungen. Man muss übrigens bei Dyspepsien einerseits sich vor zu grossen Dosen, andererseits vor zu ausgedehntem Gebrauche hüten, weil, wenn Salzsäure auch viel besser als Schwefelsäure ertragen wird, doch bei längerem Gebrauche Intoleranz entsteht. Ob neben dieser Wirkung auf die Digestion bei Dyspepsien auch noch ein direct plastischer Einfluss der Säure stattfindet, lassen wir dahin gestellt sein. Bei kleineren Gaben wird die Salzsäure offenbar nicht als solche resorbirt, sondern als Chlornatrium, und müsste dieselbe also dieselben entfernten Wirkungen wie dieses hervorrufen (Rabuteau), doch sind die Dosen, in denen man Salzsäure giebt, zu klein, um erhebliche Chlornatriumwirkung zu gestatten.

Die übrigen Indicationen zur inneren Anwendung der Salzsäure verhalten sich denen der Schwefelsäure gleich. Ausgedehnteren Gebrauch hat sie bei Diarrhöen und als Antipyreticum, hier besonders im Typhus, gefunden.

Von Darmkatarrhen beseitigt sie am besten diejenigen, welche auf abnormen Gährungsprocessen beruhen; sie kann deshalb auch bei Diarrhöen in der ersten Lebensperiode gegeben werden, besitzt jedoch keine Vorzüge vor kleinen Calomeldosen. Manchmal sieht man günstige Erfolge bei Diarrhöen Tuberculöser und bei Cholerine. Auch bei Typhus ist sie nicht nur als Antipyreticum, sondern auch als den Durchfall beschränkendes Mittel und in der Absicht, der Blutdissolution entgegenzuwirken, gegeben. Die Benutzung als Antipyreticum überhaupt hat ihren Höhepunkt erreicht; Traube will sie auf die biliöse Pneumonie beschränken, wo energische Antiphlogose schadet und der gleichzeitige Magenkatarrh andere Antipyretica verbietet. Die Benutzung bei Scropheln und Scorbut (Wright, de Meza), Diabetes (Basham), Cholera asiatica (Krug), Keuchhusten (zu 20—30 Tropfen pro die nach Thiel), gegen Auflockerung der Schleimhaut und dyskrasische Geschwüre des Larynx und der Trachea (Meinhard), gegen Syphilis (Zeller) und gegen Lithiasis (Copeland) sind antiquirt.

Aeusserlich hat Salzsäure als Aetzmittel besonders bei Noma Empfehlung gefunden, in Verdünnung als adstringirendes und etwas reizendes Medicament bei Salivation und Geschwüren im Munde oder Rachen.

Selbst kleinere Warzen und Excrescenzen bedürfen einer wiederholten Betupfung mit officineller Salzsäure, um zu schwinden. Die Anwendung zum Zerstören von Zahnnerven (Zahnwehmittel von Newton, mit $2/3$ Tr. Benzoës comp.) ist nicht sehr zweckmässig, da die Zahnsubstanz dadurch angegriffen wird. Die Anwendung von Salzsäure zum Aetzen bösartiger Hornhautgeschwüre ist ganz obsolet, ebenso die Anwendung in Verdünnung (1:50) zur Auflösung von Eisensplittern in der Cornea. Auch von dem Gebrauche zur Aetzung von Diphtheritis faucium (Bretonneau) ist man zurückgekommen. Bei Pernionen rühmte Thorel Salzsäure in Verbindung mit Glaubersalz. Waschungen mit verdünnter Salzsäure bei Fussschweissen (Kletzinsky), Injectionen bei Gonorrhoe haben keine Bedeutung mehr.

Innerlich giebt man Salzsäure zu 0,25—1,0 vorzugsweise in Lösung, stets stark verdünnt, am zweckmässigsten in schleimigem Vehikel (1,0—5,0 auf 100,0 Flüssigkeit).

Tropfen lässt man meist mit Syrup anfertigen; zu Limonaden rechnet man 4,0—6,0 auf 1000,0. Pillen oder Bissen (mit Pflanzenpulver q. s.) sind nicht unzweckmässig, da durch Einnehmen flüssiger Säureverdünnungen die Zähne stumpf und bei wiederholtem Gebrauche geschadigt werden. Das nachträgliche Ausspülen des Mundes mit einer Lösung von Natriumcarbonat ist daher stets empfehlenswerth.

Aeusserlich ist zum Aetzen das starkere und billigere Acidum hydrochloricum crudum zu verwenden. Zur Application in Mund- und Gurgelwässern gebraucht man 1,0–3,0 auf 100,0 Wasser mit 25,0 Rosenhonig oder Syr. Rubi

Idaei, zu Pinselsäften 1 Th. Salzsäure auf 20—50 Th. Syrup oder Honig. Zum Fussbade nimmt man 25,0—50,0. Zu einmaliger Entfernung des sog. Weinsteins oder Zahnsteins kann 1 Tropfen mit 30,0 Wasser dienen; auch hier ist Nachspülen mit alkalischer Flüssigkeit zweckmässig.

Präparat:

Acidum hydrochloricum dilutum, Acidum muriaticum dilutum; **Verdünnte Salzsäure.** Acid. hydrochlor. und Aq. dest. āā; klar, farblos, von 1,061 spec. Gew. Wie Acidum hydrochloricum innerlich, jedoch in doppelt so grosser Gabe.

Fel Tauri s. Bilis bovina. — Aus Ochsengalle bereitete man früher zwei Präparate, von denen das eine, das Fel Tauri inspissatum, Extractconsistenz besitzt, während das andere, das Fel Tauri depuratum siccum, ein weissgelbes Pulver bildet. Das letztere stellt im Wesentlichen die in der Galle enthaltenen gallensauren Alkalisalze dar und ist auch wohl deshalb als Natrium choleïnicum bezeichnet.

Die Ochsengalle ist ein Gemenge von Gallenschleim, Fetten, darunter das sog. Gallenfett oder Cholesterin, etwa 1% Calcium-, Magnesium-, Kalium- und besonders Natriumsalzen (Phosphat und Chlorür), Gallenfarbstoffen (Biliverdin Cholepyrrhin, Bilifulvin) und einer wässrigen Lösung der Natriumsalze zweier stickstoffhaltiger organischer Säuren, der Glykochol- und Taurocholsäure, welche letztere auch Schwefel enthält. Beide Säuren zerfallen beim Kochen mit Barytwasser in stickstofffreie Cholsäure oder Cholalsäure und einen für jede Säure verschiedenen stickstoffhaltigen Paarling (Glycin oder Glykokoll bei Glykocholsäure und Taurin bei Taurocholsäure). Im Blute verbrennt die Cholalsäure wahrscheinlich zu Kohlensäure und Wasser, das Glykokoll zu Harnstoff; das Taurin erscheint theils unverändert, theils nach Aufnahme von CONH (Carbamimsäurerest) als Taurocarbamimsäure, bei Kaninchen auch, theils als unterschweflige, theils als Schwefelsäure (Salkowski).

Die Bedeutung der Galle für die Verdauung ist so bekannt, dass eine ausführliche Darstellung überflüssig erscheint. Auf die Verdauung der Eiweisskörper wirkt Galle höchstens indirect fördernd. Gelangen grössere Mengen Galle in den Magen, so wird die Verdauung entschieden gestört und selbst bei längere Zeit fortgesetzter Zufuhr geringer Mengen Galle nimmt der Appetit ab und kommt es zu Uebelkeit und widrigem, fast fauligem Aufstossen. Beimischung von Galle oder Magensaft verhindert die Verdauung der Eiweisskörper. Zusatz von Galle oder gallensauren Salzen zu Peptonlösung bewirkt einen Niederschlag, welcher Gallenbestandtheile und Parapepton enthält. Möglicherweise fixirt sie die Eiweissstoffe dadurch an der Darmwand und dient so indirect dazu, die Verdauung derselben durch Pankreas- und Darmsaft vollständiger zu machen. Für die Verdauung von Amylum ist Galle wirkungslos; Hunde mit Gallenfisteln verdauen sowohl Eiweisskörper wie Amylaceen in normaler Weise. Die hauptsächliche Bedeutung der Galle als Verdauungssaft bezieht sich auf die Fette. Nach Unterbindung des Gallenganges enthalten die Chylusgefässe blasse, fettarme Flüssigkeit, während über die Hälfte der mit der Nahrung eingeführten Fettmenge unverdaut abgeht. Die Galle wirkt nicht chemisch auf die Fette ein. Die verdauungsbefördernde Wirkung der Galle beruht in ihrer Fähigkeit, sich mit Fett sowohl als mit Wasser zu mischen; indem die Darmschleimhaut sich mit Galle imbibirt, wird sie dadurch besser befähigt, Fetten den Durchgang zu gestatten. Nach Wistinghausens Versuchen übt die Galle eine mechanische Attraction auf Fette aus. Ein weiterer für die Verdauung wichtiger Umstand ist die antiputride Wirksamkeit der Galle, wodurch sie die faulige Zersetzung des Chymus hindert. Endlich wirkt Galle beschleunigend auf die peristaltische Bewegung, wie sich dies auch daraus ergiebt, dass bei Einbringung grösserer Dosen Ochsengalle häufig Durchfall, selbst Erbrechen entsteht und dass bei mangelndem Gallenzufluss (bei katarrhalischem Ikterus) stets Obstipation vorhanden ist. — Die in den Darm ergossene Galle wird bekanntlich zum grossen Theile wieder resorbirt. Werden gallensaure Alkalien in das Blut von Thieren eingespritzt, so erfolgt danach Verlangsamung des Herzschlages und bei grösseren Dosen Stillstand des Herzens. Hieraus erklärt sich die beim Ikterus constante Pulsverlangsamung und Erniedrigung der Temperatur. Bei

Einführung von Galle oder gallensaurem Natrium (selbst zu 2,0) in den Magen von Thieren (Katzen) tritt nur Durchfall und Abmagerung in Folge gestörter Verdauung ein, dagegen keine Veränderung der Herzthätigkeit und des Nervensystems, auch keine Auflösung oder Veränderung der rothen Blutkörperchen oder fettige Degeneration der Gewebe (Leyden).

Nach den physiologischen Wirkungen der Galle im Darme würde ihre hauptsächlichste therapeutische Verwendung auf solche krankhafte Affectionen sich vorzugsweise erstrecken müssen, bei denen die Aufsaugung der Fette verringert ist. doch wird im Allgemeinen die Ochsengalle nach Art der Amara überhaupt bei atonischer Dyspepsie gegeben. Sie muss sogar als den Bitterstoffen nachstehend bezeichnet werden, weil sie bei längerem Gebrauche selbst in kleinen Dosen die Magenverdauung stört. Bei Dyspepsie mit Obstipation passt sie am besten, weshalb sie auch bei Bleikolik Empfehlung gefunden hat. Als Ersatz der nicht in den Darm gelangenden Galle bei Ikterus kann sie nicht empfohlen werden, weil die Resorption der frisch eingeführten Galle möglicherweise das allgemeine Uebelbefinden steigert; doch machen verschiedene Aerzte von ihr ausgedehnten Gebrauch. Rationell dagegen ist es, sie bei Ikterus zur Beseitigung der Obstipation solchen Purganzen (Aloë, Jalape), welche nur mit Beihülfe der Galle purgirend wirken, hinzuzusetzen. Ebenso lässt sich Ochsengalle als Zusatz zu Opiumpillen benutzen, um der Verstopfung entgegenzuwirken (Clay). Der Gebrauch gegen Diabetes (Canstatt, Lange), Lungentuberculose, Helminthen oder gar gegen fieberhafte Zustände entbehrt der Begründung.

Aeusserlich ist frische oder eingedickte Galle bei Drüsengeschwülsten, Hornhauttrübung, Hypertrophie der Mandeln und Brustdrüse (Bonorden), auch bei Eingeweidewürmern (nach Brera in die Bauchhaut eingerieben) benutzt. In einzelnen Gegenden ist frische Ochsengalle Volksmittel gegen Frostbeulen. Im Klystier ist Galle bei habitueller Verstopfung, namentlich bei der Gravidität, empfohlen.

Innerlich giebt man Fel Tauri inspissatum zu 0,5—1,0 mehrmals täglich in Pillenform oder in einem aromatischen Wasser mit Zusatz von Spiritus aethereus; äusserlich in Pinselsätten (mit āā Wasser), Salben und Linimenten, oder in Klystieren (5,0—10,0 auf das Klystier). Statt eingedickter Ochsengalle kann man auch frische Galle, Fel Tauri recens, innerlich und äusserlich, natürlich in 3—5fach grösseren Mengen anwenden. Freie Säuren, saure oder metallische Salze sind zu meiden. Das Fel Tauri depuratum siccum, welches hauptsächlich wohl wegen des widrigen Aussehens der Ochsengalle als Ersatzmittel derselben in Gebrauch gezogen ist, wird zu 0,3—0,6 mehrmals täglich in Pillen (für sich mit Mucil. Gi. Arab.) gegeben.

3. Ordnung. Plastica directa, direct plastisch wirkende Mittel.

Wir fassen unter dieser Bezeichnung diejenigen Plastica zusammen, welche auf den gesammten Stoffwechsel eine directe Einwirkung ausüben, die theils in Ersatz verloren gegangenen gleichartigen oder analogen Materials besteht, theils aber auch bei einzelnen Stoffen durch besondere physikalische und chemische Eigenschaften bedingt wird. Die hier abzuhandelnden Stoffe sind entweder selbst Bestandtheile des thierischen Organismus oder einer Umwandlung in solche fähig. Wir betrachten zunächst die unorganischen, denen wir dann die organischen folgen lassen.

Natrium chloratum, Natrum muriaticum purum; Natriumchlorid, Chlornatrium.

Das Natriumchlorid bildet kleine, farblose, durchsichtige, würfelförmige Krystalle oder ein krystallinisches Pulver von salzigem Geschmacke, welches sich in 27 Th. kaltem oder heissem Wasser, nicht in Weingeist löst, an der Luft sich nicht verändert und beim Erhitzen wegen des in den Hohlräumen der Krystalle eingeschlossenen Wassers heftig verknistert, in Glühhitze schmilzt und verdampft und beim Erkalten wieder krystallinisch erstarrt. Dasselbe dient zur Darstellung der medicinischen Seife, wird aber in der Therapie in allen Fällen zweckmässig durch das nicht völlig chemisch reine Chlornatrium ersetzt, welches im Handel vorzugsweise als Sool- oder Siedsalz, Küchensalz, Kochsalz, Sal culinare, aber auch als Steinsalz oder Bergsalz, Sal gemmae s. fossile s. montanum, endlich auch als Seesalz, Sal marinum, vorkommt. Das Steinsalz findet sich in mächtigen Lagern, meist zwischen Schichten von Gyps eingelagert, in verschiedenen Gegenden, so bei Stassfurt, Hall in Tirol, Wieliczka (Galizien), Cheshire u. s. w. und bildet in reinstem Zustande schöne grosse kubische Krystalle. Das Küchensalz wird aus den natürlichen Salzsoolen oder Salzquellen gewonnen, welche dadurch sich bilden, dass unterirdische Süsswasserquellen Steinsalzlager oder natriumchloridhaltige Gesteine durchströmen, und welche in ihrem Gehalte an Natriumchlorid (sog. Löthigkeit der Soolen) zwischen 6 und 26% variiren. Aus starklöthigen Soolen wird direct, aus schwachlöthigen Soolen nach vorgängiger Concentration durch Verdunstung an der Luft (Gradiren) das Kochsalz durch Abdampfen (Versieden) gewonnen. Es enthält bis zu 2—3% Verunreinigungen, die aus Chlormagnesium, welches das Feuchtwerden des Kochsalzes bedingt, Natriumsulfat, Calciumsulfat und Calciumcarbonat bestehen. Die nach der Gewinnung des Kochsalzes aus Salzsoolen zurückbleibende Flüssigkeit stellt die sog. Mutterlauge dar, ein dickliches, ölig anzufühlendes Liquidium von verschiedener Farbe und sehr hohem spec. Gewichte. Die Mutterlaugen enthalten 30—40% feste Bestandtheile, vorwaltend Chlornatrium, Chlorcalcium und Chlormagnesium, auch Kalium-, Calcium- und Magnesiumsulfate, auch Iod und Brom. Der Kochsalzgehalt solcher Mutterlaugen schwankt in sehr bedeutenden Grenzen, zwischen 0,34% (Kreuznach) bis 24% (Ischl, Friedrichshall). Die durch Eindickung der Mutterlaugen zu gewinnenden Krystalle oder Krystallkrusten werden als Mutterlaugensalz bezeichnet. Das Seesalz, welches aus dem Meerwasser in wärmeren Ländern vermittelst spontaner Verdunstung, in nördlichen Klimaten durch Concentration vermittelst Gefrierenlassen und nachfolgendes Absieden gewonnen wird, unterscheidet sich vom Kochsalz durch grössere Krystalle und etwas bitterlichen Geschmack. Es kann 3—10% fremde Salze enthalten, unter denen Spuren von Bromalkalimetallen sich befinden.

Das Kochsalz ist ein natürlicher Bestandtheil sämmtlicher Vegetabilien, unter denen von Landpflanzen die Familien der Gramineen und Cruciferen es am reichlichsten zu enthalten scheinen. Es bildet einen integrirenden Bestandtheil des Thierkörpers, dessen einzelne Theile jedoch eine differente Menge davon enthalten. Am reichlichsten findet sich Chlornatrium in den Thränen (bis 0,13%). Die Asche des Blutes enthält mehr Chlornatrium als sonstige Salze zusammengenommen (57,6% nach Lehmann).

Die Bedeutung des Kochsalzes für die normale Ernährung des Organismus ist von jeher anerkannt und dasselbe früher als einer der nothwendigsten Lebensreize bezeichnet worden. Wir fassen die Hauptwirkung des Kochsalzes mit Voit in Vermehrung des Eiweissumsatzes durch Steigerung der Geschwindigkeit des Stoffkreislaufs von Zelle zu Zelle. Wie ausserhalb des Organismus ziehen Kochsalzlösungen auch in demselben Wasser an und steigern auf diese Weise die Geschwindigkeit des Säftestromes und dadurch die Verbrennung, die in der Zeiteinheit um so reichlicher ausfallen muss, je häufiger ein und dasselbe Stofftheilchen unter die Bedingungen der Oxydation gebracht wird. Rabuteau constatirte bei Selbstversuchen Zunahme der Harnstoffausscheidung bei sonstigem völligem Normalverhalten des Körpers um fast 20% in einer Periode, wo er zu seiner gewöhnlichen Nahrung täglich 10,0 Seesalz hinzufügte; in derselben Zeit war auch die Temperatur um $1/2^0$ höher als sonst. Ebenso fand Kaupp, dass mit Zunahme der Salzzufuhr um 1,0 die Harnstoffmenge um 0,04 wächst, während die übrigen gelösten Harnbestandtheile abnehmen. Die Entziehung von Salz aus Rücksichten der Oekonomie, welche russische Edelleute an ihren Leibeigenen übten, soll nach Barbier zu einem Zustande von Hydrämie und Scorbut geführt haben. Wenn andererseits einzelne Völkerschaften, z. B. die Tlascalaner (Prescott), kein Salz zu ihrer Nahrung benutzt haben sollen, wenn das Urvolk des Indogermanischen Stammes, die Arier, ebenfalls kein Salz besassen (Fick): so ist die Einführung auf einem anderen Wege, bei Küstenbewohnern z. B. durch die salzhaltige Atmosphäre, anzunehmen. Directe Versuche von Klein und Verson beweisen, dass schon wenige Tage nach Entziehung der Kochsalzzufuhr Völle des Magens, Eingenommensein des Kopfes und allgemeine Mattigkeit sich einstellen. Nichtsdestoweniger bleibt nach Kemmerichs Versuchen selbst bei monatelanger Kochsalzentziehung und gleichzeitiger kaliumreicher Kost die Kochsalzmenge im Blute ziemlich unverändert, obschon der Chlorgehalt des Harnes bis auf ein Minimum fällt, ja unter Umständen sogar seine sauere Reaction verliert (Klein und Verson). Bei Albuminurie kommt Schwinden von Eiweiss im Urin unter der Benutzung grosser Dosen von Seesalz vor (Plouviez), während bei Kochsalzentziehung manchmal, jedoch nicht constant (Stockvis), Eiweiss im Urin auftritt (Wundt und Rosenthal). Möglicherweise ist als Ursache dieser gesteigerten Verbrennung in zweiter Linie ein Einfluss des Kochsalzes auf das Blut und die Blutkörperchen zu betrachten. Wie schon Hewson fand, verzögert Chlornatrium — wie übrigens bekanntlich auch Natrium- und Magnesiumsulfat, sowie verschiedene andere Salze — die Coagulation des Blutes und röthet — wie auch Chlorkalium, Chlorammonium und Chlormagnesium (Rabuteau) — das letztere. Die Zahl der rothen Blutkörperchen und der Faserstoff werden vermehrt, wie Poggiale bei Versuchen von Plouviez über Kochsalzdiät fand, wobei er gleichzeitig Abnahme des Eiweiss- und Wassergehaltes des Blutes constatirte. Inwieweit die Vermehrung der Blutkörperchen auf einer Conservation der rothen Blutkörperchen beruht, wie Rabuteau aus dem Umstande schliessen will, dass Kochsalzlösungen minder rasch als gewöhnliches Wasser unter dem Mikroskope die Destruction der rothen Blutkörperchen hervortreten lassen, steht dahin.

Ein weiteres Moment, welches die plastische Action des Chlornatriums mitbedingt, ist die dadurch hervorgebrachte Vermehrung der Nahrungsaufnahme in die Säftemasse, welche theils auf directem Lösungsvermögen nicht zu starker kochsalzhaltiger Lösungen für Eiweissstoffe (Frerichs, Liebig), theils auf **Vermehrung der Secretion des Speichels und des Magensaftes** beruht. Wie früher Bardeleben fand, dass directe Einführung grösserer Mengen von Kochsalz (wie auch von Kalium- und Natriumsulfat und wohl jeder Reiz mechanischer oder chemischer Art) bei Magenfistelhunden die Menge des Magensaftes vermehrt, hat sich neuerdings Rabuteau ebenfalls bei Hunden davon überzeugt, dass auch stärker gesalzene Kost den Magensaft vermehrt und gleichzeitig auch die Acidität desselben steigert. In den Darmcanal gelangt somit ein weit leichter assimilirbarer Chymus, dessen Resorption vielleicht noch durch die Verstärkung der Endosmose vermöge des in das Blut aufgenommenen Chlornatriums beschleunigt wird. Sedetschny wies auf die Bedeutung des Kochsalzes für den Uebergang von Calciumphosphat, Lablin auf diejenige für Eisenpräparate im Blut hin. Factisch ist, dass Hausthiere, welche Salz in grösserer Menge verzehren (bei Fütterung mit sog. Viehsalze), Vermehrung der Fresslust in auffälligem Maasse bekommen, wobei dieselben gleichzeitig in ihrem ganzen Verhalten eine erfreuliche Besserung zeigen, die sich am Verhalten des Felles, der Körperkraft und des Fleisches, das bei geschlachteten Thieren sich als weit saftiger herausstellt, zu erkennen giebt. Nach Saive ist sogar die Fruchtbarkeit und die Milchsecretion bei Kühen unter Fütterung mit Viehsalz vermehrt. Dagegen tritt keine erhebliche Zunahme des Körpergewichtes ein (Boussingault, Dailly), was sich einfach durch den gesteigerten Verbrennungsprocess erklären lässt. Bei Menschen haben die Resultate directer Untersuchungen über den Einfluss vermehrter Kochsalzzufuhr auf das Körpergewicht differente Resultate gegeben; die Möglichkeit vermehrter Anbildung unter gewissen Verhältnissen ist nicht ausgeschlossen.

Das als Wirkung des Kochsalzes hinlänglich bekannte Gefühl des Durstes ist entweder aus der local reizenden Einwirkung auf die sensiblen Nervenenden im Munde und die oberen Partien des Tractus oder aus der Vermehrung der Wasserausscheidung durch die Nieren erklärt worden. Die vermehrte Einwirkung der Kochsalzzufuhr auf die Harnmenge ist neuerdings von Falck (1872) in Versuchen an hungernden Thieren erwiesen. Kaupp wollte Abnahme des Harnvolumen nach vermehrter Chlornatriumaufnahme gefunden haben. Nach Voit tritt Vermehrung der Harnmenge erst ein, wenn längere Zeit Kochsalz eingeführt wurde und Kochsalzgleichgewicht sich eingestellt hat.

In wie weit die längere Zeit fortgesetzte vermehrte Zufuhr von Kochsalz schädliche Folgen für den Organismus hat, ist noch nicht als festgestellt anzusehen. Man hat das Entstehen des Scorbuts bei Seefahrern (Wallfischfängern u. s. w.) dem Genuss des Pökelfleisches zugeschrieben und dabei entweder direct den Ueberschuss der zugeführten Natronmenge (Becquerel und Rodier) oder die Entziehung der Kalisalze (Garrod) als Ursache betont. Jedenfalls sind bei solchen Strapazen, wie sie in früherer Zeit Seefahrten mit sich brachten, zur Entstehung des Scorbuts auch manche andere Schädlichkeiten prädisponirend. Unmöglich ist indessen ein Einfluss des Kochsalzes auf die Entstehung des Scorbuts nicht, da nach Experimenten von Prussac (bei Fröschen, welche in conc. Kochsalzlösungen gebracht oder denen solche in die Lymphsäcke des Rückens gespritzt werden) massenhafte Auswanderung der rothen Blutkörperchen durch die unverletzten Gefässe (Blutung per diapedesin), wie solche den Scorbut charakterisirt, stattfindet.

Die günstigen Effecte des Kochsalzes auf Verdauung und Stoffwechsel beziehen sich auf kleinere Quantitäten (1,0—4,0). Grössere Mengen (mehr als 3 % in Verdauungsflüssigkeiten) wirken auf Eiweissstoffe nicht mehr lösend, sondern coagulirend. Stärkere Gaben Kochsalzlösung bewirken mitunter wässrigen Durchfall. In Substanz in grösseren Mengen ($^1/_2$—1 Pfd.) oder auch in conc. Lösung verabreicht, bedingt Kochsalz Erbrechen und manchmal hochgradige Gastritis, die selbst zum Tode führen kann. In China dient es sogar zum Selbstmorde. Aehnliche entzündliche Erscheinungen bedingt Kochsalz in Substanz oder conc. Lösung auch auf anderen Schleimhäuten. Selbst auf zarten Hautstellen kann trocknes Kochsalz Hyperämie und bei längerer Einwirkung Erythem und Bläschenbildung hervorrufen.

Erbrechen und Durchfall zeigen sich auch bei Hunden nach Einspritzung von 15,0—30,0 Chlornatrium in den Magen. Circulation, Blutdruck und Temperatur werden bei subcutaner Application etwas kleinerer Dosen wenig verändert (Podcopaew). Kaninchen scheinen nach 2,0—3,0, in den Magen gespritzt, bisweilen unter Convulsionen zu Grunde gehen zu können (Guttmann). Auf Hunde wirkt Chlornatrium entschieden giftiger als Natriumphosphat und tödtet durch Lungenödem (Falck). Injection grösserer Mengen in die Vena cruralis bei Hunden bedingt Steigen des Pulses, oft auf die doppelte Schlagzahl, die jedoch in 2—3 Minuten wieder normal wird, Ptyalismus, Gurren im Magen und sehr kurzdauernde Milzverkleinerung (Podcopaew). Bei tödtlichen Dosen kommt es meist zu klonischen Krämpfen, welche jedoch bei gleichzeitiger Darreichung von Wasser ausbleiben. Auf die Reizbarkeit des Muskels und Herzens influirt Kochsalz selbst in grossen Dosen nicht nachtheilig. Bei Fröschen bedingt Eintauchen einer Pfote in eine conc. Kochsalzlösung Unruhe des Thieres und Anschwellung des Beines; während ein $^1/_4$ stündliches Verweilen in derselben keine schädlichen Folgen hat, treten bei längerem Aufenthalte flimmernde Muskelzuckungen, und wie dies zuerst Kunde als Einwirkung des Kochsalzes bei Fröschen beobachtete, Katarakt ein (Guttmann)

Von der äusseren Haut aus findet bei Application von Kochsalzlösungen (in Bädern) Resorption des Chlornatriums nicht statt. Conc. Lösungen bedingen ein Gefühl von Brennen und bei längerer Einwirkung auch eine gelinde Röthung. Nach Clemens Untersuchungen imbibirt sich im Kochsalzbade die Epidermis mit Kochsalz, welches sie später wieder an die Badeflüssigkeit abgiebt. Das in das Corium gedrungene Kochsalz wirkt erregend auf die dort belegenen Nervenfasern, woraus Erhöhung der Tastempfindlichkeit der Haut (Beneke und Santlus), sowie Steigerung der Temperatur mit vermehrter Kohlensäureausscheidung (Zuntz und Röhrig) resultirt. Bei anhaltendem Gebrauche von Salzbädern (künstlichen oder natürlichen) bilden sich Hautausschläge, vielleicht in Folge von Retention von Salzpartikelchen im Unterhautzellgewebe, aus, besonders bei zu starker Concentration und am raschesten bei sehr empfindlicher Haut. Der Umsatz der stickstoffhaltigen Bestandtheile scheint durch Kochsalzbäder weniger gefördert zu werden, als der der stickstofffreien, da die Harnstoffausscheidung nicht erheblich vermehrt wird.

Das Kochsalz wird sowohl vom Magen als von den Luftwegen aus rasch resorbirt und ist bereits nach wenigen Minuten im Speichel und Urin nachweisbar. Das nach Einführung grösserer Kochsalzmengen resorbirte Kochsalz wird nicht vollständig wieder ausgeführt, vielmehr bleibt nach Aufhören der Zufuhr und bei Anwendung nicht gesalzener Diät stets eine gewisse Menge Kochsalz im Blute zurück, die nach Lehmann und Marcel $4-5\,^{00}/_{00}$ beträgt, während der Ueberschuss durch Schweissdrusen, Nieren, Thränen, Schleim u. s. w. aus dem Körper fortgeschafft wird. Nach Falck findet sich nach Einführung nicht letaler Dosen in die Venen nach 10 Std. nicht allein die ganze zugeführte Menge in dem alkalisch reagirenden Harn wieder, sondern noch $8-10\,\%$ mehr.

Die therapeutische Anwendung des Kochsalzes als Medicament ist eine viel beschränktere, als die Billigkeit und die entschiedene Wirksamkeit des Mittels verdiente. Fast die häufigste Verwendung findet es als Volksmittel bei Haemoptysis, Lungenblutungen und Nasenbluten, wo es theelöffelweise in Substanz oder mit wenig Wasser in der That oft, jedoch nicht constant, stillend wirkt. Meist bezieht man die Effecte auf die nauseöse Beiwirkung des Kochsalzes, welche allerdings bei der gewöhnlichen Art der Anwendung (1—2 Theelöffel voll Kochsalz pure oder mit wenig Wasser genommen) meist ziemlich deutlich hervortritt. Möglicherweise handelt es sich dabei um reflectorische Verengerung der Gefässe in Folge des auf die Magennerven gesetzten Reizes. Als Emeticum bei Vergiftungen lässt es sich im Nothfalle gebrauchen, doch hat man sich vor allzu starken Dosen zu hüten, weil dieselben leicht zu Gastritis führen können. Als Antidot bei Vergiftung mit Silbersalpeter, wo es zur Bildung von schwerlöslichem Chlorsilber führt, ist es mit Eiweiss, Milch u. s. w. in gleichem Maasse brauchbar. Von Piorry, Gintrac u. A. ist Kochsalz (zu 15,0 pro dosi) auch bei Intermittens, wogegen man in Russland 15,0—30,0 in 24,0 warmen Wassers trinken lässt, empfohlen. Ferner ist es Volksmittel gegen Eingeweidewürmer, deren Production angeblich durch kochsalzarme Nahrung stark gefördert wird. Dass die Anwendung von Heringen und Sardellen als Vorbereitung für Bandwurmcuren auf deren Kochsalzgehalte beruht, ist klar. Auch zur Tödtung verschluckter Blutegel hat es Empfehlung gefunden.

Als Purgans ist Chlornatrium nicht zu verwenden. Besondere Anwendung fand es in der Cholera, indem man Kochsalzlösung in die Venen einspritzte, um die Transsudation in den Darm zu hemmen und um erregend auf die Circulation zu wirken; doch hat sich das Verfahren in keiner Weise bewährt, wenn auch in einzelnen Fällen von Asphyxie vorübergehend Besserung eintrat.

Aus den oben über die physiologische Action mässig verstärkter Kochsalzzufuhr gemachten Bemerkungen geht hervor, dass es vorwaltend indicirt sein muss, um durch Vermehrung des Magensaftes die Verdauung zu heben und um die Verbrennung im Blute zu fördern. Hieraus ergeben sich einerseits Indigestion und chronischer Magenkatarrh, andererseits alle Krankheiten, bei denen Steigerung der Oxydationsvorgänge im Blute nützlich sein kann, als Angriffspunkt für die Kochsalztherapie. Dass der Genuss von kochsalzhaltigen Nahrungsmitteln bei Magenkatarrh Günstiges wirken kann, lehrt der Gebrauch der marinirten Heringe bei derartigen Zuständen. Auch Durchfälle im frühesten Lebensalter, welche mit Dyspepsie im Zusammenhange stehen, weichen oft dem Zusatze von Kochsalz zur Milch (Rabuteau). Martin Solon, Cantani, Bouchardat u. A. befürworten die Anwendung des Seesalzes bei Diabetes, durch welche sie stets Abnahme, bisweilen Schwinden des Zuckers im Urin gesehen haben wollen. Das Salz hat wiederholt bei Phthisis Lobpreisung gefunden, sei es als Seewasser mit Brunnenwasser verdünnt (Lobethalsche Schwindsuchtsessenz) oder in Form der Milch mit frischen Kräutern und Salz gefütterter Ziegen (Amédée Latour) oder als Syrupus Natrii chlorati (Natr. chlor. 125 Th., Aq. dest. 200 Th., Sacch. 400 Th., Aq. Laurocerasi 30 Th.) nach Pietra Santa, oder endlich als Zusatz zur Nahrung; doch sah Cotton im Brompton Hospital keine durchgreifenden Erfolge. Berechtigt ist offenbar die Anwendung zur Fortschaffung von Ablagerungen krankhafter Art, z. B. bei Fettsucht, ferner bei Scrophulose und den mit dieser verbundenen chronischen Entzündungen, vielleicht auch bei Rheumatismus.

Bei letztgenannten Affectionen gebraucht man Kochsalz meist zu Bädern (3—10 Pfd. Salz auf das Bad) und in der That macht die Steigerung des Stoffumsatzes unter dem Gebrauche derselben die Salzbäder nicht nur zu einem Hauptunterstützungsmittel der innerlichen Einführung von Kochsalz, sondern auch zu einem für sich genügenden Mittel zur Fortschaffung abgelagerter Exsudate, und daher besonders indicirt bei Scrophulose und den mit dieser verbundenen chronischen exsudativen Entzündungen, mögen dieselben auf der Haut und den Schleimhäuten, am Periost oder in den Synovialhäuten oder in den Lymphdrüsen ihren Sitz haben, ferner bei Exsudaten im Gewebe des Uterus und seiner Adnexa, sowie bei Oophoritis chronica, endlich bei rheumatischen und gichtischen Exsudaten. Vielleicht hierin, vielleicht aber auch in dem directen Reize begründet sind auch die günstigen Effecte bei manchen Hautaffectionen, z. B. inveterirtem Eczema rubrum mit starker Hautinfiltration. In der Regel wendet man hier jedoch nicht bloss Küchensalz, sondern Mutterlaugen verschiedener natürlicher Salzsoolen oder der letzteren selbst an.

Weitere äusserliche Anwendung findet Kochsalz zur Hervorrufung eines gelinden Reizes der Haut zum Zwecke der Ableitung, z. B. zu trockenen Umschlägen (abgeknistert und noch heiss in Flanell) bei Croup, Rheumatismus, Oedem, zu reizenden Fussbädern (½—1 Pfd. auf das Fussbad) bei Kopfcongestionen, Menostase, ferner zu Waschungen bei Erfrierungen und Rheumatalgien, wobei sich Lösung in Franzbranntwein die Gunst des Publikums erworben hat. Besonderen Werth legte man früher dem Auswaschen vergifteter Wunden mit Kochsalzwasser bei, indess ist die Wirkung bei Schlangenbiss und Biss toller Hunde gewiss von sehr untergeordneter Wichtigkeit; jedenfalls würde, um ätzend zu wirken, die Application von Kochsalz in Substanz vorzuziehen sein. Sehr gebräuchlich ist Einspritzung von Kochsalzlösungen (1 Theelöffel bis 2 Esslöffel auf das Klystier) in das Rectum, um Defäcation zu bedingen oder als Belebungsmittel bei Erstickten oder Berauschten zu wirken. Der Anwendung von Kochsalzlösungen nach dem Touchiren der Conjunctiva mit Höllenstein ist bereits gedacht. Die Benutzung zu Collyrien (1:10--25) bei Conjunctivitis und Hornhautgeschwüren, sowie zur Injection in die Blase bei Cystitis chronica ist ohne besondere Bedeutung. Dagegen ist es in verstäubter Lösung (1:50—500) bei chronischen Bronchialkatarrhen oft von ausserordentlicher Wirkung (Waldenburg). Mit 2 Th. Eis bildet Kochsalz eine vorzügliche, von Baudens bei eingeklemmten Brüchen empfohlene Kältemischung.

Anhang. Während Kochsalz, wie bemerkt, verhältnissmässig selten als solches medicamentöse Verwendung findet, ist es um so mehr in Form natürlich vorkommender Kochsalzwasser geschätzt, welche entweder ausschliesslich oder vorwaltend zum Trinken (Kochsalztrinkquellen) oder zum Baden (Salzbäder oder Soolbäder), meistens gleichzeitig äusserlich und innerlich verwendet werden. Im Allgemeinen enthalten die Kochsalzquellen neben dem Chlornatrium noch andere Chloride (Calcium- und Magnesiumchlorid), ferner Sulfate und Carbonate der Alkali- und Erdmetalle, viele auch Ferrocarbonat. Diese Verbindungen üben indessen auf den therapeutischen Effect nur wenig Einfluss; vielleicht bedingen die Sulfate und auch das Chlormagnesium — welches sogar für sich neuerdings als salinisches Abführmittel in Vorschlag gebracht ist (Rabuteau) —, dass derartige Wässer in grösseren Mengen constanter purgiren als einfache Kochsalzlösungen. In einzelnen hierher gehörigen Wässern finden sich auch Iod und Brom, deren Bedeutung für die Heilwirkung höchstens bei den Trinkquellen sich geltend machen könnte. Endlich ist in manchen Kohlensäure enthalten, welche für die Trinkcuren insofern von Bedeutung ist, als der Geschmack solcher Wässer in hohem Grade angenehmer ist als der nicht kohlensäurehaltiger. Salzquellen, welche 2 % und darüber an Kochsalz enthalten, pflegt man in der Regel als Soolen zu bezeichnen, doch nimmt man es mit dieser Benennung nicht so genau.

A. **Kochsalztrinkquellen.** Die physiologische Wirkung dieser Quellen, welche meist kalt oder lau sind und nur wenige Thermen einschliessen, ist im Wesentlichen die des Kochsalzes, welche bei den kohlensäurehaltigen durch die Kohlensäure vermöge ihrer Einwirkung auf die Secretionen und auf das Nervensystem theilweise gesteigert, theilweise auch modificirt werden. Die Kochsalztrinkquellen werden als besonders indicirt bei Functionsstörungen im Bereiche der Abdominalorgane und damit im Zusammenhange stehenden Veränderungen der Circulation, Innervation und Ernährung betrachtet und kommen namentlich bei denjenigen Zuständen in Gebrauch, die man als Abdominalplethora und Hämorrhoidalleiden zu bezeichnen, und welchen man eine bleibende Ausdehnung des Capillargefässnetzes und der Venen in den oberen oder unteren Partien des Unterleibes, meist hervorgegangen aus dem Drucke angehäufter Darmcontenta, ungenügender Defäcation und gestörtem Gleichgewicht zwischen Nahrungsaufnahme und Ausscheidung, als anatomisches Substrat zuzuweisen pflegt. Die stets mit den Symptomen eines chronischen Magen- und Darmkatarrhs bei Trägheit der Peristaltik verbundene sog. Plethora abdominalis, deren Krankheitsbild durch Organleiden, z. B. Intumescenz der Leber und durch allerlei Störungen der Circulation (Herzklopfen, Congestionen) und des Nervensystems (Hyperaesthesien, psychische Verstimmung, Hypochondrie) sich complicirt, soll besonders in solchen Fällen den Gebrauch der Kochsalztrinkquellen erheischen, wo die allgemeine Ernährung gelitten hat und Neigung zu Schwächezuständen besteht, welche eine reconstituirende Cur erfordert, während man sie bei sehr robusten Personen nur zur Vorbereitung von Curen mit Bitterwässern empfiehlt. Ferner passen Kochsalztrinkcuren bei chronischen Magen- und Darmkatarrhen. Einzelne haben auch bei chronischen Katarrhen der Respirationsorgane und selbst bei Tuberculose, andere als Unterstützungsmittel der Soolbäder bei Scrophulose und Exsudationsprocessen einen nicht unbegründeten Ruf.

Die hauptsächlichsten Kochsalztrinkquellen finden sich in Kissingen in Unterfranken (Rakoczy, Pandur und Maxbrunnen, die ersteren beide eisenhaltig, sämmtlich reich an Kohlensäure, neben zwei zu Bädern benutzten erbohrten Quellen, von denen der Schönbrunnsprudel durch Reichthum an Kohlensäure sich Rehme und Nauheim nähert), Homburg vor der Höhe (mit fünf ebenfalls eisenhaltigen Quellen, worunter der dem Rakoczy ähnliche, aber viel salzreichere und stärker purgirende Elisabethbrunnen die bedeutendste ist), und Soden am Taunus (mit 24 Quellen, vorzüglich bei chronischen Respirationskatarrhen und selbst bei tuberculösen Affectionen, wobei das ausgezeichnet milde Klima in Anschlag zu bringen ist, bei diversen Affectionen mit krankhaft gesteigerter Erregbarkeit des Gefäss- und Nervensystems und bei chronischen Vaginal- und Cervicalkatarrhen und Uterusinfarcten mit Erfolg benutzt). Ferner gehören dahin Cronthal am Taunus, Wiesbaden (Kochbrunnen, warm), Nauheim (Curbrunnen und Salzbrunnen, neben den zu Bädern benutzten Quellen), Rehme (Bülowbrunnen), Mondorff im Luxemburgischen, Niederbronn im Elsass und diverse andere unter den Soolbädern zu erwähnende Orte, wo ebenfalls Trinkcuren instituirt werden.

Die Art der Anwendung dieser Quellen richtet sich nach den einzelnen Fällen; je nachdem man mehr auf Rückbildung oder Anbildung neuen Materials zu wirken nöthig hat, verwendet man grössere oder geringere Mengen.

B. **Kochsalzbäder.** Die Wirkung der kochsalzhaltigen Bäder ist natürlich nicht durch Resorption von Kochsalz, sondern durch die erregende Wirkung desselben auf die Hautnerven zu erklären. Die Soolbäder sind zuerst durch Tolberg in Elmen (um 1800) als Curmittel bei Scrophulose, Hautausschlägen, Gicht, Rheumatismus u. s. w. erkannt, später besonders durch Reil in Halle zu Ansehen gelangt und nehmen jetzt der Zahl nach die erste Stelle unter den Badeorten ein. Ausser Kochsalz enthalten sie sämmtlich grössere oder geringere Mengen von Calcium- oder Magnesiumchlorid; in einzelnen findet sich Iod (als Iodmagnesium, Iodcalcium und Iodnatrium) und Brom (als Brommagnesium und Bromnatrium) oder Lithium oder freie Kohlensäure, deren besondere Wirkung zum Theil streitig ist. Soweit es sich um ausschliessliche Benutzung zu Bädern handelt, scheinen die mineralischen Stoffe ohne Bedeutung, während die Kohlensäure theils durch ihre reizende Wirkung auf die Hautnerven die Effecte des Kochsalzes unterstützt, theils auch sedativ zu wirken scheint.

Die kochsalzhaltigen Badequellen theilen wir mit Niebergall in einfache kalte, in Kochsalzthermen, in iod- und bromhaltige kochsalzhaltige Badequellen und in Thermalsoolen mit reichlicher Kohlensäure.

1) Die **einfach kalten Soolen**, welche, um zu Soolbädern Verwendung zu finden, mindestens 2% Kochsalz enthalten müssen, zerfallen in **schwache** (mit 2—3% Kochsalz) und **starke** (über 3%), welche Eintheilung jedoch für die Badepraxis ziemlich gleichgültig ist, da man schwache Soolen (Kissingen, Kreuznach, Dürkheim u. a.) durch Zusatz von Salz oder gradirter Soole oder Mutterlauge verstärkt, während andererseits sehr starke Soolen (Ischl, Reichenhall) mit Wasser zu Bädern verdünnt werden. Alle diese Bäder finden besonders zur Beseitigung von Exsudaten und namentlich bei Scrophulose Anwendung. Zu den hauptsächlichsten kalten Soolquellen gehören Rheinfelden (im Aargau, die stärkste aller Soolquellen), Ischl (im Salzkammergut, ausgezeichnet durch die reizende Gegend und erdige salinische Quellen), Salzungen (in Sachsen-Meiningen), Frankenhausen (am Kyffhäuser), Arnstadt (in Thüringen), Reichenhall mit der Badeanstalt Axelmannstein (im bayrischen Hochgebirge), Kreuth (im bayrischen Hochgebirge), Bex (Waadt), Juliushall bei Harzburg (vielbesuchte Sommerfrische), Nenndorf (bei Hannover, neben Schwefelquellen), Rothenfelde (bei Osnabrück), Elmen (bei Schönebeck), Colberg (am Ostseestrande, mit Seebädern), Kösen im Saalthal, Pyrmont (neben Stahlquellen), Wittekind (bei Halle), Hubertusbad (am Fusse der Rosstrappe), Aussee und Gmunden (in Steiermark), sowie Salzhausen (bei Giessen).

Kochsalzquellen von einem unter 1% betragenden Gehalte an Chlornatrium werden an manchen Brunnenörtern ebenfalls zu Bädern benutzt, z. B. in Homburg, Schmalkalden, Neuhaus (Unterfranken), Niederbronn (Elsass), Soden bei Aschaffenburg und Cannstadt (am Neckar).

2) Die **Kochsalzthermen**, zu denen Cannstadt (mit einer Temperatur von 20° C.) den Uebergang macht, zeichnen sich durch relativ geringen Gehalt an Chlornatrium aus, der in Wiesbaden (Kochbrunnen) 0,68%, in Baden-Baden 0,287% und in Bourbonne-les-Bains (im Depart. der Obermarne) 0,6% beträgt. Die Temperatur schwankt zwischen 50 und 68°. Von diesen besitzt Wiesbaden allein 23 verschiedene Quellen, von denen der Kochbrunnen auch getrunken wird. Die Kochsalzthermen schliessen sich in ihrer Wirkung den indifferenten Thermen an und dienen vorzugsweise bei Rheumatismus, Gicht und Lähmungen.

3) Zu den **iod- und bromhaltigen Kochsalzquellen** gehören von deutschen Badeörtern Dürkheim (in der Pfalz, mit Traubencur), Krankenheil bei Tölz (im bayrischen Hochgebirge) und besonders Kreuznach und das demselben benachbarte Münster an Stein, deren vorzügliche Wirkung bei Scrophulose, Lupus und Sexualkrankheiten des weiblichen Geschlechts bekannt ist.

4) Als **Thermalsoolbäder mit reichlicher freier Kohlensäure**, welche übrigens die in den Stahlquellen vorhandene lange nicht erreicht, sind Rehme (Oeynhausen), Nauheim (Hessen) und Soden am Taunus zu bezeichnen. Der Kochsalzgehalt ist am kleinsten in Soden (1,45%), am grössten in Rehme (3,12), zwischen beiden steht Nauheim in der Mitte (2,7%). Der Kohlensäuregehalt schwankt zwischen 606,5 Cc. (Rehme) und 756 Cc. (Soden) in 1000 Theilen; die Temperatur zwischen 30,5° (Soden) und 35,3° C. (Friedrich-Wilhelmssprudel in Nauheim). Diese Bäder passen besonders, wo Scrophulose mit Nervenaffectionen und Modification des Kräftezustandes verbunden ist, bei chronischen Affectionen der weiblichen Sexualorgane, mit denen sich Nervenleiden combiniren, auch in der Reconvalescenz von Krankheiten und bei Rheumatismus.

C. Seebäder. Eng an die Soolbäder schliessen sich ihrer chemischen Beschaffenheit nach die Seebäder an, deren therapeutische Effecte im Wesentlichen auf Beschleunigung des Umsatzes (Vermehrung der Harnstoffausscheidung und Verminderung der Ausscheidung von Harnsäure und Phosphaten nach Beneke), in den meisten Fällen mit Gewichtszunahme, beruhen, jedoch durch die niedere Temperatur und die Bewegungen des Wassers, den sog. Wellenschlag, ausserdem aber durch den Aufenthalt am Seestrande, wodurch die Seebäder sich den klimatischen Curorten anreihen, wesentlich mitbedingt werden. Die chemischen

Bestandtheile des Seewassers, worunter Natriumchlorid, Magnesiumchlorid, Calciumsulfat und Calciumcarbonat die bedeutendsten sind, variiren in den zu Seebädern benutzten Meeren der Menge nach nicht unbeträchtlich. Den verhältnissmässig geringsten Gehalt an festen Bestandtheilen besitzt die Ostsee, welche Schwankungen von 0,6—2 % darbietet, je nachdem die untersuchten Stellen der Nordsee näher oder ferner liegen (Reval 0,62, Crantz 0,7, Travemünde 1,67 und Apenrade 2,16 %). Die Nordsee bietet 3—3,9 % Salzgehalt und Schwankungen in diesen Breiten selbst an denselben Localitäten zu verschiedenen Zeiten; ähnlich verhält sich der Atlantische Ocean (Brighton 3,53—3,87, Havre 3,82, Arcachon 3,87 %), während im Mittelmeer der Salzgehalt am bedeutendsten (zwischen 3,7—4,8) schwankt (Nizza 4,5 %). Ausser den erwähnten Salzen findet sich Iod und Brom in relativ geringen Mengen (Brom zu 0,018—0,031 %. Die Temperatur der Seebäder schwankt zwischen 16 und 22° C. Sie ist am höchsten im Mittelmeere (22,5—27° C.), am niedrigsten in der Ostsee (16 bis 17° C.); zwischen beiden stehen der Atlantische Ocean (20—23°) und die Nordsee (15,1—18,6° nach Mess). Das Meer besitzt die Eigenthümlichkeit, im Herbst höhere Temperaturen darzubieten als im Sommer, weshalb gerade der September zu Seebadecuren verwerthet wird, obschon der viel geringere Wellenschlag in diesem Monate (Mess) früheres Baden räthlich erscheinen lässt. In den kälteren Meeren beträgt der Unterschied zwischen Luft und Wassertemperatur oft gegen 7° C. zu Gunsten der letzteren; das Wasser ist am Morgen fast immer mehrere Grade kühler als am Mittag (Mess). Der Wellenschlag setzt den Körper des Badenden einer doppelten Einwirkung aus, nämlich einer Peitschung und Reibung der oberen Körperhälfte durch das Wasser der kommenden und einer Reibung der unteren Körperhälfte in entgegengesetzter Richtung durch die sich zurückziehende Welle. Der Wellenschlag ist in der Ostsee und im Mittelmeer weit schwächer als in der Nordsee. Die Seeluft enthält nach neueren Untersuchungen eine grössere Menge von Ozon (nach Verhaege im Verhältniss von 6,2:4,5), verstäubtes Wasser und Salztheilchen, dagegen weniger Kohlensäure und Verunreinigungen durch Staub und fremde Gase. Anwesenheit von Iod in der Seeluft ist mit Sicherheit nicht constatirt. Von wesentlichem Einflusse auf die Effecte der Seebadecur sind die intensiven Luftströmungen am Strande, indem sie durch gesteigerte Wärmeentziehung ohne anstrengende Selbstthätigkeit des Organismus den Stoffwechsel beschleunigen (Beneke). Auch diese Luftströmungen sind an der Ostsee und am Mittelmeerstrande viel weniger bedeutend als an der Nordsee.

Die Seebäder finden ihre hauptsächlichsten Indicationen in folgenden Momenten. Zunächst dienen sie zur Abhärtung der Haut bei Neigung zu Schweissen, Erkältungen und Rheumatismus, wo sie besonders auch zu Nachcuren passen, welche man 14 Tage nach dem Gebrauche warmer Bäder durch das Nehmenlassen von 12—18 Seebädern instituirt. Noch häufiger und fast mit noch eclatanterem Nutzen verwendet man sie bei allen chronischen Nervenkrankheiten, indem sie vermöge der starken Reizung der peripherischen Hautnerven nicht allein functionelle Veränderungen, sondern auch durch ihren Einfluss auf den Stoffwechsel materielle Veränderungen in der Nervensubstanz zu bewirken vermögen. Endlich kommen sie wegen ihres Einflusses auf den Stoffwechsel bei Scrophulose und Blutkrankheiten, sowie bei allen möglichen Schwächezuständen (wie die Soolbäder) in Anwendung.

Besondere Vorsicht ist bei Seebädern überall nöthig, namentlich in Hinsicht auf die Dauer des Bades, welche bei Kranken nicht über 4—5 Minuten auszudehnen ist. Das Tragen einer Wachstaffetkappe ist für Frauen dringend anzurathen, da das Seewasser lange an den Haaren klebt. Bei Kindern sollte in der Regel das Seebad nur als Luftcur benutzt und die etwaige nothwendige Abhärtung durch kalte Waschungen angestrebt werden. Auch bei Leuten über 60 Jahren passt nur die Luftcur, nicht das Baden, welches zu Congestionen zu Lungen und Gehirn und selbst zu Apoplexie führen kann. Jeder irgendwie höhere Grad von Anämie contraindicirt Seebäder und selbst Strandcuren; ebenso auf Structurveränderungen oder auf abdominellen Stasen beruhende Digestionsstörungen, sowie chronisch-pneumonische Infiltrate oder Neigung zu Hämoptoë, ferner Tendenz zu Kopfcongestionen, Herzklappenfehler und frische Rheumatismen, wo der exsudative Process noch nicht abgelaufen ist. Im Allgemeinen sind für schonungsbedürftige Kranke die Ostseebäder vorzuziehen, während bei verhältnissmässig gutem Kräftezustande den Nordseebädern der erste Rang gebührt.

Als die hauptsächlichsten Seebäder nennen wir:

a. **Ostseebäder: Crantz** in Ostpreussen, **Zoppot** und **Westerplatte** in der Nähe von Danzig, **Rügenwalde**, **Colberg** (auch Soolbad), **Diewenow**, **Misdroy** und **Swinemünde** auf der Insel Wollin, **Häringsdorf** auf der Insel Usedom, **Putbus** auf Rügen, sämmtlich an der pommerschen Küste, **Warnemünde** und **Doberan** (heiliger Damm) in Mecklenburg, letzteres das eleganteste Ostseebad, **Travemünde** im Lübeckschen, **Düsternbrook** bei Kiel und **Borbye** bei Eckernförde, endlich **Marienlyst** auf Seeland.

b. **Nordseebäder: Westerland** auf Sylt, **Wyck** auf Föhr, beide zu Schleswig gehörend, **Cuxhaven** an der Mündung der Elbe, **Helgoland**, **Dangast**, **Wangeroog** und **Spiekeroog** an der oldenburgischen Küste, **Norderney** an der ostfriesischen Küste, das bedeutendste Seebad der deutschen Küsten, Insel **Borkum** (ebendaselbst), **Scheveningen** (Holland), **Blankenberghe** und **Ostende** (Belgien).

c. Von englischen Bädern heben wir **Margate**, **Ramsgate**, **Hastings** in Sussex, **St. Leonards**, **Eastbourne**, **Brighton** (das fashionable Seebad Englands), **Torquay** und die Insel **Wight** hervor, welche zum Theil wegen ihres milden Klimas auch Winterstation für Brustkranke sind; von französischen die am Canal belegenen und den Nordseebädern am nächsten kommenden **Calais** und **Boulogne**, die Seebäder der Normandie **Dieppe**, **Fécamp**, **Havre** und **Trouville**, sowie die besonders zu Curen im späten Herbst brauchbaren südlicheren Bäder **Biarritz** und **Arcachon**. Die Mittelmeerbäder haben für uns kein Interesse.

Die in der neueren Zeit mehrfach in Gebrauch gezogenen Bäder von erwärmtem Seewasser (**warme Seebäder**) sind in ihren Effecten den schwächeren Salzquellen (Ostsee) oder den mittelstarken Soolbädern (Nordsee) völlig gleich. Auch die Effecte innerlich genommenen Seewassers, das in grösseren Mengen purgirend wirkt, schliessen sich denen der zu Trinkcuren benutzten Salzquellen an, doch ist Seewasser als Curmittel dieser Art nicht eben einladend.

Natrium carbonicum crudum, Natrum carbonicum crudum s. crystallisatum crudum, Sal Sodae crudus, Soda cruda; **Soda**, rohes krystallisirtes kohlensaures Natron. **Natrium carbonicum**, Natron carbonicum purum s. depuratum, Sal Sodae depuratus, Alkali minerale depuratum; **Natriumcarbonat**, reines krystallisirtes kohlensaures Natron, reine Soda. **Natrium carbonicum siccum**, Natrum carbonicum siccum s. depuratum siccum, Natrum carbonicum dilapsum, Carbonas Sodae exsiccata, Soda dilapsa; **entwässertes Natriumcarbonat**, getrocknete Soda, getrocknetes kohlensaures Natron. **Natrium bicarbonicum**, Natrum carbonicum acidulum, Natrium hydrocarbonicum, Bicarbonas natricus cum aqua; **Natriumbicarbonat**, doppeltkohlensaures Natron, zweifach kohlensaures Natron, saures kohlensaures Natron.

An das Chlornatrium schliessen sich zunächst die Alkalicarbonate an, von denen die dem Natriummetalle angehörigen in vierfacher Gestalt Aufnahme in die Pharmakopoe gefunden haben.

Die sog. **Soda**, welche sich in einigen Seen Aegyptens und Ungarns findet und daselbst in Form von Salzkrusten, die durch Verdunsten in heisser Jahreszeit entstehen und gleichzeitig Chlornatrium und Natriumsulfat enthalten, natürlich (das **Nitrum** der Alten) vorkommt (daher die Bezeichnung Sal Alkali minerale) oder (in Ungarn) durch Auslaugen natronhaltigen Erdreiches (sog.

Szeg Soda) gewonnen wird, wurde früher meist aus der Asche von Strandpflanzen, wie Salsola und Salicornia (sog. Barilla-Soda), oder Seetangen (sog. Kelp-Soda) dargestellt, wird aber jetzt fast ausschliesslich nach dem Verfahren von Leblanc durch Glühen von Natriumsulfat, das man durch Zersetzen von Kochsalz mit Schwefelsäure erhält, mit Calciumcarbonat und Kohle fabrikmässig gewonnen. Die Soda des Handels bildet grosse farblose Krystalle oder Krystallbruchstücke, welche für medicinische Anwendung nur zulässig sind, wenn sie mindestens 3 % wasserfreies Natriumcarbonat und keine metallischen Verunreinigungen einschliessen. Von den beigemengten fremden Salzen (hauptsächlich Glaubersalz und Kochsalz) durch Umkrystallisiren befreit, giebt sie das Natrium carbonicum (Dinatriumcarbonat), welches farblose, durchscheinende, an der Luft verwitternde Krystalle von alkalischem Geschmacke bildet, welche mit 2 Th. kaltem und $1/4$ Th. heissem Wasser eine durch Alkalinität ausgezeichnete Lösung liefern. Sie entspricht der Formel $CO^3Na^2 + 10\ OH^2$ und einem Gehalte von 37 % wasserfreiem Natriumcarbonat. Wird das Salz in Form groben Pulvers bei 25° der Verwitterung überlassen und dann bei 40—50° so lange getrocknet, bis es die Hälfte seines Gewichtes verloren hat, so stellt das resultirende trockne, weisse Pulver das Natrium carbonicum siccum der Phk. dar, welches ziemlich genau der Formel $CO^3Na^2 + 2\ OH^2$ entspricht und 74 % wasserfreies Natriumcarbonat enthält, wie solches beim Erwärmen auf 90—100° erhalten wird.

Das Natriumbicarbonat (Mononatriumcarbonat), $2\ CO^3NaH$, welches durch Leiten eines Kohlensäurestromes über eine Mischung von 1 Th. krystallisirtem und 2 Th. wasserfreiem Natriumcarbonat erhalten wird, bildet weisse, krystallinische Krusten oder kleine, farblose, vierseitige Tafeln, welche in trockner Luft sich nicht verändern und von mild salzigem, kaum alkalischem Geschmacke sind. Es löst sich in 13,8 Th. kaltem Wasser, nicht in Spiritus. Wässrige Lösungen geben beim Erwärmen Kohlensäure ab, wobei das auch natürlich als sog. Trona in Aegypten vorkommende Natriumsesquicarbonat entsteht.

Das Natriumcarbonat gehört zu den Constituentien des Organismus und insbesondere des Blutes, in dem es sich im Serum vorzugsweise findet, während in den Blutkörperchen das Kali vorwaltet. Es existirt im Blute vorzugsweise als Bicarbonat, welches die Alkalinität des Blutes bedingt. Die Wichtigkeit der Alkalicarbonate für die Erhaltung des Organismus als Träger der Kohlensäure einerseits und als Hauptbedingung für den flüssigen Zustand des Eiweisses und Faserstoffes im Blute ist zwar nicht zu verkennen, doch ist über die physiologischen Effecte und die Wirkung in gewissen Krankheiten keineswegs völlige Klärung erfolgt, welche sogar die Stellung der betreffenden Stoffe zu den Plastica nicht als ganz unbedenklich erscheinen lässt. Im Allgemeinen repräsentiren die Natriumcarbonate die Wirkung der Natriumsalze, besonders auch, insofern es sich um die relative Indifferenz grosser Dosen derselben gegenüber den Kaliumsalzen handelt. Wie andere Natriumsalze conserviren sie in schwachen Lösungen die Erregbarkeit von Nerven und Muskeln, welche Kaliumsalzlösungen in gleicher Concentration vernichten, und sind in schwachen Solutionen sogar im Stande, die in concentrirteren Lösungen verloren gegangene Erregbarkeit willkürlicher quergestreifter Muskeln und des Froschherzens wieder herzustellen (Stiénon). Mit den Kaliumcarbonaten theilen die Natriumcarbonate das auch den Aetzalkalien zukommende Vermögen, das in Wasser sonst nur aufquellende Mucin in Lösung zu bringen.

Bei Einführung kleinerer Mengen von Natriumcarbonat und Natriumbicarbonat in den Magen werden dieselben unter dem Einflusse der Chlorwasserstoffsäure in Chlornatrium umgewandelt, wobei namentlich aus dem Bicarbonat Kohlensäuregas frei wird, und gehen als solches in das Blut über. Von anderen Schleimhäuten und nach interner Ingestion solcher Mengen, zu deren Sättigung die Säure des Magensaftes nicht mehr ausreicht, sowohl vom Magen als vom Darme aus gehen sie zum grössten Theile als

Bicarbonat in das Blut und von da ab in. den Urin über, dem sie neutrale oder selbst alkalische Reaction verleihen können.

Dauernde schwache Alkalescenz des Urins kann schon bei Einführung von 2mal täglich 3,0, während der Mahlzeit genommen, eintreten, während bei einer Tagesgabe von 5,0 der Harn nur temporär 2—3 Stunden nach dem Einnehmen alkalisch wird (Rabuteau). Bei leerem Magen macht bereits 1,0 den Urin alkalisch. Bei Einführung in Lösung tritt die Alkalescenz des Urins rascher auf, auch scheint erhöhte Temperatur des Vehikels den Uebergang zu beschleunigen. Bei älteren und geschwächten Personen scheint das Phänomen länger anzuhalten (Grossmann).

Auf die äussere Haut in concentrirter Solution angewendet, verseift Natriumcarbonat die Fette des Hautsecrets und kann bei längerer Dauer der Application auch in gelindem Grade kaustisch wirken. In diluirteren Lösungen ist es ohne erhebliche Wirkung. Alkalibäder scheinen etwas erregend auf die peripherischen Nerven zu wirken, jedoch schwächer als Kochsalz; nach dem Bade reagirt der Urin regelmässig alkalisch (Grossmann).

Den Natriumcarbonaten kommt bei interner Einführung wie dem Kochsalz doppelte Wirkung auf die Ernährung zu, einmal durch locale Action im Magen als digestionsbeförderndes Mittel, andererseits durch Beeinflussung der Verbrennung im Blute.

Indem sich im Magen stets vermöge Einwirkung der Chlorwasserstoffsäure Kochsalz bildet, wirkt dieses durch Vermehrung des Magensaftes und directe lösende Wirkung auf die Albuminate (vgl. p. 674) peptisch. Bei gewissen krankhaften Verhältnissen (Magenkatarrh), wo vermöge vermehrter Absonderung der Schleimdrüsen eine mechanische Hemmung der Labdrüsensecretion besteht, kann Natriumcarbonat auch durch Lösung des Schleims wirken und dadurch die normale Secretion wieder herstellen. Endlich ist bei perversen Gährungsprocessen auch die Neutralisation der dabei gebildeten, vorzugsweise fetten Säuren von Gewicht, besonders für die Umwandlung der Amylaceen durch den verschluckten Speichel, dessen Einwirkung schwache alkalische Beschaffenheit voraussetzt. Ein Theil des Alkalicarbonats kann auch ungesättigt in die oberen Partien des Darmes gelangen und hier die Wirkung der Pankreasfermente unterstützen. — Dass das nach Ingestion von Natriumcarbonat resultirende Kochsalz nach seiner Resorption die Umsetzung befördert, ist nach den S. 673 gemachten Angaben zweifellos. Dasselbe gilt aber auch in gewissem Grade für die Natriumcarbonate, von denen bereits 1825 Chevreul nachwies, dass sie den oxydirenden Einfluss des Sauerstoffs auf gewisse organische Verbindungen ausserhalb des Organismus in hohem Grade steigern. Es bestätigt sich dies durch die bekannte Verbrennung zu Kohlensäure, welche Essigsäure, Apfelsäure und diverse fette Säuren erleiden, wenn sie in Verbindung mit Alkalien ins Blut gelangen, während sie unverbunden nicht verbrannt werden.

Jedenfalls betrifft die durch die vermehrte Zufuhr von Alkalicarbonaten gesteigerte Oxydation in geringerem Grade die Eiweisskörper. Was die Ausscheidung des Harnstoffs anlangt, so fanden Rabuteau und Constant nach Versuchen mit 5,0 pro die eine Abnahme desselben, während bei kleinen Mengen eine Zunahme der Harnstoffausscheidung eintreten soll. Grossmann sah Harnstoffvermehrung (nach Emser Wasser) und vindicirt den Alkalicarbonaten eine durch Steigerung der Verbrennung im Blute bedingte Förderung des Umsatzes. Nach Münch tritt bei Einverleibung von 3,0—9,0 zuerst Verminderung der Ausgabe und Körpergewichtszunahme, später Vermehrung der Ausgabe und Gewichtsverlust ein; die Ausgabevermehrung, welche die Mehraufnahme übertrifft, bezieht sich jedoch nur auf Wasserausscheidung durch den Harn, während Harnstoff, Kochsalz, Phosphorsäure und Schwefelsäure nur höchst unbedeutende Veränderungen erleiden.

Dagegen stimmt die Mehrzahl der Beobachter darin überein, dass vermehrte Zufuhr von Natriumcarbonat die Harnsäure-Ausscheidung vermindert, was, insofern dieselbe als Product unzureichender Sauerstoffaufnahme anzusehen ist, auf eine unter diesen Verhältnissen gesteigerte Oxydation zurückzuführen ist. Vermehrung der Kohlensäureausscheidung unter dem Einflusse der Alkalicarbonate bedarf noch des Nachweises; die Zunahme derselben nach Einspritzung von Natrium lacticum in die Venen (Scheremetjewski) macht dieselbe wahrscheinlich.

In grösseren Dosen oder auch in häufiger wiederholten kleinen Gaben wirken Natriumcarbonate schwach abführend. Cholagoge Action besitzen die Natriumcarbonate nur in höchst geringem Maasse (Rutherford). Ueber die Veränderung der Diurese durch die Natriumcarbonate sind die Angaben widersprechend, was sich partiell wohl aus der Verschiedenheit der eingeführten Mengen erklärt.

Nasse fand bei Thierversuchen sogar Verminderung der Galle. In Bezug auf die Diurese wird den Natriumcarbonaten im Allgemeinen vermehrende Wirkung zugeschrieben, welche bei klinischen Versuchen leicht als existent bewiesen werden kann, für den Gesunden indess für Dosen von täglich 5,0 von Rabuteau und Constant in Abrede gestellt wird, während Münch (1863) unter gewöhnlichen Verhältnissen, wenn nicht profuse Perspiration oder Diarrhoe hinderlich sind, eine vermehrte Ausgabe von Wasser als die Hauptwirkung des zu 3,0—9,0 eingeführten Carbonats erkannte, welcher jedoch eine (geringere) Abnahme der Ausscheidung vorausgeht.

Ein Einfluss auf die Abscheidung der Schleimhäute, in specie der Respirationsschleimhaut, wonach Alkalien Verflüssigung des Secrets bedingen, wird nach Beobachtungen an Kranken den Alkalicarbonaten meist zugeschrieben. Nach Rossbachs neuesten Untersuchungen beschränken indessen Alkalien die Schleimsecretion durch directe Wirkung auf die Drüsen der Respirationsorgane.

Virchow constatirte, dass Alkalien die Bewegung der Flimmerepithelien beschleunigen und dieselbe sogar wieder anzuregen vermögen, wenn sie sistirt ist.

Auf Puls und Temperatur übt Natriumcarbonat in kleinen und mittleren Gaben keinen erheblichen Einfluss aus.

Nach Rabuteau kann die Temperatur nach einer Tagesgabe von 5,0 um 0,4° sinken, auch soll der Puls dabei an Frequenz abnehmen.

Die Einführung sehr grosser Mengen Natrium carbonicum in Substanz oder selbst in concentrirter Lösung in den Magen kann zu Verätzung und selbst zum Tode führen, wobei eigenthümliche gelatinöse Erweichung beobachtet ist. Schädliche Folgen scheint auch der längere interne Gebrauch von Natriumcarbonaten haben zu können, welche in Ernährungsstörungen bestehen und namentlich unter den Erscheinungen des Scorbuts sich darstellen.

Derartige chronische Vergiftungen können einen doppelten Grund haben, einmal Digestionsstörungen in Folge anhaltender Neutralisation des Magensaftes, dann aber auch Veränderung der Blutbeschaffenheit, resultirend aus der physiologisch constatirten Verminderung des Blutfaserstoffs. Dieser Zustand des Blutes, welchen Nasse bei Thieren constatirte, soll sich besonders leicht bei Nierenkranken einstellen, bei denen die Elimination der Alkalisalze gestört ist, in Folge wovon sich dieselben im Blute anhäufen. Directe Untersuchungen über die Veränderungen des Blutes unter dem Gebrauche grösserer Mengen von Alkalicarbonaten stellte Löffler an 5 Personen an, welche 10 Tage 4,0—20,0 nahmen, wobei sich kirschrothe Färbung des Blutes, Zunahme der weissen Blutkörperchen und des Wassers, Abnahme der fixen Bestandtheile und des Fettes, endlich verminderte Festigkeit des Blutkuchens ergab. Das Auftreten consecutiver Schwächezustände nach protrahirtem Natriumcarbonatgebrauche kann nach neueren Untersuchungen nicht mehr in Zweifel gezogen werden. Bei Constant entwickelte sich schon nach Ingestion von 50,0 Bicarbonat in 10 Tagen allgemeine Blässe und Abnahme der Muskelkraft. Wiederholte Fälle von Scorbut in Folge längeren Gebrauches von Natriumcarbonat sollen nach Lomikowski im Moskauer Hospital vorgekommen sein, welche ihn zu Versuchen an Hunden veranlassten, die bei täglicher Zufuhr von 50—60 Gm. Anorexie, Erbrechen, Durchfall, theilweise auch Albuminurie bekamen und in 4—5 Wochen zu Grunde gingen, worauf die Section Schwellung der Darmschleimhaut und Vergrösserung der Darmfollikel, Vermehrung und Vergrösserung der Malpighischen Körperchen in der Milz, Körnchendegeneration der Leberzellen, starken Katarrh der Harncanälchen und constant Schwellung und Lockerung des Zahnfleisches ergab. Die Veränderung des Blutes durch längere Zufuhr von Natriumcarbonat stellt sich nach Dubelir (1881) als Vermehrung der Alkalinität, die mit der täglichen Menge des eingeführten Natrons und der Zeitdauer der Einführung wächst, heraus, ohne dass das Kali in der Blutasche durch Natron substituirt und letzteres im Blute angehäuft wird; der Eisengehalt wird nicht vermindert und der Gehalt des Blutes an festen Bestandtheilen, sowie an Stickstoff, nicht in solchem Grade verändert, dass er die normalen Grenzen überschritte.

Die therapeutische Anwendung des Natriumcarbonats und Natriumbicarbonats ist eine sehr ausgedehnte und selbst in der Gegenwart, wo die alten Hypothesen von Neutralisation einer Acidität des Blutes durch Alkalien in verschiedenen Krankheiten im Grabe ruhen, gehören sie zu den wichtigeren Medicamenten. Ganz besonders günstige Effecte erreicht man mit denselben bei Diabetes mellitus, Rheumatismus acutus, Gicht, Dyspepsie und chronischen Katarrhen, zumal der Respirationsorgane, sowie in manchen Fällen von Cholelithiasis.

Die Behandlung des Diabetes mit Alkalien basirt vor Allem auf der Theorie von Mialhe, wonach diese Affection auf ungenügender Alkalinität des Blutes beruhe, in Folge wovon der Zucker im Blute nicht zur Verbrennung gelange, sondern durch die Nieren ausgeschieden werde. Durch die Zuführung von Alkali sollte die Verbrennung der Glykose in reichlicherem Maasse bewirkt werden. Diese Theorie hat sich zwar als falsch erwiesen und namentlich haben directe Versuche von Poggiale dargethan, dass bei Hunden, welche gleichzeitig Glykose oder Amylaceen und doppeltkohlensaures Alkali in der Nahrung erhielten, nicht weniger Zucker im Blute unverbrannt blieb als bei Hunden ohne Alkalien, während unter dem Einflusse von Weinsäure eine Verminderung der Zuckerausscheidung erhalten wurde. Nichts desto weniger lässt sich nicht leugnen, dass unter dem Einflusse von Alkalien bei Diabetikern sich die Zuckerproduction in vielen Fällen mindert und zwar nicht allein, wie Rabuteau behauptet, in Folge kleiner Dosen, welche nur durch das aus ihnen gebildete Kochsalz wirken, sondern auch nach grösseren Gaben. Manche salinisch-alkalische Quellen, wie z. B. Karlsbad, scheinen allerdings von noch besserer Wirkung zu sein als reine Alkalien, welche namentlich bei Einführung grösserer Mengen in den Magen auf die Dauer beeinträchtigend auf die Digestion wirken. Fälle von Diabetes mit erheblicher Consumption schliessen diese Behandlungsweise aus.

Die aus ähnlichen Voraussetzungen hervorgegangene Behandlung der Albuminurie mit grossen Dosen von Natriumcarbonat giebt keine so eclatanten Erfolge. Dagegen ist namentlich nach den Erfahrungen englischer Aerzte (Golding Bird, Garrod), welche durch französische Autoritäten (Jaccoud, Charcot und Vulpian) bestätigt werden, die Anwendung grosser Dosen von Alkalicarbonaten ausserordentlich nützlich bei Rheumatismus acutus, indem dadurch der Verlauf der Affection bedeutend abgekürzt, der Schmerz gelindert und, wie es scheint, Auftreten von Endocarditis seltener gemacht wird. Man bringt die Wirkung gewöhnlich mit der Abnahme des Faserstoffs im Blute in Verbindung. Es muss indessen hervorgehoben werden, dass in diesen Fällen vorzugsweise Kalicarbonate oder die im Blute sich in diese verwandelnden organisch-sauren Kalisalze in Anwendung gekommen sind und dass die später zu erwähnenden Wirkungen aller Kaliumverbindungen auf Herz und Temperatur bei den günstigen Effecten mit in Anschlag zu bringen sind. Ebenso dürften bei der von Mascagni und Popham vorgeschlagenen Behandlung der Pneumonie mit Alkalien die Kaliverbindungen den Vorzug verdienen, da nur sie auf den Fieberprocess einen Einfluss haben, während sie in Bezug auf die Veränderung des Secrets mit den Natronsalzen gleichstehen. Im Ganzen sind diese Behandlungsmethoden in Deutschland wenig gebräuchlich. Ebenfalls von England aus ist die Behandlung der Gicht mit Alkalicarbonaten gerühmt. Dieselbe ist in der That, namentlich bei acuten gichtischen Anfällen, von entschiedenem Nutzen und bewährt sich auch bei chronischer Gicht (Garrod), indem die Zahl der Anfälle dadurch verringert wird. Hier scheinen jedoch kleinere Dosen, die man in starker Verdünnung kurz vor der Mahlzeit häufiger wiederholt geniessen lässt, passender zu sein. Man giebt auch bei der Gicht dem Kaliumbicarbonat den Vorzug, weil es ein, freilich vom Lithium bedeutend übertroffenes, beträchtlicheres Lösungsvermögen für Urate besitzt und zugleich stärker die Diurese befördert als das entsprechende Natriumsalz. Möglicherweise ist die neutralisirende Wirkung bei Säurebildung im Magen, wie sie bei Arthritikern vorkommt, gleichzeitig nicht ohne Nutzen.

Aus ähnlichen Gründen wie bei den bisher besprochenen Krankheiten hat man auch bei Fettsucht von dem Natriumcarbonat Gebrauch gemacht. Rein empirisch ist dagegen der Gebrauch bei Cholera, gegen welche das Carbonat durch Hutchinson, das Bicarbonat durch Baudrimont, Aran und Pfeufer Empfehlung fand. Man gab die Salze hier in grossen Dosen zu 8,0—15,0 im Tage und spritzte sie sogar (wie Kochsalz) direct in die Venen (Lizars). Rationell ist dagegen die Anwendung bei Säurevergiftungen, sofern nicht die entstehenden Salze, z. B. bei Oxalsäure, selbst als Gifte erscheinen; doch haben die Carbonate keinen Vorzug vor der Magnesia. Der Gebrauch bei Alcoholismus acutus (Fontenelle) und bei Chloroformasphyxie (Lizars) hat keine besondere Bedeutung. Von englischen Autoren ist Natriumcarbonat bei gewöhnlichen Fällen von Delirium tremens, unter Vermeidung der Opiumtherapie, empfohlen, nicht um direct auf das Nervensystem zu wirken, sondern um bestehenden acuten Magenkatarrh, auf welchen britische Aerzte den Ausbruch von Delirien bei Trinkern zurückführen, zu beseitigen. Dass sowohl bei acuten als bei chronischen Magenkatarrhen die Natriumcarbonate und namentlich das Bicarbonat zu den vorzüglichsten Heilmitteln gehören, unterliegt keinem Zweifel. Es gilt dies vorzüglich für solche Fälle, wo perverse Säurebildung in den ersten Wegen stattfindet und gleichzeitig weder Verstopfung noch Diarrhoe existirt; überhaupt bewährt sich das Salz als Digestivum bei Verdauungsstörungen chronischer Art in vorzüglicher Weise, besonders auch bei dem mit starkem Zungenbelag einhergehenden sog. Status gastricus, wo die unangenehmen Symptome, wie Völle im Magen, Aufstossen, selbst Erbrechen bald verschwinden und der Appetit in der Regel sich rasch wieder einstellt. Es ist dabei gleichgültig, ob das Leiden idiopathisch oder im Gefolge chronischer Ernährungsstörungen auftritt. Die günstigen Effecte sind hier offenbar nur zum Theil Wirkung des Alkalis und des aus demselben im Magen entstehenden Chlornatriums, zum grossen Theile kommen sie der Kohlensäure zu, welche unter der Einwirkung des sauren Magensaftes freigemacht wird. Namentlich gilt letzteres von der antiemetischen Wirkung des Natriumbicarbonats, die oft sogar bei tieferen Structurerkrankungen des Magens sich bewährt.

Auch bei chronischen Katarrhen anderer Schleimhäute sind die Natriumcarbonate von entschiedenstem Nutzen. So bei Blasenkatarrh und chronischem Bronchialkatarrh (nicht aber bei Tuberculose, wo sie eher schaden als nützen). Hierher gehört auch einerseits die Anwendung bei Tussis convulsiva und Croup, andererseits auch wohl die empirisch festgestellte günstige Action bei Gallensteinen, die vorzüglich unter dem Gebrauche alkalisch-salinischer Mineralquellen hervortritt, indem von Lösung dieser Concremente ebensowenig wie von directer Vermehrung der Galle die Rede sein kann, auch die Hemmung der Ausscheidung von Cholesterin durch den vermehrten Zufluss von Natriumcarbonat zur Leber problematisch ist, vielmehr ihr Haupteffect in Heilung chronischer Katarrhe der Gallengänge zu suchen ist. Auch bei chronischen

Katarrhen des Uterus und der Vagina stehen die Natriumcarbonate, zumal örtlich angewendet, in grossem Rufe.

Bei Behandlung harnsaurer Diathese und wassersüchtiger Zufälle, wogegen Natriumcarbonate auf Grundlage ihrer physiologischen Wirkung indicirt erscheinen, werden ihnen Kalium- und Lithiumcarbonat vorgezogen.

Aeusserlich braucht man Natriumcarbonat ähnlich wie Kali hydricum bei Krätze, auch bei Favus und manchen chronischen Hautaffectionen, die mit Abschuppung (Pityriasis, Psoriasis, Ichthyosis) oder vermehrter Absonderung von Hauttalg (Acne, Seborrhoe) verbunden sind, doch ist der Nutzen hier, ebenso wie bei Prurigo, nur palliativ und kein besserer als derjenige der viel billigeren Seife. Auch zur Beseitigung von Oedemen, sowie bei Gicht ist das Salz in Form von Bädern, Kataplasmen und Lotionen empfohlen. Die Anwendung von Bicarbonat zum Verbande von diphtheritischen Schankern (Robert), bei cariösem Zahnweh (Gascoin), wo Natr. bicarb. in Substanz oder Lösung bei saurer Beschaffenheit des Mundsecrets gerühmt wird, bei Verbrennungen, Biss- und Stichverletzungen giftiger Thiere u. a. m. bedarf kaum einer besonderen Erwähnung. Auch Einträuflung von Kalium- oder Natriumcarbonatlösungen bei Cornealtrübung (Himly) oder Anwendung von Salben bei Defluvium capillorum sind obsolet, während Injection in den Gehörgang bei verhärtetem Cerumen wenigstens keinerlei Bedenken hat und die Einathmung verstäubter Lösungen bei Bronchialkatarrhen mit zäher Secretion von entschiedenem Nutzen ist. Auch zur Nasendouche sind derartige Solutionen gerühmt. Ebenso lässt sich Natrium carb., wenn es vom Magen nicht länger tolerirt wird, per clysma oder inhalirt appliciren.

Von Wichtigkeit ist die pharmaceutische Verwendung der Natriumcarbonate zu Brausemischungen, insbesondere zu den sog. Saturationen und Brausepulvern, wozu das Bicarbonat wegen der Leichtigkeit, womit es einen Theil seiner Kohlensäure abgiebt, vorzugsweise brauchbar ist.

Die Natriumcarbonate werden innerlich zu 0,5—1,5 mehrmals täglich gegeben, wobei zu bemerken ist, dass das Bicarbonat im Allgemeinen den Vorzug verdient, weil es vom Magen besser als Natrium carbonicum vertragen wird. Soll letzteres angewendet werden, so wird zu Lösungen das krystallisirte, zu Pulvern oder Pillen das entwässerte Salz benutzt. Das Natrium bicarbonicum kann sowohl in Pulver als in Trochisken und Lösungen administrirt werden; Pillen sind unzweckmässig, weil sie sich in Folge von Kohlensäureentwicklung leicht aufblähen.

Bei der internen Darreichung der Natriumcarbonate und der Alkalien überhaupt ist zu beachten, dass sie nicht zu kurze Zeit vor oder nach der Mahlzeit gegeben werden dürfen, weil sie sonst durch Neutralisation der Magensäure leicht störend auf die Peptonisation im Magen wirken.

Bei Anwendung der Carbonate als Digestiva verbindet man sie gern mit aromatischen und bittern Mitteln. Zu vermeiden sind Metallsalze und Säuren, wenn man nicht geradezu Zersetzung beabsichtigt.

Aeusserlich kann zu Waschungen und Bädern recht gut das billigere Natrium carbonicum crudum benutzt werden. Zu Waschungen gebraucht man Lösungen von 1:20—50 Th. Wasser, zum Vollbade rechnet man $1/2$—1 Pfd., zu Fussbädern 100,0—200,0. Zu Solutionen, welche in Körperhöhlen eingeführt werden sollen, ist N. c. purum zu verwenden. Zu den hier in Gebrauch zu ziehenden Formen rechnet man 1:50—100 Th. Wasser. Zu Inhalationen in verstäubter Lösung sind sowohl das Carbonat als das Bicarbonat in wässriger Solution von 1:100—500 benutzbar.

Präparate:

1) **Pulvis aërophorus**, P. effervescens; **Brausepulver**. Natrum bicarbonicum

10 Th., Acidum tartaricum 9 Th., Saccharum 19 Th., höchst fein gepulvert und gut getrocknet gemischt, am zweckmässigsten nur zur Dispensation bereitet, da beim Feuchtwerden leicht Kohlensäure entweicht. Man benutzt dasselbe meist theelöffelweise in Wasser geschüttet als kühlendes Genussmittel, auch bei leichtem Status gastricus, wobei ausser der sich reichlich entwickelnden Kohlensäure auch das in der Vorschrift der Phkp. prävalirende Alkali von Nutzen sein kann. Um den Geschmack zu verbessern, kann man zu 10,0 1—2 Tr. Oleum Citri oder gleiche Mengen eines andern wohlriechenden ätherischen Oels oder kleine Quantitäten aromatischer Tinctur hinzusetzen. Zweckmässig dient Brausepulver als Excipiens für kleine Gaben unangenehm schmeckender Medicamente (Chinin, Morphin, Opium, Ferrum lacticum oder anderer Eisensalze), die sich in Brausemischungen besser nehmen lassen, doch ist dabei zu berücksichtigen, dass heroisch wirkende Arzneimittel der genauen Dosirung wegen für sich gesondert zu verordnen sind und nicht etwa als Schachtelpulver, welche geradezu Gefahren bedingen könnten. Will man Brausepulver als ein nach Art der Alkalien wirkendes Medicament verordnen, muss man eine geringere Menge Säure, z. B. 1,3 auf 2,0 Natriumbicarbonat, nehmen, wie im französischen **Pulvis aërophorus alcalescens**. Brausepulver mit prävalirender Säure (mit mindestens ää Säure und Carbonat), die man als **Brauselimonadenpulver, Pulvis ad potum effervescentem**, bezeichnet, sind erfrischender.

2) **Pulvis aërophorus Anglicus; Englisches Brausepulver,** Soda powder. Natrium bicarbonicum pulveratum 2,0, in blauer oder rother Kapsel dispensirt, Acidum tartaricum pulv. 1,5 in weisser Kapsel. Beim Gebrauch löst man zuerst das in der farbigen Kapsel enthaltene Pulver in einem zu $^2/_3$ gefüllten Glase Zuckerwasser auf, schüttet dann die Weinsäure hinzu und trinkt während des Aufbrausens. Zu gleichen Zwecken wie das vorige verwendet.

3) **Potio Riveri** s. Riverii. Citronensäure 4 Th. in Aq. 190 Th. in eine von dieser Quantität fast vollständig angefüllte Flasche gebracht und nach vollständiger Lösung Natr. carb. 9 Th. hinzugefügt, worauf das Gefäss sofort verschlossen wird. Man giebt die Mischung innerlich esslöffel- bis weinglasweise, bei dyspeptischen Zuständen aller Art, namentlich in der Reconvalescenz nach schweren Krankheiten. Die ursprüngliche Potio Riverii (vgl. S. 172), welche von Lazarus de la Rivière, einem um die Mitte des 17. Jahrhunderts lebenden Professor in Montpellier, herrührt, enthielt nicht Natrium-, sondern Kaliumcarbonat. Sie wird in Frankreich noch jetzt als **Potio antiemetica Riverii** in der Weise verordnet, dass man in gesonderten Gläsern einerseits Kaliumcarbonat 2,0 in 50,0 Wasser gelöst, andrerseits eine Solution von Acidum citricum 2,0 in derselben Menge Wasser administrirt, wovon 1—2 Esslöffel in ein Weinglas gebracht und während des Aufbrausens getrunken werden.

Früher waren auch noch unter dem Namen **Trochisci Natri bicarbonici**, Sodapastillen, Vichyplätzchen, mit Zucker bereitete Pastillen officinell, von denen jede 0,1 Bicarbonat enthielt. Trochisken mit etwas grösserem Gehalte (0,3) sind der Dosirung wegen zweckmässiger. Dieselben können die aus den Rückständen natürlicher, Natriumcarbonat reichlich enthaltender Quellen (Bilin, Vichy) bereiteten Pastillen ersetzen, welche noch geringe Mengen anderer Salze enthalten.

Wir erwähnen an dieser Stelle noch die als **Sodawasser, Aqua Sodae**, bezeichneten künstlichen Säuerlinge, welche man durch Uebersättigung wässriger Lösungen von Natriumcarbonat mit Kohlensäure unter künstlichem Drucke darstellt und als kühlendes Getränk bei Fieber, auch bei Digestionsstörungen benutzt, wobei gleichzeitig Kohlensäure und Alkali von günstigem Einflusse sind. Man rechnet dabei 4,0 auf ein Liter Wasser. Durch Zusatz von Kochsalz u. s. w. lassen sich Mischungen erhalten, welche auch curmässig nach Art von Mineralwässern zu benutzen sind (**Natronkrene** von Vetter, **Werbers Aqua Natri carbonici** etc.).

Verordnungen:

1) ℞
Natrii bicarbonici 5,0
Aquae Menth. pip. 175,0
Syrupi Aurantii corticis 25,0
M. D. S. Stündl. 1 Esslöffel. (Bei Dyspepsie u. s. w.)

2) ℞
Natrii carb. sicci
Pulv. rad. Rhei āā 3,0
— Gentianae 6,0
Elaeosacchari Foeniculi 3,0
M. f. pulv. D. in vitro. S. Dreimal täglich eine Messerspitze voll. (Bei Dyspepsie.)

Vorschriften zu Saturationen sind S. 172 mitgetheilt.

Anhang: Alkalische Quellen. An die Natriumcarbonate schliessen sich die alkalischen Quellen an, welche sich zum Theil durch einen grossen Reichthum an freier Kohlensäure auszeichnen und sich dadurch an die eigentlichen Kohlensäurewässer, die sog. Säuerlinge oder einfachen Säuerlinge, schliessen, denen die neben der Kohlensäure durch Alkalicarbonatreichthum ausgezeichneten als alkalische Säuerlinge gegenüber gestellt zu werden pflegen. Der laugenhafte Geschmack alkalischer Wässer wird in denselben durch die Kohlensäure, welche zwischen 460—1520 Cm. in 1000,0 Wasser schwankt, mehr oder minder verdeckt. Der Gehalt an Natriumbicarbonat variirt bedeutend (zwischen 0,06—0,7%). In Deutschland sind diese Quellen fast durchgängig kalt, in Frankreich warm. Der hauptsächlichste der hierher gehörigen Curorte ist das besonders bei Dyspepsien und Magenkatarrhen, Cholelithiasis, Diabetes, Stasen in den Abdominalorganen und Gicht benutzte Vichy im Dép. Allier (mit Quellen von einem Gehalte von mehr als 0,5% Natriumbicarbonat und verhältnissmässig wenig anderen fixen Bestandtheilen, und Temp. von 12—45° C.), dem sich als in gleichen Richtungen benutzt Vals anreiht. Von deutschen Bädern ist Neuenahr im Ahrthale (mit nur 0,01% doppeltkohlensaurem Natrium, viel Kohlensäure, warm), das neuerdings bei chronischen Katarrhen des Respirations- und Digestionstractus, auch bei Diabetes benutzt wird, bedeutend. Ferner sind zu nennen Bilin in Böhmen (mit 0,4% Natr. bic. neben Glaubersalz und Calciumcarbonat, vorzugsweise versandt, auch zur Darstellung der Biliner Pastillen, Pastilles digestives de Bilin, welche aus den Salzrückständen gemacht werden), Fachingen im Lahnthal (der stärkste alkalische Säuerling, ohne Glaubersalz, fast nur verschickt), Geilnau (ebendaselbst, mit viel Kohlensäure und etwas Eisen, nur versandt), Obersalzbrunn in Schlesien, Giesshübel bei Carlsbad (am reichsten an Kohlensäure, viel versandt).

Zu den alkalischen Quellen gehören ferner die sog. alkalisch-muriatischen Säuerlinge, welche neben dem Natriumbicarbonat und der Kohlensäure noch Chlornatrium (zwischen 0,017—0,046%) enthalten. Dahin gehören Ems im Lahnthal (Therme, mit Fürstenquelle, Kranchen und Kesselbrunnen zu Trinkcuren, Bade- und Bubenquelle u. a. zum Baden, besonders indicirt bei chronischen Schleimhautkatarrhen mit nicht zu starker örtlicher Hyperämie oder Erschlaffung, bei Hyperämie und Anschwellung der Leber, bei einfachen Vaginal- und Cervicalkatarrhen, nicht bei Tuberculose), und das als Genussmittel bekannte, aber auch bei Respirationskatarrhen, zumal in Verbindung mit Milch, sehr nützliche Selterswasser (aus dem Dorfe Nieder-Selters am Taunus). Zu derselben Kategorie sind auch zu rechnen die Natron-Lithiumquelle von Weilbach, Gleichenberg in Steiermark, und die auch durch Iod- und Bromgehalt ausgezeichneten Bäder von Luhatschowitz in Mähren, welches im Wesentlichen die Indicationen der Chlornatriumtrinkquellen zu haben scheint. Von den durch gleichzeitigen Gehalt an Alkalicarbonat und Natriumsulfat wirksamen, theilweise auch noch Chlornatrium enthaltenden sog. alkalisch-salinischen oder salinisch-alkalischen Quellen war S. 610 die Rede. Die entschieden günstigen Wirkungen dieser Quellen, z. B. Carlsbad bei Cholelithiasis, Leberaffectionen, bei chronischen Magenkatarrhen, selbst bei Magengeschwür, bei Blasen- und Prostataleiden, Diabetes stehen offenbar mit dem Gehalte an Natriumcarbonat im Zusammenhange.

Kalium carbonicum crudum, Kali carbonicum crudum, Cineres clavellati; **Pottasche, rohes kohlensaures Kali**. **Kalium carbonicum**, Kali carbonicum purum; **Kaliumcarbonat, reines kohlensaures Kali**. **Kalium bicarbonicum**, Kali bicarbonicum; **Kaliumbicarbonat, saures oder doppeltkohlensaures Kali**.

Wie die Verbindungen der Kohlensäure mit Natrium sind auch die entsprechenden Kaliumverbindungen in mehreren verschiedenen Formen officinell.

Das Kaliumcarbonat (Dikaliumcarbonat), K^2CO^3, findet sich neben Kaliumsulfat und Silicat, Chlorkalium, Magnesia und Calciumsalzen in der Holzasche und der Asche von Binnenpflanzen überhaupt, deren wässriger Auszug nach Eindampfen und Glühen des Rückstandes die sog. Pottasche, das Kalium carbonicum crudum, bildet, für welches jetzt übrigens die bei der Rübenzuckerfabrikation entstehende Schlempe und der Schweiss der Schafwolle billigeres Darstellungsmaterial bieten. Es ist dies ein weissliches, meistens ins Bläuliche oder Grünliche schimmerndes Salz von ätzend alkalischem Geschmacke, welches ein trocknes, körniges, an der Luft zerfliessendes und in gleichen Theilen Wasser zum grössten Theile lösliches Pulver darstellt. Das officinelle Präparat soll 90% Kaliumcarbonat enthalten, während von dem als Kalium carbonicum officinellen, ebenfalls pulvrigen Präparate ein Gehalt von 95% K^2CO^3 gefordert wird. Das letztere entspricht mehr dem früher gebräuchlichen Kali carbonicum depuratum s. Kali carbonicum e cineribus clavellatis als dem reinen Kaliumcarbonat (früher ebenfalls als Kali carbonicum purum bezeichnet), welches man durch Glühen von Kaliumbitartrat erhielt (daher die Benennung Sal Tartari und Kali carbonicum e Tartaro). Das Kaliumcarbonat schmilzt in starker Glühhitze unzersetzt und krystallisirt aus conc. wässriger Lösung in kleinen wasserhaltigen Krystallen. In Weingeist ist es unlöslich, während es in verdünntem Weingeist zerfliesst, indem es demselben Wasser entzieht. Im Contact mit Säure wird Kohlensäure unter Aufbrausen frei. Die Anwendung des Salzes zur Seifenfabrikation, Glasbereitung und anderen technischen Zwecken ist bekannt.

Das Kaliumbicarbonat (Monokaliumcarbonat) entsteht durch Einwirkung von Kohlensäuregas auf Kaliumcarbonat und stellt durchscheinende, farblose, luftbeständige, alkalisch reagirende Krystalle dar, welche sich langsam in 4 Th. Wasser, nicht in Weingeist lösen, mit Säuren aufbrausen und in der Hitze, ohne zu schmelzen, die Hälfte ihrer Kohlensäure abgeben.

Die Kaliumcarbonate stehen im Allgemeinen in ihrer Wirkung den Natriumcarbonaten gleich und haben wie diese therapeutische Anwendung gefunden. Im Allgemeinen kommen sie jedoch weniger in Gebrauch, weil sie bei innerer Anwendung viel leichter als die entsprechenden Natriumsalze die Verdauung stören und deshalb für längere Darreichung sich weniger gut eignen. Dass sie auf Urate besser lösend wirken, wurde bereits hervorgehoben, weshalb sie auch in früherer Zeit bei der Behandlung harnsaurer Diathese namentlich von englischen Aerzten bevorzugt wurden, die besonders bei Gicht von diluirten Lösungen des Kaliumcarbonats (8,0—16,0 auf 1 Liter Wasser pro die oder in Form des ähnlich zusammengesetzten Constitution water) ausgiebigen Gebrauch machten. Ferner treten bei den Kaliumverbindungen die diuretischen Wirkungen stärker hervor, wie dies auch Rabuteau bei physiologischen Versuchen constatirte. Endlich wirken die betreffenden Salze wie alle Kaliverbindungen in eigenthümlicher Weise auf die Muskeln und insbesondere auf die Herzthätigkeit ein, die sie in kleineren Mengen erregen, in grösseren herabsetzen und selbst lähmen. Hieraus erklärt sich die sedative Wirkung, welche den Kaliumcarbonaten im Gegensatze zu den entsprechenden Natriumverbindungen bei schmerzhaften, fieberhaften Affectionen, z. B. Rheumatismus acutus, zukommt.

Obschon bereits im Jahre 1839 Blake zeigte, dass Kalisalze bei Injection in die Drosselader den Tod von Thieren durch Stillstand des Herzens veranlassen, ist doch die bedeutende Differenz der Kalium- und Natriumverbindungen hinsichtlich ihrer Wirkung auf Muskeln und Herz erst 1864 durch Grandeau allgemeiner zur Anerkennung gelangt. Grandeau wies auch die Lähmung des Herzens zuerst für Kaliumcarbonat nach. Podcopaew zeigte 1865, dass diese Action auch bei interner und subcutaner Application sich geltend macht und dass bei Einspritzung grösserer Mengen von Kalisalzen in die Schenkelarterie Lähmung der Schenkelmuskeln, welche auf elektrischen Reiz nicht mehr reagiren, erfolgt, während die übrigen Muskeln intact bleiben. Ferner zeigte er, dass bei directer Application alle Kalisalze Muskeln lähmen, während Natronsalze die Muskelthätigkeit anregen und den durch Kali reizungsunfähig gemachten Muskeln, so lange nicht Todtenstarre eingetreten ist, die Reizbarkeit wiederzugeben vermögen. Auch die Nerven werden nach Podcopaew rascher durch Kalisalze als durch Natronsalze ermüdet. Guttmann (1865) wies nach, dass das Kaliumcarbonat auch bei wiederholten kleineren Dosen das Herz zu lähmen im Stande ist, so dass demselben eine cumulative Wirkung zukommt, und dass die Kalisalze, wenigstens bei Kaltblütern, auch auf die Nervencentren lähmend wirken. Kemmerich (1868) wies zuerst nach, dass kleinere und mittlere Dosen von Kalisalzen nicht Sinken der Pulsfrequenz, sondern Beschleunigung bewirken, auf welche später kein Sinken unter die Norm folgt. Genauere Angaben über die Herzwirkung der Kalisalze finden sich beim Kalisalpeter. — Besonders günstige Effecte schreibt man den Kaliverbindungen in Hinsicht auf die Blutbildung und die Ernährung des Organismus zu. Da die Kaliverbindungen sich vorzugsweise in den rothen Blutkörperchen, die Natronverbindungen dagegen im Blutserum finden (Lehmann), liegt es nahe, ersteren besondere Beziehung zur Bildung der Blutzellen zuzuschreiben. Man hat dafür die günstige Wirkung gewisser Eisenpillen, welche Kali enthalten, bei Chlorose geltend gemacht, doch scheint diese nicht vom Kali abzuhängen, da Woronichin (1868) experimentell nachwies, dass Chlorkalium zwar die Resorption von Eisensalzen fördere, aber auch eine raschere Elimination durch den Darm bewirke, während Chlornatrium nicht nur die Resorption, sondern auch die Assimilation des Eisens begünstige. Die Theorie, dass der Scorbut durch Ueberwiegen der Natronsalze im Blute bedingt werde, hat zur Anwendung von Kaliumbicarbonat bei Scorbut geführt, doch sind die Resultate nicht zufriedenstellend. Erwähnung verdient noch, dass bei Mischungen von Blut und Kaliumsalzen die Ozonreaction deutlicher als bei Natrium und Blutmischungen hervortritt.

Die oben erwähnte herabsetzende Wirkung der Kalisalze auf Muskeln und Nerventhätigkeit verleiht einer alten Cur des Tetanus mit Kalibädern und innerlich dargereichtem Kaliumcarbonat (Methode von Stütz) wenigstens theoretisch eine gewisse Berechtigung, obschon man praktisch wohl kaum jemals noch Gebrauch davon macht. Die sonstige äusserliche Anwendung des kohlensauren Kalium stimmt mit der des Natrium carbonicum überein. Im Allgemeinen ist da, wo eine reizende Wirkung beabsichtigt wird, die Kaliverbindung vorzuziehen; so namentlich bei chronischen Hautaffectionen (Pityriasis, Seborrhoe), bei Leukomen u. s. w. Bei leichten Hautkrankheiten (Acne, Chloasma) nützen nicht zu verdünnte Lösungen allerdings; auch sind manche im Rufe stehende Schönheitswässer, z. B. Lilionese, nichts anderes wie derartige parfümirte Solutionen.

Auch bezüglich der Verordnung der Kaliumcarbonate gilt im Allgemeinen das von den Natriumcarbonaten Gesagte. Auch hier verdient zur innern Anwendung das Bicarbonat den Vorzug. Zu Pulvern ist nur dieses zu benutzen, weil Kaliumcarbonat an der Luft zerfliesst. Das letztere giebt man zweckmässig in etwas kleinerer Dosis als das entsprechende Natriumsalz, etwa zu 0,2—1,0

2—4 mal täglich und zwar stets in stark verdünnter Lösung. Zu Bädern kommt ausschliesslich das billigere Kalium carbonicum crudum in Anwendung, wobei man 100,0—200,0 auf ein Vollbad und 5,0—20,0 auf ein Liter Wasser zu örtlichen Bädern rechnet. Noch billiger erreicht man denselben Zweck, wenn man der Pottasche gewöhnliche Holzasche substituirt, wozu man auf 1 Liter Flüssigkeit 2 Esslöffel voll Holzasche benutzt. Von den übrigen äusserlich zu verwendenden Formen gilt das beim Natriumcarbonat Bemerkte.

Präparat:

Liquor Kalii carbonici, Kali carb. solutum s. liquidum, Liquor Salis Tartari, Oleum Tartari per deliquium; **Kaliumcarbonatlösung,** kohlensaure Kalilösung. Lösung von Kal. carbonicum 11 Th. in 20 Th. dest. Wasser, von 1,330—1,334 spec. Gew. 3 Th. enthalten 1 Th. Kaliumcarbonat. Vorzugsweise zur Bereitung von Saturationen gebraucht, auch zu 10—20 Tropfen mehrmals taglich in Tropfen oder Mixturen (mit schleimigem oder aromatischem Vehikel) bei Hydrops, Lithiasis u. s. w. benutzt.

Calcium phosphoricum, Calcaria phosphorica; **Calciumphosphat,** phosphorsaure Kalkerde, phosphorsaurer Kalk.

Das Calciumphosphat ist der Hauptrepräsentant der als Bestandtheile des Organismus höchst wichtigen Kalksalze, welche von aussen eingeführt im Blute und in den Geweben sich zu Phosphat umsetzen.

Die Kalksalze — und zwar neben dem Phosphat auch noch Chlorcalcium und Calciumcarbonat — sind ein integrirender Körperbestandtheil sowohl im Thieralls im Pflanzenreiche, finden sich indessen keineswegs überall gleichmässig verbreitet. In den Pflanzen sind es vorzüglich die Samen, deren Asche die grösste Menge Calciumphosphat enthält. Im Thierreiche ist es besonders stark bei den Wirbelthieren vorhanden, unter denen die Vögel und die carnivoren Wirbelthiere die erste Stelle einnehmen, worauf die Reptilien, dann die Insecten und hierauf erst die Fische, in letzter Linie die Würmer folgen, woraus Dusart und Blache den Schluss ziehen, dass das Calciumphosphat sich bei den Thieren am meisten findet, deren Activität die grösste ist. Das Calciumphosphat findet sich bei Wirbelthieren zwar vorzugsweise im Skelett, aber auch im Blut und in den übrigen Körpertheilen. Die Wichtigkeit für den Organismus erhellt daraus, dass der Mensch täglich 3,0 Calciumphosphat eliminirt. Thiere, denen der Kalk in der Nahrung entzogen wird, nehmen an Gewicht ab, verlieren den Appetit und gehen zu Grunde. Auffallend ist dabei die starke Brüchigkeit der Knochen (Chossat, Dusart). Für die Bedeutung des Calciumphosphats für das Wachsthum sprechen eine Reihe von Versuchen an Pflanzen (Boussingault, Ville) und der Umstand, dass dasselbe sich sowohl bei Pflanzen als Thieren besonders reichlich da findet, wo es sich um die Neubildung von Zellen und Geweben handelt (Samenkörner, Sperma, Knospen). Die innige Beziehung der stickstoffhaltigen Materien zu dem Calciumphosphat im Pflanzenreiche, welche stets im bestimmten Gewichtsverhältnisse stehen (Boussingault), sowie die Osteophytbildung während der Gravidität, welche man mit einer Aufspeicherung von Calciumphosphat zum Zwecke der Ernährung des Fötus in Connex bringt, sind weitere beachtungswerthe Momente.

An die Kalisalze reihen sich Calciumphosphat u. a Kalkverbindungen insofern nahe an, als sie ebenfalls in grossen Mengen auf die quergestreiften Muskeln und die Herzaction lähmend wirken, jedoch in weit weniger intensiver Weise.

Letztere Thatsache ist 1873 von Rabuteau und Ducoudray und gleichzeitig von Eulenburg und Guttmann durch Versuche mit den Haloidsalzen des Calciums dargethan. Bei interner und subcutaner Application scheint das

Herz weniger afficirt zu werden als die Muskeln und die Giftigkeit den Kaliumsalzen gegenüber 1½—4 mal so gering zu sein. Nach Rabuteau geht dem Herzstillstande nach Chlorcalcium Pulsbeschleunigung voraus.

Zur Gewinnung des Calciumphosphats schreibt die Pharmakopoe vor, 20 Th. krystallinisches Calciumcarbonat mit āā 50 Th. Salzsäure und Wasser zu übergiessen und nachdem die Einwirkung in der Kälte aufgehört hat, damit zu erwärmen, die klar abgegossene Flüssigkeit mit frisch bereitetem überschüssigem Chlorwasser zu vermischen und nach Erwärmen bis zum Verschwinden des Chlorgeruchs ½ Std. mit 1 Th. Kalkhydrat zu digeriren, hierauf der klaren, mit verdünnter Essigsäure schwach angesäuerten Flüssigkeit eine filtrirte Lösung von 61 Th. Natriumphosphat in 300 Th. siedendem Wasser nach und nach unter Umrühren zuzusetzen, die Mischung einige Stunden stehen zu lassen, den entstandenen krystallinischen Niederschlag auf einem angefeuchteten leinenen Tuche zu sammeln und nach Auswaschen und Abtropfen stark auszupressen, bei gelinder Wärme zu trocknen und zu Pulver zu verreiben. Das auf diese Weise erhaltene Präparat bildet ein leichtes, weisses, krystallinisches, in Wasser unlösliches Pulver, welches sich schwer in kalter Essigsäure, leicht in Salzsäure ohne Aufbrausen löst. Das früher officinelle Calciumphosphat, welches in ähnlicher Weise, jedoch unter Anwendung einer geringeren Menge (50 Th.) Natriumphosphat und ohne Zusatz von Essigsäure bereitet wurde, war amorph und entsprach einer Mischung von sog. **normalem oder neutralem Calciumphosphat**, $Ca^3(PO^4)^2$, und **anderthalbfach phosphorsaurem Calcium**, $CaHPO^4 + 2OH^2$, welches letztere das gegenwärtig officinelle Calciumsalz darstellt, welches sich bisweilen im Harn, sowie in Harnsedimenten und Concretionen findet und sich beim Kochen mit Wasser in normales Calciumphosphat und **saures Calciumphosphat**, $CaH^4(PO^4)^2$, verwandelt. Das normale Calciumphosphat ist das die Hauptmasse der Bestandtheile der Knochen (etwa ⅘ der Knochenasche) bildende Kalksalz, welches auch (mit etwas Chlorcalcium und Fluorcalcium verbunden) im Mineralreich als Apatit und in den als Koprolithen bezeichneten Excrementen fossiler Saurier vorkommt. Er ist krystallinisch und im Wasser unlöslich. Das überphosphorsaure Calcium, welches beim Auflösen des neutralen oder einfach sauren in Säuren entsteht, findet sich in allen sauren thierischen Flüssigkeiten, krystallisirt in perlmutterglänzenden Blättchen und ist in Wasser leicht löslich. Es bildet den Hauptbestandtheil des aus Knochenmehl bereiteten, als **Superphosphat** bezeichneten Düngmaterials. Neben dem genannten Präparate hat die Pharmakopoe auch noch das jetzt wohl nur veterinär verwendete **rohe Calciumphosphat, Calcium phosphoricum crudum**, als weisses oder grauweisses, in Salzsäure unter schwachem Aufbrausen mit Hinterlassung eines geringen Rückstandes lösliche Pulver. Dasselbe entspricht den früher namentlich als Bestandtheil des Goelisschen Kinderpulver verwendeten **weissgebrannten Knochen, Ossa usta s. calcinata s. alba praeparata**, und dient zur Darstellung des in Frankreich officinellen **Phosphate de Chaux**, das durch Auflösung der calcinirten Knochen in Salzsäure und Fällen mit Ammoniak gewonnen wird und ein Hydrat des normalen Calciumphosphats darstellt. Frisch gefällt und noch feucht bildet dasselbe eine gelatinöse Masse, das **Calcium phosphoricum gelatinosum** von Collas.

Das Calciumphosphat wird im Magen unter dem Einflusse der dort vorhandenen Säuren, namentlich der Salzsäure, in saures Phosphat verwandelt und geht als solches in das Blut über. In grösseren Dosen ist diese Umwandlung nur partiell, während die Hauptmasse mit den Faeces wieder abgeht.

In gleicher Weise verhält sich neutrales Calciumphosphat. Die Stühle nehmen unter der Zufuhr grösserer Mengen trockne Beschaffenheit und weisse Färbung an (sog. Album graecum bei Hunden).

Das Calciumphosphat gehört zu den ausserordentlich häufig als directes Plasticum benutzten Medicamenten, dessen Hauptverwendung in Krankheiten des Knochensystems, welchen ein Mangel von Kalksalzen zu Grunde liegt, nämlich bei der Rachitis und Osteomalacie, sowie bei Knochenbrüchen im höheren Lebensalter im Falle ungenügender Callusbildung stattfindet.

Die ungewöhnliche Menge von Kalksalzen, welche bei der mit Knochenerweichung verbundenen Rachitis des kindlichen Lebensalters durch die Nieren eliminirt wird, macht eine gesteigerte Zufuhr von phosphorsaurem Kalk rationell und wenn in früherer Zeit diese Therapie aus dem Grunde bemängelt wurde, dass unter dem ausschliesslichen Gebrauche des Kalks, ohne gleichzeitige Verbesserung und Regulirung der Diät, Rachitis nicht heile, so muss dies auf Grund der neueren Beobachtungen von Dusart und Blache hinfallig erscheinen. Das Fehlschlagen der Therapie in manchen Fällen erklärt sich aus der nicht genügenden Dosis. Auch bei Osteomalacie ist die Anwendung gewiss rationell. Für den Gebrauch bei Knochenbrüchen mit mangelhafter Callusbildung sprechen nicht allein höchst concludente klinische Beobachtungen Pariser Chirurgen, sondern auch directe Versuche an Thieren, in welchen die raschere Consolidation fracturirter Knochen bei Meerschweinchen constatirt wurde. Die günstigen Effecte bei diesen Knochenleiden gaben Piorry Veranlassung, auch bei Caries und insbesondere bei Caries der Wirbelsäule (Pottsches Leiden) den phosphorsauren Kalk zu versuchen, und die von ihm gerühmten glänzenden Resultate bei letzterer Krankheit dürften zu einer ausgedehnteren Anwendung dringend auffordern.

Da das Calciumphosphat nicht nur mit der Ernährung der Knochen, sondern auch mit der Nutrition des gesammten Organismus in inniger Beziehung zu stehen scheint, so ist auch gegen die Anwendung bei Schwächezuständen aller Art, insbesondere bei Scrophulose und Chlorose, wie sie Beneke, Clarus und Dusart befürworten, nichts Erhebliches einzuwenden und jedenfalls ist das Mittel rationeller als viele andere moderne Plastica.

Wenn auch über den Einfluss des Medicaments auf den Stoffwechsel Versuche nicht vorliegen und vielleicht die Ansicht ihre Berechtigung hat, dass das Calciumphosphat im Thierkörper vor allem aus dem eingeführten Calciumcarbonat und der Oxydation phosphorhaltiger Albuminate resultire, so lehrt doch die praktische Erfahrung zur Genüge, dass scrophulöse Erscheinungen (Hautausschläge, Augenentzündung) unter dem Einflusse des Mittels verschwinden. Die von Manchen bezweckte Verkreidung der Tuberkeln wird man freilich nicht dadurch erreichen können. Blache hat neuerdings das Calciumphosphat als tonisirendes Mittel bei Körperschwäche während der Pubertätsperiode und im Greisenalter, so wie bei febrilen Affectionen betagter und erschöpfter Personen, in denen ein adynamischer Zustand sich geltend macht, besonders auch bei Adynamie im Typhus, empfohlen. Die Benutzung gegen Nachtschweisse der Phthisiker (Guyot) kann wohl nur in der allgemeinen tonisirenden Wirkung Erklärung finden. Stromeyer und Caspari rühmen das Mittel bei Nierenblutungen.

Die Darreichung des Calciumphosphats geschieht gewöhnlich in Pulverform zu 1,0—5,0 pro die. Kleinere Dosen sind unnütz. Zweckmässiger als die Pulverform ist offenbar die Lösung mit Hülfe irgend einer Säure, namentlich Salzsäure.

Wie wir oben gesehen haben, ist das officinelle Präparat in Wasser unlöslich und wird nur in so weit resorbirt, als die im Magen vorhandene Salzsäure dasselbe in Chlorcalcium und lösliches Superphosphat umwandelt. Bei den zur Wirkung durchaus nothwendigen grossen Gaben reicht die Salzsäure des Magensaftes oft nicht zur Umwandlung der gesammten Menge hin. Durch Verbindung des Calciumphosphats mit Chlornatrium (āā), sog. Calcaria ph. salita, erreicht man vollständigere Resorption (Sabellin und Dorogow), indem das Kochsalz auf die Magensaftsecretion vermehrend wirkt. Einfacher ist jedenfalls der Zusatz von Chlorwasserstoffsäure, von der wenige Tropfen zur Lösung der nöthigen Mengen Kalkphosphat genügen.

Aus dem oben erwähnten gelatinösen Kalkphosphat, welches in verdünnter Milchsäure oder Salzsäure sich leicht löst, hat man in Frankreich verschiedene Präparate hergestellt, welche vorzugsweise saures Phosphat neben Calciumlactat und Calciumhydrochlorat enthalten, wie das Lactophosphate de chaux von Dusart und Blache und das Chlorhydrophosphate de chaux von Coirre, welche bei acuten und chronischen Inanitionszuständen als Specialitäten angepriesen wurden. Auch Glycero-Phosphate de chaux, nach Columer eine vollkommen stabile, in kaltem Wasser lösliche und wegen ihres schwachsüssen Geschmacks angenehm und langere Zeit zu nehmende Verbindung, wird zu 0,5—1,0 zweimal täglich vor dem Mittags- und Abendessen als Ersatzmittel des Calciumphosphats gerühmt und soll nach Lestage bei Rachitischen bessere Resultate als Lactophosphate und Hydrophosphate de chaux geben. Auch Calciumsuperphosphat ist als Calcaria phosphorica acida zu 0,1—0,2 3—4mal täglich in Glycerin oder Syrup gelöst bei rachitischen Affectionen benutzt. Sterling gebrauchte dasselbe mit saurem Kaliumphosphat gegen Zahncaries.

Calcium carbonicum praecipitatum, Calcaria carbonica praecipitata s. pura; **Calciumcarbonat**, gefällter kohlensaurer Kalk.

Das durch Fällen von Chlorcalcium mit Natriumcarbonat erhaltene Calciumcarbonat ist ein weisses mikrokrystallinisches Pulver, welches sich in Wasser äusserst wenig, wohl aber in kohlensäurehaltigem Wasser löst und sowohl beim Glühen als bei Contact mit stärkeren organischen und anorganischen Säuren Kohlensäuregas entweichen lässt. Es ist in nicht reinem Zustande Bestandtheil einer Reihe von Mineralien, so findet es sich krystallisirt im Kalkspath und Arragonit, krystallinisch körnig im Marmor, derb im Kalkstein, erdig als Kreide. Die letztere, früher als gereinigte oder geschlemmte Kreide, Creta elutriata s. depurata, officinell, ist von dem officinellen Ppt. durch Abwesenheit der krystallinischen Structur und minder lebhaft weisse Farbe zu unterscheiden. Sie kann ganz nach Art desselben dienen, z. B. als stets gleich zur Stelle befindliches neutralisirendes Mittel bei Vergiftungen mit Säuren, namentlich Oxalsäure, was auch von den S. 400 besprochenen animalischen Kalkpräparaten gilt.

Das Calciumcarbonat stimmt in seiner entfernten Wirkung mit dem Calciumphosphate überein, indem es sich, wenigstens theilweise, im Blute in letzteres umwandelt, als welches es im Urin sich findet. Es unterscheidet sich jedoch durch eine neutralisirende Wirkung auf die im Magen vorhandenen Säuren, welche Kohlensäuregas freimachen und sich mit dem Calcium verbinden, wodurch es sich den Carbonaten der Alkalien und der Magnesia anreiht und zu einem als Antacidum bei Pyrosis, Durchfällen, Meteorismus sehr geschätzten Medicament wird.

Selbst bei Cholera hat Calciumcarbonat Empfehlung gefunden, meist jedoch mit Opium verbunden; bei Durchfällen der Kinder giebt man es oft mit Wismutnitrat, dessen Wirkung es offenbar verstärkt, auch mit Gewürzen.

Man giebt Calciumcarbonat zu 0,5—2,0 mehrmals täglich in Pulver, Trochisken oder Schüttelmixtur. Der Umstand, dass es ohne Belästigung des Magens wochenlang ertragen wird, lässt seinen Gebrauch sogar dem Kalkwasser vorziehen. Aeusserlich kann es nach Art der Scepastica pulverina als Streupulver bei Intertrigo u. s. w.

benutzt werden und dient auch wie die Conchae praeparatae (S. 400) als Constituens für Zahnpulver.

Eine Lösung von Calciumbicarbonat in Wasser, erhalten durch Sättigen von Kalkwasser mit Kohlensäure bei künstlichem Drucke, wird als Carrara water in England zu $1/_2$—2 Lit. täglich bei Dyspepsie, Magensäure u. s. w. benutzt.

Verordnungen:

1) ℞
Calcii carbonici 10,0
Magnesii carbonici
Elaeosacchari Anisi
Sacchari āā 5,0
M. f. pulv. D. in scatula. S. Messerspitzenweise. (Statt des aus Conchae ppt. bereiteten Pulvis antacidus s. pro infantibus Ph. Wirt.)

2) ℞
Calcii carbonici 15,0
Camphorae tritae 1,0
M. f. pulv. D. in scatulae. S. Zahnpulver. (Pulvis dentifricius albus camphoratus Ph. Hann.)

3) ℞
Calcii carbonici
Gummi Arabici pulv. āā 5,0
Conterantur cum
Aquae 175,0
Aquae Cinnamomi 5,0
Syrupi Sacchari 10,0
M. D. S. Esslöffelweise. (Statt der aus Conch. ppt. bereiteten Mixtura alba Ph. Norv. und ähnlicher als Mixtura cretacea s. Lac perlarum bezeichneter Mixturen.)

Anhang. Erdige Mineralquellen. — Mit dem Namen der erdigen Mineralquellen belegt man verschiedene zu Curen benutzte Quellen, welche sich durch grossen Reichthum an Kalk und Magnesia charakterisiren, ohne dass andre pharmakodynamisch wichtige Stoffe darin enthalten sind, während man Quellen mit wirksameren Bestandtheilen, z. B. Eisen, trotz eines grossen Kalkgehaltes, der z. B. in Driburg 0,15 % Calciumbicarbonat beträgt, nicht unter diese Kategorie bringt. In manchen erdigen Quellen finden sich geringe Mengen Eisen, Kochsalz, auch Natriumcarbonat; in einzelnen reichlich Kohlensäure, in anderen Stickstoff. Von den zu dieser Gruppe gezählten Quellen bilden Leuk im Canton Wallis und Weissenburg i. C. Bern, von denen das erstere vorzugsweise bei Rheumatismus und Gicht, Scrophulose und chronischen Hautkrankheiten, Ulcerationen u. s. w., das letztere bei Phthisikern Anwendung findet, eine besondere Untergruppe, da sie Calciumsulfat enthalten und Thermen sind, während die übrigen den Kalk als Bicarbonat enthalten und kalt, höchstens lau sind. Von den letzteren ist Lippspringe (bei Paderborn, mit der Arminiusquelle und Inhalationssalons, in denen das zerstäubte Mineralwasser und das vorwaltend aus Stickstoff bestehende Gasgemenge in demselben inhalirt werden) besonders von Lungenleidenden und Bronchialkranken aufgesucht, ebenso das Inselbad bei Paderborn; dagegen ist Wildungen in Waldeck (Helenen- und Thalquelle, mit Calcium-, Magnesium- und Natriumbicarbonat, Kochsalz und reichlicher Kohlensäure, Georg Victor-Quelle) vorzugsweise bei Blasenleiden mit Erfolg benutzt, gegen welche auch das ähnlich zusammengesetzte Herster Wasser bei Driburg Anwendung findet.

Aqua Calcariae, Aqua Calcis s. Calcariae ustae, Calcaria soluta; **Kalkwasser.**

Das Kalkwasser ist eine Lösung von Calciumhydroxyd (vgl. S. 453) in Wasser, welche in der Weise erhalten wird, dass man 1 Th. gebrannten Kalk mit 4 Th. Wasser löscht und mit 50 Th. Wasser versetzt, nach einigen Stunden die Flüssigkeit fortgiesst und den Bodensatz mit weiteren 50 Th. Wasser wäscht. Das Kalkwasser bildet ein klares, farb- und geruchloses Liquidum von schwachalkalischem, herbem, etwas erdigem Geschmack und alkalischer Reaction, welches durch Erwärmen oder durch Einblasen von Luft getrübt wird, indem in letzterem Falle Calciumcarbonat sich bildet. Der Kalkgehalt der Aqua Calcariae ist ein verhältnissmässig geringer, indem 1 Th. Kalkerde in 800 Th. Wasser bei gewöhnlicher Temperatur (und in 1250 Th. bei Siedhitze) sich löst.

Das Kalkwasser steht bezüglich seiner physiologischen und therapeutischen Wirkung dem Calciumcarbonat ziemlich gleich, zeigt jedoch eine wesentliche Differenz in der localen Wirkung, indem es örtlich auf Geschwürsflächen und Schleimhäuten eine trocknende, gelind adstringirende Wirkung entfaltet, welche ein Analogon zu der styptischen Action diluirter Caustica bildet. Es ist deshalb als Antacidum besonders in solchen Fällen geschätzt, wo gleichzeitig Diarrhöen bestehen, und findet ausserdem äusserlich nach Art der zusammenziehenden Mittel Anwendung, wobei es sich einen besonderen Ruf als Heilmittel bei Verbrennungen erworben hat.

In Folge seiner styptischen Wirkung macht das Kalkwasser bei längerem Gebrauche leicht Indigestion, Erbrechen und Obstipation, weshalb bei chronischen Krankheiten Calciumcarbonat oder Kalkzucker zweckmässiger in Anwendung gezogen werden. Als Antidot bei Vergiftungen mit Säuren ist es wegen seines geringen Gehaltes an Kalk ebenfalls unangemessen, da zur Bindung der Säuren ausserordentlich grosse Mengen des Mittels erforderlich sind. Sehr gut eignet es sich als Zusatz zur Milch bei Säuglingen, welche an Darmkatarrh leiden. Auch bei Geschwürsbildungen im Tractus, selbst bei Magengeschwür (Luca), lässt sich der Nutzen des Kalkwassers nicht bestreiten, indem es mit dem Secrete der Geschwüre sich verbindet und über denselben eine schützende Decke bildet. In wie weit das Mittel auch auf entfernte Schleimhäute bei interner Darreichung einen secretionsvermindernden Einfluss ausübt, ist nicht mit Sicherheit zu sagen, doch gilt es bei manchen Aerzten als ein Mittel gegen Keuchhusten und Bronchialkatarrh, sowie gegen Blasenkatarrh und Blasenvereiterung, welche Affectionen bekanntlich auch die Hauptindication zum Gebrauche der sog. erdigen Mineralwässer geben. Möglich ist, dass das Präparat die Säure des Harns abstumpft und dadurch auf den Verlauf von Blasenleiden von günstigem Einflusse ist, worauf auch sein oft gerühmter Nutzen bei Lithiasis beruhen mag, wogegen z. B. das aus gebranntem thierischem Kalk und Seife hauptsächlich bestehende, vom englischen Parlamente angekaufte Geheimmittel der Frau Johanna Stephens sich als völlig nutzlos erwiesen hat.

Aeusserlich ist Kalkwasser als trocknendes Mittel bei stark secernirenden Geschwüren, auch bei nässenden Hautaffectionen, bei Erysipelas (Tournié), zur Verhütung von Pockennarben (J. Ball), seltener zu Injectionen bei Gonorrhoe (Behrend), Ruhr, Cholera benutzt. Heim rühmte es mit Milch gegen Brennen im Munde. Vorzüglich wirksam ist eine Mischung von gleichen Theilen Kalkwasser und Lein- oder Olivenöl bei Verbrennungen ersten und zweiten Grades (sog. Stahlsche Brandsalbe oder Linimentum ad ambustionem s. calcis).

Durch die Entdeckung von Küchenmeister, dass Kalkwasser von allen Substanzen am besten auf Croup- und Diphtheritismembranen lösend wirkt, fand dasselbe in Verstäubung, in Mund- und Gurgelwässern oder sogar Injectionen in den Kehlkopf (Gottstein) ausgedehnte Anwendung bei Diphtheritis, ohne dass sich jedoch ein eclatanter Vorzug dieser Behandlungsmethode herausstellte.

Küchenmeister empfiehlt Kalkwasser auch bei syphilitischen Mundgeschwüren, so wie im Klystier gegen Oxyuris.

Innerlich giebt man Kalkwasser zu 50,0—150,0 mehrmals täglich, die man am zweckmässigsten Morgens geniessen lässt, am besten mit Milch, Molken oder Fleischbrühe verdünnt, bei schwachem Magen mit Zusatz von etwas Bittermandelwasser. Aeusserlich dient es vorzugsweise pure oder mit 1—5 Th. Wasser verdünnt.

Anhang: Von sonstigen, nach Art der besprochenen Kalksalze angewendeten Kalkverbindungen sind noch der Zuckerkalk, Calcium saccharatum s. Calcaria saccharata, und das dem Chlornatrium analog zusammengesetzte Chlorcalcium, Calcium chloratum, zu nennen. Der erstere, eine Verbindung von Rohrzucker mit Kalk, von etwas adstringirendem Geschmacke, welche sich schwierig in Wasser, leichter in zuckerhaltigem Wasser löst, ist namentlich von französischen Aerzten bei Rachitis und chronischen Durchfallen im kindlichen Lebensalter empfohlen, weil er vom Magen besser als Kalkwasser tolerirt wird. Man giebt ihn in Lösung mit 20—30 Th. Syrupus simplex theelöffelweise täglich als sog. Sirop de chaux. Nach Versuchen an Thieren erscheint der Zuckerkalk als Antidot der Carbolsäure (Th. Husemann) und dürfte auch bei Oxalsäurevergiftung dem Kalkwasser entschieden vorzuziehen sein.

Das Chlorcalcium, ausgezeichnet durch seine Zerfliesslichkeit und durch das colossale Sinken der Temperatur bei Auflösung in Wasser (13 Th. mit 10 Th. Schnee setzen die Temperatur auf —49° herab), ist ein früher sehr häufig bei Scrophulose, Tuberculose, Magenaffectionen und andern Leiden, gegen welche Kalk Verwendung fand, benutztes Präparat, welches man zu 0,2—0,6 mehrmals täglich innerlich gab. Dasselbe scheint im Blute ebenfalls in Calciumphosphat umgewandelt zu werden (Werther). Grössere Dosen können Brechdurchfälle, Reizung der Nieren, Lähmung und Convulsionen bedingen. Aeusserlich ist es ein Lieblingsmittel der Rademacherianer, welche es, mit 24 Th. Wasser verdünnt, zur Zertheilung oder Maturation von Furunkeln, auch bei Geschwüren und schwammigen Excrescenzen benutzen. Heller empfahl das ausgeglühte warme Salz (Calcium chloratum siccum) bei Oedemen in Säcken aufzulegen, um das Wasser aus dem Zellgewebe dadurch anzuziehen; Sabbatini rühmte Bäder als Chlorcalcium und Kochsalz bei Cholera. Nicht zweckmässig dient käufliches Chlorcalcium, in offenen Schalen hingestellt, als Austrocknungsmittel in feuchten Zimmern. Bei der Verordnung ist es in diluirter wässriger Lösung möglichst ohne Zusätze zu geben, da es durch die meisten Salze organischer und unorganischer Säuren zersetzt wird; auch hat man sich vor der möglichen Verwechslung mit Chlorkalk (Calcaria chlorata) zu hüten.

Eine besondere Erwähnung verdient noch das Calciumhypophosphit, Calcium hypophosphorosum, welches mit den analogen Salzen der unterphosphorigen Säure (PO) mit Natrium, Magnesium und Aluminium die in der neueren Zeit viel besprochene Gruppe der Hypophosphite bildet. Die beim Kochen von Phosphor mit Hydroxyden der Alkali- oder alkalischen Erdmetalle neben Phosphorwasserstoff entstehenden Verbindungen, welche beim Erhitzen in Phosphate und Phosphorwasserstoff zerfallen und sich durch leichte Oxydirbarkeit auszeichnen, sind die Grundlage einer Therapie der Lungenschwindsucht u. a. Consumptionskrankheiten geworden, welche die Verbrennung im Blute zu Phosphaten und die Verwendung dieser von rothen Blutkörperchen zur Basis hat. Nach Versuchen von Rabuteau findet allerdings keine totale Elimination der Hypophosphite als solcher statt, so dass partielle Verbrennung oder Assimilation angenommen werden kann, auch tritt bei Gesunden nach Einführung von täglich 3,0 Natrium hypophosphorosum Zunahme des Appetits, Pulsbeschleunigung, Steigen der Temperatur und Vermehrung der Harnstoffausscheidung um 20% ein. Churchill, der Vater der Hypophosphit-Therapie, will bei Kranken ebenfalls Besserung des Appetits, Zunahme der Kräfte und Anregung der Haematose und bei Phthisikern nach einiger Zeit deutliche Zeichen von Plethora, durch Röthung und Völle der Wangen und Röthung der Schleimhäute erkennbar, beobachtet haben; auch vindicirt er den Hypophosphiten günstige Einwirkung auf die Katamenien und Erleichterung der Dentition bei Kindern. Bei Gebrauch grösserer Dosen und bei zu langer Anwendung stellen sich dagegen nach Churchill Abnahme des Appetits, Sinken der Körperkraft, Somnolenz, Schwindel, Gesichtsstörungen, Ohrensausen, Brustschmerzen, Dyspnoe, ja selbst gastrointestinale Blutungen und Haemoptysis ein. Diese pathologischen

Erscheinungen dienen den Hypophosphiten nicht eben zur Empfehlung, auch haben Vigla, Dechambre u. A. den Nutzen bei Phthisis geradezu bestritten. Churchill reichte sie zu 0,3—0,5 in wässriger Lösung. Bei der Darreichung muss jeder Zusatz eines leicht sauerstoffabgebenden Stoffes wegen Explosionsgefahr vermieden werden; die Verordnung mit Kalium chloricum führte in Belgien zu Explosion und Verletzung des Apothekers. Rabuteau will die Hypophosphite bei Cholera und Rachitis versucht wissen; jedenfalls contraindicirt jeder febrile Zustand ihren Gebrauch.

Martialia, Eisenpräparate.

Wir fassen unter dieser Bezeichnung das Eisen und dessen Verbindungen, soweit die letzteren bei Blutarmuth und Schwächezuständen Anwendung finden, zusammen. Die Bedeutung derselben für die Therapie, welcher sie (und zwar zunächst der Eisenrost) schon seit den Zeiten der ägyptischen Pharaonen dienten, ist so gross und die damit erzielten Erfolge sind so ausgezeichnet, dass die alten Sätze: Qui nescit Martem, nescit artem und: In ferro est aliquid divini volle Berechtigung haben. Die Eisenpräparate lassen sich am besten in zwei Hauptgruppen zerlegen, je nachdem sie ausschliesslich oder doch fast ausschliesslich entfernte Wirkung zeigen oder neben derselben ausgesprochene, auf Affinität zu Eiweissstoffen beruhende, locale Action besitzen. Die ersteren nennen wir milde Eisenmittel, Martialia mitiora, die letzteren stark wirkende Eisenmittel, Martialia fortiora. Die örtliche Wirkung ist bei grösseren Dosen und stärkeren Concentrationsgraden der Martialia fortiora eine kaustische, bei kleineren eine adstringirende. In den Magen eingeführt rufen grössere Gaben der Martialia fortiora Gastritis und selbst Gastroenteritis, manchmal selbst mit heftigen Diarrhöen verbunden, hervor. In mässigen Dosen bewirken dieselben häufig Störungen der Digestion, Druck und Schmerzen im Epigastrium und bei längerem Gebrauche hartnäckige Obstipation. Die letztere sehen wir auch als Folge längeren Gebrauches milder Eisenmittel gewöhnlich auftreten, namentlich wenn diese in grösseren Mengen als nöthig eingeführt werden; hier hängt die Verstopfung wohl nur theilweise von dem Contacte der eingeführten Eisenpräparate, der Hauptsache nach aber von dem im Darme gebildeten Schwefeleisen ab, welches in ähnlicher Weise wie Wismutnitrat die Darmwandungen überzieht und einestheils die Schlüpfrigkeit der Darmschleimhaut mindert, anderntheils direct beschränkend auf die Secretion wirkt. Auf der Affinität der Martialia fortiora zu den Albuminaten beruht der Gebrauch derselben als schwache Aetzmittel, als Medicamente, welche krankhafte Absonderungen des Darmes beschränken, als adstringirende Mittel bei Entzündungen der Haut und Schleimhäute, endlich als Haemostatica, in welcher letzteren Beziehung manche einen besonderen Ruf sich erworben haben.

Die Veränderungen, welche die Eisenmittel bei Einführung in den Magen erleiden, sind vielleicht nicht für alle Präparate die nämlichen. Gehen wir vom metallischen Eisen aus, so wird dasselbe zunächst in der sauren Flüssigkeit des Magens oxydirt, indem das Wasser zersetzt wird, wobei der frei werdende Wasserstoff nicht selten in grösseren Quantitäten entweicht und zu lästigem Aufstossen Veranlassung giebt. Wird Eisenoxydul oder Eisenoxyd in den Magen eingeführt, so findet Gasentwicklung nicht statt. Im Uebrigen aber unterliegen diese Verbindungen denselben Veränderungen, welche das im Magen auf Kosten des Wassers oxydirte Eisen weiter erfährt. Nach den neueren Untersuchungen von Rabuteau und Cervello werden dieselben unter dem Einflusse der Salzsäure des Magensaftes zunächst in Eisenchlorür verwandelt. In analoger Weise wirkt auch die Salzsäure auf Verbindungen des Eisenoxyduls oder Eisenoxyds mit schwächeren organischen Säuren, indem es die letzteren frei macht und sich mit dem Eisen verbindet. Auch Eisensesquichlorid wird im Magen zu Eisenchlorür reducirt (Rabuteau). Die früher allgemein verbreitete Anschauung, dass sich die Eisensalze im Magen in Eisenchlorid verwandelten und dass dasselbe sich mit Eiweiss verbinde, um als Eisenalbuminat in die Circulation zu gelangen, erscheint hiernach als unhaltbar. Scherpff glaubt daher, dass im Magen das Eisen in einer äusserst verdünnten salzsauren Lösung, normaler Weise in Gesellschaft von Acidalbumin in die Blutmasse eintritt, wo es sich sogleich mit Beihülfe des Blutalkalis zu einer Alkalieiseneiweissverbindung verändere. Neben der Resorption im Magen erscheint dann in den alkalischreagirenden Darmpartien die Resorption als Alkalieisenalbuminat möglich.

Eine besondere Art und Weise der Resorption hat man verschiedenen Doppelsalzen des Eisens beigelegt, z. B. dem Eisenweinstein (Mialhe) und dem Natriumeisenpyrophosphat (Jeannel), bei denen eine Einwirkung des Magensaftes vollständig in Abrede gestellt wurde. Indessen wird nach Quevenne aus dem Eisenweinstein im Magensaft Eisenhydroxyd gefällt, welches natürlicherweise, um wirksam zu werden, durch die Salzsäure in Lösung übergeführt werden muss. Die Annahme, dass die erwähnten Doppelsalze auch noch, nachdem sie den Magen passirt, im Darme als solche resorbirt werden und deshalb grössere Mengen von Eisen in das Blut brächten, ist bei längerem Verweilen im Magen mindestens zweifelhaft. Dass andrerseits im Darme Aufsaugung von Eisenverbindungen stattthat, steht fest und ist bezüglich des Eisenalbuminats und Eisenpeptonats von Scherpff nachgewiesen.

Die von der Salzsäure des Magens nicht veränderte Partie der eingeführten Eisenverbindungen unterliegt besonders im unteren Theile des Darmes der Einwirkung des Schwefelwasserstoffs, woraus die Bildung von Schwefeleisen resultirt, das sich den Faeces beimengt und diesen die schwarze Färbung verleiht, welche die Stühle bei längerem Eisengebrauche charakterisirt.

Auch von anderen Schleimhäuten und dem Unterhautgewebe kann Resorption von Eisensalzen erfolgen, dagegen nicht von der äusseren Haut.

Bei Thieren treten dieselben Erscheinungen, welche durch Einführung von Eisensalzen in das Blut bedingt werden, auch bei Application auf Wunden und Geschwüre hervor. Bei directer Einführung in den Kreislauf liegen Differenzen zwischen den einzelnen Eisensalzen vor, indem Eisenchlorid und die meisten Ferrisalze das Blut coaguliren, während Eisenchlorür und die meisten Ferrosalze derartige Gerinnung nicht bedingen. Nach Blake sollen selbst kaustisch wirkende Ferrosalze im Blute ganz anders wirken als Ferrisalze; erstere sollen in hohen Gaben die Herzthätigkeit herabsetzen und den arteriellen Druck vermindern, in grösseren Dosen Herzstillstand bedingen, die Ferrisalze dagegen den Druck im Aortensysteme abnorm erhöhen und Störungen im kleinen Kreislauf bewirken. Gewiss ist, dass selbst von Ferrosulfat grosse Mengen (3,0—4,0 nach Papi, 15,0—30,0 bei grossen Hunden nach Blake) direct ins Blut eingeführt werden können, ohne den Tod herbeizuführen. Dasselbe gilt vom Eisenchlorür (Cervello).

Dass übrigens Eisensalze auf Thiere giftig wirken, betonen H. Meyer und Williams nach Versuchen mit Ferronatriumtartrat, welches bei Infusion zu 0,015—0,06 per Kilo Kaninchen, Katzen und Hunde tödtet, indem es analog der Action von Platin und Arsen directe Lähmung des Centralnervensystems und periphere Gefässlähmung bedingt, auf welcher letzteren die constant vorkommende Hyperämie und entzündliche Schwellung der Magen- und Darmschleimhaut beruht Bei diesen Versuchen zeigte das dunkle, aber stets alkalische Blut hochgradige Kohlensäureverminderung bei normalem Sauerstoffgehalte.

Die Ausscheidung in die Blutmasse gelangter Eisenverbindungen geschieht vorzugsweise durch Galle und Harn.

Selbst nach Infusion von Eisensalzen ist die grösste Menge des eingeführten Eisens im Koth nachweisbar (Meyer), doch tritt auch bei Einführung unlöslicher Eisenpräparate Eisen im Harn auf (Dietl und Heidler). Quevenne, Melsens und Rabuteau constatirten nach Einführung von Iodeisen die in 2—3 Tagen beendete Elimination des gesammten Iods durch den Harn, während dieser nur Spuren von Eisen zeigte. Papi fand nach Einspritzung von Ferrosalzen dieselben unverändert in Galle und Faeces, dagegen nicht im Urin. Nach Schroff soll Eisen nach kleinen Gaben viel schneller und längere Zeit durch die Nieren ausgeschieden werden als bei grösseren und bei fortgesetztem Gebrauche ein merkwürdiges periodisches Schwanken bezüglich des Fehlens und Auftretens von Eisen im Urin sich geltend machen. Nach Quincke sind im Harne stets Ferro- und Ferrisalze neben einander vorhanden (erstere vielleicht vermöge Reduction durch die Harnsäure). Bei leicht löslichen Salzen, z. B. Eisenammoniumcitrat, findet sich Eisen schon in 1 Std. im Harne. Nach Hamburger ist das resorbirte Eisen im Harn nicht als solches nachzuweisen, sondern tritt als organische Verbindung in denselben über. Bistrow fand den normalen Eisengehalt der Milch nach interner Einführung von 1,0—3,0 Eisenlactat auf das Doppelte steigend, während die Milchmenge selbst darnach abnahm. Die Ausscheidung durch die Milch erfolgte erst nach 48 Stunden, was auf ein längeres Verweilen des Eisens in den Geweben hindeutet.

In Hinsicht auf die entfernten Wirkungen des Eisens liegen vorzugsweise Beobachtungen an Kranken und einzelne Thierversuche vor. Als auffallendste Erscheinung ergiebt sich Steigerung der Körpertemperatur, Vermehrung der Pulsfrequenz und Zunahme des Körpergewichts (Pokrowski).

In Pokrowskis Versuchen an Kranken machte sich die Temperatursteigerung, deren Maximum etwa 1° betrug, sowohl bei normalem Verhalten der Eigenwärme als bei vorher gesunkener Temperatur geltend, und zwar meist erst nach mehrtägigem Gebrauch der Martialia, ausnahmsweise schon nach 5 Stunden. Die durch eine mässige Eisengabe gesteigerte Körperwärme konnte durch eine grössere Dosis noch eine weitere Erhöhung erfahren. Nach Aussetzen der Eisenzufuhr blieb die Temperatur, wenn dieselbe vorher normal gewesen war, noch längere Zeit abnorm hoch, während bei vorher abnorm gesunkener Temperatur dieselbe rasch nach dem Aussetzen des Eisens wieder abnahm. Die Pulsfrequenz steigt langsamer und nicht mit gleicher Regelmässigkeit (Pokrowski). Mit der gesteigerten Pulsfrequenz steigt bei Thieren nach mittleren Eisengaben auch der Blutdruck (Laschkewitsch). Auch Cervello (1880) fand bei Durchleitung von Eisenchlorür durch exstirpirte Organe Contraction der Gefässe, die bei längerer Dauer des Versuches in das Gegentheil umschlug. Dieser Wirkung scheint jedoch eine schwächende Action auf den Herzmuskel parallel zu gehn, so dass der Blutdruck bei Säugethieren anfangs sinkt, später aber durch Präponderanz der Wirkung auf die Gefässe in erheblicher Weise steigt. Pokrowski und Rabuteau schreiben dem Eisen auch eine Steigerung der Stickstoffausscheidung zu, was von Munk nach exacteren Versuchen in Abrede gestellt wird. Möglicherweise ist der günstige Einfluss auf den Organismus geradezu in Beschränkung des Stoffwechsels zu suchen, wofür der starke Fettansatz bei Kaninchen unter dem Einflusse von Eisensalzen (Schroff) zu sprechen scheint. Eine vermehrende Einwirkung auf die Katamenien findet bei gesunden Frauen nicht statt (Trousseau und Pidoux), wohl aber bei Amenorrhoe Anämischer. Der alte Glaube, dass Eisenpräparate die Milz verkleinern (Celsus), beruht auf Irrthum.

Therapeutisch finden sämmtliche Eisensalze ihre Indication bei allen Zuständen, welche als Folge von Blutarmuth oder Verminderung der rothen Blutkörperchen im Blute anzusehen sind, besonders aber bei Chlorose und Leukämie.

Die Theorie der Eisenwirkung bei chlorotischen Zuständen ist keineswegs eine von allen Autoren in gleicher Weise aufgefasste, so übereinstimmend man im Allgemeinen auch über den Werth der Martialia bei der genannten Krankheit denkt. Dass es nicht die bei Eisencuren gleichzeitig gebrauchte roborirende Diät (Fleischkost, Milch, Bewegung in freier Luft) ist, auf welche die Curerfolge allein zu beziehen sind, lehrt die tägliche Erfahrung, und wenn Einzelne den Werth der Eisenmittel mit der Behauptung zu schmälern gesucht haben, dass mit der Nahrung allein dem Blute so viel Eisen zugeführt werde, als zur Erhaltung und Bildung der rothen Blutkörperchen nothwendig sei, so spricht dies nicht gegen den praktisch festgestellten Werth der Eisenmittel bei Chlorose, sondern höchstens gegen die Theorie ihrer Wirkung. Indessen ist es zwar richtig, dass der Bedarf des gesunden menschlichen Organismus an Eisen, welchen Boussingault auf 0,06 veranschlagt, durch die Nahrungsmittel gedeckt werden kann, wenn wir eisenreiche Nutrimente, wie Rindfleisch, welches in 1000 Th. einen Eisengehalt von 0,68 besitzt, oder Leguminosen einführten. Bei der Chlorose und noch mehr bei der Leukämie ist das Eisendeficit aber doch zu bedeutend, wenn wir die von Becquerel und Rodier, Quincke u. A. angegebenen Zahlen zu Grunde legen, wonach die in der Norm beim Weibe in 1000,0 Blut vorhandene Eisenmenge (0,544—0,603) bei Chlorotischen auf 0,319—0,324 und bei Leukämischen gar auf 0,244 sinken kann. Bei dem constanten Verhältnisse des Eisengehalts im Thierkörper zur Blutmenge bzw. zum Haemoglobin und zur Menge der rothen Blutkörperchen liegt es nahe, bei den Heileffecten des Eisens in der Chlorose, deren Wesen ja in einer Verminderung der rothen Blutkörperchen besteht, zumal da wir nach Eisencuren bei Bleichsucht eine auf Vermehrung der Blutkörperchen beruhende lebhaftere Färbung des Gesichts bei gleichzeitiger Zunahme der Körperkraft und des Wohlbefindens auftreten sehen und in vielen Fällen direct eine Vermehrung des Haemoglobins (Hayem, Scherpff, Quincke), mitunter selbst um 25%—50%, mit Zunahme ⟨d⟩er Zahl der rothen Blutkörperchen, oder ihrer Dimensionen (Hayem) nachweisen können, an eine directe Aufnahme des Eisens in die Blutkörperchen und Förderung der Bildung neuer Blutzellen aus Leukocyten (Scherpff) zu denken. Die Zunahme der Blutkörperchen scheint übrigens nur bei Chlorotischen, nicht bei Gesunden (Cutler und Bradford) stattzufinden. Von Einzelnen (Richter) wird dagegen angenommen, dass das Eisen weniger blutkörperchenbildend als in Folge von Contraction der kleinsten Gefässe beschränkend auf die Zerstörung der rothen Blutzellen wirke, was freilich rein hypothetisch ist. Dass aber dem Eisen bei Chlorose noch ein anderer Einfluss zukommt, geht daraus hervor, dass in manchen, namentlich schweren Fällen nach dem Aussetzen des Eisengebrauches die Bleichsucht rasch recidivirt. Foà (1880) stellt nach Versuchen mit Ammoniumeisencitrat eine directe Vermehrung der rothen Blutkörperchen in Abrede und sieht das Wesen der Wirkung des Eisens darin, dass es alte Blutzellen zerstört und neue regenerirt, welche stärker functioniren, womit er auch die intensive Rothfärbung des Knochenmarks und der Lymphdrüsen während der Eisenzufuhr in Zusammenhang bringt. Hayem legt weniger Gewicht auf die Vermehrung der Zahl als auf die Vergrösserung der Erythrocyten. Hier mag die Theorie von Sasse eine Erklärung bieten, wonach die Eisensalze als Ozonträger im Blute die Stelle der rothen Blutkörperchen zu ersetzen vermögen. Völlig ausreichend für die Erklärung der Eisenwirkung im Ganzen ist Sasses Theorie nicht, weil sonst wirkliche Heilungen von Chlorose durch Eisen, wie dieselben nicht Ausnahme, sondern Regel sind, nicht zu Stande kommen könnten und weil sonst dieselben Wirkungen ja auch durch Kochsalz erzielt werden müssten, was aber nicht der Fall ist. Völlig unrichtig ist es gewiss, wenn endlich einzelne Aerzte die Wirsamkeit der Eisenmittel auf Besserung der Verdauung zurückführen. Allerdings heilt Eisen manche atonische Dyspepsie, welche auf der Chlorose selbst beruht, aber ebenso häufig verschlimmert es gleichzeitig bestehende, nicht als Ausdruck des Grundleidens zu betrachtende Verdauungsstörungen, und in sehr vielen Fällen ist man genöthigt, bei Chlorotischen bei Darreichung der Eisenpräparate mit denselben Aromatica und Amara zu verbinden, um Indigestionen zu verhüten.

Wie bei der eigentlichen Chlorose leistet das Eisen auch vorzüglichen Nutzen bei Anämie, welche in Folge von stärkeren Blutverlusten entstanden sind und bei Verminderung der rothen Blutkörperchen in Folge chronischer Kohlenoxydvergiftung (sog. Anémie des cuisiniers), während bei Blutmangel in Folge von Inanition und in Folge langdauernder acuter Affectionen, wo neben den Blutkörperchen auch die Eiweissstoffe im Blute vermindert sind, die Anwendung von Eisen überflüssig und in der Regel zweckmässige roborirende Diät ausreichend ist. Ebenso haben die Martialien im Allgemeinen weniger Bedeutung bei sog. diathesischen Anämien, obschon in manchen Fällen auch bei diesen die Martialia als Unterstützungsmittel anderer Medicamente Dienste leisten können. Auf die betreffenden Diathesen selbst ist das Eisen entschieden ohne Einfluss.

Was die letzterwähnten Diathesen anlangt, so ist das Eisen bei manchen geradezu contraindicirt. Es gilt dies besonders von der Phthisis, wo in der Regel Martialia nur verschlimmernd wirken können, indem sie einerseits wahrscheinlich vermöge Steigerung des Blutdrucks die Tendenz zu Blutspeien vermehren, andererseits leichte febrile Erscheinungen steigern, ferner bei Syphilis, wo nach Bärensprung das Eisen die Symptome der latenten Krankheit wieder zum Vorschein bringen kann. Bei sog. acuter perniciöser Anämie reichen Martialia nicht aus. Nach Hayem wird bei kachektischer Anämie zwar der Farbstoffgehalt der rothen Blutkörperchen vermehrt, dagegen keine Vergrösserung der Blutkörperchendimensionen zu Wege gebracht, in welcher Hayem den wahren Werth der Martialia erblickt.

Bei andern Diathesen, z. B. bei Krebskachexie, ferner bei der auf intermittirendes Fieber folgenden Anämie ist ein Nutzen des Eisens zur Hebung der Kräfte unverkennbar, während die Bekämpfung des Krankheitsprocesses selbst in beiden Fällen sich als Illusion erwiesen hat. Aehnlich verhält sich das Eisen bei Diabetes und Basedowscher Krankheit, bei letzterer sind natürlich nur anämische Formen für Eisen geeignet. Bei Scrophulose und Rachitis bildet Eisen ein wesentliches Unterstützungsmittel der Therapie.

Die Eisenpräparate sind nicht nur im Stande, die Anämie selbst zu heben, sondern auch eine Reihe von Störungen, die mit derselben in Zusammenhang stehen, insbesondere anämische Neuralgien und andere Neurosen, ferner Digestionsstörungen, Menstruationsanomalien und namentlich Hydrops zu beseitigen.

Die günstigen Effecte bei anämischen Neuralgien geben eine Erklärung für die ältere Ansicht, dass die Martialien und namentlich einzelne Präparate Specifica bei Neuralgien überhaupt seien, wie dies z. B. Hutchinson vom Eisencarbonat bei Prosopalgie behauptete; doch lehrt die Erfahrung, dass bei nichtanämischen Neuralgien und Neurosen Eisen nicht hilft. Neben sog. kachektischer Wassersucht wird Eisen bei Hydrops in Folge chronischer Nephritiden und von amyloider Entartung der Nieren unter gewissen Verhältnissen gerühmt (Nothnagel).

Die physiologischen Wirkungen der Eisenpräparate ergeben bestimmte Contraindicationen in Bezug auf deren Anwendung. Die durch Eisen gesteigerte Verbrennung verbietet seinen Gebrauch in allen Fällen, wo die Temperatur die Norm übersteigt (Fieber). Die Steigerung des Blutdrucks, welche Martialia hervorbringen, contraindicirt dieselben überall, wo eine Steigerung des Druckes im Aortensystem besteht. Endlich verbietet die störende Einwirkung auf die Verdauung Anwendung bei bestehenden katarrhalischen Affectionen des Magens und des Darmes.

Erhöhte Frequenz des Pulses giebt keine Gegenanzeige hinsichtlich des Eisengebrauches, da z. B. bei Chlorotischen der abnorm beschleunigte Puls unter Eisengebrauch zur Norm zurückkehrt; wohl aber lässt starke Spannung der Arterien Eisencuren als unräthlich erscheinen. Es gilt dies namentlich auch bei hydropischen Zuständen, welche mit Herzklappenfehlern in Verbindung stehen (Traube), — wie überhaupt das Eisen im Allgemeinen bei Herzfehlern verboten ist und nur ausnahmsweise (bei Insufficienz der Aortenklappen) zur Hebung anämischer Zustände Anwendung finden kann —; ferner bei robusten Personen mit normaler und abnorm hoher Blutfülle. In beiden Fällen kann die Steigerung des Blutdrucks zum Auftreten von Blutungen führen und wiederholt hat man in Stahlbädern bei robusten Personen, welche auf eigene Hand die Brunnencur gebrauchten, apoplektische Anfälle als Folge von Gefässzerreissung im Gehirne beobachtet. Diese durch Eisen veranlassten Haemorrhagien lassen den Gebrauch der Eisenmittel insbesondere bedenklich erscheinen, wo Tendenz zu Congestion nach dem Kopfe oder zu Blutungen (Nasenbluten, Blutspeien) vorhanden ist. — Nach Fothergill ertragen ältere Personen Eisenpräparate schlechter als jüngere und ist Eisen bei bestehenden biliösen Zuständen stets zu meiden. Die von Jackson vertretene Ansicht, dass Eisen bei Epilepsie die Anfälle vermehre, gilt keineswegs für alle Fälle und tritt mitunter, namentlich bei Hysteroepilepsie, das Gegentheil ein.

In Bezug auf die Gebrauchsweise der Eisenpräparate bestehen verschiedene Ansichten darüber, ob grosse oder kleine Dosen am zweckmässigsten seien. Auf Grundlage ausgedehnter Erfahrungen müssen wir uns für die kleinen Dosen aussprechen und die 2- bis 3malige Darreichung von 0,1 der meisten Eisensalze als die zweckmässigste Gebrauchsweise bezeichnen.

Der Umstand, dass von grösseren Eisendosen nur ein kleiner Theil resorbirt wird, während der grössere den Darm passirt, macht den Gebrauch grosser Gaben mindestens überflüssig. Es kommt aber noch hinzu, dass die Digestion durch solche mehr leidet, Appetit und Verdauung rasch abnehmen und die Obstipation hartnäckiger ist. Als die passendste Zeit zur Darreichung bezeichnet man jetzt fast allgemein die Zeit der Mahlzeit (Frühstück, Mittagsessen, Abendessen) oder kurz nach derselben. Da die Salzsäure des Magensaftes offenbar mit der Resorption der Eisenpräparate in innigem Zusammenhange steht, sind die Stunden nach dem Essen offenbar die passendste Zeit. Nüchtern Eisen zu nehmen, ist nicht nur aus diesem Grunde unpassend, sondern auch, weil die Eisensalze, zumal die stärkeren, ihre Affinität zu Eiweissstoffen dann an der Schleimhaut selbst geltend machen, woraus Druck im Epigastrium, Magenschmerzen und selbst Erbrechen resultiren können.

Bei der grossen Zahl der Eisenpräparate fällt die Auswahl des richtigen Präparates oft schwer. Im Allgemeinen ist bei längerer Darreichung Gebrauch eines milden Eisensalzes vorzuziehen, wobei ziemlich gleichgültig ist, welche Verbindung man wählt, vorausgesetzt, dass diese eine passende Form der Darreichung zulässt. Die beste Form bilden die Pillen, neben welchen Pulver und bei den in Wasser schwerlöslichen Salzen auch Pastillen zulässig sind. Die Darreichung flüssiger Formen hat den Uebelstand, dass sich leicht Gelb- oder Braunfärbung der Zähne einstellt, die zwar in den meisten Fällen nach dem Aufhören der Eisenzufuhr wieder von selbst verschwindet. Manche Tincturen der stärker wirkenden Eisenmittel, z. B. Eisenchloridtinctur, können aber geradezu schädigend auf die Zähne einwirken und sind deshalb zu längerem Gebrauche verwerflich.

Die Wahl der Eisenpräparate ist vielfach Modesache gewesen, manchmal auch Folge von herrschenden Theorien über die Eisenwirkung. In früherer Zeit bevorzugte man die Ferrosalze, weil man glaubte, dass das Eisen als Oxydul in das Blut aufgenommen werde, indessen existirt dasselbe im Blute bald als solches, bald als Oxyd (Sasse), und auch Ferrisalze geben bei Chlorose vortreffliche Resultate. Nach Rabuteaus und Cervellos Untersuchungen ist das Eisenchlorür, da die meisten oder alle Eisensalze als solches resorbirt werden, theoretisch das beste Eisenpräparat. Viel mehr im Gebrauche stehen jedoch das gewöhnlich als mildestes Eisensalz betrachtete Ferrum lacticum, das Carbonat und Malat und neuerdings Eisensaccharat, Eisensyrup und Eisenalbuminat. Nimmt man die Diffusibilität der Eisenmittel als maassgebend, so würden Ferricitrat, Ferrosulfat, Eisenchlorid und die Doppelsalze des Pyrophosphats, auch Eisenalbuminat, welches sich jedoch bei der Diffusion spaltet, als die am leichtesten resorbirbaren Verbindungen in Betracht kommen, während Ferrolactat, Ferrocitrat und Ferrovalerianat langsam und unvollständig, Ferrocarbonat, Ferrophosphat und Ferropyrophosphat überhaupt nicht diffundiren (Rosenthal); doch ist die Einwirkung des Magensaftes auf die letztgenannten Verbindungen zu berücksichtigen. Die Verschiedenheit der Beeinflussung diverser Eisenverbindungen durch letzteren beweisen die Versuche von Jandours, wonach Ferrocarbonat, besonders frisch gefällt, leichter als Eisenpulver und dieses leichter als Ferrum oxydulatum und Ferrum oxydatum gelöst wird. Die Bevorzugung einzelner Eisensalze bei bestimmten Krankheitszuständen (Neuralgien, Hydrops) hat keine rationelle Begründung. Die Darreichung von Eisensalzen in Mixturen hat, abgesehen vom Schwärzen der Zähne, auch noch den Umstand gegen sich, dass der Gebrauch der Eisenmittel längere Zeit hindurch fortgesetzt werden muss. Nicht unbeliebt sind Brausemischungen, die sich noch verhältnissmässig am besten nehmen lassen. Für die Darstellung von Pillen benutzt man in der Regel bittere oder aromatisch bittere Extracte, wie man überhaupt gewohnt ist, Martialien mit Amara oder Aromatica zu combiniren. Für manche Eisenverbindungen ist Honig oder Zuckersyrup als Vehikel für Pillen gebräuchlich, um die Oxydation derselben zu verhüten. Zu vermeiden sind überall gerbstoffhaltige Substanzen, weil dieselben zur Bildung einer sehr widrig schmeckenden Verbindung führen. Auch sind Alkalien und Erdsalze, wenn man nicht direct Zersetzung beabsichtigt, zu meiden. Kochsalz scheint die Assimilation des Eisens zu fördern (Woronichin). Sehr häufig combinirt man Eisensalze mit Chinin.

Ferrum pulveratum, Limatura Martis praeparata, Pulvis Ferri alcoholisatus; Eisenpulver, Eisenfeile. **Ferrum reductum; Reducirtes Eisen.**

Das gepulverte Eisen ist ein durch Pulvern von weichem Eisen (Eisenfeilspäne der Metallarbeiter, schwarzem Draht) erhaltenes, aschgraues, schwach metallisch glänzendes, schweres Pulver, welches vom Magnet angezogen wird, beim Auflösen in verdünnter Salzsäure unter Entwicklung von Wasserstoff sich bis auf einen geringen kohligen Rückstand löst und beim Erhitzen unter Verglimmen in schwarzes Eisenoxyduloxyd übergeht. Das Eisenpulver des Handels (aus Fabriken zu Rente und Innichen in Tirol), welches aus Gusseisen bereitet wird, enthält viel Kohlenstoff und ist daher dunkelgrau bis schwarz. Auch das reinste Eisenpulver enthält fremde Beimengungen, wie Kohle, Schwefel, Arsen, Silicium, auch Mangan, Kupfer und Blei.

Das **reducirte Eisen** ist ein durch Reduction von Eisenoxyd oder Eisenoxalat im Wasserstoffstrome erhaltenes, höchst feines Pulver, welches ein Gemisch aus Eisenmetall und Eisenoxyduloxyd darstellt und daher leichter als Ferrum pulveratum ist. Es muss sich in verdünnter Salzsäure bis auf höchstens 1 % Rückstand lösen. Auf andere Weise reducirtes Eisen, z. B. das von St. Henry (1858) empfohlene **Ferrum carbogenio reductum**, hat keinerlei Vorzüge. Das durch Wasserstoff reducirte Eisen, **Ferrum hydrogenio reductum**, heisst auch nach dem französischen Apotheker Quevenne, der es 1840 mit Miquelard in die Praxis einführte, **Fer de Quevenne**.

Die beiden Präparate von metallischem Eisen, welche bei uns officinell sind, sind in ihrer Wirkung auf den Organismus als völlig gleich zu betrachten, obschon das letztere zwar kein Schwefeleisen enthalten kann und deshalb theoretisch weniger Schwefelwasserstoff im Magen entwickelt, und daher ebenfalls in der Theorie weniger leicht zu übelriechendem Aufstossen Veranlassung giebt als das niemals schwefelfreie Ferrum pulveratum. In Wirklichkeit ist aber die Bildung von Schwefelwasserstoff nach Einführung des Eisens weniger von dessen Verunreinigung mit Schwefel als von den gleichzeitig im Magen vorhandenen schwefelhaltigen organischen Substanzen abhängig, und in der That entstehen nach dem reducirten Eisen manchmal dieselben übelriechenden Ructus, welche den Gebrauch des F. pulver. manchen Personen unleidlich machen. Von Vielen wird sogar behauptet, dass beim Ferrum reductum die Entwicklung von Gas eine grössere sei, doch löst der saure Magensaft genau dieselbe Menge Ferrum reductum wie Ferrum pulveratum (Jandours). Die Vortheile, welche beide Präparate darbieten, sind leichte Umwandlung in Chlorür im Magen und Freisein von tintenartigem Geschmacke, weshalb man dieselben in der Form von Pulvern (mit bitteren und aromatischen Mitteln) oder Pastillen geben kann. Man hat das gepulverte Eisen auch bei Atrophie und Chlorose der Kinder (hier nicht ganz zweckmässig mit Magnesia, welche durch Neutralisation der Magensäure der Lösung des Eisens entgegenwirkt) benutzt. Die Anwendung der Eisenfeile als sog. **galvanisches Antidot** bei Vergiftung mit Quecksilber-, Kupfer- und Bleisalzen ist wegen zu langsamer Wirksamkeit zu verwerfen; ebenso ist der Gebrauch gegen Ascariden und gegen Cholera theils überflüssig, theils nutzlos.

Pharmaceutisch dient Eisenfeile zur Bereitung von **Stahlwein, Vinum chalybeatum s. ferratum**, der durch Digestion mit weissem Wein erhalten wird und das Eisen als Ferrotartrat enthält. Man rechnet dabei 15 Th. Eisen auf 1000 Th. Wein und giebt das Präparat theelöffel- bis esslöffelweise. Das Volk nimmt statt Eisenfeile Schuhnägel oder Eisendraht. Durch Zusatz von Gewürzen, China, bitteren Stoffen lässt sich die Wirksamkeit verstärken (sog. **Vinum Chinae martiatum**). Aus Ferrum reductum wird **Eisenchocolade** gefertigt (1 Th. auf 200 Th. Vanillechocolade), wovon man 40,0 zu einer Tasse rechnet; mit Milch bereitet wird das Getränk schwarz.

Ferrum oxydulatum s. oxydulatum nigrum, Aethiops martialis, Oxydum ferroso-ferricum; Eisenoxyduloxyd, magnetisches Eisenoxyduloxyd, Eisenmohr. Das unter diesem Namen früher gebräuchliche Präparat, hauptsächlich aus Fe^3O^4 bestehend, wurde wie metallisches Eisen benutzt.

Ferrum oxydatum fuscum, Ferrum oxydatum hydratum, Ferrum hydricum, Crocus Martis aperitivus; Eisenhydroxyd, Eisenhydrat. — Das früher officinelle Eisenoxydhydrat stellt ein rothbraunes Pulver dar, das durch Fällen einer Lösung von 40 Th. Liquor Ferri sulfurici oxydati in der vierfachen Menge Wasser mit 32 Th., ebenfalls mit der vierfachen Menge Wasser verdünnten Liquor Ammonii caustici und Trocknen des Niederschlages bei gelinder Wärme erhalten wird. Es ist ein Gemisch von braunem oder amorphem Eisenoxydhydrat (Eisenoxydtrishydrat) und braunrothem oder metamorphem Eisenoxydhydrat (Eisenoxydbishydrat) und löst sich in Essigsäure und Salzsäure mit Leichtigkeit auf. Mit der Zeit geht es in das in Säuren sehr schwer lösliche rothe Eisenoxydhydrat (Eisenoxydmonohydrat) über. Da das Ferrum oxydatum fuscum ohne Geruch und Geschmack ist, eignet es sich gut zur Darreichung in Pulverform. Die besonderen Empfehlungen gegen Neuralgie, Cardialgie, Magenleiden (Hamilton) und Carcinoma mammae und uteri (Völckel, Carmichael), auch gegen Paralysis agitans, Tetanus, Intermittens und Cholera, haben keine Bedeutung. Das Mittel ist jedenfalls in kleinen Dosen darzureichen, da die im Magen vorhandene freie Salzsäure nur zur Ueberführung weniger Decigramme in Eisenchlorür ausreicht und der Rest mit den Faeces (meist als Schwefeleisen) wieder abgeht. Die in England bei Neuralgien gebräuchlichen Dosen von mehreren Gramm sind gewiss überflüssig. Auch äusserlich fand Eisenoxydhydrat als Streupulver, Salbe und Pflaster bei Krebsgeschwüren u. s. w. Anwendung.

In letzterer Beziehung wurde früher auch das durch Glühen des Eisenoxydhydrates dargestellte rothe Eisenoxyd, Ferrum oxydatum rubrum s. Crocus Martis adstringens, benutzt, das im Magen nur sehr langsam löslich ist und innerlich gegen Magen- und Darmkatarrhe (als Protectivum), Krebs und harnsauren Gries (zur Beförderung der Oxydation im Blute durch neugebildete Blutkörperchen nach Cantilena) empfohlen wurde. Es dient auch zur Bereitung von Eisenpflastern oder Stahlpflastern, z. B. des in England gebräuchlichen Emplastrum Ferri s. roborans (mit 10 Th. Pflastermasse). Ferner ist es das Hauptingredies der in Süddeutschland bei Pernionen oft benutzten Wahlerschen Frostsalbe. Natürlich vorkommendes Eisenoxyd ist der sog. Blutstein (Rotheisenstein), Lapis haematites, der seine Rolle als sympathetisches Mittel gegen Blutungen längst ausgespielt hat.

Ferrum oxydatum saccharatum solubile; Eisenzucker.

Dieses seit mehreren Jahren beliebte Eisenpräparat, welches nach Köhler und Hornemann Eisenhydroxyd mit 6 Aeq. Wasser, welches sich durch seine vollkommene Löslichkeit in Wasser auszeichnet, darstellt, wird von Hager u. A. für eine Verbindung von Zucker und Eisenoxyd erklärt, indem frisch gefälltes amorphes Eisenoxydhydrat bei Gegenwart von Alkali in Solutionen verschiedener Stoffe, u. A. Zucker und Glycerin löslich sei.

Das lösliche Eisensaccharat wurde 1866 von E. Fleischer in Dresden zuerst dargestellt und von Jordan und Timaeus in Zuckerkapseln verkauft. Ein Eisenpräparat von bestimmter Stärke stellte zuerst Siebert in Göttingen her. Nach der Vorschrift der Pharmakopoe wird das Präparat so bereitet, dass einer Lösung von 5 Th. Zucker in 9 Th. Wasser zunächst 30 Th. Eisenchloridlösung, dann nach und nach unter Umrühren eine in der Wärme bereitete und wieder erkaltete Solution von 24 Th. Natriumcarbonat in 48 Th. Wasser und nach Entweichen der Kohlensäure 24 Th. Natronlauge zugesetzt werden und die Mischung so lange stehen bleibt, bis sie klar geworden ist. Nach Zusatz von 9 Th. Natriumbicarbonat wird dieselbe sofort mit 600 Th. siedenden Wassers verdünnt, der entstehende Niederschlag mit heissem Wasser ausgewaschen, ausgepresst, in einer Porzellanschale mit 50 Th. gepulvertem Zucker vermischt, im Dampfbade unter Umrühren zur Trockne verdampft, zu Pulver zerrieben und diesem so viel Zuckerpulver zugesetzt, dass das Gewicht der Gesammtmenge 100 Th. beträgt. Der Eisenzucker enthält hiernach etwa 3 % Eisen. Er ist braunröthlich und von mildsüssem, eisenartigem Geschmacke und löst sich in

20 Th. Wasser zu einer braunröthlichen, alkalisch reagirenden Flüssigkeit auf, in welcher Kaliumeisencyanat erst nach Zusatz von Salzsäure schmutziggrünliche und später tiefblaue Fällung erzeugt.

Die Bedeutung des Eisenzuckers für die Behandlung anämischer und chlorotischer Zustände besteht in dem angenehmen Geschmacke und in der milden Wirkung auf die Digestion, so dass er sogar bestehende Dyspepsie nicht steigert. Für die Kinderpraxis ist er offenbar ein sehr zweckmässiges Präparat. Dagegen sind manche ihm nachgerühmte Vorzüge, z. B. dass er die Zähne nicht schwärze, dass er als solcher in die Circulation aufgenommen werde, irrig.

Letzteres ist umsomehr zu bezweifeln, als organische und unorganische Säuren, Gerbsäure, Galle, sowie concentrirte Lösungen von Neutralsalzen, ferner Cetrarin, Salicin, Digitalin, Aloïn und Alkaloide ihn in unlösliches Eisenhydroxyd verwandeln. Die stete Anwesenheit der ersteren im Magen dürfte sogar die Vorzüge des Präparates in Schatten stellen, während die letzteren Substanzen natürlich nicht neben dem Mittel zu geben sind. Das Eisensaccharat ist bei uns zuerst in der Form der Fleischerschen Zuckerkapseln von Lebert empfohlen, doch ist diese Form zur Schonung der Zähne am mindesten geeignet. Man kann es zu 2,0—3,0 als Beimengung zu den meisten Speisen (Mehlsuppen, Bouillon, Kaffee, Chocolade, Wein), auch in Aufgüssen der meisten Amara (Quassia, Gentiana, Colombo) administriren (H. Köhler und Hornemann).

Bei Arsenicismus acutus übertrifft das Präparat die Wirksamkeit anderer Eisenoxydhydrate und lässt sich theelöffelweise ($^1/_4$stdl., später seltener) darreichen, wobei Salze und Eiweiss zu meiden sind (H. Köhler).

Präparat:

Syrupus Ferri oxydati solubilis; Eisensyrup. Mischung gleicher Theile Eisenzucker, Wasser und Syr. simplex. 100 Th. Syrup entsprechen 1 Th. metallischem Eisen. Der Eisensyrup ist eine klare, rothbraune Flüssigkeit von süssem, wenig zusammenziehendem Geschmacke. Man giebt ihn zu einem und mehreren Theelöffeln voll.

Ferrum carbonicum saccharatum; Zuckerhaltiges Ferrocarbonat, zuckerhaltiges kohlensaures Eisen. **Pilulae Ferri carbonici; Eisenpillen.**

Zur Bereitung des zuckerhaltigen Ferrocarbonats filtrirt man 50 Th. Ferrosulfat mit 200 Th. siedendem Wasser in eine geräumige Flasche, welche eine klare Lösung von 35 Th. Natriumbicarbonat in 500 Th. lauwarmen Wassers gelöst enthält, füllt die Flasche ganz mit heissem Wasser und hebt nach längerem Stehenlassen von dem gebildeten Niederschlage die Flüssigkeit ab. Den durch wiederholtes Füllen der Flasche und Decanthiren von der Schwefelsäure befreiten Niederschlag bringt man in eine Porzellanschale, welche 10 Th. gepulverten Milchzucker und 30 Th. gepulverten Zucker enthält, verdampft die Mischung im Dampfbade zur Trockne, zerreibt sie zu Pulver und mischt derselben noch so viel ausgetrocknetes Zuckerpulver zu, dass das Gewicht 100 Th. beträgt. Das auf diese Weise erhaltene Ferrum carbonicum saccharatum bildet ein grünlichgraues Pulver von süssem, schwach adstringirendem Eisengeschmack, das sich unter starker Kohlensäureentwicklung in Salzsäure löst. In 100 Th. enthält dasselbe 10 Th. Eisen.

In gleicher Weise werden durch Zersetzung von Ferrosulfat durch Natriumbicarbonat die Pilulae Ferri carbonici dargestellt, indem der vom Wasser möglichst befreite Niederschlag in einer Porzellanschale mit 8 Th. Zuckerpulver und 26 Th. gereinigtem Honig gemischt und die Mischung im Dampfbade rasch auf das Gewicht von 40 Th. gebracht wird. Die aus dieser Masse mit Zusatz gepulverter Eibischwurzel bereiteten und mit Zimmt bestreuten Pillen enthalten jede 0,025 Eisen.

Die leichte Zersetzlichkeit des Ferrocarbonats, welches rasch und theilweise schon während der Bereitung seine Kohlensäure verliert und sich in Eisenhydroxyd umwandelt, macht es nothwendig, dasselbe in Form der in der Ueberschrift genannten Präparate vorräthig halten zu lassen, in welchem der Zucker die Verwandlung verhütet. Indessen ist selbst im zuckerhaltigen Ferrocarbonat eine nicht unbeträchtliche Menge (fast ebensoviel) Eisenhydroxyd vorhanden als Ferrocarbonat, ein Umstand, welcher sicher nichts schadet, da die Annahme, dass das in den Stahlwässern vorhandene Carbonat deshalb auch das beste Präparat des Eisens sein müsse, als irrthümlich bei Seite geschoben ist.

Das Ferrum carbonicum saccharatum ist zu 0,5—1,0 zu verordnen und wird entweder in Pulvern oder in Pastillen, die gewöhnlich in verschiedener Stärke in den Apotheken vorhanden sind, gereicht. Eine nicht unzweckmässige Form ist die der daraus dargestellten Pulveres aërophori martiati. Man kann solche derart darstellen, dass man ein Eisenoxydulsalz, wozu insbesondere Ferrum sulfuricum genommen wird, für sich mit Weinsäure oder Citronensäure versetzt und in Wasser auflöst, dann der Lösung Natrium bicarbonicum zusetzt. Eine solche eisenhaltige Brausemischung bildet auch die in Grossbritannien und Scandinavien noch jetzt gebrauchte und als Antiphthisicum und Antichloroticum gepriesene Mixtura tonico-antihectica Griffithi s. Mixtura Ferri composita. Durch Auflösen von Eisencarbonat in kohlensäurehaltigem Wasser (0,06 in 250,0) lässt sich auch künstliches Stahlwasser darstellen.

Die **Pilulae Ferri carbonici** ersetzen die unter dem Namen der Valletschen Pillen bekannten Eisenpillen und die in ganz ähnlicher Weise, jedoch unter Anwendung von Kaliumcarbonat bereiteten Pillen von Blaud, denen Einzelne wegen ihres Kaliumgehaltes eine besonders günstige Wirkung auf die Bildung rother Blutkörperchen bei Chlorose zuschreiben.

Anhang. Eisenhaltige Mineralwässer. — An das Ferrocarbonat reihen sich die sehr häufig mit dem günstigsten Erfolge bei Chlorose und ähnlichen Zuständen benutzten eisenhaltigen Mineralwässer an, indem die Mehrzahl derselben, insoweit sie innerlich gebraucht werden, Ferrobicarbonat enthält, welches unter dem Einflusse freier Kohlensäure in Lösung erhalten wird. An einzelnen Orten finden sich auch natürliche Eisenquellen, welche Ferrosulfat enthalten, doch dienen dieselben mit Ausschluss von Ronneby in Schweden hauptsächlich zu Bädern, denen der adstringirenden Wirkung des Eisenvitriols wegen zwar wohl eine locale heilende Wirkung bei manchen chronischen Schleimhautentzündungen, nicht aber eine auf ihrem Eisengehalte beruhende entfernte Action zugeschrieben werden kann. Man hat diese Eisensulfat enthaltenden Wässer Eisenwässer oder Siderokrenen, die Eisenbicarbonat enthaltenden Stahlwässer oder Chalybokrenen genannt. Auch die Stahlwässer werden zu Bädern benutzt, deren günstige Wirkungen bei chlorotischen Neurosen vorwaltend auf den durch ihren Kohlensäurereichthum bedingten Reiz auf die peripherischen Nerven zu beziehen sind. Die Mehrzahl der Stahlwässer enthält im Pfund 3 Cgm. Eisen oder die doppelte Menge Ferrocarbonat. Einige enthalten auch Mangan, andere, wie Cudowa und Franzensbad, nennenswerthe Mengen von kohlensaurem Natrium, noch andere Kochsalz oder doppeltkohlensaures und schwefelsaures Calcium.

Die hauptsächlichsten deutschen Eisenwässer sind Pyrmont (mit 3 Stahlquellen, einer Kochsalzquelle und Soolbädern), Driburg, Elster (mit kohlensaurem Natrium, Chlornatrium und Lithium), Schwalbach, Reinerz und Cudowa in Schlesien, Alexisbad (mit einer eisensulfathaltigen Quelle), Liebenstein, Bocklet und Brückenau am Rhön, Freienwalde an der Oder, Petersthal, Griesbach, Rippoldsau und Antogast in Baden, denen sich verschiedene andere minder bedeutende anreihen. In Oesterreich sind Franzensbad und Pyrawarth, in der Schweiz St. Moritz und die Bonifaciusquelle zu Tarasp, in Belgien Spaa zu nennen.

Ferrum lacticum, Lactas ferrosus; **Ferrolactat**, milchsaures Eisenoxydul, Eisenlactat.

Das Ferrolactat bildet grünlich weisse, aus kleinen nadelförmigen Krystallen bestehende Krusten oder ein krystallinisches Pulver von süsslichem, eisenartigem Geschmacke. Es löst sich langsam in 38,2 Th. Wasser zu einem grünlichgelben, schwach sauer reagirenden Liquidum, in 12 Th. heissem Wasser, kaum in Weingeist. Beim Erhitzen verbrennt es unter Entwicklung eines brenzlichen, caramelartigen Geruchs zu rothem Eisenoxyd.

Das Präparat ist eines der mildesten Eisenpräparate, das, wenn auch die zu seiner Anwendung führende Theorie, dass Eisenmetall und Eisenoxydul im Magen in Lactat umgewandelt würden, irrig ist, doch wegen seiner günstigen Einwirkung auf die Digestion und den Appetit (Bouillaud) Empfehlung verdient.

Man giebt es zu 0,1—0,3 in Pulvern oder Pillen, selten in Lösung, in der das Salz leicht in Ferrilactat übergeht. Gebräuchlich sind auch die von Gélis und Conté angegebenen Dragées. Man hat das Salz auch in Brödchen verbacken lassen. Auch in den in alter Zeit gebräuchlichen, durch Eintauchen von glühendem Eisen bereiteten Stahlmolken, Serum lactis chalybeatum, ist Ferrolactat vorhanden. — Als Einspritzung in erectile Geschwülste wurde es von Brainard versucht.

Extractum Ferri pomatum, Extractum Ferri malici, Extr. Ferri cum succo pomorum; **Eisenextract**, apfelsaures Eisen-Extract.

Dieses einzige extractförmige Eisenpräparat wird in der Weise bereitet, dass 50 Th. ausgepresster Saft von sauren Aepfeln mit 1 Th. oder genügenden Mengen von Ferrum pulveratum im Wasserbade erwärmt werden, bis die Gasentwicklung aufhört, die Lösung nach dem Erkalten mit Wasser zu 50 Th. verdünnt und nach dem Filtriren zur Consistenz eines dicken Extractes gebracht wird. Es bildet eine schwarzgrüne Masse, die sich in Wasser fast klar auflöst. Je nach der in den Aepfeln vorhandenen Säuremenge enthält das Extractum Ferri pomatum 7—8% metallisches Eisen, bisweilen aber viel weniger, ausserdem Zucker, Dextrin, Eiweiss. Es schmeckt süss dintenhaft und enthält ausser apfelsaurem Eisenoxydul auch apfelsaures Eisenoxyd und, wenn der Saft der Aepfel in Gährung übergegangen ist, auch milchsaures Eisensalz. In seiner Wirkung steht es dem Eisenlactat ziemlich gleich und gehört zu den mildesten Eisenpräparaten. Man giebt es in Pillen oder in Lösung, früher häufig in 10 Th. Malagawein gelöst und mit 3 Th. Tinctura Aurantii aromatisirt als sog. Tinctura Ferri vinosa cum Aurantiis. In England wendet man ein mit Quittensaft dargestelltes Extractum Ferri cydoniatum an; die Versuche, die Früchte von Sorbus aucuparia (Janotta) oder Prunus spinosa (Enz) den Aepfeln zu substituiren, haben wenig Beachtung gefunden.

Präparat:

Tinctura Ferri pomata; Apfelsaure Eisentinctur. Eisenextract 1 Th. in 9 Th. Zimmtwasser gelöst, filtrirt; schwarzbraun, von mildem Eisengeschmacke, durch Wasserzusatz sich nicht trübend. Zu 20—60 Tropfen mehrmals täglich bei Chlorose; mit Digitalistinctur auch bei Herzkranken.

Citrate, Tartrate und Phosphate des Eisens. An die Verbindungen der Milchsäure und der Apfelsäure mit Eisen schliesst sich eine Anzahl nicht mehr officineller Verbindungen mit organischen Säuren und mit Phosphorsäure an, welche zu den mildwirkenden Eisenpräparaten gehören.

Hierher gehört in erster Linie das **Ferricitrat** oder **citronensaure Eisenoxyd, Ferrum citricum** s. Ferrum citricum oxydatum, das zuerst in Frankreich und Italien als sehr milde schmeckendes Eisensalz Anwendung fand und namentlich in kohlensäurehaltigem Wasser als Ersatz natürlicher Stahlwässer, **Aqua chalybeata cum Ferro citrico**, Anwendung fand. Neben dem Ferricitrat ist auch das **Ferrocitrat** oder **citronensaure Eisenoxydul, Ferrum citricum oxydulatum**, als Ersatzmittel für Eisenlactat zu 0,1—0,6 in Pulvern, Pillen oder Pastillen angewandt (Bouchardat), doch geht dasselbe bei längerer Aufbewahrung in das Ferrisalz über. Letzteres bildet glänzende, durchscheinende, gesättigt braunrothe Lamellen oder Körner, welche sich in kaltem Wasser mit gelblicher Farbe vollständig lösen; die Lösung wird durch Zusatz von Säure oder Ammoniak sehr befördert. Nach Thierversuchen von Kölliker und H. Müller soll das Ferricitrat in verdünnter Solution stark diuretisch wirken, während es in concentrirter Solution die Harnsecretion beschränken und selbst Blutharnen bedingen soll. Man hat das Präparat deshalb auch als Diureticum und Tonicum bei Hydrops versucht.

Noch gebräuchlicher als die beiden Citrate ist das als **Ferriammoniumcitrat** oder **citronensaures Eisenoxyd-Ammonium, Ferrum citricum ammoniatum, Ferrum citricum cum Ammonio citrico, Ferri-Ammonium citricum**, bezeichnete Doppelsalz, welches 1844 von Béral und Haidlen in den Arzneischatz eingeführt wurde und eines der mildesten Eisenmittel darstellt, welches selbst bei dyspeptischen Zuständen phthisischer Personen und grosser Irritabilität des Magens (Cotton) gegeben werden kann, ausserdem durch das vollständige Fehlen eines styptischen Eisengeschmackes ausgezeichnet ist. In neuerer Zeit hat es sich in Italien den Ruf eines Specificum bei Cholera erworben. Es bildet amorphe, durchscheinende, rothbraune, dünne Lamellen, welche an der Luft Wasser anziehen und sich leicht und schnell in Wasser, dagegen nicht in Weingeist und Aether lösen. Man giebt es zu 0,2—1,0 in Pulver, Pillen, Pastillen und Solution. In der Cholera reichen Ruspini und Guglielmi im ersten Stadium 3 mal stündlich 0,5 in Zuckerwasser, im zweiten 1,0 stündlich, im dritten 2,0 halbstündlich; gleichzeitig wird das Mittel im Klystier applicirt.

Ein ähnliches Doppelsalz von Ferricitrat und Magnesiumcitrat ist unter der Bezeichnung **Citras Ferri et Magnesiae** als nicht obstipirend wirkendes Eisenpräparat von Van den Corput empfohlen worden.

Ein analoges Weinsäure-Doppelsalz, der sog. **Eisenweinstein, Tartarus ferratus** s. **martiatus** s. **chalybeatus, Ferro-Kalium tartaricum, Tartras ferrico kalicus**, gehört zu den schon lange gebräuchlichen Eisenpräparaten. Das früher officinelle Präparat dieses Namens, welches durch Digestion von Eisenfeilen mit 5 Th. käuflichem Weinstein gewonnen wurde, stellt ein Gemenge von Eisenmetall, Eisenoxydul, Eisenoxyduloxyd, Ferrotartrat und Ferrokaliumtartrat dar, das sich in 16 Th. Wasser fast vollkommen löst. Man benutzte es zu 30,0—150,0 in Abkochung als Zusatz zu künstlichen Stahlbädern, die freilich wenig Nutzen schaffen können, da das Eisensalz von der äusseren Haut aus nicht resorbirt wird. Früher war dasselbe in Form von Kugeln, **Globuli martiales, Stahlkugeln, Eisenkugeln, Boules de Nancy**, officinell. Neuerdings empfiehlt Cozzolina, wie schon früher Ricord, Behrend u. A., 10—15 % Lösungen zu Umschlägen bei Schanker zur Verhütung von Phagedänismus und diluirte Solutionen (1 : 50) bei chronischen Urethralblenorrhoeen, auch Salben aus Eisenweinstein bei atonischen Geschwüren.

Zum internen Gebrauche war früher ein in ähnlicher Weise mit reinem Weinstein dargestelltes **Tartarus ferratus purus**, der **Mars solubilis** oder das **Ferrum potabile Willisii** der älteren Zeit, reiner Eisenweinstein, officinell, welchem man nicht allein diuretische Wirkung und eine Beschränkung der aufregenden Wirkung des Eisens zuschrieb, sondern welcher auch von Mialhe und Soubeiran als das beste Eisenpräparat überhaupt angesehen wurde, weil es vermeintlich als solches in das Blut gelange und dort verbrenne. Man giebt es zu 0,3—0,6 in Pulvern, Pillen oder Lösung, z. B. in Selterswasser oder Wein (statt des beim Eisenmetall erwähnten Vinum chalybeatum, in welchem dieses Salz enthalten ist). **Mialhes Pastillen** bestehen aus 50 Th. Eisenweinstein, 1000 Th. Zucker, 10 Th. arabischem Gummi, 30 Th. Vanillezucker und 100 Th. Wasser.

In der früher als Eisenpräparat gebräuchlichen Tinct. Ferri tartarisati s. Tinctura Martis Ludovici ist ein Gemisch von Eisenweinstein mit Kalium- und Ferrosulfat enthalten.

Von sonstigen Verbindungen des Eisens mit organischen Säuren nennen wir nur das von Béral und Trousseau und Pidoux bei Chlorose mit Diarrhöe empfohlene Ferrotannat, gerbsaure Eisenoxydul, Ferrum tannicum, das neuerdings in England und Frankreich benutzte Ferrooxalat, oxalsaure Eisenoxydul, Ferrum oxalicum (Gibert, Henry und Caventou) und das von Guibert bei Neuralgien auf chlorotischer Basis vorgeschlagene Ferrovalerianat, baldriansaure Eisenoxydul, Ferrum valerianicum.

Unter den Verbindungen des Eisens mit Phosphorsäure ist das früher officinelle Ferrophosphat oder phosphorsaure Eisenoxydul, Ferrum phosphoricum, welches durch Wechselzersetzung von Ferrosulfat- und Natriumphosphatlösung erhalten wird, ein sehr feines, blaugraues Pulver, das in der Wärme blaugrünlich wird. Es ist in Wasser nicht löslich, wohl aber giebt es mit verdünnter Salzsäure beim Erwärmen eine goldgelbe Solution. Schon von Kopp (1801) als Eisenpräparat gerühmt, ist es wiederholt bei Rachitis und Scrophulose, sowie bei anderen Zehrungskrankheiten, bei Anämie und Blutungen, in der Reconvalescenz von schweren Krankheiten (Sandras) als vorzüglich wirksam bezeichnet. Man giebt es zu 0,1—0,5 in Pillen oder Pulverform.

Das namentlich von Engländern gegen Krebs innerlich (zu 0,3—0,5 3mal täglich) und äusserlich (in Salben von 1:4—8 Axungia porci) angewendete Eisenphosphat ist meist das Ferriphosphat, phosphorsaure Eisenoxyd, Ferrum phosphoricum oxydatum, gewesen, welches ebenfalls als Ferrum phosphoricum bezeichnet wird. Saures phosphorsaures Eisenoxydul, Ferrum phosphoricum acidulum, durch grosse Löslichkeit in Wasser und Fehlen des Eisengeschmackes ausgezeichnet, wurde von Routh als besonders wirksam bei Anämie gerühmt, indem auch die Phosphorsäure nutritiv auf Blut und Nerven wirke. Letzteres Salz ist in dem Zahnwehmittel von Schobelt, das tropfenweise auf Watte in hohle Zähne gebracht wird, enthalten.

Um ein lösliches phosphorsaures Eisenpräparat zu erhalten, hat zuerst Perroz und später besonders Leras auf das Doppelsalz von Natriumpyrophosphat und Eisenoxyd hingewiesen, welches anfangs in Lösung als Ferri-Natrium pyrophosphoricum oxydatum liquidum aufbewahrt, später auch in fester Form verordnet wurde.

Das als Natrium pyrophosphoricum ferratum s. Pyrophosphas Ferri et Natri, Ferrinatriumpyrophosphat, bezeichnete Präparat, welches durch allmälige Mischung von Natriumpyrophosphat mit verdünnter Eisenchloridlösung und Ausfällen mit Weingeist erhalten wird, ist ein weissliches, amorphes Pulver, das sich in kaltem Wasser langsam zu einer grünlichen Flüssigkeit löst, welche durch Zusatz von Weingeist gefällt wird und beim Erhitzen einen weissen Niederschlag von Ferriphosphat absetzt. Das Salz ist wegen seiner leichten Verdaulichkeit sehr geschätzt und kann zu 0,2—0,5 gegeben werden. Man hat daraus künstliche Eisenwässer, die man wie Stahlwässer trinken liess (Leras), auch sog. Pâtes alimentaires, welche in Suppe genommen werden, dargestellt (Saquet). Das Salz soll keine Obstipation bedingen. Holdmann hat eine Lösung von Eisenpyrophosphat (3,0) und Eiweiss (4,0) in 120,0 Wasser zu $1/2$—1 Spritze voll subcutan empfohlen.

Die Verbindung eines Pyrophosphats mit einem Citrat bildet das 1857 von E. Robiquet vorgeschlagene Ferrum pyrophosphoricum cum Ammoniaco citrico s. Ferri-Ammonium pyrophosphoricum, welches man durch Zersetzen von Eisenchloridlösung mit Natrium pyrophosphoricum und Eintragen des gut ausgewaschenen Niederschlags in eine mit Liquor Ammonii zersetzte concentrirte Citronensäurelösung, Verdampfen der gelblichen Flüssigkeit und Trocknen auf flachen Schalen erhält. Es bilden sich so grünliche Lamellen von mildem Eisengeschmacke, welche sich in Wasser leicht und vollständig, dagegen nicht in Weingeist lösen. Das Präparat enthält 16% metallisches Eisen, ist aber nicht ein Doppelsalz, sondern ein Gemenge von Ferricitrat und Pyrophosphat und den entsprechenden Ammoniakverbindungen. Man giebt es bei Anämie zu 0,2—0,5 in Pulvern, Pillen oder wässriger Lösung, welche wegen ihrer wenig belästigenden Wirkung auf Zunge und Magenschleimhaut von Griesinger sehr empfohlen wurde. Das Präparat dient besonders zur Darstellung des theelöffelweise als Tonicum benutzten eisenhaltigen Malzextracts, Extractum Malti ferratum. Das früher officinelle Präparat enthielt 2% Ferri-Ammonium pyrophosphoricum. Eine dem Salze analoge Verbindung, das Ferrum pyrophosphoricum cum Natrio citrico (mit 26,6% Eisen), wird in wässriger Lösung von 1:6 als bestes subcutan zu applicirendes, keine örtliche Reizung bewirkendes Eisenpräparat empfohlen (Eulenburg und Neuss).

Eisenalbuminat, Ferrum albuminatum. — Von der Theorie ausgehend, dass die Eisensalze als Albuminat zur Resorption gelangen, hat man wiederholt Versuche gemacht, ein Eisenalbuminat von bestimmtem Gehalte in die Praxis einzuführen. Friese empfahl 1877 gelöstes Eisenalbuminat, Ferrum albuminatum solutum, in Verbindung mit sehr kleinen Mengen Phosphor als souveränes Mittel bei Rachitis und Chlorose. Das Friesesche Präparat wurde durch Zusatz von 10,0 Eisenchloridflüssigkeit zu Albumen ovi unius, Auswaschen des entstandenen dicken, braunrothen Niederschlages bis zur völligen Entfernung der Salzsäure und des Eisenchlorids mit destillirtem Wasser und 72stundenlanges Hinstellen mit 500,0 Wasser, dem 12 Tropfen Salzsäure hinzugesetzt sind, erhalten. Friese fügte zu 250,0 des Präparats, welches angeblich 2,8% Eisen enthielt, in Wirklichkeit aber eine sehr inconstante Zusammensetzung zeigt, 12 Tr. einer Lösung von 0,05 Phosphor in 30,0 Aether und liess von dieser Mischung dreimal täglich einen Esslöffel voll nehmen. Von constanterem Gehalte ist der aus einer klaren Lösung von trocknem Eieralbumin (1:10) mit verdünnter Eisenchloridflüssigkeit dargestellte Liquor Ferri albuminati concentratus, von welchem ein Esslöffel 0,03 Eisen entspricht und der beim Gebrauche mit 4 Th. Wasser verdünnt werden muss. Derselbe gestattet auch Zusatz nichtsäurehaltiger Syrupe und bildet in dieser Form ein haltbares und wohlschmeckendes Eisenpräparat, dessen Wirksamkeit bei Chlorose nicht bezweifelt werden kann. Als Ferrum albuminatum solubile in lamellis oder Ferrum albuminatum siccum wird ein durch Verdampfen und Auftrocknen auf Glasplatten in Form goldgelber, durchsichtiger Lamellen dargestelltes Ferrialbuminat von 3,34% Gehalt an metallischem Eisen bezeichnet. Auch ein zuckerhaltiges, pulverförmiges Präparat, das sich in Wasser nur z. Th. löst (Hager), kam in Pulver, Pastillen und Schüttelmixturen zur Verwendung. Die für die Albuminate besonders angeführte Thatsache, dass dieselben im Magen ohne Weiteres resorbirt würden, berichtigt sich nach Versuchen von Scherpff von selbst, indem die Lösung des Ferrialbuminats in sauren Flüssigkeiten nicht als eigentliche Solution betrachtet werden kann, da jede, auch schwache freie Säure spaltend unter Bildung eines Eisensalzes und Acidalbumin wirkt. Die Resorption erfolgt somit vorzugsweise vom Darme aus nach Bildung von Natriumeisenalbuminat. Scherpff glaubt, dass das letztere, indem es bei directem Contact mit Blut die Integrität der Blutelemente nicht nur nicht angreift, sondern auch kleine, blasscontourirte Blutzellen zur Norm zurückführt, dass directes Eindringen in die Blutkörperchen selbst statthabe. Da Eisenalbuminat auch vom Unterhautbindegewebe resorbirt wird, liegt die Subcutanapplication desselben nahe, mit welcher Dömitz bei Beriberi auffallend günstige Effecte erzielt haben will. Neben Eisenalbuminat ist auch Eisenpeptonat, Ferrum peptonatum, empfohlen, das beim Mischen von Peptonsolution mit Eisenchloridlösung nach Neutralisation erhalten wird. Es diffundirt rascher als Eisenalbuminat und wird sowohl vom Darm als vom Unterhautbindegewebe aus resorbirt (Scherpff).

Ferrum chloratum, Ferrum muriaticum oxydulatum, Chloretum ferrosum; Eisenchlorür. — Das früher officinelle Eisenchlorür, welches als $FeCl + 4 OH^2$ zu betrachten ist, wurde durch Auflösen von 110 Th. Eisendraht oder Eisenfeile in 520 Th. Salzsäure und schleuniges Abfiltriren der Lösung von dem nicht gelösten Eisen und Abdampfen erhalten, wobei eine feste, blassgrüne Salzmasse resultirt. Das Eisenchlorür ist von herbem Eisengeschmack und in

3,5 Th. Weingeist, sowie in gleichen Theilen Wasser unter Zusatz einiger Tropfen Salzsäure klar löslich. Es ist stark hygroskopisch und oxydirt sich an der Luft rasch, weshalb es sofort bei der Bereitung in kleine erwärmte Gläser gebracht werden muss. Die wässrige Lösung scheidet an der Luft ein basisches Chlorür aus und wird auch theilweise in Eisenchlorid umgewandelt.

Von therapeutischem Gesichtspunkte aus muss das Eisenchlorür als das rationellste sämmtlicher Eisenpräparate bezeichnet werden, da nach den Untersuchungen von Rabuteau und Cervello (1880) nicht nur das Eisen und seine Oxyde, sondern auch sämmtliche mildere Eisensalze und selbst das Eisenchlorid im Magen in Eisenchlorür übergehen, das im alkalischen Blute unter dem Einflusse der Eiweissstoffe, deren Coagulation es verzögert, gelöst bleibt. Bei Zusatz erheblicher Mengen zu Blut färbt es dasselbe rothbraun, aber selbst bei directer Einführung in die Jugularvene zu 0,5 wirkt es auf Hunde nicht toxisch (Cervello).

Da Eisenchlorür weder Hühner- noch Serumeiweiss coagulirt, muss es den milden Eisenpräparaten zugezählt werden, und in der That rühmen ältere Aerzte es geradezu in der Kinderpraxis, wo sie es gegen Rachitis und torpide Scropheln (Hufeland) und selbst gegen Magenerweichung (Pommer) und chronische Darmgeschwüre zu Felde führten. Selbst bei Tuberculose (Siebert) und bei Puerperal- und Wundfiebern (Simpson) sollte gerade dieses Eisenpräparat vorzügliche Dienste leisten. Gegen das Präparat spricht der Umstand, dass man bei seiner Darreichung ausschliesslich auf die flüssige Form angewiesen ist, da bei Anwendung in Pillenform der Tanningehalt der meisten Extracte zu einer Fällung führen würde, auch der herbe Eisengeschmack der Lösungen und die leichte Zersetzlichkeit beim Stehen an der Luft. Man giebt es in wässriger Lösung oder in schleimigen Vehikeln zu 0,1—0,3 innerlich, auch in Syrup (0,8 in 30,0 Syrupus simplex, kaffeelöffelweise; sog. Syrupus Ferri chlorati). Aeusserlich hat es als Gurgelwasser (1:20—30) gegen syphilitische Rachengeschwüre Anwendung gefunden (Fischer).

Eine 10% Eisen entsprechende wässrige Lösung des Salzes war früher als Liquor Ferri chlorati, Ferrum chloratum solutum, Liquor Ferri muriatici oxydulati, officinell, die man zu 5—20 Tr. 3—4mal täglich in Verdünnung mit Wasser oder im schleimigen Vehikel reichte. Cline rühmte das Präparat zu 10 Tr. alle 10 Min. gegen krampfhafte Harnverhaltung. Eine mit wenig Salzsäure versetzte Lösung von frisch bereitetem Eisenchlorüre in 9 Th. verdünntem Weingeist bildete die wie der Liquor Ferri chlorati benutzte und von Bell bei Morbus Brighti empfohlene gelblichgrüne Chloreisentinctur, Tinctura Ferri chlorati.

Liquor Ferri acetici, Ferrum aceticum solutum s. liquidum, F. oxydatum aceticum solutum; **Ferriacetatlösung,** Essigsaure Eisenoxydflüssigkeit.

Die Ferriacetatlösung wird erhalten, indem man 10 Th. Eisenchloridlösung nach Verdünnung mit 50 Th. Wasser einer Mischung von 10 Th. Ammoniak und 200 Th. Wasser vorsichtig hinzufügt, so dass die Flüssigkeit alkalisch bleibt, das gefällte Eisenhydroxyd nach Auswaschen und Auspressen mit 8 Th. verdünnter Essigsäure bis zur vollkommenen Lösung stehen lässt und der Solution so viel Wasser zusetzt, dass ihr spec. Gew. 1,081—1,083 beträgt. Die Flüssigkeit ist rothbraun, riecht schwach nach Essigsäure, giebt beim Erwärmen einen rothbraunen Niederschlag und wird, mit Wasser bis zur gelblichen Farbe verdünnt, nach Zumischung einer kleinen Menge Salzsäure auf Zusatz von Kaliumsulfocyanat blutroth gefärbt. Das Präparat enthält 4,8—5% Eisen, während der früher officinelle Liquor Ferri acetici 8% einschloss.

Der Liquor Ferri acetici, wie ihn Klaproth zuerst bereiten lehrte, enthält basisches Ferriacetat ($2/3$ essigsaures Eisenoxyd), welches beständiger als das in granatrothen Krystallen zu gewinnende neutrale Ferriacetat ist. Das durch Abdampfen des Liquor Ferri acetici auf $1/4$ unter 25° erhaltene rothbraune, krümliche Pulver, welches als Ferrum aceticum siccum bezeichnet wird, entspricht in seiner Zusammensetzung nicht dem $2/3$ Eisenacetat.

Das Ferriacetat gehört zu den Martialia fortiora und findet als solches kaum jemals intern, sondern nur äusserlich als Adstringens und Haemostaticum Anwendung.

Mit 2 Th. Ferrum hydricum in aqua stellt es das von Duflos bei Vergiftung mit Salzen der arsenigen und Arsensäure vorgeschlagene, früher officinelle Ferrum hydrico-aceticum in aqua vor. Aeusserlich fand das Ppt. in Verdünnung mit 5—15 Th. Wasser besonders durch Carmichael und Rust zu Umschlägen bei Krebsen und zu adstringirenden Einspritzungen Empfehlung. Pavesi empfahl eine Einspritzung aus Liquor Ferri acetici und Chlornatriumlösung in Varicen und Aneurysmen statt Eisenchloridtinctur, um corrosive Wirkung und Embolien zu vermeiden.

Präparate:

Tinctura Ferri acetici aetherea; Aetherische essigsaure Eisentinctur. Liquor Ferri acetici 80 Th., Spiritus 12 Th., Aether aceticus 8 Th. Braune Tinctur, welche 4% metallisches Eisen enthält. Diese auch als Spiritus acetico-aethereus martiatus oder als Tinctura martialis Klaprothi bezeichnete Eisentinctur wird innerlich bei Chlorose zu 20—60 Tropfen mehrmals täglich, entweder unverdünnt oder in Syrup, als vom Magen besser tolerirtes Ersatzmittel der Bestucheffschen Tinctur gegeben. Zusatz von Alkali- und Erdsalzen, sowie gerbstoffhaltige Tincturen sind zu vermeiden.

Die **Tinctura Ferri acetici Rademacheri** ist eine spirituöse Tinctur, welche in derselben Dosis gegeben werden kann.

Ferrum sulfuricum, Ferrum sulfuricum purum, Vitriolum Martis purum; **Ferrosulfat,** reines schwefelsaures Eisenoxydul, reiner Eisenvitriol.

Das Ferrosulfat bildet ein krystallinisches Pulver von hellblaugrüner Farbe und zusammenziehendem, tintenartigem Geschmacke. Er löst sich in 1,8 Th. kaltem und in gleichen Theilen warmem Wasser zu einer grünen, an der Luft sich leicht trübenden Flüssigkeit, dagegen nicht in Spiritus und verwittert an trockner Luft leicht, wobei es durch Aufnahme von Sauerstoff sich mit einem gelben Pulver von Ferrisulfat überzieht. Erhitzt man Ferrosulfat auf 100° bis zum Gewichtsverlust von 35—36 Th., so verwandelt er sich in eine grünlich-weisse Masse, welche, zu Pulver verrieben, das **entwässerte Ferrosulfat, Ferrum sulfuricum siccum,** darstellt, das sich ebenfalls vollkommen, aber langsam in Wasser auflöst.

Das Ferrosulfat enthält 7 Atome Krystallwasser und wird durch Auflösen von Eisen in verdünnter Schwefelsäure erhalten. Beim Verwittern an der Luft und beim Erwärmen auf 100° gehen 3 Atome Krystallwasser verloren.

Der Eisenvitriol gehört zu den am stärksten local wirkenden Eisensalzen, indem er ähnlich wie das Kupfersulfat Eiweiss coagulirt. Schon kleine Gaben können bisweilen im Magen Empfindungen von Druck und Schwere hervorrufen; auch scheint er von allen Eisenpräparaten am meisten Verstopfung zu bedingen.

Grössere Mengen sind im Stande, bei Menschen Intoxication, selbst mit tödtlichem Ausgange, zu bedingen, wobei die Symptome corrosiver Vergiftung, heftige Leibschmerzen und Blutbrechen, vorkommen. Tod ist ist erst nach sehr grossen Dosen (30,0) beobachtet; bei Thieren sind schon kleinere Dosen (8,0 bei Hunden) tödtlich. Als Gegengift ist kohlensaures Natrium, Magnesia, Eiweiss oder Zuckerkalk (Tourdes) zu benutzen. Im Posenschen soll das Mittel viel zu abortiven Zwecken benutzt werden.

Im Ganzen wird der Eisenvitriol wegen seiner übrigens bei kleinen Dosen nicht constanten unangenehmen Nebenwirkungen auf den Magen seltener verwendet.

In einer Anzahl gebräuchlicher Pillen, zu deren Bereitung er benutzt wird, z. B. den Pillen von Blaud, ist er in Ferrocarbonat übergeführt. Häufiger ist er als Adstringens bei Darmkatarrhen und Diarrhöen innerlich verwerthet, wo ihn z. B. Krahmer im kindlichen Lebensalter (zu 0,01—0,02 einige Male täglich gegeben) dem Calomel als gefahrloser vorzieht. Früher war Eisenvitriol ein Bestandtheil verschiedener Mittel gegen den Bandwurm, auch ist er ein solcher des Theriak; auch hat er Lobredner bei Diabetes, Phthisis, Intermittens, selbst bei Bleikolik (Gros) gefunden.

Aeusserlich ist der Eisenvitriol als mildes Causticum und als Adstringens wie Zink- und Kupfervitriol benutzt.

Die Aetzwirkung ist keine bedeutende und tritt nur nach Entfernung der Epidermis ein; die geätzten Flächen zeigen anfangs eine röthlich gelbe Färbung. Immerhin ist die caustische Action von einer solchen Intensität, dass das Verschlucken grösserer Mengen von Eisenvitriol heftige Gastritis und selbst den Tod herbeiführen kann. Von Affectionen, bei denen Eisenvitriol als Causticum Anwendung gefunden hat, heben wir Akne, Sykosis und verwandte Hautaffectionen, auch Erysipelas (Compressen mit concentrirten Lösungen aufgelegt nach Velpeau), Nasen- und Rachenpolypen, Pannus, Hornhautflecken hervor. Als Adstringens ist er u. a. zum Verbande von Schankern nach Abfallen des Schorfes, bei Prolapsus ani (Vincent), bei Vergoldern zur Prophylaxe der durch Cyankalium an den Händen hervorgerufenen Geschwüre (Van der Weyde u. s. w.) benutzt.

Innerlich giebt man Ferrum sulfuricum zu 0,03 bis 0,2 nur in Pillenform oder in Brausemischungen.

Pulverform und Lösungen sind des Geschmackes wegen zu vermeiden. Längere Verordnung ist unzweckmässig, weil das Salz sich leicht in Ferrisulfat umwandelt; ebenso sind gerbstoffhaltige Extracte zu meiden.

Aeusserlich wird Eisenvitriol in ätzenden oder haemostatischen Streupulvern (oft mit Alaun, Kohle oder Myrrha) und Injectionen und Umschlägen (1 : 5—10), in adstringirenden Einspritzungen (1 : 50—200), in Bädern (30—60,0 auf das Bad, oft mit 120,0 Potasche, hier billiger, als Ferrum sulfuricum crudum), seltener in Salben (1 : 10—20) gegeben.

Präparat:

Pilulae aloëticae ferratae, Pilulae Italicae nigrae; **Italienische Pillen.** Ferrum sulfuricum siccum und Aloë pulv. ää mit Spiritus zur Pillenmasse gemacht und in glänzend schwarze Pillen geformt. Innerlich 1—2—4 Pillen pro dosi bei Chlorose.

Ferrum sesquichloratum, Ferrum muriaticum oxydatum; **Eisenchlorid,** Eisensesquichlorid, Eisenperchlorid.

Unter den als Martialia fortiora zu bezeichnenden Eisenpräparaten nimmt das Eisenchlorid und besonders dessen als Liquor Ferri sesquichlorati bezeichnete wässrige Lösung in der Gegenwart die erste Stelle ein, so dass es die übrigen Martialia fortiora fast völlig aus der Therapie verdrängt hat.

Das Eisenchlorid der Pharmakopoe wird durch Verdampfen von 1000 Th. des weiter unten zu betrachtenden Liquor Ferri sesquichlorati auf 483 Th. und Stehenlassen an einem kühlen und trocknen Orte, bis die Masse ganz erstarrt, gewonnen und stellt eine gelbe, krystallinische, an der Luft zerfliessende, bei gelinder Wärme zu einer Flüssigkeit von tiefbraunrother Farbe schmelzende, in Wasser, Weingeist und Aether lösliche Masse dar. Das Präparat entspricht der Formel $Fe^2 Cl^6 + 12\ OH^2$ und ist sowohl vom wasserfreien Eisenchlorid, welches eisenschwarze, irisirende Krystalle bildet als von der in grossen rothen Tafeln krystallisirenden, weit mehr hygroskopischen Verbindung mit $6\ OH^2$ zu unterscheiden. Das Eisenchlorid schmeckt ausserordentlich herbe.

Das Eisenchlorid giebt in conc. Lösung mit Hühnereiweiss und Blut ein festes Coagulum, welches in Säuren nicht ohne Zersetzung löslich ist. Im Körper wird es durch den Contact mit organischen Substanzen zu Eisenchlorür reducirt, als welches es in das Blut überzugehen scheint und im Urin auftritt (Rabuteau, Cervello). Die örtlichen Wirkungen müssen somit auf das freiwerdende Chlor und die gebildete Chlorwasserstoffsäure bezogen werden, während die entfernte Wirkung mit der des Eisenchlorürs übereinstimmen muss.

Auf der coagulirenden Wirkung auf Albuminate beruht die Anwendung als Aetzmittel und als Stypticum, von welchen besonders die letztere dem Liquor Ferri sesquichlorati einen ausserordentlichen Ruf verschafft hat. Ferner basirt darauf die Beschränkung von Secretionen und Entzündungen zugängiger Schleimhäute und die von Pravaz angegebene Behandlungsmethode der Aneurysmen und Varicen, welche jedoch wegen der damit verbundenen Gefahren verlassen werden muss.

Die durch Eisenchloridlösung hervorgebrachte Aetzung ist keine tiefe und kann deshalb nur bei unbedeutenden Neubildungen, z. B. bei Condylomen, fungösen Wucherungen, Caro luxurians, Pannus (Follin), wiederholte Application des Liquor von Nutzen sein. Bei Diphtheritis hat Eisenchlorid als Causticum (und auch als internes Mittel) einzelne Lobredner gefunden (Schaller, Crighton, Collan). Als Stypticum ist das Mittel, obschon eine contrahirende Wirkung auf die Gefässe sich nur in Concentrationen, welche coagulirende Wirkung haben, und auch dann weit schwächer als bei Silbernitrat und Bleiacetat geltend macht (Rosenstirn), mit grossem Erfolge bei den verschiedenartigsten Hämorrhagien benutzt, so z. B. gegen die profusesten Blutungen bei Carcinoma uteri et vaginae (Kiwisch, Marjolin), wo das Medicament ausserdem den grossen Vortheil bietet, dass es die jauchige Secretion beschränkt, bei Haemorrhagia uteri überhaupt, namentlich in der Nachgeburtsperiode bei Blutungen fungöser Geschwülste (Yvonneau), bei Blutungen nach Zahnextraction, bei Epistaxis u. a. m. Die Anwendung bei chronischen Blennorrhöen der Urogenitalorgane, bei chronischen Darmkatarrhen und selbst bei Katarrhen der Respirationsorgane hat eine grosse Anzahl von Lobrednern gefunden und scheint das Mittel auch namentlich in solchen Fällen indicirt, wo die Affection sich mit Blutungen complicirt. Ebenso wirkt Eisenchlorid ausserordentlich günstig bei stark eiternden Geschwüren, insbesondere auch bei offenen (und nicht offenen) Frostbeulen (Schaller). Dagegen ist die Anwendung als Injection in Varicen und Aneurysmen zu widerrathen, wenn auch in der That in der Literatur verbürgte Heilungen von Aneurysmen vorliegen (so von Aneurysma der Supraorbitalis nach Deslongchamps, der Art. poplitea nach Nièpce u. a. m), und wenn man auch das Entstehen von hochgradiger Entzündung der Nachbarschaft und Gangrän durch Anwendung diluirter Lösung vermeiden kann, weil die Gefahr von Embolie, welche das Verfahren involvirt, nicht zu beseitigen ist. Indem sich in dem Sacke ein dichtes Blutcoagulum bildet, können Stücke desselben mit dem circulirenden Blute weiter geführt werden und in entfernten Organen Arterien verstopfen. Selbst bei Blutungen grösserer Gefässe in gewissen Partien des Körpers ist Vorsicht geboten. Ich kenne einen Fall, wo eine traumatische Verletzung der Oberlippe und des Processus alveolaris des Oberkiefers mit reichlicher Menge Liquor Ferri sesquichlorati bepinselt wurde und der Tod in der Nacht darauf apoplektisch in Folge der Verstopfung einer Hirnarterie erfolgte. Auch die Einspritzung in den Uterus ist gefährlich und hat wiederholt Embolie und Tod im Gefolge gehabt. Nicht viel weniger Gefahren als die Behandlung von Aneurysmen hat die von Leclerc u. A. warm befürwortete Anwendung gegen erectile Geschwülste. Gegen das von Linon befürwortete Bedecken von Varicen mit in Eisenchloridlösung getauchten Compressen ist natürlich nichts zu erinnern.

Innerlich hat Eisenchlorid, abgesehen von Chlorose, Darmkatarrhen und Cholera (Buchheister), besondere Anwendung bei Erysipelas (Ch. Bell, Balfour), Scarlatina, Morbus Brighti (Beale), Rheumatismus acutus (Reynolds) und Hemicranie (Krahmer) gefunden. Die specifischen Wirkungen bei Erysipelas, insbesondere Erysipelas neonatorum und Erysipelas migrans, scheinen indessen keineswegs völlig verbürgt (Velpeau, Clarus). Die interne Anwendung gegen entfernte Blutungen, scorbutische Diathese u. s. w. scheint in manchen Fällen günstig wirken zu können, obschon die Umwandlung des Chlorides in Eisenchlorür die Deutung, dass es auch in entfernten Organen coagulirend wirke, unannehmbar macht.

Lendin empfiehlt Eisensesquichlorid in Fällen von Intermittens, wo Chinin den Dienst versagte.

Bei der internen Anwendung des Mittels hat man sich wohl davor zu hüten, dasselbe in zu hohen Gaben und in zu concentrirter Form darzureichen, weil es leicht zu Irritation des Darmcanals führen kann. Die allgemeine Ansicht, das Eisensesquichlorid müsse stopfend wirken, ist völlig irrig, es kann bei unzweckmässiger Darreichung sehr heftigen Darmkatarrh zuwege bringen, ja in grossen Dosen Gastroenteritis bedingen. Man bedient sich übrigens in der Receptur kaum je des Eisensesquichlorides als solchen, da es wegen seiner Hygroskopicität und seiner Zersetzbarkeit in Contact mit den indifferentesten Substanzen, z. B. mit Cellulose, weder zu Pulvern noch zu Pillen sich eignet, sondern benutzt sowohl zum internen als zum externen Gebrauche die officinellen

Präparate:

1) **Liquor Ferri sesquichlorati**, Ferrum sesquichloratum solutum, Liquor Ferri muriatici oxydati, Oleum Martis; **Eisenchloridlösung, flüssiges Eisenchlorid.** Das Präparat wird erhalten, indem Schmiedeeisen in Form von Draht oder Nägeln mit dem 4 fachen Gewichte Salzsäure in dem geräumigen Kolben so lange gelinde erwärmt wird, bis keine Einwirkung mehr stattfindet und die Lösung, welcher für je 100 Th. aufgelösten Eisens 260 Th. Salzsäure und 112 Th. Salpetersäure zugesetzt werden, in einem Glaskolben oder einer Flasche im Wasserbade erhitzt wird, bis sie röthlichbraune Farbe angenommen hat und kein Eisenchlorür mehr enthält, worauf man die Flüssigkeit im Wasserbade abdampft, bis das Gewicht des Rückstandes für je 100 Th. darin enthaltenen Eisens 483 Th. beträgt und schliesslich mit so viel Wasser verdünnt, dass sie 10 mal so viel wie das darin aufgelöste Eisen wiegt. Diese 10 % Eisenchloridlösung, welche an die Stelle der früher officinellen 15 % getreten ist, ist eine klare, tief gelbbraune Flüssigkeit von 1,280—1,282 spec. Gew. Das Präparat kann innerlich zu 5—10 Tr. pro dosi in starker **Verdünnung** gegeben werden, wird aber im Allgemeinen wegen seines herben unangenehmen Geschmackes nicht gern genommen. Als Stypticum applicirt man damit getränkte Charpie, welche vor der Application ausgepresst werden muss, oder ein Gemisch mit Collodium. Zum Touchiren von Frostbeulen, bei Impferysipel (Lodge) u. s. w. kann es unverdünnt aufgestrichen werden oder man applicirt eine damit getränkte Compresse. Zu Injectionen verdünnt man es mit 40—100 Th. Aqua destillata. Combinationen sind möglichst zu vermeiden, da organische Substanzen äusserst leicht zersetzend wirken. Ein Zusatz von $1/2$—1 Th. Salzsäure wird von Krahmer bei Migräne, wenn dabei starker

Orgasmus und Unruhe besteht, empfohlen. Eine Mischung des Liquor Ferri sesquichlorati mit 3 Th. Weingeist bildet die vielgebrauchte **Tinctura Ferri Perchloridi** s. Sesquichloridi der Engländer, welche zu 10—40 Tropfen (häufig in Verbindung mit Liquor Ammonii acetici, wodurch Wechselzersetzung bedingt wird) angewendet wird.

2) **Tinctura Ferri chlorati aetherea,** Spiritus Ferri chlorati aethereus, Liquor anodynus martiatus, **ätherische Chloreisentinctur;** als Ersatz für die Tinctura tonico-nervina Bestuscheffii, Bestuscheffs Eisentinctur. Man erhält dieselbe, indem man 1 Th. Eisenchloridlösung, 2 Th. Aether und 7 Th. Weingeist in weissen, nicht ganz gefüllten, gut verkorkten Flaschen den Sonnenstrahlen aussetzt, bis die Mischung völlig entfärbt ist, und hierauf die Flaschen an einen kühlen Ort bringt und bisweilen öffnet, bis der Inhalt wieder eine gelbe Farbe angenommen hat. Das Präparat, welches 1 % Eisen enthält, bildet eine klare, gelbe Flüssigkeit von ätherischem Geruche und brennendem, zugleich eisenartigem Geschmacke und von 0,850—0,854 spec. Gew, Die Tinctur ersetzt ein im vorigen Jahrhundert als Verjüngungsmittel für Personen, welche in Baccho et Venere des Guten zu viel gethan, in Ansehen stehendes Arkanum, das als Bestuscheffs Nerventinctur oder als de la Mottes Goldtropfen, Tinctura aurea tonico-nervina Lamotti, viele Abnehmer fand. Es darf dieselbe nicht als Eisenchloridlösung angesehen werden, da sich das Eisenchlorid am Sonnenlicht in Chlorür theilweise umsetzt, wobei das freiwerdende Chlor die benutzten Lösungsmittel gleichzeitig unter Bildung von Aldehyd und Chlorsubstitutionsproducten des Aethyläthers verändert. Gegenwärtig findet sie bei Anämie und dadurch bedingten Nervenleiden noch hie und da Anwendung zu 10—20 Tropfen, meist in Verbindung mit aromatischen Tincturen oder Wässern.

3) **Ammonium chloratum ferratum,** Ammoniacum hydrochloratum ferratum, Ammonium muriaticum martiatum s. ferruginosum, Flores salis ammoniaci martiales; **Eisensalmiak.** Durch Eindampfen von 32 Th Salmiak mit 9 Th. Eisenchloridlösung bereitet; gelbrothes, hygroskopisches, in Wasser leicht lösliches Pulver, das etwa 2,5 % Fe enthält. An der Luft und am Lichte verändert es sich leicht. Es ist fraglich, ob der Eisensalmiak als eine chemische Verbindung anzusehen ist oder ob derselbe ein Gemisch von viel Chlorammonium mit wenig Eisenchlorid darstellt. Die Indicationen des ersteren (Bronchialkatarrhe und Anschwellungen von Organen, z. B. Milztumoren) in Combination mit Anämie und Cachexie bilden die Indicationen des Präparats, welches in grösseren Dosen die Verdauung leicht stört und selbst Diarrhoe bedingt. Stewart macht darauf aufmerksam, dass man bei Aorteninsufficienz sehr grosse Dosen Eisenchloridlösung geben kann, wenn man 0,03 Salmiak auf 1 Tropfen gleichzeitig giebt. Man giebt das Mittel zu 0,3—1,0 in Lösung (mit aromatischen Wässern und Succus Liquiritiae als Corrigens saporis), minder zweckmässig in Pillen. Die Pulverform wird durch die Hygroskopicität des Salzes verboten; auch spirituöse Lösungen (z. B. die früher gebräuchliche Tinctura Ferri ammoniata s. Martis aperitiva) sind unzweckmässig, weil darin im Licht das Eisenchlorid leicht in Eisenchlorür übergeht.

4) **Liquor Ferri oxychlorati, flüssiges Eisenoxychlorid.** — Das Präparat wird bereitet, indem man eine Mischung von 35 Th. Eisenchloridlösung und 160 Th. Wasser in ein Gemisch von 35 Th. Ammoniak und 320 Th. Wasser giesst, den entstehenden Niederschlag nach Auswaschen und Abpressen mit 3 Th. Salzsäure versetzt und 3 Tage stehen lässt, hierauf bis zur vollständigen Lösung gelinde erwärmt und die Flüssigkeit auf das spec. Gew. 1,05 bringt. Das flüssige Eisenoxychlorid bildet eine braunrothe, klare, geruchlose Flüssigkeit von wenig adstringirendem Geschmacke, welche nahezu 3,5 % Eisen enthält und mit Spiritus und Zuckerlösung sich leicht mischt. Die auch als basische **Eisenchloridlösung** bezeichnete Solution entspricht im Wesentlichen dem eine Zeitlang vielgebrauchten Liquor Ferri dialysati s. Ferrum oxydatum dialysatum dilutum s. Ferrum catalyticum, an Stelle dessen es nach der Phkp. dispensirt werden soll. Das dialysirte Eisenoxyd hat seinen Namen davon, dass bei der Darstellung die Dialyse in Anwendung gebracht wird. Wird frischgefälltes Eisen-

hydroxyd sehr langsam in Eisenchloridlösung eingetragen und nach Verdünnung bis auf einen Gehalt von etwa 5% fester Stoffe auf einen Dialysator gebracht, so geht vorzugsweise die Salzsäure und nur wenig Eisenchlorid durch das Pergamentpapier, auf welchem als dunkelrothe Flüssigkeit eine wässrige Lösung von Ferrihydroxyd zurückbleibt, die jedoch niemals ganz frei von Eisenchlorür ist. Das Hydroxyd wird aus einer alkoholischen und wässrigen Lösung durch anorganische und organische Säuren (Essig und Milchsäure ausgenommen), Ammoniak und fixe Alkalien, durch viele Salze und verschiedene feste Körper gefällt; Gerbsäure färbt die Eisenlösung dunkelbraun, nicht blauschwarz, ohne zu fällen. Man hat das dialysirte Eisenoxyd, das übrigens im Handel in sehr verschiedener Stärke vorkommt, entweder als Tonicum bei Anämie und Chlorose oder als Stypticum bei profusen Diarrhöen und Choleradiarrhoe, auch als Haemostaticum bei Blutungen angewendet. Die styptische Wirkung ist indess eine ziemlich unbedeutende. Als Antidot der arsenigen Säure (Reed) ist es unbrauchbar, indem es bei Gegenwart von Säuren, Pepsin und Eiweissstoffen nicht im Stande ist, arsenige Säure in eine unlösliche Verbindung überzuführen. Auch bei Zusatz von Magnesiumsulfat, welches schon in den geringsten Mengen aus der Ferrihydratlösung das Hydroxyd abscheidet, bindet dialysirte Eisenflüssigkeit arsenige Säure nicht. Auch als intern zu nehmendes, tonisirendes Eisenpräparat wird das dialysirte Eisenoxyd von competenten Beurtheilern (Bouchardat, Personne, Rosenthal) als sehr unzuverlässig bezeichnet. Durch Personne ist es in künstlichem Magensafte vollkommen unlöslich und findet sich nach Einführung in den Magen von Hunden nach 2 Std. in flockigem Zustande in der unverdauten Nahrung, während nichts in Lösung gegangen ist. Subcutan zu 15—30 Tr. mit āā Wasser injicirt (Dacosta, Diehl) scheint es zu heftige örtliche Reizung zu veranlassen. Intern kann der Liquor Ferri oxychlorati, welcher übrigens nicht so stark wie das in Frankreich gebräuchliche Peroxychlorure de fer officinale von Béchamp ist, zu 10—15 Tropfen gegeben werden.

Anhang: In England wird in ähnlicher Weise wie der Liquor Ferri sesquichlorati eine Lösung von salpetersaurem Eisenoxyd als **Liquor Ferri Pernitratis s. Sesquinitratis** innerlich (auch bei Cholera und Intermittens) und äusserlich benutzt (Herz, Raynold).

Ferrum iodatum, Ferrum hydroiodatum oxydulatum, Iodetum ferrosum; Eiseniodür, Iodeisen.

Das Iodeisen wird jedesmal bei der Verordnung ex tempore in der Weise dargestellt, dass Ferrum pulveratum 30 Th., Iodum 82 Th., Aqua destillata 100 Th. in einer Glasflasche so lange erwärmt werden, bis eine grünliche Flüssigkeit resultirt, die durch ein vorher ausgewaschenes Filtrum filtrirt wird. 100 Th. Iodeisen entsprechen 82 Th. Iod. Die Phkp. schreibt vor, bei Verordnung von Iodeisen in flüssigen Mischungen das auf die angegebene Weise dargestellte Präparat zu benutzen, dagegen bei Verordnung in Pillenform die Flüssigkeit vorher noch bei gelinder Wärme zu concentriren. Die Vorschrift der Phkp. umgeht das Verdampfen zur Krystallisation, bei welchem sehr leicht unter Ausscheidung von Eisenhydroxyd eine Zersetzung stattfindet. Die durch das Abdampfen resultirenden blassgrünen Krystalle von Eiseniodür enthalten 4 Aeq. Krystallwasser. Weder diese noch die durch directe Vereinigung zu Eisenfeile mit Iod erhaltene wasserfreie braune Verbindung sind ihrer Zersetzlichkeit halber medicinisch zulässig. Ein haltbares pulverförmiges Präparat erhält man durch Eindampfen mit Milchzucker. Ein solches, welches 20% Eiseniodür, entsprechend 16,4% Iod und 3,6% Eisen, enthielt, war früher als **zuckerhaltiges Iodeisen, Ferrum iodatum saccharatum**, officinell. Das in 7 Th. Wasser fast klarlösliche Präparat wurde zu 0,2—0,8 in Pulvern, Pillen oder Lösung verwandt. Monti benutzt es als Antisyphiliticum bei kleinen Kindern, von 0,02 täglich 2mal bei Neugebornen und 3—6mal täglich bei ältern Kindern auf 0,04 täglich 3—6mal steigend.

Eine besondere Stellung unter den Eisenpräparaten nimmt

das Iodeisen ein, welches die Wirkungen zweier mächtiger Arzneimittel, des Eisens und des Iods, mit einander verbindet und deshalb eben so wohl den alterirenden als den plastischen Mitteln zugerechnet werden könnte. Diese doppelte Wirkung ist um so erklärlicher, als das Iodeisen im Blute oder in den Organen eine Zersetzung erleidet, so dass das Iod rasch durch den Urin wieder ausgeschieden wird, während das Eisen langsamer durch Galle und Darm eliminirt wird (Quevenne, Melsens). Das Iodeisen erscheint deshalb bei Complicationen von Dyskrasien und Diathesen, welche den Gebrauch des Iods erheischen, mit Oligämie als das rationellste Präparat, welches auch bei derartigen Fällen sich praktisch in entschiedenster Weise bewährt.

Die theoretischen Bedenken gegen das Mittel, welches zuerst 1831 durch Pierquin, dann besonders von Thomson empfohlen wurde, sind vor der praktischen Erfahrung als irrelevant erfunden. Einige wollten es nicht als Eisenpräparat betrachten, weil es zu wenig Eisen enthalte, Andere, wie Ricord, bestritten die Iodwirkung, weil es keine Atrophie der Mamma bedinge, was andere Iodpraparate auch nur ausnahmsweise thun, und weil das Iod zu rasch eliminirt werde, um wirken zu können; doch sind die Verhältnisse der Iodelimination bei Iodkalium ganz ähnliche. Grössere Dosen erregen bei Hunden in den Magen gebracht Erbrechen und Durchfall, oft mit Blut untermischt; die Wirkungen bei Infusion in die Venen sind nach der Concentration verschieden, indem nach Einspritzung diluirter Lösungen nur Stuhlzwang und vermehrte Diurese, in conc. Solution embolische Erscheinungen auftreten (Cogswell). Grössere Dosen können bei Menschen Diarrhoe und Appetitlosigkeit bedingen. Der von Ricord auch bei längerem Gebrauche beobachtete pustulöse Hautausschlag, der sich meist im Gesicht fand und oft unter gelinden Fiebererscheinungen sich entwickelte, scheint weniger dem Mittel als der Krankheit der von Ricord ausschliesslich damit behandelten Syphilitiker zugeschrieben werden zu müssen.

Die besten Erfolge giebt Iodeisen bei Scrophulose, wenn die betreffenden Kranken blass und kachektisch erscheinen, und bei Chlorotischen, bei denen Residuen im kindlichen Lebensalter vorhandener Scropheln sich finden, während es bei anderen Affectionen, gegen welche es empfohlen wurde, entweder nur als Unterstützungsmittel anderer Curen Anwendung verdient oder ganz ohne Nutzen ist.

Letzteres gilt von den Empfehlungen bei Skirrhen (Thomson), Rheumatismen (Clendering), Hydrops, Scorbut (Dunglison), Caries und besonders bei Haemoptysis, chronischer Pneumonie und Tuberculose (Dupasquier), wo in der Regel die Reizungsphänomene schlimmer werden. Als Unterstützungsmittel anderer Curen ist Iodeisen bei Lupus hypertrophicus und mehren anderen Hautleiden auf scrophulöser Basis zulässig. Man hat es auch bei Amenorrhoe (Pierquin), bei Gastrodynia chlorotica (Krieg), bei Milzhypertrophien (Schönlein), Galaktorrhoe (Guéneau de Mussy), Enuresis nocturna (Barclay) endlich äusserlich bei Tripper und atonischen Geschwüren (Ricord) hie und da mit Nutzen versucht.

Innerlich kann es zu 0,05—0,2 in Pillen (z. B. in den in Frankreich gebräuchlichen Iodeisenpillen von Blancard und Perrens), Pulver oder Solutionen gereicht werden.

Als Lösungsmittel wird Glycerin (Lambert-Séron) empfohlen. Zu Injectionen hat man wässrige Lösungen von 1:100 verwerthet, zu Salben rechnet man 1:5—10 Fett oder Paraffinsalbe.

Präparat:

Syrupus Ferri iodati; Iodeisensyrup. Die Bereitung des Iodeisensyrups geschieht in der Weise, dass man 20 Th. Eisenpulver und 41 Th. Iod in 300 Th. Wasser unter Umschütteln bei gelinder Wärme zur Lösung bringt, letztere auf 650 Th. Zucker filtrirt und einmal mit demselben aufkocht. Der Syrup, welcher 5 % Iodeisen enthält, ist frisch fast farblos, wird aber bei längerer Aufbewahrung gelblich. Wegen seiner leichten Zersetzbarkeit ist die Aufbewahrung in kleinen Gläsern, in denen ein Stück gereinigter Eisendraht befindlich ist, an trocknem Orte durchaus nöthig. Innerlich zu 1,0—5,0 mehrmals täglich, am besten mit der 3—5fachen Menge Syrupus simplex oder einem anderen (jedoch nicht gerbstoffhaltigen oder sauren) Syrup verdünnt..

Statt des ausserordentlich leicht zersetzlichen Iodeisens hat man neuerdings das **iodsaure Eisenoxyd, Ferrum iodicum**, als besser haltbar in Anwendung gebracht (M'Dowell). Das **Bromeisen, Eisenbromid, Ferrum bromatum**, von welchem schon einige Decigramme, in die Venen gespritzt, den Tod von Thieren bedingen sollen, und welches auch in grossen Mengen im Magen energische Aetzwirkungen entfalten soll (Höring), ist bei Hypertrophie des Herzens und des Uterus (Magendie, Werneck), bei Anämie mit Nervenstörungen (Garnier und Prince), als Antiscrophulosum, bei Hysterie und Leukorrhoe (Glover), sowie äusserlich bei Flechten, Lymphdrusenentzündungen und Erysipelas (Gillespie) angewendet. Das **Cyaneisen, Ferrum cyanatum** (Eisencyanürcyanid, Berliner oder Pariser Blau), kann wegen völliger Unlöslichkeit in den Körpersäften weder antichlorotisch noch antispasmodisch, höchstens mechanisch bei Diarrhöen wirken, und ist deshalb mit Recht vergessen.

Verordnungen:

1) ℞
Ferri pulverati 2,5
Pulv. rad. Gentianae
— *cort. Cinnamomi*
Sacchari albi āā 5,0
M. f. pulv. D. in scatula. S. Dreimal täglich eine Messerspitze voll.

2) ℞
Ferri sulfurici
Natrii carbonici
Extracti Gentianae āā 4,0
M. f. l. a. pilul. No. 60. Consp. pulv. Cinnam. D. S. Täglich 3—4 Pillen. (Lebert.)

3) ℞
Ferri sulfurici
Kalii carbonici āā 15,0
Gummi Tragacanthae 5,0
F. l. a. pilul. No. 100. Consp. cort. Cinnam. D. S. Dreimal täglich 3 bis 4 Pillen. (Niemeyers modificirte Blaudsche Pillen, welche ursprünglich mit Gi. Arabic. und Syr. spl. bereitet werden.)

4) ℞
Kalii carbonici 1,0
Myrrhae 2,0
Contere in
Aq. Rosae 100,0
In lagenam immissa misce c.
Ferri sulfurici 1,0
Sacchari albi 6,0
antea in
Aq. destillatae 40,0
solutis. M. D. S. 4 Mal täglich 1 bis 2 Essl. (Mixtura Griffithi Ph. Dan.).

5) ℞
Ferri carbonici saccharati
Natrii bicarbonici āā 5,0
M f. pulv. Div. in partes aequales No. 8. D. S. No. 1.

℞
Acidi tartarici 5,0
Elaeosacchari Citri 2,5
M. f. pulv. Divide in partes aequales No. 8. D. S. No. 2. Ein Pulver No. 1 in Wasser aufzulösen und nach Hinzuschütten eines Pulvers von No. 2 während des Aufbrausens zu trinken.

6) ℞
Ferri sulfurici 2,0
Sacch. albi 6,0
M. f. pulv. Div. in part. aeq. No. 12. S. No. 1.

℞
Natrii bicarbonici 2,0
Sacch. albi 6,0
M. f. pulv. Divide in partes aequales
No. 12. S. No. 2. In Wasser von
jeder Nummer ein Stück zusammen
zu trinken. (Menzers Stahlpulver.)

7) ℞
Ferri sulfurici
Natrii bicarbonici 15,0
Acidi tartarici 25,0
Sacchari albi 30,0
M. f. pulv. D. in scatula. S. Kaffee-
löffelweise in Zuckerwasser.
(Mialhes Eisenbrausepulver.)

8) ℞
Ferri lactici 25,0
Sacchari albi 300,0
Gummi Arabici q. s.
ut f. pastillae ponderis 0,60. Obducantur
Amylo et Vanilla saccharata. D. S.
1—2 Stück zu nehmen. (Dragées
de Lactate de fer, deren jede
0,6 Eisenlactat enthält.

9) ℞
Ferri lactici
Extracti Gentianae āā 2,0
Pulv. rhizom. Calami q. s.
ut f. pilul. No. 60. Consp. pulv. Cin-
nam. D. S. Dreimal täglich 2—4
Pillen steigend.

10) ℞
Ferri phosphorici 1,0
Calcii phosphorici
Natrii chlorati āā 3,0
M. f. pulv. Divide in partes aequales
No. 10. D. S. Zweimal täglich ein
Pulver.

11) ℞
Extracti Ferri pomati 3,0
Pulv. rhizom. Calami q. s.
ut f. pilul. No. 60. Consp. pulv. cort.
Cinnam. D. S. Dreimal täglich 2
bis 5 Stück.

12) ℞
Tincturae Ferri pomati 15,0
— Digitalis
— Vanillae āā 5,0
M. D. S. Dreimal täglich 15—30 Tr.
(Bei Chlorose mit heftigen Palpita-
tionen oder Herzklappenfehler.)

13) ℞
Ferri pyrophosphorici cum Am-
moniaco citrico 3,0
salve in
Aq. florum Aurantii 120,0
Syrupi simplicis 30,0
M. D. S. 2—3 Mal täglich 1 Esslöffel.

14) ℞
Liquoris Ferri chlorati 10,0
Aquae Cinnamomi 125,0
Syrupi Aurantii florum 25,0
M. D. S. Dreimal täglich 1 Esslöffel.

15) ℞
Liquoris Ferri sesquichlorati 5,0
D. S. 1—2 Tropfen in einem Esslöffel Haferschleim, anfangs $^1/_4$—$^1/_2$,
später 1—2—4 stdl. (Als Stypticum
bei Darmblutungen, Ruhr, profusen
Diarrhöen.)

16) ℞
Liquoris Ferri sesquichlorati
2,5—7,5
Aq. dest. 125,0
M. D. S. Zur Einspritzung. (Als
blutstillende Injection.)

17) ℞
Liquoris Ferri sesquichlorati 1,5
Aq. dest. 100,0
M. D. S. Zur Inhalation. (Bei Hä-
moptysis, Bronchorrhoe.)

18) ℞
Syrupi Ferri iodati 10,0
— Aurantii florum
— simpl. āā 50,0
M. D. S. Dreimal täglich 1 Esslöffel
voll.

19) ℞
Ferri pulverati 2,0
Iodi 4,0
Sacchari 3,5
Rad. Liquirit. pulv. 7,0
Aq. dest. 2,5
M. f. pilul. No. 100. Consp. D. S.
1—2 Pillen 2—3mal täglich. (Pilu-
lae Ferri iodati Ph. Brit. Ersetzt
die Blancardschen Pillen und ähn-
liche Gemische.)

Manganum sulfuricum; Mangansulfat.

Als Mittel bei Chlorose sind das Mangansulfat und verschiedene andere Mangansalze von verschiedenen Aerzten mit Erfolg versucht worden, doch können die Erfahrungen über den Werth der Manganpräparate bis jetzt als nicht abgeschlossen bezeichnet werden.

Das Mangansulfat bildet rosenrothe, rhombische, verwitternde Krystalle, welche mit 0,8 Wasser eine neutrale Lösung geben, dagegen in Alkohol unlöslich sind. An Stelle dieses, dem Ferrosulfat entsprechenden und wahrscheinlich auch in seinem Verhalten gegen eiweissähnlichen und daher wahrscheinlich örtlich entzündungserregend wirkenden Salzes sind auch das Manganchlorür, Manganum chloratum (in Wasser und Weingeist löslich), das Mangancarbonat, Manganum carbonicum und ein Doppelsalz von Eisen- und Manganlactat, Ferro-Manganum lacticum, als milder wirkend in Anwendung gezogen.

Die zuerst von Hannon befürwortete Anwendung von Manganpräparaten in Fällen von Chlorose, wo Martialia nicht völlig zum Ziele führen, liegt aus doppelten Gründen nahe, insofern einerseits das Mangan ebensogut wie das Eisen normaler Bestandtheil des Organismus ist und andererseits die nahe chemische Verwandtschaft beider Metalle auch gleiche physiologische und therapeutische Wirkung des Mangans und Eisens voraussetzen liess. Die bisherigen spärlichen physiologischen Untersuchungen weisen eine solche mit Sicherheit nicht nach. Bei directer Einführung in die Venen tödten milde Mangansalze (Lactat, Citrat) Kaninchen zu 0,25 und Hunde zu 1,0 in kurzer Zeit nach voraufgehender Herzlähmung unter Krämpfen und Pupillenerweiterung, während kleinere Dosen einen allgemeinen Schwächezustand, fettige Degeneration der Leber und Tod nach mehreren Tagen herbeiführen (Laschkewitsch). Die quergestreiften Muskeln werden durch Mangansalze nicht alterirt (Harnack). Die früher behauptete Vermehrung der Galle, deren Asche nach Weidenbusch verhältnissmässig viel Mangan enthält, wird von Rutherford in Abrede gestellt. Mangansulfat bewirkt in grösseren Dosen bei Thieren Verätzung der Magenschleimhaut (Gmelin), beim Menschen, zu 0,2—0,5 wiederholt gereicht, flüssige Stuhlentleerungen und Erbrechen. Bei Fütterung von Thieren mit mildwirkenden Mangansalzen steigt Harn und Harnmenge bei gleichbleibender Temperatur; im Harn findet sich wenig Mangan wieder (Laschkewitsch).

Noch weniger erwiesen als die Existenz einer sog. Manganchlorose und der Heileffecte von Mangansalzen bei einer solchen sind die günstigen Wirkungen bei Syphilis, Scrophulose, Krebs, Amenorrhoe und Hydrops, wo man Manganverbindungen zu 0,1—0,3 pro dosi in Pulvern oder Brausemischungen verwendet hat. Das Mangansulfat ist auch in Salbenform (1:5), worin es leicht Pusteln auf der Haut erzeugt (Hoppe), bei Scabies, Drüsenanschwellungen und Rheumatismus benutzt, auch in Lösung als Stypticum, wie Eisenvitriol und Eisenchlorid, an dessen Stelle Pétrequin Manganeisenchlorid, Mangano-Ferrum perchloratum, empfahl.

Extractum carnis Liebig, Extractum carnis; Fleischextract, Liebigs Fleischextract. — Den Uebergang von den unorganischen zu den organischen plastischen Mitteln bildet das früher officinelle vorzugsweise als Diäteticum, selten als eigentliches Medicament verwerthete Fleischextract, welches fabrikmässig nach dem von Liebig (1857) angegebenen Verfahren aus dem Muskelfleische verschiedener, zur Ernährung benutzter Säugethiere dargestellt wird und seine Wirksamkeit vorzugsweise den in ihm enthaltenen anorganischen Salzen dankt. Es bildet eine braune, etwas hygroskopische, nach gebratenem Fleische riechende und schwach salzig-säuerlich, eigenthümlich schmeckende Masse von der Consistenz eines weichen Extracts, hie und da mit körnigen Ausscheidungen durchsetzt, welche sich in Wasser klar und leicht löst und in wässriger Lösung nach Zusatz von etwas Kochsalz einen der Rindfleischbouillon ähnlichen Geschmack besitzt. Es wird besonders in Südamerika im Grossen fabricirt, namentlich zu Fray-Bentos an den Ufern des Uruguay in einer 1864 von Giebert gegründeten und von Liebig besonders patronisirten Fabrik, ausserdem von Buschenthal zu Montevideo in Uruguay, ebenso in Buenos Ayres; auch in Australien hat man Fleischextract nach Liebigs Principien bereitet. Zur Darstellung dient hauptsächlich das Muskelfleisch des Rindes und Büffels, in Australien auch das des Schafes. Die chemische Zusammensetzung des Fleischextracts ist nach der Beschaffenheit des dazu verwendeten Fleisches sehr verschieden. Dasselbe stellt im Wesentlichen nichts anderes als eine eingedickte Fleischbrühe, welcher kein Leim beigemischt ist, dar. Nach den Untersuchungen des Fray-Bentos-Fleischextractes, welche auf den preussischen landwirthschaftlichen Lehranstalten 1866 ausgeführt wurden, schwankt der Gehalt an Wasser zwischen 13 und 29 %, an unorganischen Bestandtheilen (Asche) zwischen 10,53 und 21,45%, der der organischen Substanz zwischen 49 und 68% und der Stickstoffgehalt der organischen Substanz zwischen 5 und 9,35%. Nach Stöckel soll Ochsenfleisch keine Natriumsalze führen, und Liebig leugnete in dem Fray-Bentos-Extract das Vorkommen von Chlornatrium, welches jedoch nach den eben angeführten Analysen bis zu 6 % der Asche betragen kann. Jedenfalls sind in letzterer die Kalisalze prävalirend, indem das Kali 32—46,5% derselben ausmacht. Daneben findet sich Natron (9—14%) der Asche), Kalk, Magnesia und Eisen; von Säuren ist die Phosphorsäure (23—38 % der Asche) vorwaltend; ausserdem finden sich Schwefelsäure, Kieselsäure und Chlor. Von organischen Bestandtheilen enthält das Fleischextract Milchsäure (2,87%), deren Gegenwart wie diejenige von sauren Phosphaten die saure Reaction des Fleischextractes bedingt, Fett, leimartige Substanz, Kreatin, Kreatinin, Inosinsäure, Sarkosin, Inosit und Ameisensäure, nach J. Weidel auch eine dem Theobromin ähnliche organische Base, das Carnin. Diese letztgenannten Substanzen, welche man in der Regel als Extractivstoffe des Fleisches zusammenfasst, sind weniger für die Wirkung des Fleischextracts als für den Wohlgeschmack der daraus bereiteten Lösungen von Bedeutung, insbesondere besitzt Inosinsäure fleischbrühähnlichen Geschmack und entwickelt beim Erhitzen auf Platinblech angenehmen Bratengeruch. Den wesentlichsten Antheil an der Wirkung des Fleischextracts auf den Thierkörper haben, wie Kemmerich 1869 zeigte, die Kalisalze desselben, und Fleischextract wirkt wie diese in kleinen Mengen pulsbeschleunigend und temperaturerhöhend, in grösseren Dosen dagegen tödtet es durch Lähmung der Herzaction. Unterstützt wird die Wirkung der Kalisalze durch das Kreatinin, welches bei subcutaner Injection ebenfalls Steigerung der Herzaction und Temperatur bedingt, die jedoch nicht so exquisit wie die durch Fleischextract bedingte ist (Bogoslowski).

Das Liebigsche Fleischextract ist zwar keineswegs als ein Nutriment oder Medicament zu betrachten, welches als vollständiges Ersatzmittel des Fleisches dienen kann und dessen gesammten Nährwerth repräsentirt; es ist jedoch offenbar das beste aller Fleischpräparate, welche zur Verwerthung wesentlicher nahrhafter Principien des Fleisches in einer die Digestionsorgane nicht beeinträchtigenden Form bis auf den heutigen Tag in Anwendung gezogen sind. Kemmerich und Mayer bewiesen die directe ernährende Wirkung des Fleischextracts durch Thierversuche, indem sich bei Fütterung mit Eiweissstoffen und Kochsalz keine Gewichtsvermehrung ergab, welche sich bei Zusatz von Fleischextract einstellte.

Man giebt das Fleischextract in der Form einer mit Kochsalz versetzten heissen, wässrigen Lösung, wobei man 2,5 Gm. auf eine grosse Tasse Bouillon rechnet. Als Tagesgabe bezeichnet Kemmerich 5,0 für den Erwachsenen; nach 3tägigem Gebrauche von 15,0 beobachtete er Herzklopfen und ekzematösen Ausschlag. Die übertriebene Anwendung bei Kindern ist jedenfalls zu widerrathen.

Fleisch, Caro. — Das als Nahrungsmittel benutzte Fleisch besteht zur Hauptsache aus den Muskelfasern, denen sich Bindegewebe, Fettzellen, Gefässe mit ihrem Inhalt, endlich auch Nervenzellen beimengen. Die Muskelfasern bestehen aus dem Sarkolemma, welches der leimgebenden Substanz nahe steht, und dem flüssigen Inhalte, der contractilen Substanz. In der Muskelflüssigkeit sind verschiedene Eiweisskörper vorhanden, zunächst das bei gewöhnlicher Zimmertemperatur gerinnende Myosin, welches sich in 10 % Kochsalzsolution und, indem es sich in Syntonin verwandelt, in verdünnten Säuren löst, ferner Kalialbuminat, Serumeiweiss, ein rother Farbstoff, dann die obengenannten Salze und Extractivstoffe, welche als Abkömmlinge der Eiweissstoffe zu betrachten sind.

Der ganze Nährwerth des Fleisches kann dem Körper nur dann zu Theil werden, wenn wir dasselbe als solches, und ohne es durch Zubereitung bestimmter Bestandtheile zu berauben, einführen. Eine solche Beraubung findet aber in gewisser Weise schon durch die gewöhnlichen Proceduren der Kochkunst statt, und so ist denn als nahrhaftestes Fleisch unstreitig das rohe Fleisch, welches fein geschabt der Einwirkung des Magensaftes keine grösseren Hindernisse entgegensetzt als gebratenes Fleisch, zu bezeichnen. Die Benutzung desselben als Nahrungsmittel für Greise und atrophische Kinder ist in hohem Grade zu empfehlen, und nur der einzige Umstand, dass der Gebrauch desselben mitunter in Folge der Verwendung finnigen Fleisches (auch im Rindfleische kommt ja der Cysticercus cellulosae vor) Bandwürmer bedingt, ist bei dem gegenwärtigen Zustande unserer Schlachthygieine als Uebelstand hervorzuheben. Nächst dem rohen Fleische ist das gebratene das beste, indem namentlich beim Braten desselben in grossen Stücken im Innern die grössere Partie des Fleischsaftes zurückgehalten wird und weil bei Anwendung nicht zu grosser Hitze das Fleisch selbst leichter im Magensaft löslich wird, während bei längerem Erhitzen auf 100^0 die Fleischfasern hornartig fest und minder leicht verdaulich werden. Diese Verhältnisse sind für den Arzt von grosser Wichtigkeit, zumal bei der Behandlung von Reconvalescenten mit schwacher Verdauung. Gekochtes Fleisch passt für dieselben nicht und ist überhaupt ein schlechtes Nahrungsmittel, da durch das Erwärmen und Kochenlassen mit Wasser eine Auslaugung des Fleisches stattfindet, durch welches demselben wesentliche Nahrungsstoffe entzogen werden. Es sind dies namentlich die Salze, von denen über 82% (Keller) in das Wasser übergehen, während nur die Erdphosphate zurückbleiben; ausserdem wird, wenn die Erwärmung langsam stattfindet, auch ein grosser Theil der Eiweissstoffe des Muskelsaftes gelöst, welcher bei Anwendung stärkerer Hitze auch der Brühe nicht zu Gute kommt, sondern sich in Flocken ausscheidet (sog. Fleischschaum, vom Volke als Mittel bei Decubitus, Intertrigo u. s. w. für sich oder mit geschlagenem Eiweiss benutzt). Die durch Kochen von Fleisch in Wasser erhaltene Flüssigkeit ist als gewöhnliche Fleischbrühe oder Bouillon, Jus, Jusculum, von der Liebigschen Fleischbrühe, Infusum carnis salitum s. Infusum carnis frigide paratum, zu unterscheiden. Die letztere stellt einen unter Beihülfe von Salzsäure gemachten kalten wässrigen Auszug von gehacktem Fleisch dar, welcher, wenn er sorgfältig bereitet wird, nicht nur die Salze, sondern auch einen grossen Theil der Eiweissstoffe, und noch dazu in gelöster Form, enthält. Dieses röthlich aussehende Präparat, welches Verdeils Bouillon fortifiante entspricht, ist ein vorzügliches Nährmittel, das, um die Fällung der Eiweissstoffe zu verhindern, kalt und ohne Zusatz von Kochsalz genossen werden muss; es hat jedoch den Uebelstand, dass es schlecht schmeckt und nur kurze Zeit haltbar ist, namentlich im Sommer sehr leicht verdirbt. Man wird deshalb in der Regel bei Kranken zur gewöhnlichen Fleischbrühe zurückkehren, deren Nährwerth durch Verrühren mit einem Ei, durch Zusatz von Kohlehydraten u. s. w. erhöht werden kann und welche gut bereitet — am besten aus gehacktem Fleisch durch nicht zu intensives Kochen nach Art des sog. Beef-tea der Engländer — ein vortreffliches Restaurationsmittel für Erschöpfte, eine Wohlthat für alle Kranken, welche feste Kost nicht ertragen, das beste Mittel zu künstlicher Ernährung bei Patienten, welche nicht schlingen können oder wollen (sitophobische Geisteskranke), darstellt. Für diese Fleischbrühe bietet nur das oben besprochene Fleischextract einen Ersatz; denn es ist im Wesentlichen nichts Anderes wie eingedickte Fleischbrühe ohne Fett und ohne Leim, wie solcher, aus dem Bindegewebe des Fleisches durch Kochen entstanden, in der gewöhnlichen Fleischbrühe sich findet. Es gewährt den Vortheil, dass es sich Jahre lang, auch unter dem Einflusse von Luft, brauchbar erhält und dass man daraus durch Zusatz von heissem Wasser und Kochsalz Bouillon von beliebiger Stärke in kürzester Zeit herstellen kann. Ueber die Vorzüge des Geschmacks der frischen Bouillon vor der aus Fleischextract zu bereitenden kann zwar wohl kein Zweifel bestehen; dass es Personen giebt, welche die in der letztangegebenen Weise gefertigte Bouillon oder Suppe, auch mit Zusatz von fein geschnittenen Daucuswurzeln oder anderem Gemüse, sich ernstlich verbitten, weiss jeder Arzt. Der Preis des Fleischextracts ist verhältnissmässig hoch; immerhin aber ist namentlich für Spitäler, in denen das gekochte Rindfleisch nicht hinreichend verwerthet werden kann, auch im Fleischextract ein Ersparungsmittel gegeben. Sicher ist Liebigs Verdienst unbestritten, aus Ländern, wo bisher das Fleisch grosser Säugethiere geradezu verloren ging und nur die Häute Verwendung fanden, auch ersteres zum allgemeinen Nutzen der Menschheit in Form des Fleischextracts verwerthet zu haben.

Für den Arzt ist die Bestimmung der Fleischsorten bei der Diät von Reconvalescenten und Erschöpften manchmal von Bedeutung. Früher hielt man das sog. weisse Fleisch (Geflügel, Kalbfleisch) für leichter verdaulich als das braune (Rindfleisch, Schöpsenfleisch). Diese Unterscheidung nach der Farbe ist vollständig unhaltbar. Man hat zunächst den Gehalt an Fett zu berücksichtigen, welches, wenn es in reichlicherer Menge vorhanden, leicht die Digestion stört, weshalb im Allgemeinen Gänse-, Schweine- und Hammelfleisch sich schlecht als Nährmittel für Reconvalescenten empfehlen. Dann kommt die chemische Zusammensetzung, welche immerhin gewisse Differenzen zeigt, wenn auch die Schwankungen verhältnissmässig enge Grenzen zeigen Bestimmend muss vor Allem der Gehalt an löslichem Albumin und an Extract sein. Von letzterem liefern die wilden Thiere im Allgemeinen mehr als die zahmen, worauf zum Theil der grosse Nahrungswerth des Wildprets beruht. Von löslichem Albumin enthält das Fleisch des Ochsen fast 2%, das des Kalbes nur 1,3%, weshalb der Nahrungswerth des Kalbfleisches ein geringerer als der des Rindfleisches ist; das Reh steht dem Ochsen nahe, das Huhn hat mehr lösliches Eiweiss (22,7 %), weshalb auch die Hühnerbouillon kraftiger ist als Rindfleischbouillon. Hiernach ist Geflügel, Wildpret und Rindfleisch (roh oder leicht gebraten) am empfehlenswerthesten. Auch Fische enthalten viel lösliches Eiweiss; doch belästigen sie oft den Magen. In allen Fällen aber kommt es, wie oben dargelegt wurde, sehr auf die Zubereitung an, und zu langes Braten vermindert stets die Verdaulichkeit. Uebrigens ist die Saftigkeit und Zartheit des Fleisches nicht nur bei einzelnen Individuen derselben Species, sondern auch bei den einzelnen Muskeln desselben Thieres in höchstem Grade verschieden.

Man hat gewissen Thieren einen besonders grossen Nahrungswerth zugeschrieben, ohne dass dafür ein stricter Beweis vorliegt. Es gilt dies von den Krebsen, sowohl Fluss- als Seekrebsen (Hummer, Garneelen), ferner von den Muscheln, Mytilus edulis L., und Austern, Ostrea edulis L, deren Genuss indess dem Magen eines Reconvalescenten schwer zusagt; namentlich rufen Krebse leicht Indigestion und Urticaria hervor, während Garneelen, Muscheln und Austern unter gewissen, noch nicht gekannten Verhältnissen geradezu giftige Eigenschaften annehmen und choleraähnliche Erscheinungen und selbst den Tod herbeiführen können. Einige Bedeutung für die Therapie hat nur die ebenfalls, vorzüglich in katholischen Ländern als Fastenspeise benutzte Weinbergschnecke, Helix Pomatium L, welche übrigens auch durch das Fressen giftiger Kräuter (Buxus, Atropa) giftig werden kann. Dieselbe galt — wie auch andere Schnecken, z. B. die grosse Waldschnecke, Arion empiricorum L. — als Heilmittel bei Phthisis und Husten, wogegen man sie in Abkochung (sog. Schneckenbouillon) oder mit Zucker (Schneckensyrup) oder als Extract (sog. Helicin) gab. Diese Mollusken gehören, wie früher analog benutzte Reptilien und Batrachier, z. B. der als Aphrodisiacum im Orient noch heute geltende Scincus marinus L., die gegen Aussatz benutzte Viper u. a. m. den Zeiten an, wo auch der Mensch als Mumia in den Reihen der Drogen figurirte. Der Curiosität halber erwähnen wir noch, dass man den Vorschlag gemacht hat, Wasserschnecken (Paludina vivipara L.) mit Arzneimitteln (Opium, Iod) zu füttern, um sie als Opiat oder Kropfmittel zu gebrauchen.

Peptone. — Besondere Aufmerksamkeit haben in der neuesten Zeit als Ersatzmittel der Eiweissstoffe die Peptone erregt, worunter man im Allgemeinen die Producte versteht, welche aus dem Eiweiss der Nahrung unter dem Einflusse des Magensaftes und des Pepsins und im Darme durch den Pankreassaft sich bilden. Obschon man eine Zeit lang die Bedeutung der Peptone für den Organismus wesentlich unterschätzte, indem man dieselben nur als in Harnstoff zerfallende Zersetzungsproducte des Eiweiss, welche zum Aufbau der Gewebe nicht nothwendig seien, bezeichnete (Brücke, Fick) oder indem man betonte, dass Eiweissgenuss auch ohne Peptonisirung der Albuminate zu Steigerung der Harnstoffausscheidung führe und dass die zur Resorption gelangenden Peptone vermöge ihrer Leichtzersetzlichkeit in den Säften zuerst zerfielen und dadurch einen Theil des circulirenden Eiweisses von dem Untergange bewahrten und so nach Art des Leims als Sparmittel wirkten (Voit), ist man doch seit den Versuchen von Plosz und Maly wiederum allgemein zu der Ueberzeugung gelangt, dass das Pepton in vollkommener Weise das Eiweiss der Nahrung zu ersetzen vermag. Der Name Pepton wird übrigens im Handel verschiedenen Producten beigelegt, die nach längerer oder kürzerer Einwirkung künstlicher Verdauungsgemische auf Eiweiss resultiren. Durch tagelange Digestion entsteht ein Körper, dem sämmtliche Eigenschaften der Fällbarkeit des Eiweiss fehlen, der nur durch Alkohol präcipitirt wird, sich in Wasser vollkommen löst, leicht diffundirt und mit Natronlauge und Kupfersulfat sich roth färbt (Pepton von Mulder). Hiervon unterscheidet sich das neuerdings bei uns vorzugsweise therapeutisch benutzte Pepton von Adamkiewicz, ein bei kürzerer (mehrstündiger) Einwirkung der Verdauungsflüssigkeit entstehendes Product, welches, ausgenommen durch Kochen, durch alle bekannten Fällungsmittel des Albumins und bei syrupöser Consistenz selbst durch Wasser gefällt wird, dessen sämmtliche Niederschläge sich aber beim Erwärmen wieder lösen. Dieses letztere Product, welches den Eiweisskörpern weit näher steht als Mulders Pepton, in welchem nach Henninger und Hofmeister bereits der Fäulniss nahestehende Zersetzungen (Hydrationen) stattgefunden haben, verweilt nach den Versuchen von Adamkiewicz kürzere Zeit im Darm als unverändertes Eiweiss, wird rascher resorbirt und unterliegt den Einflüssen des Stoffwechsels schneller, so dass die Harnstoffausscheidung schon in den ersten 12 Std. eine Steigerung erfährt, während die Indicanausscheidung nicht zunimmt. Der Vergleich der Mengen des ausgeschiedenen Stickstoffs und der Grössen der Körpergewichtszunahme bei Parallelfütterung ergab zugleich, dass das fragliche Pepton das Eiweiss an Nährwerth übertrifft. Dieses von Witte in Rostock fabrikmässig dargestellte Pepton, welches man am leichtesten aus Blutfibrin erhält und das bei zweckmässiger Darstellung kein Mulder'sches Pepton oder solches doch nur in Spuren enthält, bildet, durch Alkohol gefällt und bei etwa 30° vorsichtig getrocknet, eine spröde, gelbe und durchscheinende Masse, die zerrieben ein in Wasser, namentlich bei vorsichtigem Erwärmen lösliches, weisses, geruch- und geschmackfreies Pulver giebt. Dasselbe büsst, im trocknen Zustande längere Zeit aufbewahrt, einen Theil seiner Löslichkeit in Wasser ein; Säuren und Alkalien befördern die Löslichkeit. Auf dieses Pepton bezieht sich der von Curschmann (1879) berichtete Fall monatelanger Ernährung einer Frau durch einen künstlichen After mit täglich 4mal 50,0 Pepton, Bouillon und Nestléschen Kindermehl bis zur völligen Genesung. Bei der Darreichung des Adamkiewicz'schen Peptons ist natürlich nicht zu übersehen, dass dasselbe den Nährwerth des Fleisches erst dann repräsentirt, wenn man ihm dessen Extractivstoffe (Liebigs Fleischextract) zufügt. Für einen Erwachsenen von 70—80 Kg. Körpergewicht empfiehlt Adamkiewicz 100,0 Pepton, 300,0 Stärke, 90,0 Oel, Butter oder Schmalz und 30,0 Kochsalz mit 1 Liter Fleischbrühe vorsichtig erwärmt und schliesslich einige Male aufgekocht, tassenweise tagsüber verbrauchen zu lassen oder bei Ernährung vom Rectum aus warm mittelst eines Irrigators bis hoch in die Flexura sigmoidea zu injiciren. Zweckmässig erscheint auch die Peptonchokolade von Püschel, von der jede Tafel einen Nährwerth von 50,0 Muskelfleisch besitzen soll. Neben dem Adamkiewicz'schen Pepton ist übrigens in Frankreich, Holland und England noch viel Mulder'sches Pepton, z. B. Pepton von Sander in Amsterdam, Pepton von Catillon und Defrèsne in Paris im Handel, welche Flüssigkeiten von sehr verschiedenem Peptongehalte darstellen und hierdurch, sowie theilweise durch unangenehmes Aussehen und widrigen Geruch nicht besonders empfehlenswerth sind. Man macht daraus auch in Paris Syrupe, Weine und Elixire, statt mit Salzsäure mit Weinsäure bereitet.

Als billigen Ersatz der Peptone empfiehlt Jaworski eine Lösung von 40,0 Salzsäure, 0,5 Pepsin und 1000,0 Brunnenwasser mit 500,0 gehackten Rindfleisches Nachts über an einem warmen Orte stehen zu lassen und am Morgen noch 1000,0 Brunnenwasser und Küchengemüse hinzuzufügen und das Ganze 1 bis 2 Std. zu sieden, nach dem Zerfliessen des Fleisches in Butter geröstetes Mehl zuzufügen und noch einmal aufzukochen, dann vor dem Gebrauche von einer Lösung von 40,0 Natriumcarbonat in 100,0 Wasser unter stetem Umrühren so lange zuzugiessen, bis kein Brausen mehr eintritt und der saure Geschmack aufhört. Auch dieses billige, im Geschmack gewöhnlicher Fleischbrühe ähnliche Peptonnährmittel kann per anum gereicht werden. Gebräuchlicher als diese Mischung sind übrigens für die Ernährung vom Mastdarm aus die ebenfalls hierhergehörigen Pankreasklystiere von Leube, ein Gemisch von 3 Th. höchst fein zerhacktem Rindfleisch mit 1 Th. Pankreas vom Rinde oder Schweine, mit heissem Wasser zu dünnem Brei verrührt. Die Möglichkeit, durch pankreatisirtes Fleisch im Klystier Kranke mit Oesophagusstricturen monatelang in genügender Weise zu ernähren, ist neuerdings mehrfach durch Sée nachgewiesen, doch tritt schliesslich stets Proctitis ein, welche die Fortsetzung der Klystiere und damit die Erhaltung des Lebens unmöglich macht.

Ein beachtungswerthes Fleischpräparat bildet auch Leubes Solutio carnis, Fleischsolution, welche durch mehrstündiges Kochen von gehacktem Fleisch im Papinschen Topfe in mit Salzsäure versetztem Wasser erhalten wird und die Fleischalbuminate in Syntonin und theilweise in Peptone übergeführt und die Muskelbündel in feinen Detritus verwandelt enthält. Dieselbe eignet sich nach Leube als vorzügliches Nährmittel bei organischen Erkrankungen des Magens, namentlich in frischen Fällen von Magengeschwür, als ausschliessliches Nutriens für sich oder in Bouillon (auch mit Extr. carnis). Auch bei manchen Formen der Dyspepsie, wo der Magen der Ruhe bedarf, empfiehlt sich dies Präparat.

Blut, Sanguis. — Von der immer mehr Bedeutung für die Therapie gewinnenden Transfusion abgesehen, nimmt das Blut als Medicament ziemlich untergeordnete Bedeutung ein, was sich zum Theil wohl daraus erklärt, dass grössere Mengen von Blut innerlich eingeführt in den meisten Fällen nur ungern und mit Widerwillen von Kranken genommen werden. Dass das Blut unserer verschiedenen Hausthiere (Säugethiere, Vögel) nicht unbedeutenden Nährwerth besitzt, bedarf keiner Erwähnung, und die Versuche, dasselbe aus Schlachthäusern als Nahrungsmittel in Form von Suppen (Glück) für die ärmere Bevölkerung zu benutzen, verdienen gewiss Aufmunterung. In wie weit das Blut bei Erschöpften, Chlorotischen, Blutarmen besser wirkt als Fleischpräparate, Milch und Eisen, ist jedoch nicht abzusehen. Man hat aus Blut verschiedene Präparate hergestellt, unter denen das im Wasserbade verdampfte Ochsenblut als Extractum sanguinis bovini, welches bei Rachitis, Scrophulose und Atrophie im kindlichen Lebensalter zu 0,5—4,0 3—4mal täglich in Pulverform verordnet wird (Mauthner), am meisten Bedeutung gewonnen hat; doch löst sich das Präparat schlecht in künstlichem Magensafte und kann selbst zu Digestionsstörungen führen. Aehnlich sind die aus Hammelblut mit Zusatz von Natriumphosphat dargestellten Capsulus hématiques von Foy. Tabourin hat neuerdings sein durch Digestion des ausgepressten Blutkuchens mit angesäuertem Alkohol, Ausfällen mit Alkali und Reinigen erhaltenes Haematosin (Haemoglobin) als leicht verdauliches Eisenpräparat bei Chlorose und Anämie empfohlen. Ueber die Verirrungen der Volksmedicin, welche das frische Blut Hingerichteter gegen Epilepsie und das Menstrualblut junger Mädchen gegen Warzen empfahl, haben wir Grund, den Mantel der Barmherzigkeit zu hüllen.

Ova gallinacea, Hühnereier, Eier. — Die Eier von Phasianus gallus L. s. Gallus domesticus Temm. bestehen, von der vorzüglich Calciumcarbonat enthaltenden Schale (Testa) und der Schalenhaut (Pellicula) abgesehen, aus dem Eiweiss, Albumen ovi, und dem Eigelb oder Eidotter, Vitellus ovi. Hartgesottene Eier geben 11 % Schale, 32 % Dotter und 57 % Eiweiss. Das Hühnereiweiss enthält 86—87% Wasser und 13—14% feste Bestandtheile; letztere bestehen zum grössten Theile aus löslichem Albumin mit wenig Fett, Zucker und löslichen Chloralkalien, neben welchen sehr geringe Mengen von Carbonaten und Sulfaten vorhanden sind. Der Eidotter enthält nur 50% Wasser, ausserdem 16% Eiweiss (sog. Vitellin und Albumin) und 30% in Aether lösliche fette Körper und Farbstoffe, sowie $1^1/_2$% anorganische Substanzen, welche überwiegend aus Phosphaten bestehen. Das Eierfett ist phosphorhaltig und giebt bei Behandlung mit Mineralsäuren Phosphorglycerinsäure.

Der Nahrungswerth der Eier macht dieselben in rohem oder weichgekochtem Zustande zu einem auch für Kranke, zumal Kinder, geeigneten Nährmittel, mit welchem man sogar in den ersten Lebensperioden die Milch ersetzen wollte, wo diese wegen bestehender Magensäure und Durchfälle nicht passt (Jolly). Indessen werden grössere Mengen Eier, selbst weichgekochter, häufig nicht gut ertragen und scheinen dieselben, namentlich in kindlichem Lebensalter, nur in fein vertheiltem Zustande mit Fleischbrühe verrührt, passend. In England gelten rohe Eier als Mittel bei Ikterus.

Das Hühnereiweiss findet medicinische Verwendung als Gegengift bei den meisten kaustischen Stoffen, am zweckmässigsten in der Form der von Orfila vorgeschlagenen Aqua albuminata (4—8 Eier auf 1—2 Liter lauwarmes Wasser). Da Eiweiss sowohl mit Basen als mit Säuren sich verbindet, kann es gegen Mineralsäuren, ätzende Alkalien und die meisten Metallsalze in Anwendung gezogen werden. Ferner dient Eiweiss als demulcirendes Mittel bei Ruhr und Durchfällen (zu 10—20 Eiern pro die mit 1 Liter Wasser innerlich und im Klystier) und äusserlich bei Verbrennungen, Decubitus u. s. w. (mit Fetten als Liniment oder zu Schaum geschlagen mit etwas Branntwein). Ferner ist es gegen Intermittens (zu 2—3 Eiweiss mit Zimmtpulver) von Séguin, hie und da auch bei Ophthalmie benutzt. Mehr Bedeutung hat es pharmaceutisch zum Klären trüber Flüssigkeiten und zur Darstellung verschiedener Metallalbuminate (Eisenalbuminat, Sublimatalbuminat).

Der Eidotter dient medicinisch vorzugsweise als Demulcens bei Anginen und katarrhalischen Affectionen der Luftwege (mit Syrup, Honig oder heissem Zuckerwasser) und ist als Nutriens, mit Zucker, Milch oder Fleischbrühe verrührt, von vorzüglichem Werthe, da er auch von Kranken tolerirt wird, welche andere Nahrungsmittel nicht ertragen. So giebt man ihn bei Magenkrebs, Phthise, auch bei heftigen Durchfallen im kindlichen Lebensalter mit günstigem Erfolge. Man verbindet ihn bisweilen mit Zimmt- oder Pfefferminzwasser, auch mit Wein oder Franzbranntwein, letzteres z. B. in der Mixtura Spiritus Vini Gallici (aus āā 120,0 Sp. V. Gall. und Zimmtwasser, 2 Eidottern, 15,0 Zucker und 2 Tropfen Zimmtöl bestehend und esslöffelweise gegeben). Mit Wasser verrührt und etwas Kochsalz versetzt bildet Eidotter den sog. Potus antatrophicus. Aeusserlich dient Eigelb bei Verbrennungen und Excoriationen entweder für sich oder mit fetten Oelen, z. B. mit āā Baumöl als Linimentum e vitello ovorum, wogegen man früher auch das aus dem gekochten Dotter durch Pressen erhaltene dickflüssige Eieröl, Oleum ovorum, das auch bei Hornhautgeschwüren Verwendung fand, benutzte. Pharmaceutisch wird Eidotter zum Emulgiren von Harzen oder Oelen gebraucht, wobei 1 Th. etwa $^1/_2$ Th. Gummi Arabicum gleich kommt. Zur Darstellung von Salben, wozu man sowohl rohes als gekochtes Eigelb verwerthete, ist er minder zweckmässig, weil er leicht auf der Haut auftrocknet und dadurch unbequem wird.

Die Eierschalen sind innerlich als säuretilgendes Mittel, auch gegen Hustenreiz und bei Lithiasis benutzt. Die Schalenhaut rühmte Hennemann bei Ischurie zur Bedeckung der Glans, auch dient sie zum Schutze von Schnittwunden und Verbrennungen ähnlich wie Spinngewebe und analoge Substanzen.

Serum lactis, Molken. — Die Molken oder süssen Molken bilden, in ähnlicher Weise wie das Fleischextract sich zum Fleische verhält, keinen vollständigen Ersatz für das zu seiner Darstellung benutzte Material, die Milch, welche hinsichtlich ihres Nährwerthes einen ausserordentlich hohen Rang einnimmt. Auch die Molken enthalten nur die Nährsalze der Milch, welche wie beim Fleisch vorzugsweise aus Kalisalzen und Alkali- und Erdphosphaten bestehen, neben Milchzucker und können deshalb auch zur Ernährung des gesunden und kranken Organismus nur als Unterstützungsmittel bei gleichzeitiger gehöriger Zufuhr von Albuminaten und Kohlehydraten dienen. Nach Valentin enthalten Kuhmolken 93,3 % Wasser, 1,08 % Albumin, 5,1 % Milchzucker, 0,1 % Fett und 0,59 % Salze und Extractivstoffe; die Ziegenmolke ist ärmer an Milchzucker, dagegen reicher an Fett (0,37) und an Salzen (0,58), die Schafmolke ihrem Salzgehalt nach etwa der Ziegenmolke gleich, aber von geringerem Fettgehalte (0,25), dagegen bedeutend reicher an Eiweissstoffen (2,13).

Die officinelle Molke wird in der S. 183 angegebenen Weise aus der Kuhmilch vermittelst Lab dargestellt und bildet eine gelblichweisse, süsslich-salzig, nicht sauer schmeckende Flüssigkeit. Der bei Behandlung von Milch mit Kälberlab resultirende Labkäse hat durch Küchenmeister bei Indigestion und Diabetes Empfehlung gefunden.

Genaue Untersuchungen über die Wirkungen der Molken bei Gesunden, namentlich in Hinsicht auf den Stoffwechsel, liegen bis jetzt nicht vor.

Dass die Molken bei Thieren nicht als ausschliessliches Nahrungsmittel dienen können, ist durch directe Versuche erwiesen (Lebert). Bei gesunden und kranken Menschen sieht man nach Mengen unter 100,0 selten ausser Beschleunigung der Peristaltik irgend einen Effect; grössere Mengen (500,0—1000,0 bis 1500,0) rufen oft Störung des Appetits und der Verdauung, mitunter Leibschmerzen und stärkeren Durchfall hervor. Die eingeführte grosse Wassermenge führt natürlich auch zu Vermehrung der Uropoëse und (da Molken warm getrunken werden) auch der Diaphorese.

Die Molken finden ihre hauptsächlichste Verwendung curmässig bei chronischen Krankheiten der Respirations- und Verdauungsorgane (sog. Molkencuren), welche man meist in besonderen Curanstalten, selten in der Heimath des Kranken durchmachen lässt; seltener bei acuten Leiden der Athemwerkzeuge (Bronchitis, Keuchhusten) oder bei Fieber.

In dem letzteren Falle dürften die sog. sauren Molken und Tamarindenmolken den Vorzug verdienen, während zur Cur im Allgemeinen nur die süssen Molken benutzt werden. Derartige Molkencuren lässt man am zweckmässigsten an Orten durchmachen, wo gleichzeitig ein günstiger Einfluss des Klimas zu hoffen steht. Man wählt deshalb sog. Sommerfrischen, wie sie theilweise die Alpen und Voralpen, theils aber auch unsere deutschen niedrigen Gebirge bieten. Besucht sind besonders Curorte in dem Canton Appenzell (Gais, Heiden, Weissbad, Wolfshalden) und einige andere Schweizer Molkencurorte (Horn, Rorschach, auch Interlaken), in Oesterreich Partenkirchen und Ischl, in Deutschland Kreuth und Reichenhall, Streitberg, Harzburg, Rehburg, Salzschlirf, Salzbrunn, Reinerz u. a. m. In den meisten dieser Orte dient die Milch von Kühen oder Ziegen zur Molkendarstellung, in Schlesien vielfach Schafmilch, ohne dass die Wirkung durch die Abstammung irgendwie beeinflusst würde. Uebrigens sind die meisten Badeörter jeder Art auch mit Vorrichtungen für Molkencuren versehen.

Dass die günstige klimatische Lage und die gesunde Luft an solchen Orten oft mehr thut als die Zufuhr der Molken, wenn Schwindsüchtige bei ihrem Gebrauch an Körpergewicht zunehmen, hat Lebert neuerdings betont und die Absurdität hervorgehoben, welche darin liegt, die leichtverdauliche Milch des grössten Theiles ihrer Nahrungsstoffe zu berauben, um sie so deteriorirt den Kranken zuzuführen. Diese Bemerkungen sind nicht ohne Werth, und ein nationalökonomischer Grund, wie beim Fleischextract, ist bei dieser Separation der Salze vom Caseïn u. s. w. nicht vorhanden. Dass Molken besser ertragen werden als Milch, ist ebenfalls nicht der Fall; bei den in Molkencuranstalten genossenen Mengen von 500,0—1000,0 täglich tritt häufig Inappetenz, Magen- und Darmkatarrh ein. Ein besonderer Einfluss auf den Hustenreiz ist nicht ersichtlich, die diaphoretische Action, welche das Trinken der grossen Menge warmer Flüssigkeit erzeugt, führt öfters zu Erkältungen. Ganz contraindicirt sind die Molken bei Anwesenheit disseminirter oder confluirender pneumonischer Herde oder bei Cavernen, überhaupt in Fällen, wo die Ernährung in irgend höherem Grade beeinträchtigt ist.

So scheint es allerdings gerechtfertigt, in vielen Fällen, wo Molken Verwendung finden, sie durch Milch zu ersetzen. Eher könnten sie noch, was hier und da geschieht, bei einfacher knapper Kost Nützliches für Individuen mit Plethora abdominalis oder Gicht leisten. Der Gebrauch kühler Molken bei Erkrankungen der Atrioventricularklappen oder Ostien nach mehr ausgebildeter Compensation zur Beseitigung einer bestehenden Tendenz zur Obstipation führt oft nicht zum Ziele (Nothnagel). Das Heer sonstiger Krankheiten, Dyskrasien und Diathesen, wogegen Molken gebraucht werden, ut aliquid fecisse videamur, braucht hier nicht erwähnt zu werden.

Die Anwendung der Molken muss längere Zeit, nicht unter 4—6 Wochen geschehen. Man lässt sie warm und (wie Mineralwasser) des Morgens nüchtern gläserweise auf der Promenade, nicht gut mehr als 100,0 auf einmal, nach $1/4 - 1/2$ stündiger Promenade eine weitere Quantität, anfangs nur 1 Glas, später mehr, selten mehr als 1000,0 im Tage trinken. Meist werden Molken anfangs nicht gut ertragen und erregen Uebelkeit, Indigestion und Kopfschmerz; in manchen Fällen hilft hier der Zusatz von kohlensäurehaltigen Mineralwässern. Man kann die Molke auch direct mit Kohlensäure imprägniren (sog. Serum lactis carbonico-acidulum). Bisweilen macht man sie auch zum Träger von Medicamenten, z. B. durch vorsichtigen Zusatz von Stahlwässern oder Kräutersäften. Tritt unter dem Gebrauche der Molken Diarrhoe ein, so setzt man aus oder giebt die Molke mit aromatischen Zusätzen (Aq. Cinnamomi) oder Alaunmolken; Obstipation wird durch Bitterwässer oder durch Zusatz von Milchzucker zur Molke beseitigt.

Die Anwendung von Molken zu angeblich kräftigenden und beruhigenden Bädern ist gewiss überflüssig; ebenso die in Klystieren und Gurgelwässern (bei chronischer Pharyngitis). Einzelne rathen Aufschnupfen der Molken bei chronischer Coryza an.

Milch, Lac. — Die Milch, bekanntlich ein Product der Drüsenzellen der Milchdrüsen, besteht wie das Blut aus Plasma und Körperchen, den vorzugsweise aus Fett gebildeten Milchkügelchen. Sie ist ein Gemenge von Albuminaten, vorzugsweise Caseïn (Kalialbuminat), Fett, Milchzucker und anorganischen Salzen. Diese Bestandtheile wechseln bei den einzelnen Thierarten. Die Frauenmilch enthält 88 % Wasser, 2,8 % Caseïn, 3,6 % Fett (Butter), 4,8 % Milchzucker und 2,4 % Salze; die Milch der hauptsächlich zur Milchproduction verwendeten Säugethiere ist im Allgemeinen reicher an festen Stoffen überhaupt und an Fetten und Albuminaten insbesondere, ärmer an Wasser und Milchzucker. Die Kuhmilch enthält durchschnittlich fast das Doppelte von Albuminaten (5,4 %), dagegen nur 4 % Milchzucker; ähnlich verhalten sich Ziegenmilch und Schafmilch. Näher stehen der Frauenmilch die Milch der Eselinnen und Stuten, die sogar weniger (2,0 resp. 1,6) Albuminate und (5 %) Milchzucker enthalten. Die Asche der Frauenmilch enthält 26 % Chlorkalium und 21,4 % Kali auf fast 11 % Chlornatrium, sowie 19 % Phosphorsäure; die Asche der Kuhmilch ist ähnlich zusammengesetzt, enthält jedoch dem höheren Eiweissgehalte entsprechend bis 29 % Phosphorsäure. Die Fette der Milch, welche in der Kuhmilch die Glyceride der Butinsäure, Stearinsäure, Palmitinsäure, Myristinsäure und Oelsäure bilden, variiren erheblich nach Art der Nahrung und scheinen sich auch beim Stehen an der Luft durch Zerspaltung der Albuminate zu vermehren (Ssubotin, Hoppe-Seyler). Durch längeres Stehen scheiden sich die Milchkörperchen als sog. Rahm, Cremor, ab, welcher beim Volke als Mittel bei Excoriationen, gesprungenen Lippen u. s. w. in Ruf steht, zumeist aber in bekannter Weise zu Butter verarbeitet wird. Das Liquidum, welches aus dem Rahm nach dem Buttern zurückbleibt, ist die sog. Buttermilch, Lac ebutyratum, welche in ihrer Beschaffenheit variirt, je nachdem der Rahm vor oder nach dem Sauerwerden der Milch abgehoben wird. Unter dem Einflusse von Pilzen, wie zuerst v. Hessling nachwies, verwandelt sich Milchzucker in Milchsäure, welche das Caseïn coagulirt. Ist der Rahm, wie es meist geschieht, in dieser Periode entfernt, so stellt die Buttermilch eine Lösung von Milchsäure mit Beimengung von Caseïn und Salzen und meist auch kleinen Klümpchen Fett dar, während bei Anwendung von süssem Rahm die Milchsäure durch Milchzucker vertreten wird. Das Mittel wird selten von Aerzten verordnet, führt in grösserer Menge gelinde ab und wird, so weit meine Erfahrung reicht, fast immer gut ertragen. Man kann es ohne Scheu und mit vielem Nutzen als kühlendes und nährendes Getränk bei Fieberkranken, Reconvalescenten, Phthisikern u. s. w. geben.

Die sog. saure oder dicke Milch kann als kühlendes Mittel bei febrilen Zuständen gereicht werden, natürlich mit Vorsicht. Preyer will sie als schlafmachendes Mittel gereicht wissen. Das ausgeschiedene und gereinigte Caseïn hat Jozeau zum Ueberziehen von Pillen empfohlen.

Die süsse Milch wird vielfach als Nahrungsmittel für Kranke und zu sog. Milchcuren benutzt, bei denen insgemein die Kuhmilch angewendet wird, der man nur in seltenen Fällen andere Milchsorten substituirt. Die vorzüglich nährenden Eigenschaften, welche man z. B. der Milch der Eselinnen zuschreibt, die als besonders heilsam für Tuberculose beim Volke in Ruf steht, gehen aus der chemischen Analyse nicht hervor, welche darin einen geringeren Gehalt an Albuminaten nachweist; vielleicht ist sie leichter verdaulich als Kuhmilch. Für den Erwachsenen scheint die Milchsorte ziemlich irrelevant, nicht aber für den Säugling, dem die Muttermilch bekanntlich nicht ohne Weiteres durch Kuhmilch ersetzt werden kann, die vielmehr wegen ihres reicheren Gehaltes an festen Stoffen eines grösseren Wasserzusatzes bedarf und welcher, da in ihr die Albuminate in viel festeren Klumpen coaguliren als in der Frauenmilch, auch eine geringere Menge von Natrium oder Kalium carbonicum zweckmässig zugefügt wird. Selbst geringer Zusatz von Milchzucker ist hier empfehlenswerth.

Methodische Milchcuren kommen besonders bei Phthisis und Bronchoblennorrhoe, bei Lungenemphysem, bei Kachexie in Folge überstandener schwerer Krankheiten (Intermittens, Typhus, profuse Suppurationen), bei Chlorose (hier manchmal mit höchst eclatantem Erfolge), ferner bei chronischen Krankheiten des Magens und der Leber, auch bei hartnäckigen Innervationsstörungen (Hysterie, Hypochondrie), endlich bei Diabetes und Hydrops (Karell) in Anwendung.

Im Allgemeinen erklärt man lebhafteres, continuirliches Fieber und das Vorhandensein von Digestionsstörungen als die Vornahme der Milchcuren contraindicirend, doch ist es Thatsache, dass selbst in acuten fieberhaften Krankheiten, namentlich bei etwas protrahirterem Verlaufe, der Genuss der Milch sehr wohl tolerirt wird und der Kräfteabnahme entgegenwirkt, dass beim Ulcus ventriculi — vielleicht von der Fleischsolution abgesehen — kein Mittel geeigneter ist, eine Vernarbung der Geschwüre zu fördern, als die Milch, dass endlich bei hartnäckigen Magen- und Darmkatarrhen ausschliessliche Milchdiät oft zum Ziele führt. Milch ist zu Curen für solche Kranke besonders empfehlenswerth, bei denen jede Indigestion mit grösster Sorgfalt zu meiden ist (Krahmer). Beim Hydrops bewährt sich die Milch sowohl bei vorgeschrittenen Herz- und Leberleiden als bei Morbus Brighti (Karell). Bei solchen Milchcuren ist es offenbar von Wichtigkeit, mit kleinen Mengen zu beginnen, etwa nach Karells Vorgange mit 3—4mal täglich $^{1}/_{3}$—1 Kaffeetasse voll (60,0—120,0) abgerahmter Milch, die man in bestimmten Intervallen nehmen lässt, und allmälig erst zu steigern, so dass z. B. nach 14 Tagen schon 2 Flaschen im Tage consumirt werden. Die Cur ist meist anfangs mit Verstopfung verbunden, die man mit Wasserklystieren oder einer Dosis Ol. Ricini oder Rheum, auch durch den keineswegs schädlichen Genuss von gekochtem Obst. beseitigt. Verlangen nach consistenter Speise wird durch nicht ganz frische Semmel gestillt. Nach Karell soll die Milchcur sich nicht allein bei kachektischen Individuen, sondern auch bei robusten, zu Congestion geneigten Personen als Entziehungscur qualificiren.

In manchen Fällen benutzt man die Milch im erwärmten Zustande, um als Träger einer erhöhten Temperatur diaphoretisch und expectorirend zu wirken. So lässt man Kranke mit Bronchialkatarrhen oft die frisch gemolkene (kuhwarme) Milch trinken oder verordnet lauwarme Milch mit Selterswasser; ja man gebraucht sie auch noch stärker erwärmt bei acuter Laryngitis (Pseudocroup) mit Zucker als ein nicht selten zu leichtem Magenkatarrh führendes Diaphoreticum. In solchen Fällen leistet sie natürlich nicht mehr als erwärmtes Wasser.

Als Nahrungsmittel empfiehlt sich die Milch bei Kindern von 2—6 Jahren und darüber besonders bei bestehender Tendenz zu Diarrhoe, wo die stopfende

Wirkung noch durch Zumengung von mucilaginösen Stoffen oder Kalkwasser sich erhöhen lässt. Als flüssiges Nahrungsmittel empfiehlt sich die Milch zur Fütterung sitophobischer Geisteskranker. Die Einspritzung von Milch in die Venen bei Cholera (Bovell, Herapath) hat keine befriedigenden Resultate geliefert.

In besonderem Ansehen steht die Milch beim Volke als Antidot bei Vergiftungen. Ist sie auch kein Antidotum universale, so kann sie doch dem Eiweisswasser an die Seite gestellt werden, indem ihre Eiweissstoffe gerade so gut wie Hühnereiweiss mit Säuren, Alkalien und Metalloxyden sich zu verbinden vermögen. Sie passt somit vorzugsweise bei ätzenden Giften; aber auch bei den Intoxicationen mit solchen scharfen Stoffen, zu denen das Caseïn keine chemische Affinität besitzt, ist sie als Protectivum der Schleimhäute oft von Nutzen. Bei Vergiftung mit Phosphor und Cantharidin ist Milch zu meiden oder doch höchstens abgerahmt zu geben.

Aeusserlich ist die Milch als Nutriens in Bädern versucht, natürlich ohne Erfolg, da von der Haut keine Aufsaugung des Caseïns stattfindet. Im Klystier gegen Oxyuris und als demulcirendes Mittel bei Stomatitis und Angina (in Collutorien und Gargarismen), bei Entzündung des Meatus auditorius (Injection), bei Excoriationen, Ekzem und Impetigo (Kataplasmen), bei Ophthalmie (Collyrien) ist Milch ohne jeden Vorzug.

Abgerahmte Milch wird von Weir Mitchell kalt oder warm als ausschliessliche Nahrung bei gastrischen Störungen, Hydrops in Folge von Malaria und Nierenaffectionen und bei Nervenkrankheiten gebraucht, wobei er mit 1—2 Esslöffeln alle 2 St. beginnt und an den beiden folgenden Tagen um 1 Esslöffel steigt. Diese absolute Milchdiät wird 3 Wochen hindurch fortgesetzt und bei hartnäckiger Verstopfung die abgerahmte Milch mit gewöhnlicher vertauscht. Donkin rühmt curmässigen Gebrauch abgerahmter Milch bei Diabetikern.

Der Milchrahm ist von Biedert und Kehrer im Gemenge mit Wasser oder Milch und Milchzucker in verschiedenen Verhältnissen bei chronischen Verdauungsstörungen der Kinder empfohlen.

Wir erwähnen noch die medicamentöse Milch, welche man entweder durch Mischen von Milch mit verschiedenen Arzneikörpern (z. B. Iod, Scammonium) oder in der Weise erzielte, dass man Ziegen oder Kühe active Medicamente (Iodkalium, Iodnatrium, Quecksilber, Arsen) beibrachte und deren Milch Kranken verabreichte (Labourdette u. A.). Da die Milch in allen Fällen nur einen geringen Bruchtheil der in den Organismus gelangten Medicamente eliminirt, scheint das Verfahren irrationell, zumal die Thiere, wenn sie grössere Mengen der betreffenden Stoffe erhalten, erkranken und schlechte oder gar keine Milch produciren. Die aus der Milch im Haushalt darzustellenden Getränke und Suppen können, wie der aus Süssmandeln, Milch und Zucker bereitete Syrupus lactis amygdalatus, hier übergangen werden.

Milchextract, condensirte Milch; Extractum lactis. — Zur Darstellung einer guten Milch, besonders in Städten, wo unverfälschte Kuhmilch schwer zu beschaffen ist, dient die zuerst in Amerika (Borden), jetzt in der Schweiz en gros fabricirte, durch Versetzen mit Zucker und vorsichtiges Abdampfen bereitete condensirte Milch, welche zur Benutzung natürlich mit Wasser verdünnt wird. Das früher gebräuchliche Lactolin, sowie de Lignacs Milchconserve sind dadurch völlig verdrängt.

Kumiss, Kumys. — Mit diesem Namen wird ein von den Kirgisen aus der durch ihren Zuckerreichthum besonders leicht zur Gährung neigenden Stutenmilch dargestelltes und als berauschendes Mittel benutztes gegohrenes Getränk bezeichnet, welches in der neueren Zeit als Schwindsuchtsmittel einen besonderen Ruf erlangt hat. Der echte Kumys bildet eine weissliche Flüssigkeit von säuerlichem, etwas an Pferdeausdünstung erinnerndem Geruche und prickelndem, angenehm säuerlichem Geschmacke mit süssmandelartigem Nachgeschmacke, welche nach dem Genusse Aufstossen von Kohlensäure erregt. Derselbe enthält neben den sämmtlichen Bestandtheilen der Stutenmilch auch Alkohol und Kohlensäure, welche nach dem Alter des Getränkes, in welchem die Gährung fortschreitet, in verschiedener Menge vorhanden sind. In frischem Kumys aus Steppenstutenmilch finden sich 1,65% Alkohol, 2,05% Fett, 2,2%

Milchsäure, 1,2% Milchzucker, 0,28% Salze und 0,78% Kohlensäure, in älterem 3,23% Alkohol und 2,92% Milchsäure (Hartier). Mit der Dauer der Gährung nehmen Alkohol und Milchsäure stets zu, so dass ersterer am ersten Tage 1,2 und am 9ten 1,9% beträgt; der Milchzucker nimmt stetig ab, während die Kohlensäure anfangs steigt, später sich etwas vermindert (Biel). Nach Dochmann enthält Kumys neben Parapepton des Caseïns auch Pepton, dessen Menge nach 70stündiger Gährung 4,84% beträgt und bei Zusatz von Pepsin zu gährender Stutenmilch schon nach kürzerer Zeit zu der gleichen Höhe steigt. Nach Stahlberg ist es zur Production eines guten Kumys nothwendig, nicht arbeitende Steppenstuten zu verwenden, nicht aber Zugpferde, da die Milch solcher viel weniger locker gerinnende Coagula von Caseïn liefert; dagegen ist eine besondere Fütterung, etwa mit Stipa pennata der Steppe, nicht nothwendig, weshalb echter Kumys, wie dies die Heilanstalten Stahlbergs in Moskau und Wiesbaden beweisen, auch anderswo producirt werden kann. Nach Stahlberg erregen kleine Mengen (2—3 Glas) ein Gefühl von Kälte im Magen, dem bald angenehme Wärme folgt, ferner geringe Pulsbeschleunigung und geringe Anregung der geistigen Functionen (Fröhlichkeit, Leichtigkeit der Bewegungen). Mittlere Gaben (2—3 Flaschen pro die) vermehren den Appetit, bedingen deutlichere Pulsbeschleunigung und anfangs vermehrtes, später seltneres und tieferes Athmen. Grössere Mengen (4 Flaschen und mehr) bedingen ein Gefühl der Sättigung, so dass Bedürfniss nach fester Speise nicht mehr existirt. Ganz frischer Kumys regt den Stuhlgang an und bedingt Borborygmen, über 3 Tage alter wirkt verstopfend. Die Diurese wird durch Kumys erheblich gesteigert. Harnstoff und Phosphorsäureausscheidung nehmen zu, während die Harnsäure abnimmt. Die Temperatur sinkt. Bei Anwendung grösserer Mengen tritt in der Regel auch ein geringer Grad von Trunkenheit ein, welche entschiedene Neigung zum Schlaf bedingt, die, wie Unlust zu körperlichen Arbeiten, in der Regel während der Kumyscur constant ist; Schlaflosigkeit scheint nur ausnahmsweise vorzukommen. Constante Erscheinungen während der Kumyscur sind vermehrte Füllung der Hautcapillaren (Rosafärbung des Gesichtes, sog. Kumysteint) und rasche Zunahme des Körpergewichtes und Ablagerung von Fett im Unterhautzellgewebe, bei Frauen auch profusere Menstruation. Das Gesammtbild der Erscheinungen ist aus der combinirten Wirkung der Nährstoffe der Milch und des Alkohols (Abnahme der Temperatur) zu erklären. Nach Stahlberg sind Kumyscuren bei allen Krankheiten, welche durch Verbesserung der Blutmasse geheilt werden können, indicirt; so bei Anämie und Blutverlusten, übertriebener Lactation, profusen Eiterungen, acuten Krankheiten und Strapazen, ferner bei Chlorose, Scorbut, Hysterie und Hypochondrie auf anämischer Basis, endlich bei Adynamie in acuten Krankheiten, sowie bei Hypersecretion von Schleimhäuten (Magen- und Darmkatarrhen, Bronchialkatarrhen). Bei der Schwindsucht ist die Beschränkung der Secretionen und die vorzügliche nutritive Wirkung des Kumys der Grund der Besserung; der locale Process wird weniger beeinflusst, obschon Schrumpfung von Cavernen danach beobachtet sein soll. Diffuse käsige Infiltrate und Affectionen des Herzens, der Nervencentren, Nieren und Leber contraindiciren die Cur, nicht aber Haemoptysis. Die Cur erfordert Meiden ernster Beschäftigung, vielen Aufenthalt in freier Luft und in der Sonne, leicht verdauliche, nahrhafte Kost und viel Schlaf. Der Kumys muss in grösseren Mengen genommen werden. Meist beginnt man mit einer Flasche täglich, 1 bis 2stündlich ein Glas voll, und steigt allmälig um $1/_2$ bis zu 5 Flaschen täglich. Man trinkt ihn warm, jedoch nicht wärmer als 32°. In wie weit die aus andern Milcharten, vielfach unter Zusatz von Milchzucker, dargestellten Surrogate des Kumys (sog. Milchwein von With a. a. m.) den echten Kumys zu ersetzen vermögen, muss die weitere Erfahrung lehren. Schwalbe empfiehlt zur Bereitung von künstlichem Kumys 100 Ccm. condensirte Schweizermilch mit wenig kaltem Wasser gelöst, 1,0 Milchsäure, 0,5 Citronensäure in wässriger Lösung, 15,0 Rum und 1000—1500 Ccm. Wasser mit Kohlensäure imprägnirt in einer warmen Flasche 2—4 Tage stehen zu lassen, bis starke Schaumbildung und feine Gerinnung des Caseïns eintritt. Lewschin bereitet künstlich Kuhkumys durch Lösen von 500,0 Milchzucker in 3000,0 Wasser, Mischen von 1000,0 mit 3000,0 sorgfältig abgerahmter, nicht saurer Milch, Zusatz von $1/_2$ Flasche schon fertigen Kumys und Hinstellen der Mischung bei 20—23°, bis Kohlensäurebläschen sich entwickeln, worauf man den Rest der Milchzuckerlösung und noch 6000,0 gut abgerahmte Milch zufügt und die Masse alle $^1/_4$—$^1/_2$ Std. schlägt, wonach man dieselbe in gut zu verstöpselnde und verbindende Flaschen bringt, die man anfangs 6—8 Std. bei 20—24°, dann an einem kühlen Orte aufbewahrt.

Oleum jecoris aselli, Oleum Morrhuae; Leberthran.

Der Leberthran ist das aus den Lebern verschiedener im Atlantischen Ocean lebender Fische aus der Gattung Gadus, vorzüglich des als Fastenspeise in katholischen Ländern vielgebrauchten, als Stockfisch oder Laberdan bekannten Kabliaus, Gadus Morrhua L., und des jetzt als jugendliche Form des Kabliaus erkannten Dorsches, Gadus Callarias L., gewonnene flüssige Fett.

Der bei uns benutzte Leberthran stammt vorzugsweise aus Norwegen; nur selten kommt Thran aus Newfoundland oder andern Gegenden zu uns. An den Norwegischen Küsten (Finmarken, Norrland) und besonders an den Lofodinischen Inseln scheinen, vielleicht mit Ausnahme einer kleinen Quantität Schellfische, Gadus Aeglefinus L., nur die genannten Fische benutzt zu werden, nicht aber Gadus carbonarius, der Köhler, G. Pollachius, G. Merlangus u. a. Gadus-Arten. Die Bereitung fällt in die Monate Februar bis Mai, wo der torsk, wie Gadus Morrhua (im Gegensatze zu dem kleinen Dorsch, smaatorsk, unserm Dorsch) heisst, in beträchtlichen Mengen an den Norwegischen Küsten sich aufhält. Nach der Bereitungsart sind zwei Sorten, der sog. Fabriktbran und Bauernthran (Privatindustriethran), zu unterscheiden, von denen ersterer allein officinell ist. Der Fabrikthran wird so gewonnen, dass die gleich nach dem Fangen der Fische herausgenommenen Lebern in frischem Wasser abgewaschen, von der Gallenblase und kranken Theilen befreit und dann in Kessel gebracht werden, die man mit Dampf von bestimmter Temperatur erhitzt; der aus den geborstenen Zellen ausgeflossene Thran wird abgeschöpft, filtrirt und durch Stehenlassen geklärt. Die Erhitzung der Gefässe geschieht am besten von aussen; das in einzelnen Fabriken übliche Einleiten von Dampf in die Kessel giebt wegen rückbleibenden Wassers ein weniger haltbares Product. Die Klärung des Thrans geschieht namentlich auch zur Abscheidung des Stearins, auf welche man besondere Sorgfalt verwendet (Abkühlung auf —5°), da ein Thran, welcher in niederer Temperatur stark sedimentirt, nach der Phkp. unzulässig ist. Der so bereitete Thran ist farblos oder hellgelb und entspricht dem Oleum jecoris album der Nordischen Pharmakopöen, welches sich als klar durchsichtiges, etwas dickflüssiges Liquidum von mildem, im Halse wenig Kratzen hinterlassendem Fettgeschmack, ganz schwachem Fischgeruche, sp. Gew. von 0,923 und neutraler oder schwachsaurer Reaction charakterisirt, das sich leicht in Aether, wenig ($2^1/_2\%$) in kaltem und etwas mehr (4%) in heissem Alkohol löst und an der Luft langsam eintrocknet. Der sog. Bauernthran wird selten oder nie aus frischen Lebern gewonnen, sondern meist in der Art, dass die ausgenommenen Lebern auf Tonnen gefüllt, diese verspundet und nach Schluss des Fischfanges, somit erst nach Wochen und Monaten, mit nach Hause genommen werden. Der dabei freiwillig ausgeflossene Leberthran stellt das Oleum jecoris flavum der Nordischen Phkpp. dar, welches von gelber oder orangegelber Farbe, vollkommen klar und durchsichtig ist, jedoch stärkeren, etwas bitteren Fischgeschmack, deutlicheren Fischgeruch, etwas höheres spec. Gew., saure Reaction und etwas grössere Löslichkeit in Alkohol besitzt. Nach Abzapfen des gelben Leberthrans wird der Rückstand in Töpfen auf offenem Feuer erhitzt, wobei ein dunkler gefärbter Thran, den man nach dem Eintreten der im Handel beliebten Farbennüancen abschöpft, das Oleum jecoris aselli fuscum, sich bildet. Dieser Thran umfasst zwei Hauptsorten, das Ol. jec. fuscum clarum und das Ol. jec. fuscum empyreumaticum, besser Gerberthran, Ol. jec. nigrum (Fristedt), genannt Die ersterwähnte Thransorte ist entweder orangeroth oder malagafarben, oder wie man sich im Handel ausdrückt, blank oder braunblank, stets klar und durchsichtig, aber von weit unangenehmerem Geruche und Geschmacke und viel stärker saurer Reaction. Das Oleum nigrum ist braun oder braunschwarz, etwas ins Dunkelgrün spielend und zum inneren Gebrauche untauglich (Fristedt).

Der Leberthran bildet hauptsächlich ein Gemenge von Glyceriden verschiedener fetter Säuren, namentlich Oelsäure, Palmitinsäure und Stearinsäure mit Gallenbestandtheilen, welche für die besondere Wirkung des Leberthrans von grosser Bedeutung sind; ausserdem finden sich Iod und Trimethylamin in geringen Mengen darin, welche man ebenfalls für einzelne therapeutische Effecte des Oleum jecoris verantwortlich gemacht hat.

Unter den Fettsäureglyceriden waltet Oleïn vor; Stearin variirt an Menge nach der Bereitungsweise natürlich erheblich. Gallenfarbstoffe (früher als Gaduin bezeichnet) finden sich in den dunkleren Sorten mehr als in den helleren; doch geben die letztern echten Sorten, z. B. von H. Meyer in Christiania, die darauf beruhenden Reactionen zur Erkenntniss der Echtheit (Violett-, später Rothfärbung mit Schwefelsäure) auf das Deutlichste. Iod findet sich in Oleum fuscum clarum, über welches allein Untersuchungen vorliegen, höchstens zu 0,04%, meist noch in kleinerer Menge; wie Stein zeigte, findet es sich nicht frei, sondern chemisch mit dem Fette verbunden, so dass es nur nach Verseifung entdeckt werden kann. Neben Iod findet sich auch meist Brom.

Das Trimethylamin, $C^6H^{13}NO^4$, welches früher vielfach mit dem gleiche Elementarzusammensetzung besitzenden Propylamin verwechselt wurde, ist eine künstlich darstellbare Base, welche sich ausser im Leberthran, worin sie Winkler zuerst auffand, auch in der Häringslake, in Maikäfern und Flusskrebsen, sowie in verschiedenen Pilzen (Mutterkorn, Fliegenpilz) und Dikotyledonen (Chenopodium vulvaria, Blüthen von Weissdorn u. a Pomaceen), auch im Destillate fauler Lebern findet. Das Trimethylamin ist eine wasserhelle, zwischen 4 und 5° siedende, stark ammoniakalisch und zugleich fischartig riechende Flüssigkeit, die sich in Wasser, Weingeist und Aether in jedem Verhältnisse löst und durch flammende Körper sich entzündet. Mit Salzsäure bildet sie ein leicht zerfliessliches, weisses Salz. Sowohl die Base als das chlorwasserstoffsaure Salz sind in Frankreich auf Grundlage einer älteren Empfehlung des russischen Arztes Awenarius als Heilmittel bei Rheumatismus acutus und chronicus, wobei sie sich in allen Formen bewähren sollten, vielfach in Anwendung gezogen (Aïssa Hamdy, Béhier, Dujardin-Beaumetz). In der That setzt Trimethylamin bei Thieren schon in verhältnissmässig kleinen Dosen die Temperatur stark herab (Th. Husemann und Selige), während bei grösseren Dosen auch Sinken der Pulsfrequenz und Abnahme der Energie des Herzschlages eintritt. Toxische Dosen wirken bei Thieren wie Ammoniakalien, jedoch bedarf es zur Herbeiführung des Todes viel grösserer Mengen als vom Chlorammonium; der Tod erfolgt durch Lähmung der Respiration. Oertlich wirkt es sowohl bei subcutaner als bei interner Application irritirend. Bei Rheumatismus acutus werden Temp., Puls und Schmerzen vermindert, doch wird der Verlauf dadurch nicht abgekürzt (Martineau). Man giebt am besten das chlorwasserstoffsaure Salz, welches keine gastrischen Symptome erzeugt, die häufig nach Trimethylamin hervortreten, zu 0,5—1,0 in 200,0 Wasser mit Zusatz von Syr. Aur. cort.

Der Leberthran hat im Allgemeinen die Wirkung der Fette (S. 323), unterscheidet sich jedoch von den übrigen Fetten dadurch, dass er bei weitem leichter resorbirt und deshalb länger ertragen wird und dass er weit leichter oxydirbar ist als alle übrigen Fette (O. Naumann). Diese Eigenschaften, von denen er die erstern nach den Versuchen von O. Naumann den beigemengten Gallenbestandtheilen verdankt, machen seine ausgedehnte Verwendung als Unterstützungsmittel roborirender Curen und selbst als Plasticum gerechtfertigt und haben ihm eine Sonderstellung unter den Pinguedines verschafft.

Naumann (1865) ermittelte über die Durchgängigkeit von thierischen Membranen für verschiedene Oele, dass der Leberthran alle von ihm untersuchten thierischen (Oleum Aschiae, Ol. ceti, Ol. pedum tauri, Butyrum recens) und vegetabilischen fetten Oele (Ol. Papaveris, Ol. Olivar. Provinc., Ol. Napi) in dieser Beziehung übertrifft, dass diese leichte Permeabilität, welche die der Pflanzenöle um das 7—8fache übertrifft, die des Oleum Tauri und der frischen Butter um das 6fache übertrifft, aber aufhört, sobald man den Leberthran seiner Gallenbestandtheile beraubt und aufs Neue eintritt, sobald man ihn wieder mit Galle imprägnirt. Dass mit Galle imbibirtes Pflanzenöl weit rascher thierische Membranen durchdringt als gewöhnliche Pflanzenöle, ist bereits früher von Wistinghausen ermittelt; doch erreicht die Diffusionsgeschwindigkeit auch nicht annähernd die des Leberthrans. Die Diffusion des braunen Leberthrans ist etwas rascher als die der helleren Sorten, jedoch ist die Differenz so unbeträchtlich, dass ersteres 7,8, letztere 7,1 mal rascher als Pflanzenöle thierische Membrane durchdringt. Bezüglich der Oxydationsfähigkeit der verschiedenen Fette fand O. Naumann, dass die aus der Leber von Fischen herrührenden flüssigen Fette bei weitem am raschesten durch Kaliumpermanganat oxydirt werden, nächstdem andere Fischöle und Wallfischthran, weit schwieriger sonstige Fette, unter denen Ochsenklauenfett und Butter obenanstehen. und denen sich von Pflanzenfetten Leinöl anschliesst; Leberfette von Gans und Schwein werden leichter oxydirt als sonstiges Gänse - und Schweinefett. Directe Versuche über Leberthranresorption bei Katzen erwiesen den rascheren Uebergang gegenüber dem Ochsenklauenfett (Naumann). Die erörterten Momente genügen in der That zur Erklärung der Wirkungsdifferenzen, welche der Leberthran anderen Fetten gegenüber zeigt. Die rasche Resorption erklärt, dass er wochenlang zu 15,0—30,0 mehrmals täglich gegeben werden kann, ohne die Verdauung zu stören und ehe das Mittel mit dem Stuhlgang zum grössten Theile wieder abgeht. Die rasche Verbrennung ermöglicht grössere Ersparung von stickstoffhaltigem Material, das zur Zellenbildung verwendet werden kann. Klenckes Theorie, dass der Leberthran ein Surrogat der Galle sei, ist wohl dahin zu modificiren, dass er die zu seiner Resorption nöthige Gallenmenge selbst mitbringt. So lässt sich auch verstehen, weshalb Gallenfistelhunde wochenlang am Leben bleiben, ohne abzumagern, wenn sie täglich grössere Mengen Leberthran (120,0) erhalten, während bei Aufhören mit der Leberthranzufuhr und Einführung anderer Kost sich Verdauungsstörungen einstellen.

Der Leberthran findet seine hauptsächlichste Anwendung bei Scrophulose, Rachitis, Knochenleiden und chronischen Hautaffectionen (Impetigo, Lupus) auf scrophulöser oder rachitischer Basis, scrophulösen Schleimhautaffectionen (Ozaena, Blepharitis), Lungenphthisis und analogen Affectionen mit Abnahme des Körpergewichts und der Körperkraft, ausserdem bei chronischem Rheumatismus und Gicht.

Der Leberthran passt, wie allgemein anerkannt wird, weniger bei torpider Scrophulose, wo man mit Iodpräparaten bessere Erfolge erzielt, als bei der erethischen Form; bei ausgeprägtem Fettreichthum torpid scrophulöser Individuen ist der Gebrauch sogar contraindicirt. Bei tuberculöser Phthisis hebt Leberthran zwar nicht die Lungenaffection, wohl aber fördert er bei angemessenem Gebrauche in ganz vorzüglicher Weise die Ernährung und kann dabei eine entschiedene Zunahme des Körpergewichts erfolgen. Es ist keineswegs, wie Krahmer annimmt, die Verordnung bei Phthisikern ein Act ärztlicher Grausamkeit. Andererseits aber sind die Daten aus englischen Hospitälern, wonach die Lebensdauer der Phthisiker durch Leberthran wesentlich verlängert werden kann, wegen der Unsicherheit der Diagnose im ersten Stadium nicht zuverlässig. Inwieweit die Heilung von Caries unter dem Monate und selbst Jahre lang fortgesetzten Gebrauch von Leberthran dem Mittel zugeschrieben werden kann, ist nicht klar. Die günstigen Effecte, welche man manchmal durch Leberthrancuren bei scrophulösen Drüsenanschwellungen bedingt sieht, haben auch zu Versuchen bei Hypertrophien und Indurationen anderer Drüsen (Mamma, Testikel) und selbst bei Neubildungen geführt, doch sind die Wirkungen hier nicht eclatant. Bei einfacher Anämie leistet Eisen entschieden mehr, auch ist überall neben dem Leberthran nährende Kost und überhaupt ein roborirendes Verfahren von entschiedener Bedeutung.

Auf welche Weise der Leberthran bei Scrophulose und andern Affectionen seine günstigen Effecte zu Wege bringt, ist von verschiedenen Seiten verschieden beantwortet. Wir fassen ihn als Nährmittel auf, das vor anderen Fetten die erörterten Vorzüge besitzt. Dass es das Iod nicht ist, auf dem die Wirkung beruht, beweist der Umstand, dass es sich nur in winzigen Mengen darin findet und dass es in manchen Sorten ganz fehlt, welche nichtsdestoweniger dieselben Effecte hervorbringen. Noch weniger lassen sich die heilsamen Effecte durch den Gehalt an Phosphor (Delattre) oder von phosphorsauren Salzen (Bretonneau) erklären. Ob bei Rheumatismus das Trimethylamin im Leberthran von besonderer Bedeutung ist, ist offene Frage.

Wenn wir nach dem Gesagten dem Leberthran entschiedene therapeutische Bedeutung zulegen müssen, so giebt es doch eine Reihe von Umständen, welche den Gebrauch bei den genannten Krankheiten contraindiciren. Derselbe darf in den ersten sieben Lebensmonaten, wo er stets die Verdauung beeinträchtigt, nicht gegeben werden und ist bei allen Individuen mit unüberwindlichem, nicht im Laufe der ersten acht Tage verschwindenden Widerwillen gegen das Mittel, der constant zu Erbrechen des Mittels führt, ferner bei dem Bestehen von Digestionsstörungen und Neigung zu Diarrhoe, endlich bei allen febrilen Zuständen zu meiden.

Zu Leberthrancuren eignen sich am besten die Wintermonate, während dieselben im Sommer auszusetzen sind, da in der heissen Jahreszeit der nicht gehörig conservirte Thran leicht ranzig wird und dann nicht allein stärkeren Widerwillen weckt, sondern auch leicht zu Magen- und Darmkatarrhen Anlass giebt. Scrophulöse Kinder mit Tendenz zur Fettleibigkeit sind für das Mittel weniger passend, auch vermeide man es bei Phthisikern während der Perioden, wo Hämoptoë besteht.

Man giebt den Leberthran 2—3 Mal täglich thee- bis esslöffelweise je nach dem Alter der Kranken, und zwar am besten ohne jeden geschmacksverbessernden Zusatz.

Die meisten Künsteleien zur Verdeckung des Leberthrangeschmacks, an welchen sich die Kranken meistens sehr rasch gewöhnen, wenn man eine helle Sorte auswählt, führen zur Verschlechterung des Geschmackes. Es gilt dies besonders von der Leberthranchocolade und verschiedenen in Frankreich beliebten Zuckerwerksformen; auch von der Emulsion, welche in kurzer Zeit ranzig wird. Kinder gewöhnen sich sehr leicht an den Leberthran, wenn man etwas Wein nachtrinken und Brodrinde nachkauen lässt. Bei Erwachsenen empfiehlt Simon vor dem Einnehmen den Mund mit einer stark pfefferminzhaltigen Flüssigkeit auszuspülen oder einen Pfefferminzkuchen vorher zu essen. Grüner Käse entfernt den Geschmack sehr bald. Sehr gut gelingt die Verdeckung des Leberthrangeschmackes, wenn man den Leberthran auf einem Theelöffel voll Arrak oder Rum aus einem Liqueurglase nimmt. In Paris hat man neuerdings in Kinderhospitälern Leberthransemmeln eingeführt, welche von Kindern gern gegessen und gut ertragen werden, so dass täglich 4—5 Esslöffel voll ohne Mühe beizubringen sind (Carre und Lemoine). Durch Vermischen von 6 Th. Leberthran mit 1 Th. Cetaceum wird der sog. solidificirte Leberthran, Oleum jecoris solidificatum s. Gelatina jecoris aselli, gewonnen, den man in Oblate theelöffelweise nehmen lassen kann. Foster empfiehlt einen geringen Zusatz von Pfefferminzöl oder Aether zum Leberthran.

Bei den Leberthrancuren ist es zweckmässig, Alles zu meiden, was zu Störung der Digestion Veranlassung geben kann. Man reicht ihn daher niemals nüchtern und vermeidet überhaupt zweckmässig die Darreichung am Morgen. Die äussere Anwendung des Leberthrans zu Einreibungen bei chronischen Hautausschlägen oder zu Umschlägen bei torpiden oder malignen Geschwüren, sowie bei Phthisis pulmonum, ferner im Clysma bei Mastdarmgeschwüren und Beckenabscessen, wie sie von Malmsten und anderen nordischen Aerzten befürwortet ist, hat sich die Gunst deutscher Aerzte niemals erringen können. Die Einträufelung gegen Hornhautflecke führt wohl selten zum Ziel.

Zum inneren Gebrauche hat man den Leberthran manchmal mit ähnlich wirkenden Mitteln verbunden, so namentlich mit Iod und Eisen. Zur Herstellung eines Oleum jecoris iodatum nimmt man 0,05—0,1 auf 30,0 Leberthran oder nach Lebert 0,2—0,3 Iod und 5,0—10,0 Iodkalium auf das Pfund Oleum jecoris aselli. Eisenhaltiger Leberthran, der auf verschiedene Weise (mit Oleat, Benzoat) dargestellt werden kann, disponirt zu baldigem Ranzigwerden und hat einen äusserst unangenehmen Geschmack. Iodeisenleberthran von Draisma van Valckenburg enthält 2,5% Eisen und 1,25% Iod. Eine Verbindung von Leberthran mit Kalk, die bei Rachitischen nicht ungeeignet ist, empfiehlt Van den Corput in Form einer Leberthrankalkseife, von welcher er 6—8 mit Oleum Anisi versetzte Bissen von 0,3 Schwere nach der Mahlzeit verordnet.

Anhang: Statt des Leberthrans hat man auch den Rochenleberthran, Oleum Rajae (von Raja clavata u. a.), und verschiedene von Cetaceen (Döglingthran, Wallfischthran, Delphinleberthran u. s. w.) oder von Seefischen (Oulachan Oil) stammende Fette bei Scrophulose und Tuberculose benutzt. Ein weiteres Surrogat desselben ist das aus Ochsenfüssen bereitete Ochsenklauenfett oder Klauenöl, Axungia s. Oleum pedum Tauri, welchem Radcliffe Hall und Thompson als minder leicht die Digestion störend den Vorzug vor dem Leberthran bei Behandlung der Schwindsucht geben. Nach den oben angeführten physiologischen Daten müssen jedoch alle diese Fette als Plastica dem Leberthran nachstehen.

Malzextract u. a. Präparate der Gerste. — Zu den modernen Nahrungsmitteln, mit denen der Name Liebig's sich verknüpft, gehört auch das aus den zum Zwecke der Bereitung des Bieres gekeimten Samen verschiedener Arten von Hordeum, namentlich H. vulgare L. und H. hexastichum L. (Fam. Gramineae), dem sog. Malz, Maltum, dargestellte Malzextract, Extractum Malti, dessen Werth als Plasticum theils in den darin enthaltenen stickstoffhaltigen Bestandtheilen, Kohlehydraten und Erdphosphaten, theils in dem Gehalte an Diastase beruht, deren Vermögen, das Starkemehl in Zucker umzusetzen, die Assimilation der Amylaceen befördert.

Die Samenkörner der Gerste (Gerstenkörner, Gerste) stehen schon seit alter Zeit als Nährmittel bei Volk und Aerzten in Ansehen, obschon sie unter allen Cerealien fast den geringsten Gehalt an Proteïnverbindungen (10—13% bei 50—60% Amylum) besitzen. Sie dienten früher namentlich zur Darstellung einer schleimigen Abkochung, der πτισάνη des Hippokrates, die als Getränk in fieberhaften und katarrhalischen Krankheiten verordnet werden kann, später auch zur Bereitung des Gerstenzuckers. Vom Fruchtgehäuse befreit und abgerundet bilden sie die sog. Graupen, Perlgraupen, Hordeum perlatum, welche vorzugsweise das Gerstenstärkemehl enthalten. Durch Mahlen fein gepulvert, liefert die Gerste das Gerstenmehl, Farina Hordei, ebenfalls fast nur aus Amylum bestehend und meist ökonomisch verwerthet. Aus diesem wird das früher officinelle präparirte Gerstenmehl, Farina Hordei praeparata, dargestellt, das sich vom gewöhnlichen wesentlich dadurch unterscheidet, dass das Stärkemehl theilweise in Dextrin übergegangen und somit etwas leichter verdaulich ist. Man erhält die Farina Hordei praeparata, indem man Gerstenmehl 30 Stunden in ein Dampfbad stellt, bis nach Entfernung der oberen Schicht eine röthlich gelbliche Masse sich gebildet hat, welche dann pulverisirt wird. Die Farina Hordei praeparata ist übrigens aus der ärztlichen Praxis durch eine Reihe von Specialitäten, welche im Allgemeinen als Kindermehl bezeichnet werden, ersetzt, welche meist aus dem Mehle anderer Leguminosen bereitet werden und meist ebenfalls das Amylum zum grössten Theil in Dextrin umgewandelt enthalten. Unter diesen ist Nestlés Kindermehl, welches angeblich aus Weizenmehl und Schweizermilch bereitet wird, am bekanntesten. Andere Mittel dieser Art sind die Kindermehle von Frerichs, Giffey und Schiele, von Grob und Anderegg, Faust und Schuster und das dänische Kindermehl von Stage. Die Zusammensetzung dieser Kunstproducte ist auch bei demselben Präparate nicht immer gleich, das Nestlé sche Kindermehl zeigt nach den Analysen Schwankungen von 5,30—6,36 Wassergehalt, 2,17 und 1,85 Salzgehalt, 3,67 und 4,75 Fettgehalt, 9,85 und 16,96 Albuminatgehalt und 79,01—76,08 Gehalt an Kohlehydraten, von denen mehr als die Hälfte in Wasser löslich erscheinen. Analoge Zusammensetzung zeigen auch die übrigen Nährmehle, welche übrigens besonders bei acuten und chronischen Diarrhöen von Säuglingen, wo das Aussetzen der Milchnahrung geboten scheint, Nutzen bringen. Die Ueberführung des Stärkemehls in Dextrin geschieht dabei in verschiedener Weise, theils auf trocknem Wege durch Rösten, theils unter Anwendung von Säuren, z. B Kohlensäure. Besonders kräftige Wirkung in Beziehung auf die Ueberführung von Stärkemehl in Dextrin besitzt das Gerstenmalz, welches gleichzeitig auch Ueberführung des Dextrins in Zucker bewirkt, so dass nach Payen die ungekeimte Gerste 87 % Stärkemehl und Cellulose, 5 % Zucker und 4 % Dextrin, die gekeimte 68% Stärkemehl und Cellulose, 15 % Zucker und ebensoviel Dextrin enthält. Diese Umwandlung ist die Folge der Diastase oder des Maltins, von welcher Gerstenmalz bis 2% (mehr als andre gekeimte Cerealien) enthält und von der 1 Th. genügt, um bei 70° 2000 Th. Amylum allmälig in Dextrin und Zucker zu verwandeln. Nach dem patentirten Verfahren von Frerichs, Boie und Stromfeld werden, um in 100 Kgm. Mehl die Stärke in lösliche Kohlehydrate überzuführen, 6—8 Kgm. zerquetschtes Malz mit 40 Kgm. Wasser 2 Stdn. bei 50—60° digerirt, dann knetet man den filtrirten Malzauszug mit dem Mehle gut durch und setzt ihn der genannten Temperatur aus, worauf die Ueberführung des Amylums in Dextrin und Glykose in 1—2 Std. erfolgt, nach welcher Zeit das Präparat etwa 30% Dextrin, 30—35% Stärkezucker und 25—30% Eiweissstoffe nebst mineralischen Bestandtheilen enthält. Das Malz wurde früher zu 60,0—100,0 in Abkochungen bei chronischen Magenkatarrhen (Rush) und gegen Scorbut (Macbride) empfohlen, namentlich aber zu sog. Malzbädern benutzt, welche bei Rachitis und Scrophulose verordnet wurden. Zu letzteren kann man das bei 40—90° getrocknete sog. Darrmalz, das man der Farbe nach als gelbes und braunes (Färbemalz) unterscheidet, benutzen, während zur inneren Anwendung sich das wohlschmeckendere und süsse, ohne Anwendung künstlicher Wärme erhaltene Luftmalz besser eignet, welches im getrockneten Zustande ausser 1—2% Diastase 10% Dextrin, 3% Glykose, 11% Eiweissstoffe, 2 % Fette und 3 % Aschenbestandtheile enthält. Die digestive Wirkung der in dem Malz enthaltenen Diastase bei amylumreicher Kost lässt sich ebensowenig wie die plastische Action der Proteïnstoffe und der Nährsalze des Malzes in Abrede stellen. Besonderen Werth hat das Malz auch zur Bereitung des neben den Kindermehlen zur Auffütterung von Säuglingen vielbenutzten sog. Liebigs Nahrungsmittels für Kinder und Altersschwache, Pulvis nutritivus Liebig: feines Weizenmehl, auf der Kaffeemühle gemahlenes Malz āā 17,5, Lösung von Kaliumcarbonat (1:8) 30 Tropfen, Milch 175,0, Wasser 2,0. Die Mischung wird zuerst längere Zeit auf 60—70° erwärmt, um die Stärke des Weizenmehls durch das Malz in Zucker umzuwandeln, dann gekocht und durch ein feines Haarsieb gegeben. Diese Suppe kann einen Ersatz für Muttermilch bieten, deren Bestandtheile sie annähernd enthalten soll. Der Geschmack ist angenehm süss, und selbst neugeborne Kinder, welche die Suppe jedoch mit der gleichen Menge Wasser verdünnt erhalten müssen, geniessen dieselbe gern und gedeihen in der Regel bei dem Gebrauche sehr gut. Leichter auszuführen als die erste von Liebig gegebene Vorschrift ist die spätere, wonach zuerst das Mehl mit der Milch gar gekocht und dem heissen Brei das mit kaltem Wasser angerührte Malz zugesetzt wird, wo dann bei Stehen an mässig warmem Orte die Zuckerbildung reichlich erfolgt und der Brei dünnflüssiger und süsser wird, worauf man ihn aufkocht und durch das feine Sieb giebt.

Das früher officinelle Malzextract bildet eine gelbbraune, in Wasser mehr oder weniger klar lösliche Masse von süsslichem Geschmacke, welche durchschnittlich 8%, Proteïnsubstanzen, 25% Dextrin, 30% Glykose und 3,5% Aschenbestandtheile enthielt. Obschon der Nährwerth eines solchen Extracts nicht in Abrede zu stellen ist, enthalten doch die nach der früher üblichen Vorschrift bereiteten Malzextracte kein oder wenig Maltin, während sich unter Vermeidung des Eindampfens bei Siedhitze diastasereiche Malzextracte herstellen lassen, wie z. B. das Malzextract von Schering. Auch pulverförmige Malzextracte, wie sie von Liebig zuerst angegeben wurden, können diastatische Wirkung äussern. Man giebt das Malzextract theelöffelweise mehrmals täglich in Milch, Wein oder Bier. Um die Diastasewirkung hervortreten zu lassen, ist, da solche an einer mit Magensaft imprägnirten amylumreichen Nahrung nicht zu Stande kommt, die Darreichung während der Mahlzeit empfehlenswerth, was durch Zusatz von Malzextract als Versüssungsmittel zu stärkemehlhaltigen Gerichten leicht möglich ist, denen das Präparat natürlich niemals bei Siedehitze, sondern stets nach Abkühlung auf 60° und darunter hinzugefügt werden muss.

Man hat das Malzextract vielfach als Excipiens von Arzneimitteln, insbesondere von Eisensalzen, Chininsalzen und Iodpräparaten benutzt. Das früher officinelle Extractum Malti ferratum wurde bereits S. 713 besprochen. Im Handel kommen ausserdem ein Extractum Malti saccharo-ferratum (3 Th. Eisensaccharat, 7 Th. Glycerin, 90 Th. Malzextract), ein Extractum Malti ferro-iodatum (mit 3% Iodeisensaccharat), ein Extractum Malti iodatum (mit 0,1% Iodkalium), ein Extractum Malti chininatum mit 1% Chinintannat) und mehrere andere analoge Präparate vor. Die als Malzbonbons im Handel vorkommenden Zuckerwerksformen gegen Husten und Brustleiden enthalten in der Regel kein Malzextract.

Mit dem oben besprochenen Malzextract sind nicht die als „Malzextract" bezeichneten Biersorten identisch, unter denen das Malzextract von Hoff durch die Reclamen sattsam bekannt ist. Diese Bezeichnung ist insofern nicht ungerechtfertigt, als das Bier, Cerevisia, einen gegobrenen Malzaufguss darstellt, welchem Hopfenaufguss oder Hopfenextract zugesetzt ist. Das Bier verhält sich zum Malz etwa, jedoch nicht ganz, wie der Kumys zur Stutenmilch, indem es zwar ebenfalls aus dem Zucker hervorgegangenen Alkohol und Kohlensäure neben Kohlehydraten, aber nicht die gesammte Menge der Eiweissstoffe des Malzes enthält. Die bitteren Braunbiere passen als diätetisches Heilmittel für schwache und Reconvalescenten weniger als die süssen oder wenig gehopften Biere (Mumme, Weissbier), da der Alkoholgehalt der ersteren, der bei gewöhnlichem Bier 1—3%, bei Bock, Salvator 4—5% und bei Englischem Porter und Ale oft bis 8% beträgt, zu gross ist und leicht Congestionen zum Kopfe macht, und da der an sich auf die Verdauung günstig influirende Zusatz von Hopfen häufig durch andere, selbst giftig wirkende Bitterstoffe (Pikrinsäure, Kokkelskörner) in betrügerischer Weise ersetzt wird. Gutes Bier ist jedenfalls in mässigen Gaben ein sehr schätzbarer Bestandtheil der Krankendiät, welcher in Fällen, wo es sich um rasche Zunahme des Körpergewichts handelt, vor dem Weine entschiedene Vorzüge besitzt, auch meist besser tolerirt wird und als Getränk (auch mit Eiern als sog. Eierbier oder Warmbier) und in Suppen gegeben werden kann. Kohlensäurereiche Biere sind vielleicht bei chronischen Bronchialkatarrhen nicht ohne Nutzen und können auch die Diastasewirkung im Magen fördern, während die Eiweissverdauung, wahrscheinlich durch Bindung der Salzsäure mittelst der Phosphate, durch Bier beeinträchtigt wird, wie sich dies nicht nur bei künstlichen Verdauungsversuchen (Buchner), sondern auch bei Kranken durch Verdauungsverschlechterung bei bestehendem Magenkatarrh zu erkennen giebt.

Die zur Gewinnung des Bieres benutzte Bierhefe, Fermentum s. Torula cerevisiae, bekanntlich eine als Cryptococcus cerevisiae bezeichnete Alge, ist ihres Stickstoffgehaltes wegen als Plasticum innerlich zu mehreren Esslöffeln pro die, auch im Aufguss von Kleie, gegen Scorbut in Gebrauch gezogen (Neumann). Mehr Anwendung fand sie innerlich und äusserlich bei brandigen Affectionen; so mit Mehl gekocht, wobei Kohlensäure gebildet wird, bei brandigen Geschwüren, esslöffelweise mehrmals täglich mit Wasser und Zucker bei Angina gangraenosa oder Furunkeln. Die Empfehlung bei Asiatischer Cholera (Crummey) und Diabetes (Wood) ist ohne Bedeutung.

Cerealien. — Neben der Gerste sind auch die Samen der sonstigen bei uns cultivirten, als Cerealien bezeichneten Gräser (Gramineen) als Nutrientien im Gebrauch und theilweise sogar wegen ihres grösseren Stickstoffgehaltes von bedeutenderem Nährwerthe. So enthält der sog. Weizen, die Samenkörner von Triticum sativum Lam. (T. vulgare Vill), 22% Proteïnstoffe (auf 56 Th. Stärkmehl und 2—3% Mineralstoffe), welche indessen in der fein zerkleinerten Form, wie er zur Anwendung kommt, als sog. Weizenmehl, Farina Tritici, wegen des grösseren Gehaltes der Samenhüllen an stickstoffhaltigen Substanzen auf 7—14% herabgemindert sind. Diese Samenhüllen mit daran haftenden Stärkemehltheilchen bilden die sog. Weizenkleie, Furfur tritici, welche in Substanz genommen wohl nur vermöge mechanischen Reizes auf die Darmschleimhaut die Defäcation fördert und deshalb in England und Amerika (auch in Abkochung und mit Schwarzbrodteig zu Brod verbacken) als mildes Purgans benutzt wird. Bei uns wird sie als Hausmittel in Abkochung bei Atrophie und Bronchialkatarrhen innerlich gebraucht oder zu Bädern (zu 1—2 Pfd. in einem Beutel) zugesetzt, von denen man sich tonisirende Wirkung bei schlecht genährten Kindern oder demulcirende Action bei Hautaffectionen verspricht. Sowohl Weizenkleie als Weizenmehl dienen nicht selten ausserlich zu Fomenten und Kataplasmen, so z. B. in Beuteln eingeschlagen bei Erysipelas (Volksmittel) und mit Wasser zu Teig gemacht (sog. Cataplasma Fermenti) bei Panaritien und schmerzhaften Geschwüren. Die Farina Tritici lässt sich mit Wasser verrieben auch als Antidot bei Vergiftung mit Iod, Quecksilber-, Kupfer- und anderen Metallsalzen benutzen und ist, mit Wasser und Milch gekocht, zu nährenden Suppen gewiss besser als blosse Amylacea (Arrow root u. s. w.) zu gebrauchen. Brodteig von ungesäuertem Brode (sog. Euazyme) ist zum Ueberziehen von Pillen statt Gelatine benutzt. Die Krume des aus Weizenmehl dargestellten Weissbrodes, Mica panis albi, dient als Pillenconstituens. Aufgüsse von gerösteten oder nicht frischen Semmeln sind als Getränk bei febrilen Affectionen in Gebrauch, doch ist im Allgemeinen das aus Schwarzbrod oder Roggenbrod dargestellte Brodwasser den Kranken angenehmer. Die meist aus Weingeist bereiteten Nahrungsmittel für Säuglinge (Pulvis nutritivus Liebig, Kindermehl u. s. w.) wurden bereits S. 741 besprochen. Das aus den Samenkörnern des Roggen, Secale cereale L., bereitete Roggenmehl, Farina Secalis, welches etwas weniger Proteïnverbindungen als das Weizenmehl enthält, lässt sich im Ganzen wie letzteres benutzen und steht als äusserliches Medicament in Teigform als maturirendes Mittel (Schwarzbrodteig mit Honig) bei Abscessen und als deckendes Streupulver bei Rothlauf, Ekzem u. s. w. in der Volksmedicin in Ansehen. Noch weniger Proteïnverbindungen als Roggen enthält der Hafer, die Samenkörner von Avena sativa L., welcher im geschälten Zustande die bei der Krankendiät unentbehrliche Hafergrütze, Avena excorticata s. Semen Avenae excorticatum, bildet, welche zu Krankensuppen und schleimigen Getränken die ausgedehnteste Anwendung findet. Haferschleim wird auch sehr häufig als Vehikel für scharfe Stoffe, Mineralsäuren u. s. w. benutzt. Sehr gut eignet sich Hafermehl seiner Billigkeit wegen zur Herstellung von Breiumschlägen. Ob Abkochungen der nicht geschälten Früchte wirklich Günstiges bei Hydrops leisten (Thémont), ist ebenso wenig wie die abführende Wirkung derselben wissenschaftlich erwiesen, ebenso wenig auch die Erfolge der Schnabelschen Hafercuren bei Diathesen und Dyskrasien. Reichlicher Genuss der Hafergrütze soll Entstehung von Darmconcrementen veranlassen können.

Die übrigen in einzelnen Theilen von Europa cultivirten Getreidearten (Mais, Spelz, Hirse, Sorghum) finden keine therapeutische Anwendung; dagegen ist der Samen des vorzugsweise im östlichen Asien und in Amerika gebauten Reis, Oryza sativa, der sog. Reis, Semen Oryzae, als diätetisches Arzneimittel viel benutzt, welches für sich oder mit Zusatz von Gewürzen (sog. Reiscontent, Pulvis Content), besonders mit Milch oder Wasser abgekocht, bei Schwächezuständen mit gleichzeitigen Diarrhöen passt. Der Nahrungswerth des Reis ist, soweit solcher von den Proteïnstoffen abhängt, gering, da er 85% (in geschältem Zustande sogar 96%) Stärke auf etwa 7% Proteïnstoffe enthält weshalb er sich den Amylacea eher als den Cerealien anreiht. Das durch Absieben von Reis erhaltene **Reismehl**, **Pulvis Oryzae**, ist vorzugsweise Toiletteartikel. Reichlicher Genuss von rohem Reis soll durch Aufquellen im Darmcanal lebensgefährliche Verstopfung bewirken können (Hovell).

Aus dem Weizen hat man das **Pflanzenfibrin** in Gemenge mit Pflanzenleim als **Kleber, Colla s. Gluten Tritici**, abgeschieden und zu Brod verbacken statt des gewöhnlichen Brodes in Anwendung bei Diabetes gezogen, um die Zuckerbildung zu verhüten. Taddeis Empfehlung des Klebers als Antidot bei Sublimatvergiftung ist der Geschichte anheimgefallen.

Leguminosen. — Nächst den Cerealien ist es besonders die Familie der **Hülsenfrüchte** oder schmetterlingsblüthigen Pflanzen, deren Samen sich durch einen grossen Gehalt an Eiweissstoffen, und zwar vorzugsweise **Legumin** oder **Pflanzencaseïn**, das sich im Organismus dem Pflanzeneiweiss analog verhält, auszeichnen, neben welchen auch Amylum sich findet. Als relativ billiges Nahrungsmittel eignen sich die hierher gehörigen Samen, z. B. die Erbsen, Bohnen, Vitsbohnen, zwar trefflich für Gesunde im Frieden und im Kriege (Erbswurst), sind dagegen für Kranke mit angegriffenen Verdauungswerkzeugen im Allgemeinen wenig empfehlenswerth. Zu den aus Leguminosensamen dargestellten Mitteln gegen Schwächezustände gehört die später wieder als **Revalescière** aufgelebte **Revalenta** von **Du Barry**, über deren Werth die Wissenschaft längst den Stab gebrochen hat. Gewöhnlich wird dieselbe als Bohnenmehl bezeichnet, doch ist sie offenbar nicht immer gleich zusammengesetzt; häufig scheint sie das Mehl der in Südeuropa gebauten **Kichererbse, Cicer arietinum L.**, zu enthalten. Ein durch feine Vertheilung ausgezeichnetes, auch für die Krankendiät brauchbares Präparat bildet die vielverbreitete **Leguminose von Hartenstein und Vogler**. Sehr empfohlen wird auch die **Maltoleguminose** von H. von Liebig, besonders da, wo es darauf ankommt, bei möglichst geringen Ansprüchen an die Verdauung die grössten Ernährungsresultate zu erzielen, z. B. bei entzündlichen oder ulcerativen Vorgängen im Magen und Darmcanal, bei Anämie, Chlorose, Scrophulose und Rachitis. Das Präparat gehört zu den oben erwähnten Nahrungsmitteln, in denen das Amylum vorzugsweise in Dextrin und Zucker übergeführt ist, und enthält ausserdem 21—23% Eiweiss. Bei künstlich ernährten Kindern wendet man Maltoleguminose zu $^1/_2$ Theelöffel auf die Trinkportion von gleichen Theilen Milch und Wasser an, bei Erwachsenen meist mit Fleischbrühe als Suppe. Als ein sehr concentrirtes und selbst bei Magenleiden leicht verdautes Nährmittel wird die **Maltoleguminosenchocolade** von H. von Liebig, welche nach Tichborne 21,80 Eiweissstoffe, 47,5 Kohlehydrate, 16,72 Fett, 2,03 Kalisalze und 1,45 Phosphorsäure enthält, bezeichnet (Fetzer). Man hat aus Erbsenmehl auch **Peptone** sowohl zum inneren Gebrauche als zur Ernährung vom Mastdarm aus dargestellt. Penzoldt empfiehlt 250,0 Erbsenmehl, 1000,0 Wasser, 1,0 Salicylsäure und 0,5 Pepsin unter Umrühren 23 Std. warm, jedoch unter 30° R. hinzustellen und durch dichte Leinwand zu coliren, dann die erbsensuppenähnlich schmeckende Lösung im Wasserbade auf 2 Suppenteller voll einzuengen und mit Kochsalz und Gewürz zu versetzen. Ein Nahrungsklystier lässt Penzoldt aus 250,0 Erbsenmehl durch mehrstündige Maceration mit 500,0 Wasser, 1,0 Salicylsäure und 10 Tr. oder mehr Pankreatinglycerin bereiten. Verwendung findet noch hie und da das **Bohnenmehl, Farina fabarum**, das Mehl der Samen von **Phaseolus vulgaris L.** und **Phaseolus nanus L.**, der sog. **Vitsbohnen** oder **Schminkbohnen, Fabae albae**, und zwar äusserlich in Fomenten oder Kataplasmen als zertheilendes Mittel bei Entzündungen von Drüsen (Orchitis, Mastitis). Dasselbe bildete früher mit Gersten-, Erbsen- und Lupinenmehl die **Farina quatuor resolventium**. Es lässt sich auch als Pillenconstituens benutzen.

Wohl kaum der Plastica zuzurechnen ist der von der Pharmakopoe wohl nur im veterinärärztlichen Interesse aufgenommene **Bockshornsamen, Semen Faenugraeci**, auch als **Semen Foeni Graeci s. Foenum Graecum**, Kuhhorn-, Hornkleesamen bezeichnet. Diese von der im Mittelmeergebiete wilden Leguminose Trigonella Foenum Graecum stammenden Samen sind graugelblich oder bräunlich, flachrautenförmig oder unregelmässig gerundet, 3—5 Mm. lang und bis 2 Mm. dick und werden durch eine oft nahezu diagonale Furche in zwei ungleiche Hälften getheilt, in deren kleinerer das in die Ebene der Samenlappen und an den Rändern heraufgebogene dicke Würzelchen des gelben Keimes steckt, welcher sich nach dem Einweichen in Wasser aus einer ungefärbten, derben, schleimigen Haut und einer gelblichen, dünnen, zähen Samenschale herauslösen lässt. Sie sind von einem stark aromatischen, gleichzeitig an Steinklee und Urin erinnerndem Geruche und schmecken beim Kauen schleimig und bitter. Sie enthalten neben Eiweiss vorzugsweise Bassorin, dagegen kein Amylum, welches, wenn es sich in dem im Handel vorkommenden Pulver findet, auf Verfälschung mit Erbsenmehl deutet. Man benutzt die Samen in der Medicin höchstens noch zu zertheilenden Umschlägen wie Bohnenmehl oder in Abkochung zu erweichenden Klystieren. Früher setzte man sie auch Salben und Pflastern, z. B. dem **Emplastrum Foeni Graeci compositum s. malacticum**, zu.

Semina Cacao, Nuclei s. Fabae Cacac, Cacaobohnen, Cacao. Die schon beim Oleum Cacao S. 371 erwähnten Semina Cacao sind die Samen von Theobroma Cacao L. und verschiedenen anderen Arten der Gattung Theobroma (T. bicolor Humb., T. glaucum Karst. u. a. m.), welche ursprünglich in den Küstenländern und auf den Inseln des Mexikanischen Meerbusens einheimisch sind, jetzt aber in den amerikanischen Ländern zwischen dem 23° nördl. und 20° südl. Breite, auch auf verschiedenen ostasiatischen Inseln cultivirt werden. Dieselben bilden das Material zu dem unter dem Namen der Chocolade bekannten Getränke und kommen in den Handel entweder als an der Sonne getrocknete (Sonnencacao) oder meistens als vorher durch Eingraben in die Erde einem Gährungsprocesse unterworfene und dadurch in ihrem Geschmacke sehr gemilderte Samen (sog. Erdcacao oder gerottete Cacao). Sie bestehen aus einer leicht zerbrechlichen Schale, welche bei der Sonnencacao fester adhärirt, und einem braunen, mit vielen weissen Häutchen durchzogenen Kerne. Die chemischen Bestandtheile der Cacaosamen sind, abgesehen von der Asche (3,5—3,8%), welche zu $^2/_5$ aus an Kali, Kalk und Magnesia gebundener Phosphorsäure besteht, Fett (43—53%), Stärkmehl (10—18%), Proteïnstoffe (13%), Zucker ($^1/_2$%), ein eigenthümlicher Farbstoff, das Cacaoroth, welches in der frischen Cacao sich nicht findet, und ein eigenthümliches Alkaloid, das Theobromin, welches sich durch seinen grossen Stickstoffreichthum auszeichnet und in den Kotyledonen zu 1,5, in den Schalen zu 1% enthalten ist. Es ist krystallinisch, sublimirbar, wenig in Wasser, Weingeist und Aether löslich; seine Salze werden von Wasser zersetzt. Es tödtet zu 0,06 Frösche, zu 0,5 Tauben und zu 1,0 Kaninchen, wirkt in Lösung vom Magen und vom Unterhautbindegewebe aus und geht in den Harn über. Bei rascher Resorption bedingen toxische Gaben Krämpfe; Herz, Muskeln, peripherische Nerven und Peristaltik werden nicht gelähmt (A. Mitscherlich).

Die Cacaosamen sind nicht als blosse Genussmittel, welche nur durch das Theobromin auf das Nervensystem erregend wirken, sondern vermöge ihres Gehaltes an Proteïnsubstanz, Kohlehydraten und Nährsalzen ein wirkliches Nahrungsmittel, das allerdings wegen seines Fettreichthums nicht immer leicht vom Magen ertragen wird. Man bedient sich deshalb auch sehr oft der ihres Fettes theilweise beraubten Bohnen, der sog. entölten Cacao, Semen Cacao expressum s. ab oleo liberatum. Man benutzt die Cacao stets geröstet, und zwar theils zur Darstellung von wässrigen Decocten (1 : 8—20), die man als vorzügliches Surrogat des Kaffee und Thee diätetisch benutzen lässt, theils zur Darstellung der verschiedenen Chocoladen, die man durch Zerstossen der enthülsten Semina Cacao im erwärmten Mörser gewinnt. Ohne weiteren Zusatz bildet der dabei entstehende und beim Erkalten festgewordene Teig die als Constituens für Trochisken und auch als pulverförmiges Vehikel für viele bittere Stoffe, z. B. Chinin, äusserst empfehlenswerthe **Pasta Cacao s cacaotina, Cacaomasse**; mit Zusatz von Zucker die (meist aus entöltem Cacao bereitete) **Gesundheitschocolade, Pasta Cacao saccharata s. Chocolata medica s. simplex**; mit Zimmt u. a. Gewürzen die **Gewürzchocolade, P. C. aromatica**, von der als besondere Art die **Vanillechocolade** am meisten geschätzt wird; mit verschiedenen Heilmitteln (z. B. Lichen Islandicus, Farina Hordei praeparata, Salep, Chinaextract, Eisen) die medicamentösen Chocoladen. Auch die bei der Chocoladebereitung abfallenden Cacaoschalen, Cortex Cacao tostus, lassen sich diätetisch als Surrogat des Kaffees benutzen und bilden die Grundlage mancher im Handel befindlicher Nährmittel (Cocoa u. a.).

Amylum Marantae, Amylum arrow; Marantastärke, Arrow root, Pfeilwurzelmehl, Westindischer Salep. — Wir schliessen die vegetabilischen Plastica mit verschiedenen ausschliesslich innerlich verwertheten Stärkemehlarten, unter denen die aus den Wurzelstöcken diverser in tropischen Ländern der alten und neuen Welt theils einheimischer, theils cultivirter Arten der Gattung Maranta (Fam. Marantaceae), besonders von Maranta arundinacea L., gewonnene Marantastärke, meist Arrow root genannt, früher officinell war. Das Arrow root kommt zum grössten Theile aus Westindien, z. Th. aus Ostindien, Südamerika und Südafrika, wo ausser Maranta arundinacea auch M. Indica Tuss., M. Alloya Jacq. und M. nobilis L. zur Gewinnung benutzt werden sollen. Es bildet ein sehr feines, mattweisses Pulver, welches die chemischen Charaktere des Stärkemehls (p. 338) besitzt und zeigt sich mikroskopisch aus eiförmigen (bei M. Indica runden), einfachen Körnern bestehend, welche gewöhnlich am stumpfen Ende, seltener in der Mitte einen Querriss und ausserdem deutliche, feine, excentrische Schichten darbieten. Die Körner von Maranta arundinacea L. sind viel kleiner als Kartoffelstärkemehlkörner; noch kleiner sind die minder deutlich geschichteten von M. Indica. Im Handel kommen unter dem Namen Pfeilmehl oder Arrow root eine Menge anderer Stärkemehlarten vor, welche medicinisch nicht zulässig sind. Dahin gehören das Ostindische Arrow root, von Curcuma angustifolia Roxb. und C. leucorrhiza Roxb., welches aus glatten, elliptischen oder eirunden, an einem Ende stumpfspitzigen, einfachen Körnern besteht, die einen sehr grossen Kernpunkt am schmalen Ende und sehr deutliche, excentrische, mondförmige Schichten darbieten; ferner das Brasilianische Pfeilmehl, Tapiocamehl, Mandiocamehl, Cassavemehl, Amylum Manihot, das aus den Wurzelknollen von Manihot utilissima Pohl (Fam. Euphorbiaceae) dargestellt wird und Körner bildet, welche aus 2—8 zusammenhängenden, auf der einen Seite quergebogenen oder winkligen Körnchen mit deutlicher Schichtung und centralem Kernpunkte bestehen. Andere Arrow root-Arten, z. B. Australisches, sog. Otahaiti Salep, Amylum Taccae, von Tacca oceanica, und Chile-Arrow root, Amylum Alstroemeriae u. s. w., gelangen nicht in unseren Handel. Häufig kommen dagegen Verfälschungen des Arrow root mit Kartoffelstärkemehl vor, dessen Körner schon bei 40^0 (Arrow root erst bei 70^0) im Wasser aufquellen, in verd. Salzsäure bei 40^0 sich auflösen, was diejenigen von Arrow root nicht thun, und einen dicken, schwach nach unreifen Vitsbohnen riechenden Kleister geben.

Das Arrow root geht wie alle Stärkemehlarten unter dem Einflusse des Speichels und Bauchspeichels im Tractus in Dextrin und Glykose über und gelangt als letztere in das Blut. Es folgt daraus, dass es allein gebraucht nicht zur Ernährung ausreicht, und in der That sieht man bei der Benutzung des Arrow root als ausschliessliches Nahrungsmittel für atrophische rachitische und scrophulöse Kinder, wo es besonders in Ruf steht, nicht selten Verschlimmerung des Zustandes. Man muss es daher stets gleichzeitig mit wirklichen Plastica (Milch, Bouillon) einführen, und nicht in zu grossen Mengen, höchstens zu 1 Theelöffel im Tage, verbrauchen lassen. Vorzugsweise passt es bei solchen Kindern, welche an Diarrhöen leiden, indem das Medicament nach Art aller Amylacea stopfend wirkt. Seine exclusive Stellung unter den Amylaceen lässt sich nur aus dem reinen und angenehmen Geschmacke des Marantamehles erklären. Letzterer empfiehlt dasselbe auch für Erwachsene unter manchen Verhältnissen. Es ist Thatsache, dass Kohlehydrate bei der Ernährung einen Ersatz für stickstoffhaltiges Material in beschränktem Maasse zu bieten vermögen. In Fällen, wo Magensaft in nicht genügender Menge ausgeschieden wird, um Eiweisskörper in Peptone überzuführen, kann man deshalb Amylaceen zur Erhaltung des Lebens einige Zeit verwenden. Ein solcher Zustand ist z. B. im Fieber vorhanden, wo deshalb von Alters her Abkochungen von Amylaceen in Ansehen standen (z. B. von Gerste, Brodkrumen), deren Bedeutung für die Diät von Fieberkranken um so höher anzuschlagen ist, als z. B. die Kalisalze im Fleische und in der Fleischbrühe die Pulsfrequenz zu steigern vermögen. Hier ist Amylum

Marantae von Nutzen, auf die Dauer aber genügt dasselbe ebenso wenig wie andere Bestandtheile der sog. reizlosen Fieberkost.

Sago. — Dem Amylum Marantae am nächsten verwandt und ökonomisch als Diäteticum fast noch häufiger benutzt ist das theils in Form von Mehl (Sagomehl), theils von Körnern (Sago, Perlsago) vorkommende Mark der besonders auf den Holländisch-Ostindischen Inseln wachsenden Sagopalme (Metroxylon Rumphii Koen. s. Sagus Rumphii W. u. a. Arten), welches sich dadurch auszeichnet, dass es in siedendem Wasser bloss aufquillt, nicht zergeht. Auch Sago ist häufig verfälscht. Der Fibrinsago des Handels ist eine Mischung von Stärkemehl, Eiweiss, Gelatine und Zucker. — Als Portland Sago oder Portland Arrow root wird das Satzmehl aus den Wurzelknollen verschiedener Arum-Arten, u. a. auch des bei uns einheimischen Arum maculatum L., bezeichnet.

Racahout. — Ein Gemenge von Arrow root u. a. Amylumarten mit Cacaopulver und Gewürzen bildet das von Frankreich als theures und mässig gutes Nährmittel angepriesene Racahout de l'Orient (R. des Arabes, R. du serail). Das im Orient geschätzte, als Racahout bezeichnete Mittel, ebenfalls für Kinder empfohlen, ist das Satzmehl der Samen der in Südeuropa und Nord-Afrika einheimischen Eichenart Quercus Ballota L Dieselben schliessen sich an den früher bei uns officinellen Eichelkaffee, Glandes Quercus tostae, die von ihrer lederartigen Fruchtschale befreiten und nicht zu stark gerösteten Samen unserer einheimischen Eicheln (vgl. S. 508). Die Eicheln enthalten 38% Stärkemehl, welches beim Rösten theilweise in Dextrin übergeht, 9% Gerbsäure, 4% fettes Oel, 7% nicht krystallisirenden Zucker, einen eigenthümlichen mannitähnlichen Zucker (Quercit oder Eichelzucker) und eine geringe Menge ätherischen Oeles. Der Eichelkaffee, welchen man meist als Decoct, besser jedoch als Aufguss bereitet, wozu man 4,0—8,0 auf die Tasse rechnet, und mit Milch und Zucker geniessen lässt, ist bei scrophulösen Kindern, die sich an den Genuss desselben sehr bald gewöhnen, als diätetisches Hausmittel sehr empfehlenswerth, namentlich wenn Tendenz zu Darmkatarrhen und Durchfällen besteht. Auch Eichelchocolade, welche besser schmeckt, findet in gleicher Richtung Verwendung.

IX. Classe. Antidyscratica, Antidyskratische Arzneimittel.

Die Bezeichnung dieser Classe, von rein therapeutischem Gesichtspunkte aus gewählt, da andere, auf der physiologischen Wirkung beruhende Namen, wie Antiplastica, für alle oder für einzelne unpassend sind, enthebt uns der Nothwendigkeit ausführlicher Vorbemerkungen. Die meisten hier abzuhandelnden Substanzen sind unorganische Körper, wenige stammen aus dem Pflanzenreiche. An die ersteren reihen sich manche bereits bei den Plastica besprochenen Stoffe, z. B. die Alkalien, eng an, an die letzteren manche auf Diurese und Diaphorese einwirkende Medicamente. Eine Eintheilung nach den einzelnen Krankheitszuständen (Syphilis, chronische Hautleiden, Scrophulose, Rheumatismus, Gicht, Krebs u. s. w.), gegen welche die Antidyscratica gebraucht werden, ist unthunlich, da viele gegen alle derartigen Zustände in Anwendung gebracht werden. Wir theilen sie daher nur in zwei Ordnungen nach ihrer Abstammung.

---

1. Ordnung. Antidyscratica anorganica; Anorganische antidyskratische Arzneimittel.

Stibium sulfuratum nigrum, Stibium sulfuratum crudum, Antimonium nigrum s. crudum, Sulfuretum Stibii; **Spiessglanz,** Schwefelspiessglanz.

Von dem grossen Heere der Antimonialien, welches man im 16. und 17. Jahrhundert gegen alle möglichen chronischen und acuten Krankheiten des Blutes und der Organe ins Feld führte, ist als ausschliessliches Antidyscraticum nur das seiner Unlöslichkeit wegen am wenigsten wirksame, freilich auch am mindesten gefährliche Dreifach Schwefelantimon, SbS^3, übrig geblieben, während alle übrigen Antimonialien vorzugsweise als Emetica oder Expectorantia Anwendung finden. Das Antimonium crudum wird aus dem in vielen Gegenden Europas natürlich vorkommenden Grauspiessglanzerz durch Aussaigern gewonnen. Das reinste, von Blei und Arsen freie und deshalb ausschliesslich zum medicinischen Gebrauch dienende kommt aus Ungarn (sog. Rosenauer Spiessglanzerz). Das Spiessglanzerz bildet grauschwarze, strahligkrystallinische Massen von 4,6 bis 4,7 spec. Gew., welche unter Befeuchtung mit Wasser sich leicht zu einem grauen geschmack- und geruchfreien Pulver, dem Stibium sulfuratum laevigatum s. depuratum zerreiben lassen. Es ist in Wasser völlig unlöslich, löst sich aber in conc. heisser Salzsäure und unter Bildung von Sulfosalzen in wässrigen Alkalien. Das auf nassem Wege gewonnene Antimonsulfür, welches nicht schwarz, sondern schön orangeroth und amorph ist, Stibium sulfuratum rubrum, ist nicht officinell. Von Wunden und Geschwüren findet Resorption von Schwefelantimon nicht statt; auch vom Magen aus werden gewiss nur winzige Mengen resorbirt, so dass die Annahme, dass die dem Antimonium crudum bei chronischen Haut- und Drüsenleiden, Scrophulose, Rheumatismus, Gicht und Syphilis zugeschriebenen Heileffecte auf dessen Verunreinigungen (Arsen) zu beziehen seien, nicht ganz zu beseitigen ist. Jetzt wird das A. c. fast ausschliesslich in der Veterinärpraxis benutzt. Die Dosis des Stibium sulfuratum laevigatum wird auf 0,3—0,6 und mehr mehrmals täglich angegeben, die man in Pulver oder Pillen reichen kann. Früher waren Abkochungen von Antimonium crudum mit Holztränken (Decoctum Lusitanicum u. a.), welche selbstverständlich nur geringe Mengen Antimon enthalten können, bei Syphiliden und chronischen Exanthemen gebräuchlich; jetzt haben weder diese noch andere in derselben Richtung verwendete alte Vorschriften, z. B. Pulvis depuratorius Jasseri, Morsuli antimoniales Kunkelii, Anrecht auf Berücksichtigung rationeller Aerzte.

Das Nämliche gilt von den als Schwefelantimoncalcium chemisch charakterisirten diversen Präparaten, welche gegen Rheumatismus, Gicht und chronische Hautausschläge gerühmt sind, z. B. der von Hufeland empfohlenen Calcaria stibiata sulfurata s. Calcaria sulfurata Hoffmanni, ebenso von dem durch Glühen von Antimonium crudum mit Hirschhörnern erhaltenen Jamespulver, James powder, Antimonial powder, welches in England zu 0,1—0,4 in Pillen, Pulver oder Bissen bei den genannten Krankheiten und als Diaphoreticum bei Bronchialkatarrhen in Ansehen steht.

Quecksilberpräparate, Mercurialia.

Die Gleichheit der Erscheinungen, welche nach längerem Gebrauche des Quecksilbers und seiner Verbindungen sich geltend macht, ebenso wie die Anwendung aller bei fast den nämlichen pathologischen Zuständen macht es zweckmässig, zur Vermeidung von Wiederholungen der Besprechung der einzelnen Präparate eine Darstellung der allen sog. Mercurialien gemeinsamen Verhältnisse vorauszuschicken. Die Unterschiede der einzelnen sind vorzugsweise in den örtlichen Wirkungen begründet, auch sind die Verhältnisse der Resorption nicht für alle gleich, doch erscheint es auch hier angemessen, dieselben, wie die der Elimination, gemeinsam zu betrachten.

In Hinsicht auf die örtliche Wirkung reicht es nicht aus, wie bei den Martialia, in Mercurialia fortiora und mitiora zu unterscheiden, da neben kaustisch wirkenden Verbindungen (Quecksilberoxyd, Quecksilberchlorid, Quecksilberiodid), deren Wirkung auf Affinität zu Eiweissstoffen beruht, und neben örtlich völlig indifferenten Quecksilberverbindungen auch solche existiren, welche bei Einführung in den Tractus Purgiren erzeugen (Quecksilbermetall, Calomel). Die örtlich ätzend wirkenden Mercurialien können auch in entfernten Organen, z. B. den Nieren, zu Entzündungserscheinungen führen.

Durch Mialhe wurde die Ansicht aufgestellt und verbreitet, dass alle Quecksilberverbindungen — wenigstens bei Einführung in den Magen — in Quecksilberchlorid verwandelt würden, welches sich mit Eiweiss verbände, worauf das Quecksilberchloridalbuminat in die Circulation gelange. Diese Theorie ist indess nicht ausreichend, da wenigstens für das Quecksilbermetall ein directer

Uebergang in Dampfform in das Blut erwiesen ist, ein Factum, welches auch für die Resorption anderer Quecksilbersalze, welche im Magen theilweise in Quecksilbermetall sich umwandeln, nicht ohne Bedeutung ist. Eine solche Umwandlung erleidet nicht allein das Quecksilberchlorür, sondern alle Oxydulsalze, indem sie im Contacte mit Eiweissstoffen sich theilweise in Oxydsalze unter Abscheidung von Quecksilbermetall verwandeln. Obschon nach Polotschnow Quecksilberalbuminat bei der Diffusion nur Eiweiss und kein Quecksilber abgiebt, wird dasselbe sowohl vom Magen als vom Unterhautbindegewebe aus resorbirt, so dass eine Quecksilberverbindung im Harn nachgewiesen werden kann, und es liegt somit die Möglichkeit vor, dass Quecksilberoxyd und viele Salze desselben, welche sich direct mit Eiweiss zu einem Albuminate verbinden, als solches in das Blut gelangen können, ohne dass zuerst Quecksilbersublimat und daraus wieder Quecksilberchloridalbuminat gebildet wird. Bei der Aufnahme dieser Verbindungen in das Blut sind offenbar die Alkalichlorüre von einer hervorragenden Bedeutung, insonderheit das Chlornatrium, welches sich mit Quecksilberchlorid zu einem leicht löslichen Doppelsalze, dem Natriumquecksilberchlorid, verbindet, das entweder als solches oder in einer von Quecksilberchloridalbuminat verschiedenen Eiweissverbindung in das Blut übertritt. Kochsalzlösung und ebenso Chlorammoniumsolution machen Sublimatalbuminat löslich und diffusionsfähig, offenbar, indem sich ein lösliches Quecksilberalbuminat bildet, indem man aus dieser Solution Quecksilber durch Schwefelwasserstoff nicht ausfällen kann.

Die Verhältnisse des Quecksilberchlorids und anderer Quecksilberverbindungen werden bei den einzelnen Präparaten besprochen. Die Bedeutung der Alkalichlorüre für die Aufnahme der Quecksilberverbindungen in das Blut zeigte zuerst Voit, welcher den Nachweis lieferte, dass alle Quecksilberoxydverbindungen und das Quecksilberiodid sich mit Leichtigkeit in Quecksilberchlorid und das Alkalisalz der betr. Säure umsetzen. Es ist also bei diesen sowohl im Magensafte als auch bei subcutaner Application die Bildung von Quecksilberchlorid durch das Chlornatrium des Magensaftes und des Blutes anzunehmen, wofür auch der Umstand spricht, dass dieselben sämmtlich ätzende Wirkung besitzen und dass sie auch in ihren entfernten Wirkungen nach Art des Sublimats sich verhalten. Auch beim Quecksilberoxyd selbst ist eine solche Umwandlung in Quecksilberchlorid im Magen wahrscheinlich. Bärensprung zeigte zuerst die Spaltung der Quecksilberoxydulverbindungen in Oxydverbindungen und Quecksilbermetall. Dasselbe gilt auch für das Quecksilberchlorür, welches in Berührung mit Eiweiss sich in Quecksilberchlorid und Quecksilber umsetzt, ferner für das Quecksilberiodür, aus welchem Iod freigemacht wird, das als Iodkalium resorbirt wird. Voit u. A. nahmen früher an, dass auch bei Ueberführung, soweit sie im Magen stattfände, das Chlornatrium des Magensaftes die hauptsächlichste Rolle spiele, indess ist dies unwahrscheinlich, da nur concentrirte Kochsalzlösungen aus Calomel bei Gegenwart von Luft Sublimatbildung veranlassen, nicht aber solche, wie sie dem Gehalte des Magensaftes an Chlornatrium entsprechen (Blomberg). Für Calomel ist also nur eine theilweise Umwandlung in Sublimat im Magen gegeben, ein Theil wird zu Quecksilbermetall verändert, welches, wenn auch bei Schütteln von Quecksilbermetall mit conc. Kochsalzlösung bei Gegenwart von Sauerstoff sich Calomel und Sublimat bilden (Voit), doch im Magen dieser Umwandlung nur in sehr geringem Maasse zu unterliegen scheint. So erklärt es sich, dass Calomel u. a. sich ähnlich verhaltende Mercurialien nicht die kaustischen Effecte des Sublimats, wohl aber die demselben und dem Quecksilbermetall gemeinsamen entfernten Wirkungen — und zwar relativ stärker — entfalten. Es erklärt sich ferner aus dem Verhalten des Calomels u. s. w. gegenüber den Eiweissstoffen, dass es trotz seiner Unlöslichkeit in Wasser auch bei subcutaner Application, d. h. ohne den Einfluss des Magensaftes resorbirt wird und entfernte Erscheinungen bedingt.

Wie sich die ins Blut gekommenen Quecksilberverbindungen — Quecksilberchloridnatrium und Hg — dort weiter verhalten, ist rein hypothetisch. Voit nimmt auch für letzteres eine Umwandlung in Chlorid unter dem Einflusse der Chloralkalien des Blutes an, Blomberg Oxydation zu Quecksilberoxyd und aus diesem directe Bildung von Quecksilberalbuminat, welches sich in den Chloralkalien auflöst. Dieses Quecksilberoxydalbuminat wird übrigens auch von Voit als das Endproduct des im Organismus circulirenden Quecksilbers betrachtet, wofür der Umstand spricht, dass dem Quecksilberchloridalbuminat durch Auswaschen mit Wasser alles Chlor entzogen werden kann.

Es muss noch hervorgehoben werden, dass bei Einführung von Quecksilbersalzen in den Magen nicht Alles zur Resorption gelangt, namentlich bei solchen, welche purgirend wirken, indem der Schwefelwasserstoff zu einer Bildung von unlöslichem und nicht durch Eiweissstoffe alterirtem Schwefelquecksilber führt.

Das resorbirte Quecksilber ist sowohl im Blute als in den verschiedensten Organen längere Zeit nachweisbar und wird hauptsächlich durch die Galle und die Darmdrüsen, theilweise auch durch den Urin, Speichel und selbst durch die Milch, wahrscheinlich auch durch die Perspiration ausgeschieden.

Bei Thierversuchen fand Riederer verhältnissmässig viel Quecksilber in der Leber, mehr als im Herzen, Muskeln und Gehirn; R. Overbeck constatirte es fast in allen Organen, am wenigsten in den Knochen. In dem Urin misslingt der Nachweis nur selten, häufiger im Speichel; bei Säugenden findet sich nach Quecksilbereinreibungen fast ebenso viel Q. in der Milch als im Harn (Mayencon und Bergeret). Im Darm und Koth findet sich Quecksilber in grossen Mengen constant auch bei externer Application. v. Vajda und Paschkis (1880) fanden Quecksilber im Harn bei Syphilitischen während Inunctionscuren 18 mal unter 24 Fällen, bei internen Sublimatcuren 7 mal in 11 Fällen nnd bei Curen mit subcutan injicirtem Sublimat oder Quelksilbercyanid ausnahmslos. Nach O. Schmidt (1879) gelingt der Nachweis von Quecksilber im Harn beim Menschen nach zweimaliger Subcutaninjection von 0,01 Sublimat und lässt sich bei einer Tagesgabe von 0,01 die Quecksilbermenge im Harn vom 3. bis 8. Tage an quantitativ bestimmen. Bei Einreibungscuren mit grauer Salbe tritt die Abscheidung von nennenswerthen Quecksilbermengen verhältnissmässig langsam auf und bleibt bei Benutzung von 0,2 bis 0,4 lange unter den Werthen, welche 0,01 Sublimat entsprechen; bei sehr langer Inunctionscur kommt oft starke Quecksilberausscheidung im Harne vor. Bei Sublimatcuren können sogar 14,1 % wieder durch den Harn ausgeschieden werden (O. Schmidt). Auch in den Faeces scheint Quecksilber nach Einreibung grauer Salbe später aufzutreten als nach Subcutanapplication von Quecksilberchlorid. Dass die Speicheldrüsen in Bezug auf die Elimination des Quecksilbers eine nur untergeordnete Rolle spielen, beweisen ausser dem häufigen Fehlschlagen des Quecksilbernachweises auch directe Versuche O. Schmidts an Hunden. In allen Fällen persistirt nach Quecksilbercuren die Ausscheidung durch den Urin noch mehrere Tage nach dem Aufhören der Quecksilberzufuhr. Später geschieht dieselbe manchmal in grösseren Zwischenräumen, oft gelingt es nach monatelangem Cessiren der Elimination durch Darreichung von Bromkalium oder Iodkalium Spuren von Quecksilber im Urin auftreten zu lassen (Kletzinsky, Rabuteau). Die Deposition ist im Allgemeinen eine nicht so dauernde wie beim Blei; doch wiesen v. Vajda und Paschkis Quecksilber im Harn noch 13 Jahre nach einer Schmiercur nach. Bei chronischem Mercurialismus hat man noch mehrere Jahre, nachdem die Patienten nicht mehr mit Quecksilber in Berührung gekommen waren, goldne Ringe durch Q. sich weiss färben gesehen.

Grosse Dosen löslicher Quecksilberpräparate können zu schwerer

Intoxication führen, welche sich vor allem durch heftige Entzündung im Verdauungstract charakterisiren. Auch die externe Anwendung corrosiver Quecksilberpräparate und die Subcutaninjection kann zu gleichen gastroenteritischen Erscheinungen führen, die offenbar, wie die bei Mercurialismus selten vermissten entzündlichen Erscheinungen seitens der Nieren, als Eliminationswirkung zu betrachten sind. Bei nicht allzu raschem letalem Verlaufe können auch Erscheinungen, welche bei längerer Zufuhr kleinerer Mengen von Quecksilberpräparaten resultiren, hinzutreten.

Wiederholt sind tödtliche Vergiftungen nach Einreibung von Sublimat- oder Quecksilbernitratsalben vorgekommen, wo post mortem hochgradige Magen-Darmentzündung neben fettiger Degeneration in Leber, Nieren und Muskeln constatirt wurden. Bei Kaninchen sind bei nicht zu kurzdauernder Vergiftung durch subcutan eingeführte Mercurialien Infarcte der Harncanälchen, Darmdiphtherie und Hyperämie des Knochenmarks die constantesten Erscheinungen (Heilborn). Bezüglich der Symptomatologie dieser Vergiftung wird das Nähere bei Sublimat angegeben werden. Versuche, welche v. Mering mit einer nicht ätzenden Quecksilberverbindung (Glykokollquecksilber) anstellte, ergaben eine lähmende Wirkung auf das Gehirn und später auch auf die übrigen Nervencentren, starkes und rasches Sinken des Blutdrucks in Folge von Abschwächung der systolischen Contractionen des Herzens, dessen Schlagzahl erheblich herabgesetzt wird und welches häufig plötzlich zu schlagen aufhört, Irregularität der Athmung bei Vermehrung der Frequenz, sowie allgemeine Schwäche und Hinfälligkeit, die bei Warmblütern nicht auf eine Herabsetzung der Muskelirritabilität, wie sie bei Fröschen Harnack nach Natriumquecksilberiodid und Natriumquecksilberpyrophosphat constatirte, bezogen werden kann.

Unter den Symptomen der allgemeinen Quecksilberwirkung allmälig resorbirter Mengen von Mercurialien nehmen — gleichgültig bei welcher Einführungsweise — entzündliche Erscheinungen im Munde und Vermehrung der Speichelsecretion als die zuerst und am häufigsten zu beobachtenden die oberste Stelle ein.

Die Stomatitis mercurialis ist die häufigste aller Formen der sog. chronischen Quecksilbervergiftung, Hydrargyrose, Mercurialismus s. Hydrargyrismus chronicus, mag dieselbe durch die Einwirkung von Mercurdämpfen u. s. w. oder durch die Anwendung des Quecksilbers als Medicament entstehen. Die ersten Erscheinungen sind Hitzegefühl im Munde und metallischer Geschmack, manchmal mit geringer Vermehrung der Mundflüssigkeit verbunden; dazu gesellen sich dann bei weiterer Zufuhr von Mercurialien Schwellung, Röthung und Empfindlichkeit des Zahnfleisches, das Gefühl, als ob die Zähne länger würden oder wackelten, zugleich ein eigenthümlicher fötider Geruch aus dem Munde (Halitus mercurialis), meist auch Zungenbelag, etwas erschwertes Kauen und deutliche Vermehrung der Speichelsecretion. Dies sind die praemonitorischen Symptome wirklicher Gingivitis und Stomatitis; hört die Einführung der Noxe nicht auf, so bildet sich bald ein schleimiger weisser Belag an den Zahnfleischrändern, wirkliches Lockerwerden der Zähne, dann Geschwüre am Zahnfleische und an anderen Stellen der Mundschleimhaut, Anschwellung der Zunge, ausserordentlich intensiver Foetor oris, wohl von flüchtigen Fettsäuren im Speichel abhängig, und wirklicher Speichelfluss (Salivatio, Ptyalismus). Bisweilen besteht dabei starkes Unwohlsein und Fieber. Sprache, Kauen und Schlucken sind in Folge der Anschwellung, an welcher Lippen, Wangen, Uvula, Gaumensegel, Tonsillen und die benachbarten Lymphdrüsen participiren, stark behindert. Die Geschwüre sind gezackt, mit unregelmässigen Rändern, oft livid, sondern ein dünnes Secret ab und bluten leicht; die Zähne schwärzen sich und fallen schliesslich aus. Die Menge des secernirten Speichels kann bei der ausgebildeten Stomatitis mercurialis bis zu 16 Pfd. im Tage betragen. Derselbe ist anfangs mehr schleimig, später mehr wasserhell, manchmal mit Eiter oder Blut gemengt; sein spec. Gew. wird anfangs durch vermehrten Gehalt an Eiweiss und Fett gesteigert, sinkt aber später unter die Norm. Die Reaction ist meist alkalisch, sehr selten sauer (Wright), das Ptyalin vermehrt. Der Speichel enthält dabei wohl stets Quecksilber. Die Dauer des Speichelflusses beträgt bei Aussetzen der Quecksilberzufuhr und passender Behandlung in der Regel 14—20 Tage. In sehr schlimmen Fällen kann die Stomatitis zu Gangrän der Weichtheile führen, ja es kann die Entzündung auf den Kiefer sich fortpflanzen und nekrotische Zerstörung der Processus alveolares oder selbst des Körpers der Kieferknochen bewirken, es kann, wovon mir selbst zwei Fälle bekannt sind, durch Verwachsung des Zahnfleisches und der Wangenschleimhaut Pseudankylose des Unterkiefers entstehen, welche chirurgische Eingriffe nothwendig macht. Selbst tödtlicher Ausgang durch Consumption oder Pyämie wird angegeben.

Das Auftreten des Ptyalismus nach Einverleibung von Mercurialien lässt sich weder an eine bestimmte Zeit noch an eine bestimmte Dosis binden. Selten erscheint derselbe vor Ablauf von 24 Stunden nach Einführung von Mercurialien als Medicament. Metallisches Quecksilber und Calomel sollen angeblich leichter Speichelfluss herbeiführen. Einzelne Personen werden weit leichter als andere betroffen. Man schreibt im Allgemeinen den Frauen eine grössere Empfänglichkeit als den Männern zu; doch bezieht sich dies wohl nur auf die externe Anwendung des metallischen Quecksilbers in Salbenform, wodurch überhaupt Personen mit zarter Epidermis, indem diese dem Durchdringen des Quecksilbers geringeren Widerstand entgegensetzt, rascher afficirt werden. Andererseits wird Kindern eine grössere Toleranz vindicirt, was sich aber wohl nur auf purgirende Dosen Calomel bezieht, die den kurzen Darm der Kinder rascher passiren können, ohne der Resorption zu unterliegen. Die Vergleichung der einzelnen Präparate ist misslich; von Quecksilber und Calomel werden stets viel grössere Dosen gegeben als von Sublimat, und wenn durch erstere eher Ptyalismus eintritt, so sind nichtsdestoweniger grössere Mengen Hg wirksam gewesen als bei der Sublimatcur. Man vergesse auch nicht, dass Calomel weit mehr Hg enthält als Sublimat. Die Thatsache, dass kleine nicht purgirende Dosen Calomel leichter Ptyalismus erregen als grosse purgirende, bedarf keiner Erklärung. Idiosynkrasien gegen Quecksilberpräparate sind sehr häufig beobachtet. Bei einzelnen Personen kann Quecksilberchlorür schon zu 0,2 Ptyalismus und mehrwöchentliche Stomatitis bedingen (Farqharson). Gutgenährte Personen werden weit weniger leicht afficirt als durch Hunger heruntergekommene (daher Verbindung von Quecksilbercuren mit Hungercuren, wenn man absichtlich Salivation erregen will). Nach Farqharson soll längerer Aufenthalt in den Tropen zu Idiosynkrasie gegen Quecksilbermittel Anlass geben können.

Die Mundentzündung scheint auch theilweise von dem directen Hineingelangen von Quecksilberverbindungen in den Mund bedingt zu sein; Application von Quecksilbersalbe in der Nähe des Mundes ruft sie am frühesten hervor.

Sonstige Organopathien durch Quecksilberanhäufung im Organismus kommen bei medicinaler Anwendung der Mercurialien gegenwärtig, wo der übertriebene Gebrauch derselben allgemein aufgegeben ist, nicht vor. Ausnahmsweise bildet sich dagegen gleichzeitig mit den Mundaffectionen ein stark febriler Zustand aus, sowie nach Beendigung desselben ein Zustand von allgemeiner Kachexie, vielleicht auf Anämie oder Hydrämie beruhend, vielleicht von Digestionsstörungen abhängig, welche häufig nach beendigter Stomatitis noch eine Zeit lang persistiren.

Jos. Herrmann u. a. Gegner des Quecksilbergebrauches haben dem Quecksilber eine Anzahl von Leiden imputirt, welche offenbar nicht ihm, sondern der Krankheit (Syphilis) angehören, gegen welche das Quecksilber benutzt wurde. Es gilt dies namentlich bezüglich der sog. mercuriellen Hautaffectionen, welche bei wirklicher reiner Hydrargyrose, wie man sie bei Arbeitern in Spiegelfabriken besonders zu beobachten Gelegenheit hat, fehlen (Kussmaul). Auch das Vorkommen von Hautgeschwüren ist beim Mercurialismus ausserordentlich selten und scheint fast ausschliesslich bei kachektischen Individuen beobachtet. Bei Menschen ist ausgebildete Leberaffection als Folge von Hydrargyrose nicht mit Sicherheit nachgewiesen; dagegen existiren Magen- und Darmaffectionen, die sich nicht selten bis zur Entzündung steigern, mit Erbrechen und Durchfall einhergehen und bisweilen den Charakter der Dysenterie tragen. Die von Einzelnen behauptete speichelflussähnliche Affection des Pankreas, durch welche der dünnflüssige Stuhl eine eigenthümliche Beschaffenheit annehmen sollte, scheint dagegen reine Erfindung zu sein. Leicht werden die Respirationsorgane betroffen und Lungentuberculose ist bei Quecksilberarbeitern nicht selten. Albuminurie und Diabetes kommen vor, haben aber nichts Specifisches. Abortus ist bei Arbeiterinnen in Spiegelfabriken und in Bergwerken häufig; die Kinder mercurkranker Eltern sind häufig schwächlich und zu Scrophulose geneigt. Coninnctivitis kommt bei Quecksilbercuren und auch bei Quecksilberarbeitern als Folge von Imprägnation des Organismus mit Q. vor, nicht aber Iritis. — Ausser der besprochenen Kiefernekrose giebt es kein mercurielles Knochenleiden; ebenso fehlen Lymphdrüsenerkrankungen. Dagegen wird Alopecie nicht selten beobachtet.

Für den sog. gewerblichen Mercurialismus von vorzüglicher Bedeutung, früher auch bei medicinaler Anwendung von Quecksilber, namentlich nach wiederholten grossen Schmiercuren (vgl. S. 762) beobachtet, sind Störungen der Nervenfunctionen, unter denen als häufigste Form das Quecksilberzittern, Tremor mercurialis, obenansteht Dieses Leiden, welches in seinen schlimmeren Formen neben Zittern auch klonische Krämpfe zeigt und sich der Chorea minor nähert, entwickelt sich meist zuerst an den Händen und Armen, seltener an den Beinen, recht früh an den Gesichtsmuskeln, bisweilen auch an den Muskeln des Kehlkopfes und Zungenbeins. Häufig begleiten denselben Kopfschmerzen und Herzpalpitationen (Erethismus mercurialis). Bei den meisten Mercurialkranken kommen intercurrent Schmerzen, besonders in den Muskeln der Extremitäten, zur Beobachtung (Arthralgia mercurialis). Bisweilen entwickelt sich Paralyse der ergriffenen Muskeln. Selten sind schwere Formen von Neurosen, doch kommen sowohl Epilepsie als Delirien, Manie und Blödsinn sowohl als Asthma nach intensiver Einwirkung vor, welche selbst zum Tode führen, wie dies das bekannte Beispiel der beiden durch Bereitung von Quecksilbermethyl zu Grunde gegangenen Chemiker im St. Bartholomews-Hospital beweist.

Die Quecksilberkachexie charakterisirt sich durch erdfahles Aussehen bei allgemeiner Schwäche und ist meist mit Unruhe, Präcordialangst, Unregelmässigkeit der Herzthätigkeit, Palpitationen (sog. Mercurialerethismus) verbunden.

Ueber die Theorie der Wirkung der Quecksilbermittel sind wir verhältnissmässig noch sehr im Unklaren. Ein Einfluss auf das Blut und die Eiweissstoffe der Gewebe selbst ist als die Hauptsache zu betrachten und kann nicht bezweifelt werden, wenn auch manche Lücke hinsichtlich der Einzelheiten dieser Action noch auszufüllen ist. Daneben ist ein Einfluss auf das Nervensystem und in specie das Gehirn unverkennbar, dessen Erkrankungen durch Quecksilber nicht allein aus der veränderten Blutbeschaffenheit erklärt werden können. Endlich ist vielleicht noch eine Einwirkung bei der Ausscheidung des Metalls auf gewisse Drüsen, in specie auf die Speicheldrüsen und Nieren, anzunehmen. Eine directe vermehrende Wirkung der Quecksilberpräparate auf die Gallenabsonderung, wie sie häufig angenommen wird, ist mehr als zweifelhaft (Bennett).

Die Verhältnisse des Stoffwechsels unter dem Einflusse von Quecksilberpräparaten sind in neuerer Zeit der Gegenstand wiederholter Untersuchungen geworden, deren Resultate einander in manchen Punkten zu widersprechen scheinen, jedoch nur scheinbare Widersprüche enthalten, insofern offenbar die Wirkungen mit der Dosis in nächster Beziehung stehen. Nach den Versuchen von Schlesinger (1879) lässt es sich nicht in Abrede stellen, dass sehr kleine Mengen löslicher Quecksilbersalze (Quecksilberchlorid, Chlornatrium) bei Thieren (Kaninchen, Hunden) mit dem Effecte gegeben werden können, dass dieselben unter reichlicher Anhäufung von Fett in verschiedenen Organen, welche auch in der Norm mehr oder weniger Fett enthalten, bedeutend an Körpergewicht zunehmen und gleichzeitig auffallende Vermehrung der rothen Blutkörperchen bedingen. Diese nur bei interner, nicht aber bei subcutaner Application, wo die entstehende locale Entzündung zu erheblicher Abnahme des Körpergewichts führt, und auch nicht bei allen Thierclassen erhalten werden kann, darf indessen nicht als eine eigentlich tonisirende Wirkung aufgefasst werden, da, wie dies übrigens schon von v. Boeck im Laufe einer Inunctionscur beim Menschen nachgewiesen wurde, eine Zunahme der Harnstoffausscheidung nicht stattfindet, was auf einen die Oxydationsvorgänge hemmenden Einfluss hinzudeuten scheint, wobei der normale Zerfall der rothen Blutkörperchen beim Gesunden retardirt wird. Zunahme der rothen Blutkörperchen ist übrigens wiederholt (Wilbouchewitch, Keyes, Robin) nach verschiedenen Quecksilberpräparaten (Quecksilbersublimat, Quecksilberiodür, Quecksilberpeptonat u. a.) z. Th. mit Zunahme des Körpergewichts beobachtet worden und steht vermuthlich mit der nämlichen Einwirkung des Metalls, vielleicht aber auch mit der Heilung der Syphilis selbst im Zusammenhange. Dass bei grösseren Dosen eingreifendere Veränderungen des Stoffwechsels stattfinden, scheint nicht nur die bei chronischer Quecksilbervergiftung von Thieren constant herabgesetzte Körpertemperatur und die nach dem Tode aufzufindende fettige Degeneration der Leber, endlich das Auftreten von Baldriansäure, Leucin und einem dem Tyrosin ähnlichen Körper in dem Harn mercurialisirter Thiere (Overbeck) zu beweisen. Bei solchen grösseren Dosen verschiedener Mercurialien (Calomel, Sublimat, Quecksilberiodid) kann auch Ausscheidung beträchtlicher Mengen von Zucker durch den Harn bei gleichzeitiger Ablagerung von Kalksalzen in den gestreckten Harncanälchen vorkommen (Saikowsky), während bei sehr kleinen Mengen weder Eiweiss noch Zucker im Harn auftreten (Schlesinger). Die Zunahme der rothen Blutkörperchen bei Syphilitischen und ebenso bei Thieren, welche sehr kleine Sublimatmengen intern bekommen, macht bei intercurrenten Gesundheitsstörungen einer Abnahme Platz (Robin). Bei den Beziehungen, welche man jetzt dem Knochenmarke zu den Blutkörperchen und deren Bildung zuschreibt, ist es von Interesse, dass starke Hyperämie des Knochenmarkes bei acuter Quecksilbervergiftung durch Subcutaninjection von Sublimat constant, bei chronischem Mercurialismus sehr häufig bei Kaninchen und Hunden vorkommt (Heilborn), wobei (wenigstens bei acuter Intoxication) der chemische Nachweis von Quecksilber im Knochenmark stets zu führen ist. Ueber die directe Einwirkung von Quecksilberalbuminat beim Contact mit Blut giebt Polotschnow an, dass bei Zusatz grösserer Mengen die Blutkörperchen allmälig zerstört werden, längliche Form und Auswüchse an den Enden bekommen und allmälig ihren Farbstoff verlieren, wobei die Wirkung im geraden Verhältnisse zu der Stärke der benutzten Albuminatlösung steht. Mit Quecksilberalbuminat gemischtes Blut röthet sich an der Luft nicht gut und verliert die Fähigkeit, Sauerstoff aufzunehmen, rascher.

Die Einwirkung des Quecksilbers auf das Gehirn zeigt sich bei Thieren nicht allein bei acuter Quecksilbervergiftung, sondern auch, wenigstens mitunter, bei chronisch mercurialisirten Thieren, durch exquisiten Tremor, den v. Mering wohl mit Recht auf eine directe Beziehung des Quecksilbers zum Kleinhirn zurückführt. Derselbe wird, wie auch häufig beim Menschen, von einem eigenthümlichen Erethismus begleitet, den v. Mering auf ein Ergriffensein des Grosshirns bezieht, während Heilborn u. A. denselben mit der fettigen Degeneration des Herzfleisches, welche manchmal sprungweise auftritt, in Zusammenhang bringen. Prävalent sind bei Thieren übrigens nach längerer Einführung kleinerer Quecksilbermengen Störungen, die auf die Gesammterkrankung des Organismus und auch die Eliminationswirkung hinweisen. Ausgesprochen sind namentlich die Ulcerationen und Schwellung der Mund- und Zahnfleischschleimhaut, während eigentliche Salivation nur höchst ausnahmsweise vorkommt, und die entzündliche, häufig diphtheritische Affection des Darms, wie dieselbe auch beim acuten Mercurialismus auftritt. Dass diese Localerkrankungen, zu denen in manchen Fällen noch Albuminurie hinzutritt, zu der Erschöpfung wesentlich beitragen, ist selbstverständlich. Dass der Speichelfluss nur reflectorisch durch entzündliche Affection der Mundschleimhaut bedingt werde, lässt sich nicht behaupten, weil Stomatitis bei Thieren fast immer und nicht selten auch beim Menschen ohne Ptyalismus vorkommen und andererseits beim Menschen auch Ptyalismus eintreten kann, ohne dass entzündliche Affection des Zahnfleisches nachweisbar ist.

Eine besondere Wirkung vindicirte man den Mercurialien früher auf die Leber und insbesondere auf die Gallenabsonderung. Obschon wohl kaum in Abrede gestellt werden kann, dass die Leber zu denjenigen Organen gehört, in denen das Quecksilber sich bei längerer Zufuhr besonders deponirt und die auch anatomische Veränderungen dadurch erfahren (Verfettung), ist der cholagoge Einfluss kleiner Dosen Quecksilberchlorür, das hier besonders in Frage kommt, und des metallischen Quecksilbers durch Versuche an Thieren (Mosler, Scott, Bennett, Rutherford) als nicht existirend erwiesen worden. Nach Rutherford besteht in dieser Beziehung ein wesentlicher Unterschied in der Wirkung des Quecksilberchlorids und Quecksilberchlorürs, insofern Sublimat schon zu 0,008 regelmässig verstärkte Gallensecretion hervorruft, während dem Calomel diese Wirkung abgeht. Mit einer geringen Menge Sublimat gemischt, steigert auch Quecksilberchlorür die Gallensecretion.

Die hauptsächlichste Anwendung finden die Mercurialien zur Beseitigung der Syphilis, bei welcher Affection sie allen zu den verschiedensten Zeiten gegen sie gerichteten Angriffen zum Trotz das zuverlässigste Heilmittel bilden. Ihre Anwendung erheischt indessen grosse Vorsicht und wird durch bestimmte Umstände, unter denen namentlich erheblicher Schwächezustand obenan steht, contraindicirt.

Kunstgerecht und methodisch angewandt war und bleibt das Quecksilber noch immer das wichtigste Antidot der Syphilis. Misserfolge liegen meist an der Gebrauchsweise, seltener an der Individualität, am seltensten an einer Unbezwinglichkeit der syphilitischen Dyskrasie. Ob es die letztere völlig tilgt oder, wie Barensprung behauptete, selbst in Fällen sog. Heilung nur — meist lebenslänglich — latent macht, ist für den Praktiker irrelevant. Zuerst von dreisten Empirikern am Ende des 15. Jahrhunderts gebraucht und nur von einzelnen Aerzten (Marinus Brocardus, Almenar) gerühmt, wurde das Quecksilber seit 1518 durch die Holztränke verdrängt, blieb dann aber von der 2. Hälfte des 16. Jahrhunderts bis etwa 1820 das hauptsächlich benutzte Medicament, um von da ab etwa ein Decennium dem sog. simple treatment und dem Iod die erste Stelle zu lassen, welche es seitdem trotz zahlreicher Gegner unbestritten wieder einnimmt. Vor allen anderen Medicamenten hat Quecksilber den Vorzug, am sichersten, am schnellsten und meist auch am gründlichsten die Syphilis zu tilgen. Die Behauptung, dass es dieselbe verschlimmert und dass viele schwerere Erscheinungen der constitutionellen Syphilis Folge der Quecksilbercur seien, ist geradezu Absurdität, weil diese Phänomene auch bei simple treatment auftreten können. Andererseits kann nicht geleugnet werden, dass bei nicht gehöriger Vorsicht Quecksilbercuren die Gesundheit der Patienten zu schädigen vermögen. Namentlich die früher herrschende Ansicht, dass der durch Quecksilber hervorgebrachte Speichelfluss kritische Bedeutung habe, gleichsam als ob das syphilitische Gift dadurch aus dem Körper herausgeschafft werde, und dass man also das Quecksilber zur Erzielung eines solchen zu verabreichen habe, hat bei Vielen zu langwierigen Ulcerationen im Munde und zum Verluste der Zähne geführt. Ebenso hinterbleibt bei manchen Kranken grosse Neigung zu schmerzhaften Affectionen der Muskeln (sog. Rheumatismus mercurialis), welche übrigens auch durch Holztränke hervorgerufen werden kann. Alle diese Nachtheile lassen sich bei Anwendung sorgsamer Kautelen vermeiden oder auf ein sehr geringes Maass beschränken.

Bezüglich der einzelnen Formen der venerischen Krankheiten betonen wir noch, dass Quecksilber bei Gonorrhoe und seinen Folgezuständen (spitze Condylome), ebenso beim weichen Schanker völlig überflüssig, bei letzterem vielleicht sogar schädlich ist; ferner dass, obschon leichte Fälle von secundärer Syphilis von selbst oder unter einfacher diätetischer Behandlung heilen können, doch schwer ohne Mercurialien Beseitigung der secundär syphilitischen Phänomene erfolgt und dass Hautaffectionen und Condylome am leichtesten, die übrigen Symptome und namentlich auch das primär indurirte Geschwür am schwierigsten der Einwirkung des Mittels weichen; endlich dass auch die sog. tertiären Formen nicht völlig den Quecksilbergebrauch verbieten, sondern dass im Gegentheil auch diese durch Mercur am besten beeinflusst werden, jedoch in den meisten Fällen der gesunkene Kräftezustand der Kranken jede stark eingreifende Cur verbietet, weshalb hier Iodkalium und Schwitzcuren sich mehr empfehlen. Ob bei indurirtem Schanker Quecksilberbehandlung einzuleiten sei oder nicht, wogegen man geltend gemacht hat, dass trotz der Mercurialbehandlung oftmals andere Syphiliden doch auftreten und dass dieselbe dann einen nothwendig zu starker Abnahme der Kräfte führenden Eingriff darstellt, ist offene Frage. Bei manchen als tertiär bezeichneten syphilitischen Leiden, welche wichtige Organe bedrohen, z. B. Iritis syphilitica, Gehirnsyphilis, geben Manche der Einleitung einer Quecksilbercur den Vorzug, doch sind sie bei Iritis syphilitica nach mehreren eigenen Beobachtungen nicht absolut nöthig und auch bei Hirnsyphilis wird das viel leichter resorbirbare und den Organismus sättigende Iodkalium zunächst am Platze sein.

Als Contraindication der Quecksilberbehandlung der Syphilis ist jeder höhere Grad von Schwäche des Kranken anzusehen. Man vermeide dieselbe somit bei bestehender Anämie und bei Complication mit irgend welcher Kachexie (Tuberculose, Scrophulose), auch mit starkem Fieber und heftigem Magen- und Darmkatarrh. Scorbutischer Zustand des Zahnfleisches oder gangränöse und diphtheritische Beschaffenheit syphilitischer Geschwüre verbieten Mercurialien unbedingt. Da in der Gravidität durch Quecksilbercuren vielleicht Gefahren für das Leben des Fötus erwachsen, vermeidet man solche hier am besten.

In Hinsicht auf die Quecksilbercuren unterscheidet man **Salivationscuren**, wobei es sich darum handelt, Speichelfluss hervorzurufen und zum Theil auch längere Zeit zu unterhalten, und sog. **Extinctionscuren**, wobei die Absicht vorliegt, den Ptyalismus so viel als möglich zu verhüten und bei Eintreten desselben die Darreichung des Quecksilbers sofort auszusetzen. Die letzteren sind jetzt die allgemein gebräuchlichen und haben erstere fast ganz verdrängt. Für die Entscheidung der Frage, ob Syphilis wirklich gründlich nur durch Salivationscuren zu tilgen ist, während Extinctionscuren viel mehr zu Recidiven Anlass geben, liegt eine verlässliche Statistik nicht vor.

Andere Dyskrasien und Diathesen werden weit weniger häufig mit Quecksilber behandelt und theilweise sogar unter dem Gebrauche des Mittels verschlimmert.

Letzteres gilt besonders von der **Tuberculose** und überhaupt von allen Diathesen, mit denen eine erhebliche Abnahme der Körperkräfte verbunden ist. Bei **Scrophulose** sind manche milder wirkenden Quecksilberpräparate nicht ganz ohne Nutzen, doch dürfen sie nur in kleinen Mengen gereicht werden und niemals ist eine Sättigung des Körpers mit Mercur erlaubt. Sehr dubiös ist der Nutzen bei **Rheumatismus** und gegen **chronische Exantheme**, wo andere Behandlungsweisen als milder und weniger gefährlich den Vorzug verdienen. Völlig zu vermeiden ist die epidermatische Application auf einen grösseren Theil der Körperoberfläche bei Ausschlägen, welche theilweiser Entblössung der Cutis oder des Coriums verbunden sind, weil leicht Aufsaugung grösserer Mengen von Quecksilber stattfindet, welche zu heftigen Intoxicationen und selbst zum Tode führen kann.

Sehr gebräuchlich ist in einzelnen Ländern, namentlich in England, die Behandlung acuter inflammatorischer Krankheiten, und zwar insbesondere von Entzündung der serösen Häute und Schleimhäute, mit Mercurialien. Wenn sich auch ein Erfolg bei manchen dieser Affectionen, z. B. bei Pericarditis, Peritonitis, in specie P. puerperalis, und Meningitis, nicht bestreiten lässt, so sind doch die Quecksilberpräparate keineswegs in allen Fällen zulässig, vielmehr sogar stets zu meiden, wo die Inflammation mit grösserem Kräfteverlust verbunden ist oder auf tuberculöser Basis beruht.

Es ist nicht zu verkennen, dass mit den hier besonders in Anwendung kommenden Präparaten, dem Calomel und der grauen Salbe, grosser Missbrauch getrieben ist. In allen leichteren Fällen der in Rede stehenden Entzündungen sind dieselben mindestens überflüssig. Sie passen vorzugsweise bei idiopathischen Entzündungen und auch hier nur in frischen Fällen, wo massenhafte Exsudation nicht stattgefunden hat. Bei Pleuritis, Pneumonie, Endocarditis ist man vom Gebrauche fast ganz zurückgekommen. Bei Peritonitis puerperalis sind es besonders die Formen, wo ein ausgesprochener Entzündungszustand des Uterus und seiner Adnexa besteht, welche die Anwendung des Mercurs, besonders in Form der grauen Salbe, indiciren. Der Grundgedanke bei Behandlung aller dieser Affectionen mit Mercur ist die Herabsetzung der Plasticität des Blutes, welche jedoch nur dann mit Sicherheit herbeigeführt werden kann, wenn der Organismus bis zum Eintreten der Anfänge der Stomatitis Quecksilber zugeführt erhält. Die Mehrzahl der Aerzte widerräth jedoch einen solchen Gebrauch und begnügt sich mit kleineren Dosen. Allerdings können solche auch Herabsetzung der Temperatur bedingen und dadurch von Nutzen sein, aber wir besitzen Antipyretica genug, um in dieser Beziehung von den Mercurialien zu abstrahiren.

Weniger gebräuchlich ist das Quecksilber bei parenchymatösen Entzündungen, doch giebt es einzelne Affectionen, bei denen namentlich die graue Salbe Vorzügliches leistet. So kann entzündliche Affection des Auges und namentlich der Iris nach Staaroperation durch starke Einreibung beseitigt werden und insbesondere scheint die örtliche Application bei Entzündung der Lymphgefässe und Lymphdrüsen, bei Phlegmone, Myositis, bei Mastitis und Orchitis kaum entbehrt werden zu können.

Ob hier ein örtlicher antiphlogistischer Effect vorliegt und wie ein solcher zu Stande kommt, ist nicht aufgeklärt. Man reicht hier jedoch mit solchen Mengen aus, welche keine Allgemeinwirkung zu Stande bringen, und sucht geradezu letztere zu vermeiden.

Besondere Erfolge schreibt man dem Quecksilber bei Entzündung der Leber zu und in der That spricht die praktische Erfahrung nicht gegen dessen Anwendung, wenngleich die Theorie von der cholagogen Wirkung der Mercurialien nicht aufrecht erhalten werden kann, in Folge deren man die Mercurialien überhaupt bei Störung der Gallenfunction, bei dem sog. biliösen Zustande, in Anwendung gebracht hat.

Die cholaloge Wirkung fehlt namentlich dem am meisten als Cholalogum verwertheten Calomel, das überdies meist in solchen Mengen gebraucht wird, dass danach keine entfernten Erscheinungen, wohl aber vermehrte Entleerungen eintreten. Die günstigen Wirkungen des Mittels bei katarrhalischem Icterus basiren offenbar nur auf Anregung der Peristaltik und vor anderen Purgantien hat es höchstens den Vorzug einer milden Wirkung, sowie den, dass das Abführen auch ohne Beihülfe der Galle erfolgt.

Wie gegen chronische Dyskrasien sind die Mercurialien auch gegen acute Erkrankungen des Blutes, wie solche bei den zymotischen Krankheiten vorausgesetzt werden müssen, verschiedentlich in Anwendung gebracht; doch sind die Erfolge nicht derart, dass diese Behandlungsmethode empfohlen werden könnte.

Es giebt fast keine Infectionskrankheit, bei welcher nicht Calomel oder Sublimat empfohlen wurden. Man glaubte namentlich mit ersterem acute Exantheme, Typhus, gelbes Fieber, Pest, Ruhr, Cholera, auch Intermittens coupiren zu können, doch liegt kein vollgültiger Beweis dafür vor. Besserungen des Allgemeinzustandes können vielleicht durch eine vom Quecksilber herrührende Herabsetzung der Temperatur vorübergehend bewirkt werden, jedenfalls aber wird man wohlthun, bei irgend tieferen constitutionellen Leiden auf den Gebrauch der Mercurialien zu verzichten.

Obschon den Mercurialien directe Wirkung auf das Nervensystem nicht abgesprochen werden darf, sind die mit demselben erzielten Erfolge bei Neurosen doch keineswegs befriedigend.

Man hat Quecksilberpräparate, insbesondere Sublimat, auch Calomel und graue Salbe, sowohl bei Algien als bei Spasmen, Paralysen und Psychosen in Gebrauch gezogen, mit Erfolg offenbar jedoch nur in Fällen, wo derartige Leiden auf syphilitischer oder entzündlicher Affection in den Centralorganen des Nervensystems beruhten. Die Anwendung von Quecksilberpräparaten bei Epileptischen und Geisteskranken (früher selbst Jahre lang fortgesetzt), bei Tetanus, Hydrophobie und Schlangenbiss, ist als obsolet zu betrachten.

Endlich hat man Mercurialien bei verschiedenen parasitären Affectionen innerlich und äusserlich gebraucht.

Quecksilberdämpfe sind ein intensives Gift für kleine Articulaten, weshalb auch Epizoën leicht durch Quecksilber beseitigt werden können, doch ist dasselbe durch eben so sichere, aber gefahrlosere Mittel aus der Praxis fast ganz verdrängt. Auch Entozoën werden durch Mercur getödtet, obschon solche, wie bereits Bremser und Scopoli nachwiesen, auch bei Arbeitern in Quecksilberbergwerken vorkommen. Das bei Spulwürmern benutzte Quecksilberchlorür wirkt weniger durch aus demselben im Darmcanal abgeschiedenes Quecksilbermetall als durch Beschleunigung der Peristaltik günstig.

Hydrargyrum, Hydrargyrum depuratum, Mercurius vivus; Quecksilber.

Das durch Umschütteln des im Handel vorkommenden, meist aus dem natürlichen Zinnober gewonnenen unreinen Quecksilbers mit verdünnter Salpetersäure von den darin bis zu 2 % vorkommenden fremden Beimengungen, besonders Amalgamen verschiedener Metalle, befreite Quecksilber bildet bei gewöhnlicher Temperatur eine zinnweisse, stark metallisch glänzende, geruch- und geschmackfreie, sehr bewegliche Flüssigkeit von 13,57 spec. Gew., die bei -40° fest wird und in regelmässigen Oktaëdern krystallisirt, bei 360° siedet, aber auch bei gewöhnlicher Temperatur verdunstet und mit den Dämpfen kochenden Wassers sich völlig verflüchtigt. Durch Schütteln mit Flüssigkeiten oder durch Verreiben mit dickflüssigen (Fett, Terpenthin u. s. w.) oder pulverigen Stoffen (Magnesia, Kreide etc.) lässt sich Quecksilber zu einem mattgrauen Pulver (Aethiops) zertheilen, an welchem mit blossen Augen keine Kügelchen mehr wahrgenommen werden können. Derartiges fein zertheiltes Quecksilber, wie es in den officinellen Präparaten sich findet, wird alchymistischer Nomenclatur gemäss als getödtetes oder extinguirtes Quecksilber, Mercurius extinctus, bezeichnet.

Das metallische Quecksilber wird sowohl bei Einführung in den Magen, namentlich bei Anwendung von Mercurius extinctus, als bei epidermatischer Application und vom Mastdarm aus resorbirt und kann bei längerem Gebrauche zu den Erscheinungen des chronischen Mercurialismus führen. Wird flüssiges metallisches

Quecksilber in grösseren Mengen intern eingeführt, so passirt es in der Regel den Darm rasch, ohne entfernte Erscheinungen zu veranlassen. In extinguirtem Zustande bedingt es in kleinen Mengen gelind purgirende Wirkung.

Sowohl bei Menschen als bei Thieren (Orfila, Gaspard) kann Mercurius vivus zu $1/_2$—1 Pfund in den Magen gebracht werden, ohne Vergiftungserscheinungen zu bedingen, selbst wenn ein Theil des Quecksilbers tagelang im Körper verweilt. Nach Ficinus soll sogar Quecksilber 4 Jahre lang im Körper zurückbleiben können, ohne Mercurialismus zu erregen; doch giebt es auch Fälle, wo bei Anwendung grösserer Quecksilberdosen gegen Ileus Speichelfluss auftrat (Borgstedt, Laborde). — Bezüglich der Resorption des Quecksilbers von der äusseren Haut aus, wie solche durch unzählige Fälle von Einreibung mit der grauen Quecksilbersalbe feststeht, gehen die Ansichten darüber aus einander, wie dieselbe zu Stande komme. Offenbar ist bei den genannten Einreibungen, welche das allgemeinste Mittel zur Bekämpfung der Syphilis darstellen, das durch Verdunstung in die Luft übergehende Quecksilber für das Zustandekommen des chronischen Mercurialismus von wesentlicher Bedeutung. Wir wissen längst durch Beobachtungen in Quecksilberbergwerken (Görbez, Krünitz) und besonders in Spiegelfabriken, dass die Einathmung von Quecksilberdampf zu chronischer Vergiftung führen kann, wie auch verschiedene Fälle vorliegen, wo die zufällige Verdunstung grösserer Mengen von Quecksilber, z. B. auf Schiffen, deren Ladung aus Quecksilber bestand und wo in Folge vom Bersten der Gefässe das Metall in den Schiffsraum gerieth und von dort aus verdunstete, oder in Localen, wo früher Spiegelfabriken gewesen waren, Mercurialismus chronicus erzeugte. Es kann sogar vorkommen, dass in einem Zimmer, wo ein Kranker mit Quecksilbersalbe im Bette eingerieben wird, andere in dem Raume fortwährend anwesende Personen, welche nicht mit der Salbe direct in Berührung gekommen sind, früher am Speichelfluss erkranken als der eingeriebene Patient. Je günstiger die Umstände bei Einreibungscuren für die Aufnahme von Quecksilber per os sind, um so leichter stellt sich Speichelfluss ein. Nichtsdestoweniger lässt sich nicht leugnen, dass auch auf anderem Wege von der Haut aus Quecksilber bei Einreibungen von grauer Salbe zur Resorption gelangen kann. Zunächst ist Unguentum cinereum, wie es noch die meisten Pharmakopöen vorschreiben, kein einfaches Gemenge von Quecksilber und Fett, sondern enthält, indem zur Darstellung alte Salbe verwerthet wird, auch fettsaures Quecksilberoxydul und bei sehr langer Aufbewahrung der Salbe selbst fettsaures Quecksilberoxyd (Kletzinsky, Blomberg). Wird derartige alte Salbe längere Zeit auf ein und dieselbe Hautstelle applicirt, so stellt sich Entzündung ein und auf geröthetem Grunde entwickeln sich manchmal unter lebhaftem Brennen und Schmerz kleine Bläschen (sog. Eczema mercuriale), welche beim Aussetzen der Einreibung eintrocknen, worauf die Epidermis sich in Fetzen ablöst. Es ist nun allerdings nicht unmöglich, dass von derartig veränderten Hautpartien die fettsauren Salze resorbirt werden, aber bei Einreibungscuren kommt es meist zum Speichelfluss, ohne dass sich eine solche Dermatitis entwickelt. Man hat früher wiederholt directes Eindringen des Quecksilbers bei forcirten Einreibungen durch Talg- und Schweissdrüsen behauptet, und in der That lassen sich in den Haarfollikeln und den genannten Drüsen nach Einreibung von grauer Salbe mikroskopisch Quecksilberkügelchen nicht selten entdecken, welche mitunter auch, vielleicht durch Ruptur der Drüsenwand, ausserhalb der Hautdrüsen im Corium und Unterhautzellgewebe sich finden. Diese Kügelchen nehmen, wie bereits Neumann betonte, allmälig an Menge ab. Fürbringer fand bei Versuchen, dass schon nach 8 Tagen beträchtliche Verminderung der eingedrungenen Quecksilberkügelchen unter gleichzeitiger Bildung von Quecksilberoxydulsalz und deutlicher Vergrösserung der Talgdrüsen neben fettigkörnigem Zerfalle der dem Quecksilber am nächsten liegenden Zellen eingetreten sei. Wenn somit wahrscheinlich ist, dass in den genannten Localitäten die Bildung einer löslichen Quecksilbersalzverbindung stattfindet, deren Resorption nichts im Wege steht, und dass in ähnlicher Weise auch von Schleimhäuten aus die Resorption des damit in Contact gebrachten Mercurs stattfinden kann, so lässt sich doch bei der grossen Flüchtigkeit des Quecksilbers und bei dem Umstande, dass Quecksilberdampf Goldschlägerhäutchen und andere Membranen mit grosser Leichtigkeit durchdringt, ungeachtet der negativen Versuchsresultate Fürbringers, die Möglichkeit nicht bestreiten, dass auch eine Aufnahme in dieser Weise stattfindet. Es spricht hierfür besonders auch der Umstand, dass die Beschaffenheit der Haut selbst von wesentlichem Einflusse auf das Zustandekommen entfernter Quecksilberwirkungen ist, welche nach Einreiben der Salbe auf zarte Hautpartien weit rascher hervortreten. Dass beim Vorhandensein leichter Verletzungen ein Eindringen kleiner Metallkügelchen des eingeriebenen Quecksilbers in die Maschen des Coriums und selbst bis in die Capillaren statthat, hat Fürbringer nachgewiesen. Es ist hier auch an das Vorkommen von regulinischem Quecksilber in Knochen von Individuen hinzuweisen, welche Einreibungscuren unterworfen waren. Dasselbe gehört zwar zu den Seltenheiten, ist jedoch durch eine Anzahl exacter Forscher (Lobstein, Hyrtl, Bochdalek) beobachtet und kann nicht als Leichenerscheinung angesehen werden, da es auch an cariösen Knochenstücken bei Lebzeiten (Bochdalek) wahrgenommen ist. Uebrigens können sich Quecksilberkügelchen' nur bei Anwendung von Quecksilbermetall im Organismus finden, da eine Reduction der Quecksilbersalze im Körper zu Metall unwahrscheinlich ist (Bärensprung). Während bei Einführung von Quecksilberkügelchen in die Circulation Verstopfung der Lungencapillaren und Pneumonie erfolgt, wird emulgirtes Quecksilber im Blute binnen 24 Stunden bis 6 Tagen in eine lösliche Verbindung verwandelt (Fürbringer).

Der Uebergang von Quecksilber in Harn und Milch nach Anwendung von Quecksilbersuppositorien wurde von Hamburger dargethan.

Das Quecksilbermetall findet innerlich besondere Anwendung bei Ileus, wo man es als durch seine Masse und Schwere wirkend betrachtet und deshalb zu 100,0 – 300,0 auf einmal nehmen lässt, findet aber vorzugsweise äusserlich als Antiplasticum und Antisyphiliticum in Form der grauen Salbe Anwendung.

Bei Ileus und Volvulus ist das Quecksilbermetall gewissermassen das ultimum refugium, welches man in verzweifelten Fällen anwendet, wenn andere Mittel fehlgeschlagen sind. Wir kennen aus eigener Erfahrung mehrere Fälle von Ileus, wo wiederholt Quecksilbermetall mit Erfolg gegeben ist, und können die Befürchtung einer Darmzerreissung oder einer schädlichen Wirkung bei entzündlichem Zustande des Darmes nicht theilen. Wie das Quecksilber Einklemmung oder Achsendrehung der Darmschlingen beseitigt, ist freilich nicht klar; Einstülpungen können natürlich nur dann durch Quecksilber zurückgebracht werden, wenn dieselben von unten nach oben gerichtet sind. Andere Verwendungen des Mercurius vivus sind ohne Bedeutung, z. B. das Einschütten bei Harnröhrenstricturen, welche nicht mit Bougies zu passiren sind (Pauli), das Aufhängen von Quecksilber in einer mit Siegellack verschlossenen Federpose auf der Brust zur Beschränkung der Milchsecretion (van (Holsbeck). Ebenso obsolet ist die früher bei Spulwürmern benutzte Aqua mercurialis simplex s. ad vermes s. Decoctum Mercurii, mit Quecksilbermetall gekochtes Wasser. Dagegen findet das extinguirte Quecksilber noch in einigen Formen hier und da Verwendung, besonders in England, wo die sog. Blue pills, Pilulae coeruleae s. Hydrargyri (aus 2 Th. Quecksilber, 3 Th. Rosenconserve und 1 Th. Süssholzpulver), zu 2–5–8 Stück, von denen jedes 0,06 Quecksilber enthält, als Laxans gewissermassen als Hausmittel verwendet werden. Man schreibt denselben in England ähnlich wie dem Calomel eine besondere Wirkung auf die Gallensecretion zu, welche jedoch nach Thierversuchen von Bennett nicht existirt. Auch gegen Syphilis lassen sie sich verwerthen, ähnlich wie die alten Pillen des Seeräubers Hayreddin Barbarossa, welche Quecksilbermetall mit Terpenthin enthielten und im Anfange des 16. Jahrhunderts für besonders heilkräftig galten. Analoge Pillencompositionen aus Mercurius extinctus sind die Pilulae aethiopicae (mit Goldschwefel, Guajak und Seife) und die Pilulae Hydrargyri ferruginosae von Collier (mit Rosenconserve und Eisenoxyd) Ferner findet sich der Mercurius extinctus in verschiedenen, früher officinellen, pulverförmigen Präparaten, so mit Zucker, Gummi, Kreide, Magnesia verrieben, als Mercurius gummosus Plenkii (bei Syphilis in leichteren Fällen nicht unzweckmässig, wobei man mit 0,2—0,4 pro dosi beginnt und allmälig auf 1,0—2,0 steigt), als Hydrargyrum saccharatum und als H. cum creta oder cum magnesia. Bei Kindern gebrauchte man früher auch einen Syrupus Hydrargyri, welcher mit Gummi und Zucker extinguirtes Quecksilber und Syrupus simplex enthielt.

Präparate:

1) **Unguentum Hydrargyri cinereum**, Ungt. Neapolitanum, Ungt. mercuriale cinereum s. coeruleum, U. mercuriale s. Hydrargyri; **Graue Quecksilbersalbe**, graue Salbe, Quecksilbersalbe, Franzosensalbe, Reitersalbe. Dieselbe wird durch intimes Verreiben mit 10 Th. Quecksilber mit einem durch Zusammenschmelzen dargestellten Gemische von 13 Th. Schweineschmalz und 7 Th. Hammeltalg als bläulichgraue Salbe, in welcher Quecksilberkügelchen mit blossem Auge nicht mehr zu erkennen sind, erhalten. Der früher übliche Zusatz alter Salbe ist für die entfernte Wirkung des Präparats vollständig indifferent, ruft aber leicht örtliche Reizung der Haut hervor, die zweckmässiger vermieden wird. Die Salbe ist das zur Behandlung der Syphilis am meisten und am zweckmässigsten verwendete Mercurpräparat. Sie ersetzt alle früher gebräuchlichen Salben, die man in andern Verhältnissen des Quecksilbers zur Salbengrundlage (1 : 1, 1 : 4) und mit Zusatz reizender Stoffe (Terpenthin, Sublimat) bereitete und als U. cinereum fortius und mitius bezeichnete. Die graue Salbe kommt jetzt meist nur noch selten, und zwar nur in sehr hartnäckigen Formen, in Form der grossen Schmiercur oder Inunctionscur, für welche insgemein die Vorschriften von Louvrier und Rust befolgt werden, in Gebrauch. Dieselbe gehört zu den Salivationscuren und besteht aus 8—9, nie über 12 typischen Einreibungen von anfangs 4,0—6,0, später 8,0 Ungt. cin. (nach Louvrier aus āā Quecksilber und Fett bereitet) nach vorausgeschickter Vorbereitungscur (dünne Suppen, Holztränke, Bäder) und mit Interposition von Laxantien, bei Aufenthalt in einem nie gelüfteten Zimmer von + 22—25° C. und einer aus Fleischbrühe bestehenden Kost. Statt deren kommen die kleinen Schmiercuren, wie sie zuerst Hagueneau und Cullerier in die Behandlung der Syphilis einführten, bei uns meist nach den sehr zweckmässigen Angaben von Sigmund eingerichtet, in Benutzung. Die Einreibungen, von denen 20—30 zur Cur gehören, werden mit 1,2, höchstens 2,5 Gm. grauer Salbe in den späten Abendstunden vorgenommen, wobei jede Einreibung mindestens 10 Min. dauert und, wo es nur irgend angeht, von den Händen des Patienten ausgeführt werden soll. Die in der Nacht in ein leinenes oder wollenes Tuch eingeschlagenen Theile werden Morgens mit lauwarmem Wasser abgewaschen, das Zimmer auf 20—23° C. gehalten und regelmässig gelüftet. Die Diät wird während dieser Cur zwar beschränkt, jedoch nicht so, dass eine starke Schwächung der Kranken erfolgt, die Wäsche häufig gewechselt, dem Auftreten von Speichelfluss durch adstringirende Mundwässer und sorgfältiges Reinigen der Zähne mit Kohlenpulver entgegengewirkt, Mund- und Rachengeschwüre durch Mundwässer von Sublimat (1 : 3000) oder Liquor Natri chlorati (mit 25—50 Th. Aqua destillata verdünnt) beseitigt. Die Cur wird am besten im Frühling oder Sommer vorgenommen; im Winter sind die Pat. nach Beendigung derselben noch einige Zeit lang vor den Einflüssen rauher Witterung zu schützen. Als Einreibungsstellen dienen der Reihe nach die beiden Unterschenkel, Oberschenkel, beide Brust- und Bauchhälften, Rückenfläche, Vorder- und Oberarm. Will man dem Speichelfluss sicherer vorbeugen, so sind die dem Mund und der Nase näherliegenden Partien mit Einreibungen zu verschonen und die eingeriebenen Stellen mit Leder dicht zu bedecken, damit nicht Quecksilberdampf direct dem Munde zugeführt wird und dort Entzündung erregt (Kirchgässer).

Andern Quecksilbercuren gegenüber verhält sich die kleine Schmiercur als bei weitem sicherer wirkend, so dass sie in allen Fällen, wo der Kräftezustand des Pat. ihren Gebrauch zulässt, indicirt erscheint. Wo bestehender Magen- und Darmkatarrh die innere Anwendung eines Quecksilbersalzes verbieten, kommt nur sie oder die hypodermatische Application löslicher Quecksilbersalze in Frage. Dass die Cur nicht gut im Privathause durchgemacht werden kann und dass sie den Pat. seinen gewohnten Beschäftigungen entzieht, kann gegenüber den vorzüglichen Heilwirkungen derselben nicht als ein gegen ihre Anwendung sprechendes Moment betrachtet werden.

Alle übrigen Anwendungsweisen der grauen Salbe bei Syphilis sind von untergeordneter Bedeutung. Lebert empfahl Suppositorien von 0,05—0,3 Gehalt (mit 1,5 Ol. Cacao oder āā 0,75 Ol. Cacao und Cera flava bereitet, bei Brennen im Rectum auch mit 0.01 Morphin), welche Abends eingeführt werden und von denen 25—30 zu einer gewöhnlichen Cur verbraucht werden. Auch rühmt er Subcutaninjectionen von 1 Th. Ungt. cin. mit 4 oder 9 Th. Mandelöl, zu $^1/_2$—1 Spritze voll pro dosi, welche vor den Sublimatinjectionen den Vorzug der Schmerzlosigkeit haben sollen. Innerlich gaben Cullerier, Sédillot u. A. graue Salbe zu 0,1—0,2 mehrmals täglich in Pillenform (mit Pulv. Alth.) bei Syphilis.

Zur Erzielung allgemeiner Wirkungen bei nichtsyphilitischen Affectionen, insbesondere bei Entzündungskrankheiten, reicht man meistens mit 2—3 täglich gemachten Einreibungen von 2,0—3,0 grauer Salbe aus, die man, sobald die Vorboten des Speichelflusses eintreten, aussetzt. Will man nur örtliche Antiphlogose bewirken, z. B. bei Drüsenentzündungen oder bei Inflammationen der Luftwege, bei Panaritien, Phlegmone u. s. w., so genügt es mehrmals täglich eine Linse bis eine Bohne gross einzureiben. Bei Peritonitis benutzt man 4—6 mal täglich 2,0—4,0. Die von einzelnen Seiten empfohlene Behandlung der Scabies mit grauer Salbe ist entschieden zu widerrathen, da sehr häufig acute Hydrargyrose dadurch bedingt wird. Als Mittel gegen Morpionen und andere Epizoën ist die früher allgemein benutzte graue Salbe durch den Perubalsam zu ersetzen. Zur Verhütung der Narbenbildung bei Variola scheint Quecksilberpflaster geeigneter als graue Salbe. Ueberall aber ist, wo man Quecksilbersalbe epidermatisch anwendet, mit grösster Vorsicht auf das Auftreten der Vorboten von Stomatitis zu achten, zumal da bei einzelnen Personen schon minimale Quantitäten Wackeln der Zähne herbeiführen; besonders leicht tritt dies bei Einreibung am Halse in der Nähe des Mundes ein, wo man in der Regel Iodtinctur oder Iodkaliumsalbe zweckmässiger anwendet. Zusätze von andern Medicamenten zum Unguentum cinereum, sei es, um dessen reizende Wirkung zu erhöhen, z. B. von Sublimat (1:250—500), rothem Präcipitat, Iod, Terpenthin, Campher, Liquor Ammonii caustici (1:5—20), oder um die Wirkung abzuschwächen, z. B. verschiedener Narcotica, sind zwar gebräuchlich, aber meistens entbehrlich.

Anderweitige Applicationsweisen der Salbe bei nicht syphilitischen Affectionen sind ziemlich irrelevant. Der innerliche Gebrauch gegen Phthisis (Murawiew) ist geradezu eine Absurdität. Wolfring empfiehlt eine mit Vaselin bereitete Salbe zur Application auf die Conjunctiva bei Infiltration der Hornhaut, plastischen Iritiden mit Glaskörpertrübung. Suppositorien aus grauer Salbe gegen Oxyuris (von Hildenbrand), Pessarien und Vaginalkugeln bei Krankheiten des Cervix uteri (Simpson) sind ebenfalls entbehrlich. Einbringung auf Bougies in die Urethra bei Gonorrhoe (Piakoff) führt sehr häufig nicht zum Ziele.

Vielfach wird das Unguentum cinereum als Vehikel für in Salbenform zu applicirende narkotische Substanzen benutzt, welchem Gebrauche jedoch das Wort nicht geredet werden kann, da Axungia porci oder Unguentum cereum genau das Nämliche leisten.

2) **Emplastrum Hydrargyri**, Empl. mercuriale; **Quecksilberpflaster.** Die Bereitung geschieht durch genaue Verreibung von 150 Th. Quecksilber mit 50 Th. Terpenthin und etwas Terpenthinöl, Zumischen von 300 Th. Bleipflaster und 150 Th. gelbem Wachs und Ausrollen in Stangenform. Das Pflaster ist von grauer Farbe und lässt bei Besichtigung mit blossem Auge keine Quecksilberkügelchen erkennen. Man benutzt dasselbe besonders als zertheilendes Pflaster bei Drüsenentzündungen, sowie, in geschmolzenem Zustande aufgestrichen und mehrere Tage liegen gelassen, als Mittel, um papulöse und pustulöse Hautausschläge (Variola, Herpes, Zoster) zur Rückbildung zu veranlassen und die davon zu befürchtende Narbenbildung zu verhindern, in derselben Absicht auch bei variolöser Augen- und Augenliderentzündung (wobei es zweifelhaft ist, ob dem Quecksilber ein besonderer Antheil an der Wirkung zukommt), seltener bei gich-

tischen Gelenkentzündungen, syphilitischen Geschwüren, Exostosen, Tophi, die in der That dabei manchmal schwinden; fast nie zur Erzielung entfernter Wirkungen bei Syphilis, gegen welche man früher Unterhosen aus Empl. mercuriale machte. Das Pflaster ersetzt das alte Emplastrum de Vigo, von dem Leibarzte des Papstes Julius II. so genannt, ein sehr zusammengesetztes Quecksilberpflaster. Das in Frankreich als Sparadrap de Vigo bei ulcerirenden Syphiliden gebräuchliche Pflaster ist Empl. adhaesivum mit 20% Hydrargyrum.

In Frankreich wendet man neuerdings statt der grauen Salbe eine Quecksilberseife, Savon napolitain (du Docteur Vincent), von der jedes Stück 4,0 Quecksilber enthält, zu Inunctionscuren an.

Hydrargyrum oxydatum; Quecksilberoxyd.

Das Quecksilberoxyd ist unter zwei Formen officinell, nämlich als das unter dem Namen Mercurius praecipitatus ruber, rother Quecksilberpräcipitat, längst bekannte **rothe Quecksilberoxyd, Hydrargyrum oxydatum** s. H. oxydatum rubrum, und als das erst neuerdings von Pagenstecher in die Therapie eingeführte **gelbe Quecksilberoxyd**, Hydrargyrum oxydatum flavum, oder, wie die Phkp. es nennt, **Hydrargyrum oxydatum via humida paratum**.

Quecksilberoxyd kommt in zwei Modificationen vor, als krystallinisches rothes, gepulvert rothgelbes, durch Erhitzen von Quecksilberoxydnitrat erhaltenes, und als amorphes gelbes, durch Fällung von Quecksilberoxydsalzlösungen mit Alkalien entstehendes. Es hat das spec. Gew. von 11,0, wird beim Erhitzen dunkelzinnoberroth, fast schwarz und zerfällt in der Glühhitze in metallisches Quecksilber und Sauerstoff. Von Wasser wird es in geringer Menge gelöst, in Salzsäure und Salpetersäure ist es völlig löslich. Das gelbe Oxyd ist bei weitem chemisch wirksamer als das rothe und bildet beim Schütteln mit Lösungen anorganischer und organischer Säuren sehr rasch weisse Salze, während rothes Oxyd erst allmälig und besonders in der Wärme in solche übergeht. Auch wird gelbes Oxyd am Tageslichte weit rascher zu Quecksilberoxydul oder Metall reducirt. Man bereitet das gelbe Oxyd durch Mischen einer Lösung von 2 Th. Sublimat in 20 Th. warmem Wasser mit einer kalten Mischung von 6 Th. Liquor Natri caustici und 10 Th. Wasser, so dass die Temperatur 30° nicht übersteigt, und Trocknen des mit lauwarmem Wasser ausgewaschenen Präcipitats.

Das Quecksilberoxyd gehört zu den milderen Aetzmitteln in Folge seiner Affinität zum Eiweiss; die Wirkung beschränkt sich auf die Applicationsstelle und dringt nicht tief ein. In kleineren Dosen in den Magen gebracht, verwandelt es sich wahrscheinlich in Quecksilberchlorid und wird resorbirt. Grössere Dosen können Gastroenteritis erzeugen.

Anwendung findet das rothe Quecksilberoxyd fast ausschliesslich äusserlich, und zwar entweder zur Aetzung oder Reizung von torpiden Geschwüren oder noch häufiger in der Augenheilkunde bei Blepharitis. Intern ist es eines der ältesten gegen Syphilis benutzten Mercurialien (De Vigo, Mathiolus) und auch neuerdings von Berg und Blasius gegen Syphilis gebraucht.

Intern lässt sich das rothe Quecksilberoxyd zu 0,006 bis allmälig steigend 0,03 (Maximaldose 0,03 pro dosi, 0,1 pro die) geben, und zwar in Pulver oder Pillen. Bei der Bergschen Cur werden höhere Gaben als die in der Phkp. zugelassenen Maximaldosen gebraucht. B. verordnet das Mittel zusammen mit Stibium sulfuratum nigrum, indem er anfangs 0,12 Präcipitat, 10,0 Schwefelantimon und 2,5 Zucker in 16 Pulver theilen und davon 1 Pulver 3mal täglich nehmen lässt, dann nach Verbrauch dieser Pulver die Gesammtmenge des Präcipitats um 0,12 steigert und mit dieser Steigerung fortfährt, bis 0,6 pro die genommen werden, von wo ab dann stetige Verminderung der Präcipitatmenge um 0,12 (bis auf 0,12) eintritt. Die Cur wird durch Holztränke unterstützt. Die Anwendung in Pillenform ist übrigens vorzuziehen, da Pulver leicht Erbrechen und Durchfall erregen. Aeusserlich wird Präcipitat in Pulvern (nach Trousseau auch als Schnupfpulver bei Ozaena) oder in Salben und Augensalben (1:10—100 Paraffinsalbe) benutzt.

Da das auf nassem Wege dargestellte Präparat weit leichter chemische Verbindungen eingeht als das rothe, so muss es auch als kräftiger örtlich wirkend und als leichter resorptionsfähig betrachtet werden und scheint deshalb auch in beiden Beziehungen den Vorzug zu haben, weshalb es allein verordnet werden sollte.

Präparat:

Unguentum Hydrargyri rubrum, U. Hydrargyri rubrum fortius; rothe Präcipitatsalbe. Rothes Quecksilberoxyd 1 Th., Paraffinsalbe 9 Th.: von rother Farbe, zweckmässig nur beim Dispensiren zu bereiten. Bei schleichteiternden Geschwüren und bei Pannus.

Mehr gebräuchlich war die unter dem Namen Unguentum ophthalmicum s. Balsamum ophthalmicum rubrum, officinelle schwächere Salbe (1:5 Salbengrundlage), besonders bei Blepharitis ciliaris, auch bei chronischer Keratitis vascularis und Hornhautflecken. Ebenso wurde eine als Unguentum ophthalmicum compositum oder Unguentum ophthalmicum St. Yves bezeichnete Salbe, welche in 200 Th. 15 Th. Quecksilberoxyd, 6 Th. Zinkoxyd und 5 Th. Campher enthielt, benutzt. Man ersetzt beide zweckmässig durch magistrale Verordnung des auf feuchtem Wege bereiteten gelben Quecksilberoxyds mit Paraffinsalbe in dem für den Einzelfall passenden Verhältnisse.

Das gelbe Quecksilberoxyd ist auch der wirksame Bestandtheil der zum Verbande von syphilitischen und torpiden Geschwüren und zu reizenden Injectionen in Fistelgänge benutzten Aqua phagedaenica s. A. phaged. lutea s. Lotio flava, Altschädenwasser, yellow wash, einer Mischung von 1 Th. fein verriebenem Sublimat mit 300 Th. Kalkwasser, wobei in der Flüssigkeit ein orangegelbes Präcipitat von Quecksilberoxyd entsteht.

Hydrargyrum chloratum, H. chloratum mite s. mite laevigatum, H. muriaticum mite, Calomelas, Mercurius dulcis; **Quecksilberchlorür**, Calomel.

Eins der wichtigsten Quecksilberpräparate bildet das Quecksilberchlorür, welches fast noch mehr als vermöge seiner Quecksilberwirkung wegen der ihm speciell zukommenden Action auf den Tractus zu den am häufigsten, ja entschieden zu häufig angewendeten Medicamenten gehört.

Das officinelle Quecksilberchlorür oder Halbchlorquecksilber, Hg^2Cl, wird durch Sublimation eines innigen Gemenges gleicher Aequivalente Sublimat und Quecksilber erhalten und bildet strahlig krystallinische Stücken von 7,17 spec. Gew. oder ein etwas gelbliches bis weisses Pulver, das weder Geruch noch Geschmack besitzt, in Wasser, Alkohol und Aether unlöslich ist, beim Erhitzen nicht schmilzt und ohne Rückstand sich verflüchtigt, wobei ein Theil in Quecksilberchlorid und Quecksilbermetall zerfällt. Am Lichte wird es unter Ausscheidung von Quecksilbermetall grau, ebenso durch manche reducirend wirkende Stoffe; beim Kochen mit Salzsäure und selbst mit Wasser und in geringem Grade auch durch Einwirkung löslicher Chlormetalle — mehr durch Chlorammonium als durch Chlornatrium — bei niederer Temperatur erleidet es partielle Zersetzung in Quecksilber und Quecksilberchlorid. Alkalien und Erden zersetzen Calomel unter Bildung von Quecksilberoxydul. Beim Zusammentreffen mit blausäurehaltigen Flüssigkeiten entsteht lösliches Cyanquecksilber neben metallischem Quecksilber und Chlorwasserstoff.

Ausser den noch heute in der Receptur vorkommenden Namen **Calomel** und **Mercurius dulcis**, welche aus der Zeit der Alchymisten stammen, finden sich in jener Epoche noch verschiedene, jetzt ungebräuchliche, wie **Draco mitigatus, Aquila alba, Manna metallorum, Panchymagogum Quercetani**.

Neben dem in der Ueberschrift genannten gewöhnlichen Quecksilberchlorür ist noch das **Hydrargyrum chloratum vapore paratum** s. **Calomelas vapore paratum** officinell. Das meist als Calomel à vapeur bezeichnete, nach dem Verfahren von Josiah Jewell durch Verdichten von Quecksilberchlorürdämpfen gewonnene Präparat bildet ein weisses, nach starkem Reiben gelbliches Pulver, welches bei 100facher Vergrösserung deutliche Kryställchen zeigt. Weil es sich nicht klumpig zusammenballt, ist es von besonderem Werthe als Streupulver bei Conjunctivitis phlyctaenulosa. Wegen seiner feinen Vertheilung ist das Calomel à vapeur auch bei interner Darreichung weit wirksamer, so dass es nur die halbe Dosis als Purgans oder Alterans erfordern soll. Nicht officinell ist das auf nassem Wege (durch Fällung einer Quecksilberoxydulnitratlösung mit Kochsalz) dargestellte **Calomelas via humida paratum**, welches ein sehr feines, amorphes, weisses Pulver bildet und das Calomel à vapeur sogar an Activität noch übertreffen soll.

Ueber die Verhältnisse der Resorption des Calomel ist schon S. 750 das Nöthige mitgetheilt. Dasselbe bildet den Hauptrepräsentanten der purgirenden Mercurialien, indem es in etwas grösseren Dosen (zu 0,06 und mehr einige Male 3stdl. gegeben) häufigere Stuhlentleerungen von eigenthümlicher Beschaffenheit (sog. Calomelstühle) hervorruft, während die wiederholte Darreichung kleinerer Mengen in kürzeren Intervallen die Erscheinungen der Hydrargyrose bedingt, welche nach grösseren Dosen nur dann eintritt, wenn dieselben keinen Durchfall bewirken und im Darmcanal längere Zeit verweilen.

Charakteristisch für die Calomelstühle ist die übrigens auch beim Sublimat öfters vorkommende grüne, manchmal ganz grasgrüne Beschaffenheit derselben und ihre dünne wässrige oder eigenthümlich gehackte Consistenz. Sie erfolgen meist ohne voraufgehende Leibschmerzen, noch seltener geht Erbrechen voran. Ueber die Art und Weise des Zustandekommens dieser eigenthümlichen Stühle gehen die Ansichten aus einander. Man sah darin früher einen Beweis für die cholagoge Wirksamkeit des Calomels, das man stets als den Hauptrepräsentanten der gallenvermehrenden Wirkung der Mercurialien angesehen hat. Indess ist dies dubiös, u. A. glauben, dass das aus dem Quecksilber im Darme unter Einwirkung des Schwefelwasserstoffs gebildete Schwefelquecksilber zu dieser Färbung Veranlassung gebe. In den Stühlen findet sich Galle, Schwefelquecksilber und selbst metallisches Quecksilber, auch Leucin und Tyrosin; dagegen nach Wassilieff (1882) weder Indol noch Scatol. Nach Traube kommt bei Calomelgebrauch auch ähnliche Färbung in Form zweier der Mittellinie parallel laufender grüner Streifen auf der Zunge vor. Feinste Vertheilung von Calomel in gewöhnlichen Excrementen ruft Grünfärbung derselben hervor; ebenso färbt Calomel Galle rasch und andauernd grün (Hoppe-Seyler). Wassilieff nimmt daher an, dass das Calomel die Umwandlung der Gallenfarbstoffe in Hydrobilirubin, wodurch die braungelbe Färbung der Stühle bedingt werde, verhindere und das Vorhandensein unzersetzter Galle in den Calomelstühlen deren eigenthümliche Färbung bedinge. Man pflegt die purgirende Action des Calomels auf das aus demselben gebildete Sublimat zu beziehen, doch wirkt auch fein vertheiltes Quecksilbermetall purgirend. Sicher leitet sich die etwaige cholagoge Action vom gebildeten Sublimat ab (Rutherford). Die Resorption vom Quecksilber erfolgt nicht bloss vom Darme aus, sondern, wie der Nachweis im Harn beweist, auch vom Unterhautzellgewebe aus und bei Einstreuung auf die Conjunctiva (Becker und Alsberg).

Verhältnissmässig wenig bei Syphilis in Gebrauch, hat Calomel namentlich in tropischen Ländern als Antiphlogisticum (in Verbindung mit grauer Salbe) Benutzung gefunden, wird aber am häufigsten als mildes Laxans verwerthet.

Bei Syphilis reicht man es am besten in kleinen Dosen, von 0,05—0,1 beginnend und allmälig bis 0,3—0,5 steigend, zweckmässig in Pillenform, bei Halsgeschwüren auch in Pulverform. Peter gab Calomel sogar zu nur 0,001 stündlich bei syphilitischen Neuralgien mit überraschendem Erfolge. In grossen Gaben wendete es Weinhold bei seiner äusserst angreifenden, stets mit starkem Speichelflusse verbundenen, nichts desto weniger häufig nicht gründlich heilenden Cur an. Hilty empfiehlt neuerdings Dosen von 0,5 in Gelatinekapseln täglich 1mal, wobei 3,0—16,0 zur Cur ausreichen sollen. Bei Syphilis ist es übrigens nicht bloss innerlich, sondern in verschiedener Weise äusserlich, früher in Form von Salben (Pinel, Alibert) und der höchst unzweckmässigen, zu präcipitirtem unheilsamem Speichelfluss (Simon) führenden Einreibungen in die Mundschleimhaut von Clark, neuerdings auch subcutan (Scarenzio, Sigmund) und in Räucherungen (Lee und Pollard) angewendet. In letzterem Falle ist das bei Verflüchtigung des Calomels durch Hitze sich abspaltende Quecksilbermetall wohl vorzugsweise wirksam. Dass trotz der Unlöslichkeit des Calomels in Wasser dennoch im Unterhautbindegewebe Bildung einer löslichen Quecksilberverbindung und Resorption erfolgt, hat Bellini durch Thierversuche dargethan.

Dieselben Differenzen in der Art der Darreichung finden sich bei den einzelnen Anhängern der Behandlung entzündlicher Affectionen (cf. p. 757) mit Calomel, wo Einzelne 0,05—0,1 in kurzen Intervallen reichen, während die meisten nur einzelne grössere Calomeldosen geben, wo dann die günstige Wirkung vorzüglich auf die purgirenden Effecte zu beziehen ist.

Als Laxans steht Calomel dem Ricinusöl nahe und kann wie dieses selbst bei entzündlichen Zuständen des Darmcanals ohne Schaden gegeben werden, ja es wirkt sogar auf die Digestion weit weniger störend ein. Die meisten curativen Erfolge, welche dem Calomel bei entzündlichen Affectionen innerer Organe, sowie bei zymotischen Krankheiten nachgerühmt werden, gründen sich auf dessen abführende Wirkung, so dass es nicht als ein sog. Specificum, sondern als ein symptomatisch wirksames Mittel anzusehen ist. Als solches kann es nicht nur bei bestehender Obstipation, sondern auch bei manchen Diarrhöen von Nutzen sein. So erklärt sich z. B. die entschieden günstige Wirkung in manchen Fällen von Ruhr durch Fortschaffung putriden Secrets der vorhandenen Darmgeschwüre, in analoger Weise auch die nicht anzuzweifelnde Heilung mancher Fälle von Diarrhoe und Cholera nostras im kindlichen Lebensalter, selbst bei Säuglingen, durch eine kleine Dosis Calomel, deren Gebrauch sich wegen der Leichtigkeit, mit der das geschmackfreie Medicament auch kleinen Kindern beigebracht werden kann, besonders empfiehlt.

Eine detaillirte Aufzählung der einzelnen Krankheiten, gegen welche Calomel im Laufe der Zeiten in Gebrauch gezogen wurde, hat kein Interesse, da wir das ganze Register der menschlichen Krankheiten durchzugehen haben würden. In einzelnen Ländern besteht, wie Oesterlen sich treffend ausdrückt, eine wirkliche Calomelanomanie der Aerzte, welche nicht selten unheilvolle Folgen gehabt hat. Bezüglich der Behandlung des Typhus gilt das über die Mercurialien im Allgemeinen Bemerkte; die Anwendung ist unter allen Umständen auf frische Fälle mit nicht zu starkem Fieber und mässiger Darmaffection zu beschränken, auch sind Dosen von mehr als 0,5 zu meiden, da leicht Collapsus nach höheren Dosen eintritt. Die Verbindung von Calomel mit Chinin bei Wechselfiebern, welche Willis, Selle u. A. rühmten, ist ohne jeden Werth.

Die von H. Köhler für die Erklärung der günstigen Wirkung des Calomel bei Diarrhöen aufgestellte Vermuthung, dass Calomel faulige Zersetzung verhüte, erhält eine neue Stütze durch experimentelle Untersuchungen von Wassilieff (1882), wonach Calomel die Bildung der während der Verdauung von Eiweissstoffen mit Pankreassaft auftretenden festen und gasförmigen Fäulnissstoffe verhindert, während es die Einwirkung der Pankreasfermente und des Pepsins in keiner Weise stört. Die stopfende Wirkung bei Diarrhoea infantilis würde sich danach an die des Cotoïns und Paracotoïns (S. 516) schliessen. Auch auf Buttersäuregährung und auf die Bildung und Entwicklung von Bacterien wirkt Calomel vermuthlich in Folge der Abspaltung kleiner Mengen Sublimat sistirend (Wassilieff).

Aeusserlich benutzt man Calomel besonders als reizendes Streupulver, wo es theils auf mechanische Weise, theils durch das bei Berührung mit Eiweissstoffen leicht daraus in geringen Mengen sich bildende Sublimat wirkt. Besonders günstigen Erfolg hat es als Augenstreupulver bei Conjunctivitis pustulosa, so wie bei Condylomen, welche vorher mit Salzlösung bestrichen worden sind.

Man hat Calomel auch zu Injectionen in die Urethra oder Vagina (Velpeau), bei Stockschnupfen und syphilitischen Geschwüren in der Nase (als Schnupfpulver mit $1/4-1/2$ rothem Präcipitat), bei Anginen verschiedener Art (mit Zucker eingeblasen), bei Mastdarmfisteln (Williams, Salmon), bei Pruritus pudendorum (in Salbenform, 1:4—8 Th. Fett), bei schuppenförmigen Hautaffectionen und Eczema mammae (Velpeau), bei ägyptischer Augenentzündung und Trübungen der Hornhaut, sowie als Anodynum nach Touchiren mit Kupfersulfat (Pick) empfohlen, ohne dass jedoch das Calomel bei einem dieser Leiden mehr als eines der übrigen gebräuchlichen Mittel wirkte.

Die höchsten laxirenden Gaben wurden früher zur Abortivcur bei Typhus gebraucht. Bei Kindern ist die purgirende Dosis (0,03—0,06) nicht geringer, da sonst leicht Resorption erfolgt. Oft verbindet man Calomel als Laxans mit Rheum oder Jalape und als Antidyscraticum, um die Resorption nicht durch Purgirwirkung zu stören, mit Opium. In früherer Zeit war eine sehr beliebte Verbindung das wie Calomel benutzte Pulvis Plummeri s. alterans Plummeri, Plummers Pulver, aus āā Cal. und Goldschwefel, auch mit Zusatz von Guajak 2 Th. bereitet. Eine ähnliche Composition in Pillenform wurde als Pilulae Plummeri bezeichnet.

Als laxirende Dosis des Calomels giebt man 0,1 bis höchstens 1,0, meist in Pulverform, auch in Pillen (z. B. in den aus C., Extr. Rhei comp., Resina Jalapae und Sapo med. componirten Pilulae purgantes cum Hydrargyro s. mercuriales), auch mit Brodteig gebacken (sog. Biscuits d'Olivier.) Zur Erzielung constitutioneller Effecte reicht man 0,004 (z. B. bei Croup) bis 0,2 in Pulver, Pillen oder Trochisken.

Zu Streupulvern nimmt man Calomel (meist Calomel à vapeur) gewöhnlich rein, zu Kehlkopfpulvern 1 Th. C. auf 2—10 Th. Zucker. Zu Salben rechnet man 1 Th. auf 5—10 Th. Fett. Anwendung des Speichels zu Linimenten ist sehr unappetitlich. Zu Subcutaninjectionen nimmt man 0,1—0,4 (Scarenzio) oder nur 0,02 (Zeissl) in Gummischleim oder in Glycerin und Wasser suspendirt.

Bei innerlicher Anwendung des Calomel ist gleichzeitige Darreichung aller Substanzen (auch in gesonderten Mixturen) zu meiden, welche eine Ueberführung desselben in Sublimat oder in ein leicht lösliches und daher entweder ätzendes oder leichter in die Circulation übergehendes Quecksilbersalz veranlassen können. Es gehören dahin von häufiger verordneten Medicamenten namentlich Chlorammonium, Chlorwasser und Präparate, welche Blausäure enthalten (Aqua Amygdalarum amararum, Aqua Laurocerasi, nach Delioux auch Amygdalin, welches mit Calomel eine Spaltung erleiden sollte). Auch vor Darreichung von organisch sauren Flüssigkeiten und Zukost (Apfelmuss, Stachelbeerencompot) ist zu warnen, da heftige Entzündungserscheinungen im Darm, selbst mit tödtlichem Ausgange, danach bei gleichzeitigem Gebrauche von Calomel entstanden sind (Bonnewyn u. A.). Desgleichen sind Alkalicarbonate und namentlich Ammoniak und organisch saure Ammoniaksalze zu meiden, weil sie aus

Calomel Quecksilberoxydul fällen, das im Darm zu Quecksilberoxyd verwandelt wird. Nach Hunt soll Natriumcarbonat die purgirende Wirkung des Calomel erhöhen. Iodüre und Bromüre müssen ebenfalls gemieden werden, da sie zur Bildung von Quecksilberverbindungen führen, welche auf Thiere toxisch wirken. Schwefelwasserstoffhaltige Mixturen machen Calomel unwirksam durch Bildung von Quecksilbersulfür und sind deshalb verwerflich. Chinin soll das Eintreten des Speichelflusses fördern (Harty).

Das Aufbewahren von Calomelpulvern für längere Zeit, wie solches in Polikliniken Sitte ist, kann wegen der möglichen Zersetzung unter dem Einflusse des Lichtes nicht gebilligt werden. Namentlich hat die Aufbewahrung von Calomel mit Zuckerpulver wiederholt zu Vergiftungen geführt, als deren Ursache Sublimatbildung nachgewiesen wurde.

Bei Anwendung von Calomel als Augenstreupulver hat man sich vor der internen Anwendung von Iod- und Bromverbindungen (z. B. Iodkalium, das so häufig bei Scrophulose indicirt ist) zu hüten, weil durch die Elimination des Iods oder Broms durch die Thränen dieselben in Contact mit Calomel kommen und zur Bildung kaustischer Mercurialien führen, wodurch äusserst hochgradige Conjunctivitis wiederholt eingetreten ist. Aehnliche Entzündung entsteht, wenn Calomel auf Geschwüre gestreut und gleichzeitig innerlich Iod- oder Bromkalium applicirt wird (Bellini).

Für die Receptur dürfte die von der Phkp. nicht mehr beliebte Bezeichnung Hydrargyrum chloratum mite vorzuziehen sein, um Verwechslung mit Hydrargyrum bichloratum zu verhüten.

Verordnungen:

1) ℞
   Hydrargyri chlorati mitis 0,05
   Pulv. gummosi 0,5
   M. f. pulv. Dispensa tal. dos. No. 5.
   D. S. Dreistündlich ein Pulver.
   (Bei Diarrhoea infantilis.)

2) ℞
   Hydrargyri chlorati mitis 0,1
   Extracti Opii 0,02
   Pulveris gummosi 0,5
   M. f. pulv. D. tal. dos. No. 5. D. S.
   Alle 3 Stunden ein Pulver. (Bei Ruhr, Bleikolik u. a.)

3) ℞
   Hydr. chlor. mit. 0,1—0,2
   Tuberum Ialapae 0,5
   Sacchari albi 1,0
   M. f. pulv. D. S. Auf einmal zu nehmen.
   (Calomel als Abführmittel.)

4) ℞
   Hydrargyri chlorati mitis 1,0
   Extracti Opii 0,2
   Succi Liquiritiae depurati q. s.
   ut f. pilul. No. 20. Consp. D. S.
   Morgens und Abends 1 Pille. (Bei Syphilis und überhaupt zu alterirenden Zwecken.)

5) ℞
   Hydr. chlor. mit. 0,6
   Pulv. rad. Alth.
   Extracti Conii āā 2,0
   Opii puri 0,1
   M. f. l. a. pilul. No. 36. Consp. D. S.
   Abends mit 4 Pillen anzufangen und täglich um 1 zu steigen. (Bei Syphilis. Simon.)

Hydrargyrum bichloratum, Hydrargyrum bichloratum corrosivum, Mercurius sublimatus corrosivus, Hydrargyrum perchloratum; **Quecksilberchlorid, ätzendes Quecksilberchlorid, ätzender Quecksilbersublimat, Aetzsublimat, Sublimat, Einfach Chlorquecksilber.**

Diese schon den Arabern bekannte Quecksilberverbindung, HgCl, welche beim Auflösen von Quecksilber in Königswasser oder von Quecksilberoxyd in Salzsäure entsteht und meist durch Destillation von Mercurisulfat mit Kochsalz fabrikmässig dargestellt wird, bildet weisse, durchscheinende, krystallinisch strahlige Massen von 5,3 sp. Gew., welche sich in 3 Th. kochendem und 16 Th. kaltem Wasser, $2^1/_2$ Th. kaltem Weingeist und 3 Th. Aether lösen. Das Quecksilberchlorid ist ohne Geruch und von widrig scharfem Metallgeschmacke. Die wässrige Auflösung reagirt schwach sauer, wird aber bei Zusatz von Kochsalz neutral. Schweflige Säure, Zinnchlorür u. a. Reducentien scheiden daraus Quecksilberchlorür oder metallisches Quecksilber; Natron, Kali, Kalk fällen daraus Quecksilberoxyd, Ammoniak Mercuriammoniumchlorid.

Der Sublimat bildet mit dem Quecksilberoxyd die Hauptrepräsentanten der in Folge von Affinität zu Eiweissstoffen kaustischen Mercurialien, welche bei interner Einführung in grösseren Dosen zu Corrosion im Magen Veranlassung geben können.

Quecksilberchlorid fällt wässriges Eiweiss weiss, selbst bei sehr starker Verdünnung. Der Niederschlag entsteht nicht in alkalischen Eiweisslösungen bei überschüssigem Kochsalz, in sauren Lösungen dagegen nur bei Gegenwart von Natriumchlorid (Lassaigne, Marle). Der im Eiweissüberschuss, nicht aber in überschüssigem Sublimat lösliche, käsige Niederschlag ist nach Lassaigne eine Verbindung von Sublimat mit Eiweiss und wird beim Trocknen gelblich durchscheinend hornartig, wobei er alles Chlor verliert und in Quecksilberoxydalbuminat sich verwandelt, wie solches auch direct durch Verreiben von feuchtem Quecksilberoxyd mit Eiweiss oder durch Fällen mit Mercurinitrat oder Acetat erhalten werden kann. Das Chlorquecksilber enthaltende Albuminat löst sich in feuchtem Zustande rasch in wässrigen Solutionen von Haloidsalzen (Kochsalz, Iodkalium, Bromkalium), ebenso in verschiedenen Säuren, jedoch nicht in Salzsäure, ferner unter rascher Abscheidung von metallischem Quecksilber in Kalilauge und Kalkwasser. Das chlorfreie Quecksilberalbuminat löst sich nicht in Solutionen von Haloidsalzen, wohl aber in Salzsäure und Essigsäure auf. Die Ansicht von Orfila, dass der mit Sublimat in Eiweiss erzeugte Niederschlag eine Verbindung von Calomel und Eiweiss sei, hat sich als irrthümlich erwiesen. Der Quecksilbergehalt des Albuminats ist nach den widersprechenden Resultaten der Analysen nicht constant. Serumeiweiss verhält sich dem Sublimat gegenüber wie alkalische Hühnereiweisslösung. Peptonlösung wird durch Zusatz 1% Sublimatlösung getrübt, nicht aber durch 0,03% Lösung; im Magensaft erzeugen nur mehr als 1% Lösungen Präcipitation (Marle). Der Peptonisirungsprocess wird schon durch sehr kleine Mengen Sublimat gehemmt, nicht durch Zerstörung des Pepsins, das, durch Sublimat ausgefallt, noch activ bleibt, auch nicht durch physikalische Veränderung des Eiweiss. Starker Zusatz von Kochsalz steigert die verdauungshemmende Wirkung des Sublimats, während schwacher ohne Einfluss bleibt.

In kleinen Dosen wird Sublimat sehr gut ertragen und steigert sogar den Appetit; mehrere Tage hindurch fortgebraucht bedingen solche das Auftreten von Schleim, Epithel und Sediment im Urin, bisweilen grüne diarrhoische Stühle, sowie Metallgeschmack, Brennen und Stechen im Munde mit Anschwellung der Speicheldrüsen (Mayençon und Bergeret). Etwas grössere Gaben als die medicinisch zulässigen können stärkere Reizung und Katarrh der Verdauungsorgane, selbst Magen- und Leibschmerzen, choleriforme Erscheinungen und Gastroenteritis bewirken; dazu gesellt sich Bronchialkatarrh mit schleimig eitrigem und oft blutigem Auswurfe, selbst Pneumonie. Die letztgenannten Symptome, meist an Kranken, welche Sublimatcuren mit Steigerung der Dose unterworfen waren, beobachtet, sollen nach Sublimat leichter als nach irgend einem anderen Quecksilberpräparate entstehen, während der Speichelfluss danach — ob im Verhältniss oder der wegen der kaustischen Action kleinen Dosis des Präparats, ist freilich nicht ausgemacht — am spätesten auftreten soll. Speichelfluss kann übrigens schon nach 0,03—0,05, in 30 Stunden genommen, erfolgen (Kums).

Das Bild der durch toxische Dosen Sublimat bedingten Vergiftung ist das der Gastroenteritis; brennend scharfer, abscheulicher Metallgeschmack, krampfhafte Contractionen im Schlunde, blutige Stühle mit Tenesmus sind meistens vorhanden; häufig wird die Urinsecretion stark vermindert oder ganz unterdrückt, in ersterem Falle enthält der Harn oft Eiweiss und Fibrincylinder als Zeichen von Nephritis. Bei acut verlaufenden Fällen kommt es zu Respirationsbeschwerden, Singultus und Collapsus; in protrahirten Fällen der Intoxication meist erst in 4 Tagen zu Stomatitis und Speichelfluss.

Die nach letalen Dosen von Sublimat post mortem sich findenden Erscheinungen in den ersten Wegen entsprechen im Allgemeinen denen der Gastroenteritis toxica; die als charakteristisch bezeichnete schiefergraue Färbung der Mundhöhlen- und Magenschleimhaut ist keineswegs immer constant. Häufig findet sich Nierenentzündung, bisweilen fettige Degeneration innerer Organe und Ekchymosirung im Pericardium.

Auch bei Thieren können durch Sublimat chronische und acute Vergiftungen herbeigeführt werden. Ganz besonders giftig erscheint Sublimat auf niedere Organismen. Es ist nach Bucholtz und Koch das Antisepticum par excellence, welches schon in einer Verdünnung von 1:20000 Bacterienentwicklung verhindert.

Als das beste Antidot bei acuter Sublimatvergiftung ist das Eiweiss anzuwenden, und zwar am besten unvermischt oder doch höchstens mit Milch verdünnt, da Dilution mit Wasser die Wirksamkeit des Gegengiftes verringert (van Hasselt). Man rechnet auf 0,2—0,3 Sublimat das Weisse von einem Ei (Peschier). Statt Eiweiss kann auch Milch oder Kleber benutzt werden; rationell ist auch das von Mialhe empfohlene hydratische Schwefeleisen, welches mit Sublimat Schwefelquecksilber und Chloreisen bildet. Minder empfehlenswerth ist Magnesiahydrat, weil dadurch ätzendes Quecksilberoxyd gebildet wird.

Der Sublimat ist bei der Behandlung von Syphilis ein verhältnissmässig sehr beliebtes Präparat, welches früher besonders durch die sog. Dzondische Cur und neuerdings durch die subcutanen Sublimatinjectionen von Lewin einen besonderen Ruf sich erworben hat.

Sublimat dämpft sehr rasch die sichtlichen Symptome der Lues, wird aber namentlich bei längerem Gebrauche steigender Dosen auf die Dauer nicht gut ertragen, so dass z. B. die Dzondische Cur oft zum Nachtheile der gründlichen Heilung unterbrochen werden muss. Speichelfluss kommt bei derartigen Curen nicht häufig vor, doch greift Sublimat nichtsdestoweniger die Zähne an (Simon) und bei Individuen mit schwachen Lungen entsteht nicht selten Hämoptysis, so dass Sublimatcuren nur bei Individuen mit robusten Verdauungs- und Athemwerkzeugen angewendet werden sollten, aber auch bei diesen schützt der Sublimat weder bei interner noch bei subcutaner Anwendung (Stöhr, Oedmansson) vor Recidiven gleich gut wie die Schmiercur. Die Ansichten der Syphilidologen über die Formen, welche Sublimat indiciren (nach Simon Hautausschläge und Condylome, nach Rust alle secundären Formen, welche rasch um sich greifen, nach Bonorden alle anomalen Formen) divergiren erheblich. Für die subcutane Behandlung eignen sich am besten die einfacheren Formen der zweiten Periode.

Der Gebrauch gegen andere Diathesen, unter denen Rheumatismus chronicus und acutus (Romberg) besonders zu nennen sind, gegen Neuralgien (Ischias), Hydrops, Cholera (Wynn, Taylor), Uterushypertrophie (Oldham), Amaurose (Deval), typhöse Pneumonie (Heine, Skoda), Croup (Braun), Hydrocephalus (Holland, Weisse) u. s. w., kann als obsolet bezeichnet werden.

Dagegen kommt Sublimat äusserlich als Aetzmittel und irritirendes Medicament in Anwendung und zwar besonders bei leichteren Hautaffectionen, z. B. bei Sommersprossen und Mitessern, bei Pityriasis simplex und versicolor, ferner bei Prurigo, seltener bei syphilitischen Geschwüren oder Condylomen, wo jedoch Calomel zweckmässiger ist, noch seltener bei Schleimhautentzündungen.

Als Aetzmittel eignet sich Sublimat nicht gut; bei Anwendung auf grössere Flächen ist wiederholt Resorption und Vergiftung beobachtet, auch hinterlässt er tiefe hartnäckige Geschwüre. Besondere Anwendungen sind von dem Mittel zum Entfernen von Schiesspulver (Busch), zur Verhütung von Decubitus (van Nes), bei Ophthalmie (Eulenberg) und bei Entzündung des äusseren Gehörganges, so wie (Sublimatsalbe als rasches Vesicans) bei Croup gemacht. J. Hunter empfahl Waschungen mit Sublimatlösung als Prophylacticum gegen syphilitische Ansteckung.

Zur innerlichen Darreichung, wo man den Sublimat zu 0,003

bis 0,03 verordnet, eignet sich am besten die Pillenform oder die von Bärensprung angegebene Quecksilberalbuminatmixtur. Die Pharmakopoe gestattet als höchste Einzelgabe 0,03, als höchste Tagesgabe 0,1.

In früherer Zeit waren auch Lösungen gebräuchlich, z. B. in verdünntem Alkohol (sog. Liquor van Swieten, 0,6 Sublimat in 1 Lit. Kornbranntwein gelöst), doch schmecken dieselben abscheulich und stören leicht die Digestion. Bärensprungs Quecksilberalbuminatmixtur enthält 0,1 Sublimat auf 1 Ei, 150,0 Wasser und 3,0 Salmiak, von welcher Mischung 2stündl. 1 Esslöffel voll gereicht wird. Dieselbe ist eine Modification einer früher von Mialhe angegebenen Mischung (Liqueur mercurielle normale), welche neben Salmiak auch Kochsalz enthält. In beiden wird durch Filtration ein Theil des Quecksilbergehaltes entfernt. Eine Lösung von Sublimat in Aether (Aether mercurialis) kann tropfenweise in schleimigem Vehikel gegeben werden. Lösung in Milch (Mandon) kann bei syphilitischen Säuglingen angewendet werden. — Sublimatpillen sind, wenn jede Zersetzung vermieden werden soll, mit Bolus alba anzufertigen. In den Dzondischen Pillen, welche mit Mica panis albi bereitet sind, und in den meisten mit Extract gemachten Pillen ist ein grosser Theil des Sublimats zersetzt. Bei dem curmässigen Gebrauche desselben steigt man allmälig mit der Dosis, indem man am zweckmässigsten mit 0,003 beginnt, bis zu 0,1; die Darreichung geschieht am zweckmässigsten etwa 1 Viertelstunde nach dem Mittagsessen. Tritt dabei Reizung des Magens oder des Darmcanals ein, so wird ein Zusatz von Opium zu den Pillen gemacht oder Opiumtinctur zu einigen Tropfen gegeben. Die Diät ist bei dieser Cur die nämliche wie bei den kleinen Schmiercuren. Man vermeide die gleichzeitige Verabreichung grösserer Mengen von Kochsalz, da nach den Versuchen von Marle dadurch die Verdauung beeinträchtigt wird.

Zur äusseren Anwendung dienen vorzugsweise Lösungen in Wasser, welche je nach dem zu erreichenden Zwecke verschiedene Concentration besitzen, zum Aetzen auch Lösung in Collodium, sog. Collodium causticum (cf. S. 391).

Kaustische Lösungen, z. B. zum Zerstören von Condylomen und syphilitischen Geschwüren, werden meist mit Spiritus bereitet; sehr gebräuchlich ist in dieser Beziehung die modificirte Plencksche Solution, oder der Liquor corrosivus camphoratus s. Solutio Freibergi (1 Th. Sublimat auf $^1/_2$ Th. Campher und 8 Th. Spiritus). Zur Bepinselung der Haut bei den obengenannten leichten Hautkrankheiten benutzt man wässrige Lösungen von 1 : 500—1000, welche auch zu Bepinselung der Mundhöhle, des Pharynx und Larynx dienen können. Für letztere empfiehlt sich ausschliesslich Glycerin als versüssender Zusatz. Zum Aetzen diente früher der Liquor Hydrargyri corrosivi s. Aqua phagedaenica decolor, eine Lösung von Salmiak und Sublimat in dest. Wasser, wobei ein leicht zersetzliches Doppelsalz (Alembrothsalz) entsteht, welches auch in dem bei Epheliden, Pityriasis u. a. Hautaffectionen in England benutzten sog. Liquor Gowlandi (Sublimat und Salmiak āā 1 : 200 Bittermandelemulsion oder Aq. dest.) vorhanden ist. Eine Lösung von 2 Th. Sublimat, āā 1 Th. Campher, Bleizucker und Alaun in āā 5 Th. Spir. und Acid. aceticum diente früher als Liquor corrosivus s. ad condylomata zum Aetzen von Feigwarzen. Zu Augentropfwässern und Bähungen rechnet man $^1/_2$—1 Th. Sublimat auf 100—300 Th. Wasser, zu Injectionen in die Urethra oder Vagina 1 Th. auf 50—500 Th. Flüssigkeit. Zu Sublimatbädern, welche ebenfalls zu antisyphilitischen Curen empfohlen sind, hat man 2,0—10,0 Sublimat, vorher in 10,0—25,0 Wasser aufgelöst, benutzt, zu Localbädern 0,5—1,0.

Zur subcutanen Injection nimmt man am zweckmässigsten 1procentige Lösungen. Die Dosis des Sublimats beträgt dabei 0,005—0,01. Wegen des nicht selten bei Subcutaninjection auftretenden heftigen Schmerzes und wegen der häufig resultirenden localen Entzündung und Verätzung an der Einstichstelle giebt man jetzt allgemein zur Subcutaninjection einer Verbindung des Sublimats mit Chlornatrium, mit Eiweiss oder mit Pepton den Vorzug. Die erstere, das Natriumquecksilberchlorid, Hydrargyrum bichloratum cum Natrio chlorato, ist in den Lösungen von Kratschmer und von J. Müller und Stern enthalten. Letztere benutzen Sublimat und Kochsalz im Verhältnisse von 1:10. Die zuerst von Bamberger empfohlenen Verbindungen mit Eiweiss und Pepton, das Sublimatalbuminat, Hydrargyrum bichloratum albuminatum, und das Quecksilberpepton, Hydrargyrum peptonatum, leisten in Bezug auf die Verhütung örtlicher Reizungserscheinungen weniger als die Kochsalzverbindung und fast nicht mehr als Sublimat selbst. Zur Bereitung des ersteren fällt man verdünntes und filtrirtes Hühnereiweiss mit Sublimatlösung und löst den Niederschlag in kochsalzhaltigem Wasser in dem Verhältnisse, dass je ein Ccm. Flüssigkeit 0,01 Quecksilbersublimat enthält. Die gleiche Stärke besitzt auch das analog aus Fleischpepton dargestellte Quecksilberpepton von Bamberger. Petit bereitet dasselbe durch Verreiben von 1,0 Sublimat, 2,0 Chlornatrium und 1,0 trocknem Pepton, aus welcher Mischung bereitete Lösungen sich monatelang halten sollen. Auf alle Fälle muss man, mag man die letztgenannten Präparate oder wässrige Sublimatsolutionen benutzen, die Cur als unnütz betrachten, wenn nach 15 Einspritzungen Besserung der syphilitischen Erscheinungen nicht eintritt (Sigmund).

Zu Sublimatsalben, welche früher auch, z. B. in die Fusssohlen eingerieben, methodisch gegen Syphilis benutzt wurden (Cirillos Salbe, Unguentum Hydrargyri cinereum fortius), nimmt man am besten 1 Th. Sublimat auf 25 Th. Wachssalbe. Eine besondere Form bilden noch die in Frankreich bei syphilitischen Nasen- und Rachengeschwüren benutzten und aus mit Sublimatlösung getränkten und mit Kalilösung (zur Bildung von Quecksilberoxyd, welches später reducirt wird) bestrichenen Tabaksblättern bereiteten Sublimatcigarren.

Bei Verordnung des Sublimats hat man so einfach wie möglich zu verfahren, da fast alle organischen Stoffe, Schwefel-, Brom- und Iodverbindungen, Alkalien, auch die meisten Metallsalze zersetzend einwirken.

Verordnungen:

1)   ℞
Hydrargyri bichlorati corrosivi 0,1
(dgm. 1)
Argillae 5,0
F. c. Aq. dest. pilul. No. 50. Consp.
D. S. Tägl. 2 Stück, allmälig steigend.
(Statt der Dzondischen Pillen.)

2)   ℞
Hydr. bichlor. corros.
Extracti Opii āā 0,2 (dgm. 2)
Extracti Guajaci 3,0
F. pilul. No. 20. Consp. D. S. Mit 1 Pille zu beginnen und allmälig auf 3 im Tage zu steigen. (Pilules de Dupuytren. Gegen Syphilis.)

3)   ℞
Hydr. bichlor. corrosivi 1,0
Natrii chlorati 10,0
Aq. destill. 200,0
M. D. S. Aeusserlich. (Verbandwasser für syphilitische Ulcerationen. Müller und Stern.)

4)   ℞
Hydr. bichlor. corros. 0,05
Natrii chlorati 0,5
Aq. dest. 5,0
M. D. S. Zu subcutanen Injectionen. (Zu 5 Injectionen.)

5)   ℞
Hydr. bichlor. corros. 0,03
Aq. destill. 200,0
M. D. S. Zu lauwarmen Umschlägen auf die Augen. (Bei Ophthalmia neonatorum. Eulenberg.)

6)   ℞
Hydr. bichlor. corros. 0,05
Emulsionis Amygdalarum amar. 300,0
Tincturae Benzoës 1,5
M. D. S. Waschwasser. (Bei Sommersprossen, Akne etc. Aqua orientalis nach Hebra.)

Hydrargyrum praecipitatum album, H. amidato-bichloratum, H. ammoniatomuriaticum, Mercurius praecipitatus albus; **Weisser Quecksilberpräcipitat.**

Der weisse Quecksilberpräcipitat (nicht zu verwechseln mit dem Précipité blanc der Franzosen, worunter diese auf nassem Wege dargestelltes Calomel verstehen) bildet ein weisses, lockeres Pulver, welches durch Zumischen einer wässrigen Sublimatlösung (1 : 20) zu Salmiakgeist und Trocknen des ausgewaschenen Niederschlages erhalten wird. Er ist eine Verbindung von Quecksilberchlorid und Quecksilberamid, NH_2HgCl (Mercuriammoniumchlorid), und giebt beim Erhitzen, ohne zu schmelzen, ein Sublimat von Quecksilberchlorür und Stickstoff und Ammoniakgas. Er führt daher auch den Namen **unschmelzbarer Präcipitat** im Gegensatze zu dem früher gebräuchlichen **schmelzbaren weissen Präcipitat**, $N_2H^6HgCl^2$, welcher durch Fällen einer Lösung von gleichen Theilen Quecksilberchlorid und Chlorammonium mit einer Lösung von kohlensaurem Natrium resultirt und beim Erhitzen zu einer klaren, gelblichen Flüssigkeit schmilzt, ehe er sich zersetzt. Kochendes Wasser zerlegt den weissen Präcipitat in Chlorammonium und gelbes Quecksilberoxydamidchlorid. In Wasser und Weingeist löst er sich nicht, dagegen leicht in erwärmter Salpetersäure. Mit Natronlauge erwärmt, scheidet er gelbes Quecksilberoxyd ab.

Der weisse Präcipitat ist ein ziemlich entbehrliches Präparat, welches früher in Salbenform oder als Streupulver bei Hautausschlägen, besonders Krätze (Zellersche Krätzsalbe), bei Epizoën, bei Augenblenorrhoe und Blepharitis, bei Photophobie und Iritis (A. v. Graefes Stirnsalbe; vgl. S. 156), auch bei syphilitischen Geschwüren, Anwendung fand. Bei anhaltender Einreibung kommt es zu Bläschenausschlag; auch soll dadurch Speichelfluss bedingt werden können.

Präparat:

Unguentum Hydrargyri album, Unguentum Hydrargyri praecipitati albi s. amidato-bichlorati; **Weisse Quecksilbersalbe.** Sehr weisse, aus 1 Th. Präcipitat und 9 Th. Paraffinsalbe ex tempore zu bereitende Salbe.

Hydrargyrum iodatum, Hydrargyrum iodatum flavum, Protoioduretum Hydrargyri; **Quecksilberiodür,** Gelbes Iodquecksilber.

Das Quecksilberiodür ist von Ricord in die Therapie der Syphilis eingeführt worden, ursprünglich in der Voraussetzung, gleichzeitig die Wirkung des Iods und des Quecksilbers zu erhalten; doch hat sich nicht gezeigt, dass das Präparat rascher oder sicherer wirke als andere Quecksilbermittel, obschon es besonders in Frankreich viele Verehrer besitzt.

Das Hydrargyrum iodatum flavum, welches ausser den oben angegebenen Benennungen noch manche andere, wie Hydrargyrum subiodatum und Iodetum hydrargyrosum, führt, wird durch vorsichtiges inniges Verreiben von 8 Th. Quecksilber und 5 Th. Iod erhalten und bildet ein feines, grünlich gelbes Pulver von 7,6 spec. Gew., das am Lichte braun wird und sich beim Erhitzen völlig verflüchtigt. Es kann als fast unlöslich in den gewöhnlichen Lösungsmitteln (Wasser, Weingeist, Aether) bezeichnet werden. Die Benennung gelbes Iodquecksilber ist nicht völlig zutreffend, da das Quecksilberiodür eher grün als gelb aussieht und das wirklich gelbe Iodquecksilber eine Verbindung von Quecksilberiodür und Quecksilberiodid ist. Aus dem Quecksilberiodür entsteht bei Contact mit Eiweiss unter theilweiser Reduction zu Quecksilbermetall eine lösliche Quecksilberverbindung; es zersetzt sich in conc. Kochsalzlösung in Quecksilberiodid und Quecksilber, welches erstere sich in einer den Kochsalzmengen in Blut und Magensaft entsprechenden Chlornatriumlösung unter Bildung eines Doppelsalzes löst (Blomberg). Nach Bellini entsteht aus Quecksilberiodür auch beim Schütteln mit Salzsäure eine geringe Menge einer löslichen Mercurverbindung, ebenso im Contact mit Alkalicarbonaten und in Berührung mit Leim, was beim Calomel nicht der Fall ist. Im Urin findet sich sehr rasch Iod (Bärensprung, Rabuteau). Bei Thieren bewirkt Quecksilberiodür Durchfall, jedoch keine Anätzung im Darme. Zu 0,2 unter die Haut gebracht, bewirkt es Entzündung und Abscedirung (Bellini).

In Frankreich benutzt man es sehr häufig bei Syphilis in Pillen von 0,05, wovon zuerst 1, dann 2 täglich gegeben werden; man reicht dieselben am besten Abends nach der Mahlzeit. Die Maximalgabe der Phkp. ist pro dosi 0,05, pro die 0,2. Bei der Darreichung sind alle Substanzen, welche eine rasche Ueberführung in Quecksilberiodid bedingen, namentlich Iodkalium, Natrium- und Ammoniumchlorid, zu meiden. Auch äusserlich ist Quecksilberiodür in Salben (1 : 5—25) oder in Pflasterform gegen Drüsenverhärtungen syphilitischer oder nichtsyphilitischer Natur benutzt. Tamanchef will durch 9wöchentliche interne Darreichung von täglich 0,045 Linsentrübung beseitigt haben.

Verordnungen:

1) ℞
Hydrargyri iodati flavi
Lactucarii āā 3,0
Extracti Opii aquosi 1,0
— Conii 6,0
M. f. pilul. No. 60. Consp. D. S. Abends ¼ Std. nach dem Essen eine Pille, später Abends und Morgens 1 Pille. (Ricords Iodquecksilberpillen.)

2) ℞
Hydrargyri iodati flavi 5,0
Extracti Opii 2,0
Conservae rosarum 10,0
Pulv. rad. Liquiritiae q. s.
ut f. pilul. No. 100. Consp. D. S. Abends nach dem Essen 1 Pille. (Pilules de protoiodure de mercure Cod. Franc.)

3) ℞
Hydrargyri iodati flavi
Pulv. Zingiberis āā 4,0
Conservae Rosarum 8,0
M. f. pilul. No. 120. Consp. (Englische, in derselben Weise zu verbrauchende Pillen.)

4) ℞
Hydrargyri iodati flavi 0,3
Empl. saponati 6,0
M. f. empl. (Bei chronischer Entzündung und Verhärtung der Mamma. Wolf.)

Hydrargyrum biiodatum, Hydrargyrum biiodatum rubrum, Mercurius iodatus ruber, Deutoioduretum Hydrargyri; **Quecksilberiodid**, rothes Quecksilberiodid, Rothes Iodquecksilber.

Diese dem Sublimat analog zusammengesetzte Verbindung des Quecksilbers mit Iod wirkt örtlich intensiver irritirend als das dem Calomel entsprechende Iodür und ist deshalb auch in kleineren Dosen (zu höchstens 0,03 pro dosi, 0,1 pro die) zu verordnen. Sie kommt indess weniger als solche wie als durch Lösen mit Hülfe von Iodkalium oder Iodnatrium gebildetes Doppelsalz in Anwendung.

Das rothe Quecksilberiodid, HgI, ist ein lebhaft scharlachrothes Pulver, welches durch Ausfällen einer Lösung von 4 Th. Sublimat in 80 Th. Wasser mit 5 Th. in 15 Th. Wasser gelösten Iodkalium erhalten wird. Es löst sich in 6000—7000 Th. Wasser, in 20 Th. siedendem und 130 Th. kaltem Alkohol. Im Magen wird das Quecksilberiodid wahrscheinlich unter dem Einflusse der Chloride in ein lösliches Doppelsalz übergeführt, welchem ebenfalls coagulirende Wirkung auf das Eiweiss zugeschrieben wird. Innerlich wurde es von Biett in spirituöser Lösung bei Syphilis scrophulöser Individuen, von Fuller bei Epilepsie und Taubheit aus centraler Ursache, äusserlich in Salbenform (1 : 10—100) bei dyskrasischen Geschwüren, Lupus, Struma, Blepharitis chronica und Neuralgien (Romberg) in Anwendung gezogen. Zweckmässiger ist für den internen Gebrauch die Pillenform, gewiss aber nicht die von Wells empfohlene Darreichung in Leberthran oder in Iodeisensyrup.

Das oben erwähnte Doppelsalz von Quecksilberiodid und Iodkalium, **Hydrargyrum biiodatum cum Kalio iodato** s. Iodo-Hydrargyras Potassii, welches übrigens nach der zur Darstellung verwendeten Menge des Iodkaliums wechselnde Zusammensetzung besitzt, ist von Channing gegen Lungenphthise, von Gibert, Puche u. A. bei Syphiliden, von A. von Graefe bei Iritis syphilitica benutzt und äusserlich von Evans u. A. ganz wie Sublimat verwendet. Innerlich wird es meist in Lösung in Syrup (Gibert) verordnet. Zu subcutanen Injectionen ist es wegen starker Irritation ungeeignet.

Verordnung:

1) ℞
Hydrargyri biiodati rubri 0,25
   (cgm. 25)
Kalii iodati 3,0
Aq. destill. 10,0
Syrupi Sacchari 50,0

M. D. S. Mit einem Theelöffel voll beginnend, allmälig zu steigern. (A. v. Graefe.)

Hydrargyrum cyanatum, Hydrargyrum bicyanatum, Bicyanetum Mercurii; Cyanquecksilber.

Dieses Präparat hat in neuester Zeit vielfach Anwendung zur Subcutanapplication gefunden, wozu es sich durch seine Leichtlöslichkeit in Wasser und die relativ geringe örtliche Irritation der Injection eignet (Cullingworth, Güntz, Sigmund).

Das Quecksilbercyanid bildet farblose, durchscheinende, säulenförmige Krystalle, welche sich in 6 Th. kaltem und 3 Th. warmem Wasser lösen. Das Salz ist auch in 6,8 Th. Weingeist, aber schwierig in Aether löslich.

Die Wirkung des Cyanquecksilbers ist in medicinalen Dosen offenbar nur die eines Mercurpräparates nach Art des Sublimats. Bringt man dagegen mehrere Dgm. in den Magen kleiner Säugethiere, so entwickelt sich unter dem Einflusse der Salzsäure soviel Cyanwasserstoff, um sofort letale Blausäurevergiftung zu bedingen. Bei dem hohen Atomgewichte des Quecksilbers müssten mindestens 0,4 Cyanquecksilber genommen werden, um tödtliche Blausäurevergiftung beim Menschen zu verursachen. Da aber schon geringere Mengen corrosiver Quecksilberpräparate toxisch wirken, entsprechen die bisher bekannten Cyanquecksilbervergiftungen in ihrer Symptomatologie und dem Leichenbefunde vollkommen der Sublimatvergiftung.

Früher wurde Quecksilbercyanid auch innerlich zu 0,004—0,008, allmälig bis auf 0.012 steigend, bei Syphilis und insbesondere bei Neuralgien auf syphilitischer Basis gegeben (Horn, Brera, Parent). Die subcutane Anwendung hat im Wesentlichen die Indicationen des Quecksilbersublimats und Quecksilberpeptonats. Schmerzen von 1—2 Std. Dauer sind Regel, dagegen kommt es selten zu hartnäckiger Infiltration oder Abscedirung, während die Haut sich häufig an der Injectionsstelle nekrotisch ohne Schmerzen abstösst. Nebenerscheinungen, wie Ohnmachten, Schwindel, Ohrensausen und Flimmern vor den Augen (Güntz) oder profuse und blutige Diarrhöen (Plumert), treten vereinzelt auf. Man injicirt das Präparat in wässriger Lösung (1:100), zu 0,01, bei ausgebreiteten Sclerosen in der Nähe grosser Drüsenpaquete auch wohl 0,02—0,03. Zweckmässig ist es, die Quecksilbercyanidlösung in verschiedene kleine Fläschchen zu vertheilen und aus jedem nur 2—3 mal zu injiciren, da leicht Zersetzung unter Blausäureentwicklung und Trübung statt hat.

Erichson empfahl Quecksilbercyanid zu 0,00125 mehrmals täglich (bei Kindern unter einem Jahre zu 0,0006) gegen Diphtherie. Die Maximaldose für Erwachsene beträgt 0,03, die Tagesgabe 0,1.

Ausser den besprochenen Quecksilberverbindungen werden noch eine Reihe nicht officineller, insbesondere gegen Lues angewendet, von denen die folgenden Erwähnung verdienen.

Hydrargyrum oxydulatum nigrum; schwarzes Quecksilberoxydul. Diese Bezeichnung wird auf zwei Präparate angewendet, nämlich auf den durch Fällen von Quecksilberoxydulnitrat mit Kalilauge erhaltenen **Mercurius niger Moscati** und auf den durch Fällen desselben Quecksilbersalzes mit Ammoniak gewonnenen sog. **Mercurius solubilis Hahnemanni**. Beide stellen schwarze, in Wasser und Weingeist unlösliche Pulver dar, welche zu 0,05—0,2 bei Syphilis und Variola, sowie in einer Mischung von 0.05 mit 5,0 Milchzucker federmesserspitzenweise bei Ophthalmia neonatorum (Eulenberg) gebraucht wurden. Im Hahnemannschen Quecksilber ist ausser Quecksilberoxydul eine als Mercuro-Ammoniumnitrat bezeichnete Verbindung, $NO^3 N^2 Hg^2$, vorhanden. Dasselbe löst sich zum grössten Theile in Essigsäure und conc. Säuren. Quecksilberoxydul ist auch in der früher zu Umschlägen auf syphilitische Geschwüre und Hautaffectionen benutzten **Aqua phagedaenica nigra** vorhanden. Diese schlechtweg auch als **Aqua nigra** oder **Aqua mercurialis nigra, schwarzes Wasser, Gray lotion, Black wash**, bezeichnete Flüssigkeit wird durch Mischen von 1 Th. Calomel und 60 Th. Kalkwasser, wobei sich ein vorzüglich aus Quecksilberoxydul bestehender Niederschlag bildet, erhalten.

Salzverbindungen des Quecksilberoxyduls sind das **Hydrargyrum aceticum oxydulatum, Quecksilberoxydulacetat**, und **H. phosphoricum oxydulatum, Quecksilberoxydulphosphat**. Beide Präparate, namentlich das letztere, sind schwer löslich und scheinen in ihrer Wirkung dem Calomel nahe zu stehen, in welches sie z. Th. im Magensaft übergeführt werden. Als Antisyphilitica sind sie ebenso wie das **schwefelsaure Quecksilberoxydul, Hydrargyrum sulphuricum oxydulatum**, ausser Curs. Dasselbe gilt von verschiedenen Verbindungen des Quecksilberoxyds mit organischen und unorganischen Säuren, von denen z. B. das **phosphorsaure Quecksilberoxyd** bei syphilitischen Kindern Anwendung fand und in Phosphorsäure gelöst besonders von Buchholz empfohlen wurde, während **essigsaures Quecksilberoxyd** mit Manna den Hauptbestandtheil der Keyserschen Pillen und **weinsaures Quecksilberoxyd** den des **Liqueur de Pressavin (Eau végéto-mercurielle)** bildete.

Zu erwähnen ist noch das **Quecksilberoxydulnitrat** (Hydrargyronitrat, salpetersaures Quecksilberoxydul), **Hydrargyrum nitricum oxydulatum**, welches grosse, farblose, monoklinische Krystalle bildet, die von wenig Wasser unzersetzt gelöst werden, während durch mehr Wasser Zersetzung in ein sich abscheidendes basisches Nitrat von gelbgrüner Farbe, das sog. **Turpethum nitrosum**, und in ein in Lösung bleibendes saures Nitrat eintritt. Eine Auflösung von 10 % Quecksilberoxydulnitrat in salpetersäurehaltigem Wasser bildet den früher officinellen **Liquor Hydrargyri nitrici oxydulati**, welcher leicht Sauerstoff aufnimmt und zu einer Lösung von Quecksilberoxydnitrat wird, wie solche früher als **Liquor Bellostii**, nach Augustin Belloste, einem Professor in Montpellier, benannt, als Aetzflüssigkeit sehr gebräuchlich war. In Contact mit Proteïnverbindungen erzeugt Quecksilberoxydnitratlösung eine rothe Färbung, welche sich auch beim Befeuchten der Haut einstellt, jedoch durch Reduction zu Quecksilbermetall bald in Schwarz übergeht. Bei Aetzen mit Quecksilberoxydnitrat entsteht ein rothbrauner, über die gesunden Partien erhabener Aetzschorf. Nach Rabuteau soll bei Personen, welche Jodkalium genommen haben, sich die Oberfläche von Geschwüren, auf welche das Mittel applicirt wurde, in Folge der Bildung von Mercurbijodid intensiv roth färben. Der Liquor Bellostii wurde früher als Aetzmittel bei vergifteten Wunden, Erosionen des Muttermundes, primären syphilitischen Geschwüren, Furunkeln, Carbunkeln, Acne rosacea (Startin), phagedänischen Geschwüren, Muttermälern, Carcinomen u. s. w. benutzt und dient in Frankreich noch neuerdings in Form einer Salbe (10 Tropfen auf 30.0 Ungt. flavum) gegen parasitäre Hautkrankheiten, Prurigo und rebellische Syphiliden, auch bei Blepharitis ciliaris. Die Salbe entspricht im Wesentlichen der früher bei uns in derselben Richtung und als reizende Verbandsalbe gebräuchlichen **gelben Quecksilbersalbe, Unguentum mercuriale citrinum s. Balsamum mercuriale**, (durch Mischen von 1 Th. Quecksilber und 2 Th. Acidum nitricum mit 12 Th. Schweineschmalz erhalten, von Ceratconsistenz), deren ursprünglich gelbe Farbe allmälig unter Reduction des Quecksilbers grau wird. Die Anwendung dieser Salben darf nur in sehr kleinen Quantitäten (von Erbsen- bis Nussgrösse) geschehen, weil bei Benutzung grösserer Mengen zum Einreiben auf ausgedehntere Körperpartien wiederholt intensive Vergiftung mit dem Charakter der mercuriellen Intoxication (Vidal, Dubar) und selbst mit tödtlichem Ausgange vorgekommen ist. Auch die Aetzung des Collum uteri mit Bellostescher Flüssigkeit hat zu mercurieller Intoxication Veranlassung gegeben und ist bei längerer oder intensiverer Benutzung des Mittels jedenfalls die höchste Vorsicht zu empfehlen. In der Berliner Charité hat man den Liquor Hydrargyri nitrici oxydulati früher curmässig gegen Syphilis verwerthet, wenn andre Mercurialien nicht helfen wollten, indem man täglich $1/4$ Stunde nach dem Abendessen 1 Tropfen mit destillirtem Wasser verdünnt, vom 4. Tage ab auch nach dem Frühstück dieselbe Dosis, dann am 7. Tage Abends und am 11. Morgens 1 Tropfen mehr reichte und alle 7 Tage bis zum 30. Tage die Dosis um 1 Tropfen erhöhte.

Hydrargyrum oleïnicum oxydatum; Quecksilberoxydoleat. Diese durch Auflösen von frischgefälltem Quecksilberoxyd in heisser Oelsäure erhaltene Verbindung, von welcher sich Präparate von 5—10% Quecksilberoxydgehalt darstellen lassen, wird von John Marshall und Berkeley Hill an Stelle der grauen Salbe empfohlen. Da concentrirte Präparate bei empfindlichen Personen $1/2$—1stündige heftige brennende Schmerzen und selbst gelinde Blasenbildung bedingen, sind 5—10procentige Präparate zu benutzen, die man zu 1,0—2,0 8—10 Min. lang einreibt, wonach meist schon in 3—4 Tagen leichte Stomatitis eintritt. Besonders gerühmt wird das Mittel bei örtlicher Application auf papulöse oder maculöse Syphiliden, sowie bei Onychia. Zur Beseitigung der Schmerzen kann Morphin zu 2% hinzugesetzt werden. Landsberg empfiehlt eine Salbe aus 2 Th. 10% Mercuroleat und 1 Th. Vaselin an Stelle der rothen Präcipitatsalbe bei Augenaffectionen; De Young 5% Oleat bei Alopecia areata und Acne indurata. Subcutan ist es ohne Werth (Fürbringer).

Hydrargyrum oxydatum chinicum, chinasaures Quecksilberoxyd, ist von Lewin zu Subcutaninjection bei Syphilis versucht.

Hydrargyrum oxydatum subsulfuricum; basisch schwefelsaures Quecksilberoxyd. Diese als gelber Präcipitat, Mercurius praecipitatus flavus, oder als Turpethum minerale bezeichnete Verbindung ist von erheblicher Schärfe und macht schon zu 0,1—0,2 heftiges Erbrechen, weshalb man sie früher als Emeticum benutzte. Auch diente sie als Niesmittel und innerlich als Alterans zu 0,01—0,03 pro dosi. Cazenave gebrauchte sie in Salbenform mit Schwefel bei chronischem Ekzem.

Hydrargyrum bromatum, Quecksilberbromür und Hydrargyrum bibromatum s. perbromatum s. bromatum solubile, Quecksilberbromid. Beide Verbindungen sind weiss, das Quecksilberbromür in Wasser unlöslich und dem Calomel, das Quecksilberbromid schwer in Wasser, leicht in Alkohol und Aether löslich und dem Sublimat in seiner Wirkung gleichstehend. Nach Bellini entsteht aus Quecksilberbromür im Contact mit Salzsäure eine sehr geringe Menge einer löslichen Mercurverbindung, dagegen mit Chloralkalien und Milchsäure mehr lösliches Doppelsalz als beim Calomel und Quecksilberiodür, ebenso mit Alkalicarbonaten mehr als beim Quecksilberiodür, dem es sich in Berührung mit Leim gleich verhält. Quecksilberbromid giebt mit Chloralkalien und Chlorwasserstoffsäure mehr gelöstes Quecksilbersalz als Quecksilberiodid, mit Alkalicarbonaten und Eiweissstoffen dieselbe Menge. Bei Application auf Wunden oder Unterhautzellgewebe wirkt Quecksilberbromid stärker kaustisch als Iodid (Bellini). Das Quecksilberbromür wirkt zu 0,2—0,3 gelind purgirend und angeblich auch etwas diuretisch; Quecksilberbromid macht schon zu 0,2 bei Menschen heftige Gastroenteritis. Beide Präparate sind als Antisyphilitica namentlich in Frankreich benutzt; das Quecksilberbromid auch von Werneck in Pillen zu 0,002—0,004 pro dosi oder in ätherischer Lösung innerlich, ferner von Prieger und Höring äusserlich und innerlich wie Sublimat bei Favus und andern Hautkrankheiten.

Chloroioduretum Hydrargyri, Ioduretum Mercurii chlorati, Hydrargyrum biiodatum cum Hydrargyro chlorato, Quecksilberchloriodür. Diese Verbindung hat in Frankreich, wo sie zunächst von Rochard bei Psoriasis und Acne als Iodure de chlorure mercurieux Empfehlung fand, sich bei manchen Aerzten als Alterans bei Secundärsyphilis, Scrophulose und Hautaffectionen Eingang zu verschaffen gewusst. Meist wird sie gleichzeitig äusserlich (in Salbenform) und innerlich in Pillen (wie Sublimat verordnet) angewendet. Rochards Salbe bestand aus 1 Th. Iod, 3 Th. Calomel und 50 bis 100 Th. Ung. simplex. Statt der auf diese Weise dargestellten, sehr inconstanten Verbindung haben Soubeiran und Planche eine constantere und krystallinische durch Einträufeln von Iodtinctur auf mit Wasser gekochtes Quecksilberchlorür erhalten, der kaustische Wirkung zukommt.

Von geringer praktischer Bedeutung sind die von v. Mering wegen ihrer höchst unbedeutenden Irritation bei Subcutanapplication empfohlenen Verbindungen des Quecksilbers mit Amidosäuren, unter denen das Glykokollquecksilber in Bezug auf seine Indifferenz gegen Eiweiss das Alanin- und Asparaginquecksilber übertrifft. Ebenso ist der von Prümers aus gleichen Gründen empfohlene Aethylsublimat (Quecksilberaethylchlorid), Hydrargyrum bichloratum aethylatum, in welchem ein Atom Cl des Mercurchlorids durch Aethyl ersetzt ist, nicht in Aufnahme gekommen. Man kann letzteren, der in den Harn nicht als solcher übergeht, zu 0,005 pro dosi in wässriger Lösung (0,5—1 : 100) subcutan an Stelle des Sublimats verwenden.

Auch die sog. Sublimat-Alkaloide, welche durch Vermischung von Lösungen chlorwasserstoffsaurer Alkaloidsalze mit Quecksilberchlorid entstehen, z. B. das chlorwasserstoffsaure Morphin-Quecksilberchlorid, Chloridum Hydrargyri et Morphini, von Hebra zu 0,005—0,02 bei Syphilitischen versucht, das entsprechende Chininsalz, von Hamilton bei Lupus, Ophthalmie und Syphiliden zu 0,003—0,006 benutzt, sowie das Nicotinsalz, nach Hebra bei Syphiliden zu 0,002—0,004 von raschem Erfolge, sind mehr eine therapeutische Spielerei.

Hydrargyrum sulfuratum nigrum, schwarzes Schwefelquecksilber; Hydrargyrum sulfuratum rubrum, Cinnabaris. — Zu den sehr entbehrlichen Quecksilberpräparaten gehört das Quecksilbersulfür, welches früher nicht nur als amorphes, schwarzes, sondern auch als krystallinisches, rothes Schwefelquecksilber officinell war. Das erstgenannte Präparat wegen seiner Farbe auch Aethiops mineralis oder Quecksilbermohr genannt, ein Gemenge von Quecksilbersulfür und Schwefel, ist wegen seiner Unlöslichkeit in Wasser und Chlorwasserstoffsäure als internes Medicament ganz irrelevant, und weder die älteren Empfehlungen der späteren Paracelsisten und ihrer Nachbeter bei Scrophulose, Crusta lactea, Anginen, noch die neueren von Cadet gegen Cholera (zu 0,5 bis 1,5 als Heilmittel oder zu 0,2 pro die als Prophylacticum) halten eine ernste Kritik aus; ebenso wenig die äusserliche Anwendung bei Typhus und Variola (Serre, Becquerel) oder beim Favus (Faivre). Dasselbe gilt auch von dem als Hydrargyrum stibiato-sulfuratum s. H. sulfuratostibiatum s. Aethiops antimonialis bezeichneten Gemenge gleicher Theile von schwarzem Schwefelquecksilber und schwarzem Schwefelantimon, dessen Ruf bei Scrophulose, chronischen Hautausschlägen, Photophobie und Arthritis trotz P. Frank und Jüngken als verklungen zu betrachten ist. Die Dosis betrug 0,1—0,2.

Der Zinnober ist die scharlachrothe krystallinische Modification des schwarzen Schwefelquecksilbers, aus dem er, durch Sublimation oder auf nassem Wege durch Schütteln mit einer conc. Lösung von Fünffach-Schwefelkalium dargestellt (künstlicher Zinnober), erhalten werden kann, während er in der Natur nur unrein vorkommt. Er verhält sich Wasser und Säuren gegenüber wie Quecksilbermohr ond geht deshalb bei interner Einverleibung mit den Faeces unverändert ab, ohne örtliche und entfernte Erscheinungen zu veranlassen. Die medicinische Verwendung des Zinnobers beschränkt sich deshalb auch jetzt auf **Fumigationen**, welche man meist als **örtliches** Mittel bei syphilitischen Geschwüren der Haut, der **Nase**, des **Mundes** und des **Rachens** bis in die neuere Zeit hinein (**Cullerier**, **Werneck**, **Ricord**, **Colles**, **Hawkins**, **Paschkis**) empfohlen hat. Nach **Paschkis** (1878) sind die bei allgemeinen Zinnoberräucherungen befürchteten schweren Salivationen bei Reinhalten des Mundes u. s. w. keineswegs häufig; dagegen ist der Mund mittelst eines Schwammes vor Dämpfen der schwefligen Säure zu schützen. Die Menge des zu einer Räucherung dienenden Zinnobers ist 5,0—15,0, die Dauer der Räucherung 10—25 Minuten. Die Wirksamkeit örtlicher Fumigationen, wobei die Dämpfe durch Röhren zu den betr. Theilen geleitet werden, lässt sich nicht in Abrede stellen. **Dieffenbach** empfahl die Dämpfe von Zinnobercigarren, jede 0,18 — 0,36 Zinnober enthaltend, bei Ozaena syphilitica durch die Nase streichen zu lassen; in Persien raucht man Zinnober und Arsenik mit Tabak bei Syphilis mit grossem Erfolge (**Polack**). **Rockwell** rühmte Zinnoberräucherungen bei Croup. **Biett** gab denselben mit Schwefel in Salbenform bei Syphiliden u a. Hautausschlägen. **Schuh** tätowirte nach Cheiloplastik die Lippen mit Quecksilbersulfur.

Auro-Natrium chloratum, Aurum chloratum s. muriaticum natronatum, Aurum sesquichloratum natronatum; **Natriumgoldchlorid**, Chlorgoldnatrium.

Von den in früherer Zeit als mit ausserordentlicher Wirksamkeit begabt betrachteten Verbindungen des Goldes wird gegenwärtig ausschliesslich das in der Ueberschrift genannte Doppelsalz in Anwendung gezogen, indem es namentlich von französischen Aerzten gegen Syphilis und chronische Hautkrankheiten (Chrestien, Lallemand), neuerdings auch bei uns gegen Krankheiten des Uterus (Martini) verordnet wird.

Das Chlorgoldnatrium wird durch Auflösen von 65 Th. reinem Golde in 65 Th. Salpetersäure und 240 Th. Salzsäure, Verdünnen der Lösung mit 200 Th. Wasser, Zusatz von 100 Th. Natriumchlorid und Verdunsten zur Trockne dargestellt. Es bildet ein goldgelbes, an der Luft kaum feucht werdendes, in 25 Th. Wasser vollstandig lösliches Pulver von unangenehmem, metallischem, scharfem und styptischem Salzgeschmack. Das Präparat der Pharmakopoe entspricht nicht dem chemisch reinen krystallinischen Natriumgoldchlorid (Aurum muriaticum natronatum crystallisatum), sondern ist ein Gemenge, in welchem 30% Gold enthalten sind und das Kochsalz im Ueberschuss sich findet.

Die Goldsalze hatten ihre Blütheperiode zur Zeit der Alchymisten, welche in dem edelsten aller Metalle auch das vorzüglichste aller Medicamente sahen und nach einem flüssigen Präparate desselben, dem Aurum potabile, suchten, um dadurch Körper und Geist in ewiger Jugendfrische zu erhalten. Schon 1540 als Antisyphiliticum empfohlen, geriethen die Goldsalze später als Medicamente in Vergessenheit, bis sie neuerdings Gozzi und namentlich Chrestien aufs Neue anwandten. Ausser dem Natriumgoldchlorid, welches auch als Sal auri Figuieri bezeichnet wird, sind noch als Medicament das metallische Gold, Aurum praecipitatum s. metallicum purum, ferner das Goldoxyd, Aurum oxydatum, das Cyangold, Aurum cyanatum, das Iodgold, Aurum iodatum, der Goldsalmiak, Auro-Ammoniumchloratum, und das Knallgold, Aurum fulminans s. ammoniatum, endlich der Cassiussche Purpur oder das Goldstannat, Purpura mineralis Cassii, von Aerzten benutzt worden, ohne dass sich irgendwie eine Nothwendigkeit ergäbe, diese ohnehin durch einen theueren Preis sich in der Regel der Anwendung entziehenden Präparate bei Krankheiten zu gebrauchen. In Deutschland hat neuerdings wohl nur Becker in Mühlhausen sich des Goldes als Medicament bedient, doch sprechen seine Mittheilungen, namentlich in Bezug auf die Effecte des Goldes bei Geschwülsten und Neubildungen, keineswegs für die Goldtherapie. Verschiedene der benutzten Goldpräparate sind sogar wie das metallische Gold in den Magen- und Darmsäften vollständig unlöslich und somit unresorbirbar, obschon die Autoren, welche sie anwenden, danach entfernte Erscheinungen haben auftreten sehen wollen.

Das Natriumgoldchlorid entbehrt nicht vollständig der kaustischen Wirkung und unterscheidet sich dadurch von vielen andern Goldverbindungen, mit denen es die Eigenschaft, die Haut gelb und später violett oder schwärzlich (in Folge von Reduction) zu färben, sowie die entfernten Wirkungen theilt. Unter den letzteren ist der Ptyalismus bemerkenswerth, welcher von dem Quecksilberspeichelfluss sich durch viel späteres Auftreten und Mangel von Mund- und Zahnfleischentzündung unterscheiden soll.

Nach den Hauptanhängern der Goldtherapie sollen die Goldsalze in kleiner Dosis Appetit und Verdauung steigern, etwas stopfend wirken, alle Secretionen gleichzeitig vermehren und ausser Ptyalismus auch reichlichen Schweiss, besonders Nachts, und gesteigerte Diurese bewirken, bei Frauen die Menstruation, bei Männern den Geschlechtstrieb vermehren, ja bei letzteren sogar schmerzhaften Priapismus bedingen, auch die Gehirnthätigkeit im hohen Grade erregen. Nach 3—4 Wochen sollen Fieber, Kopfschmerz, Reizung des Magens und Darmcanals (Cullerier) und bei Kranken mit Knochen- oder Drüsenanschwellungen Entzündung in den kranken Theilen entstehen (Percy). Nach Martini können kleine Mengen Natriumgoldchlorid monatelang ohne Beschwerden ertragen werden; Ptyalismus von mehreren Wochen Dauer sah Martini erst nach dem Gebrauche von 10,0 (in Pillen mit Extractum Dulcam., worin das Salz zum grossen Theile reducirt ist). Thierversuche über die Wirkung kleiner Dosen liegen nur in sehr beschränkter Zahl von Rabuteau vor, wonach bei Ratten nach etwa 1,0 Goldchlorid (allmälig mit dem Futter beigebracht) der Tod in etwa 14 Tagen erfolgt, nachdem Appetitverminderung und in der Mitte des Experiments convulsivische Zuckungen eingetreten; beim Sectionsbefund ist die Gelbfärbung der Magen- und Dünndarmschleimhaut, die stärkere Contourirung der Epithelien und die Grünfärbung der Axencylinder, welche Rabuteau von Reduction des resorbirten Goldpräparates herleitet, bemerkenswerth.

Grössere Dosen des Natriumgoldchlorids können Gastritis bedingen und vielleicht den Tod zur Folge haben. Die Beobachtungen über Vergiftung durch Goldpräparate beziehen sich indess meist auf Goldchlorid oder Knallgold, welche zu 0,04—0,06 Leibweh, Durchfall, Ohnmachten und Krämpfe mit nachfolgendem Tode, im Zusammenhange mit Perforation des Magens, bedingt haben sollen.

Dass das Goldsalz bei interner Application (wahrscheinlich als Albuminat) resorbirt wird, machen nicht allein die durch dasselbe bedingten entfernten Erscheinungen, sondern auch der directe Nachweis von Gold im Urin nach dem Gebrauche von Goldchlorid (Orfila) zweifellos. Die Ausscheidung ist vermuthlich eben wie beim Silber eine sehr langsame, indem die eben erwähnten Versuche von Rabuteau eine Reduction in den Geweben wahrscheinlich machen, ein Umstand, welchen Rabuteau benutzt, um überhaupt gegen die therapeutische Anwendung der Goldpräparate zu polemisiren, da dieselben im Gegensatze zu den relativ leicht eliminirten Quecksilbersalzen wohl niemals wieder aus dem Körper verschwänden.

Ausser den oben genannten Affectionen sind die Goldpräparate noch bei einer Menge anderer Krankheiten innerlich benutzt, so gegen Mercurialdyskrasie, Scrophulose, Drüsenschwellungen, Krebs, Hydrops, Chlorose, Indigestion, Rheumatismus, Cholera, Phthisis und verschiedene Nervenleiden, wo indessen ein Erfolg fast nirgends sich herausstellt. Selbst bei Syphilis ist es ohne sicheren Nutzen und kann sogar die primären Affectionen steigern (Trousseau und Pidoux). Krebse und andere Geschwülste können unter dem Gebrauche des Goldes schmerzhaft werden und ulceriren (Percy, Becker).

Das Auro-Natrium chloratum wird in der Regel zu 0,003—0,006 1—2mal täglich verordnet. Als höchste Einzelgabe lässt die Pharmakopoe 0,05, als höchste Tagesgabe 0,2 zu.

Bei der leichten Reduction von Goldsalzen im Contact mit organischen Substanzen ist jeder Zusatz von letzteren zu meiden, weshalb die Darreichung in Pulverform (mit Zucker) oder in Pillen mit Pflanzenextracten unzweckmässig erscheint. Auch die in Frankreich übliche Form der Pastillen mit Chocolade schützt nicht vollständig vor Reduction. Am rationellsten ist die Auflösung in destillirtem Wasser (1 : 250) ohne weiteren Zusatz, welche in einem schwarzen Glase verordnet werden muss. Die ersten Empfehler des Goldsalzes liessen dasselbe in die Zunge und in das Zahnfleisch einreiben, wobei indessen sehr leicht eine Schwarzfärbung der Zähne entsteht. Bei dieser obsoleten Verabreichungsweise ist die Benutzung von Veilchenwurzpulver, Stärkemehl oder von Kohle selbstverständlich von reducirender Wirkung, nichtsdestoweniger aber beizubehalten, weil sonst leicht zu starke chemische Alteration der Mundschleimhaut entstehen könnte.

Häufig wird in unsern Officinen das Natriumgoldchlorid statt des bei den Aetzmitteln erwähnten Goldchlorids, welches sich jedoch durch stärkere Kausticität auszeichnet, abgegeben.

Anhang: Platinsalze. Wie das Chlorgoldnatrium ist auch die entsprechende Verbindung des Platins, Platino-Natrium chloratum, Natriumplatinchlorid, sowie das Platinchlorid, Platinum chloratum, gegen Syphilis (Jung, Höfer, Cullerier), Epilepsie (Prevost) und Skirrhen (Duttenhofer) in Anwendung gezogen. Letzteres wirkt weit intensiver ätzend als die entsprechende Goldverbindung und erzeugt einen stark in die Tiefe dringenden, bei Anwendung von 2,0 in 6—8 Stunden 2—3 Cm. dicken Schorf, dessen tiefere Schichten fettig entartet erscheinen, mit intensiver Injection und selbst Extravasation in der nächsten Umgebung, so dass das Platinchlorid dem Sublimat in seiner Wirkung nahe kommt (Bryk). Länger fortgesetzte kleine Gaben sollen ähnlichen Speichelfluss bedingen wie Goldsalze. Nach Kebler (1871) wirkt Natriumplatinchlorid bei Thieren ebenso giftig wie Arsenik, lähmt bei Fröschen die Centren der Willkürbewegung bei gleichzeitiger Reizung der Krampfcentren und Herabsetzung der Erregbarkeit der willkürlichen Muskeln (nicht des Herzmuskels) und erzeugt bei Warmblütern Erbrechen, einfache und blutige Durchfälle, Hyperämie der Abdominalorgane, Ecchymosen der Magen- und Darmschleimhaut sowie der Blase neben cerebraler Depression (Apathie), welche Erscheinungen zum grössten Theile von peripherer Lähmung der Gefässe abgeleitet werden sollen. Höfer benutzte Platinchlorid gegen Syphilis innerlich in wässriger Lösung (0,025 in 180,0 Wasser gelöst pro die) oder in Pillen (zu 0,025—0,05 pro die), das Platindoppelsalz bei Gonorrhoe zu Injectionen (1:125). Fricke stellt jedwede Wirkung der Platinsalze auf syphilitische und venerische Affectionen, Afterproductionen und Degenerationen in Abrede.

Iodum, Iod. Kalium iodatum, Kali hydroiodicum, Ioduretum kalicum, Potassii Iodidum; **Kaliumiodid**, Iodkalium.

Der Häufigkeit ihrer Anwendung nach nehmen unter den Antidyscratica nächst den Mercurialien die Iodverbindungen, und unter diesen Iod und Iodkalium, die erste Stelle ein. Wir handeln die beiden Präparate als Repräsentanten der Iodverbindungen gemeinsam ab, weil sie sehr häufig gleichzeitig zur Verwendung gezogen werden und weil sie bezüglich ihrer Wirkung auf den Körper im Wesentlichen übereinstimmen. Sie unterscheiden sich nur dadurch, dass das Iod ähnlich wie Chlor und Brom eine auf Affinität zum Wasserstoff und Bildung von Iodwasserstoffsäure beruhende örtliche kaustische Wirkung hat, welche dem Iodkalium, das sich zur Haut und Schleimhaut ähnlich dem Chlornatrium verhält und in Substanz oder conc. Lösung entzündungserregend wirkt, fehlt, und dass bei sehr grosser Gabe das Iodkalium auch die den Kaliverbindungen zukommende Wirkung auf Muskeln und Herz entfaltet.

Das Iod ist das 1812 von Courtois in der Asche der Seepflanzen entdeckte, zur Gruppe der Halogene gehörige Element, welches, an Alkali- und Erdmetalle gebunden, sich vor Allem im Meerwasser und, daraus abstammend, in Seepflanzen und Seethieren findet, ausserdem in denselben Verbindungen auch in manchem Steinsalz, den meisten Salzsoolen und Mineralwässern, auch in Folge der Nahrung spurweise im Thierkörper (Rabuteau), nirgends aber frei, vorkommt. Es bildet undurchsichtige, schwarzgraue, metallglänzende, trockne und zerreibliche, krystallinische Tafeln oder Blättchen, welche das spec. Gew. 4,948 besitzen, unangenehm chlorähnlich riechen und scharf schmecken. Es löst sich in etwa 4000 Th. Wasser und in 10 Th. Alkohol mit rothbrauner Farbe, leicht in Glycerin, sehr leicht in Aether (mit brauner Farbe), Chloroform, Benzol und Schwefelkohlenstoff (mit röthlich violetter Farbe). Es verdunstet schon bei gewöhnlicher Temperatur sehr lebhaft, schmilzt bei 107° und siedet bei 186°; sein Dampf ist veilchenblau. Die tiefblaue Färbung, welche Stärkemehl durch Iod annimmt, ist die empfindlichste Reaction desselben. Das Iod wird besonders in Schottland und Irland fabrikmässig in sehr grossen Mengen dargestellt, doch ist dies — bis zu 7% Wasser enthaltende — **Englische** oder unreine Iod nicht das officinelle, sondern das resublimirte oder **Französche Iod, Iodum Gallicum** s. bis **sublimatum**, welches nicht an den Wänden des Aufbewahrungsgefässes haftet.

Das Kaliumiodid, welches als solches im Meerwasser und in Mineralquellen, sowie in der Asche von Seepflanzen sich findet, bildet farblose, an trockner Luft nicht feucht werdende, kubische Krystalle von scharfsalzigem, bitterlichem Geschmack, welche mit 0,75 Th. Wasser und mit 12 Th. Spiritus eine neutrale oder doch kaum alkalische Lösung geben. Feuchte Iodkaliumkrystalle werden allmälig an der Luft durch die Kohlensäure zersetzt unter Bildung von Iodwasserstoff, welcher sich mit dem Sauerstoff der atmosphärischen Luft in Iod und Wasser umsetzt.

Lösungen von Iodkalium vermögen eine grosse Menge Iod aufzulösen, wobei sich eine dunkelbraune Flüssigkeit bildet, welche wahrscheinlich ein Kaliumpolyiodid enthält. Solche Lösungen, welche zuerst von Lugol medicinische Verwendung fanden, werden als **Lugolsche Lösung**, auch als **Ioduretum Kalii iodati** s. **Superiodetum Kalii** bezeichnet.

Die örtlichen Effecte des Iods bei Application auf die äussere Haut haben etwas Charakteristisches durch die gelbe und bei intensiverer und wiederholter Einwirkung kastanienbraune Färbung, welche die Epidermis dadurch annimmt und bis zu der in der Regel bald erfolgenden Abstossung beibehält. Die fragliche Färbung lässt sich durch Ammoniak beseitigen.

Die gelbe Färbung tritt auch bei Application von **Iodwasserstoffsäure** hervor. Im Allgemeinen muss die örtliche Wirkung des Iods als wenig in die Tiefe gehend und gewissermaassen an der Grenze zwischen erethistischer und kaustischer Action stehend bezeichnet werden. Bringt man Iod in Substanz auf die äussere Haut, indem man gleichzeitig dessen Verdunstung nach aussen hindert, so ist das Resultat die Bildung mehrerer kleiner oder einer grösseren Blase mit theilweise geronnenem, theils flüssigem und rothe und weisse Blutkörperchen enthaltendem Exsudate und dunkelbraun gefärbter Oberfläche; die Wirkung ist in einigen Stunden beendet und nicht ohne Schmerzen. Werden diluirte Iodlösungen, z. B. Iodtinctur, auf die äussere Haut eingerieben, so bedingt die erste Application keinerlei schmerzhafte Empfindung; bei wiederholter Bestreichung derselben Stelle entwickelt sich bei intensiverer Bräunung sehr starke Empfindlichkeit, Prickeln, Stechen und Hitze; dabei wird die Oberhaut pergamentartig und spröde und stösst sich allmälig, oft in grösseren Lamellen, ab. Auch Ioddämpfe wirken gelbfärbend und irritirend auf die Haut und erzeugen selbst kurzdauerndes Erythem und papulösen Ausschlag.

Die örtlichen Wirkungen des Iods stehen offenbar im Zusammenhange mit dessen Verhalten zu den Eiweissstoffen. Ob ein Albuminiodat von constanter Zusammensetzung existirt, ist freilich zweifelhaft, da die Bildung des Iods durch Eiweiss, wie solche sich sofort dadurch zu erkennen giebt, dass beim Eintropfen von Iodsolutionen in Eiweisslösungen die gelbe oder braune Farbe beim Schütteln verschwindet, eine sehr lockere ist und sowohl durch Coagulation als durch Dialyse aufgehoben wird. Man kann dem geronnenen Iodalbumin durch Kochen mit Alkohol und fortgesetztes Auswaschen sämmtliches Iod wieder entziehen.

Mit Iod behandelte Albuminlösung reagirt alkalisch und dialysirt, ein Verhalten, welches das Vorhandensein einer oder mehrerer wirklicher Verbindungen von Iod mit Eiweiss darthut, und die Annahme, dass das Iod von dem Alkali des Eiweiss gebunden sei, oder dass Iodwasserstoffsäure entstehe, als irrig erscheinen lässt, indem Iod, zu neutralisirten Eiweisslösungen gesetzt, dieselben sofort coagulirt und Iodwasserstoffsäure dem Eiweiss sofort saure Reaction ertheilt (Böhm und Berg). Auch Leim ist im Stande, beträchtliche Mengen Iod zu binden, ebenso Lösung von krystallisirtem Hämoglobin, wobei die gebildete Verbindung das Verhalten des Oxyhämoglobins beibehält, dagegen keine Iodreaction zeigt (Böhm).

Aehnliche Verfärbung kommt auch bei Application auf Schleimhäute vor — ebenso wie auf Wunden und Geschwürsflächen —, während nur bei Contact mit Iod in Substanz und sehr conc. Lösungen wirkliche Corrosion, durch grössere Mengen diluirter Lösung dagegen Entzündung hervorgerufen wird.

Auf Wunden und Geschwüren bildet sich bei Application von Iodtinctur eine schützende Decke durch Coagulation der Eiweissstoffe der Secrete, welche theilweise wohl vom Alkohol herrührt. Bei Einführung per os tritt nach Versuchen von Joerg u. A. beim Menschen nach kleinen Dosen (0,05—0,1) ausser scharfem Geschmacke und Kratzen im Halse höchstens etwas Uebelkeit ein, bei grösseren (0,2) Erbrechen und leichtes Gefühl von Oppression, nach weiterer Dosensteigerung (0,3) Durchfall, Kolik, Durst, Salivation, Steigerung der Pulsfrequenz und Gefühl von Hitze im Kopfe. Bei acuten Vergiftungen mit grösseren Mengen Iod in Form der Iodtinctur zeigt sich das bekannte Bild der Gastroenteritis toxica neben Schwindel, Kopfschmerzen, heftiger Agitation und bisweilen Convulsionen; charakteristisch ist die braungelbe oder bei Gegenwart von stärkemehlhaltigen Nahrungsmitteln blaue Färbung des Erbrochenen. Bei Thieren, welche mit conc. Iodlösungen vergiftet wurden, finden sich Geschwüre im Magen und Dickdarm mit gelbbraunen Rändern. Als Gegengift des Iods ist Abkochung von Stärkemehl, auch Eiweiss brauchbar.

Auch Ioddämpfe bewirken Entzündung der Schleimhäute, mit denen sie in Contact kommen, so Conjunctivitis mit starker Thränenabsonderung. Bei Einathmung erfolgt selbst bei starker Verdünnung leicht Niesen, Hustenreiz, Schnupfen und Bronchialkatarrh; concentrirtere Dämpfe können Brustschmerzen, Athemnoth, selbst Betäubung und eine Art von rauschähnlichen Zufällen (vielleicht in Folge insufficienter Blutlüftung) bedingen.

Die dem Kaliumiodid von Einzelnen zugeschriebene corrosive oder heftig entzündende Wirkung auf Schleimhäute ist irrig und beruht zum Theil auf Verunreinigungen des käuflichen Salzes.

Reines Kaliumiodid wirkt durchaus dem Kaliumchlorid analog und tödtet, wie dieses, Kaninchen zu 2,0—8,0 intern, während es bei Hunden in dieser Dosis nur Erbrechen bedingt; der Tod ist hier nicht die Folge örtlicher Verätzung, sondern der auf Herz und verlängertes Mark gerichteten Kaliwirkung. Die von Devergie als Befund bei Iodkaliumvergiftung bei Thieren bezeichneten Ekchymosen und Erweichungen sind vielleicht Folge von Beimengung von iodsaurem Kalium (Melsens, Mialhe). Während Kaliumiodid und Kaliumiodat allein bei Einführung in den Magen nur als Kalisalze wirken, ruft die gemeinsame Einführung beider in sonst nicht toxischen Mengen in weniger als $1/4$ Stunde die Erscheinungen der Gastroenteritis ex iodio hervor, und zwar mit Blaufärbung des Mageninhaltes, weil Salzsäure nicht aus jedem einzelnen dieser Salze für sich, wohl aber aus einem Gemenge beider Iod frei macht, welches in statu nascendi kaustisch und irritirend wirkt (Rabuteau). In gleicher Weise entstehen heftige Zufälle, wenn Kaliumiodid gleichzeitig mit chlorsaurem Kalium in den Magen gebracht wird, indem Kaliumiodat sich bildet, welches unter dem Einflusse der freien Säure des Magens beträchtliche Mengen Iod frei macht (H. Köhler). Im Gegensatze hierzu scheint mit Kaliumcarbonat vermischtes

Iodid leichter als reines Iodkalium von Hunden tolerirt zu werden (Rozsahegyi).

Iod wird sowohl von der äusseren Haut (vermöge seiner leichten Verflüchtigung) als von den serösen und Schleimhäuten resorbirt. Iodkalium wird bei Application in Lösungen oder in Salbenform von der äusseren Haut nicht resorbirt, dagegen kann daraus durch die Säuren des Schweisses namentlich in der Achselhöhle (Caracciola) oder aus Lösungen durch Dissociation Iod frei werden, dessen Aufsaugung durch die Haut Nichts im Wege steht. Von serösen Häuten, Schleimhäuten und vom Unterhautbindegewebe aus wird Iodkalium rascher als Iod resorbirt (Rozsahegyi).

Die positiven Angaben über die Resorption des Iodkaliums in Bädern (Mor. Rosenthal) beweisen natürlich niemals die Resorption desselben als solches durch die unversehrte Haut; bei sorgfältiger Ausschliessung aller Fehlerquellen, namentlich auch der Einathmung von Dämpfen, sind die Resultate in der Regel negativ (Braune, Parriset und Melsens). Das Auftreten von Albuminurie nach Bepinseln mit Iodtinctur, wie dies nicht nur bei Bepinselung der Kopfhaut mit Ekzem behafteter Kinder (Simon), sondern auch bei intacter Epidermis und selbst bei Erwachsenen (Jacubasch, Zesas) vorkommt, beweist den Uebergang des Iods von der Epidermis aus, der übrigens auch durch directe Versuche von Rozsahegyi (1878) erwiesen wird, nach denen bei Application von Iodtinctur schon in $2^1/_2$ Stdn. Iod im Harn auftrat, während nach Iodglycerin die Aufnahme in geringerem Maasse erfolgt. Ferrand will Iodvergittung durch Tragen in Iodkaliumlösung getauchter und getrockneter Hemden beobachtet, Röhrig Uebergang von Iodkalium nach Application verstäubter Lösung auf die Haut beobachtet haben. Auf die Haut gestreutes Iodkalium oder auf derselben eingetrocknete Lösung wird allmälig partiell zersetzt, wobei Iod frei und resorbirt wird (Roussin). Vom Mastdarm aus erfolgt die Resorption (und Elimination) ebenso rasch wie vom Magen aus (M. Rosenthal, Welander), desgleichen von der Respirationsschleimhaut (Demarquay), Vaginalschleimhaut (Hamburger) und vom Collum uteri aus (Breisky), dagegen nur unsicher von der Blasenschleimhaut.

Im Blute scheint das resorbirte Iod als Iodnatrium zu existiren und als solches scheint es auch in den Harn überzutreten (Bachrach). Die Elimination findet bei Application auf die Magenschleimhaut im Urin, Speichel und Milch, in der Galle (nach vielfachen Versuchen an Menschen und Thieren), in den Thränen, im Nasenschleim und im Bronchialschleim, bei nicht interner Application auch auf der Magen- und Darmschleimhaut (Melsens, Bozsahegyi) statt, beginnt sehr rasch und ist je nach der Dosis und anderen Verhältnissen in verschiedenen, jedoch im Allgemeinen kurzen Fristen beendet.

Der von Einzelnen behauptete Uebergang in den Schweiss wird von Bergeron und Lemattre und neuerdings von Rozsahegyi bestritten, dagegen findet bei interner Einführung von Iod Ausscheidung durch die Froschhaut statt. Die Elimination erfolgt in der ganzen Länge der Schleimhaut des Darmtractus, am meisten jedoch im Magen. Nach Kletzinsky erscheint bei andauerndem Iodkaliumgebrauche regelmässig $^2/_3$ der eingeführten Ioddosis im Urin, die Mehrausscheidung von Kali in letzterem bleibt anfangs hinter dem Aequivalente der Iodausscheidung zurück und erreicht erst später die Höhe der letzteren, was auf eine Spaltung im Blute hindeuten würde. Schauenstein und Späth fanden Iodkalium bei Schwangern sogar im Fruchtwasser und im Meconium des neugebornen Kindes wieder. Unter gewöhnlichen Verhältnissen scheint am meisten Iod durch den Harn, am wenigsten durch den Darm ausgeschieden zu werden. Bei Einspritzung von Lugolscher Solution in Ovariencysten erfolgt die Ausscheidung des Iods vorzugsweise durch den Magen und erst in zweiter Linie durch den Harn. Im Sperma scheint Iod sich nicht wieder zu finden (Rabuteau), wohl aber im Menstrualblute (Rozsahegyi).

Die Elimination beginnt in der Regel 10—15 Minuten nach interner Einführung in Harn und Speichel. Nach den Versuchen von Rozsahegyi erscheint das Iod am raschesten (schon nach 4 Minuten) bei Infusion in die Venen, dann bei Resorption vom Magen, Mastdarm, serösen Häuten und der Hautdecke, am spätesten nach Application auf Wundflächen; Iodalkalien erscheinen, von der Application auf die Haut abgesehen, rascher als die in Substanz applicirtes Iod. Selbst bei grossen Dosen (1,0—10,0 Iodkalium) ist die Elimination in 6 Tagen vollendet, und der grösste Theil der eingeführten Iodverbindung verlässt in den ersten 24 Stunden den Körper wieder (Bernatzik, Cl. Bernard, Rabuteau). Rozsahegyi fand Iod auch im Blute, auf serösen Häuten, in Milz, Lungen, Kammerwasser und Glaskörper. In Bezug auf die Aufnahme des Iods in den einzelnen Organen constatirte Heubel (1866), dass Speicheldrüsen und Nieren am meisten, Pankreas und Gehirn am wenigsten aufnehmen. Adamkiewicz wies Iod im Inhalte der Talgdrüsen bei Iodakne nach, Buchanan in der Hydrocele und in der Synovialflüssigkeit bei Gelenkwassersucht, Bernatzik fand es im pleuritischen Exsudate wieder. Rozsahegyi konnte es selbst bei längerer Darreichung im Eiter eines Abscesses nicht nachweisen. Der zuerst von Wöhler constatirte Uebergang in die Milch ist mitunter so bedeutend, dass der Nachweis auch im Harn des Säuglings möglich ist; ja bei grossen Dosen kann es bei letzteren durch den Genuss der iodhaltigen Muttermilch zu Iodschnupfen und Iodexanthem führen. Den raschesten Nachweis von Iod im Harn führte Purkyne bei einem mit Blasenekstrophie behafteten Manne, wo die Iodreaction nach 0,6 Iodkalium in 3 Minuten gelang. Demarquay konnte bei Application von Iodkalium auf die Mastdarmschleimhaut Iod in 2—4 Minuten im Harn nachweisen, ebenso in 5—6 Min. nach Inhalation zerstäubter Lösung. Vorhandene Albuminurie stört den Uebergang in den Harn (Rozsahegyi). Vorhandene Diarrhoe steigert die Iodabgabe im Darme (M. Rosenthal). Bei Fiebernden erfolgt die Ausscheidung im Harn constant etwas später als bei Nichtfiebernden (Bachrach, Schulze).

In Bezug auf das Verhalten des Iods im Harn ist hier die merkwürdige Thatsache zu erwähnen, dass Harnsäure und harnsaure Salze grosse Mengen Iod zu binden im Stande sind, wodurch bei Zusatz von Iodtinctur zum Harn die dadurch bedingte Färbung völlig verschwindet, ein Verhalten, welches weder dem Harnstoff noch anderen Harnbestandtheilen zukommt.

Nach der Einführung einer einmaligen grossen Dosis oder wiederholter kleiner Gaben treten eine Reihe entfernter Erscheinungen auf, welche man meist im Gegensatz zu der als Iodismus acutus bezeichneten Gastroenteritis durch das Verschlucken von Iodtinctur als chronische Iodvergiftung, Iodismus chronicus, bezeichnet hat und welche man theils als Folge der eingeführten Kaliverbindung, theils als solche der Ausscheidung des Iodkaliums an verschiedenen Stellen des Körpers und der daselbst vor sich gehenden Freimachung von Iod betrachtet. Zu ersteren gehören namentlich Veränderungen der Circulation, zu letzteren Alterationen der verschiedensten Schleimhäute, insbesondere der Respirationsschleimhaut, und wahrscheinlich auch die durch Iodkaliumgebrauch bedingten Exantheme.

Von besonderem Interesse ist die sehr genau von E. Rose (1868) beschriebene Symptomatologie durch Einspritzung grosser Gaben Lugolscher Solution in Ovariencysten. Nach Roses Beobachtungen sind bei Vergiftungen mit diesem Präparate, aus welchem offenbar viel leichter als aus dem Kaliumiodid Abspaltung freien Iods erfolgt, das aber der Menge des darin enthaltenen Iodkaliums nach auch Kaliumwirkung auszuüben vermag, der Puls frequenter, die Arterien klein, hart und endlich unfühlbar, der Herzschlag irregulär und aussetzend; dazu kommt allgemeine Eiseskälte, Blässe der Haut, Cyanose des Gesichts und der unteren Extremitäten. Ein eigentliches Iodfieber, wie es ältere Beobachter als Symptom des chronischen Iodismus anführen, existirt bei der acuten Vergiftung durch Kaliumpolyiodid nicht; eigentliche Temperaturerhöhung kommt dabei nicht vor, ist übrigens auch bei den früher beschriebenen Fällen von chronischer Iodvergiftung (Fonssagrives, Champouillon) nicht constatirt. Als Eliminationswirkung erscheint in den Beobachtungen von Rose vorzugsweise heftiges Erbrechen, indem in dem Erbrochenen von dem in der Ovariencyste retinirten Iod über die Hälfte sich wiederfand, und zwar in den ersten Tagen auch freies Iod. Der Iodgehalt des Erbrochenen nimmt in tödtlich verlaufenden Fällen bis zum Ende zu, während der Iodgehalt im Harn sich verringert. Das Erbrochene charakterisirt sich durch den Gehalt von ganzen Haufen von Labdrüsenklumpen, die oft bis zu ihrem Grunde abgestossen werden, wodurch natürlich anhaltende Verdauungsstörung und Appetitlosigkeit resultirt, welche den Tod durch Inanition zur Folge haben kann. Diese Gastritis ex iodio findet sich weder bei acuter Vergiftung mit Natriumpolyiodid an Thieren (Böhm und Berg), noch bei Menschen bei längerem innerem Gebrauche von Iodkalium, obschon hier nach einiger Zeit in der Regel Verschlechterung des Appetits eintritt und nach den neuesten Versuchen von Böhm eigenthümliche circumscripte Atrophien der Drüsenpartie der Magenschleimhaut bei fortdauernder Einführung von Iodpräparaten bei Thieren resultirt.

Dass auch bei der Wirkung des Iodkaliums in grossen Dosen der Iodcomponent eine Rolle spielt, beweist die Giftigkeit des Iodnatriums, welches nach Böhm und Berg (1876) zu 0,7—0,8 per Kilo in die Venen von Hunden injicirt Tod in 12—36 Stunden bedingt, während 2,0 Chlornatrium per Kilo gar keine Erscheinungen macht. Dieselben Erscheinungen wie Iodnatrium (Erbrechen, zunehmende Mattigkeit und Schwäche, Lungenödem und Hydrothorax) bedingt auch Natriumpolyiodid bei Infusion, wenn die injicirte Menge nicht mehr als 0,4 Iod per Kilo enthält; doch treten nach letzterem auch starkblutige Färbung der bei Vergiftung mit Iodnatrium hellgelben und klaren pleuritischen Ausschwitzungen u. Nierenblutungen auf, welche vorzugsweise die Marktheile betreffen, während die Epithelien intact und die Kapselräume der Glomeruli frei bleiben. Der von Rose als eigenthümliche Iodwirkung bezeichnete Gefässkrampf tritt weder nach Iodnatrium noch nach Natriumpolyiodid zu Tage, welche bei Infusion Verminderung des Blutdrucks nicht erzeugen (Böhm und Berg). Nach Rozsahegyi (1878) erhöht reines Iod bei Einspritzung in Venen den arteriellen Blutdruck durch Reizung des Herzmuskels zu frequenteren und oberflächlichen Contractionen, während Iodkalium in kleinen Gaben vorübergehende Pulsbeschleunigung mit folgender Verlangsamung unter Sinken des Blutdrucks und Erhöhen der Pulswelle bedingt und Iodnatrium in kleinen Dosen Verminderung der Pulsfrequenz, in grossen Steigerung derselben neben Erhöhung des Blutdrucks und der Blutwelle erzeugt. Nach Bogolepoff (1876) bedingt Iodkalium rasch eintretende Dilatation der peripherischen Gefässe und in Folge davon in mittleren Dosen Abnahme des Drucks und Steigerung der Pulsfrequenz, der Temperatur (oft um einige Grad) und der Secretion (Speichelfluss), bei wiederholten grösseren Dosen Lähmung des Herzens durch übermässige Anstrengung, bei colossalen Dosen Sinken des Pulses und des Druckes bis zum Tode. Nach H. Köhler (1877) besitzt Iodkalium in kleinen und grossen Dosen nur die Wirkungen der Kalisalze auf Kreislauf und Athmung und bedingt namentlich der letzte einen eigenthümlichen Scheintod, in welchem das Herz zwar vor der Respiration zu schlagen aufhört, jedoch durch künstliche Athmung wieder in Gang gebracht werden kann. Im Gegensatze hierzu beeinflusst weder Iodnatrium noch Natriumpolyiodid Kreislauf und Athmung, vorausgesetzt, dass nicht Pneumonie eintritt, während Iodammonium Pulsretardation, Blutdrucksteigerung, Athembeschleunigung, Gefässkrampf und bei grösseren Dosen Convulsionen bewirkt.

Unter den Erscheinungen der chronischen Iodvergiftung tritt als eins der ersten Symptome der sog. Iodschnupfen, Coryza ex iodio, auf, mit welchem meistens auch Röthung u. Anschwellung des Gesichtes u. der Augenlider, Thränenfluss und Schmerz in den Stirnhöhlen, auch ein geringer Grad von Angina sich verbinden. Nicht selten kommt es auch zu Katarrh der Bronchien, Schmerzen in der Brust und Hustenreiz, in einzelnen Fällen selbst zu Aphonie oder zu Bronchopneumonie und Pleuritis, die sogar den Tod zur Folge haben können. Die von Einzelnen beobachteten asthmatischen Beschwerden, welche bisweilen Nachts exacerbiren sollen (Nélaton, Santlus), sind wohl nicht als nervöse Symptome, sondern als Folge der Schleimhautanschwellung zu betrachten. Es ist nicht unwahrscheinlich, dass der Iodschnupfen eine Folge der Ausscheidungswirkung ist, indem auf den fraglichen Schleimhäuten Freiwerden von Jod, sei es durch die ausgeathmete Kohlensäure (Kämmerer) oder des salpetrigsauren Ammoniaks (Adamkiewicz) stattfindet.

Unter den Erscheinungen des chronischen Iodismus ist nächst dem Iodschnupfen das Iodexanthem die häufigste. Richtiger redet man freilich von Iodexanthemen, denn es giebt sehr verschiedene, in ihrer Genese offenbar verschiedene Formen. Eine häufige Form ist die Iodakne, welche offenbar mit der Ausscheidung der Iodverbindungen durch die Hautdrüsen zusammenhängt, in denen Adamkiewicz Iod nachwies. Fast ebenso häufig ist die Iodroseola; mitunter kommt es zu einer wirklichen Purpura, welche sehr lebhaft an die Extravasationen erinnert, die man bei Vergiftung mit Lugolscher Lösung im Binde- und Fettgewebe, oftmals von blutig-seröser Infiltration begleitet, constatirte (E. Rose). Dass das Iod hierbei als solches im Spiele ist, beweist der Umstand, dass die Exanthema, und insbesondere die Purpura, auch nach Iod selbst (Chaeteris) u. a. Iodverbindungen, und am raschesten und häufigsten nach solchen Präparaten auftreten, aus denen Iod am leichtesten in Freiheit gesetzt wird (Iodammonium). Thin wies bei verschiedenen dieser Affectionen circumscripte Gefässerkrankung nach. Mit den sog. idiosyncratischen Arzneiexanthemen haben diese Exantheme offenbar nichts zu thun, obschon allerdings einzelne Individuen dazu prädisponirt sind.

Von sonstigen Symptomen des chronischen Iodismus wird Speichelfluss aufgeführt, dem man eine besondere Gutartigkeit zuschreibt. Jedenfalls ist derselbe eine seltene Erscheinung, in der Regel findet sich Trockenheit im Munde und Schlunde und bei der subcutanen Intoxication mit Lugolscher Lösung fand E. Rose sogar Unterdrückung der Speichelsecretion mit Anschwellung der Parotiden. Von anderen Secretionen wird die Milchsecretion entschieden durch Iodkalium in grösseren Gaben gemindert; die Menstruation scheint eine Vermehrung zu erfahren. Rose beobachtete bei Vergiftung mit Lugolscher Lösung Bersten eines Graafschen Follikels und verfrühte Menstruation. Der Einfluss auf die Harnabscheidung und die Gallensecretion ist nicht ausgesprochen, doch kommen bei acuter Intoxication Hämorrhagien in den Nieren vor (Böhm und Berg). In den Fällen von Rose fand sich keine Nierenentzündung, doch war die Menge des eigenthümlichen braun gefarbten und eiweisshaltigen Urins selbst bei der ungemein gesteigerten Zufuhr von Wasser stark verringert. Mitunter kommt es zu Diarrhöen, doch treten diese selbst bei acuter Vergiftung mit Lugolscher Lösung erst sehr spät ein, so dass sie bei dem sehr geringen Iodgehalte der Entleerungen wohl kaum als Eliminationswirkung aufzufassen sind.

Die früher als Cerebralwirkung gedeuteten Phänomene des Collapsus im Laufe von Iodvergiftung (bei Einspritzung in Ovariencysten) stehen offenbar mit der Herzwirkung im Zusammenhange; das Erbrechen ist aus localer Destruction zu erklären (E. Rose). Auch die Ivresse iodique von Lugol, hauptsächlich durch Schwindel und Kopfschmerz charakterisirt, ist als nervöses Symptom problematisch. Die einzelnen Beobachtungen von Mason und Dürr über Convulsionen nach Iodgebrauch stellen das ursächliche Moment nicht ganz fest. Gegen eine directe Wirkung des Iods auf das Gehirn spricht auch der höchst geringe Iodkaliumgehalt des Gehirns nach Einführung in den Magen oder ins Blut (Heubel, Sartisson). Nichtsdestoweniger deuten verschiedene Beobachtungen an Thieren auf eine Wirkung grosser Dosen Iodkalium auf eine Beeinflussung der Nervencentren, wobei es fraglich bleibt, in wie weit dabei das Iod oder das Kalium die Ursache ist. Nach Benedict bedingt Iodkalium von den Centren ausgehende Paralyse und lähmt die Respiration früher als das Herz, welches auch später als die quergestreiften Muskeln abstirbt; Iodtinctur soll dagegen gleichzeitiges Absterben der Herzaction, Respiration und Muskelreizbarkeit bedingen. Die Lähmungserscheinungen sollen bei Fröschen rascher bei directer Application von Iodkalium auf das durchschnittene Rückenmark, und zwar besonders auf das centrale Ende, auftreten. Nach Rozsahegyi ist Iodkalium ein Gift für die Nervencentren der quergestreiften Muskeln.

Von sonstigen Veränderungen unter dem Gebrauche von Iod ist hervorzuheben, dass man früher wiederholt Atrophie gewisser drüsiger Organe, namentlich der Brustdrüse und der Hoden, danach eintreten gesehen haben will; doch sind diese Beobachtungen nicht über allen Zweifel erhaben. Einzelne vindiciren dem Iod eine allgemeine atrophirende Action (Schwinden des Körpergewichtes), während Andere sowohl bei Kranken als bei Gesunden danach vermehrten Fettansatz und Zunahme des Gewichtes gesehen haben wollen.

Hinsichtlich der Einwirkung des Iods und Iodkaliums auf den Stoffwechsel, welche zur Erklärung der antidyskratischen Effecte der Präparate von besonderer Bedeutung sein würde, sind die Resultate der bisher angestellten physiologischen Versuche widersprechend.

Nach Versuchen v. Boecks mit Iodwasserstoffsäure findet wesentliche Veränderung der Harnstoffausscheidung nicht dadurch statt. Rabuteau sah dagegen unter dem Einflusse von 1,0 Iodkalium oder Iodnatrium Abnahme des Harnstoffes um fast 40 %, in maximo, welche in geringem Grade noch mehrere Tage nach beendigtem Einnehmen des Mittels anhielt. Auch Milanesi bestätigte (1873) die Verminderung der Harnstoffausscheidung bei Kranken unter gleichbleibender Kost, doch betrug dieselbe nur 4—9—15%. Rabuteau bringt mit dieser Herabsetzung des Umsatzes die durch kleine Dosen Iodkalium resultirende Zunahme des Körpergewichtes in Zusammenhang. Ob nicht differente Resultate bei kleinen und grossen Dosen sich ergeben, und in welchem Zusammenhange die Stoffwechselveränderungen mit der von Fubini und Fiori (1881) behaupteten Störung der Peptonisation durch Iodkalium stehen, müssen weitere Untersuchungen lehren. Neben dem Harnstoffe soll auch die Harnsäure unter Iodkaliumgebrauche abnehmen.

Die Empfänglichkeit der einzelnen Individuen gegen Iod und Iodkalium ist eine äusserst verschiedene.

Sollten auch die emetischen Wirkungen des Iodkaliums bei manchen Personen einerseits und andererseits die besonders von englischen und französischen Aerzten wiederholt beobachtete Toleranz von Patienten gegen enorme Dosen Iodkalium (15,0—30,0 pro die und darüber) hie und da ebenfalls mit verschiedenen Verunreinigungen in Connex stehen, so sind doch die Immunität Einzelner gegen grosse Dosen spirituöser Iodlösung (Iodtinctur) und die Idiosynkrasie Anderer gegen minutiöse Mengen von Iodkalium nicht erklärlich. Während nach Injection von 8,0—10,0 Iodtinctur oder Lugol scher Lösung in Abscesse Vergiftungserscheinungen vorkommen (Montcourrier, Dessaigne), reichte Guersent bei Kranken 180 Tropfen Iodtinctur pro die, bei einem Kranken im Ganzen 60,0 Iod innerlich ohne Schaden. Iodschnupfen und Gesichtsgeschwulst, sowie asthmatische Beschwerden sind schon nach 0,6 Iodkalium nach $1/4$ Stunde (Mecklenburg) und nach dreimal täglich 0,12 Iodkalium in 12 Tagen (Duckworth) beobachtet.

Weder die beim Menschen nach grossen und kleinen Dosen beobachteten Phänomene, noch die physiologischen Versuche lassen eine Erklärung der vielfachen therapeutischen Erfolge, welche man mit Iod und Iodkalium· erzielt und derentwegen man die Jodmittel als die hervorragendsten Resolventien des Arzneischatzes erklärt hat, zu.

Bei der Uebereinstimmung der therapeutischen Effecte sowohl des in Substanz eingeführten Iods als des Iodkaliums und anderer Iodverbindungen ist offenbar das Iod als solches das Wirksame. Die neueren Theorien über das Wesen der Iodwirkung und insbesondere über dessen resolvirende Action fassen daher vor Allem die Spaltung und das Freiwerden von Iod ins Auge, sind aber uneinig über den Ort dieser Spaltung einerseits und über das das Freiwerden des Iods bedingende Agens andererseits. Buchheim und Kämmerer verlegen diese Wirkung ins Blut, wo nach ersterem das Ozon, nach letzterem die Kohlensäure das Iod abspalten und dessen Wirkung auf die organischen Bestandtheile des Blutes ermöglichen soll. Nach der Kämmerer'schen Ansicht, welche die an sich etwas zweifelhafte Bildung von Iodwasserstoffsäure im Blute zur Grundlage hat, aus welcher dann bei Zutritt von Luftsauerstoff freies Iod sich bilden soll, auf welches das freie Alkali des Blutes kaum einwirkt, soll das Iod in statu nascendi einerseits die im Blute vorhandenen Fermente (Krankheitserreger) und die Eiweisskörper des Blutes selbst verändern, dann durch Lockerung des Atomenverbands in den Eiweissmolecülen deren Verbrennung erleichtern und den Verbrauch an Blutbestandtheilen steigern, was freilich in entschiedenem Widerspruche zu den bisherigen Stoffwechseluntersuchungen nach Iodeinfuhr steht. Plausibler ist die Ansicht von Binz, welche sich auf das von Schönbein constatirte Freiwerden von Iod in wässriger Iodkaliumlösung bei Gegenwart von Protoplasma und freier Säure stützt, wonach in den Geweben selbst unter Mitwirkung der Kohlensäure das Iod in Freiheit gesetzt wird. Schönfeldt will dem Ozon ausschliesslich die Abspaltung des Iods vindiciren, Adamkiewicz vermuthet einen Antheil des salpetrigsauren Ammoniaks. In Bezug auf das Iodkalium betont Schönfeldt besonders die alkalische Haloidform, in welcher dasselbe in dem Chemismus der Gewebselemente eingehen und durch seine diffundirende Kraft die Thätigkeit der Gewebe und in zweiter Linie die der Lymphgefässe erhöhen kann. Gewiss sind diese Theorien etwas mehr als die früher üblichen, wo man sich mit einer Wirkung durch Substitution oder Modification der Vitalität der betreffenden Gewebe begnügte, wodurch freilich nichts erklärt, sondern nur der Effect der Heilung umschrieben wird. Stern (1880) hält eine Erregung des Gefässsystems, wobei vorwiegend lymphoide Gebilde, bei stärkerer Einwirkung auch Muskel- und Fettgewebe derart betroffen werden, dass dieselben in einfache Wucherung oder entzündliche Schwellung gerathen, welche bei geringer Intensität direct zur Resorption, unter anderen Bedingungen zur Eiterung führt, für die primäre Wirkung der Iodmittel.

Zunächst gegen Kropf mit Erfolg in Anwendung gebracht, sind die Iodverbindungen später gegen Anschwellungen und Hypertrophien von Drüsen überhaupt und, da solche in der Regel auf scrophulöser Basis sich ausbilden, auch gegen die ihnen zu Grunde liegende Constitutionsanomalie, die Scrophulose, und andere von dieser abhängige Localkrankheiten gebraucht.

Bei Struma standen schon früher iodhaltige Seegewächse und Schwämme in grossem Ansehen. Schon um 1267 v. Chr. wandte man in China dieselben gegen Kropf an und später wurde der im 13. Jahrhundert von Arnoldus v. Villanova empfohlene gebrannte Badeschwamm als sog. Pulvis strumalis das Hauptmittel gegen diese Affection. Das zuerst von Coindet statt desselben benutzte Iod passt nur bei der Struma lymphatica oder der einfachen Hypertrophie der Schilddrüse, wo man das Mittel innerlich (Iodkalium) oder äusserlich (Bepinselung mit Iodtinctur) benutzt oder nach der neueren Empfehlung von Luton und Lücke (Iodtinctur) in den Kropf selbst injicirt. Das letztere Verfahren soll auch bei sehr festen Geschwülsten rasch zum Ziel führen. Aneurysmatische Kröpfe, Cystenkröpfe und skirrhöse Entartung der Schilddrüse werden nicht durch Iod geheilt. — Bei scrophulösen Leiden gehören die Iodpräparate entschieden zu den besten Mitteln, und zwar vor Allem bei Drüsenaffectionen, wo man sie entweder innerlich (Iodkalium, Iodeisen, Iodblei u. a.) oder äusserlich (Iodtinctur, Iodkaliumsalbe) oder neuerdings auch subcutan (Luton) anwendet. Wenn die Iodmittel auch bei sonstigen scrophulösen Localaffectionen

(Augenentzündung, Hautausschläge, Periostitis u. s. w) nicht immer gleich brillante Erfolge bedingen, so ist ihre Wirksamkeit gegen dieselben doch nicht in Abrede zu stellen, und namentlich zeigt sich, wie die praktische Erfahrung täglich lehrt, ein entschieden günstiger Einfluss bei sog. torpider Scrophulose, während bei erethischen Scropheln Leberthran günstigere Effecte hat.

Die heilsamen Wirkungen bei Scrophulose und scrophulösen Drüsengeschwülsten führten zu Versuchen bei nahe verwandten Affectionen, insbesondere bei Tuberculose und bei Geschwülsten überhaupt, doch erwiesen sich die Iodpräparate hier theils unnütz, theils schädlich.

Bei Tuberculose sind die Iodpräparate in allen Formen geradezu schädlich. Die anfänglich versuchten Inhalationen von Iod wirken höchst irritirend und längerer Gebrauch von Iodkalium stört nicht nur den Appetit, sondern erzeugt nicht selten auch Bronchitis und selbst Blutspeien und fördert in der Regel die Ausbreitung des tuberculösen Processes. — Von Geschwülsten sind allerdings einfache Hypertrophien drüsiger Organe, z. B. der Brustdrüse, der Testikel, auch der Prostata (durch Einbringung von Iodsalbe in das Rectum) durch Iodmittel zu beseitigen, doch ist es wohl nie gelungen, eine maligne Form von Geschwülsten durch Iod zu heilen. Immerhin aber sind derartige Iodcuren versuchsweise, wo die Exstirpation nicht möglich ist, zulässig.

Die Erfolge bei manchen chronisch-entzündlichen Affectionen auf scrophulösem Boden führten auch zu der Anwendung der Iodverbindungen bei chronischen Entzündungen der verschiedensten Organe überhaupt und lässt sich ein sehr entschiedener Effect bei solchen und bei den Residuen derselben (Verdicknng und Congestion) nicht in Abrede stellen.

Die Zahl der einzelnen hierhergehörigen Zustände, gegen welche Iodpräparate empfohlen sind, ist sehr bedeutend, da nicht nur Entzündungen parenchymatöser Organe, sondern auch solche der serösen Häute und Schleimhäute (selbst Croup, Diphtheritis, chronische Conjunctivitis und Urethritis) in das Bereich der Iodotherapie gezogen sind. Besondere Wichtigkeit dürfte Iod für chronische Entzündung und Entzündungsresiduen in den weiblichen Sexualorganen (Ovaritis, Oophoritis, Metritis und Endometritis chronica, Hypertrophia uteri, circumscripte Exsudate in der Bauchhöhle) besitzen, wo man fast immer zu demselben seine Zuflucht nimmt. Minder wesentlich ist der Gebrauch bei Periostitis (nach Graves besonders bei Entzündung des Alveolarperiosts), bei Hydrocephalus, pleuritischem Exsudat, Iritis chronica, bei chronischem Magenleiden, z. B. Erbrechen der Säufer (Neumann) und bei Cardialgie in Folge ulcerativer Processe im Magen (Brosius), bei Orchitis und Induration der Nebenhoden u. s. w. Ueberall ist der Gebrauch der Iodmittel nur auf chronische Entzündungen zu beschränken, nicht auf suppurative Entzündungen — wie dies von Upshur bei Behandlung des Eiterungsstadiums der Pneumonie geschah — auszudehnen.

Eine der hauptsächlichsten Anwendungen des Iods und besonders des Iodkaliums ist gegen Syphilis, in Bezug auf welche Affectionen die letztgenannte Verbindung nächst den Quecksilberpräparaten als das wichtigste und wirksamste Medicament erscheint.

Das Iodkalium wurde zuerst durch Wallace in Dublin mit glänzendem Erfolge angewendet und hat den ausgezeichnetsten Syphilidologen in trefflicher Weise bewährt. Die Antimercurialisten machen fast ausschliesslich von demselben Gebrauch. Ricord hat die Anwendung des Mittels auf die sog. tertiäre Syphilis (Knochensyphilis, Hirnsyphilis, Sarcocele syphilitica, syphilitische Leber, Iritis und Neuralgien) beschränkt, und in der That leistet das Iodkalium hier die vorzüglichsten Dienste, wie sich dies namentlich durch das rapide Schwinden selbst alter Tophi und syphilitischer Knochenschmerzen zu erkennen giebt. Indessen ist die Wirksamkeit des Iodkaliums nicht auf diese Formen beschränkt, und auch Haut- und Schleimhautaffectionen, selbst indurirte Geschwüre heilen mitunter rasch bei dem Gebrauche des Mittels. In andern Fällen bleibt dasselbe jedoch, wie selbst die grössten Lobredner des Mittels, z. B. Moij'sisovics, zugestehen, ohne Erfolg, und zwar häufiger als Mercurialien, doch beeinträchtigt eine solche Iodcur die Erfolge einer späteren Quecksilbercur nicht. Besonders indicirt sind Iodcuren bei starkem Gesunkensein der Kräfte, da das Iodkalium niemals so tief eingreifend auf den Organismus wirkt wie die Mercurialien, ferner in allen Fällen bei Syphilitischen, welche vorher erfolglos mit Quecksilber behandelt wurden. Herrmann u. A. haben die heilsamen Wirkungen in solchen Fällen auf die Beseitigung des im Organismus zurückgebliebenen Quecksilbermetalls zurückführen wollen, weil oft nach den ersten Dosen des Iodkaliums Quecksilber durch den Urin eliminirt wird. Die Wirkung des Iodkaliums als antisyphilitisches Mittel ist indessen nicht allein hierin begründet, da secundäre und tertiäre Kranke, welche nie mit Quecksilber in Berührung gekommen sind, durch Iodkalium geheilt werden. Endlich passt Iodkalium, und zwar in grossen Dosen, vermöge seiner raschen Resorption und Durchtränkung der Gewebe bei Syphilitischen besonders da, wo es sich um Abwendung der Zerstörung eines Organs, z. B. der Nase, handelt.

Der Gebrauch des Iods bei andern Dyskrasien und Diathesen ist ziemlich irrelevant. Bei zymotischen Krankheiten (acute Exantheme, Typhus, Cholera) hat es sich trotz Arans und v. Willebrands Empfehlung nicht eingebürgert; ob es bei langwieriger Intermittens die Milz verkleinert (Séguin u. A.), steht dahin. Bisweilen sieht man gute Wirkungen bei chronischen Exanthemen, doch steht der Effect dem Arsenik u. a. Mitteln nach. Man vindicirt hier dem Iod besonders günstige Action bei Infiltration und Verdickung der Haut, ohne dass die Praxis dies immer bestätigte. Auch bei Hautgeschwüren mit hypertrophischem, verdicktem Grunde (Fussgeschwüren) scheint Iodkalium nur vereinzelt Besserung zu bedingen. Bei Rachitis, Morbus, Brighti und Diabetes leisten Iodpräparate nichts Wesentliches. Die Anwendung des Iods bei Fettsucht, gegen welche neuerdings auch ein iodhaltiges Seegewächs, der Blasentang, Fucus vesiculosus, wieder sehr gepriesen wurde, hat einzelne Erfolge aufzuweisen.

Entschieden günstigen Erfolg hat der interne Gebrauch von Iodkalium bei chronischem Muskelrheumatismus, wo es mitunter die Muskelschmerzen rapide beseitigt (Magendie, Delioux).

Minder ausgesprochen ist (vielleicht in Folge zu kleiner Dosen) der bis jetzt beobachtete Nutzen bei acutem Gelenkrheumatismus. Nach Lasègue kann auch Arthritis deformans durch innerlichen Gebrauch von Iodtinctur (in Sherry zu 8—16 Tropfen genommen) geheilt werden. Eine Begründung der Anwendung von Iodkalium gegen rheumatische Affectionen findet Rabuteau in der Herabsetzung der Harnstoff- und Harnsäureausscheidung; Andere wollen das Iod besonders nützlich gefunden haben, wenn chronische Entzündung fibröser Gebilde den Rheumatismus complicirt. Immerhin ist das Medicament des Versuches werth.

Von besonderer Bedeutung erscheint die jetzt viel gebräuchliche Behandlung des Asthma mit Iodkalium (Lawrie, Trousseau, Hyde-Salter, Sée, Winternitz u. A.).

Nach den Erfahrungen von Sée wird nach dem Gebrauche des Mittels die Respiration in 1—2 Std. frei. Die Anfälle werden unterdrückt und das Athemgeräusch wird an den Stellen wieder hörbar, wo es verschwunden war. Frisches Emphysem verschwindet und die pfeifenden Rasselgeräusche cessiren. Auch bei chronischem Asthma werden die Paroxysmen und die habituelle Oppression beseitigt; dagegen persistirt bei katarrhalischem Asthma der Katarrh noch eine Zeitlang. Bei Phthisikern ist Iodkalium contraindicirt, weil es Lungenblutungen hervorruft (Sée). Lawrie, der 1875 zuerst auf die antiasthmatischen Wirkungen des Iodkalium hinwies, betrachtet die stimulirende und secretionserregende Wirkung des Mittels als das bei der Heilung des Asthma wesentliche Moment und sieht den sog. Catarrhus siccus als wesentliche Indication des Iodkaliums an.

Die Anwendung der Iodpräparate bei Nervenaffectionen (Neuralgien, Lähmungen, Chorea, Epilepsie, Krämpfen, oder gar Psychosen) kann als rationell nur da gelten, wo diese Leiden in chronischer Entzündung oder Exsudaten oder in einer durch Iod heilbaren Dyskrasie (Syphilis, Scrophulose) ihren Grund haben. In solchen Fällen sind die Resultate allerdings oft überraschend. Die gerühmten Erfolge des Iods bei chronischem Erbrechen, besonders aber bei Vomitus gravidarum, lassen sehr häufig im Stiche.

Durchaus rationell und praktisch bewährt erscheint die Anwendung des Iodkaliums bei chronischen Metallvergiftungen, (namentlich Hydrargyrose und Saturnismus), indem es das giftige Metall aus seiner organischen Verbindung freimacht und damit ein sehr leicht lösliches Doppelsalz bildet.

Wie Quecksilber im Harn mercurialisirter Personen lange Zeit nach Aufhören spontaner Quecksilberausscheidung auf Darreichung von Iodkalium wieder auftritt, ist dies auch mit Blei bei Saturnismus chronicus der Fall (Annuschat). Melsens konnte bei Thierversuchen das Auftreten chronischer Blei- und Zinkvergiftung in Folge von längerer Zufuhr von Zink- oder Bleisalzen durch gleichzeitige Darreichung von Iodkalium verhüten. Mit Bleisalzen gefütterte Thiere scheiden bei Iodkaliumzufuhr 4mal so viel Blei aus wie ohne dieselbe (Annuschat). Die besonders in England gebräuchliche Behandlung der Bleikolik mit Iodkalium verdient Nachahmung. Delioux empfahl Iodkalium auch gegen Argyrie.

Hieran reiht sich die Anwendung bei mercuriellem Speichelfluss, wo das Mittel meist in Form von Mundwässern benutzt wird und dem Kalium chloricum in seiner Wirkung nahesteht. Die Benutzung zur Beschränkung anderer Secretionen ist rationell und durch die Erfahrung bei Hypergalaktie festgestellt, während bei übermässiger Harnabsonderung das Iodkalium seinen Dienst in der Regel versagt.

Ein sehr brauchbares Mittel ist Iodkalium bei Wöchnerinnen, deren Kinder bei der Geburt verstorben sind oder deren eigner Gesundheitszustand das Stillen verbietet. Man kann hier mit einer einzigen grossen Gabe, aber auch durch wiederholte kleinere Mengen, die Milchsecretion sistiren; der früher gefürchtete Schwund der Brüste tritt danach nicht ein (Riesemberg, Roussel, Küneke u. A.). Auch die Anwendung als Emmenagogum (Brera, Magendie) kann für rationell gelten, da Iod auf die Reifung der Graafschen Follikel direct influirt (E. Rose) und auch pathologische Zustände des Uterus zu beseitigen vermag.

Endlich haben wir noch der Anwendung des Iods als Antidot bei Alkaloidvergiftungen zu gedenken.

Das Mittel wird, besonders in der Form der Lugolschen Solution, nach der Empfehlung von Bouchardat und Donné häufig in Frankreich in Anwendung gebracht und selbst dem Tannin vorgezogen. Speciell ist dasselbe bei Vergiftung mit Strychnin, Brucin, Veratrin, Colchicin, Curare, auch bei Schlangenbiss (Brainard) empfohlen. Mit der Mehrzahl der Pflanzenbasen bildet Iod allerdings schwer lösliche Verbindungen, welche aus iodwasserstoffsaurem Alkaloid und Iodsubstitutionsproducten bestehen; vollständig unlöslich sind dieselben in den Darmsäften indessen nicht und ist daher stets für schleunige Entfernung aus dem Magen zu sorgen. Vorzüge vor Tannin besitzt Iod bei den meisten Vergiftungen mit Pflanzenstoffen nicht.

In der Mehrzahl der geschilderten Krankheiten findet das Iod unter der Form der Iodtinctur und Iodkaliumsalbe, wenn es sich um die Beseitigung localer Leiden (chronischer Entzündungen, Exsudate, Hypertrophien) handelt, auch örtlich in der Nähe der afficirten Partien Anwendung, häufig sogar ausschliesslich. Obschon bei Krankheitsprocessen, welche dicht unter der Haut belegen sind, ein Theil des Iods direct zu den pathologisch veränderten Geweben gelangen und dort wirken kann, beruht die Hauptaction doch unzweifelhaft auf der durch die vom Iod gesetzte Hautentzündung bedingten Derivation. Die hauptsächlichste äussere Anwendung, welche man vom Iod macht und wobei man sich entweder der mit Wasser verdünnten Iodtinctur oder der Lugolschen Lösung bedient, ist die Einspritzung in hydropische Cysten und in Abscesshöhlen, sowie in die verschiedensten Körperhöhlen beim Bestehen eitriger oder seröser Ergüsse, wohin namentlich die Hydrocele gehört, bei welcher die zuerst von Velpeau empfohlene Iodeinspritzung das wirksamste und allgemein gebräuchlichste Verfahren darstellt.

Es kann keinem Zweifel unterliegen, dass die günstige Wirkung des Iods hier auf dem Zustandekommen einer adhäsiven Entzündung und nicht, wie Rabuteau meint, auf einer durch das Iod bewirkten Modification der Tunica vaginalis beruht, denn die Erfolge fallen um so besser aus, je mehr man sich des Iods in Substanz, wie es ursprünglich geschah, bedient, während die Anwendung schwacher Lugolscher Lösung oft genug zu Recidiven führt. Auch haben andere irritirende und kaustische Injectionen, z. B. mit Chloroform oder Zinksulfat, den nämlichen Effect. In ähnlicher Weise wie bei Hydrocele hat man auch bei Hygroma, Ranula, Ascites und Eierstockwassersucht Iodinjectionen gemacht, doch ist bei Ascites das Auftreten von Peritonitis bedenklich und hier sowohl wie bei Einspritzung in Ovariencysten wegen der in denselben zurückbleibenden grösseren Mengen von Iod und Iodkalium das Auftreten von acuter Iodvergiftung zu fürchten, welche, wie wiederholte Erfahrungen lehren, selbst zum Tode führen kann. Der Umstand, dass bei Ovarialcysten das Verfahren sehr häufig nicht zum Verschwinden der Cysten führt, lässt dasselbe bei seiner grossen Gefährlichkeit — nach Velpeau kommen auf 64 Heilungen 36 Nichtheilungen und 30 Todesfälle — als unstatthaft erscheinen. Ganz verwerflich ist auch die Cur der Spina bifida durch Iodinjection, wenn der Sack mit der Rückenmarkshöhle communicirt und mit Hydrocephalus sich verbindet, während bei einfacher Spina bifida Heilungen erzielt sein sollen (Velpeau, Chassaignac, Munro, Ellis, Watt). In der Behandlung des Empyems oder von Hydrarthros und ähnlichen Leiden ist das Iod jetzt durch Antiseptica (Borsäure, Carbolsäure) oder Iodoform verdrängt. Bourguet will auch bei Pseudarthrose durch Einspritzung von Iodlösung Consolidation erzielt haben.

Von der irritirenden Wirkung des Iods macht man auch noch in anderer Weise Gebrauch, z. B. bei Behandlung alter Geschwüre, Fistelgänge, bei chronischen blennorrhagischen Affectionen der Schleimhäute, sowie bei verschiedenen Hautaffectionen, unter denen besonders Lupus zu nennen ist, wo Bepinselung mit Iodtinctur namentlich zur Beseitigung junger Lupusknoten sich empfiehlt.

Bei Lupus äussert das Iod offenbar eine gelind ätzende Wirkung. Die einzelnen Hautaffectionen hier namhaft zu machen, gegen welche Iod extern benutzt ist, ebenso wie eine Aufzählung der Schleimhautaffectionen, bei denen Iodgebrauch statthat, verbietet die Rücksicht auf den Raum. Selbst Krätze (nach Cazenave tödtet Iodtinctur rasch den Sarcoptes) fehlt in dieser Reihe nicht. Wir gedenken hier noch der Anwendung bei Erysipelas und Verbrennungen, wo das Mittel dem Höllenstein von Einigen sogar vorgezogen wird, ferner bei Milzbrand, wo Davaine u. A. der subcutanen Injection Lugolscher Lösung besondere Effecte zuschreiben. Man denkt hier, ebenso wie bei dem Gebrauche bei Furunkeln, Carbunkeln und Brand oder bei Stichwunden (Davies) meist an besondere, die Vitalität modificirende Actionen oder an die resolvirende Wirkung des Iods.

In neuester Zeit hat B. W. Richardson das Iod auch als gasförmiges Desinfectionsmittel nach Art des Chlors in Anwendung gebracht.

Bezüglich der Anwendungsweisen des Iods und Iodkaliums ist hervorzuheben, dass das erstere vorzugsweise, ja fast ausschliesslich äusserlich, das letztere vorwaltend innerlich benutzt wird.

Die Dosis des Iods zum internen Gebrauche beträgt 0,01—0,03 2—3mal täglich. Man gab dasselbe früher häufig in Pulver (z. B. mit 200 Th. Zucker als Saccharure d'iode von Hannon) oder Pillen, die nicht versilbert oder vergoldet werden dürfen, doch sind beide Formen bei der Verflüchtigung des Iods aus denselben fehlerhaft. Besser sind Lösungen, welche möglichst einfach zu machen sind, da das Iod im Contact mit den meisten unorganischen und organischen Substanzen sich zersetzt. Am gebräuchlichsten sind die oft erwähnten Auflösungen von Iod in Iodkaliumsolutionen (Kaliumpolyiodid); doch sind auch Aether, Alkohol, Mandelöl und Glycerin benutzt. Lösungen in fetten Oelen, z. B. in 15—20 Th. Mandelöl (Marchal de Calvi) oder Baumöl (Hannon) oder in Gemengen von beiden, sind als Iodöl, Oleum iodatum, zum Ersatze des Leberthrans empfohlen, welcher übrigens auch selbst als Vehikel für Iod gebraucht wird. Alle diese Lösungen dürfen nicht aus metallenen Löffeln, sondern nur aus gläsernen oder porcellanenen genommen werden. Die interne Anwendung des Iods geschieht am zweckmässigsten während der Mahlzeit, um nicht zu intensiv auf die Magenschleimhaut zu wirken; doch sind Amylaceen unter allen Umständen zu meiden, weil sie die Resorption des Iods verhindern.

Das Iodkalium wird in der Regel zu 0,1—0,5 mehrmals täglich verordnet, doch werden diese Dosen namentlich bei Syphilis ausserordentlich häufig überschritten. Bei schweren Fällen, zumal bei drohender Zerstörung von Organen, sind Gaben von 0,6—2,0 3mal täglich anzuwenden.

H. Cooper behauptet, dass solche grössere Gaben weit weniger leicht Erscheinungen von Iodismus bedingen als kleinere. Im Allgemeinen aber thut man wohl, bei Syphilis mit einer Tagesgabe von 0,6, die man auf 3 Einzeldosen vertheilt, zu beginnen und allmälig zu steigen, bis der Kranke sich an Tagesgaben von 4,0—8,0 gewöhnt. Puche empfiehlt sogar Tagesgaben von 25,0—125,0, welche wohl von den Wenigsten ertragen werden und offenbar selbst in den schwersten Fällen überflüssig sind. Die Cur dauert bei Syphilis meist 4—6 Wochen. Bei Asthma giebt Sée anfangs 1,25 und steigt im Verlaufe von 2—3 Wochen allmälig auf 2,0—3,0 und geht dann wieder, ohne jemals mehr als einen Tag auszusetzen, auf 1,5 herunter.

Man giebt Iodkalium innerlich selten in Pulver, Pillen und Trochisken, meist in Solution, am besten in Aqua destillata oder in Syrup (Syrupus simplex, Syrupus corticum Aurantii).

Als externes Medicament dient Iod meist in der Form der Präparate; doch kommt es auch in Substanz und in Lösung — und zwar auch hier am meisten in Iodkaliumsolution gelöst — in Anwendung.

In Substanz empfahlen Hannon, Ricord u. A. das Iod zu 0,5—1,0 in Baumwolle eingefaltet und mit Wachstaffet oder Guttapercha bedeckt zur Application auf Drüsen und indurirte Theile. Damit nicht zu verwechseln ist Greenhalghs iodirte Baumwolle, Gossypium iodatum, bereitet durch

Tränken von 16 Th. Baumwolle mit einer Lösung von 1 Th. Iod u. 2 Th. Iodkalium in 16 Th. Glycerin und 4. Th. Spiritus', die zuerst bei Frostbeulen und Gebärmutterkrankheiten, später auch zur Desinfection putrider Geschwüre (Delpech), zur Iodinhalation und zur Vesication bei Drüsenanschwellungen, Rheumatismus und Pleuritis empfohlen wurde. Will man Iod inhaliren lassen, so lässt sich auch dazu die Lugolsche Solution zum innern Gebrauche in Verstäubung benutzen, doch wird man schwerlich Gewinn daraus ziehen. Iodcigarren (aus mit Iodkalium getränkten Tabaksblättern) entwickeln keine Ioddämpfe. B. W. Richardson verwendet sowohl zur Inhalation bei Cavernen als zur Desinfection in Krankenzimmern Lösungen von Iod in Amylwasserstoff (1 : 24); zu letzterem Zwecke benutzt er mit der Lösung getränktes Filtrirpapier, das behufs spontaner Evaporation an verschiedene Stellen der zu desinficirenden Räume gebracht oder darin verbrannt wird. 30,0 der Solution sind zur Desinfection von 4 Cub.-Fuss ausreichend. Salben und Pflaster (1 : 10—100 Th. Fett) sind entbehrlich; die früher gebräuchliche Benutzung von Ungt. und Empl. merc. als Basis ist unchemisch und unzweckmässig. Zur Behandlung des Lupus ist (neben Iodtinctur) die von Max Richter empfohlene Lösung von Iod und Iodkalium in Glycerin gebräuchlich. Zu Iodbädern rechnet man 10,0—15,0 Iod und 20,0—30,0 Kalium iodatum für den Erwachsenen; statt Iodkalium lässt sich auch ein Zusatz von Chlornatrium anwenden. Nicht ungebräuchlich ist eine Combination von Iod und Tannin (vgl. Verordnungen), wobei nach Socquet eine chemische Verbindung sich bilden soll.

Zur äusseren Anwendung hat Lugol verschiedene starke Lösungen angegeben, von denen sein Soluté ioduré rubéfiant 30,0 Iod, 60,0 Iodkalium und 375,0 dest. Wasser enthielt. Eine Lösung von ää 1 Th. Iod und Iodkalium in 2 Th. Wasser ist Lugols Soluté ioduré caustique (bei Lupus etc.). Zur Injection ist die unter den Recepten befindliche Vorschrift von Guibourt empfehlenswerth.

Das Iodkalium, welches äusserlich meist in der Form der Salbe (vgl. Präparate) benutzt wird, kann auf die Haut auch in spirituösen Einreibungen (1—3 : 20 Th. Spiritus oder Sp. Lavandulae) oder in Waschungen (1 : 50—100 Th. Wasser) oder in Bädern (50,0—120,0 auf das Vollbad), auch in Pflasterform applicirt werden; doch darf man davon keine entfernten Wirkungen erwarten. Zu Mund- und Gurgelwässern (bei mercurieller Stomatitis) nimmt man Lösungen von 1—5 : 100 Th. Aehnliche, oder auch concentrirtere Lösungen (selbst von 1:3 Th.) können zu parenchymatösen Injectionen, wie sie Jacubowitsch bei hypertrophischen Tonsillen empfahl, und zu subcutaner Injection benutzt werden.

Präparate:

1) **Tinctura Iodi**, Solutio Iodi spirituosa; **Iodtinctur.** 1 Th. Iod in 10 Th. Spiritus ohne Erwärmen gelöst und decanthirt. Tief rothbraune Flüssigkeit von 0,895—0,898 spec. Gew., welche nicht auf längere Zeit vorräthig gehalten werden darf, weil, namentlich unter dem Einflusse von Licht, Iodwasserstoff und Iodsubstitutionsproducte des Alkohols entstehen, weshalb Verordnung auf längere Zeit und Aufbewahrung an hellen Orten zu vermeiden ist. Die Iodtinctur ist das am häufigsten äusserlich benutzte Iodpräparat, welches innerlich vereinzelte Liebhaber bei Magenkatarrhen und andern Affectionen findet, welche die Tinctur zu 2—5 Tr. pro dosi (meist im schleimigen Vehikel) 2—3mal täglich verordnen. Aeusserlich wird sie besonders zu Einpinselung der Haut benutzt und zwar namentlich in der Absicht, um entzündliche Producte in der Nachbarschaft der Applicationsstelle zu beseitigen, oder um direct destruirend zu wirken. Letzteres ist z. B. der Fall bei Lupus, wo die Iodtinctur indessen meist nicht tief genug ätzt, bei Chloasma, Sykosis, Warzen, Hühneraugen und Muttermälern; ersteres bei einer so zahlreichen Reihe von Affectionen, dass nur die hauptsächlichsten genannt werden können. Am häufigsten kommt sie bei Drüsenentzündungen und Bubonen, sowie bei schmerzhaften rheumatischen Affectionen, aber auch als ableitendes Mittel bei inneren Entzündungen, z. B. Croup, Pleuritis, Bronchitis, Tuberculose, Gelenkentzündung in Gebrauch. — Besondere Anwendung findet sie in dieser Form bei Erysipelas, wo sie Morgan, Norris u. A. dem Höllen-

stein vorziehen, ferner bei Decubitus (Walter) und als Abortivmittel bei Panaritien und Variolapusteln. Acton empfahl Bepinselungen des Perineum mit Iodtinctur bei Stricturen und hartnäckiger Gonorrhoe. Hierher gehört auch die Bepinselung der Augenbrauen und Lider mit Iodtinctur bei Photophobie, welche nach 2—3maliger Wiederholung des Verfahrens in manchen Fällen schwindet. Auch auf Schleimhäute bringt man Iodtinctur in Form von Bepinselungen, z. B. bei Amenorrhoe und andererseits auch bei Metrorrhagien, mit grossem Erfolge bei Hypertrophie der Mandeln, folliculärer und granulöser Entzündung des Pharynx und chronischer Kehlkopfentzündung (Waldenburg); hier ist jedoch Verdünnung mit gleichen Theilen Glycerin zweckmässig. Prolapsus uteri will Andreeff durch wiederholte Bepinselungen des Fornix mit einer Mischung von 2 Th. Iodtinctur und 1 Th. Spiritus dilutus bei gleichzeitigem Gebrauche kühler Vaginaldouchen und horizontaler Lage geheilt haben. Neben den Bepinselungen kommt die Iodtinctur bei Application auf die Haut seltener in Form von Umschlägen (bei Bubonen) oder als Collodium iodatum, welches jedoch intensive Schmerzen erzeugen soll, zur Benutzung. Auf Schleimhäute bringt man dieselbe auch in Form von Collutorien und Gargarismen (bei mercurieller und syphilitischer Mund- und Halsentzündung, sowie zur Verhütung des Speichelflusses), Ohrtropfen (mit ää Laudanum bei Verdickung des Trommelfells nach Detschy), Klystieren (bei Cholera, Ruhr, Hepatitis, Ikterus nach Delioux) und Injectionen. Die letztere Form kommt besonders in Gebrauch zur Erzielung adhäsiver Entzündung bei Wassersucht seröser Häute (Hydrocele, Ranula), Abscessen, Fistelgängen und in Form subcutaner Injection zur Zertheilung von Drüsengeschwülsten, Kropf u. s. w. (Lücke). Mit ää Wasser und etwas Iodkalium wird Iodtinctur zur Ausspritzung bei erweichten Drüsentumoren am Halse (Bertherand) und in Atherome nach vorheriger Punction, verdünnter auch bei chronischer, auf Caries beruhender Otorrhoe (Ladreit de la Charrière) empfohlen. Verwendung der Iodtinctur zu Bädern ist meist durch Iodkalium ersetzt. Inhalationen lassen sich mit Iodtinctur dadurch bewerkstelligen, dass man ein gläsernes Inhalationsröhrchen mit Watte füllt, auf welche einige Tropfen Iodtinctur gebracht werden.

Die Iodtinctur macht alle übrigen mit anderen Lösungsmitteln bereiteten sog. Tincturen, z. B. Magendies Tinctura Iodi aetherea und Titons Tr. Iodi chloroformisata, entbehrlich.

2) **Unguentum Kalii iodati; Kaliumiodidsalbe**, Iodkaliumsalbe. Kaliumiodid 20 Th., in 10 Th. Wasser gelöst, Paraffinsalbe 270 Th. Weisse Salbe, welche namentlich zu Einreibungen bei Drüsengeschwülsten (1 Linse bis eine Bohne gross 2—3 Mal täglich) verordnet wird. Die früher mit Schweineschmalz bereitete Iodkaliumsalbe enthielt auf 20 Th. Iodkalium 1 Th. Natriumhyposulfit, um das ohne diesen Zusatz unvermeidliche Ranzigwerden beim Aufbewahren und die damit verbundene Gelbfärbung durch Freiwerden von Iod zu verhüten, wozu man in älterer Zeit der Salbe etwas Magnesia oder Kalilauge zusetzte oder statt Schmalz Adeps benzoatus nahm. Mit 5 Th. Iod versetzt bildet die Salbe das früher in gleicher Weise gebrauchte Unguentum Iodi compositum s. Ung. Kali hydroiodici iodatum.

Ausser den genannten Präparaten wurde früher auch eine Mischung von Seife, Weingeist und Iodkalium als Sapo iodatus s. Balsamum iodatum s. Linimentum saponatum iodatum, sowie ein Gemenge von 1 Th. mit etwas Spiritus verriebenem Iod mit 19 Th. Schweineschmalz als Unguentum Iodi Rademacheri in gleicher Weise benutzt.

Verordnungen:

1) ℞
Iodi 0,5 (dgm. 5)
Kalii iodati 0,75
Aq. dest. 50,0

M. D. S. 2 Mal täglich 5—10—15 Tr. (steigend). (Liquor Iodi Ph. Br. s. Solution of iodine. Aehnlich ist die von v. Willebrand bei Typhus und Intermittens empfohlene Lösung, welche etwas mehr (1 Gm.) Iodkalium enthält. Mit Wasser verdünnt giebt sie Lugols Solution zum inneren Gebrauche nach Vorschrift 2.)

2) ℞
   Iodi 0,05—0,08
   Kalii iodati 0,1—0,15
   Aq. dest. 250,0
   M. D. S. Anfangs $^2/_3$, später die ganze Solution tagsüber weingläserweise zu verbrauchen. (Lugols Iodsolution zum inneren Gebrauche.)

3) ℞
   Iodi
   Kalii iodati āā 5,0
   Spiritus 50,0
   Aq. destill. 150,0
   M. D. S. Aeusserlich (Injectionsflüssigkeit von Guibourt).

4) ℞
   Iodi
   Kalii iodati āā 5,0
   Glycerini 10,0
   M. D. S. Aeusserlich (Max Richters kaustische Iodlösung: bei Lupus u. s. w.)

5) ℞
   Kalii iodati 5,0
   Aquae destill. 175,0
   Syrupi simpl. 25,0
   M. D. S. Dreimal täglich $^1/_2$—1 Esslöffel. (Bei Dyskrasien, Syphilis etc.)

6) ℞
   Kalii iodati 2,0
   Syrupi Aurantii corticis 100,0
   M. D. S. Mehrmals täglich $^1/_2$ Esslöffel voll. (Syrupus Kalii iodati nach Ricord.)

7) ℞
   Kalii iodati 2,0
   Aquae Selteranae 250,0
   M. D. S. Tagsüber zu verbrauchen. (Sog. Aqua Selterana iodata.)

8) ℞
   Kalii iodati 5,0
   Infusi foliorum Salviae 200,0
   M. D. S. Gurgelwasser. (Bei Ptyalismus mercurialis.)

9) ℞
   Tincturae Iodi gtt. 30
   Aq. destill. 250,0
   Tragacanthae 1,2
   M. D. S. Esslöffelweise. (Bei Magen und Darmaffectionen. Rademacher.)

10) ℞
    Tincturae Iodi 10,0
    Iodi 0,5
    Tincturae Gallarum 5,0
    M. D. S. Zum Bepinseln. (Bei Condylomen. Sigmund.)

Iodoformium; Iodoform.

Ein in der Gegenwart ausserordentlich beliebtes Iodmittel bildet das von Einzelnen geradezu für eine Panacee angesehene Iodoform.

Diese im Jahre 1822 von Serullas entdeckte Verbindung, welche in ihrer Zusammensetzung dem Chloroform entspricht und ein dreifach iodirtes Elayl, CHI^3, darstellt, bildet safranartig riechende, citronengelbe, glänzende, fettig anzufühlende, sehr kleine Krystallblättchen oder Tafeln von unangenehmem, an Iod erinnerndem Geschmacke, die sich in 14,000 Th. Wasser, in 50 Th. kaltem und etwa 10 Th. kochendem Weingeist, sowie in 5,2 Th. Aether, auch in Chloroform, ätherischen und fetten Oelen und am leichtesten in Schwefelkohlenstoff lösen. Das Iodoform sublimirt bei 100°, verflüchtigt sich schon bei gewöhnlicher Temperatur und mit den Dämpfen des Wassers, schmilzt bei 115° zu einer braunen Flüssigkeit und entwickelt bei stärkerer Erhitzung Ioddämpfe, Iodwasserstoff und andere Zersetzungsproducte.

Das Mittel wurde 1856 von Bouchardat wegen seines grossen Gehalts an Iod, welcher 97% beträgt, zum Ersatz des Iodkaliums empfohlen, konnte jedoch trotz der Befürwortung durch Righini (1862) u. A. nicht zur allgemeinen Anwendung gelangen, bis 1878 Moleschott den Gebrauch in einer grossen Anzahl von Krankheiten rühmte und Mosetig (1879) das Mittel für den antiseptischen Wundverband verwendete.

Die Wirkung des Iodoforms wird zum grössten Theile durch das im Organismus frei werdende Iod bedingt, doch besitzt dasselbe offenbar ausserdem noch eine eigenthümliche herabsetzende Wirkung auf die Nerven und insbesondere auf die Gehirnthätigkeit, wodurch es sich dem Chloroform nähert, ohne jedoch dessen anästhesirenden Effect auch nur annähernd zu erreichen. Oertlich irritirende Eigenschaften kommen dem Iodoform nicht zu.

Nach den älteren Versuchen an Thieren wirkt Iodoform bei Hunden zu 1,0 tödtlich und sind Abgeschlagenheit und Erbrechen, später klonische und tonische Convulsionen die hauptsächlichsten Erscheinungen; Entzündung der Magenschleimhaut tritt bei interner Application letaler Dosen nicht auf. Binz und Moeller (1878) fanden bei Hunden und besonders bei Katzen auffallende narkotische Wirkung und bei Vergiftung fettige Entartung in Leber, Nieren, Herz und Muskeln. In Versuchen von Högyes (1879) erfolgte nach wiederholten kleinen Gaben Abmagerung des Körpers, Tod in Folge von Herz- und Athemparalyse ohne voraufgehende Krämpfe, bei Kaninchen auch ohne eigentliche Narkose.

Die Aufnahme des Iodoforms, welche nicht allein vom Magen, sondern auch von Abscesshöhlen und Wunden aus erfolgt, steht offenbar bei der Schwerlöslichkeit in Wasser mit der Lösung in Fett, in welcher das Iodoform übrigens nur bei Einwirkung des Tageslichtes grosse Tendenz zur Dissociation zeigt, im Zusammenhang. Nach Högyes bildet sich nach der Aufnahme Iodalbumin, aus welchem dann das Iod wieder frei wird, um durch den Harn eliminirt zu werden und ist nach vergleichenden Versuchen mit Iodalbumin oder Iodöl die Localwirkung des Iodoforms als protrahirte Iodwirkung zu betrachten, bei welcher das freiwerdende Iod sich langsam mit dem Albumin der Säfte der Applicationsstelle verbindet und ohne locale Gewebsstörung resorbirt wird. Auch die entfernten toxischen Wirkungen sind nach Högyes vorwaltend oder ganz als Iodeffect anzusehen. Ob eine vollkommene Spaltung auch bei grösseren Dosen erfolgt, steht dahin, da bei solchen in einzelnen Fällen höchst exquisiter Iodoformgeruch der Perspiration zu beobachten ist.

Die Dämpfe des Iodoforms wirken auf Thiere betäubend, ohne dabei Irritation der Respirationsschleimhaut zu bedingen (Righini). Beim Menschen ist die Resorption des Iodoforms von verschiedenen Schleimhäuten und auch von der äusseren Haut aus constatirt. Siegen fand bei sich nach 0,2 intern in 30 Min. starke Iodreaction im Harn. Nach Moleschott tritt Iod nach internem Gebrauche von 0,2 Iodoform schon in 15 Min., im Speichel nach 2 Stunden oder noch früher ein und erscheint auch nach äusserer Anwendung in Salbenform oder als Iodoformcollodium, jedoch erst nach 25 Std.; die Ausscheidung hält mit Intermissionen 5 Tage an. Auch bei Application auf geschwürige Stellen, Wunden und in Abscesshöhlen findet sich nach einiger Zeit constant Iod im Harn; ebenso bei Application in Scheide und Collum uteri (Kisch). Das Iod ist im Harn nur theilweise in Verbindung mit Alkalien, theils als organische Verbindung vorhanden (Harnack). Auftreten von Iod im Speichel und Urin constatirte Demarquay auch nach Iodoformsuppositorien. Iodoformgeruch des Athems, wie solchen Righini nach interner Verabreichung grösserer Dosen (3,0 pro die) wahrnahm, kommt bei medicinalen Dosen nicht oder doch nur höchst ausnahmsweise vor. Grosse Dosen können Uebelkeit, Erbrechen und Durchfall erzeugen. Bisweilen treten nach Iodoform riechende Ructus, hier und da nach längerem Gebrauche Kopfweh und Palpitationen (Landsberg), mitunter auch, jedoch weit seltener als nach dem Gebrauche von Iodalkalien, Acne und Coryza ein (Berkeley Hill). Vereinzelt sind bei längerer Darreichung psychische Störungen und comatöse Zustände constatirt. Wie früher schon Maître narkotische Phänomene nach mehreren Gramm Iodoform eintreten sah, beobachtete neuerdings Oberländer (1878) nach dem Gebrauche von 42,0 in 80 Tagen, bei einer anderen Kranken sogar schon nach Einnehmen von 5,0 in 7 Tagen Anfälle von mehrtägigem Coma mit intercurrenter Agitation und Geistesverwirrung, welche mit Kopfschmerz, Doppelsehen und Erbrechen eingeleitet wurden und nach längerer Zeit einen Zustand von Schwäche und Schwindel hinterliessen. Hieran reihen sich verschiedene Fälle von Intoxicationen durch den Gebrauch theilweise allerdings colossaler Dosen (100,0—150,0) zum Verbande von Wunden oder Abscesshöhlen, wo in einigen (2—9) Tagen Aufregung und Delirien (Verfolgungswahn) mit nachfolgendem comatösem oder cataleptischem Zustande oder unmittelbar Coma und schliesslich Tod durch Lungenödem eintrat, nach welchem keine Veränderungen in der Schädelhöhle wohl aber mitunter die bekannten Erscheinungen der fettigen Degeneration sich fanden (Henry, Miculicz, Scheve, König, Czerny u. A.). Auch leichte Iodoformvergiftungen, welche sich durch Mattigkeit, Appetitlosigkeit, Uebelkeit, Erbrechen, Fieber u. s. w. äussern, kommen nach dem antiseptischen Iodoformwundverbande vor. Letztere mögen vielleicht von dem abgespaltenen Iod herrühren, erstere halten wir mit Behring für ein dem Iodoform selbst zukommendes Phänomen, da andere Iodverbindungen, welche, wie Iodkalium, weit leichter Iod abspalten, niemals psychische Störungen machen.

Das Iodoform ist innerlich bei sehr vielen Affectionen benutzt, welche man mit Iodkalium zu behandeln pflegt, hat aber nur bei der Behandlung der Syphilis ausgedehntere Verwendung.

Moretin und Humbert, Maître, Glover, Cogswell, Righini u. A. gebrauchten nicht ohne Nutzen Iodoform bei Kropf, Scrophulose, Phthisis, Leiden des Blasenhalses und der Prostata, Amenorrhoe, Prosopalgie und Gastralgie. Bei Syphilis hält Sigmund das Iodkalium dem Iodoform gleichwerthig, während Oberländer bei Verabreichung von 0,4—0,8 pro die entschiedene Abkürzung der Heilungsdauer gegenüber der Iodkaliumbehandlung betont.

Innerlich wird Iodoform zu 0,02—0,2 mehrmals täglich verabreicht, am zweckmässigsten in Pillen.

Grössere Dosen bewirken leicht Nausea. Die maximale Einzelgabe der Pharmakopoe beträgt 0,2, die maximale Tagesgabe 1,0. Bei Intermittens und Chlorose verbindet man es in Amerika mit Ferrum hydrogenio reductum (Condies Chill pills). Die von Whistler angegebenen weichen Gelatinepastillen (aus 1 Th. Gelatine, 2½ Th. Glycerin und 2½ eines aromatischen Wassers, mit Cochenille gefärbt, von 0,2 Iodoformgehalt), eignen sic hbesonders bei syphilitischen Mund- und Halsaffectionen.

Aeusserlich benutzt man Iodoform theils als Streupulver, theils in verschiedenen Lösungen (in Aether, Aetherweingeist, Chloroform, Glycerin, Glycerinalkohol, Collodium, Oel) zum Einreiben, Fomentiren oder Bepinseln, ferner in Form von Salben, Stäbchen, mit Iodoform imprägnirter Baumwolle oder Gaze, von Suppositorien und Vaginalkugeln, selten von Clystieren oder subcutanen Injectionen.

Als Streupulver dient Iodoform fein zerrieben besonders zur Application auf syphilitische Geschwüre, sowohl primäre als schlecht heilende eiternde Bubonen (Oberländer), bei indolenten Geschwüren, z. B. bei hartnäckigen Fussgeschwüren (Cottle, Czobos), sowie bei dem antiseptischen Wundverbande.

Die externe Application von Iodoform hat entweder den Zweck, die Resorption von Exsudaten in analoger Weise wie Iodtinctur und Iodsalbe zu fördern, oder den Heiltrieb von Geschwüren und Wunden zu steigern. Am häufigsten wird es bei Syphilitischen und Scrophulösen verwendet, ohne dass jedoch sein Gebrauch sich auf diese beschränkte. Bei der seit 1879 aufgekommenen antiseptischen Wundbehandlung mittelst Iodoform spielt neben der Förderung der Verheilung auch die antiseptische Action des Mittels eine Rolle.

Dass das Iodoform in der That bei äusserer Application eine sehr hervorragende resolvirende Action besitzt, ist eine Thatsache, von welcher seit Empfehlung des Mittels durch Moleschott in dieser Richtung sich die Praktiker genugsam überzeugt haben. Nicht allein Lymphdrüsentumoren schwinden durch Iodoformsalbe oder Iodoformcollodium, sondern auch seröse Ausschwitzungen oder Residuen von Entzündungen der verschiedensten Organe, z. B. Orchitis und

Epididymitis, chronische Gelenkentzündungen, Pleuritis, Pericarditis, ja sogar Hydrocephalus acutus scheint in einigen Fällen durch Iodoformcollodium geheilt zu sein (Moleschott, Coesfeld). Besonders empfohlen wird Iodoform in dieser Richtung auch bei Hyperplasie des Uterus in Folge von Metritis, sowie bei puerperalen oder traumatischen Beckenexsudaten (Kisch, Cristoforis). Moleschott constatirte auch Besserung in einem Falle lienaler Leukämie, während Coesfeld bei chronischer Spinalmeningitis und beim Cephalhämatom keinen Effect constatirte. Zur äusserlichen Anwendung auf Geschwüre führte zuerst theils die Analogie mit dem Chloroform, welche eine Herabsetzung der Sensibilität und Schmerzempfindung erwarten liess. So wandte es Demarquay bei Mastdarmkrebs, Blasen und Prostataleiden, Nieszkowsky bei Mastdarmfisteln, Greenhalgh bei Krebsgeschwüren und insbesondere bei Uteruskrebs, Besnier, Warner, Boyer, Berkeley Hill u. A. bei schmerzhaften Geschwüren überhaupt an. Von besonderer Wichtigkeit ist offenbar auch die desodorisirende Wirkung bei fötiden Ulcerationen, z. B. beim Uteruscarcinom, wo der Iodoformgeruch prävalent wird, noch mehr aber die zuerst von Besnier, später namentlich von Hill und Mracek für Schankergeschwüre constatirte rasche Reinigung und Granulation, welche auch an alten Haut- und Schleimhautulcerationen jeder Art hervortritt, während bei acuten Ulcerationen und entzündeten Geschwüren Iodoform eher schadet als nützt. Besonders günstige Wirkung wird gerühmt bei Ozaena und Geschwüren in der Nase oder postnasalen Katarrhen (Woakes), Rachen- und Kehlkopfgeschwüren (James, Cozzolini), bei chronischer Mittelohreiterung (Czarda), bei excoriativer Entzündung des Augenlidrandes, chronischem Lidekzem, atonischen Cornealgeschwüren oder Hornhauterweichung (Rava), endlich bei ulcerirender Endometritis und Muttermundgeschwüren (Kisch, Cristoforis, Dujardin-Beaumetz). Weitere Verwendung fand das Mittel bei Tinea favosa und Chloasma (Cottle), bei Lupus (Riehl), bei Struma (Nowatschek), bei trachomatösem Pannus (Brethauer), bei Intercostalneuralgien, Cardialgie, Ischias und Gelenkneurosen (Moleschott), bei Behandlung der blossliegenden Zahnpulpe (Scheff) mit Carbolsäure, um periostale Reizung zu verhüten, endlich selbst nach Punction der Hydrocele in Pulver in die Scheidenhaut gebracht zur Bewirkung adhaesiver Entzündung (Hayes). Mosetig schrieb zuerst dem Mittel eine seither von vielen Chirurgen bestätigte besondere Vis antituberculosa zu, die sich in Beseitigung fungöser Granulationen und beginnender Knochenkrankheiten unter Iodoformbehandlung zu erkennen giebt, doch ist der antiseptische Effect auch bei nicht fungösen Affectionen ausgesprochen, wie dies auch die Versuche von Panneth (1881) darthuen, wonach Iodoform in grossem Ueberschusse Spaltpilzentwicklung und Fäulnisserscheinungen verhindert oder doch bedeutend verzögert. Sicher ist Iodoform allen übrigen Antiseptica in Bezug auf reizlose Heilung mit Mangel fast jeder Secretion oder Reaction (König) überlegen. Die Effecte der Iodoformbehandlung sind durch zahlreiche Beobachtungen nach den schwersten Verletzungen und Operationen, z. B. Laparotomie, bei fungös erkrankten Gelenken, kalten Abscessen, Empyemen sicher gestellt.

Zum antiseptischen Wundverbande empfiehlt Mosetig das Iodoformpulver (nach sofortiger Reinigung der Wunde mit frischem Wasser, Stillung der Blutung und Trocknen der Wundfläche) vermittelst einer Streubüchse aufzupudern und die Wunde mit einem reichlich mit Iodoform bestreuten Wattebausche zu bedecken und nach Hinzufügung einer weiteren Watteschicht mit Percha lamellata zu umschliessen. Obschon Mosetig, Leisrink u. A. beim Iodoformverbande von Abscessen 60,0—80,0 benutzten, ohne dass Intoxicationserscheinungen eintraten, ist bei dem wiederholten Vorkommen letaler Iodoformvergiftung die Menge des zu verwendenden Iodoforms möglichst niedrig zu nehmen, was namentlich unter Ersetzung eines Theils des Iodoformpulvers durch Iodoformgaze leicht möglich ist. Jüterbock empfiehlt an Stelle feingepulverten Iodoforms krystallinisches als minder leicht resorbirbar. Entweder eingeblasen oder auf Wattetampons eingeführt, ist Iodoformpulver theils bei Ozaena und Affectionen der Nase und postnasalen Katarrhen, sowie bei Affectionen des äusseren und mittleren Gehörgangs in Anwendung gezogen. Auch bei Lupus benutzte Riehl Iodoformpulver, ebenso Cristoforis bei Uterinaffectionen. Aetherische Lösung (1:6—12) ist theils zur Bepinselung von Schankergeschwüren, welche darüber noch mit Lint verbunden werden (Berkeley Hill), theils in Fistelgänge gespritzt (Oberländer), theils bei Nasenaffectionen (Browne) oder verstäubt bei Vaginismus (Dujardin-Beaumetz) benutzt. In Chloroform (6—12) gelöstes Iodoform applicirte Cottle auf Schankergeschwüre, auch lässt sich die Lösung bei Rheumatismus und Algien verwenden. Mischungen mlt Glycerin (1:10) oder mit Glycerin und Alkohol dienen besonders zu Application bei Uterinaffectionen, letztere im Verhältniss von 1 Th. Iodoform zu 1 Th. Alkohol und 5 Th. Glycerin (Kisch) oder auch schwächer mit 4 Th. Weingeist und 12 Th. Glycerin (Icard). Iodoformglycerin benutzte auch Thomann bei Syphilis subcutan (zu 0,3 in 6 Ccm.) und selbst in höheren Dosen (0,75), ohne dass es zu örtlicher Entzündung oder zu entfernten Erscheinungen kam. Oelige Lösungen, durch gelindes Erwärmen mit 100—200 Th. Olivenöl oder mit Beihülfe von Aether in stärkerer Concentration (1 : ää 6 Aether und Oleum olivarum bereitet und zum Verband von Geschwüren und bei Scheidenaffectionen (Martineau), auch zur Subcutaninjection benutzt, sind weniger beliebt. Zu Salben behufs Application auf die Haut oder auf ulceröse Leiden nimmt man 1 Th. auf 5—15 Fett, Glycerinsalbe oder Unguentum Paraffini. Als Collodium iodoformiatum empfahl Moleschott 1 Th. Iodoform auf 15 Th. Collodium, doch kommen auch stärkere Präparate (1:10) in Anwendung. Im Klystier hat man Iodoform mit Hülfe von Eiweiss in Wasser vertheilt, verwendet. Bei Suppositorien rechnet man 0,2—1,0 auf 5,0 Cacaobutter. Die zum antiseptischen Verbande benutzte Iodoformgaze, welche Billroth auch nach der Operation von Zungencarcinom verwendet, werden bereitet, indem man 6 Meter Gaze in eine mit 50,0 Glycerin versetzte Lösung von 60,0 Colophonium in 1200,0 94% Alkohol taucht, dann ausdrückt und in halbtrocknem Zustande mit 50,0 pulverisirtem Iodoform bestreut. Iodoformstäbchen lässt Mosetig aus $^9/_{10}$ Iodoform und $^1/_{10}$ Cacaobutter in der Länge von 5—6 Cm. und verschiedener Dicke zur Einführung in Fistelgänge bereiten.

Eine unangenehme Zugabe ist für den äusseren Gebrauch der für manche Patienten höchst lästige Geruch desselben. Zur Verdeckung dient bei Salben und flüssigen Formen am zweckmässigsten Zusatz von Pfefferminzöl (etwa 5 Tr. auf 2,0 Iodoform). Bei der Verwendung gepulverten Iodoforms zum Adspergo empfiehlt Mosetig in die Streubüchse Tonkabohnen zu legen, von denen eine frische Bohne 150,0—200,0 Iodoform desodorisirt.

Anhang. Sonstige Iodverbindungen. Ausser dem Iodkalium und Iodoform haben noch verschiedene andere Iodpräparate analoge medicinische Verwendung gefunden. Hierher gehört in erster Linie die Iodwasserstoffsäure, Acidum hydroiodicum, welche zu 4,0—15,0 pro die in wässriger Verdünnung bei Syphilis empfohlen wurde. Obschon die Säure leicht resorbirt wird, so dass der Nachweis von Iod im Speichel bald geliefert werden kann, ist die antisyphilitische Wirkung doch ziemlich unsicher. Bei längerem Gebrauche treten Magenstörungen wie nach anderen Säuren ein. In die Venen bei Thieren gespritzt wirkt sie den Mineralsäuren analog und bewirkt Dyspnoe, Convulsionen und complete Reflexlosigkeit; tödtlicher Effect tritt dabei schon nach geringeren Dosen, 0,1 per Kilo, als bei anderen Säuren ein (H. Köhler).

Von den Verbindungen des Iods mit Alkalimetallen sind das Natriumiodid (Iodnatrium), Natrium iodatum, und das Ammoniumiodid (Iodammonium), Ammonium iodatum, als Ersatzmittel für Kalium iodatum benutzt. Obschon das Iodnatrium mehr Iod als das Kaliumiodid enthält und leichter als solches Iod abgiebt und obschon die Wirkung des ersteren auf den Magen milder zu sein scheint, so dass grössere Dosen gegeben werden können (Gamberini, Rabuteau), ist das Mittel als Antisyphiliticum wenig verbreitet. Beck bezeichnet es geradezu als unwirksam. Auch soll nach längerem Gebrauche Cardiopalmus auftreten (Rossbach). Im Gegensatze hierzu wird dem Iodammonium, besonders bei tertiärer Syphilis, von manchen Aerzten (Carat) wegen rascherer und energischerer Wirkung und wegen der erforderlichen kleineren Dosen (0,5—5,0 gegen 1,0—10,0 Iodkalium) der Vorzug gegeben, obschon es stärker irritirend wirkt (Milne Edwards, Vavasseur) und wegen seiner Leichtzersetzlichkeit wahrscheinlich auch leichter Iodismus erzeugt. Nach Carat spaltet es sich sowohl bei Einreibung einer Salbe und nach einem Bade auf der Haut als auch im Magen und erscheint als Iodnatrium im Harn und

Speichel; Tagesgaben von 5,0 bedingen leichte Mattigkeit, Insomnie und geringe dyspeptische Erscheinungen, solche von 7,0 daneben Zittern der Finger, heftigen Kopfschmerz, Pulsbeschleunigung, Temperatursteigerung und vermehrte Diurese. Auch bei Thieren bedingen toxische Dosen die charakteristischen Erscheinungen der Ammoniumvergiftung (H. Köhler). Nicht ganz unberechtigt ist der äussere Gebrauch bei Tumoren scrophulöser oder syphilitischer Art, auch bei Milzgeschwülsten (Warring, Curran). Man giebt es innerlich entweder in Lösung (zu 0,5 per Esslöffel) oder in Pillen mit Gummischleim, äusserlich als Salbe oder Liniment oder in Form der sog. Iodkaliumsäckchen, die mit 10,0 Iodkalium und Chlorammonium gefüllt werden. Zum Iodammonium gehört auch die früher officinelle farblose Iodtinctur, Tinctura Iodi decolorata, eine durch Digestion von je 10 Th. Iod und Natriumhyposulfit bis zur Lösung, Zusatz von 16 Th. Liquor Ammonii caustici spirituosus und 175 Th. Spiritus, dreitägiges Hinstellen am kühlen Orte und Filtriren bereitete klare, farblose Flüssigkeit, welche wie Iodtinctur äusserlich bei Drüsengeschwülsten von amerikanischen Aerzten empfohlen wurde, weil bei ihrer Anwendung Braunfärbung der Hautstellen nicht eintritt. Das Iod ist in derselben nicht frei, sondern an Ammoniak gebunden, dessen Geruch prävalirt. Auch Calciumiodid, Calcium iodatum, ist als internes Iodpräparat bei Scrophulose (A. Malet) empfohlen.

Die Verbindungen der Alkalien mit Iodsäure, namentlich das iodsaure Kalium, Kalium iodicum, haben durch Demarquay und Gustin medicinische Anwendung gefunden, jedoch nicht als eigentliche Iodpräparate, sondern nach Art des chlorsauren Kali bei Speichelfluss und Diphtheritis (als Mundwasser zu 0,25 bis 1,0 pro dosi). Zum innerlichen Gebrauche eignen sich nach Melsens nicht, weil sie toxische Eigenschaften besitzen, doch werden solche von Rabuteau in Abrede gestellt. Nach Letzterem findet im Organismus eine Umwandlung der Iodate zu Iodüren statt und wird bei Einführung kleiner Mengen die gesammte Quantität als Iodnatrium im Urin und Speichel ausgeschieden; bei Zufuhr grösserer Mengen tritt auch iodsaures Salz im Harne auf. Ogle wandte die Iodsäure zu 0,1—0,3 pro dosi innerlich und äusserlich bei Scrophulose an. Von dem in gleicher Richtung bei Drüsenhypertrophien durch Ogle gebrauchten Ferrum iodicum war bereits S. 722 die Rede. Nach Binz ist die Iodsäure und ihre Salze ein treffliches Antisepticum, indem sie theils nach Art der Chlorsäure activen Sauerstoff abgiebt, theils Iod frei macht. Zusatz von Natriumiodat zu Harn (1 : 200) verhindert wochenlang dessen Fäulniss. Auch bei septisch fiebernden Thieren bedingt Natriumiodat zu 0,1 Entfieberung, die sehr rasch eintritt und vergeht, ohne sich mit Narkose zu combiniren, wie solche danach bei nicht fiebernden Thieren zur Erscheinung gelangt (Binz und D'ham).

Verschiedene Verbindungen von Iod mit Schwermetallen haben, wie auch Calciumiodid und Lithiumiodid (Issersohn), die Eigenthümlichkeit, dass nach eingetretener Spaltung das Iod sehr rasch eliminirt wird, während der Metallcomponent noch längere Zeit im Organismus zurückgehalten wird (Melsens, Bachrach). Von den therapeutisch verwendeten Iodmetallen ist, vom Iodeisen abgesehen, Iodblei, Plumbum iodatum, das am meisten gebrauchte, neben welchen Iodzink, Zincum iodatum, zuerst bei chronischer Entzündung der Tonsillen (Cogswell und Ross), später bei Scrophulose, Ophthalmia scrophulosa (Bredow), Lupus (Durant) vorzugsweise äusserlich (in Lösung oder Salbe), auch als Zinkpräparat innerlich gegen Chorea benutzt und Iodkadmium, Cadmium iodatum, von Garrod und Guibert als vorzügliches Iodmittel bei Drüsenscrophulose gerühmt, zu nennen sind.

Das Iodblei bildet ein pomeranzengelbes Pulver, welches mit 1300 Th. kaltem und 200 Th. heissem Wasser eine farblose Lösung giebt, in der Wärme schmilzt und unter Entwicklung violetter Dämpfe sich zersetzt. Es ist 1831 von Cottereau und Verdé de Lisle bei Scrophulose und anderen Krankheiten, welche die Anwendung von Iod erfordern, zuerst empfohlen und später theils äusserlich, theils innerlich von Guersant, Lisfranc, Velpeau, Ricord, Lebert, Ross, Pereira, Schönfeldt u. a. bei Bubonen und chronischen Testikelanschwellungen, chronischer Periostitis und Ostitis, Anschwellungen des Uterus und der Brustdrüsen, bei Lupus, Sclerosis, Balggeschwülsten, selbst gegen

Skirrhen gerühmt. Barudel benutzte es zu Injectionen gegen acute und chronische Urethritis. Schönfeldt befürwortet den Gebrauch bei Geschwülsten überhaupt, um über deren homoeo- oder heteroplastische Natur Sicherheit zu erhalten. Im Ganzen scheint Iodblei innerlich in verhältnissmässig grossen Dosen gut ertragen zu werden. O'Shaughnessy will sogar Dosen von 0,6 ohne nachtheilige Wirkung ertragen gesehen haben, während andererseits Velpeau Reizungserscheinungen seitens des Magens nach Gaben von 0,015 bis 0,03 beobachtete. Katzen toleriren 0,7 Iodblei, ohne dass Intoxication hervortritt, sterben aber nach 1,2 (Paton), ohne dass entzündliche Erscheinungen im Tractus vorkommen. Hunde scheinen selbst 4,0—8,0 zu toleriren, doch resultirt durch längere Darreichung von Iodblei bei Thieren ein Zustand chronischer Bleivergiftung (Cogswell). Man benutzt das Iodblei innerlich zu 0,1—0,3 mehrmals täglich in Pulver, Pillen oder in Iodkaliumsolution gelöst; äusserlich in Salben (1:5—10, oft mit Zusatz von Opiumtinctur oder Belladonnaextract) und in Pflastern (1:2—10 Th.).

Von organischen Verbindungen des Iods empfahl Bellini Iodamylum als Antidot bei Vergiftungen mit Alkali- und Erdsulphiden und mit Alkaloiden auch als Ersatz des Iodkaliums bei Saturnismus und Mercurialismus chronicus Quesneville hat auch ein Amylum iodatum solubile (Dextrinum iodatum) durch längeres Sieden der unlöslichen Iodstärke dargestellt und in Form eines Syrups verwendet. Guerri empfahl mit Iodtinctur vorsichtig gemischtes Hühnereiweiss auf flachen Schalen sorgfältig getrocknet, als Iodeiweiss, Albumen iodatum, zu 0,5—1,0. Obschon Iodalbumin nach Högyes bei Thieren Iodoformerscheinungen, Schläfrigkeit, fettige Degeneration bewirkt und im Organismus Iod frei werden lässt, das durch die Nieren eliminirt wird, ist doch das gelbliche, geschmack- und geruchfreie Präparat von Guerri wenig zur Anwendung gekommen. Zur Darreichung bei syphilitischen Kindern eignet sich das durch Versetzen von 90 Th. erwärmter Milch mit 10 Th. Iodtinctur bis zur Entfärbung dargestellte Lac iodatum, Iodmilch, welche ein Iodcaseat enthält und zu $1/_2$—1 Esslöffel beim Erwachsenen 2—3mal täglich gegeben werden kann (Perier). Die Iodmilch mit Kaliumiodid oder Tangen gefütterter Kühe oder Ziegen als Medicament ist selbstverständlich nur als Spielerei zu betrachten. An diese Präparate schliessen sich noch der bei Chlorotischen benutzte Iodkleber von Gagnages, die Iodchocolade von Soubeiran und die Iodkohle von Magnes. Das letztere Präparat erinnert an die durch Verbrennen von Seethieren und Seepflanzen erhaltenen iodhaltigen Medicamente, welche unter dem Namen Spongia usta (Carlo Spongiae) und des Aethiops vegetabilis (gebrannte Seetange) bei Kropf- und Drüsenleiden in Ansehen standen.

Eine beschränkte Anwendung, theils intern in Pillenform, theils in Form von Salben (1:10—20) oder Seifen, fand der früher officinelle, durch Erhitzen von 1 Th. Schwefel mit 4 Th. Iod erhaltene Iodschwefel, Sulfur iodatum, nämlich bei Hautkrankheiten, insbesondere Ekzem, Lepra und Lupus. Das Präparat, welches ein schwarzgraue, glänzende, dem Schwefelantimon ähnliche Masse bildet, ist sehr zersetzlich und giebt an der Luft Ioddämpfe ab, welche auch die Haut braun färben und irritiren. Dämpfe von Chloriod empfahl Turnbull bei torpiden Ophthalmien.

Der Iodgehalt verschiedener Mineralwässer wurde bereits oben betont. Dasselbe findet sich als Iodmagnesium, Iodnatrium oder Iodcalcium besonders in kochsalzhaltigen Quellen. Soweit dieselben in erheblicherer Quantität getrunken werden, ist die Wirkung durch das Iod naheliegend, während bei ausschliesslichem Gebrauche zu Bädern wohl von einer eigentlichen Iodwirkung nicht die Rede sein kann. Am bekanntesten ist von solchen iodhaltigen Soolen Kreuznach, welches jedoch der Stärke nach (in 1000 Th. 0,0014 Iodmagnesium in der Oranienquelle und 0,0039 in der Elisenquelle) erst die 17. Stelle unter den iodhaltigen Soolen einnimmt (Niebergall). Weit reicher sind Saxonles-Bains (mit 0,11 $^0/_{00}$ Iodcalcium), Hall in Oberösterreich (0,042 $^0/_{00}$ Iodmagnesium), die Adelheidsquelle bei Heilbronn (0,028 $^0/_{00}$ Iodnatrium), ferner noch Wildegg (im Canton Aargau), Salzbrunn, Dürkheim, Krankenheil u. a. m. Viel reicher an Iod sind übrigens die Mutterlaugen der Soolen. So enthält die Kreuznacher Mutterlauge 3,89 $^0/_{00}$ Bromkalium und 0,80 $^0/_{00}$ Iodkalium.

Um Iodmineralwasser künstlich zu ersetzen, sind differente Vorschriften gegeben, von denen die Aqua Selterana iodata (S. 798) sehr zweckmässig ist.

Barium chloratum, Baryta muriatica, Terra ponderosa salita; Bariumchlorid, Chlorbarium, salzsaurer Baryt, salzsaure Schwererde. — Diese fast ganz obsolete Verbindung, welche durchsichtige rhombische Tafeln oder glänzende Schuppen bildet, die sich an der Luft nicht verändern und in $2^1/_2$ Th. kaltem und $1^1/_2$ Th. kochendem Wasser löslich sind, galt besonders gegen Ende des vorigen und im Anfang dieses Jahrhunderts als vorzügliches Antiscrophulosum, auch gegen andere Dyskrasien, z. B. Syphilis und Hautkrankheiten, und fand ausserdem bei Struma, Caries, Gonorrhoe, Tumor albus, auch bei exaltirtem Geschlechtstriebe Anwendung (Crawford, Lisfranc, Hufeland u. A.). In grösseren Dosen ist dasselbe ein intensives Gift, welches auf die Centralorgane des Nervensystems und das Herz in eigenthümlicher Weise einwirkt. Nach den Versuchen von Böhm und Mickwitz (1875) erhöhen Bariumsalze die Erregbarkeit krampferregender Centren im verlängerten Mark und in den oberen Theilen des Rückenmarks nach Art des Pikrotoxins, bewirken hochgradige Steigerung der Peristaltik und wiederholte flüssige Defäcationen und bedingen eine enorme Steigerung des Blutdrucks, unabhängig vom vasomotorischen Centrum durch Contraction der peripheren Gefässe, mit gleichzeitiger starker Pulsbeschleunigung, daneben Athemnoth, bedeutende Prostration und Schwäche. Die früher von Onsum aufgestellte Hypothese, dass das Chlorbarium in Folge von Wechselzersetzung mit den Sulfaten des Blutes durch embolische Verstopfung der Lungenarterien den in manchen Fällen sehr rasch eintretenden Tod herbeiführen, scheint unrichtig zu sein. Beim Menschen sind 15,0 (Wach), vielleicht aber viel geringere Mengen tödtlich; Hunde und Kaninchen sterben schon nach 1,0 und bei Einspritzung in die Venen sogar nach 0,1—0,2. Das Mittel ist um so weniger empfehlenswerth, als bei sehr vielen Personen auch kleine Dosen (nach Ferguson schon 0,2 mehrmals täglich) Druck im Magen, Uebelkeit, Erbrechen und einen bedenklichen Schwächezustand bewirken können. Ob, wie südfranzösische Aerzte (Pirondi) behaupten, das Klima auf die Empfänglichkeit gegen Chlorbarium Einfluss hat, so dass z. B. in Montpellier 3 mal mehr als in Paris gegeben werden könne, ist sehr zu bezweifeln; jedenfalls aber sind Dosen von 3,0, wie sie Lisfranc bei Tumor albus gab, durchaus unzulässig. Als höchste Einzelgabe ist 0,12, als maximale Tagesgabe 1,5 zu betrachten. Man gab Chlorbarium meist in destillirtem Wasser oder aromatischen Wässern gelöst in Tropfenform. Die äusserliche Anwendung in Augentropfwassern (bei Ophthalmia scrophulosa) und Verbandwassern (bei Geschwüren) ist ohne Bedeutung.

Das statt des Chlorbariums empfohlene **Iodbarium, Barium iodatum**, besitzt ausser der toxischen Barytwirkung noch die örtliche kaustische Wirkung des Iods (Jahn) und ist höchstens äusserlich bei scrophulösen Leiden zu benutzen, ohne irgend welche Vorzüge zu besitzen. Ebenso überflüssig sind andere Bariumsalze, **Barium iodicum, B. nitricum u. s. w.**, welche die toxischen Wirkungen des Chlorbariums in gleichem Maasse besitzen.

Acidum arsenicosum, Arsenicum album, Oxydum Arsenici album; **Arsenige Säure**, weisser Arsenik. Liquor Kalii arsenicosi, Solutio arsenicalis Fowleri, Solutio Fowleri, Tinctura Fowleri, Tinctura mineralis Fowleri, Kali arsenicosum solutum; **Fowlersche Lösung**, Fowlersche Tropfen.

Zu den wichtigeren Mitteln dieser Abtheilung gehören auch die Arsenverbindungen, von denen die Phkp. nur die als gefährliches Gift lange bekannte arsenige Säure und eine Verbindung dieser Säure mit Kalium, letztere in Lösung, aufgenommen hat.

Die arsenige Säure, (Arsenigsäureanhydrid, Arsentrioxyd, As^2O^3), wird durch Rösten von Arsenkies oder arsenhaltigen Kobalt und Nickelerzen, Condensation der Dämpfe in gemauerten Canälen, den sog. Giftfängen, Sublimation des so erhaltenen **Giftmehls** (Hüttenrauch) über freiem Feuer und Condensation in ringförmigen freien Aufsätzen, in denen sie zu einer glasartigen Masse von muschligem Bruche zusammenschmilzt, gewonnen. Die officinelle arsenige Säure stellt weisse, porzellanartige oder durchsichtige Stücke dar, welche in einem Glasrohre vorsichtig erhitzt ein weisses, in glasglänzenden Octaëdern oder Tetraëdern krystallisirendes Sublimat geben und, auf Kohle erhitzt, sich unter Verbreitung eines knoblauchartigen Geruches vollständig verflüchtigen. Sie löst sich langsam in 15 Th. kochendem Wasser auf. Alkohol löst sie leichter als Wasser und noch weit reichlicher lösend wirken verdünnte Mineralsäuren, namentlich Salzsäure, oder wässriges Ammoniak, woraus sie unverändert in Octaëdern krystallisirt.

Die officinelle Kaliumarseniatlösung wird nicht durch einfache Auflösung von Kaliumarseniat in Wasser gewonnen, sondern dadurch, dass man ää 1 Th. arsenige Säure und Kalium carbonicum mit 1 Th. Wasser bis zur vollkommenen Lösung kocht, hierzu 40 Th. Wasser und nach dem Erkalten 15 Th. Spir. Melissae comp. und soviel Wasser fügt, dass das Gewicht des Ganzen 100 beträgt. Dies Präparat, welches somit in 100 Th. 1 Th. arsenige Säure enthält, bildet eine klare, farblose Flüssigkeit, in welcher Salzsäure keine Gelbfärbung, dagegen Schwefelwasserstoff eine reichliche Fällung von Schwefelarsen hervorbringt. Die gewöhnlich als **Fowler**sche Tinctur bezeichnete Solution verewigt den Namen eines englischen Arztes aus dem Ende des vorigen Jahrhunderts, welcher eine ähnliche Lösung gegen Wechselfieber empfahl. Die in der ersten Auflage der Ph. Germ. officinelle Lösung war etwas stärker (1:90) und enthielt keinen weingeistigen Zusatz, der entschieden die Haltbarkeit verstärkt, während ohne denselben sowohl in Solutio Fowleri als in Lösungen arseniger Säure (trotz deren antiseptischer Wirkung) sich leicht Algen entwickeln, die eine Zersetzung bedingen.

Der arsenigen Säure kommt eine örtliche und eine entfernte Wirkung zu. Die erstere ist eine kaustische, beruht jedoch nicht auf Eiweisscoagulation. Das Kaliumarseniat äussert keine locale kaustische Action, stimmt aber in seiner entfernten Wirkung mit der arsenigen Säure überein.

Arsenige Säure fällt Eiweiss nicht und die Annahme einer Zersetzung desselben durch Entziehung von Schwefel (Liebig, Heller) ist irrig. Nichtsdestoweniger ist die kaustische Wirkung der arsenigen Säure so gross, dass man sie früher als Causticum bei Geschwülsten häufig verwendete. Auch bei acuter Vergiftung mit gepulverter arseniger Säure findet man nicht selten an den Stellen, wo Arsenpartikelchen ungelöst liegen geblieben sind, Zeichen von Corrosion. Eigentliche Gastroenteritis toxica, wie man früher annahm, erzeugt arsenige Säure nicht; vielmehr sind die fälschlich für Entzündungserscheinungen gehaltenen enormen Hyperämien im Tractus als Zeichen entfernter Wirkung aufzufassen, da sie auch bei Vergiftung durch Subcutanapplication oder Infusion eintreten, wo die durch den Darm eliminirten Mengen arseniger Säure zu gering sind, um so hochgradige Entzündung hervorzurufen, wie sie in solchen Fällen häufig besteht (Böhm und Unterberger). Die kaustische Action der arsenigen Säure charakterisirt sich durch hochgradige Entzündung mit bedeutender Anschwellung und raschem Absterben der betreffenden Partien.

Die arsenige Säure besitzt eine hemmende Wirkung auf den Fäulnissprocess und verschiedene Gährungsvorgänge.

Die fäulnisswidrige Wirkung des Arseniks beweist die Möglichkeit, durch Einspritzung von Lösungen arseniger Säure in die Adern Leichname auf längere Zeit conserviren zu können, ohne dass dieselben der Fäulniss unterliegen. Der Anwendung zur Aufbewahrung von Thierhäuten, Vogelbälgen u. dgl. in Museen liegt neben der antiseptischen Action die deletere Wirkung der arsenigen Säure auf Milben und Articulaten zu Grunde. Bei acuter Arsenikvergiftung kommt es nach dem Tode häufig zu den ersten Erscheinungen der Fäulniss und erst später sistirt dieselbe und tritt eine eigenthümliche Mumification ein. Die Wirkung als Antisepticum ist somit eine beschränkte; Zusatz von Arsenlösung zu faulendem Material hemmt die Fäulniss nicht. Auf die Bildung von Schimmelpilzen und von Bacterium Termo hat arsenige Säure anscheinend einen geradezu begünstigenden Einfluss (Böhm und Johannsohn, Fleck); in Lösungen entwickeln sich sehr leicht Pilzmycelien und im Darm mit Arsen Vergifteter kommen massenhafte Vibrionen und Monaden vor (C. E. Hofmann). Hemmende Wirkung zeigt die arsenige Säure auch auf Hefegährung, doch nimmt dieselbe nach einigen Tagen bedeutend ab; völlige Aufhebung findet nur bei längerer Einwirkung sehr grosser Arsenmengen statt, dagegen keine Auflösung der Hefezellen, während deren Vitalität und Vermehrung beschränkt wird (Buchheim und Savitsch, Böhm, Schäfer und Johannsohn). Beim Hinstellen von Hefe mit Wasser und Lösung arseniger Säure findet auf der Oberfläche nicht die Bildung von Schimmel, sondern die von Zoogloeaformen und Kugelbacterien statt. Beim Auftreten von Bacterien entwickelt sich Arsenwasserstoffgas, das beim Auftreten von Fadenpilzen nicht gebildet wird. Das Ferment der Ammoniakgährung des Harns und das der Milchsäuregährung werden ebenfalls durch arsenige Säure in ihrer Entwicklung gehindert, dagegen ist auf Emulsin und Myrosin Arsen ohne Einfluss (Böhm und Johannsohn); desgleichen auf peptonisirende und zuckerbildende Fermente (Böhm und Schäfer).

Die Resorption der arsenigen Säure und des arsenigsauren Kalium erfolgt von allen Schleimhäuten aus, ebenso von Wunden, Geschwüren und excoriirten Stellen. Die Elimination geschieht vorzugsweise durch die Nieren, ausserdem auch durch Haut und Darmschleimhaut, durch die Galle (Taylor) und selbst durch die Lungen (Flandin). Deposition in innern Organen, z. B. der Leber, scheint nur auf kürzere Zeit stattzufinden und die Elimination der gesammten eingeführten Arsenmenge meist in 14 Tagen (Orfila, Geoghegan), ausnahmsweise in etwas längerer Frist (in 25 Tagen nach Maclagan) vollendet.

In der toxikologischen Literatur finden sich zahlreiche Fälle von Arsenvergiftung nach Anwendung der arsenigen Säure als Aetzmittel oder nach der Anwendung in Salbenform bei Hautausschlägen, z. B. Scabies, sowie nach Einführung des Giftes in Vagina und Uterus. Im Blute ist Arsen nach Einverleibung löslicher Arsenikalien rasch nachweisbar, dagegen nicht in der Lymphe. Arsenik geht in alle Organe, selbst in die Knochen (Hertwig, Taylor, E Ludwig), bei Vögeln selbst in Schnäbel und Klauen, sowie in die Eier (Taylor) über; Mareska und Lardos constatirten es auch in der Placenta, im Fötus, nicht aber in der Amniosflüssigkeit. Skolosuboffs Behauptung, dass das Gehirn vorzugsweise zur Deposition diene, ist von E. Ludwig widerlegt, nach dessen Untersuchungen die Muskeln 3mal, die Leber 89mal und die Nieren sogar 135mal so viel Arsenik wie das Gehirn bei acutem Arsenicismus enthalten. Die Elimination durch die Nieren beginnt bei arseniger Säure in der Regel nach 6—8 Std., bisweilen erst am zweiten Tage, bei Kaliumarseniat schon nach einer Stunde. Chatin constatirte Arsen im Serum einer Vesicatorblase, was für die Elimination durch die Haut spricht. Ausnahmsweise scheint Arsen länger als 25 Tage im Körper zu verweilen; so fanden Flandin und Danger dasselbe spurenweise bei Schafen 35 Tage nach der Einführung.

Im Organismus wird nach Binz und Schulz die arsenige Säure z. Th. zu Arsensäure oxydirt, welche ihrerseits wieder eine Reduction zu Arsen erfährt.

Diese Angabe, auf welche Binz und Schulz eine besondere Theorie der Arsenikvergiftung gegründet haben, ist keineswegs unbestritten; namentlich will Dogiel eine Oxydation der arsenigen Säure im Thierkörper nicht constatirt haben. Binz urd Schulz haben den Nachweis der Reduction von Arsensäure zu arseniger Säure im Thierkörper und den der Oxydation der arsenigen Säure zu Arsensäure beim Contact der ersteren mit frischem Protoplasma constatirt, doch giebt nicht alles Protoplasma das nämliche Resultat, das z. B. in entschiedener Weise an Darm- und Lebersubstanz, dagegen nicht an Hirn- und Muskelsubstanz hervortritt. Gekochte Lebersubstanz giebt mit arseniger Säure keine Arsensäure. Wie arsenige Säure sich auch nach Binz und Schulz das Kaliumarseniat verhalten, welches in Kaliumarsenit übergeht.

Im Darmcanal geht die arsenige Säure vorwaltend in Natriumarseniat über, das als solches zur Resorption gelangt. Ein Theil wird durch den Schwefelwasserstoff in gelbes Schwefelarsen verwandelt, welches sich häufig bei acuter Arsenvergiftung in den Eingeweiden constatiren lässt.

Die Erscheinungen, welche Arsenik und lösliche Arsenikalien überhaupt hervorbringen, sind nach der ingerirten Menge verschieden. In grösseren Mengen sind sie intensive Gifte nicht allein für den Menschen, sondern für alle Wirbelthiere und wirbellosen Thiere und selbst für Pflanzen. Die Symptome des acuten Arsenicismus beschränken sich nach Vergiftung mit weissem Arsenik in Substanz oft auf die der Gastroenteritis toxica mit heftigem Durst, Trockenheit im Halse und häufig sehr intensiven Schmerzen im Magen und Abdomen, womit in der Regel Nephritis mit verminderter Harnsecretion, nicht selten auch als weiterer Ausdruck entfernter Wirkung Schmerzen in den Extremitäten, häufig Ameisenkriechen und Abnahme des Gefühls in den Extremitäten, Schwindel, Eingenommensein des Kopfes, Delirien, Lähmungserscheinungen sich compliciren. Solche nervöse Symptome können nach Beseitigung der Darmerscheinungen auch persistiren und bei Vergiftung mit nicht ätzenden Arsenikalien, seltener auch bei Intoxication mit arseniger Säure, ohne Symptome von Entzündung des Tractus vorkommen (sog. Arsenicismus cerebrospinalis). Bei der Section findet sich bei Menschen und Thieren ausser dunkelblutrother Färbung, Ekchymosirung und Schwellung der Schleimhaut des Magens und des Darms bei nicht allzukurzer Dauer der Intoxication auch fettige Degeneration der Leber, der Nieren und des Epithels der Harncanälchen, des Herzfleisches, der quergestreiften Muskeln und selbst des Epithels der Magendrüsen. Sehr auffallend ist die mumienhafte Verschrumpfung und Vertrocknung der Leichname mit Arsen vergifteter Menschen und Thiere, welche sich selbst Jahre lang in diesem Zustande erhalten können.

Bezüglich der Behandlung des acuten Arsenicismus muss auf die Abschnitte über Antidotum Arsenici und Magnesia verwiesen werden. Leichtere Intoxicationserscheinungen können schon durch 0,01 arseniger Säure bedingt werden und treten nach 0,02—0,03 stets hervor; Kaliumarseniat ist seiner leichteren Löslichkeit wegen giftiger als arsenige Säure, wenn letztere nicht gelöst ist. Vom gepulverten Arsen können 2,0, vom gelösten Arsen schon 0,1—0,2 den Tod herbeiführen. Die enorme Giftigkeit des **Arsenwasserstoffs** ist bekannt. Die Symptome und der Leichenbefund decken sich vollständig bei interner Einführung und bei Infusion gelöster arseniger Säure. Vom Magen aus wirkt letztere deleterer als bei subcutaner Application oder bei Infusion.

Bei Einführung kleiner medicinaler Dosen von Arsenikalien kann durch dieselben in einzelnen Fällen ein Zustand chronischer Vergiftung herbeigeführt werden, welcher mit Röthung der Bindehaut des unteren Augenlides, Trockenheit des Auges, der Nase und des Schlundes und mit leichter Heiserkeit, bisweilen mit Magenschmerzen und Diarrhoe beginnt, und wenn das Mittel nicht fortgelassen wird, zu einem ähnlichen Bilde von chronischem Arsenicismus führen soll, wie es bei Hüttenarbeitern beobachtet ist.

Bei Arbeitern in Arsenhütten entwickeln sich nach der Schilderung von Klose in Reichenstein zunächst juckende pustulöse Hautausschläge (früher unzweckmässig als Eczema arsenicale bezeichnet), Anschwellungen der Haut am Scrotum und in den Achselhöhlen, sowie Geschwüre an den Fingern und Kahlköpfigkeit; dann ausser diesen, wohl vorzugsweise auf die verstäubte arsenige Säure zu beziehenden Phänomenen, die bei Vergiftung durch längere Zeit hindurch fortgesetzte interne Anwendung kaum in ausgedehnterem Maasse vorkommen, Verdauungsbeschwerden, Dysurie und selbst Ischurie, Neuralgien (Ischias, Prosopalgie), Paralyse der Extremitäten, mit Ameisenkriechen, Verminderung der Sensibilität und Kältegefühl (analog den Residuen bei acutem Arsenicismus), endlich hektisches Fieber und Hydrops. Aehnliche Symptome sind auch nach dem Bewohnen von Zimmern, welche mit arsenhaltigem Anstriche oder arsenhaltigen Tapeten bekleidet sind, beobachtet. Bei der Behandlung von Lymphomen mit steigenden Dosen von Fowlerscher Solution kommt es zu Schlaflosigkeit, Unruhe, Aufgeregtheit oder melancholischer Gemüthsstimmung und Muthlosigkeit, constant zu fieberhaften Erscheinungen (Arsenfieber), welches entweder als continuirliches, mit Steigerung am Abend und Abfall am Morgen, oder paroxystisch unter dem Bilde einer Quotidiana auftritt (Winiwarter).

Gewissermaassen paradox erscheint diesen chronischen Intoxicationen gegenüber die Möglichkeit, dass durch allmälig gesteigerte Dosen von Arsenikalien eine Toleranz des Organismus selbst gegen solche Gaben, die unter gewöhnlichen Verhältnissen letal wirken würden, acquirirt werden kann, wie dies zahlreiche Erfahrungen am Krankenbette und besonders die in Steiermark herrschende Unsitte der Arsenophagie beweist, wobei sogar der Consum des Arseniks in kleinen Mengen in manchen Fällen zu einer Zunahme des Körpergewichts und der Körperfülle, zu einem vorzüglichen Aussehen der Haut und Haare, ja selbst zu Erleichterung der Respiration und beschwerlicher körperlicher Arbeiten führen kann.

Wie grosse Mengen Arsen von einzelnen Kranken auf die Dauer tolerirt werden können, ohne chronischen Arsenicismus zu bedingen, beweist die Angabe von Hebra, der bei einzelnen Psoriasiskranken 2000 Asiatische Pillen, entsprechend 10,0 Acidum arsenicosum, ohne Schaden nach und nach consumiren liess.

Die Unsitte des Arsenikessens besteht vorzugsweise im nördlichen und nordwestlichen Theile von Steiermark, wo man sich der arsenigen Säure oder (seltener) des gelben Schwefelarsens bedient. Die Arsenikesser fangen mit der Dosis von der Grösse eines Hirsekorns an und steigen allmälig bis 0,2 — 0,4, ja selbst 1,0 (Knapp) und 1,5 (Heisch), welche Mengen entweder täglich oder ein um den andern Tag oder 1—2mal wöchentlich genommen werden. Gleich nach dem Genusse vermeiden sie das Trinken; eine besondere Diät wird meist nicht eingehalten, nur Einzelne hüten sich vor Fettgenuss. Dagegen ist es in einzelnen Bezirken Sitte, den Arsenikgenuss zeitweise auszusetzen und zwischendurch Aloë zu nehmen, wodurch vielleicht die Befreiung des Organismus vom Arsen bewerkstelligt wird. Die Arsenikesser sind durchgängig kräftige und gesunde Männer, zu Strapazen im hohen Grade befähigt; es giebt darunter Personen, welche von ihrem 18. Lebensjahre an bis zum hohen Alter Arsen consumiren. Frauen geniessen selten Arsen, und wo es der Fall ist, in der Absicht, sich eine stärkere Körperfülle zu verschaffen. Bei Männern ist bisweilen Schwerathmigkeit Veranlassung zur Arsenophagie, meist der Wunsch grössere Arbeitsleistungen ausführen und namentlich Berge mit Leichtigkeit besteigen zu können. Beim Aussetzen fühlen die Arsenikesser häufig Schwäche, die sie zu erneutem Genusse antreibt. Auch die Pferde werden in Steiermark, wie übrigens auch in manchen andern Ländern, mit Arsen gefüttert. Die oft angezweifelte Thatsache des Arsenikessens ist durch den Nachweis von Arsenspuren im Urin eines steirischen Arsenessers erwiesen (E. Schäfer). In andern Ländern kommt Arsenophagie nur ausnahmsweise vor, doch sind vereinzelte Fälle beschrieben, die nicht immer einen gleich günstigen Verlauf hatten und wo in Folge unausgesetzten Consums Magenschmerzen, Strangurie, Diarrhoe mit Tenesmus und selbst der Tod eintrat. Genuss von stark arsenhaltigem Wasser des aus den Blackcomb mountains entspringenden Flusses Whitbeck in Westcumberland soll anfangs Trockenheit im Munde und Schlunde veranlassen, doch tritt rasch Gewöhnung ein und erreichen die Einwohner des Fleckens Whitbeck, welche kein anderes Wasser geniessen, durchgängig ein hohes Alter. Die consumirte Arsenmenge scheint hier indessen weit geringer als in Steiermark zu sein. Dass auch bei Thieren Gewöhnung an Arsen stattfindet, ist nicht nur bei Pferden, sondern auch bei Kaninchen (Roussin, Cunze) nachgewiesen.

Die physiologischen Versuche über die Einwirkung der Arsenikalien auf den gesammten Stoffwechsel und auf die einzelnen Systeme und Organe haben keineswegs überall zu vollkommen gleichen Resultaten geführt. Die Ergebnisse sind z. Th. einander so widersprechend, dass es uns nicht befremden kann, dass in Bezug auf die Theorie der Arsenwirkung, sei es der toxischen, sei es der medicamentösen, die heterogensten Anschauungen sich Bahn gebrochen haben und dass die Einen z. B. den Arsenik für ein Fieber erzeugendes Mittel erklären, während ihn Andere als ein Antipyreticum bezeichnen. Von Manchen ist besonders auf eine den Arsenikalien zukommende Beschränkung des Stoffwechsels als Erklärungsgrund für eine Reihe Erscheinungen hingewiesen, während Einzelne einen Wechsel von Anziehung und Abgabe von Sauerstoff als eigentliches Wesen der Arsenwirkung betrachten. Von den meisten Autoren als auf verschiedene Theile des Nervensystems herabsetzend und lähmend wirkend angesehen, ist Arsenik von Anderen geradezu als Neurosthenicum hingestellt.

Es lässt sich nicht leugnen, dass manche dieser Gegensätze darauf beruhen, dass die Differenzen der Wirkung kleiner und grosser Dosen nicht geschieden sind. Gewiss aber ist es, dass nicht, wie man aus febril verlaufenen Fällen von Arsenicismus acutus hat schliessen wollen, die arsenige Säure ein pyretogener Stoff ist und dass, wo bei acuter Arsenvergiftung febrile Erscheinungen auftreten, diese als Folge der bestehenden Entzündung im Darm anzusehen sind. Worauf das Fieber bei der Arsenikcur maligner Lymphome (Winiwarter) beruht, steht dahin. Bei acuten Vergiftungen mit Natriumarseniat bei Thieren findet sich stets beträchtliches Sinken der Temperatur bis zum Tode; dasselbe ist der Fall bei Einführung kleiner Mengen desselben Salzes längere Zeit hindurch fortgesetzt (Cunze). Es ist somit Sinken der Temperatur, wie auch Lolliot bestätigt, als Resorptionswirkung des Arsens zu betrachten. Wie diese Erscheinung für eine Herabsetzung des Stoffwechsels spricht, so wird dieselbe auch durch Thierversuche von Schmidt und Stürzwage durch eine Verminderung der Kohlensäureausscheidung nach toxischen Dosen arseniger Säure erwiesen. In Bezug auf die Ausscheidung des Harnstoffs divergiren die Resultate; den Beobachtungen von Schmidt und Bretschneider, Rabuteau und Lolliot, wonach Arsenikalien eine Verminderung des Harnstoffs bedingen sollen, nach Rabuteau selbst um 60%, stehen Untersuchungen von Fokker bei einem im Stickstoffgleichgewicht befindlichen Hunde mit kleinen Dosen Arsen gegenüber, wobei keine Abnahme der Harnstoffausscheidung erfolgte.

Auch Gäthgens und Kossel haben bei vorsichtig gesteigerter und später toxischer Gabe von Arsensäure (als Natriumsalz genommen) eine Steigerung der Stickstoffausscheidung constatirt, doch betont Boeck, dass es nicht gestattet sei, hiervon auf die Abhängigkeit des Arsenicismus acutus und chronicus vom Stoffwechsel zu schliessen, da einerseits eine analoge Steigerung durch nicht toxische Stoffe, z. B. Chlornatrium, hervorgebracht wird, andererseits die Höhe der Steigerung der Harnstoffausscheidung nicht derjenigen beim Phosphorismus acutus annähernd gleichkommt. Für eine Oxydationshemmung spricht ferner die eigenthümliche Beobachtung Cunzes, dass bei Thieren, die nach Einspritzung von Natriumarseniat in die Jugularis rasch getödtet werden, die Contractionen des Herzens und besonders des rechten Vorhofes viel länger als unter gewöhnlichen Verhältnissen, selbst bis 19 Std. nach dem Tode fortdauern, was nur bei Säugethierherzen, nicht aber bei Froschherzen sich zeigt.

Die Hemmung der Oxydation steht ferner im Einklange mit dem Fettansatze der Arsenik essenden Steiermärkerinnen, deren Vermehrung der Körperfülle ein Pendant in E. Kopps Selbstbeobachtung findet, der in Folge von Arbeiten mit Arsen, wobei eine Einverleibung nicht zu vermeiden war, im Laufe von 2 Monaten 20 Pfd. schwerer wurde. Zunahme des Gewichtes hat auch Vaudrey bei mehreren Versuchspersonen nach längerer Darreichung von 0,001 bis 0,006 arseniger Säure, ebenso in rapider Weise nach grösseren Dosen auftreten gesehen, doch blieb es im ersteren Falle zweifelhaft, in wie weit die gleichzeitig bestehende Steigerung von Appetit und Durst dazu contribuirte. Ist der Arsen wirklich ein Hemmungsmittel der Oxydation und findet in der That auch bei kleineren Dosen der Arsenikalien verminderte Ausscheidung von Kohlensäure statt, so liesse sich der Fettansatz allerdings aus unvollständiger Verbrennung der eingeführten Kohlehydrate erklären. In gleicher Weise findet sich in letzterer auch eine Erklärung für die Leichtigkeit der Bewegungen und die ausserordentliche Arbeitsfähigkeit der Arsenikesser, indem bekanntlich die Oxydationsprocesse vorzugsweise in den Muskeln stattfinden und in Folge einer Herabsetzung derselben weniger Fleischmilchsäure gebildet wird, in deren Auftreten die Ursache der Ermüdung gesucht werden muss. Möglicherweise ist auch die durch kleine Gaben Arsen bedingte Leichtigkeit des Athmens, welche von Vaudrey u. A. auf eine besondere Wirkung des Arsens auf den Vagus bezogen wird, der Ausdruck einer solchen Hemmung der Oxydationsvorgänge in der Muskulatur der Brust, wozu vielleicht der das Athmungsbedürfniss herabsetzende Einfluss der Kohlensäureverminderung im Blute als zweites Moment hinzukommt (Rabuteau).

Directe Herabsetzung der Fähigkeit des Blutes, Sauerstoff aufzunehmen, wollen Delpeuch und Fery nachgewiesen haben, und immerhin ist diese Beschränkung der Absorptionsfähigkeit des Bluts für Oxygen ein besserer Erklärungsgrund für die durch Arsen bedingte Oxydationshemmung als die von Munk und Leyden früher supponirte directe Sauerstoffentziehung, die bei den zur Erzielung der Wirkung ausreichenden minimalen Mengen wohl nicht in Betracht kommen kann. Man müsste dabei natürlicherweise auch eine Ueberführung der arsenigen Säure in Arsensäure annehmen, die, wenn sie die neueren Untersuchungen von Binz und Schulz auch für das Parenchym bestimmter Organe wahrscheinlich machen, dennoch für das Blut als zweifelhaft angesehen werden muss. Selbst Binz und Schulz bezeichnen das Blut als ein zur Entscheidung der Frage über die Umwandlung der arsenigen Säure in Arsensäure ungeeignetes Object. Dass die arsenige Säure im Blute nicht ohne Einfluss auf die rothen Blutkörperchen bleibt, ist unzweifelhaft. Schon die Beobachtung von Schmidt und Bretschneider, wonach die resorbirte arsenige Säure nur im Blutkuchen, nicht aber im Serum sich findet, spricht für eine Beziehung der Erythrocyten zu dem Arsen. Wie bei directem Zusatze grösserer Mengen arseniger Säure zu Blut die rothen Blutkörperchen aufgelöst werden, während bei kleinen Mengen Farbe und Form lange unverändert bleibt, während Arsensäure das Blut schneller dunkel macht und zur Veränderung der Form und Grösse der Blutkörperchen rascher führt (Dogiel), so tritt auch bei steigenden medicamentösen Dosen Abnahme der Zahl der rothen Blutkörperchen ein (Delpeuch), wobei jedoch der Hämoglobingehalt der einzelnen Körperchen entschieden steigt. Spectroskopisch kann beim Warmblüter nach arseniger Säure Veränderung des Hämoglobins im Blute nicht nachgewiesen werden (Filehne). Dagegen verändert Arsenwasserstoff das Hämoglobin (Koschlakow) und erzeugt damit im Zusammenhange Hämoglobinurie, welche in der Vergiftung mit anderen Arsenikalien, wenn sie auch vereinzelt vorkommt (Vrijens), nur eine unbedeutende Rolle spielt.

Dass die arsenige Säure auf die Eiweissbestandtheile des Organismus in besonderer Weise influirt, ist aus den mitgetheilten Daten ersichtlich. Es erhellt dies auch aus den Versuchen Selmis, wonach bei Fütterung mit Natriumarseniat das Arsen theilweise als organische Verbindung in Form einer oder mehrerer arsenhaltiger Basen im Harn erscheint. Einen weiteren Beweis einer solchen Alteration liefert die bei acuter und subcutaner Vergiftung in der Regel zu constatirende fettige Degeneration verschiedener Organe, welche allerdings gewöhnlich nicht den hohen Grad erreicht, welchen die Phosphorvergiftung meist darbietet.

Den Grund der Veränderungen überhaupt sucht man allgemein in einer Wirkung des in dem Acidum arsenicosum enthaltenen Elements Arsen. In neuester Zeit haben jedoch Binz und Schulz die Hypothese aufgestellt, dass das Arsen nicht an sich giftig wirke, sondern gewissermassen nur Träger der giftigen Eigenschaften sei und dass die giftige Action der Arsenikalien eigentlich als Wirkung nascirenden Sauerstoffs aufgefasst werden müssen. Indem die arsenige Säure sich zunächst zu Arsensäure oxydire, diese dann wieder Sauerstoff abgebe und dieser Process sich ad libitum reiterire, soll ein fortwährendes Hin- und Herschwingen des Sauerstoffs von Molecül zu Molecül stattfinden und durch die gesteigerte Oxydation in den Geweben nicht allein der Symptomencomplex der Vergiftung, sondern auch der therapeutische Effect der Arsenikalien bedingt werden. Diese Hypothese hat zunächst den Umstand gegen sich, dass analoge Beziehungen zum Sauerstoff auch die Ferro- und Ferrisalze zeigen, ohne dass dabei jedoch toxische Wirkung eintritt. Ferner ist es unerklärlich, wie eine solche Schwingung auch in Verbindungen stattfinden soll, in denen die Arsenatome mit anderen Elementen als O fest verbunden sind. Wir wissen, dass fast sämmtliche arsenikhaltige Verbindungen, soweit sie resorbirbar sind, nach ihrer Aufnahme ins Blut den nämlichen Symptomcomplex bedingen, wie die arsenige Säure. Es ist dies z. B. bezüglich der Dimethyl- und Diphenylarsinsäure (H. Schulz), sowie der Benzarsinsäure der Fall (Schröter), doch wirken alle diese Verbindungen, welche nicht allein den Symptomencomplex der acuten, sondern auch den der chronischen Arsenikvergiftung zu erzeugen vermögen, weniger giftig als Arsensäure und arsenige Säure. Die Hypothese von Binz und Schulz würde aber voraussetzen, dass die Arsenikalien und in specie Arsensäure und arsenige Säure den nämlichen Grad der Giftigkeit besässen. Man sollte sogar, wenn der mit den Geweben in Wechselwirkung tretende nascirende Sauerstoff die Ursache der Arsenwirkung wäre, meinen, dass die Arsensäure, insofern von dieser die Sauerstoffatome sich abspalten, giftiger sein müsste als die arsenige Säure, welche nur sauerstoffentziehend wirkt. Nichts destoweniger ist nach wiederholten genauen Untersuchungen die Arsensäure und deren Natriumverbindung sowohl für Vertebraten als für wirbellose Thiere, z. B. Fliegen, weit weniger giftig als die arsenige Säure, so dass eine dieselbe Menge As einschliessende Menge arsenige Säure weit rascher letale Intoxication als die entsprechende Quantität Arsensäure hervorbringt. Auch sind bei Einführung von Arsensäure in den Magen die örtlichen Erscheinungen relativ geringer als beim Acidum arsenicosum. Man könnte daher gerade in Bezug auf die kaustische Wirkung geneigt sein, damit, wie Cunze gethan, die Hemmung der Oxydationserscheinungen in Zusammenhang zu bringen.

Nicht minder differirend sind die Anschauungen in Bezug auf die Beeinflussung der verschiedenen Nervengebiete durch die arsenige Säure. Es kann wohl keinem Zweifel unterliegen, dass die verschiedenen Nervenstörungen als consecutive Erscheinungen des acuten Arsenicismus oder bei chronischer Arsenintoxication, wenn sie auch z. Th. mit nutritiven Störungen zusammenhängen, doch theilweise auch als directe Wirkung auf das Nervensystem und zwar auf die Nervencentren anzusehen sind. Paralytische Erscheinungen treten namentlich prägnant bei acuter Arsenvergiftung von Fröschen hervor; bei diesen cessirt nach den Versuchen von Sklarek zunächst die spontane Muskelaction in Folge centraler Einwirkung, da weder die Muskeln noch die peripherischen Nerven functionsunfähig sind; dann wird die Sensibilität beeinträchtigt und bei intactem Muskelgefühl die Empfindung gegen kaustische und chemische Reize herabgesetzt, und zwar ebenfalls vom Centrum aus, wobei wahrscheinlich die graue Substanz des Rückenmarks betroffen ist. Dass die Erscheinungen nicht auf einer Prädilection des Arsens zum Gehirn oder Rückenmark und einer Aufspeicherung des Metalls in diesen Theilen (Skolouboff) beruhen, haben E Ludwig und Vrijens (1881) übereinstimmend dargethan. Vrijens halt für das Wesen der toxischen Wirkung des Arsens eine Herabsetzung der Function und Erregbarkeit des gesammten Nervensystems, ohne dass es möglich sei, ein specifisch afficirtes Nervengebiet als Ort der Wirkung dem Gifte zuzuweisen. Im Gegensatze zu dieser Anschauung, welche darauf basirt, dass bei Integrität der directen Muskelerregbarkeit die indirecte Reizung während der Arsenvergiftung nur schwache Contractionen auslöst und dass beim Fortschreiten der Intoxication die verschiedensten Nervengebiete (Depressores, Vagi, vasomotorisches Centrum) weniger erregbar werden, vindicirte Böhm (1874) dem Gifte eine besondere lähmende Wirkung auf die Gefässe des Unterleibes, welche in der Stauungshyperämie der Abdominalorgane ihren Ausdruck finde und im Verein mit einer starken Herabsetzung der Herzenergie die Ursache der bedeutenden Herabsetzung des Blutdrucks sei, welche nach den verschiedensten Untersuchungen (Böhm und Unterberger, Lesser, Vrijens, Dogiel) die acute Arsenvergiftung charakterisirt. Dieselbe kann mit wechselnden Veränderungen der Herzschlagzahl, über deren Zustandekommen die einzelnen Autoren differente Anschauungen haben, auch nach kleineren Arsenmengen vorkommen und ist ohne Zweifel vom vasomotorischen Centrum unabhängig (Böhm, Lesser). Kleine Dosen beschleunigen, grosse verlangsamen den Blutstrom nach primärer Acceleration (Dogiel). Das Athemcentrum wird unabhängig von der Circulation durch arsenige Säure anfangs erregt, später herabgesetzt. Beim Warmblüter überdauert der Herzschlag stets die Athmung, während bei Fröschen das Gegentheil der Fall ist (Lesser).

Als besondere Nervenwirkung der Arsenikalien ist von Imbert Gourbeyre eine Herabsetzung des Geschlechtstriebes hervorgehoben, doch widersprechen dem die Verhältnisse der steirischen Arsenophagen vollständig.

Als eine eigenthümliche Wirkung der Arsenikalien wird die Zerstörung des Glykogens in der Leber bezeichnet. Die Angabe von Saikowski, dass bei mit Arsenikalien gefütterten Thieren durch die sog. Piquûre oder durch Curarisation kein Diabetes hervorgerufen werde, scheint nach Bimmermann und Lehmann irrig. Polyurie ist bei chronischer Arsenvergiftung von Thieren ein nicht seltenes Phänomen. Auch kömmt Zucker im Harn bei acuter Arsenvergiftung vor (Vrijens).

Als Medicament haben die Arsenikalien die grösste Bedeutung bei Dermatosen, unter denen besonders die Psoriasis am häufigsten durch dieselben in günstiger Weise beeinflusst wird. Ueberhaupt scheinen schuppenförmige Exantheme vorzugsweise für den Arsengebrauch zu passen, während bei papulösen und pustulösen Exanthemen, sowie bei Ulcerationen, Arsenik eher verschlimmernd als bessernd wirkt.

Von der Heilwirkung des Liquor Kalii arsenicosi bei idiopathischer Psoriasis hat sich mancher Arzt, welcher sie nach dem Vorgange von Romberg und Veiel gegen dieses Leiden anwendete, überzeugt, und die Erfahrungen deutscher Aerzte werden durch auswärtige Dermatologen (Biett, Cazenave, Hardy, Wilson, Thomson, Hunt u. A.) bestätigt. Obschon manche Fälle durch das Mittel nicht geheilt werden, sondern nur temporäres Verschwinden des Ausschlages zeigen, ist doch in den meisten eine Verminderung der Schuppen, ein Abblassen der Flecke und eine Abnahme des Juckens nach etwa 14 tägiger Behandlung bemerkbar. Die gleichzeitige Anwendung äusserer Medicamente (Theer, Waschungen) ist dabei unnöthig. Die Anwendung bei andern Hautaffectionen, z. B. Elephantiasis, wogegen Arsenik seit Alters her in Indien Anwendung findet, Alopecie, Prurigo, ist in der Regel von minder günstigem Erfolge. Auch bei Eczema chronicum universale lässt sie meist im Stich. — Dass Arsenik auf die äussere Haut einen besondern Einfluss ausübt, beweisen die alten Erfahrungen bei Pferden, deren Fell dadurch eine glänzendere Beschaffenheit annimmt. Ist der günstige Erfolg bei Dermatosen auf Eliminationswirkung und nicht etwa auf Beseitigung einer herpetischen Krase zu beziehen, wie man früher glaubte, so erklärt sich sehr leicht, dass bei bestehender stärkerer Hautentzündung dieselbe gesteigert wird und daher die Arsenikalien bei solchen geradezu contraindicirt sind.

In zweiter Linie erweisen sich die Arsenikalien wirksam gegen **Intermittens**, wo sie jedoch unbedingt dem Chinin nachstehen und nur dann Anwendung verdienen, wenn das Wechselfieber durch letzteres nicht geheilt wird.

Schon vor der Mitte des 17. Jahrhunderts als Quacksalbermittel in Gebrauch, wurde Arsenik um 1670 von Slevogt und Melchior Frick als Febrifugum allgemeiner bekannt; seine Anwendung fand dann an Störk einen entschiedenen Gegner. Später lenkten Fowler, Pearson, Heim die Aufmerksamkeit auf das Mittel, welches jedoch in allen Ländern bis in die neueste Zeit hinein auf hartnäckige Opposition stiess, die z. B. in Frankreich, wo Boudin und verschiedene in Algier stationirte Militairärzte die antitypische Wirksamkeit des Arseniks sicher stellten, theilweise noch jetzt fortdauert. So weit unsere eigene Erfahrung reicht, ist Arsenik in frischen Fällen von Intermittens überflüssig, dagegen kommen inveterirte Formen, besonders mit quartanem Typus vor, wo nach erprobter Unwirksamkeit des Chinins Arsenik curativ wirkt. Die Befürchtung, dass das Mittel hier Vergiftungserscheinungen bedinge, fällt weg, wenn man die Dosis zweckmässig einrichtet, da nicht etwa, wie beim Chinin, ein Coupiren der Anfälle durch grosse Dosen Zweck der Medication sein darf. Bei perniciösem Wechselfieber ist Arsenik entschieden unzulässig. Die Theorie der Wirkung des Arsen bei Intermittens ist bis jetzt unklar. Da er nach Isnard u. A. von günstigstem Einflusse auf Malariakachexie ist, lässt sich eine directe Wirkung auf den Intermittensprocess annehmen.

Eine besondere Bedeutung haben die Arsenikalien in der Behandlung maligner Lymphome und Lymphosarkome (Winiwarter, Billroth, Czerny, Chiari), wo man die Fowlersche Solution theils curmässig intern verabreicht, theils parenchymatös injicirt. Auch liegen nicht wenige Fälle vor, wo sich Arsen in langsam steigenden Dosen bei Leukämie und perniciöser Anämie bewährte (Malthe).

Bei allen übrigen Dyskrasien und Diathesen, wo Arsenikalien versucht wurden, — und es ist dieses fast bei allen derartigen Zuständen der Fall gewesen — ist man von dem Gebrauche derselben fast vollständig zurückgekommen. Bei Syphilis, wogegen Arsenik schon im 17. Jahrhundert von David de Plantecampy benutzt wurde, ist er zwar nicht unwirksam und wirkt namentlich bisweilen auf Knochenschmerzen günstig, steht jedoch dem Iod und Quecksilber bei Weitem nach. Ganz verwerflich erscheint die Anwendung bei Gicht, Scrophulose, Tuberculose, Caries, Krebs und ähnlichen Affectionen; Typhus und asiatischer Cholera, deren Behandlung von einzelnen Aerzten als erfolgreich bezeichnet wurde. Der Gebrauch bei giftigem Schlangenbiss, wo die sog. Tanjorepillen (Arsenik mit Quecksilber) früher in Ansehen standen, und gegen Wasserscheu hat sich nicht bewährt. Ueber die Wirkung bei Rotzkrankheit (Mackenzie) liegen Beobachtungen in genügender Zahl nicht vor. Bei Diabetes, gegen welchen früher Hoog eine Mischung von Kaliumarseniat und Schwefelammonium, später Leube Fowlersche Solution empfahl, kann man durch Arsen zwar die Zuckermenge im Harn herabdrücken, jedoch nicht ohne Störung des Allgemeinbefindens (Herz und Lehmann).

Sehr guten Erfolg hat Arsenik in manchen Fällen von **Neuralgien**, und zwar nicht nur bei frischen oder inveterirten periodischen, sondern auch bei atypischen Formen, gleichviel in welchen Nerven dieselben ihren Sitz haben. Auch bei manchen andern Neurosen, zumal bei Chorea, hat Arsen Empfehlung gefunden, ohne jedoch allgemein in Anwendung gezogen zu werden. Besonders gerühmt werden Arsenikalien bei asthmatischen Beschwerden.

Dass selbst sehr hartnäckige Fälle von Neuralgien, welche allen andern Mitteln trotzten, durch Arsen geheilt werden können, beweisen verschiedene Beobachtungen. Genaue Indicationen für die Anwendung des Mittels lassen sich jedoch nicht feststellen. Nach Romberg soll Arsen am wirksamsten bei stark anämischen Kranken und bei Neuralgien sein, denen Leiden des Uterus und der Ovarien zu Grunde liegen. Nach Isnard, welcher Arsenik als allgemeines Tonicum des Nervensystems empfahl, ist es von dem geringsten Erfolge bei Ischias, was auch von Cahen bestätigt wird. Bei Chorea ist allerdings in sehr alten Fällen sehr oft ein Nutzen nicht verkennbar, doch widerstehen auch diese häufig der Arsenotherapie. Die Anwendung gegen Epilepsie, Keuchhusten, Apoplexie (Lamard-Picquot) scheint ohne besondere Bedeutung. Bei Tetanus erklärt es sogar Isnard für wirkungslos, welcher sonst das Medicament in einer Reihe von Affectionen empfiehlt, wo es bisher entweder gar nicht angewendet wurde oder Andern seinen Dienst versagte. So rühmt er den Arsenik in allen Fällen von Nervosismus (nach schweren Krankheiten, während der Gravidität und Lactation, in der Pubertätsperiode und während und nach der Menopause), ferner bei Chlorose, wo er bei Recidiven und Complicationen mit Neurosen dem Arsen den Vorzug vor dem Eisen giebt, ja selbst bei Adynamie, in der Reconvalescenz von acuten Krankheiten, bei Delirien und Collaps auf der Höhe oder gegen das Ende schwerer febriler Affectionen, endlich bei allen Kachexien. Inwieweit hier reelle Erfolge zu erzielen sind, müssen weitere nüchterne Beobachtungen lehren. Gewiss ist es, dass bei Tuberculose, bei welcher Isnard selbst das Mittel im dritten Stadium anwandte, manchmal eine Besserung der Diarrhoe, des Auswurfs und selbst des hektischen Fiebers erfolgt, dass aber von einer Heilung absolut nicht die Rede sein kann und in der Regel das Körpergewicht sinkt. Erfolge bei Asthma sind neuerdings von Trousseau und Sée gerühmt. Dujardin-Beaumetz rühmt Arsen als Tonicum statt Eisen bei compensirten Mitralisaffectionen. Die bei den Arsenophagen beobachtete grössere Leichtigkeit des Athmens wird mit diesen Effecten gewöhnlich in Zusammenhang gebracht. Bei eigentlichem Emphysem bleibt Arsenik ohne jeden Nutzen.

Die mannigfache Opposition welche die Arsenotherapie jeder Zeit gefunden hat, nicht weil sie unwirksam ist, sondern weil sie Leben und Gesundheit der Kranken bedrohe, ist jetzt ziemlich verstummt und es giebt sogar jetzt mehr Arsenenthusiasten als Arsenophoben. Es lässt sich auch nicht leugnen, dass bei zweckmässiger Anwendungsweise das Mittel gar keine Gefahren bedingt. Beschränkung der Dosen und Darreichung bei gefülltem Magen verhütet acute Vergiftung; ebenso ist man im Stande, chronischer Intoxication vorzubeugen, wenn man das Mittel aussetzt, sobald sich Conjunctivitis zeigt, welche meist das erste Phänomen der Vergiftung ist, oder sobald gastrische Störungen sich einstellen. Von Wichtigkeit ist es auch, für Leibesöffnung zu sorgen, um das im Darm eliminirte Gift fortzuschaffen. Im Uebrigen giebt es, von bestehenden Magen- und Darmkatarrhen abgesehen, kaum eine Contraindication. Kinder ertragen Arsenikalien recht gut, auch anämische Personen; Plethorische sollen ihn sogar schlechter toleriren (Romberg). Gravidae ertragen nach Isnard das Mittel vorzüglich und soll Abortus nicht zu befürchten sein.

Dagegen bietet die externe Anwendung als Reizmittel bei verschiedenen Hautaffectionen, wie wir bereits früher hervorhoben, Gefahren durch die Möglichkeit einer Resorption grösserer Mengen arseniger Säure. Man hat in dieser Richtung fast ausschliesslich das Acidum arsenicosum benutzt, und zwar als Causticum vorzugsweise bei Krebs, Lupus, aber auch bei Geschwüren, brandigen und phagedänischen Schankern (Ricord, Teissier), auch bei Onychia maligna. Trotzdem dass die Aetzwirkung eine beschränkte bleibt und in der Regel schöne glatte Narben hinterlässt, sind doch überall andere Aetzmittel vorzuziehen. Bei Krebs schützt natürlich weder Arsen noch ein anderes Aetzmittel vor Recidiven.

Besondere Empfehlung hat die arsenige Säure zum Aetzen der Zahnnerven und Heilung der Zahncaries vor dem Plombiren der Zähne gefunden.

Was die Verordnung der Arsenikalien anlangt, so wird bei uns gewöhnlich zum inneren Gebrauche der Liquor Kalii arsenicosi der arsenigen Säure vorgezogen, da jener weniger leicht Druck im Magen und gastrische Reizungserscheinungen bedingt. Man giebt denselben, am zweckmässigsten mit 3—4 Th. eines aromatischen Wassers verdünnt, in Tropfenform, und je nach der Affection, gegen welche man ihn gebraucht, zu 0,01—0,5 pro dosi. Nach der Phkp. sind 0,5 als höchste Einzelgabe und 2,0 als höchste Tagesgabe erlaubt. Von der arsenigen Säure schwanken die Dosen von 0,001—0,005. Letzteres ist die Maximalgabe der Phkp., welche 0,02 als Tagesgabe concedirt.

In Berücksichtigung der Gewöhnung des Organismus an Arsenikalien ist man in praxi gewohnt, dieselben in steigender Dosis zu reichen. Boudin stellt dies geradezu als Hauptregel für die Arsenotherapie hin und es kann auch nicht zweifelhaft sein, dass bei Intermittens, wo im Allgemeinen die höchsten zulässigen Dosen der Arsenikalien ihre Berechtigung haben, man wohl thut, mit diesen nicht zu beginnen, sondern durch Darreichung kleinerer Dosen den Organismus für solche vorzubereiten. Man kann allerdings in manchen Fällen auf diese Weise es dahin bringen, dass der Patient 0,02—0,03 arsenige Säure auf einmal nimmt, aber in der Regel — von wirklicher Malariakachexie abgesehen — wird man die Dosis von 0,005, höchstens 0,007 (6—10 Tropfen Liquor Kali arsenicosi) zu überschreiten nicht nöthig haben. Viel geringer sind die Dosen, welche man bei Psoriasis zur Erzielung von Heileffecten nöthig hat, wenn man dieselben nur anhaltend gebraucht. Hier genügt die Anwendung von 3mal täglich 3—6 Tropfen Fowlerscher Solution, wie sie Romberg verordnete, in den meisten Fällen, ja es scheint fast, als ob grössere Mengen minder günstig wirkten. Hebra beginnt mit 6 Tropfen, steigt dann alle 2 Tage um 1 Tropfen bis auf 12 und, wenn danach keine Veränderung eintritt, alle 4 Tage um einen weiteren Tropfen (bis 20 und selbst 30 Tropfen) und geht schliesslich wieder allmälig auf die Dosis von 6 Tropfen zurück. Isnard wendet das Acidum arsenicosum bei rein chronischen Leiden zu 0,01, bei acut verlaufenden Affectionen zu 0,02 pro die auf 3—4mal vertheilt an. Bei starker Empfindlichkeit beginnt er mit 0,002 und steigt höchstens bis 0,008 pro die. Bei Periodicität lässt er die letzte Gabe 3—5 Stdn. vor dem Anfalle nehmen. Hebra giebt bei Psoriasis in der Regel 3 Pillen von 0,005 arseniger Säure, in hartnäckigen Fällen sogar 12 derartige Pillen. Natürlich muss bei solchen hohen Dosen eine stete genaue Beaufsichtigung des Patienten stattfinden, um nöthigenfalls die bei acuter Arsenikvergiftung nothwendigen Mittel ungesäumt anzuwenden. Bei malignen Lymphomen giebt man Fowlersche Solution mit āā apfelsaurer Eisentinctur 2mal täglich nach dem Frühstück und Abendessen in steigender Dosis, wobei man mit 5 Tropfen der Mischung pro dosi beginnt und alle 2—3 Tage um einen Tropfen steigt, bis Vergiftungssymptome eintreten, was meist nach 25—30, bisweilen erst nach 40 Tropfen eintritt (Winiwarter).

Ob Arsenik oder Kaliumarseniat besser helfen, ist streitig; wahrscheinlich ist die Wirksamkeit beider nicht eben verschieden. Bei Psoriasis hält Hebra die arsenige Säure für ebenso wirksam, bei Intermittens Mac Culloch dieselbe für wirksamer als Solutio Fowleri. Arsenige Säure kann in Pulverform, Pillen (häufig in der öfters variirenden alten Form der Pilulae Asiaticae, vgl. Verordnungen) oder in Lösungen administrirt werden. Um örtliche Affection des Magens zu verhüten, setzt man häufig Opium hinzu. Zweckmässiger vermeidet man solche dadurch, dass man sie $1/4$—$1/2$ Stunde nach dem Genusse von Speise nehmen lässt. Dasselbe gilt für den Liquor Kali arsenicosi. Die hypodermatische Application der Solutio Fowleri (mit 2 Th. Aq. dest. verdünnt, zu 1—2 Tropfen), welche bei diversen Neurosen, besonders mit Tremor verbundenen (Eulenburg), Chorea, Psoriasis u. s. w. versucht wurde, ist wenig im Gebrauch. Fowlers Solution (namentlich die ältere Form mit Spiritus Melissae compositus) wirkt örtlich stark irritirend, ebenso 1% Lösung von arseniger Säure. Zur parenchymatösen Injection bei malignen Lymphomen injicirt man unverdünnte Solutio Fowleri zu einem Theilstrich der Pravazschen Spritze Boudin empfahl bei Asthma das Rauchen mit arseniger Säure imprägnirter Cigarren, sog. Arsencigarren.

Aeusserlich wird arsenige Säure in Pulver-, Pasten- oder Salbenform, ausnahmsweise in Lösungen (z. B. zu Waschungen bei inveterirten Condylomen, zu Injectionen bei Uteruscarcinom) gebraucht.

In früherer Zeit war als arsenhaltiges Aetzmittel namentlich das sog. Cosmische Pulver, Pulvis arsenicalis Cosmi, das auch schlechthin als Causticum arsenicale bezeichnet wurde, in Gebrauch, eine Mischung aus arseniger Säure, Zinnober, Thierkohle und Drachenblut, in keineswegs immer gleichbleibenden Verhältnissen in den einzelnen Pharmakopöen. Die ursprünglich von Baseilhac (Jean de St. Côme, Frère Cosme), Bruder im Orden der Feuillants (gestorben 1781), angegebene Formel enthielt statt Thierkohle Schwammkohle oder gebrannte Schuhsohlen. Das Pulver wurde mit etwas Gummilösung in Pastenform gebracht und ½—1 Mm. dick auf die zu ätzenden Krebsgeschwüre gestrichen. Die bei uns übliche Vorschrift, in welcher 40 Th. arsenige Säure auf 120 Th. Zinnober, 8 Th. Thierkohle und 12 Th. Drachenblut kommen, ist stärker als diejenige anderer Pharmakopöen und aus diesem Grunde besser zum Aetzen geeignet, weil danach weniger ausgedehnte Entzündung in der Nachbarschaft eintritt; doch sind die Gefahren der Resorption auch hier vorhanden und ist das Chlorzink unbedingt zweckmässiger. Ob man durch Beschränkung des Aetzens auf kleine Stellen (von nicht mehr als 2—3 Cm. Durchmesser) und durch Aufschieben erneuter Cauterisationen auf mindestens 8 Tage, wo die Ausscheidung der etwa resorbirten Arsenmenge vollendet sein soll (?), das Auftreten von acutem Arsenicismus verhüten kann, wie Manec u. A. behaupten, ist problematisch. Das Verfahren ist ausserdem sehr schmerzhaft. Aehnliche Pulver sind in Frankreich als Poudre oder Pâte de Dubois, P. de Rousselot benutzt. Etwas abweichend ist Dupuytrens Pulver (1—6 Th. Arsenik auf 99 Th. Calomel), welches mehr als Reizmittel bei Geschwüren und Hautleiden in Anwendung kam. Eine Mischung von 1 Th. Pulvis Cosmi und 8 Th. einer als Unguentum narcotico-balsamicum Hellmundi bezeichneten complicirten Salbe (aus 10 Th. Bleiacetat, 5 Th. Tinctura Opii crocata, 30 Th. Perubalsam, 30 Th. Schierlingsextract und 240 Th. Wachssalbe) bildet das nach Art des Cosmischen Pulvers benutzte, nach einem Krebs curirenden Chausseegeldeinnehmer aus der Gegend von Minden benannte Unguentum arsenicale Hellmundi.

Verordnungen:

1) ℞
Liquoris Kali arsenicosi 5,0 (gm. 5)
Aquae Menthae piperitae 15,0
M. D. S. Dreimal täglich 8 Tropfen und allmälig auf 16 zu steigen. (Bei Psoriasis. Romberg.)

2) ℞
Acidi arsenicosi 0,25 (cgm. 25)
Piperis nigri 2,5
Mucilaginis Gi. Arabici q. s.
ut f. pilul. No. 50. Consp. D. S. 2 mal täglich 1 Pille. (Pilulae Asiaticae nach Hebra modificirt. Jede Pille enthält 0,005 arsenige Säure.)

3) ℞
Acidi arsenicosi 0,05 (cgm. 5)
Opii 0,25 (cgm. 25)
Saponis med. q. s.
ut f. l. a. pil. No. 15. Consp. D. S. Täglich 1 Pille. (Bei Psoriasis. Hebra.)

4) ℞
Acidi arsenicosi
Morphii acetici āā 0,3 (dgm. 3)
Kreosoti q. s.
ut f. massa pultacea. D. S. (Nach Reinigung der Zahnhöhle ein Minimum in dieselbe mit Zahnkitt zu bringen und nach Verschluss 24 Std. liegen zu lassen. Abbot.)

Anhang. Ausser den beiden besprochenen Arsenikpräparaten sind noch einzelne andere Arsenikverbindungen gebraucht, ohne jedoch besondere Vorzüge zu besitzen. Als **Bromarseniklösung, Solutio bromo-arsenicalis**, hat Th. Clemens eine Mischung von Kaliumarseniatlösung und Brom empfohlen, von welcher er 2—5 Tropfen 1—2 mal täglich in einem Glase Wasser bei chronischen Dermatosen, hartnäckigen Wechselfiebern und inveterirter Syphilis mit Erfolg gereicht haben will. Das Präparat ist wahrscheinlich keine chemische Verbindung und geht allmälig durch Verdunsten von Brom in Liquor Kalii arsenicosi über. Dem letzteren in der Zusammensetzung ähnlich, jedoch statt des Kaliumarseniats arsenigsaures Natrium haltend, ist die **Solutio arsenicalis Pearsoni**, der man eine mildere locale Wirkung, auch bei Subcutaninjection (Delpeuch) zuschreibt. Trousseau empfahl damit getränktes, getrocknetes Papier zum Rauchen bei Schwindsüchtigen und Asthmatischen. Zu 0,003—0,01 empfiehlt Labbée neuerdings Natriumarseniat gegen Urticaria chronica; Piffard injicirte 0,2 - 1 °/₀ Lösung bei Ekzem. Ein ähnliches Präparat ist auch die **Solutio arsenicalis Bietti**, welche jedoch arsensaures Ammonium (nicht arsenigsaures) enthält. Beide Solutionen sind höchst entbehrlich, letztere bei Hautkranken sogar weniger wirksam als Fowler'sche Lösung (Emery). Dasselbe gilt von der **Donovan'schen Lösung**, welche Arsenik, Iod und Quecksilber enthält und mit der Hebra bei verschiedenen Hautkrankheiten ohne besondere Erfolge experimentirte. Dieselbe ist im Wesentlichen eine wässrige Lösung von Iodquecksilber und **Iodarsen, Arsenicum iodatum**, welches letztere auch für sich in der Dosis von 0.006—0,01 mehrmals täglich innerlich gegen Brustkrebs und Hautkrankheiten (Thompson) und äusserlich bei Lupus in Salbenform (Biett) benutzt wurde. **Arsenchlorid, Arsenicum chloratum**, ist von Clemens äusserlich und innerlich gegen Krebs und früher von Hunt bei Hautleiden gebraucht. Das **Arsensulfür (Dreifach-Schwefelarsen) oder Operment, Arsenicum sulfuratum s. citrinum s. flavum s. Auripigmentum**, diente sonst auch als Depilatorium, mit Aetzkalk oder Kalkschwefelleber (vgl. S. 233) als Teig oder Salbe, zur sog. **Rusma** aufgelegt, oder als Aetzmittel bei unreinen Geschwüren und eitriger Conjunctivitis (Delhaie). Das käufliche Schwefelarsen enthält stets arsenige Säure beigemengt und unterliegt deshalb denselben Bedenken wie das Acidum arsenicosum selbst. Vielfach benutzt sind neuerlich das **arsensaure Eisenoxydul, Ferrum arsenicicum oxydulatum**, welches Carmichael, Biett u. A. äusserlich (als Salbe, 1:10 bis 20 Th. Fett) und innerlich zu 0,003—0,006 bei Krebs und Lupus empfohlen und welches auch bei Chlorose Anwendung gefunden hat, sowie das **arsenigsaure Antimon, Stibium arsenicosum**, welches nach Papillaud zu 0,0005—0,002 2—3 mal täglich gegen die verschiedensten Herzkrankheiten und von Isnard zu 0,001—0,01 bei asthmatischen Anfällen und Emphysem mit grossem Erfolge angewendet wurde. Das letzterwähnte Präparat, welches Papillaud in Form von Granules (Granules d'Antimoine von ¹/₂ Mgm. Stib. ars.) reicht, soll mehrere Jahre hindurch, ohne Intoxication zu bedingen, gebraucht werden können.

Zu den Arsenikalien gehört auch die **Kakodylsäure**, welche Jochheim als das am besten zu vertragende Arsenpräparat empfahl. Nach Renz bedingt sie jedoch, zu 0,06—0,3 in wässrig spirituöser Lösung genommen, Knoblauchgeruch des Athems und andere lästige Nebenerscheinungen (Insomnie, widriges Aufstossen, Trockenheit des Mundes und Appetitmangel, eigenthümliche Gereiztheit), so dass von ihrem Gebrauche besser abstrahirt wird.

Auch einige Mineralwässer enthalten Arsen, theils als Natrium-, theils als Eisenverbindung, so z. B. einzelne Quellen von Vichy, vielleicht auch manche zu den indifferenten Thermen gezählte Quellen.

Phosphorus; Phosphor.

Verhältnissmässig geringe therapeutische Bedeutung besitzt der für die Toxikologie so ausserordentlich wichtige Phosphor. Derselbe ist als sog. **gewöhnlicher Phosphor**, nicht in seiner ungiftigen Modification als **rother** oder **amorpher Phosphor**, officinell. Der officinelle Phosphor bildet weisse oder gelbliche, wachsglänzende, durchscheinende, bei mittlerer Temperatur wachsweiche, in der Kälte spröde, cylindrische Stücke, welche bei längerer Aufbewahrung roth oder schwarz werden, im Dunkeln leuchten und an der Luft einen weissen, knoblauchartig riechenden Dampf verbreiten. Der Phosphor schmilzt unter Wasser bei 44° zu einer farblosen, amorph wieder erstarrenden Flüssigkeit, siedet bei 290° und entzündet sich bei Luftzutritt schon bei 60°. In Wasser ist er bei gewöhnlicher Temperatur fast unlöslich, obschon dasselbe Phosphordampf absorbirt. In Weingeist, Aether, fetten und ätherischen Oelen löst er sich schwierig, leicht und reichlich dagegen in Schwefelkohlenstoff.

In den Magen eingeführt wird der Phosphor theilweise als solcher in das Blut aufgenommen und zwar wahrscheinlich als Phosphordampf (Th. Husemann und Marmé, Bamberger, Vohl, Schultzen), theilweise auch vielleicht als nicht selbstentzündlicher Phosphorwasserstoff (Dybkowsky); ein Theil wird noch im Magen unter dem Einflusse des Sauerstoffs oxydirt und in Form verschiedener Säuren des Phosphors (unterphosphorige Säure, phosphorige Säure, Phosphorsäure) resorbirt. Im Blute wird der Phosphor oxydirt, doch sind die gebildeten Säuren nicht als Grund der giftigen Wirkung anzusehen, da sämmtliche Oxydationsstufen des Phosphors weniger giftig als Phosphor sind und ebenso wenig kann die durch die Oxydation des Phosphors bedingte Sauerstoffentziehung die toxische Wirkung erklären.

Schon in sehr geringen Mengen vermag der Phosphor die Erscheinungen der acuten Phosphorvergiftung hervorzurufen und selbst den Tod herbeizuführen. Der Phosphorismus acutus kann sich unter verschiedenen Formen darstellen, indem bald heftige Entzündungserscheinungen im Magen mit Erbrechen und den übrigen Folgen der Gastritis sich einstellen, bald ohne derartige örtliche Veränderungen die Symptome einer Allgemeinerkrankung sich geltend machen. Charakteristisch für die Vergiftung ist das Auftreten von Ikterus, vielleicht von einem Duodenalkatarrh abhängig, und eine Affection der Leber, welche sich als fettige Degeneration in ihren verschiedenen Stadien ausweist. Die Fettdegeneration betrifft indessen nicht allein die Leber, sondern auch verschiedene andere Organe, namentlich die Nieren, das Herzfleisch, verschiedene Muskeln des Stammes, die Drüsen des Magens, selbst den Uterus und die Gefässe. Sie ist offenbar der Ausdruck einer tieferen Störung des Stoffwechsels, bedingt durch eine eigenthümliche Action des Phosphors auf die Eiweissstoffe und die Zellenthätigkeit, nicht aber, wie von Einzelnen angenommen wird, einer entzündlichen Reizung, und steht sehr häufig in Verbindung mit einer tiefen Alteration des Blutes, welches dunkel und lackfarben erscheint und grosse Neigung zur Bildung von Sugillationen und Extravasaten zeigt. Selbst intensivere Blutungen, sogar Haemorrhagia uteri, kommen im Laufe der acuten Phosphorvergiftung häufig vor. Die hochgradige Alteration des Stoffwechsels ergiebt sich auch aus dem Verhalten der Stickstoffausscheidung im Harn, welche das Dreifache der normalen Ausfuhr betragen kann (Bauer). Die zersetzende Wirkung auf die Albuminate erweist besonders das Auftreten von Fleischmilchsäure (Schulten), Leucin, Tyrosin (Fränkel) und flüchtigen und festen phosphorhaltigen Basen (Selmi) im Harn. Die neben der Harnstoffvermehrung bei Hühnern sehr charakteristisch auftretende Steigerung der Harnsäureausscheidung (Fränkel u. Röhmann) deutet auf gleichzeitig bestehende Herabsetzung der Oxydation, für welche auch die Abnahme der Kohlensäureausscheidung spricht. Nach Hans Meyer wirkt Phosphor bedeutend herabsetzend auf den gesammten Gehalt des Blutes an freier und gebundener Kohlensäure bei normalem Verhalten des Blutsauerstoffs; vermuthlich durch theilweise Alteration der Blutalkalien unter Bildung einer vom Körper selbst gelieferten Säure (Fleischmilchsäure?). Neben seiner Wirkung auf den gesammten Stoffwechsel, auf das Blut und die Ernährung kommt dem Phosphor auch eine direct schwächende Einwirkung auf die Herzthätigkeit zu, mit welcher stetiges Sinken des Blutdrucks im Zusammenhange steht und die von einer Lähmung des excitomotorischen Herznervensystems abzuhängen scheint (H. Meyer). Auf die quergestreiften Muskeln und die peripherischen Nerven wirkt Phosphor nicht paralysirend.

Als Antidot bei acuter Phosphorvergiftung sind Kupfersulfat und nicht rectificirtes Terpenthinöl combinirt zu empfehlen. Zu vermeiden sind Alkalien und

Fette, da erstere die Bildung des höchst gefährlichen Phosphorwasserstoffs, letztere die Resorption des Phosphors als solchen befördern.

Neben der acuten Phosphorvergiftung kommt auch noch eine chronische, bei Arbeitern in Zündholzfabriken in Form von Nekrose der Kiefer mit auffallend starker Osteophytbildung vor. Wahrscheinlich beruht dieselbe auf localer Einwirkung des in die Mundhöhle gerathenen Phosphors. Fälle, wo ein auf Phosphor zu beziehendes Allgemeinleiden bestimmt Ursache der Kiefererkrankung war, liegen nicht vor.

Ueber die Wirkung länger fortgesetzter interner Einführung sehr kleiner nicht toxischer Gaben Phosphor bei Warmblütern hat Wegner ermittelt, dass danach — und zwar viel früher als die bei Steigerung der Gaben sich entwickelnde chronische Gastritis und interstitielle Hepatitis — eigenthümliche Veränderungen der Knochenbildung entstehen, so dass an Stelle spongiöser Substanz überall compacter Knochen auftritt. Das ist am auffallendsten bei wachsenden Thieren, zeigt sich aber auch entschieden an fracturirten Knochen, bei supperiostalen Resectionen und Periosttransplantationen. Die Wirkung gehört nur dem gewöhnlichen Phosphor an, nicht dem amorphen, noch auch dem Calciumphosphat, tritt dagegen in geringerer Weise auch nach Phosphorsäure u. a. Oxydationsstufen des Phosphors auf, welche dagegen keine eigentliche Magen- und Leberentzündung, sondern nur katarrhalische Magenschleimhautaffection erregen. Wegner betrachtet die Vorgänge in den Knochen als directen und formativen Reiz auf das osteogene Gewebe, nicht als Folge von Ueberladung des Blutes mit Phosphaten, da die Bildung fester Massen auch bei gleichzeitiger Verminderung der Zufuhr von Erdphosphaten erfolgt. Selbst am Fötus macht sich diese Wirkung bei trächtigen Thieren bemerklich, nicht bei saugenden Jungen.

Die frühere therapeutische Anwendung des Phosphors ist auf Annahmen gegründet, welche sich mit den der Beobachtung entnommenen Thatsachen über Phosphorwirkung nicht wohl vereinigen lassen. Man vindicirte nämlich dem Phosphor eine excitirende Wirkung, und insbesondere erregende Action auf Hirn und Rückenmark und auf die Genitalsphäre, und basirte auf solche den Gebrauch des gefährlichen Mittels bei Collaps und adynamischen Zuständen in Typhus u. a. febrilen Affectionen, bei Lähmungen (in specie bei Lähmungen der Augenmuskeln von Tavignot empfohlen), Amaurose, Hirnerweichung (Thompson), Abnahme der Geisteskraft durch Ueberanstrengung (Routh), Spermatorrhoe und Impotenz, Dysmenorrhoe und Amenorrhoe. Bei manchen dieser Leiden, sowie auch bei Hysterie und Epilepsie, wo Phosphor übrigens nichts leistet, haben chemische Theorien, insbesondere die Rücksicht auf den Phosphorgehalt der Nervencentren, die Anwendung bedingt. Auch die von Delpech befürwortete Anwendung des Phosphors bei der durch cerebrale und spinale Lähmungserscheinungen charakterisirten Vergiftung durch Schwefelkohlenstoff fällt in diese Kategorie, indem sie der chemischen Theorie entstammt, dass Schwefelkohlenstoff durch Auflösung des Phosphors in den Nerven und Nervencentren toxisch wirke.

Besonders günstige Erfolge rühmt man dem Phosphor bei Neuralgien nach, namentlich auf anämischer Basis (Broadbent, Thompson, Mercier), desgleichen bei Mercurialzittern, Arsenolismus und Alcoholismus chronicus (Gueneau de Mussy). Als antidyskratisches Mittel ist Phosphor sowohl bei acuten als bei chronischen Dyskrasien versucht, z. Th. auch mit der Absicht, dabei gleichzeitig erregend zu wirken, z. B. bei Scrophulose und Tuberculose (Félix). Einzelne rühmten das Mittel besonders bei Intermittens, wo natürlich die Gefährlichkeit es ausschliesst. Die oben erwähnten Thierversuche von Wegner lassen die Anwendung des Phosphors bei schwächlicher Entwicklung des Knochensystems bei Kindern, bei Fracturen mit mangelhafter Callusbildung, bei Transplantationen von Periost und bei subcutanen Resectionen, vielleicht auch bei Rachitis und Osteomalacie, als rationell erscheinen. Broadbent sah entschiedenen Erfolg bei Leukämie und perniciöser Anämie, so wie in mehreren Fällen von Angina pectoris.

Bei der internen Anwendung des Phosphors muss selbstverständlich die grösste Vorsicht beobachtet und mit minutiösester Sorgfalt auf die Höhe der Dosis geachtet werden. Einzelne Personen reagiren schon gegen ausserordentlich kleine Mengen Phosphor, sodass z. B. 2 Gaben von 0,002 oder eine Einzeldose von 0,004 (Day) Schmerzen im Epigastrium, Nausea, Erbrechen, Purgiren und Depression veranlassen können. Die Phkp. gestattet 0,001 als höchste Einzelgabe und 0,005 als maximale Tagesgabe. Im Gegensatze hierzu geben Ashburton u A. bei adynamischen Zuständen weit höhere Dosen, selbst 0,008 zweistündlich, bei chronischen Erschöpfungszuständen 0,0005.

Die Darreichung des Phosphors geschieht entweder in Pillen oder in Lösung, wobei man sich des Aethers, Alkohols, fetter und ätherischer Oele als Vehikel bedienen kann. Eine Lösung von 1 Th. Phosphor in 80 Th. Süssmandelöl, welche eine klare, rauchende, nach Phosphor riechende Flüssigkeit bildet, war früher unter dem Namen Oleum phosphoratum officinell und wurde innerlich in Emulsion oder äusserlich zu Einreibungen (mit Nelkenöl) benutzt. Einreibungen, bei Paralysen in Gebrauch, sind ohne reellen Nutzen und werden ausserdem durch den widrigen Geruch und das Leuchten im Dunkeln leicht den Kranken beschwerlich. Zusatz einiger Tropfen Citronenöl, Bergamottöl oder Rosmarinöl kann zwar Geruch und Leuchten beseitigen, aber die Medication nicht wirksamer machen. Als internes Mittel wird Phosphoröl auch in Emulsionen schlechter vertragen als andere Lösungen, so dass man nach Thompson höchstens 0,002 3mal täglich, dagegen von Phosphor in anderen Vehikeln (Alkohol, Aether oder Chloroform) 0,005 alle 4 Std. geben kann. Viel leichter wird Phosphor in Leberthran gelöst ertragen (Thompson, Routh). Als am wenigsten Nausea herbeiführende Darreichungsform des Phosphors bezeichnet Dobson eine Lösung von 0,06 in 45,0 Glycerin, 8,0 Spiritus vini und 8,0 Spiritus Menthac. Bei Neuralgien empfiehlt Routh Combination von Arsenik und Phosphor, sog. Chlorophosphide of arsenic, welche er durch Einwirkung von Salzsäure auf Phosphor und Arsen erhält. Weit gebräuchlicher als dieses ist das zunächst in Frankreich zum Ersatz des Phosphors in Anwendung gebrachte Phosphorzink, Zincum phosphoratum, welches sich im Magen unter Bildung von Phosphorwasserstoff zersetzt und in grösseren Dosen dem Phosphorismus acutus ähnliche Erscheinungen (Magenschmerzen, Icterus) herbeiführen kann. Man benutzt das Phosphorzink zu 0,004—0,008 in Granules, Pillen oder Pulver. Thompson will dasselbe sogar zu 0,02 alle 2 Stdn. gegeben haben.

Will man Phosphor längere Zeit verordnen, gleichviel, welches Präparat man wählt, so wird man stets wohlthun, mit einer sehr kleinen Dose ($^1/_2$ Mgm.) zu beginnen und die einzelnen Gaben stets bei gefülltem Magen nehmen zu lassen.

Moxen aus Phosphor, von Paillard bei Neuralgien benutzt, haben vor anderen Exutorien keinen Vorzug.

Kalium sulfuratum, Kalium sulfuratum ad balneum, K. s. pro balneo; **Schwefelleber**, Schwefelleber zum Bade.

Dieses Präparat verdankt seine Wirksamkeit und Anwendung dem Schwefelwasserstoffgase, welches sich daraus unter dem Einflusse schwacher Säuren, selbst der Kohlensäure der Luft, mit grosser Leichtigkeit entwickelt.

Die officinelle Schwefelleber bildet leberbraune, später gelbgrüne Stücke, welche schwach nach Schwefelwasserstoff riechen, den sie auf Zusatz einer verdünnten Säure reichlich in Gasform entwickeln, wobei sich Schwefel abscheidet. Man erhält das Kalium sulfuratum, indem man 1 Th. Schwefel und 2 Th. Pottasche innig gemischt in einem geräumigen, bedeckten, eisernen oder irdenen Gefasse über gelindem Feuer erhitzt, bis die Masse zu schäumen aufhört und eine Probe ohne Abscheidung von Schwefel in Wasser sich löst, und die auf eine Eisenplatte oder in einem eisernen Mörser ausgegossene Masse nach dem Erkalten zerstösst. Die Schwefelleber zerfliesst an feuchter Luft und löst sich in der doppelten Menge Wasser bis auf einen geringen Rückstand zu einer alkalischen, gelbgrünen, opalisirenden Flüssigkeit. Auch in Weingeist ist dieselbe löslich. Neben der aus Pottasche bereiteten, vorwaltend zu Bädern dienenden Schwefelleber war früher als Kalium sulfuratum s. Hepar sulfuris ad usum internum s. Hepar sulfuris kalinus s. Potassa sulfurata zum innerlichen Gebrauche ein aus Kaliumcarbonat bereitetes Präparat officinell. Beide Schwefellebern sind indess keine constante Schwefelverbindung des Kaliums, sondern Gemenge verschiedener Kaliumsulfurete, insbesondere K^2S^3 (Schwefelkalium), und Kaliumthiosulfat. Die Annahme, dass die Schwefelleber Kaliumpentasulfuret sei, ist irrthümlich, da zur Darstellung dieser höheren Schwefelungsstufe des Kaliums grössere Mengen Schwefel erforderlich sind.

Der Schwefelwasserstoff (Hydrothionsäure, Wasserstoffsulfid), H^2S, ist das bekannte, an allen Faulstätten organischer Stoffe sich bildende, durch seinen Geruch nach faulen Eiern ausgezeichnete und widerlich herbe schmeckende, farblose, durchsichtige, leicht entzündliche, mit blauer Flamme verbrennbare Gas, das bei 10° durch einen Druck von 15 Atmosphären zu einer farblosen, sehr dünnen Flüssigkeit, die bei −25° krystallisirt, condensirbar ist. Es löst sich in Wasser, das bei 0° 4,37, bei 20° 2,90 Vol. absorbirt; die als Schwefelwasserstoffwasser bezeichnete Lösung hat Geruch und Geschmack des Gases und setzt an der Luft Schwefel ab. Alkohol löst weit mehr Schwefelwasserstoff als Wasser.

Das Schwefelwasserstoffgas wird von den verschiedensten Applicationsstellen, auch von der unverletzten Oberhaut aus, resorbirt und zum Theil durch die Lungen und Haut, mitunter auch durch den Urin, zum Theil oxydirt (als Sulfate) ausgeschieden.

Die Aufnahme des Schwefelwasserstoffs von der äusseren Haut aus ist durch Clemens experimentell sicher gestellt. Sowohl bei Application des Gases in das Unterhautbindegewebe als in das Cavum peritonei und in das Rectum (Demarquay) resultiren die nämlichen Erscheinungen wie nach Inhalation des Gases und nach Einführung von Schwefelwasserstofflösung in den Magen Die Elimination durch die Lungen beginnt schon sehr rasch, bei Einleiten des Gases in das Unterhautzellgewebe schon nach 25 Secunden (Demarquay). Chaussier wies bei Schwefelwasserstoffvergiftung das Gas im subcutanen Bindegewebe chemisch nach.

Das Schwefelwasserstoffgas ist, in grösseren Mengen eingeathmet oder auf andere Weise in den Körper eingeführt, ein heftig wirkendes Gift, welches unter Erscheinungen von Athemnoth und Paralyse, zuweilen auch von Convulsionen, zum Tode führt. Gleiche Vergiftungserscheinungen treten auch auf, wenn grössere Mengen Schwefelkalium in den Magen gelangen, indem unter dem Einflusse der Salzsäure reichliche Entwicklung von Schwefelwasserstoffgas stattfindet. Der Grund der schädlichen Wirkung des letzteren scheint vor Allem in Veränderungen des Hämoglobins zu suchen zu sein, woneben vielleicht auch directe Wirkung auf Herz und Nervencentren existirt.

Die Symptome der Schwefelwasserstoffvergiftung werden am häufigsten bei Arbeitern in Cloaken, Abtrittsgruben u. s. w. in Folge der Inhalation eines Gemenges von Gasen, unter denen der Schwefelwasserstoff als giftigstes prävalirt, beobachtet. In den leichtesten Fällen kommt es zu Kopfweh, Aufstossen nach faulen Eiern, Erbrechen, Mattigkeit; bei intensiverer Einwirkung treten vorübergehend Ohnmachten oder Delirien, bisweilen völliger Verlust des Bewusstseins, Trismus und Convulsionen auf; bei Einathmung sehr grosser und wenig mit atmosphärischer Luft verdünnter Gasmengen erfolgt entweder ohne Vorläufer (etwas Schwindel abgerechnet) plötzliches Hinstürzen, Verlust der Sensibilität, Motilität und des Bewusstseins bei Schwäche und Verlangsamung der Respiration und der Circulation, Cyanose, Mydriasis und Schäumen des Mundes, oder es treten, mitunter unter Ausstossen lauten Gebrülls, tonische und klonische Krämpfe wie bei Epilepsie mit anfänglicher Verengerung, späterer Erweiterung der Pupillen auf. Bei den durch Einathmen eines solchen Gasgemenges zu Grunde Gegangenen ist in den meisten Fällen die tintenartige Färbung des dünnflüssigen Blutes höchst auffallend, mit welcher eigenthümliche bläuliche Verfärbung einzelner Organe (Haut, Gehirn, Magen und Eingeweide) in Zusammenhang steht, während alle sonstigen Befunde (z. B. Fehlen der Todtenstarre, venöse Hyperämie der Hirnhäute) minder constant sind. Sorgfältige Versuche von Falck (und Amelung) erweisen auch für Fische, Frösche. Tauben, Kaninchen und Hunde ähnliche Wirkungen des Schwefelwasserstoffgases, das in kleineren Dosen Beschleunigung der Respiration, in grösseren sofortiges Sistiren derselben bedingt und bald vorwaltend Lähmung, bald auch — und zwar vorzugsweise bei Warmblütern, nicht bei Kaltblütern — Convulsionen hervorruft. Das Blut in Schwefelwasserstoff erstickter Thiere ist dunkelroth bis dunkelbraun und dunkelt noch an der Luft (in Folge der Einwirkung der sich durch den Sauerstoff der Luft bildenden Oxydationsstufen) nach; durch Aspiration lässt sich der Schwefelwasserstoff nur unvollständig daraus entfernen; auch in frischen Fällen können die Blutkörperchen zackig und zerrissen sein (Eulenberg). Ist letzteres aber auch nicht der Fall, so liegen doch für Annahme einer Einwirkung des Schwefelwasserstoffs auf die rothen Blutkörperchen zwingende Gründe genug vor. Nach den Untersuchungen von Kaufmann und Rosenthal einerseits und Hoppe-Seyler andererseits wirkt Schwefelwasserstoff auf sauerstofffreies Hämoglobin nicht oder doch erst nach einigen Tagen verändernd ein, rasch dagegen auf Oxyhaemoglobin, aus welchem es zunächst den Sauerstoff austreibt, worauf spektroskopisch nachweisbare Veränderung des Hämoglobins resultirt, wobei (nach Hoppe-Seyler) nicht Hämatin, sondern eine eigenthümliche, in dünnen Schichten olivengrüne, in dicken braunrothe Substanz mit dem im Hämoglobin vorhandenen Eisengehalte, unter einem 4 mal so grossen Schwefelgehalte, unter Abscheidung von Eiweisskörpern und Schwefel sich bildet. Hoppe-Seyler ist der Ansicht, dass der Schwefelwasserstoff nur im arteriellen Systeme wirke und dass bei der toxischen Action die erwähnten Niederschläge von Schwefel und von Eiweissstoffen durch embolische Verstopfung der Lungencapillaren wirken, wofür freilich der anatomische Nachweis bisher fehlt. Kaufmann und Rosenthal erblicken den Grund der toxischen Wirkung in Sauerstoffentziehung, wogegen sich freilich auch manche Einwendungen machen lassen. Jedenfalls ist die alte Theorie, wonach der Schwefelwasserstoff im Blute durch Bildung von Schwefeleisen wirke, hinfällig. Im Blute erscheint ein von Lancaster als Sulfhämoglobinstreif bezeichneter Absorptionsstreif, jedoch nur bei directer Durchleitung oder bei Vergiftung mit Substanzen, aus denen im Blute sich Schwefelwasserstoff abspaltet. Eine directe Wirkung auf das Herz oder die in demselben belegenen Ganglien erweist die Herabsetzung des Herzschlages am excidirten Froschherzen (Falck); daneben besteht auch eine vorzugsweise bei kleinen Dosen hervortretende Wirkung auf die Vagi. Die respiratorischen Störungen erklären sich aus einer anfänglichen starken Erregung, welche später einer Lähmung Platz macht. Die Convulsionen fallen mit der Höhe der dyspnoëtischen Erscheinungen zusammen und sind wohl als Folge der Kohlensäureanhäufung zu erklären. Muskeln werden durch directe Einleitung von Schwefelwasserstoff bald todtenstarr und reagiren stark sauer; bei vergifteten Fröschen bleiben Muskeln und Nerven mechanisch und elektrisch reizbar (Kaufmann und Rosenthal).

Die Vergiftung mit Schwefelkalium entspricht im Wesentlichen der Schwefelwasserstoffvergiftung, doch kommen neben den Symptomen der letzteren noch Erscheinungen von Corrosion oder Irritation des Magens und der Eingeweide (Erbrechen, Durchfall) vor. Alle alkalischen Sulfurete wirken im Darme kaustisch und üben in starker Concentration einen kaustischen Einfluss sogar auf die äussere Haut aus. Bei den mit Schwefelkalium vergifteten Thieren wird dasselbe im Harn unverändert ausgeschieden (Wöhler). Als Antidote sind Natriumhypochlorit, Chlorkalk, auch Eisenhydroxyd oder Eisensaccharat zu empfehlen.

Die toxische Dosis des Schwefelwasserstoffgases ist eine äusserst geringe. Man sieht dies namentlich an Vergiftungen mit Natriumsulfantimoniat (Schlippesches Salz), welches im Blute und in den Geweben durch die Kohlensäure unter Freiwerden von Schwefelwasserstoff zersetzt wird und die dem letzteren angehörigen Blutveränderungen und Tod unter dyspnoëtischen Erscheinungen hervorruft. Von dieser Verbindung sind 0,1—0,5, entsprechend 0,032 Schwefelwasserstoff, für Kaninchen und Hunde tödtlich (L. Lewin).

Die Einwirkung kleinerer Dosen Schwefelkalium bedürfen einer weiteren gründlichen Untersuchung, namentlich in Bezug auf die Alterationen des Stoffwechsels durch Schwefelwasserstoff.

Kleine Gaben von Schwefelalkalien bedingen Wärmegefühl im Magen, übelriechende Ructus und bei längerem Gebrauche Störung der Verdauung. Nach C. Ph. Falck erzeugen kleine Mengen Schwefelwasserstoffwasser oder Nenndorfer Wasser getrunken Ructus und Drang zum Uriniren, grössere (100 Ccm.) Uebelkeit, Erbrechen und Herzbeklemmung; bei Application im Klystier entsteht auch Drang und Kollern im Leibe. Bei Inhalationen der Gase an Schwefelquellen, welche übrigens meist ausser Schwefelwasserstoff noch Kohlensäure enthalten, werden Abnahme der Pulsfrequenz, Verlangsamung der Athemzüge, Eingenommenheit des Kopfes, Schwindel und Muskelschwäche beobachtet (Grandidier, Hergt, Collin, Despine). Nach Böcker und Eulenberg soll Schwefelwasserstoff die Ausscheidung der Kohlensäure durch die Lungen, sowie die des Harnstoffs und der Harnsäure vermehren. Dürr fand auch während des Badens in Schwefelbädern Harnsäure und Schwefelsäure im Urin vermehrt.

Die Wirkung des Schwefelwasserstoffs auf die Secretionen erheischt gründlichere Untersuchungen. Man schreibt demselben eine irritirende Wirkung auf die äussere Haut, die sich namentlich auch in Schwefelbädern durch lebhaftes Stechen, Brennen und Hitze kundgiebt, und eine gelind reizende Action auf die Bronchialschleimhaut, welche auch bei Inhalation des Gases auftritt, zu. Ob die Vermehrung der Diurese und des Schweisses, die sowohl nach Inhalationen als nach Trinken von Schwefelwässern beobachtet wird, directe Wirkung des Gases ist, steht dahin.

Die therapeutische Anwendung des Schwefelkaliums als internes Medicament ist gegenwärtig sehr beschränkt und höchstens giebt man dasselbe noch bei chronischer Laryngitis und Heiserkeit (Oppolzer). Früher fand das Mittel überall, wo man gegenwärtig noch Schwefel zu gebrauchen pflegt, dessen entfernte Wirkung wesentlich auf der Bildung von Schwefelalkali im Darme beruht, Anwendung, so namentlich bei Gicht, chronischem Rheumatismus, Hautkrankheiten, selbst bei Tuberculose, Scrophulose, ferner bei Metallkachexien (Mercurialismus, Saturnismus). Auch galt es eine Zeit lang für ein Specificum bei Croup, wo es die Lösung der Pseudomembranen durch Verflüssigung der Absonderung fördern sollte (Barbier, Rilliet und Barthez), doch ist man von diesem Gebrauche und von der Benutzung bei Keuchhusten und Asthma ziemlich zurückgekommen. Bei Metallkachexien, wo es nach Astrié die Metallalbuminate lösen sollte, ist Kaliumiodid rationeller. Man gab das oben erwähnte Hepar sulfuris ad usum internum zu 0,05—0,3 2—3mal täglich in Lösungen (einfach in Wasser, ohne jeden Zusatz, wobei man zur Beseitigung des Geschmacks nach faulen Eiern einen Löffel voll eines aromatischen Wassers nachnehmen lässt).

Sehr ausgedehnt ist der äusserliche Gebrauch, und zwar im Wesentlichen bei den nämlichen Affectionen, wo man es früher innerlich gab, namentlich bei chronischem Rheumatismus, Hautaffectionen und chronischen Metallvergiftungen.

Ein Nutzen künstlicher Schwefelbäder, wie man die mit Kalium sulfuratum bereiteten Bäder gewöhnlich zu nennen pflegt, ist bei sämmtlichen genannten Affectionen nicht zu bezweifeln. Bei chronischem Rheumatismus sowohl der Muskeln als der Gelenke sieht man die vorzüglichsten Erfolge, bei denen es übrigens zweifelhaft bleibt, welchen Componenten der Bäder, ob dem frei werdenden Schwefelwasserstoff oder dem in den Bädern sich bildenden kohlensauren Kalium oder der Temperatur des Bades, sie ihre Entstehung verdanken. Von Hautkrankheiten war es besonders Scabies, bei der man Schwefelbäder und Lotionen mit Schwefelleber gebrauchte, doch ist diese Behandlung durch wohlriechendere Methoden verdrängt. Auch bei Prurigo und Acne sind Schwefelbäder manchmal von Erfolg, während sie bei tiefern Leiden der Haut (Ekzem, Psoriasis) meist im Stiche lassen. Für die Anwendung bei Saturnismus sprechen zahlreiche Erfahrungen; das dabei nicht selten vorkommende Schwarzwerden der Haut durch Bildung von Schwefelblei auf der Epidermis ist wohl nur bei Arbeitern, welche durch Bleistaub erkranken (Arbeiter in Bleiweissfabriken, Maler), beobachtet. Da das Mittel bei Bleikolik meist erfolglos bleibt und nur bei Bleiarthralgie, Tremor und Paralyse sich bewährt (bei erstgenannter nach Tanquerel in ganz vorzüglicher Weise), so werten sich Zweifel auf, ob dem Schwefelwasserstoff ein Antheil an der Wirkung zukommt.

Zur Herstellung künstlicher Schwefelbäder rechnet man 50,0—150,0 Schwefelleber auf ein Vollbad. Um die Entwickelung des Schwefelwasserstoffs zu befördern, verordnet man gleichzeitig 15,0—20,0 rohe Schwefelsäure. Beliebt ist zur Milderung der Wirkung der Zusatz von 120,0—250,0 Gelatina animalis zum Bade, wodurch man die in manchen natürlichen Schwefelwässern vorkommenden schleimigschlüpfrigen Algen (Barégine) nachahmen und ersetzen kann. Von Bädern abgesehen wird Schwefelkalium bei Hautaffectionen auch noch in 1—5% Lösung zu Waschungen, ausserdem in Form von Salben (1 : 5—10) und als Schwefelleberseife, Sapo Kalii sulfurati, benutzt.

Dass Schwefelwasserstoffwasser, Aqua hydrosulfurata s. hydrothionica s. hepatica, kommt medicinisch wenig in Betracht. Man hat es in starker Verdünnung bei Vergiftung mit Metallsalzen, auch zur Inhalation benutzt.

Anhang: In ähnlicher Weise wie Kalischwefelleber ist auch die Natronschwefelleber oder das Schwefelnatrium, Natrium sulfuratum, äusserlich zu Bädern benutzt, in England besonders mit Schwefelmilch und Schwefelsäure als sog. Balneum sulfuris compositum gegen Scabies. Dasselbe kann auch als Depilatorium wie Kalkschwefelleber dienen. Ferner ist zu nennen die Ammoniakschwefelleber, Hepar sulfuris volatile s. Oleum sulfuris Beguini s. Liquor fumans Boylii, in England bei Gicht, chronischem Rheumatismus, auch bei Herzhypertrophie und Klappenfehlern (Graves) benutzt, und das Ammoniumbisulfuret (Zweifach-Schwefelammonium, flüssiges Schwefelwasserstoff-Schwefelammonium, Liquor Ammonii sulfurati) in derselben Richtung gebraucht; beide wirken dem Schwefelwasserstoff analog. Eine spirituöse Lösung des ersteren bildet der früher besonders bei chronischen schuppigen Hautleiden, Prurigo, Geschwüren und Prosopalgie benutzte Liquor antipodagricus Hoffmanni s. Tinctura sulfuris volatilis.

Von grösserer Bedeutung als die genannten obsoleten Schwefelalkalien sind die als Schwefelwässer (Thiokrenen) bezeichneten natürlichen Mineralwässer, deren hauptsächlichster wirksamer Bestandtheil der Schwefelwasserstoff ist. Sie stellen Lösungen entweder des Gases, mitunter auch von Kohlenoxysulfid (Kohlensäure, in welcher 1 At. O durch S vertreten ist), oder von Schwefelverbindungen der Alkali- oder Erdmetalle oder gleichzeitig von beiden dar. Dieselben sind theils kalt (sog. Thiopegen), theils warm oder heiss (sog. Thiothermen), von denen die ersteren selbstverständlich viel mehr Schwefelwasserstoff enthalten als die letzteren. Der Schwefelgehalt der fraglichen Wässer liegt in den Grenzen von 0,01 (Burtscheid) und 0,09 (Nenndorf) in 1000 Theilen. Neben Schwefelwasserstoff kommt meist auch Kohlensäure und reichlich Stickstoff in den meisten vor, daneben noch andere fixe Bestandtheile, bald Chlornatrium, bald Kaliumcarbonat, bald Erdsalze, und — zumeist in den warmen — eine als Barégine bezeichnete stickstoffhaltige, aus Algen gebildete organische Substanz. In den meisten dieser Wässer findet in Folge der zersetzenden Einwirkung des Sauerstoffs der Luft fortwährende Abscheidung von Schwefel statt. Die therapeutische Verwerthung dieser Quellen ist im Wesentlichen dieselbe wie die des Schwefelkaliums: bei chronischem Rheumatismus, chronischen Hautaffectionen und chronischen Metallvergiftungen (Saturnismus, Mercurialismus, auch Arsenik- und Kupfervergiftung) und chronischem Katarrh der Respirationswerkzeuge. Desgleichen ist die Anwendung von Schwefelbädern bei constitutioneller Syphilis, insbesondere bei Complicationen mit Hydrargyrose und als Vorbereitungscur für andere antisyphilitische Heilmethoden (Reumont), in neuester Zeit vielfach in Anregung gekommen. Einzelne hierhergehörige Quellen finden auch bei anderen Leiden, z. B. bei progressiver Muskelatrophie (Aachen), bei Sexualkrankheiten und verschiedenen Neurosen Anwendung (Landeck). Ausserdem vindicirt man denselben neuerdings einen heilsamen Einfluss auf Plethora abdominalis, und zwar gestützt auf die übrigens noch sehr beweisbedürftige cholagoge Wirkung des Schwefelwasserstoffs, durch welchen die durch die desoxydirende Wirkung des Gases rascher destruirten alternden Blutkörperchen schneller zerstört werden sollen (?), während man früher gerade für plethorische Individuen den Gebrauch der Schwefelbäder contraindicirt betrachtete.

Inwieweit die sonstigen fixen Bestandtheile bestimmend auf die Heilwirkung der einzelnen Schwefelwässer wirken oder dieselben modificiren, bleibt weiteren Untersuchungen zu entscheiden vorbehalten; nicht undenkbar wäre, dass ein reichlicherer Kochsalzgehalt die Heilung von solchen Hautaffectionen beförderte, zu deren Beseitigung ein intensiverer Reiz nöthig wäre, während reichlicherer Kalkgehalt die Heilung nässender Hautausschläge, sowie scrophulöser und rachitischer Leiden, die z. B. in Schinznach sehr günstig influirt werden, beschleunigen und Gehalt von Alkalicarbonaten — zumal bei Trinkcuren — bei Respirationskatarrhen von günstigem Einflusse sein könnte. Für die in neuerer Zeit sehr in Aufnahme gekommenen Trinkcuren lassen sich bei der Divergenz des Schwefelgehaltes in den einzelnen Quellen keine allgemeine Regeln hinsichtlich der Dosirung aufstellen. Bei Bädern beträgt die Temperatur in der Regel zwischen 33 und 36°, in manchen selbst 41°; als mittlere Dauer rechnet man $1/_2$ Stunde (in Schinznach 3 Stunden). In verschiedenen der hierhergehörigen Badeörter werden die Schwefelwässer auch zu Dampfbädern benutzt, wobei der Schwefelwasserstoff zum grössten Theil entweicht; ebenso wird, zumal bei respiratorischen Leiden, an vielen Orten entweder das Gas der Quellen oder das verstäubte Wasser inhalirt. Eine ganz vorzügliche Unterstützung der Curen bildet in manchen Orten (in Deutschland besonders in Nenndorf, Eilsen und Meinberg) die Anwendung der Schwefelschlammbäder, die bei rheumatischen Affectionen (Gelenkexsudaten, Neuralgien, Contracturen, Paralysen), sowie bei torpiden chronischen Exanthemen und atonischen Fussgeschwüren ganz Vorzügliches leisten.

Wir unterscheiden mit Reumont in:

1) Schwefelkochsalzquellen, mit reichlicherem Gehalte von Kochsalz, wohin von deutschen Quellen die Thiothermen Aachen (mit verschiedenen Quellen, von denen die oberen die heissesten sind, darunter die 55° heisse Kaiserquelle, welche auch den Trinkbrunnen (Elisenbrunnen) mit Wasser versorgt, während die untern die Temp. von 45—47° haben) und Burtscheid (mit Thermen von 59—74°, deren heisseste nur Spuren von Schwefelwasserstoff enthält), sowie die Thiopege Weilbach (vorzugsweise zu Trinkcuren verwendet); von schweizer Curorten Baden im Aargau, ferner Mehadia in Ungarn und Uriage in Frankreich. Aachen, Burtscheid und Weilbach enthalten auch beträchtliche Mengen Natriumcarbonat, weshalb dieselben als alkalische Schwefelwässer bezeichnet werden.

2) Schwefelkalkwässer, mit reichlicherem Gehalt an Kalksalzen. Hierher gehört die Mehrzahl unserer kalten deutschen Schwefelquellen, namentlich Nenndorf (mit Gyps und Kalkcarbonat), Eilsen, Meinberg (mit viel schwefelsaurem Natrium in dem Schwefelwasser, auch mit starkem Säuerling, Kohlensäure-Sprudelbädern und Salzquellen), Wipfeld (Unterfranken) und Langenbrücken (Baden); ferner die österreichische Therme Baden bei Wien, von schweizer Curorten die Therme Schinznach und die Pegen Gurnigel und Alveneu.

3) Schwefelnatriumwässer. Als Lösungen von Schwefelnatrium stellen sich vor Allem die sehr zahlreichen Schwefelthermen der Pyrenäen (Barèges, Luchon, Amélie-les-Bains, St. Sauveur, Eaux-Bonnes, Eaux-Chaudes, Cauterets u. a. m.) und von sonstigen französischen Quellen St. Honoré und Aix-les-Bains dar. In ihrer Wirkung sehr nahestehend sind die Thermen von Landeck in der Grafschaft Glaz, welche den Uebergang zu den in-

differenten Thermen bilden. Auch Stachelberg im Canton Glarus gehört hierher.

Aqua; Wasser.

Wir schliessen die Abtheilung der unorganischen Antidyscratica mit einer kurzen Betrachtung des Wassers, das als integrirender Bestandtheil des Organismus, indem es nicht weniger als $^3/_4$ unseres Körpergewichts und über $^4/_5$ der gesammten Blutmasse ausmacht, vielleicht mit demselben Rechte eine Stellung unter den Plastica beanspruchen dürfte. Lässt es sich auch nicht verkennen, dass wir berechtigt sind, das Wasser unter gewissen Umständen geradezu als Nutriens aufzufassen, so geschieht doch andererseits die therapeutische Anwendung vorzugsweise zur Beseitigung von Dyskrasien und Diathesen; ausserdem bildet es ein natürliches Bindeglied zwischen den anorganischen und organischen Antidyscratica, indem eine grosse Anzahl der letzteren vorzugsweise dadurch wirken, dass mit ihren activen Bestandtheilen gleichzeitig grosse Mengen Wasser in den Organismus eingeführt werden. Die Wirkungen des Wassers auf den Körper sind ausserordentlich abhängig von der Temperatur desselben und zwar sowohl bei Application auf die äussere Haut als bei interner Darreichung. Bringt man Wasser von 37—40° auf die äussere Haut, so wird eine Veränderung der Empfindung nicht wahrgenommen, wie solche in bekannter Weise sowohl bei höherer als bei niederer Temperatur des Wassers hervortritt. Die erfrischende, kühlende Wirkung kalten und namentlich kohlensäurereichen Quellwassers zeigt sich nicht bei Anwendung lauen oder warmen Wassers, durch welches im Gegentheil Uebelsein, Aufstossen und selbst Erbrechen hervorgerufen wird. Man benutzt ja deshalb lauwarmes Wasser geradezu als Emeticum. Wird die Einführung grösserer Mengen Wassers längere Zeit fortgesetzt, so resultirt allmälig Verdauungsstörung, Durchfall und bedeutende Vermehrung aller Ausscheidungen, besonders des Urins und des Schweisses. Mit der Zunahme der Wassermenge in den Secreten steigt auch die Quantität ihrer festen Bestandtheile, und zwar parallel mit derjenigen des ausgeschiedenen Wassers, so dass durch einmalige Einführung grösserer Mengen mehr fixe Bestandtheile ausgeschieden werden als auf kleinere Mengen. Das Maximum der Wasserausfuhr durch den Urin tritt nach Einfuhr grosser Wassermengen schon in 1—2 Stunden, nach kleineren erst in 3 Stunden auf (Falck, Westphal); von da ab findet allmäliges Sinken statt. Bei Injection in die Venen erfolgt ebenfalls Steigerung bis zu einem gewissen Maximum, jedoch nicht, ohne von Senkungen abwechslungsweise unterbrochen zu werden (Westphal). Die Vermehrung der festen Harnbestandtheile betrifft besonders den Harnstoff und die Salze (Kali, Chlor, Schwefel- und Phosphorsäure); dagegen sinkt die Harnsäuremenge des Urins (Genth, Mosler). Dieselbe Vermehrung der festen Bestandtheile findet auch in der Galle (Mosler) und in der Milch (Eckhard) statt. Warmes Wasser fördert die Harnstoffausscheidung mehr als kaltes (Mosler). Alle diese Veränderungen der Secretionen deuten auf eine Vermehrung der Oxydation und des Stoffumsatzes im Organismus, die sogar nach den Versuchen von Genth hochgradiger ist als durch irgend ein anderes Medicament. Unter dem Einflusse dieser Oxydationsvermehrung sinkt auch das Körpergewicht. Selbst bei Inanition vermehrt das gleichzeitige Trinken von Wasser die Ausscheidung (Böcker).

Therapeutisch können wir auf Grundlage der physiologischen Wirkung des Wassers von diesem in allen Krankheitsfällen Gebrauch machen, wo ein gesteigerter Stoffumsatz erwünscht erscheint oder wo die Anregung der Secretionen und die Verflüssigung der Secrete einen Nutzen verspricht. Es gehört dahin der Gebrauch bei Gicht (Cadet de Vaux), bei Lithiasis, wo die Verbrennung der Harnsäure zu Harnstoff gefördert werden soll, bei chronischen Metallvergiftungen, ferner bei Magenleiden und trägem Stuhlgang, bei Bronchitis und Bronchialkatarrhen u. a. m.

Hinsichtlich der äusserlichen Application von Wasser in Form von Bädern begnügen wir uns mit dem Hinweis darauf, dass dabei nicht sowohl die Aufsaugung von Wasser durch die Haut als vorzugsweise die Einwirkung der Temperatur des Bades auf die Körperoberfläche in Betracht kommt. Eine detaillirte Darstellung dieser Wirkungen gehört nicht in das Gebiet der Arzneimittellehre, weshalb wir davon abstrahiren. Auch die jetzt so häufige Anwendung als Antiphlogisticum (Eisumschläge u. s. w.) und Antipyreticum (protrahirte lauwarme Bäder u. s. w.), sowie die verschiedenen Proceduren bei den sog. Kaltwassercuren (hydropathische Einwicklungen, Uebergiessungen, Abreibungen, Douchen, Regenbäder u. s. w.) müssen hier übergangen werden. Ebenso übergehen wir die Anwendung des kalten und des warmen Wassers zu Injectionen und Infusionen in Mastdarm und Vagina und viele andere Gebrauchsweisen, deren Wirkung nicht dem Wasser als solchem, sondern der jeweiligen Temperatur und seinen physikalischen Eigenschaften zukommen. Erwähnt werden mag noch, dass man, um eine Herabsetzung nervöser Erregung und krampfhafter Muskelaction zu erzielen, Wassereinspritzungen in die Venen bei Hydrophobie versucht hat, ohne jedoch curative Erfolge zu erzielen.

In den meisten Fällen, wo Wasser für sich als Medicament angewendet wird, wird Quellwasser, das sich zu Trinkcuren am besten eignet, bei äusserlicher Anwendung auch wohl Brunnenwasser, Flusswasser benutzt. Man giebt bei Trinkcuren dem weichen, d. h. nicht stark kalkhaltigem Wasser den Vorzug vor hartem, viele Kalksalze führendem. Selbstverständlich muss ein solches, bei Kranken anzuwendendes Trinkwasser von organischen Beimengungen oder deren Zersetzungsproducten möglichst frei sein.

Die Bedeutung des Wassers als Lösungsmittel und Auszugsmittel für die Herstellung der verschiedensten Arzneiformen ist bereits im allgemeinen Theile hervorgehoben. Man verwendet dabei das durch Destillation von fremden Verunreinigungen gereinigte Wasser, welches man als **Aqua destillata, destillirtes Wasser,** bezeichnet. Wie alle in der Pharmakopoe vorgeschriebenen Mischungen und Zubereitungen, bei denen Wasser in Frage kommt, mit destillirtem Wasser dargestellt werden, sollte auch der Arzt zu Mixturen, welche in der Apotheke angefertigt werden, nur destillirtes Wasser benutzen und die früher officinelle Aqua communis, d. h. möglichst reines Brunnen-, Fluss-, oder Regenwasser, welches gerade zur Hand ist, der häuslichen Arzneibereitung zu überlassen. In den meisten grösseren Städten ist in Folge der Durchtränkung des Bodens mit Abfall- und Zersetzungsstoffen kein Brunnenwasser zu haben, welches nicht vor seiner Anwendung durch Filtration, am besten durch Kohlenschichten zu reinigen ist. Das durch Sand filtrirte Flusswasser der Wasserleitungen grösserer Städte entspricht nicht den Anforderungen, welche man an ein Vehikel für Medicamente stellen sollte. Das von Abfallstoffen unbeeinflusste Quellwasser, Aqua fontana, eignet sich wegen der darin enthaltenen Salze als Lösungsmittel für viele wirksame Substanzen, die durch letztere zersetzt werden, nicht.

Anhang: Wildbäder. — Dem destillirten Wasser pflegt man in der Regel die als **Wildbäder** oder **Akratothermen** oder **indifferente Thermen** benannten, meist in wilden bergigwaldigen Gegenden belegenen Quellen zu vergleichen, obschon dieselben nicht völlig ohne Gehalt an unorganischen Salzen sind und zum Theil auch wirksame Stoffe (Kochsalz und Natron), allerdings in kleinen Mengen, enthalten. Manche Wildbäder schliessen verhältnissmässig grosse Mengen Sauerstoff und Stickstoff ein, während Kohlensäure nur in geringerer Quantität vorkommt. Man benutzt die Wildbäder vorzugsweise zum Baden, jedoch auch zu gleichzeitigen Trinkcuren. Im Wesentlichen haben sie die Wirkung warmer und heisser Bäder und können wie diese bei chronischen Leiden der verschiedensten Art benutzt werden. Man kann die über 37° warmen Akratothermen (wärmesteigernde Akratothermen von Kisch) mehr als umstimmend, die unter 37° warmen (indifferent warme Akratothermen von Kisch) als tonisirende Curmittel betrachten, wobei die Wirkungen der letzteren durch die Lage in hohen waldigen Gegenden kräftig unterstützt wird. Die für Wildbäder im Allgemeinen von Baumann angegebenen Indicationen, Nothwendigkeit eines möglichst milden, vor stürmischen Erscheinungen bewahrten Curverlaufes, Vorhandensein besonderer Vulnerabilität, reducirter Kräfte oder hohen Alters, excessive Reizbarkeit des Nerven- und Gefässsystems, starke Empfindlichkeit der Haut mit Tendenz zu Eruptionen, treffen im Wesentlichen das Richtige. Ihre hauptsächlichste Anwendung finden die Wildbäder bei erethischen Schwächezuständen, Altersschwäche, Zuständen schleppender oder unvollkommener Reconvalescenz, bei Residuen von Entzündungen oder traumatischen Einflüssen, bei psychischen Hyperasthesien, bei Lähmungen, zumal auch tabetischen Lähmungen, bei Gicht, Rheumatismus, Acne, Pruritus, Prurigo und verschiedenen andern Hautaffectionen. Die über 37° warmen Wildbäder sind: Gastein (im Salzburgschen, zugleich die höchst belegene), Ragaz-Pfäfers im Canton St. Gallen, Teplitz-Schönau in Böhmen, Römerbad und Tüffer in Steiermark, Luxeuil und Plombières. Wildbäder unter 37° sind Badenweiler und Liebenzell im Schwarzwalde, Warmbrunn in Schlesien, Johannisbad im Böhmischen Riesengebirge, Wildbad im Enzthal (Württemberg), Schlangenbad im Taunus, Neuhaus und Tobelbad in Steiermark.

---

2. Ordnung. Antidyscratica organica, organische antidyskratische Mittel.

Diese Ordnung umfasst vorzugsweise verschiedene vegetabilische Antisyphilitica, welche meist in Form diluirter Abkochungen angewendet werden, und bei deren Wirkung offenbar die grosse Menge von Wasser, welche damit in den Körper eingeführt wird, in Verbindung mit der gleichzeitig eingehaltenen knappen Diät und der die Diaphorese des Kranken befördernden Lage im Bette die Hauptrolle spielt. Manche dieser Stoffe haben auch bei chronischen Exanthemen, ferner bei Gicht und Rheumatismus chronicus Gebrauch gefunden und leiten so zu solchen Vegetabilien über, welche ausschliesslich als Antirheumatica oder Hautmittel benutzt werden. Ueber die Art der Wirkung dieser und anderer Specifica gegen Dyskrasien befinden wir uns bis heute ganz im Unklaren, da die in denselben nachgewiesenen eigenthümlichen Pflanzenstoffe sich entweder dem Organismus gegenüber indifferent verhalten oder Wirkungen auf bestimmte Systeme zeigen, die mit ihrer Action auf die in Frage stehenden Krankheiten nicht in Zusammenhang zu bringen sind.

Die hier zu besprechenden Antisyphilitica werden meist nicht allein, sondern mit einander combinirt angewendet und bilden die Grundlagen der Curen mit sog. **Holztränken**, welche in der Behandlung der Syphilis sogar, wie bereits bemerkt, die Mercurbehandlung zeitweise fast völlig verdrängten und auch noch jetzt theils für sich, theils zur Unterstützung von Quecksilbercuren häufig Anwendung finden, besonders bei Recidiven nach vorgängigem Quecksilbergebrauche, gleichviel ob bei secundären oder tertiären Fällen. Gewöhnlich wendet man sie in durch die Empirie geheiligten Formen und Methoden an, unter denen bei uns besonders das **Zittmannsche Decoct** in Ansehen steht. Statt der Tisanen hat man, um das Einnehmen zu erleichtern, Syrupe aus den hierher gehörigen Pflanzentheilen anfertigen oder dieselben mit Zucker eindampfen lassen (sog. **Sucre-tisane** von **Limousin**), doch leistet diese Anwendungsweise entschieden für sich nicht dasjenige, was dünne Abkochungen bewirken.

Radix Sarsaparillae, Rad. Sarsaparillae vel Salsaparillae, Rad. Sarsae; Sassaparille, Sassaparillwurzel.

Die noch vielfach als Alterans benutzte, obschon allerdings im Credit gesunkene Sassaparille ist die durch ihren Bau leicht erkennbare Wurzel mehrerer mexikanischer Arten der zur Familie der Asparageen (Smilaceen) gehörigen Gattung Smilax.

Die zahlreichen (fast 300) Angehörigen dieser Gattung bilden strauchige Schlinggewächse mit kantigem, holzigem, häufig mit Stacheln besetztem Stengel, die sich namentlich an Flussufern und Sümpfen des tropischen Amerika (nördliche Länder von Südamerika, Centralamerika und Südmexico) finden. Der Name Sarsaparille stammt aus dem Spanischen, wo zarza (Portugiesisch salsa) einen stachligen Strauch (Brombeerstrauch) bedeutet und parilla das Deminutiv von para, Rebe, ist. Im Handel unterscheidet man nach der Herkunft mehrere Sorten, deren Differenzen zum grossen Theil durch die verschiedene Art des Trocknens bedingt zu sein scheinen, deren Abstammung von bestimmten Species aber nicht festgestellt ist; nur die mit der geringsten Sorgfalt getrocknete, Ostmexicanische Sassaparille, sog. Sarsaparilla de Veracruz s. della Conta, scheint sicher von Smilax medica Schlchtd. abzustammen. Als Mutterpflanze anderer Sorten werden Sm. syphilitica (Sassaparille von Caracas oder La Guayra, die als sog. Fioretta oder Fiorettina in Italien beliebt ist), Sm. papyracea und Sm. cordato-ovata (Sassaparille de Para oder de Maranhon, auch als Brasilianische oder Lissaboner bezeichnet) angegeben. Gerade für die am meisten benutzte officinelle Honduras-Sassaparille ist die Abstammung nicht klar. Diese letztere wird aus ihrer Heimat in mehreren Fuss langen und 3—10 Cm. dicken Bündeln verschickt, welche neben den allein zu medicinischem Gebrauche zulässigen Wurzeln auch den Wurzelstock enthalten. Die Wurzeln sind bis ungefähr 7 Dm. lang und 4 Mm. dick, ziemlich gleichmässig cylindrisch, z. Th mässig längsturchig, meist nicht verästelt, aussen bräunlichgrau, bisweilen fast gelbröthlich. Der dichtgeschlossene braune, schmale Kreis der Endodermis zeigt sich auf dem Querschnitte umgeben von einem weit breiteren, rein weissen, stärkemehlreichen Rindengewebe. Alle übrigen Sarsaparillsorten enthalten weit weniger Stärkmehl als die Honduras Sarsaparille. In England ist die sog. Jamaica Sarsaparille, richtiger als Sarsaparille von Chiriqui, welche von Smilax officinalis abstammt, officinell. Der Geschmack der Sarsaparillwurzel ist zugleich schleimig und kratzend.

Ausser Amylum und einer Spur ätherischen Oeles enthält die Sarsaparilla ein kratzend schmeckendes Glykosid, Smilacin oder Parillin, dessen Beziehung zu der Wirksamkeit der Sarsaparille nicht feststeht.

Das 1824 von Pallotta entdeckte und Pariglin genannte Smilacin krystallisirt aus Weingeist in feinen Nadeln oder weissen Warzen, ist in trocknem Zustande fast geschmacklos, in Lösung scharf und bitter, giebt mit 20 Th. heissem Wasser eine schäumende Lösung und ist in Aether unlöslich. Am reichlichsten scheint dasselbe in den amylumarmen Sassaparillsorten enthalten zu sein, so dass, wenn es das wirksame Princip der Sarsaparilla wäre, die relativ smilacinreichste Ostmexicanische Sarsaparille, welche nach Flückiger 0,19% enthält, die beste wäre. Verdünnte Säuren spalten Smilacin in Parigenin und Zucker. Nach Pallotta bedingen 0,4 Smilacin Abnahme der Pulsfrequenz und Magenbeschwerden, 0,5—0,6 Ekel, Brechneigung und Erbrechen, 0,8 Husten und Ohnmacht; dagegen nahm Gross mehrere Tage 0,5 und später 0,8 ohne jede Beschwerde. Niesenerregend wirkt Smilacin nicht, ebensowenig diaphoretisch oder diuretisch (Boecker), weshalb es nicht als das active Princip der Sarsaparille in der Behandlung der Syphilis angesehen werden kann, bei der übrigens auch Cullerier dasselbe ohne Erfolg anwendete. Smilacin geht in den Harn über (Schroff). Neben dem Smilacin soll nach Schroff in der Sassaparille noch eine zweite, viel schärfer und bitter schmeckende, Brechreiz und vermehrte Speichelabsonderung, Magenschmerz und stärkere Pulsabnahme bedingende Substanz vorkommen.

Die Sarsaparille ist der wichtigste Bestandtheil der meisten sog. Holztränke und wird besonders bei Syphilis, bei chronischen

Exanthemen (Psoriasis, Furunculosis und multiplen Abscessen), bei Gicht und chronischem Rheumatismus benutzt.

Man giebt die Sassaparille zu täglich 30,0—60,0 in Abkochung (1:12—25) wobei man meist die zerschnittene Wurzel vorher mit dem Wasser mehrere' Stunden maceriren lässt. Zu vollständigerer Extraction ist der Zusatz von Alkalien empfohlen. Meist verbindet man andere vegetabilische Antidyscratica mit der Sassaparille und setzt den verordneten Species Süssholz und Gewürze (Coriander und Anis) als Corrigentien hinzu. Auch kleine Mengen von Senna werden, um gleichzeitig die Darmsecretion zu mehren, hinzugefügt.

Präparat:

Decoctum Sarsaparillae compositum fortius; Starke Sarsaparillabkochung, starkes Zittmannsches Decoct, und **Decoctum Sarsaparillae compositum mitius; Schwache Sarsaparillabkochung,** milderes Zittmannsches Decoct. Beide Präparate sind integrirende Bestandtheile der besonders in Deutschland geschätzten sog. Zittmannschen Cur gegen Syphilis. Das stärkere Decoct wird in der Weise bereitet, dass man 100 Theile zerschnittene Sassaparillwurzel mit 2600 Th. Wasser 24 Std. lang digerirt und nach Zusatz von āā 15 Th. gep. Zucker und Alaun drei Stunden in bedecktem Gefässe im Dampfbade stehen lässt und gegen Ende des Kochens āā 5 Th. Anis und Fenchel, 25 Th. Sennesblätter und 10 Th. Süssholz hinzusetzt. Die Colatur beträgt 2500 Th. Diese Formel weicht von dem ursprünglichen Decocte von Zittmann (Leibarzt am Sächsischen Hofe im Anfange des vorigen Jahrhunderts) dadurch ab, dass während des Kochens mit dem Alaun und Zucker 4 Th. Calomel und 1 Th. Hydrargyrum sulfuratum rubrum in einem leinenen Beutel in der Flüssigkeit eingeschlossen werden, welche Vorschrift früher vom Apotheker angewendet werden musste, wenn der Arzt **Decoctum Zittmanni** verschrieb. Das letztere enthält Spuren von Quecksilber (in 4 Pfd. nach Wiggers 0,001, nach Zanten als Sublimat, wovon in der Flasche 0,012 vorhanden sein sollen) und wird von manchen Aerzten vorgezogen. Das mildere Decoct wird aus 50 Th. Sassaparille mit der gleichen Menge Wasser analog dem stärkeren bereitet, doch werden gegen Ende des Kochens āā 5 Th. Citronenschalen, Zimmt, Cardamomen und Süssholz hinzugesetzt. Die Zittmannsche Cur bei Secundärsyphilis besteht darin, dass man 2—4 Wochen lang bei reizloser Diät abwechselnd starkes und schwaches Decoct trinken lässt, und zwar entweder Morgens 300,0 bis 500,0 starkes Decoct (Morgens warm, Abends kalt) und im Laufe des Tages die doppelte Menge schwaches Decoct.

In früherer Zeit war auch ein zusammengesetzter Sarsaparillsyrup, Syrupus Sarsaparillae compositus, officinell, zu dessen Darstellung neben Sarsaparilla noch Chinawurzel, Sassafras, Guajakholz, Chinarinde und Anis diente und den man als Antisyphiliticum thee- oder esslöffelweise reichte und als Vehikel für Iodkalium verordnete. Auch curmässig wurde derselbe, wie der in seiner Zusammensetzung sehr variirende, marktschreierisch angepriesene Roob Laffecteur, in Verbindung mit schwachen Sarsaparilldecocten gebraucht. Aehnliche Zusammensetzung haben die in Frankreich benutzten Sirop de Cuisinier und Sirop sudorifique.

Hin und wieder wird auch noch die Essentia Sarsaparillae, eine von v. Arnim besonders empfohlene concentrirte Abkochung von Sarsaparilla (1:10) mit Zusatz von Spir. vini Gallici, täglich zu 2—4 Esslöffeln in Sennesblätteraufguss oder St. Germain Thee verordnet. Aehnlich, aber stärker, war das früher in der Preuss. Pharmakopoe officinelle Decoctum Sarsaparillae concentratum.

Anhang. — Der botanischen Abstammung nach reiht sich au die Sarsaparille die Chinawurzel, Rhizoma Chinae s. Radix Chinae. Diese richtiger den Knollen zuzuzählende Droge, welche eirunde und gekrümmte, bis 2 Dm. lange und 5 Cm. breite, schwere, compacte, aussen rothbraune, innen röthlichweissliche Stücke darstellt, stammt vorzugsweise von Smilax glabra (Hance), vielleicht auch von anderen in China einheimischen Smilaxarten, und enthält vorzugsweise Amylum, vielleicht auch geringe Mengen Smilacin oder einen demselben nah verwandten Stoff (Smilachin von Reinsch). Die mehr schleimig als kratzend schmeckende Droge ist im östlichen Asien bei Lustseuche und Rheumatismus geschätzt und wurde 1525 durch den Portugiesen Tristan als Mittel gegen Syphilis nach Europa gebracht. Obschon sie zu jeder Zeit, besonders durch den Umstand, dass Kaiser Karl V. durch sie von einem hartnäckigen Rheumatismus befreit wurde, einen hohen Ruf genoss, ist sie jetzt fast ganz obsolet. Inwieweit die hellere und leichtere nordamerikanische Chinawurzel, von Smilax Pseudochina L. in der Wirkung Abweichungen zeigt, ist nicht ermittelt. Man kann die Radix Chinae in Tisanen (1:25—50) zu 15,0—30,0 pro die geben.

Nicht zu den Smilaceen gehört die sog. Ostindische Sarsaparille, Radix Sarsaparillae Indicae s. Nanari, die bei Syphilis und Hautkrankheiten nach Art der Chinawurzel benutzte Wurzel der Ostindischen Asclepiadee Hemidesmus Indicus.

Lignum Sassafras; Sassafras, Fenchelholz.

Die Droge stammt von Sassafras officinale Nees (Laurus Sassafras L.), einem in den mittleren und südlichen atlantischen Staaten der nordamerikanischen Union einheimischen schönen Baume aus der Familie der Laurineen, und wurde aus Florida, wo sie als schweisstreibendes und antisyphilitisches Mittel benutzt wurde, 1555 durch die Franzosen in Europa eingeführt.

Der Sassafras besitzt eine ästige, knorrige, bis zu 0,1 Meter dicke, gebogene Wurzel, welche aus dem blassbräunlichen oder fahlröthlichen, leichten, schwammigen Holze und der dicken, korkigen, aussen graulich braunen und rissigen, innen zimmtbraunen Rinde besteht. Sowohl das Holz als die Rinde, welche auch als solche (Cortex Sassafras) im Handel sich findet, haben einen eigenthümlich angenehmen, aromatisch süsslichen Geruch und Geschmack, dessen Aehnlichkeit mit dem des Fenchels die Benennung Fenchelholz veranlasste. Aehnlicher Geruch kommt auch bei anderen Laurineen, z. B. bei dem Brasilianischen Sassafras, Nectandra cymbifera Nees s. Ocotea amara Martius, vor. Der Name Sassafrasnüsse wird den unter dem Namen Pichurimbohnen bekannteren Cotyledonen von Nectandra s. Ocotea Puchury (Brasilien) beigelegt.

Der wirksame Bestandtheil der Sassafraswurzel ist das besonders der Rinde angehörige ätherische Sassafrasöl, Oleum Sassafras aethereum.

Es ist frisch farblos, meist gelb, schmeckt brennend, löst sich in 5 Th. Weingeist und ist ein Gemenge von Sassafrascampher, der sich in der Kälte absetzt, dem diesem isomeren, bei 231—233° siedenden Safrol und dem rechtsdrehenden, bei 155—157° siedenden Camphene Safren. Neben dem Oele findet sich in der Rinde auch etwas Harz und das krystallinische, aber nicht genauer untersuchte Sassafrid von Reinsch. Wolf und Sachs versuchten das Oel bei Blennorrhoe der Bronchien und des Darmcanals ohne besonderen Erfolg. Shelby (1869) rühmt es bei Intoxicationen mit Bilsenkraut und Tabak und bei Klapperschlangenbiss und Insectenstich als Excitans.

Sassafrasholz findet seine Anwendung nur in der Form von Tisanen bei Syphilis, Hautkrankheiten und Rheumatismen. Man muss es wegen seines Gehaltes an ätherischem Oele im Aufguss (1:25—50) und bei Verordnung mit Sassaparille und ähnlichen Mitteln im Decocto-Infusum anwenden.

Lignum Guajaci, Lignum sanctum s. vitae s. benedictum; **Guajakholz,** Pockholz, Franzosenholz.

Die von den Spaniern als palo santo 1508 von Domingo nach Europa gebrachte Droge, welche ihren Ruf als Antisyphiliticum zum grossen Theile der 1519 erschienenen Schrift Ulrichs von Hutten de Guajaci medicina et morbo gallico verdankt, ist das von einem auf den Antillen wachsenden Baume aus der Familie der Zygophylleen, Guajacum officinale L., stammende, ausserordentlich schwere und dichte Holz, welches unter dem Namen Pockholz oder Bockholz (corrumpirt aus Pockenholz) vielfach zu Drechslerarbeiten benutzt wird.

Das Holz wird von Westindien aus in centnerschweren Stücken verschickt, kommt aber für den medicinischen Gebrauch im Handel gewöhnlich in der Form von Drehspänen (Rasura ligni Guajaci) vor. Das Holz hat ein spec. Gew. von 1,3 und besteht aus dem dunkel olivengrünen Kernholze, welches als der hauptsächliche Träger der Wirksamkeit angesehen wird, und dem gelbweissen, an der Grenze des Kernholzes grün gestreiften Splinte. Das Pockholz ist ausgezeichnet durch den Verlauf der sich in verschiedener Richtung kreuzenden Holzfasern. Es schmeckt gewürzhaft, schwach kratzend und entwickelt beim Reiben einen angenehmen, an Benzoë erinnernden Geruch. — Die früher von Linné empfohlene Rinde, Cortex Guajaci, welche ein eigenthümliches Harz und einen Bitterstoff enthalten soll, ist obsolet; ebenso ist das gleichfalls als palo santo bezeichnete Holz des naheverwandten westindischen Baumes Guajacum sanctum L., welches viel leichter ist, nur in seiner Heimath gebräuchlich. Das Wort Guajak ist westindischen Ursprungs und würde richtiger als „Hujak" gesprochen werden.

Als wirksames Princip der Droge ist das besonders im Kernholz vorhandene Harzgemenge zu betrachten.

Dieses früher officinelle Guajakharz, Resina Guajaci, welches aus Einschnitten des Baums ausgeflossen oder häufiger durch Auskochen des Holzes mit Salzwasser oder durch Erhitzen dünner Holzstückchen am Feuer in Westindien gewonnen wird, bildet dunkelgrüne bis braunschwarze Körner oder Klumpen mit glasartigem Bruche, eigenthümlichem angenehmem Geruche und scharf kratzendem Geschmacke. Es besteht aus drei Säuren, der Guajakonsäure, welche 70% des Guajakharzes ausmacht, Guajakharzsäure und Guajaksäure, welche der Benzoësäure sehr ähnlich ist, einem indifferenten Harze, Guajakbetaharz und einem krystallisirbaren bitterschmeckenden Farbstoffe (Guajakgelb). Bemerkenswerth ist die Eigenschaft des Guajakharzes, durch Ozon und andere oxydirende Einflüsse prächtig blau oder grün gefärbt zu werden, welche Färbung durch Reducentien wieder in die ursprüngliche gelbe zurückverwandelt wird. Beim Schmelzen mit Kalihydrat liefert es Protokatechusäure. Durch trockne Destillation entsteht aus dem Guajakharz ein dicker braunrother Theer, welcher von flüchtigen Bestandtheilen Guajacen oder Guajol, Guajacol und Pyroguajacin enthält (Hlasiwetz).

Weder von einem der Componenten des Guajakharzes noch von diesem selbst existirt eine befriedigende physiologische Prüfung. Die Angabe von Behr (1857), dass es zu 4,0 Purgiren ohne Kolikschmerzen bedinge und dass dieselbe Action in noch stärkerem Maasse nach einer Verbindung des Harzes mit Magnesia erfolge, lässt sich zu Schlussfolgerungen für die Wirkung nicht verwerthen. Auch die ärztliche Erfahrung berechtigt nicht zu bestimmten Schlussfolgerungen, da das Mittel fast niemals für sich zur Anwendung gekommen ist und meist mit grösseren Mengen Wasser eingeführt wird. Selbst die Erscheinungen, welche man auf grössere Dosen der Abkochungen des Holzes auftreten gesehen haben will, wie Temperatursteigerung mit nachfolgendem

Schweiss und morbillösem Exanthem (Krauss), können als Folge des Guajaks nicht mit Sicherheit angesehen werden. Secundärsyphilis, chronischer Rheumatismus, gichtische Leiden, chronische Hautkrankheiten und Menstrualstockungen sind diejenigen Affectionen, bei denen man Guajak in Anwendung bringt. Bell und Morris empfahlen es bei Angina tonsillaris nach vorausgeschicktem Brechmittel.

Man reicht Lignum Guajaci in schwacher Abkochung (Ptisane), die man entweder als solche (1:20) verordnet oder welche man im Hause des Kranken bereiten lässt. Meist giebt man es in Verbindung mit ähnlich wirkenden Mitteln, zweckmässig in der Form des officinellen Holzthees (s. Präparate).

Die Resina Guajaci wird zu 0,3—1,0 3—4mal täglich in Pulver, Pillen oder Emulsion gegeben. Die Emulsion nimmt eine blaue Farbe an, welche bei Zusatz oxydirender Mittel intensiver hervortritt.

Präparat:

Species Lignorum, Species ad decoctum lignorum; **Holzthee.** Guajakholz 5 Th., Hauhechelwurzel 3 Th., Sassafrasholz, Russisches Süssholz āā 1 Th. Das Ppt. dient zu schweisstreibenden Curen bei Hautkrankheiten, Syphilis u. s. w. zu 50,0—60,0 pro die, indem man 2 Esslöffel davon mit 6 Tassen Wasser auf 4 Tassen einkochen lässt, die man Abends trinken oder im Laufe des Tages verbrauchen lässt. Mit Sennesblättern versetzt kann man den Holzthee auch zum Ersatz des Zittmannschen Decocts anwenden. Aehnliche Species, jedoch mit Sassaparille sind die Espèces sudorifiques der Franzosen; vielfach wird auch Rad. Bardanae, Lignum Juniperi oder Rhizoma Caricis arenariae hinzugesetzt. Fast alle auswärtigen Pharmakopöen haben verschiedene Vorschriften zum Holzthee.

Früher war unter dem Namen Tinctura Guajaci, Guajaktinctur, eine Lösung von 1 Th. Guajakharz in 5 Th. Spiritus officinell, die man zu 20—60 Tr. mehrmals täglich, meist in Verbindung mit Tinctura Colchici und anderen Rheumatica, verordnete. Von dieser braunen Tinctur unterscheidet sich eine in gleicher Richtung verwendete, mit Spiritus und Liquor Ammonici caustici bereitete Macerationstinctur, die Tinctura Guajaci ammoniata, durch ihre olivengrüne Farbe und scharfbrennenden Geschmack. Man giebt letztere zu 10—30 Tr. in schleimigen Vehikeln oder in einem aromatischen Syrup. Früher wurde das Harz auch mit Kalihydrat verseift als Sapo guajacinus zu 0,1 bis 0,4 in Pillenform verwendet.

Verordnungen:

1) ℞
Ligni Guajaci rasp.
Rhiz. Graminis āā 40,0
Rad. Liquirit. mund. 10,0
C. c. m. f. specc. D. S. Zwei Esslöffel mit 6 Tassen Wasser auf 4 Tassen einzukochen und Abends zu trinken.
(Species lignorum Ph. milit.)

2) ℞
Ligni Guajaci 40,0
— Sassafras
Rad. Bardanae āā 20,0
— Liquiritiae mund. 5,0
Stipitum Dulcamarae 10,0
Fructuum Foeniculi 2,0
C. c. m. f. specc. D. S. Nach Bericht.
(Species decocti lignorum. Ph. Norv.)

3) ℞
Ligni Guajaci 50,0
— Juniperi 35,0
Rad. Saponariae 10,0
— Liquiritiae 5,0
C. c. m. f. specc. D. S. Holzthee.
(Species ad Decoct. lignorum. Ph. Suec.)

Tayuya. — Mit diesem Namen wird ein in Brasilien hochgeschätztes Antisyphiliticum, die Wurzel oder Knolle einer Cucurbitacee, vermuthlich Trianosperma ficifolia, belegt, welche bei Syphilis und Scrophulose neuerdings in Italien vielfach angewendet wird. Man benutzt eine starke Tinctur zu 10 bis 20 Tr. mehrmals täglich.

Rhizoma s. Radix Caricis; Sandriedgraswurzel, rothe Quecke. — Das Rhizom von Carex arenaria L., einer in Sandgegenden Europas häufigen Cyperacee, war in früheren Zeiten als blutreinigendes Mittel so geschätzt, dass man es sogar als Deutsche Sassaparillwurzel bezeichnete. Die frische Wurzel riecht balsamisch und schmeckt süsslich scharf, der Geruch verliert sich beim Trocknen. Die häufig damit verwechselten Stolonen von Carex intermedia L. und C. hirta L. sind braun von Farbe und ohne Schärfe, unterscheiden sich durch ihre feste, weisse Rinde, während die officinelle Wurzel Luftgänge in der Rinde zeigt. Die Sandriedgraswurzel wird nur innerlich in dünnen Abkochungen (1 : 25—50) zu 15,0—30,0 pro die bei Flechten und Secundärsyphilis gebraucht und meist mit andern antidyskratisch wirkenden Drogen zusammen verordnet.

Folia Juglandis; Walnussblätter.

Die Blätter des Walnussbaums, Juglans regia L., eines ursprünglich in Vorderasien und Kaschmir einheimischen, jetzt uberall bei uns cultivirten Baumes, sind unpaarig gefiedert und bestehen aus 6—9 grossen, länglich ovalen, ganzrandigen, zugespitzten Blattchen von eigenthümlichem balsamischem Geruche und bitterem, etwas herbem Geschmacke. Sie werden vor völliger Entwicklung gesammelt, wo sie langs der Nerven mit weichen Gliederhaaren besetzt und mit hellgelben Drüschen bestreut sind. Ausser eisengrünender Gerbsäure scheinen sie keinen besondern Bestandtheil zu enthalten, namentlich nicht das in den früher officinellen unreifen Fruchtschalen, Cortex viridis s. Putamina nucum Juglandis, aufgefundene, in gelben Nadeln oder Blättchen krystallisirende, stickstofffreie Nucin. Die Walnussblätter werden hauptsächlich bei Scrophulose (Négrier, Nasse, Mauthner) innerlich und äusserlich verwendet und wirken hier wahrscheinlich durch ihren Gehalt an Gerbsäure. Wie früher die Walnussschalen einen Bestandtheil des Pollinischen Decoctes bildeten, giebt man in Italien auch jetzt noch hie und da die Blätter in Abkochung (zu 10,0—15,0 pro die) bei Syphilis, Hautkrankheiten und Gicht. Frische zerstossene Walnussblatter wurden von Nélaton und Raphanel als Verband bei Pustula maligna empfohlen. — Das nicht mehr officinelle Extractum foliorum Juglandis wurde früher zu 0,3—1,0 in Pillen oder Lösungen als Antidyscraticum benutzt, auch in adstringirenden Gurgelwässern, Collyrien und Verbandwässern gegeben.

Radix Bardanae; Klettenwurzel. — Die im Herbst des ersten oder im Frühling des zweiten Jahres gesammelte Wurzel der in Europa überall einheimischen drei Klettenarten, Lappa minor DC., Lappa major Gaertner (Lappa officinalis All.) und Lappa tomentosa Lam. (Arctium Bardana Willd.), aus der Familie der Synanthereae, kommt im Handel gewöhnlich longitudinal in Stücken zerschnitten vor und hat einen schleimigen, susslichen (nicht bitteren) Geschmack. Sie ist fingerdick, aussen graubraun und runzlig, innen blassbräunlich und enthält Inulin, etwas Gerbstoff und Zucker. Sie war früher ein Bestandtheil der Species lignorum und findet wie diese im Decoct (1 : 25—50) bei chronischen Hautkrankheiten, auch bei Syphilis secundaria hie und da Benutzung. Beim Volke steht ein concentrirtes Decoct in Ansehen gegen Ausfallen der Haare, wogegen besonders auch das sog. Klettenwurzelöl (ursprünglich Digest der Klettenwurzel mit Provenceröl) einen nach Kreutzburg u. A. unverdienten Ruf besitzt.

Radix Carlinae s. Cardopatiae; Eberwurzel, Rosswurzel. — Die Wurzel der auf den Gebirgen und Voralpen des mittleren Europa heimischen schönen Eberdistel, Carlina acaulis L., aus der Familie der Synanthereae, von eigenthümlichem, scharfem Geschmack und starkem, nicht angenehmem Geruche, enthält 1% ätherisches Oel, Harz und Inulin (letzteres nicht constant) und wurde früher gegen Hautkrankheiten (äusserlich und innerlich), Unterleibsstockungen und gastrische Fieber benutzt, wird aber jetzt mit Recht der Veterinärpraxis überwiesen.

Radix Saponariae; Seifenwurzel. — Unter diesem Namen war früher die Wurzel des bei uns an Ufern und Hecken wachsenden Seifenkrautes, Saponaria officinalis L., einer zu der Familie der Caryophylleae gehörenden Pflanze, welche in allen ihren Theilen, besonders aber in der Wurzel, ein durch seine Eigenschaft, mit Wasser eine schäumende Lösung zu geben, ausgezeichnetes Glykosid, das Saponin, einschliesst. Die Wurzel ist ohne Geruch, schmeckt anfangs süsslich bitter, später anhaltend scharf und kratzend und bewirkt Zusammenlaufen von Speichel im Munde, weshalb sie auch als Speichelwurzel bezeichnet wird. Man unterscheidet die Seifenwurzel als Radix Saponariae rubrae von den als Radix Saponariae albae bezeichneten Wurzeltheilen von Melandrium sylvestre Röhl. und M. pratense Röhl, sowie von der Spanischen oder Levantischen Seifenwurzel, Rad. Sap. Levanticae, den $1/_2$—2 Zoll dicken, fusslangen Wurzeln von Gypsophila Struthium L.

Das Saponin, welches sich noch in einer grösseren Anzahl von Angehörigen der Familie der Caryophylleen, z. B. in der Kornrade, Agrostemma Githago L., ausserdem in der Senegawurzel, in der Monesia und in der sog. Panamarinde findet, bildet ein weisses, amorphes, neutrales Pulver von anfangs süsslichem, hinterher anhaltend scharfem und kratzendem Geschmacke, das, auf die Nasenschleimhaut gebracht, zu heftigem Niesen reizt. Verdünnte Säuren spalten Saponin in Sapogenin und Glykose.

Das Saponin ist ein örtlich scharf und ausserdem auf die verschiedensten Partien des Nervensystems und die Muskeln lähmend wirkender Stoff, welcher in der Intensität seiner giftigen Wirkung nach dem zu seiner Darstellung benutzten Material Verschiedenheiten darzubieten scheint. Bei Menschen bedingt Saponin zu 0,1—0,2 Hustenreiz und mehrstündige Absonderung von Schleim (Schroff), auf Wunden oder Schleimhäuten lebhaften Schmerz und nach einigen Stunden Absonderung plastischen Exsudats. Subcutane Injection bedingt sehr erhebliche örtliche und entfernte Erscheinungen, Oedem und Pseudoerysipelas, Schüttelfrost, Ohnmachten, somatische und psychische Depression, Schlummersucht, Photophobie, Speichelfluss und Nausea, Exophthalmos und Strabismus (Keppler, Eulenburg). Diese Phänomene können schon nach 0,02—0,1 hervortreten. Interessant ist die von Pelikan constatirte vernichtende Wirkung auf die Sensibilität an der Applicationsstelle, gleichzeitig mit Abnahme der elektrischen Reizbarkeit der Nerven und der Muskeln; Ligatur der Gefässe und Durchschneidung der Nerven wirken auf das Zustandekommen dieser lokalen Anästhesie verlangsamend ein. Das in das Blut aufgenommene Saponin wirkt lähmend auf Muskeln und Nerven und afficirt in eigenthümlicher Weise die Herznerven, indem es sowohl die Vagusendigungen und die Hemmungscentren als die aus dem Sympathicus stammenden Beschleunigungsnerven lähmt und schliesslich Herzstillstand bedingt. Digitalin bedingt bei Saponinvergiftung Beschleunigung der stark retardirten Herzaction und Verstärkung der Herzcontractionen, ebenso beseitigt es das bei Saponin hervortretende Sinken des Blutdrucks. Vor Eintritt der Herzlähmung wird auch die Darmmusculatur gelähmt, ferner wirkt Saponin rasch auf das vasomotorische Centrum (zuerst erregend, dann rasch lähmend), sowie auf das respiratorische Centrum, das von grösseren Dosen plötzlich, von kleineren allmälig gelähmt wird. Athemfrequenz und Temperatur sinken bei Saponinvergiftung sehr bedeutend. Klonische und tonische Krämpfe, welche nach Saponin vorkommen, scheinen auf die Störungen des Herzens und der Athemfunctionen bezogen werden zu müssen; doch erzeugt Saponisirung des Rückenmarks bei Fröschen anfänglich Tetanus, später vom Centrum nach der Peripherie zu fortschreitende Lähmung. Nach grossen Dosen kommt es stets zu Trägheit und Unlust zu Bewegungen. Im Darm und Magen bewirkt Saponin entzündliche Röthung; Speichelfluss und Vermehrung anderer Secretionen ruft es nicht hervor (H. Köhler). St. Ange will Saponin zu 0,15 pro dosi mit Erfolg bei Mutterblutung gegeben haben.

Die empirisch ganz nach Art der Sarsaparille medicinisch benutzte Radix Saponariae findet meist in Verbindung mit andern vegetabilischen Antidyscratica innerlich im Decoct (1 : 10—20, zu 10,0—15,0 pro die) Anwendung und wird gewöhnlich in Speciesform verordnet. Früher kam sie auch häufig als Bestandtheil der Kämpfschen Visceralklystiere in Gebrauch.

Stipites Dulcamarae; Bittersüssstengel. — Mit diesem Namen werden die früher bei chronischen Krankheiten sehr geschätzten, anfangs bitter, später süss schmeckenden, 2- oder 3jährigen, im Herbst nach dem Abfallen der Blätter gesammelten Stengel oder Aeste eines in ganz Europa an feuchten, schattigen Stellen wachsenden, auch in Algier, Syrien, China und Nordamerika vorkommenden kleinen Strauches aus der Familie der Solaneen, Solanum Dulcamara L., bezeichnet. Die Pflanze enthält in allen ihren Theilen und vorzugsweise in der grünen Rindenschicht ein auch in anderen Solanumarten, z. B. in den grünen Theilen und den Keimen der Kartoffel, Solanum tuberosum L., in den Blättern und Früchten des schwarzen Nachtschatten, Solanum nigrum L., vorkommendes, auf das Nervensystem wirkendes Alkaloid, das Solanin, neben dem noch ein zweites, das Dulcamarin, von Wittstein aufgefunden ist, dessen Wirkung bis jetzt nicht festgestellt wurde. Das erstgenannte Alkaloid, dessen toxische Wirkungen mit denen eines aus Bittersüssstengeln dargestellten Heisswasserextracts völlig übereinstimmt, spaltet sich beim Erwärmen mit verdünnter Schwefel-, Salz- oder Oxalsäure in Glykose und Solanidin, einen ebenfalls basischen Pflanzenstoff, welcher durch weitere Einwirkung der Säuren in zwei andere Alkaloide, Solanicin und modificirtes Solanidin, zerfällt. Das Solanin ist eine auf das Nervensystem wirkende Substanz, welche nach den von Th. Husemann und Balmanya angestellten Versuchen bei Kaltblütern lähmend auf die Nervencentra wirkt, ohne die peripherischen Nerven und die quergestreiften Muskeln zu paralysiren, ausserdem die Schlagzahl des Herzens herabsetzt, das jedoch noch längere Zeit nach dem Erlöschen der Bewegungen und der Reflexaction weiter pulsirt und schliesslich in Diastole stillsteht. Bei Kaninchen bedingt Solanin Apathie ohne eigentliche Hypnose, Sinken der Zahl der Herzschläge und der Respiration (bisweilen nach vorausgehender Beschleunigung beider), Abnahme der Sensibilität und Tod unter Erstickungskrämpfen. Constant ist bei Warmblütern Sinken der Temperatur bis zum Tode und Abwesenheit von Veränderungen der Pupille. Das schwächer giftige Solanidin ruft bei Fröschen und Kaninchen dieselben Veränderungen im Nervensystem, in Respiration und Circulation hervor, bewirkt indess kein Sinken der Temperatur und veranlasst in toxischen Dosen Erweiterung der Pupille (Th. Husemann und Balmanya). Beim Menschen bedingen Dosen von 0,03—0,2 Kratzen im Halse, Ansteigen des Pulses mit nachfolgender Verminderung unter die Norm, Betäubung, Gähnen, Schläfrigkeit, in den grösseren Dosen auch Athembeschwerden, Aufstossen, Uebelkeit, Brechreiz, Eingenommensein des Kopfes, Schwindel, Kälte der Extremitäten und Schwäche; wirklicher Schlaf erfolgt selbst durch grössere Dosen Solanin nicht. Veränderung der Pupille, des Stuhlganges, der Diurese und Diaphorese findet nicht statt (Desfosses, Clarus, Schroff, Fronmüller). Therapeutische Bedeutung hat das Solanin bis jetzt nicht erlangen können.

Der medicinische Gebrauch der Stipites Dulcamarae beschränkt sich nicht allein auf chronische Exantheme, wo sie vorzugsweise im Ansehen stehen, vielmehr hat das Mittel bei allen Dyskrasien, wo Holztränke in Gebrauch kamen, ferner bei Hydrops und Ikterus Benutzung gefunden. Für alle diese Verwendungen bietet sich in der Wirkung des Solanins keine rationale Indication, eher für eine zweite Wirkungssphäre des Mittels, für den Gebrauch bei chronischem Bronchialkatarrh, Asthma und Keuchhusten, indem die bei toxischen Dosen Solanin beobachteten Erscheinungen eine herabsetzende Wirkung auf das respiratorische Centrum andeuten.

Man kann die Stip. Dulc zu 0,5—2,0 pro dosi mehrmals täglich in Pulver oder Abkochung verordnen.

Das früher officinelle (wässrige) Bittersüssextract, Extractum Dulcamarae, wurde zu 0,5—1,0 mehrmals täglich in Pillen oder Lösung gegeben.

Herba Violae tricoloris, Herba Jaceae; **Stiefmütterchen,** Freisamkraut.

Die Droge ist das getrocknete blühende Kraut des in ganz Europa einheimischen und vielfach cultivirten Stiefmütterchen, Viola tricolor L., welches nur von wilden Exemplaren gesammelt werden darf. Man hielt früher die als Viola arvensis bezeichnete einfarbige Varietät mit weissen oder gelben Blüthen für besonders heilkräftig. Die getrocknete Droge besteht aus zahlreichen eckigen Stengeln mit zerstreuten, gestielten, herzförmig-eirunden Blättern und blattartigen leierförmigen Nebenblättern und langgestielten, gespornten ungleich-fünfblättrigen Blumen. Das Freisamkraut schmeckt schleimig, schwach bitter, kaum kratzend und enthält ausser etwas Violin (vgl. S. 589) nach den Untersuchungen von Mandein Salicylsäure. Es ist im vorigen Jahrhundert von Strack gegen Impetigo faciei empfohlen und wird auch jetzt bei Ekzem u. a. Hautaffectionen im kindlichen Lebensalter besonders vom Volke angewendet. Man kann es zu 1,0—5,0 mehrmals täglich in Pulvern, oder zweckmässiger in Abkochung mit Milch oder Wasser (1 : 10) anwenden. Auch äusserlich hat ein daraus bereitetes Extract in Salbenform bei chronischen Hautleiden Empfehlung gefunden. Piffard (1882) empfiehlt ein Fluid Extract zu 5—10 Tropfen beim Erwachsenen und 1—5 Tropfen bei Kindern. Anhaltender Gebrauch von Stiefmütterchenthee soll dem Urin einen widrigen Geruch nach Katzenharn geben.

Folia Toxicodendri, Herba Rhois toxicodendri, Giftsumachblätter. — Weit mehr toxikologisches als therapeutisches Interesse besitzen die Blätter des Giftsumachs, Rhus toxicodendron Mich., eines in Nordamerika einheimischen Strauches aus der Familie der Terebinthaceen, von welchen verschiedene, von einzelnen Botanikern als besondere Species bezeichnete Varietäten (Rhus radicans L., Rhus toxicodendron L.) existiren. Bei Berührung der frischen Blätter und des in ihnen, wie in der ganzen Pflanze enthaltenen, an der Luft sich schwärzenden Milchsafts mit der blossen Haut entsteht ein eigenthümlicher Hautausschlag, welcher eine Combination von Ekzem und Erysipel darstellt und die Besonderheit zeigt, dass er durch Berührung mit den Händen auf andere Körperstellen übertragen werden kann, ja selbst auf andere gesunde Personen durch Berührung transmissibel ist. Nach einzelnen Angaben soll das mit starkem Jucken und Brennen verbundene Exanthem auch durch die Ausdünstung des Baumes hervorgerufen werden, was indessen nur unter bestimmten Bedingungen, nach van Mons u. A. bei trübem Himmel, im Schatten oder am Abend, nach Kalm bei transpirirenden Individuen zu geschehen scheint. Diese eigenthümliche Wirkung, welche auch andern Arten von Rhus zukommt und gegen welche Differenzen der Empfänglichkeit einzelner Individuen existiren, steht im scheinbaren Gegensatze zu der experimentell festgestellten Unwirksamkeit der trocknen Blätter und der aus solchen oder aus frischen Blättern dargestellten Auszüge (J. Clarus). Maisch will eine eigenthümliche flüchtige Säure, die Toxicodendronsäure, als wirksames Princip des Giftsumachs isolirt haben. Buchheim hält die Wirkung der frischen Blätter auf die Haut von Cardol oder einem ähnlichen Stoffe abhängig. Uebrigens mag bemerkt werden, dass ältere Experimentatoren nach Infusen von frischen Blättern Magenschmerzen und vermehrte Diurese, Jucken und Brennen der Haut, Schwindel und Krämpfe beobachtet haben wollen, wie auch Orfila bei endermatischer oder innerlicher Application von Sumachextract, sowie bei Injection in die Venen den Tod bei Hunden unter Lähmung der Nervencentren erfolgen sah. Bei diesen Widersprüchen erscheint es gewiss geboten, von der therapeutischen Anwendung der Giftsumachblätter vollständig zu abstrahiren. Man hat von denselben bei chronischen Hautausschlägen, Rheumatismus und Gicht einerseits, bei verschiedenen Nervenleiden, besonders Lähmungen (Alderson) andererseits, auch bei Amaurose (Bretonneau, Trousseau) und Enuresis nocturna (Descôtes) zu 0,03—0,12 in Pulverform, auch im Aufguss Gebrauch gemacht. Das von Rinde und Mark befreite Holz von Rhus Toxicodendron empfahl Gibson in Abkochung bei Phthisis.

Eine aus frischen Giftsumachblättern dargestellte Tinctura Toxicodendri gab man früher zu 2—20 Tr mehrmals täglich bei Lähmungen.

Herba Pulsatillae s. Pulsatillae nigricantis, Küchenschelle. — Mit diesem Namen belegt man das mit der Blüthe im April und Mai gesammelte Kraut der bei uns einheimischen Ranunculaceen Anemone pratensis L. (Herba Pulsatillae minoris) und Anemone Pulsatilla L. (Herba Pulsatillae majoris). Dasselbe wird nur im frischen Zustande zur Darstellung von Präparaten benutzt, weil es beim Trocknen seine Schärfe theilweise verliert, die sich frisch sowohl beim Zerreiben des Krautes als beim Kauen zeigt. In der Pulsatilla sind zwei eigenthümliche stickstofffreie Stoffe, das **Anemonin** (Anemonencampher, Pulsatillencampher) und die **Anemonsäure** aufgefunden, von welchen nur der erstgenannte auf den Organismus einwirkt. Derselbe ist nach Fehling nicht flüchtig, sondern erweicht bei 150°, wobei er Wasser und stechend riechende Dämpfe entwickelt. Er ist als das Anhydrid einer mit der Anemonsäure isomeren Säure zu betrachten, welche daraus beim Kochen mit wässrigen kaustischen Alkalien entsteht (Anemoninsäure). Auf die Zunge in geschmolzenem Zustande gebracht, schmeckt Anemonin äusserst brennend scharf und hinterlässt auf der Zunge mehrere Tage anhaltendes Gefühl von Taubheit. Der Dampf des auf glühendes Eisenblech gestreuten Anemonins kann höchst intensive Reizung der Conjunctiva und der Nasenschleimhaut bedingen (Heyer). Die Untersuchungen von J. Clarus, Curci und Broniewski widerlegen die Annahme von Buchheim, wonach dem Anemonin nur örtlich scharfe Wirkung zukomme, während andererseits die Angabe von Clarus, wonach Anemonin keine örtlich irritirende Wirkung besitze, nicht völlig zutreffend erscheint. Die Symptome bei Thieren deuten auf eine Action auf Hirn und verlängertes Mark (Schlaf, Dyspnoe), vielleicht auch auf das Rückenmark und die Muskeln. Die Giftigkeit ist weit geringer als die anderer reiner Ranunculaceenstoffe, da es erst zu mehreren Dgm. Kaninchen tödtet. Nach Heyer bedingt Anemonin beim Menschen zu 0,03 2mal täglich heftiges Reissen im Kopfe und häufigen Urindrang.

Nach den vorliegenden Untersuchungen sind wir ausser Stande, die Stellung der Pulsatilla unter den Medicamenten mit Sicherheit zu bestimmen. Wir stellen sie zu den Antidyscratica, weil man sie in früherer Zeit bei Gicht, Rheumatismus, schuppigen Hautkrankheiten, sogar bei secundärer Syphilis benutzte, doch hat sie ihre hauptsächlichste Anwendung als Specificum bei den unter dem Namen Staar zusammengefassten Augenaffectionen gefunden, nicht nur bei Amblyopie und Amaurose, sondern auch bei Katarakt und Glaukom. Daneben aber stand sie auch in Credit bei Krämpfen, Hemikranie, Asthma und Hustenreiz.

Man gebrauchte früher das getrocknete Kraut zu 0,1—0,4 in Pulver, Pillen oder Aufgüssen (1:20—50), welche man auch zu Augenwässern benutzte; von Einzelnen wurde bei Katarakt und Amaurose ein weiniges Digest empfohlen.

Mehr als das Kraut selbst war ein aus der frischen blühenden Küchenschelle bereitetes Saftextract, **Extractum Pulsatillae**, in Dosen von 0,06 bis 0,2 gebräuchlich, das mitunter bei Hemikranie von vorzüglicher Wirksamkeit ist. Man kann es in Pulvern, Pillen oder Lösung verordnen. Auch alkoholisches Extract aus trocknem Kraute ist wegen seines Ammoningehaltes nicht ohne Wirksamkeit (Broniewski), wenn schon beim gesunden Menschen recht grosse Dosen keine Intoxicationsphänomene veranlassen.

Herba Chelidonii; Schöllkraut. — Die Droge stellt das im Mai in toto gesammelte **Schöllkraut**, **Chelidonium majus** L., eine bei uns auf Schutthaufen und an Hecken häufige Papaveracee, welche sich durch ihren besonders im Frühjahr stark hervortretenden, safrangelben, bittern und scharfen Milchsaft auszeichnet, dar. Ueber die chemischen Bestandtheile des Schöllkrauts liegen Untersuchungen aus neuerer Zeit nicht vor. Aus älteren Wurzeln stellte Polex ein eigenthümliches Alkaloid, das Pyrrhopin, dar, welches später Probst als **Chelerythrin** bezeichnete und welches nach Schiel (1855) mit dem in der nordamerikanischen Blutwurzel vorhandenen **Sanguinarin** identisch ist. Neben dem Chelerythrin, das im Schöllkraut nur in geringen Mengen sich findet, existirt nach Probst besonders in der Wurzel ein zweites, als **Chelidonin** bezeichnetes Alkaloid von der Formel $C^{19}H^{17}N^3O^3$. Ausserdem enthält das Schöllkraut einen eigenthümlichen Farbstoff, das **Chelidoxanthin**, welches sich durch einen sehr bittern Geschmack auszeichnet, und zwei eigenthümliche Säuren, die Chelidonsäure und Chelidoninsäure, welche neben Bernsteinsäure und Apfelsäure namentlich in der blühenden Pflanze sich finden. Das Chelerythrin reizt stark zum Niesen, bewirkt zu 0,06 beim Menschen Erbrechen (Andrews, van der Espt) und tödtet zu 0,001 subcutan Frösche und zu 0,02 Kaninchen; als Vergiftungserscheinungen resultiren Adynamie und klonische oder selbst tonische

Krämpfe. Der Tod erfolgt durch Lähmung des respiratorischen Centrums (Buchheim und Weyland, Schroff jun., R. M. Smith). Auf Pulsfrequenz und Blutdruck wirken kleine Dosen steigernd, grosse herabsetzend durch lähmende Einwirkung auf das vasomotorische Centrum und das Herz (Smith).

Das Schöllkraut, welches schon seit dem Alterthume im medicinischen Gebrauche ist, gehört zu den als Lebermittel geschätzten Medicamenten, das namentlich bei Ikterus und bei Druck im rechten Hypochondrium Empfehlung gefunden hat. Mit Löwenzahn und ähnlichen Pflanzen dient der Saft besonders zu Frühlingscuren. Auch bei Wechselfieber, chronischen Katarrhen, Rheumatismus und secundärer Syphilis ist er gebraucht. Das frische zerschnittene Kraut empfahl Rey bei Amenorrhoe oder unterdrückten Fussschweissen in die Strümpfe zu streuen. Der frische Saft von Chelidonium ist so scharf, dass er zum Wegbeizen von Warzen benutzt werden kann.

Neben dem Schöllkraute war früher auch ein Saftextract aus dem blühenden Kraute, Extractum Chelidonii, officinell. Dasselbe fand zu 0,3—0,5 mehrmals täglich in Pillen oder Mixturen Anwendung. Tagesgaben von 4,0—8,0 können Schwindel, Uebelkeit und Abspannung bedingen (Krahmer). Man benutzte das Schöllkrautextract auch äusserlich zu Augentropfwässern bei Auflockerung der Bindehaut und Linsenstaar, sowie zum Verbande unreiner Geschwüre.

Eine aus dem Schöllkraut dargestellte Tinctura Chelidonii ist ein Hauptlebermittel der Rademacherschen Schule und wird zu 5—20 Tropfen 3—4mal täglich verabreicht.

Die Wurzel der oben erwähnten amerikanischen Papaveraceae Sanguinaria Canadensis L., ihrer rothen Farbe wegen als Blutwurzel bezeichnet, scheint mit dem Schöllkraute in ihren Wirkungen ziemlich übereinzustimmen. Nach Eberle und Tully soll sie in kleinen Dosen cholagog und expectorirend wirken, auch Menstruation und Diurese fördern, in grösseren Gaben die Pulszahl herabsetzen, in sehr grossen Dosen Erbrechen, Schwindel, Brennen im Magen und die Erscheinungen des Collapsus, bisweilen auch convulsivische Steifigkeit der Gliedmaassen herbeiführen. In Amerika sind mehrere Todesfälle dadurch vorgekommen. Das Pulver wirkt niesenerregend und reizt bei directer Application Wunden und Geschwürsflächen. Die Radix Sanguinariae wird zu 0,03—0,3 bei chronischen Dyspepsie und Bronchitis, Menostase und crophulösen Affectionen gegeben, zu 0,4—0,8 als Antipyreticum bei Rheumatismus acutus und Croup; äusserlich wird sie in Pulverform gegen Nasenpolypen, Impetigo und bei schlaffen Geschwüren gebraucht. Ursprünglich soll sie von den Indianern als Krebsmittel benutzt worden sein und auch jetzt noch machen amerikanische Aerzte von einer Aetzpaste mit Chlorzink Gebrauch. Ein als Sanguinarin bezeichnetes Pulver, welches man in Amerika als Sedativum verwendet hat, scheint ein Gemenge von Chelerythrin und Harz zu sein.

Cortex Condurango; Condurangorinde.

Aehnlich wie die Radix Sanguinariae hat die oben genannte Droge, die Rinde einer Asclepiadee des tropischen Amerikas, Gonolobus Condurango Triana, als Krebsmittel Anwendung gefunden. Obschon eine specifische Wirkung bei carcinomatösen Processen dem Mittel offenbar nicht zukommt, lässt sich doch nicht verkennen, dass die Droge in einzelnen Fällen von Magenkrebs, vielleicht in Folge einer tonisirenden Action auf die Digestion, von günstigem Effecte gewesen ist.

Die Droge stellt ungefähr 1 Dm. lange und 1—7 Mm. dicke verbogene Röhren oder rinnenförmige Stücke dar, deren äussere Oberfläche bräunlich oder braungrau, längsrunzlig und höckrig erscheint, während die Innenfläche hellgrau und derb längsstreifig ist. Der Querschnitt zeigt unter dem dünnen braunen Korke ein gleichmässiges, weisses, geschlängeltstrahliges Gewebe mit grossen braunen Harzzellen und reichlichen Mengen Stärkemehl. Die Rinde schmeckt bitterlich, schwach kratzend. Eine genauere chemische Untersuchung der Condurangorinde fehlt. Nach Antisell enthält sie Gerbstoff, Harz, Fett und Gummi, indessen ist die Gegenwart eines besonderen activen Princips zu vermuthen, da Extracte der Wurzel bei Thieren tetanische Convulsionen bedingen (Schroff jun., Gianuzzi, Bufalini). Auch die botanische Stellung spricht dafür, indem mehrere Asclepiadeen scharf und emetisch wirkenden Milchsaft führen, so z. B. die Mudarwurzel von Asclepias s. Calotropis gigantea, welche in Ostindien als Antisyphiliticum, sowie bei Aussatz, Dysenterie in Ansehen steht. Die Condurangorinde ist häufig der Gegenstand von Substitutionen geworden, ohne dass man indess sagen kann, dass darauf etwa die schlechten Erfolge zurückzuführen seien. Am häufigsten hat man die zerschnittenen Blätter und Blattstiele von Mikania Guaco, einer im tropischen Amerika einheimischen, widerlich riechenden, aromatisch bitteren Composite, an Stelle von Condurango in den Handel gebracht, welche in ihrem Vaterlande unter dem Namen Guaco oder Huaco nicht allein gegen Schlangenbiss, sondern auch gegen Stich von Scorpionen und Biss wüthender Hunde in Ansehen steht und auch in Europa theils bei Cholera, theils bei syphilitischen Affectionen (Parola, Gomez) Empfehlung gefunden hat, ohne dass die dem Guaco zugeschriebenen Effecte, z. B. Vernichtung der Inoculabilität des Schankereiters, irgendwie erwiesen sind.

Obschon die mit Condurango von europäischen Chirurgen angestellten Versuche (Hulke, De Sanctis, Pierce) keine irgendwie befriedigenden Resultate von der innerlichen oder äusserlichen Anwendung des schwindelhaft angepriesenen Mittels ergaben, sind doch in den letzten Jahren verschiedene Fälle mitgetheilt, in denen der Gebrauch der Condurangorinde bei Carcinoma ventriculi, oesophagi und hepatis insofern günstigen Erfolg hatte, als dadurch Erbrechen und Schmerzen erheblich gemindert, dagegen Appetit, Verdauung und das Allgemeinbefinden bedeutend gehoben wurden. In einzelnen Fällen scheint sogar ein directer günstiger Einfluss auf den Tumor vorzukommen.

Man giebt die Condurangorinde gewöhnlich in Abkochung (1:10—20). Mehr empfehlenswerth scheint ein aus dem durch Erschöpfen der Rinde mit Wasser und später mit Spiritus gewonnenen Extract mit Malaga bereitetes Vinum Condurango zu sein, von welchem man täglich 3 Kaffeelöffel bis 3 Esslöffel voll geben kann. Immermann lässt dies Präparat, welches einen angenehm bitteren Geschmack besitzt und in der Regel längere Zeit hindurch gern genommen wird, in der Weise bereiten, dass 2,5 Kgm. grob gepulverte Rinde zunächst mit 10 Liter kaltem Wasser macerirt, der Rückstand mit derselben Menge Wasser eine Stunde lang gekocht, hierauf das Residuum mit 5 Liter Spir. vini rectificatissimus 2 Tage macerirt und nach Verjagen des Spiritus die Auszüge vereinigt, zur Extractconsistenz gebracht und schliesslich in 2½ Liter Malagawein gelöst werden.

Anhang. Mit der Canadischen Blutwurzel und der Condurango ist die Zahl der Krebsmittel keineswegs erschöpft. Da der Werth der hierher gehörigen Medicamente aber äusserst gering und meist sogar gleich Null ist, abstrahiren wir von einer Aufzählung und erwähnen nur die Flores Calendulae, die unangenehm riechenden Blüthen der bei uns einheimischen Synantheree Calendula officinalis L., Ringelblume, die in Form von Aufgüssen oder von frisch ausgepresstem Safte (zu 30,0—60,0 pro dosi) oder auch als Extract bei Krebs der Mamma und des Uterus den Ruf eines Specificum hatten. Ebenso problematisch ist der Werth der als Liquor Calendulae bezeichneten, aus den Calendulablumen aussickernden Flüssigkeit bei Blutungen. Die oben erwähnte Guaco ist der Hauptrepräsentant der Specifica gegen den Schlangenbiss, von welchen in tropischen Ländern Hunderte existiren, von denen jedoch bei exacter Prüfung stets die Werthlosigkeit sich erwies, wie z. B. Fayrer von keinem der in Ostindien gebräuchlichen Schlangenmittel irgend welchen Nutzen constatiren konnte. Die Stelle dieser Schlangenmittel vertreten bei uns Serien von sog. Antilyssa, wie man die gegen die Bissverletzungen wüthender Hunde in Anwendung gebrachten Vegetabilien, wie Gentiana cruciata, Alisma Plantago, Anagallis arvensis, Scutellaria lateriflora, nennt, deren Werth gleich Null ist und welche z. Th., wie der neuerdings aus Cochinchina zu uns importirte Hoang-nan, die strychninhaltige

Rinde von Strychnos Gautheriana, höchst giftige Drogen darstellen. Der Glaube an diese Mittel hat Manchem das Leben gekostet, der durch rationelle Behandlung der Wunde zu retten gewesen wäre.

Fast ebenso problematisch ist die Wirkung verschiedener gegen Lepra innerlich in Anwendung gezogener Vegetabilien, die man unter dem Namen Antileprosa vereinigt hat. Von diesen hat in allerneuester Zeit das Oel von Gynocardia odorata, Chaulmugraöl, innerlich in steigender Dose gegeben, die Aufmerksamkeit europäischer Aerzte auf sich gezogen. Aeusserlich ist es auch mit Erfolg bei Alopecie, Scabies und phytoparasitären Hautkrankheiten benutzt, innerlich, jedoch mit geringem Erfolge, bei Phthisis. Wir erwähnen hier noch wegen ihrer analogen Verwendung die eine Zeit lang als Mittel gegen Variola in Ansehen stehende, bald aber als völlig unwirksam erkannte nordamerikanische Saracenia purpurea L., welche neuerdings von französischen Aerzten (Hétet) gegen Gicht empfohlen wurde.

Semen Colchici; Zeitlosensamen, Herbstzeitlosensamen.

Die Droge stellt die Samen der im südlichen und mittleren Europa und in den Ländern des Kaukasus wildwachsenden, bei uns auf Wiesen nicht seltenen Colchicacee Colchicum autumnale L., Zeitlose, Herbstzeitlose, dar, welche in allen ihren Theilen ein stark giftiges und insbesondere drastisch wirkendes Alkaloid, Colchicin, enthält, das als das alleinige wirksame Princip der Droge zu betrachten ist.

Die Herbstzeitlosensamen werden im Frühsommer im fast reifen Zustande gesammelt, sind fast kuglig, durch den Nabelwulst etwas zugespitzt, bis 3 Mm. dick, punktirt, in nicht zu altem Zustande etwas klebrig, innen blassgrau, besitzen keinen Geruch und schmecken widrig bitter und scharf. Die harte braune Samenschale umschliesst ein graues, strahliges Eiweiss mit einem sehr kleinen Embryo. Von der im Herbst unbeblätterte Blüthen und im Frühjahr Früchte und Blätter tragenden, daher als „nackte Jungfer" oder „filius ante patrem" benannten Pflanze war früher auch die Zwiebel, Bulbus Colchici, officinell, welche jedoch minder reich an Colchicin ist, das in reifen und unreifen Samen zu 0,2 %, in jungen Knollen und Sommerknollen nur zu 0,08 % (noch weniger im October und im Mai) enthalten ist. Noch geringer ist der Alkaloidgehalt der Blätter und Blüthen. Das Colchicin, $C^{11}H^{19}NO^5$, welches ausser in der Herbstzeitlose auch in den in alter Zeit in grossem Ansehen stehenden eigenthümlich gestalteten Zwiebeln von Colchicum variegatum L., den sog. Hermodactyli, vorzukommen scheint, ist eine gelblich-weisse, gummiartige Masse von schwach alkalischer Reaction, in Wasser langsam, aber in allen Verhältnissen, auch in Alkohol, nicht in Aether löslich. Mit Säuren giebt es leicht zersetzbare Salze. Durch verdünnte Mineralsäuren wird es in ein dunkelbraunes Harz und krystallisirbares Colchiceïn zerlegt, welches letztere mit dem Colchicin isomer ist, aber saure Eigenschaften besitzt, sich minder leicht in Wasser löst und viel weniger bitter schmeckt.

Das Colchicin ist ein heftiges Drasticum, welches in grösseren Gaben Gastroenteritis, meist erst nach einigen Stunden auftretend, und Tod bedingen kann und diese Wirkung auch von Wunden aus und selbst bei Einreibung in die Haut (Aschoff) zu Wege bringt. Bei Kaninchen, Hunden und Katzen können schon 0,003—0,01 tödtlich wirken, wobei Durchfälle und (bei Hunden und Katzen) auch Erbrechen mit nachfolgendem Collapsus und mitunter Erstickungskrämpfe auftreten. Nach längerem Bestehen von Enteritis kommt es zu einem Stadium completer Anaesthesie, in welchem selbst starke Reize keine spinalen oder vasomotorischen Reflexe bedingen. Die Zeit des Eintritts des Todes ist von der Dosis unabhängig; der Tod erfolgt durch respiratorische Lähmung (Rossbach). Hunde sind empfindlicher gegen das Gift als Kaninchen (Hübler). Bei Fröschen bedingt Colchicin Athembeschleunigung, Paralyse und Anaesthesie; das Herz pulsirt noch 9—16 Stdn. nach dem Erlöschen des Athems fort (Albers). In Selbstversuchen von Heinrich bedingte 0,01 Colchicin stark bitteren, hintennach kratzenden Geschmack, dann mehrere Stunden anhaltend Brechreiz, Ekel, Aufstossen und vermehrte Speichelabsonderung, Verminderung der Pulsfrequenz um 11 Schläge in den ersten beiden Stunden; 0,02 rief die nämlichen Erscheinungen in den ersten 4 Stunden, später unruhigen, durch Durchfall und Erbrechen unterbrochenen Schlaf hervor, worauf noch am folgenden Tage Appetitlosigkeit, Uebelkeit, Fieber, Meteorismus, schleimige Stuhlentleerungen mit Tenesmus sich entwickelten, welche letzteren selbst bis zum vierten Tage persistirten. Ganz ähnliche Erscheinungen beobachtete auch Krahmer nach 0,01 Colchicin, doch trat kein Sinken der Pulsfrequenz und Respiration bei ihm ein. Das Colchiceïn scheint das Colchicin an Giftigkeit zu übertreffen, da es zu 0,01 Kaninchen in 10—12 Stunden und zu 0,05 in einigen Minuten unter paralytischen Erscheinungen tödtet (Oberlin). Im Organismus scheint Colchicin theilweise zersetzt zu werden (Dragendorff und Speyer).

Die drastische Wirkung des Colchicins scheint auch manchmal nach Einführung kleiner Dosen in cumulativer Weise sich geltend machen zu können. Wenigstens sieht man nach dem Gebrauche spirituöser Auszüge der Herbstzeitlosenwurzel und Samen oft erst nach einiger Zeit profuse Diarrhöen ohne eigentliche Darmentzündung eintreten. Nach Aldridge entsteht in dieser Weise auch Speichelfluss; nach Mann ist sogar in Folge längerer Darreichung von Tinctura Colchici tödtliche Intoxication vorgekommen (nach 14,0 im Ganzen). Im Uebrigen sind die Erscheinungen der Vergiftung durch Theile der Herbstzeitlose oder Auszüge derselben denen des Colchicins ähnlich. Die Intoxication hat das Eigenthümliche, dass sie in der Regel erst mehrere Stunden nach der Ingestion des Giftes sich geltend macht; Brennen im Munde und Schlunde, Durst, manchmal Speichelfluss, heftige Schmerzen im Leibe und Magen, stürmisches und anhaltendes Erbrechen und Durchfall mit nachfolgendem Collapsus (Cyanose der Lippen, kühle Haut) sind die Hauptsymptome, denen sich Dyspnoe, Eingenommenheit des Kopfes, Schwindel und Delirien, manchmal Harnverhaltung, selten Convulsionen hinzugesellen Ausnahmsweise kommen Fälle vor, wo keine Magendarmreizung, sondern vorwaltend tonische Krämpfe das Krankheitsbild ausmachen. Die Section weist oft locale Entzündung im Magen, Hirnhyperämie und constant dunkel kirschrothes Blut nach. Als chemisches Antidot ist Tannin, das auch symptomatisch (gegen die Durchfälle) passt, indicirt; daneben Excitantien.

Ueber die Wirkung kleiner Dosen Colchicin auf die einzelnen Systeme und den Stoffwechsel fehlt es an neueren umfassenden Untersuchungen. Selbstversuche von Maclagan (mit 20 Tropfen Colchicumtinctur) stimmen mit den Beobachtungen von Heinrich über Colchicin und zeigen noch ausgesprocheneres Sinken der Pulsfrequenz (um 25 Schläge) vor Eintritt der Diarrhoe.

Nicht sowohl wegen ihrer Wirkung auf den Darm als wegen vermeintlicher Wirkung auf die Harnsäureabscheidung ist die Herbstzeitlose zu einem sehr beliebten Medicament geworden, das im Rufe eines Specificum gegen Gicht, Rheumatismus und Gries- und Blasensteinbildung steht.

Früher auch gegen Hydrops als Drasticum hydragogum und bei habitueller Obstipation, auch zum Abtreiben von Tänien benutzt, von Willis und Puchelt bei Diabetes, von Ritton u. A. bei Leukorrhoe und Amenorrhoe empfohlen, wird das Medicament noch heute in Folge der falschen Voraussetzung, dass es vermehrte Absonderung von Harnsäure bewirke, fast in allen Fällen von Gicht und Rheumatismus, sowie von schmerzhaften und entzündlichen Affectionen, als deren prädisponirende Ursache Rheumatismus erscheint, in Anwendung gezogen. Bei Gicht ist Colchicum namentlich in England ein seit Alters her beliebtes Mittel, das in verschiedenen Specialitäten und Quacksalbermitteln (Eau médicinale de Husson, Blairs gout pills) das Hauptingrediens bildet. Die Wirkungen bei Gicht sind indessen höchst problematisch; englische Aerzte betrachten es besonders indicirt bei jungen und kräftigen Individuen, nicht zu lange bestehender Arthritis und bei acuten Gichtanfällen oder Exacerbationen im Verlaufe chronischer Gicht; überhaupt scheint es mehr gegen die Anfälle als gegen den Gichtprocess in Ansehen zu stehen. Die purgirende Wirkung ist für die Heileffecte bei Gicht unnöthig, nach Einzelnen sogar schädlich; die Art und Weise des Gebrauches nicht bei allen Aerzten gleich, indem manche steigende Dosen, die meisten zuerst eine grosse und hierauf mehrere kleine Dosen verordnen. Einzelne legen Gewicht auf die bei Gichtanfällen danach auftretende Verlangsamung des Herzschlages. Bei Rheumatismus acutus und chronicus ist zuverlässige günstige Wirkung vom Colchicum nicht zu erwarten, ebenso wenig bei rheumatischen Neurosen oder einfachen katarrhalischen Anginen, Asthma, Bronchialkatarrhen, Hauterythemen, Urticaria, Prurigo oder gar bei Delirium und Coma im Verlaufe von Scarlatina, wo das Mittel ebenfalls Empfehlung gefunden hat.

Was die physiologische Begründung der Colchicumtherapie bei Rheumatismus anlangt, so hat Graves Vermehrung der Harnsäureausscheidung durch den Urin nach Colchicum nicht beobachtet, eher Verminderung. Ueberhaupt aber ist die beim gesunden Menschen von Chelius, Lewins und Krahmer gefundene Zunahme der Harnsäureausscheidung von andern Forschern (Böcker) nicht bestätigt. Ueber die diuretische Wirkung, welche man der Herbstzeitlose zugeschrieben hat, liegen neuere concludente Versuche gar nicht vor; die älteren Angaben von Störck, wonach Zumischung von Oxymel Colchici zum Weine bei ihm selbst frequentere Emissio urinae bewirkt habe, sind zu vage, um darauf therapeutische Anwendung des Mittels zu basiren. Jedenfalls ist Colchicum, wenn man dessen Gebrauch als Antarthriticum und Antirheumaticum nicht als überwundenen Standpunkt betrachtet, in allen Fällen zu meiden, wo Reizung oder Entzündung im Magen oder Darme entsteht, ebenso bei stark geschwächter Constitution, da hier leicht in Folge der Diarrhöen Collapsus sich einstellt. Das längere Zeit hindurch ununterbrochene Darreichen von Colchicumpräparaten bei chronischem Rheumatismus oder bei habitueller Obstipation ist jedenfalls zu widerrathen und beim Eintreten von Uebelsein, Erbrechen oder Brechdurchfällen das Aussetzen derselben geboten.

Die Semina Colchici können zu 0,06—0,2 in Pulverform gegeben werden, finden jedoch meist nur in Form der officinellen Präparate Verwendung.

Präparate:

1) **Tinctura Colchici**, Tinctura seminis Colchici; **Colchicumtinctur,** Herbstzeitlosentinctur. Mit 10 Th. Spiritus dilutus bereitet, gelb, bitter. Innerlich zu 10—20—40 Tr. mehrmals täglich für sich oder mit anderen antirheumatischen oder diuretischen Tincturen. Maximalgabe 2,0 pro dosi, 6,0 pro die.

2) **Vinum Colchici**, Vinum seminis Colchici; **Colchicumwein,** Herbstzeitlosensamenwein. Mit 10 Th. Vinum Xerense durch achttägige Maceration bereitet; klar, gelbbräunlich. Das wichtigste aller Herbstzeitlosenpräparate, welches wie die Tinctur benutzt und dosirt wird. Um die Nebenwirkung auf den Darm zu vermeiden, ist ein Zusatz von Opiumtinctur gebräuchlich.

Nicht mehr officinell sind der von Störck als das zuverlässigste diuretisch wirkende Präparat der Zeitlose gepriesene Acetum Colchici, Zeitlosenessig, den man zu 2,0—8,0 mehrmals täglich entweder als Zusatz zu Mixturen oder in Saturation verordnete. Derselbe diente auch zur Bereitung des Oxymel Colchici, Zeitlosensauerhonig, welchen man für sich zu 1 Theelöffel bis ½ Esslöffel administrirte, der meist aber als Zusatz zu diuretischen oder antirheumatischen Mixturen gebraucht wurde.

Complicirtere Tincturen, wie T. Colchici acida (mit Spir. dil. und Acid. acet. bereitet) und die von Williams zu 20 Tropfen und mehr gegen Rheumatismus alter, überreizter, an Flatulenz leidender Personen empfohlene Tr. Colchici ammoniacata (mit Spir. Ammon. aromaticus bereitet) und das aus einem Essigauszuge dargestellte, zu 0,05—0,1 zu verordnende Extractum Colchici acidum sind obsolet.

Auch das Colchicin hat man bei Gicht, wo es bei Anfällen, zu 0,001 dreimal täglich gegeben, oft jahrelanges Hinausschieben derselben bewirken soll (Guensburg), und bei acutem Rheumatismus, wo es nach Skoda die Schmerzen lindert und die Entzündung herabsetzt, welche Wirkung am 2. oder 3. Tage mit den Stuhlentleerungen eintritt, jedoch nicht von letzteren abhängig ist, benutzt. Man giebt Colchicin am besten in Pillen, auch in Lösung. Subcutaninjection soll sehr starke örtliche Irritation bedingen (Lorent).

Verordnungen:

1) ℞
 Vini Colchici 12,0
 Tincturae Opii crocatae 2,0
 M. D. S 3—4 stündl. 10—20 Tropfen.
 Bei Rheumatismus chronicus.
 (Eisenmann.)

2) ℞
 Colchicini 0,06 (cgm. 6)
 Aq. destill. 10,0
 Spiritus 0,5
 M. D. S. 2—3 Mal täglich 5 Tropfen.
 (Skoda.)

Anhang. An Colchicum schliesst sich noch eine grössere Zahl von Antirheumatica vegetabilia, wohin von häufiger benutzten Drogen die Folia Rhododendri chrysanthi, die Blätter der sibirischen Schneerose oder Gichtrose, Rhododendron chrysanthum L., gehören, welche man zu 0,5—1,0 als Pulver oder im Aufguss als Specificum gegen Gicht rühmte, ferner die Wurzeln verschiedener südeuropäischer Species von Aristolochia, Radix Aristolochiae longae et rotundae, welche auch als Emmenagoga benutzt wurden und einen Bestandtheil des als Duke of Portlands powder bezeichneten Gichtmittels bildeten. Mehrere verwandte Pflanzen, z. B. Aristolochia Cretica und sempervirens L., dienen in Südeuropa als Mittel gegen Vipernbiss und machen damit den Uebergang zu den bereits besprochenen Schlangenmitteln. Zu den Antirheumatica gehört auch das jetzt noch in Schweden und Finnland officinelle Kraut des Sumpfporsts oder wilden Rosmarins, Ledum palustre L. Ob die als Herba Ledi bezeichnete Droge ausser dem darin enthaltenen, in seiner Zusammensetzung sehr variirenden atherischen Oele noch andere wirksame Bestandtheile enthält, denen sie stark excitirende und bei höheren Dosen sogar narkotische Wirkung verdankt, wegen deren sie früher von Bierbrauern benutzt worden sein soll, steht dahin. In Schweden dient sie bei Keuchhusten und als Diureticum und Diaphoreticum bei Rheumatismus, Dermatosen u. s. w., theils innerlich in Aufgüssen (2,0—3,0 zu 100,0 Col.), theils äusserlich zu Umschlägen und Bädern.

X. Classe. Antipyretica, Fiebermittel.

Die Antipyretica, über welche das Allgemeine bereits S. 65 bis 67 angegeben wurde, zerfallen, je nachdem sie auch auf typische Fieber oder ausschliesslich auf continuirliches Fieber wirken, in die beiden Ordnungen der antitypischen Fiebermittel, **Antipyretica antitypica**, und reinen Fiebermittel, **Antipyretica pura**.

---

1. Ordnung. Antipyretica antitypica, antitypische Fiebermittel.

Cortex Chinae; Chinarinde.   Chinini salia; Chininsalze.   Chinaalkaloide.

Unter den antipyretischen Stoffen nehmen die Chinarinde und Chininsalze in sofern die hervorragendste Stelle ein, als sie nicht nur bei den gewöhnlichen febrilen Affectionen, sondern auch bei typischen Fiebern Vorzügliches leisten und sogar bei den letztgenannten das vorzüglichste Heilmittel darstellen. Ihre Wichtigkeit für den Arzt wird noch dadurch erhöht, dass sie einerseits nach Art der Bitterstoffe stärkend wirken, andererseits auffallende antiseptische und antiphlogistische Actionen äussern.

Als Chinarinde sind gegenwärtig die Zweig- und Stammrinden cultivirter Cinchonen, namentlich **Cinchona succirubra Pav.**, officinell, insoweit dieselben mindestens 3,5 % Alkaloide enthalten.

Die officinellen Culturrinden kommen in Röhren von etwa 6 Cm. Länge und 1—4 Cm. Durchmesser bei einer Dicke bis 4 Mm. und in Halbröhren von entsprechender Starke vor. Diese mürben und kurzfaserig brechenden Rinden sind aussen mit dünnem, graubräunlichem Kork mit groben Längsrunzeln und kurzen Querrissen bekleidet und haben eine braunrothe und faserige Innenfläche. Die Culturrinde vertreten jetzt die früher in verschiedenen Sorten officinellen südamerikanischen Chinarinden, von denen man nach der Farbe hauptsächlich drei Sorten unterschied, die man als **braune** oder **graue Chinarinde, Cortex Chinae fuscus s. griseus**, **rothe Chinarinde, Cortex Chinae ruber**, und **gelbe Chinarinde, Cortex Chinae flavus**, bezeichnete, zu welcher letzteren auch die am meisten geschätzte Calisayarinde oder Königschinarinde, **Cortex Chinae Calisaya s. China regia**, gehört. Die ursprüngliche Heimat der Rubiaceengattung Cinchona, deren wahrscheinlich auf mehrere Dutzend sich belaufende Species stattliche immergrüne Bäume von 20 bis 40 Meter Höhe und 1—2 Meter Dicke bilden, ist die sog. Chinazone von Südamerika, welche sich von Chuquisaca in Bolivia durch Peru und Columbien bis Caracas erstreckt, wo die Chinabäume in einer Seehöhe von 1200—3500 M. auf den Anden und besonders auf deren östlichen Abhängen wachsen. Die wichtigsten Species sind Cinchona officinalis (mit ihren beiden Varietäten α. Uritusinga und β. Condaminea s. Cinchona Chahuargera) und Cinchona micrantha Ruiz et Pav., welche die hauptsächlichsten Sorten der grauen Chinarinde (China Loxa und China Huanuco) liefern, die Cinchona Calisaya vera Wedd., welche in der Nähe des Titicaca-Sees in Bolivia und in der peruanischen Provinz Carabaya wächst und die Königschinarinde liefert, endlich die bereits genannte Cinchona succirubra, welche ursprünglich in Ecuador und Nordperu einheimisch ist. Der ausserordentlich verbreitete Gebrauch der Chinarinde und der daraus dargestellten Alkaloide liess die Möglichkeit nicht verkennen, dass bei der Sorglosigkeit, mit welcher bei dem Einsammeln der Chinarinden in Südamerika durch die dazu verwendeten Halbindianer verfahren wird, die Cinchonabäume, welche nicht dichte Waldungen, sondern nur kleinere Gruppen in Wäldern von anderen Baumarten bilden, völliger Ausrottung entgegengehen, und in der That sind einzelne Sorten Chinarinde vermuthlich aus diesem Grunde aus dem Handel verschwunden. Allerdings hat man in neuester Zeit die Entdeckung gemacht, dass auch einzelne den Cinchonen nahestehende Species aus der Rubiaceengattung Remijia eine mit dem Namen China cuprea belegte Rinde liefern, in der die wirksamen Principien der Chinarinden in reichem Maasse vorhanden sind. Immerhin aber bleiben in der Gegenwart die jetzt officinellen Culturrinden die einzigen, deren reguläre Zufuhr einigermaassen zu garantiren ist, da die Länder der südamerikanischen Chinazone sehr häufig den Schauplatz heftiger Bürgerkriege bilden. Die ersten Versuche, Cinchonen in anderen tropischen Ländern zu cultiviren, wurden von den Holländern auf Java unternommen (1854), später sind solche in grossem Massstabe in verschiedenen Theilen Ostindiens, auf Ceylon, Jamaica mit Erfolg gemacht. Gegenwärtig wird besonders Cinchona succirubra, welche am besten gedeiht, und Cinchona Calisaya in verschiedenen Formen, namentlich auch die eine an wirksamem Princip alle anderen übertreffende Rinde liefernde C. Ledgeriana, cultivirt.

Es unterliegt keinem Zweifel, dass die Chinarinde das wichtigste Medicament ist, welches die Entdeckung von Amerika dem Arzneischatze geliefert hat; denn erst durch ihre Einführung sind wir in den Besitz eines sicheren Mittels gegen Malariafieber gelangt Das Hauptverdienst um das Bekanntwerden desselben kommt der Gemahlin des Grafen Chinchon, Vicekönigs von Peru, zu, welche selbst durch Chinarinde von einem hartnäckigen Wechselfieber befreit war und welche durch den Arzt des Vicekönigs, Juan del Vego, im Jahre 1638 eine Partie Rinde nach Spanien schickte. Ihr zu Ehren nannte Linné den erst 100 Jahre später durch De la Condamine und J. de Jussieu bei Loxa in Ecuador aufgefundenen Baum, welcher die Chinarinde lieferte, Cinchona, und ihr zu Ehren hiess das Pulver der Rinde, wie es gegen Wechselfieber gebraucht wurde, lange Zeit Pulvis comitissae, Gräfinnenpulver. Erst spät fand das Mittel allgemeinen Eingang und nach harten Kämpfen seitens der Anhänger der Galenischen Fiebertheorien und seitens der protestantischen Aerzte gelangte es zu der ihm jetzt allgemein eingeräumten hohen Stellung. Besondere Förderer des Mittels waren die Jesuiten (daher die Bezeichnung Pulvis Jesuiticus s. patrum, neben welcher auch der Name Cardinalpulver vorkommt, von dem Cardinal De Lugo, welcher das Chinapulver Mazarin für den wechselfieberkranken Ludwig XIV. empfahl) und der in seinem Auftreten stark an Charlatanerie streifende englische Arzt John Tabor (Talbot), denen erst später achtungsgebietendere Autoritäten, wie Morton, Sydenham, Ramazzini, sich anschlossen. Wahrscheinlich trug auch Verfälschung und unzweckmässige Anwendung und der Umstand, dass anfangs nur schlechtere Chinarinden in den europäischen Handel gelangten, zu der späten Anerkennung des Medicaments bei. Von weit grösserer Bedeutung wurde die Chinarinde für die Medicin, nachdem die Chemie sich mit derselben zu beschäftigen begann und Pelletier und Caventou (1820) aus derselben das für den Arzt der Gegenwart unentbehrliche Chinin isolirten.

Sämmtliche Chinarinden besitzen einen bitteren Geschmack und liefern, im Glasröhrchen geglüht, schön carminrothen Theer. Charakteristisch ist für dieselben das Vorhandensein eigenthümlicher länglicher, meist spindelförmiger, gerader oder schwach gekrümmter, niemals verästelter Baströhren oder Bastzellen, deren Länge nicht über 3 Mm. beträgt und deren Dicke $1/4 — 1/2$ Mm. ausmacht; ihre Wandungen sind durch zahlreiche secundäre Ablagerungen stark verdickt, so dass ihre Höhlung einen schmalen Spalt bildet. In allen Chinarinden sind diese Bastzellen nur zu 3—5 oder 7 in Bündel vereinigt. In der Rinde von Cinchona succirubra findet man sie sehr zerstreut und von geringer Grösse. Dieselbe enthält zahlreiche Milchsaftschläuche in Form länglicher, nicht verzweigter Zellen von beträchtlicher Grösse zwischen der Mittelrinde (Mesophloeum) und der Bastschicht (Endophloeum).

Als active Principien der Chinarinde sind verschiedene darin enthaltene Pflanzenbasen anzusehen, unter denen das in vier seiner Salze officinelle Chinin das heilkräftigste ist, neben welchem aber in allen Cortices Chinae eine amorphe Modification, amorphes Chinin oder Chinoidin, und eine dem Chinin isomere Base, das Chinidin oder Conchinin, und zwei vom Chinin und Conchinin nur durch ein Sauerstoffatom weniger in ihrer Zusammensetzung verschiedene Alkaloide, das Cinchonin und Cinchonidin, sich finden. Die übrigen eigenthümlichen Stoffe der Chinarinde, ein als Chinovin oder Chinovasäure bezeichneter glykosidischer Körper, eine eigenthümliche Gerbsäure, die Chinagerbsäure, und ein daraus entstehendes Oxydationsproduct, das Chinaroth, endlich eine organische Säure, die Chinasäure, an welche die Alkaloide in der Droge gebunden zu sein scheinen, sind für die Wirkung von untergeordneter Bedeutung. Unter den Alkaloiden ist das Chinin bei Weitem das wirksamste.

Das als solches nicht mehr officinelle Chinin, $C^{20}H^{24}N^2O^2$, ist wasserfrei eine weisse, strahlig krystallinische Masse, welche sich in 1200 Th. kaltem und 250 Th. siedendem Wasser, in 21 Th. Aether und noch leichter in Alkohol und Chloroform löst. Es ist eine starke Base, welche Ammoniak aus heissen Lösungen von Ammoniaksalzen austreibt und mit Säuren neutrale und saure Salze bildet, deren wässrige Lösungen blau fluoresciren, die Ebene des polarisirten Lichts stark nach links drehen und intensiv bittern, noch in sehr diluirter Lösung (1 : 50000) deutlichen Geschmack besitzen. Mit Chlorwasser und kaustischem Ammoniak im Ueberschuss vermischt, färben diese Lösungen sich grün (Thatterochin-Reaction). Das Chinin bildet mehrere, theils amorphe, theils krystallinische Hydrate.

Bei längerem Erhitzen von Chininsalzen auf 120—130° bildet sich eine als Chinicin bezeichnete, rechts polarisirende amorphe Modification. Das von Henri und Delondre 1833 entdeckte Chinidin, auch Chinotin, Cinchotin, Pitayin (wegen des reichlichen Vorkommens in einer der Königschinarinden ähnlichen, als Cortex Chinae Pitayo bezeichneten Rinde) genannt, giebt mit Säuren ebenfalls rechtsdrehende und in saurer Lösung fluorescirende und die Thalleiochinreaction liefernde Salze, unterscheidet sich aber von Chinin und allen übrigen Chinaalkaloiden durch sein sehr schwer lösliches iodwasserstoffsaures Salz. Das früher officinelle Cinchonin, $C^{20}H^{24}N^2O$ oder $C^{19}H^{22}N^2O$, und dessen isomere Verbindung Cinchonidin bilden kein krystallinisches Hydrat, geben rechtsdrehende, nicht fluorescirende und keine Thalleiochinreaction liefernde Solutionen; Cinchonin ist in Aether fast unlöslich, Cinchonidin in demselben schwer löslich.

Die amorphe Chinabase oder das sog. amorphe Chinin, welche De Vrij in kleinen Mengen in allen echten Chinarinden auffand, ist ein Hauptbestandtheil des unter den Präparaten zu erwähnenden Chinoidins. In den rothen Rinden aus Ostindien und Java findet sich auch das 1872 von Hesse entdeckte Alkaloid Chinamin, $C^{19}H^{24}N^2O^2$, in alten ostindischen Rinden damit isomeres Conchinamin.

Verschiedene andere als Chinaalkaloide bezeichnete Basen, wie Paricin (auch in der Rinde von C. succirubra aufgefunden) und die in falschen Chinarinden vorkommenden Basen Aricin und Paytin sind als Medicamente bisher nicht in Frage gekommen.

Sowohl der Gesammtgehalt als der Gehalt an einzelnen Alkaloiden schwankt bei den Chinarinden ausserordentlich. Im Allgemeinen kann man sagen, dass von den früher officinellen amerikanischen Rinden die Königschinarinde an dem für die Wirkung am meisten in Betracht kommenden Chinin die reichste war, während in den braunen Chinarinden das Cinchonin die übrigen Alkaloide stets an Menge bedeutend übertraf. Es kommt übrigens auch vor, dass die Rinden derselben Cinchonaart mitunter kein Chinin enthalten, während sie an einer andern Localität Rinden von $3\frac{1}{2}-4\frac{1}{2}$% Chiningehalt liefern (Karsten). Den höchsten Chiningehalt hat man in Rinden von Cinchona Ledgeriana von Java beobachtet; in guter Calisaya kommen mindestens 5—6% Chinin vor. Gute indische rothe Röhrenchinarinde kann 5—10% Alkaloide liefern, von denen nicht ganz $\frac{1}{3}$ auf Chinin kommt, $\frac{1}{4}$ ist Cinchonidin, der Rest Cinchonin, während sich Chinidin nur spurweise findet; in dicken, glatten, rothen Rinden sind nur 3—4% Alkaloide vorhanden. Wurzelrinden sind reicher an Chinabasen als Stammrinden (De Vrij). Ansehnliche Vermehrung des Chinins auf Kosten der minderwerthigen Nebenalkaloide scheint durch Düngung der Bäume zu resultiren.

Das Chinovin oder das Chinovabitter, früher auch vielfach als Chinovasäure bezeichnet, $C^{30}H^{48}O^8$, welches sich wahrscheinlich in allen echten Chinarinden findet, ist amorph, harzartig schmeckend, anfangs kaum, später scharf und angenehm bitter, wird wenig in Wasser, dagegen gut in Weingeist gelöst und durch Salzsäuregas, Natriumamalgam und verdünnte Säuren in Chinovasäure und Chinovinzucker gespalten. Es verbindet sich auch mit den Basen zu amorphen Verbindungen und scheint in den Chinarinden als in Wasser und Weingeist leicht löslicher, stark bitter schmeckender Chinovinkalk zu existiren. Die Chinovasäure, $C^{24}H^{38}O^4$, kommt nach De Vrij auch fertig gebildet in Chinarinden, namentlich den Javanischen, vor und findet sich ausserdem in grösseren Mengen in der Tormentillwurzel. Sie ist ein blendend weisses, lockeres, krystallinisches Pulver ohne Geschmack. Kerner glaubt, dass sowohl Chinovin wie Chinovasäure für die tonisirende Wirkung der Chinarinden von Bedeutung seien und dass namentlich deren Verbindungen mit Kalk, welche sich in den an Alkaloiden armen Abkochungen und Extracten aus der Chinarinde als Hauptbestandtheil finden, auch deren Wirksamkeit bedingen. Calciumchinovat erzeugt nach Kerner zu 15,0—30,0 beim Erwachsenen keine unangenehmen Nebenerscheinungen.

Die Chinagerbsäure bildet eine hellgelbe, zerreibliche, sehr hygroskopische, säuerlich und herb, aber nicht bitter schmeckende, in Wasser, Weingeist und Aether leicht lösliche Substanz. Sie fällt Eisenoxydsalze grün, Brechweinsteinlösung graugelb und färbt sich auf 100° erhitzt dunkelroth unter Bildung eines rothbraunen, in Wasser unlöslichen Harzes. Dies entspricht dem Chinaroth, welches die Färbung der rothen Chinarinden bedingt und das in dicken rothen Rinden oft mehr als 10% beträgt.

Die Chinasäure, welche sich nicht nur in allen echten Chinarinden (zu 5—8%), sondern auch in den Blättern der Heidelbeere, im Kraute von Galium Mollugo und wahrscheinlich in vielen andern Pflanzen findet, bildet durchsichtige, tafelartige Krystalle von reinsaurem Geschmacke, welche bei trockener Destillation Carbolsäure, Benzoësäure, Benzoyl und Hydrochinon liefern. Auf den Organismus wirkt sie nur nach Art anderer Pflanzensäuren. Im Thierkörper verwandelt sie sich in Hippursäure, welche im Urin auftritt; im Harn erscheint die letztere erst nach 2—3 Stunden, langsamer als nach Benzoësäure.

Bei Darstellung der physiologischen Wirkung und therapeutischen Anwendung der Chinarinden und Chinabasen glauben wir der Kürze halber uns auf diejenige des Chinins beschränken zu können, da hauptsächlich nur dieses Alkaloid in Anwendung kommt und da die sog. Nebenalkaloide meist nur quantitative und nur geringe qualitative Wirkungsdifferenzen zeigen. Das Chinin ist in auffallend kleinen Mengen deleter für die niedrigsten thierischen Organismen (Protozoën und Infusorien), worin es nicht von den stärksten Pflanzengiften (Strychnin und Morphin) übertroffen wird (Binz), während es denselben in Bezug auf giftige Wirkung höheren Thieren gegenüber weit nachsteht, wie es z. B. auf Kaninchen erst zu 0,25—1,0 subcutan tödtlich wirkt (Schlockow). Es hemmt in kleinen Mengen verschiedene Gährungsprocesse nnd behindert das Auftreten und Fortschreiten der Fäulniss vegetabilischer und animalischer Substanzen (Eiweiss, Blut) in weit stärkerem Maasse als die meisten übrigen Antiseptica.

Hinsichtlich der Hemmung der alkoholischen Gährung (Buchheim und Engel) wird Chinin unter den Bitterstoffen nur von Strychnin, jedoch nicht im Verhältnisse der Bitterkeit, übertroffen. Es besitzt ähnliche Hemmungswirkung auf Buttersäuregährung und Einwirkung von Emulsin auf Amygdalin oder Salicin, desgleichen auf einzelne rein chemische Vorgänge, z. B. die Einwirkung von Säuren auf Rohrzucker, Stärkemehl und Salicin, dagegen nicht auf das saccharificirende Vermögen des Speichels und der Malzdiastase (Binz). Dass Chinin, und zwar sowohl Chininbisulfat als reines Chinin, auf Muskelfleisch besser conservirend wirkt als andere Amara, Chlor, Kochsalz, Arsen und Kreosot, wurde von Gieseler 1864 experimentell dargethan. Später fand Binz eine solche antiseptische Wirkung besonders am Chininhydrochlorat, welches die Vibrionen- und Schimmelbildung in Aufgüssen von Leguminosenmehl in weit kleineren Mengen verhindert als Strychnin, Morphin, Salicin und Sol. Fowleri, während es 15—16 mal schwächer conservirend als Sublimat wirkt. Auf grössere Infusorien (Vorticellen, Paramecien und Colpoden) wirkt Chinin weit rascher deleter als auf Bacterien (Bochefontaine). Vollständige Sistirung von Schimmelbildungen findet durch Chinin nicht statt, vielmehr tritt namentlich in Chininsulfatlösungen Bildung von Penicillium glaucum ein. Die antiseptische Wirkung der Chinarinde war schon in vorigem Jahrhundert (Pringle) aus Versuchen bekannt; vielleicht ist bei dieser auch die Chinagerbsäure mitwirkend. Cinchonin wirkt sowohl auf alkoholische Gährung als auf Fäulniss von Legumin und Albumin (Binz und Conzen) viel weniger stark hemmend als Chinin; in Bezug auf deletere Einwirkung auf Mikrozymen steht es dem Chinin, Chinidin und Cinchonidin nach (Buchanan Baxter). Am nächsten scheint dem Chinin in dieser Beziehung die amorphe Base zu stehen.

Von besonderem Interesse ist das Verhalten des Chinins zu gewissen pathologischen Fermenten. Schmidt-Rimplers Entdeckung, dass es dem Secret der diphtheritischen Conjunctivitis die Fähigkeit, bei Impfung auf der gesunden Hornhaut specifische Entzündung zu erregen, nehme, ist von Klebs und G. Brown bestätigt. Filehne constatirte ähnliche Hemmungswirkung auf die energische peptonisirende Wirkung fauliger Sputa des Lungenbrandes.

Ferner bildet das Chinin ein sehr intensives Protoplasmagift, welches nicht allein die Bewegungen von Amöben und anderen Protozoën, sondern auch die Bewegungen der weissen Blutkörperchen aufhebt. Desgleichen beschränkt Chinin sowohl bei directer Application als bei indirecter durch den Kreislauf vermittelter Zufuhr die Auswanderung farbloser Blutzellen an örtlich irritirten Geweben (Binz und Scharrenbroich).

Als Gift für Leukocyten ist Chininhydrochlorat vielen höchst energisch wirkenden Stoffen überlegen und wird nur vom Coniin und Campher übertroffen. Die übrigen Chinaalkaloide wirken schwächer, am schwächsten Cinchonin (Buchanan Baxter). Die Wanderbewegungen der Leukocyten werden schon durch Chininmengen gehindert, welche, wie 1:4000 des Körpergewichts, wesentliche Alteration der Circulation nicht bedingen (Appert).

Auch auf andere Blutbestandtheile scheint Chinin einen Einfluss auszuüben, als dessen Wesen eine Hemmung der Oxydation anzusehen ist, die auch an anderem Materiale eintritt.

Die rothen Blutkörperchen werden durch Chinin bei toxischer Einwirkung verkleinert (Manasseïn); die im gelassenen Blute und post mortem auftretende Säurebildung erfährt durch Chinin Hemmung (Binz und Ransoné); die Uebertragung des activen Sauerstoffs durch Blut und krystallinisches Hämoglobin wird durch minimale Mengen Chinin gehemmt. Die Gerinnung des Blutes wird bei directem Zusatz von Chinin (Zunz) und bei Vergiftungen mit demselben (Melier) verringert. Auch in dieser Beziehung wirkt Cinchonin ungleich schwächer als Chinin. Hemmung der Ozonreaction tritt auch beim Zerreiben von Salat oder Löwenzahnblättern bei Zusatz von Chinin auf, wobei sich gleichzeitig Hemmung der moleculären Bewegung zeigt, wie solche auch an Kohlenpulver, Pigmentkörnchen und andern unbelebten Partikelchen hervortritt, und zwar stärker als unter dem Einflusse anderer neutraler Chlorverbindungen (Binz und Gützloe). Die Affinität des Eiweiss zum Ozon wird durch Zusatz von Chinin bei einer Temperatur von 30—40° aufgehoben (Rossbach). Beim Erwärmen mit Chinin versetzten Blutes verschwinden die Oxyhämoglobinstreifen erst in hoher Temperatur (Binz und Math. Müller). Aus den angeführten Daten ergiebt sich, dass das Chinin die rothen Blutkörperchen zwar nicht ihrer Fähigkeit, Ozon zu bilden oder zu tragen, beraubt, wohl aber das letztere fester an das Hämoglobin bindet, möglicherweise in Folge einer Verbindung mit demselben (Rossbach). Eigenthümliche Hemmungswirkungen des Chinins machen sich auch an den Nieren in Bezug auf die Umwandlung von Benzoësäure auf Hippursäure und auf die Phosphorescenz lebender Organismen geltend; dagegen beschleunigt es die Oxydation von Eisenoxydullösung (Binz).

Dem Chinin kommt eine allerdings nicht beträchtliche örtlich reizende Wirkung zu, welche namentlich bei endermatischer Application in Pulverform oder subcutaner Injection grösserer Mengen concentrirter Lösungen sich geltend macht.

In Bädern kann Chinin, zu 15,0 hinzugesetzt, bei empfindlichen Personen Beissen und Papelbildung veranlassen (Briquet); auch bei Arbeitern in Chininfabriken kommt Bildung von Knötchen an verschiedenen Körpertheilen, meist an Armen und Beinen, bisweilen Schwellung des Gesichts und der Augenlider mit Röthung der Augen vor (Chevallier, Kreuser). Bei endermatischer Anwendung grösserer Mengen kommt es regelmässig zu Brennen und starker Hyperämie; nach subcutaner Injection erfolgt meist Entzündung, Abscessbildung und selbst brandige Abstossung einer Hautpartie in der Nähe der Einstichstelle, und zwar nicht, wie man früher annahm, in Folge des nothwendigen Säurezusatzes, sondern, wie Bernatzik nachwies, durch Erstarren des injicirten Chinins zu einer harzartigen, als Fremdkörper irritirend wirkenden Masse, welche am leichtesten bei Anwendungen neutraler Lösungen resultirt. Aehnlich irritirend wirken auch die übrigen Chinaalkaloide bei subcutaner Application.

Auf Schleimhäuten tritt Irritation nach kleinen Mengen nur in sehr geringem Grade hervor. Längere interne Darreichung kann zu einem gelinden katarrhalischen Zustande des Magens mit Hitze und Druck im Epigastrium, Empfindlichkeit desselben gegen äusseren Druck, Uebelkeit, Brechreiz, manchmal sogar mit Fieber und Durst, bei einzelnen Personen auch zu Diarrhoe führen. Grosse Dosen bewirken leicht Erbrechen, mitunter auch starke Vermehrung der Speichelsecretion.

Möglicherweise sind diese letzteren reflectorische Phänomene, hervorgerufen durch den bittern Geschmack des Mittels, welcher selbst noch an Verdünnungen von 1:10000 u. m. hervortritt. Das Chinin steht in dieser Beziehung dem Strychnin und Quassiin nach, übertrifft dagegen die meisten andern Alkaloide und Bitterstoffe an Bitterkeit bedeutend. Gastrische Störungen werden namentlich dem gebräuchlichsten aller Chininsalze, dem Chininsulfat, zugeschrieben sollen dagegen beim Chininhydrochlorat (Binz) und bei Verbindungen des Alkaloids mit organischen Säuren weniger leicht vorkommen. Häufig macht sich eine derartige Störung bei Fieberkranken geltend, was vielleicht im Zusammenhange mit der verminderten Absonderung von Magensaft beim Fieber steht. Es giebt einzelne Individuen, welche auch kleine Dosen Chinin schlecht ertragen und stets danach leichten Magenkatarrh bekommen. Man hat auf das Auftreten eines solchen auch das wiederholt beobachtete Vorkommen von Hautausschlägen, besonders Urticaria, nach einer einzigen Chinindosis als Reflexerscheinung bezogen. Im Allgemeinen kann man das Chinin in kleiner Dosis als ein nach Art der Amara wirkendes Mittel betrachten, welches reflectorisch Vermehrung der Magensaftsecretion bedingt und dadurch auf den Verdauungsprocess fördernd wirkt. Die ältere Angabe von Buchheim und Engel, dass das Chinin bei Zusatz zu künstlichem Magensafte die Verdauung des Eiweiss verzögere, ist nach Wolberg nur für grosse Dosen gültig, während kleine Mengen geradezu verdauungsbefördernd wirken.

Die Resorption des Chinins erfolgt von den verschiedensten Schleimhäuten, unter Umständen auch von der äussern Haut aus. Die Elimination findet vorzugsweise durch die Nieren statt, theilweise in unverändertem Zustande, theils als amorphes Chinin, theilweise nach Oxydation zu Dihydroxylchinin (Kerner).

Chinin wird nicht aus Chininbädern (Briquet), wohl aber bei Einreibung von Lösung in die Handfläche (Dufay) resorbirt. Die Mastdarmschleimhaut ist nach Kerner für die Aufsaugung des Chinins weniger geeignet als die Magendarmschleimhaut. Die im Darme vorhandene Galle führt nach Malinin in Berührung mit Chininsalzen zur Bildung von in Wasser und verdünnten Säuren schwer löslichem glykocholsaurem Chinin, doch sind die gallensauren Alkaloide, selbst das am schwersten löslichste derselben, das gallensaure Chinin, diffusionsfähig (Dragendorff und De l'Arbre). Sehr rasch erfolgt die Resorption vom Unterhautbindegewebe aus. Die Elimination des Chinins geschieht nicht ausschliesslich durch die Nieren, vielmehr findet sich dasselbe auch im Schweiss, in den Thränen, im Speichel und in der Milch säugender Frauen in geringen Quantitäten (Landerer, Briquet). Nach Albertoni und Ciotto geht Chinin bei interner Einführung rasch in die Galle über und localisirt sich in Milz und Leber, welche weit stärker und länger als Herz und Gehirn chininhaltig bleiben. Die Oxydation des Chinins im Organismus ist bei grösseren Dosen offenbar nur eine sehr beschränkte, da Chinin als solches allein im Harn zu 75% (Personne), in anderen Fällen sogar zu 95—96% (Jürgensen und Thau) ausgeschieden wird. Das dabei resultirende Dihydroxylchinin wirkt in sehr hohen Dosen nicht toxisch auf Frösche und Kaninchen, passirt den Körper unverändert und hat in seiner Wirkung auf Infusorien, Gährungsprocesse, Fäulniss und Hämoglobin keine Analogie mit dem Chinin. Ein ähnliches Oxydationsproduct wird im Thierkörper aus Cinchonin, welches übrigens, namentlich im Anfange auch als solches in den Urin übergeht, gebildet (Dragendorff und Johannsen). Sowohl die Menge des als solches wieder ausgeschiedenen Chinins als die Schnelligkeit des Eintritts in den Harn sind bei schwerlöslichen Salzen (Tannat) geringer als bei leicht löslichen (Hydrochlorat, Citrat). Bei Subcutaninjection löslicher Salze ist Chinin schon in 10—15 Min., bei interner Einführung in $1/_2$ Std. (nach Kerner bei gleichzeitiger Einführung von Selterswasser schon früher) im Harn nachweisbar. Auch bei kleinen Dosen erscheint Chinin schon in 1 Std. im Harn, bei Kindern eher als bei Erwachsenen (Briquet). Bei kleinen Dosen scheint die Elimination schon in 9 Std. (Schwenger) vollendet, nach grösseren (1,0) bei den leichtlöslichsten Salzen in 48, bei allen löslichen Salzen, mit Ausnahme des Tannats, in 72 Std.

Nach Dietl retardiren verschiedene Krankheiten (chronische Milzanschwellung, Albuminurie, Emphysem) die Chininausscheidung; nach den Untersuchungen von Jürgensen und Thau scheiden Typhuskranke in den ersten 24 und 36 Stunden mehr Chinin aus als Gesunde und davon das meiste zwischen

6 und 12 Stunden (Gesunde in den ersten 6 Std.). Sehr rasch wird das salzsaure Salz der amorphen Chinabase resorbirt und eliminirt (Kerner). Die entfernten Wirkungen des Chinins betreffen namentlich den Kreislauf und die Körperwärme. Die Wirkung auf den Kreislauf ist nicht so bedeutend wie bei verschiedenen anderen Alkaloiden. Im Allgemeinen lässt sich sagen, dass nach kleinen Dosen geringe Vermehrung der Herzschläge und entsprechende Steigerung des Blutdrucks, nach grossen Verringerung der Herzschlagzahl und des arteriellen Blutdrucks eintritt.

Beim Menschen beträgt die durch kleine Dosen hervorgerufene Acceleration nicht mehr als 8 Schläge in der Minute und dauert 2—3 Std.; noch kleiner oder nur wenig bedeutender ist die Abnahme beim Gesunden nach 1,0—1,25, beträchtlicher bei Fieberkranken. Bei Fröschen wirken kleine und grosse Dosen in gleicher Weise verlangsamend (Eulenburg, Chirone). Die Pulsbeschleunigung kleiner Dosen beim Warmblüter beruht auf Erregung der motorischen Herzapparate, die Herzverlangsamung ist vom Vagus unabhängig und resultirt entweder aus Lähmung der automatischen Erregungsganglien im Herzen oder aus Schwächung des Herzmuskels oder aus beiden zugleich. Von der Schwächung des Herzschlages hängt theilweise auch die Blutdrucksenkung ab, doch ist nach Schroff jun. auch die vasomotorische Centrum in seiner Reflexerregbarkeit erheblich herabgesetzt. Chirone vindicirt dem Chinin primäre erweiternde Wirkung auf die Gefässmuskeln. Die Athmung wird durch kleinere und mittlere Gaben Chinin kaum beeinflusst, durch grössere verlangsamt und abgeschwächt, durch colossale gelähmt. Künstliche Respiration verzögert den Eintritt des Todes. Nur bei Einspritzung massiver Dosen in die Jugularis erlischt die Herzthätigkeit früher als die Athmung.

Die Herabsetzung der Temperatur zeigt sich bei gesunden Menschen ebenfalls in geringerer Weise als bei Fieberkranken; nach nicht zu kleinen Dosen ist sie auch bei Hunden und Kaninchen deutlich ausgesprochen. Das Phänomen ist nicht abhängig von der Herzaction; bei Thieren kommt sie sowohl bei Steigerung als bei Herabsetzung des Blutdrucks vor (Block), bei Menschen geht die Wirkung auf die Circulation sowohl im normalen als im febrilen Zustande nicht immer gleichen Schritt mit dem Sinken der Eigenwärme (Gell und Ringer, Liebermeister). Auch die postmortale Steigerung der Temperatur wird durch Chinin aufgehoben, wie auch bei Durchschneidung des Halsmarks Chinin Ansteigen" der Temperatur verhindert (Binz und Bouvier). Auf Abkühlung durch Verdunstung ist das Sinken nicht zu beziehen, da die Schweisssecretion unterdrückt ist (Kerner). Cinchonin scheint auf die Temperatur noch stärker herabsetzend als Chinin, dagegen weniger auf das Herz zu wirken (Dragendorff und Johannsen).

Neben dieser Wirkung macht sich insbesondere nach grossen Dosen eine solche auf das Gehirn geltend.

Dieselbe ist am ausgesprochensten beim Menschen, wo als Folge der Einwirkung grösserer Gaben Chinin sich am häufigsten Ohrensausen einstellt, das als eine charakteristische Wirkung des Chinins und der übrigen Chinaalkaloide zu betrachten ist. Dazu gesellen sich Schwere des Kopfes, Schwindel und Verwirrung der Ideen, welche das Bild des sog. Cinchonismus oder Chininrausches, Ivresse à la Quinquina, vervollständigen. Die Analogie mit einem rauschähnlichen Zustande wird noch ausgesprochener, wenn, wie in einzelnen Fällen, z. B. bei Thau in Selbstversuchen, gesteigertes Wohlbehagen und grosser Hang zur Fröhlichkeit vorausgehen. Während des Chininrausches findet sich Abnahme der Tastempfindlichkeit und Dumpfheit der Schallwahrnehmungen (Thau), häufig auch Erbrechen. Alle diese Symptome sind von einer Beeinträchtigung des Gehirns herzuleiten, wobei wohl der Acusticus in einer auffallenden Weise afficirt ist, doch wird von Kirchner (1881) starke Hyperämie der Paukenhöhle und der Labyrinthschleimhaut als Ursache der Schwerhörigkeit angesehen, während Hyperämie des äusseren Gehörganges und des Trommelfells nicht zu beobachten ist (Guder). Bei sehr hohen Dosen kann ein bisweilen auf bedeutende Aufregung folgender Zustand von Sopor und Collapsus eintreten, in welchem sogar der Tod erfolgen kann. Auch kommen dauernde Störungen der Sinnesnerven, insbesondere Taubheit, aber auch Amblyopie, nach übertriebenen Chinindosen vor.

Auch bei Hunden rufen toxische Dosen (0 3—0,6 subcutan applicirt) Zittern, Unruhe, Brechversuche, Erbrechen und einen Zustand von Collapsus hervor. Bei Fröschen bedingen letale Gaben Aufhören der spontanen Bewegung, Abnahme der Empfindlichkeit der Extremitäten und Paralyse der Hinterbeine; die Reflexerregbarkeit scheint vor den übrigen Functionen des Nervensystems herabgesetzt zu werden, nach Chaperon durch Erregung der reflexhemmenden Centren im Gehirn, nach Meihuizen nur indirect in Folge der durch Chinin bedingten Circulationsstörungen. Muskelreizbarkeit und Erregbarkeit der Nervenstämme und der Ursprünge der motorischen Nervenfasern des Rückenmarks werden durch Chinin nicht afficirt (Eulenberg und Simon), dagegen wird die Stromgeschwindigkeit in den motorischen Nerven beeinträchtigt.

Aehnliche toxische Erscheinungen wie Chinin bringt auch Cinchonin beim Menschen hervor. Nach Bouchardat, Delondre und Girault bedingen 0,75—1,0 eigenthümlichen Druck und Schmerz im Vorderkopfe, dagegen tritt Ohrensausen später als nach Chinin auf. Bei Kaltblütern ist die Wirkung der des Chinins gleich, bei Warmblütern bewirken sowohl Cinchonin als Cinchonidin epileptiforme Krämpfe in Folge von Reizung cerebraler Centren (Laborde und Dupuis, Chirone). Bei grösseren Thieren kommen etwa 5 Th. Cinchonin 4 Th. Chinin hinsichtlich ihrer Giftigkeit gleich und die Vergiftungserscheinungen sind protrahirter, theils in Folge geringerer Wirkung des Cinchonins auf das Herz, theilweise vermöge langsamerer Ausscheidung des Cinchonins (Bernatzik), die nach Dragendorff und Johannsen bei grösseren Dosen beim Menschen erst in 96, bei Thieren sogar erst nach 142 Stunden sich vollendet. Die amorphe Base scheint das Chinin an Giftigkeit, allerdings nicht erheblich, zu übertreffen (Bernatzik, Diruf).

Von sonstigen Organen wird die Milz besonders durch Chinin afficirt, indem sie sowohl unter normalen Verhältnissen als namentlich bei pathologischer Vergrösserung starke Volumabnahme erfährt. In neuerer Zeit sind dem Chinin wiederholt wehentreibende Wirkungen vindicirt. Auf die secernirenden Organe hat Chinin anscheinend keine besondere Wirkung.

Die milzverkleinernde Wirkung kommt nur dem Chinin und der amorphen Base, nicht aber dem Cinchonin zu (Küchenmeister). Sie ist vom Nerveneinflusse völlig unabhängig (Mosler und Landois). Die von Monteverdi (1872) zuerst bei Puerperae constatirte ekbolische Wirkung des Chinins ist von Chirone, Dupuis und Laborde an trächtigen Thieren bestätigt. Chirone hält die Contraction des Uterus und der Milz durch Chinin für Folge einer Wirkung des Alkaloids auf die glatten Muskelfasern, welche auch an der Darmmusculatur und an den Gefässen sich manifestire. Die Bewegung der Samenfäden wird durch Chinin anfangs erheblich gesteigert, später aufgehoben (Chirone). — Nach Kerner vermehren grössere Mengen Chinin die Harnabsonderung bei Gesunden. Die von Stockmann dem Chinin zugeschriebene Vermehrung der Gallensecretion wird nach Versuchen von Buchheim und Engel durch das Medicament nicht hervorgerufen. Irritirende Wirkung auf die Nieren und Harnwege ist in einzelnen Fällen nach sehr grossen Dosen in Form von Albuminurie oder Blasenkatarrh, Ischurie und Strangurie beobachtet. Sicilianische und griechische Aerzte schreiben dem Chinin die Erzeugung von Hämoglobinurie zu, doch sind hier vermuthlich Malariaaffectionen auf Rechnung des Mittels geschrieben (Antoniades). Nach einigen Angaben soll Chinin bestehende Gonorrhöen verschlimmern.

Auf den Stoffwechsel wirkt Chinin retardirend (Ranke, Kerner, v. Boeck); diese Action tritt sowohl bei kleinen als bei grossen Dosen hervor (Kerner).

Bedeutend herabgesetzt erscheint nach Chiningebrauch die Harnsäureausscheidung und zwar proportional der Höhe der Dosis, in zweiter Linie die Schwefelsäureausscheidung; bei grossen Gaben ist auch die Gesammtstickstoffmenge vermindert und nur Kreatin- und Ammoniakgehalt annähernd derselbe (Kerner). Nach v. Boeck beschränkt Chinin die Zersetzung der stickstoffhaltigen Substanzen stärker als Morphin und stellt sich in dieser Beziehung dem Iod gleich, indem es eine Ersparniss von nahezu 11 % der Gesammtstickstoffeinfuhr zu Wege bringt. Abnahme der ausgeschiedenen Kohlensäure scheint Chinin nicht zu bewirken (Binz und Strassburg). Buss erhielt beim Gesunden nur geringe Verminderung der Kohlensäureausscheidung (nach 1,5), unabhängig von der Temperatur. — Cinchonin besitzt die retardirende Wirkung auf den Stickstoffumsatz in noch höherem Grade wie Chinin (Dragendorff und Johannsen).

Von den verschiedenen therapeutischen Anwendungen der Chinarinde und Chinaalkaloide heben wir zuerst diejenige als Tonicum hervor, da in dieser Richtung auch die Rinde und daraus dargestellte Präparate in gleicher Weise Verwendung finden, während sonst im Allgemeinen in der Therapie die Chinabasen bevorzugt werden.

Es ist nicht zu verkennen, dass dem Chinin vermöge seiner Wirkung auf den Stoffwechsel und den Blutdruck (in kleinen Dosen), sowie als bitterem Medicamente überhaupt die Eigenschaft eines Plasticums zukommt und dass auch die Nebenalkaloide, ja das Cinchonin vielleicht in Folge stärkerer Beschränkung des Stickstoffumsatzes in noch höherem Grade wie das Chinin, dasselbe Prädicat in Anspruch nehmen können. Schon oben wurde hervorgehoben, dass die Chinabasen nicht die gesammte tonisirende Wirkung der Chinarinden repräsentiren, indem Präparate aus letzteren, in denen Alkaloide nur spurweise sich finden, bei Schwächezuständen von notorisch günstiger Wirkung sind. Manche günstige Effecte der Chinapräparate als Tonica sind übrigens nicht als Folge einer directen plastischen Wirkung, sondern als indirecte Wirkung aufzufassen, indem die Besserung nicht selten, z. B. bei Tuberculose auf Herabsetzung des Fiebers oder auf Beschränkung der Diarrhoe, z. B. bei Verwendung von Chininum tannicum, bezogen werden muss. Man wendet die Chinapräparate nicht nur bei chronischen Kachexien (Tuberculose, Scrophulose, Krebs), sondern namentlich auch bei mehr acut auftretenden Erschöpfungszuständen, z. B. in Folge von langdauernden Eiterungen oder Blutungen und in der Reconvalescenz von acuten Krankheiten (Typhus, Pneumonie, Pleuritis u. s. w.) an.

Auch als reines Stomachicum stehen die Chininpräparate im hohen Ansehen und verdienen in der That in allen Fällen von sog. atonischer Verdauungsschwäche Anwendung, während sie bei dem Bestehen eines acut entzündlichen Magenkatarrhs oder eines mit starker Schleimsecretion und bedeutenden Zungenbelag verbundenen chronischen Magenkatarrhs contraindicirt erscheinen.

Die Gründe für die Wirkung der in Rede stehenden Präparate sind dieselben wie bei dem Amara pura, ebenso sind die Formen der Dyspepsie, wo sie Anwendung verdienen, die nämlichen (Dyspepsia potatorum, chlorotica, phthisica u. s. w.). Man giebt bei diesen Leiden gewöhnlich den aus der Chinarinde dargestellten Tincturen, Weinen und Extracten den Vorzug.

Die vorzüglichste Anwendung finden die Chinapräparate und besonders das Chinin bei Wechselfiebern, sowohl einfachen als perniciösen, sowie bei Sumpffiebern mit leicht ausgesprochenem Typus (Febris remittens), ferner bei intermittirenden Krankheitsformen jeder Art, namentlich Neuralgien und Neurosen mit bestimmtem Typus.

Wie bereits oben angegeben wurde, fand die Chinarinde ihre erste Verwendung gegen intermittirende Fieber; aber erst durch Entdeckung der Alkaloide und durch die von **Magendie** bald nach der Auffindung des Chinins durch **Pelletier** und **Caventou** (1820) geschehene Einführung des letzteren in die Therapie sind wir zu einem wahrhaft souveränen Mittel gegen alle sog. **Malaria-Affectionen** gelangt. Aus dem ursprünglich gegen Intermittenten gebrauchten Chinapulver werden die Alkaloide nur sehr langsam und höchst unvollständig (nach **Kerner** nur 28 % des in China regia enthaltenen Chinins) resorbirt, auch sind die zur Beseitigung des fraglichen Leidens nothwendigen Mengen so ausserordentlich grosse, dass sie mit Mühe beigebracht werden können und fast immer stark belästigend auf die Digestion wirken. Die aus den Rinden dargestellten Decocte, Tincturen und Extracte nehmen nur geringe Mengen der Alkaloide auf. Man gebraucht deshalb jetzt — von Nachkrankheiten der Malariaintoxication abgesehen — fast ausschliesslich die Chinaalkaloide resp. deren Salze. Unter den Chinabasen aber ist, wie wiederholte Prüfungen in Fiebergegenden darthun, das Chinin das wirksamste und zuverlässigste Antitypicum; ihm zunächst folgen das Chinidin und Cinchonidin und erst in vierter Linie kommt das Cinchonin, welches zur Erzielung derselben Heilwirkungen bei Intermittens die doppelte Menge bedarf. Anderen Antitypica gegenüber nimmt das Chinin unbestritten den ersten Rang ein. Ausgedehnte eigene Erfahrung über die Wirkung des Chinins bei Wechselfieber lassen uns alle — mit Ausnahme des theuren Preises — dem Chinin gemachten Vorwürfe als ungerecht und allein von einer unpassenden Anwendungsweise abhängig erscheinen. Sogar bei Complicationen mit Status gastricus wird das Mittel selbst ohne zuvorige Darreichung eines Brechmittels ertragen. Je frühzeitiger bei decidirtem Typus Chinin in Anwendung kommt, um so entschiedener sind die Erfolge. Die Kunst, reguläre Wechselfieber mit Chinin zu heilen, besteht in der richtigen Wahl der Dosis und der Zeit ihrer Darreichung. Zur Heilung einer gewöhnlichen Tertiana von nicht zu langer Dauer reicht die Gabe von 0,5—1,0 Chininsulfat oder Chininhydrochlorat (vgl. Präparate) aus, wenn man dieselbe 6 Std. vor dem zu erwartenden Anfalle auf einmal (oder in zwei Hälften, die erste 6, die zweite 3 Std. vor dem Anfalle) nehmen lässt. Dasselbe gilt von frischer Quotidiana, nur ist das Chininpulver zweckmässiger 9—12 Std. vor dem Anfalle zu reichen. Giebt man das Medicament kürzere Zeit vor dem Anfalle, so wird derselbe nicht vollständig unterdrückt oder oft postponirt. Zweckmässig ist es zur sicheren Verhütung der Wiederkehr der Anfälle dieselbe Chinindosis einige Stunden vor dem zweiten zu erwartenden Anfalle zu wiederholen. Bei Quartana ist es in der Regel angezeigt, sofort nach dem Coupiren des Anfalls mittelst einer grossen Chiningabe (1,0—1,5) kleinere, jedoch nicht unter 0,2—0,3, während der Apyrexie fortnehmen zu lassen. Unter dem Einflusse grosser Dosen ist eine Volumverminderung der bei Intermittens bekanntlich oft hochgradig angeschwollenen Milz unverkennbar, und häufig gelingt es, durch Chinin sowohl die nach Ablauf der Fieberanfälle zurückgebliebenen Fieberkuchen als den von Milzvergrösserung abhängigen Hydrops mit einem Schlage zu beseitigen. Nach verschiedenen Erfahrungen an der Westküste von Afrika, in Südcarolina und auf dem Isthmus zu Panama besitzt Chinin auch eine prophylaktische Wirkung gegen Malariagift, wenn es regelmässig Morgens und Abends genommen wird. Bei nicht normalem Typus und bei remittirendem Fieber sind die Effecte des Chinins nicht so prägnant wie bei regelmässiger Intermittens.

Die antitypische Wirkung des Chinins bei nicht febrilen Intermittensformen, sog. Intermittens larvata, steht durch ausgedehnte Reihen von Beobachtungen fest. Neuralgien mit ausgesprochenem Typus, wie solche insbesondere an den verschiedenen Zweigen des Trigeminus vorkommen, werden durch stündliche Darreichung von 0,1—0,2 Chininsulfat oder durch 3 mal tägliche Application von 0,3—0,4 eines Chininsalzes rasch und sicher geheilt. Die medicinische Literatur enthält eine grosse Menge von Fällen der verschiedensten typischen Neurosen und intermittirenden Hyperämien, welche durch Chinin Heilung fanden.

Die Theorie der Chininwirkung bei Malariaerkrankungen muss als eine gegenwärtig noch auf äusserst schwachen Füssen stehende bezeichnet werden. Die milzverkleinernde Wirkung des Chinins ist dabei jedenfalls von untergeordneter Bedeutung; denn auch intermittirende Affectionen, bei denen keine Milzvergrösserung sich findet, weichen dem Chinin, und manche stärker milzverkleinernd als Chinin wirkende Medicamente, z. B. Gentianin, sind weit schlechtere Antitypica (Küchenmeister). In der gegenwärtigen Epoche der Vibrioniden und Bakterien hat man natürlich auch die Malariakachexie auf solche zurückgeführt, wie früher auf Pilzsporen, und die Ertödtung dieser furchtbaren Gebilde als Ursache der Chininwirkung bei Intermittens hingestellt, doch enthält das Blut malariakranker Menschen oft nicht mehr stäbchen- und körnchenförmige bewegliche Körper als das Blut gesunder Menschen (Vulpian), und nach den neuesten Untersuchungen von Bochefontaine würden die zur Heilung von Intermittens genügenden Quantitäten Chinin durchaus nicht ausreichen, um die Vibrioniden im Blute zu ertödten, wozu bei einer Blutmenge von 14 kg. 17,0 Chinin erforderlich erscheinen.

Nicht minder wirksam erweist sich das Chinin als ein die Temperatur und die Pulsfrequenz herabsetzendes Mittel bei continuirlich fieberhaften Affectionen, und zwar sowohl bei Infectionskrankheiten als bei dem mit acut entzündlichen Localprocessen zusammenhängenden Fieber. Besonders günstige Erfolge zeigt das Chinin beim Typhus und bei hektischem Fieber (Liebermeister).

Die antipyretische Verwendung des Chinins, zuerst von den Anhängern der Rasorischen Schule geübt, fand in Frankreich durch Briquet und Leroux, in Deutschland durch Wachsmuth und Liebermeister besondere Empfehlung. Es kommt bis jetzt meist nur das Chinin resp. seine Salze in Betracht, obschon auch gerade hier von dem wohlfeileren Cinchonin Gebrauch gemacht werden könnte, da dasselbe auf Temperatur und Stoffwechsel selbst noch mehr herabsetzend als Chinin wirkt. Das letztere wurde am häufigsten bei Rheumatismus acutus und Typhus gegeben und über diese Krankheiten liegen bis jetzt die meisten Erfahrungen vor, doch ist auch eine günstige Wirkung bei Entzündungen der Lunge und Pleura, bei Peritonitis puerperalis, Erysipelas, Variola und andern Leiden constatirt. Die Herabsetzung der Temperatur erfolgt constant nur nach grossen Gaben (1,2) und schwankt zwischen wenigen Zehntelgraden bis zu 3 Grad; am stärksten ist sie bei Darreichung des Mittels in den Abendstunden. Am ausgesprochensten ist sie bei Typhus, weniger bei Gesichtsrose und acutem Gelenkrheumatismus. Die antipyretischen Effecte machen sich gewöhnlich 24—48 Std. geltend. Der Hauptabfall zeigt sich in derselben Zeit, wo die Chininausscheidung durch den Harn am grössten ist. Die Pulsfrequenz beginnt später zu sinken als die Temperatur und erreicht auch ihren tiefsten Stand später als diese. Beim Typhus bessern sich unter dem Einflusse des Chinins oft die cerebralen Symptome, auch das Allgemeinbefinden, letzteres nach Wachsmuth vorzugsweise bei Anwendung kleinerer Dosen. Gerade bei Typhus, wo schon ältere Aerzte die China in der Absicht anwendeten, um der Blutdissolution entgegen zu wirken, scheint Chinin als Antipyreticum vor andern ähnlich wirkenden Mitteln entschiedene Vorzüge zu besitzen, indem ihm z. B. die schädlichen Wirkungen des Veratrins auf den Darm abgehen, auch nicht so leicht Collapsus danach eintritt, und indem es schneller und anhaltender wirkt als die jetzt in der Therapie des Typhus so häufig angewendeten kalten Bäder. Wie alle Antipyretica findet das Chinin seine Indication beim Typhus in dem Vorhandensein sehr hoher Fiebertemperatur, welche direct Gefahren für das Leben des Kranken involvirt; die Wirkung ist natürlich nur eine symptomatische, der Verlauf der Krankheit wird durch das Mittel nicht abgekürzt. Im acuten Gelenkrheumatismus ist Chinin als Antipyreticum jetzt mehr und mehr durch Salicylsäure und Natriumsalicylat, welche in entschiedener Weise auf die Schmerzen und überhaupt auf den Verlauf coupirend wirken, verdrängt. Hinsichtlich der Verwendung bei Pneumonie, bei welcher die von Skoda angenommene Hemmung der eitrigen Exsudation durch Chinin nicht stattfindet (Schroetter), ist übrigens zu berücksichtigen, dass die deprimirende Action grosser Dosen auf die Herzthätigkeit Steigerung der Athemnoth und Cyanose bedingen kann und daher Vorsicht geboten ist. Nach Liebermeister wirkt bei hektischem Fieber eine Verbindung von Chinin und Digitalis günstiger als Chinin allein.

Factisch ist, dass von fiebernden Kranken durchschnittlich grössere Dosen Chinin ertragen werden als von Gesunden, indessen treten bei Einzelnen auch nach der eben angegebenen Dosis von 1,2 Ohrensausen und leichte cerebrale

Störungen ein. Briquet will sogar beim Gelenkrheumatismus das Zustandekommen der Besserung nur durch Gaben eintreten gesehen haben, welche leichte Intoxicationsphänomene bedingten. Die von ihm durchschnittlich dargereichten Dosen von 2,0—3,0 pro die oder gar von 10,0 täglich, wie er sie im Anfange gab, verdienen keine Nachahmung.

Besonders günstige Wirkung schreibt man dem Chinin bei Fiebern zu, welche anfallsweise auftreten, ohne an einen bestimmten Typus gebunden zu sein, wie solche bei Eiterungen innerer Organe (Leberabscess, Empyem) oder bei Septicämie vorkommen. Die Erfolge sind hier manchmal vorübergehend günstig, manchmal aber auch selbst bei Anwendung sehr grosser Dosen gleich Null. Die hemmende Wirkung des Chinins auf die Emigration rother Blutkörperchen bildet eine rationelle Grundlage für die vielfach versuchte Anwendung desselben als Antiphlogisticum bei innerlicher Benutzung.

Im Allgemeinen ist die antipyretische Wirkung bei eigentlichem septischem Fieber geringer als bei Infectionskrankheiten und entzündlichen Fiebern, doch werden mitunter gerade die intercurrenten Fieberexacerbationen durch Aufsaugung putrider Exsudate im Verlaufe zymotischer Krankheiten in ganz vorzüglicher Weise beeinflusst.

Von Pneumonie (Skoda) abgesehen, ist Chinin zur Beschränkung von eitrigen Exsudationen bei Cystitis und Pyelitis (Lebert), bei Croup (Macfarlan), endlich in England vielfach bei Ophthalmien mit Erfolg gebraucht.

Viel gebraucht werden die Chinapräparate, und zwar fast noch mehr die Chinarinden als das Chinin, in antiseptischer Richtung. Das Rationelle dieser Anwendungsweise kann nach den Ermittlungen über die physiologische Wirkung des Chinins nicht zweifelhaft sein.

Es gilt dies besonders von der örtlichen Anwendung der Chinarinde in Substanz oder in Abkochungen und Auszügen derselben bei gangränösen und scorbutischen Geschwüren. Beliebt ist besonders die Anwendung von Zahnpulvern aus Chinarinde bei leicht blutendem Zahnfleische, wo vielleicht der Gerbsäure ein ebenso grosser Antheil an der Wirkung als den Chinaalkaloiden zukommt. Weniger gut erwiesen ist dagegen die Heilwirkung des Chinins oder der Chinarindenabkochungen bei putriden Fiebern oder sog. Tendenz zur Blutdissolution als directe Folge einer auf das Blut oder den septischen Process direct gerichteten Action. Immerhin problematisch bleibt auch trotz jahrhundertelangem Gebrauch ein directer günstiger Einfluss der Chinarindendecocte bei Scorbut und Morbus maculosus, zumal da meist neben der China noch Säuren in Anwendung gezogen werden. Hierher gehört auch die Anwendung von Chininlösungen und Gurgelwässern bei Angina diphtheritica und Decubitus (Brakenridge), wo gleichzeitig die antiphlogistische Action des Alkaloids von Bedeutung ist, die das Mittel z. B. auch bei suppurirender Angina tonsillaris indicirt erscheinen lässt. Die antiphlogistische, antiseptische und antizymotische Wirkung rechtfertigt auch die Anwendung bei Cystitis putrida als Infusion in die Blase und bei septischer Keratitis als Collyrium.

Rationell erscheint noch wegen der deleteren Action des Chinins auf niedere Organismen die Verwendung des Chinins bei einzelnen parasitären Affectionen, wo dieselben einer localen Application zugängig erscheinen, so beim Heuasthma (Helmholz) und beim Keuchhusten (Binz und Fickert).

Hierher gehört auch die Empfehlung des Chinins als Prophylacticum und Desinfectionsmittel bei Cholera, weil es die Cholerapilzbildung hemme (Jörg, Guyet, Hallier). Möglicherweise ist Chinin auch (in Klystierform) von Erfolg bei Enteritis, welche mit massenhafter Bildung von Monaden oder Vibrionen in Verbindung stehen, so vielleicht in manchen Fällen von Sommerdiarrhoe; auch verdiente die Wirksamkeit bei Balantidium coli und verwandten Darminfusorien geprüft zu werden. Delvaux empfahl Chininklystiere gegen Oxyuris, doch lebt dieser Wurm lange Zeit in Chininlösungen (Küchenmeister).

Die unzweifelhafte Wirkung des Chinins auf die Nervencentra macht auch den Gebrauch des Chinins bei manchen Nervenkrankheiten indicirt, und in vielen Fällen von Motilitäts- und Sensibilitätsneurosen hat das Alkaloid ausserordentliche günstige Erfolge gegeben.

Wie das Chinin typische Neuralgien rasch und sicher beseitigt, so hilft es auch nicht selten bei atypischen, doch ist es nach unseren eigenen Erfahrungen hier viel weniger zuverlässig und stets sind zur Erzielung von Heileffecten grössere Dosen nothwendig. Sehr günstig wirkt Chinin in einigen Fällen von Hemikranie, und zwar am besten in kurz vor dem Anfalle zu reichenden kleinen Dosen (Oppolzer), sowie bei Hyperästhesie der Ciliarnerven. Von Motilitätsneurosen will Gamberini Epilepsie mit Chinin geheilt haben; Skoda empfahl es besonders bei Chorea magna, wo schon kleine Gaben manchmal sehr grosse Wirkung haben, und bei Innervationsstörungen des Herzens mit oder ohne Klappenfehler. Die von verschiedenen amerikanischen Autoren angeführten Heilungen von idiopathischem und traumatischem Tetanus lassen sich durch die von Chinin bedingte Herabsetzung der Reflexaction erklären; auch liegen Beobachtungen über Heilung von Singultus durch Chinin vor.

In der neuesten Zeit ist die Aufmerksamkeit der Aerzte auf die Behandlung der Leukämie mit grossen Dosen Chinin (Hewson, Mosler) und auf die Benutzung des Alkaloids als Ecbolicum (Monteverdi) gerichtet.

Die Effecte des Chinins bei Leukämie sind im hohen Grade sowohl in Bezug auf die Verringerung der Leucocyten als hinsichtlich der Verkleinerung des Milztumors überraschend. Als wehentreibendes Mittel bei Inertia uteri und zur Austreibung der Placenta ist Chinin als Ersatzmittel des Mutterkorns nach den bisherigen Erfahrungen besonders italienischer Aerzte gewiss anzuwenden gerechtfertigt. Ob dasselbe den Uterus im Beginne der Gravidität oder gegen den Schluss derselben bei stärkerer Entwicklung der glatten Muskelfasern (Chirone) kräftiger afficirt, steht dahin, jedenfalls kann nicht geleugnet werden, dass man das Mittel mit Erfolg einerseits zur Stillung von Metrorrhagien und andererseits auch zur Einleitung künstlicher Frühgeburt benutzt hat. Bei Metrorrhagien dürfte auch die Herabsetzung des Blutdrucks durch grosse Dosen von Einfluss sein, die das Mittel auch bei anderen Blutungen wie Epistaxis, Hämorrhoidalblutungen (Klokow), Hämoptysis, indicirt erscheinen liessen.

Die Chinarinde dient jetzt fast nie mehr als Antitypicum, sondern entweder zur Nachcur bei Intermittenten oder als Tonicum, Adstringens und Antisepticum. Als Form der Anwendung kommen vorzugsweise Pulver und Abkochung (1:10—20) in Betracht.

In Pulverform dient die Chinarinde, meist in Combination mit Kohle oder Myrrha, als Streupulver bei putriden Geschwüren und als Zahnpulver. Abkochungen müssen heiss colirt und beim Einnehmen umgeschüttelt werden, weil sie in der Kälte einen alkaloidhaltigen Niederschlag geben; Zusatz von etwas Salmiak gegen Ende des Kochens (1:25 Rinde) macht das Decoct etwas klarer. Zur vollständigeren Lösung der Alkaloide ist der Zusatz von etwas Säure (etwa 3 Th. Acidum sulf. dil. auf 25 Th. Rinde) sehr anzurathen, da ohne solchen Zusatz nur 42, mit demselben dagegen 74% der Alkaloide in das Decoct aufgenommen werden (Jensen). Einzelne ziehen zum inneren Gebrauche das Macerat dem Decocte vor, indessen wird der Vortheil, leichter vom Magen ertragen zu werden, durch den weit geringeren Gehalt an Alkaloiden aufgewogen. Chinaabkochungen können sowohl innerlich als zu verschiedenen äusseren Formen (Injectionen, Verbandwässern, Klystieren, Gurgelwässern, Mundwässern) verwendet werden. Andere Formen, z. B. zum innern Gebrauche Chinachokolade und Chinakaffee, zum äussern Gebrauche Chinasalben und Chinapomaden, welchen eine stärkende Wirkung auf den Haarwuchs vom Volke beigelegt wird, die jedoch zweckmässiger aus Chinaextract bereitet werden, haben nur untergeordnete Bedeutung.

Ueber die Wahl der einzelnen Chininsalze, von denen mehrere officinell sind, gilt im Allgemeinen, dass sehr grosse Differenzen in der Wirkung nicht existiren, dass aber durchschnittlich die löslicheren und am meisten Chinin einschliessenden Salze Bevorzugung verdienen, wenn rasche Resorptionswirkung gewünscht wird. Aus diesem Grunde ist Chininum hydrochloricum, das ausserdem vermöge seines niedrigen endosmotischen Aequivalents weniger leicht Irritation des Magens bedingt, nicht ohne Vorzüge vor dem Chininsulfat, welches am meisten bei den Aerzten im Gebrauch steht.

Präparate:

1) **Tinctura Chinae**, Tr. Chinae simplex; **Chinatinctur**. Mit 5 Th. Spiritus dilutus bereitet, rothbraun, stark bitter. Als Tonicum und zur Nachcur von Intermittens zu 20—60 Tropfen mehrmals täglich.

2) **Tinctura Chinae composita**, Elixir roborans Whyttii; **Zusammengesetzte Chinatinctur**, Whytts Magenelixir. Cort. Chinae 6 Th., Cort. fructus Aurantii, Rad. Gentianae āā 2 Th., Cort. Cinnamomi 1 Th. mit 50 Th. Spiritus dilutus digerirt; rothbraun, bitter aromatisch. Nach Robert Whytt, dem bekannten Gegner der Haller'schen Irritabilitätslehre, benanntes tonisirendes Medicament, das man für sich zu 10—60 Tropfen oder als Zusatz zu Mixturen benutzte. Aehnliche ältere, jedoch mit Wein u. a. aromatischen Zusätzen bereitete Chinaauszüge sind die Tinctura Chinae composita vinosa und die Tinctura Chinae crocata s. Elixir alexipharmacon Huxhami.

3) **Vinum Chinae; Chinawein.** Chinatinctur, Glycerin āā 1 Th. mit 3 Th. Xeres 3 Wochen stehen gelassen und filtrirt. Braunroth, klar. Esslöffelweise oder weinglasweise mehrmals täglich als Tonicum.

4) **Extractum Chinae spirituosum; weingeistiges Chinaextract.** Trocknes Macerationsextract mit 10 Th. Spir. dil. bereitet; rothbraun, in Wasser trübe löslich, ersetzt das früher officinelle Extractum Chinae fuscae. Innerlich 0,5— 1,0 mehrmals täglich, nur als Tonicum, in Pillen oder Lösung; äusserlich besonders als Zusatz zu angeblich den Haarwuchs befördernden Pomaden.

5) **Extractum Chinae aquosum; wässriges Chinaextract.** Mit Wasser bereitetes dünnes Macerationsextract; rothbraun, in Wasser trübe löslich. Ersetzt das früher officinelle Extractum Chinae frigide paratum (von gewöhnlicher Consistenz). Dieses Präparat wurde früher ungemein geschätzt, enthält aber nur $1/_2$ der ausziehbaren Alkaloide, dagegen Chinagerbsäure und chinovasaures Calcium. Nur als Tonicum, wie spirituöses Chinaextract zu verwenden.

Zu den Extracten müssen wir auch das sog. Quinium oder Extrait alcoolique de quinquina à la chaux stellen, welches Labarracque aus den Chinarinden durch Behandeln mit Kalkhydrat, kochendem Weingeist und Eindampfen bereitete und von welchem $4^1/_2$ Gm. 1,0 Chininsulfat und 0,1 Cinchoninsulfat entsprechen sollen. Diese durch ihre geringe Bitterkeit ausgezeichnete Masse scheint schlecht resorbirt zu werden.

Verschieden hiervon ist das seit 1876 auf Anregung von De Vrij in Ostindien bereitete Quinetum, welches durch Erschöpfen ostindischer Chinarinden mit schwach angesäuertem Wasser und Ausfällen mit Natron gewonnen wird, den Gesammtbetrag der in der Rinde enthaltenen Alkaloide in relativ reinem Zustande darstellt. Das Präparat, in Indien als Cinchona febrifuga bezeichnet, wird, in etwas grösseren Dosen als Chininsulfat und etwas länger vor dem Anfalle gegeben, bei Wechselfiebern von indischen Aerzten sehr gerühmt und lässt sich auch als Tonicum verwenden (Vinkhuysen).

6) **Chininum sulfuricum; Chininsulfat,** schwefelsaures Chinin, neutrales schwefelsaures Chinin. Dieses von allen Chininsalzen am meisten medicinisch verwendete Salz, $2 C^{20} H^{24} N^2 O^2$, $SH^2 O^4 + 7 H^2 O$, bildet zarte, seideglänzende, etwas biegsame, schneeweisse Krystallnadeln von äusserst bitterem Geschmacke, welche sich in ca. 800 Th. kaltem und in 35 Th. heissem Wasser, sowie in 60 Th. heissem Alkohol lösen. Auch in Kreosot und Glycerin löst sich Chininsulfat, dagegen nur schwierig in Aether. Leicht erfolgt die Lösung in angesäuertem Wasser.

Ueber die Dosis des Chininsulfats wie über diejenige aller Chininsalze wurden bereits oben bei den einzelnen Krankheiten Notizen gegeben, da dieselbe eine ganz andere ist, wenn man tonisirend wirken, als wenn man Intermittens oder continuirliches Fieber beseitigen will. Als Tonicum oder Stomachicum giebt man Chininsulfat zu 0,05--0,15, als Mittel gegen Intermittens dagegen zu 0,6 bis 1,2 vor dem Anfalle, als Antipyreticum zu 1,2 auf 2 Mal in Zwischenräumen von mehreren Stunden oder bei empfindlichen Personen zu 0,6 auf einmal, worauf man weitere 0,6 in 2stündlichen Dosen von 0,2—0,3 folgen lässt (Liebermeister). Bei typischen Neuralgien und beim hektischen Fieber ist der continuirliche Gebrauch von 0,1—0,2 in stündigen oder mehrstündigen Intervallen gebräuchlich und (bei Febris hectica wenigstens) vorzuziehen. Wenn es sich nicht verkennen lässt, dass besonders bei der Anwendung des Chinins als Antitypicum und Antipyreticum Misserfolge durch zu kleine Dosen häufig veranlasst werden und dass man bei perniciösen Wechselfiebern die grossen Chiningaben selbst auf das Drei- und Vierfache gesteigert hat, ohne dadurch die Gesundheit zu schädigen, so muss man doch die Möglichkeit einer Vergiftung durch Chinin stets im Auge behalten und nicht ohne besonderen Grund die angegebenen Grenzen überschreiten. Tödtliche Effecte wird man freilich nach medicinalen Dosen oder solchen, welche sich denselben nähern, niemals auftreten sehen, wohl aber können ernstliche Erkrankungen bei einzelnen Personen durch dieselben herbeigeführt werden. So findet sich in der Literatur Auftreten von 24stündiger Manie bei einer jungen Dame schon nach 1,5 (Trousseau), Hemiplegie nach dreimal 0,5 (Stillé), Taubheit nach 14 Tage lang fortgesetzter Einführung von 0,12 (van Buren) u. a. m.

Meist wird Chininsulfat innerlich gegeben, und zwar trotz seiner Bitterkeit in Pulver. Als Corrigentien dienen Oelzucker oder aromatische Pflanzenpulver, z. B. Pulvis florum Chamom., am zweckmässigsten Chokolade, welche die Bitterkeit am besten verdeckt. Chinintrochisken aus Chokolademasse sind für die Verabreichung im kindlichen Lebensalter sehr geeignet; Pillen und Boli passen in gleicher Weise für Erwachsene. Zur Beförderung der Resorption kann man Chininpulver in Selterswasser nehmen lassen (sog. Aqua carbonica febrifuga). Wässrige Lösungen sind weniger beliebt; auch führen dieselben wegen der bei Einverleibung des Alkaloidsalzes in flüssiger Form nothwendig resultirenden rascheren Resorption leichter zu Ohrensausen und cerebralen Erscheinungen. Gewöhnlich werden derartige Solutionen unter Beihülfe von Säuren (Schwefelsäure, Salzsäure, Weinsäure, Citronensäure) gemacht. Nicht unzweckmässig ist Kaffee als Vehikel, stark mit Milch und Zucker und mit einigen Tropfen Citronensaft versetzt (Delioux). Alkoholische Lösungen, z. B. Vin de quinine nach Magendie, haben keine besondern Vorzüge. Häufig verbindet man Chinin bei interner Darreichung mit Medicamenten, denen man Steigerung der Wirkung zuschreibt, z. B. bei continuirlichem und hektischem Fieber mit Digitalis, bei Intermittens mit Belladonna, Strychnin, Goldschwefel, Brechweinstein und Opium, als Tonicum mit Eisen, als Stomachicum mit aromatischen und bitteraromatischen Mitteln. Bei Personen, bei denen Tractus vom Chinin unangenehm afficirt wird und welche leicht danach erbrechen, werden Opium und Kaliumacetat als Corrigentien empfohlen. Zu vermeiden sind bei interner Anwendung Metallsalze, Alkalien, Salzbildner und Tannin, weil dadurch Zersetzung oder Bildung von weniger löslichen Niederschlägen resultirt. Nach Calloud erhöhen Salmiak, Salpeter, Kochsalz und Seifenwasser die Löslichkeit des Chininsulfats dem gewöhnlichen Wasser gegenüber um die Hälfte. Glauber- und Bittersalzsolutionen wirken schwächer lösend als Wasser. Natriumphosphat und Natriumbicarbonat stören die Lösungswirkung des Wassers bedeutend.

Von äusseren Applicationsweisen ist diejenige in Klystierform die beste. Dieselbe passt besonders bei Kindern und bei bestehender Brechneigung, sowie bei comitirenden Intermittenten. Die Wirkung der Chininklystiere ist fast sicherer als die der internen Einverleibung; die Dosis scheint bei Intermittens auf 0,4 bis 0,5 erniedrigt werden zu können, während die antipyretische Wirkung nach Liebermeister gleiche Mengen erfordert. Auch in Suppositorien ist Chininsulfat bei Intermittens benutzt. Epidermatisch wird Chininsulfat nur von Wenigen (Dassit, Nonat) als Antiperiodicum empfohlen, wohl aber bei Neuralgien (Dufay), wo auch die endermatische Anwendung, bei welcher das Salz in Salbenform oder Lösung zu appliciren ist, weil dasselbe in Substanz Brennen und Entzündung erregt, von Nutzen sein kann (Guersent). Die Inconvenienzen, welche die hypodermatische Anwendung von Chininsalzen darbietet, lassen diese Darreichungsmethode nur bei perniciöser Intermittens und Febris intermittens haemorrhagica als empfehlenswerth erscheinen. Will man das Chininsulfat in dieser Richtung benutzen, so setzt man zur Anfertigung der Lösung am zweckmässigsten Salzsäure zu. Wird auf 1 Aeq. Chininsulfat 1 Aeq. Salzsäure genommen (auf 100,0 Ch. 69,0 Acid. hydrochl. dil.), so lässt sich eine krystallisirende Lösung so concentrirt erhalten, dass je 1 Ccm. Lösung 3 Cgm. Chinin enthält, so dass 0,3 subcutan injicirt werden können (Bernatzik). Zweckmässiger wird jedoch statt Chininsulfat das Chininhydrochlorat benutzt. Völlig irrelevant erscheint die Einreibung von Chinin in die Wangenschleimhaut und Pharynxwand (Point und Ducros) und wenig gebraucht ist bisher die Inhalation zerstäubter Chininsulfatlösungen, welche Fieber bei intermittirenden Hustenparoxysmen und Ancelon bei Wechselfieber versuchte. Schnupfpulver aus Chininsulfat sind gegen Migraine und Neuralgia ciliaris und supraorbitalis (Hue, Bourjot, St. Hilaire), Augenwässer (1:500) bei typischen Ophthalmien (Belonsowich) erfolgreich versucht. Zur Einspritzung in die Blase bei Cystitis putrida dienen Lösungen von 1:250—1250 (Nunn, Thornton).

7) **Chininum bisulfuricum**, Chininum sulfuricum acidum; **Chininbisulfat**, saures schwefelsaures Chinin. Dieses beim Auflösen von Chininsulfat in schwefelsäurehaltigem Wasser entstehende Salz bildet wasserhelle, an der Luft verwitternde Prismen von saurer Reaction und bitterem Geschmacke, welche sich bei 13° in 11 Th., bei 22° in 8 Th. Wasser, sowie in 2 Th. Spiritus lösen. Es ist besonders zur Subcutaninjection, auch zur Darstellung einer Aqua carbonica febrifuga, bereitet durch Darreichung eines Theelöffels voll einer Lösung von 0,5 in 30,0 Aq. dest. in einem Glase Selterswasser, empfohlen. Für den innern Gebrauch wird es zweckmässig billiger durch Lösung von Chininsulfat in mit Schwefelsäure angesäuertem Wasser dargestellt.

8) **Chininum hydrochloricum**, Ch. hydrochloratum s. muriaticum; **Chininhydrochlorat**, neutrales chlorwasserstoffsaures Chinin, salzsaures Chinin. Dieses in weissen, glänzenden Prismen krystallisirende Chininsalz ist durch Leichtlöslichkeit in Wasser und Alkohol ausgezeichnet. Es giebt mit 3 Th. Weingeist und 34 Th. Wasser neutrale, nicht fluorescirende Lösungen. Wie früher Hufeland und Bartels haben neuerdings Binz und Colin das Präparat als ein als Antipyreticum und Antitypicum sicherer als Chininsulfat wirkendes Mittel, das ausserdem wegen seiner Leichtlöslichkeit vom Magen weit besser tolerirt wird, bezeichnet. Als Protoplasmagift und Antisepticum ist es selbst dem Chininbisulfat überlegen (Binz). Indicirt erscheint dasselbe besonders bei bestehendem hohem Fieber, wo in der Regel Chininsulfat vom Magen schlecht ertragen wird (Socin, Lindwurm); doch sind auch hier grosse Dosen zweckmässiger im Klystier zu appliciren. Binz fand es bei Keuchhusten intern in flüssiger Form applicirt, nicht in fester Form von vorzüglicher Wirksamkeit; Botkin empfahl es bei Cholera, curativ und prophylaktisch. Da das Präparat wegen des niedrigen Atomgewichts der Salzsäure mehr Chinin als Chininsulfat enthält, lässt es sich in etwas geringerer Dosis appliciren. Eine Lösung von 10 Th. in 4 Th. Salzsäure und 16 Th. Wasser ist von Bernatzik als zweckmässigste Form für die subcutane Injection des

Chinins empfohlen. Auch in Glycerin löst sich das Präparat leicht. Aeusserlich ist das Chininhydrochlorat bei septischer Conjunctivitis und Keratitis in Collyrien (1 : 100) benutzt (Samelsohn).

9) **Chininum ferro-citricum**, Citras Ferri et Chinini; Eisenchinincitrat. — Die Phkp. lässt dieses Präparat so bereiten, dass 6 Th. Citronensäure, in 500 Th. Wasser gelöst, und 3 Th. Eisenfeile unter öfterem Bewegen 48 Std. im Wasserbade digerirt werden und dem zur dünnen Syrupsdicke abgedampften Filtrat nach dem Erkalten 1 Th aus 1,3 Chininsulfat durch Natronlauge frisch gefälltes Chinin zugefügt wird, nach dessen vollständiger Lösung die Flüssigkeit auf Glas oder Porcellanplatten ausgebreitet und allmälig zur Trockne gebracht wird. Es entstehen so glänzende, durchscheinende, dunkelrothbraune Lamellen von gleichzeitig bitterem und eisenartigem Geschmacke, welche sich langsam in Wasser, aber in jedem Verhältnisse, schwierig in Alkohol lösen. Dieses Präparat, welches in 1,0 mindestens 0,09 Chinin enthalten muss, wird nur als Tonicum benutzt, ist aber unstreitig eine vorzügliche Combination von Chinin und Eisen, welche zu 0,1—0,3 gegeben bei chlorotischen Zuständen und besonders bei Neurosen auf anämischer Basis sich ausserordentlich gut bewährt. Man verordnet es in Pillen, Pulver oder in Lösung.

Das früher officinelle Chinintannat, Chinium tannicum, kommt im Handel als amorphes Pulver von bald ausgesprochener Bitterkeit, bald fast ohne Bitterkeit vor. Nach Jobst sind die durch geringe Bitterkeit ausgezeichneten Sorten entweder von sehr schwachem Chiningehalte (7,4 %) oder enthalten vorwaltend Cinchonidin und Chinidintannat. Das früher officinelle Chininum tannicum enthielt 1 At. Chinin auf 3 Th. Gerbsäure und hat einen Procentgehalt von 22,72 % Chinin, während chemisch reines neutrales Chinintannat 31,37 % Chinin einschliesst. Trotz seiner Schwerlöslichkeit wird das Präparat im Darm resorbirt und durch die Nieren eliminirt, doch beginnt die Elimination erst später als die des Chininhydrochlorats (Kerner). Das zuerst von Berzelius und Ronander (1830) empfohlene Salz passt minder gut bei Intermittenten, gegen welche es besonders im kindlichen Lebensalter wegen seiner minder intensiven Bitterkeit gerühmt wurde (Trousseau), dagegen vortrefflich als Tonicum, zumal wo es sich darum handelt, beschränkend auf die Darmsecretion zu wirken, z. B. bei Diarrhoe der Phthisiker. Delioux rühmt es auch bei hektischen Schweissen; von Bourgogne wurde es gegen Cholera und epidemische Grippe empfohlen. Binz und Becker (1880) benutzten Chinintannat mit Erfolg bei Keuchhusten. Als Tonicum giebt man 0,05—0,12 mehrmals täglich in Pulver oder Pillen, als Antiperiodicum 1,0—3,0. Bei Cholera ist es sogar bis zu 30,0 gegeben. Bei Keuchhusten, wo übrigens die geschmackfreien Tannate besondere Beachtung verdienen, giebt man soviel Dgm. wie das Kind Jahre zählt. Empfehlend für das Chinintannat ist übrigens der Umstand, dass es vermuthlich in Folge der langsamen Resorption selbst in Dosen von 3,0 (Rabuteau) kein Ohrensausen hervorruft.

Früher war auch das baldriansaure Chinin, Chininum valerianicum, welchem man wegen seines Baldriansäuregehalts besondere Wirkung auf das Nervensystem zuschrieb, officinell. Das zuerst von Prinz Louis Lucien Bonaparte dargestellte, schön krystallisirende Salz fand bei typischen Neuralgien, Cardialgie, Epilepsie und Hemicranie, sowie in bösartigen Formen von Intermittens mit typhösem Charakter (Devay, Castiglioni), Lobredner. Nach Barbarotta wirkt es dreimal stärker als Chininicitrat. Devay gab bei Malariafiebern 0,3—1,0 in Pulver oder Pillen.

Neben diesen Chininsalzen sind noch eine grössere Zahl anderer Verbindungen des Chinins mit anorganischen und organischen Säuren oder mit beiden zugleich von verschiedenen Aerzten als Antiperiodica benutzt. Von unorganischen Chininsalzen nennen wir das iodwasserstoffsaure Chinin, Chininum hydroiodicum, welches bei einfacher und mit Scrophulose complicirter Intermittens (Mampedonia, Dowler), sowie äusserlich gegen Milzanschwellung (Righini) Gebrauch fand. In Frankreich hat auf die Empfehlung von Gubler (1875) das bromwasserstoffsaure Chinin, Chininum hydrobromicum, in den letzten Jahren als Antitypicum, Antipyreticum und Antineuralgicum viel Anwendung gefunden, da es innerlich zu 0,4—0,8 ausserordentlich gut tolerirt wird und auch mit Zusatz von etwas Alkohol zu 10 % Lösungen gebracht werden kann, welche subcutan wenig irritiren. Gubler empfahl das Salz besonders bei hysterischem Erbrechen, periodischen Neuralgien und Congestionen, Dardenne bei perniciöser Intermittens und hämorrhagischer Intermittens. Das von Bischoff gegen adynamische Affectionen des Harnsystems vorgeschlagene salpetersaure Chinin, das als Tonicum und als vorzüglich gut vom Magen tolerirtes Chininsalz von Harless warm befürwortete p|hosphorsaure Chinin und das von Lawrence Smith bei Lungenphthise empfohlene unterphosphorigsaure Chinin, welches gleichzeitig die Wirkung des Chinins und der Hypophosphite besitzen sollte, reihen sich daran. Um die antitypische Wirksamkeit des Chinins zu erhöhen, hat man es mit Arsensäure und arseniger Säure verbunden. Das arsensaure Chinin, Chininum arsenicicum, wollen Bourrières und Manfré gegen hartnäckige Wechselfieber, Faye in zymotischen Krankheiten, besonders bösartigem Puerperalfieber, Apostolides bei Geisteskrankheiten mit Depression erfolgreich angewendet haben. Von den arsenigsauren Chininsalzen sind sowohl das neutrale arsenigsaure Chinin Chininum arsenicosum (Bertolini, Bacelli), als das saure arsenigsaure Chinin, Chininum biarsenicicum (Kingdom), bei Intermittens, letzteres auch bei Neuralgien und Hautkrankheiten angewendet. Bei den letztgenannten Verbindungen ist jedenfalls grosse Vorsicht geboten, da nach Pinto die Hälfte der von Bacelli mit Chininum arsenicosum behandelten Malariakranken an chronischem Arsenicismus erkrankten. La Camera und Palombo wollen antimonsaures Chinin, Chininum antimoniatum s. stibicum, zu 0,1—0,2 4mal täglich bei Intermittens, Rheumatismus und Arthritis vorzüglich wirksam gefunden haben.

Noch zahlreicher sind die organischsauren Chininsalze, unter denen selbst stearinsaures und harnsaures Chinin nicht fehlen. Im Allgemeinen wird denselben eine mildere Wirkung auf den Magen zugeschrieben und darauf ein Vorzug vor dem Chininsulfat gegründet. Viele dieser Präparate, z. B. Chininum citricum, Chininum hydrocyanicum, Chininum ferrocyanatum, Chininum aceticum, Chininum lacticum und bilacticum haben ihre hauptsächlichste und fast ausschliessliche Anwendung in Italien gefunden, wo auch das sehr empfehlenswerthe sog. Chininsulfotartrat, Chininum sulfuricotartaricum s. Sulfotartras Chinii, zuerst von Bartella und Consolini benutzt wurde. Man stellt die letztere zweckmässig ex tempore durch Mischen gleicher Theile von Chininsulfat und Weinsäure dar. Nach Aran und Righini soll zur Heilung von Intermittenten bei Benutzung dieses Präparates nur halb so viel Chininsulfat nöthig sein wie ohne den Weinsäurezusatz. Chininum bilacticum und Ch. formicicum lassen sich ihrer Leichtlöslichkeit wegen zur Subcutaninjection benutzen, doch bedingt letzteres leicht örtliche Entzündung (Bernatzik). Kerner hat als rationell anzuwendendes Chininsalz das kohlensaure Chinin, Chininum carbonicum, bezeichnet, indem die Resorption des Chinins, für welche die alkalische Beschaffenheit des Blutes ein Hinderniss darbietet, durch den Einfluss der freien und halbgebundenen Kohlensäure des Blutes unter Mitwirkung des bei den Verdauungsprocesse resultirenden Antheils dieses Gases wesentlich unterstützt wird. Doch lässt sich diese Beförderung der Resorption auch durch Einnehmen anderer Chininsalze in Selterswasser bewerkstelligen. Das chinasaure Chinin, Chininum chinicum, dem man besonders günstige Effecte aus dem Grunde zuschrieb, weil das Chinin in Verbindung mit Chinasäure in den Chinarinden sich findet, besitzt in Wirklichkeit keine Vorzüge vor andern Chininsalzen und ist wegen seines theueren Preises kaum verwendbar. Zu erwähnen ist noch das Chininum carbolicum, welches auf die Empfehlung von Bernatzik, der in dem Präparate besondere antiseptische Wirksamkeit vermuthete, von G. Braun bei Puerperalfieber und von Duchek bei Typhus anscheinend mit günstigem Erfolg angewendet wurde. Es lässt sich in Pillen zu 0,05—0,06 mehrmals täglich verordnen. Neben dem Chinincarbolat ist auch das Chininsalicylat, Chininum salicylicum, bei Intermittens, putriden Affectionen und namentlich als Antipyreticum bei Pneumonie und Meningitis zu 2,0 intern oder in Clysma (Maury, Brown) empfohlen. Ein vielbesprochenes modernes Salz ist auch das Chininum amidato-bichloratum (Chininum bimuriaticum carbamidatum), Chininharnstoff, das sich namentlich zur Subcutaninjection besonders gut eignet und selbst zu 1,0 keine Nebenerscheinungen macht (Drygin, Jaffé).

Von den **Nebenalkaloiden** war früher das Cinchonin unter der Form des Cinchoninsulfats, Cinchoninum sulfuricum, officinell, an Stelle dessen von einzelnen Aerzten auch das Cinchonintannat, Cinchoninum tannicum, als Tonicum im Typhus, bei adynamischen Durchfällen der Phthisiker und bei chronischen Blenorrhoeen verschiedener Organe zu 0,2 mehrmals täglich (Wucherer) benutzt wurde. Als Mittel gegen Intermittes hat das Cinchoninsulfat niemals so ausgedehnte Verwendung gefunden wie das Chininsulfat, ja es fehlt sogar nicht an Aerzten, welche dem Cinchonin alle antitypische Wirksamkeit absprechen. Es steht indessen durch ältere und neuere Erfahrungen fest, dass Intermittenten durch Cinchoninsulfat geheilt werden können, wenn man dasselbe in doppelt so grosser Dosis wie das entsprechende Chininsalz darreicht. Mehrere Aerzte (Nieuwenhuis, Stratingh, Mangold) verordnen das Cinchoninsulfat zusammen mit Chininsulfat und behaupten, dass man dadurch eine erhebliche Ersparung an Chinin bewerkstelligen könne, indem die gleiche Gewichtsmenge einer Combination von Chinin- und Cinchoninsulfat ebenso kräftig wirke wie die entsprechende Quantität von Chininsulfat. Man giebt Cinchoninsulfat meist in Pulverform, seltener in angesäuerter Lösung (Briquet). Bei Intermittens ist auch das reine Alkaloid wegen seines minder intensiv bitteren Geschmackes, weshalb es auch betrügerischer Weise in Nordamerika als Sweet Quinine in den Handel gebracht wurde, verhältnissmässig häufig angewendet.

Von den übrigen Chinaalkaloiden ist hauptsächlich das Cinchonidin (früher meist unter der Bezeichnung Chinidin im Handel) therapeutisch benutzt und hat namentlich als Sulfat bei Intermittens viele Lobredner gefunden (Cullen, Spitzner und Wunderlich, Picock, Clarus, De Bordes, Schroff und Eisenstein), doch steht es dem Chininsulfat nach neueren Erfahrungen in Ostindien nach, wodurch die Angabe von Reuling und Salzer, dass 6 Th. Cinchonidin 4 Th. Chinin gleichständen, sich bewahrheitet. Nach den Untersuchungen von Bernatzik ist Cinchonidinsulfat auf Thiere von gleicher, vielleicht noch etwas stärkerer Giftigkeit als das Chininsulfat. Als Antitypicum dürfte sich die Dosis von 1,0, in Pulverform kurz vor dem Anfalle gereicht, empfehlen. An Stelle des Sulfats sind eine Reihe von anderen Salzen (Bisulfat, Aethylsulfat, Hydrobromat) besonders zur Subcutaninjection empfohlen, doch bedingen alle diese Salze nach Gubler, mit Ausnahme des Cinchonidinum hydrobromicum, das in 20 % Lösung durchaus keine Irritation bedingen soll, leicht Abscedirung der Einstichstelle.

Das aus dem Cinchonidin sich bildende Cinchonicin hat sich bei Intermittens (Forget, Briquet) und acutem Rheumatismus (Taylor, V. Rees) als dem Chinin ausserordentlich nachstehend und sehr leicht die Verdauung störend erwiesen. Das Chinidin (Conchinin) hat sich als Antitypicum (Macchiavelli, Newton) und Antipyreticum (Strümpell, Ziemssen) dem Chinin ziemlich gleichwerthig erwiesen; doch ist dies Nebenalkaloid in den Chinarinden in zu geringen Mengen vorhanden, um dem Hauptalkaloide Concurrenz zu machen. Grosse antipyretische Gaben bewirken relativ selten Ohrensausen, dagegen häufig Erbrechen, das jedoch die therapeutische Wirkung nicht stört (Strümpell), bei Kindern Collaps und Oedeme (Steffen).

10) **Chinoidinum, Chinioidinum;** Chinoidin. Zu den bei Wechselfieber vielfach benutzten Präparaten der Chinarinden gehört auch das sog. Chinoidin, ein bei der Bereitung des Chinins durch Ausfällen der dunklen Mutterlauge mit Ammoniak resultirendes Product, welches ein Gemenge von amorphen Umwandlungsproducten der Chinabasen, Cinchonin, etwas unverändertem Chinin und Harz (Winckler) oder nach van Heyningen und De Vrij ein solches von 50—60 % Chinidin, 6—8 % Cinchonin, 3—4 % gewöhnlichem Chinin, 29—41 % einer besonderen, nur unkrystallisirbare Salze bildenden, nicht mit Chinicin identischen Base und einer gewissen Menge durch den Einfluss der Luft entstandener, schwarzbrauner Oxydationsproducte ist. Das Chinoidin des Handels stellt eine braune oder schwarzbraune, harzige Masse dar, welche einen glänzenden, muschligen Bruch und einen sehr bittern Geschmack besitzt, sich wenig in

Wasser, leicht und fast vollständig in Weingeist, Chloroform und angesäuertem Wasser löst, und wenn es nicht absichtlich verfälscht wurde, auf dem Platinblech ohne Rückstand verbrennt. Der Umstand, dass je nach der Anwendung verschiedener Chinarinden zur Darstellung der Chinaalkaloide das aus der Mutterlauge in der oben angegebenen Weise erhaltene Präcipitat eine sehr variable Zusammensetzung zeigen muss, und dass ausserdem nicht selten Verfälschung mit Harzen, z. B. Kolophonium, stattfindet, so dass die käufliche Waare 50% Verunreinigungen (De Vrij) enthalten kann, lässt das Präparat als ein in seiner Wirksamkeit sehr verschiedenes erscheinen und erklärt die Widersprüche, welche bezüglich der Heilwirkung des Chinoidins in der Literatur sich finden. Derselbe rechtfertigt auch die Versuche, aus dem Chinoidin die oben erwähnte amorphe Base rein darzustellen und als solche oder in Verbindung mit Säuren in Form von Salzen als billiges Surrogat des Chinins zu versuchen. Dieses gereinigte Chinoidin kommt unter der Bezeichnung **Chinoidinum purissimum** oder **Chininum amorphum** in den Handel.

Das gewöhnliche Chinoidin ist schon vor seiner Entdeckung durch Sertürner (1829) als sog. **Resina Chinae praeparata** und als **Chininum resinoso-sulfuricum** oder **Residuum resinosum Chinini** von verschiedenen Aerzten (Thiel, Gruner, Chapman, Thuessink) bei Intermittens gebraucht und hat später in vielen deutschen und italienischen Aerzten begeisterte Lobredner gefunden, welche es, wie namentlich Diruf, als Heilmittel bei typischen Affectionen dem Chinin gleichstellen und es wegen seines billigen Preises und wegen des seltenen Auftretens von Nebenerscheinungen ganz an Stelle dieses Alkaloids gesetzt wissen wollen. Freilich fehlt es auch nicht an Stimmen, welche die Unzuverlässigkeit des Mittels hervorheben (Leubuscher) und wir selbst haben bei der Behandlung frischer Wechselfieber mit unreinem Chinoidin keine besonderen Erfolge erzielt, haben dasselbe dagegen nicht selten nach vorheriger Beseitigung des Fieberanfalls durch Chinin verordnet und danach rasche Abnahme der Milzanschwellung eintreten gesehen, die nur bei bedeutendem Grade der Schwellung keine Beseitigung durch das Mittel erfuhr. Dass ein Theil der Misserfolge sich aus den erwähnten Verfälschungen des Präparates erklärt, scheint uns nicht zweifelhaft.

Die Darreichung des Chinoidins geschieht am zweckmässigsten in Gestalt der officinellen **Tinctura Chinoidini, Chinoidintinctur**, einer filtrirten Lösung von 10 Th. Chinoidin in 85 Th. Spiritus und 5 Th. Salzsäure. Man lässt von dieser rothbraunen Tinctur 2—4mal täglich einen Theelöffel voll in Rothwein oder Zucker nehmen. Diruf verordnete dieselbe gewöhnlich 3mal täglich zu 20 bis 60 Tropfen in der Apyrexie und liess kurz vor dem Anfalle die doppelte Dosis nehmen. Das Präparat ersetzt frühere Formeln von Natorp (mit Elixir acidum Halleri) und Dreyer (Lösung in Spiritus aethereus) vollkommen. Man kann nach dem Vorgange von Rademacher in der Tinctur noch eine dem Chinoidingehalte gleiche Menge von Chininsulfat oder Chininhydrochlorat auflösen, wodurch die Wirksamkeit natürlich erhöht wird. Nach Franke ist bei hartnäckigen Quartanen Verbindung mit Belladonnaextract von günstigem Erfolge; Andere empfehlen Combination mit Opium (Maratos und Vastas). Ausser in Lösung kann auch das Chinoidin als Substanz in Pulvern oder Pillen verordnet werden; Diruf gab dasselbe auch zu 1,5—2,5 im Clysma. Im Allgemeinen reichen 4,0 zur Heilung von Intermittens aus. Nach Diruf besitzt Chinoidin auch gleiche tonisirende Wirkung wie Chinin und kann zu 0,2—0,4 pro dosi bei Schwächezuständen aller Art verordnet werden.

Das Chinoidinum purissimum (Chininum amorphum) ist sowohl als solches, wie in Verbindungen mit Säuren vielfach in Anwendung gekommen und scheint namentlich in Form des **Chinoidinum hydrochloricum** (Bernatzik, Kerner) und das **Chinoidinum citricum** (Jobst, Machiavelli, Hagens) der verbreitetsten Benutzung bei Wechselfieber werth, zumal da die physiologischen Effecte vollständig mit dem des krystallisirten Chinins gleich sind und letzteres im Organismus sich theilweise in amorphes Chinin umwandelt (Binz, Kerner). Nach Löbl sind indessen nur 10 Th. Chinoidin als Antitypicum 6 Th. Chininsulfat gleichwerthig, aber selbst bei diesem Verhältnisse sind die billigen Chinoidinsalze sehr empfehlenswerth. Vom Chinoidincitrat, welches 95—115mal billiger als die gebräuchlichsten Chininsalze ist, genügt in leichten Fällen stets

1,0—2,0 pro die, in älteren 2,5—3,0 zum Coupiren der Anfälle (Hagens). Im Keuchhusten hat sich sowohl das Hydrochlorat (Hesse) als das Tannat (Binz) bewährt. Das Chinoidinum purissimum lässt sich in Pulverform (nach Bernatzik) mit Zusatz der Hälfte Weinsäure oder in Pillen geben. Von den durch starke Hygroskopicität ausgezeichneten Chinoidinsalzen eignet sich nur das chinovasaure Chinoidin zur Pulverform; während die übrigen in Pillen oder in Lösung gegeben werden müssen. Den kratzenden, an Theer erinnernden Geschmack des Chinoidincitrats verdeckt man am besten mit gleichen Theilen eines zum trocknen Extracte eingeengten Extractum Absynthii und Zusatz von $^{1}/_{2}$ Weinsäure oder $^{2}/_{5}$ Citronensäure (Hagens). Die C. Zimmerschen Chinaalkaloide in Pillenform bestehen aus einem extractförmigen Chinoidinum sulfuricum und Cinchonin; jede Pille entspricht nach Kerner dem Wirkungswerthe von 0,06 Chininsulfat. Zur Subcutaninjection eignen sich Chinoidinsalze trotz ihrer grossen Löslichkeit in Wasser nicht, da die Einstichsstellen sich leicht entzünden und selbst brandig werden.

Von nicht alkaloidischen reinen Chinastoffen empfahl Kerner den chinovasauren Kalk, Calcaria chinovica, als Mittel gegen Dysenterie, innerlich zu 0,1—0,5 in Pulverform (mit Zucker oder Calciumphosphat fein zerrieben) oder im Klystier (zu 8,0—25,0 mit 150,0—180,0 Aq. dest. unter Zusatz von etwas Traganthschleim fein verrieben, wozu allmälig so viele Tropfen Phosphorsäure zugetröpfelt werden, bis schwachsaure Reaction eintritt und Kalk und Chinovasäure in fein vertheilter Form ausgeschieden sind.)

Verordnungen:

1) ℞
Corticis Chinae
Carbonis pulverati āā 100,0
M. f. pulv. D. S. Streupulver. (Bei putriden und brandigen Geschwüren.)

2) ℞
Corticis Chinae 20,0
Carbonis pulverati 5,0
M. f. pulv. D. in scatula. S. Zahnpulver. (Pulvis dentifricius niger Ph. Hann.)

3) ℞
Corticis Chinae 10,0
Ligni Santali rubri 15,0
Olei Caryophyllorum
— Bergamottae āā gtt. 6
M. f. pulv. D. in scatula. S. Zahnpulver. (Pulvis dentifricius Hufelandi.)

℞
Corticis Chinae 25,0
Acidi hydrochlorici diluti 5,0
Coque c. Aq. comm. q. s. ad colat. 200,0, cui adde
Syrupi Cinnamomi 25,0
M. D. S. Dreistündlich 1—2 Esslöffel voll. (Zur Nachcur bei Intermittens, als Tonicum.)

4) ℞
Extracti Chinae spirituosi 2,5
Medullae ossium bovis 25,0
Mixturae odoriferae 1,0
M. f. ungt. pomadinum. (Chinapomade zur Stärkung des Haarwuchses.)

5) ℞
Extracti Chinae spirituosi 3,0
Aquae Aurantii florum
— Cinnamomi
Syrupi Aurantii corticis āā 30,0
M. D. S. Esslöffelweise halbstündlich. (Bei Wehenschwäche. Monteverdi.)

6) ℞
Chinini sulfurici
Pastae Cacao saccharatae āā 1,0
M. f. pulv. D. S. Die Hälfte 6, die andere Hälfte 3 Stunden vor dem Anfalle zu nehmen. (Bei Intermittens.)

7) ℞
Chinini sulfurici
Acidi tartarici āā 0,5
Aq. Foeniculi 120,0
Syrupi Cinnamomi 30,0
M. D. S. Stündlich 1 Esslöffel voll. (Bei Quartana in der Apyrexie. Bartella.)

8) ℞
Chinini tannici 2,0
Pulv. Cacao tost.
Sacchari āā 10,0
M. f. pulv. Divide in part. aeq. No. 20. S. Dreimal täglich ein Pulver. (Als Tonicum bei Phthisis u. s. w.)

9) ℞
Chinini ferro-citrici 3,0
Extracti Valerianae 5,0
Pulv. rhizom. Calami q. s.
ut f. pilul. No. 60. *Consp. pulv. Cinnamomi.* D. S. Dreimal täglich 3 Stück zu nehmen. (Bei Neuralgien auf anämischer Grundlage.)

10) ℞
Chinini hydrochlorici 2,0
Tincturae Chinoidini 20,0

M. D. S. Viermal täglich 50 Tropfen. (Als Nachcur bei Quartanen und bei zurückbleibender Milzhypertrophie nach Intermittens überhaupt.

Anhang. Surrogate der Chinaalkaloide. Der verhältnissmässig theuere Preis des Chinins erklärt die vielfachen Bestrebungen, ein sicheres Ersatzmittel desselben in der Behandlung intermittirender Krankheitsprocesse aufzufinden. Leider ist es bisher nicht geglückt, ein mit derselben Sicherheit antitypisch wirksames Medicament zu entdecken. Am nächsten steht dem Chinin unstreitig das Bebeerin (Bibirin), ein aus der als Färbemittel benutzten Bebeerurinde, der Rinde eines in Guyana vorkommenden Baumes aus der Familie der Laurineen, Nectandra Rodiaei Schomb., dargestelltes Alkaloid, welches als Sulfat (Bebeerinum sulfuricum) namentlich in England bei Intermittens Anwendung gefunden hat und zu 1,0—2,0 pro die Wechselfieber sicher heilen soll (Douglas, Maclagan, Bennett). Auch als Tonicum und bei scrophulösen Ophthalmien ist es nach Art der Chininsulfats in kleinen Dosen (zu 0,06 — 0,12) benutzt. Bei Intermittens fehlt es übrigens nicht an Misserfolgen (Blair, Becquerel, Clarus), welche vielleicht durch Anwendung eines unreinen Präparats sich erklären. Nach Binz und Conzen wirkt Bebeerinsulfat auf niedere Organismen, weisse Blutkörperchen und Fäulnissprocesse qualitativ und quantitativ in gleicher Weise wie Chinin und hat auch auf höhere Thiere toxische Action (zu 0,05—0,8 innerlich bei Hunden), indem es Erbrechen, Mattigkeit, Schwindel, Durchfall, Stuhldrang und Zittern bedingt. Golding Bird und Powell behaupten, dass nach Bebeerin der Harnstoffgehalt des Urins steige (?). Eine grössere Bedeutung für die Therapie des Intermittens würde das Bebeerin ohne Zweifel erringen, wenn sich die Annahme als richtig herausstellte, dass das in dem in Europa einheimischen Buxus sempervirens L. enthaltene und Buxin genannte Alkaloid identisch mit Bebeerin sei. Das Buxin wurde schon 1857 von Vitali für den bedeutendsten Rivalen des Chinins erklärt, das selbst bei protrahirten Fällen und bei Intermittens perniciosa Anwendung verdiene, und neuere Erfahrungen (Tibaldi, Buzzoni und Mazzolini) sprechen für dessen Anwendung. Man giebt das Mittel zu 1,2 — 1,5, im Nothfalle auch in der doppelten Menge, in getheilten Gaben von 0,12 — 0,15, doch bedingen selbst diese kleinen Einzeldosen bisweilen Magen- und Leibschmerzen, Durchfall und Erbrechen, auch Schwindel, Ohrensausen, Kopfschmerz, jedoch minder intensiv als Chinin.

Weniger Bedeutung als Antitypica besitzen einige neuerdings aus afrikanischen Fiebermitteln isolirte Bitterstoffe, so das Caïlcedrin aus der Rinde von Swietenia Senegalensis Desr., das Adansonin aus der Rinde des Baobab, Adansonia digitata L. u. a. m.

Durch das Verdienst F. v. Müllers ist die Aufmerksamkeit der Aerzte auf die fieberwidrigen Wirkungen der Blätter einer australischen Myrtacee, Eucalyptus globulus Lab., hingewiesen worden. Schon die Ausdünstungen des durch riesenhaften Wuchs ausgezeichneten Baumes sollen in Fiebergegenden vor dem Auftreten von Intermittenten schützen, weshalb dieselben auch in Italien, Corsica und Südfrankreich auf sumpfigem Boden angepflanzt wurden. Man empfiehlt selbst den Anbau in Zimmern zur Reinigung der Luft. Der Hauptbestandtheil der Folia Eucalypti ist ein ätherisches Oel, in welchem ein als Eucalyptol bezeichneter, sauerstoffhaltiger, bei 170° siedender, in Wasser wenig, dagegen vollständig in Alkohol löslicher Stoff, und ein mit dem Namen Eucalypten belegter Kohlenwasserstoff enthalten sein sollen (Cloëz). Faust und Homeyer erklärten das Eucalyptol für eine Mischung von Terpen und Cymol, doch giebt dasselbe beim Durchgang durch den Körper keine Cuminsäure (H. Schulz). Neben dem Oel finden sich in der Droge noch Harz und

Gerbstoff, dagegen kein Alkaloid. Halbtrockne Blätter können 6 % Eucalyptol liefern. Schon Binz und Gimbert wiesen die hohe antiseptische Wirkung des Eucalyptusöls nach, welche nach H. Schulz die der Carbolsäure und des Chinins übertrifft. Auch die weissen Blutkörperchen werden bei Zusatz von $^1/_{10}$ % Eucalyptusöl ihrer amöboiden Bewegungsfähigkeit beraubt und nehmen dasselbe Aussehen wie bei Chininzusatz an (Mees, H. Schulz). Auch die Entzündung des Froschmesenteriums wird vom Eucalyptusöl durch Behinderung der Auswanderung weisser Blutkörperchen beschränkt (Mees). Eucalyptusöl wirkt bei Einführung in den Organismus stark verkleinernd auf die Milz (Schläger). Die Elimination des Oels geschieht vorzugsweise durch die Lungen und den Darmcanal, weniger durch Haut und Nieren. Die Ausscheidung erfordert 2—3 Tage, während deren die Expiration den charakteristischen Geruch des Oels besitzt, während im Harn Veilchengeruch auftritt. Bei Kalt- und Warmblütern setzt es in starken Dosen Reflexthätigkeit, Athmung und Herzthätigkeit durch directe Beeinflussung des Rückenmarks, des Athemcentrums und der im Herzen belegenen Ganglien herab; der Blutdruck sinkt und bei Warmblütern erfolgt constant, vielleicht mit Ausnahme von subcutaner Injection (Schläger), Abnahme der Temperatur. Frisches Oel wirkt auf die äussere Haut stark irritirend, altes weniger. Auf die Magenschleimhaut ist es weit weniger hyperämisirend. Auf Wundflächen übt es eine geringe Reizung aus. Bei Menschen erzeugt Eucalyptusöl zu einigen Tropfen innerlich Kältegefühl im Munde, Oesophagus und Magen, zu 1,0—2,0 Brennen und Schmerz im Magen; nach 10—20 Tropfen resultirt anfangs Pulsbeschleunigung und Aufregung, auf welche niemals ein Zustand von Torpidität, sondern stets Heiterkeit des Gemüths und ruhiger Schlaf folgt, und bei öfterer Wiederholung solcher tritt an die Stelle der Aufregung Ruhe mit Abnahme der arteriellen Spannung und selbst mit geringem Sinken der Temperatur. Nach sehr grossen Dosen tritt bei Menschen Temperaturabfall von 1—1$^1/_2$°, häufigeres und tieferes Athmen, Pulsverlangsamung und ein asthenischer Zustand mit Abnahme der Reflexaction und Schlafneigung ein. Das Eucalyptol ist verhältnissmässig wenig giftig und bringt selbst zu 80 Tropfen nur vorübergehende Congestionen zum Kopfe bei erhaltener Besinnung hervor; doch giebt es Individuen, welche schon durch 10—20 Tropfen nicht unerheblich collabiren. Schulz nahm 18,0 frisch bereitetes Oel im Laufe von 2 Tagen ohne schädliche Wirkung. Im Wesentlichen haben somit Eucalyptusöl und Eucalyptol die Wirkung aller ätherischen Oele, unter denen sie jedoch durch ihren Einfluss auf die Leucocyten und die Milz und durch ihre intensive antiseptische Wirkung, welche auch bei Thieren nach Einspritzung putrider Stoffe constatirt wurde (Mees, Schulz), eine Sonderstellung einnimmt. Leider haben sich die Erwartungen, welche man nach den Empfehlungen von Ullersperger und Lorinser von der antitypischen Wirksamkeit hegte, keineswegs bewahrheitet, indem meist negative Resultate erhalten werden. Dagegen kann Eucalyptus einerseits als Excitans, andererseits als Diaphoreticum und als secretionsbeschränkendes Mittel mit Vortheil benutzt werden. Bell empfahl das Mittel bei Magenaffectionen, besonders bei Atonie und Cardialgie, Aguilar bei Tripper und Blasenkatarrhen, Rodolfi das Kauen trockner Blatter als Abortivmittel des Schnupfens. Aeusserlich hat man dasselbe bei atonischen Geschwüren (Demarquay, Aguilar) und zum Ersatze der Carbolsäure zur Wundbehandlung überhaupt empfohlen. Zum internen Gebrauche können die Folia Eucalypti zu 2,0—6,0 in Pulverform oder im Aufguss dienen. Man benutzt die Blätter auch als Cataplasma zum Bedecken von Geschwüren und Wunden (Aguilar) oder gekaut (bei Coryza oder chronischer Stomatitis) oder geraucht (bei Asthma und chronischer Bronchitis) oder im Infus (1 : 10) zu Injectionen, Klystieren, Mund- und Gurgelwässern. Am gebräuchlichsten ist sowohl zum externen und zum inneren Gebrauche die Tinctura Eucalypti, welche man äusserlich zum Verbande von Geschwüren (Demarquay) und zum Besprengen von Krankensälen zum Zwecke der Desinfection und innerlich gegen Wechselfieber (mehrmals täglich 1 Esslöffel voll) empfahl. Das Eucalyptusöl verordnete Gimbert innerlich zu 5—10 —20 Tropfen in Kapseln während der Mahlzeit, auch im Klystier mit Gummi emulgirt, zu reizenden Einreibungen als Liniment (mit 5 Th. Olivenöl oder mit 1$^1/_2$ Th. Glycerin, 2 Th. Seife und 6$^1/_2$ Th. Spiritus). Zum Wundverbande lässt es sich direct auf Wunden appliciren oder in Form einer 0,2—0,3 % Wasseremulsion zum Tränken des Verbandmaterials oder zur Ausspülung von Wundhöhlen verwenden. Siegen empfahl Eucalyptusölgaze, welche jedoch nach den Erfahrungen von Busch zu irritirend wirkt, um zum Listerschen Verbande gebraucht werden zu können.

Von einheimischen Mitteln, welche als Chininsurrogate gelten, ist eine grössere Anzahl schon unter den bittern Mitteln abgehandelt. Besondere Erwähnung verdient noch das aus verschiedenen Rinden bei uns einheimischer Weidenarten dargestellte Glykosid Salicin, welches auch in einzelnen Species der Gattung Populus sich findet. Das Salicin ist durch starke Bitterkeit ausgezeichnet, steht aber sowohl in dieser Beziehung als in seinem deleteren Einflusse auf Infusorien, als ferner in Bezug auf Hemmung von Gährung und Fäulniss weit unter dem Chinin (Binz und Herbst). Vor dem Chinin hat es den Vortheil, dass es auch in sehr hohen Dosen keinerlei Intoxicationsphänomene bedingt und selbst zu 220,0 in 3 Wochen genommen werden kann, ohne andere Erscheinungen als Flimmern vor den Augen und etwas Ohrenklingen zu bedingen (Ranke). Indessen können mehrere stündliche Gaben von 2,0 bei Kindern ausser Ohrensausen und Schwerhörigkeit auch Muskelschwäche, Tremor, leichte spasmodische Zuckungen, grosse Irritabilität bei Berührung, Dyspnoe und Pulsbeschleunigung hervorrufen (Ringer und Bury). In physiologisch-chemischer Beziehung ist von Interesse, dass dasselbe im Organismus in mannigfacher Weise verändert wird, so dass, während bei kleinen Dosen im Harn gepaarte Schwefelsäure auftritt, nach grossen Gaben in demselben neben unzersetztem Salicin sich Saligenin, salicylige Säure, Salicylsäure und vielleicht auch Salicylursäure finden. Beim Menschen ist Salicylsäure nach 1,5—2,0 schon in 15—20 Min. im Harn nachweisbar (Senator). Die Erfahrungen über die Wirksamkeit des Salicins bei Intermittenten, wo dasselbe am zweckmässigsten zu 2,0—4,0 gereicht wird, sind sehr widersprechend, vielleicht eignet es sich besonders zur Nachcur, da es rasch Verkleinerung der Milz bedingt. Auch als Stomachicum bei Dyspepsie und bei chronischen Katarrhen verschiedener Schleimhäute ist Salicin in kleinen Dosen angewendet. Maclagan empfahl Salicin zu 0,9 dreistündlich bei Gelenkrheumatismus. Senator versuchte dasselbe als Antipyreticum im Typhus und anderen Krankheiten, doch ist der antipyretische Effect im Typhus nie so gross wie beim Natriumsalicylat, dagegen macht es weder Erbrechen noch Collaps und eignet sich daher besonders gut für fiebernde Phthisiker, bei denen es häufig auch bestehende Durchfälle günstig beeinflusst. Zur Erzielung antipyretischer Effecte sind meist 8,0—10,0 pro die erforderlich. Als Amarum giebt man 0,1 bis 0,3 pro dosi in Pulver oder Pillen; Connay wendet es zu 0,2—0,5 als Kehlkopfpulver eingeblasen bei Diphtheritis an. Auch die salicinhaltigen Rinden verschiedener einheimischer Weidenbäume, Salix fragilis L., S. pentandra L., waren früher als Cortex Salicis officinell und wurden wegen ihres Gehaltes an Gerbsäure und Salicin besonders äusserlich in Abkochung bei Geschwüren nach Art der Chinarinde verwerthet.

Von andern einheimischen Antitypica nennen wir die Rosskastanienrinde, Cortex Hippocastani, welche früher in Abkochung zu 15,0—30,0 pro die in besonderem Rufe als Chinasurrogat stand und ihre Wirksamkeit einem eigenthümlichen, als Aesculin bezeichneten Glykoside von bitterem Geschmacke, dessen wässrige Lösung sich durch ihre stark blaue Fluorescenz auszeichnet, verdankt. Nach Mouchon und Durand heilt letzteres zu 1,0 Sumpffieber, welche dem Chinin widerstehen, nach Monvenoux bewährt es sich gleich sicher bei typischen Neuralgien. Auch den Rinden der südeuropäischen Steinlinde, Philyrea latifolia L., desgleichen unserer einheimischen Esche, Fraxinus excelsior L., wird antitypische Wirksamkeit vindicirt.

Zu den antipyretischen und antitypischen Stoffen ist auch das Chinolin zu stellen, auf dessen antifermentative, antiseptische und fieberwidrige Wirkungen Donath (1881) hinwies. Sowohl das aus Chinoidin dargestellte als das durch Erhitzen eines Gemenges von Anilin, Nitrobenzol, Glycerin und Schwefelsäure gewonnene Chinolin (Biach und Loimann) bewirken bei Kaninchen in nicht toxischen Dosen starke Herabsetzung der Temperatur und Athemfrequenz, in toxischen Dosen Mattigkeit, Herabsetzung der Reflexerregbarkeit, Dyspnoe, Lähmung und Collaps. Chlorwasserstoffsaures Chinolin verhindert in 0,2 %/₀ Lösung die Fäulniss des Harns und des Leims, sowie Milchsäuregährung, in

0,4 % auch die Fäulniss des Blutes, dessen Gerinnungsfähigkeit 1 % Solution vollständig vernichtet. Es ist ein sehr energisches Bacteriengift, beeinflusst dagegen die alkoholische Gährung nur unbedeutend. Von Menschen werden 1,0 bis 4,0 pro die ohne Nebenerscheinungen genommen. In den Harn scheint es nicht überzugehen. Ein antipyretischer Effect beim Typhus ist nach den bisherigen Erfahrungen von Sakowsky und Jaksch nicht ganz in Abrede zu stellen, obschon es in anderen ganz wirkungslos bleibt (Brieger, Nahmacher), ebenso wirkt es mitunter bei Wechselfiebern günstig, ohne auch in grösseren Dosen Ohrensausen zu bedingen, doch steht es dem Chinin in Wirksamkeit nach. Sehr günstige Erfolge wurden neuerdings bei Diphtheritis erhalten (Schreiber). Man wendet meist nicht das Chinolin selbst, welches ein wasserhelles, dünnflüssiges, scharf und bitter schmeckendes und penetrant riechendes Oel bildet, sondern das weinsaure Chinolin, Chinolinum tartaricum, eine in feinen, farblosen Nadeln von pfefferminzähnlichem Geschmacke und Bitter mandelgeruche krystallisirende Verbindung, an, welches man Erwachsenen zu 0,5—2,0 2—3mal täglich in Oblaten darreicht. Bei Kindern giebt man eine Mixtur von Chinolinum tartaricum 1,0 und Aq. dest. und Syr. simpl. ää 50,0. Subcutan injicirt wirkt salzsaures Chinolin (1:10) intensiv reizend (Jaksch). Auch Chinolinum tartaricum ist nicht ganz ohne reizende Wirkung und führt selbst bei kleinen Dosen zu Nausea (Brieger).

2. Ordnung. Antipyretica pura, reine Fiebermittel.

Die Ordnung der reinen Fiebermittel umfasst zunächst eine Anzahl von Säuren, welche in Bezug auf ihre entfernte Wirkung mit den unter den Caustica abgehandelten Mineralsäuren im Wesentlichen übereinstimmen, ohne deren ätzende Wirkung zu besitzen. Ihre Lösungen fällen Hühnereiweiss nur bei Zusatz von Kochsalz oder andern Neutralsalzen. Allen diesen antipyretischen Säuren kommt herabsetzende Wirkung auf die Herzaction und die Körpertemperatur zu. Vor den übrigen Antipyretica zeichnen sie sich dadurch aus, dass sie in vorzüglicher Weise gegen ein bei fieberhaften Zuständen unangenehmes Symptom, den Fieberdurst, einwirken, doch beschränkt sich ihr Effect nicht hierauf allein, wie man eine Zeit lang anzunehmen geneigt war.

Die hier abzuhandelnden organischen Säuren (Weinsäure, Citronensäure) und einzelne andere ihnen in ihrer Wirkung gleichkommende (Apfelsäure) bilden den wesentlichsten Bestandtheil einer Anzahl säuerlich•süsser Früchte, welche gewöhnlich unter der Bezeichnung Obst zusammengefasst werden und von denen einzelne zur Darstellung angenehm schmeckender, süsssäuerlicher Syrupe und kühlender Getränke ausgedehnte Verwendung finden.

Die drei hauptsächlich in den verschiedenen Obstarten vertretenen Säuren, Weinsäure, Citronensäure und Apfelsäure, finden sich theils an Basen gebunden, theils frei. Neben denselben enthält das Obst Pectinkörper, auf deren Vorhandensein die Verwendung verschiedener Früchte zur Darstellung von Gelées beruht, Traubenzucker und Fruchtzucker, Proteïnverbindungen und flüchtige Bestandtheile, welche das Aroma der einzelnen Fruchtsorten bedingen, übrigens in ihrem chemischen Verhalten wenig gekannt sind. Der Proteïngehalt des Obstes ist so gering, dass, wenn wir danach seinen Nahrungswerth bemessen, etwa 1 Pfd. Kirschen, 2 Pfd. Erdbeeren und 2¼ Pfd. Aepfel den Nährwerth eines Hühnereies repräsentiren. Auch der Gehalt an löslichen Kohlehydraten ist gering, so dass 1 Pfd. Stärkemehl, das etwa in $5^1/_2$ Pfd. Kartoffeln enthalten ist, seinen Ersatz in 5,4 Pfd. Trauben, 6,7 Pfd. Kirschen oder Aepfel, 7,8 Pfd. Zwetschen, 10,8 Pfd. Johannisbeeren, 12,3 Pfd. Erdbeeren und 12,0 Pfd. Himbeeren findet (Fresenius). Dieser geringe Nährwerth des Obstes macht es erklärlich, dass der curmässige Gebrauch desselben mitunter Günstiges bei Plethora abdominalis leistet, wobei die organischsauren Salze durch gelinde Bethätigung des Stuhlgangs die Wirkung unterstützen. Der reichliche Genuss von Früchten mit derberem Fleische kann Magenbeschwerden und Koliken hervorbringen, weshalb bei reizbarem Magen der Gebrauch rohen Obstes zu widerrathen und nur der Genuss weichgekochter Früchte oder von Abkochungen derselben, wie sie in den Obstsuppen und Obstgelées gegeben sind, erlaubt ist. Bei manchen Personen geben Erdbeeren, Himbeeren und schwarze Johannisbeeren in auffallender Weise zum Entstehen von Urticaria Veranlassung. Der Gehalt der einzelnen Obstarten an freier Säure variirt in einzelnen Sorten und in einzelnen Jahrgängen sehr; unter dem Einflusse günstiger Witterung tritt Verminderung der Säure und Zunahme des Zuckers ein. Nach Fresenius beträgt der Durchschnittsgehalt an freier Säure bei Johannisbeeren 2,04 %, bei Maulbeeren 1,86 %, bei Himbeeren 1,48 %, bei Erdbeeren 1,31 %, bei Sauerkirschen 1,28 %, bei Brombeeren 1,19 %, bei Zwetschen 0,89 %, bei Aepfeln 0,75 %, bei Süsskirschen 0,62 % und bei Birnen 0,07 %. Der Wohlgeschmack des Obstes wird hauptsächlich bedingt durch das relative Verhältniss von Säure und Zucker zu einander, wobei indess zu bemerken ist, dass die Anwesenheit von Gummi und Pektinstoffen auch ein ungünstiges Verhältniss zwischen Säure und Zucker verdecken kann. So schmecken z. B. Himbeeren süsser als Johannisbeeren, obschon bei ersteren diese Säure zum Zucker wie 1 : 2,7, bei letzteren wie 1 : 3 sich verhält, weil die Pektinstoffe in den Himbeeren in weit reichlicherem Maasse sich finden. Das mittlere Verhältniss zwischen Säure und Zucker ist nach Fresenius bei Brombeeren 1 : 3,73, Heidelbeeren 1 : 4,31, Walderdbeeren 1 : 4,37, Maulbeeren 1 : 4,94, Sauerkirschen 1 : 6,85, Zwetschen 1 : 7,03, Aepfeln 1 : 11,16, Süsskirschen 1 : 17,29, Birnen 1 : 94,60. Auch das Verhältniss zwischen löslichen Stoffen, unlöslichen Stoffen und Wasser ist von Einfluss auf Geschmack und Verdaulichkeit, indem davon die Weichheit und Saftigkeit des Obstes abhängt.

Die medicinisch in reinem Zustande nicht verwendete **Apfelsäure** oder Aepfelsäure, **Acidum malicum**, $C^4H^6O^5$, ist die verbreiteteste der hierhergehörigen Säuren und findet sich fast in allen unseren Früchten theils frei, theils als saures Kalium- oder Calciumsalz. Sie kann auch künstlich dargestellt werden, theils durch Einleiten von Stickoxydgas in eine Lösung von Asparagin oder Asparagsäure (Piria) in kalter mässig concentrirter Salpetersäure, theils durch Reduction von Weinsäure durch Erhitzen mit Zweifach-Iodphosphor und Wasser (Dessaignes). Im Organismus wird Apfelsäure ebenso wie ihre Kalium- und Calciumsalze in gleicher Weise oxydirt; durch Elimination von kohlensauren Alkalien tritt vorübergehend Alkalescenz des Urins ein. In den Tractus eingeführt, verwandelt sich apfelsaures Calcium in Folge eines Gährungsprocesses in Calciumcarbonat (Magawly); ob dabei, wie beim Vergähren mit Bierhefe oder faulem Käse auch bernsteinsaures, buttersaures und essigsaures Calcium auftritt, steht dahin.

Acidum tartaricum, Acidum Tartari, Sal essentiale Tartari; **Weinsäure**, Weinsteinsäure, Rechtsweinsäure.

Die Weinsäure, $C^4H^6O^9$, welche in chemischen Fabriken aus dem gereinigten Weinstein dargestellt wird, bildet grosse, wasserhelle, schief rhombische Säulen und Pyramiden, die häufig zu Krusten vereinigt werden, ohne Geruch und von starkem, aber angenehm saurem Geschmacke. Die Krystalle sind pyroelektrisch und leuchten beim Reiben im Dunkeln. Die Säure ist luftbeständig, verbrennt an der Luft mit hellleuchtender Flamme unter Caramelgeruch, löst sich in 0,8 kaltem und noch weniger kochendem Wasser, ist in 2,5 Weingeist, aber nicht in Aether löslich. Nicht concentrirte wässrige Weinsäurelösungen zersetzen sich an der Luft unter Schimmelbildung. Die Weinsäure ist eine im Pflanzenreiche als Kaliumbitartrat viel verbreitete und ausser in den Weintrauben u. a. auch in Maulbeeren, Löwenzahnwurzel, Queckenwurzel, Färberröthe, Kamillenblüthen, Isländischem Moos, Meerzwiebel, Tamarindenmus, Ananas und Sauerampfer aufgefunden. Sie lässt sich künstlich durch Oxydation von Stärke, Milchzucker und anderen Substanzen, durch Stehenlassen von Citronensaft u. s. w. erhalten. Beim Schmelzen der Weinsäure entsteht die Metaweinsäure, deren Alkalisalze in neuester Zeit wegen ihrer grossen Löslichkeit statt der weinsauren Alkalien als Abführmittel empfohlen werden. — Bei trockener Destillation liefert Weinsäure unter anderen Producten die von Krüger-Hansen bei Cholera in Anwendung gebrachte Brenzweinsäure, Acidum pyrotartaricum. Durch Kaliumpermanganat, Braunstein, Bleihyperoxyd und Kaliumbichromat wird Weinsäurelösung theils schon in der Kälte, theils bei gelindem Erwärmen zu Ameisensäure und Kohlensäure oxydirt.

Auf der äussern Haut erzeugt concentrirte Weinsäurelösung in ¼ Stunde leichtes, nicht lange dauerndes Brennen. Bei interner Application rufen kleine Gaben kühlendes Gefühl im Munde hervor und wirken durstlöschend; grössere Gaben können Purgiren bedingen, auch wird sie bei fortgesetzten kleinen Gaben vom Magen schlecht tolerirt. Sehr grosse Gaben wirken toxisch nach Art anderer organischer Säuren, doch steht die Giftigkeit hinter derjenigen der Citronen- und Oxalsäure zurück.

Weinsäure tödtet Kaninchen intern erst zu 12,0—16,0 (in 30,0 Wasser gelöst), nach Erscheinungen zunehmender Adynamie, Schwäche des Herzschlages und beschwerlicher und langsamer Respiration (Mitscherlich). Bei Menschen sollen 30,0 auf einmal in Wasser gelöst genommen, den Tod bedingen können (Taylor), doch sind bisweilen selbst 24,0 ohne Erscheinungen von Vergiftung genommen (Sibbald). Jedenfalls kommt es dabei sehr auf die Concentration der Lösung an. Kalk und Magnesia sind die rationellsten Gegengifte.

Als entfernte Wirkung nichttoxischer grösserer Gaben Weinsäure resultirt bei Fröschen, Kaninchen und Menschen Schwäche und Verlangsamung der Herzaction, wobei der Vagus unbetheiligt ist (Bobrik). Der Harn wird nach Weinsäuregenuss stärker sauer und enthält Calciumtartrat (Wöhler), doch treten immer nur wenige Procente der eingeführten Weinsäure im Urin wieder auf (Buchheim und Piotrowski), während der Rest im Blute oxydirt wird.

Als kühlendes und erfrischendes Mittel wird Weinsäure meist in Pulverform (mit 20—40 Th. Zucker oder Citronenölzucker), auch in der Form der Trochisci Acidi tartarici (1 Th. Weinsäure, $^1/_{10}$ Th. Citronenöl, 30 Th. Zucker), welche die sog. Drops der Zuckerwaarenfabrikanten ersetzen, gegeben. Auch dient sie zur Darstellung der Brausepulver, sowie zu Saturationen. Ausserdem hat man innerlich Weinsäure zu 0,2—1,0 gegen Scorbut, Ruhr, Magenkatarrh benutzt. Aeusserlich empfahl Schottin bei fötiden Fussschweissen Weinsäure in die Strümpfe zu streuen oder mit Weinsäurelösung getränkte Strümpfe tragen zu lassen.

Acidum citricum, Acidum citricum crystallisatum, Acidum Citri; **Citronensäure.**

Die häufigste Verwendung zu kühlenden Getränken und Mischungen findet wegen ihres besondern Wohlgeschmackes die Citronensäure, welche am reichlichsten in den Citronen sich findet, deren Saft deshalb auch ein billiges Surrogat der Säure darstellt, übrigens auch wegen seines Gehaltes an Alkalicitraten als Diureticum gebraucht wird.

Die Citronensäure, $C^6H^8O^7$, findet sich ausser in den Früchten von Citrus Limonum und andern Citrusarten noch in den verschiedensten süsssäuerlichen Früchten (Kirschen, Heidelbeeren, Preisselbeeren, Moosbeeren, Stachelbeeren, Johannisbeeren, Vogelbeeren, Erdbeeren, Rosenäpfeln), in Runkelrüben, und Georginenknollen, in den Zwiebeln von Allium Cepa L., in vielen Blättern und Kräutern (Waldmeister, Kiefernadeln u. s. w.), auch in einzelnen Pilzen. Das officinelle Acidum citricum bildet grosse, farb- und geruchlose, wasserhelle orthorhombische Säulen von stark angenehm-saurem Geschmacke, welche in sehr feuchter Luft zerfliessen und sich unter beträchtlicher Kälteerzeugung in 0,54 Th. Wasser zu einer syrupdicken Flüssigkeit auflösen; auch in 1 Th. Weingeist und 50 Th. Aether sind sie löslich. Die Citronensäure ist eine dreibasische Säure, deren Alkalisalze in Wasser sich leicht lösen. Bei 100° verliert sie ihr Krystallwasser, schmilzt bei etwa 165° und verwandelt sich bei 175° unter Verlust von Wasser, etwas Aceton und Kohlenoxyd in Aconitsäure, Itaconsäure und Citraconsäure. An der Luft erhitzt, entzündet sie sich leicht und verbrennt zu Kohlensäure und Wasser; dieselben Producte bildet sie derselben bei Gegenwart eines Alkalis, wobei vorübergehend Oxalsäure entsteht (Gorup-Besanez). Concentrirte Lösung hält sich unverändert, verdünnte Lösungen zersetzen sich unter Schimmelbildung selbst in verschlossenen Gefässen.

Die Citronensäure wird im Magen und Darm leicht resorbirt und im Blute zu Kohlensäure und Wasser verbrannt.

Selbst nach 30,0—60,0 findet sich keine Citronensäure im Harn wieder (Buchheim und Piotrowski); die Säure des Harns erscheint danach vermehrt (Eylandt).

Auf die Haut wirkt concentrirte Citronensäurelösung weder ätzend noch reizend (Mitscherlich). Erst sehr hohe Dosen scheinen toxische Wirkung zu besitzen, doch übertrifft sie die Weinsäure an Giftigkeit. Auf die Herzaction wirkt sie wie Weinsäure verlangsamend und schwächend.

Auf grosse Kaninchen wirken 8,0—15,0 conc. Citronensäurelösung in 65 resp. 20 Minuten tödtlich (Mitscherlich), 4,0 bei Hunden und Katzen nicht toxisch (Christison). Piotrowski nahm in 6 Stdn. 30,0, eine Stunde darauf 15,0 und eine Stunde später wiederum 30,0, ohne dass sich etwas anderes wie 2 Stunden nach der letzten Dosis Erbrechen einstellte. Bobrik constatirte bei Kaninchen nach Einführung von 10 Cc. einer 40% Citronensäurelösung Schüttelkrämpfe, Athembeschwerden, Abnahme der Pulsfrequenz und Sinken der Temperatur um 2°.

Die Citronensäure dient als kühlendes Mittel zu 0,5—1,0 pro dosi in Pulver, Pastillen (0,05 mit 1,25 Zucker) oder versüsster Lösung; auch kann sie zu Brausepulver und Saturationen wie Weinsäure benutzt werden. Aeusserlich ist Citronensäurelösung zu schmerzlindernden Umschlägen bei Krebsgeschwüren empfohlen (Brandini).

Als Pulvis ad Limonadam, Limonadepulver, war früher eine wegen ihrer Hygroskopicität nicht vorräthig zu haltende Mischung von 10,0 Citronensäure, 120,0 Zucker und 1 Tr. Citronenöl officinell, das man theelöffelweise in einem Glase Wasser gelöst verwendet.

Anhang. Zur Bereitung des als Surrogat der Citronensäure nicht selten verwendeten Citronensaftes, Succus Citri, dienen die länglich ovalen, hochgelben, dünnschaligen, als Citronen oder Limonen, Fructus s. Poma Citri s. Citrea, bezeichneten sauren Früchte von Citrus Limonum Risso. Der Saft enthält ausser citronensauren Salzen eine Menge freier Citronensäure. Gute Citronen liefern 24,0—30,0, gewöhnliche etwa 16,0 Citronensaft. Letzterer ist am besten aus geschälten und von den Samen befreiten Früchten herzustellen; beim längeren Aufbewahren schimmelt er leicht und zersetzt sich unter Bildung von Essigsäure. Der Gehalt an Citronensäure beträgt in guten Citronen etwa 5,5 %.

Der Citronensaft ist ein zur Stillung des Durstes und als kühlendes Mittel beliebtes und häufig verwendetes Medicament, indem man entweder mit Zucker bestreute Citronenschalen in den Mund nehmen lässt oder Succi Citri in Zuckerwasser oder Kohlensäurewasser verordnet. Ausserdem hat man ihn bei Rheumatismus acutus und bei Hydrops (Cohen, Siebert) curmässig verwendet, anscheinend nicht ohne Erfolg, manchmal aber auch in enormen Quantitäten, so bei Hydrops, wo man mit einer Citrone pro die beginnt und allmälig auf 15 bis 20 steigt, oft bis zu 1000—2000 Stück bei einem Kranken. Bei Rheumatismus acutus (Owen Rees u. A.) wendet man in der Regel 30,0 pro dosi täglich an; ob er hier mehr als durstlöschend und in gelindem Grade antipyretisch wirkt, steht dahin und nach zu grossen Dosen und zu langem Gebrauche soll sogar bedenklicher Collapsus, Haemoptysis und Darmblutung vorkommen können (O'Connor, Klusemann). Einen besonderen Ruf hat der Citronensaft sowohl prophylaktisch wie als Heilmittel beim Scorbut, weshalb man bis in die neueste Zeit hinein in England und in Amerika fast jedes Schiff damit verproviantirt; inwieweit dieser Ruf gerechtfertigt ist, lässt sich auf Grundlage concludenter Versuche bis jetzt nicht sagen. Wenn sich bei Hydrops eine günstige Wirkung aus der Bildung von Alkalicarbonaten, in welche die citronensauren Salze sich verwandeln, und aus der diuretischen Action der letzteren erklären lässt, so fehlt dagegen jede rationelle Indication für die Anwendung bei Ikterus, Ruhr, Cardialgie, Croup und anderen Affectionen, gegen welche ihn Einzelne als Specificum gepriesen haben. Günstige Wirkung sieht man sehr häufig vom Citronensafte beim Erbrechen; ob er aber bei Seekrankheit mehr als andere Mittel leistet, bleibt problematisch. Selbstverständlich lässt sich Citronensaft in analoger Weise wie andere organische Säuren bei Vergiftung mit ätzenden Alkalien als Antidot verwenden, doch hat er keine Vorzüge vor dem Essig. Auch äusserlich kann Citronensaft als Adstringens, z. B. bei lockerem, leicht blutendem Zahnfleische, sowie bei Pernionen gute Dienste leisten. Bei Epheliden bleibt er meist ohne Nutzen, und noch weniger ist von ihm bei Behandlung von Hospitalbrand und Diphtheritis zu erwarten. Man empfiehlt ihn auch zur Verhütung des Decubitus und gegen Ausfallen der Haare nach Typhus. Sehr zweckmässig lässt sich Citronensaft als Geschmackscorrigens bei manchen schlechtschmeckenden Mixturen (Glaubersalz-, Senna-, Rheummixturen, Oelemulsionen) und zur Bereitung von Saturationen (vgl. S. 170) verwenden. Officinell war früher eine Lösung von 18 Th. Zucker in 10 Th. frisch ausgepresstem und filtrirtem Citronensaft als Syrupus succi Citri, Syrupus acetositatis Citri, Citronensaftsyrup, ein angenehmes, aber theures Corrigens, das sich auch zum Getränk mit Wasser (1:100—150) verwenden lässt.

Syrupus Cerasorum, Syrupus Cerasi; **Kirschensyrup**, Kirschsyrup.

Die sauren Kirschen oder Morellen, Cerasa acida, Fructus Cerasi, sind die durch ihren dunkelpurpurrothen Saft ausgezeichneten Früchte der als Prunus Cerasus var. austera L. und var. acida Koch (Cerasus acida Gaertn.) bezeichneten Varietäten des von Lucullus aus Kleinasien nach Europa eingeführten Kirschbaums. Sie unterscheiden sich von den süssen schwarzen Kirschen, den Früchten der Vogelkirsche, Prunus avium L., durch einen viel grösseren Gehalt an Apfelsäure und einen geringeren Gehalt an Zucker, neben welchen sich in beiden Pektinstoffe, Citronensäure und andere minder wichtige Bestandtheile, nach Zoller auch ein flüchtiges Oel finden. Zur Bereitung des als geschmacksverbessernder Zusatz zu kühlenden Mixturen sehr beliebten, dunkelpurpurrothen Syrupus Cerasorum werden die sauren Kirschen mit den Kernen zerstampft und in einem bedeckten Gefässe bei etwa 20° stehen gelassen, bis sich eine abfiltrirte Probe mit dem halben Volum Weingeist ohne Trübung mischen lässt, dann 35 Th. des ausgepressten und filtrirten Saftes mit 65 Th. Zucker versetzt. Da die Kirschkerne kleine Mengen von Amygdalin einschliessen, enthält der Syrup geringe Mengen Blausäure und Bittermandelöl, welche auf die Wirkung ohne Einfluss sind, dagegen ihm ein angenehmes Aroma verleihen.

Syrupus Rubi Idaei; Himbeersyrup.

Die unter dem Namen **Himbeeren**, **Fructus Rubi Idaei**, wohlbekannten Früchte des in ganz Europa und im nördlichen Asien einheimischen Himbeerstrauches, **Rubus Idaeus L.** (Fam. Rosaceae), dienen frisch im reifen Zustande, wo sie Apfelsäure, Citronensäure, Zucker, Pektinstoffe, ein eigenthümliches ätherisches Oel und ein Stearopten (**Himbeercampher**) enthalten, zur Darstellung des als Zusatz zu kühlenden flüssigen Mixturen sehr gebräuchlichen **Himbeersyrups**. Man lässt die frischen zerdrückten Himbeeren bei 20° so lange stehen, bis eine abfiltrirte Probe mit der Hälfte ihres Volum Weingeist sich ohne Trübung mischen lässt, und löst in 35 Th. des filtrirten Presssaftes 65 Th. Zucker auf. Der Himbeersyrup ist von rother Farbe, die durch Zusatz von $1/_3$ Vol. Salpetersäure nicht in Gelb übergeht. Alkalien färben denselben blau. Mit 2 Th. Acetum purum ex tempore gemischt, bildet er den als kühlendes Getränk (mit Wasser vermischt) beliebten **Himbeeressig**, **Acetum Rubi Idaei**.

Der bei Darstellung des Himbeersaftes resultirende Presskuchen diente früher auch zur Bereitung aromatischer Wässer, **Aqua Rubi Idaei** und **Aqua Rubi Idaei concentrata**, die ein angenehmes Vehikel für Mixturen bilden.

Anhang. An die erwähnten Syrupe schliesst sich das früher officinelle, aus den frischen, reifen Beeren von **Sambucus nigra L.** (Familie Caprifoliaceae), welche im Fruchtfleische Apfel-, Wein-, Citronen- und Baldriansäure, Zucker, Pektinstoffe und eine Spur von ätherischem Oel und in den Kernen fettes Oel enthalten, durch Auspressen, Coliren, Abdampfen und Zusatz von $1/_{12}$ Th. Zucker bereitete rothbraune Extract von süsssaurem Geschmacke, das **Fliedermus**, **Succus Sambuci inspissatus** s. **Extractum Sambuci**. Das käufliche und viel billigere Fliedermus ist von schwarzer Farbe. Man benutzt es entweder rein, theelöffelweise, oder als Zusatz zu Mixturen, besonders diaphoretischen und antikatarrhalischen (1:4—5).

Ein ähnlicher eingedickter Saft ist der aus den sog. **Attichbeeren**, den Früchten von **Sambucus Ebuli L.**, bereitete **Roob Ebuli**, welcher von purpurrother Farbe und etwas bitterlich-süssem Geschmacke ist und in gleicher Weise gebraucht wird. Die Samen von Sambucus Ebulus sollen purgirend wirken. Der Name Attichbeeren kommt ursprünglich den Früchten von Sambucus nigra zu, welche früher als Grana Actes bezeichnet wurden.

Ausser den oben abgehandelten säuerlichen Früchten sind noch verschiedene andere in Anwendung gebracht, welche theils Apfelsäure, theils Citronensäure, meist der Hauptsache nach an Basen gebunden, zum kleineren Theile frei, enthalten. Am reichlichsten findet sich freie Säure in den **Johannisbeeren**, den Früchten von **Ribes rubrum L.** (zu 1,84—2,31 %), die Säure ist hier vorwaltend Citronensäure und kann der aus den rothen Johannisbeeren bereitete Syrup, **Syrupus Ribis** s. **ribium**, wie Citronensaftsyrup benutzt werden. Auch aus den Früchten von Ribes nigrum L., den sog. Aal- oder Gichtbeeren, hat man einen ähnlichen, jedoch nicht sehr angenehm schmeckenden Syrup bereitet. An Stelle des Himbeersyrups sind auch in ähnlicher Weise bereitete Syrupe aus **Maulbeeren**, **Mori** s. **Baccae Mori** (von dem ursprünglich in Persien einheimischen, bei uns in Gärten gezogenen Maulbeerbaume, Morus nigra L.), **Brombeeren**, **Baccae Rubi fruticosi** s. **Fructus Mori humilis** (von Rubus fruticosus L. und verwandten Arten), **Erdbeeren**, **Fragae** (auch zur Bereitung eines destillirten Wassers benutzt, von Fragaria vesca L.), **Berberitzen**, **Baccae Berberidum** s. **Fructus Oxyacanthi** (von Berberis vulgaris L.), **Moosbeeren**, **Baccae Oxycoccos** (von der namentlich in nordischen Ländern häufigen Vacciniee Schollera Oxycoccos, mit reichlichem Gehalte an Citronensäure), **Vogelbeeren**, **Baccae Sorbi** (von Sorbus aucuparia L.) verwendet. Auch aus **Aepfeln**, **Poma acidula**, den Früchten von Pyrus Malus L., bereitete man früher einen **Syrupus pomorum acidulorum**. Hufeland empfahl dieselben zu sog. Aepfelcuren bei Abdominalplethora, wo 10—20—30 Stück pro die verspeist werden sollten. Die Volksmedicin empfiehlt in ihrem eigenen Wasser geschmorte Aepfel (Bratäpfel) rein oder mit Wachs oder Hammeltalg imprägnirt gegen Brust- und Darmkatarrhe. Auch der Quittensaft, Succus Cydoniorum expressus, fand früher Verwendung. Ferner gehören hierher die Hainbutten oder Hagebutten, Fructus Cynosbati, die fleischig-gewordenen Blüthenschalen von Rosa canina L., welche als falsche beerenartige Fruchthüllen die eiförmigen, steinharten, behaarten Carpellen, sog. Hainbuttensamen, Semen Cynosbati, einschliessen. Die Hainbutten oder die ihnen ähnlichen, aber grösseren und fleischigen Fructus Rosae Gallicae dienten früher zur Darstellung der Confectio Rosae caninae s. Conserva Rosae fructus, welche wie die früher besprochene Conserva Rosarum als lange feuchtbleibendes Pillenconstituens Benutzung fand. Die getrockneten Hainbutten können zu säuerlich schmeckenden Suppen verwendet werden. Die Hainbuttensamen sind Volksmittel gegen Helminthen und Sodbrennen und wurden zerstossen zu 1—2 Theelöffel pro die oder in Abkochung von Spitta gegen Gries- und Harnbeschwerden empfohlen.

Pulpa Tamarindorum cruda, Fructus Tamarindorum, Tamarindi, Siliquae Indicae; rohes Tamarindenmus, **Pulpa Tamarindorum depurata**; gereinigtes Tamarindenmus.

Den säuerlich süssen Früchten reiht sich das Tamarindenmus an, welches als rohes Tamarindenmus das mit Samen, Gefässbündeln und Häuten zu einer teigigen Masse zerstampfte Fruchtmark der Schoten von Tamarindus Indica L., einem in Indien, Centralafrika und Ostafrika ursprünglich einheimischen, in Westindien und Brasilien cultivirten Baume aus der Familie der Leguminosen, darstellt. Es bildet eine dunkelrothbraune Masse von säuerlichem Weingeruch und saurem Geschmacke. Im Handel kommen mehrere Sorten vor, von denen indessen nur die Ostindischen Tamarinden, Tamarindi orientales, medicinisch verwendbar sind. Die Westindischen Tamarinden, Tamarindi occidentales, sind von hellerer, gelbrother Farbe, weicher und von süsserem Geschmacke, oft schon in Gährung begriffen. Die aus Sennaar und Nubien stammenden Tamarindi levanticae s. Aegyptiacae bilden 12—18 Cm. breite und 4—5 Cm. dicke, rundliche, schwarze Kuchen von stark saurem Geschmacke und sind mit Sand, Maissamen u. s. w. verunreinigt; letztere sollen in den Hafenplätzen des Mittelmeeres mit Wasser erweicht und in die Form der Ostindischen Tamarinden gebracht werden. Mit heissem Wasser aufgeweicht, durch ein Haarsieb geseiht und in einem Porcellangefässe im Dampfbade zur Extractconsistenz gebracht, geben die Ostindischen Tamarinden die ausschliesslich zu medicinischen Zwecken verwendbare Pulpa Tamarindorum depurata.

Die ostindischen Tamarinden enthalten Zucker, Weinsäure, Citronensäure, Essigsäure und andere flüchtige Fettsäuren, letztere oft in grosser Menge, die Weinsäure theils als Kaliumbitartrat, theils frei. In ihrer Heimath, namentlich in afrikanischen Ländern, bilden die Tamarinden mit Butter und Zwiebeln eine erfrischende Speise; mit Zucker eingemacht, kommen sie aus Westindien als Delicatesse in den Handel. Medicinisch benutzt man die Pulpa Tamarindorum depurata als kühlendes und gelind abführendes Mittel bei fieberhaften Zuständen und Congestionen, am meisten in Abkochung (1 : 5—10) oder als Zusatz von Mixturen zu 30,0—60,0 pro die; auch benutzt man das Tamarindenmus als Constituens für Latwergen.

Durch Zusatz von 4 Th. Pulpa Tamarindorum cruda zu 100 Th. kochender Milch, Coliren und Filtriren wurden die früher officinellen Tamarindenmolken, Serum lactis tamarindinatum, erhalten, die man innerlich als kühlendes und gelind öffnendes Getränk benutzte.

Anhang: Acidum oxalicum, Oxalsäure oder Kleesäure. — Der Wein- und Citronensäure in ihrer Wirkung nahestehend, jedoch viel stärker giftig ist die in der Medicin kaum benutzte, wegen ihres Vorkommens im Sauerklee,

Oxalis Acetosella L., als Oxal- oder Kleesäure bezeichnete Säure, welche in Verbindung mit Calcium fast im ganzen Pflanzenreiche verbreitet ist und durch Einwirkung von Salpetersäure auf Zucker oder Stärkemehl oder von Kalihydrat auf diverse organische Substanzen erhalten werden kann. Sie krystallisirt in wasserhellen vierseitigen Prismen, die sich in Wasser und Alkohol leicht lösen urd intensiv sauren Geschmack besitzen. Die Säure und ihr saures Kaliumsalz, welches unter dem Namen Sauerkleesalz oder Kleesalz. Oxalium, Sal Acetosellae, bekannt ist und häufig zur Entfernung von Dintenflecken benutzt wird, haben nicht selten zu Verwechslung mit Abführmitteln, namentlich mit Magnesium sulfuricum, und daraus resultirenden Vergiftungen, bei denen oft der Tod äusserst rasch erfolgt und neben Erbrechen Prostration und bisweilen Convulsionen auftreten, Veranlassung gegeben, besonders in England. Selbst 4,0 können auf einmal genommen tödtlich wirken, während in vertheilten Gaben allerdings weit grössere Mengen genommen werden können (Piotrowsky). Man hat die Vergiftungserscheinungen und namentlich den raschen Eintritt des Todes dadurch erklärt, dass die Säure im Blute sich mit Kalk verbinde und das unlösliche Calciumoxalat in den Lungenarterien Pfropfbildung bedinge, doch scheint diese Theorie nicht richtig zu sein und die entfernten Erscheinungen auch durch exquisite Wirkung auf das Herz und die Nervencentren erklärt werden zu können, wie solche 1879 gleichzeitig von Böhm und Koch und von Kobert und Küssner nachgewiesen wurden. Im Harn treten Eiweiss, eine eigenthümliche, stark reducirende Substanz und zahlreiche Magnesiumoxalat-Krystalle, welche letzteren auch als Infarcte in den Harncanälchen constant vorkommen, auf (Kobert und Küssner). Als Antidot finden Kalkpräparate (Calciumcarbonat, Zuckerkalk, Kreide) Anwendung. Kleine Mengen, z. B. 0,2—0,4, wirken nur kühlend und können wie Weinsäure oder Citronensäure in Lösung oder Pulverform gegeben werden. Ob Oxalsäure bei acuten Entzündungsprocessen von Schleimhäuten, zumal des Magens und der Respirationsorgane, sowie bei fieberhaften Zuständen mehr als andere Säuren wirkt, und ob sie bei Phthisis (Hastings) wirklich etwas leistet, ist völlig unentschieden. Man fertigt auch Drops und Pastillen gegen den Durst aus der Säure an.

Acidum phosphoricum, Phosphorsäure.

Mit dem Namen Phosphorsäure bezeichnet die Pharmakopoe eine Lösung der Orthophosphorsäure oder der gewöhnlichen Phosphorsäure in Wasser, welche eine klare, farb- und geruchlose Flüssigkeit von 1,120 spec. Gew. darstellt und in 100 Th. 20 Th. Phosphorsäure enthält.

Die Orthophosphorsäure (dreibasische oder c-Phosphorsäure, PO^4H^3, stellt eine farblose, syrupdicke, stark saure, in allen Verhältnissen in Wasser lösliche Flüssigkeit dar, die beim ruhigen Stehen in vier- und sechsseitigen Säulen krystallisirt. Neben derselben war früher als Acidum phosphoricum siccum s. glaciale ein Gemenge von Metaphosphorsäure und Pyrophosphorsäure officinell, welches besonders da benutzt wurde, wo Phosphorsäure in Pillen zur Verordnung kam. Weder die Metaphosphorsäure (einbasische oder a-Phosphorsäure, Phosphorsäuremonohydrat), PO^3H, welche beim Lösen des durch Verbrennen von Phosphor in trockner Luft entstehenden Phosphorsäureanhydrids (Phosphorpentoxyd), P^2O^5, in der Kälte sich bildet, noch die beim Abdampfen der Orthophosphorsäure bei einer Temperatur von unter 213° resultirende Pyrophosphorsäure, zweibasische oder b-Phosphorsäure, Diphosphorsäure, $P^2O^7H^4$, welche beide farblose, durchsichtige, glasartige Massen bilden, haben als solche therapeutische Bedeutung. In wässrigen Lösungen verwandeln sich beide Säuren allmälig in der Kälte und rascher beim Erhitzen in Orthophosphorsäure.

Die Phosphorsäure schliesst sich in ihrer Wirkung und Anwendung den bereits früher abgehandelten unorganischen Säuren an, nur gehen ihr die kaustischen Wirkungen derselben ab, indem wässrige Lösungen von Orthophosphorsäure Eiweiss nicht fällen. Sie verhält sich Hühnereiweiss gegenüber wie Oxalsäure und Weinsäure, indem sie dasselbe erst nach Zusatz von Kochsalz oder andern Neutralsalzen präcipitirt. In Folge davon wirkt sie auch verhältnissmässig wenig irritirend auf die Magenschleimhaut und stört die Verdauung minder stark als Schwefelsäure und Salpetersäure, ein Umstand, der sie ganz besonders in allen Fällen indicirt, wo es sich um Erzielung entfernter Wirkungen der Säure durch längere Darreichung handelt. Hieraus erklärt sich der Vorzug, welcher der Phosphorsäure namentlich bei Behandlung fieberhafter Affectionen, z. B. im Typhus (Stromeyer, Hasse u. A.) in der Praxis gegeben wird.

Im Allgemeinen findet die Phosphorsäure dieselbe therapeutische Verwendung wie die Schwefelsäure. Als Antipyreticum wird sie von Kranken ihres angenehmen Geschmackes wegen viel lieber als andere unorganische Säuren genommen. Nach einem Selbstversuche von Bobrick bedingen 15,0 Phosphorsäure zunächst ein Frostschauer und Steigen der Pulsfrequenz, später behagliches Wärmegefühl und Sinken der Herzschlagzahl unter die Norm. Kobert (1880) fand beim gesunden Menschen relativ geringe Mengen Phosphorsäure (schon 2,0 in Zuckerwasser) Pulsverlangsamung und geringen Temperaturabfall unter Zunahme der Acidität des Harns und ohne sonstige Nebenwirkungen bedingen, eine Action, welche auch am Kranken hervortritt. Bei innerlicher Verabreichung von 2 Ccm. 4—20procentiger Säure steigt bei Fröschen die Pulsfrequenz, ohne dass es später zu Sinken unter die Normalschlagzahl kommt (Bobrick). Subcutane Application von $1/2$—2 Ccm. verdünnter Phosphorsäure ruft Schwäche und schliesslich completes Coma unter Verlangsamung des Herzschlages hervor; directe Application auf das ausgeschnittene Froschherz steigert zunächst die Schlagzahl, bedingt aber später stetiges Sinken, wobei gleichzeitig die Contractionen unvollständiger werden und schliesslich in blosse Vibrationen übergehen (Munk und Leyden). Der Herzmuskel ist gleich nach dem Tode nicht mehr erregbar. Bei Warmblütern tritt nach subcutaner Application (zu etwa 8,0) Verlangsamung, Schwäche und Irregularität des Herzschlages, Abnahme der Respirationsfrequenz, Sinken der Körpertemperatur, Mattigkeit und Tod ein. Nach Injection von Phosphorsäure in die Jugularis sinkt der Blutdruck regelmässig, ebenso die Pulsfrequenz, welche bei kleineren Dosen später wieder zunimmt, nach grösseren Dosen nur abnimmt. Injection in die Carotis macht sofort starken inspiratorischen Krampf, von Convulsionen und Coma gefolgt, starkes Sinken der Pulsfrequenz mit enormer Beschleunigung kurz vor dem Tode. Nach Kobert sind bei relativ rascher Einführung 5—10 % Phosphorsäurelösungen in die Venen 0,62 Ccm. per Kilo zur Tödtung erforderlich, wobei heftige Dyspnoe auftritt, welche sich nicht durch Embolien in den Lungen erklärt und die durch Vagusdurchschneidung eher gesteigert als verringert wird. Bei Einführung diluirterer Lösungen in das Gefässsystem bewirkt Phosphorsäure zuerst durch Reizung des Vaguscentrums, des vasomotorischen Centrums und der grossen motorischen Ganglien Pulsverlangsamung, Steigen des Blutdrucks und klonische und tonische Krämpfe; später erfolgt Lähmung dieser Centren und Tod durch Athemstillstand, während die automatischen Herzganglien zuletzt gelähmt werden; im Harn treten Eiweiss und Epithelialcylinder, mitunter auch Hämoglobin auf (Kobert). Die Section bei Phosphorsäure vergifteter Thiere ergiebt fast constant Ekchymosen in den Lungen und fettige Degeneration in Leber, Nieren und Muskeln, vielleicht im Zusammenhange mit einer directen Veränderung des Blutes, das durch kleine Mengen Phosphorsäure dunkel, dünnflüssig, lackfarben und schwer coagulabel, durch grössere durchsichtig und gelatinös wird. War die Vergiftung durch interne Einführung geschehen, so können sich Erosionen, Röthung und Schleimhautablösung durch starke blutige Ergüsse im Magen und Duodenum finden (Munk und Leyden).

Die Orthophosphorsäure deckt sich in ihrer physiologischen Wirkung keineswegs vollständig mit der Metaphosphorsäure und Pyrophosphorsäure. Metaphosphorsäure fällt Eiweiss, was Pyrophosphorsäure und Orthophosphorsäure nicht thun. Das Natriumsalz der Metaphosphorsäure und besonders der Pyrophosphorsäure wirken bei Subcutaninjection oder in die Venen applicirt stark giftig, indem sie Zahl und Energie des Herzschlages und gleichzeitig den Blutdruck herabsetzen und systolischen Herzstillstand bedingen; bisweilen zeigen sich auch nach Natriumpyrophosphat die für den Phosphor charakteristischen Verfettungserscheinungen (Priestley, Gamgee und Larmuth).

Abgesehen von der Anwendung als Antipyreticum hat die Phosphorsäure noch bei einer Reihe von Affectionen der verschiedensten Art Benutzung gefunden, ohne dass jedoch ein reeller Werth des Mittels bis jetzt irgendwie nachgewiesen wäre.

Besonders häufig gebrauchte man die Säure bei Schwächezuständen, ferner bei Knochenleiden, wo jetzt die Verbindungen der Phosphorsäure mit Calcium- oder Natrium bevorzugt werden. Während man hier ansetzend wirken will, glaubt man andererseits bei Oxalsäuresteinen lösend durch dieselbe wirken zu können, da Calciumoxalat in reichlicher Menge in Phosphorsäure zu einem gewissen Grade sich auflöst. Als blutstillendes Mittel, zumal bei Metrorrhagien, sowie als secretionsverminderndes Medicament zur Minderung des Auswurfes bei chronischen Bronchialkatarrhen und bei Tuberculose, sowie zur Beseitigung der colliquativen Schweisse, ferner zur Heilung von Spermatorrhoe verhält sich Phosphorsäure wohl nicht anders wie andere mineralische Säuren. Einzelne haben sie auch bei Diabetes empfohlen, doch beschränkt sie die Zuckerbildung nicht (Griesinger). Ueberhaupt ist ihr Einfluss auf die Beschaffenheit des Harns noch nicht sicher festgestellt. Nach Böcker steigert sie die Ausfuhr der Phosphate, und zwar nicht sowohl des Calciumphosphats und des Magnesiumphosphats als vielmehr die des entsprechenden Kaliumsalzes.

Man giebt die Phosphorsäure innerlich zu 0,5—1,5 mehrmals täglich, am zweckmässigsten in starker Verdünnung mit wässrigen Flüssigkeiten (in Mixturen 1 : 25—50, im Getränk 1 : 100—250), zweckmässig unter Zusatz schleimiger Substanzen, selten in Tropfen oder (die officinelle Säure eingedampft als Acidum phosphoricum siccum) in Pillen.

Aeusserlich kommt Phosphorsäure wenig in Betracht. Eine Mischung von Acid. phosph. sicc. mit Aetzkalk diente früher als sog. Dental succedaneum zum Ausfüllen hohler Zähne.

Verordnungen:

1) ℞
Acidi phosphorici 5,0
Aq. comm. 1000,0
Syrupi Rubi Idaei 100,0
M. D. S. Zum Getränk (Phosphorsäurelimonade).

2) ℞
Acidi phosphorici sicci
Asae foetidae 10,0
Pulv. rhizom. Calami q. s.
ut f. pilul. 150. D. in vitro. S. Dreimal täglich 6—8 Stück. (Bei Caries. Rust.)

Kalium nitricum, Kali nitricum, Nitrum depuratum, Nitras kalicus depuratus; **Kaliumnitrat**, Salpeter, Kalisalpeter.

Das Kaliumnitrat bildet durchsichtige, farblose, luftbeständige, prismatische Krystalle, welche meist hohl und gestreift erscheinen, oder ein weisses Krystallpulver von kühlendem, scharfsalzigem Geschmacke. Es löst sich in 4 Th. kaltem Wasser und in weniger als der Hälfte kochendem Wasser, ist dagegen in Weingeist unlöslich. Bei 350° schmilzt es zu einer dünnen Flüssigkeit, in stärkerer

Hitze entwickelt es Sauerstoff und wird zu salpetrigsaurem Kalium (Kaliumnitrit), welches bei sehr hoher Temperatur in Kali, Sauerstoff und Stickstoff zerfällt. Es ist bei höheren Hitzegraden ein äusserst kräftiges Oxydationsmittel und verpufft beim Erhitzen mit Schwefel, Kohle und andern brennbaren Körpern auf das heftigste (Anwendung zu Schiesspulver). Der Salpeter findet sich in Bengalen, Aegypten und andern warmen Ländern nach der Regenzeit an manchen Stellen des Erdbodens als Auswitterungsproduct, wird aber meist künstlich entweder durch Zersetzung von Natriumnitrat oder in den sog. Salpeterplantagen gewonnen. Der dabei resultirende rohe Salpeter, Kali nitricum crudum, wird zum medicinischen Gebrauche durch Umkrystallisiren gereinigt.

Die Wirkung des Salpeters setzt sich zusammen aus einer örtlichen Action, in welcher das Salz den Alkalisulfaten sich analog verhält, indem es in kleinen Gaben nicht oder wenig irritirend, in mittleren purgirend, in grossen (besonders bei Anwendung in Substanz oder sehr concentrirter Lösung) irritirend wirkt, und aus einer entfernten, besonders auf das Herz und die Muskeln, aber auch auf die Nervencentra gerichteten Action, in Folge deren es in nicht zu kleiner Dosis Verlangsamung des Pulsschlages und der Temperatur, in sehr grossen, selbst tödtlichen Collapsus bedingt. Die letztere Wirkung ist von dem Kaliumgehalte des Salpeters abhängig. Die Elimination erfolgt sehr rasch durch Nieren und Speicheldrüsen.

Kleine Mengen scheinen vollständig zur Resorption zu gelangen; schon nach wenigen Minuten erscheint der Salpeter im Urin und Speichel. Die Elimination ist in 2 Tagen vollendet (L. Hermann). Bei grösseren Dosen geht die grösste Menge des Salzes in Folge beschleunigter Peristaltik mit dem Stuhle wieder ab. Bei Vergiftungen findet sich Kaliumnitrat auch im Blut, in der Milz und Leber. Eine partielle Umwandlung in das weit giftigere Kaliumnitrit (Binz und Barth) ist durchaus nicht sicher gestellt.

Bei Menschen bewirkt Kalisalpeter in kleinen Dosen (0,3—0,6) ausser kühlendem, salzigem Geschmacke selbst bei mehrmaligem Einführen derselben keine besonders hervortretenden Erscheinungen; bei öfterer Wiederholung scheint die Verdauung wenig oder gar nicht zu leiden, dagegen soll bisweilen Vermehrung der Diurese auftreten. Nach Rabuteau ist bei kleinen Dosen Salpeter Obstipation Regel. Die Wirkung höherer Dosen ist nach der Form der Einführung verschieden. Nach Gaben von 1,0—4,0, wie sie Einzelne selbst bei Kranken zulassen, macht sich bei Ingestion in Substanz oder conc. Lösung Trockenheit im Halse, Durst, Brennen im Epigastrium und Aufstossen geltend, während bei Anwendung diluirter Lösungen keinerlei örtliche Reizung, sondern nur Vermehrung der Diurese mit Zunahme des spec. Gewichts stattfindet (Basham). Nach Rabuteau und Jovitzu Démètre bewirken derartige grössere Dosen von Kalisalpeter in starker Verdünnung (2 mal täglich 5,0 in 200,0 Wasser) Abnahme des Harnstoffes um 5—6 % und deutliche Verlangsamung des Pulses. Der Einfluss auf die Defäcation ist bei diesen Gaben variabel; bei Einzelnen tritt Diarrhoe ein, welche selbst die Anwendung von Opium nothwendig machen kann, bei Andern Verstopfung (Martin-Solon). Selbst bei Tagesgaben von 30,0 bis 60,0 soll nach Martin-Solon die Verdauung wenig leiden. Ausserdem kann es zu Erscheinungen kommen, wie solche neuerdings viel nach dem Gebrauche von Bromkalium beobachtet sind (Apathie, Blässe, Schläfrigkeit, Unlust zu Anstrengungen). Noch grössere Gaben können Veranlassung zur Vergiftung werden, welche in einzelnen Fällen unter den Symptomen intensiver Gastroenteritis mit Blutbrechen, blutiger Diarrhoe und heftigen Leibschmerzen verläuft, während in andern Erscheinungen entfernter Wirkung, wie Frostschauer, Mattigkeit, Verlangsamung des Pulses und der Athemzüge, allgemeine Apathie, bisweilen Zittern, Hallucinationen, Verlust des Sehvermögens und der Sprache, selbst Convulsionen in den Vordergrund treten. In einzelnen Fällen findet sich eine Mischung entfernter und örtlicher Symptome, so dass anfangs starker Collapsus, später ein mit der Gastroenteritis in Zusammenhang zu bringender febriler Zustand eintritt. Selten gehen dem Eintritt des Collaps furibunde Delirien voraus (Mouton); selten sind auch Symptome seitens der Harnwege (vermehrte Diurese, Brennen in der Urethra). In den meisten Fällen erfolgt bei angemessener symptomatischer Behandlung Genesung. Bisweilen bleiben aber Magenkrampf, Dysurie, Kältegefühl in den Händen und Füssen und längs des Rückens, Zittern und Lähmung der Extremitäten längere Zeit zurück. Bei der Section an Salpetervergiftung gestorbener Personen findet man Entzündung in den ersten Wegen und hellrothe Färbung des Blutes.

Die Erscheinungen nach Einführung grösserer Mengen Salpeter sind bei Thieren wesentlich die nämlichen wie beim Menschen. Die Versuche von Blake (1839), Grandeau (1864), Traube (1865) und Guttmann (1865), welche die bereits beim Kaliumcarbonat erwähnte Wirkung sammtlicher Kalisalze auf Muskel und Herz dargethan haben, sind vorzugsweise mit Kaliumnitrat ausgeführt. Schon 0,3—0,4 Salpeter tödtet bei Injection in die Venen Kaninchen augenblicklich, 1,0—1,5 bei Subcutanapplication in 20 Min., bei interner Einführung sind grössere Dosen erst in mehreren Stunden letal. Der Tod erfolgt unter rapidem Sinken der Herzthätigkeit und dadurch bedingtem vermindertem Gaswechsel im Blute unter epileptiformen Krämpfen. Traube verglich die Wirkung des Kalisalpeters auf das Herz mit der der Digitalis, doch ist dieselbe vom Vagus völlig unabhängig (Bunge) und auch der Herzstillstand keineswegs immer ein systolischer, noch die Reizbarkeit des Herzmuskels bei demselben völlig erloschen. Böhm fand, dass nach Infusion von Kaliumsalzen das Herz des scheintodten Thieres noch unvollkommen rhythmische Contractionen zeige, und durch fortgesetzte künstliche Respiration und mechanische Reizung des Herzens ist der definitive Tod selbst bei solchen Thieren abzuwenden, die schon 36 Std. im Scheintod sich befinden (Böhm und Mickwitz), wobei dann die vitalen Functionen in umgekehrter Reihenfolge, wie sie verschwinden, sich wieder herstellen, indem zuerst die Herzenergie zunimmt, dann der Blutdruck steigt, hierauf spontane Athmung eintritt und schliesslich die Reflexe sich wieder herstellen, wobei die Erregbarkeit sich derartig steigert, dass auf geringfügige Reize Krämpfe eintreten (Böhm, H. Köhler). Herzmusculatur und Blutkörperchen sind nach Salpetervergiftung nicht verändert. Es bliebe somit nur die Ansicht Buchheims, wonach Kalisalpeter und andere Kalisalze dadurch giftig wirken, dass die contractile Substanz, die er als eine moleculäre Verbindung von Kaliumsalzen und Eiweisskörpern betrachtet, in ihrer chemischen Constitution geändert werden, übrig, wenn man den Herzmuskel und die quergestreiften Muskeln überhaupt als den Angriffspunkt der Kaliumsalze statuiren will. Für eine solche Wirkung spricht nun allerdings der Umstand, dass auch das völlig isolirte Herz durch grosse Mengen Kaliumnitrat zum Stillstande gebracht wird und dass bei Infusion von Salpeter das Herz stets früher als die Muskeln afficirt wird, während bei Injection in eine Arterie die von dieser versorgten Muskeln ebenso früh betroffen werden. Für eine Wirkung auf die Muskeln scheint auch das Verhalten der Temperatur zu sprechen, welche auch bei kleinen Dosen, bei denen die Pulsfrequenz geradezu vermehrt erscheinen kann, herabgesetzt wird und nach kleinen oder nicht letalen grösseren Mengen länger als das Herz beeinflusst wird. — Aubert und Dehn (1874) führen die lähmende Herzwirkung der Kaliumsalze auf die Störung eines besonderen Coordinationscentrums des Herzens zurück, während Böhm den Kaliumherzstillstand als einen aus heftigem Herzkrampf hervorgehenden lähmungsartigen Schwächezustand des automatischen nervösen Herzapparates ansieht, durch welchen nur für die Fortbewegung des Blutes unzureichende Herzcontractionen zu Stande kommen. Nach den Versuchen von H. Köhler (1877) ertragen Warmblüter erheblich grössere Dosen Kaliumsalze nach Durchschneidung des Halsmarks als intacte Thiere, bis totales Absinken des Blutdruckes und Aufhören der Herzcontractionen zu Stande kommt, und ist daher der Tod als Folge einer Lähmung des vasomotorischen Centrums zu betrachten, neben welchem auch das Athemcentrum durch Kalisalze beeinflusst und nach anfänglicher Erregung rasch in seiner Function herabgesetzt und schliesslich gelähmt wird. Die Reizbarkeit der peripherischen Nerven wird durch Kalisalpeter nicht herabgesetzt. Eine schwächende Wirkung auf die Nervencentra ergiebt sich besonders bei Kaltblütern (Guttmann, Block). Nach Injection von Kalisalpeter in die Venen kann Eiweiss im Urin auftreten (Rabuteau). Fütterung von Hunden mit kleinen, nicht toxischen Dosen soll zu scorbutischen Zuständen bei denselben führen (Pilger).

Die Anwendung des Kalisalpeters geschieht vorzugsweise bei acuten entzündlichen fieberhaften Affectionen, wo das durch das Natriumnitrat zeitweise verdrängte Medicament in der neueren Zeit nach dem Bekanntwerden der physiologischen Wirkungen der Kalisalze wieder viel in Anwendung gezogen wird.

Die Bedeutung des Salpeters als Antipyreticum darf nicht unterschätzt werden, denn wenn er auch der Digitalis in seiner pulsverlangsamenden Action an Sicherheit nachsteht, so wirkt er doch weit entschiedener auf die Temperatur herabsetzend ein. Bei den in der Therapie gebräuchlichen Dosen von 0,3—0,6 sieht man fast nie ein erhebliches Sinken der Pulsfrequenz, während das Allgemeinbefinden und die Fiebertemperatur wesentliche Besserung danach erfahren. Höhere Dosen setzen auch die Herzschlagzahl herab. Die Krankheiten, bei denen man Salpeter als Antipyreticum benutzt, sind vor Allem Pneumonie, Pleuritis, Pericarditis, Endocarditis, acute Exantheme und acuter Gelenkrheumatismus. Bei letzterem, wo Martin-Solon, Forget und Socquet Behandlung mit grossen Dosen Nitrum einführten, scheint er den Verlauf manchmal nicht unerheblich abzukürzen. Contraindicirt ist der Salpeter bei acutentzündlichen Affectionen des Magens und Darmcanals, so wie bei entzündlichen Zuständen der Nieren.

Man vindicirte dem Salpeter früher eine besondere antiphlogistische Wirksamkeit in Folge Veränderung des Blutfaserstoffs. Unter Einwirkung medicinaler Dosen Salpeters sollte bei Fiebernden das Aderlassblut einen kleineren und weniger dichten Blutkuchen geben (Martin-Solon). Bei Vergiftungen mit Salpeter ist das Blut dünnflüssig und schwer coagulabel. Blutfibrin wird in Salpeterlösung (1:10) in einigen Stunden gelöst, nachdem es zuvor in eine schleimige Substanz übergeführt ist; dasselbe Lösungsvermögen besitzen aber verschiedene andere Kalium-, Natrium-, Ammonium- und Bariumverbindungen. Die hellrothe Farbe, welche Blut bei Zusatz von Kaliumnitrat zeigt, tritt ebenfalls bei Anwendung verschiedener Neutralsalze (Chlornatrium, Chlormagnesium) ein.

Eine weitere Anwendung findet der Salpeter als Diureticum, wo er besonders bei Hydrops in Folge hydrämischer Blutbeschaffenheit indicirt erscheint.

Die Theorie der diuretischen Wirkung des Salpeters ist noch nicht vollständig aufgeklärt. Letzere zeigt sich bei kleineren Dosen eben so gut wie bei grösseren und kann somit nicht allein von Steigerung des Blutdruckes abhängig sein. In der That leistet Salpeter in Hydrops mit vermindertem arteriellem Blutdruck weniger als Digitalis. Von Bedeutung ist gewiss die zuerst von Weikart für die Kalisalze nachgewiesene bedeutende Diffusionsgeschwindigkeit, in welcher Beziehung sich der Salpeter den kohlensauren und organischen Kaliumsalzen anreiht. Traube vermuthet, dass Salpeter und die salinischen Diuretica überhaupt die Widerstände vermindern, welche den Harnbestandtheilen durch die von ihnen zu passirenden Membranen entgegengesetzt werden. Selbst bei entzündlichen Leiden der Harnorgane hat man Kalisalpeter gegeben; doch ist dies nicht anzurathen, da (nach Ausweis der Vergiftungen) Reizung der Nieren durch grosse Dosen zu befürchten ist. Sehr häufige Anwendung findet Salpeter bei pleuritischen und pericarditischen Exsudaten, wo es sich um Anregung der Diurese handelt. Von geringerer Bedeutung ist er bei sonstigen Affectionen, wo er innerlich Anwendung gefunden hat. Paterson und Cameron empfahlen Salpeter (als Kaliumsalz) gegen Scorbut, Devilliers, Cavalier u. A. gegen Hämorrhagien (Hämoptysis, Metrorrhagie, hier meist mit Digitalis verbunden); Briquet behandelte Intermittens mit Kalisalpeter. Fernere Empfehlungen sind bei Incontinentia urinae im kindlichen Lebensalter (Delcour), bei Polydipsie, bei chronischem Rheumatismus, Cholera u. s. w. Ob das

Mittel bei Gonorrhoe, wo es als Antiphlogisticum in Ruf steht, mehr schadet oder nützt, bleibt dahin gestellt; grosse Gaben wirken entschieden reizend auf die Harnorgane.

Man reicht den Salpeter innerlich gewöhnlich zu 0,2—1,2 1—2-stündlich (2,0—8,0—10,0 im Tage), selten als Pulver oder sog. Sal Prunellae, meist in Solution stark verdünnt in Wasser, schleimigen Decocten und nöthigenfalls Emulsionen. Als Antiphlogisticum ist das Mittel in weit höheren Dosen angewendet; doch sind die Tagesgaben von Martin-Solon (30,0) bedenklich.

Das sog. Sal Prunellae, Nitrum tabulatum, Sore-throat-salt, Crystal minéral, ist geschmolzener und auf eine kalte Platte getröpfelter Salpeter, welcher früher bei Polydipsie und Anginen zu 1—2 Stück Anwendung fand.

Aeusserlich wird Salpeter wegen der Eigenschaft, bei Auflösung in Wasser Wärme zu binden, als kühlendes Mittel benutzt.

Viel gebraucht wurden früher, besonders bei Kopfwunden, die Schmuckerschen Fomentationen, Fomentationes Schmuckeri s. frigidae, ursprünglich durch Mischen von 1 Th. Salpeter und 8 Th. Weinessig mit 80 Th. Wasser, später meist aus āā 1 Th. Salpeter und Salmiak, 12 Th. Essig und 40 Th. Wasser bereitet, welche man jetzt durch Eisblasen ersetzt. Sollen dieselben wirken, muss natürlicherweise die Auflösung der Salze bei der Application und nicht vorher in der Apotheke geschehen. Aehnlich wirkt Markwies Epithem (Badeschwamm mit Salpeter bestreut und von Zeit zu Zeit mit Wasser benetzt). Einstreuen von Salpeterpulver bei Hornhautflecken (Gastaldi) und Einreiben von solchem in Muttermäler (Mangenot), wobei Blasenbildung und Verschrumpfung resultiren soll, Application in Pulverform oder conc. Lösung bei Geschwüren und Brand, oder in Gurgelwässern (1 : 20—100) oder im Klystier (bei Pruritus ani) oder in Sitzbädern (mit 125,0 Salpeter bei Pruritus vulvae), haben gegenwärtig keine Bedeutung mehr.

Präparat:

Charta nitrata s. **nitrosa**; **Salpeterpapier**, Papier nitré. Dieses als Antiasthmaticum in grossem Rufe stehende und auch nicht ohne Nutzen verwendete Präparat wird durch Tränken von Fliesspapier mit wässriger Salpeterlösung (1 : 5) und Trocknen erhalten. Man benutzt es in der Weise, dass man die aus dem verglimmenden Salpeterpapier aufsteigenden Dämpfe im Beginne eines asthmatischen Anfalls oder Abends vor dem Schlafengehen einathmen lässt. Es genügt zu diesem Zwecke $^1/_4$—$^1/_3$ Quartblatt Charta nitrata, das man am besten auf einen Teller verbrennen lässt. Welchem der aus der Verbrennung des Salpeterpapiers entstehenden Gase die Wirksamkeit gegen die asthmatischen Beschwergen zukommt, steht dahin, vielleicht ist der dabei freiwerdende Sauerstoff nicht ohne Bedeutung. Nach Anderen soll dabei auch Cyanwasserstoffsäure in geringen Mengen auftreten. Man hat die Wirksamkeit des Salpeterpapiers noch dadurch zu erhöhen geglaubt, dass man den zur Tränkung des Fliesspapiers bestimmten Salpeter in einem Stechapfelblätter-Aufguss löste (Salter) oder statt Papier Folia Belladonnae, Nicotianae oder Digitalis benutzte. Complicirter ist die Charta antiasthmatica densata von Hager (mit verschiedenen narkotischen Mitteln, Myrrha, Olibanum, und Salpeter versetzter und zu Tafeln von 1 Mm. Dicke comprimirter Filtrirpapierbrei). Mit Benzoëtinctur getränkte Charta nitrata bildet die sog. Charta balsamica nitrata, aus der man in Frankreich Cigaretten gegen Heiserkeit, sog. Cigarettes balsamiques contre l'aphonie, bereitet.

Der Salpeter war früher in verschiedenen Mischungen als **Pulvis temperans** gebräuchlich. An Stelle des unter diesem Namen bereits beim Weinstein besprochenen Gemisches (S. 605) dienten in älterer Zeit Mischungen von Salpeter und Kaliumsulfat mit oder ohne Zinnober (Pulvis antispasmodicus ruber und albus) oder mit Antimonoxyd (Pulvis resolvens stibiatus).

Natrium nitricum, Nitrum cubicum, Natrum nitricum depuratum; **Natriumnitrat, gereinigter Chilisalpeter, Natronsalpeter.**

Das Salz stellt farblose, durchscheinende, rautenförmige (nicht cubische!) Krystalle (ohne Krystallwasser) von salzig kühlend bitterem Geschmacke dar, welche sich in trockner Luft nicht verändern und in 1,5 Th. Wasser oder 50 Th. Weingeist löslich sind. Es wird durch Reinigen und Umkrystallisiren des als Düngmaterial und zu technischen Zwecken (Gewinnung von Kalisalpeter und Salpetersäure) in grossen Quantitäten verwendeten sog. Chilesalpeters gewonnen, welcher 4—10% Verunreinigungen (Nitrate, Chlorüre und Sulfate anderer Alkalien und Erden) enthält und sich in mächtigen Lagern an der Grenze von Chile nnd Peru findet.

Das Natriumnitrat schliesst sich hinsichtlich seiner Anwendung dem Kaliumnitrat im Wesentlichen an, an Stelle dessen es in Folge der Empfehlung von Rademacher eine Zeit lang vollständig getreten ist, besonders in fieberhaften Krankheiten, weil es weniger belästigend auf den Magen wirken sollte.

Die Differenzen der physiologischen Wirkung bei Kalium- und Natriumsalzen machen es a priori unwahrscheinlich, dass der Natronsalpeter ausgeprägte antipyretische Wirkung besitzt. Directe Versuche von Guttmann zeigen, dass Natriumnitrat auch in grossen Dosen Frequenz und Energie der Herzcontractionen nicht afficirt, auch die Temperatur nicht herabsetzt. Bei Selbstversuchen von Jovitzu Démètre blieb sowohl Verminderung der Pulszahl als Verringerung der Harnstoffausscheidung aus. Einen lösenden Einfluss auf Fibrin besitzt das Salz allerdings, doch hängt ja davon, wie oben bemerkt, der günstige Effect des Salpeters bei fieberhaften Affectionen nicht ab. Ueber das Verhalten des Chilisalpeters zum Kalisalpeter als Diureticum fehlt jede genauere Untersuchung. Das endosmotische Aequivalent des Natriumnitrats ist dem des Magnesiumsulfats gleich und auch in purgirender Beziehung stehen sich beide Salze gleich. Aus dieser abführenden Wirkung erklären sich die Erfolge, welche man von Natrium nitricum bei Dysenterie beobachtet haben will (Rademacher, Meyer). Auf Croup- und Diphtheritismembranen wirkt wässrige Solution fast eben so lösend wie Kalkwasser (Küchenmeister).

In physiologischer Hinsicht erwähnen wir noch Löfflers Versuche mit grossen Dosen Chilesalpeter bei gesunden Personen (bis 150,0 in 8—12 Tagen), wonach sich vom 2. bis 4. Tage an Verlangsamung des Pulses, der zugleich weicher und schwächer wurde, Zunahme des spec. Gew. und bei Einzelnen auch der Menge des Harns, allgemeine Mattigkeit, psychische Verstimmung, Blässe des Gesichts eingestellt haben sollen und wobei das Blut reicher an Wasser und weissen Blutkörperchen geworden sein soll. Ob es bei diesen Versuchen sich um chemisch reines Natrium nitricum handelte, steht dahin. Der im Handel vorkommende Chilisalpeter hat mitunter Vergiftungen bei Thieren hervorgerufen, insbesondere bei Kühen, welche denselben in Substanz oder in Lösung verschlungen hatten. Die Vergiftung rührt hier offenbar vorzugsweise von der Entzündung der ersten Wege her, welche Chilesalpeter ebensogut wie Kalisalpeter in conc. Form hervorbringt Nach Barth (1879) kann in den tödtlich verlaufenen Vergiftungsfällen salpetrigsaures Natrium im Harn nachgewiesen werden, welches sich, ähnlich wie ausserhalb des Körpers im Contact mit Muskelsubstanz und anderen organischen Stoffen (Gscheidlen), auch im Organismus und theilweise schon im Darm bildet. Bei der grossen Giftigkeit des Natriumnitrits, welches mindestens 10 mal so stark wirkt wie indifferente Natriumsalze (Chlornatrium), könnte das gebildete Natriumnitrit, welches vorzugsweise auf die rothen Blutkörperchen wirkt und Depression des centralen Nervensystems herbeiführt, bei der Intoxication eine gewisse Rolle spielen, indessen kommt bei Intoxication mit Chilesalpeter Natriumnitrit nur ganz ausnahmsweise im Blute vor und findet sich niemals im frischen Harne, selbst nicht bei Menschen, welche wochenlang 0,5—1,0 mit Natriumnitrit verunreinigten Natronsalpeter genommen hatten, wohl aber beim Stehen des Harns in Folge Einwirkung organischer Keime (Kobert).

Die Verordnung stimmt mit der des Kalisalpeters überein. Bei Ruhr empfahl Rademacher 25,0 in 200,0 Wasser gelöst pro die. Auch äusserlich kann es wie Kalisalpeter als kühlendes Mittel gebraucht werden; eine Lösung in 2 Th. Wasser bildet den als örtliches Antiphlogisticum benutzten Liquor Natri nitrici Rademacheri.

In ähnlicher Weise wie Kalium und Natrium nitricum ist auch Ammonium nitricum, Nitras Ammoniae s. Nitrum flammans, benutzt. Statt des krystallinischen Ammoniumnitrats, den man zu 0,5—1,5 reicht, lässt sich zweckmässiger eine Saturation von Ammoniumcarbonat mit Salpetersäure geben. Besonders gut dient dieses Salz zu Kältemischungen, indem bei Application von 150,0 in einem Eisbeutel mit dem gleichen Volumen Wasser die Temperatur von 16° auf 1,5° sinkt und noch nach einer Stunde sich unter 8° erhält (Rochel).

Das Sulfocyankalium oder Rhodankalium, dasjenige Kalisalz, an welchem zuerst die Wirkung der Kaliverbindungen auf die Muskulatur durch Claude Bernard dargethan wurde, hat bisher als Antipyreticum keine Anwendung gefunden. Als vermeintliches Antidot des Strychnins hat es sich in Versuchen von Legros und Dubreuil nicht bewährt.

Veratrinum, Veratrin. Rhizoma Veratri, Radix Veratri albi, Radix Hellebori albi; **weisse Nieswurzel.**

Das 1818 von Meissner in den Fructus Sabadillae (vgl. S. 216) entdeckte Alkaloid Veratrin ist nicht allein als Antipyreticum, sondern auch wegen seiner irritirenden Wirkung auf die Haut als Derivativum ein sehr geschätztes Medicament, welches das analog wirkende Rhizoma Veratri albi völlig aus der medicinischen Praxis verdrängt hat.

Das Veratrin bildet ein weisses oder graulichweisses, lockeres Pulver, ist geruchlos, erregt in den kleinsten Mengen in die Nase gelangend äusserst heftiges Niesen, schmeckt scharf brennend, löst sich in kaltem Wasser fast gar nicht, in kochendem Wasser schwierig, in 4 Th. Weingeist und 2 Th. Chloroform, weniger in Spiritus dil. und Aether, auch, unter Bildung von meistens gummiartigen Salzen, in verdünnten Säuren. Mit kochender Salzsäure giebt Veratrin rothe Lösung. Mit 100 Th. Schwefelsäure zerrieben, ertheilt es derselben grünlichgelbe Fluorescenz und später rothe Färbung; beim Bestreuen der in dünner Schicht ausgebreiteten schwefelsauren Lösung mit gepulvertem Zucker nimmt dieselbe gelbe, grüne und zuletzt blaue Farbe an, welche in einer Stunde zu erblassen beginnt. Von dem amorphen Veratrin scheint das von Merck in mehr als 1 Cm. langen, farblosen Prismen erhaltene sog. krystallinische Veratrin, auch Cevadin genannt, chemisch, aber nicht physiologisch verschieden zu sein.

Das Rhizoma Veratri stammt von einer auf den Alpen und Pyrenäen, in Finnland und Südsibirien wachsenden Melanthacee, Veratrum album L. Die Droge stellt das dunkelbraune, aufrechte, bis 8 Cm. lange und 2—5 Cm. breite bis 25 Mm. dicke Rhizom mit den gelblichen, höchstens 3 Dm. langen und etwa 3 Mm. dicken Wurzeln dar. Der Querschnitt des Rhizoms zeigt in geringem Abstande von der Oberfläche eine feine, bräunliche, gezackte Endodermis, welche ein derbes, weissliches, amylumhaltiges Gewebe einschliesst, das von zahlreichen kurzen, unregelmässig verlaufenden Gefässbündeln durchzogen ist. Beim Kauen erregen Rhizom und Nebenwurzeln starkes Brennen und beim Einathmen in Pulverform heftiges Niesen. Das Rhizom von Veratrum album enthält nach den neuesten Untersuchungen kein Veratrin (Tobien), sondern vorwaltend Jervin, ein schon von Simon (1838) in der weissen Nieswurz aufgefundenes Alkaloid, welches weisse Krystalle bildet und sich gut in Alkohol, kaum in Wasser löst. Neben demselben enthält die Nieswurz nach Wright und Luff noch drei verschiedene Alkaloide, Veratralbin, Pseudojervin und Rubijervin. Die physiologischen Verhältnisse der letztgenannten Basen sind bisher experimentell nicht untersucht. Das Jervin scheint nicht der Träger der scharfen Wirkung der Nieswurzarten zu sein, wohl aber für die Wirkungen derselben auf Puls und

Kreislauf in Anspruch genommen werden zu müssen. Nach Schroff wirken vorzugsweise die Wurzeln und von diesen ausschliesslich die Rindensubstanz. Letztere sind entschieden giftiger als das eigentliche Rhizom, welches selbst qualitativ verschiedene toxische Action zu haben scheint, da es nach Schroffs Versuchen keine tonischen Muskelcontractionen, sondern Reflexlähmung hervorruft. Es ist daher die Einführung des Rhizoma cum radicibus in die Pharmakopoe entschieden zweckmässig.

Das Veratrin, dessen Wirkungsverhältnisse bei der Bedeutungslosigkeit des Rhizoma Veratri hier ausschliesslich betrachtet werden, besitzt gleichzeitig ausgesprochene örtliche, sowohl auf der Haut als auf Schleimhäuten sich äussernde, irritirende Wirkung und eine entfernte Action auf Muskeln, Nerven, Herz- und Eigenwärme. Die Resorption erfolgt von fast sämmtlichen Applicationsstellen, die Elimination nachweislich durch die Nieren (Prévost, Dragendorff und Masing).

In Salbenform oder spirituöser Lösung auf die äussere Haut gebracht, erregt Veratrin eigenthümliches Gefühl von Wärme und Prickeln, das sich manchmal bis zu Schmerzempfindung steigert und meist mit Gefühl von Kälte und Pelzigsein endigt; Veränderung der Hautfarbe resultirt dabei nicht, nur bei längere Zeit hindurch fortgesetztem Einreiben kann ein juckender frieselähnlicher Ausschlag (Turnbull, Forcke) entstehen. Minimale Mengen auf die Zunge gebracht, bedingen Kratzen im Halse und reflectorische Vermehrung der Speichelsecretion. Das schon oben erwähnte, mit anhaltendem Kitzeln verbundene, heftige Niesen nach Einführung von Pulvis Veratri oder äusserst geringen Mengen von Veratrin, welches dem Veratrum album den Namen Nieswurz verschaffte, kann selbst mehrere Stunden persistiren, und schon das unvorsichtige Oeffnen von mit Veratrin gefüllten Gläsern ist im Stande, 4 Stunden dauernden Nieskrampf hervorzubringen (L. van Praag). Nasenbluten und intensive Coryza, Ptyalismus, trockner Husten, Brennen im Schlunde können als Residuen der Irritation dem Niesen folgen (Delondre).

In den Magen gebracht ruft Veratrin in etwas grösseren Mengen leicht Brechneigung und Erbrechen, sogar Blutbrechen, sowie Durchfälle hervor. Intensivere Entzündungserscheinungen, wie sie nach Magendie Veratrin namentlich in den untern Darmpartien hervorbringen sollte, sind von späteren Beobachtern weder bei Menschen (Ritter) noch bei Thieren (Esche, van Praag) constatirt. Die brechenerregende und kathartische Wirkung tritt auch bei subcutaner und endermatischer Application von Veratrin ein.

Die Resorption des Veratrins scheint von der äusseren Haut aus im geringeren Grade stattfinden zu können, da nach fortgesetztem Einreiben von Veratrinsalbe Wärmegefühl und Prickeln an entfernten Körperstellen und selbst unwillkürliches Zucken der Muskeln, des Mundes und der Augenlider (Turnbull, Forcke) bei Menschen entstehen, doch ist auch Uebertragung durch die Hände der eingeriebenen Patienten nicht undenkbar. Sicher nachgewiesen ist die Resorption von der Magenschleimhaut, von der Pleura und Tunica vaginalis (Magendie) und bei angesäuerter Lösung auch vom Unterhautzellgewebe aus.

Die entfernte Wirkung, welche bei höheren Gaben eine toxische ist, äussert sich bei Menschen und Thieren aus allen Classen der Vertebraten in der nämlichen Weise. Bei Menschen sind insonderheit die Wirkungen kleiner fortgesetzter medicinaler Dosen (0,004 bis 0,006) durch klinische Untersuchungen bekannt, bei denen sich ausser gastrischen Symptomen vorwaltend ein Sinken der Temperatur und des Pulses zu erkennen giebt.

Bei Vergiftungen von Menschen mit Veratrum album können auch Zuckungen, wie solche bei Vergiftungsversuchen an Thieren nach Veratrin constant vorkommen, eintreten.

Seit der Beobachtung von Bardsley, dass unreines Veratrin sofortige Verlangsamung des Pulses mit Schwächerwerden desselben und in grösseren Mengen Erbrechen, Ekel und reichliche Stuhlentleerungen bedingt, sind die Anfänge der Veratrinvergiftung von einer Reihe von Aerzten nach Erfahrungen am Krankenbette beschrieben. Nach Selbstversuchen von Esche (1836) bedingt Veratrin zu 0,006 in Pillenform Kältegefühl im Magen, zu 0,012 leichte Nausea, Appetitmangel, gelinden Schwindel, dumpfen Kopfschmerz, weichen Stuhlgang bei nicht vermehrter Diurese, und zu 0,024 ausserdem häufiges bitteres Aufstossen, Speichelfluss, Gefühl von Zusammenschnüren der Kehle, schliesslich Erbrechen und schleimigen Durchfall nebst grosser Schwäche. Nach 3 Mgm. essigsaurem Veratrin bekam Esche starken Collaps, Schwindel, Verdunklung des Sehvermögens, Blässe des Gesichts, kühle Haut, Beschleunigung, Schwäche und Irregularität des Pulses, später starke Vomituritionen, dann Zittern am ganzen Körper, Schweiss und Depression, welche etwa 1 Stunde anhielt. Zuckungen der Gesichtsmuskeln sind auch von L. van Praag nach 6 Dosen von 0,006, Zuckungen und Ziehen längs der Wirbelsäule von Ebers nach endermatischer Application von 0,006 Veratrin constatirt. Eine sehr genaue Schilderung der Erscheinungen nach Veratringebrauch verdanken wir Ritter nach den von Hasse im Göttinger Hospitale angestellten Versuchen bei Pneumonie. Hiernach kommt Würgen und Erbrechen reichlicher, bald grünlicher, bald galliger Massen, denen selbst Blut beigemengt sein kann, schon nach zweimaliger Darreichung von 0,006 vor, während die weit minder erhebliche Action auf den Darm erst später resultirt. Sinken der Körpertemperatur zeigt sich oft schon nach 3 Gaben, meist aber erst nach 7—10 Dosen von 0,003; der Puls steigt nach den ersten Gaben, nimmt dann aber rasch an Frequenz ab. Als Nebenerscheinung kommen Kratzen im Halse, Elendgefühl, bisweilen Salivation, vereinzelt krampfhaftes Schluchzen vor. Eine constante Wirkung auf die Pupille findet nicht statt. Das Sensorium bleibt immer ungetrübt, nur wenn starker Collapsus eintritt, kann es zu Somnolenz kommen; auch zeigt sich vereinzelt ungewöhnliche Abnahme des Gehörs (Kocher). Die dem Veratrin von Ebers zugeschriebene diuretische Wirkung ist von spätern Beobachtern nicht constatirt. Bei dem Auftreten toxischer Erscheinungen nach Veratringebrauch sind Excitantien indicirt; Kocher fand besonders den Liquor Ammonii anisatus zu 10—15 Tr. wirksam, wodurch auch rasche Stillung des Erbrechens erfolgt, Reiche empfahl schwarzen Kaffee mit Citronensaft.

Das wichtigste Vergiftungssymptom bei Thieren ist eine anfallsweise auftretende tetaniforme Steifigkeit der Muskeln, welche sich zunächst an den Extremitäten, später am ganzen Körper äussert, die sich langsam in fibrilläre Zuckungen auflöst und schliesslich completer Lähmung des Muskels Platz macht. Diese Muskelcontractur ist nicht mit einer Steigerung der Reflexerregbarkeit verbunden und macht sich besonders bei Bewegungsversuchen und localen Reizen geltend. Daneben sind auch die Erscheinungen örtlicher Reizung, Speichelfluss, Brechanstrengungen und Erbrechen, wo dieses möglich ist, und vermehrte Kothentleerung (bei grösseren Dosen) vorhanden. Der Herzschlag ist anfangs beschleunigt, später, und zwar oft schon vor Eintritt des Erbrechens, verlangsamt, unregelmässig und schwach; die Temperatur sinkt oft um mehrere Grade, die Diurese wird auch bei Thieren nicht vermehrt. Bei stärkerer Intoxication wird auch die Respiration beengt und gehemmt. Der Tod, welcher auch nach sehr grossen Dosen bei Säugethieren selten vor 5 Min. erfolgt, scheint mehr asphyktisch als synkoptisch zu sein. Der Herzstillstand ist diastolisch (Magendie, Esche, Forcke, van Praag, Kölliker, Leblanc und Faivre, Schroff, Guttmann).

Als die auffallendste physiologische Wirkung des Veratrins ergiebt sich danach Vernichtung der Erregbarkeit der quergestreiften Muskeln nach voraufgegangener Steigerung der Erregbarkeit in der Weise, dass auf einen einfachen Reiz des Muskelnerven oder des Muskels selbst nicht eine kurze Zuckung, sondern eine sich nur langsam wieder lösende tetanische Contraction erfolgt (Kölliker, Guttmann, Bezold und Hirt).

Der Muskel entwickelt bei dieser Contraction mehr Wärme als unter normalen Verhältnissen (Böhm und Fick). Die Hubhöhe wird an Frosch- und Warmblütermuskeln um das Doppelte bei Anwendung kleiner Dosen gesteigert. Rückenmarksdurchschneidung modificirt die Muskelwirkung nicht. Dieselbe tritt auch nach vorheriger Lähmung der Nervenendigungen ein (Prévost); die Erregbarkeit der letzteren wird zuerst erhöht, später vernichtet, und zwar zuerst die der Endapparate (Böhm und Fick). — Auch auf den Herzmuskel wirkt Veratrin in ähnlicher Weise wie auf die quergestreiften willkürlichen Muskeln (Sidney Ringer). — Nach Bezold und Hirt wirken kleine Dosen zuerst beschleunigend, dann verlangsamend, grosse sofort verlangsamend und schliesslich lähmend. Diese Wirkung ist z. Th. Folge erhöhter Action des Vagus, dessen Enden im Herzen gelähmt werden (Böhm). Auch das vasomotorische Centrum wird durch Veratrin zuerst gereizt, später gelähmt; der Blutdruck sinkt bei unversehrten Vagi, bei durchschnittenen nach voraufgehender Steigung. In kleinen Gaben reizt Veratrin die sensibeln Vagusendigungen der Lunge und wirkt auf das Athmungscentrum in der Medulla oblongata hemmend; in grossen lähmt es auch die Vagusendungen in der Lunge (Bezold und Hirt).

Therapeutisch kommt Veratrin in erster Linie wegen seiner irritirenden Wirkung auf die Haut als Ableitungsmittel bei schmerzhaften, namentlich neuralgischen Leiden, wo es sich als vortreffliches Palliativum, nicht selten auch als wirkliches Heilmittel bewährt, in Betracht.

Das zuerst von Bardsley bei Ischias und von Turnbull bei Gesichtsschmerz und verschiedenen andern Neuralgien verordnete Mittel ist keinesweges ein blosses Palliativum, sondern kann da, wo nur functionelle Störungen der Nerven vorliegen, radicale Heilung bedingen (Cunier, Forcke). Selbst inveterirte Fälle können dadurch geheilt werden, doch ist der Erfolg bei frischen sicherer. Zur Erzielung des Heileffects muss das Mittel örtlich epidermatisch applicirt werden. Innerliche Darreichung nützt nichts. Auch bei andern Schmerzen, z. B. rheumatischen, sind Einreibungen von Veratrinsalbe manchmal von Erfolg. Turnbull empfahl solche auch bei scrophulösen und rheumatischen Anschwellungen von Drüsen und Gelenken. — Nicht irrationell würde auch der Gebrauch des Veratrins bei chronischen Hautkrankheiten sein, doch scheint es hier weniger als andere Medicamente zu leisten, welche lebhaftere Hyperämie bedingen (z. B. Theerpräparate). M. Langenbeck empfahl Inoculation von Veratrin bei schuppigen Hautkrankheiten. Früher stand dabei die weisse Nieswurz in Form von Salben (1 : 5—10), Abkochungen (1 : 50) oder Macerationen mit Weingeist oder Branntwein in Ansehen. Namentlich geschätzt war das Rhizoma Veratri bei manchen parasitären Hautaffectionen, z. B. Scabies (Bestandtheil der Wilkinsonschen Salbe), Epheliden, Pityriasis versicolor (wo die von Lilienfeld und Spengler empfohlene Tinct. Veratri albi sich in der That trefflich bewährt), selbst bei Favus, wo das ebenfalls von Küchenmeister angerathene Veratrin jedoch nicht sicher wirkt, da es nach Hebra die tief sitzenden Favuspilze nicht zerstört. Jedenfalls sind Veratrinpräparate hier entbehrlich.

Das Nämliche gilt auch in Hinsicht der Anwendung des Veratrins und des Rhizoma Veratri als örtliche Reizmittel auf verschiedenen Schleimhäuten. Die Empfehlung des Veratrins als Drasticum bei Obstipation alter Leute und bei apoplektischen Anfällen (Magendie) ist bei der grossen Zahl sicher wirkender Drastica ohne Bedeutung. Im Alterthume, wo die Nieswurz im hohen Ansehen stand, lag allerdings, wie Schroff richtig hervorhob, in der Unbekanntschaft der Griechen und Römer mit minder gefährlichen Brech- und Abführmitteln ein Grund für ihre Anwendung. Als Brechmittel dient sie jetzt nur noch in der Veterinärpraxis. Ebenso ist der Gebrauch als Niesmittel fast ganz ausser Curs. Die äusserst heftigen Effecte sehr geringer Mengen Nieswurzpulver machen die Benutzung als Sternutatorium unzweckmässig und selbst gefährlich, jedenfalls ist Nieswurzpulver niemals allein, sondern stets mit 5—20 Th. Amylum oder Pflanzenpulver versetzt zu geben. Ein nieswurzhaltiges Sternutatorium ist der sog. Schneeberger Schnupftabak.

Die entfernten Wirkungen des Veratrins auf Puls und Körpertemperatur machen dasselbe zu einem trefflichen Antipyreticum, welches namentlich bei acutem Gelenkrheumatismus (Piédagnel, Trousseau, Bouchut, Aran, Hasse) nnd bei Lungenentzündung (Aran, W. Vogt, Hasse, Biermer und Kocher) treffliche Dienste leistet, dagegen im Typhus und überhaupt in Fällen, wo der Eintritt von Collapsus zn befürchten steht, durch andere Antipyretica (Chinin, Spiritus) zu ersetzen ist.

Die antipyretischen Effecte des Veratrins zeigen sich am intensivsten bei hochgradigem Fieber. Sie zeichnen sich vor denen der Digitalis durch die Raschheit ihres Eintrittes aus. Neuerdings ist indessen Veratrin durch die Salicylsäure und die Salicylate verdrängt, die bei Polyarthritis rheumatica mehr leisten. Die Veratrinbehandlung der Pneumonie führt in etwa $1/_3$ der Fälle zu dauernder Remission oder totalem Abschlag des Fiebers und bei fast der Hälfte der Kranken zu vorübergehender Remission, welche erst beim Fortgebrauche des Mittels zu einer definitiven wird; der locale Process scheint in einzelnen Fällen beschränkt werden zu können, doch ist dies im Allgemeinen nicht der Fall. Inwieweit die Dauer der Pneumonie abgekürzt und die Reconvalescenz durch das Mittel beeinflusst wird, ist aus den Beobachtungen nicht völlig ersichtlich. Für die Wahl des Veratrins als antifebriles Mittel bei Lungenentzündung ist vor Allem günstiger Kräftezustand des Kranken und hohe Fiebertemperatur entscheidend. Bei subacut verlaufenden Pneumonien ist es ohne Nutzen, bei schwächlichen Personen schädlich. Bei Rheumatismus acutus bedingt Veratrin ausser rascher Defervescenz auch Linderung der localen Schmerzen, manchmal Beseitigung derselben, in einzelnen Fällen von Complication mit frischer Herzaffection schwindet letztere auffallend rasch (Hasse). Unter allen Umständen ist bei der Verwendung des Veratrins als Antipyreticum sorgfältige Ueberwachung des Patienten nothwendig, um bei Eintritt von Collaps die nöthigen Massnahmen sofort treffen zu können, ein Umstand, der in der Privatpraxis manchmal von dem Mittel absehen lässt. Die sonstigen Nebenerscheinungen haben keine Bedeutung und sind bei Pneumonie zum Theil sogar nützlich.

Minder motivirt erscheint der Gebrauch des Veratrins als eigentliches Antirheumaticum (innerlich gegen Rheumatismus chronicus gebraucht) und bei Herzkrankheiten auf rheumatischer oder gichtischer Basis, ferner bei Palpitationen (Turnbull), ebenso bei den verschiedenen Nervenleiden, wo dasselbe Empfehlung fand. Die eigenthümliche Steigerung des Muskeltonus durch Veratrin liesse vielleicht von der innern Application sehr kleiner Dosen bei manchen Lähmungen Günstiges erwarten, doch ist bisher das Mittel bei Peralysen nur äusserlich benutzt. Der Erfolg ist hier weit weniger prägnant und rasch als bei Algien; die meisten Chancen scheinen rheumatische Lähmungen zu bieten (Turnbull, Gebhard), doch wird auch mehrwöchentliche Einreibung in das Rückgrat bei Parese der Extremitäten in Folge excessiver Samenentleerungen oder von Rheuma, ebenso bei Paralyse der Sphinkteren empfohlen (Reiche). Inwieweit das Veratrin bei Rückenmarkslähmung wirksam sein kann, ist aus den bisherigen Beobachtungen nicht ersichtlich; die von Einzelnen behauptete Steigerung der Reflexerregbarkeit durch kleine Dosen Veratrin scheint nach den Erfahrungen am Krankenbette völlig problematisch. Noch weniger ergeben die physiologischen Beobachtungen Anhaltspunkte für die Benutzung bei Lähmungen sensorieller Nerven (Amblyopie, Gehörsschwäche). Verschiedene Aerzte haben Veratrin innerlich und äusserlich bei Keuchhusten versucht, andere bei Hypochondrie und Hysterie, Schreibekrampf (Reil), Chorea und Paralysis agitans. Die Erfolge sind hier sehr variirend. Die Nieswurz wurde in früherer Zeit als vorzügliches Sedativum bei Geisteskrankheiten betrachtet und kann hier durch Herbeiführung des mit Nausea verbundenen Zustandes allgemeiner Schwäche allerdings beruhigend wirken; directe sedirende Wirkung auf das Gehirn fehlt dem Mittel dagegen ganz.

Das Veratrin wird als Antipyreticum am besten in Pillen mit einem bittern Extracte gegeben.

In Pulvern oder in spirituöser Lösung, z. B. als **Magendies Tinct. Veratrini** (1 : 150 Th. Spiritus), lässt es sich schlecht nehmen. Aran gab Veratrin in Pillen mit Opiūmextract zur Verhinderung des Erbrechens. Die beste Administrationsweise ist die Darreichung von 5—8 Dosen von 0,005—0,008 in stündlichen Intervallen (Aran, Hasse). Kocher empfiehlt, Veratrin zu 0,003—0,005 so lange zu verabreichen, bis starker Ekel und Erbrechen oder erheblicher Temperaturabfall eintritt. Die Phkp. setzt als höchste Einzelgabe 0,005, als höchste Tagesgabe 0,02. Beim Rheum. acut. der Kinder giebt Bouchut 0,001 –0,003 pro die. Zu subcutaner Injection lässt sich eine Lösung von 1 Th. Veratrin in āā 100 Th. Spiritus und Wasser administriren; conc. Lösungen erregen lebhaften Schmerz und Entzündung; die Dosis ist zu 0,0015—0,002 zu nehmen, da 0,003 hypodermatisch applicirt leicht zu stark wirken (Eulenburg).

Zur Hervorrufung örtlicher Wirkungen dient meist die Salbenform, seltener alkoholische Lösung (1 : 20—100).

Spirituöse Lösung wird besonders im Gesicht bei Zahnschmerz oder Augenaffectionen, z. B. Keratitis rheum. (Aliès), Iridochorioiditis (Martin), Photophobie (Cunier), benutzt, wobei Contact der Bindehaut und Nasenschleimhaut sorgfältig zu meiden ist. Zur Salbe nimmt man 0,2—0,5 auf 25,0 Fett, wobei man, wie im **Unguentum Veratrini** Ph. Br., das Alkaloid vorher mit 2,0 Olivenöl verreiben lassen kann. Die stärkeren Salben sind namentlich bei Lähmungen in Gebrauch, in allen Fällen aber muss man so lange einreiben, bis Wärmegefühl und Prickeln in ziemlich hohem Grade (nach Forcke sogar in einem der Intensität des neuralgischen Schmerzes gleichkommenden Grade) sich manifestiren. Zur Inoculation bei Rheumatismus benutzte Lafargue 0,001 bis 0,002.

Das Rhizoma Veratri wird am zweckmässigsten zum innerlichen Gebrauche gar nicht verwendet. Schon 0,2 können heftiges Erbrechen und Purgiren herbeiführen. Auch die äusserliche Anwendung ist entbehrlich. In Oesterreich ist eine **Tinct. Veratri albi** (1:5) officinell, welche zu 5—10 Tropfen als Antipyreticum gebraucht werden kann.

Verordnungen:

1) ℞
Veratrini 0,03—0,05 (cgm. 3—5)
Extracti Gentianae 0,8
Pulveris rad. Alth. q. s.
ut f. pilul. No. 10. Consp. D. S. Stündlich 1 Pille, bis Erbrechen oder deutliche Wirkung eintritt. (Bei Pneumonie, Rheumatismus acutus.)

2) ℞
Veratrini 0,1—0,2
trita cum
Oleo Olivarum 1,0
Axungiae porci 15,0
M. D. S. Zum Einreiben. (Bei Neuralgie.)

Anhang. Auch andere Species der Gattung Veratrum haben medicinische Verwendung gefunden. Der Wurzelstock der auf dem Riesengebirge wachsenden, als Veratrum Lobelianum Bernhardi bezeichneten Spielart der weissen Nieswurz, welcher in seiner Giftigkeit demjenigen von Ver. album nachsteht (Schroff jun.), dient zur Bereitung einer Tinctur, welche von Hubeny zu 3—5 Tropfen als Specificum gegen Cholera, so lange nicht paralytische Erscheinungen eingetreten sind, dringend empfohlen ist. Wichtiger ist das besonders in Amerika ganz nach Art des Veratrins benutzte Rhizom von Veratrum viride L. Dasselbe enthält kein Veratrin, vorzugsweise Jervin (Viridin) und einen zweiten als Veratroïdin bezeichneten alkaloidischen Körper und ein irritirend auf den Tractus wirkendes Harz. Das Jervin ist nach H. C. Wood das die Herabsetzung der Circulation bedingende active Princip von Veratrum viride, welches vor dem Veratrin den für die therapeutische Anwendung sehr wichtigen Vorzug besitzt, dass es nicht örtlich irritirend wirkt und weder Erbrechen noch Durchfall hervorruft. In toxischen Dosen bedingt es bei Warmblütern zuerst Unlust zu Bewegungen, dann bei Schwächezunahme Zittern und fibrilläre Zuckungen aller Muskeln, setzt Energie und Frequenz des Herzschlages stark herab, erniedrigt den Blutdruck und tödtet durch Lähmung der Athemmuskeln bei intactem Bewusstsein, jedoch bei herabgesetzter Sensibilität und Reflexaction. Das Veratroïdin wirkt emetokathartisch, verringert den arteriellen Blutdruck und die Pulsfrequenz anfangs, steigert diese aber später wieder und ruft in viel geringerem Grade als Jervin Krämpfe und fibrilläre Muskelzuckungen hervor (Wood). Das Rhizoma Veratri viridis dient vorzugsweise in der Form einer Tinctur, **Tinctura Veratri viridis**, welche nach dem Vorgange von Norwood bei Pneumonie und fieberhaften Krankheiten überhaupt zu 5—10—25 Tropfen stündlich oder mehrstündlich, bis Herabsetzung des Fiebers eintritt, gereicht wird. Dieses Präparat, das nach Squarey beim Gesunden starke Herabsetzung der Pulsfrequenz und minder ausgesprochenes Sinken der Temperatur, sowie zu mehr als 20 Tropfen stets Nausea und Erbrechen bedingt, wird von Oulmont und Linon (1868) wegen seiner die Digestion weit weniger beeinträchtigenden Wirkung dem Veratrin und der aus Veratrum album bereiteten stärker wirkenden Tinctur vorgezogen. Dieselben empfehlen auch ein Extrait résineux aus Veratrum viride zu 0,01 in Granules, bei Männern stündlich, bei Frauen 2—4stündlich.

Zu den Antipyretica gehört die als **Radix Christophorae Americanae** bezeichnete Wurzel von **Cimicifuga racemosa** Bart. (Fam. Ranunculaceae), indem sie die Herzaction in bedeutendem Maasse beschränkt, Schwindel, undeutliches Sehen, Uebelkeit und Erbrechen, jedoch keine Beeinträchtigung des Sensoriums erregt (Wood, Garden). Sie wird zu 1,0—4,0 in Substanz oder in Form einer Tinctur (zu 30—60 Tropfen) bei acutem und chronischem Rheumatismus (Bartlett), nervösem Kopfschmerz, Hysterie, Epilepsie (Wood), Chorea (Young), Phthisis (Garden) empfohlen.

Folia Digitalis, Folia Digitalis purpureae; Fingerhutblätter.

Einen Uebergang zu der folgenden Classe der Neurotica bilden die Folia Digitalis, insofern sie von den übrigen Antipyretica sich dadurch unterscheiden, dass sie vorwaltend durch eine auf die Herznerven gerichtete Action eine Herabsetzung der Pulsfrequenz herbeiführen, während dadurch die Temperatur selbst bei Kranken nur um einige Zehntelgrade herabgesetzt wird. Die Droge, der Hauptrepräsentant der sog. Herzgifte, stellt die zur Zeit der Blüthe von wildwachsenden Exemplaren gesammelten Blätter von Digitalis purpurea L., einer bei uns und im grössten Theile Europas einheimischen, namentlich in Bergwaldungen wachsenden, krautigen Scrophularinee, dar.

Der rothe Fingerhut, durch seine grossen fingerhutförmigen Blüthen eine beliebte Zierpflanze unserer Gärten, hat zahlreiche bodenständige, stumpfeiförmige, höchstens 3 Dm. lange und 5 Cm. breite Blätter und mehr oder minder zugespitzte Stengelblätter, welche sich beide in den Blattstiel verschmälern und am Rande gesägt, sowie in Folge starker, spitzwinkliger, namentlich unterseits stark hervortretender Nerven etwas uneben und starr erscheinen; auf der Unterfläche finden sich dicht gedrängte, weiche, grauliche Haare, welche aus einer Anzahl bandartig zusammenfallender, kurzgegliederter Zellen bestehen, wodurch sie sich leicht von den in der Form ähnlichen Blättern von verschiedenen Verbascumarten (durch ästige Sternhaare dicht filzig), Symphytum officinale L. (sehr rauh, borstig, ganzrandig) und Inula Conyza DC. (unterseits lebhaft grün, durch abstehende Haare rauh, gar nicht oder wenig gesägt) unterscheiden. Der bittre, widrige Geschmack, welcher den Fingerhutblättern eigenthümlich ist, schützt ebenfalls vor diesen Verwechslungen. Die Fingerhutblätter geben mit dem zehnfachen Gewichte kochenden Wassers einen bräunlichen, lakmusröthenden, widerlich bitteren, nicht aromatischen, aber eigenartig riechenden Auszug, in welchem durch Eisenchlorid zunächst dunklere Färbung, später ein brauner Absatz entsteht und in welchem Gerbsäurelösung reichlichen, von überschüssigem Tannin nur schwer aufgelösten Niederschlag erzeugt. Bei längerer Aufbewahrung verringert sich die Wirksamkeit der Fingerhutblätter.

Als das wirksame Princip der Digitalisblätter sind verschiedene, meist glykosidische, stickstofffreie Stoffe anzusehen, welche zum grössten Theile in derselben Richtung als Herzgifte wirken, jedoch in Bezug auf die Stärke ihrer Action wesentlich abweichen.

Die im Handel unter dem Namen Digitalin vorkommende Substanz ist nach den Untersuchungen Schmiedebergs ein Gemenge von verschiedenen (mindestens fünf) reinen Stoffen, denen sich nicht selten noch Spaltungsproducte eines oder des anderen, die übrigens vielleicht ebenfalls schon in der Pflanze entstehen, hinzugesellen. Von den reinen Glykosiden ist eines, das Digitin, ohne Wirkung auf den Organismus. Ein zweites, das Digitonin, steht in Eigenschaften und Wirkungen dem Saponin nahe. Die übrigen Stoffe, welche als Digitoxin, Digitalin und Digitaleïn bezeichnet werden, sind starke Herzgifte, unter denen das bei der Spaltung keinen Zucker liefernde Digitoxin als Gift die höchste Stelle einnimmt. Verschiedene Spaltungsproducte der letztgenannten Glykoside (Toxiresin, Digitaliresin) wirken nicht auf das Herz, sondern erregen Krämpfe nach Art des Pikrotoxins. Das Digitoxin kann schon zu 0,0001 systolischen Ventrikelstillstand beim Frosche bedingen und tödtet Katzen zu 0,001. Bei Menschen kann 0,001 zu ziemlich heftiger Vergiftung führen (Koppe). Digitalin und Digitaleïn tödten Frösche zu $^1/_2$—$^1/_4$ Mgm.

Das Digitoxin ist der Hauptbestandtheil des krystallisirten Digitalins, für welches Nativelle 1872 den Orfila schen Preis erhielt und das sich in seiner Wirkungsintensität dem Digitoxin nicht viel nachgiebt. Das mit dem Digitoxin in seiner Unlöslichkeit in Wasser übereinstimmende Digitalin bildet den Hauptbestandtheil der Digitaline chloroformique von Homolle u. Quevenne. Das Digitaleïn unterscheidet sich von dem Digitoxin und Digitalin durch seine Löslichkeit in Wasser und bildet mit dem Digitonin vorzugsweise den activen Bestandtheil des in Deutschland producirten Digitalins. Es ist daher durchaus nicht gleichgültig, welche der im Handel unter dem Namen Digitalin befindlichen Präparate man in praxi anwendet. Das französische Digitalin bildet feine, weisse, seidenglänzende Nadeln oder Krystallschüppchen von intensiv bitterem und lange anhaltendem, jedoch sich langsam entwickelndem Geschmacke, die sich in kochendem Wasser äusserst wenig, in Aether und Benzol gar nicht, wohl aber in Chloroform und kaltem oder warmem Alkohol lösen. Das deutsche Digitalin ist amorph, bitter und in Wasser zum grössten Theile löslich. Nach den Untersuchungen von Nativelle ist der Gehalt der wilden Pflanzen an activen Principien viel grösser als der der cultivirten und beträgt im Maximum vor Entwicklung der Blüthe vom Digitalin $^1/_{10}$ und vom Digitaleïn etwa 1% in den Blättern, von letzterem 2% in den Samen, welche kein Digitoxin enthalten. Uebrigens scheinen die Mengen der activen Principien in käuflichen deutschen Digitalisblättern weit geringer zu sein (Böhm und Görz).

Von sonstigen Digitalinstoffen will Homolle eine eigenthümliche Säure, die Digitaleïnsäure, zu 0,45 unter Erscheinungen toxisch wirken gesehen haben, welche denen des Digitalins entsprechen; vielleicht war letzteres in kleinen Mengen beigemischt. Die Blätter enthalten auch Inosit.

Die Folia Digitalis und ihre activen Principien äussern vorwaltend entfernte Wirkung; doch kann ihnen örtliche erethistische Action nicht abgesprochen werden.

Die im Handel vorkommenden Gemenge activer Digitalisstoffe bedingen endermatisch und hypodermatisch Symptome örtlicher Reizung in Form von Infiltraten und Erysipelen (Homolle und Quevenne, Lorent, Erlenmeyer); wässrige Digitalinlösung erregt bei Application auf die Oberhaut nur Abnahme der Gefühlsperception (Hoppe). Auf die örtliche Entzündung ist das von einzelnen Beobachtern (Otto) constatirte sog. Digitalinfieber nach Subcutaninjection, das übrigens keineswegs constant ist, zu beziehen. Auf der Conjunctiva ruft Digitalin Schmerz hervor und bedingt 12—15 Stdn. lang anhaltende Trübung des Gesichts, Funkensehen und leichte Pupillendilatation, auf die Nasenschleimhaut gebracht erregt es heftiges Niesen (Homolle und Quevenne). Auch bei interner Application von Digitalispräparaten erfolgen häufig nicht allein Störungen der Digestion (besonders bei längerem Gebrauche), sondern auch Erbrechen und selbst Durchfall; doch treten diese Erscheinungen auch nach subcutaner Einführung bei Thieren als entfernte Erscheinungen hervor und ist ihre Deutung als locale Symptome somit problematisch. Eigentliche entzündliche Erscheinungen kann man auf der Darmschleimhaut nach intern eingeführtem Digitalin nicht vorfinden. Die Resorption der wirksamen Digitalisstoffe erfolgt auch von der äusseren Haut, z. B. bei Application von Digitalistinctur. Die Schicksale der Digitalisstoffe bedürfen noch weiterer Untersuchungen. Dragendorff und Brandt wiesen Spuren von Digitaleïn im Urin damit vergifteter Thiere nach.

Die entfernten Wirkungen der Fingerhutblätter bieten beim gesunden Menschen allerdings nach der Verschiedenheit der Dosis und nach der Individualität einige Differenzen, doch giebt sich ihre Wirkung insbesondere bei mittleren Gaben in einer Steigerung der Energie der Herzcontractionen und einer nicht unbedeutenden Abnahme der Pulsfrequenz zu erkennen.

Bei kleineren Gaben wird der Herzschlag mitunter anfänglich beschleunigt, geht aber namentlich bei Wiederholung derselben bald in verlangsamtes Tempo über. Mit dem Eintritte der Herzverlangsamung nach Verabreichung etwas grösserer medicinaler Gaben zeigen sich nicht selten gleichzeitig, fast immer aber nach Wiederholung derartiger Dosen, Nebenerscheinungen seitens des Tractus (weniger nach Digitalin als nach Digitalis selbst) und seitens der Nerven, erstere vorzugsweise in Verminderung des Appetits, Nausea, mitunter selbst Erbrechen, ausnahmsweise auch in Diarrhoe, letztere in Kopfschmerzen, Eingenommenheit des Kopfes und Schwindel, mitunter auch in Flimmern vor den Augen und in peripherischen rheumatismusähnlichen Schmerzen sich äussernd. Die Verlangsamung der Herzaction kann beim Gesunden nach nicht zu kleinen Dosen 10—20—30 und mehr Schläge in der Minute betragen; sie tritt dann meist nach 2—3 Stdn. ein, erreicht aber ihr Maximum erst nach 12—24 Stdn. und überdauert die Darreichung der Digitalispräparate längere Zeit. Werden grössere Dosen wiederholt hintereinander verabreicht, so kann es zu schweren und selbst tödtlichen Vergiftungserscheinungen kommen, die sich theils als Steigerung der gastrischen und nervösen Erscheinungen, insbesondere wiederholtes unstillbares Erbrechen, darstellen, theils unter starker Muskelschwäche und Collaps verlaufen.

Von den verschiedenen Beobachtern, welche seit der Einführung der Digitalis in den Arzneischatz durch Withering die Wirkung medicinaler Gaben an Kranken prüften oder welche mit Fingerhutpräparaten, wie Saunders, Hutchinson, John Moore, Bidault u. A., an Gesunden experimentirten oder mit den reinen Principien, wie Stadion mit Digitalin, Görz mit Digitaleïn und Koppe mit Digitoxin, an sich selbst Versuche anstellten, wird wiederholt auf die eigenthümliche Reizbarkeit und Erregbarkeit des Herzens hingewiesen, in der Art, dass die geringste Körperbewegung, z. B. das Trinken von warmen Flüssigkeiten, bedeutendes Steigen des Pulses hervorruft. Dieser Umstand macht ein exactes Studium der Herzwirkung der Digitalis bei Gesunden äusserst schwierig. Beträchtliche und dauernde Herabsetzung des Pulses lässt sich nur bei ruhigem Verhalten im Bette constatiren. Schon Baildon machte darauf aufmerksam, wie sein eigener Puls, der durch Digitalis beim Liegen im Bette von 110 auf 40 sank, beim Aufsitzen auf 70 und beim Aufstehen auf 100 Schläge stieg. Ausserdem scheint die Empfindlichkeit der einzelnen Individuen gegen Digitalis eine äusserst verschiedene zu sein. Bei schwachen Constitutionen zeigt sich die Verminderung des Pulses eclatanter als bei robusten und plethorischen Individuen. Einzelne Personen bekommen schon nach ausserordentlich kleinen Mengen Nausea und Erbrechen.

Die cumulative Wirkung kleiner Dosen kennen wir mehr aus Erfahrungen am Krankenbett als aus Beobachtungen an Gesunden, doch zeigen die Selbstversuche Stadions die Anfänge dieser Wirkung in charakteristischer Weise, besonders die Steigerung der nervösen Nebenerscheinungen. Auch Homolle hat dieselben in Selbstversuchen beobachtet. Die leichten Formen solcher durch cumulative Wirkung entstandenen Vergiftungen beschränken sich auf Brechreiz, Kopfweh und Delirien, welche innerhalb 24 Stunden verschwinden und denen ein Gefühl von Schwäche im Epigastrium, etwas Uebelsein, Spannung über den Orbitae, dumpfes Gefühl im Kopfe und Gesichtsverdunklung vorhergehen (Homolle und Quevenne). In andern Fällen kommt es zu Schlaflosigkeit und wirklicher Verwirrung der Sinne, Hallucinationen, Funkensehen, Ohrensausen und Pupillenerweiterung. Der Puls ist dabei meist verlangsamt, klein und intermittirend, die Herzaction irregulär und tumultuarisch. In schweren Vergiftungsfällen, wie sie z. B. Leroux, Chereau, Trèves u. A. nach Digitalin beobachteten, tritt zu diesen Erscheinungen Präcordialangst, Kühle der Haut, kalter Schweiss und grosse Schwäche hinzu. Hier können die Symptome in 7—8 Tagen schwinden, aber auch den Tod durch Synkope im Gefolge haben.

Die intensivsten Effecte zeigt Digitalis und Digitalin nach den Versuchen an Thieren bei Infusion in die Venen. Die Subcutaninjection erfordert geringere Dosen als die interne Darreichung. Bei innerer Application bedingt die drei- und selbst die fünffache Dosis bei Kaninchen nicht so markirte Wirkung wie die endermatische (Homolle).

In Bezug auf die Wirkung bei Thieren ergiebt sich eine Modification durch die Thierspecies. Wie schon Stannius fand, wirkt Digitalin auf Carnivoren (Katzen, Hunde, Eulen, Raben) weit stärker giftig als auf Herbivoren (Kaninchen, Tauben) und gilt dies sowohl für Homollesches als für Mercksches Digitalin. Auch für Kaltblüter (Tritonen, Frösche) ist Digitalis Gift; der von Stannius als sehr resistent gegen Digitalinwirkung bezeichnete Frosch zeigt zufolge seiner Organisation allerdings erst spät Intoxicationssymptome, erleidet jedoch schon durch $1/3$ Mgm. systolischen Herzstillstand; Kröten ertragen die zehnfache Menge (Vulpian). Hühner und Tauben toleriren weit mehr Digitalin als Säugethiere. Als Symptome der Digitalinwirkung in toxischen Dosen ergeben sich wiederholtes Erbrechen bei solchen Thierspecies, welche brechen können, manchmal Abgang von Koth und Urin, Verlangsamung des Herzschlages, Erweiterung der Pupille, Zustand von Collapsus oder Coma bei rascher Wirkung grosser Dosen und manchmal auch bei kleineren Gaben Convulsionen kurz vor dem Tode. Charakteristisch für den Tod durch Digitalis ist, dass der Stillstand des Herzens vor dem Erlöschen der Respirationsbewegungen eintritt und dass der Herzmuskel nach dem in Systole erfolgten Stillstande des Herzens sehr rasch seine Fähigkeit, sich auf mechanischen oder elektrischen Reiz zu contrahiren, einbüsst. Die Wirkung auf das Herz verhält sich bei Säugethieren und Fröschen nach den Dosen verschieden, bei kleinen Dosen erfolgt vorübergehende Verlangsamung, bei grösseren anfangs Verlangsamung, dann Beschleunigung und bisweilen vor dem Tode abermalige Retardation, bei sehr grossen Gaben nach subcutaner Injection Verlangsamung bis zum Tode oder bei Einspritzung in die Venen enorme Beschleunigung, mit dem Eintritte des Todes wieder abnehmend. Bei Fröschen steht zuerst der Ventrikel still, später die Vorhöfe.

Beim Eintreten von Vergiftungserscheinungen bei medicinaler Darreichung zu grosser Gaben und zu lange fortgesetzter kleiner Dosen genügt in der Regel das Aussetzen der Medication. Bei Vergiftungen hat man Tannin oder (zur Spaltung der Glykoside im Magen) verdünnte Säuren empfohlen. Das Hauptgewicht ist hier jedoch auf die Beseitigung des Collaps durch innere und äussere Stimulantien zu legen. Man vermeide bei Digitalisvergiftung häufiges Trinkenlassen, da dadurch Vermehrung des Brechreizes eintritt, und starke Bewegungen, welche mitunter zu plötzlichem, syncoptischem Tode führen können.

Diuretische Wirkung ist nach Digitalis und Digitalin bei gesunden Menschen und Thieren in erheblichem Maasse nicht constatirt.

Hinsichtlich der Einwirkung der Digitalis und des Digitalins auf die Diurese bei gesunden Menschen und Thieren divergiren die Angaben. Stadion fand bei seinen Selbstversuchen in den ersten 11 Tagen weder die Harnmenge noch die Quantität der einzelnen Harnbestandtheile verändert, in den folgenden 7 Tagen, wo toxische Erscheinungen bestanden, sowohl die Harnmenge als Harnstoff, Chlornatrium, Phosphor- und Schwefelsäure etwas verringert bei Zunahme der Harnsäure. Siegmund fand bei Kaninchen die Harnmenge gesteigert, den Harnstoff vermindert, Winogradoff beide wie auch die Chloride verringert, dagegen Sulfate und Phosphate vermehrt. Neuerdings hat Megevand vergleichende Versuche mit Digitalin von Homolle und Quevenne, Pulvis Digitalis und Nativelleschem Digitalin gemacht und bei sich nach sehr schwachen Dosen beider Digitalinsorten Vermehrung der Diurese, am meisten nach Nativelleschem Digitalin, dagegen nach grösseren Gaben von Fingerhutpulver Verminderung der Harnmenge erhalten, während der Harnstoff constant, und zwar wiederum am meisten nach Nativelles Digitalin, abnahm. Auffällig ist die wiederholt bei schweren Intoxicationen mit Digitalis und Digitalin beobachtete Seltenheit der Harnentleerung, die in einzelnen Fällen sich sogar zu completer, drei bis vier Tage anhaltender Anurie (Heer) steigert; mitunter geht derselben vermehrte Diurese voran.

Sowohl die Beobachtungen am Menschen als die Versuche an Thieren setzen es ausser Zweifel, dass die Digitalis in erster Linie auf das Herz wirkt und in toxischen Dosen durch Stillstand desselben den Tod herbeiführt. Sie gehört zu den sog. Herzgiften, da der fast ausnahmslos systolische Herzstillstand nicht mit einer allgemeinen Lähmung der Muskeln coincidirt, die vielmehr sowohl direct als von den Nerven aus nach dem Tode in Contraction versetzt werden können.

Ein directer Einfluss des Fingerhuts auf das Centralnervensystem ist nicht erkennbar; am wenigsten wird jedenfalls das Grosshirn afficirt, wie der Umstand beweist, dass selbst bei sehr schweren Vergiftungen das Bewusstsein in der Regel bis zum Tode persistirt. Die mitunter beobachteten Hallucinationen und Delirien sind wohl ebenso wie die terminalen Krämpfe bei Thieren auf Anämie des Hirns resp. der Medulla oblongata zu beziehen. In gleicher Weise ist die bei Vergiftungen oft sehr hochgradige Dyspnoe grösstentheils Folge der circulatorischen Veränderungen. Die Erregung des Rückenmarks und der peripheren Nerven erlischt früher als die der quergestreiften Muskeln (Courvat). Als centrale Wirkung erscheint das Erbrechen, für welches die örtliche Reizung der Magenschleimhaut keine genügende Erklärung bietet. Auf die Darmperistaltik wirkt Digitalin erregend (Nasse).

Bei der Wirkung der Digitalis auf das Herz ist theils das regulatorische Herznervensystem, theils der Herzmuskel selbst betroffen. Der Vagus wird sowohl central als peripherisch primär erregt und bei fortschreitender Intoxication gegen das Ende der Vergiftung gelähmt (Traube); der Herzmuskel scheint durch das Digitalin eine Verminderung seiner Elasticität zu erfahren. Ob neben dem Herzen auch noch die Capillargefässe durch Fingerhut beeinflusst werden und einen Antheil an dem durch Digitalis constant erzeugten Steigen des Blutdrucks hat, ist streitig.

Die Details der über Digitalis und Digitalin vorliegenden physiologischen Versuche zeigen in ihren Resultaten höchst bedeutende Differenzen, z. Th. wohl, weil die Experimentatoren mit ganz verschiedenen Dosen und mit ganz differenten Präparaten, da die Digitalinsorten des Handels wesentliche Unterschiede darbieten, gearbeitet haben. Feststehend ist zunächst die erregende Wirkung auf den Vagus, die nicht, wie A. B. Mayer annahm, Folge des erhöhten Blutdrucks im Gehirn ist, da Atropin die Pulsverminderung nicht zu Stande kommen lässt. Dass der Herzmuskel als solcher von Digitalin afficirt wird, beweist das Zustandekommen der Wirkung an der nervenlosen Herzspitze (Franck). Nach den Untersuchungen von Williams ist die erste Wirkung des Digitalins auf das Froschherz Volumzunahme der Herzpulsationen ohne Zunahme der absoluten Leistungsfähigkeit des Herzens und erhebliches Steigen des mittleren Blutdrucks bei nicht erhöhtem Maximaldrucke; diese Effecte erfolgen bei Ausschaltung des capillären Kreislaufes. Auch beim Säugethiere zeigt sich, wie schon früher Böhm darthat, die Wirkung zunächst durch Verstärkung der Herzcontractionen, der Werth der Druckschwankung des einzelnen Herzschlages wächst, der Puls wird grösser und dikrotisch, indem die Reizbarkeit des Herzmuskels so gesteigert ist, dass schon die halbe Füllung des Ventrikels ausreicht, um eine neue Contraction hervorzurufen. Zweifelsohne genügt diese Steigerung der Arbeitsleistung des Herzens, um die Erhöhung des Blutdrucks zu erklären, doch wird von Ackermann, Fothergill und Brunton als ein in gleicher Richtung wirkender Factor noch eine durch Digitalin bedingte Verengung der peripheren Gefässe hervorgehoben, die, wenn sie wirklich existirt, vom vasomotorischen Centrum unabhängig ist, da auch bei völliger Lähmung des letzteren durch Chloralhydrat Blutdruckssteigerung eintritt. Die bei tödtlichen Fingerhutvergiftungen mitunter, jedoch keineswegs constant zu beobachtende Pulsbeschleunigung ist dadurch zu erklären, dass in solchen Fällen der Vagus vor dem Herzmuskel gelähmt wird.

Der durch Digitalin bedingte systolische Herzstillstand wird durch Saponin beseitigt, vermuthlich in Folge von Herabsetzung der erregten Hemmungsmechanismen, andererseits hebt Digitalin Saponinstillstände auf, wahrscheinlich durch hochgradige Erregung des Muskels (H. Köhler).

Auf der Steigerung des Blutdruckes durch Digitalis beruht offenbar die in manchen Fällen von Erkrankung wahrzunehmende diuretische Wirkung bei Hydrops und wahrscheinlich auch der Einfluss des Mittels auf die Temperatur.

Wir haben bereits oben angegeben, dass beim gesunden Menschen ebenso wie beim Thiere Digitalis und Digitalin nicht diuretisch wirken, wohl aber ist dieses der Fall bei Kranken, welche an Klappenfehlern des Herzens leiden und sich im Stadium der gestörten Compensation befinden, wobei nach medicinischen Dosen von Digitalis mit dem Steigen der arteriellen Spannung auch Zunahme der verringerten Urinausscheidung eintritt. Die Beziehungen der Digitalis zur Körpertemperatur, welche namentlich bei Fieberkranken in ausgeprägterer Weise hervortreten, zur Veränderung des Herzens sind neuerdings von Ackermann bei Thierversuchen genauer studirt. Nach seinen Versuchen tritt mit der durch Digitalin veranlassten Drucksteigerung im Aortensystem Abnahme der Temperatur in der Vena cava bei Zunahme an der Körperoberfläche (zwischen den Zehen) ein, was Ackermann durch die in Folge der arteriellen Blutdruckssteigerung hervorgerufene Beschleunigung der Blutbewegung durch die äussere Haut erklärt, insofern dadurch Erwärmung der Peripherie des Körpers und Abkühlung des Innern erfolge.

Von den krankhaften Zuständen, gegen welche der Fingerhut in Anwendung gezogen wird, nehmen die fieberhaften Affectionen unstreitig den ersten Platz ein. Besonders gebräuchlich ist die Benutzung bei croupöser Pneumonie und bei hektischem Fieber (hier zweckmässig mit Chinin), während sie im Typhus verhältnissmässig weniger gebraucht wird.

Bei Pneumonie sind die Ansichten über den Werth der Digitalisbehandlung sehr auseinandergehend, und während vor einigen Decennien kaum ein Fall von Lungenentzündung ohne Digitalis mit oder ohne Nitrum und Brechweinstein zur Genesung oder zum tödtlichen Ende geführt wurde, ist der Gebrauch der Digitalispräparate jetzt weit seltener geworden. Statistische Zusammenstellungen

(Thomas, Schrötter) scheinen darzuthun, dass bei expectativ symptomatischer Behandlung der Pneumonie die Defervescenz im Durchschnitt eben so rasch und das Mortalitätsverhältniss eben so günstig wie bei Digitalisbehandlung ist. Dem Veratrin steht Digitalis dadurch nach, dass es viel geringer die Temperatur als den Puls beeinflusst und dass zur Herabsetzung der Temperatur manchmal Dosen nothwendig werden, mit denen unangenehme Nebenerscheinungen (Erbrechen, Schwindel, Kopfweh) sich verbinden. Grosse Dosen führen oft zu Collaps; aber auch bei längerer Darreichung kleiner Dosen können sich Toxicationserscheinungen manifestiren, ein Umstand, der Digitalis als Antipyreticum nur mit grosser Vorsicht anzuwenden gebietet. Es gilt dies besonders bei anämischen, heruntergekommenen Individuen, wo man das Mittel eben so sehr wie das Veratrin zu vermeiden hat. Ein Einfluss auf den localen Process bei Pneumonie ist in keiner Weise ersichtlich. Sowohl bei Pneumonie als bei Pleuritis, Pericarditis, Endocarditis, auch bei Erysipelas können nur Fälle mit wirklich hochgradigem und in Folge davon an sich lebensgefährlichem Fieber die Digitalis indiciren, während beim Bestehen mässiger Fiebergrade das Medicament überflüssig ist und Darreichung säuerlicher Getränke genügt. Die nicht selten ungünstige Wirkung der Digitalis auf die Verdauung verbietet ihre Anwendung bei bestehender gastrischer Störung. Im Typhus werden Chinin und kühle Bäder allgemein der Digitalis vorgezogen. Bei Rheumatismus acutus hebt Traube das in mehreren Fällen constatirte erhebliche Nachlassen der Localaffection beim Eintritt der Digitaliswirkung hervor, doch ist dies wohl eben so ausgesprochen und vielleicht noch ausgesprochener beim Veratrin. Bei Febris hectica, wo jedoch im Allgemeinen die Dosen niedriger zu greifen sind als bei acutentzündlichen Krankheiten, auf deren Höhe häufig Dosen nothwendig werden, welche den toxischen nahe stehen, wird nicht selten auch das Allgemeinbefinden (Husten, Kopfweh, Dyspnoe) erheblich gebessert.

Ueber die Veränderungen von Puls und Temperatur bei Fieberkranken unter dem Einflusse von Digitalis und Digitalin sind eine grosse Anzahl exacter Beobachtungen seit der Einführung des Medicaments durch Rasori als Antipyreticum gemacht, in Deutschland besonders von Traube, Wunderlich, Thomas und Ferber. Die antipyretischen Effecte scheinen bei Krankheiten mit kürzerem fieberhaftem Verlaufe erst nach grösseren Dosen und später einzutreten als bei Typhus und andern länger dauernden Affectionen. Das Sinken der Temperatur kann beim Typhus früher als die Abnahme der Pulsfrequenz eintreten; bei allen übrigen Fiebern und meist auch beim Typhus erfolgt die erstere später. Die Wirkung auf den Puls hält länger an als die auf die Eigenwärme gerichtete. Nach Ackermanns Versuchen müsste die Digitalis besonders bei sog. asthenischen Fiebern, wo hohe Innentemperaturen und verhältnissmässig niedere Hauttemperaturen bestehen, Anwendung finden. Sicher ist, dass bei acuter Herzschwäche im Verlaufe von Fiebern Fingerhutpräparate von äusserst günstiger Wirkung sind (Fothergill, Leyden), wo dann freilich der antipyretische Werth des Mittels nicht in Frage kommt.

In zweiter Linie steht der Gebrauch der Digitalis bei Herzkrankheiten, wo unter bestimmten Verhältnissen kaum ein Stoff so Günstiges leistet, wie der Fingerhut.

In diesen Krankheiten ist indessen Digitalis keineswegs überall indicirt und auch nicht zur Bekämpfung jeder Asystolie und Arhythmie von Nutzen, vielmehr sind bei der Verwendung bestimmte Indicationen und Contraindicationen maassgebend, wie solche zuerst von Traube, später von Potain (1880) und Leyden (1881) aufgestellt wurden. Nach Traube ist Digitalis überflüssig und selbst schädlich bei frisch entsandenen Klappenfehlern, wo die compensatorische Hypertrophie erst in der Ausbildung begriffen ist, ebenso nach vollständiger Ausbildung der Compensation und relativem Wohlbefinden der Patienten, weil in letzterem Falle Eintreten von Compensationsstörung geradezu befördert wird. Indicirt ist Digitalis dagegen in Fällen, wo bei ziemlich genügend ausgebildeter Compensation die Herzaction sehr aufgeregt, der Puls sehr frequent oder intermittirend ist, starkes Herzklopfen mit mächtigem Spitzenstoss und erhebliche Dyspnoe besteht. Bei Compensationsstörungen leistet Digitalis auffallend günstige Dienste bei abnorm niederer Spannung der Arterien, wo es den aus beginnender Leistungsunfähigkeit des Herzmuskels und der herabgesetzten Triebkraft desselben hervorgehenden Hydrops durch Erhöhung des Blutdrucks beseitigt und gleichzeitig durch Herabsetzung der Pulsfrequenz die Ernährung des Herzmuskels, dem sein Ernährungsmaterial vorzugsweise bei der Diastole zugeführt wird, bessert. Zu vermeiden ist nach Traube dagegen Digitalis bei bestehender abnormer Erhöhung der Spannung im Aortensystem, weil hier durch eine weitere Steigerung des arteriellen Drucks geradezu Zerreissung von Gefässen und sogar Hämorrhagie im Gehirn herbeigeführt werden kann. Selbst in Fällen, wo die Compensationsstörung Folge einer plötzlichen Vermehrung der Widerstände, zumal eines Bronchialkatarrhs, ist, kann Digitalis neben andern zur Bekämpfung des localen Leidens dienenden Mitteln von Nutzen sein. Am meisten wird Digitalis bei Mitralisinsufficienz mit Erfolg gegeben, demnächst bei Insufficienz der Tricuspidalis, wo die Effecte jedoch wegen der meist bestehenden fortgeschrittenen Alteration des Herzmuskels minder ausgeprägt sind und bei zu starker Steigerung des Blutdrucks selbst Hämoptoë auf Digitalisgebrauch folgen kann (Potain). Insufficienz der Aortenklappen bildet nach Traube und Leyden keine Contraindication der Digitalis. Die Wirkung des Mittels setzt natürlich weder einen hochgradig hypertrophischen noch einen in fortgeschrittener Degeneration befindlichen Herzmuskel voraus; bei sog. paralytischer Asystolie von Gubler (Potain) leistet Fingerhut nichts. Absolute Contraindication bildet fettige Entartung des Herzens keineswegs, doch wirkt das Mittel bei dem sog. weakened heart von Stokes nur anfangs, dann aber auch im hohen Grade erleichternd, mitunter ohne dass die Pulsfrequenz wesentlich abnimmt oder die Schlagfolge regelmässig wird (Traube, Fraenkel). Schwächezustände des linken Herzens ohne Klappenfehler indiciren Digitalis ganz besonders (Leyden); bei Lähmung des l. Herzens kann das Mittel beginnendes Lungenödem beseitigen. Fothergill betrachtet atheromatöse Entartung der grossen Gefässe als Contraindication des Fingerhutgebrauches, weshalb derselbe in den meisten Fällen von Aortenstenose nicht zulässig erscheine, doch ist zu berücksichtigen, dass die Gefahren des erhöhten Drucks durch die gleichzeitig bewirkte Gleichmässigkeit desselben übercompensirt wird (Potain). Fothergill sah günstige Erfolge in mehreren Fällen von Angina pectoris und Asthma cardiacum. Während beim Bestehen von Herzklappenfehlern und Compensationsstörung Irregularität des Herzschlages und Palpitationen durch Digitalis häufig genug beseitigt werden, ist diese kein Heilmittel gegen Palpitationen ohne Herzfehler, obschon sie in manchen Fällen bei bestehender Herzschwäche palliativen Nutzen hat; bei chlorotischen und hysterischen Palpitationen ist der Effect unwesentlich, ebenso bei Palpitationen in Folge chronischer Tabaksvergiftung oder in der Basedowschen Krankheit (Leyden).

In dritter Reihe steht die Anwendung der Digitalis als Diureticum bei Hydrops.

Da es als nachgewiesen betrachtet werden kann, dass die diuretischen Effecte des Fingerhuts von der durch denselben hervorgerufenen Erhöhung des Drucks im Aortensystem herrühren, so passt Digitalis auch hier nur in denjenigen Fällen, wo die Wassersucht mit einer Schwächung der Herz- und Gefässthätigkeit einhergeht, während bei normaler Spannung oder bei Erhöhung derselben das Mittel contraindicirt erscheint. Bei Hydrops in Folge chronischer Nephritis oder von Hydrämie steht sie andern Diuretica entschieden nach; in ersterem Falle ist das Mittel sogar gefährlich, indem die Ausscheidung des Digitalins verhindert und das Eintreten cumulativer Wirkung dadurch gefördert wird. Das Vorhandensein von Herzklappenfehlern oder von secundärer Hypertrophie des rechten Ventrikels kann im Allgemeinen als das die Anwendung der Digitalis indicirende Moment angesehen werden.

Von geringerer Bedeutung sind die übrigen Anwendungen der Digitalis. Man betrachtete sie früher als Heilmittel bei Phthisis, wo sie indessen nur als antifebriles Mittel palliativen Nutzen gewährt, sei es, dass hektisches Fieber oder febrile käsige Pneumonie besteht. Traube vindicirte der Digitalis besonders günstige Action bei Hämoptoë, wo sie jedoch durch Steigerung des Blutdrucks geradezu ungünstig wirken kann. Von dem Gebrauche bei Leber- und Milzinfarcten oder Scrophulose (Withering), bei eingeklemmten Brüchen (Simmons) u. s. w. ist man fast ganz zurückgekommen. In früherer Zeit rühmte man sie sehr bei Manie mit oder ohne chronische Hirnentzündung (Jones, Mason Cox), wo sie dem Opium als minder aufregendes Mittel vorzuziehen sein sollte. Derselbe Grund gilt auch für die Anwendung von Digitalis bei Delirium tremens (Huss, Günsburg); hier kann sie allerdings von Nutzen sein, doch wohl vorwaltend nur in solchen Fällen, wo der Säuferwahnsinn mit Fieber complicirt oder die Folge einer mit Fieber einhergehenden Entzündung ist. Bei stark gespanntem Arterienrohr ist Digitalis auch hier sicher contraindicirt. Die Empfehlung bei Wechselfieber (Bouillaud), Spermatorrhoe und Nymphomanie (Corvisart, Laroche, Brugmans) haben kein Interesse.

Die Folia Digitalis werden innerlich zu 0,06—0,3, am besten in Pulvern, Pillen oder im Aufguss gegeben.

Die Phkp. gestattet 0,2 als höchste Einzelgabe und 1,0 pro die. Zum Infus rechnet man 0,5—1,5 auf 200,0 Colatur. Decocte sind unpassend, weil darin theilweise Zersetzung der Digitalisglykoside resultirt und so die Wirkung abgeschwächt wird. Im Allgemeinen scheinen bei der internen Anwendung als Antipyreticum einzelne grössere und seltene Dosen passender als häufigere kleine; immer aber ist bei der Anwendung auf die cumulative Wirkung des Medicaments Acht zu haben und allzulange Fortsetzung der Darreichung zu vermeiden. Bei Herzklappenfehlern sind im Allgemeinen kleinere Dosen (durchschnittlich ein Aufguss von 0,6 auf 180,0 Colatur) als bei fieberhaften Affectionen zu geben. Auch ist bei Compensationsstörungen das Mittel nur so lange zu verabreichen, bis die Spannung der Arterien sich gehoben hat, weil die günstige Wirkung auf das Herz bei längerem Gebrauche entschieden abstumpft. Bei der Verordnung sind Gerbsäure, Bleizucker, Alkalicarbonate, auch Cyankalium als zersetzend nicht gleichzeitig zu geben.

Die äusserliche Anwendung hat im Ganzen wenig Bedeutung. Die endermatische Application des Pulvers zur Erzielung entfernter Wirkungen ist fast völlig aufgegeben. Frische zerquetschte Blätter, welche mit Bier macerirt in Irland Volksmittel bei Epilepsie sind, hat man äusserlich als Kataplasma bei Wassersuchten benutzt. Auch Aufgüsse der getrockneten Blätter haben als Bähungen und Waschungen, sowie der Presssaft aus frischen Pflanzen zu Einreibung Empfehlung gefunden. Aus beiden bereitete Salben dienten auch früher bei scrophulösen Drüsengeschwülsten. Gerhard empfahl Inhalationen verstäubter Digitalisaufgüsse (0,5—2,5 auf 500,0 Col.).

Präparate:

1) Acetum Digitalis; Fingerhutessig. Durch achttägige Maceration von 5 Th. Digitalisblättern mit 5 Th. Weingeist, 9 Th. verd. Essigsäure und 36 Th. Wasser in einer verschlossenen Flasche erhalten; klar, bräunlichgelb, von saurem und stark bitterem Geschmacke. Innerlich zu 10—20 Tr. mehrmals täglich. Die Phkp. giebt als maximale Einzelgabe 2,0, als maximale Tagesgabe 10,0. Am besten pure oder als Diureticum oder in Verbindung mit Acetum Scillae. Nach Fraenkel (1881) ist der Fingerhutessig zuverlässiger als alkoholische Tincturen und lässt namentlich die pulsverlangsamende und drucksteigernde Wirkung der Digitalis hervortreten. Verabreichung des starkwirkenden Präparats in Mixturen ist wegen der ungenauen Dosirung unzweckmässig; zu Saturationen eignet es sich nicht, da Zersetzung der wirksamen Principien durch überschüssige Alkalien zu befürchten steht.

2) Tinctura Digitalis; Digitalistinctur. Aus 1 Th. getrockneter Digitalisblätter mit 10 Th. Spir. dil. bereitet. Dunkelgrün, bitter, vom Geruche der Fingerhutblätter. Zu 5—20 Tr. für sich oder in Verbindung mit diuretischen, in Tropfmixtur anzuwendenden Medicamenten; auch äusserlich zu Einreibung bei Hydrops benutzt. Die Pharmakopoe gestattet als höchste Einzelgabe 1,5, als maximale Tagesgabe 5,0. Die Tinctur ist erheblich stärker als die früher officinelle aus frischen, zerstampften Digitalisblättern bereitete Tinctur, von der 2,0 pro dosi und 6,0 pro die in maximo erlaubt waren, und als die jetzt nicht mehr officinelle ätherische **Fingerhuttinctur**, **Tinctura Digitalis aetherea**, aus getrockneten Blättern durch Maceration mit Spiritus aethereus dargestellt, welche früher irrig als doppelt so stark wie die aus frischen Digitalisblättern dargestellte alkoholische Tinctur angesehen wurde, aber nicht stärker als diese ist (Bennefeld). Mit Wasser verdünnt, diente die ätherische Tinctur früher äusserlich zu Fomenten und selbst zu Injectionen bei Hydrocele (Kress), was jedenfalls ein gefährliches Verfahren darstellt. Leyden hat Digitalistinctur bei Lungenödem in Folge von Herzschwäche subcutan injicirt.

3) **Extractum Digitalis; Digitalisextract, Fingerhutextract.** Aus dem Presssafte des blühenden frischen Krautes dargestelltes dickes Extract, braun, in Wasser trübe löslich, zu 0,03—0,2 3—4mal täglich in Pillen oder Lösung. Maximale Einzelgabe 0,2, maximale Tagesgabe 1,0. In Pulvern wendet man dasselbe mit āā Süssholzpulver verrieben als sog. **Extractum Digitalis siccum** in doppelt so grosser Dosis an. Eine aus Digitalisextract mit 9 Th. Wachssalbe bereitete Salbe diente früher nach Rademachers Empfehlung zu Einreibungen bei Drüsenentzündungen (Mastitis, Parotitis) und war als **Unguentum Digitalis** officinell.

Die reinen Digitalisstoffe finden bei uns verhältnissmässig wenig, in Frankreich etwas mehr Anwendung. Es lässt sich nicht verkennen, dass die als Digitalin im Handel vorkommenden Gemenge von Digitoxin, Digitalin und Digitaleïn eine völlig sichere Dosirung nicht zulassen, indessen ist dies noch mehr bei den Fingerhutblattern der Fall, wo freilich nur Mengen von 0,001 als gefährlich in Betracht kommen. Die im französischen Handel vorzugsweise gebräuchlichen sog. **Granules de Digitaline** sind in ihrer Wirkung so inconstant, dass sie bisweilen in minimalen Mengen zu Vergiftung führen, während in andern Fällen selbst der Inhalt ganzer Flacons von Kindern ohne Schaden geleert wurde (Marrotte). Unangemessen ist es, wie häufig geschieht, von einem **Digitalinum Gallicum** zu reden, da die aus Frankreich kommenden Digitaline keineswegs immer gleich wirkend sind. Man bezeichnet das Nativellesche krystallisirte Digitalin in der Tagesgabe von 0,001—0,002 als pulsverlangsamend, in derjenigen von 0,004 als temperaturherabsetzend bei Fieberkranken und stellt die Tagesgabe für das krystallisirte Digitalin von Homolle (Digitaline globulaire cristallisé) zur Pulsverlangsamung auf 0,003—0,01 (Vidal). Man wird wohlthuen, als Einzelgabe bei Herzkranken für Nativellesches Digitalin $1/4$—$1/2$ Mgm., bei anderen französischen Sorten nicht über 0,001 zu setzen. Das deutsche Digitalin kann in Dosen von 0,001—0,002 2—3mal täglich gereicht werden. Stärker ist das in Oesterreich officinelle, durch Ausziehen mit Chloroform gereinigte **Digitalinum depuratum**, welches dem Homolleschen Digitalin an Wirksamkeit gleich steht. Die beste Form zur Anwendung von Digitalin ist die der Pillen. In Lösung von Alkohol oder Aceton (Strohl) verändert sich bei der leichten Verdunstung des Vehikels der Digitalingehalt. Bei Personen, welche zu Nausea und Erbrechen geneigt sind, kann Digitalin (namentlich stark digitaleïnhaltige deutsche Sorten) auch subcutan verwendet werden, da diluirte Lösungen keine örtlichen Reizungserscheinungen bedingen, während Digitoxin subcutan heftige Irritation bedingen kann. Man benutzt deutsches Digitalin in 1% Lösung (0,1:10,0 gleicher Theile Wasser und Glycerin) zu 0,001—0,003. G. Bulgari hat bei Orthopnoe bis zu 0,005 injicirt. Digitalinsalben, gegen Anasarca und Ekzem von Dumont empfohlen, sind ohne Bedeutung.

Verordnungen:

1) ℞
Fol. Digit. 1,0
Affunde Aq. ferv. q. s.
ad. colat. 150,0

cui adde
Syr. simpl. 25,0
M. D. S. 2stündlich 2 Esslöffel voll.

2) ℞
   Inf. fol. Digit. (e 2,0) 175,0
   Kalii nitr. 5,0
   Syr. Rubi Idaei 25,0
   M. D. S. 1—2stündlich 1 Esslöffel voll.

3) ℞
   Tincturae Digit. 2,0
   Aq. Amygd. amar. 8,0
   M. D. S. 3mal täglich 15 Tr. (Bei Herzpalpitationen. Oppolzer.)

4) ℞
   Extr. Digit. 1,0
   Aq. Petrosel. 175,0
   Oxymell. scillit. 25,0
   M. D. S. 2stündlich 1 Esslöffel voll. (Als Diureticum.)

Anhang. Die Digitalis ist der Hauptrepräsentant einer grösseren Anzahl von in gleicher Weise auf das Herz wirkenden Stoffen, von denen jedoch keiner als Antipyreticum therapeutische Anwendung findet, von welchen dagegen eine grössere Reihe als Diuretica in Anwendung gezogen wird, weshalb dieselben in der Classe der Nierenmittel ausführliche Besprechung finden.

Vierte Abtheilung. Auf entfernte Organe wirkende Arzneimittel, Medicamenta teledynamica.

XI. Classe. Neurotica, Nervenmittel.

Diese Classe umfasst alle auf das Nervensystem wirkenden Mittel, welche vorzugsweise bei krankhaften Störungen der nervösen Apparate in Anwendung gezogen werden. Indem wir bezüglich der Nervenwirkungen selbst auf die allgemeine Pharmakodynamik (S. 74) verweisen, ordnen wir dieselben nach den Abtheilungen des Nervensystems, die sie vorzugsweise beeinflussen.

1. Ordnung. Neurotica peripherica, vorzugsweise auf das peripherische Nervensystem wirkende Mittel.

Von diesen Mitteln haben nur die vorwaltend lähmenden Substanzen und auch von diesen nur zwei alkaloidhaltige Drogen, das Schierlingskraut und das Curare, therapeutische Bedeutung.

Die Frage, ob der lähmenden Action der Neurotica peripherica eine erregende Wirkung auf die peripheren Nerven vorangeht oder ob die Paralyse auf convulsivische Erscheinungen folgt, wird von verschiedenen Experimentatoren different beantwortet. Bei grösseren Dosen der hauptsächlichsten hierhergehörigen Substanzen resultirt in der Regel ausschliesslich Lähmung, die man, nach dem zuerst als in dieser Richtung wirkend erkannten Curare, gewöhnlich als Curarelähmung oder Curarewirkung bezeichnet und welche man daran erkennt, dass bei Ausschluss der Blutzufuhr zu einer Extremität durch Arterienligatur das betreffende Glied von der Lähmung nicht betroffen wird.

Den Gegensatz zur Curarewirkung bildet die Action des Guanidin und Methylguanidin, welche durch Reizung der peripherischen Nervenendigungen nicht allein fibrilläre Muskelzuckungen, sondern geradezu klonische Krämpfe der gesammten Musculatur erzeugen, welche durch Abschliessung der Blutzufuhr, nicht aber nach Durchschneidung des Rückenmarks oder des Hüftgeflechts oder Zerstörung des Gehirns beseitigt werden, in abgetrennten Extremitäten persistiren und auch in solchen bei directer Einführung hervortreten (Gergens und Baumann, Putzeys und Swaen). In tödtlichen Dosen bewirkt Guanidin nicht allein Lähmung der peripheren Nervenendigungen, sondern auch des Gehirns und Rückenmarks.

Auch dem Curare u. den curareartig wirkenden Stoffen wird von verschiedenen Experimentatoren (Steiner, Holmgren, Bochefontaine) eine herabsetzende Wirkung auf das Grosshirn (narkotische Action) vindicirt. Manche der zur Gruppe des Curarin gerechneten Stoffe gehören entschieden zur Abtheilung der eigentlichen Cerebralia, so z. B. das Kraut von Cynoglossum officinale und vermuthlich mehrere der von Buchheim als curareartig wirkend bezeichneten Borragineen, wahrscheinlich auch das neuerdings (1882) von Schiffer als Neuroticum periphericum betrachtete Guachamacaextract, ein Extract aus der Rinde eines zu den Apocyneen gehörenden Giftbaumes von Venezuela, welches zwar mit dem Curare die Eigenthümlichkeit theilt, dass vom Magen aus erst unverhältnissmässig grössere Mengen als bei Subcutaninjection toxisch wirken, welches aber beim Menschen zu 0,1 hypodermatisch mehrstündigen Schlaf bedingt, ohne lähmend zu wirken. Alle diese Stoffe und ebenso die hierher gehörigen Alkylbasen (vgl. S. 24) besitzen therapeutische Bedeutung nicht.

Herba Conii, Herba Conii maculati, Herba Cicutae; **Schierlingskraut.**

Durch den Gehalt an einem sehr giftigen, flüchtigen, sauerstofffreien Alkaloide, dem Coniin, neben welchem noch einige ziemlich gleichartig wirkende basische Pflanzenstoffe sich finden, sind die verschiedenen Pflanzentheile des bei uns an Wegen, Schutthaufen und bebauten Stellen häufigen Fleckschierlings, Conium maculatum L. (Fam. Umbelliferae), wirksam.

Der Fleckschierling, dessen Saft im alten Griechenland zur Hinrichtung von Verbrechern angewandt wurde, wie dies aus der Geschichte des Sokrates hinreichend bekannt ist, darf nicht mit zwei andern zur Familie der Doldengewächse gehörigen, ebenfalls als Schierling bezeichneten Gewächsen verwechselt werden. Es sind dies die Hundspetersilie oder der Gartenschierling, Aethusa cynapium L., deren früher viel gefürchtete Giftigkeit sich als Illusion erwiesen hat (Harley), und der Wasserschierling oder Wütherich, Cicuta virosa L., dessen giftiges Princip, ein indifferenter, harzartiger Körper, das Cicutoxin, nach Art des Pikrotoxins klonische und tonische Krämpfe und Trismus bedingt. Conium maculatum, vielleicht ursprünglich nur im Orient und Südeuropa einheimisch, jetzt aber durch ganz Europa, Nord- und Westasien verbreitet und sporadisch auch in Nord- und Südamerika vorkommend, ist ein zweijähriges, seltener einjähriges Kraut mit etwas bereiftem, am untern Theile rothgeflecktem und gestreiftem, nach oben zu gefurchtem Stengel und mehrfach gefiederten, überall glatten Blättern, von denen die untern lange, den Stengel scheidig umfassende Stiele besitzen, die obern sitzend sind, mit weissen, kleinen, in Dolden gestellten Blüthen und mit glatten, im reifen Zustande grünlichbräunlichen, eirunden Theilfrüchtchen. Die Blätter des Fleckschierlings sind dreifach fiederspaltig, die Fiederblatter der ersten und zweiten Ordnung cirund, gestielt, die der dritten Ordnung länglich eirund, ungestielt, tief eingeschnitten mit gesägten Lappen, deren Sägezähne in eine weisse trockenhäutige Spitze endigen. Die ganze Pflanze ist mattgrün und vollständig kahl, die Frucht glatt, etwa 3 Mm. lang und ebenso dick und auf jeder Fruchthälfte mit fünf starken blassen Längsrippen besetzt, welche eine wellig gekerbte Bogenlinie beschreiben; charakteristisch ist das Fehlen der Oelstriemen in den vier zwischen den Rippen belegenen Thälchen oder Furchen und an den Berührungsflächen der beiden Theilfrüchte. Die Herba Conii stellt die Blätter und blühenden Spitzen der im Sommer gesammelten Pflanze dar, welche von andern ähnlichen Umbelliferen am besten durch die leicht erkennbaren Längsrippen der unreifen Frucht, an Farbe und Form, sowie an dem eigenthümlichen Geruche der Blätter, welcher namentlich auch beim Befeuchten der trockenen Blätter mit Kalilauge sich entwickelt, unterschieden wird.

Das Coniin, $C^8H^{15}N$, ist eine wasserhelle ölartige Flüssigkeit von 0,87 bis 0,89 spec. Gew., höchst durchdringendem, widrigem, an Mäuseharn erinnerndem, zu Thränen reizendem Geruche und scharfem und unangenehmem, tabaksähnlichem Geschmacke. Es siedet bei 163°, destillirt bei Luftabschluss unverändert über, zersetzt sich dagegen theilweise bei Zutritt von Luft und verbrennt bei stärkerer Erhitzung an freier Luft mit heller, russender Flamme. In Wasser löst es sich wenig, in kaltem reichlicher als in warmem, so dass sich die wässrige Lösung beim Erwärmen trübt; Weingeist löst Coniin in allen Verhältnissen, ebenso Aether, Amylalkohol, Chloroform, Aceton, Benzol und ätherische Oele. Es ist eine starke Base, welche die Oxyde der Schwermetalle und der Thonerde aus ihren Lösungen fällt und auf Eiweiss coagulirend wirkt. Mit Säuren bildet es schwierig krystallisirbare, leicht zerfliessliche, meist sich rasch zersetzende Salze; auch das Coniin verändert sich bei Luftzutritt rasch, wird gelb, später braun und dickflüssig, und geht schliesslich unter Entwicklung von Ammoniak in eine harzartige, bitter schmeckende Masse über, welche Stickstoff enthält und an feuchter Luft, sowie beim Verbrennen nach Buttersäure riecht, welche letztere auch beim Erwärmen von Coniin mit Salpetersäure oder andern Oxydationsmitteln entsteht. In der Schierlingspflanze findet sich Coniin am reichlichsten in den nicht völlig reifen Früchten der zweijährigen Pflanze, minder reichlich in den Blättern, welche nach Schoonbrodt in der Blüthezeit das meiste Coniin liefern, in frischen Blättern 0,14 % beträgt (in den Früchten nach Barth fast 1 %). Die Blätter büssen sehr viel Coniin beim Trocknen ein, so dass im getrockneten Schierlingskraut nur 0,04 % sich findet; weniger scheinen die Früchte zu verlieren, in denen dagegen beim Reifen theilweise Veränderung des Alkaloids erfolgt. Nach Manlius Smith sind die noch nicht ausgewachsenen und die vollkommen ausgewachsenen unreifen Früchte 3—7mal stärker als die zur Blüthezeit gesammelten Blätter, welche ihrerseits doppelt so stark wirken wie Blätter aus späteren Vegetationsperioden. Nach Schroff sind die unreifen Früchte der einjährigen Pflanze weit schwächer als die der zweijährigen. Die Zerstörung des Coniins beim Trocknen der Blätter erklärt, weshalb aus nicht frischem Kraute dargestellte Schierlingspräparate nahezu unwirksam sind (Harley).

Das käufliche Coniin enthält nach Planta und Kekulé stets Methylconiin, $C^8H^{14}(CH^3)N$, welches wahrscheinlich schon in der Pflanze aus dem Coniin durch Substitution des Radicals Methyl für H entsteht. In Folge dieser Beimengung bestehen nach Crum Brown u. Fraser auch Wirkungsdifferenzen bei den einzelnen Coniinsorten, indem Methylconiin die Reflexaction mehr beeinträchtigt als Coniin. Weitere Wirkungsdifferenzen können dadurch entstehen, dass dem Coniin Ammoniak beigemengt ist. Ein weiteres Substitutionsproduct des Coniins, das Dimethylconiin, ist schwächer giftig als Coniin und Methylconiin, indem es schon zu 0,2—0,4 den Tod von Kaninchen herbeiführt, und wirkt ganz nach Art des Curare lähmend auf die peripherischen Nerven. Analog wirken auch die durch Substitution des Radicals Aethyl entstehenden Basen Aethylconiin und Diaethylconiin (Pélissard, Jolyet und Cahours). Nach Bochefontaine und Tiryakim wirkt das reine Coniin vorwaltend herabsetzend auf das Gehirn und bedingt zunächst allgemeine Schwäche, dann convulsivische Erschütterungen, Steigerung der Reflexerregbarkeit bei gleichzeitiger Vernichtung der Willkürbewegung, beschleunigte Athmung und Sehstörungen, später allmäliges Schwinden der Reflexerregbarkeit, Schwächerwerden der Athmung und des Pulses, Collaps und Tod, während die curareähnliche Wirkung auf die peripherischen Nerven einer harzähnlichen Substanz zukommt. Jedenfalls überwiegt in den Handelssorten des Coniins und der daraus dargestellten Salze das curareähnlich wirkende Princip.

Neben Coniin und Methylconiin findet sich im Schierling, und zwar besonders in den Blüthen, aber auch in den Früchten und in ganz geringer Menge im Kraute während der Blüthezeit, eine krystallinische Base, das Conydrin, das durch Entziehen von Wasser mittelst Erhitzen mit Phosphorsäureanhydrid in Coniin übergeht und in analoger Weise, jedoch weit schwächer giftig als Coniin wirkt (Wertheim). Das Coniin ist mit Bestimmtheit bis jetzt nur im Fleckschierling aufgefunden. Die von Sievers in den Lupinen aufgefundene und mit dem Methylconiin und andern aus Coniin darstellbaren Basen identificirten Alkaloide sind in ihrer Wirkung bisher nicht genau untersucht; dagegen soll das von Hugo Schiff aus dem Butyraldin durch trockene Destillation erhaltene künstliche Coniin, welches jedoch keinen substituirbaren Wasserstoff besitzt, physiologisch mit dem aus Schierling dargestellten Coniin übereinstimmen.

Das Coniin, welches als wirksamer Bestandtheil der Herba Conii zu betrachten ist, hat sowohl örtliche als entfernte Wirkung, von denen erstere jedoch nur an Schleimhäuten mit dünner Epithelschicht bei Anwendung unverdünnten Coniins sich zeigt. Das resorbirte Coniin wird theilweise durch den Urin eliminirt.

Auf die Conjunctiva applicirt wirkt unverdünntes Coniin geradezu kaustisch, bedingt Blennorrhagie, Cornealtrübung und Hornhautgeschwüre; diese Wirkung ist offenbar die Folge der Affinität zum Eiweiss. Bei der in der Regel rasch tödtlichen Wirkung des Coniins findet sich bei Vergiftungen an Thieren selten Entzündung im Tractus. Schon Orfila constatirte die Resorption des Alkaloids durch den Nachweis in Milz, Nieren und Lungen; Dragendorff und Zaleski fanden es auch im Blute und bei nicht letal vergifteten Kaninchen im Urin, in letzterem spurweise noch $2^1/_2$ Tage nach der Einführung; ein Theil scheint auch durch die Lungen eliminirt zu werden (van Praag), ein anderer wird unstreitig destruirt.

Die entfernten Wirkungen des Coniins, welche in höheren Dosen eines der gefährlichsten und sehr rasch zum Tode führenden Gifte ist, sind sowohl bei Menschen durch verschiedene Selbstversuche (Pöhlmann, Dworzak, Heinrich und Dillnberger, Harley) und Beobachtungen am Krankenbette als bei den verschiedensten Thieren durch eine grosse Zahl von Experimentatoren sehr genau festgestellt. Als hauptsächlichste Wirkungserscheinung ergiebt sich überall Lähmung, welche, wie dies zuerst Kölliker darthat, durch directe Beeinträchtigung der motorischen Nerven entsteht, wobei zuerst die Nervenendigungen und erst später die Stämme selbst gelähmt werden. Diese Lähmung, welche auch die Respirationsmuskeln ergreift, führt bei letalen Dosen mitunter zu Dyspnoe und Erstickung unter terminalen klonischen Krämpfen. Die Herzthätigkeit bleibt lange Zeit völlig unverändert, wenn die Störung der Blutlüftung durch künstliche Respiration ausgeglichen wird. Einwirkung auf das Gehirn scheint nicht stattzufinden, da bei Menschen das Bewusstsein auch bei toxischen Dosen intact bleibt. Möglicherweise ist dem Coniin eine besondere Wirkung auf das Rückenmark eigen, da bei Kaltblütern mitunter die Reflexaction vor der Reizbarkeit der peripherischen Nerven erlischt (Crum Brown und Fraser).

Die Giftigkeit des Coniins für Thiere ist für alle Wirbelthierclassen und auch für Regenwürmer und Insecten constatirt; die manchen Vögeln zugeschriebene Immunität gegen Schierling ist wohl nur darin begründet, dass Schierlingssamen häufig unverdaut wieder abgeht, da Coniin Vögel rasch tödtet. Junge Thiere werden weit stärker durch Coniin afficirt als alte (Rossi). Möglicherweise kann auch Gewöhnung bis zu einem gewissen Grade eintreten (Guttmann). Die tödtliche Dosis des Coniins lässt sich schwer feststellen, da das Coniin des Handels stets Methylconiin und Ammoniak beigemengt enthalt und da, möglicherweise schon durch blossen Contact mit der äussern Luft bei sonst sorgfältiger Aufbewahrung, die Wirkung des Coniins so abgeschwächt werden kann, dass das im frischen Zustande bei Application auf das Auge Kaninchen in 7 Minuten tödtende Alkaloid später in derselben Menge nur örtlich entzündungserregend wirkt (Schroff). Im Allgemeinen aber ist die letale Dosis bei Thieren sehr klein, bei Tauben 0,1, bei Kaninchen etwas mehr als 0,01.

Die Erscheinungen der Coniinvergiftung bei Kaltblütern entsprechen ziemlich genau dem Bilde der Vergiftung mit Curare, Frösche verfallen in 1—2 Min. danach in allgemeine Paralyse, die manchmal die Vorder-, manchmal die Hinterbeine zuerst ergreift; die Respiration wird unregelmässig und steht bald still, ebenso das Lymphherz, dagegen schlägt das Herz auch nach dem Aufhören aller übrigen Functionen stundenlang fort, ohne dass im Rhythmus und in der Stärke der Contractionen anfangs Veränderungen bemerkbar wären. Bei nicht zu grosser Dosis erholen sich die Frösche, wenn man dieselben gehörig vor Verdunstung schützt, im Verlaufe von 24 Stunden wieder. Bei grösseren Dosen ist die Stärke der Herzcontractionen etwas beeinträchtigt. Unterbindung der Arteria iliaca verhindert das Auftreten von Lähmung in der von dieser versorgten Extremität (Kölliker u. A.) Convulsionen fehlen nach Coniinvergiftung bei Fröschen vollständig und treten bei Warmblütern nach vorausgehender Lähmung der Hinterbeine und allgemeiner Paralyse in Folge respiratorischer Störungen als secundäre Erscheinungen auf; dieselben sind vorwaltend klonischer Art. Die bei Warmblütern mitunter frühzeitig vorkommenden fibrillären Muskelzuckungen sind möglicherweise von einer primären Reizung der intermuskulären Nervenendigungen abzuleiten. Während des apathischen und paralytischen Zustandes der mit Coniin vergifteten Säugethiere sind Sensibilität und Sensorium anfangs völlig intact; die Respiration erlischt stets früher als die Herzthätigkeit, auch bleibt das Herz lange elektrisch reizbar. Ein Einfluss auf die Nervencentren ist kaum in Abrede zu stellen, da auch Ligatur sämmtlicher Gefässe der Extremitäten die Abnahme der Reflexerregbarkeit nicht hindert, dagegen scheint Beeinträchtigung der psychomotorischen Centren nur secundär in Folge der mangelhaften Blutlüftung oder des veränderten Blutdrucks stattzufinden (Lautenbach). Ebensowenig wirkt Coniin direct auf die sensiblen Nerven oder die secretorischen Nerven (Prévost); dagegen werden die Vagusendigungen früher und selbst durch geringere Mengen als die Endorgane in den willkürlichen Muskeln gelähmt (Jolyet und Pélissard). Blutdruck und Körpertemperatur steigen (letzteres auch beim Menschen nach medicinalen Gaben). Einfluss auf die Diurese scheint nicht stattzufinden. Die Athmung ist meist zuerst beengt, keuchend und beschleunigt, später verlangsamt, bei leichten Intoxicationen, wo die Symptome ausschliesslich in wankendem Gange in Folge von Parese bestehen, normal. Die Pupille ist in der Regel erweitert, bisweilen verengt, die peristaltische Bewegung auch nach dem Tode erhalten. Die von Ihmsen als charakteristisch bezeichnete Beschaffenheit des Blutes ist indess keine andere als bei dem Tode durch Asphyxie überhaupt (dunkelkirschrothe Färbung, Fluidität und verminderte Coagulationsfähigkeit), welchem auch die venösen Hyperämien im Abdomen und in der Schädelhöhle entsprechen.

Beim Menschen kann schon $1/4$ Tropfen Coniin Brennen im Munde, Kratzen im Halse, Speichelfluss, Brechneigung und Erbrechen, sowie Eingenommenheit und Hitze im Kopfe bedingen. Nach 1 Tropfen kommt es rasch zu bedenklicheren Erscheinungen, Schwindel, Unvermögen zu denken und die Aufmerksamkeit auf einen Gegenstand zu fixiren, Schlaftrunkenheit, grosser Verstimmung des Gemeingefühls, Undeutlichsehen, Pupillenerweiterung, Abnahme der Gehörsperception und des Tastgefühls, Ameisenkriechen in der Haut, Schwäche und Hinfälligkeit, Unsicherheit und Wanken des Ganges, Cyanose und kaltem Schweiss, endlich zu Krämpfen in verschiedenen Muskelgruppen bei forcirten Bewegungen (Schroff). In den Selbstversuchen von Schroffs Schülern Heinrich und Dillnberger war die Diurese nicht verändert, der Puls anfangs bei den grösseren Dosen um einige Schläge frequenter, später verlangsamt, jedoch nicht im Verhältniss zur Steigerung der Gabe, stets aber klein und schwach. Ganz ähnlich sind die Erscheinungen nach Genuss von Schierlingextracten. So beobachtete Harley nach 12,0 des Succus Conii Ph. Br. Schwäche und Schwere in den Beinen und Schwindel, letzteren in Folge von Störung im Augenmuskelapparate, nach 20,0 in $3/4$ Stunden Mydriasis, Paralyse des M. levator palpebrae (Ptosis), Muskelschwäche, welche Erscheinungen in 2—3 Stunden nachliessen und ohne Beeinträchtiguug der psychischen Functionen verliefen. Bei subcutaner Application von Coniin kann schon nach 0,001 Schwäche und Schwindelgefühl entstehen (Eulenburg).

Bei tödtlicher Vergiftung durch Schierling bei Menschen ist das Verhalten ein analoges wie bei Säugethieren; in dem Stadium der Parese, welche zuletzt auf die Respirationsmuskeln übergreift, bleibt das Bewusstsein lange ungetrübt; schliesslich erfolgen Convulsionen. Ein Beispiel für die in dieser Weise verlaufende Intoxication bietet der bekannte Fall des Sokrates. Bei der einzigen bisher bekannten tödtlichen Intoxication mit Coniin war stürmische Herzaction das am meisten hervorstechende Symptom.

Zur Behandlung der Coniinvergiftung ist schleunige Einleitung der künstlichen Respiration das einzig rationelle Mittel, da bei der grossen Schnelligkeit der Wirkung (bei der einzigen tödtlichen Vergiftung erfolgte der Tod nach 10 bis 15 Tropfen Coniin in wenigen Minuten) von Brechmitteln oder chemischen Antidoten nicht viel zu erwarten ist. Bei Vergiftungen mit Schierling, wo die Resorption langsamer erfolgt, sind Magenpumpe und Emetica indicirt.

Das Schierlingskraut findet nur geringe therapeutische Verwendung, meist auch nur in Zuständen, welche in der physiologischen Wirkung des Schierlingsalkaloids keine Stütze finden.

In praxi wird man immer wohlthun, statt des Schierlingskrautes, welches meist in empirischer, keineswegs durch Thatsachen als zulässig erkannter Weise bei Scrophulose und Geschwülsten in Anwendung gezogen wird, das wegen seiner leichten Zersetzlichkeit aus der Pharmakopoe entfernte Coniin in solchen Fällen zu verwenden, wo die physiologischen Wirkungen in Frage kommen, wie dies namentlich bei manchen motorischen Störungen, zumal Muskelkrämpfen, welche aus peripherischen Ursachen entstehen, der Fall ist. Als Antispasmodicum hat Coniin sich besonders bei Krämpfen der Respirationsorgane, namentlich Keuchhusten (Spengler, W. Reil), Asthma (Pletzer), Angina pectoris (Erlenmeyer), bei Hustenreiz im letzten Stadium der Tuberculose (Nega) Eingang verschafft und ist in Folge davon auch bei verschiedenen entzündlichen Leiden der Respirationsorgane, z. B. bei Pneumonie, versucht, wo das Mittel nach Lorent Abnahme der Dyspnoe und Athemfrequenz bewirken, jedoch nicht so günstige Effecte wie Morphin zu Stande bringen soll. Pereira machte auf die Möglichkeit, Coniin bei Tetanus wegen der dadurch hervorgerufenen Muskelrelaxation zu verwenden, aufmerksam, doch haben die in England angestellten Versuche bei Tetanus traumaticus und Hydrophobie negative Resultate ergeben. Dasselbe gilt von meinen eigenen Versuchen über den Gebrauch des Coniins als Antidot beim Strychnintetanus und bei den durch Pikrotoxin und Carbolsäure hervorgerufenen Krämpfen. Harley rühmte die Schierlingspräparate bei Chorea vielfach. Vielfach ist Coniin auch als schmerzstillendes Mittel empfohlen worden, doch fehlt ihm nach Maassgabe der physiologischen Versuche eine eigentliche anästhetische Wirkung und sowohl bei interner Application (Reuling und Salzer) als subcutan injicirt (Lorent, Gubler) steht es dem Morphin nach. Bei Cardialgie bleibt Coniin meistens ohne jeden Erfolg; nach Reil soll es bei Magenschmerzen, welche mit gestörter Leberfunction einhergehen, günstig wirken. Nega und Murawjew empfahlen Coniin bei Neuralgien, syphilitischen Knochenschmerzen und bei cariösem Zahnschmerz; bei letzterem leistet es verhältnissmässig bei directer Application noch das Meiste. Erlenmeyer empfahl Coniin bei Angstzufällen Seelengestörter, Landoure bei Dentitionsstörungen.

Was die empirische Anwendung des Schierlings anlangt, so ist derselbe durch Störck, Bayle u. A. sogar in den Ruf eines Krebsmittels gekommen, obschon wahrscheinlich niemals ein Carcinom durch Schierling geheilt wurde. Selbst Murawjew, der entschiedenste Coniinenthusiast, sah bei Krebs höchstens palliativen Erfolg von dem Mittel, während noch in neuerer Zeit von Devay und Guillermond die coniinreichen Früchte von Conium maculatum als Krebsmittel in die Therapie eingeführt wurden und Reil das Coniin für eins der schätzbarsten Mittel beim Magenkrebs erklärte. Auch für die Behandlung der Scrophulose mit Schierlingspräparaten finden wir in den Wirkungen des Coniins keinerlei Indication. Die Alten betrachteten Schierling als vorzügliches auflösendes und zertheilendes Mittel und wandten ihn deshalb vorzugsweise in kleinen Dosen bei Drüsengeschwülsten an. Man behauptete sogar, dass unter dem Einflusse desselben Brustdrüsen atrophiren könnten. Wirklich eclatanten

Nutzen gewähren Schierlingspräparate indessen nur bei Ophthalmia scrophulosa, wo das Coniin der dabei bestehenden Lichtscheu in ausgezeichneter Weise entgegenwirkt und insbesondere bei erethisch scrophulösen Individuen in verhältnissmässig kurzer Zeit den Blepharospasmus beseitigt (Fronmuller, Hasner, Mauthner u. A. m.). In älterer Zeit kam Schierling vielfach gegen chronische Hautausschläge in Anwendung, auch galt er als Anaphrodisiacum, welchem Wahne in früheren Jahrhunderten manche Menschenleben zum Opfer gefallen sein sollen. Werthheim empfahl Coniin als die Pulsfrequenz herabsetzendes Mittel bei Typhus und Wechselfieber, doch leistet es, wie aus der physiologischen Wirkung sich leicht ergiebt, in dieser Beziehung Nichts. Murawjew rühmte Coniin bei Oedemen nach Verwundungen, bei Vomitus gravidarum, Ikterus, Intumescenz der Leber (auch den Alten galt Schierling als ein Lebermittel), Hydrops, Peritonitis und vielen andern Krankheiten. Damourette will davon Erfolge bei Hypertrophia uteri gesehen haben. Bei entzündlichen Affectionen könnte Coniin durch seinen von Binz constatirten deleteren Einfluss auf weisse Blutkörperchen günstig wirken.

Als Contraindicationen des Coniingebrauches sind von Murawjew un L. van Praag eine Reihe von Momenten hervorgehoben, von denen indess nur das Bestchen hochgradiger Kachexie und Neigung zu Lähmungen als einigermaassen ins Gewicht fallend bezeichnet werden können. Nach Reil werden blühende, vollsaftige oder erethische Personen am leichtesten nach Coniin von Schwindel befallen. Gewisse pathologische Zustände des Nervensystems (Tetanus, Hydrophobie) scheinen die Empfänglichkeit für Coniin sehr herabzusetzen.

Man giebt die Herba Conii innerlich zu 0,05—0,3 mehrmals täglich in Pulvern und Pillen (die Phkp. lässt vom Schierlingskraut als höchste Einzelgabe 0,3, als höchste Tagesgabe 2,0 zu); meist dient dieselbe aber äusserlich in Verbindung mit narkotischen Pflanzentheilen, namentlich Bilsenkraut, oder mit Leinkuchen zu schmerzstillenden und zertheilenden Umschlägen, auch im Infus oder Decoct zu schmerzstillenden Injectionen, Mund- und Gurgelwässern, Klystieren u. s. w., ohne dass der Antheil des Schierlingskrautes an den Heileffecten ein wesentlicher wäre.

Unter dem Namen Schierlingsextract, Extractum Conii s. Cicutae, war früher ein Spiritusauszug des eiweissfreien Presssaftes frischen Schierlingskrautes als braunes, in Wasser trübe lösliches Extract von gewöhnlicher Consistenz officinell, von welchem als maximale Einzelgabe 0,18 und als maximale Tagesgabe 0,6 vorgeschrieben waren. Bei dem relativ unbedeutenden Coniingehalte des Präparats sind jedoch, um wirkliche physiologische Effecte zu erzielen, selbst die Maximaldosen nicht ausreichend. Zur Verhütung von Mastitis bei Wöchnerinnen giebt Altstädter 4—6mal täglich 0,01—0,06. Mit Ipecacuanha und Syr. comm. bildet Schierlingsextract die als Alterans in England gebräuchlichen Compound pills of hemlock. Aeusserlich kann es zu Augenwässern (2—4 : 100), Augentropfwässern (4 : 100), Augensalben (1 : 5—10), Pinselsäften, Verbandsalben und Pflastern magistral verordnet werden.

Eine Mischung von 1 Th. Schierlingsextract mit 9 Th. Wachssalbe bildet die früher officinelle Schierlingssalbe, Unguentum Conii s. Cicutae, die zum Vertheilen von Drüsengeschwülsten und zur Einreibung bei neuralgischen Affectionen, auch wie das beim Arsen erwähnte Unguentum narcoticobalsamicum Hellmundi zum Verbande von schmerzenden Krebsgeschwüren benutzt wurde. Aus dem Schierlingskraute stellte man früher verschiedene, bei Drüsengeschwülsten, Knoten in der Mamma u. s. w. benutzte Pflaster her, die als Schierlingspflaster, Emplastrum Conii s. Cicutae und als Emplastrum Conii ammoniacatum s. Cicutae cum Ammoniaco (mit Ammoniakgummi) bezeichnet wurden.

Statt des von Murawjew u. A. innerlich benutzten Coniins wird in Frankreich meist das von Mourrut (1876) empfohlene bromwasserstoffsaure Coniin, Coniinum hydrobromicum, benutzt, welches vor dem Alkaloide den Vorzug grösserer Stabilität besitzt, den übrigens auch das schon von L. van Praag empfohlene chlorwasserstoffsaure Salz zeigt. Man gab das Coniin bei uns früher zu 0,001—0,003 in Wasser oder einem destillirten Wasser oder in verdünntem Alkohol gelöst, am zweckmässigsten der genauen Dosirung wegen in Tropfenform und wegen der leichten Zersetzlichkeit in kleinen Quantitäten und im schwarzen Glase. In Frankreich sind weit grössere Dosen des Coniinum hydrobromicum üblich, nach Dujardin-Beaumetz 0,01 mehrmals täglich, bis 0,1 und selbst 0,2 pro die intern in Syrup (1 : 1000) oder in wässriger Solution oder in den Mourrutschen Granules de bromhydrate de cicutine, die 0,002 enthalten. Das kindliche Lebensalter contraindicirt den Gebrauch des Coniins und seiner Salze in keiner Weise und selbst Säuglinge ertragen Dosen von 0,002 ohne Nebenerscheinungen (Landoure) oder bei vorsichtiger Steigerung der Dose selbst 0,012—0,015 (Audhouy). Bei Erwachsenen können 0,015 Schwindel und unsicheren Gang bewirken (Dujardin-Beaumetz). Bei Darreichung in Pillenform resultiren erst nach 0,14—0,25 Nebenerscheinungen (Audhouy). Zum externen Gebrauche ist mit Ausnahme der Subcutanapplication, wo das bromwasserstoffsaure Salz in 2 % Lösung gar nicht irritirend wirkt, das Coniin selbst vorzuziehen. So zu Einreibungen (1 Tr. in 5,0—15,0 Weingeist gelöst), in Collyrien (1—3 Tr. mit 25,0 Aqua dest. und 5,0 Mucilago), Augensalben, Salben und Linimenten (1 : 100 Mandelöl), nach Mauthner besonders günstig bei Blepharospasmus und scrophulösen Drüsengeschwülsten, Zahnwehtropfen (1 Tr. mit 5 Tr. Zimmtöl und 5,0 Weingeist). Die mit Fett bereiteten Coniinformen sind übrigens sehr zu Zersetzung geneigt und können, wie auch spirituöse Einreibungen, bei wiederholter Anwendung stark juckenden Papelausschlag hervorrufen (Fronmüller).

Curare, Venenum Americanum. — Dieser Name wird gewöhnlich allen aus Südamerika zu uns gelangenden Arten von Pfeilgift beigelegt, welche sich dadurch auszeichnen, dass sie in exquisiter Weise lähmend, und zwar zuerst auf die peripherischen Nervenendigungen, wirken und in tödtlichen Dosen Paralyse der Respirationsmuskeln und Erstickungstod veranlassen. Das Curare ist von den Pfeilgiften anderer wilder Völkerschaften durch seine Wirkungsweise verschieden, so von den Asiatischen, welche entweder (durch Strychningehalt), wie das Upas oder Tieuté, die Reflexerregbarkeit steigern oder, wie das Antjar, nach Art des Digitalins als Herzgift wirken, auch von dem afrikanischen Iné, welches ebenfalls ein Herzgift darstellt. Das Curare, welches auch mit verschiedenen ähnlich klingenden Bezeichnungen, wie Urari, Woorara, Woorali belegt ist, wird von den am Orinoko, Rio Negro und Amazonenstrome wohnenden wilden Völkerschaften in eigenthümlicher, mit allerlei Ceremonien verbundener Weise bereitet und stellt einen wässrigen Auszug verschiedener Pflanzen, besonders Lianen, dar, deren Natur erst in der neuesten Zeit sicher gestellt wurde. Nachdem man früher eine zur Familie der Loganiaceen gehörige Liane, Strychnos toxifera Schomb., allgemein als Mutterpflanze des Curare ansah, glaubten Cl. Bernard und Preyer, nachdem sie in amerikanischem Pfeilgifte die Früchte einer Paullinia, die auf Frösche wie Curare wirkten, aufgefunden hatten, die schon von Kosteletzky als Stammpflanze angesehene Paullinia Cururu aus der Familie der Sapindaceen als solche bezeichnen zu müssen. Nach den höchst interessanten Untersuchungen von Planchon kann es jedoch keinem Zweifel unterliegen, dass das Hauptingrediens sämmtlicher amerikanischer Pfeilgifte der Saft von verschiedenen Species Strychnos ist, welche jedoch bezüglich ihrer Giftigkeit sehr differiren und in Folge davon Pfeilgifte von sehr verschiedener Intensität der Wirkung liefern. Auch dieselbe Strychnosart kann Curare von verschiedener Wirkungsintensität liefern, je nachdem Stammrinde oder die weit stärkere Wurzelrinde von jungen Bäumen oder diejenige älterer Exemplare angewendet werden. Auch die Bereitungsweise ist möglicherweise von Einfluss, da Extracte von Strychnos triplinervia namentlich von jungen Lianenstämmen, bei längerer Einwirkung von Siedhitze ihre Curarewirkung verlieren und ein den arteriellen Blutdruck enorm herabsetzendes und auf diese Weise tödtendes Gift werden (Couty und De Lacerda). Auch kräftige Curaresorten können durch langes Kochen wirkungslos gemacht werden. Die hauptsächlichsten als wesentliches Ingrediens des Curare benutzten Strychnosspecies scheinen Strychnos toxifera, St. Castelnoeana und Strychnos Crevauxii zu sein. Ueberall aber ist nicht eine Liane als Material zur Curaredarstellung gebräuchlich, sondern es wird dasselbe von mehreren Pflanzen bereitet, deren Effecte jedoch die eigentliche Curarewirkung nicht modificiren. Die Frage, ob auch giftige

Thiere, namentlich Schlangen und giftige Ameisen, in die Bereitung eingehen, ist dahin zu beantworten, dass das im Allgemeinen nicht der Fall ist, jedoch bei einzelnen Völkerschaften in der That geschieht. Wir selbst haben einen Schlangenzahn in einem Topfcurare gefunden. Man ist in Europa meist nicht im Stande, die Abstammung der einzelnen Sorten des amerikanischen Pfeilgiftes, welche wir durch den Handel erhalten, genau festzustellen. Wir können nur nach der Verpackung Calebassen- und Topfcurare, je nachdem sich das Curare in Calebassen (aus Kürbisschalen) oder irdenen Töpfen befindet, unterscheiden, ohne dass es gerechtfertigt ist, aus der Verpackung auf die Qualität zu schliessen. Cl. Bernards Angabe, dass das Calebassen-Curare schwächer als Topfcurare sei, lässt die entschiedensten Ausnahmen zu; selbst die Pfeilgifte derselben Völkerschaften differiren so, dass von einzelnen 0,015, von andern erst 0,005 Hunde tödten (Moroni und Dell' Acqua). Als wirksames Princip der Curarearten erscheint das zuerst von Preyer krystallinisch dargestellte Curarin, eine sauerstofffreie, stark hygroskopische Base von höchst bitterem Geschmacke, welche sich in Wasser und Alkohol in allen Verhältnissen, sehr schwierig in Chloroform, gar nicht in Aether löst. Nach Preyer soll es 20 mal stärker als bestes Curare wirken, dagegen übertrifft es nach Dragendorff und Koch die Wirksamkeit des Curare, das zur Darstellung diente, kaum.

Das Curare bietet die merkwürdige Erscheinung, dass es von der Magenschleimhaut aus nur äusserst langsam resorbirt wird, so dass es colossaler Quantitäten (bei manchen Thierspecies der 50—80 fachen Menge der bei Application in das Unterhautbindegewebe nöthigen Giftdosis) bedarf, um den Tod herbeizuführen, während es von der Mastdarm- und Scheidenschleimhaut schnell resorbirt wird (Moroni und Dell' Acqua). Das Curarin wird durch Harn (Voisin und Liouville, Bidder, Dragendorff und Koch) und Galle (Lussana) theilweise unverändert ausgeschieden. Partielle Destruction ist wahrscheinlich. Starke Ozonströme heben die Wirksamkeit von Curare auf (R. Richter), dagegen hält es in der Luft unverändert und kann in Töpfen sogar 100 Jahre lang wirksam erhalten bleiben (Schroff). Lösungen schimmeln leicht und verlieren an Wirksamkeit.

Ueber die Wirkung toxischer Dosen von Curare beim Menschen liegen wenige Beobachtungen vor. Preyer sah nach dem Pulvern einer besonders harzreichen Curareart aus Venezuela starken Blutandrang nach dem Kopfe, eigenthümlich beengende, aber nicht lange anhaltende Kopfschmerzen, mehrstündige Mattigkeit und Unlust zu Bewegung, sowie ungewöhnliche Speichel- und Nasenschleimabsonderung; auch nach dem Hineingerathen einiger Tropfen Curarinlösung in eine Schnittwunde trat bei Preyer nach 5 Std. Vermehrung der genannten Secretionen, sowie des Schweisses, der Thränen und des Harns ein. Ausgedehnte Beobachtungen machten Voisin und Liouville über die Wirkung kleiner Dosen von Curare an sonst gesunden Epileptikern. Nach Subcutanapplication von $1/_{10}$ bis 1,8 Mgm. einer Curaresorte, die zu 0,0025 Kaninchen tödtete, ergab sich starke entzündliche Reizung an der Applicationsstelle, manchmal mit Anschwellung der benachbarten Lymphdrüsen verbunden, nach unfiltrirter Curarelösung sogar Abscedirung. Auch bei endermatischer Application von Curarepulver resultirte lebhafter, stechender Schmerz, Erhöhung der Temperatur und manchmal Erythem in der Umgebung. Bei kleineren Dosen wurde der Puls etwas kräftiger und frequenter, einige Stunden doppelschlägig, ebenso nahm die Temperatur in der Achselhöhle um 1—2°, die Zahl der Respirationen um 4—8 zu, mitunter kam vermehrte Schweisssecretion, constant Zunahme der Diurese vor, wobei der Harn hell und zuckerhaltig war. Bei grösseren Dosen bekamen die Patienten 20—90 Min. nach der Injection heftigen Schüttelfrost (mit Gänsehaut, Zähneklappern und Zittern des ganzen Körpers), womit sich Angstgefühl, mühsames Athmen, Kleinheit des sehr beschleunigten Pulses und erhöhte Temperatur verbanden. Sehr rasch verminderte sich die Motilität der untern Extremitäten, wozu noch starker Durst, heftiges Kopfweh und Schlafneigung hinzukamen. Auf den Schüttelfrost folgte nach einigen Stunden Steigen der Hautwärme, Beschleunigung und Dikrotismus des Pulses, Hautröthe, namentlich im Gesicht und an den Ohren, Injection der Conjunctiva und schliesslich profuser Schweiss. Die Lähmung der Extremitäten dauerte $1/_4$ bis 1 Std., das Fieber bis zu 6 Tagen. In einigen Fällen kam Diplopie, Mydriasis, Strabismus divergens und Ptosis vor.

In seiner Wirkung auf Thiere gleicht Curare im Wesentlichen dem Coniin. Bei Fröschen bedingen höchst minimale Mengen ($^1/_{30}$ Mgm.) Lähmung aller willkürlichen Bewegungen, die an den Hinterbeinen beginnt und rasch zum Stillstande der Athmung führt. Die Reflexerregbarkeit, welche nach einzelnen Forschern (Wundt, Schelske, von Bezold) anfangs gesteigert ist, erlischt später als die willkürliche Bewegung. Convulsionen treten nicht ein. Von der allgemeinen Lähmung ist nur das Herz ausgenommen, welches unverändert tagelang fortpulsirt, während die Lymphherzen stillstehen. Mit nicht zu hohen Dosen vergiftete Frösche erholen sich bei passender Behandlung auch aus vollständiger Paralyse nach 3—4, ja selbst nach 11 Tagen; der von ihnen ausgeschiedene Urin wirkt auf andere Frösche paralysirend (Bidder). Bei Säugethieren sind ebenfalls Lähmungserscheinungen die Hauptsache; doch scheinen kleine Mengen auch Erregungszustände herbeiführen zu können (De Lacerda). Hier werden die Athemmuskeln rasch ergriffen, in Folge wovon Kohlensäureanhäufung im Blute und in manchen Fällen klonische Convulsionen vor dem Tode eintreten. Der Tod ist ein asphyktischer und kann durch Einleiten der künstlichen Respiration verhütet werden, wenn man gleichzeitig oberhalb der Applicationsstelle mittelst einer Ligatur den Eintritt des Giftes in die Circulation verhindert. In der Ligatur und der artificiellen Athmung sind die Hauptmittel zur Behandlung einer Vergiftung mit Curare gegeben.

Die physiologischen Versuche über die Wirkungsweise des Curares lassen kaum einen Zweifel darüber, dass bei Warmblütern und den meisten Kaltblütern die lähmende Wirkung primär auf die peripherischen Nervenendigungen und später auf die Nervenstämme gerichtet ist und dass erst später eine Lähmung anderer Nerven und der Nervencentren durch Curare erfolgt. Bei Fischen wird die Willkürbewegung eher gelähmt als die Endorgane in den Muskeln (Steiner). Cl. Bernard u. A. nehmen auch eine Lähmung der vasomotorischen Nerven an, namentlich unter Hinweis auf die bei Menschen und Säugethieren beobachtete, jedoch keineswegs constante Vermehrung der Secretionen und den Curarediabetes. Die Einwirkung des Halsstammes des Sympathicus auf Gefässe und Temperatur der betreffenden Seite wird durch Curarevergiftung nicht aufgehoben. Die bei curarisirten Thieren constant vorhandene Mydriasis, welche bei Fröschen oft 24 Std. deutlich ist und sich mit Prominenz der Bulbi verbindet, ist auf Lähmung des Oculomotorius zu beziehen. Grosse Dosen (0,0015 bis 0,0020 beim Frosche) bewirken Lähmung der Herzvagusendigungen. Die Darmbewegungen werden durch Curare sehr vermehrt und die Erregbarkeit des Darmes für directe Reize gesteigert. Bei Einspritzung grosser Dosen Curarelösung in die Drosselader erfolgt bei künstlich respirirenden Thieren anfangs rapides Sinken des Drucks im Aortensystem bei ausserordentlicher Beschleunigung der Pulsfrequenz, später Wiederansteigen des Drucks mit Abnahme der Herzschlagzahl (Traube). Ausserhalb des Körpers zerstört Curare die weissen Blutkörperchen, im Organismus ist dies nicht der Fall (Tarchanoff), doch häufen sich dieselben bei Fröschen in den Lymphsäcken an und verschwinden aus dem Blute.

Therapeutisch ist Curare zuerst von italienischen Aerzten (Vella u. A.), später auch von deutschen (Demme, Busch) gegen Tetanus traumaticus angewendet; die Statistik der bis dahin mit dem Mittel behandelten Fälle spricht nicht gerade zu Gunsten des Medicaments. Burow will einen Fall von Tetanus toxicus (Strychninvergiftung) damit geheilt haben. Dass Curarin kein reeller Antagonist des Strychnins ist, zeigt die Vergleichung der Wirksamkeit beider. Die Reflexerregbarkeit wird durch Curare jedenfalls nur in zweiter Linie herabgesetzt, die motorische Lähmung ist entschieden die Hauptsache. Das Uebergreifen derselben auf die Athemmuskeln vergrössert aber bei grossen Dosen, durch welche man allerdings Strychninkrämpfe unterdrücken kann, was bei kleineren nicht der Fall ist, die Gefahr, dass Asphyxie und Tod eintritt. Das von R. Richter bei Thieren erprobte Verfahren, die Strychninkrämpfe durch grosse Dosen Curare aufzuheben und die künstliche Athmung so lange zu unterhalten, bis das Strychnin eliminirt ist, beseitigt zwar die Erstickungsgefahr; doch ist es viel unbequemer als die wohl ebenso erfolgreiche Behandlung mit Chloral, und enthebt, da sie das Bewusstsein nicht alterirt, den Kranken nicht wie Chloral der psychischen Aufregung. Hunter u. A. benutzten Curare bei

Lyssa humana. Gualla will Curare bei Spasmus faciei mit Erfolg angewendet haben; Benedikt, Thiercelin, Kunze u. A. versuchten dasselbe bei Epilepsie, wo indessen ein entschiedener Nutzen nach Voisin und Liouvillle nicht hervortritt, höchstens da, wo die Convulsionen aus directer Reizung der motorischen Nerven hervorgehen.

Curare kann endermatisch und subcutan angewendet werden; letzteres ist am gebräuchlichsten. Bei den quantitativen Wirkungsdifferenzen der verschiedenen Curare-Arten ist eine allgemein passende Dosis nicht aufzustellen. Zur subcutanen Injection sind filtrirte wässrige Lösungen (1 : 100) die besten und beginnt man mit 0,005—0,006 und steigt vorsichtig, bis man die Dosis erreicht, welche Muskelerschlaffung bedingt. Eine cumulative Action ist nicht zu befürchten und schwerere Erscheinungen treten erst nach einigen Dgm. ein, während 4mal täglich 0,1 ohne Schaden injicirt werden kann (Voisin und Liouville). Endermatisch kann viel mehr gebraucht werden; Vella stieg dabei von 0,1—1,0 bei Tetanischen (auf die Wunde applicirt), Voisin und Liouville bis 0,38. Letztere applicirten Curare auch im Rectum (bis 0,4). Man darf wässrige Curarelösungen nicht lange aufbewahren, da sehr rasch unter Bildung von Pilzen Zersetzung und Sedimentirung eintritt.

Das im Handel als Curarinsulfat vorhandene Product ist häufig nur Calciumphosphat mit anhaftenden Curareresten (Sachs) und übertrifft das Curare keineswegs an Activität (Beigel), weshalb man von der Anwendung des sehr theueren Präparats am besten ganz abstrahirt.

---

2. Ordnung. Neurotica spinalia, besonders auf das Rückenmark wirkende Mittel.

Semen Strychni, Nux vomica; **Strychnossamen**, Krähenaugen, Brechnuss. **Strychninum nitricum**; **Strychninnitrat**, salpetersaures Strychnin.

Als der hauptsächlichste Repräsentant der die Reflexerregbarkeit steigernden Medicamente erscheint das in den Brechnüssen, den Samen eines ostindischen Baumes aus der Familie der Loganiaceen, Strychnos nux vomica L., enthaltene und als salpetersaures Salz officinelle Alkaloid Strychnin.

Die Brechnüsse sind scheibenförmige, 2,5 Cm. Durchmesser und höchstens 5 Mm. Dicke erreichende, in der Mitte etwas dünnere, auf der einen Seite etwas vertiefte, auf der andern Seite erhabene, häufig verbogene Samen, deren graugelbe Oberfläche mit weichen, glänzenden, bisweilen grünlich schillernden einfachen Haaren dicht besetzt ist und welche nach dem Einweichen in Wasser sich längs der oft etwas zugeschärften Randlinie in die beiden Hälften des hornartigen, stärkemehlfreien Sameneiweisses zerlegen lassen, welche die zwei zarten, fünf Mm. langen Keimblättchen und das keulenförmige Würzelchen einschliessen. Sie waren schon den Arabern bekannt.

Das 1818 von Pelletier und Caventou entdeckte Strychnin findet sich ausser in den Brechnüssen auch in den Ignazbohnen, Fabae Sti. Ignatii, den Samen von Ignatia amara L. fil., einem dem Brechnussbaum verwandten strauchartigen Baume auf den Philippinen, ferner in der als falsche Angusturarinde bezeichneten Rinde von Strychnos nux vomica L. (vgl. S. 659), sowie in der holzigen Wurzel von Strychnos colubrina L., dem sog. Schlangenholze, einer als Hoang-nan bezeichneten Cochinchinesischen Strychnosrinde (Str. Gautheriana), welche als Specificum gegen Biss toller Hunde und giftiger Schlangen gilt, endlich in dem auf den Molukken und Sundainseln von den Eingeborenen aus der Wurzelrinde von Strychnos Tieuté Lesch. bereiteten Pfeilgifte Upas Radja oder Tieuté. Auch auf Krähenaugenbäumen schmarotzende Lorantheen sollen Strychnin enthalten. Das Alkaloid ist fast überall von einer zweiten Base, dem Brucin, in den Brechnüssen noch von einer dritten, dem Igasurin, begleitet. Das Brucin überwiegt in den Brechnüssen wie in der Angusturarinde das Strychnin, fehlt dagegen im Upas. Der Strychningehalt der Brechnüsse kann zwischen 0,28 und 0,63 % variiren. Das Alkaloid soll darin an eine eigenthümliche Säure, Igasursäure, gebunden sein, welche jedoch vielfach für Milchsäure erklärt wird.

Das Strychnin, $C^{21}H^{22}N^2O^2$, bildet kleine, weisse, orthorhombische Prismen von ausserordentlich bitterem, hintennach etwas metallischem Geschmacke und alkalischer Reaction. Es löst sich in 6667 Th. kaltem und 2500 Th. siedendem Wasser; die kalt gesättigte Lösung schmeckt bei Verdünnung mit ihrem hundertfachen Gewichte Wasser noch deutlich bitter; in Aether oder absolutem Alkohol ist Strychnin fast nicht löslich. Das Strychnin ist eine starke Base, welche viele Metalloxyde aus ihren Salzlösungen fällt; die Strychninsalze sind meist krystallisirbar und schmecken ausserordentlich bitter. Von denselben bildet das allein officinelle Strychninnitrat farblose Krystallnadeln, die sich in 90 Th. kaltem und 3 Th. siedendem Wasser, so wie in 70 Th. kaltem und 5 Th. siedendem Weingeist auflösen und damit neutrale Solutionen von intensiv bitterem Geschmacke geben. Ein Stückchen Strychninnitrat, welches in kochende Salzsäure fällt, ruft darin dauernd rothe Farbe hervor. Mit Salpetersäure zerrieben, färbt sich Strychninnitrat gelblich; aus der gesättigten wässrigen Auflösung des Salzes fällt Kaliumchromat rothgelbe Kryställchen, die in Berührung mit Schwefelsäure blaue bis violette Farbe annehmen.

Das Brucin, bildet wasserhelle vierseitige Prismen oder perlglänzende Blättchen oder blumenkohlartige Aggregate, welche anhaltend bitter schmecken. Es ist schwer in Wasser, leicht in absolutem und wässrigem Alkohol, sowie in Chloroform löslich. Das Brucin ist, wie es im Handel vorkommt, in der Regel mit Strychnin verunreinigt und zeigt wesentlich die demselben zukommende tetanisirende Action. Reines Brucin wirkt allerdings ebenfalls steigernd auf die Reflexerregbarkeit, zugleich aber entschieden herabsetzend und lähmend auf die peripherischen Nervenendigungen, welche Wirkung bei Kaltblütern prävalirt oder geradezu ausschliesslich vorkommt (Liedtke, Robins). Die Giftigkeit des salpetersauren Brucins ist 38½mal so schwach wie die des entsprechenden Strychninsalzes (F. A. Falck). Das Igasurin soll nach Desnoix und Soubeiran ebenfalls wie Strychnin wirken und in seiner Giftigkeit die Mitte zwischen Strychnin und Brucin halten.

Die Wirkung des Strychnins ist hauptsächlich eine entfernte, obschon ihm gelinde örtliche Reizung nicht abgeht, welche zusammen mit der grossen Bitterkeit Ursache der durch Einführung sehr kleiner Mengen Strychnin bedingten Beförderung des Appetits zu sein scheint. Die Resorption des Strychnins erfolgt von der Cutis und dem Unterhautzellgewebe und wohl von sämmtlichen Schleimhäuten aus. Es wird bei toxischen Gaben durch die Nieren und vielleicht auch durch die Speicheldrüsen eliminirt.

Die irritirende Wirkung des Strychnins macht sich im Magen und Darmcanal kaum geltend; das bei Einführung von Strychnin in Pulver oder Lösung häufig eintretende Erbrechen ist offenbar ein durch die intensive Bitterkeit des Mittels veranlasstes Reflexphänomen. Dagegen giebt sich Irritation bei endermatischer Anwendung durch heftiges Brennen und Jucken, sowie durch mässige Entzündung der Applicationsstelle und ein Gefühl in deren nächster Umgebung, als wenn man die Haut mit Nadeln stäche, zu erkennen (G. B. Richter). Längere innerliche Darreichung führt wie diejenige anderer Amara bisweilen zu Verdauungsstörungen. Die Resorption des Strychnins erfolgt am raschesten bei subcutaner, langsamer bei interner und endermatischer Application. Nach Savory ist der Mastdarm für Strychnin eine gefährlichere Applicationsstelle als der Magen; selbst vom Thränencanal aus (Schüler) hat man Resorption und intensive Vergiftungserscheinungen nach Dosen, welche vom Magen aus dieselben nicht bedingen würden (0,03), beobachtet. — Am schwierigsten wird Strychnin von der Blasenschleimhaut aus resorbirt, so dass von hier aus beim

Hunde 0,006—0,01 nicht giftig wirken (F. A. Falck); doch sind beim Menschen Strychninvergiftungen durch Injection in die Blase bei hohen Dosen (0,1) vorgekommen (Robert). — Die Elimination von Strychnin durch die Nieren wurde zuerst von M'Adam nachgewiesen, welcher nach Darreichung von 0,03 bei einem Hunde dasselbe schon nach 9 Min. im Urin fand, ehe Intoxicationserscheinungen sich eingestellt hatten. Kratter (1882) fand das Alkaloid nach 0,075 Strychninnitrat subcutan schon in $^1/_3$ Std. im Harn; die Elimination war nach einmaliger Injection in 24 Std., nach längerem Gebrauche in 3 Tagen vollendet. Dragendorff und Masing constatirten bei Thierversuchen, dass Strychnin bei längerer Darreichung kleiner Dosen erst mehrere Tage nachher im Harn erscheint und dann die Elimination auch mehrere Tage fortdauert. Das Alkaloid scheint bei Thieren kurze Zeit in den Organen und namentlich in der Leber zu verweilen. So constatirten es Dragendorff und Masing beim Hunde noch 3 Tage nach dem Verabreichen einer grossen, nicht letalen Dosis in der Leber; ausser in der Leber ist Strychnin auch in den Muskeln (M'Adam), Nieren, Milz und Pankreas (Dragendorff und Masing), in verschiedenen Theilen des Centralnervensystems und im Speichel (Gay) constatirt.

Die hauptsächlichste Wirkung des Strychnins ist, abgesehen von seinem hemmenden Einfluss auf Gährungsprocesse, worin es in mancher Beziehung, z. B. in Bezug auf alkoholische Gährung (Buchheim und Engel), jedoch nicht im Verhältnisse zur Intensität seiner Bitterkeit, selbst das Chinin übertrifft, auf das Rückenmark gerichtet, indem es eine ausserordentliche Steigerung der Reflexaction herbeiführt, die bei grossen Dosen zum Auftreten tetanischer Anfälle führt, welche durch die leisesten äusseren Reize (Berührung, Geräusch) hervorgerufen werden. Ueber das Zustandekommen dieser Krämpfe divergiren die Ansichten sehr; doch ist es wahrscheinlich, dass eine directe Erregung durch das Gift stattfindet und nicht sonstige physiologische Effecte des Alkaloids als primär und als Ursache der Krämpfe anzusehen sind. Unter diesen steht die von Harley constatirte Verringerung der Absorptionsfähigkeit des Blutes für Sauerstoff obenan, indem dieselbe die durch die vom Tetanus mit ergriffenen Brustmuskeln gesetzten Hindernisse der Respiration und die daraus hervorgehende mangelhafte Oxydation im Blute in ihrer Einwirkung auf den Organismus unterstützt und das Eintreten von Erstickungstod, wie solcher im Verlaufe eines tetanischen Anfalles bei Warmblütern in der Regel dem Leben ein Ende setzt, befördert. S. Mayer wies neuerdings eine besondere Wirkung auf das vasomotorische Centrum nach, indem, wie auch schon R. Richter sah, Strychnin bei morphinisirten oder curarisirten Thieren enorme Steigerung des Blutdruckes bedingt, welche manchmal mit Beschleunigung, in der Regel mit Retardation (in Folge centraler Reizung des Vagus), häufig mit keiner wesentlichen Veränderung des Herzschlages einhergeht. Ausserdem besitzt Strychnin eine enorm reizende Wirkung auf das respiratorische Centrum, das es in sehr grossen Dosen rasch zu lähmen vermag (R. Richter, S. Mayer).

Dass das Gehirn nicht primär afficirt wird, beweisen die Vergiftungsfälle beim Menschen, bei denen das Sensorium fast ausnahmslos bis zum Tode ungetrübt bleibt. Auf die motorischen Nerven ist Strychnin ohne Einfluss; allerdings resultirt bei Vergiftung von Fröschen schliesslich Lähmung derselben, jedoch nur durch sehr hohe Dosen oder durch Ueberreizung (Kölliker), auch geht die elektromotorische Wirksamkeit der Nerven nicht verloren. Festgestellt durch Versuche ist nur, dass es auf **sensorielle Nerven** in der Weise wirkt, dass es deren Perception verschärft, insbesondere auf den Olfactorius (Lichtenfels und Fröhlich). Ein gleiches Verhalten scheint ihm dem Opticus gegenüber bei pathologischen Zuständen desselben zuzukommen, während bei normalem Verhalten dasselbe bisher nicht nachgewiesen ist; die bei längerer Darreichung von Strychnin beobachtete Empfindlichkeit der Augen gegen Licht ist wohl nicht auf die Sehnerven zurückzuführen. Die **Tastempfindlichkeit** scheint nach den Versuchen von Lichtenfels und Fröhlich ebenfalls erhöht zu sein. Ein Einfluss auf die Pupille kommt dem Strychnin als solchem nicht zu; die Veränderungen fehlen, wenn künstliche Athmung unterhalten wird, sind somit Folge der Alteration des Blutes (Schiff). In den tetanischen Anfällen ist die Pupille meist erweitert, in den Pausen normal, seltener verengt (Civinini). Ebenso inconstant ist die Wirkung auf das Herz bei Säugethieren (S. Mayer) und beim Frosche (Heinemann). Bei Batrachiern wirken kleine toxische Gaben fast gar nicht auf die Pulsfrequenz; bei etwas grösseren erfolgt Herabgehen der Herzschlagzahl vor Eintritt der Krämpfe, das nach dem Anfalle noch zunimmt und sich mit Irregularität des Herzschlages und diastolischen Herzstillständen selbst von $1/2$ Minute Dauer verbindet, aber manchmal auch wieder der Norm Platz macht (Heinemann). Brunton und Cash vindiciren dem Strychnin eine besondere stimulirende Wirkung auf das Herz, da die Ligatur der venösen Sinus beim Froschherzen und ebenso nach vorher bewirktem Herzstillstand Injection von Strychnin in das rhytmische Pulsation hervorruft. Die Reflexerregbarkeit des vasomotorischen Centrums wird gesteigert; die Gefässe sind während der Anfälle an der Froschschwimmhaut und den Fledermausflügeln stark contrahirt (R. Richter). Die **peristaltische Bewegung** wird durch kleine Dosen Strychnin nicht gesteigert (Nasse), wohl aber durch letale (Freusberg).

Die zuerst von S. Meyer aufgestellte Theorie, wonach Strychnin nur indirect auf das Rückenmark wirke und die primäre Action auf das vasomotorische Centrum und das Athmungscentrum gerichtet sei, und zwar auf letzteres in so heftiger Weise, dass die Erregung von dieser auf die gesammte Körpermusculatur irradiire und durch die hierdurch eingeführten sensiblen Erregungen vom Rückenmark ausgehende neue Reflexinnervationen zu den cerebralen Erregungen hinzutreten, und dass diese Effecte des Strychnins schliesslich durch die in gleicher Richtung wirkende Sauerstoffverarmung des Blutes unterstützt würden, kann durch die Versuche von Freusberg (1875), wonach auch nach Rückenmarksdurchtrennung Krämpfe in den von dem abgetrennten Rückenmarke innervirten Theilen durch Strychnin hervorgerufen werden, als widerlegt erscheinen. Gegen eine derartige directe Reizung des Athmungscentrums als Hauptursache der Strychninkrämpfe spricht auch die grosse Empfänglichkeit der Frösche gegen das Gift, obschon bei diesen Thieren die Athmung durch die Haut ungestört fortgeht. Für eine directe Erregung des Rückenmarks sprechen auch Versuche von Spence, wonach Tetanus bei Fröschen durch Strychnin nach Ligatur des Herzens auch bei directer Application auf die Centren eintritt und wonach bei letzterer Applicationsweise in Folge von allmäligem Vordringen des Giftes in das Rückenmark zuerst die vordern, später die hintern Extremitäten tetanisch werden, wie auch die Hyperästhesie allmälig von vorn nach hinten vorschreitet. Hyperämien des Rückenmarkes sind nach Spence nicht Ursache des Tetanus, weil die Krämpfe auch nach totaler Wegschneidung des Herzens auftreten. Die Möglichkeit einer directen Wirkung von Strychnin auf die Nervencentren wird durch den Nachweis des Giftes in denselben (Gay) dargethan. Dass dabei auch eine Reizung der Medulla oblongata stattfinden kann, ist um so weniger auszuschliessen, als nach Gay das Gift gerade im verlängerten Marke in der grössten Quantität sich findet. Die Steigerung der Reflexerregbarkeit bezieht sich gleichmässig auf mechanische, thermische und chemische Reize (Freusberg). Die **Nothnagel**sche Theorie, dass Strychnin reflexhemmende Centren im Rückenmark lähme, ist von Freusberg als unzureichend zur Erklärung der Symptome des Strychnismus bezeichnet, indem sie für das Endstadium der Lähmung, wo die Reflexerregung entschieden herabgesetzt ist, die nicht zulässige Annahme einer Steigerung dieser Apparate voraussetzt. Dass die Strychninkrämpfe von der verringerten Fähigkeit des Blutes zur Sauerstoffaufnahme und der damit im Zusammenhange stehenden Alteration der Ernährung der Nervencentren abhängen, lag um so näher anzunehmen, als die Strychninconvulsionen mit den Erstickungskrämpfen die grösste Aehnlichkeit besitzen. Spence suchte diese Theorie durch Experimente zu widerlegen, wonach Frösche nach längerem Aufenthalte in Sauerstoff genau so wie unter gewöhnlichen Verhältnissen tetanisirt werden. Dass die Asphyxie bei toxischen Dosen mitwirkt, wird man nicht in Abrede stellen wollen, wenn man die schwarze Färbung des arteriellen Bluts bei strychninisirten Thieren ins Auge fasst, bei denen die Herstellung normaler Blutfarbe nur durch äusserst energische künstliche Respiration gelingt. Diese Färbung ist aber offenbar nur z. Th. aus der verringerten Absorptionsfähigkeit des Blutes zu erklären, z. Th. ist er gewiss die Folge des enormen Sauerstoffverbrauchs und der gesteigerten Kohlensäureausscheidung in den tetanisirten Muskeln, als deren Ausdruck auch die Steigerung der Temperatur (bei Thieren oftmals 44° und darüber) erscheint.

Die tetanischen Erscheinungen nach Strychnin in toxischer Dosis, an welchen Extremitäten und Rumpf so wie die Kaumuskeln participiren und welche in der Regel unter der Form des Opisthotonos sich darstellen, zeigen sich sowohl bei Menschen als bei den verschiedensten Thierklassen. Unter letzteren ist die Receptivität gegen das Gift eine äusserst verschiedene.

Die auffallendste Immunität für das Gift zeigen verschiedene Schnecken und von Wirbelthieren Hühner und Nashornvögel. Kaninchen sind empfänglicher als Katzen. Nach F. A. Falck ist bei subcutaner Application die niedrigste letale Dosis, auf Kgm. berechnet, für Kaninchen 0,0006, für Katzen und Hunde 0,00075, für Hühner 0,002, für Frösche 0,0021, für Ringelnattern 0,00231 und für Weissfische 0,00125. Wenn hiernach Frösche nicht als besonders wenig resistent gegen das Gift gelten können, so ist doch auffallende Empfänglichkeit für kleine Gaben denselben nicht abzustreiten. Wenn, wie Rosenthal und Leube angeben, bei den meisten Thieren eine Dosis schon tödtlich wirkt, welche die kleinste tödtliche Gabe um $1/3$ übersteigt, so ist dies beim Frosche gewiss nicht der Fall, indem zur Hervorrufung von Tetanus bei Fröschen oft $1/100$, stets aber $1/8$—$1/4$ Mgm. genügt, während nicht selten Intoxicationen mit 0,002 überstanden werden.

Bei Menschen variirt die vergiftende und tödtliche Dosis des Strychnins nach Alter, Constitution und andern Verhältnissen. Es giebt Fälle, wo 0,005 beim Erwachsenen leichte Intoxicationserscheinungen bedingen können (Lüdicke, Andral, Coote), während solche nach der Maximaldose von 0,01 und selbst nach höheren Gaben ausbleiben können. Bei subcutaner Injection sah Eulenburg schon nach 0,01 die ersten Intoxicationsphänomene, Bois nach 0,004 (bei einem 4 jährigen Knaben), Upshur nach 0,003 (bei einem 3 monatlichen Kinde) Intoxicationserscheinungen, welche bei endermatischer Application nach 0,01 in intensiver Weise hervortreten können (Wuttke, G. B. Richter). Im Allgemeinen lässt sich die niedrigste letale Gabe für Erwachsene als zwischen 0,03 und 0,12 liegend betrachten, doch giebt es Fälle genug, wo viel mehr Strychnin den Tod nicht herbeiführte.

Nach Leube und Rosenthal tritt bei Thieren nach längerer Darreichung kleiner Mengen Strychnin Toleranz gegen das Mittel ein. Auch bei Menschen scheint eine solche erworben werden zu können, doch hat dieselbe entschieden ihre Grenzen, und nicht selten führt Steigerung der Dosen zu heftigen Vergiftungen, selbst mit Exitus letalis (Taylor, Pereira, Borchard, W. Hunter).

Wenn in einzelnen Fällen in nichts weniger als nachahmungswerther Weise Paralytische in 2 Monaten 4,0 Strychnin consumirten, anfangs in Einzeldosen von 0,005, später von 0,01 und 0,02, endlich bei allmäliger Erhöhung mehrere

Tage hindurch von 0,2 pro die, ohne dass dadurch Vergiftungserscheinungen folgten, so lag dieser vermeintlichen erworbenen Toleranz vielleicht ein pathologischer Zustand der Medulla spinalis zu Grunde. Andererseits ist die niedrigste letale Dosis sowohl bei allmäliger Strychnindarreichung (0,01) als bei einmaliger Einführung (0,015—0,03) bei Herzkranken beobachtet, wo die Gefahren der Erhöhung des Drucks im Aortensystem in manchen Fällen auf der Hand liegen.

Manche äussere Verhältnisse können modificirend auf die Strychninaction wirken. Nach Ranke können die tetanischen Krämpfe durch Anwendung des constanten Stroms auf die Medulla spinalis, gleichviel ob in aufsteigender oder in absteigender Richtung, aufgehoben werden. Nach Vierordt und Kaupp sollen Aderlässe bei Kaninchen den Eintritt der Strychninvergiftung verzögern. Nach Rosenthal, Leube und Uspensky kann der Strychnintetanus durch künstliche Respiration bis zu vollständiger Apnoe unterdrückt werden. Nach Kunde ist auch die äussere Temperatur von Bedeutung, indem Frösche in einer gewissen Temperatur (+ 15°) nicht tetanisirt werden und vergiftete Thiere in erhöheter Temperatur im Allgemeinen leichter genesen. Eine grosse Reihe neurotischer Mittel können Strychnintetanus vorübergehend oder dauernd unterdrücken.

Das Bild der Einwirkung des Strychnins gestaltet sich bei Menschen und Thieren in derselben Weise, weshalb wir uns auf die Darstellung der bei Menschen beobachteten Erscheinungen nach grösseren Dosen beschränken, indem wir bezüglich der besonders bei Paralytikern beobachteten Wirkungen fortgesetzter kleiner und bis zu einer gewissen Grenze gesteigerter Dosen auf die Darstellung der Anwendung der Strychnacea bei Lähmungen verweisen. Die leichteren, meist von selbst vorübergehenden Erscheinungen nach sog. physiologischen Dosen bestehen in Vibrationen in den Extremitäten wie beim Fieberfrost, Ziehen in den Kaumuskeln, Nacken- und Brustmuskeln, Ameisenkriechen und analogen Sensationen verschiedener Art in der Haut und erhöhter Empfindlichkeit gegen äussere Reize. In den leichtesten Fällen der Intoxication kommt es zu Steifigkeit einzelner Muskeln, die sich nach kurzer Zeit zurückbildet; in schwereren Fällen zu meist mehreren, durch deutliche Intervalle von einander geschiedenen Anfällen von tonischen Krämpfen, welche den Tod durch Erstickung im Anfalle oder durch Erschöpfung herbeiführen. In den Intervallen befinden sich die Muskeln meist nicht in rigidem Zustande und ist das Bewusstsein völlig intact.

Auch in den Anfällen ist das Sensorium meist ungetrübt und nur bei langer Dauer des Anfalls scheint es bisweilen zu schwinden. Die Zeit des Eintritts der Anfälle schwankt in den bisher beim Menschen beobachteten Intoxicationen durch innere Einführung von Strychnin nach der genommenen Quantität und der Form der Darreichung zwischen 5 Min. und mehreren Stunden; der Tod kann schon nach 5—10 Min. und bisweilen selbst früher erfolgen, tritt aber in der Regel erst nach mehreren Stunden ein, in Ausnahmefällen auch nach Beseitigung des Tetanus am folgenden oder selbst am dritten Tage nach der Intoxication. Die Zahl der Anfälle kann in tödtlich endenden Vergiftungen eine sehr beschränkte sein, die Dauer derselben beträgt meist nicht über 2 Minuten. In Fällen, wo Genesung erfolgt, werden die Intervalle zwischen den Anfällen immer länger. Charakteristisch für die Strychninvergiftung ist die in den Intervallen bestehende enorm gesteigerte Reflexerregbarkeit, so dass der geringste äussere Reiz (Berührung, Luftzug, Geräusch) aufs Neue Tetanus erzeugen kann. Die Anfälle, als deren nächste Veranlassung fast immer ein äusserer Reiz erscheint, der nur ausnahmsweise nicht nachgewiesen werden kann, können sich unter den verschiedenen Formen des Tetanus (Opisthotonos, Orthotonos, Pleurotonos und

Emprosthotonos) darstellen. Nicht immer participiren alle Muskeln in gleichem Maasse an dem Krampfe, selten nehmen z. B. Gesicht- und Bauchmuskeln daran Antheil; der tonische Krampf der Kiefermuskeln (Trismus) kann in einzelnen Fällen fehlen und geht nicht immer, wie beim Wundstarrkrampf, dem Tetanus der Extremitätenmuskeln voraus. In den Anfällen besteht in Folge der Steifigkeit der Brustmuskeln hochgradige Dyspnoe und Erstickungsgefühl oder vollständiges Sistiren der Athmung, wo dann Cyanose des Gesichts und der ganzen Haut, Anschwellung der Venen, Protrusion der Augäpfel und Mydriasis eintritt und bei längerer Dauer des Anfalls Erstickungstod nachfolgt.

Bei der Section finden sich die Zeichen des Erstickungstodes, dunkle Blutfärbung und Hyperämie in verschiedenen Körperhöhlen, die bald dieses, bald jenes Organ mehr betrifft. Eigenthümlich ist in der Regel das Verhalten der Todtenstarre, welche meist, nachdem im Moment des Todes Erschlaffung eingetreten, äusserst rasch auftritt und lange Zeit anhält, so dass sie oft noch bei schon vorgeschrittener Fäulniss, ja selbst monatelang bestehen kann; die Finger sind dabei eingekniffen, der Fuss gewölbt oder einwärts gedreht; nur äusserst selten ist der Rigor mortis normal.

Die Behandlung der Strychninvergiftung erfordert, so lange die Möglichkeit dazu vorhanden ist, schleunigste Entfernung des Giftes durch die Magenpumpe oder durch Brechmittel. Als chemisches Antidot ist Tannin in der 20 bis 25-fachen Menge des ingerirten Strychnins oder ein Galläpfeldecoct (zu 20,0 auf 0,1 Strychnin) darzureichen, doch muss man das keineswegs völlig unlösliche Strychnintannat durch Brechmittel oder die Magenpumpe entfernen. Brechmittel und chemische Antidote haben übrigens bei Strychninvergiftung, da in der Regel Einführen von Medicamenten in den Magen durch bestehenden Trismus unmöglich gemacht wird, geringere Bedeutung als organische und dynamische Antidote. Von Substanzen, welche die directe Herabsetzung der Reflexerregbarkeit bedingen (Chinin, Bromkalium, Campher und ätherische Oele), sind Campher und das von mir zuerst vorgeschlagene Bromkalium mit Erfolg benutzt, doch stehen beide verschiedenen indirecten Antagonisten nach. Die letzteren zerfallen in solche, welche die Sensibilität vermindern oder durch Herabsetzung der Hirnthätigkeit die Perception äusserer Eindrücke beschränken oder aufheben und in dieser Weise der Wiederholung der für das Leben besonders gefährlichen Krampfanfälle vorbeugen, und in solche Substanzen, welche einen lähmungsartigen Zustand hervorrufen, der das Hervortreten tetanischer Muskelcontractionen verhindert. Gelingt es, die Vergifteten im Zustande herabgesetzter Sensibilität oder Motilität so lange zu erhalten, bis die Elimination des Giftes vollzogen ist, so ist die Genesung der Patienten der Ausgang. Es kann keinem Zweifel unterliegen, dass die cerebralen Neurotica bedeutend mehr als die motorisch lähmenden (Coniin, Curare) leisten und dass man dieselben schon deshalb bevorzugen muss, weil sie den Vergifteten in einen Zustand versetzen, in welchem er von seiner traurigen Situation nichts ahnt. Auf Grundlage einer grösseren Versuchsreihe an Thieren müssen wir das Chloralhydrat in hohen Gaben als das zuverlässigste Antidot des Strychnin bezeichnen, welches den tödtlichen Effect einer 5—6fachen letalen Dose mit Sicherheit abwendet. Man kann mittelst Chloral und noch leichter durch Chloroform einen Zustand von Narkose herbeiführen, in welchem die Anwendung der Magenpumpe oder der chemischen Antidote ohne Gefahr möglich ist. Künstliche Respiration genügt für sich zur Lebensrettung bei Vergiftung mit mehr als letalen Strychnindosen nicht. Nach Richet muss dieselbe mit grosser Energie gehandhabt werden, wenn die Herstellung normaler Blutfarbe erreicht werden soll, oder ist, wie schon früher R. Richter vorschlug, mit Curarebehandlung zu combiniren. Letztere Methode, welche bisher beim Menschen nicht versucht wurde, während die Chloralbehandlung auch beim Menschen mit Erfolg in Anwendung gezogen wurde, lässt, da sie das Bewusstsein nicht aufhebt, den Vergifteten immer Qualen ausstehen, welche ihm erspart werden können.

Das exquisite Bild des Strychnintetanus tritt bei Thieren nicht ein, wenn sehr grosse Mengen auf einmal in die Circulation gelangen, z. B. bei Einspritzung erheblicher Strychninmengen in die Venen. Es kommt dann kein oder doch nur ein rudimentärer Anfall von Tetanus zu Stande, dagegen an dessen Stelle die heftigsten klonischen Krämpfe der gesammten Musculatur, selbst der Augenlider und des Bulbus bei plötzlich cessirendem Athem (R. Richter). Noch grössere Dosen erzeugen eine Periode der Resolution mit Aufhebung der Athmung und der Reflexerregbarkeit, enormem Sinken des Blutdrucks und der Körpertemperatur bei Fortdauer des Herzschlages (Richet).

Therapeutische Anwendung finden die Krähenaugen und das Strychnin gegen motorische Lähmungen verschiedener Art, wo sie sich namentlich bei Paralysen peripherischen Ursprungs und bei Lähmungen in Folge von Vergiftungen (Saturnismus, Alkoholismus, Mercurialismus), ferner bei Lähmung der Sphinkteren, sowie bei Prolapsus ani und Enuresis nocturna bewähren.

Die von Fouquier 1811 zuerst eingeführte methodische Behandlung von Lähmungen mit Brechnusspräparaten, an deren Stelle später Magendie, Andral u. A. das Strychnin und seine Salze setzten, ist in neuerer Zeit hauptsächlich durch die Fortentwickelung der Elektrotherapie mehr und mehr ausser Gebrauch gekommen. Die Unbequemlichkeit, welche die Strychninbehandlung in sich schliesst, ist gleichfalls ein Moment, welches derselben nicht günstig ist. Bei längerem Gebrauche, namentlich steigender Dosen, entwickelt sich in den gelähmten Gliedern das Gefühl von Ameisenkriechen im Verlaufe der Nerven, manchmal mit schmerzhaften Sensationen, welche von den Kranken mit dem Durchzucken elektrischer Schläge verglichen werden, und mit Zuckungen der gelähmten Muskeln verbunden. Letztere können so heftig werden, dass die Kranken aus dem Bett geworfen zu werden befürchten; Finger und Zehen gerathen dabei in rasch abwechselnde Extension und Flexion, während Kiefer und Schlundmuskeln frei bleiben und die Circulation nicht alterirt wird. Die Symptome steigern sich meistens Abends und verbinden sich mit Schlaflosigkeit, Ohrentönen und Nebelsehen. Bei der stärksten Einwirkung der Brechnusspräparate verspüren die Kranken lebhafte Schmerzen in den Gliedern, sind keiner Bewegung fähig, da bei jedem Versuche die Muskeln steif werden, leiden an Empfindlichkeit des Gehörs und Gesichts, sowie an Kopfweh und bisweilen an fieberähnlichen Symptomen.

Zu diesen Uebelständen kommt hinzu, dass bei der Mehrzahl der Lähmungen die Medication ohne reellen Nutzen bleibt. Es gilt dies besonders von cerebralen Paralysen, aber auch von Rückenmarkslähmungen, wenn dieselben wie gewöhnlich mit Structurveränderung der Medulla spinalis verbunden sind. Geradezu contraindicirt ist Strychnin bei frischen cerebralen Lähmungen in Folge von materiellen Läsionen, namentlich Apoplexie, weil es hier leicht Reizungserscheinungen hervorruft. Wo neben motorischer Lähmung erhöhte Reizempfänglichkeit der sensibeln Nerven (erethische Schwäche) besteht, z. B. bei Tabes dorsualis und hysterischen Lähmungen, schadet Strychnin mehr als es nützt. Auch bei peripherischen Lähmungen ist Strychnin nur dann von Nutzen, wenn die Ursachen, auf welchen die Unerregbarkeit motorischer Nerven beruht, beseitigt sind. Vor Allem können somit alte peripherische Lähmungen als Indication für das Strychnin betrachtet werden; ausserdem empfehlen es Romberg und Brown-Séquard bei Reflexparalysen, Ersterer auch bei rheumatischen Lähmungen, Tanquerel des Planches bei Paralysis saturnina. Die Wirksamkeit des Mittels beschränkt sich nicht auf Lähmungen von Rückenmarksnerven, sondern zeigt sich mitunter sehr exquisit an gelähmten Hirnnerven, z. B. bei Facialislähmung und Aphonie in Folge von Stimmbandlähmung. Die vortreffliche Wirkung bei Prolapsus ani (Hutchinson, Manz) hat mancher Praktiker constatirt, und zwar ebensowohl bei interner Darreichung von Brechnusspräparaten als bei epidermatischer Application in der Nähe des Anus; ebenso kommen Heilungen von Incontinentia urinae im kindlichen Lebensalter nicht selten vor, während in späteren Lebensperioden, z. B. bei Harnincontinenz Geisteskranker, der Erfolg meist ungenügend ausfällt. Von Einzelnen wird es auch bei Ischurie in Folge von Lähmung des Detrusor urinae empfohlen. Duclos rühmte Strychnin bei Impotenz.

In zweiter Linie steht die Anwendung des Strychnins bei

Lähmung sensibler (Pétrequin) und sensorieller Nerven, insbesondere gegen Amaurose aus verschiedenen Ursachen.

Die schon früher von Middlemore, Griffin, Fremineau, Saemann, Hoegh u. A. constatirte günstige Wirkung des Strychnins bei Amblyopie und Amaurose ist in neuerer Zeit (1871) von Nagel durch eine reichhaltige Casuistik sichergestellt. Die günstigsten Erfolge liefern nach Nagel Amblyopie und Amaurose ohne ophthalmoskopischen Befund, doch wirkt das Mittel auch bei hyperämischen Zuständen, bei Torpor der Netzhaut, bei plötzlichen Erblindungen ohne Befund mit wahrscheinlich zu Grunde liegender retrobulbärer Neuritis, bei traumatischer Amblyopie und bei Amblyopie aus Nichtgebrauch. Bei bedeutenden materiellen Veränderungen des Opticus und der Retina sind die Erfolge minder günstig, doch scheint selbst ausnahmsweise temporärer Stillstand der progressiven grauen Degeneration der Sehnerven vorkommen zu können (Horner, Cohn). Günstige Effecte durch Strychnin sah Nagel auch in leichteren Fällen von Hyperästhesie der Netzhaut, bei paretischen Zuständen der Accomodation und der Augenmuskeln, weniger bei Lähmungen, gar nicht bei Mydriasis und Accomodationslähmung. Amaurosis saturnina, alcoholica und Tabaksamaurose werden nach Hoegh, Higgins und Woinow in besonders günstiger Weise dadurch beeinflusst, ebenso ist bei Hemeralopie (De Ricci, Chisholm, Woinow) der Erfolg auffallend günstig. Auch bei Retinitis pigmentosa (Haltenhoff), Amblyopie in Folge von Diphtheritis (Savary) und bei Schwachsichtigkeit in Folge von Gehirndepression (Mannhard) sind Erfolge zu verzeichnen. Die Besserung tritt bei Amblyopie oft schon im Verlaufe von einer Stunde ein. — Gegen Ohrentönen und nervöse Schwerhörigkeit empfahl Kramer das Strychnin. Auch bei einer Reihe anderer Nervenleiden haben Brechnusspräparate und Strychnin Empfehlung gefunden, so bei Chorea (Trousseau), wo nach Sée und Sandras die Effecte keineswegs befriedigend ausfallen, bei Epilepsie (Chrestien), besonders von Uterinleiden abhängenden (Tyrrel), Oesophagealkrampf (Mathieu), Gesichtskrampf (Sander), Zuckungen nach Schussfractur der Wirbelsäure (Ruppaner), Asthma und Lungenemphysem (Bouchardat und Homolle), Heufieber (Green), Prosopalgie (Adelmann), Gastralgie und Bleikolik, ischiadische Schmerzen von Tabetikern (Pletzer), ja sogar unerhörter Weise Wundstarrkrampf (Fell und Kellock). Bei Wechselfieber soll gleichzeitiger Gebrauch von Strychnin Ersparniss an Chinin ermöglichen (Hassinger, Schroff), so dass 0,2 Chinin den Fieberanfall zu coupiren vermögen.

Ziemlich ausgedehnte Verwendung finden die Brechnusspräparate (weniger das Strychnin, das wegen seiner intensiven Giftigkeit bei geringfügigen Leiden minder gebräuchlich ist) nach Art der Amara bei atonischer Dyspepsie und chronischen Magenkatarrhen, ferner bei Diarrhöen, wo die Brechnuss in der That manchmal mit Vortheil gereicht werden kann.

Ob die Nux vomica bei Appetitmangel mehr als andere nicht giftige Amara leistet, ist höchst zweifelhaft. Die Indicationen sind wohl die nämlichen, doch hat man ausser bei Dyspepsia atonica auch bei Anorexie mit cardialgischen Schmerzen und Ructus Brechnusspräparate besonders empfohlen. Dass sowohl acute als auch chronische Darmkatarrhe unter dem Einflusse der Brechnusspräparate schwinden, ist ein schon von Bardsley hervorgehobenes Factum. Wenzel empfahl das Mittel gegen Dysenterie. Dreifuss, Jenkins, Abeille u. A. glaubten dem Strychnin sogar eine Rolle als Prophylakticum oder Heilmittel bei Cholera asiatica vindiciren zu dürfen, wo es sich freilich in keiner Weise bewährte und die etwaigen Erfolge meist auf die gleichzeitige Administration von Morphin, Eis, Bism. nitr. kommen. Man gab es sogar im Stadium algidum und behauptete, dass hier selbst toxische Dosen ohne Schaden gegeben werden könnten, doch hat man wiederholt beobachtet, dass meist anfangs keine Resorption stattfand, dagegen später bei Wiederherstellung der Circulation plötzlich Strychninvergiftungssymptome eintraten und in einzelnen Fällen sogar der Tod erfolgte. Wir halten diese Medication, namentlich aber auch die Injection von Strychnin in das Blut, für eine gefährliche Spielerei. Im Typhus können die Krähenaugenpräparate bei profusen Diarrhöen statt des Opiums gegeben werden, wenn man von letzteren unangenehme Wirkungen auf das Gehirn fürchtet. Ebenso können sie bei Kindern statt Opium benutzt werden. Gewissermaassen im Gegensatze zu dieser hemmenden Wirkung auf die Peristaltik steht die manchmal eclatante Wirkung bei Obstipation, zumal nach vorangegangenen Durchfällen, weshalb auch Aloë und andere Purgirmittel von vielen Praktikern mit Extractum Strychni verbunden werden, wodurch noch dazu die Purgirwirkung erheblich gefördert werden soll.

Alle übrigen der Nux vomica und dem Strychnin zugeschriebenen Heileffecte sind problematisch oder irrelevant. So bei Chloralvergiftung (Liebreich), Amenorrhoe (Bardsley), Hernia incarcerata (Bardsley), Hydrops (Teissier), Diabetes mellitus (Frick), chronischem Tripper (Johnson), Scrophulose, Rotz, Lungenphthise, hektischen Schweissen (Brunton), Alkoholismus (Luton), fötider Bronchitis (Laycock u. A. m.). Brunton (1878) bezeichnet das Strychnin als allgemeines Tonicum, welches auf die Verdauung als Amarum wirkt, die Reflexerregbarkeit des vasomotorischen Centrums bedeutend hebt und gleichzeitig als Tonicum nervinum, sowie erregend auf das respiratorische Centrum wirkt und durch Vertiefung und Beschleunigung der Respiration einerseits und durch Steigerung des Blutdrucks andererseits die Oxydation und Elimination der chemischen Auswurfsstoffe fördert.

Die Strychnossamen finden selten als solche Anwendung; die maximale Einzelgabe beträgt 0,1, die maximale Tagesgabe 0,2. Von Strychninnitrat lässt die Pharmakopoe 0,01 als höchste Einzeldosis und 0,02 für den Tag zu. Zweckmässig ist, diese Maximalgabe nicht zu überschreiten, sondern unter derselben zu bleiben, da wiederholt schon bei geringeren Mengen Vergiftungserscheinungen vorgekommen sind. Man beginne deshalb vorsichtig mit 0,002—0,003 und steigere allmälig um $1/2$—1 Mgm. Man reicht Strychninnitrat am zweckmässigsten in Pillenform oder giebt dasselbe gelöst hypodermatisch in etwas geringeren Mengen. Die Pillenform empfiehlt sich für das Strychninsalz wegen des bitteren Geschmackes, wobei man dasselbe zweckmässig mit Aqua dest. oder Spir. dil. verrieben der Pillenmasse zusetzen lässt. Lösungen lassen sich mit Wasser (mit oder ohne Zusatz von Säure), verdünntem Alkohol oder Glycerin bewerkstelligen, sind aber ihrer Bitterkeit wegen nicht empfehlenswerth. Man hüte sich namentlich vor der Anwendung zu geringer Mengen des zu wählenden Vehikels, weil dadurch Abscheidung des Strychninsalzes erfolgen kann, welche, wenn zuletzt der Bodensatz auf einmal genommen wird, selbst tödtliche Intoxicationen zu bedingen vermag. Ebenso hüte man sich, der Lösung des Strychninnitrats Substanzen zuzusetzen, welche die Bildung eines schwerer löslichen Salzes und damit ebenfalls Präcipitation einer giftigen Verbindung veranlassen, so z. B. Iodmetalle, gerbstoffhaltige Syrupe. Alkalien und Alkalicarbonate können zur Abscheidung des ebenfalls viel schwieriger löslichen Strychnin führen und bedingen dieselben Gefahren. Diese Regeln gelten auch für die äusserliche Verwendung des Strychninnitrats in Lösung, obschon ein Zuwiderhandeln hier nur zur Verminderung der Wirkung, nicht aber zu Intoxication führt. Die früher gebräuchliche epidermatische und endermatische Methode sind jetzt fast vollständig durch die subcutane Injection verdrängt, welche gegen Lähmungen der verschiedensten Art und in der neueren Zeit besonders auch bei Amaurose ausgedehnte Anwendung findet. Bei der letzten Applicationsweise wird man nach den Erfahrungen von Eulenburg und Bois die Dosis von 0,005—0,01 nicht überschreiten dürfen. Bei der endermatischen Methode genügen auf eine Vesicatorstelle von der Grösse eines Quadratzolls 0,005. Epidermatisch benutzt man Salben oder Lösungen in Glycerin oder fetten Oelen (1:50—100) bei Paralysen. Bei Amaurose hat man auch Strychninnitrat am untern Augenlide eingeimpft oder in Form von Augenwässern administrirt. Kramer empfahl Einblasen verdünnter Strychninlösungen in die Trommelhöhle durch die Tuba Eustachii bei nervösem Ohrentönen; auch sind Einspritzungen in die Blase bei Lähmung des Sphincter vesicae versucht. Selbst bei diesen Gebrauchsweisen darf der Arzt niemals die zum inneren Gebrauche zulässige Dosis übersteigen.

Von den an Stelle des Strychninnitrats empfohlenen sonstigen Strychninsalzen sind nur das in Frankreich officinelle Strychninsulfat, Strychninum sulfuricum, und das Strychninum aceticum, welches Lüders und Neumann bei Lähmung, Fricke bei syphilitischen Schmerzen und Holscher bei Amblyopie benutzte, von einiger Bedeutung. Leichter löslich als Strychninnitrat, sind sie, wie das von Wimmer bei Amaurose und in England in wässriger Lösung als Liquor Strychniae officinelle benutzte Strychninhydrochlorat, besonders zur Subcutaninjection geeignet. Magendie und Cottereau empfehlen das iodwasserstoffsaure Salz, Bouchardat das sehr schwer lösliche iodwasserstoffsaure Strychniniodür, Grimelli ein arsensaures und arsenigsaures Salz (bei Scrophulose und Krebs), Pavesi das in fetten Oelen äusserst leicht lösliche camphersaure Strychnin (zu epidermatischer Anwendung). Alle diese Salze sind entbehrlich, ebenso die von Einzelnen benutzten Doppelsalze, wie das von Grimelli bei Lähmungen, Neuralgien, Scrophulose und Krebs empfohlene Strychninmorphinsulfat, das bei inveterirter Intermittens von Chiappero versuchte arsensaure Chininstrychnin und das von O'Connor bei Indigestion und Chlorose gebrauchte Strychninferricitrat.

Das S. 913 besprochene Brucin ist theils als reines Alkaloid, theils in verschiedenen Salzen (Sulfat, Hydrochlorat, Nitrat) bei Lähmungen nach Art des Strychnins benutzt (Pelletier und Andral, Bardsley, Bricheteau und Lepelletier). Man gab dasselbe in steigenden Dosen, mit 0,02 2—3mal täglich beginnend und bis 0,18 3mal täglich (Bardsley) steigend. Die Heileffecte sind z. Th. auf die dem käuflichen Brucin stets beigemengten, oft nicht unerheblichen Strychninmengen zu beziehen, da reines Brucin weit weniger auf das Rückenmark wirkt.

Präparate der Strychnossamen:

1) **Extractum Strychni; Strychnossamenextract.** Trocknes Digestionsextract, durch Ausziehen von 10 Th. Strychnossamen mit 20 Th. verdünntem Weingeist und Extraction des Pressrückstandes mit 15 Th. Spir. dil. dargestellt; braun, in Wasser trübe löslich, äusserst bitter. Man giebt das Präparat, welches mit dem früher officinellen weingeistigen Krähenaugenextract, Extractum Strychni spirituosum s. Extr. Nucum vomicarum spirituosum, übereinstimmt, namentlich bei Lähmungen zu 0,01—0.05, meist in Pillen, seltener in Pulver oder Lösung, auch epidermatisch in Spir. dil. gelöst oder in Salbenform und endermatisch. Maximale Einzelgabe 0,05, höchste zulässige Tagesdose 0,15.

Früher war noch ein zweites, ebenfalls trocknes und in gleichem Verhältnisse mit heissem Wasser bereitetes, gelbbraunes, in Wasser mit grüner Farbe trübe lösliches Extract unter der Bezeichnung Extractum Strychni aquosum s. Extractum Nucum vomicarum aquosum, wässriges Krähenaugenextract, officinell. Man bevorzugte dies hauptsächlich nur Brucin enthaltende und daher viel weniger leicht toxische Extract in allen Fällen, wo Strychnin im kindlichen Lebensalter als Tonicum und Stomachicum gegeben werden sollte, und reichte dasselbe innerlich zu 0,03—0,2 mehrmals täglich in Pulver, Pillen oder Solutionen. Die frühere Maximalgabe war für dieses Extract pro dosi 0,2, pro die 0,6.

2) **Tinctura Strychni**, Tinctura Nucis vomicae; **Strychnossamentinctur**, Krähenaugentinctur, Strychnostinctur. Mit 10 Th. Spir. dil. bereitet, gelb und sehr bitter, innerlich zu 2—6 Tropfen mehrmals täglich, auch äusserlich zu Einreibungen, z. B. mit Seifenspiritus bei Rheumatismus (Rademacher). Maximaldose 1,0 pro dosi, 2,0 pro die. Andere Pharmakopöen haben 2—3mal stärkere, gleichnamige Tincturen. Nicht mehr officinell ist die mit 10 Th. Spir. aethereus bereitete Tinctura Strychni aetherea, welche wie die spirituöse Tinctur dosirt wurde.

Verordnungen:

1) ℞
Extracti Strychni 0,01
— *Ratanhae* 0,5
Aq. dest. 100,0
M. D. S. Wohl umgeschüttelt dreimal täglich 2—3 Tropfen (bei Säuglingen, bei älteren Kindern 10—12 Tropfen). (Bei Prolapsus ani. **Manz.** Sehr wirksam.)

2) ℞
Extracti Strychni 5,0
Pulv. Liquiritiae q. s.
ut f. pilul. No. 100. Consp. D. S.
Zweimal täglich 1—2 Stück, allmälig bis auf 9 zu steigern. (Bei Paralysen. **Fouquier.**)

3) ℞
Strychnini sulfurici 0,1
Aq. destill. 10,0
M. D. S. Zur subcutanen Injection. (Die pro dosi zu injicirende Flüssigkeit beträgt 0,2—0,5, entspr. 0,002 bis 0,005 Strychnin.)

Physostigminum salicylicum; Physostigminsalicylat.

Das Physostigminsalicylat ist ein haltbares Salz des hauptsächlichsten Alkaloids aus den früher officinellen reifen Samen der in Oberguinea an der Mündung des Niger und des Flusses Old Calabar wachsenden Leguminose Physostigma venenosum Balfour.

Die Gattung Physostigma ist unsern Vitsbohnen nahe verwandt und bildet einen kletternden Halbstrauch mit fleischfarbenen, ins Purpurrothe spielenden Blumen. Nur die als **Calabarbohne, Faba Calabarica, Semen Physostigmatis, Semen Calabar**, bezeichneten Samen scheinen die Giftigkeit zu besitzen, welche den Eingebornen Oberguineas seit langer Zeit Veranlassung gab, dieselben als Mittel zur Entdeckung der Schuld oder Unschuld der Zauberei angeklagter Personen zu benutzen, wodurch jährlich viele Tausende, die sich durch das Essen der Bohnen von dem Verdachte der Zauberei reinigen sollen, aus der Welt geschafft werden. Freilich ist man human genug, im Falle ein Angeklagter die Probe übersteht, seinen Ankläger dieselbe Menge Bohnen versuchsweise verspeisen zu lassen. Diese Unsitte führte 1846 den Missionär **Daniel** dahin, die als **Ordeal bean** (Gottesgerichtsbohne) bekannte Bohne nach Schottland zu senden, wo die Untersuchungen von **Fraser** (1863) sie als eine mit ganz eigenthümlichen Wirkungen ausgestattete Droge erkennen liessen. Die Calabarbohnen, auch **Esérenuss** oder **Spaltnuss** genannt, sind elliptische, eirunde oder oblonge, mehr oder weniger nierenförmige, etwas zusammengedrückte, etwa 4 Cm. lange, 2 Cm. breite und 11 Mm. dicke Samen mit gewölbter, fein höckerig unebener, schwachglänzender, dunkelbrauner Oberfläche; der eine Rand ist convex, grade oder etwas eingebogen, dunkelbraun, der andere concav und von einem schwarzgrauen Nabel über die ganze Länge des Samens tief gefurcht. Sie bestehen aus einer harten, rothbraunen, am Nabel verdickten Samenschale und zwei weissen, dicken, etwas spröden, convex-concaven Cotyledonen, welche eine leere centrale Höhlung umgeben. Das giftige Princip hat seinen Sitz fast ausschliesslich in den Cotyledonen; die Samenschale ist minder giftig (**Fraser**).

Ueber die wirksamen Principien der Calabarbohne sind wir noch nicht gänzlich im Klaren, insofern möglicherweise mehrere gleichwirkende Alkaloide darin vorhanden sind. Neben dem von **Jobst** und **Hesse** 1863 aufgefundenen Physostigmin von der Formel $C^{30}H^{21}N^3O^4$, welches eine farblose und geschmackfreie amorphe Masse bildet, die bei 40° erweicht und bei 45° schmilzt, haben **Vée** und **Leven** 1865 ein krystallinisches, bitter schmeckendes und bei 90° schmelzendes Alkaloid isolirt und als **Eserin** bezeichnet. Es fragt sich nun, ob beide gleichwirkenden Substanzen verschieden oder, wie **Tison** annimmt, identisch sind. Beide Alkaloide haben die Eigenthümlichkeit, dass sie in Lösung an der Luft sehr rasch unter Bildung eines als Rubreserin bezeichneten Körpers rothe Färbung annehmen. Dasselbe gilt von sämmtlichen Salzen des Physostigmins und **Eserins**, welche zum grössten Theil sogar im trocknen Zustande rasch roth gefärbt werden. Letzteres ist nicht der Fall bei dem officinellen Physostigminsalicylat, welches farblose oder schwach gelbliche Krystalle bildet, die in 150 Th. Wasser und in 12 Th. Weingeist sich lösen. Mit dem Physostigmin findet sich in verschiedenen Extracten der Calabarbohne, welche zu therapeutischen Zwecken im Handel sind, bisweilen prävalent ein in Aether unlösliches Alkaloid, das **Calabarin** von **Harnack** und **Witkowski**, welches bei Fröschen nach Art des Strychnins Tetanus erzeugt. Das von diesem befreite Physostigmin von Harnack und Witkowski zeigt die grösste Aehnlichkeit mit dem Eserin des Pariser Handels, welches sich jedoch noch etwas leichter zersetzt als völlig reines Physostigmin. Die sonstigen Bestandtheile der Calabarbohne, wie das von Hesse 1846 gefundene cholesterinähnliche Fett, sind ohne Bedeutung für die Wirkung derselben, welche übrigens fast genau mit der des Physostigmins übereinstimmt, während allerdings Extracte der Calabarbohne häufig in ihrer Action divergiren. Nach Harnack (1880) kann übrigens Calabarin aus Physostigmin sich bilden und bei längerer Aufbewahrung von Physostigminsulfat oder durch langdauernde Einwirkung von Iodwasserstoffsäure auf letzteres entstehen.

Das Physostigmin ist ausgezeichnet durch verschiedene eigenthümliche Applicationswirkungen, nämlich einerseits dadurch, dass es bei Application auf das Auge hochgradige Pupillenverengung hervorruft, und andererseits dadurch, dass es die Magen- und Darmperistaltik krampfhaft erregt und bis zum Darmtetanus steigert. Beide Wirkungen können auch in Folge von Resorption des Physostigmins resultiren, sind jedoch bei anderweitiger Application weit weniger constant.

Schon 1 Tr. einer $1/2$ % Lösung Physostigminsalicylat erzeugt bei Application auf das Katzenauge den höchsten Grad von Myose. Die nach Application von Calabarextract auf das Auge entstehende Myosis tritt bei Menschen durchschnittlich in 8—14 Min. ein, erreicht schnell das Maximum der Verkleinerung und bleibt auf diesem 6—8 Stdn. stehen, um in 2—3 Tagen zur Norm wieder zurückzukehren. Zu gleicher Zeit tritt krampfhafte Zusammenziehung des Accommodationsmuskels, Vergrösserung der Hornhautwölbung und vorübergehende Myopie ein, welche meist in 20—30 Min. ihren Höhepunkt erreicht und in $1^1/_2$—2 Stdn. verschwindet (A. v. Graefe, Regnoli und v. Reuss); bisweilen scheint minder deutliche Perception der Farben von Roth und Grün stattzufinden (Dor). Bei Thieren bestehen Verschiedenheiten in der Einwirkung auf die Pupille; so werden Vögel in Bezug auf dieselbe wenig afficirt, während sie im Allgemeinen den toxischen Wirkungen der Calabarbohne weit leichter erliegen als Säugethiere. Die myotische Wirkung ist bei Kaninchen viel intensiver als bei Hunden und fehlt bei Fischen und Amphibien; nach Rossbach wirkt Physostigmin bei Fröschen mydriatisch.

Ueber die Erklärung der Calabarmyose gehen die Anschauungen der Experimentatoren auseinander. Harnack und Witkowski beziehen, wie Martin Damourette, die Physostigminmyose auf eine Erregung des Sphincter iridis, Filehne und Schömann auf eine Erregung des peripheren Endes des Oculomotorius. Der Sympathicus ist bei der Physostigminwirkung unbetheiligt. Während allgemein ein beiderseitiger Antagonismus des Physostigmins und Atropins in Bezug auf die Pupille zugelassen wird, so dass bei nicht allzu starken Dosen Atropin die erweiterte Pupille wieder durch Physostigmin verengt wird, während Atropin jede Pupillencontraction nach Physostigmin beseitigt, bestreitet Rossbach den Antagonismus und legt dem Physostigmin in kleinen Dosen eine reizende, in grossen eine lähmende Action auf den Sphincter iridis resp. den Oculomotorius bei.

Die Wirkung des Physostigmins auf die Peristaltik erklärt die bei Intoxicationen mit Calabarpräparaten regelmässige Vermehrung der Defacation; dieselbe scheint auf directer Reizung der Darmganglien zu beruhen (Bauer). Atropin hebt die Physostigminwirkung auf; Physostigmin wirkt auch bis zu einem gewissen Grade nach zuvoriger Atropinisirung erregend auf die Peristaltik. Die Action des Physostigmins erstreckt sich auch auf Milz, Harnblase und Uterus, die es in Contractionen versetzt.

Die entfernten Wirkungen des Physostigmins können sich von den verschiedensten Applicationsstellen aus geltend machen.

Die Resorption von Calabarextract erfolgt am raschesten von dem Unterhautbindegewebe und den serösen Häuten aus, am langsamsten von der Nasenschleimhaut und der Conjunctiva; bei Application in das Unterhautbindegewebe und auf seröse Häute resultirt locale Irritation, nicht aber auf Schleimhäuten (Fraser). Dragendorff und Pander constatirten bei Thieren den Uebergang des Physostigmins in Galle und Speichel, während der Nachweis im Urin zweifelhaft blieb.

Nach Harnack und Witkowski verursacht reines Physostigmin directe Lähmung aller sensiblen und motorischen Nervencentren bei gleichzeitiger Erregung der quergestreiften Muskeln.

Nach früheren Versuchen von Fraser und Roeber mit Calabarpräparaten vindicirte man diesen als Erstwirkung Herabsetzung und Vernichtung der Erregbarkeit der gangliösen Elemente des Rückenmarks, welche zunächst die in den Vorderhörnern der grauen Substanz belegenen Gangliengruppen, welche die Bewegungsimpulse vom Gehirn zur Peripherie leiten, betreffe, dann aber auch auf die die Schmerzempfindung zum Gehirn vermittelnden, in den Hinterhörnern gelegenen Elemente der grauen Substanz übergreife, woraus dann vollständiger Verlust der Motilität und Reflexerregbarkeit, sowie vollständiger Verlust der Schmerzempfindungen resultirten, während Tastempfindung und Muskelgefühl bis zum Tode erhalten blieben. Nach den Versuchen von Harnack und Witkowski wird bei Fröschen zuerst das Gehirn gelähmt, die Willkürbewegung aufgehoben und die Sensibilität stark herabgesetzt, später die Athmung sistirt und erst zum Schluss die Reflexerregbarkeit vernichtet, so dass hier die Wirkung auf das Gehirn weit früher als die Rückenmarkparalyse eintritt. Bei Warmblütern werden in den meisten Fällen alle motorischen und sensibeln Nervencentren direct gelähmt, doch kommt bei manchen Thieren, namentlich Katzen, vor der Paralyse ein Stadium hochgradiger Erregung vor, welches von Harnack und Witkowski nicht auf directe Wirkung bezogen, sondern als Folge der Circulations- und Respirationsveränderung betrachtet wird. Die motorischen Nerven werden durch reines Physostigmin nicht gelähmt. Auffallend ist bei Vergiftungen mit Calabarextract und auch mit reinem Physostigmin das Auftreten ausserordentlich heftiger, oft vollständig rhythmischer fibrillärer Muskelzuckungen, welche mitunter das Gepräge klonischer Krämpfe tragen und auf eine Reizung der intramusculären Nervenendigungen hindeuten. Auf eine Reizung motorischer Centren deutet das Auftreten wirklicher epileptiformer Anfälle bei Thieren, welche nach der Methode von Brown-Sequard zu derartigen Krämpfen prädisponirt sind.

Neben der Wirkung auf die Nervencentren ist eine Action des Physostigmins und der Calabarbohne auf die Herzthätigkeit unverkennbar, welche sich bei kleinen toxischen Dosen durch Herabsetzung der Herzschlagzahl und bedeutende Verstärkung der Herzsystolen zu erkennen giebt.

Schon v. Bezold und Götz fanden den Blutdruck nach Calabarextract gesteigert. Roeber bezog die Pulsverlangsamung nach Calabarpräparaten auf Herabsetzung u. schliessliche Lähmung des excitomotorischen Herznervencentrums, während Lenz und H. Köhler Reizung der Vagusendigungen annahmen, da die musculomotorischen Herzganglien erst kurz vor dem Tode herabgesetzt werden. Harnack und Witkowski vindiciren dem Physostigmin eine directe erregende Wirkung auf den Herzmuskel oder das excitomotorische Herzcentrum und verneinen eine Reizung der Hemmungsnerven.

Viele Experimentatoren (Fraser, Keuchel, Schiff) vindiciren der Calabarbohne und dem Atropin einen directen Antagonismus in Bezug auf ihre Herzwirkung, welcher bei Kaltblütern entschieden nicht stattfindet und bei Warmblütern höchstens in indirecter Weise. Rossbach erklärt das Physostigmin in kleineren Gaben für erregend, in grösseren für lähmend auf die Hemmungsapparate des Herzens und in dieser Beziehung für gleichwirkend mit dem Atropin, von dem es sich nur durch starke Erregung der musculomotorischen Apparate unterscheide.

In eigenthümlicher Weise wirkt Physostigmin nach Art des Muscarins und Pilocarpins vermehrend auf die Speichelabsonderung.

Diese Wirkung, welche Harnack und Witkowski von einer Reizung des Drüsenparenchyms ableiten, wird durch grosse Dosen Atropin aufgehoben, und bis zu einem gewissen Grade kann auch Physostigmin die entgegengesetzte Wirkung des Atropins beseitigen.

Letale Dosen von Physostigmin scheinen durch Respirationslähmung tödtlich zu wirken.

Sehr grosse Dosen Calabarextract haben mitunter raschen diastolischen Herzstillstand zur Folge, ohne dass jedoch die elektrische Reizbarkeit des Herzens verloren geht. Die Athmung wird bei Säugethieren zuerst beschleunigt, später aussetzend. Künstliche Respiration wirkt bei Warmblütern lebensverlängernd und sogar lebensrettend (Harnack und Witkowski). Auf die Beeinträchtigung der Respiration bezieht sich auch wohl die im Verlaufe der Intoxication stets zu beobachtende Abnahme der Temperatur.

Die Erscheinungen der Physostigminwirkung bei Menschen sind für kleinere Dosen sowohl durch Beobachtungen an Kranken als durch Selbstversuche festgestellt. Nach subcutaner Injection von 0,001 Eserinsulfat kann sich Erbrechen und Unwohlsein einstellen (Vée); ähnliche Phänomene können nach 0,004 bei interner Einführung vorkommen (Léven); 0,1 bedingte bei Leteinturier Schwere im Kopfe, Undeutlichsehen gedruckter Schrift bei starker Myosis, Schwindel, Nausea und Erbrechen (letzteres erst in $^3/_4$ Std. eintretend) und grosse Muskelschwäche, welche $2^1/_2$ Std. anhielt. Physostigmin von Merck bewirkt zu 0,012 in einer Stunde Uebelkeit, beiderseitige Myosis, Undeutlichsehen, jedoch keine Veränderung des Pulses (Fronmüller). Nach Selbstversuchen von Fraser mit 0,3—0,6 Pulver des Embryo der Calabarbohne und therapeutischen Experimenten mit daraus bereiteter Tinctur tritt in etwa 5 Minuten eigenthümliches, später schmerzhaftes Gefühl unter dem Sternum, bald darauf Ructus, hie und da Gefühl von Dyspnoe, später Schwindel und Schwäche in den Extremitäten ein; noch etwas grössere Dosen erzeugen Krampf der Brustmuskeln, Zusammenlaufen von Speichel im Munde, Trübung des Sehvermögens, gelinden Schweiss und irreguläre, herabgesetzte Herzaction. Ausgedehnte Erfahrungen über die Wirkung toxischer Dosen der Calabarbohne sammelten Cameron und Evans in Liverpool bei 60 Kindern, welche im Hafen verstreute, als Ballast von der afrikanischen Westküste mitgebrachte Calabarbohnen gegessen hatten und bei denen ein lähmungsartiger Zustand, oft von mehr als 36 Stdn. Dauer, Erbrechen und Prostration die Haupterscheinungen bildeten, während in weniger als $^1/_3$ der Fälle Myosis vorhanden war. Convulsionen und Anästhesie waren in keinem Falle zugegen; ebenso war das Sensorium frei.

Was die Anwendung des Physostigmins und der Calabarbohne in krankhaften Zuständen des Nervensystems anlangt, so lässt sich nicht verkennen, dass ihre physiologische Wirksamkeit sie vor Allem beim Tetanus indicirt erscheinen lässt, indem sie durch directe Herabsetzung der Motilität und Sensibilität einerseits und der Reflexaction andererseits von Nutzen sein können. Seit der Anwendung der Calabarbohne durch Lemaire liegen zahlreiche Beobachtungen über Heilung vom Wundstarrkrampf unter dem Gebrauche vor.

Schon 1868 wies Fraser darauf hin, dass von 12 mit Calabarbohne behandelten Fällen von Tetanus, welche die Literatur aufzuweisen hatte, 9 mit Genesung endeten, und dass unter den 3 Todesfällen sich einer befinde, wo das Mittel in der Agone gereicht sei. Zu den mit dem Mittel geheilten Fällen kommen weitere günstig verlaufene theils von Tetanus traumaticus, theils von Tetanus rheumaticus in grosser Fülle hinzu (G. de la Chartrie, Mac Arthur, Duffy, Schmitt, Monti und Widerhofer, Watson, Esenbeck u. A. m.), während verhältnissmässig wenige ungünstige Fälle vorliegen. Selbst bei Tetanus neonatorum sind gute Erfolge beobachtet (Monti u. Widerhofer). Bei Tetanus toxicus (Strychninvergiftung) ist Physostigmin nicht zu empfehlen. Bei Fröschen kann man allerdings die durch Strychnin stark gesteigerte Reflexerregbarkeit durch grosse Dosen Calabarextract aufheben und bei einem mit Calabar gelähmten Frosche treten nach Application von Strychnin keine Reflexkrämpfe auf. Versuche an Säugethieren ergeben indess, dass Kaninchen und Hunde, welche Strychnin und Calabarextract in toxischen Mengen erhalten, noch rascher als bei Vergiftung mit jedem der einzelnen Gifte erkranken und asphyktisch zu Grunde gehen (Vée u. Léven, Th. Husemann und Hessling). Diese Facta würden durch die Annahme von Rossbach, dass die durch Calabar bedingte Herabsetzung der Reflexerregbarkeit eine secundäre Erscheinung sei, sich in leichter Weise erklären lassen.

Die übrigen Nervenaffectionen, bei denen Calabar in Anwendung gekommen ist, bieten weniger Chancen. Es gehören dahin Prosopalgie (Munro), Chorea (Harley, Gubler, Ogle, M'Laurie) und spasmodische Contracturen (Vée und Leven); auch schliesst sich hieran die Behandlung der Atropinvergiftung mit Calabarbohne, für welche anscheinend eine Beobachtung am Menschen (Kleinwächter) spricht. Der günstige Verlauf von Atropinvergiftungen ohne jede Behandlung oder selbst bei verkehrter Therapie macht indess den Werth einer einzigen Beobachtung über die Effecte des Antidots zweifelhaft. Men hat in der neueren Zeit geradezu einen Antagonismus des Atropins und Physostigmins construirt, indem man ihnen eine entgegengesetzte Wirkung auf den Blutdruck, Vagus, die Secretionen und die Pupille vindicirte (Fraser, Bartholow u. A.). Obschon Rossbach die Existenz eines derartigen Antagonismus entschieden bestritten hat, indem nach seinen Versuchen die Endeffecte (Lähmung) dieselben sind, während nur die Dauer der primären Erregung eine verschieden lange sei, sind doch die zuerst von Fraser erhaltenen und später auch von H. Köhler u. A. bestätigten Resultate der an Hunden angestellten toxikologischen Versuche beachtenswerth, wonach die gleichzeitige Einführung colossaler tödtlicher Gaben von beiden Giften, 0,5 Atropinsulfat und 0,4 Calabarextract, nicht tödtlich wirkt, während schon 0,2 des letzteren für sich den Tod von Hunden herbeizuführen vermögen. Jedenfalls aber erscheint die Anwendung von Atropin neben künstlicher Respiration bei Calabarvergiftung gerechtfertigt. Williams empfahl Calabarbohne bei Epilepsie, doch ist nach den Erfahrungen von Harnack u. Witkowski das Mittel gerade hier contraindicirt, da es die Anfälle in entschiedener Weise vermehrt.

Oertlich ist die Calabarbohne bei verschiedenen Affectionen des Auges angewendet, unter denen diphtheritische und traumatische Accomodationslähmung (Scheby-Buch, Harlon, Manz) die günstigsten Resultate zu geben scheint.

Von ophthalmologischer Seite wurde die Calabarbohne zunächst als Mittel zur Beseitigung übermässiger Erweiterung der Pupille durch Atropin (A. v. Graefe) ins Auge gefasst; doch ist die Wirkung hier keineswegs eclatant, indem hochgradige Mydriasis nach Atropingebrauch oft nicht durch Calabarextract aufgehoben wird. Geringe Grade lassen sich allerdings durch Physostigmin beseitigen, besonders wenn die Mydriasis schon einige Zeit bestanden hat, während andererseits Atropin stets Calabar-Myose aufhebt. Bei Pupillenerweiterung in Folge von Lähmung des Oculomotorius kann während der Dauer der Physostigminwirkung Besserung des Sehens erzielt werden (Gubler, Regnoli). Gubler benutzte Calabar auch zur Zerreissung von hintern Synechien.

Wiederholt wurde auch Physostigmin nach der Empfehlung von Laqueur und Weber (1876) als den Druck herabsetzendes Mittel bei Glaucom angewandt, wo bei 8—10tägiger Instillation ansehnliche Verbesserung der Sehschärfe resultiren kann, doch ist das Mittel mit Vorsicht anzuwenden, da die dadurch bemerkte Turgescenz der Gefässconvolute der Ciliarfortsätze Blutungen in dem Glaskörper zu Stande bringen kann. Weber empfiehlt dasselbe zur Verminderung des Drucks in der vorderen Kammer bei Keratocele, Cornea conica und tiefgreifenden Hornhautulcerationen, ferner bei staphylomatösen Processen und Prolapsus iridis.

Die Empfehlung subcutaner Application bei Cholera (Munro) gehört wohl zu den am Schreibtisch ausgedachten therapeutischen Bizarrerien. Dagegen ist die Anwendung bei Atonie des Darmes mit Flatulenz und Verstopfung (Sabbotin, Schäfer) keineswegs irrationell.

Im Ganzen ist bisher das Physostigminum salicylicum wenig in Anwendung gekommen, indem man meistens das sog. Eserinsulfat des Handels oder noch häufiger die Calabarbohne und ein aus derselben bereitetes, früher unter dem Namen Extractum Fabae Calabaricae s. Extractum Physostigmatis s. Extractum Calabar, Calabarbohnenextract, officinelles wässrig-spirituöses Extract in Anwendung zog. Man gab die Calabarbohne in Pulverform innerlich zu 0,05 (Williams) oder in noch kleineren Dosen, das Calabarextract zu 0,005—0,02, bei Tetanus auch in weit höheren Gaben. So reichte Watson innerlich 0,12 in nicht bestimmten Zeiträumen, so dass z. B. ein Patient 1,5 in den ersten 3 Tagen, dann 1,0 in den folgenden 7 Tagen und hierauf selbst in zweimal 24 Stunden 3,0 und 3,5, im Ganzen im Verlaufe von 43 Tagen 64,0 consumirte. Man darf jedenfalls hier grössere Dosen nicht scheuen. Zum internen Gebrauche des Extracts sind Pulver- und Pillenform, auch Lösungen in Glycerin, Spiritus dil. oder Spiritus aethereus anwendbar. Schäfer gab bei Atonie des Darmes dreistündlich 3—6 Tropfen einer Lösung von 0,05 in 10,0 Glycerin. Glycerinlösungen, jedoch stärker (1:5—15), welche man mit einem Pinsel in kleinen Mengen ins Auge bringt, dienen auch vorzugsweise zum äusseren Gebrauche. Noch häufiger benutzt man die Charta calabarina (Calabarpapier, Papier calabarisé), welches mit einer Auflösung von Calabarextract (1:65) getränktes und in kleine Quadrate abgetheiltes Filtrirpapier, von welchem jeder Quadratcentimeter 0,002 Calabarextract enthält, darstellt. Der letzteren Applicationsweise klebt der Uebelstand an, dass das auf die Bindehaut applicirte Papier Irritation bedingt und reflectorisch Thränen des Auges hervorruft, wodurch der grösste Theil des wirksamen Stoffes wieder aus dem Auge entfernt wird. Minder diesem Vorwurfe ausgesetzt erscheinen die von Hart angegebenen, mit Extr. Fab. Calab. bestrichenen Leimtabletten, die sich in der Thränenflüssigkeit leicht lösen.

Für das Physostigminsalicylat hat die Pharmakopoe 0,001 als maximale Einzelgabe und 0,003 als maximale Tagesgabe festgestellt. Zweckmässig beginnt man bei Darmatonie mit 0,005 pro dosi und wählt für die interne Darreichung Pillen- oder Tropfenform. Zu ophthalmiatrischen Zwecken benutzt man $1/8 - 1/2$ % Lösungen, bei Glaucom zu 3—4 Tropfen täglich. Ganz in derselben Weise ist auch das Eserinum sulfuricum zu verwenden, welches nach Königstein u. C. Hender in der Augenheilkunde das nämliche wie das Salicylat leistet.

Ditaïn. — Als eine gleichzeitig das Rückenmark und die peripheren Nervenendigungen, auch wie Atropin die Vagusendigungen im Herzen lähmende Substanz hat Harnack ein auf den Philippinen und in Niederländisch Indien als Antitypicum benutztes Alkaloid aus der als Ditarinde bezeichneten Rinde von Echites scholaris (Fam. Apocyneae) bezeichnet. Die Lähmung auf die motorischen Nervenendigungen scheint indessen bei Säugethieren stärker ausgesprochen als die ohne voraufgehende Erregung eintretende spinale Paralyse. Der Blutdruck wird durch Ditaïn stark herabgesetzt. Therapeutisch ist unreines Ditaïn als Surrogat des Chinins bei Intermittens vereinzelt verwendet.

---

3. Ordnung. Neurotica encephalica, vorzugsweise auf das Gehirn wirkende Nervenmittel.

a. Encephalica analeptica, belebende Hirnmittel.

Diese Unterabtheilung umfasst die meisten der früher als Excitantien (vgl. S. 76) zusammengefassten Arzneimittel, welche besonders zur Bekämpfung von plötzlich eintretendem Schwächezustande und Collapsus in Gebrauch gezogen werden. Dieselben wirken vielleicht alle nicht allein auf das Gehirn, sondern auch auf andere Theile des Nervensystems, namentlich die Vasomotoren, und auf das Herz. Der Zusammenhang dieser Wirkungen bedarf noch in vielen Punkten der Aufklärung durch physiologische Versuche.

Die meisten der hierher gehörigen Stoffe gehören zu den ätherisch-öligen oder sind diesen nahe verwandt und durch Flüchtigkeit ausgezeichnet. Viele derselben sind gleichzeitig als Antispasmodica gebräuchlich, was möglicherweise mit der neuerdings von Binz u. Grisar für verschiedene ätherische Oele physiologisch nachgewiesenen reflexhemmenden Wirkung in Zusammenhang steht.

Moschus, Moschus Tunquinensis; Moschus, Bisam.

Der Moschus ist ein durch höchst intensiven Geruch ausgezeichnetes Secret von in der Nähe der Genitalien des männlichen Moschusthieres, Moschus moschiferus L., eines zu den Wiederkäuern gehörenden, auf den mittelasiatischen Hochgebirgen lebenden Thieres, belegenen Drüsen.

Bei verschiedenen Arten der Gattung Moschus findet sich unterhalb des Nabels zwischen der dichtbehaarten Haut und den Bauchmuskeln ein plattrundlicher, einige Zoll breiter, 1,5—3 Cm. dicker, mit einem ziemlich weiten Canale nach aussen mündender Sack, der bei jungen Thieren ein übelriechendes, talgartig-schmieriges oder milchiges, wenig gefärbtes Secret enthält, das erst beim alten Thiere den eigenthümlichen Moschusgeruch annimmt, dessen Intensität mit dem Alter wächst. Der bei uns officinelle Moschus, auch als Moschus Tunquinensis oder als chinesischer oder tibetanischer Moschus bezeichnet, stammt nur von den in Tibet und China lebenden Varietäten von Moschus moschiferus und kommt über Canton und London in den Handel, während über Russland eingeführter sog. Moschus Cabardinus (richtiger Cabarginus, nach der tatarischen Bezeichnung des Moschusthiers Cabarga) vielleicht von einer andern Art abstammt. In China und Tibet wird der Moschus so bereitet, dass die erwähnten Beutel nebst der sie bekleidenden Bauchhaut ausgeschnitten und entweder an der Luft oder auf heissen Platten getrocknet werden. Das in dem Beutel eingeschlossene Secret, der eigentliche Moschus, bildet eine krümlige oder etwas weiche dunkelrothbraune Masse von bitterem Geschmack und penetrantem, äusserst lange haftendem Geruche, der von dem weit schwächeren und ammoniakalischen Geruche des heller gefärbten russischen Moschus völlig verschieden ist. Mit Hülfe von Terpenthinöl unter dem Mikroskope in dünner Schicht ausgebreitet, zerfällt der Moschus ziemlich gleichmässig schollenartig in durchscheinende braune, amorphe Splitter und Körnchen. Im Handel kommt der Moschus theils als Moschus in vesicis, in den 15,0—30,0 schweren kugelförmigen, an der einen Seite ebenen und glatten, an der anderen convexen und behaarten Beuteln eingeschlossen, oder aus diesen herausgenommen, als Moschus ex vesicis, vor. Wegen seines überaus hohen Preises unterliegt das Medicament mannigfachen Verfälschungen, welche den Moschus in vesicis eben so gut betreffen wie den Moschus ex vesicis. Selbst völlig gefälschte Moschusbeutel aus einem Stück Fell zusammengenäht, sog. Wampomoschus, haben sich im Handel gefunden. Der Moschus muss über Schwefelsäure getrocknet werden, bis er keinen Gewichtsverlust mehr erleidet und darf beim Verbrennen nicht mehr als 8% Asche hinterlassen.

Der eigenthümliche Riechstoff des Moschus, welcher als Träger der Wirkung desselben betrachtet werden muss, ist bisher nicht isolirt.

Der Moschusgeruch, welcher mit dem von Mimulus moschatus u. a. Pflanzen übereinstimmt, hält sich unter günstigen Umständen in Aufbewahrungsräumen viele Jahre lang. Einzelne Stoffe, z. B. Campher, Mandelsyrup, Goldschwefel, sind im Stande, denselben bedeutend abzuschwächen oder ganz zu zerstören. Ganz trockner Moschus ist fast geruchlos und entwickelt erst beim Befeuchten den eigenthümlichen Riechstoff. Die übrigen Bestandtheile des Moschus (Fette, Harz, Salze) sind für die Wirkung ohne Bedeutung.

Die bisherigen Versuche über die Wirkung des Moschus lassen eine gewisse Verwandtschaft mit der Wirkung mancher ätherischer Oele und eine excitirende Wirkung auf das Nervensystem nicht verkennen.

So beobachtete Jörg nach 0,2—1,0 Druck und Völle im Epigastrium, Kopfschmerz, Schwindel, Schläfrigkeit mit darauf folgender allgemeiner Abspannung, bei Einzelnen Muskelzittern, Zunahme der Pulsfrequenz, Hauttemperatur und Ausdünstung, welche Erscheinungen 6—8, bei empfindlichen Personen selbst 16 Std. anhielten. Sundelin empfand nach 1,2 Moschus 3 Std. lang die Gefühle eines leichten Weinrausches bei vollem Pulse und duftender Haut; Trousseau und Pidoux Wärme im Epigastrium, gesteigerten Appetit, nach einigen Stunden Kopfschmerzen und Steigerung des Geschlechtstriebes; dagegen fehlte Veränderung des Pulses. Bei einzelnen Individuen soll Moschus Erbrechen und Durchfall veranlassen. 0,3 mit Wasser in die Schenkelvene eines Hundes injicirt bewirken Betäubung, Convulsionen, blutige Diarrhoe und Tod (Tiedemann). Nach Filehne ist von verschiedenen Auszügen nur der wässrige des eingedampften Alkoholextracts und ein mit schwach angesäuertem Wasser gemachter Moschusauszug wirksam; nach Einspritzung von 0,05—0,1 Moschus treten bei Fröschen Zuckungen sämmtlicher Muskeln ein, welche nach Durchschneidung der motorischen Nerven nicht cessiren und nur durch starken Nervenreiz aufgehoben werden, welche Wirkung den Moschus an die Seite des Guanidins stellt.

Als Medicament hat der Moschus einen nicht zu unterschätzenden Werth in der Behandlung des Collapsus, mag derselbe plötzlich nach schweren Verletzungen oder im Verlaufe intensiver acuter Krankheiten (Typhus u. a.) entstanden sein.

Der völlig unverdiente Misscredit, in welchen das Medicament in neuerer Zeit bei vielen Aerzten gekommen ist, erklärt sich theilweise aus den ungenügenden Dosen, in welchen man Moschus wegen seines theueren Preises zu verordnen pflegte, theilweise dadurch, dass man ihn zur Unzeit gab, d. h. in Agone, wo günstiger Ausgang unmöglich mehr erwartet werden kann. Man ist seit lange gewohnt, den Moschus als ultimum refugium anzuwenden und denselben in extremis zu verabreichen, wo die ärztliche Kunst am Ende ist. Das Volk betrachtet ihn daher als schlimmstes Prognosticum für den Patienten, welchem er gereicht wird. Im Allgemeinen ist Moschus in allen Fällen indicirt und andern Excitantien vorzuziehen, wenn der Collaps im Verlaufe acuter Affectionen sich sehr rasch entwickelt und steigert, wo es also darauf ankommt, auch ein möglichst rasch wirkendes Mittel in Anwendung zu bringen. Die oben angeführten physiologischen Versuche zeigen auf das Evidenteste, dass Moschus nicht allein erregend auf die Nervencentra und in specie auf das respiratorische Centrum, sondern auch auf das Herz wirkt. Denselben daher auf solche Fälle zu beschränken, wo es sich um eine Belebung der gesunkenen Erregbarkeit der Centralnervenapparate handelt, heisst dem Moschus einen ansehnlichen Theil seines Wirkungsbezirkes rauben, wo er vorzügliche Dienste zu leisten im Stande ist. Wir kennen Fälle von Shock in Folge von schweren Verletzungen, Ueberfahren u. s. w., welche ihren günstigen Ausgang ausschliesslich dem Gebrauche kräftiger Dosen Moschus verdanken. Besonders günstige Erfolge rühmt man dem Moschus mit Recht in Bezug auf Erkrankungen des kindlichen Lebensalters nach. In der That sind die Veränderungen, welche eine einzige Dosis Moschus im Aussehen und im Verhalten collabirter Kinder herbeizuführen vermag, oft höchst überraschend. Dass man beim Erwachsenen diese Erfolge nicht so prägnant hervortreten sieht, hat seinen Grund vor Allem darin, dass meist wegen des hohen Preises des Medicaments ungenügende Dosen verordnet werden. Ein Erwachsener, zumal wenn er an den Genuss excitirender Getränke gewöhnt ist, reagirt nicht auf 0,05 Moschus, wohl aber ein Kind, bei dem eine Abstumpfung gegen Excitantien nicht stattgefunden hat, und selbst bei letzterem ist die angeführte Dosis häufig zu klein gegriffen. Dass die durch den Moschus gesetzte Erregung in vielen Fällen nicht ausreicht, das Leben so lange zu erhalten, bis die Störung, welche zum Collapsus führte, ausgeglichen ist und die Bedingungen zur Reconvalescenz gegeben sind, weiss jeder Praktiker aus eigener Erfahrung, und dieser Umstand drängt zu verhältnissmässig frühzeitiger Anwendung. Auch am Moschus documentirt sich die an allen excitirenden Mitteln zu beobachtende Abnahme der Wirkung bei Darreichung in derselben Dosis; man erreicht selten bei Wiederkehr des Collaps durch die nämliche Gabe gleiche Veränderung des Krankheitsbildes ad melius, während manchmal noch Erhöhung der Gabe lebensrettend wirken kann. Die Krankheiten, wo Moschus im Collaps vorzugsweise in Anwendung kommmt, sind Typhus (Febris nervosa versatilis) und Pneumonie, ferner acute Exantheme im kindlichen Lebensalter, Herzkrankheiten (Fettherz, Klappenfehler im Stadium der Compensationsstörung), acute Hämorrhagien u. a. m. Im Typhus hat man ihn beim Vorwalten von krampfhaften Erscheinungen (Sehnenhüpfen, Zuckungen der Gesichtsmuskeln) besonders gegeben.

Erst in zweiter Linie steht die Bedeutung des Moschus als Antispasmodicum, wo sein Nutzen nicht unbestritten ist und wo jedenfalls billigere Mittel (Asa foetida, Valeriana) ihn vollkommen zu ersetzen vermögen.

Mendel und Chapp empfahlen Moschus sogar beim Tetanus (zu 4,0 pro dosi mit Opium). Am meisten hat man ihn bei Krämpfen im kindlichen Lebensalter (Spasmus glottidis, Keuchhusten, bei letzterem auch prophylaktisch) angewendet. Ebenso wie er hier nicht mehr als billigere Mittel leistet, hat er auch bei andern nervösen Störungen, wo man ihn empfahl, z. B. bei Lähmungen, Amblyopie, Taubheit, Gedächtnissschwäche, Impotenz einerseits, bei schmerzhaften Affectionen andererseits, wo namentlich, z. B. beim schmerzhaften Brand, eine Verbindung mit Opium als vorzüglich wirksam gerühmt wurde (P. Frank, Lentin), keine besondere Bedeutung.

Man giebt Moschus in der Regel zu 0,05—0,1 pro dosi 2—4-stündlich, doch ist bei Erwachsenen die doppelte bis dreifache Dosis angemessener, wenn es sich um Beseitigung von Collapsus handelt. Bei Säuglingen verordnet man 0,01—0,02. Als Darreichungsform empfehlen sich Pulver und Emulsion.

In Pulvern giebt man Moschus am zweckmässigsten einfach mit Zucker in Charta cerata. Zur Verdeckung des Geruches kommen Elaeosaccharum Cinnamomi oder Amygd. amar., auch Pulvis aromaticus in Gebrauch, doch wird vielleicht dadurch die Moschuswirkung abgeschwächt. Dasselbe gilt von der Verordnung mit Goldschwefel. Inwieweit die Verbindung des Medicaments mit Opium, Campher, Ammonium carbonicum, Zinkoxyd mehr als Moschus allein wirkt, steht dahin. Statt Moschusemulsion kann man auch das Mittel mit Zimmtsyrup oder Syrupus emulsivus verrieben anwenden. In Emulsionsform kann Moschus auch im Klystier applicirt werden. Auf die Verwendung als Parfum zu Zahnpulvern (bei Foetor oris zu 0,01—0,05 auf 25,0) und Waschpulvern braucht hier nicht weiter eingegangen zu werden. Das Tragen von Moschus mit Kamillen oder Zimmtölzucker in kleinen Säckchen zur Prophylaxe bei Keuchhusten oder Blattern ist natürlich ohne reellen Werth.

Präparat:

Tinctura Moschi; **Moschustinctur**, Bisamtinctur. Moschus 1 Th. mit Spiritus dil. und Aq. āā 25 Th. macerirt und filtrirt; rothbraun, von intensivem Moschusgeruch. Die vorzugsweise als Parfum benutzte Tinctur kann zu 20—50 Tr. für sich oder in Verbindung mit ähnlichen Tincturen, auch als Zusatz zu Mixturen Verwendung finden. Vanoye empfahl sie mit Tinctura Ambrae bei Trismus neonatorum.

Als **Julapium moschatum** wird eine durch Verreiben von 1 Th. Moschus und 5 Th. Zucker mit 250 Th. Rosenwasser erhaltene Mixtur, wovon ein Esslöffel 0,05 Moschus enthält, bezeichnet.

Castoreum; Bibergeil.

Die mit dem Namen Castoreum oder Bibergeil belegte Droge stammt von dem zu den Nagethieren gehörenden **Biber, Castor Fiber L.**

Man unterschied früher **Canadisches Bibergeil, Castoreum Canadense s. Anglicum s. Americanum**, und **Sibirisches oder Russisches Bibergeil, Castoreum Sibiricum s. Moscoviticum s. Rossicum**; doch scheint gegenwärtig in Sibirien nur ganz ausnahmsweise Castoreum gewonnen zu werden und die weit theurer bezahlte sog. sibirische Waare gerade so gut aus Canada zu stammen wie das Castoreum Canadense.

Der durch seine künstlichen, backofenförmigen Baue wohlbekannte und seines Pelzwerks wegen sehr geschätzte Biber, welcher in früher Zeit im ganzen nördlichen und mittleren Europa verbreitet war, findet sich jetzt nur ausnahmsweise in europäischen Flüssen (Elbe), etwas mehr noch am Ob und dessen Nebenflüssen in Sibirien. Der amerikanische Biber, eine als **Castor Americanus** Cuv. bezeichnete Spielart, lebt vorzugsweise am Mississippi, Ohio, Huronensee und an der Hudsonsbay. Sowohl das Männchen als das Weibchen haben an den Geschlechtstheilen zwei mehrere Zoll lange birnförmige Säcke, die mit ihrem schmalen Ende mit einander zusammenhängen und mit einer gemeinsamen Oeffnung in den Präputialkanal münden. Diese als **Bibergeilen** oder **Castoreumbeutel** bezeichneten Säcke — nicht zu verwechseln mit den After des Bibers vorhandenen Drüsen oder **Oelsäcken**, deren Inhalt die früher ebenfalls therapeutisch verwendete **Axungia Castorei, Bibergeilfett**, bildet — sind keine besonderen Drüsen, sondern taschenförmige Einstülpungen der Präputialschleimhaut, die sich darin zu zahllosen einspringenden Leisten zusammengefaltet hat, und scheinen als Reservoir von Smegma praeputii zu dienen, das vielleicht während der Begattung seine Verwendung findet. Der Inhalt dieser Säcke ist bei Elbbibern nach der Brunstzeit von dicklicher Consistenz, stark riechend, schwefelgelb und arm an Calciumcarbonat, während der Brunstzeit (Februar bis Juni) dünnflüssiger, heller, schwächer riechend und enthält reichlich kohlensaures Calcium (Jannasch).

Die Castoreumsäcke werden zu medicinischem Gebrauch unversehrt und in ihrer Totalität aus den getödteten Bibern herausgenommen und getrocknet, was meistens im Rauche geschieht. Sie bestehen aus zwei äusseren, nicht leicht zu trennenden, und zwei inneren Häuten, welche den Inhalt durchsetzen, der aus einer harten, ausnahmsweise etwas weichen, braunrothen oder schwarzbraunen, selten gelbbraunen, eigenthümlich riechenden, harzigen Masse besteht. Die innerste Membran stellt die vielfach gefaltete, aussen silberweiss glänzende und glatte, innen mit ziegeldachförmigen, unregelmässigen Schuppen besetzte und mit einem Epithel überzogene Schleimhaut dar, in welcher auch drüsige Elemente sich finden. Wie der Moschus unterliegt auch das Castoreum zahlreichen Verfälschungen durch künstliche Entleerung des Inhalts, welcher das eigentliche Heilmittel darstellt, und theilweisen Ersatz desselben durch Harz.

Ueber das wirksame Princip des Castoreums befinden wir uns bis jetzt im Unklaren; wahrscheinlich ist dasselbe in einem den ätherischen Oelen verwandten Körper zu suchen, dessen genauere Kenntniss indess noch fehlt.

Das Castoreum enthält ausser Fettarten (Castorin, Cholesterin) Salicin (wahrscheinlich aus der zur Nahrung dienenden Weidenrinde abstammend) u. a. Stoffen ein **Castoreumharz** von brauner Farbe, scharf bitterem Geschmacke, gut in Spiritus, nicht in Aether löslich, das im Sibirischen Castoreum 58%, im

Canadischen kaum halb so viel ausmacht, und ein stark riechendes und bitter schmeckendes, blassgelbes flüchtiges Oel. Wöhler fand im Castoreum Canadense Carbolsäure, vielleicht vom Räuchern der Castoreumbeutel herrührend. Schaer will eine den Ptomaïnen ähnliche Substanz im Castoreum aufgefunden haben.

Physiologische Versuche mit Castoreum sind bisher in ausreichender Weise nicht angestellt. Nach grösseren Dosen (8,0 nach Alexander, 1,5 nach Jörg) scheint ausser Aufstossen keine constante Erscheinung aufzutreten, bisweilen kommt Hitze des Gesichts und etwas Schwindel danach vor.

Die Anwendung des Medicaments beschränkt sich vorzugsweise auf hysterische Krämpfe, die es oft in wunderbarer Weise mildert, doch kann es auch in einer Reihe anderer nervöser Zustände mit Nutzen verwendet werden. Inwieweit es dabei vor ähnlich wirkenden billigeren Mitteln (Asa foetida, Baldrian) Vorzüge besitzt, steht dahin.

Die wegen des Fehlens auffallender physiologischer Effecte vielfach geleugnete therapeutische Wirkung des Castoreums ist eine dem Praktiker zwar oft unbegreifliche, aber nichtsdestoweniger vollkommen feststehende Thatsache. Es ist nicht allein „ein specifischer Riechstoff für das outrirte Geruchsorgan Hysterischer" (L. W. Sachs), sondern ein wirksames Agens bei Zuständen erhöhter Erregbarkeit im Laufe der Hysterie, und zwar vorzugsweise im Bereiche der Motilität (hysterische Convulsionen), aber auch im Bereiche der Sensibilität (Neuralgien). Ein Heilmittel der Hysterie ist es nicht, wohl aber ein Palliativum bei hysterischen Paroxysmen. Ob es auch bei hysterischen Psychosen günstig wirkt, steht dahin, und ob es bei krampfhaftem Leiden auf nicht hysterischer Basis (Epilepsie, Chorea) reellen Nutzen hat, ist nichts weniger als festgestellt. Besondere Empfehlung hat das Medicament noch bei Asthma, und namentlich bei Asthma laryngeum der Kinder, bei Krampfwehen, Dysmenorrhoe, Cardialgie, Kolik und Erbrechen gefunden, im russischen Amerika sogar bei Rheumatismus und Blutspeien. Posner empfahl es im Verlaufe des Typhus als Ersatzmittel des Opiums.

Man verordnet Castoreum selten in Substanz und zwar zu 0,2—1,0 in Pulvern oder Pillen, Boli oder Latwerge, meist in Verbindung mit billigeren Antispasmodica; noch seltener im Klystier (1,0—4,0) oder in Suppositorien. Auch als Bestandtheil von Pflastern wurde früher Castoreum verwendet.

Präparat:

Tinctura Castorei, Tinctura Castorei Canadensis; **Bibergeiltinctur**. Mit 10 Th. Weingeist bereitete, dunkelrothbraune, kräftig nach Bibergeil riechende Macerationstinctur, welche mit dem 4—5fachen Volumen Wasser eine milchartige, lehmfarbige Flüssigkeit giebt, aus der sich beim Durchschütteln reichlich Harz abscheidet, während die Flüssigkeit selbst fast farblos und klar wird. Man giebt die Tinctur zu 15—60 Tr. bei hysterischen Anfällen, gewöhnlich in Verbindung mit andern krampfstillenden Tincturen. Auch als Riechmittel, in Klystieren, Collyrien (bei Blepharospasmus mit 30 Th. Kamillenthee) wurde Bibergeiltinctur benutzt.

Die spirituöse Tinctur macht die früher gebräuchliche, mit Aether bereitete ätherische Tinctur überflüssig; ebenso die Aqua Castorei, ein destillirtes Wasser, welches nur anfangs nach Castoreum, später nach salicyliger Säure riecht, und die aus Zucker und Traganthschleim bereiteten Trochisci Castorei.

Anhang: Animalische Excitantien. — Wie Moschus und Castoreum wurden auch andere starkriechende animalische Stoffe, z. B. Ambra und Zibeth (vgl. S. 418) benutzt. Minder wohlriechend ist das in Amerika als Antihystericum verwendete Secret von Afterdrüsen des Stinkthiers, Mephitis Chinga Tiedem. s. Viverra Mephitis L. Endlich gehört hierher noch das Hyraceum s. Dasjepsis (Dachsharn), ein vom Cap importirtes schwarzbraunes, harzglänzendes, festes, thierisches Product, welches erwärmt dem Bibergeil ähnlich riecht, als dessen billiger Ersatz es in Form einer Tinctura Hyracei s. Dasjespis (zu 20—60 Tr. u. m. pro dosi) Gebrauch fand (Th. Martius, Canstatt, J. Vogel). Es bildet wahrscheinlich die Excremente des Klippdachses, Hyrax Capensis L. s. Cavia Capensis Pallas, nach Andern ist es der eingedickte Urin des zur Ordnung der Vielhufer gehörenden Thieres.

Oleum Terebinthinae, Spiritus Terebinthinae; **Terpenthinöl.** Oleum Terebinthinae rectificatum; **gereinigtes Terpenthinöl.**

Das Terpenthinöl ist das in verschiedenen Ländern aus dem gemeinen und Venetianischen Terpenthin (vgl. S. 542) durch Destillation mit Wasser gewonnene ätherische Oel, welches sowohl als rohes als auch als durch Destillation mit Wasser rectificirtes Terpenthinöl officinell ist. Beide sind dünnflüssig, farblos, von starkem eigenthümlich unangenehmem Geruche und brennendem Geschmacke. Das rohe Terpenthinöl, welches bisweilen eine geringe gelbliche Färbung zeigt, enthält Ameisensäure, Essigsäure und Fichtenharzsäuren beigemengt, von denen es durch die Rectification befreit wird. Das rectificirte Terpenthinöl hat ein spec. Gew. von 0,86—0,87 und einen Siedepunkt zwischen 152 und 160°. Es löst sich in 12 Th. Weingeist von 0,86 spec. Gew., ebenso mischt es sich mit Holzgeist, Aether, Chloroform, Benzol und Schwefelkohlenstoff. Das Terpenthinöl ist ein Gemenge von Camphenen, denen in geringer Quantität auch Kohlenwasserstoffe beigemengt sind, die einem Multiplum der Formel $C^{10}H^{16}$ entsprechen. Diese verschiedenen Kohlenwasserstoffe erleiden durch sehr verschiedene Einflüsse sehr leicht molekulare Umänderungen, die von Veränderung des spec. Gew., des Siedepunkts und namentlich des Rotationsvermögens begleitet sind. An der Luft nimmt das Terpenthinöl leicht Sauerstoff auf, den es dabei theilweise in Ozon verwandelt, wobei sich gleichzeitig rasch Ameisensäure und Kohlensäure bilden; ist dabei Wasser vorhanden, so entsteht ein campherartig riechender, in Nadeln krystallisirender Körper, das **Terpenthinöloxydhydrat** von Sobrero; bei Contact mit Wasser und etwas Salpetersäure entstehen wasserhelle, rhombische, geruch- und geschmackfreie Krystalle von **Terpin** oder **Terpenthinölhydrat.** Einleiten von Salzsäuregas in kaltgehaltenes Terpenthinöl erzeugt beim Stehen krystallinische, campherartig riechende und schmeckende, neutral reagirende Massen von einfach salzsaurem Terpenthinöl oder **Terpenthincampher**, $C^{10}H^{16}$, HCl. Mit Iod verpufft das Terpenthinöl, namentlich im frischen Zustande, weniger energisch nach stattgefundener Verharzung. Mit conc. Salpetersäure oder einem Gemisch von Salpeter und Schwefelsäure entzündet sich das Terpenthinöl. Auch säurefreies Terpenthinöl macht Enteneiweiss gerinnen (Chevreal) und fällt Hühnereiweiss aus wässriger Lösung (Lienau).

Das Terpenthinöl zeigt in ausgesprochenem Maasse die den ätherischen Oelen im Allgemeinen zukommenden Wirkungen. Auf der äusseren Haut und auf Schleimhäuten wirkt es stark irritirend. Nach der Aufnahme in das Blut, welche auch von der unversehrten Oberhaut aus geschehen kann, resultirt bei kleineren Dosen (6—30 Tr.) Zunahme der Pulsfrequenz und der arteriellen Spannung, meist auch vermehrte Diurese, wobei der Urin einen eigenthümlichen, an Veilchen erinnernden Geruch annimmt, während gleichzeitig der Athem einen Geruch nach Terpenthinöl zeigt. Bei etwas grösseren Gaben (3,0—8,0) kommt es zu ausgesprochenen gastrischen Störungen mit lebhafter Zunahme der peristaltischen Bewegung, auch zu Erscheinungen von Seiten des Nervensystems, die bei grösseren toxischen Mengen bis zu Sopor und Coma sich steigern können; hier tritt meist auch Entzündung im Urogenitalsystem ein.

Terpenthinöl wirkt in grösseren Dosen auf Menschen und Thiere entschieden giftig; die Dämpfe desselben tödten Insecten und Milben, auch Sarcoptes scabiei rasch und wirken selbst auf viele Pflanzen deleter; Kaninchen sterben nach 15,0—30,0 in 44—60 Std. unter den Erscheinungen von Magen-Darmentzündung, allgemeiner Paralyse und Verlust der Reflexerregbarkeit, mitunter nach voraufgehenden Convulsionen

Nach Köhler und Kobert erregen kleine Dosen Terpenthinöl bei Thieren das Reflexhemmungscentrum im Gehirn, steigern durch Erregung des Gefässnervencentrums den Blutdruck, beschleunigen die peripherische Circulation, vermehren sämmtliche Secretionen und bedingen im Zusammenhange damit Sinken der Temperatur, ausserdem acceleriren sie die Athmung und verstärken die Inspiration. Grosse Dosen lähmen das vasomotorische Centrum und bewirken Sinken des Blutdrucks mit nachfolgender Störung der Blutlüftung, beschleunigen die Athmung und verlangsamen durch Lähmung der motorischen Herzganglien die Herzschlagzahl. Die Körpertemperatur wird durch kleinere oder grössere Gaben bei jeder Applicationsweise herabgesetzt, nur bei Subcutanapplication folgt auf das Sinken intensives entzündliches Fieber im Zusammenhang mit localer Phlegmone. Fortgesetzte Zufuhr kleiner Mengen bedingt Abmagerung, Parese und Auftreten fettsaurer Salze in dem anfangs vermehrten, später spärlichen Harne, bei interner Application auch chronische Diarrhoe (Köhler und Kobert).

Bei Menschen erregt Application von Terpenthinöl auf die äussere Haut schon in wenigen Minuten Gefühl von Brennen und intensive Röthung und bei längerer Einwirkung Bildung von Bläschen. Sehr heftige Entzündung und Schwellung erfolgt beim Contact mit der Conjunctiva. In grösseren Mengen inhalirt, verursacht es Druck, Beklemmung und schmerzhafte Empfindung in der Brust, während die Einathmung kleiner Mengen keine erheblichen Erscheinungen hervorruft. Fortgesetzte Einathmung von Terpenthinöldämpfen, z. B. bei frischem Zimmeranstrich, soll Schlaflosigkeit, Kopfschmerzen, Schmerzen in der Lenden- und Nierengegend, Blutharnen und selbst asphyktische Erscheinungen herbeiführen können (Marchal de Calvi). Die Wirkungen, welche grössere Dosen bei innerlicher Einverleibung bedingen, sind nicht immer constant. Druck und Wärme im Epigastrium, Aufstossen, Kneifen im Bauche, Kollern und Stuhldrang beweisen die vorhandene Irritation der Intestina und der Peristaltik; unruhiger Schlaf, Spannung und schmerzhaftes Gefühl im Kopfe weisen auf Ergriffensein des Gehirns hin; ausserdem kommen leichter Schwindel, Ohrensausen, mitunter rheumatische Schmerzen in den Extremitäten, manchmal auch starke Abgeschlagenheit vor. Das bisweilen beobachtete Hautjucken (noch seltener ist Hautausschlag) steht wahrscheinlich mit der Ausscheidung des Oels durch die Haut im Zusammenhange. Von Duncan und Copland sind auch psychische Exaltationen nach grösseren Mengen Ol. Tereb. beobachtet, von Stedman Strangurie, Hämaturie und Anurie, von Höring Bronchitis und Stickanfälle (letztere offenbar Eliminationswirkung). Im Ganzen ist die Giftigkeit nicht gross, da selbst bei Kindern nach 60,0—120,0 meist Genesung eintritt, doch ist auch tödtlicher Ausgang nach 15,0 bei einem 14 Monate alten Knaben beobachtet (Miall). Percival nahm 8,0 ohne nachtheilige Folgen. Im Organismus verhält sich Terpenthinöl wahrscheinlich dem Campher analog, indem danach mehrere gepaarte Glykuronsäuren, darunter eine stickstoffhaltige, im Urin auftreten (Schmiedeberg). Der Veilchengeruch des Urins erscheint schon nach der Einathmung höchst geringer Mengen Terpenthinöls, auch bei Kranken, welche an parenchymatöser Nephritis leiden (Rühl). Der Geruch kann nach dem Einnehmen kleinerer Mengen 24 Std. und länger dauern. Bei tödtlicher Terpenthinölvergiftung fehlt er im Thierharn (Köhler und Kobert).

Das Terpenthinöl wirkt retardirend auf Harn- und Milchgährung (Köhler und Kobert).

Therapeutische Anwendung findet das Terpenthinöl sowohl äusserlich als innerlich bei einer grossen Anzahl verschiedener Affectionen, wie dies die mannigfachen physiologischen Wirkungen des Mittels a priori wahrscheinlich machen. Als erregendes Mittel steht es namentlich in England in Ruf, wo es besonders im Typhus und im Puerperalfieber in Anwendung kommt.

Für die Benutzung des Mittels im Puerperalfieber, gegen welches dasselbe selbst in enormen Dosen (nach Brenan 3—4stündlich 1—2 Esslöffel voll, daneben auch äusserlich mit Terpenthinöl getränkter Flanell auf das Abdomen applicirt) diente, scheinen sich kaum noch Stimmen zu erheben. Als Excitans ist Terpenthinöl bei narkotischen Vergiftungen (Opium und Blausäure) empfohlen, hier jedoch ebenfalls von andern Mitteln (Wein, Campher u. s. w.) verdrängt.

Ferner kann Terpenthinöl bei verschiedenen Nervenkrankheiten in Anwendung gezogen werden. Am meisten Nutzen hat es bei Neuralgien und in specie bei Ischias.

In welcher Weise die wohlconstatirten günstigen Effecte bei Ischias (Home, Recamier, Pitcairn, Romberg) sich erklären lassen, ist zweifelhaft. Das Oel kann sogar bei sehr inveterirten Neuralgien dauernd heilen, bisweilen wirkt es nur temporär lindernd, manchmal versagt es ganz seinen Dienst. Ob rheumatische Ischias besonders günstig durch Terpenthinöl influirt wird, steht dahin. Auch in Fällen von Hemikranie haben wir günstige Wirkung von Terpenthinöl gesehen. Von andern Neurosen ist es die Epilepsie, wo man (vorzugsweise in England) das Mittel benutzt hat; auch Chorea, Hysterie und Tetanus sind zu nennen. Die Wirkung ist jedoch hier überall problematisch.

An die Neuralgien schliesst sich einerseits die Anwendung des Mittels bei Gallensteinkolik, andererseits dessen Gebrauch bei rheumatischen Schmerzen.

Bei Gallensteinkolik ist es besonders in Form des sog. Duraudschen Mittels (Ol. Tereb. 1 Th., Aether 3 Th.) viel gebraucht und gerühmt. Man schrieb demselben eine auflösende Wirkung auf die Steine zu, doch ist es unwahrscheinlich, dass das Mittel in dieser Weise wirkt. Wahrscheinlich ist die Anregung der Peristaltik durch das Oleum Tereb. und die darauf beruhende raschere Herausbeförderung der Steine einerseits und die anästhesirende Wirkung des Aethers andererseits die Hauptsache. Bei chronischen Rheumatismen scheint die Heilwirkung in der diaphoretischen Action begründet; der Erfolg zeigt sich nach Pereira am besten nach Gaben von 4,0—8,0, nicht nach kleineren. Bei localen Schmerzen wirkt die örtliche äussere Application in entschiedener Weise unterstützend. Besonders gerühmt wird Ol. Tereb. bei Iritis rheumatica (Carmichael). Minder günstig wirkt es bei Iritis syphilitica, während es bei längerer Darreichung andre syphilitische Erscheinungen (Condylome) günstig beeinflussen soll (Nicholsen).

Die anregende Wirkung auf die Peristaltik macht Terpenthinöl zu einem guten Mittel bei Auftreibung des Magens und der Gedärme durch Blähungen und bei acutem Meteorismus im Typhus oder Puerperalfieber (Ramsbotham, Marshall Hall, Cantet).

In letzteren Affectionen soll es in purgirender Dosis gegeben werden, lässt sich aber zweifelsohne durch weniger irritirend wirkende Cathartica ersetzen. Als eigentliches Purgans empfiehlt es sich wegen der den abführenden Dosen zukommenden Nebenerscheinungen nicht. Ebenso ist es trotz seiner deleteren Wirkung auf Band-, Spul- und Madenwürmer kein empfehlenswerthes Anthelminticum.

Sehr günstig wirkt Terpenthinöl bei verschiedenen krankhaften Zuständen der Lungen und der Bronchien. Es beschränkt bei Bronchialkatarrhen mit excessiver Secretion die letztere in analoger Weise wie die sog. balsamischen Mittel und hat bei gleichzeitiger Fötidität des Athems die Wirkung, letztere in ausgezeichneter Weise zu verdecken. Besondere Empfehlung fand das Mittel bei Lungengangrän.

Skoda constatirte unter Einwirkung von Terpenthinöldämpfen entschiedene Abnahme des Uebelgeruchs der Sputa bei Lungengangrän, sowie Reinigung und Heilung der Brandhöhlen. Der Grund der günstigen Effecte ist nicht völlig sicher gestellt; Einwirkung auf die bei Lungengangrän vorkommenden Pilze und Infusorien scheint nicht im Spiele zu sein, vielleicht ist die durch die Dämpfe verursachte Irritation der Wandungen der Gangränhöhlen die Hauptsache. Warburton Begbie sah Heilung eines in der Lunge durch Hineingerathen eines Dornes gebildeten Eiterherdes bei innerem Terpenthinölgebrauche.

Wie bei chronischen Bronchoblennorrhöen wird Terpenthinöl auch bei analogen Affectionen der Urethra und Vagina benutzt und namentlich hat es einigen Ruf bei Blasenkatarrh, obschon meist Balsamum Copaivae u. a. in praxi bevorzugt werden. Vielleicht in ähnlicher Weise, d. h. durch einen contrahirenden Einfluss auf die Gefässe, sind die günstigen Effecte, welche bei Blutungen in manchen Fällen beobachtet werden, zu erklären.

Bei allen blennorrhagischen Affectionen nützt das Medicament nur dann, wenn dieselben chronischen Charakter zeigen; ist acute Reizung vorhanden, so wirkt es oft geradezu verschlimmernd. Namentlich bei Blasenkatarrh ist dies wohl zu berücksichtigen, weshalb hier Pereira auch kleineren Dosen den Vorzug giebt. Bezüglich des Gebrauches bei Blutungen sei bemerkt, dass man im Allgemeinen Terpenthinöl mehr bei atonischen Blutflüssen als bei activen Hämorrhagien indicirt erachtet. In England fand es Empfehlung als Purgans bei Purpura hämorrhagica; ob mit Recht, steht dahin. Auch bei Darmblutungen und chronischen Darmkatarrhen wird Ol. Tereb. von Einzelnen gerühmt.

Ferner dient Terpenthinöl als Diureticum bei Wassersuchten, wo es indess bei bestehender Tendenz zu Entzündung des Darmcanals oder der Harnwege contraindicirt ist.

Pereira empfiehlt es besonders bei atonischem Hydrops, namentlich bei scrophulösen Subjecten, ausserdem wurde das Mittel auch bei Nierenvereiterung und Nierenhydatiden empfohlen. Bei Diabetes besitzt es keine besondere Bedeutung.

In neuerer Zeit hat sich vielfach die Aufmerksamkeit der Aerzte auf die antidotarische Anwendung des Terpenthinöls bei Phosphorismus acutus gelenkt, wofür einzelne Beobachtungen an Menschen und ausgedehntere Versuchsreihen an Thieren (H. Köhler, Vetter) günstiges Zeugniss ablegen.

Nachdem zuerst Letheby die Dämpfe des Terpenthinöls, weil dasselbe das Leuchten des Phosphors verhindert, zum Schutze der Arbeiter in Phosphorzündholzfabriken in der Weise verwendet hatte, dass er jeden Arbeiter eine Büchse mit Terpenthinöl vor der Brust tragen liess, erprobte zuerst Andant das Terpenthinöl als Antidot bei acuter Phosphorvergiftung. Seine günstigen Erfolge fanden Bestätigung durch Lichtenstein, H. Köhler, Géry u. A., welche das Mittel bei Menschen nach Ingestion zum Theil selbst grosser Phosphormengen benutzten. Personne, welcher zuerst an Thieren die Bedeutung des Terpenthinöls als Antidot bei Phosphorvergiftung studirte, glaubte, dass die Wirkung darauf beruhe, dass das resorbirte Oel den Phosphor im Blute verhindere, den rothen Blutkörperchen Sauerstoff zu entziehen. Köhler führte den Nachweis, dass Terpenthin mit Phosphor im Magen eine Verbindung eingeht, bei deren Bildung der Sauerstoff mitwirkt, und welche, ohne erheblich giftige Wirkungen zu äussern, den Organismus passirt und durch die Nieren eliminirt wird. Nach neueren Untersuchungen von Fort sollen sich zwei verschiedene Verbindungen bilden, denen beiden nur geringe Toxicität zukommt. Diese von Köhler als terpenthinphosphorige Säure bezeichnete, übrigens leicht veränderliche und sich höher oxydirende Verbindung ist zu 1,0 für Hunde nicht toxisch und bildet sich nur bei Anwendung nicht rectificirten Terpenthinöls, weshalb bei Phosphorvergiftung stets gewöhnliches Oleum Terebinthinae verordnet werden muss. Zweckmässig erscheint bei Anwendung des Ol. Tereb. gegen Phosphorvergiftung, demselben ein Emeticum aus Kupfervitriol vorauszuschicken.

Aeusserlich kann Terpenthinöl in allen Fällen verwendet werden, wo Erethistica in Anwendung kommen, sei es als Derivativum oder zur Beseitigung von Hautaffectionen durch Hervorrufung einer localen Entzündung oder zur Reizung von Geschwüren bei torpider Beschaffenheit derselben.

Die deletere Wirkung des Terpenthinöls auf Insecten und Milben lässt dasselbe auch bei Scabies (Volz, Wucherer, Upmann), Morpionen u. s. w. verwendbar erscheinen, doch ist es hier durch Perubalsam und Storax verdrängt. Als Rubefaciens bei chronischem Rheumatismus, Neuralgien, Lähmungen und Anästhesien steht es dem Senfspiritus am nächsten. Als Verbandmittel von torpiden Geschwüren ist es in tropischen Ländern zur Fernhaltung von Fliegenlarven geschätzt. Auch bei uns galt es früher bei Gangraena senilis (Dussausoy, Brüninghausen), freilich in Verbindung mit Chinarinde, für das vorzüglichste Heilmittel. Bei Frostbeulen ist es ein beliebtes Volksmittel. Kentisch und Pereira rühmen es als kräftiges Reizmittel bei Verbrennungen, Lücke, Borgien, Kaczorowski bei Erysipelas traumaticum. Dass man es zur Unterstützung der innern Anwendung bei Peritonitis puerperalis und andern entzündlichen Affectionen verwendete, wurde schon oben angegeben. Burdach, Bellecontre u. A. glaubten sogar, durch Einreiben von Terpenthinöl Intermittens heilen zu können.

Einen besonderen Ruf geniesst Terpenthinöl namentlich in England als blutstillendes Mittel, doch sind seine hämostatischen Wirkungen bei äusserer Application keineswegs sicher gestellt. Foulis empfiehlt Waschungen mit Terpenthinöl vor Sectionen als Prophylacticum des Leichengifts.

Innerlich wird Terpenthinöl zu 5—20 Tr. u. m., als Excitans und Neuroticum selbst zu 2,0—5,0 gereicht. Bei Phosphorvergiftung ist etwa die hundertfache Dosis des genommenen Phosphors nothwendig; hier ist nicht Ol. Tereb. rectificatum zu verwenden, welches sonst den Vorzug verdient. Man giebt das Mittel in Gallertkapseln oder, wo kleinere Dosen genügen, in Tropfen, wobei man Haferschleim, Bouillon oder etwas Citronensaft mit- oder nachnehmen lässt. Auch die Form der Emulsion kann benutzt werden, doch darf bei Phosphorismus acutus als Emulgens nicht Eidotter dienen, weil durch das in demselben enthaltene Fett die Resorption des Phosphors befördert wird.

Weniger gebräuchlich sind Pillen (mit Wachs). Auf Mischungen mit Aether wurde bereits oben hingewiesen; ebenso kann man es mit Spiritus aethereus und aromatischen Tincturen geben. Nicht schlecht ist die Form der Latwerge oder des Linctus (1 : 5—10 Honig), besonders wenn man als Geschmackscorrigens $^{1}/_{12}$ Ol. Citri zusetzt.

Aeusserlich kommt nur das gewöhnliche, nicht das rectificirte Terpenthinöl in Anwendung und zwar entweder pure, z. B. zum Bepinseln der Haut bei Erysipelas oder zu Einreibungen bei Krätze, Cholera (Bellecontre), Pneumonie, Puerperalfieber, wo man, wenn die Wirkung eine sehr rasche sein soll, erwärmtes Terpenthinöl benutzt, oder in Mischungen mit andern Substanzen zu Linimenten, Inhalationen, Verbandmitteln, Salben und Klystieren. Im Clysma verwendet man Ol. Tereb. gewöhnlich in Form einer Emulsion mit Eigelb zu 3,0—15,0 auf 150,0 Col. Derartige Klystiere können nicht nur als Reizmittel bei Collapsus,

Erschöpfung u. s. w. dienen, sondern sollen auch bei profuser Menstruation (Garraway) von vorzüglicher Wirkung sein. Zur Inhalation giesst man entweder einen oder mehrere Theelöffel voll Ol. Tereb. auf kochendes Wasser und lässt die aufsteigenden Dämpfe direct oder mittelst eines Apparats einathmen (Skoda), oder man zerstäubt ein Gemenge von Terpenthin und Wasser oder einer dem jedesmaligen Zwecke entsprechenden Lösung von Stoffen, welche auf die Respirationsschleimhaut wirken (Waldenburg).

Pharmaceutische Anwendung findet Terpenthinöl zur Tränkung von Oblaten, welche als Moxen benutzt werden; man gebraucht dazu am zweckmässigsten eine Mischung von 3 Th. Ol. Tereb. und 1 Th. Aether. Endlich ist noch zu erwähnen, dass in der Choleraepidemie von 1854 Terpenthinöl auf Pfeufers Anregung als Desinfectionsmittel in Krankensälen, Gefängnissen und andern Anstalten gebraucht wurde, angeblich mit Erfolg. Man ist von diesem Verfahren, welches eine Steigerung des Ozongehalts der Luft beabsichtigt, ziemlich allgemein zurückgekommen, zumal da die Terpenthinöldämpfe nicht zu den angenehmsten Reizmitteln des Olfactorius gehören.

Als Präparat des Terpenthinöls ist das Unguentum Terebinthinae bereits früher besprochen.

Das Terpenthinöl bildet einen Bestandtheil vieler sowohl zum inneren als zum äusseren Gebrauche bestimmter, mit besonderen Namen belegter Mischungen, die theils als Quacksalbermittel, namentlich bei Blutungen und Frostbeulen, einen ziemlichen Ruf gewonnen haben. Dahin gehört z. B. Warrens blutstillender Balsam, eine Maceration von Terpenthinöl mit Spiritus und Schwefelsäure, in Amerika innerlich bei Hämorrhagien zu 20—40 Tropfen gebraucht, und andere ähnliche, als Balsamum adstringens, Eau hémostatique de Brocchieri, Eau de Tisserand bezeichnete Mischungen, Sauborns Krebstropfen u. s. f. Hierher gehört auch die aus ää 6 Th. Terpenthinöl und Oleïnseife und einen Theil Kaliumcarbonat bereitete früher officinelle Terpenthinölseife, Sapo terebinthinatus s. Balsamum vitae externum s. Sapo Starkeyanus, eine äusserlich und innerlich benutzte salbenartige Masse, keine eigentliche Seife, zu deren Herstellung 16 Th. Seife auf 1 Th. Terpenthinöl erforderlich sind.

Das ozonisirte Terpenthinöl, Oleum Terebinthinae ozonisatum, welches äusserlich viel intensiver reizend als gewöhnliches Terpenthinöl wirkt, ist von Seitz zu 5—20 Tr. mehrmals täglich bei chronischem Blasenkatarrh, Incontinentia urinae, Metrorrhagie und Neuralgien empfohlen.

Aehnlich wie Terpenthinöl wirken auch verschiedene andere durch Destillation von Theilen derjenigen Abietineen, aus denen Terpenthin und Terpenthinöl erhalten werden, gewonnene Oele, die theilweise durch angenehmeren Geruch sich auszeichnen. Dahin gehören namentlich das aus den Zapfen von Abies pectinata DC. und Abies excelsa DC., Schweizer Tannenzapfenöl, Oleum abietinum Helveticum, und verschiedene als Oleum templinum bezeichnete, aus den Zapfen der Krummholz- oder Latschenkiefer, Pinus Pumilio Hänke, gewonnene Gemenge von Camphenen. Nach Versuchen von Ray (1868) wirken Schweizer Tannenzapfenöl und Ungarisches und Reichenhaller Krummholzöl nicht wesentlich verschieden vom Terpenthinöl und können auch therapeutisch wie dieses äusserlich als Derivans und bei torpiden Geschwüren und Rhagaden, innerlich bei Ischias und Bronchorrhoe, bei letzterer auch in Inhalationen Verwendung finden.

Verordnungen:

1) ℞
Olei Terebinthinae
Spiritus aetherei ää 10,0

M. D. S. ½stdl. 12 Tropfen in Haferschleim. (Bei Phosphorismus acutus. H. Köhler.)

2) ℞
Olei Terebinthinae 15,0
Vitelli ovi unius
Aq. Menth. pip. 150,0

M. D. S. Aeusserlich. (Linimentum diureticum Ph. Hann.)

3) ℞
    Olei Terebinthinae 100,0
    Camphorae 6,0
    Saponis viridis 12,0
M f. linim. D. S. Aeusserlich (Linimentum Terebinthinae. Ph. Br.
Bei chronischen Brustleiden u. s. w.)

4) ℞
    Olei Terebinthinae rectificati
    Rad. Liquiritiae pulv. āā 10,0
    Mellis depurati 20,0

M. D. S. Mehrmals täglich $1/2$ bis 1 Theelöffel. (Confectio s. Electuarium Terebinthinae. Ph. Br.)

5) ℞
    Olei Terebinthinae 2,0
    Aetheris 3,0
M. D. S. Mehrmals täglich 15—30 Tropfen. (Bei Gallensteinkolik. Durande.)

Camphora; Campher, Camphor, Camphol, Laurineencampher, Japanischer oder Chinesischer Campher, Gemeiner Campher.

Das unter dem Namen des Camphers bekannte Stearopten stammt von Cinnamomum Camphora Nees (Laurus Camphora L., Camphora officinarum Bauh.), einem Baume aus der Familie der Laurineen, welcher auf dem asiatischen Continent von Cochinchina und den südöstlichen Provinzen Chinas an bis nördlich vom Amur, ferner auf den benachbarten Inseln und besonders auf Japan ausserordentlich verbreitet und cultivirt ist.

Dieser Baum enthält in allen seinen Theilen ätherisches Oel, ursprünglich wohl ein Tereben, das aber leicht Sauerstoff aufnimmt und sich dabei in den Campher, $C^{10}H^{16}O$, verwandelt, der oft im Holze in grösseren Mengen krystallinisch abgeschieden vorkommt. Der Campher wird an Ort und Stelle als sog. Rohcampher durch Auskochen der zerkleinerten Pflanzentheile mit viel Wasser in eisernen Kesseln und Sammeln des dabei mit den Wasserdämpfen sich verflüchtigenden Stearoptens in einem sehr primitiven Helme gewonnen und in Europa durch nochmalige Sublimation mit Kohle oder Sand und Aetzkalk gereinigt oder raffinirt (raffinirter Campher). Der japanische Campher ist wohl zu unterscheiden von dem Borneo-Campher oder Baros-Campher, auch Sumatra-Campher genannt, welcher von einem Baume aus der Familie der Dipterocarpeen, Dryobalanops Camphora Colebr., stammt, welcher auf der Nordküste Sumatras und im nördlichen Borneo wächst. Aus demselben sickert bei dem Anbohren ein röthlicher klebriger Balsam, der aus Harz, Campher und hauptsächlich einem nach rechts rotirenden Terebene, dem Borneen, besteht, das in ähnlicher Weise wie das Campheröl zu Camphol sich zu Borneocampher oder Borneol oxydirt. Dieser Campher gelangt nicht in den europäischen Handel, sondern geht nach China und Japan; er ist etwas härter, weniger flüchtig, bei 198° flüssig, riecht feiner und soll milder schmecken und wirken. Er hat die Formel $C^{10}H^{18}O$ und verhält sich zum Campher wie Alkohol zum Aldehyd. Beim Erwärmen mit mässig concentrirter Salpetersäure wird er in gewöhnlichen Campher übergeführt. Beim längeren Digeriren von Japancampher mit wässrigem Kali entsteht Borneol (Berthelot), das sich auch in ähnlicher Weise aus dem erwähnten Borneen, welches auch im Baldrianöl vorkommt, künstlich darstellen lässt. Sowohl dem Camphol als dem Borneol entsprechend zusammengesetzt sind verschiedene Stearoptene und Elaeoptene andrer Abstammung.

Der gereinigte Campher bildet weisse, körnig krystallinische, mürbe Massen von glänzendem Bruche, eigenthümlich starkem Geruche und brennendem bitterem, nachher kühlendem Geschmacke. Kleine Stückchen schwimmen auf dem Wasser mit rascher rotirender Bewegung. Die Ebene des polarisirten Lichtes dreht er nach rechts. An der Luft verflüchtigt er sich nach und nach. Er lässt sich leicht entzünden und brennt mit russender Flamme. In Wasser löst er sich äusserst wenig (in 1000 Th. kaltem Wasser), leicht löslich ist er in Weingeist, noch leichter in Aether, Chloroform, Holzgeist, Eisessig, auch in Benzin, Schwefelkohlenstoff, Aceton, ätherischen und fetten Oelen.

Mit Brom bildet er Substitutionsproducte, von denen der von Swarts entdeckte Monobromcampher, $C^{10}H^{15}BrO$, medicinisch benutzt wird. Die aus dem Campher durch Oxydationsmittel erhaltene Camphersäure, $C^{10}H^{16}O^4$, scheint keine besondere Action zu besitzen und geht als solche in den Harn über; das bei der gleichen Behandlung entstehende Camphersäureanhydrid, $C^{10}H^{14}O^3$, erscheint im Urin als Camphersäure (Bertagnini).

Der Campher, welcher als Medicament seit der Zeit der arabischen Aerzte eine bedeutende Rolle gespielt hat und auch jetzt noch allgemeine Anwendung findet, besitzt örtliche und entfernte Wirkung, von denen erstere als ziemlich stark reizende an Haut und Schleimhäuten hervortritt.

Bei Einreibung auf die äussere Haut resultirt Stechen und Brennen, bei zarter Haut auch Erythem, bei subcutaner Injection Röthung und Schmerzhaftigkeit der Injectionsstelle, bei Application auf die blossgelegte Cutis heftiger Schmerz. Im Munde und auf der Zunge erregt Campher bei kürzerer Anwesenheit anfangs brennenden Geschmack, dann lange anhaltendes Gefühl von Kälte und reichliche Absonderung von Speichel und Schleim; dauert der Contact etwa $1/3$ Std., so kommt es zu intensiver Hitze und Entzündung. Schmerz und Kältegefühl können auch bei Ingestion grösserer Dosen im Magen auftreten. Bei Thieren, welche mit Campher vergiftet wurden, kommen sogar Ulcerationen im Magen vor.

Der Campher wird von den Schleimhäuten als solche resorbirt und theilweise unverändert durch die Athmung, theilweise in Gestalt gepaarter Glykuronsäure durch den Harn ausgeschieden.

Nachdem bereits Buchheim und Malewski den von Hertwig behaupteten Uebergang des Camphers in Harn und Milch in Abrede gestellt hatten, ist durch Schmiedeberg und H. Meyer (1880) der Nachweis geliefert, dass beim Hunde nach Fütterung mit Campher drei verschiedene gepaarte Säuren auftreten, zwei nicht stickstoffhaltige Camphoglykuronsäuren, welche durch Säuren in Campherol, $C^{16}H^{16}O^2$, und Glykuronsäure, $C^6H^{10}O^7$, gespalten werden; die dritte Säure ist stickstoffhaltig und wahrscheinlich als Uramido-Camphoglykuronsäure zu betrachten. Eine Ausscheidung von Campher als solchem durch die Respirationswege macht der Camphergeruch des Athems bei Vergiftung wahrscheinlich. Tiedemann und Gmelin constatirten Camphergeruch im Pfortaderblute, nicht aber im Chylus und Urin, Reynolds bei einem Vergifteten im Harn und Schweiss, Pluskal im Schweisse noch am 22. Tage nach einer Campherintoxication.

Die entfernte Wirkung des Camphers scheint von der Gabengrösse ausserordentlich abhängig zu sein. In grösseren Dosen ist der Campher ein Gift für Thiere und Menschen.

Auffallend stark werden von demselben in Dampfform niedere Thiere von dem Typus der Articulaten afficirt, Entozoën nur sehr wenig; Hunde sind weniger empfindlich als Katzen. Auch auf Pflanzen wirkt Campher deleter.

Das Bild der Vergiftung bei Säugethieren zeigt insofern grössere Differenzen, als sich manchmal ein rauschähnlicher Zustand, der bisweilen an Hydrophobie erinnert, bald Zittern und epileptiforme Convulsionen, bald mehr Betäubung und Sopor einstellen; bei einzelnen prävalirt Angst, Wimmern, neben Röcheln und dyspnoëtischen Erscheinungen, endlich kann es zu Entleerungen nach oben und unten, zu vermehrter Diurese und Speichelfluss kommen. In manchen Fällen sind diese Erscheinungen zum Theil combinirt und es kann vorkommen, dass, wenn das Thier unter Abnahme der Reflexerregbarkeit in Sopor und einem paralytischen Stadium sich befindet, sich plötzlich wiederum paroxystische klonische und tonische Krämpfe einstellen. Die Convulsionen tragen nicht selten den Charakter der Drehbewegungen. Puls- und Athemfrequenz variiren, dagegen ist die Temperatur bei Hunden und Katzen im ganzen Verlaufe der Vergiftung und selbst um mehrere Grade gesunken (W. Hoffmann). Bei Vögeln sind die Vergiftungserscheinungen die nämlichen; bei Fröschen fehlen Convulsionen vollständig (Carminati).

Auch das Bild, welches toxische Dosen Campher beim Menschen hervorrufen, zeigt viele Variationen. In einer Reihe von Fällen kommt es zu ausserordentlich stark ausgeprägten Excitationsphänomenen, die nicht selten den Ausdruck des Wahnsinns tragen, wie z. B. Reynolds das Aufführen wilder Tänze in nacktem Zustande, Lemaistre Florian groteske Hallucinationen des Gesichts und heiteres Delirium beobachtete. In anderen Fällen walten heftige Krämpfe, die häufig den Charakter der epileptischen zeigen und mit Schäumen des Mundes u. s. w. verbunden sind, seltener wirklichen Opisthotonos mit gleichzeitigem Trismus darstellen, vor. In anderen kommt es sofort zu depressiven Erscheinungen, Schwindel, Ohnmachten, völligem Aufgehobensein des Bewusstseins, so dass die Patienten sich des Vorgefallenen nicht mehr erinnern, Coma und Prostration, welche bisweilen nach voraufgehender starker Excitation erst später sich geltend machen. Manchmal wechselt auch Excitation und Depression, lautes Lachen mit Todesangst (Hofmann) u. s. f. Genaue Temperaturmessungen bei Camphervergiftungen liegen für den Menschen nicht vor; hier scheint Kühle der äusseren Haut mit gleichzeitiger Blässe Regel, worauf in einzelnen Fällen, vielleicht in Folge von örtlichen Entzündungen (Gastroenteritis), Hitze und Turgescenz der Haut folgen kann. Einzelne Kranke zeigen auch ein subjectives Kältegefühl. Seltene Erscheinungen sind Micturition und Schmerzen im Verlaufe der Samenstränge (Reynolds); häufig ist Angst, Erstickungsgefühl und erschwerte Respiration vorhanden. Der Zustand der Pupille ist inconstant, auch das Verhalten des Pulses nicht überall gleich, doch scheint vorwaltend Abnahme der Pulszahl, während manchmal Irregularität desselben sich findet, vorzukommen.

Die Wirkung kleiner Dosen Campher auf den gesunden Menschen ist in neuerer Zeit wenig studirt. Die Versuche von Jörg und Heisterberg, von Scudery, Mazzotti u. A. lassen es als ausgemacht erscheinen, dass Dosen von weniger als 0,05 gar keine Befindensänderung herbeiführen, während grössere Gaben (0,06 bis 0,5 bis 1,0) Phänomene der Excitation seitens des Kreislaufes und der Gehirnfunctionen bedingen können, so dass der Puls nicht nur frequenter, sondern auch voller wird und die Ideen lebendiger und klarer als gewöhnlich erscheinen. Bei Dosen über 1,0 kann es zu depressiven Vergiftungserscheinungen kommen.

Bei kleinen, aber activen Mengen giebt sich auch Erregung der Peristaltik durch Aufstossen und Abgehen von Blähungen kund, selten erfolgt Stuhlentleerung. Die Wangen röthen sich, häufig erfolgt Schweiss, doch kommt auch trockne Haut nicht selten vor. Die Harnentleerung wird mitunter gesteigert. Vielfach wird grössere Wärme der Haut angegeben, doch hat bisher Messung der Temperatur bei diesen Versuchen nicht stattgefunden. Ueber die Wirkung etwas grösserer Dosen, 1,0—2,5, liegen verschiedene interessante Selbstversuche von Alexander, Trousseau, Parkyne und Malewski vor, welche den Einfluss individueller Verschiedenheiten auf die Dosis toxica des Camphers nachweisen. So nahm Trousseau bis zu 2,3, ohne darnach etwas anderes wie Schwere im Kopfe, Kältegefühl über den ganzen Körper und Abnahme der Pulsfrequenz auf die Dauer von 2 Stunden zu bekommen, während bei Malewski schon nach 2,0 und bei Alexander und Purkyne nach 2,5 Bewusstlosigkeit, welche bei Alexander sich mit intercurrirenden epileptischen Convulsionen verband, eintrat. Bei Purkyne hatte früher 0,7 Campher angenehmes Wärmegefühl über den ganzen Körper, Erregung des Nervensystems und des Gehirns und Tendenz zu religiösem Fühlen zur Folge gehabt.

Die Beobachtungen an Menschen und Thieren lassen die entfernte Wirkung des Camphers als vorzugsweise auf das Gehirn gerichtet erscheinen und zwar primär auf das Grosshirn, später auf Kleinhirn und verlängertes Mark. Inwieweit die Hirnerscheinungen durch directe chemische Einwirkung oder indirect vermöge Einwirkung auf die Circulation resultirt, ist noch nicht völlig festgestellt. Vermuthlich wirken beide Momente gleichzeitig ein. Nicht ohne Bedeutung ist auch eine herabsetzende Wirkung auf die Temperatur und eine fäulnisswidrige Action des Camphers.

Die bei Säugethieren durch Campher bedingten Krämpfe sind nicht vom Rückenmark abhängig, sondern entstehen durch Reizung der im verlängerten Mark belegenen Krampfcentren (Wiedemann). In der bei Fröschen durch Campher bedingten Lähmung bleibt die Reflexaction lange Zeit intact. Nach Heubner steigert Campher in kleinen Dosen die Energie der Herzaction und die Schnelligkeit der Blutbewegung beim Frosche, doch macht sich allmälig eine Abstumpfung der Wirkung geltend, während grosse Dosen geradezu herabsetzend und lähmend auf die Herzaction wirken. Die Erregung geschieht direct, da weder Muscarin noch Vagus- oder Sinusreizung Herzstillstand bewirken (Harnack und Witkowski). Heubner fand bei Warmblütern nach Infusion wässriger Campherlösungen keine besondere Blutdrucksveränderung; starke Dosen bedingen periodische Steigerungen durch Reizung des vasomotorischen Centrums (Wiedemann). Es ist nicht unmöglich, dass derartige periodische Blutdrucksveränderungen einen Theil der bei Vergiftungen an Menschen sich in erster Linie zeigenden psychischen Excitationserscheinungen hervorbringen. Auch die Krämpfe hat man von unregelmässiger Blutvertheilung abhängig angesehen und mit den von Hertwig bei Thierversuchen constatirten Hyperämien in der Gegend der Varolsbrücke und Medulla oblongata in Zusammenhang gebracht.

Die lange ventilirte Streitfrage, ob Campher ein Excitans oder ein Sedativum sei, lässt sich mit ziemlicher Sicherheit dahin schlichten, dass sedative Wirkungen auf das Nervensystem nur durch grosse Dosen hervortreten, während kleinere, aber wirksame Gaben Herz- und Hirnthätigkeit anregen. So erklären sich auch manche Widersprüche in Bezug auf besondere dem Campher zugeschriebene Specialactionen, z. B. auf die Geschlechtsfunctionen.

Unabhängig von der Dosis ist die Temperaturherabsetzung, die sowohl durch grosse als durch kleine nicht krampferregende Mengen bedingt wird (Jos. Baum); der Abfall erfolgt leichter bei fiebernden als bei gesunden Thieren. Dass Campher die Fäulniss organischer Materien hemmt, war bereits im vorigen Jahrhundert Pringle bekannt. Schimmelbildung wird dadurch nicht beeinträchtigt. Nach Binz und Scharrenbroich hemmt Campher die amöboide Bewegung der weissen Blutkörperchen.

Die hauptsächlichste Anwendung des Camphers geschieht gegen die im Verlaufe acuter fieberhafter Krankheiten eintretende allgemeine Schwäche (Collapsus), wo er entweder für sich oder abwechselnd mit anderen Excitantien, z. B. Wein, gereicht wird.

Es ist nicht möglich, bestimmte Indicationen für die Anwendung des Camphers im Collapsus im Gegensatze zu anderen ähnlichen Arzneimitteln festzustellen, da weder die dem Auftreten der allgemeinen Schwäche zu Grunde liegende Ursache, noch die verschiedenen Krankheitsprocesse, im Verlaufe deren sie eintritt, dafür bestimmend sein können. Man hat ihn bei Pneumonien, wenn Stocken des Auswurfes eintritt, mit Vorliebe gegeben, nach Einigen, weil er die Respirationsfrequenz nicht erhöhen soll. Aber ebensogut kann er auch bei anderen acuten entzündlichen Affectionen, ferner im Typhus, bei Puerperalfieber, Pyämie, acuten Exanthemen, ja auch bei Delirium tremens, sobald sich die Erscheinungen des Collapsus einstellen, mit Vortheil gereicht werden. Ebensowenig giebt es eine bestimmte Contraindication, als welche active Congestion und sthenische Inflammation, daneben auch Neigung zu Blutungen oder ein erethischer, reizbarer Habitus bezeichnet werden; selbst das Vorhandensein von Magenentzündung schliesst die Anwendung des Camphers (in subcutaner Injection) nicht aus.

In der Mehrzahl der genannten Krankheiten wurde Campher früher auch als directes, nicht als symptomatisches Heilmittel in Anwendung gezogen, insbesondere bei Typhus und acuten Exanthemen. Die Erfolge, welche ältere Beobachter (Ettmüller, Haller u. A.) bei Variola, Typhus u. s. w. vom Campher sahen, beruhen offenbar auf der günstigen Wirkung bei Adynamie im Verlaufe derselben. Ob der Campher als directes Antipyreticum anzusehen ist, wie es nach Jos. Baum u. Binz selbst bei kleinen Dosen zu sein scheint, müssen weitere Versuche lehren. Ob er bei solchen Affectionen, besonders bei den putriden Formen, vermöge seiner fäulnisswidrigen Eigenschaften, wie man in alten Zeiten glaubte, Günstiges wirkt, steht dahin. Man muss aber erwägen, dass derartige putride Affectionen höchstens Analoga der Fäulniss sind, nicht dieser selbst entsprechen. Der Nutzen im Collapsus bei Typhus in Folge abnorm hoher Temperaturen beruht offenbar zum grössten Theile auf seiner Action auf das Herz.

Als die Gehirnthätigkeit erregendes und allgemein belebendes Mittel kommt Campher bei **Intoxicationen durch narkotische Gifte** (Opium, Belladonna, Alkohol) in Anwendung und leistet hier sowohl als namentlich auch bei Vergiftungen mit Stoffen, die, wie Chloralhydrat, gleichzeitig narkotisch und herabsetzend auf die Herzthätigkeit wirken, entschieden Günstiges. Wirkung gegen Strychninvergiftung (Pidduck u. A.) dürften nur grosse Gaben besitzen.

Als sedirendes Mittel wurde Campher früher bei **diversen Nervenaffectionen**, vorzugsweise spasmodischer und schmerzhafter Art benutzt, so bei Keuchhusten, Chorea, Epilepsie, Palpitationen (Foissac), selbst bei Tetanus. Hier jedoch, wie auch bei Manie, z. B. Puerperalmanie (in grossen Dosen), ist der Nutzen ein sehr problematischer. Dasselbe gilt auch von der Anwendung als Mittel gegen **krankhafte und schmerzhafte Leiden der Urogenitalorgane**, einerseits bei Strangurie, Erectionen Tripperkranker, Spermatorrhoe, andererseits bei Satyriasis und Nymphomanie. Die angeblichen Wirkungen gegen solche Affectionen, welche zum Theil Symptome der Cantharidinvergiftung bilden, haben dem Campher auch einen unverdienten Ruf gegen diese Intoxication verschafft.

Den Alten galt der Campher als ein Anaphrodisiacum: „camphora per nares castrat odore mares". Mönche suchten sich deshalb das Keuschheitsgelübde durch Tragen in Säckchen eingenähten Camphers zu erleichtern. Auch Trousseau will an sich Anaphrodisie als Folge grösserer Campherdosen beobachtet haben. Kleine Dosen nützen nichts, sollen sogar nach Einigen Aufregung des Geschlechtstriebes zur Folge haben. Auch bei Chorea venerea darf man, wenn man Erfolg haben will, nur grössere Dosen geben. Die Anwendung grosser Gaben gegen Manie ist schon deshalb unzulässig, weil wir wissen, dass auch in manchen Fällen von Camphorismus vorwaltend Excitationserscheinungen vorkommen.

Auf der vermeintlichen specifischen Action des Camphers auf die Urinwerkzeuge beruht auch die von einzelnen Aerzten noch jetzt geübte Praxis, Cantharidenpflaster mit Campher zu bestreuen, um der entzündlichen Wirkung des Cantharidins auf die Nieren entgegenzuwirken. Das Verfahren hat keinen Nutzen. Ebenso ist es überflüssig, zur Vermeidung der Nierenreizung Scilla oder Mezereum mit Campher zu verbinden.

Die durch den Campher hervorgebrachte Diaphorese hat ihm auch als Mittel gegen Erkältungen und Rheuma Anwendung verschafft, doch steht er hier andern Medicamenten nach.

Die antiputride Wirkung des Camphers ist besonders auch für die äusserliche Verwendung desselben von Bedeutung. Vorzüglich nützlich erscheint er bei brandigen Affectionen, wie bei Decubitus und Gangraena senilis, wo man den externen Gebrauch oft mit dem innerlichen verbindet. Die örtlich reizende Wirkung kommt in Betracht bei der Verwerthung des Mittels gegen schlechte Geschwüre, welche keine Tendenz zur Heilung haben, schlaffe Granulationen zeigen und dünnen Eiter absondern, bei Ozaena, scorbutischem Zahnfleisch und analogen Affectionen, ferner bei den äusserst gebräuchlichen Einreibungen von Campherpräparaten in Fällen, wo Blutaustritt in Folge von Verletzungen (Luxationen, Contusionen, Verstauchungen u. s. w.) stattgefunden hat, oder bei schmerzhaften Affectionen in Folge von Gicht oder chronischem Rheumatismus.

Netter rühmt neuerdings Campher gegen Hospitalbrand, wo 3—4tägiges wiederholtes Aufstreuen gründlich reinigend wirkt. Zu antiseptischen Watteverbänden hat Soulez eine Lösung von $2^1/_2$ Th. Campher in 1 Th. 90% Carbolsäure mit 5 Th. Olivenöl oder mit Saponinlösung empfohlen. Als ableitendes Mittel hat man Campher selbst bei Meningitis (zwischen zwei Compressen stets mit Wasser befeuchtet) angewandt. Beliebt ist das Tragen mit Watte umhüllter Campherstückchen im äusseren Gehörgange bei rheumatischem und anderem Zahnschmerz. Auch bei Lähmungen, Amblyopie, Anaesthesie, Frostbeulen, Oedem, Drüsengeschwülsten findet Campher Verwendung.

Endlich kommt noch die Wirkung als Antiparasiticum in Betracht, die jedoch insofern von untergeordneter Bedeutung ist, als die Anwendung gegen Krätze, weil Campher den Sarcoptes nicht tödtet, nicht angeht und diejenige gegen Helminthen einer längst entschwundenen Periode angehört. Man hat ihn neuerdings, nicht ohne Erfolg, bei einigen phytoparasitären Affectionen angewendet, so bei Trichophyton tonsurans (Sundevall), bei Favus und Soor. Viel ausgedehnter als die Benutzung gegen wirkliche parasitäre Affectionen ist eine solche gegen vermeintliche Schmarotzerkrankheiten geworden, indem, namentlich in Frankreich, die Theorie von Raspail, dass alle ansteckenden Krankheiten durch Schmarotzerthiere oder Pflanzen entständen und man im Campher ein Mittel besitze, das davor zu behüten im Stande sei, eine grosse Anzahl von Anhängern gefunden hat, welche sich des Camphers in der Form der von Raspail empfohlenen Cigarrettes camphrées oder in einer anderen bedienten, um gesund zu bleiben, freilich manchmal mit dem entgegengesetzten Effecte, indem dadurch chronische Intoxication in Form von Zittern der Hände, paralytischer Schwäche u. Stammeln hervorgerufen werden kann (Leroy d'Etiolles).

Die weiteren Anwendungen, wie zur Beförderung des Auswurfs bei Emphysem und Tuberculose, als Mittel zur Verhütung von Quecksilberspeichelfluss, bei chronischen Metallvergiftungen, zur Verstärkung der brechenerregenden Wirkung des Stibio-Kali tartaricum bei narkotischer Vergiftung, haben keinen Werth oder sind, wie die Anwendung gegen Apoplexie (Chomel), Menstruationsstockung u. s. w. geradezu irrationell.

Pharmaceutisch ist Campher als Zusatz zu Pflastern, welche Gummiharze enthalten, von Wichtigkeit, da er dieselben weich und geschmeidig macht. Zusatz zum Cantharidenpflaster, um deren Wirkung auf die Harnwege zu hemmen, ist illusorisch.

Die Dosis des Camphers beträgt, wo man excitirend wirken will, 0,05—0,2. Um sedative Effecte zu erreichen, hat man 0,5 bis 0,8 und mehr gegeben.

Zu den contrastimulistischen Gaben von 1,0—4,0 wird man sich wohl kaum gern entschliessen und lieber ein Narkoticum wählen, da Vergiftungserscheinungen ernster Art zu besorgen sind. Bei der durch das physiologische Experiment festgestellten allmälig eintretenden Unempfänglichkeit des Herzens für excitirende Dosen Campher bei längerer Darreichung ist bei Collapsus der Wechsel mit anderen Excitantien (Wein, Ammoniakalien) gerathen.

Man giebt Campher in Substanz in Pulver- oder in Pillenform oder in Emulsion.

Campher lässt sich nur unter Verreibung mit etwas Alkohol pulverisiren und wird dann als Camphora trita mit Zucker oder Gummi Arabicum verordnet. Pillen oder Bissen lässt man am zweckmässigsten mit Süssholzextract und Gummi Arabicum machen. Die Anwendung in Pulverform ist bei grösseren Dosen unzweckmässig, weil dadurch leicht Irritation des Magens und Gastralgie hervorgerufen wird. Man zieht deshalb meist die Form der Emulsion vor, für welche sich Gummischleim oder noch besser Eigelb verwerthen lässt; am zweckmässigsten wird dieselbe aus Oleum camphoratum angefertigt. Gebräuchlich sind Lösungen in Aether oder Spiritus aethereus. Auch Vinum camphoratum und Campherspiritus lassen sich als Excitans darreichen, wobei deren Dosirung dem Camphergehalte entspricht.

Auch äusserlich kommt der Campher in Substanz nicht selten, jedoch vorwaltend zu örtlichen Zwecken, in Anwendung.

Man hat bei Angina gangraenosa Stücke davon kauen lassen und applicirt ihn ebenfalls in Stücken in hohle Zähne oder den Gehörgang (in Watte für sich oder in Pillenform mit Oel und Wachs, sog. Pintersche Ohrenpillen), desgleichen als Derivans in Kräuterkissen (mit 50 Th. Species aromaticae) oder als Anaphrodisiacum für sich in Säckchen. Zu localer Einwirkung dienen auch die Dämpfe, z. B. bei Anginen mit heissem Wasser verflüchtigt oder bei Rheumatismus von heissen Metallplatten entwickelt und entweder direct zu den leidenden Theilen geleitet oder mit Wolle (Lana camphorata) oder Watte aufgefangen, wofür einfacher man die spirituöser Campherlösung besprengte Zeuge anwendet. Mit Kohle, Myrrha u. s. w. dient gepulverter Campher als Adspergo, Schnupfpulver u. s. w. Vielfach dient er zu Einreibungen (hier jedoch mehr in Form der Ppt.). Auch Seifen lässt er sich im Verhältniss von 1 : 8 beimengen.

Zur Erzielung entfernter Wirkungen lässt sich Campher im Klystier (Bouchardat) oder in Subcutaninjection zu 0,05—0,2 in verdünntem Weingeist, Aether oder fetten Oelen gelöst, bei Collaps mit grossem Erfolg geben.

Präparate:

1) **Spiritus camphoratus**, Spiritus s. Tinctura camphorae, **Campherspiritus.** 1 Th. Campher in 7 Th. Spiritus gelöst, dazu 2 Th. Aq. dest. und filtrirt. Klar, farblos, nach Campher riechend. Das Präparat wird vorzugsweise äusserlich benutzt, kann aber auch innerlich zu 10—30 Tropfen pure oder in Mixturen (mit Syrupen oder Gummischleim) gegeben werden. Wasserzusatz ist zu vermeiden, weil dadurch Campher ausgeschieden wird. Aeusserlich dient Spir. camph. besonders zu reizenden Einreibungen und Waschungen, seltener und minder zweckmässig als Zusatz zu Mund- und Gurgelwässern, Injectionen und Collyrien. Mit $^1/_{50}$ Tinct. Croci bildet er den bei Kolik und Frostbeulen benutzten Spiritus camphorato-crocatus. In England sind concentrirtere spirituöse Campherlösungen, z. B. Epps concentrated

solution of camphora, als homöopathische Universaltropfen im Gebrauch, deren unvorsichtiger Gebrauch wiederholt Vergiftungen veranlasste.

2) Vinum camphoratum; Campherwein. 1 Th. Campher in 1 Th. Weingeist gelöst, 3 Th. Gummischleim, 45 Th. Weisswein. Diese weisslich trübe Flüssigkeit dient äusserlich zu Umschlägen auf brandige und torpide Geschwüre, auch bei Verletzungen der Genitalien bei der Geburt, Dammrissen u. s. w., kann aber auch innerlich bei Collapsus zu 1—2 Theelöffel 1—2 stündlich gegeben werden.

3) Oleum camphoratum, Linimentum camphorae; Campheröl. Lösung von 1 Th. Campher in 9 Th. Provenceröl. Das Oleum camphoratum kann in Form von Emulsionen als innerliches Camphermittel angewendet werden, dient aber meist äusserlich zu Einreibungen, Salben, Pinselsäften (nach Henoch bei mercuriellen Mundgeschwüren), Ohrtropfen auf Baumwolle bei Otalgia rheumatica und zum Tödten in den äusseren Gehörgang eingedrungener Insecten, auch zur Subcutaninjection, wo es weniger als ätherische und spirituöse Lösung irritirt.

4) Linimentum saponato-camphoratum, und

5) Linimentum saponato-camphoratum liquidum vgl. unter Ammoniak.

In früherer Zeit hatte man noch zahlreiche andere Campherpräparate zum inneren oder äusseren Gebrauche. Vorzugsweise innerlich dienten Acetum camphoratum und Aether sulfuricus camphoratus, Mixtura camphorata s. Aqua camphorata, Julapium camphorae acetosum u. a. m., welche besonders in England in Ansehen standen, vorzugsweise äusserlich dagegen das Acidum aceticum camphoratum und Acidum aceticum aromatico-camphoratum, beide Riechmittel bei Ohnmachten, der Spiritus antiparalyticus, das Balsamum universale u. s. f.

Der Monobromcampher, Camphora monobromata, wurde 1871 von Deneffe zu 3,0—4,0 pro die in Pillenform bei Delirium tremens benutzt und später meist in kleineren Dosen bei einer Reihe von Affectionen, in denen Campher häufig Anwendung findet, so namentlich bei Chorda venerea (Hamilton), bei Spermatorrhoe und Nymphomanie (Goss), bei Chorea (Gallard), hysterischen Krämpfen, Palpitationen und Dyspnoe (Vulpian, Potain), bei Epilepsie (Charcot und Bourneville), bei Prosopalgie (Desnos) und bei schmerzhaften Affectionen der Blase (Lannelongue) gegeben. Man gebraucht das Mittel meistens zu 0,2—0,4 Abends oder 3—4mal täglich, häufig in Pariser Hospitälern in Form von Dragées oder Gallertkapseln. M. Rosenthal rühmt es bei nervösem Herzklopfen und Blasenreizung. Bei längerer Darreichung bewirkt es leicht Irritation des Magens und Magenkatarrh (Lawson). Bei Thieren bewirkt Monobromcampher Schlaf und Herabsetzung der Puls- und Athemzahl, sowie der Temperatur. Zu 1,0 und darüber erzeugt er beim Menschen Vergiftungserscheinungen (psychische Verstimmung, convulsivische Zuckungen, Pulsverlangsamung, Bewusstlosigkeit), welche ganz das Gepräge der acuten Camphervergiftung zeigen (Rosenthal).

Verordnungen:

1) ℞
Camphorae tritae 0,5
Gummi Arabici 5,0
*M. f. pulv. Divide in part. aeq. No. 10.
D. in charta cerata. S.* Stündlich 1 Pulver.

*F. c. Aq. dest. q. s.
Emulsio* 150,0
in qua solve
Kalii bromati 5,0
Syrupi Althaeae 25,0

M. D. S. Stündlich 1 Esslöffel. (Bei Tripper.)

2) ℞
Olei camphorati 10,0
Gi. Arabici 5,0

3) ℞
Camphorae 1,5
Aetheris acetici 10,0
Tincturae Opii simpl. 2,5
M. D. S. ¼ — ½ stündlich 10 — 15 Tropfen. (Bei Cholera asphyctica. **Oppolzer**.)

4) ℞
Camphorae 1,0
Aetheris 5,0
M. D. S. Zur subcutanen Einspritzung. (½—1 Spritze voll.)

5) ℞
Camphorae 0,5
Vitelli ovi unius
Extracti Opii 0,05
Aq. destill. 125,0
M. D. S. Zum Klystier. (Gegen schmerzhafte Erectionen bei Tripper. **Ricord**.)

6) ℞
Camphorae tritae 0,5
Olei Terebinthinae 20,0
M. D. S. Zur Einreibung. (Bei Pernionen.)

Radix Serpentariae; Virginische Schlangenwurzel, Serpentaria. — Ein nach Art des Camphers benutztes Excitans ist die früher officinelle Schlangenwurzel, der mit zahlreichen dünnen Wurzelfasern besetzte, federkieldicke Wurzelstock einer in den Vereinigten Staaten von Pennsylvania bis Carolina wachsenden Aristolochiee, Aristolochia Serpentaria L., und einiger verwandter Species, z. B. A. reticulata Nutt. Die Droge ist häufig mit andern ähnlichen Wurzeln vermischt, z. B. mit den Wurzeln des amerikanischen Ginseng, Panax quinquefolius L., und dem Rhizom von Asarum Virginicum L. Sie besitzt einen an Baldrian erinnernden Geruch und scharf gewürzhaften, campherartigen, bitteren Geschmack. Ersterer rührt von einem gelben ätherischen Oele, von dem die Wurzel nur ½ % zu enthalten scheint, her. Die Serpentaria, welche zuerst in ihrem Vaterlande von den Indianern gegen Schlangenbiss gebraucht wurde, ist bei uns seit ihrer Einführung durch Jac. Cornutus in den Ruf eines Reizmittels bei Typhus (Sydenham, Cullen) gelangt, das man namentlich bei stockendem Auswurf für indicirt hielt. Gegenwärtig ist sie fast ganz ausser Gebrauch. Nach Joerg erregt sie beim Gesunden in etwas grösseren Dosen Uebelkeit und Brechneigung, Wärme im Magen, bisweilen Erbrechen, Pulsbeschleunigung, Hitze im Kopfe und Eingenommenheit, später Flatulenz und Kolikschmerzen mit Stuhldrang, auch Verringerung des Appetits. Man gab das Mittel früher auch im Froststadium des Wechselfiebers. Die Darreichung geschah meist im Infus (1 : 10—20) oder im Macerat mit Wein, selten in Pulver (zu 0,5—1,5 pro dosi).

Radix Valerianae, Rhizoma Valerianae, Radix Valerianae minoris vel montanae; **Baldrianwurzel**, Katzenwurzel.

Die Droge stellt das Wurzelsystem von Valeriana officinalis L., einer durch das ganze mittlere und nördliche Europa verbreiteten, in Amerika (Vermont) cultivirten Valerianee, dar.

Valeriana officinalis zeigt nach dem Standorte in ihren Formen bedeutende Abweichungen, welche die Botaniker zur Aufstellung verschiedener Species veranlasst haben. Die als Valeriana officinalis β minor s. Valeriana angustifolia Tausch bezeichnete Varietät liefert hauptsächlich die officinelle Wurzel. Die von Varietäten, welche an trocknen Stellen wachsen, gesammelte Wurzel wird als kräftiger vorgezogen. Sie besteht aus dem etwas knolligen, 2 Cm. dicken und fast doppelt so langen, nach unten abgestorbenen Rhizom, das nach unten ganz von fingerlangen, höchstens 2 Mm. dicken, biegsamen, längsstreifigen, grauen oder graugelblichen Wurzelfasern umhüllt ist. Der Querschnitt erscheint gewöhnlich hornartig glänzend, heller oder dunkler, und zeigt den dünneren Holzcylinder von der bis 4mal breiteren weissen Rinde umschlossen. Die starke Mittelrinde besteht aus zahlreichen rundlichen Zellen, welche Stärkemehl und

Oel enthalten. Die Baldrianwurzel besitzt eigenthümlichen, campherartigen, nicht besonders angenehmen Geruch, welcher sich erst beim Trocknen stärker entwickelt, und einen süsslich-bitteren, scharf gewürzhaften Geschmack.

Statt der bei uns officinellen Baldrianwurzel war im Alterthume die als Nardus Gallica sehr geschätzte Wurzel von Valeriana Phu L. oder Val. Dioscoridis Sibth. gebräuchlich, welche als Radix Valerianae majoris noch jetzt hie und da in Südeuropa Anwendung findet. Die Wurzel der bei uns einheimischen Valeriana dioica L. war früher als Radix Valerianae palustris s. Phu minoris officinell, die von Val. Tripteris L. als Rad. Val. alpinae. Auch verschiedene aussereuropäische Valerianaspecies, z. B. V Sitchensis, V. Wallichii, riechen wie Baldrian und werden wie dieser benutzt, während andere Arten derselben Gattung, z. B. V. Celtica L., wohlriechendere, mit dem Namen Narde bezeichnete Producte liefern. Die sog. Rad. Valerianae Graecae (in Russland bei Lyssa und Syphilis benutzt), gehört nicht zum Baldrian, sondern stammt von Polemonium coeruleum L.

Der Träger des Geruches und der medicinischen Eigenschaften der Baldrianwurzel ist das früher officinelle Baldrianöl, Oleum Valerianae, und die Baldriansäure, Acidum valerianicum.

Nach Bruylants besteht Baldrianöl aus einem Camphen (Valeren). einem sauerstoffhaltigen Oele von der Formel $C^{10}H^{18}O$, mit welchem Chromsäure gewöhnlichen Campher und Ameisen-, Essig- und Baldriansäure liefert, und einer krystallinischen Verbindung mit gleicher Zusammensetzung, wahrscheinlich Borneol. Die eben genannten Säuren kommen constant in alten Baldrianwurzeln vor. Die Baldriansäure der Radix Valerianae ist Isovaleriansäure (Isopropylessigsäure) und findet sich ausser in Valeriana noch in einer Reihe anderer Pflanzen, z. B in den reifen Beeren und der Rinde des Schneeballs, in der Engelwurzel und den Römischen Kamillen, auch im Delphinöl und in geringerer Menge im gewöhnlichen Fischthran.

Das Baldrianöl, welches am reichlichsten (bis zu 2 %) in den Nebenwurzeln auf steinigem, trocknem und sonnigem Boden gewachsener Baldrianpflanzen im Herbste (Zeller) vorhanden ist, ist gelbbraun, frisch zuweilen grünlich, dünnflüssig (im älteren Zustande dicklich und dunkelbraun), riecht stark nach Baldrian, schmeckt gewürzhaft brennend, reagirt stark sauer und löst sich in Spiritus in jedem Verhältniss.

Genaue physiologische Versuche über die einzelnen Bestandtheile des Baldrianöls liegen bis jetzt nicht vor. Nach Binz und Grisar setzt Baldrianöl in toxischen Dosen die Reflexerregbarkeit nach kurzer Steigerung bei Fröschen und Warmblütern unabhängig von den reflexhemmenden Centren im Gehirn und auch bei künstlicher Steigerung derselben durch Strychnin, Brucin und Ammoniak herab; die Wirkung ist stärker als beim Kamillenöl, schwächer als beim Campher. Grosse Dosen Baldrianöl setzen den Blutdruck rasch herab und vermindern bei Fröschen die Herzschlagzahl (E. Bock). Baldriansäure, welche Eiweiss, Blutserum und Milch, nicht aber Leim und Chondrin coagulirt, erzeugt auf der äusseren Haut nach einer Stunde einen weissen Fleck und Hautjucken, worauf in $3/4$ Stunden vorübergehende Röthung folgt, auf der Zunge einen weissen Fleck mit nachfolgender Epithelabstossung; sie wirkt zu 8,0 intern auf Kaninchen in 3—4 Stdn. letal, wobei als Intoxicationssymptome vermehrter, aber an Energie verringerter Herzschlag, anfangs beschleunigtes, später verlangsamtes und mühsames Athmen, stetig zunehmende Schwäche und Parese der Extremitäten, mitunter Krämpfe vor dem Tode auftreten und wonach bei längerer Dauer der Vergiftung im Tractus Ekchymosen und Exsudate unter der Schleimhaut bei rother oder rothbrauner Färbung derselben, bisweilen auch Nierenhyperämie und blutiger Harn vorkommen (Reissner). Die excitirende und krampfwidrige Wirkung des Baldrians kann somit nicht wohl auf die Baldriansäure zurückgeführt werden, welche als solche in ihrer Wirkung der Essigsäure und andern fetten Säuren der Alkoholreihe nahe steht und wahrscheinlich auch nach Art dieser Säuren im Blute zu Kohlensäure verbrennt, da sich ihr Geruch bei Vergiftungsversuchen nicht im Urin und im Blute (wohl aber in der Bauchhöhle) nachweisen lässt (Reissner). Als Natriumsalz setzt die Säure zwar in geringer

Weise bei Fröschen, aber selbst nicht in sehr grossen Dosen bei Warmblütern die Reflexerregbarkeit herab; bei letzteren verändert sich auch der Blutdruck nicht (E. Bock).

Valeriana gehört zu den mildern Excitantia und kann in erheblichen Mengen monatelang ohne Beeinträchtigung des Befindens genommen werden.

Dies verbürgen vor Allem die Beobachtungen von Herpin, welcher bei Epileptikern täglich 250,0—300,0, zusammen oft über $^1/_2$ Ctr. Baldrianwurzel verabreichte. Indessen sieht man nach grösseren Gaben (5,0—10,0) manchmal Kopfschmerzen, Uebelkeit, Schwindel, Ohrenklingen, bisweilen Kriebeln in Händen und Füssen und Ziehen längs der Wirbelsäule auftreten, welche Erscheinungen sich in der Regel rasch verlieren (Jörg, Trousseau und Pidoux). Auch die gewöhnlichen medicinalen Dosen wirken bisweilen bei plethorischen Individuen und namentlich bei bestehender Tendenz zu Kopfcongestionen leicht erhitzend (weniger jedoch bei Anwendung in Substanz oder in Maceration, als beim Gebrauche von Baldriantinctur oder heissen Aufgüssen). Die eigenthümlichen grotesken Tänze, zu welchen der Geruch des Baldrians Katzen veranlasst, sind bekannt; dieselben werden aber auch durch andere stark riechende Pflanzen, z. B. Nepeta cataria L., hervorgerufen.

Der Baldrian ist eins unserer vorzüglichsten Mittel bei Hysterie und scheint auch in manchen Fällen von Epilepsie und andern Neurosen (Chorea, Spasmus glottidis, Hemikranie) von günstigem Erfolge zu sein.

Dass Hysterie durch Baldrianpräparate selbst bei prolongirtem Gebrauche völlig geheilt werde, ist bis jetzt nicht erwiesen; dagegen ist das Mittel von vorzüglicher Wirkung bei hysterischen Krampfanfällen, welche Muskeln dabei auch betroffen sein mögen, indem man bei Anwendung von Valerianapräparaten beim Auftreten prämonitorischer Symptome den Anfall manchmal geradezu coupiren, in andern Fällen der Dauer und der Intensität nach abschwächen kann. Viel weniger günstig wirkt Valeriana bei hysterischen Störungen in der sensibeln Sphäre (Neuralgien, Hemikranie); die geringsten Erfolge bietet es bei Paralysen. Manchmal soll unter consequentem Gebrauche von Baldrian ein bestimmter Symptomencomplex der Hysterie dauernd schwinden, freilich um einem andern Platz zu machen. Besonders günstig zeigt sich Baldrian bei Anfällen, welche durch vorausgehende Anstrengung und Erschöpfung hervorgerufen sind, wie überhaupt bei schwächlichen und heruntergekommenen Hysterischen, während bei plethorischen und robusten Patientinnen das Mittel oft fehlschlägt. Bei Epilepsie, wo Valeriana auf die Empfehlung des neapolitanischen Botanikers Fabius Columna, der sich selbst und verschiedene seiner Freunde damit von der Krankheit befreit haben will, gegen Ende des 16. Jahrhunderts Eingang fand, kennen wir jetzt im Atropin und Bromkalium weit wirksamere Mittel, wie überhaupt der dem Baldrian in dieser Beziehung geschenkte Credit durch Herpins Versuche sehr problematisch geworden ist.

Auch als Excitans sowohl im Collapsus bei acuten fieberhaften Zuständen (Typhus, Pneumonie, Pleuritis) oder in der Reconvalescenz nach denselben, als bei Erschöpfungszuständen überhaupt lässt sich Baldrian mit Nutzen anwenden.

Bei plötzlichem Collapsus in fieberhaften Affectionen steht Baldrian dem Moschus und Campher nach, dagegen passt das Mittel vorzüglich, und hier besonders in Verbindung mit Chinapraparaten, bei protrahirten Fiebern. Hochgradiges Fieber und Tendenz zu Hirnhyperämie contraindiciren den Baldrian. — Andere krankhafte Affectionen, gegen welche Valeriana Anwendung fand, sind Polydipsie und Diabetes insipidus (Rayer, Trousseau), Dysmenorrhoe (hier besonders im Aufguss als Klystier), Helminthen (nach Baldriangebrauch gehen nicht selten Spulwürmer ab). Auch ist das Pulver als Niesmittel benutzt.

Man giebt die Baldrianwurzel zu 0,5—5,0 innerlich mehrmals täglich, bei Epilepsie in allmälig steigenden Gaben von 4,0—12,0, in Pulvern oder Latwerge, Pillen und Bissen, meist jedoch im Aufguss (zu 5,0—10,0 pro die) oder im Macerat. Meist verordnet man Theespecies mit andern Nervina, namentlich mit Folia Aurantii, wobei man ½—1 Esslöffel auf 1—2 Tassen Thee rechnet.

Das ätherische Baldrianöl, welches bei hysterischen Leiden (Heyfelder), Chorea (Schneider) und Helminthiasis (Wendt) Empfehlung fand, kann zu 1—4 Tr., bei Epilepsie selbst bis zu 20 Tr., in Oelzucker, Pillen und spirituösen Lösungen verordnet werden.

Die Baldriansäure, von Bellini bei Strychninvergiftung empfohlen, kommt kaum je für sich in Anwendung und dient nur zur Bereitung baldriansaurer Metallsalze, deren Wirkung schwerlich durch die Säure bedingt oder verstärkt wird.

Präparate:

1) **Tinctura Valerianae**, Tinctura Valerianae simplex; **Baldriantinctur.** Mit 5 Th. Spir. dil. bereitet, röthlichbraun; innerlich zu 20—60 Tr. mehrmals täglich für sich oder in Verbindung mit anderen krampfstillenden Tincturen.

2) **Tinctura Valerianae aetherea**, Tinct. Val. anodyna, Tinctura antispasmodica Lentini; **ätherische Baldriantinctur.** Mit 5 Th. Spiritus aethereus bereitet, gelb, später bräunlich. Wie die vorige benutzt.

Früher benutzte man auch ein wässrigspirituöses Extract der Baldrianwurzel, Extractum Valerianae, zu 1,0—2,0 mehrmals täglich in Lösung oder Pillen als Antihystericum, wobei manche ein kalt bereitetes Präparat, Extractum Valerianae frigide paratum, als weniger erhitzend dem Digestionsextracte vorziehen. Ein stark riechendes und sauer reagirendes Wasser, Aqua Valerianae, diente als Zusatz oder Vehikel krampfstillender Mixturen. Flüssige spirituöse Auszüge von Baldrian oder von Serpentaria, Campher und Baldrian mit Liquor Ammonii vinosus aromaticus bildeten die früher namentlich als schweisstreibende Analepticum bei Rheumatismus, Darmkatarrhen und Cholera benutzten, als Tinct. Valer. ammoniata s. volatilis und Tinct. Val. composita bezeichnete Tincturen.

Baldrian ist Hauptbestandtheil verschiedener Geheimmittel gegen Epilepsie, z. B. des Ragoloschen Mittels, das ursprünglich aus Rad. Valer. 240 Th., Fol. Aurantii 20 Th., Ammon. chlor. 2 Th., Magn. carb. 1 Th. und Ol. Cajeputi 4 Th. bestand. Auch in den Kaempfschen Visceralklystieren ist Valeriana nicht ohne Bedeutung.

Verordnungen:

1) ℞
Rad. Valerianae
Fol. Aurantii
Fol. Menth. pip. āā 25,0
C. c. f. spec. D. S. Einen Esslöffel zu 3 Tassen Thee. (Kalt zu trinken.)

2) ℞
Cort. Chinae 20,0
Rad. Valerianae 10,0
Affunde
Aq. fervidae q. s. ad col. 125,0
Residuum coque c.
Aq. q. s. ad colat. 75,0
Colaturis mixtis adde
Spir. Aether. acetici 5,0
Syrupi Cinnamomi 25,0

M. D. S. Zweistündlich 1 Esslöffel voll. (In protrahirten fieberhaften Affectionen.)

3) ℞
Cort. Chinae
Rad. Valerianae āā 10,0
Cort. Cinnamomi 2,5
— Citri 1,0
C. c. m. f. spec. D. S. Mit 1 Flasche Rothwein 24 Stdn. stehen zu lassen. Morgens und Abends ein halbes Weinglas voll. (In der Reconvalescenz u. s. w.)

4) ℞
 Tincturae Valerianae
 — *Castorei* ää 5,0
 Spiritus aetherei 1,0

M. D. S. 3mal täglich 15—20 Tropfen auf Zucker oder in Kamillenthee. (Bei Hysterie).

Herba Chenopodii ambrosioidis, Mexikanisches Traubenkraut. — Wie Baldrian wurde auch früher vielfach das gewöhnlich als Jesuitenthee oder Herba Botryos Mexicanae bezeichnete blühende Kraut von Ambrina ambrosioidos Spach s. Chenopodium ambrosioides L., einer ursprünglich im tropischen Amerika einheimischen, von dort im Anfange des 17. Jahrhunderts (angeblich durch die Jesuiten) in Europa eingeführten Chenopodiacee, welche jetzt im südlichen Europa, stellenweise auch in Süddeutschland, verwildert ist, benutzt. Die Pflanze schmeckt scharf und bitter und hat einen eigenthümlichen campherähnlichen Geruch, der auch beim Trocknen nicht verschwindet. Es ist darin ein ätherisches Oel, dessen Geruch an Pfefferminze erinnert, zu $1/_3$—1 % gefunden; ausserdem scheint das Kraut viel Salze zu enthalten. Aehnlichen Geruch besitzen verwandte südeuropäische und nordafrikanische Arten, z. B. Chenopodium Botrys L., deren Aroma sich beim Trocknen leichter verliert, und Chenopodium Schraderianum Röm. und Schulte, deren Geruch noch intensiver ist. Sehr widrigen Geruch zeigt dagegen in Folge von Ausscheidung von Trimethylamin das ebenfalls früher officinelle Chenopodium Vulvaria L.

Der sog. Jesuitenthee wurde als Nervinum besonders bei Chorea, Hysterie und Brustkrämpfen gebraucht und im Anfange dieses Jahrhunderts besonders durch Plenk empfohlen. Kissel räth ihn gegen Zungenlähmung an. Auch kann die Droge äusserlich zu aromatischen Umschlägen dienen. Die einzig gebräuchliche Form ist die der Species ad infusum. Zum Aufguss rechnet man 1 Th. auf 10—15 Th. Colatur.

Radix Artemisiae, Beifusswurzel. — Die früher als Antiepilepticum von Burdach, Hufeland, Caspari, Nothnagel u. A. empfohlene Droge besteht aus den Nebenwurzeln der fast durch ganz Europa verbreiteten Composite Artemisia vulgaris L., von welchen zu medicinischem Gebrauche nur die mit Harzgängen durchsetzte Rinde dient. Man giebt die Wurzelrinde in Pulver zu 2,0—4,0 oder in Abkochung.

Flores Arnicae; Arnicablüthen, Wohlverleiblüthen.

Der auf den Gebirgen Süd- und Mitteleuropas, im nördlichen Europa in der Ebene wachsende, auch in Labrador einheimische Bergwolferlei (nicht Wohlverleih, da die mittelalterliche Bezeichnung wolfesgele, Wolfsgelb, ist), Arnica montana L. (Fam. Synanthereae), liefert uns in seinen Blüthen und in seiner nicht mehr officinellen Wurzel zwei aus der deutschen Volksmedicin stammende, im vorigen Jahrhundert von vielen Aerzten (Fehr, Collin, Stoerck) hochgepriesene, jetzt aber fast völlig in Vergessenheit gerathene Medicamente.

Die schön gelben, im Spätsommer sich entwickelnden Blüthenköpfchen von Arnica montana sind von einem Hüllkelch (Peranthodium) aus 20—24 lanzettlichen, in zwei Reihen gestellten Blättchen umgeben, von denen die äussersten braunroth, mit kurzen, drüsentragenden, und längeren, drüsenfreien Haaren versehen sind. Auf dem etwas gewölbten, grubigen, spreuhaarigen Blüthenboden sitzen etwa 20, über die Hülle hinausragende, etwa 4 Mm. breite, zungenförmige, an der Spitze 3zähnige, weibliche Strahlenblüthen und zahlreiche röhrenförmige, 5zähnige, hermaphroditische Scheibenblüthen. Trocken erregen die Blüthen beim Reiben Niesen. Man sammelt sie bei vollständiger Entwickelung mit der Hülle, welche jedoch nicht mit dispensirt wird. Vor Verwechslung mit anderen gelben Synanthereenblüthen schützt die Beachtung der botanischen Charaktere, des Geruchs und die Haltbarkeit der Farbe beim Trocknen. Die Blüthen sind häufig von Fliegenlarven (Trypeta arnicivora s. Atherix maculata Meigen) angefressen, denen man früher sogar drastische Eigenschaften zuschrieb.

Die Radix Arnicae, neben welcher auch früher noch die Arnicablätter officinell gebräuchlich waren, besteht aus dem Rhizom und den nach einer Seite gerichteten Nebenwurzeln, welche beide in der Mittelrinde viele Balsamgänge enthalten und sich durch schwach aromatischen Geruch und scharf gewürzhaften und etwas bitterlichen, anhaltenden Geschmack charakterisiren.

Ueber die wirksamen Bestandtheile der Arnica sind wir noch nicht vollständig aufgeklärt. Die Blumen liefern im trockenen Zustande 0,1—0,9 % ätherisches Oel, welches von dem in der Wurzel enthaltenen ätherischen Oele, das sich darin zu 1 % finden soll, verschieden zu sein scheint. Nach Sigel besteht dasselbe hauptsächlich aus Thymohydrochinon-Dimethyläther. Ausserdem ist ein scharfes Harz, krystallisirendes Fett und Wachs, sowie Gerbsäure vorhanden. Ein als Arnicin bezeichneter Bitterstoff, welchen Walz in Form einer goldgelben, amorphen, wenig in Wasser, gut in Spiritus und Aether löslichen Masse erhielt, ist in physiologischer Beziehung ebenso wenig geprüft wie das Arnicaöl und Harz. Nach Chevallier und Lassaigne soll der in den Blüthen enthaltene Bitterstoff Erbrechen erregen. Die Angaben über ein in der Arnica enthaltenes Alkaloid, Basticks Arnicin (nach Thompson sollte sogar Strychnin darin sich finden), sind als beseitigt anzusehen.

Wirklich exacte Beobachtungen über Arnicawirkung fehlen. Auf die äussere Haut applicirt können Arnicablüthen oder die daraus bereitete Tinctur, wenn dieselbe unverdünnt angewendet wird, Brennen, Röthung und ein acutes Ekzem bedingen (White). Im Klysma eingeführt, bewirkt Arnicatinctur bei Hunden Tenesmus, abwechselnde Contraction und Erschlaffung der Muskeln und des Hintertheils (Guillemot). Einspritzung von Aufgüssen in die Vene bei Pferden und Hunden führt zu erheblicher und mitunter tödtlicher Narkose (Viborg, Hertwig). Bei Menschen beschleunigen kleine Dosen die Pulsfrequenz, bedingen Brennen im Munde, Aufstossen, Wärmegefühl im Magen, Leibschmerzen und vermehrte Stuhlentleerungen, bisweilen auch Eingenommensein des Kopfes, Schwindel und unruhigen Schlaf (Jörg). In grösseren Dosen im Aufguss angewendet, ist Arnica im Stande, Vergiftungserscheinungen zu bedingen, welche auf ein Ergriffensein des Tractus und des Gehirns hindeuten. Auch nach Arnicatinctur sind ähnliche Erscheinungen beobachtet, die nicht, wie Winkler will, auf die feinen Härchen der Blumenkrone, welche zufällig auf ein Infus gerathen könnten, zu beziehen sind. Barbier will nach Aufgüssen von 30,0, Jörg schon nach 2,0 Flores Arnicae Magen- und Darmreizung, Schwindel, Angst, Kopfschmerz, Zittern, Ohnmacht, Betäubung und selbst Krämpfe beobachtet haben, und in einem von Bertin berichteten Fall von Intoxication durch 30,0 Arnicatinctur, wo die Symptome erst nach 8 Stunden sich einstellten, wurde auch Mydriasis und Irregularität des Herzschlags bei schwachem und frequentem Pulse wahrgenommen.

Diese verhältnissmässig wenig zahlreichen Beobachtungen lassen Arnica als nach Art scharfer Mittel aus der Classe der Aethereo-oleosa wirkend erscheinen, ergeben aber in keiner Weise Anhaltspunkte für eine Verwendung in denjenigen Krankheiten, wo der blinde Glaube des Volkes oder Voreingenommenheit der Aerzte Erfolg davon erwartete. Sie wird bei nervösen Affectionen, bei Epilepsie, Gehirnerschütterung, Amaurose, Tremor, Geisteskrankheiten, bei Collapsus im Typhus, ausserdem auch bei Malariakrankheiten und Ruhr (hier besonders die Wurzel, welche man für stopfend erklärte) gegeben. Besonders rühmte man sie als ein Medicament, welches die Aufsaugung von Blutergüssen befördere, und wandte sie deshalb bei Apoplexie einerseits und andererseits äusserlich bei alle durch Fall entstandenen und mit Blutaustritt verbundenen Leiden (daher die alte Benennung Fallkraut) an. Die letztere Gebrauchsweise ist auch jetzt noch in verschiedenen deutschen und französischen Heilanstalten gebräuchlich, wobei man sich der unten zu erwähnenden Arnicatinctur bedient; inwieweit die Erfolge dabei von einem Arnicabestandtheile abhängen, steht dahin. Krahmer empfiehlt sie bei idiopathischem Schwindel. Auch als Antihydropicum und Emmenagogum sind die Flores Arnicae benutzt, vorzüglich vom Volke und älteren Aerzten, welche in verba magistri schwören. Planat (1878) bezeichnet Arnica (örtlich in Form einer aus 1 Th. aus frischen Blüthen bereiteten Extracts und 2 Th. Honig dargestellten Salbe oder von Umschlägen aus āā Arnicatinctur und Wasser, bei gleichzeitigem internen Gebrauche von 35—50 Tr. Arnicatinctur pro die) als vorzügliches Abortivmittel für Furunkel.

Man giebt die Flores Arnicae innerlich meist im Aufguss (1:10—20) und verordnet sie in Form von Species, wobei man 10,0—15,0 tagsüber nehmen lässt. Minder gewöhnlich ist zum inneren Gebrauch die Pulverform (0,1 — 0,2 pro dosi). Aeusserlich benutzt man ebenfalls Aufgüsse (in doppelter Stärke) oder Species zu Fomenten oder Kräuterkissen, Die Blumen dienten früher auch als Niespulver.

Officinell ist ein aus den Arnicablüthen mit 10 Th. Spir. dil. bereiteter Auszug, **Tinctura Arnicae, Arnicatinctur**, ein sehr beliebtes Mittel bei äusseren Verletzungen (Wunden, Contusionen), welches man rein zu Einträufelungen in Wunden und zu Einreibungen (auch bei traumatischen Lähmungen, Neuralgien), häufiger noch zu Umschlägen (mit Wasser, Bleiwasser oder Kornbranntwein) verwendet. Viele ziehen eine aus dem frischen Safte der ganzen Pflanze bereitete Tinctur, Tinctura Arnicae e succo recente s. plantae totius, vor.

Flores Chamomillae, Flores Chamomillae vulgaris; **Kamille, Gemeine Kamille**, Chamille, Deutsche Kamille.

Die zu den ältesten und besonders in der Volksmedicin gebräuchlichen Arzneimitteln gehörigen Kamillen stammen von Matricaria Chamomilla L., einer in ganz Europa verbreiteten und auch in Australien eingebürgerten Synantheree aus der Abtheilung der Senecioideae.

Die Kamillen bilden die getrockneten Blüthenkörbe, welche sich im Juni entwickeln und einzeln auf hohlen, langen Blüthenstielen am Ende der Stengel oder ihrer Aestchen stehen und von einem ziegeldachartigen, schüsselförmigen, aus ziemlich zahlreichen, glatten, grünen, am Rande weisslichen, länglichen Blättern bestehenden Hüllkelche umgeben sind. Sie enthalten unten röhrenförmige, sonst zungenförmige, weisse, anfangs flach ausgebreitete, später senkrecht zurückgeschlagene, drüsentragende Strahlenblüthen (12—18) ohne Staubgefässe und mit einem zweischenkligen Griffel, sowie zahlreiche, hermaphroditische Scheibenblüthen mit gelben, trichterförmigen, fünfspaltigen Blumenkronen, welche aussen mit gestielten Oeldrüsen versehen sind. Charakteristisch für die Kamillen ist der sich zu einem 5 Mm. hohen, vom Grunde 1,5 Mm. im Durchmesser erreichenden Kegel entwickelnde glatte, grubige Blüthenboden und der eigenthümlich starke Geruch, welche beide aber auch andern Matricaria-Arten, z. B. den in Russland statt der Kamillen benutzten Species M. suaveolens L., M. coronata und M. Lithuanica B. zukommen. Der Geschmack der Kamillen ist bei uns bitterlich, während er in Griechenland äusserst angenehm aromatisch sein soll (Heldreich). Wegen der Flüchtigkeit des Oeles sind alte Kamillen, ebenso von Insekten zerfressene und in ihre einzelnen Blüthen zerfallene unzulässig. Die Einsammlung muss bei trocknem Wetter gleich nach Entwicklung der Bluthen geschehen. Verwechslung mit den Anthodien verschiedener Species, Pyrethrum, Tripleurospermum und Anthemis (A. Cotula und arvensis), von denen die letzteren sich durch höchst fötiden Geruch auszeichnen, lassen sich durch die Beschaffenheit des Fruchtbodens, welcher bei diesen Pflanzen mit Mark ausgefüllt und bei Anthemis gleichzeitig mit Spreublättchen besetzt ist, unterscheiden.

In Frankreich und England werden unsere Kamillen durch die früher auch in Deutschland officinellen Römischen Kamillen, Flores Chamomillae Romanae s. Flores Anthemidis, die ganz oder doch zum grössten Theile gefüllten Blüthen von Anthemis nobilis L., ersetzt. Diese nur von cultivirten Pflanzen stammende Droge schmeckt stark aromatisch bitter und hat einen gewürzhaften, von dem der Deutschen Kamillen verschiedenen Geruch; der Blüthenboden ist ohne Spreuschuppen, flach, nicht kegelförmig.

Geruch und Wirkung der Kamillen müssen auf das in ihnen enthaltene ätherische Oel zurückgeführt werden, welches sich durch seine tiefblaue Farbe auszeichnet.

Dasselbe findet sich in frisch getrockneten Kamillen zu 0,416 % (Steer), in 4jährigen nur zu 0,04%, nach Zeller in frischer Waare höchstens zu 0,36%, und ist fast undurchsichtig, dickflüssig, bei kalter Witterung von butterahnlicher Consistenz, hat ein spec. Gew. von 0,92—0,94, riecht stark nach Kamillen, schmeckt gewürzhaft erwärmend und löst sich in 8—10 Th Spiritus. Es ist ein Gemenge von zwei sauerstoffhaltigen Oelen, von denen das unter 200° den Kamillengeruch zeigt, und dem als Coeruleïn oder Azulen bezeichneten blauen Bestandtheile, welcher nach Piesse die Formel $C^{16}H^{21}.H^{2}O$ hat und durch Behandlung mit Alkalien grün gefärbt wird. Auch enthält das Kamillenöl Spuren von Baldriansäure. Physiologisch sind weder das Kamillenöl noch dessen einzelne Bestandtheile geprüft. Nach Hahnemann sollen 5 Tr. bei einer gesunden Gravida Unbesinnlichkeit, vorübergehende Zuckungen, wehenartige Schmerzen und Druck in der Nabelgegend hervorgerufen haben. — Das ätherische Oel von Anthemis nobilis, welches in den Blumen zu 0,6—0,8 % enthalten ist, unterscheidet sich vom Kamillenöl wesentlich. Es bildet ein Gemenge von Kohlenwasserstoffen, zusammengesetzten Aethern, insbesondere Angelicasäure-Isobutyläther, Tiglinsäure-Isamyläther und Angelicasäure-Isamyläther, ferner Hexylalkohol und einem Alkohol von der Formel $C^{10}H^{16}O$. Auch dieses Oel ist physiologisch nicht untersucht. Der in den Kamillen enthaltene Bitterstoff ist bisher nicht isolirt. In den Römischen Kamillen soll er eine Säure sein (Camboulizes).

Die Kamillen bilden eins der beliebtesten Hausmittel bei einer grossen Anzahl krampfhafter Beschwerden, namentlich Cardialgie und Kolik, und stehen auch als Diaphoreticum bei Rheumatismus, Erkältungskrankheiten, Bronchialkatarrh, acuten Diarrhöen u. s. w. in Ansehen. Ihre hauptsächlichste Verwendung finden sie indessen äusserlich als gelind reizendes Mittel in den verschiedensten Formen zur Application auf Haut, Schleimhäute und Wunden.

Ein Nutzen bei Cardialgie und Kolik, vielleicht theilweise von Beschleunigung der Peristaltik abhängig, lässt sich in vielen Fällen nicht verkennen. Bei Kindern, besonders Säuglingen, ist Kamillenthee ein fast unentbehrliches Medicament gegen Leibschmerzen. Die demselben zugeschriebenen übeln Folgen auf die Darmschleimhaut (nach Winter soll übertriebener Gebrauch Ursache von Magenerweichung sein) beruhen auf Irrthum, ebensowenig wie die Angabe von Schönlein, dass längerer Gebrauch von Kamillenthee Rheumatalgien und namentlich Cephalalgie bedinge, als richtig gelten kann. Manche empfindliche Kranke bekommen nach grösseren Dosen des Thees Uebelkeit und selbst Erbrechen. Bei der diaphoretischen Wirkung ist wohl die Einfuhr grösserer Mengen heisser Flüssigkeit die Hauptsache. Ebenso sind bei der sehr gewöhnlichen Verwendung desselben zur Unterstützung der Action von Brechweinstein und Ipecacuanha-Oel und Bitterstoff unbetheiligt und nur die mechanische Ausdehnung des Magens durch die eingeführte Flüssigkeitsmenge Ursache der Emese. Bei schwereren Nervenleiden (Epilepsie, Asthma, Chorea) steht die Kamille andern Neurotica analeptica entschieden nach. In älteren Zeiten wollte man durch Kamillenthee sogar Wechselfieber heilen, welche dem Chinin widerstanden, und wenn dies auch dubiös ist, wird doch die antitypische Wirksamkeit noch durch Schultze-Bipontinus bestätigt. Lecointe empfahl Kamillen zu 4,0 pro die bei Gesichtsschmerz. — Als externes Mittel kommen die Kamillen oder ein daraus bereiteter Aufguss in allen Fällen zur Anwendung, wo die S. 538—542 besprochenen Erethistica aus der Familie der Labiaten in Gebrauch gezogen werden. Ueberall, wo Erschlaffungszustände der kranken Theile (bei torpiden Geschwüren, Anginen, Bindehautentzündung u. s. w.) vorliegen, sind Fomentationen, Gurgelwässer oder andere Formen aus Kamillenblüthen am Platze. Selbst bei brandigen Affectionen und bei den schwersten Eiterungen, z. B. nach Rothlauf (Ozanam), sind sie von entschiedener Wirksamkeit. Bei rheumatischen Affectionen und Entzündungen können Kräuterkissen aus Kamillen gleichzeitig protectiv und derivativ wirken. Sehr beliebt ist Kamillenthee als Vehikel bei Klystieren. Als längere Zeit zu applicirender Verband wirkt Kamillenthee weniger stark macerirend als reines warmes Wasser und ist deshalb diesem bei Neigung zu Excoriationen entschieden vorzuziehen.

Innerlich verordnet man Kamillen zu 1,0—5,0 mehrmals täglich meist in Speciesform. Zur Bereitung von Kamillenthee rechnet man dabei einen Esslöffel voll auf 3 Tassen.

Von den früher gebräuchlichen zahlreichen Präparaten der Kamillen, von denen jetzt keines mehr officinell ist, wurde das Kamillenwasser, Aqua Chamomillae, besonders als Vehikel krampfstillender Medicamente benutzt. Ein wässrig spirituöses Digestionsextract, das Kamillenextract, Extractum Chamomillae, wurde innerlich zu 0,5—2,0 in Pillen oder Mixturen, äusserlich als Zusatz zu Verbandwässern oder Pinselsäften gebraucht. Es soll leicht brechenerregend wirken. Als Zusatz zu krampfstillenden Mixturen diente der nicht eben wohlschmeckende Kamillensyrup, Syrupus Chamomillae. Mit Fliederblüthen und Mehl bildeten die Kamillen früher die sog. Species discutientes s. resolventes. Officinell war früher auch ein Oleum Chamomillae infusum s. coctum, das fette Kamillenöl, ein gelbgrünes klares Digest mit Olivenöl, welches man äusserlich zu gelind hautreizenden Einreibungen und zu Klystieren (10,0—20,0 mit Eigelb emulgirt) verwendete.

Das ätherische Kamillenöl, Oleum Chamomillae, ist medicinisch in der Form des Oelzuckers gegen Asthma und Koliken, Magenkrampf (Schneider), Keuchhusten, Intermittens (Voigtel) zu 1—2 Tr. gegeben. Als billigeres Surrogat dienten früher das Ol. Chamomillae citratum und Ol. Cham. terebinthinatum, erhalten durch Zusatz von 1 Th. Ol. corticis Citri resp. 2 Th. Terpenthinöl auf 480 Th. Kamillen und Dampfdestillation, in der Farbe dem reinen Kamillenöl gleich.

Die Römischen Kamillen können ganz wie die Deutschen innerlich im Aufguss (1:5—20) und äusserlich in der gleichen Form zu Bähungen oder als Species pro fomento gebraucht werden. Früher waren sie ein Hauptbestandtheil mancher besonders bei Kolik gebräuchlicher destillirter Wässer und Geister (Aqua carminativa, Aq. carm. regia u. a.).

Folia Menthae piperitae, Herba Menthae piperitae; **Pfefferminze,** Pfeffermünze. **Oleum Menthae piperitae; Pfefferminzöl,** Pfeffermünzöl.

Die Mutterpflanze der Pfefferminze, Mentha piperita Huds., kommt wahrscheinlich wild nur in England vor und wird in verschiedenen Ländern im Grossen zur Gewinnung des darin enthaltenen ätherischen Oeles, des Pfefferminzöles, als Arzneipflanze auch bei uns vielfach gebaut.

Die wilde Pflanze hat einen viel schwächeren Geruch und Geschmack als die cultivirte; ebenso hat keine andere Menthaart den anfangs brennenden, später kühlenden Geschmack der Pfefferminze, die ausserdem durch ihre deutlich gestielten Blätter sich von solchen unterscheidet, welche damit verwechselt werden können. Nach Schimmel giebt bestes getrocknetes Pfefferminzkraut 1—1,25% Oel. Das Pfefferminzöl ist frisch farblos, schwach grünlich, dünnflüssig, bräunt und verdickt sich beim Altwerden, siedet etwas unter 190°, hat ein spec. Gew. von 0,90—0,91, einen gewürzhaft brennenden, hinterdrein kühlenden Geschmack, löst sich in absolutem Weingeist in allen Verhältnissen und in 1 bis 3 Theilen 85% Weingeist. Beim Abkühlen auf —4° setzt Pfefferminzöl farblose, sechsseitige Krystalle von Pfefferminzcampher oder Menthol, $C^{10}H^{19}OH$, ab. Diese letztere Substanz findet sich namentlich in dem neuerdings im Handel aufgetretenen Chinesischen oder Japanischen Pfefferminzöl, welches bisweilen fast ganz daraus besteht. Die zur Gewinnung desselben in Japan cultivirte Minze ist indess eine besondre Varietät von Mentha arvensis (Holmes). Das Menthol, welches bei 208—213° siedet und sich wenig in Wasser, leicht in Alkohol, Aether und ätherischen Oelen löst, wird durch Phosphorsäureanhydrid durch Entziehung von OH^2 in einen angenehm riechenden Kohlenwasserstoff, das Menthen, verwandelt.

Das Pfefferminzöl des Handels ist nicht allein vielfach verfälscht, sondern auch von sehr differenter Güte, je mehr oder weniger Sorgfalt auf dessen Darstellung verwendet ist. Das amerikanische, bei dessen Destillation diverse Unkräuter, namentlich Erigeron Canadensis, mit in die Blase kommen sollen, ist von geringerem Werthe als das englische, das besonders bei Mitcham in Surrey gewonnen wird. In Deutschland wird die Pfefferminze bei Kölleda im Grossen cultivirt. Die Stengel scheinen weniger feines Oel als die Blüthen zu liefern; auch ist Arom und Gehalt an Oel bei verschiedenen Varietäten different.

Das Menthol besitzt kräftige antiseptische Wirkungen und hemmt die Entwicklung von Bacterien im Verhältnisse von 1 : 1000 ebenso stark wie Carbolsäure im Verhältnisse von 1 : 500 (Macdonald). Nach Köhler und Marcuson (1878) steigert Pfefferminzöl bei Infusion in Emulsion (1 : 200) anfangs den Blutdruck und erniedrigt ihn später, wirkt in gleicher Weise anfangs beschleunigend und später retardirend auf Herzschlag und Athemfrequenz und tödtet durch gleichzeitige Lähmung des respiratorischen und vasomotorischen Centrums. Auch in grossen Dosen infundirt, beeinträchtigt das Oel bei Warmblütern die Reflexthätigkeit und das Sensorium nicht, doch tritt nach Inhalation und nach Subcutaninjection entschiedene Herabsetzung der Reflexe ein, selbst bei strychninisirten Thieren. Auf die Körpertemperatur wirkt Pfefferminzöl nur bei Inhalation nach eingetretener Reactionslosigkeit rapide herabsetzend. Das Blut nimmt bei Pfefferminzölvergiftung kirschrothe Farbe an und zeigt starke Verminderung der rothen Blutkörperchen (H. Köhler und Marcuson).

Die Pfefferminze wird im Ganzen wie die Kamillen benutzt, vor denen sie den Vorzug eines angenehmeren Geruches besitzt, doch scheint dem Pfefferminzöl noch eine besondere local anaesthesirende Wirkung zuzukommen, welche die vorzüglichen Effecte des Mittels bei Cardialgien und Koliken erklären kann. Zwar beseitigt Pfefferminz als Carminativum am besten solche Cardialgie und Kolik, welche mit Gasansammlung im Darm verbunden ist, doch wirkt sie auch bei hysterischem Magenkrampf und nicht minder bei Koliken anderer Art, z. B. im Gefolge von einfacher Diarrhoe. Auch zur Stillung von Erbrechen kann Pfefferminze benutzt werden, doch giebt man hier meist dem Pfefferminzöl, welches Récamier sogar als Reizmittel bei Cholera verwendete, den Vorzug. Auch Schmerzen in entfernteren Organen werden dadurch mitunter gelindert (Delioux de Savignac). Am deutlichsten tritt der schmerzlindernde Effect bei Neuralgien, zumal am Kopfe und Gesichte hervor, wenn man die betreffenden Stellen direct mit Pfefferminzöl in Berührung bringt. Schon die Chinesen benutzten den Pfefferminzcampher äusserlich bei Zahnschmerzen, wogegen auch neuerdings Wright das Pfefferminzöl und Macdonald das Menthol besonders empfahl. Bei tiefer sitzenden Neuralgien nützt Einreibung von Pfefferminzöl nicht, wohl aber bei gichtischen und rheumatischen Schmerzen, gegen welche häufig auch trockne Pfefferminzfomente mit Erfolg angewendet werden. Delioux empfiehlt Pfefferminze zur Herabsetzung der Sensibilität bei Hyperästhesie der Bronchial- und Laryngealschleimhaut, so wie bei Pruritus vaginalis und hält Einreibungen von Pfefferminzöl auch bei Amblyopie für indicirt, da danach constant Schärfung des Gesichts eintrete. Zu erregenden Bädern dient meist nur die Pfefferminze selbst, nicht das Pfefferminzöl, welches nach Topinard zu stark irritiren soll (?). Die älteren Empfehlungen von Pfefferminzpräparaten bei Magenschwäche, Diarrhöen, bei Affectionen der Nieren und Blase (Dale, Ray) haben untergeordnete Bedeutung.

Als schmerzlinderndes Mittel empfiehlt Delioux innerlich 1 Th. Pfefferminzöl in 9 Th Aether gelöst anzuwenden und äusserlich bei Neuralgien die betreffenden Stellen mit einem Stücke Watte, das mit Pfefferminzöl getränkt ist, reiben und hierauf mit Watte bedecken zu lassen, bis der Schmerz vorüber ist. Macdonald applicirt Menthol als Antineuralgicum in Form geschmolzener Krystalle oder in 10 Th. Spiritus gelöst

Zu Pfefferminzthee, den man wie Kamillenthee stets der häuslichen Bereitung überlässt, rechnet man $1/2$—1 Esslöffel voll auf die Tasse.

Präparate:

1) **Aquae Menthae piperitae**, Aqua Menth. pip. simplex; **Pfefferminzwasser.** 10 Th. Destillat aus 1 Th. Pfefferminzblättern, etwas trübe. Selten für sich,

esslöffelweise; meist Vehikel oder Zusatz für interne Mixturen und Collutorien und als solches sehr beliebt, da es den Geschmack schlechtschmeckender Stoffe in ausgezeichneter Weise verdeckt, besonders empfehlenswerth als Lösungsmittel für Alkalicarbonate, Alkalien und zu Saturationen. Delioux de Savignac empfiehlt es zu schmerzlindernden Subcutaninjectionen.

Neben dem Pfefferminzwasser war früher auch weingeistiges Pfefferminzwasser, Aqua Menthae spirituosa s. vinosa, bei dessen Bereitung Pfefferminz und Weingeist āā 1 Th. und 10 Th. Wasser zu 5 Th. abdestillirt wurden. Dasselbe ist von etwas schärferem Geschmacke und bei nicht in Wasser völlig löslichen Medicamenten (Extracten, Alkaloiden) als Vehikel empfehlenswerth.

2) **Syrupus Menthae, Syrupus Menthae piperitae; Pfefferminzsyrup.** 10 Th. Pfefferminzblätter mit 5 Th. Weingeist befeuchtet und mit 50 Th. Wasser einen Tag macerirt, in 40 Th. Colatur 60 Th Zucker gelöst, filtrirt. Der grünlich braune Syrup dient als Zusatz zu excitirenden und antispasmodischen Mixturen.

3) **Rotulae Menthae piperitae; Pfefferminzkuchen; Pfefferminzplätzchen.** 1 Th. Pfefferminzöl, mit 2 Th. Spiritus verdünnt, auf 200 Th Rotulae Sacchari vertheilt. Längerer Gebrauch soll zu Magenkatarrh führen können.

4) **Spiritus Menthae piperitae Anglicus; Englische Pfefferminzessenz.** Klare, farblose Lösung von 1 Th. Pfefferminzöl in 9 Th. Spiritus, von starkem Pfefferminzgeschmacke und 0,836—0,840 spec. Gew. Ersetzt die früher gebräuchliche, aus dem Kraute mit Spiritus bereitete Tinctura Menthae piperitae, welche für sich als Analepticum zu 20—30 Tropfen oder als Zusatz zu Mixturen (1 : 10—20) gegeben wurde. Mit 100 Th. Aq. dest. geschüttelt, kann das Ppt. zur extemporanen Darstellung von Aq. Menth. pip. dienen.

Folia Menthae crispae, Herba Menthae crispae; Krauseminze.

Verschiedene Mentha-Arten nehmen bei der Cultur eine eigenthümliche Beschaffenheit der Blätter an, welche blasig runzlig und am Rande wellenförmig kraus erscheinen und damit eine Veränderung des Geruches darbieten. Die officinelle Krauseminze stellt eine solche Varietät der in Europa und Mittelasien wildwachsenden Mentha aquatica L. (die Mentha aquatica γ. crispa Benth.) dar, neben welcher aber auch eine analoge Spielart von Mentha sylvestris L. (Mentha undulata Willd., M. crispa Geiger) mit ungestielten, dichter und weicher behaarten Blättern, obschon sie einen weniger angenehmen Geruch besitzt, in einzelnen Gegenden cultivirt wird. Auch Mentha viridis L., Mentha sativa L. und Mentha rotundifolio L. scheinen in einzelnen Gegenden noch Krauseminze, zum Theil von feinerem Geruche, zu liefern. Nach Bischoff soll Mentha sativa γ. crispa (entsprechend Mentha hortensis Tausch) die ursprünglich in Deutschland cultivirte Krauseminze sein, während Flückiger die von Valerius Cordus beschriebene, zuerst officinelle Krauseminze der M. aquatica zurechnet. Uebrigens bilden die verschiedenen Minzenarten so viel Varietäten und Bastarde, dass eine Uebereinstimmung der Botaniker und Pharmakognosten nicht existirt.

Die Krauseminze dankt ihren Geruch und Geschmack (beide sind von dem der Pfefferminze verschieden, letzterer nicht kühlend) dem Krauseminzöl, Oleum Menthae crispae, von dem das getrocknete Kraut 1—2 % liefert, während frisches Kraut verhaltnissmässig mehr giebt. Dasselbe ist frisch dünnflüssig, hellgelb oder grünlich, im Alter bräunlich, dickflüssig und sauer; in Alkohol löst es sich in jedem Verhältnisse. Es enthält ebenfalls ein Stearopten.

Die Krauseminze wird ganz wie Pfefferminze angewendet, ihre Aufgüsse sind indessen nicht so schmackhaft wie die der letzteren.

Präparat:

Aqua Menthae crispae; Krauseminzwasser. 10 Th. Destillat aus 1 Th. Krauseminzblätter. Wie Pfefferminzwasser, jedoch seltener benutzt.

Früher waren auch Krauseminzsyrup, Syrupus Menthae crispae und englische Krauseminzessenz, welche, wie die analogen Pfefferminzpräparate bereitet und benutzt werden, officinell.

Wie Pfeffer- und Krauseminze können noch eine Reihe von Labiaten gebraucht werden, die wir, da sie meist der Volksmedicin angehören, hier übergehen müssen. Aus der Gattung Mentha gehören dahin M. viridis (Herba Menthae Romanae), M. Pulegium (Polei, pennyroyal, Herba Pulegii) u. a. m.

Fructus Carvi, Semen Carvi, Semen Cumini pratensis; **Kümmel, Kümmelsamen, Wiesenkümmel, Kümmich. Oleum Carvi; Kümmelöl.**

Die Frucht der im mittleren und nördlichen Europa, auch in Südsibirien heimischen, vorzugsweise auf Wiesen wachsenden, in Holland und England, auch in einigen Theilen Deutschlands cultivirten Umbellifere Carum Carvi L. bildet ein von der Seite her stark zusammengedrücktes Doppelachänium, welches im trocknen Zustande jedoch leicht in seine beiden, am Rücken stark gekrümmten, bis 5 Mm. langen und 1 Mm. dicken Theilfrüchten zerfällt, wie dies in der Handelswaare durchgängig der Fall ist. Letztere sind braun, mit 5 sehr hervortretenden strohgelben Rippen, die fast halb so breit wie die dunkelrothbraunen, glänzenden Thälchen sind, welche letztere von je einem erhabenen, geschlängelten Oelgange eingenommen werden. Zwei solche zeigt auch die Fugenfläche. Der Kümmel riecht schwach aromatisch und ist von beissend gewürzhaftem Geschmacke. Die letzteren Eigenschaften verdankt derselbe dem Gehalte an ätherischem Oele, welches durchschnittlich 5, ausnahmsweise selbst 7% der Früchte der in Deutschland wilden Kümmelpflanzen ausmacht und unter dem Einflusse höherer Lage und nördlichen Klimas sich am reichlichsten zu entwickeln scheint (Zeller). Der als Oleum Carvi officinelle höher siedende Antheil desselben ist farblos oder blassgelb, dünnflüssig, rechtspolarisirend, von 0,91 spec. Gew., löst sich in einem gleichen Gewichte Weingeist und siedet bei 224°. Das Kümmelöl ist nach Völkel und Schweizer ein Gemenge von Carven, $C^{10}H^{16}$, welches bei 173° siedet, und von Carvol, $C^{10}H^{11}O$, einem dem Thymol isomeren, dünnflüssigen, wie Kümmelöl riechenden Oele, welches in feuchtem Zustande dampfförmig über erhitzten Zinkstaub geleitet und dann mit Natrium behandelt in Carven und Cymol zu zerfallen scheint. Das Kümmelöl tödtet Kaninchen zu 30,0 in 5 Min., zu 4,0 in 5 Stunden unter Convulsionen (Mitscherlich), wobei das Oel in der Bauchhöhle und im Athem, nicht aber im Urin durch seinen Geruch erkennbar ist. Auch beim Menschen können grössere Mengen Kümmelöl Frösteln, Hitze, Kopfcongestionen und Delirien bedingen (Lilienfeld).

Fructus und Oleum Carvi sind ohne sonderliche medicinische Bedeutung. Sie stehen beide beim Volke in Ruf als Carminativum und Mittel gegen Magenkrampf. Auch wird Kümmel mit Biersuppe als Galactagogum vom Volke benutzt. Der Kümmel wird zu 0,5—2,0 in Form von Pulver oder Species (mit Baldrian, Kamillen u. a. krampfstillenden Dingen), selten im Aufguss (1:5—20) gegeben, das Oleum Carvi zu 1—3 Tropfen mehrmals täglich als Oelzucker. Die früher officinellen Aqua Carvi und Spiritus Carvi entbehren jetzt ganz der medicinischen Bedeutung.

Von unserem Wiesenkümmel zu unterscheiden ist der Römische Kümmel oder Mutterkümmel, Fructus s. Semen Cumini, von einer oberägyptischen, in Südeuropa cultivirten Umbellifere, Cuminum Cyminum L., deren getrocknete Früchte weniger angenehm aromatisch sind. Sie enthalten ein ätherisches Oel, welches vom Kümmelöl völlig verschieden ist, indem es aus Cymol, $C^{10}H^{14}$, und Cuminol (Cuminaldehyd), $C^{10}H^{12}O$, besteht. Das Cymol, welches auch künstlich aus Campher dargestellt werden kann, verursacht zu 2,0—3,0 beim Menschen Unruhe, Schlaflosigkeit und leichte Kopfschmerzen, in grösseren Dosen auch Erbrechen und geht in den Harn als Cuminsäure über (Ziegler). Das Volk vindicirt dem Cumin besondere Beziehungen zum Uterus.

Radix Angelicae, Radix Archangelicae; **Angelicawurzel**, Engelwurzel.

Die Engelwurzel, welche von einer in Nord- und Mitteldeutschland, sowie in England zerstreut vorkommenden, in Thüringen und im Erzgebirge cultivirten, mannshohen, zweijährigen Umbellifere, Archangelica sativa Fries (Angelica Archangelica α. L.), stammt, stellt das kurze, Blattreste tragende, bis 5 Cm. dicke Rhizom mit den bis 3 Dm. langen, 4—10 Mm. dicken, längsfurchigen, querhöckrigen, weichen, wachsartigen Wurzelästen dar. Die Rinde ist aussen graubraun, innen weiss und mit zahlreichen gelben, glänzenden Balsamgängen durchsetzt, der Holzkern ist strahlig, gelblich. Die Oberfläche trägt bisweilen graubraune Harzkörner. Die Wurzel wird im Anfange des zweiten Jahres gesammelt, riecht stark gewürzhaft und ruft auf der Zunge anfangs süsslichen, später bitterlichen Geschmack und ein brennendes Gefühl hervor. Die Wurzel der bei uns häufigen Angelica sylvestris L., welche damit verwechselt wird, ist viel kleiner, dünner, aussen grau und wegen der geringeren Zahl und Weite ihrer Balsamgänge viel weniger aromatisch. Die Wurzel von Archangelica Norvegica Fr. (Angelica Archangelica β. L.), deren oberirdische Theile im Norden als Salat und Gemüse dienen, liefert bei uns keine Engelwurzel. In Amerika benutzt man Angelica atropurpurea wie unsre Engelwurzel.

Als hauptsächlichste Bestandtheile der Engelwurzel sind das ätherische Oel und das Harz anzusehen, deren Gemenge die in den Balsamgängen enthaltene Masse constituirt. Dass auch die 1843 von Buchner aufgefundene Angelicasäure in der Engelwurzel präformirt ist, darf wohl als erwiesen angenommen werden. Neben derselben findet sich auch in geringerer Menge Baldriansäure. Das ätherische Oel beträgt nur $^1/_4$—$^3/_4$°/$_0$ der Wurzel, das Harz gegen 6°/$_0$. Das durch Verseifen des Angelicabalsams durch A. Buchner erhaltene harzartige Angelicin, das den gewürzhaften Geschmack der Engelwurz bedingen soll, und ein von demselben gefundener Bitterstoff bedürfen neuerer Untersuchung. Angelicasäure ist zu $^1/_4$—$^1/_3$°/$_0$ in der Engelwurzel gefunden. Diese Säure, $C^5H^8O^2$, zur Gruppe der Acrylsäuren gehörend, krystallisirt in farblosen, glänzenden Prismen oder Nadeln, schmilzt bei 44—45° zu einem klaren Oel, siedet bei 190°, löst sich in kaltem Wasser wenig, leicht in kochendem Wasser, Spiritus, Aether, Terpenthinöl und fetten Oelen. Durch Behandeln mit Iodwasserstoffsäure und rothem Phosphor wird sie vollständig in Baldriansäure umgewandelt.

Die Engelwurz hat ihren Ruf als erregendes Mittel, derentwegen man das in älterer Zeit als Bezoardicum, Diaphoreticum und Nervinum hochgepriesene Medicament im Typhus nach Art von Valeriana und ähnlichen Pflanzenstoffen zu Anfange dieses Jahrhunderts (v. Hildenbrand) vielfach verordnete, ziemlich eingebüsst und steht beim Volke noch als antikatarrhalisches Mittel in Gebrauch. Die Zusammensetzung der Droge weist auf ähnliche Wirkungen wie bei Baldrian und Kamille hin und es ist zu verwundern, dass die viel angenehmer schmeckende Angelica nicht mehr an deren Stelle benutzt wird, als es geschieht.

Die Darreichung geschieht im Aufgusse (1 : 10—15 Colatur), welchen man esslöffelweise, meist mit anderen Excitantien, z. B. Aether, giebt. Dosis 0,5—2,0. Auch äusserlich kam Angelica zu Kräuterkissen oder Bädern ($^1/_4$—$^1/_2$ Pfund auf das Vollbad) in Anwendung.

Präparat:

Spiritus Angelicae compositus; zusammengesetzter Angelicaspiritus, Engelwurzelspiritus. In der Pharmakopöe an Stelle des Spiritus theriacalis officinell. Angelica 16, Baldrian, Wacholderbeeren ää 4, mit Spiritus 75, Aq. 125 Th. 24 St. macerirt und zu 100 Th. abdestillirt, darin Campher 2 Th. gelöst, filtrirt. Der farblose und klare Spiritus von gewürzhaftem, an die Ingredientien erinnerndem Geruche und Geschmacke findet meist äusserlich zu nervenstärkenden Bädern (200,0—400,0 auf das Bad) oder Waschungen Anwendung. Innerlich kann er verdünnt zu 20—60 Tr. gegeben werden. In früherer Zeit war er ein Bestandtheil der Fowlerschen Arseniksolution, in der er durch Melissengeist ersetzt ist; er fand darin seinen Platz nicht etwa zur Vermehrung der Haltbarkeit, sondern weil man der Angelica giftwidrige Eigenschaften zutraute, die das Mittel zu einem Alexipharmacon machten.

Rhizoma s. Radix Imperatoriae; Meisterwurzel.

Die Droge bildet das im Frühling oder Herbst gesammelte, ästige, graubraune, etwas knollige Rhizom einer auf den mitteleuropäischen Gebirgen wachsenden Umbellifere, Imperatoria Ostruthium L., welche bei uns in Gärten cultivirt wird. Der bis 1 Dm. lange und 1,5 Cm. breite, dichtgeringelte Hauptstamm treibt kleinere Wurzeln und holzige, bis 5 Mm. dicke Ausläufer. Die Rinde und besonders das Mark tragen grosse Balsambehälter. Die Droge besitzt einen starken aromatischen Geruch und einen brennend scharfen Geschmack. Im Handel kommt sie bisweilen mit Rhizoma Veratri untermengt vor, wodurch sie neuerdings zu Vergiftungen Veranlassung gegeben hat. Sie enthält ausser $^3/_4\%$ ätherischem Oel, welches ein Gemenge eines Camphens mit sauerstoffhaltigen Oelen darstellt, einen in Prismen krystallisirenden und in weingeistiger Lösung brennend schmeckenden, nicht sublimirbaren Körper, welcher sich auch in der Wurzel von Peucedanum officinale L. findet und als Peucedanin oder Imperatorin bezeichnet wird. Derselbe verwandelt sich beim Kochen mit weingeistigem Kali in Angelicasäure und Oreoselin (Wagner). Die im Mittelalter als Excitans viel gebrauchte Wurzel, welche auch bei Delirium tremens (Spitta) und selbst gegen Krebs (Mylius) Empfehlung fand, ist jetzt ganz in Vergessenheit gerathen und wird fast nur noch in der Veterinärpraxis benutzt. Man gab sie zu 1,0—2,0 mehrmals täglich in Pulver, Latwerge oder Aufguss (1 : 10—25).

Asa foetida, Gummi resina Asa foetida, Assa foetida; Asant, Stinkasant, Teufelsdreck.

Die Droge ist der ausgeschwitzte Milchsaft einer oder mehrerer in den Steppen zwischen dem Persischen Meerbusen und dem Aralsee wachsenden und namentlich in Chorasan, Herat und Chiwa ausserordentlich massenhaft vorkommenden, mannshohen, gelbblüthigen Umbelliferen aus der Gattung Ferula.

Das durch seinen starken knoblauchähnlichen Geruch ausgezeichnete Gummiharz stellt freie oder mit einander verklebte Körner oder unregelmässige Massen dar, welche aussen gelb oder gelbbraun, innen auf frischer Bruchfläche milchweiss und fettglänzend erscheinen; die Färbung des Bruches geht rasch in Roth, später in Dunkelrothbraun über. Das Auftreten der rothen Färbung wird durch Chlor beschleunigt, während Salzsäure und Salpetersäure prächtig malachitgrüne Färbung erzeugen. Die Asa foetida ist ein Gummiharz von scharf bitterem Geschmack, welches nur theilweise in Spiritus sich auflöst und mit Wasser verrieben eine graue Emulsion giebt, die auf Zusatz von Natronlauge gelb wird. In neuerer Zeit findet sich im Handel eine Asa foetida in freien Körnern mit permanent gelber oder hellgelbbrauner Oberfläche und einer anfangs weissen, aber mit der Zeit gelb werdenden Bruchfläche. Sie stimmt im Geruche mit der persischen Droge überein, wie überhaupt mehrere persische Umbelliferen ähnliche knoblauchartig riechende Milchsäfte produciren. Eine dritte, innen blass schmutzigweisse oder blass schmutziggelbe, nicht nachdunkelnde, bei gewöhnlicher Temperatur salbenweiche Sorte wird in Indien als Hingra bezeichnet. Die Mutterpflanze der Asa foetida ist noch nicht mit Sicherheit festgestellt; doch kann man mit grosser Wahrscheinlichkeit Ferula Scorodosma Benth. und Hooker (Scorodosma foetidum Bunge, Ferula Asa foetida L.) als solche bezeichnen. Neben derselben nennt die Phkp. auch Ferula Narthex (Narthex Asa foetida Falconer).

Als der wirksame Bestandtheil der Asa foetida scheint vorzugsweise das darin zu 6—9% enthaltene flüchtige schwefelhaltige Oel betrachtet werden zu müssen.

Dasselbe ist hellgelb, von höchst widrigem Geruche, schmeckt erst milde, später kratzend und bringt auf der Haut keine Entzündung hervor. An der Luft wird es sauer und exhalirt Schwefelwasserstoff; es löst sich wenig in Wasser, leicht in Spiritus und Aether und scheint ein Gemenge von Schwefelverbindungen der Radicale Laseryl und Allyl, $(C^6H^{11})^2S$ und $C^6H^{10}S$, zu sein. Nach Semmer bewirkt es zu 60 Tr. ausser knoblauchduftendem Aufstossen keine Aenderung des Befindens, während der Geruch des Oels sich in Exspiration und Perspiration, im Urin und in den Fäces geltend macht. Auch auf eiternden Flächen lässt sich bei Darreichung von Asa foetida der Geruch des Oels constatiren, welcher in der Perspiration nach dem Einnehmen grösserer Mengen erst in 48 Std. schwindet. Zersetzung des Oels im Organismus scheint nicht vor sich zu gehen, da die Sulfate im Urin nicht zunehmen (Semmer). Neben dem Oel finden sich 24—64% Harz und 12—50% Gummi. Aus dem Harze isolirten Hlasiwetz und Barth eine fast gar nicht in kaltem, ziemlich gut in kochendem Wasser und Aether, leicht in Spiritus löslichen, in Nadeln krystallisirende, geschmackfreie Säure, die Ferulasäure. Das Harz, welches beim Schmelzen mit Kalihydrat Resorcin, Protocatechusäure und flüchtige Fettsäuren liefert und sich in dieser Beziehung ähnlich wie Galbanum u. a. Umbelliferenharze verhält, besteht nach Semmer aus einem indifferenten und sauren Antheil, welche beide schwefelhaltig sein sollen, zu 15,0 nicht abführen und fast ganz mit den Fäces entfernt werden, dagegen nur spurenweise im Urin erscheinen.

Ueber die physiologischen Wirkungen der Asa foetida sind die Angaben getheilt. Nach Selbstversuchen von Trousseau und Pidoux haben selbst 15,0 keine auffallende Wirkung. Nach Jörg wirkt das Mittel schon in kleinen Gaben (bis 1,2) stark erhitzend, bewirkt Schwere des Kopfes und steigert den Geschlechtstrieb oder vermehrt und beschleunigt die Respiration. Sehr problematisch sind die älteren Angaben, dass bei Dosen von 0,05—0,1 bei nervösen Personen convulsivische Erscheinungen sich einstellen; dagegen kommt Aufstossen und Uebelkeit bei empfindlichen Personen vor, welche vielleicht auf den widrigen Geruch des Mittels zu beziehen sind. Andererseits giebt es Individuen, welche den widrigen Geruch, den die unanständige Bezeichnung stercus diaboli andeutet, nicht so übel empfinden, ja das Medicament sogar gern riechen. Uebrigens benutzen die Orientalen die Asa foetida vielfach als Gewürz in nicht unerheblichen Mengen.

Die Asa foetida ist eine sehr häufig bei krampfhaften Affectionen und namentlich bei Hysterie angewendete Substanz, deren Wirksamkeit nach zahlreichen Erfahrungen sich zwar nicht bezweifeln lässt, jedoch keineswegs als diejenige anderer Antispasmodica und Antihysterica übertreffend betrachtet werden kann.

Unter den Affectionen, in denen A. f. Anwendung findet, steht der Häufigkeit des Gebrauches nach die Hysterie obenan. Dass A. f. Hysterie radical heilt, wird von verschiedenen Aerzten behauptet, ist aber sehr dubiös, höchstens kürzt es die hysterischen Paroxysmen ab und auch bei diesen nicht besser als Castoreum und Baldrian. Bei der von Jörg behaupteten, aber sehr zweifelhaften Wirkung des Mittels auf den Uterus hat man es besonders Hysterischen gegeben, welche an Amenorrhoe oder Chlorose leiden, doch bewährt sich A. f. als Emmenagogum nicht. Die Beschränkung auf hysterische Erscheinungen im Bereiche des Abdomen (Kolik, Tympanitis) ist ungerechtfertigt, obschon dem Mittel carminative Wirkung nicht abgesprochen werden kann. Von andern convulsivischen Leiden sind namentlich solche im kindlichen Lebensalter hervorzuheben, wie Laryngismus stridulus (Millar), Keuchhusten (Millar und Kopp), Flatulenz (Pereira) u. a. Da man der A. f. wie andern Aethereo-oleosa und Gummiharzen besonders günstige expectorirende Wirkung zuschrieb, erklärt sich ihre Benutzung bei krampfhaften Leiden der Respirationsorgane, zumal beim Asthma (Trousseau und Pidoux) und bei alten chronischen Katarrhen mit zeitweise auftretender Schwerathmigkeit und chronischem Husten. Früher gab man das Mittel auch bei Eingeweidewürmern, doch ist es ein sehr unsicheres Anthelminticum, obschon Proglottiden von Tänien oft danach abgehen. Noch weniger leistet es bei Caries, Scrophulose, Rachitis und ähnlichen Affectionen.

Man verordnet A. f. innerlich zu 0,2—1,0 und darüber mehrmals täglich in Pillen und Bissen, äusserlich im Klystier oder als Riechmittel.

Zur Darstellung von Pillen erfordert A. f. geringen Zusatz von Mucilago oder Spiritus; soll der Geruch vollständig beseitigt werden, müssen die Pillen gelatinisirt oder dragirt werden. Ueberziehen mit Silber ist unzweckmässig, da der Ueberzug schwarz und unansehnlich wird. Manche Patienten verbitten sich übrigens das Gelatinisiren, da sie auch etwas riechen wollen. Für solche und für Kinder ist die Form der Emulsion (mit der Hälfte Gi. arab.) zweckmässig. Für Pulverform eignet sich A. f. nicht, da das Mittel nur in der Winterkälte gestossen werden kann; die betreffende Masse backt aber sehr leicht wieder zusammen. — Die Form des Klystiers ist äusserst beliebt. Man verwendet zu demselben entweder Emulsion (3,0—8,0 mit einem Eigelb auf 50,0—150,0 Flüssigkeit) oder, wenn man reizend auf den Darm wirken will, Lösung in Essig (1 : 20). Sowohl innerlich wie äusserlich wird Asa foetida oft mit Baldrian, Ammonium carbonicum und ähnlich wirkenden Mitteln combinirt.

Präparat:

Tinctura Asae foetidae; Stinkasanttinctur. Mit 5 Th. Spiritus bereitet, gelblich bis rothbraun. Innerlich zu 20—60 Tr. mehrmals täglich, rein oder in Verbindung mit Aether oder krampfstillenden Tincturen, seltener Mixturen hinzugesetzt oder mit ää Petroleum gegen Bandwurm; äusserlich als Riechmittel oder in Klystieren (zu 2,0—8,0), sonst auch zum Verband bei Caries benutzt. Eine früher officinelle Tinctura Asae foetidae ammoniata s. volatilis fand zu 20—30 Tr. innerlich, sowie als Riechmittel Verwendung. Sehr beliebt war früher die sog. Aqua foetida antihysterica, auch als Aqua Asae foetidae composita, Aqua foetida Pragensis, Aqua antihysterica Pragensis, Prager Wasser, Prager Tropfen, Stinktropfen bezeichnet, ein trübes Destillat von Baldrian, Zedoaria, Asant, Pfefferminz, Galbanum, Quendel, Römischen Kamillen, Myrrha, Angelica und Castoreum, mit Weingeist und Wasser. Das penetrant nach A. f. riechende Präparat wurde theelöffelweise rein oder in Mixturen, am besten mit Syrup, bei Hysterie oder krampfhaften Respirationskrankheiten angewendet, auch in Verbindung mit mehreren Th. Wasser in Klystierform. Aeltere Präparate waren auch Aqua Asae foetidae und das Lac Asae foetidae s. Solutio Asae foetidae aquosa. Pillen aus A. f., Galbanum und Myrrha, auch mit Castoreum bereitet, bilden die in England beliebten, schon von Sydenham benutzten Pilulae Asae foetidae compositae.

Verordnungen:

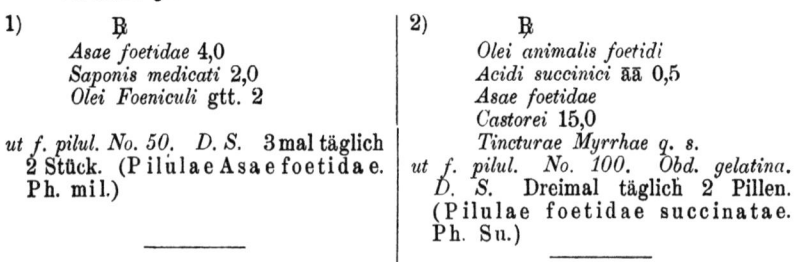

1) ℞
Asae foetidae 4,0
Saponis medicati 2,0
Olei Foeniculi gtt. 2

ut f. pilul. No. 50. D. S. 3 mal täglich 2 Stück. (Pilulae Asae foetidae. Ph. mil.)

2) ℞
Olei animalis foetidi
Acidi succinici ää 0,5
Asae foetidae
Castorei 15,0
Tincturae Myrrhae q. s.

ut f. pilul. No. 100. Obd. gelatina. D. S. Dreimal täglich 2 Pillen. (Pilulae foetidae succinatae. Ph. Su.)

Anhang: Aus der Familie der Umbelliferen stammt noch eine grössere Anzahl als belebende oder krampfstillende Mittel gebrauchter Drogen, von denen das Sagapenum, früher auch Serapinum genannt, ein der Asa foetida im Geruch und in der Wirkung nahe verwandtes Gummiharz bildet, welches als der eingetrocknete Milchsaft der persischen Ferula Scovitsiana DC. angesehen wird. Während Sagapenum zu den aus der Therapie verschwundenen Medicamenten gehört, hat man die Wurzel einer andern Ferulacee, Euryangium Sumbul Kauffmann, welche östlich von Samarkand auf den Bergen von Magian wächst, unter dem Namen Radix Sumbul, Sumbulwurzel, Moschuswurzel, in die Therapie eingeführt. Zuerst als Surrogat des Moschus, dessen Geruch sie nahe kommt, bei Cholera benutzt, hat sie später bei verschiedenen Schwächezuständen und Nervenkrankheiten, z. B. bei Delirium tremens, besonders durch russische Aerzte (Murawieff) Anwendung gefunden und ist theilweise sogar als eine Art Panacee bei den verschiedensten Affectionen (Leukorrhoe, chronischen Lungenkatarrhen, Verdauungsbeschwerden u. a. m.) benutzt. Sie enthält wenig ätherisches Oel und 9 % eines in Aether löslichen Weichharzes, welches den Geruch des Moschus besitzt, in seiner Constitution jedoch noch nicht völlig aufgeklärt erscheint; vielleicht enthält sie auch Angelikasäure. Wir erwähnen hier noch die Ginsengwurzel, Radix Ginseng, welche in China und Japan als das vorzüglichste Excitans gilt und von einer als Panax Ginseng Nees bezeichneten Araliacee abgeleitet wird. Diese zu ausserordentlich theuerem Preise in ihrer Heimath bezahlte Droge wird im Handel durch den amerikanischen Ginseng, welcher von Panax quinquefolius L. abstammt, ersetzt. Sicher haben alle diese excitirenden Drogen keinerlei Vorzüge vor den bei uns officinellen, so auch bezüglich der in Nordamerika bei Hysterie, Krampfwehen, chronischem Rheumatismus, Asthma und Bronchialkatarrhen empfohlenen Radix Dracontii (von einer als Dracontium foetidum L. bezeichneten, jetzt meist als Symplocarpos foetida Nut. aufgeführten Aroideae) und analogen vegetabilischen Excitantien gilt, welche jetzt nur noch vereinzelte Anwendung finden. Hier dürfte auch kurz der wie Ginseng in China als Aphrodisiacum in Mexico in Ansehen stehenden Damiana, des Krautes von Turnera aphrodisiaca, gedacht werden, welche neuerdings (1877) von amerikanischen Aerzten gegen Impotenz und Dysmenorrhoe in Form eines Fluidextracts kaffee- oder theelöffelweise 3—4mal täglich gereicht wird, ohne dass ihr therapeutischer Werth vor einer gesunden Kritik bestehen kann.

Coffeïnum, Theïnum; Kaffeïn, Coffeïn, Theïn.

Verhältnissmässig wenig medicinischen Gebrauch findet das in verschiedenen Genussmitteln, namentlich den Kaffeebohnen und Theeblättern, enthaltene Alkaloid, das in seiner Wirkung sich den ätherischöligen Stoffen anreiht und seltener als eigentliches Analepticum, mehr als Beschwichtigungsmittel bei nervösen Irritationszuständen, besonders Hemikranie, und als Diureticum benutzt wird.

Das im Jahre 1820 von Runge in den Kaffeebohnen constatirte Coffeïn, dessen Identität mit dem von Oudry in den Theeblättern entdeckten Alkaloide (Theïn) Mulder und Jobst nachwiesen, bildet mit einem Atom Krystallwasser lange, schneeweisse, seideglänzende Nadeln von bitterlichem Geschmacke. Es giebt mit 2 Th. heissem Wasser eine neutrale Lösung, in der es beim Erkalten krystallinisch erstarrt; in der Kälte sind 80 Th. Wasser zur Lösung erforderlich. Das Coffeïn löst sich in 9 Th. Chloroform oder in 50 Th. Weingeist, wenig in Aether. Wasserfreies Coffeïn sublimirt bei vorsichtigem Erhitzen über 180° ohne Rückstand. Es verbindet sich nur mit den stärksten Säuren. Verdampft man Coffeïnlösung mit etwas Chlorwasser oder Salpetersäure, so erhält man einen rothbraunen Rückstand, welcher, mit kaustischer Ammoniakflüssigkeit befeuchtet, eine prachtvoll purpurviolette Farbe annimmt (Schwarzenbach). In den Kaffeebohnen, den bekannten Samen des Kaffeebaumes, Coffea Arabica L., eines Baumes aus der Familie der Rubiaceen, welcher, ursprünglich in Abyssinien und im innern Afrika einheimisch, von den Arabern nach Arabien und später von dort in fast alle tropische Länder verbreitet wurde, wo er jetzt im ausgedehntesten Maasse cultivirt wird, findet sich das Coffeïn theilweise im freien Zustande, theilweise an Gerbsäure gebunden (als sog. chlorogensaures Coffeïn). Stenhouse fand in den Kaffeebohnen 0,5—1% Coffeïn und in den Blättern des Kaffeebaumes von Sumatra 1,15—1,25 %; nach den neueren Untersuchungen von Weyrich schwankt der Gehalt verschiedener Kaffeesorten zwischen 0,67 (Feldkaffee von Jamaica) und 2,21 % (grauer Javakaffee). Im Thee, den getrockneten Blättern des in China und Japan einheimischen Theestrauches, Thea Chinensis L., fand Stenhouse 2,1%, Würthner beim schwarzen Thee zwischen 1,36 und 2,14 und beim sog. Blumenthee zwischen 1,79 und 3,09%. Ausser in den genannten Genussmitteln findet sich das Coffeïn noch in dem sog. Paraguay-Thee oder Maté, den Blättern und Stengeln von Ilex Paraguayensis Lamb. (Fam. Aquifoliaceae) wie jedoch nur zu 0,45—1,1%, sowie in den im westlichen Central-Afrika im frischen Zustande als Nahrungs- und Arzneimittel verwendeten Kola- oder Gurunüssen, den Samen von Kola acuminata (Fam. Sterculiaceae). Am reichlichsten findet sich das Coffeïn in der weiter unten zu erwähnenden Guarana.

Das Coffeïn ist seiner chemischen Zusammensetzung nach als Methyltheobromin oder, da das in den Cacao enthaltene Alkaloid Dimethylxanthin ist, Trimethylxanthin, $C^5H(CH^3)^3N^4O^2$, aufzufassen.

Man hielt in der früheren Zeit das Coffeïn für einen nährenden Stoff, welchem zugleich die volle Wirkung der als Nutriment betrachteten Genussmittel, die dasselbe enthalten, zugeschrieben wurde. Beides ist offenbar unrichtig, da wiederholte Versuche an Thieren und Menschen das Coffeïn offenbar in vorwaltender Weise zu den auf das Nervensystem wirkenden Stoffen stellen, und da sowohl im Kaffee als im Thee neben Coffeïn noch andere, zum Theil auf die Nutrition, zum Theil auf das Nervensystem wirkende Stoffe vorhanden sind. Ueber das Verhalten des Coffeïns im Organismus sind unsere Kenntnisse noch ziemlich dürftig. Bei kleineren Dosen ist der Nachweis im Urin häufig nicht möglich, während nach Versuchen von Strauch es bei mit Coffeïn vergifteten Säugethieren im Blute, im Urin und in der Galle nachweisbar ist. Ueber die Wirkung kleiner Dosen (0,15—0,3 im Tage) giebt Rabuteau nach Selbstversuchen von Eustratiades an, dass das Alkaloid die ausgeschiedene Harnstoffmenge um 11—28% und gleichzeitig auch die Harnsäureausscheidung verringere, welche beide nach Aussetzen der Coffeïnzufuhr sehr rasch zur Norm zurückkehren. Die beim Menschen nach kleinen Gaben Coffeïn beobachteten Erscheinungen zeigen vorzugsweise eine Betheiligung des Gehirns und der Herzthätigkeit an. Nach Mengen von 0,1—0,2 und weniger zeigt sich meist geringe Verlangsamung der Herzschläge, welche bisweilen auch bei grösseren Gaben, z. B. bei Versuchen von Caron nach 0,8 eintritt, während gewöhnlich nach solchen ein ausserordentlich frequenter, manchmal unregelmässiger und aussetzender Puls sich findet. Bei den bei uns gebräuchlichen medicinalen Dosen treten cerebrale Erscheinungen kaum zu Tage und selbst beim Einnehmen des Mittels kurz vor dem Schlafengehen erfolgt nicht constant Störung des Schlafes wie nach einer starken Tasse Kaffee; häufig tritt sogar sehr fester Schlaf nach Coffeïn ein. Bei grösseren Mengen (0,5 und darüber) zeigt sich oft starke Erregung der Phantasie mit Verwirrung der Gedanken und Visionen, Ohrensausen und Pulsiren an den Schläfen, Funkensehen, Drang zum Harnlassen, Zittern der Hände. Nach Aubert kann Coffeïn auch zum Auftreten schmerzhafter Hämorrhoidalknoten Veranlassung geben.

Die toxikologischen Versuche, welche an den verschiedensten Thierclassen zuerst von Falck (und Stuhlmann), später von A. Mitscherlich, Voit, Leven, Amory u. A. angestellt sind, beweisen, dass dasselbe zu den giftigen Substanzen gehört, obschon im Verhältniss zu anderen Alkaloiden die Dosis letalis ziemlich hoch ist und bei Kaninchen mehrere Dgm. zur Tödtung erforderlich sind. Als Haupterscheinungen ergeben sich tonische Contractionen der Muskeln, später paralytische Erscheinungen und Störungen der Respiration, daneben auch Veränderungen des Herzschlages. Die Muskelrigidität ist bei einzelnen Thierspecies von einer Wirkung auf die Muskeln selbst abhängig, bei anderen steht sie mit Steigerung der Reflexerregbarkeit und spinalem Tetanus offenbar im Zusammenhange (C. Ph. Falck, Albers, Aubert). Die Erregbarkeit der Nerven wird bei Coffeïnvergiftung bisweilen etwas herabgesetzt, meist, wie die Muskelirritabilität, nicht vermindert. Die Herzschläge nehmen bei Fröschen allmälig ab, das Herz leert sich nach und nach vom Blut unter gleichzeitiger Erweiterung der Gefässe; bei Säugethieren wird die Herzaction stark beschleunigt bei gleichzeitiger Zunahme der Athemfrequenz, Abnahme der Höhe der Pulswellen, Arhythmie und Sinken des Blutdrucks (Aubert). Aubert betrachtet die Zunahme der Pulsfrequenz als Erregung der Beschleunigungsnerven des Herzens, da sie nach Vagusdurchschneidung noch stärker hervortritt, und leitet die übrigen Phänomene von Lähmung der von den Herzganglien zum Herzmuskel tretenden Nerven ab. Sinken des Drucks erfolgt auch nach vorheriger Atropinisirung; Vagusreizung bedingt Sinken des Drucks ohne Aufhören der Pulsationen. Nach Binz und Peretti (1875) wirkt Coffeïn in eigenthümlicher Weise auf die Körpertemperatur, indem dasselbe in kleinen Gaben dieselbe nicht beeinflusst, während es in mittleren und toxischen, aber nicht rasch letalen Dosen sehr erhebliche Erhöhung der Körperwärme bedingt, welche bei künstlicher Respiration nicht eintritt. Bei Alkoholnarkose wirkt Coffeïn in überraschender Weise belebend, indem es auffällige Hebung der Respiration, Steigerung des Blutdrucks und der Pulsfrequenz und Zunahme der Temperatur bedingt. Nach Eulenburg setzt Coffeïn bei subcutaner Injection die Sensibilität an der Injectionsstelle herab.

Das Coffeïn findet seine hauptsächlichste Verwendung in der Hemicranie, wo es in der That oft von günstigstem Erfolge ist und selbst lange bestehende Migräne manchmal mit auffallender Schnelligkeit beseitigt (Hannon, Van den Corput, Riedel, W. Reil u. A.). Mir selbst hat sich das Mittel nicht nur bei idiopathischer, sondern auch bei hysterischer Hemicranie (hier palliativ) bewährt. Hannon empfahl Coffeïn auch gegen hysterische und hypochondrische Verstimmung des Nervensystems, Eulenburg in subcutaner Injection bei Neuralgien.

Vielfache Verwendung hat das Coffeïn seit seiner ersten Empfehlung durch Botkin und Koschlakoff gegen Hydrops gefunden, wo es in der That häufig glänzende Resultate giebt, besonders bei Hydrops in Folge von Herzkrankheiten (Leech). Nach Brakenridge ist die gesteigerte Diurese keineswegs von einer Steigerung des allgemeinen arteriellen Blutdrucks abhängig wie die der Digitalis, deren Effecte durch gleichzeitigen oder abwechselnden Gebrauch von Coffeïn oft im hohen Grade gesteigert werden. In der That ist auch in einzelnen Fällen von uncomplicirtem Morbus Brighti Besserung unverkennbar, obschon in den meisten Fällen dieser Art das Mittel nicht wirkt. In frühen Stadien desquamativer Nephritis steigert Coffeïn häufig die Diurese nicht, wenn Digitalis, Scilla oder salinische Diuretica Diurese bedingen; andererseits bessert Coffeïn bei verschiedenen Herzkranken mit Oedem, Dyspnoe und Insomnie nicht selten die Cerebralerscheinungen (Shapter). Campbell versuchte Coffeïn bei Morphiumvergiftung mit negativem Erfolge, ebenso Falck bei Intermittens; Shapter will das Coffeïn als allgemeines Analepticum zum Ersatze der Spirituosa verwendet wissen.

Man giebt das Coffeïn zu 0,06—0,2 mehrmals täglich, meist in Pulverform, auch in Pillen oder Pastillen. Die Pharmakopoe gestattet als maximale Einzelgabe 0,2, als maximale Tagesgabe 0,6.

Diese Maximaldosen sind um so mehr gerechtfertigt, als selbst bei gesunden Personen die oben erwähnten Effecte grösserer Coffeïnmengen hervortreten können. Bei Kranken kann schon nach 3 Gaben von 0,2 Uebelkeit, Kopfweh und Herzklopfen auftreten (Leech). Bei Herzkranken und Hydropikern sind länger dauernde Versuche mit Coffeïn nicht zulässig, weil bei gehöriger Dosis die Wirkung schon in 24 Std. sich einstellt. Im Allgemeinen sind auch hier Tagesgaben von über 0,6 zu vermeiden, doch tritt mitunter die Wirkung erst bei doppelt so hohen Gaben ein. Bei Migräne empfahl zuerst Van den Corput als Poudre contre la migraine eine Mischung von 0,15—0,2 mit 0,5 Elaeosacch. Vanillae, wovon 4 Pulver zur Beseitigung eines Migräneanfalles genügen. Hannon, welcher übrigens statt des reinen Alkaloids ein Gemenge von Coffeïn und Citronensäure als Coffeïnum citricum in Anwendung bringt, gab Pillen aus 0,05 Coffeïn citr. und 0,1 Extr. Gram. (2 stdl. 1 Stück) oder einen Coffeïnsyrup (1 : 25 Syr. simpl.) oder verordnete es im Klystier (zu

0,25 auf 2 Klystiere, wovon Morgens und Abends eines zu nehmen ist) oder in Salben. Mehr als letztere Form verdient die zuerst von Eulenburg angeregte Subcutaninjection Benutzung. Man nimmt dazu die von Eulenburg angegebene Lösung (Coffeïn 0,4, Aq. dest., Spiritus āā 5,0) oder nach Empfehlung von Bernatzik eine Lösung von 0,6 in einer gelind erwärmten Mischung von 7,5 Spiritus und 2,0 Aq. dest., der nach dem Erkalten 7,5 Chloroform zugesetzt werden. Von letzterer Mischung können 20 Tropfen (etwa 0,015 Coffeïn entsprechend) in kurzen Zwischenräumen bei Migräneanfällen injicirt werden. Neben dem Coffeïn und dem Coffeïncitrat ist auch baldriansaures Coffeïn, Coffeïnum valerianicum, therapeutisch benutzt. Man rühmt dasselbe zu 0,1 mehrmals täglich bei hysterischem Erbrechen (Paret), in kleineren Dosen, in Form eines Syrups gegeben, auch bei Keuchhusten (Labadie-Lagrave). Shapter empfiehlt als analeptisches Getränk (sog. Aquatheïne) Lösung von Coffeïn in Seltenswasser. — Ob allmälig Steigerung der Gaben nothwendig ist, wie dies die rasche Gewöhnung an starken Kaffee beim Menschen und die das Gleiche für Coffeïn herausstellenden Versuche von Binz und Peretti wahrscheinlich machen, steht dahin.

Pasta Guarana. — Von den coffeïnhaltigen Drogen ist am alkaloidreichsten die Guarana oder Guaranapaste, eine aus meist wurstförmigen, selten kuchen- oder kugelförmigen, braunschwarzen, wenig riechenden und adstringirend bitterlich schmeckenden, auf dem Bruche ebenen und mattglänzenden, im Innern nicht selten einzelne Samen einschliessenden Stücken bestehende Masse, welche sich theilweise in Wasser löst. Die Droge ist ein aus den getrockneten und gepulverten Samen von Paullinia sorbilis Martius, einer zur Familie der Sapindaceen gehörigen Liane Brasiliens, mit Wasser und angeblich auch unter Zusatz von Cacao und Mandiocamehl bereiteter und wieder an der Sonne oder am Rauch getrockneter Teig, welcher in seinem Vaterlande als diätetisches Genussmittel dienen soll und als Mittel gegen Dysenterie, Diarrhoe und Harnverhaltung gilt und in der That wegen seines grossen Gehaltes an Gerbstoff bei Darmkatarrhen wohl Nutzen schaffen kann. Der Coffeïngehalt beträgt in den Samen 5,08%, in der Guarana 4,2—5% und rechtfertigt wohl die Verwendung der Guarana bei Hemikranie, wo das Mittel in Pulverform zu 0,5—2,0 pro dosi gegeben werden kann. Die in Brasilien gebräuchlichen Dosen von 5,0—8,0 können leicht zu Intoxication führen und sind deshalb zu vermeiden.

Kaffee und Thee. — Fast noch mehr als Coffeïn und Guarana werden die unter der Form von Getränken ökonomisch so überaus häufig benutzten coffeïnhaltigen Genussmittel Kaffee und Thee als Medicament angewendet. Die Samen des Kaffeebaumes werden bekanntlich bei uns in geröstetem Zustande zur Darstellung eines Aufgusses benutzt und enthalten daher nur zum Theil die in den rohen Kaffeebohnen vorhandenen Principien. Ein Theil des Coffeïns geht beim Rösten verloren, und zwar bei starkem Brennen mehr als bei schwachem; doch ist der geringe Mehrverlust bei stark gerösteten Kaffee für den Coffeïngehalt des Infuses ohne Bedeutung, weil aus demselben mit heissem Wasser das Coffeïn viel leichter ausgezogen wird, so dass das daraus bereitete Infus sogar coffeïnreicher ausfällt als aus schwach gerösteten Bohnen (Aubert). Von sonstigen Bestandtheilen der rohen Kaffeebohnen, welche in den Aufguss übergehen, hat man besonderes Gewicht auf die Aschenbestandtheile gelegt, und zwar namentlich auf Kali und Phosphorsäure, von denen ersteres 1,87—2,83% des Kaffees (50—65% der Asche), letztere 0,31—0,72% der Kaffeebohnen (0,64 bis 12,17% der Asche) ausmacht (Weyrich). Wichtiger sind offenbar die im Kaffeeaufgusse vorhandenen empyreumatischen Producte, welche aus den organischen Bestandtheilen des Kaffees bei Vorhandensein von Wasser durch trockne Destillation entstehen und deren Complex man mit dem Namen Caffeon oder empyreumatisches Kaffeeöl belegt hat. Namentlich das Caffeon, welches letztere das Aroma des Kaffeeaufgusses bedingt, ist als Ursache davon anzusehen, dass starker Kaffee weit stärker excitirend wirkt als eine entsprechende Menge Coffeïn. Nach Rabuteau ist das Caffeon toxisch, verhindert die Entwicklung von Infusorien und ist dasjenige Princip, welches besonders die Schlaflosigkeit hervorbringt, die als Folge starken Kaffees eintritt. Zulinski fand es bei Fröschen krampferregend. Interessant sind in Bezug auf das Verhältniss der Wirkung des Coffeïns und Caffeons zum Kaffee Versuche von J. Lehmann, wonach 0,5 Coffeïn Pulsbeschleunigung, Zittern, fortwährenden Urindrang, eigenthümlich rauschartigen Zustand und endlich sehr festen Schlaf hervorbrachten, während ein Absud aus 3 Loth Kaffeebohnen sehr vermehrte Herzaction, Aufgeregtheit, Schwindel, Hinfälligkeit, Schweiss, unruhigen Schlaf mit Träumen und ein Kaffeedestillat mit dem empyreumatischen Kaffeeöl zu 4 Gläsern täglich Aufregung mit gelindem Schweiss und merkliche Steigerung des Verstandes, in doppelter Dosis aber Congestionen, starken Schweiss und Schlaflosigkeit (bei andern Personen auch Stuhlentleerung) bedingte.

Die Einwirkung des Kaffees, in gewöhnlichen Mengen als Getränk genommen, ist von den verschiedensten Forschern untersucht, ohne dass jedoch über die Einzelnheiten vollständige Uebereinstimmung herrschte. Neben den bekannten Erscheinungen einer Anregung der geistigen Thätigkeit und einer Erleichterung der Perception und der Arbeit bei gleichzeitigem allgemeinem Wohlbehagen tritt in der Regel Pulsbeschleunigung (beim Genusse kalter Aufgüsse Pulsverlangsamung) und vermehrte Urinexcretion ein. Ob die Harnmenge in Wirklichkeit vermehrt ist, steht dahin, da die neueren Versuche von Eustratiades und Rabuteau den älteren Angaben in dieser Beziehung widersprechen. Ebenso differiren die Angaben über die Verhältnisse der Harnstoff- und Kohlensäureausscheidung, doch geben die meisten Forscher (Böcker, Voit und Eustratiades) eine Verminderung der ersteren an, während für die Kohlensäure von Böcker relative und absolute Abnahme, von Voit dagegen Zunahme der Kohlensäureausscheidung angegeben wird. Grössere Dosen von Kaffee können zu acuter Vergiftung führen, welche unter den Erscheinungen der Präcordialangst, Athemnoth und Herzklopfen, Micturition und heftigen Durchfällen verläuft (Curschmann). Ueber die Einwirkung des habituellen Genusses starken Kaffees, welcher ausser einer geringen Störung der Verdauung und häufiger Tendenz zu Obstipation auch nervöse Störungen, Congestionen zum Kopfe, Gliederzittern, nach Höring sogar eine Art von Delirium tremens veranlassen kann, wollen wir kurz hinweggehen, wie wir auch die Bedeutung des Kaffees als Nahrungsmittel oder als sog. Sparmittel den Physiologen und Diätetikern zur gründlichen Erörterung überweisen müssen. Die schadlichen Folgen des mässigen Kaffeegenusses, welche von einzelnen Schriftstellern behauptet werden, sind durch die tägliche Beobachtung genugsam widerlegt, da Tausende demselben Tag für Tag mit entschiedenem Behagen, selbst mit positivem Nutzen, niemals aber mit irgend welchem Nachtheile für ihre Gesundheit huldigen.

Die Wohlthaten des Kaffeegenusses als Diäteticum ergeben sich besonders bei der ärmeren Bevölkerung. Schon 1850 machte Gasparin darauf aufmerksam, wie die Arbeiter in den Bergwerken von Charleroy unter der Anwendung von täglich 2 Liter eines aus 30,0 Kaffee bereiteten Aufgusses bei sonst ungenügender Zufuhr von stickstoffhaltigen Nahrungsmitteln ihre schweren Arbeiten mit Leichtigkeit zu verrichten im Stande seien. Jomand konnte von 120,0 Kaffee in Pulverform und von 3 Liter eines Aufgusses von 200,0 Kaffee 7 Tage ohne jede andere Nahrung leben und dabei stärkere Arbeitsleistungen als unter gewöhnlichen Verhältnissen verrichten. Auch in den letzten grossen Feldzügen der preussischen Armee hat sich die Wirkung des Kaffees in ausgezeichneter Weise bewährt, besonders auf dem Marsche, was vielleicht mit der von Jomand beobachteten Thatsache zusammenhängt, dass Kaffee die Secretionen und namentlich die Schweisssecretion herabsetzt.

Was die therapeutische Anwendung des Kaffees anlangt, so kann man denselben sowohl bei chronischen als bei acuten Schwächezuständen in Gebrauch ziehen und findet er in letzterer Beziehung vorwaltend da seine Indication, wo die Thätigkeit des Gehirns darniederliegt, also bei plötzlich aufgetretenem Coma und Sopor. Der Kaffee ist daher eines unserer vorzüglichsten Hülfsmittel bei der Behandlung der Opium- und Morphiumvergiftung, kann aber auch bei Intoxication mit andern narkotischen Substanzen, z. B. Kohlenoxydgas, in Anwendung gebracht werden. Bei der Vergiftung mit Opium ist vielleicht auch die im Kaffeeaufguss enthaltene Gerbsäure von Bedeutung. Für die Wirksamkeit des Kaffees bürgen sowohl Thierversuche (Orfila, Binz) als Beobachtungen an Menschen (Bouchardat). Auch als Mittel gegen Migraine und Kopfschmerzen verschiedener Art kann starker Kaffee in ähnlicher Weise wie Coffeïn mit Nutzen in Anwendung gebracht werden. Besonders günstig wirkt er bei Cephalaea anämischer und hysterischer Personen. Schwarzer Kaffee gilt ferner als ein vorzügliches Medicament bei übermässigem Erbrechen, gleichviel ob dasselbe rein nervös oder durch Emetica oder durch übermässiges Essen und Trinken hervorgerufen ist. Beim Volke ist derselbe beliebt bei Durchfällen, doch beschränkt sich der Nutzen auf solche acute Darmkatarrhe, welche durch Erkältung hervorgerufen sind, wo übrigens warme Aufgüsse von Kamillen oder Pfefferminze genau dasselbe leisten. Bei chronischen Durchfällen ist er geradezu schädlich durch die von dem darin enthaltenen Caffeon herbeigeführte Beschleunigung der Peristaltik. Von geringerer Bedeutung ist die Benutzung bei Intermittens, wogegen Kaffee mit Citronensaft in Morea und am Mississipi Volksmittel ist (Pouqueville) und von Grindel ausserordentliche Lobpreisung fand, bei Phthisis (Dufour), bei Gicht und harnsaurer Diathese (Roques, Rabuteau), bei Asthma, Typhus (Martin Solon), Hydrops, endlich auch bei eingeklemmten Brüchen (Carrere, Durand, Drake) und bei Keuchhusten.

Man giebt den Kaffee im Aufgusse der gerösteten Bohnen zu 10,0—30,0 per Tasse oder als Pulver zu 1,0—2,0. Bei Kopfweh hat man die ungerösteten Kaffeebohnen theelöffelweise mit heissem Wasser übergossen in Schütteltrank verordnet. Die beim Rösten des Kaffees entstehenden Dämpfe sind früher bei chronischer Ophthalmie und zu Inhalationen bei Brustkranken, sowie zur Desinfection von Krankenzimmern (Weitenweber) und bei Cholera (Jörg) benutzt.

Minder gebräuchlich als Medicament sind die ebenfalls als Genussmittel äusserst verbreiteten Theeblätter, welche im Handel unter der doppelten Form des schwarzen und grünen Thees vorkommen. Die Angaben über eine quantitative Wirkungsdifferenz des Alkaloids aus Kaffee (Coffeïn) und Thee (Theïn) sind sehr widersprechend. Leven erklärt Coffeïn für doppelt so schwach wie Theïn, Zulinski umgekehrt Theïn für schwächer wirkend, während Schroff jun. beide für gleichwirkend erklärt. Neben dem Coffeïn findet sich in den Theeblättern 0,6—1 % ätherisches Oel, welches stark betäubend nach Thee riecht und das Aroma des als Getränk benutzten Theeaufgusses bedingt, ausserdem eine Quantität Gerbsäure, von der nur geringe Spuren in letzteren übergehen. Nach Aubert ist der Coffeïngehalt von einer Tasse Theeinfus aus 5,0—6,0 Theeblättern identisch mit dem einer Tasse Kaffeefiltrat von 16,0—17,0 geröstetem Kaffee. Rabuteau fand bei Selbstversuchen mit Thee (im Aufguss oder in Substanz genommen) Abnahme des Harnstoffes, des Pulses und der Temperatur; vermehrte Diurese fand nicht statt. Der in früheren Zeiten von Bontekoe als Panacee gewissermassen gepriesene Thee wird jetzt fast nur noch als Diaphoreticum nach Art von Lindenblüthen- und Fliederthee bei Erkältungskrankheiten verordnet, wobei die eingeführte grosse Menge von warmem Wasser offenbar die Hauptsache thut. Die Empfehlung von Theeaufgüssen als gerbsäurehaltiges Antidot bei Intoxication mit narkotischen Alkaloiden und Brechweinstein ist wegen des geringen Tanningehaltes derartiger Infuse völlig ungerechtfertigt. Einzelne rühmen Thee bei Indigestion, während Andere ihn als verdauungsschwächend widerrathen: Prout und Royle rühmten ihn (mit Natr. carb.) bei Lithiasis; auch benutzt man ihn in England zur Injection bei Gonorrhoe.

Folia Cocae. Coca, Cocablätter. — Dem Kaffee und Thee in seiner Wirkung nahestehend ist ein von den Indianern Perus benutztes Genussmittel, welches dieselben mit Kalk gemischt kauen, um sich dadurch in einen Zustand zu versetzen, welcher sie zur Leistung anstrengender Arbeiten bei sonst knapper Nahrung befähigt. Es sind dies die Blätter von Erythroxylon Coca, meist schlechtweg als Coca bezeichnet, in welchen Wöhler und Niemann eine Cocaïn benannte Pflanzenbase entdeckten, neben welcher sich noch ein zweites Alkaloid, Hygrin, findet. Nach Schroffs Untersuchungen über die Wirkung des Cocaïns reiht sich dasselbe den narkotischen Alkaloiden und besonders dem Indischen Hanf an und verursacht bei Thieren Convulsionen und Mydriasis, bei

Menschen Eingenommenheit des Kopfes, Müdigkeit, Verminderung der Gehörsperception und des Gedächtnisses, Unmöglichkeit den Ideengang zu reguliren, anfangs Beschleunigung und spater Abnahme der Athemfrequenz. Auch concentrirtes Cocaïnfus bewirkt nach Schroffs Selbstversuchen ungewöhnliche Aufregung des Gefässsystems und der gesammten Hirnfunction mit Steigerung der Muskelkraft und des körperlichen und geistigen Gemeingefühls. Diese Angaben fanden ihre volle Bestätigung in späteren Untersuchungen von Moreno y Maiz, Ott (1874) und von Anrep. Nach Ott bedingt Cocaïn in kleinen und grossen Gaben Verlust der Coordination und Abnahme der Motilität, ohne jedoch die Vorderstränge des Rückenmarks vollständig zu lähmen, erhöht in kleinen Dosen die Sensibilität, so dass die geringsten Reize allgemeine Convulsionen hervorrufen, vernichtet in grossen Dosen die Hinterstränge und die sensibeln Nerven, ruft constant Mydriasis hervor und tödtet durch Lähmung der Respiration, die es anfangs beschleunigt. Cocaïn steigert die Hauttemperatur, während die Innentemperatur anfangs sinkt, später im Stadium der Krämpfe ebenfalls erhöht wird; es vermindert die Secretion der Schleimhäute, beschleunigt die Darmbewegung und setzt in grossen Dosen die Erregbarkeit der motorischen Nerven herab, ohne die Muskelerregbarkeit zu afficiren (von Anrep). Auf die Herzaction und den Blutdruck wirkt es in mittleren Gaben steigernd, in sehr grossen herabsetzend (Ott, von Anrep); die Wirkung ist theils vom vasomotorischen Centrum, theils vom Herzen, die Pulsbeschleunigung nach von Anrep von frühzeitiger Lähmung der Hemmungsnerven abhängig. Mittlere Gaben können bei Kaninchen, welche nach 0,1 per Kilo in einigen Stunden zu Grunde gehen, selbst 30 Tage eingeführt werden, ohne die Functionen und das Körpergewicht zu beeinflussen; hungernde Thiere gehen bei Einführung derartiger Cocaïnmengen ebenso rasch zu Grunde wie ohne dieselben (von Anrep). Wenn hiernach die der Coca nachgerühmten eigenthümlichen Wirkungen auf die peruanischen Indianer kaum auf das Cocaïn bezogen werden dürfen, wenn man nicht voraussetzen will, dass ein durch das Cocaïn hervorgebrachter rauschähnlicher Zustand das Bewusstwerden des Hungers und der Strapazen nicht zulasse, müsste die fragliche Wirkung auf einer anderen in den Cocablättern enthaltenen Substanz beruhen. Man ist geneigt, an das ätherische Oel zu denken, da die Versuche, welche in Europa mit trocknen Cocablättern und daraus dargestellten Präparaten gemacht wurden, nur ausnahmsweise Anklänge an jene Wirkungen bei den südamerikanischen Indianern zeigen, deren Authenticität von Pöppig, Tschudi u. A. vollständig verbürgt ist. Hallucinationen und phantastische Träume, wie sie bei den an habituellen Genuss der Coca gewöhnten Indianern, den sog. Coqueros, vorhanden sein sollen, hat von Europäern nur Mantegazza bei sich selbst beobachtet. Nach Selbstversuchen von Gazeau mit täglich 10,0—20,0 Folia Cocae vermindert das Kauen die Speichelsecretion, bedingt Herabsetzung der Sensibilität an Zunge und Mundhöhle, beschleunigt die Verdauung, ohne den Magen zu reizen, setzt die Empfindlichkeit der Magenwandungen herab, woraus sich vielleicht die Möglichkeit, längere Zeit beim Cocagebrauch Fasten zu ertragen, erklären lässt, wirkt vermehrend auf die Harnsecretion und die Harnstoffausscheidung, steigert die Temperatur und führt zur Abnahme des Körpergewichts. Ott constatirte bei ähnlichen Selbstversuchen mit Cocablättern an sich zuerst vermehrte Speichelabsonderung und Wärmegefühl im Munde, bis zum Magen sich ausdehnend, ebenso in der Haut, nach dem Kauen von 10,0 geringe Beeinträchtigung der Coordination und eine Art Parese mit Neigung zu Träumereien, Kopfschmerz, Ohrentönen und geringer Pupillenerweiterung, mit Steigerung der Pulsfrequenz und der Temperatur und nachbleibender Tendenz zu Insomnie. Ganz im Gegensatze zu Gazeau fand Ott bei mehrtägigem Cocagebrauche Verminderung der Harnmenge und der Ausscheidung von Harnstoff und Kochsalz. Aehnliche Resultate hatte Mason (1882), der auch bei starken Märschen Harn und Harnstoffmenge stark vermindert fand. Dass die Qualität der Cocablätter deren Wirkung sehr influirt, beweisen zahlreiche Versuche Christisons und verschiedener seiner Schüler, welche nach einer durch angenehmen Geruch und schön grüne Farbe sich auszeichnenden Coca constatirten, dass dieselbe gekaut oder als Thee getrunken die Ausführung grösserer Märsche ohne Ermüdung ermöglichte und während derselben oder nach denselben das Hungergefühl stillte, was bei anderen

Präparaten nicht der Fall war. Im Ganzen hat Coca bisher wenig therapeutische Verwendung gefunden. Demarle und Gazeau empfahlen sie zuerst als topisches Reizmittel bei Stomatitis mercurialis, Entzündung des Zahnfleisches mit Geschwürsbildung, Dyspepsie der Phthisiker, Verdauungsschwäche im Allgemeinen und Gastralgie. Bei den genannten Mundaffectionen lässt man die Cocablätter kauen, während man bei Magenleiden sich entweder der Blätter in Pulverform oder daraus dargestellter Infuse und Decocte (2,0–8,0 : 100) oder eines flüssigen alkoholischen oder weinigen Auszuges (Tinctura Cocae) bedient. Mantegazza rieth die Anwendung der Coca auch bei Schwächezuständen nach Blutverlusten und Typhus, bei Anämie, Scorbut, Hysterie und Hypochondrie, selbst bei Geisteskrankheiten mit depressivem Charakter an, Th. Clemens gegen das abnorm gesteigerte Hungergefühl epileptischer und blödsinniger Personen, Verardini bei Paralysen (in Verbindung mit Ergotin), Tanner bei physischer und psychischer Ermattung in Folge von Ueberanstrengung, Stockwell bei Cholera, congestiven Fiebern und hypochondrischen Beschwerden, Mac Bean zur Hemmung des Gewebszerfalls auf der Höhe des Typhus oder in der Reconvalescenz, so wie bei acuter und chronischer Lungenphthise, Fauvel bei Pharyngitis granulosa. Christison, Leebody und Edmonston empfahlen Coca diätetisch bei angestrengten Märschen, letzterer besonders zur Verhütung des Durstes, den Coca mehr als den Hunger beschränkt, jedoch nur beim Kauen, auch zur Verhütung von Erschöpfung bei langdauernden Fiebern, wo sich Cocaaufguss (1 : 20) oder Cocawein mit Erfolg anwenden lässt. Auf einen angestrengten Marsch rechnet man eine Dosis von 4,0—6,0.

Acidum succinicum, Bernsteinsäure, und Oleum Succini rectificatum, gereinigtes Bernsteinöl. — Zu den erregenden und antispasmodischen Mitteln rechnet man auch zwei aus dem Bernstein (S. 550) gewonnene Producte, die übrigens jetzt meist künstlich aus apfelsaurem Kalk dargestellte Bernsteinsäure oder Succinylsäure, Acidum succinicum s. Sal Succini volatile, und das durch trockne Destillation des Bernsteins neben der genannten Säure und Colophonium Succini resultirende theerartige, braune, unangenehm brenzlich riechende Bernsteinöl, welches bei erneuerter Destillation unter Wasserzusatz ein dünnes, farbloses oder gelbliches Oel, das früher officinelle Oleum Succini rectificatum oder gereinigte Bernsteinöl, liefert.

Die Bernsteinsäure des Handels bildet gelbliche, schwach säuerliche Krystallkrusten, welche beim Erhitzen in Dämpfen sublimiren, die Kratzen im Halse hervorrufen. Sie löst sich in 28 Th. kaltem und 2,2 Th. kochendem Wasser, leicht in Spiritus, wenig in Aether, nicht in Terpenthinöl. Ausser im Bernstein findet sie sich auch in einigen Braunkohlen, im Terpenthin, im Giftlattich, Wermuth, wahrscheinlich auch im Schöllkraut und verschiedenen anderen Pflanzen, kommt auch im thierischen Organismus unter physiologischen (Milz, Thymus, Schilddrüse, Urin) und pathologischen (Hydrocele) Verhältnissen vor und lässt sich künstlich auf verschiedene Weise, z. B. durch Fäulniss von Asparagin oder Apfelsäure, durch Oxydation der Fette, des Wachses und der Fettsäuren mit Salpetersäure erzeugen. Auch bei der alkoholischen Gährung tritt sie als Nebenproduct auf (Pasteur). Die Säure afficirt nach den über die Schicksale der bernsteinsauren Alkalien angestellten physiologischen Versuchen am gesunden Körper nicht erheblich. Hallwachs nahm 4,0—8,0 Säure auf einmal ohne Beschwerde, während Schottin allerdings schon nach 0,7 unerträgliche Hitze und Kopfschmerz bekam (Verunreinigung mit Bernsteinöl?). In Form von Salzen eingeführt wird Bernsteinsäure theilweise, bei kleineren Dosen vielleicht ganz, zu Kohlensäure verbrannt, theilweise erscheint sie, wenn sie in etwas grösseren Dosen ingerirt wird, als solche im Urin (Wöhler, Meissner und Shepard, Rabuteau). Die von Kühne behauptete Umwandlung in Hippursäure ist von keinem späteren Untersucher bestätigt. Schottin constatirte Uebergang der Bernsteinsäure in den Schweiss.

Nach der Ansicht älterer Therapeutiker soll Bernsteinsäure nach Art der Benzoësäure excitirend, expectorirend und diaphoretisch wirken, doch abstrahirte man diese Effecte theils aus Versuchen mit Ammoniumsuccinat oder mit einer Säure, welche stark mit Bernsteinöl verunreinigt war. Man gab in älterer Zeit die Säure als Erregungsmittel im Typhus, bei Krämpfen und Convulsionen, Hysterie und Epilepsie, spastischer Harnverhaltung, selbst bei Lähmung und Amaurose, in Pulver, Pillen oder alkoholischer Lösung, meist mit anderen erregenden Mitteln (Moschus, Campher) zu 0,3–1,0.

Das rohe Bernsteinöl giebt mit Salpetersäure ein dunkles, eigenthümlich, jedoch keineswegs moschusartig riechendes Product, den sog. Moschus artificialis. Das Oleum Succini crudum diente früher besonders als Zahnwehmittel, indem man einen damit befeuchteten Wattepfropf in den hohlen Zahn oder in den äusseren Gehörgang applicirte. Das gereinigte Bernsteinöl wirkt bei Application auf die äussere Haut reizend und innerlich genommen in grösseren Dosen giftig. Hirschberg (1869) beschrieb einen Fall von Vergiftung einer Erwachsenen durch 4,0, wo ausser örtlichen Erscheinungen (heftigem Magenschmerz, Brechneigung) auch entfernte (intensiver Kopfschmerz, Angst, Pulsbeschleunigung) hervortraten, welche sich erst nach einigen Stunden verloren. Das Präparat ist vorzugsweise Volksmittel und gilt als krampfstillend bei Hysterie und Epilepsie, Keuchhusten u. s. w., ferner als Sudorificum bei Rheumatismus, wo man übrigens auch äusserlich dasselbe zu Einreibungen verwendete. Die Dosis beträgt 5–10 Tropfen. Das Mittel gehört zu den widrigst schmeckenden und erfordert Administration in Gallertkapseln.

Spiritus, Spiritus vini rectificatissimus, Alcohol vini; **Weingeist. Spiritus dilutus**, Spiritus vini rectificatus; **Verdünnter Weingeist. Vinum; Wein.** Spiritus vini Cognac; Cognac, Franzbranntwein.

Zu den für die Arzneimittellehre wichtigsten Stoffen gehört der in zwei Formen officinelle Alkohol oder Aethylalkohol, welcher zwar selten für sich als Medicament benutzt wird, dagegen als Solvens und Extractionsmittel völlig unentbehrlich ist.

Der wasserfreie Alkohol oder Aethylalkohol, C^2H^6O, das zweitniedrigste Glied der einsäurigen oder fetten Alkohole (vgl. S. 20), entsteht bei der Gährung des Traubenzuckers unter dem Einflusse des Hefepilzes und wird vorzugsweise aus stärkemehlhaltigem Material (Getreide, Kartoffeln), das zunächst durch den Process des sog. Einmaischens in Dextrin und Traubenzucker verwandelt, dann der Hefegährung unterworfen wird, dargestellt. Es resultirt dabei zunächst ein sehr wässriger Weingeist (sog. Lutter), welcher durch wiederholte Rectification für sich und schliesslich über wasserentziehenden Substanzen (Chlorcalcium, Aetzkalk) entwässert und von beigemengten übelriechenden Stoffen (Fuselöl) befreit wird. Der wasserfreie Weingeist bildet ein farbloses, dünnflüssiges, sehr bewegliches Liquidum von 0,7978 spec. Gew. (bei 20°), angenehm geistigem Geruch und brennendem Geschmack, welches bei 78° siedet, leicht entzündlich ist und mit blauer, wenig leuchtender Flamme zu Kohlensäure und Wasser verbrennt. Er erstarrt selbst bei — 90° nicht. An der Luft zieht er Wasser an und vermischt sich mit Wasser unter Erwärmung und Contraction. Ausser mit Wasser mischt er sich mit Aether, vielen zusammengesetzten Aethern, Säuren, Alkoholen und ätherischen Oelen und löst Fette, Harze, viele Pflanzenstoffe, Iod, Brom und viele andere Körper. Durch oxydirende Agentien wird er in Aldehyd und Essigsäure übergeführt. Chlor erzeugt aus Alkohol Aldehyd und Chloral, und durch Mitbetheiligung der gebildeten Salzsäure auch Aethylchlorür; ausserdem bei Anwesenheit von Wasser verschiedene andere Producte (vgl. Spiritus Aetheris chlorati). Salpetersäure wirkt in der Wärme nicht bloss oxydirend, sondern erzeugt verschiedene Verbindungen (vgl. Spiritus nitrico-aethereus) Kalium wird von Weingeist unter Wasserstoffentwicklung und Bildung grosser, wasserklarer Krystalle von Kaliumäthylat gelöst. Mit verschiedenen Chlormetallen, Nitraten u. s. w. verbindet sich Weingeist zu krystallisirbaren Alkoholaten.

Der Weingeist der Pharmakopoe ist kein völlig wasserfreier Weingeist

(Spiritus vini alcoholisatus s. absolutus), sondern enthält nur 90—91,2 Volumprocente oder 85,6—87,2 Gewichtsprocente wasserfreien Weingeists. Er hat ein spec. Gew. von 0,830—0,834 und theilt im Uebrigen die Eigenschaften des Spiritus absolutus. Der Spiritus dilutus ist eine Mischung von 7 Th. Weingeist und 3 Th. Wasser, wodurch das Präparat ein spec. Gew. von 0,892 bekommt und einem Gehalte von 67,5—69,1 Volumprocenten oder 59,8—61,5 Gewichtsproc. entspricht.

Therapeutisch wichtiger als die beiden officinellen Spiritusarten sind verschiedene als Genussmittel benutzte gegohrene, weingeisthaltige Getränke, namentlich der **Wein, Vinum**, neben welchem die Pharmakopoe auch ein Destillationsproduct des Weins, den **Cognac,** Spiritus Vini Cognac s. Spiritus Vini Gallici, aufgenommen hat.

Der Wein ist das durch Gähren des Saftes der Weintrauben erhaltene Getränk, dessen gewöhnliche Bestandtheile Traubenzucker, Glycerin, Schleim, Eiweiss, Farbstoff, Gerbstoff (die letzteren beiden hauptsächlich in den rothen Weinen), Weinsäure, Alkohol, Oenanthäther und andere Riechstoffe, sowie Kalium-, Natrium- und Calciumsalze sind. Man bringt die Weine nach ihrem Gehalte an Zucker und Alkohol in drei Abtheilungen, nämlich in gemeine oder Tischweine mit einem Alkoholgehalte von selten über 3—5% und verhältnissmässig viel freier Säure (selbst bis 12% bei jungen Landweinen), in edle Weine mit grösserem Alkoholgehalte (8—12%), verhältnissmässig weniger freier Säure und angenehmem, durch das reichliche Vorhandensein von Oenanthäther und ähnlichen Stoffen bedingten Geschmack und Geruch (Blume oder Bouquet des Weines), und in Süssweine (Muscatweine oder Secte), welche sich durch einen grossen Zuckergehalt und Reichthum an Weingeist, der in der Handelswaare bis zu 20% betragen kann, auszeichnen. Zu diesen drei Abtheilungen kommt noch als vierte die der Schaumweine oder moussirenden Weine hinzu, welche in Folge künstlicher Unterbrechung der Gährung mit Kohlensäuregas imprägnirt sind. Früher schrieb die Pharmakopoe als für pharmaceutische Zwecke dienend Vinum generosum album, Vinum generosum rubrum und Vinum Xerense (Sherry, Xereswein) vor, von denen der letztere zu den Süssweinen gehört, während jetzt bestimmte Weinsorten, so weit solche nicht etwa zur Darstellung der Vina medicata dienen, nicht vorräthig gehalten zu werden brauchen. Von edlen Weiss- und Rothweinen finden bei uns vorzugsweise deutsche und französische Weine Anwendung, doch lassen sich selbstverständlich auch Oesterreicher, Schweizer und Ungarweine von analogen Eigenschaften verwenden. Im Allgemeinen sind die französischen etwas alkoholhaltiger als die deutschen, indem erstere meist 10—12, die letzteren 8—10% Weingeist einschliessen. Von deutschen Weinen pflegt man Rheinwein, Pfälzer-, Franken-, Mosel-, Neckar-, Badener Weine, Bergsträssler u. s. w., unter letzteren Roussillonweine, Bordeauxweine und Burgunderweine zu unterscheiden. Die Süssweine werden vorzugsweise in Südfrankreich (Muscat-Lunel), Spanien (Tinto, Malaga, Alicante, Xeres u. a.), Portugal (Porto oder Portwein, Cascavella) und auf den afrikanischen Inseln (Madeira, Teneriffa) bereitet. Zu bedauern ist, dass die Mehrzahl dieser alkoholreicheren Weine südlicher Länder der Verfälschung unterliegen oder gar durch Kunstproducte ersetzt werden, so dass z. B. im Handel kaum Portwein vorkommt, dem nicht absichtlich ein Zusatz von Sprit gemacht wurde. Noch mehr gilt solches von Madeira, Vinum Madeirense, der seit dem Auftreten der Traubenkrankheit nur noch in sehr geringen Mengen producirt wird, und von dem Malagaweine (Vinum Malacense). Für den diätetisch-medicinischen Gebrauch dürften die ebenfalls zu den Secten gehörigen Hegyallaweine, im Handel gewöhnlich als Tokayer (Vinum Tocaiense) bezeichnet, unter welchen die mit dem Namen Ausbruch belegten die besten sind, den Vorzug vor den spanischen und portugiesischen Weinen haben, weil dieselben leichter unverfälscht zu beziehen sind. Ob sie ausserdem, wie Einzelne behaupten, durch einen Gehalt an Phosphaten besonders als Diäteticum im kindlichen Lebensalter Verwendung verdienen, mag dahin gestellt bleiben. Andere derartige Secte, z. B.

Capwein, Samos, Chios, haben für uns keine Bedeutung, ebenso sind die Schaumweine, welche bekanntlich vorzugsweise in der Champagne bereitet werden, für die Medicin von untergeordnetem Interesse.

Den sog. Landweinen, die früher als Vinum bonum nostras in manchen deutschen Staaten officinell waren, reihen sich die aus verschiedenen säuerlichsüssen Früchten (Johannisbeeren, Stachelbeeren u. s. w.) bereiteten Fruchtweine an, unter denen der aus Aepfeln bereitete Aepfelwein oder Cider (Cidera) der bekannteste ist. Die Phkp. schliesst diese Weine aus den Apotheken ebenso wie die in neuester Zeit viel vertriebenen Kunstweine völlig aus. Der Spiritus Vini Cognac gehört den sog. Branntweinen, Spiritus ardens, an, welche sich durch einen höheren Alkoholgehalt auszeichnen. Der durch Destillation schlechterer Weinsorten oder aus Weintrestern gewonnene, namentlich in der Gegend der französischen Stadt Cognac dargestellte Branntwein bildet eine klare gelbe Flüssigkeit von angenehmem geistigem Geruche und Geschmacke, einem spec. Gew. von 0,920—0,924 und dem Gehalte von 46—50 Gewichtsprocenten Alkohol. Der daraus durch Destillation gewonnene Weingeist muss frei von Fuselöl und nicht sauer sein. Ausser dem Cognac giebt es noch verschiedene, unter die Kategorie des Spiritus ardens fallende Spirituosa, welche nach dem Material, aus welchem sie bereitet werden, verschiedene Beschaffenheit besitzen und verschiedene Namen führen. So erhalten wir aus Zuckerrohrsaft den Rum, Spiritus Sacchari, und den ihm sehr ähnlichen Tafia oder Ratafia, aus gemalztem Reis und Arecanüssen den Arrac, Spiritus Oryzae, aus den Blüthenkolben der Cocos- und Dattelpalme den Palmwein, aus Getreide den Kornbranntwein, Spiritus frumenti, aus Kartoffeln den Kartoffelbranntwein oder Fusel, Spiritus Solani tuberosi, aus Kirschen, Weichselkirchen, Pflaumen den Kirschgeist, Maraschino, Slivovitz u. a. m. Durch Destillation von Kornbranntwein über ätherisch-ölige Stoffe, wie Kümmel, Anis, Kalmus, Cardamomen, Pomeranzenschalen, Wachholderbeeren, imprägnirt sich derselbe mit den ätherischen Oelen und giebt feinere Sorten von Branntwein, die nach den benutzten aromatischen Materialien ihre Benennung erhalten. Dahin gehören auch die ursprünglich durch Vergährenlassen von Getreide mit Wachholderbeeren erhaltenen Gin (Genever) und Whisky. Durch Lösung von Zucker in derartigen Branntweinen oder durch Mischen von Weingeist, Wasser, Zucker und aromatischen Flüssigkeiten (ätherischen Oelen, den als Fruchtessenzen bezeichneten Aethern, selbst mit giftigen Stoffen, wie Nitrobenzin) erhält man die sog. Liqueure. Auch Arrac, Cognac und Rum werden jetzt häufig künstlich unter Anwendung der sog. Fruchtessenzen dargestellt. Der Gehalt der Branntweine an Alkohol schwankt zwischen 25 bis 50 %. Nur Rum und Arrac nähern sich der Stärke des Spiritus dilutus. Alle Branntweine enthalten neben dem Aethylalkohol nicht geringe Mengen flüchtiger Riechstoffe, welche ihr Aroma bedingen. Bei Kornbranntwein und Kartoffelschnaps werden dieselben als Fuselöl bezeichnet, das im Wesentlichen ein Gemenge von Homologen des Aethylalkohols mit höherem Siedepunkte und höherem Kohlenstoffgehalte (Amylalkohol, Propylalkohol) bildet.

Dem Weingeist kommt sowohl eine örtliche als eine entfernte Wirkung zu, von denen die erste auffällig bei dem sehr concentrirten Spiritus, nicht oder kaum bei den meisten der als Genussmittel gebrauchten Dilutionen hervortritt.

Lösliches Eiweiss wird durch Alkohol coagulirt und löst sich dann kaum in kaltem und wenig in warmem Ammoniakwasser (Payen u. Henry). Diese Coagulation steht in directem Verhältnisse zur Concentration; je verdünnter der Alkohol ist, um so weniger Eiweiss coagulirt er und um so längere Zeit hat er nöthig, um Coagulation zu bewirken (Falck und Jacobi). Hierauf und auf der wasserentziehenden Wirkung beruht die kaustische und irritirende Action starker Alcoholica bei Einführung in den Magen, welche schon C. G. Mitscherlich bei Thierversuchen constatirte. Absoluter Alkohol erzeugt bei Thieren diffuse Schorfe an der hinteren Wand des Pharynx in der Speiseröhre und im Magen nebst Entzündung der Wandungen derselben. Auch bei Dilution mit gleichen Mengen Wasser kommt es bei Hunden zu Schmerzen, Schorfbildung und Extravasation in dem Magen, Abnahme der Fresslust, Abmagerung und Tod in Folge von Inanition. Erst bei Dilutionen von 1:4 fehlen entzündliche Erscheinungen bei Thieren (Albertoni und Lussana). Die irritirende Wirkung starker Spirituosa beim Menschen giebt sich in ausgesprochenster Weise in dem chronischen Magenkatarrh zu erkennen, welcher bei habituellen Branntweintrinkern fast nie fehlt und meist mit Vomitus matutinus und sog. Wasserkolk, bisweilen mit tieferen Läsionen der Schleimhaut verbunden ist. Noch auffallender tritt Verätzung in manchen Fällen acuter Alkoholintoxication hervor, bei denen fetzige Massen abgestossener Schleimhaut per anum entleert werden können. Auch die chronische Enteritis der Säufer hat ihren Grund zum Theil in der örtlich irritirenden Wirkung des Alkohols. Das Gefühl von Brennen und Wärme im Munde und Schlunde, das ein tüchtiger Schluck Cognac oder überhaupt Alkoholica von 30—70 % unter gleichzeitig vermehrter Speichelsecretion hervorrufen und welches zusammen mit einem Gefühle von Constriction sich durch die Speiseröhre hindurch bis in den Magen fortsetzt, kennt die Mehrzahl der Leser aus eigner Erfahrung. Der einmalige Genuss solcher kleinen Mengen von Spirituosen stört übrigens die Verdauung keineswegs, ist vielmehr sogar geeignet, dieselbe zu fördern, indem, wie durch andere hyperämisirende Stoffe, reflectorisch Vermehrung des Magensaftes bewirkt wird (Cl. Bernard), andererseits der Alkohol selbst die Lösung der Fette fördern und dadurch zu deren Emulsionirung beitragen kann. Grössere Dosen, nach Parker und Wollowicz über 60,0 Branntwein, wirken entschieden ungünstig auf die Verdauung. Absoluter Alkohol hebt bei Thieren die Digestion völlig auf, berauschende Dosen stark verdünnten Weingeists stören dieselbe, während kleinere Mengen sogar fördernd zu wirken scheinen (Albertoni u. Lussana). Nach W. Buchners (1881) Versuchen mit künstlichen Verdauungsgemischen beeinflusst Weingeist als solcher bis zu 10 % die künstliche Digestion nicht, verlangsamt dieselbe bei Zusatz von 20 % und hebt sie bei noch höherem Procentsatze gänzlich auf. Reiner Alkohol wirkt nicht so störend wie manche Alcoholica, z. B. Marsala, Rothwein und Bier, während andere (Weisswein, moussirende Weine) weit weniger oder überhaupt nicht verdauungsstörend wirken (W. Buchner). Das Verhalten der Alcoholica zur Peristaltik ist nicht immer constant; meist wird dieselbe durch grössere Mengen gesteigert.

Auf der äusseren Haut erzeugt Alkohol bei ungehinderter Verdunstung ein Gefühl von Kälte, bei gehinderter Verdunstung ein Gefühl von Brennen und selbst Schmerz mit nachfolgender Dermatitis und Exfoliation. In diluirter Lösung scheint ihm ein beschränkender Einfluss auf die Schweisssecretion zuzukommen. Interessant ist die Beobachtung von Horvath, wonach auf — 5° abgekühlter Alkohol keine Schmerzen auf der äussern Haut bedingt, vielmehr den Schmerz aufhebt, während die tactile Sensibilität erhalten bleibt. Die Mastdarmschleimhaut wird noch durch 12,5 % Weingeistverdünnungen stark irritirt, das Unterhautzellgewebe durch 50 % (Albertoni und Lussana).

Die Resorption erfolgt von den verschiedensten Applicationsstellen aus, jedoch nicht mit gleicher Geschwindigkeit. Im Blute findet bei Einführung geringer Quantitäten fast vollständige Verbrennung statt, während nach grösseren Mengen Elimination eines Theils durch Harn (Perrin, Duroy und Lallemand), Lungenexhalation (Bouchardat, Pommer, Frerichs, Buchheim), Galle (Percy) und selbst durch die Milch stattfindet.

Schon Magendie wies die Resorption vom Rectum, von der Vagina und vom Peritoneum aus nach. Albertoni und Lussana (1874) zeigten, dass die Erscheinungen nach Einführung in Darmschlingen später als bei interner Application eintreten, dass bei Einbringung in das Rectum und bei subcutaner Injection die berauschende Dosis sich höher stellt als vom Magen aus und dass vom Peritoneum und von der Bronchopulmonarschleimhaut aus bei Injection von Weingeistverdünnungen die Berauschung rascher erfolgt. Dass der Aethylalkohol als solcher in das Blut übergeht, was noch 1851 Morin bezweifelte, der eine Bildung von Aether im Magen annahm, ist zweifellos, obschon der Nachweis des Alkohols im Blute manchmal misslingt. Im Chylus ist derselbe bisher nicht nachgewiesen. Viel schwankender sind die Anschauungen über die weiteren Schicksale des Alkohols nach seiner Resorption. Viele Autoren nahmen eine vollständige Oxydation des Alkohols im Blute an, als deren Endproducte Kohlensäure und Wasser erscheinen, wonach der Alkohol den Fetten und Kohlehydraten analog wirke und zu den sog. Respirationsmitteln gerechnet werden müsse (Liebig). Hierbei sollen nach Einzelnen diverse Zwischenproducte sich bilden, so Essigsäure, welche Bouchardat und Sandras nach dem Genusse von Spirituosen im Blute gefunden haben wollen, und anfangs Aldehyd, von welchem Duchek die entfernten Wirkungen des Alkohols auf das Gehirn ableitete. Die Gegenwart solcher Oxydationsproducte im Blut ist indess sehr zweifelhaft, da sie nicht sicher nachgewiesen sind und da bei Einführung anderer Alkohole derselben Reihe, welche noch schwieriger total verbrennbar sind (z. B. Caprylalkohol, Amylalkohol), zwar wohl die Alkohole, nicht aber deren Aldehyd und Essigsäure (bei Amylalkohol Valeraldehyd und Valeriansäure) nachweisbar sind. Albertoni und Lussana beziehen den Umstand, dass der Alkohol vom Magen aus stärker toxisch wirke als bei Einführung in eine Vene und dass bei Infusion in eine Vena mesaraica die toxische Dose eine geringere sei, auf die Bildung von Aldehyd in der Leber, von welchem schon 1,0 Trunkenheit und Anaesthesie bedingen, der aber seinerseits vom Magen aus 5mal schwächer als bei Infusion wirkt; indessen ist auch in der Leber nach Alkoholzufuhr Aldehyd bisher chemisch nicht nachgewiesen. Auch ist die Wirkung des Aldehyds nicht vollkommen der des Alkohols gleich, obschon beide in mancher Beziehung, z. B. in Hinsicht auf die Beschränkung der Fäulniss, übereinstimmen, indem nach Albertonis und Lussanas Versuchen Aldehyd weit mehr herabsetzend auf die Sensibilität als Alkohol wirkt und selbst bei stärkerer Intoxication die Zahl und Energie des Herzschlages und den Blutdruck nicht herabsetzt, wie dies Alkohol in grösseren Dosen thut. Im Gegensatze hierzu lieferten Perrin, Duroy und Ludger Lallemand den Nachweis, dass der Alkohol unverändert in den Urin und die Transspiration übergeht und bei toxischen Dosen im Blute und den verschiedensten Organen (Leber, Hirn, Rückenmark, Zellgewebe, Muskeln), wo er sogar in der doppelten und dreifachen Menge wie im Blute existirt, nachgewiesen werden kann. Dieselben fanden den Alkohol im Urin bei Menschen schon $^1/_4$ Stunde nach dem Genuss von etwa 40,0 Branntwein und noch 15 Std. nach dem eines Liter Weins wieder. Die Elimination des Alkohols fand weitere Bestätigung durch Hugo Schulinus, welcher jedoch bezüglich der Vertheilung im Thierkörper zu dem Resultate gelangte, dass Leber und Gehirn nicht mehr Alkohol aufnehmen als Lungen, Herz und Muskeln, und ausserdem den Nachweis lieferte, dass in den Organen und Secreten alkoholisirter Thiere niemals die ganze Menge Alkohol sich nachweisen lässt, vielmehr schon 2—3$^1/_4$ Stunden nach der Injection in den Magen bereits $^1/_4$ der resorbirten Alkoholquantität verschwunden ist. Wie Baudot (1863) die beim Menschen nach dem Genusse mässiger Mengen von Spirituosa (Wein, Kirsch, Rum oder Branntwein) durch Harn, Perspiration und Athmung eliminirten Alkoholquanta als unerheblich bezeichnete: haben auch Anstie und Dupré die Winzigkeit der eliminirten Weingeistquantitäten bei Einführung kleiner Dosen ziffermässig belegt. Auch bei berauschenden Weingeistmengen wird nach Dupré selten mehr als 1 % durch den Harn eliminirt; die Elimination dauert dabei nicht länger als 9—12 Stunden (Dupré). Auch bei Fieberkranken ist nach Einführung grösserer antipyretisch wirkender Dosen die Elimination durch den Harn äusserst gering (Heubach) und durch die Lungen gleich Null (Binz und Schmidt). Andere Resultate hat Subbotin bei Versuchen an Kaninchen erhalten, bei denen schon in den ersten 5 Stdn. 4,85 % der eingeführten Spiritusmenge durch Lungen und Nieren und 2 % durch den Harn eliminirt wurden und die Elimination bis 24 Stunden fortdauerte.

Die entfernte Wirkung des Aethylalkohols macht sich vorzugsweise in doppelter Richtung geltend, einerseits auf das Nervensystem und insbesondere auf das Gehirn, andererseits auf das Blut und den Stoffwechsel. Diese Actionen sind nach den Dosen und nach der Art und Weise der Einverleibung in mannigfacher Weise

variabel und geben sich in Hinsicht auf das Nervensystem bei kleinen Mengen vorzugsweise in erregender (Rausch), bei sehr grossen in deprimirender Richtung (Sopor u. s. w.) zu erkennen. Die cerebralen Erscheinungen scheinen anzudeuten, dass zuerst (bei kleinen Mengen fast ausschliesslich) das Grosshirn, später Kleinhirn und Varolsbrücke (daher Störungen der Coordination) und schliesslich das verlängerte Mark (daher die respiratorischen Störungen) und auch wohl die Medulla spinalis (Auftreten von Convulsionen) getroffen werden. In welcher Weise die Einwirkung des Alkohols auf die Nervencentra sich geltend macht, ob durch directe Action auf die Nervenelemente oder indirect durch Hervorrufung von Hyperämie des Gehirns, wie sich solche bei tödtlich verlaufener Vergiftung mit alkoholischen Getränken meist findet, ist eine unentschiedene Frage.

Die Wirkungen kleiner Dosen spirituöser Getränke, so weit sie aus subjectiven Erscheinungen erschlossen werden können, sind männiglich so bekannt, dass eine detaillirte Schilderung überflüssig erscheint. Ausser den bereits oben erwähnten örtlichen Reizungserscheinungen tritt bei einmaliger Einführung ein subjectives Wärmegefühl, das bei Wiederholung der Dosis sich in verstärktem Maasse geltend macht und mit einer vermehrten Blutzufuhr zu den Hautcapillaren in Verbindung steht, im ganzen Körper hervor. Mit diesem subjectiven Wärmegefühl verbindet sich die Empfindung allgemeinen Wohlbehagens, grössere Lebhaftigkeit der Muskelbewegungen und nicht selten Pulsbeschleunigung und leichte psychische Erregung. Bei Wiederholung solcher Dosen kommt es zu dem Rausch, der, wie dies Kubick 1846 ausführlich schilderte, nach der Individualität grosse Differenzen in seiner äusseren Erscheinung zeigt und bei welchem auf länger anhaltende Excitation eine geringe Depression folgt, weiterhin zur Betrunkenheit, wo zu den psychischen Excitationsphänomenen, welche das vorwaltende Ergriffensein des Grosshirns andeuten, Erscheinungen sich gesellen, welche auf tiefere Perturbationen des Gross- und Kleinhirns schliessen lassen. Dahin gehört die stammelnde, lallende Sprache, die Unsicherheit des Ganges und der Muskelbewegungen überhaupt, die Beeinträchtigung des Coordinationsvermögens der Betrunkenen, welche den Uebergang zu einer Umkehrung der vorherigen Lebhaftigkeit zu einer Abstumpfung der Perception, des Gedächtnisses und des Urtheilsvermögens und zu dem sonst normalen, aber tiefen Schlafe machen, in welchen der Betrunkene, meist nach stattgehabtem Erbrechen, verfällt und aus welchem er mit den ausgesprochenen Symptomen des acuten Magenkatarrhs (Katzenjammer) erwacht. Auch das Bild der Betrunkenheit zeigt Variationen nach Charakter und Temperament, und kann es in einzelnen Fällen selbst zu Anfällen transitorischer Manie, zu Wuthausbrüchen und Delirien kommen, welche keineswegs immer von besonderen Arten der Spirituosa (Absinth) abhängen, wie dies von Einzelnen behauptet wird. Ein noch höherer Grad der Einwirkung der Spirituosa, wenn dieselben in enormen Quantitäten auf einmal consumirt werden, stellt die acute Alkoholvergiftung (Besoffenheit) dar; hier geht das Bewusstsein und die Empfindung für alle äusseren Eindrücke völlig verloren und entwickelt sich rasch ein Zustand von Coma, in welchem das Gesicht meist blau und gedunsen, bisweilen blass und collabirt, die Augen vorgetrieben, injicirt, stier und glänzend, in anderen Fällen geschlossen, die Pupillen erweitert, selten verengert, bisweilen eigenthümlich oscillirend, die Respiration langsam, röchelnd und pfeifend, bisweilen stertorös, der Puls schwach, kaum fühlbar, in der Regel verlangsamt, die Musculatur schlaff, die Haut kalt und klebrig erscheinen. Dieser Zustand kann allmälig, meist nach zuvor stattgehabtem Erbrechen und unter dem Auftreten warmen reichlichen Schweisses, in gesunden Schlaf und Genesung übergehen, es kann jedoch auch der Tod eintreten, welchem unwillkührlicher Abgang von Urin und Koth, in anderen Fällen Zuckungen der Gesichtsmuskeln, Trismus und selbst allgemeine klonische und tonische Convulsionen (nach Magnan u. A.

besonders constant nach dem Genusse von Absinth, aber entschieden auch nach anderen Spirituosen) vorangehen. Der Tod ist mitunter ein apoplektischer, meist ein asphyktischer (durch Lähmung des respiratorischen Centrums bedingt) und kann in beiden Fällen schon wenige Minuten nach der Ingestion des Giftes eintreten, während in anderen Fällen der soporöse Zustand 24 Stdn. und länger anhält.

Die Erscheinungen seitens des Nervensystems nach Einführung von kleinen und grösseren Mengen von Alkohol bei Thieren sind im Wesentlichen die nämlichen wie bei den Menschen. Grössere Dosen (25,0—30,0 bei Kaninchen und Hunden) erzeugen auch hier Lähmung der Motilität und Empfindung, leichte Convulsionen der Extremitäten und der Augenmuskeln, Myosis und später Mydriasis, aussetzende und schwache Respiration und vibrirenden, fadenförmigen Puls; der Tod tritt meist in 1—2 Stdn. ein. Analog sind auch die Symptome bei Einbringung von 20—40--60 % Alkohol in die Drosselader, während bei Injection von 70—80 % Weingeist sofortige Coagulation des Blutes in den Lungenarterien eintritt (Falck und Jacobi).

Nach Albertoni und Lussana steht die Giftigkeit des Alkohols bei den verschiedenen Thierclassen in Beziehung zu der verschiedenen Entwickelung des Gehirns, so dass z. B. beim Menschen intellectuelle Störungen nach 0,4 per Kilo erfolgen, während bei Hunden 1,5 auf 1000,0 Körpergewicht, sowohl vom Magen aus als bei directer Application in die Venen, die Motilität beeinträchtigen und 0,5 per Kilo bei Ingestion per os den Tod herbeiführen. Bei Hühnern und Tauben wird die Motilität durch 1,5 und das Bewusstsein durch 4,0 gelähmt; Frösche ertragen ohne Befindensänderung eine Quantität, welche $7/1000$ ihres Körpergewichts entspricht, und sterben erst von Mengen, welche etwa $1/100$ ihres Körpergewichts betragen.

Dass der Alkohol seine Wirkung auf das Gehirn directer chemischer Affinität zu dessen Bestandtheilen verdanke, hat man daraus geschlossen, dass bei Thieren, welche Alkohol als Berauschungsmittel erhielten, sich verhältnissmässig grosse Mengen Weingeist im Gehirn finden, und zwar sehr viel mehr als im Blute (Percy, Lallemand, Perrin und Duroy). Von Einzelnen sind sogar bestimmte Bestandtheile der Nerven als durch den Alkohol betroffen bezeichnet, so Protagon (L. Hermann) oder gar das als Kunstproduct erkannte Myelin (Gubler). Dass derartige Hyperämien, wie wir sie bei Personen und Thieren fast constant finden, welche an Alkohol zu Grunde gegangen sind, schon an sich soporöse Zustände hervorrufen können, kann keinem Zweifel unterliegen. Andererseits kann aber auch extreme Blässe der Hirnsubstanz (Todd) oder Anämie im Schädel (Casper) vorkommen. Neumann sah bei directer Beobachtung nach Einführung mittelgrosser Weingeistmengen in den Magen deutliche Erweiterung der Hirngefässe, insonderheit auch der arteriellen, während sehr grosse Verengerung oder abwechselnd Verengerung und Erweiterung erzeugten.

Neben den auf ein Ergriffensein der Nervencentra hindeutenden Erscheinungen bewirkt der Aethylalkohol von der Dosis abhängige Veränderungen des Herzschlages und des Blutdrucks, daneben bei physiologischen und toxischen Gaben — wenigstens in der Regel — Sinken der Temperatur.

Dass eine einmalige Zufuhr mittlerer Alkoholmengen in der Regel beim Menschen die Pulsfrequenz erhöht, ist sicher; doch folgt auf die vorübergehende Erhöhung auch eine Verlangsamung. Bei Kaninchen ist das Nämliche der Fall; bei Fröschen sinkt die Zahl der Herzschläge, bei Katzen und Hunden bedingt Einbringung nicht conc. Alkohols in den Magen keine constante Veränderung (Zimmerberg). Der arterielle Druck sinkt bei Vergiftung vom Magen aus selbst bis zu 15 % der ursprünglichen Druckhöhe, bei Injection in die Jugularis ist ebenfalls Sinken ausgesprochen; Vagusdurchschneidung steigert die Druckhöhe über die Norm und erhöht die Pulsfrequenz sofort (Zimmerberg). Entschiedene Zunahme der Herzfrequenz, und zwar proportional den Alkoholmengen, und gleichzeitig der Arbeitsleistung wollen Parkes u. Wollowicz constatirt haben; doch folgte auch in ihren Versuchen schliesslich ungewöhnliche Schwäche des Herzmuskels gleichzeitig mit Erweiterung der peripherischen Gefässe. Nach Albertoni und Lussana wird bei Einführung von 100,0—200,0 Weingeist in Verdünnung bei gesunden Menschen die Energie des Herzschlages gesteigert und die Höhe des aufsteigenden Schenkels der Pulscurve vermehrt; gleichzeitig erfolgt aber durch Erweiterung der peripheren Gefässe Sinken des Blutdrucks und Dikrotismus des Pulses. — Die Respiration bleibt bei kleinen Dosen ziemlich unverändert; ausnahmsweise wird dieselbe tiefer und seltener.

Wohl über keinen Gegenstand ist in neuerer Zeit so viel experimentirt worden wie über den Einfluss des Alkohols auf die Körpertemperatur. Nachdem Edw. Smith (1859) bei sich und seiner Familie das Sinken derselben als Alkoholwirkung constatirt hatte, wiesen es Demarquay und Leconte zuerst bei verschiedenen Warmblütern nach, an denen sowohl für kleine (beim Hunde z. B. für 2 Ccm. 86%) als für grosse Dosen die temperaturerniedrigende Wirkung durch die verschiedensten Experimentatoren (Tscheschichin, Marian Sulzinsky, Binz, Bouvier, Ringer, Magnan, Albertoni und Lussana, Dumouly u. A.) dargethan wurde. Auch beim gesunden Menschen kann das Sinken der Temperatur durch Einführung nicht zu diluirten Spiritus selbst bei kleineren Mengen, welche nicht berauschend wirken, als Regel angesehen werden, doch können auch Gleichbleiben der Temperatur oder selbst Zunahme derselben (Obernier, Rabow, Albertoni und Lussana) vorkommen. Nach ausgedehnten Versuchen von Riegel (1872) mit weissem Frankenweine von 10,8%, rothem Ungarweine von 9,9%, rothem Bordeaux von 9,9%, echtem Malaga von 13,8% Alkoholgehalt und mit mehr oder minder diluirtem Weingeist ergiebt sich, dass bei jugendlichen und an Alkoholgenuss nicht gewöhnten gesunden Individuen und Reconvalescenten geringe Mengen Spirituosa (1 Schoppen Franken- oder Ungarwein und darunter) selten beträchtliche Temperaturveränderung, meist nur einen geringen Abfall von einigen Decigraden bewirken, und dass bei Versuchen mit steigenden Dosen der Temperaturabfall im geraden Verhältnisse zur Grösse der Dosis steht. Wahrscheinlich wirkt bei den schwankenden Resultaten nach Einführung kleiner Dosen die rasche Verbrennung des Alkohols im Organismus mit, wodurch Wärme gebildet wird, während bei grösseren, wo der Alkohol als solcher im Blute und in den Geweben länger verweilt, dessen hemmender Einfluss auf die Oxydation prävalirt, wozu dann noch Förderung der Wärmeabgabe durch Anregung der Haut- und Lungenthätigkeit hinzukommt. Auch die ungleiche Wärmevertheilung durch Zuströmen des Bluts zur Körperoberfläche, wodurch diese auf Kosten der inneren Organe erwärmt werden, ist für das Sinken der Mastdarmtemperatur von Bedeutung (Brunton). Die durch den Alkohol bedingte Begünstigung der Wärmeabgabe erhellt besonders aus den enorm niedrigen Temperaturen, z. B. von 24° bei Personen im höchsten Stadium der Betrunkenheit, wenn gleichzeitige Wärmeentziehung durch kalte Umgebung stattfindet, während sonst bei derartig Betrunkenen der Temperaturabfall in der Regel nur 2° beträgt. Lewis und Sanderson führen die durch Alkohol bedingte Herabsetzung der Temperatur einzig und allein auf die Dispersion der Wärme durch Lähmung der peripheren Vasomotoren zurück, während sie in den Geweben selbst stärkere Wärmeproduction durch Alkohol statuiren. Dass die Weine vermöge ihres Gehaltes an Oenanthäther und analogen Stoffen nicht anders auf die Temperatur wirken wie reiner Aethylalkohol, beweisen theils die gleichen Resultate Riegels bei Wein- und Alkoholzufuhr, theils Versuche von Albertoni und Lussana, wonach Oenanthäther zu 1,0 und Buttersäureäther zu 3,0—5,0 intern weder die Temperatur beeinflussen noch überhaupt krankhafte Erscheinungen herbeiführen.

Die Einwirkung auf die Temperatur steht offenbar im Zusammenhange mit einer Herabsetzung der Verbrennung, welche sich auch durch die verminderte Ausscheidung von Harnstoff und anderen Harnbestandtheilen mit oder ohne gleichzeitige Vermehrung der Harnmenge (Marvaud, Riess) zu erkennen giebt. Auch die Ausscheidung der Kohlensäure wird durch Alkohol vermindert (Prout, Vierordt, Perrin).

Die neuerdings von Rabuteau stark accentuirte **Vermehrung der Diurese** durch Spirituosa (derselbe fand nach 100 Ccm. Cognac in den 3 Std. nach der Einführung die Harnmenge 5—6mal so gross wie nach 100 Ccm. Wasser) ist auch früher (1869) schon von Obernier neben Verminderung der Harnstoffmenge, Abnahme des spec. Gew. und Zunahme der sauren Reaction hervorgehoben. Die Verminderung des Harnstoffs fand Rabuteau nach 200 Ccm. Alkohol gleich 25 %. Riess (1880) fand bei nicht fiebernden Personen nach 60,0 bis 80,0 und 160,0—320,0 in Verdünnung pro die constant starke Verminderung des Harnstoffs, des Chlornatriums, der Schwefelsäure, Phosphorsäure und Harnsäure, während nach den kleineren Gaben die Harnmenge nicht erheblich, bei den grösseren bedeutend vermehrt wurde. Nach Rabuteau wirkt Rothwein in Folge seines Tanningehaltes viel weniger diuretisch als Branntwein und Weisswein und steht die Vermehrung der Diurese in Zusammenhang mit einer **Verminderung der Diaphorese**. Im Gegensatze zu Obernier und Rabuteau constatirten übrigens Parkes und Wollowicz bei einem (wahrscheinlich an Alkoholgenuss gewöhnten) Soldaten keine Veränderung des Harnstoffes und der Harnmenge. Munk fand bei Hunden im Stickstoffgleichgewicht nach kleinen Alkoholmengen die Stickstoffausscheidung um 6 - 7 % geringer, bei grossen Dosen gesteigert, ohne dass die vermehrte Harnstoffausscheidung durch die Vermehrung der Diurese zu erklären war. Auch Fokker erhielt bei gleichen Versuchen mit kleinen Dosen stärkere Verminderung der Stickstoffausscheidung als bei grösseren.

Worauf die Veränderung des Stoffwechsels beruht, ist eine nicht von allen Seiten gleich beantwortete Frage. Liebig nahm an, dass der Alkohol zu seiner Verbrennung viel Sauerstoff erfordere, welcher somit den stickstoffhaltigen Materialien entzogen werde, in Folge wovon die Verminderung des Harnstoffes sich ergebe; indessen wird damit nicht auch die Verminderung der Kohlensäureausscheidung sich erklären, die freilich E. Smith für abhängig von der Art des spirituösen Getränkes hält, indem nach reinem Alkohol, Rum, guten Bieren und Xeres Steigerung, dagegen bei Gin und Brandy Verminderung derselben erfolgen solle. Eine Einwirkung des Alkohols auf das Blut und die rothen Blutkörperchen wird von Albertoni und Lussana in Abrede gestellt, indem verdünnter Alkohol auf Blutkörperchen ausserhalb des Körpers nicht wesentlich anders wie Wasser wirke und bei directer Injection von 50 % Weingeist im Verhältniss von 1,0 absolutem Alkohol auf 1000,0 Körpergewicht Veränderungen des Blutes nicht resultiren. Dagegen behauptet L. Hermann, dass directe Zuleitung von Alkoholdämpfen zum Blut lösend auf die rothen Blutkörperchen wirke, in welcher Beziehung sich Alkohol den Anaesthetica anschliesse, zu welchen jedoch Albertoni und Lussana den Weingeist nicht gerechnet wissen wollen, da die Sensibilität vollständig nur bei stark toxischen und letalen Dosen schwinde. Nach Bouchardat macht Weingeist arterielles Blut dunkler, nach Manasseïn verkleinert er die Dimensionen der rothen Blutkörperchen, die in Folge davon auch weniger Sauerstoff an die Gewebe abgeben können. Schmiedeberg nimmt an, dass Alkohol den Sauerstoff fester an das Haemoglobin binde. Gegen die Ansicht, dass die Temperaturerniedrigung von Oxydationshemmung abhängig sei, wird der schnelle Eintritt der ersteren geltend gemacht; für dieselbe spricht, dass auch die postmortale Temperatursteigerung durch Alkohol verhindert wird, wie auch die Temperatursteigerung nach Durchtrennung des Rückenmarks durch Alkohol herabgesetzt wird. Die Beziehungen der bei **chronischem Alkoholmissbrauche** entstehenden **Verfettung** verschiedener Organe, insonderheit der Leber (Säuferleber), zur Hemmung der Oxydation durch Spiritus sind noch nicht ganz aufgeklärt, aber wahrscheinlich findet enger Zusammenhang statt.

Auf die Hemmung der Oxydation durch Alkohol dürfte ferner theilweise die Beobachtung des Auftretens von **Brandblasen** auf der Körperoberfläche bei länger dauerndem Coma alcoholicum (Mitscherlich, Heinrich) zu beziehen sein, auf welches Phänomen vielleicht die durch Liebig längst widerlegte Fabel der **Selbstverbrennung (Tachencausis)** unter dem Einflusse unmässigen Genusses spirituöser Getränke sich reducirt.

Wohl eng im Zusammenhange mit der durch den Alkohol bedingten Oxydationshemmung steht die bekannte **antiseptische**

Wirkung desselben, welche ihn längst als Conservationsmittel organischer Substanzen in mannigfaltigster Weise gebrauchen lässt.

Trotz der vielfachen Benutzung des Alkohols zur Conservirung organischer Materien ist derselbe als Antisepticum anderen Antiseptica gegenüber entschieden sehr schwach. In Hinsicht auf die Hinderung der Bacterienentwicklung wirkt er 400mal schwächer als Sublimat, 40mal schwächer als Thymol und 4mal schwächer als Carbolsäure. In Bezug auf die Behinderung des Fortpflanzungsvermögens von Bacterien wird er vom Chlor 500mal, vom Thymol 45mal, von der Carbolsäure mindestens 6mal übertroffen. Die relativ geringe fäulnissbeschränkende Wirkung beweist der Umstand, dass kleine Mengen Alkohol sowohl im frischen als im faulen Muskelfleisch, Gehirn und Leber sich finden (Béchamp); auch findet bei Säufern Verzögerung der Fäulniss nicht statt.

Die Wirkungen des Alkohols erfahren bedeutende Modification durch die Gewöhnung, indem durch habituellen Genuss nicht allein die Menge, welche Gehirnerscheinungen zu produciren im Stande ist, für das einzelne Individuum immer eine grössere wird, sondern auch die Temperatur nicht allein bei Gewohnheitstrinkern, sondern auch bei längerer Darreichung an Personen, welche nicht dem Genuss der Spirituosa ergeben sind, nicht mehr beeinflusst wird (Riegel).

Der habituelle Missbrauch spirituöser Getränke, insbesondere stärkerer (Branntwein, Portwein, Porter und Ale), führt zu einer Reihe von pathologischen Processen, welche unter dem Namen der chronischen Alkoholvergiftung, Alcoholismus chronicus, zusammengefasst werden und zum Theil auch bei Thieren (Dahlström, Magnan) künstlich erzeugt werden können. Die äusserst variabeln Krankheitsformen, deren genaueste Schilderung wir dem schwedischen Arzte Magnus Huss verdanken, betreffen theils die gesammte Ernährung (Cachexia alcoholica, Polypiosis alcoholica), theils einzelne Organe, unter denen das Gehirn (Delirium potatorum u. a. psychische Affectionen ex abusu spirituosorum) u. a. Nervenpartien (Tremor alcoholicus), die Leber (Fettleber, Cirrhose, sog. Gindrinkers liver) und die Haut (Acne rosacea) am häufigsten afficirt werden, denen sich Nieren und Circulationsapparat (Herzverfettung, Atherom) anreihen. Auf diese interessante Partie der Alkoholwirkung einzugehen, wäre ein unberechtigter Eingriff in den Besitzstand der Pathologie und Toxikologie.

Die mannigfache Wirkungsweise des Alkohols und der Spirituosa lässt diese auch in verschiedenen Richtungen als Arzneimittel verwerthen. Die coagulirende Action auf Eiweissstoffe und die darauf basirende kaustische und irritirende Wirkung rechtfertigt die externe Anwendung zu verschiedenen Zwecken, unter denen die derivatorische Einreibung bei Sugillationen, Contusionen, Rheumatismus und schmerzhaften Affectionen die verbreiteteste ist.

Dass bei Einreibungen verschiedener spirituöser Tincturen und sog. Spiritus (Arnicatinctur, Seifenspiritus u. s. w.) bei Quetschungen u. dgl. der Spiritusgehalt Hauptantheil an der Wirkung hat, ist zweifellos. Franzbranntwein und Salz als Trost aller Schmerzleidenden ist bekannt genug. Als Derivans wirken auch die von M. Hall empfohlenen mit Spiritus befeuchteten Compressen bei Phthisikern (in der Subclaviculargegend applicirt), sowie die Umschläge (mit verhinderter Verdunstung) bei acutem Rheumatismus articulorum (Goolden). Auch bei Exanthemen ist Spiritus verwandt, z. B. bei Erysipelas (Balbiani, wie Iodtinctur), bei Variolapusteln zur Beschränkung der Narbenbildung (Jones). Hieran reiht sich die oft höchst erfolgreiche Anwendung in conc.

Weingeist getauchter Compressen bei Furunkeln, die danach abortiv zu Grunde gehen (Nélaton) und bei Geschwülsten der Mamma.

Nicht ohne Erfolg lässt sich Alkohol zur Erzielung adhäsiver Entzündung bei Hydrocele (zu 8,0 nach Richard pure oder verdünnt), wogegen früher Einspritzung von heissem Rothwein besonders in England üblich war, benutzen. Auch andere Cysten, sowie Ascites hat man in dieser Weise zu heilen versucht; doch ist namentlich bei Ascites der Erfolg sehr precär. Wie früher Riberi aromatischen Wein in erectile Geschwülste injicirte, benutzt neuerdings mit vorzüglichem Erfolge Schwalbe Alkoholinjectionen bei Struma und Varicen (in die Nähe der Phlebektasie gespritzt). Leroy d'Étiolle brachte Spiritus mittelst Haarröhrchen sogar in Aneurysmen ein, um das Blut im Sacke zu coaguliren. In der That ist der Alkohol ein Hämostaticum, das sowohl bei Nasenbluten als bei Metrorrhagien Anwendung gefunden hat, indessen bei Gebrauch von zu starkem Spiritus zu Verätzung und Entzündung der Scheide und des Uterus führen kann. Hieran reiht sich die manchmal ausserordentlich erfolgreiche Anwendung kleiner Mengen Branntwein als Stypticum bei chronischer Diarrhoe im kindlichen Lebensalter, wogegen man übrigens auch Rothwein (wegen des Tanningehaltes) oft mit Nutzen verwendet. Auch als Protectivum kann Alkohol vermöge seiner Affinität zu Eiweissstoffen dienen, z. B. bei wunden Brustwarzen (Branntwein mit Rosenwasser und gebranntem Zucker nach Nägele), bei Decubitus, wo man ihn prophylaktisch zum Abhärten der Haut in die Umgebung der dem Druck ausgesetzten Hautpartie einreibt.

Ferner gehört hierher die sehr empfehlenswerthe Behandlung von Jucken und Kitzelgefühl in den Ohren, sowie von frischer Otitis externa mit 80--90% Spiritus, mit oder ohne Zusatz von etwas Sublimat in der Weise angewendet, dass der äussere Gehörgang 2—3mal täglich 5 Min. lang damit gefüllt und dann mit Charpie verstopft wird (Weber-Liel). Politzer (1880) empfiehlt öfteres Eingiessen von Alkohol in das Ohr zur Beseitigung von nicht entfernbaren Polypenresten im äusseren Gehörgange, am Trommelfell und in der Trommelhöhle, bei multiplen Granulationen an diesen Theilen und diffuser excessiver Wucherung der Mittelohrschleimhaut. Gosselin empfahl verdünnten Spiritus bei Conjunctivitis purulenta, Bronn bei Gonorrhoe, wo übrigens schon lange Rothwein (wegen dessen Tanningehalt) als Injectionsflüssigkeit für sich oder als Träger adstringirender Stoffe geschätzt ist.

Auf der irritirenden Action des Alkohols beruht auch seine Verwendung als Digestivum bei Dyspepsie, wo namentlich Branntwein in kleinen Mengen oft ausgezeichnete Dienste leistet. Inwieweit die Erfolge bei Vomitus gravidarum (Rothwein) Effect örtlicher oder entfernter Wirkung sind, steht dahin.

Sehr beliebt ist die Anwendung von Branntwein oder Rothwein zur Beschränkung der Schweisssecretion, besonders bei Phthisikern. Auch fötide Fussschweisse werden durch Waschen mit Branntwein beseitigt.

Die local anästhetische Wirkung kalten Alkohols lässt sich nach Horvath sowohl vor Operationen als bei Verbrennungen anwenden, welche letztern dadurch sogar besser als unter gewöhnlichen Verhältnissen heilen sollen, wie überhaupt Alkohol ein altes Mittel bei schweren Verbrennungen in englischen Bergwerken ist (Sydenham, J. Bell).

Als antiseptisches Verbandmittel hat Alkohol in Guérin, M. Sée, Nélaton, Maisonneuve, Borlée, Perrin u. a. französischen Aerzten warme Fürsprecher gefunden.

Die Anwendung von Wein als Verbandmittel ist uralt (Hippokrates), die des Branntweins datirt schon von Arnoldus von Villanova; das Verdienst der Wiedereinführung kommt Bataille zu. Guérin sucht die günstigen Erfolge des Alkohols bei Wundbehandlung darin, dass er, abgesehen von der dadurch bedingten topischen Anästhesie, zuerst blutstillend durch Contraction der Gefässe und Beschleunigung der Blutgerinnung wirkt, dass er durch Hemmung capillärer Blutungen und Mehrung plastischer Exsudation die Vernarbung fördert, dass er bei frischen Wunden entzündungswidrig wirkt, bei alten die wuchernden Granulationen beschränkt, endlich, dass er Entstehung und Fortschreiten von Gangrän und, indem er den Eiter coagulirt und dessen Secretion vermindert, das Auftreten von Septicämie verhindert. Die analoge günstige Wirkung diverser Tincturen (Aloëtinctur, Campherspiritus u. s. w.) ist ohne Zweifel zum grossen Theile Alkoholwirkung.

Als belebendes Mittel im Collapsus, um drohendem Sinken der Herzthätigkeit entgegenzuwirken, z. B. in acuten Krankheiten, nach Verletzungen und Operationen und bei acuter Erschöpfung überhaupt sind vorzugsweise die Weine in Gebrauch; doch können auch im Nothfalle andere Spirituosa benutzt werden.

Man bevorzugt gewöhnlich den Champagner oder andere moussirende Weine, doch sind alle guten Weine und selbst Branntweine zu verwenden. Im Nothfalle applicirt man dieselben per clysma (nach Williams z. B. bei schweren Geburten) oder warm in Form von Einreibungen (z. B. bei Cholera). Hierher gehört auch theilweise die Anwendung der Spirituosa bei narkotischen Vergiftungen (Vergiftung durch Opium, Kohlenoxyd u. s. w.), wo man neben der Herzthätigkeit auch die Hirnthätigkeit anzuregen beabsichtigt und meist die Spirituosa mit anderen Analeptica (Ammoniakpräparaten, Campher) verbindet. Bei Erstickten und Scheintodten sind Klystiere von warmem Wein oft von der vorzüglichsten Wirkung. Selbst bei krankhaften Zuständen in Folge von habituellem Alkoholgenuss, die mit Schwäche complicirt sind, z. B. in manchen Formen von Delirium tremens, sind Spirituosa am Platze. Einen andern Zweck verfolgt wohl die in einzelnen amerikanischen Ländern übliche Methode der Behandlung des Klapperschlangenbisses, indem man den Gebissenen Branntwein bis zu sinnloser Berauschung trinken lässt. Die etwaigen günstigen Erfolge erklären sich theils zunächst durch den Effect kleiner Dosen auf den durch die Verletzung gesetzten Shock, theils durch die herabsetzende Wirkung auf Stoffwechsel wie auf Gehirn und Rückenmark. Auch Strychninkrämpfe werden durch grosse Dosen Alkohol gemildert, doch steht Weingeist als dynamisches Antidot bei Strychnismus acutus dem Chloralhydrat entschieden nach (Th. Husemann und Hessling).

Eine ebenso grosse Bedeutung besitzen die Spirituosa, und ebenfalls wiederum in specie der Wein, als Bestandtheil des roborirenden Heilverfahrens in chronischen Schwächezuständen jeder Altersperiode, namentlich in der Reconvalescenz von schweren acuten Krankheiten.

Der Wein ist nicht allein lac senum, wie die Alten sagten, er leistet Vorzügliches auch bei scrophulösen und rachitischen Kindern und erfreut das Herz chlorotischer Jungfrauen nicht minder. Ob er dabei als „Sparmittel" dient oder ob er durch Anregung der Digestion günstig wirkt oder auf beide Weise, lassen wir dahingestellt sein. Welche Sorte man wählt, richtet sich nach den Umständen; meist giebt man stärkeren spanischen Weinen oder moussirenden den Vorzug; wo Neigung zu Diarrhöen besteht, ist Rothwein vorzuziehen. Bei rachitischen und scrophulösen Kindern pflegt man Ungarwein (auch Capwein) zu geben. Bei scorbutischen Zuständen ist Rothwein unbedingt anderen Spirituosa vorzuziehen, welche sonst auch wohl substituirt werden; wo dagegen Digestionsstörungen bestehen, leisten stärkere Spirituosa mehr als Weine, von denen namentlich die zuckerhaltigeren und rothen oft nicht gut tolerirt werden. Wein galt auch beim Diabetes (Bouchardat) für ein vorzügliches Restaurationsmittel (obschon Weingeist nach Cl. Bernard bei Hunden die Zuckermenge in Leber und Harn vermehrt). — Auch äusserlich ist Wein als Tonicum benutzt, z. B. als Klystier (bei Chlorose, Phthisis von Aran empfohlen), in Bädern: doch finden König Jérômes Rothweinbäder ihrer Kostspieligkeit wegen wohl selten Nachahmung. Auch locale Einreibungen mit Spirituosen, z. B. der

Extremitäten nach Ueberanstrengung, scheinen in einzelnen Fällen kräftigend zu wirken.

In neuerer Zeit hat sich besonders die Aufmerksamkeit auf die Anwendung der Spirituosa als Antipyreticum gerichtet. Seit der Empfehlung derselben durch Todd bei febrilen Affectionen, insbesondere entzündlichen Leiden der Respirationsorgane, hat man sich davon überzeugt, dass die alte Lehre von der Schädlichkeit des Weines in fieberhaften entzündlichen Affectionen eine Irrlehre ist und dass namentlich in adynamischen Zuständen Spirituosa erheblichen Nutzen stiften können; dagegen scheint Alkohol als eigentliches Antipyreticum der Kälte sowohl als dem Veratrin und Chinin nachzustehen.

In England ist die Spiritusbehandlung acuter Krankheiten so sehr Modesache geworden, dass man davon Gefahren für die Moralität befürchtet, indem die Kranken sich gar zu leicht an den Trunk gewöhnen. In Frankreich haben Béhier, Gingeot und Marvaud das Verfahren mehr verallgemeinert; in Deutschland, wo Leyden und Rabow die antipyretischen Effecte des Alkohols nicht bestätigten, hat ihm Bouvier das Wort geredet, nachdem er mit Binz dargethan, dass auch bei Thieren, bei denen durch Eiterinjection künstlich Fieber erzeugt war, die antipyretische Action hervortrat. Riegels höchst sorgfältige Versuche über die antipyretische Wirkung der Spirituosa zeigen, dass Alkohol im Fieber (Typhus, Pneumonie, Erysipelas) in grösseren Dosen allerdings herabsetzend auf die Temperatur wirkt, dass aber der erzielte Abfall in vielen Fällen nur äusserst gering ist, während durch kleinere Dosen oft geradezu Steigerung herbeigeführt wird. Sehr gering ist der antipyretische Effect namentlich bei Kranken, welche an Spirituosa gewöhnt sind. Hiernach erscheinen die Spirituosa für sich als Fiebermittel kaum ausreichend, wohl aber als Adjuvantia der Kälte u. a. Mittel zur Beschränkung der Oxydation der Körperbestandtheile bei hochgradigem Fieber, endlich als Analeptica bei eintretendem Collapsus geeignet. Auch Marvaud, welcher im grossen Stil Alkohol bei Fieberkranken in Anwendung brachte, vindicirt demselben seine hauptsächlichsten Erfolge bei den meisten febrilen Krankheiten in Bekämpfung der Adynamie, d. h. als Analepticum, zumal bei Scharlach, Pocken und im Typhus, wo er häufig das bestehende Delirium beseitigt, obschon er auch einen günstigen Einfluss auf die Fiebercurven bei Typhus beobachtete, während er bei Pneumonie und Rheumatismus acutus wirkliche antifebrile Action (beträchtliches Sinken der Pulsfrequenz und der Temperatur bei Abnahme der Delirien und örtlichen Schmerzen, mitunter bei gleichzeitiger starker Diaphorese) behauptet. Vielleicht dürfte der Alkohol als Antipyreticum im kindlichen Lebensalter sich qualificiren, wo ihn besonders Gingeot präkonisirt hat. Nach Faliu kommen bei Alkoholbehandlung der Pneumonie häufig unerwartete asphyctische Todesfälle vor; nach Croq verzögert dieselbe die Reconvalescenz bei Typhus und Pneumonie. Die Anwendung beschränkt sich in Frankreich vorzugsweise auf putride Infection und Puerperalfieber, excessiv hohes Fieber bei Pneumonie und Collaps im Typhus (Dujardin-Beaumetz).

Eine besondere Anwendung hat man endlich von Spirituosen als blutstillende Mittel innerlich bei Metrorrhagien (Campbell, Legrand, Charrière) gemacht. Die Anwendung des Alkohols oder eines starken Weines mit Aromatica (Wachholder, Zimmt), zu 3—4 Weinglas voll in $1/4$ stündl. Intervallen kurz vor einem Wechselfieberanfalle, bei Gewohnheitstrinkern im Klystier, führt nur in seltenen Fällen zum Ziele (Bouvier).

Die anästhesirende Wirkung colossaler Dosen Weingeist hat schon frühzeitig zu dem Vorschlage geführt, behufs Vornahme grösserer chirurgischer Operationen die Patienten in den Zustand completer Bewusstlosigkeit durch Spirituosa zu versetzen. Nach der Einführung des Aethers und Chloroforms kann jedoch von dieser Anwendung gewiss nicht mehr die Rede sein.

Schliesslich erwähnen wir noch die Anwendung der Spirituosa

als Diaphoreticum, zu welchem Zwecke dieselben erwärmt und meist mit Wasser oder warmen Aufgüssen verdünnt bei Katarrhen der Respirations- und Digestionswerkzeuge gebraucht werden.

In dieser Richtung dienen besonders die unter dem Namen Grog, Punsch und Glühwein bekannten Getränke, welche auf verschiedene Weise dargestellt werden, übrigens auch bei Collapsus, Cholera u. s. w. in Gebrauch gezogen worden sind. Als medicinischen Punsch verordnet man einen Aufguss von 10,0 Theeblättern mit 250,0 Wasser, āā 150,0 Rum oder Cognac und Syrupus simplex, sowie den Saft einer Citrone. Auf die verschiedenen Varietäten desselben (Weinpunsch, Milchpunsch) und die sonstigen aus Spirituosen bereiteten Getränke (Bischof, Cardinal, Chaud'eau, Sabojan) kann hier nicht näher eingegangen werden. Ebenso müssen wir die bei Respirationsleiden (Asthma, Bronchialkatarrh, Lungenbrand) früher benutzten Inhalationen von Weingeistdämpfen und die bei Hydrops, Rheumatismus, Gicht, Cholera und andern Leiden benutzten Spiritusdampfbäder, deren Wirkung nur in der dadurch erzeugten feuchten Wärme beruht, übergehen. Die Anwendung von mit Weingeist getränktem Papier und Leinwandstücken oder auch von brennendem Spiritus als schnell zu beschaffende Moxen bei Narkose kann ebenfalls nur kurz berührt werden.

Als Contraindicationen des internen Alkoholgebrauches betrachtet man gewöhnlich das kindliche Lebensalter; doch ist, wenn man auch namentlich in früher Jugend sehr vorsichtig damit sein muss und selbst den Wein nur zu 10—15 Tr. pro dosi anwenden darf, der medicinische Gebrauch keineswegs überall zu verbieten, wie dies namentlich die Beobachtungen von Gingeot beweisen. Auch bei nervöser Schwäche, die man als Contraindication betrachtete, können kleine Dosen Wein mit Nutzen gegeben werden. Dagegen ist bei bestehender Tendenz zu Kopfcongestionen und bei Personen mit sog. Habitus apoplecticus die Anwendung der Spirituosa in der That contraindicirt.

Bei Potatoren wirken Alcoholica in gewöhnlichen Dosen meist nicht, doch ist es nicht zweckmässig, in Krankheitsfällen denselben ganz den Alkohol zu entziehen, weil sie sonst leichter collabiren. Dass, wie Einzelne behaupten, durch eine totale Entziehung der Spirituosen bei Säufern Delirium tremens hervorgerufen wird, ist durchaus nicht erwiesen.

Was die Anwendungsweise der Spirituosa anlangt, so reicht man sie innerlich als Analepticum theelöffel- bis esslöffelweise mehrmals täglich, wobei man in der Regel den Weinen den Vorzug giebt. Auch in fieberhaften Affectionen werden weingeistreichere Weinsorten (Portwein) dem Branntweinen in der Regel vorgezogen, doch ist auch Cognac, Rum, Arrac wiederholt verwendet, welche man zu 50,0—100,0 pro die in $1/2$—2stündlichen Intervallen nehmen lassen kann. Bei Metrorrhagie empfiehlt Rabuteau Champagner zu verwenden, weil er der darin enthaltenen Kohlensäure eine besondere Fähigkeit, den Uterus zur Contraction zu reizen, zuschreibt. Häufig wird der Wein als Vehikel für pulverförmige Medicamente (z. B. Cubebenpulver und Chinapulver) oder für Tropfen (besonders aus bittern Tincturen) oder zur Herstellung von Macerationen und Digestionen (bittere und aromatische Pflanzentheile, Eisen) verwendet.

Zum antiseptischen Verbande ist von Guérin 20° Spiritus mit $1/5$ Wasser verdünnt als die beste Mischung empfohlen, meist wird in Pariser Hospitälern verdünnter Spiritus camphoratus statt desselben angewendet. Perrin applicirt 90° Spiritus unmittelbar auf die Operationswunde und irrigirt bei unreinen Wunden mit 45° Weingeist. Bei Benutzung des Weins zu äusseren Zwecken (Verbänden, Injectionen, Klystieren) ist der Gebrauch von billigeren Weinsorten anzurathen. Auch äusserlich wird der Wein als Vehikel für Medicamente (z. B. Tannin bei Gonorrhoe) häufig gebraucht.

Anhang: Alcohol amylicus, Amylalkohol. — In ähnlicher Weise wie Aethylalkohol berauschend, jedoch in gleichen Dosen weit länger anhaltendes Coma bedingend wirkt der zur Reihe der einsäurigen Alkohole (vgl. S. 20) gehörende Amylalkohol, ein bei der Gährung der Branntweinmaische und des Rübensyrups neben Aethylalkohol entstehendes und durch Rectification des sog. Fuselöls in reinem Zustande erhaltenes, unangenehm riechendes, zum Husten reizendes und brennend schmeckendes Liquidum, welches bei der Oxydation sich in Valeraldehyd und Valeriansäure verwandelt (Cros, B. W. Richardson). Nach Cros wirkt Amylalkohol 15 mal stärker toxisch als Aethylalkohol und 30 mal so stark wie Methylalkohol. Auch die Temperatur setzt Amylalkohol stärker herab als Aethylalkohol (Dujardin-Beaumetz und Audigé). M. Huss empfahl den Amylalkohol gegen Zittern der Säufer, Storer bei Lungentuberculose zu 0,05—0,15 mehrmals täglich.

Auch der bei trockner Destillation des Holzes entstehende Methylalkohol, CH^4O, ist unter dem Namen Holzgeist, Spiritus pyrolignosus s. pyroaceticus s. pyroxylicus s. Aether lignosus, früher als Analepticum empfohlen, diente jedoch meist ohne rationellen Grund bei Lungentuberculose, chronischem Katarrh, Gicht, Indigestion, Erbrechen und Helminthen (Lippmann), wo man ihn zu 10—20 Tropfen mehrmals täglich gab. Auch Methylalkohol wirkt dem Aethylalkohol analog und nach den neuesten Versuchen von Dujardin-Beaumetz sogar stärker toxisch als dieser. Der Holzgeist soll das von Hastings unter dem Namen Naphtha gegen Lungenschwindsucht empfohlene Mittel darstellen, das gewöhnlich als Aceton, d. h. als das durch trockne Destillation essigsaurer Salze entstehende dünnflüssige, erfrischend riechende Methylaceton, C^3H^6O, angesehen wird, welches schon von den alten Alchymisten (Spiritus Aeruginis von Becker) benutzt wurde, übrigens trotz der Empfehlung von Becker, der in ihm den geheimen Weingeist der Adepten sieht, seine Rolle bei uns ausgespielt hat.

Der Allylalkohol scheint weit stärkere antiseptische Action durch Tödtung organisirter Fermente zu besitzen als Aethylalkohol und hindert namentlich die Fäulniss des Fleisches, während er die Wirkung nicht organisirter Fermente nicht beeinträchtigt. Dieser die Respirationswege stark reizende und bei Inhalation in kleinen Dosen betäubende Alkohol (Collignon) hat in der Medicin bisher Bedeutung nicht erlangt.

Es reihen sich ferner hier manche sog. zusammengesetzte Aether oder Ester an, welche vorzugsweise als Analeptica dienen, übrigens wegen ihrer nahen Verwandtschaft mit dem Aether am besten im Anhange an diesen betrachtet werden.

Ammoniakpräparate; Ammoniacalia.

Ihrer therapeutischen Anwendung nach schliessen sich an die Encephalica analeptica verschiedene Ammoniakverbindungen, bei denen jedoch die Einwirkung auf das Grosshirn nicht so ausgeprägt hervortritt wie bei den ätherischöligen Stoffen und bei den Spirituosa, während die Medulla oblongata und das Rückenmark, sowie das Herz durch dieselben vorwaltend afficirt werden. Obschon alle Ammoniakverbindungen in derselben Weise auf das Nervensystem einwirken, und zwar der Menge des in ihnen enthaltenen Ammoniaks proportional in verschiedener Stärke, benutzt man einzelne, z. B. Chlorammonium und Liquor Ammonii acetici, doch nicht als Excitantien, weshalb wir auf diese später zurückkommen werden und hier nur Ammoniak und Ammoniumcarbonat betrachten.

Liquor Ammonii caustici, Spiritus Salis ammoniaci causticus, Ammoniacum liquidum s. solutum; **Ammoniak, Salmiakgeist, Aetzammoniakflüssigkeit.**

Der Liquor Ammonii caustici ist eine 10% wässrige Lösung des unter dem Namen Ammoniak bekannten Gases.

Das Ammoniak oder Ammoniakgas, NH^3, ein farbloses Gas von eigenthümlichem äusserst stechendem Geruche, welches durch Erhitzen von Chlorammonium (Salmiak) oder Ammoniumsulfat mit gelöschtem Kalk und Auffangen über Quecksilber dargestellt werden kann, wird von Wasser und Weingeist unter starker Erwärmung in reichlicher Menge aufgenommen. Der officinelle Salmiakgeist kann entweder aus dem Chlorammonium durch Glühen mit Kalk und Einleiten in Aqua destillata und Verdünnen bis zum spec. Gew. von 0,960 bereitet werden, oder man stellt ihn einfacher aus dem sog. Liquor Ammonii caustici duplex des Handels, welcher aus dem bei der Leuchtgasfabrication als Nebenproduct gewonnenen Ammoniumsulfat im Grossen gewonnen wird und 19—20% Ammoniak enthält, durch gelindes Erwärmen dar. Er ist eine wasserklare, farblose, völlig flüchtige Flüssigkeit, die sehr stark nach Ammoniak riecht und stark alkalisch reagirt.

Neben dem Liquor Ammonii caustici war früher ein Liquor Ammonii caustici spirituosus s. Spiritus Ammoniaci caustici Dzondii s. Spiritus Dzondii, Dzondischer Salmiakgeist officinell. Dieses Präparat, welches durch Einleiten von Ammoniakgas in Weingeist von 0,830 spec. Gew. erhalten wurde, bildet ein farbloses Liquidum von 0,808—0,810 spec. Gew., das sich im Ganzen dem Salmiakgeist analog verhält.

Auf Hühnereiweiss wirkt Ammoniak so, dass sich geronnenes Eiweiss darin auflöst und beim Abdampfen gelbe, durchsichtige Stücke hinterlässt, die in Wasser aufschwellen und sich lösen; die Lösung gerinnt beim Kochen nicht, wohl aber durch wenig Essigsäure oder durch Weingeist. Caseïn löst sich leicht in wässrigem und kohlensaurem Ammoniak. Fibrin verhält sich gegen Ammoniak wie gegen Kali. Mucin löst sich leicht in Ammoniak, selbst bei Anwesenheit sehr geringer Mengen des letzteren; die Lösungen verhalten sich wie Lösungen in Kali. Auf Hornstoffe wirkt kaustisches Ammoniak lösend, auf Fette verseifend.

Dem Salmiakgeist kommt örtliche und entfernte Wirkung zu, von denen erstere sich sowohl auf Haut und Schleimhäuten geltend macht und bei länger dauernder Einwirkung sich als kaustische, bei kürzer dauernder Application als erethistische darstellt.

Auf der äussern Haut resultirt nach Einreibung mit Liq. Amm. caust. oder nach Application eines anderen Präparates, z. B. Gondrets Salbe, sehr rasch (in 5—10 Min.) Wärmegefühl, Brennen und selbst Schmerzempfindung; bei höheren Graden der Einwirkung kommt es zu Exsudation und Blasenbildung, wobei Bildung kleiner Vesikeln schon in 10—30 Min. sich zeigt, mit lebhafter Röthung der Umgebung, bei leichteren zu blosser Abschuppung der Epidermis. Wirkt Ammoniak längere Zeit ein, indem man die Verdunstung verhindert, so erfolgt Auflösung der Epidermis und sehr rasche Verwandlung der darunter liegenden Theile in einen weichen, pulpösen, grau gefärbten Schorf, welcher Aehnlichkeit mit dem durch Kalihydrat erzeugten zeigt. Diese Einwirkung ist stets von lebhaften Schmerzen begleitet und findet ihre Erklärung in der Action des Ammoniaks auf Fette und Albuminate, welche durch das tiefere Eindringen des Ammoniakgases sich ziemlich weit ausdehnt, wie dies C. G. Mitscherlich bei Application auf die Bauchhaut beim Kaninchen nachwies.

Ammoniakdämpfe verursachen auf der Augenbindehaut lebhaften Schmerz und Röthung mit Thränenfluss. Selbst in beträchtlicher Verdünnung bewirken sie durch Reizung der Membrana Schneideri Niesen und Vermehrung des

Nasenschleimes. In conc. Form und längere Zeit eingeathmet bedingen sie Respirationsbeschwerden, Schmerzen in der Brust, Husten, selbst Stickanfälle (Castan), Blutauswurf und croupartige Entzündung der Luftwege (Barclay, Patterson). Bei Einathmung minder conc. Dämpfe kommt es nur zu Vermehrung der Secretion und Hyperämie.

In den Magen gebracht wird Liq. Amm. caust., in kleinen Dosen (2—5—10 Tropfen) und diluirt angewendet, durch die Salzsäure des Magensaftes neutralisirt und ruft keine topischen Erscheinungen, vielleicht mit Ausnahme von Ructus (Wibmer), hervor. Auch bei längerer Darreichung resultiren selten Digestionsstörungen. Bei Einführung grösserer Mengen macht sich die Affinität zum Eiweiss geltend. Bedeutendere Quantitäten (15,0—30,0) haben äusserst heftige Irritation der Magenschleimhaut zur Folge. Bei damit vergifteten Kaninchen findet sich im Magen und in den oberen Theilen des Dünndarms eine grosse Menge rothgefärbten Schleims, theilweise Auflösung und theilweise Aufquellung des Pflasterepithels, sowie Hämorrhagien, in denen die Blutkörperchen z. Th. aufgelöst erscheinen (C. G. Mitscherlich). Bei Vergiftungen am Menschen kommt es zu Gastroenteritis mit schwärzlicher Verfärbung der Lippen und Zunge (Barclay, Taylor). Durchfälle kommen nach toxischen Gaben Ammoniaks nur ausnahmsweise vor (Wilkins).

Ueber die Schicksale des resorbirten Ammoniaks haben neuere Untersuchungen mit Sicherheit dargethan, dass dasselbe im Organismus sich mit Carbaminsäure zu Harnstoff verbindet.

Dass Ammoniak nicht als solches in den Harn übergehe, ist an sich schon durch den Umstand bewiesen, dass der Harn bei acuter Ammoniakvergiftung stets sauer reagirt. Während man früher der Ansicht war, dass kaustisches Ammoniak bei medicamentösen Dosen wohl nie als solches, sondern stets als Chlorammonium in den Harn übertrete, wurde die Vermehrung der Harnstoffmenge ohne gleichzeitige Zunahme der Harnstoffausscheidung nach Einführung von Ammoniumcarbonat und verschiedenen anderen Ammoniaksalzen (Ammoniumacetat, Ammoniumformiat) für Hunde (Hallervorden, Adamkiewicz, Salkowski) und auch für den Menschen (Coranda) mit Sicherheit nachgewiesen. Schon Boecker zeigte die Vermehrung des Harnstoffs nach Ammoniakalien und Böhm und Lange (1864) wiesen auf die Verbindung mit Carbaminsäure hin.

Die entfernte Wirkung des kaustischen Ammoniaks ist — wie auch bei allen Ammoniakverbindungen — vorwaltend auf die Medulla oblongata, das vasomotorische Nervensystem und das Rückenmark gerichtet, während das Grosshirn verhältnissmässig wenig afficirt wird. Die Action ist bei grösseren Dosen zwar eine intensive, aber auch verhältnissmässig rasch vorübergehende.

Beim Menschen sah Wibmer nach 10—25 Tropfen Aetzammoniakflüssigkeit Druck in den Schläfen und kurzdauerndes Eingenommensein des Kopfes mit oder ohne Pulsbeschleunigung, so dass ein gewisser Einfluss auf die Hirnthätigkeit nicht in Abrede gestellt werden kann, die jedoch hinter der des Camphers und verschiedener ätherischer Oele entschieden zurückbleibt. Von Anderen wurde Steigerung der Hautwärme, gesteigerte Diaphorese und Diurese und leichte Aufregung beobachtet. Bei Intoxicationen durch per os eingeführtes Ammoniak kommt mitunter rascher Verlust des Bewusstseins und plötzlicher Tod vor; in manchen Fällen finden sich ausgeprägte Convulsionen und Tetanus; in der Regel compliciren sich mit Gastroenteritis Reizungsphänomene seitens der Bronchien, Stickanfälle, Hämoptoë, selbst croupartige Entzündung, welche mit directer Einathmung des Gases in Zusammenhang stehen. Bei Kaninchen sah Mitscherlich nach 8,0 Aetzammoniak (intern) grosse Puls- und Athemfrequenz, hochgradigen Collapsus, Tetanus und klonische Convulsionen. Injection von verdünnter Ammoniakflüssigkeit in grösseren Mengen in die Venen ruft beim

Menschen (Tibbits) ebenso wie bei Hunden und Kaninchen (Orfila) Tetanus hervor und tödtet rasch. Diese krampferregende Wirkung ist allen Ammoniakverbindungen eigen, auch den nicht irritirend wirkenden Salzen, z. B. dem Chlorammonium, und kann somit nicht von der nur dem kaustischen Ammoniak zukommenden massenhaften Auflösung der Blutkörperchen und Aufhebung der Gerinnbarkeit bei Infusion abhängen (C. G. Mitscherlich). Die Krämpfe kommen auch bei durchschnittenem Halsmark vor und sind somit spinale (Funke und Deahna, Böhm und Lange). Die Wirkung entspricht bei Fröschen im Wesentlichen der des Strychnins, doch folgt meistens schon auf den ersten Anfall Erschöpfung; die Erregbarkeitssteigerung der nervösen Centra, von denen die Erregung der motorischen Nerven ausgeht und in denen die reflectorische Uebertragung auf erstere übergeht, ist so gross, dass auch bei stark curarisirten Thieren Krämpfe und Reflexzuckungen durch Ammoniak hervorgerufen werden (Funke und Deahna). Aehnlich starke Erregung bedingt Ammoniak nach Funke und Deahna auch auf das vasomotorische Centrum, woraus hochgradige Verengerung der Arterien hervorgeht, die nach Durchtrennung des Halsmarks niemals in so hohem Grade auftritt. Hiervon leitet Funke auch das constant nach Ammoniakalien hervortretende Steigen des Blutdrucks ab, welches bald mit Beschleunigung, bald mit Verlangsamung des Herzschlages einhergehe. In der Regel ist der Puls accelerirt, nach Böhm und Lange durch Erregung spinaler Beschleunigungsnerven; eine Verstärkung der Arbeitsleistung des Herzens findet nicht statt. Einen abnorm hohen Erregungszustand bietet auch das Athemcentrum (Böhm und Lange), daneben auch das Vaguscentrum und die peripheren Vagusendigungen in der Lunge.

Man schreibt dem Ammoniak ferner eine erregende Wirkung auf die Secretion zu, welche namentlich an den Bronchialschleimdrüsen und den Schweissdrüsen sich documentiren soll.

Hertwig sah bei Pferden nach 8,0 stark vermehrte Secretion der Bronchien und Röthung der Bronchialschleimhaut. Auch bei subcutaner Application sind dieselben zu beobachten. Der Harn wird nach Ammoniak nicht alkalisch, nach Brücke bleibt er sogar bei nachweisbarem Gehalte an Ammoniak sauer.

Die medicinische Anwendung des Aetzammoniaks zur Hervorrufung entfernter Wirkungen ist heutzutage eine sehr seltene geworden. Nach den physiologischen Wirkungen lässt es sich als flüchtig erregendes Mittel in Collapsus und Ohnmachten rationell benutzen; doch findet es bei letzteren vorzugsweise als Riechmittel Verwendung, um auf reflectorischem Wege eine Erregung der Hirnthätigkeit hervorzurufen. Besonders gerühmt ist es bei manchen Vergiftungen, namentlich durch thierische Gifte, wo es theilweise auch wirklich antidotarisch wirkt, wie bei den Stichverletzungen der Bienen, Wespen, Hornissen und Hummeln.

In den meisten Fällen, wo man Ammoniak als Excitans in Anwendung bringen will, bevorzugt man das Ammonium carbonicum. Nur bei Vergiftung durch Schlangenbiss hat das Ammoniak in Lösung vorwaltend Verwendung gefunden. Hier steht seit alter Zeit als internes Mittel die Aqua Luciae, Eau de Luce, Liquor cornu cervi succinatus, eine nicht immer gleich componirte Mischung aus Aetzammoniak, Bernsteinöl und Alkohol, die man bis zu 2,0 pro dosi gab, in Ansehen (E. Home, Jussieu). Dieselbe ist der sog. weisse Schlangentrank der Indianer, welcher wohl nicht mehr leistet wie Liquor Ammonii causticus, dessen Nutzen übrigens sehr problematisch ist, obschon aus neuerer Zeit Mittheilungen über einzelne geheilte Fälle vom Bisse der Cobra di capello vorliegen, welche durch Injection von Aetzammoniakflüssigkeit in die Venen geheilt sind (Smith, Jenkins, Halford). In Ostindien und Australien angestellte beweiskräftige Versuche zeigen evident, dass bei Subcutaninjection letaler Dosen des Najagiftes Ammoniakinfusion ohne jeden

Erfolg bleibt. Eine Neutralisation des Schlangengiftes durch Ammoniak, das man auch äusserlich auf die Bisswunden brachte (und nicht bloss um ätzend zu wirken, worin Ammoniak jedenfalls dem Kali causticum und Antimonchlorid nachsteht), dürfte kaum anzunehmen sein, da das Schlangengift nicht zu den Säuren gehört, wie dies bei dem Gifte der bereits oben genannten Insecten (Apis mellifica L., Vespa vulgaris, Vespa Crabro, Bombus terrestris u. a. m) der Fall ist, wo wahrscheinlich Ameisensäure das Gift bildet. Hier ist die örtliche Application von verdünntem Salmiakgeist oft von ganz überraschender Wirkung und sind Ammoniakalien wegen ihrer Flüchtigkeit offenbar den fixen Alkalien vorzuziehen. Natürlich ist hier interne Application völlig überflüssig. Viperngift mit Ammoniak gemischt büsst dagegen seine Giftigkeit nicht ein (Fontana). Antidotarische Wirkung hat man früher auch bei Blausäurevergiftung angenommen und deshalb Inhalationen von Ammoniak empfohlen, doch wirkt Cyanammonium, das sich dabei bilden sollte, nicht viel weniger giftig als Cyanwasserstoffsäure, die noch dazu meist so rasch tödtet, dass jedes Antidot überflüssig wird. In gleicher Weise empfehlen Kastner, Bischoff und Devergie Ammoniakinhalationen bei Intoxication durch Chlordämpfe, um unschädliches Chlorammonium zu bilden; vielleicht ist Ammoniak bei schleuniger Application zu gebrauchen, später steigert es die Entzündung. Als Analepticum ist Ammoniak auch bei Morphinismus, Chloroformasphyxie, Alcoholismus acutus u. a. narkotischen Vergiftungen benutzt, theils als Riechmittel, theils sogar bei Chloroformsyncope (Neild) direct in die Venen injicirt. Vielfach hat sich die Ansicht Bahn gebrochen, dass Ammoniak vom Magen aus keine Wirkung entfalten könne, weil es hier in Chlorammonium umgewandelt werde und sind deshalb andre Einführungswege versucht. So hat Zülzer bei Adynamie im Typhus, wo in älterer Zeit Ammoniak und Ammoniumcarbonat viel gebraucht waren, Liq. Ammonii caustici (mit Ol. Anisi) zur subcutanen Injection empfohlen. Im Bellevue-Hospital zu New York hat Griswold die Infusion bei Collaps nach Verletzungen wiederholt mit Erfolg in Anwendung gebracht. Da indess alle Ammoniaksalze in gleicher Weise das Nervensystem beeinflussen, so ist auch die interne Anwendung durchaus gerechtfertigt. Bei synkoptischen Zuständen benutzt man Ammoniak als Riechmittel.

Weniger gerechtfertigt als die Anwendung als Excitans erscheint der Gebrauch als Antispasmodicum, wo vielleicht nur die örtliche Application von Ammoniakdämpfen bei Keuchhusten (Perroton, Stillé) und Asthma noch einigermassen rationell erscheint. Die älteren und neueren Empfehlungen gegen Epilepsie (Pinel, Herpin) und Tetanus (Rigaud, M'Auliffe, Cherbonnier), bei Paralysen (Bichat) und bei Delirium tremens (Teissier u. A.) sind ohne Bedeutung.

Entschieden günstigen Erfolg zeigt kaustisches Ammoniak manchmal bei Bronchitis und Laryngitis, wo es oft die Heiserkeit in kurzer Zeit beseitigt.

Die rasch vorübergehende Wirkung des kaustischen Ammoniaks macht dasselbe schwerlich zu längerem Gebrauche gegen chronische Krankheiten geeignet. Empfohlen ist dasselbe gegen chronischen Rheumatismus (gleichzeitig zur Erregung der Hautthätigkeit und Neutralisation überschüssiger Milchsäure) und Scrophulose (Verdier), ferner bei Diabetes, wo Ammoniak schon früher (Naumann, Golding Bird, Barlow) als Surrogat der fixen Alkalien und neuerdings von Adamkiewicz, der durch Ammoniakalien nicht nur Abnahme des Zuckers, sondern auch solche der Diurese und des Durstes eintreten sah, empfohlen wurde.

Die Anwendung des Ammoniaks als örtlich wirkendes Mittel geschieht vorzugsweise zur Hervorrufung von Blasenbildung oder Röthung auf der Haut, um dadurch die im Allgemeinen von den Dermerethistica, in specie Canthariden und Senf, bedingten Effecte zu erreichen; ferner als Riechmittel, um durch Reizung des Trigeminus und Vagus reflectorisch auf das Gehirn zu wirken, endlich, jedoch seltener, bei chronischen Katarrhen der Respirationswege (Coryza, Angina, Bronchitis chronica) in Form von Inhalationen.

Als Vesicans ist Ammoniak besonders in Frankreich gebräuchlich, meist in Form der Gondretschen Salbe; maassgebend erscheint dabei der Umstand, dass es verhältnissmässig rasch und nicht auf die Nieren wirkt. Als eigentliches Aetzmittel ist die Ammoniakflüssigkeit kaum anzuwenden. Als hautreizendes Mittel steht Ammoniak (und noch mehr seine Präparate) namentlich bei Rheumatismus in Ruf, nicht minder der oben erwähnte L. A. c. spirituosus zur Beförderung der Aufsaugung bei Contusionen, Blutextravasaten und Oedemen. Hautentzündung und theilweise auch Cauterisation hat man nicht nur zur Erzielung reflectorischer Wirkungen, sondern auch bei localen Affectionen, z. B. bei Pernionen und Verbrennungen (wo ihn Guérard u. A. als Abortivmittel benutzten), auch bei Pruritus, Favus, Acne indurata, Sommersprossen (hier besonders auch die oben erwähnte Aqua Luciae) u. s. w., mit dem Mittel zu Wege gebracht. Auch in Fistelgänge und auf torpide Geschwüre ist er in diluirter Lösung gebracht; selbst bei Hydrocele und bei Prendarthrose hat man solche injicirt. Einen besonderen Gebrauch machte Lavagna davon, indem er bei Amenorrhoe L. A. c. verdünnt in den Uterus injicirte; Andere leiteten Ammoniakgas in denselben. Bei Angina tonsillaris, Diphtheritis (hier auch um die Membranen zu lösen, nach Bridger) u. s. w. ist Aetzammoniak auch direct applicirt, entweder aufgepinselt (Ducros) oder in Gurgelwässern. Bei Amaurose bestrich man die Augenlider und die Umgebung des Auges damit (mit āā Tr. Castorei oder mit Aether und Pfefferminzöl), selbstverständlich ohne Nutzen.

Innerlich wendet man den Liquor Ammonii caustici zu 0,15—1,0 mehrmals täglich an, theils in Tropfenform, theils in Mixturen. Die Darreichung muss stets in schleimigem Vehikel und in starker Dilution geschehen, um Entzündung des Magens zu verhüten, wie solche wiederholt z. B. bei Anwendung gegen Schlangenbiss und Scorpionenstich bei Kindern in sehr störender Weise hervorgetreten ist (Guyot). Erhöhung der Dosis ist wegen der zu befürchtenden Krämpfe gefährlich. Auch hier genügen 5—10—15 Tropfen pro dosi und 8,0—10,0 im Ganzen (v. Hasselt). Für den inneren Gebrauch ist Ammonium carbonicum unzweifelhaft vorzuziehen.

Zu Klystieren (bei Bewusstlosen und des Schluckens Unfähigen) setzt man 5—15 Tropfen dem Vehikel (lauwarmem Haferschleim) unmittelbar vor der Application zu. Bei Infusion in die Vene hält Griswold selbst Dosen von 4,0 in starker Verdünnung gerechtfertigt und unschädlich. Zur Subcutaninjection empfahl Zülzer eine dem Liq. Amm. anisatus (vergl. Präparate) nahe stehende Mischung.

Zur Hervorrufung von Hautröthung reibt man Ammoniak für sich oder in Verbindung mit aromatischen und spirituösen Flüssigkeiten mehrere Minuten lang ein; noch häufiger jedoch bedient man sich einzelner der unten genannten Präparate. Als Vesicans wird Ammoniak oder noch besser der Dzondische Ammoniakspiritus, da bei diesem auch der Alkohol mitwirkt, in der Weise benutzt, dass man eine 8—10 fach gefaltete Compresse damit tränkt und das Verdunsten durch Bedecken mit Wachstaffet oder Guttaperchapapier verhindert, wobei man, um die Wirkung zu begrenzen, den Verband mit einem breiten Collodiumrande bestreicht. Dies Verfahren macht die alte Applicationsweise der Gondretschen Salbe, Unguentum ammoniacatum Gondretii, statt deren man eine Mischung von 1 Th. Liquor Amm. caust. mit 4 Th. Ungt. cereum benutzen kann, oder von Mischungen mit Oelen in einem Schröpfkopfe oder Fingerhute oder auf einem Stücke Zündschwamm entbehrlich. Zu Injectionen in die Scheide bei Amenorrhoe nahm Lavagna anfangs 10, später allmälig steigend bis 40 Tropfen auf 50,0 lauwarme Milch. Zu Injectionen in Fistelgänge und zu Ueberschlägen bei torpiden Geschwüren nimmt man Verdünnungen von 1:5—10 (Richard), zu sonstigen externen Zwecken meist solche von 3—6:100.

Als Riechmittel und Inhalationsmittel ist der Liq. Amm. caust. stets mit Vorsicht zu benutzen, um nicht heftige Irritation der Luftwege zu erhalten.

Man hat hier übrigens auch Ammoniakgas direct bereitet angewendet, wovon natürlich das Nämliche gilt. Besondere Vorsicht erheischt die Application bei Bewusstlosen.
Bei der Verordnung sind als zersetzend Säuren, saure Salze, Erd-, Metall- und Alkaloidsalze zu meiden. Gefahren können auch durch Verordnen mit Präparaten, welche freies Chlor und Iod enthalten, z. B. Chlorwasser, Iodtinctur und Chlorkalk, resultiren, indem sich beim Contact mit denselben möglicherweise Iod- und Chlorstickstoff bilden, deren höchst explosive Eigenschaften bekannt sind.

Präparate:

1) **Linimentum ammoniatum** s. ammoniacatum, Linimentum volatile; **flüchtiges Liniment,** flüchtige Salbe. Durch Zusammenschütteln von 3 Th. Olivenöl, 1 Th. Mohnöl und 1 Th. Salmiakgeist bis zu vollständiger Vereinigung erhalten, bildet das flüchtige Liniment eine weissliche, dickflüssige Masse, die auch bei längerem Aufbewahren sich nicht in zwei Schichten trennt. Nach Hager ist es keine Seife, sondern nur eine Emulsion, in der sich indess mit der Länge der Zeit Amidverbindungen bilden können (Boullay). Es dient sehr allgemein zu zertheilenden und schmerzlindernden Einreibungen, häufig in Verbindung mit andern Substanzen, z. B. Opiumtinctur, Cantharidentinctur, Chloroform, Petroleum u. s. w. Bei kräftiger oder wiederholter Einreibung macht das Liniment Schmerzen und Excoriationen, die bei einmaliger gelinder Einreibung nicht eintreten; wird damit bestrichener Flanell auf die Haut applicirt und die Verdunstung gehindert, so kann es geradezu als Vesicans wirken. Für die Armenpraxis lassen sich billigere Mischungen von gleicher Wirksamkeit durch Mischen von Baumöl oder Rüböl mit Aetzammoniak darstellen.

2) **Linimentum ammoniato-camphoratum**, Linimentum volatile camphoratum; **flüchtiges Campherliniment.** Durch Zusammenschütteln von 3 Th. Campheröl, 1 Th. Mohnöl und 1 Th. Salmiakgeist erhalten; weisslich, halbflüssig und homogen. Es wird genau wie das flüchtige Liniment benutzt. Aehnlich ist das Linimentum Ammoniae compositum der Engländer.

3) **Linimentum saponato-camphoratum; Opodeldok.** 60 Th. medicinische Seife, 20 Th. Campher bei gelinder Wärme in 810 Th. Weingeist und 50 Th. Glycerin gelöst und warm in das zur Aufbewahrung des Opodeldoks bestimmte Gefäss filtrirt, dazu 4 Th. Thymianöl, 6 Th. Rosmarinöl und 50 Th. Liquor Ammonii caustici hinzugefügt und das Gemenge schnell abgekühlt. Das Präparat bildet eine halb durchscheinende, wenig opalisirende, weissgelbliche, gallertartige Masse, welche bei der Wärme der Hand schmilzt und keine harten Körperchen enthalten darf. Die dem Präparate gegebene deutsche Bezeichnung ist bis auf den heutigen Tag nicht genügend erklärt. Sie stammt aus England, wo die Benennung im 17. Jahrhundert für ein Pflaster gegen Syphilis und Pestbeulen benutzt wird. Am wahrscheinlichsten ist die von Borland versuchte Etymologie, wonach es aus ὀπὸς, Saft und θέλγω, besänftigen, lindern, zusammengesetzt ist, natürlich in etwas barbarischer Weise. Der Opodeldok ist ein Hauptmittel gegen Rheumatismus, Verstauchungen, Drüsengeschwülste u. s. w.

4) **Linimentum saponato-camphoratum liquidum; flüssiger Opodeldok.** 120 Th. Campherspiritus, 350 Th. Seifenspiritus, 24 Th. Salmiakgeist, 2 Th. Thymianöl, 4 Th. Rosmarinöl gemischt und filtrirt. Klare, gelbliche Flüssigkeit, welche, wie der gewöhnliche Opodeldok benutzt wird. Der Name flüssiger Opodeldok wurde früher auch einem nicht campherhaltigen, eine flockigtrübe Flüssigkeit darstellenden Einreibungsmittel gegeben, welches unter der Bezeichnung Linimentum saponato-ammoniatum officinell war.

6) **Liquor Ammonii anisatus,** Ammoniacum solutum anisatum, Spiritus Salis ammoniaci anisatus; **anishaltige Ammoniumflüssigkeit.** Anisöl 1 Th. in 24 Th. Spiritus gelöst, Liquor Ammonii caustici 5 Th. Das Präparat stellt eine vollkommen klare, gelbliche, durch Wasserzusatz sich milchig trübende,

nach Ammoniak und Anisöl riechende und schmeckende Flüssigkeit dar, welche vorzugsweise zum innern Gebrauche dient und zu 5—15 Tropfen 3—4 mal täglich, nicht selten auch in höheren Gaben als Expectorans, Carminativum und Diaphoreticum gereicht wird. Man wendet es meist in schleimigem Vehikel an oder als Expectorans in Form des S. 351 erwähnten **Brustelixirs**. Selten wird es Salben oder Linimenten zugesetzt; v. Siebold benutzte es mit 15 Th. Lavendelspiritus zu Einreibungen bei Singultus der Kinder. Zülzer injicirte es mit Zusatz von Alkohol subcutan bei typhöser Adynamie, Kocher empfahl es bei Hyperemese und Collapsus in Folge von medicinalen Dosen Veratrin bei Pneumonikern.

Aehnliche Präparate mit andern ätherischen Oelen waren früher unter den Bezeichnungen Liquor Ammoniaci lavandulatus, foeniculatus, foetidus und aromaticus in gleicher Richtung gebräuchlich. Der Liquor Ammonii aromaticus entspricht im Wesentlichen dem in früherer Zeit als krampfstillendes Mittel sehr geschätzten Liquor oleosus Sylvii s. Sal volatile oleosum Sylvii und enthält Anis-, Nelken-, Zimmt-, Macis- und Bernsteinöl.

Verordnungen:

1) ℞
Liquoris Ammonii anisati
Tincturae Opii benzoicae āā 5,0
Aquae Amygdalarum amararum 10,0
Syrupi Althaeae 60,0
M. D. S. 3—4mal täglich 1 Theelöffel voll. (Bei chronischen Katarrhen der Respirationsorgane).

2) ℞
Liquoris Ammonii caustici 0,5
Aq. comm. 100,0
Syrupi simpl. 25,0

M. D. S. Esslöffelweise. (Bei Cholera, Alcoholismus u. s. w. Potion ammoniacale **Cod. Fr.**)

3) ℞
Liq. Amm. caust. spir. 40,0
Spiritus Camphorae 30,0
Olei Terebinthinae 10,0
M. D. S. Zum Einreiben.

Ammonium carbonicum, Ammoniacum carbonicum, Sal volatile s. Ammoniaci, Alkali volatile s. A. v. siccum. Carbonas Ammoniae alkalinus, Carbonas s. Sesquicarbonas ammonicus; **Ammoniumcarbonat, flüchtiges Laugensalz, reines Hirschhornsalz, kohlensaures Ammoniak.**

Das Ammoniumcarbonat, welches durch Erhitzen von Salmiak oder Ammoniumphosphat mit gepulvertem Calciumcarbonat fabrikmässig dargestellt wird, ist nicht, wie man früher annahm, Ammoniumsesquicarbonat, sondern eine Verbindung von Ammoniumcarbonat und Ammoniumcarbaminat und bildet dichte, harte, durchscheinende, faserig-krystallinische Massen von stark ammoniakalischem Geruche, welche an der Luft verwittern und sich mit einer weissen zerreiblichen Masse von Ammoniumbicarbonat (sog. Offa Helmontii) bedecken. Es löst sich in 4 Th. Wasser langsam, aber vollständig, braust mit Säuren auf und verflüchtigt sich ganz bei mässiger Wärme. In früherer Zeit bereitete man das Salz durch trockene Destillation stickstoffhaltiger Materien (daher der Name Hirschhornsalz), wobei ein mit brenzlichen Producten verunreinigtes Ammoniumcarbonat sich verflüchtigt, welches als Ammonium carbonicum pyrooleosum (vgl. Präparate) officinell war. In England benutzt man auch das doppeltkohlensaure Ammoniak, Ammonium bicarbonicum, ein weisses, fast gar nicht nach Ammoniak riechendes und schmeckendes Salz, welches keine kaustische Action besitzt und zu 0,5—1,0 in wässriger Lösung oder in Brausemischungen gegeben wird. In Berlin wird dasselbe durch die Aqua Ammonii carbonici, eine mit Kohlensäure gesättigte Lösung von Ammonium carbonicum in Wasser (1:2000), ersetzt (Simon).

Das Ammoniumcarbonat schliesst sich in seiner Action fast vollständig dem Aetzammoniak, dessen Wirkung auf Proteïnstoffe es im Allgemeinen theilt, an, ist hinsichtlich seiner örtlichen Action jedoch entschieden milder und wird deshalb für den inneren Gebrauch demselben vorgezogen.

Ueber die Wirkung beim gesunden Menschen liegen wenige exacte Beobachtungen vor. Wibmer will nach 0,4 nur ein leichtes Eingenommensein des Kopfes, besonders in Stirn und Schläfen, wahrgenommen haben, welche sich nach zwei weiteren, ebenso grossen, binnen 20 Min. ingerirten Gaben steigerte und neben welchem nach einer 4. Gabe Hustenreiz und vermehrte Bronchialsecretion auftrat; die Pulsfrequenz stieg dabei ganz unbedeutend, und Beeinträchtigung der Esslust oder sonstiger Functionen fand in keiner Weise statt. Gaben von 0,8 (Neligan) oder 2,0 (Pereira) können Nausea und Erbrechen hervorrufen. Ueber die Effecte länger fortgesetzten Gebrauches des kohlensauren Ammoniaks bei Menschen gehen die Angaben auseinander. Pereira reichte einem Epileptiker 3mal täglich 1,0 2 Monate hindurch ohne irgend welche Schädigung der Gesundheit und gab mit gleichem Effecte Scrupeldosen 2—4 Wochen hindurch, während Cazenave dem längeren Gebrauche des Salzes Störungen der Digestion und daraus resultirende Emaciation und Schwäche vindicirt. Selbst Hämorrhagien aus Mund, Magen und Darm, Erweichung der Muskeln und allgemeine Tabes mit nachfolgendem Tod sollen nach längerem Cousum von Ammoniumcarbonat eingetreten sein (Huxham). Sicher ist die örtliche Action auf die Magenschleimhaut von der Form der Darreichung (Substanz, Lösungen von verschiedener Concentration) abhängig.

Thierversuche liegen in Hinsicht auf kohlensaures Ammoniak in nicht unbedeutender Anzahl vor, doch beziehen sich dieselben vorzugsweise auf die Wirkung der Injection in das Blut, wonach Erscheinungen sich manifestiren, wie sie im Verfolge chronischer Nephritis auftreten und als urämische bezeichnet werden (Erbrechen, Würgen, Unruhe, Convulsionen, Sopor). Die Frage, ob die sog. Urämie auf wirkliche Intoxication mit kohlensaurem Ammoniak, das im Blute aus Harnstoff unter der Einwirkung eines Ferments entstehe (Frerichs), oder aus dem im Darme abgeschiedenen Harnstoff sich bilde (Treitz u. Jaksch), zu beziehen sei, kann noch nicht als abgeschlossen betrachtet werden und hier selbstverständlich nicht weitläufiger zu erörtern. Nach Rosenstein soll kohlensaures Ammoniak stets zu epileptiformen Krämpfen, das urämische Agens dagegen bald zu Epilepsie, bald zu Coma, Convulsionen oder Delirien Veranlassung geben. Sicher erscheint die Injection kohlensauren Ammoniaks in das Blut minder intensiv wirkend wie die Infusion von Liq. Ammon. caustici, vielleicht in Folge geringerer Einwirkung auf die Blutkörperchen, so dass, wie schon Seybert angab, Hunde von Injection von 0,8 in die Venen nach eingetretenem Zittern und Krämpfen sich wieder erholen können. Bei subcutaner Injection bewirken toxische Dosen Convulsionen und gesteigerte Reflexerregbarkeit; die Temperatur, welche Laborde danach steigen gesehen haben will, sinkt nach eignen Versuchen dabei constant, selbst um mehrere Grade. Der Herzstillstand ist ein diastolischer (Th. Husemann und Selige). Ammoniumcarbonat steht dem Chlorammonium an Giftigkeit nach.

Bei medicinalen Dosen A. c. geht offenbar kaum eine Spur desselben als solches in das Blut über, aber selbst bei Einspritzung in das Blut wird das kohlensaure Ammoniak rasch gebunden oder verändert, so dass es nicht mehr in demselben nachweisbar erscheint. Böhm u. Lange konnten weder im Blut, noch in der Exspirationsluft, noch im Urin von Thieren, denen A. c. zu 0,1—0,5 in das Blut injicirt wurde, freies Ammoniak constatiren und sind der Ansicht, dass dasselbe sich in Harnstoff umwandle. Andererseits behauptet Rabuteau — welcher nach seinen Versuchen besonders die diaphoretische Wirkung des kohlensauren Ammoniaks bestreitet — in der Exspirationsluft mit A. carb. vergifteter Thiere geringe Spuren von Ammoniak nachgewiesen zu haben. Eigene Versuche, in denen das Salz subcutan injicirt wurde, ergaben in einzelnen Fällen ein positives Resultat, in den meisten dagegen ein negatives.

Genauere physiologische Versuche über die Einwirkung von kohlensaurem

Ammoniak liegen aus neuester Zeit von Böhm und Lange vor. Ausser den tetanischen Convulsionen, welche Böhm u. Lange vom Rückenmarke abhängig machen, da sie auch nach Durchschneidung des Halsmarkes eintreten, ruft die Injection von kohlensaurem Ammonium auffallende Veränderungen der Athmungsfunctionen, des Blutdrucks und der Circulation hervor. Nach einem inspiratorischen Athmungsstillstande von wenigen Secunden Dauer folgt bei mittleren Giftmengen (0,1—0,2) enorme Beschleunigung der Athemfrequenz ohne eigentliche Dyspnoe, bei stärkeren (0,3—0,5) beträchtliche Retardation derselben und später Acceleration. Da die Beschleunigung der Athmungsfrequenz durch Vagusdurchschneidung nicht herabgedrückt wird und nach vorher ausgeführter Vagusdurchschneidung nur der kurze inspiratorische Stillstand ausfällt, ist mit Bestimmtheit anzunehmen, dass die Ammoniakalien in mittleren Dosen das respiratorische Centrum in der Medulla oblongata in einen abnorm hohen Erregungszustand versetzen, während bei Steigerung der Dose Lähmung desselben erfolgt. In Hinsicht auf den Blutdruck fanden Böhm und Lange sowohl bei curarisirten als bei nicht curarisirten Thieren nach kurz vorübergehendem Sinken ziemlich jähes Ansteigen desselben, womit gleichzeitig bedeutende Pulsbeschleunigung erfolgt; Steigerung der Dose über eine bestimmte Grenze hinaus bewirkt rasch Drucksenkung und Herzstillstand. Die Blutdrucksteigerung ist unabhängig vom vasomotorischen Centrum im verlängerten Mark, dessen Abtrennung dagegen die Steigerung der Pulsfrequenz ausfallen lässt. Die Vagi sind bei diesen Phänomenen nicht betheiligt, ebenso ist die Drucksteigerung von den tetanischen Convulsionen unabhängig.

Als Medicament kommt — von dem externen Gebrauche abgesehen — Ammonium carbonicum in allen Fällen in Anwendung, wo kaustisches Ammoniak benutzt wird, und dient als Excitans, Analepticum, Antispasmodicum sogar in praxi häufiger als dieses.

Eine detaillirte Aufzählung der Krankheiten, wo man Amm. carb. gegen Adynamie und Collapsus gab, erscheint hiernach überflüssig, und wollen wir nur hervorheben, dass die Effecte, welche man bei derartigen Zuständen im Scharlachfieber beobachtete, dem Mittel in England geradezu den Ruf eines Specificums in dieser Krankheit verschafft haben (Peart, Wilkinson, M'Nab, Witt u. A.), die Einzelne sogar von Mangel an Ammoniak im Blute abhängig ansahen. Auch bei Masern (Strohl, West), Erysipelas und asthenischer Pneumonie (Laënnec, Neligan, Guérard, Rognetta) ist das Mittel in Ansehen. Bei Cholera rühmen es im asphyktischen Stadium (hier meist mit Opium oder Campher) Broeks, Hamburger und Donalson. Besondere Empfehlung fand es auch bei Sonnenstich (Baxter, Darrach u. A.) und bei Pneumonie überhaupt und im kindlichen Lebensalter insbesondere (Patton), wo es die Hyperinose des Blutes herabsetzen soll. Von chronischen Affectionen, wo A. carb. Gebrauch fand, nennen wir Psoriasis und squamöse Exantheme überhaupt, bei denen Cazenave und Anderson schon nach achttägigem Gebrauche günstige Effecte beobachteten. Von der früher üblichen Anwendung als neutralisirendes Mittel bei Magensäure und davon abhängigem Tympanites und Darmkatarrh dürfte besser zu abstrahiren sein, da hier Natr. carb. das Nämliche leistet. Als Riechmittel lässt sich Amm. carb. ebenfalls verwenden; der Gebrauch zu Fomenten, Waschungen und Salben kann als obsolet gelten.

Man giebt das Ammonium carbonicum zu 0,2—0,5 mehrmals täglich, am besten in Solution.

Pulverform ist unzweckmässig, jedenfalls muss dabei charta cerata angewendet werden. Vielfach dient es auch zu Saturationen (vgl. S. 172), die man wie Amm. carbon. benutzt.

Früher hatte man eine nicht unbeträchtliche Anzahl officineller Präparate des Ammoniumcarbonats. Das einfachste derselben war eine als Liquor Ammonici carbonici, Ammoniacum carbonicum solutum, Spiritus salis Ammoniaci aquosi, bezeichnete Lösung von 1 Th. Ammoniumcarbonat in 3 Th. Wasser. Dieselbe diente zur Bereitung von Saturationen, ferner für sich zu 1,0—3,0 3—4 mal täglich in Tropfen oder Mixturen überall statt des trockenen Salzes. Zu 15—30 Tropfen im Katzenjammer empfohlen.

Sehr geschätzt war in früherer Zeit ein Gemisch von 32 Th. Ammoniumcarbonat und 1 Th. Oleum animale aethereum, welches als Ammonium carbonicum pyro-oleosum, Sal volatile cornu cervi, brenzliches Hirschhornsalz, bezeichnet wurde. Es stellt ein weisses, mit der Zeit gelb werdendes, in Wasser mit gelblicher Farbe lösliches Pulver dar, welches theilweise wie das später zu besprechende Thieröl wirkt und bei Typhus, Krämpfen, Lähmungen, Asthma, chronischem Rheumatismus und Hysterie zu 0,2—0,5 gegeben ist. Lebert empfahl es besonders gegen Pneumonia potatorum. Eine Lösung des Präparats in 3 Th. Wasser bildete den Liquor Ammonii carbonici pyro-oleosi, welchen man innerlich zu 5—15 Tropfen in aromatischem Thee administrirte und äusserlich bei cariösen schmerzenden Zähnen oder bei Amaurose mit āā Wasser verdünnt einrieb.

Als bernsteinsaure Ammoniumflüssigkeit, Liquor Ammonii succinici, Ammoniacum succinicum solutum, Liquor Cornu cervi succinatus, Ammonium succinicum pyro-oleosum, war ein durch Sättigung von 1 Th. Acid. succinicum in 8 Th. Aq. dest. gelöst mit Amm. carb. pyro-oleosum q. s. resultirendes klares, bräunliches, allmälig braun werdendes, neutrales, beim Erwärmen sich völlig verflüchtigendes Liquidum von empyreumatischem Geruch officinell. Das Präparat entbehrt der kaustischen Action ganz und kann als milderes Ammoniakpräparat zu 20—30 Tropfen gereicht werden. Mit āā Spir. aethereus bildete es den früher bei Gicht und Krampfen im kindlichen Lebensalter gerühmten Liquor antarthriticus Elleri s. antispasticus s. Liquor Amm. succinici aethereus. In ähnlicher Weise wie L. A. succ. sind auch Sättigungen von Ammonium carbonicum pyro-oleosum mit Benzoësäure (sog. Liquor Ammonii benzoici) oder mit Weinsäure (Liq. Ammonii tartarici) angewendet.

Verordnungen:

1) ℞
Amm. carbon. 1,0
Syrupi Sarsaparillae comp. 100,0
M. D. S. Täglich 1—3 Theelöffel. (Bei Psoriasis und Lepra. **Cazenave.**)

2) ℞
Ammonii carbonici 1,0—2,0
Aq. Menth. pip. 100,0
Syrupi Althaeae 15,0
M. D. S. Zweistündlich 1 Esslöffel. (Bei Scharlach und Pneumonie.)

3) ℞
Liquoris Ammonii succinici 1,0—2,0
Aq. Melissae 80,0
Syrupi simpl. 20,0
M. D. S. Stündlich 1 Esslöffel. (Bei typhöser Bronchitis und Lungenödem. **Oppolzer.**)

Anhang. Ammonium valerianicum; Ammoniumvalerianat, baldriansaures Ammoniak. — Das ursprünglich in Form einer Lösung, Solutio Ammonii valerianici, die in ähnlicher Weise wie der Liquor Ammonii succinici durch Sättigung von Amm carb. mit Baldriansäure erhalten wurde, angewendete Präparat bildet schneeweisse, seidenglänzende Krystalle von angenehmem, süsslichem Geschmacke und eigenthümlichem Geruche, welche sich in der Wärme verflüchtigen und in Wasser und Alkohol leicht lösen. Nach Vulpian soll es selbst zu 10,0 auf Hunde nicht toxisch wirken (?). Von verschiedenen französischen Autoren wird es als Heilmittel bei Neuralgien — nach Déclat kann es zu 7,5 pro die in Zuckerwasser in kürzester Zeit selbst Prosopalgie beseitigen — und gegen Singultus (Devaux) empfohlen. Auch bei Hysterie, Chorea und Epilepsie soll es Günstiges leisten. Frerichs verordnete es mit Extr. Belladonnae gegen Hepatalgie und Cardialgie; Oettinger im Stadium asphycticum der Cholera. Pfeufer, Skoda, Hoenigsberg u. A. sahen gar keine Erfolge davon und nach der physiologischen Action der Baldriansäure dürfen wir keine anderen Effecte als die des Ammonium carb. davon erwarten. Man kann es zu 0,1—0,5 pro dosi in Lösung oder in Pillen verordnen.

Semina Cocculi, Kokkelskörner. — Der physiologischen Wirkung nach reihen sich an die erregenden Hirnmittel die zum Vergiften von Fischen und hier und da zum Verfälschen von Bier benutzten, für die Therapie ziemlich irrelevanten Kokkelskörner, die beerenartigen Früchte einer asiatischen Menispermee, Anamirta Cocculus Wright und Arnott (Menispernum Cocculus L.). Dieselben enthalten neben verschiedenen indifferenten basischen Körpern einen sehr giftigen, nicht glykosidischen Bitterstoff, Pikrotoxin, welcher durch Erregung der im Hirn und in der Medulla oblongata belegenen Krampfcentren bei allen Thierclassen Krämpfe hervorruft, abwechselnd tonische und klonische (Dreh- und Schwimmbewegungen), und gleichzeitig durch Einwirkung auf die psychomotorischen Centren Coma bedingt. Auch die Reflexerregbarkeit wird im Laufe der Vergiftung nach anfänglicher Herabsetzung gesteigert; daneben wirkt Pikrotoxin erregend auf das Vaguscentrum, vermehrend auf die Secretion der Speicheldrüsen und der Schleimhäute und lähmend auf das Herz (Falck, Roeber). Nach Browne und Amagat bewährt sich Chloralhydrat selbst bei 5—8fach letalen Dosen. Wegen ihrer deleteren Wirkung auf Epizoën bei Kopfausschlägen in Salbenform benutzt, haben die Kokkelskörner wiederholt zu Intoxication geführt. Rationell wäre vielleicht die Verwendung des Pikrotoxins bei Lähmung des Facialis u. a. motorischen Hirnnerven.

b. Encephalica anaesthetica, Anästhesirende Gehirnmittel.

Wir fassen unter dieser Gruppe die vorzugsweise zu chirurgischen Zwecken behufs Herstellung eines Zustandes von Bewusstlosigkeit, in welchem schmerzhafte Eindrücke nicht zur Perception gelangen und deshalb Operationen schmerzlos ausgeführt werden können, angewendeten Mittel zusammen. Indem die hierher gehörigen Stoffe zunächst mehr oder weniger Excitation erregen, schliessen sie sich dem Alkohol und den Analeptica an, als welche sie zum Theil ebenfalls angewendet werden; indem sie auch bei schmerzhaften Leiden und zur Beruhigung krankhafter Zustände dienen, bilden sie den Uebergang zu den Cerebrospinalia sedativa.

Die Entdeckung der anästhesirenden Mittel und deren Verwendung zu chirurgischen Zwecken kann als ein Triumph der Medicin der Gegenwart betrachtet werden, obschon bereits aus dem Mittelalter über Stoffe berichtet wird, welche von Chirurgen (Hugo v. Lucca u. A.) zum Einschläfern in der Weise benutzt wurden, dass man die Patienten davon athmen liess. Ebenso soll in China seit uralter Zeit das anästhesirende Verfahren in Gebrauch gestanden haben. Von den jetzt verwendeten Stoffen ist das Stickstoffoxydul zuerst zu chirurgischen Zwecken als Anästheticum vorgeschlagen, indem bereits dessen Entdecker Humphrey Davy seine Anwendung in dieser Richtung empfahl. Gewöhnlich verknüpft man die Entdeckung der Anästhesie mit den Namen der Bostoner Jackson und Morton, welche sich um die Ehre streiten, den Aether als Anästheticum introducirt zu haben, dessen Eigenschaften der zuerst genannte Chemiker 1846 erkannte und sie dem Zweitgenannten, einem Zahnarzt, mittheilte, welcher davon praktischen Gebrauch machte. Die einschläfernde Wirkung des Aethers auf das Gehirn ist übrigens schon früher aus Intoxicationen bekannt gewesen und ebenso hat schon 1842 W. C. Long zu Athen Gebrauch von dem Mittel als Anästheticum gemacht. Auch das Stickstoffoxydul ist behufs Extraction von Zähnen früher als der Aether, nämlich am 10. Dec. 1844 von Horace Wells in Hartford in Connecticut angewendet. Jedenfalls ist der Aether derjenige Stoff, welcher zuerst allgemeinere Verwendung fand, wozu in

Frankreich Malgaigne und Velpeau, in Deutschland Dieffenbach u. A. beitrugen. Jedoch nur kurze Zeit beherrschte derselbe das Gebiet der allgemeinen Anästhesie, indem ihm bereits im Jahre 1847 in dem Chloroform, dessen anästhetische Eigenschaften zuerst durch Thierversuche von Flourens und fast gleichzeitig am Menschen durch Simpson dargethan wurden, ein Rivale erstand, der ihn fast völlig verdrängte, so dass der Aether gegenwärtig nur noch in einzelnen Städten (Boston, Lyon) und kleineren Territorien (Massachusetts) fast ausschliesslich angewendet wird, sonst aber nur von Einzelnen, z. B. von dem Zahnarzt Weiger in Wien, De Morgan in Dublin u. A., trotz dem Chloroform beibehalten wurde. Der Umstand, dass unter der Anwendung des Chloroforms als Betäubungsmittel eine grössere Anzahl von plötzlichen Todesfällen vorgekommen sind, welche nur dem betreffenden Mittel, nicht äusseren Umständen zur Last gelegt werden können, hat einestheils zu Versuchen, den Aether (Joy Jeffries) und das Stickoxydul (Colton u. A.) wieder allgemeiner zur Geltung zu bringen, andererseits zu dem Studium anderer Körper geführt, welche in gleicher Richtung wirken. Obschon eine grössere Anzahl derselben zu Zwecken allgemeiner Anästhesie empfohlen sind, haben doch nur wenige (Amylen, Methylenbichlorid, Aethylidenchlorid, Aethylbromür) eine etwas ausgedehntere Verbreitung gefunden, aber keines hat die Stellung des Chloroforms erheblich zu erschüttern vermocht. Dagegen haben diese Studien zu einem neuen Verfahren geführt, nämlich zu dem von B. W. Richardson 1866 begründeten Verfahren, durch Verdunstung von Substanzen mit niedrigem Siedepunkte kälteerzeugend und damit local anästhesirend zu wirken. Das Nähere über die locale Anästhesie, sowie die Fragen über den Werth der einzelnen Anästhetica wird weiter unten erörtert werden. Hier wollen wir uns begnügen, unsere Ansicht über letztere dahin zu formuliren, dass nicht die Frage, wie sie gewöhnlich von den Partisanen des einen oder des anderen Anästheticums gestellt wird, ob Aether oder Chloroform oder Stickoxydul das beste Anästheticum sei, erlaubt sein kann, sondern dass es nothwendig erscheint, zu untersuchen, ob es nicht concrete Indicationen für jedes einzelne Anästheticum giebt. Solche existiren in der That und sind mit den physiologischen Wirkungen der Mittel in Einklang zu bringen.

Die Frage, ob überhaupt der Gebrauch der Anästhetica zulässig sei, braucht jetzt nicht mehr ventilirt zu werden. Die Einwendung Magendies u. A. gegen die Einführung des Aethers, dass es eines Chirurgen unwürdig sei, an einem Cadaver zu operiren, und dass die durch Aether hervorgerufenen wollüstigen Träume die Moralität gefährdeten, sind ebenso bedeutungslos wie die Anfeindungen des Gebrauchs des Chloroforms bei Entbindungen durch englische Geistliche, welche das Wort der Schrift, dass das Weib mit Schmerzen Kinder gebären soll, in jedem Falle erfüllt wissen wollen.

Die Beurtheilung des relativen Werthes eines Anästheticums muss einerseits die Effecte auf den Organismus, andererseits die Bequemlichkeit der Anwendung zur Grundlage haben. Die letztere wird vorzugsweise durch die physikalischen Eigenschaften, insbesondere den Aggregatzustand, und bei flüssigen Substanzen durch Siedepunkt und Dampfdichte bedingt.

Die zur Anästhesirung verwendeten Mittel sind theilweise Gase, theilweise Flüssigkeiten, welche sich leicht verflüchtigen und in Dampfform den Lungen zuleiten lassen. Die letzteren müssen somit einen niedrigen Siedepunkt besitzen, der, von einzelnen irrelevanten Stoffen (z. B. Amylalkohol) abgesehen, in den Grenzen von $+11^\circ$ (Aethylchlorür) und $+78^\circ$ (Zweifach-Chlorkohlenstoff) liegt. Stoffe von sehr niederem Siedepunkte sowohl als solche von sehr hohem Siedepunkte sind insofern minder zweckmässig, als erstere zu leicht, letztere zu langsam verdunsten. Erstere sind deshalb relativ schlecht zu manipuliren und erfordern, wie die Gase, besondere Apparate, wenn sie als Anästhetica dienen sollen. Die Schwierigkeit der Anwendung erhöht sich noch mehr, wenn zu dem niederen Siedepunkt eine sehr geringe Dampfdichte hinzukommt, auf deren Bedeutung besonders Richardson hingewiesen hat. In diesen Momenten liegt z. B. der Grund für die weit bequemere Handhabung des Chloroforms (Siedepunkt 62°, Dampfdichte 59) gegenüber dem Aether (Siedepunkt 34°, Dampfdichte 37).

Von untergeordneter Bedeutung sind einzelne andere Eigenschaften, z. B. der Geruch. Fast alle hierher gehörigen Stoffe besitzen einen eigenthümlichen Geruch, der bei manchen Kranken Widerwillen einflösst (Schwefelkohlenstoff, Amylen). Ferner ist das Verhalten zu brennenden Stoffen wichtig, indem der Dampf einzelner Anästhetica, z. B. des Aethers, des Amylens und Caprylwasserstoffs, sich mit grosser Leichtigkeit an der Luft entzündet, weshalb die Ausführung der Anästhesirung mit denselben bei Lampenlicht unzuträglich erscheint, während andererseits z. B. Chloroform die Flamme auszulöschen vermag.

Siedepunkt und Dampfdichte haben für die Verwendung der Anästhetica noch insofern Bedeutung, als die durch das Verstäuben derselben erzielte Localanästhesie auf der dadurch bedingten Kälte beruht, welche um so stärker ausfällt, je leichter die Verdunstung statthaben kann.

In dieser Beziehung muss daher das Chloroform dem Aether stark nachstehen, indem ein direct auf eine Thermometerkugel bei Zimmertemperatur von 19° R. gerichteter zerstäubter Strahl von Chloroform das Thermometer in 60 Secunden auf −3°, von Aether dagegen in 30 Secunden auf −12° bringt (Rosenthal).

Die physiologischen Effecte sind nicht bei allen die gleichen. Alle Anästhetica können bei längerer und übertriebener Zuleitung dem Leben durch Asphyxie ein Ende machen, indem sie das respiratorische Centrum lähmen; aber einzelne Stoffe afficiren ausserdem in sehr hervorragender Weise das Herz, dessen Thätigkeit sie herabsetzen, und können dadurch Veranlassung zu plötzlichen Todesfällen werden, die auf Herzlähmung beruhen. Diese letzte Kategorie ist offenbar gefährlicher als die erste und führt in der That während der Narkose oft zu unvorhergeahnten Unglücksfällen, und es ist sehr zu beklagen, dass die in Folge der mangelnden oder geringeren Wirkung auf das Herz an sich gefahrloseren Stoffe nicht auch in Bezug auf die Bequemlichkeit der Handhabung den Vergleich mit jenen aushalten und dass die sonstigen Erscheinungen der Narkose bei ihnen manche Inconvenienzen hervortreten lassen.

Hierin liegt der wesentlichste Punkt in Bezug auf die Vergleichung der beiden wichtigsten aller Anästhetica, des Aethers und des Chloroforms, indem ersterer vermöge der ihm zukommenden geringeren deleteren Action auf das Herz gefahrloser als das Chloroform, dagegen viel schlechter zu manipuliren ist und auch einzelne Nebenerscheinungen hervorbringt, welche wenigstens in manchen Fällen davon absehen lassen.

Ausser den durchgreifenden Unterschieden der beiden genannten Gruppen ergeben sich bei den Angehörigen derselben verschiedene Differenzen in Bezug auf die Zeit des Eintrittes, die Entwicklung und die Dauer der Narkose.

Die betreffenden Verhältnisse sind allerdings individuellen Schwankungen unterworfen; doch lassen sich einige allgemeine Sätze als berechtigt hinstellen. Bei allen geht dem Stadium des Schlafes und der Anästhesie ein Excitationsstadium voraus, welches bei den einzelnen Stoffen sich sehr nach der Applicationsweise und nach dem Individuum richtet, im Allgemeinen aber beim Aether weit länger ausfällt als beim Chloroform. Da diese Excitation nicht allein die Fortsetzung der Inhalation hindert, sondern auch im Uebrigen störend für den

Operateur und die Umgebung ist: so liegt auch hierin ein Umstand, der das Chloroform als besser praktisch anwendbar erscheinen lässt. Die Dauer der Narkose variirt bei den einzelnen Stoffen sehr; sie ist am kürzesten beim Stickstoffoxydul, welches deshalb auch nur in solchen Fällen dienen kann, wo kurzdauernde Operationen angestellt werden sollen, z. B. bei Zahnextractionen. Auch die Art des Erwachens aus der Narkose ist verschieden; bei den mit starkem Excitationszustande narkotisirenden Mitteln kommt ein Zustand von Excitation und Delirien nach dem Aufhören des Schlafes häufiger vor, als nach den minder excitirenden Anästhetica.

In Bezug auf die Inhalationsweise muss auf die einzelnen Substanzen verwiesen werden.

Kohlensäure, Acidum carbonicum. — Die Kohlensäure oder das Kohlensäureanhydrid, CO^2, ist das im Anfange des 17. Jahrhunderts von van Helmont entdeckte Gas, welches an einzelnen Orten, namentlich in vulkanischen Gegenden, als solches der Erde entströmt, z. B. in der sog. Hundsgrotte bei Neapel, in den Dunsthöhlen bei Pyrmont, am Laacher See u. s. w., und als Product des Athmungs- und Verwesungsprocesses einen constanten, dem Volum nach etwa $1/_{20}\ ^0/_0$ betragenden Bestandtheil der atmosphärischen Luft bildet. Ausserdem findet sie sich gelöst in allen Wässern und in grosser Menge (von $1/_2$ bis zum gleichen Volumen) in verschiedenen Mineralwässern, den sog. Säuerlingen, Aquae acidulae s. gazosae, von denen die durch andere Bestandtheile (Eisen, Alkalien) ausgezeichneten bereits früher ihre Erledigung gefunden haben. Sie findet sich auch in allen Theilen des Organismus, besonders im Blute und in den Muskeln (als Alkalicarbonat und frei), ausserdem weit verbreitet in der unorganischen Natur in Verbindung mit Basen, insonderheit Kalk. Sie bildet ein farbloses Gas von etwas stechendem Geruche, schwach säuerlichem Geschmacke und 1,529 spec. Gew., welches Lakmuspapier schwach und vorübergehend röthet, nicht brennbar ist und bei hohem Druck zu einer farblosen, sehr beweglichen, durchsichtigen Flüssigkeit, welche durch Verdunstung sich theilweise in eine weisse, schneeartige Masse verwandelt, condensirt wird. Sie löst sich in Wasser; wird letzteres unter höherem Druck damit gesättigt, so entweicht beim Nachlassen des Drucks der Ueberschuss der gelösten Kohlensäure unter Schäumen oder Perlen (Champagner, Sodawasser). Im Contact mit der äusseren Haut übt Kohlensäure einen gelinden Reiz aus, der sich durch ein Gefühl von Stechen und Wärme, mitunter durch leichte Röthe zu erkennen giebt; an zarten Hautstellen entsteht Contraction der glatten Muskelfasern, z. B. am Scrotum. Diese Erscheinungen sind die wesentlichen, welche bei kürzerer Einwirkung des Gases, z. B. in Bädern mit kohlensäurereichen Mineralwässern, örtlich resultiren; wird dagegen das Gas auf eine bestimmte Stelle $1/_2$ Std. geleitet, so tritt ein Gefühl von Erstarrung ein, welchem endlich vollkommene locale Anästhesie nachfolgt. Nach Kisch steigert Kohlensäure zunächst die Tastempfindlichkeit und vermehrt die Secretion und die Turgescenz der Haut. Auch auf Wundflächen und Schleimhäuten wirkt Kohlensäure irritirend und local anästhesirend. Beide Effecte sind sogar prompter. Die einzelnen Schleimhäute verhalten sich etwas verschieden, insofern z. B. auf der Conjunctiva Brennen, Stechen und Röthung viel intensiver sind als auf der Vaginalschleimhaut, wo sich dagegen rasch die Anästhesie geltend macht.

Auch bei externer Application, z. B. in Bädern oder bei Eintauchen von Gliedern in eine Kohlensäureatmosphäre bei geschützten Respirationsorganen (Collard de Martigny), kann die Kohlensäure resorbirt werden und entfernte Erscheinungen veranlassen, wie solche durch Einführen in den Magen (in Gestalt sog. moussirender Getränke) und in höherem Grade bei Inhalation hervortreten. Bei interner Einverleibung überwiegen in der Regel die örtlichen Phänomene, welche in Kriebelgefühl in Mund, Schlund und Nase, säuerlichem Geschmack, bei grösseren Mengen in Ructus, Gefühl von Wärme und Spannung im Epigastrium bestehen, während nur bei Genuss sehr grosser Quantitäten von Brausemischungen sich entfernte Erscheinungen seitens des Nervensystems zu erkennen geben. Dobson will nach dem Genusse einer Brausemischung eine Steigerung der Pulsfrequenz um 10 Schläge (nur 20 Minuten anhaltend) und

Vermehrung der Diurese (die eingeführte Flüssigkeitsmenge übersteigend) constatirt haben. Der Durst wird durch kohlensäurereiche Getränke weit besser gestillt als durch reines Wasser. Auf die Resorption vom Magen aus influirt namentlich die grössere oder geringere Anfüllung desselben mit Nahrungsmitteln; ist der Magen leer, so tritt die Kohlensäure in das Blut ein und wird durch die Lungen, die Haut und die Nieren ausgeschieden, während bei gefülltem Magen vorzugsweise Ructus entstehen (Lehmann). Kleine Mengen kohlensäurehaltiger Wässer scheinen den Appetit und die Peristaltik zu erregen; grössere wirken verdauungsstörend und lähmen die Peristaltik, woraus Meteorismus und damit verbundene Unruhe resultiren. Dass der rasche Genuss einiger Flaschen Selterswasser Heiterkeit, grössere Lebhaftigkeit und einen halben Rausch produciren kann, ist Thatsache; ja nach Lender soll der längere Genuss selbst zu Angstanfällen, Schwermuth, unerträglichen Kopfschmerzen und an Irrsinn grenzender Aufregung führen können.

Bei Inhalation von Kohlensäure differiren die Erscheinungen bei Menschen und Thieren, je nachdem das Gas rein oder im Gemenge mit Sauerstoff oder atmosphärischer Luft inhalirt wurde. Wird Kohlensäure rein oder mit wenig atmosphärischer Luft inhalirt, so tritt ein Gefühl von Erstickung, welche das weitere Athmen unmöglich macht, vielleicht in Folge eines auf die Glottis ausgeübten Reizes, auf (H. Davy, Pilâtre de Rozier), während bei Einathmung von Gemengen mit Sauerstoff oder atmosphärischer Luft sich vorzugsweise cerebrale Erscheinungen manifestiren. Die leichtesten bestehen in Schwindel, Beschleunigung der Respiration, Röthung des Gesichts und Kopfschmerz; bei stärkerer Zufuhr treten Uebelkeit, Brechneigung, starke Dyspnoe, Prominenz der Bulbi, Erweiterung der Pupillen und Beschleunigung des Pulses, der zugleich schwächer und minder voll wird, ein Wird die Einathmung prolongirt, so erfolgt Schwäche der Gliedmaassen und es entwickelt sich ein tiefes Coma, in welchem völlige Anästhesie besteht und in dem der Tod unter den Erscheinungen der Asphyxie — d. h. der durch Anhäufung der im Körper producirten Kohlensäure entstandenen Kohlensäurevergiftung — eintritt, gewöhnlich nach vorausgängigen Convulsionen. Schädliche Wirkungen scheint bei Menschen bereits die Beimengung von 3—5 % Kohlensäure zur Atmosphäre zu haben; zur raschen Production von Sopor sind jedoch 10—12 % nöthig. Eine gewisse Gewöhnung kommt bei Minenarbeitern vor und ist auch von einzelnen Experimentatoren (Leblanc, Snow) an sich selbst constatirt. Bei Thieren finden noch viel bedeutendere Unterschiede statt. So werden Frösche nur in reiner Kohlensäure betäubt; Vögel werden früher ergriffen als Kaninchen. Convulsionen scheinen bei langsamer Einwirkung viel weniger rasch und intensiv als bei rascher Einführung des Gases aufzutreten (Eulenberg).

Die Theorie der Kohlensäurewirkung gehört zu den Territorien, welche seit jeher der Gegenstand von Streitigkeiten gewesen sind. Man hat namentlich darüber gestritten, ob die Kohlensäure an sich giftig sei oder ob sie nur dadurch wirke, dass sie Sauerstoffmangel im Blute bedinge. Offenbar ist ein direct giftiger Einfluss der ersteren nicht zu leugnen, da mit den Phänomenen der Intoxication durch Aether und Alkohol übereinstimmenden Erscheinungen auch dann eintreten, wenn das Gas mit der zur Unterhaltung der Respiration nothwendigen Menge Sauerstoff ($79\% \, CO^2 + 21\% \, O$) inhalirt wird, und da es selbst mit einer weit grösseren Menge gemischt den Tod herbeiführt. Die Thatsache, dass auch von der äusseren Haut durch Resorption von Kohlensäurevergiftung und Tod bedingt werden kann (Collard de Martigny), beseitigt die Theorie, dass durch die Inhalation die Diffusion der Gase in den Lungen gestört werde. Die Versuche mit directer Injection von Kohlensäure in das Blut (Nysten, Demarquay) sind wegen der kleinen Mengen, welche eingespritzt werden können, ohne den durch Lufteintritt in die Venen bedingten plötzlichen Tod herbeizuführen, ohne Bedeutung; als Resultat der Einbringung kleiner Mengen auf diesem Wege ergiebt sich Muskelschwäche, welche bei Inhalation stark diluirter Kohlensäure erst in zweiter Linie erscheint. Uebrigens können 320 Ccm. bei einem Hunde von 5 Kgm. binnen 16 Minuten direct in die Vene eingeführt werden (Casse), während schon die 16mal geringere Menge Schwefelwasserstoff in kurzer Zeit tödtet. Bei geringem Kohlensäuregehalt der Einathmungsluft (bis 20 %) sieht man bei Thieren nur Reizungserscheinungen, Beschleunigung des Athems und Steigerung des Blutdrucks und selbst bei einstündiger Inhalation kommt es nicht zu Coma; erst das Gemenge von etwa 30 % Kohlensäure führt nach mehr oder weniger kurzer Excitation zu Depression, Athemverlangsamung und Abnahme der Ausgiebigkeit der einzelnen Respirationen, Sinken des Blutdrucks und mehrstündigem Coma mit tödtlichem Ausgange (Friedländer und Herter). Man sieht bei Thierversuchen evident, dass das Bewusstsein und die Sensibilität zuerst schwinden, dann erst die Bewegung und zuletzt die Athmung, welche sich am längsten erhält. Das letztere ist um so auffallender, als die Kohlensäure gerade auf die Athmung von besonderem Einflusse ist. Wie die Kohlensäure höchst wahrscheinlich das auslösende Moment für die normalen Athembewegungen bildet, so ist auch Dyspnoe, d. h. die Anregung sämmtlicher respiratorischer Muskeln, eins der ersten Phänomene durch Zuleitung grösserer Mengen von Kohlensäure. Auch die Convulsionen, welche vor dem Eintritte der eigentlichen Asphyxie auftreten, scheinen als directer Reiz der krampferregenden Centren aufgefasst werden zu müssen. Die Erregbarkeit der motorischen Nerven und Muskeln ist bei Kohlensäurevergiftung nicht herabgesetzt und die Wirkung somit eine centrale (Friedländer und Herter). Bei der unzweifelhaft erregenden und später deprimirenden Wirkung der Kohlensäure auf die peripheren Nerven ist deren Integrität bei Vergiftung auffallend, ebenso die der quergestreiften Muskeln, da solche in Kohlensäure sehr rasch ihre Erregbarkeit einbüssen und todtenstarr werden. Von localen Wirkungen der Kohlensäure ist noch die vernichtende Action auf Flimmerbewegung und die erregende auf glatte Muskelfasern hervorzuheben, welche letztere namentlich aus Versuchen von Brown-Séquard hervorgeht, wonach die Einleitung von Kohlensäure in die Vagina Contraction des Uterus bedingt. Nach Nasse erregt Kohlensäureanhäufung im Blute auch die Darmperistaltik, womit auch die Wirkung kohlensäurereichen Wassers bei interner Einführung harmonirt, während beim Einleiten von Kohlensäuregas in das Darmlumen oder in die Aorta ebenso wie nach dem Genusse grosser Mengen von kohlensäurehaltigem Wasser Abnahme der Darmperistaltik erfolgt. Bei Inhalation von toxischen Kohlensäuremengen wird die Sauerstoffaufnahme im hohen Grade herabgesetzt (Friedländer und Herter).

Therapeutisch wird die Kohlensäure als Anästheticum trotz der Empfehlung von P. Bert niemals Verwendung finden können, weil die dazu nöthigen concentrirten Gasgemenge Blutdruck und Athem rasch in gefährlicher Weise herabsetzen; dagegen hat sie nicht zu verkennende Bedeutung zur Beschwichtigung örtlicher Schmerzen. Schon im Alterthume soll man kohlensauren Kalk (Lapis Memphites) mit Essig zur Hervorrufung localer Anästhesie benutzt haben. In neuerer Zeit hat Demarquay die Kohlensäure zur Behandlung schmerzhafter Geschwüre empfohlen, wobei das Mittel nicht allein die Empfindlichkeit lindern, sondern auch die Heilung derselben in ausgezeichneter Weise fördern soll. Auch putride und diphtheritische Geschwüre erfahren dadurch nach Demarquay eine auffallende Besserung ihrer Beschaffenheit und vernarben rascher, wie auch die Subcutaninjection von Kohlensäure bei Tenotomie die Verwachsung der Sehnenenden befördern soll. Diese Wirkungen dürften sich theils durch den gelinden Reiz, welchen die Kohlensäure ausübt, erklären, theils auf antiseptische Eigenschaften derselben beziehen, welche schon früher zur Anwendung der Bierhefe bei putriden Geschwüren führten. Besonders hülfreich ist die Kohlensäure (in der Form der Kohlensäuredouche als Gas oder in Wasser gelöst) bei ulcerösen Affectionen des Uterus (Follen, Demarquay), wo Schmerzen und Fötor dadurch gemindert werden, wie sie sich auch bei anderen schmerzhaften Affectionen der Gebärmutter bewahrt, z. B. bei Neuralgia uterina, bei Metritis chronica, bei Dysmenorrhoe (Mojon). Die Erfolge bei diesen Leiden haben das Medicament zu einem bei Sexualkrankheiten des Weibes allgemein verwendeten Mittel gemacht, mit dem man selbst Sterilität und Amenorrhoe heben wollte, und wenn vielleicht bei chronischen Katarrhen der Reiz der Kohlensäure günstig wirkt (wie in der That nicht selten Leukorrhoe sich darnach bessert), oder wenn in Folge der Contraction, welche das Mittel an glatten Muskeln hervorruft, ein atonischer Zustand dadurch gehoben werden mag: so ist doch im Auge zu behalten, dass bei Deviationen u. a. tiefen Leiden des Uterus davon nichts zu erwarten ist, dass bei Schwangeren wegen des durch die Uteruscontraction zu befürchtenden Abortus davon überall kein Gebrauch gemacht werden darf, wenn man sie nicht geradezu nach Scanzonis Vorgange zur Einleitung der künstlichen Frühgeburt benutzen will, und dass durch den unvorsichtigen Gebrauch der Kohlensäuredouchen selbst Intoxicationen veranlasst werden können.

Die örtlich sensibilitätsvermindernde Wirkung der Kohlensäure macht sie auch zu einem Mittel zur Beseitigung verschiedener Symptome bei Magenaffectionen. Bekannt genug ist die günstige Wirkung der Kohlensäurewässer (Selters) bei Nausea (Katzenjammer, Indigestionen) und bei Erbrechen, gegen welches sie sowohl beim Vorhandensein von Structurveränderungen als bei Hyperemese in Folge von übertriebener Anwendung von Emetica als bei consensuellem Erbrechen, z. B. bei Vomitus gravidarum, angewendet werden können. Auch bei Magenschmerzen sieht man von Brausemischungen oft entschiedenen Erfolg. In allen diesen Affectionen, sowie bei anderen Digestionsstörungen wird die Kohlensäure meist mit Alkalien combinirt, doch kann es kaum zweifelhaft sein, dass die digestiven Effecte derartiger Combinationsformen (Sodawasser, Saturationen, Brausepulver) zum Theil der Kohlensäure zugeschrieben werden müssen, wenn man erwägt, dass die Kohlensäure selbst als Reiz wirkt und dadurch die Magensaftsecretion erregt, theils die Einwirkung diastatischer Fermente auf Amylum bedeutend erhöht.

Die Herabsetzung der Sensibilität durch den Einfluss der Kohlensäure erklärt auch die günstigen Effecte bei manchen Krankheiten der Respirationsorgane, welche besonders bei chronischen Bronchial- und Lungenkatarrhen hervortreten, wo namentlich das Trinken kohlensäurehaltiger alkalischer Mineralwässer sich bewährt (Selterswasser mit Milch, Ems). Inhalationen von Kohlensäuregas sind sowohl hier als bei Phthisis empfohlen, doch passen sie nur, wenn keine acute Exacerbation zu befürchten ist, da das inhalirte Gas stets reizend wirkt. Neigung zu congestiven Zuständen und Pulpitationen contraindiciren dieselben. Bei Phthisis scheint überhaupt der Gebrauch der Kohlensäure besser zu vermeiden zu sein. Die früher üblichen Viehstallscuren, deren Effecte man der Kohlensäure vindicirte, nützen wohl mehr durch die warme, feuchte Beschaffenheit der inhalirten Luft als durch die von den Kühen ausgeathmete Kohlensäure. Von Spengler u. A. ist Kohlensäureinhalation namentlich bei Angina und Pharyngitis granulosa empfohlen; auch bewährt sich das Gurgeln mit kohlensäurehaltigen Wässern bei chronischen Anginen überhaupt, wahrscheinlich in Folge der dadurch ausgeübten gelinden Irritation. Die letztere Wirkung kommt auch offenbar in Betracht bei der Anwendung gegen chronischen Schnupfen, Blepharitis, Conjunctivis und Otorrhoe, sowie bei manchen Affectionen, gegen welche namentlich kohlensäurehaltige Bäder in Anwendung gezogen werden, z. B. bei chronischem Muskelrheumatismus und rheumatischen Neuralgien, bei chronischen Hautkrankheiten, z. B. Ekzem und Psoriasis, hysterischen Hautanästhesien u. a. m. Dass die Wirkungen der Stahlbäder und mancher alkalischer und muriatischer Thermen, so weit dieselben äusserlich angewendet werden, auf der Action der Kohlensäure auf die Hautnerven beruhen, wurde bereits oben angegeben.

Besondere Anwendung wird von kohlensäurehaltigen Wässern bei phosphatischer Diathese gemacht, indem Kohlensäure Calciumphosphat und Ammoniummagnesiumphosphat aufzulösen vermag. Nach Rabuteau muss man dabei den Gebrauch von kohlensauren oder pflanzensauren Alkalisalzen vermeiden. Die hauptsächlichste Anwendung, welche man jedoch von der Kohlensäure macht, besteht in ihrem Gebrauche als durstlöschendes Mittel, als welches es besonders unter der Form des Selterswassers trotz der gegen die Kohlensäure als Auswurfsstoff erhobenen Angriffe noch immer in heisser Jahreszeit in ausgedehntester Weise benutzt wird. Auch bei Fieberkranken wird Kohlensäurewasser als durstlöschendes und kühlendes Mittel im grossen Maassstabe gegeben.

Was die externe Application der Kohlensäure anlangt, so sind in vielen Badeörtern, welche kohlensäurereiche Mineralquellen besitzen, besondere Vorrichtungen zu Douchen und Gasbädern vorhanden. Als physiologische Wirkungen ergeben sich bei halbstündigem Gebrauch Herabsetzung der Pulsfrequenz, Steigerung des Harndrangs, Vermehrung der 24stündigen Harnmenge ohne Steigerung der Harnstoffausscheidung und bei Frauen nach längerem Gebrauche Vermehrung der Katamenien (Kisch). Man benutzt diese kohlensauren Gasbäder theils bei Neuralgien, theils bei peripheren Lähmungen, bei chronischen Hautkrankheiten und Rheumatismus, Impotenz, Dysmenorrhoe, Amenorrhoe, chronischem Blasenleiden u. s. w. Will man Kohlensäure anderweitig verordnen, so kann man sie auf Geschwüre in der von Demarquay und Leconte angegebenen Weise bringen, indem man Apparate von Kautschuk mit Kohlensäure füllt und die Extremitäten, an denen die Geschwüre sich finden, 4—6 Stdn. in derselben verweilen lässt, oder man entwickelt einfach in einer Flasche aus Kreide oder doppeltkohlensauren Alkalien mittelst Säure das Gas und leitet letzteres in passenden Röhren zu den Theilen (Vagina, Rectum, Haut) hin. Der Vorschlag, im Rectum selbst Kohlensäureentwicklung aus den betreffenden Materialien vornehmen zu lassen, um bestehender Obstipation entgegen zu wirken, ist wohl kaum ernst gemeint. Uebrigens sind für die Einführung in Rectum und Vagina besondere Apparate, z. B. von Fordes, angegeben.

Zum internen Gebrauche dient die Kohlensäure, abgesehen von den früher erörterten Saturationen und Brausepulvern, vorzugsweise in der Form damit gesättigten Brunnenwassers, Aqua carbonica s. Selterana artificialis, welches man, um so wenig Kohlensäure wie möglich beim Gebrauche zu verlieren, in den sog. Siphons administrirt. Die Aqua carbonica wird häufig als Excipiens für schlecht schmeckende Stoffe (Magnesium sulfuricum, Chinin, Eisensalze) benutzt.

Nitrogenium oxydulatum; Stickstoffoxydul, Stickstoffmonoxyd, Lustgas. — Aehnliche Zustände wie durch Kohlensäure können auch durch Gase herbeigeführt werden, welche den Sauerstoff aus dem Blute verdrängen, In dieser Richtung wirkt namentlich das bereits oben erwähnte Stickoxydulgas. welches besonders in der Dentistik als Anästheticum neuerdings viel benutzt wird, seit es die damit operirenden amerikanischen Zahnärzte Colton und Evans in Europa bekannter gemacht haben. Bei uns ist es von Berghammer und Patruban (Wien), später von Grohnwald und Sauer (Berlin) zuerst empfohlen.

Das von Priestley entdeckte Gas besitzt einen schwachen angenehmen Geruch, hat ein spec. Gew. von 1,527, lässt sich bei 0° und einem Drucke von 30 Atm. zu einer Flüssigkeit verdichten und erstarrt bei —114° zu einem festen Körper. Es löst sich in geringer Menge in Wasser. Im Stickoxydulgas entzündet sich ein glimmender Spahn, und Kohle, Schwefel, Phosphor verbrennen darin mit derselben Lebhaftigkeit wie in Sauerstoff. Wasserstoff mit Stickoxydul gemengt und angezündet verbrennt mit Knall. Das Gas wird durch Erhitzen von Ammoniumnitrat und Leiten durch Eisenvitriollösung (zur Entfernung von etwa gebildetem Stickoxyd), Aetzkalilösung und Kalkmilch rein erhalten und lässt sich mehrere Tage in Gummiballons, zweckmässiger, wo es in Menge gebraucht wird, in grösseren Gasometern aufbewahren. Auch das comprimirte Gas ist behufs leichteren Transportes und längerer Aufbewahrung in Anwendung gekommen.

Bei der Einathmung von Stickoxydulgas ist es wohl zu unterscheiden, ob dasselbe für sich allein oder in einem Gemenge mit atmosphärischer Luft geathmet wird. Wird es mit Sauerstoff inhalirt, so bildet sich der von Humphrey Davy beschriebene Rausch aus, welchem das Gas den Namen Lustgas oder Lachgas verdankt; er beginnt mit Brausen und Trommeln in den Ohren, Undeutlichwerden der Gegenstände, angenehmem Wärmegefühl, Rieseln in den Gliedmaassen und einem Gefühl von ausserordentlicher Leichtigkeit der Glieder; darauf treten maasslose Bewegungen, Analgesie, schwunghafter Ideengang, grosse Heiterkeit ein, wobei die Pupille etwas erweitert, die Bindehaut geröthet und die Pulsfrequenz wenig vermehrt ist. Die Erscheinungen verlieren sich in kurzer Zeit ohne Nachwirkung, und nur bisweilen bleibt etwas Abspannung zurück; bei häufiger Wiederholung der Versuche schwächen sie sich deutlich ab und treten nach Entwöhnung wieder intensiv ein (L. Hermann).

Wird unvermischtes Stickstoffoxydul geathmet, so kommt es nicht zu einem Rausche, sondern — bei ruhiger Athmung ohne voraufgängige Symptome von Unbehagen, bei plethorischen und zu Kopfcongestion geneigten Personen nach etwas Ohrensausen und Funkensehen — zu allmäligem Verlust des Bewusstseins, wobei das Gesicht ein mehr geröthetes Ansehen annimmt und die

Athemzüge länger und tiefer werden. Das Bewusstsein schwindet in der Regel nach 50—60 Secunden (zwischen 20 und 210 Sec. nach Grohnwald), bisweilen früher, womit gleichzeitig Schliessen der Augen und Erweiterung der Pupillen (selten Contraction) und ein glasiges Aussehen des Auges erfolgt. Dem Einschlafen geht Kriebeln in Händen und Füssen und Analgesie voraus, während anfangs das Gefühl des Contacts noch erhalten bleibt; dann schwindet das Vermögen zu sehen, hierauf die willkürliche Motilität und zuletzt die Gehörsperception. Bei noch weiterer Inhalation wird das Athmen schnarchend (tiefe Narkose) und wird die Einathmung noch weiter fortgesetzt, so stellen sich anfangs Zittern, dann convulsivische Bewegungen der Hände und krampfhafte Streckung des Körpers, Schielen, livide Färbung der Körperoberfläche, Verlangsamung und Weichheit des Pulses und Intermittenz des Athmens ein. Der Schlaf ist ruhig, nicht selten von heiteren Träumen begleitet. Wird das Gas entfernt, so kehrt nach 1 Min. das Bewusstsein wieder und nach einer weiteren Minute verliert sich jede Spur von Benommenheit des Kopfes. Lippen und Gesicht sind nach dem Erwachen lebhafter geröthet, die Versuchspersonen spüren ein behagliches Wärmegefühl und in der Regel durchaus keine unangenehmen Nachwehen. Der durch Stickoxydul bedingte Schlaf ist meist angenehm, die Musculatur in den gelinderen Graden der Narkose schlaff. Nach Holden geht der Betäubung der Sinne eine Verschärfung derselben voraus, insbesondere des Gehörs. Bisweilen schreien die Narkotisirten während der ganzen Dauer des Verfahrens, ohne etwas davon zu wissen; manchmal erfolgt das Erwachen mit Lachen, bei Frauen auch mit Weinen. Bei fortgesetzter Zuleitung des Gases kann Tod durch Asphyxie eintreten.

Aehnliche Narkose ohne initiale Excitation lässt sich auch durch Einathmung eines Gemenges von Stickoxydul mit atmosphärischer Luft unter Erhöhung des Luftdrucks, z. B. in einem pneumatischen Cabinet erzielen, wobei die Farbe des Blutes, der Herzschlag und die Temperatur normal bleiben (P. Bert).

Was die Theorie der Wirkung des Stickstoffoxyduls auf den Organismus anlangt, so ist die verbreitete Anschauung von Humphrey Davy, dass das Gas nach Art des Sauerstoffes die Respiration unterhalten könne, von L. Hermann (1865) widerlegt. Kaninchen bekommen durch die Inhalation des unvermischten Gases in kurzer Zeit Krämpfe und gehen rasch zu Grunde, Frösche sterben in dem Gase nach einigen Stunden. Im Blute giebt es keinen Sauerstoff ab; vielmehr wird das Gas vom Blute nur in der Menge absorbirt, die dem Wassergehalte desselben entspricht (L. Hermann) und unverändert wieder exhalirt (Frankland). L. Hermann nimmt deshalb an, dass die durch Stickoxydul hervorgerufene Analgesie und Anästhesie ausschliesslich Folge der mangelnden Oxydation, also von Asphyxie, sei, wie er auch durch Einathmung von Kohlensäure und Elaylgas mit Sauerstoff ähnliche rauschähnliche Zustände erzeugte, wie sie das Lustgas hervorbringt. Gegen die Theorie, dass Stickoxydul ausschliesslich durch Sauerstoffentziehung wirke, hat Coleman geltend gemacht, dass die Inhalation von Stickstoff nicht genau dieselben Wirkungen habe. Dass durch letzteren, wie durch Versuche von Sanderson und Murray (1868) erwiesen ist, erst nach 3—4 Min. Anästhesie eintritt, die Wiedererholung später als nach Stickstoffoxydul erfolgt, kann zwar durch eine langsamere Absorption des Stickstoffs sich erklären, immerhin aber bleibt es auffallend, dass Stickstoff keine Lividität der Haut bedingt und dass bei Einathmung mit kleinen Mengen Sauerstoff rauschartige Erscheinungen nicht resultiren. Auch Zuntz und Goldstein (1878) betrachten die Asphyxie als nicht ausreichend zur Erklärung der Stickoxydulnarkose, da auch bei Inhalation mit hinreichenden Mengen Sauerstoff ein herabsetzender Einfluss auf das Nervensystem, insbesondere der tonischen Erregung des Vagus durch Verlangsamung der Athmung und Beschleunigung des Herzschlages, sich zu erkennen giebt und Frösche in reinem Stickoxydul nach wenigen Minuten, in reinem Wasserstoffgas dagegen erst nach mehreren Stunden ihre Reflexerregbarkeit einbüssen. Die Athemnoth ist bei Säugethieren nach Stickoxydul viel geringer als nach indifferenten Gasen und zeigt zwar die bei einfacher Erstickung gewöhnlichen drei Stadien, doch erfolgt die Anästhesie bereits im Stadium der heftigen activen Inspiration und hält auch bei sofort eingeleiteter künstlicher Athmung 1—2 Min. an. Sinken der Pulsfrequenz und Steigen des Blutdrucks finden sich in der Stickoxydulnarkose allerdings in analoger Weise wie bei der Erstickung, jedoch in weit geringerem Maasse, dagegen steigt während der Erholung der Blutdruck mehr als bei einfacher Erstickung (Zuntz und Goldstein).

Die sehr ausgedehnte Anwendung, welche man namentlich in Amerika vom Stickoxydul als Anästheticum gemacht hat, berechtigt zu dem Ausspruch, dass dasselbe verhältnissmässig ungefährlich und besonders bei kleinen Operationen, welche mit grösseren Schmerzen verbunden sind, mit Vortheil zu benutzen ist. Der von L. Hermann dagegen erhobene Einwand, dass man doch nicht einen Menschen stranguliren werde, um ihn unempfindlich zu machen, klingt zwar erschreckend, fällt aber bei den nach Hunderttausenden zählenden Fällen mit glücklichem Erfolge als rein theoretisches Bedenken hinweg. In der Literatur sind einige Todesfälle in der Stickoxydulnarkose verzeichnet, doch ist die Mehrzahl derselben offenbar vom Stickoxydul unabhängig oder durch grobe Fahrlässigkeit veranlasst. Sogar im dritten Stadium der Dyspnoe wirkt künstliche Respiration lebensrettend (Zuntz und Goldstein). Selbst die wiederholte Anwendung des Gases bei grösseren Operationen kann bei gehöriger Vorsicht ohne Gefahren geschehen (Marion Sims).

Die Inhalation, welche selbstverständlich die Anwendung von Apparaten erfordert, muss, wenn man nicht unter erhöhtem Atmosphärendruck narkotisirt, in der Weise erfolgen, dass das Gas ohne Beimengung von atmosphärischer Luft in die Lungen eindringt, weil sonst rauschähnliche Zustände entstehen, während es zu completer Anästhesie dabei nicht kommt. Wird dagegen reines Gas unvermischt inhalirt, so schwindet Bewusstsein und Gefühl nach wenigen Athemzugen, ohne dass es zu Hustenreiz oder anderen unangenehmen Beiwirkungen kommt. Für den Operateur hat das Verfahren nur das Unbequeme, dass das Gas häufig frisch dargestellt werden muss, und dass zur Einleitung der Inhalation ein voluminöser und ziemlich kostspieliger Apparat nothwendig ist. Die in der Regel oder doch sehr häufig zu beobachtende Lividät des Narkotisirten kommt bei ihrem raschen Schwinden nicht in Betracht, dagegen ist es unangenehm, dass bei vielen Patienten die Narkose nicht zu Stande kommt und der Operateur schliesslich doch zum Chloroform greifen muss. Die Narkose dauert bei gewöhnlicher Anwendung des Gases 70—120 Secunden, selten 3 Minuten. Bei Erwachsenen reichen dazu 25—30 Liter, bei Kindern 15 Liter Stickoxydul aus. Die Anästhesie betrifft auch die Cornea. Bei Zahnextractionen ist indess die Tiefe der Narkose nicht durch Berühren der Conjunctiva festzustellen, weil in früheren Stadien der Narkose dadurch häufig Rückkehr des Bewusstseins bedingt wird. Sobald die Haut und Fingernägel ein cyanotisches Aussehen darbieten und das Athmen stertorös zu werden beginnt, ist die Narkose tief genug, um selbst mehrere Zähne zu extrahiren. Ist nur ein einziger Zahn zu extrahiren, so kann schon früher bei nicht vollständig erloschenem Bewusstsein die Operation gemacht werden, da der Kranke dann nur einen Ruck, aber nicht den Schmerz verspürt. Nach der Extraction ist der Kopf etwas nach vorn zu neigen, um das Blut ausfliessen zu lassen und dessen Aspiration zu verhüten. Anrufen oder Rütteln des Operirten ist zu meiden, da dadurch leicht bei hysterischen Personen Aufregung hervorgerufen wird. Nervöse Symptome beim Erwachen schwinden in der Regel rasch.

Um länger dauernde Narkose ohne extensive Cyanose mit Stickstoffoxydul zu erzielen, hat Sauer eine Mischung von 13,5 Liter Stickoxydul, 0,75 Liter atmosphärischer Luft und 8,0 Chloroform, das im Gasometer erhalten, empfohlen. Hierbei sollen die Muskelcontractionen ausbleiben. Zweckmässiger ist es gewiss, bei mehreren in einer Sitzung vorzunehmenden Zahnextractionen auch jedesmal eine neue Stickoxydul-Narkose einzuleiten, da die Kranken sich dies gern gefallen lassen und selbst bei fünfmaliger Anwendung keine üblen Nachwirkungen vorkommen, oder unter erhöhtem Luftdruck längere Anästhesie durch Inhalation von Stickoxydul und Sauerstoff unter erhöhtem Luftdrucke zu erzeugen. Diese zuerst von P. Bert angegebene und in den letzten Jahren in Paris ausserordentlich viel angewandte Methode ist offenbar die gefahrloseste der bisher bekannten allgemeinen Anästhesien, wenn sie auch keineswegs überall bei Trinkern oder Hysterischen den Eintritt von Excitation und vorübergehender Muskelcontracturen verhütet, und beugt namentlich auch dem Erbrechen nach dem Erwachen vor. Leider setzt das Verfahren das Vorhandensein von Inhalationsapparaten für comprimirte Luft voraus und ist deshalb nur in grösseren Städten oder Hospitälern verwendbar. Morphiuminjection verlängert die Stickoxydulnarkose nicht (Charropin). Inhalation von 4 Th. Stickoxydul und 1 Th. Sauerstoff empfahl Klikowitsch bei reflectorischem Erbrechen, Stenocardie, Asthma bronchiale, phthisischem Husten und bei der Geburt, wo die Wehenschmerzen aufgehoben, dagegen die Wehenthätigkeit nicht alterirt wird.

 Carboneum sulfuratum, Alcohol sulfuris, Sulfidum carbonei; Schwefelkohlenstoff. — Der von Lampadius 1796 entdeckte Schwefelkohlenstoff, CS^2, welcher beim Ueberleiten von Schwefeldämpfen über glühende Kohlen entsteht, bildet eine farblose, stark lichtbrechende, sehr bewegliche Flüssigkeit von 1,272 spec. Gew., unangenehmem penetrantem Geruche und brennendem, gewürzhaft starkem Geschmacke, welche bei 47^0 siedet und ausserordentlich schnell an der Luft verdunstet, wobei er grosse Kälte erzeugt, so dass beim Verdampfen im feuchten Luftzuge die Feuchtigkeit der Luft an seiner Oberfläche zu Eis verdichtet wird. Er entzündet sich leicht und verbrennt mit blauer Flamme zu Kohlensäure und schwefliger Säure. In Wasser löst er sich kaum, dagegen leicht in Spiritus, Aether, ätherischen und fetten Oelen; er selbst ist ein vorzügliches Lösungsmittel für Schwefel, Phosphor, Iod, Kautschuk und Harze. Der käufliche Schwefelkohlenstoff enthält häufig Schwefelwasserstoff beigemengt und riecht nach demselben.

 Der Schwefelkohlenstoff verhindert in kleinen Mengen Hefe- und Harngährung und conservirt Fleisch und animalische und vegetabilische Substanzen sehr lange (Zöller, Schiff). Er besitzt örtliche und entfernte Wirkung, von denen die erste bei Application auf Wunden und Geschwüre oder bei Thieren auch beim Contact mit dem isolirten Ischiadicus durch lebhaftes Schmerzgefühl, auf welches jedoch nach einiger Zeit Anästhesie folgt, zu erkennen giebt. Auch bei Intoxication bei interner Einführung zeigt die Magenschleimhaut Irritationserscheinungen (Tamassia). In seiner entfernten Wirkung reiht sich der Schwefelkohlenstoff den anästhesirenden Mitteln an, indem er in Dampfform inhalirt rasch betäubend wirkt, wobei die Herzthätigkeit stark aufgeregt erscheint und nach Rückkehr des Bewusstseins Kopfschmerz, Uebelkeit und Erbrechen zurückbleiben (Simpson). Inwieweit die letzteren Phänomene von beigemengtem Schwefelwasserstoff herrühren (Eulenberg), steht dahin; jedenfalls ist man bei Warmblütern im Stande, durch concentrirtere Dämpfe völlig reinen Schwefelkohlenstoffs den Tod nach vorausgegangenen klonischen Krämpfen, completer Anästhesie und Paralyse herbeizuführen. Höchst interessant ist die zuerst von Delpech (1856) genauer studirte chronische Vergiftung durch Inhalation von Schwefelkohlenstoffdämpfen in Kautschukfabriken, welche ein ausserordentlich starkes Ergriffensein fast sämmtlicher Abtheilungen des Nervensystems darthut. So zeigen die betreffenden Kranken in der psychischen Sphäre Schwäche des Gedächtnisses, Confusion der Gedanken, bald mit intensiver Aufgeregtheit, Delirien und Tobsucht, bald mit Schlaflosigkeit, schweren Träumen, Niedergeschlagenheit und Trägheit verbunden; in der sensiblen Sphäre Eingenommenheit des Kopfes, Kopfschmerz, Schwindel, rheumatismusähnliche Schmerzen, bisweilen Ameisenkriechen, seltener Anästhesie; in der motorischen Sphäre bisweilen schmerzhafte Krämpfe und Contracturen der Muskeln, fast immer grosse Muskelschwäche, besonders in den Beinen, selten Tremor und Muskelatrophie; in der sensoriellen Sphäre Amblyopie und Anfälle von Taubheit. Fast constant soll bei der chronischen Schwefelkohlenstoffvergiftung vollkommenes Aufhören des Geschlechtstriebes und Impotenz bestehen. Ausserdem finden sich auch Störungen des Verdauungsapparats (Appetitlosigkeit, Uebelkeit und Erbrechen, ferner abwechselnd Obstipation und Durchfälle). Palpitationen, Kurzathmigkeit und intercurrente Fieberanfälle. Auch bei interner Application wirkt reiner Schwefelkohlenstoff giftig. Das Intoxicationsbild nach grösseren Mengen (60,0) entspricht der narkotischen Vergiftung mit Gesichtsblässe, Lividität der Lippen, Pupillenerweiterung, Beschleunigung und Schwäche des Pulses und Sinken der Temperatur, von zeitweisen Schüttelkrämpfen unterbrochen, auf welche nach Rückkehr des Bewusstseins Brennen im Halse, Schwindel und Kopfschmerz folgen, welche mehrere Tage persistiren. Nach Knaf soll schon nach 2—3 Tr. Entzündung im Munde und

Schlunde, später übelriechendes Aufstossen, Kollern im Leibe, Abgang von Blähungen, Drang zum Uriniren, nach 8—10—30 Tr. ausserdem starke Hitze über den ganzen Körper, Abnahme des Appetits, Schwefelgeschmack, Eingenommenheit des Kopfes, Pulsbeschleunigung und Vermehrung der Diaphorese folgen. Auch bei Thieren lässt sich vom Magen aus tödtliche Vergiftung erzielen, doch wirken vom Magen und Rectum erst 120,0—150,0 tödtlich, während bei Subcutaninjection schon 12,0—15,0 genügen und bei Infusion 2,5—3,0 den Tod in $1/_2$ Stunde herbeiführen. Ebenso lässt sich chronische Vergiftung in Gestalt von Parese oder Paraplegie durch wiederholte Inhalationen herbeiführen (Poincaré). Die toxischen Wirkungen des Schwefelkohlenstoffs sind nach Tamassia auf eine bei jeder Applicationsweise hervortretende Veränderung der rothen Blutkörperchen zu beziehen, welche in schweren Fällen sich in kleine Fragmente auflösen, ohne dass jedoch Hämatin im Blute auftritt, während er die rapide Herabsetzung der Sensibilität auf eine directe Einwirkung auf das Gehirn ansieht. Ein der Schwefelkohlenstoffvergiftung vollkommen entsprechendes Bild giebt die im Organismus leicht in Alkohol und Schwefelkohlenstoff zerfallende Xanthogensäure, doch findet sich hier im Blute post mortem der Hämatinstreifen; ähnlich wirken xanthogensaure Alkaliverbindungen, wenn dieselben in den Magen eingeführt werden, wo die Salzsäure des Magensafts Xanthogensäure abspaltet, während dieselben bei subcutaner Einführung heftige Durchfälle bedingen (L. Lewin). Auch trisulfocarbonsaure Alkalisalze geben im Blute unter der Einwirkung der Kohlensäure Schwefelkohlenstoff, doch entspricht die durch dieselben hervorgerufene Vergiftung der durch das gleichzeitig abgespaltene Schwefelwasserstoffgas bedingten Asphyxie, und im Blute findet sich spectroskopisch der Sulfhämoglobinstreif (L. Lewin).

Die therapeutische Benutzung des Schwefelkohlenstoffs ist gegenwärtig eine sehr unbedeutende. Man gab ihn früher innerlich zu 1—2 Tr. mehrmals täglich, in Zuckerwasser, Milch, Haferschleim oder in Weingeist oder Aether gelöst, bei chronischem Rheumatismus und Gicht, chronischen Hautkrankheiten, Tumor albus, Amenorrhoe, Lähmungen, Amaurose, Wehenschwäche und andern Leiden, auch als Analepticum bei Ohnmachten, Cholera, Asphyxie u. s. w. Als allgemeines Anästheticum ist er nicht brauchbar, dagegen kann er wegen der bei Verdunstung desselben erzeugten Kälte als örtlich anästhesirendes Mittel benutzt werden, um geringere Operationen, z. B. Exstirpation kleiner Geschwülste, Operation des eingewachsenen Nagels, Entfernung von Glassplittern, schmerzlos auszuführen (Delcominète, Simonin, Perrin, Ch. Bernard). Auch örtliche Application an den Schläfen oder hinter dem Ohre wirkt sehr günstig bei Kopfweh (Kennion). In gleicher Weise ist auch das Mittel bei Zahnschmerz (Ragsky), bei eingeklemmten Brüchen und Verbrennungen als schmerzlindernd empfohlen. Verschiedene französische Aerzte (Guillaumet und Costilhes, Obissier) empfehlen Schwefelkohlenstoff zur Bepinselung atonischer Geschwüre der Haut und sichtbaren Schleimhäute; besonders günstig soll die Methode bei Ulcera syphilitica, aber auch bei varicösen und lupösen Geschwüren, zumal in Verbindung mit Iod (1:10—50) oder Iodtinctur (1:5) wirken. Zur localen Anästhesirung gebraucht man den Schwefelkohlenstoff pure und befördert die Verdunstung durch Blasebälge oder sonst in geeigneter Weise. Mit Schwefelkohlenstoff bepinselte Geschwüre bestreut man zweckmässig mit Amylum oder Wismutnitrat. Als Geruchscorrigens empfehlen sich Bittermandelöl, Pfefferminzöl oder Perubalsam.

Aether, Aether sulfuricus, Naphtha vitrioli; **Aethyläther,** Schwefeläther, Aether.

Wichtiger als die bisher abgehandelten Anästhetica ist der noch jetzt in einzelnen Städten (Boston, Lyon) als allgemeines Anästheticum ausschliesslich benutzte Aethyläther, der Hauptrepräsentant einer Gruppe organischer Verbindungen, welche man früher als Oxyde organischer Radicale ansah, als deren Hydrat der zu dem Radicale gehörige Alkohol betrachtet wurde, während man sie jetzt unter Verdopplung der Formel in eine ähnliche Beziehung zu den Alkoholen wie die Anhydride einbasischer Säuren zu letzteren stellt.

Die Formel des Aethyläthers, die nach der ersten Auffassung C^2H^5O (Aethylalkohol = C^2H^5O, HO) ist, wird deshalb jetzt allgemein $C^4H^{10}O$ oder $\left.\begin{array}{c}C^2H^5\\C^2H^5\end{array}\right\}O$ geschrieben. Er ist seiner chemischen Stellung nach völlig verschieden von den meist auch als Aether bezeichneten Estern und Alkylhaloiden (sog. zusammengesetzten Aethern), welche den Salzen vergleichbare Verbindungen der Alkohole darstellen und im Verein mit Alkohol mehr oder weniger in Aether zerfallen.

Der schon von Raimundus Lullus gekannte Aethyläther entsteht bei Destillation von Schwefelsäure mit Weingeist, wie dies bereits Valerius Cordus angab, und wird meist nach dem von Boullay entdeckten Verfahren der continuirlichen Aetherbereitung dargestellt, indem man eine siedende Mischung von 60 Th. englischer Schwefelsäure und 5 Th. 90% Weingeist durch nachfliessenden Weingeist constant auf dem gleichen Niveau erhält, das Destillat, welches ausser Aether, Weingeist und Wasser auch noch schweflige Säure und andere Körper enthält, mit etwas Kalkmilch und dem gleichen Volumen Wasser vermischt, einer neuen Destillation unterwirft, dem zuerst übergegangenen Drittel durch Schütteln mit Wasser den Weingeist entzieht, dann den abgehobenen Aether mit Chlorcalcium entwässert und nochmals rectificirt. Der chemische Vorgang hierbei ist der, dass die Schwefelsäure mit dem Alkohol Wasser und Aethylschwefelsäure (Monäthylsulfat, saurer schwefelsaurer Aethylester) bildet, welche letztere in höherer Temperatur mit noch 1 Molekül Weingeist in Aether und Schwefelsäure zerfällt. Enthält das zur Aetherdestillation nöthige Gemisch von Weingeist und Schwefelsäure zu wenig Weingeist, so entstehen unter Erhöhung des Siedepunkts Oxydationsproducte, welche man in der Pharmacie als schweres Weinöl bezeichnet hat. Der Aethyläther ist ein wasserhelles dünnflüssiges Liquidum von angenehmem Geruche und brennendem Geschmacke, welches bei 34—35,5° siedet und ein spec. Gew. von 0,7185 bei 17,5° besitzt. Er ist äusserst leicht entzündlich und brennt mit leuchtender Flamme; mit atmosphärischer Luft gemengter Aetherdampf explodirt bei Contact mit flammenden Körpern mit grösster Intensität. Wasser löst vom Aether nur $1/10$ seines Volums, während Aether mit Weingeist in jedem Verhältnisse mischbar ist. Der Aether löst Schwefel und Phosphor in geringer Menge, Iod, Brom, verschiedene Chlormetalle und eine grosse Anzahl organischer Verbindungen, namentlich Fette, Harze, ätherische Oele, Gerbsäure und verschiedene Alkaloide und wird deshalb in der Pharmacie häufig als Solvens oder als Extractionsmittel benutzt.

Der officinelle Aether ist nicht völlig frei von Weingeist und darf nach dem angegebenen spec. Gew. (0,724—0,728) bis 10% Weingeist enthalten. In Frankreich unterscheidet man von dem gewöhnlichen Éther hydrique den reinen Aether, Æther pur, welcher letztere angeblich bei Inhalation weit weniger excitirend wirkt. Mit Aether getränktes Fliesspapier darf nach Verdunsten desselben nicht mehr riechen und befeuchtetes Lakmuspapier nicht geröthet werden.

Dem Aether homolog und gleichfalls anästhesirend wirkend sind Methyläther und Amyläther. Methyläther, ein brennbares Gas von geringerer Dichtigkeit als Aetherdampf, ist nach Richardson das sicherste Anästheticum, bedingt aber nach C. H. Taylor leicht Erbrechen. Verschieden davon ist Richardsons Methylated Ether, eine als sicheres Anästheticum zu 15,0 empfohlene Mischung von Aethyläther und Methylenbichlorid, die jedoch schon zu Todesfällen in der Narkose geführt hat (Lawson Tait).

Der Aether besitzt örtlich irritirende und entfernte narkotische und anästhesirende Wirkung. Erstere tritt auf der Haut jedoch nur ein, wenn die Verdunstung gehindert wird, wo es zu Röthung und Blasenbildung kommt, während bei freier Verdunstung desselben Kältegefühl, Blässe der Haut und Contraction ihrer Elemente (Cutis anserina) entsteht. Die anästhesirende Wirkung macht sich besonders geltend, wenn der Aether durch die Lungen in Dampfform eingeführt wird, kann aber auch bei Einbringung in den Magen und in das Rectum oder bei subcutaner Injection sich zeigen und unterscheidet sich von der durch das Chloroform bewirkten Narkose durch das Voraufgehen eines verhältnissmässig langen Stadiums der Excitation.

Die örtlich irritirende Wirkung des Aethers zeigt sich auch bei Ingestion in den Magen, zumal bei Einführung grosser Dosen, oder bei habitueller Benutzung; in letzterem Falle kann ähnlich wie beim Alkohol Vomitus matutinus und Cardialgie (G. Martin) eintreten. Auf die tieferen Schichten der Magenwandungen scheint er ohne Einfluss; dagegen sollen grosse Mengen durch Umwandlung in gasförmigen Zustand ungemein starke Auftreibung des Bauches und durch Verdrängung des Zwerchfells Erstickungsgefahr herbeiführen können (Mitscherlich). Auf die Bronchialschleimhaut scheint selbst reiner Aetherdampf mitunter irritirend zu wirken (Jessop, Lawson Tait), möglicherweise nur durch die mit der Aetherverdunstung verbundene Abkühlung. Aether, welcher längere Zeit mit Luft in Berührung gewesen, enthält oft freie Essigsäure, deren Dämpfe selbstverständlich die Luftwege reizen können.

Der Aether bildet hinsichtlich seiner entfernten Action den Uebergang von den Inebriantia zu den Anästhetica und steht gewissermaassen in der Mitte zwischen Alkohol und Chloroform. In einzelnen Gegenden Nordirlands (Londonderry, Antrim) scheint Aether zu 8,0—15,0 mehrmals täglich als Ersatzmittel von Gin und Whisky allgemein zu dienen (Draper). Ein solcher Ersatz ist jedoch kaum zu billigen, da habitueller Aethergenuss auch chronische Intoxication (Tremor, Vomitus matutinus), und zwar sehr rasch, bedingen kann (G. Martin). Nothwendig ist dies freilich nicht; in dem von Ewald beschriebenen bekannten Falle des Berliner Aetherfritze, welcher 10 Jahre hindurch täglich bis zu 2 bis 2$^1/_2$ Pfund Aether inhalirte, natürlich mit grossen Verlusten, war der Tremor nur sehr mässig und ausser etwas Leberhypertrophie und Hyperämie der Augenbindehaut fanden sich keine krankhaften Erscheinungen.

Verschieden vom Chloroform ist die Wirkung des Aethers auf die Reflexe, die z. Th., wie Sehnen- und Periostreflexe, Patellar-, Tibial- und Fussreflexe, bis zu enormer Intensität gesteigert werden. Der Cornealreflex wird durch Aether verhältnissmässig spät abgeschwächt und nicht völlig aufgehoben (Eulenburg).

Der Aether wird meist durch die Lungen eliminirt; auch im Urin (Pitha, Snow) und in der Milch (Seifert) will man ihn constatirt haben.

Schon vor seiner Einführung als anästhesirendes Mittel wurde der Aether als kräftiges Excitans und Antispasmodicum nach Art des Aethylalkohols und namentlich in Verbindung mit demselben (vgl. Präparate) benutzt. Man kann ihn als solches innerlich, im Klystier, hypodermatisch oder als Riechmittel benutzen.

Die Affectionen, wo er in Gebrauch stand, sind im Wesentlichen dieselben, wie beim Campher. Im Collaps nach Blutungen wirkt die subcutane Aetherinjection, welche mit Ausnahme von Brennen keine localen Inconvenienzen hat, eben so günstig wie Transfusion (Verneuil, Zenaïde Ocounkoff). Aether ist allerdings ein Excitans für Gehirn und Herz, wenn derselbe in kleinen Dosen zur Anwendung kommt, in denen er bei gesunden Menschen und Thieren Steigen der Temperatur um einige Zehntelgrade, Steigerung des Blutdrucks, Vermehrung der Secretionen und in Folge davon auch des Appetits, daneben auch

Vermehrung der Kohlensäureausscheidung, Agitation, Hyperästhesie der Sinne und der Haut, sowie Mydriasis hervorruft (Ocounkoff). Bestimmte Vorzüge des Aethers als Analepticum von Spirituosen u. a. Excitantien, sowie besondere Indicationen lassen sich nicht aufstellen. Als Antispasmodicum benutzte man Aether inhalirt bei Asthma und intern in grösseren Dosen bei Convulsionen der Kinder (Gellé). An diese letzte Gebrauchsweise schliesst sich auch diejenige als Sedativum bei Mania puerperalis (im Klystier). Einzelne andere Anwendungen des Aethers sind obsolet, so gegen Intermittens (Barbier), Aphonie (Delioux), Cholera (Trousseau), bei hysterischen Paroxysmen (als Riechmittel), Bandwurm (mit Ol. Ricini oder Rhiz. Filicis). Der Anwendung bei Gallensteinen wurde schon beim Ol. Tereb. gedacht.

Als allgemeines Anästheticum empfiehlt sich der Aether als Ersatzmittel des Chloroforms in allen Fällen, wo es darauf ankommt, den zu Operirenden längere Zeit in Narkose zu halten, ferner da, wo ein starker Schwächezustand oder das Vorhandensein eines Herzfehlers Collaps in Folge von Chloroforminhalationen befürchten lässt, während bei der Abwesenheit von Contraindicationen des Chloroforms dieses letztere wegen des unangenehmeren Geruches des Aethers und der unbequemen Anwendung desselben den Vorzug verdient.

Wir haben bereits oben das Historische der Aethernarkose erwähnt und hervorgehoben, dass der Aether bis auf wenige ihm treu gebliebene Territorien und Partisanen sein Reich an das Chloroform hat abtreten müssen. Der Grund davon liegt in den schon oben von uns betonten Momenten, welche das Chloroform als weit besser verwendbar erscheinen lassen. Der niedrige Siedepunkt und die geringe Dampfdichte des Aethers lassen ihn kaum ohne Apparat benutzen, und wenn auch Einzelne den Aether aus einem kegelförmig zusammengelegten Tuche oder aus Trichtern von Papier oder Cartons (Squire) inhaliren lassen, in welchen ein in Aether getauchter Schwamm liegt (Joy Jeffries), so sind doch die meisten Anhänger des Mittels einig darüber, dass ein Apparat zweckmässiger sei. Freie Verdunstung des Aethers vom Tuche aus belästigt durch den nicht eben angenehmen Geruch den Operateur und Assistenten. Ferner kommt hinzu, dass die Patienten die Chloroforminhalationen durchweg als angenehmer bezeichnen. Hustenreiz scheint durch reinen Aether nicht viel mehr als durch Chloroform erzeugt zu werden, Erbrechen bei beiden ziemlich gleich stattzufinden, nach Einigen selbst energischer beim Aether, jedoch nicht so lange anhaltend (Norton). Wenn man vom Aether als ferneres Inconveniens angiebt, dass er langsamer als Chloroform zur Narkose führe, so ist das nur unter der Voraussetzung richtig, dass man den Aether ähnlich wie das Chloroform mit einer grösseren Menge atmosphärischer Luft in die Lungen eintreten lässt. Bei Inhalation eines Gemenges von etwa 60 % Aether und 40 % atm. Luft (aus dem Apparate von Norton) erfolgt die Anästhesie in 3—4 Minuten; bei Ausschluss der Luft (z. B. im Apparate von De Morgan), wo dann die Anhäufung von Kohlensäure im Blute natürlich mitwirkt, oft schon in $1/_2$ Minute, also früher als durch Chloroform. In diesem Falle fehlt auch die lärmende Excitation, welche bei Inhalation von Aetherdampf und grössern Mengen Luft, wo die Narkose meist 8—10 Minuten dauert, höchst störend, wenn auch keineswegs gefährlich ist. Dass die Aethernarkose minder tief sei als die Chloroformnarkose (Nothnagel), kann nicht behauptet werden; dagegen ist es trotz der entgegengesetzten Behauptung der Lyoner Chirurgen Thatsache, dass selbst bei Anwendung von Éther pur beim Erwachen aus der Narkose, welche in der Regel etwas früher als beim Chloroform eintritt, Delirien und Agitation häufig sind, wie sie beim Chloroform fast nie vorkommen und während derer die Kranken oft den angelegten Verband entfernen (Jessop). Unangenehm ist ferner das Auftreten acuter Bronchitis von mehrtägiger Dauer (Jessop, Lawson Tait). Erbrechen ist während der Erholung mindestens ebenso häufig wie beim Chloroform. In Boston erbricht jeder Aetherisirte in diesem Stadium, das man, um die anderen Kranken nicht zu stören, in einem besonderen Zimmer durchmachen lässt. Nach Einzelnen soll Aether sehr leicht Samenergüsse bedingen (Alexander).

Diesen Inconvenienzen gegenüber steht die geringere Gefährlichkeit der Aethernarkose im Vergleich zur Chloroformnarkose, welche von den Aetherfreunden mit vollem Rechte betont wird. Die Wirkungsweise des Aethers als Anästheticum ist insofern der des Chloroforms gleich, als sie auf directer Beeinflussung der Substanz der Nervencentra beruht (Cl. Bernard), vielleicht auch der peripheren Nerven (Ocounkoff), dagegen kommt dem Aether die stark deprimirende Wirkung des Chloroforms auf das Herz nicht in gleichem Grade zu, wodurch die Gefahr plötzlich syncoptischen Todes verringert oder beinahe auf Null reducirt wird. In Folge hiervon tritt bei Thieren nach Zuleitung von Aether mit atmosphärischer Luft oder Sauerstoff der Tod viel später ein als nach Chloroform (nach Norris selbst 30mal so spät) und erscheint das Herz der so getödteten Thiere meist elektrisch reizbar. Knoll (1879) zeigte in ausserordentlich exacten physiologischen Versuchen, dass Aether sowohl bei intacten als bei durchschnittenen Vagis den Blutdruck weit weniger herabsetzt als Chloroform und denselben auch bei einer mehrere Minuten lang fortgesetzten Inhalation stets ausreichend lässt, während Chloroform bei etwas verlängerter Narkose denselben bis auf wenige Mm. über die Nulllinie sinken lässt. Auch die Respiration wird durch Aether in weit geringerer Weise beeinflusst als durch Chloroform. Der bei durchschnittenen Vagis nach beiden Anästheticis eintretende Exspirationstetanus und der terminale Athemstillstand erfolgen durch Chloroform weit rascher als durch Aether (Knoll). Während bei künstlich respirirenden Warmblütern die Herzwirkung des Chloroforms am blossgelegten Herzen sich unmittelbar durch Ausdehnung und Blutüberfüllung des rechten Ventrikels zu erkennen giebt und Herzstillstand schon in 1 Minute eintritt, kann Aether eine Stunde lang zugeleitet werden, ohne dass das Herz irgendwie afficirt erscheint (Coats, Ramsay und Mc. Kendrick). Am isolirten Froschherzen wirkt Aether noch in Dosen beschleunigend, in denen Chloroform die Muskelsubstanz lähmt (Sydney Ringer). Bei künstlicher Circulation des Froschherzens wirken kleine Dosen beschleunigend, mittlere verlangsamend, während bei grossen das Herz für längere Zeit unthätig wird, doch schwinden diese Effecte rasch bei Durchströmung mit frischem Blute (Kronecker und M'Gregor-Robertson). Die Arbeitsleistung des Herzens beim Menschen ist in der Aethernarkose nach sphygmographischen Untersuchungen von De Morgan sogar gesteigert. Jedenfalls ist das Vorkommen von Todesfällen in der Aethernarkose mehr von der Beeinträchtigung der Respiration als von der des Herzens abhängig. Ausserdem sind aber derartige Fälle weit seltener als in der Chloroformnarkose, nicht allein was die absolute Zahl betrifft, deren Höhe bei der ungleich grösseren Zahl der Chloroformisationen bei dieser auch selbstverständlich weit bedeutender ausfallen muss, sondern auch relativ. Befriedigende statistische Erhebungen liegen nicht vor; ob wirklich von Aetherisirten nur 1 unter 23,504 und von Chloroformirten schon 1 unter 2573 in der Narkose stirbt (De Morgan), steht dahin. Gewiss aber existiren ebenso gut sog. Aethertodesfälle wie Chloroformtodesfälle, und die Bemühungen der Lyoner Aerzte, dieselben als zufällige, von Aether unabhängige darzustellen, sind nicht geeignet, die Wahrheit ans Licht zu bringen, da unter Anwendung der nämlichen Logik auch die Chloroformtodesfälle sich wegräsonniren liessen. Dass die Gefahren des Aethers übrigens weit geringer sind, beweist das Verfahren in Boston, wo man den Aether ungemessen auf den Inhalationsschwamm schüttet und die Aetherisation selbst Wärtern und Hausknechten anvertraut, so dass der Consum von $1/2$ Pfund bei einer Operation nicht zu den Seltenheiten gehört. In einem Falle wurden sogar $4^{1}/_{2}$ Pfund binnen 12 Stunden gebraucht (Bigelow).

Die vorliegenden Facta sind die Basis für die von uns gegebenen Indicationen des Aethers in solchen Fällen, wo das Chloroform besondere Gefahren hat, d. i. wo die längere Zeit nöthige Narkose oder ein individuelles Verhalten des Patienten entschieden Gefahren darbietet. Dahin gehört ausser Herzfehlern auch Collaps durch schwere Verletzungen (Bigelow), wo sogar Einzelne die Aethernarkose geradezu als Excitans wirken gesehen haben wollen. Starke Anämie durch vorausgegangene Blutung contraindicirt zwar das Chloroform viel mehr als Aether, indessen ist gerade nach Blutungen Sistirung der Athmung in der Aethernarkose beobachtet worden. Dagegen ergeben sich auch für den Aether einzelne bestimmte Contraindicationen. Man vermeide ihn in allen Fällen, wo das Delirium im Stadium der Reconvalescenz Gefahren mit sich bringt, z. B. bei Kataraktoperationen (Hutchinson), ferner da, wo Hirnerscheinungen zu fürchten sind, indem Aether offenbar nach Art des Alkohols stärker hyperämisirend wirkt, daher jedenfalls bei alten Leuten und Apoplektikern, wo nicht gleichzeitig Herzfehler vorhanden sind, das Chloroform den Vorzug verdient. Hutchinson giebt auch im kindlichen Lebensalter dem letzteren den Vorzug. Auch bei Trinkern, wo bei jedem Anästheticum das Excitationsstadium lang und intensiv ist, tritt dies beim Aether mehr hervor. Uebrigens giebt es einzelne Individualitäten, welche jedesmal bei der Aetherisation Lividität des Gesichtes, Aussetzen der Respiration und Muskelrigidität bekommen (Bigelow). Selbst plötzliches Schwinden der Herzaction kommt bei Einzelnen vor (Priestley Smith). Eine besondere Contraindication bilden Operationen im Munde wegen des in der Aethernarkose nicht seltenen Speichelflusses (Engdahl) und insbesondere widerräth man den Gebrauch des Aethers bei Staphyloraphie. Auffallend ist die grosse Zahl der Aethertodesfälle bei Operationen im Munde (Engdahl).

Statt der tiefen Aethernarkose, welche allein Gefahren bedingt, benutzen übrigens einige amerikanische Chirurgen eine ziemlich früh eintretende Periode von Analgesie, welche selbst bis zu 3 Min. anhalten kann (Packard, Weir), doch ist das Operiren im Excitationsstadium bei Schreien und Lärmen nicht Jedermanns Sache. Muskelerschlaffung ist in dieser Periode nicht vorhanden. Im Uebrigen ist die Möglichkeit gegeben, dass bei zu frühzeitiger Operation sehr leicht reflectorisch Stillstände der Respiration oder des Herzens erfolgen (Arloing). Jedenfalls erheischt die Aethernarkose gerade so gut wie die Chloroformnarkose genaue Ueberwachung der Patienten, insbesondere in Bezug auf die Athmung.

Eine besondere Bedeutung besitzt der Aether wegen seiner Eigenschaft, beim Aufträufeln und Verdunsten starke Kälte und in Folge davon Abnahme der Sensibilität und Contraction zu erzeugen, worauf die Anwendung als örtlich schmerzstillendes Mittel, als Stypticum und Antiphlogisticum beruht. Der Umstand, dass die Verdunstungskälte erheblich stärker wird, wenn man sie durch einen Luftstrom oder durch Verstäuben befördert, und dass in Folge davon zunächst in den oberflächlichen Theilen, später selbst in tiefern Gebilden vollkommene Aufhebung der Sensibilität erfolgt, hat zu dem von B. W. Richardson angegebenen Verfahren der localen Anästhesie, welches namentlich für kleinere Operationen passt, geführt.

Als örtlich schmerzstillendes Mittel ist Aether z. B. bei Algien, Rheumatismus, schmerzhaften Geschwüren, hysterischem Kopfweh (aufgeträufelt und spontan verdunstet), bei Otalgie (Dämpfe), Zahnschmerz (besonders als Odontine, mit $^{1}/_{10}$ Nelkenöl) benutzt. Bei Rheumatismus wandte man ihn auch als Erethisticum (als Éther gélatinisé, mit 4 Th. Eiweiss geschüttelter Aether, unter Kautschukplatten applicirt) an. Als Antiphlogisticum träufelt man Aether auf Hernien, Furunkel, deren Entwickelung dadurch gehemmt wird, u. s. w., als Stypticum benutzt man ihn bei Nasenbluten (Gintrac). Selbst als allgemeines Verbandmittel für Wunden und Geschwüre hat Aether in Lordat u. A. Empfehler gefunden. Black rühmt Aether als vortreffliches Mittel bei ulcerösen Zuständen und Entzündungen in Mund oder Schlund. Inwieweit der örtlichen Application bei Amaurose ein Nutzen zukommt, ist durch neuere Erfahrungen nicht festgestellt.

Das Verfahren der localen Anästhesie beruht im Wesentlichen auf der Verstäubung von Aether oder einer anderen Flüssigkeit von niederem Siedepunkte (Bromäthyl, Petroleumäther, Schwefelkohlenstoff). Mit einem guten Apparate (z. B. Richardsons) erreicht man in 15—50 Secunden Anästhesie von solchem Grade, dass Einschnitte nicht gefühlt werden. Nur reiner Aether erzeugt dieses Phänomen ohne gleichzeitiges Brennen, welches letztere stets bei alkoholhaltigem Aether hervortritt. Die Haut nimmt dabei weisse Farbe an, wird aber nicht hart wie bei Kältemischungen. Wird die Verstäubung längere Zeit fortgesetzt, so erfolgt auch Anästhesie tieferer Theile (selbst 4—5 Cm. tief) und kann man selbst durch die Schädeldecken hindurch das Gehirn von Thieren zum Gefrieren bringen. Die Erfahrungen am Krankenbett lehren, dass man mit Richardsons Verfahren in der That kleine Operationen schmerzlos auszuführen im Stande ist, wenn man, nachdem die Theile weiss geworden, incidirt; so nach C. Lauenstein (1880) besonders Spaltung von Weichtheilsabscessen, Incisionen von Phlegmonen und Panaritien, Tenotomien, Anlegung von Gegenöffnungen bei Eitersenkung, Spaltung und Auslöffelung oberflächlich vereiterter Schleimbeutel, Entfernung kleiner Fremdkörper und kleiner cutaner und subcutaner Geschwülste, z. B. Condylome, Umstechung von Varicen, Hauttransplantationen, Spaltung der Phimose und Abtragung von Stücken des Präputiums nach gangränösen Schankern, Cauterisation von Lupus und Granulationsgeschwülsten, Operation des eingewachsenen Nagels, bei welcher schon früher Richet das Aufträufeln von Aether empfahl. Hier umgeht man dadurch die Gefahren der allgemeinen Anästhesie. Auch das Ferrum candens lässt sich nach Aetherverstäubung ohne Feuersgefahr anwenden (C. Lauenstein), wenn die betreffende Stelle mit Watte abgewischt wird. Für Zahnextractionen eignet sich das Verfahren nicht, da der Aether im Munde nicht so leicht verstäubt und in Folge davon Verbrennung der Mucosa entstehen kann; meist kommt es bei Anwendung im Munde auch zu den Anfängen allgemeiner Anästhesie (Magitot). Am Scrotum ist die Application sehr schmerzhaft (Demarquay). Dass auch grössere Operationen sich unter dem Verfahren ausführen lassen, beweisen Fälle von Ovariotomie (Spencer Wells), Kaiserschnitt (Greenhalgh), Resection der Scapula (Dolbeau) u. a. m.; bei den ersten Operationen ist die Vermeidung des Erbrechens offenbar eine Indication dafür. Eine Unannehmlichkeit des Verfahrens bildet die in einzelnen Fällen, jedoch selten beobachtete Gangränescenz der der localen Anästhesie unterworfenen Hautpartien (Labbé, Heiberg). Offenbar contraindicirt dies die Anwendung bei plastischen Operationen. Nach Letamendi wird der Eintritt der localen Anästhesie durch eine leichte Hautincision oder durch Reiben mit einer Bürste beschleunigt. Dass Aetherverstäubung auch gegen Algien ebenso wie die blosse Aetherverdunstung anwendbar ist, liegt auf der Hand.

Innerlich benutzt man Aether in der Regel zu 10—30 Tr., nöthigenfalls selbst kaffeelöffelweise (so nach Rademacher und Trousseau bei apoplektischen Lähmungen), entweder für sich auf Zucker oder in Wein oder aromatischen Wässern. Verordnung in Mixturen ist bei der Schwerlöslichkeit des Aethers unzweckmässig. In Frankreich sind mit Aether (zu etwa 5 Tr.) gefüllte Gallertcapseln (Perles d'éther) gebräuchlich, auch ein Sirop d'éther (Aether, Spiritus āā 5, Aq. dest. 10, Syr. simpl. 8 Th.). Zu Klystieren verwendet man 2,0—4,0, am besten mit 100,0—150,0 kaltem Wasser; das Vehikel darf niemals eine höhere Temperatur als der Aether besitzen. Dagegen träufelt man ihn behufs Inhalationen kleinerer Mengen wohl auf einen heissen Schwamm oder in heisses Wasser. Zur Subcutaninjection hat man bei hochgradigem Collaps eine volle Spritze (0,7), bei Kindern gegen Convulsionen 10 Tr. injicirt.

Zur Inhalation sind Apparate zweckmässig; ob man dabei freien (Clover) oder beschränkten (Norton) oder gar keinen Luftzutritt (De Morgan) gestatten soll, ist streitig. Ersteres ist entschieden minder gefährlich, erzeugt jedoch langdauernde Excitation; letzteres rasche Narkose. Einzelne Apparate bezwecken die Application erwärmten Aethers, um Bronchitis zu vermeiden (Lawson Tait). Die Dosis lässt sich nicht genau bestimmen, ist aber grösser als die des Chloroforms. Bei asphyktischen Zuständen soll nach Bigelow Zulassung atmosphärischer Luft zur Wiederherstellung genügen.

Präparat:

Spiritus aethereus, Liquor anodynus mineralis Hoffmanni, Sp. Aetheris, Sp. sulfurico-aethereus, Sp. Vitrioli dulcis, Aether alcoholicus; **Aetherweingeist, Hoffmannstropfen, Schwefeläthergeist.** Mischung aus 1 Th. Aether und 3 Th. Weingeist; klar, farblos, neutral, flüchtig, von 0.807—0,811 sp. Gew. Wird, abgesehen von der Anwendung des Aethers als allgemeines und örtliches Anästheticum, ganz wie Aether benutzt und ist beim Volke namentlich gegen den Magenkrampf und Kolikschmerzen, auch als Antispasmodicum überhaupt, sehr beliebt. Der ursprünglich von Martmeir, Apotheker in Eisleben bei Halle, angegebene und von dem berühmten Fr. Hoffmann empfohlene Liquor anodynus mineralis war nicht ein Gemisch von Spiritus und Aether, sondern enthielt ausserdem Weinöl, welches in England lange Zeit als Oleum aethereum oder Spiritus aethereus oleosus (Oleum vitrioli dulce) officinell war und zu 15 Tropfen bei Kaninchen stark berauschend (Pereira), bei Menschen in erethischen Krämpfen und Schmerzen nach Art des Aethers beruhigend wirkt (Physick). Von dem Spiritus aethereus, den man zu 20—60 Tropfen giebt, entspricht 1,0 40—50 Tropfen. Zuelzer empfahl in schweren Fällen von Abdominaltyphus 30—40 Tr. an 4 verschiedenen Stellen zu injiciren, doch ist Aether als weniger örtlich irritirend vorzuziehen.

Aether aceticus, Naphtha aceti; Essigäther.

Dieser zusammengesetzte Aether, früher auch als Aether s. Naphtha vegetabilis bezeichnet, ist Essigsäure-Aethylester oder Essigsäure-Aethyläther, $CH^3(C^2H^5)O^2$, und stellt in reinem Zustande eine farblose, klare, neutrale, flüchtige, leicht entzündliche Flüssigkeit von ätherartigem, angenehm erfrischendem Geruch und Geschmack dar, welche bei 74° siedet und ein spec. Gew. von 0,904 bei 17,5° besitzt. Der officinelle Essigäther, welcher etwa $1^1/_2$ % Spiritus und Wasser enthält, hat ein spec. Gew. von 0,900—0,904. Der Essigäther bildet sich beim Zusammentreffen von Essigsäure im Entstehungszustande mit Weingeist und wird durch Destillation von Natrium- oder Bleiacetat, Schwefelsäure und Weingeist erhalten. Er löst sich in 9 Th. Wasser und wird bei längerem Contacte mit demselben sauer; in Alkohol und Aether ist er in jedem Verhältnisse löslich.

Genaue physiologische Untersuchungen liegen nicht vor. Man versuchte ihn zur Zeit der ersten Einführung des Aethers in Wien und Prag als Anästheticum; die Wirkung tritt langsamer ein, ist aber mit weniger Hustenreiz verbunden. Hauptsächlich dient er jedoch als Analepticum bei Ohnmachten und Collapsus, auch bei Sonnenstich und bei Asthma, theilweise innerlich, theils äusserlich als Riechmittel, wo er wegen des angenehmen Geruches dem Aether vorgezogen wird; auch ist er bei Hustenreiz und Erbrechen, sowie bei hysterischen und hypochondrischen Zuständen, selbst bei Lungentuberculose empfohlen. Manche vindiciren ihm hervorragende diuretische Wirkungen und gebrauchen ihn bei Hydrops, doch fehlt es an beweiskräftigen Erfahrungen vollständig. Innerlich giebt man ihn zu 10—30 Tr. entweder für sich oder in Mixturen. Früher war eine Mischung mit 3 Th. Spiritus unter dem Namen Spiritus Aetheris acetici s. Spiritus acetico-aethereus s. Liquor anodynus vegetabilis officinell, die man in ähnlicher Weise wie die beim Aether erwähnten Hoffmannstropfen anwandte.

Auch die entsprechenden Essigsäureester des Methyls, Propyls, Isopropyls, Butyls und Amyls wirken dem Essigäther analog (Rabuteau). Der Essigsäure-Methyläther soll Brechneigung und Erbrechen stillen, profuse Bronchialsecretion beschränken, aber wenig anästhetisch wirken (Turnbull). Der Essigsäure-Amyläther, das sog. Birnöl der Parfumeurs, reizt heftig zum Husten (Turnbull); der Athem damit betäubter Thiere riecht stundenlang nach dem Aether.

In ähnlicher Weise wie Essigäther wirkt Ameisensäure-Aethyläther, der die berauschende Wirkung der Spirituosen stärker als Essigäther steigert (Rabuteau). Von zusammengesetzten Aethern ist auch das Aethylnitrat ein Anästheticum, das zu 50—60 Tr. complete Narkose beim Menschen bedingt, der jedoch Schwindel und Geräusch im Kopfe vorausgehen und heftige Kopfschmerzen und Benommenheit nachfolgen (Simpson). Auch bei Thieren wirkt Aethylnitrat anästhesirend, aber unbedeutend (Reichert), selbst langsamer als Aether und bedingt leicht Muskelstarre und Tod (Chambers).

Chloroformium, Formylum trichloratum; **Chloroform,** Formyltrichlorid, Trichlormethan.

Weitaus das am häufigsten in Anwendung gezogene allgemeine Anästheticum ist das von Soubeiran und Liebig fast gleichzeitig entdeckte und von Flourens und Simpson ebenfalls fast zu der nämlichen Zeit (1847) als anästhesirendes Mittel erkannte Chloroform, welches eines der Producte der Einwirkung von Chlor auf Sumpfgas (Methan) darstellt, übrigens auch aus verschiedenen Aetherverbindungen erhalten werden kann.

Das Chloroform, $CHCl^3$, welches durch vorsichtige Destillation von Weingeist (von 86 Gewichtsprocenten) mit gutem Chlorkalk (von 25% activem Chlor) fabrikmässig dargestellt wird, ist eine farblose, klare, eigenthümlich riechende und süsslich schmeckende, völlig sich verflüchtigende Flüssigkeit von 1,525 spec. Gew. bei 0°, welche bei 62° siedet und schwierig mit grüngesäumter Flamme brennt, sich wenig in Wasser, leicht in Weingeist, Aether und fetten Oelen löst. Wie Aether löst auch Chloroform Phosphor, Schwefel, Iod, Fette, Harze, Kautschuk u. a. organische Körper. In Dampfform durch ein glühendes Rohr geleitet zerfällt es in Salzsäure, Chlor, C^2Cl^6, C^2Cl^2, Kohle u. s. w. Mit weingeistigem und wässrigem Kali und mit wässrigem Ammoniak bildet es ameisensaures Kalium und Kalium- resp. Ammoniumchlorid; trockenes Ammoniakgas erzeugt mit Chloroformdampf bei Rothglühhitze Ammoniumchlorid und Ammoniumcyanid.

Das officinelle Chloroform entspricht keineswegs dem chemisch reinen, sondern enthält bei dem vorgeschriebenen Siedepunkte von 60—61° und dem spec Gew. von 1,485—1,489 eine bestimmte Menge Weingeist, welcher für die Haltbarkeit des Präparates von wesentlicher Bedeutung ist. Nicht nur, wie man früher annahm, bei der Darstellung mit anderen Chlorsubstitutionsproducten verunreinigtes Chloroform, sondern auch völlig reines zersetzt sich bei längerem Stehen im Lichte und sehr rasch in directem Sonnenlichte, wobei der Geruch sich wesentlich verändert und saure Reaction eintritt. Auch das reinste Chloroform, wie man solches durch Zersetzen von Chloral mit Natronlauge darstellt (sog. Chloralchloroform), das von verschiedenen Chirurgen als gefahrloseres Anästheticum angesehen wird, ist nur bei Zusatz von $3/4-1\%$ Weingeist haltbar, schützt übrigens keineswegs vor Chloroformsyncope (Bardeleben).

Wie dem Aether und den meisten übrigen Anästhetica kommt auch dem Chloroform örtliche, irritirende, und entfernte, auf die Nervencentra, die Muskeln und das Herz vorzugsweise gerichtete Action, welche letztere nach verhältnissmässig kurzer Excitation rasch den Charakter der Depression annimmt, zu. Die Resorption des Chloroforms erfolgt von allen Applicationsstellen aus, am raschesten von den Lungen, welche auch hauptsächlich die Elimination übernehmen.

Auf die äussere Haut applicirt erzeugt Chloroform beim Verdunsten weniger Kältegefühl als Aether, bei minder rascher Verdunstung und rascher noch bei aufgehobener Verdunstung ein Gefühl von Brennen, welchem Röthe und selbst Vesikel- und Blasenbildung folgen kann. Locale Anästhesie tritt dabei oder bei Zuleitung in Dampfform nur in sehr untergeordnetem Maasse ein, etwas mehr bei Application in Vagina und Uterus. Auch bei Application des Mittels in unverdünntem Zustande auf Wunden oder Schleimhäute (Mund, Mastdarm, Urethra) bewirkt es zuerst heftiges Brennen, später Verminderung des Gefuhls. Werden grössere Mengen Chloroform in den Magen oder das Rectum gebracht, so resultiren auch von hier aus die entfernten Erscheinungen, jedoch in der Regel weit unvollkommener und unausgeprägter, so dass es zu completer Anästhesie nur bei hochgradiger Vergiftung kommt; oft folgt der scheinbaren Wiederherstellung heftige Gastroenteritis.

Die entfernten Wirkungen des Chloroforms sind vorzugsweise in Bezug auf die Inhalation studirt und gestalten sich beim Menschen in folgender Weise: Zuerst kommt eine Zeit, wo der Inhalirende noch freies Bewusstsein besitzt (1. Stadium oder Stadium der Willkür nach Nussbaum) und wo ihm selbst die örtlichen und entfernten Wirkungen des Mittels zur Kenntniss gelangen, so namentlich der für die Meisten unangenehme Geruch des Chloroforms, der manchen Patienten zum Widerstande reizt, brennendes Gefühl in der Conjunctiva mit Thränen der Augen, Kratzen im Schlunde und Kehlkopf, Hustenreiz und Husten, namentlich bei Athmen des Chloroforms aus zu grosser Nähe stark hervortretend und, sobald die entfernten Wirkungen manifester werden, verschwindend; danach ein Zustand von angenehmem Behagen und Leichtsein, wie es bei den Spirituosa im Anfange des Rausches sich geltend macht; hierauf Alterationen in den Sinnesperceptionen, welche dem Schwinden ihrer Thätigkeit und des Bewusstseins vorausgehen, zunächst des Gefühls (Pelzigsein und Eingeschlafensein der Finger und Extremitäten), dann des Geruchs und Geschmacks, schliesslich auch des Gehörs (Abnahme der richtigen Auffassung der Art und Entfernung von Tönen und Geräuschen, subjective Wahrnehmung monotoner Geräusche) und des Gesichtes (Verschleiertsehen). In einzelnen Fällen soll auffallende Schärfung der Sinne der Abnahme vorausgehen. Auf das Stadium der Willkür, welches meist 1—3, manchmal 5—6 Minuten, selten länger dauert, folgt dann das Stadium der Excitation, manchmal, zumal bei Kindern, nur leise durch abnorme Spannung an irgend einem Körpertheile (Strecken der Finger, Steifwerden des Kniees, krampfhaftes Schliessen der Lider oder des Mundes), angedeutet, meist aber auf den ganzen Körper sich erstreckend (Strecken der Glieder, Zittern, rasches und kurzes Inspiriren bei sehr verlangsamtem, manchmal kreischendem oder singendem Exspiriren); bisweilen durch eine Art kataleptischen Zustand sich manifestirend, meistens in unverständlichen oder halbverständlichen Reden und Irrereden, Singen, Lachen, fortwährendem Ausspucken von Schleim, bisweilen selbst durch furibunde Delirien sich zu erkennen gebend. Am stärksten ausgesprochen sind Hallucinationen und Delirien bei Trinkern, bei denen das Stadium der Excitation selbst $1/4$ Stunde währen kann, während es sonst in 1—2 Min. vorüber ist. In diesem Stadium gelangen Schmerzenseindrücke unvollkommen zur Perception, indem der Kranke Berührungen, Schnitte u. s. w. schreiend heftig abwehrt, nach der Operation jedoch weder des Schmerzes noch des Vorgefallenen sich erinnert. Der Puls und die Athmung sind im Willkür- und Excitationsstadium beschleunigt; nur selten beobachtet man bei der ersten Inhalation eine Verlangsamung oder auch ein mehrere Secunden dauerndes Aussetzen. Das Gesicht wird meist röthlich, die Haut feucht und warm. Die Pupille ist in diesem Stadium in der Regel dilatirt und die Reizbarkeit der Iris herabgesetzt (Westphal, Budin und Coyne). Ist das Excitationsstadium vorbei, so folgt das Stadium der Narkose oder Anästhesie (Stadium der Toleranz nach Nussbaum), durch Erschlaffung der Muskeln — und zwar meist in umgekehrter Reihenfolge wie bei der Excitation eintretend, am spätesten an der Masseteren (Simonin) manifest — so dass die Glieder passiv in jede Stellung gebracht werden können, schnarchendes Athmen in Folge von Erschlaffung der Gaumensegel und Aufheben der Reflexe charakterisirt. Die Sensibilität erlischt jetzt völlig, am spätesten an der Stirn und Schläfengegend. Von den Reflexen, welche z. Th. anfänglich durch Chloroform gesteigert werden, verschwindet der Patellarreflex erheblich früher als der mit dem Eintritt der Myose cessirende Cornealreflex und tritt beim Nachlassen der Narkose auch viel später wieder ein. Der Nasenreflex überdauert den Cornealreflex bis zur tiefsten Hypnose (Eulenburg). Die Erschlaffung der Muskeln ergreift auch in manchen Fällen die Sphinkteren (besonders bei Kindern und alten Leuten) In der Narkose ist stets die Temperatur gesunken, die Haut von Schweiss bedeckt, der Kranke im Habitus und Gesichtsausdrucke einem Schlafenden ähnlich. Der Puls ist ruhig und langsam, in seiner Stärke meist etwas herabgesetzt, die Triebkraft des Herzens gemindert, so dass Operationswunden weniger stark bluten; die Athemzüge sind seltener und minder tief. Die Contractionen der glatten Muskeln (Uterus, Darm) werden nicht herabgesetzt, die Darmperistaltik sogar bei eintretender Verlangsamung des Blutumlaufs gesteigert (Nussbaum). Die Pupille wird verengt, erweitert sich aber auf starke Hautreize oder Schreien in die Ohren bei nicht allzutiefer Narkose. In diesem Stadium wird der Schmerz operativer Eingriffe nicht empfunden, nur vereinzelt werden dabei leise Schmerzen gefühlt oder Berührungen wahrgenommen (sog. Analgesie).

Das Erwachen aus der Chloroformnarkose erfolgt entweder (während oder am Ende der Operation) ziemlich langsam oder plötzlich, meist in 5—30 Min. nach Aussetzen der Inhalation, nicht selten, namentlich bei protrahirten Narkosen, mit starkem Würgen und Erbrechen, oder (beim weiblichen Geschlechte) mit Weinen und Lachen, auch mit Schüttelfrost, dem starker Collapsus folgt. Die Pupille erweitert sich dabei. Einige Personen verspüren noch längere Zeit, selbst 24 Stunden, Eingenommensein und Schmerzen im Kopf und sind übel, während bei anderen die Chloroformnarkose keinerlei Nachwehen hinterlässt. Die Meisten verfallen, der Ruhe überlassen, bald wieder in Schlaf, aus dem sie mit Leichtigkeit zu erwecken sind. In diesem Stadium findet sich fast bei der Hälfte der Chloroformirten ein Venenpuls an der Jugularis (Laréginie und Noël), vielleicht in Folge fortdauernder Schwäche des Herzmuskels. In seltenen Fällen hat man, wohl stets nach länger dauernder Zufuhr von Chloroform, ikterische Färbung der Haut und Auftreten von Gallenfarbstoff im Urin beobachtet (Leyden, Bernstein, Fischer). In einzelnen Fällen erfolgt das Erwachen aus der Narkose erst viel später, in 6—12 Stunden, ja selbst erst nach Tagen; in anderen Fällen soll das Bewusstsein wieder eintreten, dann aber aufs Neue schwinden und der Tod plötzlich oder unter Convulsionen eintreten (O. Fischer).

Fälle der letzteren Art hat man fälschlich als chronische Chloroformvergiftung bezeichnet, welchen Namen man richtiger auf die durch den habituellen Genuss von Chloroform vereinzelt vorgekommenen Intoxicationen beschränkt, welche in manchen Beziehungen an Alcoholismus chronicus erinnern. Am häufigsten scheinen periodische Anfälle von Manie und Verfolgungswahn sich nach letzterem zu entwickeln (Büchner, Svetlin), daneben Magenschmerzen, Erbrechen und Appetitlosigkeit (selbst bei Inhalationen), auch Insomnie (Anstie); bisweilen kommt es zu einer ähnlichen Leidenschaft zum Chloroform wie bei Trinkern zu Spirituosa und bei Opiophagen zum Opium (Kurrer). Die allgemeine Ernährung wird ebenfalls dadurch sehr gestört (Anämie, Abmagerung) und der Tod kann der Ausgang sein.

Wird die Chloroforminhalation im Stadium der Narkose nicht unterbrochen, so erfolgt schliesslich der Tod, und zwar meist plötzlich durch Herzparalyse oder durch Lähmung der respiratorischen Thätigkeit, selten unter epileptiformen Krämpfen.

Bei Thieren steht bei Fortsetzung des Chloroformirens bis zu dem Tode regelmässig die Athmung etwas früher still als das Herz; bei Menschen bisweilen letzteres vor ersterem (siehe weiter unten).

Die nicht unbeträchtliche Anzahl physiologischer Untersuchungen über die entfernte Wirkung des Chloroforms lassen zwar unsere Kenntniss darüber nicht als abgeschlossen erscheinen, haben indessen doch Aufklärung über manche Punkte gegeben.

Ein gewisses Hemmniss für solche Versuche liegt in dem verschiedenen Verhalten der Thiere dem Chloroform gegenüber. So werden Frösche leicht narkotisirt, ebenso Vögel, während Eidechsen und Schlangen wieder viel grössere Mengen nöthig haben und bei Hunden, Katzen, Kaninchen die durch Inhalation hervorgebrachte Betäubung meist viel schlechter als beim Menschen ausfällt. Einen Ziegenbock haben wir vergeblich zu narkotisiren versucht. Am besten qualificiren sich Tauben zu solchen Inhalationsversuchen.

Die Wirkung des Chloroforms ist wahrscheinlich abhängig von einer directen Action desselben auf das Gehirn, obschon weder ein Einfluss auf die peripherischen Nerven noch auf das Blut geleugnet werden kann.

Dass das Blut unter der Chloroformnarkose eine dunklere Farbe annimmt, ist factisch und dieses Factum ist wohl nicht durch blosse Kohlensäureanhäufung zu erklären. L. Hermann fand, dass Chloroform wie die meisten übrigen Anästhetica Auflösung der rothen Blutkörperchen bewirken kann, welche er auf Einwirkung dieser Mittel auf das Protagon zurückführt. Boettcher machte darauf aufmerksam, dass mit Chloroform gemischtes Blut lackfarben werde. Schmiedeberg wies nach, dass kleine Mengen Chloroform in defibrinirtem Blute ein hell ziegelrothes, lockeres Coagulum bilden, welches die Ozonreaction mit Guajak giebt und durch Umrühren in 24—28 Stunden sich löst, während Blutserum durch Chloroform nicht getrübt wird; in dem Coagulum erscheinen die Blutkörperchen zackig und unregelmässig aggregirt. Nach Witte (1874) quellen bei vorsichtiger Versetzung von Blut mit Chloroform die Ränder der Blutkörperchen auf, die Zellen werden kugelig und treiben 8—10 und mehr lange Fortsätze, welche an ihren peripheren Enden kolbenförmig aufgetrieben sind. Inwieweit im lebenden Thiere und Menschen derartige Veränderungen der rothen Blutkörperchen vor sich gehen, ist zweifelhaft. Nach Witte finden sich die betreffenden Blutkörperchenveränderungen, welche sich von den durch Ammoniak, Aether und Alkohol hervorgebrachten leicht unterscheiden lassen, in jedem Blutstropfen chloroformirter Individuen. Andere Beobachter, z. B. Schenk, wollen im circulirenden Blute keinerlei Veränderung der Blutkörperchen gesehen haben, auch nicht im Mesenterium eines lebenden Frosches bei Einwirkung von Chloroformdampf. Nach Witte und Hueter ist weniger die Blutkörperchenveränderung als Ursache der Chloroformnarkose zu betrachten als die eigenthümliche globulöse Stase, welche sich z. B. bei Application einiger Tropfen Chloroform auf die Bauchhaut eines Frosches in exquisiter Weise zu erkennen giebt. Die durch das Chloroform veränderten Blutkörperchen sollen dann weiter fortgespült und an anderen Stellen des Kreislaufes, insbesondere in den Capillaren der Hirncentren haften bleiben. Dass man bei der Ableitung der Narkose von derartigen Vertheilungen der Blutveränderung eine coordinirte unabhängige Erscheinung als Grund der Narkose supponirt, kann nicht zweifelhaft sein; denn der Umstand, dass auch bei wirbellosen Thieren und bei völlig blutleeren Fröschen (Bernstein) durch Chloroform Anästhesie hervorgerufen wird, beweist, dass letztere nicht indirect durch das alterirte Blut, sondern direct durch Veränderung der Nervensubstanz bedingt ist. Die Untersuchungen von Bernstein lehren, dass nicht nur die Nervencentra, sondern auch die peripherischen Theile des Nervensystems vom Chloroform afficirt werden, und zwar in der Weise, dass anfangs Excitation, später Depression eintritt. Die Wirkungen auf die einzelnen Theile des Nervensystems verhalten sich übrigens in ihrer Intensität und in der Schnelligkeit des Eintritts sehr verschieden. Wie beim Alkohol und Aether ist das Grosshirn die zuerst betroffene Partie; auf die daraus resultirende Alteration der psychischen Function folgt die vielleicht vom Kleinhirn abhängende Störung der Coordination der Bewegungen, hierauf die Vernichtung der vom Rückenmark abhängigen Reflexerregbarkeit, schliesslich werden auch das verlängerte Mark und die peripherischen Nerven ergriffen, welche letzteren zu einer Zeit, wo die Nervencentra bereits vollständig gelähmt sind, noch normal fungiren. Es kann wohl keinem Zweifel unterliegen, dass das Chloroform rascher und intensiver auf die Nervenzellen als auf die Nervenfasern wirkt, und zwar werden, wie Bernstein nachwies, die sensibeln Ganglienzellen häufig schon zu einer Zeit gelähmt, wo die Beeinträchtigung der motorischen noch sehr unbedeutend erscheint. Auch das eben erwähnte Factum, dass manchmal bei Chloroformnarkose Schmerzeindrücke nicht empfunden werden, wenn tactile Reize noch zur Wahrnehmung gelangen, hat man daraus erklärt, dass die im Rückenmarke verlaufenden Nervenfasern später als die graue Substanz afficirt werden. In welcher Weise aber die Nervensubstanz betroffen wird, darüber divergiren die Ansichten. Die Annahme von Claude Bernard, dass die Chloroformwirkung einfach auf Anämie des Gehirns beruhe, ist wohl kaum mit der Thatsache in Einklang zu bringen, dass sehr häufig bei mit Chloroform getödteten Thieren (auch bei Menschen) Hirnhyperämie besteht. Hermann hat Einwirkung auf das Protagon angenommen, Hoppe-Seyler und Bernstein eine solche auf das Cholesterin, während Ranke die Eiweissstoffe der Nervensubstanz überhaupt als betroffen ansieht. Letzteres hat insofern gewisse Wahrscheinlichkeit, als neben dem Hämoglobin auch das Myosin in besonderer Weise durch Chloroform verändert wird. Nach Ranke produciren Chloroformdämpfe in klar filtrirter Myosinlösung in ca. $^3/_4$ Stdn. (später auch in filtrirter Lösung von Nervensubstanz) Trübung, was beim Aether und Amylen weit langsamer statthat. Auch tritt bei den in einer Chloroformatmosphäre gelähmten Fröschen nach $^1/_2$ Stunde Spreizung der Zehen und complete Starre der Musculatur ein, und auch bei Warmblütern erfolgt der Rigor mortis weit rascher. Es ist somit auch eine Einwirkung des Chloroforms auf die Muskeln nicht zu verkennen, welche sich auch bei Injectionen von Chloroform in eine Arterie an den von denselben versorgten Muskeln in Form tetanischer Starre zu erkennen giebt; doch hört die Reizbarkeit der Muskeln später auf als die der Nerven (Ranke).

Dass das Chloroform eine primäre Wirkung auf das Athemcentrum besitzt, hat Knoll (1877) bei Thieren, welche durch eine Trachealfistel athmeten, erwiesen. Dasselbe scheint zuerst erregt, dann herabgesetzt und gelähmt zu werden. Die Wirkung ist selbst stärker als beim Aether, tritt früher ein als die Veränderungen des Blutdrucks und der Herzaction und ist von letzterer unabhängig, da sie auch bei Einspritzung in die Carotis ganz ohne jene vorkommen kann. Die Athemcurven zeigen charakteristische Differenzen von den gewöhnlichen Erstickungscurven; letztere werden durch Einleiten von Chloroform unmittelbar modificirt (Knoll).

Sehr bedeutend ist die herabsetzende Wirkung des Chloroforms auf die Circulation, bei welcher theils das vasomotorische Nervensystem, theils die Herznerven, theils auch die Herzmuskel betroffen sind.

Bei Thieren und auch wohl bei Menschen kommt im Anfange der Inhalation momentaner Herzstillstand und Respirationsstillstand vor, welcher offenbar durch reflectorische Reizung der Vagi, vom Trigeminus oder Olfactorius aus erregt, bedingt ist (Dogiel, Holmgren und Grape). Nach Scheinesson sinkt in der Chloroformnarkose der Blutdruck durch Herabsetzung der Energie der Herzthätigkeit auf $^1/_4$—$^1/_3$ des gewöhnlichen Druckes, ohne dass Erweiterung der Gefässe durch Lähmung des Sympathicus oder die mangelhafte Oxydation des Blutes oder die Herznerven dabei betheiligt wären; dagegen sollen die Veränderungen in der Frequenz des Pulses von den Nerven abhängig sein, da sie bei durchschnittenen Vagi und Sympathici nicht mehr eintreten. Knoll constatirte bei tracheotomirten Thieren durch Chloroform constant Senkung des Blutdrucks neben den verschiedenartigsten Veränderungen des Herzschlages, meist Verlangsamung mit geringer Erhöhung oder Gleichbleiben der Welle, bald Beschleunigung mit Verkleinerung der Wellenhöhe, bald Arhythmie. Das Sinken des Blutdrucks erfolgt sowohl bei intactem als meist in noch erhöhtem Grade bei durchschnittenem Vagus und tritt auch bei curarisirten Thieren ein. Hiernach kann die Drucksenkung nicht ausschliesslich auf das Herz bezogen werden, zumal da selbst bei der intensivsten Chloroformwirkung Frequenz und Energie des Herzschlages mitunter nicht geändert ist. Ob der hieraus sich ergebende verminderte Tonus der Blutgefässe von den peripheren Vasomotoren oder vom vasomotorischen Centrum abhängig ist, steht dahin. Knoll supponirt eine Lähmung der Vasoconstrictoren, da, wie schon früher Cl. Bernard fand, bei Durchschneidung des Sympathicus die Temperatur des Ohres an der entsprechenden Seite sinkt, während sie an der anderen steigt; ob dabei Veränderungen in der Blutfülle der Ohrgefässe stattfinden, ist zweifelhaft. Bei Einführung von Chloroform in den Magen scheint das Sinken geringer zu sein (Lenz). Spritzt man Chloroform in eine Vene, so erfolgt rasch Stillstand des Herzens (Gosselin, Glover, Ranke, Knoll). Man bezeichnete früher allgemein den Stillstand als durch Tetanus des l. Herzens bedingt und parallelisirte diesen Zustand mit der bei Thieren und Menschen, welche während der Chloroformnarkose starben, häufig gefundenen Contraction des linken Ventrikels bei starker Dilatation der rechten Herzhälfte. Nach Knoll ist bei Vivisectionen auch der linke Ventrikel in der Ruhe schlaff und dilatirt, so dass es richtiger erscheint, die Lähmung auf die Herzganglien und nicht auf Veränderungen des Herzmuskels zu beziehen.

Die Abnahme der Temperatur durch Chloroform steht mit einer Herabsetzung des Stoffwechsels zweifelsohne in Zusammenhang (Scheinesson).

Das von Duméril und Demarquay zuerst constatirte Sinken der Temperatur ist bei leichter Narkose, z. B. bei Kreissenden, unbedeutend, hochgradig bei tiefer Narkose und kann bei Thieren 3° und darüber betragen. Bei nicht zu weit ausgedehnter Narkose wollen Lichtenfels und Fröhlich an sich selbst geringe Steigerung der Eigenwärme beobachtet haben. Der tiefste Stand der Temperatur fällt nicht mit der Akme der Narkose zusammen. Scheinesson hat durch physiologische Experimente dargethan, dass nicht erhöhte Wärmeabgabe seitens der Haut (die Hautperspiration ist vermindert) und Lungen Ursache des Phänomens ist. Steigen der Temperatur vor deren Sinken (Duméril und Demarquay) scheint nur durch zufällige Unruhe der Thiere veranlasst (Scheinesson).

Als Grund der Stoffwechselverlangsamung dürfte das Verhalten des Chloroforms zu den rothen Blutkörperchen sich ergeben, mit welcher möglicher Weise auch die Verfettung der Leber und des Herzens (seltener auch an Nieren und willkürlichen Muskeln vorkommend) zusammenhängt, welche man bei Thieren, die durch Chloroform vergiftet wurden, beobachtete. Nothnagel sah solche besonders nach der Einführung des Chloroforms in den Magen oder unter die Haut, weniger nach Inhalationen. Im Urin finden sich häufig reducirende Substanzen; ob wirklich Glykose (Reynoso u. A.), ist noch nicht mit völliger Evidenz dargethan.

Die oben dargestellte Veränderung der Pupille, welche übrigens mancherlei Modificationen erfährt, insofern z. B. eintretendes Erbrechen oder Asphyxie und andere Umstände mehr die Myosis in Mydriasis verwandeln, sind nicht Wirkungen des Chloroforms auf die peripherischen Irisnerven, sondern scheinen central von primärer Erregung (Myosis) und späterer Lähmung (Mydriasis) des Oculomotorius bedingt zu sein. Lähmung des Sympathicus scheint erst sehr spät zu erfolgen (Dogiel, Westphal).

Das Chloroform ist dasjenige Anästheticum, welches durch seine äusseren Eigenschaften sich vor allen übrigen zur Einleitung von Narkosen zur Vornahme schmerzhafter chirurgischer Operationen oder Untersuchungen empfiehlt, wenn dieselben nicht zu geringfügig sind oder zu lange Zeit in Anspruch nehmen, indem im ersten Falle die durch das Medicament bedingte Gefahr nicht im Verhältnisse zu der Schwere des operativen Eingriffes steht und im zweiten Falle die stark paralysirende Action des Chloroforms auf das Herz besonders zu fürchten ist.

Es ist selbstverständlich, dass Operationen, welche die Einleitung allgemeiner Anästhesie überhaupt contraindiciren, auch eine Gegenanzeige gegen

Chloroform bilden, so Tenotomie, wo die Spannung der Sehne erhalten werden muss, und Lithotritie. Operationen im Pharynx und Munde verbieten zwar das Anästhesiren nicht ganz, machen aber besondere Vorsicht nöthig, dass das Blut nicht in die Luftwege geräth und Erstickung bedingt. Sehr schlechte Narkosen sollen bei Fistula ani vorkommen (Nicaise). Besondere Aufmerksamkeit verdienen die neuesten Ermittelungen von Brown-Sequard, wonach die Application von Chloroform auf die Haut von Warmblütern, ebenso auf die Nasen- und Mundschleimhaut zu vollkommenem Verlust der Sensibilität und des Reflexvermögens führt, welchen Erscheinungen Excitationssymptome vorausgehen.

Während in den angeführten Umständen (Siedepunkt, Dampfdichte) sich die Gründe für die allgemeine Anwendung des Chloroforms klar genug darstellen, ergeben sich Gegengründe in den durch das Mittel bisweilen bewirkten sog. schlechten Narkosen und in den während seiner Anwendung manchmal vorkommenden plötzlichen Todesfällen, die man wohl als Chloroformasphyxie, richtiger aber als Chloroformsynkope bezeichnet, da es sich in ihnen um einen durch plötzlichen Stillstand des Herzens bedingten Tod handelt. Es ist nicht in Abrede zu stellen, dass in der Casuistik der sog. Chloroformtodesfälle, worunter man alle beim Chloroformiren vorgekommenen Todesfälle begreift, sich sehr viele befinden, welche nicht dem Chloroform Schuld gegeben werden können, wie es ja bekannt ist, dass vor der Einführung der Anästhetica plötzliche Todesfälle auf dem Operationstisch wiederholt vorgekommen sind. Es lässt sich auch nicht bestreiten, dass in manchen derartigen Chloroformtodesfällen Verstösse wider die Regeln der Anwendung gemacht wurden. Immerhin aber bleibt eine Anzahl übrig, wo nur die deletere Wirkung des Chloroforms auf das Herz als Ursache des Todes betrachtet werden kann. Es sind dies diejenigen Fälle, wo unter plötzlichem Blasswerden des Gesichts die Thätigkeit des Herzens plötzlich erlischt und der Puls unfühlbar wird, während die Respiration noch eine Zeit lang fortgeht, und wo nach dem Tode das Herz in stark erschlafftem Zustande angetroffen wird. Der Tod kann in dieser Weise schon nach wenigen Inspirationen erfolgen, ehe die eigentliche Operation begonnen hat, und ohne dass in der Art und Weise des Eintritts der Narkose sich irgend welche Zeichen für die Möglichkeit eines solchen Ausgangs gezeigt hätten. Diese Chloroformsynkope ist wohl zu unterscheiden von der Chloroformasphyxie, deren Eintreten durch starke Lividität des Gesichtes und schnarchende Respiration sich zu erkennen giebt und bei welcher im Falle tödtlicher Ausganges die Respiration vor oder mit dem Herzschlage cessirt. Ein plötzliches Dunkelwerden des Blutes macht den Operateur bisweilen auf diese Gefahr der Asphyxie aufmerksam, in der Regel wird sie durch sorgsame Beobachtung des Athems schon früher erkannt. Sie ist wohl stets die Folge ungenügenden Zutrittes atmosphärischer Luft zu den Lungen und häufig durch mechanische Hindernisse hervorgerufen, welche in Folge eines paralytischen Zustandes der Schlundkopfmuskeln die nach hinten und unten gesunkene Zunge dem Eintritt der Luft in den Kehlkopf entgegenstellt. In vielen Fällen genügt Erhebung des Kinns oder das Hervorziehen der Zunge zur Wiederherstellung des normalen Zustandes, während in andern Tracheotomie oder künstliche Respiration die asphyktischen Zufälle beseitigen. Dieselben bilden den grössten Theil der sog. schlechten Narkosen, doch fallen unter diesen Begriff auch manche andere Erscheinungen, namentlich die besonders bei Trinkern beobachtete, aber auch bei keineswegs dem Alkoholgenusse ergebenen Individuen vorkommende protrahirte Excitation und das Vorkommen von Erbrechen vor oder in der Narkose. Es ist unsere feste Ueberzeugung, dass nicht allein derartige schlechte Narkosen, sondern auch manche Fälle von Chloroformsynkope sich vermeiden lassen, wenn die für die Anwendung des Chloroforms nöthigen Cautelen einerseits und die individuellen Verhältnisse des der Anästhesie zu Unterwerfenden gehörig berücksichtigt werden.

In erster Linie ist die Reinheit des Chloroforms ins Auge zu fassen. Durch die Erfahrungen von Bartscher, Hueter, König u. A. wissen wir mit Gewissheit, dass zersetztes Chloroform, wie solches aus vollkommen normalem Chloroform beim Stehen in nicht völlig vollen Flaschen im zerstreuten Lichte und namentlich leicht unter directem Einflusse der Sonnenstrahlen entsteht, nicht allein schlechte Narkosen, sondern sogar Lebensgefahr bedingen kann. Es wird hierbei Chlor frei, welches theilweise in Chlorwasserstoffsäure übergeht und, wenn es eingeathmet wird, zu Reizung der Athemwerkzeuge führt, so dass in Folge des dadurch hervorgerufenen Hustens der Eintritt der Narkose sehr langsam erfolgt. Das freiwerdende Chlor bleibt aber auch nicht ohne Einfluss auf das Chloroform selbst und erzeugt damit Zweifach-Chlorkohlenstoff, welcher noch weit intensiver als das Chloroform auf das Herz wirkt und bei Einathmung in grossen Mengen leicht Herzlähmung bewirken kann. Da der Zweifach-Chlorkohlenstoff einen höheren Siedepunkt als das Chloroform besitzt, ist die Erkennung dieser Beimengung durch fractionirte Destillation nicht schwierig. In manchen Fällen sind aber sowohl Siedepunkt als spec. Gewicht des Chloroforms völlig richtig und nur ein auffallend unangenehmer Geruch, der beim Verdunsten an den letzten verdunstenden Partien sich geltend macht, deutet auf das Vorhandensein eines gefährlichen Stoffes (Almén, Girard).

Ein stets zu berücksichtigendes Moment ist ferner, dass Chloroform nie allein, sondern stets mit atmosphärischer Luft gemischt inhalirt werden muss. Nach Snow darf das Gemenge nie mehr als 8—5 Volumprocente Chloroform enthalten.

Die Dosis des Chloroforms kommt bei der Inhalation zwar allerdings auch in Betracht, aber in viel untergeordneterer Weise. Die meisten Patienten werden durch 4,0 nicht in vollkommene Anästhesie versetzt; viele bedürfen 8,0 bis 15,0; ausnahmsweise, und nicht allein bei Trinkern, sondern selbst bei Kindern, tritt complete Anästhesie erst nach 25,0—50,0 ein, wenn vom Tuche geathmet wird.

Einer Vorbereitung für die Narkose bedarf es nicht; doch ist es von Wichtigkeit, dass der zu Anästhesirende einige Stunden vor der Operation Nichts geniesst, da so die Narkose rascher eintritt und Uebelkeiten und Erbrechen minder häufig vorkommen. Am besten giebt man etwa 3 Stunden vorher Bouillon mit etwas Brod. In England reicht man gern vorher etwas Sherry, um den moralischen Muth zu heben; Destefanis und Vacchette empfehlen zur Stimulation des Herzens und der Vasomotoren die Darreichung von 100,0—200,0 Bordeaux, bei Trinkern Cognac, doch lassen diese Methoden das Auftreten von Emese befürchten. Priestley Smith befürwortet die Anwendung von Chloralhydrat eine Stunde vor der Narkose, wodurch die Herabsetzung der Circulation aber eine grössere ist. Richardson empfiehlt auch drastische Pillen Tags zuvor, um etwa bestehende Anfüllung der Gedärme mit Gas oder Fäces zu heben. Bei der Instituirung der Anästhesie richtet die Lage des Patienten sich nach dem Orte der zu machenden Operation. Wo es angeht, wähle man die halbliegende Position; die sitzende scheint für das Herz schädlich zu sein, starke Neigung nach rückwärts hindert die Athmung und befördert das Rücksinken der Zunge. Jedes Hinderniss der Athmung und der Circulation ist zu vermeiden; alle einschnürenden Kleidungsstücke, Halstücher, Schnürleiber u. s. w. sind zu entfernen. Von grosser Wichtigkeit ist die Art der Inhalation. Wir sind, auf eine hinreichend grosse Erfahrung gestützt, der auch neuerdings von Nussbaum ausgesprochenen Ansicht, dass Apparate, und selbst die neueren, welche sorgfältig für die Zuleitung von atmosphärischer Luft sorgen, für Arzt und Kranke lästiger und in vielen Fällen gefährlicher sind als die bei uns allgemein übliche Chloroformisation von einem zusammengelegten leinenen Taschentuche, wenn dieselbe sorgfältigen Händen anvertraut wird. Man hält das mit einem kleinen Löffel Chloroform benetzte Tuch dergestalt vor Nase und Mund, dass von unten her atmosphärische Luft frei in Nase und Mund einströmen kann. Die Inhalation, bei welcher directe Berührung des Chloroforms mit der Haut zu verhüten ist, geschieht am besten durch die Nase, obschon die Narkose beim Einathmen durch den Mund rascher erfolgt; doch kommt es hier leichter zu Hustenreiz und Vomituritionen, auch zu Ohrensausen und starker Eingenommenheit des Kopfes (Nussbaum). Der Zutritt der atmosphärischen Luft ist stets frei zu halten; nur bei sehr lange dauerndem Excitationsstadium darf man denselben einige Secunden etwas mehr beschränken. Im Allgemeinen aber wird man auch im Excitationsstadium violente Manipulationen vermeiden und dem Delirirenden Raum und Zeit lassen, ihn nur vor Beschädigung behütend. Richardson räth, nach Beendigung des Excitationsstadiums etwas mehr Chloroform zuzuleiten. — Man hat statt des Chloroforms ausser den verschiedenen Surrogaten desselben auch eine Reihe von Mischungen empfohlen, so mit Alkohol (Snow), mit Aether, mit Alkohol und Aether (Medico-chir. Society), mit Eau de Cologne (Pritchard), Methylchlorür (Richardson), neuerdings Terpenthinöl und Oleum Pini (Wachsmuth, Frank). Alle diese Mischungen sind unzweckmässig, weil sie in Folge des verschiedenen Siedepunkte der einzelnen Bestandtheile nur ungleichmässig verdunsten und weil dieselben meist die nur langsam eintretende Narkose mit einem nach derselben eintretenden Rausche compliciren; auch fehlt es nicht an Todesfällen im Verlaufe der durch solche Mischungen producirten Narkosen.

Die Zuleitung des Chloroforms muss ohne jeden Zwang geschehen. Kinder und Frauen sind, wenn nöthig, durch Zuspruch zu beruhigen. Während der ganzen Dauer der Narkose ist sorgsame Ueberwachung des Pulses und nicht weniger der Respiration durch Assistenten nothwendig. Auch die Pupille verdient Beachtung, da das Umschlagen der Myosis zu Mydriasis in der Narkose häufig entweder Erwachen oder Asphyxie prognosticirt.

Nach Richardson soll man nicht bei zu feuchter Luft und nicht bei zu hoher Temperatur chloroformiren, indem durch erstere das Eintreten und die Verdichtung der Chloroformdämpfe im Blute verzögert, die einzelnen Stadien und die Erholung in die Länge gezogen werden, auch leicht Niederschläge auf der Bronchialschleimhaut entstehen, die zu Respirationsstörung führen, während durch zu hohe Temperatur die Ueberführung des Chloroforms in den gasförmigen Zustand zu rasch geschieht.

Die Operation darf nicht eher vorgenommen werden, bis der Patient im Stadium der Narkose ist. Obschon Einzelne, z. B. Eulenburg, das Schwinden des Patellarreflexes als geeigneten Zeitpunkt zur Vornahme von Operationen bezeichnen, wird man im Allgemeinen wohl thun, das Schwinden des Cornealreflexes und den Eintritt von Myosis abzuwarten. Aus der Nichtbeachtung dieser Vorsichtsmassregel sind eine Anzahl Chloroformtodesfälle entstanden. Man wird bei genauer Betrachtung der Statistik überrascht durch die grosse Zahl solcher Todesfälle, welche bei kleinen Operationen, z. B. Zahnextractionen, vorgekommen sind (fast $^2/_3$ sämmtlicher Chloroformtodesfälle) und kann sich der Ansicht nicht entziehen, dass die Todesursache im Stillstand der Athmung oder des Herzens liegt, welcher reflectorisch durch den chirurgischen Eingriff bei noch nicht völlig geschwundener Sensibilität hervorgebracht wurde. Der Rath, bei solchen kleineren Operationen sich mit dem Excitationsstadium zu begnügen, ist sehr gefährlich. Man sollte bei derartigen Operationen das Stickoxydul oder, wo dieselbe passt, die locale Anästhesie durch Verstäubung von Aether, Bromäthyl oder Aether Petrolei verwenden. Da die Sensibilität, wie oben bemerkt, an den Augen spät schwindet, ist es auch erklärlich, dass Schieloperationen und ähnliche unbedeutende Eingriffe an den Augen wiederholt zu Chloroformtodesfällen oder doch zu Chloroformasphyxie Veranlassung wurden, weil einerseits das zu frühe Operiren Shock, andererseits das zu lange Chloroformiren Tendenz zu Herzparalyse bewirkt. Shock kann aber auch in späteren Stadien entstehen, was nach Richardson besonders bei Operationen im Abdomen (Ovariotomie, Lithotripsie, geburtshülflichen Operationen) und bei Streckungen von Anchylosen der Fall sein soll, wo deshalb grosse Vorsicht geboten erscheint. Nach Richardson kann z. B. bei Ovariotomie durch die Einführung der Hand in die Bauchhöhle momentaner Herzstillstand eintreten.

Eine ganz besondere Berücksichtigung verdient ferner die Individualität des zu anästhesirenden Patienten. Es giebt gewisse krankhafte Störungen, welche den Gebrauch des Chloroforms contraindiciren, vor Allem manche Affectionen des Herzens und der grossen Gefässe und hochgradige Anämie. Es ist durchaus erwiesen, dass sehr viele an Herzklappenfehlern laborirende Personen ohne Schaden chloroformirt worden sind, andererseits aber muss die lähmende Wirkung des Chloroforms auf das Herz gerade bei Affectionen dieses

Organs das Mittel doppelt so gefährlich erscheinen lassen. Eine vorherige auscultatorische Untersuchung ist geboten, sei es auch nur, um sich selbst vor Vorwürfen zu schützen. Ob man Erweiterung des rechten Ventrikels und des venösen Systems, nicht aber andere Herzfehler, als ausschliessliche Contraindication gelten lassen soll (Richardson), ist fraglich. In den neueren Sectionsberichten findet sich Fettentartung des Herzens oft genug als Befund, der zu denken giebt. Lungenaffectionen werden im Allgemeinen als nicht gegen Chloroform sprechend bezeichnet; starke Verwachsungen der Pleuren sind indess wiederholt bei Chloroformtodesfällen constatirt. Das bei Anämie das Chloroform sowohl intensiver auf das Blut als auf die Herzwandungen einwirken kann, liegt auf der Hand. Nach schweren Blutungen unterlasse man daher das Chloroformiren. Manche durch Chloroform Verunglückte waren starke Trinker. Im Allgemeinen sind Potatoren schlecht zu narkotisiren, das Excitationsstadium ist sehr lang, und sie bedürfen sehr viel Chloroform zur completen Anästhesie. Ist ein atheromatöser Process wahrscheinlich, so chloroformire man dieselben nicht. Sehr unangenehme Narkosen sieht man bisweilen bei Hysterischen, indem der completen Anasthesie starke Rigidität der Muskeln und Krämpfe vorausgehen. Richardson nimmt sogar eine besondere Form des Chloroformtodes (Tod durch epileptiforme Synkope) in seltenen Fällen an. Andererseits giebt es Hysterische, welche Chloroform ausgezeichnet vertragen und das Beispiel von Wurm, der eine Hysterica in 6 Jahren 1305 mal chloroformirte, wobei stets über 30,0 verbraucht wurden, zeigt, dass Hysterie keine Contraindication darstellt.

Erwacht der Kranke gegen Ende der Operation, so dass noch mehrere Minuten bis zur Beendigung nöthig sind, so kann durch wiederholtes Aufschütten von Chloroform die Narkose verlängert werden. Hierbei ist dann wieder vorsichtig zu verfahren, und namentlich die Zulassung atmosphärischer Luft nicht zu beschränken, da hier wiederum Tod durch synkopale Apnoe zu befürchten ist, wie dies mehrere der Chloroformtodesfälle beweisen. Bei allen länger dauernden Operationen, welche eine Anästhesie von $1/2$—1 Stunde erfordern, ist, obschon wiederholt mehrstündige Operationen unter fortdauernder Chloroformnarkose ohne Schaden vollzogen sind und obschon derartige prolongirte Narkosen, z. B. bei Tetanus, selbst Tage lang unterhalten wurden, immerhin Paralyse des Herzens zu befürchten und deshalb der Aether anzuwenden oder durch Morphin die Anästhesie zu prolongiren. Störungen beim Erwachen (Vomituritionen, Erbrechen) weichen am besten unter dem Einflusse frischer Luft.

Epileptiker bekommen leicht durch das Narkotisiren einen Anfall. Bestehende Tendenz zu Ohnmachten muss als das Chloroform völlig ausschliessend und den Aether indicirend angesehen werden. Dass man bei Greisen und sehr jungen Kindern vorsichtig mit dem Chloroformiren sein muss, ist klar, doch scheint Chloroform bei beiden angemessener als Aether, und die Chloroformcasuistik weist keine besonderen Beziehungen des Alters zu den Todesfällen nach. Von Einzelnen wird die Gravidität als Gegenanzeige betrachtet, weil das Chloroformiren zu Abortus führen könne (Melicher).

Ueber die sog. Chloroformcasuistik können wir sehr kurz hinweggehen, weil die Zahlen nicht sicher gestellt werden können, da manche Fälle nie in die Oeffentlichkeit gelangt sind. Eine Zunahme der Zahl der Todesfälle unter Chloroformnarkose in neuester Zeit lässt sich nicht verkennen, namentlich ist dies in England der Fall. Snow sammelte bis 1853 37 Fälle, Taylor bis 1859 50, Sabarth bis 1863 schon 110; von 1870—1880 kamen in Grossbritannien allein 120 Chloroformtodesfälle vor (Burton und Jacob). Das Verhältniss der Todesfälle zu der Zahl der Chloroformirten steht nicht fest, Nussbaum nimmt ziemlich willkürlich auf 10,000 Chloroformnarkosen 1 Todesfall, was jedenfalls nicht für England gilt, wo B. W. Richardson das Verhältniss auf 1 : 3500 taxirt.

Was die Behandlung der plötzlichen Unglücksfälle unter der Chloroformnarkose anlangt, so wird man in den Fällen, wo es sich um Herzparalyse handelt, schwerlich etwas erreichen; indessen ist dies nach Ausweis von Sabarths Casuistik die Minderzahl (11 Fälle auf 36 Asphyxien). In vielen Fällen wird das Hervorziehen des Unterkiefers in toto mittelst des sog. Esmarchschen Handgriffs und, wo dieser nicht ausreicht, das Hervorziehen der Zunge das Auftreten von Asphyxie verhüten, in vielen die methodische Einleitung künstlicher Respiration das tödliche Ende abwenden. Die Anwendung äusserer Reizmittel zur Erregung von Athembewegungen auf reflectorischem Wege (Frictionen mit Eau de Cologne), Sinapismen, Bespritzen des Gesichts mit kaltem Wasser, Riechenlassen an Ammoniak oder Amylnitrat (Bader) sind von untergeordneter Bedeutung. Richardson weist darauf hin, dass bei der Einleitung künstlicher Athmung jede Bewegung des Kranken möglichst zu meiden sei. Vielfach befürwortet ist in neuerer Zeit die Inversion (Nelaton, Marion Sims, Cormack, Schuppert) für sich oder mit künstlicher Athmung und anderen Hülfsmitteln combinirt, deren günstige Wirkung auf Beseitigung von Hirnanämie (Gubler) oder von globularen Embolien in den Hirncapillaren (Hueter) oder auf Füllung des rechten Ventrikels mit Blut und Wiederherstellung des Lungenkreislaufes (Richardson) bezogen wird. Spörer empfiehlt pendelartiges Hin- und Herschwingen des Körpers bei herabhängendem Kopfe. Die von einzelnen Seiten empfohlene Einspritzung von Ammoniak in die Venen ist insofern nicht irrationell, als das zum Stillstande durch Chloroform gebrachte Froschherz regelmässig durch Ammoniak wieder in Thätigkeit kommt (Sydney Ringer). Tracheotomie und Transfusion haben bestimmt nur untergeordnete Bedeutung.

Als allgemeines Anästheticum erweist sich das Chloroform auch bei verschiedenen schmerzhaften Affectionen und namentlich bei manchen Krampfkrankheiten von bedeutenderem Werthe.

Hierher gehört in erster Linie die Anwendung des Chloroforms in der Geburtshülfe, wo man dasselbe, namentlich in England, selbst bei normalem Verlauf der Geburt zur Beseitigung der Wehenschmerzen benutzt. Die normale Wehenthätigkeit wird dadurch nicht aufgehoben; obschon die Wehenpausen anderthalbmal so lange währen und die Akme der Wehe fast um die Hälfte kürzer wird, erscheint die Geburt nicht verlangert (Kurowicz). Schädlicher Einfluss auf die Frucht findet nicht statt, obschon das Chloroform in das Placentarblut und in den Harn des Fötus übergeht (Zweifel, Porak). Einzelne Geburtshelfer behaupten, dass durch das Chloroformiren leicht Störungen in der Nachgeburtsperiode, insbesondere Blutungen und verzögerte Ausstossung der Placenta resultiren; ersteres ist allerdings möglich, insofern auch nach dem Chloroformiren bei chirurgischen Operationen leichter Nachblutungen eintreten, indem erst nach dem Wiederansteigen des Blutdruckes kleine Arterien zu spritzen beginnen. Uebrigens ist es auffallend, dass bei der Anwendung von Chloroform bei normalen Geburten niemals ein Fall von Chloroformtod vorgekommen ist, was theilweise darin seinen Grund haben mag, dass man verhältnissmässig wenig Chloroform inhaliren lässt. Bei uns beschränkt man den Gebrauch des Chloroforms in der Geburtshülfe — von sehr schmerzhaften Operationen abgesehen — auf pathologische Verhältnisse und wendet es vorzugsweise bei Krampfwehen (Strictura uteri, Tetanus uteri) an, und selbst hier meist erst nach vorausgehender Benutzung antispasmodischer Mittel. Aber auch bei starker Empfindlichkeit der Kreissenden und bei ungewöhnlicher Schmerzhaftigkeit der Wehen ist es gewiss indicirt. Ob man dagegen durch das Chloroformiren bei Primiparae mit stürmischen Expulsionswehen bei starker Rigidität der Weichtheile eine Zerreissung derselben unter allen Umständen wird verhüten können, steht dahin. Bei heftigen Nachwehen sind subcutane Morphininjectionen wohl den Chloroforminhalationen vorzuziehen. Am häufigsten kommen Chloroforminhalationen während der Geburt bei Eklampsie in Anwendung, wo sie schon Simpson, Kiwisch, Scanzoni empfahlen und sie in der That oft die vorzüglichsten Dienste leisten. Auf die Bedeutung des Chloroforms bei Strychninvergiftung wurde schon früher hingewiesen; doch ist, obschon praktische Resultate für dessen Anwendung sprechen, das Chloralhydrat wegen seiner länger anhaltenden Wirkung vorzuziehen. Bei Chorea, Epilepsie, Manie, Delirium tremens, Convulsionen der Kinder, wo man nur die Absicht hat, rasch Schlaf herbeizuführen, um der aus der Unruhe der Kranken oder aus ihren Krämpfen resultirenden Lebensgefahr zu begegnen, sind die früher gebräuchlichen Chloroforminhalationen jetzt durch das Chloralhydrat und die subcutanen Injectionen durch Morphin verdrängt. Bisweilen sieht man bei **asthmatischen Anfällen** von Emphysematikern ausserordentlichen Erfolg von Chloroforminhalationen. Dasselbe gilt von dyspnoëtischen Anfällen bei Herzkranken, wo allerdings das Mittel mit Vorsicht angewendet werden muss (Vergely). Clemens' und Baumgärtners Behandlung der Pneumonie mit Chloroforminhalationen (zu 15—30 Tropfen 1—2 stündlich) ist trotz mannigfaltiger Empfehlungen fast ganz der Vergessenheit anheimgefallen. Günstige Wirkung hat Chloroform manchmal bei Menstrualkolik (Spengler), bei Photophobie (Mackenzie, Snow), auch bei Cardialgie und Neuralgien überhaupt, obschon es bei letzteren offenbar dem Morphin nachsteht. Man muss in allen diesen Fällen die Gefährlichkeit des Chloroforms im Auge behalten und darf deshalb das Chloroform nie den Händen der Patienten überlassen. Mehrere Todesfälle sind durch Nichtbeachtung dieser Vorschrift entstanden; auch droht die Gefahr chronischer Intoxication.

Abgesehen von der Inhalation hat das Chloroform übrigens auch intern und extern Anwendung gefunden, und zwar im Wesentlichen bei denjenigen Zuständen, wo man die Inhalationen benutzte, d. h. um entweder Schmerzen zu lindern oder um Krämpfe zu beseitigen. Im Ganzen sind aber sowohl die interne als die äussere Application wenig im Gebrauch.

Von den mit Chloroform behandelten Leiden nennen wir zuerst Erbrechen, weil wir in verschiedenen Fällen uns von der Wirksamkeit des Mittels zu überzeugen Gelegenheit hatten. Es ist ein vortreffliches Palliativum sowohl beim Vomitus gravidarum als beim Erbrechen der Phthisiker und bisweilen selbst der Säufer. Ueber die Effecte bei Singultus Cholerakranker oder bei Cholera überhaupt und bei Seekrankheit (Yvonneau) besitzen wir keine Erfahrungen. Aran empfahl es bei Bleikolik, Bogue bei Koliken überhaupt, wo es das Morphin an Activität übertreffen soll. Im Froststadium bei Intermittens empfahlen es Serrano und M'Clellan; dass man auch Intermittensanfälle damit coupiren kann, bezeugen Delioux und Berens. M'Clellan rühmte den inneren Gebrauch bei Delirium tremens, Delirien, Insomnie, Epilepsie und selbst gegen Ikterus; Osborne bei Manie und Hypochondrie; Adams in grossen Dosen bei drohenden Hirn- und Lungencongestionen (wie Aether). — Aeusserlich ist Chloroform in Klystierform und Dampfform (Ehrenreich) bei Tenesmus empfohlen; ferner in Dampfform bei Taubheit (Rau) und verschiedenen schmerzhaften Affectionen des Uterus, z. B. Krebs (Scanzoni), bei Pruritus vaginae und selbst bei Amenorrhoe, in Form von Einreibungen oder Salben bei den mannigfachsten schmerzhaften Affectionen (Zahnschmerz, Ohrenschmerz, Ischias, gichtischen Entzündungen, Panaritien, Verbrennungen), auch bei juckenden Hautausschlägen (Dubreuil, Michéa) und Pediculi. Ein örtliches Anästheticum ist es nur in untergeordnetem Maasse; bei manchen der genannten Affectionen dient es theilweise wohl als äusserer Hautreiz, als welcher das Chloroform geradezu statt des Sinapismus, zumal für Kinder, vorgeschlagen ist (Rau, Snow). Dahin gehört auch die Application mit Chloroform befeuchteter Compressen auf das Abdomen bei Gallenstein- und Bleikolik (Fleischmann) oder auf die Brust bei Lungenblutung (M'Cooke). Die Einspritzung bei Tripper als Abortivum (Venot, Behrend) ist wegen ihrer Schmerzhaftigkeit verwerflich; ebenso ist die von B. v. Langenbeck eingeführte Injection in Hydrocelesäcke keineswegs ohne Gefahr (Esmarch), obschon adhäsive Entzündung dadurch fast immer erreicht wird.

Innerlich giebt man Chloroform zu 5—15—20 Tropfen pro dosi, entweder pure oder in Mixturen.

Von verschiedenen Aerzten werden die Dosen viel höher genommen; so gab M'Clellan bei Cholera selbst bis 0,36 pro dosi alle 10 Minuten, Adams 2,0 bei Lungen- und Hirnapoplexie. Zweckmässig giebt man Chloroform in Gallertkapseln (Perles de chloroforme) oder in Haferschleim. Aus schleimigen Mixturen scheidet es sich leicht aus; etwas haltbarer ist eine Emulsion. Jaillard empfiehlt das Chloroform in 120,0 reiner oder mit Bittermandelwasser aromatisirter Milch zu vertheilen. Im Clysma reicht man Chloroform ebenfalls zu 5—10 Tropfen mit Eidotter verrieben. Auf die Haut reibt man es entweder pure ein oder applicirt damit befeuchtete Compressen, wobei man, um Hautentzündung zu bewirken, die Verdunstung hindert. Zu Salben und Linimenten kann man 1 : 1—10 Th. Fett oder Oel nehmen (das in England officinelle Linimentum Chloroformi enthält āā Chloroform und Linimentum Camphorae). Zu subcutanen und parenchymatösen Injectionen (Bartholow, Besnier, Lemattre) bei Prosopalgie, Ischias u. s. w. dient Chloroform zu 5—10 Tropfen pure; zur Hypnose ist dies noch dazu mit unangenehmen Nebenaffecten (Schmerz, Emphysem, Bildung schmerzhafter Knoten und Mumification der Einstichstelle) verbundene Verfahren wegen der grossen Dose (8,0—12,0) nicht zu gebrauchen. In den äusseren Gehörgang ist Chloroform stets verdünnt (5—10 Tr. auf 20,0 Flüssigkeit) zu bringen.

Bei innerer und äusserer Anwendung wird Chloroform nicht selten mit anderen narkotischen Stoffen verordnet, namentlich mit Morphin, auch mit Blausäure, Tinct. Aconiti, Bilsenkrautpräparaten, Veratrin, Terpenthin u. s. w. Manche solcher Mischungen sind Geheimmittel, z. B. das in England als vorzügliches Antispasmodicum und Sedativum angepriesene Chlorodyne (wohl von verschiedener Composition, ursprünglich mit Morphin, Blausäure und Tinct. Capsici), analog dem Anodynum der Engländer (0,1 Morph., 8,0 Chloroform und 2,0 Spir. dil.), diverse Zahnwehmittel, z. B. das English Odontine (1 Th. Campher, 8 Th. Chl.), Feytonia (Chl. mit Camph., Ol. Cajep. und Ol. Caryoph.), Idiaton (angeblich Chl. mit Tereb. und Liq. Ammon. caust.).

Zur örtlichen Anästhesirung hat Fournié ein Gemisch von āā Eisessig und Chloroform (sog. Chloro-acetisation) in Dampfform empfohlen.

Das zum Anästhesiren im Hause des Arztes etwa vorräthige Chloroform ist, um Zersetzung zu vermeiden, im Dunkeln aufzubewahren und möglichst vor den Einflüssen der Luft zu schützen.

Verordnungen:

1) ℞
Chloroformii 2,0
Tragacanthae 4,0
Aq. dest. 100,0
Syrupi simpl. 25,0
M. D. S. Stündlich einen Esslöffel voll. Bei Bleikolik. **Aran.**)

2) ℞
Chloroformii 1,0
Tragacanth. 8,0
Vitell. ovi unius
Aq. comm. 125,0
F. l. a. Emulsio. D. S. Zum Klystier.
(Bei Bleikolik. **Aran.**)

3) ℞
Chloroformii 5,0
Axung. porci 25,0
M. f. ungt. D. S. Aeusserlich.

Anhang: Durch Einwirkung von Chlor auf Sumpfgas entstehen ausser dem Chloroform noch mehrere als Anästhetica benutzte Stoffe. Dahin gehört in erster Linie die dem Aethylchlorür entsprechende Methylverbindung, das Methylchlorür, CH^3Cl, das allerdings, weil es bei gewöhnlicher Temperatur ein Gas bildet, für die Praxis schlecht verwerthbar ist. Mit Methylchlorür gesättigtes Wasser wirkt schon zu 15,0 stark berauschend; die durch Inhalation bei Thieren dadurch bedingte Narkose tritt sanft ein und dauert lange (Richardson). Mit Methylchlorür gesättigtes Chloroform soll nach Richardson ein sehr wirksames Anästheticum sein.

Mehr Bedeutung für die Praxis besitzt die meist als Methylenbichlorid (Methylglykolchlorür) bezeichnete, in ihrem Geruche dem Chloroform sehr ähnliche Verbindung, CH^2Cl^2, die einen niedrigeren Siedepunkt als Chloroform und Aether besitzt (30,5°) und in ihrer Dampfdichte zwischen Aether und Chloroform die Mitte hält, weshalb sie rascher verdampft als Chloroform und zur Erzeugung von Anästhesie geringerer Mengen bedarf als Aether, so dass sie schon zu 8,0 5—7 Min. lange Narkose hervorruft. Die grossen Vorzüge, welche Richardson im Methylenbichlorid dem Chloroform gegenüber fand (Fehlen der Excitation, des Hustenreizes und Erbrechens), sind von deutschen Chirurgen (Nussbaum u. A.) nicht bestätigt und ist die grössere Sicherheit um so mehr problematisch, als unter dem Gebrauche des Mittels in England Synkope und Todesfälle vorgekommen sind und das theure Anästheticum manchmal mit Chloroform verfälscht im Handel sich findet (Clover). Vom Chloroform unterscheidet es sich durch seine Wirkung auf die Reflexe, indem es dieselben herabsetzt, ohne dieselben vorher zu steigern. Auch schwindet der Patellarreflex später als der Cornealreflex und kehrt früher als derselbe zurück (Eulenburg).

Gefährlicher als Chloroform und Methylenbichlorid ist der Zweifach-Chlorkohlenstoff, Tetrachlorkohlenstoff, CCl^4, ein bei 78° siedendes, eigenthümlich riechendes, dünnes Oel, welches ebenfalls als Anästheticum (Sansom, Protheroe Smith), jedoch wegen seiner sehr intensiven Einwirkung auf das Herz nur zu kurz dauernden Narkosen zum Zwecke momentaner Linderung von Schmerzen oder bei Wehen, Verwendung gefunden hat. Da es auf Thiere weit giftiger als Chloroform wirkt, heftige Krämpfe erzeugt und den Blutdruck enorm herabsetzt (Laffont), die Anästhesie erst sehr spät beginnt und die Grenze zwischen derselben und dem Tode sehr kurz ist (Nunneley), ist das Mittel zu perhorresciren, um so mehr, als es wahrscheinlich die Ursache verschiedener Todesfälle durch unreines Chloroform gewesen ist (vgl. S. 1024).

Dem Chloroform analog zusammengesetzt ist das Bromoform, $CHBr^3$, eine wasserhelle, angenehm riechende, jedoch erst bei 152° siedende Flüssigkeit, welche als Anästheticum sich kaum anders wie Chloroform verhält (Nunneley.) Eulenberg bezeichnet die Narkose als flüchtig und nur bei geringfügigen Operationen verwendbar.

Spiritus Aetheris chlorati, Spiritus muriatico-aethereus, Spiritus salis dulcis, Aether chloratus alcoholicus; versüsster Salzgeist. Chlorätherweingeist. — Dieses früher officinelle Präparat, welches schon Basilius Valentinus und Isaak Hollandus bekannt gewesen zu sein scheint, ist ein durch Destillation von Salzsäure und Weingeist über Braunstein erhaltenes Gemenge verschiedener, durch Einwirkung von nascirendem Chlor und Salzsäure auf Weingeist entstehender organischer Verbindungen. Es besitzt keine constante Zusammensetzung; durch das Chlor wird zunächst Aldehyd, C^2H^4O, erzeugt, aus welchem vermöge Substitution von 3Cl Trichloraldehyd oder Chloral, durch Oxydation Essigsäure entsteht, welche letztere mit dem unzersetzt gebliebenen Weingeist Essigsäure-Aethyläther bildet, der seinerseits wiederum der substituirenden Einwirkung des Chlors unterliegt, wodurch diverse eigenthümlich riechende chlorirte Essigester entstehen. Zu diesen kommt durch Mitbetheiligung der theils ursprünglich vorhandenen, theils bei der Bildung des Aldehyds und Chlorals resultirenden Salzsäure noch Aethylchlorid (Aethylchlorür, Chloräthyl, leichter Salzäther, Salzsäureäther) hinzu. Der Spiritus Aetheris chlorati, welcher eine farblose, neutrale Flüssigkeit darstellt, wird ganz wie Sp. Aetheris nitrosi und Essigäther benutzt und innerlich zu 10—30 Tropfen gegeben. Werber empfahl Umschläge davon bei schmerzhaften rheumatischen Fussgeschwüren.

Das Aethylchlorid, C^2H^5Cl, eine penetrant ätherisch riechende Flüssigkeit, wurde schon 1870 von Heyfelder beim Menschen als Anästheticum benutzt; die dadurch bedingte Anästhesie gleicht im Wesentlichen der durch Aether hervorgebrachten, doch ist der niedrige Siedepunkt des Aethlchlorids (+ 12°) ein Hinderniss für dessen Verwerthung.

Aethylbromid (Bromäthyl) und Aethyliodid (Iodäthyl). — Dem Aethylchlorid homologe Verbindungen, welche bei Einwirkung von Brom- resp. Iodwasserstoffsäure auf Alkohol resultiren, sind die vorgenannten Verbindungen, von denen das Aethylbromid, welches schon 1849 von Nunneley als allgemeines

Anästheticum empfohlen wurde, in den Jahren 1879 und 80 ausgedehnte Verwendung in Amerika und Frankreich gefunden hat und dem Chloroform ernsthafte Concurrenz machte, bis das Vorkommen mehrerer Todesfälle in der Bromäthylnarkose (Marion Sims, Roberts) die Ueberzeugung lieferte, dass auch dieses Mittel, welches den Blutdruck ebenso stark wie Chloroform herabsetzt und das mindestens eben so häufig wie letzteres Erbrechen bedingt, nicht sicherer oder angenehmer wirke. Bei seiner Leichtzersetzlichkeit kann es mitunter heftige Irritation des Pharynx bedingen (Richardson). Zur Narkose genügen in der Regel 8,0. Rabuteau empfahl dasselbe zu Inhalationen bei Keuch- und Krampfhusten und innerlich bei Gastralgie.

Versuche von Terrillon und Tourreil (1880) scheinen darzuthun, dass Bromäthyl sich, wie bei seinem niedrigen Siedepunkte (41°) zu erwarten stand, für die Erzeugung localer Anasthesie bei Verstäubung vorzüglich eignet. Bei geringen Abständen übertrifft es sogar den Aether in Bezug auf die Schnelligkeit der Temperaturherabsetzung; ausserdem ist es nicht entzündlich und daher auch bei Anwendung des Thermocauters oder Glüheisens unmittelbar geeignet.

Das Iodäthyl wirkt bei Thieren langsamer, aber anhaltender anästhesirend als Bromäthyl; im Organismus spaltet er sich und geht als Iodnatrium in den Harn über (Rabuteau). Die innerliche Anwendung von 0,2—0,5 als Iodmittel bei Scrophulose, chronischem Rheumatismus (Turnbull) ist daher keineswegs irrationell und jedenfalls begründeter als die antidotarische Verwendung bei giftigen Alkaloiden, um daraus im Körper minder giftige Aethylbasen zu bilden (Huette, Strumpf).

Huette vindicirt dem Mittel diuretische Effecte bei Herzklappenfehlern mit Hydrops. Turnbull empfahl es äusserlich in Salbenform bei schmerzhaften Geschwülsten und Geschwüren, Fischer zur Inhalation bei phthisischem Hustenreiz. Besonders wohlthätig wirkt Iodäthyl zu 6—10 Tr. täglich 6—8mal inhalirt, bei asthmatischen Anfällen und dyspnoëtischen Zuständen, die vom Herzen oder Larynx ausgehen (Sée).

Auch die entsprechenden Iod- und Bromverbindungen des Methyls und Amyls sind Anästhetica. So bedingt Methyliodid, welches im Organismus sich wie Aethyliodid spaltet, schon in sehr geringen Mengen inhalirt, ausserordentlich starke Anästhesie, deren Folgen erst in einigen Tagen verschwinden. Amyliodid bewirkt heftiges Brennen und intensive Röthe (Turnbull, Simpson) und ist wegen seiner irritirenden Beiwirkung auf die Bronchialschleimhaut kaum als Anästheticum zu verwenden (Richardson).

Aethylidenchlorid; Aethylidenum bichloratum s. chloratum. — Durch Einwirkung von Chlor auf Aethylchlorür entsteht durch Ersatz von 1 H durch 1 Cl der sog. Vinylchlorür-Chlorwasserstoff oder Regnaults Éther chlorhydrique monochloruré, $C^2H^4Cl^2$, eine dem Elaylchlorür isomere, jetzt meist als Aethylidenchlorid (Chloräthyliden, Aethidenchlorid) bezeichnete Verbindung, welche auch als Nebenproduct bei der Chloralbereitung erhalten werden kann und eine wasserhelle, süsslich und später brennend schmeckende, angenehm obstartig riechende Flüssigkeit von einem dem des Chloroforms ähnlichen Siedepunkt (+ 60°) darstellt. Das von Liebreich empfohlene Mittel bewirkt nach B. von Langenbeck, Steffen u. A. schnelle und ruhige Narkose, welche rasch vorübergeht, und eignet sich wegen seines angenehmen Geruches sehr gut zur Betäubung von Kindern. Die narkotisirende Wirkung ist etwas grösser als die des Chloroforms, das Erbrechen etwas seltener und geringer, die Herabsetzung der Pulsfrequenz nicht so ausgesprochen (M'Kendrick, Ramsay und Coats). Auf die Reflexe wirkt es wie Methylenbichlorid (Eulenburg). Obschon Aethylidenchlorid den Blutdruck weniger stark als Chloroform herabsetzt, hat es doch zu einem Todesfalle bei einem Herzkranken geführt.

Dem Aethylidenchlorid isomer ist die unter dem Namen Aethylenchlorid oder Elaylchlorür, Aethylenum chloratum s. Elaylum chloratum, bekannte, und früher officinelle Verbindung. Der 1795 von vier holländischen Chemikern entdeckte Stoff (daher die Benennungen Liquor Hollandicus oder Oleum Batavorum), welcher bei Einleiten von Elayl (Aethylen, ölbildendes Gas, C^2H^4)

in eine schwach erwärmte Chlormischung erhalten wird, ist ein wasserhelles, dünnes, angenehm ätherisch riechendes Liquidum, welches mit grüner, stark russender Flamme brennt, das sp. Gew. von 1,275 und einen Siedepunkt von 85° besitzt und nicht in Wasser, dagegen leicht in Weingeist oder Aether löslich ist. Von chemischem Gesichtspunkte ist es als Haloidester des Aethylens (Aethylglycolalkohol) anzusehen, welches wie Aethyl- und Methylchlorür durch Cl weitere Veränderungen erleiden kann. Von Nunneley, Reynoso und Simpson als allgemeines Anästheticum vorgeschlagen, weil es sicherer als Chloroform sei, in grösseren Gaben von Thieren ohne Schaden inhalirt werde, keine Excitation (höchstens etwas Reizung im Pharynx) mache und selbst länger dauernde Narkose bedinge, jedoch wenig in Gebrauch gezogen, hat das Elaylchlorür besonderen Ruf als örtlich schmerzlinderndes Mittel erlangt, indem man es auf schmerzhafte Theile aufpinselt oder einreibt, wonach zuerst etwas Brennen, später 6—14 stündige Analgesie ohne Verminderung der Tastempfindung (Jos. Meyer) erfolgt. Es bewährt sich besonders bei rheumatischen Schmerzen (Wutzer), auch bei Rheumatismus acutus, wo es die spontanen Schmerzen total beseitigt, ferner bei Neuralgien, z. B. Intercostalneuralgien (Virchow) Zur Einreibung genügen 1,0—2,0 pure oder mit Aether vermischt, auch in Salbenform (1 : 5).

Mit dem Elaylchlorür ist nicht das von Wiggers als Aether anaestheticus bezeichnete Gemenge von Chlorsubstitutionsproducten zu verwechseln, welches unter dem Namen Éther chlorhydrique chloré von Mialhe und Aran als locales schmerzstillendes Mittel empfohlen wurde. Das Präparat, dessen Siedepunkt zwischen 110 und 130° variirt, besteht vorzugsweise aus Tri- und Tetrachloräthylenchlorid und bewirkt nach den Versuchen von Aran bei Application auf schmerzhafte Hautstellen in 2½—10 Min. das Verschwinden jedes Schmerzes und in 5—15 Min. völlige Unempfindlichkeit, die bei normaler Haut ½—1 Stunde anhält Die günstigen Erfolge, welche Aran, Schott, Schuchardt u. A. bei vielen schmerzhaften Affectionen, namentlich auch bei rheumatischen Zahnschmerzen, durch Einreibung von 10—20 Tr. in unmittelbarer Nähe der schmerzhaften Partie erhielten, lassen neue ausgedehnte Versuche wünschenswerth erscheinen. Schlechte Präparate scheinen zu Entzündung und Blasenbildung führen zu können (Schroff).

Zu den Chlorsubstitutionsproducten des Aethylchlorids gehört auch das neuerdings von Tauber als allgemeines Anästheticum empfohlene Monochloräthylidenchlorid oder Methylchloroform, welches wesentlich wie Chloroform wirkt, jedoch Respiration und Circulation weniger afficirt. Das diesem Körper isomere Monochloräthylenchlorid wirkt nach Tauber ebenfalls anästhesirend, doch tritt die Narkose beim Menschen erst nach 15—18 Min. ein u. verbindet sich mit Steigerung der Pulsfrequenz, was, wie die hervortretende Röthung des Gesichts und die Salivation, auf Analogie mit dem Aether hinweist. Möglicherweise ist eine Mischung dieser bei 115° siedenden, dem Chloroform ähnlich riechenden Flüssigkeit mit Chloroform ein zweckmässiges Anästheticum. Monochloräthylenchlorid wird im Blute zum grossen Theile gespalten (Tauber).

Als Endproduct der Einwirkung von Chlor auf Aethylchlorid resultirt das Kohlenstoffsesquichlorid, Perchloräthan oder Carboneum sesquichloratum s. trichloratum, C^2Cl^6, ein campherähnlich riechender, bei 160° schmelzender und bei 182° siedender, krystallinischer Körper, welcher in hohem Grade excitirend wirken soll und von King zu 0,3—0,4 ½ stdl. bei Cholera asphyctica gegeben wurde.

Als ein einige Zeit praktisch verwendetes Anästheticum generale ist schliesslich der Kohlenwasserstoff Amylen, C^5H^{10}, zu nennen, eine bei 35° siedende, brennbare Flüssigkeit, von keineswegs angenehmem, an faulenden Kohl erinnerndem Geruche, welche von Snow (1856) wegen der sehr rasch dadurch zu bedingenden Anästhesie, des sehr unbedeutenden Stupors und der raschen Erholung ohne Nebenerscheinungen, insbesondere Erbrechen, dem Aether und Chloroform vorgezogen wurde. Nachdem das Vorkommen von 2 Todesfällen den Beweis geliefert hatte, dass auch dieses Anästheticum nicht ohne Gefahren sei, wurde dasselbe verlassen. Auch Amylchlorid (Chloramyl), $C^5H^{11}Cl$, von angenehmerem Geruche und höherem Siedepunkte (102°), ist als allgemeines Anästheticum verwendbar (Snow, Richardson).

c. Encephalica hypnotica, Schlaf machende Hirnmittel.

Wir fassen unter dieser Bezeichnung diejenigen Hirnmittel zusammen, welche vorzugsweise zur Herbeiführung von Schlaf in den verschiedensten Krankheitszuständen benutzt werden. Es sind dies die eigentlichen Narcotica, insofern als die den Hirnmitteln zukommende Erregung in weit geringerem Maasse nach denselben zur Erscheinung kommt, obschon sie keineswegs, wie man früher meinte, vollständig fehlt. Manchen der hierher gehörigen Mittel kommen auch noch besondere Nebenwirkungen zu, worüber bei den einzelnen das Nöthige angegeben werden wird.

Opium, Opium Smyrnaeum, Laudanum, Meconium, Succus Thebaicus; **Opium, Mohnsaft. Alcaloidea Opii; Opiumalkaloide.**

Dieses unentbehrliche Medicament ist der durch Einschnitte in die unreifen Samenkapseln des Gartenmohns, Papaver somniferum L. (Fam. Papaveraceae), gewonnene und eingetrocknete Milchsaft. Das aus Kleinasien stammende Türkische oder Levantinische Opium, nach den Hauptausfuhrorten auch in das geschätzteste Smyrnaische und in Constantinopolitanisches unterschieden, wird wegen seines vor den meisten übrigen Sorten ausgezeichneten höheren Gehaltes an dem wirksamsten Bestandtheile, dem Morphin, ausschliesslich als Medicament verwendet und ist allein officinell; doch kommt auch in Folge von Verfälschung nicht selten wenig wirksames levantisches Opium in den Handel, weshalb die Pharmakopoe Opium vorschreibt, welches in getrocknetem Zustande wenigstens 10 % Morphin enthält.

Das Levantische Opium stellt braune, in Mohnblätter eingehüllte und meist mit lose haftenden Ampferfrüchten (Rumex) bestreute Brode von 300,0—700,0 Gewicht dar; die Masse ist häufig im Innern noch feucht und klebrig, löst sich theilweise in Alkohol und in Wasser und besitzt eigenthümlich widrig-narkotischen Geruch und scharf bitteren Geschmack. In der sonst gleichartigen Masse sind einzelne hellere Körner, sog. Thränen, zu unterscheiden. Trockne mit Benzol zerriebene Stücke zeigen bei mikroskopischer Betrachtung Nadeln und unausgebildete Kryställchen. Selbst ziemlich trocken anzufühlendes kleinasiatisches Opium enthält noch 9—14 % Wasser. — Die übrigen nicht europäischen Opiumsorten, wie Persisches und Indisches, welches beide zum grössten Theile in China als Genussmittel (Opiumrauchen) consumirt werden, stehen an Morphingehalt dem Levantischen bedeutend nach. Als Mittelzahl für gutes kleinasiatisches Opium sind 12—15 % anzusehen (Fayk Bey), nur ausnahmsweise kommen 20 % und darüber vor; unter 10 % haltiges ist verfälscht. Ostindisches hat höchstens (Patna Garden Opium) 8—9 %, meist weniger. Culturopium in europäischen Ländern hat wiederholt höheren Morphingehalt als Opium Smyrnaicum aufgewiesen. Guibourt fand in trocknem Opium, welches in Frankreich im Département de la Somme gewonnen war, 22,8 %, Biltz in deutschem Opium bis 20 %, Hesse (1869) in württemberger Opium 12—15% Morphin. Auch nordamerikanisches Opium aus Vermont war von gleicher Stärke (Procter).

Die wirksamen Bestandtheile des Opiums müssen in verschiedenen, demselben eigenthümlichen, basischen Pflanzenstoffen gesucht werden, von welchen bis in die neueste Zeit mit Sicherheit mindestens 17 aufgefunden sind, zu denen noch einige zweifelhafte hinzukommen und neben welchen noch einige neutrale Körper, z. B. **Opianyl** oder **Meconin**, ein flüchtiger, den Geruch des Opiums bedingender Stoff, und eine eigenthümliche Säure, die **Mekonsäure**, als Opiumbestandtheile constatirt sind. Von den Opiumalkaloiden sind nur **Morphin** und **Codeïn** in die Pharmakopoe aufgenommen, obschon auch einzelne andere (**Narceïn, Papaverin** und **Narkotin**) therapeutische Anwendung gefunden haben.

Das **Morphin**, die erstentdeckte aller Pflanzenbasen, 1805 von Sertürner in Hameln aufgefunden, in krystallisirtem Zustande von der Formel $C^{17}H^{19}NO^3 + H^2O$, bildet feine, weisse, seideglänzende Nadeln oder farblose sechsseitige Säulen, schmeckt in Lösungen stark bitter, reagirt stark alkalisch, löst sich in 1000 Th. kaltem und 400 Th. kochendem Wasser, nicht in Aether und Benzol, reichlich in Weingeist. Die Salze sind zum grössten Theile krystallisirbar und in Wasser löslich. Mit Salzsäure im zugeschmolzenen Rohre erhitzt giebt Morphin **salzsaures Apomorphin**, $C^{17}H^{17}NO^2, HCl$, das schon bei den Brechmitteln Erwähnung fand.

Das von Robiquet 1832 entdeckte **Codeïn**, $C^{18}H^{21}NO^3 + H^2O$, bildet weisse oder gelblich weisse, oft deutlich rhombische Krystalle von alkalischer Reaction und bitterlichem Geschmacke, welche mit Wasser gekocht, schon ehe sie sich lösen, schmelzen und in 80 Th. kaltem und 17 Th. kochendem Wasser, leichter in Weingeist und Aether sich lösen. In wässrigem Ammoniak löst es sich etwa so reichlich wie in Wasser, dagegen nicht in conc. Kali- oder Natronlauge, leicht in verdünnten Säuren. Die Codeïnsalze sind meist krystallisirbar, schmecken sehr bitter und sind in Aether fast unlöslich. Die farblose Solution des Codeïns in conc. Schwefelsäure färbt sich auf Zusatz von äusserst wenig Eisenchloridlösung blau.

Von den übrigen Opiumalkaloiden ist das **Narkotin** (schon 1803 von Derosne dargestellt (**Derosnes Salz**), jedoch erst 1817 von Robiquet als Alkaloid charakterisirt, auch als **Opian** bezeichnet, vielleicht identisch mit dem in den Knollen von Aconitum Napellus gefundenen **Aconellin**), besonders reichlich im Indischen Opium. Es krystallisirt aus Weingeist oder Aether in farblosen perlglänzenden Prismen oder büschelig vereinigten Nadeln, ist geruch- und geschmacklos, reagirt neutral, löst sich in Wasser fast gar nicht, dagegen in 100 Th. kaltem und 20 Th. kochendem Weingeist, ferner in Aether, Chloroform und Benzin. Die Salze sind meist unkrystallisirbar und lösen sich in Wasser, Aether und Alkohol.

Das **Narceïn**, 1832 von Pelletier entdeckt, nach Winckler auch in den reifen Mohnkapseln vorkommend, im Opium zu etwas mehr als $^1/_{10}\%$, krystallisirt in langen 4seitigen rhombischen Prismen oder feinen Nadeln, löst sich sehr schwierig in Wasser, leicht in kochendem Weingeist und heisser Essigsäure, nicht in Aether. Auch die krystallisirbaren Salze des Narceïns lösen sich schwer in Wasser. Das von Merck 1848 entdeckte **Papaverin** bildet weisse, verworren zusammengehäufte Nadeln oder Schuppen, ist in Wasser kaum, in kaltem Weingeist schwer, in heissem reichlich löslich; auch die Salze sind meist in Wasser schwerlöslich.

Als bisher für die Therapie ohne Werth sind von länger bekannten Opiumalkaloiden **Thebaïn** und **Pseudomorphin**, beide 1835 von Thiboumèry entdeckt, hervorzuheben, woran sich das **Porphyroxin** von Merck, das **Opianin** von Hinterberger und das **Metamorphin** von Wittstein schliessen. Von den neueren Opiumbasen ist **Cryptopin** von T. und H. Smith (1864) entdeckt; der Rest (**Hydrocotarnin, Rhoeadin, Lanthopin, Laudanin, Laudanosin, Protopin, Codamin** und **Mekonidin**) ist durch die sorgsamen Untersuchungen von O. Hesse 1865 und 1871 sicher gestellt.

Das indifferente **Mekonin** bildet glänzende weisse Nadeln, welche unter Wasser bei 77^0, für sich bei 110^0 schmelzen und bei 156^0 sieden; es löst sich in 20 Th. siedendem Wasser und kann durch Erhitzen von Narkotin mit Salpetersäure, sowie aus einem Spaltungsproducte des Narkotins, der Opiansäure, künstlich erhalten werden. Die bereits 1805 von Sertürner entdeckte **Mekonsäure** bildet aus Wasser krystallisirt (mit 3 At. Krystallwasser) weisse glimmerartige Schuppen oder rhombische Prismen, welche sich bei 100° in eine weisse undurchsichtige Masse verwandeln; sie schmeckt sauer und löst sich leicht in Weingeist und kochendem Wasser.

Die Wirkung des Opiums muss als die Resultante aller in demselben enthaltenen Alkaloide angesehen werden, welche in ihrer Action auf das Nervensystem nicht unbedeutende Differenzen zeigen, indem einzelne derselben vorzugsweise die Function des grossen Gehirns herabsetzen und in medicinalen Dosen Schlaf, in toxischen Gaben Sopor herbeiführen, während andere besonders auf die Reflexaction steigernd wirken und in grösseren Mengen Tetanus bedingen, noch andere eine Herabsetzung der cerebralen Thätigkeiten veranlassen und gleichzeitig Convulsionen erregen. Manche Opiumalkaloide wirken auch in ausgeprägter Weise auf das Herz und auf die Pupille. Im Allgemeinen kann jedoch die Opiumwirkung annähernd gleichgestellt werden mit der Action des Morphins, da dieses Alkaloid in weit grösseren Mengen als alle übrigen zusammengenommen im Opium sich findet. Wir betrachten daher zunächst genauer die Wirkung dieser Base und schliessen daran eine gedrängte Darstellung der Wirkung der übrigen basischen Stoffe, welche man gewöhnlich unter der Collectivbezeichnung der **Nebenalkaloide** des Opiums zusammenfasst.

Wirkung des Morphins. — Morphin besitzt sowohl örtliche als entfernte Wirkung, von denen jedoch erstere gegen letztere sehr zurücktritt.

Die locale Action zeigt sich auf der entblössten Cutis bei der endermatischen Methode, wo Application von Morphin oder Morphinsalzen in Substanz minutenlanges Gefühl von Stechen und Brennen, mitunter selbst heftige Schmerzen (Valleix) hervorbringt, während Morphinlösung, endermatisch oder subcutan injicirt, keinen nennenswerthen Schmerz bedingt. Bei interner Anwendung ist ausser der bittern Geschmacksempfindung in der Regel kein Symptom örtlicher Wirkung bei mässigen Dosen erkennbar, doch kommt es bei stärkeren Gaben zu Vermehrung der Speichelsecretion, Druck im Epigastrium und Erbrechen, bei längerem Gebrauch zu Trockenheit im Munde und Schlunde.

Die entfernte Wirkung des Morphins ist in erster Linie auf das Gehirn gerichtet, indem es bei Menschen und Thieren in medicinalen Gaben Schlaf und in toxischen Dosen einen comatösen Zustand herbeiführt. Eigenthümlich ist die Action auf die Pupille, welche bei stärkerer Einwirkung fast regelmässig stark verengt erscheint; daneben kommen Ischurie mit Harndrang und excessives Hautjucken häufig als entfernte Wirkungen vor. Ferner ist eine obstruirende Wirkung auch bei Einführung von Morphin unter die Haut in manchen Fällen nicht zu verkennen.

Bei Menschen bedingen kleine medicinale Dosen (0,01—0,015) meist rasch eine gewisse Aufregung des Geistes, welcher bald Neigung zum Schlafe und häufig selbst tieferer und ruhiger Schlaf von $1/2$—12 Std. Dauer folgt, womit sich **Verlangsamung des Pulses** verbindet. Bisweilen kommt es selbst nach diesen kleinen Mengen zu etwas Kopfschmerz und geringer Verengung der Pupille. Bei etwas grösseren Dosen (durchschnittlich 0,02—0,03) fehlt gewöhnlich die Aufregung vollständig und erfolgt sofort Betäubung und Schläfrigkeit, meist mit Sinken der Athem- und Pulszahl verbunden. Noch höhere, jedoch nicht eigentlich toxische Gaben bedingen ausserdem meist noch Uebelkeit, Erbrechen, Kolik, Dysurie und Hautjucken (Bally, Rougier, Schroff).

Noch höhere Dosen führen zu den Erscheinungen der acuten Morphinvergiftung, welche, im Wesentlichen identisch mit denen der acuten Intoxication mit Opium, eine Steigerung des bei etwas zu hohen Morphindosen erfolgenden Symptomencomplexes ist und sich im Allgemeinen unter dem Bilde eines allmälig sich entwickelnden comatösen Zustandes darstellt, in welchem fast immer die Pupille contrahirt ist und welcher nach längerer Dauer (meist zwischen 6—12 Std.) entweder unter Sinken des Pulses und der Körpertemperatur und allgemeinem Collapsus zum Tode führt, dem manchmal Convulsionen voraufgehen, oder nach und nach in ruhigen Schlaf übergeht, nach dessen Aufhören nicht selten Kopfweh, Hautjucken, Obstipation und Dysurie persistiren. Als Kriterium der Opiumvergiftung, um dieselbe vom Coma aus andern Ursachen zu unterscheiden, ist die Myosis, welche in einzelnen Fällen selbst nach dem Tode noch fortdauert, meist jedoch im Momente des Todes oder kurz vorher einer Pupillenerweiterung Platz macht, zu betrachten. Der Leichenbefund nach Morphinvergiftung ist ziemlich inconstant, doch findet sich häufig Hyperämie des Gehirns und seiner Häute, meist auch der Lungen, sowie Füllung der Blase.

Symptomatisch etwas abweichend ist die durch Subcutaninjection vermuthlich beim directen Eindringen in eine Vene zu Stande kommende acute Intoxication, indem hier plötzliche Brustbeklemmung, Athemnoth, grosse Angst, Blässe des Gesichts und der Lippen, Irregularität des Pulses, Mydriasis, Nackenstarre, Trismus und Krampf der Gesichtsmuskeln eintreten und die Kranken plötzlich bewusstlos hinstürzen (Braine, Tupper).

Die Symptome der Morphinwirkung bei Thieren sind nach kleineren Dosen Schlaf und Betäubung, nach grösseren die der narkotischen Vergiftung Erbrechen ist bei Thieren, welche brechen können, fast constant. Auffallend ist die Immunität der Tauben, Hühner und Enten, welche durch enorme Quantitäten Opium und Morphin, intern oder subcutan applicirt, weder betäubt, noch sonst in ausgeprägter Weise vergiftet werden (S. Weir Mitchell). Die Symptome der Morphinvergiftung bei Säugethieren sind zwar nicht immer genau dieselben, doch zeigen sich meist früher oder später Zittern und Krämpfe, Pupillenverengung (bisweilen Dilatation), Erbrechen, unwillkürliche Urinexcretion und Kothabgang, Zucken in den Hinterbeinen, später Lähmung derselben, Stupor und Somnolenz, worin bisweilen die Sensibilität sehr herabgesetzt, bisweilen gesteigert erscheint; das Athmen ist anfangs schwierig, intermittirend, später sehr tief, der anfangs wenig veränderte Puls wird nachher klein und langsam und der Tod erfolgt nach langdauernder Agone. Bisweilen wechseln Agitation und Somnolenz ab, manchmal zeigen sich auch epileptische Convulsionen, am häufigsten kurz vor dem Tode, doch auch früher. Bei der Anwendung kleiner hypnotischer Dosen (0,05 bei Hunden mittlerer Grösse) ist nach Cl. Bernard besonders auffallend, dass die Thiere in einem Zustande intellectueller Störung, welcher längere Zeit, manchmal 12—15 Std. anhält, sich befinden, mit dem das Verkriechen in dunkle Ecken und die Lähmung der Hinterbeine in Zusammenhang steht, wodurch sich der Morphinschlaf von dem durch Narceïn hervorgerufenen Schlafe unterscheiden soll.

Die Behandlung der Morphin- und Opiumvergiftung ist im Wesentlichen die der narkotischen Vergiftung überhaupt. Die mechanische Entfernung des Giftes kann durch Brechmittel oder durch die Magenpumpe bewerkstelligt werden. Erstere reichen häufig nicht aus und manchmal wird selbst durch grosse Gaben von Zinkvitriol Erbrechen nicht herbeigeführt. Bei Anwendung der Magenpumpe kann man sich zum Ausspülen des Magens gerbstoffhaltiger Decocte, z. B. starker Kaffeeaufgüsse, bedienen. Auf das Tannin als Antidot darf man sich nicht allein verlassen, da Morphintannat im Magensafte kaum weniger löslich als reines Morphin ist. Ist ausgebildetes Coma vorhanden, so sind Excitantien äusserlich und innerlich in Anwendung zu ziehen. Am häufigsten benutzt wird starker Kaffeeaufguss, den man im Nothfall als Klystier applicirt. Ein sehr zweckmässiges Verfahren ist das in England übliche sog. ambulatory treatment, welches jedoch nur vor Eintritt des Coma anwendbar ist und wobei man den Patienten zwischen zwei Assistenten fortwährend gehen lässt, um Eintritt von Schlaf und Sopor zu verhüten. Als Mittel zum Erwecken aus dem Sopor sind kalte Begiessungen auf Kopf, Brust und Wirbelsäule, sowie Eintauchen in ein warmes Bad und plötzliches Aussetzen an die kühle Luft empfehlenswerth und jedenfalls dem in England wiederholt in Anwendung gebrachten stundenlangen Peitschen mit nassen Handtüchern vorzuziehen. Im Stadium der Prostration, wenn die Respiration zu erlöschen droht, ist Einleitung und Unterhaltung der künstlichen Respiration das einzig zuverlässige Mittel. Hier kann auch Sauerstoff (Onsum) und Faradisation des Phrenicus in Anwendung kommen. Der früher bei Morphinvergiftung sehr gebräuchliche Aderlass ist wegen der Steigerung des Schwächezustandes verwerflich, ebenso die früher allgemein übliche Anwendung von Essig, welcher, so lange noch Morphin im Magen vorhanden ist, durch Beförderung der Lösung und Resorption schädlich wirken kann. Ueber die Behandlung der Morphinvergiftung mit Atropin wird bei letzterem Stoffe das Nöthige mitgetheilt werden.

Die physiologische Wirkung des Morphins ist zwar in dem letzten Decennium durch detaillirte Untersuchungen sehr erheblich gefördert, doch bestehen in den Anschauungen der einzelnen Pharmakologen auch in Bezug auf die Hauptwirkungen grosse Differenzen, welche z. Th. auch darauf beruhen, dass man die Wirkungsverschiedenheiten kleiner und grosser Dosen ignorirte und von den nach ersteren oder letzteren gemachten Wahrnehmungen Schlussfolgerung auf die Wirkung des Opiums im Allgemeinen zog. Besonders divergiren die Ansichten in Bezug auf den Grund des Zustandekommens der Morphinwirkung überhaupt. Zwar hat die alte Hypothese von Hünefeld und Plattner, dass Morphin resp. Opium Zersetzung des Blutes und eine mangelhafte Ernährung des Gehirns in Folge davon herbeiführe, kaum noch Vertreter, und die Mehrzahl der Pharmakologen und Toxikologen huldigt der von Liebig, Pickford u. A. ausgesprochenen Ansicht, dass es sich um eine chemische Verbindung des Morphins mit der Nervensubstanz handele. Binz suchte dieselbe durch die neuerdings von ihm gemachte Beobachtung zu stützen, dass Morphin die dem Chloroform und anderen anästhetischen Mitteln zukommende Verdunklung der Hirnganglienzellen bei Contact in Körperwärme hervorbringe. Verschiedene Toxikologen erklären den durch Morphin und Opium hervorgebrachten Sopor und Stupor aus dem durch Blutanhäufung in der Schädelhöhle auf das Gehirn ausgeübten Druck. Hiergegen ist indess einzuwenden, dass in einzelnen Fällen von Opiumvergiftung bei Menschen geradezu Blutleere des Gehirns gefunden wird und bleibt es fraglich, ob nicht die Gehirnhyperämie eine Folge mechanischen Einflusses der nach und nach abnehmenden Athmungs- und Herzbewegung während der in der Regel sehr langen Agonie sei. An diese Anschauung schliesst sich auch die neuerdings besonders von Picard betonte Theorie, dass die Herabsetzung des Blutdrucks die eigentliche Ursache der narkotischen Phänomene sei und dass der Ausgangspunkt für die Beeinträchtigung der Hirnfunctionen eine Parese des Sympathicus sei. Erwägt man indessen, dass der Sympathicus bei Morphiumvergiftung reizbar bleibt (Gscheidlen) und dass im Laufe der Morphiumvergiftung ein Parallelismus von Blutdruckssenkung und Narkose in keiner Weise existirt (Binz), so wird man Picards Theorie als beseitigt ansehen. Jedenfalls bleibt als primärer Effect des Morphins eine der Dosis proportionale Lähmung der Centren der bewussten Empfindung und willkürlichen Bewegung im Gehirn bestehen, auf welche nach toxischen Dosen Herabsetzung und Lähmung des respiratorischen Centrums folgt, in welcher letzteren man die Todesursache bei acuter Morphinvergiftung zu suchen hat. Die Reihenfolge des Betroffenseins der einzelnen Hirnpartien ist zwar keineswegs, wie Witkowski angab, dass immer zuerst das Grosshirn, dann die Vierhügel und schliesslich die Medulla oblongata gelähmt werden, und gar nicht selten treten Theile des Mittelhirns als erst betroffen in den Vordergrund; jedenfalls aber ist die ältere Theorie Onsums, wonach Morphin zunächst die Medulla oblongata errege und später lähme, nicht zur Erklärung der Effecte kleiner Dosen zu verwenden, wenn schon bei der Symptomatologie der Morphinvergiftung, die durch die

Herabsetzung des Athemcentrums bedingte Kohlensäureanhäufung eine nicht unbedeutende Rolle spielt. Die Herabsetzung des Athemcentrums ist allerdings eine directe; dieselbe tritt sehr früh durch Abnahme der Zahl und Tiefe der Athemzüge und Sinken der gesammten Athmungsgrösse (Leichtenstern) und unmittelbar nach Einspritzung von Morphin in die Carotis zur Erscheinung. Mitunter kommt in frühen Stadien der Morphinvergiftung das Cheyne Stokessche Athemphänomen vor (Filehne). Nur in colossalen Dosen subcutan oder intravenös vernichtet Morphin die Fähigkeit des Gehirns auf elektrischen Reiz zu reagiren (Hitzig). Man nahm früher allgemein an, dass der centralen Lähmung eine Erregung vorausgeht, und obschon neuerdings Witkowski den Versuch gemacht hat, die beim Menschen und auch bei einzelnen Thieren wahrgenommenen Erregungserscheinungen auf Störungen des Gleichgewichts zu beziehen, sprechen doch einzelne Erfahrungen, namentlich bei habituellem Opiumgenuss, für das Vorhandensein wirklicher Excitation. Am auffallendsten tritt eine solche bei Orientalen, namentlich bei Malayen, ein, wo statt des Coma nach grossen Opiummengen manchmal Delirien mit Steigerung des Bewegungstriebes sich zeigen. Dahin gehört das Amoklaufen der Opiophagen in Java, sog. wegen des Rufes „Amok", „tödte", womit sie auf den Strassen umherlaufen, alles umbringend, was ihnen in den Weg kommt.

Neben der Wirkung auf das Gehirn besitzen Morphin und Opium auch eine solche auf das Rückenmark, welche in auffallendster Weise bei Kaltblütern auftritt und sich hier vorwaltend durch Steigerung der Reflexaction zu erkennen giebt, während bei Warmblütern entweder in Folge hochgradiger Herabsetzung der Grosshirnfunction die Reflexe nur langsam ausgelöst werden (Wundt) oder die Reflexerregbarkeit wirklich direct vermindert wird (Meihuyzen). Der bei Fröschen auftretende Tetanus ist weder an die Anwesenheit des Gehirns, noch an die der Medulla oblongata gebunden, verschwindet aber nach Durchschneidung des Rückenmarks unterhalb des fünften Wirbels. Mit der Steigerung der Erregbarkeit verbindet sich leichte Erschöpfbarkeit der Rückenmarksfunction, so dass nach jedem Krampfanfalle die Reflexerregbarkeit für einige Zeit vollkommen erlischt (Witkowski). Die peripheren motorischen Nerven und Muskeln sind nicht primär afficirt (Witkowski), obschon bei directer Application von conc. Opiumlösungen auf dieselben schnellerer Verlust ihrer Reizbarkeit eintritt. Die Versuche über eine herabsetzende Wirkung auf die Sensibilität sind nicht concludent. Selbst die Angabe Eulenburgs, dass Subcutaninjection locale Herabsetzung der Tastempfindung bedinge, ist nicht unbestritten.

Erwähnt werden mag hier noch, dass man früher dem Opium eine eigenthümliche erregende Action auf den Geschlechtstrieb vindicirte, wofür das Vorkommen anhaltender Erectionen bei Opiumvergiftung spricht, während andrerseits die im Verlaufe von Gonorrhoe auftretenden Erectionen oft durch eine Gabe Opium beseitigt werden. Wood hält sogar den Mangel wollüstiger Empfindung für den Opiumrausch charakteristisch.

Die bei Opium- und Morphinvergiftung sehr frühzeitig und mitunter sogar vor Eintritt der Hypnose zu beobachtende Myose wird durch Atropin leicht beseitigt; locale Instillation von Morphinsalzlösungen hat keine Pupillenverengung zur Folge.

Auf das Herz scheint Morphin einen directen Einfluss nicht auszuüben. Beim Menschen resultirt nach medicinalen Dosen wohl in der Regel Abnahme der Pulszahl um 8—12 Schläge in der Minute (Preissendörffer), doch giebt es fast so viel Ausnahmen, wie die Regel beweisende Fälle. Die in der Narkose constante Pulsverlangsamung wird von Picard auf Sympathicusparese, von Witkowski auf den Wegfall accelerirender centraler Einflüsse zurückgeführt. Bei Warm- und Kaltblütern überdauert der Herzschlag die Respiration und die ubrigen Functionen. Bei Einwirkung grosser Dosen ist ein herabsetzender Einfluss auf die vasomotorischen Functionen nicht zu verkennen, wie dies die an der Haut und den sichtbaren Schleimhäuten hervortretende Gefässerweiterung zeigt. Medicinale Dosen (0,01—0,02) setzen den Gefässtonus bei gesunden und kranken Menschen, bei letzteren selbst bei sehr geschwächtem Herzen nicht herab (Preissendörffer) Infusion von Morphin in die Venen führt zu Sinken des Blutdrucks, das jedoch weit geringer als das durch Chloralhydrat bedingte ist. In späten Stadien der Morphinvergiftung erscheint das vasomotorische Centrum stärker afficirt als das respiratorische (Filehne).

Die obstipirende Action des Morphins und des Opiums, welche letzterem sogar in höherem Grade als dem Alkaloide zukommt, wurde früher meist auf directe Hemmung der Peristaltik zurückgeführt; doch scheint eine solche Retardation nach Nasse nur mittelbar durch Verminderung der Erregbarkeit der reflexvermittelnden sensibeln Nervenendigungen im Darm stattzufinden. Rabuteau bezeichnet das Mittel als Anexosmoticum, doch ist weder eine solche Wirkung noch directe Beschränkung der Darmsecretion physiologisch erwiesen. Auch die Abnahme der Verdauungsthätigkeit durch Morphin, welche auch bei subcutaner Application eintritt (Cl. Bernard), ist vielleicht Folge von Einwirkung auf das Nervensystem. Ob es sich hier um einen durch Elimination vermittelten directen Einfluss auf die Magennerven handelt, steht dahin. Diese doppelte Wirkungsmöglichkeit liegt auch beim Erbrechen vor, das wohl in der Mehrzahl der Fälle centralen Ursprungs ist. Dass Opium die sensibeln Magennerven herabsetzt, scheint aus dem Umstande hervorzugehen, dass es mit erethistischen Brechmitteln gegeben deren emetische Wirkung verhütet. Die bei grösseren Dosen auftretende Retention des Urins in der Blase ist vielleicht auf Verminderung der Reizbarkeit der Blasenschleimhaut zurückzuführen.

Eine beschränkende Einwirkung des Morphins resp. Opiums auf verschiedene secretorische Vorgänge ist seit Alters her als eine Hauptwirkung betrachtet. Experimentell erwiesen ist eine solche nur auf Schleimdrüsen der Trachea und Bronchien (Rossbach). Schweiss- und Speichelsecretion scheinen durch kleine Dosen herabgesetzt zu werden, während bei Vergiftungen häufig stark vermehrte Schweisssecretion, bei Thieren auch Speichelfluss beobachtet wird. Auf den Stoffwechsel scheint Morphin nur einen geringen Einfluss auszuüben. Nach von Boeck setzt Morphin die Ausscheidung des Stickstoffs nur in sehr geringem Maasse herab, während Fubini und Ottolenghi von 0,01 gar keinen Einfluss sahen. Die Kohlensäureausscheidung ist bei ausgeprägter Narkose verringert, bei Convulsionen gesteigert (Bauer und von Boeck). Auf die Verdauung von Eiweissstoffen wirkt Morphin stärker hemmend als Strychnin und Veratrin (Wolberg). Bei acuter Vergiftung kann im Harn sowohl Eiweiss als Zucker auftreten (Krage).

Toxische Dosen Morphin setzen die Temperatur offenbar in Folge der Unthätigkeit der Muskeln constant herab. Auch bei medicinalen Dosen sinkt die Temperatur meist um einige Zehntelgrade, doch kommt mitunter auch Steigen vor (Oglesby), namentlich bei Melancholischen (Mickle). Bei Fiebernden wird die Temperatur nicht herabgesetzt (auch nicht die Pulsfrequenz); Morphin ist eben so wenig ein Antipyreticum wie ein Antisepticum, insofern es geradezu die Fäulniss organischer Gemische befördert (Dougall).

In früherer Zeit identificirte man gewöhnlich die Wirkung des **Opiums** und des Morphins vollständig; doch sind gewisse Differenzen nicht zu verkennen. Nach Schroff bewirkt Opium zu 0,1—0,2 in kurzer Zeit mit Sopor verbundene Narkose, die, ohne bedeutende Nachwirkung zu hinterlassen, rasch verschwindet; nach 0,06 Morphin, entsprechend 0,6 Opium, erfolgt niemals soporöse Narkose, dagegen hält die Wirkung länger an. Opium steigert objectiv die Wärmeentwickelung als Erstwirkung und bringt ein angenehmes Wärmegefühl hervor; letzteres fehlt auch bei Morphinwirkung nicht, während die Körpertemperatur sinkt. Opium steigert zunächst die Pulsfrequenz und setzt dieselbe dann im Stadium der soporösen Narkose herab; Morphin verringert die Pulszahl ohne vorausgegangene Steigerung. Opium wirkt weniger feindselig auf den Magen, Morphin erregt häufig Ekel und Erbrechen, sowie länger dauernde Störungen des gastrischen Systems. Diese letztere Differenz wird nach unseren eigenen Erfahrungen auch bei kleineren Dosen von Morphin und Opium beobachtet, während Bally die entgegengesetzte Ansicht vertritt. Doch giebt es auch Individuen, welche besser Morphin als Opium toleriren. Schroff bezeichnet auch als Folge der oben erwähnten Opiumdosen stärker hervortretende Ischurie mit Harndrang.

Für die Wirkung des Morphins und des Opiums sind eine Menge von Momenten als modificirend zu betrachten, welche namentlich für die toxische und letale Dose, aber auch für die medicinale

Verwendung von Bedeutung sind. Die tägliche Erfahrung lehrt, dass Kinder besonders stark durch relativ kleine Gaben von Opium und seinen Alkaloiden afficirt werden und dass andererseits bei allen Altersclassen durch den längeren Gebrauch eine Toleranz für Gaben sich entwickelt, welche bei Ungewohnten unfehlbar Vergiftung und selbst den Tod herbeiführen würden. Auch manche krankhafte Zustände, namentlich Exaltationszustände, begründen eine derartige grössere Toleranz.

Die kleinste letale Dosis eines Morphinsalzes, welche bei Erwachsenen beobachtet wurde, betrug 0,06 Morphinhydrochlorat (Paterson) und in einem Falle von Ebert (1873) hatte 0,25 den Tod einer an Pneumonie leidenden Frau in 40—70 Min. zur Folge. Sehr ernste Symptome können schon nach 0,03 intern (Kelso), oder 0,02 subcutan, oder 0,06 endermatisch (Bonnet und Trousseau) eintreten. Bei Kindern scheinen 0,015 essigsaures Morphin letal wirken zu können (Wimmer), während schon 0,01 sehr intensive Vergiftung bedingt (Melion). Die Gefährlichkeit wächst, je jünger das Kind ist, so dass z. B. bei Kindern unter $^1/_2$ Jahr schon 0,003 Morphinsalz 36stündigen Schlaf herbeiführen können. Vom Opium können im Allgemeinen 1,0—2,0 als Dosis letalis für den Erwachsenen gelten, doch giebt es Fälle von sonderbaren Idiosynkrasien, wie z B. Babington 3tägige Erkrankung durch 0,3 Dover sches Pulver, entsprechend 0,03 Opium, Christison soporösen Zustand nach 0,5 Laudanum, entsprechend 0,03—0,04 Opium, Sharkey eine tödtliche Intoxication mit 0,1 Opiumextract beobachtete. Auch hier sind die toxischen und letalen Dosen im kindlichen Lebensalter höchst niedrige. So soll nach Edwards der Tod eines 14 Tage alten Kindes durch eine $^3/_4$ Mgm. Opium entsprechende Menge von Tinctura Opii benzoica und nach Smidt bei einem etwas älteren Kinde durch eine 0,003 Opium gleichkommende Quantität von Syrupus Diacodion veranlasst sein. Mag bei diesen Fällen der Gehalt der Opiumpräparate vielleicht nicht den Vorschriften der Phkp. entsprochen haben, so giebt es doch eine reichhaltige Casuistik, welche den Beweis liefert, dass Kinder (bis zu 5 Jahren) durch weniger als 0,01—0,02 Opium zu Grunde gehen können. Giebt es nun andererseits aber auch Fälle, wo kleine Kinder nach mehr als 0,6 Opium sich wieder erholten, so lehren die obigen Beobachtungen jedenfalls, dass der Arzt bei Säuglingen nur mit der grössten Vorsicht Opiaceen verordnen darf. Auch auf junge Thiere wirken Opiumalkaloide weit energischer als auf alte. Wie bei Kindern ist übrigens auch bei hochbetagten Personen nach gewöhnlichen Opiumdosen Coma beobachtet.

Auch das Geschlecht ist nicht ganz ohne Einfluss. Erbrechen nach Opium ist viel häufiger beim weiblichen als beim männlichen Geschlechte (sowohl bei interner als bei subcutaner Application), ebenso treten Excitation, Kopfschmerz und Schwindel häufiger bei Frauen ein. Ischurie ist dagegen vorwaltend bei Männern zu beobachten (Bally). Kräftigere Constitutionen ertragen in der Regel mehr Opium als abgemagerte und anämische Personen, doch giebt es Idiosynkrasien auch unter ersteren, bei denen kleine Mengen, z. B. 0,002 Morphin endermatisch (Donyan) schon heftigen Narkotismus erregen können. Neben dieser letzteren Idiosynkrasie kommen sehr häufig vor, in denen Uebelkeit und Erbrechen oder Urticaria, Miliaria und andere Exantheme auftreten. Bei Personen mit apoplektischem Habitus soll Opium leicht zu bedenklichen soporösen Zuständen führen.

Der Einfluss der Gewöhnung auf die Opiumwirkung zeigt sich sehr häufig bei Kranken, welche längere Zeit Opium wegen schmerzhafter Leiden oder Insomnie erhalten, und bei denen man nach einiger Zeit stets die Dosis erhöhen muss, um gleiche therapeutische Erfolge zu erzielen. Derartige Kranke können im Laufe der Zeit mitunter ganz enorme Quantitäten von Opium oder Morphin consumiren, wie z. B. ein Patient 3 Jahre hindurch täglich 0,2—0,3 Morphin und in einer genau controlirten Periode von 323 Tagen nicht weniger als 83,0 verzehrte (Samter), und eine an Metritis und Darmfistel leidende Dame in der Zeit von 3 Jahren 820,0 Morphium aceticum, oft 1,5 im Tage, nahm (J. Beer). In einem Falle von Eder wurde sogar bis 4,0 pro die intern genommen und der allmälig gesteigerte Consum 11 Jahre lang bis zum Tode fortgesetzt. Diese Toleranz tritt auch bei subcutaner Injection von Morphin ein, so dass z. B. eine Patientin von Otis im Laufe von 4 Jahren 1½ Pfd. schwefelsaures Morphin in dieser Form consumirte. Auch bei Subcutaninjection steigen die Patienten auf 1,0 und darüber. Die Gewöhnung an toxische Opiumdosen bei allmäliger Steigerung findet übrigens in gleicher Weise wie bei Kranken auch bei Gesunden statt. Sie ist an kein Lebensalter gebunden, wie dies die Beobachtungen von Grainger darthun, wonach in englischen Fabrikdistrikten Kinder, welche von der Geburt an von ihren Müttern oder Wärterinnen zur Herbeiführung von Schlaf Opiumtinctur erhalten, allmälig 15—20 Tropfen, entsprechend 0,06 Opium, ohne Schaden verzehren. Nach Little ist die Steigerungsfähigkeit so gross, dass selbst beim Säuglinge 0,2 Morphin im Tage gegeben werden können. Wenn die Gewöhnung auch zu einer hochgradigen Toleranz führt, so erzeugt dieselbe doch keineswegs eine Immunität, da erheblich grössere Dosen als die zuletzt eingeführten und bei Aufgabe der Gewohnheit selbst die gewöhnlichen toxischen Gaben heftige acute Vergiftungserscheinungen hervorrufen können. Bekannt ist die Benutzung des Opiums als narkotisches Genussmittel bei den verschiedensten orientalischen Völkern, wo das Opium entweder in Pillenform im Zusatz von Süssigkeiten gegessen oder in eigenthümlicher Weise als sog. Chandu geraucht wird. Auch in Europa und Nordamerika, vereinzelt auch in Deutschland, kamen schon früh sog. Opiophagen vor, am meisten in England, wo vorzugsweise Opiumtinctur genossen wird. Selten ist das Morphium intern in ähnlicher Weise gemissbraucht, dagegen ist die Subcutaninjection desselben in den letzten 10 Jahren die Ursache einer sehr verbreiteten Leidenschaft geworden, welche unter dem Namen der Morphiumsucht oder Morphiomanie bekannt ist. Die Leidenschaft entwickelt sich meist bei Personen, welche ursprünglich das Präparat als schlafmachendes oder schmerzstillendes Mittel in kleinen Dosen gebrauchen, von denen sie sich nur schwer wieder entwöhnen können. Die Morphiumsucht entspricht im Wesentlichen der Opiophagie und namentlich sind die schlimmen Erscheinungen, welche man bei dem Entziehen des gewohnten Morphins beobachtet, die sog. Morphiuminanitionssymptome, vollkommen dieselben, während in der Regel wenigstens die eigentlichen Symptome der chronischen Vergiftung nicht so ausgeprägt hervortreten. Als solche bezeichnete bei asiatischen Opiophagen schon Engelbert Kämpfer Abmagerung, Schlaffwerden, Trübsinn und Abstumpfung des Geistes, wie sie auch neuere Reisende im Orient übereinstimmend schildern. Nach Oppenheim charakterisiren ausser dem völligen Schwinden des Fettpolsters blasses, verwelktes Gesicht, schleppender Gang, glänzende, tiefliegende Augen und Krümmung des Rückgrats den habituellen Opiumesser; bei Allen kommt es zu intensiven Störungen der Verdauung, anfangs zu hartnäckiger Obstipation, später zu Diarrhoe und Dysenterie, und zu einem Verfall der körperlichen und geistigen Kräfte; dabei treten Schwindel, Kopfschmerz, Zittern, Neuralgien, Insomnie, manchmal eine Art von Delirium tremens, bei Manchen schliesslich Blödsinn und Paralyse ein, und in der Regel gehen die Opiophagen frühzeitig zu Grunde. Auch das Opiumrauchen scheint auf die Dauer zu ähnlichen körperlichen und geistigen Störungen zu führen, obschon nach den Untersuchungen von Reveil im Opiumrauche kein Morphin vorhanden ist. Nach den Beschreibungen von G. H. Smith tritt beim Opiumrauchen zunächst mehr die erregende als die narkotische Wirkung des Opiums zu Tage, auch erhält sich der Appetit länger als bei der Opiophagie. Sind bei Personen, welche habituell Morphin injiciren, Erscheinungen chronischer Morphinvergiftung vorhanden, so beschränken sich dieselben meist auf schlaffe und welke Haut, Verminderung der Speichelsecretion, Vermehrung des Schweisses, Abnahme der Muskelkraft und Pupillenverengung, ausnahmsweise findet sich Tremor, Palpitationen, circumscripte Anästhesien oder Parästhesien, Delirien, Hallucinationen, mitunter eigenthümliche typische Fieberanfälle (Levinstein, Burkart). In der Regel tritt die Mehrzahl der eigentlichen chronischen Vergiftungserscheinungen in prägnanter Form erst nach der Entziehung ein, nach welcher es in einigen Stunden zu Frösteln, Gähnen, Kopfschmerz und qualvollen Neuralgien, ferner zu Diarrhöen, oft auch zu Erbrechen und constant zu Schlaflosigkeit kommt, welche 4—5 Nächte anhält. In schwereren Fällen entwickelt sich der von Levinstein als Delirium tremens acutum der Morphiumsüchtigen bezeichnete Zustand von acuter maniakalischer Aufregung mit nachfolgendem Halluciniren und Steigerung des Tremor, welcher meist nicht länger als 40 Std. dauert. Der schwerste Symptomencomplex ist der Collaps, der mitunter nach prodromaler Störung der Articulation oder ohne Vorboten zu einer Zeit auftritt, wo die schwersten Abstinenzsymptome, wie Brechen und Durchfälle, verschwunden sind und in welchem der Tod eintreten kann. Man hat deshalb die früher von Fleming für Opiophagen überhaupt und später von Levinstein für die Morphiumsüchtigen empfohlene plötzliche Entziehungscur wegen der intensiveren Inanitionserscheinungen vielfach mit einer allmäligen Entziehung vertauscht (Parrish, Burkart, Müller); indessen lassen sich nach Levinstein selbst die schwersten Anfälle von Collaps durch eine rechtzeitige Morphineinspritzung heben. Bei beiden Methoden kommen übrigens Rückfälle in die alte Gewohnheit häufig genug vor.

Von Krankheitszuständen, welche die Dosis der Opiaceen modificiren, sind namentlich manche Neurosen, insbesondere Tetanus, Delirium tremens. Strychnin- und Atropinvergiftung, Hydrophobie und Psychosen (Melancholie, Manie) hervorzuheben. Bei manchen Darmaffectionen, z. B. Cholera und Ruhr, erklärt sich die Toleranz gegen innerlich verabreichte grosse Dosen wohl daraus, dass der grösste Theil des Mittels den Tractus, ohne resorbirt zu werden, passirt, während bei den genannten Neurosen auch die subcutane Injection bedeutender Quantitäten ertragen wird. Bei ausbrechender Puerperalmanie können z. B. 2,0 Morphin in 24 Std. genommen werden, ohne Vergiftungserscheinungen zu bedingen (Kellock). Für die Praxis ergiebt sich hier die Nothwendigkeit grösserer medicinaler Dosen im Tetanus und ähnlichen Affectionen; doch ist es gewiss nicht gerechtfertigt, dem Beispiele Michéas zu folgen, welcher bei Wahnsinnigen allmälig auf 8.0 Opium pro die stieg!

Schliesslich ist noch zu erwähnen, dass die Tageszeit der Darreichung für den Effect von Bedeutung sind. Abends 2—3 Stunden vor der gewöhnlichen Schlafzeit wirkt Opium besser hypnotisch als am Morgen oder Mittag. Dass es bei vollem Magen besser als bei leerem Schlaf erzeuge, ist Fabel, doch treten gastrische Erscheinungen bei nüchternem Magen leichter ein.

Das Morphin unterliegt im Organismus keiner totalen Destruction.

Es findet sich bei damit vergifteten Thieren stets im Harn (Dragendorff und Kauzmann, Hilger), wahrscheinlich auch in Leber und Galle; bei Subcutanapplication erscheint es nicht im Darm. Bei Menschen ist es wiederholt im Urin Vergifteter (Kratter u. A.) oder bei Morphiumsüchtigen (Levinstein) nachgewiesen, aber selbst nach medicinalen Dosen (0,06 Morphin oder einer entsprechenden Opiummenge) gelingt der Nachweis im Harn. Nach Burkart soll sich bei Morphiumsüchtigen im Harn ein Stoff finden, welcher zwar stark narkotisch wirkt, aber nicht die Reactionen des Morphins zeigt. Mitunter soll bei Opiumvergiftungen in Athem- und Hautausdünstung Opiumgeruch sich manifestiren, auch sollen Säuglinge durch Milch von Personen, welche Opium genommen haben, vergiftet worden sein.

Wirkung der Nebenalkaloide des Opiums. Von den Nebenalkaloiden des Opiums ist eine hypnotische Wirkung mit Sicherheit dem Narceïn, Cryptopin, Opianin und Metamorphin eigen, wahrscheinlich auch dem Papaverin, während Thebaïn, Laudanin und Laudanosin als convulsionserregend (durch Steigerung der Reflexerregbarkeit Tetanus hervorrufend) bezeichnet werden müssen. Neben diesen tetanisirenden Alkaloiden finden sich andere, wie Codeïn und Hydrocotarnin, welche durch Erregung im Gehirn und im verlängerten Marke belegener motorischer Centren krampfhafte Muskelbewegung, klonische und tonische Krämpfe erregen. Eigenthümlich ist es, dass auch den krampferregenden Opiumalkaloiden herabsetzende Wirkung auf das Grosshirn zukommt, während andererseits das Morphin und verschiedene hypnotische Nebenalkaloide eine geringe krampferregende Beiwirkung zeigen. Am ausgesprochensten sind die hypnotischen Nebenwirkungen beim Codeïn, welches in kleinen Dosen rein hypnotisch, in grossen dagegen nach Art des Pikrotoxins wirkt, doch fehlt auch dem tetanisirenden Thebaïn eine herabsetzende Wirkung auf die Sensibilität nicht.

Uebedingt ist nächst dem Morphin das **Narceïn** das wesentlichste und zugleich das reinste hypnotische Alkaloid des Opiums. Nachdem zuerst Orfila und Magendie das Narceïn als wirkungslos bezeichnet hatten, wies Lecomte (1852) die schlafmachende Wirkung des Mittels nach; später (1864) erklärte es Claude Bernard nach zahlreichen Versuchen an den verschiedensten Thieren für denjenigen Opiumbestandtheil, welcher den ruhigsten Schlaf herbeiführe, der keine nachtheiligen Folgen, namentlich nicht das nach Morphin hervortretende Verstörtsein und Gelähmtsein der hintern Extremitäten hinterlasse. Auch bei Kranken tritt bei innerer und subcutaner Application nach Dosen von 0,25 und darüber in der Regel ruhiger Schlaf ein, obschon es einzelne Refractäre gegen das Mittel giebt. Auf die Digestion wirkt Narceïn im Allgemeinen nicht störend ein, dagegen theilt es mit dem Morphin die retardirende Action auf den Stuhl, die es nach Rabuteau indess in geringerem Grade besitzt. Mitunter kommt bei Narceïn Dysurie vor, wie es auch die Secretion der Bronchien vermindert, während es die Schweisssecretion steigern soll (Debout, Liné und Delpech). Trockenheit im Munde und Schlunde wird häufig beobachtet. Zur Erzielung von Hypnose bei Gesunden bedarf es weit grösserer Dosen. Nebenwirkungen hat Narceïn selbst in Dosen von 0,1—0,2 in der Regel nicht. Schwindel, Ohrensausen, Kopfschmerz, Uebelkeit und Erbrechen beim Erwachen (J. Bouchardat, Sichting) oder Excitation und Insomnie, wie sie Krueg und Fossek bei Selbstversuchen beobachten, kommen nur ausnahmsweise vor. Puls und Athemfrequenz werden durch hypnotische Gaben herabgesetzt, ersterer nach vorgängiger Beschleunigung (Eulenburg, Sichting), bei längerer Dauer der Narkose auch die Temperatur; im Narceïnschlafe besteht keine Myose, auch ist die Reflexerregbarkeit weniger herabgesetzt als im Morphinschlafe (Sichting). Nach Fubini und Ottolenghi soll Narceïn die Harnstoffausscheidung vermehren. Bei längerem Gebrauche findet Abstumpfung gegen die Einwirkung des Medicaments statt. Auch Kinder toleriren Narceïn sehr gut (Laborde). Bei subcutaner Injection wirkt es auf die Tastempfindung in ähnlicher Weise herabsetzend wie Morphin, bei localer Application auf das Auge erfolgt keine Veränderung der Pupille (Eulenburg). Das Narceïn wird bei interner Einführung bis auf einen kleinen, mit den Fäces abgehenden Theil vorzugsweise durch Harn und Galle eliminirt (Dragendorff und Schmemann).

Das **Cryptopin** bewirkt beim Menschen zu 0,06 Hypnose mit Athembeschleunigung und Mydriasis und ist in dieser Beziehung etwa doppelt so stark wie Narceïn und 4 mal so schwach wie Morphin (Harley). In toxischen Gaben (0,05 bei Kaninchen) setzt es die Respiration herab und tödtet durch Lähmung des Athemcentrums (Harley, Falck und Sippell); colossale Dosen wirken auch direct lähmend auf das Herz (J. Munk). Auch die motorischen Centren und die Reflexcentren des Rückenmarks (Munk), nach Sippel auch die motorischen Nerven und die willkürlichen Muskeln werden durch Cryptopin paralysirt.

Hinterbergers **Opianin** und Wittsteins **Metamorphin** wirken als Hypnoticum beim Kranken dem Morphin analog (Fronmüller); **Mekonin** wirkt subcutan zu 0,03—0,12 sedativ und hypnotisch (Harley); intern ist selbst 1,0 ohne hypnotischen Effect (Fronmüller). Auf Thiere wirkt es wenig giftig; bei Fröschen sah Albers nach 0,045 subcutan Zitterkrampf, Abstumpfung der Sensibilität und Tod in 6 Stunden.

Das von älteren Autoren, wie Barbier und Derosne, in Folge von Versuchen mit stark morphinhaltigen Präparaten dem Morphin gleichgestellte **Nar-**

kotin ist unzweifelhaft eine der unwirksameren Opiumbasen, der in höheren Dosen (1,5—4,5) narkotische Eigenschaften nicht ganz abgehen (Bally, O'Shaugnessy, Garden, Charvet). Kleinere hypodermatische Dosen erhöhen die Frequenz des Pulses und der Respiration, auch die Temperatur (Eulenburg). Auf 0,07—0,15 trat bei verschiedenen Schülern v. Schroffs dasselbe ein, doch folgte bald darauf Sinken unter die Norm, etwas Kopfweh mit Summen im Kopfe, Röthung des Gesichts, Injection der Bindehaut, Pupillenerweiterung, Kriebeln in den Gliedern, Wärmegefühl in der Brust, angenehme Gemüthsstimmung, Mattigkeit und Schläfrigkeit, schliesslich Kälte und Frösteln. Rabuteau nahm auf 0,4 bei sich selbst nicht die geringste Befindensstörung wahr und sah auf örtliche Application keine schmerzlindernde Wirkung; Fronmüller erzielte durch 1,0—2,0 Hypnose. Dass dem Narcotin die convulsionserregende Wirkung nicht völlig abgeht, beweisen ältere und neuere Thierversuche (Orfila, Kauzmann, Cl. Bernard). Nach Albers und Baxt steigert es bei Fröschen anfangs die Reflexe, bringt aber sehr rasch Insensibilität, Paralyse und einen schlafsüchtigen Zustand hervor. Auf den Stuhlgang wirkt dasselbe weder bei Menschen noch bei Thieren retardirend, auch verlängert es die Chloroformnarkose nicht (Rabuteau). Auf Tauben wirkt es giftiger als Morphin, indem 0,2 subcutan dieselben bei Convulsionen tödten (Mitchell). Narcotin geht in den Harn der damit vergifteten Thiere über (Dragendorff und Kauzmann). Die Verdauung von Fibrin hemmt es weniger als Morphin (Wolberg); auf die Harnstoffausscheidung wirkt es nicht ein (Fubini und Ottolenghi).

Das **Codeïn** erregt in kleinen Dosen bei Warmblütern Schlaf (bei Hunden z. B. nach 0,05 Codeïnhydrochlorat), doch ist der Schlaf nie so tief wie der Morphinschlaf, die Sensibilität nie so sehr gesunken und das Erwachen rascher und ohne intellectuelle Störungen oder Erschrecken, auch persistirt dabei keine Lähmung des Hintertheils (Cl. Bernard). Toxische Dosen erregen, wie schon Kunkel 1833 richtig angab, Streckkrämpfe und Zufälle, welche das Codeïn in seiner Wirkung dem Pikrotoxin nahestellen (Falck). Das Bild der Intoxication bei Kaninchen, welche schon durch 0,06 Codeïn subcutan getödtet werden (Crum Brown und Fraser), und Hunden beginnt mit Senken des Kopfes, dann folgt zunehmendes Zittern, plötzliches Zusammenschrecken, Dehnen und Strecken, spasmodisches Zucken der Bulbi und Lippen, selten masticatorischer Krampf, Rückwärtsgehen und Reitbahnbewegung, Prominenz der Bulbi, Unruhe, vermehrte Athemfrequenz und Schwäche, hierauf ein Anfall von Opisthotonos mit unterdrückter Respiration und abwechselnde tonische und klonische Krämpfe (Schwimm- oder Trottbewegungen, Stosskrämpfe), als deren Ausgang allgemeine Adynamie eintritt (Falck und Wachs). Codeïn ist gefährlicher als Morphin: versenkt man mit salzsaurem Morphin oder Codeïn zwei völlig gleiche Thiere in Schlaf, so bedingt weitere successive Einspritzung von 0,001 Morphin nur tiefere Narkose, während schon nach Injection von 0,001 Codeïn plötzlich convulsivische Erscheinungen, Mydriasis, Ansteigen der vorher stark gesunkenen Temperatur und Tod eintreten (Laborde).

Die meisten älteren Beobachter (Magendie, Bouchardat, Barbier, Robiquet, Berthé u. A.) bezeichnen Codeïn als ein Hypnoticum, welches jedoch zu seiner Wirkung grössere Mengen als Morphin erfordere. Alle diese Beobachter sind einig darüber, dass es keine Obstipation bewirkt und die Verdauung nicht stört, dagegen das Hungergefühl stillt. Eine local schmerzstillende Wirkung (bei Neuralgien) konnte Barbier nicht constatiren, wohl aber Brennen bei endermatischer Application. Nach Robiquet rufen Dosen von 0,1—0,2 Stupor, Nausea und Erbrechen hervor. Schroff sah nach 0,1 (bei Dworzak und Heinrich) Aufstossen, heftige Magenschmerzen, Brechreiz, etwas Salivation, Eingenommenheit und Hitze des Kopfes, Druck in Stirn und Schläfen, Ohrenklingen, Gesichtsschwäche, Sinken der Pulsfrequenz, nach 4 Std. Zittern am ganzen Körper, welches mehrere Stunden bis zum Einschlafen anhielt, wonach noch am andern Tage Schläfrigkeit und Langsamkeit der Ideenassociation persistirte. Verminderung der Pulsfrequenz trat auch bei zwei andern Experimentatoren (Krueg und Fossek) hervor, ebenso Magenschmerz und Brechneigung, bei dem einen auch angenehmes Wärmegefühl und Schläfrigkeit. Nach Rabuteau verursacht Codeïn zu 0,05 Schwere des Kopfes und Mattigkeit in den

Beinen. **Myrtle** beobachtete bei einem Diabetiker nach 0,24 rauschartige Aufregung, der nach 2 Std. Schwindel, Erbrechen, Sprachlosigkeit, Angst und hochgradiger Collapsus folgten. **Bouchut** sah als Nebenerscheinungen nach 0,1 bei einem Kinde Convulsionen, einige Male auch Agitation und Schweiss. Chloralhydrat verhütet bei Thieren die Krämpfe höchstens in einfach letaler Dosis (Wehr). Das Alkaloid geht in den Harn über (Dragendorff und Schmemann). Die Harnstoffausscheidung wird nach 0,01 pro die stark vermehrt (Fubini und Ottolenghi).

Das **Papaverin** scheint, wie die meisten Opiumalkaloide, hypnotische und convulsionserregende Wirkung zu besitzen, von denen sich die erstere vorzugsweise beim Menschen, die letztere bei Thieren äussert. Die Angaben über die physiologische und therapeutische Wirkung differiren allerdings sehr, offenbar weil die Präparate des Handels höchst differente Substanzen darstellen. So bezeichnen z. B. Schroff und Hofmann Papaverin hypnotisch als unwirksam, da bei Letzterem sogar 0,42 ausser geringer Steigerung der Pulsfrequenz keine Erscheinungen hervorriefen. Andererseits beobachtete Leidesdorf bei Geisteskranken beträchtliches Sinken der Pulsfrequenz (von 100 auf 76) und ausgesprochene Hypnose nach 5—12 Tropfen einer Lösung von 0,42 in 60 Tr. Wasser. Gegenüber der Angabe von Albers und Claude Bernard, dass Papaverin auf Frösche tetanisirend wirke, wird von Baxt das Papaverin für das erste der hypnotisch wirkenden Opiumalkaloide erklärt, welches schon zu 0,01 in 1—5 Minuten Frösche in tiefen und langanhaltenden Schlaf versetze und in grösseren Dosen ähnlich auf Kaninchen und Meerschweinchen wirke, auch bei Fröschen das Auftreten von Strychnin- und Thebaïnkrämpfen verhindere oder dieselben abschwäche. Nach Schroff sind dagegen 0,05 bei Fröschen ganz wirkungslos, während 0,03 Muskelerschlaffung und Aufhebung der Respiration bei erhaltener und mitunter selbst gesteigerter Reflexaction bedingen. Baxt vindicirt dem Papaverin besondere herabsetzende Wirkung auf die Herzthätigkeit, auch am ausgeschnittenen Froschherzen und bei Lähmung des Vagus, jedoch nur beim Frosche, nicht bei Säugethieren. Die von Baxt constatirte Herabsetzung der Reflexaction beruht anscheinend auf directer centraler Wirkung, wobei die Hemmungscentren im Gehirn unbetheiligt sind; auf motorische Nerven und Muskeln wirkt Papaverin nicht (Baxt). Eine retardirende Wirkung des Papaverins auf den Stuhl ist nach Rabuteau weder bei Menschen noch bei Thieren zu constatiren, dagegen kann es ähnlich wie Morphin den Chloroformschlaf verlängern. Bei Vergiftungen an Thieren geht Papaverin nur in Spuren in den Harn über (Dragendorff und Schmemann).

Das **Hydrocotarnin**, welches zu 0,02—0,03 Kaninchen in 15--30 Min. tödtet und sich in seiner Giftigkeit zwischen Codeïn und Morphin stellt, bedingt entweder soporöse Narkose mit Convulsionen oder tödtet unter Erscheinungen von Opisthotonus, denen Zunahme der Athemfrequenz, Unruhe, Zittern und Mydriasis voraufgehen; das Herz schlägt bei Fröschen, welche gegen Hydrocotarnin sehr unempfindlich sind, lange fort (F. A. Falck, Pierce).

Das vorzüglichste krampferregende Alkaloid des Opiums ist das **Thebaïn,** welches sowohl bei Fröschen als bei Säugethieren von den verschiedensten Applicationsstellen aus Tetanus mit nachfolgender Paralyse bewirkt und schon zu 0,1 bei directer Einführung ins Blut Hunde von 7—8 Kgm. Schwere tödtet. Chloralhydrat hebt bei Kaninchen die krampferregende Wirkung doppelt letaler Dosen der Thebaïnsalze auf und rettet das Leben selbst bei 6fach letaler Dosis (Husemann u. Fliescher). Morphin und Atropin heben die Thebaïnkrämpfe nicht auf. Beim Menschen wirken selbst 0,4 nicht toxisch (Fronmüller), sogar Kinder toleriren 0,1 (Bouchut). Thebaïn wirkt weder verstopfend noch die Harnsecretion störend, steigert aber die tägliche Harnstoffausscheidung (Fubini und Ottolenghi). Nach Beobachtungen von Sée wirkt es bei subcutaner Injection stark schmerzstillend, selbst mehr als Morphin. Fronmüller vindicirt ihm (wie früher auch Harley) mässig hypnotische Effecte und ausgeprägte Herabsetzung der Pulsfrequenz. Bei vergifteten Thieren erscheint Thebaïn nicht im Harn (Dragendorff und Schmemann).

Das von Albers als stark krampferregend bezeichnete **Porphyroxin,** welches die Reflexfunction noch stärker als Strychnin steigern sollte, stellt Baxt zwischen Papaverin und Thebaïn, indem es in kleinen Mengen vorwaltend narkotisch wirkt, in grösseren dagegen Convulsionen, jedoch schwächeren Tetanus wie Thebaïn bedingt. Zu 0,1 innerlich ist es bei Menschen ohne nachtheilige Wirkung (Schroff); Fronmüller sah selbst nach 0,6 nur Spuren narkotischer Wirkung und Mydriasis.

Dem Thebaïn analog wirkt **Laudanin**, das nach 0,025 subcutan bei Kaninchen Tetanus und Erstickungstod bedingt, wonach es giftiger als Morphin und Codeïn, dagegen weniger giftig als Thebaïn ist (C. Ph. Falck). Weit weniger giftig ist das **Laudanosin**, das erst zu 0,075 subcutan Kaninchen tödtet, sich übrigens ebenfalls den tetanisirenden Opiumalkaloiden anreiht (Falck u. Wortmann). In kleinen Dosen wirkt es durch Erregung des vasomotorischen Centrums und der beschleunigenden Nerven drucksteigernd und pulsbeschleunigend, in grösseren setzt es Blutdruck und Pulsfrequenz durch directe Schwächung der Herzkraft herab.

Mekonsäure und **Natriummekonat** sind in vollkommen reinem Zustande, selbst in Gaben von mehr als 1,0 der Säure und 2,0—3,0 des Salzes, auf Warmblüter und Menschen ohne giftige Wirkung. Die Säure geht als solche in den Harn über.

Da kaum eine Krankheit existirt, bei welcher nicht Opium oder seine Alkaloide versucht wurden, würde bei einer detaillirten Besprechung das ganze Register der Pathologie vorgeführt werden müssen. Wir begnügen uns mit Aufstellung einiger Kategorien für die Anwendung der Opiaceen, wobei wir einzelne Punkte von Wichtigkeit besonders hervorheben. Zunächst kommen die Opiate in Betracht zur Herabsetzung der Erregung der Nervencentra, und zwar theils zur Herbeiführung von Schlaf in allen Fällen, wo Insomnie Leben oder Gesundheit gefährdet, sei es bei idiopathischer nervöser Schlaflosigkeit oder bei Agrypnie im Verlaufe acuter oder chronischer Krankheiten, theils bei Störungen der Gehirnfunction, sowohl mit exaltativem als mit depressivem Charakter, theils endlich bei Affectionen des Rückenmarkes.

Im Allgemeinen müssen die Opiate als die besten und sichersten Hypnotica bezeichnet werden, gegen welche nur der Umstand spricht, dass sie bei längerem Gebrauche stets eine Erhöhung der Dosis erfordern und eine Retardation des Stuhlganges bewirken. Nur wo es sich darum handelt, sehr rasch Schlaf herbeizuführen, stehen sie dem Chloralhydrat nach, und in solchen Fällen, wo sog. Idiosynkrasien bestehen, d. h. wo auch nach dem Gebrauche kleiner Dosen Kopfschmerz oder Dysurie beim Erwachen auftreten, müssen andere Hypnotica gegeben werden. In einzelnen Fällen von nervöser Insomnie, besonders wo dieselbe die Folge geistiger Ueberanstrengung ist, leistet Bromkalium mehr als Opiate. Vorwaltend empfehlen sich das Opium und das unter den Präparaten zu erwähnende Extractum Opii, sowie die Morphinsalze und das Narceïn als Hypnotica. Welche von diesen Präparaten am besten ertragen werden, hängt von der Individualität ab, ebenso ist die schlafmachende Gabe nicht für alle Personen die nämliche und muss erst durch den Versuch festgestellt werden; sowohl zu kleine Dosen als zu grosse Gaben können Excitation herbeiführen. In chronischen und acuten Krankheiten bewähren sich Opium und die Opiumalkaloide als Schlafmittel besonders da, wo die Schlaflosigkeit Folge von Steigerung der Sensibilität ist, und namentlich bei vorhandenen Schmerzen liefern Opiaceen bessere Resultate als Chloralhydrat und andere Hypnotica. Dasselbe gilt bei gesteigerter Sensibilität der Respirationsschleimhaut, wodurch die günstige Wirkung bei Phthisis, wo das Opium keineswegs den Anschauungen der Alten gemäss contraindicirt ist, sich theilweise erklärt. Nur bei acuten febrilen Zuständen, wo die Insomnie aus der hohen Fiebertemperatur erklärt wird, leisten Opiate in der Regel wenig. Die günstige Wirkung bei Hydrops scheint auf die Beseitigung der durch letzteren hervorgerufenen Oppression und Präcordialangst bezogen werden zu müssen. In allen Fällen müssen die Opiaceen Abends dargereicht werden.

Der Gebrauch des Opiums bei Psychosen wurde 1851 durch Engelken besonders wieder angeregt, dessen Erfahrungen durch Schubert, L. Meyer. Erlenmeyer, Guislain, Michéa und viele andere Irrenärzte Bestätigung gefunden haben. Bei der von demselben befolgten Methode handelt es sich nicht um die schon früher gebräuchlichen und im Ganzen wenig Erhebliches und Dauerndes leistenden kleinen Opiumdosen, sondern um den längeren consequenten Fortgebrauch grösserer Gaben, wobei zuerst täglich 2mal 0,06 gereicht. dann nach und nach bis auf 0,2—0,4 2mal täglich gestiegen und diese Dosis mehrere Wochen gegeben wird. Es kommen danach weder Vergiftungssymptome noch ungünstige Wirkung auf die Ernährung zur Erscheinung, der Stuhl bleibt regelmässig und wird bei den grösseren Gaben selbst manchmal diarrhoisch, dabei bessern sich in passenden Fällen die Erscheinungen der Hirnreizung, die Hallucinationen nehmen ab, die Angstgefühle und die mit ihnen verbundenen Wahnvorstellungen schwinden, die Kranken werden zusehends ruhiger, und mitunter tritt rasch vollständige Genesung ein. Am meisten eignet sich diese Behandlung für recht frische Fälle, jüngere weibliche Individuen und Zustände trauriger Verstimmung, welche unter Mitwirkung anämischer, hypochondrischer und hysterischer Dispositionen und psychischer Ursachen entstanden sind und sich oft zu grosser Unruhe und Aufregung steigern. Es sind somit die günstigsten Effecte vorzugsweise bei sog. activer Melancholie zu constatiren, und besonders günstig erweist sich die Methode bei vielen puerperalen Seelenstörungen. Bei Melancholie mit Stupor, bei typischen Formen, bei Tobsucht und der heiteren Aufregung des Wahnsinns nützt die Opiumbehandlung nichts. Vielfach hat man hier die interne Opiumdarreichung mit der Subcutaninjection von Morphin vertauscht; Voisin gab sogar 0,7, selbst 1,5 pro die in kaum nachahmungswerther Weise. Manche Kranke toleriren Opiumextract besser als Opium und Morphin. Dass intercurrente Excitationszustände im Laufe chronischer Psychosen häufig Morphin indiciren (Silomon), ist notorisch.

An die Psychosen schliessen sich diverse Intoxicationen chronischer und acuter Art, in denen die Gehirnthätigkeit besonders aufgeregt ist, vor Allem Delirium tremens, bei welchem in früherer Zeit fast ausschliesslich Opium in Anwendung gezogen wurde. In neuerer Zeit hat sich die zuerst von englischen Aerzten ausgehende Anschauung, dass Opium bei Behandlung des Säuferwahnsinns in vielen Fällen entbehrt werden kann, Bahn gebrochen, und beschränkt man dessen Anwendung vorzugsweise auf solche Fälle, wo keine Complication mit acuten entzündlichen Zuständen besteht und wo nicht stärkeres Gesunkensein der Kräfte die Anwendung von Reizmitteln nothwendig macht. Man hüte sich stets vor zu kleinen Dosen, welche oft die Aufregung steigern, vermeide aber auch zu grosse Gaben, weil dieselben statt gesunden Schlafes nicht selten einen comatösen Zustand bedingen. Von acuten mit Exaltation verbundenen Intoxicationen sind besonders die Vergiftungen mit den pupillenerweiternd wirkenden Solaneen Belladonna, Datura und Hyoscyamus hervorzuheben. Obschon sich nicht leugnen lässt, dass der aufgeregte Zustand der an diesen Vergiftungen leidenden Personen durch subcutane Morphininjection manchmal rasch beseitigt wird, ist die Frage, ob das Opium hier überhaupt nothwendig sei, doch nicht unbedingt zu bejahen, weil derartige Vergiftungen selbst durch enorme Dosen oft ganz spontan genesen, ja sogar bei offenbar verkehrter Behandlung günstig verlaufen. Auch bei Intoxication mit Digitalin (Erlenmeyer) und Chloroform (Eulenburg) ist Morphin subcutan mit Nutzen verwendet.

Es reihen sich hieran Delirien im Verlaufe verschiedener acuter Krankheiten. Man verwirft im Ganzen das Opium bei Fieberdelirien auf der Höhe acuter entzündlicher Krankheiten, während man es bei sog. Inanitionsdelirien mit Recht neben excitirenden Mitteln (Wein) in Anwendung bringt. Auf die günstige Wirkung bei solchen Delirien bezieht sich vorzugsweise die Empfehlung des Opiums im Typhus (Drasche u. A.), wo es die gewöhnlich gegen Ende der zweiten Woche oder später auftretende Nervenaufregung mit Schlaflosigkeit, Delirien, Zittern und Sehnenhüpfen nicht selten beseitigt. Nach Vibert wirkt Morphin bei Delirien besonders günstig bei gleichzeitig bestehender Mydriasis und Asthenie. Die früher herrschende Furcht vor Opium ist beim Typhus ebenso wenig gerechtfertigt wie bei acut entzündlichen Zuständen der

Centralorgane des Nervensystems und ihrer Häute. Im Gegentheil kann Opium mit vorzüglichem Erfolge in passenden Fällen sowohl bei Meningitis cerebralis als bei Meningitis cerebrospinalis benutzt werden, obschon es hier selbstverständlich nicht als directes Heilmittel zu betrachten ist. Auch hier ist das Auftreten der oben bezeichneten nervösen Symptome als Theilerscheinung des Collapsus die Indication für das Opium, welchem bei diesen Affectionen die Opiumalkaloide nicht substituirt werden können.

Was die Krankheiten des Rückenmarkes angeht, so kommt besonders die Steigerung der Reflexaction, wie sie beim Tetanus und namentlich beim Tetanus toxicus (Strychninvergiftung) ausgeprägt ist, in Betracht. Die Literatur enthält nicht wenige Fälle von Tetanus aus traumatischer oder rheumatischer Ursache, wo Opium oder Morphin, namentlich endermatisch oder subcutan applicirt, von günstigem Erfolge waren, während andererseits Misserfolge keineswegs fehlen. Dasselbe gilt für die Strychninvergiftung, wo die Opiaceen freilich hinter dem Chloralhydrat an Zuverlässigkeit nachstehen. Bei den fraglichen Affectionen müssen die Dosen stets sehr hoch gegriffen werden, doch geht man selten bei Morphin über 0,06 hypodermatisch hinaus. Bei Trismus neonatorum hat Eulenburg von der subcutanen Morphininjection keine Erfolge gesehen.

An die hypnotische Anwendung der Opiaceen schliesst sich der Gebrauch derselben zur Verlängerung der Chloroformnarkose, auf welchen zuerst von Nussbaum hingewiesen wurde. Nussbaum beobachtete, dass die subcutane Morphininjection, während der Chloroformnarkose ausgeführt, die letztere 8—12 Stunden zu verlängern im Stande sei, und empfiehlt daher die Combination beider bei solchen langwierigen Operationen, welche bei Erneuerung der Chloroforminhalation sehr erschweren, z. B. bei Resectionen des Oberkiefers. Das Verfahren hat verschiedene Lobredner (Pitha, Paget) gefunden, ist aber auch nicht ohne Tadel geblieben, weil bei Injection kleiner Morphinmengen (0,01) die Prolongation der Chloroformnarkose häufig nicht zu Stande kommt und grössere Gaben (0,06) nicht ohne Gefahr für das Leben der Kranken zu sein scheinen (Bartscher). Verschieden von Nussbaums Methode ist das Verfahren von Uterhard, das Excitationsstadium der Chloroformnarkose, insbesondere bei Säufern, durch eine 10 Minuten vor der Einathmung gemachte Subcutaninjection zu verhindern, wodurch in der That der Lebensgefahr insofern vorgebeugt wird, als in der Regel die zur Narkose erforderliche Chloroformmenge sehr verringert wird (Cl. Bernard) und als die im Beginn der Inhalation sonst vorkommenden Reflexstillstände der Athmung und des Herzens wegfallen, auch ein so tiefes Sinken des Blutdrucks wie bei der gewöhnlichen Chloroformnarkose nicht stattfindet (Mollow). Die Dauer der Narkose wird auch bei diesem Verfahren verlängert. Nimmt man etwas weniger Morphin (0,01—0,02), so lässt sich durch kleine Mengen Chloroform ein Zustand von Analgesie mit Integrität des Bewusstseins, der Sinnesthätigkeiten und der Willkürbewegung herbeiführen, der zur Vornahme kleinerer Operationen, besonders geburtshülflicher, ausreichend erscheint. Eine ähnliche Combination von Morphin und Chloroform ist auch bei schmerzhaften Leiden, z. B. Gallensteinkolik, sehr empfehlenswerth. An Stelle des Morphins lassen sich auch andere Opiumalkaloide, z. B. Narceïn, zur Verlängerung der Chloroformnarkose verwenden.

Eine zweite Hauptanwendung der Opiaceen besteht in der Beschwichtigung schmerzhafter Affectionen, wobei die Herabsetzung der Perception äusserer Eindrücke durch das Mittel als Hauptgrundlage der Wirkung angesehen werden muss, vielleicht auch eine directe Herabsetzung der Sensibilität im Spiele ist.

Als Anodynum nehmen die Opiaceen und insbesondere das Morphin und seine Salze unbestritten den ersten Platz ein; der alte Ruhm derselben hat sich durch die Einführung der subcutanen Injection noch erheblich vermehrt. Das letztere Verfahren bewährt sich besonders bei Neuralgien, wo es nur höchst ausnahmsweise keinen palliativen Effect zeigt, während es namentlich in frischen Fällen sehr häufig zu radicaler Heilung führt. Der Erfolg ist völlig unabhängig von der betroffenen Nervenbahn und von den causalen Momenten und macht sich sowohl bei Neuralgien peripherischen als bei solchen centralen Ursprungs geltend.

Am meisten Nutzen schaffen die Subcutaninjectionen entschieden, wenn dieselben an den sog. Valleixschen Druckpunkten ausgeführt werden. An die Benutzung bei Neuralgien reiht sich die Verwendung bei Herpes Zoster, wo oft eine einzige Morphininjection den gesammten Schmerz beseitigt, und bei Hemikranie, wo Subcutanapplication von Morphin Lobredner (v. Graefe, Pletzer, Saemann u. A.) fand und das von Jung angegebene Einschnupfen einer Morphinlösung mit Blausäure oft günstigen Effect hat. In manchen Fällen hysterischer Hemikranie wirken Opiaceen entschieden ungünstig, vermehren die Nausea und führen oft zu Erbrechen. Innerlich kann Opium und Morphin mit Nutzen manchmal bei Gastralgie gebraucht werden, wo es ebenfalls am wenigsten günstig bei Hysterischen wirkt. Auch bei Gastralgie Chlorotischer leistet es wenig, und selbst bei Magenschmerzen paroxystischer Art, welche mit tieferen Störungen und anatomischen Läsionen der Magenwand in Verbindung stehen, leisten Atropin und Wismutnitrat in der Regel mehr als Opium; doch ist eine Verbindung von Bismutum nitricum mit Opium ausserordentlich geschätzt, die sich uns wiederholt bei Gastralgia alcoholica bewährte. Enteralgie und Kolik im Allgemeinen ist man bei uns mit Opiaten zu behandeln nicht gewohnt, während man in anderen Ländern mehr Gebrauch davon macht. Marshall empfiehlt in dieser Richtung besonders eine Verbindung von 0,5—1,2 Chloroform mit 4,0 -8,0 Tinctura Opii benzoica als in 3 Minuten schlafmachendes Anodynum bei Kolik. Bei Colica hepatica und Nephralgie können wir häufig die Opiate gar nicht entbehren. Bei Bleikolik ist Opium zu 0,05 bis 0,1 stündlich bis dreistündlich ein Hauptmittel, das für sich allein oft zur Heilung des Krankheitszustandes führt (Tanquerel, Bricheteau) und namentlich nie die Verstopfung steigert. Morphin wird hier weniger benutzt, doch ist auch hier die subcutane Injection entschieden von Nutzen (van Geuns, Vibert u. A.).

Wie bei periodischen Schmerzen bewährt sich die anodyne Wirkung der Opiaceen auch bei nicht paroxystischen Schmerzen, so namentlich auch bei rheumatischen Affectionen, wo z. B. Bally schon die interne, Lesieur die endermatische und neuerdings Sander und Erlenmeyer die subcutane Application des Morphins empfahlen. Bei acuten Gichtanfällen wird Opium im Allgemeinen für contraindicirt erachtet (Cullen, Garrod) und nur bei äusserst excessiver Schmerzhaftigkeit zugelassen. Auch bei febrilen, acut entzündlichen Affectionen macht der Schmerz sehr häufig die Anwendung eines Opiats nöthig; auch hier liefert oft Morphin subcutan die vorzüglichsten Dienste. Selbst auf der Höhe des Fiebers tritt dadurch Schmerzlinderung ein, während, wie oben bemerkt, das Mittel hier keinen Schlaf macht, sondern mitunter sogar die Aufregung verschlimmert. Es gilt dies sowohl für Rheumatismus acutus als für Pneumonie, Pleuritis, Peritonitis, Meningitis cerebralis und cerebrospinalis, wo das Mittel auf der Höhe des Fiebers nur ausnahmsweise, d. h. wegen excessiver Schmerzen oder äusserst heftiger nervöser Symptome gegeben werden darf, während nach Ablauf des Fiebers oder bei mässigem Fieber den Opiaceen als Hypnoticum oder Anodynum keine Bedenken entgegenstehen. Beim acuten Rheumatismus hat man Opium übrigens auch in der Absicht, Diaphorese hervorzurufen, gegeben und in dieser Richtung besonders das Doversche Pulver (vgl. Präparate) curmässig angewendet.

Die günstigen Effecte des Opiums bei chronisch verlaufenden schmerzhaften Affectionen kennt jeder Arzt. Die Schmerzen bei Skirrhen und Carcinomen, bei Cystitis chronica und vielen anderen chirurgischen Krankheiten werden namentlich durch subcutane Morphininjectionen in besonderer Weise gelindert.

Endlich mag hier noch die Anwendung der hypodermatischen Morphininjection zur localen Anästhesirung behufs Vornahme von Operationen erwähnt werden, welche Semeleder und Eulenburg vor der Aetzung mit Arg. nitr. oder Ferr. candens, Zülzer und Jarotzki vor Einwicklung des Scrotums bei Nebenhodenentzündung und vor der Operation des eingewachsenen Nagels, Bricheteau und Vibert vor Application von Vesicatoren, Walker und Ravoth vor der Taxis von Hernien empfahlen. Zur localen Anästhesirung des Larynx kann Morphin für sich oder in Verbindung mit Chloroform benutzt werden.

In dritter Reihe steht die Benutzung der Opiate zur Minderung von bestehendem Hustenreiz, was ihre Anwendung sowohl in acut entzündlichen als in chronischen Respirationskrankheiten nicht selten indicirt.

Eine directe Wirkung des Opiums auf die Secretion der Bronchialschleimhaut lässt sich nach den neuesten Versuchen von Rossbach nicht in Abrede stellen, so dass die günstigen Effecte bei chronischer Bronchitis und Laryngitis nicht allein auf die Herabsetzung der Sensibilität der Respirationsschleimhaut bezogen werden können. Irrig ist es deshalb auch, das Opium in solchen Fällen für contraindicirt zu halten, wenn profuse Secretion besteht; die befürchtete schädliche Anhäufung der Secrete (Traube, Nothnagel) tritt nicht ein. Ist dagegen die Expectoration in Folge von Schwächung der expiratorischen Muskeln mangelhaft, so passen Opiate niemals. Ueber die Anwendung der Opiate bei Pneumonie und Pleuritis war schon oben die Rede. Ebenso erwähnten wir bereits den Gebrauch in der Phthisis, wo so häufig bestehender Hustenreiz Insomnie veranlasst. Wir heben ausdrücklich hervor, dass etwaiges hektisches Fieber den Gebrauch von Opiaten nicht contraindicirt, vielmehr Patienten dieser Art gar nicht selten das Opium durchaus nicht entbehren können. Man giebt bei chronischen Respirationskrankheiten Opium häufig in Verbindung mit Adstringentien (Bleizucker, Tannin). Bei Hämoptysis kommt es nur in Anwendung, wenn eine geringere Blutung durch Hustenreiz unterhalten wird. Ziemlich irrelevant ist die Anwendung bei Keuchhusten, wo schon Meyer 1829 die endermatische Application von Morphin empfahl; in allen Fällen aber muss man äusserst vorsichtig sein, um nicht Intoxicationsphänomene hervorzurufen. Zur Beschränkung von Hustenreiz sind übrigens stets nur kleine Dosen der Opiaceen zulässig. Sehr günstige Wirkungen haben Opium und Morphin beim Asthma und bei Oppression der Brust überhaupt (Vibert, Renault u. A.), hier wohl durch directe Einwirkung auf das Athemcentrum. Der Effect beim Asthma ist übrigens an eine ausreichende Dose geknüpft, da kleine Dosen niemals günstig wirken. Moss rühmt Morphin subcutan gegen Sommer- und Herbstkatarrh; auch ist dasselbe überhaupt zum Coupiren von Schnupfen empfohlen.

Eine vierte Kategorie von Krankheiten, welche hier in Betracht kommen, sind spastische und convulsivische Neurosen, wo indess Opium keineswegs mit derselben Sicherheit wie bei Neuralgien wirkt.

Abgesehen von Tetanus und Asthma, welche bereits Besprechung gefunden haben, kommen hier insbesondere peripherische Krämpfe in Betracht. So leisten subcutane Morphineinspritzungen längs des Nervus supraorbitalis Vorzügliches bei Blepharospasmus nach Hornhautentzündungen oder Verletzungen des Auges (A. v. Graefe), ebenso bei Myospasmen in Amputationsstümpfen (Eulenburg). Erlenmeyer und Schirmer sahen bei Krämpfen der Gesichtsmuskeln, Saemann bei Stottern von der hypodermatischen Application des Morphins entschiedene Erfolge. Minder günstig wirken Opiaceen bei Epilepsie, Chorea, hysterischen Convulsionen, Tremor und Paralysis agitans. Mehr Erfolg sieht man manchmal bei Eclampsia parturientium, wo bisweilen subcutane Morphinapplication die Krämpfe aufhebt, wenn Chloralhydrat seine Wirkung versagt. Die Empfehlung des Mittels durch Scanzoni bei dieser Affection, welche in der Praxis vielfach Bestätigung gefunden hat, lässt auch bei urämischen Convulsionen Nützliches erwarten, und in der That haben Whittler, Loomis und Flint bei Coma und Convulsionen im Verlaufe von Morbus Brighti sehr günstige Erfolge beobachtet, welche die alte Anschauung, dass bei dieser Krankheit in Folge der Unwegsamkeit der Nieren Opium und Morphium ganz und gar contraindicirt seien, als irrig erscheinen lässt. Sehr günstige Effecte sieht man auch vom Opium und wiederum am meisten von der subcutanen Injection von Morphium bei Krampfwehen, wo übrigens, um Erfolg zu haben, die Dosis nicht zu niedrig gegriffen werden darf. Auch bei schmerzhaften Nachwehen und zur Verhütung von Abortus bei vorzeitigen Uterincontractionen leistet die Morphiuminjection oft ganz Vorzügliches.

Endlich finden die Opiaceen ausgedehnte Anwendung zum Zwecke der Herabsetzung der peristaltischen Bewegung. Hier wird vorzüglich Opium selbst und seine galenischen Präparate, weniger Morphin und die übrigen Alkaloide, benutzt.

Unter diese Kategorie fällt zunächst der Gebrauch des Opiums beim **Erbrechen**, wo übrigens auch die Herabsetzung der Sensibilität der Magennerven entschieden zu dem günstigen Erfolge beiträgt. Nur kleine Gaben sind von günstiger Wirkung, während grössere bei manchen Individuen das Erbrechen steigern. Opium kann bei den verschiedensten Arten des Erbrechens nützlich wirken, so bei Hyperemese durch zu starke Dosen von Brechmitteln, oder bei dem nach Intoxication mit kaustischen Substanzen zurückbleibenden Vomitus, auch beim Erbrechen der Trinker und der an tieferen Magenleiden (Krebs, Geschwür) laborirenden Personen, endlich auch bei sympathischem Erbrechen bei Erkrankung verschiedener Abdominalorgane. Budd rühmt es auch bei dem neben Schlaflosigkeit vorkommenden Erbrechen von Personen, welche durch Nahrungsmangel oder Ueberanstrengungen erschöpft sind. Bei den meisten Formen des Vomitus steht indess das Opium andern Narkotica, namentlich der Blausäure und der Belladonna, nach. Hierher gehört auch die Anwendung, welche man vom Opium macht, um die emetische Wirkung mancher kaustischen Medicamente zu verhindern, die man, wie z. B. den Aetzsublimat und das Quecksilberiodid, gern mit einer geringen Menge Opium darreicht. Häufiger als gegen Erbrechen wird das Opium bei **Diarrhöen** in Anwendung gebracht, wo es sich namentlich bei Erkältungsdurchfällen gesunder Personen, bei chronischen oder subacuten Darmkatarrhen mit Follicularverschwärung und bei Diarrhoe der Phthisiker empfiehlt, bei welchen letzteren es besonders in späteren Stadien passt und meist mit Bleizucker und ähnlichen Mitteln verbunden wird. Als Contraindication ist das Vorhandensein von Verdauungsstörungen zu betrachten, da Opium in der Regel vorhandene Appetitlosigkeit verschlimmert. Bei Diarrhöen im Verlaufe acuter fieberhafter Krankheiten und bei Durchfällen im kindlichen Lebensalter wendet man meist auch andere Styptica an, um, wenn diese fehlschlagen, dennoch auf das Opium zu recurriren. Bei Dysenterie ist der Nutzen des Opiums als eigentliches Heilmittel bestritten, ja es wird von Einzelnen geradezu als schädlich hingestellt, indem es die im Darmcanale vorhandenen Absonderungen der Geschwüre retinire und dadurch zur Aufsaugung derselben Veranlassung gebe. Nichtsdestoweniger muss Opium als ein das Uebermaass der Entleerungen, die Kolikschmerzen und den Tenesmus am besten beseitigendes und in schweren Fällen von Ruhr geradezu unentbehrliches Mittel angesehen werden, das namentlich in Verbindung mit Ipecacuanha, Calomel und adstringirenden und tonischen Mitteln geschätzt und häufig in Klystierform verordnet wird. Ruhrkranke ertragen sehr oft ausserordentlich grosse Gaben Opium, nach Christison sogar 1,2—1,5 im Tage. Eine gleiche Wichtigkeit hat das Opium bezüglich der Behandlung der **Cholera nostras**, wo auch die subcutane Injection von Morphin (Hasse, Vibert) von günstigem Einflusse auf die dabei vorhandenen Wadenkrämpfe ist. Minder günstige Erfolge bietet es bei **Asiatischer Cholera**. Obschon es die Choleradiarrhoe meist beseitigt, nützt es dagegen beim ausgebildeten Choleraanfall äusserst wenig, ja von Einzelnen wird es in demselben geradezu als schädlich bezeichnet.

Wir erwähnen hier auch die Behandlung der **Peritonitis** mit Opium, wo dasselbe neben der beruhigenden Wirkung auf die Peristaltik Herabsetzung des Schmerzes und Schlaf bewirkt; man giebt hier nach stattgehabter Antiphlogose 3—6mal täglich 0,006—0,02 Morphin oder 0,03—0,06 Opium. Bei Typhlitis und Perityphlitis, sowie bei Entzündung des wurmförmigen Fortsatzes ist das Opium entschieden das am günstigsten wirkende Medicament, welches bei strenger Diät und Ruhe zur Beseitigung der genannten Leiden führt. Bei diffuser **Perforationsperitonitis** ist Opium vollständig unentbehrlich, um die dabei bestehenden heftigen Schmerzen zu calmiren.

An diese Affectionen reihen sich schwere Verletzungen der Eingeweide, sowie extreme Fälle von Darminvagination, Volvulus, Ileus und incarcerirten Hernien, wo man oft vor und statt der Operation bis 0,06 stündlich darreicht.

Besonders hervorgehoben werden muss, dass das Opium als Palliativum und zum Zwecke der Euthanasie bei allen schmerzhaften oder mit Krampf oder Aufregung verbundenen unheilbaren Leiden in Gebrauch gezogen und in dieser Beziehung von kaum einem andern Mittel übertroffen wird.

Hierher gehört, von Krebs und Tuberculose abgesehen, die Anwendung bei sehr schweren und absolut tödtlichen Verletzungen, nach grösseren Operationen, ferner bei Krankheiten des Herzens und der grossen Gefässe, bei Pneumothorax, Empyem, endlich bei Hydrophobie.

Schliesslich haben wir noch einiger besonderer Zustände zu gedenken, wo Opiaceen gerühmt worden sind. In früherer Zeit hielt man viel vom Opium bei Intermittens, gegen welche es Hauptmittel vor Einführung der Chinarinde war; es sollte sogar eine Dosis Opium Fieberanfälle coupiren können; gegenwärtig giebt man es höchstens als Unterstützungsmittel des Chinins bei perniciösem Wechselfieber mit stark ausgesprochenen Hirnsymptomen. Ferner gab man es bei Diabetes theils als den Durst minderndes Medicament, theils als directes Heilmittel, als welches Opium (zu 0,015—0,4 mehrmals täglich) und Morphin (nicht aber Narceïn und Narkotin) neuerdings auch Pavy und Kratschmer bezeichnen. Der Zuckergehalt sinkt nach Opium und Morphin allerdings, aber das Allgemeinbefinden wird selten gebessert. Friedrich empfahl bei Graviditas extrauterina Tödtung der Frucht mittelst subcutaner Injection von Morphin; Estlander gebrauchte dieselbe mit Erfolg bei Erysipelas traumaticum (in der Nähe der gerötheten Stelle injicirt), wo der Schmerz beseitigt und das Fortschreiten gehindert werden soll. Raoul, Skey u. A. wollen auch scorbutische und atonische Fussgeschwüre mit Opium geheilt haben.

Man giebt das Opium zu 0,06—0,15, als schlafmachendes Mittel gewöhnlich zu 0,05—0,1; höhere Dosen sind bei Tetanus und Delirien gebräuchlich, wo die Verzettelung der Gesammtgabe in kleine Einzeldosen überhaupt unzweckmässig ist. Die beste Form ist die der Pulver oder Pillen.

Die Pharmakopoe gestattet zum inneren Gebrauche als höchste Einzelgabe 0,15 pro dosi und 0,5 pro die. Im Allgemeinen ist vor den kleinen Dosen (unter 0,03) bei Erwachsenen, wo man damit Hypnose erzielen will, zu warnen, da sie häufig Unruhe und Insomnie erzeugen. Sehr niedrig ist dagegen die Dosis bei Kindern zu stellen, namentlich in den ersten Lebenswochen, wo schon minimale Mengen Morphin oder Opium den Tod herbeiführen können; die Application kalter Umschläge auf den Kopf soll hier die Gefahren zu starker Narkose beschränken. Die obstruirende Wirkung des Opiums zu vermeiden, combinirt man dasselbe mit Kaliumsulfat, Brechweinstein oder selbst Calomel. Ipecacuanha sollte eine excessive Wirkung auf das Hirn hindern; andererseits soll auch die Combination kleiner Dosen Opium mit Castoreum, Asa foetida, Valeriana stärker sedirend als Opium allein wirken (Frerichs). — Zu Lösungen und als Zusatz zu Mixturen sind die Opiumpräparate vorzuziehen; hier und da sind auch Opiumpastillen gebräuchlich.

Die äusserliche Verwendung des Opiums, vorzugsweise zu örtlichen Zwecken üblich, geschieht fast in allen Formen, doch werden hier meist die Präparate bevorzugt.

So gebraucht man Opium zu Zahnpillen (selbst pur), in Klystieren (entweder emulgirt oder mit Haferschleim subigirt, in nicht grösseren Dosen als bei interner Application), Suppositorien und Mastdarmpillen (bei Mastdarmkrebs und schmerzhaften Leiden der Urogenitalorgane, entzündeten Hämorrhoiden, 0,1—0,2 mit Seife oder Ol. Cacao), Vaginalkugeln (in derselben Art gemacht), Augenpulvern (mit 10 Th. Calomel oder Zucker), zu Einreibungen (bei schmerzhaften Affectionen des Auges 0,25—0,4 in die Umgegend des Auges mit Speichel eingerieben, nach Jüngken), zu Streupulvern,

Kataplasmen, selbst zu Verbandwässern und Räucherungen. Sogar das Opiumrauchen hat Empfehlung bei Asthma gefunden, wobei man entweder eine Opiumpille mit Tabak rauchen liess oder Cigarettes opiacées (mit Opium getränkte Tabaksblätter) anwendete.

Bei der Verordnung des Opiums wie auch seiner Präparate ist es bei der Angst, welche manche Patienten vor dem Mittel haben, nicht unzweckmässig, die Nebenbenennungen (Meconium, Laudanum) im Recepte zu gebrauchen. Ist längere Darreichung nothwendig, so kann man der zu befürchtenden Toleranz gegen das Mittel am besten durch periodisches Aussetzen begegnen; auch ist es nicht unzweckmässig, von Zeit zu Zeit statt des Opiums ein anderes Hypnoticum zu benutzen. Kirchner empfahl das Wechseln mit den verschiedenen Opiumpräparaten in gleicher Absicht.

Das geröstete Opium, sog. Chandu, wie solches in Indien zum Rauchen benutzt wird, hat dieselbe hypnotische Kraft wie das Opium, scheint aber weniger Betäubung und Schwindel nach dem Schlafe, fast gar kein Hautjucken und geringere Tendenz zu Obstipation zu bedingen (Fronmüller).

Präparate:

1) **Pulvis Ipecacuanhae opiatus,** P. I. compositus, Pulvis Doveri, P. alexiterius; **Doversches Pulver.** Opium, Ipecacuanha ää 1 Th., Milchzucker 8 Th. In 10 Th. ist somit 1 Th. Opium enthalten. Dient besonders als Schlafpulver zu 0,5—1,0 pro dosi und gilt als schweisstreibend und Obstipation verhütend. Das frühere Präparat enthielt statt Milchzucker Kaliumsulfat.

2) **Extractum Opii,** Extr. Opii aquosum s. gummosum, Extr. thebaicum aquosum, Opium depuratum; **Opiumextract,** Mohnsaftextract. Trocknes Extract, dargestellt durch Maceration von 2 Th. Opium mit anfangs 10, später 5 Th. dest. Wasser, von rothbrauner Farbe, in Wasser trübe löslich. Das Ppt., welches nur die in kaltem Wasser löslichen Bestandtheile des Opiums enthält, wird zwar von Orfila u. A. wegen seines relativ grösseren Morphingehaltes als das Opium an Stärke der Wirkung übertreffend angesehen, ist aber nach meinen Erfahrungen demselben gleichwerthig und macht sogar bei manchen Personen viel weniger Uebelkeit als Opium. Es ist deshalb in der Dosis des Opiums zu verordnen (0,005—0,1) und überall statt desselben anzuwenden, wo Opium innerlich oder äusserlich (z. B. in Collyrien, Injectionen) in wässriger Lösung gereicht werden soll. Natürlich kann man es auch intern in Pulver- oder Pillenform verwenden. Maximalgabe 0,15 pro dosi und 0,5 pro die.

3) **Tinctura Opii simplex,** Tinct. Thebaica s. Meconii s. anodyna simplex; einfache **Opiumtinctur.** Macerationstinctur, aus 1 Th. Opium mit ää 5 Th. Spir. dil. und Aq. dest. bereitet, von dunkelrothbrauner Farbe und 0,974—0,978 spec. Gew. In 10 Th. ist das Lösliche von 1 Th. Opium enthalten. Sie ersetzt die mit Spir. dil. und Aq. Cinnam. bereitete Tinctura Opii Eckardi und wird als Stypticum zu 5—10, als Hypnoticum zu 10—20 Tr. verordnet. In praxi wird sie indess sowohl zum inneren als zum äusseren Gebrauche meist durch die folgende ersetzt. Mit ää Linimentum saponatum camphoratum bildet sie das **Linimentum Opii** Ph. Br. Sie dient auch zur Darstellung von Cigarettes opiacées, die man bei Asthma empfahl. Maximalgabe 1,5 pro dosi und 5,0 pro die.

4) **Tinctura Opii crocata,** Laudanum liquidum Sydenhami, Tinct. Meconii crocata, Vinum paregoricum, Vinum Opii aromaticum; **Safranhaltige Opiumtinctur.** Aus 30 Th. gep. Opium, 10 Th. Safran und ää 2 Th. Nelken und Zimmt mit ää 150 Th. Spir. dil. und Wasser bereitet. Von dunkelbraungelber, verdünnt rein gelber Farbe, safranähnlichem Geruche, bitterem Geschmacke und 0,980—0,984 spec. Gew. 10 Th. enthalten das Lösliche aus 1 Th. Opium, so dass 20 Tr. 0,1 Opium entsprechen. Die früher mit Sherry bereitete Tinctur ist in Folge des Gerbsäuregehalts der mit ausgezogenen Aromata nicht ganz so reich an Alkaloiden wie die vorige, doch wird dies in praxi dadurch ausgeglichen, dass bei der gewöhnlichen Darreichung in Tropfen jeder einzelne

Tropfen fast doppelt so schwer ausfällt wie von der Tinct. Op. simplex. Innerlich wird die Tinctur als stuhlverstopfendes Mittel zu 2—6 Tropfen, als Hypnoticum zu 10—20 Tropfen, entweder pure oder mit Syrup oder in Mixturen gegeben. Als höchste Einzelgabe gestattet die Phkp. 1,5, als höchste Tagesgabe 5,0. Aeusserlich findet dieselbe häufig für sich oder mit 1—2 Th. Aq. dest. verdünnt in der Augenheilkunde bei scrophulöser Conjunctivitis mit Lichtscheu und Hornhauttrübungen (eingepinselt oder eingeträufelt) mit Nutzen Anwendung. Ausserdem kann sie als Zusatz zu Linimenten, Salben und Einspritzungen dienen. Zum Klystier nimmt man 5—10--20 Tr.

5) **Tinctura Opii benzoica**, Elixir paregoricum, Tr. Meconii benzoica, Tr. Camphorae composita; **Benzoëhaltige Opiumtinctur**, beruhigendes Elixir. Aus āā 1 Th. Opium und Anisöl, 2 Th. Campher und 4 Th. Benzoësäure mit 192 Th. Spir. dil. bereitet, bräunlichgelbe, nach Anisöl und Campher riechende, kräftig aromatische, süsslich schmeckende, sauer reagirende Tinctur, welche in 100 Th. das Lösliche von $1/_2$ Th. Opium enthält. Innerlich zu 20—60 Tropfen rein oder in einem Syrup, auch mit Aq. Amygdal. amar., besonders bei chronischer Bronchitis und Hustenreiz; bei Kindern zu 5—10 Tropfen.

Aus dem Opium selbst direct dargestellte Präparate waren in früherer Zeit in verhältnissmässig grosser Menge officinell. Dahin gehört die früher sehr beliebte Latwerge aus Opium, Eisenvitriol, Meerzwiebel und verschiedenen Excitantien und Gewürzen, welche unter dem Namen Theriak; Electuarium Theriaca s. theriacale s. opiatum s. aromatico-opiatum, Confectio Opii, Theriaca, Theriaca Andromachi bekannt ist. Das noch in der ersten Ausgabe der deutschen Pharmakopoe officinelle Präparat mit 10 Ingredientien bildet den bescheidenen Rest einer von Neros Leibarzt Andromachus angegebenen Mischung von mehr als 60 Heilstoffen, daher auch der Name Electuarium polypharmacon, welche das ganze Mittelalter hindurch als Universalmedicin im höchsten Ansehen stand und in verschiedenen Städten alljährlich auf dem Rathhause mit grossen Feierlichkeiten bereitet wurde. Auch sonst gab man in älterer Zeit Opium viel in Latwergenform, weshalb die Electuarien geradezu den Namen Opiate erhielten, daneben aber auch in Pillen, z. B. in den sehr complicirten Pilulae de Cynoglosso (mit Hyoscyamus) und den Pilulae anodynae (mit Succ. liquir.). Zum äusserlichen Gebrauche bestimmt schliessen sich hieran die Zahnpillen oder Zahnschmerzpillen, Pilulae odontalgicae, aus Opium, Belladonna, Bertramwurzel, Cajeputöl, mit Wachs und Mandelöl bereitet und zur Application in hohle Zähne bestimmt. Auch ein schmerzlinderndes Deckpflaster, welches auf 20 Th. Pflastermasse 1 Th. Opium enthielt, war unter dem Namen Emplastrum opiatum s. cephalicum, Opium- oder Hauptpflaster, officinell. Von flüssigen Formen war auch ein destillirtes Wasser, Opiumwasser, Aqua Opii, das bisweilen als Constituens für Augenwässer diente, übrigens nur den flüchtigen Riechstoff des Opiums enthält, gebräuchlich. Ausser den oben aufgeführten officinellen Tincturen giebt es noch eine Reihe anderer spirituöser Auszüge, welche jedoch recht wohl entbehrt werden können. Viele übertreffen an Opiumgehalt die Tinct. Opii crocata und simplex. So namentlich die in Grossbritannien und Nordamerika viel benutzten sog. Black drops, Tinctura Opii nigra s. Liquor Opii sedativus Battleyi s. Acetum Opii, mit Essig bereitet, welche übrigens nach den verschiedenen Vorschriften an Stärke sehr variirt, so dass sie bald in 8, bald in 3 Th. das (in Essig) Lösliche von 1 Th. Opium enthält; ferner die Tinctura Opii ammoniata, mit Liq. Ammonii spirituosus bereitet und doppelt so stark wie Tr. Opii simplex, und das in sehr umständlicher Weise durch Fermentiren gewonnene Laudanum de Rousseau s. Tinct. Opii fermentata s. Vinum Opii fermentatione paratum, in Frankreich gebräuchlich, wovon 4 Th. 1 Th. Opium entsprechen. In England u. a. Ländern giebt es auch eine Reihe theils als Arcana verkaufter opiumhaltiger Mixturen, z. B. Godfreys Cordial, welche bei den dort so häufigen Intoxicationen kleiner Kinder, denen sie als Husten- oder Schlafmittel gereicht wurden, eine grosse Rolle spielen. Ausserdem waren früher auch noch verschiedene Präparate des Opiumextracts gebräuchlich; so ein schlafmachender Syrup, Syrupus opiatus, Opiumsyrup, welcher in 1000 Th. Syrupus simplex 1 Th. Opiumextract enthielt und thee-

bis esslöffelweise mehrmals täglich gegeben wurde, ferner eine schmerzlindernde Salbe, Opiumsalbe, Unguentum opiatum s. Opii und in älteren Zeiten auch ein bei schmerzhaften Hämorrhoidalknoten benutztes Unguentum Gallae et Opii.

6) **Morphinum hydrochloricum; Morphinhydrochlorat**, salzsaures Morphin, chlorwasserstoffsaures Morphin. Dieses Salz, $C^{17}H^{19}NO^3$, $HCl + 3OH^2$, bildet weisse, seideglänzende Nadelbüschel oder Prismen von neutraler Reaction und sehr bitterem Geschmacke, die sich in 16—20 Th. kaltem und in weniger als 1 Th. kochendem Wasser, in 60 Th. kaltem und in 10 Th. kochendem 80% Weingeist, in 19 Th. Glycerin und in 8000 Th. fettem Oel lösen. Es ist das beste Morphinsalz, welches zwar keineswegs, wie dies früher Christison behauptete, völlig von Nebenwirkungen frei ist, aber keinerlei Zersetzung unterliegt und vermöge seiner krystallinischen Beschaffenheit bessere Gewähr der Reinheit leistet als z. B. Morphinacetat. Zum inneren Gebrauche wird es in Dosen von 0,005—0,03 gegeben. Die Pharmakopoe gestattet als höchste Einzelgabe 0,03, als Tagesgabe 0,1, welche Gaben bei acquirirter Toleranz oder bei diversen Exaltationszuständen (Tetanus) in praxi nicht selten überschritten werden müssen. Bei Kindern sind 0,0005—0,001 als erlaubte Dosis zu bezeichnen. Man beginne in Fällen, wo längerer Gebrauch vorauszusehen ist, mit einer möglichst niedrigen Gabe, um nicht zu rasch zu enormen Dosen emporsteigen zu müssen. Man giebt es in Pulvern (mit Zucker oder bei bestehender Tendenz zu Erbrechen mit Brausepulver), in Pillen (mit Eibischpulver oder Succ. Liquir. depurat.) oder sehr zweckmässig in der Form der Gelatina in lamellis (nach Alméns Vorschrift enthält jedes kleine Quadrat 0,015 Morphinum hydrochloricum). Minder zweckmässig sind Morphinpastillen. Auch in Form von Lösungen, die man mit Wasser oder Zuckersyrup anfertigt, ist das Salz anwendbar. Eine Lösung von salzsaurem Morphin in Wasser und Spir. dilutus, welche zu 20 Tropfen gegeben werden kann, ist der Liquor Morphiae Hydrochloratis Ph. Br. Eine Solution von 1 Th. Morph. hydr. in 100 Th. Wasser und 1900 Th. Syr. Sacch. giebt einen Syrupus Morphini, welcher theelöffelweise pur genommen oder beruhigenden Mixturen hinzugesetzt werden kann.

Aeusserlich ist die gebräuchlichste Form der Anwendung die subcutane Injection. Man benutzt das Salz am zweckmässigsten in einer 5% Lösung in erwärmtem Glycerin und Wasser (vgl. S. 169). Die Dosis schwankt zwischen 0,002 und 0,02, welche letztere Dosis in der Praxis nicht selten, besonders bei längerem Gebrauche, überschritten wird. Vibert empfiehlt bei Anwendung von Morphininjectionen mit kleinen Mengen beginnend so weit zu gehen, bis deutliche Wirkung auf die Pupille eintritt. Zur endermatischen Anwendung dürfte die interne Dosis am passendsten sein, doch ist man hier nicht selten auf 0,12 und darüber gestiegen. Als örtliches Anästheticum bei Neuralgien u. s. w. kann man auch Linimente anwenden, wobei das Morphinhydrochlorat wegen seiner Schwerlöslichkeit in fetten Oelen schlecht in diesen, am zweckmässigsten in Glycerin (1 : 20—50) verordnet wird (Soubeiran, Debout). Letztere Lösung kann auch bei Kehlkopfleiden örtlich applicirt werden, wo übrigens auch die Insufflation in Pulverform zu 0,004—0,01 mit Zucker, Alaun oder nach Fieber mit 0,06 Zinkoxyd statthaft ist. Im Klystier ist ebenfalls die zum inneren Gebrauche dienende Gabe zu benutzen, doch giebt man zu dieser Application meist den Opiumtincturen den Vorzug. Die englische Phkp. hat auch Morphinzäpfchen, Suppositoria Morphiae, officinell, welche 0,03 Morph. hydrochl. enthalten. Zu schmerzlindernden Zwecken empfahl Albers nach Cardigals Vorgange bei Dysmenorrhoe auch Vaginalkugeln (mit 0,06 Morph.) in die Scheide mehrere Tage vor dem Eintritt der Katamenien einzulegen. Zu Zahnwehtropfen ist eine Lösung in Kreosot empfehlenswerth.

Man verbindet das Morphinhydrochlorat nicht selten mit andern Narkotica, z. B. bei Neuralgien mit Atropin, als Sedativum mit Chloralhydrat oder Blausäure.

Bei der Verordnung des salzsauren Morphins, wie auch der übrigen Morphinsalze, sind alle die Abscheidung von Morphin oder die Bildung eines unlöslichen Präcipitates bewirkenden Substanzen zu meiden. Dahin gehören die Salzbilder, Alkalien und kohlensauren Alkalien, alkalische Erden und Metallsalze; bei einzelnen Morphinsalzen, z. B. Morphinacetat, auch Gerbsäure.

7) Morphinum sulfuricum; Morphinsulfat, schwefelsaures Morphin. Das Morphinsulfat bildet farblose, seideglänzende, büschlig vereinigte, leichte Nadeln, die bei 100° 12% Wasser verlieren, sich in 14,5 Th. Wasser und auch mit Leichtigkeit in Weingeist mit neutraler Reaction lösen. Wegen seiner Leichtlöslichkeit eignet es sich zu Subcutaninjectionen und zur Application in den Kehlkopf und ist im Uebrigen wie Morph. hydrochl. zu benutzen. Es ist in Nordamerika das gebräuchlichste Morphinsalz, ist aber auch in einzelnen Theilen Deutschlands (Baden) sehr beliebt. Morphinsulfat empfiehlt sich besonders als das haltbarste Morphinsalz für länger vorräthig zu haltende Lösungen zur Subcutaninjection. Man löst dasselbe dazu in 15 Th. durch Kohle gereinigtem destillirtem Wasser in der Siedhitze und bewahrt die filtrirte Lösung in kleinen wohlverschlossenen Glasgefässen auf (Hamberg). Die Maximaldose entspricht der des Morphinum hydrochloricum.

Das früher officinelle Morphinacetat oder essigsaure Morphin, Morphinum aceticum, ist ebenso wie die daraus bereiteten, früher officinellen Morphinpastillen oder Schlafpastillen, Trochisci Morphini acetici, aus der Pharmakopoe entfernt, weil es bei längerer Aufbewahrung sich zersetzt, indem es Essigsäure verliert und sich theilweise in Morphin verwandelt, welches sich sowohl aus wässriger als aus weingeistätherischer Lösung absetzt und als Bodensatz in Tropfenmixturen leicht Gefahren bedingen kann. Diese Zersetzung geht auch in den Trochisken, welche 0,005 Morphinacetat enthielten und zu 1—2 Stück bei Erwachsenen als schlafmachendes und hustenreizendes Mittel verordnet wurden, vor sich (Hamberg). Das Morphinacetat ist auch das in der Solutio Morphini s. Tinctura sedativa von Magendie, die noch jetzt in Frankreich und in den Vereinigten Ssaaten viel benutzt wird, enthaltene Morphinsalz. Dieselbe enthält 0,1 in 3,0 Aq. dest. mit Hilfe von etwas Essigsäure und Spir. dil. gelöst. Da das in Deutschland als Morphinsalz früher ausschliesslich gebrauchte Acetat noch immer häufig verschrieben wird, verordnet die Pharmakopoe, bei dessen Vorkommen in Recepten Morphinhydrochlorat zu dispensiren.

Sonstige Morphinsalze, z. B. das als bei schmerzhaften Leiden länger tolerirt bezeichnete und wegen seiner Leichtlöslichkeit für hypodermatische Injectionen empfohlene Morphium meconicum (Squire), die aus gleichen Rücksichten empfohlene Morphium hydroiodicum (Bouchardat), M. stibicum (Falciani) und M. citricum (Fronmüller), so wie das von Tanchon gegen schmerzhafte Erectionen gebrauchte M. camphoricum sind ohne Bedeutung, können aber ganz wie Morphinhydrochlorat verordnet werden. Das zu 0,01 bis 0,0015 pro die bei Gastralgie, Kehlkopf- und Bronchialleiden, Neurosen der Lungennerven und äusserlich zu schmerzstillenden Waschungen von Evans, Bewley und van den Corput empfohlene Morphinum hydrocyanicum ist als leicht zersetzliches Salz nicht zweckmässig.

Früher war auch das reine Alkaloid unter der Bezeichnung Morphinum s. Morphium s. Morphina officinell. Dass dasselbe ebenso wirksam wie seine Salze ist, haben Schroff und Fronmüller experimentell gezeigt. Gegen Anwendung desselben in Pulvern und Pillen, wo es nicht auf sehr rasche Resorption ankommt, ist nichts zu erinnern, dagegen eignet es sich seiner Schwerlöslichkeit wegen nicht für wässrige Solutionen, höchstens in Säuren oder Chloroform. So wurde Lösung von Morphin in Oelsäure zu schmerzlindernden Einreibungen empfohlen, ebenso eine Solution in Chloroform, welche annähernd in 40 Tr. 0,1 Morphin enthält, als locales Anästheticum für den Larynx (Türk) oder bei cariösem Zahnschmerz, auch innerlich zu 20—30 Tr. in Camillenthee bei Cardialgie und Koliken (Bernatzik).

8) Codeïnum, Codeïn. — Dieses einzige Nebenalkaloid des Opiums, welches in die Phkp. Aufnahme gefunden hat, ist (vorzugsweise in Frankreich) als Substitut des Morphins, und zwar sowohl als Hypnoticum (Magendie, Robiquet, Berthé, Aran und Krebel), wie auch als örtlich schmerzlinderndes Mittel bei Cardialgien und Koliken (Barbier, Berthé, Miranda,

Krebel, Rieken) und als Sedativum bei Neuralgien (Magendie, Des Brulais, Krebel, Marcé), ferner besonders als Sedativum bei Krankheiten der Respirationsorgane, so bei Bronchitis, Pneumonie, Hustenreiz (Vigla und Aran), sowie bei Tussis convulsiva (Guibert), endlich sogar bei massenhaftem Auswurf und Diarrhöen zur Beschränkung der Hypersecretion (Vigla und Aran) und gegen Ohrentönen (Woakes) benutzt.

Das Codeïn wird intern zu 0,015—0,05 in Pulvern, Pillen oder in Syrup verordnet. Die Phkp. gestattet als höchste Einzelgabe 0,05, als höchste Tagesgabe 0,2. Diese Dosen entsprechen jedoch den Angaben von Trousseau und Fronmüller nicht, indem Ersterer 0,3 Codeïn nicht stärker wirkend als 0,012 Morphin fand, und nach Fronmüller zur Erzeugung von Schlaf vom Codeïn die 6—8fache Dose des Morphins nöthig ist. Nach Robiquet bringen freilich 0,02—0,03 schon Schlaf hervor, nach Reissner erfolgt auch bei Geisteskranken nach 0,06—0,12 subcutan Hypnose. Trotz der Empfehlungen des Mittels durch Bouchut wird das nicht ungefährliche Mittel in der Kinderpraxis stets nur mit Vorsicht zu verwenden sein und am besten durch Narceïn ersetzt. Schon 0,01 kann bei Kindern gefährliche Narkose bedingen (Robiquet). Der in Frankreich gebräuchliche Sirop de Codéine ist insofern unzweckmässig, als in den Pariser Pharmacien unter diesem Namen Syrupe von ganz verschiedener Stärke verkauft werden, so dass namentlich für das jugendliche Lebensalter durch Substituirung des einen für den andern Gefahren erwachsen können. Von Magendie sind auch Codeïnum hydrochloricum und Codeïnum nitricum, von Fronmüller Codeïnum sulfuricum versucht. Diese Salze eignen sich auch zur Subcutaninjection, doch scheinen die hypnotischen Effecte bei innerlicher Darreichung constanter als bei Einspritzung unter die Haut zu sein (Fronmüller).

Das **Narceïn** ist in Frankreich (Debout, Béhier, Laborde, Bouchardat, Liné und Delpech, Rabuteau) und auch in Deutschland (Eulenburg, Erlenmeyer, Oetinger, Sichting) nach Art des Morphins nicht ohne Erfolg benutzt, doch lassen die vielen negativen Erfahrungen der verschiedensten Therapeuten (Da Costa, Fronmüller, Schroff), die z. Th. mit sehr grossen Dosen, z. B. 1,2 intern, experimentirten, darüber keinen Zweifel, dass die hypnotische Wirkung des Narceïns weit weniger constant als die des Morphins ist. Anderseits ist wegen der geringen Nebenerscheinungen beim Narceïn der Versuch des Mittels bei Schwerkranken oder bei solchen Personen, welche Morphin oder Opiumpräparate nicht ohne Nebenerscheinungen gebrauchen können, wohl gerechtfertigt, zumal in solchen Fällen, wo gleichzeitig obstipirende Wirkung des Mittels oder Beschwichtigung bestehenden Hustenreizes erwünscht ist, wonach Narceïn als Hypnoticum bei Phthisikern besonders indicirt zu sein scheint, wie es auch bei einfacher oder symptomatischer Insomnie bei Frauen (Brown-Séquard) und Kindern (Laborde) dem Morphin vorzuziehen ist. Weitere, theils palliative, theils radicale Erfolge des Narceïns hat man bei Reizungszuständen des Respirationstractus, z. B. Keuchhusten (Laborde), Bronchitis acuta (Liné), Asthma (Levi) und bei schmerzhaften Affectionen, insbesondere Neuralgien (Behier, Eulenburg u. A.), ferner bei hysterischem Krampf und spastischer Contractur (Eulenburg) erzielt. Als Sedativum bei psychischen Affectionen ist es mitunter bei acuter Tobsucht, besonders bei maniakalischen Anfällen der Epileptiker, auch bei motorischen Exacerbationen Schwachsinniger von Nutzen, nicht aber bei Melancholie oder typischen Formen. Rabuteau empfahl Narceïn zur Verlängerung der Chloroformnarkose. Der Anwendung des Alkaloids steht im Allgemeinen der theuere Preis desselben, ausserdem bei der Subcutaninjection die Schwerlöslichkeit entgegen. Das Narceïn wird innerlich zu 0,06—0,2 mehrmals täglich und zu 0,03 subcutan als Hypnoticum in Pulverform oder in angesäuerter Lösung gegeben. Laborde empfahl bei Keuchhusten Lösung von 0,02 Narceïn mit einigen Tropfen Essigsäure in āā 125,0 Infusum Coffeae und Syr. simplex zu täglich mehrmals einen Kinderlöffel. Zur Subcutaninjection dient am zweckmässigsten eine Lösung von 0,3 Narceïn in 4,5 erwärmtem Glycerin, mit 1,0 Salzsäure und Aq. dest. q. s. ad 6,0 (Harley).

Die Anwendung des **Narcotins** als Medicament ist verschiedentlich versucht, aber wieder aufgegeben. Als Hypnoticum, wozu es neuerdings Fronmüller wieder zweckmässig fand, ist es wegen Verunreinigung mit Morphin gefährlich, weil die Dosis hoch gegriffen werden muss. Am längsten hielt sich die Benutzung als Substitut des Chinins bei Intermittens in Ostindien zu 1,0—2,0 pro die in angesäuerter Lösung (Roats, O'Shaugnessy).

Das **Papaverin** ist als Hypnoticum bei Geisteskranken von Leidesdorf, Breslauer, Stark, Baxt und Landerer warm befürwortet. von Ersterem wegen der gleichzeitig danach eintretenden Muskelrelaxation vorzüglich bei aufgeregten tobsüchtigen Kranken. Leidesdorf gab es innerlich und subcutan in Form einer Lösung von 0.04 salzsaurem Papaverin in 60 Tropfen Wasser und empfahl, da die Wirkung erst spät eintritt, dasselbe schon zur Mittagszeit zu verabreichen und die genannte Dosis am dritten oder vierten Tage zu wiederholen. Nach Baxt und Sander stumpft sich die Wirkung bei längerem Gebrauche ab, während Leidesdorf dieselbe Gabe Monate lang mit Erfolg gereicht haben will. Auf den Stuhl wirkt es nicht retardirend. Fronmüller erzielte mit Papaverin zu 0,12—0,36 intern und mit salzsaurem Papaverin zu 0,03—0,12 subcutan in 50 Versuchen hypnotische Erfolge, welche jedoch hinter denen des Codeïn zurückbleiben. Negative Resultate, sowohl bei Geisteskrankheiten als bei Insomnie aus anderen Ursachen wurden von Hofmann, Drasche, Reissner u. A. erhalten. Elben beobachtete bei Selbstversuchen, in denen er bis 0,54 stieg, zwar Myosis und Sinken der Pulszahl, aber keine Hypnose. Subcutanapplication bedingt nicht selten Entzündung und Eiterung (Sichting und Elben).

Die mit **Thebaïn** angestellten therapeutischen Versuche lassen den Werth desselben als Hypnoticum, sowie bei Diarrhoe sehr problematisch erscheinen (Reissner, Eulenburg). Als schmerzlinderndes Mittel (Rabuteau) kann es in relativ grossen Dosen (0,05) subcutan gegeben werden.

Verordnungen:

1) ℞
Extr. Opii 0,15 (cgm. 15)
Sacchari albi 1,5
M. f. pulv. Divide in part. aequales No. 3. D. S. Abends ein Pulver. (Schlafpulver bei Insomnie, auch bei Delirium tremens, wo in 6—8stündigen Intervallen ein Pulver gereicht wird.)

2) ℞
Tinct. Opii crocatae gtt. 3
Sacchari lactis 1,5
M. f. pulv. Divide in partes aequales No. 3. D. S. Dreistündlich ein Pulver. (In extremen Fällen von Kindercholera.)

3) ℞
Morphii hydrochlorici 0,03 (cgm. 3)
Chinini sulfurici 0,2
Pulv. aërophori 1,0
M. f. pulv. Divide in part. aeq. No. 2. D. S. Abends ein Pulver. (Bei Iritis mit Schlaflosigkeit. (Nach A. v. Graefe.)

4) ℞
Extr. Opii
Pulv. rad. Althaeae āā 0,5
F. l. a. pilul. No. 10. Consp. D. S. Abends 1 Stück (Schlafpillen.)

5) ℞
Morphii sulfurici 0,015 (mgm. 15)
Pulv. rad. Althaeae 1,0
F. pulv. Disp. tal. doses No. 2. D. in charta laevigata. S. Abends ein Pulver einzustreuen. (Zur endermatischen Application.)

6) ℞
Opii
Fol. Digitalis
Rad. Ipecacuanhae āā 0,5 (dgm. 5)
Extr. Helenii 3,0
F. pilul. No. 25. Consp. pulv. rad. Liquirit. D. S. Stündl. 1 Pille. (Pilulae bechicae s. pectorales Heimii.)

7) ℞
Opii
Rad. Ipecac. pulv. āā 0,1 (dgm. 1)
Extr. Cascarillae 3,0
Catechu pulv. q. s.
ut f. pilul. No. 25. Consp. pulv. Cassiae. D. S. Dreimal täglich 2 Pillen. (Bei Diarrhoe nach Heim.)

8) ℞
   Morphini sulfurici 0,1 (dgm. 1)
   Asae foetidae 2,0
   F. pilul. No. 20. Consp. D. S. 1—4
   Pillen zu nehmen. (Bei nervöser
   Schlaflosigkeit. Green.)

9) ℞
   Morphini hydrochlorici 0,1 (dgm. 1)
   Aq. Amygdalarum amararum 10,0
   M. D. S. Abends 20 Tropfen. (Schlafmittel bei Insomnie durch Hustenreiz, im Nothfalle auf 30 Tropfen zu steigern. 20 Tropfen enthalten 0,01 Morphinhydrochlorat.)

10) ℞
   Morphini 0,2
   ope *Acidi acetici* gtt. 3
   leni calore sol.
   Spir. vini 4,0
   Chloroformii 16,0
   M. D. S. Auf Watte 1 Tropfen in den hohlen Zahn zu bringen. (Bernatzik).

11) ℞
   Morphini hydrochlorici 0,1 (dgm. 1)
   Tinct. amarae
   — *Quassiae* āā 50,0
   M. D. S. Mehrmals täglich 1 Theelöffel voll. (Bei Insomnie und Dyspepsie von Trinkern. Nach Graves.)

12) ℞
   Morphini hydrochlorici 0,05
   in *Aquae dest.* 2,0 soluti
   Syrupi emulsivi 125,0
   M. D. S. Abends einen Esslöffel voll. (Schlafsyrup.)

13) ℞
   Tincturae Opii benzoicae
   Aquae Foeniculi
   Syrupi Althaeae āā 25,0
   M. D. S. 2—3stündl. 1 Theelöffel. (Bei Hustenreiz. Ziemssen.)

14) ℞
   Extracti Opii 0,2 (dgm. 2)
   Elixirii e succo Liquiritiae 50,0
   Aq. Foeniculi 20,0
   M. D. S. 3mal täglich 1 Theelöffel. (Bei Husten. Ziemssen.)

15) ℞
   Tinct. Opii simpl. 1,0—2,0
   Acidi hydrochlorici 2,0
   Aq. dest. 175,0
   Mucilaginis Gi. Arab.
   Syrupi simpl. āā 10,0
   M. D. S. Zweistündlich 1 Esslöffel. (Bei Durchfällen. (Ziemssen.)

16) ℞
   Extracti Opii 0,5
   Aq. Amygdal. amarar. dilutae 25,0
   M. D. S. Zum Einträufeln ins Auge. (Bei Blepharospasmus und chronischer Augenentzündung.)

17) ℞
   Tincturae Opii crocatae
   Aq. Sambuci āā 5,0
   M. D. S. 2mal täglich zum Einstreichen in die Augenlidspalte. (Bei Ophthalmia neonatorum. Niemeyer.)

18) ℞
   Tinct. Opii simpl.
   Spir. Aether. chlorati āā 10,0
   Balsami Peruviani 2,5
   M. D. S. Umgeschüttelt zum Einreiben. (Bei Pernionen. Henschel.)

19) ℞
   Tinct. Opii crocatae
   Olei Menth. pip.
   Spiritus aetherei āā 1,0
   M. D. S. Stark umgeschüttelt auf Baumwolle in den hohlen Zahn zu bringen. (Doberaner Zahntropfen.)

20) ℞
   Opii 0,8
   Extracti Hyoscyami 0,4
   Ungt. Hydrargyri cinerei 5,0
   M. f. ungt. D. S. In die Umgegend des Auges einzureiben. (Bei Blepharospasmus. A. v. Graefe.)

Verschiedene andere Vorschriften für Morphin- und Opiumpräparate finden sich Bd. I. S. 135, 136, 167, 168 und an anderen Stellen.

Fructus Papaveris immaturi, Capita vel Capsulae Papaveris; **unreife Mohnköpfe,** Mohnkapseln.

Diese zunächst dem Opium sich anschliessende Droge stellt die etwa walnussgrossen, unreifen Früchte von Papaver somniferum L. dar, welche von dem bei uns cultivirten Gartenmohn entnommen und mit den Samen getrocknet werden. Sie sind grünlichgrau, kugelig oder eiförmig, 3—3,5 Cm. lang und ohne die Samen 3,0—4,0 schwer, oben von der grossen, flachen, in tiefe Buchten ausgeschnittenen Narbenscheibe gekrönt, am Grunde wulstig in den Stiel übergehend, und im Innern durch zahlreiche, gegen das Centrum vorspringende, wandständige Samenträger in viele unechte Fächer abgetheilt. Sie schmecken widerlich bitter; der eigenthümliche narkotische Geruch der frischen Mohnkapseln verliert sich beim Trocknen. Die jetzt officinellen unreifen Mohnkapseln gelten für wirksamer als die früher officinellen reifen Capita Papaveris, welche nach Meurein und Aubergier ärmer an Morphin sind. Ueberhaupt aber scheint der Gehalt an Opiumbasen auch in den getrockneten unreifen Mohnkapseln sehr zu variiren. In reifen Mohnkapseln fand Hesse Rhoeadin, auch scheinen darin Narkotin (Deschamps), Narceïn (Winckler), Codeïn (Graves) und eine eigenthümliche, als Papaverosin bezeichnete Base (Deschamps) zu existiren. Morphin kann in reifen Früchten vollständig fehlen (Buchner, Deschamps), obschon dieselben eine stark betäubende Wirkung besitzen.

Bei ihrem variabeln Gehalte an wirksamen Principien ist die Droge ein zum inneren Gebrauche sich wenig eignendes Narkoticum, das seine Hauptverwendung in Abkochung missbräuchlich in verschiedenen Ländern zur Beschwichtigung unruhiger kleiner Kinder in der Laienpraxis findet und oft genug das frühzeitige Absterben derselben verursacht. Aeusserlich benutzt man sie hie und da mit Leinsamen zu schmerzlindernden Breiumschlägen oder in Abkochung (1 : 5—10) als Fotus.

Die Mohnköpfe dienen zur Darstellung des officinellen **Syrupus Papaveris** s. capitum Papaveris s. Diacodion (διὰ κωδειῶν, daher nicht Diacodii), des **Mohnsaftes** oder Beruhigungssaftes, richtiger Mohnkopfsyrup genannt. Es ist dies eine Lösung von 65 Th. Zucker in 35 Th. einer filtrirten Colatur, welche durch Digeriren von 10 Th. zerschnittener Mohnköpfe (nach Durchfeuchtung mit 5 Th. Spiritus) mit 50 Th. Wasser während 1 Std. im Dampfbade erhalten wird. Man giebt das schon von Mesue als Sedativum bei Katarrhen und Husten empfohlene Mittel thee- bis esslöffelweise. Jedenfalls ist ein aus Opiumextract oder Opiumtinctur mit Syrupus simplex bereiteter Syrup rationeller. Bei der Verwendung der Mohnkapseln in geschnittener Form sind die Samen zu beseitigen.

Anhang: Flores Rhoeados, Petala Rhoeados, Klatschrosen, Klatschrosenblätter. An die Mohnköpfe schliessen sich die früher officinellen, getrocknet schmutzigpurpurrothen, am Grunde mit einem schwarzen Flecke versehenen Blumenblätter von Papaver Rhoeas, dem bei uns auf Aeckern ausserordentlich häufigen Klatschmohn, an. Im frischen Zustande riechen sie stark narkotisch, doch verliert sich dieser Geruch beim Trocknen; der Geschmack ist schleimig und etwas bitterlich. Die Klatschrose enthält nach den Untersuchungen von Hesse ein auch im Opium vorhandenes und bei demselben erwähntes Alkaloid, das Rhoeadin, welches in Wasser und Alkalien löslich ist, aber keine narkotische Wirkung besitzt. Wahrscheinlich sind indess darin noch andere Opiumalkaloide vorhanden, da grössere Mengen der Samenkapseln und Blumen wiederholt zu Vergiftungen bei Kindern geführt haben, die das Gepräge der narkotischen Intoxication mit vorausgehendem rauschähnlichem Zustande tragen (Palm). Auch bei Thieren sind dadurch Vergiftungen beobachtet (Weber). In den Flores Rhoeados konnten Beetz und Ludwig kein Morphin constatiren, während Chevallier Spuren davon gefunden haben will. Der Farbstoff derselben, welcher vom Wasser reichlich aufgenommen wird, soll nach L. Meier aus zwei Säuren (Klatschrosensäure und Rhoeadinsäure) bestehen. Die Klatschrosen dienen ausschliesslich als Decorationsmittel für Species und zur Darstellung des früher officinellen, durch intensiv rothe Farbe ausgezeichneten

Syrupus Rhoeados s. Papaveris rubri, **Klatschrosensaft**, Klatschrosensyrup. Derselbe wird durch Maceration frischer Klatschrosen mit kochendem Wasser und Auflösen von 36 Theilen Zucker in 20 Theilen Colatur erhalten und dient hier und da noch als färbender Zusatz zu Mixturen, wozu er sich um so mehr eignet, als die rothe Farbe durch Säuren nicht verändert wird.

Lactucarium, Lactucarium Germanicum; Giftlattichsaft, Lactucariam.

Zu den rein cerebralen und hypnotischen Mitteln gehört das von Coxe in Philadelphia (1797) in den Arzneischatz eingeführte **Lactucarium**, der nach Art des Opiums (daher der Name Lettuce opium) durch Einschneiden in die Stengel und Abschneiden der Spitzen des Giftlattichs, Lactuca virosa L., gewonnene und spontan eingetrocknete Milchsaft.

Aus dem Giftlattich, einer im westlichen, mittleren und südlichen Europa auf steinigem Boden vorkommenden milchsaftführenden Composite mit 1—2 Mtr. hohen, glatten, dünnen Stielen, gelben Blumen und fast wagerecht von dem Stiele abstehenden, ganzrandigen oder buchtig gezähnten Blättern, wurde früher auch ein Saftextract gewonnen, welches unter dem Namen Giftlattichextract, Extractum Lactucae virosae, bei uns officinell war. Zur Bereitung desselben diente die mit den blühenden Zweigen (im August und September) gesammelte zweijährige Pflanze. Statt des besonders bei Zell an der Mosel gewonnenen Lactucarium Germanicum dient in anderen Ländern auch der getrocknete Milchsaft von anderen Species der Gattung Lactuca, so in Frankreich von L. altissima (von Aubergier in Clermont Ferrand gebaut). Das aus unserem als Kopfsalat oder Kopflattich bezeichneten Culturgewächse, L. sativa L., welches viel weniger Milchsaft als L. virosa enthält, bereitete, meist als Thridax bezeichnete sog. Lactucarium Gallicum steht dem Extractum Lactucae virosae weit näher. Früher war englisches oder schottisches Lactucarium, welches jetzt ausschliesslich von L. virosa stammt, während früher L. sativa vorzugsweise zu dessen Bereitung diente, sehr geschätzt. Der Giftlattichsaft bildet gelbbraune, innen weissliche, unregelmässige Brocken, welche schwer zerreiblich, von eigenthümlichem an Opium erinnerndem Geruche und bitterem Geschmacke sind, mit Wasser erst unter Zusatz von Gummi eine Emulsion geben und sich weder in Wasser noch in Weingeist vollkommen lösen.

Als das hauptsächlichste active Princip des Lactucariums scheint ein eigenthümlicher als Lactucin bezeichneter Bitterstoff angesehen werden zu müssen.

Von den verschiedenen von Kromayer im Lactucarium nachgewiesenen eigenthümlichen Stoffen kann nur dem in perlglänzenden weissen Schuppen oder rhombischen Tafeln krystallisirenden Lactucin, welches sich ziemlich gut in heissem Wasser und leicht in Alkohol löst, mit Sicherheit Activität zugeschrieben werden, während die übrigen Lactucastoffe (Lactucopikrin, Lactucocerin oder Lactucon, Lactucasäure) bezüglich ihres Verhaltens zum Organismus nicht untersucht sind. Nach Fronmüller repräsentirt das Lactucin nicht die vollständige hypnotische Kraft des Lactucariums.

Die im Alterthume sehr hoch geschätzten hypnotischen Wirkungen des Giftlattichs können zwar nicht in Zweifel gezogen werden, sind jedoch sehr variabel, was vielleicht im Zusammenhange mit dem wechselnden Gehalte an Lactucin, der nach Kromayer manchmal im deutschen Lactucarium zwischen 0,15—0,3 % schwankt, steht. Ob durch Substitution von Lactuca sativa für L. virosa ein minder wirksames Präparat erzeugt wird, ist nicht sicher dargelegt, doch sprechen die Misserfolge, welche z. B. Garrod mit Dosen von 4,0 3—4 mal täglich von englischem Lactucarium hatte, für eine relativere Unwirksamkeit des aus Gartenlattich bereiteten Lactucariums. Verhältnissmässig gute Erfolge zeigt die von Fronmüller ausgeführte Versuchsreihe, welche das englische und deutsche Lactucarium als in ihrer Wirksamkeit fast gleichstehend erscheinen lassen, während das französische (wahrscheinlich das fälschlich als Lactucarium bezeichnete Extract) beiden Sorten erheblich nachsteht. Man hat dem Lactucarium vor dem Opium nachgerühmt, dass es nicht retardirend auf den Stuhlgang wirke, doch trat in einigen Versuchen von Fronmüller nach Lactucin Obstipation ein. Ein gewisser Vorzug liegt darin, dass selbst grosse Mengen ohne intensive Nebenerscheinungen tolerirt werden, doch kamen in Fronmüllers Versuchen nach sehr hohen Gaben (4,0 englisches und 2,0 deutsches Lactucarium) mehrmals schwere Träume, Ohrensausen, Schwindel, Kopfschmerz in der Nacht und am folgenden Morgen, in den meisten Fällen auch Mydriasis und verminderte Diurese, constant Schweiss vor.

Die Dosis des Lactucarium als Hypnoticum beträgt 0,5—2,0. Die maximale Einzelgabe (0,3) und die maximale Tagesgabe (1,0) liegen unterhalb der Grenzen, innerhalb deren Fronmüller überhaupt hypnotische oder sedative Effecte eintreten sah.

Als Formen zu innerlicher Anwendung empfehlen sich Pulver und Pillen; minder zweckmässig sind Lösungen oder Emulsionen. Aeusserlich hat man Lactucarium bei erethischen katarrhalischen Augenentzündungen zu 0,2—0,3 auf 25,0 angewendet. Das früher officinelle Extractum Lactucae virosae wird von Einzelnen für stärker, von Anderen nur für halb so stark wie das Lactucarium gehalten. Lactucin kommt therapeutisch kaum in Betracht und ist auch insofern ein wenig empfehlenswerthes Medicament, als im Handel diverse Sorten sich finden, von denen das krystallisirte Lactucin von Ludwig und Kromayer als Hypnoticum zu 0,1—0,3 gereicht werden muss (Fronmüller). Das von Fronmüller geprüfte amorphe Lactucin von Merck steht dem krystallisirten Lactucin in seiner Wirksamkeit erheblich nach.

Die früher dem Lactucarium neben der hypnotischen Action zugeschriebenen Wirkungen, wie Herabsetzung der Frequenz und Stärke des Pulses (Schroff), sowie der Körpertemperatur (François), welche zur Anwendung desselben bei entzündlichen Affectionen (Rothamel, Hueter) führte, und die directe Verminderung der Sensibilität (Fischer), welche den Gebrauch bei Neuralgien, gichtischen und rheumatischen Affectionen indiciren könnte, verdienen Nachprüfung. Nach Thierversuchen von Skworzoff (1876) bewirkt Extractum Lactucae subcutan und in die Venen injicirt Herabsetzung der Willkür- und Reflexbewegung, anfangs Beschleunigung, später Verringerung der Herzaction und Athmung, Sinken des Blutdrucks und Tod durch Herzlähmung. Duncan, welcher zuerst das Lactucarium in Aufnahme brachte (1816), empfahl es besonders gegen Hustenreiz und in Phthisis; in Frankreich gebraucht man es vorzugsweise als Antiasthmaticum.

Herba Cannabis Indicae, Summitates Cannabis; **Indischer Hanf.**

Die Droge bildet die getrockneten, während der Blüthe oder der beginnenden Fructification im Norden Indiens gesammelten Zweigspitzen der weiblichen Pflanzen von Cannabis sativa L., oder die davon abgestreiften warzigrauhhaarigen Blätter. Die Hanfpflanze, welche ursprünglich in West- und Centralasien wild wächst und in verschiedenen Ländern der gemässigten und heissen Zone cultivirt wird, entwickelt in ihrem Vaterlande und in wärmeren Klimaten überhaupt ein' stark narkotisches Princip. In ihrer Heimath zeigt sie Abweichungen im Habitus, welche jedoch nicht berechtigen, eine besondere Species Cannabis Indica Lam. zu unterscheiden, da die Samen der in tropischen Ländern gewachsenen Varietät beim Aussäen in kalten Ländern Pflanzen mit den Eigenschaften des bei uns cultivirten Hanfes liefern. In geringerem Grade scheint auch bei uns der Hanf einen betäubend wirkenden Stoff zu produciren, doch schwitzt nur die tropische Hanfpflanze, und zwar vorzugsweise die weibliche Pflanze, in reichlicher Menge Harz aus, in welchem das active Princip des

Hanfes steckt. Selbst in einzelnen Gegenden Indiens soll das dort als Churus oder Tschers bezeichnete und als Berauschungsmittel gebrauchte Harz nicht gewonnen werden können (Jameson). Das Kraut des Indischen Hanfes kommt in zwei Formen im Handel vor, welche als Bhang (Siddhi oder Sabzi, Haschisch) und Ganja (Gunja, Guaza) unterschieden werden. Die letztere Sorte, welche in den Gebirgsländern Nordindiens vorzugsweise gewonnen zu werden scheint, wird als kräftiger geschätzt und entspricht der officinellen Droge. Sie besteht meist aus den von den gröberen Blättern befreiten Blüthenzweigen, welche mit einer harzigen Masse dicht bedeckt sind, in welcher die Deckblätter und Blüthen oder halbreifen Früchte sich befinden. Guter Indischer Hanf muss mehr grün als braun aussehen, nur wenig holzige Stengel und Handfrüchte einschliessen, unter Vergrösserung zahlreiche grosse Oeldrüsen zeigen und kräftig und eigenthümlich aromatisch riechen.

Ueber das wirksame Princip des Indischen Hanfes sind wir in chemischer Hinsicht noch nicht völlig aufgeklärt. Man betrachtete früher allgemein das von T. und H. Smith zuerst im reineren Zustande dargestellte braune amorphe Harz (Cannabin oder Haschischin), welches unter 50° schmilzt und in Alkalien nicht löslich ist, indem dasselbe schon zu 0,04 narkotisch wirkt und zu 0,06 starke Berauschung bedingt, als actives Princip des Indischen Hanfes. Martius isolirte daraus einen bitterschmeckenden Stoff, der mit Salpetersäure ein krystallinisches Product (Oxycannabin) liefert. Ausserdem findet sich darin ein von Personne dargestelltes ätherisches Oel, das aus einem flüssigen, bei 235—240° siedenden Kohlenwasserstoffe, Cannaben, $C^{18}H^{20}$, und einem krystallisirenden Bestandtheile, dem Cannabenwasserstoffe, $C^{18}H^{22}$, bestehen soll. Der Dampf des Cannabens soll hochgradig erregend und später deprimirend wirken und dürfte somit für die Wirkung nicht indifferent sein. Nach Lefort und Martius soll der Indische Hanf ein sauerstoffhaltiges, aromatisches, aber physiologisch wenig wirksames ätherisches Oel enthalten, während Bohlig aus frischem, eben verblühtem Hanfkraute in der Wirkung nach dem Cannaben verwandtes Product erhielt. Fronmüller fand ätherisches Oel aus Indischem Hanf bei Subcutanapplication stark entzündungserregend. Preobraschensky will aus Haschisch Nicotin isolirt haben, was bei dem Zumengen von Tabaksblättern zu Indischem Hanf in einzelnen Gegenden recht wohl möglich ist; doch ist sicher Nicotin an der erregenden Wirkung der Droge unschuldig. Dagegen scheint allerdings ein flüchtiges Alkaloid (Cannabinin) daraus dargestellt werden zu können (E. Siebold und Broadbury). Merak hat die Verbindung des activen Princips mit Gerbsäure als Cannabinum tannicum in den Handel gebracht, welches nach Fronmüller zu 0,15—0,4 als Hypnoticum vorzüglich wirkt, ohne Obstipation zu bedingen, und selbst zu 1,0—1,5 tolerirt wird.

Der Indische Hanf bildet bekanntlich in ähnlicher Weise wie das Opium ein im Orient bei den Arabern und Hindus sehr beliebtes berauschendes Genussmittel, welches den Namen Haschisch (d. h. Kraut) führt. Dasselbe kommt in verschiedenen Formen vor, theils fest, theils in Latwergenform (sog. Majoon) oder butterartig, theils flüssig (Fröhlichkeitstinctur, Chazraki). Einzelne Formen dienen zum Rauchen, z. B. das sog. Esrar (d. h. Geheimniss). In allen diesen Haschischsorten sind die Blüthenspitzen oder die Blätter des Indischen Hanfes mit aromatischen Stoffen, mitunter auch mit Reizmitteln, wie Campher, Moschus, Canthariden gemengt, und nach der Masse dieser Beimengungen ist selbstverständlich die Stärke der einzelnen Präparate verschieden. Schon 4—5 Züge des Rauches von Gunjah sollen zur Hervorrufung von Berauschung dienen, während vom Bhang die zehnfache Menge nöthig sein soll. Die Angabe, dass 8,0—12,0 Haschisch einen Menschen zu tödten im Stande sind und dass 0,5 schon heftige Erscheinungen bedingen können, bezieht sich wohl auf die stärksten Haschischarten. Der fortgesetzte Gebrauch von Haschisch scheint noch schädlicher als der Opiumgenuss zu sein und kann namentlich Veranlassung zu psychischen Störungen geben zu können. Nach Wise verdankt $1/8$ der Maniaci Bengalens sein Leiden dem Haschischgenusse, und in dem von Mehemed Ali Bey dirigirten Irrenhause Moriston zu Kairo sind sämmtliche Blödsinnige Haschischraucher, ein Umstand, welcher zum Verbote der Hanfcultur in Aegypten führte. Grössere Dosen von Haschisch verursachen nicht selten Zustände acuter Vergiftung, welche unter der Form mehrtägiger Katalepsie mit völlig aufgehobenem Bewusstsein, Anästhesie und erloschener Reflexaction oder als maniakalische Anfälle und Delirien sich darstellt.

Die Wirkung des Hanfes und seiner Präparate ist vorzugsweise auf das Gehirn gerichtet und betrifft unter den Thätigkeiten desselben ganz besonders das Vorstellungsvermögen, welches manchmal in eigenthümlicher Weise alienirt wird. Die Symptome der Wirkung beim Menschen gestalten sich in der mannigfachsten Weise je nach dem Temperamente und der psychischen Stimmung der einzelnen Persönlichkeiten. Bei der Wirkung auf das Gehirn ist die Erregung in der Regel weit ausgesprochener als beim Opium, doch kommen auch depressive Formen der Hanfberauschung vor. Eigenthümlich für die Wirkung sind die nach dem Hanf vorkommenden Hallucinationen und die Fortdauer des Bewusstseins während der ganzen Dauer des Rausches. Schroff, welcher sowohl mit ägyptischem Haschisch als mit einer Abkochung der Herba Cannabis an sich und mehreren Schülern Versuche anstellte, giebt als Unterschiede des Haschischrausches vom Opiumrausche die heitere, oft lachlustige Stimmung und die Steigerung des Triebes zur Acusserung der Muskularkraft an, vindicirt aber gewissen Haschischarten eine besondere deprimirende Action, welche sich in trüber Stimmung und melancholischen Illusionen documentirt. Den Grund dafür sucht er in den oben erwähnten Beimengungen (Opium u. a.). Uebrigens kann dasselbe Haschisch bei einer und derselben Person bald lärmende Fröhlichkeit, bald gedrückte psychische Stimmung erzeugen, wie ich dies aus eigener Erfahrung weiss. Das dem Haschisch als eigenthümlich zugeschriebene Phänomen, dass dadurch die Vorstellung von Raum und Zeit verwischt werde, kommt allerdings manchmal in exquisiter Weise vor (H. C. Wood). Ebenso finden sich auch Perioden der Verzuckung, in welchen der Zusammenhang zwischen der Welt und den Patienten gewissermaassen abgeschnitten erscheint und wilde Träume und Ideen ohne Zusammenhang einander jagen. Wollüstige Aufregung, wie sie bei Orientalen stets durch Haschisch hervorgerufen werden soll, ist weder von Wood noch von irgend einem europäischen Experimentator constatirt (Judée, De Luca, Schroff). Die Hallucinationen betreffen in der Regel sowohl das Gesicht als das Gehör (Farbensehen, Ohrensausen), seltener den Geruch (Judée). In manchen Fällen wechselt im Haschischrausche grösste Traurigkeit mit extremster Lustigkeit, häufig von Steigerung geläufiger Ideen begleitet, die sich mit grosser Rapidität folgen, nicht selten auch unter dem Einflusse gewisser Melodien, welche der Berauschte entweder selbst singt oder singen hört (Naquet). Eigenthümlich ist auch das nicht seltene Vorkommen der Hallucination, dass der Berauschte reite, jage, fahre, schwimme, fliege oder kein Gewicht habe (Naquet). Als Folge des Haschisch in kleinen Dosen constatirte Schroff anfangs Sinken der Pulsfrequenz, später ein Erheben derselben über die Norm und mehrfaches Wechsel von Sinken und Steigen, constant Pupillenerweiterung und Fernsichtigkeit, bisweilen Undeutlichsehen, meist Verminderung des Tastgefühls mit der Empfindung des Eingeschlafenseins in den Extremitäten, ausnahmsweise Hyperästhesie, ziemlich constant häufiges Uriniren, immer Schläfrigkeit und festen Schlaf ohne Träume oder mit gleichgültigen, höchst ausnahmsweise mit wollüstigen Träumen. Gegenüber dem Opium hat der Indische Hanf keine retardirende Wirkung auf den Stuhlgang.

Ueber die Wirkung der Cannabis Indica auf Thiere liegen nur vereinzelte Versuche vor. Carnivoren und Fische werden am schnellsten und stärksten davon afficirt; Herbivoren verzehren das Gewächs selbst in grossen Mengen ohne Schaden (Christison, O'Shaugnessy). Bei Hunden tritt unsicherer, schwankender Gang, später Schlafrigkeit und Schlaf ein. Bei Fröschen bewirkt 0,1 unter die Rückenhaut applicirt nach einigen Stunden lebhafteres Athmen und einen Zustand von Aufgeregtheit, anscheinend auch etwas Hyperästhesie, später Trägheit und Mattigkeit, worauf Wiederherstellung erfolgt (Valentin).

Als Medicament wird der Indische Hanf bei uns verhältnissmässig selten benutzt. Am genauesten studirt ist derselbe bezüglich seiner schlafmachenden Wirkung, welche nach 1000 von Fronmüller angestellten Versuchen zwar der des Morphins an Sicherheit und Intensität nachsteht, immerhin aber Aufmerksamkeit verdient, da in mehr als der Hälfte der Fälle Schlaf durch das Mittel herbeigeführt wurde, manchmal sogar noch da, wo Morphin den Dienst versagte. Es empfiehlt sich daher der Indische Hanf als Hypnoticum zum Opiumsurrogat theils béi Intoleranz der Kranken gegen Opiaceen, theils als intercurrentes Schlafmittel bei längerem Gebrauche von Opium oder Morphin, wo man die Dosen der letzteren nicht steigern möchte, oder wo dieselben hartnäckige Obstipation bedingen, Auch fieberhafte Krankheiten verbieten den Gebrauch des Hanfes nicht; überhaupt scheint nach Fronmüllers Versuchen der hypnotische Effect ziemlich unabhängig von der Krankheit, wenn das Mittel in der richtigen Dosis (0,2—0,5 Extr. Cannab. Ind.) verabreicht wird. Die meisten Misserfolge wurden beim Rheumatismus wahrgenommen. Nebenerscheinungen (Erbrechen, Kopfschmerz, Schwindel) beobachtete F. äusserst selten unmittelbar nach dem Einnehmen, während bei etwa 12% Schwindel und Kopfschmerz am folgenden Morgen vorkam. Steigerung der Puls- und Athemfrequenz, Verminderung des Appetits und Retardation des Stuhles fehlten stets, während die Temperatur in einzelnen Fällen unerheblich (um $1/3°$) herabging. Inwieweit der Hanf längere Zeit hindurch als Hypnoticum gegeben werden kann, ohne dass Gesundheitsstörung eintritt, müssen weitere Versuche lehren. Abstumpfung der Wirkung ist Regel (Fronmüller). Auch als Sedativum hat das Mittel wiederholt, wenn auch in beschränkterem Maassstabe, mit Erfolg Benutzung gefunden. Selbst gegen Tetanus, gegen welchen ihn O'Shaugnessy und andere britische Aerzte empfahlen, erweist er sich manchmal wirksam, wie wir selbst an einem im Würzburger Julius-Spitale damit behandelten und von Biron beschriebenen Falle zu beobachten Gelegenheit hatten. Ebenso hat die Literatur der Strychninvergiftung aus neuerer Zeit mehrere unter dem Gebrauche des Indischen Hanfes günstig verlaufene Fälle aufzuweisen. Bei Delirium tremens ist derselbe von Cairns u. A. gerühmt. Bei Geisteskrankheiten ist der Hanf zuerst von Moreau, später von Berthier u. A. in Anwendung gebracht, und zwar sowohl bei Aufregung mit Schlaflosigkeit, Präcordialangst und Hallucinationen als bei Apathie und Depression, doch sind die Resultate ziemlich zweifelhaft. Auch bei Metrorrhagien, übermässiger Menstruation und selbst als wehentreibendes Mittel (Simpson, Christison, Churchill, Michel), sowie als Diureticum bei Hydrops (Bryan), ferner bei Rheumatismus (O'Shaugnessy) ist Hanf benutzt. Als wehenbeförderndes Mittel soll Cannabis Indica nach den Angaben der Engländer sogar das Mutterkorn übertreffen und schon in 2—3 Min. wirken, die Wirkung auch auf einige Wehen kurz nach der Application sich beschränken. Willemin empfahl das Mittel gegen Cholera, Michel bei Katarrhen der Greise.

Die Herba Cannabis Indicae wird vorzugsweise in ihren Präparaten benutzt. Fronmüller liess daraus mit Zucker und Traganthschleim Haschischkuchen bereiten, die er zu 0,5—2,0 als Narkoticum verordnete oder deren beim Verbrennen auf heissem Blech entwickelte Dampfe er inhaliren liess.

Präparate:

1) **Extractum Cannabis Indicae; Indisch-Hanfextract.** Macerationsextract, aus 1 Th. Indischem Hanf mit 2 mal 5 Th. Weingeist bereitet; von gewöhnlicher Consistenz, schwarzgrün, in Wasser nicht löslich. Zu 0,5—1,0 bewirkt es nach Schroff stetiges Fallen des Pulses, Eingenommenheit des Kopfes, Kopfschmerz, Mattigkeit, Neigung zum Schlaf und tiefen Schlaf ohne andere Nebenwirkungen. Als Hypnoticum reicht man es zu 0,2—0,5 (Fronmüller, Berthier); obschon die Phkp. nur 0,1 als Einzelgabe und 0,3 als Tagesgabe in maximo gestattet, sind diese Dosen in keiner Weise ausreichend, um Schlaf zu erzielen. Andrerseits können auch Personen schon durch 0,2 in einen starken Haschischrausch versetzt werden (Gardner). In einem Versuche von Schroff riefen sogar 2,0 ausser Eingenommenheit des Kopfes keine Erscheinungen hervor. Bei Wehenschwäche, Rheuma u. s. w. genügen Gaben von 0,03—0,5. Es kann in Pillen- und Pulverform, auch in Trochisken gegeben werden. Fronmüller benutzte es auch zu 0,2 mit 25,0 Linimentum amm. camph. oder Ol. Papaveris zu Einreibungen bei rheumatischen Schmerzen.

2) **Tinctura Cannabis Indicae; Indisch-Hanftinctur.** Lösung von 1 Th. Extr. Cann. Ind. in 19 Th. Spiritus, dunkelgrün, eigenthümlich narkotisch riechend und bitterlich schmeckend, mit Wasser sich milchig trübend. Zu 4—10—40 Tropfen und mehr als Narkoticum, bei Wehenschwäche und Metrorrhagie zu

4—6 Tr. halbstündlich; nur für sich zu verordnen, da selbst jeder Zusatz von schwächeren Tincturen das Harz ausfällt.

Verordnung:

℞
Extract. Cannabis Indicae
Herbae Cann. Ind. pulv. āā 2,5!

M. f. pilul. No. 50. Consp. D. S. 1—2 Pillen auf einmal Abends zu nehmen. (Als Hypnoticum. Fronmüller.)

Anhang: Ausser Lactuca und Cannabis giebt es noch eine Reihe rein narkotischer Stoffe, welche nach Art des Opiums wirken. So die als Semina Indurjuo bezeichneten Samen der ostindischen Apocynee Wrightia antidysenterica, deren narkotische Wirkung Th. Husemann 1864 zeigte. Sowohl die Samen als die früher unter dem Namen Cortex Conessi gegen Ruhr viel gebrauchte Rinde enthalten, wie auch eine ähnliche westafrikanische Rinde von Holarrhena Africana (Wulfsberg), ein als Conessin bezeichnetes Alkaloid, welches primär auf das Gehirn, in grösseren Dosen auch auf die Reflexfunction des Rückenmarks und das vasomotorische Centrum herabsetzend wirkt und schliesslich durch Lähmung des Athemcentrums tödtet (Keidel). Auf die Peristaltik wirkt Conessin schon in kleinen Dosen erregend. Neuerdings benutzt man in Nordamerika als Substitut des Opiums besonders bei schmerzhaften Affectionen ein Fluidextract aus der Rinde eines in Jamaica wachsenden Baumes aus der Familie der Leguminosen, Piscidia erythrina, die in ihrer Heimath als fischbetäubendes Mittel längst benutzt wird. Nach den Versuchen von Ott (1882) setzt dasselbe bei Warmblütern die Sensibilität herab, erweitert die Pupille und bedingt in letalen Dosen complete Anästhesie, Schlaf, Speichelfluss und Tod durch Lähmung des Athemcentrums. Beim gesunden Mann setzt es die Pulsfrequenz herab und bedingt Schlaf und die dem Opium zukommenden Nebenerscheinungen, Schweiss, Speichelfluss, Sehstörungen und Hautjucken. Grössere Dosen scheinen stärker herabsetzend auf die Herzthätigkeit und auf das vasomotorische Centrum zu wirken und in Folge davon Collaps herbeizuführen. Man giebt das Extract als Hypnoticum und Sedativum zu 4,0 und darüber. Primär auf das Gehirn wirkende Stoffe finden sich übrigens noch in manchen anderen Leguminosen und Apocyneen, z. B. Erythrina corallodendron (Bochefontaine und Rey) und in der Paopereirarinde von Geissospermum laeve (Bochefontaine und Freitas).

Chloralum hydratum, Chloralum hydratum crystallisatum, Hydras Chlorali; **Chloralhydrat**, krystallisirtes Chloralhydrat.

Als das vorzüglichste Surrogat des Opiums ist das von Liebreich zuerst als Hypnoticum empfohlene Chloralhydrat anzusehen.

Das Chloralhydrat, $C^2OHCl^3 + OH^2$ oder $CCl^3CH(OH)^2$, bildet trockne, luftbeständige, durchsichtige, farblose Krystalle von aromatischem, etwas stechendem Geruch und etwas bitterem, schwach ätzendem Geschmack; es löst sich leicht in Wasser, Weingeist und Aether, weniger in fetten Oelen und Schwefelkohlenstoff, nicht in kaltem Chloroform. Bei 58° schmilzt es zu einer Flüssigkeit, die bei + 15° erstarrt und bei 95° siedet und sich unverändert vollständig verflüchtigt. Mit Schwefelsäure erhitzt giebt Chloralhydrat wasserfreies Chloral oder Trichloraldehyd, C^2OHCl^3, dessen Hydrat es darstellt. Das Chloral ist eine leicht bewegliche, durchdringend riechende und stark zu Thränen reizende Flüssigkeit, welche beim Aufbewahren in ein weisses Pulver von unlöslichem Chloral oder Metachloral verwandelt, das beim Erhitzen auf 200—250° wieder zu gewöhnlichem Chloral wird. Das von Liebig 1832 entdeckte Chloral entsteht bei Einwirkung von Chlor auf Alkohol und zwar aus dem dabei gebildeten Aldehyd durch Substitution von 3 Wasserstoff-Atomen durch 3 Chlor-Atome oder nach Liebig durch directe Einwirkung von Chlor auf Alkohol, da es bisher nicht gelungen ist, aus Aldehyd direct durch Behandlung mit Chlor Chloral zu erzeugen. Wird Chloral mit conc. Schwefelsäure destillirt, so wird es theilweise unter Bildung eines krystallinischen, dem Chloral ähnlich riechenden Körpers (Chloralid) zersetzt. Von wässrigen Alkalien wird Chloral in Chloroform und Ameisensäure zerlegt, wobei die Ameisensäure mit dem Kalium sich verbindet.

Für die Anwendung des Chloralhydrats ist sorgfältig auf die Reinheit des Präparats zu achten und sind sowohl Sorten, welche andere Producte der Einwirkung von Chlor auf Alkohol, z. B. Aldehyd, enthalten und in Folge davon weit stärkere excitirende und viel geringere hypnotische Wirkung besitzen, als auch solche, welche in Folge der Einwirkung des Sauerstoffs der Luft Oxydationsproducte des Chloralhydrats und freies Chlor enthalten, in Folge wovon denselben stärkere örtlich erethistische Wirkung zukommt, zu vermeiden. Das zuerst von Roussin in den Handel gebrachte Chloralalcoholat, in welchem ein Atom Alkohol die Stelle des Wasseratoms im Chloralhydrat vertritt, soll nach Limousin dem Chloralhydrat gleich, nach Andern mehr excitirend wirken.

Das Chloralhydrat zeichnet sich vor den übrigen Encephalica hypnotica durch intensive örtliche, bei Application in Substanz oder conc. Lösung selbst kaustische Wirkung aus.

Mit gelöstem Chloralhydrat versetzte Albuminlösungen geben zwar keinen Niederschlag, aber erhebliche Trübung; beim Kochen entsteht ein Coagulum, welches nach Auswaschen mit Alkohol nur wenig Chloral enthält (Byasson). Auf Haut und Schleimhäute applicirt führt Chloral in Substanz zur Bildung einer mehr oder minder ausgedehnten Phlyktäne unter lebhaften, 1—2 Stunden anhaltenden Schmerzen. Auch bei subcutaner Einspritzung conc. Lösungen zeigt sich kaustische Wirkung, die jedoch schon bei 10% Solution sich auf leichtes Brennen reducirt, bei 1% Lösung gar nicht hervortritt. Auf Wunden erzeugt Chloralhydrat einen dünnen, halb durchsichtigen, leicht ablösbaren Schorf; auch hier ist 1% Lösung ohne irritative Action. Metachloral wirkt in ähnlicher Weise, jedoch minder intensiv (Dujardin-Beaumetz und Hirne). Auch bei Thieren treten nach subcutaner Injection conc. Lösung Irritation, diffuse Entzündung und Mortification des Unterhautzellgewebes ein. Chloraldämpfe wirken reizend und können bei Thieren selbst zur Bildung croupöser Membranen in den Luftwegen führen (Porta). Bei Einführung tödtlicher Dosen diluirter Chlorallösungen in den Magen von Thieren resultirt niemals Gastroenteritis, dagegen erzeugt Chloralhydrat in Substanz sowohl bei Menschen als bei Thieren Symptome von Magenirritation und selbst von Gastritis.

Dem Chloralhydrat kommt auch eine ausgesprochene antiseptische und antifermentative Wirkung zu, welche auch in Verdünnungen eintritt, welche Eiweiss nicht coaguliren (Richardson, Personne, Dujardin und Hirne).

Chloralhydrat verhütet die Zersetzung von Lösungen unreiner Chinasäure, von Eiweiss, Muskelfleisch, Milch und Urin, verhindert dagegen bei Thieren die Folgen der Einspritzung septischer Stoffe in das Blut nicht; Milchsäuregährung hemmt schon Zusatz von 1% (Dujardin-Beaumetz und Hirne). Auch die Hefegährung wird durch Chloral retardirt und bei Zusatz von 3% sofort sistirt (Lissonde). Leichname halten sich bei Injection von $1/3$—$1/2$ Pfund Chloral in 4% Lösung ausgezeichnet und bleiben völlig geruchfrei bei persistenter natürlicher Hautfarbe; besonders vortheilhaft ist Chloral zur Aufbewahrung von Tumoren (Kien).

Die Resorption des Chloralhydrats erfolgt sowohl von der Magen- als von der Mastdarmschleimhaut, auch vom Unterhautzellgewebe aus, hier jedoch nicht immer mit gleicher Schnelligkeit und Intensität.

Auch von der Nasenschleimhaut findet Aufsaugung statt (Zani). Sehr langsam ist die Resorption von serösen Häuten (Tunica vaginalis) und aus

Cysten (Struma cysticum u. s. w.), in welche enorme Dosen gebracht werden können, ohne anhaltende entfernte Erscheinungen hervorzurufen. Inhalation von Chloraldämpfen wirkt irritirend, aber nicht hypnotisch. Nach Björnström ist die Wirkung vom Rectum aus bei gleichen Dosen intensiver als vom Magen.

In Hinsicht auf die Schicksale des Chloroformis im Organismus ist die ursprünglich von Liebreich aufgestellte Theorie, dass dasselbe durch die Alkalien des Blutes in Chloroform und ameisensaures Kalium gespalten werde, welche dann weiteren Oxydationen unterliegen, und dass die Action des Mittels durch das abgespaltene Chloroform bewirkt werde, fast allgemein angenommen, obschon dieselbe gegründeten Bedenken unterliegt und positive Beweise dafür vollständig fehlen.

Liebreichs Theorie basirt nur auf dem Umstande, dass Chloral in einer alkalischen Flüssigkeit Chloroform bildet und dass die Wirkung von Chloralhydrat und Chloroform einander äusserst nahe stehen. Wenn es sich nun auch nicht leugnen lässt, dass mit Chloral längere Zeit stehen gelassenes Blut, namentlich bei erhöhter Temperatur, zur Bildung von Chloroform führt, so ist doch die Entstehung des letzteren im Blute lebender Thiere in keiner Weise erwiesen, und die in Bezug darauf angestellten exacten Versuche von Hammarsten zeigen zur Gewissheit, dass bei der Anwendung nicht letaler Chloralgaben während mehrstündiger tiefer Hypnose wohl Chloral, aber kein Chloroform im Blute vorhanden war, so dass also die medicinale, d. h. Schlaf herbeiführende Wirkung des Chloralhydrats nicht auf Chloroformbildung beruhen kann, da das Chloroform, z. B. bei Application in Klystieren, im Blute schon nachweisbar ist, ehe die anästhesirende Wirkung eintritt. Im Harn wird weder Chloroform noch Chloral wahrgenommen, dagegen eine Vermehrung der Chloride (Liebreich, Personne). In der Expirationsluft findet sich weder bei interner und subcutaner Application, noch bei Injection von Chloral in eine Vene Chloroform (Hammarsten, Rajewsky); nur ausnahmsweise kommt Chloralgeruch im Athem vor. Der Nachweis von Chloroform im Urin von Thieren, welche Chloralharnstoff erhalten hatten (Langaard), darf nicht direct auf das Chloral selbst bezogen werden. Sicher festgestellt ist, dass Chloralhydrat zu einem geringen Theile unverändert im Harn mit der Isocyanphenylreaction nachweisbar ist, während der grösste Theil in eine linksdrehende und alkalische Kupferlösung reducirende Säure von der Formel $C^9H^{11}Cl^3O^7$, Urochloralsäure, die sich beim Kochen mit Salzsäure oder Schwefelsäure in Trichloräthylalkohol und Glykuronsäure spaltet, sich verwandelt (Musculus und v. Mering). Hermann fand in dem Urin von Geisteskranken, welche täglich 4,0 –6,0 erhielten, constant Chloral, aber kein Chloroform. Die Wirkung von Chloroform und Chloralhydrat zeigt zwar in vielen Punkten Analogien, aber auch solche Differenzen, dass sich die Anhänger der Spaltungstheorie zu einer neuen Hypothese, dass das Chloroform aus dem Chloral im Blute sich nur ganz allmälig entwickle, gedrängt sehen. Auf die fraglichen Differenzen werden wir weiter unten zurückkommen.

Die Anhänger der Spaltungstheorie sehen mit wenigen Ausnahmen (Byasson, Richardson, Arloing) das bei der Spaltung entstehende ameisensaure Kalium als für die Wirkung irrelevant an; Richardson schreibt die von ihm bei rasch durch Chloralinfusion getödteten Thieren beobachtete Schrumpfung und Zackenbildung an den rothen Blutkörperchen auf Rechnung des Formiats. Djurberg konnte im circulirenden Blute verschiedener Thiere während subcutan bewirkter hochgradiger Chloralnarkose keine Veränderung der rothen Blutkörperchen und ebensowenig im Urin derselben Gallenfarbstoff constatiren, so dass von einer Auflösung der Blutkörperchen nicht die Rede sein kann. Nach Djurberg besitzen stärkere Chloralsolutionen das Vermögen, bei directem Contact mit Blut Hämoglobin in Lösung zu bringen und das Blut lackfarben zu machen, dagegen nicht wie das Chloroform das Blutkörperchenstroma aufzulösen. Bei Infusion concentrirter Chlorallösung ist Hämaturie und Hämoglobinurie keine seltene Erscheinung (Feltz u. Ritter, Vulpian). Sehr schlagende Argumente gegen die Spaltungstheorie sind, dass Chloralhydrat seine Wirkung auch an Fröschen entfaltet, denen das Blut vollständig durch eine Salzlösung verdrängt wurde.

Als die hauptsächlichste Wirkung mittlerer Gaben des Chloralhydrats muss Erzeugung von Schlaf betrachtet werden, welcher durch raschen Eintritt und annähernde Identität mit dem natürlichen Schlaf charakterisirt erscheint.

Nach Dosen von 1,0—2,0 tritt häufig schon nach 4—5 Min., selten erst nach Verlauf von $^1/_2$ Std., unwiderstehliche Müdigkeit und rasch darauf Schlaf ein, welcher im Durchschnitt 2—6 Stdn. anhält und bei ruhiger, meist etwas verlangsamter Respiration und in der Regel nicht bedeutend veränderter Circulation verläuft; die Pupille ist dabei verengt, und der Schlafende kann durch lautes Anrufen, Stechen oder Kneifen zum klaren Bewusstsein gebracht werden, um entweder völlig zu erwachen oder nach kurzer Zeit wieder einzuschlummern. Die Reflexaction ist dabei in keiner Weise afficirt. Beim Erwachen besteht im Anfange etwas Somnolenz, in der Regel zeigt sich aber weder Kopfschmerz noch Erbrechen wie beim Opium.

Das sehr einfache Bild des Chloralschlafes erfährt in manchen Fällen wesentliche Modificationen. Wenn bei den Meisten der Schlaf ohne vorausgehende Excitation eintritt, kommen doch gar nicht selten Fälle vor, in denen ein ausgesprochenes Excitationsstadium vor dem Eintritte des Schlafes sich geltend macht. Dasselbe ist viel gewöhnlicher, als man im Allgemeinen annimmt, meist aber von kurzer Dauer (Jastrowitz, Bouchut), ausgeprägte Aufregung von längerer Dauer zeigt sich höchstens bei 2—4 % der Chloralisirten (Porta, Monckton). Bisweilen gleichen die Erregungserscheinungen in auffallender Weise dem Chloroformrausche, indem sie sich erst nach zuvor schon aufgetretener Bewusstlosigkeit einstellen, bisweilen dem Alcoholismus acutus, ja es kommen dabei die nämlichen Hallucinationen vor, welche das Delirium potatorum charakterisiren (Grainger Stewart). Am häufigsten kommen derartige Excitationen bei zu kleinen Dosen und bei sensibeln Personen (Oppenheimer, Rupstein), ausnahmsweise bei athletisch gebauten Individuen mit vollkommen normaler Gemüthsstimmung vor (Porta). Wie der Eintritt des Schlafes kann bisweilen auch der Schlaf selbst ein unruhiger sein. Träume im Chloralschlafe sind nicht so selten, wie man meist annimmt; sowohl bei grossen als bei kleinen Dosen kommt bei einzelnen Personen Sprechen und Schreien im Schlafe vor. Die Länge des Intervalls zwischen dem Einnehmen des Chloralhydrats und dem Schlafe kann in Ausnahmefällen mehrere Stunden betragen; nach Oppenheimer verlängert sie sich bei fortgesetztem Gebrauche immer mehr, wobei auch die Excitationserscheinungen stets zunehmen sollen. Statt der Myosis wird manchmal normale Weite der Pupille und ausnahmsweise Mydriasis constatirt. Beim Erwachen schwindet die Myosis sofort (Maxwell Adams). Die Einwirkung hypnotischer Chloraldosen auf die Circulation variirt sehr. In der Regel wird die Zahl der Pulsschläge etwas vermindert, bisweilen auch erheblich beschleunigt, manchmal (nach Jastrowitz' Beobachtungen an Geisteskranken) anfangs beschleunigt, später vermindert und schliesslich wieder beschleunigt. Bei Typhuskranken fand Russell ausser geringer Pulszahl und Resistenz der Arterie auch vorübergehende Irregularität des Herzschlages. Die Körpertemperatur sinkt, meist um weniger als 1°, sehr selten mehr (Demarquay, Bouchut, Da Costa, Björnström); nach Bouchut geht dem Sinken geringe Steigerung voraus. Betrachtliche Steigerung der Empfindlichkeit gegen äussere Eindrücke (Demarquay) ist im gewöhnlichen Chloralschlafe Ausnahme. Die Dauer des Schlafes variirt ausserordentlich und hängt nicht allein von der Individualität, sondern auch von äussern Umständen und der Tageszeit ab. Nicht immer ist das Erwachen ohne Nebenerscheinungen, vielmehr kommt bei manchen Patienten gelinder Stirnkopfschmerz, leichte Nausea und Gastralgie, auch etwas unstäter Gang und starker Schweiss (auch während des Schlafes) vor; seltenere Zufälle in dieser Periode sind Taubsein und Kriebeln in den Extremitäten (Keyser) oder Nasenbluten (Mauriac). Constante Vermehrung der Diurese (Da Costa, Bouchut) findet nicht statt, ebenso kommt ein retardirender Einfluss auf die Defäcation dem Chloralhydrat nicht zu.

Bei Einwirkung grösserer Dosen gesellt sich zu dem viel tiefer werdenden Schlafe auch Herabsetzung der Sensibilität, so dass Reflexe weniger leicht ausgelöst werden, und bisweilen kommt es zu vorübergehender vollständiger Anästhesie und zu Erschlaffung der Musculatur. Sehr grosse Mengen sind im Stande, einen comatösen Zustand herbeizuführen, in welchem Herzschlag und Temperatur stark sinken und welcher mitunter in Folge von Herzparalyse, meist aber durch Lähmung des respiratorischen Centrums den Tod herbeiführt.

Wiederholt sind auch bei Menschen nach Gaben von 4,0 derartige Anästhesien beobachtet worden, dass selbst bei Berührung der Cornea keine Reflexe mehr ausgelöst wurden und nur von der Nasenschleimhaut aus tiefere Inspirationen erregt werden konnten (Jastrowitz). Complete Anästhesie tritt bei Einspritzung grösserer Mengen Chloralhydrat in die Venen in der Weise ein, dass langdauernde Operationen vorgenommen werden können (Oré, Deneffe u. van Wetter). Die eigentlichen acuten Intoxicationen durch Chloralhydrat tragen ein sehr verschiedenes Gepräge. In einer Reihe von Fällen wurde hochgradige Excitation mit heftigem Blutandrange zum Gehirn und starker Injection der Conjunctiva beobachtet (Chesney). In der Mehrzahl der Intoxicationen handelt es sich um Coma mit Collaps und mit oder ohne Respirationsstörungen, ohne vorhergehende Excitation oder mit solcher verbunden, oder um Tod durch Herzparalyse in tiefem, aber anscheinend normalem Chloralschlafe. Wiederholt sind auch plötzliche synkoptische Todesfälle nach Chloralhydrat beobachtet, wobei die Section manchmal Lungenödem als Todesursache nachweist (Jolly). Die Dosen, welche derartige schwere Intoxicationen herbeiführen können, sind sehr variirend. Beunruhigende Erscheinungen sind bereits nach einer Gabe von 3,0 wahrgenommen (Reynolds), ja selbst bei einem Hemiplegischen nach 1,0 (Shaw), plötzlicher Tod nach 4,0 (Jolly). Jedenfalls mahnen diese Fälle zur grössten Vorsicht, wenn auch anderseits Beobachtungen vorliegen, wo z. B. nach 18,0—24,0 30—36stündiger, aber natürlicher Schlaf eintrat (Maxwell, Wildt und Levinstein) und wo schwere Vergiftung durch 30,0 unter Anwendung geeigneter Hülfsmittel überstanden wurde (Ludlow und Eshelman). Besonders bei Delirium tremens kommt mitunter Tod nach kleinen Gaben (z. B. nach dreimal 1,5) vor (Frank). Die comatöse Form des Chloralismus acutus erfordert die Anwendung von Excitantien, z. B. die subcutane Injection von Campher oder Aether, kalte Begiessungen u. s. w., unter Umständen auch künstliche Respiration; das von Liebreich als Antidot vorgeschlagene Strychnin hat mir bei Thierversuchen gar keine Resultate gegeben.

Die Wirkung des Chloralhydrats bei Thieren entspricht im Wesentlichen dem für den Menschen gegebenen Bilde.

Katzen sind sehr empfindlich, Hunde sehr unempfindlich dagegen, letztere zeigen meist viel ausgeprägtere Excitation. Der Schlaf tritt bei Säugethieren bisweilen ohne Excitation, manchmal erst nach ziemlich erheblicher Aufregung ein, die auch dem reinsten Chloralhydrat folgen kann und bei kleinen Dosen und bei subcutaner Injection (in Folge der Schmerzen) am auffallendsten ist. Die Respiration wird verlangsamt, seltener zuerst beschleunigt; die Temperatur sinkt (bei rascher Wirkung selbst um 6°). Die Pupille ist auch hier contrahirt, die Urinsecretion bisweilen stark vermehrt. Bei grösseren Dosen kommt es auch hier zu Anästhesie, welche im gewöhnlichen Chloralschlaf nicht zu Stande kommt, obschon derartige Thiere auf Glühhitze wenig reagiren, während sie gegen tactile Reize (Kneifen) energisch reagiren. Der Tod erfolgt bei Säugethieren nach starker Verlangsamung der Athmung ohne voraufgehende Krämpfe so, dass die Respiration erlischt, ehe das Herz stillsteht. Dies ist auch bei subcutaner Injection (Th. Husemann) und gewöhnlich auch bei Einspritzung in die Venen der Fall; nur bei Einspritzung sehr bedeutender Chloralmengen in die Jugularis erfolgt sofortiger Tod durch Herzstillstand (P. Rokitansky, Heger).

Vergleichen wir die Action des Chloralhydrats und des Chloroforms nach den äusseren Erscheinungen, so lässt sich eine grosse Aehnlichkeit nicht verkennen, obschon die grosse Differenz, dass Chloralhydrat in kleinen Dosen nur Schlaf, und zwar von viel längerer Dauer als der gewöhnliche Chloroformschlaf, und erst in grossen Dosen, dann aber auch nur relativ rasch vorübergehende Anästhesie bedingt, nicht übersehen werden kann. Noch weitere Analogien ergeben sich aber aus der genaueren physiologischen Prüfung beider Körper. Der Gang der Wirkung ist der nämliche; zunächst wird offenbar das Grosshirn afficirt, wonach ein Ergriffensein des Rückenmarks folgt, worauf schliesslich die Medulla oblongata und das Herz in Mitleidenschaft gezogen wird. Besonders auffallend ist die Uebereinstimmung des Verhaltens von Herz und Blutdruck sowohl bei Fröschen als bei Säugethieren, welche offenbar auf eine Lähmung des vasomotorischen Centrums deuten, dessen reflectorische Erregbarkeit in hohem Grade abnimmt. Kleine Gaben bewirken vorübergehend, grössere fast continuirlich Sinken des Blutdruckes bis zum Nullpunkt, während die Pulsfrequenz anfangs gesteigert, später dauernd herabgesetzt wird (Rajewsky, v. Mering). Die Vagi sind bei der Herzverlangsamung sowohl central als peripherisch unbetheiligt (Rajewsky, P. Rokitansky). Ob die offenbar gleichzeitig vorhandene directe Action auf das Herz die musculomotorischen Ganglien oder die Muskelsubstanz betrifft, ist nicht zu entscheiden; ein Einfluss auf die Musculatur ist deshalb nicht in Abrede zu stellen, weil bei Einführung von Chloral in eine Arterie — grade wie beim Chloroform — sofortige hochgradige tetanische Starre in dem zugehörigen Muskelgebiet eintritt (Zuber). Uebrigens ist der Herzstillstand, welcher nach wiederholten Pausen im Herzschlage erfolgt, diastolisch. Ein Einfluss des Chloralhydrats auf das vasomotorische Centrum giebt sich auch in dem wiederholt beobachteten Blutreichthum und Heisswerden der Ohren bei gesunkener Körpertemperatur zu erkennen, wie solche ebenfalls beim Chloroform vorkommt; constant ist dies Phänomen jedoch bei beiden nicht. Das Sinken der Temperatur ist wie beim Chloroform nicht von vermehrter Wärmestrahlung abhängig (Hammarsten). Ob bestimmte Differenzen beider Substanzen in physiologischer Hinsicht bestehen, müssen weitere Untersuchungen lehren. Rajewsky bestreitet z. B. beim Chloral eine Einwirkung auf die peripherischen Nerven, welche Bernstein für Chloroform nachwies. Nach Arloing existiren bei Pferden und Eseln entschiedene Differenzen in Bezug auf die Wirkung der Infusion von Chloral und Chloroform. Der Pulsschlag wird durch Chloroform weit intensiver und rascher beschleunigt, der Blutdruck im rechten Ventrikel durch Chloral herabgesetzt und durch Chloroform erhöht, die Energie der Systolen durch Chloroform verstärkt und durch Chloral verringert. Ferner will Arloing nach Chloralinfusion anfangs schwache Zunahme des arteriellen Blutdrucks, verbunden mit leichter Vermehrung des systolischen und Verminderung der diastolischen Blutgeschwindigkeit, worauf rasch Sinken des Drucks und Vergrösserung der constanten Geschwindigkeit eintrete, die während der ganzen Anästhesie persistiren, gesehen haben, während Chloroform anfangs schwache Dilatation, dann ausgeprägte Constriction, die im dritten Stadium der Chloroformnarkose schwächer wurde, erzeugte. Bei chloroformirten Thieren soll Infusion von ameisensaurem Natrium die durch das Chloroform bewirkten Veranderungen des Blutdrucks, der Herzschläge und der Blutgeschwindigkeit in diejenigen des Chlorals überführen (Arloing).

Von weiteren Wirkungen des Chloralhydrats erwähnen wir noch nach Rajewsky, dass dasselbe bei sehr kleinen Dosen die Reflexaction erhöht und erst später herabsetzt, wobei die Setschenowschen Centren unbetheiligt sind, während grosse Dosen sofort die Reflexaction herabsetzen. Analog verhält sich das Rückenmark bei Reizung mit Inductionsströmen. Die Wirkung auf die Respiration ist unabhängig vom Vagus und daher durch eine Einwirkung auf das respiratorische Centrum zu erklären.

Durch den längeren Gebrauch von Chloralhydrat, wie solcher besonders in einzelnen Irrenanstalten en vogue ist, können Vergiftungserscheinungen herbeigeführt werden, welche mitunter ein ganz eigenthümliches Gepräge tragen, das die Ursache derselben schwer erkennen lässt, und welche nicht selten gefährlicher und schlimmer als die der Opiumvergiftung sind.

Ueber die Frage, ob längere Anwendung von Chloralhydrat eine Toleranz gegen die hypnotischen Effecte des Mittels erzeuge, sind die Ansichten divergent. Nach meinen eigenen Erfahrungen ist bei vielen Kranken Erhöhung der Dose nöthig, wenn auch nicht in den von Oppenheimer angegebenen Fristen, wonach schon nach 2—3maligem Gebrauche Steigerungsbedürfniss eintrete. Man kann übrigens durch Interposition von Morphin die Zeit des Eintritts der Toleranz hinausschieben. Bei anderen Kranken reicht dieselbe Gabe selbst Jahre lang aus.

Das Vorkommen von Chloralismus chronicus ist trotz der vielfach wahrgenommenen Unschädlichkeit des langen Gebrauchs bei einzelnen Personen (so gab Macleod z. B. einem Geisteskranken in 95 Tagen 150,0) nicht zu bezweifeln. Dieselbe stellt sich jedoch in äusserst variabler Weise dar. Am wenigsten Bedeutung zeigt die schon von Balfour beobachtete Conjunctivitis, welche beim Baden der Augen mit Thee oder warmem Wasser und Aufenthalt in freier Luft rasch verschwindet. Dann kommen mancherlei Hautaffectionen vor, von Urticaria (Fisher) und Hauterythem (Husband, Gellhorn) bis zu Infiltration und Ulceration der Phalangen (Smith) oder gar bis zu Petecchien (Pelman) und ausgebildeter Purpura haemorrhagica (Crichton Browne). Bei manchen dieser Affectionen scheint es sich um lähmende Einwirkung auf den Sympathicus (bei Purpura wohl gleichzeitig um wirkliche Alteration des Blutes) zu handeln, wie solche sich wohl auch durch das Vorkommen von fleckiger Röthe im Gesicht und am Halse, auch am Augenhintergrunde (Schüle) zu erkennen giebt, welche nicht selten an Chloralhydrat gewöhnte Personen zeigen, sobald sie nur sehr geringe Mengen von Spirituosa oder selbst von starkem Kaffee ingeriren (Kirn u. A.). Vielleicht haben auch die hier und da beobachteten ausgedehnten Hautoedeme denselben Grund. Eine andere Form des Chloralismus chronicus stellt starke Dyspnoe mit Angst, die sich selbst zu Asphyxie steigern kann (Kirn, Schüle), dar. Die ausführlichste Schilderung der unter dem Einflusse chronischer Chloralzufuhr eintretenden Störungen verdanken wir Gellhorn, welcher ausser den schon erwähnten Formen auch noch Gliederschmerzen und ähnliche Sensationen, wie sie früher auch schon Coghill sah, Beschleunigung des Pulses, Disposition zu Diarrhoe und Marasmus nach chronischem Chloralgebrauche wahrnahm. Uebrigens lässt sich auch nicht verkennen, dass bei geistesgesunden Personen durch übertriebenen Chloralgebrauch psychische Alterationen eintreten können, theils Aufregungszustände mit Hallucinationen (Verfolgungswahn), Delirien und ein der Morphiumsucht analoger Hang, theils complete Imbecillität, wie solche Murphy neben Trübung des Sehvermögens und partieller Paralyse der Schlundkopfmuskeln, so dass die Schlundmuskeln sich unter dem Reize von Speisen und Getränken nur schwach contrahirten, bei einer Frau, welche das Mittel anfangs zu 1,2, später zu 10,0 in 24 Stunden nahm, beobachtete. Ferner kommt Paralyse der untern Extremität mit Verminderung der Sensibilität in derselben (Kirkpatrick Murphy) vor. Nach Reimer bedingt sowohl Chloral als Morphinchloral Tendenz zu Decubitus.

Seine Hauptbedeutung hat das Chlorhydrat als schlafmachendes Mittel, in welcher Beziehung es manche Nachtheile, aber auch manche Vorzüge vor den Opiumpräparaten besitzt.

Die grossen Hoffnungen, welche man kurz nach der Einführung des Chloralhydrats in die Therapie auf dasselbe setzte, und die kühne Erwartung, dass es alle sonstigen Hypnotica vollständig überflüssig machen wurde, haben sich leider bei nüchterner Prüfung nicht realisirt, und der enorme Consum in den ersten Jahren hat sich auf ein bescheidenes Maass reducirt. Sicher ist das Chloralhydrat dasjenige Präparat, zu welchem der Arzt in solchen Fällen greifen wird, wo durch frühere Erfahrungen Inconvenienzen der Opiaceen sich herausstellten. Wo Opium und Morphin Appetitmangel und Erbrechen nach jeder Dosis, sowie Kopfschmerz nach dem Erwachen und hartnäckige Obstipation bedingen, ist das Chloralhydrat entschieden demselben zu substituiren, da dasselbe meist den

Appetit nicht stört (nur bei längerer Dauer der Darreichung entsteht bisweilen eine Intoleranz des Magens gegen das Mittel) und die Defäcation nicht verzögert. Nicht selten kommen auch Fälle vor, wo das Chloralhydrat hypnotische Effecte zeigt, nachdem das Opium oder Morphin ihre Dienste versagten. Es lässt sich jedoch nicht behaupten, dass Chloralhydrat im Allgemeinen sicherer als Opium und Morphium hypnotisch wirkt, da von einer Unfehlbarkeit des Medicaments durchaus nicht die Rede sein kann; namentlich da, wo die Schlaflosigkeit in Folge von schmerzhaften Affectionen besteht, scheint die Wirkung der Opiate geradezu sicherer zu sein. Dagegen hat es den Vorzug, dass es den Schlaf rascher hervorbringt als Opium, und in allen Fällen, wo schleunige Herbeiführung von Schlaf nothwendig ist, kennen wir kein zuverlässigeres Mittel als das Chloralhydrat. Dahin gehören z. B. Krankheitszustände, wie sie zuerst den Ruf des Chloralhydrats begründeten, wo im Verlaufe von schweren Verletzungen bei Trinkern sich Delirien entwickeln und wo durch die Unruhe der Patienten, z. B. bei Comminutivfracturen, ein ungünstiger Ausgang mit Sicherheit zu erwarten ist. Seit der Benutzung des Chloralhydrats in einem solchen Falle durch B. v. Langenbeck liegt eine Anzahl analoger Beobachtungen, in denen das Chloralhydrat geradezu lebensrettend erscheint, vor (Dobson, Lansdown). Ein weiteres, die Chloralhydrat indicirendes Moment bildet das Lebensalter der Patienten, indem das Mittel bei Kindern weit weniger gefährlich erscheint als Morphin und Opium (Bouchut, Oppenheimer, Rupstein u. A.). Auch bei Schlaflosigkeit alter Leute kann es ohne Gefahr gereicht werden (Ogle, Moleschott). Eine Inconvenienz des Chloralhydrats giebt der schlechte Geschmack des Mittels, welcher selbst durch die besten Syrupe nicht völlig verdeckt werden kann. Auch lässt es sich nicht wie das Morphin subcutan appliciren, da es zu starke Entzündung bedingt. Bei manchen Patienten, die an einfacher nervöser Insomnie leiden, scheint Chloral einen nicht so erquickenden Schlaf herbeizuführen (Lange).

Ueber die günstigen Wirkungen des Chloralhydrats als Hypnoticum liegen Beobachtungen bei den verschiedensten Arten von Insomnie vor, so bei Schlaflosigkeit durch geistige Ueberanstrengung (Ogle), bei Insomnia potatorum (Ballantyne) u. s. w. Bennett zieht das Chloralhydrat bei Phthisikern den Opiaten vor, weil es nicht so deprimirend wie diese wirke; neben der Nachtruhe schafft es hier auch eine Verminderung der copiösen Schweisse. Auch bei Gehirnkrankheiten ist Chloralhydrat ohne Scheu zu geben, selbst bei Gehirnentzündung (Meningitis, Insolation), und bei Erschütterung von Gehirn und Rückenmark hat es wiederholt guten Schlaf herbeigeführt (Strange, Cochrane). Minder empfehlenswerth scheint wegen der deprimirenden Einwirkung des Chloralhydrats auf das Herz die Anwendung als Schlafmittel bei Individuen, welche an Herzklappenfehlern oder an Aneurysma aortae leiden, wo nicht selten durch die gewöhnlichen Chloralgaben Collapsus mit Schwäche und Irregularität des Pulses beobachtet ist (Da Costa, Drasche, Habershon), obschon andererseits Fälle existiren, wo das Mittel bei Herzkranken ohne jeden Schaden gereicht wurde. Nach Strange wirkt Chloralhydrat in kleinen Dosen sogar tonisirend und excitirend auf das Herznervensystem, so dass es in solchen keineswegs contraindicirt erscheinen kann. Ausgedehnte Erfahrungen liegen über die günstigen Effecte des Chloralhydrats in febrilen Affectionen, besonders im Typhus, vor, wo das Mittel im Wesentlichen, namentlich beim Eintritte von Collapsus, contraindicirt erscheint, jedoch um hypnotische Effecte zu erzielen, manchmal eine Erhöhung der Dosis nothwendig ist (Fraser und Muirhead). Russell bezeichnet Chloralhydrat überhaupt als das beste und zuverlässigste Hypnoticum im Typhus, da es nicht die ihm zugeschriebene Neigung zu Paralyse der Brustmuskeln und Respirationsstörungen bedinge. Wie mit dem Opium können auch mit dem Chloralhydrat im Typhus Excitantien verbunden werden. Günstig wirkt Chloralhydrat als Hypnoticum auch bei Rheumatismus acutus, Scarlatina, acuten Gichtanfällen, Peritonitis und Metritis puerperalis und bei febrilen Affectionen überhaupt. Donovan warnt dagegen vor der Anwendung als Hypnoticum bei Pneumonie, Pleuritis und allen mit Beeinträchtigung der Respiration verbundenen Affectionen, wo er wiederholt nach 1,5 Delirium, Collaps und selbst Tod erfolgen sah.

Da der Chloralschlaf meist ohne Träume verläuft, erklären sich die günstigen Effecte, welche einzelne Aerzte bei Pollutionen (Porta) und Enuresis nocturna beobachteten, während das Mittel in anderen Fällen erfolglos blieb.

Bei Anwendung des Chloralhydrats als Sedativum bei Geisteskranken scheint dasselbe für sich dem Opium und Morphin nachzustehen, obschon es auch hier als Hypnoticum verwendet werden kann. Am meisten bewährt hat es sich bei Delirium potatorum und bei Puerperalmanie, während bei sonstigen Psychosen selten eine andauernde Beruhigung geschafft wird. Einen günstigeren Erfolg hat entschieden eine Combination von Chloralhydrat und Morphin (sog. Morphinchloral).

Das Chloralhydrat ist trotz der ihm fehlenden directen Action auf Psychopathien eine Wohlthat für die Irrenanstalten, und wenn sich auch die Erwartung von Jastrowitz, dass es die Zwangsjacke in denselben überflüssig machen werde, vielleicht nicht überall ganz realisirt hat, so ist es doch für die Herstellung der Nachtruhe unentbehrlich und bedingt bei tobenden Kranken auch häufig Besserung des Allgemeinbefindens in Folge des Aufhörens der allgemeinen Kräftevergeudung. Die schlafmachende Wirkung ist an keine Form der Psychopathie gebunden; bei grösseren Dosen folgt auf den Schlaf mitunter noch ein Zustand von Schläfrigkeit. Die längere Darreichung macht oft der Eintritt von unwiderstehlichem Widerwillen gegen das Medicament oder von chronischen Intoxicationssymptomen unmöglich. Mitunter steigert der längere Gebrauch in chronischen Fällen die Aufregung. — Seit dem oben erwähnten glücklichen Erfolge, welchen B. v. Langenbeck in einem ohne das Mittel zweifellos letal verlaufenen Falle von Delirium potatorum (traumaticum) hatte, ist die Bedeutung desselben für die Behandlung dieses Leidens durch zahlreiche Beobachtungen festgestellt. Drasche bezeichnet die Behandlungsmethode als billiger und weit rascher zum Ziele führend als die Opiumtherapie; Da Costa, der in schwereren Fällen Morphin vorzieht, fand es besonders wirksam im Anfange, wo es oft die Hallucinationen beseitigt und dadurch das Leiden gewissermaassen coupirt. Hayne bezeichnet Chloralhydrat (1,2—2,0) in Verbindung mit Bromkalium (2,0—2,5), mit oder ohne kleine Mengen Spirituosa, als das beste Hypnoticum beim Säuferwahnsinn, das in der Regel nach 2—3 Dosen seine Schuldigkeit thut. Es fehlt indessen keineswegs an Misserfolgen und jedenfalls ist, wenn schon manche Kranke Tagesgaben von 12,0—15,0 toleriren, das Vorkommen von intensivem Collaps und selbst von plötzlichen Todesfällen (Pinching, Frank) nach kleinen Dosen geeignet, zur vorsichtigen Anwendung gerade bei Alkoholismus zu mahnen. Rasche günstige Wirkung bei Puerperalmanie haben Clouston, Alexander, Teller, Mandsley u. A. constatirt; in manchen Fällen schafft es zwar Schlaf, aber keine Beruhigung; in anderen führt es zu Collapsphänomenen.

Auch als Anästheticum und Anodynum kommt dem Chloralhydrat nur eine geringere Bedeutung als andern in dieser Richtung angewendeten Mitteln zu.

Ein eigentliches Anästheticum ist das Chloralhydrat in den gewöhnlichen Gaben nicht. Im gewöhnlichen Chloralschlaf ist schon die kleinste chirurgische Operation (Anlegung von Suturen, Onkotomie, Haarseilziehen) im Stande, den Schlaf zu unterbrechen, und selbst bei dem durch intern verabreichte grössere Chloralhydratmengen hervorgebrachten Schlafe kommt nur vorübergehend wirkliche Anästhesie vor. Nichtsdestoweniger kann man durch Darreichung von 0,2—0,3 Chloralhydrat nach der Vollendung grösserer chirurgischer Operationen in vielen Fällen längeren Schlaf, aus welchem die Patienten ohne Schmerzen erwachen, herbeiführen (Porta, Demarquay, Minich). Miquel will prophylactisch namentlich bei Operationen an den Urogenitalorganen 1,0 und nach der Operation kleinere Dosen verabreichen. Strange empfiehlt Chloralhydrat Abends 1—2 Stunden nach der Application von Vesicatoren anzuwenden. Bei Neuralgien und ähnlichen Leiden, z. B. Herpes Zoster, auch bei rheumatischen und gichtischen Schmerzen wirkt Chloralhydrat in vielen Fällen hypnotisch und schmerzlindernd, doch steht es dem Morphin und Atropin nach, indem heftige und persistente Schmerzen dadurch nicht gehoben werden und bei solchen der hypnotische Effect entweder ausbleibt oder nur von kurzer Dauer ist (Ogle, Maxwell Adams). Nur selten scheint es bei Neuralgien curativ zu wirken. Günstigere Erfolge gewährt Chloralhydrat bei internen Schmerzen, z. B. bei Cardialgie (Swift, Walker), wo es jedoch bei Structurveränderungen der Magenwandungen wegen seiner reizenden Wirkung, die selbst zu Magenblutungen führen kann (Liebreich), contraindicirt ist, ferner bei Koliken, namentlich auch bei Bleikolik (Da Costa), endlich bei Blasen- und Uterinschmerzen (More Madden, Brady), bei Dysmenorrhoe und Tenesmus vesicovaginalis (Verga und Valsuani). Auch schmerzhafte Nachwehen schwinden unter dem Einflusse des Mittels (Madden). Playfair empfiehlt 2 Gaben von 1,0 binnen 20 Minuten und eine dritte nach einer Viertelstunde bei normalen Geburten an Stelle des Chloroforms; Chiarleoni verordnet zu demselben Zwecke alle 10 Minuten einen Esslöffel voll einer Lösung von 6,0 in 100,0 Wasser oder ein Halbklystier (4,0:60). Die Wehenthätigkeit wird dadurch nicht unterbrochen. Mauriac hatte sehr günstige Erfolge bei Schmerzen auf syphilitischer und venerischer Basis, Verga und Valsuani bei hysterischer Hyperästhesie; dagegen übt das Mittel auf die excentrischen Schmerzen der Tabetiker (Moleschott, Weidner) keinen Einfluss. Besondere Anwendung fand Chloralhydrat bei cutaner Hyperästhesie und Prurigo senilis (Ipovic), Zahnweh und Panophthalmie (Keyser).

Ob das Chloralhydrat örtlich anodyn wirkt, steht dahin. Die Erfolge bei Neuralgien und Rheumatalgien stehen denjenigen der subcutanen Morphininjection jedenfalls nach. Bei Variola empfahl es Pollard in Verbindung mit Kalkwasser.

Ausgedehnte Empfehlungen fand Chloralhydrat bei spasmodischen Affectionen der Respirationsorgane, namentlich auch bei Keuchhusten (Murchison, Adams, Rigden, Lorey) und Asthma (Plomley), aber auch bei einfachem Reizhusten bei Bronchitis (Maxwell Adams); doch fehlt es hier nicht an Misserfolgen und scheint mir bei Hustenreiz im Allgemeinen Morphin bessere Dienste zu leisten. Leavitt fand Chloralhydrat auch bei Singultus im Typhus wirksam.

Von günstigerem Erfolge scheint die Anwendung des Chloralhydrats bei convulsivischen Leiden zu sein, besonders bei Eclampsia gravidarum und puerperarum, auch bei urämischen Krämpfen in andern Lebensperioden, ferner bei Tetanus und vielleicht auch bei Chorea.

Für die Anwendung bei Eklampsie liegen seit der Empfehlung durch Martin eine Reihe von günstigen Zeugnissen vor, ja mehrere Aerzte stellen das Mittel geradezu über Opium und Chloroform. Andererseits fehlt es aber auch nicht an Nichterfolgen (C. Paul, Dujardin-Beaumetz). Auch bei Epilepsie kann Chloralhydrat benutzt werden, um bei Eintritt prämonitorischer Symptome den Anfall zu coupiren (Weidner, Zani). Pallen hält Chloralhydrat im Säuglingsalter für indicirt zur Verhütung epileptiformer Convulsionen, welche mit Kolik einhergehen. Bei hysterischen Convulsionen hat Chloralhydrat die nämlichen Bedenken gegen sich wie Opium. Im Tetanus ist die Anwendung des Chloralhydrats nicht irrationell und verdient jedenfalls schon der genaueren Dosirung wegen vor dem Curare den Vorzug. In der Mehrzahl der bis jetzt vorliegenden Fälle von Behandlung des Tetanus mit intern oder in Infusion angewandtem Chloralhydrat wurde der Tod durch das Mittel nicht abgewendet, gleichviel, ob dasselbe in fractionirten oder in grossen Dosen angewendet wurde, welche letztere offenbar palliativ viel günstiger wirkten; in den günstig verlaufenen Fällen wurden in der Regel ausser Chloralhydrat noch andere Medicamente gegeben, so dass sich der therapeutische Werth nicht sicher feststellen lässt. Bei Tetanus toxicus (Strychninvergiftung) hat sich Chloralhydrat bereits in mehreren Fällen trefflich bewährt. Mit Strychnin vergiftete

Kaninchen werden durch nicht letale, aber tiefen Schlaf herbeiführende Dosen Chloralhydrat constant gerettet, wenn die subcutan injicirte Strychninmenge das 5—6fache der minimal letalen Gabe nicht übersteigt, und bei grösseren Strychninmengen vermag Chloral den Exitus letalis in so ausserordentlicher Weise hinauszuschieben, dass die Thiere statt nach 5 Min. erst in 18 Std. zu Grunde gehen (Th. Husemann und Kröger). Die gleiche antidotarische Wirkung besitzt Chloral auch gegen Brucin des Handels und gegen Thebaïn, dagegen in weit geringerem Grade gegen die nach Art des Pikrotoxins wirkenden Krampfgifte, wie Codeïn und Santonin, wo höchstens die anderthalbfach letale Dosis durch Chloralhydrat unschädlich gemacht wird, gar nicht gegen Ammoniakalien, Barytsalze und Phenol (Th. Husemann, Fliescher und Wehr). Beim Strychnismus macht der rasch hypnotische Effect das Chloralhydrat antidotarisch geeigneter als Morphin und Cannabis, und die Aufhebung des Bewusstseins erspart den Vergifteten Qualen der intensivsten Art, die er unter Behandlung mit Curare oder Bromkalium erduldet. Bromkalium verstärkt die antidotarische Wirkung des Chlorals nicht (Th. Husemann und Hessling). Ueber die Wirkung bei Chorea mit sehr heftigen Zuckungen divergiren die Angaben; nicht nur palliative Effecte, sondern geradezu rasche Heilungen werden von Bouchut, Strange, Russel, Cantani verbürgt, während in vergleichenden Versuchen von Althaus sich der tonisirenden Behandlung gegenüber keine erhebliche Differenz zeigte und Da Costa und Cairns gar keine Erfolge sahen. Bei Spasmus sutorius wandte Drasche Chloralhydrat mit Erfolg an, ebenso Verga und Valsuani bei spastischen Contracturen Paralytischer.

Die unbestreitbaren Erfolge, welche man bei innerer Anwendung von Chloralhydrat bei Ruhr (Curci, Newell), bei Sommerdiarrhoe kleiner Kinder (Tyson) und bei acuter Gastroenteritis im kindlichen Lebensalter (Kjellberg) constatirt hat, hängt offenbar mit der gleichzeitig dem Chloral zukommenden antiseptischen und irritirenden Wirkung zusammen, welche das Mittel auch zu einem vielfach zum Verbande bei ulcerativen Zuständen der Haut und verschiedener Schleimhäute oder auch zur Erzeugung adhäsiver Entzündung verwendeten gemacht haben.

Chloralhydratlösungen wurden zuerst von Dujardin-Beaumetz und Hirne zum Verbande bei Gangrän im Gefolge fieberhafter Krankheiten, bei phagedänischem Schanker und bei phagedänischen und krebsigen Geschwüren überhaupt, wo Chloral wie Iodoform zugleich desodorisirend wirken soll, zur Bepinselung bei Stomatitis ulcerosa membranosa, bei Vaginitis und Muttermundsgeschwüren, als Collyrium bei Ophthalmia neonatorum und chronischer Conjunctivitis, endlich zu Injection bei Empyem und eiternden Cysten, wobei selbst grössere Mengen keine entfernten Erscheinungen produciren sollen, empfohlen. Porta benutzte Chloralhydrat in āā oder 2 Th. Wasser gelöst zur Hervorrufung adhäsiver Entzündung in serösen Cysten (Hydrocele, Ranula, Ganglion, Struma cystica), sowie bei Teleangiektasien und Varicen der Saphena und empfiehlt sie namentlich in letzterem Falle als den Injectionen von Metallsalzen an Gefährlichkeit nachstehend. Die Erfolge bei serösen Cysten sind dagegen nicht so günstig wie bei Iodinjection, auch erfolgte in 1 Falle von Hydrocele Suppuration und Brand. Wreden und Lucae benutzten das Mittel zu Injectionen (1:30) in die Trommelhöhle bei trocknen Mittelohrkatarrhen. Bei erectilen Geschwülsten spritzte Pupi 10% Chlorallösung ein, was selbst bei halbjährigen Kindern, wo 18 derartige Injectionen gemacht werden konnten, ohne Schaden geschehen kann, Ortega rühmte 1% Lösung als souveränes Mittel bei fötiden Fussschweissen, Martineau 5% Solution leicht erwärmt bei Pityriasis capitis. Peyraud verwendete Pasten aus āā Chloral und Traganth zum Ersatz der Canquoinschen Paste und äusserlich applicirt als Vesicator, welche letztere Wirkung jedoch etwas langsamer als beim Cantharidenpflaster einzutreten scheint. Marc Sée empfahl 1% Chlorallösung zum antiseptischen Wundverbande. 2% Lösung wirkte zu reizend. Nach Lohmüller wirkte 1% Solution bei atonischen Geschwüren selbst schneller als Höllenstein, desgleichen bei scrophulösen Ulcerationen und Eczema chronicum. Marc Sée gebrauchte Chloral bei Wunden der Lippe und des Mundes, bei Halsaffectionen und Fötor oris, Vallin wendete 1% Waschungen und Bader mit 20,0 Chloral zur Desinfection bei Blatterkranken an. Nach Sée wird Erysipel und diffuse Phlegmone durch 3tägige Anwendung 1% wässriger Lösung beseitigt und empfiehlt sich Chloralhydrat auch bei Ozaena und Stomatitis. Ciattaglia empfahl mit Chlorallösung getränkte Charpie gegen Hämorrhagien, besonders bei Gebärmutterkrebs, Parona und Valerani die Behandlung von Varicen nach dem Portaschen Verfahren, Coignard und Guyon die Behandlung varicöser Fussgeschwüre mit 1% Lösung, wobei ein die Vernarbung fördernder Einfluss nicht nachweisbar ist, so dass das Mittel nach einiger Zeit ausgesetzt werden muss, ferner bei Lupus, Bubonen und breiten Condylomen, bei welchen letzteren 1% Solution vollständig ausreichend ist. Bei Gonorrhoe wirkt 4% Chloralsolution in 4 Tagen heilend (Keen und Dickson); 1% Lösung ist unwirksam. Bei Cystitis sind Chloralinjectionen zu irritirend. Bei nicht operirbaren Krebsen sind nach Coignard 4% Lösungen am zweckmässigsten, bei Uteruskrebs Suppositorien mit 0,2 Chloralhydrat. Crequy empfiehlt 1% Chloralsolution als Verbandmittel bei Mastdarmfisteln, die bei 15maliger Application danach geheilt werden. Zu Suppositorien empfiehlt Mayer eine Mischung von 3,0 Chloral, 3,0 Cacaobutter und 2,0 Cetaceum. Bei Fisteln und Caries hat Dickson ausserordentlich günstige Erfolge von Chloralsolutionen gesehen.

Man giebt Chloralhydrat als Hypnoticum zu 0,5—1,0—2,0, welche Dosen nur bei besonders dringenden Fällen überschritten werden dürfen. Als Sedativum wird es zu 0,2 -- 0,5 1—2stdl. gegeben, welche Gaben bei Kindern als hypnotische zu gebrauchen sind.

Die kleineren hypnotischen Dosen sind bei Personen mit Herzaffectionen stets zu benutzen, grössere besonders bei Delirium tremens, Puerperalmanie und Tetanus, überall aber mit Vorsicht. Zu kleine Dosen wahle man übrigens auch beim ersten Versuche nicht, da gerade diese mitunter excitirend statt sedirend wirken. Die Maximalgabe der Phkp. beträgt 3,0 pro dosi und 6,0 pro die.

Am zweckmässigsten wird das Mittel intern und im Klystier gegeben, während die keineswegs unwirksame subcutane Injection wegen Schmerzen und Abscessbildung sich verbietet.

Intern sind Pulver in Gallertkapseln (Limousin) wegen irritativer Wirkung unzweckmässig; auch Pillenform ist wegen der grossen Anzahl Pillen, welche als Hypnoticum nöthig sein würden, unpassend. Besser sind Boli, namentlich bei längerer Anwendung, z. B. bei Geisteskranken (Zani); am zweckmässigsten bei nicht zu langer Anwendung jedoch ist Verordnung in einer Mixtur, welche stets Zusatz von Schleimen erfordert, um örtliche Reizung zu vermeiden. Der schlechte Geschmack wird am meisten durch Syrupus Aurantii cort., Syr. Rub. Id. oder Syrupus tolutanus (Squire) verdeckt. Bei Geisteskranken ist auch Darreichung in Porter empfohlen. Man giebt das Mittel stets bei vollem Magen. Zum Klystier braucht die Dosis nicht erhöht zu werden; auch hier ist Zusatz von Amylum nothwendig, weil sonst starkes Brennen eintritt. Letzteres ist auch bei der Form der Suppositorien intensiv der Fall, welche, wie die der Vaginalkugeln und der mit Chloralhydratsalbe bestrichenen Vaginaltampons, sich höchstens bei Schmerzen der im kleinen Becken gelegenen Organe eignen würde. Chloralsalben zum epidermatischen Gebrauch bei Neuralgien u. s. w. sind, da ihr local anästhesirender Effect sehr problematisch ist, irrelevant. Drasche empfiehlt dazu Einreibungen aus 2,0—4,0 Chloralhydrat und 8,0 Glycerin, wodurch zuerst gelinde Kühle, später Nachlass der Schmerzen erfolge. Zani mischte bei Geisteskranken, welche stark schnupfen, Chloralhydrat unter den Tabak, was jedoch zu Entzündung und Eiterbildung in den Choanen (Jastrowitz) führen kann. Von Oré wurde 1874 die Infusion von Chloralhydrat als Mittel zu Anästhesie empfohlen, doch hat das von ihm und von Deneffe selbst zu 10,0 in wenig verdünnter Lösung eingespritzte Mittel in weniger als 100 Versuchen mindestens 3mal den Tod der betreffenden

Patienten herbeigeführt. Dieser Umstand und das wiederholt bei Thierversuchen beobachtete Auftreten von Embolien oder von Hämaturie und Hämoglobinurie (Vulpian, Colin) macht die Methode völlig verwerflich.

Als Hypnoticum und Sedativum wird Chloralhydrat nicht selten mit analog wirkenden Mitteln combinirt, welche zum Theil entschieden die Wirkung verstärken. Bei Psychopathien, Delirium tremens und Neuralgien ist eine häufig als Morphinchloral bezeichnete Mischung sehr empfehlenswerth und offenbar weit kräftiger sedativ; es scheint dabei das Chloral der Obstipation und das Morphin der Einwirkung des Chlorals auf das Herz entgegenzuwirken. Viel gerühmt ist Verbindung mit Bromkalium, wodurch mitunter die hypnotischen Effecte auffallend verstärkt und prolongirt werden. Weniger gebräuchlich ist Combination mit Digitalis (bei Herzkranken nach Ogle) oder mit Aether u. a. Excitantien (bei Dementia paralytica nach Macleod oder bei Nervosität nach Ogle). Th. Clemens empfahl Nachtrinkenlassen einer Kalisaturation, um die Chloroformbildung im Blute zu befördern.

Im Recept ist die Benutzung der Benennung Hydras Chlorali, welche zuerst dem Mittel beigelegt wurde, unzweckmässig, da die Abkürzung Hydr. chlor. leicht zu Verwechslung mit Hydrargyrum chloratum führen könnte.

Verordnungen:

1) ℞
Chlorali hydrati 1,0—2,0
Aquae Menth. pip.
Mucilaginis Gummi Arab.
Syrupi Aurantii corticis āā 10,0
M. D. S. Auf einmal vor dem Schlafengehen zu nehmen. (Als Sedativum 1—2stdl. einen Theelöffel.)

2) ℞
Chlorali hydrati 5,0
Aq. destill. 10,0
M. D. S. Abends 1 Theelöffel voll in Bier, Wein oder Limonade. (Schlaftrunk.)

3) ℞
Chlorali hydrati 5,0—10,0
Morphini hydrochlorici 0,1 (dgm. 1)
Decocti Althaeae 150,0
Succi Liquirit. dep. 10,0
M. D. S. Abends 1 Esslöffel. (Morphinchloral von Jastrowitz.)

4) ℞
Chlorali hydrati 4,0
Decocti Alth. 50,0
Mucilaginis Amyli 100,0
M. D. S. Die Hälfte zum Klystier. (Im Fall dasselbe abgeht, wird die andere Hälfte nachgegeben. Martin.)

5) ℞
Chlorali hydrati 2,0
Gi. Arab. 1,0
Syrupi simpl.
Pulv. rad. Liquiritiae āā q. s.
ut f. l. a. bolus. D. S. Auf einmal zu nehmen. (Bei Geisteskrankheiten. Zani.)

Surrogate des Chloralhydrats. — Von den als Surrogat des Chloralhydrats empfohlenen Substanzen hat nur das bei Einwirkung von Chlor auf Aldehyd entstehende Butyrchloral einige praktische Bedeutung gewonnen. Dieser von Krämer und Pinner entdeckte, zuerst als Chlorsubstitutionsproduct des Aldehyds der Crotonsäure betrachtete und als Crotonchloral bezeichnete Körper, welcher krystallinische Flittern bildet, die sich nur schwierig in Wasser lösen, bedarf zur Erzeugung von Hypnose weit grösserer Dosen von Chloral, so dass selbst 6,0 beim Erwachsenen (Emmert) keinen Schlaf erzeugen, während erst 2,5 bei Kindern (Liebreich, Bouchut) hypnotisch wirken. Bei Thieren ist die Narkose nur $1/3$ so lang wie beim Chloral und geht mit starker Respirationsverlangsamung bei relativ geringer Abnahme der Pulsfrequenz einher (Liebreich, Eulenburg u. Windelschmidt). Eigenthümlich ist dem Mittel, dass es vorwaltend Anästhesie der Hirnnerven bedingt, während es die Sensibilität am Rumpfe weit weniger herabsetzt, weshalb es besonders als Palliativum bei Neuralgie des Trigeminus (Liebreich, Yeo, Emmert, Berger) oder zur Herabsetzung der Empfindlichkeit des Auges oder des Gesichtes vor Operationen anwendbar erscheint. Yeo sah vorzügliche Erfolge bei Krampf- und Reizhusten,

Nicholson bei Keuchhusten. Berger wandte das Mittel bei Tabetikern gegen neuralgische Schmerzen mit Erfolg an Die von ihm angegebene Dosis (als schmerzstillendes Mittel 0,1—0,3, als Hypnoticum 0,3—1,0) reichen nicht aus. Liebreich empfiehlt als beste Darreichungsform eine Lösung von 5,0—10,0 in 20,0 Glycerin und 30,0 Wasser zu 1—3 Esslöffel, am besten nach der Mahlzeit genommen. Ob es indicirt ist, in Fällen, wo hohe Dosen Chloralhydrat nothwendig sind, Butylchloral mit diesem zu combiniren oder bei Herzkranken das Chloralhydrat durch Butylchloral zu ersetzen, scheint zweifelhaft, da es auf den Blutdruck in derselben Weise wie Chloralhydrat einwirkt (von Mering) und leicht zu Arhythmie führt. Im Thierkörper verbindet sich Butylchloral mit Glycuronsäure und geht als Urobutylchloralsäure in den Harn über (von Mering).

Ein anscheinend sehr empfehlenswerthes Chloralsurrogat ist das meist als Acetal bezeichnete, in 18 Theilen Wasser lösliche, mit Weingeist in jedem Verhältnisse mischbare, aromatisch und etwas kühlend schmeckende Diäthylacetal (Aethylidendiäthyläther), ebenfalls ein Nebenproduct bei der Chloralbereitung, welches nach Analogie des Chlorals auf das Grosshirn, dagegen nicht auf das Herz wirkt und in Dosen bis zu 10,0 bei kräftigen Erwachsenen rein hypnotisch wirkt. Das Mittel, welches in Emulsion mit Mandelsyrup oder im Klystier verabreicht werden kann, empfiehlt sich zum Ersatz des Chloralhydrats bei bestehenden ulcerativen Processen im Magen oder Herzkrankheiten (von Mering). Eine dem Acetal analoge Wirkung besitzt auch Dimethylacetal, das allerdings doppelt so schwach ist, jedoch wegen seines niederen Siedepunkts sich zu Inhalationen eignet und mit $1/2$ Volum Chloroform gemischt eine ausgezeichnete Narcose liefert, in welcher der Blutdruck nicht herabgesetzt wird (von Mering). Auch die als Paraldehyd bezeichnete polymere Modification des Aldehyds wirkt hypnotisch, ohne die Herzthätigkeit direct zu beeinflussen (Cervello).

Dem Chloralhydrat in seiner Wirkung nahezustehen scheint auch das Bromalhydrat, das entsprechende Bromsubstitutionsproduct, doch ist danach der Schlaf nicht so tief und die Excitation grösser (Steinauer, Dougall). Bei Thieren ist Bromalhydrat bedeutend giftiger als Chloralhydrat (letale Dosis beim Kaninchen nur 0,3). Die Einwirkung auf das Herz ist intensiver; bei Vergiftung treten häufig tonische Krämpfe und fast constant Speichelfluss ein (M'Kendrick). Therapeutische Anwendung hat es trotz anscheinend günstiger sedativer Effecte bei Epileptikern (Steinauer) nicht eben gefunden.

d. Encephalica mydriatica, Pupillenerweiternde Hirnmittel.

Unter dieser Bezeichnung fassen wir die officinellen Theile verschiedener zu den Solaneen gehöriger Pflanzen und daraus dargestellte Stoffe zusammen, welche durch ihren Einfluss auf die Pupille sich von allen Neurotica unterscheiden. Ihre Zusammengehörigkeit ergiebt sich übrigens auch aus einer grösseren Anzahl gemeinsamer Einwirkungen auf einzelne Theile des Nervensystems. Von Seiten des Gehirns machen sich bei toxischen Dosen derartige Störungen geltend, dass man die hier zu betrachtenden Stoffe als Narcotica delirifacientia s. spileptifacientia in früherer Zeit zusammenzufassen gewohnt war.

Atropinum sulfuricum, Atropium sulfuricum; **Atropinsulfat**, schwefelsaures Atropin. **Folia Belladonnae**, Herba Belladonnae; **Belladonnablätter**, Tollkirschenblätter.

Das Atropinsulfat ist das in der Heilkunde gebräuchlichste Salz eines als Mydriaticum bekannten Alkaloids, welches die eigenthümliche narkotische Wirkung der im mittleren und südlicheren Europa, so wie auch in Kleinasien einheimischen Solanee **Atropa Belladonna L.** bedingt, welche wegen ihrer, den Kirschen im Aeusseren ähnlichen, leicht cerebrale Störungen veranlassenden Beeren bei uns als **Tollkirsche** und in Folge ihrer früheren Benutzung als Cosmeticum in Italien (Mathiolus) als **Belladonna** bezeichnet wurde und von der die Blätter noch gegenwärtig als Arzneimittel in verschiedener Weise Anwendung finden.

Die Folia Belladonnae sind höchstens 2 Dm. lang und 1 Dm. breit, spitz, elliptisch, keilförmig in den Blattstiel auslaufend, der mehr als um die Halfte kürzer als die Blätter ist, dünn, kahl oder unten mit sehr sparsamen Flaumhaaren versehen, oben bräunlich-grün, unten grau, beiderseits weiss punktirt, von widerlich bitterlichem Geschmacke und ohne Geruch. Der Atropingehalt der Belladonnablätter ist während der Blüthezeit bis zur Zeit der Fructification am bedeutendsten (Schroff, Lefort, Gerrard); in Wurzel und Blättern im Juni um $1/_3$ grösser als im Mai, auch scheint dieselbe in cultivirten Pflanzen geringer als in wilden zu sein. Gerrard fand im September in Blättern von Culturpflanzen 0,4 %, Atropin, dagegen in wilden 0,58 %. Diese Zahlen sind etwas höher als die von Lefort (1872) gefundenen (0,4—0,48), dagegen niedriger als die von Dragendorff ermittelten (1873). Der Asparagingehalt der Belladonnablätter ist für deren Wirkung irrelevant.

Neben der Folia Belladonnae war früher auch noch die **Belladonnawurzel, Radix Belladonnae**, officinell, deren Atropingehalt unter verschiedenen Verhältnissen ausserordentlich zu variiren scheint. Nach Schroff ist die während der Blüthezeit gesammelte Radix Belladonnae doppelt so giftig wie im Herbst oder Frühjahr. Nach Lefort sind junge Wurzeln wegen ihres relativ grösseren Gehaltes an Rinde reicher an Atropin (0,6 %) als alte (0,25 —0,31%). Gerrard constatirte in der Wurzel wilder Pflanzen 0,45, in der von cultivirten Pflanzen nur 0,35%. Zur Darstellung des Atropins dient in Fabriken ausschliesslich die Belladonnawurzel.

Das **Atropin**, welches 1831 von Mein in der Tollkirsche entdeckt wurde, bildet farblose und geruchlose, seideglänzende Büschel von Säulen und Nadeln von unangenehm bitterem, lange anhaltendem Geschmacke. Es reagirt alkalisch, schmilzt bei 90° und sublimirt bei vorsichtigem Erhitzen. Es löst sich in etwa 300 Th. kaltem und 58 Th. kochendem Wasser, äusserst leicht in Weingeist und Amylalkohol, auch in Chloroform (3 Th.). Mit Säuren bildet es in Wasser und Weingeist lösliche Salze, welche theilweise krystallisiren. Bei längerem Contact mit Luft wird das Atropin unkrystallisirbar, gelb und widrig riechend. Durch Zersetzung mit Kaliumchromat und Schwefelsäure liefert Atropin Benzoësäure und Propylamin (Ludwig und Pfeiffer). Bei längerer Einwirkung von rauchender Salzsäure, Barytwasser oder Natronlauge wird das Atropin schon bei gewöhnlicher Temperatur in einen basischen Körper, das Tropin, $C^8H^{15}NO$, und in Tropasäure, $C^9H^{10}O^3$, gespalten; beim Erhitzen auf 100—110° entstehen dabei noch zwei andere Säuren von der Formel $C^9H^8O^2$, die Atropasäure und Isatropasäure. Keines dieser Spaltungsproducte besitzt die Wirkung des Atropins auf die Pupille, wohl aber das Tropin die auf Herz und Peristaltik (Fraser). Aus dem Tropin hat Ladenburg das Atropin künstlich dargestellt.

Das einzige officinelle Atropinsalz, das **Atropinsulfat**, welches das in England auch jetzt noch häufig benutzte Alkaloid bei uns fast völlig verdrängt hat, bildet ein weisses, krystallinisches Pulver, welches mit gleichen Theilen Wasser und mit 3 Th. Weingeist neutrale Lösungen giebt. Von Aether und Chloroform wird Atropinsulfat nicht aufgenommen. Die Lösungen schmecken selbst bei 1000facher Verdünnung bitter und kratzend. Früher wurde auch eine Zeit lang **baldriansaures Atropin, Atropinum valerianicum,** namentlich als Antiepilepticum benutzt, welches qualitativ und quantitativ mit Atropinsulfat in seiner Wirkung übereinstimmt.

Neben dem Atropin kommt in der Belladonnawurzel nach Ladenburg noch Hyoscyamin (leichtes Atropin) und ein isomeres, amorphes Alkaloid, das Belladonnin von Hübschmann, vor, welche die mydriatische Wirkung verstärken. In den Blättern findet sich auch Asparagin.

Die Wirkung der Belladonnapräparate fällt mit der des Atropins zusammen, weil keine modificirend wirkenden Stoffe in ersteren sich finden, doch wird durch manche indifferente Bestandtheile derselben die örtlich irritirende Wirkung des Alkaloids und seiner Salze gemildert.

Oertliche Irritation als Folge von Atropin manifestirt sich durch Brennen bei epidermatischer und endermatischer Application (Bouchardat und Stuart), welche Salben aus Belladonnaextract nicht bewirken. Auch tritt ein solcher Reiz öfters bei Application von Atropinsulfat auf die Conjunctiva auf, zumal wenn Atropinlösung bei schon bestehendem Bindehautkatarrh in Anwendung kommt, und bei manchen Personen, welche eine besondere Empfindlichkeit gegen das Mittel zu besitzen scheinen. Bei manchen wird dann Lösung von Belladonnaextract besser ertragen, auch mindert ein Zusatz von Gummi zur Atropinsolution die Reizbarkeit; bei Anderen rufen auch solche Collyrien Röthung und Schwellung der Bindehaut, erysipelatöse Lidanschwellung und Thränenfliessen hervor. Bisweilen bilden sich auch nach Gebrauch von Atropincollyrien Ekzem und Furunkeln in der Umgebung des Auges. Bei Einzelnen kommt es auch wohl in Folge örtlicher Einwirkung, indem das Atropin durch den Ductus nasolacrymalis und von dort durch die Choanen weiter gelangt, zu Trockenheit im Halse, ja sogar zu wirklich toxischer Wirkung, die namentlich bei Kindern, aber auch bei Erwachsenen, wiederholt beobachtet ist (Galezowski).

Weitere örtliche Wirkungen sind die Herabsetzung der Sensibilität, welche bei subcutaner Injection oft noch bedeutender ausfällt als bei Morphin, und die bei Application auf die Conjunctiva, und zwar bei einseitiger Application ausschliesslich an dem atropinisirten Auge, eintretende Pupillenerweiterung, welche schon nach sehr geringen Quantitäten entsteht. Diese Erscheinung macht den Uebergang zu den entfernten Wirkungen, indem sie auch nach interner und subcutaner Application eintritt, hier jedoch immer erst nach grossen und namentlich nach toxischen Dosen.

Dass die mydriatische Wirkung des Atropins bei Application auf die Augenbindehaut eine locale ist, erhellt daraus, dass sie auch am ausgeschnittenen Bulbus eintritt (Donders und De Ruyter). Sie erfolgt um so rascher, je dünner die Hornhaut ist, daher bei jüngeren Individuen schleuniger als bei alten, bei Kaninchen rascher als bei Hunden und Menschen, wo sie durchschnittlich in 15 Min. eintritt. Sie entsteht auch, wenn das Atropin auf einen Theil der Cornea oder vermittelst eines Haarröhrchens direct zur Iris gebracht wird (Chamisso). Nach Fleming dilatirt bei sorgfältiger Atropinapplication an der äusseren Seite des Bulbus sich auch zuerst die äussere Seite der Pupille. Bezüglich der Intensität der Wirkung existiren bei einzelnen Thierarten grosse Verschiedenheiten; am empfindlichsten ist das Katzenauge, sehr unempfindlich sind Fische. Bei Fröschen constatirte Rossbach im Gegensatze zu älteren Experimentatoren Verengung der Pupille durch Atropin, auch fand derselbe am Kaninchenauge bei Anwendung minimalster Mengen (0,06 Mgm.) Myosis, welche nach einiger Zeit wieder zur Normalweite oder zur Dilatation führte. Diese Erscheinung ist indess vielleicht weniger Folge des Atropins als Reflexerscheinung durch den Reiz der Instillation (Harnack). Beim Menschen beginnt die Wirkung einer Solution von 1 : 120 in 6—7 Min., erreicht den höchsten Grad in 10—15 Min. und persistirt 6—8 Tage; Lösungen von 1 : 500 wirken zuerst in 15—20 Min., und der höchste Stand wird in 20 Min. erreicht.

Solutionen von 1 : 28000 bedingen in $^3/_4$—1 Std. mässige Dilatation und Trägheit der Iris (A. v. Graefe). Nach De Ruyter kann schon $^1/_{2000}$ Mgm. Atropin 20stündige Pupillenerweiterung bedingen. Die Mydriasis verbindet sich mit Accomodationsparalyse, die schon vor der Erweiterung eintritt und früher als dieselbe verschwindet; das Auge wird für den Fernpunkt und über denselben hinaus eingestellt, so dass das Sehen durch Convexgläser verbessert wird. Neben der Hyperprespyopie kommt in einzelnen Fällen auch Mikropie vor.

In Bezug auf die physiologische Erklärung der Atropinmydriasis ist die Ansicht von Bezold und Bloebaum, wonach es sich um Paralyse des Oculomotorius und des Sphincter pupillae handle, als die wahrscheinlichste anzusehen, woneben Andere noch gleichzeitige Reizung des Sympathicus (A. von Graefe, Rossbach) und des Dilatator annehmen. Bezold betrachtet die Lähmung des Sympathicus als primär, Rossbach als secundär nach voraufgehender primärer Reizung. Luchsinger und Szpilmann betrachten die Action als auf den glatten Muskel gerichtet, da das Atropin auf Regenbogenhäute mit quergestreiften Muskeln nicht wirkt und bei Vögeln und Schildkröten nicht mydriatisch wirkt.

Man schreibt der Belladonna und dem Atropin auch eine örtlich antiphlogistische Wirkung zu.

Nach Zeller bewirkt Atropinsulfat, in möglichst indifferenter Kochsalzlösung gelöst, Erweiterung der Arterien mit gleichzeitiger Beschleunigung des Kreislaufes in den nicht erweiterten Venen und Capillaren, wodurch der Austritt weisser Blutkörperchen in die Gewebe stark beschränkt wird; auch büssen die emigrirten Leucocyten im Contact mit Atropin ihre amöboide Bewegung ein und werden rund und trübe. Einfache wässrige Atropinsolution wirkt auf die weissen Blutkörperchen wie destillirtes Wasser. Contraction der Gefässe, wie solche von Fleming, Jones u. A. dem Atropin als Wirkung zugeschrieben werden, hat Zeller weder primär oder als Nachwirkung bei $2^1/_2$ % Atropinsulfatsolutionen wahrgenommen. Schon Hayden erklärte das etwaige Auftreten von Gefässcontraction in der Froschschwimmhaut als ein Reflexphänomen. Wie die Mydriasis kommt auch die Erweiterung der Gefässe als entfernte Atropinwirkung vor. Nach Meuriot geht der Parese der Vasomotoren eine durch Gefässcontraction sich kundgebende Erregung der Vasomotoren voraus. Bezold und Bloebaum stellen letztere in Abrede.

Als örtliche Wirkung scheint endlich die freilich auch als entfernte Erscheinung sich documentirende Lähmung der Peristaltik bei internem Gebrauche kleiner Atropindosen betrachtet werden zu müssen.

Die entfernten Wirkungen können von allen Applicationsstellen, auch von der unverletzten Epidermis aus erfolgen. Das Atropin wird im Organismus nicht destruirt, sondern kann im Blut und in verschiedenen Organen (Leber, Muskeln, Hirn) und im Urin nachgewiesen werden.

Wiederholt sind toxische Wirkungen bei endermatischer und subcutaner Application vorgekommen. Dasselbe ist durch Application von Belladonnalinimenten (namentlich ammoniakhaltigen), auch bei solchen von Belladonnasalben und Pflastern auf zarte Hautstellen (Mamma) beobachtet. Taucht man die Füsse von Mäusen u. s. w. in Atropinlösungen, so entsteht Mydriasis, und zwar rascher bei Solution in Chloroform als in Alkohol oder Wasser. Vom Mastdarm aus erfolgt die Resorption etwas später und schwächer als vom Magen und der entblössten Cutis; auch von der Schleimhaut der Genitalien aus kann Intoxication herbeigeführt werden. Schon 1819 zeigte Runge die mydriatische Wirkung des eingedickten Harns von Thieren, welche mit atropinhaltigen Substanzen vergiftet waren. Die Elimination durch den Harn erfolgt ziemlich rasch, nach Dragendorff und Koppe selbst bei 9tägiger Fütterung mit Belladonna bei Kaninchen schon in 36 Stunden.

Die entfernte Action des Atropins äussert sich in sehr verschiedener Weise. Die auffallendsten Erscheinungen, welche jedoch nur bei grösseren toxischen Dosen hervortreten, sind cerebrale Störungen, welche den Charakter der Exaltation oder eine Abwechslung von Depression und Aufregung tragen und mit Hallucinationen sich verbinden. Schon nach kleineren Mengen zeigt sich eine Action auf die Circulation, durch Steigen der Pulsfrequenz charakterisirt, Erweiterung der Pupille und sehr auffallende Trockenheit der Haut im Munde und Halse. Bei stark toxischen Dosen kommt es auch zu Beschwerden beim Schlucken und Sprechen, zu Heiserkeit und selbst zu Aphonie, auch zum Verluste der Articulation. Nicht selten kommt nach toxischen Dosen neben den übrigen Vergiftungserscheinungen, mitunter auch nach medicinalen Gaben, scarlatinöse Röthe der Haut vor.

Die Symptome der Atropinwirkung kommen selten nach einer einzigen kleinen Gabe von Atropin (0,001—0,0015) oder Rad. Belladonnae (0,02—0,05) zur Beobachtung, wohl aber häufiger, wenn solche einige Male wiederholt werden. Das erste Phänomen ist dann in der Regel Trockenheit im Halse, womit sich auch vermehrtes Bedürfniss zum Trinken einstellt; fast gleichzeitig zeigt sich die Mydriasis, mit welcher sich Accomodationslähmung in höherem oder geringerem Grade combinirt. Letztere erfolgt fast constant nach 0,002 Atropin. Mitunter kommt hier auch die Röthung der Haut mit subjectivem Gefühl von Brennen oder Trockenheit vor, welche häufig am Halse ihren Sitz hat, aber auch über den ganzen Rumpf sich verbreiten kann. Wird die Zufuhr nicht fortgesetzt, so verschwinden die subjectiven und objectiven Erscheinungen in einigen Stunden, am spätesten die Pupillenerweiterung. Auch auf der Augenbindehaut und der Membrana Schneideri macht sich ein Gefühl von Trockenheit nicht selten bemerkbar. Diurese und Defäcation werden durch medicinale Gaben kaum verändert; wohl aber kommt manchmal Nausea und Erbrechen vor. Gray bezeichnet die Harnsecretion als vermehrt; nach Harley sollen während Belladonnagebrauch Harnstoff, Phosphate und Sulfate vermehrt, dagegen die Chloride vermindert sein. Wird die Zufuhr der Belladonna nach Auftreten der ersten physiologischen Wirkung nicht unterbrochen, oder werden grössere Dosen auf einmal gegeben, so kommt es zu cerebralen Störungen, die sich meist durch Schwindel, Aufgeregtsein, Unruhe, Umherlaufen kundgeben, manchmal auch zu wirklichen Delirien, die bisweilen mehr still, häufig heiter und mit närrischer Lachlust, nicht selten auch furibund und mit maniakalischen Ausbrüchen verbunden sind. Veitstanzähnliche Bewegungen, wie zum Fliegen, Tanzen, Schwimmen, seltener erotische Bewegungen machen sich dabei geltend und stehen theilweise mit Hallucinationen des Gesichts (nicht selten haschen derartige Patienten nach Käfern, Schmetterlingen u. a. nicht vorhandenen Gegenständen) in Zusammenhang. Gehörshallucinationen sind seltener. Die Gefühlsperception ist verringert, bisweilen besteht Analgesie. Manchmal kommt in diesen leichteren Intoxicationsfällen Ischurie oder Harndrang vor. Sehr frühzeitig zeigt sich auch schon die auffallende Pulsbeschleunigung, die auch selbst nach medicinalen Dosen 12—30 - 40 Schläge in der Minute beträgt; bei ausgebildeten Intoxicationen kommen Pulse von 130—140 gar nicht selten vor. Lichtenfels und Fröhlich sahen in Selbstversuchen der Steigerung eine Verringerung der Pulszahl vorausgehen, welche auch v. Schroff und Wertheim in einer ausserordentlich grossen Anzahl Beobachtungen constatirten, die aber von den meisten Beobachtern sonst nicht angegeben wird. Meuriot sah schon nach 0,001 Atropin Pulsbeschleunigung; nach grösseren Dosen hielt dieselbe mehrere Tage an und machte dann einer Pulsverlangsamung Platz. Bei grösseren Gaben fällt die Temperatur rasch (Schroff), um später zu steigen (Oglesby), bei kleineren steigt sie (Meuriot, Oglesby). Minder gesteigert erscheint die Athemfrequenz (Erlenmeyer). Die in alten Zeiten den atropinhaltigen Pflanzen, insbesondere dem Stechapfel, zugeschriebene Erregung des Geschlechtstriebes kommt als Erscheinung der Wirkung grösserer Dosen Atropin nur höchst vereinzelt vor. Die Symptome schwinden meist in 12—24 Stunden; ausser Mydriasis persistirt nicht selten die Trockenheit im Schlunde weitere 24—48 Stunden, auch hinterlässt die Intoxication mehrtägige Abgeschlagenheit in Folge ungemässigter Kraftanstrengungen in der Periode der Delirien.

In sehr schweren Fällen von Intoxication kommt es zu völliger Aphonie und Aphagie; der Versuch, Flüssigkeiten zu verschlucken, führt manchmal zu Convulsionen, welche dem Krankheitsbilde Aehnlichkeit mit dem der Hydrophobie geben. Ausserdem schwindet hier das Bewusstsein und kommt es zu completer Anästhesie; die Extremitäten sind paretisch, in den schwersten Fällen die Sphinkteren der Blase und des Mastdarms gelähmt. Sehr auffallend ist manchmal ein Wechsel von Sopor und Delirien (Coma vigil), der sich im Laufe der Intoxication mehrmals wiederholt. Die Respiration wird bei schwererer Intoxication schneller und stertorös, der Herzschlag irregulär. Gleichzeitig damit oder auch schon früher kommt es zu fibrillären Zuckungen einzelner Muskeln, weiterhin zu klonischen Krämpfen, namentlich der Gesichtsmuskeln, zu Zähneknirschen und wirklichem Trismus. Der Tod erfolgt in 3—36 Stunden asphyktisch; im Falle der Genesung halten Sehstörung und Mattigkeit meist noch mehrere Tage an. Das Bewusstsein kehrt allmälig zurück; bisweilen soll, namentlich bei Kindern, Idiotie die Folge von Belladonnavergiftung sein (van Hasselt). In der Leiche an Atropinismus acutus Verstorbener finden sich im Wesentlichen nur die Zeichen des Erstickungstodes; sehr häufig ist hochgradige Blutüberfüllung der Meningen und der Hirnsubstanz.

Die Therapie der acuten Atropinvergiftung ist — von der mechanischen und antidotarischen Behandlung abgesehen, wo sich Tannin praktisch bewährt hat (J. Morel), während Saiz Rioyo und Reil dem Iodiodkalium das Wort reden — eine symptomatische. Lussana empfiehlt Wein als organisches Antidot, welches selbst die Emetica überflüssig machen soll; auffallend ist die Toleranz der Vergifteten gegen spirituöse Getränke, so dass z. B. ein $1/_2$jähriges Kind 400,0 starken Wein vertrug (Castaldi). In der Neuzeit hat man besonders Opiaceen und Morphin angewendet (vgl. unten).

Bei Thieren sind die Wirkungen des Atropins im Ganzen in ihren Erscheinungen den beim Menschen zu beobachtenden ähnlich. Die Athmung nimmt bei Säugethieren anfangs an Zahl ab und wird später beschleunigt und keuchend. Der Puls nimmt — in der Regel wenigstens ohne vorgängige Verlangsamung — an Frequenz zu, und zwar bedeutender beim Hunde als beim Kaninchen. Im Allgemeinen sind bei Säugethieren die Zeichen der Agitation nicht gross; vielmehr überwiegen Lähmung und Schwäche. Die Coordination der Bewegungen schwindet und bisweilen kommt es zu einer Art Reitbahngang. Vor dem Tode finden sich nicht selten Convulsionen, selbst mit tetanischem Charakter. Auch bei Fröschen tritt die Lähmung in den Vordergrund; bei sehr stark toxischen Gaben kommt es nach Aufhören der Lähmung, oft sehr spät, zu Convulsionen (Fraser, Ringer). Der Herzschlag wird auch beim Frosche durch kleine Dosen beschleunigt, durch grosse resultirt Verlangsamung und sogar Herzstillstand.

Besonderes Interesse gewähren verschiedene Immunitäten bei einzelnen Thieren. Kaninchen, Meerschweinchen, Beutelthiere und Ratten toleriren intern und subcutan Atropindosen, welche beim Menschen geradezu letal wirken würden. Manche Kaninchen ertragen sogar 1,0 Atropinsulfat subcutan, ohne Vergiftungserscheinungen. Auch Tauben sind sehr resistent und bekommen selbst nach grösseren Dosen keine Mydriasis (H. C. Wood), welche auch bei Application auf das Auge sehr spät und unvollkommen eintritt. Die Ansicht Heckels, dass die Immunität der Nagethiere für Belladonna und andere mydriatische Solaneen (Bilsenkraut, Stechapfel) von Zersetzung des Atropins im Blute herrühre, ist kaum zulässig, da den negativen Resultaten in Bezug auf das Auftreten der Belladonna im Harn mit Tollkirschenblätter gefütterter Kaninchen positive Resultate Dragendorffs entgegen stehen.

Bei längerer Zufuhr von Atropin findet auch bei Carnivoren (Hunde) Gewöhnung an grosse Gaben statt, so dass selbst in der Norm letale Gaben bis zu einer gewissen Grenze ertragen werden; die Reaction auf die Pupille geht dabei nicht verloren, dagegen kommt es zu einer gewissen Herzschwäche, wobei die normale Zahl der Herzpulsationen nicht erreicht wird (von Anrep). Auch bei Menschen kann übertriebenes Einträufeln von Atropin aufs Auge zu einem Zustande erethischer Schwäche und zum Darniederliegen der Assimilation führen, welche nur durch das Unterlassen des Atropinisirens beseitigt werden (A. von Graefe).

Die physiologische Wirkung des Atropins ist in neuerer Zeit der Gegenstand einer grösseren Anzahl vorzüglicher Arbeiten geworden, welche uns über einzelne Punkte sehr genau aufgeklärt, dagegen über manche, z. B. die Hauptwirkung auf das Gehirn, keineswegs zu sicheren Resultaten geführt haben.

Die vorzüglichsten Studien sind von v. Bezold und Bloebaum angestellt, welche zu der Ansicht gelangten, dass das Atropin eine ausschliesslich lähmende, nicht aber eine reizende Action besitze. Diese direct lähmende Wirkung auf die verschiedensten Theile des Nervensystems erscheint indessen nicht überall vollkommen erwiesen; doch ist die Excitation meist rasch vorübergehend, und bei Anwendung etwas grösserer Dosen macht sich oft sofort directe paralysirende Wirkung geltend. v. Bezold will selbst die Gehirnphänomene durch lähmende Einwirkung auf hemmende Centren erklären und leitet die Delirien von Aufhebung des Willens und Bewusstseineinflusses ab. Meuriot hat andererseits versucht, die psychischen Erscheinungen, sowie auch verschiedene andere Phänomene der Atropinvergiftung auf Störungen des capillären Kreislaufes zurückzuführen und Schlaflosigkeit und Insomnie auf Beschleunigung desselben, das Coma auf tiefere Störungen zu beziehen. Eine Nöthigung dazu liegt nicht vor, da ein Einfluss des Atropins auf Nervenpartien nicht in Abrede zu stellen ist, indessen bringt Atropin nicht Dunkelung der Ganglienzellen wie Morphin hervor (Binz).

Völlig festgestellt ist eine herabsetzende und bei grossen Dosen lähmende Wirkung auf die peripherischen Enden der motorischen Nerven in den Muskeln und der sensibeln Nerven in der Haut, während die Muskeln selbst nicht afficirt werden (Botkin, Lemattre, Bezold und Bloebaum, Meuriot).

Bei Säugethieren lähmen selbst grosse Dosen die peripherischen Nervenendigungen nicht vollständig. Häufig schwindet die Sensibilität vor der Motilität (Botkin), doch findet auch das Umgekehrte statt (Meuriot, Lemattre). Vermuthlich stehen mit diesen Wirkungen der Taumel und der wankende Gang, sowie die Anästhesie beim Atropinismus acutus in Zusammenhang.

Ein solcher herabsetzender Einfluss findet auch auf die peripherischen Endigungen der Herzvagi oder den mit ihnen zusammenhängenden gangliösen Apparat, sowie auf die motorischen Ganglien des Herzmuskels, dessen Erregbarkeit durch Atropin ebenfalls herabgesetzt wird (Bezold und Bloebaum, Meuriot, Keuchel), statt, während es auf den Nervus depressor nicht einwirkt (Keuchel).

Mit Ausnahme von Rossbach, welcher auch in Hinsicht auf die Vagusendigungen im Herzen die Lähmung als eine secundäre bezeichnet, fanden die Experimentatoren eine directe Herabsetzung derselben durch Atropin. Es erklärt sich daraus vor Allem die Pulsbeschleunigung, die, mag sie secundär oder primär sein, stets als für die Atropinvergiftung charakteristisch aufgefasst werden muss. Auch beim Menschen ist die Lähmung der Hemmungsfasern des Vagus eclatant darzuthun, insofern nach 0,001 Atropinsulfat subcutan Compression der Carotiden kein Aussetzen des Pulses, sondern nur leichte Verlangsamung bedingt (Albertoni und Bernabei). Bei Thieren wird der Beweis insgemein darin gesucht, dass Atropin den durch Muscarin bedingten, auf Reizung der Herzvagusendigungen beruhenden diastolischen Herzstillstand aufhebt. Dass auch noch andere Theile des Herzens vom Atropin betroffen werden, beweist der Umstand, dass auch verschiedene andere Herzstillstände, z. B. durch Chloroform, Kaliumsalze, Oxalate und gallensaure Salze, Apomorphin, Kupfer oder Zink, Antimon oder Chinin (Luchsinger und O. Socoloff) vom Atropin aufgehoben werden. — Die Wirkungen auf die Herznerven und auf die Vasomotoren (vgl. S. 1082) bedingen natürlich das Verhalten des Blutdrucks, welcher bei Injection kleiner Dosen (0,0025) in die Venen etwas zu steigen scheint, während bei mittleren Dosen (0,01) ein Sinken desselben eintritt (Bezold und Bloebaum, Meuriot). Von Keuchel u. A. wird das erwähnte Steigen des Blutdrucks in Abrede gestellt. Meuriot leitet von der Störung der capillären Circulation ausser den Hirnerscheinungen auch die bei Atropinismus vorkommende Trockenheit und Röthe der Schleimhaut und der Haut, die Angina und Dysphagie, Aphonie und Dysurie ab, welche zum Theil gewiss in anderer Weise erklärt werden müssen.

Bezüglich der Wirkung des Atropins auf die Respiration geben Bezold und Bloebaum an, dass Atropin die peripherischen Vagusendigungen in der Lunge vorübergehend paralysirt, daneben aber die Erregbarkeit des inspiratorischen Centrums ausserordentlich steigert, indem bei Einspritzung von Atropin in die Venen zuerst eine geringere Athemverlangsamung, dann eine sehr starke Erhöhung der Athemfrequenz eintritt, während bei Einspritzung in die Carotis nur letztere sich geltend macht. Meuriot fand bei grösseren Dosen nur Verlangsamung der Respiration.

Eine therapeutisch wichtige Wirkung des Atropins ist die herabsetzende, resp. lähmende Wirkung auf die Secretion des Speichels, des Schweisses und des Bronchialschleims.

Die Wirkung ist hier jedenfalls vorwaltend eine peripherische und auf die Drüsennerven gerichtete. Nach Keuchel paralysirt Atropin die von der Chorda tympani zum Ganglion submaxillare verlaufenen Hemmungsfasern und wirkt in ähnlicher Weise auf die der Parotis. Vielleicht ist auch die Drüsensubstanz (Rossbach) bei diesen Vorgängen betheiligt. Nach Bezold und Bloebaum wirkt Atropin in sehr geringen Mengen erregbarkeitsvermindernd, in grösseren lähmend auf die Ganglienapparate des Darmcanals, der Blase, des Uterus und der Ureteren und vielleicht auch auf die glatten Muskelfasern selbst. Nach Meuriot geht der Lähmung der letzteren stets eine höhere Energie der Contractionen voraus und erfolgt überhaupt nur bei starken Dosen Lähmung derselben. Nach Keuchel paralysirt Atropin den hemmenden Einfluss der N. splanchnici auf die Bewegungsfasern der Darmperistaltik, während es die übrigen Fasern derselben lähmt. Luchsinger und Szpilmann halten auch beim Darme die glatte Muskelfaser für den Angriffspunkt des Atropins, weil das Alkaloid zwar den glattmuskeligen Kropf und Oesophagus der Vögel lähmt, aber selbst in den stärksten Dosen den quergestreiften Oesophagus der Kaninchen nicht afficirt und bei Katzen das untere glattmuskelige Viertel, nicht aber den oberen quergestreiften Abschnitt paralysirt.

Sowohl die Belladonna als das Atropin haben Verwendungen bei einer grossen Anzahl von Krankheitszuständen gefunden, von denen indessen manche durchaus nicht auf rationeller Basis beruhen.

So ist z. B. die jetzt der Geschichte anheimgefallene prophylaktische Benutzung gegen Scharlach (Hahnemann, Hufeland) reine Glaubenssache. Bei Geisteskrankheiten ist das von Erlenmeyer bei periodischen Tobsuchtsanfällen benutzte Atropin nach Maresch ohne jeden Einfluss und jedenfalls auch weniger rationell als das hypnotisch wirkende Hyoscyamin. Die Nutzlosigkeit der Einreibungen von Belladonnaextract in die Orbitalgegend bei Delirium tremens braucht nicht erörtert zu werden. Auch für die Effecte bei Intermittens, wo jetzt noch einzelne Aerzte eine Combination des Chinins mit Belladonna als kräftiger wirkend als ersteres allein bezeichnen, fehlt jeder Grund; vielleicht dürfte dieselbe bei intermittirenden Neuralgien indicirt sein.

In wie weit sich die weitgehenden Erwartungen amerikanischer Aerzte (Weber, Burr) auf die Heilwirkung der Belladonna erfüllen, welche theilweise das Atropin als Erregungsmittel der Respiration und Circulation ins Auge fassen, theilweise auf dessen Wirkung auf die glatten Muskelfasern basirt werden, steht dahin. Weber betrachtet Belladonnaextract in Dosen von 0,015—0,005 als vorzüglichstes Mittel im Collaps acuter Krankheiten oder bei Cholera und rühmt es ausserdem in Verbindung mit Kaliumacetat bei Compensationsstörungen Herzkranker. Barnett versuchte Atropin bei Hitzschlag, Burr empfahl es namentlich in fieberhaften Affectionen (Typhus, Scharlach). Tacke glaubt Atropin an Stelle des Mutterkornes bei profuser Menstruation und Lungenblutungen indicirt.

Die hauptsächlichste Anwendung findet das Atropin in der Augenheilkunde in allen Fällen, wo Erweiterung der Pupille indicirt ist, sei es zum Zwecke ophthalmoscopischer Untersuchung, sei es zu curativen Zwecken, wo es besonders bei Iritis zur Verhütung der Entstehung von Adhäsionen oder zur Zerreissung frisch gebildeter Synechien im Gebrauch steht.

Die moderne Ophthalmologie benutzt jetzt fast ausschliesslich Atropinsulfat, und nur in Ausnahmefällen, wo dieselben nicht ertragen werden, aus Belladonna dargestellte Präparate. Zur Vorbereitung der Untersuchung des Augenhintergrundes mittelst des Augenspiegels kommt es besonders bei grosser Enge der Pupille oder bei Opacitäten der brechenden Medien in Anwendung. Auch bei Untersuchung mit schräger Beleuchtung, zumal zur genauen Feststellung von Linsentrübungen, endlich zur Diagnose von Refractionsanomalien, um dabei die Accomodation vollständig auszuschliessen, ist es im Gebrauch. Donders empfahl Atropin auch bei Cataracta centralis oder centraler Cornealtrübung, um das Sehen zu ermöglichen. Bei Iritis lindert es die intensiven Schmerzen der Patienten und schützt vor Verwachsungen der Regenbogenhaut mit der Linsenkapsel und der hintern Hornhautwand, wirkt vielleicht direct antiphlogistisch, steigert jedenfalls aber niemals die Entzündung. Von demselben Werthe wie bei Iritis und bei frischen Synechien, welche selbst bei 9tägigem Bestehen noch durch Atropin zerrissen werden können, ist Atropin bei perforirenden Hornhautwunden und Hornhautgeschwüren, wenn Einklemmung oder Vorfall der Iris entweder eingetreten ist oder einzutreten droht. Ferner dient Atropin vielfach nach operativen Eingriffen zur Verhütung von Iritis oder suppurativer Augenentzündung, so nach Iridectomie, Cataractoperation und insbesondere nach der Discission, um die Iris dem Einflusse der quellenden und nach der vordern Augenkammer dringenden Linsenmassen zu entziehen. Man hat auch zur Herabsetzung des intraoculären Drucks, z. B. bei Glaukom, Atropin versucht, doch sind nicht allein die Erfolge ungünstig, sondern auch erfahrungsmässig festgestellt, dass Atropin in einem dazu disponirten Auge einen acuten Anfall von Glaukom bedingen kann. Dagegen erweist es sich von grossem Nutzen bei vielen entzündlichen Zuständen des Auges, insbesondere bei Keratitis und überhaupt da, wo Ophthalmien mit heftigen Schmerzen und Photophobie complicirt sind. Die günstigen Effecte sind hier offenbar auf die durch Atropin bedingte Herabsetzung der Sensibilität zu beziehen, welche auch den Reflexkrampf beseitigt. Die accomodationslähmende Wirkung wird therapeutisch zur Behandlung der mit Accomodationskrampf verbundenen progressiven Myopie der Kinder verwerthet. Endlich verdient die Angabe von Mosler Erwähnung, wonach adstringirende Augenwässer, besonders stärkere Cauterisationsmittel, besser ertragen werden und rascher Erfolg haben, wenn die übermässig gesteigerte Reizbarkeit vorher durch Atropin abgestumpft wurde. Dass in allen besprochenen Fällen das Atropin direct auf die Conjunctiva applicirt wird, bedarf wohl keiner Erwähnung.

Die herabsetzende Wirkung des Atropins auf die Endigungen der sensibeln Nerven machen dasselbe, von Augenentzündungen abgesehen, zu einem nicht zu unterschätzenden Mittel bei den verschiedensten schmerzhaften Affectionen, gegen welche auch die Belladonnapräparate theilweise noch heute in Gebrauch stehen.

So wird z. B. noch jetzt Extractum Belladonnae in Verbindung mit oder ohne Bismutum nitricum oder Bittermandelwasser bei Cardialgie häufig mit Erfolg gegeben und ist in kleinen Mengen innerlich genommen manchmal von vorzüglichem Nutzen bei rheumatischem Zahnschmerz. Auch bei Otitis externa und media stillt Einträufeln von Atropinlösung ins Ohr den Schmerz und scheint auch auf die Entzündung günstig zu influiren (Theobald). Fonssagrives sah günstigen Erfolg bei nervöser Kolik bei Kindern; auch bei Bleikolik ist es gerühmt (Malherbe), doch scheint hier Opium im Allgemeinen nützlicher zu sein. Mojon, Burr u. A. empfahlen es bei Gallen- und Nierensteinkoliken. Einen besonderen Werth besitzen die Subcutaninjectionen von Atropin bei Neuralgien, indem sie sich noch in manchen Fällen als palliativ und selbst als curativ bewähren, wo Morphininjectionen sich unwirksam erweisen. Dasselbe Verfahren ist auch bei Nervenentzündung (Oppolzer), bei Myalgia rheumatica (Béhier, Da Costa), bei syphilitischen Knochenschmerzen (Südeckum) und bei Verwundungen (Béhier) von ausgezeichnetem Nutzen und steht der früher üblichen Cataplasmirung mit Belladonnablättern oder der Einreibung mit Belladonnasalbe bei weitem voran. Von einzelnen Autoren ist eine Combination mit Morphin als besonders empfehlenswerth bezeichnet (A. von Graefe, Fraigniaud, Dumas).

Aus der Herabsetzung der Sensibilität erklärt sich, von dem günstigen Effecte bei Photophobie abgesehen, der Nutzen der Belladonna und des Atropins bei Krämpfen und Contracturen, welche reflectorisch durch Steigerung der Erregbarkeit sensibler Nerven zu Stande kommen.

Hierher gehört zunächst einfacher Hustenreiz, gegen welchen Extractum Belladonnae, besonders in chronischen Fällen, wo keine allzugrosse Schleimabsonderung besteht, sich vortheilhaft erweist, indem es gleichzeitig die Sensibilität beschränkt und mässige Absonderung zum Schwinden bringt. Bei Keuchhusten empfahlen Wetzler, Bretonneau, Burr u. A. die Belladonna, Ingmann das Atropin, doch haben die Belladonnapräparate häufig keinen Nutzen, höchstens gegen Ende der Krankheit (Nothnagel). Bei Angina tonsillaris, wo Popper und Holsbeck Belladonnatinctur und Ingmann Atropin empfehlen, wird die Schmerzhaftigkeit und der Reizzustand gelindert, doch die Entzündung wenig beeinflusst. Bei Asthma lässt Belladonna häufig im Stich, ja wir haben Fälle beobachtet, wo dadurch die Dyspnoe geradezu gesteigert wurde, was vielleicht durch die vom Atropin bedingte Reizung des inspiratorischen Centrums sich erklärt. Sehr günstigen Erfolg hat dagegen Atropin bei Blepharospasmus (Graefe) und Belladonnasalbe bei krampfhafter Strictur des Sphincter ani in Folge von Fissura ani, wo zugleich der Schmerz stark herabgesetzt wird. Hierher gehört endlich die Anwendung von Extractum Belladonnae gegen Erbrechen, wo das Mittel sowohl bei nervösem Erbrechen Hysterischer, als bei Vomitus gravidarum, als endlich beim Erbrechen in Folge chronischer Entzündungszustände, z. B. bei Säufern, passt. Hierher gehört auch die Benutzung bei Enuresis, wo das Mittel bisweilen günstig wirkt, wenn eine Hyperästhesie der Blase das Bettnässen verursacht (Trousseau, Tutschek). Auch bei Irritabilität der Blase und bei Blasenkrampf leistet Atropin Günstiges. Girard rühmt Atropin bei Oesophagismus.

Versuche bei sonstigen krampfhaften Affectionen haben nicht ungünstige Resultate bei Behandlung der Epilepsie mit Atropin und Atropinsalzen geliefert.

In der Epilepsie war eine Zeitlang das von Michéa und Schroeder van der Kolck, Maresch und Scholz warm empfohlene Atropinum valerianicum, welches übrigens recht wohl durch Atropinsulfat ersetzt werden kann, gewissermaassen Modemittel. Es ist nicht zu verkennen, dass unter dem Gebrauche des Atropins die Anfälle bei Epileptikern seltener werden und selbst Jahre hindurch ausbleiben können oder gar völlig verschwinden. Nächst dem Bromkalium scheint uns Atropin das beste Antiepilepticum zu sein, doch lassen sich specielle Indicationen nicht wohl feststellen. Die meisten Beobachter (Namias, Croserio, Lange) rühmen es in frischen Fällen, doch kann es auch bei inveterirter Epilepsie monatelanges Ausbleiben der Anfälle hervorbringen. Schroeder van der Kolck erklärt es für contraindicirt bei Fallsucht, welche mit sexueller Aufregung verbunden ist. Nach Erlenmeyer wirkt es in älteren Fällen von Epilepsie hauptsächlich günstig durch Abkürzung der Anfälle psychischer Störung. Der Nutzen des Atropins bei Epilepsie wird durch die lähmende Action auf den Sympathicus erklärt, wodurch die vielleicht durch Anämie der Medulla oblongata bedingten epileptischen Convulsionen verhindert werden. Andere Krampfkrankheiten, bei denen Belladonna und Atropin Empfehlung fanden, sind Eklampsie (Michéa), Hysterie (Azario) und dabei bestehende spastische Contracturen (Benedikt), Chorea (Bouchardat und Cooper), Tetanus traumaticus (Vial, Bresse), einseitige Contractur der Gesichtsmuskeln (Cullerier), ja selbst Hydrophobie (Oulmont), wo früher Pulvis rad. Belladonnae prophylaktisch zu 0,5—1,0 gegeben wurde (Münch).

Es schliesst sich hieran die Anwendung der Belladonna in der Geburtshülfe, wo sie namentlich bei krampfhaften Stricturen des Muttermundes während und nach der Geburt sowohl äusserlich als innerlich von Osiander, Dalmas u. A. bis in die neueste Zeit hinein viel Lobpreisung gefunden hat, ohne dass es den Ansprüchen der Geburtshelfer jedesmal gerecht würde. Die physiologischen Versuche Bezolds geben allerdings eine gewisse Stütze für die Verwendung bei Krampfwehen (Breslau); inwieweit aber eine Erweiterung des Muttermundes durch Atropin zu Stande gebracht werden kann, ist nicht ersichtlich. Somma will es freilich auch gradezu als wehentreibendes Mittel gebrauchen.

Von sonstigen Affectionen, gegen welche Atropin und atropinhaltige Drogen gebraucht wurden, heben wir zunächst die Obstipation hervor. Wie früher Schmidt u. A. eine Combination des Rhabarbers mit Extractum Belladonnae bei Atonie des Darmcanals als kräftiger wirkend bezeichneten als Rhabarber allein, so geben neuere Aerzte auch stärkere Drastica (Aloë, Podophyllum) mit Belladonna oder Atropin zur Beseitigung der Kolikschmerzen, und A. Martin und Fleming empfehlen geradezu das Atropin bei hartnäckiger Verstopfung. Fleming hält hier das Alkaloid für indicirt, weil es die Schleimabsonderung im Darme beschränke und der Contact der Fäcalmassen mit der entblössten Schleimhaut Contractionen der Gedärme auslöse. Kaum einzusehen ist, wie Belladonnaklystiere oder gar die Einreibung von Belladonnasalbe bei incarcerirten Hernien wirken soll. In zweiter Linie steht der Gebrauch bei Paralysen, welche vom Rückenmark ausgehen, wo Brown-Sequard Belladonna in denselben Fällen verabreicht wie Secale cornutum.

Endlich findet Atropin in neuerer Zeit eine ausgedehnte Anwendung als Antidot verschiedener Vergiftungen, namentlich derjenigen mit Opiaceen und Morphin, welche in der That neuere Erfahrungen am Krankenbette unter gewissen Verhältnissen völlig berechtigt erscheinen lassen.

Der in den letzten Jahren überaus häufig besprochene Antagonismus des Atropins und Morphins erstreckt sich nach den Untersuchungen an Thieren und Menschen nicht auf alle Systeme des Organismus. Er ist am ausgesprochensten in Hinsicht auf die Pupille und Accomodation (A. von Graefe) und betrifft vielleicht auch die Respiration und die cerebralen Erscheinungen (Erlenmeyer), fehlt dagegen in Bezug auf Puls, Trockenheit der Schleimhäute und der Sensibilität (Erlenmeyer, Mitchel, Kean und Morehouse). Derselbe ist nicht ein solcher, dass der gleichzeitige Gebrauch beider Substanzen alle Vergiftungserscheinungen aufhebt, vielmehr giebt es complexe Vergiftungen mit beiden, in denen bald die Symptome des Morphinismus, bald die des Atropinismus in den Vordergrund treten (Wickham Legg, Denis, Lente, Colter). Ebenso wenig ist der Antagonismus ein derartiger, dass der Tod in allen Fällen von Atropinvergiftung durch Morphin oder umgekehrt abgewendet werden kann. Bei Thieren scheint die letale Dosis des Atropins resp. Morphins durch die Combination mit dem Antagonisten nicht geändert zu werden; dagegen wirkt selbst bei completer Lähmung des Sensorium, bedeutender Verlangsamung und Verminderung der Energie des Herzschlages und starkem Sinken der Rectaltemperatur bei morphinisirten Hunden Subcutaninjection kleiner Mengen Atropin bessernd auf Herz- und Athemfunction bei gleichbleibender Körperwärme; der Effect ist vorzugsweise durch Steigerung des Blutdrucks bedingt (Binz und Heubach). In Bezug auf den menschlichen Organismus ist nicht zu leugnen, dass in manchen Fällen, wo dieser mit dem einen Alkaloide imprägnirt ist, sehr erhebliche Quantitäten des anderen tolerirt werden, und dass bei complexen Vergiftungen die Erscheinungen manchmal viel geringer sind, als wenn nur eins der Gifte genommen wäre. Es ist ferner ausgemacht, dass in Morphinvergiftungen bei antagonistischer Behandlung der Tod manchmal nach so grossen Dosen nicht eintritt, welche sonst aller Wahrscheinlichkeit nach einen letalen Ausgang bedingt haben würden (Johnston). In einigen Fällen scheint die Anwendung des Antagonisten sehr rasch Besserung zu bringen (Höring), was indess manchmal nur bei den ersten Dosen, nicht nach späteren sich bemerkbar macht (Evans). Die Belladonnabehandlung bei der Opiumvergiftung ist nicht in leichten Fällen indicirt; wo der Kranke bei Bewusstsein ist und gehen kann, wo die Pupillen nicht contrahirt und beweglich sind, reicht die gewöhnliche Behandlungsweise mit Brechmitteln aus. Nach den ausgedehnten Erfahrungen von Johnston in Shangai ist dagegen beim Bestehen von starkem Sopor und Pupillencontraction oder bei stark excessiver Myosis ohne tiefe Beeinträchtigung des Sensoriums die sofortige Application des Atropins angezeigt. In solchen Fällen muss aber das Alkaloid, um Wirkung zu haben, in grossen Dosen subcutan injicirt werden. Bei Anwendung von 0,015—0,03 Atropin im tiefsten Opiumcoma erweitert sich die Pupille meist in 10—20 Min. und entfalten sich in etwa 2 Std. die vollen Effecte des Mittels: ruhige, wenn auch langsame Respiration, Verlangsamung und Vollwerden des Pulses und ruhiger Schlaf, deren Nichteintritt die Wiederholung der Atropininjection erfordert. Nach Johnston stört künstliche Respiration in diesem Stadium den natürlichen Schlaf und ist daher zu vermeiden, während beim Eintreten von Erschöpfung äussere Hautreize, Wärme und Stimulantien anzuwenden sind. H. C. Wood empfahl wiederholt kleine Dosen und sucht die Wirkung des Atropins in der durch dieses hervorgebrachten Reizung der Medulla oblongata und die dadurch bedingte Verbesserung der Blutlüftung. Auch bei Vergiftung mit Chloralhydrat dürfte Atropin zu versuchen sein und neuerdings hat man dasselbe empfohlen, um Chloroformirte vor dem Eintritte von Syncope und Asphyxie zu bewahren (Schäfer).

Ein ähnlicher Antagonismus wird dem Atropin nach Versuchen an Thieren auch gegen verschiedene Gifte andrer Art zugeschrieben; besonders gegen Physostigmin (Fraser), Muscarin (Schmiedeberg und Koppe) und Blausäure (Preyer). Anwendung als Antidot bei den entsprechenden Vergiftungen an Menschen ist bisher nicht gemacht, wohl aber mit Erfolg bei Collaps durch Pilocarpin (Fronmüller). Bei Blausäurevergiftung, wo übrigens Lecorché, Meuriot und Böhm den Antagonismus, besonders in Bezug auf die Respiration bestreiten, dürfte davon selten praktischer Nutzen zu ziehen sein, weil der Tod in den meisten Fällen zu rasch erfolgt. Bei Fliegenpilzvergiftung sind die Symptome der der Excitation (Delirien, maniakalische Anfälle) nicht geeignet, das Atropin, welches genau dieselben Phänomene erzeugt, als praktisch verwendbares Gegengift erscheinen zu lassen; andere Giftpilze enthalten kein Muscarin.

Die Trockenheit, welche Belladonna auf Schleimhäuten und auf der äusseren Haut erzeugt, lässt dasselbe auch zur Beseitigung verschiedener krankhafter Secretionen geeignet erscheinen, weshalb das Atropin in neuester Zeit ein allgemein verbreitetes Mittel bei den profusen nächtlichen Schweissen der Phthisiker geworden ist.

Nachdem zuerst Sydney Ringer die Aufmerksamkeit auf die anidrotische Wirkung des Atropins gerichtet hatte, wurde dieselbe von den verschiedensten Klinikern (Vulpian, Oettinger, Fothergill, Fraentzel) in vollem Maasse bestätigt. Unzweifelhaft ist Atropin das sicherste Mittel bei colliquativen Nachtschweissen, wenn dasselbe in nicht zu kleinen Dosen (0,5—2 Mgm.) applicirt wird. Die Anwendung erscheint bei Phthisikern um so angemessener, als gleichzeitig Hustenreiz und Diarrhoe vermindert werden. Die Medication ist nach dem Aufhören der Schweisse, das oft schon nach der ersten Dosis erfolgt, nicht gleich zu unterbrechen, sondern unter Beschränkung der Gabe noch 8—10 Tage fortzusetzen. Allzulanger Gebrauch stumpft die Wirksamkeit ab (Vulpian und Royer). Auch die beschränkende Wirkung des Atropins auf die Speichelsecretion ist bei Behandlung des Speichelflusses therapeutisch verwerthet. Stephanides und Nowatschek empfehlen Atropin bei Spermatorrhoe und Polutiones nimiae. In England reibt man Belladonnasalbe nicht selten bei Stillenden auf die Mammae ein, um die Milchsecretion zu beschränken. Fraentzel rühmt Atropin auch gegen Urticaria, wo die Wirkung vielleicht mit der Einwirkung auf die peripheren Nerven im Zusammenhange steht. Die Erfolge bei profuser Menstruation (Tacke) wird man schwerlich mit den Secretionsveränderungen in Zusammenhang bringen können.

Die Belladonnablätter dienen vorzugsweise zur äusseren Anwendung, während man innerlich nur daraus dargestellte Präparate oder häufiger noch das Atropinsulfat verwendet.

Als höchste Einzelgabe der Folia Belladonnae bezeichnet die Phkp. 0,2, als maximale Tagesgabe 0,6. Innerlich benutzt wurde die nicht mehr officinelle Wurzel, welche wegen ihres grösseren Atropinreichthums in kleineren Gaben, 0,05—0,1, verwendet wurde, doch überschritt man diese Dosen bei der prophylaktischen Cur der Lyssa häufig. Aeusserlich finden die Blätter als Zusatz zu narkotischen Kataplasmen (mit 5—10 Th. Leinsamen oder mit Fruct. Papaveris) und ausserdem als Rauchmittel bei Asthma Verwendung, wo entweder mit Opiumtinctur getränkte und wieder getrocknete Belladonnablätter aus kleinen Pfeifen (anfangs eine, später mehr) geraucht (Cruveilhier) oder die sog. Cigarettes pectorales d'Espic (mit einer Auflösung von Opiumextract in Kirschlorbeerwasser getränktes Gemenge von 2 Th. Fol. Bellad. und āā 1 Th. Fol. Stramonii und Fol. Hyoscyami) verwendet werden. Gebräuchlich sind indessen Stechapfelblätter. Früher mussten Aufgüsse von 0,5—1,0 auf 100,0 Colatur (auch aus der Wurzel dargestellt) die Atropinlösungen in der Augenheilkunde ersetzen, während sie jetzt höchstens als Ersatzmittel derselben dienen, wo Collyrien aus Atropin oder Extr. Belladonnae nicht ertragen werden. Die Anwendung im Clysma (zu 0,2—1,0 auf das Klystier) oder zu Vaginalinjectionen und Dampfinhalationen kommt jetzt wohl kaum noch in Betracht.

Die Maximaldose des Atropinsulfats beträgt nach der Phkp. 0,001 für die Einzelgabe und 0,003 für die Tagesgabe. Dieselben Dosen gelten auch für die interne Anwendung des Atropins und des Atropinvalerianats.

Intern giebt man Atropinsulfat (z. B. bei Epilepsie oder andern chronischen Leiden) meist in der Weise, dass man mit $1/_3$ Mgm. beginnt und allmälig steigt, bis die ersten Intoxicationssymptome (Kratzen im Halse) sich zeigen. Bei der verschiedenen Receptivität der einzelnen Individuen ist das Beginnen mit kleinen Dosen wie 0,5 Mgm. unerlässlich. Am zweckmässigsten ist Pillen- und Pulverform; wässrige Lösungen schmecken bitter und verlieren bei längerer Aufbewahrung an Wirksamkeit. Zu Pillen wählt man indifferente Vehikel, z. B. Honig und Eibischwurzel, denen das Atropinsulfat stets in Lösung zugesetzt werden muss (cf. Verordnungen). Bei Kindern, welche am Keuchhusten leiden, empfiehlt Bouchardat Prisen, welche $1/_4$ Mgm. enthalten; doch ist eine solche Form gewiss nicht zweckmässig. Aus dem reinen Atropin lässt man in Frankreich nach Bouchardats Vorgange mit Zucker inkrustirte Pillen, von denen das Stück $^1/_2$ Mgm. enthält (Dragées d'atropine) anfertigen. **Bouchardat** benutzt auch einen Syrupus Atropini, welcher in 100,0 0,005 Atropin mit Hilfe von Salzsäure gelöst enthält und zu 10,0—30,0 verordnet wird.

Vielfach wird Atropinsulfat subcutan angewendet, am besten in Lösung von 1:100, wovon 10 Tropfen 0,002 Atropinsulfat enthalten (Béhier). Bei Neuralgien sind kleinere Dosen als 0,001 unnütz, grössere unnöthig. Verbindung mit der 4fachen Menge Morphiumsulfat wirkt nach Bourdon noch günstiger. Application in der Nähe der schmerzhaften Partie ist nach Da Costa nicht immer erforderlich. Die Dosen bei hektischen Schweissen sind 0,0008—0,0025. Die nach Johnston bei schweren Fällen von Morphinismus angewandten grossen Gaben wurden schon oben erwähnt. Epidermatisch verwenden Guibert u. A. 0,2—0,3 in Wasser aufgelöstes Atropinsulfat mit 5,0 bis 12,0 Fett; diese Salben sind überall da zu meiden, wo Excoriationen bestehen! Auch Lösungen in Alkohol (1:250) oder Wasser sind zu Einreibungen oder Fomenten (unter Wachstuch) empfohlen (Garrod). Endermatisch können 0,001 bis 0,003 und selbst mehr administrirt werden.

Am häufigsten dient Atropinsulfat zur Darstellung von Augentropfen zur Erzeugung von Pupillenerweiterung. Vor dem früher statt des Sulfats angewandten Alkaloide hat es den entschiedenen Vorzug, dass es zur Lösung keines Zusatzes von Säure bedarf, da nur völlig neutrale Atropinlösung ohne Irritation der Bindehaut in Anwendung gebracht werden darf. Man bevorzugte früher das in England dargestellte Atropinsulfat, weil dasselbe auf die Bindehaut nicht irritirend wirken sollte; indessen thut es dies genau so wie das deutsche, ist bedeutend theurer und kommt im Handel unter Umständen in einem Zustande vor, welcher geradezu Zersetzung andeutet, z. B. mit blauen oder violetten Punkten durchsetzt (Hager). Die bei Atropingebrauch resultirende Irritation rührt häufig davon her, dass alte Lösungen verwendet werden, in denen sich Algen und Pilzbildungen finden, deren Entwicklung auf Kosten des Atropins geschieht, weshalb derartige alte Solutionen auch stets schwächer mydriatisch sind (Gubler). Die Lösungen des Atropinsulfats zu mydriatischen Zwecken müssen je nach dem Effecte, welchen man mit der Pupillenerweiterung erzielen will, von verschiedener Stärke sein. Zu Augenspiegeluntersuchungen genügen sehr diluirte, zur Untersuchung von Refractionsanomalien sind stärkere und zur Beseitigung von Iritis und Synechien die stärksten Solutionen nothwendig. Als Lösungen von mittlerer Concentration sind solche von 1:250—500 zu betrachten; bei Iritis benutzt man eine Solution von 1:100, von welcher alle 5—10 Minuten und nach Beseitigung der Entzündung 8—14mal täglich 6—8 Wochen hindurch ein oder mehrere Tropfen mit einem Pinsel auf die Innenfläche des unteren Augenlides gebracht werden. Von Einzelnen wird das Einträufeln in den äusseren Augenwinkel vorgezogen, um Weiterbeförderung durch den Thränen-Nasengang zu verhüten, welche bei Manchen zu Trockenheit im Munde und Schlunde Veranlassung giebt. Zweckmässig macht man die Patienten vor Einträufelung darauf aufmerksam, dass sie die aus dem Auge herabfliessenden Tropfen, Thränen u. s. w. nicht verschlucken. Wird 1 Th. dieser Lösung mit 100 Th. Wasser verdünnt, so erzeugen wenige Tropfen, einige Secunden zwischen die Augenlider gebracht, in $^1/_2$—1 Std. eine zur ophthalmoskopischen Untersuchung ausreichende Pupillenerweiterung ohne merkliche Störung des Sehvermögens. Diese Atropinlösungen sind dem sog. Atropinpapier, Charta atropinisata, welches in England häufig gebraucht wird, vorzuziehen, da die einzelnen Quadrate, in welche dasselbe getheilt ist, nicht immer gleichen Atropingehalt besitzen und ausserdem das Papier mechanisch irritirend wirkt. Gleichförmiger ist die Vertheilung in den neuerdings empfohlenen Gelatineblättchen, welche sich leicht in der Thränenflüssigkeit lösen, ohne zu irritiren. Die von Almén angegebenen enthalten in jedem kleinen Quadrate 0,6 Atropinsulfat.

Bei Gebrauch der Atropinsalze vermeide man alle gerbstoffhaltigen Substanzen, sowie Iodpräparate, da dieselben fällend und in Folge davon störend auf die Resorption wirken.

Die Verordnung der Belladonna und des Atropins erfordert stets die grösste Vorsicht, zumal im kindlichen Lebensalter, obschon keineswegs die Empfänglichkeit der Kinder in demselben Maasse eine erhöhte ist, wie beim Opium und Morphin.

Die Empfänglichkeit im kindlichen Lebensalter scheint übrigens sehr durch den krankhaften Zustand modificirt zu werden. Nach Fuller toleriren choreakranke Kinder Atropin in auffallender Weise. Daneben kommen übrigens in allen Lebensaltern Idiosynkrasien vor. So beobachtete Sadler scarlatinösen Ausschlag bei einem 3 Monate alten Kinde nach 0,075 Mgm., Boissario beim Erwachsenen nach subcutaner Injection von 12 Tr. einer Lösung von 1 : 400. Selbst bei Application auf die Conjunctiva ist bei einzelnen Individuen Vergiftung nach 3—4 Tropfen einer Lösung von 1 : 600 beobachtet. Nervöse Personen, namentlich Hysterische, sind sehr empfindlich, Idioten und Blödsinnige sehr unempfindlich, so dass dieselben selbst 3,0 Atropinsulfat in 59 Tagen toleriren (Lussana).

Vor zu lange fortgesetztem Atropinisiren ist nicht nur wegen zu befürchtender Reizung der Bindehaut, sondern auch wegen der Gefahr chronischer Intoxication zu warnen.

Präparate der Belladonna:

1) **Extractum Belladonnae; Belladonnaextract.** Zur Bereitung dieses Extractes werden 20 Th. frische Blätter und blühende Zweige von Atropa Belladonna mit 1 Th. Wasser besprengt, in einem steinernen Mörser zerstossen und stark ausgepresst, der Rückstand nochmals mit 3 Th. Wasser in gleicher Weise behandelt, die Flüssigkeiten bis 80° erhitzt, colirt und im Wasserbade auf 2 Th. abgedampft, hierauf mit 2 Th. Spiritus unter öfterem Umschütteln 24 Stunden stehen gelassen, dann durch ein Leinentuch geseiht, der Rückstand mit 1 Th. Spir. dil. verrieben, nochmals ausgepresst, dann die vereinigten Flüssigkeiten filtrirt und zur Extractconsistenz eingedampft. Dunkelbraun, in Wasser mit brauner Farbe fast klar löslich. Es ist das gebräuchlichste Belladonnapräparat, welches innerlich zu 0,01—0,1 pro dosi (Maximalgabe der Phkp. pro dosi 0,05, pro die 0,2) 3—4mal täglich in Pillen, Pulvern oder Tropfen (in Aq. Laurocerasi gelöst) gebraucht wird und äusserlich im Klystier (in der nämlichen Dosis wie innerlich) oder in Suppositorien, in Collyrien und Augensalben (Lösung von 0,2—0,5 in 10,0 Wasser oder Glycerin oder Mischung derselben Mengen mit Fett, wenn Atropinsolution nicht tolerirt wird), Salben (1 : 5—10 Fett) und Pflastern (1 : 5 Pflastermasse) benutzt werden kann. Bei Stricturen empfahl Tyrrel mit Belladonnaextract bestrichene Bougies, um die Einführung ohne Schmerz bewirken zu können. Auch zu Zahnpillen und endermatisch (zu 0,2—0,3 bei Algien), sowie als Zusatz zu schmerzstillenden Kataplasmen (bei Rheum. acutus, Podagra) kam es in Anwendung.

2) **Extractum Belladonnae siccum; Trocknes Belladonnaextract.** Das vorige mit āā Süssholzpulver, zur Administration in Pulverform, in doppelter Dosis wie Extractum Belladonnae.

Aus dem Belladonnaextract wird die früher officinelle Belladonnasalbe, Unguentum Belladonnae (1 Th. Extract und 9 Th. Wachssalbe), bereitet, welche besonders zur Einreibung bei Neuralgien, Fissura ani und sonstigen schmerzhaften Affectionen und auch bei Strictur des Muttermundes von Geburtshelfern eingebracht wurde. Dagegen wurde das ebenfalls früher officinelle Belladonnapflaster, Emplastrum Belladonnae, aus Belladonnablättern (1 : 3 Pflastermasse) dargestellt.

Früher war auch eine Macerationstinctur aus frischen Belladonnablättern und den blühenden Zweigen als Belladonnatinctur, Tinctura Belladonnae, Tinctura Belladonnae e succo, Essentia Belladonnae, officinell, welche innerlich und im Klystier zu 0,3—1,0 verordnet wurde. Sie diente sonst vielfach zu 1—2—3 Tropfen pro dosi bei Angina catarrhalis und Keuchhusten (Popper u. A.), als Zusatz zu Mixturen oder in Form von Tropfen zu Pulvern oder Trochisken, auch extern zur Einreibung bei Algien.

Verordnungen:

1) ℞
Extracti Belladonnae 0,2
Extr. Gentianae 0,6
Pulv. rad. Gentianae q. s.
ut. f. pilul. No 20. Consp. D. S. Morgens 1—4 Stück nüchtern zu nehmen. (Bei habitueller Obstipation. **Nunneley.**)

2) ℞
Extracti Belladonnae 10,0
solve in
Aquae Amygdalarum amararum 150,0
adde
Aetheris 5,0
M. D. S. Zum Umschlage oder zur Einreibung bei Neuralgien, Gicht u. s. w. **Roux.**)

3) ℞
Extracti Belladonnae
Unguent. Glycerini āā 10,0
M. f. ungt. D. S. Zur Einreibung in die Brustdrüse. (Bei profuser Milchsecretion. **Fountain.**)

4) ℞
Atropini sulfurici 0,1 (dgm. 1)
solve exactissime terendo in
Spiritus diluti q. s.
Mellis depurati 10,0
Pulv. rad. Althaeae q. s.
ut f. pilul. No. 200. Consp. D. S. Zweimal täglich 1 Pille, allmälig bis 5—6 Pillen steigend. (Bei Epilepsie, wo die Cur bei Eintritt von Intoxicationsphänomenen 8—14 Tage auszusetzen und später von Neuem aufzunehmen ist, bis die Anfälle schwinden. **Bouchardat.**) Jede Pille enthält $1/2$ Mgm. Atropinsulfat.

5) ℞
Atropini sulfurici 0,006 (mgm. 6)
Boli albae 1,0
F. l. a. pilulae No. 10. Comp. Bolo alb. Abends 1 – 4 Pillen. (Bei Nachtschweissen Phthisischer. **Fraentzel.**) Jede Pille enthält 0,3 Mgm. Atropinsulfat.

6) ℞
Atropini sulfurici 0,1 (dgm. 1)
Aq. destillatae 10,0
D. in vitro cum signo veneni et sub sigillo. S. Augentropfwasser. **Desmarres.** Dieselbe Mischung kann zur Subcutaninjection und zum internen Gebrauche verordnet werden.)

7) ℞
Atropini sulfurici 0,01 (mgm. 1)
Infusi florum Tiliae 150,0
Syrupi Sacchari 30,0
M. D. S. Stündlich 1 Theelöffel voll. (Bei Keuchhusten. Nach **Bosrédon.**)

Folia Stramonii, Herba Stramonii, Folia Daturae; **Stechapfelblätter.**

In ihrer Wirkung mit der Belladonna identisch sind die officinellen Blätter der als Unkraut in der gemässigten Zone überall vorkommenden, nach De Candolle ursprünglich an den Ufern des Caspischen Meeres einheimischen, wegen ihrer eiförmigen, mit Stacheln besetzten Fruchtkapseln als Stechapfel bezeichneten Solanee Datura Stramonium L.

Die zur Blüthezeit gesammelten Stechapfelblätter sind dünn, eiförmig, zugespitzt, buchtig gezähnt, im jungen Zustande etwas flaumig, völlig entwickelt höchstens 2 Dm. lang und bis zu 1 Dm. breit, glatt, bis auf sehr vereinzelte Haare an den ziemlich feinen Nerven, und gehen keilförmig oder fast herzförmig in den 1 Dm. langen und 1—2 Mm. dicken Blattstiel über. Der widerlich narkotische Geruch verliert sich beim Trocknen ganz; der Geschmack ist unangenehm bitterlich salzig. Neben den Stechapfelblättern waren früher auch die länglich nierenförmigen, aussen matt schwärzlichen, sehr feingrubig punktirten, beim Zerquetschen widrig riechenden, bitterlich schmeckenden Stechapfelsamen, Semina Stramonii s. Daturae, officinell.

Man schrieb die Wirkung des Stechapfels früher einem besonderen, als Daturin bezeichneten mydriatischen Alkaloide zu, welches Planta und neuerdings Regnault und Valmont für identisch mit dem Atropin bezeichneten. Wahrscheinlich ist manches Daturin ein Gemisch von Atropin und Hyoscyamin, welche beide nach Ladenburg im Stechapfel vorkommen. Die Schmelzpunkte des Hyoscyamins und Daturins, sowie ihrer Goldverbindung sind gleich (Ladenburg und H. Meyer). Nach Schroff wirkt Daturin sowohl bei localer Application auf das Auge als bei interner Einführung weit stärker mydriatisch als Atropin, nach Bouchardat sogar 3mal so stark. Die Wirkung auf das Herz soll nach kleinen Dosen Daturin schwächer, nach grossen stärker hervortreten, als dies beim Atropin der Fall ist (Lemattre). In den Stechapfelblättern finden sich viel Salze, in den Samen viel fettes Oel (25 %). Günther konnte aus Stechapfelblättern nur 0,76 °°/oo, aus den Samen dagegen 2,55 °°/oo Atropin, jedoch nur in amorphem Zustande, gewinnen.

Eine genaue Darstellung der physiologischen Wirkungen der Stechapfelblätter und Samen brauchen wir nicht zu geben, da dieselben genau mit denen der Belladonnapräparate übereinstimmen.

Vergiftungen, welche namentlich durch den Genuss der Stechapfelsamen bei Kindern gar nicht selten sind, tragen genau das Gepräge des Atropinismus (Mydriasis, Delirien u. s. w.), oft mit ausgeprägtester Steigerung des Bewegungstriebes. In einzelnen Vergiftungsfällen findet sich deutliche Reizung der ersten Wege. Ausserdem werden mehrere Fälle berichtet, wo die Erhöhung des Geschlechtstriebes (Nymphomanie bei Frauen und Mädchen und mehrstündiger Priapismus bei Männern) in auffallender Weise unter den Symptomen hervorstachen. Im 17. und 18. Jahrhundert wurden die Stechapfelsamen nach dem Zeugnisse von Bauhin, Boerhave und Sauvages ausserordentlich häufig gemissbraucht, indem man sie zu gemahlenem Kaffee oder zu Schnupftabak (sog. tabac à l'endormie, poudre aux sorciers) mengte, um Jungfrauen zur Prostitution zu bringen, und französische Autoren bezeugen, dass solche Endormeurs noch nicht verschwunden sind. In Peru wird aus Stramonium ein stark narkotischer Trank, Manga oder Tonga genannt, bereitet (Tschudi). In Ostindien benutzen die sog. Thugs die gepulverten Samen von Datura ferox, D. tatula, D. metel, D. alba und ähnlichen Arten oder ein daraus dargestelltes starkes Extract zur Narkotisirung von Personen, um dieselben ungestört zu berauben. Die Mehrzahl der Vergiftungen verläuft günstig. Sehr verschieden ist die Empfindlichkeit, so dass in einzelnen Fällen der Inhalt ganzer Samenkapseln ohne letalen Ausgang von Kindern verzehrt wurde, während in anderen der Tod nach 12—16 Stunden eintrat.

Als Medicament hat Stramonium besonders bei psychischen Störungen und Asthma Anwendung gefunden.

Bei Manie und Melancholie wurden Stechapfelpräparate von Störk benutzt, später rühmten sie Michéa, Moreau, Woodward u. A. bei Neigung zu Selbstmord und bei lebhaften Hallucinationen, bei welchen Zuständen indess andere Irrenärzte, z. B Brierre de Boismont, keine Erfolge sahen, obschon das Mittel in steigenden Dosen selbst bis zum Eintritte von Vergiftungserscheinungen gegeben wurde. Noch weniger ist Stramonium wohl bei Nymphomanie und Puerperalmanie von Nutzen Amelung empfahl es beim idiopathischen Schwindel. Bei Asthma sind Stechapfelpräparate ausserordentlich beliebt. Hier lässt sich, da das Atropin das inspiratorische Centrum bei mittleren und grossen Dosen reizt, ein directer sedirender Einfluss bei nervösem Asthma nicht annehmen, dagegen ist der Effect grösserer Dosen auf das Gehirn manchmal von günstigem Einflusse, und wie schon Laennec angab, empfindet der Kranke, wenn auch das Athmen in Wirklichkeit nicht freier wird, die Störung weniger, zumal weil auch die sensiblen Nervenendigungen dadurch paralysirt werden. So kommt es denn auch, dass selbst Fälle von Dyspnoe, deren Ursache in einem bestehenden Bronchialkatarrh zu suchen ist, vorübergehende Besserung durch Stramonium erfahren, welches übrigens meist in einer Form angewendet wird, bei welcher die Wirkung des Daturins nur in untergeordnetem Maasse sich geltend machen kann (Rauchen der Blätter). Erwähnung verdient, dass die Tscherkessen eine Abkochung der Samenkapseln als Anästheticum vor Operationen verwenden und dass Trousseau Stechapfelextract zu 0,01 pro dosi in Pillen bei Stuhlverstopfung besonders empfiehlt.

Zum inneren Gebrauche dienen Folia Stramonii kaum jemals. Die von der Phkp. festgestellten Maximalgaben betragen für Folia Stramonii 0,2 pro dosi und 1,0 pro die; für die Samen sind sie dem Alkaloidgehalt entsprechend 2—3 mal so niedrig zu setzen. Aeusserlich finden Stechapfelblätter vorzugsweise zum Rauchen Verwendung, wo man sie meist in Form der Stramoniumcigarren, welche nach Art der gewöhnlichen Cigarren aus 4,0 Stechapfelblättern als Einlage und einem Deckblatte von Tabaksblättern angefertigt werden. Man darf dieselben übrigens nur mit Vorsicht rauchen lassen (anfangs nur wenige Züge), da sehr leicht Narkose erfolgt, und muss sofort aussetzen, sobald leichter Schwindel sich einstellt. Statt der Stramoniumcigarren kann man auch die S. 1091 erwähnten Cigarettes pectorales d'Espic oder die aus Stechapfelblättern, welche mit Opiumextract getränkt werden, dargestellten Cigarettes antispasmodiques verwenden. Auch lässt man ein Gemenge von 2 Th. Tabak und 1 Th. Stechapfelblättern oder mit Stechapfelaufguss getränkten Tabak aus Pfeifen rauchen.

Das aus dem Stechapfel dargestellte Alkaloid (Daturin) ist als Mydriaticum von einzelnen französischen Augenärzten (Cunier, Jobert de Lamballe) statt Atropin empfohlen, ist aber als 6—7mal theurer kaum dem gewöhnlichen Atropin zu substituiren. A. v. Graefe empfahl es bei Intoleranz des Auges gegen Atropin in der Formel Daturini 0,06, Acidi sulf. dil. quant. minim. suff. solv. in Aq. dest. 8,0. D. S. Ein Tropfen mit einem Pinsel in das Auge einzutragen. In der Regel folgt bei Iritis auch bald Intoleranz gegen Daturin (Chamisso).

Nicht mehr officinell ist eine früher aus Stechapfelsamen mit 10 Th. Spir. dil. (1:10) bereitete Tinctura Stramonii, welche man innerlich zu 5—10—20 Tr. mehrmals täglich und äusserlich theils zu schmerzstillenden Einreibungen, theils bei Photophobie und Blepharospasmus als Zusatz von Augenbähungen (1:25 Wasser) benutzte.

Ein aus frischem Stechapfelkraut bereitetes Saftextract war früher als Extractum Stramonii officinell und wurde innerlich zu 0,01—0,1 3—4mal täglich in Pillen und Solutionen oder auch äusserlich wie Belladonnaextract benutzt. Die in anderen Ländern officinellen Extracte aus Stechapfelsamen sind nur unbedeutend stärker.

Folia Hyoscyami, Herba Hyoscyami; Bilsenkraut.

Die Folia Hyoscyami stammen von dem in allen Welttheilen an unbebauten Stellen, in Europa vom mittleren Norwegen bis Portugal und Griechenland, wachsenden Bilsenkraut, Hyoscyamus niger L. (Fam. Solaneae).

Die Blätter, welche von der blühenden, am besten zweijährigen Pflanze im wilden Zustande gesammelt werden, sind spitzeiförmig, grobgezähnt und wie Stengel und Kelch von sehr langen, weichen und breit bandartigen Gliederhaaren zottig, welche letzteren in eine mit schmierigem Inhalte versehene Drüse auslaufen, wodurch das frische Bilsenkraut sich sehr klebrig anfühlt. Der Inhalt dieser Drüsen bedingt den widrig narkotischen Geruch der frischen Blätter; getrocknet riechen dieselben nicht und schmecken salzig und etwas bitter, nicht scharf. Die cultivirte Pflanze ist weniger zottig und von geringerem Geruche. Die wenig über 1 Mm. messenden und kaum über $^1/_2$ Mgm. wiegenden, rundlichen oder eiförmigen, graubräunlichen oder gelblichen, ölig bitter schmeckenden Bilsensamen, Semina Hyoscyami, sind nicht mehr officinell. Im südlichen Europa werden Blätter und Samen von Hyoscyamus albus an Stelle der betreffenden Theile von H. niger benutzt.

Der wirksame Bestandtheil des Bilsenkrauts ist ein dem Atropin isomeres Alkaloid, das **Hyoscyamin**, neben welchem noch eine amorphe Base, das **Hyoscin**, sich darin findet.

Das **Hyoscyamin** bildet seideglänzende, bisweilen durchsichtige, stern- oder büschelförmig vereinigte Nadeln von scharfem, unangenehmem Geschmacke; es löst sich schwierig in kaltem Wasser, leichter in heissem, ferner in Weingeist, Chloroform und Aether. Das Hyoscyamin giebt nach Ladenburg dieselben Spaltungsproducte wie das Atropin, Tropasäure und Tropin (früher von Reichardt und Höhn als Hyoscin und Hyoscinsäure und von Preyer und Hellmann als den Spaltungsproducten des Atropins analog wirkend bezeichnet). Das Hyoscin, früher amorphes Hyoscyamin genannt, ist dem Atropin und krystallisirten Hyoscyamin isomer, liefert aber bei der Spaltung Tropasäure und Pseudotropin, das sich vom Tropin durch einen höheren Siedepunkt unterscheidet. Die Angaben über den Hyoscyamingehalt des Bilsenkrauts und der Bilsensamen sind nicht übereinstimmend und auch nicht zuverlässig, da man früher Hyoscyamin und Hyoscin nicht trennte. Die Samen, welche nach Höhn 0,05 % enthalten, sind im Allgemeinen entschieden kräftiger als die Blätter. Nach Schroff wirken dieselben dreimal so intensiv wie das zweijährige Kraut, welches seinerseits das einjährige Kraut an Intensität der Wirkung übertrifft. Schon 1,0 Bilsensamen sollen heftige Delirien hervorrufen können. Frische Blätter sind entschieden wirksamer als getrocknete, da sowohl Hyoscyamin als Hyoscin sehr leicht der Zersetzung unter Ammoniakentwicklung unterliegen.

Die Wirkungen des Bilsenkrauts sind im Wesentlichen der Belladonna gleich, obschon gewisse Differenzen in der Action des Hyoscyamins und Atropins existiren. Auf die Pupille scheint Hyoscyamin stärker als Atropin zu wirken (Schroff). Nach Gnauck ist reines Hyoscyamin bedeutend stärker hypnotisch als Atropin.

Die Versuche Schroffs, wonach Hyoscyamin sowohl beim Menschen als beim Kaninchen (hier schon nach 0,0083 Mgm.) rascher und länger dauernde Mydriasis bedinge, bedarf der Nachprüfung mit völlig reinem Alkaloide, zumal da französische Autoren (Lemattre u. A.) zu entgegenstehenden Resultaten kamen. Die auf Grundlage mit völlig reinem Hyoscyamin von Gnauck (1881) betonte Differenz des Hyoscyamins gegenüber dem Atropin, dass es keine Steigerung des Bewegungstriebes und Aufregung, sondern Ruhe und Schlaf hervorbringe, hat bereits Schroff nach den Selbstversuchen von Dillnberger, welcher nach zweimal 0,002 die gewöhnlichen leichten Belladonnasymptome, nach 0,005 Kopfschmerz, Verminderung der Geruchs- und Geschmacksempfindung und Neigung zu Schlaf, der tief und ruhig war, bekam, betont. Auch Fronmüller bezeichnete nach Versuchen an Kranken Hyoscyamin als Hypnoticum in seiner Wirkung den zweiten Opiumsorten gleichkommend. Nach Gnauck bewirkt Hyoscyamin in kleinen Dosen subcutan injicirt beim Menschen kurzdauernde Verlangsamung des Pulses, die bei grösseren Gaben mitunter ausbleibt, dann Pulsbeschleunigung und schliesslich Rückkehr zur Norm in 1—2 Std., ferner geringe Vermehrung der Athemthätigkeit, Durst und Trockenheit im Halse, Heiserkeit, Pupillenerweiterung, unklares Sehen, auch leichten Schwindel, Kopfdruck und schwankenden Gang; zur Zeit der höchsten Pulszahl oder etwas vorher tritt Müdigkeit ein, der während der Pulsabnahme ruhiger und tiefer mehrstündiger Schlaf folgt, in welchem die erweiterten Pupillen sich verengen und die Armgefässe sich wie im normalen Schlafe erweitern. Bei grösseren Dosen kommt es übrigens zu Delirien. Eine Differenz des Hyoscyamins und Atropins zeigt sich auch in physiologischen Versuchen darin, dass ersteres vorübergehend die Bauchgefässe erweitert und in ähnlicher Weise wie Morphin und Chloral Steigen der Hauttemperatur bei Fallen der Rectaltemperatur bedingt, was Atropin nicht thut (Gnauck). Ferner ist die Immunität der Kaninchen dem Hyoscyamin gegenüber nicht in gleicher Weise ausgesprochen, da etwa 0,03 Hyoscyamin Kaninchen in 24—45 Stdn. nach vorausgängiger Dyspnoe, beschleunigter Respirationsfrequenz und Mydriasis tödten. Gleichheit der physiologischen

Effecte zeigt sich namentlich darin, dass Hyoscyamin wie Atropin die peripherischen Vagusendigungen lähmt, das Stadium der erhöhten Erregbarkeit der motorischen Nerven wahrend des Absterbens aufhebt, die Reflexerregbarkeit wahrscheinlich in Folge von Lähmung der Hautnervenendigungen herabsetzt und die Respiration bei Fröschen verlangsamt, bei Säugethieren zuerst verlangsamt, später beschleunigt (Laurent, Hellmann und Preyer). Die Muskelerregbarkeit wird dadurch nicht alterirt, die Peristaltik durch grosse Dosen gelähmt, durch kleine angeblich beschleunigt, die Temperatur durch grosse Mengen herabgesetzt, durch kleine gesteigert. Die Wirkung auf das Froschherz ist bei Atropin und Hyoscyamin gleich, das Sinken der Herzschläge bei Atropin bedeutender, ebenso die vaguslähmende Wirkung beim Kaninchen nach letzterem anhaltender. Vollkommen verschieden stellt sich das Hyoscyamin dem Atropin gegenüber nach seiner relativen Unschädlichkeit, indem Hyoscyamin niemals zu 0,003 und gewöhnlich selbst nicht zu 0,01 subcutan bedrohliche Symptome erzeugt. Das Hyoscin wird von Gnauck für 10mal stärker wirkend als Hyoscyamin erklärt, doch ist die individuelle Receptivität äusserst verschieden, so dass manche Personen nicht einmal 0,001 subcutan, andere 0,025 ohne starke Nebenerscheinungen ertragen. Hyoscin macht bei diesen Dosen oder bei der doppelten Menge weit stärkere Nebenerscheinungen als Atropin in medicinaler Dose, insbesondere starkes Hitzegefühl, Röthung des Gesichts und Hautjucken, taumelnden Gang und Delirien, daneben führt es auch wie Hyoscyamin Ermüdung und Schlaf herbei, der jedoch rascher vorübergeht, dagegen weicht es von beiden darin ab, dass es niemals, selbst nicht bei grossen Dosen Pulsbeschleunigung, sondern stets Verlangsamung, im Allgemeinen mit der Grösse der Dosis wachsend, bewirkt. Die Differenzen der Wirkung des Atropins und Hyoscyamins steigern sich übrigens bei Vergiftungen mit Belladonna und Bilsenwurzel nicht prägnant oder überhaupt nicht.

Im Ganzen wird Hyoscyamus in denselben Richtungen wie die Belladonnapräparate gebraucht, innerlich namentlich häufig zur Beseitigung von Hustenreiz, äusserlich zur Milderung schmerzhafter Affectionen.

Als hustenreizlinderndes Mittel leistet Bilsenextract nach den Erfahrungen älterer Praktiker mehr als Extractum Belladonnae und mitunter selbst mehr als Opium oder Morphin und beseitigt die durch den Husten bedingte Schlaflosigkeit. Bei Keuchhusten und Asthma scheint Hyoscin sicherer als Atropin zu wirken (Edelefsen und Illing), ebenso bei Epilepsie und Enteralgie. Bei Neuralgien, wo Bilsenkraut schon in älterer Zeit, namentlich in Verbindung mit Zinkoxyd (bei Prosopalgie) in Form der Meglinschen Pillen Lobredner fand, haben neuerdings Oulmont und Pierce Hyoscyamin und Glück versucht. Vorzügliche Wirkungen will Oulmont bei Tremor mercurialis vom Hyoscyamin gesehen haben. Die hypnotischen Effecte des Hyoscyamins und in geringerer Weise auch des Hyoscins machen die schon von Störck und Fothergill als Mittel bei Manie empfohlenen Bilsenkrautpräparate und in specie das Hyoscyamin zu einem ausgezeichneten Beruhigungsmittel bei psychischen Aufregungszuständen. Namentlich in England ist das Hyoscyamin in den letzten Jahren in Irrenanstalten hypodermatisch viel gebraucht (Lawson, Prideaux, Browne und Hilston), und scheint es sich besonders bei Manie und Aufregungszuständen, bei Epilepsie und semiler Demenz, weniger bei Melancholie und Dementia paralytica zu bewähren. Als topisches Mydriaticum macht der theure Preis und die Inconstanz der Handelswaare das Hyoscyamin zu allgemeiner Anwendung unbrauchbar, doch lässt es sich in Fällen, wo Atropin nicht tolerirt wird, versuchsweise benutzen.

Die Folia Hyoscyami kommen innerlich fast nur in Form ihrer mannigfachen Präparate in Anwendung. Man kann sie mit āā Extr. Hyoscyami (als sog. Pilulae sedativae Phkp. paup.) zu 0,05—0,3 geben. Die Phkp. gestattet 0,3 als höchste Einzelgabe, 1,5 als Tagesgabe. Aeusserlich werden sie zu narkotischen Kataplasmen (mit Herba Conii, Sem. Lini āā oder mit āā Species emollientes), hier und da auch als Rauchmittel bei Asthma oder Zahnschmerz (mit Tabak oder Fol. Stramonii) benutzt; auch kommen sie selten im Infus (1 : 5—20) als Mydriaticum in Anwendung.

Das Hyoscyamin würde, wenn es im reinen Zustande billig zu haben wäre, zur subcutanen therapeutischen Verwendung an Stelle des Atropins sehr zu empfehlen sein. Das Hyoscyamin des Handels ist jedoch stets, das sog. Hyoscyaminum crystallisatum eingeschlossen, ein Gemenge des mehr hypnotischen Hyoscyamins mit Hyoscin, bei längerer Aufbewahrung ausserdem mit verschiedenen Zersetzungsproducten, die in dem amorphen oder extractförmigen Hyoscyamin des Handels prävaliren. Nach Harnack ist krystallisirtes Hyoscyamin $2^{1}/_{2}$mal so stark wie amorphes, doch kommt noch weit schwächeres amorphes Hyoscyamin im Handel vor. Man muss daher mit kleinen Dosen beginnen und allmälig steigend die Dosis des einzelnen Präparats ausprobiren. Man verwendet dasselbe entweder intern in Pillenform oder in Pulvern mit Milchzucker, oder subcutan. Von den am meisten gebräuchlichen Merckschen Hyoscyamin ist als Hypnoticum oder schmerzstillendes Mittel in der Regel die Dosis von 0,001—0,003, bei aufgeregten und gewaltthätigen Geisteskranken die von 0,003 bis 0,004 ausreichend. Kleine Dosen wirken überdies häufig besser hypnotisch als grosse. Zur Subcutaninjection ist eine Lösung von 0,25 in āā 15,0 Aq. dest. und Glycerin empfehlenswerth, die ohne Anwendung von Wärme bereitet wird, da sonst das Hyoscyamin sich fast ganz zersetzt. Concentrirtere Solutionen lassen sich ohne Erwärmen nicht herstellen.

Präparate:

1) **Extractum Hyoscyami; Bilsenkrautextract.** Nach Analogie des Extractum Belladonnae aus den Blättern und Zweigen des blühenden Bilsenkrauts bereitet; braungrünlich, in Wasser mit brauner Farbe trübe löslich. Man verwendet dasselbe innerlich zu 0,01—0,2 mehrmals täglich in Pulvern, Pillen oder Lösung, häufig Mixturen, auch Emulsionen hinzugesetzt; äusserlich im Klystier (zu 0,03 bis 0,2) und Suppositorien (in derselben Menge), in Salben, Linimenten und Pflastern, auch zu Augenwässern und Augentropfwässern (0,5—1,0 auf 25,0) und Augensalben (0,5—1,0 auf 10,0 Fett). Zum inneren Gebrauche beträgt die Maximalgabe pro dosi 0,2, pro die 1,0. Ein früher aus den entölten Samen bereitetes spirituöses Extract, Extractum Hyoscyami e seminibus, ist in seiner Wirkung angeblich etwas stärker (nach Simon schwächer).

2) **Extractum Hyoscyami siccum; Trocknes Bilsenkrautextract.** Das vorige mit āā Süssholzpulver; in doppelter Dosis zur Dispensation in Pulverform benutzt.

3) **Oleum Hyoscyami infusum; Fettes Bilsenkrautöl**, Bilsenöl. Durch Digestion von 4 Th. Herba Hyoscyami, welche mit 2 Th. Spiritus einige Stunden im verschlossenen Gefässe gestanden haben, mit 40 Th. Oleum Olivarum, Auspressen und Filtriren der Colatur erhalten. Das bräunlich-grüne, fast nur den Riechstoff des Bilsenkrauts enthaltende Oel ersetzt das durch Kochen bereitete Oleum Hyoscyami coctum. Früher selbst innerlich zu 1,0—2,0 in Emulsion bei Hustenreiz benutzt, ist es jetzt noch immer populär als Einreibungsmittel bei schmerzhaften Affectionen, zu denen es pure oder mit Talg u. a. Mitteln in Salbenform oder in Combination mit hautreizenden oder anästhesirenden Mitteln benutzt wird. Es dient auch zu Einträufelungen in den Gehörgang bei Otalgie, selten zu Klystieren und Injectionen.

Obsolet ist eine aus Bilsenkrautextract (1 Th. mit 9 Th. Wachssalbe) bereitete, zu schmerzlindernden Einreibungen gebrauchte Salbe, Unguentum Hyoscyami, Bilsenkrautsalbe oder Bilsensalbe, und ein aus gepulverten Blättern dargestelltes Bilsenkrautpflaster, Emplastrum Hyoscyami, welches als Deckpflaster bei Algien und auch als angeblich schlafmachendes Pflaster (mit $^{1}/_{10}$ Opiumpflaster in der Schläfengegend applicirt) Anwendung fand.

In älterer Zeit benutzte man auch eine aus dem Samen des Bilsenkrauts bereitete Tinctur zu 10—30 Tr. intern, sowie Emulsionen der Samen mit süssen oder bitteren Mandeln, die als Emulsio Seminum Hyoscyami (aus 1 Theil Bilsensamen, 6 Th. süssen Mandeln und 150 Th. Wasser bereitet) und als

Emulsio Amygdalarum composita (aus 4 Th. süssen Mandeln und 1 Th. Bilsensamen mit 64 Th. Aqua Amygdalarum amararum diluta, 6 Th. Zucker und 1 Th. Magnesia usta bereitet), bezeichnet wurden. Bei Zahnweh gebrauchte man Dämpfe von 1 Th. Bilsensamen und 4 Th. Bernstein (auf Kohlen gestreut, mit einem Trichter in den Mund geleitet). Das als Oleum Hyoscyami seminum pressum in älterer Zeit officinelle fette Oel der Bilsensamen wirkt ganz nach Art der Olea pinguia.

Verordnungen:

1) ℞
 Extracti Hyoscyami 1,0 (gm. 1)
 Liquoris Ammonii anisati 15,0
 M. D. S. 4mal täglich 20 Tropfen in Brustthee. (Liquor pectoralis der Berliner Charité. **Horn.**)

2) ℞
 Opii 0,2 (dgm. 2)
 Fol. Digitalis
 Rad. Ipecacuanhae āā 0,5 (dgm. 5)
 Extr. Hyoscyami 3,0 (gm. 3)
 Pulv. rad. Alth. q. s.
 ut f. l. a. pilul. 50. *Consp.* D. S. Dreistündlich 1 Pille. (Bei Krampfhusten. **Heim.**)

3) ℞
 Extracti Hyoscyami 0,3
 Elixirii e succo Liquiritiae 25,0
 Aq. Foeniculi 50,0
 Aq. florum Aurantii 100,0
 M. D. S. 3—4mal täglich 1 Esslöffel. (Bei Hustenreiz. **Frerichs.**)

4) ℞
 Zinci oxydati puri
 Extracti Hyoscyami
 Extr. Valerianae āā 2,0
 F. l. a. pilul. No. 40. D. S. 2—3mal täglich 1 Pille. (Pilulae Meglini Code Fr.)

Duboisin. — Aus der in Neusüdwales, Queensland und Neucaledonien einheimischen Solanee Duboisia myoporoides ist ein als Duboisin bezeichnetes Alkaloid isolirt, welches sämmtliche physiologische Effecte des Atropins besitzt und als Mydriaticum weit intensiver als Atropin wirkt (Sydney Ringer, Tweedy u. A.). Nach Ladenburg ist das Duboisin mit Hyoscyamin identisch. Nach Tweedy lähmt es die Accommodation weit weniger lange als Atropin. Sollte die Angabe von Ladenburg sich bestätigen, dass Duboisia myoporoides kein Hyoscin enthält, so würde sich die Verwendung derselben zur Darstellung von Hyoscyamin empfehlen. Im Ganzen hat Duboisin wenig Anwendung gefunden, zumal da es leichter als Atropin die Anfänge und selbst intensivere Symptome von Vergiftung bei Application auf die Bindehaut bedingt. Zur Gattung Duboisia gehört auch die als Berauschungsmittel von australischen Völkerstämmen benutzte Pitury pflanze, Duboisia Hopwoodii, welche ebenfalls ein mydriatisches Alkaloid, Piturin, enthält, doch ist die Mydriasis weit geringer und von kürzerer Dauer und deutlich von einem Vorstadium der Myose begleitet, die Wirkung ausserdem dadurch vom Atropin verschieden, dass Piturin die Schweiss- und Speichelsecretion nicht beschränkt, vielmehr in grossen Dosen geradezu steigert.

Homotropinum. — Ladenburg hat aus der aus dem Atropin sich abspaltenden Base Tropin eine von ihm als Tropaeine bezeichnete Reihe von Basen dargestellt, unter denen das aus dem mandelsauren Tropin gewonnene Homatropin als bromwasserstoffsaures Salz auf das Auge applicirt wie Atropin die Pupille ohne vorhergängige Myose erweitert, ohne jedoch letztere gleich lange zu beeinträchtigen und ohne irritirend auf die Bindehaut zu wirken (Völckers, Tweedy). Dasselbe empfiehlt sich daher als Ersatz des Atropins bei Instillation zum Zwecke ophthalmoskopischer Untersuchungen, wo es in 2 % Lösung verwendbar ist. Auch sonst besitzt Homatropin die physiologischen Wirkungen des Atropins, z. B. auf die Vagusendigungen und die Schweissnerven, jedoch erst in Dosen von 0,04 subcutan beim Menschen. Fronmüller empfiehlt das Präparat bei Nachtschweissen und als Antidot gegen Pilocarpin.

4. Ordnung. Neurotica cerebrospinalia, auf Gehirn und Rückenmark gleichzeitig wirkende Mittel.

Bei einer grösseren Anzahl neurotischer Substanzen ist die Wirkung gleichzeitig auf das Gehirn und Rückenmark gerichtet, ohne dass der eine dieser Centraltheile vorwaltend afficirt wird. Manche der hierher gehörigen Stoffe wirken vorzugsweise auf die Medulla oblongata und das respiratorische Centrum. Man kann dieselben in 2 Gruppen als erregende und beruhigende Gehirnrückenmarksmittel bringen, von denen jedoch die erstgenannten bereits in früheren Abschnitten (Pikrotoxin, Codeïn, Santonin) Erledigung gefunden haben, da sie therapeutisch meist in andrer Richtung verwerthet werden, so dass wir hier nur noch die beruhigenden Hirnrückenmarksmittel zu behandeln haben.

Kalium bromatum, Kali hydrobromicum, Bromuretum kalicum s. potassicum; **Kaliumbromid,** Bromkalium, Kaliumbromür.

Vielleicht das wichtigste unter allen Cerebrospinalia sedativa ist das besonders als Antiepilepticum mit Recht hochgepriesene, in seinen äusseren Eigenschaften dem Iodkalium ähnliche Haloidsalz.

Das Bromkalium, KBr., welches in geringer Menge im Meerwasser und in einigen Mineralquellen (Kreuznach, Adelheitsquelle) sich findet, bildet weisse. glänzende, luftbeständige Würfel von salzigem Geschmack, schmilzt in der Rothglühhitze und verdampft bei höherer Temperatur. Es löst sich in 2 Th. Wasser und in 200 Th. Spiritus. Mit Braunstein und Schwefelsäure erhitzt, liefert es freies Brom, welches bei Versetzen von wässriger Bromkaliumlösung mit wenig Chlorwasser ebenfalls frei gemacht wird und damit geschütteltes Chloroform oder Aether rothgelb färbt.

Die Reinheit des Präparats ist für die medicinische Verwendung von grosser Bedeutung. Nach Voisin sollen die sedativen Effecte bei Epilepsie und analogen Affectionen um so besser hervortreten, je freier das Bromkalium von Verunreinigungen ist. Besteht die Verunreinigung aus Kaliumcarbonat, so ist die schwächere Wirkung nicht zu bezweifeln. Nach Rabuteau ist eine Verunreinigung mit bromsaurem Kalium geradezu gefährlich, indem aus einem Gemenge von Kaliumbromür und Kaliumbromat im Magen Brom frei werde, welches irritirend auf die Magenwandungen wirke. Mit Kaliumbromat verunreinigtes Bromkalium färbt sich beim Uebergiessen mit verdünnter Schwefelsäure roth.

Kaliumbromid besitzt örtliche und entfernte Wirkung. Erstere ist unbedeutend und tritt nur nach interner Application in Substanz oder sehr concentrirter Solution ein, welche zu Brennen und Druck im Epigastrium, selbst zu Erbrechen und Diarrhöen führen kann.

Reines Bromkalium verhält sich in dieser Beziehung nicht anders wie Kochsalz oder Iodkalium. Bei der gewöhnlichen Darreichungsweise (1,0—4,0 in $^1/_2$ oder einem ganzen Glase Wasser aufgelöst) treten solche Erscheinungen nur ausnahmsweise auf; in der Regel findet sogar dabei Zunahme des Appetits statt. Doch giebt es Fälle, wo auch solche bei bestehendem Magenkatarrh zu

Erbrechen führen (Amory und Clarke). Die Zweifel Einzelner, wie Pletzer und Krosz, dass Bromkalium Gastroenteritis bedingen könne, sind ganz unberechtigt; auch reines Bromkalium macht in 25% Lösung bei Kaninchen Corrosion der Magenschleimhaut (blutige Infiltration und Epithelabstossung). Völle und Druck im Magen, sowie Diarrhoe sind selbst bei interner Application verdünnter Lösungen nicht selten (Krosz). Beim Menschen erzeugt Bromkalium, subcutan injicirt, Abscessbildung (Amory und Clarke).

Die Resorption des Bromkaliums geschieht von allen Schleimhäuten und vom Unterhautzellgewebe, dagegen nicht bei Application in Lösung von der unverletzten Haut aus. Die Elimination erfolgt vorzugsweise durch den Urin, daneben auch durch Milch, Thränen und Schweissdrüsen, in geringem Grade auch durch Hautdrüsen und Schleimhäute.

Im Urin und Speichel findet sich nach Ingestion von 1,0 das Bromkalium schon nach 5 Minuten; die grösste Menge wird schon in den ersten 24–36 Std. eliminirt, doch finden sich noch nach 3–4 Wochen auf grössere Dosen kleine Quantitäten im Harn und Speichel (Rabuteau). In den Fäces zeigen sich nur Spuren (Rabuteau, Sonnerat). Im Urin wird in den ersten 24 Stunden $1/6$–$1/4$ des eingeführten Bromkaliums sowohl bei Kindern als bei Erwachsenen eliminirt (Sonnerat). Nach Amory und Clarke wird Bromkalium vom Rectum minder gut resorbirt als vom Magen aus. Es passirt auch die Placenta und findet sich nach Darreichung grosser Dosen im Harne Neugeborner in den ersten 48–60 Stunden (Porak). In dem Inhalt der bei Bromcuren auftretenden Acnepusteln ist Brom nachweisbar (Guttmann).

In Bezug auf die entfernte Wirkung des Bromkaliums im Organismus sind die Anschauungen insofern divergent, als Einzelne demselben ausschliesslich die Wirkung der Kalisalze vindiciren (Eulenburg und Guttmann, Binz, Schouten), Andere ihm eine besondere Wirkung als Bromverbindung zuschreiben (Laborde, Damourette und Pelvet), während eine dritte Ansicht, wonach das Bromkalium theils als Kalisalz, theils als Bromverbindung wirke, durch Rabuteau und Krosz (1876) vertreten wird. Die Erscheinungen, welche man sowohl am gesunden als am kranken Menschen nach den jetzt üblichen medicinalen Dosen als an Thieren nach toxischen und letalen Gaben auftreten sieht, zwingen allerdings in keiner Weise zu der Annahme, dass das Brom bei der Wirkung eine besondere Rolle spielt, und selbst die therapeutischen Effecte will man durch entsprechende Mengen Chlorkalium (Sander) erzielt haben. Auch die physiologischen Versuche stellen die Wirkung des Bromkaliums zunächst mit denen anderer Kalisalze in eine Linie. Indessen ist der neuerdings von Reichert erbrachte Beweis, dass die Bromwasserstoffsäure genau in derselben Richtung wie Bromkalium wirkt, und der Umstand, dass die therapeutischen Effecte des Bromkaliums auch durch Bromnatrium und Bromammonium herbeigeführt werden, geeignet, die Theilnahme des Broms an den Effecten des Salzes wahrscheinlich zu machen. Die Wirkung ist bei letalen Gaben Bromkalium namentlich auf das Herz gerichtet, während bei mittleren Dosen besonders die Sensibilität und die Reflexerregbarkeit und später auch die Motilität herabgesetzt wird.

Krosz will die Einwirkung des Bromkaliums auf das Herz und die damit im Zusammenhange stehende Action auf Respiration und Temperatur als Kaliumwirkung betrachtet wissen, wohin er auch die Lähmung der Muskeln und Nerven zieht, während er die Herabsetzung der Reflexerregbarkeit, deren Vorkommen nach Vergiftung mit Kalisalzen sich nur durch Absterben der Muskeln und Nerven erkläre, und die cerebralen Phänomene (Herabsetzung der Gehirnreflexe, Müdigkeit, Abspannung), welche auch dem Bromnatrium und selbst in höherem Grade zukommen, als Bromwirkung auffasst. Mit ziemlicher Bestimmtheit können wir die bei Bromkaliumcuren überaus häufig eintretende Acne als Bromsymptom bezeichnen, da dieselbe auch nach Gebrauch von Bromnatrium und selbst von Bromeisen vorkommt. Ein weiteres Phänomen beim Menschen, das vielleicht als Bromsymptom aufzufassen ist, bildet ein eigenthümlicher Geruch des Athems bei Bromkaliumcuren, welcher oft geradezu als Bromgeruch bezeichnet wird.

Ueber die Wirkungen der Bromwasserstoffsäure, des Bromnatrium und Bromammonium wird weiter unten die Rede sein. Dass das Brom in organischen Verbindungen eine besondere Veränderung der Wirkung in dem Sinne hervorbringt, dass Motilität und Sensibilität mehr dadurch herabgesetzt werden, ist nach Versuchen Steinauers über Brombenzol, Brombenzoësäure und Bromessigsäure (Monobromessigsäure) sehr wahrscheinlich. Monobromessigsäure bewirkt zu 0,05—0,3 in 2—20% Lösung bei Fröschen in 10—30 Minuten Hypnose, Abnahme der Puls- und Athemfrequenz, Schwächung der Motilität, später Sistiren der Reflexaction durch Herabsetzung der Erregbarkeit und schliessliche Lähmung der reflexvermittelnden Ganglien des Rückenmarks, zuletzt systolischen Herzstillstand durch Beeinträchtigung der automatischen Herzcentren und des Herzmuskels und allmäliger Paralyse der peripheren Nerven und Muskeln. Bei Kaninchen sinkt nach 0,5—1,0 subcutan oder intern Puls- und Athemfrequenz, sowie der Blutdruck; auch tritt Narkose und Muskellähmung ein (Steinauer).

Die Erscheinungen, welche beim Menschen und bei verschiedenen Thieren durch Bromkalium in grösseren Dosen hervorgerufen werden, sind durch zahlreiche Beobachtungen an Kranken (Huette, Voisin, Krosz u. A.) und Thierversuche (Eulenburg und Guttmann, Laborde, Martin Damourette und Pelvet) genau festgestellt.

Nach Gaben von 0,1—0,5 treten bei Menschen keine irgendwie nennenswerthe Symptome auf. Bei Dosen über 1,0 stellt sich als erstes Phänomen ein Gefühl allgemeiner Schwere und Muskelermüdung ein, wozu sich dann schwankender Gang gesellt (Saison). Bei längerem Gebrauche, bisweilen schon am zweiten Tage, kommt es zu Schwere des Kopfes, Druck in Stirn und Schläfen und zu Störungen der Intelligenz und des Gedächtnisses, der Gesichtsausdruck wird stumpf, die Antworten erfolgen langsam, die Entschlüsse werden unsicher. Eine Abnahme der Sensibilität erfolgt und zeigt sich namentlich ausserordentlich deutlich an der Zungenwurzel, am Gaumen- und Rachengewölbe und an der hinteren Pharynxwand, wo oft schon nach kleinen Dosen eine solche Unempfindlichkeit entsteht, dass man den Finger oder einen Löffel tief in den Hals stecken kann, ohne dass danach Würgebewegungen sich zeigen. Auch an der Urethral- und Vaginalschleimhaut kommt es häufig zu einer derartigen Anästhesie (Riemslagh), manchmal auch an der Cornea (Puche). Bei hohen Gaben kommt auch (nach Huette in etwa $1/6$ der Fälle) Unempfindlichkeit der Haut gegen Stechen, Brennen u. s. w. vor; bei den Meisten Ermüdung oder Neigung zum Schlaf, bei Vielen Verminderung der Schärfe des Gehörs und des Gesichts, bisweilen Kurzsichtigkeit und Amblyopie, selbst Doppelsehen, sowie Verlust der Herrschaft über die Muskeln und Nerven der Sprachorgane (Krosz). In den Sexualorganen ist eine Erschlaffung und Herabsetzung der Erregbarkeit unverkennbar. Die Pulsfrequenz nimmt ab, die arterielle Spannung wird vermindert (Clouston, Pletzer); die Temperatur sinkt (Krosz). In vielen Fällen findet sich Stuhlverstopfung (Huette), seltener Diarrhoe (Pletzer); Vermehrung der Secretionen scheint nur ausnahmsweise vorzukommen; die Mundhöhle wird in der Regel trocken, die Speichelsecretion verringert. Auch im Schlunde ist Trockenheit Regel, häufig besteht Blässe (Martin-Damourette und Pelvet), in anderen Fällen Hyperämie der Pharyngealschleimhaut (Voisin). Bei Manchen tritt Schmerzhaftigkeit in der Nierengegend ein; bei Frauen scheint die

Menstruation bisweilen vermindert zu werden (Martin-Damourette und Pelvet). Die von Nickol behauptete Verengerung der Retinalgefässe wird von Krosz und Voelkel in Abrede gestellt.

Bei Säugethieren hat subcutane Injection oder Infusion von grösseren Dosen (bei Kaninchen 2,0—4,0) rasch Collapsus, Anästhesie, Paralyse und Tod in 10—40 Min. unter Symptomen der Herzlähmung (Dyspnoe, Mydriasis, Exophthalmos und Krämpfe) zur Folge. Kleinere Dosen (1,0—2,0) bedingen vorübergehende Abnahme der Herzkraft, Motilitäts- und Sensibilitätsparalyse, Ataxie und vermehrte Abscheidung von oft eiweisshaltigem Urin. Bei Fröschen treten nach 0,1—0,15 subcutan fibrilläre Zuckungen, allmäliger Verlust der willkürlichen Bewegung, der Reflexaction und der Sensibilität der ganzen Körperoberfläche, auch der Cornea, dauernde Sistirung der Athembewegungen, Schwäche und Verlangsamung des Herzschlages und rasch (durchschnittlich in 10 Min.) diastolischer Herzstillstand ein. Die Fähigkeit zu spontanen Bewegungen und die Sensibilität sind dabei zu einer Zeit erloschen, wo das Vermögen, auf Reize bestimmter Art reflectorisch zu reagiren, noch besteht. Das Herz wird bald mechanisch und elektrisch unerregbar, während die Erregbarkeit der peripherischen Nerven und der quergestreiften Muskeln zwar herabgesetzt, aber nicht aufgehoben wird (Eulenburg und Guttmann). Nach Laborde gehen bei Fröschen der durch Bromkalium bedingten Depression Excitationsphänomene (Tetanus) von kurzer Dauer voraus, wenn man Bromkalium zu 0,2—0,4 auf die Schwimmhaut bringt und langsam resorbiren lässt, und cessirt dann die spontane Bewegung erst nach den Reflexbewegungen, während das Herz rhythmisch, aber langsam noch 2—3 Std. fortschlägt. Nach Martin-Damourette und Pelvet erlischt die Motilität früher als die Sensibilität und die Reizbarkeit der Nervenstämme früher als die der Muskeln, welche auch länger reizbar als das Rückenmark bleiben, das im Allgemeinen erst später als die Nervenstämme seine Reizbarkeit einbüsst. Nach Krosz lähmt Bromkalium das Rückenmark früher als die peripheren Nerven. Martin-Damourette und Pelvet beobachteten nach mittleren Dosen Abnahme der Capillarcirculation nach vorübergehender Beschleunigung, schliesslich Aufhören derselben nach Erlöschen der Nervenreizbarkeit und vor dem Stillstande des Herzens, das bei Dosen von 0,04 nach dem Absterben des Markes und der übrigen Theile zu schlagen aufhörte. Die respiratorischen Bewegungen cessiren etwas später als 'die spontanen. Bei hohen Dosen (0,08) erlischt die Herzaction vor derjenigen der Nerven und stellt sich statt der Anämie der Schwimmhäute Hyperamie (in Folge von Lähmung der Gefässmuskeln) ein. Die Wirkung auf das Herz ist vom Vagus unabhängig (Eulenburg und Guttmann). Der Blutdruck sinkt bei grossen Dosen bedeutend (Schouten, Krosz). Schouten erklärt die Wirkung des Bromkaliums, welche er mit der Kalisalze identificirt, aus Störung der Ernährung im Organismus, woraus Abnahme des Stoffwechsels, besonders im Muskel- und Nervensystem, resultire, wonach natürlich eine Abnahme der Herzaction erfolge. Kleine Gaben bedingen Erhöhung der Pulsfrequenz bei Sinken des Blutdrucks, grosse dagegen Verlangsamung der Pulsfrequenz, welche wie bei andern Kalisalzen nach Vagusdurchschneidung nicht eintritt, wobei dann gleichzeitig der Blutdruck steigt. Bei Anwendung geringer Mengen erlischt die elektrische Reizbarkeit des Herzens nicht sofort, wohl aber bei starken Dosen des Giftes (Schouten). Was übrigens den von Schouten behaupteten Einfluss des Bromkaliums auf den Stoffwechsel anlangt, so behauptet Bill nach Versuchen an Menschen, dass die Kohlensäureausscheidung zuerst vermindert, später vermehrt sei, während die wässrige Exhalation der Lunge nicht geändert werde; dass eine Vermehrung der Urinquantität, der Säure des Harns, der Farbstoffe und insonderheit der Chloride, aber keine Veränderung des Harnstoffs resultire. Nach Rabuteau soll bei der Einführung von täglich 1,0 die Harnstoffmenge um 9—13 % abnehmen, dagegen die Diurese nicht vermehrt werden. Krosz sieht die Hauptwirkung des Kaliumbromids in Lähmung der Verbindungsfasern zwischen den sensiblen und motorischen Nervenzellen des Rückenmarks und der Leitung zwischen den sensiblen Nerven des Gehirns und der Medulla oblongata einerseits und den motorischen Elementen und den psychischen Centren der Grosshirnhemisphären andrerseits. Dass bei Thieren die Herabsetzung der Reflexerregbarkeit durch directen Einfluss auf die reflectorischen Apparate im

Rückenmark bedingt ist und die Setschenowschen Centren im Gehirn nicht erregt werden, zeigte schon früher Lewitzky.

Durch längeren Gebrauch von Bromkalium in grösseren Gaben können Erscheinungen chronischer Intoxication auftreten, welche theils an der Haut, theils in der nervösen Sphäre, theils an der Respirationsschleimhaut, theils in der gesammten Ernährung sich manifestiren.

Voisin, welcher Bromkalium in grossem Maassstabe Jahre lang bei Epileptikern anwandte, unterscheidet eine langsam auftretende und eine in wenig Stunden sich entwickelnde rapide Form von Bromismus chronicus. Die erstere kündigt sich durch weisse Farbe der Haut, besonders im Gesicht, Stumpfsinn, Stupor, Trockenheit im Munde, klebrigen Speichel, Diarrhoe, Abmagerung, wankenden Gang, tiefen Schlaf, eine Art Coma, Schwierigkeit zu sprechen und die Worte zu finden, endlich durch Bronchialkatarrh, welcher selbst suffocativ werden kann, an und giebt sich entweder als Adynamie mit stockender Sprache, heiserer Stimme, Schwäche des Gesichts und Gehörs, Zittern der Zunge und der Hände, sowie scorbutischen Affectionen der Mund- und Nasenhöhle, oder als Cerebrospinalaffection unter Delirien, maniakalischen Ausbrüchen, Störungen der Sprache und Ataxie der unteren Extremität und der Zunge zu erkennen. Sie kann nach Tagesgaben von 4,0—10,0, bei schlechtgenährten Individuen nach 1,5—2,0 sich nach mehreren Monaten entwickeln und schwindet beim Aussetzen des Bromkaliums unter angemessener symptomatischer Behandlung. Die rapide sich entwickelnde Form trägt den Charakter der Adynamie mit depressivem Charakter der cerebralen Störungen. Von beiden unterscheidet Voisin die Cachexia bromica, wo die Anämie und Abmagerung das auffallendste Symptom ist und schliesslich Karbunkel, Pneumonie, Erysipelas oder choleriforme Enterocolitis dem Leben ein Ende machen. Neben diesen Formen des Bromismus kommen auch bei Frauen und Kindern Hustenparoxysmen mit beschwerlicher Inspiration und Erbrechen als Folge längeren Gebrauchs von täglich 4,0—6,0 Bromkalium vor. Die Mehrzahl der genannten Erscheinungen zwingen keineswegs zu der Annahme, dass das Brom dabei im Spiele sei; vielmehr finden sie sich fast sämmtlich auch nach chronischem Gebrauche von Kaliumnitrat oder Kaliumcarbonat. Dagegen gehört dahin ein eigenthümliches Exanthem, geradezu als Bromexanthem bezeichnet, und die oft bei Curen mit Bromüren (und zwar keineswegs bloss mit jodhaltigen, wie Rabuteau meint) zu beobachtende Acne. Ersteres bildet thalergrosse, längliche oder rundliche Plaques von kirschrother, an einzelnen Punkten wie von infiltrirtem Eiter gelblicher Farbe, mit centralen und marginalen Hervorragungen, welche aus acneförmigen Pusteln bestehen, die oft 3—4 Mm. weit den sehr harten und empfindlichen Grund überragen, nach einiger Zeit einsinken und an ihrer Spitze eine rahmartige Masse hervortreten lassen. I Neumann charakterisirt das Exanthem als Entzündung der Hautdrüsen mit Vermehrung ihrer Zellelemente und consecutiver Zellwucherung im Cutisgewebe bei Vergrösserung der Hautpapillen. Von der Iodacne unterscheidet sich die Bromacne durch ihre Persistenz, grösseren Umfang und durch das Fehlen eines Entzündungshofes; der Sitz derselben ist Gesicht und Brust, während das eigentliche Bromexanthem meist nur an den Extremitäten auftritt. Mitunter ist auch Erythema nodosum mit nachfolgenden übelriechenden und schlechtheilenden Geschwüren beobachtet worden. Man soll dieselbe durch internen Gebrauch von Arsenikalien (Gowers) oder durch Fomente von Salicylsäurelösung (Prowse) verhüten können, doch will Bedford Brown den Bromausschlag absichtlich provociren, um bei inneren Entzündungen ableitend zu wirken.

Bei Thieren fand Aresu (1879) nach längerer Zufuhr verschiedener Bromverbindungen (Kalium-, Calcium-, Natrium- und Eisenbromid) constant diffuse parenchymatöse Myelitis, worauf er die Veränderungen der Sensibilität bezieht, und Alterationen des Blutes (Zunahme der weissen und Abnahme der rothen Blutkörperchen, welche blass, weniger elastisch und theilweise erweicht erschienen, seröse Krase und Auftreten von Melaninkörnchen und Fetttröpfchen); weniger afficirt waren Gehirn und verlängertes Mark, und in schweren chronischen Vergiftungsfällen zeigten die peripheren Nervenfasern mitunter körnige Trübung des Inhalts und constant Varicositäten und Fluidität des Myelins, wo dann auch die Muskeln und die Leber mehr oder weniger vorgeschrittene Verfettungserscheinungen darboten.

Während man in früherer Zeit das Bromkalium als antidyskratisches Mittel vorzugsweise bei Scrophulose und Lues anwandte, ohne jedoch die günstigen Erfolge der Iodtherapie damit zu erhalten, hat man in neuester Zeit in demselben ein bei einer Reihe von Nervenaffectionen günstig wirkendes Medicament entdeckt, welches anfangs nur als Anaphrodisiacum, dann zur Herabsetzung der Sensibilität von Schleimhäuten benutzt, später in ausgedehnter Weise bei Epilepsie in Anwendung gezogen wurde, wo es in der That kaum von irgend einem Mittel übertroffen wird, indem es bei richtiger und dauernder Anwendung nicht allein die Zahl der epileptischen Anfälle in auffallender Weise verringert, sondern auch in manchen Fällen völlige Heilung bewirkt. Auch bei vielen anderen Krampfkrankheiten sind günstige Erfolge mit Bromkalium erzielt worden, während dem Mittel als Hypnoticum nur eine untergeordnete Bedeutung zuzukommen scheint.

Die erste Anwendung, welche man von Bromkalium machte, ging von der Voraussetzung aus, dass dasselbe dem Iodkalium analog wirke. Dahin gehört die innerliche und äusserliche Anwendung des Medicaments bei Scropheln (Pourché, Magendie, Höring, Graf, Neuhof), Struma (Pourché, Höring, Heimerdinger), Milztumoren und Leberanschwellung (Cl. Bernard), Hoden- und Nebenhodenanschwellung (Pourché), Favus und herpetische Ausschläge (Graf, Radius), hydropische Ergüsse, Uterusanschwellungen, Hornhauttrübung (Graf), Menostase und Herzhypertrophie (Magendie, Gubler), endlich gegen Krebs (Spencer Wells) und Syphilis (Puche, Robin). In keiner der genannten Affectionen leistet übrigens Bromkalium dasselbe wie Iodkalium. Nach Lebert ist es bei Scrophulose ohne jeden Werth, nach Ricord, Hacker u A. leistet es bei Syphilis gar nichts; höchstens lindert es in tertiären Fällen, wie auch Danielssen und Boeck bei Spedalsked fanden, die Knochenschmerzen (Guibert).

Auf die 1850 von Puche und Huette gemachte Beobachtung, dass Bromkalium die Geschlechtsfunction herabsetze, gründete Thielmann die Anwendung des Mittels gegen Priapismus und Chorda bei Gonorrhoe, gegen Spermatorrhoe, Satyriasis und Nymphomanie, wo es nach Binet, Morin und Monod, Bligh u. A. von vorzüglicher Wirkung ist. Die Ursache derselben scheint einer Herabsetzung der Sensibilität der Urethralschleimhaut, vielleicht auch der Reflexfunction des Rückenmarks, zugeschrieben werden zu müssen. Das Vorhandensein der ersteren erklärt auch das Factum, dass nach einer grossen Dosis Bromkalium Bougies und Katheter ohne Schmerzen sich einführen lassen. Auch steht damit die günstige Wirkung in manchen Fällen von Incontinentia urinae nocturna, wo in Folge gesteigerter Reflexerregbarkeit auch die wenig gefüllte Blase im Schlafe Harnentleerung bedingt (Lutz, Begbie), im Zusammenhange. Bligh (1874) empfahl Bromkalium theils innerlich, theils in Injection bei Tripper überhaupt.

Die bereits von Puche und Huette constatirte Aufhebung der Reflexsensibilität im Halse und Larynx führte zu dem Vorschlage von Riemslagh, das Mittel vor Operationen im Pharynx und Larynx innerlich oder topisch zu verwenden.

Die Heilwirkung des Bromkaliums bei Epilepsie lässt sich nach den zahlreichen und z. Th. ausserordentlich concludenten Erfahrungen der verschiedensten Aerzte nicht in Abrede stellen; insbesondere bürgen die von Voisin neuerdings publicirten Beobachtungen, welche sich auf eine Beobachtungszeit von 10 Jahren beziehen, für die Möglichkeit, dass dauernde Heilung durch den richtigen Gebrauch des Medicaments herbeigeführt werden kann. In verhältnissmässig grossen Gaben längere Zeit hindurch angewendet, ist das Bromkalium das zuverlässigste Antiepilepticum, welches wir besitzen, das in manchen Fällen Heilung (nach Voisin in mehr als $^1/_5$ der Fälle und selbst dann noch, wenn vor der Anwendung des Mittels schon 4000 Anfälle und mehr dagewesen sind), in andern eine erhebliche Abnahme der Zahl der Anfälle herbeiführt, in andern die Intensität der Paroxysmen mässigt und ausgebildete Epilepsie in petit mal verwandelt. Die Abnahme der Zahl der epileptischen Anfälle ergiebt sich besonders aus statistischen Erhebungen in englischen Irrenanstalten, wo nach der Einführung der Bromkaliumtherapie die Zahl der im Laufe eines Halbjahres vorgekommenen epileptischen Anfälle geradezu auf die Hälfte herabging. Nach Voisin wirkt Bromkalium besonders bei idiopatischer Epilepsie günstig und heilt Fälle derselben fast sicher, wenn noch nicht mehr als 50 Anfälle dagewesen sind. Selbst hereditäre Epilepsie ist nicht incurabel, und in einzelnen Fällen gelingt auch die Unterdrückung epileptiformer Anfalle, welche mit andern Gehirnleiden (Idiotie, Tumor cerebri) in Verbindung stehen; dagegen sind Schwindel, Aura und andere Formen von petit mal schwer durch Bromkalium zu heilen (Voisin). Bestimmte Indicationen, wie z. B. die anfangs von Locock, welcher das Bromkalium zuerst 1851 empfahl, und Mac Donnell angegebene, dass es vorzugsweise günstig bei Frauen wirke, deren Epilepsie in nachweislichem Zusammenhange mit Menstruationsanomalien und Uterinleiden stehe, oder die von Nothnagel hervorgehobenen, dass es bei ausgesprochener erhöhter Reflexerregbarkeit oder bei Epilepsie aus peripherer Veranlassung den meisten Nutzen habe, lassen sich nicht aufstellen. Nach Voisin soll die Dosis des Mittels so lange gesteigert werden, bis die Reflexsensibilität der Nase und des Schlundes geschwunden ist, so dass das Hineinführen eines Löffels bis an die Epiglottis keine Reflexnausea und das Kitzeln der Nase mit einem Federbarte kein reflectorisches Niesen bedingt. Indessen kommen auch Fälle vor, wo trotz der Abwesenheit dieses Grades der Herabsetzung der Reflexsensibilität die Epilepsie geheilt wird. Nach den von Hasse in der Göttinger Klinik gemachten Erfahrungen sind bei der Cur Spirituosen zu vermeiden, da Excesse in Baccho leicht die bereits beseitigten Anfälle wieder hervorrufen (Michaelis). Die günstige Wirkung bei Epilepsie resultirt übrigens nur bei Anwendung grosser Dosen. Wie sich dieselbe erklärt, ob durch Zustandebringen von Contraction (Amory und Clarke, Sée) oder Dilatation der Gefässe in der Medulla oblongata (Michaelis), oder durch Herabsetzung der Reflexerregbarkeit (Voisin), oder durch Rückbildung molecularer Veränderungen in den Nervencentren oder peripherischen Nerven, welche durch die epileptischen Anfälle hervorgerufen und unterhalten werden (Krosz), muss bei der Unbekanntschaft mit dem Wesen der Epilepsie dahingestellt bleiben. Auch bei Eclampsia parturientium sind günstige Effecte von Bromkalium beobachtet (Shoyer). Ausser der Epilepsie scheint noch eine Reihe von Nervenleiden in günstiger Weise durch Bromkalium beeinflusst zu werden. So wurde es bei Krämpfen kleiner Kinder (Begbie, Bertherand), selbst bei Hydrocephalus chronicus und acutus (Brunton) mit Erfolg versucht. Begbie rühmt es bei Wadenkrampfen (selbst im Verlaufe der Cholera) und bei Hysterie. Die zuerst von Gubler angegebene Wirkung bei Chorea, wobei die Affection äusserst rapide in 3—8 Tagen verschwand, hat durch Voisin Bestätigung gefunden, welcher mit grossen, die Reflexnausea aufhebenden Dosen selbst solche Fälle heilte, wo die Affection mit Verlust der Articulation, mit Paraplegie und Incontinentia urinae et alvi verbunden war. Auch bei andern vom Rückenmark herrührenden nervösen Störungen, wie Ameisenkriechen, Crampi und klonischen Convulsionen, gab Voisin Bromkalium mit Erfolg und glaubt während der Belagerung von Paris durch die Anwendung des Mittels gegen einzelne Symptome als Vorboten des Tetanus verschiedene Verwundete vor dem Ausbruche des Wundstarrkrampfes behütet zu haben. Ferner hat Voisin in derselben Zeit mehrere Fälle von Tetanus, bei denen Chloral nichts nützte, durch die combinirte Anwendung von subcutanen Morphininjectionen und Bromkalium genesen sehen. Wie beim Wundstarrkrampfe kann Bromkalium auch beim Tetanus toxicus Anwendung finden, wo es ausser der durch grosse Dosen bedingten Herabsetzung der Reflexfunction auch noch direct antidotarisch wirkt, indem das beim Contact mit Strychninsalzen entstehende Strychninbromur eine verhältnissmässig schwer lösliche Verbindung darstellt, doch wirkt Chloral bei Warmblütern sicherer als Bromkalium oder selbst als eine Combination von Chloral und Bromkalium (Th. Husemann). Von andern krampfhaften Affectionen ist besonders das Asthma hervorzuheben, bei welchem Sée Abnahme der Dyspnoe bei gleichbleibender Absonderung der Bronchialschleimhaut wiederholt beobachtete. Auch bei Keuchhusten ist das Medicament häufig empfohlen, wo ihm jedoch Andere das Bromammonium vorziehen. Rooke und Stille gebrauchten es gegen Spasmus glottidis.

Nach Da Costa verhütet die Darreichung von 3,0—4,0 Bromkalium einige Stunden vor Anwendung von Opium das Auftreten von Nebenerscheinungen (Schwindel, Hautjucken, Nausea), steigert dagegen die hypnotische Wirkung des letzteren. Die Anwendung des Bromkaliums als alleiniges Hypnoticum ist ausserordentlich verschieden beurtheilt, doch wird selbst von den Anhängern des Medicaments zugegeben, dass bei Insomnie in Folge von Schmerzen dasselbe nicht hilft. Auch die schlafmachende Wirkung des Chloralhydrats wird durch Bromkalium gesteigert (Mickle). Nach Amory und Clarke erzeugt Bromkalium bei körperlich Ermüdeten manchmal keinen Schlaf, wohl aber angenehme, von Ruhe und Erholung begleitete Insomnie, während bei denselben Personen nach geistigen Anstrengungen durch Bromkalium Schlaf herbeigeführt wird, und soll dasselbe als arterienverengerndes Mittel vor Allem bei hyperämischen Zuständen des Gehirns indicirt, dagegen bei anämischen contraindicirt sein, weshalb es sich besonders bei Insomnie in Folge von geistiger Ueberanstrengung, Hysterie, Gravidität, Zahnweh, fieberhaften Zuständen und nervöser Reizbarkeit qualificire.

Als Hypnoticum und Sedativum fand Bromkalium vielfache Anwendung bei psychischen Störungen mit dem Gepräge der Excitation (Crichton Browne, Belgrave, Erlenmeyer) und insbesondere bei Delirium tremens (Burr, Begbie). Die bisher vorliegenden Erfahrungen lassen eine sedative Action keineswegs verkennen, doch muss auch hier das Medicament in grossen Dosen gereicht werden. In schweren Fällen maniakalischer Aufregung ist es für sich entschieden ungenügend. Siredey empfiehlt Bromkalium bei Ataxie, wo freilich ein Einfluss aus den physiologischen Wirkungen des Medicaments kaum zu folgern ist. Boudet gab es mit palliativem Erfolge bei Contracturen im Verlaufe acuter Muskelatrophie; Moutard-Martin rühmte es bei Aufregungszuständen von Säuglingen (zu 0,1—0,2 pro dosi) in der Dentitionsperiode. Raciborski heilte einen Fall von Vaginismus durch internen Bromkaliumgebrauch. Guttmann fand es bei Platzschwindel von Nutzen.

Von andern Anwendungen des Bromkalium heben wir noch hervor, dass Maclean dasselbe ganz nach Art des Salpeters als Antipyreticum benutzt hat. Günstig wirkt es mitunter in auffälliger Weise bei atypischer Prosopalgie Hysterischer oder Chlorotischer (Krosz). Danton rühmt Bromkalium als Adjuvans anderer Diuretica bei Compensationsstörung im Gefolge von Mitralisinsufficienz, Sohier bei Albuminurie und anämischen Anfällen; Heller wegen der Herabsetzung des Blutdrucks bei Lungenblutung. Ruvioli will einen Fall von Amblyopia alcoholica damit geheilt haben. Eine besondere Anwendung hat Rabuteau bei der Behandlung des Mercurialismus und Saturnismus chronicus vom Bromkalium gemacht, wo es in ähnlicher Weise wie das verwandte Bromnatrium auf die im Organismus deponirte Metallverbindung durch Bildung eines Doppelbromürs lösend (besser selbst als Iodkalium) und gleichzeitig herabstimmend auf die Schmerzen und Krämpfe wirkt und so in doppelter Weise sich nützlich zeigen kann. Bricheteau sah bei Tremor mercurialis entschiedenen Erfolg. Wie früher Ozanam das Brom, gaben Hodgkins, Gimbert u. A. Bromkalium in schweren Fällen von Vomitus gravidarum, wo es auch bei Application in Klystierform sich bisweilen günstig erweisen soll. Stone empfahl Bromkalium gegen Nausea im Gefolge der Aetherisation. Oertlich rühmte es Ferrand gegen Spasmus des Sphincter ani, Geneuil bei Epistaxis und Schnupfen, Rossignol gegen Photophobie. Die Anwendung des Bromkaliums in Verbindung mit Brom bei Diphtheritis und ähnlichen Affectionen (Ozanam, Schütz) wurde schon S. 269 besprochen. Die Anwendung bei

Cholera, Sommerdiarrhoe, Intermittens, Diabetes und Basedowscher Krankheit (Begbie, Caro, Irving, Rosse u. A.) kann nur kurz erwähnt werden.

In Bezug auf die Anwendung des Bromkaliums hat sich allgemein die Ueberzeugung Bahn gebrochen, dass die im Anfange üblichen Dosen von 0,2—0,3 bei Nervenkrankheiten ohne Nutzen, vielmehr zur Heilung bei Epilepsie Gaben von Einzeldosen von mindestens 1,0—2,0 und Tagesgaben von 3,0—12,0 erforderlich sind.

Kinder toleriren dieselben Dosen wie Erwachsene und sind nach Voisin sogar weniger empfindlich. Nach Beach sind bei epileptischen Kindern mindestens 3 Gaben von 1,0 im Tage erforderlich. Das oben erwähnte Eintreten chronischer Intoxicationen kommt verhältnissmässig selten vor; excessive Schwäche und Incontinenz wird nach Brown-Séquard und Vulpian am besten durch Zusatz von etwas Strychnin oder Arsenik verhütet. Bei Insomnie kann nach Amory und Clarke die Dosis von 1,0—2,0 bei schwächlichen Individuen auch auf mehrere Einzelgaben vertheilt werden.

Die Verordnung geschieht am besten in Form von Pulvern ohne jeden Zusatz, welche man in einem Glase Wasser oder Zuckerwasser nehmen lässt. In Frankreich ist auch eine Lösung in Syrup (z. B. als Sirop de Henri Mure, der im Esslöffel 2,0 enthält) gebräuchlich.

Pillen sind wegen der grossen Anzahl der zu nehmenden Pillen im Allgemeinen unzweckmässig; Lösungen nur da zu verordnen, wo man das Mittel mit andern Substanzen combinirt, so z. B. mit Chloralhydrat bei Geisteskrankheiten, mit Ammonium bromatum (nach White bei Delirium tremens), Tinctura Aconiti, Tinctura Strychni, Tinctura Cannabis (Wood) u. a. Aeusserlich kann Bromkalium in Form von Streupulvern, Waschungen, Fomentationen, Klystieren, Gurgelwässern, Augenwässern und Injectionen gebraucht werden. Peyrand und Besnier bestreuen fungöse und hyperplastische Wundflächen mit Bromkaliumpulver. Ferrand applicirt bei Krampf des Sphincter ani eine Lösung von 1 Th. Bromkalium in 5 Th. Glycerin auf Compressen. Dieselbe Solution empfiehlt Waldenburg zum Touchiren des Pharynx und Larynx in Fällen, wo operative Eingriffe an diesen Theilen gemacht werden sollen, auch vor Einführung des Kehlkopfspiegels bei starker Empfindlichkeit. Zu Augenwässern sind wässrige Lösungen von 1 : 25—50, zu Salben 1 Th. auf 5—10 Th. Fett zu benutzen. Zur Injection bei Gonorrhoe empfiehlt Blight Lösung von 1 Th. Bromkalium in 2 Th. Glycerin und 20 Th. Wasser; zur Einspritzung in die Nasenhöhle Geneuil conc. Solution, die nicht ohne Schmerzen ist. Zur Inhalation (Verstäubung) bei Keuchhusten dienen 2—5 % Lösungen (Waldenburg).

Verordnungen:

1) ℞

Kalii bromati 2,0
Glandularum Lupuli 4,0
Extr. Gentianae q. s.

nt f. pilul. No. 60. Consp. Lycopodio. D. S. Abends 3—4 Stück. (Bei Erectionen Tripperkranker. Henschel.)

2) ℞

Kalii bromati 20,0

F. pulv. Divide in partes aequales No. 10. D. S. 2mal täglich 1 Pulver in einem Glase Zuckerwasser. (Bei Epilepsie u. s. w.)

Ammonium bromatum; Bromammonium.

Dem Bromkalium in seiner Wirkung nahestehend und nach Einzelnen sogar stärker sedativ wirkend ist das namentlich beim Keuchhusten viel verwendete Bromammonium.

Das Salz bildet ein weisses, krystallinisches Pulver, das sich leicht in Wasser, in Weingeist schwierig löst, beim Erhitzen sich verflüchtigt, mit Natronlauge erwärmt Ammoniak ausgiebt und bei Zusatz einer kleinen Menge Chlorwasser und Chloroform zu einer wässrigen Lösung das Chloroform rothgelb färbt.

Das Bromammonium erregt in Dosen von 0,06—0,12 bei Fröschen tetaniforme Convulsionen, in welchen das Herz fortpulsirt. Grössere Dosen bewirken nur schwache Krämpfe und rasche Lähmung (Eulenburg und Guttmann). Auch bei Tauben und Kaninchen tritt nach toxischen Dosen Muskelerschlaffung, Reflex- und Empfindungslähmung ein und erfolgt der Tod unter tonischen und klonischen Krämpfen spinalen Ursprungs (Brechemin). Auf das Mittel richtete zuerst Brown-Séquard die Aufmerksamkeit, weil es die sedativen Effecte des Bromkaliums schon in geringerer Dose zeigte, doch fand es Belgrave bei Geisteskranken von geringerer sedirender Wirkung. Bertherand rühmt es bei Angina pectoris. Beim Keuchhusten, gegen welchen zuerst Gibb das Bromammonium empfahl, soll es, abgesehen von seiner antispasmodischen Wirksamkeit, auch noch durch Verflüssigung des Schleims günstig wirken. Gibb schreibt dem Bromammonium steigernde Effect auf Harnstoff und Kohlensäureausscheidung zu, während Chéron und Fauquez bei Dosen von 1,0—4,0 Verminderung der Harnmenge, Abnahme der fixen Harnbestandtheile und Verringerung des Harnstoffs bei gleichzeitig ausgiebigerer Athmung, vollerer Beschaffenheit des Pulses, blühenderer Gesichtsfarbe, Zunahme der Hirnthätigkeit und anscheinend auch der Muskelkraft constatirten.

Harley empfahl Bromammonium bei Glottiskrämpfen zu 0,1—0,3 bei kleinen Kindern, Fauquez und Chéron bei Asthma.

Man giebt es in denselben Formen wie Kalium bromatum, nach Rabuteau in nur halb so grosser Dosis.

White und Bulkley wollen eine Verbindung von Bromammonium mit Bromkalium (āā 2,0 in 30,0 Wasser stündlich 1 Theelöffel voll) von besonders günstigem Effecte bei Delirium tremens gesehen haben.

Surrogate des Bromkaliums.

— Neben dem Bromammonium sind noch eine Reihe von Verbindungen des Broms als Sedativa und insbesondere als Antiepileptica gebraucht worden. Unter diesen stehen dem Bromkalium das Lithium bromatum und das Calcium bromatum insofern am nächsten, als auch der Metallcomponent derselben die den Kaliumsalzen zukommenden Wirkungen auf Circulation und Nerven besitzt, doch haben beide trotz ihrer Empfehlung als Antiepilepticum durch Hammond und Mitchell sich' allgemeinen Eingang nicht verschaffen können. Lévy (1875) fand Bromlithium in steigender Dosis von 0,5—3,0 bei Epilepsie nützlicher als Bromcalcium und constatirte günstigen Effect kleinerer Gaben (0,2—1,0) bei Hysterie und schmerzhaften Erectionen. Gebräuchlicher als beide Salze ist das Bromnatrium, Natrium bromatum. Dieses Salz, welches nach den Versuchen von Eulenburg u. Guttmann toxisch genau wie Chlornatrium wirkt, das Herz nicht afficirt und zur Herbeiführung des Todes 4—5mal so grosse Dosen wie Bromkalium erfordert und nach Rabuteau bei Thieren starke Abnahme der Reflexaction bedingt, wirkt bei Epilepsie (Decaisne, Stark, Fauquez und Chéron) und anderen Nervenaffectionen, z. B. Chorea (Gazeau), Asthma, Tetanie (Fauquez und Chéron), ebenso günstig wie Bromkalium, ohne, mit Ausnahme der Bromacne, selbst bei protrahirtem Gebrauche Nebenerscheinungen zu bedingen. Die Herabsetzung der Sensibilität des Pharynx tritt beim Bromnatrium ebenso entschieden wie beim Bromkalium ein (Stark, Fauquez und Chéron). In den Harn geht Bromnatrium als solches über (Rabuteau). Jedenfalls verdient das vor dem Bromkalium durch weniger unangenehmen Geschmack ausgezeichnete Salz, da es in hohen Dosen (selbst zu 16,0 pro die) längere Zeit gegeben werden kann, ohne Muskelschwäche und Häsitationen der Stimme zu bedingen, in allen Fallen den Vorzug, wo hohe Dosen gegeben werden müssen, z. B. bei chronischen Metallvergiftungen. Chéron und Fauquez vindiciren dem Bromnatrium zu 1,0—4,0 pro die Vermehrung der Harnmenge und der ausgeschiedenen Fixa, so wie eine Regulirung der Harnstoffausscheidung bei längerem Gebrauche, weshalb sie das Mittel bei Arthritis, Harngries, Rheumatismus und Dyspepsie empfehlen. Von den Verbindungen des Broms mit Schwermetallen sind besonders Bromeisen (Gillespie) und Bromcadmium (Belgrave) benutzt, von denen das erstere ganz nach Art des Eisenchlorids, das zweite wie andere Cadmiumsalze emetisch und sedirend wirkt. Diese scheinen im Organismus gespalten zu werden, so dass das Brom in Verbindung mit Kalium oder Natrium im Urin, das betreffende Metall dagegen in der Galle eliminirt wird (Rabuteau). Richardson will einen Einfluss des Bromcomponenten auch in Alkaloidbromüren statuiren, so dass z. B. im Brommorphin die sedirende Wirkung des Morphins erhöht, die obstruirende vermindert, ferner beim Bromstrychnin die Action auf die Musculatur verlängert werde und beim Bromchinin grössere Toleranz des Magens gegen Chinin resultire und empfiehlt das Bromchinin gegen Schmerzen und Ulcerationen im Gefolge von Syphilis, das Morphium bromatum als Hypnoticum und eine Verbindung von Morphium und Chinium bromatum (zu 0,008 Brommorphin und 0,06 Bromchinin) bei Neuralgien, Phthisis diabetica und bei intermittirendem Pulse aus verschiedenen Ursachen, endlich Bromstrychnin zu 0,002 bei Dyspepsie und in Verbindung mit Bromchinin bei gleichzeitiger Anwesenheit von Gastralgie. Erlenmeyer fand Bromchinin bei Hypochondrie und Insomnie sehr wirksam. Man reicht die Alkaloidbromüre in Syrup, wovon 1 Theelöffel (4,0) die Einzelgabe bildet.

Vielfach ist in neuester Zeit die Bromwasserstoffsäure, Acidum hydrobromicum, als sedatives Mittel in Anwendung gebracht. Nachdem zuerst Wade dieselbe zur Verhütung der bei einzelnen Personen nach Chinin auftretenden Kopfschmerzen empfohlen hatte, wurde sie von Fothergill als werthvolles Mittel bei nervöser Erschöpfung durch Excesse in Baccho, bei nervöser Reizbarkeit und Insomnie, Palpitationen, Hysterie, Keuch- und Krampfhusten, Vomitus gravidarum, Menorrhagie mit sexueller Erregung und bei gastrischer Reizbarkeit bezeichnet und von Hamilton, der ihren sedativen Effect nicht so dauernd fand wie den des Bromkalium und bei Epilepsie keinen Nutzen constatirte, bei cerebralen Fluxionen in Folge gestörter Herzaction und Schwäche gerühmt. Woakes rühmt die Säure bei Tinnitus aurium mit Vertigo. Nach Massini (1881), der die Säure bei Nervosität ausserordentlich wirksam fand, giebt man dieselbe am besten eine Viertelstunde nach der Mahlzeit zu 10 Tropfen der concentrirten oder 20—30 Tropfen der Fothergillschen (durch Fällen einer Lösung von 47 Th. Kaliumbromid in 350 Th. Wasser mit 58 Th. Weinsäure erhaltenen) verdünnten Säure in Zuckerwasser. Wade empfiehlt das Mittel auch im Fieber. In physiologischer Hinsicht verhält sich nach Versuchen von Reichert Bromwasserstoffsäure dem Bromkalium völlig analog und zeigt neben einer Wirkung auf die Nerven auch eine in ausgesprochener Weise auf den Herzmuskel gerichtete Action, indem mittlere Dosen Steigerung mit oder ohne vorübergehenden Abfall, grosse Dosen ausschliesslich Sinken des Blutdrucks bedingen, letzteres auch, wenn das Herz von den Nerven isolirt wurde, während das Steigen auf Erregung der peripheren Vasomotoren hindeutet, die sich bei localer Application durch capilläre Contraction und bei Vergiftung durch bleiche Farbe der Lippen und der Augenbindehaut zu erkennen giebt. Während Bromwasserstoffsäure die Pulsfrequenz in sehr verschiedener, mit der deprimirenden Wirkung auf das Herz in Zusammenhang stehender Weise verändert, wirkt dieselbe auf das Nervensystem herabsetzend, bei Fröschen betäubend und die Bewegung und Reflexaction vermindernd, bei Warmblütern relativ schwach auf das Gehirn, ausgesprochen auf Reflexe und Willkürbewegung; die empfindenden Partien des Rückenmarks werden eher paralysirt als die motorischen, die übrigens auch, wie die peripheren motorischen und sensiblen Nerven eine Herabsetzung ihrer Reizbarkeit erfahren und schliesslich gelähmt werden. Auch die quergestreiften Muskeln werden durch Bromwasserstoffsäure geschwächt.

Die Beziehung der Bromkaliumwirkung auf das darin enthaltene Kali führte zu Versuchen mit dem in früherer Zeit als **Sal febrifugum Sylvii** bei Wechselfieber in Anwendung gezogenen Chlorkalium, **Kalium chloratum**, dessen von Sander behauptete Gleichwerthigkeit mit dem Bromkalium bei Epilepsie jedoch von Stark, Otto u. A. in Abrede gestellt wird. Das Salz ist nicht mit Kalium chloricum zu verwechseln, dessen günstige Wirkungen bei Speichelfluss und Mundgeschwüren es übrigens theilt (Sasse).

Zincum oxydatum, Zincum oxydatum purum; **Zinkoxyd, reines Zinkoxyd.**

Eine besondere beruhigende Wirkung auf das Nervensystem vindicirt man den Zinkverbindungen, von denen ausser den früher abgehandelten Salzen, dem Zinkvitriol und dem Zinkacetat, zu interner Verwendung noch das Zinkoxyd officinell ist.

Das Zinkoxyd, welches auch als **Zincum oxydatum via humida paratum** bezeichnet werden kann, weil es im Gegensatze zu dem S. 381 abgehandelten, nur zum äusseren Gebrauche dienenden unreinen Zinkoxyd durch Fällung von Zinksulfatlösung mit Natriumcarbonat und Glühen des Präcipitats erhalten wird, bildet ein zartes, geruch- und geschmackloses Pulver, das beim Erhitzen citronengelb wird und beim Erkalten seine weisse Farbe wieder annimmt, und welches in Wasser fast unlöslich ist, dagegen leicht in Säuren sich löst. — Neben demselben waren früher auch Verbindungen des Zinks mit Milch- und Baldriansäure, **Zincum lacticum** und **Zincum valerianicum**, sowie das **Ferrocyanzink, Zincum ferrocyanatum**, officinell. Als Zincum valerianicum benutzte man das wasserfreie neutrale Zinkvalerianat, welches kleine, weisse, perlmutterglänzende, sich etwas fettig anfühlende, nach Baldriansäure riechende und herbe metallisch schmeckende Krystalle bildet, die nahezu 30% Zinkoxyd entsprechen. Es löst sich in 90 Th. kaltem und schwieriger in heissem Wasser und in 60 Th. 80% Weingeist. Bisweilen ist die Handelswaare mit buttersaurem Zinkoxyd verfälscht. Das Zinklactat, welches durch Lösen von Zinkoxyd oder Zinkcarbonat in Milchsäure und Krystallisation oder durch Fällung von Calcium- oder Natriumlactat mit Zinkchlorid dargestellt wird, bildet weisse, glänzende, nadelförmige Krystalle oder ein sehr weisses Pulver, welches sich in 58 Th. kaltem und 6 Th. heissem Wasser, dagegen nicht in Spiritus löst. Das Zincum ferrocyanatum bildet ein weisses, in Wasser, Ammoniak und verdünnten Säuren unlösliches Pulver, welches beim Erhitzen einen alkalisch reagirenden Rückstand lässt, der nach Lösung in Salzsäure auf Zusatz von Kaliumeisencyanür einen blauen Niederschlag giebt.

Eine örtliche Wirkung kann bei dem intern eingeführten Zinkoxyd nicht in Abrede gestellt werden. Vermuthlich geht es, wie andre Zinksalze, als Albuminat ins Blut über.

Nach Michaelis verwandelt sich das Zinkoxyd im Magen, je nachdem die eingeführten Speisen animalische oder vegetabilische waren, in Zinkchlorid oder Zinklactat, welche sich im Entstehungsmomente mit den im Magen vorhandenen Eiweissstoffen zu Zinkalbuminat verbinden, und, wenn diese zur Bindung eingeführter grosser Mengen nicht ausreichen, die Magenschleimhaut selbst chemisch alteriren, so dass dadurch Schorfbildung, Erosion und Ulceration entsteht. Die bei Thieren durch Einführung grosser Mengen Zinkoxyd entstehenden Veränderungen im Magen verheilen sehr leicht und setzen sich nicht auf den Tractus fort. Das resorbirte Zink, dessen Aufsaugung nur durch die Venen, nicht durch die Chylusgefässe geschieht, wird vorzugsweise durch Galle und Darm wieder ausgeschieden; die Elimination durch den Harn tritt erst sehr spät ein, meist erst nach 4—5 Tagen (Michaelis). Wahrscheinlich wird übrigens beim Zinkoxyd nur ein geringer Theil resorbirt und geht der grösste Theil unverdaut mit den Fäces wieder ab. Das durch Präcipitation erhaltene Zinkoxyd wirkt auf die Digestionsorgane weit feindseliger ein als das auf trockenem Wege erhaltene Zincum oxydatum venale, welches sich durch seine Indifferenz gegen Säuren auszeichnet. Hieraus erklären sich die Differenzen in Bezug auf die Dosis toxica bei verschiedenen Schriftstellern. So sah Orfila nach 10,0 u. m. bei Hunden nur einige Brechdurchfälle, und bei Menschen kann 1,0 (Barbier), ja selbst 8,0 Flores Zinci in 24 Std. ohne Störung genommen werden, während nach meiner eigenen Erfahrung 0,2—0,4 Zinkoxyd Aufstossen, Uebelkeit und Erbrechen hervorrufen können. Nach Herpin soll milchsaures Zink vom Magen besser tolerirt werden als Zinkoxyd.

Nach längerem Fortgebrauche kleiner Dosen sollen auch entfernte Symptome, Schwindel und Narkose, sowie eine eigenthümliche Zinkdyskrasie hervorgerufen werden (Nasse, Pereira, Herpin). Dieselbe zeichnet sich durch relative Ungefährlichkeit aus, indem sie nach dem Aussetzen des Mittels in der Regel rasch verschwindet, selbst wenn colossale Mengen, z. B. 480,0, nach und nach ingerirt waren. Auch bei Arbeitern, welche Zinkoxyddämpfen fortwährend ausgesetzt sind (Broncegiesser, Messingarbeiter) kommen Vergiftungserscheinungen vor (Plasellor, Maisonneuve, Popoff), welche bald mehr den Respirationsorganen (Husten, Kurzathmigkeit und Blutspeien), bald mehr den Verdauungsorganen (Uebelkeit, Erbrechen, heftige Durchfälle), bald mehr dem Gebiete der nervösen Störungen (Kopfschmerzen, Gliederzittern, Wadenkrämpfe, Gelenkschmerzen) angehören und häufig mit Frost und Fieberhitze sich verbinden. Nutritionsstörungen und chloroanämische Zustände kommen nach längerem Gebrauche von Zinklactat weniger häufig und erst nach grösseren Dosen (350,0) als nach Zinkoxyd (120,0) vor (Herpin).

Zinkoxyd gilt seit alter Zeit als besonders beruhigend für das Nervensystem und wird auch jetzt noch bei convulsivischen und schmerzhaften Nervenleiden verordnet.

Aeltere Aerzte belegten das Zinkoxyd als Mittel bei Convulsionen geradezu mit dem Ehrentitel des Opium minerale. Bei Krämpfen im kindlichen Lebensalter, für welche eine Erklärung nicht zu finden war, aber auch, wenn dieselben in Verbindung mit Meningitis standen, war Zinkoxyd früher fast das einzig gebrauchte Medicament. Auch bei Keuchhusten, Glottiskrampf, Chorea war es sehr geschätzt. Herpin will auch durch die Darreichung von 4mal täglich 0,12 und steigenden Gaben bis 1,2 pro die, welche letztere noch 12 Wochen fortgereicht wurden, ausserordentlich günstige Effecte bei Epilepsie gehabt haben, so dass von 42 Fällen 28 geheilt wurden. Andere, wie Reynolds, beobachteten wohl Verminderung der Zahl der Anfälle, aber nur ausnahmsweise völlige Heilung. Häufig sieht man auch nach dem Gebrauche des Mittels die Anfälle zwar minder frequent, aber intensiver werden. Endlich hat Valleix Zinkoxyd in Verbindung mit Hyoscyamus (Meglinsche Pillen) bei Neuralgien (Gesichtsschmerz) gerühmt. Die früher gebräuchliche Verwendung des Mittels bei Magenkrampf, chronischen Durchfällen und überhaupt bei chronischen Affectionen des Magens und Darmcanals ist durch andere Medicamente (Magnesia, Wismut) so gut wie verdrängt. Waring Curran rühmt es neuerdings wieder gegen die wandernden Schmerzen im ersten und gegen Diarrhoe und colliquative Schweisse im letzten Stadium der Schwindsucht.

Das Zinklactat ist namentlich als Antiepilepticum (Herpin, Schroeder van der Kolk u. A.) verwendet; nach Schroeder van der Kolk passt es besonders in Fällen, wo sexuelle Aufregung besteht. Das Mittel ist nach Herpin dem Zinkoxyd vorzuziehen, weil es viel leichter und länger tolerirt wird; auch wird es offenbar vollständiger resorbirt (Michaelis). Weitere Anwendung fand das Mittel bei Hysterie, Veitstanz und Algien (Werber). A. v. Graefe benutzte Zinklactat bei spastischen Affectionen der Augenmuskeln und Hyperästhesie des Auges. Das Zinkvalerianat ist besonders durch italienische Aerzte als Neuroticum zur allgemeinen Anwendung gelangt (Buffalini, Namias, Muratori u. A.) und trotz seines unangenehmen Geruches fast mehr als das Zinklactat angewendet. So gegen Epilepsie (Devay), Migraine und andere Schmerzen bei Hysterischen (Boccaccini), Prosopalgie, Ischias, Gastralgie, Veitstanz (Escolar), selbst bei Cholera (Ourgaud), Chlorose (Turchetti),

Insomnie (Heiberg) und äusserlich bei Katarrhen und Blennorrhöen (Fario). Dass Zinkvalerianat irgendwie besser als Zinklactat oder Zinkoxyd wirkt, ist kaum glaublich. Ebenso ist das von Barnes bei Epilepsie benutzte Zincum phosphoricum völlig entbehrlich. Das Zincum ferrocyanatum, welches von Hufeland als Nervinum in die Praxis eingeführt wurde, ist ganz obsolet.

Die Anwendung der Zinksalze als Neurotica lässt sich nach den vorliegenden Erfahrungen am Krankenbette einerseits und nach der physiologischen Wirkung derselben andererseits nicht eben als irrationell erklären, doch haben sie vor anderen Metallsalzen (Kupfer, Silber u. s. w.) höchstens den Vorzug, dass sie verhältnissmässig wenig den Magen afficiren. Dass sie nicht zu den infallibeln Mitteln gehören, beweist der Umstand, dass die Zinkpräparate in neuerer Zeit immer mehr verlassen werden.

Man giebt Zinkoxyd innerlich zu 0,05—0,2 mehrmals täglich in Pulvern oder Pillen, weniger zweckmässig in Schüttelmixturen oder Trochisken. In gleicher Weise sind auch die Zinksalze zu verordnen.

Bei der Cur der Epilepsie sind die mittleren Gaben sowohl beim Zinkoxyd als beim Zinklactat von Herpin u. A. bedeutend höher gegriffen worden. Herpin steigt beim Zinklactat von 3,0 (bei Kindern 1,0—2,0) bis 15,0 und darüber wöchentlich. Man giebt die Zinksalze am besten nach der Mahlzeit, nicht nüchtern, wodurch man jede gastrische Irritation und Erbrechen vermeidet.

Das Zinkoxyd kann zu Augensalben in derselben Weise wie das Zincum oxydatum venale (vgl. S. 382) benutzt werden. Es bildet einen Bestandtheil mancher älteren antiepileptischen Pulver und Pillen, welche meist auch Bilsenkraut, Baldrian oder Teufelsdreck enthalten.

Verordnungen:

1) ℞
Zinci oxydati
Extr. Hyoscyami āā 0,05
Rad. Valerianae 2,0
Olei Valerianae gtt. 1.
M. f. pulv. Disp. tal. doses No. 10. D. in charta cer. S. 3mal tägl. 1 Pulver.
(Pulvis antiepilepticus Ph. paup.)

2) ℞
Zinci valerianici 1,0
Extr. Belladonn. 0,1 (dgm 1)
Extr. Chinae
Extr. Gentianae āā 1,0
F. pilul. No. 20. Obduc. argento. D. S. Morgens und Abends 2 Pillen. (Bei Neuralgien. Devay.)

Wismutvalerianat, Bismutum valerianicum. — Aehnlich wie Zinkvalerianat findet auch das Wismutvalerianat Anwendung. Es gehört wie ersteres zu den modernen Compositionen, deren Anwendung sich vorzugsweise auf die falsche Prämisse von einer besonderen Wirksamkeit der Valeriansäure bei Nervenleiden gründet. Das von Righini angegebene Präparat soll in Dosen von 0,03—0,15 mehrmals täglich bei Neuralgien, insbesondere bei Cardialgie, ferner bei chronischen Magenschmerzen und Palpitationen von günstiger Wirkung sein.

Zinnpräparate. Ausser der anthelminthischen Wirkung, welche man früher dem metallischen Zinn (vgl. S. 210) und den Zinnverbindungen überhaupt zuschrieb, hat man demselben auch sedative Wirkung beigelegt. Schlesinger empfahl Zinnchlorür, Stannum chloratum, bei Epilepsie in Spiritus Aetheris chlorati gelöst zu 0,005—0,025 pro dosi. Die äusserliche Anwendung desselben Salzes, welches zu den scharf metallischen Giften gehört, bei chronischem Ekzem und Geschwüren ist obsolet. Nach Versuchen von White mit weinsaurem Zinnoxydulnatrium und mit Zinntriäthyl steht das Zinn in seiner Action dem Blei am nächsten, indem es einerseits den Verdauungstractus, andererseits Rückenmark, Gehirn und Medullacentren afficirt. In dem gleichzeitig verminderten und eiweisshaltigen Urin ist das Metall constant 4—5 Tage nachweisbar. Die Wirkung auf das Rückenmark ist eine lähmende (Schwäche der Bewegungen und starke Herabsetzung der Reflexe), während Gehirn und Medulla oblongata in einen Reizungszustand versetzt werden, der sich durch Aufregung einerseits und durch Tremor, convulsivische Anfälle, Zunahme der Athemfrequenz und Dyspnoe andererseits charakterisirt. Die Dämpfe des Zinntriäthyls sind sehr giftig und können heftigen Kopfschmerz, Uebelkeit, allgemeine Schwäche, Durchfälle und selbst Albuminurie erzeugen (Harnack und White). Bei Fröschen lähmen Zinnsalze die quergestreiften Muskeln.

Wir erwähnen hier noch die von Simpson nach Art des Bismutum valerianicum, insbesondere bei Cardialgie und bei Vomitus gravidarum, aber auch bei katarrhalischen Affectionen des Magens und Darmcanals gegebenen Salze des zu den Erdmetallen gehörenden Ceriums, von denen das oxalsaure Salz, Cerium oxalicum, und das Ceriumnitrat, Cerium nitricum, zu 0,05—0,12 gereicht werden sollen. Bei uns haben dieselben bisher keine Verwendung gefunden.

Oleum animale aethereum, Oleum animale Dippelii, ätherisches Thieröl. — Durch trockne Destillation stickstoffhaltiger animalischer Materien (Horn, Knochen) wird eine wenig dickliche, schwarzbraune, undurchsichtige Flüssigkeit von höchst intensivem, unangenehmem, empyreumatischem Geruche und widrig bitterlichem, rauchigem Geschmacke gewonnen, welche man als stinkendes Thieröl oder Hirschhornöl, Oleum animale foetidum s. Oleum cornu cervi, bezeichnet. Dasselbe stellt ein sehr variables Gemisch von Ammoniumcarbonat, Cyanammonium, verschiedenen Kohlenwasserstoffen und organischen Basen dar, welche sich auch zum grössten Theile in dem aus Thieröl durch Destillation erhaltenen dünnflüssigen, gelblichen ätherischen Thieröle, jedoch in geringeren Mengen, finden. Das Präparat verewigt den Namen des alten Alchymisten Dippel († 1734), welcher aus dem stinkenden Thieröl durch wiederholte Destillation ein nach Rosen riechendes Destillat erhalten haben will. Das ätherische Thieröl duftet freilich nicht nach Rosen, ist jedoch von dem eigenthümlichen stinkenden Geruch des Darstellungsmaterials frei, welchen es jedoch bei nicht sorgfältiger Aufbewahrung unter dem Einflusse der Luft, wobei es sich bräunlich färbt, in höherem oder geringerem Grade wieder annimmt. Es reagirt schwach alkalisch, löst sich in 80 Th. Wasser und leicht in Alkohol, Aether, auch in fetten Oelen.

Das ätherische Thieröl gilt in kleineren Dosen als Antispasmodicum und Analepticum, ist jedoch in grösseren Mengen ein intensives, zu einem Esslöffel beim Erwachsenen tödtliches Gift (Chaussier). Bei Thieren bedingt Ol. animale aethereum Lähmung und Schwäche der Hinterbeine und allgemeine klonische Krämpfe; quantitativ differiren einzelne Sorten; 4,0 der stärksten Sorte tödten mittelgrosse Hunde in 15 Min., trotzdem ein grosser Theil des Giftes nicht resorbirt wird (A. Werber). Bei der jetzt übrigens fast gar nicht mehr üblichen Anwendung des Medicaments ist daher mit grösster Vorsicht zu verfahren und die Dosis von 5—20 Tr. nicht zu überschreiten. Man muss es des unangenehmen Geruches und Geschmackes wegen in gelatinirten Pillen und Gelatinekapseln verabreichen. Ein ähnliches Destillat aus 1 Th. Oleum anim. foet. und 3 Th. Terpenthinöl bildete das früher als Wurmmittel und besonders zum Abtreiben von Tänien benutzte Oleum anthelminticum Chaberti, Chaberts Wurmöl. Nach Krahmer ist das letztere ein sicheres Bandwurmmittel nur bei Anwendung grosser Dosen (15,0—30,0 pro die); doch rufen solche Durchfälle, Schwindel und nicht selten lästiges Harnbrennen hervor, welche Erscheinungen bei ruhigem Verhalten, kühlem Regime und nöthigenfalls einigen Dosen Opium binnen 24 Std. schwinden. Das rohe Thieröl wird nur noch in der Veterinärpraxis angewendet, ist übrigens nicht ganz so giftig wie das officinelle Präparat. Die Giftigkeit wurde früher dem darin vorhandenen Cyanammonium zugeschrieben, muss aber wohl grösstentheils auf die organischen Basen zurückgeführt werden, von denen einzelne äusserst deleter auf den thierischen Organismus wirken und selbst dem Nicotin in ihrer Giftigkeit gleichkommen. Dieselben gehören verschiedenen Gruppen der organischen Basen an, unter denen die Pyridinbasen (den Anilinbasen isomere Nitrilbasen) die grösste Giftigkeit besitzen, welche dem Kohlenstoffgehalte und dem Siedepunkte adäquat ist (A. Werber, Mac Kendrick). Die Angabe A. Werbers, dass die höheren Glieder der Pyridinreihe furchtbare Krämpfe und grosse Dyspnoe hervorrufen, während die unteren unter paralytischen Erscheinungen tödten, ist von Mac Kendrick (1878) nicht bestätigt, der alle in Frage stehenden Basen ohne Krämpfe tödtend fand. Die kohlenstoffärmste dieser Basen, das Pyridin, erzeugt selbst zu 0,8 bei Kaninchen nur leichte Excitation und eine Art Rausch mit Athem- und Pulsbeschleunigung; die nächstfolgende, das Picolin, führt zu 0,4 pr. Kilo zu Benommenheit des Sensoriums und Sinken der Athem- und Herzaction, erzeugt jedoch zu 0,8 keinen Stupor, der nach Lutidin und den kohlenstoffreicheren Pyridinbasen hervortritt, von denen die letztgenannte zu 0,5, Collidin zu 0,2 und Parvolin zu 0,1 per Kilo Tod in wenigen Minuten bedingen. Weit giftiger und gleichzeitig krampferregend wirken Polymere des Pyridins und Picolins (Dipyridin und Dipicolin). Alle diese Basen coaguliren Eiweiss und wirken örtlich irritirend.

Dasselbe gilt von der den krampferregenden Giften zugerechneten, von Anderson ebenfalls im ätherischen Thieröl aufgefundenen, dem Pyridin isomeren Amidbase Anilin, welche Kaninchen zu 1,0—1,5 tödtet. Die Krämpfe scheinen Erstickungskrämpfe zu sein und stehen wahrscheinlich mit einer Wirkung des Anilins auf das Blut im Zusammenhange, welches braun wird und nicht an der Luft sich röthet, dabei den Geruch des Anilins zeigt, das auch im Gehirn und in den Muskeln chemisch nachweisbar ist; die Blutkörperchen sind dabei wie granulirt und theilweise ihres Farbstoffes beraubt (Ollivier und Bergeron). Bei Intoxicationen am Menschen fehlen in der Regel die Krämpfe und beschränken sich die Erscheinungen auf Mattigkeit, Schwindel und Dyspnoe mit oder ohne Verlust des Bewusstseins; als auffallende Vergiftungserscheinungen zeigen sich dabei neben schwachem Herzschlage Kälte und Blässe der Körperoberfläche und eine auffallende bläulichrothe Färbung des Gesichts, der Lippen, Nasenschleimhaut und Nägel. Letztere steht vermuthlich mit einer Veränderung des Hämoglobins in Zusammenhang. Lethebys Annahme, dass aus Anilin und Nitrobenzin ein eigenthümlicher Farbstoff im Organismus entstehe, scheint unhaltbar, da beide Körper als solche im Harn und Athem nachgewiesen wurden. Turnbull empfahl Anilinsulfat bei Chorea und krampfhaften Affectionen. Lailler und Leloir versuchten Anilinhydrochlorat äusserlich bei Psoriasis, doch rief die Application von 100,0 einer 2% Lösung die Erscheinungen der Anilinvergiftung hervor. Von den Derivaten des Anilins ist das Fuchsin, in welches sich, einzelnen Autoren zufolge, das Anilin im Organismus z. Th. verwandeln soll, in reinem Zustande nicht toxisch und von Bouchut u. A. bei Albuminurie zu 0,1—0,2 pro dosi angewendet. Nach Bouchut soll es selbst bei parenchymatöser Nephritis sich nützlich erweisen. Dies contrastirt sehr mit der Angabe von Fels und Ritter, wonach Fuchsin in minimalen Mengen Albuminurie erzeugen soll. Im Urin wird Fuchsin unverändert ausgeschieden.

Das im Oleum animale vorhandene Methylamin wirkt nach Versuchen von Béhier mit essigsaurem Methylamin zu 0,5—1,0 steigernd auf die arterielle Spannung, ohne die Pulsfrequenz wesentlich zu beeinflussen, und bewirkt in grösseren Dosen Irregularität des Pulses; im Uebrigen nähert es sich in seiner Wirkung dem Trimethylamin.

Amygdalae amarae, Semen Amygdali amarum; Bittere Mandeln.

Die bitteren Mandeln bilden das Material zur Bereitung eines destillirten Wassers, dessen Wirksamkeit in seinem Gehalte an der beim Destillationsprocesse sich entwickelnden Cyanwasserstoffsäure beruht. Durch dieses destillirte Wasser, das **Bittermandelwasser, Aqua Amygdalarum amararum**, welches in 1000 Th. 1 Th. Cyanwasserstoffsäure enthalten muss, werden alle übrigen Blausäurepräparate und namentlich die früher officinelle wässrige

Blausäure, Acidum hydrocyanicum s. hydrocyanatum dilutum s. Borussicum s. zooticum, ersetzt.

Die Cyanwasserstoffsäure oder Blausäure, CNH oder CyH, ist im wasserfreien Zustande (durch Zerlegung von Cyanquecksilber mittelst conc. Chlorwasserstoffsäure dargestellt) eine farblose, sehr flüchtige, leicht bewegliche Flüssigkeit von starkem, bittermandelartigem Geruche, welche bei 26,5° siedet und bei —15° zu einer krystallinischen Masse erstarrt. Sie brennt mit weisser Flamme und ist in jedem Verhältnisse in Wasser und Spiritus löslich. Beim Aufbewahren zersetzt sie sich unter Abscheidung eines braunen Körpers (Azulmsäure). Mit starken Säuren oder Alkalien zersetzt sie sich unter Wasseraufnahme in Ameisensäure und Ammoniak. Die wässrige Cyanwasserstoffsäure, wie sie durch Destillation von Cyankalium oder Ferrocyankalium mit verdünnter Schwefelsäure dargestellt wird, ist ebenfalls eine farblose Flüssigkeit von stärkerem oder schwächerem Bittermandelgeruch und erst süsslichem, dann scharf bitterem Geschmacke und gleichfalls sehr schnell der Zersetzung unterworfen, wovor Zusatz von etwas Salzsäure sie längere Zeit schützt. Die früher officinelle Blausäure enthielt in den verschiedenen Phkp. 2—3% wasserfreie Blausäure und war somit erheblich stärker als das allein officinelle blausäurehaltige destillirte Wasser, welches sie jetzt mit Recht ersetzt, weil die enorme Gefährlichkeit und Giftigkeit der Cyanwasserstoffsäure die Verwendung der sogenannten officinellen Blausäure ganz unzweckmässig erscheinen lässt, da hier von einigen Tropfen Leben und Tod abhängt. Noch verwerflicher als zweiprocentige Blausäure sind natürlich ältere, noch stärkere Präparate (Blausäure von Scheele, Vauquelin, Magendie, Robiquet u. a. m.), von denen einzelne sogar 38% wasserfreie Blausäure enthalten, da dieselben auch bei Verordnung in Tropfenform stets verdünnt werden müssen.

Die bittern Mandeln sind die Samenkerne von Amygdalus communis L. oder der als α. amara DC. bezeichneten Varietät des Mandelbaumes, über dessen Vorkommen bereits S. 358 das Nöthige angegeben wurde. Von den ebendaselbst abgehandelten süssen Mandeln unterscheiden sie sich äusserlich nur durch ihre geringere Grösse und dadurch, dass sie beim Zerquetschen mit Wasser eine stark nach Blausäure riechende und bitter schmeckende Emulsion liefern. Die Blausäure ist in den bittern Mandeln nicht präformirt enthalten, sondern entsteht erst bei der Einwirkung von Emulsin bei Gegenwart von Wasser auf das in den bittern Mandeln und in den Fruchtkernen verschiedener Angehöriger der Familien der Amygdaleen und Pomaceen aufgefundene stickstoffhaltige Glykosid Amygdalin. Dieser Stoff, im wasserfreien Zustande von der Formel $C^{20}H^{27}O^{11}$, bildet mit 2 Atomen Krystallwasser farblose, perlglänzende Schuppen und mit 3 Atomen Wasser durchsichtige, orthorhombische Prismen von schwach bitterem Geschmacke und ohne Geruch, welche sich in jeder Menge kochendem und in 12 Th. kaltem Wasser, schwierig in Alkohol, gar nicht in Aether lösen; die Lösungen reagiren neutral. Das Amygdalin schmilzt beim Erhitzen über 120° zu einem wasserhellen Liquidum, welches über 160° hinaus sich bräunt und in hoherer Temperatur vollständig zersetzt wird. Oxydirende Substanzen bilden aus Amygdalin Bittermandelöl, Benzoësäure, Ameisensäure, Ammoniak und Kohlensäure; verdünnte Schwefelsäure und Salzsäure zerlegen Amygdalin beim Kochen in Zucker, Bittermandelöl und Ameisensäure. Concentrirte Salzsäure erzeugt aus Amygdalin eine eigenthümliche Säure, die Mandelsäure, $C^8H^8O^3$, welche im Organismus sich in Hippursäure verwandelt. Interessanter als diese Zersetzungen ist diejenige, welche Amygdalin bei Gegenwart von Wasser durch den Contact mit Emulsin und einigen andern Fermenten (Diastase, Bierhefe, nicht aber Kälberlab, Pankreasferment oder gewöhnliches Pflanzeneiweiss) erleidet, indem es damit schnell unter Bildung von Bittermandelöl, Blausäure und Zucker nach der Gleichung $C^{20}H^{27}NO^{11} + 2H^2O = CNH$ (Blausäure) $+ C^7H^6O$ (Benzaldehyd) $+ 2C^6H^{12}O^6$ (Glykose) zerfällt. Die Zersetzung erfolgt nur bei Anwesenheit einer genügenden Menge Wasser, und wenn das Emulsin sich in frischem und gelöstem Zustande befindet, am schnellsten bei 20—30°. Durch Kochen mit Wasser coagulirtes oder durch Behandlung mit kochendem Weingeist unlöslich gewordenes Emulsin ist unwirksam. Zusatz von starken Basen und Säuren, von Aether oder Alkohol verzögert die Zersetzung.

Das Amygdalin, welches in den Bittermandeln zu 2—3% existirt, hat medicinisches Interesse nur durch seine Spaltung mit Emulsin und die dabei resultirende Blausäure. Auf den menschlichen Organismus wirkt es auch in grösseren Mengen, selbst zu 4,0, nicht toxisch (Widtmann und Denk). Bei Kaninchen und Hunden soll es zu 1,0—2,5 langsam toxisch wirken, ohne Blausäureintoxication zu bedingen. Es geht rasch in das Blut über (Koelliker, Eulenburg) und wird, wenigstens theilweise, als solches auch bald im Urin ausgeschieden (Wöhler und Frerichs). Hippursäure tritt danach im Harn nicht auf, wohl aber bei Kaninchen bisweilen Ameisensäure (Ranke). Wöhler und Liebig proponirten als Blausäurepräparat eine Lösung von 1,0 (17 Gran) Amygdalin in 30,0 Süssmandelemulsion, wovon 10—15 Tropfen pro dosi gegeben werden sollten. Das Ppt. ist indess nicht sehr zweckmässig, da einerseits die Spaltung des Amygdalins erst in einigen Stunden vollendet ist und so der Kranke mit dem frischen Ppt. nicht das ihm zugedachte Blausäurequantum erhält, und da andrerseits die Emulsion sich viel leichter zersetzt als Bittermandelwasser. Die Empfehlung des Amygdalins (gleichzeitig mit Ol. Hyoscyami äusserlich) bei Krebs und Markschwamm (Inosemtzeff) hat sich nicht bewährt.

Das Bittermandelwasser wird in der Weise bereitet, dass 12 Th. durch kaltes Auspressen von dem fetten Oele befreite und in ein feines Pulver verwandelte bittere Mandeln in einer geräumigen Destillirblase mit 80 Th. Wasser gut gemischt, 1 Th. Weingeist zugefügt und die Mischung gut verschlossen 12 Std. lang stehen gelassen wird und dann vorsichtig 11 Th. in eine Vorlage abdestillirt werden, welche 1 Th. Weingeist enthält, und das Destillat mit soviel von einer Mischung von 1 Th. Weingeist u. 5 Th. Wasser verdünnt wird, dass in 1000 Th. 1 Th. Cyanwasserstoff enthalten ist. Es stellt eine etwas trübe, stark nach Blausäure und Bittermandelöl riechende Flüssigkeit dar. Der Geruch nach Bittermandelöl bleibt auch nach Ausfällung des Cyanwasserstoffs mit Silbersalpeter erhalten. Beim Aufbewahren erleidet das Bittermandelwasser, namentlich im Lichte, Zersetzungen, welche theils die Blausäure, theils das darin enthaltene Bittermandelöl betreffen.

An der Wirkung der Aqua Amygdalarum amararum ist das Bittermandelöl, welches aus den bittern Mandeln in sehr verschiedenen Mengen (0,42 bis 0,95%), aus Kirschlorbeerblättern in etwas geringerer Quantität erhalten wird, unbetheiligt. Das Bittermandelöl des Handels enthält stets neben Benzoësäurealdehyd (Benzoylwasserstoff), C^7H^6O, etwas Blausäure und geringe Mengen von Benzoësäure, Benzoïn und anderen Benzoylderivaten. Dasselbe wurde früher, jedoch selten, innerlich zu $1/8$—1 Tr. pro dosi in Weingeist oder Aether gelöst und äusserlich mit fetten Oelen oder Spiritus als schmerz- und krampflinderndes Mittel bei Lichtscheu, Blepharospasmus, Kolik, auch bei Leukom und Amaurose (Turnbull) benutzt, ist aber wegen seines inconstanten Gehaltes an Cyanwasserstoffsäure (3—14%) ein unzweckmässiges Präparat. Die Anwendung zu Haarölen hat wiederholt zu Vergiftungen geführt, wie auch die interne Einführung grösserer Mengen (1,0—8,0) mehrfach letale Intoxicationen veranlasste. Das reine Bittermandelöl, welches bei 180° siedet und ein spec. Gew. von 1,043 besitzt, sich in 30 Th. Wasser, leicht in Weingeist und Aether löst, wirkt nach Art anderer ätherischer Oele und tödtet Kaninchen erst zu 4,0—8,0 (Mitscherlich), Hunde erst zu 12,0 (Maclagan). Es geht durch Oxydation leicht in Benzoësäure über und verwandelt sich bei Einführung in mittleren Mengen im Organismus in Hippursäure (Wöhler und Frerichs), während nach grösseren Dosen der Urin Bittermandelgeruch zeigt. Statt des Bittermandelöls findet sich im Handel jetzt häufig das ähnlich riechende, sehr giftige Nitrobenzin (sog. Mirbanöl oder Mirbanessenz), welches in den letzten Jahren zu einer nicht unbeträchtlichen Anzahl von Intoxicationen, mehrfach mit tödtlichem Ausgange, geführt hat.

Das Bittermandelwasser ersetzt auch alle früher gebräuchlich gewesenen Cyanmetalle, welche im Magen unter dem Einflusse der Salzsäure Cyanwasserstoffsäure frei werden lassen, sowie verschiedene blausäurehaltige Destillate aus Pflanzentheilen, insbesondere das Kirschlorbeerwasser, Aqua Laurocerasi.

Zu den früher statt der Blausäure benutzten Cyanmetallen, von denen einzelne äusserst unbeständig sind, so dass sie leicht durch verdünnte Säuren, namentlich Wasserstoffsäuren, und daher auch im Magen durch die Salzsäure unter Freiwerden von Cyanwasserstoffsäure zersetzt werden, gehören das zu 0,01 pro dosi (in wässriger Lösung) und äusserlich bei schmerzhaften Affectionen zu Waschungen oder in Salbenform (0,1—0,2 auf 25,0 Fett) epidermatisch und selbst endermatisch angewendete Cyankalium, Kalium cyanatum, dessen toxikologische Bedeutung seit der Verwendung in der Photographie eine ungemein hohe geworden ist, und das Cyanzink, Zincum cyanatum s. Zincum cyanatum sine ferro (so genannt zur Unterscheidung von dem bei den Zinkpräparaten erwähnten Zincum ferrocyanatum, mit welchem es durch Versehen in Folge des Gebrauches der für beide synonymen Bezeichnung Zincum borussicum verwechselt wurde, wodurch tödtliche Vergiftung entstand (Remer).

Die als Nitrile bezeichneten Verbindungen, welche Cyan mit Alkoholradicalen bildet, wie Cyanaethyl (Propionitril) und Cyanamyl (Isocapronitril) sind stark toxisch, jedoch weit weniger giftig als Cyanwasserstoffsäure (Pelikan, Maximowitsch). In kleineren Gaben bewirken sie Steigernng der Athemfrequenz ohne Betheiligung des Vagus, in grösseren epileptiforme Krämpfe mit Mydriasis und mit oder ohne Verlust der Willkürbewegung. Magendie empfahl Cyanaethyl unter der Bezeichnung Aether hydrocyanicus bei Hustenreiz.

Die Aqua Laurocerasi ist ein früher sehr geschätztes Destillat aus den lederartigen u. oben glatten und glänzenden Blättern des Kirschlorbeer, Prunus Laurocerasus L., eines immergrünen Strauches aus der Familie der Amygdaleen, welcher in den russischen Kaukasusländern, im nördlichen Kleinasien und im nördlichen Persien ursprünglich einheimisch, in allen wärmeren Ländern mit mildem Winter als Zierstrauch verbreitet ist, der in tropischen Klimaten selbst bis zu 20 Fuss hoch wird. Die Kirschlorbeerblätter sind geruchlos, entwickeln aber beim Zerreiben Geruch nach Bittermandelöl und Blausäure. Im Juli und August liefern sie ein fast doppelt so starkes Destillat wie im Winter und Frühling (Broekx.) Nach Christison geben Knospen und junge Blätter mehr ätherisches Oel. Die Folia Laurocerasi enthalten weder Emulsin noch krystallisirtes Amygdalin, sondern, wie die Blätter des Pfirsichbaums, Persica vulgaris s. Amygdalus Persica L., welche früher ebenfalls zur Darstellung eines blausäurehaltigen destillirten Wassers, Aqua Persicae foliorum, dienten und die grünen Theile verschiedener Pflanzen aus der Familie der Amygdaleen, einen dunkelgelben, durchsichtigen, harzartigen Stoff, das sog. amorphe Amygdalin, welches mit Emulsin Blausäure entwickelt. Die Aqua Laurocerasi ist weniger trübe als das Bittermandelwasser, vielleicht in Folge eines geringeren Gehaltes an ätherischem Oele, und wird von Einzelnen als angenehmer riechend betrachtet. Bei längerem Stehen zersetzt sie sich wie die Aqua Amygdalarum amararum.

Von den früher wegen ihres Blausäuregehalts benutzten Destillaten ist die Aqua Pruni Padi die wichtigste. Dieselbe wurde aus der Rinde von Prunus Padus L., der sog. Ahlkirschen- oder Faulbaumrinde, in welcher sich, wie auch in Blüthen, Samenkernen und Blättern krystallisirtes Amygdalin (nach Riegel in der Rinde $2/3$—1%) neben sog. amorphem Amygdalin findet, bereitet und nach Art des Kirschlorbeerwassers und Bittermandelwassers, jedoch in etwas grösseren Dosen, angewendet. In Amerika wird die Rinde der nah verwandten Prunus serotina s. Prunus Virginiana als Cortex Pruni Virginianae, welche namentlich im Herbst reichlich Amygdalin zu enthalten scheint, in ähnlicher Weise gebraucht. Dieselbe gilt als Antiperiodicum und ist neuerdings auch in England bei Herzaffectionen und febrilen Krankheiten (Allbutt) in Abkochung in Anwendung gezogen. Auch die Schlehenblüthen (von Prunus spinosa L.), früher als Flores Acaciae officinell und als blutreinigendes Mittel gebraucht, liefern Blausäure. Früher stellte man auch schwächere Blausäurelösungen durch Destillation saurer Kirschen und Kirschkerne, sog. Kirschwasser, Aqua Cerasorum nigrorum, mitunter mit Zusatz von bitteren Mandeln, sog. **Aqua Cerasorum amygdalata**, her, welche auch heute noch in der Receptur vorkommen, jedoch durch eine Verdünnung des Bittermandelwassers ersetzt werden, als welche geradezu unter dem Namen Kirschwasser oder **Aqua Amygdalarum diluta** eine Mischung von 1 Th. Bittermandelwasser mit 19 Th. destillirtem Wasser früher officinell war. Die nicht zur Familie der Amygdaleae gehörenden Pflanzen, welche, ohne Amygdalin zu enthalten, Blausäure bilden (Jatropha Manihot, Ximenia Americana L., Agaricus Oreades) haben kein Interesse für die Pharmakologie.

Die officinelle Blausäure wird von allen Applicationsstellen aus, auch von der unverletzten Haut resorbirt, ohne an den Applicationsstellen wesentliche Veränderungen hervorzurufen. Ueber die Schicksale der Blausäure im Organismus sind die Untersuchungen noch nicht abgeschlossen.

Oertliche Irritationsphänomene kommen bei Vergiftung mit Blausäure nicht vor, finden sich dagegen nicht selten nach Einwirkung von Cyankalium. In ganz kleinen medicinalen Dosen erzeugt Blausäure, innerlich genommen, ausser bitterm Geschmack auch Kratzen im Halse, Wärme im Magen und Vermehrung der Speichelsecretion. Auch bei Application auf die Conjunctiva ruft verdünnte Blausäure (2—3%) nur ein Gefühl von geringer Empfindlichkeit und Wärme mit Congestion der Gefässe von einigen Minuten Dauer hervor (James Vose-Solomon, Nunneley); die Pupille scheint dadurch etwas erweitert zu werden. Resorption erfolgt von allen Schleimhäuten aus; man kann Thiere sowohl vom Rectum, als von der Vagina, als vom äussern Gehörgange aus mit Blausäure oder Cyankalium tödtlich vergiften; vom Mastdarm und Magen aus erfolgt die Resorption mit gleicher Schnelligkeit (Savory). Von frischen Wunden aus kann Vergiftung eintreten, jedoch kommt es dazu viel weniger leicht, als gewöhnlich angenommen wird, und noch minder gefährlich erscheint die Application auf die äussere Haut. Man hat auf eine Elimination der Blausäure durch Lungen und Haut aus dem Geruche des Athems und der Transpiration nach dem Gifte geschlossen. Der Nachweis von Cyanwasserstoffsäure in Blut und Gehirn im unveränderten Zustande ist von mehreren Forschern (Hoppe, Everett, Rennard) bei Intoxicationen geliefert, in anderen Fällen scheint schon im Magen eine theilweise Zersetzung unter Bildung von Ameisensäure stattzufinden (Schauenstein). — Wird wasserfreie Blausäure auf die Cornea applicirt, so erzeugt sie einen weissen, leicht durch Reibung ablösbaren Schorf (Jobert de Lamballe) und selbst in nicht zu starker Verdünnung Trübung der Cornea. Bei directer äusserer Einwirkung auf die Haut wird die betroffene Hautpartie unempfindlich und taub (Robiquet); bei Verdünnungen von 1‰ im Bittermandelwasser ist Veränderung der Sensibilität nicht nachweisbar.

Die Blausäure unterscheidet sich von allen übrigen Neurotica dadurch, dass sie einen entschiedenen Einfluss auf das Blut selbst besitzt, dessen Beschaffenheit sie in eigenthümlicher Weise verändert, indem sie sich einerseits chemisch mit dem Hämoglobin verbindet und indem sie andererseits die Sauerstoffabgabe seitens der Blutkörperchen verringert.

Nach den Untersuchungen von Preyer verbinden sich sowohl Blausäure als Cyankalium bei Blutwärme mit Oxyhämoglobin und Hämoglobin, und ist der Sauerstoff der Luft nicht im Stande, diese vier Verbindungen in Oxyhämoglobin zurückzuführen. Die betreffenden Verbindungen sind aber nicht im Blute der mit Cyankalium vergifteten Thiere nachweisbar. Wässrige Lösung von krystallisirtem Cyanwasserstoffhämoglobin tödtet Meerschweinchen und Frösche unter den Symptomen der Blausäurevergiftung, jedoch treten dieselben später auf, was zusammengenommen mit dem Blausäuregeruch der Thiere (Cyankaliumhämoglobin besitzt einen solchen Geruch nicht) auf eine Zersetzung schliessen und es wahrscheinlich erscheinen lässt, dass nicht die fragliche Verbindung, sondern die Blausäure selbst das wirksame Agens bei Blausäurevergiftung ist. Nach Hiller und Wagner lassen sich spectroskopische Veränderungen im circulirenden Blute mit Cyanwasserstoff vergifteter Thiere nachweisen, insofern die Oxyhämoglobinstreifen bei gleicher Lage geringere Absorption zeigen und die Absorption des Intervalls bedeutender ist; noch auffallender ist letztere Erscheinung post mortem. Das Blut mit Cyanwasserstoffsäure oder Cyankalium vergifteter Warmblüter ist häufig nicht ganz so dunkel wie bei gewöhnlicher Erstickung; bei Fröschen ist dasselbe auffallend hellroth, wahrscheinlich in Folge einer Gestaltveränderung der rothen Blutkörperchen, wobei dieselben mehr Licht reflectiren als im Normalzustande (Preyer). Ausserhalb des Körpers werden die rothen Blutkörperchen unter Einwirkung von Blausäure zuerst rundlicher, dann körnig und schliesslich farblos, bei Warmblütern erst maulbeerförmig, dann farblos; im lebenden Körper ist bei Blausäurevergiftung mikroskopisch eine Alteration nicht nachzuweisen (Geinitz). Blausäure hebt die katalytische Wirkung der rothen Blutkörperchen auf Wasserstoffsuperoxyd auf. Hoppe-Seyler und Gaehtgens constatirten sehr erhebliche Verminderung der Kohlensäureausscheidung im Beginne der Giftwirkung, wobei auch das in den Venen enthaltene Blut eine hellrothe Färbung besitzt und worauf bei günstig verlaufenden Vergiftungen nach kurzer Zeit ein Zustand ungewöhnlich gesteigerter Oxydation folgt. Die Eigenschaft sauerstofffreien Blutes, einem umgebenden sauerstoffhaltigen Medium Sauerstoff zu entziehen, geht durch Blausäurezusatz nicht verloren; mit Sauerstoff gesättigtes frisches Blut giebt unter Einwirkung von Blausäure keinen Antheil seines Sauerstoffs ab, ja die Entziehung des letzteren durch sauerstoffverdrängende Mittel wird sehr erschwert (Gaehtgens). Die von Zalesky behauptete Abnahme der Temperatur, welche mit den Veränderungen des Bluts in Connex stehen könnte, kommt nach Fleischer nach kleinen Blausäuremengen nicht zu Stande, wo die Eigenwärme constant bleibt oder nach kurzer Abnahme zunimmt; nur bei lebensgefährlichen Dosen erfolgt Abnahme der Temperatur, bei eintretendem Tetanus wird sie vorübergehend erhöht und steigt noch erheblicher nach dem Tode.

Die entfernten Wirkungen der Blausäure äussern sich vorwaltend in Erscheinungen seitens des Nervensystems, wobei in hervorragender Weise das Athemcentrum und vasomotorische Centrum afficirt sind.

Bei Einwirkung kleiner Mengen blausäurehaltiger Präparate, wie man sie therapeutisch verwerthet, treten nur bei längerem Gebrauche entfernte Erscheinungen auf. Werden diese medicinalen Dosen nicht erheblich überschritten, so macht sich neben Nausea Oppression der Brust, Herzklopfen, Schwere im Kopfe, manchmal stechender Schmerz im Hinterkopf, Schwindel, Gedankenverwirrung und Verlust der Muskelkraft geltend. Diese Symptome entsprechen dem ersten oder asthmatischen Stadium der Blausäurevergiftung (Orfila), in welchem objectiv stets keuchendes Athmen mit offenem Munde, verlangsamter Herzschlag und Prominenz der Augäpfel wahrgenommen wird. Aus diesem Symptomencomplex kann Rückkehr zur Norm erfolgen; schreitet die Intoxication fort, so kommt es unter Zunahme der Dyspnoe zu plötzlichen Hinstürzen des Patienten. Bei erloschenem Bewusstsein und völligem Darniederliegen der cerebralen Thätigkeit in diesem Stadium, welches von Orfila als das zweite oder convulsivische Stadium bezeichnet wird, besteht Anästhesie der Haut, Mydriasis und Unempfindlichkeit der Iris neben vollkommener Erschlaffung der Muskulatur; die Haut ist kühl und mit kaltem Schweisse bedeckt, der Puls beschleunigt, fast nicht zu fühlen, bisweilen kommt es zu unwillkürlicher Entleerung von Urin und Fäces. In diesem Stadium zeigen sich auch Convulsionen, theils tonischer, theils klonischer Art; die letzteren betreffen besonders die Extremitäten, die ersteren die Masseteren und die Nackenmuskeln. Dieses Stadium wird oft durch einen von spasmodischer Affection des Kehlkopfes herrührenden eigenthümlichen Schrei beim Hinstürzen eingeleitet, welcher mit Unrecht als charakteristisch für Blausäurevergiftung gehalten wird. Auch aus diesem Stadium kann Wiederherstellung erfolgen, doch geht dasselbe meist in das dritte oder asphyktische (paralytische) Stadium über, das durch tiefstes Coma, starkes Ausfliessen von Speichel aus dem Munde und stetiges Seltener- und Schwächerwerden von Herzschlag und Respiration sich charakterisirt und in nicht langer Zeit zum Tode führt. Viel häufiger als die geschilderte protrahirte Vergiftung beim Menschen ist die sog. apoplektische Form, in welcher die Patienten nach einer grossen Dosis schon während des Schluckens oder doch in wenig Secunden hinstürzen und die Erscheinungen des zweiten oder dritten Stadiums (Krämpfe, Paralyse) darbieten. Die erschwerte Respiration, bei welcher die einzelnen Athemzüge durch grosse Intervalle getrennt sind, ist im Allgemeinen das am meisten charakteristische Symptom für diese Vergiftungsform; doch kommt bei ausgeprägtem Coma auch stertoröses Athmen vor.

Für den Erwachsenen können 0,05 wasserfreie Blausäure als kleinste letale Dosis angesehen werden, doch giebt es Fälle, wo der Tod nach 0,042 bis 0,045 eintrat (Geoghegan, Hicks), während in anderen weit grössere Dosen ohne tödtlichen Erfolg waren, so 0,08 (Bishop), 0,09 (Christison) und selbst 1,4 (Burmann).

Die Blausäure ist bekanntlich für thierische Organismen das stärkste Gift, welches durch die Schnelligkeit der toxischen und letalen Wirkung sich vor allen anderen auszeichnet und selbst von Nicotin und Aconitin nicht erreicht wird.

Die deletere Action erstreckt sich auf alle Thierklassen, doch ist die Resistenz eine verschiedene. Kaltblüter werden viel weniger davon afficirt als Warmblüter, was sich leicht aus der geringen Abhängigkeit der Herzthätigkeit von dem Athmungsprocesse erklärt (Preyer). Vögel sterben leichter als Säugethiere; Insekten, Crustaceen, Mollusken und Würmer schwerer als Wirbelthiere (Coullon). Nach Wedemeyer wirkt Blausäure auf Thiere um so mehr tödtlich, je mehr dieselben ein entwickeltes Rückenmark und eine vollkommene Respiration und Muskelkraft besitzen, je sauerstoffreicher ihr Blut und höher ihre Temperatur ist und je mehr sie des Sauerstoffs zum Fortleben bedürfen. Auch auf Pflanzen und selbst auf diejenigen, aus welchen sie producirt wird, wirkt Blausäure vernichtend (Coullon, Goeppert). Die Minimaldosis wasserfreier Blausäure, welche bei kleinen Säugethieren den Tod herbeiführt (bei Meerschweinchen 1, bei Kaninchen 3 Secunden langes Einathmen des Dunstes wasserfreier Blausäure) ist so klein, dass eine quantitative Bestimmung nicht möglich ist; sicher beträgt sie weniger als $1/1000$ Milligramm bei Meerschweinchen (Preyer). Die Blausäure ist bekanntlich das Gift, welches wegen der Plötzlichkeit seiner Wirkung und insbesondere wegen des raschen Eintrittes des Todes der Anschauung zur Stütze diente, dass die Giftwirkung ausschliesslich durch Nervenleitung vermittelt werde, was für die Blausäure schon 1826 Krimer experimentell widerlegte.

Bei Thieren ist das Bild der Vergiftung im Ganzen das nämliche wie beim Menschen, so weit es sich um Warmblüter handelt. Alle Thiere zeigen als erstes Symptom Störungen der Athmung und später partielle oder totale Lähmung. Die Athemzüge werden vermindert, mitunter erschwert; besonders stark sinkt die Athemzahl während des Tetanus, während sie im paralytischen Stadium entweder bis zum Tode weiter sinkt, oder wieder etwas zunimmt, ja in günstig verlaufenen Fällen über die Norm hinaussteigt. Convulsionen kommen bei Amphibien, Fischen und im Wasser lebenden Insekten nicht vor, fehlen aber auch bei manchen Säugethieren und sind bei den meisten Warmblütern nicht völlig constant. Auch der beim Menschen erwähnte Schrei kommt inconstant bei Warmblütern vor, ebenso findet sich das gleichfalls beim Menschen vorkommende Erbrechen bei manchen Thierspecies. Der Herzschlag wird anfangs verlangsamt, wobei der Blutdruck zunimmt (Traube), später nimmt die Pulsfrequenz wieder zu. Bei Fröschen wird die Athmung anfangs beschleunigt, dann kommt es zu Dyspnoe mit Prominenz der Bulbi; hiermit stellt sich gleichzeitig Schwächerwerden der willkürlichen Bewegungen ein, dann nehmen die Reflexe ab und schliesslich erlischt jede Muskelbewegung, während der gleich anfangs verlangsamte und später irreguläre und schwache Herzschlag noch eine Stunde andauern kann (Kölliker, Preyer). Die einzelnen Stadien der Vergiftung, von denen bei Warmblütern das erste gewöhnlich $1/2$—1 Min., das zweite und dritte je $1/2$—2 Min. dauern, sind bei Kaltblütern bedeutend länger ($1/4$—$1/2$ Std.).

Die Behandlung der Blausäureintoxication wird in der Regel in der Erfüllung der Indicatio vitalis zu bestehen haben, welcher am besten die schon von Brodie und Pereira empfohlene künstliche Respiration entspricht. Die früher als Antidot zur Inhalation und zur äusseren Darreichung empfohlenen Chlorpräparate können nicht als wirkliche Gegengifte angesehen werden, da durch dieselben giftige Verbindungen sich bilden. Theoretisch besser begründet sind die S. 246 besprochenen Gegengifte von T. und H. Smith (Eisenoxydhydrat mit Magnesia) und von Duflos, wodurch unschädliches Eisencyanür oder Magnesiumeisencyanür entsteht. In den meisten Fällen aber wird man mit chemischen Antidoten zu spät kommen. Ist es möglich, so reicht man innerlich Analeptica und unterstützt deren Wirkung durch äussere Reizmittel. Thénard empfahl Aether, weil bei ätherisirten Thieren die Blausäurevergiftungserscheinungen später und minder intensiv eintreten. Besonders gepriesen werden kalte Begiessungen auf den Kopf und längs der Wirbelsäure aus einer Höhe von 1—2 Fuss applicirt, während der Patient im warmen Bade sich befindet. Preyer empfahl nach Thierversuchen als antagonistisch wirkend das Atropin, dessen günstige Effecte vermuthlich auf Erregung des Athem- und Gefässcentrums, nicht aber auf Depression des Vagus beruht. Nicht irrationell ist die Einspritzung von Ammoniak in die Venen, wenn auch die interne Darreichung als chemisches Antidot verfehlt ist, da sich dabei Cyanammonium als stark toxische Substanz bildet. Auch der Transfusion lässt sich theoretisch die Berechtigung zur Verwendung bei Blausäurevergiftung nicht absprechen.

Das Vorhandensein einer chronischen Blausäurevergiftung, welche Mac Cleod, Granville u. A. auf Grund von Selbstversuchen und von Beobachtungen in Fabriken, wo die Entwickluug reichlicher Blausäuredämpfe stattfindet, annehmen, wobei sie als Symptome theils örtliche Phänomene (selbst Stomatitis ulcerosa), theils entfernte Wirkungen (Ohrensausen, Kopfschmerz, Dysphagie, Nausea, Palpitationen, Dyspnoe und selbst Convulsionen) angeben, ist nicht sicher gestellt und wahrscheinlich handelt es sich dabei nur um leichte repetirende acute Intoxication. Das Vorkommen einer acuten Blausäurevergiftung durch rasch hinter einander gegebene Dosen von Blausäure kann um so weniger in Abrede gestellt werden, als bei Thieren das Summiren von zwei nicht letalen Dosen, welche kurz nach einander gegeben werden, durch Nunneley erwiesen ist.

Die Wirkungen der Blausäure auf Athmung und Kreislauf sind von den Centren des verlängerten Marks und den Gefässcentren des Rückenmarks abhängig. Daneben wird auch das Vaguscentrum in Mitleidenschaft gezogen (Böhm und Knie, Lazarski).

Nach Lazarski (1881) erhöhen geringe Dosen Blausäure vorübergehend die Leistungen der Medulla oblongata und steigern Athemzahl und Blutdruck, auch erfolgt durch Reizung des Vaguscentrums bei intacten Vagis Verlangsamung des Pulsschlages. Grosse Dosen Blausäure machen die Centren des verlängerten Marks und die Gefässcentren gegen eine Steigerung der natürlichen inneren Reize (Erstickungsreiz) und gegen intensive Reize anderer Art (Inductionsströme, Strychnin, Antiarin) unempfindlich. Die Verlangsamung der Herzschlagzahl bei grösseren Dosen ist vom Vagus unabhängig, ebenso von den Acceleratoren, und kann auch nicht durch das Sinken des Blutdrucks seine Erklärung finden, da durch Aortenligatur die Pulszahl nicht erheblich steigt. Lazarski leitet sie daher von einer Wirkung auf das Herz ab, durch welche im letzten Stadium der Intoxication das Sinken des Blutdrucks noch verstärkt wird. Dass Blausäure, wie Traube meinte, ein eigentliches Herzgift sei, widerlegt ein Blick auf die Phänomene beim Frosch. Sicher wird der rapide Tod bei sehr grossen Dosen durch rasche Lähmung des respiratorischen Centrums bedingt. Die von Preyer stark betonte Reizung der peripheren Vagusendigungen in den Lungen ist durch Böhm und Knie widerlegt; Vagusdurchschneidung hebt durchaus nicht den tödtlichen Einfluss der Blausäure auf. Auch centripetale Vagusreizung ist zur Zeit der Respirationsstillstände ohne Wirkung. Die durch Blausäure bedingten Convulsionen unterscheiden sich an sich nicht wesentlich von den Erstickungskrämpfen (Preyer), treten aber viel rascher ein, als dies selbst bei völliger Entziehung des Sauerstoffs der Fall ist; auch kommt bei Erstickung Lähmung des vasomotorischen Centrums ohne vorhergehende Reizung nicht vor. Dass die Blausäure direct reizend auf Krampfcentren im Hirn und Rückenmark wirkt, ist um so wahrscheinlicher, als die der Blausäure nahe verwandten Nitrile oder Cyanaether (Acetonitril, Propionitril) sämmtlich epileptiforme Krampfanfälle neben Respirationslähmung hervorbringen (Maximowitsch).

Was die übrigen Partien des Nervensystems anlangt, so wird nach den Erscheinungen am Menschen zunächst das Gehirn betroffen, darauf erst das Rückenmark. Nach Krimer wirkt Blausäure nicht giftig, wenn sie direct auf Gehirn und Rückenmark gebracht wird; Jones fand dagegen bei jungen Alligatoren die schnellste Wirkung bei Application auf das verlängerte Mark. Die motorischen Nerven gehen bei Vergiftungen am Frosche erst sehr spät ihres Leitungsvermögens verlustig (v. Kiedrowski), dagegen schnell bei Befeuchtung mit Blausäure (Coullon, Preyer). Nach v. Kiedrowski werden die Stämme der motorischen Nerven nach Blausäurevergiftung um so früher gelähmt, je entfernter sie von den Centren und vom Herzen liegen (?). Nach Stannius werden die Nerven durch directe Berührung mit Blausäure (3,5—6,5 %) viel langsamer leitungsunfähig als die Muskeln, welche letzteren nicht todtenstarr werden (Kölliker), übrigens in Hinsicht auf die Stärke und Richtung des Muskelstroms sich wie normal verhalten (Dubois-Reymond). Wie die übrigen quergestreiften Muskeln wird auch das Herz bei directer Application von Blausäure betroffen und seiner Reizbarkeit je nach der Concentration nach wenigen Secunden oder nach wenigen Minuten beraubt (Krimer, Preyer). Nach O. Funke verlieren die sensiblen Nerven nach Blausäurevergiftung ihre elektromotorische Wirksamkeit. Nach Valentin ist der Nervenstrom nicht verändert. Eine antiseptische Wirkung der Blausäure, auf welche schon C. F. Emmert 1803 hinwies, lässt sich nicht in Abrede stellen, doch ist dieselbe nicht bedeutend und der Verwesungsprocess nach Blausäurevergiftung sogar meist beschleunigt. Krämer fand, dass Blausäure die Bewegung der Spermatozoiden aufhebe. Bei Leuchtkäfern wird die Phosphorescenz dadurch sehr rasch aufgehoben.

Viel geringere Bedeutung als für die Toxikologie besitzt die Blausäure für die Therapie, indem der Kreis der Krankheiten, in denen man sie in den ersten Decennien dieses Jahrhunderts anwandte, sich auf wenige beschränkt hat, worunter schmerzhafte Affectionen verschiedener Art und Hustenreiz (Krampfhusten, Keuchhusten) die hauptsächlichsten sind.

In der geringen Concentration, wie die jetzt gebräuchlichen Präparate der Blausäure dieselbe enthalten, kann bei Innehaltung der richtigen Dosirung von keiner besonderen Gefahr die Rede sein. Wenn sich hieraus keine Contraindication der Blausäure ergiebt, so ist doch auch kein besonderer Grund für ihre therapeutische Verwendung gegeben, und namentlich bleibt es immerhin bei dem Vorhandensein vortrefflicher anderer Mittel unangemessen, die Blausäure als Wurmmittel oder Antitypicum zu verwenden. Der Gebrauch als Contrastimulans bei Pneumonien und ähnlichen Affectionen, wogegen Rasori und seine Schule Blausäure verwendeten, ist nach den physiologischen Versuchen, wonach nur stark toxische Dosen die Temperatur herabsetzen, nicht gerechtfertigt. Der Glaube an die Heilkraft der Blausäure als Antiphthisicum (Magendie u. A.) ist geschwunden, obschon gerade bei Phthisis das Mittel durch Verringerung des Hustenreizes von Nutzen sein kann. Nicht selten bewährt sich Blausäure bei Reizung des respiratorischen Centrums und asthmatischen Anfällen (in nicht zu kleinen Dosen), wofür ja auch die physiologische

Wirkung spricht. Strambio und Restelli empfahlen Blausäurepräparate bei Tetanus toxicus, doch scheinen sie nicht mehr als andere Cerebralia zu nützen. Krimer, West u. A. fanden Blausäurepräparate in einzelnen Epidemien von Keuchhusten nützlich, während das Mittel in anderen erfolglos blieb. Hake will es bei beginnender Herzhypertrophie mit Erfolg angewendet haben; gerade bei Herzfehlern aber darf Blausäure nur mit der grössten Vorsicht gegeben werden, weil wiederholt kleine Dosen bei Herzkranken Vergiftungserscheinungen hervorgerufen haben (Taylor). In einem Falle von Angina pectoris habe ich Blausäure mit palliativem Nutzen gegeben, doch schwächte sich der Effect sehr ab. Den meisten Vortheil gewährt das Mittel bei Gastralgie, und zwar vorzugsweise bei nervöser. Die Aufzählung aller einzelnen Krankheitsformen, bei welchen Blausäure innerlich versucht ist, hat keinen Sinn, da man sie gegenwärtig in der Praxis mehr und mehr vernachlässigt. Aeusserlich wurde sie bei Hautjucken und Neuralgien in Gebrauch gezogen, da sie aber nur in verhältnissmässig starker Concentration herabsetzend auf die Sensibilität wirkt, sind auch hier andere Mittel vorzuziehen. Auch in der Augenheilkunde, wo man sie gegen Lichtscheu und Blepharospasmus benutzte, ist sie durch Atropin und analoge Medicamente verdrängt.

Man giebt die Aqua Amygdalarum amararum zu 0,5—2,0 mehrmals täglich. Die Pharmakopoe gestattet 2,0 pro dosi und 8,0 pro die. Man verordnet sie meist für sich in Tropfenform, (zu 10—30 Tr. pro dosi) oder mit Wasser und Syrup verdünnt; auch kann sie Mixturen hinzugesetzt werden. Die bittern Mandeln werden zu 6—12 Stück bei Wechselfiebern, Neuralgien gegeben.

Aeusserlich kommt Bittermandelwasser vorzugsweise zu Waschungen in Verdünnung mit Wasser in Gebrauch, seltener dient es zu Augenwässern oder zu Inhalationen in Dampfform (auf heissen Sand gegossen oder aus einem Schälchen verdunstet), oder zu Injectionen, endlich zu Salben.

Aeltere Aerzte bevorzugten das Kirschlorbeerwasser wegen eines angenehmeren Geschmacks. Die Ersetzung desselben durch Aqua Amygdalarum amararum ist jedoch völlig gerechtfertigt, da das Kirschlorbeerwasser nur einmal im Jahre bereitet werden kann und bei seiner leichten Zersetzlichkeit im Laufe des Jahres der Blausäuregehalt sich sehr vermindert, während das Bittermandelwasser immer frisch bereitet werden kann. Für längere Aufbewahrung ist stets ein Zusatz von Spiritus, wodurch die Zersetzlichkeit gemindert wird, zu machen. Auch empfiehlt sich die Ordination in vitro nigro, da das Tageslicht zersetzend wirkt. Zu vermeiden sind Alkalien, Chlorwasser, Salpetersäure und andere oxydirende Substanzen, endlich Metallsalze.

Die bittern Mandeln wurden früher auch als solche medicinisch benutzt und bei Wechselfieber, Neuralgien u. s. w. zu 6—12 Stück gegeben. Dieselben sind Volksmittel gegen Sodbrennen. Medicinisch benutzte man sie entweder im zerkleinerten Zustande oder geschält und entfettet als sog. **Phyllis amara s. Farrina Amygdalarum amararum**, Bittermandelkleie, welche von Kranichfeld als mildes Blausäurepräparat zu 0,03—0,2 empfohlen wurde. Die Bittermandelkleie kann auch als Ingrediens für kosmetische Waschpulver (mit Benzoë, Borax und Veilchenwurzel) benutzt werden.

Verordnungen:

1) ℞
Natrii bicarbonici 1,0
Aquae Amygdal. amar. 3,0
Emulsionis Amygdal. 50,0
M. D. S. Stündlich einen Theelöffel.
(Bei Keuchhusten von Kindern unter 1 Jahr. **West.**)

2) ℞
Aq. Amygdal. amarar.
Liquoris Plumbi Goulardi āā 50,0
Aq. Rosae 100,0
M. D. S. Zur Waschung. (Bei Hautjucken und Schmerzen. **Hufelands** Liquor anterethicus.)

Folia Nicotianae, Folia Tabaci; **Tabaksblätter.**

Die Droge stellt die getrockneten Blätter der verschiedenen

Culturformen von Nicotiana Tabacum L., einer in Amerika einheimischen und zur Erzeugung von Rauch- und Schnupftabak neben andern Species der Gattung Nicotiana in den verschiedensten Ländern cultivirten Solanee, dar.

Die Blätter von Nicotiana Tabacum sind spitzlanzettlich, in den Blattstiel herablaufend, ganzrandig und wie die ganze Pflanze mit langen, weichen Haaren und kleinen sitzenden Drüsen, welche bei der frischen Pflanze eine klebrige Flüssigkeit ausschwitzen, besetzt, von beträchtlicher Grösse, getrocknet von brauner Farbe. Sie stellen den sog. Virginischen Tabak, Folia Nicotianae Virginianae, dar, welcher von den Blättern anderer cultivirter Species von Nicotiana durch den Verlauf der Seitennerven sich unterscheidet, welche bei der officinellen Droge erst eine Weile parallel und ganz nahe dem Mittelnerven verlaufen und dann von diesem im spitzen Winkel auseinanderweichen, während bei dem am nächsten verwandten Marylandtabak von Nicotiana macrophylla Metz die Seitennerven in fast rechtem Winkel vom Mittelnerven verlaufen. Ebenso verhalten sich die Blätter der den Türkischen Tabak liefernden N. rustica L. (mit grüngelben Blumen und gestielten, eiförmigen Blättern) und anderen cultivirten Sorten, von denen N. repanda Willd. in Havanna angebaut wird. Alle diese Tabaksblätter besitzen einen scharfen Geschmack und einen eigenthümlichen Geruch. — Die Verwendung des Tabaks als Rauchmittel scheint in Amerika uralter Brauch bei den Indianern gewesen zu sein, bei denen die Bezeichnung Tabaco ursprünglich das zum Rauchen benutzte Instrument bedeutet. Nach Europa scheint die Tabakspflanze, welche zuerst von Oviedo beschrieben wurde, um 1555 oder 1559 gelangt zu sein. Die Bezeichnung Nicotiana verewigt den Namen von Jean Nicot, welcher als französischer Gesandter in Lissabon 1560 Samen nach Paris schickte.

Das wirksame Princip der Tabaksblätter ist das flüchtige Alkaloid Nicotin, neben welchem sich noch als eigenthümlicher Stoff das Nicotianin oder der Tabakscampher findet.

Das 1828 von Posselt und Reimann entdeckte Nicotin ist ein sauerstofffreies Alkaloid von der Formel $C^{10}H^{14}N^2$ und bildet ein farbloses, öliges, stark alkalisch reagirendes Liquidum von starkem, besonders beim Erwärmen sehr hervortretendem Geruche und brennendem Geschmacke. Es wird noch bei -10^0 nicht fest, bildet schon unter 100^0 deutliche Nebel und siedet bei 250^0. An der Luft und am Lichte bräunt es sich rasch. Es löst sich leicht in Wasser, Weingeist und Aether und bildet mit verschiedenen Säuren schwierig krystallisirende Salze, welche sich in Wasser und Alkohol, meist aber nicht in Aether lösen. Die Menge des in Tabaksblättern enthaltenen Nicotins wechselt ausserordentlich. Schlössing fand im Virginiatabak 6,87%, im Marylandtabak 2,29%, in verschiedenen französischen Tabaken 6,29 bis 7,96%. — Das von Hermbstädt aufgefundene Nicotianin bildet weisse, wenig in Wasser, leicht in Weingeist und Aether lösliche Krystallblättchen von bitterlich gewürzhaftem Geschmack und feinem, tabakartigem Geruche, welche auf der Zunge und im Schlunde einen eigenthümlichen Reiz, bei Application auf die Nasenschleimhaut Niesen und zu 0,03 intern Kopfweh, Uebelkeit und Aufstossen bedingen (Hermbstädt).

Die Tabaksblätter werden viel weniger medicinisch als in der Form von Rauchtabak und Cigarren, Schnupftabak und Kautabak als narkotisches Genussmittel verwendet. Zu diesem Zwecke unterliegen sie einer besonderen Präparation und z. Th. einem Gährungsprocesse, durch welche ihr Nicotingehalt ein geringerer wird. In trocknem Schnupftabak fand Schlössing 2% Nicotin. Die Frage über den Nicotingehalt des Tabakrauches ist von verschiedenen Chemikern (Melsens, Guérard, Malapert, Le Bon) positiv, von andern (Vohl) negativ beantwortet. Der von Heubel angeblich geführte Nachweis ist nicht beweisend, da im Tabaksrauch sich höhere Glieder aus der Reihe der Pyridinbasen, insbesondere Collidin (vgl. S. 1116), finden, welche ähnliche Wirkung zeigen. Auch Blausäure existirt im Tabaksdampf, nach Le

Bon in bedeutenderer Menge im Rauche von türkischem Tabak als von gewöhnlichem; ebenso findet sich Kohlenoxyd.

Die Wirkung der Tabaksblätter ist im Wesentlichen identisch mit der des Nicotins und zeigt nur insofern eine Differenz, als das Nicotin vermöge seiner äusserst rapiden deleteren Action auf den thierischen Organismus örtliche Irritationsphänomene in viel geringerem Grade zur Erscheinung bringt.

Das Nicotin gehört zu den stärksten Giften, welches nach den Versuchen von Schroff 16mal stärker als Coniin ist. Die Giftigkeit zeigt sich bei sämmtlichen Thierclassen, doch besitzen einzelne grössere Resistenz. Verhältnissmässig am längsten widerstehen Darminfusorien dem Gifte (Berutti und Vella). Fliegen und Tausendfüsse sind resistenter als Schmetterlinge und Spinnen, Fische ertragen mehr als Frösche, Hunde und Kaninchen mehr als Katzen, doch sterben Hunde nach $1/_2$—2 Tr., Kaninchen schon nach $1/_4$ Tr. Kleine Vögel gehen schon durch die blosse Annäherung eines in Nicotin getauchten Glasstabes an ihren Schnabel zu Grunde. Ziegen können grosse Quantitäten Tabaksblätter ohne Schaden verzehren.

Beim Menschen können sehr geringe Mengen Nicotin (0,003—0,004) erhebliche Intoxication bedingen (Dworzak und Heinrich). Die Schwierigkeiten für die Feststellung der Minimaldosis vermehren sich dadurch, dass Nicotin sich leicht zersetzt, so dass es bei jeder Oeffnung des Gefässes schwächer wirkt (Schroff).

Auch dem Nicotin fehlen bei Application in Substanz nicht die örtlichen Erscheinungen. So treten bei mit Nicotin vergifteten Säugethieren gar nicht selten anfangs Zeichen schmerzhafter Empfindungen auf und bei den von Dworzak und Heinrich angestellten Selbstversuchen mit 0,001—0,004 Nicotin bewirkten selbst die kleinsten Gaben Brennen im Munde, Kratzen im Schlunde und das Gefühl, als werde mit einer scharfen Bürste durch die Speiseröhre gezogen. Aehnliche Beobachtungen machte Wertheim bei Kranken und Stas bei sich selbst sowohl nach Beschmecken von Nicotin als nach dem Einathmen von Nicotindämpfen. Bei Thieren und Menschen fehlen Erbrechen und Durchfall bei Vergiftung mit Nicotin häufig ganz, weil der Tod zu rapide erfolgt, aber auch bei Tabaksvergiftung kommt es keineswegs immer zu einer wirklichen Entzündung des Darms, welche sich meist nur nach Intoxication mit präparirten Tabaksblättern in Pulverform oder mit dem in den Pfeifen sich ansammelnden Tabakssafte findet. Uebrigens sind Erbrechen und Durchfälle nach Tabak und Nicotin weniger Folge von Irritation der Schleimhaut als diejenige einer Wirkung auf das Nervensystem (Peristaltik). Eine örtliche (reflectorische) Action des Nicotins ist die bei Application auf die Conjunctiva hervortretende Myosis.

Das Nicotin wird von allen Applicationsstellen aus resorbirt, selbst von der unverletzten Haut aus.

Bei der Flüchtigkeit des Nicotins ist das Auftreten von Vergiftungserscheinungen nach der Application von Tabaksblättern auf die unverletzte Haut (Namias, Polko) oder durch in gleicher Weise angewendete, mit Tabaksinfus getränkte Binden (Martin) nichts Auffallendes. Sehr zahlreich ist die Casuistik der Vergiftungen durch Application von Tabak in Substanz oder Tabaksaufgüssen auf wunde Hautstellen, Haut- und Kopfausschläge, ebenso reichhaltig die der Vergiftung durch Klystiere von Tabaksinfusen, deren unvorsichtige Anwendung wiederholt zum Tode führte. Dessault will auch von den Tabaksrauchklystieren letale Folgen gesehen haben und ist in England die Anwendung derselben zur Wiederbelebung von Scheintodten geradezu verboten. Wie früher Hertwig, hat neuerdings Savory das Rectum für eine gefährlichere Applicationsstelle erklärt als den Magen. Auch von der Vagina (Vandenbroeck) und von der Conjunctiva (Janssen) kann man Thiere mit Nicotin tödtlich vergiften. Vom Unterhautbindegewebe und von der Cutis aus wirkt das Alkaloid in Substanz verhältnissmässig schwach; am stärksten bei directer Einführung in das Blut (L. van Praag, René). — Das Nicotin ist in dem bekannten Bocarmé'schen Processe von Stas in verschiedenen Leichentheilen, namentlich in Lunge und Leber, von Orfila in Thierversuchen auch in der Milz und spurweise in den Nieren, von Taylor im Blute nachgewiesen. Ob der von Stoltz wahrgenommene exquisite Tabaksgeruch im Fruchtwasser einer Tabaksspinnerin durch Nicotin bedingt war, steht dahin. In Selbstversuchen von Dworzak und Heinrich zeigte die exspirirte Luft deutlichen Tabaksgeruch (Schroff). Dasselbe ist wiederholt bei Individuen, welche Aufgüsse von Tabak im Clysma erhielten, beobachtet.

Die entfernte Wirkung des Nicotins äussert sich an fast allen Theilen des Nervensystems und zeigt sich bei grösseren Dosen namentlich in Functionsänderungen des Gehirns, Rückenmarks, der Respiration, Herzaction und Peristaltik. In geeigneten Dosen ist Nicotin ein äusserst gefährliches Gift, das bezüglich der Rapidität seiner Wirkung der Cyanwasserstoffsäure sich nähert.

Die bei Selbstversuchen von Dworzak und Heinrich (mit 0,001—0,004 Nicotin) notirten Erscheinungen waren ausser den oben angegebenen örtlichen Irritationsphänomenen ein vom Magen aus über Brust und Kopf in Finger und Zehenspitzen sich verbreitendes Wärmegefühl, grosse Aufregung, bei kleineren Dosen in der Regel Kopfschmerz, Eingenommenheit des Kopfes, Schwindel, Betäubung, Schläfrigkeit, Undeutlichsehen und Hören bei grosser Empfindlichkeit gegen Licht, Aura im Oberkiefer, häufige und beschwerliche Respiration, Pulsbeschleunigung, Beklommenheit und Trockenheit im Schlunde. Die grössten Gaben bedingten in etwa 40 Min. ungewöhnliche Schwäche, Gesichtsblässe, wechselnde Pulsfrequenz, Kälte der Gliedmaassen, auf den Rumpf sich verbreitend, Ructus, Nausea und Erbrechen, Auftreiben des Bauches mit heftigem Stuhldrang und Abgang von Winden. Schüttelkrämpfe des Rumpfes und Zittern der Extremitäten, 1 Std. anhaltend und später sich nochmals wiederholend, traten neben stossweise beschwerlichem Athmen bei dem einen, Ameisenkriechen in den Fingerspitzen und Schüttelfrost bei dem andern ein. Die Haut war trocken, die Harnausscheidung bei dem einen bedeutend vermehrt. Kopfweh, Schwindel, Zittern und Brustbeklemmung, Mattigkeit, Somnolenz und Nausea haben auch Falck und Wachenfeld bei Selbstversuchen beobachtet. Wertheim giebt nach Beobachtung von Kranken an, dass Pulse von 100 Schlägen und darüber schon durch minimale Mengen, solche von 80 Schlägen durch etwas grössere Mengen herabgesetzt werden, während Erhöhung der Dose Steigerung der Pulsfrequenz bewirkte. Tödtliche Dosen sind im Stande, in wenigen Minuten dem Leben ein Ende zu machen. In dem einzigen bisher genauer beobachteten Falle waren ein eigenthümlicher wilder Blick, anscheinend völlige Bewusstlosigkeit und ein tiefer Seufzer beim Sterben die einzigen beobachteten Symptome.

Mit Nicotin vergiftete Säugethiere verrathen, wenn die Dosis nicht eine äusserst starke war, zuerst entschiedene Aufregung und Angst, hierauf folgt Zittern, Harn- und Stuhlentleerung, ein eigenthümlicher Stupor, Schwanken und plötzliches Hinfallen auf die Seite; bei sehr grossen Dosen fehlt die Excitation oft ganz und das Thier stürzt sofort mit einem einzigen Schrei zu Boden. Mit dem Hinfallen treten klonische Krämpfe auf, manchmal mit tonischen abwechselnd, bisweilen ausgebildeter Tetanus, manchmal Schwimmbewegungen und Nystagmus. In diesen Krämpfen ist die Pupille stark verengt, Zahnfleisch und Zunge häufig livid und die Ohrgefässe erweitert. Der Tod erfolgt nach erheblichen Dosen gewöhnlich im Krampf nach 1—5 Min.; in einzelnen Fällen folgt auf die Krämpfe ein Stadium der Erschlaffung, in welchem die Reflexerregbarkeit rasch abnimmt. Das Athmen ist im Laufe der Vergiftung anfangs beschleunigt und keuchend, mühsam, mit einem eigenthümlichen Exspirationsgeräusch, später seltener und tiefer, der Puls bei nicht zu grossen Gaben zuerst verlangsamt, dann beschleunigt und später wieder retardirt, bei grossen Gaben in der Regel von vornherein irregulär und accelerirt. Die Temperatur an der Körperoberfläche sinkt bei Nicotinvergiftung. — Kleine Vögel sterben in wenigen Secunden ohne besondere Erscheinungen. Bei

Fröschen wird die Respiration rasch sistirt, während der Herzschlag nach Lähmung aller übrigen Organe noch fortdauert. Das Hauptvergiftungssymptom ist starker tetanischer Krampf mit eigenthümlicher Stellung der Gliedmaassen, wobei die Vorderbeine nach hinten, die Hinterbeine gegen den Rücken zu gezogen sind und der Kopf nach unten gerichtet ist (Falck und Wachenfeld, Krocker). In diesem Krampf ist die Locomotion aufgehoben; auf denselben folgt ein Stadium der Muskelerschlaffung, während dessen, wie auch schon vorher, flimmernde Muskelzuckungen beobachtet werden. In einzelnen Fällen dauern letztere auch noch nach dem Tode fort.

Bei der Behandlung der Nicotinvergiftung ist die Anwendung der Magenpumpe das einzige rationelle Verfahren; Tannin oder Iodiodkalium, welche als Antidote therapeutisch brauchbar erscheinen, können bei dem rapiden Verlaufe der Intoxication in praxi nur selten von Nutzen sein. Im Uebrigen ist symptomatisch ähnlich wie bei der Blausäurevergiftung zu verfahren (Excitantien, künstliche Respiration).

Bei fortgesetztem Gebrauche tritt auch beim Nicotin eine gewisse Abstumpfung der Wirkung ein, jedoch nicht in dem Grade wie gegen Opium. Chronische Vergiftungserscheinungen sind nach medicinaler Anwendung nicotinhaltiger Substanzen bisher nicht beobachtet. Die nach dem übermässigen Genusse schwerer Tabake oder Cigarren resultirenden mannigfachen Störungen der Digestion und des Nervensystems, welche man unter dem Namen des Nicotismus chronicus zusammengefasst hat, können daher hier übergangen werden, um so mehr als sie auf die physiologische Wirkung des Nicotins kein Licht zu werfen im Stande sind.

Dass das Gift zunächst das Grosshirn afficirt, und zwar anfangs reizend, später lähmend, ergiebt sich aus den oben mitgetheilten Vergiftungserscheinungen in deutlicher Weise. Eine gleiche Doppelaction äussert es auch auf das Rückenmark (Tetanus, Lähmung der Reflexfunction). Die Reflexfunction cessirt später als die Willkürbewegung. Krocker nimmt auch eine erregende Wirkung auf die intramusculären Nervenendigungen, welcher später Lähmung folgt, an und bezieht auf erstere die bei den Vergiftungssymptomen erwähnten fibrillären Muskelzuckungen. Nach von Anrep sind dieselben z. Th. centralen Ursprungs, da sie erst bei Rückenmarksdurchschneidung unter der Abgangsstelle der Nerven zu den Hinterbeinen cessiren. Der Tetanus tritt bei Fröschen auch nach Decapitation ein und wird durch künstliche Respiration nicht aufgehoben (Uspensky). Bei Warmblütern sind die Nicotinkrämpfe vorzugsweise vom verlängerten Mark abhängig, entstehen aber auch bei Rückenmarksabtrennung, jedoch schwächer. Sowohl bei Warmblütern als bei Fröschen bleiben die Krämpfe nach vorheriger Vergiftung mit arseniger Säure, Brenzcatechin, Hydrochinon, Physostigmin, Coffeïn und Cocaïn aus (von Anrep). In der Nicotinparalyse steigern Pikrotoxin und Strychnin zwar die Reflexaction, rufen aber keinen Tetanus hervor. Directe Reizung des Rückenmarks verhält sich bei nicotinisirten Thieren nicht different (von Anrep). Eine Betheiligung der Sinnesnerven, wie solche namentlich durch die sog. Tabaksamaurose nach übermässigem Consum von Tabak als Genussmittel wahrscheinlich wird, deuten auch die von Dworzak und Heinrich an sich beobachteten Sehstörungen an, wenn solche nicht von der Pupillenveränderung abhängig sind. Die letztere ist nicht bei allen Thieren gleich, und ist um so weniger leicht zu entscheiden, ob dabei Lähmung des Sympathicus (Rosenthal, Hirschmann u. A.) oder Reizung des Oculomotorius (Grünhagen, Krocker) im Spiele ist. Bei der durch örtliche Application bewirkten Myosis ist Reflex durch Reizung der Trigeminusendungen sehr wahrscheinlich. Nach Corso wirkt Nicotin auf sämmtliche Nerven der Iris und zunächst durch Einfluss auf den Sympathicus mydriatisch, später vom Oculomotorius aus verengend. Die peripheren sensiblen Nerven werden früher als die motorischen gelähmt. Ein lähmender Einfluss auf die quergestreiften Muskeln wird von den meisten Experimentatoren (Kölliker, Krocker) in Abrede gestellt.

Die Wirkung auf die peristaltische Bewegung ist nach Basch und Oser eine dreifache, indem zunächst schwache und kurzdauernde peristaltische Bewegungen an einzelnen Darmschlingen, hierauf ausgesprochener Darmtetanus mit darauf folgendem Ruhestadium, dann allmälig hochgradige

Steigerung der Peristaltik sämmtlicher Darmschlingen, welche allmälig wieder zur Ruhe zurückkehrten, sich einstellen. Die ersten sind durch Erregung von Nervencentren bedingt (Basch und Oser), während der Tetanus und die allgemeine Steigerung auf Reizung der Darmganglien beruhen (Nasse, Basch und Oser). Am meisten ist der Dünndarm afficirt, in zweiter Linie Dickdarm und Magen; auch Blase und Uterus participiren an der Contraition (Nasse), dagegen nicht die Milz (Truhart). Der Splanchnicus wirkt nicht hemmend auf den Darmtetanus.

Die Einwirkung auf die Respiration ist zuerst eine erregende, dann eine lähmende; vom Vagus ist dieselbe unabhängig (Rosenthal). Atropin erhöht die durch Nicotin hervorgerufene Steigerung der Athemfrequenz (Truhart). Das eigenthümlich zischende Geräusch, welches Nicotin hervorbringt, ist wohl Folge vermehrter Absonderung in den Bronchien und kann durch Atropin beseitigt werden (Truhart).

Nach Traube, Rosenthal und Krocker wirken kleine Dosen anfänglich erregend auf das regulatorische und im geringeren Grade auch auf das musculomotorische Herznervensystem (Herabsetzung und Stillstand des Herzens bei Warm- und Kaltblütern auch nach zuvoriger Vagusdurchschneidung, dagegen nicht bei vorheriger Vaguslähmung durch Atropin), während grössere rasch sowohl das regulatorische (Steigerung der Pulsfrequenz) als das excitomotorische (Schwächerwerden der Contractionen) bei künstlicher Respiration lähmen, ohne dass indess hier der Tod durch Herzparalyse erfolgt. Der Umstand, dass Muscarin bei Fröschen nicht nach Atropin, wohl aber nach Nicotin nach dem Eingetretensein vollständiger Reizlosigkeit des Vagus dauernden Herzstillstand bedingt, scheint zu beweisen, dass Nicotin auf andere Theile des Vagus lähmend wirkt als Atropin und zwar solche, welche dem Stamme des Vagus näher liegen als die durch Atropin afficirten (Schmiedeberg und Truhart). Auf den Blutdruck wirkt Nicotin anfangs bei starker Contraction der Gefässe stark erhöhend, später herabsetzend in Folge einer anfangs reizenden, später herabsetzenden Action auf das vasomotorische Centrum (Surminsky, Basch und Oser). Auf Lähmung der vasomotorischen Nerven und dadurch bedingten grösseren Wärmeverlust an der Körperoberfläche bezieht Tscheschischin die von ihm beobachtete Abnahme der Körpertemperatur an der Körperoberfläche.

Auf die Speichelsecretion wirkt Nicotin zuerst vermehrend (Corso), später herabsetzend, auch die Membrana Schneideri wird zu stärkerer Secretion erregt. Die Wirkung des Nicotins schwächt sich, wie dies die bekannte Gewöhnung an das Rauchen hinlänglich beweist, allmälig ab. Auch bei Thieren lässt sich durch allmälige Steigerung eine Gewöhnung erzielen, bei Kaninchen in 14 Tagen bis zu 0,12 Nicotin; dagegen wird bei wiederholter Einführung grosser, nahezu letaler Dosen die Gefährlichkeit gesteigert (von Anrep). Bei mehrmaliger Einführung toxischer Gaben fallen sowohl bei Warmblütern als bei Fröschen die charakteristischen Krämpfe, bei letzteren auch die primäre Erregung und secundäre Lähmung des Vagus fort (von Anrep). Ueber die dem habituellen Gebrauche von Tabak zugeschriebenen chronischen Vergiftungserscheinungen (Palpitationen, Amaurose u. s. w.) sind weitere Untersuchungen nöthig; die von Jolly u. A. gehegten Befürchtungen sind jedenfalls übertrieben.

Im Ganzen werden die Tabaksblätter als Medicament wenig benutzt und nur bei Ileus und eingeklemmten Brüchen hat sich der Gebrauch von Tabaksaufgüssen in Klystierform erhalten.

Dass Tabak bei habitueller Obstipation von Nutzen sein kann, unterliegt bei der oben hervorgehobenen anregenden Wirkung auf die Peristaltik keinem Zweifel. Sehr viele ältere Leute kommen erst dann zur Defäcation, wenn sie eine Pfeife geraucht haben. Die Anwendung des Tabaks bei Ileus und auch bei Hernia incarcerata ging von der Anschauung aus, dass das Mittel ein Antispasmodicum sei und durch Aufhebung eines krampfhaften Zustandes wirke (Sydenham). Nun beruht aber der Ileus fast nie auf „Krampf" und Nicotin bedingt nicht Lähmung, sondern Steigerung der Peristaltik. Aber gerade letztere kann in der That günstig wirken, wo Verengung des Darmes durch angesammelte Fäcalmassen oder fremde Körper bedingt wird, welche entweder ihrerseits Paralyse der Darmhäute veranlasst oder aus Atonie der letzteren hervorgeht (Rokitansky). Diese Formen des Ileus sind wohl die den Tabak indicirenden, während Achsendrehungen und Knickungen durch Nicotin gewiss nicht beseitigt werden. Auch bei Bleikolik ist Tabak als Evacuans benutzt.

Alle übrigen Anwendungen des Tabaks sind von untergeordneter Bedeutung. Die reizende Wirkung auf die Peristaltik ist auch hier und da zur Herbeiführung von Emese benutzt, namentlich bei Vergiftungen in Nothfällen, wo andere Emetica nicht zur Hand waren und wo man gewöhnlich den Schnupftabak anwendet. Uebrigens galt Tabak als directes Antidot bei manchen Vergiftungen, z. B. mit Pilzen, Arsenik (Emerson), und namentlich auch bei Strychnin (Haughton, O'Reilly). Auch bei Tetanus traumaticus haben Tabakklystiere (und Nicotin) wiederholt mit günstigem Erfolge Anwendung gefunden (Duncan, Andersson u. A.). Nach Curlings Statistik starben von 19 mit Tabak behandelten Tetanuskranken 10. Eine günstige Wirkung lässt sich hier nur dann denken, wenn verhältnissmässig grosse, die Reflexaction lähmende Dosen in Anwendung kommen. Von anderen krampfhaften Affectionen sind besonders **Keuchhusten** und **Asthma** Gegenstand der Tabakstherapie gewesen, und nach den physiologischen Wirkungen des Nicotins erscheint die Anwendung keineswegs irrationell, obschon bei Tussis convulsiva noch gefährlichere Narcotica dasselbe leisten. Das Rauchen von Tabak ist bei krampfhaften Affectionen des Kehlkopfes (Spasmus glottidis, chronischem Singultus) wiederholt von günstigem Erfolge gewesen. Bei Asthma musste in einer Zeit, wo Lobelia nicht im Handel war, der Tabak zur Darstellung einer Pseudotinctur dienen und half excellent, doch kamen auch Intoxicationen dadurch vor (Salter). Als Antiepilepticum (Pitschaft, Fischer) ist Tabak ohne Werth. Im vorigen Jahrhundert galt Tabak für ein Diureticum (Fowler) und wurde auch bei Dysurie, Blasenkrampf, Harnverhaltung und Lithiasis gebraucht, ebenso bei Spermatorrhoe und Pollutionen. Die jetzt ziemlich in Vergessenheit gerathene Anwendung von Tabaksrauchklystieren bei Asphyktischen und Ertrunkenen wirkt wohl durch den Reiz auf die Mastdarmschleimhaut. Die äusserliche Anwendung der Tabaksblätter im Klystier gegen Oxyuris, oder in Schnupfpulvern gegen chronische Nasenentzündung und Polypen, oder als schmerzlinderndes Mittel bei Gicht und Gelenkrheumatismus (Vetch), oder als Mittel gegen Hautjucken (Prurigo, Pityriasis und Scabies) sind in Vergessenheit gekommen.

Die Folia Nicotianae werden innerlich jetzt gar nicht mehr gebraucht; ältere Aerzte verwendeten sie zu 0,03—0,15 in Pulver oder Pillen, auch im Aufgusse (von 0,005 auf 100,0 Colatur).

Am häufigsten kommen die Folia Nicotianae in Klystierform in Anwendung, wobei man sich eines Aufgusses bedient. Man giebt am zweckmässigsten Klystiere von 0,5—1,0 auf 100,0 Colatur, nicht aber, wie gewöhnlich angegeben wird, 4,0—8,0, da schon durch Clysmata, zu deren Bereitung 2,0 dienten, tödtliche Vergiftung hervorgebracht ist (Mac Gregor).

Zu derartigen Klystieren können auch die käuflichen gebeizten Tabaksblätter, welche örtlich weit mehr reizend wirken, dagegen weniger Nicotin enthalten, in Anwendung gezogen werden, welche man dann als **Folia Nicotianae venalia** auf dem Recepte verordnen kann. Zu den mehrfach erwähnten, bei Asphyktischen und Ertrunkenen vielfach benutzten Tabaksrauchklystieren sind diverse besondere Apparate angegeben, welche sich jedoch durch zwei gewöhnliche Pfeifen ersetzen lassen, indem man das Rohr einer brennenden Pfeife in den Anus bringt und auf deren Kopf denjenigen einer andern andrückt, durch deren Rohr man den Rauch in das Rectum bläst.

Aehnliche Aufgüsse, wie man als Klystier verordnet, und z. Th. noch stärkere, hat man auch zu Augentropfwässern (bei Blepharospasmus), Bähungen und Lotionen (bei verschiedenen Hautaffectionen) benutzt, doch sind die Effecte gering, und die Gefahr einer Vergiftung macht sich nicht bloss beim Vorhandensein von Excoriationen, sondern selbst bei unverletzter Haut geltend. Selbst die Application von Tabaksblättern auf die äussere Haut, welche Stephenson bei Erysipelas empfahl und welche in tabaksfabricirenden Ländern Volksmittel gegen Rheumatismus und Algien ist, kann zu Intoxication führen. Zum Kauen von Tabak, das gegen Zahnweh empfohlen wird, zum Rauchen, das bei Asthmatikern, welche nicht an Tabak gewöhnt sind, nach Salter im Anfall oft vorzügliche Dienste leistet, und zum Schnupfen, welches nicht allein bei chronischen Katarrhen der Nasen- und Stirnhöhlen, sondern auch bei chronischen Augenentzündungen und Amblyopie früher Anwendung fand, bedient man sich der zu diesen Zwecken besonders präparirten und allbekannten Tabaksblätter. Tabaksrauch hat man auch bei Katarrh der Eustachischen Röhre und der Trommelhöhle in dieselbe eingeleitet.

Die Phkp. hat keine Präparate der Tabaksblätter aufgenommen. Man benutzte früher ein (verschieden dargestelltes) Extractum Nicotianae innerlich zu 0,03—0,1, in kleineren Dosen bei Keuchhusten (Wolfheim); äusserlich in der nämlichen Gabe mit Infusum Sennae und Eigelb verrieben im Klystier bei Hernia incarcerata, auch mit 5—10 Th. Fett als Salbe bei Neuralgien und Zahnschmerz (Chippendale), endlich zu Haarpomaden (1:10 Medulla oss. bov.) beim Ausfallen der Haare (Dorvault). Dieses Extract ist nicht identisch mit dem Extractum Nicotianae Rademacheri, welches aus Nicotiana rustica L., der obenerwähnten Species, welche den ostindischen und Latakia Tabak liefert, bereitet wurde und für schärfer als N. Tabacum gilt. Auch eine daraus dargestellte Tinctur und ein destillirtes Wasser finden bei Rademachers Schülern, das letztere sogar gegen Cholera, Anwendung. In England war früher ein weiniges Macerat als Vinum Tabaci officinell.

Das Nicotin ist wegen seiner grossen Wirkungsintensität und seiner leichten Zersetzlichkeit sehr wenig als Arzneimittel qualificirt. Das in den Apotheken aufbewahrte Nicotin verliert jedesmal bei Dispensation durch Contact mit der Luft an Wirksamkeit. Die etwas mehr constanten organisch sauren Salze, welche Reil empfahl, haben sich ebenso wenig wie das Sublimatdoppelsalz allgemeinere Anwendung verschafft. Als Antipyreticum und Antitypicum (Wertheim) ist es trotz seiner pulsverlangsamenden Action nicht im Entferntesten brauchbar; bei chronischen Dermatosen (L. v. Praag, Hebra), ebenso wie die Sublimatverbindung des Alkaloids, mindestens völlig überflüssig. Wertheim empfahl es auch bei krampfhaften Zuständen des Magens und Darmcanals, L. v. Praag bei chronischen Entzündungen, W. Reil bei chronischem Trachealkatarrh und Palpitationen; Pavesi will durch Injection von täglich 15,0—30,0 einer wässrigen und mit Gummi versetzten Lösung (1:600) einen Fall von Paralysis vesicae geheilt haben. Haughton, Tufnell und Erlenmeyer empfahlen es innerlich (zu 0,01—0,015 stündlich) oder subcutan (zu 0,001) bei tetanischen Krämpfen, zumal auch bei Strychninvergiftung. Innerlich lässt sich, vom Tetanus abgesehen, wohl die Dosis auf 0,001—0,003 normiren, welche man in spirituöser Lösung oder in schleimigem Vehikel giebt.

Verordnung:

℞
Fol. Nicotianae 2,0
— *Sennae* 10,0
infunde
Aq. fervidae q. s. ad colat. 200,0

D. S. Zu 2 Klystieren. (Bei Brucheinklemmung.)

Herba Lobeliae, Herba Lobeliae inflatae; **Lobelienkraut.**

Die auch als Indian Tobacco bezeichnete Droge, welche in Amerika zuerst von den Eingeborenen, später von amerikanischen Quacksalbern (Coffin u. A.) in einer grossen Anzahl von Krankheiten benutzt wurde und seit der Empfehlung von Cutler (1831) einen grossen Ruf als Antiasthmaticum erlangt hat, stellt eine im östlichen Theile der Vereinigten Staaten allgemein verbreitete Lobeliacee, Lobelia inflata L., welche bei uns bisweilen in Gärten cultivirt wird, dar. Die ganze Pflanze mit Stengeln, Blättern, Blüthen und Früchten bildet das Medicament, welches gewöhnlich gröblich zerschnitten in viereckigen, stark gepressten Paqueten in den Handel kommt und unangenehmen scharfen und kratzenden, an Tabak erinnernden Geschmack besitzt. Lobelia inflata ist ein einjähriges, bis 2 Fuss hohes Kraut mit kantigem Stengel und zerstreut sitzenden, ungestielten, eiförmigen und etwas gekerbten Blättern; an den Ausschnitten des Blattrandes finden sich weissliche Drüsen, auf der Unterfläche und am untern Theil des Stengels borstige Behaarung. Die weiblichen zweilippigen Blüthen haben einen 5blättrigen Kelch und werden von einem spitzeiförmigen Deckblättchen überragt; die Frucht ist eine dünnwandige, bauchige, kahle Kapsel, in deren 2 Fächern sehr zahlreiche braune, kaum 0,5 Mm. grosse, eiförmige Samen von ausserordentlich schwachem Geschmacke sitzen.

Nach den Untersuchungen von Bastick und Procter scheint die Wirksamkeit der Lobelia von einem flüssigen, flüchtigen Alkaloide von gewürzhaftem Geruche und stechendem Tabaksgeschmacke, das sich in Wasser und leichter in Alkohol oder Aether löst und wovon 0.06 bei Katzen sofortige heftige Prostration und starke Pupillenerweiterung bedingen (Procter), herzurühren. Das Verhältniss dieses als Lobelin bezeichneten Alkaloids zu dem von Enders aufgefundenen, scharf schmeckenden Glykoside Lobelacrin, welche schon beim Kochen mit Wasser in Zucker und Lobeliasäure sich spaltet, steht nicht fest. Aetherisches Oel scheint nur in Spuren vorhanden zu sein. Nach Ott bedingt Lobelin in kleinen Dosen Erhöhung des Blutdruckes durch Reizung des peripherischen vasomotorischen Systems und anfangs Verminderung, später Zunahme der Pulsfrequenz, doch ist der Haupteffect auf das Athemcentrum gerichtet, durch dessen Lähmung bei letalen Dosen der Tod erfolgt; bei Katzen wird auch die Temperatur sehr stark herabgesetzt. In Selbstversuchen mit Barralliers mit Lobeliatinctur erzeugten Gaben von 10—40 Tropfen Brennen im Schlunde, Aufstossen und Brechreiz gleich nach dem Einnehmen, Pupillenerweiterung, Athembeschwerden, Gefühl von Zusammenschnüren der Brust, Koliken und flüssige Stühle in einigen Stunden, die grösseren Dosen tumultuarischen Herzschlag und Sinken der Pulsfrequenz. Der quacksalberische Gebrauch des Lobelienkrautes (sog. Coffinismus) hat in den Vereinigten Staaten und in England (Taylor, Letheby) wiederholt zu Vergiftungen geführt, deren Erscheinungen Combinationen einer Affection des Darmcanals und des Nervensystems darstellen, indem neben Erbrechen, Magenschmerzen, Purgiren und manchmal Brennen beim Harnlassen Schwindel, Eingenommenheit des Kopfes, ausserordentliche Prostration, Verengerung der Pupille und Convulsionen bei Lebzeiten und post mortem neben Entzündungen der Magen- und Darmschleimhaut starke Hyperämie des Gehirns sich finden. Schon 4,0 Lobeliapulver sind im Stande den Tod eines Erwachsenen herbeizuführen. Ursprünglich wurde das Lobeliakraut als Brechmittel benutzt. Dass dieser Gebrauch bei der grossen Giftigkeit der Droge völlig ungerechtfertigt ist, liegt auf der Hand, und unterliegt die Empfehlung von Bidault de Villiers bei Croup den gerechtesten Bedenken. Dagegen spricht für die Anwendung bei Asthma nicht nur die Beziehung des Lobelins zum Athemcentrum (Ott), sondern auch zahlreiche Erfahrungen von amerikanischen, englischen und deutschen Aerzten (Bigelow, Bower, Elliotson, Andrews, Neumann, Schlesier, Behrend), welche es z Th. für das wirksamste aller Antiasthmatica erklären. In der That leistet es in asthmatischen Anfällen manchmal ganz vorzügliche Dienste. Bower erklärt es geradezu für heilsam bei jeder Art von Dyspnoe, und in der That scheint es manchmal auch in Fällen, wo die Athemnoth Folge von chronischer Bronchitis oder Herzkrankheiten (Elliotson) ist, palliativen Nutzen zu schaffen. Auch bei Keuchhusten (Andrews, Morelli) und krampfhaftem Husten überhaupt hat es Anwendung und Lobredner gefunden.

Man benutzt bei uns nur die officinelle **Tinctura Lobeliae, Lobeliatinctur,** welche durch Digestion mit 10 Th. Spirit. dilut. dargestellt wird und eine grünbraune Farbe hat. Man reicht dieselbe zu 10—30 Tropfen im asthmatischen Anfall, entweder für sich oder in Verbindung mit Aqua Amygdalarum amararum, Tinct. Stramonii und ähnlichen Mitteln, in Tropfenform. Als maximale Einzelgabe ist 1,0, als maximale Tagesgabe 5,0 in der Pharmakopoe angegeben. Eine früher gebräuchliche ätherische Tinctur ist reicher an Lobelin und deshalb in etwas kleinerer Dose verwendbar.

Cortex Quebracho. — Unter dieser Bezeichnung sind zwei völlig verschiedene Drogen in neuester Zeit aus Südamerika in den Handel gekommen und bei asthmatischen Beschwerden und überhaupt bei Athemnoth theilweise mit grossem Erfolg gebraucht worden. Als weisse Quebracho wird die Rinde einer Apocynee aus Brasilien und der Argentinischen Republik, Aspidosperma Quebracho Schlechtd., bezeichnet, in welcher O Hesse mehrere Alkaloide entdeckte, welche herabsetzend auf Respiration und Circulation wirken (Penzoldt, Gutmann) und schon zu 0,03—0,08 Kaninchen tödten. Als Quebracho colorado werden die Rinde und das Holz einer südamerikanischen Terebinthacee, Loxopterygium Lorentzii Griseb., bezeichnet, von denen die Rinde ebenfalls ein Alkaloid einschliesst, das jedoch von den Aspidosperma-Alkaloiden völlig verschieden ist und erst zu 0,1 Frösche unter den Symptomen motorischer Lähmung tödtet. Im Lignum Quebracho colorado findet sich kein Alkaloid, überhaupt ist die Droge vorwaltend gerbstoffhaltig. Mit verschiedenen im Handel als Aspidospermin bezeichneten Quebrachoalkaloiden constatirten Gutmann und Eulenburg eine denselben zukommende allmälige Herabsetzung der Herzfrequenz durch Lähmung der automatischen Herzganglien. Penzoldt vindicirt der Quebracho eine eigenthümliche Wirkung auf das Blut, welchem es nicht nur die Fähigkeit, grössere Quantitäten Sauerstoff aufzunehmen, sondern auch die Eigenschaft, denselben fester zu binden und schwerer an die Gewebe abzugeben, verleihe, wodurch Dyspnoe durch Sauerstoffmangel in der Medulla entstehe. Obschon die Theorie der antiasthmatischen Wirksamkeit der beiden Quebrachorinden keineswegs als sicher gestellt anzusehen ist und selbst nicht überall die gleichen therapeutischen Effecte erhalten wurden, liegen doch seit der Empfehlung des Mittels durch Penzoldt zahlreiche Erfahrungen vor, welche den Versuch mit dem Mittel bei verschiedenen Formen von Dyspnoe rechtfertigen. Nach Lutz und Lichtheim treten die eclatantesten Erfolge beim sog. symptomatischen Asthma, bei acuten Respirationskrankheiten und urämischen und hoch febrilen Zuständen zu Tage, während chronische, durch Erkrankung der Respirationsorgane bedingte, oder auf Herzschwäche beruhende Dyspnoe wenig oder überhaupt nicht günstig beeinflusst wird. Als Antipyreticum scheint nur Quebracho blanco, nicht Quebracho colorado zu wirken. Von ersterem empfahl Penzoldt 2—3mal täglich 1—2 Theelöffel eines durch Extraction von 10 Th. gepulverter Rinde mit 100 Th. Alkohol, Eindampfen des Filtrats und Lösen des Rückstandes in 20 Th. warmen Wassers erhaltenen Auszuges. Von Quebracho colorado, auf welches sich die meisten günstigen Mittheilungen beziehen, hat man dieselbe Form oder ein aus dem Holze gewonnenes Extract, Extractum ligni Quebracho colorado, zu 0,5—1,0 pro dosi mehrmals täglich meist in wässriger oder alkalischer Lösung angewendet.

Radix Gelsemii, Gelsemiumwurzel. — Die von den amerikanischen Eklektikern als Antipyreticum benutzten unterirdischen Theile der nordamerikanischen Apocynee Gelsemium nitidum Michx (G. sempervirens Ait) haben in den letzten Jahren bei uns verbreitete Anwendung bei Neuralgien gefunden. Die Droge enthält eine eigenthümliche fluorescirende Säure, die von Sonnenschein mit Aesculin identificirte, nach Ott tetanisirend wirkende Gelsemiumsäure, und ein stark giftiges Alkaloid, das Gelsemin, welches Kaninchen bereits zu $^1/_2$ Mgm. pro Kgm. tödtet. Dasselbe schliesst sich dem Atropin und Hyoscyamin insofern an, als es bei localer Application Erweiterung der Pupille bedingt, die auch bei interner Application eintritt (Ott). Nach Putzeys und Romiée lähmt es auch die peripheren Nervenendigungen und die Vagusendigungen im Herzen; doch wird von den meisten Experimentatoren (Ott, Ringer u. Murrell, Eulenburg u. Moritz) die Wirkung auf die Herzaction nur als indirecte bezeichnet. Den hauptsächlichsten Angriffspunkt des Gelsemins bietet das Athemcentrum, das es herabsetzt und schliesslich lähmt; daneben setzt es nach voriger Erregung zunächst die motorischen, cerebralen und spinalen Centren und erst später die sensiblen herab, ohne die peripheren Nerven und die Muskeln zu afficiren. Beim Menschen sind besonders auffällig die bei physiologischen Dosen sich einstellenden motorischen Lähmungserscheinungen, wobei zunächst die Augenlider afficirt werden (Schwere des oberen Augenlids und vollständige Ptosis); hieran reihen sich Diplopie, Schielen, Schwindel, Doppelsehen, Erschwerung der Zungenbewegung, Zittern der Hände, Taubheit der Finger, allgemeines Kältegefühl und Dyspnoe (Berger, Ringer und Murrell). In einem schweren Vergiftungsfalle mit 0,15 Gelsemin subcutan rettete künstliche Respiration das Leben (Fronmüller). Die therapeutische Verwendung beschränkt sich bei uns vorzugsweise auf Neuralgie des Trigeminus, besonders im Gefolge von cariösen Zähnen (Wickham Legg, Mackey, Jurasz, Massini), auch gegen die Schmerzen bei Iritis und Iridochorioiditis (Desmarres). Von physiologischem Gesichtspunkte dürfte Gelsemium eher bei Spasmus facialis und bei Hustenreiz (Ringer und Murrell) indicirt sein. Hertzka gebrauchte es mit Erfolg bei Klavierspielerkrampf. M'Genghi rühmt es bei Irritabilität der Blase (mit Bromkalium) und bei Intermittens, wo es die Wirksamkeit des Chinins bedeutend steigern soll. Man benutzt in Amerika meist ein Fluidextract zu 0,05—0,3 pro dosi mehrmals täglich, bei uns Tincturen, die aber in ihrem Gehalt sehr variiren, je nachdem die frische oder getrocknete Wurzel oder concentrirter Alkohol in verschiedenen Quantitäten einen sehr verschiedenen Wirkungsgrad besitzen. Für stärkere Tincturen (1:5) scheint es zweckmässig, die Dosis von 5—10 Tropfen nicht zu überschreiten. Die Empfehlung des Gelsemins als Mydriaticum (in Lösungen von 1:60) zur Feststellung von Refractionsanomalien, weil die Accommodationsstörungen schon in 10—20 Std. aufhören (Tweedy), hat zur Einbürgerung des Gelsemins nicht geführt.

Flores Narcissi; Narcissenblumen. — Genauerer Untersuchung bedürftig sind die namentlich in Frankreich seit der Empfehlung von Dufrénoy (1815) gegen Epilepsie, Convulsionen, Chorea, Asthma, Neuralgien, Hemikranie zu 0,3—1,5 gebrauchten Blüthen der gelben Wiesennarcisse, Narcissus pseudonarcissus L. (Michéa, Pourché, Pichot u. A.). In grösseren Dosen (3,0 bis 4,0) wirken dieselben emetisch; noch stärker erregt die Zwiebel Erbrechen, welche im frischen Zustande in Nordamerika Hausmittel zur Hervorrufung von Emese ist, getrocknet indess viel von ihrer Activität einbüsst.

Tubera Aconiti, Radix Aconiti; **Eisenhutknollen**, Sturmhutknollen.

Die Droge stellt die von blühenden, wildwachsenden Exemplaren gesammelten Wurzelknollen einer auf den Alpen und Pyrenäen, auf den deutschen und österreichischen Mittelgebirgen, auch in Dänemark, Schweden, selten in England, desgleichen in Sibirien und auf dem Himalaya vorkommenden, bei uns vielfach als Zierpflanze in Gärten gezogenen Ranunculacee, Aconitum Napellus L., dar.

Die rübenförmigen Wurzelknollen von Aconitum Napellus sind oben ungefähr 2 Cm. dick und mit einem kurzen Stengelstumpfe oder einem Knospenreste gekrönt. Sie wiegen durchschnittlich ungefähr 6,0 und erreichen eine Länge von 8 Cm. und laufen sehr allmälig in eine einfache Spitze aus. Sie sind aussen mattbraungrau, mit tiefen Längsrunzeln und von den abgeschnittenen Nebenwurzeln herrührenden Narben versehen, innen weiss oder bräunlich, je nach dem Alter, indem die mit Stielresten versehenen Knollen oft missfarbige Beschaffenheit darbieten und in Folge von Aushöhlung leichter als die völlig compacten, mit der für die Entwickelung des nächstjährigen Stengels bestimmten Knospe versehenen, jüngeren Knollen sind. Auf dem Querschnitte zeigt sich eine dicke, punktirte Rinde und ein rundliches, braun umschriebenes Mark, welches in den oberen Regionen des Knollens rundlich oder elliptisch, 5—7 eckig (mit oft ziemlich stark hervortretenden Ecken) erscheint. Die frische Wurzel hat einen scharfen, rettigartigen Geruch, der beim Trocknen verschwindet. Der Geschmack ist anfangs süsslich, wird aber allmälig ausserordentlich brennend und verbindet sich gleichzeitig mit einem Gefühl von Kriebeln und Taubsein in Zunge und Lippen. Aconitum Napellus ist die am stärksten wirkende blaublühende Species von Aconitum, welche in Europa vorkommt. Bei der schwierigen Unterscheidung von nahe verwandten Arten, welche auf den Alpen, woher die im Handel befindliche Waare stammt, wachsen, ist, da die Einsammlung durchgängig von ungebildeten Personen besorgt wird, das Vorkommen von Verwechslungen leicht erklärlich. Dahin gehören die Knollen von Aconitum Störckeanum Reichenb., meist etwas kräftiger als die echten Sturmhutknollen, in der Regel zu 3 oder mehr (bei Napellus zu 2 zusammenhängend), ferner diejenigen von A. Cammarum Jacq. s. A. variegatum L., welche kürzer und mehr kugelig eiförmig erscheinen. Die Wurzeln gelbblühender Sturmhutarten, A. Anthora L. und A. Lycoctonum, lassen sich nicht wohl mit Napellusknollen verwechseln.

Die medicinischen Eigenschaften der Sturmhutwurzel differiren ganz ausserordentlich. Nach Schroff wirkt die Wurzel von in Gärten gezogenen Exemplaren des Sturmhuts weit schwächer und ist die Wurzel von cultivirtem Aconitum Störckeanum geradezu ohne giftige Eigenschaften. Schweizer Knollen sollen um $1/_3$ stärker sein als solche aus den Vogesen (Oulmont). Von grossem Einflusse ist auch die Vegetationsperiode; am kräftigsten wirkt die vor der Blüthezeit gesammelte Wurzel, und die im August gegrabenen Knollen von A. neomontanum wirken dreimal so stark wie die Octoberwurzel (Schroff). Von jeher hat man behauptet, dass der Sturmhut an gewissen Orten ungiftig sei; wie Martin Bernhard 1671 die Ungiftigkeit des Sturmhutkrautes für Polen angab, erzählt Munro, dass in Indien in einzelnen Districten die Sturmhutknollen als Nahrungsmittel dienen, während sie im nördlichen Indien als intensives Gift bekannt sind. Es fragt sich jedoch, ob hierbei nicht Verwechslungen mit anderen Aconitspecies stattgefunden haben, welche, wie die europäische Giftheilwurz, Aconitum Anthora L., und die in Indien als Atis bezeichnete und zu 1,0 und mehr gegen Intermittens benutzte Species Aconitum heterophyllum Wallich keine giftig wirkenden Bestandtheile einschliessen. Uebrigens ist das Kraut von Aconitum Lycoctonum L. ungiftig, während die Wurzel ausgeprägte toxische Eigenschaften besitzt. Das Trocknen übt auf die Giftigkeit der Sturmhutwurzeln ebenso wenig wie auf die Folia Aconiti einen zerstörenden Einfluss aus (Pereira, Schroff).

Die chemische Analyse der Aconitknollen hat das Vorhandensein verschiedener Alkaloide ergeben, welche in ihrer Activität sehr differiren und auch qualitative Wirkungsdifferenzen darbieten.

Lange Zeit war man gewohnt, die von Geiger und Hesse (1833) aus dem Kraute von Aconitum Napellus gewonnene und als Aconitin bezeichnete amorphe Base als das active Princip anzusehen. Dieses bei uns früher officinelle Alkaloid, auch Deutsches Aconitin genannt, welches ein weisses oder gelbliches, geruchloses, bitteres und später wenig brennend scharf schmeckendes Pulver von alkalischer Reaction bildet, sich kaum in Wasser, dagegen in 4—5 Th. Weingeist, 2 Th. Aether, $2^1/_2$ Th. Chloroform, leicht auch in Benzin und Amylalkohol, hingegen nicht in Petroleumäther löst, kann als das einzige giftige Princip des Sturmhutes um so weniger betrachtet werden, weil ein aus Aconitknollen dargestelltes alkoholisches Extract Thiere in geringerer Dosis oder doch in derselben Menge tödtet, als Deutsches Aconitin, und weil den Pflanzentheilen von Aconitum Napellus eine entschiedene Schärfe zukommt, die dem Geiger'schen Aconitin fehlt. Der Träger dieser scharfen Wirkungen ist wenigstens zum grössten Theil ein ebenfalls als Aconitin oder als krystallisirtes Aconitin bezeichnetes Alkaloid, welches in grösster Reinheit zuerst von Duquesnel dargestellt wurde (durch Extraction mit weinsäurehaltigem Alkohol). Dieses krystallisirte Aconitin spaltet sich nach Wright und Luff in Benzoësäure und ein physiologisch wenig actives, namentlich kein Kriebeln an den Lippen erzeugendes Alkaloid Aconin und ist vollkommen verschieden von einem ebenfalls in den Sturmhutknollen, jedoch in geringerer Menge, vorhandenen dritten Alkaloide, welches gewöhnlich als Pseudaconitin, mitunter auch als Napellin, Nepalin und Acraconitin, bezeichnet wird. Diese Base, welche sich in weit grösserer Menge neben kleinen Quantitäten krystallisirten Aconitins in den Knollen einer am Himalaya vorkommenden Sturmhutart, Aconitum ferox Wallich, findet, die unter dem Namen Bish (Gift) oder Ativisha in

Ostindien bekannt sind und zum Vergiften grosser Raubthiere benutzt werden, spaltet sich in Dimethylprotocatechusäure und eine harzartige, krystallinische, stickstoffhaltige Masse (Pseudaconin). Vermuthlich finden sich im Sturmhut neben amorphem und krystallisirtem Aconitin und Pseudaconitin nicht allein die beiden Spaltungsproducte Aconin und Pseudaconin, sondern auch noch verschiedene andere Basen (Pikraconitin von Groves, Napellin von Hübschmann, Aconellin von T. und H. Smith), ohne dass durch dieselben die giftigen oder medicinalen Wirkungen des Eisenhutes bedingt oder alterirt werden, an denen auch die in den Sturmhutarten vorkommende eigenthümliche Säure, die Aconitsäure, keinen Antheil hat.

Das krystallisirte Aconitin und Pseudaconitin unterscheiden sich von dem amorphen Aconitin in auffallender Weise durch die intensive Einwirkung auf die Haut und die Mundschleimhaut. Aeusserlich applicirt wirken dieselben ungefahr wie Veratrin und bedingen in den eingeriebenen Theilen die Empfindung von Wärme und Kriebeln, welcher ein Gefühl von Erstarrung und Zusammenziehung von 2—16 Std. Dauer folgt. An den betreffenden Stellen werden Tast- und Temperaturempfindung stark herabgesetzt. Aehnliche Erscheinungen erfolgen bei örtlicher Application auch auf der Zunge und auf der Conjunctiva, wobei leichte Hyperämie und Myosis eintritt. Auf die Nasenschleimhaut applicirt erregen sie heftiges Niesen und unangenehmes Bohren in der Nase. Ein weiterer Unterschied ist die grosse Giftigkeit des krystallisirten Aconitins und Pseudaconitins gegenüber der relativen Unwirksamkeit des Aconitins von Geiger und Hesse, wofür ziffermässige Belege weiter unten gegeben werden.

Die Elimination des Aconitins erfolgt durch die Nieren; bei innerer Einverleibung wird ein grosser Theil mit den Fäces entfernt (Dragendorff und Adelheim).

In Bezug auf die entfernten Erscheinungen ist, von der Rapidität der Wirkung abgesehen, keine wesentliche Differenz zwischen Aconitin, Pseudaconitin und den Aconitpräparaten ersichtlich. Grössere Dosen bedingen sowohl bei Menschen als bei Thieren einen Zustand von Adynamie mit Störungen der Respiration und Circulation, worauf bei sehr grossen Dosen der Tod nach oder ohne voraufgängige Convulsionen erfolgt. Constant scheint dabei Pupillenveränderung vorzukommen, bei Menschen und bei Thieren, welche brechen können, auch Emese.

In Selbstversuchen von Dworzak und Heinrich stellte sich sofort nach amorphem Aconitin eigenthümliches ziehendes Gefühl in Wangen, Oberkiefer und Stirn, also im ganzen Gebiete des Trigeminus ein, welches sich anfangs in remittirenden, umherwandernden, hierauf in continuirlichen Schmerz von ziemlicher Intensität verwandelte; der Puls war anfangs frequenter, sank dann aber tief unter die Norm, wurde klein und schwach und zeitweise doppelschlägig; die Pupille zeigte im Beginne ungewöhnliche Beweglichkeit und wechselte zwischen Erweiterung und Verengerung. Zu diesen Erscheinungen kam Aufstossen und Kollern im Bauche und bei erheblicheren Dosen (0,02—0,03) starke Eingenommenheit des Kopfes, Ohrensausen, Gefühl von Druck in den Ohren, Schwindel und Unbesinnlichkeit, grosse Trägheit des Ideenganges, Steigerung des Kopf- und Gesichtsschmerzes nach den geringsten geistigen Anstrengungen, ungewöhnliche Mattigkeit und Abgeschlagenheit, Unfähigkeit zu körperlicher Bewegung, endlich vermehrte Diurese. Aehnliche Erscheinungen beobachtete Reil (auch Engbrüstigkeit und Neigung zum Tiefathmen, sowie nächtliche Pollutionen), während Achscharumow nach Dosen über 0,06 deutsches Aconitin nur Schwindel, Aufstossen und Schwäche, dagegen kein Schmerzgefühl im Bereiche des Trigeminus wahrnahm. Nach Selbstversuchen Hottots mit nicht völlig reinem krystallisirten Aconitin, wobei er allmälig bis 0,003 stieg, traten im Wesentlichen die nämlichen Erscheinungen wie bei Dworzak und Heinrich ein, auch die lancinirenden Schmerzen im Verlaufe des Trigeminus, daneben aber auch ein von Gubler nach französischem Aconitin wiederholt beobachtetes Phänomen, welches sich auch in einer Anzahl von Vergiftungsfällen durch Theile von Aconitum Napellus findet, nämlich Eingeschlafensein und Ameisenkriechen in den Extremitäten. Gubler fand auch eine Abnahme der Sensibilität und der Empfindung an der Zungenspitze, so dass Zucker nicht geschmeckt wurde, ferner nach zu hohen Dosen Sinken der Temperatur und Blässe des Gesichts. Aconitinnitrat von Petit rief zu 0,3 Mgm. Constrictionsgefühl vom Munde bis zum Magen und Kältegefühl im ganzen Körper und zu 0,001 Eiseskälte der unteren Extremitäten, Brennen in der Kehle, klebrigen kalten Schweiss, schweres und röchelndes Athmen, Taubheit, Schwindel und enorme Ermattung hervor; die Erscheinungen, zu denen nach mehrmaliger Wiederholung der Dosis auch Krämpfe, Schliessen der Augenlider und des Mundes, vorübergehende Blindheit und Oppression der Brust traten, liessen auf spontanes Erbrechen nach (Busscher). Von demselben Aconitin bedingten 0,03 unmittelbar nach der Mahlzeit genommen, nach anderthalb Stunden Schwindel, Neigung zum Hintallen und Unfähigkeit zu aufrechter Stellung, später Steigerung der Frequenz und Irregularität des Pulses, Pupillenverengung, Brennen und Schwellung der Zunge, Präcordialangst, Dysphagie, Verlust des Geschmackes, intensives Frostgefühl und Schwierigkeit bei Bewegung; später kam es zu Speichelfluss, intercurrenter Pupillenerweiterung und Dunkelheit vor den Augen und wiederholten convulsivischen Anfällen mit Röthung des Gesichts und schnarchender Athmung, worauf der Tod eintrat (Haakma Tressling). Harley sah nach 0,5 Mgm. englischen Aconitins Herabgehen der Athem- und Pulsfrequenz ohne erhebliche' Allgemeinerscheinungen, nach 0,8 — 2 Mgm. Ameisenkriechen, besonders im Gesicht, Schwindel, Nausea, Somnolenz und Muskelschwäche. Bei Säugethieren bewirkt Geigers Aconitin Fallen auf die Seite, heftige Convulsionen und asphyktischen Tod; bei nicht so rasch tödtlichen Gaben kommt es rasch zu Verlangsamung des Herzschlages und der Respiration, Athemnoth, Verminderung der Energie des Herzschlages und Sinken der Temperatur, worauf ein paralytischer Zustand mit Irregularität der Herzaction, Convulsionen und asphyktischer Tod folgen. Die Empfindung nimmt ab, doch kommt es selten zu vollkommener Anästhesie (Falck und Schulz). Pseudoaconitin und krystallisirtes Aconitin rufen bei Warmblütern im Wesentlichen dieselben Erscheinungen hervor; nur verläuft die Vergiftung rascher (Böhm und Ewers, von Anrep). Bei Fröschen bedingt amorphes Aconitin zunächst allgemeine Erregungserscheinungen, die bei grossen Dosen nur kurze Zeit anhalten, Betäubung, Trägheit der Bewegungen, Verlangsamung und Schwächung der Herzaction, Athemstillstand, klonische Krämpfe und fibrilläre Muskelzuckungen, endlich diastolischen Herzstillstand, wie solcher auch bei Säugethieren und Vögeln eintritt (Falck und Schulz, von Anrep).

Als Hauptangriffspunkte ergeben sich für Aconit und die darin enthaltenen Alkaloide vorzugsweise die Medulla oblongata und das Athemcentrum, die sensibeln und motorischen Rückenmarksganglien, die motorischen Herzganglien und das vasomotorische Centrum, bei den stärker wirkenden Aconitalkaloiden werden auch die peripheren Nervenendigungen gelähmt.

Dass die psychomotorischen Centren des Gehirns, wenn die Thätigkeit derselben auch nach den Versuchen von Dworzak und Heinrich, so wie nach verschiedenen Beobachtungen von Vergiftung mit Aconitpräparaten nicht als unbetroffen angesehen werden können, erst spät und vielleicht nur secundär afficirt werden, lässt sich nicht in Zweifel ziehen. In dem oben erwähnten Vergiftungsfalle mit krystallisirtem Aconitin (Aconitin von Petit) blieb das Bewusstsein bis zu den terminalen Krampfanfällen intact, nachdem längst die Fähigkeit zur aufrechten Stellung verloren gegangen war. Fröschen, welchen eine Sacralligatur angelegt wurde, machen oft mit den Hinterbeinen noch spontane Bewegungen, wenn die Vorderbeine bereits im completen Lähmungszustande sich befinden. Die paralytischen Erscheinungen sind vermuthlich von den Nervencentren (nach von Anrep von deren anämischem Zustande) abhängig, möglicherweise auch von der Lähmung der peripherischen Nerven (Plugge); die Muskeln erhalten ihre Erregbarkeit auch nach Vergiftung mit Aconitindosen, welche die die Nervenendigungen lähmenden Mengen 5—10mal übertreffen (Plugge). Frühzeitig wird das Rückenmark beeinträchtigt, nach Böhm und Wartmann sogar in erster Linie; zunächst erfolgt Abnahme des Reflexvermögens der sensibeln Rückenmarksganglien und etwas später eine Erregbarkeitsabnahme der motorischen Ganglien, welche bei kleinen Dosen häufig anfangs gereizt werden (klonische Krämpfe). Bei amorphem Aconitin bleibt die Lähmung der peripheren Nerven problematisch. Das Athemcentrum wird bei Fröschen und Warmblütern zunächst erregt und später gelähmt (von Anrep); bei letzteren schiebt künstliche Athmung nach Intoxication mit kleinen letalen Gaben den Eintritt des Todes mehrere Stunden hinaus (Achscharumow, Lewin, von Anrep). Böhm und Ewers betrachten die respiratorischen Störungen theilweise als Folge einer Reizung der peripherischen Vagusendigungen, weshalb sie durch Vagusdurchschneidung oder Atropinisirung aufgehoben werden, theilweise centralen Ursprungs; Zwerchfell und Phrenicus sind dabei unbetheiligt.

Grössere Gaben amorphes Aconitin lähmen die motorischen Herzcentren, mittlere nach vorgängiger Erregung, die bei kleineren ausschliesslich eintritt; krystallisirtes Aconitin wirkt auf das Herz hauptsächlich lähmend, am spätesten auf die Vagusendigungen, die bei gewissen Dosen eine Reizung erfahren (von Anrep). Bei Vergiftung mit amorphem Aconitin ist nach Böhm und Wartmann der mittlere Blutdruck bei Kaninchen meist im Anfange erhöht, bei Hunden und Katzen immer stark vermindert, die durch den einzelnen Herzschlag geleistete Arbeit stets stark vermehrt. Bei curarisirten Thieren sind in Folge von Fehlen der heftigen Respirationsstörungen grössere Dosen von Aconitin zur Erzielung des Herzstillstandes nothwendig. Das Gefässnervencentrum wird anfangs erregt, später geschwächt, nicht vollständig gelähmt (von Anrep, Mackenzie), dagegen hebt Aconitin den Reflex von den sensibeln Ganglien zum Gefässnervencentrum auf, indem es die ersteren lähmt (Böhm und Wartmann). Die Krämpfe bei Aconitvergiftung scheinen theilweise durch directe Reizung des Krampfcentrums zu resultiren, doch wird, wie von Anrep hervorhebt, dieser Effect durch das schnelle Sinken des Blutdrucks wesentlich unterstützt; letzteres ist auch die erste Ursache der Dyspnoe; später kommt es zu wirklicher Erstickung mit paroxystischen Erstickungskrämpfen und Pupillenerweiterung. Obschon örtliche Application von krystallisirtem Aconitin auf das Auge in Folge starker Reizung der sensiblen Bindehautnerven Myosis bedingt, ist die während der Vergiftung auftretende Pupillenverengung doch aller Wahrscheinlichkeit nach als centrales Phänomen aufzufassen. Directes Bestreichen des Darmes mit Aconitlösung hemmt die Peristaltik.

Die Behandlung der Vergiftung mit Aconit und den Aconitinen erfordert schleunige Entleerung des Magens und Anwendung von Tannin als chemisches Antidot. Nach Fothergill wirkt Atropin in kleinen Dosen günstig, weniger Digitalin, das bei Thieren nur bei längere Zeit vorausgehender Einführung die Wirkung letaler Aconitindosen schwächt, bei gleichzeitiger oder nachträglicher Anwendung dagegen nicht lebensrettend wirkt. Atropin beschleunigt, kräftigt und regelt bei nicht allzutiefer Aconitinwirkung die geschwächte Herzaction beim Frosche und beseitigt den durch Aconitin bewirkten Herzstillstand (Sydney Ringer).

Die therapeutische Anwendung der Tubera Aconiti ist gegenwärtig keine sehr grosse und mehr auf Empirie als auf wirkliche Beobachtung gestützt. Am meisten Ruf geniessen dieselben bei rheumatischen u. a. schmerzhaften Leiden, z. B. Neuralgien, sowie als Abortivmittel bei entzündlichen und katarrhalischen Affectionen.

Als Antirheumaticum ersetzen die Tubera Aconiti die zuerst von Störck empfohlenen, als Folia s. Herba Aconiti bezeichneten Blätter von Aconitum Napellus, welche noch jetzt in England und Frankreich zur Bereitung officineller Aconitpräparate dienen. Dieselben sind wesentlich schwächer, nach Schroff 6mal so schwach wie die Knollen und enthalten vielleicht kein krystallisirtes Aconitin. Die Angabe von Störck, dass das Mittel selbst bei monatelanger Dauer rheumatischer Affectionen dieselben in wenigen Tagen beseitige, sind höchst übertrieben. Die Indicationen sowohl bei chronischem als bei acutem Rheumatismus (Tessier, Fleming, Busse u. A.) werden höchst verschieden angegeben. Bei Gicht scheint Aconit von nicht sehr bedeutender Wirkung zu sein. Ein günstiger Einfluss bei Neuralgien lässt sich weder der internen Application (Gubler, Seguin, Oulmont) noch der äusserlichen Anwendung (Turnbull, Böhm) absprechen. Besonders günstig wird Prosopalgie beeinflusst, weniger gut Ischias. Von sonstigen Affectionen, bei denen Aconit gebraucht wurde, ist namentlich Herzhypertrophie zu nennen, gegen welche Lombard zuerst Aconit empfahl; nach Phillipps ist es hier contraindicirt, wenn Klappenfehler vorliegen. Grimshaw gab Aconittinctur bei gleichzeitiger horizontaler Lage zur Cur von Aneurisma der Bauchaorta. Die herabsetzende Wirkung auf den Puls und die Temperatur gab Veranlassung, Aconit überhaupt als Antipyreticum anzuwenden, wo es dann gleichzeitig auch bei entzündlichen Affectionen die Inflammation beseitigen sollte. Hierauf beruht der Gebrauch bei Pleuritis, Pleuropneumonie, Angina, Angina tonsillaris, Bronchitis, Kindbettfieber, Erysipelas (Phillipps, Sydney Ringer, Radagliati), zum Coupiren des Schnupfens (Phillipps) oder des Trippers (Sydney Ringer, Spark), zur Verhütung von Entzündung nach Staaroperationen (Cade) oder gar von Pyämie oder Phlebitis nach Amputationen (Teissier). Selbst beim Typhus (Deshaye und Levasseur) und bei remittirenden Fiebern (Bamford) ist Aconit als Antipyreticum gebraucht. Besondere Empfehlung fand dasselbe ferner bei Ruhr (Marbot), Hirnhyperämie und Suppressio mensium, Epistaxis und Hämoptysis, bei schlechten Geschwüren (Grantham) und bei Hydrops. Bei Hydrops tritt indess keine Vermehrung der Diurese danach ein, während allerdings bei Anwendung von Aconittinctur als Antipyreticum in der Regel gesteigerte Diurese erfolgt (Mackenzie). Auch Nervenaffectionen, z. B. Manie und Convulsionen im Puerperium (Phillipps), Frostschauer nach forcirtem Katheterismus (Long), selbst Tetanus sind in England Gegenstand der Aconittherapie geworden, ohne dass sich irgendwie vollgültige Beweise, sei es für einen Vorzug des Mittels vor anderen Neurotica, sei es für die Wirksamkeit desselben überhaupt ergeben. Simon wendet Aconittinctur bei Keuchhusten an.

Die Tubera Aconiti benutzt man fast ausschliesslich in Form ihrer Präparate. Man kann sie zu 0,03—0,1 innerlich in Pulvern oder Pillenform anwenden. Die Phkp. bestimmt als Maximum für die Einzelgabe 0,1, für die Tagesgabe 0,5. Auch äusserlich macht man bei uns von den Sturmhutknollen kaum Gebrauch. Man kann sie im Infus oder Macerat verwenden. Ein unter Zusatz von $^1/_{20}$ Campher bereitetes spirituöses Macerat bildet das zu sedativen Einreibungen benutzte Linimentum Aconiti Ph. Br.

Die Anwendung des Aconitins als Medicament ist auf die epidermatische Application möglichst zu beschränken, wo die Base jedoch durch Veratrin vollkommen ersetzt wird. Der internen und hypodermatischen Anwendung stellt sich die Verschiedenheit der im Handel unter dem Namen Aconitin vorhandenen Präparate entgegen. Dieselben sind sämmtlich Gemenge von krystallisirtem Aconitin, Pseudoaconitin und amorphem Aconitin, deren relative Toxicität so sehr differirt, dass die Verwechslung einzelner Handelssorten geradezu zur tödtlichen Vergiftung eines Erwachsenen führen kann. Nach Plugge ist z. B. Aconitinnitrat von Petit in Paris 170mal stärker als Aconitinnitrat von Trommsdorff und ist es daher gar nicht zu verwundern, dass das erstgenannte Präparat den Tod eines Arztes in Winschoten (1880) herbeiführte, welcher eine Dosis verschluckt hatte, welche, wenn das gewünschte schwächere Präparat genommen wäre, nicht einmal physiologische Effecte erzeugt haben würde. Der Tod erfolgte in diesem Falle nach 0,003—0,0036 des französischen Präparates, von welchem schon die zehnfach geringere Menge (0,3 Mgm.) heftige Vergiftungserscheinungen hervorrief. Im Gegensatze hierzu können 0,05 pro dosi häufiger wiederholt, so dass 0,35 in 3 Tagen genommen wurden, bei Anwendung eines vorzugsweise aus amorphem Aconitin bestehenden Präparate innerlich (Th. Husemann) und 0,045 hypodermatisch (Lorent) ohne Befindensstörung genommen werden. Der Arzt darf daher niemals Aconitin verordnen, von welchem er die quantitative Wirkung nicht genau kennt. In früherer Zeit war es möglich, die Präparate nach ihrer Herkunft in deutsches, französisches und englisches Aconitin zu sondern und davon das erstere als das schwächste zu bezeichnen; aber es giebt deutsches Aconitin, welches nur 8mal schwächer als Aconitin von Petit und 20mal stärker als Trommsdorffsches Aconitin ist (Plugge), ja es giebt deutsches Aconitin, welches dem krystallinischen Aconitin von Duquesnel nur wenig nachsteht, so dass ersteres Frösche zu 0,05 Mgm. und Kaninchen zu 0,5 Mgm., letzteres Frösche zu 0,3 Mgm. und Kaninchen zu 0,25 Mgm. tödtet (von Anrep). Man gab das früher bei uns officinelle amorphe Aconitin bei Ohrentönen innerlich zu 0,01 in Lösung oder Pillen und verordnete äusserlich Salben (0,05 auf 5,0 Glycerin), oder hypodermatisch (als ex tempore bereitetes Aconitinum hydrochloricum in 10 Th. Wasser gelöst) bei Algien und besonders Rheumatalgien; doch ist bis jetzt nur bei Gelenkrheumatismus ein palliativer Erfolg (Lorent, Eulenburg) constatirt, während die Effecte bei Neuralgien, Pruritus u. s. w. Null sind. Bessere Erfolge in dieser Richtung haben die vorwaltend aus krystallisirtem Aconitin oder Pseudaconitin bestehenden Aconitinsorten. Auf solche beziehen sich die Erfolge, welche Turnbull, Pereira u. A. mit Unguentum Aconitiae (aus 0,5 Aconitin, 2,0 Spir. und 30,0 Fett bestehend) oder mit alkoholischer Solution nicht nur bei Tic douloureux, rheumatischen Schmerzen, Coxalgie und Brustkrebs, sondern auch bei Iritis und diversen Ohrenaffectionen (Otalgie, Mangel an Ohrenschmalz, Schwellung der Tuba Eustachii), sowie bei Urinincontinenz hatte.

Auch innerlich ist derartiges starkes Aconitin bei Neuralgien benutzt (Gubler und Seguin). Man giebt hier das Aconitinnitrat von Duquesnel, welches jedoch höchstens zu 0,0005 pro die gegeben werden darf, da grössere Dosen Schwindel, Schwäche in den Beinen und Collaps (Molènes) bedingen. Vollständig rein ist übrigens das Duquesnel'sche Präparat auch nicht, indem es nach Laborde·in seiner Activität sehr variirt, je nachdem es aus Schweizer Napellusknollen oder aus solchen aus der Dauphiné oder aus Eisenhutknollen der Vogesen bereitet wurde, welche letzteren ein weit schwächer wirkendes Alkaloid liefern sollen. Darnach ist es wohl erklärlich, wenn Seguin mitunter intensive Erscheinungen nach ¼ Mgm. eintreten sah, während andere Patienten 0,8 Mgm. dreistündlich ohne Befindensstörung ertrugen. In Frankreich giebt man das Präparat in Granules oder in alkoholischer Lösung. Zur Subcutaninjection ist letztere wegen heftigen Brennens ungeeignet. Aconitin von Hottot oder Petit sind dem von Duquesnel gleich zu dosiren, obschon sie etwas geringer wirksam sind. Das Aconitin von T. und H. Smith steht demselben in seiner Wirkungsintensität nahe. Noch intensiver scheint eine aus japanischen Aconitknollen dargestellte Base, das Japaconitin, zu wirken (Langaard), welche indes bis jetzt im Handel nicht vorkommt.

Präparate:

1) **Extractum Aconiti; Eisenhutextract,** Sturmhutextract. Dickes Macerationsextract, mit Weingeist und Wasser bereitet, gelbbraun, in Wasser trübe löslich. Maximale Einzelgabe 0,02, maximale Tagesgabe 0,1. Das Präparat vertritt das aus den Blättern dargestellte Extract früherer Phkp. und die Saftextracte auswärtiger Phkp., welche es an Wirksamkeit weit übertrifft. Man giebt es innerlich in Pillen oder Solutionen zu 0,005—0,02, 3—4mal täglich, oft in Verbindung mit Substanzen, welche als antirheumatisch gelten (Colchicum, Guajacum, Tart. stib.), oder mit Sedativa (Aq. Amygd. amar.). Aeusserlich dient es zu schmerzstillenden Einreibungen (in Wasser oder aromatischen Aufgüssen gelöst), Salben (1:5—10 Fett) und Pflastern. v. Ammon liess es mit Opium und Speichel in die Schläfengegend bei Ophthalmia arthritica einreiben.

2) **Extractum Aconiti siccum; Trocknes Eisenhutextract.** Das vorige mit āā Süssholzpulver, zur Anwendung in Pulverform, in doppelter Dosis wie Extr. Aconiti.

3) **Tinctura Aconiti; Aconittinctur,** Eisenhuttinctur, Sturmhuttinctur. Macerationstinctur, mit 10 Th. Spir. dil. bereitet, braungelb. Maximale Einzelgabe 0,5, maximale Tagesgabe 2,0. Innerlich zu 0,3—1,0 mehrmals täglich. In Tropfenform bei Rheumatismus (mit Tinctura Colchici) oder bei Neuralgien

(nach Gabalda abwechselnd mit Chinin); äusserlich für sich oder mit hautreizenden und schmerzstillenden Mitteln (Chloroform, Tinct. Bellad.) bei schmerzhaften Affectionen zu Einreibungen. Zum Coupiren von Erkältungskrankheiten dient die Tinctur meist in sehr kleinen Dosen, anfangs 5 Tropfen, später stündlich 1—2 Tropfen in Zuckerwasser (Spark). Man thut übrigens bei der Dosirung zum inneren Gebrauche überhaupt wohl, nicht über 5—10 Tropfen hinauszugehen, zumal da in anderen Ländern, z. B. Oesterreich, eine stärkere Tinctur (1:5) officinell ist. Für äusserliche Zwecke ist genaue Signatur zur Vermeidung von Verwechslung zu internem Gebrauche, wodurch wiederholt selbst tödtliche Vergiftung herbeigeführt wurde, höchst nöthig. Ueberhaupt ist die Abgabe von Aconitpräparaten sub sigillo veneni zweckmässig.

Die Tinctur ersetzt ältere mit anderen Extractionsmitteln, meist aus frischen Blättern oder Knollen gemachte und dann weit weniger active Auszüge, z. B. die in Frankreich officinelle Alcoholatura Aconiti, von der Simon bei Kindern 200 Tropfen verabreichte, ohne dass Nebenerscheinungen eintraten, die Tinct. Aconiti aetherea und acida, die Essentia Kaempferi s. Tr. Aconiti salina.

5. Ordnung. Neurotica vasomotoria, vorzugsweise auf die Vasomotoren wirkende Stoffe.

Zu dieser Abtheilung gehört nur das in der neueren Zeit viel benutzte Amylnitrit nebst einigen verwandten Stoffen, von denen das Nitroglycerin bereits S. 354 abgehandelt wurde.

Amylium nitrosum; Amylnitrit.

Ein in neuester Zeit ausserordentlich häufig verwendetes Mittel stellt das früher als Aether amylo-nitrosus s. Aether amylicus nitrosus s. Amylenum nitrosum bezeichnete Präparat dar, in welchem zuerst Brunton ein wahrscheinlich durch Einwirkung auf die peripherischen Gefässnerven den Blutdruck stark herabsetzendes Mittel erkannte, das in Folge davon bei verschiedenen angiospastischen Neurosen in Anwendung gezogen wurde.

Die von Ballard (1844) entdeckte Verbindung $C^5H^{11}NO^2$, welche beim Erwärmen von Fuselöl mit Salpetersäure entsteht, bildet eine klare, gelbliche, flüchtige Flüssigkeit von nicht unangenehmem fruchtartigem Geruche, die, kaum löslich in Wasser, sich in allen Verhältnissen mit Weingeist und Aether mischt, bei 77—99° siedet und angezündet mit gelber, leuchtender, russender Flamme verbrennt. Bei der Bereitung können sich leicht Nebenproducte bilden, namentlich Blausäure, von welcher das officinelle Präparat selbstverständlich vollständig frei sein muss. Durch Aufnahme von Wasser findet leicht Zersetzung des Amylnitrits statt, wobei Salpetersäure frei wird, die ihrerseits wieder den entstehenden Amylalkohol zu Baldriansäure oxydirt. Das Präparat muss vor Licht geschützt über einigen Krystallen von Kaliumtartrat aufbewahrt werden.

Schon 1859 fand Guthrie, dass eine geringe Menge des Dampfes bei Einathmen Röthung des Gesichts, Beschleunigung der Herzaction und starkes Klopfen der Carotiden bedinge. Diese Erscheinungen zeigen sich regelmässig bei Inhalation weniger (2—5) Tropfen Amylnitrit, wobei die Röthung nicht immer auf Gesicht, Ohren, Bindehaut und Hals sich beschränkt, sondern bei stärkerer Einwirkung anfangs fleckig, später diffus, auf die Brust, Arme und zuweilen bis in die Schamgegend ausdehnt. Mit der gleichzeitig eintretenden Vermehrung der Pulsfrequenz, die nach wenigen Minuten bereits wieder vollständig verschwindet, verbindet sich qualitative Veränderung der Pulscurve, indem der absteigende Schenkel plötzlich abfällt und monokrot wird. Mit diesen bei gesunden und kranken Menschen constanten objectiven Erscheinungen verbindet sich Schwindelgefühl von verschiedener Intensität mit der Empfindung von Hitze und starkem Herzklopfen, mitunter gesteigerte psychische Erregung wie beim Rausche, manchmal Lachkrampf (Schramm) und selbst choreaähnliche Erscheinungen (Black). Nach Ladendorf wird die Kopftemperatur bei Amylnitritinhalation constant gesteigert, ebenso die Achselhöhlentemperatur. Bei einzelnen Individuen können schon kleine Mengen krampfhaft tiefe Inspirationen mit Kühle der Haut, kaltem Schweiss und kleinem Pulse bedingen (Samelsohn, Sander). Derartige Collapsphänomene kommen auch mitunter bei Personen vor, welche an den Gebrauch des Amylnitrits gewöhnt sind (Urbantschitsch).

Bei Thieren sind die Erscheinungen der Gefässerweiterung die nämlichen; bei Warmblütern wird zunächst ein rauschartiger Zustand hervorgerufen, auf welchen Stupor und Muskelschwäche folgt, dann kommt es zu klonischen Krämpfen und Zittern, worauf allgemeine Resolution mit Anästhesie und Lähmung der Sphincteren folgt; das Blut zeigt eigenthümliche chokoladebraune Farbe (Binz und Pick, Amez-Droz, Veyrières). Bei der Vergiftung wird die Temperatur im Rectum ausserordentlich stark herabgesetzt, während die Temperatur des Rumpfes gesteigert ist (Veyrières). Amylnitritdampf vernichtet rasch bei directem Contact die Muskelreizbarkeit und lähmt glatte Muskelfasern (Pick). Bei grösseren, nicht letalen Dosen entsteht beträchtlicher Zuckergehalt des Harns, mitunter bei stark vermehrter Diurese (Hoffmann). Nach den verschiedenen physiologischen Versuchen ist die hauptsächlichste Wirkung des Amylnitrits die zuerst von Brunton constatirte starke Herabsetzung des Blutdrucks, über deren Ursache die Anschauungen auseinander gehen. Die Meisten betrachten mit Brunton die Wirkung als eine periphere, da Amylnitrit auch nach Durchschneidung des Halsmarks noch weiteres Sinken des Blutdruckes bewirkt und andererseits, selbst in starken Dosen, die Erregbarkeit der vasomotorischen Nervenstämme (Splanchnicus) zwar stark herabsetzt, aber nicht vernichtet, besonders aber weil die Wirkung auch bei Ausschluss der gesammten Blutzufuhr zum Gehirn, nicht aber bei ausschliesslicher Zuleitung des Amylnitrits zum Gehirn eintritt (S. Mayer u. Friedrich). Pick supponirt directe Einwirkung auf die Gefässmuskeln. Die mit dem Sinken des Blutdrucks einhergehende Vermehrung der Herzschlagzahl ist nach S. Mayer u. Friedrich Folge einer Herabsetzung des Vagustonus, dessen Erregung durch Sauerstoffverarmung des Blutes vom Amylnitrit aufgehoben wird; bei sehr grossen Dosen resultirt Herzschlagverlangsamung durch directe Wirkung auf das Herz (Filehne). Das Athemcentrum wird vom Amylnitrit anfangs stark erregt und bei starken Dosen später herabgesetzt. Die Reizbarkeit der peripherischen Nerven und der Muskeln wird bei Vergiftung nicht afficirt (Eulenburg und Guttmann, Mayer und Friedrich). Die durch Amylnitrit verursachten Krämpfe resultiren durch Reizung im Hirn und im verlängerten Mark belegener Centren; andererseits werden die durch directe Reizung des Gehirns resultirenden Krämpfe durch Amylnitrit aufgehoben. Amylnitrit erzeugt nach Versuchen an Thieren auch in der Pia mater deutliche Erweiterung der Gefässe; auch die in der Chloroformnarkose verengten Arterien der Hirnhäute erweitern sich, während gleichzeitig Respiration und Puls unter Amylnitritinhalation beschleunigt werden.

In rationeller Weise hat man Amylnitrit bei verschiedenen Krankheitszuständen verwendet, welche auf Krampf oder excessiver Spannung in den Arterien beruhen oder bei denen Anämie des Gehirns und anderer Nervengebiete die rationelle Grundlage verschiedener Krankheitsformen darstellt. Das Mittel fand zunächst in England bei Angina pectoris (Brunton, Madden) erfolgreiche Anwendung und steht bei uns besonders bei Hemicrania angiospastica in Ruf, wo schon die Inhalation weniger Tropfen zum sofortigen vorübergehenden Verschwinden des Schmerzanfalls führt. Auch bei anderen, auf Anämie oder Gefässkrampf beruhenden Neuralgien, wie Gesichtsschmerz (Evans), Cardialgie (Fuckel), Cervicobrachialneuralgie (Kurz), Menstrualkolik u. a. hat es Empfehlung gefunden. Riegel sah bei Bleikolik durch Amylnitritinhalation gleichzeitig die Schmerzen und die Spannung der Arterien schwinden. Mehrfach gebraucht ist Amylnitrit auch bei Epilepsie, besonders mit vasomotorischer Aura (Crichton Browne). Hier kann es den Anfall coupiren, scheint aber die Zahl der Anfälle nicht zu vermindern, und in einzelnen Fällen sogar verschlimmernd zu wirken (Hoegh, Finkelnburg). Bei ischämischen Psychosen, namentlich Melancholie, ist Amylnitrit oft von überraschendem Nutzen (Meynert, Schramm), jedoch mehr bei Melancholia cum stupore, als bei der mit Angstgefühlen complicirten Form (Hoestemann). Einzelne Erfahrungen sprechen auch für die Anwendung bei periodischem Schwindel (Zuntz), hysterischem Blepharospasmus und bei Kinderconvulsionen (Engel). Bei Hysterie sind die Erfolge im Allgemeinen nicht günstig. Steinheim u. Heldt rühmen Amylnitrit bei Amblyopie mit Blässe des Opticus und der Retina, Michael und Urbantschitsch bei Ohrensausen und Otalgie. Blake sah in einem Falle von Basedowscher Krankheit Exophthalmus, Palpitation und Oedem schwinden, während das Struma zurückblieb.

Die Verwendbarkeit des Amylnitrits zur Wiederbelebung bei Ohnmachten und Erstickung, auf welche bereits Guthrie hinwies, und welche die physiologische Wirkung auf Herz und Athemcentrum zweifelsohne rechtfertigt, hat sich bei verschiedenen Aerzten in ausgezeichneter Weise bewährt. O'Neill rettete einen an mehrstündiger Syncope liegenden Herzkranken durch Amylnitriteinathmung, wobei angeblich 8,0 verbraucht wurden; Kurz empfiehlt das Mittel bei drohender Herzparalyse. Das Cheyne-Stokesche Athemphänomen kann durch Amylnitrit beseitigt werden (Filehne). Maximowitsch benutzte Amylnitrit mit Erfolg bei Kohlendunstvergiftung und erklärt es für das beste Belebungsmittel bei Ohnmachten. Auch bei Chloroformsyncope wird es von englischen und amerikanischen Aerzten (Munro, Border u. A.) gerühmt. Gray empfahl Amylnitrit als Antidot gegen Strychninvergiftung, Clapham gegen Seekrankheit.

Man wendet das Amylnitrit vorzugsweise zur Inhalation an, wozu man 1—3 Tropfen auf ein Stück Löschpapier, Watte oder ein Tuch giesst. Die Einathmung geschieht in aufrechter Stellung und unter gehöriger Beobachtung des Kranken, so dass beim Eintritte der physiologischen Effecte die Inhalation sofort ausgesetzt wird. Bei der ausgesprochenen Differenz der Toleranz einzelner Individuen für das Mittel beginne man stets mit 1 Tropfen versuchsweise, überlasse aber überhaupt niemals die Inhalation dem Kranken allein oder vertraue diesem doch höchstens zu eigener Verwendung 2 Tropfen an (Urbantschitsch). Da zersetztes Amylnitrit leicht zu Hustenreiz führt, ist es zweckmässig, dasselbe nach Vorschrift der Phkp. über einigen Krystallen Kaliumtartrat oder nach Pick und Urbantschitsch mit etwas Magnesia oder Chlorcalcium in einem mit Glasstöpsel oder einem mit Metallhülse verschlossenen Gläschen aufzubewahren. Strassburg empfiehlt die Aufbewahrung in luftdicht verschlossenen Gefässen auf Charpie; Solger in zugeschmolzenen Lymphröhrchen, die unmittelbar vor der Anwendung in einem Leinwandläppchen vor Mund oder Nase des Patienten zerbrochen werden. Maximowitsch empfiehlt eine Verbindung von 8 Th. Amylnitrit und 1 Th. Spiritus nitrico-aethereus. Bei Zahnschmerz bringt es Atkinson pure auf Baumwolle in die Zahnhöhlung.

Die mitunter versuchte innerliche und subcutane Anwendung giebt nicht so gute therapeutische Resultate wie die Inhalation. Man kann innerlich 2—5 Tropfen und vielleicht noch mehr auf Zucker geben, da selbst bei Inhalation 10 Tropfen und mehr bei nicht besonders empfindlichen Individuen ohne Nebenerscheinungen gegeben werden können.

Das dem Amylnitrit isomere, gleich riechende, bei 160° siedende Nitropentan wirkt nicht in gleicher Weise auf die Gefässe, sondern erzeugt epileptiforme Krämpfe nach Art des Pikrotoxins, lebhafte Darmperistaltik, Speichelfluss und Mydriasis (Filehne, Schadow).

Spiritus Aetheris nitrosi, Spiritus nitroso-aethereus, Spiritus nitrico-aethereus, Spiritus Nitri dulcis; **Versüsster Salpetergeist.**

Das Präparat wird in der Weise erhalten, dass von 48 Th. Spiritus und 12 Th. Acidum nitricum aus einer gläsernen Retorte 40 Th. abdestillirt werden, das Destillat mit Magnesia neutralisirt und nach 24stündigem Stehenlassen und Decanthiren aufs Neue im Wasserbade der Destillation unterworfen wird. Man erhält so eine klare, angenehm ätherisch, Borsdorfer Aepfeln ähnlich riechende und angenehm süsslich schmeckende, fast farblose Flüssigkeit von 0,840—0,850 spec. Gew., welche im Wesentlichen eine Lösung von Aethylnitrit oder Salpetrigsäure-Aethyläther in Weingeist darstellt, übrigens auch Aldehyd, Essigäther und selbst Essigsäure (bei Contact mit Luft leicht entstehend) enthält. Die Dämpfe dieses Präparats sollen nach Flourens weit heftiger als die des Aethers wirken und leicht Krämpfe, Alterationen in der Farbe und Beschaffenheit des Blutes, Lähmung und Tod bedingen. In praxi dient es übrigens kaum zu etwas Anderem wie als aromatischer Zusatz zu bitteren Mixturen, als Carminativum und als Diureticum. In letzterer Beziehung fand Nunneley bei Gesunden die Harnmenge unbedeutend vermehrt und die festen Harnbestandtheile ein wenig verringert. Die Hauptwirkung muss auf das Aethylnitrit, $C^2H^5NO^2$, bezogen werden, welches eine farblose, angenehm ätherisch riechende Flüssigkeit darstellt und nach den Versuchen von B. W. Richardson in ähnlicher Weise wie Amylnitrit inhalirt Pulsbeschleunigung, Kopfschmerz und Gefässerweiterung bedingt und zu 5 Tropfen inhalirt Thiere tödtet. Es ist nicht mit dem Aethylnitrat oder Salpetersäureäther, $C^2H^5NO^3$, zu verwechseln, der nach Chambert anästhesirend wirkt, aber langsamer als Aether, starke Muskelrigidität bedingt und leicht den Tod herbeiführt.

XII. Classe. Pneumatica, Respirationsmittel.

Schon in früheren Abschnitten wurde eine Anzahl von Medicamenten besprochen, welche bei Krankheiten der Respirationsorgane verwendet werden, um auf katarrhalisch afficirte Schleimhäute der einzelnen Abschnitte heilsam zu wirken. In dieser Richtung dienen z. B. die Alkalicarbonate und verschiedene Alkalisalze, die Mehrzahl der adstringirenden Mittel (Tannin, Gallussäure, Bleizucker u. s. w.), sowie diverse ätherisch-ölige Mittel (Terpenthinöl, Ammoniacum u. a.), welche man früher unter der Bezeichnung Balsamica zusammenfasste. Ausser den bereits erwähnten, in anderen Beziehungen für die Therapie wichtigeren Substanzen giebt es noch eine kleine Anzahl von Medicamenten, welche ausschliesslich bei Affectionen der Athemwerkzeuge benutzt werden und die wir hier unter dem Namen Pneumatica vereinigen. Die auf diese Mittel bezüglichen allgemeinen pharmakodynamischen Facta wurden schon S. 89 angegeben.

Radix Senegae, Radix Polygalae Senegae s. Virginianae; **Senegawurzel.**

Die Senegawurzel stammt von Polygala Senega L., einer in Canada und verschiedenen Staaten der Nordamerikanischen Union in trockenen, felsigen Wäldern vorkommenden Polygalee. Die Droge stellt den knorrigen, mit zahlreichen Stengelästen und röthlichen Blattschuppen versehenen Wurzelkopf nebst der oben geringelten, höchstens 1,5 Cm. dicken Wurzel und ihren wenigen bis 2 Cm. langen, einfachen Aesten dar. Charakteristisch für die Droge ist der um die Wurzelast herumlaufende schwache Kiel, welcher aus einseitiger Entwicklung der Bastfasern hervorgeht. Die Senegawurzel hat eine aussen gelbliche oder graubraune, nicht über 1 Mm. dicke Rinde; der marklose Holzcylinder ist an zahlreichen Stellen eingerissen und ausgehöhlt. Die Droge enthält kein Stärkemehl, schmeckt anhaltend scharf kratzend, kaum bitter und besitzt einen eigenthümlich ranzigen, jedoch schwachen Geruch, welcher besonders beim Kochen mit Wasser hervortritt. Der Staub wirkt stark irritirend auf Nase und Fauces. In einzelnen Gegenden wird auch die wenig gekielte Wurzel einer anderen Polygalaart gesammelt. Oft ist der Handelswaare die spindelförmige und mehlige Wurzel von Panax quinquefolius L. und das ganz anders gestaltete Rhizom von Cypripedium pubescens Wild. beigemengt.

Das wirksame Princip ist Saponin oder ein demselben ausserordentlich nahe verwandtes Glykosid (**Senegin** oder **Polygalasäure**).

Nach Christophsohn giebt die Wurzel 2 % Senegin, das am reichlichsten in den Wurzelästen sich findet (Schneider). Die Droge enthält ausserdem noch wenig ätherisches Oel, Harz, gelben Farbstoff, Apfelsäure und Zucker (nach Rebling 7 %).

Ursprünglich von den Seneka-Indianern als Mittel gegen Klapperschlangenbiss gebraucht (Seneka rattle snake root), wurde die Wurzel von Tennent (1734) bei Pneumonie und Pleuritis empfohlen und gilt noch bis auf den heutigen Tag in Nordamerika und England als ein in diesen Krankheiten, besonders beim Stocken des Auswurfs, indicirtes Mittel, wie überhaupt als Expectorans bei diversen Affectionen der Athemwerkzeuge (Bronchialkatarrh, Asthma, Keuchhusten etc.).

Man schreibt der Wurzel eine secretionsbefördernde Wirkung zu, welche besonders an der Respirationsschleimhaut sich zu erkennen geben soll. Kleine Dosen Senegin (0,02) verursachen nur etwas scharfen, bittern Geschmack und Kratzen am Gaumen, 0,1—0,2 Hustenreiz und Vermehrung des Bronchialsecrets, sonst aber keine Beschwerden (Schroff). Auf Thiere wirkt es minder stark giftig wie Saponin aus Agrostemma Githago oder Quillaja Saponaria, ist aber qualitativ in seiner Action nicht different. Hunde werden durch 0,2 bis 0,4 intern getödtet (Schroff). Hustenreiz und vermehrte Schleimsecretion fand auch Boecker bei Versuchen mit kleinen Mengen Senegawurzel an gesunden Individuen, daneben Coryza und leichten Bindehautkatarrh bei Einzelnen; die Kohlensäureausscheidung durch die Lungen wurde stark gesteigert, die Diurese nur wenig vermehrt. Grössere Dosen bedingen Salivation, Erbrechen und wässrige Stühle.

Die Senega scheint nach Stokes, Traube u. A. vor Allem indicirt, wenn schleimig-eitrige oder eitrig-schleimige Sputa in den Bronchien angehäuft sind, daher vorzugsweise im 2. Stadium acuter Bronchialkatarrhe und bei Pneumonie im Stadium der Resolution. Die günstigen Effecte in diesen Verhältnissen lassen sich vielleicht aus dem Einflusse des Saponins auf das respiratorische Centrum (vgl. S. 836) erklären. Bei spärlichen und zähen Sputa passt Senega nicht. Nothnagel hält dieselbe für contraindicirt beim Fieber, was bei der herabsetzenden Action des Saponins auf die Temperatur wohl kaum richtig ist. Bei der feindseligen Wirkung auf Magen und Darm ist das Mittel jedenfalls bei bestehenden Magen- und Darmkatarrhen zu meiden. Bei Phthisikern ist es wegen Beeinträchtigung der Digestion nicht empfehlenswerth, überhaupt für längeren Gebrauch ungeeignet. Dies spricht auch gegen die Anwendung, welche ältere Aerzte zur Beförderung der Aufsaugung von Exsudaten und namentlich eitrigen Exsudaten von der Senega machten (Wendt, v. Ammon). Das Mittel sollte namentlich bei derartigen Augenaffectionen wirken und wurde geradezu dem Calomel als vegetabilisches Calomel zur Seite gestellt.

Man giebt die Senega zu 0,5—2,0 mehrmals täglich, am besten im Aufgusse oder Decoct (1:10—20 Colatur).

Pulver sind wegen der Schärfe stets in Haferschleim oder Zuckerwasser zu geben.

Präparate:

Syrupus Senegae; Senegasyrup. Macerat von 5 Th. Senegawurzel mit 5 Th. Weingeist und 45 Th. Wasser; in 40 Th. der filtrirten Colatur 60 Th. Zucker gelöst, gelblich. Als Zusatz zu expectorirenden Mixturen.

Früher war auch ein trocknes, wässrig spirituöses Extract, Extractum

Senegae, officinell, das man zu 0,2—0,5 mehrmals täglich in Pillenform verabreichte.

Radix Pimpinellae, Radix Pimpinellae albae; Bibernellwurzel.

Von zwei durch ganz Europa und einen Theil von Asien auf Wiesen und Triften verbreiteten Umbelliferen, Pimpinella Saxifraga L. und Pimpinella magna Pollich., stammt die eigenthümlich bockartig riechende und aromatisch und scharf beissend schmeckende Bibernellwurzel, welcher im Handel gar nicht selten die Wurzeln anderer Umbelliferen, namentlich die minder scharf schmeckenden von Heracleum Sphondylium L. (Bärenklau), substituirt werden. Das geringelte mehrköpfige Rhizom trägt bisweilen noch Reste der Blattstiele und Stengel und geht nach unten in die runzligen und höckrigen, bis 2 Dm. langen und bis 15 Mm. dicken Wurzeln über. Auf dem Querschnitte unterscheidet man die weisse oder röthlichweisse, grosslückige Rinde von dem ungefähr gleich breiten, gelben Holzcylinder; in der Rinde finden sich zahlreiche grosse rothgelbe Balsamgänge, einreihig radial geordnet. Eine als Pimpinella nigra Willd. bezeichnete Varietät führt im Frühling blauen Balsam. Nach Bley enthält die Bibernellwurzel ein nach Petersilien riechendes Oel (0,38 % in Pimp. nigra), 10 % Harz und Zucker. Buchheim will daraus einen in Alkohol löslichen, krystallinischen Stoff, welcher in alkoholischer Lösung sehr scharf und brennend schmeckt und von ähnlichen Umbelliferenstoffen, z. B. Peucedanin, verschieden ist, isolirt haben.

Die Radix Pimpinellae verdankt ihren Ruf als Arzneimittel besonders Stahl und seiner Schule, welche sie nicht allein als Expectorans bei Katarrhen der Respirationsorgane, sondern auch bei Magenkatarrhen und Hydrops empfahlen. Inwieweit die von Harnisch befürwortete Pimpinella nigra Vorzüge besitzt, steht dahin, dagegen hat P. magna wegen ihrer stärkeren Rinde und ihrer zahlreichen, weiteren Balsamgänge wohl entschieden schärfere Wirkung. Die neuere Medicin hat die Pimpinella fast complet aufgegeben; beim Volke steht sie noch immer in Ruf bei Anginen und Heiserkeit, wo vielleicht, besonders bei chronischen Formen, günstige Action durch ihr scharfes Princip möglich ist, ähnlich wie durch Capsicum in den Tropenländern.

Man kann die Bibernellwurzel zu 0,3—1,5 3—4 mal täglich in Pulver, Pillen oder im wässrigen Aufgusse (1:5—10), der übrigens von dem scharfen Princip nur äusserst wenig aufnimmt, verordnen. Man benutzt die Droge auch als Kaumittel, zu Zahnpulvern und (im Aufgusse) zu Collutorien und Gargarismen. Die Phkp. hat auch die **Pimpinelltinctur, Tinctura Pimpinellae** (mit 5 Th. Spir. dil. bereitet, gelbbräunlich), aufgenommen, die, zu 20—30 Tr. auf Zucker, als Abortivmittel bei Anginen populär ist und auch in Mixturen (besonders im Linctus) verordnet wird. Ein schwärzlich-braunes Spiritusextract war als Extractum Pimpinellae vor Jahren sehr gebräuchlich, besonders als Constituens für expectorirende, resolvirende und diuretische Pillen (z. B. Pilulae Heimii).

Verordnung:

℞
Tinct. Pimpinellae 5,0
Liq. Ammon. anisati 3,0
Mucilag. Gi. Arabici
Syrup. Amygdalarum āā 15,0
Aq. Amygdalar. amar. dilutae 50,0

M. D. S. 2—3stündlich 1 Theelöffel.
(Leipziger Hustensaft.)

Fructus Anisi vulgaris, Semen Anisi vulgaris, Semen Anisi; Anis, gemeiner Anis. Oleum Anisi, Anisöl.

Der Anis stammt von einer in Aegypten, Kleinasien und auf den Griechischen Inseln einheimischen einjährigen Umbellifere, Pimpinella Anisum L. s. Anisum vulgare Gaertn., welche in vielen europäischen Ländern, bei uns in Franken, Sachsen und Thüringen, cultivirt wird. Er bildet ein rundlich eiförmiges, von den Resten der Griffel gekröntes, mit 10 graden, glatten, etwas helleren Rippen durchzogenes, leicht in die beiden Theilfrüchtchen spaltbares Doppelachänium von ziemlich einförmiger grünlich grauer Farbe und durch kurze Börstchen rauher Oberfläche, welche ebenso wenig wie die Berührungsfläche der Theilfrüchtchen Oelgänge erkennen lassen. Die Frucht erreicht etwas über dem Grunde einen Durchmesser von 3 Mm., verschmälert sich sehr nach oben und hat eine Länge von 5 Mm. Der Anis besitzt einen süsslich gewürzhaften Geruch und Geschmack. Den Hauptbestandtheil bildet ein ätherisches Oel, das Anisöl, welches bis zu 2 % in den Früchten enthalten ist, übrigens meist nicht aus diesen, sondern aus den durch Absieben des Anis enthaltenen Abfällen, der Anisspreu, durch Destillation erhalten wird. Es ist ein Gemenge von einem Eläopten und Stearopten von gleicher chemischer Zusammensetzung, dem festen und flüssigen Anethol, $C^{10}H^{12}O$, welches sich auch in den Oelen von Foeniculum officinale, Illicium anisatum und Artemisia Dracunculus findet. Das Anisöl bildet in der Kälte eine weisse Krystallmasse, geschmolzen eine farblose, stark lichtbrechende, sehr aromatische Flüssigkeit von 0,980—0,990 spec. Gew., die sich mit Weingeist klar mischt.

Der Anis und das Anisöl gelten als expectorirend und als carminativ, auch als die Milchsecretion befördernd und emmenagog, doch sind keine pharmakologischen Versuche vorhanden, welche ihnen diese Wirkungen in anderem Maasse als anderen Olea aetherea vindicirten. Als Gift wirkt das Oel bei Säugethieren erheblich schwächer als andere (doch stärker als Fenchelöl), indem es zu 12,0 bei Katzen nicht tödtlich wirkt und zu 15,0—20,0 Hunde nicht afficirt (Strumpf, Magnan), dagegen sehr deleter auf Morpionen, Kopfläuse und Krätzmilben, die es in 10 Minuten tödtet (Küchenmeister). Auf die Haut wirkt Oleum Anisi reizend. Bei Katzen sah Strumpf sehr frequenten Herzschlag, grosse Mattigkeit, vermehrte Diurese, Obstipation und grossen Durst. 1 Tropfen auf die blosse Haut unter die Flügel eines Kanarienvogels gebracht bedingte Schmerzensäusserung, Narkose und Tod in 4 Stunden.

Man kann die Fructus Anisi zu 0,5—1,5 in Pulver, Species oder Latwerge, am zweckmässigsten im Infus (1:5—20), das Oleum Anisi zu 1—5 Tropfen als Elaeosaccharum reichen. Letzteres kann in fetten Oelen, Spiritus oder Linimentum volatile gelöst äusserlich als Hautreiz benutzt werden. Früher waren ein destillirtes Wasser, Aqua Anisi (als angenehmes Vehikel, auch gegen Kolik und Augenschwäche innerlich), ferner ein Spiritus und Syrupus Anisi officinell. Das Oleum Anisi ist ein Bestandtheil des Liquor Ammoniaci anisatus und der Tinctura Opii benzoica; die Früchte ein solcher des Brustthees.

In letzterem waren sie früher durch den bisher officinellen Sternanis, Fructus Anisi stellati s. Semen Anisi stellati s. Badiani, die Frucht eines noch nicht genauer bekannten Baumes aus der Gattung Illicium (Fam. Magnoliaceae), welcher in Cochinchina einheimisch ist und in China cultivirt wird und welchem Linné den Namen Illicium anisatum gab, ersetzt. Diese Droge besteht aus 8 sternförmig in Quirl einreihig um eine kurze Centralsäule vereinigten, linsenförmig plattgedrückten Karpellen, welche verholzt und der Länge nach an der Bauchnaht aufgesprungen sind, wodurch der in jeder Karpelle befindliche glänzende, dunkelbraune, aufrecht stehende Same sichtbar wird. Die Karpellen besitzen einen angenehmen, gleichzeitig an Anis und Fenchel erinnernden Geruch und einen süssen und aromatischen Geschmack mit säuerlichem Beigeschmacke. Der wesentliche Bestandtheil ist ein ätherisches Oel, welches frisch wasserhell, später gelblich wird und wie das Anis und Fenchelöl ein Gemenge von flüssigem und festem Anethol ist; ausserdem enthält der Sternanis Zucker und fettes Oel. Man hat die Droge aus der Pharmakopoe entfernt, weil dieselbe mit den Früchten von Illicium religiosum Sieb., dem sog. Japanischen Sternanis oder den Sikkimifrüchten, in denen ein stickstofffreier, nicht glykosidischer Stoff, welcher nach

Art des Pikrotoxins heftige Krämpfe erregt, verfälscht wird, wodurch in den letzten Jahren mehrere Vergiftungsfälle in Holland und Nordwestdeutschland herbeigeführt wurden. Die Sikkimifrüchte sind meist um ein Drittel kleiner, von hellerer Farbe, die Karpellen runzelig, am Ende mehr schnabelförmig umgebogen, die Samen gelbbraun, an einem Ende mit einer vorspringenden Spitze versehen; der Geschmack ist nicht süss, sondern unangenehm scharf und etwas bitter, der Geruch nicht anisartig, mehr an Cubeben erinnernd.

Zu den wegen eines Gehalts an aetherischem Oel als Expectorantia benutzten Drogen gehört auch die Herba Lippiae Mexicanae, von einer mexikanischen Verbenacee, welche nach Podwissotzki ein sauerstoffhaltiges aetherisches Oel (Lippienöl) und einen Campher (Lippiol) enthält. Man giebt eine aus den Blättern und Blüthen mit Weingeist bereitete Tinctur zu 2,0 oder theelöffelweise 3—4 stündlich gegen Hustenreiz (Saxton). Ausserordentlich günstig soll auch ein Fluidextract aus den Blättern der chilenischen Myrthacee Eugenia Chekan, zu 8,0—15,0 4stündl. in Wasser verabreicht, bei chronischer Bronchitis mit Emphysem und auch bei Phthisikern wirken (Murrell). In Chile, wo die Pflanze auch als Cheken bezeichnet wird, steht das Extract im besonderen Rufe als Stypticum bei Hämoptysis, auch als Stomachicum und Diureticum; auch benutzt man einen Aufguss der Blätter zu Inhalationen bei Diphtherie, Laryngitis, Bronchitis und Bronchorrhoe, sowie zu Injectionen bei Gonorrhoe, Leukorrhoe und Blasenkatarrh. In ähnlicher Weise sind auch die Blätter unserer gewöhnlichen Myrthe im Aufguss bei chronischem Bronchialkatarrh und bei mucös purulenten Affectionen der Harnwege empfohlen (Delioux de Savignac). Alle diese Drogen enthalten übrigens auch Gerbsäure, welche die secretionsbeschränkende Wirkung wesentlich unterstützt. Bei der Myrthe ist der Tanningehalt so gross, dass die Blätter geradezu hämostatisch wirken.

Turiones Pini, Gemmae Pini, Fichtensprossen, Fichtenknospen. — Zu den balsamischen Medicamenten gehören die von unserer Fichte oder Kiefer, Pinus sylvestris L., im Frühjahre gesammelten und schnell getrockneten Sprossen, welche frisch von ausgeschwitztem Harze klebrig und auch getrocknet von starkharzig balsamischem Geruche und bitterem harzigem Geschmacke sind. Sie enthalten neben einem eigenthümlichen Terpenharze Wachs und einen glykosidischen Bitterstoff, das Pinipikrin. Man reicht sie bei chronischen Bronchialkatarrhen im Aufguss (1:10—20), pro 5,0—15,0 pro die oder gebraucht sie zu Inhalationen, welche letztere von Oppolzer bei Lungengangrän empfohlen wurden. Ausserdem wurden die Fichtensprossen nach Art der vegetabilischen Antidyscratica bei Gicht, Rheumatismus, chronischen Exanthemen und Secundärsyphilis benutzt. In dieser Richtung diente besonders auch eine zusammengesetzte Tinctur (aus Fichtensprossen, Guajakholz, Sassafras und Wachholderbeeren), die Tinctura Pini composita s. Tinctura lignorum, Holztinctur, welche innerlich zu 20—60 Tr. mehrmals täglich bei den genannten Affectionen gegeben wurde.

Gemmae Populi, Oculi Populi, Pappelknospen. — Die zolllangen, kegelförmigen, spitzen, von dachziegelförmig sich deckenden, braungelben, klebrigen Schuppen gebildeten, im Frühjahr gesammelten Blätter- und Blüthenknospen der in ganz Europa einheimischen Schwarzpappel, Populus nigra L., riechen angenehm balsamisch, schmecken gewürzhaft bitter und enthalten ätherisches Oel neben Salicin und dem bis jetzt nur in der Pappelrinde und den Pappelblättern aufgefundene Populin, $C^{20}H^{22}O^8$, welches beim Kochen mit wässrigem Baryt oder Kalk in Salicin und Benzoësäure zerfällt. Früher als Balsamicum bei Respirationskrankheiten geschätzt und schon im Alterthume als Oelauszug (Aegirinum) benutzt, dienen sie noch jetzt zur Darstellung des Unguentum Populi s. populeum, Pappelsalbe, Pappelpomade, welche als kühlende Verbandsalbe bei entzündeten Hämorrhoidalknoten und Verbrennungen benutzt werden kann. Boerhave empfahl dieselbe bei Pleuritis und rheumatischen Nierenschmerzen. Gegenwärtig gehört sie vorzugsweise der Volksmedicin an.

Fructus Phellandrii, Semen Phellandrii aquatici, Semen Foeniculi aquatici s. caballini; **Wasserfenchel**, Wasserfenchelsamen, Peersaat.

Die Droge stellt die reifen, getrockneten Achänien der in fast ganz Europa und Nordasien in Gräben häufig vorkommenden Umbellifere Oenanthe Phellandrium Lam. (Phellandrium aquaticum L.) dar. Die Wasserfenchelsamen sind glatt, braun oder braungrün, manchmal purpurviolett, länglich cylindrisch, mit den Kelchzähnen und der konischen Griffelbasis gekrönt. Die meist im Zusammenhang bleibenden Fruchthälften sind 5 Mm. lang und 2 Mm. breit und zeigen auf der Rückenwölbung 3 schwächere Rippen und in jedem den 4 dazwischen liegenden schmalen Thälchen einen dunkleren Oelgang. Auch die hellgelbliche Fugenfläche zeigt 2 dunkle Oelgänge von 2 holzigen Randrippen eingefasst. Der Geruch des Wasserfenchels ist nicht besonders angenehm, der Geschmack scharf aromatisch. Der wirksame Bestandtheil des Wasserfenchels ist ein ätherisches Oel und ein dem Apiol (cf. Fructus Petroselini) ähnlicher Körper (Phellandriol); die Angabe, dass darin ein narkotisches Princip (Phellandrin von Hutet) enthalten sei, beruht wahrscheinlich auf der nicht eben seltenen Beimengung giftiger Früchte im Wasser wachsender Umbelliferen, z. B. der eiförmigen, viel kürzeren Früchte von Berula angustifolia Koch oder gar der seitlich zusammengedrückten kugelrunden Achänien des Wasserschierlings, zu dem analysirten Material. Das Mittel, ursprünglich bei Influenza der Pferde benutzt, wurde besonders von Marcus Herz, Hufeland und seinen Nachfolgern gegen chronische Katarrhe und Blennorhöen der Bronchien empfohlen und hat eine Zeit lang als Schwindsuchtsmittel im Ruf gestanden. Auch bei Wechselfieber, Keuchhusten und Asthma wurde es benutzt. Man kann den Wasserfenchel zu 0,3—0,6 (bei Intermittens zu 1,0—2,0) in Pulvern, Pillen oder Latwerge geben; gebräuchlicher sind Infuse (5,0—10,0 auf 100,0 Colatur). Als Corrigens dient Rad. Liquiritiae. Grössere Gaben sollen bei Phthisikern erhitzend wirken. — Früher wurde auch ein Extractum Phellandrii benutzt (zu 0,2—0,3 mehrmals täglich in Pillenform).

Verschiedene ähnliche in der Neuzeit wieder aufgefrischte Volksmittel gegen Husten oder Phthisis, z. B. die Herba Scabiosae arvensis (J. Hoppe), den durch sein Peptonisationsvermögen bekannten Sonnenthau, Drosera rotundifolia (Vigier), können wir als irrelevant übergehen.

Stibium sulfuratum aurantiacum, Sulfur stibiatum aurantiacum, Sulfur auratum Antimonii, Oxysulfuretum Antimonii; **Goldschwefel**, Sulfuraurat, Antimonsulfid.

In besonderem Rufe als Expectorans und daher in weit verbreitetem Gebrauche bei katarrhalischen Affectionen der Respirationsorgane steht der Goldschwefel, welcher sich, ebenso wie der früher in gleicher Richtung benutzte Mineralkermes, Stibium sulfuratum rubeum s. Sulfur stibiatum rubeum s. Kermes minerale, von dem Brechweinstein und anderen Antimonverbindungen dadurch unterscheidet, dass er weit weniger leicht den Magen afficirt und in grösseren Dosen ertragen wird.

Der Goldschwefel ist Fünffach-Schwefelantimon, welches durch Zersetzen von Antimonsulfid-Schwefelnatrium (sog. Schlippesches Salz) mit Schwefelsäure bereitet wird und ein sehr feines, pomeranzenrothes, geruchfreies, in Wasser und Spiritus unlösliches Pulver bildet, welches sich in heisser concentrirter Salzsäure unter Zurücklassung von Schwefel löst und beim Erhitzen in Schwefel- und Antimonsulfür zerfällt. Bei längerer Aufbewahrung im Tageslichte wird Goldschwefel missfarbig unter Bildung von Antimonsulfür, bei gleichzeitigem Zutritte von Feuchtigkeit bildet sich Schwefelwasserstoff und in geringen Mengen Thioschwefelsäure. Der Mineralkermes, welcher ein feines, rothbraunes Pulver darstellt, ist nach der bei uns gebräuchlichen Darstellungsweise keine rein chemische Verbindung, sondern ein Gemenge von amorphem (rothem) Dreifach-Schwefelantimon mit etwa 8—10% Antimonoxyd, das sich mikroskopisch als feine sechsseitige Säulen nachweisen lässt, mit höchstens 1% Antimonsulfid-Schwefelnatrium und etwa 30% Wasser (Hirsch). Durch das in ihm enthaltene Antimonoxyd ist er leichter resorptionsfähig als Goldschwefel und als der früher in einzelnen Ländern officinelle oxydfreie Mineralkermes.

Ueber die Wirkungen des Goldschwefels im gesunden thierischen und menschlichen Organismus, sowie über die Veränderungen, welche derselbe während seines Durchganges durch den Tractus erfährt, liegen ausreichende Untersuchungen nicht vor, doch ist theilweise Resorption und örtliche und entfernte Wirkung nach Art des Brechweinsteins zweifellos.

Antimonsulfid giebt beim Erwärmen mit concentrirter Salzsäure Schwefel ab und wird unter Entwicklung von Schwefelwasserstoff in Antimonchlorid verwandelt. Ein solcher Vorgang findet auch im Magen wahrscheinlich statt (Zimmermann, Bellini), worauf das gebildete Antimonchlorid mit den im Magen vorhandenen Chloralkalien zu Doppelsalzen sich verbindet. Ganz das nämliche Schicksal hat nach Bellini auch der Mineralkermes, indem das darin enthaltene Antimonoxyd, obschon dasselbe im geringen Maasse bei der Körpertemperatur in Wasser sich löst, durch die Salzsäure des Magens ebenfalls in Antimonchlorid umgewandelt wird. Nach Bellini wirkt Magensaft auf Antimonoxyd rascher lösend als auf die Schwefelverbindungen des Antimons. Im Darmcanal scheinen erhebliche Veränderungen nicht mehr vorzukommen und der grösste Theil des Goldschwefels (und Kermes) wird zweifelsohne mit dem Stuhlgang unverändert ausgeführt. Den eben angegebenen Veränderungen entspricht es auch wohl, dass der Mineralkermes örtlich eine stärker irritirende Wirkung zeigt als der Goldschwefel, welcher letztere in Dosen von 1,0—2,0 Erbrechen und Durchfall zu bewirken vermag. Eigentliche Gastroenteritis wird nach Bellini weder durch Sulphuraurat noch durch Antimonsulfür erzeugt, dagegen kann Mineralkermes in der That einen Zustand geringer Hyperämie herbeiführen. Nach Boecker soll Goldschwefel die Pulsfrequenz herabsetzen und die Sulfate im Harn, sowie die Kohlensäureausscheidung vermehren. Die Anschauung Bellini's, dass Sulf. aur. vorzugsweise durch den freiwerdenden Schwefelwasserstoff wirke, ist entschieden unhaltbar.

Der Goldschwefel findet gegenwärtig fast ausschliesslich als Expectorans Anwendung.

Der früher übliche Gebrauch als Alterans bei Scrophulose, und Hautkrankheiten ist fast ganz obsolet und nur hie und da noch in Form des beim Calomel erwähnten Plummerschen Pulvers einigermassen üblich. Als Expectorans giebt man Goldschwefel nicht nur bei fieberlösen Bronchialkatarrhen, sondern auch bei Pneumonie nach der Krise, wenn das Secret zähe und die Expectoration aus diesem Grunde beschwerlich ist. Der Kermes minerale findet vorzugsweise Anwendung in Frankreich und Italien und steht in seiner Wirkung gewissermassen zwischen dem Sulfuraurat und dem Brechweinstein, als dessen milderes Surrogat er betrachtet werden kann. In älterer Zeit stand der Mineralkermes unter dem Namen des Karthäuserpulvers, Pulvis Carthusianorum, Poudre des Chartreux, in grossem Ansehen bei Pneumonie und Pleuritis, ja beinah als allgemeine Panacee. Die Angabe Thorels, dass Kermes minerale chemisches Gegengift von Strychnin sei, beruht auf Irrthum und kann derselbe höchstens durch mechanische Entfernung günstig wirken.

Man giebt den Goldschwefel zu 0,03—0,2 2—3mal täglich in Pulver, Pillen, Bissen oder Trochisken, weniger zweckmässig in Schüttelmixtur oder Lecksaft.

Die Verordnung in Schüttelmixturen ist aus verschiedenen Gründen verwerflich; einmal gehört Sulf. aur. nicht zu den mehr indifferenten Stoffen, dann ist es der spec. Schwere wegen zu dieser Form nicht passend, endlich ist die leichte Zersetzbarkeit des Mittels ein Umstand, welcher möglichst einfache Formen anzuwenden nothwendig macht. Man verordnet deshalb am besten Pulver mit Zucker oder Pasta Cacao. Zu meiden sind alle Metallsalze (selbst die früher beliebte Composition des Pulvis Plummeri mit Calomel ist bei Anwesenheit von Feuchtigkeit bald zersetzt), Säuren (weshalb zu Linetus und Schüttelmixturen nie Syr. Rubi Idaei und Cerasorum zu benutzen ist), Alkalien und Salzbilder. Organische Säuren wirken theilweise lösend und können deshalb bei gleichzeitigem Gebrauche mit Goldschwefel zu Gastroenteritis führen (Bellini). Syrupe mit viel Schleim fördern ebenfalls die Zersetzung. Waldenburg und Simon empfehlen mit Recht die Barezschen Brustpastillen (Trochisken von 0,03 Goldschwefelgehalt), da Sulf. aur. eine der wenigen Substanzen ist, für welche alle Bedingungen der Trochiskenform vorliegen. Der Kermes minerale ist wie Goldschwefel zu verordnen, jedoch in dreimal so kleiner Dose (0,01—0,1).

Verordnungen:

1) ℞
Stibii sulfurati aurant. 0,5
Extr. Opii 0,1 (dgm. 1)
Sacchari albi 5,0
M. f. pulv. Div. in part. aeq. No. 10.
D. S. Dreimal täglich 1 Pulver. (Bei Hustenreiz.)

2) ℞
Stibii sulfurati aurant.
Camphorae tritae āā 0,5
Sulf. dep.
Sacchari albi āā 10,0
M. f. pulv. Div. in part. aeq. No. 5.
D. in chart. cer. S. 2—3mal täglich ½ Pulver in Fliederthee. (Pulvis diaphoreticus Ph. paup.)

Ammonium chloratum, Ammoniacum hydrochloratum, Sal ammoniacum depuratum, Ammonium muriaticum depuratum, Flores salis ammoniaci simplices; **Ammoniumchlorid**, Salmiak, Chlorammonium.

Das Ammoniumchlorid, NH^4Cl, bildet weisse, harte, fasrig krystallinische Kuchen oder ein weisses Krystallpulver ohne Geruch und von unangenehmem, scharf salzigem Geschmack; es ist luftbeständig, verflüchtigt sich in der Hitze ganz, ohne zu schmelzen, und löst sich in 3 Th. kaltem und in 1 Th. kochendem Wasser. In Weingeist ist es fast unlöslich. Es wurde früher fabrikmässig in Aegypten durch Sublimation des Russes von verbranntem Kameelmist gewonnen, wird aber jetzt bei uns aus dem Ammoniumcarbonat und viel brenzliche Oele enthaltenden Theerwasser oder Steinkohlengas u. a. bei trockener Destillation stickstoffhaltiger Substanzen resultirenden Flüssigkeiten nach verschiedenen Methoden dargestellt. Es dient zur Bereitung des kaustischen Ammoniaks und technisch beim Löthen, Verzinnen und zu diversen anderen Zwecken; auch findet es sich bekanntlich im Magensafte.

Das Ammoniumchlorid schliesst sich in seiner Wirkung einerseits dem Ammonium carbonicum, andererseits dem Chlornatrium an. Von vorzüglicher Bedeutung betrachtet man für seine therapeutische Anwendung sein Vermögen, Mucin aufzulösen und die Epithelzellen der Schleimhäute anfangs aufzulockern und schliesslich unter Rücklassung der Kerne in eine dünnschleimige Masse zu verwandeln (C. G. Mitscherlich). Im Organismus findet theilweise Umwandlung in Harnstoff statt (Schmiedeberg).

Die ältern Pharmakologen hielten den Salmiak für ein ziemlich unschuldiges Mittel, dem sie namentlich in keiner Weise toxische Wirkung zutrauten. Nichtsdestoweniger ist dasselbe im Stande, in grösseren Dosen das Leben von

Thieren und Menschen zu vernichten, und zwar sowohl bei subcutaner Injection als bei directer Einbringung in das Blut in kleinerer Dosis als Ammoniumcarbonat (Th. Husemann) und Ammoniumsulfat (Böhm und Lange). Die eigenthümlichen Krämpfe und die Wirkung auf Athmung und Circulation, welche letztere hervorrufen, werden auch durch Chlorammonium herbeigeführt. Bei Kaninchen ist schon 1,0 subcutan injicirt im Stande, den Tod herbeizuführen. Chloralhydrat hebt die Krämpfe bei toxischen Dosen nicht auf und beschleunigt die letale Wirkung (Th. Husemann und Fliescher). Auch beim Menschen ist eine letale Vergiftung bei einem Geisteskranken, der grosse Mengen in Substanz verschluckte, beobachtet, wo ebenfalls Convulsionen und Gastritis vorkamen (Crichton Browne). Uebrigens können beim Menschen verhältnissmässig grosse Dosen tolerirt werden, ohne dass andere Erscheinungen wie die von Magenreizung, wie sie gleiche Mengen Kochsalz in gleicher Weise hervorrufen, resultiren (Jacquot). Einmalige Dosen von 0,3—0,5 machen ausser dem scharf salzigen, unangenehmen Geschmacke keine Erscheinungen; bei öfterer Wiederholung in stündlichen Intervallen können subjectives Wärmegefühl u. Unbehagen im Magen, leichtes Kopfweh und Drang zum Uriniren auftreten (Wibmer). Der Puls wird nach solchen Dosen bisweilen accelerirt, jedoch nicht immer, die Harnmenge vermehrt, dagegen die Schweissabsonderung nicht gesteigert (Rabuteau). Eine eigentlich abführende Wirkung kommt dem Salmiak selbst bei grösseren Dosen (10,0 pro die) nicht zu; dagegen wird unter dem Einflusse desselben eine grössere Menge Schleim den Faeces beigemengt. Wird Salmiak längere Zeit genommen, so stört er den Appetit und die Verdauung. Das Zustandekommen einer nach den Angaben von Huxham, Gumpert, Chapplain durch längeren Gebrauch von Salmiak verursachten Kachexie, die sich durch passive Blutungen aus Nase und Mund, Blutbrechen und Diarrhoe charakterisiren sollte, erfordert offenbar grössere Dosen und längeren Gebrauch als gegenwärtig üblich sind.

In Bezug auf die Wirkung des Salmiaks auf den Stoffwechsel wurde bereits von Boecker auf die Vermehrung des Harnstoffs hingewiesen, woneben die Kohlensäureausscheidung anfänglich vermehrt, später vermindert sein soll. Auch Rabuteau fand bei Selbstversuchen mit 5,0 Salmiak pro die Harnstoff und Harnsäure vermehrt. Die Harnstoffvermehrung findet übrigens z. Th. ihre Erklärung darin, dass das Chlorammonium ebenso wie andere Ammoniakalien im Organismus sich im Harnstoff umsetzt, doch scheidet ein gesunder Mensch nach Adamkiewicz, abgesehen von dem aus Ammoniak entstehenden Harnstoff, noch eine vermehrte Menge des letzteren ab. Bei Hunden geht Chlorammonium zum grössten Theil unverändert in den Harn über. Nach Rabuteau wird Chlorammonium auch durch die Speicheldrüsen und bei Subcutaninjection, vermuthlich auch durch die häufig nach grösseren Dosen in entzündlichem Zustande gefundene Darmschleimhaut ausgeschieden.

Seine hauptsächlichste therapeutische Anwendung findet Ammoniumchlorid bei Respirationskatarrhen, bei chronischen katarrhalischen Zuständen des Magens und der Urethra.

Bei chronischen Katarrhen ist Salmiak in Deutschland ein viel geschätztes Medicament. Auf jeden Fall passt er nur für fieberlose Zustände, oder doch nur bei Kranken, deren Fieber nachgelassen hat, somit also bei Pneumonie nur dann, wenn nach dem Eintreten der Krisis sibilirende Ronchi und erschwerte Expectoration sich finden. Man legte besonders auf die schleimlösende Wirkung des Ammoniumchlorids Gewicht und erklärte bei reichlichem und flüssigem Secret denselben für überflüssig. Eine schleimlösende Wirkung scheint indess nur dann stattzufinden, wo grössere Mengen direct mit den katarrhalisch afficirten Schleimhäuten in Berührung kommen, somit vorwaltend bei Magenkatarrh oder bei Anwendung der Verstäubung, auch bei Katarrhen der Trachea und der Bronchien. Bei Thierversuchen von Rossbach wirkte Salmiak ebenso wie Alkalien herabsetzend auf die Secretion. Der günstige Einfluss des Salmiaks bei leichten Exacerbationen chronischer Katarrhe ist jedem ältern Praktiker bekannt und der Misscredit, in welchen Chlorammonium gesunken, keineswegs völlig verdient. Freilich kann man weder durch interne Darreichung, noch durch die neuerdings Mode gewordene Inhalation Phthisis heilen, wie dies Rösch gethan zu haben glaubt, und inwieweit die Angaben von Fish, dass die Darreichung von 4,0—8,0 in viertelstündigen Dosen von 0,5 Diphtheritismembranen löse, Vertrauen verdient, steht dahin. — Beim sog. Status gastricus und im zweiten Stadium des acuten Magenkatarrhs steht Salmiak als Heilmittel in einer Reihe mit dem kohlensauren Natrium und scheint bei gleichzeitig vorhandenem Bronchialkatarrh sogar Vorzüge vor demselben zu besitzen. Bestehende Diarrhoe contraindicirt den Salmiak nicht, wohl aber wirkliche Entzündung der Magenschleimhaut. — Minder häufig als bei diesen Leiden kommt Salmiak bei Urethralaffectionen in Gebrauch, doch ist er namentlich bei chronischer Gonorrhoe nicht ohne Nutzen, während die grossen Dosen früher zugeschriebene Heilwirkung auf Stricturen eine illusorische ist.

Eine Benutzung des Salmiaks bei andern als den genannten Affectionen findet gegenwärtig kaum mehr statt. Man hielt ihn früher für ein Diaphoreticum und wandte ihn deshalb bei Rheumatismus und Erkältungskrankheiten überall an; doch ist die schweisstreibende Wirkung problematisch. Vor der Einführung des Iodkaliums in die Therapie war das Ammoniumchlorid ausserordentlich geschätzt als resolvirendes Mittel, namentlich zur Zertheilung vergrösserter und indurirter Drüsen (Lymphdrüsen, Leber, Prostata, Ovarien), bei Indurationen des Blasenhalses, des Uterus u. s. w. Die aus Adamkiewicz's Versuchen hervorgehende Steigerung des Eiweisszerfalls kann für die Wirkung eine Erklärung bilden. Auch bei nervösen Leiden kam es in Anwendung und neuerdings empfahl Anstie dasselbe gegen Myalgie in Folge von Ueberanstrengung bestimmter Muskeln, z. B. der Recti abdominis und Intercostales bei Näherinnen und Schustern, ferner zur Abkürzung von Migräneanfällen, sowie bei Intercostalneuralgie stillender Frauen und phthisischer Individuen, endlich bei Neuralgia hepatica, wo es sogar besser als Morphininjection wirken soll. Anstie rühmt es auch als Cholagogum, Cholmeley als Emmenagogum, Fish sogar bei Cerebrospinalmeningitis. Chlorammonium ist auch ein altes Mittel bei Wechselfieber und als solches in neuerer Zeit von Aran wieder hervorgesucht, doch gaben Versuche von Jacquot unbefriedigende Resultate. Adamkiewicz empfiehlt Salmiak bei Diabetes, weil er gefunden zu haben glaubt, dass derselbe die Zuckermenge im Harn, die Harnmenge und den Dunst herabsetze, während beim Gesunden die letzteren zunehmen, doch hat Guttmann von dem Mittel keinen Erfolg gesehen. Stewart rühmt Salmiak zu 1,25 bei activer Congestion der Leber.

Auch äusserlich ist Salmiak bei einer grösseren Anzahl von Krankheiten theils als gelindreizendes Mittel, z. B. als Sternutatorium bei fötidem Nasenkatarrh, zu irritirenden Injectionen behufs Wiederhervorrufung von Gonorrhoe, theils zu resolvirenden Umschlägen bei Drüsengeschwülsten, theils nach Art des Salpeters zu Kältemischungen (z. B. im sog. Liquor discutiens Vogleri) benutzt.

Innerlich giebt man Salmiak zu 0,3—1,0 mehrmals täglich, meistens in Mixturen, mit Succus Liquiritiae als Corrigens.

Pulverform ist wegen des abscheulichen Geschmackes des Salmiaks unzweckmässig; dagegen lassen sich Tabletten aus 1 Th. Salmiak und 10 Th. Lakriz oder Bacilli aus derselben Masse nehmen. Bei der Verordnung sind Natriumcarbonat und Bicarbonat, sowie die entsprechenden Kalium- und Calciumsalze zu vermeiden, weil sie zum Auftreten von Aetzammoniak Veranlassung geben, ebenso Metallsalze, welche Doppelsalze damit produciren, Calomel u. s. w.

Die in älteren Zeiten üblichen grösseren Dosen (selbst bis zu 2,5 pro dosi) kommen beim Gebrauche des Mittels gegen katarrhalische Affectionen nicht in Anwendung. Anstie empfiehlt Gaben von 0,5—1,5 bei Myalgie.

Die statt der internen Application bei Katarrhen der Respirationsorgane sehr in Aufnahme gekommene Inhalation kann in verschiedener Weise bewerkstelligt werden. Gieseler empfahl Verdampfen von Chlorammonium in Hessischen Tiegeln, welches Verfahren jedoch in manchen Fällen zu sehr irritirend auf die Respirationsorgane wirkt. Waldenburg fand bei stockendem

Auswurf Nutzen von Inhalation verstäubter Lösung (1:125 Aq. dest.). Levin, Beigel und Paasch rühmen die Inhalation von Chlorammoniumdämpfen in statu nascendi mittelst eines aus 3 Stehkolben bestehenden Apparates, von denen der eine Salzsäure, der zweite Ammoniakflüssigkeit enthält, während in dem dritten sich Wasser befindet, unter welchem die Ableitungsröhren der beiden andern münden.

Zu Kältemischungen wird Salmiak in der nämlichen Weise wie Salpeter verwendet, häufig auch zusammen mit diesem oder mit Kochsalz, wobei als Lösungsmittel Wasser und Essig oder Spiritus dienen. Zu Umschlägen verwendet Guéneau de Mussy 1—2 Th. Salmiak mit 5 Th. Decoct. cap. Papav. oder Wasser unter Zusatz von Opiumtinctur, bei scrophulösen Drüsenanschwellungen eine Salbe aus 5 Th. Chlorammonium, 1 Th. Campher und 30 Th. Fett. Ruete empfahl eine Mischung von Salmiak und Kalk zum Einstreuen in die Strümpfe zur Hervorrufung unterdrückter Fussschweisse.

Verordnungen:

1) ℞
Ammonii chlorati 5,0
Macerati rad. Althaeae (e 10,0) 175,0
Extracti Hyoscyami 0,2
Succi Liquiritiae 10,0
M. D. S. Zweistündlich 1 Esslöffel.

2) ℞
Ammonii chlorati 5,0
Aq. destillat. 180,0
Succi Liquiritiae dep. 10,0
M. D. S. Stündlich 1 Esslöffel voll.
(Mixtura solvens.)

XIII. Classe. Dermatica, Hautmittel.

Diese Classe begreift nur wenige Stoffe, da die bei verschiedenen Dermatosen in Gebrauch kommenden Mittel theils, wie die Theerpräparate, durch örtlich erethistische Action, theils, wie die Arsenikalien, auch durch ihre auf den gesammten Stoffwechsel gerichtete Action die Heilung bedingen. Es sind jedoch noch einzelne Substanzen zu betrachten, denen besondere Beziehungen zu der Schweisssecretion zukommen und welche man fast ausschliesslich gebraucht, um Veränderung der Thätigkeit der Schweissdrüsen zu bewirken, die bei den einen Vermehrung, bei den anderen Verminderung der Secretion bezweckt.

---

1. Ordnung. Hidrotica, Schweisstreibende Mittel.

Das Nähere über die allgemeinen Verhältnisse der schweisstreibenden Mittel findet sich bereits S. 93—94. Eine Reihe sehr wirksamer Hidrotica (warmes Wasser, Spirituosen, diverse Ammoniakalien und Pflanzenstoffe mit Gehalt an ätherischen Oelen) haben schon bei anderen Classen Erledigung gefunden.

Flores Sambuci; Holunderblüthen, Fliederblumen.

Das populärste aller Diaphoretica bilden die Blüthen des in fast ganz Europa und einem grossen Theile von Asien einheimischen Holunderstrauches, Sambucus nigra L. (Fam. Caprifoliaceae), statt dessen in Amerika die Blüthen von Sambucus Canadensis benutzt werden.

Die Droge bildet der ganze Blüthenstand, dessen 5 Zweige sich in 3—5 Aeste spalten, die wiederholt gablig getheilt, zuletzt an feinen, bis 6 Mm. langen Stielchen mit einer radförmigen, weissgelben, epigynischen Blumenkrone abschliessen, welche beim Trocknen mehr schmutziggelbe Färbung annimmt. Staubfäden, Kronlappen und Kelchzähne sind je 5 an Zahl; mit den ursprünglich flach ausgebreiteten, durch das Trocknen stark eingeschrumpften Lappen der Blumenkrone wechseln die viel kürzeren Kelchzähne ab. Die Flores Sambuci sind bei trockener Witterung zu sammeln, da sie sonst leicht braun werden. Sie haben einen unbedeutend schleimigen, etwas süsslichen, nachträglich nur wenig kratzenden Geschmack und einen eigenthümlichen, von dem widrigen Geruche der Blätter und Rinde von Sambucus nigra abweichenden Geruch.

Als das wirksame Princip ist ein in den Holunderblüthen nur in sehr geringer Menge vorhandenes ätherisches Oel, neben welchem sich etwas Harz und Baldriansäure findet, zu betrachten.

Das Oel setzt beim Stehen ein Stearopten ab, ist aber hinsichtlich seiner chemischen und physiologischen Eigenschaften wenig bekannt. Die frische Rinde und Blätter wirken emetokathartisch und stehen beim Volke als Mittel gegen Wassersucht im Ansehen. Die Wirkung geht durch Trocknen und durch Einwirkung höherer Temperatur verloren (Govaerts).

Man giebt die Flores Sambuci bei Erkältungskrankheiten und Katarrhen im Aufguss (1:10—20), den man meist im Hause der Kranken anfertigen lässt und häufig als Vehikel für andere schweisstreibende und expectorirende Mittel benutzt.

Aeusserlich kommen die Fliederblumen in Form von Kräuterkissen und (im Aufguss) von Fomenten und Gurgelwässern oder zu Inhalationen in Anwendung. Unter dem Namen Pulvis florum Sambuci compositus s. ad Erysipelas gebrauchte man ehedem eine Mischung von Fliederblüthen, Bolus, Kreide und Weizenmehl bei Rothlauf.

Ein als Aqua Sambuci concentrata früher officinelles destillirtes Wasser dient mit 9 Th. dest. Wasser verdünnt zur Darstellung des Fliederblumenwassers, Aqua Sambuci, welches man als Vehikel oder Zusatz zu schweisstreibenden Mixturen benutzte.

Govaerts empfiehlt einen kalt bereiteten Succus foliorum Sambuci zu 60,0 und einen ebenfalls kalt bereiteten Succus corticis Sambuci zu 15,0—30,0 als Emetocatharticum.

Flores Tiliae; Lindenblüthen.

Dieses etwas in Misscredit gekommene Diaphoreticum bildet die Trugdolden der verschiedenen im mittleren und nördlichen Europa wachsenden Lindenbäume, Tilia parvifolia Ehrh. (T. ulmifolia Scop.) und T. grandifolia Ehrh. (T. platyphyllos Scop.), welche bei uns hauptsächlich von der zweitgenannten Art gesammelt werden.

Bei allen diesen Tiliaarten ist der kahle Stiel bis zur Hälfte mit einem papierdünnen, deutlich durchscheinenden Deckblatte verwachsen. Bei Tilia parvifolia sind bis 13 gestielte Blüthen vorhanden, bei Tilia grandifolia nur 3 bis 5 erheblich grössere Blüthen mit dunklen, gelblichbraunen Blumenblättern. Die Lindenblüthen schmecken süsslich und riechen angenehm, doch geht der Geruch, welcher von einem in den Oberhautzellen der Blumenblätter eingeschlossenen ätherischen Oele herrührt, beim Trocknen mehr oder weniger verloren. Die Pharmakopoe verwirft die nicht aromatischen Blüthen von Tilia tomentosa (Tilia argentea), welche ausser den 5 Corollenblättern noch 5 petaloide Staubblätter besitzen und welche das unterseits meist sternhaarige Deckblatt, welches oben am breitesten ist (oft mehr als 2 Cm.), charakterisirt. In Nordamerika wird der Blüthenstand von Tilia Canadensis wie unsere Lindenblüthen benutzt.

Die Lindenblüthen, statt deren die Alten die Blätter benutzten, dienen im Aufguss (1:10) ganz in derselben Weise wie Fliederblüthen. Eine besondere Wirksamkeit gegen Krämpfe (Kreysig) kommt ihnen wohl nicht zu.

Die früher officinellen destillirten Wässer, Aqua Tiliae concentrata und Aqua Tiliae, werden wie die entsprechenden Präparate der Flores Sambuci benutzt.

Flores Primulae, Schlüsselblumen. — Den schweisstreibenden Mitteln reihen sich auch die Blumen der bei uns auf Wiesen allgemein verbreiteten Primulacee Primula officinalis Jacq (Primula veris Smith) an. Ueber die physiologische Wirkung ist nichts bekannt. Man setzt die ohne die Kelche gesammelten, trocken nicht mehr wohlriechenden, gelben Blüthen mitunter diaphoretischen Species zu, doch wohl vorzugsweise zur Decoration.

Folia Jaborandi, Folia Pilocarpi; Jaborandiblätter. Pilocarpinum hydrochloricum; Pilocarpinhydrochlorat.

Das hauptsächlichste schweisstreibende Mittel der Gegenwart bildet die unter dem Namen Jaborandi bekannte Droge, welche die Blätter einer in Brasilien wachsenden 3 M. hohen strauchartigen Rutacee, Pilocarpus pennatifolius Lemaire, bildet, und ihre Wirksamkeit einem darin enthaltenen Alkaloide, dem Pilocarpin, verdankt, dessen chlorwasserstoffsaures Salz wegen der Leichtigkeit, dasselbe hypodermatisch anzuwenden, die nur innerlich zu benutzenden Jaborandiblätter aus der Praxis fast vollständig verdrängt hat.

Die Jaborandiblätter bestehen aus 2 oder 3, seltener 4 sitzenden oder kurz gestielten Jochen derblederartiger, ganzrandiger Fiederblättchen und einem unpaarigen Endblatte, das von einem bis 3 Cm. langen Stiele getragen wird. Die etwas scharf schmeckenden Blättchen sind lanzettlich oder oval, vorn etwas stumpf oder ausgerandet, bis 16 Cm. lang und 4—7 Cm. breit und lassen im Blattparenchym sehr zahlreiche durchsichtige Oeldrüsen erkennen. Die Droge wurde 1873 zuerst von einem brasilianischen Arzte Coutinho nach Paris gebracht und von Gubler als stark wirkendes schweiss- und speicheltreibendes Mittel erkannt. Der Name Jaborandi (Jaguarandy) wird von den Eingeborenen Brasiliens nicht allein auf die in Frage stehende Droge, sondern auch auf verschiedene, beim Kauen ebenfalls speicheltreibend wirkende Pflanzen aus der Familie der Piperaceen, insbesondere Serronia Jaborandi Gaudich und Piper reticulatum L, auch auf einige andere Rutaceen bezogen; doch sind Blätter dieser Pflanzen, welche anfangs statt der officinellen Droge, die man ihnen gegenüber als Pernambuco Jaborandi bezeichnet, im Handel häufiger vorkamen, jetzt aus demselben verschwunden. Man vindicirte die Wirksamkeit zunächst dem in den Pilocarpusblättern in reichlicher Menge vorhandenen ätherischen Oele, welches vorzugsweise aus einem Terpen, Pilocarpen, besteht; doch zeigte sich bald, dass das 1875 von Hardy entdeckte Alkaloid Pilocarpin das active Princip sei. Dieses stellt eine amorphe weiche Masse dar, während das officinelle Pilocarpinhydrochlorat weisse, bitterschmeckende und an der Luft Feuchtigkeit anziehende Krystalle bildet, die sich leicht in Wasser oder Weingeist, wenig in Aether oder Chloroform lösen und deren verdünnte wässrige Solution neutral reagirt und von Ammoniak oder Natronlauge nicht gefällt wird. Neben dem Pilocarpinhydrochlorat ist auch das Pilocarpinnitrat, Pilocarpinum nitricum, welches ebenfalls krystallinisch ist, medicinisch benutzt.

In Bezug auf den Sitz des Pilocarpins constatirten Lohrisch, Tizzoni und Chiocconi die Unwirksamkeit des Holzes und Markes; die Rinde erwies sich nach Rovida wirksamer als die Blätter. Galippe und Bochefontaine fanden die Wurzelrinde entschieden schwächer als Jaborandiblätter. Stumpf fand die Blätter stärker wirkend als die Stengel, Penzold Blätter und Stiele ziemlich gleichwerthig.

Die Jaborandiblätter enthalten neben Pilocarpin noch ein in seiner Wirkung völlig verschiedenes Alkaloid, das Jaborin, welches leicht aus Pilocarpin entsteht und dessen Action mit der des Atropins qualitativ übereinstimmt, quantitativ jedoch etwas schwächer ist. Dasselbe findet sich nicht allein in käuflichem Jaborandiextract, sondern auch dem Pilocarpin des Handels beigemengt, weshalb auf den Gebrauch eines krystallinischen Salzes zu halten ist, da Jaborinsalze nicht krystallisiren.

Das Pilocarpin zeigt bezüglich seiner Resorptionsverhältnisse keine Abweichungen von den meisten Alkaloiden und wird durch den Harn eliminirt.

Albertoni constatirte Pilocarpin nach subcutanen letalen Dosen bei Hunden im Blut, sowie den Baucheingeweiden, beim Menschen nach 0,01 subcutan in der ersten 4 St. im Harne. Vom Mastdarm aus wirken Jaborandiaufgüsse und Pilocarpin hidrotisch, jedoch später, schwächer und erst in grösseren Dosen (Rosenbach; Jacobi).

Das Pilocarpin steht in seiner Wirkung dem von Schmiedeberg aus dem Fliegenpilze und später auch künstlich dargestellten Muscarin, auch dem Physostigmin, bis zu einem gewissen Grade auch dem Nicotin (Harnack und Hans Meyer) nahe. Als seine hauptsächlichste und interessanteste Wirkung erscheint die sehr rasch auftretende Vermehrung verschiedener Secretionen, insbesondere der Speichelsecretion und des Schweisses.

Nach dem Einnehmen eines Aufgusses von 2,0—4,0 Folia Jaborandi oder bei subcutaner Injection von 0,01—0,02 Pilocarpinhydrochlorat tritt die angedeutete Wirkung in der Regel sehr rasch (in 5—45 Min.) ein, wobei bald Prävalenz des Schweisses über den Speichel, bald das Umgekehrte statthat, und hält mehrere Stunden (selten mehr als 2) an. Meist tritt die Diaphorese etwas später ein als die Vermehrung des Speichels, zunächst an der Stirn, dann über den ganzen Körper sich ausbreitend. Auch überdauert die Salivation in der Regel den Schweiss. Selten kommt Diaphorese ohne Salivation oder Salivation ohne Diaphorese vor.

Die hidrotische Wirkung der Jaborandi in kaltem Aufgusse und ebenso des Pilocarpins übertrifft diejenigen aller übrigen bekannten Hidrotica. Die Menge des producirten Schweisses, der unter den ungünstigsten äusseren Bedingungen hervortritt, ist meist der Dosis proportional (Curschmann) und beträgt durchschnittlich gegen 500,0 (Stumpf, Ferri), somit das 5fache der normalen Grösse und mehr, mitunter selbst 2000,0. Die Beschaffenheit des Speichels ist verschieden, bald dünnflüssig, klar und neutral, bald mehr zähe, fadenziehend und alkalisch; Rhodankalium ist vermindert oder fehlt, das diastatische Ferment erhalten, die Salze vermehrt (Voit), ebenso der Harnstoff (Robin). Bei Maniakalischen ist der hidrotische Effect grösser als bei Melancholischen (Challand und Rabow). Minder constant, aber häufig kommt Vermehrung der Thränen und des Nasalschleims, viel seltener und meist nur im geringen Grade eine solche des Tracheal- und Bronchialsecrets, ausnahmsweise Vermehrung der Milchsecretion bei Säugenden (Ringer und Gould) vor. Sehr variabel ist das Verhalten der Harnsecretion, das theils durch individuelle Verhältnisse oder pathologische Zustände, theils durch differente Dosen beeinflusst wird. Das Vorkommen starker Steigerung bei Verminderung des spec. Gewichts (Cantani, Tonoli) kann nicht in Abrede gestellt werden und bei kleinen Dosen, welche nicht sialagog und diaphoretisch wirken, ist die Diurese deutlich gesteigert (Robin); anderseits ist bei starken Dosen Verminderung der Harnmenge an dem Tage der Darreichung sehr häufig gegen früher und folgende Tage vorhanden (Robin, Leyden). Stumpf fand das spec. Gewicht des Harns unter 36 Fällen 19mal erhöht, 10mal vermindert und 7mal gleich, die chemischen Verhältnisse nicht geändert. Robin fand die Harnstoffausscheidung in den ersten 24 Std. um 21 % vermindert und am folgenden Tage noch stärker herabgesetzt, theilweise in Folge von Vermehrung des Harnstoffs im Schweisse und Speichel, theilweise vermöge geringer Herabsetzung der Verbrennung im Organismus. Der Variation der Harnstoffausscheidung entsprechend, ist die Harnsäureausscheidung nach Robin in den ersten 24 Std. herabgesetzt und am zweiten bei vorausgehender profuser Perspiration vermehrt, bei schwachem Schweisse vermindert; bei Fiebernden kommt nur Verringerung vor (Robin). Auch die Chloride im Harn nehmen ab, jedoch weniger bei Fiebernden.

Das Verhalten der Temperatur ist keineswegs constant, bald steigend, bald fallend, beides nicht in hohem Maasse, in der Regel steigt die Temperatur im Momente des beginnenden Schweisses und sinkt nach dem Ausbrechen profuser Perspiration im Laufe von 3—4 Std. (Robin, Greene, Ambrosoli, Sakowski); bei Fiebernden ist die Anfangssteigerung geringer, bei starkem Schweiss die Abnahme bedeutender, sogar um 2°, selbst am folgenden Tage oft noch ausgesprochen (Robin).

Die schweiss- und speicheltreibende Wirkung des Pilocarpins tritt auch bei Thieren, besonders bei Pferden, exquisit hervor. Dasselbe gilt in Bezug auf Thränen und Bronchialschleim, selbst die Ohrenschmalzsecretion wird gesteigert. (Marmé), ebenso die Pankreas- und Magensaftsecretion (Pilicier). Die Wirkung ist bei Schweiss-, Speichel- und Thränensecretion eine doppelte, theils auf die Drüsen und deren Nerven, theils auf centrale Theile (Speichelcentrum, Schweisscentrum) gerichtet; auf die Schweissfasern in ihrem Verlaufe wirkt Pilocarpin nicht (Marmé).

Eine zweite Wirkung des Pilocarpins bezieht sich auf das Herz und insbesondere die Vagusendigungen, die dadurch in einen Erregungszustand versetzt werden.

Die schon von Popow u. Nawrocki angegebene Wirkung documentirt sich am eclatantesten am Froschherzen, an welchem durch 0,0005 -0,002 starke Verlangsamung und diastolische Stillstände hervorgerufen werden, welche Atropin beseitigt. Bei Warmblütern erzeugt reines Pilocarpin niemals Acceleration, sondern stets mit Drucksenkung verbundene Retardation, indem es zuerst die Vagusendigungen reizt, später erfolgt Lähmung derselben und des vasomotorischen Centrums; die durch Nicotin bedingte secundäre Blutdrucksteigerung durch Gefässkrampf ist beim Pilocarpin nicht ausgesprochen (Harnack und Hans Meyer).

Beim Menschen ist nach Jaborandiaufgüssen Vermehrung der Pulszahl anfangs mit Verstärkung der Herzenergie sowohl bei Fiebernden als bei Nichtfiebernden von den meisten Beobachtern (Robin, Stumpf, Riegel u. A.) als Regel, Pulsverlangsamung als Ausnahme constatirt; daneben Erschlaffung des Arterienrohres (Riegel). Sphygmographische Untersuchungen Leydens und Fränkels ergeben nach medicinalen Gaben Pilocarpin neben Beschleunigung, nach toxischen Mengen neben Verlangsamung der Pulsfrequenz, Erweiterung der Arterien und Venen; die Schläfearterie kann selbst um das Doppelte anschwellen und die Curven einem Pulsus celer und subdicrotus entsprechen.

Das Pilocarpin besitzt ferner einen Einfluss auf den Uterus, den es zu Bewegungen erregt (Harnack, Van der Mey) und eine erregende Action auf die Peristaltik.

Bei Kaninchen erfolgen nach intravenöser oder subcutaner Injection in 2—10 Min. Contractionen des Uterus, manchmal anfangs von tetanischem Charakter, die durch Zerstörung des Rückenmarks nicht aufgehoben werden, Abortus konnte dadurch bei Kaninchen nicht erzielt werden (Van der Mey). Die Wirkung auf die Peristaltik ist nach Harnack und Hans Meyer auf die Erregung der Darmganglien zu beziehen.

Mit der Einwirkung auf die Bewegung der Eingeweide stehen vermuthlich manche Nebenwirkungen der Jaborandi in Connex, namentlich das nicht seltene Erbrechen, welches Einzelne von dem verschluckten Speichel herleiten, Andere dem unangenehmen Geschmacke des Aufgusses zuschreiben, da es bei subcutaner Application von Pilocarpin seltener auftritt, ferner Dysurie und Harndrang mit Schmerzen in der Lendengegend.

Ein besonderer Einfluss auf Gehirn und Rückenmark ist zweifelhaft.

Die eigenthümliche krampferregende Wirkung des Nicotins kommt dem Pilocarpin in keiner Weise zu; wenn auch bei Rana temporaria pikrotoxinähnliche Krämpfe nach 0,01—0,15 auftreten (Harnack und Meyer) und Infusion von Pikrotoxin bei Warmblütern Krämpfe erzeugt, ist es doch sicher statthaft, mit Albertoni diese Erscheinungen auf die Alteration der Circulation zu beziehen. Es gilt dies auch von dem nach Ablauf der Pilocarpinwirkung beim Menschen sehr häufigen, aber vorübergehenden Schwächezustande mit Schlafneigung, die Stumpf mit Wahrscheinlichkeit auf die durch die Fluxion zur Körperoberfläche resultirende Gehirnanämie bezieht. Auch der mitunter beobachtete Schwindel kann in gleicher Weise erklärt werden.

Von besonderem Interesse ist endlich die myotische Wirkung des Pilocarpins, welche bei Localapplication eintritt.

Die schon von Tweedy 1875 bei Application von Jaborandiextract auf das menschliche Auge beobachtete Pupillenverengung mit gleichzeitiger Tension des Accomodationsapparats und Näherung des Nahe- und Fernpunkts, sowie mit amblyopischer Beeinträchtigung des Sehvermögens, ist bei Pilocarpin nicht so stark wie beim Physostigmin (Scotti) und wird durch Atropin leicht aufgehoben. Meist ist sie in 1½ Std. verschwunden. Sie tritt auch bei Hunden und Katzen ein, kaum bei Kaninchen (Albertoni). Bei letaler subcutaner Vergiftung kommt sie bei Hunden nicht zu Stande (Albertoni). Jaborinhaltige Präparate können geradezu zu Mydriasis führen. Als Nebenerscheinung bei medicinalen Dosen Jaborandi oder Pilocarpin beim Menschen ist Myose ausserordentlich selten; häufiger kommt Nebelsehen vor (Stumpf, Oehme u. A.). Robin will sie auf der Höhe des Schweisses wiederholt beobachtet haben. Bei localer Application kommt sie auch bei Thieren nach Durchschneidung des Oculomotorius vor; beim Menschen auch bei Mydriasis paralytica (Galezowski).

Jaborandi und Pilocarpin haben in allen Fällen von Kranksein Anwendung gefunden, wo die günstige Wirkung gesteigerter Diaphorese empirisch festgestellt ist, vor Allem bei Erkältungskrankheiten, rheumatischen Affectionen, zur Beseitigung wässriger Exsudate (Hydrops, pleuritisches Exsudat), selbst zur Bekämpfung dyskrasischer Leiden (Syphilis) und chronischer Metallvergiftung.

Die grossartigen Erwartungen, welche man bei der Einführung der Jaborandi in den Arzneischatz hegen zu dürfen glaubte, haben sich zwar nicht erfüllt, doch hat das Mittel entschieden in Erkältungskrankheiten und gewissen rheumatischen Affectionen seine Berechtigung. Beim Rheumatismus acutus kürzt Jaborandi die Dauer des Leidens nicht ab und wirkt symptomatisch weit weniger günstig als Salicylsäure (Robin); bei Complicatian mit frischen oder alten Herzklappenfehlern oder Endocarditis scheint Pilocarpin geradezu contraindicirt. Günstig wirkt es bei 2—3 maliger Anwendung bei Rheumatismus arthriticus und bei Muskelrheumatismus, namentlich in frischen Fällen, mitunter auch bei Lumbarschmerzen und Ischias. Namentlich französische Autoren (Robin, Gubler) haben bei acuten Brustkrankheiten, z. B. Pneumonie, beginnender Pleuritis, Bronchitis acuta, aber auch bei chronischen, z. B. Bronchitis an Emphysem leidender Personen, und bei asthmatischen Anfällen das Mittel zum Coupiren mit Erfolg versucht. Einzelne glauben, dass es weniger im Beginn als zur Zeit der Krise von Nutzen sei (Dupré). Bei Katarrh, Grippe, Angina catarrhalis und Bronchitis capillaris steht es gewiss den Dampfbädern und anderen Mitteln nicht nach. Auch bei Diphtheritis faucium ist es zur Loslösung der Membranen empfohlen (Gutmann). Bei pleuritischen Exsudaten ist mitunter deutliche Verminderung nach dem jedesmaligen Gebrauche nachweisbar (Cantani). Meist bleibt die Wirkung vorübergehend. Dasselbe gilt von anderen serösen Transsudaten; bei solchen in die Lungen scheint das Mittel sogar contraindicirt, insofern es durch Erzeugung vermehrter Secretion das Respirationshinderniss verstärken kann (Rosenkranz). Czarnicki rühmt Jaborandi bei Orchitis metastatica im Verlaufe von Mumps. Obschon die Theorie italienischer Aerzte, wonach die Hauptwirkung des Pilocarpins in einer Steigerung des Verbrennungsprocesses bestehe, als abgethan betrachtet werden muss, so ist doch die Heilung von Syphilis oder chronischen Hautkrankheiten, z. B. Psoriasis (Chipon), durch wiederholte Anwendung Thatsache. Lewin heilte 75% damit behandelter Syphilitischer, von welchen nur 6% recidivirten. Selbst bei Fettsucht (Israel) hat man davon Gebrauch gemacht. Besonders günstige Erfolge haben einzelne Augenärzte bei der zuerst von Weber empfohlenen Behandlung von Glaskörpertrübungen gesehen. Bei Meningitis cerebrospinalis sind nur vorübergehende Erfolge beobachtet (Macchiavelli und Robin).

Rationell ist unstreitig die Verwendung bei chronischen Metallvergiftungen, obschon in den bisherigen Versuchen der Nachweis einer gesteigerten Ausscheidung der abgelagerten Metallverbindungen nicht gelungen ist. Robin fand es in frischen Fällen von Colica saturnina eclatant nützlich. Fronmüller rühmt es bei Tremor mercurialis der Spiegelbeleger. Lussana will es bei Arsenicismus verwerthen.

Besondere Bedeutung haben Jaborandi und Pilocarpin für die Behandlung von Nierenkrankheiten (Leyden, Jacobi u. A.) gewonnen, und namentlich liegen zahlreiche Beobachtungen vor, in denen bei urämischen Erscheinungen günstige Effecte erhalten wurden.

Zwar lässt sich nicht behaupten, dass in allen Fällen von acuter oder chronischer Nephritis Pilocarpin dauernde Besserung und Verminderung der Eiweissausscheidung im Harn herbeiführe, ja es kommt sogar unter Umständen zu Steigerung der Albuminurie. In frischen Fällen von Nephritis desquamativa, namentlich nach Scharlach, giebt Pilocarpin vorzügliche Resultate. Die günstigen Effecte bei urämischen Convulsionen (Boegehold, Massmann) sind z. Th. auf die vermehrte Harnstoffausscheidung durch Schweiss und Speichel zu beziehen. Die Oedeme schwinden, auch ohne dass diuretischer Effect eintritt; mitunter bleibt die Diaphorese aus und wird durch starke Diurese ersetzt. Bei Diabetes sah Cantani während des Pilocarpinschweisses den Zucker im Harn schwinden, doch wirkt Pilocarpin nicht dauernd (Sakowski).

Eine sehr rationelle Anwendung hat Simon vom Pilocarpin und vom Syrupus Jaborandi bei Prurigo gemacht, wo nicht allein sofort der heftige Juckreiz schwindet, sondern auch das Exanthem in 14 Tagen fast gänzlich beseitigt wird. Auch Pick sah ähnliche Erfolge bei chronischem Nesselfieber. Verbürgt ist durch mehrfache Erfahrungen die zuerst von Schmitz betonte Thatsache, dass auf den Gebrauch von Pilocarpin bei Kahlköpfigen neuer Haarwuchs eintrat. Ebenso hat man bei Hemianästhesie (Grasset, Gille), gefunden, dass mit dem Pilocarpinschweiss häufig die Sensibilität vorübergehend und selbst dauernd wiedergekehrt sein soll. Armaingaud will durch Pilocarpin fötide Fussschweisse geheilt haben. Der Versuch, Pilocarpin in der Geburtshilfe einzuführen, theils bei Atonie des Uterus, theils zur Einleitung künstlicher Frühgeburt, ist wegen der Inconstanz der Wirkung (Felsenreich, Kroner a. A.) gescheitert. Der vermeintliche antidotarische Werth des Pilocarpins bei Atropinvergiftung wird durch die bisher gemachten Erfahrungen beim Menschen in keiner Weise sicher gestellt; mit letalen Gaben Atropin vergiftete Thiere werden durch Pilocarpin nicht gerettet (F. Deutschmann). In der Augenheilkunde hat man Pilocarpin bei glaucomatöser Erblindung (Keyser), bei Retinitis albuminurica (von Schroeter) und selbst bei Netzhautablösungen (Josso) benutzt. Longhi empfiehlt Einträufelung von Pilocarpinlösung in den äusseren Gehörgang bei chronischen Katarrhen. Als Antipyreticum ist Jaborandi und Pilocarpin nicht in Aufnahme gekommen, da die Wirkung zu unsicher ist. Die Erfolge bei Intermittens (Rokitansky) sind nicht ermuthigend.

Eine Contraindication des Pilocarpingebrauches bilden bestehende Schwächezustände des Herzens. Bei längerer Anwendung von Pilocarpin ist die von der starken Diurese abhängige Tendenz zu Erkältungen vom Arzte nicht ausser Acht zu lassen.

Obschon rasch vorübergehender Collaps nach grösseren Dosen (0,03) wiederholt beobachtet ist, muss derselbe doch bei den jetzt meist üblichen Dosen von 0,01 als grosse Rarität bezeichnet werden, doch giebt es nach Petrina Individuen, wo die Wiederholung dieser Dosis in einem Zwischenraume von 1—2 Tagen den Puls ausserordentlich retardirt und bei bestehenden Circulationshindernissen Arhythmie bedingt. Bei Jaborandi ist der Collaps noch häufiger in Folge des leichter eintretenden Erbrechens. Nach Leyden lässt sich der Collaps, da eine schwächende Einwirkung des Pilocarpins auf den Herzmuskel nicht existirt, durch vorsichtige Anwendung ganz vermeiden. Die im Verlaufe von Pilocarpinbehandlung bei Scharlach mehrfach beobachteten Pneumonien stehen vielleicht mit der gesteigerten Tendenz zu Erkältungen im Zusammenhang. Ohms hält Pilocarpin bei Typhus und Magengeschwür für contraindicirt, weil die dadurch bedingte Erweiterung der Gefässe zu Blutungen prädisponire.

Man giebt die Folia Jaborandi im Aufguss (seltener im Decoct) zu 2,0—6,0 auf 150,0—200,0 Colatur; doch werden dieselben meist durch das officinelle Pilocarpinsalz ersetzt, welches man gewöhnlich hypodermatisch in 2—4 % Lösung zu 0,01—0,02 anwendet.

Ein diaphoretischer Syrup, durch Auflösen von 18 Th. Zucker in 15 Th. eines filtrirten Wein-Aufgusses von Jaborandiblättern (1:5) gewonnen und als Syrupus Jaborandi zu 2—3 Esslöffel verordnet, ist ebenfalls durch das Pilocarpin ersetzt. Als Maximaldose für Pilocarpinum hydrochloricum setzt die Phkp. 0,03 für den einmaligen Gebrauch, 0,06 für den Tag. Man vermeide unmittelbar nach Beendigung des Schweisses eine neue Pilocarpindose zu administriren, da dadurch leicht die bestehende Herzschwäche und Abnahme des Blutdruckes in gefährlicher Weise gesteigert werden und Asystolie eintreten kann (Dupré). Im Uebrigen ist Pilocarpin wenig gefährlich; selbst 0,4 subcutan erzeugt nur die oben erwähnten Nebenerscheinungen auf die Dauer mehrerer Stunden (Sziklai), welche durch Atropin oder Homatropin leicht verschwinden. Dosen von 0,03—0,04 machen kaum mehr Nebenerscheinungen als 0,01—0,02 (Dupré); selbst 0,07 pro die werden ohne jeden Collaps ertragen (Boegehold). Für interne Anwendung empfiehlt sich überhaupt 0,03 als Einzelgabe (Challand und Rabow). Bei Säuglingen wird es zu 0,001—0,0025, bei Kindern über einem Jahre 0,002—0,005 hypodermatisch, innerlich in doppelter oder dreifacher Menge benutzt. Albrecht verordnet bei Keuchhusten einen Theelöffel bis einen Esslöffel voll einer Mixtur aus 0,025 Pilocarpinhydrochlorat, Cognac 5,0, Syr. cort. Aurantii 25,0, Aq. 70,0. Keating empfahl Jaborandiaufgüsse local bei Oedemen.

Liquor Ammonii acetici, Ammoniacum aceticum solutum, Ammonia acetica liquida, Spiritus Mindereri; **Ammoniumacetatlösung**, essigsaure Ammoniumflüssigkeit, flüssiges essigsaures Ammoniak, Essigsalmiak.

Dieses Ammoniakpräparat, welches seine Einführung in den Arzneischatz dem Augsburger Arzte Mindererer († 1621) verdankt, wird durch Neutralisation von 10 Th. Liquor Ammonii caustici mit einer genügenden Menge Acidum aceticum dilutum und Versetzen mit so viel destillirtem Wasser, dass das spec. Gew. 1,032—1,034 beträgt, dargestellt. Es bildet eine farblose, neutrale Flüssigkeit von schwachem, fadem Geruche und salzigem, stechendem Geschmacke, welche beim Erwärmen sich völlig verflüchtigt und in 100 Th. 15 Th. Ammoniumacetat enthält.

Das Ammoniumacetat verbrennt im Organismus zu Ammoniumcarbonat und verwandelt sich wieder wie dieses in Harnstoff. Zu 15,0 intern wirkt es auf

Kaninchen nicht toxisch, ruft dagegen zu 30,0 intern oder zu 15,0 subcutan analoge Krämpfe hervor, wie sie andere Ammoniaksalze bedingen (C. G. Mitscherlich). Auch bei Menschen scheinen erheblich grosse Dosen ertragen werden zu können, ohne toxische Erscheinungen hervorzurufen (nach Cullen selbst 120,0 auf einmal). Wibmer sah bei Selbstversuchen ausser leicht reizender Empfindung im Schlunde geringes Wärmegefühl im Magen und später in der Haut, etwas Kopfschmerz und Appetitmangel hervortreten. Andere Beobachter, z. B. Richter, sahen Beschleunigung des Pulses mit Zunahme der arteriellen Spannung, Eintritt allgemeiner Erregung, Wärme der Haut und vermehrte Schweisssecretion danach auftreten. Auf der äusseren Haut ruft die Ammoniumacetatflüssigkeit bei länger dauerndem Contact, wahrscheinlich in Folge allmäliger Bildung von Ammoniumcarbonat, Röthe und Entzündung, welche selbst mit Bläschenbildung und Exsudation einhergehen kann, hervor. Nach Tolmatschew kann bei Waschungen mit Spiritus Mindereri starke Schweisssecretion an den gewaschenen Theilen hervortreten, was uns von verschiedenen praktischen Aerzten, welche sich des Mittels äusserlich bei Kranken bedienten, bestätigt wird.

Wenn es eine Zeit gegeben hat, wo man den Liquor Ammonii acetici in grosser Ausdehnung bei den verschiedensten Krankheiten gebrauchte (besonders in der Form des ursprünglichen Spiritus Mindereri, welcher durch Verdünnung des Liquor Ammonii acetici mit ää Aq. destillata erhalten werden kann), so ist jetzt sein Gebrauch fast ausschliesslich auf Beförderung der Hautausscheidung bei fieberhaften Katarrhen und Rheumatismen beschränkt, wo man den Liquor Ammonii acetici zu 5,0—25,0 in rasch hinter einander folgenden Gaben entweder für sich oder mit anderen Diaphoretica reicht oder nach Tolmatschew äusserlich einreibt. Die Anwendung gegen Algien, Dysmenorrhoe, Hemikranie, Krämpfe, Epilepsie, Hysterie, Trunkenheit (Massuyer), Ascites, Scarlatina u. s. w. kann als obsolet bezeichnet werden. Aeusserlich wandte man das Mittel bei Sugillationen, Quetschungen, Drüsengeschwülsten, selbst gegen drohenden Brand (hier auch innerlich nach A. Cooper), chronischen Augenentzündungen und Anginen an, auch glaubte man durch Einhüllen des Halses mit Flanell, welcher in den erwärmten Liquor Ammonii acetici getaucht war, Croup heilen zu können. Bei Verordnung des Mittels sind sowohl starke Mineral- und Pflanzensäuren als namentlich kaustische Alkalien und alkalische Erden, sowie deren Carbonate zu meiden; die letzteren könnten sogar zur Bildung freien Ammoniaks oder Ammoniumcarbonats führen und zu Intoxicationen Veranlassung geben.

Verordnung:

℞
Liq. Ammon. acet. 20,0
Inf. Flor. Sambuci 150,0
Succi Sambuci insp. 20,0
M. D. S. Stündlich 1 Esslöffel voll.

---

2. Ordnung. Schweissvermindernde Hautmittel, Dermatica anidrotica.

In dieser Ordnung ist nur ein einziges Medicament zu besprechen, das fast ausschliesslich zur Beseitigung colliquativer Schweisse im letzten Stadium der Phthisis benutzt wird, das aber seit der Erkenntniss der anidrotischen Wirkungen des Atropins nur noch wenig Anwendung findet und deshalb aus der Pharmakopoe entfernt wurde, zu besprechen.

Fungus Laricis, Agaricus albus, Agaricum album, Boletus Laricis; Lärchenschwamm. — Der Lärchenschwamm, Polyporus officinalis Fries (Boletus Laricis L. s. Boletus purgans Pers.) ist ein seitlich an den Stämmen unserer Lärchtanne, Larix decidua Miller, sowie an deren als Larix Sibirica Ledebour s. Pinus Ledebourii Endl. unterschiedenen Varietät β Rossica, welche durch das ganze Europäische und Asiatische Nordrussland verbreitet ist, wachsender Pilz, welcher die Grösse eines Kopfes und die Schwere von 14 Pfd. erreicht. Auf der nach unten gerichteten Seite finden sich unzählige runde, grosse Poren. Die Handelswaare bildet leichte, gelblichweisse, zähe, schwierig zu pulverisirende Stücke von anfangs süsslichem, später widerlich bitterem Geschmacke und dumpfem Geruche. Masing wies im Lärchenschwamm 4 verschiedene Harze nach, über deren Beziehungen zur Wirkung der Droge nichts bekannt ist.. Der Fungus Laricis ist ein bereits im Alterthume geschätztes Arzneimittel, welches in grösseren Dosen (zu 0,5—1,0) drastisch wirkt und bei Ingestion in Substanz den Stühlen vermöge Beimengung seiner korkigen Fasern eine weissliche Farbe ertheilt, welche irrthümlich von beigemengtem Schleime abgeleitet wurde. Man benutzt ihn jetzt kaum noch als Purgans, obschon er Bestandtheil einer Anzahl veralteter Präparate, z. B. des Elixir ad longam vitam, die noch beim Volke in Ansehen stehen, ist, sondern verwendet ihn vorzugsweise zur Bekämpfung der Nachtschweisse bei Phthisikern und Arthritikern, wo er in der That entsprechend den ältern Empfehlungen von Kopp, Schmiedel, Wendt, Burdach sich in manchen Fällen ausgezeichnet bewährt. Man giebt ihn zu 0,05—0,15, nicht in höheren Dosen, um die durch das Purgiren bedingte Schwächung des Organismus zu vermeiden, am besten in Pulvern oder Pillen. Die früher officinellen Präparate (z. B. Fungus Laricis praeparatus, wie Fructus Colocynthidis praep. bereitet, und Resina Agarici) sind obsolet. Ueber die Art und Weise, wie die anidrotische Wirkung zu Stande kommt, ist bis jetzt nichts bekannt; sicher steht sie nicht mit wässrigen Entleerungen im Darmcanal in Connex.

XIV. Classe. Nephrica, Nierenmittel.

Die Nierenmittel stimmen im Wesentlichen mit den früher als harntreibende Medicamente oder Diuretica bezeichneten Stoffen überein, über deren Wirkung das Allgemeine S. 89—93 mitgetheilt worden ist. Eine Anzahl diuretischer Stoffe, z. B. verschiedene Kalium- und Natriumsalze, Digitalis u. s. w., haben bereits in früheren Kapiteln ihre Erledigung gefunden. Die hier abzuhandelnden Stoffe werden fast ausschliesslich als harntreibend bei hydropischen Ansammlungen in Anwendung gezogen. Durch das Lithiumcarbonat wird der Uebergang von den Diuretica zu den sog. Litholytica gemacht, über welche S. 39 Bemerkungen gegeben sind.

---

1. Ordnung. Nephrica hydragoga, harntreibende Nierenmittel.

Bulbus Scillae, Radix Scillae s. Squillae; **Meerzwiebel.**

Wir stellen an die Spitze der Diuretica die schon von den Alten hochgeschätzte Zwiebel von Urginea maritima Baker (U. Scilla Steinheil, Scilla maritima L.), einer der Mittelmeerflora angehörigen, auch in Portugal und Frankreich vorkommenden Liliaceae, deren wirksames Princip ein als Herzgift wirkendes Glykosid, das Scillitoxin, ist.

Die Meerzwiebel kommt im Handel unter zwei Formen, als rothe und weisse Scilla, vor, ohne dass eine Trennung dieser Farbenvarietäten nach botanischen Principien oder nach der Herkunft beider möglich wäre. Urginea maritima besitzt eine faust- bis kindskopfgrosse, oft mehrere Pfund schwere, rundlich-eiförmige, einfache Zwiebel, welche aus einem ziemlich groben Centraltheile und zahlreichen, dicht über einander liegenden Schalen besteht, von denen die äusseren trocken, röthlich-braun, die innern fleischig und saftig sind. In den deutschen Officinen findet sich nicht der ganz frische Bulbus, welcher in manchen Mittelmeerländern in den Handel gebracht wird, sondern die zerschnittenen, mittleren Schalen in Form durchschnittlich 3 Mm. dicker, 3—5 Cm langer und $1/2$—2 Cm. breiter, hornartiger, durchscheinender, von starken Querstreifen durchzogener, weisser oder weissgelblicher (Bulbus Scillae albus) Streifen, die sich leicht der Länge nach zerbrechen lassen. Im frischen Zustande hat die

Meerzwiebel einen schleimigen, bitteren und scharfen Geschmack, der, jedoch ohne die Schärfe, auch der getrockneten Droge in etwas geringerem Maasse zukommt; der Geruch ist frisch höchst unbedeutend, getrocknet gleich Null. Das Gewebe der Scilla besteht aus polyëdrischen Zellen, welche reichlich einen gelatinisirenden Schleim und Krystalle von Calciumoxalat einschliessen. Nicht völlig ausgetrocknete Stücke ziehen begierig Wasser an und schimmeln leicht.

Das Scillitoxin von Merck ist identisch mit dem Scillaïn von Jarmirstedt und wahrscheinlich auch mit dem freilich nicht so reinen Scillitin von Marais. Das Scillitoxin führt beim Frosche schon zu 0,1 Mgm. systolischen Herzstillstand im Laufe einer Stunde nach anfänglicher kurzdauernder Beschleunigung und rasch darauf folgender starker Verlangsamung herbei und tödtet subcutan zu 0,01 resp. 0,05 Kaninchen und Hunde in 1—3 Std. (C. Möller).

Sowohl das aus der Meerzwiebel dargestellte officinelle Extract (Th. Husemann und A. König) als das Scillitoxin (C. Möller) wirken besonders auf das Herz und verhalten sich gegen dasselbe genau wie Digitalis, so dass sie zunächst Verstärkung und Verlangsamung der Herzcontractionen und bei Anwendung letaler Dosen systolischen Herzstilland bedingen, welcher bei Warmblütern stets vor dem Sistiren der Respiration erfolgt.

Vom Scillaïn wies v. Jarmirstedt das dem Digitalin analoge Verhalten der Wirkung auf die Circulation von Warmblütern (anfängliche Steigerung des Blutdrucks und Verlangsamung der Herzschlagzahl, später bei letalen Dosen Herabsetzung des Blutdrucks und Beschleunigung der Pulsfrequenz) nach. Ob die Scilla neben dem Scillitoxin noch weitere wirksame Stoffe enthält und ob der Droge noch andere Wirkungen als auf das Herz zukommen, sind von verschiedenen Seiten different beantwortete Fragen. Die früher als Scillitin bezeichneten, meist extractähnlichen Stoffe können dabei wegen ihrer höchst variablen Activität nicht in Frage kommen; einzelne Präparate werden als zu 1,0 bei Kaninchen Schüttelkrämpfe, Sinken der Athmung und Tod in 6 Std. bedingend bezeichnet (Schroff), während andere auf Frösche und Kaninchen in Dosen ungiftig sind, in welchen das gewöhnliche Extract den Tod herbeiführt (Th. Husemann und A. König). Mandet wollte in der Scilla neben einem mit diuretischen und expectorirenden Eigenschaften begabten Körper (Scillitin) einen irritirend und toxisch wirkenden Stoff (Sculeïn) gefunden haben. Merck hat neben dem nur in Alkohol löslichen Scillitoxin aus der Scilla noch einen leicht löslichen, bitter schmeckenden Körper, Scillipikrin genannt, isolirt, der weit weniger toxisch als Scillitoxin wirkt und erst in der Dosis von 0,1 bei Fröschen Herzstillstand bedingt, in kleineren Dosen die Circulation verlangsamt. Fronmüller will diesem Scillipikrin die Hauptwirkung zuschreiben, da es bei Oligurie bessere Dienste leistet als das allerdings gleichfalls diuretisch wirkende Scillitoxin. Ein der Scilla eigenthümliches Kohlehydrat (Sinistrin) ist für die Wirkung indifferent.

Man schreibt der Scilla örtlich reizende Wirkung zu, besonders basirt auf die Angabe, dass in Griechenland u. s. w. die Meerzwiebel in Scheiben geschnitten als hautröthendes Derivans gebraucht werde,„ welche Wirkung vorwaltend auf ein dem Senföl ähnliches ätherisches Oel zurückgeführt wird. Wenn auch in der frischen rothen Scilla ein solches Princip existiren mag, so fehlt es doch in der getrockneten Handelswaare vollständig, und das durch Einreiben von Scillapulver in die Haut entwickelte Prickeln, ebenso das dadurch bedingte Kratzen im Halse lassen sich durch die mechanisch reizende Einwirkung der höchst spitzigen Krystallnadeln von Calciumoxalat erklären (Tilloy, Schroff, Krahmer), welche selbst 10 % des Pulvers ausmachen (E. Queckett). Mit Scillaextract längere Zeit gefütterte Thiere zeigen niemals bedeutende Reizung des Magens oder Darms, ebenso wenig locale Inflammation bei interner oder subcutaner Einführung letaler Dosen; ebenso fehlen intensivere Reizungserscheinungen der Nieren, Blutextravasate in denselben u. s. w., wie sie bei ätherischen Oelen auftreten, durchgängig (A. König). Die bei Menschen und Thieren beobachteten und als Irritationsphänomene gedeuteten Erscheinungen von Ekel und Erbrechen sind allen sog. Herzgiften eigenthümlich und brauchen nicht auf örtliche Irritation bezogen zu werden.

Beim Menschen verliert der Puls auch nach medicinalen Dosen an Frequenz bei erhöhter Spannung der Arterie; doch geht dies in einigen Stunden vorüber. Bei einzelnen Personen sollen kleine Dosen wässrige Stuhlgänge bedingen. Längere Darreichung stört die Digestion, scheint jedoch nie narkotische Erscheinungen nach Art von Digitalis zu bedingen; dagegen kommt es nach grösseren Mengen zu Uebelkeit, Erbrechen, Diarrhoe, bedeutender Pulsverlangsamung, selbst bis zu 40 Schlägen, schliesslich zu Prostration, Betäubung und Convulsionen, selbst zum Tode (in 1 Falle nach 1,5 Meerzwiebelpulver). Die Diurese kann durch toxische Dosen unterdrückt werden; bisweilen scheint Hämaturie durch dieselben veranlasst zu werden.

Bei Thieren (Kaninchen, Hunden, Mäusen, Ratten, Tauben, Fröschen, Kröten) ist das Intoxicationsbild nach subcutaner oder interner Einführung von Meerzwiebelextract das nämliche wie bei Digitalisvergiftung; besonders hervortretend sind die verlangsamten und verstärkten Herzpulsationen und der systolische Herzstillstand; die Temperatur wird nicht nennenswerth herabgesetzt, die Reizbarkeit der Muskeln und Nerven nicht vermindert; die Pulsverlangsamung beruht vorwaltend auf Reizung des Vagus (Th. Husemann und König).

Die hauptsächlichste Anwendung findet die Scilla als Antihydropicum, ausserdem schreibt man ihr expectorirende Wirkungen zu und gebraucht sie, jedoch meist in Verbindung mit anderen brechenerregenden Substanzen, als Emeticum.

Die Indicationen der Meerzwiebel bei Hydrops müssen auf Grundlage der neuesten pharmakodynamischen Versuche anders gestellt werden, wie dies früher üblich war. Dieselben sind ebenso wie die Contraindicationen die nämlichen wie bei Digitalis, indem ausschliesslich in der Veränderung des Blutdrucks die Ursache der diuretischen Wirkung zu finden ist. Vor dem Fingerhute hat die Meerzwiebel den Vorzug, dass sie keine cumulative Wirkung besitzt und deshalb längere Zeit ohne besonders nachtheilige Folgen gegeben werden kann. Dass jedwede leichte Irritation der Nieren den Gebrauch der Scilla contraindicire, wie dies meist angenommen wird, können wir nicht als den Thatsachen entsprechend ansehen. Nothnagel betrachtet die Meerzwiebel bei Hydrops im Stadium der Compensationsstörung bei Herzfehlern als der Digitalis an Wirksamkeit nachstehend, erklärt dagegen eine Verbindung beider Mittel für recht vortheilhaft. Sehr günstig wirkt manchmal bei anämischen und kachektischen Hydropikern eine Verbindung der Scilla mit Eisen oder Chinin. Bei der Anwendung ist es zweckmässig, Pausen in der Darreichung eintreten zu lassen, da bei längerem Gebrauche bisweilen die diuretische Wirkung ohne andere Ursachen abnimmt. — Die verschiedenen Meerzwiebelpräparaten nachgerühmten expectorirenden Wirkungen bei Lungenkatarrhen, Asthma, Emphysem, chronischen Bronchialkatarrhen sind nach vielfältigen Beobachtungen an Kranken nicht zu bezweifeln. Bei Kindern sind Meerzwiebelpräparate auch als Brechmittel, meist jedoch nur als Adjuvantia des Brechweinsteins und der Ipecacuanha, zur Entfernung in den Luftwegen angehäuften Secrets gebräuchlich.

Man giebt die Meerzwiebel innerlich zu 0,05—0,2 und allmälig steigend selbst bis zu 0,5 und darüber mehrmals täglich, am besten in Pillenform, weniger zweckmässig wegen der Hygroscopicität der Meerzwiebel in Pulverform. Auch Aufgüsse oder Abkochungen (2,0 — 5,0 auf 200,0), sowie wässrige oder weinige Macerationen sind in Gebrauch.

Die endermatische Application von Meerzwiebelpulver (zu 0,1—0,5 vorsichtig steigend) ist wegen der dadurch bedingten Schmerzhaftigkeit und Inflammation nicht empfehlenswerth. Die früher beliebte Anwendung von Meerzwiebelsalben oder von Bähungen und Umschlägen aus Meerzwiebelaufgüssen (1:20) bei Hydrops zur Erzielung von Diurese ist wahrscheinlich völlig nutzlos.

Präparate:

1) **Acetum Scillae**, Acetum scilliticum; **Meerzwiebelessig.** Durch 8tägige Digestion von 5 Th. trockner Meerzwiebel, 5 Th. Weingeist, 9 Th. verdünnter Essigsäure und 36 Th. Wasser bereitet; klar, gelblich, sauer und hintennach bitter schmeckend. Man giebt das schon von Hippokrates in Anwendung gezogene Präparat entweder für sich zu 20 Tropfen bis zu einem Theelöffel mehrmals täglich oder in Form der Saturation. Bei Anwendung zu Umschlägen, Gargarismen, Klystieren kann er, ebenso wie bei Lösung von Ammoniakgummi zu Pflastern, durch Acetum purum ohne Schaden ersetzt werden.

2) **Oxymel Scillae**, Oxymel scilliticum s. squilliticum; **Meerzwiebelsauerhonig.** 1 Th. Acetum Scillae und 2 Th. Mel depuratum zu 2 Th. abgedampft; klar, gelbbräunlich. Sehr gebräuchlich als Zusatz zu expectorirenden, diuretischen und emetischen Mixturen (15—30:100), wo er seines bittern, unangenehmen Beigeschmackes wegen kaum als Corrigens des Geschmackes bezeichnet werden kann, wird der Meerzwiebelsauerhonig auch zu 1 Theelöffel bei kleinen Kindern als Brechmittel, bei Erwachsenen als Diureticum und Expectorans benutzt. Krahmer warnt vor der Anwendung des Mittels als Emeticum bei kleinen Kindern wegen der oft auftretenden erschöpfenden Durchfälle. Aeusserlich lässt es sich wie Oxymel simplex in Mund- und Gurgelwässern verwenden, doch ist der Geschmack unangenehm.

3) **Tinctura Scillae; Meerzwiebeltinctur.** Aus 1 Th. getrockneter Meerzwiebel mit 5 Th. Spiritus dilutus bereitet, gelb. Innerlich zu 10—20 Tropfen mehrmals täglich als Diureticum, auch äusserlich bei Hydrops (in die Nierengegend) und Hydrocele eingerieben; im Ganzen selten benutzt. Früher war auch ein Macerat aus 8 Th. Scilla, 1 Th. Kali causticum und 50 Th. Spiritus dilutus unter dem Namen Tinctura Scillae kalina officinell. Diese von Hufeland empfohlene, übel schmeckende und leicht zersetzliche diuretische Tinctur wurde zu 10—20 Tropfen mit Wasser verdünnt gegeben.

4) **Extractum Scillae; Meerzwiebelextract.** Macerationsextract, mit 4 Th. Spiritus dilutus bereitet; von Extractconsistenz, gelblich-braun, ziemlich klar löslich. Zu 0.03—0,2 mehrmals täglich. Maximale Einzelgabe 0,2, maximale Tagesgabe 1,0. Am besten giebt man es in aromatischen Wässern gelöst. Pillen und Bissen sind wegen starker Hygroskopicität des Extracts minder zweckmässig; zur Bereitung ersterer ist ein Zusatz von Eibischpulver am dienlichsten.

Verordnungen:

1) ℞
Extracti Scillae
Pulv. bulbi Scillae
— rad. Althaeae ää 2,5

M. f. pilul. No. 50. Consp. D. S. Dreimal täglich 2—3 Pillen.

2) ℞
Bulbi Scillae
Fol. Digital. ää 1,5 (dgm. 15)
Infunde
Aq. fervid. q. s. ad colatur. 150,0
Liquoris Kalii acetici
Succi Juniperi inspissati ää 25,0

M. D. S. 2stündlich 1 Esslöffel.

3) ℞
Liquoris Kalii acetici
Oxymellis Scillae ää 15,0
Decocti rad. Senegae (e 10,0) 150,0

M. D. S. Stündlich 1 Esslöffel. (Bei drohendem Lungenödem.)

4) ℞
Bulbi Scillae 2,0
Ammoniaci
Rhizom. Zingiberis
Saponis medicati ää 1,5
Syrupi communis q. s.
ut f. massa pilul. e qua form. pilul. No. 100. Consp. D. S. Dreimal täglich 5 Pillen. (Pilulae Scillae compositae **Ph. Br.**)

An die Meerzwiebel schliessen sich eine grössere Anzahl vegetabilischer Drogen, welche Herzgifte einschliessen und durch diese nach Art des Scillitoxins und der Digitalisstoffe in kleinen Dosen steigernd auf den Blutdruck und die Diurese wirken. Manche der hierhergehörigen Drogen enthalten übrigens neben dem als Herzgift wirkenden noch anders wirkende Principien und sind deshalb auch nach anderen Richtungen hin therapeutisch verwerthet. Dies gilt besonders von der früher officinellen grünen Nieswurzel, Radix Hellebori viridis, dem Wurzelsystem der in Deutschland wie überhaupt in den gemässigten Strichen von Europa und Nordamerika einheimischen Ranunculacee Helleborus viridis, und von dem Rhizom der in Oberbayern und Oesterreich wild vorkommenden und wegen ihrer mitten im Winter erscheinenden schönen Blüthen bei uns in Gärten cultivirten schwarzen Nieswurz (Helleborus niger). In beiden finden sich zwei stark wirkende Glykoside, welche von ihren Entdeckern A. Husemann und Marmé als Helleborin und Helleboreïn benannt sind. Von diesen ist das in Wasser lösliche Helleboreïn ein starkes Herzgift, welches, subcutan applicirt, zu 0,001—0,005 Frösche in wenigen Minuten und zu 0,08 bis 0,12 subcutan Katzen und Hunde in einigen Stunden tödtet. In das Blut gebracht tödten 0,012 Katzen in 20 Minuten. Es hat eine stark irritirende Action auf Schleimhäute (nicht auf die äussere Haut) und namentlich auf den Tractus, und kann die interne Einführung wiederholter kleiner Gaben geradezu zu Gastroenteritis Veranlassung geben, die bei Lebzeiten durch Brechen (selbst Hämatemesis) und flüssige Dejectionen (selbst blutigen Stuhlgang mit Tenesmus) und nach dem Tode durch alle Grade der Irritation sich äussert. Die Wirkung auf das Herz und ebenso auf den Blutdruck ist völlig der des Digitalins gleich. Helleboreïn vermehrt Diurese und Speichelsecretion und bedingt bei weiblichen Thieren constant starke Anfüllung der Uterusgefässe mit Injection der Gebärmutterschleimhaut. Endlich erzeugt das Helleboreïn in toxischer Dosis lähmungsartige Schwäche, Herabsinken des Kopfes, Zittern, Ausgleiten der Extremitäten und Krämpfe. Das Helleborin ist trotz seiner geringen Löslichkeit in Wasser stark giftig, indem es Frösche zu 0,08 (subcutan) und Kaninchen und Hunde zu 0,2—0,4 intern tödtet. Es wirkt auf Schleimhäute ebenfalls irritirend, jedoch schwächer als Helleboreïn und verlangsamt die Herzaction nur in sehr grossen Dosen, während es besonders auf das Gehirn wirkt und bei starker Einwirkung die tiefste Betäubung mit completer Anästhesie bedingt.

Die grüne Nieswurz war ein Ersatzmittel für die im Alterthume als Heilmittel bei Geisteskrankheiten höchst geschätzte und selbst sprüchwörtlich gewordene Nieswurz (von Anticyra), die Wurzel der in Kleinasien einheimischen Helleborus orientalis L. Früher war als solches Ersatzmittel die Radix Hellebori nigri officinell, welche jedoch den Erwartungen moderner Aerzte nicht befriedigte und deshalb der grünen Nieswurz weichen musste, welche viel mehr von dem auf das Gehirn wirkenden Glykosid enthält und deren Helleboreïn dem aus Helleborus viridis dargestellten an Wirksamkeit ausserordentlich nachsteht. Ob übrigens auch die grüne Nieswurz medicinisch dasselbe leistet wie die orientalische, ist um so mehr problematisch, als nach den Versuchen von Schroff bei Helleborus orientalis die narkotische Wirkung in weit ausgeprägterem Maasse hervortritt und doch nur von dieser, d. h. vom Helleborin, die Heileffecte bei Psychose herrühren können. In allen übrigen Krankheiten, wo man Helleborus angewendet hat, ist es in gleicher Weise ausser Credit gekommen. Die hauptsächlichste Verwendung als Drasticum wird durch die Gefahren, welche die Herzwirkung des Helleboreïns mit sich führt, vollkommen unthunlich gemacht, ebenso der Gebrauch als Emmenagogum. Rationelle Indication des Mittels ist offenbar das Vorhandensein von Insomnie und Oppression im Verlaufe von Hydrops, wo gleichzeitig die durch das Helleboreïn gesetzte Steigerung des Blutdrucks und die durch Helleborin bedingte Hypnose von Nutzen sein kann. Irrationell ist die Anwendung von Salben und Fomenten als Derivans der Nervenleiden oder als Reizmittel bei chronischen Dermatosen, obsolet die Anwendung von Nieswurzstücken als Ersatz der Erbsen in Fontanellen (Columella). Man bereitete aus der grünen Nieswurz früher mit verdünntem Spiritus eine Tinctura Hellebori viridis, die man zu 10—20 Tr. mehrmals täglich verordnete. Die Versuche, das in Wasser leicht lösliche Helleboreïn als Ersatzmittel des Digitalins zu verwenden (Leyden, Görtz), lieferten negative Resultate, bei interner Anwendung, wo selbst 0,15 im Tage tolerirt wurden, kam es zu starken dyspeptischen Erscheinungen (Görtz).

Von anderen Ranunculaceen enthält **Adonis vernalis**, deren Wurzel mitunter mit Radix Hellebori verwechselt wird, ebenfalls ein als Herzgift wirkendes Glykosid, in Wasser und Aether wenig, leicht in Alkohol löslich, das **Adonidin** von **Cervello**, welches in der Intensität seiner Wirkung dem Digitoxin gleichkommt. Bubnow (1879), dem wir die ersten Versuche über die physiologische Wirkung der Adonis vernalis verdanken, empfiehlt ein Infus von 4,0—8,0 auf 200,0 Colatur als in manchen Fällen die Digitalis an Wirksamkeit übertreffend.

Ausser der Familie der Ranunculaceen enthält namentlich diejenige der Apocyneae glykosidische Herzgifte, die sich z. B. im **Oleander (Nerium Oleander)**, in **Thevetia nereifolia**, in **Strophanthus hispidus**, einer afrikanischen Pflanze, in **Apocynum cannabinum L.**, welche als Gifte und theilweise auch als Arzneimittel, wie die letztgenannte Pflanze in Nordamerika, bei Wassersucht bekannt sind. Der Milchsaft von **Antiaris toxicaria**, aus welchem in Ostasien ein Pfeilgift bereitet wird, enthält ebenfalls ein glykosidisches Herzgift. Alle diese Stoffe und verschiedene andere aus tropischen Pflanzen gewonnenen Herzgifte haben bisher Bedeutung für die Therapie nicht gewinnen können. Nur die sog. Sassyrinde, die Rinde einer westafrikanischen Papilionacee, **Erythrophloeum Guineense**, welche in ihrer Heimath nach Art der bekannten Gottesgerichtsbohne zur Ueberführung von Zauberern benutzt wird und welche sich den Herzgiften anreiht, indem sie zwar kein Glykosid, aber ein auf das Herz nach Art des Digitalins wirkendes Alkaloid, das **Erythrophloeïn**, enthält, welches aber gleichzeitig nach Art des Pikrotoxins auf das verlängerte Mark krampferregend wirkt, hat praktische Anwendung erfahren, doch zeigen die mit einer Tinctur der Rinde von Drummond (1880) bei Herzkranken angestellten Versuche zwar die den Puls verlangsamende und die Systole verstärkende Action, jedoch weniger zuverlässig und langsamer als bei Digitalis. Cumulative Wirkung fand bei der Darreichung von 5—10 Tr. der Tinctur nicht statt.

In allerneuester Zeit hat die **Maililie, Convallaria majalis L.**, welche ein russisches Bauernmittel bei Hydrops ist, als Surrogat der Digitalis und der Scilla Empfehlung gefunden (Botkin, Troitsky, Bojojawlensky, Sée). Dieselbe enthält zwei Glykoside, von denen eines, das **Convallamarin**, purgirend wirkt, während das andere, das **Convallarin**, ein ziemlich energisches Herzgift ist (Marmé). Sée bezeichnet die Maililie als das beste Diureticum, während Stiller und Leyden weder von einem Aufguss noch von Maililienextract bei Compensationsstörungen günstige Resultate hatten. Die angenehm riechenden Blüthen wurden früher als Schnupfpulver verwendet. Das Convallarin ist nur in Weingeist, nicht in Wasser löslich.

Radix Ononidis, Rad. restae bovis s. Remorae aratri; **Hauhechelwurzel**, Harnkrautwurzel.

Die Art und Weise der Wirkung der zu den beliebtesten Diuretica gehörenden Wurzel der bei uns an grasigen, unbebauten Stellen sehr häufigen Leguminose Ononis spinosa L., Hauhechel, ist bis jetzt nicht aufgeklärt. Dasselbe enthält ein eigenthümliches Glykosid, das Ononin, dagegen kein ätherisches Oel.

Die Radix Ononidis ist 5—7 Dm. lang, 1—2 Cm. dick, oben vielköpfig, cylindrisch (nicht spindelförmig, wie die Wurzel der nahe verwandten Ononis repens L.), abgeplattet, um ihre Axe gedreht, und löst sich nach oben in zahlreiche Stengeltriebe auf. Sie ist getrocknet aussen schmutziggraubraun, innen weiss, dicht, holzig, äusserst zähe und biegsam. Der sehr unregelmässig contourirte Querschnitt bietet zahlreiche Strahlen von ungleicher Länge und eine festanhaftende Rinde von weniger als 1 Mm. Dicke. Die Droge findet sich in den Officinen meist längsgespalten und ist ohne erheblichen Geruch, die Aussenrinde auch ohne Geschmack, während das Holz bei anhaltendem Kauen schwach säuerlichen Geschmack auf der Zungenspitze zurücklässt und die dünne, hellbraune Innenrinde anfangs stark bitter schmeckt und nach dem Zerkauen für einige Zeit einen süsslichen Lakrizgeschmack (wahrscheinlich von einem dem Glycyrrhizin ähnlichen, als Ononid bezeichneten Körper abhängig) und schwach brennende Empfindung im Munde mit vermehrter Speichelabsonderung zurücklässt.

Das von Reinsch entdeckte Ononin bildet mikroskopische, farblose, vierseitige Prismen oder Blättchen, welche sich nicht in kaltem und nur wenig in kochendem Wasser, langsam in starkem Weingeist lösen. Beim Kochen mit wässriger Salzsäure und verdünnter Schwefelsäure zerfällt es in Glykose und Formononetin, welches seinerseits beim Kochen mit wässrigen Alkalien oder Baryt in Ononetin und Ameisensäure zerfällt. Mit Barytwasser oder wässrigem Kali gekocht, spaltet sich Ononin in Ameisensäure und Onospin, eine geschmackfreie, krystallinische Masse, welche nach dem Schmelzen bei 162° amorph wieder erstarrt und dann Geschmack zeigt und beim Kochen mit verdünnten Säuren in Ononetin und Glykose zerfällt. Das Ononin erzeugt ein nach längerer Zeit sich entwickelndes Gefühl von Kratzen und Rauhigkeit im Gaumen und Schlundkopf, wirkt aber zu 0,2—0,3 weder diuretisch noch irgendwie störend ein.

Der Gebrauch der Hauhechelwurzel als Antihydropicum ist bis jetzt nur als auf Empirie beruhend anzusehen. Man benutzt sie auch wegen ihrer diuretischen Wirkungen als Antidyscraticum bei Hautaffectionen (Bestandtheil der Species ad decoctum lignorum) und chronischen Rheumatismen, gegen welche Ascherson auch das Hauhechelkraut, Herba Ononidis, empfahl.

Ein besonderer Werth des Mittels liegt in seiner völligen Unschädlichkeit den Nieren und dem Gesammtorganismus gegenüber. Man giebt die Rad. Ononidis zu 15,0—30,0 pro die in Abkochung (1:5—10) und verordnet sie meist in Speciesform in Verbindung mit andern diuretischen Drogen.

Mit solchen bildet sie einen Hauptbestandtheil verschiedener früher officineller, als Species diureticae bezeichneter Mischungen, welche sich zweckmässig durch magistral zu verordnende gleiche Theile von Rad. Ononidis, Rad. Levistici, Fruct. Juniperi und Rad. Liquiritiae ersetzen lassen.

Anhang. Wie bei Ononis befinden wir uns auch bezüglich mancher anderer populären Diuretica in Zweifel über das eigentliche active Princip. So namentlich bei den als Flores Stoechados citrinae bezeichneten Blüthen des Sandruhrkrauts, Helichrysum arenarium DC. (Fam. Compositae), welche zu 5,0—10,0 pro die im Aufguss nicht allein als Hydragogum, sondern auch bei chronischen Hautkrankheiten, z. B. Impetigo (Andrejewski) Empfehlung gefunden haben. Zu derselben Familie gehört die als Herba virgae aureae s. Consolidae Saracenicae bezeichnete Goldruthe, Solidago virgaurea L., das im Aufguss zu 10,0—20,0 pro die verwendete Hauptnierenmittel der Rademacherianer. Alkaloidhaltig seit ein in Grossbritannien seit Cullen sehr geschätztes und von Pereira allen ähnlichen Mitteln vorgezogenes Diureticum, die Cacumina Scoparii s. Spartii, die blühenden Zweigspitzen des bei uns in Sandgegenden verbreiteten Besenginsters, Sarothamnus scoparius Wimmer s. Spartium scoparium L. (Fam. Leguminosae), welche im frischen Zustande eigenthümlich kressenartig riechen und widerlich bitter schmecken. Stenhouse fand in denselben eine flüchtige Base von der Formel $C^{15}H^{26}N^2$, das Spartein, und einen krystallinischen Farbstoff, das Scoparin, $C^{21}H^{22}O^{10}$. Das letztere, das als gallertartige Substanz, die nach dem Trocknen eine spröde, amorphe Masse bildet, oder in Krystallen erhalten wird und sich wenig in kaltem, reichlicher in warmem Wasser und Alkohol löst, wird von Stenhouse als das diuretische Princip des Besenginsters bezeichnet, indem es zu 0,3—0,4 die Harnmenge in 12 Stunden um das Doppelte steigere; dagegen fand Schroff

Mercksches Scoparin zu 0,1—0,3 wirkungslos, zu 0,5 Bauchgrimmen und Kollern im Leibe verursachend. Das Spartein, in reinem Zustande ein wasserhelles, dickflüssiges Oel von schwachem, an Anilin erinnerndem Geruche und intensiv bitterem Geschmacke, welches sich am reichlichsten in dem an sonnigen Stellen gewachsenen Besenginster entwickelt, wirkt nach Versuchen von Mitchell zu 0,25, nach Schroff schon zu 1 Tr. letal auf Kaninchen, und hat nach J. Fick einige Aehnlichkeit mit Coniin, indem es bei Anwendung grosser Dosen die motorischen Nerven vollständig lähmt und die Reflexaction stark herabsetzt; daneben beeinträchtigt es auch die Hirnfunction, ohne das Bewusstsein völlig zum Schwinden zu bringen, hebt die elektrische Reizbarkeit des Vagus in kleinen Dosen rasch auf, indem es gleichzeitig die im Herzen belegenen Hemmungscentra lähmt, und tödtet bei Säugern durch Lähmung des respiratorischen Centrums. Auch nach Spartein kommt vermehrte Diurese vor (J. Fick). Man benutzt in England entweder den an Kalisalzen sehr reichen Presssaft frischer Besenginsterspitzen (zu 5,0—10,0) oder eine Abkochung der trocknen Cacumina Scoparii (von 15,0 pro die). Aeltere deutsche Pharmakopöen hatten statt des Besenginsters den früher von Marochetti als russisches Volksmittel zur Verhütung der Wasserscheu empfohlenen Färbeginster, Herba Genistae tinctoriae (von Genista tinctoria L.), officinell und benutzten ihn mit Rad. Ononidis u. a. zu Species diureticae.

Hier ist auch noch die Kainkawurzel, Radix Caincae, die Wurzel von Chiococca racemosa und verschiedenen anderen Brasilianischen Chiococca-Arten (Fam. Rubiaceae), welche in ihrem Vaterlande als milde Purganzen dienen, zu nennen, indem sie in Abkochung (8,0 auf 200,0 esslöffelweise) bei Hydrops, Herz- und Nierenleiden gegeben wurde (Langsdorf, Löwenstein, Spitta, Wendt). Pelletier und Caventou isolirten daraus eine eigenthümliche glykosidische Säure, die Caincasäure (Caincin), welche nach François und Lefort zu 0,12 bis 1,0 gereicht in ausgezeichneter Weise diuretisch (nur ausnahmsweise purgirend oder emetisch) wirken und selbst bei längerer Darreichung weder die Magenschleimhaut, noch Nieren und Blase irritiren soll.

Völlig unaufgeklärt sind wir über das diuretische Princip der in den letzten Jahren bei Hydrops viel versuchten, in Russland als Volksmittel bei Wassersucht geschätzten Tarakane, Blatta orientalis. Ueber das von Bogomolepoff aus dem unter dem Namen Kakerlak oder Küchenschabe bekannten Insekt dargestellten krystallinischen Stoff Antihydropin ist Zuverlässiges nicht bekannt. Man giebt die Blatta zu 0,3—1,2 in Pulverform oder Aufguss oder eine daraus bereitete Tinctur zu 10—40 Tr. im Tage.

Fructus Juniperi, Baccae Juniperi; **Wacholderbeeren**. **Oleum Juniperi**, Oleum fructuum Juniperi; **Wacholderöl**, Wacholderbeeröl.

Die Wacholderbeeren, deren Wirksamkeit ausschliesslich auf dem darin enthaltenen, ebenfalls officinellen ätherischen Oele beruht, stellen den zur Reife gelangten beerenartigen Fruchtstand des im nördlichen und mittleren Europa und in Nordasien allgemein verbreiteten, in Südeuropa selteneren, bei uns strauchigen, in arktischen Gegenden baumartigen Wacholder, Juniperus communis L. (Fam. Coniferae oder Cupressineae), dar.

Die Wacholderbeeren sind kugelig, ungefähr erbsengross, bläulich bereift, nach Entfernung des Reifes schwarzbraun. Die Beeren, welche am Grunde von zwei dreizähligen Wirteln brauner Deckblättchen umgeben sind, an der Spitze einen eingesenkten dreistrahligen Stern und drei zwischen den Strahlen sich erhebende Höcker (durch Verwachsung der fleischig werdenden obersten drei Deckblätter des Fruchtstandes gebildet) zeigen, bestehen aus dem braungrünen, pulpösen, an Balsamräumen reichen Fleische und drei mit den Fruchtwänden verwachsenen, harten, dreikantigen Samen, an deren Innen- und Rückenfläche sich kleine, bis 2 Mm. lange Schläuche finden, welche mit dem ätherischen Oele gefüllt sind, das in älteren Früchten durch ein krystallisirtes farbloses Stearopten oder Harz ersetzt wird. Die Wacholderbeeren haben einen aromatischen Geruch und einen angenehmen gewürzhaften, süsslich bitterlichen (bei sehr alten Früchten etwas säuerlichen) Geschmack. Zur Reifung bedürfen die Wacholderbeeren zwei Jahre. Die nicht zulässigen unreifen Wacholderbeeren, Fructus Juniperi immaturi (aus dem ersten Jahre), sind im trockenen Zustande blassbraungrün und enthalten wenig ätherisches Wacholderbeeröl und ein davon verschiedenes, mit Iod explodirendes ätherisches Oel mit niedrigerem Siedepunkte. Geröstete Wacholderbeeren sind fast schwarz und schmecken nicht süss, sondern mehr oder weniger empyreumatisch bitter. Früher war auch das viel geringere Mengen Balsam einschliessende blassröthliche oder weisse leichte Holz des Stammes und der Wurzel des Wacholderstrauches als Lignum Juniperi officinell (besonders zu Räucherungen).

Die Fructus Juniperi enthalten, vom Wacholderöle abgesehen, das in reifen Früchten $3/4 - 1 1/4$ % beträgt und am reichlichsten in nordischen Fr. Junip. vorzukommen scheint, viel Traubenzucker, der sie zur Darstellung gegohrener Getränke (Gin, Genever, Steinhäger) qualificirt, ferner Harz und einen eigenthümlichen gelben Stoff (Juniperin). Das ätherische Wacholderöl ist farblos oder blassgelb, dünnflüssig, von starkem, aromatischem Geruche und Geschmacke, neutral, in Weingeist wenig löslich, mit Schwefelkohlenstoff klar mischbar. Es ist ein Gemenge zweier nicht vollständig von einander zu trennender Camphene, nimmt an der Luft Sauerstoff auf und scheidet dann farblose Tafeln von Wacholdercampher ab, giebt bei längerem Contact mit warmem Wasser ein krystallisirendes Hydrat, dagegen mit Salzsäure nur eine flüssige Verbindung und explodirt mit Iod nicht.

Ueber Wacholderbeeren und Wacholderöl liegen wenige physiologische Untersuchungen vor, wonach letzteres dem Terpenthinöl analog erscheint und beide Präparate diuretisch wirken.

Wacholderöl tödtet Kaninchen zu 15,0—20,0 in 10—22 St. unter Zunahme der Pulsfrequenz, beschleunigter und mühsamer Athmung und Vermehrung der Diurese, Diarrhoe und Collaps, (Simon). Dass grössere Dosen Wacholderbeeren (90,0) auf Pferde und Kuhe diuretisch wirken, beobachtete schon Moiroud. Puls- und Respirationsbeschleunigung resultiren beim Menschen nach Wacholderöl, der Urin nimmt nach kleinen Gaben Veilchengeruch an, grössere können zu Hämaturie führen. Nach Selbstversuchen von Nunneley soll Ol. Juniperi zu 30 Tropfen pro die die Urinmenge vermindern, dagegen Ausfuhr von Harnstoff und festen Harnbestandtheilen um das Doppelte steigern. Auf der Haut veranlasst Wacholderöl Röthung und Bläscheneruption.

Therapeutisch dienen die Wacholderbeeren hauptsächlich als Diureticum (van Swieten, Hegewisch) bei Wassersucht, wo sie nur bei bestehender Nierenentzündung, hier aber ganz entschieden zu widerrathen sind.

Ein Einfluss bei katarrhalischen Affectionen diverser Schleimhäute, wie sie dem Terpenthinöl zukommt, ist auch dem Wacholderbeeröl eigen. Die Anwendung bei chronischem Blasenkatarrh und davon abhängiger Ischurie (Richter), sowie bei Gonorrhoe, wo Hacker und Schmid mit dem Succus Juniperi inspissatus (zu 25,0—50,0 pro die) gute Erfolge erzielt haben wollen, ist daher keineswegs irrationell. Waldeck will nach Juniperusthee den Zuckergehalt im Urin eines Diabetikers abnehmen gesehen haben (?). Schneider empfahl Ol. Juniperi auch bei Bronchoblennorrhoe, ferner bei Digestionsschwäche, chronischem Rheuma und Gicht, sowie als Emmenagogum, wogegen auch Chambers dasselbe (mit Aloë) gebrauchte. — Die irritirende Wirkung des Wacholderöls auf die Haut lässt auch die Anwendung der Wacholderbeeren bei Algien, Rheumatismus, schmerzhaften und ödematösen Anschwellungen (in Form von Species zu Kräutersäckchen) oder von den bei dem Volke noch sehr beliebten Fumigationen mit den Dämpfen bis zum Verkohlen erhitzter Wacholderbeeren rationell erscheinen. Schneider empfahl das Oel auch äusserlich bei Anasarka, Ascites und Gelenksteifigkeit; Larsen pinselte es bei scrophulöser Ophthalmie auf.

Man verordnet die Wacholderbeeren als Diureticum zu 10,0—15,0 pro die, meist als Theespecies (1 Esslöffel auf 2 Tassen), seltener in Aufguss (1 : 10—20). Zu einer Räucherung rechnet man 2,0—5,0. Das Oleum Juniperi kann innerlich zu 2—4 Tropfen mehrmals täglich in Oelzucker oder spirituöser Lösung, äusserlich mit Fett (1 : 2—5), oder in Spiritus gelöst benutzt werden. Wacholderöl theilt auch die antiseptische Wirkung des Terpenthinöls und ist deshalb Bestandtheil des Acetum aromaticum. Kocher (1881) empfahl Catgut vor dem Aufbewahren in Weingeist 24 Std. in Wacholderöl zu legen.

Präparate:

1) **Succus Juniperi inspissatus**, Roob Juniperi, Extractum Juniperi, **Wachoidermus.** Durch Auspressen frischer, mit 4 Th. Aq. ferv. übergossener Wacholderbeeren und Eindampfen zur Consistenz eines dünnen Extracts bereitet; dunkelbraun, süss gewürzhaft, in Wasser trübe löslich. Innerlich theelöffelweise pure oder als Zusatz zu diuretischen Mixturen.

2) **Spiritus Juniperi; Wacholderspiritus.** Fruct. Juniperi 5 Th., mit āā 15 Th. Spiritus und Aq. 24 Std. macerirt, dann 20 Th. abdestillirt; klar, farblos. Innerlich pure zu 20—60 Tröpfen, auch diuretischen Mixturen zugesetzt; äusserlich zu Waschungen und Einreibungen.

Andre früher gebräuchliche Praparate, Aqua Juniperi, Unguentum Juniperi und der aus Wacholderbeeröl, Fenchelöl und Kümmelöl bereitete Spiritus Juniperi compositus sind obsolet.

Radix Levistici; Liebstöckelwurzel.

Die Wurzel von Levisticum officinale Koch s. Ligusticum Levisticum L., einer in Südeuropa wild wachsenden, bei uns vielfach cultivirten Umbellifere, bildet 3—4 Dm. lange, bis 4 Cm. dicke, schwammige, weiche, biegsame Stücke mit gelblichbrauner, querrunzliger und längsgefurchter Aussenfläche und blassgelblichem Innern. Die schwammige Rinde ist weit mächtiger als der Holzcylinder und zeigt zerstreute, beinah concentrisch geordnete, orangefarbene Balsamgänge. Dünne Stücke quellen im Wasser stark auf. Die Droge besitzt einen eigenthümlichen Geruch und einen unangenehmen, süsslich bittern, aromatischen Geschmack, welchem ein brennendes Gefühl nachfolgt. Ueber die wirksamen Bestandtheile (Harz und ätherisches Oel) liegen Untersuchungen nicht vor. Die Droge ist mehr Volks- und Veterinärmittel und kann innerlich zu 0,5—2,0 mehrmals täglich in Maceration oder Aufguss (1 : 10—20) gereicht werden. Magistral verwendet man dieselbe meist in Verbindung mit andern diuretischen Vegetabilien in Speciesform.

Fructus s. Semen Petroselini; Petersiliensamen. — Einen nicht unbedeutenden Ruf als Diureticum geniessen die Früchte unserer als Küchengewächs allgemein bekannten Petersilie, Petroselinum sativum Hoffm. s. Apium Petroselinum Linn., einer ursprünglich dem östlichen Gebiete des Mittelmeeres angehörigen Umbellifere. Die Petersilienfrucht hat einen ziemlich starken und eigenthümlichen Geruch und Geschmack, welche von dem darin in wechselnden Mengen (zu 0,8—3,2 %) vorkommenden ätherischen Oele und einem von Homolle und Joret dargestellten eigenthümlichen Körper, dem Apiol, herrühren. Das ätherische Oel ist ein Camphen, welches ausserordentlich stark zur Oxydation neigt, so dass aus dem wässrigen Destillate beim Abkühlen oder längerem Stehen Prismen eines Stearoptens (Petersiliencampher) anschiessen. Letzterer findet sich auch in geringen Mengen im Petersilienöl des Handels. Das Apiol bildet ein farbloses, öliges Liquidum von 1,078 spec. Gew., starkem Petersiliengeruch, scharfem und beissendem Geschmack und saurer Reaction, welches sich nicht in Wasser, leicht aber in Weingeist, Aether und Chloroform löst. Dasselbe bedingt nach Joret und Homolle zu 0,5—1,0 nach Art des

Kaffees cerebrale Excitation mit einem Gefühle von Wohlsein und Wärme im Magen, zu 2,0—4,0 eine Art Rausch, Funkensehen, Betäubung, Ohrensausen, Schwindel und Stirnkopfschmerz, ausnahmsweise auch Aufstossen, Uebelkeit und gallige Diarrhoe. Man benutzt die Petersiliensamen therapeutisch nur als Diureticum, meist in Verbindung mit andern harntreibenden Mitteln, innerlich zu 0,5—1,0 in Pulver- oder Speciesform, oder im Aufguss (1:10—20). Ausserdem werden sie vom Volke mit Erfolg in Salbenform (1:3—5 Adeps oder Butyrum insalsum) gegen Kopfläuse verwendet. Joret und Homolle empfahlen das Apiol und ebenso die Petersiliensamen, welche in einzelnen Gegenden von Frankreich Volksmittel gegen Intermittens sind, als billiges Surrogat des Chinins bei Wechselfiebern, aber wenn sich auch allerdings dem Apiol eine antitypische Wirksamkeit nicht absprechen lässt, so heilt es doch selbst von den leichteren Quotidian- und Tertianfiebern nur die Hälfte, bleibt bei Quartanen wirkungslos, lässt häufiger als Chinin Recidiven auftreten und beseitigt derartige Recidiven nicht. Ueber die Wirksamkeit des Apiols bei typischen Neuralgien, unterdrückter Menstruation und Menstrualkolik (Joret und Homolle) fehlt es an einer hinreichenden Zahl beweiskräftiger Beobachtungen. Man kann bei Intermittens das Apiol in Gallertkapseln zu 1,0 vor dem Anfalle reichen; auch ist von Pugol ein Apiolsyrup (5:1000 Zucker und 500 Wasser) angegeben. Bei Menostase lassen Joret und Homolle 8 Tage vor dem zu erwartenden Eintritt der Katamenien täglich 0,25 Apiol nehmen.

Früher war auch ein destillirtes Wasser der Petersiliensamen, Aqua Petroselini, officinell, welches man esslöffelweise für sich oder als Vehikel diuretischer Mixturen benutzte.

Zu den sehr zahlreichen ätherischöligen Diuretica aus der Familie der Umbelliferen gehören auch die ehedem viel gebräuchlichen Radix, Herba et Semina Apii, die entspr. Theile des der Petersilie nahe verwandten, zu culinarischen Zwecken viel cultivirten Sellerie, dessen zu Salat dienende Knollen hier zu Lande beim Volke als Aphrodisiacum und in Griechenland als antitypisches Mittel (in Abkochung angewendet) besondern Ruf geniessen, das als Herba Sii nodiflori bezeichnete Kraut von Helosciadium nodiflorum Koch, die auch als Carminativa und bei Impotenz benutzten Semen Ammi s. Ammeos vulgaris von Sison Ammi L. und Ammi majus L. und viele andere.

Zu den Diuretica aethereo-oleosa gehört vermuthlich auch das als Herba Pyrolae umbellatae s. Chimaphilae bezeichnete Kraut der von den Eingeborenen Nordamericas zuerst als Diureticum benutzten, übrigens auch in einzelnen Gegenden von Deutschland einheimischen Ericacee Pyrola umbellata L. (Chimaphila umbellata Nutt.). Dasselbe bewirkt frisch auf der äusseren Haut Röthe und Blasenbildung und bedingt wie Uva ursi bei interner Einführung Schwarzfärbung des Urins. Mitchell (1803) und Somerville machten zuerst auf die diuretischen Effecte aufmerksam, welche von Radius u. a. deutschen Aerzten bestätigt wurden; auch hat es Anwendung bei Blasenkatarrhen und selbst bei Harn- und Griesbildung (vielleicht wegen seines Gehaltes von Gallussäure) gefunden. Man giebt es zu 8,0—15,0 pro die in Abkochung (1:10—20) und verordnet es als Mixtur oder in Theeform.

Die als Folia Bucco s. Folia Buchu bezeichneten Blätter mehrerer am Cap der guten Hoffnung wachsender Species von Barosma, Barosma crenulata Hooker, Barosma serratifolia Wildenow und B. betulina Bartling (Fam. Diosmeae), enthalten nach Flückiger 1,58 bis 1,63% ätherisches Oel von pfefferminzähnlichem Geruche, in welchem ein Stearopten und Elaeopten vorhanden ist, ausserdem Schleim. Sie wurden zuerst von den Hottentotten zum Salben des Körpers oder als weiniges Destillat (Buchu brandy) gegen Magen- und Darmbeschwerden benutzt, stehen aber jetzt als Diureticum und als Mittel bei chronischen Katarrhen der Blase und Harnröhre, wogegen sie zuerst Reeve (1823) und Mac Dowell anwandten, in besonderm Ansehen. Sie verursachen selbst bei grösseren Gaben und anhaltendem Gebrauche keine Reizung der Harnwege und sind sogar bei mit Blutungen verbundenen Affectionen der Nieren und Blase oft von günstigem Einflusse. Man giebt die Buccoblätter zu 0,5—2,0 pro dosi mehrmals täglich, gewöhnlich im Aufgusse (1:20), selten in Pulverform. In England ist auch eine Tinctura Bucco gebräuchlich.

1178   Specielle Arzneimittellehre.

Ferner gehört zu den ätherisch öligen Diuretica das Kraut von Erigeron Canadense L., einer jetzt durch ganz Europa verbreiteten nordamerikanischen Synantheree, das in Decocten oder Infusen (1:10—20, 3stdl. 1 Weinglas voll) in Amerika bei Hydrops und Blasenleiden angewendet wird. Das atherische Oel ist von William's und Wilson als blutstillendes Mittel (zu 5 Tropfen) bei Metrorrhagie und Menorhagie gerühmt, scheint aber in seinen Erfolgen inconstant. Eine Tinctura Erigerontis ist in Amerika bei Darmkatarrhen und Dysenterie gebräuchlich.

Vermuthlich gehören zu den Aethereo-Oleosa auch die aus der Familie der Labiaten stammenden Herba Ballotae lanatae, die weissfilzigen Stengel, Blätter (meist zerbrochen), und Blüthen des in Südsibirien wachsenden Leonurus lanatus Sprengel. Salze sind reichlich vorhanden, auch ein bitterer Stoff und ein Stearopten; der Geruch ist theeartig. Dieses südsibirische Hausmittel gegen Wassersucht wurde als solches von Rehmann (1815) und Schilling, gegen Gicht von Brera empfohlen, und wird zu 50,0—60,0 pro die in Abkochung (besser in Infusodecoct) gegeben. Ob die durch einen äusserst scharfen brennenden Geschmack ausgezeichneten, geruchlosen Blätter von Sedum acre (Herba Sedi acris s. vermicularis), welche früher auch örtlich bei Hühneraugen und Warzen dienten, ihre Schärfe einem dem Senföle verwandten ätherischen Oele verdanken, steht dahin.

Kalium s. Kali aceticum, Terra foliata tartari; **Kaliumacetat,** essigsaures Kalium (Kali).

Schon bei der Besprechung des Kaliumnitrats und Kaliumcarbonats wurde auf die diuretische Wirkung der Kalisalze hingewiesen und die grosse Permeabilität für Membranen erwähnt, welche namentlich dem Kaliumcarbonat eigen ist. Da die pflanzensauren Kalisalze bekanntlich im Organismus sich in Carbonate verwandeln, kommen denselben selbstverständlich die nämlichen entfernten Wirkungen zu, und so kann es nicht auffallen, dass gerade das Kaliumacetat einen besonderen Ruf als Diureticum geniesst.

Dasselbe bildet eine schwach alkalische, schneeweisse, schuppig oder blättrig krystallinische, pulverige Salzmasse von mild stechend salzigem Geschmacke, welche an der Luft schnell zerfliesst und sich in 0,36 Th. Wasser und in 4 Th. Weingeist löst. Es schmilzt bei 280°, giebt bei 360° Essigsäure ab und hinterlässt nach weiterem Glühen durch Kohle graugefärbtes Kaliumcarbonat. Letzteres bildet sich allmälig auch in wässriger Lösung des Kaliumacetats.

Kleine medicinale Gaben (1,0—2,0) können von den meisten Personen relativ lange Zeit ertragen werden, ohne den Magen zu belästigen; nur selten bewirkt eine einzige derartige Gabe Schmerzen im Epigastrium und flüssigen Stuhl, welche bei grösseren Mengen nicht fehlen. Schnelligkeit und Menge der Urinabsonderung wird sowohl bei gesunden Menschen (Golding Bird, Boecker) als bei Thieren (Binz) vermehrt; doch ist die Zunahme der Harnmenge beim Gesunden nur unbedeutend (Nunneley); der Urin wird nach etwas grösseren Mengen neutral oder alkalisch. Ueber den Einfluss des Salzes auf die festen Harnbestandtheile differiren die Angaben; Golding Bird und Easton fanden das spec. Gew. und die festen Harnbestandtheile vermehrt, Nunneley Harnstoff und Fixa im Allgemeinen deutlich herabgesetzt, Boecker Vermehrung der Phosphate und Verminderung der übrigen Salze. Der Einfluss auf Puls und Temperatur weicht wahrscheinlich nicht von dem des Kaliumcarbonats ab, zumal da theilweise Umwandlung des Salzes in letzteres schon im Magen stattfindet. Grössere Mengen sollen ausser Vermehrung der Diurese auch Hämaturie und Katarrh der Harncanälchen erzeugen können (Clarus).

Als harntreibendes Mittel ist das Kaliumacetat unter allen Kalisalzen entschieden das am meisten geschätzte und leistet dasselbe nicht nur bei Anasarca und Ascites, sondern auch ganz entschieden bei peritonitischen und pleuritischen Exsudaten (nach Ablauf der entzündlichen Erscheinungen) Vorzügliches.

Im Uebrigen theilt es die Indicationen des Kaliumcarbonats und kann bei den Affectionen, wo dieses gebraucht wird, Anwendung finden, so bei Gicht, Lithiasis und acutem Rheumatismus, wo das Mittel vor dem Carbonat den Vorzug hat, dass es viel besser vom Magen längere Zeit tolerirt wird. Bei Rheumatismus acutus u. a. fieberhaften Krankheiten kann es recht gut den schlechter schmeckenden Salpeter ersetzen; ebenso das Kaliumcarbonat als Alterans bei Scrophulose, chronischen Hautaffectionen (Easton, Golding Bird), Gonorrhoe u. a. m. Auch bei subacutem und selbst bei acutem Magenkatarrh bewährt sich das Mittel, nach Marotte vorzugsweise bei starkem Zungenbelag und Appetitlosigkeit, wenn Erbrechen und Durchfall fehlen. Hier wird jedoch die Kohlensäure und Kaliumacetat enthaltende Saturation (vgl. S. 170) von den meisten Aerzten bevorzugt, die auch beim acuten Rheumatismus in der Regel verordnet wird.

Man giebt das Kali aceticum zu 0,5—4,0 meist in Lösung (wobei stärkere Säuren vermieden werden müssen), seltener in Pillen, z. B. mit Rhabarber. Gewöhnlich verordnet man zu Solutionen statt des Salzes dessen officinelle wässrige Lösung, den **Liquor Kalii acetici** s. Liquor terrae foliatae Tartari s. Kali aceticum solutum, eine durch Sättigung von Acidum aceticum dilutum mit Kaliumbicarbonat und Verdünnen mit Wasser erhaltene klare, farblose Flüssigkeit von 1,176—1,180 spec. Gew., von welcher 3 Theile 1 Th. Kaliumacetat enthalten. Dieselbe ist somit in der dreifachen Dosis für sich oder in Mixturen zu geben. Statt derselben diente in früherer Zeit eine Stättigung von Kalium carbonicum crudum und Acetum crudum von geringerem Gehalte an Kaliumacetat (8%) als sog. Liquor Kali acetici nigri s. crudi s. Liquor digestivus Boerhavii.

Aeusserlich hat man Schnupfenlassen von Liquor Kalii acetici bei Schleimpolypen der Nase empfohlen. Ausserdem dient ein Gemenge des trocknen Salzes mit Kalium bisulfuricum oder Kalium bitartaricum als Riechsalz zur Entwicklung von Essigsäure.

Anhang. Kalium citricum; Kaliumcitrat, citronensaures Kalium. — Das Kaliumacetat ist als Diureticum, Antipyreticum und als internes Medicament überhaupt durch das wohlschmeckende citronensaure Kaliumsalz zu ersetzen, welches indes meist in durch Sättigung von Citronensaft oder Citronensäure mit Kalium carbonicum oder bicarbonicum erhaltenen Mixturen zur Anwendung gebracht wird. Auf die Diurese Gesunder wirkt Kaliumcitrat wie Kaliumacetat (Nunneley). Man hat es auch als Antiscorbuticum zu 0,2—0,5 pro dosi versucht (Attfield).

Natrium s. **Natrum aceticum**, Terra foliata tartari crystallisata; **Natriumacetat**, essigsaures Natrium (Natrum).

Das Salz bildet farb- und geruchlose, durchsichtige, prismatische Krystalle, welche an der Luft verwittern und in 1,4 Th. Wasser und in 23 Th. kaltem und 2 Th. kochendem Weingeist löslich sind. Beim Erhitzen auf 75° schmelzen sie in ihrem Krystallwasser und gehen bei weiterem Erhitzen unter Verlust des Krystallwassers in eine pulverförmige Masse über, die bei 240° aufs Neue schmilzt. In der Glühhitze wird das Salz in Natriumcarbonat verwandelt. Das officinelle Präparat wird aus dem als Rothsalz bezeichneten unreinen Natriumacetat durch Umkrystallisiren gewonnen. Es dient auch zur Darstellung des Eisessigs. Medicinisch wird es wie Kaliumacetat verwendet, vor dem es den Vorzug besitzt, dass es nicht zerfliesst und deshalb auch in Pulverform anwendbar ist, während es anderseits keine antipyretischen Effecte und wahrscheinlich auch wegen schwächerer Diffusion geringere diuretische Wirkung besitzt. In grösseren Dosen wirkt es purgirend und kann wie andre Natronsalze als Abführmittel dienen.

Analog verhält sich dem entsprechenden Kalisalze das Natriumcitrat,

Natrium citricum, welches von französischen Aerzten mit Aq. carbon. und Syrup. Citri als angenehmes Laxans zu 25,0—40,0 empfohlen ist.

Urea nitrica, salpetersaurer Harnstoff. — Als Anhang zu den diuretischen Stoffen muss auch noch der Harnstoff erwähnt werden, welchen Segalas, Laennec, Tanner, Mauthner, Kingdon und Rieken entweder als solchen oder als salpetersaures Salz zu 0,5 bis 4,0 in wässriger Lösung oder bei Kindern zu 0,1—0,2 mit Erfolg gereicht haben wollen, während ihn Piorry gegen Albuminurie, Dulk und Rochoux gegen Diabetes benutzten. Die diuretischen Effecte sind beim Gesunden auch nach 5,0 Harnstoff nicht eben ausgesprochen (Rabuteau). Bei Einbringung in den Magen oder in das Blut findet sich die gesammte Harnstoffmenge unverändert im Urin (Wöhler und Frerichs) und im Speichel (Rabuteau) wieder. Grössere Dosen wirken toxisch, doch müssen bei Kaninchen mehr als 5,0 pro Kilo subcutan injicirt oder bei Hunden in die Venen eingeführt werden, um tödtlich zu wirken; nicht letale Gaben erzeugen tiefes Coma, letale auch paroxystische tetaniforme Krämpfe, denen ein Stadium gesteigerter Respirationsfrequenz mit Zittern, Injection der Ohrgefässe und öfterem Harnlassen vorausgeht (Falck).

2. Ordnung. Nephrica litholytica, steinlösende Nierenmittel.

Lithium carbonicum; Lithiumcarbonat, kohlensaures Lithium.

Das Lithiumcarbonat stellt die einzige officinelle Verbindung des in der Natur zwar sehr allgemein verbreiteten, aber doch verhältnissmässig seltenen Alkalimetalles Lithium dar. Man verwendet dasselbe medicinisch bei harnsaurer Diathese und Gicht wegen seines grossen Lösungsvermögens für Harnsäure, das es in höherem Grade als andere Alkalicarbonate und selbst Borax besitzt, indem 250 Th. bei Blutwärme 900 Th. Harnsäure lösen (Lipowitz, Ure).

Das Lithium kommt in der Natur in verschiedenen seltenen Mineralien, als Silicat im Petalith, Lepidolith und Spodumen, als Phosphat im Triphyllin (zu 5—7 %), ausserdem in sehr geringer Menge sowohl im Meerwasser als in fast allen Brunn- und Quellwassern (in bedeutenderer Menge als Chlorlithium in einer Quelle zu Redrutte in Cornwallis), in der Asche verschiedener Pflanzen, in der Milch und im menschlichen Blute vor. Das kohlensaure Lithium bildet ein weisses, geruchloses, scharf alkalisch schmeckendes Pulver, das die Weingeistflamme carminroth färbt, sich in 150 Th. siedendem oder kaltem Waser, leichter in kohlensäurereichem Wasser löst, beim Erhitzen schmilzt und beim Erstarren in eine krystallinische Masse übergeht. Legt man die mit harnsaurem Natrium incrustirten Knochen- oder Knorpelstücke von Arthritikern in gleichstarke Lösungen der Carbonate von Natrium, Kalium oder Lithium, so verlieren sie die Incrustation in bestimmter Zeit in der Lithiumlösung ganz, in der Kalilösung zu einem grossen Theil, dagegen in der Natronsolution gar nicht (Garrod). An Stelle des Lithiumcarbonats ist auch zur Erhöhung der Wirkung Lithiumbenzoat (Climent) und Lithiumsalicylat empfohlen worden, von denen das letztere namentlich bei schmerzhaften arthritischen Gelenkaffectionen Anwendung verdient.

Die physiologische Wirkung der Lithiumsalze ist denen der Kaliumsalze gleich (Th. Husemann und Hesse).

Bei Warmblütern und Fröschen bedingt Lithiumchlorid in derselben Dose wie Kaliumchlorid diastolischen Herzstillstand und Tod. Häufig wird bei

Säugethieren vermehrte Diurese beobachtet; die Temperatur sinkt bei toxischen Dosen ebenso stark wie bei Kalisalzen. Dem Alkalimetallgehalt entsprechend sind Lithiumsalze viel giftiger als die entsprechenden Kalisalze (Th. Husemann und Hesse). Darreichung von 0,25 2—3mal täglich afficirt den gesunden Organismus nicht sichtlich (Garrod). Dagegen rufen Tagesgaben von 5,0—10,0 leicht Magenkatarrh hervor.

Im Harn lässt es sich schon nach 8 Min. nachweisen (Bence Jones), Chlorlithium bei Application auf die Vaginalschleimhaut nach 2 Std. (Hamburger). Vermehrung der Harnsäureausscheidung wird durch Lithiumcarbonat weder bei Gesunden noch bei Arthritikern bewirkt, dagegen verschwinden bei letzteren die Sedimente. Ausserdem beschränkt das Mittel bei Gicht die Anfälle.

Man hat das Lithiumcarbonat oder an dessen Stelle die im Organismus zu Carbonat verbrennenden pflanzensauren Lithiumverbindungen (Acetat, Citrat) auch bei chronischem acutem Rheumatismus, sowie bei herpetischen Krankheitsformen (Wolff) empfohlen; auch wurde Inhalation von Lithiumcarbonatlösung zur Auflösung der Membranen bei Croup und Diphtheritis, für die es ein dem Kalkwasser gleiches Lösungsvermögen besitzt (Foerster), proponirt.

Man giebt das kohlensaure Lithium innerlich zu 0,06—0,3 (mit Zucker in Pulvern, welche man zweckmässig in Selterswasser nehmen lässt), auch in Saturation. Zu litholytischen Einspritzungen in die Blase räth Ure 2,0—4,0 in Wasser gelöst an.

Borax, Natrium biboricum s. biboracicum s. boracicum; **Natriumborat, Borax.**

Der Borax, welcher früher unter dem Namen Tinkal oder Pounxa aus Tibet und Indien nach Europa kam, jetzt in Toscana durch Sättigung der natürlich vorkommenden Borsäure mit Natriumcarbonat gewonnen wird, ist tetraborsaures Natrium und bildet als sog. raffinirter Borax des Handels weisse, harte, wasserhelle, scharf rhombische Säulen oder krystallinische Stücke von süsslichem, mild kühlendem Geschmacke, welche an der Luft verwittern, beim Erhitzen zu einer weissen schwammigen Masse (gebrannter Borax) und in der Glühhitze zu einem farblosen Glase (wasserfreier Borax), das fast alle Metalloxyde aufzulösen vermag, schmelzen. Er giebt mit $^1/_2$ Th. siedendem und 17 Th. kaltem Wasser farblose Lösungen, welche Curcumapapier bräunen. In Alkohol löst er sich nicht, dagegen reichlich in Glycerin. Der in der Technik ausserordentlich viel (besonders zum Löthen, zur Darstellung von Email, Glasuren u. s. w.) benutzte Borax hat als Medicament untergeordnete Bedeutung. Im Ganzen wirkt er wohl kaum anders wie irgend ein mildes Natriumsalz und sind deshalb die therapeutischen Effecte und Indicationen die nämlichen. Selbst 12,0 im Tage sind völlig unschädlich (Cyon). Man schreibt ihm vor Allem diuretische Action zu, ausserdem ein sehr starkes Lösungsvermögen auf harnsaure Concremente, weshalb er bei Hydrops und bei Gries- und Harnsteinbildung (Wetzler, Berzelius) besonders Empfehlung gefunden hat. Die lösende Wirkung auf Urate, welche nach Binswanger nur der des Lithiumcarbonats nachsteht, kann Borax um so mehr bethätigen, als er unverändert in den Urin (auch in die Galle) übergeht. Ausserdem hat man ihn intern als Emmenagogum (Pitschaft) und wehentreibendes Mittel verwerthet, ohne dass für diese Wirkung Beweise vorliegen, obschon Copland mit Borax sogar Polypen abgetrieben und Poitevin damit Metrorrhagien post partum gestillt haben will. Man giebt ihn innerlich zu 1,0—2,0 mehrmals täglich in Pulvern oder wässriger Lösung,

Wie der Borsäure (vgl. S. 270) kommt auch dem Borax eine ausgesprochene antiseptische Wirkung zu, so dass Leichentheile in Boraxlösung sich lange unversehrt halten. Selbst im Erdreich, welches mit Boraxlösung imprägnirt ist, wird die Fäulniss von Cadavern verhindert (Bédoin). Borax hemmt die Sprossung von Hefezellen und die Keimung von Sporen (Kosegarten), womit offenbar z. Th. die günstigen Effecte in Zusammenhang stehen, welche Borax unbestritten bei Aphthen und aphthösen Geschwüren, sowie bisweilen beim Soor, ebenso wie bei Ptyalismus, Glossitis und Anginen zeigt. Man wollte dieselben sonst durch Neutralisation des sauren Secrets im Munde, welche das Wachsen von Pilzvegetationen befördern sollte, erklären, doch ist dies nicht ausreichend. Borax ist in dieser Beziehung dem Kaliumchlorat überlegen. Man wendet ihn hier in Pinselsäften oder in Gargarismen (mit Honig und Wasser) an. Waldenburg empfiehlt Lösungen in Glycerin (1:5) zum Pinseln des Pharynx, Larynx und der Nasenhöhle (auch in Fällen leichten Katarrhs). Zergehenlassen eines Stückes Borax im Munde ist bei Sängern gegen plötzliche Heiserkeit und Stimmverlust gebräuchlich (Corson). In der Kinderpraxis sind auch die von Devreux empfohlenen Pastillen zweckmässig. Gebräuchlicher sind Pinselsäfte (sog. Mel boracicum, 1 Th. Borax mit 9 Th. Rosenhonig). Die antiseptische Wirkung führte auch zur Benutzung bei brandigen Bubonen (Schuh, Effenberger) in Form von Verbandwässern (5,0—10,0 auf 1 Pfd. Wasser). Bouchut benutzt Borax im Klystier (2,0 auf 100,0) bei Diarrhoe der Kinder; auch wird er zu Injectionen bei Leukorrhoe, Tripper, stagnirendem Secrete der Nasenhöhle, zu Collyrien bei Blepharospasmus und Photophobie, zu Waschungen und Salben bei leichteren und schweren Hautaffectionen (Ephelides, Pityriasis versicolor, Eczema, Lichen), besonders bei Pruritus genitalium und ani (Cazenave, Biett), auch bei Frostbeulen (Trousseau) benutzt. Man nimmt zu den flüssigen Formen 5,0 auf 75,0—250,0 Wasser oder Rosenwasser, zu Salben 1:5—10 Th. Fett. In England ist Borax seit lange in Gebrauch zum Abhärten der Brustwarzen (in Branntwein gelöst). Devreux empfiehlt Borax mit Zuckerpulver bei Aphthen der Kinder auf die Brustwarze der Mutter zu streuen. Pharmaceutisch dient Borax als Zusatz zu Salben, um die Incorporation von Balsamen und Harzen zu erleichtern. Mit Gummischleim und Mucilago Amyli und Salep darf Borax nicht verordnet werden, weil er damit einen zähen, gallertartigen Körper bildet. Stärkere Säuren, Metall- und Erdsalze sind gleichfalls zu meiden. Längerer interner Gebrauch soll Psoriasis veranlassen (Gowers).

Verordnungen:

1) ℞
Boracis 5,0
Mell. rosati 30,0
Aq. Rosarum 15,0
M. D. S. Zum Bepinseln. (Sog. Mel rosatum cum Borace **Ph. Wirt.**)

2) ℞
Boracis
Aluminis crudi āā 3,0
Glycerini 50,0
M. D. S. Aeusserlich. (Bei hartnäckigem Eczema capillitii, **I. Neumann.**)

3) ℞
Boracis 5,0
Extr. Opii 0,5
Infusi fol. Salviae 150,0
Mellis depur. 25,0
M. D. S. Gurgelwasser. (Bei schmerzhaften Anginen. **Oppolzer.**)

Anhang. Dem Borax schliesst sich der Wirkung nach das Magnesium boro-citricum, borcitronensaure Magnesia an, welche C. A. Becker als vorzügliches steinlösendes Mittel bei Nierensteinen, Harngries und Blasenleiden entweder in Pulverform (mit āā Zucker täglich messerspitzenweise) oder in Brausemischungen (mit Natr. bicarb.) dringend empfahl. Das Präparat wird ebenso wie der von Becker gleichfalls empfohlene Boracitsalmiak aus den bei Stassfurth vorkommenden, an Boraten reichen Boracit oder Stassfurthit, in welchem Becker den Ludus Paracelsi, das berühmte Geheimmittel des Paracelsus gegen den Stein, erkannt zu haben glaubte, dargestellt.

Ammonium phosphoricum, Ammoniumphosphat, phosphorsaures Ammoniak. — Dieses im Wasser leicht lösliche Salz wurde von Buckler u. a. amerikanischen Aerzten zu 0,5—2,0 mehrmals täglich als Litholyticum bei Gicht und Rheumatismus aus theoretischen Gründen angewendet, um den im Blute enthaltenen, aus Natron- und Kalkurat bestehenden Gichtstoff zu zersetzen, und besonders durch Edwards, Mattei und Hamolecki bei allen rheumatischen Affectionon befürwortet. Edwards empfiehlt auch eine Lösung als Waschung bei Gichtknoten.

Vegetabilische steinlösende Mittel. — Man hat auch verschiedenen Vegetabilien eine specifische Wirkung auf Harnconcremente zugeschrieben und dieselben besonders bei Gries verwerthet. Bei den meisten dieser Medicamente ist, da sie in Tisanenform angewendet werden, die reichliche Zufuhr von Wasser ohne Zweifel der Grund etwaiger günstiger Effecte. Bei Einzelnen wirkt der grosse Gehalt an löslichen Salzen entschieden mit, z. B. bei der neuerdings von Bertherand und Vigier bei Nierensteinkolik, Gries, Dysurie, acutem und chronischem Blasenkatarrh empfohlenen Strandpflanze Arenaria rubra, deren Abkochung alkalisch reagirt, da die Pflanze 5 % lösliche Salze (Chlorkalium, Kalium- und Natriumcarbonat) enthält. Ausserordentlich verbreitete Verwendung haben die zuerst in den Tropenländern (Wassink) benutzten Narben der Maispflanze, Stigmata Maïdis, bei den genannten Affectionen und insbesondere bei Blasenkatarrh gefunden. Man giebt diese, different wirkende Stoffe nicht einschliessende Droge entweder als Tisane (1 Liter pro die) oder als syrupöses Extract, Extractum stigmatum Maïdis, zu 2—3 Esslöffel 2—3 mal täglich in Thee oder heissem Wasser (Dufau).

Worauf die Wirkung der bis auf den heutigen Tag in Grossbritannien bei Stein und Gries, sowie als Diureticum und bei Blasenleiden überhaupt, namentlich Cystitis chronica, in Ansehen stehenden Radix Pareira brava beruht, ist nicht nachgewiesen, da das in derselben von Wiggers aufgefundene Alkaloid Pelosin, welches Flückiger mit Buxin identificirte, physiologisch nicht geprüft ist. Die echte Pareira brava (portugiesische Bezeichnung für wilde Weinrebe) ist die Wurzel des in Peru und Brasilien wachsenden Schlingstrauches Chondodendron tomentosum (Fam. Menispermeae), wird aber häufig mit der von Cissampelos Pareira verwechselt.

Die als Radix Junci bezeichnete Wurzelstock verschiedener einheimischer Binsenarten, Juncus effusus L. und J. conglomeratus L., welche Spitta und Hartmann im Decoct zu 15,0—30,0 pro die gegen Stein und Gries rühmten, schliesst sich den indifferenten Mitteln an.

XV. Classe. Genica, Sexualmittel.

Diese Classe zerfällt in drei Ordnungen, von denen die erste gleichzeitig für das männliche und weibliche Geschlecht Bedeutung hat, während die zweite und dritte ausschliesslich Functionen des weiblichen Geschlechts betreffen.

---

1. Ordnung. Antiblennorrhagica, Trippermittel.

Gewissermaassen den Uebergang von den Diuretica zu den Genica bilden zwei besonders bei Schleimflüssen der Urethra, aber auch der Vagina, und insbesondere gegen Tripper viel gebrauchte Medicamente, deren Action offenbar mit der Elimination ihrer wirksamen Principien durch den Harn im Zusammenhange steht. Ihre Action ist auch auf andere Schleimhäute gerichtet, doch ist der Gebrauch gegen Gonorrhoe ein so überwiegender, dass ihre Anwendung bei Bronchoblennorrhoe dagegen kaum in Betracht kommt.

Die activen Principien sind ätherische Oele und Harze, von denen die ersteren zum Theil im Organismus zu Harzen oxydirt werden. Dieselben erscheinen im Urin, dessen Einwirkung auf die Schleimhaut allgemein als das Wirksame bei der Heilung des Trippers angesehen wird, besonders seitdem Ricord seine Beobachtungen von Hypospadiaeen publicirte, bei denen die Gonorrhoe auf dem hinteren, von dem Harn bespülten Theile der Harnröhrenschleimhaut cessirte, während der Ausfluss im vorderen fortdauerte. Weickart hat die Ansicht ausgesprochen, dass die im Urin ausgeschiedenen Salze der Harzsäuren in eigenthümlicher Weise auf die Eiterzellen wirken, indem diese zwar nicht deren Proteïnsubstanzen verändern, aber ihnen die Fette entziehen und dadurch, indem sie gleichzeitig eine Schrumpfung der Contouren der Eiterzellen hervorbringen, die Fortentwicklung derselben hemmen. Man hat gegen diese Theorie eingewendet, dass die Behandlung des Trippers durch den Urin von Personen, welche grosse Mengen der in Rede stehenden Substanzen einnehmen, negatives Resultat giebt (Bernatzik) und dass die fraglichen Mittel bei directer Injection in die Urethra weit weniger wirksam sind als bei interner Einführung (Marchal). Man hat deshalb eine substitutive Action auf die Blasen- und Urethralschleimhaut angenommen (Stillé) oder einen contrahirenden Einfluss auf die Gefässe, welche bei der Elimination sich geltend macht, woraus eine Beschränkung der Secretion hervorgehe. Nun sind aber in den Experimenten Bernatziks nur verhältnissmässig geringe Mengen Urin versucht worden und andererseits ist es Thatsache, dass bei Leukorrhoe und Urethralblennorrhoe des Weibes Copaivabalsam und Cubeben die Harnröhrenaffection viel rascher als die Scheidenaffection heilen, dass letztere aber durch den Urin der betreffenden Kranken, wenn sie die fraglichen Mittel nehmen, geheilt werden kann (Hardy). Die Frage würde sich am besten durch die locale Anwendung der harzsauren Salze entscheiden lassen, die, wenn die Theorie von Weickart richtig ist, entschieden örtlich applicirt das beste Trippermittel darstellen müssen.

Die internen Trippermittel, unter denen Copaiva und Cubeben ohne Zweifel die zuverlässigsten sind, stehen im Ganzen den Injectionen von Zinksulfat und ähnlichen Mitteln nach, indem letztere den Ausfluss in der Regel rascher und sicherer beseitigen und der Arzt oft gezwungen wird, die interne Behandlung zu verlassen und mit den Einspritzungen zu vertauschen; andererseits giebt es aber auch Individuen, bei denen auch die regelrechteste Cur mit Injectionen nicht anschlägt und man mit den sog. Balsamica verhältnissmässig rasch zum Ziele gelangt. Manchmal ist entschieden der gleichzeitige Gebrauch beider Methoden das Beste. Eine Hauptregel bei Anwendung der Balsamica, deren häufiges Uebersehen die Heileffecte oft beeinträchtigt, ist die, dass auch nach Wegbleiben des Ausflusses die Mittel noch 8—14 Tage fortzugeben sind.

Cubebae, Baccae s. Fructus Cubebae, Piper Cubebae, P. caudatum;
Cubeben, Schwanzpfeffer.

Die Cubeben stellen die getrockneten unreifen Steinfrüchte der zur Familie der Piperaceen gehörenden strauchartigen Cubeba officinalis Miq. s. Piper Cubeba L. dar, welche auf Java, Borneo und Sumatra einheimisch ist.

Sie sind von dunkelgraubrauner Farbe und etwa von der Grösse des schwarzen Pfeffers, ziemlich hart, einsamig, mit einem dünnen Fruchtgehäuse versehen, an dem Grunde in einen 4—6 Mm. langen Stiel sich verdünnend, netzförmig runzlig und besitzen einen starken eigenthümlichen Geruch und einen aromatischen, lang andauernden, gleichzeitig etwas scharfen und bitterlichen Geschmack. Sie unterliegen mannigfachen Verfälschungen, z. B. mit den unreifen Früchten von Rhamnus cathartica (4samig, Fruchtstiel leicht ablösbar), mit den unreifen Früchten von Piper nigrum und mit den Beeren von Myrthus Pimenta (ohne Fruchtstiel). Aehnliche Früchte wie die officinellen Cubeben liefern auch andere Arten der Gattung Cubeba, unter denen die von Cubeba canina Miq. als Cubebae caninae s. minores bezeichneten und nur durch ihre geringere Grösse unterschiedenen der meisten Handelswaare sich beigemengt finden. Als Beisorte wurden auch grössere, weniger runzlige Früchte von einem an Macis und Terpenthinöl erinnernden Geruche in den Handel gebracht, welche von Einzelnen als reife Früchte von Cubeba officinalis angesehen werden. Die in der Handelswaare befindlichen, bis 4 Cm. langen Stiele des Fruchtstandes sind bei Dispensation zu beseitigen.

Die hauptsächlichsten chemischen Bestandtheile der Cubeben sind ein ätherisches Oel, welches den Namen Cubebén erhalten hat, ein indifferenter Körper, das Cubebin, und ein Harz, welches aus einem neutralen und einem sauren Antheile, der Cubebensäure, besteht.

Das ätherische Cubebenöl, welches in der Droge in sehr verschiedenen Verhältnissen (6—15%) sich findet, besteht nach Schmidt aus zwei Kohlenwasserstoffen von der Formel $C^{15}H^{24}$; beim Stehen setzt es Cubebencampher (Cubebénhydrat) in rhombischen Oktaëdern ab. Das von Soubeiran und Capitaine entdeckte Cubebin, welches sich zu 0,4—2,5% in den Cubeben findet, ist geruch- und geschmacklos und löst sich nicht in kaltem Wasser, schwierig in heissem, leicht in kochendem Spiritus, sowie in 30 Theilen Aether. Sowohl das neutrale Harz, welches 3% der Cubeben ausmacht, als die Cubebensäure, von der die Cubeben 3% enthalten, sind amorph und nicht in Wasser, wohl aber in Weingeist, Aether und Chloroform leicht löslich; auch die meisten Salze der Cubebensäure scheinen nicht zu krystallisiren. Ausserdem enthalten die Cubeben Gummi (8%), fettes Oel und apfelsaure Erdsalze.

Die therapeutischen Effecte der Cubeben scheinen vor Allem auf die darin enthaltene Cubebensäure bezogen werden zu müssen, während das Cubebin unwirksam ist und das ätherische Oel nur von untergeordneter Bedeutung für die Wirksamkeit erscheint, obschon ihm physiologische Wirkungen nicht abgehen. Immerhin sind aber die Cubeben in Substanz bei Tripper entschieden wirksamer als die einzelnen Componenten (Bernatzik). Die nach dem Gebrauche grösserer Einzeldosen von Cubeben (15,0—25,0) auftretenden gastrischen Störungen (Erbrechen, Magenschmerzen) sind offenbar die Folge des ätherischen Oeles.

Nach Bernatzik und Schmidt bewirkt das Cubebin selbst zu 4mal 4,0 in 24 Stunden keine Störung des Befindens und geht zu geringen Mengen in den Harn über, ist aber ohne Einfluss auf die Gonorrhöen. Die Cubebensäure bewirkt nach Bernatzik zu 10,0 in getheilten Dosen binnen 6—8 Std. genommen bei Gesunden häufiges Aufstossen, Blähungen, vermehrtes Wärmegefühl, geringe Zunahme der Pulszahl und Eigenwärme und stark vermehrte Harnsäureausscheidung in dem unter leichtem Gefühl von Brennen und Harnzwang entleerten Urin. Nach Schmidt bedingt sie völlig rein (Bernatziks Präparat enthielt viel Cubebin) zu 0,6 15 Stunden anfangs 2stündlich, später 1stündlich genommen Wärme im Magen, Kopf- und Leibschmerzen, sowie starke Diurese, bei Tripperkranken auch Brennen in der Urethra. Im Urin und im Stuhl findet sich Cubebensäure in sehr geringer Menge wieder. Das ätherische Cubebenöl wirkt auf Hunde und Kaninchen zu 25,0 toxisch und zu 30,0 in 12—72 Stunden letal unter den Erscheinungen gesteigerter Pulsfrequenz und Athmung, vermehrter Diurese, Albuminurie, Nephritis und Cystitis (Goedecke). Beim Menschen bewirken 2stündl. Dosen von 40 Tropfen bis 6,0 genommen Ructus, Blähungen, Schwindel und etwas Reiz zum Harnlassen, 10,0 in 6 Stunden genommen lebhaftere Reizung der Harnwege und des Tractus (jedoch weder Emese, noch Katharsis, noch Eiweissharn), Steigerung der Pulsfrequenz und der Körperwärme (Bernatzik); doch können schon selbst kleinere Dosen, z. B. bei Schmidt 7 2stündliche Dosen von 10 Tropfen, heftigere Erscheinungen (Eingenommenheit des Kopfes, Schwindel, erschwertes Schlucken, Erbrechen und Diarrhoe, Fieberhitze, unruhigen Schlaf und mehrtägiges Unwohlsein) hervorrufen. Auf Gonorrhoe ist es ohne Einfluss. Schmidt hatte auch von der Cubebensäure keinen Erfolg bei Tripper.

Die den Magen verhältnissmässig weniger belästigenden Cubeben werden aus diesem Grunde von manchen Aerzten dem Copaivabalsam bei Behandlung des Trippers vorgezogen.

Die Cubeben scheinen in kleineren Dosen nicht erheblich anders wie Pfeffer zu wirken und stören in grösseren Mengen wie dieser die Digestion. Die von einzelnen Aerzten als Heilmittel empfohlenen Gaben von 15,0—30,0 produciren sehr häufig ganz analoge Phänomene, wie sie Schmidt nach ätherischem Cubebenöl beschrieben hat. Bisweilen, jedoch seltener als beim Copaivabalsam, kommt darnach Urticaria oder Roseola (Cane) zur Beobachtung. Die Möglichkeit einer acuten Gastroenteritis durch grosse Mengen Cubeben, wie sie ältere Beobachter angeben, ist keineswegs in Abrede zu stellen. Auch der längere Gebrauch des Mittels führt nicht selten zu Digestionsstörungen.

Die den arabischen Schriftstellern bereits bekannten Cubeben waren schon im 13. Jahrhundert im europäischen Handel, dienten jedoch damals und bis zum

Jahre 1818, wo **Crawfurd** die in den ostasiatischen Ländern längst bekannte antiblennorrhagische Wirkung derselben ausserordentlich rühmte, nur als Gewürz. Abgesehen von der Gonorrhoe, wo ihre hauptsächlichste Wirksamkeit meist im Anfangsstadium, aber seltener bei chronischem Verlaufe hervortritt, sind dieselben auch bei anderen Urethralkatarrhen bei Männern und Frauen (**Trousseau**) und chronischer Cystitis (**Brodie**), bei Enuresis (**Deiters**), bei Neuralgien des Blasenhalses (**Caudmont**), bei Wechselfieber (**Delioux, Barby**), ja selbst bei Diabetes und Cholera asiatica in Anwendung gekommen. In neuerer Zeit rühmten **Trideau** u. A. das Mittel ausserordentlich bei Croup. Bestehender Magen- oder Darmkatarrh contraindicirt die Anwendung der Cubeben in allen Fällen.

Man giebt die Cubeben bei Gonorrhoe am besten allmälig steigend zu 1,0—10,0 3mal täglich in Form von Pulvern oder Boli.

Bei Darreichung in Pulvern macht Zusatz von Zucker oder Süssholzpulver den an sich unangenehmen Geschmack des Mittels noch widerwärtiger, während derselbe durch Zimmt oder andere Aromatica besser verdeckt wird. Am zweckmässigsten lässt man Cubebenpulver in Oblaten nehmen. Unzerkleinerte Cubeben, welche man früher bei Dyspepsie (auch verzuckert als **Cubebae conditae**) benutzte, kommen bei Gonorrhoe nicht in Anwendung. Seltenere Arzneiformen sind Latwergen (mit Honig, Syrup oder Balsamum Copaivae), Emulsionen (mit Eigelb zu 8,0—15,0, von **Velpeau** u. A. nur zu Klystieren empfohlen) und Aufgüsse (1:5—10, in England zu Einspritzungen gebräuchlich). Sehr rationell erscheint es, die von dem ätherischen Oele befreiten Cubeben als sog. **Cubebae praeparatae** in Anwendung zu bringen, weil dadurch die ungünstigen Wirkungen auf die Digestion aufgehoben werden und die Anwendung grösserer Einzelgaben ermöglicht wird.

Präparat:

Extractum Cubebarum; Cubebenextract. Aetherisch-spirituöses, dünnes Extract, braun, nicht in Wasser löslich. Das Präparat enthält sowohl das ätherische Oel als das Cubebin und die Cubebensäure und setzt beim Stehen Cubebin krystallinisch ab. Man giebt es zu 0,5—2,0 mehrmals täglich in Pillen, Bissen, Electuarien oder am zweckmässigsten in Gallertkapseln. Entsprechender würde ein spirituöses Extract der vorher durch Destillation vom ätherischen Oele befreiten Cubeben sein, billiger und einfacher auch das in Oesterreich officinelle spirituöse Extract. Das in Frankreich sehr gebräuchliche und von **Demarquay** sehr gepriesene **Extractum Cubebarum oleoso-resinosum**, welches zu 3,0—6,0 in Kapseln gegeben wird, hat offenbar keine Vorzüge. Eine Mischung des letzteren mit 3 Th. Weingeist bildet die zu 5,0—15,0 administrirte **Essence concentrée de cubèbe** (Tinctura cubebarum); ein Gemenge mit 7 Th. Zucker und 2 Th. Gummi arabicum das **Saccharure d'extrait de cubèbe**, welches zu 2—3 Esslöffel voll in Wasser verrührt genommen wird (**Rabuteau**).

Verordnungen:

1) ℞
Pulv. Cubebarum 50,0
D. in charta. S. Dreimal täglich 1—2 Theelöffel voll in Oblate zu nehmen.

2) ℞
Cubebarum pulv. 15,0
Succi Juniperi insp.
Syrupi simpl. āā 30,0
M. f. elect. D. S. In 24 Stunden zu verbrauchen. (**Zeissl.**)

Matico. — Der Abstammung nach den Cubeben nahe verwandt sind die als Antiblennorrhagicum besonders in Frankreich sehr geschätzten Blätter der in dem nördlichen Theile von Südamerika einheimischen Piperacee **Piper angustifolium** Ruiz et Pav. s. Artanthe elongata Miq., welche in ihrer Heimat als **yerba s. palo del soldato** (Soldatenkraut) grossen Ruf als blutstillendes Mittel besitzen. Dieses als **Folia Matico** bezeichnete Mittel enthält viel ätherisches Oel, Harz, eine krystallisirende Säure (Artanthesäure) und

Tannin, kommt übrigens im Handel vielfach verfälscht vor, obschon das auffallende Adersystem der Blätter dies von vornherein kaum als möglich erscheinen lässt. Dasselbe ist von Favrot als den Copaivabalsam übertreffendes Trippermittel gerühmt, da es die Gonorrhoe in 4—7 Tagen heile und auch in grossen Dosen den Magen nicht irritire. In neuerer Zeit hat sich die Industrie des Mittels bemächtigt, und Grimaults in den Zeitungen viel gepriesenen Maticoinjectionen enthalten hauptsächlich Kupfersulfat (Frickinger). Man kann Matico als wässrig spirituöses Extract (zu 2,0 in Pillenform) oder als Tinctur anwenden. Auch gegen Blasenkatarrh, bei Lungenblutungen, Bronchitis und Dyspepsie fand es in Frankreich Benutzung.

Balsamum Copaivae; B. Copaiba, B. Capivi; Copaivabalsam.

Der Copaivabalsam stammt von verschiedenen in den tropischen Ländern Südamerikas einheimischen Species der zur Familie der Caesalpinieen gehörigen Gattung Copaifera ab.

Die betreffenden Pflanzen, welche den schon seit Anfang des 17. Jahrhunderts bekannten Balsam liefern, der zuerst durch die Portugiesen in den europäischen Handel kam, sind theils hohe ansehnliche Bäume, theils Sträucher. Die hauptsächlichsten Species sind Copaifera officinalis L. (C. Jacquini) in Venezuela, Neu-Granada und auf Trinidad, C. Guianensis Desf. in Surinam, Guyana und am Rio negro, wahrscheinlich identisch mit C. bijuga Hayne, C. coriacea Mart. s. C. cordifolia Hayne in den brasilianischen Provinzen Bahia und Piauhy, C. Langsdorfii Desf. s. C. nitida Hayne, in West- und Nordbrasilien sehr verbreitet, und C. multijuga Hayne, von welcher der aus Para ausgeführte Copaivabalsam abstammen soll. Nach den Berichten der Reisenden fliesst der Balsam in grossen Mengen aus halbrunden Oeffnungen, welche am unteren Theile des Stammes bis in das Kernholz getrieben werden, oft in wenigen Stunden pfundweise aus einem einzigen Stamme. Karsten nimmt an, dass der Balsam durch Zerfall der Zellenwandungen entstehe.

Der Copaivabalsam ist eine Auflösung mehrerer Harze in ätherischem Oele.

Je nach der Menge des ätherischen Oeles ist der Copaivabalsam von verschiedener Consistenz, bald mehr zähflüssig, bald dünnflüssiger, stets aber von hellgelber bis goldgelber Farbe und unangenehm aromatischem eigenthümlichem Geruche, sowie von sehr scharf kratzendem und bitterlichem Geschmacke. Zum medicinischen Gebrauche wählt man die dickflüssigeren Sorten von 0,96—0,99 spec. Gew. Die meisten Proben drehen die Polarisationsebene stark nach links. Der Balsam ist mit absolutem Weingeist, Schwefelkohlenstoff, ätherischen und fetten Oelen vollkommen mischbar und löst sich leicht in Aether und Essigäther.

Die Frage, welchen Componenten des Copaivabalsams die antiblennorrhagische Wirksamkeit desselben zuzuschreiben ist, wird different beantwortet. Die Meisten schreiben dieselbe dem ätherischen Oele, Oleum Balsami Copaivae aethereum, zu und vindiciren dem Harzgehalte höchstens eine die Wirksamkeit mehr fixirende und verlangsamende Action (Schroff), während Andere (Weickart, Gubler, Zeissl) den Harzcomplex für ein ebenso sicheres und noch dazu billigeres Trippermittel als den Balsam selbst erklären. Nach den auf Veranlassung von Bernatzik in verschiedenen österreichischen Militärhospitälern angestellten Versuchen hat Copaivaöl allerdings antiblennorrhagische Wirkung, ohne jedoch die billigern flüssigen und ölreichen Balsamsorten an Activität zu übertreffen, und gilt dasselbe von dem Harzgemenge, welches jedoch vermöge seiner stark irritirenden Einwirkung auf den Tractus zur medicinischen Anwendung sich schlecht qualificirt.

Das Copaivaöl, $C^{10}H^{16}$ oder $C^{20}H^{32}$, ist ein wasserhelles dünnes Oel von 0,88—0,91 spec. Gew., gewürzhaftem Geruche, brennend scharfem Geschmacke und neutraler Reaction, welches bei 245—260° siedet. Es löst sich nicht in Wasser, dagegen in $2\frac{1}{2}$ Th. absolutem und 8 Th. rectificirtem Alkohol und in jedem Verhältnisse in Aether und Schwefelkohlenstoff. Es verbindet sich mit Iod ohne Verpuffung, bildet mit Salzsäure eine krystallinische Verbindung und wird durch schwächere Salpetersäure in eine harzartige Masse verwandelt. Auf der Haut bei Menschen eine Stunde lang applicirt, bedingt es kurzdauerndes gelindes Brennen, aber keine Röthung. Zu 30,0 tödtet es junge Kaninchen in 11—30 Std.; die Vergiftung verläuft unter Steigerung der Puls- und Athemfrequenz, vermehrter Diurese, Abgang schleimigblutiger Stühle, Adynamie und verminderter Sensibilität ohne Convulsionen (Mitscherlich). Beim Menschen treten nach grossen Dosen (30,0 in 2 Tagen in Einzelgaben von 3,0—6,0) Ructus, Brechneigung, selbst Erbrechen, Leibschmerzen und Diarrhoe, auch Dysurie auf, wobei der Puls anfangs voller und frequenter wird und die Temperatur um $\frac{1}{2}$° steigt, während zur Zeit der intensivern Darmreizung Pulsschwankung und Sinken der Eigenwärme beobachtet werden (Bernatzik). Wenn auch schon 2,0 Durchfall herbeiführen können, so ist doch die toxische Wirkung offenbar nicht gross, da selbst 15,0 auf einmal ohne nachtheilige Folgen verschluckt wurden (Pereira). Das Copaivaöl wird theils durch den Urin und die Exspiration, vielleicht auch durch die Haut als solches eliminirt, theils in ein violettrothes Harz oxydirt, welches im Urin erscheint; die Elimination durch den Harn, in welchem etwa 5% Oel unverändert wiedergefunden werden, ist in 36 Std. vollendet (Bernatzik). — Das Copaivaharz, welches aus einem sauren und indifferenten Harzantheile besteht, von denen der letztere aus einem in Alkohol löslichen und einem darin schwierig löslichen Bestandtheile zusammengesetzt ist, welche in ihrer Action keine Differenzen darbieten, bewirkt schon zu 2,5—3,0 heftige Leibschmerzen und führt in wiederholten Gaben von 5,0 zu intensiven Brechdurchfällen und Gastroenteritis. Auch entsteht danach vermehrte Diurese, Lumbarschmerz und Albuminurie, während Blase und Urethra weniger als durch das Oel irritirt werden und vermehrte Harnsäureexcretion nicht eintritt. Das Harz, von welchem sich ca. 13% im Harn wiederfinden, erscheint darin schon nach 6 Std.; die Elimination ist in 36 Std. vollendet (Bernatzik). Die Ansicht Köhlers, dass die Copaivasäure, welche Schweitzer in Form rhombischer Prismen von bitterem Geschmacke, schwachem Geruche und saurer Reaction erhielt, das wirksame Princip im Copaivabalsam sei, ist um so mehr zu bezweifeln, als viele Copaivabalsamsorten diesen Körper gar nicht oder nur spurweise enthalten; noch weniger ist erwiesen, dass das aus dem Copaivaöl im Körper resultirende Harz Copaivasäure ist, oder dass der in Spiritus schwer lösliche Antheil des Copaivaharzes im Körper zu Copaivasäure wird. — Die heftig reizende Wirkung auf den Tractus, welche grössere Dosen Copaivabalsam besitzen, muss nach den mitgetheilten Untersuchungen den darin enthaltenen Harzen zugeschrieben werden. Ein sowohl nach grossen Dosen als nach längerem Gebrauche kleinerer Gaben eintretendes eigenthümliches Phänomen ist das Auftreten von Roseolae, in einzelnen Fällen von Ekzem, welches von manchen Aerzten als das Aussetzen des Mittels bei Gonorrhoe indicirend angesehen wird, da gerade bei Patienten, welche das Exanthem bekommen, der Tripper am schlechtesten heilen soll. Seltener kommt diffuses Erythem und Purpura vor (Mauriac).

Die Anwendung des Copaivabalsams als Antigonorrhoicum datirt aus der Mitte des vorigen Jahrhunderts (Fuller), während das Mittel ursprünglich in seiner Heimat zur Behandlung von Wunden diente; später haben besonders Hunter und Swediaur, Ribes, Delpech, Theden, Chopart zur Verbreitung der Balsamtherapie beigetragen. Im Allgemeinen findet jetzt das Mittel vorzugsweise Anwendung, wenn die entzündliche Reizung bei Gonorrhoe geschwunden ist, doch hat bereits Ribes den Nachweis geliefert, dass auch frische Gonorrhoe und selbst die sog. Trippermetastasen (Epididymitis, Orchitis, Arthritis gonorrhoica) durch Copaivabalsam geheilt werden können. Ob gerade die mit dem Mittel vorgenommenen Abortivcuren der Gonorrhoe (Richter, Köhler) Stricturen hinterlassen, oder ob dieselben vorzugsweise den damit behandelten alten Fällen zukommen, halten wir für unentschieden. Ueber den Werth des Copaivabalsams den topischen Adstringentien gegenüber haben wir uns schon oben ausgesprochen. Eine Inconvenienz bei seiner Anwendung ist der Widerwillen der meisten Patienten gegen denselben, sowie die nach grossen Dosen nicht selten auftretende Blasenreizung und Empfindlichkeit der Nierengegend. Dass Copaivabalsam Gonorrhoe nur dann heile, wenn er Diarrhoe bewirke (Ansiaux, Krahmer), ist unrichtig.

Von der Gonorrhoe abgesehen fand Copaivabalsam auch bei Cystitis chronica innerlich und in Injection (Souchier, Dupuytren u. A.), selbst bei C. haemorrhagica (Baizeau), bei chronischen Katarrhen der Bronchien der Lunge, namentlich bei reichlicher schleimigeitriger Absonderung (hier meist mit Terpenthinöl), aber auch selbst bei Lungenblutungen und als Specificum gegen Croup und Diphtheritis (Trideau), als Diureticum bei Wassersuchten, wo das schon von Monro empfohlene und von Wilks und Dixon 1874 wieder aufgefrischte Mittel nach den Erfahrungen in Guy's Hospital in der Form der Resina Copaivae sich bei Integrität des Nierenparenchyms ganz vorzüglich bewährt und namentlich bei Compensationsstörungen die Wirkung der Digitalis vorzüglich unterstützt (Taylor), bei Iritis und Hypopyon (Hall), bei Dysenterie (Body) und chronischem Rheumatismus (Hall), endlich bei Psoriasis, wo Hardy und Purdon eine substitutive Entzündung der Haut mittelst Copaivabalsam zu bewirken suchten, Verwendung. Auch hat man den Balsam pure extern bei Ophthalmia purulenta, indolenten Schenkelgeschwüren und drohender Mastitis (Hall), sowie bei Scabies statt Perubalsam mit Erfolg benutzt (Fröhlich, Monti).

Man giebt Copaivabalsam am einfachsten in Substanz in Gallertkapseln zu 0,5—2,0 (10—40 Tropfen) pro dosi 3—4mal täglich.

Die Form der Capsules gélatineuses au copahu, Capsules de Mothe, von denen jede etwa 0,5 enthält, macht jede andere Darreichungsform überflüssig. Das Hinunterspülen der befeuchteten Kapseln ist offenbar nicht schwierig. Man hat auch ähnliche Kapseln mit āā Extr. Cubebarum oder mit Myrrha, Copaiva und einem Eisensalze oder selbst mit Pepsin und Bismut. nitr., welche jedoch keine Vorzüge darbieten und den Zweck, Irritation des Magens zu vermeiden, nicht erreichen. Bei nicht zu empfindlichen Geschmacksorganen kann man Copaivabalsam auch pure in Tropfenform nehmen lassen, am besten aus einem Liqueurgläschen, worin ein Paar Theelöffel Portwein oder Arrac sich befinden. Auch kann man etwas Citronensaft oder einige Tropfen Spiritus Menthae piperitae nachnehmen lassen. Posner und Simon empfahlen vorheriges Ausspülen des Mundes mit Pfefferminzwasser oder Einnehmen mit Kaffee, Thee oder Kamillenthee; Siegmund Verreiben des Balsams mit Zucker zu einer Paste. Will man den Balsam unverändert in Pillen administriren, so lässt man 1 Th. geschabtes Wachs mit 2 Th. Balsam zusammenrühren und 3 Th. Pflanzenpulver (am besten Pulv. Cubebarum) hinzufügen. Früher machte man Pillen aus Copaivabalsam in der Weise, dass man ihn mit Gi. Arab. emulgirte und Pflanzenpulver hinzusetzte. Ebenso waren Emulsionen (10,0 bis 20,0 mit $^{1}/_{2}$ Gi. Arab. auf 150,0 Colatur) und Latwergen (mit 2 Th. Pulv. Cubeb. auf 1 Th. Bals. Cop.) und Mixturen beliebt, von denen einzelne, z. B. die sog. Potio Choparti, noch jetzt hie und da Anwendung finden. Zusatz von Mineralsäuren soll die von dem Balsam bedingten Verdauungsbeschwerden mildern. Electuarien nimmt man in Oblaten, ebenso die nicht unzweckmässige Form der Oelgallerte (Gelatina Balsami Copaivae s. Bals. Cop. solidificatum), die man durch Vermischen mit $^{1}/_{6}$ Cetaceum herstellt und messerspitzen- bis theelöffelweise administrirt.

Manche aus Copaivabalsam gefertigte Formen enthalten nicht sämmtliche Bestandtheile desselben, sondern nur vorzugsweise das Harz oder eine aus demselben dargestellte Harzseife. Dahin gehört die mit $^{1}/_{2}$ Th. Magnesia usta unter Erwärmen dargestellte Masse, welche auch durch 8—10tägiges Stehenlassen von

16 Th. Balsam mit 1 Th. Magnesia usta erhalten werden kann und besonders zur Darstellung von Pillen (mit āā Pulvis Cubebarum) dient. Aehnliche Verseifungsproducte sind auch mit Kalk zu erhalten und z. B. in den Capsules Anglaises du Dr. Humann enthalten, wie sich die Magnesiaverbindung in den Capsules de Raquin findet. Die völlig vom Oel befreite Harzmasse bildet das Balsamum Copaivae siccum s. Resina Copaivae s. Balsamum Parisiense, welches innerlich zu 1,0—4,0 pro die in Pillen (mit Magnesia, Cubeben und einem Extract), bei Hydrops zu 3mal täglich 0,8 in Emulsion (Taylor) Anwendung findet.

Das Copaivaöl ist ebenfalls am zweckmässigsten in Gallertkapseln zu 10—20—30 Tr. allmälig steigend anzuwenden. Wolfsheim gab es in Emulsionen (8,0 auf 120,0 und 20 Tr. Opiumtinctur, 3stündlich einen Esslöffel voll); Reil rühmte Injectionen in Urethra (6 Tr. auf 200,0).

Vielfach verbindet man zum inneren Gebrauche den Copaivabalsam mit Cubeben oder Cubebenextract. Mischungen dieser Art bilden die sog. Copahine und Copahine Mège, welche letztere ursprünglich ein durch Salpetersäure solidificirter und veränderter Balsam war. Oblonge Boli aus einer mit Eigelb gemachten Emulsion von āā Balsam. Copaiv. und Extract. Cubeb. oleoso-resinosum mit Eibschpulver bilden die sog. Trochisci cubebini Pharm. Hamb.

Aeusserlich ist der Copaivabalsam in Klystierform (Bretonneau, Velpeau), in Injectionen (Jeannel) und in Suppositorien (Colombat) benutzt. Bei der Anwendung im Klystier, wobei man sich der Emulsion bedient, hat man sich davor zu hüten, den Sphincter beim Herausziehen der Spritze mit dem Inhalte zu befeuchten, weil sonst die ganze Flüssigkeit auf einmal wieder abgeht. Zu Injectionen dient der mit Natron verseifte Balsam, zu Suppositorien die Resina Copaivae (mit āā Oleum Cacao und etwas Opiumextract).

Zur Injection empfiehlt Langlebert auch eine Aqua Copaivae, namentlich als Vehikel für Zinksulfat und andere Adstringentien.

Verordnungen:

1) ℞
Balsami Copaivae 15,0
Tinct. cort. Aurantii 2,0
M. D. S. 3mal täglich 20 Tropfen, allmälig auf 40—60 steigend. (**Simon.**)

2) ℞
Balsami Copaivae 15,0
Tinct. aromaticae acidae 5,0
M. D. S. 4mal täglich 15—20 Tropfen. (**Zeissl.**)

3) ℞
Cerae albae rasae 5,0
terendo admisce
Balsami Copaivae 10,0
Pulv. Cubebarum 15,0
F. pilul. No. 150. Consp. pulv. Cassiae. D. S. 3mal täglich 5—10 Stück. (Besser in Form von Boli, vgl. S. 160.)

4) ℞
Massae balsami Copaivae cum Magnesia usta
Pulv. Cubebarum āā 10,0
M. f. boli No. 20. Consp. Cass. pulv. D. S. Täglich 3mal 1—2 Stück.

5) ℞
Balsami Copaivae 15,0
Magnesii carbonici q. s.
ut f. massa aequalis e qua form. boli No. 40. Obducantur gelatina. D. S. 2mäl täglich 1—2 Stück. (Pilules de Copahu **Cod. Fr.**)

6) ℞
Balsami Copaivae 30,0
Magnesiae ustae 3,0
Catechu pulv. 5,0
Pulv. Cubeb. 40,0
Olei Menth. pip.
Ol. Cassiae āā gtt. 5.
M. f. elect. D. S. 3mal täglich 1 Theelöffel voll in Oblate. (**Beyran.**)

7) ℞
Balsami Copaivae
Syrupi Balsami Tolutani āā 50,0
Aq. Menth. pip. 100,0
Spiritus 50,0
Spiritus nitrico-aetherei 5,0
M. D. S. 2mal täglich 1 Esslöffel. (Potion de **Chopart**. Auch gegen Lungenblutungen benutzt.)

8) ℞
Balsami Copaivae 15,0
Gummi Arabici 4,0
Aquae 10,0
Olei Menth. pip. 0,3
Syrupi simpl. 75,0
M. D. S. Mehrmals täglich ½—1 Esslöffel. (Sirop au copahu von **Puche**.)

9) ℞
Balsami Copaivae 40,0
Natrii carbonici 20,0
Aq. dest. 940,0
M. D. S. Zur Injection mit 3 Th. Wasser verdünnt anzuwenden. (**Jeannel**)

Als Surrogate des Copaivabalsams dienen in Ostindien der sog. Gurjunbalsam, Balsamum Dipterocarpi s Gurjunae, welcher von verschiedenen ostindischen Species von Dipterocarpus (Fam. Guttiferae) abstammt, und der Balsam von Hardwickia pinnata Roxb, für welche beide die Bezeichnung Woodoil im Handel gebräuchlich ist, ferner das aus dem gelben Sandelholz durch Destillation erhaltene, ebenfalls als Woodoil bezeichnete Oleum Santali citrini (Henderson, Panas), welches in seinem Vaterlande als Parfum verwendet wird. Alle diese Stoffe werden zu 0,5—2,0 intern am besten in Gallertkapseln oder in Emulsion verordnet. Ostindische Aerzte rühmen den Gurjunbalsam intern in Emulsion (30,0 mit 15,0 Gummi Arab. und 450,0 Kalkwasser zu 3mal täglich 1 Esslöffel) und äusserlich in Umschlägen mit āā Kalkwasser als Specificum bei Lepra. Bei dem internen Gebrauche gegen Tripper darf man Dosen von 4,0, auf 2mal bei der Mahlzeit genommen, nicht wohl überschreiten, da sonst leicht Kolik und heftige Diarrhoe entsteht (Mauriac). In den Harn scheint vom Gurjunbalsam mehr als vom Copaivabalsam überzugehen (Deval); Schweiss und Athem zeigen den Geruch des Balsams, der nicht so leicht wie Copaiva Roseola erzeugt. Vidal fand Umschläge mit āā Kalkwasser besonders bei Eichel-, Vorhaut- und Scheidentripper wirksam.

2. Ordnung. Uterina, Gebärmuttermittel.

Wir vereinigen unter dieser Abtheilung die eigentlichen Emmenagoga, deren Hauptrepräsentant die Herba Sabinae bildet, und das durch seine Eigenschaft, den Uterus zu Contractionen anzuregen, als wehentreibendes Mittel geschätzte Mutterkorn. Das Nähere über Wirkung und Gebrauch, so weit solches nicht bereits S. 96 Erledigung gefunden hat, wird bei den einzelnen Artikeln mitgetheilt werden.

Summitates Sabinae, Herba Sabinae, Frondes s. Ramuli Sabinae; **Sabinakraut**, Sadebaumspitzen, Sevenbaumkraut.

Die Sadebaumspitzen sind die Zweigspitzen von wildwachsender oder cultivirter Sabina officinalis Garcke (Juniperus Sabina L.), einem Strauche oder Baume aus der Familie der Cupressineae, welcher in den subalpinen Gegenden von Mittel- und Südeuropa, Nordasien und Nordamerika einheimisch ist und sich durch seine gedrängten Aeste und seine überhängenden (nicht aufrechten) Beerenzapfen von der nahe verwandten Juniperus Virginiana Berg unterscheidet. Die Zweigspitzen des Sadebaumes sind mit 3 oder 4 Reihen stumpfer (Sabina tamariscifolia) oder etwas zugespitzter (S. cupressina), 3 Mm.

langer Blättchen schuppig eingehüllt, an deren convexer Rückenfläche eine runde oder längliche, dunklere, vertiefte Oeldrüse sich findet. Die dunkelblauen oder braungrauen, unregelmässig eingeschrumpften, meist 2 Samen einschliessenden Beeren sind von einem Durchmesser von 5 Mm., riechen wie die Blätter stark unangenehm balsamisch und schmecken widerlich harzig bitter. Um die Verwechslung mit Juniperus Virginiana, welche bei uns ebenfalls cultivirt wird und welche einen viel schwächeren Geruch besitzt, zu verhüten, erscheint es zweckmässig, die Summitates Sabinae von fruchttragenden Bäumen zu sammeln, da nur die Verschiedenheit der Früchte als Kriterium der Aechtheit anzusehen ist.

Das wirksame Princip der Sadebaumspitzen ist das früher officinelle Sabinaöl oder Sadebaumöl, Oleum Sabinae, welches zu den am schärfsten wirkenden Olea aetherea gehört.

Das gewürzhaft brennend schmeckende, penetrant riechende Oel, von welchem die frischen Blätter und Zweige $1^{1}/_{3}\%$, die getrockneten 1% und die frischen Beeren 10% liefern, ist blass- oder dunkelgelb und rectificirt farblos. Es ist isomer mit dem Terpenthinöl, löst sich in jeder Menge Weingeist und verpufft mit Iod heftig. Es erzeugt bei äusserlicher Application intensive Röthung und Blasenbildung und tödtet intern zu 8,0—15,0 Kaninchen binnen 6 Std., indem es Beschleunigung des Herzschlages, anfangs Zunahme und später Abnahme der Athemfrequenz, vermehrte Diurese und Defäcation, Muskelzittern, Mattigkeit, Anästhesie und Tod bedingt, worauf die Section Entzündung im Magen, Darm, Nieren und Blase nachweist (C. G. Mitscherlich). Die Wirkung toxischer Dosen bei Thieren ist im Wesentlichen der des Terpenthinöls gleich und differirt in keiner Weise von derjenigen der Sadebaumspitzen, von denen 15,0 einen Hund tödten (Orfila). Dass in letzteren das Sadebaumöl das einzige active Princip ist, scheint daraus zu erhellen, dass ältere trockne Summitates Sabinae viel minder stark giftig wirken als frische Zweigspitzen, wenn sie in Substanz genommen werden, und dass auch Aufgüsse und Abkochungen schwächer als Sabina in Substanz wirken. Die verhältnissmässig zahlreichen Vergiftungen mit Sadebaum am Menschen, welche die Anwendung desselben als volksthümliches Abortivum zu Wege gebracht hat, zeigen in ihrer Symptomatologie eine Combination der Erscheinungen von Magen- und Darmirritation (heftigen Magenschmerz, Erbrechen, selbst Blutbrechen, in einzelnen Fällen Speichelfluss, selten Purgiren) mit denen von Reizung der Niere und Blase (Strangurie, manchmal Hämaturie) und mit Cerebrospinalsymptom (Dyspnoe, allgemeine Anästhesie, Krämpfe, Coma, bisweilen Mydriasis). Die Behandlung der Vergiftung, welche schon in 12—14 Std. zum Tode führen kann, ist eine rein symptomatische und erfordert je nach den vorwiegenden Erscheinungen bald Antiphlogose und Demulcentia, bald Opiate und Narcotica, bald Analeptica. Der Uebergang des Sadebaumöls in Blut, Harn und Athem ist bei toxischen Dosen durch den Geruch constatirt.

Man schreibt den Summitates Sabinae und dem Sadebaumöl specifische Action auf den Uterus zu, weshalb sie bis auf den heutigen Tag missbräuchlich zur Abtreibung der Leibesfrucht in Anwendung gezogen und von Aerzten bei Menostase verordnet werden.

Die schon seit Galens Zeiten bekannte abortive Wirkung der Sabina lässt sich nach den praktischen Erfahrungen nicht in Abrede stellen, doch ist selbst nach grossen toxischen Dosen Eintritt von Abortus bei Schwangeren nicht constant, und sogar in Fällen, wo das Mittel den Tod herbeiführte, kam es häufig nicht zum Abgange der Frucht; so berichtet Taylor, dass von 4 ihm bekannten Todesfällen durch Sabina 3 ohne Abortus verliefen. Nach Foderé nahm eine Frau in abortiver Absicht ohne Erfolg 3 Wochen lang täglich 100 Tr. Sabinaöl. Hertwig konnte an trächtigen Thieren die abortive Action der Sabina nicht constatiren. Das Eintreten von Abortus nach dem Mittel ist manchmal Folge des dadurch bedingten äusserst heftigen Erbrechens, in der

Regel aber wohl von dem Andrange des Blutes zu den Beckenorganen und Hyperämie des Uterus abzuleiten, welche zu vorzeitiger Ablösung der Placenta oder auch zu apoplektischem Tode des Fötus (Vogt) führt. Es braucht kaum bemerkt zu werden, dass der Arzt bei Menostase nur in solchen Fällen von der Sabina Gebrauch machen darf, wo jeder Verdacht auf Gravidität fern liegt.

Andere Anwendungen der Sabina, z. B. als blutstillendes Mittel bei Metrorrhagie, als Diaphoreticum bei Gicht, wogegen es Alexander Raven nach Erfahrungen in einem Nonnenkloster zu Münster rühmte, sowie gegen Unfruchtbarkeit, wobei Krahmer das von Kopp empfohlene Mittel nicht bewährt fand, sind ohne Bedeutung. Auch äusserlich, wo Sabina als starkes Reizmittel in verschiedenen Richtungen Anwendung erhielt, lässt sich dieselbe durch andere scharfstoffige Medicamente ersetzen.

Man giebt die Summitates Sabinae innerlich als Emmenagogum zu 0,2—1,2 in Pulverform oder einen Aufguss von 2,0—10,0 auf 200,0 Colatur esslöffelweise. Aeusserlich dienten sie früher als Streupulver und besonders zu Salben zur Beseitigung von Condylomen (mit ā ā Fett nach Horn), seltener zu irritirenden Einspritzungen in Aufgussform (1:10—20) bei Blennorrhagie, Fluor albus, Nachtripper und veralteten Fistelgeschwüren. Das Oleum Sabinae lässt sich innerlich zu $1/8$—3 Tr. und mehr in Oelzucker, Pillen oder spirituösen Lösungen verordnen, äusserlich ist es pure bei cariösen Zähnen und zur Bepinselung von Condylomen, auch in Salben und Linimenten als Hautreiz sowohl bei Menostase als bei Lähmungen und Alopecie (Pinkus) gebraucht.

Präparat:

Extractum Sabinae; Sabinaextract, Sadebaumextract. Wässrig-spirituöses dickes Macerationsextract, grünbraun, in Wasser trübe löslich. Innerlich zu 0,03—0,2 mehrmals täglich, in Pillen. Aus 3 Th. Extract und 3 Th. Ungt. cereum ex tempore gemischt wurde die früher officinelle, als scharf reizende Verbandsalbe (bei Fontanellen u. s. w.) oder zu irritirenden Einreibungen benutzte Sadebaumsalbe, Unguentum Sabinae, bereitet. In älterer Zeit war auch eine Tinctura Sabinae und ein mit dieser bereitetes Cerat (Ceratum Sabinae) in Gebrauch.

Anhang: Sonstige Emmenagoga. Ein ähnliches Oel wie das Oleum Sabinae ist das sog. Cedernöl, Oleum Cedriae s. Juniperi Virginianae, welches in Amerika als Emmenagogum und Anthelminticum gebraucht wird und wiederholt, als Abortivum angewandt, zu Vergiftungen führte, welche unter allgemeinen tonischen Krämpfen, Trismus, Pulsverlangsamung, Dyspnoe und Erbrechen einer nach dem Oele riechenden Flüssigkeit zu Coma und Tod führten. In den Vereinigten Staaten steht die Wurzel der Baumwollpflanze Gossypium herbaceum L., Radix Gossypii, als Emmenagogum und Abortivum in Form eines Decocts in Ruf. In gleichem Rufe stehen in Frankreich u. England die Blätter des Eibenbaumes, Taxus baccata L., welche neben ätherischem Oele ein Alkaloid enthalten, welches bei Infusion in die Venen Hunde zu 0,12 und Kaninchen zu 0,02 in $1/4$—1 Std. tödtet, wobei die Symptome in starkem Sinken der Athemfrequenz und Herzaction, Dyspnoe und terminalen Krämpfen bestehen und der Tod durch Erstickung eintritt (Borchers). Endlich gelten auch die Blüthen der bei uns als Zierpflanze cultivirten Pfingstrose, Paeonia officinalis L., deren glänzende, schwarzbraune Samen der Aberglaube früherer Zeiten zu Hals- und Armbändern für zahnende Kinder verarbeiten liess, als menstruationsbefördernd. Das wirksame Princip ist nicht bekannt, doch sind die Blüthenblätter entschieden giftig, da ein Aufguss Kopfschmerz, Ohrensausen, Flimmern vor den Augen, heftige Leibschmerzen, Erbrechen und intensive mehrwöchentliche Darmentzündung produciren kann (Thomson).

Folia s. Herba Rutae; Rautenblätter. — Diese früher officinelle, wenig gebräuchliche Droge stellt die meergrünen, durch ansehnliche Oelräume durchscheinend punktirten Blätter der in den Mittelmeerländern wild wachsenden, bei uns in Gärten gezogenen Gartenraute, Ruta hortensis L., eines Halbstrauches aus der Familie der Rutaceen, dar. Ihr eigenthümlicher, starker, etwas an Pimpinelle erinnernder Geruch und bitterlicher, aromatischer Geschmack gehen beim Trocknen mehr oder minder verloren. Sie enthalten ein als Rautenöl, Oleum Rutae, bezeichnetes ätherisches Oel, von welchem jedoch selbst aus südfranzösischem Kraute nicht mehr als $1/4 \%$ (aus den Früchten 1%) erhalten wird. Dasselbe besteht aus einem unter 200^0 siedenden Kohlenwasserstoff und einem bei 226^0 siedenden, durchsichtig farblosen, von oben gesehen bläulich fluorescirenden, bei $+6^0$ fasrig krystallinisch erstarrenden, sauerstoffhaltigen ätherischen Oele, welches als Methylcaprinol oder Methylpelargonylketon sich ausgewiesen hat (Giesecke). Das Rautenöl, welches zu 1,0 in die Vene eines Hundes injicirt in 2 Min. Erbrechen, Schwindel und Lähmung der Hinterbeine, jedoch nicht den Tod bedingt (Orfila), ist wahrscheinlich die Ursache der emmenagogen Wirkung der Raute, welche den Alten (Hippocrates) schon bekannt war und in Frankreich noch gegenwärtig vom Volke zu abortiven Zwecken ausgenutzt wird, in welcher Hinsicht Wurzel, Kraut und Saft den Blättern nachstehen sollen (Hélie). Grosse Dosen des Saftes können zu Vergiftung, unter deren Symptomen Speichelfluss, Anschwellung der Zunge, Enteritis und Sinken der Körperwärme und des Pulses sich auszeichnen, selbst mit letalem Ausgange, führen (Tardieu). Das Kraut von Ruta graveolens (und noch mehr von R. montana L.) ist ausserordentlich scharf und kann das Einsammeln der Blüthen und Samen oder das Schneiden des Krautes an den Händen erysipelatöse Entzündung mit heftigen Schmerzen und Jucken, selbst mit Blasenbildung und späterer Desquamation, bedingen, welche Affection mehrere Wochen dauern kann. Die herabsetzende Wirkung auf den Geschlechtstrieb bei Männern und viele schöne andere Sachen, welche die Schola Salernitana der Gartenraute zuschreibt (Ruta viris minuit Venerem, mulieribus addit, Ruta facit castum, dat lumen et ingerit astum), existiren nur in der Phantasie. Das Oleum Rutae diente früher zu ableitenden Einreibungen (bei Tympanites, wo es das Frottiren allein auch wohl thut) und innerlich zu 1—5 Tr. bei Krämpfen, Menostase und Helminthiasis.

Secale cornutum: Mutterkorn.

Dieses seit dem 16. Jahrhundert medicinisch benutzte vegetabilische Product ist das Dauermycelium eines als Cordiceps purpurea Fr. oder Claviceps purpurea Tulasne bezeichneten Pilzes aus der Familie der Pyrenomyceten. Derselbe kommt in drei verschiedenen Entwicklungszuständen vor, von denen die beiden ersten an der Blüthe und den Fruchtknoten verschiedener Gramineen sich entwickeln, namentlich am Roggen, Secale cereale L., und deren zweiter das Mutterkorn darstellt.

Von den zuerst durch Tulasne als zusammengehörig erkannten, früher als selbstständige Bildungen angesehenen Entwicklungszuständen von Claviceps purpurea ist der erste die sog. Sphacelia von Leveillé oder der Roggenhonigthau, ein zäher gelblicher süsser Schleim von unangenehmem Geruche, der sich in jungen Roggenblumen in der Weise entwickelt, dass die auf diese niedergefallenen Pilzsporen eine Menge feiner Zellfäden, sog. Hyphen, treiben, welche den untern Theil des jungen Fruchtknotens durchziehen, wobei gleichzeitig ein süsser Saft als regressives Product des mehr oder minder zerstörten Fruchtknotens ausschwitzt. Diese Sphaceliaform besteht aus einer zelligen Schlauchschicht oder Keimhaut und basidienähnlichen Schläuchen, an deren Spitze eine Kette kleiner, länglich eirunder Zellen, sog. Spermatien, sich abschnüren. Ist die Sphaceliaform vollständig entwickelt, so bildet sich durch Anschwellung und Verdichtung der Myceliumfäden am Grunde des Blüthenbodens ein dichtes und festes Zellgewebe, das später zu einem fleischigen, dreieckig prismatischen, meist gekrümmten, nach beiden Enden oder nur nach oben verschmälerten, aussen violett schwarzen Körper auswächst, der an seiner

Spitze das vertrocknete und verschrumpfte Sphacelium wie eine schmutzigweisse Mütze trägt. Dieses wegen seiner Aehnlichkeit mit einem Sporn von den Franzosen als Ergot bezeichnete Gebilde, das zweite unfruchtbare Entwicklungsstadium des Pilzes (Sclerotium oder Dauermycelium), ist das Mutterkorn, Sclerotium clavus DC., aus welchem sich, wenn es von der Getreideähre losgelöst im Herbst oder Frühjahr auf günstigen Boden geräth, der eigentliche Kernpilz entwickelt, indem die äussere Schicht des Sclerotium sich nach Verlauf mehrerer Wochen hier und da in Läppchen ablöst und an den entblössten Stellen kleine, anfangs röthlichgelbe, später bräunliche gestielte Köpfchen sich entwickeln. An jedem Köpfchen befinden sich unter der Form von in das Stroma eingesenkten Warzen die Fruchtbehälter oder Perithecien, welche mit zahlreichen Sporenschläuchen (Asci) gefüllt sind, von denen jedes acht Keimkörner (Sporen) enthält. Ein Sclerotium kann 20—30 Kernpilze produciren, welche eine Million Sporen entwickeln.

Das Mutterkorn des Roggens — das allein medicinisch gebräuchliche, welches die auf anderen Gräsern vorkommenden analogen Bildungen an Grösse meist übertrifft — bildet gerundet dreikantige, meist bogenförmig gekrümmte, spindelförmige Körner, welche höchstens 40 Mm. lang und 6 Mm. dick sind und deren dunkelviolette oder schwarze, am Grunde hellere, schwach bereifte, oft eingesunkene Flächen gewöhnlich bis tief in das innere weisse oder röthliche Gewebe hinein aufgerissen sind. Das Mutterkorn ist von derbem Gefüge und dichtem Bruche, hornartig, schwierig zu pulvern, von fadem, eigenthümlichem unangenehmem Geschmacke und von ranzigem widrigem Geruche. Das Mutterkorn muss in der Apotheke vorsichtig aufbewahrt werden und bedarf öfterer Erneuerung; besonders leicht zersetzt es sich in gepulvertem Zustande, weshalb es zweckmässig erscheint, stets frisch gepulvertes Mutterkorn zu verordnen. Nach der Pharmakopoe soll Mutterkorn nur nach völliger Erschöpfung mit Aether zur Verwendung kommen. Die Droge muss vor der Reife des Roggens in vollkommen entwickeltem Zustande gesammelt werden; unreifes und überreifes Mutterkorn ist ohne Wirkung. Das wirksamste scheint in höheren Lagen auf Sand- oder Kalkboden zu wachsen (Oesterlen). Einzelne Mutterkornarten von andern Gramineen, z. B von der nordafrikanischen Ampelodesmus tenax, scheinen noch stärker als Roggenmutterkorn zu wirken. Die von Estachy als Maismutterkorn bezeichnete und als Ersatz empfohlene Droge ist vermuthlich nicht zu Claviceps gehörig, sondern Maisbrand, Ustilago Maïdis, welcher allerdings ebenfalls nach veterinärärztlichen Erfahrungen fruchtabtreibend wirkt. Das Maismutterkorn ist nicht mit dem als Verderame bezeichneten Pilze der Maiskörner zu verwechseln, auf welchen die Entstehung des in Italien so verderblichen Pellagra zurückgeführt wurde (Balardini). Die gegen Hautkrankheiten (Ekzem, Psoriasis, Scabies) mit Erfolg benutzten Präparate aus verdorbenem Mais (Maïs guasto) von Lombroso und Erba, Oleum et Tinctura Maïdis corruptae, sind nicht aus dem mit Verderame behafteten Mais, sondern aus einem durch künstliche Fermentation veränderten Mais erhalten.

Als schädliche Beimengung des Getreides ist Mutterkorn bereits im Mittelalter in Frankreich erkannt. Die wehentreibende und blutstillende Wirkung fand zuerst in der deutschen Volksmedicin Verwerthung. Die Empfehlung von Camerarius (1688) in der Geburtshülfe kam später in Vergessenheit, so dass das Mittel 1807 durch Stearns von Amerika aus gewissermassen nach Europa neu importirt wurde. Der Name Mutterkorn scheint nicht in den Beziehungen zur Gebärmutter seinen Grund zu haben, vielmehr deutet die Bezeichnung mater secales auf Kornmutter, d. h. vergrössertes Korn, hin.

Als die wirksamen Principien des Mutterkorns sind nach den Untersuchungen von Dragendorff und Podwissotzky eine eigenthümliche Säure, die Sclerotinsäure, und eine als Scleromucin bezeichnete colloidale Substanz anzusehen.

Die Sclerotinsäure, welche in gutem Mutterkorn zu 4,5% enthalten ist, bildet eine geschmack- und geruchfreie, hygroskopische, in Wasser lösliche, in Alkohol schwer lösliche, nicht glykosidische, alkalische Kupferlösung langsam reducirende Substanz, welche von Gerbsäure und Phosphormolybdänsäure gefällt wird. Das Scleromucin, welches sich im Mutterkorn zu 2—3% findet, wird in unreinem, stark mit Aschenbestandtheilen imprägnirtem Zustande durch Fällung eines wässrigen Mutterkornauszuges mit 40 — 50% Alkohol erhalten. Beide Körper sind stickstoffhaltig; das Scleromucin soll sich zu Sclerotinsäure wie Bassorin zu Gummi verhalten. Die Sclerotinsäure, welche offenbar das hauptsächlichste active Princip des Mutterkorns ist, tödtet Frösche zu 0,12, kleine Katzen zu 0,3 und Kaninchen zu 0,8; das in seiner Wirkung gleichartige sclerotinsaure Natrium wirkt bei Warmblütern erst in der zwei bis dreifachen Menge toxisch.

Neben den activen Principien findet sich im Mutterkorn ein aus Oleïn, Palmitin und wenig Butter- und Essigsäure bestehendes Fett, welches bis 35% des Pilzes ausmacht und dessen angebliche giftige Wirkungen (Wright, Parola) offenbar nur auf Beimengungen zurückzuführen sind. Bedeutungslos für die Wirkung ist auch der eigenthümliche Mutterkornzucker (Mykose), welcher sich leicht in Milchsäure zu verwandeln scheint. Dasselbe gilt von den Farbstoffen (Scleroiodin, Scleroxanthin und Sclererythrin, obschon letzteres nicht ganz unwirksam ist, doch kommt es nur zu $^{1}/_{20}$—$^{1}/_{10}$% im Mutterkorn vor. Seit den Untersuchungen Dragendorffs thut man wohl, die früher viel gebräuchliche Bezeichnung Ergotin für das active Princip des Mutterkorns zu meiden, zumal da dieser Name ganz verschiedenen Substanzen beigelegt wurde. Zuerst gebrauchte denselben Wiggers für ein durch Auskochen von gepulvertem, mit Aether vom Fett befreiten Mutterkorn mit Weingeist und Behandlung des Verdunstungsrückstandes des weingeistigen Auszuges mit Wasser erhaltenes rothbraunes, scharf und bitter schmeckendes, in Wasser und Aether unlösliches, dagegen in Alkohol lösliches Pulver, welches allerdings toxisch wirkt, jedoch Herz und Gefässe nicht wie Mutterkorn oder Mutterkornextract beeinflusst, sondern neben Herabsetzung der peripheren sensiblen Nerven Convulsionen und Tetanus von den Centren aus erregt (H. Köhler). Später gebrauchte Bonjean die Bezeichnung Ergotin (Ergotin von Bonjean) für das in die Praxis eingeführte wässrige Extract, in welchem der wesentlich wirksame Bestandtheil sich allerdings findet. Endlich gebrauchte Wenzell die Benennung Ergotin für ein von ihm im Mutterkorn aufgefundenes Alkaloid, dessen Wirkung nicht näher bestimmt wurde, während von Wenzell selbst die contrahirende Wirkung auf den Uterus, jedoch ohne sichere Belege, einem zweiten Alkaloide, dem Ekbolin, zugeschrieben wurde. Rossbach (1874) fand ein nach Wenzells Methode dargestelltes Ekbolin zu 0,01 die Contractionen des Ventrikels des Froschherzens verlangsamend und einzelne Partieen desselben, offenbar durch directe Wirkung auf den Muskel, lähmend. Ein in Wasser unlösliches, krystallinisches, fluorescirendes Mutterkornalkaloid ist neuerdings von Tanret aufgefunden und als Ergotinin bezeichnet, kann aber ebenfalls nicht als das auf den Uterus wirkende Princip betrachtet werden, obschon es toxisch wirkt und Hunde in wenigen Stunden nach voraufgehenden Brechdurchfällen und Sinken der Temperatur unter Convulsionen und Lähmung tödtet (Galippe und Budin) und beim Menschen zu 0,004—0,006 regelmässig in den folgenden 24 Std. Nausea, Erbrechen und schmerzhafte Koliken hervorruft (Dujardin-Beaumetz), dagegen bei Blutungen höchst inconstant wirkt (Gosselin). Wernich erklärte zuerst das active, d. h. auf das Gefässsystem wirkende Princip für eine Säure, weil es sich in säurehaltigem Weingeist besser als in wässrigem Alkohol löst. Auf die Bedeutung eines dem thierischen Leime ähnlichen Körpers, der sich aus dem Kleber des Roggens bilde, für die Wirkung des Mutterkorns hat zuerst Buchheim hingewiesen.

Die Wirkung des Mutterkorns und des daraus dargestellten wässrigen Extracts ist theilweise eine örtliche, theilweise eine entfernte.

Oertlich irritirende Wirkung zeigt sich z. B. bei subcutaner Einspritzung von wässrigem Extract in wässriger Solution (Wernich). Obschon hierbei vielleicht der Milchsäuregehalt mit im Spiele ist, so ist doch auch die Sclerotinsäure in starker Verdünnung nicht ganz ohne local irritirende Wirkung. In den Versuchen von Stumpf, in der Münchener medicinischen Klinik, kam es in der Hälfte der Fälle, besonders häufig nach concentrirteren Solutionen (1:2—5), zu Röthung und Entzündung, in 10% sogar zu Abscedirung der Injectionsstelle. Intern eingeführte grössere Dosen Mutterkorn erregen beim Menschen Aufstossen, Uebelsein, Würgen und Erbrechen, bisweilen Kolikschmerzen und Diarrhoe, meist auch vermehrte Speichelsecretion. Aehnliche Phänomene kommen auch nach dem Genusse mutterkornhaltigen Brodes fast constant vor. Neubert fand bei einer an Mutterkornvergiftung zu Grunde gegangenen Gravida hämorrhagische Erosionen im Magen. — Die Sclerotinsäure wird als solche im Urin ausgeschieden (Nikitin).

Die entfernten Wirkungen des Mutterkorns treten einestheils am Nervensystem, andererseits am Gefässsystem und am Uterus, an denen dasselbe Contraction erzeugt, hervor.

Sclerotinsäure bewirkt zu 0,3 subcutan bei Fröschen innerhalb einiger Stunden Lähmung, die in 4—7 Tagen vorübergeht. Bei Warmblütern sind die Erscheinungen der Parese ebenfalls vorwaltend, daneben sinkt die Körpertemperatur und die Athemzahl, und die Athmung erlischt vor der Herzaction (Nikitin). Sowohl am trächtigen als am nicht trächtigen Uterus erregt Sclerotinsäure Contractionen mit gleichzeitigem Blasserwerden des Organs (Nikitin). Stumpf beobachtete nach dem Gebrauche bei Kranken selbst nach 0,6 subcutan keine Nebenerscheinungen, wohl aber hohe Spannung der Arterien, welche meist auch nach Fortlassung des Mittels noch mehrere Tage anhielt und in der Regel erst nach Tagen, selbst nach einer Woche auftrat. Kobes fand daneben Herabsetzung des Pulses um 10—20 Schläge. Scleromucin wirkt quantitativ und qualitativ gleich (Dragendorff und Podwissotzky).

Beim Menschen erzeugen Dosen von 0,5—1,5 Mutterkorn (ausser Contractionen des Uterus im Zustande der Gravidität) keine entfernten Erscheinungen (Schroff). Bei höheren Gaben (4,0—8,0) entstehen nach den Selbstversuchen von Lorinser, Parola, Gross, Bonjean u. A. ausserdem Völle im Kopf, Taumel, Schwindel, Pupillenerweiterung ohne besondere Sehstörungen (Trousseau) und beträchtliche Verlangsamung des Pulses (durchschnittlich um 10—15 Schläge in der Minute). Hooker beobachtete auch nach dem das active Princip des Mutterkorns enthaltenden fetten Oele, in einstündlichen Intervallen zu 2,0 und 2 mal zu 4,0 genommen, grosse Abgeschlagenheit und Schmerzhaftigkeit der Muskeln, Sinken des Pulses (um 36 Schläge) und hochgradige Abnahme der Athemzahl. Duméril, Demarquay und Lecomte wollen geringe Zunahme der Temperatur nach Mutterkorngebrauch beobachtet haben, Hermanides nach Bonjeans Ergotin stets Pulsbeschleunigung.

Bei Thieren treten nach grösseren Gaben ähnliche Erscheinungen ein und bei toxischen Dosen erfolgt nach vorausgehendem Taumeln, Lähmung der Hinterbeine, Anästhesie, Auftreten von Zuckungen und starker Prostration der Tod. Die contractionserregende Wirkung auf den Uterus konnten Wright und Bonjean bei Thieren nicht constatiren, wohl aber ist ein epizootisches Abortiren nach Fütterung mit Mutterkorn bei Kühen beobachtet, und auch bei Schweinen, Katzen und Hündinnen ist von andern Beobachtern (Oslere, Percy, Laurent, Diez) Abortus nach Mutterkorn constatirt. Ebenso gebrauchte Youatt bei Thieren Mutterkorn gegen Wehenschwäche mit dem besten Erfolge. Manche Experimentatoren sahen vom Mutterkorn bei Thieren keine toxischen Effecte, so z. B. Block bei Lämmern, doch liegt die Vermuthung nahe, dass bei diesen Versuchen verdorbenes oder unreifes Mutterkorn in Gebrauch gezogen wurde.

Die über verschiedene Mutterkornextracte angestellten physiologischen Versuchungen lassen ebenso wie Nikitins Studien über Sclerotinsäure einen directen Einfluss auf den Uterus nicht bezweifeln.

Nach Nikitin bewirkt Sclerotinsäure bei Warmblütern Beschleunigung der Darmperistaltik und Contractionen des Uterus sowohl im trächtigen als nicht trächtigen Zustande, verstärkt auch vorhandene Uteruscontractionen und bedingt gleichzeitig Contraction der Uteringefässe und der Gefässe des Darms. Nach Wernich zeigt sich die Uteruscontraction nach Mutterkornextract früher als die Veränderung in der Blutfülle des Uterus und bleibt aus, wenn das Rückenmark oberhalb des 4. Brustwirbels durchschnitten wird. Die Bewegungen des Uterus treten selbst nach Zerstörung sämmtlicher Stämme und Plexus, welche zum Uterus gehen, und nach Elimination der vasomotorischen Centra auf. Die Farbenveränderung ist Folge, nicht Ursache der Uterincontractionen (Boreischa.)

Die früher allgemein angenommene Verengung des gesammten arteriellen Stromgebiets durch Mutterkorn und die damit im Zusammenhange stehende Steigerung des Blutdrucks wird in neuester Zeit als directer Effect des Secale cornutum in Zweifel gezogen.

Dass Verengung der kleinen Gefässe nach Mutterkornextract vorkommt, kann freilich keinem Zweifel unterliegen. Dieselbe tritt sowohl an den Capillaren der Froschschwimmhaut und des Froschmesenteriums (Briesemann, Eberty) als an der Zunge, den Schleimhäuten und der Iris (Klebs), als an der Pia mater des Rückenmarks und Gehirns (Brown-Séquard), als an der Retina (Patrick und Mossop) auf und ist oft so hochgradig, dass das Kaliber der Gefässe bis zu $1/3$ abnimmt. Auch die Steigerung des Blutdrucks und zwar nicht allein im arteriellen, sondern auch im venösen Systeme, ist erwiesen (H. Köhler); bei kleineren Dosen geht demselben vorübergehendes Sinken des arteriellen Seitendruckes voraus (Haudelin). Holmes sah bei Einspritzung von wässrigem Mutterkornextract in grösserer Entfernung vom Herzen, z. B. in die Schenkelarterie, zuerst Steigen und später Sinken des Blutdrucks. Köhler und Wood zeigten, dass diese Gefässverengung und Blutdruckssteigerung nicht durch Reizung der peripherischen vasomotorischen Nerven bedingt werde, sondern vom vasomotorischen Centrum abhänge. Zweifel hat die Gefässverengung bei curarisirten Fröschen später erfolgt und bei chloroformirten und chloralisirten ausbleibt, als Reflexwirkung des durch die Injection bedingten sensiblen Reizes in Anspruch genommen. Bei grösseren Dosen Ergotin beobachtete Haudelin dauerndes Sinken des arteriellen Blutdrucks. Nikitin will bei Sclerotinsäure den Blutdruck nach kleinen Dosen vorübergehend, nach grossen dauernd sinken gesehen haben; auch constatirte derselbe nur im Darm und am Uterus, nicht aber in anderen Gefässgebieten Contraction. Boreischa stellt selbst die Gefässcontraction im Darm in Abrede, indem er auf die nach Mutterkornvergiftung wiederholt constatirte enorme venöse Blutüberfüllung im ganzen Abdominalgebiete hinweist. Nach Boreischa besitzt übrigens Ergotin neben einer Wirkung auf die vasomotorischen Centra und die peripheren Gefässnerven, welche sich durch Erweiterung zunächst im Gebiete der Nervi splanchnici zu erkennen giebt, eine lähmende Wirkung auf den Herzvagus und die Herzganglien.

Im Uebrigen wirkt Sclerotinsäure vorzugsweise auf das Centralnervensystem, setzt die Reflexerregbarkeit des Rückenmarks herab, bei Kaltblütern bis zu vollständiger Lähmung, verlangsamt die Respiration und führt bei Warmblütern Tod durch Respirationslähmung herbei; die Herzthätigkeit wird nur bei Fröschen herabgesetzt, die sensiblen Nerven ausschliesslich bei directer Einwirkung gelähmt, während sie bei allgemeiner Vergiftung, ebenso wie die motorischen Nerven und die Muskeln intact bleiben (Nikitin). Die Temperatur wird während der Mutterkornvergiftung herabgesetzt. Aehnliche Resultate mit verschiedenen Mutterkornextracten wurden auch von Köhler und Eberty, Zweifel u. A. erhalten.

Ueber die chronische Vergiftung durch den Genuss von Mutterkorn, welches mit Roggenmehl zu Brod verbacken wurde, müssen wir kurz hinweggehen, da weder die schwere als Ergotismus gangraenosus bezeichnete Form, noch die bei uns häufigere sog.

Kriebelkrankheit, Ergotismus convulsivus, durch medicinalen Gebrauch von Mutterkorn oder Mutterkornpräparaten jemals hervorgerufen werden.

Die meisten Anwendungen des Mutterkorns erfordern nur kurzen Gebrauch desselben; nur bei Lähmungen und Blutspeien hat man es längere Zeit hindurch gegeben. Bei Phthisikern sind niemals ausser etwas allgemeiner nervöser Depression (Anstie) üble Symptome beobachtet. Bei Gelähmten hat nur Petrequin Prickeln in den Fusssohlen und Kriebeln in den Extremitäten nach Mutterkorngebrauch auftreten sehen. — Die chronische Mutterkornvergiftung oder der Ergotismus, welcher wiederholt seit dem Mittelalter bis in die neueste Zeit hinein in verschiedenen Ländern, früher besonders in der Sologne und in einzelnen Theilen des nördlichen Deutschlands, in unserer Zeit mit grösster Intensität in Schweden und Finnland epidemisirte, kommt bei uns fast ausschliesslich unter der Form der Kriebelkrankheit vor, welche sich durch das Auftreten von Störungen der Sensibilität (ausgesprochen durch Kriebeln, Formication, Gefühl von Pelzigsein oder durch vollkommne Anästhesie der Finger und Zehen, weiterhin auch der Extremitäten oder des ganzen Rumpfes), in schweren Fällen auch durch heftige und ausserordentlich schmerzhafte tonische Contractionen der Muskeln, namentlich der Flexoren, Schwindel, Pupillenerweiterung, Störungen des Sehvermögens und epileptiforme Anfälle charakterisirt. Das Vorkommen von Brandblasen an den Fingern und brandiger Abstossung von Fingergliedern bei einzelnen Erkrankten bildet den Uebergang zu der schwereren Form der Brandseuche, welche in den Epidemien des heiligen Feuers (Ignis sacer) im Mittelalter und der in der Sologne noch in diesem Jahrhundert vorgekommene Gangraena epidemica ihren Ausdruck findet und sich durch brandiges Abstossen einzelner Glieder, in der Regel der Zehen, aber auch der ganzen Beine und Arme (Courhaut) kennzeichnet. Offenbar ist letztere Form als Steigerung der ersten zu betrachten und wahrscheinlich durch Einführung viel grösserer Mengen von Mutterkorn bedingt, das bei uns in den bisher beobachteten Epidemien höchstens $1/6$—$1/5$, in den französischen $1/3$—$1/4$ des verbackenen Mutterkorns betrug. Brand der unteren Extremität bei Wöchnerinnen nach hohen Dosen Mutterkorn wird von Maunsell angeführt, ist aber entschieden zweifelhaft.

Das Mutterkorn hat seine hauptsächlichste Bedeutung in der geburtshülflichen Praxis als Mittel zur Hervorrufung von Contractionen des Uterus.

Die Anwendung des Mutterkorns bei Geburten ist der Gegenstand ernstlicher Angriffe gewesen, welche indessen wohl nur in Bezug auf den von Hebammen und unerfahrenen Geburtshelfern geübten übertriebenen und unzweckmässigen Gebrauch des Medicaments sich beziehen. Man hat in der Anwendung desselben Gefahren für Mutter und Kind erblickt, welche bei vorsichtigem Gebrauche ganz gewiss nicht vorhanden sind. Selbst ziemlich hohe Gaben Mutterkorn erregen ausser Uebelkeit und Erbrechen in der Regel kein anderes unangenehmes Symptom. Verschiedene amerikanische und englische Geburtshelfer (Beathy, Ramsbotham u. A.) vindiciren dem Mutterkorn toxische Wirkung auf den Fötus, dessen Herzschlag wie der der Mutter beträchtlich verlangsamt und unregelmässig werden soll, oder befürchten von den durch das Mittel hervorgerufenen tetanischen Contractionen asphyktischen Tod des Kindes. Einzelne bürdeten dem Mittel gewiss mit wenig Scharfblick die Zunahme der Todtgeburten in Frankreich und England auf; Andere nannten das Mutterkornpulver mehr witzig als gerecht ein Pulvis ad mortem statt Pulvis ad partum. Obschon sich nicht in Abrede stellen lässt, dass durch die vom Mutterkorn hervorgerufenen stürmischen Uterincontractionen Circulationsstörungen zunächst in den Uteringefässen, dann auch in der Placenta und weiterhin im Nabelstrange und im Kreislaufe des Kindes resultiren können, thäte man doch bestimmt Unrecht, den Tod aller unter Mutterkorngebrauch während der Geburt absterbenden Kinder auf Rechnung des Mittels zu setzen, da dasselbe häufig unter Umständen verabreicht wird, wo an sich die Bedingungen der Asphyxie gegeben sind. Namhafte Geburtshelfer, wie Credé, Chapman, sahen vom Mutterkorngebrauch niemals die angegebenen übeln Zufälle, und Millet sah Kinder gesund zur Welt kommen, welche 2 Std. nach der Darreichung des Mutterkorns geboren wurden. Busch zählte unter 177 bei Mutterkorndarreichung geborenen Kindern 70 Todtgeburten und 18 Fälle von Scheintod, was gewiss kein sehr ungünstiges Verhältniss darstellt. Immerhin mag es gerechtfertigt sein, nach dem Vorgange von Dépaul Schwäche und Irregularität des fötalen Herzschlages als Contraindication des Mutterkorngebrauches zu betrachten, und schwerlich wird Jemand das Verfahren von Garraway, scheintodte Kinder durch Ergotin zu beleben, nachahmenswerth finden. Verschiedene Gegner des Mutterkorns schreiben ihm auch Gefahr für das Leben der Mutter in der Weise zu, dass es zu Rupturen des Uterus prädisponire (Hardy). Die Fälle, worauf sie sich stützen, sind jedoch sämmtlich solche, wo das Mutterkorn unter unrichtigen Indicationen zur Anwendung kam, indem es entweder vor völliger Erweiterung des Muttermundes oder unter abnormen Beckenverhältnissen in Gebrauch gezogen wurde. Man schreibt dem Mittel ferner von gegnerischer Seite das Vermögen zu, sanduhrförmige Contractionen der Gebärmutter zu erzeugen, oder in Folge stürmischer Wehen Zerreissung des Dammes und selbst Inversio uteri (Dewees) herbeizuführen, doch gehören solche Vorkommnisse gewiss zu den äussersten Seltenheiten. Jedenfalls aber weisen diese Befürchtungen auf Contraindicationen des Mittels hin, das man bei starker Rigidität der Weichtheile, insbesondere bei Erstgebärenden in vorgerücktem Lebensalter, am zweckmässigsten vollständig vermeidet. Ueberall, wo der austreibenden Wirkung der durch Mutterkorn erzeugten Wehen ein mechanisches Hinderniss, sei es in einer abnormen Lage des Fötus, sei es in Beckenverengung, Rigidität der Weichtheile oder Geschwülsten bestehend, entgegensteht, ist Mutterkorn contraindicirt, wie es auch bei Degeneration und Atrophie der Uteruswände niemals Anwendung finden darf. Ob andererseits, wie Freunde des Mutterkorns behaupten, sein Gebrauch während der Geburt das Eintreten von Metrorrhagien in der Nachgeburtsperiode verhindern und Nachwehen vermindern kann (Leriche), steht dahin. Bei der Darreichung beschränke man sich stets auf wenige Dosen, da das stundenlange Fortgeben niemals Contractionen hervorruft, wenn dieselben nicht durch die ersten Gaben entstehen.

Als hauptsächlichste Indication für die Anwendung des Mutterkorns ergiebt sich demnach Wehenschwäche im Verlaufe normaler Kopfgeburten bei normalen Beckenverhältnissen nach gehöriger Erweiterung des Muttermundes und Tiefstand des Kopfes, in Fällen, wo nicht unmittelbare Gefahr für das Leben der Mutter oder des Kindes die Beendigung der Geburt durch Kunsthilfe nöthig macht. Ferner erscheint das Mutterkorn bei unvermeidlichem Abortus zur Beendigung desselben angemessen. Auch bei Retention der Placenta in Folge mangelhafter Contraction des Uterus oder bei zurückgebliebenen Blutcoagula lässt sich S. c. verwenden; doch ist dasselbe in ersterer Richtung durch das Credésche Verfahren der Placenta-Entfernung zu ersetzen. Als Mittel zur Einleitung künstlicher Frühgeburt (Ramsbotham, Raynes) ist es nicht allgemein in Aufnahme gekommen; hier stehen ihm dieselben Bedenken entgegen, welche seine Anwendung bei noch nicht erweitertem Muttermund verbieten. Hermanides empfiehlt Ergotin besonders bei Placenta praevia. Dass durch Mutterkorn künstliche Frühgeburt und Abortus herbeigeführt werden kann, unterliegt keinem Zweifel; doch fallen allerdings wohl die meisten verbrecherischen Versuche, die Leibesfrucht mit dem S. c. abzutreiben, vergeblich aus (Danyon), da Mutterkorn in früheren Schwangerschaftsmonaten viel weniger leicht Contractionen hervorruft als in späteren. Dass es aber auch auf den nichtschwangern Uterus einwirkt, beweisen Fälle, wo in den Uterus eingedrungene Blutegel durch Mutterkorn wieder entfernt wurden (Taylor). Die Ansicht amerikanischer Aerzte, das M. sogar zur Constatirung der Schwangerschaft zu benutzen sei, indem es nur bei Gravidae Ziehen und leichten Schmerz im Rücken und Oberschenkeln veranlassen soll, beruht auf Geisterseherei, da directe Experimente von Trousseau und Maisonneuve das Auftreten von wehenartigen Schmerzen (Colique utérine) auch bei Jungfrauen darthaten. Inwieweit die Angaben von Aran, dass S. c. auch bei Hypertrophia uteri Rückbildung zur Norm herbeiführen könne, auf Wirklichkeit beruht, steht dahin. — Besondere Bedeutung hat in neuerer Zeit die zuerst von Hildebrand beobachtete Reduction von Uterusmyomen unter dem Gebrauche von subcutanen Mutterkornextractinjectionen gewonnen. Obschon das darauf begründete Verfahren keineswegs in allen Fällen hilft, lässt sich doch nicht verkennen, dass sie unter der dadurch bedingten Contraction des Uterus theilweise zur Resorption gelangen und sich in nennenswerther Weise verkleinern, wie dies auch durch Keating, Scanzoni, Burow u. A. bestätigt ist. Am meisten geeignet für die Ergotinbehandlung sind jedenfalls die weichen und mehr submucös gelegenen Tumoren, während subseröse Fibrome zwar nicht resorbirt, aber oft mehr hervorgedrängt und gestielt werden (Hildebrand). Wesentliche Bedingung für günstige Effecte ist die Contractionsfähigkeit der Uterinwandung und das Fehlen exsudativer Processe.

In zweiter Reihe kommt das Mutterkorn bei Blutungen, und zwar bei Weitem am häufigsten bei Metrorrhagien, in Anwendung, und kann ein günstiger Effect bei Hämorrhagien der verschiedensten Organe nicht in Abrede gestellt werden, wie dies namentlich auch die neueren Erfahrungen über subcutane Injection des Mutterkornextracts und der Sclerotinsäure (Stumpf) zur Evidenz darthun.

Die günstigsten Resultate erzielt man entschieden bei Blutungen in der Nachgeburtsperiode, denen mangelhafte Contraction des Uterus zu Grunde liegt, wo das Mittel entweder durch Herbeiführung von Zusammenziehung des Uterus und Verengerung der Gefässe hämostatisch wirkt oder durch erstere die die Blutung unterhaltenden Coagula entfernt. Jeder Arzt wird in seiner Praxis beweisende Fälle aufzuweisen haben, wenn schon vielleicht sehr schwere Fälle, wie Nothnagel will, rascher wirkende Eingriffe erfordern. Die im 3. Decennium dieses Jahrhunderts vielfach ventilirte Frage, ob Mutterkorn auch Blutungen aus dem jungfräulichen Uterus, wo eine Vergrösserung der Muskelfasern nicht statthabe, stille, ist durch die bereits oben erwähnten Versuche von Trousseau und Maisonneuve im Hôtel Dieu entschieden, welche die Heileffecte des Medicaments bei Menorrhagie auch bei Frauen, welche nie geboren hatten, sicher stellten und wobei sich gleichzeitig ergab, dass weder das Alter noch die Dauer der Blutung die Heilwirkung oder die Dosis — in manchen Fällen genügte eine einzige Gabe von 0,6, während in anderen selbst bis zu 18,0 im Ganzen gegeben werden musste, ehe die Blutung stand — von Einfluss sind. Am wenigsten darf man vom Mutterkorn bei Metrorrhagien erwarten, welche mit Geschwülsten im Uterus in Verbindung stehen, doch giebt es für die Heilwirkung auch aus neuerer Zeit Gewährsmänner, welche das Secale cornutum bei Carcinomen oder Fibromyomen (Hildebrand) mit Erfolg in Anwendung zogen.

Von anderen Blutungen sind besonders Lungenblutungen zu nennen, gegen welche zuerst italienische Aerzte (Sparjani, Bazzoni), später besonders Oppolzer von S. c. günstige Erfolge sahen und bei welchen neuerdings auch Stewart von der subcutanen Anwendung des Mutterkornextracts bestimmten Erfolg sah. Analoge Effecte sind bei Magen-, Darm- und Nierenblutungen constatirt (Drasche, Hermanides). Henoch empfahl Mutterkorn auch gegen Purpura haemorrhagica. Die Effecte bei entfernten Blutungen, welche nicht in Abrede gestellt werden können, erklärt man jetzt vorzugsweise aus dem herabsetzenden Einflusse auf die Circulation, nicht der gefässverengenden Wirkung des Mutterkorns, die nur für den Darm und den Uterus feststeht. Die in neuerer Zeit vielfach ausgeführte Behandlung von Aneurismen und Varicen mit subcutaner Application von Mutterkornextractlösungen (v. Langenbeck, Voigt) ist offenbar nicht durch active Contraction der Gefässhäute wirksam, sondern in analoger Weise wie die Schwalbeschen Alkoholinjectionen durch adhäsive Entzündung oder durch den Druck der durch solche Injectionen häufig auftretenden inflammatorischen Schwellung (Hermanides). Aehnlich erklären sich günstige Effecte bei Prolapsus ani (v. Langenbeck). Auf die Gefässcontraction bezog man früher auch die Erfolge der Mutterkornbehandlung bei chronischen Katarrhen. Dieselben treten besonders bei Leukorrhoe hervor, jedoch nicht in allen Fällen, namentlich nicht da, wo der Vaginalkatarrh von Erosionen und Exulcerationen abhängig ist, wohl aber in Fällen, wo nach dem Ablauf von Menorrhagien blutigseröse Flüssigkeit aus Uterus und Vagina bis zur Wiederkehr der nächsten Menses heraussickert (Trousseau, M. Hall, Negri, Fife). Günstige Wirkung hat Mutterkorn auch bei Blasenkatarrhen, im Gefolge von Rückenmarksparalyse. Ravel, Shearer, Forster u. A. rühmen Mutterkorn meist in Verbindung mit Opium oder Gerbsäure als die Zuckerabscheidung beschränkend. Nach Meola stillt Ergotin von Bonjean bei Subcutanapplication in nicht unmittelbarer Nähe nicht allein die Blutungen von Krebsgeschwüren, sondern hemmt auch die weitere Entwicklung der Krebse. Planat empfahl Ergotinlösungen (1,0—1,5) in 20,0 Glycerin oder Rosenwasser) zur Einträufelung bei Blepharoconjunctivitis und Keratitis.

Von geringerer Bedeutung ist die Anwendung des Mutterkorns bei Paralyse und verschiedenen Neurosen.

Bei Paresen, wo zuerst Barbier Secale cornutum mit Erfolg anwendete, erklärt Brown-Séquard das Mittel in solchen Fällen für indicirt, wo Blutüberfüllung, chronische Entzündung oder Entzündungsresiduen in den Nervencentren oder deren Häuten die Ursachen der Lähmung sind. Hauptsächlich sind es Paraplegien mit Urinincontinenz, wo das Mittel sich bewährte (Payen, Giraud u. A.), doch sind auch Fälle von hysterischer Paraplegie und selbst von Ataxie (Taylor) dadurch geheilt. Minder bewährt ist das Mittel bei Chorea (Maderna) und trotz der Befürwortung von Brown-Séquard u. Jeats bei Epilepsie, wo Köhler niemals Erfolge davon sah, bei Tetanus (Maderna), bei Manie u. a. mit Hirncongestion in Connex stehenden Psychosen (Mann, v. Andel). Eulenburg empfahl es bei vasomotorischen Neurosen z. B. Hemicrania angioparalytica u. s. w. Griepenkerl, welcher in einer Kriebelkrankheiteepidemie davon befallene keuchhustenkranke Kinder rasch genesen sah, empfahl Mutterkorn gegen Tussis convulsiva und hat der Nutzen dieser Medication durch Zamboni Bestätigung gefunden.

Der Gebrauch von Mutterkorn bei Schwäche des Herzens (Thompson, Garraway), bei Hirncongestion nach Verschwinden von Haemorrhoidalblutung (Schwenniger), bei Kropf (Coghill, Crocket), bei Milztumor (Jones, Cromet), Cholera asphyctica, Pharyngitis und Bronchitis chronica (Smith), Lungenphthise (Parola, Rossi), Gonorrhoe, prufosen Eiterungen, Spermatorrhoe (Robert), Trichinose (Rohde), erfrorenen Nasen (Riedinger) u. a. m. kann füglich übergangen werden.

Innerlich wird das Mutterkorn als wehenbeförderndes Mittel und bei Metrorrhagien zu 0,5—1,0 in Intervallen von 10—15 Min. gegeben, bis der gewünschte Effect erreicht wird, während man bei andern Krankheiten 0,3—1,0 2—3 mal täglich benutzt. Die gewöhnlichste Anwendungsform ist die der Pulver (in charta cerata).

Verwerflich ist die früher übliche Schüttelmixtur, wenig gebräuchlich und nur für chronische Fälle geeignet die Pillenform. Flüssige wässrige Auszüge, welche von Einzelnen bevorzugt werden und in der That, da die wirksamen Bestandtheile vom Wasser aufgenommen werden, erfolgreich anzuwenden sind, lässt man durch Infusion oder Abkochung von 2,0—5,0 auf 100,0 Colatur bereiten. Häufig verbindet man in praxi ziemlich überflüssiger Weise das Mutterkorn mit andern Ecbolica, die ihm wie Borax und Zimmt entschieden an Wirksamkeit nachstehen; auch als Stypticum wird S. c. mit Bleizucker, Digitalis u. a. gern verbunden.

Aeusserlich kann man Mutterkorn bei Blutungen als Streupulver oder (bei Metrorrhagie) in Aufguss als Injection anwenden. Auch hat man ein Infusum Secalis cornuti (3,0—8,0 auf 100,0 Colatur) als Klystier, um Wehen hervorzurufen, applicirt.

Präparate:

Extractum Secalis cornuti, Mutterkornextract. Das jetzt officinelle Präparat wird erhalten, indem 10 Th. Mutterkorn mit 20 Th. Wasser 6 Std. macerirt und der nach dem Abpressen bleibende Rückstand nochmals in gleicher Weise behandelt wird, die so erhaltenen Flüssigkeiten gemischt, colirt und bis auf 5 Th. eingedampft werden, der concentrirte Aufguss mit 5 Th. Weingeist gemischt und nach dreitägigem Stehen filtrirt und zu einem dicken Extracte eingedampft wird, worauf letzteres mit dem gleichen Gewichte Weingeist angerührt, die nach kurzem Stehen über dem Extracte befindliche Flüssigkeit abgegossen, der Rückstand nochmals in gleicher Weise mit Weingeist behandelt und zu einem dicken Extracte eingedampft wird. Das rothbraune, in Wasser klar lösliche Extract ersetzt nach den in Berliner klinischen Anstalten angestellten Versuchen das Ergotin von Bonjean, Extrait hémostatique de Bonjean, welches als blutstillendes Mittel besonderen Ruf geniesst und eben so viel wie das Mutterkorn selbst in Anwendung gezogen wird. Es schmeckt widerlich bitter und riecht nach gebratenem Fleische. Man giebt dasselbe innerlich zu 0,1—0,6 3—4mal täglich in Pillen oder Solution; die in Frankreich hie und da empfohlenen Dosen von 1,0—2,0 dürften kaum zulässig erscheinen. Man verordnet es innerlich namentlich als blutstillendes Mittel bei Hämorrhagien des Tractus und entfernter Organe. Die Ansicht, dass das Ppt. nur die heilkräftigen, nicht die giftigen Bestandtheile des Mutterkorns in sich schliesse, ist selbstverständlich unrichtig und daher Vorsicht geboten. Auch äusserlich ist es als Hämostaticum viel gerühmt und zwar sowohl bei Flächenblutungen, selbst bei blutenden Arterien, als bei Metrorrhagien und Darmblutungen, wo man es in den dem jedesmaligen Zwecke entsprechenden Formen von Umschlägen, Einspritzungen und Klystieren in wässriger Solution (1:3—10) verordnet. Man verbindet es zur Stillung äusserer Blutungen mit andern Hämostatica, z. B. Eisenchlorid (Bonjean), und applicirt es bei äusseren Blutungen auf Charpie, welche man stets aufs Neue damit benetzt und mit Heftpflasterstreifen befestigt. Hannon rühmt als bestes Hämostaticum eine zur Extractdicke eingedampfte Abkochung von āā 3 Th. Mutterkornextract und Alaun und 1 Th. Benzoësäure mit 15 Th. Wasser. In neuerer Zeit wird dasselbe, besonders in der Gynäkologie, sehr häufig zu subcutaner Injection benutzt, wozu man entweder einfache wässrige Lösung (1:2) oder glycerinhaltige (1:āā 2 Wasser und Glycerin) verwendet. Die dem Ergotin zugeschriebene irritirende Wirkung auf die Einstichsstelle ist nicht so bedeutend, wie man gewöhnlich annimmt, wenn die Einspritzungsflüssigkeit tief genug eingebracht wird (Hildebrand). Man injicirt gewöhnlich $1/4$—1 Spritze voll. Viel gebraucht zu Subcutaninjectionen ist das fast ausschliesslich die Sclerotinsäure enthaltende, durch Dialyse gereinigte Extract von Wernich (Extractum Secalis cornuti bis purificatum), auch das von Eulenburg empfohlene Ergotinum liquidum von Bombelon.

Nicht mehr officinell ist die in Frankreich als Liqueur obstétricale de Debouze zu 10—20—30 Tr. alle 10—15 Min. oder bei Blutungen in 2—4 stündlichen Pausen in der Geburtshülfe gebrauchte, mit Spir. dil. bereitete Mutterkorntinctur, Tinctura Secalis cornuti. Das als Oleum Ergotae bezeichnete ätherische Extract des Mutterkorns in früherer Zeit ebenfalls als wehentreibendes Mittel benutzt, ist aber jetzt völlig ausser Curs.

Die von Holst in der Geburtshilfe und Gynäkologie an Stelle des Mutterkorns und Mutterkornextracts empfohlene Sclerotinsäure hat sich in der Münchener und Greifswalder Klinik als blutstillendes Mittel bei Menorrhagie und Metrorrhagie, initialen Lungenblutungen, Blutungen der Intestina, Nieren und Blase in hohem Grade bewährt. Man applicirt dieselbe subcutan in wässriger Lösung von 1:5—10 in Dosen von 0,05—0,2, nöthigenfalls mehrmals wiederholt. Oertlich wirkt Sclerotinsäure weniger ungünstig als die meisten Mutterkornextracte Die Lösung muss stets frisch bereitet werden, da sie schon in 24 Std. unbrauchbar wird und nach einigen Tagen vollständig verschimmelt. Kobert und Ganguillet erklären andere Mutterkornpräparate für wirksamer.

Anhang. Als ein wie Mutterkorn wirkendes Mittel werden neuerdings in Amerika die starkaromatischen Blätter von Verbena urticifolia empfohlen, welche man in 4—6 halbstündigen Gaben von 8,0 als Ecbolicum und Hämostaticum darreicht. Als uterines Tonicum bei Leukorrhoe, Amenorrhoe und Dysmenorrhoe wird von amerikanischen Aerzten das Rhizom von **Chamaelirium luteum Gray** (Veratrum luteum L.) bezeichnet. Ein darin enthaltenes Glykosid, Chamaelirin, scheint wie Saponin zu wirken (Greene).

Verordnungen:

1) ℞
   Secalis cornuti recenter pulverati 0,5
   Pulv. Cinnamomi Cassiae
   Sacchari albi ää 2,5
   M. f. pulv. Disp. tales doses No. 4. D. in charta cerata. S. Alle 10 Minuten ein Pulver. (Bei Wehenschwäche.)

2) ℞
   Secalis cornuti recenter pulverati
   Boracis ää 0,6
   M. f. pulv. D. tales doses No. 4 in charta cerata. D. S. Alle 10 Minuten ein Pulver.

3) ℞
   Secalis cornuti 4,0
   Rad. Ipecacuanhae 0,2
   Infunde c.
   Aq. ferv. q. s. ad colaturam 150,0
   Tinct. Opii simpl. gtt. 20
   Acidi phosphorici 2,0
   Syrupi Cinnamomi 25,0
   M D. S. ½—1stündl. 1 Esslöffel. (Bei Metrorrhagie. **Schöller.**)

4) ℞
   Extracti Secalis cornuti 1,0
   Aq. destillat. 100,0
   Syrupi Aurantii florum 25,0
   M. D. S. Stündlich einen Esslöffel voll. (Bei Metrorrhagie und andern Blutungen. **Bonjean.**)

5) ℞
   Extracti Secalis cornuti 2,5
   Glycerini 10,0
   Aq. dest. ää 7,5
   M. D. S. Zur Subcutaninjection.

6) ℞
   Extracti Secalis cornuti
   Acidi tannici 1,0
   Extr. Opii 2,0
   Succi Liquir. dep. q. s.
   ut f. pilul. No. 20. *Consp. Magnesia.*
   D. S. 2—3 stündl. 1 Pille. (Bei Hämoptysis. **Lebert.**)

---

3. Ordnung. Galactagoga, milchvermehrende Mittel.

Fructus Foeniculi, Semina Foeniculi; **Fenchel. Oleum Foeniculi; Fenchelöl.**

Die Fructus Foeniculi stammen von **Foeniculum capillaceum s. vulgare Gaertn.** (Anethum Foeniculum L.), einer im südlichen Europa, vorzüglich in Italien und Griechenland wildwachsenden, gelbblühenden Umbellifere, welche in verschiedenen Gegenden Deutschlands angebaut wird und zwei- bis mehrjährig ist. Es ist eine cylindrische, etwa 8 Mm. lange und 3 Mm. dicke, mit den Resten der Griffelbasis gekrönte Zwillingsfrucht, welche sich leicht in die beiden Theilfrüchte trennen lässt, die in der getrockneten Waare meist isolirt vorkommen. Letztere sind graubraun oder grünlichbraun und an der äusseren Fläche von fünf stark hervortretenden, grünlichgelben, längsstreifigen Rippen durchzogen, an der Berührungsfläche dagegen glatt. In jedem Thälchen ist ein Oelgang deutlich, ebenso finden sich zwei auf der Berührungsfläche.

Der sog. Römische oder Kretische Fenchel, Fructus Foeniculi Romani s. Cretici, von der einjährigen Foeniculum dulce DC. stammend, ist grösser und stärker gekrümmt, heller grün und bietet die Oelstriemen minder deutlich, der Geschmack ist süsser und feiner.

Der aromatische Geruch und Geschmack des Fenchels wird durch seinen Gehalt an ätherischem Oele, dem Fenchelöl, Oleum Foeniculi, bedingt, das sich im Deutschen Fenchel etwa zu 3 bis 4 %, im Römischen in geringerer Menge, aber von feinerer Qualität findet.

Das Fenchelöl ist farblos oder gelblich, etwas dickflüssig, von 0,90—1,0 spec. Gew., in seinen Eigenschaften dem Anisöl am ähnlichsten. Es ist wie dieses im Wesentlichen ein Gemenge von festem und flüssigem Anethol, neben welchem noch ein bei 185—290° siedender, dem Terpenthinöl isomerer Kohlenwasserstoff sich findet.

Das Fenchelöl kann zu 30,0 Kaninchen in 30 Stunden tödten und scheint bei Vergiftungen nicht in den Urin überzugehen (C. G. Mitscherlich). Die Dämpfe erzeugen Thränenfluss, Husten und bisweilen Ptyalismus (Magnan).

Der Fenchel bildet eins der geschätztesten Galactagoga, welches ausserdem auch in der Kinderpraxis als Carminativum und Expectorans ungemein häufig in Anwendung gezogen wird.

In wie weit es in beiden Beziehungen anderen Aethereo-oleosa vorzuziehen ist, steht dahin, indessen hat der Usus die Benutzung geheiligt. Die milchsecretionsbefördernde Wirkung ist neuerdings viel in Abrede gestellt, jedoch durch die Untersuchungen von Bontemps, wonach schwache Aufgüsse von Fencheltee bei Stillenden in der That eine Vermehrung der Milchsecretion erzeugten, während starke Aufgüsse Eintreten der Katamenien und Sistiren der Milchabsonderung zur Folge hatten, eine Beziehung zu den Brustdrüsen wahrscheinlich gemacht. Als Expectorans und Carminativum wurde Fenchel bereits von Avicenna empfohlen. Im Alterthume war übrigens die ganze Pflanze gebräuchlich, deren Geruch von dem des Samens nicht unerheblich abweicht und welche man z. B. gegen Ikterus in Anwendung zog. Eine besondere Wirksamkeit schrieb der Arzneiglaube älterer Zeiten dem Fenchel bei Augenaffectionen zu, wobei man ihn sogar gegen Amblyopie und Amaurose verwendete. Man giebt die Fructus Foeniculi innerlich zu 0,5—2,0 mehrmals täglich in Pulver, Electuarien oder Aufgüssen (1:10—20). Als Galactagogum verwendet man ihn meist in Form von Species (2—3 Theelöffel auf 2 Tassen), oder in Form älterer pulverförmiger Gemische, wie des sog. Pulvis Foeniculi compositus s. Pulvis galactopoeus Rosensteinii, welches aus āā 1 Th. Fenchel und Pomeranzenschale, 4 Th. Magnesia carbonica und 2 Th. Zucker besteht. Nicht selten wird der Fenchel auch als Geschmackscorrigens für Species, weniger als Conspergens für Pillen benutzt.

Das Oleum Foeniculi giebt man zu 1—4 Tropfen als Oelzucker.

Präparat:

Aqua Foeniculi; Fenchelwasser. Destillat von 1:30, etwas trübe. Das Fenchelwasser ist eins der gebräuchlichsten aromatischen Wässer, welches theils für sich als Carminativum in der Kinderpraxis theelöffelweise, theils als Vehikel für intern anzuwendende Medicamente und für adstringirende Mittel bei Augenaffectionen in Anwendung kommt. Eine Lösung von Zinkvitriol in Fenchelwasser bildet die sog. Rommershausensche Augenessenz, welche als Geheimmittel sowohl bei chronischen Bindehautkatarrhen als bei Augenschwäche in Ruf steht.

Nicht mehr officinell ist der Fenchelsyrup, **Syrupus Foeniculi**, durch Lösen von 18 Th. Zucker in 10 Th. wässrigen Fenchelaufgusses (1:6) bereitet und als Zusatz expectorirender und carminativer Mixturen benutzt. In älterer Zeit war auch ein spirituöser Auszug des Fenchels mit $^1/_{24}$ Fenchelöl als **Tinctura Foeniculi composita** officinell, welche mit 15 Th. Rosenwasser die **Aqua ophthalmica foeniculata** bildet.

Anhang. Sonstige Galactagoga. — In ähnlicher Weise wie Fenchel steht auch der nahe verwandte **Dill, Fructus Anethi**, von **Anethum graveolens** L. (bei uns als Gewürz beim Einmachen der Gurken, in England zur Bereitung einer **Aqua Anethi** dienend und als Carminativum geschätzt), in Ruf als Galactagogum; ebenso das Kraut einer anderen Umbellifere, die als Küchengewächs dient, des **Körbels, Scandix Cerefolium** L. s. Anthriscus Cerefolium Hofm. (früher als **Herba Cerefolii** officinell). Fenchel, Dill und Körbel bildeten die sog. **Species ad decoctum galactopoeum Bergii**. Als die Milchsecretion befördernd gelten auch die wohl ausschliesslich in der Veterinärpraxis verwendeten **Semina Nigellae**, die Samen der in Thüringen cultivirten südeuropäischen Ranunculacee **Nigella sativa** L., welche mehrere pharmacologisch noch nicht untersuchte Körper (Nigellin, Melanthin) enthält. Dringend empfohlen sind auch die Blätter der zur Familie der Papilionaceen gehörenden **Geisraute, Galega officinalis** L. (Gillet-Damette, Bourgeois u. A.). Nach Gaucheron geben mit Galega gefütterte Kühe in 24 Stunden 30 % Milch mehr als bei gewöhnlicher Nahrung und soll das Kraut als Salat oder in einem versüssten Aufgusse genossen bei Stillenden, welche an Erschöpfung leiden, das Versiegen der Milch verhindern. Nach Oettinger soll das Mittel auch die Milch verbessern, so dass die Säuglinge in wenigen Stunden sich besser befinden und ruhiger werden wie zuvor.

Nachträge.

Hydrargyrum formamidatum. — An die von v. Mering (S. 779) empfohlenen Verbindungen (Alaninquecksilber, Glycokollquecksiber) reiht sich auch das Quecksilberformamidat, Hydrargyrum formamidatum, welches neuerdings Liebreich zur Subcutanapplication an Stelle des Sublimats verwendet hat und von dem er besondere Effecte wegen des Freiwerdens von Hg im Körper hofft. Ausgedehnte Erfahrungen liegen darüber bis jetzt nicht vor. Liebreich glaubt, dass die zur Heilung der Syphilis nothwendige Menge geringer als bei andern Quecksilberpräparaten sei.

Kairinum. — Von der Voraussetzung ausgehend, dass im Chinin nicht Chinolin, sondern ein hydrirter Chinolinkern enthalten sei, von welchem sich die antitypische und antipyretische Wirkung desselben ableite, haben Fischer und Koenigs aus dem hydrirten Chinolin synthetisch mehrere Derivate dargestellt, von denen nach Versuchen von Filehne (1882) diejenigen sich als antipyretisch erwiesen, deren Stickstoffatom mit dem Kohlenstoff einer Methylgruppe oder eines andern Alkoholradicals verbunden ist. Unter diesen ist das Oxychinolinaethylhydrin oder Kairin, $C^{10}H^{13}NO$, als leicht lösliches, salzig bitter und aromatisch schmeckendes Salz, zu 1,0—1,5, welche Nebenerscheinungen nicht hervorrufen, 2stündlich bei Fieberkranken mit Erfolg benutzt. Die Dauer der antipyretischen Wirkung scheint sich ähnlich wie bei Resorcin und Hydrochinon zu verhalten.

Tonga. — Mit diesem Namen ist eine von den Fidji-Inseln eingeführte Droge, ein Gemenge verschiedener Pflanzentheile, besonders Angehöriger aus der Familie der Aroideen, bezeichnet, welche Ringer und Murrell in Form eines Fluidextracts zu 8,0—15,0 halb bis zweistündlich (ohne Nebenerscheinungen) bei Neuralgien mit Erfolg verwendet haben. Die Zugehörigkeit des Mittels, dessen Werth von Korczynski bestritten wurde, zu einer bestimmten Classe von Medicamenten ist bis jetzt nicht festgestellt.

Gesammtregister.

Abführmaccaronen 631.
Abiëtinsäure 544.
Abkochung 180.
Absinth 660.
Absorbentia 38. 41.
Absud 176.
Acacin 327.
Acajounüsse 530.
Acetal 1079.
Aceta medicata 13.
Acetine 447.
Aceton 987.
Acetum 443.
— aromaticum 320.
— camphoratum 948.
— cantharidale 525.
— Colchici 844.
— Digitalis 900.
— glaciale 443.
— Lithargyri 485.
— Opii 1054.
— Plumbi 485.
— pyrolignosum 279.
— quatuor latronum 319.
— radicale 443.
— Rosae 412.
— Rubi Idaei 876.
— saturninum 485.
— scilliticum 1170.
Achaenium 6.
Achillea Millefolium 661.
Achilleum lacinulatum 419.
Acida caustica 426.
Acidum aceticum 443.
— — aromaticum 320.
— arsenicosum 805.
— benzoicum 316.
— boracicum 270.
— boricum 270.
— Borussicum 1117.
— camphoricum 942. 948.
— carbazoticum 210.

Acidum carbolicum 281.
— carbonicum 1001.
— chloro-aceticum 448.
— chloro-nitricum 436.
— chromicum 437.
— chrysophanicum impurum 556.
— cinnamomicum 321.
— citricum 873.
— composit. Reitzii 435.
— fluoricum 441.
— formicicum 527.
— gallicum 505.
— gallotannicum 499.
— hydrobromicum 1111.
— hydrochloricum 667.
— — dilutum 671.
— hydrocyanicum 1117.
— hydroiodicum 802.
— lacticum 441.
— malicum 872.
— metatartaricum 873.
— muriaticum 667.
— nitrico-hydrochloratum 436.
— nitricum 433.
— — dilutum 436.
— — fumans 433.
— — solidefactum 435.
— nitroso-nitricum 433.
— oleinicum 364.
— oxalicum 877.
— phenicum 281.
— phenylicum 281.
— phosphoricum 878.
— picronitricum 210.
— pyrogallicum 557.
— pyrolignosum 279.
— pyroxylicum 279.
— pyrotartaricum 873.
— salicylicum 307.
— salis culinaris 668.

Acidum santonicum 206.
— sclerotinicum 1193. 1204.
— scytodepsicum 499.
— succinicum 972.
— sulfuricum 426.
— — Anglicum 426.
— — dilutum 431.
— — fumans 427.
— — Nordhusianum 427.
— — solidificatum 431.
— sulfurosum 255.
— tannicum 499.
— tartaricum 872.
— thymicum 305.
— valerianicum 950.
— zooticum 1117.
Acologia 1.
Aconitin 1136. 1140.
Aconitum Napellus u. a. Species 1135. 1136.
Acorus Calamus 657.
Acroleïn 355.
Adansonia digitata 868.
Adeps benzoatus 367.
— suillus 367.
Adjuvans 122.
Adonis vernalis 1172.
Adspergo 133.
Adstringentia 485.
Aepfel 876.
Aepfelsäure 872.
Aepfelwein 975.
Aerugo 482.
Aesculin 870.
Aesculus Hippocastanum 509.
Aether 1009.
— aceticus 1016.
— alcoholicus 1015.
— amylicus nitrosus 1142.
— anaestheticus 1032.

Aether cantharidale 525.
— chloratus alcoholicus 1030.
— hydrocyanicus 1119.
— lignosus 987.
Aetherschwefelsäuren 35.
Aether sulfuricus 1009.
— vegetabilis 1016.
Aetherweingeist 1015.
Aether, zusammengesetzte 1010.
Aethidenchlorid 1031.
Aethiops 759.
— antimonialis 779.
— martialis 706.
— mineralis 779.
— vegetabilis 804.
Aethusa Cynapium 904.
Aethylaether 1009.
Aethylalkohol 973.
Aethylbromid 1030.
Aethylchlorid 1030.
Aethylenum chloratum 1031.
Aethylglykolalkohol 1032.
Aethylidenchlorid 1031.
Aethylidendiaethylaether 1079.
Aethyliodid 1030.
Aethylkalium 453.
Aethylnatrium 453.
Aethylnitrat 1017. 1145.
Aethylnitrit 1145.
Aethylschwefelsäure 1010.
Aethylsublimat 779.
Aetzammoniakflüssigkeit 988.
Aetzflüssigkeit 481.
Aetzgold 459.
Aetzkali 448.
Aetzkalk 453.
Aetznatron 453.
Aetzpaste, Wiener 452.
Aetzstein 448.
Aetzstifte 151.
Aetzsublimat 769.
Agar-agar 336.
Agaricus albus 1166.
Agaricus chirurgorum 420.
Alabaster 384.
Alaninquecksilber 779.
Alantwurzel 341.
Alaun 495.
Albedo corticis Aurantii 656.
Album ceti 373.
Albumen iodatum 804.
— ovi 729.
Albuminate 8.
Alcohol amylicus 987.
Alcoholetum 12.

Alcohol sulfuris 1009.
— vini 973.
Alcolen 389.
Aldehyd 977.
Alembrothsalz 772.
Alexipharmacon 241.
Algarothpulver 460.
Aliberts Krätzsalbe 230.
Alisma Plantago 841.
Alizarin 403.
Alkali minerale depuratum 681.
— volatile 994.
Alkalisch-salin. Quellen 610.
Alkaloide 7.
Alkanna 403.
Alkohol 973.
Alkohole, einsäurige 20.
Alkylbasen 21.
Alkylhaloide 1010.
Allium 538.
Alloxan 405.
Allylalkohol 987.
Aloë 624.
Aloëpräparate 627.
Aloïn 625. 627.
Aloysia 417.
Althaea officinalis 332.
— rosea 333.
Altheesalbe 547.
Alterantia 64.
Altschädenwasser 765.
Alumen 495.
— draconisatum 498.
— kinosatum 498.
— plumosum 384.
— ustum 495.
Alumina hydrata 498.
Aluminiumacetatlösung 271.
Aluminium chloratum 272.
— sulfuricum 271.
Amandes princesses 359.
Amanita muscaria 1160.
Amara 51. 645.
— adstringentia 645.
— aromatica 645.
— resolventia 645.
Amberkraut 542.
Amblotica 82.
Ambra 373. 418.
— flava 550.
Ameisensäure 527.
Ameisensäure-Aethylester 1016.
Ameisenspiritus 527.
Ammoniak 988.
Ammoniakgas 988.
Ammoniakgummi 548.
Ammoniakpflaster 549.

Ammoniakschwefelleber 825.
Ammoniakweinstein 607.
Ammoniumacetatflüssigkeit 1164.
Ammonium benzoicum 319.
— bicarbonicum 994.
Ammoniumbisulfuret 825.
Ammonium bromatum 1110.
Ammoniumcarbaminat 994.
Ammonium carbonicum 994.
— — pyro-oleosum 997.
— chloratum 1153.
— — ferratum 719.
Ammoniumflüssigkeit, anishaltige 993.
— bernsteinsaure 997.
Ammonium iodatum 802.
— muriaticum depuratum 1153.
— — martiatum 719.
— nitricum 886.
— phosphoricum 1182.
— salicylicum 315.
Ammoniumsulfit 256.
Ammonium valerianicum 997.
Ammoniumwismutcitrat 377.
Ampelodesmus tenax 1196.
Amygdalae amarae 1116.
— dulces 358.
— virides 366.
Amygdalin 1117.
Amykosaseptin 270.
Amyläther 1010.
Amylalkohol 987.
Amylchlor 216.
Amylchlorid 1032.
Amylen 1032.
Amyliodid 1031.
Amylium nitrosum 1142.
Amylum 339.
— arrow 746.
— iodatum 804.
— Marantae 746.
— Solani 339.
— Tritici 339.
Amylwasserstoff 216.
Amyris balsamifera 412.
Anacardia 530.
Anacyclus 563.
Anaesthetica 77. 998.
Anagallis arvensis 841.
Analeptica 77.
Anaphrodisiaca 82.
Anatripsologie 113.

Anchusa tinctoria 403.
Andaöl 598.
Andira Araroba 555.
Andropogon 411.
Anemonin 839.
Anethum 1207.
Angelicasäure 961.
Angelicawurzel 961.
Angelim amargoso 556.
Angraecum fragrans 410.
Angusturarinde 659.
— falsche 659. 913.
Anhydride 22.
Anidrotica 1165.
Anilin 1116.
Anima hepatis 616.
— Rhei 617.
Anime 549.
Anis 1148.
Anisum stellatum 1149.
Anodynum 1029.
Antacida 38.
Antagonismus 122.
Antarthritic powder 646.
Antemetica 57.
Anthelminthica 37. 196.
Anthoxanthum odoratum 410.
Anthracites 277.
Anthracokali 277.
Antjar 910.
Antiblennorrhagica 1184.
Antidéperditeurs 63.
Antidota 37. 238.
Antidot der Blausäure von T. u. H. Smith 247.
Antidote multiple à l'hydrate ferrique von Jeannel 246.
— — au sulfure de fer 247.
Antidoten-Tabelle 242.
Antidot, galvanisches 703.
— gegen Phosphor 248.
Antidotum Acidi hydrocyanici 247.
— Arsenici 244.
— universale 241.
Antidyscratica 62. 748.
Antifermentativa 39. 41.
Antigalactica 96.
Antileprosa 842.
Antilyssa 871.
Antimon 572.
Antimonbutter 460.
Antimonial powder 749.
Antimonium crudum 748.
— diaphoreticum 572.
— nigrum 748.
— oxydatum 572.
Antimonsulfid 1151.

Antimontartrat 577.
Antimonylkaliumtartrat 572.
Antiparasitica 37. 196.
Antiperiodica 66.
Antiplastica 61.
Antiphlogistica 68.
Antiputrida 39.
Antipyretica 65. 846.
Antirheumatica vegetabilia 845.
Antiseptica 39. 249.
Antiseptic treatment von Lister 291.
Antiseptisches Catgut 297.
Antiseptische Seide 297.
Antispasmodica 77.
Antitetanica 77.
Antitypica 66.
Antizymotica 39.
Apfelsinenschalenöl 414.
Aphrodisiaca 82.
Apiol 1176.
Apocynum cannabinum 1172.
Apomorphium hydrochloricum 589.
Apotheken 3.
Apozema purgans 621. 622.
Aqua 827.
— acidula 1001.
— ad vermes 761.
— albuminata 730.
— Ammonii carbonici 994.
— Amygdalarum amararum 1118.
— — diluta 1120.
— Anhaltina 539.
— antihysterica Pragens. 967.
— apoplectica 561.
— aromatica 12. 561.
— arquebusade 432.
— Asae foetidae composita 964.
— Batanea 476.
— benedicta Rulandi 582.
— Binelli 304.
— Calcariae 696.
— carbolisata 297.
— carbonica 1005.
— — febrifuga 861.
— Carmelitorum 417.
— carminativa 957.
— cephalica 561.
— Cerasorum amygdalata 1120.
— — nigrorum 1119.
— chalybeata cum Ferro citrico 711.
— Chamomillae 957.

Aqua Chlori 259.
— Cinnamomi simplex 571.
— — spirituosa 571.
— coelestis 481.
— Coloniensis 416.
— communis 828.
— crystallina 605.
— destillata 828.
Aquae aromaticae s. destillatae 12.
Aqua embryonum 561.
— florum Aurantii 413.
— — Naphae 413.
— Foeniculi 1206.
— foetida antihysterica 964.
— — Pragensis 964.
— fontana 828.
— fortis 433.
— gazosa 1001.
— Goulardi 486.
— hepatica 825.
— hydrosulfurata 825.
— hydrothionica 825.
— Kreosoti 305.
— Laurocerasi 1119.
— laxativa Viennensis 621.
— Luciae 990.
— magnesiata 600.
— Melissae 417.
— Menthae crispae 959.
— — piperitae 958.
— — spirituosa 959.
— mercurialis nigra 777.
— — simplex 761.
— nigra 777.
— ophthalmica foeniculata 1206.
— Opii 1054.
— orientalis 773.
— oxymuriatica 259.
— ozonisata 254.
— Persicae 1119.
— Petroselini 1176.
— phagedaenica 765.
— — decolor 772.
— — nigra 777.
— Picis 553.
— Plumbi 486.
— — Goulardi 486.
— Pruni Padi 1119.
— Rabelii 432.
— regia 436.
— reginae Hungariae 539.
— Rosae 411.
— Rubi Idaei 876.
— Salviae 561.
— Sambuci 1158.
— saphirina 481.

Aqua saturnina 486.
— sclopetaria 432. 539.
— Selterana arteficialis 1005.
— — iodata 798.
— Sodae 688.
— stibiata 581.
Aquatheine 968.
Aqua Tiliae 1159.
— Valerianae 952.
— vegeto-mineralis Goulardi 486.
— vulneraria 432.
— — acida 432.
— — spirituosa 539.
— — vinosa 539.
Arabin 327.
Arachis hypogaea 366.
Araroba 556.
Arbrol-a-Brea Harz 547.
Arbutin 509.
Arcanum duplicatum 612.
Arenaria rubra 1183.
Argentum chloratum 473.
— — ammoniatum 473.
— cyanatum 473.
— foliatum 396.
— iodatum 473.
— natrico-sulfurosum 473.
— nitricum 460.
— — cum Kalio nitrico 472.
— oxydatum 472.
— sulfuricum 473.
Argilla 381.
— hydrica 498.
Aristolochia 845.
Armoracia rusticana 538.
Arillus Myristicae 567.
Arion empiricorum 727.
Arnicablüthen 953.
Arquebusade, weisse 539.
Arrow root 746.
Arsenicum album 805.
— chloratum 818.
— citrinum 818.
— iodatum 818.
— sulfuratum 818.
Arsenigsäureanhydrid 805.
Arsensäure 807.
Arsenwasserstoff 812.
Arvennüsse 366.
Arzneimittel 2.
Asa dulcis 406.
— foetida 962.
Asbest 384.
Asclepiadin 589.
Asclepias gigantea 841.
Aseptin 270.
Asperula odorata 410.
Asparagin 332.

Asparaginquecksilber 779.
Aspidium 203. 206.
Aspidosperma Quebracho 1134.
Assacu 529.
Atmopathic baths 188.
Atropinum sulfuricum 1079.
— valerianicum 1080.
Aufgüsse 176.
Augenessenz, Rommershausensche 1206.
Augenstein 473. 481.
Aurantia immatura 655.
Auripigmentum 818.
Auro-Natrium chloratum 780.
Aurum chloratum 459.
— — natronatum 780.
— foliatum 396.
Austernschalen, präparirt. 400.
Autenrieths Reizsalbe 581.
— scharfe Salbe 526.
Avena excorticata 743.
Avignonkörner 624.
Avornin 622.
Awa 534.
Axungia medullae bovis 368.
— oxygenata 436.
— pedum Tauri 740.
— porci 367.
Azulen 660. 956.

Baccae Berberidum 876.
— Coccognidii 529.
— Cubebae 1185.
— Juniperi 1174.
— Lauri 568.
— Mori 876.
— Myrtilli 516.
— Oxycoccos 876.
— Rhamni catharticae 623.
— Rubi fructicosi 876.
— Sorbi 876.
— spinae cervinae 623.
Bacilli 138.
— caustici 151.
— c Zinco chlorato 458.
Badeschwämme 419.
Bärlappsamen 375.
Bärentraubenblätter 509.
Balata 387.
Baldrianöl 950.
Baldriansäure 950.
Baldrianwurzel 949.
Balneum 184.
Balsama solidificata 153.

Balsame 11.
Balsamica 69.
Balsam, Jerusalemer 407.
Balsamum adstringens 940.
— Arcaei 547.
— Canadense 543.
— Capivi 1188.
— Carpathicum 543.
— commendatoris 407.
— Copaivae 1188.
— Dipterocarpi 1192.
— embryonum 561.
— Filicis 205.
— Genofevae 545.
— Gurjunae 1192.
— Hardwickiae 1192.
— Hungaricum 543.
— Indicum nigrum 218.
— iodatum 797.
— Italicum 545.
— Lithavicum 555.
— Locatelli 545.
— mercuriale 777.
— moschatum 370.
— Myristicae 370.
— Nucistae 369.
— ophthalmicum rubrum 765.
— Parisiense 1191.
— Persicum 407.
— Peruvianum 218.
— Sulfuris compositum 232.
— terebinthinatum 232.
— — Frahmii 547.
— Tolutanum 408.
— traumaticum 407.
— universale 948.
— vitae externum 940.
— — Hoffmanni 220.
— — Rulandi 232.
— vulnerarium 545.
Bandaseife 370.
Bandoline 336.
Baptisia tinctoria 633.
Barbaloïn 625.
Barégine 825.
Barezsche Brustpastillen 1153.
Barium chloratum 805.
— iodatum 805.
Baros-Campher 941.
Barosma 1177.
Baryta muriatica 805.
Bassorin 330.
Baumöl 240. 363.
Baumwachs 547.
Baumwolle, gereinigte 388.
— iodirte 795.
Baumwollwurzel 1194.

Bdellium 561.
Bebeerin 868.
Bechica 89.
Beef-tea 726.
Behenöl 367.
Beifusswurzel 953.
Belladonnablätter 1079.
Belladonnapräparate 1093.
Bellocsche Kohle 276.
Benzaldehyd 1118.
Benzarsinsäure 812.
Benzinum 211.
— Petrolei 213.
Benzoë 406.
Benzoësäure 34. 316.
Benzoëtinctur 407.
Benzolum 211.
Berberin 18. 652. 876.
Berberitzen 876.
Bergamottöl 414.
Bergapten 414.
Berkeleys antiherpetic capsules 553.
Berlinerblau 722.
Bernstein 550.
Bernsteinöl, gereinigtes 972.
Bernsteinsäure 972.
Bertramwurzel 563.
Beruhigungssaft 1060.
Besenginster 1173.
Bestucheffs Nerventinctur 719.
Betanaphthol 555.
Betelnüsse 512.
Betelpfeffer 534.
Bevergernsche Erde 383.
Bezetta rubra 402.
Bezoarsteine 241.
Bbang 1063.
Bibergeil 933.
Bibernellwurzel 1148.
Bicuibawachs 373.
Biene 371.
Bier 742.
Bierhefe 742. 1003.
Biliner Pastillen 689.
Bilis bovina 671.
Bilsenkraut 1096.
Bilsenöl 1099.
Bilsensamen 1096.
Bimstein 401.
Bisam 930.
Bischof 986.
Biscuits d'Olivier 768.
Bismutum lacticum 381.
— nitricum 381.
— subcarbonicum 381.
— subnitricum 376.
— tannicum 506.
— valerianicum 1114.

Bissen 141.
Bittera 650.
Bittermandelöl 1118.
Bittermandelwasser 1118.
Bittersalz 611.
Bittersüssstengel 837.
Bitterwasser 612.
Black draught 612. 621.
— drops 1054.
— wash 777.
Blairs gout pills 843.
Blancardsche Pillen 723.
Blanc de fard 383.
— de perles 377. 383.
Blankenheimer Thee 655.
Blasenpflaster 526.
Blatta 1174.
Blattgold 396.
Blattsilber 396.
Blaudsche Pillen 709. 722.
Blauholz 515.
Blausäure 1117.
Bleiacetat 487.
Bleichflüssigkeit 266.
Bleichkalk 263.
Bleiessig 485.
Bleiglätte 392.
Bleioxyd, essigsaures neutrales 487.
Bleipflaster 146. 392.
Bleisalben 392. 487.
Bleisalze, verschied. 495.
Bleitannat 506.
Bleitriäthyl 492.
Bleiwasser 486.
Bleiweiss 393.
Blistering tissues 527.
Blue pills 761.
Blut 729.
Blutegel 421.
Blutkoralle 401.
Blutlaugensalz 247.
Blutreinigungstropfen 631.
Blutstein 707.
Blutwurzel 510. 840.
Bockshornsamen 744.
Boghead Kohle 277.
Bohnenmehl 744.
Bois de Rhodes des ébénistes 412.
Boletus igniarius vel chirurgorum 420.
Boletus laricis 1166.
Boli 141.
Bolus 381.
— rubra 381.
Bombyx 388.
Bonjeans Ergotin 1197.
Borax 1181.
— Weinstein 607.
Borneol 941.

Borsäure 270. 271.
Borylsalicylat 315.
Botany Bay Gummi 210.
Bougies 150.
Bouillon fortifiante de Verdeuil 726.
Bouillontafeln 337.
Boules de Nancy 711.
Bourbonthee 410.
Bovist 421.
Branntwein 975.
Brasilienholz 515.
Braunstein 267.
Brauselimonadenpulver 688.
Brausemagnesia 603.
Brausepulver 133. 687.
— abführendes 607.
Brechmittel 55. 239. 572.
Brechnuss 913.
Brechwein 582.
Brechweinstein 572.
Brechwurz 582.
Brenzkatechin 55. 301.
Brönners Fleckwasser 214.
Brom 268.
Bromaethyl 1030.
Bromalhydrat 1079.
Bromammonium 1110.
Bromarseniklösung 818.
Brombeeren 876.
Brombenzoësäure 1103.
Brombenzol 1103.
Bromessigsäure 1103.
Bromkalium 1101.
Bromoform 1030.
Bromüre der Metalle und Alkaloide 1110.
Bromum 268.
— chloratum 459.
Bromuretum potassicum 1101.
Bromus catharticus 18.
Bromwasserstoffsäure 1111.
Bruchpflaster 383.
Brucin 914.
Brustelixir 351.
Brustpastillen von Barez 1152.
Brustpulver 621.
Brustthee 333.
Brustzeltchen 351.
Buccoblätter 1177.
Bulbus 5.
— Allii sativi 538.
— Cepae 538.
— Colchici 842.
— Scillae 1167.
Burnetts desinfecting fluid 457.

Buttersäureaether 980.
Butylchloral 1078.
Butyrum 368.
— Antimonii 460.
— Cacao 371.
— Nucistae 369.
Buxin 868.

Cacao 745.
Cachen-Laguen 647.
Cachou 351. 513.
— de Boulogne 351.
Cacumina Spartii 1173.
Cadmium bromatum 1111.
— iodatum 803.
— sulfuricum 476.
Caffeon 968.
Cailcedrin 868.
Caincawurzel 1174.
Cajuputol 563.
Calabarbohne 924.
Calamina praeparata 381.
Calcaria chlorata 263.
— hypochlorosa 263.
— oxyymuriatica 263.
— saccharata 698.
— soluta 696.
— stibiata sulfurata 749.
— sulfurata Hoffmanni 749.
· usta 453.
Calcium benzoicum 319.
Calciumbromid 1110.
Calcium carbonicum praecipitatum 695.
Calciumchinovat 849.
Calcium chloratum 698.
Calciumhydrosulfid 233.
Calciumhydroxyd 453.
Calcium hypophosphorosum 698.
— iodatum 803.
Calciummonosulfuret 233.
Calcium oxydatum 453.
— phosphoricum 692.
Calciumsalicylat 315.
Calciumsulfat 384.
Calciumsulfit 256.
Calcium sulfuricum ustum 384.
— sulfocarbolicum 299.
Calomelas 765.
Calomel à vapeur 766.
Calx Stibii grisea 572.
— viva 453.
— Zinci 381.
Cambogia 637.
Campecheholz 515.
Camphene 10.

Campherspiritus 947.
Camphoglykuronsäuren 942.
Camphora 941.
— monobromata 948.
Camphoride 10.
Canadabalsam 543.
Canariensamen 366.
Candelae fumales 407.
Canella alba 571.
Canelli Cinnamomi 569.
Cannabin 1063.
Canquoins Pasta 458.
Canthariden 518.
Cantharidencollodium 526.
Cantharidinum oleosum 525.
Caoutchouk 387.
Capita Papaveris 1060.
Caprylwasserstoff 215.
Capsella bursa pastoris 559.
Capsicol 532.
Capsulae 134. 139. 140.
— Papaveris 1060.
Capsules Anglaises du Dr. Humann 1191.
— de Mothe 1190.
— de Raquin 1191.
— gélatineuses au copahu 1190.
— hématiques 729.
Caragaheen 335.
Caramel 343.
Carbo animalis 276.
— fossilis 277.
Carbolgaze 296.
Carbo ligni 276.
Carboljute 296.
Carbolöl 297.
Carbolsäure 281.
Carbolschwefelsäure 299.
Carbo mineralis 277.
Carboneum sesquichloratum 1032.
— sulfuratum 1008.
Carbo Spongiae 804.
Cardamine 559.
Cardamomum 565.
Cardiaca 72.
Cardobenedicten 647.
Cardoleum 530.
Caricae 353.
Carica Papaya 666.
Carmelitergeist 417.
Carmin 401.
Carminativa 39.
Carnaübawachs 372.
Caro 725.
Caroba 353.
— di Giudea 507.

Carrara water 696.
Carthamus 405.
Caryophylli 319.
Cassia cinnamomea 569.
— fistula 595.
— lignea 569.
Castannas de Marannon 366.
Castoreum 933.
Castoröl 595.
Cataplasma 130.
— ad decubitum 506.
— Aluminis 498.
— carbonis 278.
— epispasticum 536.
— Fermenti 743.
— Sinapis 536.
— von Lelièvre 336.
Cataplasme instantané 336.
Catechu 512.
Catgut 420.
— antiseptisches 297.
Cathaeretica 425.
Cathartica 51.
Cathartinsäure 619. 621.
Caustica 48. 425.
— in bacillis 151.
Causticum arsenicale 817.
— lunare 460.
Caustique de Filhos 452.
— de Recamier 460.
— doré 459.
— éthiopique 431.
Cauterium potentiale 448. 452.
Cayennepfeffer 533.
Cedernöl 1194.
Cedronnüsse 650.
Celtis Australis 509.
Centaurea Calcitrapa 648.
Cera 371.
— arborea 547.
— Japonica 372.
Cerasa acida 875.
Ceratia 353.
Ceratum 148.
— Aeruginis 483.
— Cetacei 374.
— citrinum 547.
— de Minio rubrum 394.
— labiale 374.
— Myristicae 370.
— Picis 547.
— Plumbi 487.
— resinae Burgundicae 547.
— — Pini 547.
— Saturni 487.
— viride 483.
Cerealien 743.

Cereoli 150.
— Plumbi 372.
Cerevisia 742.
Ceriumverbindungen 1115.
Cerussa 393.
— citrina 392.
Cetaceum 373.
Cetrarsäure 652.
Ceylonmoos 336.
Ceylonzimmt 569.
Chaberts Wurmöl 1115.
Chaulmugraöl 842.
Chalybokrenen 709.
Chandu 1053.
Charcoal poultice 278.
Charpie 421.
— schwarze 471.
Charta adhaesiva 328.
— antarthritica 551.
— antasthmatica densata 884.
— antirheumatica 527. 545. 551.
— atropinisata 1092.
— balsamica nitrata 884.
— bibula 421.
— calabarina 929.
— cerata 372
Chartae adhaesivae 149.
— medicatae 141.
Charta nitrata 884.
— oleosa 393.
— resinosa 551.
— sinapisata 537.
— vesicatoria 527.
Cheiranthus Cheiri 418.
Chenopodium vulvaria 737.
Chevilles pour l'inoculation hypodermique 150.
Chicle Gummi 327.
Chilisalpeter 885.
Chinaalkaloide 846.
China cuprea 847.
Chinamin 848.
Chinasäure 35. 848.
Chinarinde 846.
Chinawurzel 831.
Chinicin 848.
Chinidin 848.
Chinin 848.
Chininsalze, diverse 846.
Chininum aceticum 864.
Chinininum amidato - bichloratum 865.
Chininum amorphum 866.
— bisulfuricum 862.
— ferro-citricum 863.
— hydrochloricum 862.
— resinoso-sulfuricum 866.

Chininum sulfuricum 861.
— tannicum 863.
— valerianicum 863.
Chininverbindungen, diverse 864.
Chinioidinum 865.
Chinoidin 848. 865.
Chinolin 870.
Chinovasäure 848. 849.
Chinovin 848. 849.
Chiretta 647.
Chlor 259.
Chloraetherweingeist 1030.
Chloräthyl 1030.
Chloraethyliden 1031.
Chloralum hydratum 1066.
Chlorammonium 1153.
Chloramyl 1032.
Chlorbarium 805.
Chlorblei 495.
Chlorbrom 459.
Chlorcalcium 698.
Chloreisentinctur 714.
Chloressigsäure 448.
Chlorgold 459.
Chlorgoldnatrium 780.
Chlorhydrin 354.
Chlorhydrophosphate de chaux 695.
Chloriod 804.
Chlorkalium 233. 1112.
Chlorkalk 263.
Chlornatrium 673.
Chlornatron 266.
Chloro-acetisation 1029.
Chlorodyne 1029.
Chloroformium 1017.
Chlorräucherung 263. 267.
Chlorsilber 473.
Chlorsaures Kali 233.
— Natron 237.
Chlorum solutum 259.
Chloruntersalpetersäure 436.
Chlorwasser 259.
Chlorwasserstoffsäure 667.
Chlorzink 455.
Chocolata medica 745.
Choleramixtur 505.
Choleratropfen von Lorenz 588.
Cholaguga 86.
Christholz 220.
Chromogene 9.
Chromoxydhydrat, grünes 440.
Chromsäure 437.
Chrysarobinum 555.
Chrysophansäure 556. 614. 619.

Cicuta virosa 904.
Cider 975.
Cigarrettes antispasmodiques 1096
— balsamiques 884.
— camphrées 946.
— opiacées 1053.
— pectorales d'Espic 1091.
Cigarren, medicamentöse 191.
Cimicifuga racemosa 892.
Cinchona febrifuga 861.
Cinchonicin 865.
Cinchonidin 848.
Cinchonin 848. 865.
Cineres clavellati 690.
Cinis Antimonii 572.
Cinnabaris 779.
Cinnameïn 218.
Cinnamomum acutum u. a. Spec. 569.
Cirillos Salbe 773.
Citras Ferri et Chinini 863.
— — et Magnesiae 711.
Citrate de magnésie 603.
Citrea 874.
Citronen 415. 874.
Citronenöl 415.
Citronensäure 873.
Clysma 161.
Cnicin 648.
Coaltar 280.
Coca 970.
Cocaïn 970.
Coccinella septempunctata 520.
Coccionella 401.
Cocoa 746.
Cocos nucifera 368.
Codeïn 1034. 1044. 1056.
Coffeïnum 965.
Cognac 973.
Colatur 176.
Colchicumpräparate 844.
Coldcream 374. 412.
Colla animalis 337.
— piscium 338.
Collidin 1116.
Collodia medicata 149. 391.
Collodium 389.
— cantharidatum 526.
— causticum 391. 772.
— elasticum 389.
— iodatum 797.
— iodoformiatum 802.
— saturninum 392.
— stypticum 505.
— vesicans 526.
Collutorium 159.

Collyrium 160.
Collyres secs gradués 141.
Colombo, americanische 647.
Colombowurzel 651.
Colophonium 542.
Coloquinthen 634.
Commandeurbalsam 407.
Conchae praeparatae 400.
Conchinin 848. 865.
Condita 137.
Condies Chill pills 800.
Conditum Aurantii 657.
— Zingiberis 566.
Condurangorinde 840.
Conessin 1064.
Confectio 151.
— Alkermes 402.
— Amygdalarum 361.
— Aurantii 657.
— Calami 658.
— Opii 1054.
— Rosae caninae 877.
— Terebinthinae 941.
Coniin 904.
Conserva 14. 152.
— Amygdalarum 361.
— Rosae 412. 877.
Constitution water 690.
Contentiva 44.
Convallaria majalis 1172.
Convolvulin 629.
Copahine 1191.
Copaivabalsam 1188.
Copal 396.
Copalchirinde 658.
Copernicia cerifera 373.
Coptis trifolia 652.
Corallia 401.
Coriander 417.
Cornu cervi 337. 401.
Corrigens 122.
Cortex adstringens Brasiliensis 515.
— Angusturae 659.
— Aurantii Curassaviensis 656.
— Barbatimao 515.
— Buranhem 514.
— Cacao tostus 746.
— Canellae albae 571.
— caryophyllicoides 570.
— Cascarillae 658.
— Chinae 846.
— Cinnamomi 569.
— — acuti 569.
— — Cassiae 569.
— — Chinensis 569.
— — Ceilonici 569.
— Condurango 840.
— Conessi 1064.

Cortex Copalchi 658.
— Coto 516.
— Culilawan 570.
— Eleutheriae 658.
— Frangulae 622.
— fructus Aurantii 655.
— — Citri 415.
— Geoffroeae 211.
— Granati 198.
— Guajaci 833.
— Guaranhem 514.
— Hippocastani 509. 870.
— Ingae 515.
— Malambo 572.
— Mezerei 529.
— Monesiae 514.
— Musenna 202.
— PruniVirginianae 1119.
— Quebracho 1134.
— Quercus 508.
— Salicis 870.
— Sassafras 832.
— Simarubae 650.
— Sintoc 570.
— Tartonraira 529.
— Thymiamatis 220.
— Ulmi 335. 509.
— viridis Juglandis 835.
— Winteranus 570. 571.
Cosmetica 44. 397.
Cosmisches Pulver 817.
Cotoïnum 516.
Crayons au nitrate d'argent 471.
— au sulfate de cuivre 480.
— de Barral 472.
— de Desmarres 472.
Crême d' amandes amères 221.
— de Bismuth 376.
— céleste 374.
Cremor tartari 604.
— tartari solubilis 607.
Creta elutriata 695.
Crocus 403.
— Martis adstringens 707.
— Martis aperitivus 706.
Crotonchloral 1078.
Crotonöl 639.
Cryptopin 1034. 1043.
Crystalli tartari 604.
Cubebae 1184.
Cuculli 130.
Cumarin 410.
Cuminum Cyminum 960.
Cumulative Wirkung 105.
Cupediae 136.
Cuprum aceticum 482.
— aluminatum 481.
— ammoniacale 481.

Cuprum carbonicum 248.
— chloratum 268.
— nitricum 482.
— oxydatum 211.
— subaceticum 482.
— sulfuricum 476.
— — ammoniatum 481.
Curaçaoschalen 656.
Curare 910.
Curcuma 405.
Curry powder 405.
Cusparin 659.
Cyaneisen 722.
Cyankalium 1119.
Cyanmetalle 1118.
Cyanquecksilber 776.
Cyansilber 473.
Cyanwasserstoffsäure 1117.
Cyanzink 1119.
Cymol 960.
Cynoglossum officinale 904.
Cypripedium 1146.

Dactyli 353.
Damiana 965.
Dammarharz 395.
Dandelion 663.
Darmseiten 420.
Dasjespis 934.
Datura 1094. 1095.
Daubitz Kräuterliqueur 628.
Decimalgewicht 123.
Decocto-Infusum 181.
Decoctum 176.
— album Sydenhami 338.
— crystallorum Tartari 605.
— Lusitanicum 749.
— Mercurii 761.
— Salep 331.
— Sassaparillae compositum 831.
— Sarsaparillae concentratum 831.
— Zittmanni 831.
Delphinin 217.
Demulcentia 43.
Dental succedaneum 880.
Depilatorien 454.
Deposition 31.
Derivatorische Heilmethode 46.
Dermatica 1157.
Dermerethistica 518.
Desinfectionsmasse von Süvern 281.
Desinfectionsmittel 249.

Desinfectionspulver von Corne und Demaux 281.
Desinficientia 41. 252.
Desodorisantia 41.
Destruction im Organismus 31.
Deutoioduretum Hydrargyri 775.
Dextrinum 342.
— iodatum 804.
Diachylonsalbe 392.
Diaethylacetal 1079.
Dianthus caryophyllatus 418.
Diaphoretica 93.
Diapnoica 93.
Diastase 740. 741.
Diazobenzol 34.
Dichloressigsäure 448.
Digestif animé 156. 547.
— mercuriel 547.
Digestionsaufguss 178.
Digestionstinctur 13.
Digestiva 50.
Digestivsalbe 547.
Digitalin und Digitalisstoffe 893.
Dihydroxylbenzole 300.
Dihydroxylchinin 852.
Dill 1207.
Dimethylacetal 1079.
Dimethylarsinsäure 812.
Dimethylconiin 905.
Dinte, rothe 401.
Diphenylarsinsäure 812.
Dipterocarpusbalsam 1192.
Dippelsöl 1115.
Diuretica 89.
Dolichos pruriens 44. 210.
Donovansche Lösung 818.
Dorsch 736.
Dosis 99.
Douglassches Desinfectionspulver 300.
Doversches Pulver 1053.
Drachenblut 402.
Dracontium foetidum 965.
Dragées 137.
— au fer reduit 138.
— d'atropine 1092.
— de Lactate de fer 723.
— de Papaine 667.
— vermifuges au calomel 137.
Drastica 52.
Drouottsches Pflaster 527.
Druitts Zahnwehmittel 505.
Duboisin 1100.
Duflos' Antidot gegen Phosphor 249.

Dulcamara 837.
Dupuytrens Pulver 817.
Durands Mittel gegen Gallensteinkolik 937.
Dysplastica 61.
Dzondis Pillen 772.
Dzondis Salmiakgeist 988.

Eau azurée 481.
— céleste 481.
— de bouquet 416.
— — Cologne 416.
— — Javelle 266.
— — Labarracque 266.
— — lavande 541.
— — melisse des Carmes dechaussés 417.
— — Luce 990.
— — Raphanel 495.
— des Carmes 417.
— de Tisserand 940.
Eau-de-vie Allemande 631.
Eau d'héliotrope 418.
— hémostatique de Brocchieri 940.
— inodore desinfectante de Ledoyen 495.
— médicinale de Hussson 843.
— ophthalmique 481.
— végéto-mercurielle 777.
Ebullitio 176. 180.
Ebur ustum 276.
Ecbolica 82.
Eccoprotica 52.
Eibisch 332. 333.
Eichelkaffee 747.
Eichenrinde 508.
Eier 729.
Eisenalaun 499.
Eisenalaun, ammoniakalischer 499.
Eisenalbuminat 719.
Eisenbrausepulver von Mialhe 723.
Eisenbromid 1111.
Eisenchinincitrat 863.
Eisenchlorid 716. 717.
Eisenchlorür 713.
Eisenchocolade 706.
Eisencyanürcyanid 722.
Eisen-Extract, apfelsaures 710.
Eisenfeile 705.
Eisenhut 1135.
Eisenhydroxyd 244.
Eiseniodür 720.
Eisen, kohlensaures zuckerhaltiges 708.

Eisenkugeln 711.
Eisenlactat 710.
Eisenmohr 706.
Eisenoxydchlorid, flüssiges 719.
Eisenoxyd, rothes 707.
Eisenoxydul 715.
Eisenpeptonat 713.
Eisenperchlorid 716.
Eisenpillen 708.
Eisenpulver 705.
Eisen, reducirtes 705.
Eisensalmiak 719.
Eisensesquichlorid 716.
Eisensulfocarbolat 299.
Eisensulfuret, hydratisches mit Magnesiahydrat 246.
Eisensyrup 708.
Eisenvitriol 272.
— reiner 715.
Eisenwässer 709.
Eisenweinstein 711.
Eisenzucker 707.
Elaeoptene 10.
Elaeosacharum 346.
Elaterium 636.
Elaterin 636.
Elaylchlorür 1031.
Electuarium 151.
— e Senna 621.
— lenitivum 621.
— opiatum 1054.
— polypharmacon 1054.
— theriacale 1054.
Elemi 547.
Elephantenläuse 530.
Elimination 31.
Elixir 157.
— acidum Halleri 432.
— ad longam vitam 627.
— alexipharmacon Huxhami 860.
— amarum 661.
— antiscrofuleux 646.
— Aurantiorum comp. 657.
— balsamicum 657.
— cordiale 627.
— de Garus 627.
— e succo Liquiritiae 351.
— paregoricum 1054.
— pectorale 351.
— proprietatis Paracelsi 627.
— Regis Daniae 351.
— Rhei Darelii 617.
— Ringelmanni 351.
— roborans Whyttii 860.
— stomachicum 657.
— viscerale 657.
— vitrioli Mynsichti 432

Emanateur hygiénique 553.
Emetica 55. 572.
Emetin 583.
Emollientia 43.
Empasma 133.
Emplastra 146.
Emplastrum ad clavos pedum 483.
— ad fonticulos 393.
— adhaesivum 393.
— — Anglicum 339.
— — Edinburgense 339.
— ad hernias 383.
— ad rupturas 383.
— agglutinativum 545.
— album coctum 394.
— anglicanum 339.
— Ammoniaci 549.
— antarthriticum Helgolandi 551.
— antihystericum 549.
— aromaticum 370.
— basilicum 551.
— Belladonnae 1093.
— camphoratum 400.
— Cantharidum 526. 527.
— cephalicum 1054.
— Cerussae 394.
— — rubrum 394.
— Cicutae 909.
— citrinum 547.
— Conii 909.
— consolidans 383.
— d'André Delacroix 545.
— defensivum rubrum 394.
— de Minio rubrum 394.
— de Vigo 764.
— diachylon 392.
— Drouotti 527.
— epispasticum 526.
— Euphorbii 526.
— Ferri 707.
— foetidum 549.
— Foeni Graeci comp. 745.
— fuscum 394.
— Galbani 548.
— griseum 381.
— Hydrargyri 763.
— Hyoscyami 1099.
— Janini 526.
— Lythargyri 392.
— — molle 392.
— — simplex 392.
— malacticum 745.
— matris adustum 394.
— Meliloti 410.
— Mezerei cantharidatum 527.
— mercuriale 763.
— Minii 394.

Emplastrum miraculosum 400.
— nigrum 394.
— Noricum 394.
— opiatum 1054.
— oxycroceum 548.
— Picis irritans 529.
— Plumbi compositum 392.
— — simplex 392
— roborans 707.
— saponatum 400.
— spermatis ceti 374.
— stomachicum 370.
— Tartari stibiati 581.
— universale 394.
— vesicatorium 526.
— viride 483.
Emulsin 359.
Emulsio 173.
— Amygdalarum 361.
— — composita 1100.
— Arabica 361.
— Cerae 175.
— communis 361.
— de goudron 554.
— oleosa 361.
— papillaris 219.
— resinae Scammoniae 631.
Endermatische Methode 113. 115.
Enema 161.
Engelsüss 352.
Englische Krätzsalbe 230.
Englisches Pflaster 339.
— Salz 612.
Enzian 645.
Epidermatische Methode 113.
Epispastica 44.
Epps concentrated solution of camphora 947.
Epsomsalz 612.
Erbsenmehl 744.
Erdbeeren 876.
Erdmandeln 366.
Erdnussölseife 398.
Erdöl 213.
Erdwachs 374.
Ergotin 1197. 1204.
Ericinol 509.
Erigeron Canadense 1178.
Errhina 50.
Erythrophloeum Guineense 1172.
Eserin 924.
Escharotica 48.
Espèces sudorifiques 834.
Essence concentrée de cubèbe 1187.

— de bigarades 414.
— — jonquille 418.
— d'oranges 414.
— de petits grains 414.
Essentia 12.
— Belladonnae 1093.
— Pepsini 666.
— Sarsaparillae 831.
Essig 443.
Essigäther 1016.
Essig, medicinischer 13.
Essigrose 412.
Essigsäure 443.
Essigsalmiak 1164.
Essigsäure-Aethylester 1016.
Essigsäure-Amylester 1016.
Essigsäure-Methylester 1016.
Essigsprit 444.
Ester 1010.
Éther chlorhydrique chloré 1032.
— — monochloruré 1031.
— gélatinisé 1014.
— hydrique 1010.
— pur 1010.
Euazyme 743.
Eucalyptol 868.
Euphorbium 528.
Eupion 551.
Evacuantia 84.
Evonymus atropurpureus 633.
Excitantia 72.
Expectorantia 89.
Exsiccantia 58. 70.
Extracta fluida 13.
Extractionsformen 12. 176.
Extractivstoffe 9.
Extractum 13.
— Abietis 546.
— Absinthii 661.
— Aconiti 1141.
— Aloës 627.
— — acido sulfurico correctum 627.
— Aurantii 657.
— Belae liquidum 515.
— Belladonnae 1093.
— Calabar 929.
— Calami 658.
— Cannabis Indicae 1065.
— Cardui benedicti 648.
— carnis Liebig 724.
— Cascarillae 659.
— catholicum 617.
— Centaurii 647.
— Chamomillae 957.
— Chelidonii 840.

Extractum Chinae 860.
— Cicutae 909.
— Cinae 209.
— Colchici acidum 844.
— Colocynthidis 635.
— — compositum 635.
— Colombo 652.
— Conii 909.
— Cubebarum 1186.
— — oleoso-resinosum 1186.
— Digitalis 901.
— Dulcamarae 837.
— Fabae Calabaricae 929.
— Ferri cum succo pomorum 710.
— — cydoniatum 710.
— — pomatum 710.
— Filicis 205.
— foliorum Juglandis 835.
— Gentianae 646.
— Glycyrrhizae 350. 351.
— Graminis 352.
— Gratiolae 628.
— haemostaticum 1204.
— Helenii 342.
— Hyoscyami 1099.
— Ipecacuanhae 587.
— Jalapae 629.
— Juniperi 1175.
— lactis 734.
— Lactucae virosae 1061.
— Ligni Campechiani 515.
— Liquiritiae radicis 351.
— Malti 740.
— — ferratum 713.
— Mezerei 530.
— Millefolii 662.
— Monesiae 514.
— Myrrhae 562.
— Nicotianae 1132.
— nucum vomicarum 923.
— Opii 1053.
— pampinorum vitis 606.
— panchymagogum 617.
— Phellandrii 1151.
— Physostigmatis 929.
— Pimpinellae 1148.
— Pini 546.
— Polygalae 655.
— Pulsatillae 839.
— Quassiae 650.
— Ratanhiae 511.
— Rhei 616.
— — compositum 617.
— Sabinae 1194.
— Sambuci 876.
— sanguinis bovini 729.
— Saturni 485.
— Scillae 1170.
— Senegae 1147.

Extractum Stramonii 1096.
— Strychni 923.
— Taraxaci 663.
— thebaicum 1053.
— Trifolii fibrini 647.
— Valerianae 952.
Extrait alcoolique de quinquina à la chaux 860.
— arteficiel de violettes 418.
— d'absinthe 661.
— d'oeillet 418.

Faba alba 744.
— Cacao 745.
— Calabar 924.
— Sti. Ignatii 913.
— Tonco 410.
Färberröthe 403.
Fahamblätter 410.
Farina Amygdalarum 359.
— — amararum 1125.
— fabarum 744.
— Hordei praeparata 740.
— quatuor resolventium 744.
— Secalis 743.
— Tritici 743.
Federharz 11. 387.
Feigen 353.
Fel Tauri 671.
Fenchel 1205.
Fenchelholz 832.
Fenchelhonigextract 348.
Fer de Quevenne 706.
Fermente 8
Fermentum cerevisiae 742.
Fernambukholz 515.
Ferri-Ammonium citricum 711.
Ferricyankalium 247.
Ferrisulfatlösung 244.
Ferro-Ammonium pyrophosphoricum 712.
Ferroammoniumcitrat 711.
Ferrocyankalium 247.
Ferrocyanzink 1112.
Ferro-Kalium cyanatum 247.
— tartaricum 711.
Ferro-Manganum lacticum 724.
Ferro-Natrium pyrophosphoricum oxydatum liquidum 712,
Ferrum aceticum 714.
— albuminatum 713.
— ammoniato-sulfuricum 499.

Ferrum arsenicicum oxydulatum 818.
— bromatum 722.
— carbogenio reductum 706.
— carbonicum saccharatum 708.
— catalyticum 719.
— chloratum 713.
— citricum 711.
— — cum Ammonio citrico 711.
— cyanatum 722.
— hydrico-aceticum in aqua 246. 715.
— hydricum 244. 706.
— — in aqua 244.
— hydrogenio reductum 706.
— iodatum 720.
— iodicum 722.
— lacticum 710.
— muriaticum oxydatum 716.
— — oxydulatum 713.
— oxalicum 712.
— oxydatum dialysatum 719.
— — fuscum 706.
— — hydratum 244. 703.
— — nigrum 706.
— — saccharatum solubile 704.
— — rubrum 707.
— peptonatum 713.
— phosphoricum 712.
— potabile Willisii 711.
— pulveratum 705.
— pyrophosphoricum cum Ammoniaco citrico 712.
— — cum Natrio citrico 713.
— sesquichloratum 716.
— solutum 718.
— sulfuratum hydratum 246.
— — — cum Magnesia 246.
— — — — et Natro 247.
— — — — Natro 247.
— sulfuricum 715.
— — crudum 272.
— — oxydatum ammoniatum 499.
— — siccum 715.
— — venale 272.
— tannicum 712.
— valerianicum 712.
Festucae Caryophylli 319.

Festuca quadridentata 18.
Fette 323. 358.
Feytonia 1029.
Fibrinsago 747.
Fichtenharz 543.
Fichtennadelextract 546.
Fichtensprossen 1150.
Fichtentheer 550.
Fieberkleeblätter 647.
Fiebermittel 65. 846.
Filamenta lintei trita 421.
Filhossches Causticum 452.
Filixsäure 204.
Fingerhut 892.
Finhams Chloride of sode 266.
Fischbein, weisses 401.
Flachs 364.
Flavedo corticis Citri 415.
— — Aurantii 656.
Fleisch 725.
Fleischbrühe 726.
Fleischextract 724.
Fleischsolution von Leube 729.
Fliederblumen 1157.
Fliedermus 876.
Fliegenholz 648.
Fliegenpilz 1160.
Flohsamen 334.
Flores Acaciae 1119.
— Alceae 333.
— Althaeae 332.
— Anthemidis 955.
— Arnicae 953.
— Aurantii 413.
— Balaustiorum 199.
— Benzoës 316.
— Brayerae anthelminthicae 200.
— Calendulae 841.
— Carthami 405.
— Cassiae 569.
— Chamomillae 955.
— Cinae 206.
— Convallariae 1172.
— Farfarae 654.
— Foeminellae 404.
— Hageniae 200
— Koso 200.
— Lavandulae 540.
— Malvae 333.
— — arboreae 333.
— Millefolii 662.
— Naphae 413.
— Narcissi 1135.
— Paeoniae 1194.
— Primulae 1159.
— Pyrethri 217.
— Rhoeados 1060.

Flores Rosae 412.
— salis ammoniaci martiales 719.
— Sambuci 1157.
— Stoechados citrinae 1173.
— Sulfuris 224.
— Tanaceti 209.
— Tiliae 1158.
— Verbasci 334.
— Violae odoratae 589.
— viridis aeris 482.
— Zinci 381.
Fluorwasserstoffsäure 441.
Foenum Graecum 744.
Folia Althaeae 332.
— Anthos 539.
— Arctostaphyli 509.
— Aurantii 656.
— Belladonnae 1079.
— Bucco 1177.
— Cardui benedicti 647.
— Cocae 970.
— Digitalis 892.
— Eucalypti 868.
— Farfarae 654.
— Hyoscyami 1096.
— Jaborandi 1159.
— Juglandis 835.
— Lauri 568.
— Lauro-cerasi 1119.
— Malvae 333.
— Matico 1188.
— Melissae 416.
— Menthae crispae 959.
— — piperitae 957.
— Nicotianae 1125.
— Pilocarpi 1159.
— Rhododendri 845.
— Rosmarini 539.
— Rutae 1194.
— Salviae 559.
— Scabiosae 654.
— Sennae 618.
— — sine resina 619.
— Sesami 336.
— Stramonii 1094.
— Tabaci 1125.
— Toxicodendri 838.
— Trifolii fibrini 647.
— uvae ursi 509.
Fomenta sicca 130.
Fomentationes frigidae Schmuckeri 160. 884.
Fontanellpapier 483.
Fontanellpflaster 393. 526.
Fontanellpillen 145.
Fontinalis 421.
Formica rufa 528.
Formylum trichloratum 1017.

Fowlersche Lösung 805.
Fragae 876.
Franzbranntwein 973. 982.
Franzosenholz 833.
Franzosensalbe 762.
Frauendistel 648.
Frauenglas 384.
Frauenhaarsyrup 413.
Freisamkraut 837.
Friars Balsam 407.
Frondes Sabinae 1192.
— Thujae 538.
Frostsalbe, Wahlersche 707.
Froschlaichpflaster 394.
Fruchtweine 975.
Fructus Amomi 534.
— Anethi 1207.
— Anisi stellati 1149.
— — vulgaris 1148..
— Aurantii immaturi 655.
— Bael 515.
— Cannabis 362.
— Capsici 531.
— Cardamomi 565.
— Carvi 960.
— Cerasi 874.
— Ceratoniae 353.
— Citri 874.
— Colocynthidis 634.
— Coriandri 417.
— Cubebae 1184.
— Cumini 960.
— Cynosbati 877.
— Foeniculi 1205.
— Juniperi 1174.
— Lauri 568.
— Mori humilis 876.
— Myrtilli 516.
— Oxyacanthi 876.
— Papaveris immaturi 1060.
— Petroselini 1176.
— Phellandrii 1151.
— Pimentae 534.
— Rhamni catharticae 623.
— Rosae Gallicae 877.
— Rubi Idaei 876.
— Sabadillae 216.
— Tamarindorum 877.
— Vanillae 408.
Frühlingscuren 663.
Fuchsin 1116.
Fucus amylaceus 336.
— crispus 335.
— vesiculosus 792.
Fuligo 279.
Fuligokali 279.
Fumigatio 188.

Specielle Arzneimittellehre. 1221

Fumigatio Chlori fortior 267.
Fumigationes nitricae 436.
— Smythianae 436.
Fungus chirurgorum 420.
— Cynobrati 508.
— igniarius praeparatus 420.
— Laricis praeparatus 1156.
Furfur Amygdalarum 359.
— Tritici 743.
Fusel 975.
Fuselöl 975.

Galactagoga 95. 1207.
Galbanum 547.
Galesscher Räucherungskasten 189.
Galega officinalis 1207.
Galgantwurzel 565.
Galipot 544.
Galitzenstein, blauer 476.
— weisser 473.
Galium Mollugo 849.
Gallae 507.
Gallerte 152.
Gallertkapseln 139.
Gallussäure 505.
Galmeistein 381.
Gambir Catechu 512
Gambogiasäure 637.
Ganja 1062.
Gargarisma 159.
Gartenmohn 362. 1033. 1060.
Gartennelke 418.
Gartenschierling 904.
Gasbäder 189.
Gasolen 214.
Gaultheria procumbens 316.
Gegengift der arsenigen Säure 244.
Gegengifte 37. 238.
Gegengift, universelles 241.
Geigenharz 542.
Geissospermum 1066.
Geist 12.
Gelatina 152. 336.
— alba 337.
— animalis sicca 336.
— Balsami Copaivae 1190.
— Carrageen 336.
Gelatinae medicatae in lamellis 139.
Gelatina Ichthyocollae 338.

Gelatina jecoris aselli 739.
— Lichenis Islandici 653.
— tabulata 337.
Gelatine discs 143.
Gelatiniren der Pillen 144.
Gelatinlamellen 139.
Gelbbeeren, persische 624.
Gelbschoten 404.
Gelbwurzel 652.
Gelin 336.
Gemmae 6.
— Pini 1135.
— Populi 1135.
Genippkräuter 661.
Genista tinctoria 1174.
Genofevabalsam 545.
Gentiana cruciata 841.
— lutea 645.
Genussmittel 3.
Geoffroya 211.
Geranium maculatum 510.
Geraniumöl 412.
Gerbersumach 509.
Gerbsäure 499.
Gerbstoff 8. 499.
Gerstenmehl, präparirtes 740.
Gerstenzucker 343.
Gesundheitschocolade 745.
Getah Lahae 373.
Geum rivale 510.
— urbanum 510.
Gewürzessig 320.
Gewürznelken 319.
Gewürzwein 540.
Gichtbeeren 876.
Gichtpapier 527. 545. 557.
Gichtrose 845.
Gichttrübe 636.
Gifte 3. 37.
Giftlattich 1061.
Giftsumachblätter 838.
Gin 975.
Gingerol 566.
Giraumontsamen 211.
Glacies Mariae 384.
Glandes Quercus tostae 747.
Glandulae Lupuli 664.
— Rottlerae 202.
Glaubersalz 609.
Globuli martiales 711.
— vaginales 150.
Glonoin 354.
Gluten animale 337.
— Tritici 744.
Glycelaeum 358.
Glycérats 357.
Glycérés 357.
Glyceride 354.

Glycerin 353.
Glycerinsalbe 358.
Glycérolés 357.
Glycérophosphate de chaux 695.
Glycin 671.
Glyconin 358.
Glycyrrhizin 349.
Glykoside 9.
Glykokollquecksilber 779.
Glykuronsäure 34.
Gnaphalium arenarium 1173.
Goapulver 556.
Godfreys Cordial 1054.
Goelissches Kinderpulver 568.
Goldchlorid 459.
Goldlack 418.
Goldpräparate 780.
Goldschlägerhäutchen 396.
Goldschwefel 1151.
Goldzwirn 652.
Gombokaffee 334.
Gondretsche Salbe 992.
Gossypium 388. 1194.
— iodatum 795.
Goudron glycériné 554.
Goulardsches Bleiwasser 486.
Graefes Choleramixtur 505.
Grammgewicht 123.
Grana Actes 876.
— Chermes 402.
— Moluccana 639.
— paradisi 565.
— Tiglii 639.
Granatrinde 193.
Granula 141.
Granular citrate of magnesia 603.
Granules d'antimoine 818.
— de bromhydrate de cicutine 910.
— — Digitaline 901.
— perlés 138.
Granuloides 138.
Graphites 277.
Grasöl 411.
Gratiola 628.
Graupen 740.
Grauspiessglanzerz 748.
Grénétine 337.
Grey lotion 777.
Grieswurzel 1183.
Griffiths Eisenmixtur 709.
Grünspan 482.
Guacamachaextract 904.
Guaco 841.
Guajak 833.
Guajaktinctur 834.

Guanidin 903.
Guarana 482.
Guindrésches Salz 610.
Gumma Gettania 336.
— Gutta 336.
Gummi Acaciae 326.
— Arabicum 326.
— elasticum 387.
— Euphorbii 528.
Gummigutt 637.
Gummi Guttae 637.
— Hederae 549.
— Kino 514.
— Mimosae 326.
— Myrrha 561.
Gummipflaster 392.
Gummiresinae 10.
Gummi Senegalense 327.
Gummisurrogat 342.
Gummi Tragacantha 329.
Gurgelwasser 159.
Gurjunbalsam 1192.
Gurke 366.
Gurunüsse 966.
Guttae 165.
— antodontalgicae 166.
— ophthalmicae 166.
Gutta Gambier 512.
— Percha 385.
Guttaperchapapier 385.
Gutta Tuban 385.
Gutti 637.
Guyton Morveausche Räucherungen 267.
Gypsum ustum 384.

Haematica 61.
Haematosin 729.
Haematoxylin 515.
Hämorrhoidalsalbe 487.
Haemostatica 59.
Hafergrütze 743.
Hagebutten 877.
Hallersches Sauer 432.
Hallesches Waisenhauspflaster 394.
Hamburger Pflaster 394.
Hammeltalg 370.
Hanf 362.
— Indischer 1062.
Hanfsamen 362.
Hardwickia 1192.
Harlemer Oel 232.
Harnstoff 1180.
Harz, Burgundisches 544.
Harzcerat 547.
Haschisch 1063.
Haselnüsse 366.
Hauhechel 1172.

Hausenblase 338.
Hausseife 398.
Haustus 158.
— antilyssus 523.
Hebras Schwefelpaste 232.
Heftpflaster 393.
— Edinburger 393.
Hegyallaweine 974.
Heidelbeeren 516.
Heilmittel 1.
Heilquellen 3.
Heimsche Pillen 638.
Heliotrop 418.
Helleborus viridis u. a. 1171.
Helmerichs Salbe 230.
Helminthochortos 211.
Hemidesmus Indicus 832.
Hennestrauch 403.
Henslers Kinderpulver 617.
Hepar sulfuris 821.
— — calcareum 233.
— — volatile 825.
Hepatica 86.
Herba 5.
— Absinthii 659.
— Althaeae 332.
— Aloysiae 417.*
— Anthos 539.
— Apii 1177.
— Auriculae muris majoris 654.
— Ballotae lanatae 1178.
— Beccabungae 559.
— Belladonnae 1079.
— Betryos Mexicanae 953.
— bursae pastoris 559.
— Calaminthae 542.
— Cannabis Indicae 1062.
— Cardui benedicti 647.
— Centaurii minoris 647.
— Cerefolii 1207.
— Chelidonii 839.
— Chenopodii ambrosioidis 953.
— Chimaphilae 1177.
— Chironiae angularis 647.
— Cichorii 663.
— Cicutae 904.
— Cochleariae 558.
— Conii 904.
— Consolidae sarracenicae 1178.
— Cunilae thymoidis 542.
— Erigerontis 1178.
— Farfarae 654.
— Fumariae 663.
— Galeopsidis 655.
— Genippi 661.
— Genistae 1173.

Herba Gratiolae 628.
— Hederae terrestris 655.
— Hyoscyami 1096.
— Jaceae 837.
— Ledi 845.
— Linariae 335.
— Lini cathartici 628.
— Lobeliae 1132.
— Majoranae 542.
— Malvae 333.
— Mari veri 542.
— Marrubii albi 655.
— Matrisylvae 410.
— Meliloti 409.
— Melissae 416.
— — Turcicae 542.
— Menthae piperitae 957.
— — Romanae 960.
— Menyanthis 647.
— Millefolii 662.
— Ononidis 1172.
— Origani 542.
— Patchouli 417.
— Polygalae amarae 655.
— Pulegii 960.
— Pulmonariae 654.
— Pulsatillae 838.
— Pyrolae umbellatae 1177.
— Rhois toxicodendri 838.
— Rosmarini 539.
— Rutae 1194.
— Sabinae 1192.
— Salviae 559.
— Sedi 1178.
— Serpylli 541.
— Sii nodiflori 1177.
— Solidaginis 1178.
— Spilanthis 564.
— Stoechados citrinae 1173.
— Stramonii 1094.
— Tanaceti 209.
— Taraxaci 662.
— Thujae 538.
— Thymi 541.
— Trifolii 647.
— — odorati 409.
— Tussilaginis 654.
— Violae tricoloris 837.
— virgae aureae 1178.
Herbstzeitlose 842.
Hermodactyli 842.
Hesperidin 655.
Herzgifte 73.
Hexenmehl 375.
Hibiscus esculentus 334.
Hidrotica 93. 1157.
Hieracium murorum 654.
Himbeeren 876.
Hippocolla 337.

Hippomane Mancinella 529.
Hippursäure 34.
Hirschhorn 337.
Hirudines 421. 422.
Histozym 34.
Hoang-nan 913.
Hockiack 337.
Höllenöl 597.
Höllenstein 460.
Hoffmannsches Magenelixir 657.
Hoffmannstropfen 1016.
Hoffsches Malzextract 742.
Holarrhena Africana 1066.
Holunder 1157.
Holzessig 279.
Holzgeist 987.
Holzkohle 276.
Holzsäure 279.
Holztränke 829.
Homatropin, bromwasserstoffsaures 1100.
Honig 347.
Honigsalbe 154.
Honigseife 400.
Honigwasser 349.
Hopea 395.
Hopfen 664.
Hopfenmehl 664.
Hopfenöl, spanisches 542.
Hordeum perlatum 740.
Hornkleesamen 744.
Huechys sanguinea 520.
Hühnereier 729.
Hufelandsches Kinderpulver 617.
Huflattich 654.
Huile de cade 554.
— — Palmarosa 412.
Hundefett 367.
Hundspetersilie 904.
Hura crepitans 529.
Hustenkügelchen 351.
Hyacinthe 418.
Hydrargyrum 759.
— aceticum oxydulatum 777.
— amidato-bichloratum 773.
— ammoniato-muriaticum 773.
— bibromatum 778.
— bichloratum 769.
— — aethylatum 779.
— — albuminatum 773.
— — cum Natrio chlorato 772.
— bicyanatum 776.
— biiodatum 775.

Hydrargyrum biiodatum cum Hydrargyrochlorato 779.
— — Kalio iodato 775.
— bromatum 778.
— chinicum 778.
— chloratum 765.
— cum creta 762.
— - magnesia 762.
— cyanatum 776.
— depuratum 759.
— formamidatum 1208.
— iodatum 774.
— muriaticum mite 765.
— nitricum oxydulatum 777.
— oleïnicum oxydatum 778.
— oxydatum 764.
— — subsulfuricum 778.
— oxydulatum nigrum 777.
— peptonatum 773.
— phosphoricum oxydulatum 777.
— praecipitatum album 773.
— — rubrum 764.
— saccharatum 762.
— stibiato-sulfuratum 779.
— sulfurato-stibiatum 779.
— sulfuratum 779.
— sulphuricum oxydulatum 777.
Hydras Chlorali 1066.
Hydrastin 633.
Hydride 20.
Hydrochinon 301. 509.
Hydrocotarnin 1034. 1045.
Hydrogenium peroxydatum 255.
— sulfuratum 822.
Hydromel 349.
— infantum 622.
Hydrothionsäure 822.
Hydrüre 20.
Hyoscin 1097.
Hyoscyamin 1097.
Hypnotica 77.
Hypodermatische Methode 113.
Hypophosphite 698.
Hyposulfite 256.
Hyposulfite de soude et d'argent 473.
Hyraceum 934.

Jaborandiblätter 1159.
Jalapenknollen 628.
Iamata 1.
James powder 749.
Jasmin 418.
Jassers Salbe 230.
Iatreusologia 1.
Iatroleptische Methode 113.
Ichthyocolla 338:
Idiaton 1029.
Idiosynkrasie 104.
Jeannels Theeremulsion 554.
Jerusalemer Balsam 407.
Jervin 886.
Jesuitenthee 953.
Ignatia amara 913.
Ilang-Ilang 418.
Ilex 966.
Immunität 105.
Imperatoria Ostruthium 962.
Implantation, hypodermatische 116.
Indian Tobacco 1132.
Indigblau Schwefelsäure 406.
Indigo 406
Indischer Hanf 1062.
Indisch-Hanfextract 1065.
Indurjuo Samen 1066.
Iné 910.
Inebriantia 76.
Infusion 117. 161.
Infuso-Decoct 131.
Infusum carnis salitum 726.
— Ipecacuanhae compositum 588.
— Lini compositum 366.
— Rhei kalinum 617.
— Sennae compositum 621.
— — salinum 622.
Ingber 566.
Ingluvin 666.
Ingweröl 411.
Inhalatio 189.
Injectio 161.
— hypodermatica 116. 167.
— subcutanea 116. 167.
Inoculation 113.
— hypodermique par enchevillement 115.
Inosinsäure 725.
Insectenpulver 217. 218.
Inulin 341.
Inunctionscur 762.
Invertsucker 343. 348.
Iod 782.

45*

Iodaethyl 1030.
Iodalbumin 799. 804.
Indammonium 787. 802.
Iodarsen 818.
Iodamylum 804.
Iodbarium 805.
Iodblei 803
Iodcigarren 796.
Iodchocolade 804.
Iodeisen 720.
Iodeisenleberthran 740.
Iodeisenpillen von Blancard 721.
Iodeisen, zuckerhaltiges 720.
Iodkadmium 803.
Iodkalium 782.
Iodkleber 804.
Iodkohle 804.
Iodleberthran 740.
Iodlösung, kaustische, von Richter 798.
Iodmilch 804.
Iodnatrium 787. 802.
Iodöl 795.
Iodoformium 798.
Iodo-Hydrargyras Potassii 775.
Iodquecksilber, gelbes 774.
— rothes 775.
Iodsäure 803.
Iodschwefel 804.
Iodtinctur 796.
— farblose 803.
Iodzink 803.
Johannisbeeren 876.
Johannisbrod 353.
Johanniswurzel 203.
Jonquille 418.
Josephpapier 440.
Ipecacuanha 582.
Iridin 633.
Iris 410. 633.
Iriserbsen 411.
Irritantia 48. 517.
Isländisches Moos 652.
Isonaphthol 555.
Isopelletierin 199.
Isopropylessigsäure 950.
Isovaleriansäure 950.
Juckbohne 44. 210.
Juglandin 633.
Juglans cinerea 633.
— regia 835.
Jujuben 353.
Julapium 157.
— moschatum 933.
Juncus effusus u. a. Spec. 1183.
Jungfernhonig 347.
Jungfernleder 329.

Jungfernmilch 407.
Jungfernöl 363.
Jungfernwachs 371.
Jus 726.
Jusculum 726.
Jute 296. 421.
Iva 661.

Kabliau 736.
Käfersalbe 525.
Kaempferid 565.
Kaempfsche Klystiere 662.
Kaffeebohnen 965.
Kaffeeöl, empyreumatisches 968
Kainkawurzel 1174.
Kairin 1208.
Kakerlak 1174.
Kakodylsäure 778.
Kalialaun 495.
Kali borussicum 247.
— causticum fusum 449.
— — siccum 449.
Kalicrême 222.
Kali hydricum 448. 449.
— — solutum 448.
Kalilauge 448.
Kalio-Magnesium borocitricum 1182.
— — tartaricum 607.
Kali oxymanganicum 273.
— oxymuriaticum 233.
Kalisalpeter 880.
Kalisalze vgl. unter Kalium.
Kaliseife 222.
Kalitinctur 451.
Kalium aceticum 1178.
— bicarbonicum 690.
— bichromicum 439.
— bitartaricum 604.
— bromatum 1101.
— bromicum 1101.
— carbonicum 690.
— — crudum 690.
— chloratum 233. 1112.
— chloricum 233.
— chromicum 440.
— citricum 1179.
— cyanatum 1118.
Kaliumeisencyanid 247.
Kaliumeisencyanür 247.
Kalium ferro-cyanatum 247.
— hydroxydatum 448.
— iodatum 782.
— iodicum 803.
Kaliummagnesiumtartrat 607.

Kalium manganicum 276.
Kaliummetall 453.
Kaliumpentasulfuret 822.
Kalium permanganicum 273.
— picronitricum 210.
Kaliumpolyiodid 783.
Kalium sulfuratum 821.
— sulfuricum 612.
— tartaricum 606.
Kaliumwasserglas 385.
Kaliumwismuttartrat 377.
Kalk, chinovasaurer 867.
— gebrannter 453.
— kohlensaurer, gefällter 695.
— phosphorsaurer 692.
Kalkerde, phosphorsaure 692.
Kalkschwefelleber 233.
Kalkwasser 696.
Kalmus 657.
Kamāla 202.
Kamille 955.
— Römische 955.
Kandis 343.
Kaneel 569.
Karlsbader Salz, künstliches 611.
Karotte 352.
Kartoffel 18. 837.
Kartoffelbranntwein 975.
Kartoffelstärke 339.
Kaskarillrinde 658.
Katechin 513.
Katzenkraut 542.
Katzenwurzel 949.
Kaumittel 49.
Kautschuk 387.
Kawa 534.
Kellerasseln 520.
Kellerhalsrinde 529.
Kermes animale 402.
— minerale 1151.
Kerosolen 214.
Kiefernadelöl 546.
Kienholztheer 550.
Kienöl 551.
Kienruss 279.
Kindermehl 740.
Kinderpulver 568. 602. 617.
Kino 514.
Kirschgeist 975.
Kirschlorbeerwasser 1119.
Kirschsyrup 875.
Kirschwasser 1120.
Klatschrosen 1060.
Klauenöl 740.
Kleber 744.
Klebtaffet 149.
Kleesäure 877.

Kleister 339.
Klepperbeins Magenpflaster 370.
Klettenwurzel 835.
Klippdachs 935.
Kluges Aetzmittel 454.
Klystier 161.
Knaupsches Adstringens 498.
Knoblauch 538.
Knochenkohle 276.
Knochen, weissgebrannte 401. 693.
Knollen 5.
Knoppern 507.
Knorpeltang 335.
Kochsalz 240. 673.
Kochsalzbäder 678.
Kochsalzthermen 679.
Kochsalztrinkquellen 677. 678.
Kochsalzwässer, natürl. 677.
Königschinarinde 846.
Königskerze 334.
Königspflaster 551.
Königssalbe 546.
Königswasser 436.
Kohlehydrate 8.
Kohlenpulver 277.
Kohlensäure 1001.
Kohlenoxysulfid 825.
Kohlenstoffsesquichlorid 1032.
Kokkelskörner 998.
Kopflattich 1061.
Korallen 401.
Korinthen 353.
Kornbranntwein 975.
Kosoblüthen 200.
Krähenaugen 913.
Krätzsalben 230.
Kräuterbäder 131.
Kräuterkissen 130.
Kräuterliqueur v. Daubitz 628.
Kräuteröl, Schweizer 364.
Kräutersaft 175.
Kräuterseife, Borcharts 400.
Kräuterwein 540.
Kraftbrühen 337.
Krappwurzel 403.
Krauseminze 959.
Kraut 5.
Kreatin 725.
Krebsaugen 401.
Krebsdistel 648.
Krebse 727.
Kreide 695.
Kresotinsäure 316.

Kreosotöl 280.
Kreosotum 302.
Kresse 559.
Kreuzdornbeeren 623.
Kronsbeeren 516.
Krummholzoel 940.
Küchenschelle 838.
Kühlwasser 486.
Kümmel 960.
Kümmelöl 960.
Kürbissamen 211.
Kuhhornsamen 744.
Kummerfeldsches Waschwasser 230.
Kumys 734.
Kupferacetat 482.
Kupferalaun 481.
Kupfercarbonat 248.
Kupferchlorid 268.
Kupfergrün 248.
Kupfernitrat 482.
Kupferoxyd 211.
Kupfersalmiak 481.
Kupfersulfat 476.
Kupfertinctur, Rademachers 483.
Kupfervitriol 476.
Kussin 201.
Kusso 200.
Kutsch 512.

Lac 732.
— Ammoniaci 549.
— Asae foetidae 964.
Lacca 402.
— Florentina 402.
— musica 406.
Lac ebutyratum 732.
Lachenknoblauch 538.
Lachgas 1005.
Lac iodatum 804.
Lack dye 402.
Lackfarben 10.
Lackmus 406.
Lacktinctur 402.
Lac Magnesiae 603.
— perlarum 696.
— Scammoniae 631.
— Sulfuris 224.
Lactagoga 95.
Lactolin 734.
Lactophosphate de chaux 695.
Lactucarium 1061.
Lac virginis 407.
Ladanum 549.
Lärchenschwamm 1166.
Läusesamen 216. 217.
Laevulose 348.

Lagenaria vulgaris 211.
Lakrizensaft 350.
Laminaria 419.
Lana camphorata 947.
— Gossypii 388.
— philosophorum 381.
— Pini sylvestris 546.
Landolfis Aetzpaste 458.
Lapis calaminaris 381.
— cancrorum 401.
— divinus 481.
— haematites 707.
— infernalis 460.
— memphites 1003.
— miraculouss 482.
— mitigatus 472.
— ophthalmicus 481.
— pumicis 401.
— specularis 384.
Lappa 835.
Lardoil 367.
Lardum 367.
Lathyrisöl 598.
Latours Schwindsuchtspillen 505.
Latwerge 151.
Laudanin 1034. 1046.
Laudanosin 1034. 1046.
Laudanum 1033.
— de Rousseau 1054.
— liquidum Sydenhami 1053.
Laugensalz, flüchtiges 994.
Laurineencampher 941.
Laurostearin 369.
Lavacrum 160.
Lavatera 334.
Lavement purgatif 622.
Lavendel 541.
Lavender drops 541.
Laxantia 52.
Lebensbalsam, Hoffmannscher 220.
Lebensbaum 538.
Lebenselixir 627.
Lebermittel 86.
Leberthran 736.
Lechlers Bandwurmmittel 205.
Lecksaft 169.
Lederzucker 329.
Ledum palustre 845.
Leguminose 744.
Leichdornpflaster 483.
Leim 336.
Leimformen, trockne 139.
Leinkuchen 364.
Leinöl 364.
Leinsamen 364.
Leipziger Hustentrank 1148.

Lenitiva 52.
Leontodonium 662.
Lepidium sativum 559.
Leptandrin 633.
Lethal 373.
Lerpmanna 595.
Lettuce Opium 1061.
Leubes Fleischsolution 729.
— Pankreasklystiere 729.
Leuchtöl 214.
Lichen amylaeus 336.
— Carageen 335.
Lichenin 652.
Lichen Islandiceus 652.
Liebersche Auszehrungskräuter 655.
Liebesapfel 18.
Liebestränke 523.
Liebigs Fleischbrühe 726.
— Fleischextract 724.
— Nahrungsmittel für Kinder 741.
Liebstöckelwurzel 1176.
Lignum Anacahuite 655.
— benedictum 833.
— Campechianum 515.
— Gnajaci 833.
— Juniperi 1175.
— lentiscinum 396.
— Moluccanum 639.
— Picraenae 649.
— Quassiae 648.
— — Jamaicense 649.
— Pavanae 639.
— Rhodii 412.
— sanctum 833.
— sandalinum rubrum 401.
— Sassafras 832.
— vitae 833.
Lilionese 691.
Lilium candidum 418.
Limatura Martis praeparata 705.
— Stanni 210.
Lime moxa 454.
Limes chimiques 480.
Limonadepulver 874.
Limonade sèche au citrate de magnésie 603.
— von Desvignes 606.
— sulfurique 433.
Limonen 415. 874.
Linctus 169.
— emeticus Hufelandi 588.
— leniens 321. 362.
Lindenblüthen 1158.
Linimentum 169.
— Aeruginis 483.

Linimentum ad ambustionem 697.
— Ammoniae compositum 993.
— ammoniato- camphoratum 993.
— ammoniatum 993.
— calcareum 363.
— Camphorae 948.
— Chloroformi 1029.
— Crotonis 642.
— diureticum 175. 940.
— e vitello ovorum 730.
— Opii 1053.
— saponato-ammoniatum 993.
— — camphoratum 993.
— saponatum iodatum 797.
— Terebinthinae 941.
— volatile 993.
— — camphoratum 993.
Linteum carptum Anglicum 421.
— — Germanicum 421.
Lippenpomade, rothe 374.
Lippia citriodora 417.
Liquamen Myrrhae 562.
Liqueur de goudron concentré 554.
— de Pennes 299.
— de Pressavin 777.
Liqueure 975.
Liqueur mercurielle normale 772.
— obstétricale de Debouze 1204.
— transmutative von Faivre 468.
Liquor acidus Halleri 432.
— Aluminae sulfuricae bibasicae 272.
— Aluminii acetici 271.
— — hypochlorosi 272.
— Ammonii acetici 1164.
— — anisatus 903.
— aromaticus 994.
— Ammonii benzoici 997.
— — carbonici 996.
— — — pyro-oleosi 997.
— — caustici 988.
— — — spirituosus 988.
— — succinici 997.
— — sulfurati 825.
— — tartarici 997.
— anodynus martiatus 719.
— — mineralis Hoffmanni 1015.
— — vegetabilis 1016.
— antarthriticus Elleri 997.

Liquor anterethicus 1142.
— antimiasmaticus 481.
— Antimonii tartarisati 581.
— antipodagricus Hoffmanni 825.
— antispasticus 997.
— Bellostii 777.
— Chlori 259.
— Citratis bismutico-ammonici 381.
— cornu cervi succinatus 997.
— corrosivus 481. 772.
— — camphoratus 772.
— Cupri ammoniato-chlorati 481.
— — perchlorati 268.
— digestivus Boerhavii 1179.
— discutiens 448. 1156.
Liquores pulverisati 185.
Liquor Ferri acetici 714.
— — albuminati concentratus 713.
— — chlorati 714.
— — dialysati 719.
— — muriatici oxydati 718.
— — — oxydulati 714.
— — oxychlorati 719.
— — sesquichlorati 718.
— — Sesquinitratis 720.
— — sulfurici oxydati 244.
— fumans Boylii 825.
— Gowlandi 772.
— haemostaticus Pagliari 498.
— Hollandicus 1031.
— Hydrargyri corrosivi 772.
— — nitrici oxydulati 777.
— Iodi 797.
— Kali caustici 448.
— Kalii acetici 1179.
— — arsenicosi 805.
— — carbonici 692.
— — silicici 385.
— Morphiae Hydrochloratis 1055.
— Myrrhae 562.
— Natri caustici 453.
— — chlorati 266.
— Natrii carbolici 299.
— — hydrici 453.
— — hypochlorosi 266.
— — nitrici Rademacheri 886.
— — silicici 385.

Liquor oleosus Sylvii 994.
— Opii sedativus Battleyi 1054.
— pectoralis 1100.
— Plumbi subacetici 485.
— Sacchari tosti 343.
— Salis Tartari 692.
— seriparus 183.
— Stibii chlorati 460.
— Strychniae 923.
— terrae foliatae Tartari 1179.
— von Swieten 772.
— Villati 481.
— Zinci et Aluminii sulfurici 272.
Lisboa diet drink 530.
Listerscher Verband 291.
Lithanthrax 277.
Lithargyrum 392.
Lithium bromatum 1110.
— carbonicum 1180.
— iodatum 803.
Lithiumsalicylat u. a. Salze 335. 1180.
Lithomarga 383.
Lithontriptica 39.
Lixivium causticum minerale 453.
— — vegetabile 448.
Lobelia inflata 1132.
Lobethals Schwindsuchtsessenz 676.
Localisation 31.
Löffelkraut 558.
Löschpapier 421.
Lösung 156.
Löwenzahn 662.
Lolium temulentum 18.
Looch 151.
— album Parisiense 361.
— pulmonale 321.
— vert 366.
Lorbeeren 568.
Lorenz Choleratropfen 588.
Lotio 160.
— flava 765.
Loxopterygium 1134.
Lozenges 138.
Ludus Paracelsi 1182.
Lugolsche Lösung 165. 783. 796. 798.
Lupulinum 664.
Lustgas 1005.
Lustpulver 523.
Lutidin 1116.
Lycopodium 375.

Maceratio 176.
Macisöl 567.
Maesa picta 202.
Magenelixire 667. 860.
Magenpflaster, Klepperbeinsches 370.
Magentropfen 646.
Magisterium Bismuti 376.
— sulfuris 224.
Magnesia 599.
Magnesia-Limonade, trockne citronensaure 603.
Magnesiamilch 603.
Magnesia ponderosa 602.
— usta 599.
Magnesiawasser, doppeltkohlensaures 600.
Magnesium aceticum 604.
— benzoicum 319.
— boro-citricum 1182.
— carbonicum 599.
— chloratum 612.
— citricum effervescens 603.
— hydro-oxydatum 601.
— hypochlorosum cum Magnesia 248.
— lacticum 604.
— oxydatum 599.
— ricinolicum 599.
— salicylicum 315.
— silicicum 384.
— sulfuricum 611.
— sulfurosum 256.
— tartaricum 604.
Mahon'schesEnthaarungspulver 454.
Maillie 1172.
Majoran 542.
Maismutterkorn 1196.
Maisnarben 1183.
Maiwurm 523.
Malamborinde 572.
Malicorium 199.
Maltoleguminose 744.
Maltum 740.
Malzextrat 713. 740. 742.
Mancinellbaum 529.
Mandeln, bittere und Präparate 1116.
— süsse und Präparate 358.
Mandelsäure 35. 1117.
Mandiocamehl 746.
Manganchlorürlauge 268.
Manganum hyperoxydatum 267.
Manganum sulfuricum und a. Mangansalze 724.
Manna 593. 595.

Manna metallorum 761.
Mannit 594.
Marantastärke 746.
Maraschino 975.
Marcasita alba 376.
Mariendistel 648.
Marienglas 384.
Marienkäfer 520.
Mars solubilis 711.
Martialia 699.
Massicot 392.
Massoyrinde 570.
Mastiche 395.
Maté 966.
Materia medica 2.
Matico 1187.
Matthieus Bandwurmmittel 205.
Mechanica 43. 322.
Meconium 1033. 1034. 1043.
Meconsäure 1035. 1046.
Médecine noire 622.
Medicamenta 572.
Médicaments d'épargne 63.
Medulla bovina 368.
— ossis sepiae 401.
— ossium praeparata 368.
— Sassafras 335.
Medusen nesselnde 528.
Meerrettig 538.
Meerschaum 383.
Meerzwiebel 1166.
Meisterwurzel 962.
Mel 340.
Melaleuca 563.
Melandrium sylvestre 836.
Melangallussäure 499.
Melasse 344.
Mel boracicum 1182.
Melia Azedarach 211.
Melilotenklee 409.
Melissenblätter 416.
Mellago 13.
— Graminis 352.
— Taraxaci 663.
Mellite 14.
Meloë 520.
Melone 366.
Mennige 394
Menthol 957.
Menyanthin 647.
Menzers Stahlpulver 723.
Mephitis Chinga 934.
Mercurialia 749.
Mercurio-Ammoniumnitrat 777.
Mercurius dulcis 765.
— extinctus 759.
— gummosus Plenkii 762.
— iodatus ruber 775.
— niger Moscati 777.

Mercurius praecipitatus albus 773.
— — flavus 788.
— — ruber 764.
— solubilis Hahnemanni 777.
— sublimatus corrosivus 769.
— vivus 759.
Metachloral 1066.
Metadihydroxylbenzol 301.
Metagallussäure 499.
Metamorphin 1034. 1043.
Metaphosphorsäure 878.
Metasyncritica 62.
Metaweinsäure 873.
Methane 20.
Methylaceton 987.
Methyläther 1010.
Methylalkohol 987.
Methylamin 1116.
Methylated ether 1010.
Methylchloroform 1032.
Methylchlorür 1029.
Methylconiin 905.
Methylenbichlorid 1029.
Methylglykolchlorür 1029.
Methylguanidin 903.
Methyliodid 1031.
Methylsalicylsäure 316.
Metoxybenzoësäure 34.
Mezquite Gummi 327.
Mialhes Eisenweinsteinpastillen 711.
Mica panis albi 743.
Milch 732.
— condensirte 734.
Milchconserve von De Lignac 734.
Milchextract 734.
Milchsäure 441.
Milchverzehrungspflaster 374
Milchwein 734.
Milchzucker 346.
Millepedes 520.
Mineralkermes 1151.
Mineralöl 214.
Minium 394.
Mirbanöl 1118.
Mittelöl 280.
Mittelsalze 53.
Mixta et composita 5.
Mixtura 129.
— acida 432.
— agitanda 172.
— alba 696.
— Ammoniaci 549.
— Amygdalarum 361.
— Camphorae 948.
— cretacea 696.

Mixtura Ferri composita 709.
— Griffithi 722.
— gummosa 359.
— media 172.
— odorifera 414.
— — moschata 414.
— olei Amygdalarum 361.
— oleosa balsamica 220.
— solvens 1156.
— Spiritus vini Gallici 730.
— sulfurica acida 432.
— tonico-antihectica Griffithi 709.
Mixtur, flüssige 156.
Möhringsöl 214.
Mönchsrhabarber 614.
Mohnkapseln 1060.
Mohnöl 362.
Mohnsaft 1033. 1060.
Mohnsamen 362.
Mohrrübe 352.
Molken 182. 730.
Monaethylsulfat 1010.
Monesia 514.
Monobromcampher 942. 948.
Monobromessigsäure 1103.
Monochloraethylenchlorid 1032.
Monochloressigsäure 448.
Moosbeeren 876.
Moscovade 343.
Moos, Irländisches 335.
— Isländisches 652.
Morellen 875.
Mori 876.
Morisons Pillen 635.
Morphinchloral 1078.
Morphinpastillen 1056.
— Quecksilberchlorid, chlorwasserstoffsaures 779.
Morphinsalze, verschiedene 1056.
Morphinum aceticum 1056.
— hydrochloricum 1055.
— meconicum 1056.
— muriaticum 1055.
— sulfuricum 1056.
Morphium 1034. 1035.
Morsellen 137.
Morsuli 137.
— antimoniales Kunkelii 749.
— stomachales 137.
Mosche di Milano 527.
Moschus 930.
— amerikanischer 418.
— arteficialis 973.

Moschuswurzel 965.
Mouches de Milan 527.
Mucilaginosa 326.
Mucilago 182.
— Cydoniae 334.
— Gummi Arabici 329.
— Salep 331.
Mucuna pruriens 210.
Mudarwurzel 841.
Muscae Hispanicae 518.
Muscarin 1160.
Muscatbalsam 369. 370.
Muscatblüthen 567.
Muscatnuss 567.
Muscatnussbutter 369.
Muscatnussöl 369.
Muscatweine 974.
Muscheln 727.
Muscus Corsicanus 211.
Musennarinde 202.
Mustard paper 533.
Mutterharz 547.
Mutterkorn 1195.
Mutterkümmel 960.
Mutterlauge 673.
Mutterpflaster 392. 394.
Mutterzäpfchen 150.
Mydriatica 79.
Mylabris 518. 519.
Myotica 79.
Myricin 371.
Myristinsäure 369.
Myrobalanen 509.
Myrosin 535.
Myrrha 561.
Myrsine Africana 202.
Myrthe 1150.

Nachtschatten 837.
Nahrungsmittel 3. 62.
Naphtha aceti 1016.
Naphthalinum 213.
Naphtha montana 213.
— vegetabilis 1016.
— vitrioli 1009.
— von Hastings 987.
Naphthol 555.
Nardus Gallica 950.
Narceïn 1034. 1043. 1057.
Narcisse 418. 1135.
Narcotica 74.
Narkotin 1034. 1044. 1057.
Naschwerksformen 136.
Nasturtium officinale 559.
Natrium aceticum 1179.
— aethylosulfuricum 608.
— benzoicum 316.
— biboricum 1181.
— bicarbonicum 681.

Natrium boracicum 1181.
Natriumbrechweinstein 577.
Natrium bromatum 1110.
— carbolicum 298.
— carbonicum 681.
— chloratum 673.
— chloricum 237.
— choleïnicum 671.
— citricum 1179.
— cresotinicum 316.
Natriumgoldchlorid 780.
Natrium hydrocarbonicum 681.
Natriumhydroxyd 453.
Natrium hypochlorosum 266.
— hyposulfurosum 257.
— iodatum 802.
— lacticum 442.
— methylschwefelsaures 608.
— nitricum 885.
Natriumnitrit 885.
Natrium phosphoricum 608.
Natriumplatinchlorid 782.
Natrium pyrophosphoricum ferratum 712.
Natriumquecksilberchlorid 772.
Natriumquecksilberpyrophosphat 752.
Natrium, ricinölsaures 597.
— salicylicum 307.
— santonicum 209.
— sclerotinicum 1205.
Natriumsilberhyposulfit 473.
Natrium subsulfurosum 257.
Natriumsulfantimoniat 823.
Natrium sulfocarbolicum 299.
— sulfomethylicum 609.
— sulfophenylicum 299.
— sulfovinicum 608.
— sulfuratum 825.
— sulfuricum 609.
— — dilapsum 610.
— tartaricum 606.
— thiosulfuricum 257.
— thymolicum 307.
Natriumwasserglas 385.
Natron causticum solutum 453.
Natronhydrat 453.
Natronkrene 688.
Natronlauge 453.
Natronsalpeter 885.

Natronschwefelleber 825.
Natronseife 397.
Natrum muriaticum purum 673.
Nauseosa 56.
Nelke 319. 418.
Nelkenöl 319.
Nelkenpfeffer 533.
Nelkenwurz 510.
Nervensalbe 539.
Neurotica 74. 903.
Neutralisantia 38.
Newtons Zahnwehmittel 670.
Nicotin 1126.
Niesepulver 133.
Niesmittel 50.
Nieswurzel, grüne 1171.
— weisse 886.
Nigella sativa 1207.
Nihilum album 381.
Nitrile 1119.
Nitrobenzin 212. 1118.
Nitrogenium oxydulatum 1005.
Nitroglycerin 354.
Nitromannit 594.
Nitrum cubicum 885.
— depuratum 880.
— flammans 886.
— tabulatum 884.
Nourtouak 332.
Nuces Avellanae 336.
— Brasilienses 366.
— Juglandis 366.
— moschatae 567.
— vomicae 913.
Nuclei Cembrae 366.
— Pineae 366.
— Pistaciae 366.
Nufflers Bandwurmmittel 205.
Nürnberger Pflaster 394.
Nutrientia 62.
Nyssa 420.

Oakum 421.
Oblatenkapseln 134.
Obst 871.
Obstruentia 58.
Occultans 126.
Ochsenklauenfett 740.
Ochsenkreuzpflaster 548.
Ochsenmark 368.
Ocubawachs 373.
Oculi cancrorum 401.
— Populi 1150.
Odontine 149. 400. 602. 1014.
— English 1029.

Odontoide 396.
Odontotrimma 133.
Odoramentum 133
Oelbaum 363.
Oelemulsion 173. 361.
Oelgallerte 153.
Oelpapier 393.
Oelsäure 364.
Oelseife 398.
Oelsüss 353.
Oelzucker 133. 346.
Oenanthäther 980.
Ohrenpillen, Pintersche 947.
Olea aetherea 10.
— pinguia 11.
Oleate 364.
Olea volatilia 10.
Oleïn 364.
Oleum abietinum Helveticum 940.
— Amygdalarum 358.
— — amararum 1116.
— Andae 598.
— animale aethereum 1115.
— Anisi 1148.
— anthelminticum Chaberti 1115.
— Anthos 538.
— Aurantii corticis 413.
— — florum 413.
— Avellanae 366.
— Balsami Copaivae 1188.
— Batavorum 1031.
— Behen 367.
— Bergamottae 414.
— betulinum 555.
— Cacao 371.
— cadinum 554.
— Cajeputi 563.
— Calami 657.
— camphoratum 948.
— Cannabis 362.
— Cantharidum 525.
— Carvi 960.
— caryophyllorum 319.
— Cassiae 569.
— Cedriae 551. 1194.
— cerae 371.
— Chamomillae 957.
— chartae 555.
— Cinnamomi 569.
— — Cassiae 569.
— Citri 415.
— Cocos 368.
— cornu cervi 1116.
— crinale 415.
— Crotonis 639.
— Curcadis 597.
— de Cedro 415,

Oleum empyreumaticum coniferarum 550.
— Fagi empyreumaticum 550.
— Filicis 205.
— florum Naphae 413.
— Foeniculi 1205.
— Gabianum 213.
— Gaultheriae 316.
— Geranii 412.
— Helianthi 366.
— Hyoscyami infusum 1099.
— Jatrophae 597.
— jecoris aselli 736.
— infernale 597.
— iodatum 795.
— Juglandis 366.
— Juniperi 1174.
— — empyreumaticum 554.
— — Virginianae 1194.
— Lathyridis 598.
— Lauri 369. 569.
— Lavandulae 540.
— ligni fossilis empyreumaticum 555.
— Lini 364.
— — sulfuratum 231.
— Lithanthracis 280.
— Macidis 567.
— — expressum 370.
— Majoranae 542.
— Martis 718.
— Menthae crispae 959.
— piperitae 957.
— Morrhuae 736.
— Myristicae 369.
— Myrrhae per deliquium 562.
— Napi 367.
— Neroli 413.
— Nucistae 369.
— nucum Fagi 366.
— Olivarum 363.
— oxygenatum 436.
— Palmae 369.
— — Christi 595.
— Patchouli 417.
— Papaveris 362.
— pedum Tauri 740.
— Pelargonii 412.
— petrae Italicum 213.
— phosphoratum 821.
— Picis 551.
— Pini rubrum 551.
— — sylvestris 546.
— Provinciale 363.
— Rajae 740.
— Rapae 367.
— Rhodii 412.

Oleum Ricini 595.
— — arteficiale 642.
— Rosae 411.
— Rosmarini 538.
— Rutae 1194.
— Rusci 555.
— Sabinae 1193.
— Salviae 560.
— Santali citrinum 1192.
— Sassafras aethereum 832.
— Schoenanthi 411.
— Sesami 366.
— Sinapis aethereum 534.
— Succini 972.
— sulfuris Beguini 825.
— Tanaceti 209.
— Tartari per deliquium 692.
— templinum 940.
— Terebinthinae 935.
— — ozonisatum 940.
— — sulfuratum 232.
— Theae 367.
— Thymi 541.
— Unonae 418.
— Valerianae 950.
— virgineum 363.
— Vitrioli 427.
— Vitrioli dulce 1016.
— Wittnebianum 563.
Olibanum 549.
— sylvaticum 544.
Olivenöl 363.
Onguent blanc de Rhazes 393.
— de la mère Thècle 394.
Ononis 1172.
Onopordon Acanthium 648.
Operment 818.
Opheliasäure 647.
Opianin 1034. 1043.
Opiat 151.
Opium 1033. 1039.
Opiumalkaloide 1033. 1042.
Opium depuratum 1053.
— minerale 1113.
Opodeldok 993.
Opopanax 550.
Orangenblüthen 413.
Orangenblüthenwasser 413.
Ordeal bean 924.
Oregontraube 652.
Orellana 405.
Organodecursoren 31.
Orgeadenextract 361.
Orlean 405.
Orthodihydroxylbenzol 301.
Orthophosphorsäure 878.

Ossa calcinata 693.
— Sepiae 401.
— usta 276. 401. 693.
— — nigra 276.
Osseline 338.
Ostseebäder 681.
Oulachan Oil 740.
Ova gallinacea 729.
Oxalis Acetosella 878.
Oxalsäure 877.
Oxycrat 448.
Oxycroceumpflaster 548.
Oxydum Argenti cyanatum 473.
— Arsenici album 805.
— ferroso-ferricum 706.
Oxygenium 252.
Oxymel 448.
— Aeruginis 483.
— Colchici 844.
— Scillae 1167.
Oxysulfuretum Antimonii 1151.
Ozokerit 374.
Ozonum 252.
Ozonwasser 254.

Paeonia officinalis 1194.
Paku Kidang 420.
Paleae Cibotii 420.
Palladiumchlorid 33.
Palliativa 1.
Palmieris lithontriptische Tropfen 553.
Palmöl 369.
Palo del soldato 1187.
Palo santo 833.
Panacea 2.
Panamarinde 836.
Panchymagogum Quercetani 766.
Pancreatinum 667.
Pankreasklystiere von Leube 729.
Panna 206.
Pannus vesicatorius 527.
Pansomatica 643.
Paopereirarinde 1066.
Papaïnum 666.
Papaverin 1034. 1045. 1058.
Papier calabarisé 929.
Papier nitré 884.
Papieröl 455.
Pappelsalbe 1150.
Paracotoïnum 516.
Paracotorinde 516.
Paradieskörner 565.
Paraffinöl 214. 375.
Paraffinsalbe 374.

Paraffinum 374.
— liquidum 374.
Paraguay Roux 564.
— Thee 966.
Paraldehyd 1079.
Paratinctur 564.
Paregorica 77.
Pariserblau 722.
Parmelia parietina 615. 654.
Parturefacientia 82.
Parvolin 1116.
Paspalum scrobiculatum 18.
Passulae 353.
Pasta 139.
— aceto-tannica 447.
— Althaeae 329.
— Cacao 745.
— — cum Lichene Islandico 653.
Pasta Canquoini 458.
— Chloreti zincici et Chloreti stibici 458.
— caustica Viennensis 452.
— dentifricia 149. 400.
— epispastica 536.
— escharotica Anglica 453.
— — Viennensis 452.
— Guarana 968.
— gummosa 329.
— Jujubarum 353.
— Lichenis Islandici 653.
Pastillae fumales 407.
Pastillen 138.
Pastilles digestives de Bilin 689.
— du sérail 407.
— pour les fumeurs 331.
— purgatives à la Magnésie calcinée 603.
Patchouli 417.
Pâte d'amandes douces 431.
— de Canquoin 458.
Patent corns exstirpators 387.
Pâtes alimentaires 712.
Paxilli ad inoculationem 150.
Pechkappen 545.
Pechpflaster, weisses 547.
Pech, weisses 551.
Pectinstoffe 8.
Peersaat 1151.
Pegologia 3.
Pé-La 373.
Pelletierintannat 200.
Pelosin 1183.

Penghawar Djambi 420.
Pennyroyal 960.
Pepsin 665.
Pepsin-Pankreatin-Pastillen 667.
— vegetabilisches 666.
Pepsinwein 666.
Peptone 727.
— aus Erbsenmehl 744.
Peptonnährmittel von Jaworski 728.
Peptonquecksilber 773.
Percha lamellata 385.
Perchloräthan 1032.
Pericarpium Citri 415
Perles d'éther 1015.
Perlgraupen 740.
Perlmoos 335.
Perlsago 747.
Perlsalz 608.
Perlweiss 377.
Permanganas Potassae 273.
Peroxide of hydrogen 255.
Peroxychlorure de fer officinale 720.
Pcrubalsam 218.
Pessarium medicatum 150.
Pestessig 320.
Petala Rosae 412.
— Rhoeados 1060.
Petersilie 1176.
Petroleum 213.
Petroleumaether 214.
Petroleumbenzin 213.
Peysonscher Trank 1180.
Pfefferminzcampher 957.
Pfefferminze 957.
Pfefferminzöl 957.
Pfefferminzwasser, weingeistiges 959.
Pfeffer, schwarzer 533.
— spanischer 531.
— weisser 538.
Pfeilwurzelmehl 746.
Pflanzenpapier, ostindisch. 328.
Pflanzensäuren 7.
Pflanzenwachs 12.
Pflaster 146.
— Englisches 339.
— gelbes 547.
— immerwährendes 526.
Phalaris Canariensis 366.
Pharmakopöe 3.
Phenol 281.
Phénol sodique 298.
Phenylalkohol 281.
Phenylschwefelsäure 299.
Philadelphus coronarius 418.

Phlobaphene 10.
Phosphate de chaux 693.
Phosphor 818.
Phosphorsäure 878.
Phyllis amara 1125.
Physostigminuum salicylicum 924.
Phytolaccin 633.
Pichurimbohnen 832.
Picolin 1116.
Pierre de Hesselbach 482.
— divine de St. Yves 481.
Pigmente 9.
Pigmentum Indicum 406.
Pikrinsäure 210.
Pikrolichenin 654.
Pikrotoxin 998.
Pilocarpinum hydrochloricum 1159.
Pilulae aeternae 572.
— aethiopicae 761.
— aloëticae 628.
— — ferratae 716.
— anodynae 1054.
— aperitivae Stahlii 628.
— Asae foetidae 964.
— Asiaticae 817.
— Barbarossae 761.
— bechicae 1058.
— benedictae 628.
— Blaudii 709.
— Bontii 638.
— Cambogiae compositae 638.
— coeruleae 761.
— Colocynthidis et Hyoscyami 635.
— de Cynoglosso 1054.
— Dzondii 772.
— Ferri carbonici 708.
— — iodati 723.
— foetidae succinatae 964.
— hydragogae Heimii 638.
— Hydrargyri 761.
— — ferruginosae 761.
— Italicae nigrae 716.
— Meglini 1100. 1109.
— mercuriales 768.
— odontalgicae 1054.
— pectorales Heimii 1058.
— Picis Danicae 545.
— Plummeri 768.
— purgantes cum Hydrargyro 768.
— resolventes Schmuckeri 582.
— Rhei compositae 618.
— Rufii 628.

Pilulae Scillae compositae 1170.
— sedativae 1098.
— Valleti 709.
Pilules de copahu 1191.
— de Dupuytren 773.
— — protoiodure de mercure 775.
Piment 534.
Pineoli 366.
Pinguedines 323. 358.
— solidificatae 153.
Pintersche Ohrenpillen 947.
Pinus australis u. a. Terpenthin liefernde Species 543.
— Cembra 366.
— maritima 509.
Piper album 533.
— caudatum 1184.
— Cubebae 1184.
— Cayennense 533.
— Hispanicum 531.
Piperin 533.
Piper longum 533.
Piper nigrum 533.
Pisa Iridis 411.
Piscidia 1066.
Pistacien 366.
— terpenthin 543.
Pituri 1100.
Pix alba 551.
— liquida 550.
— navalis 551.
Placenta Lini 364.
Plastica 61. 643.
Platanus orientalis 509.
Platinchlorid 782.
Platino-Natrium chloratum 782.
Plencksche Solution 772.
Plumbago 277.
Plumbum aceticum 487.
— — basicum solutum dilutum 486.
— carbonicum 393.
— chloratum 495.
— hydrico-aceticum solutum 485.
— hydricocarbonicum 393.
— hyperoxydatum rubrum 394.
— iodatum 803.
— muriaticum 495.
— nitricum 495.
— oxydatum 392.
— phosphoricum 495.
— sulfuricum 495.
— tannicum 506.
Plummers Pulver 768.

Pneumatica 1146.
Pockensalbe 581.
Pockholz 833.
Po de Bahia 556.
Podophyllin 632.
Pois élastiques 530.
Polei 960.
Polyanthes tuberosa 418.
Polychroit 403.
Poma acidula 876.
— Aurantii 655.
— Citri 874.
— Colocynthidis 634.
Pomade 154.
— mélanique 431.
Pomata Bergamottae 414.
— cosmetica 415.
Pomeranzen 655.
Pomeranzenblätter 656.
Pomeranzenblüthen 418.
Pomeranzenschale 655.
Porcellanthon 383.
Porphyroxin 1034. 1045.
Portlands antarthritic powder 646.
Portland Sago 747.
Portwein 974.
Potassa caustica 448.
— sulfurata 822.
Potato fly 519.
Potio 158.
— antiemetica Riverii 688.
— Choparti 1191.
Potion ammoniacale 994.
Potio nigra Anglorum 612. 621.
— Riverii 170. 172. 688.
Pottasche 690.
Potus antatrophicus 730.
Poudre contre la migraine 967.
— de Dubois 817.
— de Dupuytren 817.
— de Goa 556.
— de Rousselot 817.
— de savon 415.
— des frères Mahon 454.
— de succession 490.
— nutrimentive de Corvisart 665.
Präcipitat, gelber 778.
Präcipitatsalbe, rothe 765.
Praeparate 4.
Prager Tropfen 964.
Précipité blanc 773.
Preisselbeeren 516.
Pressschwämme 419.
Preussische Latwerge 523.
Prinzessinnenwasser 407.

Prophylactica 1. 37. 196.
Propolis 371.
Propylamin 737.
Protective 292.
Proteïnstoffe 8.
Protoioduretum Hydrargyri 774.
Protopin 1034.
Provencer Oel 363.
Prunus Virginiana 1119.
Pruriginantia 45.
Pseudaconitin 1136.
Pseudoemulsion 173.
Pseudomorphin 1034.
Psychotria emetica 583.
Ptarmica 50.
Pteris aquilina 206.
Ptisana 180.
Ptyalagoga 49. 85.
Ptychotis 305.
Pulmonaria officinalis 654.
Pulpa Cassiae 595.
— Tamarindorum 877.
Pulu 421.
Pulvilli 130.
Pulvinaria Lupuli 664.
Pulvinaria medicata 130.
Pulvis 132.
— ad erysipelas 1158.
— ad Limonadam 874.
— ad potum effervescentem 688.
— aërophorus 133. 687.
— — Anglicus 688.
— — cum Magnesia 603.
— — laxans 607.
— — martiatus 709.
— — Seidlitzensis 607.
— alexiterius 1053.
— alterans Plummeri 768.
— antacidus 617. 696.
— antiepilepticus 1114.
— antiscrophulosus Goelisii 568.
— antispasmodicus 884.
— aromaticus 571.
— arsenicalis Cosmi 817.
— Carthusianorum 1152.
— causticus 452.
— comitissae 847.
— contra cimices 217.
— Content 743.
— cosmeticus 362.
— dentifricius 133. 135.
— albus camphoratus 696.
— — Hufelandi 867.
— — niger 867.
— depuratorius Jasseri 749.

Pulvis diaphoreticus 1153.
— digestivus Kleinii 617.
— Doveri 1053.
— effervescens 687.
— — laxans 607.
— emeticus 582.
— errhinus 133.
— e Tartaro stibiato 582.
— Ferri alcoholisatus 705.
— florum Sambuci comp. 1158.
— Foeniculi compositus 1206.
— fumalis nobilis 541.
— galactopoeus Rosensteinii 1206.
— Glycyrrhizae compositus 621.
— gummosus 329.
— Jalapae compositus 631.
— infantum 617.
— Jesuiticus 847.
— Ipecacuanhae opiatus 1053.
— lenitivus tartarisatus 618.
— Liquiritiae compositus 621.
— Magnesiae cum Rheo 617.
— nucis moschatae compositus 568.
— nutritivus Liebig 741.
— Oryzae 744.
— odoratus 133.
— patrum 847.
— pectoralis Kurellae 621.
— — Trosii 654.
— Plummeri 768.
— pro fumo 132.
— — infantibus 696.
— refrigerans 605.
— resolvens stibiatus 884.
— Rhei compositus 617.
— — tartarisatus 617. 618.
— salinus compositus 610.
— saponatus cosmeticus 415.
— sternutatorius 133.
— sternutatorius viridis 542.
— strumalis 790.
— stypticus 498.
— Sulfuris compositus 232.

Pulvis temperans 605. 884.
Pumex 401.
Purga macho 631.
Purgantia 52.
Purgirkörner 639.
Purpura mineralis Cassii 780.
Purpurissimum 383.
Pustelsalbe 581.
Pustulantia 45.
Putamen 6.
Putamina nucum Juglandis 835.
Putzöl 214.
Pyrethrum 217.
Pyridin 1116.
Pyridinbasen 21. 1116.
Pyrocatechin 551.
Pyrogallussäure 557.
Pyrola umbellata 1177.
Pyroleum Fagi 550.
Pyrothonide 555.
Pyrophosphas Ferri et Natri 712.
Pyrophosphorsäure 878.
Pyroxylin 389.
Pyrrhopin 839.

Quallen, nesselnde 528.
Quassia 648.
Quebracho 1134.
Queckenwurzel 352.
Quecke, rothe 835
Quecksilber 759.
Quecksilberalbuminatmixtur von Bärensprung 771.
Quecksilberchlorid 769.
Quecksilberchloriodür 779.
Quecksilberchlorür 765.
Quecksilberiodid 775.
Quecksilberiodür 774.
Quecksilbermethyl 754.
Quecksilbermohr 779.
Qnecksilberoxyd 764.
Quecksilberoxydsalze 777.
Quecksilberoxydulacetat 777.
Quecksilberoxydul 777.
Quecksilberoxydulsalze 777.
Quecksilberpflaster 763.
Quecksilberpräcipitat, rothes 764.
— weisses 773.
Quecksilbersalbe, gelbe 777.
— graue 762.
— weisse 774.

Quecksilbersublimat 769.
Quellwasser 828.
Quendel 541.
Quercitrin 513.
Quina blanca 658.
— del Carony 659.
Quinetum 861.
Quinium 860.
Quittenkerne 334.
Quittenschleim 334.

Racahout de l'Orient 747.
Rademachers Kupfertinctur 483.
Radix 5.
— Alkannae 403.
— Althaeae 332.
— Anchusae 403.
— Angelicae 961.
— Anserinae 510.
— Apii 1177.
— Archangelicae 961.
— Aristolochiae 845.
— Armoraciae 538.
— Arnicae 953.
— Artemisiae 953.
— Asari 589.
— Bardanae 835.
— Belladonnae 1080.
— Bistortae 510.
— Bryoniae 636.
— Caincae 1174.
— Calumbo 650.
— Caricis 835.
— Cardopatiae 835.
— Carlinae 835.
— Caryophyllatae 510.
— Chinae 831.
— Christophorae Americanae 192.
— Cichorii 663.
— Colombo 650.
— colubrina 510.
— Consolidae majoris 335.
— Corniolae 332.
— Curcumae 405.
— Cyperi 366.
— Dauci 352.
— Dracontii 965.
— Enulae 341.
— Filiculae dulcis 352.
— Filicis 203.
— Galangae 565.
— Gei 510.
— Gelsemii 1134.
— Gentianae 645.
— Geranii maculati 510.
— Ginseng 965.
— Glycyrrhizae 349.

Radix Gossypii 1194.
— Graminis 352.
— Helenii 341.
— Hellebori albi 886.
— — viridis 1171.
— Jalapae 628.
— — albae 631.
— Imperatoriae 962.
— Inulae 341.
— Ipecacuanha 582.
— Ireos Florentinae 410.
— Junci 1183.
— Krameriae 510.
— Lapathi 614.
— Levistici 1176.
— Liquiritiae 349.
— Lopez 651.
— Mechoacanhae albae 631.
— Nanari 832.
— Ononidis 1172.
Radix Orizabensis 631.
— Oxylapathi 614.
— Pentaphylli 510.
— Pereirae 1183.
— Pimpinellae 1148.
— Polygalae Hungaricae 655.
— — Senegae 1191.
— Polypodii 352.
— Pyrethri Germanici 563.
— Ratanha 510.
— Remorae aratri 1172.
— restae bovis 1172.
— Rhabarbari 613.
— Rhapontici 614.
— Rhei 613.
— — Monachorum 614.
— — tostus 616.
— Rubiae tinctorum 403.
— Salep 330.
— Salsaparillae 829.
— Sanguinariae 840.
— Saponariae 836.
— Sarsae 829.
— Sarsaparillae 829.
— — Indicae 832.
— Scillae 1167.
Radix Senegae 1146.
— Serpentariae 949.
— Sumbul 965.
— Taraxaci 662.
— Tormentillae 510.
— Turpethi 632.
— — spurii 530.
— Uncomocomo 206.
— Valerianae 949.
— — alpinae u. a. m. 950.
— Veratri albi 886.
— Vincetoxici 589.
— Zedoariae 566.

Radix Zingiberis 566.
Räucherkerzen 407.
Räucherspecies 131. 407.
Raffinade 344.
Ragolos Mittel gegen Epilepsie 952.
Rahm 732.
Rainfarn 209.
Ramuli Sabinae 1192.
Raphanus sativus 366.
Rasura ligni Guajaci 833.
Ratafia 975.
Ratanha 510.
Ratanha, deutsche 510.
Ratanhaextract, amerikanisches 512.
Rauchspecies 131.
Rautenöl 1195.
Receptirkunst 4.
Rechtsweinsäure 872.
Refrigerantia 74.
Reglisse, weisse 329.
Regulus Antimonii 572.
Reis 743.
Reissblei 277.
Reizsalbe 525. 581.
Reitersalbe 762.
Relaxantia 77.
Remedia 1.
Remedium universale 2.
Rennet wine 666.
Reseda 418.
Residuum resinosum Chinini 866.
Resina 10.
— acaroides 210.
— alba 544.
— Benzoës 406.
— Burgundica 544.
— Chinae praeparata 866.
— citrina 544.
— Colophonium 542.
— communis 544.
— Copaiva 1189.
— Dammar 395.
— Draconis 402.
— elastica 387.
— Elemi 547.
— empyreumatica liquida 550.
— Euphorbii 528.
— flava 544.
— Guayaci 833.
— Hederae 549.
— Jalapae 629.
— Kino 514.
— laricis 544.
— lutea Novi Belgii 210.
— Mastiche 395.
— Pini 544.
— Sandaraca 396.

Rosina Scammoniae 631.
Resinate 11.
Resina Thapsiae 530.
Resineon 555.
Resolventia 62.
Resorcin 300.
Resorptionswirkung 25.
Respirationsmittel 62.
Rettig 366.
Revalenta 744.
Bevalescière 744.
Revulsive Heilmethode 46.
Rhabarber 613.
Rhabarbarin 615.
Rhamnocathartin 623.
Rhapontikwurzel 614.
Rheum officinale u. a. Species 613.
Rhigolen 214.
Rhizoma 5.
— Asari 589.
— Calami 657.
— Caricis 835.
— Chamaelirii 1205.
— Chinae 831.
— Curcumae 405.
— Filicis 203.
— Galangae 565.
— Graminis 352.
— — Italici 352.
— Imperatoriae 962.
— Iridis 410.
— Polypodii 352.
— Tormentillae 510.
— Valerianae 949.
— Veratri 886.
— — viridis 891.
— Zedoariae 566.
— Zingiberis 566.
Rhodankalium 886.
Rhododendron chrysanthum 845.
Rhoeadin 1034. 1060.
Rhus coriaria 509.
— toxicodendron 838.
Ribkes Kinderpulver 617.
Richardsonia scabra 583.
Ricinusöl 595.
Riechmittel 50.
Riechpulver 133.
Riechsalz 135.
Roborantia 62.
Rochellesalz 607.
Röhrencassie 595.
Roggenmehl 743.
Rohrzucker 343.
Rommershausens Augenessenz 1207.
Roob Dauci 352.
— Ebuli 876.
— Juniperi 1176.

Roob Laffecteur 831.
— Sambuci 876.
Rophetica 44. 322. 418.
Rosa canina 877.
Rosenblätter 412.
Rosenholz 412.
Rosenhonig 349.
Rosenöl 411.
Rosensalbe 372.
Rosenschwämme 508.
Rosenwasser 411.
Rose wood 412.
Rosinen 353.
Rosmarinus officinalis 538.
Rosmarin, wilder 845.
Rosskastanienrinde 509. 870.
Rosswurzel 835.
Rotulae 136.
— Calami 658.
— Menthae piperitae 959.
— Sacchari 136.
Rouge végétal 405.
Rubefacientia 44.
Rubia tinctorum 403.
Rubus villosus 510.
Ruchgras 410.
Rüböl 240.
Ruhrwurzel 510. 583. 651.
Rum 975.
Runkelrübe 343.
Russ 279.
Russische Bäder 187.
Rusma 818.

Sabadillsamen 216.
Sabina 1192.
Saccharolatum 139.
— Lichenis Islandici 654.
Saccharum 343.
— aluminatum 497.
— hordeatum 343.
— lactis 346.
— Saturni 487.
Saccharure 139.
— d'extrait de cubèbe 1187.
— d'iode 795.
Saccharuretum Lichenis Islandici 654.
Sadebaum 1192.
Säftchen 346.
Säuerlinge 689. 1001.
Saflor 405.
Safran 403.
Sagapenum 964.
Sago 747.
Sal acetosellae 878.
— amarum 611.

— ammoniacum depuratum 1153.
— Anglicum 611.
Salbe 153.
— flüchtige 993.
— flüssige 169.
— graue 762. 766.
Salbei 559.
Sal Carolinum factitium 611.
— catharticum 609.
— culinare 673.
— de duobus 612.
Sale amarissimo antifebrile 653.
Salep 330.
Salepschleim 331.
Salep, Westindischer 746.
Sal Epsomense 612.
— essentiale Tartari 872.
— febrifugum Sylvii 1112.
— fossile 673.
— gemmae 673.
Salicin 870.
Salicylamid 34.
Salicylsäure 307.
Salicylsaures Natrium 307.
Sal marinum 673.
Salmiak 1153.
Salmiakgeist 988.
Sal mirabile 609.
— — perlatum 608.
— montanum 673.
— odoratum 135.
Salpeter 880.
Salpeterpapier 884.
Salpetergeist, versüsster 1144.
Salpetersäure 433.
Salpetrigsäureaether 1144.
Salpetrigsäure-Amylaether 1142.
Sal polychrestum Glauberi 609.
— Prunellae 884.
— sedativum Hombergii 270.
— Sodae 681.
— Succini volatile 972.
— Tartari 690.
— thermarum Carolinarum factitium 611.
Salvia columbariae 334.
Sal volatile 994.
— — cornu cervi 997.
— — oleosum Sylvii 994.
Salzaether, leichter 1030.
Salzbäder 677.
Salzgeist, versüsster 1030.

Salzsäure 667.
Salzsäureaether 1030.
Salzsoolen 673.
Samenemulsion 173.
Sandaraca 396.
— Germanica 396.
Sanguis 729.
— Draconis 402.
Sanguisuga 422.
Santelholz 402. 412. 1192.
Santolina rosmarinifolia 539.
Santoninnatrium 209.
Santoninum 206.
Saoria 202.
Sapo Alicantinus 398.
— aromaticus pro balneo 399.
— Cocois 398.
— Crotonis 642.
— dentifricius 400.
— domesticus 398.
— Glycerini 398.
— guajacinus 834.
— jalapinus 630.
— iodatus 797.
— kalinus 222.
— Kalii sulfurati 825.
— medicatus 397.
— mellis 400.
— mollis 222.
Sapones cosmetici 399.
— medicinales 12. 149. 398. 400.
Sapo niger 222.
Saponin 836.
Saponurés 400.
Sapo oleaceus 398.
— pellucidus 398.
— sebacinus 398.
— Starkeyanus 940.
— Tannini 504.
— terebinthinatus 940.
— unguinosus 451.
— viridis 222.
Sareptasenf 534.
Saracenia purpurea 842.
Sarsapilla 830.
Sarsaparillabkochung 831.
Sarsaparille, deutsche 835.
— ostindische 832.
Sassafrasnüsse 832.
Sassafras officinale 335. 832.
Sassaparille 829.
Sassy Rinde 1172.
Saturatio 170.
Satureja 542.
Sauborns Krebstropfen 940.
Sauerhonig 448.

Sauerklee 877.
Sauerkleesalz 878.
Sauerstoff 252.
— ozonisirter 252.
Saulharz 395.
Saxoleum inspissatum 375.
Saxolin 375.
Scammoniumharz 631.
Scepastica 322.
Schafgarbe 661.
Schafrippenthee 662.
Scharlachsyrup 402.
Schaumweine 974.
Scheidewasser 433.
Schellack 402.
Schierlingskraut 904.
Schiessbaumwolle 389.
Schiffspech 551.
Schlagwasser 561.
Schlangenmoos 375.
Schlangenholz 913.
Schlangenpulver 375.
Schlangentrank, weisser 990.
Schlehenblüthen 1119.
Schleim 182.
Schleimharze 10.
Schlippesches Salz 823.
Schluckkügelchen 138.
Schlüsselblumen 1159.
Schmierkur 762.
Schmierseife 222.
Schminkbohne 744.
Schminkläppchen 402.
Schmuckersche Fomentationen 884.
Schnabelsche Haferkur 743.
Schnupfpulver 133.
Schnupftabak 240. 889.
Schobelts Zahnwehmittel 712.
Schöllkraut 839.
Schönheitskugeln 400.
Schüttelmixtur 172.
Schutztaffet 292.
Schwalbenwurz 589.
Schwanzpfeffer 1185.
Schwarzwurzel 335.
Schwefel 224.
Schwefeläther 1009.
Schwefeläthergeist 1016.
Schwefelantimoncalcium 749.
Schwefelbäder, künstliche 824.
Schwefelblumen 224.
Schwefelcalcium 233.
Schwefelcyanakrinyl 537.
Schwefelcyanallyl 534.

Schwefelcyanbutyl 559.
Schwefeleisen, hydratisches 246.
Schwefelkohlenstoff 1008.
Schwefelleber 821.
Schwefelleberseife 825.
Schwefelmilch 224.
Schwefelnatrium 825.
Schwefelpaste, Hebras 232.
Schwefel, plastischer 224. 227.
Schwefelquecksilber 779.
Schwefelquellen 825.
Schwefelräucherung 231.
Schwefelsäure 426.
Schwefelsäuren, gepaarte 34.
Schwefelsalben 231.
Schwefelspiessglanz 748.
Schwefelwasserstoffgas 822.
Schwefelwasserstoff-Schwefelammonium, flüssiges 825.
Schwefelwasserstoff-Schwefelcalcium 233.
Schwefelwasserstoffwasser 822. 825.
Schweflige Säure 255.
Schweineschmalz 367.
Schwererde, salzsaure 805.
Scilla maritima 1167.
Scincus marinus 727.
Scleromucin 1196.
Sclerotinsäure 1196. 1204.
Scoparin 1173.
Scorbutkraut 558.
Scutellaria lateriflora 841.
Sebum ovile 370.
— ovillum carbolisatum 297.
Secale cereale 743.
— cornutum 1195.
Secte 974.
Sedantia 57. 76.
Seebäder 679.
Seegras 421.
Seesalz 673.
Seide, antiseptische 297.
Seidelbastrinde 529.
Seidlitzpulver 607.
Seife 12. 241.
— medicinische 140. 397.
Seifenessenzen 400.
Seifenpflaster 400.
Seifenspiritus 224.
Seife, schwarze 222.
— venetianische 398.
Seignette Salz 607.
Selleri 1177.

Selterswasser 689.
Semen Ammi 1177.
— Anisi 1148.
— — stellati 1149.
— Apii 1177.
— Avenae excorticatum 743.
— Badiani 1149.
— Cacao 745.
— Cannabis 362.
— Carvi 960.
— Cataputiae minoris 598.
— Cedron 650.
— Cinae 206.
— Cocculi 998.
— Colchici 842.
— Coriandri 417.
— Cucurbitae 211.
— Cumini 960.
— Cydoniae 334.
— Cynosbati 877.
— Daturae 1094.
— Erucae 537.
— Faenugraeci 744.
— Foeniculi 1205.
— — aquatici 1151.
— Hyoscyami 1096.
— Indurjuo 106.
— Lini 364.
— Lycopodii 375.
— Myristicae 567.
— Nigellae 1207.
— Oryzae 743.
— Papaveris 362.
— Pedicularis 217.
— Petroselini 1176.
— Phellandrii 1151.
— Physostigmatis 924.
— Psyllii 334.
— Quercus tostum 747.
— Sabadillae 216.
— Santonicae 206.
— Sinapis albae 537.
— — nigrae 534.
— — viridis 534.
— Staphisagriae 217.
— Stramonii 1094.
— Strychni 913.
— Zedoariae 206.
Semina chia 334.
— Gnidii 529.
— quatuor frigida 366.
Senegawurzel 1146.
Senekaöl 213.
Senföl 534.
Senfpapier 537.
Senfsamen 534.
— weisse 537.
Senfteig 536.
Sennapräparate 622.

Sennesblätter 618.
Sericum Anglicum 339.
Serpentaria 949.
Serronia Jaborandi 1159.
Serum lactis 182. 730.
— — acidum 605.
— — aluminatum 498.
— — carbonico-acidulum 732.
— — chalybeatum 710.
— — dulce 183.
— — sinapisatum 183. 537.
— — tamarindinatum 877.
Seufzerpillen von Closs 498.
Sexualmittel 1184.
Sherry 974.
Sialagoga 49. 85.
Siderokrenen 709.
Siegelerde 383.
Signatur 17. 123.
Sikkimifrüchte 1149.
Silberglätte 392
Silbernitra 460.
Silberoxyd 472.
Silbersalpeter 460.
Silbersalmiak 473.
Silbersalze, diverse 473.
Siliqua dulcis 353.
— hirsuta 210.
— Indica 877.
— Tamarindorum 877.
— Vanillae 408.
Silphium 530.
Silybum Marianum 648.
Simaruba 650.
Sinalbin 537.
Sinapismus 536.
Sinigrin 535.
Sintocrinde 570.
Sirop au copahu 1192.
— de chaux 698.
— — codéine 1057.
— — Cuisinier 831.
— — Henri Mure 1103.
— — Nafé 334.
— — Papaïne 667.
— d'éther 1015.
— sudorifique 831.
Slivoviz 975.
Smalte 406.
Smilacin 830.
Soda 681.
Sodapastillen 688.
Soda phosphorata 608.
— powder 689.
— vitriolata 609.
Sodawasser 688.
Solanin 837.

Soluté ioduré caustique 796.
— — rubéfiant 796.
Solutio 156.
— Aluminae benzoica 272.
— Ammonii valerianici 997.
— arsenicalis Bietti 818.
— — Fowleri 805.
— — Pearsoni 818.
— Asae foetidae aquosa 964.
— bromo-arsenicalis 818.
— Calcariae sulfuratae 232
— carnis 729.
— Donovani 818.
— Fowleri 805.
— Freibergi 772.
— Iodi spirituosa 796.
— — Leontodon 663.
— Morphini 1056.
Solution of iodine 797.
— — leontodon 663.
Solutio Plenkii 772.
— Tartari depurati 605.
Solventia 39,
Sonnenblumenöl 366.
Soolbäder 677.
Soporifica 77.
Sore throat salt 884.
Spagirica 572.
Spanisch Fliegenpräparate 525. 526.
Spanischhopfenöl 542.
Spanischpfeffertinctur 532.
Sparadrap 148, 483.
— de Vigo 764.
Spartein 1173.
Species 129.
— ad clysma viscerale 662.
— — decoctum galactopoeum Bergii 1206.
— — lignorum 834.
— — fomentum 540.
— — fumigationem 131.
— — gargarisma 333.
— — suffiendum 407.
— aromaticae 540.
— cephalicae 540.
— compressae 132.
— diatragacanthae 329.
— discutientes 957.
— emollientes 333.
— hierae picrae 627.
— laxantes 621.
— lignorum 834.
— pectorales 333.
— pro clysteribus 662.
— — cucuphis 540.

Species pro fumo 131.
— purgantes 610.
— resolventes 540. 957.
— viscerales 662.
Specificum 1.
— purgans Paracelsi 612.
Speck 367.
Speckstein 383.
Spenders Salbe 454.
Spermaceti 373.
Spiessglanz 748.
Spiessglanzbutter 460.
Spiessglanzmetall 572.
Spiessglanzwein 582.
Spigelia 211.
Spinngewebe 421.
Spiritus 12. 973.
— acetico - aethereus 1016.
— — — martiatus 715.
— Aeruginis 987.
— aethereus 1015.
— — benzoatus 407.
— — oleosus 1016.
— Aetheris acetici 1016.
— — chlorati 1030.
— — nitrosi 1144.
— Ammoniaci caustici Dzondii 988.
— Angelicae compositus 961.
— Anhaltinus 539.
— antiparalyticus 948.
— ardens 975.
— aromaticus 417.
— camphoratus 947.
— Carvi 960.
— Cochleariae 559.
— coeruleus 539.
— Coloniensis 416.
Spiritusdampfbäder 183. 986.
Spiritus dilutus 973.
— Ferri chlorati aethereus 719.
— formicarum 527.
— frumenti 975.
— fumans Glauberi 668.
— Juniperi 1176.
— Kreosoti 305.
— Lavandulae compositus 541.
— lignosus 987.
— Mastiches compositus 396.
— matricalis 396.
— Melissae compositus 417.
— Menthae piperitae Anglicus 959.
— Mindereri 1164.

Spiritus muriatico-aethereus 1030.
— nitri acidus 433.
— — dulcis 1144.
— — fumans 433.
— nitrico-aethereus 1144.
— nitroso-aethereus 1144.
— Oryzae 975.
— pyro-aceticus 987.
— pyroxylicus 987.
— Rosmarini compositus 539.
— Sacchari 975.
— salis 668.
— — ammoniaci anisatus 993.
— — — aquosi 996.
— — — causticus 988.
— salis dulcis 1030.
— saponatus 224.
— Serpylli 542.
— Sinapis 537.
— Solani tuberosi 975.
— sulfurico-aethereus 1015.
— Terebinthinae 935.
— theriacalis 961.
— vini Cognac 973.
— — Gallici 974.
— — rectif 973.
— Vitrioli 431.
— — dulcis 1015.
— vulnerarius 539.
Spongiae ceratae 419.
— compressae 419.
— marinae 419.
— tostae 419.
Spongilla lacustris 44.
Spongiopiline 419.
Spray 292.
Stärke 339.
Stärkegummi 342.
Stärkemehl 339.
Stärkezucker 348.
Stahlkugeln 711.
Stahlpulver von Menzer 723.
Stahls Brandsalbe 697.
Stahlwässer 709.
Stanniol 396.
Stannum chloratum 1114.
— limatum 210.
Stanntriaethyl 1114.
Stearin 370.
Stearoptene 10.
Steatine 148.
Stechapfel 1094.
Steinklee 409.
Steinkohle 277.
Steinkohlentheer 280.
Steinöl 213.

Steinsalz 673.
Stephanskörner 217.
Stercus diaboli 963.
Sternanis 1149.
Sternkügelchen 138.
Sternutatoria 50.
Stevens Mittel gegen Stein 697.
St. Germain Thee 621.
Stibio-Kali tartaricum . 572.
Stibium arsenicosum 818.
— metallicum 572.
— oxydatum 572.
— sulfuratum aurantiacum 1151.
— — nigrum 748.
— — rubeum 1151.
— — rubrum 749.
Stickstoff 1006.
Stickstofftetroxyd 433.
Stickstoffmonoxyd 1005.
Stickstoffoxydul 1005.
Sticta pulmonacea 654.
Stiefmütterchen 837.
Stigmata 6.
— Croci 403.
— Maydis 1183.
Stinkasant 962.
Stinkasantpflaster 549.
Stinkthier 934.
Stipites 5.
— Chiratae 647.
— Dulcamarae 837.
— Jalapae 631.
Stirnsalbe, A. v. Graefes 774.
Stizolobium 44.
Stocklack 402.
Stockrose 333.
Stör 388.
Stolones 5.
— Graminis 352.
Stomachica 50. 565.
Storax 220.
Stramoniumcigarren 1096.
Streukügelchen 138.
Streupulver 133. 375. 498.
Streuzucker 138.
Strobili Lupuli 664.
Strychnin 913.
Strychninsalze 923.
Strychninum nitricum 913.
Strychnossamenextract 923.
Stuckverband 384.
Stütz Methode 691.
Stuhlzäpfchen 149.
Stuppa 421.
Sturmfederwein 540.

Sturmhutknollen 1135.
Styptica 58. 485.
Styrax 220.
Styrol 221.
Subcutaninjection 167.
Sublimat 769.
Sublimatalbuminat 772.
Sublimatalkaloide 779.
Sublimatcigarren 773.
Substitution 117.
Succinum 550.
— marinum 373.
Sucre-tisane von Limousin 829.
Succus Citri 874.
— cydoniorum expressus 877.
— Dauci 352.
— Glycyrrhizae 350.
— herbarum recentium 175.
— Juniperi inspissatus 1176.
— Liquiritiae 350.
— — tabulatus 351.
— — recens 175.
— Sambuci inspissatus 876.
— Thebaicus 1033.
Sudorifica 93.
Sussholz 349.
Süssweine 974.
Süverns Desinfectionsmittel 281.
Sulfas Aluminae et Potassae cum Aqua 495.
Sulfidum carbonei 1008.
Sulfite 256.
Sulfocarbolate 299.
Sulfocyankalium 886.
Sulfocyansäure-Allyläther 534.
Sulfomorphid 590.
Sulfophenylsäure 299.
Sulfotartras Chinini 864.
Sulfur 224.
— auratum Antimonii 1151.
— depuratum 224.
Sulfuretum Stibii 748. 1151.
Sulfur iodatum 804.
— praecipitatum 224.
— stibiatum aurantiacum 1151.
— sublimatum 224.
— vegetabile 375.
Sumbulwurzel 965.
Summitates Absinthii 659.
— Cannabis 1062.
— Meliloti 409.

Summitates Millefolii 662.
— Sabinae 1192.
Sumpfporst 845.
Suppositorium 149.
— Morphiae 1055.
— Plumbi compositum 494.
— vaginale 150.
Suppurantia 45.
Sylvinsäure 544.
Symphytum officinale 335.
Synaptase 359.
Syringe 418.
Syrupus 14. 157.
— acetositatis Citri 875.
— albus 346.
— Allii 538.
— Althaeae 333.
— Amygdalarum 361.
— Atropini 1092.
— balsamicus 220.
— Balsami Peruviani 220.
— — tolutani 408.
— capillorum Veneris 413.
— capitum Papaveris 1060.
— Cerasi 875.
— Chamomillae 957.
— Cichorei cum Rheo 617.
— Cinnamomi 571.
— communis 344.
— corticis Aurantii 657.
— Croci 405.
— Diacodion 1060.
— domesticus 623.
— emulsivus 361.
— Ferri chlorati 714.
— — iodati 722.
— — oxydati solubilis 708.
— florum Aurantii 413.
— Foeniculi 1207.
— Glycyrrhizae 351.
— gummosus 329.
— Hollandicus 344.
— Hydrargyri 762.
— Ipecacuanhae 588.
— Kalii iodati 798.
— Kermesianus 402.
— lactis amygdalatus 734.
— Lichenis Islandici 654.
— Liquiritiae 351.
— Mannae 595.
— Menthae 959
— — crispae 960.
— — piperitae 959.
— Morphini 1055.
— Natrii chlorati 676.
— opiatus 1054.
— Papaveris 1060.

Syrupus Papaveris rubri 1061.
— pomorum acidulorum 876.
— Rhamni catharticae 623.
— Rhei 617.
— Rhoeados 1061.
— ribium 876.
— Rosae 412.
— Rubi Idaei 876.
— Sacchari 346.
— Sarsaparillae compositus 831.
— Senegae 1147.
— Sennae 622.
— — cum Manna 595. 622.
— simplex 346.
— spinae cervinae 623.
— succi Citri 875.
— Violarum 589.
— Zingiberis 567.
Sweet Quinine 865.

Tabaksblätter 1125.
Tabernacula 138.
Tabulae 138.
Tacahamaca 549.
Taffetas adhaesivus 149. 339.
— ceratus 372.
Tafia 975.
Talcum 383.
Talg 370.
Tamarinden 877.
Tamarix Gallica mannifera 595.
Tampicin 629.
Tanacetum vulgare 209.
Tanjorepillen 814.
Tannenzapfenöl, Schweizer 940
Tannin 240. 499.
Tanninalbuminat 505.
Tapiocamehl 746.
Taraxacin 662.
Tarfastrauch 595.
Tar oil 551.
Tartarus ammoniatus 607.
— boraxatus 607.
— chalybeatus 711.
— depuratus 604.
— emeticus 572.
— ferratus purus 711.
— martiatus 711.
— natronatus 607.
— stibiatus 572.
— tartarisatus 606.

Tartarus vitriolatus acidus 613.
Tartras ferrico-kalicus 711.
Tatze 202.
Taurocholsäure 671.
Tausendgüldenkraut 647.
Taxus baccata 1194.
Tayuya 834.
Tela aranearum 421.
Temperantia 74.
Tereben 321.
Terebinthina cocta 544.
— communis 542.
— laricina 543.
— Veneta 543.
Terebinthusgallen 507.
Terpene 10.
Terpenthin 542.
— Carpathischer 543.
— chiotischer 543.
Terpenthindampfbäder 546.
Terpenthin, gekochter 544.
Terpenthinöl 935.
— künstliches 214.
— ozonisirtes 940.
Terpenthinölseife 940.
Terpenthinsalben 547.
Terra foliata tartari 1178.
— — — crystallisata 1179.
— Japonica 512.
— ponderosa salita 805.
— sigillata 382.
Testae praeparatae 400.
Tetrachlorkohlenstoff 1030.
Teufelsdreck 962.
Teufelsklauen 376.
Thapsia 530.
Thebaïn 1034. 1045. 1058.
Thedens Wundwasser 432.
Theeblätter 966.
Thee, Blankenheimer 655.
Theer 550.
Theerkapseln von Guyot 553.
Theeröl 551.
Theerseife 554.
Theerwasser 553.
Theïnum 965.
Theobromin 745.
Theriak 1054.
Thermalsoolbäder 679.
Thermen, indifferente 828.
Thierkohle 276.
Thieröl, ätherisches 1115.

46*

Thiokrenen 825.
Thiosinnamin 535.
Thonerdehydrat 498.
Thonerdelösung, essigsaure 271.
Thonerde, reine 498.
— schwefelsaure 271.
Thonerdetannat 506.
Thon, weisser 381.
Thridax 1061.
Thuja 538.
Thus 549.
— vulgare 544.
Thymen 541.
Thymiancampher 305.
Thymianöl 541.
Thymiansäure 305.
Thymian, wilder 541.
Thymolum 305.
Tinctura 12.
— Absinthii 661.
— Aconiti 1141.
— Aloës 627.
— — composita 627.
— amara 646.
— — Biesteri 661.
— Ambrae 418.
— anodyna simplex 1053.
— Antimonii acris 452.
— antispasmodica .Lentini 952.
— Arnicae 955.
— aromatica 571.
— — acida 432.
— Asae foetidae 964.
— Aurantii 656.
— aurea tonico-nervina Lamottii 719.
— balsamica 407.
— Balsami Peruviani 220.
— Belladonna 933.
— Benzoës 407.
— — composita 407.
— Calami 658.
— Camphorae 947.
— — composita 1054.
— Canabis Indicae 1065
— Cantharidum 525.
— Capsici 532.
— Cascarillae 659.
— Castorei 934.
— Catechu 513.
— Chelidonii 840.
— Chinae 860.
— composita 860.
— Chinoidini 866.
— Cinnamomi 571.
— Cocae 972.
— Coccinellae 520.
— Coccionellae 402.
— Colchici 844.

Tinctura Colocynthidis 635.
— Aurantii 656.
— Coto 516.
— Croci 405.
— Cubebarum 1187.
— Cupri acetici 483.
— Dasjespis 935.
— Digitalis 900.
— Erigerontis 1178.
— Eucalypti 869.
— Euphorbii 529.
— Ferri acetici aetherea 715.
— — — Rademacheri 715.
— — ammoniata 719.
— — chlorati 714.
— — — aetherea 719.
— — Perchloridi 719.
— — pomata 710.
— — Sesquichloridi 719.
— — tartarici 712.
— — vinosa cum aurantiis 710.
— Foeniculi composita 1207.
— Fowleri 805.
— Fuliginis Clauderi 279.
— Galbani 548.
— gallarum 508.
— Gentianae 646.
— gingivalis 170. 563.
— Guajaci 834.
— — ammoniata 834.
— Gutti kalina 638.
— Hellebori 1171.
— Hyracei 935.
— Jalapae composita 631.
— Iodi 796.
— aetherea 797.
— — decolorata 803.
— Ipecacuanhae vinosa 587.
— Kino 514.
— kalina 452.
— Kamala 203.
— Laccae 402.
— Lobeliae 1133.
— martialis Klaprothi 715.
— Martis aperitiva 719.
— — Ludovici 712.
— Meconii 1053.
— Menthae piperitae 959.
— mineralis Fowleri 805.
— Moschi 932.

Tinctura Myrrhae 562.
— — composita 563.
— nucis vomicae 923.
— Opii ammoniata 1054.
— — benzoica 1054.
— — crocata 1053.
— — Eckardi 1053.
— — fermentata 1054.
— — nigra 1054.
— — simplex 1053.
— Pimpinellae 1148.
— Pini composita 1150.
— Ratanhiae 511.
— resinae Jalapae 631.
— Rhei 617.
— Sabinae 1194.
— salis Tartari 452.
— Scillae 1170.
— kalina 1170.
— Secalis cornuti 1204.
— sedativa von Magendie 1056.
— seminis Colchici 844.
— Spilanthis composita 564.
— stomachica 646. 657.
— Stramonii 1097.
— Strychni 923.
— — aetherea 923.
— sulfuris volatilis 825.
— Thebaica 1053.
— Thujae 538.
— tonico-nervina Bestucheffii 719.
— Toxicodendri 838.
— Valerianae 952.
— — composita 952.
— Vanillae 409.
— Veratri albi 889. 891.
— — viridis 892.
— Veratrini 891.
— Zingiberis 567.
Tieuté 910. 913.
Tjientjang 336.
Tiglinsäure 639.
Tilly-Oel 232.
Tisane 180.
Tissu électromagnétique 386.
Toile cautchouqué 387.
Toiletteseife 399.
Tokayer 974.
Toleranz 105.
Tollkirsche 1080.
Tolubalsam 408.
Toluol 551.
Toluylsäure 34.
Tomato 18.
Tonga 1095. 1208.
Tonica 62.
Tonkabohnen 410.

Tormentillwurzel 510.
Tragacantha 329.
Traganth 329.
Tragemata 137.
Tragopogon 335.
Transfusion 117.
Transparentseife 398.
Trauben 605.
Traubencerat 374.
Traubencuren 605.
Traubenkraut, Mexicanisches 953.
Traubenlack 402.
Traubenmost, süsser 606.
Traubenzucker 348.
Traumaticinum 336.
Treacle 344.
Trehala 595.
Trianosperma ficifolia 834.
Tricala 595.
Trichloraldehyd 1066.
Trichlormethan 1017.
Trimethylamin 737.
Trinitrocellulose 389.
Trinitrophenylalkohol 210.
Trisulfocarbonsäure 34.
Trisulfocarbonsaure Alkalien 1009.
Trochisci 138.
— Acidi tartarici 873.
— Alhandal 634.
— bechici nigri 351.
— Bismuti hydrico-nitrici 380.
— Castorei 934.
— cubebini 1191.
— excipientes 139.
— Magnesiae ustae 603.
— Morphini acetici 1056.
— Natrii bicarbonici 688.
— Sacchari 139.
— Santonini 209.
— seripari 184.
Trona 682.
Tropaeine 1100.
Tropfen 165.
Tropin 1080.
Tuber 5.
— Aconiti 1135.
— Jalapae 628.
Tuberidium Orchidis 330.
Tuberose 418.
Tuber Salep 330.
Türkische Bäder 188.
Tunica bracteata 396.
Tupelostifte 420.
Turiones 6.
— Pini 1150.
Turnera aphrodisiaca 965.
Turpethum minerale 778.
— nitrosum 777.

Turpithwurzel 632.
Tutia 381.

Uebermangansäure 273.
Ulmenrinde 509.
Ultramarin 406.
Unguentum 153.
— acre 526.
— ad fonticulos 526.
— — phthiriasin 217.
— Aegyptiacum 483.
— album simplex 393.
— ammoniacale Gondretii 992.
— Argenti nitrici Clinici 472.
— aromaticum 539.
— arsenicale Hellmundi 817.
— Autenriethii 581.
— — contra decubitum 506.
— basilicum 546.
— — fuscum 547.
— Cantharidum 525.
— cereum 372.
— Cerussae 393.
— — camphoratum 394.
— Cicutae 909.
— cinereum 762.
— citrinum 547.
— Conii 909.
— contra pediculos 217.
— de Nihilo albo 381.
— — uvis 374.
— diachylon Hebra 392.
— digestivum 547.
— — fortius 155.
— Digitalis 901.
— e lapide calaminari 381.
— Elemi 547.
— emolliens 374.
— epispasticum 525. 526. 530.
— epuloticum 381.
— exsiccans 382.
— flavum 547.
— Gallae et Opii 1055.
— Glycerini 358.
— Guthrianum 472.
— haemorrhoidale 487.
— Hydrargyri album 774.
— — amidato-bichlorati 774.
— — cinereum 762.
— — praecipitati albi 774.
— — rubrum 765.

Unguentum Hyoscyami 1099.
— irritans 525.
— Iodi compositum 797.
— — Rademacheri 797.
— Kalii iodati 797.
— Kreosoti 305.
— laurinum 369.
— leniens 374.
— Linariae 335.
— Majoranae 542.
— matris 394.
— mellitum 154.
— mercuriale 762.
— — citrinum 777.
— Mezerei 530.
— narcotico-balsamicum Hellmundi 909.
— Neapolitanum 762.
— nervinum 369. 539. 540.
— nigrum 156. 472.
— ophthalmicum 154. 765.
— — compositum 765.
— opiatum 1055.
— oxygenatum 436.
— Paraffini 374.
— paralyticum 430.
— Plumbi 487.
— — compositum 487.
— — subcarbonici 393.
— — tannici 506.
— Populi 1150.
— resinae Pini 547.
— rosatum 372.
— Rosmarini compositum 539.
— rubefaciens 530.
— Sabinae 1194.
— stibiatum 581.
— Styracis 221.
— sulfuratum simplex 231.
— Sulfuris compositum 231.
— Tartari stibiati 581.
— Terebinthinae 547.
— — compositum 547.
— Turneri 381.
— universale 487.
— Veratrini 891.
— Zinci 381.
Universalmittel 2.
Untersalpetersäure 433.
Unterschwefelsäure 257.
Unterschwefligsaures Natron 257.
Upas 910. 913.
Urari 910.
Urceola elastica 387.
Urea nitrica 1180.

Urobutylchloralsäure 1079.
Urson 509.
Urtica 528.
Ustilago Maydis 1196.
Uvae 353.

Valdivin 650.
Vaginalkapseln 140.
Vaginalkugeln 150.
Valeriana 949. 950.
Valeriansäure 950.
Valletsche Pillen 709.
Valonen 507.
Vanilla 408.
— saccharata 409.
Vanillechocolade 745.
Vanillin 409.
Vaselinöl 375.
Vaselinum 375.
Veilchen 418. 589.
Veilchensyrup 589.
Veilchenwurzel 410.
Venena 37.
Venenum Americanum 910.
Venuspaste 400.
Veratrin 886.
Veratroidin 891.
Veratrum album 886.
— Lobelianum 891.
— luteum 1205.
— viride 891.
Verband, antiseptischer 43.
Verbena triphylla 418.
— urticifolia 1204.
Vesicantia 44.
Vesicantien, fliegende 526.
Vesicatorin 519.
Verstäubungsmethode 185.
Vichyplätzchen 688.
Viehstallcuren 1004.
Villatesche Lösung 446. 481.
Vinum 973.
— Antimonii Huxhami 582.
— aromaticum 540.
— bonum nostras 975.
— camphoratum 948.
— chalybeatum 706.
— Chinae 860.
— — martiatum 706.
— Colchici 844.
— Condurango 841.
— emeticum 582.
— ferratum 706.
— generosum album 974.

Vinum Antimonii rubrum 974.
— Ipecacuanhae 587.
— Kreosoti 305.
— Madeirense 974.
— Malacense 974.
— medicatum 13.
— Opii 1053. 1054.
— paregoricum 1053.
— Pepsini 666.
— Rhei 617.
— seminis Colchici 844.
— stibiatum 582.
— Tocaiense 974.
— Xerense 974.
Vinylchlorür-Chlorwasserstoff 1031.
Viola odorata 418. 589.
— tricolor 837.
Viper 727.
Virginia Vaseline 375.
Viride aeris 482.
Viridin 891.
Visceralklystiere 662.
Vitellus ovi 729.
Vitrum Antimonii 572.
Vitriolmolke 183.
Vitriolspiritus 431.
Vitriolum album purum 473.
— coeruleum 476.
— Cupri 476.
— Martis 272. 715.
Vitriolöl 427.
Vitriolum viride 272. 715.
Vitsbohne 744.
Vlemingkxsche Solution 232.
Vogelbeeren 876.
Vogelnester, ostindische 336.
Vulcanöl 214.

Wacholderbeeren 1174.
Wacholderbeeröl 1174.
Wachs 371.
Wachsarten 372. 373.
Wachsbougies 372.
Wachs, Chinesisches 373.
Wachsemulsion 372.
Wachs, grünes 483.
— Japanisches 372.
Wachsöl 371.
Wachspapier 372.
Wachspflaster 148.
Wachssalbe 372.
Wachsschwämme 419.
Wachstaffet 372.
Wässer, destillirte 12.

Wahlersche Frostsalbe 707.
Waid 406.
Waldmeister 410.
Waldwollöl 546.
Walfischthran 740.
Walnuss 366. 835.
Walrat 373.
Wandflechte 615.
Warrens blutstillender Balsam 432. 940.
Waschpulver 133.
Waschung 160.
Waschwasser, Kummerfeldsches 230.
Wasser 827.
Wasser, destillirtes 828.
Wasserfenchel 1151.
Wasserglas 385.
Wassermelone 366.
Wasserschierling 904.
Wasserstoffsulfid 822.
Wasserstoffsuperoxyd 255.
Watte 388.
Wegwartwurzel 663.
Weichharze 11.
Weidenrinde 870.
Weihrauch 549.
Wein 973.
Weinbergsschnecke 727.
Weinessig 444.
Weingeist 973.
— geheimer der Adepten 987.
Weinsäure 872.
Weinstein 604.
Weintrauben 605.
Weissbrod 743.
Weizenkleie 743.
Weizenmehl 743.
Weizenstärke 339.
Werg 421.
Wergverbände 546.
Wermut 659.
Westcappelsches Bauernmittel bei Angina 498.
Whisky 975.
Wiener Aetzpaste 452.
— Trank 621.
Wildbäder 828.
Wilkinsonsche Salbe 230.
Windsorseife 398.
Wintergrünöl 316.
Winters Rinde 571.
Wismutnitrat, basisches 376.
Wismutsalze, diverse 381.
Wismutvalerianat 1114.
Wismutweiss 376.
Wohlverleihblüthen 953.

Wollblumen 334.
Woodoil 1192.
Woorara 910.
Wrightia antidysenterica 1066.
Wütherich 904.
Wundbalsam 407. 545.
Wunderbaum 595.
Wunderpfeffer 534.
Wundschwamm 420.
Wundstein 482.
Wurmfarnwurzel 203.
Wurmmoos 211.
Wurmsamen 206.
Wurzelstock 5.

Xanthogensäure 34. 1009.
Xanthoproteïnsäure 433.
Xanthorrhiza 652.
Xanthorrhoea 210.
Xylocassia 569.
Xyloidin 389.
Xylol 321.

Yellow wash 765.
Yerba del soldato 1187.

Zahnkitt 936.

Zahnlatwergen 151.
Zahnpaste 400.
Zahnpillen 1054.
Zahnpulver 133.
Zahnseife 149. 400.
Zahntincturen 170.
Zahntropfen 166. 1059.
Zahnwehmittel 505. 670. 712.
Zatze 202.
Zaunrübe 636.
Zeitlosensamen 842.
Zeltchen 138.
Zibethratte 418.
Zibethum 418.
Zimmt 569.
Zimmtöl 569.
Zimmtsäure 35. 321.
Zincum aceticum 484.
— chloratum 455.
— cyanatum 1119.
— ferrocyanatum 1112.
— iodatum 803.
— lacticum 1112.
— muriaticum 455.
— oxydatum crudum 381.
— — purum 1112.
— phosphoratum 821.
— phosphoricum 1112.
— sulfocarbolicum 300.
— tannicum 506.
— sulfuricum 473.
— valerianicum 1112.
Zingiber officinale 566.

Zinkbutter 455.
Zinkoxyd 381. 1112.
Zinksalbe 381.
Zinksilicat 381.
Zinkvitriol 473.
Zinkweiss 381.
Zinnfeile 210.
Zinnober 779.
Zinnverbindungen 1114.
Zipollen 538.
Zirbelkiefer 366.
Zirbelnüsse 366.
Zittmannsches Decoct 831.
Zittwersamen 206.
Zittwerwurzel 566.
Zostera marina 421.
Zucker 343.
Zuckererbsen 137.
Zuckerkalk 698.
Zuckerkügelchen 136.
Zuckerpaarlinge 9.
Zuckertinctur 343.
Zuckerwerksformen 136.
Zuckerstoffe 9.
Zuckersyrup 346.
Zuckerwasser 346.
Züllichauer Pflaster 394.
Zugmittel 44.
Zugpflaster 393. 526.
Zugsalbe 525.
Zunder 420.
Zwiebel 5.
Zwiebeln 538.

MIX
Papier aus verantwortungsvollen Quellen
Paper from responsible sources
FSC® C105338

If you have any concerns about our products,
you can contact us on
ProductSafety@springernature.com

In case Publisher is established outside the EU,
the EU authorized representative is:
**Springer Nature Customer Service Center GmbH
Europaplatz 3, 69115 Heidelberg, Germany**

Printed by Libri Plureos GmbH
in Hamburg, Germany